现代药理实验方法

（第二版）

上 册

张均田 杜冠华 主 编

中国协和医科大学出版社

图书在版编目（CIP）数据

现代药理实验方法／张均田、杜冠华主编. —2 版. —北京：中国协和医科大学出版社，2010.9
ISBN 978－7－81136－375－3

Ⅰ．①现… Ⅱ．①张… ②杜… Ⅲ．①药理学－实验方法 Ⅳ．①R965.2

中国版本图书馆 CIP 数据核字（2010）第 100245 号

现代药理实验方法（上、下）

主　　编：张均田　杜冠华
责任编辑：陈永生　庞红艳

出版发行：**中国协和医科大学出版社**
　　　　　（北京东单三条九号　邮编 100730　电话 65260378）
网　　址：www.pumcp.com
经　　销：新华书店总店北京发行所
印　　刷：北京佳艺恒彩印刷有限公司

开　　本：889×1194　　1/16 开
印　　张：159.5
字　　数：4800 千字
版　　次：2012 年 7 月第二版　　2012 年 7 月第一次印刷
印　　数：1—2000
定　　价：480.00 元（上、下）

ISBN 978－7－81136－375－3/R·375

（凡购本书，如有缺页、倒页、脱页及其他质量问题，由本社发行部调换）

编写人员名单 (以拼音顺序排列)

主　编

张均田　中国医学科学院药物研究所
杜冠华　中国医学科学院药物研究所

常务编委

陈乃宏　中国医学科学院药物研究所
杜冠华　中国医学科学院药物研究所
盛树力　首都医科大学附属宣武医院
吴葆杰　山东大学基础医学院
张均田　中国医学科学院药物研究所
章静波　中国医学科学院基础医学研究所

编　委

曹恩华　中国科学院生物物理研究所
车建途　Department of Physiology Function of Medicine, University of Manitoba, Canada
陈克铨　中国医学科学院基础医学研究所
陈世明　中国医学科学院药物研究所
陈慰峰　北京大学医学部
楚世峰　中国医学科学研药物研究所
程桂芳　中国医学科学院药物研究所
迟翰林　中国医学科学院药物研究所
崔德华　北京大学医学部
范　明　军事医学科学院基础医学研究所
冯亦璞　中国医学科学院药物研究所
宫丽丽　北京朝阳医院
官志忠　Karolinska Institute, Sweden
郭宗儒　中国医学科学院药物研究所
何　维　中国医学科学院基础医学研究所
何秀峰　中国医学科学院药物研究所
贺晓丽　中国医学科学院药用植物研究所
侯　琦　中国医学科学院药物研究所
胡金凤　中国医学科学院药物研究所
胡文辉　中国医学科学院基础医学研究所
胡卓伟　中国医学科学院药物研究所
库宝善　北京大学医学部
李　锦　军事医学科学院毒物药物研究所
李　燕　中国医学科学院药物研究所
李电东　中国医学科学院生物技术研究所
李锡明　Lilly Research Lab, Eli Lilly and Company, USA

李学军　北京大学医学部
梁植权　中国医学科学院基础医学研究所
刘艾林　中国医学科学院药物研究所
刘长宁　中国中医科学院
刘德培　中国医学科学院基础医学研究所
刘耕陶　中国医学科学院药物研究所
刘景生　中国医学科学院基础医学研究所
刘永生　Department of Basic Pharmaceutical Science, ULM College of Pharmacy, USA
卢圣栋　中国医学科学院基础医学研究所
罗焕敏　中国科技大学生命科学院
罗质璞　军事医学科学院毒物药物研究所
屈志伟　中国医学科学院药物研究所
任民峰　中国医学科学院基础医学研究所
阮金秀　军事医学科学院毒物药物研究所
申竹芳　中国医学科学院药物研究所
宋建国　安徽芜湖皖南医学院
孙瑞元　安慰芜湖皖南医学院
陶佩珍　中国医学科学院生物技术研究所
童坦君　北京大学医学部
汪　钟　中国医学科学院基础医学研究所
王　蓉　首都医科大学附属宣武医院
王　睿　中国人民解放军总医院
王建枝　华中科技大学同济医学院病例生理系
王乃功　中国医学科学院药物研究所
王晓良　中国医学科学院药物研究所
王玉珠　国家食品药品监督管理局药品审评中心
卫　国　The Johns Hopkins University, USA

1

吴葆杰　山东医科大学基础医学院
谢明智　中国医学科学院药物研究所
徐承熊　中国医学科学院药物研究所
徐立根　中国食品药品检定研究院
徐友宣　中国医学科学院药物研究所
苑玉和　中国医学科学院药物研究所
张德昌　中国医学科学院基础医学研究所
张庆柱　山东大学
张若明　国家食品药品监督管理局药品审评中心
张天泰　中国医学科学院药物研究所
张岫美　山东医科大学基础医学院
张永鹤　北京大学医学部
张志谦　北京市肿瘤防治研究所
郑继旺　北京大学医学部药物依赖性研究所
周同惠　中国医学科学院药物研究所
朱传江　中国医学科学院药物研究所
朱海波　中国医学科学院药物研究所
朱秀媛　中国医学科学院药物研究所
David T. Wang Lily Research Lab, Eli Lilly and Company, USA Lutz Müller Federl Institute for Drugs and Medical Devices, Germany

作　者

贾长恩　中国医学科学院药物研究所
蔡哲　中国医学科学院整形外科医院
蔡海江　南京医科大学动脉粥样硬化研究中心
蔡文峰　中国医学科学院药物研究所
曹恩华　中国科学院生物物理研究所
曹延明　中国医学科学院药物研究所
车建途　Department of Physiology Function of Medicine, University of Manitoba, Canada
陈巍　中国医学科学院生物技术研究所
陈贵海　中国科学生命科学院
陈克铨　中国医学科学院基础医学研究所
陈乃宏　中国医学科学院药物研究所
陈世明　中国医学科学院药物研究所
陈慰峰　北京大学医学部
陈晓光　中国医学科学院药物研究所
陈原稼　中国医学科学院北京协和医院
陈志蓉　中国医学科学院药物研究所
陈紫薇　大连医科大学
程桂芳　中国医学科学院药物研究所
程锦轩　中国医学科学院基础医学研究所
程能能　安徽芜湖皖南医学院药理室

迟翰林　中国医学科学院药物研究所
楚世峰　中国医学科学研药物研究所
崔冰　中国医学科学院药物研究所
崔旭　中国人民解放军总医院老年病研究所
崔德华　北京大学医学部
邓梁　西北大学
邓大君　北京市肿瘤防治研究所
丁华　山东大学
丁晓渝　中国医学科学院药物研究所
杜冠华　中国医学科学院药物研究所
段金虹　中国医学科学院基础医学研究所
段文贞　University of Kentucky, USA
樊东升　北京大学
范明　军事医学科学院基础医学研究所
方福德　中国医学科学院基础医学研究所
费俭　中国科学院上海细胞生物学研究所
冯建芳　中国医学科学院基础医学研究所
冯亦璞　中国医学科学院药物研究所
高进　中国医学科学院基础医学研究所
高梅　中国医学科学院药物研究所
宫丽丽　北京朝阳医院
贡岳松　中国医学科学院药物研究所
关卓　大连医科大学
官志忠　Karolinska Institute, Sweden
管林初　中国科学院心理研究所
郭礼和　中国科学院上海细胞生物学研究所
郭双立　北京师范大学生物系
郭秀丽　山东大学
郭宗儒　中国医学科学院药物研究所
韩鸿宾　北京大学
何维　中国医学科学院基础医学研究所
何令帅　中国医学科学院药物研究所
何小庆　中国医学科学院药物研究所
何秀峰　中国医学科学院药物研究所
贺晓丽　中国医学科学院药用植物研究所
侯琦　中国医学科学院药物研究所
胡蓓　中国医学科学院北京协和医院
胡盾　中国医学科学院药物研究所
胡愉　中国医学科学院基础医学研究所
胡晨曦　中国医学科学院药物研究所
胡金凤　中国医学科学院药物研究所
胡文辉　中国医学科学院基础医学研究所
胡晓年　中国医学科学院基础医学研究所
胡卓伟　中国医学科学院药物研究所

花　芳	中国医学科学院药物研究所	刘　忞	Louisiana State University Medical School，USA
黄　卉	中国医学科学院药物研究所	刘　平	中国医学科学院基础医学研究所
黄秉仁	中国医学科学院基础医学研究所	刘　泉	中国医学科学院药物研究所
黄圣凯	中国药科大学	刘　睿	中国医学科学院药物研究所
黄晓晖	安徽医科大学	刘　毅	北京大学
黄志力	安徽芜湖皖南医学院	刘　裕	首都医科大学附属宣武医院
江　骥	中国医学科学院北京协和医院	刘　云	Karolinska Institute，Sweden
姜志胜	衡阳医学院心血管病中心	刘艾林	中国医学科学院药物研究所
金　奇	中国疾病预防控制中心国家病毒基因工程重点实验室	刘长宁	中国中医科学院
		刘成贵	中国人民解放军总医院
金　文	中国医学科学院药物研究所	刘春芸	中国医学科学院基础医学研究所
金文桥	中国科学院上海药物研究所	刘德培	中国医学科学院基础医学研究所
库宝善	北京大学医学部	刘耕陶	中国医学科学院药物研究所
乐　飞	Hanson Center for Cancer Research，Institute of Medical Veterinary Science，South Australia	刘含智	中国医学科学院药物研究所
		刘慧青	山东大学
李　滨	北京大学医学部生化系	刘景生	中国医学科学院基础医学研究所
李　刚	中国医学科学院北京协和医院	刘俊岭	中国中医科学院
李　桦	军事医学科学院毒物药物研究所	刘录山	南华大学心血管病研究所
李　锦	军事医学科学院毒物药物研究所	刘庆丰	中国医学科学院基础医学研究所
李　静	卫生部北京中日友好医院	刘少林	中国医学科学院药物研究所
李　谧	北京大学	刘婷婷	北京大学
李　燕	中国医学科学院药物研究所	刘新英	北京大学
李电东	中国医学科学院生物技术研究所	刘永生	Department of Basic Pharmaceutical Science，ULM College of Pharmacy，USA
李国彰	北京中医药大学		
李红卓	中国医学科学院基础医学研究所	刘玉琴	中国医学科学院基础医学研究所
李妙龄	中国中医科学院中药研究所	刘玉英	中国医学科学院药物研究所
李平平	中国医学科学院药物研究所	刘玉瑛	中国预防医学科学院劳动卫生与职业病研究所
李文彬	中国人民解放军总医院老年医学研究所		
李锡明	Lilly Research Lab，Eli Lilly and Company，USA	刘兆平	山东医药工业研究所
		柳　川	军事医学科学院基础医学研究所
李晓秀	中国医学科学院药物研究所	娄艾琳	卫生部中日友好医院临床医学研究所
李学军	北京大学医学部	卢圣栋	中国医学科学院基础医学研究所
李尹雄	中国医学科学院基础医学研究所	陆苏南	北京大学医学部药物依赖性研究所
李云峰	军事医学科学院毒物药物所	吕桂芝	北京市肿瘤防治研究所
李宗锴	中国医学科学院生物技术研究所	吕晓希	中国医学科学院药物研究所
连晓媛	中国医学科学院药物研究所	罗焕敏	中国科技大学生命科学院
梁植权	中国医学科学院基础医学研究所	罗质璞	军事医学科学院毒物药物研究所
廖福龙	中国中医科学院	马清钧	军事医学科学院生物工程研究所
林　衍	中国医学科学院药物研究所	马文丽	美国国立卫生研究院
林　勇	中国医学科学院基础医学研究所	马雪梅	首都医科大学附属北京友谊医院
林　珍	Karolinska Institute，Sweden	孟　艳	首都医科大学附属宣武医院
林赴田	中国医学科学院医药生物技术研究所	缪振春	军事医学科学院毒物药物研究所
林彭年	中国医学科学院基础医学研究所	潘　燕	北京大学医学部
林仲翔	北京市肿瘤防治研究所	彭　英	中国医学科学院药物研究所

乔凤霞	中国医学科学院药物研究所	王晓良	中国医学科学院药物研究所
屈志伟	中国医学科学院药物研究所	王晓星	中国医学科学院药物研究所
任民峰	中国医学科学院基础医学研究所	王艳辉	中国医学科学院基础医学研究所
阮金秀	军事医学科学院毒物药物研究所	王英杰	山东医药工业研究所
邵志敏	首都医科大学附属宣武医院	王玉珠	国家食品药品监督管理局药品审评中心
申庆祥	中国科学院上海细胞生物学研究所	王子艳	中国医学科学院药物研究所
申竹芳	中国医学科学院药物研究所	卫 国	The Johns Hopkins University，USA
沈 玲	中国中医科学院广安门医院	卫 玮	中国医学科学院基础医学研究所
沈 瑜	中国医学科学院肿瘤研究所	魏 伟	华中科技大学同济医学院病理生理系
沈珝琲	中国医学科学院基础医学研究所	魏怀玲	中国医学科学院药物研究所
沈永泉	中国医学科学院基础医学研究所	魏欣冰	山东医科大学基础医学院
盛树立	首都医科大学附属宣武医院	翁 进	中国医学科学院北京协和医院
施 波	中国医学科学院药物研究所	翁 文	暨南大学药学院
宋 旭	中国医学科学院医药生物技术研究所	翁谢川	军事医学科学院毒物药物研究所
宋光明	中国医学科学院药物研究所	吴 军	军事医学科学院生物工程研究所
宋建国	安徽芜湖皖南医学院	吴葆杰	山东医科大学基础医学院
苏瑞斌	军事医学科学院毒物药物研究所	吴俊芳	中国医学科学院药物研究所
孙 芾	卫生部北京医院	肖 远	北京大学
孙 华	中国医学科学院北京协和医院	谢明智	中国医学科学院药物研究所
孙 玉	山东大学	谢文杰	中国医学科学院药物研究所
孙瑞元	安慰芜湖皖南医学院	辛冰牧	中国医学科学院药物研究所
孙一伟	中国医学科学院医药生物技术研究所	刑国刚	北京大学
孙亦彬	国家计划生育委员会科学技术研究所	徐承熊	中国医学科学院药物研究所
唐琴梅	中国科学院上海药物研究所	徐立根	中国食品药品检定研究院
唐雅玲	南华大学心血管病研究所	徐艳玲	首都医科大学宣武医院
陶佩珍	中国医学科学院生物技术研究所	徐友宣	中国医学科学院药物研究所
田 青	华中科技大学同济医学院病理生理系	许彩民	中国医学科学院基础医学研究所
童坦君	北京大学医学部	许元富	中国医学科学院血液学研究所
汪 钟	中国医学科学院基础医学研究所	薛 莉	中国医学科学院基础医学研究所
王 军	上海交通大学医学院	薛社普	中国医学科学院基础医学研究所
王 蓉	首都医科大学附属宣武医院	闫慧敏	中国医学科学院药物研究所
王 睿	中国人民解放军总医院	严 君	中国医学科学院药物研究所
王艾琳	中国医学科学院基础医学研究所	严隽钰	北京大学
王德斌	中国医学科学院肿瘤研究所	阎超华	中国医学科学院药物研究所
王德昌	中国医学科学院肿瘤研究所	阎锡蕴	中国科学院微生物研究所
王福庄	军事医学科学院基础医学研究所	颜春洪	中国医学科学院药物研究所
王宏娟	首都医科大学宣武医院	颜卉君	北京师范大学生物系
王厚芳	卫生部北京医院	晏 忠	军事医学科学院毒物药物研究所
王建枝	华中科技大学同济医学院病例生理系	杨 莉	中国医学科学院药物研究所
王美健	中国医学科学院北京协和医院	杨纯正	中国医学科学院血液学研究所
王乃功	中国医学科学院药物研究所	杨天兵	中国疾病预防控制中心国家病毒基因工程重点实验室
王蓬文	首都医科大学病理学教研室		
王青青	中国医学科学院药物研究所	杨永宗	衡阳医学院心血管病研究所
王庆利	国家食品药品监督管理局药品审评中心	叶 菲	中国医学科学院药物研究所

叶菜英　中国医学科学院药物研究所
叶玉梅　中国医学科学院药物研究所
游　朵　北京医院
于　佳　北京大学
于　艳　北京大学
于松涛　中国医学科学院基础医学研究所
于学慧　山东大学
于英杰　中国医学科学院基础医学研究所
袁建刚　中国医学科学院基础医学研究所
袁绍鹏　中国医学科学院药物研究所
苑　宾　中国医学科学院药物研究所
苑玉和　中国医学科学院药物研究所
曾湘屏　Hanson Center for Cancer Research, Institute
　　　　of Medical Veterinary Science, South Australia
张　斌　山东大学
张　健　中国科学院生物物理研究所
张　宁　中国医学科学院药物研究所
张　巍　中国医学科学院药物研究所
张　毅　中国医学科学院药物研究所
张　英　University of Heidelberg, Germany
张爱琴　山东医科大学
张翠华　中国医学科学院基础医学研究所
张德昌　中国医学科学院基础医学研究所
张海霞　中国医学科学院药物研究所
张汉霆　军事医学科学院毒物药物研究所
张剑钊　北京大学医学部
张均田　中国医学科学院药物研究所
张开镐　北京医科大学中国药物依赖性研究所
张黎明　军事医学科学院毒物药物研究所
张平夏　北京大学医学部
张庆柱　山东大学
张若明　国家食品药品监督管理局药品审评中心
张世馥　中国医学科学院基础医学研究所
张天泰　中国医学科学院药物研究所
张万琴　大连医科大学
张文军　北京市肿瘤防治研究所
张晓伟　中国医学科学院药物研究所
张岫美　山东医科大学基础医学院
张永鹤　北京大学医学部

张勇力　中国医学科学院基础医学研究所
张有志　军事医学科学院毒物药物研究所
张志谦　北京市肿瘤防治研究所
章静波　中国医学科学院基础医学研究所
赵　明　军事医学科学院
赵德育　中国医学科学院药物研究所
赵永娟　中国医学科学院基础医学研究所
郑继旺　北京大学医学部药物依赖性研究所
郑健全　军事医学科学院毒物药物研究所
郑珊珊　中国医学科学院基础医学研究所
郑永芳　中国医学科学院基础医学研究所
种兆忠　中国医学科学院药物研究所
周　兰　State University of New York, Buffalo, USA
周　勇　中国医学科学院药物研究所
周江宁　中国科技大学生命科学院
周同惠　中国医学科学院药物研究所
周序斌　山东医科大学基础医学院
朱　宇　南京医科大学动脉粥样硬化研究中心
朱传江　中国医学科学院药物研究所
朱海波　中国医学科学院药物研究所
朱秀媛　中国医学科学院药物研究所
祝清芬　山东大学
庄　俊　中国科技大学生命科学院
邹晨辉　中国医学科学院药物研究所
David O.　Calligaro Lilly Research Lab., Eli Lilly and
　　　　Company, USA
David T.　Wang Lily Research Lab, Eli Lilly and
　　　　Company, USA Lutz Müller Federl Institute
　　　　for Drugs and Medical Devices, Germany
Frank P.　Bymastor Lilly Research Lab., Eli Lilly and
　　　　Company, USA
Kasper P.　Federl Institute for Drugs and Medical De-
　　　　vices, Germany
Kersten B.　Federl Institute for Drugs and Medical De-
　　　　vices, Germany
Müller-Tegthoff K.　Federl Institute for Drugs and
　　　　Medical Devices, Germany
Olof Beck　Karolinska Institute, Sweden

5

再 版 序

药理学与其他学科相比，具有以下几个显著特点。首先，药理学是一门桥梁学科，连接着医学与药学、基础与临床，药理学研究关系到医学和药学的发展。其次，药理学是一门交叉学科，它借鉴和采用相邻学科的技术方法用于药物研究，使药理学实验技术与方法既丰富又复杂，体现了科学技术的进步和当前发展趋势。最后应予强调的是，药理学是一门实验科学，药理学知识来源于实验，也需要实验来验证。因此，实验技术方法学研究，在药理学发展、进步和新药发现、创制中具有无比重要的意义。

《现代药理实验方法》是一部集中了现代药理学研究方法和技术的专著，该书收集了现代药理学实验方法，包括动物实验方法、分子生物学实验方法、细胞生物学实验方法、生物化学方法、仪器分析方法、电生理技术方法、放射性核素标记技术方法等，比较系统地介绍了现代药理研究中应用的各种技术方法，为药理学工作者提供了一部内容丰富，实用性强的工具书，对于提高我国药理学研究水平发挥了积极的作用。

《现代药理实验方法》不仅收集了大量现代实验方法，而且对不同类型的实验方法进行了适当的论述比较，讨论其原理和应用中应注意的问题，不仅可以指导药理学实验工作，也有利于提高对实验方法原理的理解，有利于在实际工作中灵活应用这些技术方法，改进这些技术方法，达到指导实验，促进创新的目的。

《现代药理实验方法》既根据具体实验方法的特点，进行了分类论述，又根据药理学研究的特点，针对不同类型药物的作用机制和发展趋势、未来策略进行了讨论，使这些技术方法与实际应用和理论密切结合。可以使读者在提高实验技术水平的同时，提高药理学实验设计水平和药理学理论水平，对于从事药理学研究的工作人员具有重要的实用价值，而且对于药理学研究生和初级研究人员提供全面的帮助。

《现代药理实验方法》第一版问世以来，受到了广大药理学工作者的重视和关爱，在我国药理学研究中发挥了积极的作用。随着时间的推移和科学的进步，药理学研究的新技术新方法不断出现，书中记载的有些方法也有了新的发展。吸收新的技术方法，修订原有方法，成为面临的重要任务。

在主编张均田和杜冠华教授的设计和具体指导下，《现代药理实验方法》的编写人员对该书进行了修订，在对原有方法进行修改的基础上，收集了大量新的技术方法，使这本专著以全新的面貌再次与读者见面。例如用计算机绘制彩色图形、磁共振成像、荧光可视化、钙的新染色方法等技术观察脏器、细胞的正常形态、体积、结构及其病理改变以及神经递质、激酶等的定位、动态变化，并研究药物的作用原理，都具有重要的意义。相信《现代药理实验方法》第二版将会使广大读者得到更多的方法信息，也将会对我国药理学事业的发展发挥积极的促进作用。

祝贺《现代药理实验方法》第二版出版，特作序。

王振纲

北京协和医学院基础医学院　教授

原中国药理学会　理事长

加拿大埃德蒙顿市天然草药治疗中心　顾问

原英国药理毒理导报　编委

北京高血压联盟　顾问

第 一 版 序

    药理学是在生理科学的基础上发展起来的。18世纪或19世纪初，化学家从植物中分离各种成分，一些生理学家（药理学的先驱者）采用生理学的原理和研究方法，在动物身上试验不同药物的毒性及观察引起的生理变化，以此推测可能的治疗价值。到了19世纪中期，由于实验技术和方法的进步以及病理模型的建立，人们才能够对药物进行广泛的筛选和研究药物作用机制，药理学遂从生理科学中独立出来。20世纪初，随着化学治疗药物和抗生素的发现以及制药化学工业的蓬勃发展，药理学也逐渐进入了现代药理学阶段。在这期间，药物构效关系、作用机制、临床药理学和药物在人体中代谢等研究得到很大发展。药理学无可争辩地成为临床医学和基础医学以及医学和药学之间的桥梁。

    药理学学科的特点决定了它随着生命科学的发展而发展。生物学和医学各学科的新理论和新技术都可为药理学所用，从而促进药理学成长和发展出许多新的分支学科。同时，药理学的研究成就也对其他学科产生深刻的影响。比如"受体学说"，在20世纪30年代只受到药理学家的重视和研究，而现在，"受体"已经成为整个生命科学的共同理论基础。

    科学上的革命性进展常常取决于新概念的产生和新技术的应用。近年来，各种新方法、新技术大量涌现，为人们研究生命的奥妙提供了强有力的工具。交叉学科相互渗透、相互促进，产生许多的分支学科。人们对生命本质的认识也逐渐从整体、器官、组织水平深入到细胞、分子水平。分子生物学、细胞生物学、神经科学是当代生命科学的三大带头学科，药理学家在这些研究前沿积极做出自己的贡献，使传统的药理学面貌有了很大的变化。实验方法和技术是人们进行科学研究的重要手段，为了跟上时代的步伐，完成一流水平的科研，药理学和其他相关学科的研究人员迫切希望有一本反映当代水平、阐述药理学实验方法的案头参考书。

    张均田教授主编的《现代药理实验方法》即将出版。通读书稿，感觉该书有几个特点。一是该书不但涉及药理学实验方法，还包括许多分子生物学、细胞生物学、生理学、药物化学、核磁共振技术，甚至计算机科学等相关学科的新技术、新方法，既体现了当代科学学科交叉、优势互补的特点，也反映了药理学与其他学科有着广泛的联系。二是该书的作者都是活跃在科研第一线的科学工作者，所选实验方法都是当前研究热点，掌握这些方法就会立即应用到学科研究的前沿。该书虽然有部分经典药理学方法的介绍，但主要以最新的方法为主，力求体现"现代"二字。三是该书不是百科全书式地罗列各种药理学方法，而是经过仔细挑选，选择那些现代药理学研究所需的重要实验方法，阐释其方法原理，并详述实验细节，这就与简单的实验手册有了极大的区别。

    药理学的发展已经经过了一个半世纪，中国药理学的研究虽然起步较晚，但近年来已发现不少现代新药，尤其是以从中药提纯的产品而闻名于世。作为一名老药理学工作者，目睹中国药理学界由初创走向成熟，并与世界药理学研究接轨，十分欣慰。《现代药理实验方法》的出版定将对提高中国药理学研究的水平有很大帮助，是以为序。

周金黄

再 版 前 言

科学上的新理论、新概念、新药物的发现往往是紧跟在重大技术革新或技术瓶颈突破之后。科学工作者为能顺利完成科研任务，总是把技术方法的建立、方法改进或创立新技术放在首位，这就是"工欲善其事，必先利其器"的道理，为促进国内药物研究工作的发展，我们邀请了200多位学者，于1997年编辑出版了《现代药理实验方法》一书。

此书问世后受到广大药理学工作者的欢迎，尤其受到药学、药理学和其他基础医学学科研究人员和研究生的喜爱，把它作为重要参考书经常阅读。对此，我们感到无比欣慰。感谢对《现代药理实验方法》第一版提出批评意见和改进建议的读者和专家，为了回应读者和专家提出的建设性意见，展示最近几年药理学和相关学科在技术上发生的许多重要变化，我们进行了再版修订。

本次修订对原29篇的内容进行了修改和增补，对有些篇章如细胞生物学、抗老年痴呆、激素、信号转导途径、免疫药理学、药物化学结构与药理活性的关系、兴奋剂检测方法及技术篇做了较多增补。另外，肿瘤篇增加了血管新生实验，脑缺血篇增加了血管神经单元和血脑屏障体外实验，心血管篇增加了缺血预适应实验，计算机在药理研究的应用篇增加了实验设计，毒理篇增加了安全药理内容，原基于受体结构的药物分子设计修改为计算机辅助药物分子设计。药物代谢，抗菌、抗病毒、抗炎、抗过敏和肝损伤实验方法等篇也作了相应的修改和补充。根据国内研究工作的需要以及应读者要求，我们增加了线粒体研究技术，抗纤维化实验，抗帕金森病实验，荧光可视化技术，生物芯片技术在药理学中的应用，新药研究、开发的原则和方法6个新篇，希望本书再版后对药理学和其他基础医学的科学工作者有进一步利用和参考的价值。

此次修订历时近2年时间，再版后由原29篇增至36篇，字数由300多万增至约400万。如此庞大的一本参考书得以付梓出版，承蒙出版社的领导和有关同志的高度重视和精心安排；参与编写此书的各位专家和作者责任心极强，用自己的勤劳和写作技巧为本书再版增加了许多新的知识和技术，使质量有了进一步提高，在此一并向他们表示由衷的感谢；此外，药物研究所筛选中心的张莉副教授、王月华副教授、方莲花副教授、何国荣博士、胡娟娟、杨海光等同志对稿件进行了系统的阅读和修订，在此向他们表示感谢。限于水平，《现代药理实验方法》第二版仍有许多不足之处，甚至某些学术观点和技术方法跟不上日新月异的科学发展，尚祈读者不吝指正。

编　者

第一版前言

本书名为《现代药理实验方法》，实际上它概括了药理学、生理学、生物化学、分子生物学和计算机科学近年来发展起来的新技术、新方法。一些至今仍不可替代的经典方法也包括在内。本书力求内容新颖、题材广泛、切合实际，不仅详尽述说实验细节，同时也简述理论依据和操作原理。全书29篇，300余万字，图表近千幅。编者和作者是活跃在各专业领域里的有实践经验的科学工作者，他们之中有老一辈科学家、年富力强的中年学者以及有才华的青年科学工作者和博士生。美国、加拿大、澳大利亚、德国和瑞典的一些科学家和华裔学者亦欣然命笔，加入了编著者的行列。

科学发展的历史已充分证明，重大科学的突破，无论是理论的创立还是实践的成就，常常是紧跟在技术革命之后出现。科学研究的内容千差万别，究其思路不外两类：一是确定研究对象，然后采用不同的方法去证明或否定其工作假说；再是建立某一特定技术，然后试用不同的对象，以寻求规律性的东西。不管采用哪一种研究方式，技术方法都是至关重要的，是从必然王国走向自由王国不可或缺的工具。以上两点，是我们编写这一大型参考书的初衷。

近年来药理学的飞速发展，同样得益于新技术新方法的创建、改进和完善。药理作用的观测已不仅仅限于整体、器官和组织，而是深入到细胞、受体和基因水平，对药物的认识也从定性向定量飞跃。蛋白质和受体对药物的识别以及三维构效关系已可应用计算机进行操纵和研究。许多药物作用机制从深层次被揭示和阐明，这不但极大地丰富了药物学自身的内容，而且对整个生命科学产生深刻的影响，成为生命科学发展的一个不容忽视的推动力。药理学既是一门独立学科、又与其他学科有着广泛紧密联系这一特点，使药理学被公认为是基础医学、临床医学和药学之间的桥梁。新兴或边缘学科在理论上和技术上取得的成就均可为药理学所用，药理学的技术方法、研究思路和科学成就又反过来应用于其他生命科学，有助于启发或加强了解生命过程的许多细节。从国内情况看，药理学已渗透到基础医学、临床医学乃至生物学各个学科领域，使这些学科从事研究的许多方面，可归之于药理学范畴。有鉴于此，本书的编写以共性技术为主，把各学科和学科间互相交叉、互相渗透形成的相关技术方法汇集成一篇，再按不同类型（整体、离体、组织培养）、不同层次（整体、组织、细胞、亚细胞和分子水平）分章分节述说，以期满足药理学和其他基础研究工作者的共同需要，促进各学科的共同发展。此书如能成为药理学和其他学科科研工作者、研究生和医药院校高年级学生喜欢的案头书籍，吾愿足矣。

本书的编写过程中，承蒙许多老一辈科学家的支持和审改，得到中国协和医科大学和北京医科大学联合出版社的帮助和指导；车建途、卫国、包图娅、屈志炜、陈巧琴、赵明瑞、陈霁等同志积极参与了本书的策划、组稿和编写等工作，使本书得以按期付梓，在此一并表示深切的谢意。

本书尽管收载了许多技术方法，但掩扉而思，仍觉有些遗漏，缺点错误更属难免，尚祈读者不吝赐正，俾能再版时改进。

张均田

目 录

上 册

第一篇 分子生物学实验方法与技术

第一章 核酸的分离与纯化 …………………………………………………………………………（ 1 ）
  第一节 核酸分离提取的原则 ………………………………………………………………（ 1 ）
  第二节 真核细胞染色体 DNA 的制备 ……………………………………………………（ 2 ）
  第三节 质粒和噬菌体 DNA 的提取与纯化 ……………………………………………（ 8 ）
  第四节 DNA 片段的分离及纯化 …………………………………………………………（ 23 ）
  第五节 RNA 的分离与纯化（真核细胞 RNA 的制备） ………………………………（ 32 ）

第二章 核酸分子探针的标记 ………………………………………………………………………（ 47 ）
  第一节 概述 …………………………………………………………………………………（ 47 ）
  第二节 探针的放射性核素标记法 ………………………………………………………（ 48 ）
  第三节 非放射性标记法 …………………………………………………………………（ 52 ）
  第四节 放射性核素标记探针的纯化 ……………………………………………………（ 52 ）
  第五节 探针比放射活性的测定 …………………………………………………………（ 53 ）

第三章 核酸分子杂交 ………………………………………………………………………………（ 54 ）
  第一节 概述 …………………………………………………………………………………（ 54 ）
  第二节 DNA 的 Southern 印迹杂交 ………………………………………………………（ 58 ）
  第三节 RNA 的 Northern 印迹杂交 ………………………………………………………（ 61 ）
  第四节 斑点印迹杂交 ……………………………………………………………………（ 62 ）
  第五节 杂交结果的检测 …………………………………………………………………（ 63 ）
  第六节 特殊杂交 …………………………………………………………………………（ 64 ）
  第七节 核酸原位杂交 ……………………………………………………………………（ 65 ）

第四章 聚合酶链反应（PCR） ……………………………………………………………………（ 69 ）
  第一节 PCR 的基本原理 …………………………………………………………………（ 69 ）
  第二节 PCR 反应成分和作用 ……………………………………………………………（ 70 ）
  第三节 PCR 反应引物的设计 ……………………………………………………………（ 72 ）
  第四节 PCR 反应模板的制备 ……………………………………………………………（ 73 ）
  第五节 耐热 DNA 聚合酶 …………………………………………………………………（ 74 ）
  第六节 PCR 反应的类型 …………………………………………………………………（ 77 ）
  第七节 PCR 反应产物的检测 ……………………………………………………………（ 83 ）
  第八节 PCR 反应的污染及对策 …………………………………………………………（ 84 ）
  第九节 PCR 技术的应用 …………………………………………………………………（ 86 ）

第五章 蛋白质印迹杂交技术 ………………………………………………………………………（ 90 ）
  第一节 蛋白质样品的制备和纯化 ………………………………………………………（ 90 ）
  第二节 蛋白质含量的测定 ………………………………………………………………（ 96 ）
  第三节 蛋白质的 SDS-聚丙烯酰胺凝胶电泳 …………………………………………（ 99 ）

　　第四节　蛋白质的转移印迹技术 ……………………………………………………（101）

第六章　cDNA 文库 …………………………………………………………………………（104）
　　第一节　cDNA 第一条链的合成 ………………………………………………………（105）
　　第二节　cDNA 第二条链的合成 ………………………………………………………（107）
　　第三节　cDNA 克隆策略 ………………………………………………………………（114）
　　第四节　重组子的筛选与鉴定 …………………………………………………………（118）
　　第五节　人类基因组计划及 cDNA 克隆技术 …………………………………………（120）

第七章　随机分子库技术及其在药物筛选研究中的应用 …………………………………（125）
　　第一节　概述 ……………………………………………………………………………（125）
　　第二节　随机分子库的构建 ……………………………………………………………（126）
　　第三节　随机分子库筛选技术的特点与技术流程 ……………………………………（130）
　　第四节　应用展望及存在的问题 ………………………………………………………（135）

第八章　外源基因在原核细胞中的表达 ……………………………………………………（136）
　　第一节　原核生物基因表达的特点 ……………………………………………………（136）
　　第二节　外源基因在原核细胞中表达的重要调控元件 ………………………………（137）
　　第三节　几种类型的原核表达载体 ……………………………………………………（141）
　　第四节　用于原核细胞表达的外源基因 ………………………………………………（143）
　　第五节　提高外源基因表达水平的措施 ………………………………………………（143）
　　第六节　关于包涵体 ……………………………………………………………………（146）
　　第七节　有关的实验 ……………………………………………………………………（147）
　　第八节　表达产物的免疫学及生物活性的检测 ………………………………………（149）

第九章　真核基因表达调控 …………………………………………………………………（150）
　　第一节　真核基因表达调控基本理论 …………………………………………………（150）
　　第二节　基因表达调控研究方法 ………………………………………………………（165）

第十章　外源基因在真核细胞中的表达 ……………………………………………………（203）
　　第一节　哺乳动物基因转移的遗传选择标记 …………………………………………（204）
　　第二节　外源基因导入哺乳动物细胞的载体 …………………………………………（206）
　　第三节　外源基因导入哺乳动物细胞的方法 …………………………………………（212）
　　第四节　基因表达产物的检测 …………………………………………………………（221）

第十一章　工程菌生产的蛋白质的复性与纯化 ……………………………………………（229）
　　第一节　包涵体的制备和溶解 …………………………………………………………（229）
　　第二节　变性蛋白质的纯化 ……………………………………………………………（230）
　　第三节　蛋白质复性 ……………………………………………………………………（231）
　　第四节　蛋白质复性的检测方法 ………………………………………………………（233）
　　第五节　蛋白质纯化 ……………………………………………………………………（235）
　　第六节　蛋白质含量测定 ………………………………………………………………（239）

第十二章　转基因动物 ………………………………………………………………………（241）
　　第一节　转基因方法 ……………………………………………………………………（241）
　　第二节　显微注射 DNA 的制备与纯化 ………………………………………………（242）
　　第三节　鼠的种类与饲养 ………………………………………………………………（243）
　　第四节　超排卵与取卵 …………………………………………………………………（245）
　　第五节　显微注射 ………………………………………………………………………（247）
　　第六节　卵的转移 ………………………………………………………………………（249）
　　第七节　转基因鼠系的建立 ……………………………………………………………（251）

第八节 卵培养液的配制与保存 …………………………………………………………（252）
第九节 转基因动物的应用 …………………………………………………………………（254）

第二篇 细胞生物学实验方法与技术

第一章 细胞培养及培养细胞增殖动力学常用方法 …………………………………………（260）
  第一节 细胞的原代培养 …………………………………………………………………（260）
  第二节 细胞的传代培养 …………………………………………………………………（262）
  第三节 培养细胞生长曲线的绘制 ………………………………………………………（263）
  第四节 分裂指数测定 ……………………………………………………………………（264）
  第五节 成集落实验 ………………………………………………………………………（265）
  第六节 细胞同步化技术 …………………………………………………………………（265）
  第七节 缩时电影显微摄像术 ……………………………………………………………（267）
  第八节 细胞周期分析 ……………………………………………………………………（268）
第二章 器官培养方法 ………………………………………………………………………（269）
  第一节 表玻皿器官培养法 ………………………………………………………………（269）
  第二节 不锈钢金属网格法 ………………………………………………………………（269）
  第三节 Wolff 培养法 ……………………………………………………………………（270）
  第四节 扩散盒培养法 ……………………………………………………………………（271）
第三章 放射自显影术及放射性核素液闪测定 …………………………………………………（272）
  第一节 培养细胞的放射自显术 …………………………………………………………（272）
  第二节 器官培养的放射自显术 …………………………………………………………（274）
  第三节 原位缺口平移技术 ………………………………………………………………（275）
  第四节 放射性核素液闪测定 ……………………………………………………………（277）
第四章 染色体分析技术 ……………………………………………………………………（279）
  第一节 细胞培养 …………………………………………………………………………（279）
  第二节 染色体显带技术 …………………………………………………………………（280）
第五章 电镜技术 ……………………………………………………………………………（286）
  第一节 透射电镜生物样品制备技术 ……………………………………………………（286）
  第二节 扫描电镜生物样品制备技术 ……………………………………………………（295）
  第三节 生物材料冷冻断裂蚀刻电镜技术 ………………………………………………（299）
  第四节 扫描隧道显微镜 …………………………………………………………………（300）
第六章 细胞、细胞器及细胞间质的分离技术 …………………………………………………（303）
  第一节 细胞的分离 ………………………………………………………………………（303）
  第二节 细胞膜的分离 ……………………………………………………………………（308）
  第三节 细胞核的分离 ……………………………………………………………………（309）
  第四节 溶酶体的分离 ……………………………………………………………………（310）
  第五节 线粒体的分离 ……………………………………………………………………（311）
  第六节 细胞 DNA、RNA 分离与纯化 …………………………………………………（312）
  第七节 纤维粘连蛋白的提取 ……………………………………………………………（314）
  第八节 层粘连蛋白的提取 ………………………………………………………………（315）
第七章 常用细胞化学染色技术 ……………………………………………………………（317）
  第一节 核酸显示法 ………………………………………………………………………（317）
  第二节 酶显示法 …………………………………………………………………………（319）
  第三节 糖类与脂类显示法 ………………………………………………………………（322）

第八章　细胞凋亡研究方法概述 ··（324）
　　第一节　细胞凋亡的形态特征及研究方法 ··（324）
　　第二节　细胞凋亡的生化特征及研究方法 ··（325）
　　第三节　细胞凋亡的基因调控及研究方法 ··（325）
第九章　原位杂交 ··（326）
　　第一节　原位 DNA 末端标记用于研究正常和异常神经组织的细胞凋亡 ···········（328）
　　第二节　原位杂交技术和 PCR 技术结合用于检测人乳头状瘤病毒 ···············（329）
　　第三节　非放射性原位杂交——地高辛标记的切口移位 cDNA 探针标记 ···········（332）
　　第四节　荧光素标记在原位杂交中的应用 ··（334）
　　第五节　免疫组化与非放射性原位杂交双标记——人细小病毒 B$_{19}$ 感染的
　　　　　　超微结构研究 ···（336）
第十章　单克隆抗体制备原理及一般程序 ···（337）
　　第一节　抗原与免疫 ···（338）
　　第二节　细胞融合 ···（339）
　　第三节　杂交瘤的选择与克隆 ···（339）
　　第四节　抗体的筛选与结合实验 ···（341）
　　第五节　单克隆抗体的产生 ···（342）
第十一章　细胞骨架及核骨架制作技术 ···（342）
　　第一节　细胞骨架的光镜制样法 ···（343）
　　第二节　核基质 – 中间纤维的简易整装电镜制作法 ·································（343）
　　第三节　细胞核骨架制备技术 ···（345）
　　第四节　培养细胞整装内质网共聚焦激光扫描显微镜标本制备方法 ···············（346）
第十二章　神经细胞培养及培养细胞的实验方法 ···（348）
　　第一节　神经细胞培养的研究概况 ···（348）
　　第二节　神经细胞分散培养的基本技术 ···（349）
　　第三节　培养神经细胞蛋白总量的流式分析 ·······································（351）
　　第四节　培养神经细胞的电特性测定 ···（352）
　　第五节　培养神经细胞的免疫组化研究技术 ·······································（357）
第十三章　干细胞实验技术 ···（359）
　　第一节　胚胎干细胞 ···（359）
　　第二节　成体干细胞 ···（366）
第十四章　细胞培养常用溶液配制方法 ···（381）

第三篇　信息传递的研究方法和技术

第一章　概述 ···（385）
第二章　受体 – 配基结合实验技术 ···（386）
　　第一节　受体 – 配基相互作用概述 ···（386）
　　第二节　受体结合实验的理论基础 ···（387）
　　第三节　实验技术 ···（400）
第三章　G 蛋白的分离纯化技术 ···（411）
　　第一节　G 蛋白纯化技术 ···（412）
　　第二节　G 蛋白活性的检测技术 ···（420）
第四章　环核苷测定技术 ···（422）
　　第一节　cAMP 蛋白质竞争结合法 ···（422）

第二节　cGMP 放射免疫测定 ……………………………………………………（427）

第三节　腺苷酸环化酶测定技术 …………………………………………………（430）

第五章　花生四烯酸代谢产物的测定方法 ……………………………………………（433）

第一节　概述 ………………………………………………………………………（433）

第二节　生物测定法 ………………………………………………………………（433）

第三节　高效液相测定法 …………………………………………………………（437）

第四节　放射免疫分析法（RIA） ………………………………………………（438）

第五节　酶免疫测定法（EIA） …………………………………………………（442）

第六节　放射配基受体结合法（RRA） …………………………………………（444）

第六章　肌醇磷脂及其代谢产物的测定技术 …………………………………………（446）

第一节　概述 ………………………………………………………………………（446）

第二节　放射性核素标记法测定肌醇磷脂及其代谢产物以及 PLC 活性的测定 ……（447）

第三节　特异受体结合法定量测定 1, 4, 5-IP$_3$ …………………………………（449）

第七章　磷酸标记技术测定受体酪氨酸激酶 …………………………………………（451）

第一节　确认受体酪氨酸激酶的标准 ……………………………………………（451）

第二节　证实 RTK 的研究战略 …………………………………………………（452）

第三节　完整细胞及无细胞体系的^{32}P 标记 …………………………………（453）

第八章　蛋白激酶 C 的纯化和活性测定 ………………………………………………（455）

第一节　蛋白激酶 C 的提取和纯化 ……………………………………………（456）

第二节　蛋白激酶 C 活性的测定 ………………………………………………（457）

第九章　离体器官受体生物测定 ………………………………………………………（458）

第一节　豚鼠回肠纵肌测定阿片受体配基 ………………………………………（458）

第二节　其他离体组织生物测定 …………………………………………………（461）

第十章　间隙连接介导的细胞间通讯研究方法和技术 ………………………………（462）

第一节　细胞间隙连接通讯新进展概述 …………………………………………（462）

第二节　细胞间隙连接通讯功能研究方法和技术 ………………………………（463）

第三节　细胞间隙连接结构研究方法与技术 ……………………………………（468）

第四节　细胞间隙连接通讯研究方法和技术在药物研究中的应用和实验设计 ……（475）

第十一章　某些生理和病理事件信号转导途径的研究技术与方法 …………………（477）

第一节　有关学习记忆相关信号转导通路研究方法与技术 ……………………（477）

第二节　有关神经元凋亡的几种信号转导途径 …………………………………（488）

第四篇　钙研究方法与技术

第一章　概述 ……………………………………………………………………………（494）

第一节　钙的化学及生化特性 ……………………………………………………（494）

第二节　细胞内钙的生理作用及其调节 …………………………………………（494）

第三节　细胞内钙的调节 …………………………………………………………（495）

第四节　细胞内钙超载 ……………………………………………………………（495）

第五节　细胞内游离钙的测定 ……………………………………………………（496）

第二章　细胞内游离钙的研究方法与技术 ……………………………………………（497）

第一节　Ca^{2+}指示剂 ……………………………………………………………（497）

第二节　双波长荧光分光光度计测定方法 ………………………………………（500）

第三节　单细胞内游离钙测定方法 ………………………………………………（503）

第四节　单细胞内游离钙图像处理测定方法 ……………………………………（506）

第三章　钙结合蛋白的研究方法 ……………………………………………………………（ 510 ）

　　第一节　钙调素的纯化及测定 ………………………………………………………（ 510 ）

　　第二节　钙调素结合蛋白的检测方法 ………………………………………………（ 514 ）

　　第三节　钙调素的表达与突变的研究方法 …………………………………………（ 515 ）

　　第四节　钙依赖性磷脂结合蛋白的研究方法 ………………………………………（ 518 ）

第四章　钠－钙交换研究方法 ……………………………………………………………（ 524 ）

第五章　钠，钾-ATP 酶和钙泵的活性测定 ……………………………………………（ 527 ）

第六章　细胞内钙释放研究方法 …………………………………………………………（ 530 ）

　　第一节　放射性标记法测定内钙释放 ………………………………………………（ 530 ）

　　第二节　三磷酸肌醇刺激内钙释放的研究方法 ……………………………………（ 532 ）

第七章　钙离子受体测定方法 ……………………………………………………………（ 533 ）

第五篇　放射配体受体结合实验方法与技术

第一章　概述 ………………………………………………………………………………（ 537 ）

　　第一节　判断受体的标准 ……………………………………………………………（ 537 ）

　　第二节　受体的调节机制 ……………………………………………………………（ 537 ）

　　第三节　放射配体结合法的应用和前景 ……………………………………………（ 539 ）

第二章　放射受体结合法 …………………………………………………………………（ 541 ）

　　第一节　引言 …………………………………………………………………………（ 541 ）

　　第二节　放射配体的选择 ……………………………………………………………（ 541 ）

　　第三节　组织的选择和制备 …………………………………………………………（ 542 ）

　　第四节　缓冲液和佐剂 ………………………………………………………………（ 542 ）

　　第五节　非特异性结合的测定 ………………………………………………………（ 543 ）

　　第六节　孵育条件 ……………………………………………………………………（ 543 ）

　　第七节　放射配体－受体复合体与游离放射配体的分离 …………………………（ 545 ）

　　第八节　饱和动力学研究的设计 ……………………………………………………（ 546 ）

　　第九节　竞争性结合数据的计算 ……………………………………………………（ 548 ）

　　第十节　受体结合测定中容易出现的问题 …………………………………………（ 549 ）

　　第十一节　Ex vivo 和在体结合技术 ………………………………………………（ 549 ）

　　第十二节　小结 ………………………………………………………………………（ 550 ）

第三章　受体－配体结合实验举例 ………………………………………………………（ 551 ）

　　第一节　M 胆碱受体配体结合实验 …………………………………………………（ 552 ）

　　第二节　豚鼠离体回肠实验 …………………………………………………………（ 556 ）

　　第三节　烟碱样受体－配体结合实验 ………………………………………………（ 557 ）

　　第四节　α_1、α_2 肾上腺素受体结合实验 …………………………………………（ 558 ）

　　第五节　β 肾上腺素受体结合实验 …………………………………………………（ 559 ）

　　第六节　D_1 受体结合和药物竞争实验 ……………………………………………（ 560 ）

　　第七节　D_2 受体结合和药物竞争实验 ……………………………………………（ 561 ）

　　第八节　5-HT 受体－配体结合实验 …………………………………………………（ 562 ）

　　第九节　"中枢型"苯二氮䓬受体－配体结合实验 …………………………………（ 563 ）

　　第十节　苯二氮䓬受体与^{3}H-FNZP 的光亲和标记实验 …………………………（ 564 ）

　　第十一节　"外周型"苯二氮䓬受体－配体结合实验 ………………………………（ 564 ）

　　第十二节　γ-氨基丁酸（GABA）受体－配体结合实验 …………………………（ 565 ）

　　第十三节　氯离子通道开放实验 ……………………………………………………（ 565 ）

第十四节 吗啡受体－配体结合实验 ……………………………………………（566）
第十五节 组织胺 H_1 受体－配体结合实验 ……………………………………（567）
第十六节 1,4 双氢吡啶（DHP）钙通道受体－配体结合实验 …………………（567）
第十七节 雌激素受体的测定 ……………………………………………………（569）
第十八节 孕激素受体的测定 ……………………………………………………（571）
第十九节 雄激素受体的测定 ……………………………………………………（572）
第二十节 糖皮质激素受体的测定 ………………………………………………（574）
第二十一节 GnRH 受体的测定 …………………………………………………（575）
第二十二节 绒毛膜促性腺激素受体的测定 ……………………………………（576）
第二十三节 水通道功能检测方法 ………………………………………………（578）
第四章 疾病与受体 ………………………………………………………………（581）
第一节 概述 ………………………………………………………………………（581）
第二节 精神分裂症 ………………………………………………………………（583）
第三节 抑郁症 ……………………………………………………………………（584）
第四节 帕金森综合征 ……………………………………………………………（585）
第五节 阿尔茨海默病 ……………………………………………………………（586）
第六节 舞蹈病 ……………………………………………………………………（587）
第七节 癫痫 ………………………………………………………………………（587）
第八节 疼痛 ………………………………………………………………………（588）
第九节 高血压 ……………………………………………………………………（589）
第十节 麻醉 ………………………………………………………………………（590）

第六篇 神经递质、肽、神经营养因子的研究方法与技术

第一章 神经递质和神经肽的研究方法与技术 …………………………………（593）
第一节 突触小体制备及突触体对单胺递质摄取的测定 ………………………（593）
第二节 血小板对 5-羟色胺的摄取 ………………………………………………（598）
第三节 一种体内持续给药的方法——微量透析泵 ……………………………（601）
第四节 脑透析术——神经科学研究与应用的新技术 …………………………（604）
第五节 HPLC-ECD 检测单胺类神经递质及其代谢产物 ………………………（608）
第六节 HPLC-RE-ECD 检测乙酰胆碱 …………………………………………（616）
第七节 放射受体分析法测定配体和肽类物质 …………………………………（619）
第二章 神经营养因子的研究方法与技术 ………………………………………（622）
第一节 概述 ………………………………………………………………………（622）
第二节 神经营养因子的获取 ……………………………………………………（622）
第三节 神经营养因子体外生物活性检测 ………………………………………（624）
第四节 神经营养因子基因表达研究 ……………………………………………（627）
第五节 神经营养因子对神经再生的作用 ………………………………………（631）
第六节 神经营养因子受体的检测方法 …………………………………………（633）

第七篇 免疫药理学实验方法与技术

第一章 免疫药理学概述 …………………………………………………………（637）
第二章 免疫细胞的分离与纯化 …………………………………………………（638）
第一节 血液或组织标本的采集 …………………………………………………（638）
第二节 外周血液中白细胞的分离 ………………………………………………（640）

第三节 外周血液中单个核细胞的分离——密度梯度离心法 ……………………（641）

第四节 从淋巴组织中分离淋巴细胞悬液 ……………………………………（643）

第五节 淋巴细胞的分离纯化 …………………………………………………（643）

第六节 人外周血树突状细胞前体的分离与体外培养 ………………………（651）

第七节 小肠上皮细胞间淋巴细胞的分离 ……………………………………（652）

第八节 各种细胞分离技术综合评价 …………………………………………（655）

第三章 T 淋巴细胞克隆技术和 T 淋巴细胞克隆在免疫药理学中的应用 …………（658）

第一节 T 淋巴细胞克隆基本原则和要求 ……………………………………（658）

第二节 T 淋巴细胞克隆基本方法 ……………………………………………（659）

第三节 T 淋巴细胞克隆的鉴定 ………………………………………………（664）

第四节 T 淋巴细胞克隆在免疫药理学中的应用 ……………………………（665）

第四章 药物对免疫细胞表面抗原分子影响的研究 …………………………………（667）

第一节 表达在免疫细胞表面上的 CD 抗原分子 ……………………………（668）

第二节 免疫细胞表面抗原分子的免疫荧光染色分析 ………………………（675）

第三节 免疫荧光方法检测细胞分子的表达 …………………………………（684）

第五章 药物对免疫细胞功能影响的研究 ……………………………………………（686）

第一节 药物对免疫细胞增殖反应影响的研究 ………………………………（686）

第二节 淋巴细胞功能的体内实验检测 ………………………………………（690）

第三节 细胞毒 T 淋巴细胞毒功能的检测 ……………………………………（693）

第四节 淋巴细胞活化时信号传导的检测方法 ………………………………（698）

第五节 淋巴细胞细胞毒反应的检测实验 ……………………………………（702）

第六节 细胞因子及其受体的实验检测 ………………………………………（708）

第七节 药物对 B 细胞影响的体内外实验 ……………………………………（716）

第八节 细胞膜色谱技术在免疫药理学中的应用 ……………………………（719）

第六章 药物对单核－巨噬细胞及抗原呈递细胞功能影响的实验检测 ……………（721）

第一节 药物对单核－巨噬细胞功能影响的实验检测 ………………………（723）

第二节 药物对抗原呈递细胞呈递抗原作用的实验检测 ……………………（725）

第三节 流式细胞仪蛋白芯片——微量样本多指标流式蛋白定量技术 ……（728）

第七章 药物对超敏反应影响的体内外实验检测 ……………………………………（731）

第一节 药物对第 I 型超敏反应影响的体内外实验检测 ……………………（731）

第二节 药物对第 II ～ IV 型超敏反应影响的体内外实验检测 ………………（741）

第八章 药物的肿瘤免疫学研究方法 …………………………………………………（745）

第一节 淋巴细胞杀瘤活性测定 ………………………………………………（746）

第二节 LAK 细胞的制备 ………………………………………………………（747）

第三节 肿瘤浸润淋巴细胞的制备 ……………………………………………（747）

第四节 混合淋巴细胞－肿瘤培养 ……………………………………………（749）

第五节 实验动物肿瘤抗原的制备与检测 ……………………………………（751）

第六节 肿瘤抗原负载的树突状细胞的肿瘤免疫学体内研究 ………………（755）

第七节 转基因技术在肿瘤免疫研究中的应用 ………………………………（756）

第八节 肿瘤淋巴管生成的研究进展与方法 …………………………………（768）

第九节 肿瘤微环境中巨噬细胞的研究进展 …………………………………（769）

第九章 抗体工程实验技术 ……………………………………………………………（771）

第一节 细胞工程抗体实验技术 ………………………………………………（772）

第二节 基因工程抗体实验技术 ………………………………………………（778）

第三节　转人抗体基因小鼠 ……………………………………………………………（789）

第十章　神经酰胺信号通路在免疫药理学中的研究 ………………………………………（793）

　　第一节　神经酰胺介导的细胞凋亡和炎症免疫信号通路 …………………………（793）

　　第二节　神经酰胺检测方法和应用 …………………………………………………（795）

第十一章　免疫抑制剂研究进展与策略 ……………………………………………………（803）

　　第一节　免疫抑制剂研究进展概述 …………………………………………………（803）

　　第二节　抗类风湿性关节炎免疫抑制剂的研究方法 ………………………………（805）

　　第三节　抗移植排斥反应免疫抑制剂的研究方法 …………………………………（809）

　　第四节　免疫药理学的药物研究策略 ………………………………………………（814）

第八篇　磷脂测定方法及其在药理学研究中的应用

第一章　组织磷脂的提取 ……………………………………………………………………（816）

　　第一节　提取脂质的一般原理 ………………………………………………………（816）

　　第二节　氯仿：甲醇混合溶剂提取法 ………………………………………………（817）

　　第三节　己烷：异丙烷混合溶剂提取法 ……………………………………………（818）

　　第四节　磷脂与中性脂的分离 ………………………………………………………（818）

　　第五节　脂质提取物的贮存 …………………………………………………………（818）

第二章　不同种类磷脂的分离，提纯和定量分析 …………………………………………（819）

　　第一节　柱色谱方法 …………………………………………………………………（819）

　　第二节　薄层色谱方法 ………………………………………………………………（820）

　　第三节　高效液相色谱方法 …………………………………………………………（823）

　　第四节　磷脂含量测定 ………………………………………………………………（824）

第三章　磷脂亚类的纯化和定量分析 ………………………………………………………（825）

　　第一节　缩醛磷脂的酸性水解 ………………………………………………………（825）

　　第二节　1, 2, -diradylglycerol 衍生物的形成 ……………………………………（825）

　　第三节　分离磷脂亚类的薄层色谱和高效液相色谱方法 …………………………（826）

　　第四节　放射性核素标记方法 ………………………………………………………（826）

　　第五节　不同磷脂分子种属的分离 …………………………………………………（828）

第四章　气相色谱方法测定磷脂脂肪酸组成、缩醛和烃基链含量 ……………………（830）

　　第一节　脂肪酸甲酯的测定 …………………………………………………………（830）

　　第二节　二甲基缩醛的测定 …………………………………………………………（830）

　　第三节　烃基链的测定 ………………………………………………………………（831）

第五章　磷脂分析在药理学研究中的应用 …………………………………………………（832）

第九篇　一氧化氮、一氧化碳及其合成酶的研究方法与技术

第一章　一氧化氮及其合成酶的研究方法与技术 ………………………………………（834）

　　第一节　概述 …………………………………………………………………………（834）

　　第二节　基本原理 ……………………………………………………………………（834）

　　第三节　生化测定技术 ………………………………………………………………（835）

　　第四节　形态学方法 …………………………………………………………………（840）

　　第五节　药理学方法 …………………………………………………………………（843）

　　第六节　一氧化氮及其合成酶的荧光检测 …………………………………………（844）

　　第七节　用高效液相色谱法测定一氧化氮及其合成酶的活性 ……………………（847）

第二章　一氧化碳及其合成酶的研究方法与技术 ………………………………………（852）

第一节　CO 产生的生物来源和调控方法 ……………………………………………（852）
第二节　CO 的测定技术 …………………………………………………………………（854）
第三节　血红素氧合酶的测定技术 ………………………………………………………（856）
第四节　CO 的药理作用观察方法 ………………………………………………………（858）
第三章　H₂S 及其相关酶的研究方法 …………………………………………………………（860）
第一节　H₂S 的生物学性质 ……………………………………………………………（861）
第二节　H₂S 与疾病 ……………………………………………………………………（861）
第三节　H₂S 的检测方法 ………………………………………………………………（862）

第十篇　激素的研究方法与技术

第一章　激素的组织分布研究方法 ………………………………………………………………（864）
第一节　激素分布的免疫细胞化学分析 …………………………………………………（864）
第二节　激素分布的放射自显影术分析 …………………………………………………（874）
第二章　激素的测定方法 …………………………………………………………………………（886）
第一节　引言 ………………………………………………………………………………（886）
第二节　激素的体内生物测定法 …………………………………………………………（887）
第三节　激素的体外生物测定法 …………………………………………………………（892）
第四节　激素的放射受体分析法 …………………………………………………………（894）
第五节　激素的竞争性蛋白结合分析法 …………………………………………………（895）
第六节　激素的放射免疫分析法 …………………………………………………………（897）
第七节　激素的免疫放射量度分析法 ……………………………………………………（903）
第八节　激素的酶免疫分析法 ……………………………………………………………（904）
第九节　激素的荧光免疫分析法 …………………………………………………………（907）
第十节　激素的化学发光免疫分析法 ……………………………………………………（908）
第十一节　激素的羰基金属免疫分析法 …………………………………………………（910）
第十二节　激素的胶体金交联单抗分析法 ………………………………………………（911）
第十三节　激素的高效液相色谱分析法 …………………………………………………（912）
第三章　激素与受体作用研究方法 ………………………………………………………………（914）
第一节　激素与细胞膜受体——丝氨酸/苏氨酸磷酸化系统作用 ……………………（915）
第二节　激素与细胞膜受体——酪氨酸磷酸化系统作用 ………………………………（923）
第三节　激素与细胞内受体作用 …………………………………………………………（929）
第四章　激素的重组 DNA 技术 …………………………………………………………………（951）
第一节　激素蛋白在原核细胞中的表达 …………………………………………………（952）
第二节　激素蛋白在真核细胞中的表达 …………………………………………………（961）

第十一篇　抗氧化及自由基实验方法与技术

第一章　机体氧化及抗氧化系统测定法 …………………………………………………………（967）
第一节　抗氧化酶活性的测定 ……………………………………………………………（967）
第二节　氧化还原性物质的含量测定 ……………………………………………………（972）
第三节　硫氧还蛋白还原酶活性测定 ……………………………………………………（976）
第二章　药物体内抗氧化研究 ……………………………………………………………………（978）
第一节　药物抗氧化作用类型及影响因素 ………………………………………………（978）
第二节　动物模型和给药方法 ……………………………………………………………（979）
第三章　自由基产生系统 …………………………………………………………………………（981）

　　第一节　超氧阴离子自由基产生系统 ……………………………………………………（981）
　　第二节　羟基自由基产生系统 ……………………………………………………………（982）
　　第三节　其他氧自由基产生系统 …………………………………………………………（983）
第四章　自由基测定方法 ………………………………………………………………………（984）
　　第一节　电子自旋共振法 …………………………………………………………………（984）
　　第二节　化学检测法 ………………………………………………………………………（987）
　　第三节　荧光探针检测细胞内活性氧的方法 ……………………………………………（989）
第五章　脂质过氧化和过氧化产物的测定 ……………………………………………………（991）
　　第一节　脂质过氧化 ………………………………………………………………………（991）
　　第二节　脂质过氧化物的测定 ……………………………………………………………（992）
　　第三节　脂质过氧化产物的测定 …………………………………………………………（993）
第六章　一氧化氮自由基及其检测方法 ………………………………………………………（994）
　　第一节　电子自旋共振和自旋捕集技术 …………………………………………………（994）
　　第二节　分光光度法 ………………………………………………………………………（997）
　　第三节　发光测量法 ………………………………………………………………………（999）

第十二篇　线粒体研究方法

第一章　线粒体的提取制备 ……………………………………………………………………（1002）
　　第一节　线粒体提取制备的通用方法 ……………………………………………………（1003）
　　第二节　大鼠脑线粒体提取制备 …………………………………………………………（1003）
　　第三节　大鼠肝脏线粒体提取制备 ………………………………………………………（1004）
　　第四节　大鼠心肌线粒体提取制备 ………………………………………………………（1005）
　　第五节　大鼠骨骼肌线粒体提取制备 ……………………………………………………（1005）
　　第六节　从培养细胞中提取线粒体 ………………………………………………………（1006）
　　第七节　从酵母中提取线粒体 ……………………………………………………………（1006）
第二章　线粒体形态研究 ………………………………………………………………………（1007）
　　第一节　线粒体光镜观察 …………………………………………………………………（1007）
　　第二节　线粒体电镜观察 …………………………………………………………………（1007）
第三章　线粒体功能测定 ………………………………………………………………………（1008）
　　第一节　线粒体呼吸功能的测定 …………………………………………………………（1008）
　　第二节　线粒体膜电位的测定 ……………………………………………………………（1009）
　　第三节　线粒体肿胀度测定 ………………………………………………………………（1011）
　　第四节　线粒体活性氧测定 ………………………………………………………………（1011）
　　第五节　细胞内 ATP 含量测定 …………………………………………………………（1012）
　　第六节　线粒体呼吸链复合体活性的生化分析 …………………………………………（1013）
　　第七节　线粒体 H^+-ATP 酶活性测定 …………………………………………………（1014）
　　第八节　Caspase-3 活性测定 ……………………………………………………………（1014）
　　第九节　刃天青法检测线粒体代谢活性 …………………………………………………（1015）
　　第十节　线粒体完整性鉴定 ………………………………………………………………（1016）
　　第十一节　线粒体钙离子含量的测定 ……………………………………………………（1016）
　　第十二节　线粒体膜流动性测定 …………………………………………………………（1017）
第四章　线粒体活性分子功能研究 ……………………………………………………………（1017）
　　第一节　细胞色素 c 释放的测定 …………………………………………………………（1018）
　　第二节　核酸内切酶 G 的分离和测定 ……………………………………………………（1019）

　　第三节　线粒体 DNA 多聚酶 γ 的测定 ·· （1021）
　　第四节　结语 ·· （1022）

第十三篇　电生理实验方法

第一章　电生理学技术的基本原理 ··· （1025）
　　第一节　概述 ·· （1025）
　　第二节　电生理实验常用仪器 ·· （1025）
　　第三节　玻璃微电极的拉制 ·· （1034）
　　第四节　电生理实验中噪声和干扰的形成及排除 ··· （1037）
第二章　细胞外记录技术 ··· （1040）
　　第一节　心肌细胞外单相动作电位记录技术 ··· （1040）
　　第二节　中枢神经系统细胞外记录技术 ··· （1046）
第三章　细胞内微电极记录技术 ··· （1053）
　　第一节　神经细胞内记录技术 ·· （1053）
　　第二节　心肌细胞内记录技术 ·· （1058）
　　第三节　多微电极阵列技术 ·· （1066）
第四章　电压钳制技术 ··· （1076）
　　第一节　电压钳的基本原理 ·· （1076）
　　第二节　蔗糖间隙法电压钳技术 ··· （1077）
　　第三节　双微电极电压钳技术 ·· （1079）
　　第四节　单微电极电压钳技术 ·· （1084）
第五章　膜片钳技术原理及方法 ··· （1085）
　　第一节　膜片钳技术基本原理 ·· （1086）
　　第二节　电流记录方法 ··· （1089）
第六章　电生理的其他实验方法 ··· （1093）
　　第一节　慢钙依赖性钾介导的后超极化 ··· （1093）
　　第二节　频率强化 ·· （1094）
　　第三节　神经纤维传导速度测定 ··· （1096）
　　第四节　有髓神经纤维的数目和密度测定 ··· （1098）

第十四篇　核磁共振实验技术在药理学研究中的应用

概述 ··· （1101）
第一章　核磁共振技术简介 ··· （1102）
　　第一节　部分原子核的磁性质 ·· （1102）
　　第二节　原理 ·· （1103）
　　第三节　核磁共振测量参数 ·· （1104）
第二章　生物样品核磁共振测定中的几种常用技术 ··································· （1109）
　　第一节　脉冲同核去偶技术 ·· （1109）
　　第二节　异核去偶技术 ··· （1109）
　　第三节　门控同核去偶技术 ·· （1110）
　　第四节　自旋回波技术 ··· （1110）
　　第五节　表面线圈技术 ··· （1111）
　　第六节　顺磁探针与位移试剂 ·· （1112）
第三章　生物样品的波谱分析 ··· （1112）

第一节 氢谱分析 ……………………………………………………………… (1112)

第二节 碳谱分析 ……………………………………………………………… (1114)

第三节 磷谱分析 ……………………………………………………………… (1117)

第四节 氟谱分析 ……………………………………………………………… (1118)

第五节 氮谱分析 ……………………………………………………………… (1118)

第四章 NMR 药理学研究的有关实验技术 …………………………………… (1119)

第一节 样品或标本制备 ……………………………………………………… (1119)

第二节 NMR 测定细胞内 pH …………………………………………………… (1121)

第三节 细胞内离子浓度测定 ………………………………………………… (1122)

第四节 组织血流和血管容积测定 …………………………………………… (1124)

第五节 组织中氧张力和组织温度测定 ……………………………………… (1125)

第五章 NMR 研究心肌代谢与药物作用 ……………………………………… (1126)

第一节 心肌能量代谢研究 …………………………………………………… (1127)

第二节 心肌离子转运研究 …………………………………………………… (1128)

第三节 心肌糖代谢研究 ……………………………………………………… (1131)

第四节 心脏病治疗药物作用研究 …………………………………………… (1134)

第六章 NMR 研究脑代谢和药物作用 ………………………………………… (1141)

第一节 脑代谢与脑功能关系研究 …………………………………………… (1141)

第二节 脑缺血研究 …………………………………………………………… (1143)

第三节 脑外伤与脑水肿研究 ………………………………………………… (1146)

第七章 NMR 研究药物与生物大分子的相互作用 …………………………… (1149)

第一节 药物与蛋白质结合研究 ……………………………………………… (1150)

第二节 研究药物与核酸作用 ………………………………………………… (1157)

第三节 研究药物与膜脂作用 ………………………………………………… (1162)

第八章 药物毒物代谢处置的 NMR 研究 ……………………………………… (1169)

第一节 ^{1}H-NMR …………………………………………………………… (1169)

第二节 ^{2}H-NMR …………………………………………………………… (1172)

第三节 ^{7}Li-NMR …………………………………………………………… (1173)

第四节 ^{13}C-NMR ………………………………………………………… (1174)

第五节 ^{19}F-NMR ………………………………………………………… (1175)

第六节 ^{31}P-NMR ………………………………………………………… (1181)

第九章 磁共振成像学及其在脑组织成像中的应用 ………………………… (1188)

第一节 磁共振成像原理 ……………………………………………………… (1188)

第二节 磁共振物理原理与磁共振成像学 …………………………………… (1193)

第三节 磁共振成像在脑组织成像技术中的应用 …………………………… (1208)

下 册

第十五篇 微阵列基因分析在新药研发中的应用

第一章 微阵列基因分析的历史、现状和未来 ……………………………… (1218)

第一节 基因芯片及分析过程 ………………………………………………… (1218)

第二节 数据分析 ……………………………………………………………… (1220)

第二章 微阵列基因分析在药物发现中的应用 ……………………………… (1221)

第一节 发现新的靶基因 ……………………………………………………… (1221)

第二节　化合物基因型谱 ……………………………………………………………………（1222）
第三节　毒理学的预测 ………………………………………………………………………（1223）
第四节　确定药物作用的标志基因 …………………………………………………………（1224）
第五节　药理遗传学 …………………………………………………………………………（1224）
第六节　未来的发展方向 ……………………………………………………………………（1225）
第三章　微阵列蛋白质芯片在药理学研究中的应用 ………………………………………（1227）
第一节　蛋白质芯片的基本原理 ……………………………………………………………（1228）
第二节　蛋白质芯片的制备及检测 …………………………………………………………（1228）
第三节　蛋白芯片在新药研究中的应用 ……………………………………………………（1229）
第四节　存在的问题及应用前景 ……………………………………………………………（1230）

第十六篇　荧光可视化实验方法的应用

第一章　低分子荧光探针的可视化应用 ……………………………………………………（1232）
第二章　荧光蛋白的特性及其应用 …………………………………………………………（1235）
第三章　荧光蛋白可视化技术在神经药理学研究中的应用 ………………………………（1238）

第十七篇　药物代谢实验方法和技术

第一章　药物及其代谢产物自生物样品中分离和定量方法 ………………………………（1243）
第一节　薄层色谱法 …………………………………………………………………………（1243）
第二节　气相色谱法 …………………………………………………………………………（1245）
第三节　高效液相色谱法 ……………………………………………………………………（1249）
第四节　紫外－可见分光光度法 ……………………………………………………………（1255）
第五节　荧光分析法 …………………………………………………………………………（1258）
第六节　免疫分析法 …………………………………………………………………………（1262）
第二章　核素示踪技术在药物代谢研究中的应用 …………………………………………（1264）
第一节　概述 …………………………………………………………………………………（1264）
第二节　核素在药物研究中的应用范围 ……………………………………………………（1266）
第三章　串联质谱在药品及其代谢产物分析中的应用 ……………………………………（1277）
第一节　原理简介 ……………………………………………………………………………（1277）
第二节　定性分析 ……………………………………………………………………………（1279）
第三节　定量分析 ……………………………………………………………………………（1281）
第四章　药物代谢酶研究思路和常用方法 …………………………………………………（1282）
第一节　研究现状 ……………………………………………………………………………（1282）
第二节　CYP450 含量测定 …………………………………………………………………（1285）
第三节　二甲基亚硝胺脱甲基酶活性测定 …………………………………………………（1286）
第四节　红霉素脱甲基酶活性测定 …………………………………………………………（1287）
第五节　7-乙氧基（戊氧基）香豆素脱烃酶活性测定 ……………………………………（1287）
第六节　睾酮羟化酶活性测定（HPLC 法）………………………………………………（1288）
第七节　底物探针测定法（鸡尾酒探针法）………………………………………………（1289）
第八节　常用 CYP450s 诱导和抑制方法 …………………………………………………（1292）
第九节　药物代谢Ⅱ相酶研究方法 …………………………………………………………（1293）
第五章　利用肝脏标本的研究方法 …………………………………………………………（1296）
第一节　肝切片技术 …………………………………………………………………………（1296）
第二节　离体肝脏灌流法 ……………………………………………………………………（1297）

第六章　药物与血浆蛋白结合的研究方法 …………………………………………………………… (1300)
　　第一节　平衡透析法 …………………………………………………………………………………… (1300)
　　第二节　超过滤法 ……………………………………………………………………………………… (1303)
　　第三节　快速或动力透析法 …………………………………………………………………………… (1305)
　　第四节　分配平衡法（partition equilibrium） ……………………………………………………… (1306)
　　第五节　凝胶过滤法 …………………………………………………………………………………… (1307)
　　第六节　光谱分析法 …………………………………………………………………………………… (1308)
第七章　临床药代动力学 …………………………………………………………………………………… (1309)
　　第一节　房室模型概念 ………………………………………………………………………………… (1310)
　　第二节　静脉滴注的药代动力学 ……………………………………………………………………… (1311)
　　第三节　药代动力学和药效动力学结合模型 ………………………………………………………… (1315)
　　第四节　生物利用度有关参数 AUC 和 Cmax 统计学检验 ………………………………………… (1318)
　　第五节　生物样本分析方法的认证 …………………………………………………………………… (1324)

第十八篇　行为药理实验方法与技术

第一章　学习、记忆实验法和记忆障碍动物模型 ………………………………………………………… (1326)
　　第一节　概述 …………………………………………………………………………………………… (1326)
　　第二节　常用的动物学习、记忆实验方法 …………………………………………………………… (1326)
　　第三节　记忆障碍动物模型 …………………………………………………………………………… (1333)
　　第四节　给药方案、对结果的评价及有关问题 ……………………………………………………… (1335)
第二章　学习记忆的电生理研究方法——突触传递长时程增强（LTP）现象 ………………………… (1336)
　　第一节　LTP 研究概况 ………………………………………………………………………………… (1336)
　　第二节　在整体脑内记录 LTP 的方法 ……………………………………………………………… (1339)
　　第三节　在脑片上记录 LTP 的方法 ………………………………………………………………… (1341)
第三章　抗焦虑药理实验方法 ……………………………………………………………………………… (1347)
第四章　抗抑郁药理实验方法 ……………………………………………………………………………… (1360)
　　第一节　概述 …………………………………………………………………………………………… (1360)
　　第二节　抑郁动物模型 ………………………………………………………………………………… (1362)
第五章　镇静催眠药理学研究方法 ………………………………………………………………………… (1373)
　　第一节　概述 …………………………………………………………………………………………… (1373)
　　第二节　体外实验方法 ………………………………………………………………………………… (1374)
　　第三节　镇静作用实验方法 …………………………………………………………………………… (1375)
　　第四节　催眠作用实验方法 …………………………………………………………………………… (1378)
第六章　镇痛药理学研究方法 ……………………………………………………………………………… (1380)
　　第一节　概述 …………………………………………………………………………………………… (1380)
　　第二节　整体动物模型 ………………………………………………………………………………… (1381)
　　第三节　离体器官实验 ………………………………………………………………………………… (1389)
　　第四节　受体结合实验 ………………………………………………………………………………… (1391)
　　第五节　痛觉电生理学实验 …………………………………………………………………………… (1395)
第七章　抗癫痫药理学研究方法 …………………………………………………………………………… (1398)
　　第一节　概述 …………………………………………………………………………………………… (1398)
　　第二节　急性实验性惊厥模型 ………………………………………………………………………… (1399)
　　第三节　慢性实验性癫痫模型 ………………………………………………………………………… (1402)
　　第四节　原发性实验性癫痫模型 ……………………………………………………………………… (1406)

第八章　药物依赖性动物实验方法 ·· （1410）
　第一节　阿片类药物的身体依赖性实验方法 ·· （1410）
　第二节　镇静催眠药的身体依赖性实验方法 ·· （1417）
　第三节　药物的精神依赖性评价方法 ·· （1420）
　第四节　化学分析方法在阿片类滥用诊断中的应用 ····································· （1427）

第十九篇　抗帕金森病实验方法与技术

第二十篇　抗衰老及阿尔茨海默病的药物研究方法

第一章　阿尔茨海默病药理学研究方法 ·· （1440）
　第一节　阿尔茨海默病的发病机制 ·· （1440）
　第二节　动物模型的制作和选择 ·· （1443）
　第三节　形态学实验方法 ·· （1450）
　第四节　阿尔茨海默病的蛋白质组学相关技术方法 ····································· （1457）
　第五节　阿尔茨海默病与 Aβ 对长时程增强的影响研究 ······························· （1463）
　第六节　几种重要活性物质的检测方法及意义 ··· （1467）
第二章　阿尔茨海默病淀粉样变蛋白前体转基因模型 ····································· （1474）
　第一节　动物模型和转基因模型的基本概念 ·· （1474）
　第二节　APP 转基因模型的理论基础 ·· （1475）
　第三节　APP 转基因小鼠 AD 模型研究 ··· （1478）
　第四节　APP 转基因小鼠 AD 模型存在的问题 ··· （1479）
　第五节　总结与展望 ··· （1480）
第三章　寿命实验方法 ·· （1481）
　第一节　概述 ··· （1481）
　第二节　果蝇实验 ··· （1482）
　第三节　鹌鹑实验 ··· （1485）
　第四节　小鼠实验 ··· （1485）
　第五节　大鼠实验 ··· （1486）
　第六节　家蚕实验 ··· （1486）
　第七节　隆腺蚤实验 ··· （1487）
　第八节　二倍体细胞寿命实验 ·· （1488）
第四章　衰老对代谢及相关酶影响的实验方法 ·· （1489）
　第一节　血清总抗氧化活性测定 ·· （1489）
　第二节　过氧化脂质测定 ·· （1490）
　第三节　脂褐素测定 ··· （1491）
　第四节　超氧化物歧化酶活性测定 ·· （1491）
　第五节　单胺氧化酶活性测定 ·· （1493）
　第六节　全血胆碱酯酶活性测定 ·· （1494）
　第七节　血清中铜蓝蛋白氧化酶活性测定 ·· （1496）
　第八节　脑细胞 Na^+-K^+-ATP 酶活性测定 ··· （1496）
　第九节　羟脯氨酸测定 ·· （1498）
　第十节　红细胞膜唾液酸含量测定 ·· （1498）
　第十一节　核酸代谢测定 ·· （1499）
第五章　衰老免疫学方法 ··· （1499）

第一节 衰老免疫学一般概念 …………………………………………………………… (1499)
第二节 IL-1～IL-4 的检测方法 …………………………………………………………… (1501)
第三节 IL-6 表达的测定方法 ……………………………………………………………… (1504)
第四节 神经白细胞素的检测方法 ………………………………………………………… (1507)
第五节 粒细胞－巨噬细胞集落刺激因子的测定方法 …………………………………… (1510)

第二十一篇 脑卒中的实验方法与技术

第一章 脑缺血模型 ………………………………………………………………………… (1513)
　第一节 动物模型 ………………………………………………………………………… (1513)
　第二节 体外模型 ………………………………………………………………………… (1522)
第二章 脑出血模型 ………………………………………………………………………… (1524)
第三章 作用机制研究 ……………………………………………………………………… (1526)
第四章 脑卒中治疗新靶点——神经血管单元及其研究方法 …………………………… (1529)
　第一节 "神经血管单元"概念提出的背景和意义 …………………………………… (1529)
　第二节 神经血管单元的在体研究方法 ………………………………………………… (1530)
　第三节 神经血管单元体外模型的建立与评价 ………………………………………… (1533)
　第四节 神经血管单元研究展望 ………………………………………………………… (1538)
第五章 血脑屏障体外筛选模型的建立 …………………………………………………… (1539)
第六章 缺血性脑卒中治疗药物的非临床有效性研究 …………………………………… (1548)
　第一节 新药研究中的非临床有效性研究 ……………………………………………… (1549)
　第二节 缺血性脑卒中治疗药物的非临床有效性研究 ………………………………… (1550)
　第三节 常见动物模型评价 ……………………………………………………………… (1552)

第二十二篇 抗血栓形成及相关研究方法与技术

第一章 血管内皮细胞 ……………………………………………………………………… (1555)
　第一节 血管内皮细胞培养 ……………………………………………………………… (1555)
　第二节 内皮细胞分泌的活性物质测定 ………………………………………………… (1558)
　第三节 白细胞与内皮细胞的黏附 ……………………………………………………… (1564)
第二章 有关血小板研究的实验方法 ……………………………………………………… (1566)
　第一节 血小板的制备方法 ……………………………………………………………… (1566)
　第二节 血小板生存时间检测 …………………………………………………………… (1568)
　第三节 血小板功能实验 ………………………………………………………………… (1569)
　第四节 影响血小板功能的几种途径检测 ……………………………………………… (1575)
　第五节 血小板膜糖蛋白测定 …………………………………………………………… (1582)
　第六节 血小板相关抗体检测 …………………………………………………………… (1584)
第三章 有关凝血因子及凝血机制的实验 ………………………………………………… (1585)
　第一节 内源性凝血途径实验 …………………………………………………………… (1586)
　第二节 外源性凝血途径实验 …………………………………………………………… (1591)
　第三节 凝血第三阶段实验 ……………………………………………………………… (1595)
第四章 抗凝物质检查 ……………………………………………………………………… (1598)
　第一节 生理性抗凝物质检测 …………………………………………………………… (1598)
　第二节 病理性抗凝物质检测 …………………………………………………………… (1607)
第五章 纤维蛋白溶解系统检测 …………………………………………………………… (1610)
　第一节 纤溶活性检测 …………………………………………………………………… (1610)

第二节 纤维蛋白单体检测 ……………………………………………………………………… (1614)
第三节 纤维蛋白（原）降解产物检测 ………………………………………………………… (1615)
第六章 血栓形成相关的流变学测定方法及有关在体实验 ……………………………………… (1620)
第一节 血栓弹力图法 …………………………………………………………………………… (1620)
第二节 体外血栓仪法 …………………………………………………………………………… (1621)
第三节 凝血的旋转剪应力测定法 ……………………………………………………………… (1621)
第四节 电刺激动脉血栓形成法 ………………………………………………………………… (1623)
第五节 动-静脉旁路血栓形成法 ……………………………………………………………… (1623)
第六节 光化学诱导脑梗死模型 ………………………………………………………………… (1624)
第七节 微血栓形成的观测与分析 ……………………………………………………………… (1625)

第二十三篇 动脉粥样硬化与心肌缺血预适应研究方法

第一章 动脉粥样硬化实验模型 …………………………………………………………………… (1627)
第一节 动脉粥样硬化模型的复制 ……………………………………………………………… (1627)
第二节 动脉粥样硬化模型的病理形态学 ……………………………………………………… (1633)
第二章 动脉粥样硬化的生化测定 ………………………………………………………………… (1640)
第一节 血脂测定 ………………………………………………………………………………… (1640)
第二节 脂蛋白的分离和测定 …………………………………………………………………… (1646)
第三节 载脂蛋白的测定 ………………………………………………………………………… (1656)
第四节 脂质和脂蛋白代谢有关酶活性的测定 ………………………………………………… (1662)
第五节 脂质过氧化物及其有关酶活性的测定 ………………………………………………… (1675)
第六节 脂蛋白受体功能的测定 ………………………………………………………………… (1682)
第三章 抗动脉粥样硬化研究的细胞培养实验 …………………………………………………… (1690)
第一节 几种有关细胞的培养实验 ……………………………………………………………… (1690)
第二节 有关细胞的功能性实验 ………………………………………………………………… (1695)
第三节 泡沫细胞模型的建立 …………………………………………………………………… (1699)
第四节 动脉粥样硬化有关细胞因子及基因表达实验 ………………………………………… (1703)
第四章 缺血性预适应的机制及药理学研究 ……………………………………………………… (1712)
第一节 预适应的概念 …………………………………………………………………………… (1713)
第二节 预适应的形成机制 ……………………………………………………………………… (1713)
第三节 缺血性预适应模型 ……………………………………………………………………… (1714)
第四节 针对心脏预适应的药理学实验 ………………………………………………………… (1714)

第二十四篇 治疗糖尿病药物药理实验方法与技术

第一章 糖尿病及有关并发症的动物模型 ………………………………………………………… (1717)
第一节 类似1型糖尿病的动物模型 …………………………………………………………… (1717)
第二节 类似2型糖尿病的动物模型 …………………………………………………………… (1719)
第三节 糖尿病动物的并发症 …………………………………………………………………… (1722)
第二章 糖尿病离体实验 …………………………………………………………………………… (1724)
第一节 糖代谢实验 ……………………………………………………………………………… (1724)
第二节 醛糖还原酶及多元醇途径 ……………………………………………………………… (1729)
第三节 胰岛细胞培养 …………………………………………………………………………… (1731)
第四节 α-葡萄糖苷酶活性抑制剂 ……………………………………………………………… (1734)
第五节 DPP-Ⅳ抑制剂 …………………………………………………………………………… (1735)

第六节　PPAR 激动剂 ……………………………………………………………………（1737）
第三章　生化测定及病理检查 ………………………………………………………………（1739）
　第一节　血糖与血脂测定 …………………………………………………………………（1739）
　第二节　糖基化蛋白测定 …………………………………………………………………（1742）
　第三节　糖原合成测定方法 ………………………………………………………………（1744）
　第四节　糖异生的测定方法 ………………………………………………………………（1746）
　第五节　胰岛素的测定 ……………………………………………………………………（1747）
　第六节　胰岛素受体测定 …………………………………………………………………（1747）
　第七节　神经传导速度测定 ………………………………………………………………（1748）
　第八节　血清中 NAG 活性测定方法 ……………………………………………………（1749）
　第九节　胰岛、肾、神经、视网膜及晶体病理变化的光镜及电镜观察 …………………（1750）

第二十五篇　肿瘤药理实验方法与技术

第一章　细胞毒类药物 ………………………………………………………………………（1753）
　第一节　体外实验方法 ……………………………………………………………………（1753）
　第二节　动物肿瘤体内筛选法 ……………………………………………………………（1758）
　第三节　抗癌药作用机制研究方法 ………………………………………………………（1760）
第二章　生物反应调节剂 ……………………………………………………………………（1770）
　第一节　体内抗癌实验方法 ………………………………………………………………（1770）
　第二节　免疫功能的研究方法 ……………………………………………………………（1771）
第三章　分化诱导剂 …………………………………………………………………………（1785）
　第一节　细胞形态学及组织化学研究方法 ………………………………………………（1785）
　第二节　细胞功能的研究方法 ……………………………………………………………（1787）
　第三节　与分化有关的基因及其表达的研究方法 ………………………………………（1790）
第四章　化学预防药 …………………………………………………………………………（1792）
　第一节　体外诱导细胞转化的方法 ………………………………………………………（1793）
　第二节　体内诱癌实验 ……………………………………………………………………（1797）
　第三节　化学预防剂作用机制的研究 ……………………………………………………（1798）
　附：胃癌变动物模型 ………………………………………………………………………（1803）
第五章　逆转肿瘤耐药性药物研究方法 ……………………………………………………（1809）
　第一节　肿瘤细胞耐药表型和机制 ………………………………………………………（1810）
　第二节　肿瘤耐药细胞株的建立及鉴定 …………………………………………………（1822）
　第三节　多药耐药基因及其表达产物的测定 ……………………………………………（1823）
　第四节　肿瘤耐药逆转及其研究方法 ……………………………………………………（1839）
第六章　抗肿瘤侵袭、转移药物的实验方法 ………………………………………………（1854）
　第一节　肿瘤侵袭、转移与实验方法概述 ………………………………………………（1854）
　第二节　肿瘤侵袭、转移的实验动物模型 ………………………………………………（1856）
　第三节　肿瘤侵袭的体外模型及侵袭相关的生物学特性研究 …………………………（1861）
　第四节　促血管新生实验方法 ……………………………………………………………（1867）
第七章　放疗及化疗增敏剂 …………………………………………………………………（1876）
　第一节　放射增敏剂的正名、定义及其研究特点 ………………………………………（1876）
　第二节　离体细胞培养实验技术 …………………………………………………………（1876）
　第三节　整体动物实验技术 ………………………………………………………………（1883）

第二十六篇　抗炎、抗过敏及肝损伤实验方法与技术

第一章　抗炎及抗过敏实验方法与技术 ……………………………………………………（1899）
　第一节　急性炎症 ……………………………………………………………………………（1899）
　第二节　亚急性和慢性炎症 …………………………………………………………………（1900）
　第三节　过敏性炎症 …………………………………………………………………………（1901）
　第四节　炎症介质测定方法 …………………………………………………………………（1901）
第二章　抗肝炎、肝功能衰竭、肝纤维化、脂肪肝药理实验方法 ………………………（1910）
　第一节　抗肝炎药药效学实验模型 …………………………………………………………（1910）
　第二节　抗暴发性肝功能衰竭药效学实验模型 ……………………………………………（1913）
　第三节　退黄疸药动物模型 …………………………………………………………………（1914）
　第四节　抗肝纤维化药效学实验模型 ………………………………………………………（1914）
　第五节　抗脂肪肝药效学模型 ………………………………………………………………（1918）
第三章　肝纤维化的体外模型及肝纤维化有关的肝间质细胞培养 ………………………（1919）

第二十七篇　组织器官纤维化的研究方法与技术

第一章　概述 …………………………………………………………………………………（1925）
　第一节　什么是组织纤维化 …………………………………………………………………（1925）
　第二节　器官组织纤维化的细胞生物学过程及机制 ………………………………………（1926）
　第三节　组织微环境改变决定组织纤维化发生和发展 ……………………………………（1928）
　第四节　器官组织纤维化的免疫学机制 ……………………………………………………（1930）
　第五节　器官组织纤维化是可逆的吗 ………………………………………………………（1938）
第二章　基因组学、蛋白质组学在器官纤维化中的应用 …………………………………（1942）
　第一节　概述 …………………………………………………………………………………（1942）
　第二节　DNA 微阵列分析及其在纤维化研究中的应用 …………………………………（1943）
　第三节　肝脏星形细胞的蛋白质组研究及蛋白质组学方法 ………………………………（1948）
第三章　肺纤维化实验方法和技术 …………………………………………………………（1964）
　第一节　概述 …………………………………………………………………………………（1964）
　第二节　肺纤维化动物模型 …………………………………………………………………（1965）
　第三节　肺成纤维细胞分离及培养 …………………………………………………………（1968）
第四章　心血管组织纤维化实验方法和技术 ………………………………………………（1970）
　第一节　概述 …………………………………………………………………………………（1970）
　第二节　激素和压力负荷所致心血管组织纤维化动物模型 ………………………………（1970）
　第三节　心肌梗死相关心血管组织纤维化研究方法和技术 ………………………………（1973）
　第四节　动脉粥样硬化研究技术和方法 ……………………………………………………（1980）
　第五节　病毒性心肌炎研究技术和方法 ……………………………………………………（1985）
　第六节　研究心血管组织纤维化的细胞模型 ………………………………………………（1986）
第五章　肝纤维化实验方法和技术 …………………………………………………………（1992）
　第一节　引言 …………………………………………………………………………………（1992）
　第二节　肝纤维化的动物模型 ………………………………………………………………（1993）
　第三节　肝纤维化细胞模型——肝星状细胞的分离和培养 ………………………………（1999）
第六章　胰腺纤维化实验方法和技术 ………………………………………………………（2001）
　第一节　引言 …………………………………………………………………………………（2001）
　第二节　胰腺纤维化动物模型 ………………………………………………………………（2001）

第三节 胰腺纤维化体外模型 ……………………………………………………………（2005）

第七章 肾纤维化实验方法和技术 ……………………………………………………………（2007）
第一节 引言 ……………………………………………………………………………（2007）
第二节 肾纤维化动物模型 ……………………………………………………………（2008）
第三节 肾纤维化离体模型 ……………………………………………………………（2011）

第八章 骨髓纤维化实验方法和技术 ……………………………………………………………（2014）
第一节 引言 ……………………………………………………………………………（2014）
第二节 骨髓纤维化动物模型 ……………………………………………………………（2015）

第九章 皮肤纤维化实验方法和技术 ……………………………………………………………（2019）
第一节 引言 ……………………………………………………………………………（2019）
第二节 皮肤纤维化动物模型 ……………………………………………………………（2022）
第三节 皮肤纤维化细胞模型 ……………………………………………………………（2026）

第十章 其他器官纤维化实验方法和技术 ……………………………………………………………（2032）
第一节 中枢神经系统纤维化实验方法和技术 ……………………………………………………（2032）
第二节 免疫和自身免疫病 ……………………………………………………………………（2035）
第三节 内分泌器官的纤维化 ……………………………………………………………………（2037）
第四节 视觉系统的纤维化 ……………………………………………………………………（2038）
第五节 泌尿系统纤维化 ……………………………………………………………………（2042）

第十一章 评价器官纤维化的形态学方法 ……………………………………………………………（2045）
第一节 胶原纤维的组织学方法 ……………………………………………………………………（2046）
第二节 细胞外基质细胞组织学方法 ……………………………………………………………（2052）
第三节 胶原纤维染色的图像分析方法 ……………………………………………………………（2054）

第十二章 器官纤维化实验中羟脯氨酸、胶原的检测方法 ……………………………………………………（2058）
第一节 概述 ……………………………………………………………………………（2058）
第二节 检测羟脯氨酸及体内胶原合成和降解的方法 ……………………………………………………（2059）

第十三章 重要的促纤维化因子和抑纤维化因子 ……………………………………………………………（2069）
第一节 TGF-β 在器官纤维化形成过程中的重要作用 ……………………………………………………（2069）
第二节 重要的促纤维化 Th2 免疫细胞因子研究技术和方法 ……………………………………………（2076）
第三节 重要的抑纤维化 Th1 免疫细胞因子研究技术和方法 ……………………………………………（2079）
第四节 基质金属蛋白酶及其抑制剂 ……………………………………………………………………（2084）

第二十八篇 计划生育药物研究方法与技术

第一章 女用节育药研究方法和技术 ……………………………………………………………（2090）
第一节 抗着床、抗早孕和抗生育药筛选方法 ……………………………………………………（2090）
第二节 药物抗排卵活性的测定 ……………………………………………………………………（2091）

第二章 性激素和促性腺激素的生物活性测定 ……………………………………………………………（2091）
第一节 雌激素生物活性测定 ……………………………………………………………………（2091）
第二节 孕激素生物活性测定 ……………………………………………………………………（2092）
第三节 雄激素生物活性测定 ……………………………………………………………………（2093）
第四节 促性腺激素生物活性测定 ……………………………………………………………………（2093）

第三章 影响卵巢黄体功能药物的研究方法 ……………………………………………………………（2094）
第一节 黄体细胞体外培养 ……………………………………………………………………（2094）
第二节 腺苷酸环化酶活性测定 ……………………………………………………………………（2095）
第三节 Δ^5-3β-羟甾脱氢酶活性测定 ……………………………………………………（2096）

第四章 影响宫颈成熟的药物研究方法 ……………………………………………………（2096）
　第一节 宫颈张力测定 …………………………………………………………………（2096）
　第二节 宫颈胶原酶活性测定 …………………………………………………………（2098）
　第三节 宫颈羟脯氨酸含量测定 ………………………………………………………（2099）
第五章 垂体卵泡刺激素（FSH）和黄体生成素（LH）含量测定 ……………………（2100）
　第一节 FSH 和 LH 的碘标记法 ………………………………………………………（2100）
　第二节 RRA 法测垂体 FSH 和 LH 含量 ……………………………………………（2101）
　第三节 RIA 法测垂体 FSH 和 LH 含量 ………………………………………………（2101）
第六章 男性节育药物的研究方法和技术 …………………………………………………（2102）
　第一节 抗雄性生育药的筛选方法 ……………………………………………………（2102）
　第二节 精子穿卵实验 …………………………………………………………………（2103）
　第三节 间质细胞液和曲细精管液中睾酮的测定 ……………………………………（2104）
　第四节 促黄体生成素（LH）对睾丸功能的影响 ……………………………………（2105）
　第五节 附睾微穿刺实验方法 …………………………………………………………（2105）
　第六节 附睾管微灌流实验方法 ………………………………………………………（2106）
　第七节 精浆肉毒碱含量的测定 ………………………………………………………（2106）
　第八节 精浆 α 糖苷酶含量的测定 ……………………………………………………（2107）
　第九节 唾液酸含量的测定 ……………………………………………………………（2108）
　第十节 精子数量和质量测定 …………………………………………………………（2109）

第二十九篇 抗菌、抗病毒药物的实验方法与技术

第一章 抗菌药物的实验方法与技术 ………………………………………………………（2113）
　第一节 体外抗菌实验 …………………………………………………………………（2113）
　第二节 全身感染模型 …………………………………………………………………（2118）
　第三节 局部感染模型 …………………………………………………………………（2120）
第二章 抗病毒药物的实验方法与技术 ……………………………………………………（2125）
　第一节 体外实验法 ……………………………………………………………………（2125）
　第二节 体内实验法 ……………………………………………………………………（2148）

第三十篇 药物毒理学实验方法与技术

第一章 药物一般毒性测试方法 ……………………………………………………………（2164）
　第一节 药物毒理学方法总论 …………………………………………………………（2164）
　第二节 急性毒性实验（近似 LD_{50} 测定法） ………………………………………（2167）
　第三节 急性毒性实验（LD_{50} 测定法） ……………………………………………（2170）
　第四节 大鼠和狗长期毒性实验 ………………………………………………………（2173）
第二章 基因突变和 DNA 损伤检测方法 …………………………………………………（2178）
　第一节 鼠伤寒沙门菌回复突变实验 …………………………………………………（2178）
　第二节 果蝇伴性隐性致死实验 ………………………………………………………（2188）
　第三节 小鼠特异位点实验 ……………………………………………………………（2195）
　第四节 SOS 显色实验 …………………………………………………………………（2199）
第三章 染色体突变检测方法 ………………………………………………………………（2207）
　第一节 哺乳动物培养细胞染色体畸变实验 …………………………………………（2207）
　第二节 哺乳动物骨髓细胞染色体畸变实验 …………………………………………（2218）
　第三节 小鼠显性致死实验 ……………………………………………………………（2221）

　　第四节　小鼠骨髓嗜多染红细胞微核实验 ……………………………………………………（2225）
　　第五节　外周血嗜多染红细胞微核实验 …………………………………………………………（2232）
第四章　原代肝细胞在现代毒性测试中的应用 ……………………………………………………（2237）
　　第一节　遗传毒性评价——目的和方法 …………………………………………………………（2237）
　　第二节　遗传毒性测试中代谢的重要性 …………………………………………………………（2237）
　　第三节　大鼠原代肝细胞/肝细胞分离技术的应用 ……………………………………………（2238）
　　第四节　结束语 ……………………………………………………………………………………（2254）
第五章　生殖和发育毒性实验 ………………………………………………………………………（2260）
　　第一节　一般生殖毒性（第Ⅰ段）实验 …………………………………………………………（2260）
　　第二节　致畸（第Ⅱ段）实验 ……………………………………………………………………（2274）
　　第三节　围产期毒性（第Ⅲ段）实验 ……………………………………………………………（2290）
第六章　药物的安全药理学研究 ……………………………………………………………………（2298）
　　第一节　安全药理学研究的起源及其指导原则的发展背景 ……………………………………（2299）
　　第二节　安全药理学研究的重要意义 ……………………………………………………………（2301）
　　第三节　ICH和我国的相关指导原则中关于安全药理学研究的概述 …………………………（2303）
　　第四节　我国《化学药物一般药理学研究技术指导原则》的基本技术要求 …………………（2305）
　　第五节　安全药理学研究的将来发展 ……………………………………………………………（2308）

第三十一篇　时间药理学实验方法

第一章　生物节律与时间药理学 ……………………………………………………………………（2310）
　　第一节　生物节律的特征参数 ……………………………………………………………………（2310）
　　第二节　生物节律的基本概念 ……………………………………………………………………（2311）
　　第三节　生物节律与药物作用的时间节律性 ……………………………………………………（2311）
第二章　时间药理学研究内容及研究方法 …………………………………………………………（2312）
　　第一节　时间药理学研究的主要内容 ……………………………………………………………（2312）
　　第二节　时间治疗学研究内容 ……………………………………………………………………（2313）
　　第三节　时间药理学研究方法概要 ………………………………………………………………（2314）
第三章　时间药理学研究的特殊性 …………………………………………………………………（2315）
　　第一节　时间药理学研究中的"时间"问题 ……………………………………………………（2315）
　　第二节　实验动物种属的影响 ……………………………………………………………………（2315）
　　第三节　实验观察指标及部位的影响 ……………………………………………………………（2315）
　　第四节　药物方面因素的影响 ……………………………………………………………………（2316）
　　第五节　两种以上节律的相互影响 ………………………………………………………………（2317）
　　第六节　实验条件的控制 …………………………………………………………………………（2317）
第四章　时间生物医学技术在时间药理学中的应用 ………………………………………………（2321）
　　第一节　动物行为自动监测仪 ……………………………………………………………………（2321）
　　第二节　体温节律自动监测装置 …………………………………………………………………（2324）
　　第三节　连续心血管功能监测仪 …………………………………………………………………（2326）
　　第四节　呼吸连续监测仪 …………………………………………………………………………（2327）
　　第五节　程序化药物泵 ……………………………………………………………………………（2327）
第五章　时间药理学实验数据处理及统计分析 ……………………………………………………（2328）
　　第一节　时间药理学实验数据取样原则 …………………………………………………………（2329）
　　第二节　常用的节律分析方法及其选用 …………………………………………………………（2331）

第三十二篇　药物的化学结构与活性的关系

第一章　药物的体内过程 ·· （2338）
　　第一节　药物和机体的相互作用——宏观性质与微观结构 ····································· （2338）
　　第二节　药物在体内的 3 个时相 ·· （2338）
第二章　药物的宏观性质体现在相对分子质量、溶解性、脂溶性和极性
　　　　　表面积等因素 ··· （2339）
　　第一节　相对分子质量是影响药物的重要参数 ··· （2339）
　　第二节　水溶解性对体外筛选和体内活性都有非常重要的影响 ································· （2340）
　　第三节　脂溶性对药物的生物药剂学、药代动力学和药效学都有贡献 ····················· （2341）
　　第四节　极性表面积 ··· （2341）
第三章　药物的化学结构与药代动力学的关系 ··· （2342）
　　第一节　口服可吸收性的类药 5 原则 ··· （2342）
　　第二节　化学结构对吸收的影响 ·· （2342）
　　第三节　化学结构对分布的影响 ·· （2345）
第四章　药物的化学结构与药效的关系 ··· （2348）
　　第一节　药物 – 受体相互作用的本质 ··· （2348）
　　第二节　药物立体化学对活性的影响 ·· （2354）
　　第三节　药效团 ··· （2356）
　　第四节　化学基团的变化对活性的影响 ·· （2358）
第五章　药物结构与毒副作用的关系 ·· （2362）
　　第一节　亲电性基团 ··· （2363）
　　第二节　经代谢诱导生成的毒性基团 ·· （2363）
第六章　定量构效关系 ·· （2365）
　　第一节　二维定量构效关系 ··· （2366）
　　第二节　三维定量构效关系 ··· （2368）

第三十三篇　药理学实验设计与数据处理技术

第一章　药理实验设计 ·· （2372）
　　第一节　药理实验设计的基本要求 ··· （2372）
　　第二节　药理实验设计的剂量问题 ··· （2373）
　　第三节　药理实验设计的例数问题 ··· （2377）
　　第四节　药理研究中常见的实验设计 ·· （2379）
第二章　药理学实验中计算机的应用 ·· （2382）
　　第一节　硬件和软件——计算机的两大支柱 ·· （2382）
　　第二节　常用的工具软件 ·· （2384）
　　第三节　文字处理及编辑排版系统 ··· （2386）
　　第四节　数据库管理系统 ·· （2387）
　　第五节　计算机病毒的防治 ··· （2388）
　　第六节　计算机文献检索 ·· （2389）
　　第七节　计算机辅助的药理学实验设计 ·· （2390）
　　第八节　实验数据的自动化观测 ·· （2390）
　　第九节　计算机模拟实验 ·· （2391）
　　第十节　实验数据的处理及图表制作 ·· （2391）

　　第十一节　论文写作编辑 ……………………………………………………………………（2393）

第三章　计算机在药代动力学中的应用 ………………………………………………………（2393）

　　第一节　概述 ……………………………………………………………………………………（2393）

　　第二节　药代动力学应用程序 ………………………………………………………………（2393）

第四章　药效统计分析及应用软件 ……………………………………………………………（2395）

　　第一节　SAS 软件 ………………………………………………………………………………（2395）

　　第二节　SYSTAT 软件 …………………………………………………………………………（2397）

　　第三节　新药数据的统计处理及 NDST 程序 ……………………………………………（2398）

第五章　计算机在临床药理学中的应用 ………………………………………………………（2400）

　　第一节　药物临床实验的数据分析 …………………………………………………………（2400）

　　第二节　治疗药物监测 …………………………………………………………………………（2400）

　　第三节　临床药理学数据库的开发 …………………………………………………………（2400）

　　第四节　计算机控制给药系统 ………………………………………………………………（2401）

　　第五节　计算机专家系统 ………………………………………………………………………（2401）

第六章　计算机在药理学教学中的应用 ………………………………………………………（2401）

　　第一节　药理学实验教学计算机模拟系统 …………………………………………………（2402）

　　第二节　图文演示系统 …………………………………………………………………………（2402）

　　第三节　药理学考试系统 ………………………………………………………………………（2402）

第三十四篇　基于受体结构的药物分子设计

第一章　概述 ……………………………………………………………………………………………（2403）

　　第一节　多学科交叉是基于结构药物分子设计的必要条件 ………………………………（2403）

　　第二节　抗艾滋病药物设计的部分成功促进 SBDD 研究发展 …………………………（2404）

第二章　基于受体结构的分子设计策略 ………………………………………………………（2407）

　　第一节　受体理论不再是假说，受体的三维结构已知甚少 ………………………………（2407）

　　第二节　酶抑制剂设计是 SBDD 发展战略的第一步 ……………………………………（2407）

　　第三节　分子识别规律与受体活化机制——SBDD 将面临严重困难 ………………（2408）

第三章　基于结构的分子设计过程 ……………………………………………………………（2409）

　　第一节　SBDD 是基于结构生物学与计算化学的多重循环研究过程 ………………（2409）

　　第二节　分子对接技术在设计过程中处于关键地位 ………………………………………（2410）

　　第三节　全新分子设计或 3D 结构查询——小分子设计的两种战略 ………………（2410）

　　第四节　胸苷酸合成酶抑制剂的设计是实现 SMDD 循环的范例 ……………………（2410）

第四章　设计循环中的主要方法 ………………………………………………………………（2411）

　　第一节　SBDD 需要一定数量高纯度的受体蛋白 ………………………………………（2411）

　　第二节　有希望根据蛋白质一级结构预测立体结构 ……………………………………（2412）

　　第三节　发展仿真受体理论及其方法是现实的 …………………………………………（2412）

　　第四节　分子设计中的计算化学 ……………………………………………………………（2415）

　　第五节　分子力学与量子化学 ………………………………………………………………（2415）

　　第六节　分子药效团 ……………………………………………………………………………（2416）

　　第七节　分子表面 ………………………………………………………………………………（2417）

　　第八节　分子疏水性与疏水势能 ……………………………………………………………（2418）

　　第九节　计算机可视化技术为 SBDD 的发展创造了良好的条件 ……………………（2419）

　　第十节　SBDD 分子设计成功与否在很大程度上决定于计算机软件 ………………（2419）

第五章　虚拟筛选主要方法 ……………………………………………………………………（2422）

第一节　非类药化合物排除 ……………………………………………………………………（2422）
第二节　假阳性化合物排除 ……………………………………………………………………（2422）
第三节　药效团搜索 ……………………………………………………………………………（2423）
第四节　分子对接计算 …………………………………………………………………………（2424）
第五节　分子相似性 ……………………………………………………………………………（2424）
第六节　虚拟筛选的应用 ………………………………………………………………………（2424）

第三十五篇　兴奋剂检测方法与技术

第一章　刺激剂类药物 …………………………………………………………………………（2427）
　第一节　刺激剂的药理作用和毒副作用 ……………………………………………………（2428）
　第二节　刺激剂的检测方法 …………………………………………………………………（2430）
　第三节　分析条件 ……………………………………………………………………………（2432）
　第四节　定量分析 ……………………………………………………………………………（2438）
第二章　麻醉镇痛剂和β受体阻断剂 …………………………………………………………（2443）
　第一节　麻醉镇痛剂 …………………………………………………………………………（2443）
　第二节　β受体阻断剂 ………………………………………………………………………（2444）
　第三节　麻醉镇痛剂与β阻断剂的分析研究 ………………………………………………（2445）
第三章　合成类固醇激素 ………………………………………………………………………（2452）
　第一节　类固醇激素的药理作用及毒副作用 ………………………………………………（2452）
　第二节　同化激素的滥用与禁用 ……………………………………………………………（2452）
　第三节　检查方法 ……………………………………………………………………………（2452）
第四章　利尿剂及丙磺舒 ………………………………………………………………………（2461）
　第一节　利尿剂的高效液相色谱筛选 ………………………………………………………（2462）
　第二节　尿样的常规检测 ……………………………………………………………………（2466）
　第三节　咖啡因的含量测定 …………………………………………………………………（2466）
第五章　其他兴奋剂 ……………………………………………………………………………（2467）
　第一节　肽类激素及其相关物质 ……………………………………………………………（2468）
　第二节　β_2 受体激动剂 …………………………………………………………………………（2469）
　第三节　糖皮质激素 …………………………………………………………………………（2470）
　第四节　激素拮抗剂与调节剂 ………………………………………………………………（2470）
　第五节　大麻（酚）类 ………………………………………………………………………（2470）
　第六节　禁用方法 ……………………………………………………………………………（2471）
　结束语 …………………………………………………………………………………………（2472）

第三十六篇　新药研究开发过程及有关原则、技术与方法

第一章　概述 ……………………………………………………………………………………（2473）
第二章　药物发现 ………………………………………………………………………………（2474）
　第一节　以化合物为中心的药物设计 ………………………………………………………（2474）
　第二节　以靶点为中心的药物设计 …………………………………………………………（2476）
第三章　药物开发 ………………………………………………………………………………（2478）
第四章　上市药物新治疗作用的发现和不良反应的监测 ……………………………………（2479）
第五章　展望 ……………………………………………………………………………………（2481）

第一篇 分子生物学实验方法与技术

第一章 核酸的分离与纯化

不论是基因工程还是蛋白质工程，核酸分子是这些技术应用所涉及的主要对象，所以核酸的分离与提取是分子生物学研究中很重要的基本技术。核酸样品的质量将直接关系到实验的成败。

第一节 核酸分离提取的原则

核酸包括 DNA、RNA 两种分子，在细胞中都是以与蛋白质结合的状态存在。真核生物的染色体 DNA 为双链线性分子；原核生物的"染色体"、质粒及真核细胞器 DNA 为双链环状分子；有些噬菌体 DNA 有时为单链环状分子；RNA 分子在大多数生物体内均是单链线性分子；不同类型的 RNA 分子可具有不同的结构特点，如真核 mRNA 分子多数在 3′端带有 ploy（A）结构。至于病毒的 DNA、RNA 分子，其存在形式多种多样，有双链环状、单链环状、双链线状和单链线状等。

95% 的真核生物 DNA 主要存在于细胞核内，其他 5% 为细胞器 DNA，如线粒体、叶绿体等。RNA 分子主要存在于细胞质中，约占 75%，另有 10% 在细胞核内，15% 在细胞器中。RNA 以 rRNA 的数量最多（80%~85%），tRNA 及核内小分子 RNA 占 10%~15%，而 mRNA 分子只占 1%~5%。mRNA 分子大小不一，序列各异。总的来说，DNA 分子的总长度一般随着生物的进化程度而增大，而 RNA 的分子量与生物进化无明显关系。

分离纯化核酸总的原则：①应保证核酸一级结构的完整性；②排除其他分子的污染。为了保证核酸结构与功能的研究，完整的一级结构是最基本的要求，因为遗传信息全部贮存在一级结构之内。核酸的一级结构还决定其高级结构的形式以及和其他生物大分子结合的方式。

对于核酸的纯化应达到以下三点要求：①核酸样品中不应存在对酶有抑制作用的有机溶剂和过高浓度的金属离子；②其他生物大分子如蛋白质、多糖和脂类分子的污染应降低到最低程度；③排除其他核酸分子的污染，如提取 DNA 分子时，应去除 RNA 分子，反之亦然。

为了保证分离核酸的完整性和纯度，在实验过程中，应注意以下问题：①尽量简化操作步骤，缩短提取过程，以减少各种有害因素对核酸的破坏；②减少化学因素对核酸的降解，为避免过酸、过碱对核酸链中磷酸二酯键的破坏，操作多在 pH4 ~ 10 条件下进行；③减少物理因素对核酸的降解，物理降解因素主要是机械剪切力，其次是高温。机械剪切力包括强力高速的溶液震荡、搅拌，使溶液快速地通过狭长的孔道，细胞突然置于低渗液中，细胞爆炸式的破裂以及 DNA 样品的反复冻贮。这些操作细节在实验操作中应倍加注意。机械剪切作用的主要危害对象是大分子量的线性 DNA 分子，如真核细胞的染色体 DNA。对分子量小的环状 DNA 分子，如质粒 DNA 及 RNA 分子，威胁相对小一些。高温，如长时间的煮沸，除水沸腾带来的剪切力外，高温本身对核酸分子中的有些化学键也有破坏作用。核酸提取过程中，常规操作温度为 0 ~ 4℃，此温度环境降低核酸酶的活性与反应速率，减少对核酸的生物降解；④防止核酸的生物降解，细胞内或外来的各种核酸酶消化核酸链中的磷酸二酯键，直接破坏核酸的一级结构。其中 DNA 酶需要金属二价离子 Mg^{2+}、Ca^{2+} 的激活，使用金属二价离子螯合剂乙二胺四乙酸（EDTA）、柠檬酸盐，基本上可以抑制 DNA 酶的活性。而 RNA 酶，不但分布广泛，极易污染样品，而且耐高温、耐酸、耐碱、不易失活，所以生物降解是 RNA 提取过程中的主要危害因素。

　　核酸提取的主要步骤，无外乎破碎细胞，去除与核酸结合的蛋白质以及多糖、脂类等生物大分子，去除其他不需要的核酸分子，沉淀核酸，去除盐类、有机溶剂等杂质，纯化核酸等。

　　核酸提取的方案，应根据具体生物材料和待提取的核酸分子的特点而定。对于在某特定细胞器中富集的核酸分子，事先提取该细胞器，然后再提取目的核酸分子的方案，可获得完整性和纯度两方面质量均高的核酸分子。下面分别介绍不同来源的 DNA、RNA 分子的分离提取方案和实验操作过程。

第二节　真核细胞染色体 DNA 的制备

　　真核细胞的破碎有各种手段，物理方式包括超声波法、匀浆法、液氮破碎法、Al_2O_3 粉研磨法等，但这些物理操作均可导致 DNA 链的断裂。为了获得大分子量的 DNA，一般采用蛋白酶 K 和去污剂温和处理法。

　　去除蛋白质常用酚、氯仿抽提，反复的抽提操作对 DNA 链的机械剪切机会较多，所以有人使用高浓度甲酰胺解聚核蛋白联合透析的方法，可以获得 200kb 以上的 DNA 片段，适用于黏粒（cosmid）构建基因组文库。

　　根据不同的实验要求，可选择以下不同的实验方法制备真核细胞染色体 DNA。

一、方法一：酚抽提法

　　本方法是在 Blin 和 Stafford 在 Gross-Bellard 等人工作的基础上改进而成，通过蛋白酶 K 和 SDS 消化、破碎细胞，再用酚氯仿去除蛋白质。可以产生 100～200kb 左右的基因组 DNA 片段，经适当剪切后，适用于 λ 噬菌体作为载体的基因组文库的构建。

　　1. 试剂

　　磷酸盐缓冲液（PBS）

　　DNA 提取缓冲液：10mmol/L Tris-HCl（pH8.0）；0.1mol/L EDTA（pH8）；20μg/ml 胰 RNA 酶；0.5% SDS

　　蛋白酶 K

　　酚（用 0.5mol/L Tris-HCl，pH8.0 饱和）

　　10mol/L NH₄Ac

　　TE

　　乙醇

　　透析液：50mmol/L Tris-HCl（pH8.0）；10mmol/L EDTA（pH8.0）

　　2. 样品准备

　　（1）生物组织　进行大分子 DNA 分离时最好是新鲜的生物组织，先用剪刀清除组织中筋膜等结缔组织，吸干血液。若不能马上进行 DNA 提取，可将生物组织贮存于液氮中或 −70℃ 冰箱中。①取 1～3g 的组织，用 8 层纱布包好，再外包多层牛皮纸，浸入液氮中使组织结冻。取出后用木槌或其他代用品，敲碎组织块；②将敲碎的组织块放入搪瓷研钵中，加入少许液氮，用研杵碾磨，反复添加液氮直至将组织碾成粉末状；③在 1 个 50ml 的离心管中加入 10ml DNA 提取液，用玻璃棒边搅动液体边加入组织粉末，然后 37℃ 保温 1 小时。

　　注意事项：①液氮操作，应戴保暖手套和防护目镜，以防溅出的液氮冻伤皮肤；②组织样品中可能带有致病菌、病毒等，应视为有害生物材料，按安全操作规程进行操作。接触这些样品的器械应高压消毒，废弃物应经灭菌措施处理。

　　（2）培养细胞　①悬浮培养细胞可以直接经 1500×g 离心，4℃ 10 分钟以收集细胞，对于贴壁培养细胞，用胰酶消化后再离心收集，细胞数应在 5×10⁷ 左右；②将细胞重新悬浮在冰预冷的 PBS 液（磷酸盐缓冲液）或生理盐水中，漂洗 1 次，再离心，弃上清收集细胞；③重复步骤②，再漂洗细胞 1 次；④用 10ml DNA 提取液将细胞沉淀悬浮，移入 1 个 50ml 离心管中，37℃ 保温 1 小时。

　　（3）血液样品　将 20ml 新鲜血液与 3.5ml ACD 抗凝液混匀，0℃ 下可保存数天或 −70℃ 下长期冻贮，备用。

ACD 抗凝液的配方由 Gustafson 于 1987 年报道，对于高分子量 DNA 的分离，该溶液保贮血液的效果优于 EDTA。具体配方如下：

柠檬酸	0.48g
柠檬酸钠	1.32g
右旋葡萄糖	1.47g
加水至	100ml

用做抗凝剂时，每 6ml 新鲜血液加 1ml ACD 液。

按下述方法从血液白细胞中提取 DNA：①新鲜血液：将 20ml 血液 1300×g 离心 15 分钟，弃上清（血浆），将淡黄色下层小心吸出移至 1 个新离心管中，再离心 1 次，弃去上层血浆相，下层白细胞用 15ml DNA 抽提液悬浮，37℃保温 1 小时；②如系冻贮血液：将 20ml ACD 贮冻血液于室温中解冻后移入 1 个离心管中，加入等容积 PBS 混匀后，3500×g 离心 15 分钟，弃去含裂解红细胞的上清，将白细胞沉淀悬浮于 15ml DNA 抽提液中，37℃保温 1 小时。

3. DNA 提取步骤

（1）准备工作中将各种来源的组织细胞经适当处理后，悬浮于 DNA 抽提液（10～15ml）中，37℃保温 1 小时后，加入 20mg/ml 的蛋白酶 K 至终浓度为 100μg/ml，边加边用玻璃棒轻轻搅拌，使溶液至黏稠状。

（2）50℃保温 3 小时，裂解细胞，消化蛋白。保温过程中，应不时轻轻摇匀反应液。

（3）将反应液冷却至室温，加入等容积已饱和的酚溶液，温和地上下转动离心管混匀两相，反复该动作 10 分钟，直至水相与酚相混匀成乳状液，若没有达到这种效果，可用多角度摇荡混匀器温和地混匀 1 小时。

饱和酚的 pH 值应接近 8.0，这样可以减少离心后水酚双相的交界面（主要是蛋白质）上有 DNA 滞留，有利于在下一步吸出水相时不带动界面中的蛋白质。

（4）室温 5000×g 离心 15 分钟，使用大口径（直径 0.3cm）吸管小心吸出上层黏稠水相，移至另 1 个干净离心管中，重复步骤（3）、（4），用酚抽提 2 次。

（5）透析处理　为了提取 200kb 左右的高分子量 DNA，在第三次酚抽提后，将 DNA 溶液装入透析袋中（留出大于样品体积 1.5～2 倍的空间）于 4℃透析，每次透析液 1L，换 4 次透析液，直到透析物 OD270 小于 0.05。接步骤（7）。

（6）沉淀处理　对于 100～150kb 大小的 DNA 提取，在 3 次酚抽后，将上层水相移入 1 个新离心管中，加入 0.2 倍容积的 10mol/L 乙酸铵和 2 倍容积 95% 乙醇，室温下轻慢摇动混匀，当即可看到乳白色丝状 DNA 沉淀出现，用 1 个自制前端为钩状的玻璃棒捞出 DNA 纤维，立刻放入 70% 乙醇中漂洗 2 次。室温 5000×g，离心 5 分钟，弃上清，室温挥发痕量乙醇，不要使 DNA 沉淀完全干燥，按每 $5×10^6$ 个细胞 DNA 提取物加入 1ml TE（pH8.0）溶解 DNA，一般需要 12～24 小时。

（7）测定 DNA 样品在 260nm 和 280nm 的 OD 值，计算 DNA 含量和 A260/A280 的比值，判断 DNA 的纯度，若有必要可用脉冲场电泳（PFGF）观察 DNA 片段的大小。

4. 说明

（1）对于 $5×10^7$ 个细胞，本法一般提取产量为 200μg，正常人 20ml 血液可提取大约 250μg DNA。

（2）高分子量 DNA 提取过程中，酚抽提离心后，取上层 DNA 液，往往会牵动双相界面中的蛋白质层。对于这一困难，以下办法可供参考：将大口径吸管套在水抽负压装置上，小心地插入离心管底部，缓慢开启水抽负压，缓慢吸出下层的酚相，吸至中间蛋白质层时，关闭负压停止吸出。然后将离心管中所剩上层水相和少量蛋白质层，5000×g 室温离心 20 分钟，蛋白质及 DNA 与蛋白质凝块可沉积在管底，再将含 DNA 的水相直接轻缓倒入另 1 个离心管中。

（3）脉冲场电泳测高分子量 DNA，可在 0.3% 的琼脂糖中进行，将 0.3% 的琼脂糖倒在预先灌制好的 1% 琼脂糖胶上以加强其强度。高分子量标准参照物可用 λ 噬菌体 DNA 连接聚合体。连接方法如下：将溶于 TE（pH7.6）的 λ 噬菌体 DNA 于 56℃ 处理 5 分钟，使其黏端溶解，在含有 1mmol/L ATP 2 个韦氏单位的 T₄DNA 连接酶缓冲液中，于 16℃ 温育 30 分钟，连接反应结束时，加 EDTA 至终浓度为 0.01mol/L，并于 65℃ 温育 15 分钟以灭活连接酶。

（4）DNA 抽提液中的 EDTA 浓度为 0.1mol/L，可有效抑制 DNA 酶且易与酚分层。Blin 和 Staffdrd 推荐的 EDTA 使用浓度为 0.5mol/L，由于其密度接近于酚，在酚抽提后，水相与酚相不易分层。另外，该 DNA 抽提液中加入较高浓度的胰 RNA 酶（20μg/ml），是考虑到 0.5% SDS 的存在，使 RNA 酶不处于最高活性状态。在 DNA 抽提液中加入较高浓度的 RNA 酶，可省去传统方法中在 DNA 抽提后再加 RNA 酶处理的步骤。

二、方法二：甲酰胺解聚法

本法基于 Kupiec 1987 年的报道，裂解细胞和消化蛋白质的步骤与方法一相同，但不进行酚抽提，而是利用高浓度甲酰胺解聚蛋白质与 DNA 的结合，然后透析处理 DNA 样品。由于提取过程操作步骤少，DNA 分子量一般可达 200kb，经适当处理后，可用于黏粒作为载体的基因组文库的构建。

1. 试剂

DNA 抽提缓冲液

蛋白酶 K

变性缓冲液：80% 甲酰胺（去离子）；0.8mol/L NaCl；20mmol/L Tris-HCl（pH8.0）

透析液 1：0.1mol/L NaCl；20mmol/L Tris-HCl（pH8.0）；10mmol/L EDTA（pH8.0）

透析液 2：10mmol/L NaCl；10mmol/L Tris-HCl（pH8.0）；0.5mmol/L EDTA（pH8.0）

2. 操作步骤

（1）组织细胞的准备及蛋白酶 K 消化等操作与酚抽提法相同。

（2）50℃3 小时，蛋白酶 K 反应完毕后，将溶液冷却至 0℃，加入 10ml 变性缓冲液，用玻璃棒轻轻搅匀，放置 15℃ 下过夜。

（3）将过夜后黏稠的溶液装入 1 个火棉胶袋中，先用透析液 1 透析，每次 1L，换液 4 次，然后用透析液 2 透析，换液 6 次，每次 700ml 左右共 4L。

（4）直到 DNA 溶液的 A260/A280 的比值稍大于 1.75，若低于 1.75 则需继续透析。

（5）根据 OD260 计算 DNA 含量，用脉冲场电泳分析 DNA 的分子量大小。

3. 说明

（1）5×10⁷ 个细胞，使用本法提取 DNA 的产量为 5～10μg 左右，最终容积约为 20ml；DNA 浓度低于 10μg/ml，其溶液仍然非常黏稠，说明 DNA 分子量很大。

（2）未开包装的甲酰胺，使用前一般不需要作进一步处理。若甲酰胺溶液呈现黄色，必须加入 Dowex XG8 树脂，用磁力搅拌 1 小时，然后用 3 号新华滤纸过滤两次，分成小包装于 −70℃ 下保存。

三、方法三：玻璃棒缠绕法

本法用盐酸胍裂解细胞，提取的 DNA 分子量为 80kb 左右，其长度不适于构建基因组文库，但用于 Southern 杂交，可得出很好的结果。该法简单快速，可同时提取多个样品。

1. 试剂

细胞裂解液：6mol/L 盐酸胍（分子量 95.6）；0.1mol/L NaAc（pH5.5）

乙醇

TE

2. 操作步骤

（1）组织或细胞的准备工作同酚抽提法，但不加入 DNA 抽提液悬浮细胞。

（2）用 7.5 倍细胞容积的细胞裂解液悬浮细胞，如从组织中抽提 DNA 则先将细胞裂解液加在烧杯中，然后边搅拌液体，边缓慢加入组织粉末，直至所有粉末很好地分散于裂解液中，再移入离心管中。

（3）盖紧离心管，将离心管固定于多角度摇匀器上，于室温慢速摇动 1 小时。

（4）在 1 个新离心管中加入 18ml 乙醇，然后小心将细胞裂解物铺于乙醇之上。

（5）用1个带钩的或前端为U形的玻璃棒在裂解液与乙醇交界面慢慢搅动，沉淀出的胶状DNA将挂在玻璃棒上，继续搅拌直到裂解液与乙醇完全混匀。

（6）将缠绕DNA的玻璃棒重新浸入1个含5ml乙醇的离心管中，室温下浸泡2分钟。

（7）将缠绕DNA的玻璃棒放在1张保水蜡膜上，室温下蒸发乙醇，这时DNA由胶状逐渐回缩。

（8）再将挂有DNA的玻璃棒前端浸入5ml乙醇中，室温下2分钟，重复步骤（7），让DNA蒸发乙醇并干燥DNA，但不能完全干燥。

（9）将玻璃棒浸入含有1ml TE（pH8.0）的Eppendorf管中，4℃下过夜，使DNA吸水膨胀，以利于与玻璃棒分开。

（10）过夜后，DNA呈胶状，仍吸附于玻璃棒上，这时可用1个圆端玻璃棒帮助，将胶状的DNA从玻璃棒上分离下来，继续使DNA在4℃下至其完全溶解，可不时摇荡，一般需要24~48小时。

3. 说明

（1）1.5×10^7个培养细胞，一般用本法可提取约70μg，80kb左右的DNA。

（2）提取的DNA往往含有少量RNA，在步骤9用TE浸泡DNA过夜后，若将DNA从带钩玻璃棒上分离下来，再溶于另1个含TE的Eppendorf管中，可以将RNA的含量减至最少。

（3）在步骤10中，将DNA与玻棒分开的操作应在溶液TE中进行，若分离困难，应继续浸泡。

（4）从组织匀浆中用本法提取DNA，有时DNA溶液呈现淡红色，可能有血红素等物质的污染，它不影响限制性内切酶对DNA的酶切反应。

四、方法四：细胞核大分子量DNA提取法

本方法先从组织细胞中分离细胞核，然后再提取基因组DNA。其优点为DNA纯度极高，分子量很大，可用于λ噬菌体基因文库构建和Southern杂交实验。缺点是复杂费时。

1. 试剂

5%柠檬酸

$1 \times$RSB缓冲液：10mmol/L Tris（pH7.4）；10mmol/L NaCl；25mmol/L EDTA；10% SDS

蛋白酶K粉剂

乙醚

SS-酚，氯仿，5mol/L NaCl，3mol/L NaAc（pH7.4）

RNA酶10mg/ml贮存液，70℃加热10分钟去除DNA酶

Tris盐缓冲液：10mmol/L Tris-HCl（pH7.4）；25mmol/L EDTA；0.5mol/L NaCl

$0.1 \times$SSC

2. 细胞核制备

（1）将新鲜的组织去除筋膜等结缔组织，用生理盐水洗两次，称取4~5g组织，进一步用剪刀剪碎。

（2）将剪碎的组织块置于匀浆器中，加入30ml 5%的柠檬酸，先用1根稍细的杆碾磨组织，直到上下移动不费力气，然后换成与匀浆器匹配的杆匀浆，匀浆器一直泡在冰水中，匀浆的程度应预先摸索条件，显微镜下应观察到细胞膜裂开，细胞核完整。一般电压调至80V时的匀浆速度，匀浆杆在匀浆器中上下移动7次，可得到90%以上完整的细胞核。保持完整的细胞核是本实验的关键步骤之一。

（3）叠好8层无菌纱布，预先用5%柠檬酸浸湿，再盖在50ml的离心管口上，将匀浆好的样品，缓慢经过纱布过滤。

（4）2500×g，4℃离心5分钟，弃上清，加10ml 5%的柠檬酸悬浮沉淀物。

（5）在50ml离心管中先加入含0.88mol/L（30%）蔗糖的5%柠檬酸，将步骤4中悬浮液小心铺于其上。

（6）5000×g，4℃离心5分钟，弃上清，将细胞核沉淀悬浮于10ml $1 \times$RSB缓冲液中。

（7）2500×g，4℃离心2分钟，弃上清，再用$1 \times$RSB缓冲液洗涤沉淀物，重复该步骤直至悬浮液为pH7.4。

3. 基因组DNA提取

（1）在10ml 1×RSB缓冲液悬浮的细胞核液中，加入SDS至终浓度为1%，轻轻摇匀，DNA从核中释放出来，样品逐渐变黏稠。

（2）加入11mg蛋白酶K粉剂（终浓度为1mg/ml），混匀后37℃保温1~2小时，再加入11mg蛋白酶K继续反应1~2小时，甚至过夜，完全消化蛋白质。

（3）加1ml 5mol/L NaCl，再用等容积SS-酚/氯仿/异戊醇（10:10:1）抽提，反复轻轻倒转离心管，彻底混合两相，直至形成乳浊液。

（4）5000×g 4℃离心3分钟，用大口径吸管移去上层水相至1个新试管中，重复抽提1次。

（5）再用两倍容积水饱和的乙醚抽提水相，混匀，离心后，乙醚在上层（不要混淆乙醚层与水相），弃上层乙醚。

（6）下层水相加2.5倍无水乙醇，轻轻混匀，可见白色丝状DNA沉淀，用带钩玻璃棒收集成纤维丝状的大片段DNA分子，移入1个新管，在室温下蒸发痕量乙醇。

（7）加入10ml 0.1×SSC，4℃过夜溶解DNA沉淀。

（8）加入20ml不含DNA酶的RNA酶A，37℃保温30分钟。

（9）加1ml 5mol/L NaCl后，用等容积酚和氯仿分别抽提，反复倒转离心管混匀，12 000×g离心10分钟，大口径吸管吸出上清。

（10）加入25ml乙醇沉淀DNA，同样用带钩玻璃棒收集DNA纤维，室温蒸发乙醇后（DNA样品不能完全干燥），加入5ml TE，4℃溶解过夜。

（11）测定260nm、280nm OD值，计算DNA含量和纯度，DNA在TE中，4℃可保存6个月，加入1滴氯仿可长期保存。

五、方法五：异丙醇沉淀法

本法由Steffen和Weinberg等人实践并推荐，获得的DNA不但质量能够满足内切酶操作的要求，而且大小可以满足构建基因组文库的要求。

其原理是通过SDS和蛋白酶K消化与DNA结合的蛋白质，并灭活DNA酶，酚氯仿抽提去除蛋白质后，用2倍体积的异丙醇沉淀含0.1mol/L NaCl的DNA溶液，DNA沉淀是丝状，而RNA在异丙醇溶液中仍为可溶状态，利用这一物理特性从DNA中去除RNA，省去了加RNA酶A消化RNA的步骤。

1. 试剂

TNE：10mmol/L Tris-HCl（pH8.0），100mmol/L NaCl，1mmol/L EDTA

10% SDS

酚、氯仿、异丙醇

2. 操作步骤

（1）收集5×10^6~10^7个细胞，PBS漂洗1次。

（2）将细胞悬浮在3ml TNE缓冲液中，贮存于-20℃或-70℃或直接进行以下步骤。

（3）在悬浮细胞中，加入等容积新鲜配制的含有400μg/ml蛋白酶K和1% SDS的TNE，轻缓搅拌至液体变黏稠。若是冻贮细胞，也可将等容积溶液直接加入冰冻细胞块中，轻摇直至融化。

（4）37℃保存1~4小时或过夜。

（5）加入等体积饱和酚，轻摇15~20分钟，5000×g离心3分钟，用大口径吸管移出上清，或将离心管慢慢倾斜到一定角度，直接将上清倒入另1个新离心管中。因为此时DNA是黏稠相连的，所以倒出时，它们会一起相互牵连而流出，比用吸管吸出法带出的蛋白质要少，还可避免吸管对DNA的剪切力破坏。

（6）用氯仿/异戊醇（24:1）抽提上层液相2次。

（7）取出上层液相至1个新离心管中，加入2.0~2.5倍的异丙醇（室温），轻轻摇匀至像棉絮团样的DNA沉淀出现，再用带钩玻棒捞出DNA。注意不要让DNA沉淀在异丙醇（或乙醇）溶液中存留时间太长。脱水的DNA沉淀，溶解时很困难。

（8）将玻棒上的DNA接触1个干净管的内壁，短暂吸流DNA沉淀上的异丙醇，然后直接将其浸入

1ml 的 TE 缓冲液中溶解。在轻轻摇动的状态下，几小时就可以完全溶解。

六、方法六：少量组织 DNA 提取法

1. 操作步骤

（1）取 0.1g 左右组织，如 1~2cm 的鼠尾，剪碎置于 1.5ml Eppendorf 管中。

（2）加入 0.7ml 的消化裂解液和 35μl 的 10mg/ml 蛋白酶 K 溶液。

（3）55℃摇荡过夜。

（4）加入 0.7ml 酚溶液，温和混合至双相成乳状。

（5）离心 10 000×g 3 分钟，取上清至另 1 个管中，重复用酚/氯仿，氯仿各抽提溶液 1 次。

（6）加入 70μl 3mol/L NaAc（pH6.0），0.7ml 100% 乙醇室温下摇荡混匀，DNA 马上沉淀出纤维状。NaAc 的 pH 值不能低于 6，否则会导致 EDTA 沉淀。

（7）离心 30 秒钟至 1 分钟使 DNA 沉至管底，弃上清。注意离心时间不需过长。

（8）加 1ml 70% 乙醇，室温下强力吸打或摇荡，漂洗 DNA，以去除过量 SDS 和酚等杂物。

（9）室温离心 1 分钟，弃上清，尽量去除乙醇，真空蒸发乙醇 2 分钟。

（10）加入 0.1ml TE，室温过夜溶解 DNA，若需要，可在 65℃保温 10 分钟快速溶解 DNA，取出 10~20μl 进行酶切和 Southern 印迹分析。

2. 说明

（1）本法提取的 DNA，只适用于 Southern 印迹分析。

（2）DNA 样品中仍然含有 RNA，但并不干扰内切酶反应和 Southern 印迹杂交。若不放心，可在内切酶消化 DNA 时，加入 5μg RNA 酶同时消化 RNA。由于本法有 RNA 污染，所以测定 OD 值难以精确地将 DNA 定量，一般 DNA 浓度为 1μg/ml 左右。

（3）2cm 左右的小鼠尾尖是分析小鼠基因组的较好组织来源。本法还广泛用于果蝇、培养细胞和新鲜或冻存的小块组织基因组 DNA 的提取。

（4）内源性 DNA 酶含量较高的组织细胞，本方法可使 DNA 样品降解。

七、方法七：血细胞 DNA 快速提取法

本法由 John 等人 1991 年报道，步骤基本上遵照标准的方法，采取 NP40 破碎细胞膜提核，再分离 DNA，可用于 Southern 杂交实验，亦可满足 PCR 实验的要求。

1. 试剂

溶液 1：10mmol/L Tris-HCl（pH7.6）；10mmol/L KCl；10mmol/L MgCl$_2$

溶液 2：10mmol/L Tris-HCl（pH7.6）；10mmol/L KCl；10mmol/L MgCl$_2$；0.5mol/L NaCl；0.5% SDS；2mmol/L EDTA

NP40

酚、氯仿、异戊醇

乙醇

2. 操作步骤

（1）收集 5ml 血液，加入 EDTA 混合抗凝。

（2）用溶液 1 补足容积至 10ml，然后加入 120μl NP40，反复颠倒混匀，裂解细胞膜。

（3）2000r/min 离心 10 分钟，沉淀细胞核，弃上清，可于 -70℃ 冻贮，或按以下步骤提取 DNA。

（4）加入 800μl 溶液 2，温和混匀，移至 1.5ml Eppendorf 管中，不能强烈振荡，因为溶液 2 已使核膜破裂，DNA 已释放到溶液中。

（5）用 400μl 饱和酚抽提，反复颠倒混匀，12 000r/min 离心 1 分钟，上清用 400μl 酚/700μl 氯仿分别抽提 1 次。注意：吸取上清时，稍微带出一点中间界面物质影响不是很大。微量移液枪的枪头，最好去掉前面尖嘴部分，并用火烧一下，使之圆钝，减少对 DNA 分子的剪切力。

（6）上清加入 2 倍体积的冰预冷乙醇，混匀，用一适当工具（如熔封口的塑料吸头），捞出 DNA 纤维状沉淀，移到 1ml 70% 的乙醇中漂洗。

（7）12 000r/min 离心 5 分钟，倒出上清，真空蒸发乙醇 2 分钟，加入 100μl 消毒水，65℃溶解 DNA。

3. 注意事项　如果血液样品已在体外放置 1 周以上，最后乙醇沉淀时，只有少量 DNA 沉淀，这种情况应将样品置 -20℃过夜离心沉淀 DNA，以提高产量。

八、方法八：玻璃颗粒吸附法

本法由 James 等人于 1990 年报道，由于常用的有机溶剂抽提法费时费力，受玻璃粉末提取质粒 DNA 及纯化琼脂胶中 DNA 片段的启示，作者摸索出一定大小的玻璃颗粒与真核细胞裂解液中染色体 DNA 结合的最佳条件。此法能从 10^8 个动物细胞中 45 分钟内提取 5～6μg DNA，其质量能够满足内切酶反应的要求。

1. 试剂

细胞裂解液：5mol/L 异硫氰酸胍；0.1mol/L EDTA（pH8.0）

玻璃颗粒-DNA 结合缓冲液（含 50mg/ml 玻璃颗粒 5～25μm）：6mol/L 高氯酸钠；50mmol/L Tris-HCl（pH8.0）；10mmol/L TDTA（trans-1,2-diaminocyclohexane-N,N,N′,N′,-tetracetic acid）

洗脱缓冲液：0.2mol/L 高氯酸钠；50mmol/L Tris-HCl，pH8.0；10mmol/L TDTA

乙醇

2. 操作步骤

（1）2×10^6 个细胞悬浮于 200μl 细胞裂解液中，混匀室温放置 5 分钟。

（2）加入 1ml 玻璃颗粒-DNA 结合缓冲液，室温摇荡混匀 20 分钟。

（3）离心 30 秒钟沉淀结合染色体 DNA 的玻璃颗粒。

（4）用 500μl 结合缓冲液再悬浮漂洗沉淀 1 次，离心 30 秒钟，弃上清。

（5）加入 1ml 洗脱液悬浮玻璃颗粒，室温荡摇混匀 20 分钟。

（6）离心 30 秒钟，吸出上清转移至 1 个新 Eppendorf 管中。

（7）加入 2 倍容积 100% 的乙醇，反复颠倒 Eppendorf 管数次，12 000 ×g 离心 5 分钟沉淀 DNA。

（8）弃上清，加入 500μl 90% 乙醇悬浮漂洗 DNA 沉淀，1000 ×g 离心 3 分钟，弃上清，室温蒸发乙醇 20 分钟或真空干燥 2 分钟，DNA 可直接溶解于 1× 适当内切酶缓冲液中，酶解过夜（37℃，16 小时）。

第三节　质粒和噬菌体 DNA 的提取与纯化

一、质粒 DNA 的提取与纯化

质粒通过细菌间的接合作用，从雄性体转移到雌性体，是细菌有性繁殖的性因子。1946 年，Lederburg 和 Tatum 发现的 F 因子是最早发现的质粒，因为 F 因子与高等生物细胞质中的染色体外遗传单位极为相似，1952 年，由 Lederburg 正式命名为质粒。

确切地说，质粒是细菌内的共生型遗传因子，它能在细菌中垂直遗传并且赋予宿主细胞一些表型，是比病毒更简单的原始生命。

质粒是携带外源基因进入细菌中扩增或表达的重要媒介物，这种基因运载工具在基因工程中具有极广泛的应用价值，而质粒的分离与提取则是最常用、最基本的实验技术。

（一）质粒提取的主要步骤

质粒的提取方法很多，不外乎以下 3 个主要步骤：细菌的培养，细菌的收集和裂解，以及质粒 DNA 的分离与纯化。

1. 细菌的培养　先分离单个菌落，接种到含少量适当抗生素的培养基中扩增，随着细菌的生长，质粒 DNA 也在自主复制。对于松弛型质粒，由于它的复制在一定程度上受到宿主细胞的控制，故在细菌对数生长后期，加入氯霉素抑制宿主蛋白质的合成和染色体 DNA 的复制，质粒 DNA 的复制不受影响而大量扩增。对于新一代的质粒如 pUC 系列等，由于宿主对这些松弛型质粒的复制控制不严，利用氯霉素对质粒 DNA 的选择性扩增并不十分必要。

有时质粒在细菌中的扩增状况很差，常是由于质粒携带外源基因或质粒分子量过大所致，这种低效率扩增，可利用高营养培养基促进生长，一般可增加质粒产量 4～6 倍。

2. 细菌的收集与裂解　细胞生长过程中，排出大量代谢产物，为了提高质粒 DNA 的纯度，离心弃上清，细菌沉淀最好用 STE 或生理盐水悬浮，漂洗 1～2 次，离心管壁上的液体也应该仔细去除干净。

细胞的裂解方法很多，如去污剂法、沸水热裂法、碱变性法、有机溶剂法和溶菌酶法等，不同方法各有利弊，一般要根据质粒性质、宿主菌的特性及后继的纯化方法等多种因素综合后加以选择。

3. 质粒 DNA 纯化　质粒从细菌中分离出来以后，为满足有些实验的要求还应进一步纯化。CsCl 溴乙锭平衡超速离心法是纯化质粒的可靠经典方法。但是由于此法费用昂贵及流程长，近年来，发展了几种不同的方法取代了超离法，如离子交换层析法或排阻层析法，分级聚乙二醇沉淀法等，也可获得较好质量的质粒 DNA。转基因动物，真核细胞转染及 DNA 外切酶删切缺失等实验，对闭合环状双链 DNA 的要求较高，一般还是用超速离心法纯化质粒。对于 DNA 片段酶切回收、内切酶图谱分析、细菌转化、亚克隆及探针放射性标记等实验，直接用小量或中量提取的 DNA 样品，并不需要超速离心纯化，一般可满足实验要求。

（二）质粒 DNA 提取方法的选择

常用的煮沸法、碱法、SDS 法均可获得较满意效果。至于有人采用碱法提取小量细菌培养物的质粒，用煮沸法或 SDS 法进行质粒 DNA 的大量分离，只是各个实验室的习惯问题。但是对于不同的菌株和不同大小的质粒 DNA 分子及以后进行的不同实验等具体情况，选择哪种方法制备质粒 DNA，应考虑以下因素：

1. 菌株类型　大量提取 HB101、TG1 菌株中的质粒。不提倡选择煮沸法，这类细菌富含糖类，在煮沸或去污剂裂解细菌时，大量释放出来。若用 CsCl-EB 梯度平衡超速离心，糖类的密度平衡区域与闭环共价质粒 DNA 带非常邻近，在抽取闭环质粒 DNA 时，不可避免地污染有糖类，它们可抑制许多 DNA 限制性内切酶的活性，另外，HB101 及其他含有 endA$^+$ 基因型的菌株表达中的核酸内切酶 A，在煮沸时不能完全失活，在以后操作中，只要有 Mg^{2+} 存在（如内切酶反应缓冲液），核酸内切酶 A 就可将质粒 DNA 降解，而影响实验结果。若一定要用煮沸法提取这类菌株的质粒 DNA，不管是大量还是小量制备，必须用酚、氯仿反复抽提几次。以去除该酶。

2. 质粒的大小　大于 15kb 的质粒 DNA 易被强烈的物理或化学作用损坏，所以常选用操作过程较温和的 SDS 法，细菌悬浮液中含有 10% 的蔗糖以提高溶液的渗透压，减轻细菌裂解时 DNA 泄漏过快产生的机械剪切力。在溶菌酶消化细菌壁与膜后，再加 SDS 解聚蛋白质与 DNA 的结合，整个操作中物理剪切力小，适用于大分子量的质粒 DNA 的提取。

3. 细菌染色体 DNA 变性条件强弱的控制　碱法是目前实验室中最常用的质粒 DNA 提取方法。它对细菌的裂解，细菌染色体 DNA 及蛋白质变性充分，所以提取的质粒 DNA 产量高、纯度好。但是暴露在强碱性环境中时间过长，共价闭合环状质粒 DNA 可发生不可逆的变性，导致内切酶切割困难，质粒 DNA 迁移速度降低 1 倍左右，EB 染色效率低。1966 年 Vinograd 等人对这个问题作过报道，但目前，仍有些实验人员，对这一关键问题并没有足够的重视。我们也曾在琼脂糖凝胶电泳时见到这种着色浅的 DNA 形式，若出现这种状况，在下次提取时，可以适当缩短碱变性时间，不必按某些书籍中规定的 10 分钟时间操作。

在煮沸法中，过长时间、过高热度也会导致类似问题的出现，这种影响实验结果的操作细节应根据具体的菌株和质粒情况加以适当改进。

4. 细菌的培养与收集　细菌生长过程中的代谢废物和脱落的细胞壁成分，也会影响到质粒的质量和内切酶酶解效果。所以离心收集细菌时，上清液应去除干净，最好用 STE 或生理盐水再悬浮、漂洗菌体 1～2次。

早一代质粒如 pBR322，在细菌中的拷贝数并不多，需要用氯霉素选择性地抑制细菌的蛋白合成和细菌分裂，有利于质粒的进一步扩增。这种选择性扩增，一般持续十几个小时。对于新一代质粒，如 pUC、pGEM 系列质粒，在细菌中扩增拷贝数很多，这种选择性扩增，显得不太必要。况且长时间在氯霉素存在下，质粒 DNA 合成过程中，复制链会参入核糖核苷酸，对碱性条件敏感，将会导致大量的缺口环状 DNA 和线性质粒的产生。

即使在使用新型质粒的情况下，有些人仍然偏爱用氯霉素选择性扩增质粒，其理由是在中等体积培养物中能获取与大量培养物等同的质粒产量。而且细菌量的减少，使得裂解物的复杂性和黏稠度降低，操作更方便、有效，对煮沸法更是如此。所以使用氯霉素的主要目的，是在不减低质粒产量的前提下，减少细菌的培养体积和细菌的数量。

二、质粒 DNA 的小量制备

质粒 DNA 的小量制备是基因克隆中的常规工作，可快速提取质粒 DNA 进行各种鉴定或进一步操作。在不同的提取方法中，均需进行细菌培养（质粒的扩增）及菌体收集，故首先介绍。①挑取琼脂培养板上的单菌落，移至 2～5ml LB 培养液中（含适当的抗生素），37℃强烈摇荡过夜。细菌培养容器最好用 15～20ml 的三角瓶，瓶口用 8～10 层消毒纱布封口或用适当大小的塑料试管盖盖住瓶口；②取出 1～1.5ml 培养液移至 Eppendorf 管中，12 000×g，4℃离心 30 秒钟，弃上清，用 1ml STE 悬浮菌体沉淀，再离心回收菌体；③再重复用 STE 漂洗菌体，离心后，去尽上清液。

收集细菌后可选择以下方法提取质粒。

（一）方法一：碱裂解法

1. 原理　在 pH12.0～12.6 碱性环境中，线性的大分子量细菌染色体 DNA 变性，而共价闭环（CC）质粒 DNA 仍为自然状态。将 pH 调至中性并有高盐浓度存在的条件下，染色体 DNA 之间交联形成不溶性网状结构。大部分 DNA 和蛋白质在去污剂 SDS 的作用下形成沉淀，而 CC 质粒 DNA 仍然为可溶状态。通过离心，可将去除大部分细胞碎片染色体 DNA、RNA 及蛋白质，质粒 DNA 尚在上清中，再用酚、氯仿抽提进一步纯化质粒 DNA。

2. 试剂

STE：0.1mol/L NaCl；10mmol/L Tris-HCl（pH8.0）；1mmol/L EDTA

溶液Ⅰ：50mmol/L 葡萄糖；25mmol/L Tris-HCl（pH8.0）；10mmol/L EDTA

该溶液可配制成 100ml，$6.76×10^4$ Pa 消毒 15 分钟，4℃贮存。

溶液Ⅱ（新鲜配制）：0.2mol/L NaOH；1% SDS

溶液Ⅲ：5mol/L KAc 60ml；冰醋酸 11.5ml；水 28.5ml

配制好的溶液Ⅲ含 3mol/L 钾盐、5mol/L 醋酸（pH4.8）。

酚、氯仿

乙醇

TE、RNase

3. 操作步骤

（1）将细菌沉淀悬浮于 100μl 冰预冷的溶液Ⅰ中，强烈振荡混匀。

（2）加入 200μl 溶液Ⅱ，盖严管盖颠倒离心管 5 次以混合内容物，不要强烈振荡，放置冰上 3 分钟左右（根据不同菌株，可适当缩短）。

（3）加入 150μl 溶液Ⅲ，可以将管盖朝下温和振荡 10 秒钟，冰上放置 3～5 分钟。

（4）12 000×g，4℃下离心 5 分钟，取上清移至 1 个新 Eppendorf 管中。

（5）加入等体积酚/氯仿（1:1），振荡混匀，12 000×g，4℃下离心 2 分钟，取上清移至另 1 个 Eppendorf 管中。

（6）加入 2 倍容积乙醇（室温），振荡混匀，室温下放置 2 分钟（不要在 -20℃沉淀，否则有较多盐析出）。

（7）12 000×g，4℃离心 5 分钟。

（8）弃上清，加入 1ml 70%（4℃）乙醇振荡漂洗沉淀，12 000×g，4℃离心 2 分钟。

（9）弃上清，用消毒的滤纸小条小心吸净管壁上的乙醇水珠，将管倒置放在滤纸上，室温下蒸发痕量乙醇 10～15 分钟，或真空抽干乙醇 2 分钟。

（10）加入 50μl TE（pH8.0）（含无 DNA 酶的 RNA 酶 20μg/ml），溶解 DNA，短暂振荡 5 分钟后可进行内切酶酶切实验或 -20℃贮存。

一般用本方法提取 pUC 系列质粒，每毫升培养物可以获得 3 ~ 5μg 的质粒 DNA。

若通过酶切体系可分析 DNA，可取 DNA 溶液加到另 1 个含 8μl 水的 Eppendorf 管中，再加 1μl 10 × 内切酶缓冲液和 1 单位所需内切酶，在适当反应温度保温 1 ~ 2 小时。通过凝胶电泳分析经内切酶消化的 DNA 片段。

（二）方法二：煮沸法

1. 试剂

STET：0.1mol/L NaCl；10mmol/L Tris-HCl（pH8.0）；1mmol/L EDTA（pH8.0）；5% Triton X-100

溶菌酶 10mg/ml（溶于 10mmol/L Tris-HCl，pH8.0，新鲜配制）

异丙醇、70% 乙醇

RNase A 10mg/ml

TE

2. 操作步骤

（1）将菌体沉淀悬浮在 350μl STET 溶液中。

（2）加入 25μl 新鲜配制的 10mg/ml 溶酶菌溶液（溶菌酶溶液 pH 值不能低于 8.0），混匀。

（3）将 Eppendorf 管放置于沸水中 40 秒钟。

（4）于室温下，12 000 × g，离心 10 分钟。

（5）吸出上清移至另 1 个 Eppendorf 管中，或直接用消毒牙签取出沉淀物，向上清加入 40μl 2.5mol/L NaAc（pH5.2）和 420μl 异丙醇，振荡混匀，室温放置 5 分钟。

（6）12 000 × g，4℃离心 5 分钟。

（7）弃上清，加入 1ml 70% 乙醇，漂洗沉淀物，12 000 × g，4℃离心 2 分钟，去上清，用小滤纸条吸净管壁上水珠，真空干燥 2 分钟。

（8）加入 50μl TE（pH3.0）（含无 DNA 酶的 RNA 酶 A，20μg/ml），暂短振荡，溶解 DNA 后进行内切酶分析及琼脂糖凝胶电泳。

3. 注意事项 含有 endA$^+$ 基因型的菌株，如 HB101，不宜使用煮沸法进行质粒的小量提取。因为煮沸并不能使核酸内切酶完全失活，在内切酶缓冲液中，有 Mg^{2+} 存在下可使质粒 DNA 降解。

（三）方法三：小量一步提取法

本法由 Kamal Chowdhury 于 1991 年首次报道，直接将细菌培养物与酚/氯仿混合，同时完成细胞裂解、蛋白质变性两个过程，然后离心去除大部分细胞核 DNA 与蛋白质，含质粒 DNA 的上清用异丙醇沉淀。其优点是操作过程简单、方便、经济。作者将本法与碱裂解法及 TNE 法作了比较，DNA 质量无明显差别，适合于内切酶图谱分析。

1. 试剂

酚：氯仿：异戊醇（25 : 24 : 1），其中酚用 TE（10mmol/L Tris-HCl，pH7.5，1mmol/L EDTA）饱和

TER（TE，pH7.5，含 RNA 酶 20μg/ml）

2. 操作步骤

（1）取 0.5ml 细菌过夜培养物，置 1.5ml 的 Eppendorf 管中。

（2）加入 0.5ml 酚：氯仿：异戊醇，用振荡器最大速度振荡 1 分钟，充分混匀。

（3）12 000 × g，4℃离心 5 分钟，取上清 0.45ml 左右，移至另 1 个 Eppendorf 管中，加入 0.5ml 异丙醇（不需要加盐，也不需冷冻）混匀，马上 12 000 × g 离心 5 分钟。

（4）弃上清，加 0.5ml 70% 乙醇漂洗；弃上清后再用 70% 乙醇漂洗 1 次，短暂离心（12 000 × g，1 分钟）。

（5）弃上清，真空干燥 DNA 沉淀 2 分钟，然后加入 100μl TER 溶解 DNA，同时降解 RNA。从中取出 5 ~ 10μl DNA 样品进行内切酶反应，可达到琼脂糖电泳的检测水平。

（四）方法四：菌落裂解鉴定质粒大小

在 Barnes 1977 年报道的方法的基础上，近年来，许多人在筛选阳性克隆时，直接挑取菌落，裂解后

经碱法处理，不进行内切酶消化而直接电泳，通过与载体质粒的迁移率比较，以鉴定质粒中是否存在插入片段。

操作步骤

（1）经 DNA 连接物转化的细菌铺板后，当 LB 琼脂板上的菌落长至 1~3mm 大小时，用无菌牙签挑取单个菌落少许涂在另 1 个新 LB 琼脂板上，并做出位置标记，37℃增殖培养几小时后，取出放置 4℃下保存，直到鉴定后，挑取所需的菌落。

（2）将该菌落剩下的部分全部用牙签挑出，移至 0.5ml Eppendorf 管（含 50μl 10mmol/L EDTA），在样品数很多的情况下，可以用洗净的 48 孔或 96 孔塑料培养板代替 Eppendorf 管。

（3）加入 50μl 新鲜配制的 0.2mol/L NaOH，0.5% SDS，20% 蔗糖溶液，振荡 30 秒钟，或用牙签反复搅匀。

（4）70℃保温 5 分钟，然后冷却到室温。

（5）加入 1.5μl 4mol/L KCl，0.5μl 0.4% 的溴酚蓝液，振荡混匀，冰上放置 5 分钟，若容器为塑料培养板，则静置 15 分钟后接步骤（7）。

（6）12 000×g，4℃离心 3 分钟，以去除细胞碎片及其他杂质。

（7）取 50μl 上清在 0.7% 的琼脂糖凝胶中电泳，加样孔大小为 5mm×2.5mm（长×宽），凝胶厚度为 5mm。若无适当大小的凝胶梳，可先沉淀浓缩 DNA。在电泳时要加入不含插入片段的载体 CC 质粒 DNA 为迁移的对照。

（8）当溴酚蓝迁移至胶总长度的 2/3 时，停止电泳，将凝胶在含 0.5μg/ml 的 EB 溶液中染色 30~45 分钟，紫外线下观察或照像记录，如出现比原载体质粒迁移率慢的条带说明可能携带有插入片段。根据其编号，挑取贮存琼脂板上的相应菌落培养，再提取 DNA 进行以后的操作。

CC 质粒在不含 EB 染料的琼脂糖凝胶中电泳，其迁移率更能真实地反映其分子大小。

（五）方法五："魔力柱"小量质粒 DNA 制备

Magic Minipreps DNA 提取系统是 Promega 公司获得专利的新产品，其特有的树脂材料能特异有效地结合 DNA，比一般的硅酮树脂基质有更高的效力，并且不需特殊的缓冲液和乙醇沉淀，DNA 用水或 TE 就能洗脱，整个过程 15 分钟左右，其提取的 DNA 纯度，能直接应用于 DNA 序列分析、体外转录、内切酶消化等实验操作。

1. 试剂

细胞悬浮液：50mmol/L Tris-HCl（pH7.5）；10mmol/L EDTA；100μg/ml RNA 酶 A。

细胞裂解液：0.2mol/L NaOH；1% SDS。

中和液：2.55mol/L KAc（pH4.8）。

洗柱液：200mmol/L NaCl；20mmol/L Tris-HCl（pH7.5）；5mmol/L EDTA。使用前与 99.9% 乙醇 1:1 稀释。

TE 缓冲液：10mmol/L Tris-HCl（pH7.5）；1mmol/L EDTA。

魔力微量制备 DNA 提取树脂（Magic minipreps）。

小型制备柱。

2. 操作步骤

（1）离心 3ml 细菌培养液收集细菌，悬浮于 200μl 细胞悬浮液中，移至 1.5ml Eppendorf 管里。

（2）加入 200μl 细胞裂解液，反复颠倒混匀直至液体清亮。

（3）加入 200μl 中和液反复颠倒混匀。

（4）14 000×g 离心 5 分钟，取出上清。

（5）加 1ml Magnic minipreps 树脂与步骤（4）中的上清颠倒几次混匀。

（6）将小型制备柱装于 1 个 3ml 注射器的接头上，插上真空装置的吸口部位。

（7）通过抽真空将步骤 5 中的 DNA 树脂混合物吸入小型制备柱中，若无真空装置，可用注射器的内栓将树脂缓慢推进小型制备柱中。

（8）用2ml洗柱液，在真空抽吸下，清洗小型制备柱，若无真空设备，可用注射器的内栓将洗柱液推压滤过小型制备柱。

（9）用真空抽干小型制备柱2分钟，若无真空设施，可将小型制备柱套入1.5ml Eppendorf管，离心20秒钟。

（10）将小型制备柱从注射器管中取出，置于1个新Eppendorf管中。

（11）往小型制备柱中加入已预热至65~70℃的50μl水或TE缓冲液。

（12）将小型制备柱离心20秒钟，弃去小型制备柱，Eppendorf管中的液体即含有质粒DNA，可4℃或-20℃保存，其纯度很高，不含其他生物大分子和盐类，每个小型制备柱可纯化10μg DNA，DNA的产量取决于细菌中质粒的拷贝数。

其他用途：本法对于低熔点琼脂糖凝胶电泳后回收DNA片段及PCR反应后纯化产物均有效，并省时、省力，所不同的是将Magic minipreps树脂与70℃熔化好的含有DNA的琼脂糖或PCR反应后混合物直接混合，洗柱液可用80%的异戊醇代替200mmol/L NaCl，200mmol/L Tris-HCl，pH7.5，5mmol/L EDTA与乙醇混合液（50：50），洗脱液仍为70℃的TE缓冲液或去离子双蒸水。

三、质粒DNA的大量制备

（一）细菌培养

1. 取单菌落接种到含适当抗生素的25ml LB培养基中，37℃强烈振荡（220r/min）培养过夜，直到OD600为0.6，也可选用5ml LB培养基培养单菌落过夜，再取0.1ml至25ml TB培养基中培养至OD600≈0.6。

2. 取24ml对数后期培养物（OD600=0.6）接种到500ml LB培养基（含适当抗生素）中，37℃摇荡培养2.5小时左右至OD600=0.4，容器最好用2L的三角瓶。剩下的1ml细菌培养物可快速提取质粒，以确定菌落中质粒是否正确。

3. 加入氯霉素至终浓度170μg/ml，继续37℃ 220r/min摇荡，培养12~16小时。氯霉素能抑制细菌生长，不影响质粒扩增，对于pUC系列扩增拷贝数高的质粒并非必需，但氯霉素能减少细菌含量，在以后提取质粒DNA时，操作方便。

4. 将细菌培养物倒入500ml日立离心管中，4000×g，4℃离心15分钟，弃上清，倒置离心管放在滤纸上，让培养基流净。

5. 将菌体悬浮于100ml冰预冷的STE中，如步骤"4"离心收集菌体。

可以选择以下方法提取质粒。

（二）方法一：碱裂解法

本法适用于加氯霉素处理的培养物，否则裂解物非常黏稠而操作困难。碱法提取的质粒DNA可适用CsCl-EB密度梯度平衡超速离心法、Sepharose 4B层析法及聚乙二醇（PEG）沉淀法进一步纯化。

1. 试剂

溶液Ⅰ、Ⅱ、Ⅲ按质粒小量提取碱裂解法中的相应试剂配制

酚、氯仿、乙醇

2. 操作步骤

（1）将收集的菌体用10ml溶液Ⅰ悬浮，再移至50ml离心管中。

（2）加入1ml用10mmol/L Tris-HCl（pH8.0）新鲜配制的溶菌酶溶液（10mg/ml）混匀。

（3）加20ml新鲜配制的溶液Ⅱ，盖紧离心管管盖，温和地将离心管上下颠倒混匀5~7次，室温放置5分钟（可适当缩短，切忌延长）。

（4）加入15ml冰预冷的溶液Ⅲ，上下颠倒混匀，此步绝对避免强烈振荡。冰浴放置10分钟，此时形成的白色沉淀为细菌染色体DNA、大分子量RNA、钾盐/蛋白质/细胞膜的混合物。

（5）用日立离心机12 000×g，4℃离心20分钟。

（6）将上清通过4层消毒纱布滤入另1个50ml日立离心管，加入0.6倍容积的异丙醇混匀，室温放置10分钟。

（7）12 000×g，室温离心 15 分钟。4℃离心将导致大部分盐析出混入沉淀。

（8）小心弃上清，用 70%乙醇室温漂洗 1 次，1 200×g 离心 5 分钟后小心弃上清，倒置离心管在滤纸上，流净乙醇，或用消毒滤纸条擦净管壁上乙醇，室温放置 5 分钟使乙醇蒸发。

（9）加入 3ml TE，pH8.0，溶解 DNA 沉淀，进一步纯化可根据具体条件选用超速离心法、层析过柱法或 PEG 法。

一般对于松弛型复制质粒，如携带 PMB_1 或 $colE_1$ 复制信号的质粒，500ml 细菌培养物能提取 2～5mg 的质粒 DNA。

（三）方法二：煮沸法

1. 操作步骤

（1）500ml 培养物收集的菌体，悬浮于 10ml 冰预冷的 STET 溶液中，移至 50ml 的三角瓶中。

（2）加入 1ml 用 10mmol/L Tris-HCl（pH8.0）新鲜配制的溶菌酶（10mg/ml）混匀。

（3）用本生灯加热，不停摇晃，使三角瓶中的液体恰好沸腾。

（4）将三角瓶浸入沸水中继续热裂解 40 秒后，马上移至冰水中使之冷却。

（5）将三角瓶中黏稠的内容物转移到 Beckman SW41 或相应离心管中，4℃，25 000r/min 离心 30 分钟。

（6）上清可直接用 CsCl-EB 梯度平衡超速离心法纯化质粒 DNA。

2. 注意事项

（1）HB101 及其衍生菌株如 TG_1 中的质粒大量提取时，不要用煮沸法，因为该菌富含糖类极易污染质粒 DNA 并影响进一步的核酸工具酶反应。

（2）含 $endA^+$ 基因型的菌株也不要用上法提取质粒，因为即使用煮沸法也不能使核酸酶 endA 完全失活。

（3）高密度生长的细菌裂解物，在转移到离心管中时极难操作，除非必需，不要用注射器过分拉断 DNA 减低溶液黏度。若用氯霉素抑制细菌生长，选择性地让质粒扩增，一般不会出现以上情况。

（4）步骤（5）若为 30 000r/min，离心 30 分钟，沉淀物仍然不紧密，可用 35 000×g，离心 20 分钟。

（四）方法三：SDS 裂解法

Godson 与 Vapnek 于 1973 年报道此法，虽然提取率较低，但是由于该法的操作条件温和，机械剪切低，适用于大于 15kb 的质粒 DNA 的提取。

1. 收集 500ml 细菌培养物的菌体悬浮于以下［10% 蔗糖，50mmol/L Tris-HCl（pH8.0）］10ml 溶液中，并转移至 50ml 离心管。

2. 加入 2ml 0.25mol/L Tris-HCl（pH8.0）新鲜配制的溶菌酶溶液（10mg/ml），混匀。

3. 加入 8ml 0.25mol/L EDTA（pH8.0）上下颠倒数次混匀内容物，置冰上 10 分钟。

4. 加入 4ml 10% SDS，迅速用玻璃棒温和搅匀溶液。

5. 立即加入 6ml 5mol/L NaCl（终浓度为 1mol/L），再次温和搅匀内容物，冰上放置 1 小时。

6. 用 Beckman Ti50 转头，30 000r/min，4℃，离心 30 分钟，沉淀为细菌碎片和大分子量染色体 DNA，沉淀坚实、紧密。

7. 倾出上清到 1 个清洁离心管中，用等容积酚、酚/氯仿、氯仿分别抽提上清 1 次。

8. 将上清移至 1 个 50ml 日立离心管中，加入 0.6 倍体积异丙醇，混匀后室温放置 1 小时。

9. 12 000r/min，4℃，离心 20 分钟，弃上清，用室温的 70% 的乙醇漂洗 DNA 沉淀，再 12 000×g 离心 5 分钟，弃上清，离心管倒置放在滤纸上，流净液滴，真空抽干蒸发乙醇 2 分钟。

10. 加入 3ml TE 溶解 DNA，进一步用 CsCl-EB 梯度超速离心或 PGE 选择纯化质粒。

（五）方法四：Triton-溶菌酶法

细菌经溶菌酶和 Triton 部分裂解后，质粒 DNA 可以通过细胞壁上的裂孔释放到提取液中，细菌的染色体 DNA 则被未完全裂解的细胞壁阻挡而留在细胞内。离心去除细胞碎片后，上清中的质粒 DNA 可以进一步用 CsCl-EB 密度梯度平衡超速离心纯化。本方法对于较大分子量的质粒 DNA 更为适宜。

1. 试剂

细菌悬浮液：10% 蔗糖；50mol/L Tris-HCl（pH8.0）

溶菌酶 30mg/ml 使用前用 10mol/L Tris-HCl（pH8.0）新鲜配制

1% Triton X-100

2. 操作步骤

（1）将 500ml 细菌培养物中收集的细菌，STE 漂洗后，离心收集菌体，用 8ml 细菌悬浮液悬浮。

（2）加入 1ml 新鲜配制的溶菌酶（30mg/ml），混匀后置冰上 10 分钟（溶菌酶消化细胞壁中的肽聚糖使细胞壁上出现孔穴，让质粒 DNA 漏出，低温反应是为了保证细胞壁有一定的完整性，从而阻挡染色体 DNA 的漏出）。

（3）加入 2ml 0.5mol/L EDTA 混匀，冰上放置 5 分钟，抑制 DNA 酶的活性。

（4）加入 5ml 1% Triton X-100 混匀，37℃，2 分钟，此时细胞进一步裂解，溶液黏稠度增加。

（5）4℃，192 000×g，离心 30 分钟（Beckman Ti50.2 转头或 DuPont/Sorvall 转头 40 000r/min，离心）。

（6）取出上清，用等体积酚/氯仿抽提 1 次，上清液直接进行 CsCl-EB 密度梯度平衡超速离心纯化质粒。

四、质粒 DNA 的纯化

小量制备的质粒 DNA，经酚/氯仿抽提后可以进行限制性内切酶分析，但是对于一些 DNA 纯化要求高的实验，如哺乳类动物细胞转染、转基因动物操作等，需要进一步提高质粒 DNA 的纯度。这种纯度要求不但包括细菌染色体 DNA、RNA 及蛋白质的去除，而且还要选择质粒 DNA 的不同分子构型，一般为纯化共价闭环（CCC）质粒 DNA，以下方法可以不同程度地达到这一目的。可根据下一步实验对 DNA 的质量要求和具体条件加以选择，以避免造成不必要的人力、财力和时间的浪费。

（一）方法一：聚乙二醇沉淀法

本方法经济简单，纯化的质粒 DNA 可适用于细菌转化、酶切，尤其对碱裂解法提取的质粒纯化效果更好。

1. 试剂

5mol/L LiCl

异丙醇

TER（TE，pH8.0 含 20μg/ml 无 DNA 酶的 RNA 酶 A）

1.6mol/L NaCl［含 13%（W/V）的 PEG］

10mol/L 醋酸铵

乙醇

2. 操作步骤

（1）取 3ml 溶于 TE 中的质粒 DNA 溶液移至 15ml 的离心管中，加入 3ml 5mol/L LiCl 混匀，然后用 Sorvall SS34 转头 10 000r/min，4℃离心 10 分钟。

（2）移上清于另 1 个离心管中，加入等量异丙醇混匀，室温 2 分钟后，SS34 转头 10 000r/min，室温下离心 10 分钟。

（3）弃上清，70%乙醇漂洗沉淀及管壁，去乙醇并将管倒置于滤纸上，室温下让乙醇蒸发 5~10 分钟。

（4）用 500μl TER，pH8.0，溶解沉淀，移至 1~5ml Eppendorf 管中，室温下让 RNA 酶 A 消化 RNA 30 分钟。

（5）加入 500μl 1.6mol/L NaCl（含 13%聚乙二醇 8000），混匀，12 000r/min，4℃离心 5 分钟。

（6）去上清，沉淀溶于 400μl TE（pH8.0）中，分别用酚、酚/氯仿、氯仿各抽提 1 次。

（7）上清移至另 1 个清洁 Eppendorf 管中，加入 100μl 10mol/L 醋酸铵，2 倍容积乙醇（95%或无水）混匀。室温放置 10 分钟，12 000×g，4℃离心 5 分钟。

（8）去上清，用 200μl 70% 乙醇（4℃），短暂振荡漂洗质粒 DNA，12 000×g，4℃ 离心 2 分钟。

（9）弃上清，倒置 Eppendorf 于滤纸上，或用消毒滤纸条擦净吸于管壁上的乙醇，室温蒸发乙醇 5 分钟。

（10）加入 500μl TE（pH8.0）溶解质粒 DNA，以 OD260、OD280 确定 DNA 浓度与纯度。

（二）方法二：Sepharose 4B 或 Sephacel S-1000 柱层析法

此法根据质粒 DNA 与细菌染色体 DNA 的较大分子量差异，利用分子筛原理，纯化质粒 DNA，其质量可满足内切酶分析，细菌转化实验的要求。

1. 试剂

上样液：50mmol/L Tris-HCl（pH7.5）；0.1mol/L NaCl；10mmol/L EDTA

洗脱液：TE（pH8.0）

2. 操作步骤

（1）制备 1cm×25cm 大小的层析柱，用 TE 过柱平衡。

（2）将溶于上样液中的质粒 DNA 上样，若 DNA 溶于 TE 中，可用 5mol/L NaCl 补加至终浓度为 0.1mol/L 左右。

（3）用 TE（pH8.0）洗脱，紫外监测记录分部收集洗脱液（每管 0.5ml），第一峰为质粒 DNA。

（4）将第一峰所对应的各管洗脱液合并，用酚、酚-氯仿、氯仿分别抽提 1 次。

（5）上清液加入 1/5 容积 10mol/L 醋酸铵，2 倍容积乙醇，混匀，室温放置 10 分钟，12 000×g，4℃，离心 10 分钟。

（6）弃上清，70% 乙醇漂洗，12 000×g，4℃ 离心 5 分钟，弃上清，真空蒸发乙醇 2 分钟。

（7）加入适当体积 TE（pH8.0）溶解沉淀，以 OD 值确定 DNA 含量。

（三）方法三：氯化铯-溴乙锭梯度平衡超速离心法

1. 原理　CsCl-EB 超离纯化质粒 DNA 是一种沉降平衡离心，CsCl 介质密度为 $1.7g/cm^3$，超速离心一段时间后，形成 $1\sim1.9052g/cm^3$ 的密度梯度。其一利用质粒 DNA、大肠杆菌染色体 DNA、RNA 及蛋白质的密度不同，在 CsCl 密度梯度中平衡于各等密度位置，达到纯化质粒 DNA 的效果。在中性 CsCl 溶液中，其中 RNA 的密度为 $2.0g/cm^3$，沉积于管底，蛋白质密度为 $1.3\sim1.4g/cm^3$，浮于液面。不同构型的质粒 DNA 分子及细菌染色体 DNA 的浮力密度均为 $1.7g/cm^3$ 左右，如大肠杆菌染色体 DNA 为 $1.7g/cm^3$，φX-174 为 $1.718g/cm^3$，区别不大，形成的区带较接近，回收时不易操作，故需加入 EB 以增加这两者之间的密度差异。其二，利用不同的分子构型与 EB 的结合能力不一，不但可以较好地分开质粒 DNA 与细菌染色体 DNA，而且可以分开共价闭环（CC）质粒和开环（OC）或线性（L）质粒 DNA。EB 与 DNA 分子结合后，使得 DNA 密度减小，CC 质粒分子具有超螺旋三级结构，EB 不易插入，所以与 EB 的结合量少，密度下降少；而线性（L）和开环（OC）质粒分子为正常的 DNA 双螺旋二级结构，当结合 EB 达到饱和时，在中性 CsCl 溶液中，CC 质粒比线性或开环质粒分子的密度大 0.04，从而可以相互分开，达到纯化闭环质粒 DNA 分子的目的。

2. 试剂

CsCl

EB 10mg/ml（溶于水中）

3. 操作步骤

（1）每 1ml 质粒 DNA 溶液准确加入 1g CsCl 固体，可将溶液置于 30℃ 水浴中促进 CsCl 溶解。

（2）每 10ml CsCl 质粒 DNA 溶液加 0.8ml 10mg/ml EB，使其浓度为 740μg/ml，立即充分混匀，溶液的终密度为 1.55g/ml（n=1.3860）。

（3）2000×g，室温离心 5 分钟（相当于 Sorvall SS34 转头，8000r/min）。

（4）液体顶部的绒苔状物质为细菌蛋白与 EB 形成的复合物，用棉签去除，或用吸管直接将绒苔状物下面的红色清亮液体移至新的离心管中，用石蜡油灌满管内剩余部分，小心平衡对称管之间重量。

（5）用 Beckman Ti50、Ti65 或 Ti70 转头（根据溶液体积选择离心管的大小和转头类型）或 Dupont/

Sorvall TV150 转头，225 000×g，20℃，离心过夜（相当于 VTi50，48 000r/min）。或

VTi50	48 000r/min	16 小时
VTi65	45 000r/min	16 小时
Ti50	45 000r/min	48 小时
Ti65	60 000r/min	24 小时
Ti70	60 000r/min	24 小时

（6）不使用制动刹车，缓慢停止离心，一般在自然光下就可见到离心管中部有两条红色的区带，上一条带为线性的细菌染色体 DNA 和缺口状质粒及线性质粒，下一条带为共价闭环质粒，离心管底部深红色的沉淀为 RNA-EB 复合物，顶部 CsCl 溶液与石蜡油交界面为蛋白质-EB 结合物。

（7）移去离心管管帽心，或用 21 号针头插入管上端让空气进入，收集 CC 质粒带。先用氯化锌医用胶布贴于管壁外侧 CC 质粒位置，用 21 号针头插入 CC 质粒下方，收集该带。或用 1 个特制的微量吸管，顶端套上接乳胶管和 10ml 注射器直接从管顶部小心插至 CC 质粒带下方吸出该带中 DNA。

（8）按以下步骤去除 EB ①加入等容积水饱和 1-正丁醇或异戊醇，振荡；②室温下1500r/min，离心 3 分钟，弃上层；③重复步骤①② 4~6 次，直至所有粉红色从水相中消失。

（9）将水相移入透析袋中，对 TE（pH8.0）透析，换数次 TE，透析时间 24~48 小时，OD260 定量 DNA，若 DNA 浓度太稀，可用酚/氯仿抽提 1 次后，乙醇沉淀，再溶于适量 TE 中，－20℃ 保存 DNA 溶液。

4. 注意事项

（1）CsCl-EB 梯度平衡超速离心不在 4℃ 进行离心，有两条理由：①铯盐在 4℃ 容易析出；②CsCl 等介质的许多物理数据（包括 CsCl 溶液密度）都是在 20℃ 的标准条件下定的，故一般在 pH 中性，20℃ 的情况下超速离心。

（2）EB 加入不但可方便 DNA 区带的辨认，更重要的是通过它与不同构型 DNA 分子结合使 DNA 分子的密度产生不同程度的降低，从而分离出不同构型的 DNA 分子。故 EB 的加入量不应小于 740μg/ml。

（3）若超速离心后，只见 1 条较宽的 DNA 区带时，往往标志着 DNA 超载，导致 CC 质粒区带过宽而与染色体 DNA、线性及开环质粒区带重叠。解决的办法是，吸出离心管中间的 DNA 区带与密度为 1.55g/ml 的 CsCl 溶液混匀分成 2 个离心管重新进行超速离心。

（四）方法四：CsCl-EB 预制不连续密度梯度超速离心法

本方法原理与方法三完全相同，只是预先制成不连续的 CsCl 密度梯度，使超速离心形成 CsCl 的连续密度梯度所需时间缩短至 6 小时。

1. 操作步骤

（1）将 125g CsCl 固体溶解于 167ml TE，pH8.0 中，制成密度为 1.47g/ml 的 CsCl 溶液。

（2）先加入 8ml 步骤（1）中 CsCl 溶液至 Beckman 封口的离心管中。

（3）用 TE（pH8.0）将质粒 DNA 溶液体积调至 3ml。

（4）加入 8.4g CsCl 固体至 3ml 质粒溶液中，加温至 30℃ 小心地混匀，直至溶解。

（5）用 TE（pH8.0）补充至溶液净重为 13.2g。

（6）加入 0.8ml（10mg/ml）的 EB 溶液，立即混匀，此时溶液总体积应为 7.5ml，2000×g，室温离心 5 分钟。

（7）用大口径吸管吸出绒毛状顶层以下的清亮红色溶液，直接插入步骤（2）预制的 CsCl 溶液的底部，缓慢加样于预制 CsCl（密度为 1.47g/ml）溶液的底层，若必要可用密度 1.47g/ml 溶液补足离心管，并使离心对称管重量平衡。

（8）用 Beckman Ti70.1 或 Dupont/Sorvall 65.13 转头，60 000×g，20℃ 离心 6 小时。

（9）按方法三的操作回收共价闭环质粒 DNA，并去除 EB。

所有接触 EB 的操作中应戴手套防护，EB 的溶液应按有关章节中的方法进行碱毒处理，不可直接排入下水道。

2. CsTAF 梯度密度平衡超速离心纯化质粒 DNA   CsTAF 是 Pharmacia 公司出品的一种新型超速离心介质，它比传统的 CsCl，Cs₂SO₄ 有更好的效果，其最大密度可达 2.6g/ml，分离共价闭环超螺旋质粒 DNA 时，无需用 EB 来增加不同分子构型的质粒 DNA 之间的密度差异，使得操作安全、方便、简单，省去了去除 EB 的繁杂步骤。离心后回收的 CC 质粒 DNA 可以直接用乙醇沉淀，不需透析去盐处理。

3. Dowex AG50 树脂的准备

（1）将 20g Dowex AG50 置入 100ml 1mol/L NaCl 溶液中，磁力搅拌 5 分钟后，让树脂沉积，吸去上清。

（2）加 100ml 1mol/L HCl，继续搅拌 5 分钟，沉积后去上清。

（3）用 2×100ml 去离子蒸馏水重复步骤（2），漂洗树脂 2 次，然后又用 TNE 清洗 1 次（TNE：0.1mol/L Tris-HCl pH8.0，1mol/L EDTA pH8.0，1mol/L NaCl）。

（4）树脂在含 0.2% 的叠氮化钠的 TNE 缓冲液中 4℃ 贮存。

（5）在 1 个无刻度吸管中，注入已处理的 Dowex AG50 树脂，灌制柱床容积为 1ml 的层析柱。

4. 层析去除 EB

（1）用 2 倍以上柱床容积的 TE（pH8.0）上柱平衡层析柱，然后将含 EB 和 CsCl 的质粒溶液直接上样。

（2）立即收集流出液，当柱上溶液全部进入柱床时，马上加入 1.2 倍柱床容积的 TE pH8.0 洗柱，继续收集洗脱液。

（3）当柱上液体流干后，再用 2 倍容积的去离子水洗柱。

（4）收集的洗脱液约为样品上样前体积的 6 倍，加入 2 倍体积乙醇，4℃ 放置 15 分钟沉淀 DNA，日立离心机，50ml 管，12 000r/min，离心 15 分钟。

（5）去净上清，用 70% 乙醇漂洗 DNA 沉淀，再 12 000r/min，离心 5 分钟，弃上清，用消毒小滤纸擦干管壁，真空干燥蒸发乙醇 2 分钟。

（6）用 1ml TE（pH8.0）溶解 DNA 沉淀，OD260 测定 DNA 含量，DNA 溶液 −20℃ 贮存备用。

（五）方法五：NaCl 超速离心去除质粒 DNA 中小分子量 RNA

虽然 CsCl-EB 密度梯度平衡超速离心纯化的质粒，已去除极大部分 RNA 分子，但仍含有少量小分子 RNA，分子数目仍为可观，对一些要求不污染小分子量 RNA 的实验，如核酸酶 BAL31 的消化或用 T₄ 激酶进行 5′ 端标记等，还需要进一步去除小分子量 RNA 的污染。

操作步骤

（1）用 0.1 体积 3mol/L 醋酸铵（pH5.2）和 2 倍容积乙醇沉淀 DNA 后，将沉淀溶于 TE（pH8.0）中，使其终浓度大于 100μg/ml，再加无 DNA 酶的 RNA 酶 A 至 10μg/ml，室温下保温 1 小时。

（2）在 Beckman SW5 0.1 离心管（或型号相当的其他转头）中，先加入 4ml 含 1mol/L NaCl 的 TE（pH8.0），再加一层 1ml 的经 RNA 酶 A 处理的质粒 DNA，于 Beckman SW5 0.1 转头，20℃，40 000r/min，离心 6 小时，质粒 DNA 沉淀于管底，而小分子量 RNA 仍在上清中。

（3）弃上清，将质粒 DNA 沉淀再溶解于 0.5ml TE（pH8.0）缓冲液中，加 50μl 3.0mol/L 醋酸铵（pH5.2），移入 1 个新离心管，加 1ml 乙醇混匀，4℃，10 分钟沉淀 DNA，12 000r/min，4℃，离心 15 分钟，弃上清，干燥蒸发乙醇，DNA 溶于适量 TE 中。

（六）方法六：生物凝胶（Bio-Gel）A-150 层析去除 RNA

1. 操作步骤

（1）按照 NaCl 离心法步骤 1 用 RNA 酶 A 处理质粒 DNA 样品。

（2）用等体积酚抽提质粒 DNA。

（3）以 Bio-Gel A-150m 或 Sepharose CL-4B 层析柱，（1cm×10cm），用 TE（pH8.0），0.1% SDS 平衡洗柱。

（4）将 1ml 左右质粒 DNA 溶液上样，用含 0.1% SDS 的 TE（pH8.0）连续洗柱，立即收集洗脱液，分部收集，每 1 管 0.5ml。

（5）收集 15 管后，关闭柱底，每管取 $10\mu l$ 样品通过 0.7% 的琼脂糖凝胶电泳进行分析，确定质粒在收集管中的分布。

（6）根据电泳结果合并含质粒 DNA 收集管中的溶液，加 2 倍体积乙醇 4℃ 10 分钟沉淀，然后用大于 $10\,000 \times g$，4℃ 离心 15 分钟，弃上清，DNA 沉淀溶于适当体积的 TE（pH8.0）缓冲液中。

2. 注意事项　由于 Bio-Gel A-150m 和 Sepharose CL-4B 层析柱中所含的极微量质粒 DNA 很难除尽，为避免污染，每个层析柱只使用一次。

五、噬菌体 DNA 的提取与纯化

（一）噬菌体的效价测定

噬菌斑形成单位（pfu）：在上层琼脂长好的菌苔上加入噬菌体，噬菌体感染细胞后使细菌裂解，1 个噬菌体经反复多次的感染与裂解，在 1 个很小的区内产生 10^7 左右个噬菌体，并在菌落上形成 1 个清晰的噬菌斑。每 1 个最初感染细胞的噬菌体，代表 1 个噬菌斑形成单位。

噬菌体效价：单位体积样品中的噬菌体可形成噬菌斑的数目称为噬菌体效价，其单位为 pfu/ml，它表明样品中含有活噬菌体的数量。为了测定样品中的噬菌体效价，可取少量样品涂在菌苔上，平板表面划成方格，数出其中的噬菌斑数目，从而推算出每 ml 样品的 pfu 数。

1. 试剂

LB（Luria-Bertani）培养液

麦芽糖（20%，W/V），高压灭菌

$10mmol/L\ MgSO_4$

LB 上层琼脂含 $10mmol/L\ MgSO_4$

LB 琼脂平板

大肠杆菌 LE392

LB 上层琼脂糖：100ml LB 培养液中加 0.8g 琼脂糖，高压灭菌，冷至 48℃ 加 1ml 灭菌的 $1mol/L\ MgSO_4$ 至终浓度为 $10mmol/L$。

TMG 缓冲液：$10mmol/L$ Tris-HCl（pH7.4）；$10mmol/L\ MgSO_4$；0.01% 白明胶；加水至 100ml

2. 操作步骤

（1）50ml 灭菌的 LB 培养液加入 $0.5\sim1ml$ 无菌的 20% 麦芽糖和 0.5ml $1mol/L$ 的 $MgSO_4$，接种 1 个单菌落（如 LE392 菌株适应于 $EMBL_3$ 噬菌体生长）。

（2）37℃ 振荡待细菌生长至 OD600 为 0.5 时，$3000 \times g$，离心 10 分钟，收集菌体用 25ml 灭菌的 $10mmol/L\ MgSO_4$ 重新悬浮细胞沉淀物，即为供倒平板的细胞，在 4℃ 至少可保存 1 周。

（3）取 $1\mu l$ 噬菌体用 TMG 缓冲液作出系列 10 倍稀释管，然后每个稀释度都取 $1\mu l$ 稀释后噬菌体分别加至不同的灭菌培养试管中。所用稀释度应预计在 1ml 含有可以计数的噬菌斑形成单位范围，即稀释度应覆盖待测样品的预期噬菌体效价。许多噬菌体原液的效价通常为 $10^8\sim10^{10}$ pfu/ml。

（4）分别加 $200\mu l$ 涂布细菌至每只含 $1\mu g$ 已稀释的噬菌体培养试管中，混匀后，37℃ 保温 15 分钟。

（5）高压灭菌的上层琼脂冷至 $40\sim50℃$ 时，取 2.5ml 加至每只培养试管中，混匀，立即铺板于 90mm 培养皿的底层琼脂上。底层琼脂平板应预先制好，使用前应在 37℃ 预热平衡。平板的底面应划出格子以便于计数。

（6）室温放置 15 分钟待上层琼脂凝固。

（7）倒置平板，37℃ 培养过夜。

（8）计算每只平板上的噬菌斑数，推算原待测样品的噬菌体效价，用 pfu/ml 表示。

3. 注意事项

（1）不能让噬菌斑过分生长，连成一片。

（2）不加噬菌体的涂布细胞在对照平板上不应出现噬菌斑，否则说明操作中有噬菌体污染。

（二）噬菌体的制备

本法可达到以下两个目的：①快速鉴定多份样品的噬菌体克隆；②为以后的大量制备噬菌体提供

原液。

按每个克隆10ml高效价裂解液准备，实际操作中可根据具体情况按比例或放大或缩小，10ml裂解液中，一部分可制备几微克噬菌体DNA做内切酶分析鉴定，以决定哪个噬菌体克隆应大规模扩增，剩余部分作为噬菌体原液4℃贮存，用于起始大量噬菌体制备。

1. 试剂

LB培养液

1mol/L MgSO₄

氯仿

TM缓冲液：50mmol/L Tris-HCl（pH7.4）；10mmol/L MgSO₄

1mg/ml DNA酶Ⅰ，用TM缓冲液新鲜配制

聚乙二醇-6000（PEG-6000）

0.5mol/L EDTA（pH8.0）

5mol/L NaCl

SS-酚

酵母tRNA（10mg/ml）水溶液

2. 准备工作

（1）从文库中挑选的噬菌体克隆或噬菌体克隆载体（如EMBL₃，EMBL₄或Charon 28等），将噬菌体经适当稀释后倒平板以获得单个噬菌斑。

（2）用10mmol/L MgSO₄，新鲜配制的LE392细胞（或相应受体菌株）供倒平板使用。

3. 制备10ml细菌培养裂解液的操作步骤

（1）加10ml LB培养液至50ml带盖的无菌管中，再加MgSO₄至终浓度为10mmol/L。

（2）用微量移液枪吸少许LB培养液，将原种平板上的单个噬菌斑连同下面的琼脂块移入培养管中，1个噬菌斑大约含有10⁷个噬菌体。

（3）加入50μl供倒平板用的LE392细胞。

（4）良好通气条件下，剧烈振荡6～12小时，培养液先浑浊，随后由于溶菌而澄清，裂解液中可见细胞碎片。

（5）若培养物中细菌不能被裂解，可改变步骤（3）中加入LE392细菌的数目进行尝试。

（6）细菌裂解后，加入100μl氯仿，37℃振荡2分钟。

（7）3000×g，室温下离心10分钟，去除细胞碎片。

（8）将上层水相移入新管，每10ml裂解液，加100μl灭菌的1mol/L MgSO₄。

（9）连续稀释上清，按本节五（一）方法倒平板测定裂解液效价，好的裂解液效价为5×10⁸～10⁹pfu/ml，将裂解液4℃保存。

4. 小量制备噬菌体DNA

（1）在10ml裂解液中加入10ml TM缓冲液，320μl新鲜配制的DNA酶Ⅰ溶液，温和倒置离心管数次混匀，室温下放置15分钟，勿剧烈振荡，注意不要让DNA酶Ⅰ污染吸管或其他器具。

（2）加入2ml 5mol/L NaCl，2.2g固体PEG-6000，使PEG完全溶解，冰上放置15分钟。

（3）4℃，12 000×g，离心10分钟。

（4）弃上清，用300μl TM缓冲液悬浮噬菌体沉淀物，并移入1.5ml Eppendorf管中。

（5）加入300μl氯仿，充分混匀，12 000×g，离心5分钟，取出上层水相，再用氯仿抽提1次。注意吸上层水相时不要带出水与氯仿两相界面间的PEG。

（6）在水相中加入15μl 0.5mol/L EDTA，pH8.0，30μl 5mol/L NaCl混匀。

（7）加350μl SS-酚，剧烈振荡混匀，12 000×g离心5分钟，取上层水相移入另1个清洁Eppendorf管中，再用等体积氯仿重复抽提1次。有时由于盐浓度较高，酚在上层，水相在下层。

（8）上清加875μl乙醇，冰浴10分钟后，4℃，12 000×g离心5分钟，去上清，沉淀用80%乙醇漂

洗，4℃，12 000×g，离心2分钟，弃乙醇，消毒滤纸小条擦净管壁，真空干燥2分钟。

（9）加50μl TE溶解噬菌体DNA，可用于内切酶鉴定，并进行亚克隆操作。

最初效价为10^{10}pfu/ml的噬菌体，其每毫升裂解液可提取2～5μg DNA。

（三）大量提纯噬菌体DNA

以大量制备λ噬菌体为例。λ噬菌体感染细胞有2种方法：①低系数细菌感染，先感染小量细菌培养物，然后再转到大体积培养基中。在噬菌体浓度低时，未感染的细菌可继续分裂几个小时，随着噬菌体的感染与扩增，最后使培养基内的所有细菌感染而完全裂解；②高系数细菌感染，与低系数感染不同，它是1次性高浓度噬菌体感染大部分细菌，使细菌在短时间（3～5小时）内完全裂解。

1. 低系数感染

（1）将100ml NZCYM培养基加至500ml三角瓶中，接种适当菌株的单个菌落，37℃，300r/min强烈振荡培养至OD600为0.5，通过OD600计算细菌浓度（1OD600 = 8×10^{8}个细菌/ml）。

（2）将培养物分成4份（每份25ml，含10^{10}个细菌）。400g，室温离心10分钟，弃上清。

（3）每份培养物用3ml SM液悬浮。

（4）加入噬菌体迅速混匀，加入噬菌体的数目较为重要。对于生长好的EMBL3、4、λgt系列噬菌体，每10^{10}个细菌加入5×10^{7}pfu；对于生长较差的Charon噬菌体系列，则要加入5×10^{8}pfu。最好进行预实验确定最佳感染系数。

（5）37℃间歇振荡培养20分钟。

（6）将每份感染的培养物加至含500ml 37℃预热的NZCYM培养基的2L三角瓶中，37℃强烈振荡培养过夜。

细菌和噬菌体同时伴随生长，9～12小时后培养物开始裂解，完全裂解的培养物中含有大量细菌碎片，有的呈细片状沉淀，有的呈丝状团块，若将培养基透光观察，不应见到由高密度未被溶解细菌产生的不同折射率的纹线或丝状外观。

（7）每瓶中加入10ml氯仿，继续摇荡培养30分钟，然后提纯噬菌体。

2. 高系数感染

（1）在50ml三角瓶中加入10ml NZCYM培养基，接种适当菌株的单个菌落，37℃，300r/min强烈振荡培养过夜。

（2）将装有500ml NZCYM培养液的2L三角瓶在37℃下预热，然后接种1ml过夜培养物强烈摇荡培养至OD600为0.5，一般需要3～4小时。

（3）加入10^{10}pfu λ噬菌体，37℃继续强烈摇荡培养，直到细菌完全裂解，一般需要3～5小时。对于不同的噬菌体，为了获得最大产率，应随时调整感染系数和培养时间。

（4）加入10ml氯仿，继续摇荡，37℃培养10分钟，然后进行噬菌体提取。

（四）λ噬菌体的纯化

1. 方法一：纯化的标准方法

（1）将细菌裂解液冷却至室温，加入胰DNA酶Ⅰ和RNA酶，二者终浓度均为1μg/ml，混匀后室温30分钟。利用这两种酶的粗制品消化细菌裂解后释放的核酸，以防噬菌体颗粒被黏稠的细菌核酸包裹。

（2）每500ml裂解液加入29.2g固体NaCl，至终浓度为1mol/L。慢慢溶解，冰浴1小时。

（3）11 000×g，4℃离心10分钟，沉淀细菌碎片，小心吸出上清液。

（4）加入固体PEG8000至最终浓度10%（W/V），即500ml上清中含50g PEG，用磁力搅拌器缓慢搅匀直至PEG完全溶解。

（5）冰浴1小时，让噬菌体沉淀，11 000×g，4℃离心4分钟，弃上清，将离心管倾斜倒置5分钟，使剩余液体流出沉淀，吸净液体。

（6）用8ml SM悬浮噬菌体沉淀，彻底洗涤黏附在管壁上的噬菌体。

（7）加入等体积氯仿，振荡30秒钟，抽提去除PEG和细菌残余碎片。3000×g，4℃离心15分钟，吸出含噬菌体的上层水相。

（8）测量上层体积，每 ml 加入 0.5g CsCl，轻轻混匀至 CsCl 完全溶解。

（9）在 Beckman SW41 或 SW28 离心管中，先按密度渐减的顺序依次铺好 CsCl 溶液（3 种不同密度的 CsCl 溶液见表 1-1-1）。最后将已溶好 CsCl 的噬菌体溶液铺于最上层，在密度 1.50g/ml 与 1.45g/ml 两层界面的管壁外壁作记号，用 0.5g/ml 的 CsCl 充满离心管并平衡对称管。

（10）22 000r/min 4℃离心 2 小时，在 1.50g/ml 与 1.45g/ml 两层不同 CsCl 密度的交界面，可以看见一蓝色噬菌体颗粒带。若噬菌体产量低时，背景衬以黑色，从上面照光，可帮助认识噬菌体带。

表 1-1-1　用 SM 配制不同密度的 CsCl 溶液（100ml）

密度（P）g/ml	CsCl（g）	SM（ml）	折射率（η）
1.45	60	85	1.3768
1.50	67	82	1.3815
1.70	95	75	1.3990

附：SM 缓冲液：5.8g NaCl，2.0g $MgSO_4$，50ml Tris-HCl，pH7.5，5ml 2% 明胶，加入至 1000ml。

（11）用乙醇擦净离心管外壁，干燥后，贴上橡皮膏，用 21 号针头从噬菌体带下方穿入管内，收集噬菌体带，不要混入其上方带中的溶液，否则会污染细菌碎片和噬菌体解聚物。也可用带长乳胶管的细长弯口的玻璃吸管，套上 10ml 注射器从离心管管口插入噬菌体带下方抽出噬菌体。

（12）将收集液移入 Beckman Ti50 或 SW50.1 转头的相应离心管，加入密度为 1.5g/ml 的 CsCl 溶液混匀。Ti50 转头：38 000r/min，4℃离心 24 小时或 SW50.1 转头：35 000r/min，4℃离心 24 小时。按步骤（11）收集噬菌体带。将噬菌体溶液移入 1 个紧盖管帽的试管中 4℃贮存。

（13）**注意事项**　①λ 噬菌体对螯合剂非常敏感，为防止噬菌体外壳蛋白质解聚，在操作中必须加入镁离子（10~30mmol/L）；②若噬菌体产量低，应测定各阶段样品中噬菌体效价单位颗粒的数目，找出原因。

2. 方法二：沉淀噬菌体颗粒

（1）按标准方法提取至步骤（7），不加入 CsCl 进行以下步骤。

（2）用 Beckman SW28 转头，25 000r/min，4℃离心 2 小时。

（3）弃上清，管底可见噬菌体沉淀，再加入 1~2ml SM 溶液，4℃静置过夜。若有可能，则固定于摇床上低速振荡过夜。

（4）第二天，温和吹吸溶液，保证所有噬菌体颗粒悬浮。

（5）提纯噬菌体 DNA。

本法制品不如 CsCl 梯度离心所得样品纯净，但对于制备 λ 噬菌体亚克隆或制备 M13 载体和 λ 噬菌体双臂等都是一个简易的方法。

3. 方法三：甘油分级梯度法

（1）按标准提取方法进行至步骤（5），接以下步骤。

（2）用 5~10ml TM 液悬浮 1L 培养物中的噬菌体沉淀。

TM 液：50mmol/L Tris-HCl（pH7.8），10mmol/L $MgSO_4$

（3）加入等体积氯仿，振荡 40 秒钟，3 000×g，4℃离心 15 分钟，吸出含噬菌体的上层水相。

（4）Beckman SW41 离心管中按以下方法制备甘油分级梯度：①3ml 含 40% 甘油的 TM 溶液铺入管底；②在其上小心铺一层 4ml 含 5% 甘油 TM 溶液；③在甘油层上小心加入步骤（3）抽提后的噬菌体溶液；④用 TM 溶液补满全管，平衡对称离心管。

（5）Beckman SW41 转子，35 000r/min，4℃离心 60 分钟。

（6）弃上清，按每升原培养物中噬菌体加 1ml TM 重新悬浮噬菌体沉淀。

（7）加入胰 DNA 酶 I 和 RNA 酶，终浓度分别为 5μg/ml 和 1μg/ml，37℃消化 30 分钟。

（8）加入 0.5mol/L EDTA，pH8.0 至终浓度 20mmol/L，混匀。

（9）λ 噬菌体 DNA 提取。

4．方法四：CsCl 平衡梯度离心法

当噬菌体制备量在 1L 或 1L 以内时，可以不用 CsCl 分级梯度离心。

（1）按标准方法至氯仿抽提后（步骤7），测量水相体积，每毫升加入 0.75g CsCl，轻轻混匀至溶解。

（2）用 TM（含 0.75g/ml CsCl）补满全管，Beckman Ti50 转头，38 000r/min 或 SW5 0.1 转头 35 000r/min，4℃离心 24 小时。

（3）按标准方法中步骤（11）收集噬菌体颗粒带，移入 1 个紧盖的试管中，与 CsCl 一起在 4℃下贮存。

5．噬菌体 λDNA 的提取

（1）用噬菌体制品 1 000 倍体积的以下溶液，室温下透析去 CsCl：10mmol/L NaCl$_2$；50mmol/L Tris-HCl（pH8.0）；10mmol/L MgCl$_2$。

（2）换上缓冲液再透析 1 小时。

（3）将透析完毕的噬菌体溶液移至 1 个离心管中，使之仅占离心管容积的 1/3。

（4）加入 0.5mol/L EDTA（pH8.0）至终浓度 200mmol/L。

（5）加链霉蛋白酶（自身消化）至终浓度为 0.5mg/ml，或蛋白酶 K 至终浓度 50μg/ml。

链霉蛋白酶粉末溶于 10mmol/L Tris-HCl（pH7.5），10mmol/L NaCl 溶液中至其浓度为 20mg/ml，溶解后，37℃保温 1 小时，小剂量分装贮存于 −20℃。

（6）加 10%（W/V）的 SDS 至终浓度为 0.5%，将管反复倒置数次混匀。

（7）37℃（链霉蛋白酶）或 65℃（蛋白酶 K）保温 1 小时。

（8）冷至室温后，加等体积酚（50mmol/L Tris-HCl，pH8.0 平衡）反复倒置管数次混合，室温下，3000×g，离心 5 分钟，用广口吸管将水相移入 1 个清洁管中。

（9）用酚/氯仿、氯仿各抽提 1 次。

（10）将水相移至透析袋中，4℃对 1000 倍体积的 TE（pH8.0），换液 3 次透析过夜。

第四节　DNA 片段的分离及纯化

在含有各种不同大小的 DNA 混合物中（如内切酶酶解的 DNA），分离纯化特定分子量的 DNA 片段，是基因工程技术中的基础工作。虽然层析、选择性沉淀等方法可达到上述目的，但是实验室中最常采用的，还是凝胶电泳分离和回收的方法。下面主要介绍琼脂糖凝胶电泳等几种回收 DNA 片段的方法。

一、从琼脂糖凝胶中回收 DNA 片段的原则

（一）去除 DNA 样品中的杂质

琼脂糖是从琼脂中提取出来的，其中含有较多的酸根和羟基多糖。目前大多数级别的琼脂糖中混有硫酸酯多糖，这种物质能抑制基因克隆中使用的多种工具酶的活性，如 DNA 限制性内切酶、连接酶、激酶及聚合酶，在回收 DNA 时应尽量减少这些酶抑制剂的污染。不管用哪种方法，回收 DNA 片段的溶液，要用 2.5mol/L 醋酸铵和乙醇沉淀，再用 70% 乙醇漂洗数次，这样处理，可以很有效地去除一些有害的有机分子和无机盐沉淀。已被列为实验操作常规。近年来琼脂糖的质量有较大提高，如低熔点琼脂糖，不但熔点降低到 65℃左右，更重要的是，其中 DNA 工具酶的抑制物含量很少，所以有些低熔点琼脂糖可以直接在其溶液中对 DNA 进行内切酶消化和 DNA 片段之间的连接反应。

（二）提高 DNA 片段的回收率

DNA 的回收率与 DNA 片段的大小有一定关系，随着 DNA 分子量的增大，回收率明显下降，大于 20kb 时，回收率低于 20%。这是由于大的 DNA 片段与 DEAE 纤维素纸的结合力强，很难洗脱下来。DNA 片段的含量与回收率也有较密切关系，量越少回收率越低，若 DNA 片段量小于 500ng 时，几乎很难回收。

回收 DNA 片段应该注意以下事项：①提高 DNA 上样量；②减小 DNA 回收时的洗脱容积，若容积过大时，可先用正丁醇进行溶液浓缩；③正确选择回收 DNA 片段的方法。DEAE 纤维素纸电泳法适用于 500bp 到 5kb 大小的 DNA 片段的回收；电洗脱法适用于回收 5kb 以上的 DNA 片段；低熔点琼脂糖回收法较前两类方法的回收率低，但操作简单，甚至加一定缓冲液融化后即可直接进行反应。

二、DEAE 纤维素纸插片电泳法

本法是 Dretzen 于 1981 年在 Girvitz 方法基础上改进而成的。DEAE 纤维素即二乙基氨基乙基（diethylaminoethyl）纤维素，在它的纤维骨架链上，连接有许多阳离子交换基团，是一种吸附阴离子基团的阴离子交换纤维素，它能结合带负电荷的 DNA 分子。DNA 片段经琼脂糖凝胶电泳分离后，将感兴趣的电泳 DNA 片段转移至 DEAE 纤维素纸上，然后再用高离子缓冲液从 DEAE 滤膜上洗脱 DNA。

本法的优点是操作较简单，可以同时进行多个 DNA 片段的回收，对于 5kb 以下的 DNA 片段回收率好，回收 DNA 样品的纯度非常高，可用于转基因动物实验，在以后的 DNA 工具酶操作前，不需进一步用 DEAE-Sephacel 柱纯化。此法的缺点是对于 5kb 以上的 DNA 片段的回收率较低，结合在 DEAE 滤膜上的单链 DNA 也很难洗脱，不宜用于 15kb 以上的双链 DNA 片段及任何大小的单链 DNA 回收。

1. 试剂

DEAE 纤维素纸（如：Schleicher & Schuell NA-45）

10mmol/L EDTA（pH8.0）

0.5mol/L NaOH

低盐漂洗缓冲液：50mmol/L Tris-HCl（pH8.0）；0.15mol/L NaCl；10mmol/L EDTA（pH8.0）

高盐洗脱液：50mmol/L Tris-HCl（pH8.0）；1mol/L NaCl；10mmol/L EDTA（pH8.0）

酚/氯仿

10mol/L NH$_4$Ac

3mol/L NH$_4$Ac（pH5.2）

TE（pH7.6）

乙醇

2. 操作步骤

（1）内切酶酶解 DNA 样品，使感兴趣的 DNA 片段量在 500ng 以上，适当浓度的琼脂糖凝胶（含 0.5μg/ml EB）电泳分离 DNA 片段，用手提式长波紫外线灯观察确定所需 DNA 片段的带型位置。

（2）在所需 DNA 带的前缘，用眼科解剖刀切开凝胶，切口长度略宽于 DNA 区带的宽度（两侧各长出 2mm）。

（3）戴上手套，剪下一长方形小片 DEAE 纤维素纸，宽度略大于琼脂糖凝胶的厚度，长度与凝胶上的切口相当，将 DEAE 纤维纸片浸入 10mmol/L EDTA（pH8.0）溶液中 5 分钟，再浸入 0.5mol/L NaOH 溶液中 5 分钟，然后用无菌水漂洗 6 次。处理好的 DEAE 纤维素纸若不马上使用，可以在无菌水中 4℃保存几周。使用过大的 DEAE 纤维素纸片，会减低 DNA 的回收率。

（4）用扁头镊（鸭嘴镊）轻轻分开凝胶切口，小心插入 DEAE 纤维素纸片，撤出镊子，小心使切口紧密合拢，不要在 DEAE 滤膜与凝胶之间留下气泡。

（5）用 5V/cm 的电压继续电泳，直到所需的带全部迁移到 DEAE 纤维素纸片上为止。不时用手提式长波紫外线灯观察电泳进展情况。其间应注意：①电泳缓冲液只需刚好遮盖凝胶表面，过多的缓冲液应用吸管吸去；②当所需 DNA 带迁移入滤膜上后，不必再延长电泳时间，否则则会带上一些琼脂糖中的杂质；③最好在所需 DNA 区带的后面插入 DEAE 纤维素纸片，以防止不需要的 DNA 分子电泳至滤膜上。

（6）停止电泳，用鸭嘴镊取出所需的 DEAE 纤维素纸片，室温下，浸于 5~10ml 低盐漂洗缓冲液中，洗去滤膜表面黏附的琼脂糖颗粒。不要让 DEAE 纤维素纸干燥，否则会导致 DNA 不可逆地结合在纤维素纸上而洗脱不下来，影响回收率。

（7）将 DEAE 纤维素纸片转移至 Eppendorf 管中，加入适量的高盐洗脱液淹没纸片，纸片可轻柔折叠或挤压，但不能过度挤紧，65℃保温 30 分钟，不时振荡并检查纸片是否完全浸没在液体中。

（8）吸出洗脱液再加入适当体积的洗脱液，65℃保温 15 分钟，合并两次洗脱液，用紫外线灯检查纸片上是否还有溴乙锭染色的 DNA。

（9）洗脱液用酚/氯仿抽提 1 次，上清用 0.2 倍体积的 10mol/L 醋酸铵和 2 倍体积的乙醇（4℃预冷）室温沉淀 10 分钟，12 000×g，室温离心 20 分钟，弃上清，DNA 沉淀用 70% 乙醇漂洗数次，12 000×g，再离心 5 分钟，去乙醇，真空干燥 2 分钟，加 3～5μl TE(pH7.6)溶解 DNA。应注意：①加入 10μg 的载体 RNA（酵母 tRNA）可以增加低浓度 DNA 的沉淀回收率；②若 DNA 样品用于小鼠卵细胞的显微注射，步骤（9）中沉淀应悬浮在 200μl TE（pH7.6）缓冲液中，再加入 25μl 3mol/L 醋酸钠（pH5.2），2 倍体积乙醇重新沉淀 DNA 1 次，然后溶于 3～5μl TE（pH7.6）缓冲液中备用。

（10）取 50ng 左右的 DNA 进行电泳，检查回收的质量并参照分子量标准的相近区带，估计 DNA 样品的浓度。

操作中应注意：①为了从 DEAE 纤维素纸片中充分洗脱 DNA，可适当增加高盐洗脱液的用量，再用未经水饱和的正丁醇抽提浓缩洗脱液，同时去 EB，然后用乙醇沉淀 DNA；②若滤膜面积较大，可采用以下方法洗脱：A. 在 1 只 0.5ml Eppendorf 管底部穿 1 个细孔，套在 1 个 1.5ml 的 Eppendorf 管中；B. DEAE 滤膜放入小 Eppendorf 管中，用防水蜡膜从管外面封住管底细孔，加入高盐洗脱液，将滤膜用玻璃棒搅成碎片，65℃保温 30 分钟；③将 0.5ml Eppendorf 管底的蜡膜去掉，套上 1 个去盖的 1.5ml Eppendorf 管，离心 30 秒钟，再加高盐洗脱液，离心 1 次，合并两次洗脱液，以后操作同步骤（9）、（10）。

三、电泳洗脱法

这种方法是特定的 DNA 片段电泳迁移出凝胶介质，进入 1 个可以回收的固定的小容积溶液中，再从该溶液中纯化 DNA 片段。其中，有许多不同的操作方法，主要是透析袋和非透析袋两大类。电泳洗脱 DNA 片段的最大特点在于对用其他方法回收率差的 DNA 有较好的回收效果，其质量可以满足 DNA 酶切反应和 DNA 连接反应的要求。在此，介绍 5 种方法。

（一）方法一：透析袋电泳洗脱法

1. 试剂

1×TAE

0.5×TBE（或 0.2×TBE）

TE（pH8.0）

酚/氯仿（50:50）

乙醇（无水乙醇及 70% 乙醇）

2. 准备工作 透析袋处理：①剪下许多段长度为 25cm，直径为 13mm 的透析袋；②将透析袋浸没于 2% NaHCO₃ 和 1mmol/L EDTA 溶液中加热至沸腾，在沸水中放置 10～15 分钟；③用蒸馏水反复彻底冲洗袋内壁；④乙醇冲洗两遍，然后用 1mmol/L EDTA（pH8.0）冲洗 2 次；⑤将透析袋完全浸没在 1mmol/L EDTA（pH8.0）中，4℃保存。

3. 操作步骤

（1）在长波紫外线灯下检查电泳 DNA 分离的结果，确定需要回收 DNA 区带的位置，用比较清洁的解剖刀切下含所需 DNA 区带的凝胶。凝胶尽可能小，照像记录切胶前后结果。一定要用长波（300～360nm）紫外线，观察的时间应尽可能短，以减少紫外线对 DNA 片段的损伤。操作时应注意个人防护。

（2）用透析袋夹夹紧处理好的透析袋一端，用 1×TAE 或 0.5×TBE 充满透析袋至外溢程度，将切下的凝胶块放入透析袋中。

（3）去掉透析袋中大部分电泳缓冲液，同时排出气泡，透析袋中的液体量应以凝胶块恰好浸没于液体为好。用透析夹夹紧另一端，不要带入气泡，并检查透析袋两端的是否夹紧。

（4）将透析袋刚好浸泡于 1×TAE 的电泳槽中，使凝胶条块的纵长对电场方向垂直。

（5）用 4～5V/cm 电压降进行电泳，使 DNA 分子迁移出凝胶，进入透析袋的溶液中，不时用手提式长波紫外线灯监视胶块内 DNA 残存量，一般需要 2～3 小时。

（6）若凝胶内看不到 DNA 区带而在透析袋内侧可以观察到红色荧光，应停止电泳洗脱，倒置变更电极（阴、阳两极互换）。电泳 1 分钟，以解离透析袋上的 DNA 分子。

（7）打开透析袋，吸出缓冲液，再用少量 1×TAE 或 0.5×TBE 冲洗透析袋，合并两次液体。

（8）凝胶块置于含 0.5μg/ml EB 的 TAE 或 TBE 中染色 30 分钟，以确认 DNA 已全部洗脱。

（9）将透析袋中的 DNA 溶液先在 Eppendorf 离心机上离心 15 秒钟，以去除凝胶碎片。

（10）上清用酚/氯仿抽提 2 次，用乙醇沉淀，70% 乙醇漂洗 DNA 沉淀 1 次。

（11）弃上清，真空干燥 2 分钟，加入 25μl TE（pH8.0）溶解 DNA。

（12）取 5μl DNA 样品电泳以测定 DNA 样品的浓度和纯度，−20℃ 保存样品备用。

（二）方法二：槽沟电泳洗脱法

本法不需特殊的电洗脱设备，DNA 混合物经凝胶电泳分离后，在感兴趣的 DNA 区带前挖 1 槽沟，DNA 电泳迁移到槽沟电泳液中，收集沟内电泳液回收 DNA 片段。此法操作简单、快速、回收率高，但需在洗脱过程中不时吸出沟内溶液并补充适量电泳液，这一缺陷可通过在槽沟的正极面加 1 单层透析袋解决。

1. 操作步骤

（1）DNA 样品经琼脂糖凝胶电泳分离后，用长波紫外线确定所需 DNA 片段的区带位置。

（2）用眼科解剖刀或其他锋利刀片，在所需 DNA 带前缘凝胶挖出 1 条槽沟，槽沟长度以每侧比 DNA 带宽 2mm 左右为宜，宽度为 0.5~1cm 左右。

（3）使电泳槽中电泳缓冲液平面刚好与凝胶表面相平，在槽沟阳极面加贴适当大小的单层透析袋，以防止 DNA 迁移到槽沟的电泳出溶液后又很快进入凝胶，然后在槽沟内注入电泳缓冲液恰好与凝胶表面相平。

（4）恢复电泳，可见 DNA 迁移入槽沟电泳液中，若 DNA 量较多，吸出沟内电泳液，再补充新的缓冲液，继续电泳直至所需 DNA 带全部进入溶液，交换电极，电泳 30 秒钟，以便透析袋壁上的 DNA 释放下来，吸出沟内所有溶液，再用 1/2 槽沟内体积的电泳液冲洗槽沟，合并全部 DNA 回收溶液。

（5）用酚、酚/氯仿、氯仿分别抽提 DNA 回收液，乙醇沉淀 DNA，溶于适当体积的 TE 中，或用 DEAE-Sephacel 柱层析纯化回收的 DNA。

2. 注意事项

（1）在所需 DNA 带前挖槽沟时，凝胶切割应整齐，去掉沟内凝胶后，应用电泳液反复冲洗去除沟内剩余的凝胶颗粒。

（2）若槽沟内的阳极面不加贴单层透析袋，电洗脱时应每 2~3 分钟回收槽内溶液，以防溶液中的 DNA 又迁移至阳极面凝胶降低 DNA 回收率。透析膜只用一层即可。

（三）方法三："V"字形内槽电洗脱法

1. 原理　本法使用 1 个特殊的电洗脱装置（图 1-1-1），其原理是在 V 字内槽的底部加入高离子浓度的电泳缓冲液，其上部分及整个电泳外槽中加入低离子浓度电泳液，DNA 迁移至高离子浓度溶液部分时，由于此处电荷多，电阻极小，电压降很小，DNA 迁移率急剧下降，在 2 小时内，DNA 几乎不能迁移出该高离子浓度溶液，从而达到回收并浓缩 DNA 的目的。其优点是：不需透析膜，同时可以回收多个不同的 DNA 样品，回收率高，也可以用于 RNA 及蛋白质特定分子的回收，洗脱体积小（50μl），具有浓缩功能，洗脱时间短（30 分钟），操作简单安全。回收的 DNA 的纯度适用于分子生物学中大多数工具酶反应。这种"V"字槽回收装置可以从 Pharmacia 公司及国内北京东方仪器厂购得。

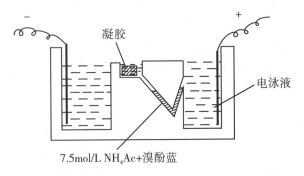

图 1-1-1　"V"字形槽电洗脱法示意图

2. 试剂

高盐电洗脱缓冲液：7.5mol/L 醋酸铵；1% 甘油；10mmol/L Tris-HCl（pH7.8）；0.05% 溴酚蓝；0.1 或 0.5×TBE 电泳缓冲液

酚、氯仿、乙醇

3. 操作步骤

(1) 在长波紫外线灯下，切割下含所需DNA带的凝胶条，将凝胶条置于"V"字内槽负极端贮胶室中。

(2) 用带长针头的注射器或枪头上套细长硅胶管的微量移液枪，向"V"字内槽管底加入50～100μl高盐电洗脱液，然后用0.1或0.5×TBE充满"V"字内槽，最后在电泳装置中灌入0.1或0.5×TBE至恰好与置胶室中凝胶表面相平，注意不要使TBE溢过中央隔板。

(3) 接通电源，100V电源洗脱20～40分钟，用手提式长波紫外线灯检查凝胶条中DNA带是否完全洗脱。若需长时间电洗脱，"V"字内槽底部的高盐洗脱液中溴酚蓝，在2小时内也不会迁移或扩散至TBE中。

(4) 放出电泳装置中的TBE，用微量加样器吸出"V"字内槽中的上层TBE，然后吸出下层含溴酚蓝的高盐洗脱液移至1个清洁的Eppendorf管中，加入1倍容积TE冲洗"V"字槽，合并两部分液体。

(5) 用酚、酚/氯仿、氯仿分别抽提DNA电洗脱液各1次。

(6) 上清加2倍体积的无水乙醇，−20℃放置30分钟，12 000×g，室温离心10分钟。70%乙醇漂洗DNA沉淀1次，12 000×g，室温离心5分钟，弃上清，真空干燥乙醇2分钟，加入适当体积的TE（pH7.6）溶解DNA。

4. 注意事项

(1) 在V字内槽中加入上层0.1×TBE时，应小心勿搅动下层的高盐电洗脱液，最好是V字槽两侧同时加入，也可以先在"V"字内槽中充满0.1×TBE，然后用针头插入"V"字内槽底部缓慢加入高盐电洗脱液，在"V"字内槽中不应有气泡存在。

(2) 溴酚蓝是指示剂，若下层高盐电洗脱盐中溴酚蓝没有迁移至TBE中，标志着该溶液中离子浓度未扩散稀释，DNA分子不会迁移出去。

(四) 方法四："眼镜"槽电洗脱法

本装置如图1-1-2所示，由左右2个相连的槽组成，槽底均用单层透析袋封严。一侧放切割下来含所需DNA带的凝胶，另一侧为DNA回收槽，回收槽槽底突出部分容积为400μl。本装置回收DNA的特点为，电流只经过"眼镜"槽连通正负极，故洗膜时间短，回收DNA的质量好，回收率也高。

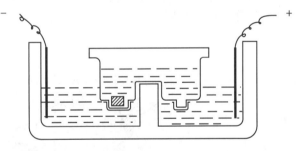

图1-1-2 "眼镜"槽电洗脱法示意图

操作步骤

(1) 在"眼镜"槽两侧突出部分底部，套上单层透析膜，架于电泳槽隔板上，如图，置胶槽在负极，回收槽在正极。

(2) 向电泳槽和眼镜槽中加入0.1×TBE。务必使电泳槽中的液面不高过中隔板，避免左右两槽直接相通。眼镜槽中液面将正好浸没中央桥板，使左右槽相通。

(3) 在长波紫外线灯下，切下所需DNA带的凝胶条置于负极的置胶槽中。

(4) 接通电源，150V电洗脱30分钟，可用手提式长波紫外线灯检查凝胶条中DNA是否已完全洗脱。将正负极倒换，电泳30秒钟。

(5) 关闭电源，小心取下眼镜槽，缓慢吸弃该槽中0.1×TBE，直到液面至回收槽突出部分（回收室）表面，然后将回收槽中的回收液吸出移至1个清洁的Eppendorf管中，加200μl TE，冲洗回收槽，合并回收DNA液。

(6) DNA回收液经酚/氯仿标准抽提程序抽提后，用乙醇沉淀回收DNA片段。

(五) 方法五：自制快速高效电洗脱法

上述电洗脱法中，透析袋法容积较大，挖槽法需不时吸出槽内液体，其他方法皆需购买特殊的回收装置，下面介绍一种自制的简单体系，方便、实用、经济，不受条件限制，回收率高（达80%）、质量好。

1．操作步骤

（1）在长波紫外线灯下确定并切下所需DNA带的凝胶条。

（2）将凝胶条放入1个1.5ml的微量移液枪枪头中，0.6%的琼脂糖（用相应的1×电泳缓冲液配制），化胶后冷却至50℃，加入含凝胶条的1.5ml枪头中，使0.6%琼脂糖液面高出凝胶条1～2mm，避免产生气泡，室温下使琼脂糖凝固。1.5ml枪头中灌入的琼脂糖量决定于该枪头顶端所需留下多少空间，可根据所需洗脱的DNA量多少而定，一般为300μl左右。

（3）切除灌好胶的1.5ml枪头尖端（2cm左右），顶端加入1×电泳缓冲液（TBE、TAE均可）。

（4）取另1个1.5ml枪头，切除尖端部分3.2cm左右前端放置1个单层透析膜，插入步骤3准备好的枪头顶端，避免产生气泡，检查是否有液体从透析袋周围析漏。

（5）将准备好的电洗脱装置，浸于电泳槽的电泳缓冲液液面以下，用胶布固定。

（6）接通电源，100V、150mA电泳15～20分钟。DNA应全部迁移至凝胶和透析袋之间的溶液中，可用长波紫外线灯监测，倒置正、负极电泳30秒。

（7）停止电泳，取出电洗脱装置，用手纸吸干外面的液体，垂直（凝胶端朝下）小心取出上端1.5ml枪头，去掉透析袋，吸出电洗脱液移入另1个新Eppendorf管中。

（8）用2.5mol/L醋酸铵，2倍体积乙醇沉淀DNA，DNA溶于TE中备用。

2．注意事项

（1）步骤（2）操作中，可以先切除1.5ml枪头尖端，然后用胶布封住切口，灌入适量0.6%琼脂糖，使液面高于原凝胶条1～2mm，并且留出300～400μl体积的顶端空隙，凝固后，加入300～400μl 1×TBE，再去掉尖端封口的胶布。

（2）将自制电洗脱装置在电泳槽中固定，可以切下一长块1.5ml枪头贮存盒中的插板，先用氯仿将插板黏合固定在电泳槽中，然后将自制电洗脱装置插入板中。

（3）制作如图1-1-3。

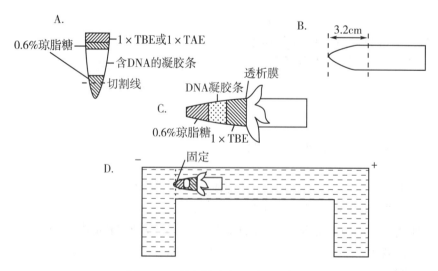

图1-1-3　简便快速电洗脱法示意图

四、低熔点琼脂糖凝胶挖块回收法

在琼脂糖主链导入羟乙基修饰后，其凝固温度降为30℃，融化温度为65℃，这一融化温度低于绝大多数双链DNA的变性温度。利用这类凝胶纯度高、熔点低特点，Wieslander等人发展了一项颇为简单的DNA片段回收技术，回收DNA质量对于DNA的连接、探针标记以及内切酶消化等反应完全适合。

操作步骤

（1）先灌制普通凝胶，然后在离加样孔适当距离处切下一定大小的普通凝胶，用相应浓度的低熔点琼脂糖填充，室温中凝固，4℃可加速凝固，凝胶中含 0.5μg/ml 溴乙锭。

（2）将待分离的 DNA 样品上样电泳，当感兴趣的 DNA 片段迁移至低熔点凝胶内，停止电泳、电泳最好在 4℃下进行，以防低熔点凝胶溶化。

（3）在长波紫外线灯下，切下含所需 DNA 片段的低熔点凝胶，移入 1 个 1.5ml 的 Eppendorf 管中。

（4）加入凝胶条 5 倍体积的 20mmol/L Tris-HCl（pH8.0），1mmol/L EDTA（pH8.0），65℃水浴中加温 5 分钟熔化凝胶。

（5）冷到室温时加入等体积的 0.1mol/L Tris-HCl（pH8.0）饱和的酚，强烈振荡混匀 20 秒钟，室温下 4000×g，离心 10 分钟，有机相与水相交界面为白色的低熔点琼脂糖粉末。

（6）用等容积酚/氯仿、氯仿各抽提 1 次。

（7）上层水相转移至 1 个清洁的 Eppendorf 管中，加入 0.2 倍体积的 10mol/L 醋酸铵，2 倍体积在预冷的无水乙醇，混匀后，室温下放置 10 分钟。4℃，12 000r/min，离心 20 分钟，回收沉淀 DNA，弃上清。DNA 用 70%乙醇漂洗 1 次，12 000×g，离心 5 分钟，去乙醇，真空干燥 2 分钟，加适当体积 TE 溶解。若必要，可进一步经 DEAE-Sephacryl 柱层析纯化。

近年来，此法有些经验和改进值得借鉴。Parker 与 Struhl 等的经验表明，含 DNA 的低熔点凝胶条经熔化后，可直接加入酶反应缓冲液中进行 DNA 连接、探针标记及内切酶消化等反应，大大简化了 DNA 回收的操作程序。1989 年 Burmeister 等报道另一种从低熔点琼脂糖凝胶中回收 DNA 片段的方法：①将低熔点凝胶条（含所需 DNA 片段）移入 20 倍体积的 10mmol/L Tris-HCl（pH7.6），5mmol/L EDTA（pH8.0），0.1mol/L NaCl 溶液中，室温放置 30 分钟；②取出凝胶条移入 1 个清洁的 Eppendorf 管中，加入 1 倍体积的 10mmol/L Tris-HCl（pH7.6），5mmol/L EDTA（pH8.0），0.1mol/L NaCl 溶液；③加入无 DNA 酶的琼脂糖酶（agarase，Cal Biochem 公司），100ml 的凝胶用 2 个单位，37℃消化 12～61 小时，使琼脂糖裂解成单糖。此时可以直接用于连接，补平酶切等反应及转化实验；④若需要，经酚/氯仿、氯仿分别抽提后，上清中加入 2 倍体积的 TE（pH7.6），然后加入 0.05 体积的 5mol/L NaCl，2 倍体积乙醇混匀，0℃放置 15 分钟沉淀 DNA，12 000×g，4℃离心 15 分钟。小心吸弃上清，DNA 沉淀用 70%乙醇漂洗 1 次。12 000×g，离心 5 分钟，弃上清。室温下蒸发乙醇，DNA 溶于适当体积的 TE（pH7.6）中。

五、玻璃粉末洗脱法

本法利用琼脂糖凝胶溶于 NaI，其中 DNA 可专一性地与玻璃粉末结合，经洗涤去杂质后，再用低盐洗脱液从玻璃粉末上将 DNA 洗脱下来，达到回收 DNA 片段的目的。溶液中的 DNA 也可用本法纯化，如准备作序列分析的 M_{13}DNA。

1. 试剂

预洗过的 325 目粉状燧石玻璃粉末（IBI 公司）

TE 缓冲液

碘化钠溶液：90.8g NaI；1.5g Na_2S

用水调体积至 1000ml，Whatman 1 号滤纸或 0.45μm 滤膜过滤，再加 0.5g 碘化钠至饱和，4℃下，用铝箔纸包住避光保存。

乙醇洗涤溶液：50ml 乙醇中含：20mmol/L Tris（pH7.4），1mmol/L EDTA，0.1mol/L NaCl，于 -20℃贮存。

3mol/L NaAc（pH7.4）

乙醇

2. 操作步骤

（1）琼脂糖凝胶电泳分离 DNA 后，在长波紫外线灯下，切下含所需 DNA 带的凝胶条（体积尽可能小）。

（2）按每克琼脂糖凝胶条加 2ml NaI 溶液的比例加入 NaI 溶液，37℃保温 60 分钟溶解凝胶。应注意：

保温过程应避光，TBE 配制的凝胶不易溶解。

（3）用水将玻璃粉末稀释成 50% 的糊状（V/V），摇匀，按每 1μg DNA 加 3μl 玻璃糊状液的比例，向溶解好的凝胶 DNA 混合液中加入玻璃糊状液混匀，冰浴放置 90 分钟。

（4）Eppendorf 离心机，5000r/min，4℃离心 1 分钟，弃上清。

（5）加入 4℃预冷的 400μl 乙醇洗涤溶液，悬浮玻璃粉末，5000r/min，离心 1 分钟，重复漂洗 2 次。

（6）在玻璃沉淀物中，加入 25μl TE 混匀，37℃保温 30 分钟。

（7）5000r/min，离心 1 分钟，上清液移入 1 个清洁的 Eppendorf 管中，此时样品可再用乙醇沉淀。

（8）加 3μl 3mol/L NaAc，75μl 乙醇混合，于冰上 10 分钟。

（9）12 000r/min，4℃离心 10 分钟，倾弃液体，沉淀室温挥发乙醇后，溶于适当体积的 TE 缓冲液中。

3．注意事项

（1）若选用玻璃粉末回收法进行凝胶电泳分离 DNA，不能使用 TBE 缓冲液，因为硼酸缓冲液配制的凝胶（琼脂糖或丙烯酰胺）在 NaI 溶液中均不能完全溶解。

（2）步骤（3）中加入过量的玻璃粉末，并不能增加 DNA 的回收率。

六、琼脂糖凝胶中回收 DNA 片段的纯化

以下两种方法，主要应用于从琼脂糖中回收的 DNA 溶液中去除污染的凝胶，尤其是针对于透析袋电洗脱和凝胶电洗脱法回收的 DNA。

（一）方法一：有机溶剂直接抽提法

1．在巴斯德吸管前端装入硅化好的玻璃丝，将 TBE 或 TAE 回收的 DNA 溶液通过该柱，去除凝胶碎片。

2．用等容积的 2-丁醇抽提 DNA 溶液，经多次浓缩直至容积为 0.5ml 左右。

3．用等容积酚、酚/氯仿、氯仿分别抽提 DNA 溶液 1 次，上清移入 1 个清洁的 Eppendorf 管中。

4．加上 0.2 体积 10mol/L 醋酸铵，2 倍体积 4℃预冷的无水乙醇混匀，室温放置 10 分钟，12 000×g，室温离心 20 分钟。应注意当 DNA 片段太小（<100bp），浓度过低（<0.5μg）时，可加入 10μg 酵母 tRNA 作载体，以提高 DNA 沉淀率。

5．DNA 沉淀重新悬浮于 200μl TE（pH7.6）中，溶解后加入 20μl 3mol/L NaAc（pH5.2），混匀，再加入 2 倍体积 4℃预冷的乙醇，室温中沉淀 DNA 10 分钟，12 000×g，室温离心 10 分钟，用 70% 乙醇漂洗沉淀，去乙醇后，DNA 沉淀溶于 50μl TE（pH7.6）缓冲液中。

6．取 50ng 左右的回收 DNA 进行电泳，参照分子量标准，估计 DNA 样品的浓度和质量。

（二）方法二：DEAE-Sephacel 柱层析法

本法是通过 DNA 的负电荷与阳离子交换树脂结合，去除 DNA 溶液的杂质，然后用高盐洗脱液将 DNA 洗脱下来。DEAE-Sephadex 和 DEAE-Sephacel 柱均能很好地完成这一任务。现在许多公司有这类层析柱出售，操作时应按厂方说明书进行。

操作步骤

（1）用 20 倍体积的 TE（pH7.6）（含 0.6mol/L NaCl）溶液悬浮 DEAE Sephacel，吸去上清，再用该溶液悬浮，重复几次平衡树脂，于 4℃贮放在以上溶液中。

（2）用 0.6ml DEAE-Sephacel 糊状物灌制成一小柱。

（3）依次用以下溶液洗涤层析柱。

TE（pH7.6）含 0.6mol/L NaCl	3ml
TE（pH7.6）	3ml
TE（pH7.6）含 0.1mol/LNaCl	3ml

（4）直接将含 DNA 的电泳缓冲液上柱，收集流出液再上样 1 次。

（5）用含 0.3mol/L NaCl 的 1.5ml TE（pH7.6）洗柱 2 次。

（6）用含 0.6mol/L NaCl 的 1.5ml TE（pH7.6）洗柱 3 次，每份 0.5ml 收集洗脱液（含有 DNA）。

（7）合并步骤 6 中的洗脱收集液，用等体积酚/氯仿抽提 1 次，上清用 2 倍体积乙醇沉淀，70% 乙醇漂洗。干燥后，DNA 沉淀溶于 10μl TE（pH7.6）中，取 50ng 左右 DNA 通过凝胶电泳判断回收 DNA 的浓度和质量。

七、聚丙烯酰胺凝胶中回收 DNA 片段

前面介绍的从琼脂糖凝胶中回收 DNA 片段的方法，大多数都适用于聚丙烯酰胺凝胶中的 DNA 片段回收。下面再介绍一种从 PAG 中回收 DNA 片段碾碎浸泡法，本法对大于 3kb 的 DNA 片段回收率小于 30%，但 PAG 中电泳的 DNA 片段多数为小分子量，故回收的 DNA 纯度非常高，对核酸工具酶无抑制作用，对 DNA 传染细胞及微注射动物细胞没有毒性作用，对双链、单链 DNA 均可回收。

1. 试剂

洗脱液：0.5mol/L NH₄Ac；10mmol/L Mg（Ac）₂；1mmol/L EDTA

乙醇 100%，70%

TE（pH7.6）

3mol/L NaAc（pH5.2）

2. 操作步骤

（1）DNA 经聚丙烯酰胺凝胶电泳、染色后，用长波紫外线灯确定所需 DNA 带，切下该区凝胶，在玻板或保鲜膜上将凝胶切碎，然后将凝胶碎片移至 Eppendorf 管中。

（2）用微量加液枪枪头继续在 Eppendorf 管中将凝胶碎片碾碎。

（3）加入 1~2 倍体积的洗脱液（最好是不要超过 0.5ml，这样可以在 1 个 Eppendorf 管中沉淀 DNA）。

（4）盖严 Eppendorf 管后，在 37℃ 或室温下于多角度振摇平台上洗脱 DNA。小于 500bp 的 DNA 片段，3~4 小时即可洗出，大片段 DNA 则需洗脱过夜（12~16 小时）。

（5）12 000×g，4℃ 离心 1 分钟，将上清移至另 1 个清洁的 Eppendorf 管中，小心避免带入凝胶碎末。

（6）将离心后的凝胶碎末沉淀用 0.5ml 洗脱液悬浮漂洗 1 次，短暂振荡，12 000×g，4℃，离心 1 分钟，吸出上清，与步骤（5）中上清合并。

（7）上样于装有硅化玻璃丝或 Whatman GF/G 滤膜纸的巴斯德管（或 1.5ml 加样枪头），去除 DNA 洗脱液中的凝胶碎末，然后将溶液平分于 2 个 Eppendorf 管中。

（8）加入 2 倍体积 4℃ 乙醇混匀，冰浴 30 分钟，12 000×g，4℃ 离心 10 分钟，弃上清，DNA 沉淀再溶解于 200μl TE（pH7.6）中，加 20μl 3mol/L 醋酸钠（pH5.2），2 倍体积乙醇沉淀 DNA，离心后，去上清，用 70% 乙醇漂洗 DNA 沉淀。12 000×g，离心 5 分钟，弃上清，真空干燥乙醇 2 分钟，加入 10μl TE（pH7.6）溶解 DNA。

（9）取 50ng 左右 DNA 行聚丙烯酰胺凝胶电泳，判断回收 DNA 的浓度和质量。

八、蔗糖梯度超速离心分离 DNA 片段

该法不能像凝胶电泳一样，确切地回收每一特定大小的 DNA 分子，但可以分离大小在一定范围之内的 DNA 片段，尤其适用于"鸟枪法"进行的染色体 DNA 基因组文库的构建，若期望基因组文库插入 DNA 片段为 20kb，可以在 Sau 3A 或 Mbo I 等内切酶酶切后，用本法回收 10~30kb 的 DNA 片段。

1. 试剂

100μg 染色体 DNA

Mbo I 或 Sau 3A I 限制性内切酶及其相应的酶切缓冲液

10% 和 40% 的蔗糖（用 TNE 配制）

TNE：10mmol/L Tris-HCl（pH8.0）；1mmol/L DETA（pH8.0）；1mol/L NaCl

TE 缓冲液

酵母 tRNA

异丙醇

75%，100% 乙醇

2. 操作步骤

（1）用 1 单位的 Mbo I 或 Sau 3A 在 37℃ 酶解 2μg 染色体 DNA，分别在 0，5，15，30，45，60，90 及 120 分钟，65℃，保温 15 分钟以终止酶切反应，各取出 200ng，用 1% 琼脂糖凝胶电泳，确定产生 10 ~ 30kb DNA 片段的最佳条件。

（2）用以上确定的最佳条件对 100μg 染色体 DNA 进行酶解，再取 200ng 电泳检查酶切状况。

（3）制备蔗糖梯度：在相应离心管中加入 6ml 40% 的蔗糖，再在其上小心铺加 6ml 10% 的蔗糖，封严管口，缓慢将管子倾斜成水平位置，室温下放置 3 ~ 4 小时，然后缓慢把管子回复成垂直位置。

（4）将酶切好的 DNA 溶液加在 10% ~ 40% 蔗糖梯度上。

（5）用 Beckman SW41 水平头，17℃，35 000r/min，离心 16 小时，按 400μl 分部收集管内液体。

（6）从每个收管集中取 5μl，1% 琼脂糖凝胶电泳，确定 10 ~ 30kb 片段大小的 DNA 分子的分布。

（7）将含所需 DNA 片段收集管中的溶液合并，再加入 1/2 体积 TE，并加入 tRNA 至最终浓度为 20μg/ml，混匀。

（8）加入等体积异丙醇，混匀，室温下放置 10 分钟，12 000 × g，室温下离心 5 分钟，弃上清。加 75% 乙醇漂洗 DNA 沉淀，12 000 × g，离心 5 分钟后，弃上清，再用 75% 乙醇漂洗离心后洗 1 次，弃上清，室温干燥乙醇，用适当缓冲液溶解 DNA。

第五节　RNA 的分离与纯化（真核细胞 RNA 的制备）

从细胞中分离 RNA 的纯度与完整性对于许多分子生物学实验至关重要。如 Northern 印迹及杂交分析、寡聚（dT）纤维素选择分离 mRNA、cDNA 合成及体外翻译等实验的成败，在很大程度上决定于 RNA 的质量。

哺乳动物中，平均每个细胞内大约含有 10^{-5}μg RNA。理论上认为每克细胞可分离出 5 ~ 10mg RNA，对于培养细胞而言，1g 细胞相当于 1ml 压积的细胞，大约 10^8 个细胞。

RNA 主要由以下几类分子组成：rRNA（占 RNA 总量的 80% ~ 85%）、tRNA 和核内小分子 RNA（占 10% ~ 15%）、mRNA（占 1% ~ 5%）。

rRNA 在总 RNA 分子中含量丰富，由 28S、18S、5S 及 4S 几类组成，它们之间同源性大，分子量变化不大，所以可根据它们的密度和分子大小，通过密度梯度离心，凝胶电泳或离子交换层析进行分离。

而 mRNA 分子种类繁多，分子量大小不均一，在细胞中含量少，绝大多数 mRNA 分子（除血红蛋白及有些组蛋白 mRNA 以外），均在 3′ 端存在 20 ~ 250 个多聚腺苷酸 poly（A）。利用此特征，可很方便地从总 RNA 中，用寡聚（dT）亲和层析柱分离 mRNA。因为在物理特性上不均一的 mRNA 分子群体编码细胞内所有的多肽和蛋白质，而 mRNA 是分子生物学的主要研究对象之一。

RNA 分离的最关键因素是尽量减少 RNA 酶的污染。

一、创造一个无 RNase 的环境

RNA 酶，尤其是胰 RNA 酶是一类生物活性非常稳定的酶类。除细胞内 RNase 以外，环境中灰尘、各种实验器皿和试剂、人体的汗液以及唾液中均存在 RNase。这类酶耐热、耐酸、耐碱，煮沸也不能使之完全失活，蛋白质变性剂可使之暂时失活，但变性剂去除后，又可恢复活性。RNase 的活性不需要辅助因子，二价金属离子螯合剂对它的活性无任何影响，故在提取 RNA 时，应尽力减少 RNA 酶对 RNA 的降解作用。

创造一个无 RNase 的环境主要包括两个方面的工作：极力避免外源 RNase 的污染和尽力抑制内源性 RNase 的活力。前者主要来源于操作者的手、实验的器皿和试剂；后者主要来源于样品中的组织细胞。

（一）去除外源性 RNase 的污染

1. 操作者的手直接触摸之处，毫无疑问会留下 RNase，说话带出的唾液也富含 RNase。故整个操作过程中，应戴口罩和手套。

2. 空气中飞尘携带的细菌、真菌等微生物，也是污染外源 RNase 的一条途径，所以操作过程应在比

较洁净的环境中进行。

3. 玻璃器皿常规洗净后，应用 0.1% 二乙基焦碳酸盐（diethyl pyrocarbonate，DEPC）浸泡处理（37℃，2 小时），再用双蒸灭菌水漂洗几次。高压消毒去除 DEPC，然后 250℃烘烤 4 小时以上或 200℃干烤过夜。

4. 塑料器材最好使用灭菌的一次性塑料用品，Eppendorf 管、微量加样吸头最好是新的，使用前进行高压消毒。

5. 所有溶液应加 DEPC 至 0.05%~0.1%，室温处理过夜，或室温下磁力搅拌 20 分钟，然后高压处理（$1.034 \times 10^5 Pa$，15~30 分钟）；或加热至 70℃1 小时或 60℃过夜，以去除所有残留的 DEPC。

DEPC 易与 Tris 反应，DEPC 在 Tris 中的半衰期只有 1.25 分钟，所以配制 Tris 溶液的水应先用 0.1% DEPC 处理，配液的用水亦应高压消毒，配好后再经高压消毒。

6. 严格地说，RNA 提取所使用的酚，应该单独配制和使用，在配制饱和酚用的盐溶液时，使用的水应预先以 DEPC 处理且高压消毒，酚饱和后，加入 8-羟基喹啉至 0.1%，8-羟基喹啉不但抗氧化，且有一定的 RNA 酶抑制作用。

7. RNA 实验中使用的甲酰胺，应用 5g/100ml 的 AG 501-X8（D）树脂彻底去离子，Whatman 1 号滤纸滤过后，以 0.45μm 的滤膜滤过除菌。

8. 所用的化学试剂应为新包装，称量时使用干烤处理的称量勺，CsCl 晶体最好先经紫外线消毒，200℃干烤 6~12 小时。所有操作均应在冰浴中进行，低温条件可减低 RNA 酶的活性。

说明：DEPC 的分子式为 $C_2H_5\text{-}O\text{-}CO\text{-}O\text{-}CO\text{-}O\text{-}C_2H_5$，为黏性液体，是很强的核酸酶抑制剂。作用机制是通过与蛋白质中的组氨酸结合，使蛋白质变性。DEPC 也能与 RNA 或单链 DNA 反应，破坏单链核酸中大部分腺嘌呤环，但它破坏单链核酸的浓度要比使蛋白质变性的浓度大 100~1000 倍。DEPC 在 Tris 中，易分解成为 CO_2 和乙醇，使 pH 值下降。在 0.1mol/L Tris-HCl，pH7.5 溶液中极不稳定，半衰期仅为 1.25 分钟。DEPC 不能用聚苯乙烯器皿存放。保存在 4℃或液氮中，可防止 DEPC 降解。DEPC 与 0.1~1mg/ml 的肝素联合使用，具有极强的 RNase 抑制效果。

（二）抑制内源性 RNase 的活性

细胞裂碎的同时，RNase 释放出来，这种内源性的 RNase 是降解 RNA 的主要危险之一。所以原则上要尽可能早地去除细胞内蛋白，加入 RNase 抑制剂，力争在提取的起始阶段对 RNase 活力进行有效地抑制。

不同组织细胞中内源性 RNase 的数量不同，胰腺、脾组织细胞中 RNase 的含量极为丰富，在 RNA 提取时需要联合使用强有力的 RNase 抑制剂。

1. 低特异性 RNase 抑制物　不同类型的低特异性 RNase 抑制物均可不同程度地抑制 RNase 的活性，其中包括皂土、macaloid、肝素、氧钒基 – 核苷复合物、多胺等，但都不能完全抑制 RNase 的活性。在 RNase 特异抑制剂出现后，现在已不大使用。

（1）皂土（bentonite）　分子式为 $Al_2O_3 \cdot 4SiO_2 \cdot H_2O$，是膨润的钠盐，带有负电荷，可以结合金属离子及包括 RNase 在内的碱性蛋白质。皂土用量要适宜，太多会吸附 RNA 分子，它对 RNase 的抑制作用与 pH 有密切关系，一般在溶液的 pH 值为 6.0 时，需用皂土 35μg/ml；而 pH7.4，则需用皂土 3500μg/ml 才能有效地抑制酵母或胰脏中的 RNase。

皂土配制：皂土干粉以 50mg/ml 的浓度悬浮于灭菌蒸馏水中，分级离心，收集 6000×g、10 分钟和 10 000×g、15 分钟部分；再用 0.1mol/L（pH7.5）的 EDTA 悬浮，25℃搅拌 48 小时以去除金属离子，然后如前分级离心。10 000×g，离心的沉淀，用消毒水漂洗去除 EDTA，最后将处理后好的皂土以 5% 的浓度悬浮于 NaAc（pH6.0）溶液中备用。加入 RNA 提取液中的皂土与 RNase 结合后，可通过离心去除。

（2）复合硅酸盐（macaloid）　macaloid 带负电荷，能吸附 RNA 酶和 DNase。对于真菌和植物组织，其抑制 RNase 的能力强于皂土。

将 macaloid 粉末悬浮于 0.05mol/L Tris-HCl（pH7.6），0.01mol/L Mg（Ac）$_2$ 溶液，用捣碎机高速捣碎 5 分钟，离心，沉淀，去除上清及下层粗颗粒沉淀，将成胶的中层取出，以终浓度为 10mg/ml 再悬浮于 0.05mol/L Tris-HCl（pH7.5）溶液中备用。

一般使用浓度是：0.015%（W/V），通过离心去除。

（3）DEPC 前面已有介绍。

（4）肝素　肝素是医学中常用的血液抗凝剂，为多糖类物质。使用 0.1~10g/ml 肝素，在 37℃ 能抑制 95% 的 RNase 活力。免疫法制备 mRNA 时常用肝素。

（5）多胺　多胺类如精胺、肉胺和尸胺等对 RNA 酶的活力也有一定的抑制作用。

（6）共聚酪氨酸-谷氨酸　在 pH5.4 时，该物质能有效地抑制 RNA 酶的活力，但在 pH7.4 时，则无抑制作用。

2. 去除蛋白质物质　蛋白质变性剂、蛋白酶 K、阴离子去污剂，常与 RNA 酶抑制物质联合使用，以加强对 RNA 酶活力的抑制。

（1）酚、氯仿　这类有机溶剂不但能使核蛋白质与核酸解聚，而且可以利用其对蛋白质的变性作用抑制 RNase 的活力。酚不能完全抑制对 RNase 的活性，但可溶解一定数量 3′ 端带有 ploy（A）结构的 RNA 分子，其中加入 0.1% 的 8-羟基喹啉与氯仿联合使用，可增强对 RNase 的抑制。重蒸酚在使用前需用相应缓冲液饱和，是为了减少核酸（尤其是 mRNA）的丢失。

蛋白酶 K 及其他蛋白质变性剂（如尿素）也能抑制 RNase 的活性。蛋白酶 K 在 1%~2% 的 SDS 存在下，其活性反而会增加。

（2）去污剂　SDS、十二烷酰肌氨酸钠（sarkosyl）、脱氧胆酸钠（DOC）是阴离子去污剂，不但可解聚核酸与蛋白质的结合，还可与蛋白质带正电荷的侧链结合，在高浓度 KCl 存在下，形成 SDS-蛋白质复合物而沉淀。

SDS 在 Na$^+$ 浓度大于摩尔水平及高浓度 CsCl 溶液中容易析出，RNA 提取时若需 CsCl 密度梯度超速离心法则不应使用 SDS，而应改用 sarkosyl，否则 SDS 的析出会破坏离心形成的 CsCl 梯度。

DOC 的作用与 SDS 相似，在乙醇中的溶解度比 SDS 的溶解度高。

（3）解偶剂（胍类）　盐酸胍、异硫氰酸胍是一类强力的蛋白质变性剂，可溶解蛋白质，并使蛋白质二级结构消失，细胞结构降解，核蛋白迅速与核酸分离，所以又称解偶剂。在 4mol/L 异硫氰酸胍和 β-巯基乙醇（破坏 RNase 蛋白质中的二硫键）一类还原剂存在下，RNase 的活性极度地受到抑制，它们的使用能从胰腺这样富含 RNase 的组织细胞中分离出完整的 RNA 分子，故目前这类物质成为制备 RNA 的常规试剂。

3. RNase 的特异抑制剂

（1）RNase 阻抑蛋白（RNasin）　这是一类从大鼠肝或人胎盘中提取出来的酸性糖蛋白质，鼠肝 RNasin 分子量为 40kD；来源于人胎盘的 RNasin 分子量为 51kD，等电点为 4.7，最适 pH 为 7~8。RNasin 能与 RNase 非共价结合（Ki ≈ 3×10^{10}）从而抑制它们的活力，RNasin 是 RNA 酶的一种非竞争性抑制剂。1mmol/L 的二巯基乙醇对于 RNasin 发挥抑制 RNase 的最大活性非常重要。RNasin 最好不要与某些蛋白质变性剂（如 7mol/L 尿素）同时使用，因为尿素能使 RNAsin-RNase 复合物分离，并释放出活性的 RNase。

RNasin 贮存于 50% 甘油或 5mmol/L 二巯基乙醇溶液中，-20℃ 保存，反复冻融或贮存于有氧化剂的溶液中，RNasin 极易被破坏，不宜继续使用。RNasin 对其他核酸工具酶无影响，对 RNase 有强的特异性抑制效果，很容易被酚抽提除去，故日益被广泛采用。常用于体外翻译体系、mRNA 反转录合成 cDNA 及体外转录实验。RNasin 可从 Promega 公司购买。

（2）氧钒核糖核苷复合物（vanadyl-ribonucleoside complex）　这是 Berger 和 Birknmeier 于 1979 年发现的 1 种 RNA 特异性抑制剂，该复合物由氧化钒离子与 4 种核苷之一形成。它们能与多种 RNase 结合形成过渡态类似物，几乎可完全抑制 RNase 的活性。在 RNA 制备中，使用浓度一般为 10mmol/L。提取的 mRNA 产量很高，其质量能满足反转录实验，还可在蛙卵细胞中翻译合成蛋白质。氧钒核糖核苷复合物对 mRNA 的无细胞翻译系统具有很强的抑制作用，必须用含 8-羟基喹啉饱和酚进行反复多次抽提，以去除之。前几次抽提时，酚相由黄色变为黑色，继续抽提，当黄色不再改变时，标志已被除尽。

二、RNA 的提取方法

（一）异硫氰酸胍氯化铯超速离心法

1. 原理 使用蛋白质强变性剂异硫氰酸胍有效抑制 RNA 酶的活性，经过起始密度为 1.78g/ml 的 CsCl 介质进行密度梯度超速离心，RNA 沉淀于管底，而 DNA 与蛋白质在上清液中。使用这种方法，不但能得到高质量的 RNA，而且能同时分离出细胞染色体 DNA。

本法对于冷冻时间长、细胞质和细胞核不易分离的组织标本及富含 RNA 酶的组织细胞（如胰腺）的 RNA 提取尤为适宜。此法提取 RNA 的质量好和成功率高，已成为提取哺乳动物细胞 RNA 的常规方法。其缺点是操作复杂、流程长，一次提取的样品数量有限。

2. 试剂

异硫氰酸胍匀浆缓冲液（GIT）：4.0mol/L 异硫氰酸胍（分子量 = 118.1）；0.1mol/L Tris-HCl（pH7.5）；1%β-巯基乙醇

称取 50g 异硫氰酸胍溶于 10ml 1mol/L 的 Tris-HCl（pH7.5）缓冲液中，加入已被 DEPC 处理过的双蒸水至 100ml，用 Whatman 1 号滤膜过滤，室温贮存。使用前加 β-巯基乙醇至终浓度 1%（0.14mol/L）。

5.7mol/L 氯化铯溶液：5.7mol/L CsCl；0.01mol/L EDTA（pH7.5）

称取 96.0g CsCl 溶于 90ml 0.01mol/L DETA（pH7.5）溶液中，加入 DEPC 至浓度为 0.1%，混匀后，室温放置 30 分钟，1.014×10^5Pa 高压消毒，冷却至室温后，用 DEPC 处理过的双蒸水将体积补至 100ml。

TE（含 0.1%SDS）

TE（pH7.6）

3mol/L NaAc（pH5.2）

100%、70%乙醇

3. 准备工作

(1) 组织标本 取新鲜的组织样品称重后，剪碎成约 $1cm^3$ 的组织块直接加入匀浆液中做 RNA 提取或液氮中速冻后 -70℃ 保存。

(2) 贴壁培养细胞 用 PBS 洗细胞 1 次，吸干溶液后将培养板快速移至液氮中冷冻后转到 -70℃ 保存；或加入 1ml 匀浆液至培养板中直接裂解细胞，然后将黏稠的裂解液进一步匀浆。或者另一种方法是将贴壁培养细胞用胰酶消化后，离心收集，PBS 漂洗沉淀 1 次，再离心收集细胞，液氮速冻后转至 -70℃ 保存。

(3) 悬浮培养细胞 离心收集细胞，用 PBS 悬浮漂洗再离心收集，若不立即提取 RNA，则可经液氮速冻后转至 -70℃ 贮存备用。

4. 操作步骤

(1) 加 5~7 倍于组织细胞体积的异硫氰酸胍匀浆液（GIT）至含样品的匀浆器中。

(2) 高速匀浆 1~2 分钟，此步的目的在于将染色体 DNA 剪切断，以防止形成致密网层阻碍 RNA 的沉淀。培养细胞时可用组织匀浆器匀浆，若有多个样品，每个样品操作后匀浆器应用大量水冲洗，再用 GIT 溶液洗净。

(3) 匀浆完毕后，加入十二烷基肌氨酸钠（SLS）至终浓度 0.5%，混匀，5000×g，室温离心 10 分钟。用 SLS 代替 SDS 是因为 SDS 在高盐溶液中溶解度低，易析出而影响到 CsCl 的密度梯度；本步骤若是培养细胞可以省去离心。

(4) 在 Beckman 离心机相应离心管中，先加入表 1-1-2 中列出相应容积的 CsCl 溶液，然后在其上面小心铺加组织细胞匀浆液或步骤（3）的上清液，平衡离心对称管，20℃按表 1-1-2 条件进行超速离心。

(5) 小心吸弃离心管中上 2/3GIT 溶液，下 1/3 的溶液因含 DNA 而黏稠，用大孔径吸管吸出移至 1 个清洁管中，用于染色体 DNA 的提取，管底清晰的胶状沉淀便是总 RNA。

(6) 将离心管倒置倾斜，用 70% 乙醇先清洗管壁上黏附的盐类和蛋白质，然后用 70% 乙醇（室温）短时间轻轻洗 RNA 沉淀，2 分钟后，弃去乙醇，倒置离心管让乙醇挥发。70% 乙醇洗 RNA 沉淀时，不要用吸管吸吹液体，以防 RNA 沉淀漂浮起来。

表 1-1-2　氯化铯超速离心提取 RNA 的条件

转头	匀浆体积（ml）	CsCl 溶液（ml）	离心速度（r/min）	离心时间（h）
SW60	1.2	3.1	40 000	12
SW41	3.5	9.7	32 000	24
SW28	12.0	26.5	25 000	24

水平头比角头超速离心效果好，因为水平预超速离心后，RNA 整齐地沉淀在管底中心，不会与上层的细胞其他裂解物接触。停止离心时，不要使用刹车以防扰乱离心管中已分离的内容物。

（7）用 300μl TE，pH7.6（含 0.1% SDS）溶解 RNA 沉淀，转移至 Eppendorf 管中，用等容积酚、酚/氯仿、氯仿各抽提 1 次。

（8）上清加入 0.1 倍体积 3mol/L NaAc（pH5.2），2 倍体积乙醇混匀后 −70℃放置 30 分钟。

（9）12 000×g，4℃离心 10 分钟，弃上清，70% 乙醇室温漂洗 RNA 沉淀，12 000×g，离心 5 分钟，弃上清，真空抽干乙醇 2 分钟。

（10）加入适量 DEPC 处理好的双蒸去离子水，溶解 RNA，测定 OD260 与 OD280，判断 RNA 的质量和浓度。−20℃贮存。若长时间保存 RNA，可用小体积水悬浮溶解 RNA 后，再加入 3 倍体积的乙醇，−70℃保存。使用前，再离心回收 RNA，溶于 0.3mol/L NaAc（pH5.2）或适当缓冲液中。

5. 注意事项

（1）本法不适于小分子 RNA（如 5S RNA，tRNA）的提取，因为在 5.7mol/L CsCl 溶液中，这些小分子 RNA 大多数在超速离心时并不能被沉淀出来。本法适用于 1g 组织或 10^8 个细胞的 RNA 的提取，在 10ml 的离心管中，大于以上数量的样品会超量而影响 RNA 的提取产量与质量。

（2）对于培养细胞，步骤（7）中的酚、氯仿抽提可以省略。

（3）对于动物（如大鼠）肝脏中的组织细胞的总 RNA 的提取，动物应在实验前一天禁食，以减低肝糖原。肝糖原也可以用高盐沉淀 RNA 的方法去除：加入 3 倍体积的 4mol/L NaAc（pH7.0），混匀，0℃过夜，8 000×g，4℃离心 15 分钟后沉淀 RNA。

（4）所有操作步骤中，应该注意在无 RNase 的环境中进行。

（5）一般情况下，步骤（5）中 RNA 沉淀为半透明的或看不见的，若沉淀为白色颗粒大团，说明 CsCl 已析出，多半是因为离心温度低于 14℃或离心速度太快所致，应该反复用 70% 乙醇漂洗或反复乙醇沉淀回收 RNA，以去除 CsCl。

［DNA 提取］

（1）将步骤 5 中吸出的黏稠 DNA 溶液移至 50ml 离心管，加入等体积水及 2 倍体积乙醇混匀，室温下 DNA 立即沉淀，用玻璃棒捞出 DNA 沉淀移入一个新离心管中。

（2）10ml 70% 乙醇洗涤 DNA 纤维，3 000×g 离心回收 DNA 沉淀，弃上清，空气中干燥后，加入 10ml PK 缓冲液，37℃溶解 DNA 数小时（间隔摇晃离心管，使 DNA 溶解）。

（3）加入 10mg 蛋白酶 K 混匀，65℃保温 15 分钟后，移置 37℃保温过夜。

（4）用等体积酚、酚/氯仿、氯仿各抽提 1 次。

（5）上清加入 0.1 倍体积 3mol/L NaAc（pH5.2）和 2 倍体积乙醇混匀，冰浴 10 分钟。4℃，12 000×g，离心 10 分钟。弃上清，70% 乙醇漂洗 DNA 沉淀，12 000×g，离心 5 分钟，弃上清，室温倒置离心管挥发乙醇。

（6）加入适量 TE 缓冲液溶解 DNA 后，OD260 测定 DNA 浓度。

应用本方法回收提纯的 DNA 样品可用于内切酶消化与 Southern 印迹杂交分析。

附：GTC-CsTFA RNA 提取试剂盒是 Pharmacia LKB 公司产品。该试剂盒的最大特色是将本节一、（一）方法中所使用的传统密度梯度超速离心介质 CsCl 用 CsTFA（cesium trifluoroacetate）取代。更重要的是 CsTFA 具有抑制 RNA 酶活性、促进细胞裂解物溶解、维持中性 pH 值、促使 RNA 与其他分子分离等多项功能，可获得高纯度、高产量的 RNA 分子，适于绝大部分动、植物组织标本和培养细胞的 RNA 提取。5×10^6 个 HeLa 细胞可提取 $600\mu g$ RNA，质量可满足于 Northern 分析、体外翻译、cDNA 合成等多项实验。CsTFA 溶液 $P_{25} = 1.51 g/ml$，超速离心后形成密度梯度，能有效地使 RNA 沉积于管底。

（二）盐酸胍 – 有机溶剂法

本法由 MacDonald 1987 年在 Strohman 报道的方法基础上改进而成，适用于没有超速离心设施的情况下提取细胞总 RNA。它利用盐酸胍抑制 RNA 酶，匀浆裂解细胞，有机溶剂抽提去除蛋白质，通过选择性沉淀 RNA 分子而去除 DNA，提取的 RNA 质量较好，但整个操作过程繁杂费时。

1. 试剂

盐酸胍匀浆液 I：8mol/L 盐酸胍（分子量为 95.6）；0.1mol/L NaAc（pH5.2）；5mmol/L　2-巯基乙醇；0.5% 十二烷基肌氨酸钠（SLS）

取 191g 盐酸胍，加 8.35ml 3mol/L NaAc（pH5.2）和 6.25ml 0.2mol/L 2-巯基乙醇溶液，再加水至 237.5ml，混匀后加 12.5ml 10% SLS 振荡混匀溶解。

盐酸胍匀浆液 II：8mol/L 盐酸胍；0.1mol/L NaAc（pH5.2）；1mmol/L　2-巯基乙醇；20mmol/L EDTA（pH8.0）

称取 191g 盐酸胍，加 8.35ml 3mol/L NaAc（pH5.2）和 1.25ml 0.2mol/L 2-巯基乙醇，再加入 10ml 0.5mol/L EDTA（pH8.0）。加水至 250ml 混匀。

乙醇：100%、70%

氯仿：正丁醇（4∶1）

4mol/L NaAc，pH7.0

3mol/L NaAc，pH5.2

RNA 溶解液：0.2% SDS；0.05mol/L EDTA，pH8.0

2. 操作步骤

（1）样品细胞的准备同本节一、（一）方法。

（2）加 10 倍体积盐酸胍匀浆液 I 至准备好的样品细胞中，高速匀浆 1 分钟。

（3）匀浆液 5000 ×g，室温离心 10 分钟。

（4）取上清移至 1 个清洁离心管中，加入 0.1 倍体积的 3mol/L NaAc（pH5.2），混匀，再加 2.5 倍体积预冷的乙醇充分混匀，0℃ 放置至少 2 小时。

（5）5000 ×g，0℃ 离心 10 分钟沉淀核酸，弃去上清，室温干燥。

（6）每个提取 RNA 的组织或细胞样品中，加入 10～15ml 盐酸胍匀浆液 II，搅拌溶解。

（7）加入 2.5 倍体积冰预冷的乙醇，立即充分混匀，–20℃ 至少放置 2 小时。

（8）5000 ×g，0℃ 离心 10 分钟沉淀核酸，去上清，室温挥发乙醇。

（9）重复步骤（7）、（8）两次（即总共用 7.5 倍体积乙醇沉淀 3 次）。

（10）按每克组织细胞加 5ml 的比例，加 0.02mol/L EDTA（pH8.0）溶解核酸。即先加 1/2 体积 EDTA 振荡 1～2 分钟，3000 ×g，离心 2 分钟，吸出上清，再用另 1 个 1/2 体积 EDTA 振荡核酸 1～2 分钟，此时核酸应完全溶解，合并两次核酸溶解液。

（11）用等体积氯仿/正丁醇（4∶1）抽提核酸溶液，5000 ×g 室温离心 10 分钟，吸出上清至另 1 个清洁离心管中。

（12）加 3 倍体积 4mol/L NaAc（pH7.0）混匀，–20℃ 放置 1 小时以上，此时 RNA 将选择地沉淀，而 DNA 仍为溶解状况。

（13）5000 ×g，0℃ 离心 20 分钟，沉于管底的是 RNA。

（14）吸出上清液，必须时提取 DNA，用 4℃ 预冷的 3mol/L NaAc（pH7.0）漂洗 RNA 沉淀，然后 20℃ 5000 ×g，离心 20 分钟，回收 RNA。

（15）尽量去除上清液，按每 g 组织细胞 1ml 的比例加入 0.2% SDS，0.05mol/L EDTA（pH8.0）溶解 RNA 沉淀。注意：若有 SDS 沉淀析出，滴加 0.1mol/L NaOH 滴定溶液调 pH 至 7.5。

（16）加入 2 倍体积冰预冷乙醇混匀，0℃放置至少 2 小时，5000×g，4℃离心 10 分钟，弃上清。RNA 沉淀用 70% 乙醇漂洗，短暂离心后，去上清，室温干燥蒸发乙醇。

（17）用适当小体积双蒸去离子水溶解 RNA 沉淀，加入 3 倍体积乙醇，−70℃保存 RNA 备用。若需要回收 RNA，加 3mol/L NaAc（pH5.2）至终浓度为 0.3mol/L，混匀，12 000×g，4℃离心回收 RNA。

3. 注意事项　若提取 RNA 的组织细胞样品曾被 DNA 转染或被 DNA 病毒感染过，RNA 制品中可能含有这些 DNA 分子，它们会干扰 RNA 的翻译、cDNA 合成、Northern 杂交。应该加入无 RNase 的 DNase I 至终浓度为 2μg/ml，37℃保温 60 分钟消化 DNA 分子，纯化 RNA 制品。

（三）氯化锂-尿素法

本法首先由 Auffray 报道，利用高浓度尿素变性蛋白质同时抑制 RNA 酶，3mol/L LiCl 选择沉淀 RNA。其缺点是有时会存在 DNA 污染，LiCl 沉淀 RNA 会丢失一些小分子量的 RNA，如 5S RNA 等。优点是快速简捷，尤其适用于大量样品少量组织细胞的 RNA 提取，其质量可以满足 Northern 分析，Oligo（dT）提取 mRNA，SI 核酸酶或 RNase 保护实验等。本法每 10^7 个细胞能提取总 RNA 约 10μg。

1. 试剂

LiCl/尿素溶液：LiCl 126g（3mol/L）；尿素 360×g（6mol/L）；加水至 1000ml 滤过灭菌

悬浮液：10mmol/L Tris-HCl（pH7.6）；1mmol/L EDTA（pH8.0）；0.5% SDS

酚/氯仿

3mol/L NaAc（pH5.2）

100%、70% 乙醇

2. 操作步骤

（1）每克组织或培养细胞，加入 5~10ml 3mol/L LiCl 6mol/L 尿素溶液，用匀浆器高速匀浆 2 分钟。若是细胞较少（小于 10^7 个细胞），可加入 0.5ml 3mol/L LiCl 6mol/L 尿素，用小组织匀浆器，手工反复匀浆，然后转移至 Eppendorf 管中。

（2）将匀浆液在 0~4℃至少放置 4 小时。

（3）大体积的制备，则用 50ml 离心管，2000×g，4℃离心 30 分钟；小体积制备，则用 Eppendorf 离心机，12 000r/min 离心 30 分钟。

（4）弃上清，加入原匀浆液 1/2 体积的预冷 3mol/L LiCl 6mol/L 尿素振荡充分混匀，再按步骤（3）条件离心，弃上清。若沉淀不紧密，而是黏稠松散状，则用套上 21 号针头的注射器，反复抽吸溶液剪切 DNA 分子。

（5）用 1/2 原匀浆液体积的悬浮液，溶解沉淀物，加入等体积酚：氯仿：异戊醇（25:24:1）反复颠倒离心管混匀 5~10 分钟，或放置室温 15~30 分钟不时混匀。有时 RNA 沉淀较难溶解，故常在加入酚/氯仿后，振荡至其完全溶解。

（6）3000×g，室温下离心 5 分钟，吸出上清，若中间交界处较厚，可以用悬浮液反抽提 1 次，合并两次上清液移入 1 个清洁离心管中。

（7）加入 0.1 倍体积 3mol/L NaAc（pH5.2）和 2 倍体积乙醇混匀，−20℃放置 10~15 分钟。5000×g离心 20 分钟沉淀 RNA，弃上清，沉淀用 70% 乙醇漂洗 1 次，短暂离心后，弃上清，真空干燥蒸发乙醇 2 分钟。

（8）加入适量的 DEPC 处理好的双蒸水溶解 RNA，OD260、OD280 测定 RNA 含量及判断 RNA 纯度。

3. 注意事项　若乙醇沉淀离心后，可见沉淀物且体积较大，往往标志着存在 DNA 的污染。可以用以下方法去除 DNA：用 TE 溶解沉淀物，加 LiCl 至终浓度为 2mol/L，4℃过夜。离心沉淀 RNA，弃上清，再用 TE 溶解沉淀，重新用乙醇沉淀 1 次。

（四）热酚法

本法主要用于少量细胞样品 RNA 提取，其产量并不高（5~10μg/10^6 个细胞），但简单易行。

1. 试剂

PBS

10% SDS

3mol/L NaAc（pH5.0）

酚（用50mmol/L NaAc，pH5.2饱和）

裂解液：1% SDS；50mmol/L NaAc（pH5.0）

100%、70%乙醇

2. 操作步骤

（1）离心收集培养细胞，用1ml PBS悬浮洗涤1次，离心5秒钟回收细胞沉淀。

（2）小心吸弃上清，勿搅动细胞沉淀，用0.5ml裂解液悬浮细胞，加入0.5ml酚，强烈振荡1分钟，然后60℃水浴15分钟。

（3）水浴15分钟后，室温下2000×g，离心10分钟，回收水相，再用等容积酚/氯仿、氯仿各抽提1次。

（4）吸出上清移至1个清洁Eppendorf管，加入40μl 3mol/L NaAc（pH5.2），1ml 100%乙醇混匀，冰上放置15分钟，弃上清。沉淀用70%乙醇漂洗1次，短暂离心，弃上清，真空蒸发乙醇。

（5）加入50μl DEPC处理好的双蒸水溶解RNA，OD260测定RNA含量。

（五）快速提取法

本法主要用于培养细胞，通过0.5%SDS裂解细胞，酚抽提去蛋白质和DNA沉淀，而快速纯化RNA。

1. 试剂

裂解液：10mmol/L EDTA（pH8.0）；0.5%SDS

0.1mol/L NaAc（pH5.2）

10mmol/L EDTA

酚

1mol/L Tris-HCl（pH8.0）

5mol/L NaCl

TE（pH8.0）

100%乙醇、70%乙醇

2. 操作步骤

（1）吸弃培养瓶中的培养基，用预冷PBS洗涤细胞1次，尽量吸净PBS，倒置培养瓶流净液体，若是悬浮细胞，离心收集细胞，用PBS洗涤1次，离心收集细胞。

（2）加入4ml细胞裂解液或加2ml裂解液至90mm的培养瓶中（贴壁细胞），刮下贴壁细胞，将裂解细胞移入离心管中，再用2ml 0.1mol/L NaAc（pH5.2），10mmol/L EDTA（pH8.0）溶液洗涤培养瓶，吸至离心管中。

（3）加入4ml酚混匀，室温振荡2分钟，细胞DNA此时呈现出白色纤维沉淀。

（4）5000r/min，4℃离心10分钟（Sorvall HB-4或SS34转头），DNA与蛋白应在两相交界面形成致密层。

（5）小心吸出上清，加入440μl冰预冷的1mol/L Tris-HCl（pH8.0），180μl 5mol/L NaCl，混匀，0℃放置至少30分钟。

（6）用Sorvall HB-4或SS34转头，5000r/min，4℃离心10分钟，弃上清，倒置离心管，室温挥发乙醇。

（7）用200μl冰预冷的TE（pH8.0）溶解RNA，移入Eppendorf管中，加入4μl 5mol/L NaCl，500μl冰冷乙醇混匀，0℃放置至少30秒钟。

（8）12 000×g，4℃离心5分钟，弃上清，室温蒸发乙醇。

（9）加适当体积的相应缓冲液溶解RNA。

3. 注意事项

（1）本法对于90mm培养瓶中的单层铺盖贴壁细胞（10^7个细胞左右）可以提取出100～200μg RNA。

（2）步骤（4）中，用2ml 10mmol/L EDTA（pH8.0），0.5% SDS反复抽提有机相可提高RNA产量。

（六）细胞质RNA提取法

本法主要适用于培养细胞，首先去除细胞核，然后用蛋白酶K消化蛋白质，酚/氯仿抽提去除蛋白质。操作简单，同时能进行多个样品操作，多数步骤在室温下进行，提取的RNA质量较高，可满足体外无细胞翻译系统、cDNA合成、引物延伸及核酸酶SI保护实验。本法提取RNA的产量一般为30~500μg/10^7细胞。

1. 试剂

RNA提取缓冲液：0.14mol/L NaCl；1.5mmol/L MgCl$_2$；10mmol/L Tris-HCl（pH8.6）；0.5% NP-40；1mmol/L 2-巯基乙醇；1000U/ml 胰RNasin或20mmol/L氧钒核糖核苷复合物

蛋白酶K消化缓冲液：0.2mol/L Tris-HCl（pH8.0）；25mmol/L EDTA（pH8.0）；0.3mol/L NaCl；2% SDS

蛋白酶K 20mg/ml

异戊醇

乙醇

无RNase的DNase I

TE

2. 操作步骤

（1）培养细胞的收集

1）贴壁细胞　①吸出培养液，用冰预冷的7ml PBS洗涤细胞，重复1次，倒置培养瓶流净液体；②加少量PBS，用乳胶细胞刮匙刮下贴壁细胞，移至Eppendorf管中。

2）悬浮细胞　①2000×g，4℃离心5分钟，弃上清，用10倍体积的PBS洗涤细胞沉淀2次；②用1ml PBS悬浮细胞移至Eppendorf管中。

（2）12 000×g，4℃离心30秒钟，弃上清，用200μl RNA提取缓冲液悬浮细胞，振荡15秒钟，冰上放置5分钟。

（3）12 000×g，4℃离心1.5分钟，吸上清移至另1个清洁管中。沉淀包括细胞核和未裂解的细胞。

（4）加200μl蛋白酶K消化液，振荡混匀，再加蛋白酶K至终浓度为50μg/ml，37℃反应30分钟。

（5）用等体积酚/氯仿抽提去除蛋白质，5000×g，室温离心10分钟。

（6）吸取上清移入另1个Eppendorf管中，加入400μl预冷的异戊醇中，混匀后冰上放置30分钟。

（7）12 000×g，4℃离心10分钟，弃上清，用70%乙醇（室温）短暂振荡漂洗RNA沉淀，弃上清，室温干燥蒸发乙醇。

（8）用200μl TE（pH7.6）溶解RNA后，再加入500μl乙醇，-70℃保存备用。

若提取RNA的细胞曾用DNA转染或DNA病毒感染过，本方法提取的RNA往往含有较多的这种转染或感染的DNA，应用以下方法去除，以避免干扰RNA制品的cDNA合成，翻译及Northern杂交实验。

（1）上述步骤（7）中RNA沉淀溶于20μl 50mmol/L Tris-HCl（pH7.8），1mmol/L EDTA，（pH8.0）溶液中。

（2）加MgCl$_2$与2-巯基乙醇分别至终浓度为10mmol/L和0.1mmol/L，再加RNasin或氧钒核糖核苷复合物分别至终浓度为1000U/ml或10mmol/L。

（3）加入无RNase的胰DNase I至终浓度2μg/ml，37℃保温60分钟。

（4）加EDTA和SDS分别至终浓度为10mmol/L和0.2%。

（5）加等体积酚/氯仿混匀，12 000×g，室温离心5分钟，吸上清移至另1个Eppendorf管，加0.1倍体积3mol/L NaAc（pH5.2）和2倍体积冰预冷乙醇，混匀，冰浴30分钟。

（6）12 000×g，4℃离心5分钟，弃上清，室温蒸发乙醇，用200μl TE溶解RNA，加500μl乙醇，-70℃贮存备用。

（七）酚-氯化锂法同时提取细胞RNA与DNA

本法是在 Elion 和 Warner 报道的方法基础上，由 Sandeep 等人于 1990 年改进而成。它通过酚和 SDS 裂解细胞，变性，解聚蛋白，抑制 RNase，并用 EDTA 保护 DNA，最后根据 RNA 和 DNA 在 Li$^+$ 中的不同沉淀速度而分离 DNA 和 RNA。整个过程在 2 小时内完成。RNA 可用于 Northern 分析，DNA 可用于内切酶消化及 Southern 杂交实验。

1. 试剂

STEL 缓冲液：0.2% SDS；10mmol/L Tris-HCl（pH7.5）；10mmol/L EDTA；100mmol/L LiCl

必须用 DEPC 处理好的双蒸水配制，SDS 预先配制母液（10% 或 20%），其他 3 种成分高压消毒后，再加 SDS。

酚/氯仿（1:1）

重蒸酚与氯仿 1:1 混合后，用 STEL 缓冲液饱和，直至上清 pH 为 6.0。

2. 操作步骤

（1）细胞准备　悬浮细胞离心收集后，用 PBS 洗涤细胞，再离心收集，贴壁细胞用 0.125% 胰蛋白酶 37℃ 消化 10 分钟，细胞脱落后，离心收集，PBS 漂洗再离心收集，弃上清。细胞量为 $1 \times 10^7 \sim 1 \times 10^8$ 个。

（2）将细胞悬浮于 10ml PBS 中，移入 15ml 离心管，$800 \times g$，离心 3 分钟，弃上清。

（3）加入 5ml STEL 缓冲液，5ml 酚/氯仿溶液，用吸管吹打使细胞悬浮，盖紧管盖，反复颠倒离心管 2~3 分钟（不要强烈振荡，避免 DNA 剪切），充分混匀后，再加入 3ml STEL 缓冲液，继续混匀 1 分钟。

（4）$10\,000 \times g$，20℃ 离心 5 分钟，吸出上清液移入另 1 个清洁离心管。

（5）用等体积酚/氯仿分别抽提 2 次，上清液移入另 1 个清洁离心管。

（6）加入 0.1 倍体积 5mol/L LiCl，2 倍体积 4℃ 预冷乙醇，上下颠倒离心管几次，大分子量 DNA 即可马上沉淀，用带钩的玻璃棒捞出 DNA 沉淀，用 70% 乙醇中漂洗后，移入 TE（pH8.0）溶液中溶解。

（7）将捞出 DNA 沉淀后的混合液，−70℃ 放置 30 分钟沉淀 RNA，然后 $12\,000 \times g$，4℃ 离心 15 分钟。弃上清，沉淀用 70% 乙醇漂洗，短暂离心后，弃上清，倒置离心管，室温蒸发乙醇，加入适量 DEPC 处理好的消毒双蒸水溶解 RNA，OD260、OD280 测定 RNA 含量与 RNA 纯度，−70℃ 贮存备用，或长期贮存于乙醇溶液中。

（八）一步快速热酚抽提法

基于 Shomczynki 和 Sacchi 两人于 1987 年报道的 RNA 快速提取法，美国 Promega 公司有机地将这些试剂组合成总 RNA 试剂盒，使操作更为简单方便，并突出体现以下几个优点。①将已知最强的 RNase 抑制剂异硫氰酸胍、β-巯基乙醇和去污剂 N-十二烷基肌氨酸钠联合使用，抑制了 RNA 的降解，增强了对核蛋白复合物的解离，使 RNA 与蛋白质分离并进入溶液，提高了 RNA 的提取产量；②RNA 选择性地进入无 DNA 和蛋白质的水相，容易被异丙醇沉淀浓缩，对大量或少量组织的细胞 RNA 提取，均甚合适；③可在 3 小时以内处理大批样品，省略了氯化铯密度梯度超速离心步骤及其他方法使用的长时间选择性乙醇沉淀或 LiCl 沉淀。LiCl 沉淀不但会导致小 RNA（<5.8S）的丢失，而且 Li$^+$ 盐的残留还会抑制 DNA 的合成反应。

该方法提取的 RNA 可用于 Northern 印迹、cDNA 合成及体外翻译。

1. 试剂盒组成

50g 异硫氰酸胍（2×25g）

75ml CSB（柠檬酸/十二烷基肌氨酸钠/β-巯基乙醇）缓冲液

10ml 2mol/L NaAc pH4.0

100ml 酚:氯仿:异戊醇

100ml 异丙醇

25ml 无 RNase 水

试剂盒可室温贮存，其中酚:氯仿:异戊醇最好在 4℃ 保存。所提供的试剂足够完成 6 次 1g 组织样品或 10^8 个培养细胞的 RNA 提取。

2. 其他材料

65℃水浴

组织匀浆器

50ml 厚壁聚丙烯离心管（DEPC 处理）

75% 冰冷乙醇

10×PBS（11.5g Na$_2$HPO$_4$，2g KH$_2$PO$_4$，80g NaCl，2g KCl 溶于 1L 灭菌去离子水中，1×PBS 的 pH 为 7.4）。

3．准备工作　①用 0.05% DEPC 室温预处理 50ml 聚丙烯离心管 1 小时，然后高压灭菌 30 分钟，去除残留 DEPC；②从试剂盒中取出水饱和酚在室温下放置 15 分钟，让各相分离，因为运输过程中两相可能混合分相不好；③变性液配制：加 33ml CSB 缓冲液于 25g 异硫氰酸胍中，充分混匀直至所有成分完全溶解，65℃加热有助于溶解，配制好后可贮存于 4℃。

4．样品准备

（1）悬浮培养细胞　300×g，4℃离心收集 1×10^8 个细胞；用 25ml 预冷的 1×PBS 漂洗细胞，离心收集；去上清，加 15ml 预冷的变性液，匀浆，可用 Brinkman Polytron 匀浆器高速匀浆 15～30 秒钟。

（2）贴壁培养细胞　计算好 1×10^8 个细胞所需培养瓶数后，用胰酶消化，离心收集细胞，细胞裂解同上。或者在 1×PBS 洗细胞后，直接将 8ml 预冷变性溶液加入培养瓶中，摇动使细胞裂解（溶液变黏稠），再将此溶液吸入下一瓶待裂解细胞。完毕后再用 4ml 变性液依次冲洗每一培养细胞瓶，使所有细胞洗下，然后匀浆。

（3）植物组织或动物组织　将 1g 新鲜或液氮冷冻组织置于陶瓷研钵中，加入液氮研磨成细粉末，转移至含有 12ml 变性液的容器中匀浆。

5．RNA 抽提

（1）匀浆后的组织细胞移至 50ml 聚丙烯离心管中，加入 1.2ml 2mol/L NaAc（pH4.0），加盖并反复颠倒离心管。

（2）加入 12ml 酚：氯仿：异戊醇，混匀，强力振荡 10 秒钟，冰浴 15 分钟。

（3）4℃，10 000×g 离心 20 分钟。

（4）小心吸取上层水相（含 RNA）至一个新的 50ml 离心管中（经 DEPC 处理）。注意不要吸出中间层，该层富含蛋白质和 DNA。

（5）加等体积异丙醇与样品混匀，置 -20℃沉淀 RNA 30 分钟。对于 RNA 含量极少的样品可沉淀过夜提高回收率。

（6）4℃，10 000×g，离心 15 分钟沉淀 RNA。

（7）弃上清，将 RNA 沉淀重新悬浮于 5ml 变性溶液中，置旋转摇床上多角度摇晃直至 RNA 溶解，也可加热至 65℃促进溶解（时间尽可能短）。

（8）加入等体积酚：氯仿：异戊醇重新抽提 1 次，即重复步骤（2）～（4）。

（9）加等体积异丙醇沉淀 RNA，重复步骤（5）～（6）。

（10）离心后，弃上清，加 75% 预冷乙醇 10ml，漂洗沉淀，离心同上，弃上清。

（11）真空干燥去除样品中的乙醇，不宜完全干燥，否则沉淀难以溶解。

（12）将 RNA 溶于 1～3ml 无 RNase 的去离子双蒸水中，用紫外线分光光度仪分别测定样品在 260nm、280nm、230nm 波长上的光密度及初步估算 RNA 的纯度，-20℃保存备用。

对于长期保存，RNA 应重新补充 NaAc（pH5.0）至 0.25mol/L，再加入 2.5 倍体积乙醇，-70℃保存。

6．注意事项

（1）纯 RNA 样品的 A260/A280 比值为 1.7～2.0，若低于该值，表明存在蛋白质污染，可重新用酚/氯仿抽提。

（2）RNA 的 A260/A280 比值应大于 2.0，若比值低于该标准，提示有异硫氰酸胍残留，应重新用乙醇沉淀 RNA，然后用 75% 乙醇洗涤两次，以去除异硫氰酸胍。

三、mRNA 的分离与纯化

真核细胞的 mRNA 分子是单顺反子，最显著的结构特征是具有 5′端帽子结构（m^7G）和 3′端的 poly（A）尾巴。绝大多数哺乳动物细胞 mRNA 的 3′端存在 20～300 个腺苷酸组成的 poly（A）尾，通常用 poly（A^+）表示。这种结构为真核 mRNA 分子的提取，提供了极为方便的选择标志，寡聚（dT）纤维素或寡聚（U）琼脂糖亲和层析分离纯化 mRNA 的理论基础就在于此。

mRNA 的提取已有许多成功的方法，如超速离心法、免疫法等，目前以寡聚（dT）-纤维素柱层析法最为有效，已成为常规方法。

（一）寡聚（dT）-纤维素柱层析法（分离 mRNA 的标准方法）

1. 试剂

0.1mol/L NaOH

1×上样缓冲液：20mmol/L Tris-HCl（pH7.6）；0.5mol/L NaCl；1mmol/L EDTA（pH8.0）；0.1% 十二烷基肌氨酸钠（SLS）

使用的 Tris-HCl（pH7.6），NaCl 和 EDTA（pH8.0）母液，均高压消毒后加入，混合后再高压消毒，冷却至 65℃ 时，加入 65℃ 水浴 30 分钟的 10% SLS 至终浓度为 0.1%。若其中 Tris-HCl 用柠檬酸钠代替，则整个缓冲液可直接用 DEPC 处理。

洗脱缓冲液：10mmol/L Tris-HCl，pH7.6；1mmol/L EDTA，pH8.0；0.05% SDS

Tris-HCl、EDTA 贮存液及双蒸水用前应高压灭菌处理，最后加 10%～20% SDS 至所需浓度。洗脱缓冲液不宜直接高压消毒，否则会产生大量气泡。

3mol/L NaAc，pH5.2

乙醇

2. 操作步骤

（1）将 0.5～1.0g 寡聚（dT）-纤维素悬浮于 0.1mol/L 的 NaOH 溶液中。

（2）用 DEPC 处理的 1ml 注射器或适当的吸管，再高压消毒，将寡聚（dT）-纤维素装柱 0.5～1ml，用 3 倍柱床容积的无菌水洗柱。

（3）用 1×上样缓冲液洗柱，直到洗出液 pH 值小于 8.0。

（4）将 RNA 溶于无菌水中，65℃ 加热 5 分钟，用水将其冷至室温，加入等体积 2×上样缓冲液，混匀后直接上柱，马上收集流出液，当 RNA 上样液全部进入柱床后，再用 1 柱床容积的 1×上样缓冲液洗柱，继续收集流出液。

（5）所有液体流出后，将收集液 65℃ 加热 5 分钟，冷至室温重新上柱，再收集流出液。

（6）用 5～10 倍柱床体积的 1×上样缓冲液洗柱，每管 1ml 分部收集，OD260 测定 RNA 含量。前部分收集管中洗脱液的 OD260 值很高，其内含物为无 poly（A）尾的 RNA，后部分收集管中洗脱液的 OD260 值很低或无吸收。

有人用含 0.1mol/L NaCl 5 倍柱床容积的 1×上样缓冲液继续洗脱，目的是彻底洗脱 poly（A）-RNA，一般可以省略。

（7）用 2～3 柱体积的洗脱缓冲液洗脱 ploy（A^+）RNA，分部收集，每部分为 1/3～1/2 柱容积。

（8）OD260 测定 poly（A^+）RNA 分布，合并含 poly（A^+）RNA 的收集管，加入 1/10 体积的 3mol/L NaAc，pH5.2 混匀后，加 2.5 体积的预冷无水乙醇，混匀，−20℃ 沉淀 RNA30 分钟。比色杯需用浓盐酸/甲醇（1:1）溶液浸泡 1 小时，然后用 DEPC 处理好的双蒸水反复洗涤。

（9）10 000×g，4℃ 离心 15 分钟，小心吸弃上清，poly（A^+）RNA 沉淀此时往往看不见，用 70% 乙醇漂洗沉淀，10 000×g，室温离心 5 分钟，弃上清，室温蒸发乙醇。

（10）用适量无 RNase 双蒸水溶解 RNA，加入 3 倍体积的乙醇混匀后，−70℃ 长期保存。使用前，加入 0.1 倍体积的 3mol/L NaAc，pH5.2 混匀，12 000×g，4℃ 离心 5 分钟，回收 poly（A^+）RNA。

3. 注意事项

（1）整个操作过程必需严格遵守无 RNase 操作环境规则。

（2）步骤（4）中将 RNA 溶液 65℃加热 5 分钟，冷至室温上样有两个目的。其一破坏 RNA 的二级结构，尤其 mRNA poly（A）尾处的二级结构，使 poly（A）尾充分暴露，提高 poly（A$^+$）RNA 回收率；其二能解离 mRNA 与 rRNA 的结合，否则会导致 rRNA 的污染，故加热这一步不能省略。

（3）十二烷基肌氨酸钠盐在 18℃以下时，溶解度下降会阻碍柱内液体流动，若室温低于 18℃最好用 LiCl 代替 NaCl。

（4）步骤（7）中，可将洗脱液中 NaCl 浓度调至 0.5mol/L，65℃保温，5 分钟后，速冷至室温，重复步骤（5）~（7），能进一步纯化 poly（A$^+$）RNA。

（5）寡聚（dT）-纤维素柱可 4℃贮存，反复使用，每次使用前，应该依次用 NaOH 溶液、无菌水、上样缓冲液洗柱。

（6）有人主张用寡聚（U）-琼脂糖凝胶〔poly（U）-Sephadex〕代替寡聚（dT）-纤维素。其实两者分离 poly（A$^+$）RNA 效果均良好，不同的是前者流速快，适宜于大体积的 RNA 分离 mRNA，后者则经久耐用。

（7）1OD260 相当于 40μg/ml RNA。一般 10^7 哺乳动物培养细胞能提取 1~5μg poly（A$^+$）RNA，即相当于上柱 RNA 量的 1%~2%。

（二）寡聚（dT）-纤维素液相结合离心法

本方法原理与本节三（一）方法完全相同，只是不用柱层析，而是用寡聚（dT）-纤维素直接加至 RNA 溶液中与 poly（A$^+$）RNA 结合，离心收集寡聚（dT）-纤维素/poly（A$^+$）复合物，再用洗脱液分离 poly（A$^+$）mRNA，最后离心去除寡聚（dT）-纤维素。

1. 试剂

2×结合缓冲液：0.02mol/L Tris-HCl（pH7.5）；1mol/L NaCl；2mmol/L EDTA；1.0% SDS

漂洗缓冲液：0.01mol/L Tris-HCl（pH7.5）；0.1mol/L NaCl；1mmol/L EDTA

洗脱缓冲液：0.01mol/L Tris-HCl（pH7.5）；1mmol/L EDTA

TE 缓冲液：10mmol/L Tris-HCl（pH8.0）；1mmol/L EDTA

2. 操作步骤

（1）加入等体积的 2×结合缓冲液至 RNA 溶液中（一般为 100~300μl）混匀，65℃加热 10 分钟，冷至室温。

（2）加入 1ml 悬浮于 1×结合缓冲液中的寡聚（dT）-纤维素。

（3）混匀后，室温温和摇荡 15 分钟，让 poly（A$^+$）RNA 与寡聚（dT）-纤维素结合。

（4）1500×g，室温离心 5 分钟，弃上清，加入 500μl 漂洗缓冲液温和混匀数秒钟，1500×g 离心 2 分钟，弃上清，重复漂洗 3 次。

（5）加入 200μl 洗脱缓冲液，温和摇荡混合 2 分钟，1500×g，离心 5 分钟，吸出上清移至 1 个清洁的 Eppendorf 管中，重复洗脱 2 次，将 3 次洗脱上清液合并。

（6）洗脱液中，加入 0.1 倍体积的 3mol/L NaAc，pH5.2，2.5 倍体积乙醇，混匀后，-20℃放置过夜。

（7）12 000×g，4℃离心 15 分钟，弃上清，室温蒸发乙醇，将 Ploy（A$^+$）RNA 沉淀溶于适当体积的 TE 缓冲液中，OD260 定量，-70℃保存。

3. 注意事项

（1）离心力大于 1500g 会导致寡聚（dT）-纤维素的破坏。

（2）一般 0.5mg RNA 使用 0.3g 寡聚（dT）-纤维素为适当的结合比率。

（三）磁性球珠分离 mRNA

polyAT tract^R mRNA 分离系统是 Promega 公司的专利产品，它基于寡聚胸腺嘧啶脱氧核糖核苷〔Oligo（dT）〕与 mRNA 3′端 poly（A）尾的互补配对特性，用生物素标记 Oligo（dT），通过它与 mRNA 3′端 poly（A）的退火形成杂交体，然后用标有亲和素的顺磁球珠和磁性分离架捕获并洗涤生物素 Oligo（dT）/mRNA 杂交体，最后用无 RNase 的去离子水将之洗脱下来，达到从总 RNA 中分离 mRNA 的目的

（图 1-1-4）。

polyAT tract^R mRNA 分离过程概况如下：

该系统可在 45 分钟内分离出纯 poly（A^+）的 mRNA 组分，操作简单，快速灵敏，其 mRNA 的质量适用于所有分子生物学的实验应用，如 cDNA 合成和体外翻译。

1. 系统组成

（1）生物标记的 Oligo（dT）探针（50pmol/μl）。

（2）20×SSC 溶液。

（3）亲和素磁性球珠 TM。

（4）无 RNase 的水。

（5）供 12mm×75mm 试管用的磁珠 TM 磁性分离架，或 1.5ml 微型离心管用的磁球珠磁性分离架。该试剂盒贮存于 4℃ 6 个月各成分保持稳定，但亲和素磁性球珠不能冰存（即不宜低于 0℃），以免降低其效能。总 RNA 量 1～5mg 为大量分离，1mg 以下为少量分离，可根据情况选择不同的系统，下面以少量的 mRNA 的分离为例，介绍其操作程序。

2. 仪器与材料

65℃ 水浴

无 RNase 的移液管吸量头

1.5ml Eppendorf 管

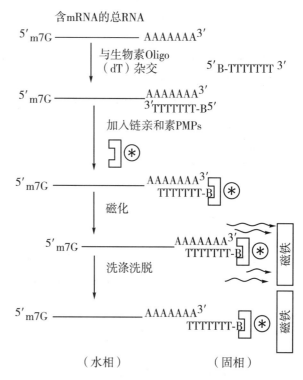

图 1-1-4　磁珠法分离 mRNA 原理示意图

3. 操作步骤

（1）在无 RNase 的 1.5ml Eppendorf 管中，加入 0.1～1.0mg 的总 RNA 和无 RNase 的水至最终体积为 500μl。注意：最小量（60μg）的总 RNA 也可以进行分离 mRNA，只是捕获的 mRNA 难以用紫外线分光光度法查测。

（2）65℃，加热 10 分钟。

（3）加入 3μl 的生物素标记 Oligo（dT）和 13μl 的 20×SSC 于 RNA 中，轻轻混合，室温放置逐渐冷却平衡至室温，一般需 10 分钟左右。该步是让 Oligo（dT）与 mRNA 的 poly（A）进行退火。

（4）在退火处理的同时，配制 0.5×SSC，0.1×SSC 溶液。

（5）亲和素顺磁球珠冲洗　将磁珠（SA-PMPS）轻晃散开后，放入磁性分离架中，使 SA-PMPS 集中于试管一侧（约 30 秒钟），小心去除上清。不要用离心方法沉淀磁珠，用 0.3ml 0.5×SSC 漂洗 SA-PMPS，用磁性分离架集中磁珠，去除上清，重复漂洗 3 次。

（6）将漂洗后的 SA-PMPS 重新悬浮于 0.1ml 的 0.5×SSC。注意，漂洗后的 SA-PMPS 应于 30 分钟内使用，因为漂洗后的 SA-PMPS 在无蛋白质的环境中稳定性下降。

（7）将步骤（3）中的 Oligo（dT）/mRNA 退火反应物，全部加入到含漂洗好的 SA-PMPS 1.5ml Eppendorf 管中，轻轻混匀，室温放置 10 分钟。

（8）用磁性分离架捕获 SA-PMPS，此时 SA-PMPS 已与 Oligo（dT）上的生物素相连。小心吸去上清，不要搅乱 SA-PMPS。注意，在 mRNA 分离结果尚未证实以前，不要丢弃上清。

（9）用 0.1×SSC，每次 0.3ml 洗磁珠 3 次，每次都要转晃管底使颗粒全部悬浮，最后一次漂洗后，尽可能多地移去水相而不扰乱 SA-PMPS。

（10）将 SA-PMPS 重新悬浮在 0.1ml 无 RNA 酶水中，反复颠倒 Eppendorf 管使 SA-PMPS 悬浮散开，

此步为洗脱 mRNA。

（11）用磁性分离架捕获 SA-PMPS，将洗脱 mRNA 的水相吸至 1 个新 Eppendorf 管中。

（12）将 SA-PMPS 再悬浮于 0.15ml 无 RNA 酶水中，重复洗脱 1 次，与（11）步的洗脱液合并（总量 0.25ml）。

（13）若 mRNA 用于 cDNA 克隆，可加 0.1 倍体积的 3mol/L NaAc 和 1.0 倍体积的异丙醇于洗脱液中，−20℃ 沉淀过夜；若 mRNA 将用于体外翻译，可用 0.1 体积的 3mol/L KAc 或 NH₄Ac，1.0 体积的异丙醇于洗脱液中，−20℃ 沉淀过夜，然后 12 000 × g 离心 10 分钟，用 1ml 预冷的 75% 乙醇洗涤沉淀物，12 000 × g 离心 5 分钟后，弃上清，真空干燥 mRNA 沉淀。若为短期贮存，可将 mRNA 溶于无 RNase 去离子水中，至浓度为 0.5 ~ 1.0μg/μl，−70℃ 保存。

4. 问题分析（表 1-1-3）

表 1-1-3 问题分析

问 题	可能的原因	解决的措施
无 mRNA 洗出	1. 退火过程中忽略了适合的盐浓度而导致无 mRNA 结合	重复退火步骤，加 20 × SSC 至最终浓度为 0.5 ×
	2. 探针捕获及冲洗前退火过程冷却不够	将步骤（8）中吸出的上清重新退火，然后加入 SA-PMPS 继续分离
	3. 洗脱前未脱盐	用去离子水再次洗脱最后的 SA-PMPS 沉淀，测定该洗脱液的 A260
	4. 总 RNA 中有 RNase 污染	琼脂糖凝胶电泳鉴定总 RNA 的质量
RNA 降解	在 mRNA 分离过程中存在 RNA 酶的污染	重复全部过程，严格按照无 RNase 环境的要求操作

（四）寡聚（dT）-纤维素离心柱快速分离法

为了克服常规寡聚（dT）-纤维素层析柱流速慢，易阻塞等麻烦，Pharmacia 与 LKB 公司将其预先制备成一系列可离心的分离柱，分为 3 类产品：①mRNA 提纯试剂盒（mRNA Purification kit）；②快速制备 mRNA 提纯盒（Quickprep™ mRNA Purification kit）；③快速微量 mRNA 提纯盒（Quickprep™ mRNA Purification kit）。它们共有的特点是省时快速、分离范围广、产量高，适宜于同时操作多个样品，其 mRNA 质量能满足 Northern 分析、cDNA 合成、PCR 实验和体外翻译实验。

其中第一类产品适用于 25 ~ 1000mg 组织细胞分离的 RNA 中提取 mRNA，后两类产品可以不经过总 RNA 提取的中间过程，一次完成直接提取 mRNA。第二类适于 100 ~ 500mg 组织细胞直接提取 mRNA。第三类适于 1 ~ 10⁷ 个细胞的 mRNA 提取。一般每个柱能提纯大约 6μg 具有 poly（A⁺）的 RNA，15 分钟以内完成整个操作过程。

其原理是先用异硫氰酸胍和十二烷基肌氨酸钠直接裂解细胞或匀浆裂解组织细胞并抑制 RNase 活性，细胞裂解液直接上寡聚（dT）-纤维素柱，用不同盐浓度缓冲液洗涤上柱物，最后洗脱下 poly（A⁺）RNA，并且不需要用乙醇沉淀，而用糖原沉淀回收微量 RNA。有关操作步骤参照产品说明书。

（李尹雄 文 沈珝琲 审）

参 考 文 献

1. Sambrook J, et al. Molecular Cloning, A Laboratory Manul, 2nd ed. Cold Spring Harbor Laboratory Press, 1989

2. Wu R, et al. Methods in Enzymology, Vol 216. Recombinant DNA, part G. Academic Press Inc, 1992

3. Beger SH, et al. Methods in Enzymology, Vol 152, Guide to Molecular Cloning Techniques. Academic Press Inc, 1987

4. Davis LG, et al. Basic Mathods in Molecular Biology. Elsevier Press, 1986

5. John SWM, et al. A rapid procedure for extracting genomic DNA from leukocytes. Nucleic Acid Res, 1991, 19（2）:408

6. 彭秀玲，等. 基因工程实验技术. 长沙：湖南科学技术出版社，1987

7. Wu R, et al. Methods in Enzymology Vol 68, Recombinant DNA, part I. Academic Press Inc, 1979

8. Wu R, et al. Methods in Enzymology Vol 100, Recombinant DNA, part B, part C. Academic Press Inc, 1983

第二章　核酸分子探针的标记

第一节　概　　述

标记核酸分子探针（nucleic acid probe）是进行核酸杂交的基础，据检测对象及目的不同，可选择不同的探针种类及标记方法。

一、探针的种类

根据核酸分子探针的来源及其性质，它可分为基因组 DNA 探针、cDNA 探针、RNA 探针及寡核苷酸探针 4 类。并不是任意一段核酸片段都可作为探针，探针的选择直接影响杂交结果的分析。探针选择的最基本原则是具有高度特异性。

（一）基因组 DNA 探针

克隆化的各种基因片段是最常用的核酸探针，因真核基因组中存在高度重复序列，探针应尽可能选用基因的编码序列（外显子），避免使用内含子及其他非编码序列，否则探针可能因高度重复序列的存在引起非特异杂交而导致假阳性结果。

（二）cDNA 探针

与 mRNA 互补的 DNA 链称 cDNA，cDNA 中不存在内含子及其他高度重复序列，故特异性高，是一种较理想的核酸探针。

（三）RNA 探针

RNA 探针有下述优点：①RNA：RNA、RNA：DNA 杂交体较 DNA：DNA 杂交体的稳定性高，杂交反应可在更严格的条件下进行，特异性更高；②RNA 单链不存在双链 DNA 探针的互补双链的复性，杂交效率较高；③RNA 无高度重复序列，非特异杂交少；④杂交后用 RNase 消化未杂交的 RNA 探针，可降低杂交本底。

（四）寡核苷酸探针

人工合成的寡核苷酸片段作探针，它有下述优点：①可根据需要合成相应的序列，避免基因组 DNA 探针中高度重复序列所带来的不利影响；②多数寡核苷酸探针的长度为 15~30bp，即使有 1 个碱基不配对也会影响杂交链的 Tm 值，严格控制反应条件，可检测出基因点突变；③探针复杂性降低，杂交反应时间较短。

二、标记物

常用的探针标记物有两类：放射性核素和非放射性核素标记物。标记物与探针的结合不影响杂交的特异性和稳定性，标记物的检测具有高度灵敏性和特异性。

（一）放射性核素

放射性核素是应用最多的探针标记物，其检测具有高度特异性，缺点是易造成放射性污染，多数核素的半衰期较短，不能长期存放。常用的放射性核素有^{32}P、^{3}H、^{35}S，有时也使用^{14}C、^{125}I 或^{131}I。^{32}P 所释放的 β 粒子能量高、穿透力强，放射自显影时间短，灵敏度高，广泛地应用于各种滤膜杂交，液相杂交，缺点是半衰期短，14.3 天。^{35}S、^{3}H 在 X 线片上的分辨率比^{32}P 高，特别是^{3}H 散射极少，最适于细胞原位杂交。

（二）非放射性标记物

非放射性标记物具有安全可靠的优点，主要有 4 类。

1. 半抗原 如生物素、地高辛，可利用这些半抗原的抗体进行检测。
2. 配体 生物素是抗生物素蛋白卵白素和链霉菌类抗生素蛋白的配体，可用亲和法检测。
3. 荧光素 如罗丹明等可被紫外线激发出荧光，用于检测。
4. 有些标记物与另一类物质反应而产生化学发光现象，能直接对 X 线胶片曝光。

第二节 探针的放射性核素标记法

以 ^{32}P 为例，其他核素的标记方法与此类似。

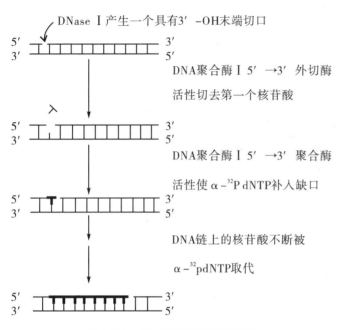

图 1-2-1 切口平移法原理示意图

一、内标记

（一）切口平移法（nick trans-lation）

此法是目前实验室中最常用的一种 DNA 探针标记法，其原理是首先利用适当浓度的 DNase I，在 DNA 双链上造成缺口，再用大肠杆菌 DNA 聚合酶 I 的 5′→3′外切酶活力在切口处将旧链从 5′端逐步切除，然后又在此酶 5′→3′聚合酶活性催化下，以互补的 DNA 单链为模板合成新的 DNA 单链，若在反应液中含有一种或多种放射性核素标记的核苷酸，则标记的核苷酸参入到新合成的链中，从而形成高比放射活性的 DNA 探针（图 1-2-1）。

1. 试剂

（1）10×NTB（切口平移缓冲液 nick translation buffer）

Tris-HCl（pH 7.2）	0.5mol/L
MgSO₄	0.1mol/L
DTT	1.0mmol/L
BSA	0.5mg/ml

（2）10×dNTP（不含 dCTP）

dATP	0.5mmol/L
dGTP	0.5mmol/L
dTTP	0.5mmol/L

2. 操作步骤

（1）将 50ng DNA 片段溶于 1μl 水中，加入 1μl 3×NTB，0.5ng DNase I （1μl），置 37℃保温 15min，并迅速置于冰水中冷却。

（2）在冰浴中依次加入下列试剂

10×NTB	1μl
10×dNTP（不含 dCTP）	1μl
α-³²PdCTP（3000Ci/mmol）	5μl
E. coli DNA 聚合酶 I （5U）	1μl
用水调节总体积至	50μl

（3）16℃保温 1～2h。

（4）加入 2μl 0.5mol/L EDTA 终止反应。并用 TE 缓冲液稀释至 100μl。

（5）通过 Sephadex G-50 柱层析纯化探针或无需纯化。

3. 注意事项

（1）切口平移法所用的 DNA 聚合酶必须是 E. coli 聚合酶 I 全酶，因为它的 Klenow 片段不具有 5′→3′ 外切酶活性。

（2）DNase I 的浓度一定要适量，过大会导致 DNA 链上切口过多，使探针长度太短，影响杂交反应效率；过少会不足以形成足量的缺口，导致标记效率下降。

（3）反应温度一定要控制在 14～16℃ 之间。温度过高会使 DNase I 活性增强，导致切口过多，使探针变短或形成发夹结构，影响标记和杂交的效率。温度过低，则使 DNA 聚合酶活性降低，标记效率下降。

（二）随机引物标记法（random primer labeling）

与切口平移法相比，随机引物标记法具有更多的优越性，是 DNA 探针标记的常规方法。该标记法核素标记化合物的参入率高达 70%～80%，因而可获得更高比放射活性的探针。随机引物是含有各种排列序列的寡核苷酸片段的混合物，因此它可与任意核酸序列杂交，起到聚合酶引物的作用。随机引物通常是人工合成的 6 个脱氧核苷酸序列，其序列是根据基因组 DNA 六核苷酸排列的多种可能性设计的。待标记的 DNA 探针变性后与随机引物杂交，在大肠杆菌 DNA 聚合酶 I 大片段（Klenow fragment）

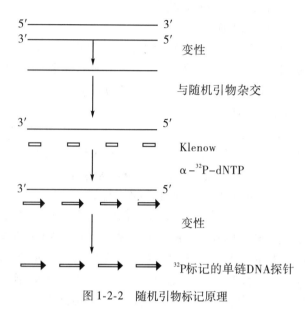

图 1-2-2　随机引物标记原理

作用下，以寡核苷酸为引物，合成与探针互补的 DNA 链，反应液中含 ^{32}P 标记的核苷酸，即形成放射性核素标记的 DNA 探针（图 1-2-2）。

1. 试剂

（1）10×DNA 聚合酶 I 缓冲液（Klenow 缓冲液）

Tris-HCl（pH 6.6）	500mmol/L
MgCl$_2$	100mmol/L
DTT	10mmol/L

无核酸酶的牛血清清蛋白组分 V（BSA）0.5mg/ml

（2）10×dNTP（不含 dCTP）

dATP	0.5mmol/L
dGTP	0.5mmol/L
dTTP	0.5mmol/L

2. 操作步骤

（1）将 30～100ng DNA 片段和 75ng 随机引物混合，置沸水浴中 2min，并迅速置于冰中冷却。

（2）依次加入下列试剂

10×dNTP（无 dCTP）	5μl
10×Klenow 缓冲液	5μl
α-^{32}P dCTP（3000Ci/mmol）	5μl
Klenow 片段（5～10U）	2μl
用水调节总体积至	50μl

（3）室温下放置 2～12h。

（4）加 2μl 0.5mol/L EDTA 终止反应，并用 TE 缓冲液稀释反应物至 100μl。

（5）通过 Sephadex G-50 柱层析纯化探针或无需纯化。

随机引物标记法比切口平移标记具有更多的优越性：①除进行双链 DNA 探针的标记外，也可用于单链 DNA 或 RNA 探针的标记，而切口平移法只适用于双链 DNA 的标记；②标记活性高，所需模板量少。30ng DNA 模板在 3h 内使 60%~70% 的标记 dNTP 参入到探针 DNA 链上，标记的比活性大于 10^9cpm/μg DNA 探针；③DNA 片段的大小不影响标记结果，随机引物标记法可用于较小 DNA 片段（100~500bp）标记，而切口平移法对大片段 DNA（>1000bp）标记效果好；④操作简便，避免因 DNase I 处理浓度掌握不当所带来的一系列问题。

3. 注意事项

（1）标记产物（即新形成的标记 DNA 单链）的长度与加入寡核苷酸引物量成反比，因为 DNA 合成是从多个起始点开始的，加入寡核苷酸数量越多，合成起点也越多，所标记的片段的长度越短。按标准方法得到的标记产物长度平均为 200~400bp，足以满足分子杂交的需要。适当减少随机引物的量，可得较长片段的标记探针。

（2）与切口平移不同，随机引物标记所得到的探针是新合成的 DNA 单链，所加入的 DNA 模板本身并未被标记。当采用单链 DNA 或 RNA 作模板时，必须注意所得到的标记探针并不是其本身，而是与其互补的单链 DNA 片段。如需其本身作为探针，则必须采用其互补链作为模板。

（三）单链 DNA 探针的制备及标记

1. 原理　一般采用 M13 噬菌体进行单链 DNA 探针的标记，人工合成的寡核苷酸引物首先与克隆了特异基因片段的 M13 噬菌体 DNA 杂交，在含有 ^{32}P 标记 dNTP 的溶液中，利用 Klenow 片段的 5′~3′ 聚合酶活性合成高比放射活性的单链 DNA 探针，然后用适当的内切酶切取所需的探针序列（图 1-2-3）。采用不对称 PCR，反应中加入核素标记的核苷酸亦可产生标记的单链 DNA 探针。

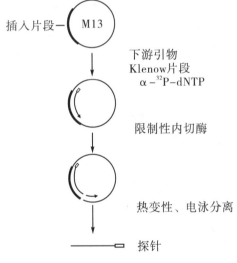

图 1-2-3　单链 DNA 探针制备原理

2. 操作步骤

（1）在 0.5ml 微量离心管中加入下列试剂

单链 DNA 模板（M13 DNA）	1μg
寡核苷酸引物	5pmol
10×Klenow 缓冲液	3μl
加水至总体积	20μl

（2）置于 85℃ 水浴中 5min，然后置于 85℃ 水的烧杯中，待其温度降至 37℃，加入

0.1mol/L　DTT	2μl
[α-^{32}P] dATP	5μl
40μmol/L dATP	1μl
20mmol/L dCTP、dGTP、dTTP	1μl

混匀，短暂离心。

（3）加入 1μl（5U）Klenow DNA 聚合酶，混匀，室温放置 30min。

（4）加 1μl 20mmol/L dATP，混匀，室温放置 20min。

（5）68℃ 加热 10min，终止反应，调节 NaCl 浓度至适于相应内切酶作用的 NaCl 浓度，加入 20 单位相应的内切酶，37℃ 保温 1h。加 0.5mol/L EDTA 终止反应。

（6）酚/氯仿抽提。SephadexG-50 柱层析分离标记的 DNA 探针。

3. 注意事项

（1）Klenow DNA 聚合酶 I 与 4 种 dNTP 底物的亲和力不同，其与 dATP 为最高，因此选用核素标记的 dATP 为宜，其他 3 种非标记的 dNTP 必须过量。

（2）要注意选择适当的单链模板，特别是用于 Northern 杂交时，要选择与所要杂交序列相同的链，这样得到的探针才能与之互相杂交。

（3）为达到最佳模板效率，引物必须过量，以使模板和引物充分杂交。

二、末端标记

只将 DNA 3′端或 5′端标记的方法称末端标记，由于 DNA 片段并非均匀标记，标记活性不高，一般极少作为分子杂交探针的标记，主要用于 DNA 序列测定等方法中所需片段的标记，但寡核苷酸探针必须用末端标记。

（一）3′端填充标记

利用 Klenow 片段、T_4 聚合酶、T_7 聚合酶等 $3′→5′$ 外切酶活性及 $5′→3′$DNA 聚合酶活性标记双链 DNA 3′末端。其中 T_4 聚合酶应用最多。T_4 聚合酶在反应体系缺乏 dNTP 时，主要表现 $3′→5′$ 外切酶活性，因此可使平端 DNA 形成 3′-末端残缺，再加入 dNTP，在 T_4 聚合酶 $5′→3′$ 聚合酶活性催化下填平 3′端（图 1-2-4）。

以 Klenow 酶为例说明。

1. 试剂

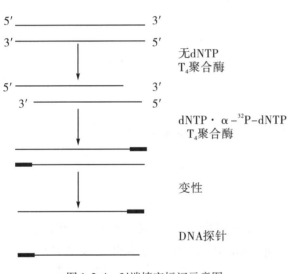

图 1-2-4 3′端填充标记示意图

无dNTP
T_4聚合酶

dNTP·α-^{32}P-dNTP
T_4聚合酶

变性

DNA探针

10 × NT 缓冲液：

Tris-HCl（pH7. 2）	0.5mol/L
$MgSO_4$	0.1mol/L
DTT	1mmol/L
BSA（片段 V）	500μg/ml

2. 操作步骤

（1）依次加入下列试剂于 1.5ml 离心管中

DNA	1μg
10 × NT 缓冲液	2μl
2mmol/L 3 种 dNTP	1μl
［α-^{32}P］dNTP	适量
加水至总体积	25μl

（2）加入 1 U Klenow DNA 聚合酶 I，室温保温 30min。

（3）加入 1μl 12mmol/L 第四种核苷酸溶液，继续保温 15min。

（4）加 1μl 0.5mol/L EDTA 终止反应，酚/氯仿抽提一次。

（5）Sephadex G-50 柱层析或乙醇沉淀法分离标记的 DNA 片段。

3. 注意事项 要根据黏性末端的不同选用不同的标记核苷酸，如 EcoR I 酶切产生的黏性末端是 TTAA，因此可选^{32}P-dATP 或 dTTP 进行标记，而不能用 ［α-^{32}P］dCTP 或 dGTP 标记。BamH I 酶切得到的黏性末端是 CATG，因此选任意一种核素标记的 dNTP 均可。

（二）T_4 多核苷酸激酶标记探针 5′端

T_4 多核苷酸激酶催化 ［γ-^{32}P］ATP 的 γ-磷酸基团转移到 DNA 或 RNA 5′末端游离的-OH 上，也可催化 ［γ-^{32}P］ATP 的 γ-P 与 DNA 或 RNA 末端的 γ-磷酸基团进行交换，但此反应的效率较前一反应低。该法的缺点是 5′磷酸酶易将末端标记去除。

$$- \underset{(RNA)}{DNA} - OH^{5′} \xrightarrow[T_4 \text{多核苷酸激酶}]{DTT, \ Mg^{2+}, \ ^{32}P\text{-}P\text{-}P\text{-}A} - \underset{(RNA)}{DNA} - {}^{32}P$$

$$- \underset{(RNA)}{DNA} - P^{5′} \xrightarrow[T_4 \text{多核苷酸激酶}]{DTT, \ Mg^{2+}, \ ^{32}P\text{-}P\text{-}P\text{-}A} - DNA - {}^{32}P + P\text{-}P\text{-}P\text{-}A$$

（三）末端脱氧核苷酰转移酶标记探针 3′端

简称末端转移酶，催化 dNTP 在单、双链 DNA 的 3′末端多聚化。

双链 DNA – OH$^{3'}$ + ndNTP　　　　单链 DNA – OH + ndNTP

　　　　↓ Mg^{2+}　　　　　　　　　　　　↓ CO^{2+}

双链 DNA-(PdN)n + nppi　　　　单链 DNA-(PdN)n + nppi

　　本法的缺点是不能控制增加的核苷酸的数目，标记产物长度不均一，若以 α-^{32}P 标记的双脱氧核苷酸为底物，则能得到 3′末端只增加一个核苷酸的标记探针。

第三节　非放射性标记法

　　非放射性标记物的标记有两种类型，一是标记物已预先连接在 NTP 或 dNTP 上，因此可像放射性核素标记的核苷酸一样用酶促聚合法参入到核酸探针中，如生物素、地高辛（digoxigenin）标记的 dNTP 可用切口平移、随机引物及末端转移酶等标记法标记核酸探针，具体方法参考厂家说明书。生物素是目前应用最广泛的非放射性核素标记物，它是一种小分子水溶性维生素，通过一条碳链臂可与 UTP 或 dUTP 嘧啶环的 5 位碳相连，此连接不影响碱基配对的特异性，且仍是许多 DNA 修饰酶的良好底物，生物素还可标记 dATP 和 dCTP。生物素-16-dUTP 结构如下：

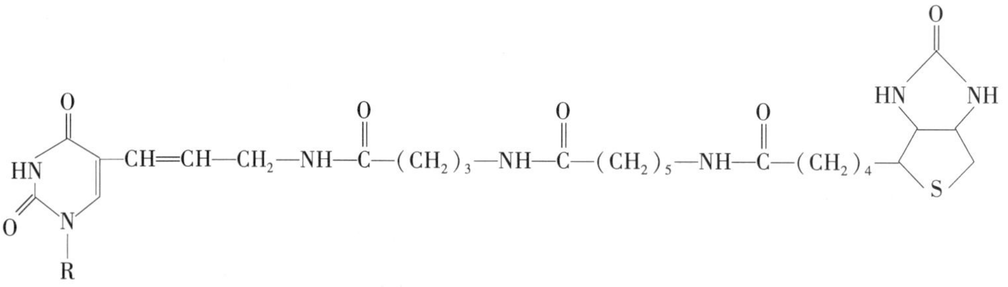

　　另一种非放射性标记物可直接与核酸发生化学反应，使标记物连接到探针分子上，如光敏生物素，辣根过氧化物酶、碱性磷酸酶、AAF（N-acetoxy-N-2-acetylamino fluorene）等，均可通过化学方法直接交联到核酸探针上，杂交后再用相应的方法如抗原 – 抗体反应，酶促显色等检测。光敏生物素与核酸混合后，在一定的条件下用强可见光照射 10～20min，生物素即与探针共价相连，成为生物素标记的探针。

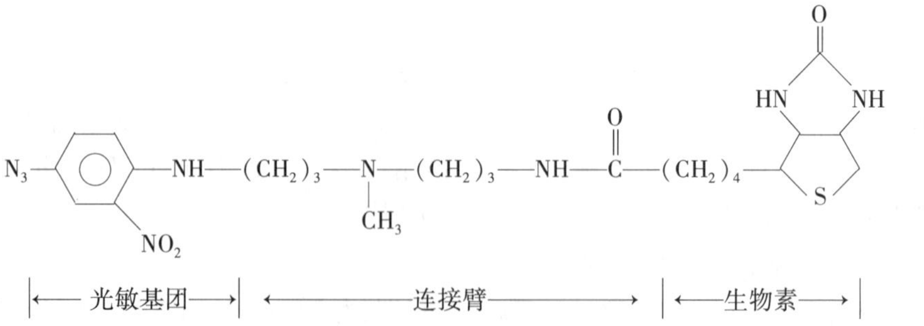

光敏生物素结构

第四节　放射性核素标记探针的纯化

　　通过切口平移等标记方法标记探针反应结束后，反应液中仍存在未参入到核酸分子中的 dNTP 分子，会使杂交本底升高，因此放射性标记探针在标记后必须纯化，以排除可能干扰杂交反应的未参入反应的标记物、酶和盐。纯化探针的方法主要有：凝胶过滤、乙醇沉淀、变性聚丙烯酰胺凝胶电泳等，其中最常用的是前两种。

一、凝胶过滤层析法

利用凝胶的分子筛作用，大分子核酸先流出，小分子物质如 dNTP 等则滞留在凝胶层析柱中或后流出，从而将大分子探针、小分子 dNTP 分离。常用 Sephadex G-50 和 Bio-Gel 60 两种凝胶。也可用装好的一次性使用的商品柱，如 Boehringer 公司的 Qiuckspin 柱含预定体积（0.8ml）的溶胀 Sephadex G-50，柱子最大上样体积为 100μl，经离心可快速分离和回收标记探针。

（一）Sephadex G-50 柱层析法

1. 将 10g Sephadex G-50 加入 500ml TE 中，溶胀过夜或 15 磅 in² 高压灭菌 15min。

2. 在一次性使用的塑料柱中装入 5ml 溶胀后的 Sephadex G-50。

3. 用 STE 缓冲液（10mmol/L Tris-HCl，pH8.0；1mmol/L EDTA，pH8.0；100mmol/L NaCl）平衡柱子。

4. 将标记的 DNA 样品加样于柱上，待样品进入凝胶中，加 STE 洗脱。

5. 收集洗脱液，每管 200μl，用盖革计数器监测放射性峰，第一个峰含有标记探针，第二个峰为未参入的核苷酸。计算探针部分总 cpm，并除以用来标记的 DNA 量即可得到探针比活性。若第一放射性峰体积过大，可用乙醇沉淀浓缩探针。

（二）离心柱层析

1. 取一 1.5ml 塑料离心管，管底扎一小孔，用硅化的玻璃毛塞住。装满 Sephadex G-50 凝胶。

2. 将此离心管套到另一去盖塑料离心管上，离心，2000r/min，2min，凝胶被压紧，继续补加 Sephadex G-50 凝胶，重复此步骤，直至凝胶高度达离心管 2/3 处。

3. 用 100μl STE 缓冲液洗柱，4000r/min 离心 2 分钟，重复 2~3 次，至洗出洗脱液体积为 100μl。

4. 弃去去盖离心管中的洗脱液，重新将填了凝胶的离心管套在去盖离心管上。

5. 标记的 DNA 样品用 STE 稀释至 100μl，上样于层析柱上，2000r/min 离心 2min，DNA 探针被洗脱下来，流入到去盖离心管中，未参入的 dNTP 则保留在层析柱中。

二、乙醇沉淀法

核酸探针可被乙醇沉淀，而未参入到探针中的小分子 dNTP 等则仍保留于上清中，因此通过反复乙醇沉淀可将二者分离。

加 2 倍体积的冰冷无水乙醇，-20℃ 放置过夜，次日离心，沉淀即为探针分子。为促进核酸沉淀，可于水相中加入一定浓度盐类如醋酸钾、醋酸铵等。

第五节 探针比放射活性的测定

一、三氯乙酸沉淀法

（一）抽滤法

1. 标记反应结束后，取适当样品，等分为两份。

2. 其中一份样品点样于一张玻璃纤维素膜上，干燥此膜用于测量总放射活性。

3. 另一份样品中加入 100μl 500μg/ml 鲑鱼精 DNA，再加入 5ml 冰冷的 10% TCA 液，混匀，冰浴 15min。

4. 将此溶液通过玻璃纤维滤膜负压抽滤，用 5ml 10% TCA 抽滤洗膜 6 次，5ml 95% 乙醇洗一次。干燥滤膜。

5. 将上述两张滤膜分别置于闪烁瓶中，加入 5ml 闪烁液，液闪计数仪计数。

$$参入率 = \frac{洗涤膜的计数值（cpm）}{总放射活性（未洗涤膜计数值）} \times 100\%$$

$$比放射活性 = \frac{已参入计数量（cpm）}{DNA 总量（μg）}$$

（二）漂洗法

1. 取 DNA 样品，分成二等份分别点样于两张玻璃纤维素膜上，干燥。

2. 其中一张膜置于 200～300ml 冰冷的洗膜液中（5% TCA，20mmol/L 焦磷酸钠），摇动 2min，换洗膜液，重复此步骤 2 次。

3. 滤膜转至 70% 乙醇中漂洗片刻，干燥。

4. 进行液闪计数。

二、DE-81 滤膜吸附法

DE-81 滤膜带正电荷，可吸附核酸分子，对未参入的 dNTP 吸附则不牢，可用大量 0.5mol/L Na_2HPO_4（pH7.4）洗脱下来。操作方法与 TCA 漂洗法相同。

（李　滨　童坦君）

第三章　核酸分子杂交

核酸分子杂交（nucleic acid hybridization）是分子生物学领域应用最广泛的技术之一，具有灵敏度高、特异性强等优点，主要用于特异 DNA 或 RNA 的定性、定量检测，如测定特异 DNA 序列的拷贝数；测定特定 DNA 区域的限制性内切酶图谱，以判断是否存在，基因缺失，插入等重排现象；末端标记的寡核苷酸探针可检测基因的特定点突变；还可进行 RNA 结构的粗略分析，特异 DNA 的定量检测，特异基因克隆的筛选等。分子杂交是分子生物学研究核酸的有力工具，在分子克隆、基因诊断、核酸序列分析等方面发挥着重要作用。

第一节　概　　述

核酸分子杂交是指具有一定同源序列的两条核酸单链在一定条件下按碱基互补配对原则退火形成异质双链的过程，此过程类似于变性核酸的复性过程。

DNA 与 DNA 链，RNA 与 DNA 链，或两条 RNA 链之间，只要具有一定的互补序列均可在适当的条件下发生杂交。杂交的一方是待测的 DNA 或 RNA，另一方是检测用的已知的 DNA 或 RNA 的片段，称为探针，探针可以是用基因克隆技术分离获得的特异的 DNA 序列，或是特异 DNA 序列在体外转录出的 RNA 序列或 cDNA 序列，亦可是人工合成的寡核苷酸片段，为了便于检测，常用放射性核素或非核素（如生物素）标记探针。杂交时，被检测的核酸链和探针双方均在溶液中的杂交反应称为液相杂交，也可以是一方固定于固相支持物上（如尼龙膜），另一方在溶液中称为固相杂交。

一、杂交的稳定性

两条具有一定互补序列的核苷酸单链既可在一定条件下形成杂交双链，杂交双链又可在一定条件下解离成为单链，杂交双链的稳定程度依赖于它的解链温度（melting temperature，Tm），Tm 是指核酸双链解链成单链过程中，其克原子消光系数 ε（P）值的增加达到最高值一半时的温度，Tm 值反映了此温度时核酸溶液中一半的核酸双链解离为单链。Tm 值不是固定常数，不同杂交双链其 Tm 值是不同的，影响 Tm 值的主要因素有：

（一）杂交链的碱基组成

杂交双链解离成单链时主要涉及配对碱基间氢键的断裂，AT 碱基对间有 2 个氢键，GC 碱基对间有 3 个氢键，故 GC 碱基对较 AT 碱基对的热稳定性高，需较高的温度才能断裂，因此 GC 含量高的杂交双链其 Tm 值愈高。

（二）杂交链的长度

杂交链愈长其 Tm 值愈高。

（三）杂交双链的碱基错配程度

错配程度高，Tm 值低，杂交双链同源性每降低 1%，Tm 值降低 1.5%，此效应对长度为 15 ~ 150bp 的寡核苷酸探针更为明显。

（四）溶液的离子强度

核酸链骨架上的磷酸基团带有较多的负电荷，它们之间的静电排斥作用是双链不稳定的因素之一，加入盐后，正离子可中和磷酸基团的负电荷，使 DNA 双链稳定性增加，Tm 值升高，因此离子强度越大，Tm 值愈高。

（五）变性剂

变性剂可影响碱基堆积力和氢键的形成，因此可降低 Tm 值，常用的变性剂是甲酰胺，脲及二甲基亚砜等。用 50% 的甲酰胺大约可使杂交双链的 Tm 值降低 30℃。

杂交最易在低于杂交链 Tm 值 25℃ 左右的条件下进行，因此确定杂交链的 Tm 值是进行杂交的必要条件。

在液相体系中，下列经验公式可粗略估计多核苷酸杂交双链的 Tm 值。

$$Tm（℃）= A + 16.6\log[(M^+)/1.0 + 0.7(M^+)] + B(\%G + C) - 600/L - Pm - C(\%FA)$$

其中 A、B、C 分别是常数，随着 DNA/DNA、RNA/DNA 和 RNA/RNA 杂交双链的不同而变化。

M^+ = 单价阳离子的浓度（二价阳离子 M^+ 值约为单价阳离子的 100 倍，如 1mmol/L Mg^{2+} 大约为 100mmol/L Na^+）。%G + C = GC 碱基含量（有效范围为 30% ~ 70% G + C）

L：核苷酸的长度

Pm：碱基错配的百分率

%FA：甲酰胺的浓度

常数	双 链 种 类		
	DNA/DNA	RNA/DNA	RNA/RNA
A	81.5	67	78
B	0.41	0.80	0.70
C	0.65	0.50	0.35

在 GC 碱基含量为 40%，核苷酸长度 L > 600bp，Pm = 0.1mmol/L NaCl 溶液中，DNA/DNA，DNA/RNA，RNA/RNA 杂交双链的 Tm 分别为 97.5、99、106℃。加入 40% 的甲酰胺后，上述三种杂交双链的 Tm 分别为 71.5、79、92℃。比较 3 种杂交双链的稳定性可发现，RNA/RNA 杂交链 Tm 值最高，稳定性最好，RNA/DNA 杂交双链次之，DNA/DNA 杂交双链稳定性最差。

一条杂交链是 10 ~ 20bp 的寡核苷酸的杂交双链的 Tm 值可由下列公式计算：

若杂交双链中的一条杂交链是寡核苷酸，其 Tm 值可由下列经验公式计算：

$$Tm（℃）= 4 \times (G + C) + 2 \times (A + T)$$

G + C 和 A + T 分别为寡核苷酸中所含的各个碱基的数目

对于寡核苷酸探针而言，杂交温度一般采用（Tm - 5℃）左右。

上述二个 Tm 值计算公式均是从液相杂交中推出的，固相杂交的反应条件对 Tm 值影响更为复杂，进行固相杂交时，杂交链的 Tm 值要低于上述计算值。

二、杂交动力学

两条互补的核苷酸单链在适当的条件下退火形成异质双链的过程称为杂交，杂交过程是相当复杂的，需相对较长的时间才能完成。

杂交过程的第一步是两条核酸单链随机碰撞形成局部双链，此反应遵循二级反应动力学。这种随机碰撞是暂时的，如果此局部双链周围的碱基不配对则会重新解离，继续碰撞，一旦找到正确的互补区，则首先形成的双链就形成核，核两侧的序列迅速配对形成完整的双链分子。第一步反应是整个过程的限速步骤，后一步反应是一个自发过程。

探针相对于核酸（固定于滤膜上）过量情况下进行的杂交反应是一个假一级反应，一半的探针与靶序列杂交所需的时间为 $t_{\frac{1}{2}} = \text{In}/KC$，C 为探针的克分子浓度，K 为杂交分子形成的速率常数，主要取决于探针的长度及复杂性，杂交的温度、离子强度、pH 值等，因此影响杂交反应速率的主要因素包括：

（一）探针的长度

探针片段越大，其扩散速率愈慢，因此杂交反应速率慢。

（二）探针的浓度

杂交速率随探针浓度增加而增加，在一定的范围内，杂交灵敏度与探针的浓度成正比。为了保证足够的探针浓度，杂交时除加入足够量的探针外，还应尽量减少杂交体积，一般以每 cm^2 滤膜加 $50 \sim 100 \mu l$ 杂交液为宜。检测真核生物的单拷贝基因时，因被检基因含量较低，除尽量提高探针的比活性外，还应适当增加探针的用量。使用双链 DNA 杂交探针时，一定要将 DNA 探针变性。

（三）离子强度

离子强度过低，不利于杂交反应，常采用 $5 \times$ 或 $6 \times$ SSC（$1 \times$ SSC 为 0.15mol/L NaCl 0.015mol/L 柠檬酸钠）。

（四）温度

选择合适的杂交和洗膜温度是分子杂交成败的关键因素之一，杂交反应一般在低于 Tm 值 15～25℃下进行，杂交双链的 Tm 值可通过经验公式计算。不含变性剂甲酰胺时，大多数杂交反应在 68℃进行。当含 50% 的甲酰胺时，在 42℃进行。寡核苷酸探针的杂交反应一般在低于 Tm 值 5～10℃下进行，寡核苷酸探针的杂交温度不易控制，应通过反复实验确定。

（五）杂交时间

一般为 $t_{\frac{1}{2}}$ 的 2～3 倍，含 1mol/L NaCl 的杂交液在最适杂交温度杂交所需时间为：

$$t_{\frac{1}{2}} = \left(\frac{1}{X}\right)\left(Y/5\right)\left(Z/10\right) = \frac{YZ}{50X}$$

X：双链探针的量（μg）　Y：探针的长度（kb）

Z：杂交液的体积（ml）

例如：0.1μg 长度为 1kb 的双链 DNA 探针，杂交液体积为 10ml 时，一半的探针与靶核苷酸杂交所需时间 $t_{\frac{1}{2}}$ 约为 2h。

（六）杂交促进剂

惰性聚合物如葡聚糖等可促进核酸链间碱基的配对，同时其微粒表面还可吸附探针分子，从而使核酸单链接触面积增大，特别有利于长探针的杂交反应，在 5%～10% 硫酸葡聚糖存在时，杂交反应速率可提高 5～10 倍。使用硫酸葡聚糖的缺点是增加了杂交液的黏度。聚乙二醇（PEG，6000～8000）和聚丙烯酸也可作为杂交促进剂，这两种物质具有黏度低、价廉等优点，实际运用时可根据具体情况选用。

三、滤膜杂交

固相杂交是将待测核酸片段结合到固相支持物上，然后同存在于液相中标记的探针进行的杂交。根据固相支持物的不同，固相杂交又分为两种类型：原位杂交和滤膜杂交，前者是指不改变核酸原来的位置，探针直接与细胞或组织切片中核酸进行的杂交，后者是指探针与固定于滤膜上的核酸分子进行杂交。滤膜杂交是目前最常用的一种核酸分子杂交方法。

（一）滤膜杂交的基本过程

不同的实验目的可采用不同的杂交方法。完成一个滤膜杂交实验一般包括以下几个步骤

1. 核酸的制备　通过一定方法获得具有相当纯度和完整性的核酸是核酸分子杂交的前提。

2. 电泳　采用琼脂糖凝胶电泳将待测核酸片段分离，琼脂糖凝胶的浓度（0.5%～1.5%）取决于核酸片段的大小。

3. 印迹　采用印迹技术将分离的核酸片段转移至固相支持物上，转移后的核酸片段将保持原来相对位置不变。

4. 预杂交　为了减少非特异性杂交反应，即消除本底，在杂交反应前进行预杂交，将滤膜上非特异

性的 DNA 结合位点封闭。常用的封闭物有两类，一类是变性的非特异 DNA，常用鲑鱼精 DNA（salmon sperm DNA）或小牛胸腺 DNA（calf thymus DNA）；另一类是一些高分子化合物，其作用有两方面，一是封闭 DNA 上的非特异位点，二是封闭滤膜上非特异性的 DNA 结合位点，减少其对探针的非特异性吸附作用，多采用 Denhardt 液（聚蔗糖 400，聚乙烯吡咯烷酮和牛血清白蛋白），使用 blotto 系统（脱脂奶粉）效果也不错。

5. 杂交 用标记的探针与滤膜上的核酸进行杂交。杂交温度、时间、待测核酸的复杂度、探针的长度、复杂性及杂交液体积、盐浓度等均会影响杂交结果，因此需控制杂交反应条件以获最佳结果。

6. 洗膜 杂交完成后，在一定的条件下洗膜，目的是将滤膜上未与 DNA 杂交及非特异杂交的探针分子从滤膜上洗掉。由于非特异性杂交的杂交双链稳定性差，解链温度低，在一定的温度下，一般在低于特异杂交链 Tm 值 5~12℃进行，非特异杂交双链解链而被洗掉，而特异的杂交双链则保留在滤膜上。

7. 检测 通过放射自显影或化学显色等检测方法显示标记探针的位置及含量，从而对待测核酸片段的大小，含量等进行分析。整个过程如图 1-3-1 所示。

（二）印迹技术

印迹是指将待测核酸分子转移到固相支持物滤膜上的过程，杂交滤膜是多孔的固相支持物，具有很大的结合核酸的表面积，核酸一旦被固定在滤膜上，即可进行杂交鉴定。选择良好的滤膜及有效的转移方法是印迹技术的关键。

1. 滤膜的选择 滤膜的种类很多，良好的滤膜应具备：①较强的结合核酸能力，结合力大于 $10\mu g/cm^2$；②与核酸分子结合牢固，且不影响核酸分子与探针的杂交反应，经杂交、洗膜等操作过程不脱落或脱落很少；③非特异吸附少，通过洗膜可将非特异吸附于其表面的探针分子洗掉；④具有良好的机械性能，便于操作。目前常用的滤膜有：

（1）硝酸纤维素膜（nitrocellulose filter membrane） 硝酸纤维素膜具有较强的吸附单链 DNA 或 RNA 的能力，在高盐浓度下，其结

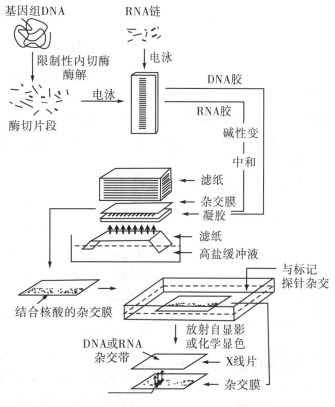

图 1-3-1 杂交过程示意图

合力可达 $80~100\mu g/cm^2$，吸附的单链核酸经 80℃烘烤 2h，即以非共价键牢固地结合于硝酸纤维素膜上。此外，硝酸纤维素膜还具有杂交信号本底低的优点，硝酸膜与蛋白质非特异结合较弱，因此特别适用于涉及蛋白质（如抗体、酶）非放射性标记探针的杂交体系。应用硝酸膜也存在一定缺陷，其与核酸的结合依赖于转移条件并且需要高盐浓度（大于 10×SSC），其与小片段（<200bp）核酸结合率低，此外硝酸膜的脆性给杂交、洗膜等操作带来一定程度的不便。

（2）尼龙膜（nylon membrane） 尼龙膜具有较强的结合核酸能力，甚至可以结合 10bp 长度的小分子核酸，经过正电荷修饰的尼龙膜称阳离子尼龙膜，结合核酸能力比普通型更强，高达 $350~500\mu g/cm^2$，低盐条件下就可与核酸分子结合，经 80℃烘烤或紫外线照射后，核酸分子即可共价牢固地结合在尼龙膜上。尼龙膜的强度和柔韧性较好，允许多次的洗脱和再杂交，因此可在同一张膜上重复进行杂交，节省成本和时间，较为经济。但尼龙膜对蛋白有较高的亲和力，应用涉及抗体、酶等有关蛋白质的非同位素探针的杂交时所出现的本底信号高于硝酸膜。

（3）其他种类滤膜 滤纸也具有一定的结合核酸的能力，但结合力不大，且不牢固，在基因文库粗

筛时的菌落原位杂交有时使用较为经济。

将滤纸经一定化学处理后形成的化学活化膜，如 ABM 和 APT 纤维素膜，活化后产生一种活性基团可与核酸分子共价结合。此膜的优点是：①核酸与膜共价结合牢固；②对大小不同的核酸分子都具有同等的结合能力，但其与核酸的结合力小于硝酸膜和尼龙膜，且活化过程复杂。

（三）滤膜杂交的分类

直接将核酸样品点样于滤膜上，然后与探针进行杂交的方法称斑点印迹杂交或狭缝杂交（dot or slot blot）。先用琼脂糖凝胶电泳分离核苷片段，再通过印迹技术将核酸从凝胶中按原来的位置和顺序转移到滤膜，此过程如同复印一样，较准确地保持了特异核酸在电泳图谱中的位置，它把电泳和杂交结合起来，不仅能检出特异核酸片段，而且可进行分子量测定及定量分析，根据核酸种类的不同，此方法又分为 Southern 印迹杂交和 Northern 印迹杂交。Southern 印迹杂交特指 DNA 印迹杂交过程，Northern 印迹杂交则特指 RNA 的印迹杂交。

第二节 DNA 的 Southern 印迹杂交

Southern 印迹杂交是常用的核酸分子杂交方法。主要用于测定 DNA 的限制性内切酶图谱，根据图谱可判断 DNA 的某一区域是否存在 DNA 片段的缺失、插入等基因异常，也常用于研究 DNA 的限制性内切酶片段长度多态性（RFLP）。特异寡核苷酸探针杂交还可检出点突变，在 DNA 定量较准确的基础上，通过对杂交条带的光密度扫描可进行粗略的基因定量。Southern 印迹杂交在遗传病的研究、PCR 产物的分析中也有十分重要的作用。

Southern 印迹杂交的基本流程：

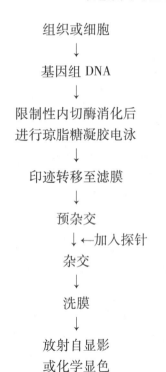

组织或细胞
↓
基因组 DNA
↓
限制性内切酶消化后
进行琼脂糖凝胶电泳
↓
印迹转移至滤膜
↓
预杂交
↓←加入探针
杂交
↓
洗膜
↓
放射自显影
或化学显色

一、基因组 DNA 的制备

真核生物的 DNA 主要分布于细胞核内，细胞核内的 DNA 与蛋白质结合构成染色体，不同组织细胞其基因表达有很大的差异，但每个细胞均含有同样的 DNA，因此在制备 DNA 时，无需考虑所分析的基因是否在该组织中表达，仅考虑取材方便。

提取 DNA，首先要破碎组织，溶解细胞，并破坏蛋白质与 DNA 的结合，使 DNA 释放出来。此过程要有效地抑制 DNase 活力，以防止其对 DNA 的降解作用。细胞裂解液中常包含 EDTA、SDS、蛋白酶 K 等，它们均有双重作用，一是提取 DNA，二是抑制 DNase 活力。提取 DNA 的另一中心问题是去除蛋白质、脂类、多糖等物质，酚抽提是去除蛋白质的有效方法，两次酚抽提后，用氯仿：异戊醇24：1抽提，既可进一步除去蛋白质等杂质，又可去掉 DNA 水溶液中残存的酚，异戊醇对去除蛋白无作用，但可除掉抽提过程中产生的泡沫，提取 DNA 时应尽可能去除 RNA，一般用 RNase 消化 DNA 液中的 RNA。

制备 DNA 时尽可能避免过酸、过碱、高温及机械剪切作用等打断 DNA 分子，以便提取尽可能大的 DNA 分子。

DNA 的制备方法参考《分子克隆》（第二版）。

二、DNA 的限制性内切酶酶解

用限制性内切酶彻底消化 DNA 是 Southern 印迹杂交的关键之一，若酶解不完全，可能出现比实际数目更多或片段更长的杂交区带，此类杂交结果会导致错误的结论。限制性内切酶的选择是否恰当也直接影响 Southern 杂交结果。使用内切酶的目的是为了获得合适长度的 DNA 片段，大多数滤膜结合小片段核酸的能力较差，若酶解后待测 DNA 片段过短，则会影响其印迹效率。而酶切片段过长，不仅会影响其印迹效率，而且会影响对其分子量的准确判定。较理想的酶切片段长度为 0.5 ~10kb。进行基因突变分析时，为了便于突变位点的准确定位，可选用适当的内切酶将待测 DNA 片段酶切成多个较小片段，进行基因定量分析（如基因扩增等），最好将待测 DNA 酶切成较大片段，使基因全长集中于一条或少数几条带中，以便于准确定位。

酶解 DNA 时，一般采用厂家推荐的反应条件，包括离子种类、离子强度、pH 值、酶保护剂及反应温度等。鉴定基因组中单拷贝基因需 DNA 样品 10 ~ 20μg，进行克隆片段的限制性内切酶图谱分析需 0.1 ~ 0.5μg DNA 样品。酶切反应时 DNA 的浓度要小于 0.3μg/μl，为了保证酶切完全，需加入过量的酶（4U/μg DNA），反应时间为 5 ~ 8h，甚至过夜。以 EcoR I 酶解为例说明。

1. 在 1.5ml 离心管中依次加入 DNA 样品（10 ~ 20μg），10 × 酶解反应缓冲液 10μl，酶 50 ~ 100U，加灭菌双蒸水，使反应总体积为 100μl，混匀后，37℃保温 5 ~ 8h。

2. 68℃保温 10 分钟使酶灭活，或向反应液中加入 0.5mol/L EDTA pH8.0 至终浓度 30mmol/L 使酶灭活。

3. 加 2.5 倍体积的无水乙醇沉淀 DNA，离心 DNA 沉淀，用适量的 TE 溶解沉淀，直接进行电泳。

三、DNA 酶切片段的电泳分离

采用琼脂糖凝胶电泳分离基因组 DNA 的酶切片段，凝胶浓度取决于欲鉴定 DNA 片段的长度，大片段 DNA 采用低浓度胶，小片段 DNA 采用高浓度胶。浓度为 0.8% 的胶能有效分离 1 ~ 20kb 的片段。样品在低电条件下 1 ~ 2V/cm 泳动过夜，泳动速率过快会影响大分子 DNA 的分离。电泳结束后，紫外灯下观察结果并照相。

四、Southern 印迹

将电泳分离的 DNA 片段转移到滤膜上的过程称 Southern 印迹。DNA 片段经电泳分离后，按分子量大小排列在琼脂糖凝胶上，然后将含 DNA 片段的琼脂糖凝胶变性，再将其中的单链 DNA 转移到滤膜上，并保持各 DNA 片段的相对位置不变。吸附了 DNA 的滤膜经过烘烤等处理后，DNA 牢固地结合到滤膜上，在预杂交、杂交及杂交后洗膜过程中均无明显损失。将凝胶中的核酸片段印迹到滤膜上的方法有 3 种：虹吸印迹法、电转移法、真空转移法。

（一）虹吸印迹法

利用毛细管的虹吸作用由转移缓冲液带动核酸分子转移至滤膜上，基本过程如下：

1. 将含 DNA 的凝胶在 0.25mol/L HCl 中浸泡 8 ~ 10min，轻轻摇动，使较长的 DNA 分子断裂成较小的片段，以提高转移效率。

2. 蒸馏水漂洗后，把凝胶浸泡于变性液中（1.5mol/L NaCl，0.5mol/L NaOH）30 ~ 60mm，使双链 DNA 变性解链成为单链 DNA。

3. 蒸馏水漂洗，将凝胶浸泡于中和液（1.5mol/L NaCl，0.5mol/L Tris-HCl，pH7.4）共两次，每次 15mm。

4. 处理凝胶的同时，准备与凝胶大小相同的滤膜一张、Whatman3 滤纸二张及吸水用的粗滤纸若干。滤膜先用水浸湿，再用 20 × SSC 浸泡 10min。

5. 如图 1-3-2 所示安装。注意凝胶是上下颠倒放置，同时要确保各层间没有气泡，且要防止转移过程产生短路，即转移液直接从容器流向吸水纸而不经过凝胶。

6. 室温转移 15 ~ 20h，中间更换吸水纸。

7. 取出滤膜，用 6 × SSC 漂洗 2 ~ 3min，以除去吸附于滤膜上的凝胶碎块，80℃真空下烘烤滤膜 2h，固定核酸。若使用尼龙膜，也可用 254nm 紫外线照射几分钟固定核酸。此固定了核酸

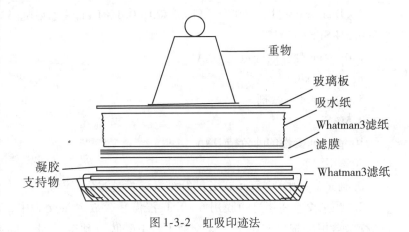

图 1-3-2 虹吸印迹法

重物
玻璃板
吸水纸
Whatman3 滤纸
滤膜
Whatman3 滤纸
凝胶
支持物

的滤膜可直接用于杂交或封于杂交袋中4℃保存待用。

（二）电转移法

利用电泳作用将凝胶中的DNA转移至滤膜上，是一种快速、简单、高效的DNA转移法，只需几个小时即可完成转移，特别适用于虹吸法转移不理想的大片段DNA的转移。电转移法使用的滤膜有一定的限制，只能采用尼龙膜或化学活化膜，不能选用硝酸膜，硝酸膜结合DNA依赖于高浓度盐溶液，而高盐溶液的导电性极强，产生强大的电流使转移体系的温度急剧升高，破坏缓冲体系，从而破坏DNA分子。电转移过程中产热，必须采用冷凝水或在冷室中进行。其操作步骤和虹吸法基本相同，装置如图1-3-3所示。

（三）真空转移法

真空转移法是近几年兴起的一种简单、快速的核酸印迹法，其原理是利用真空泵将转移缓冲液从上层容器中通过凝胶抽到下层真空室中，同时带动核酸分子转移到凝胶下面的滤膜上。该法的最大优点是快速，转膜的同时进行DNA的变性和中和，整个过程只需1小时左右。操作过程如下：

1. 在密封膜上剪一比凝胶稍小的窗口。

2. 剪一张与凝胶大小相同的滤膜，依次用水、20×SSC浸湿，将膜置于真空转移系统的多孔筛支持板上，如图1-3-4所示安装。

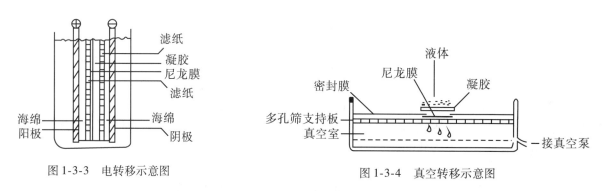

图1-3-3　电转移示意图　　　　　　　　　图1-3-4　真空转移示意图

3. 启动真空泵，加变性液覆盖满凝胶，变性15mm，加中和液，中和15min，换加20×SSC，转移1h。关闭真空泵，取出膜漂洗、烘烤。

五、杂交

Southern分子杂交的方法很多，其过程基本相同，即预杂交、杂交、洗膜，但杂交时间、杂交液体系、杂交温度等需根据具体情况调整。

（一）放射性核素探针的杂交

1. 预杂交液

6×SSC（或6×SSPE）

5×Denhardt's试剂（0.1% Ficoll 400，0.1%PVP聚乙烯吡咯烷酮，0.1%BSA）

0.5%SDS

100μg/ml变性的鲑鱼精DNA。

或者6×SSC

5×Denhardt's试剂

0.5%SDS

100μg/ml变性的鲑鱼精DNA

50%甲酰胺

配制完毕后用0.45μm的乙酸纤维素滤膜过滤杂交液。

2. 预杂交　将烤过的膜用6×SSC浸湿后，放入杂交袋中，加入预杂液（按0.2ml/cm²膜），42℃（杂交液含甲酰胺）或68℃（杂交液不含甲酰胺）预杂交6h。间或翻动杂交袋，使杂交液组分均匀地覆盖在滤膜上。

3. 探针变性 放射性核素标记的双链探针，于100℃加热5min使其变性，迅速置于冰浴中冷却。单链探针则无需变性。

4. 杂交 倒掉预杂液，加入含有新变性的核素标记探针的杂交液（0.25ml/cm² 膜），42℃或68℃杂交24~36h。对于哺乳动物基因组DNA的Southern杂交比活性 > 10^9 计数/μg的探针用量一般为10~20ng/ml。间或翻动杂交袋。

5. 洗膜 弃掉杂交液，将膜取出按下列顺序进行洗膜。

（1）将膜置于0.5% SDS、2×SSC溶液中室温浸泡5min。

（2）将膜置于0.1% SDS，2×SSC溶液中室温浸泡15min。

（3）将膜置于0.1% SDS，0.1×SSC溶液中68℃洗膜适当时间，用探测仪检测膜上的放射性比活性值。

（4）最后于0.1×SSC中漂洗1~2min，用滤纸吸去大部分液体，用保鲜膜将杂交膜包好，置于暗盒中进行放射自显影，-70℃曝光24~48℃h后，即可进行显影、定影、观测杂交结果。

注意：漂洗过程中切勿使膜变干，否则本底升高。

（二）非放射性核素标记探针的杂交

非放射性核素标记探针的杂交过程与放射性核素标记探针杂交基本相同，只是杂交条件及杂交液的配制有所差别，不同非放射性核素标记的探针如地高辛，生物素标记探针其杂交体系也不尽相同，可根据厂家试剂盒的说明书进行操作。

第三节 RNA 的 Northern 印迹杂交

经琼脂糖凝胶电泳分离的RNA转移至固相支持物滤膜上再与探针进行杂交的方法称Northern印迹杂交，主要用于RNA的定性、定量研究。根据杂交图谱，可检测某种特异RNA是否存在，长度有无明显变化等。Northern杂交与Southern杂交有所不同，主要过程如下：

RNA 提取
↓
RNA 变性电泳
↓
印迹转移
↓
预杂交
↓
杂交
↓
洗膜
↓
放射自显影或化学显色

一、RNA 的提取

RNase具有活性高，不易灭活等特点，这就给RNA的工作带来一定的困难，进行RNA的工作必须防止RNase对RNA的降解作用。制备RNA时，应尽可能使用既能有效地裂解细胞，又能有效地抑制RNA酶活力的细胞裂解液，如盐酸胍、异硫氰酸胍等。必要时可使用RNase抑制剂，如氧钒基-核苷复合物，RNasin等。配制的溶液尽可能用0.1%二乙基焦碳酸乙酯（DEPC）处理。

二、RNA 的变性琼脂糖凝胶电泳

由于RNA二级结构的影响，进行一般的琼脂糖凝胶电泳时RNA并不严格按其分子量大小分离，用适当的变性剂甲醛、乙二醛、羟甲基汞处理使RNA的二级结构解体，电泳时RNA便严格按分子量大小分离，变性剂还可促进RNA与滤膜的结合，硝酸纤维素膜结合RNA的能力远较结合单链DNA结合力差，但变性剂嵌入到RNA链中后，硝酸膜对其吸附和结合力大大增强。进行RNA凝胶电泳不用EB染色，因为EB染料可干扰RNA与硝酸膜的结合。电泳完毕后可将分子量标准的泳道切下，单独用EB染色照相。

（一）RNA 的羟甲基汞凝胶电液

1. 试剂

（1）BSE 缓冲液

硼酸	50mmol/L
硼酸钠	5mmol/L

硫酸钠	10mmol/L
EDTA（pH8.0）	1mmol/L

（2）载样缓冲液

BSE 缓冲液

甘油	10%
溴酚蓝	0.01%

2. 步骤

（1）用 BSE 缓冲液配制 1%琼脂糖凝胶。

（2）加载样缓冲液于 RNA 样品中，并加羟甲基汞至终浓度 10mmol/L。RNA 的加入量取决于待测 mRNA 的丰度，检测高丰度 mRNA，每孔可加入 10~20μg 细胞总 RNA，检测低丰度 mRNA 则需增加总 RNA 的加入量。

（3）将样品加入上样孔中，3~4V/cm 胶恒压电泳。

（4）电泳结束后，切下分子量标准泳道用 EB 染色，凝胶立即进行印迹转移。

注意：羟甲基汞具有神经毒性，避免吸入和接触。所有使用羟甲基汞的操作都必须在通风橱中进行并戴手套，含羟甲基汞的溶液在弃掉前应加入乙酸铵或其他络合剂。

（二）甲醛变性凝胶电泳

1. 试剂

（1）10×MSE 缓冲液

吗啉代丙烷磺酸（MOPS）（pH7.0）	0.2mol/L
乙酸钠	50mmol/L
EDTA（pH8.0）	1mmol/L

（2）RNA 的变性缓冲液

RNA	10μl
20×SSC 缓冲液	2.0μl
甲醛	7μl
去离子甲酰胺	20.0μl

2. 步骤

（1）将 0.7g 琼脂糖和 40ml 水混合，加热至沸使琼脂糖熔化，溶液冷却至 60℃时，加入 7ml 10×MSE 缓冲液和 11.5ml 甲醛，并加水调至体积为 70ml，混匀，灌入凝胶片中。

（2）在变性缓冲液中变性 RNA，65℃加热 15min，置于冰浴中冷却。

（3）加电泳载样缓冲液，上样 3~4V/cm 胶恒压电泳。

三、Northern 印迹

Northern 印迹方法与 Southern 印迹法相同。直接用 20×SSC 进行印迹转移。若待测的 RNA 片段较大（>2.5kb），可预先将凝胶置于 0.05mol/L NaOH 中浸泡 20min，水解高分子量 RNA，再用 20×SSC 浸泡 45min，以加快 RNA 的印迹转移。

RNA 需烘烤 80℃2h 后才能与滤膜牢固结合，因此滤膜在转移后不能用低盐缓冲液漂洗，否则 RNA 会被洗掉。

四、杂交和检测

与 Southern 印迹杂交完全相同。

第四节 斑点印迹杂交

将粗制的或纯化的核酸样品变性后直接点样于滤膜表面，再与标记的探针进行杂交的方法称斑点印迹杂交或狭线杂交，斑点印迹为圆形，狭线印迹为线状。与 Southern、Northern 印迹杂交相比，斑点印迹杂交具有简单、快速、灵敏度、样品集中且用量少等优点,可用于基因组中特异基因及表达的定性、定量研究。该法可在同一张滤膜上同时进行多个样品的检测,也可将各种不同的探针固定于滤膜上,再与样品进行杂交,称反向杂交,此法可同时检测同一样品中多个基因状态。斑点印迹杂交的缺点是不能鉴定所测基因的分子量,而且特异性不高,有时会出现假阳性。

为了将一定体积的核酸点到限定面积的滤膜上,一般采用真空点样器,点样器由多个可上样的孔组成,通过这些孔,在温和的抽真空的条件下,样品可流到膜上,成为一个个分开的点或条,然后用转移液冲洗点样孔,以保证样品全部流到滤膜上,将膜取下,烘烤或紫外照射固定核酸,再与特异探针进行杂交。定量研究时,可将待测核酸梯度稀释分别点样。

斑点印迹的标准方法如下:

1. 将硝酸纤维素膜在水中浸湿后置于 20×SSC 中浸泡 10min。

2. 将二张 20×SSC 湿润的滤纸铺在点样器下部分上,然后将硝酸膜贴在加样器上部分的底部,排除气泡,安装好点样器,并接通真空泵。

3. 向加样孔中加满 10×SSC,真空抽滤至所有液体被抽干,重复 1 次。

4. 样品处理。DNA 样品煮沸 5min,并迅速置于冰中冷却使 DNA 变性。对于 RNA 样品,可在 1.5ml 离心管中加入下列试剂:RNA 10μl,甲酰胺 20μl,37℃甲醛 7μl,20×SSC 2μl,65℃保温 15min,并迅速置于冰中冷却。DNA 和 RNA 的上样量视具体情况而定,一般可加 10~20μg,常进行梯度稀释,分别点样。

5. 样品中加入 2 倍体积的 20×SSC。

6. 将样品上样于加样孔中,真空抽滤,避免孔中产生气泡,样品全部被抽干后用 10×SSC 洗涤点样孔两次,最后继续抽滤 5min 使硝酸膜干燥。取下硝酸膜,室温干燥,80℃真空烤膜 2h 固定核酸即可进行杂交,方法同 Southern 杂交。也可用尼龙膜代替硝酸膜作固相支持物。

第五节 杂交结果的检测

放射性核素(同位素)标记探针的杂交可利用放射线在 X 线片上的成影作用检测杂交信号,称放射自显影。将杂交膜和 X 线片置于暗盒中于 -70℃曝光适当时间,取出 X 线片显影、定影后即可观测结果。

非放射性核素标记的探针,除酶直接标记探针外,其他非放射性标记物并不能直接检测,需先将非放射性标记物与检测系统偶联,再显色,第一步称偶联反应,第三步称显色反应。

一、偶联反应

多数非放射性标记物是半抗原,可通过抗原-抗体反应与显色系统偶联,有些标记物如生物素是抗生物素蛋白的配体,可用亲和法检测。

二、显色反应

通过连接在抗体或抗生物素蛋白的显色物质如酶、荧光素等进行杂交信号的检测。

(一)酶检测法

这是最常用的检测方法。主要有碱性磷酸酶(ALP)和辣根过氧化物酶,利用酶促反应使其底物形成有色产物。

碱性磷酸酶催化底物 BCIP(5-bromo-4-chloro-4-Indolyl phosphate)脱磷并聚合,此反应释放的 H^+ 使 NBT(nitroblue tetrazolium,硝基蓝四氮唑)还原生成紫色物质(图 1-3-5)。

辣根过氧化物酶的底物主要有 DAB(3,3'-diaminobenzidine 二氨基联苯胺)和 TMB(3,3',5,5'-tetramethylbenzidine,四甲基联苯胺),DAB 经辣根过氧化物酶(horseradish peroxidase,HRP)催化形成红色棕色沉淀物,TMB 的反应产物为蓝色(图 1-3-6)。

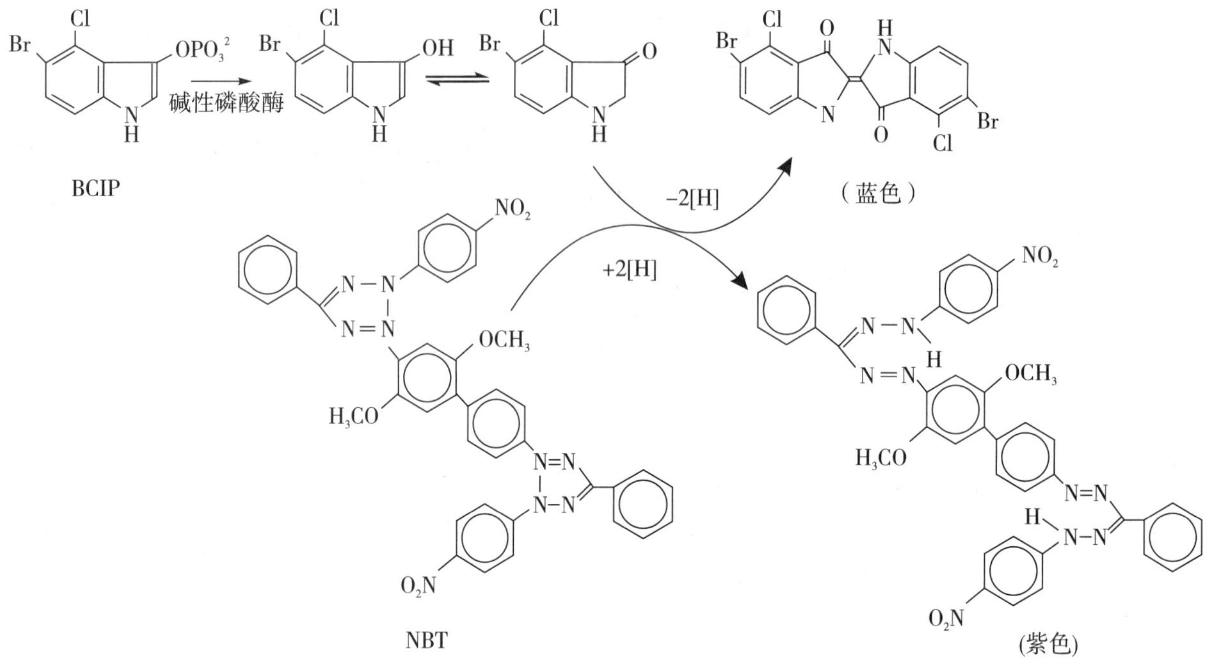

图 1-3-5　碱性磷酸酶显色反应示意图

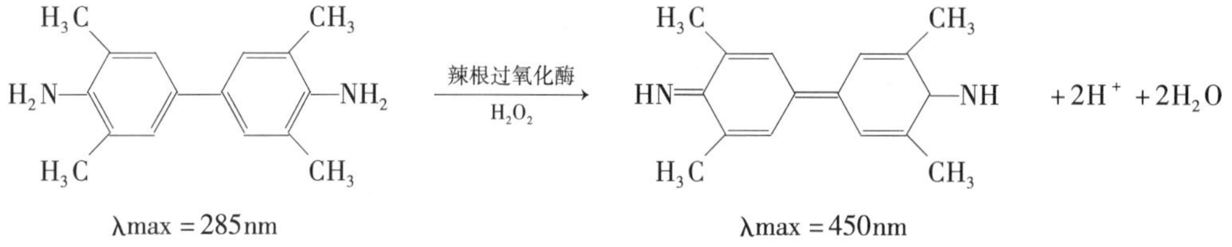

图 1-3-6　HRP 显色反应原理示意图

（二）化学发光法

目前常用的是 HRP 催化 Luminol（3′-amino phthalate hydrazine）伴随的发光反应。

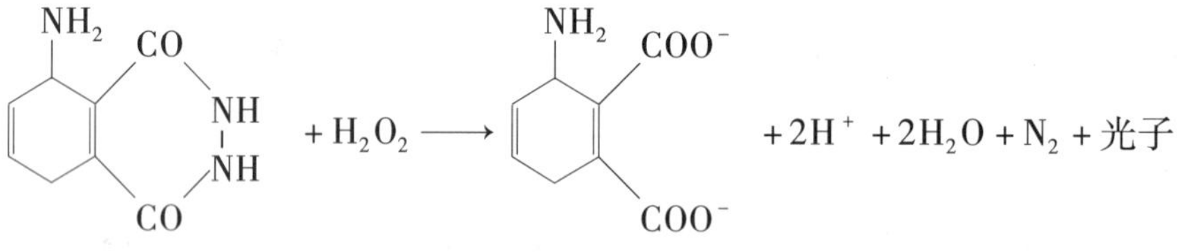

德国 Boehrmger 公司生产的一种利用化学发光进行滤膜杂交检测的试剂盒-ECl，可直接在 X 线片上显示杂交结果。

（三）荧光检测法

荧光检测主要应用于非放射性标记探针的原位杂交，常用的荧光素有 FITG、罗丹明、德克萨斯红等。非放射性标记探针由于标记物不同，其检测方法也不尽相同，可参照厂家产品说明进行。

第六节　特殊杂交

一、夹心杂交法（sandwich hybridization）

两个相邻但又不重叠的探针，同时与目的基因杂交，目的基因被夹在两个探针之间，因此被形象地称为夹心杂交或三明治杂交。夹心杂交分为固相和液相夹心杂交两种，夹心杂交的两个探针中，用于固定待测核酸的探针称捕捉探针，检测用的探针称检测探针。

（一）固相夹心杂交

将捕捉探针吸附固定至微量多孔塑料板上，再与液相中的待测核酸杂交，使待测核酸间接地固定于微孔板上，再与检测探针杂交（图1-3-7）。

（二）液相夹心杂交

检测探针用放射性核素标记，捕捉探针用生物素或polyA标记，液相杂交后，生物素标记探针的杂交链可通过包被于微孔板上的抗生物素蛋白间接固定，poly A标记探针的杂交链则可通过包被于磁珠上的polydT固定，通过放射性计数检测杂交结果（图1-3-8）。

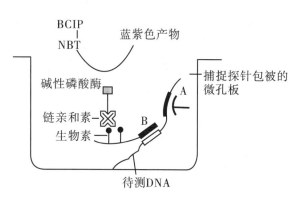

图1-3-7　固相夹心杂交示意图

夹心杂交通过二步杂交才能得到结果，其特异性较一次杂交高，且定量准确。可同时进行多个样品的测定，有利于实现自动化操作。

二、链取代法（strand displacement）

先将一较短的RNA分子与单链DNA探针杂交，再与待测核酸杂交，由于待测核酸与探针的同源性较长，形成杂交体的稳定性更高，因此可取代短的RNA链，与探针杂交，脱落的RNA在多核苷酸磷酸化酶（polynucleotide phosphorylase）催化下水解为NDP，NDP又可在丙酮酸激酶的作用下转变为ATP，ATP作为荧光素酶（luciferase）的底物产生光子，从而被检出（图1-3-9）。

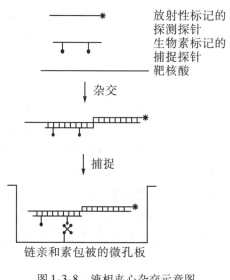

图1-3-8　液相夹心杂交示意图

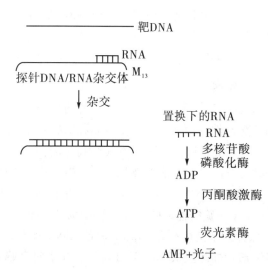

图1-3-9　链取代法原理示意图

第七节　核酸原位杂交

标记探针与细胞或组织切片中核酸进行杂交的方法称原位杂交（nucleic acid hybridization in situ）。该法是在组织和细胞内进行DNA或RNA精确定位和定量的特异性方法之一。在细胞的生物学功能、基因表达调控以至肿瘤发生机制及病原微生物检测等研究领域发挥着重要作用。

根据检测对象不同，原位杂交分为细胞原位杂交和组织切片原位杂交。根据所用的探针及所测的核酸不同分为DNA-DNA、RNA-RNA、RNA-DNA杂交，不论何种原位杂交都必须经过组织细胞固定、预杂交、杂交及放射自显影或化学显色检测等步骤。

一、组织与细胞的固定

进行原位杂交的组织和细胞必须经过固定处理。理想的原位杂交的固定液应具备：①能很好地保持组织细胞的形态；②对核酸无抽提、修饰与降解作用；③不改变核酸在组织细胞内的定位；④不影响核酸与探针的杂交；⑤对杂交信号无遮蔽作用。常用的固定液有 10% 甲醛、4% 多聚甲醛、乙醇：冰醋酸（3：1）、戊二醛、Carnoy 固定液、Bouin 固定液等，各种固定液有不同的优缺点。4% 多聚甲醛是应用最广泛的固定液之一，它能较好地保持组织或细胞内的 RNA，固定时间为 10～15min 时 RNA 含量比较恒定。过度延长固定时间会引起细胞质内生物大分子的过度交联，影响探针的穿透力，降低杂交效率。固定时间亦是影响原位杂交的重要因素，需根据具体实验摸索出适于自己要求的固定液及固定时间。

原位杂交在载片上进行，载片的处理对杂交的成功至关重要，必须保持清洁，且不能有任何核酸酶的污染。为防止杂交及检测过程中组织或细胞从载片上脱落，可用新鲜配制的 1mg/ml 多聚赖氨酸液涂于载片上，作为细胞和组织的黏附剂，待其干燥后再进行细胞涂片或组织切片。明胶液也是一种常用的黏附剂。

二、组织和细胞杂交前的预处理

原位杂交同样遵循核酸杂交的一般原则，但与滤膜杂交不同的是组织细胞中的核酸都与细胞内的蛋白质结合，以核蛋白体的形式存在于细胞中，固定过程中固定液的交联作用使细胞中的各种生物大分子形成网络，影响探针的穿透，阻碍杂交体的形成，杂交前必须用去垢剂或/和蛋白酶对组织细胞进行部分消化，以去除核酸表面的蛋白质，使探针易与靶核酸杂交。Triton-X-100 和 SDS 是常用的去垢剂。常用的蛋白酶是蛋白酶 K，其浓度及消化时间在不同的组织细胞中相差极大，可通过预实验确定适当的浓度及消化时间，要注意防止过度消化导致细胞结构的破坏和核酸从载片上的脱落，从而导致假阴性结果。

三、探针的选择及标记

原位杂交的探针可以是单、双链 DNA、RNA 或寡核苷酸，长度以 50～300hp 为宜，此长度的探针在细胞中的穿透力好，杂交效率高，某些特殊情况，如染色体基因定位或为使探针交联成网络而增强杂交信号时，可采用长达 1.5kb 的探针。放射性核素和非放射性标记探针均可用于原位杂交。

四、杂交

原位杂交的特异性，依赖于探针的结构、杂交温度、杂交液中甲酰胺、盐离子浓度及 pH 值等。严格控制杂交条件，探针只能同高度同源的靶核酸杂交。为防止杂交液中液体蒸发造成杂交液浓缩或干燥而使探针非特异性吸附增多、本底升高，需使用密闭的湿盒，其底部的液体与杂交液盐浓度相同。为了提高探针的浓度，杂交液的体积应尽可能缩小，每张切片为 10～20μl，其中含有 2ng 放射性核素标记的 ds-DNA 或 RNA 探针，或含有 10～20ng 非放射性核素如生物素标记探针。常用的杂交液多为 50% 甲酰胺、2×SSC、10% 硫酸葡聚糖。杂交温度为 37～60℃，cDNA 与 RNA 探针在原位杂交中的最佳温度为 50℃，DNA 探针的杂交可在 2～4h 内完成，RNA 探针则需杂交 12 个 h 以上。进行细胞内 DNA 的原位杂交时应将组织切片加热至 95℃ 5～15min，以使靶 DNA 变性。

五、杂交结果的检测

放射性核素标记的探针杂交经放射自显影即可对被检测核酸进行定位、定量研究。非放射性核素标记的探针主要是化学显色显示杂交结果。

六、核酸原位杂交的操作方法

（一）切片的制备

1. 冷冻切片的制备

（1）手术切块或新鲜活检标本，用 PBS 冲洗两次，用冷冻切片机切片，将切片标本附于涂有 1mg/ml 多聚赖氨酸的载片上，室温空气干燥 3min。

（2）用新鲜 PBS 配制的 4% 多聚甲醛室温下固定 20min，或于 4℃用乙醇：冰醋酸（3：1）固定 20min。

（3）室温，用 PBS 冲洗切片 2 次，每次 5min。

（4）依次用 30%、60%、80%、95%、100% 乙醇梯度脱水。

（5）切片空气干燥，－20℃ 冰箱中保存。

2. 细胞涂片的制备

（1）贴壁培养细胞用 0.4% EDTA 消化后离心（注意不能用胰酶消化，以防止胰酶中 RNA 酶的降解作用）。悬浮培养的细胞可直接离心后用 PBS 洗涤 2 次，细胞计数，用 PBS 重新悬浮细胞使其浓度为 10^6 个/ml。

（2）用细胞涂片机涂片或取 2~3 滴细胞悬液滴于载片上，室温空气干燥 5min。

（3）余处理同冰冻切片制备步骤（2）~（5）。

（二）组织细胞内 mRNA 的原位杂交

1. 杂交前的预处理

（1）将切片或涂片置于 1μg/ml 蛋白酶 K 消化液中 37℃ 消化 30min。消化液为 50mmol/L EDTA，0.1mol/L Tris-HCl pH8.0，1μg/ml 蛋白酶 K。

（2）用三蒸水冲洗切片 2 次，每次 5min。

（3）乙酰化切片。将切片置于 0.1mol/L 三乙醇胺（pH8.0）溶液中并彻底搅拌，同时每升溶液中加入乙酸酐 5ml，待其完全溶化后静置 10min。

（4）用 2×SSC 洗涤两次，每次 5min，再在 70%、95% 乙醇中处理各 5min，空气干燥。

2. 杂交 杂交液为 50% 甲酰胺，5×Denhardt 液，100μg/ml 变性蛙鱼精 DNA，4×SSC。每张切片可加入杂交液 10~100μl，其中含有 2~10ng 标记探针。加硅化盖玻片于杂交液上，边缘可用橡胶水泥（rubber cement）或石蜡封闭，以防杂交液蒸发。将玻片置于密闭湿盒中，50℃ 杂交 12~14h。

3. 杂交后处理

（1）从湿盒中取出玻片，去掉盖玻片，用 2×SSC 洗去杂交液。

（2）使用 RNA 探针的杂交后处理 将玻片于含有 20μg/ml RNA 酶溶液中（0.5mol/L NaCl，10mmol/L Tris-HCl，pH8.0）37℃ 消化 30min，再用不含 RNA 酶的上述溶液于 37℃ 处理 30min。用 0.1×SSC 50℃ 洗涤 10min，0.1×SSC 室温洗涤 10min。用 70%、95% 乙醇分别脱水 5min，然后空气干燥。

（3）使用 DNA 探针的杂交后处理 用不含探针的杂交液在低于杂交温度 3~5℃ 条件下反复冲洗切片。用 0.1×SSC 室温下冲洗。再用 70%、95% 乙醇分别脱水 5min，空气干燥。

（4）放射自显影或化学显色 详见前述。

4. 注意事项

（1）不同的组织选用的固定液有所差异。例如，肝、脾、肾等组织用乙醇∶冰醋酸（3∶1）为好，用多聚甲醛固定的切片杂交本底则较高。

（2）切片（涂片）固定前必须完全干燥，否则组织或细胞极易脱落。

（3）所用操作过程必须戴手套，应使用消毒器械操作，避免 RNA 酶的污染。

（三）间期细胞内染色质 DNA 的原位杂交

1. 杂交前预处理

（1）70%、95% 乙醇中各处理 5min，空气干燥。

（2）将玻片置于底部有 2×SSC 湿盒中，每张玻片加 200μl、100μg/ml RNA 酶，37℃ 消化 30min。

（3）用 2×SSC 洗玻片 3 次，每次 5min，再用 70%、95% 乙醇脱水，空气干燥。

（4）用 70mmol/L NaOH 处理玻片 3min，使 DNA 变性，70%、95% 乙醇脱水，空气干燥。

2. 杂交 杂交液为：50% 甲酰胺、4×SSC、5×Denhardt 液，100μg/ml 变性鲑鱼精 DNA，每张玻片加杂交液 20~50μl，其中含标记探针 2~20ng，若所用探针为双链 DNA，使用前必须于 95℃ 变性 10min 然后迅速冰浴冷却。加硅化盖玻片于杂交液上，用橡胶水泥或石蜡封闭周边，在密闭湿盒中于 37℃ 杂交 12~14h。

3. 杂交后处理

（1）将玻片从密封湿盒中取出，去掉盖玻片用 2×SSC 洗涤切片 2 次。去除非特异结合的探针。RNA

探针的处理：将玻片置于 RNA 酶液中（20μg/ml，RNA 酶，2×SSC）于 37℃ 消化 1 小时，再用 2×SSC 洗切片 2 次，每次 10min。70%、95% 乙醇脱水，空气干燥。

（2）DNA 探针的处理 用 2×SSC 于 32℃（低于杂交温度 5℃）冲洗 3 次，每次 10mm，再用 70%、95% 乙醇脱水干燥。

（3）放射自显影。

4. 注意事项 应用 RNA 酶于杂交前消化细胞内 RNA，能减少探针的非特异结合，但消化后冲洗要充分，以防残留的 RNA 酶对 RNA 探针的降解作用。

（四）分裂中期细胞染色体 DNA 的原位杂交

细胞分裂处于中期时染色体形成，多条染色体密集于细胞中，因此必须把它们分散开以进行各种研究。常用外源性刺激因子如植物凝集素（PHA），刀豆素 A（ConA）等刺激细胞分裂，同时加秋水仙素（colchicine）破坏纺锤丝，阻抑细胞处于分裂中期，再用低盐溶液低渗处理使细胞体积增大，染色体松散。

1. 培养细胞染色体制备

（1）加秋水仙素（0.04～0.8μg/ml 培养液）于对数生长期细胞中，37℃ 继续培养 6～10h。

（2）收集细胞吸管轻轻吹打使细胞从瓶壁上脱落，转入离心管中，1000r/min 离心 10min，倒掉培养液。

（3）低渗处理 加入 37℃ 的 0.075mol/L KCl 溶液 10ml，温箱中静置 20～30min。

（4）固定 向细胞悬液中加入新鲜醋酸：甲醇（3:1）固定液 1ml，用吸管吹打均匀，1000r/min 离心 5min，去上清，再加固定液 5ml，轻轻吹打均匀，静置 15mm。

（5）涂片 1000r/min 离心 5min，弃上清，根据细胞数量余下固定液 0.5～1ml，悬浮细胞，进行涂片，室温干燥。

2. 白细胞染色体制备

（1）取肝素抗凝血 1～2ml，加入 RPMI 1640 培养液 0.4～0.5ml，37℃ 培养 62～72h。

（2）加秋水仙素使其终浓度为 0.04～0.8μg/ml，继续培养 1h。

（3）收集细胞，余下步骤同培养细胞染色体制备。

3. 杂交

（1）每张玻片加入杂交液 20～50μl（50% 甲酰胺，0.3mol/L NaCl，30mmol/L 柠檬酸钠，10% 硫酸葡聚糖，40mmol/L 磷酸缓冲液 pH6.0，100μg/ml 变性鲑鱼精 DNA，标记探针 2～20ng），37℃ 杂交 12h。

（2）39℃，50% 甲酰胺 2×SSC 液冲洗 10min，去除非特异结合探针。再用 2×SSC 洗涤一次。

（3）70%、95% 乙醇脱水各 5 分钟，室温干燥。

（五）放射自显影

放射性核素标记的探针，杂交后必须经过放射自显影，以对被检测的靶核酸进行定位与定量。放射自显影的操作过程应在暗室中进行。

1. 将核 4 乳胶加热至 45℃ 使其融化，倒入能浸入玻片的小盒中。

2. 将玻片浸入融化的乳胶中，缓慢取出，垂直置于玻片架上，室温干燥玻片 2～4h。

3. 将玻片置于暗盒中于 4℃ 曝光，^{3}H 标记探针要曝光 15～30 天，^{35}S 标记的探针 3～5 天，^{32}P 标记探针曝光 2～3 天。

4. 曝光完毕，暗室中将玻片从暗盒中取出，用 D-19 显影液显影 3～5min，蒸馏水冲洗 2 次，将玻片置于 F-5 定影液中定影 5min，蒸馏水洗 2 次。

5. 染色 直接用苏木素伊红或 Giemsa 染色，阿拉伯树胶封片，光镜下观察结果。

（六）非放射性核素标记探针的检测

非放射性核素标记探针在原位杂交中得到广泛应用，其中应用最广泛的是生物素标记探针，其原理见前章。这里主要介绍一种常用生物素标记探针的检测方法。

（1）抗生物素蛋白 – 碱性磷酸酶检测法 ①显色液的制备：将 10mg NBT 溶于 200μl 二甲基甲酰胺中；②于 37℃ 加入 1ml 底物缓冲液（50mmol/L Tris HCl pH9.5，100mmol/L NaCl，1mmol/L MgCl$_2$），再

将上述液体滴入37℃ 30ml 底物缓冲液中；③将5mg BCIP 溶于200μl 二甲基甲酰胺中，然后慢慢加入上述溶液中，溶液置 −20℃ 保存。

（2）显色检测 ①将玻片浸入22℃ 抗生物素蛋白–碱性磷酸酶稀释液中30min，再用 TBT 液稀释100倍，TBT［0.01mol/L Tris HCl，pH7.5，0.15mol/L NaCl，0.25% BSA，0.05% Triton X-100］；②TBS（50mmol/L Tris-HCl，pH7.2，100mmol/L NaCl）洗涤2次；③置于显色液中保温5～20min；④用蒸馏水漂洗5min，终止反应；⑤42℃ 空气干燥，甘油明胶封片（10g 明胶于37℃溶于60ml蒸馏水中，加入70ml甘油和0.25g苯酚，室温时呈胶冻状，42℃时为液体）。

（李 滨 童坦君）

参 考 文 献

1. Anderon M. Nucleic acid Hybridization, Springer, New York, 1999
2. George H. keller Mark M. Manak, DNA Probe, M stockton press, 1989
3. Leonard G. Davis, W Michael kuchl, James F Battey Basic Methods in Molecular Biology. 2nd Edition Appleton & Langc, 1994
4. Sambrook J. Russell DW, TManiatis. Molecular Cloning A Laboratory Manual, 3rd ed Cold Spring Haibor Laboratory Press, 2001
5. 卢圣栋主编. 现代分子生物学实验技术. 第2版. 北京：中国协和医科大学出版社, 2004
6. 蔡良琬主编. 核酸研究技术. 北京：科学出版社, 1993

第四章 聚合酶链反应（PCR）

聚合酶链反应（polymerase chain reaction，PCR）是1985年由 Kary Mullis 创立的一种体外酶促扩增特异 DNA 片段的方法。传统的 DNA 扩增法是分子克隆法，需经过 DNA 酶切、连接、转化等步骤构建含有目的基因的载体，然后导入细胞中进行扩增，再用放射性核素标记的探针进行筛选，操作复杂，且消耗大量时间。PCR 技术的发明则大大简化了传统的分子克隆法，并克服了传统方法的诸多不足，短时间内在体外就可扩增获得大量的目的基因，从而比较容易对目的基因进行分析鉴定。PCR 技术具有灵敏度高，特异性强，操作简便等特点，已被广泛地应用于分子生物学的各个领域，在分子克隆、疾病诊断、肿瘤机制研究、法医学、考古学等方面发挥着重要作用。PCR 是20世纪分子生物学研究领域最重大的发明之一，Mullis 也因其卓越的贡献而获得1993年度诺贝尔奖。

第一节 PCR 的基本原理

PCR 在体外酶促扩增 DNA 的原理类似于天然 DNA 的复制机制，主要是利用 DNA 聚合酶依赖于 DNA 模板的特性，模仿体内的复制过程在附加的一对引物之间诱发聚合反应，人工合成的这对引物的序列是依据被扩增区域的两侧边界 DNA 序列确定的，而且每种分别与相对的一条 DNA 链互补。

PCR 的全过程是通过变性、退火、延伸组成的"三步曲"的若干轮的循环完成的，其中每一步的转换则是通过温度的改变来控制。

一、变性（denature）

模板 DNA 在95℃左右的高温条件下双螺旋的氢键断裂，双链 DNA 解链成为单链 DNA 游离于反应液中。

二、退火（annealing）

人工合成的两个寡核苷酸引物在适当的温度下分别与模板 DNA 扩增区域的两个侧翼准确配对结合。

由于添加的引物比模板 DNA 的分子数远远过量，因此引物与模板 DNA 形成复合物的概率远远高于 DNA 分子自身的复性。

三、延伸（extension）

在 4 种 dNTP 底物及 Mg^{2+} 存在条件下，DNA 聚合酶在其最适作用温度时可将单核苷酸从引物 3′端开始参入，沿模板延伸合成新股 DNA，每一循环的产物可作为下一循环的模板。

以上所述的变性、退火、延伸"三步曲"被确定为 PCR 的一轮循环，整个 PCR 过程一般需进行 30 轮的循环，在最初的循环阶段，原来的 DNA 链担负着起始模板的作用，随着循环次数的递增，新合成的引物延伸链急剧增多而成为主要的模板，因此 PCR 扩增产物将受到所加引物 5′末端的限定，其终产物序列是介于两种引物 5′末端之间的区域。

理论上 PCR 合成产物的数量经过每轮循环都将增加 1 倍，应按 2^n-2n 的指数方式递增，PCR 反应 30 轮循环后，PCR 扩增量应达到 2^{30} 个拷贝，约 10^9 个拷贝，但由于 DNA 聚合酶的质量、待扩增片段的序列及反应系统的条件等各种因素的影响，实际扩增效率比预期的要低，一般可达 $10^6 \sim 10^7$ 个拷贝。PCR 反应中，当引物—模板与 DNA 聚合酶达到一定比值时，DNA 聚合酶催化的反应趋于饱和，出现"平台效应"，即 PCR 反应产物不再增加。"平台效应"出现的迟早主要取决于起始模板的拷贝数，所用的 DNA 聚合酶的性能及底物 dNTP 的浓度等多种因素。平台效应在 PCR 反应中是不可避免的，但一般在平台效应出现之前，合成的目的基因的数量足可满足实验的需要。PCR 原理见图 1-4-1。

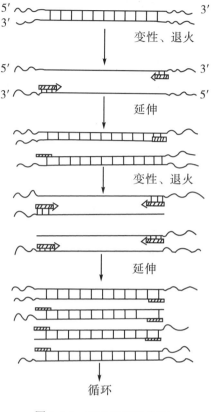

图 1-4-1 PCR 原理示意图

第二节 PCR 反应成分和作用

一、标准 PCR 反应过程

（一）反应体系

标准 PCR 反应体积为 $50 \sim 100\mu l$，其中含有：1 × PCR 反应缓冲液（50mmol/L KCl，10mmol/L Tris-HCl，pH8.3，1.5mmol/L $MgCl_2$，100μg/ml 明胶）、四种 dNTP（dATP、dCTP、dGTP、dTTP）各 200μmol/L，两种引物各 0.25μmol/L，DNA 模板 0.1μg（需根据具体情况加以调整，一般需 $10^2 \sim 10^5$ 拷贝的 DNA），Taq DNA 聚合酶 2U。

（二）反应步骤

在 0.5ml 的小离心管中依次加入 PCR 反应缓冲液、4 种 dNTP 引物、DNA 模板、混匀，95℃加热 10min，以除去 DNA 样品中蛋白酶、氯仿等对 Taq DNA 聚合酶的影响，然后每管加入 2U Taq DNA 聚合酶，混匀，离心 30s，加 50μl 石蜡油封盖反应体系防止反应液体的挥发，置离心管于 PCR 仪中开始 PCR 循环。

二、PCR 反应条件的优化

PCR 方法操作简便，但影响因素颇多，因此需根据不同的 DNA 模板，摸索最适条件，以期获得最佳反应结果。主要从反应的特异性、敏感性、忠实性及扩增效率等四方面衡量 PCR 反应的结果。PCR 反应的主要影响因素有：

（一）循环参数

1. 变性　PCR 反应开始，首先使双链模板 DNA 解链为单链，95℃变性 20 ~ 30s 即可使各种 DNA 分子完全变性，变性温度过高或变性时间过长都会导致 DNA 聚合酶活性的丧失，从而影响 PCR 的产量。但若变性温度过低致使 DNA 模板变性不完全，引物无法与模板结合，亦会导致 PCR 反应的失败。

2. 退火 引物与模板的退火温度由引物的长度及 GC 含量决定，引物长度为 15～25bp 时，其退火温度可由 Tm 值确定，Tm＝4（G＋C）＋2（A＋T），退火温度比 Tm 高 3～12℃，实际退火温度需根据 PCR 反应的灵敏度和特异性调整，增加退火温度可减少引物与模板之间的非特异结合，提高 PCR 反应的特异性，降低退火温度则可增加 PCR 反应的敏感性。退火时间一般为 20～40s，时间过短会导致延伸失败。当待扩增目的 DNA 片段含量很少时，PCR 前几次循环中适当延长退火时间，有利于引物与模板的结合，提高 PCR 反应的敏感性。

3. 延伸 延伸温度取决于所用的 DNA 聚合酶的最适温度，一般为 70～75℃、延伸时间由扩增片段的长度决定，扩增小于 500bp 的 DNA 片段的延伸时间为 20s，扩增 500～1200bp 的 DNA 片段的延伸时间为 40s，扩增片段大于 1kb 则需增加延伸时间。扩增片段小于 150bp 则可省略延伸步骤，因为退火温度下 Taq DNA 聚合酶的活性足以完成短序列的合成。

4. 循环次数 PCR 的循环次数主要取决于模板 DNA 的浓度，一般为 25～35 次，此时 PCR 产物的积累即可达最大值。随着循环次数的增加，一方面由于产物浓度过高，以致自身结合而不与引物结合，或产物链缠结在一起等会导致扩增效率的降低，另一方而，随着循环次数的增加，Taq DNA 聚合酶活性下降，引物及 dNTP 浓度等均下降，易发生错误参入，非特异性产物将增加，因此在得到足够产物的前提下应尽量减少循环次数。

（二）PCR 反应成分

1. Taq DNA 聚合酶 Taq DNA 聚合酶的浓度是影响 PCR 反应的重要因素，不同的 PCR 反应都有最适聚合酶用量，50μl PCR 反应体系中 Taq DNA 聚合酶的用量为 0.5～2.5U，增加酶量会导致反应特异性下降，酶量过少则影响 PCR 反应产量。当样品中含有 DNA 聚合酶的抑制剂时，可增加 DNA 聚合酶的用量。此外不同厂家生产的酶的性能及质量有所不同，需根据具体情况选用。

2. 引物浓度 引物浓度一般为 0.1～0.5μmol/L，浓度过高会引起模板与引物的错配，PCR 反应特异性下降，同时形成引物二聚体的概率增大，非特异产物、引物二聚体可与模板竞争使用酶、底物、引物等从而导致 PCR 产量的下降。

3. dNTP dNTP 浓度取决于扩增片段的长度，$MgCl_2$ 浓度、引物浓度等反应条件，一般为 50～200μmmol/L，dNTP 溶液应用 NaOH 调 pH 至 7.0，且 4 种 dNTP 的浓度应相等，若任何一种浓度明显不同于其他几种时，会诱发聚合酶的错误参入，降低新链合成速度。高浓度的 dNTP 易产生错误碱基的参入，浓度过低会降低反应产量。dNTP 可与 Mg^{2+} 结合，使游离的 Mg^{2+} 浓度下降，从而影响 DNA 聚合酶的活性，因此要注意 dNTP 和 Mg^{2+} 二者之间的浓度关系。

4. Mg^{2+} Mg^{2+} 浓度可影响 DNA 聚合酶的活性，提高双链 DNA 的解链温度，因此 Mg^{2+} 浓度对反应的特异性及产量有显著影响。Mg^{2+} 浓度过低会使 Taq 酶活性丧失，PCR 产量下降，Mg^{2+} 浓度过高则影响 PCR 反应的特异性。Mg^{2+} 可与负离子或负基团结合，因此反应中游离 Mg^{2+} 浓度取决于反应液中 dNTP、EDTA 浓度，PCR 反应中 Mg^{2+} 浓度一般为 1.5～2.0μmol/L，当在高浓度 dNTP 或 DNA 样品中有 EDTA 条件下进行反应时，需相应提高 Mg^{2+} 浓度。

5. 模板 PCR 对模板的要求不高，单、双链 DNA 均可，但样品中不能混有蛋白酶、核酸酶、DNA 聚合酶抑制剂以及能与 DNA 结合的蛋白质。在一定范围内 PCR 产量随模板浓度的升高而显著升高，但模板浓度过高会导致反应的非特异性增加，为保证反应特异性，一般采用 μg 水平的基因组 DNA 或 10^4 拷贝的待扩增片段作为模板。

6. 添加剂 PCR 反应中加入一定浓度的添加剂如 DMSO（二甲基亚砜）等可提高 PCR 扩增效率及特异性。但目前关于添加剂对 PCR 扩增效率的影响机制尚不清楚。推测可能是添加剂消除了引物和模板的二级结构，降低 DNA 双链的解链温度使 DNA 双链变性完全，同时添加剂还可增进 DNA 复性时的特异配对，增加或改变 DNA 聚合酶的稳定性等提高 PCR 反应扩增效率。现已发现不同温度条件下，添加剂会影响 Taq 酶的半衰期。

对于不同的 PCR 反应体系，添加剂的浓度及其对 PCR 扩增的影响是不同的，当添加剂的浓度超过某一范围时，反而会抑制 PCR 扩增。表 1-4-1 归纳了几种添加剂对 PCR 反应的影响。

表 1-4-1 影响 PCR 反应的添加剂的浓度

名　称	抑　制	促　进
DMSO	>10%	5%
PEG	>20%	5% ~ 15%
甲酰胺	>10%	5%
甘油	>20%	10% ~ 15%
Tween 20	未测定	0.1% ~ 2.5%

（三）各反应因素的相互作用

PCR 循环参数、反应体系中各组分及其他反应条件都是相互影响的，任何因素的改变都将引起其他反应条件的变化从而直接影响 PCR 反应结果。PCR 结果是以各种反应条件为自变量的多元函数，不同反应体系都有其最适反应条件，只有在最适反应条件下才能得到最佳扩增效果。

第三节 PCR 反应引物的设计

引物的设计在整个 PCR 扩增中占有十分重要的地位，引物的序列及其与模板结合的特异性是决定 PCR 反应结果的关键，若引物设计不合理，PCR 反应的特异性及扩增效率均会降低。不同的 PCR 反应体系，由于其模板的组成、扩增片段的长度及其使用目的不同，对引物的要求也不尽相同。引物设计的基本原则是最大限度地提高扩增效率和特异性，同时尽可能抑制非特异性扩增。下列原则有助于合理地设计引物。

1. 引物的序列应位于基因组 DNA 的高度保守区，且与非扩增区无同源序列，这样可减少引物与基因组的非特异性结合，提高反应的特异性。

2. 引物的长度以 15 ~ 40bp 为宜，引物过短或过长均可使反应的特异性下降，同时引物过长还会浪费成本。

3. 引物的碱基尽可能随机分布，避免出现数个嘌呤或嘧啶的连续排列，G + C 碱基的含量在 40% ~ 75% 之间。

4. 引物内部应避免形成二级结构，特别是引物的末端应避免有回文结构。

5. 二个引物不应有互补序列，特别是 3′端应避免互补，以免形成"引物二聚体"，浪费引物。

6. 引物 5′末端碱基无严格限制，在与模板 DNA 结合的引物长度足够的条件下，其 5′端碱基可不与模板 DNA 互补而呈游离状态，因此可在引物 5′端加上限制性内切酶位点、启动子序列或其他序列等以便于 PCR 产物的分析克隆等，引物的 5′端最多可加 10 个 bp 碱基而对 PCR 反应无影响。

7. 引物 3′端的 1 ~ 2 个碱基会影响 Taq DNA 聚合酶的延伸效率，从而影响 PCR 反应的扩增效率及特异性，因此选择合适的 3′端碱基很重要。引物 3′末端碱基错配时，不同碱基的引发效率存在很大差异（表 1-4-2），当末位碱基为 A 时，错配时引发效率大大降低，当末位碱基为 T 时，错配情况下亦能引发链的合成，所以 3′末端的碱基最好选 T、C、G 而不选 A。

表 1-4-2 引物与模板 3′端碱基错配时 Taq pol 的延伸效率

模板 3′端碱基	引物 3′端碱基			
	T	C	G	A
T	1.0	1.0	1.0	/
C	1.0	0.01	1.0	1.0
G	1.0	/	1.0	<0.01
A	/	1.0	<0.01	0.05

8. 引物的3′端应为保守氨基酸序列，即采用简并密码少的氨基酸如 Met、Trp，且要避免三联体密码第3个碱基的摆动位置位于引物的3′末端。

引物的设计是多方面因素综合的考虑，应尽量遵从上述原则，但必须根据实际情况具体分析，利用商业化的引物设计的计算机软件对设计合理的引物很有宜处。

第四节　PCR 反应模板的制备

PCR 反应的一个显著特点就是对模板的用量及纯度要求很低，甚至仅有 2 个拷贝的模板或细胞的粗提物就可直接进行 PCR 扩增。但许多情况下仍需制备一定量的模板以保证扩增效率及反应特异性。反应体系中模板量增多，可减少交叉污染引起反应失败的可能，对特异性及扩增效率不高的 PCR 反应，可通过增加反应中模板的量改善 PCR 反应结果。更重要的是许多样品中可能含有抑制 Taq DNA 聚合酶的杂质，样品经过适当的处理可消除这种不利因素的影响。

常规方法制备的 DNA、RNA 均能满足 PCR 的要求，此外，人们在实践中还建立了一系列针对不同种类样品的简便、快速的 DNA/RNA 制备方法。

一、细胞

（一）血液

取 0.2ml 抗凝血液注入 1.5ml 离心管中，加 1ml 细胞裂解缓冲液（0.32mol/L 蔗糖，5mmol/L MgCl$_2$，1% Triton-100，0.01mmol/L Tris-HCl，pH7.67）混匀，静置 10min，3000r/min 离心 10min，弃上清，沉淀加 50μl DNA 提取缓冲液（50mmol/L KCl，2.5mmol/L MgCl$_2$，1mg/ml 明胶，0.5% NP40，0.5% Tween-20，200μg/ml 蛋白酶 K，10mmol/L Tris-HCl pH8.0），65℃水浴 1 小时，12 000r/min 离心 10min，取上清进行 PCR 扩增。

（二）绒毛

将绒毛样品离心 2min，沉淀用 TE 缓冲液洗涤 2 次。将沉淀重悬于 50μl 裂解液中（0.1mol/L NaOH，2mol/L NaCl，0.5% SDS），强烈振荡，煮沸 2min，离心 10min，取 2.5μl 上清进行 PCR 扩增。

（三）羊水

取 1.5ml 羊水离心 5min，弃上清，沉淀用 TE 缓冲液洗涤 1 次，重悬于 50μl 裂解液（同上）中，振荡裂解，煮沸 2min，离心 10mm，取 2.5μl 上清进行 PCR 扩增。

（四）口腔上皮细胞

用 10ml 生理盐水漱口 10s，置液体于试管中，2000r/min 离心 10min，加 1ml TES 和 10% SDS 100μl，55℃消化 2h，酚/氯仿抽提 2 次，预冷的无水乙醇沉淀 DNA，再用 70% 乙醇洗涤沉淀，真空干燥，沉淀溶于适量 TE 中，取适量进行 PCR 扩增。

（五）尿样

取尿液 0.5~1ml，1700r/min 离心 5min，弃沉淀，上清加 10% SDS 至终浓度为 0.1%，37℃水浴 30min，酚/氯仿抽提，乙醇沉淀 DNA，真空干燥，沉淀溶于 TE 中取适量进行 PCR 扩增。

（六）毛发

剪下新鲜毛发的根部（毛囊部分），用无水乙醇浸洗，干燥后，加 0.5ml 提取液（2% SDS，40mmol/L DTT，50μg/ml 蛋白酶 K），50℃消化过夜，酚/氯仿抽提，乙醇沉淀 DNA，沉淀真空干燥后，溶于 TE 中，取适量进行 PCR 扩增。

（七）粪便样品中致病菌及病毒颗粒

取 0.2g 粪便悬于 1ml 生理盐水中，1500r/min 离心 5min，弃沉淀去不溶杂质，上清 6000r/min 离心 5min 收集菌体。沉淀悬于 100μl TSEL 中（50mmol/L Tris-HCl，pH8.0，20% 蔗糖，50mmol/L EDTA，1mg/ml 溶菌酶），37℃保温 30min。再向反应液中加入 300μl SSK（50mmol/L NaCl，1% SDS，100μg/ml 蛋白酶 K），37℃继续保温 60min，酚/氯仿抽提，乙醇沉淀 DNA，沉淀真空干燥后，溶于 TE 中，取适量进行 PCR 扩增。

（八）精斑

将精斑剪碎放入离心管中，加 0.5ml TES 浸泡 5min，再加 10% SDS 至终浓度为 2%，蛋白酶 K 终浓度为 50μg/ml，DTT 终浓度为 40mmol/L，50℃消化过夜，酚/氯仿抽提，乙醇沉淀 DNA，沉淀干燥后，溶于适量 TE 液中，取适量进行 PCR 扩增。

二、固定和包埋的组织标本

保存人体组织最常用的方法是福尔马林固定后石蜡包埋，固定剂的种类和固定时间影响 PCR 扩增结果。固定时间越长，对扩增结果影响越大，尤其对长片段扩增影响更大。固定包埋组织的处理包括以下两步：①组织切片的脱蜡与水化；②蛋白酶 K 的消化。

（一）脱蜡

首先将较大的石蜡包埋组织切成 5～10μm 厚切片，置于带盖试管中，加入 20μl 二甲苯浸泡，不时摇动，换液 3 次，总时间超过 12h，用 100%、90%、75%、50%、25% 的乙醇梯度水化，每次 20μl，间隔 30min，用 PBS 浸泡 1 次 30min，弃上清。

（二）蛋白酶 K 消化

剪碎组织（或研磨成悬液），加入 1ml 消化液（5mmol/L Tris-HCl，1mmol/L EDTA，0.5% Tween-20，1% SDS 和 100μg/ml 蛋白酶 K），50℃消化 2h，酚/氯仿抽提，乙醇沉淀 DNA。

亦可将病理组织切片直接放入离心管中进行 PCR 反应，变性时高温可溶去标本中的石蜡，并破坏细胞释放出可作为模板的 DNA，但由于所取的标本量极少，灵敏度可受到影响。

三、RNA 模板的制备

将适量细胞悬浮于 PBS 中，高速匀浆破碎细胞，离心弃细胞碎片，上清液再进行氯化铯梯度离心 16～20h，取管底沉淀，溶于 0.3mol/L NaAc 中，乙醇沉淀 RNA，沉淀溶于 DEPC 处理过的水中。

也可将细胞悬液按每 10^6 个细胞中加 0.1ml 变性液（4mmol/L 异硫氰酸胍，25mmol/L 柠檬酸钠，pH7.0；0.5% 十二烷基-N-甲基甘氨酸钠，0.1mol/L β-巯基乙醇），振荡混匀，依次加入 0.1ml 2mmol/L 乙酸钠（pH4.8），1ml 饱和酚，0.2ml 氯仿/异戊醇（49∶1），混匀，振荡 10s，冰浴 15min，4℃ 10000r/min 离心 20min 弃酚相，上层水相移入另一管中，用异丙醇沉淀 RNA，沉淀重新溶于 0.3ml 变性液中，再用等体积异丙醇沉淀，真空干燥，RNA 沉淀溶于 TE 缓冲液中。

RNA 的反转录：0.5ml 离心管中，依次加入 5～10μg 细胞总 RNA，10U RNasin，10pmol/L 3′端引物，1mmol/L 各种 dNTP，50U M-MuLV 反转录酶，反应缓冲液（50mmol/L Tris-HCl pH8.3，40mmol/L KCl，6mmol/L $MgCl_2$，1mmol/L DTT，0.1% BSA），反应总体积为 20μl，37℃保温 1h，如不马上进行 PCR，可 95℃加热 5min，使反转录酶灭活。

RNA 提取及反转录过程所用的器皿及液体需经高温消毒或 DEPC（diethylpyrocarbonate）处理。

第五节　耐热 DNA 聚合酶

DNA 聚合酶在 PCR 反应中起着关键作用，因此 DNA 聚合酶的选择是至关重要的。最初建立 PCR 技术时使用的是大肠杆菌的 DNA 聚合酶 I 的 Klenow 片段，延伸温度为 37℃，然而由于 Klenow 片段在 95℃ 的 DNA 变性温度下完全失活，需要在每轮循环变性步骤之后再添新酶，操作十分繁琐，并导致反应系统中快速沉积变性的酶蛋白，另一方面由于 Klenow 片段聚合反应温度偏低，引物与模板非特异结合增加，导致非特异产物增多，同时由于反应温度低受某些 DNA 二级结构的影响，聚合反应不完全，得不到完整的 PCR 扩增产物。改用 T_4 DNA 聚合酶，PCR 效果也无明显改善，直到 1987 年发现了热稳定的 Taq DNA 聚合酶（Taq pol）才使 PCR 技术有了重大发展。Taq pol 能经受 95℃以上高温而不失活，因而无需在每一循环中都添加新酶，同时它催化的聚合反应的最适温度为 70～80℃，此时引物与模板结合的特异性好，因而产物的纯度高。

现已发现多种耐热 DNA 聚合酶，其共同特点是高温下仍保持一定的酶活性，但各种耐热 DNA 聚合酶的性能尚有一定的差别。目前 PCR 反应中使用最多的仍是 Taq pol。

一、Taq pol

天然的 Taq pol 是从嗜热水生菌 Thertnus aquaticus YT-1 菌株中分离获得的，Taq pol 基因全长 2499 个碱基，编码分子量为 94kD 长度为 832 个氨基酸的蛋白质。

Taq pol 具有较高的热稳定性，该酶在 92.5℃、95℃、97.5℃ 的半衰期分别为 130min、40min、5～6min，在 PCR 反应中 DNA 变性时间通常为 30～60s，若按共进行 30 轮循环累计，热变性时间为15～30min，此时该酶仍保持相当高活性，完全可保证 PCR 反应的需要。

Taq pol 催化 DNA 合成的最适作用温度为 75～80℃，延伸速率为 150～300 个核苷酸/（秒·酶分子），温度下降，合成速率下降，70℃时为 60 个核苷酸/（秒·酶分子）55℃时为 22 个核苷酸分子/（秒·酶分子），37℃和22℃则分别为 1.5 和 0.25 个核苷酸分子/（秒·酶分子）。当温度高于80℃时，几乎无 DNA 合成，原因可能是高温破坏引物 - 模板结合的稳定性。

序列分析表明 Taq pol 与 E. coli pol Ⅰ N 端区域高度同源，pol Ⅰ 此区域与该酶具有 5′→3′ 外切酶活性有关，因此 Taq pol 亦具有 5′→3′ 外切酶活性，Taq pol 没有 EcoH pol Ⅰ 的 3′→5′，外切酶活性区同源序列，因而 Taq pol 无 3′→5′外切酶活性。PCR 反应中若发生单核苷酸的错配，Taq pol 无校对功能。该酶在 PCR 反应出现碱基错配的几率为 1/300～1/18 000，也就是说经过 25 轮扩增后，扩增产物的序列中每 400 个碱基中就有一个 bp 与原始序列不同。

Taq pol 活性受许多因素的影响，如 Mg^{2+}、KCl、NH_4Ac 等，Taq pol 是 Mg^{2+} 依赖性酶因而对 Mg^{2+} 最为敏感。以鲑鱼精 DNA 为模板，dNTP 的总浓度为 0.7～0.8mol/L，使用不同浓度 $MgCl_2$ 进行 PCR 反应 10min，结果表明，$MgCl_2$ 浓度在 2.0mmol/L 时酶活性最高，Mg^{2+} 浓度偏高，酶活性受抑制。PCR 反应中的模板 DNA，引物及 dNTP 均可与 Mg^{2+} 结合，因此 Mg^{2+} 浓度在不同的反应体系中应适当进行调整。

KCl 最适浓度为 50mmol/L，高于 75mmol/L 时 PCR 反应明显抑制，50mmol/L NH_4Cl 对 Taq pol 活性中等抑制，50mmol/L NaCl 可提高 Taq pol 活性20%～30%。不同变性剂对酶活性影响不同（表1-4-3），了解这些特性对 PCR 反应条件的优化很有益处，有时 PCR 反应中要加入一定浓度 DMSO、甲酰胺以改善反应扩增效率及特异性。

表 1-4-3 变性剂对 Taq pol 活性的影响

变 性 剂	浓 度	活 性（%）
乙醇	≤3%	100
	10%	110
尿素	≤0.5mol/L	100
	1.0mol/L	118
	1.5mol/L	107
	2.0mol/L	82
DMSO	≤1%	100
	10%	53
	20%	11
DMF	≤5%	100
	10%	82
	20%	17
甲酰胺	≤10%	100
	≤15%	86
	20%	39
SDS	0.001%	105
	0.01%	10
	0.1%	<0.1

二、其他耐热酶

目前已发现多种耐热酶，并对其进行了研究，在不断寻找性能更好的耐热酶的同时，人们还致力于对现有耐热酶的修饰改造，以便改进酶性能，提高 PCR 产量及质量，使耐热酶更适于 PCR 技术发展的需要。

（一）修饰 Taq DNA 聚合酶

Letus 公司利用基因工程在大肠杆菌中表达 Taq pol，称重组 Taq pol.（γTaq pol），其热稳定性比天然 Taq pol 有所改善，97.5℃时半衰期为 10min，γTap pol 热稳定性还与 KCl 浓度相关，KCl 浓度分别为 50mmol/L、25mmol/L 和 10mmol/L，97.5℃保温 10min 后，γTaq pol 的活性分别下降 50%、70%、80%。Stoffel 等除去 Taq pol N 端 289 个氨基酸，该酶成为无 5'→3'外切酶活性的 61kD 的酶蛋白，称 Stoffel 片段，其 97.5℃的半衰期为 20min，几乎比 Taq pol 延长 2 倍，因此 PCR 反应中可提高变性温度，对于 GC 丰富的模板及具有复杂二级结构的模板完全变性极为有利。Stoffel 片段的 Mg^{2+} 浓度作用范围增大为 2～10mmol/L，对于在一个反应中同时扩增几个不同片段的复合 PCR 极为重要，可改善 PCR 反应结果（见复合 PCR），Stoffel 片段适合扩增长度 <250bp 的 DNA 片段。

（二）Vent DNA 聚合酶

New England Biolaos 公司从海底火山口 98℃水中生长的 thermococcus litoralis 菌中分离提纯得到 Vent DNA 聚合酶，并且在 Ecoli 中成功地表达了该酶。此酶的热稳定性极好，97.5℃时半衰期长达 130min，其扩增产物的长度可达 10～13kb。Vent DNA 聚合酶具有 3'→5'外切酶活性，因此催化 DNA 合成时具有校正功能，其碱基的错误参入率约为 1/31 000，扩增产物的忠实性比 Taq pol 提高 5～10 倍。

（三）Pfu DNA 聚合酶

Pfu DNA 聚合酶是从 Pyrococcus furisus 菌中提纯的，此酶具有 5'→3'DNA 聚合酶活性及 3'→5'外切酶活性，此酶催化 DNA 合环的忠实性比 Taq pol 高 12 倍，最适延伸温度为 72～78℃。Pfu DNA 聚合酶耐热性极好，97.5℃时半衰期大于 3h。在无 dNTP 时 Pfu DNA 聚合酶会降解模板 DNA，因此反应时一定要最后加酶到反应混合物中。由于该酶采用低盐缓冲液 [20mmol/L Tris-HCl pH8.2，10mmol/L KCl，6mmol/L（NH₄）₂SO₄，1.5mmol/L，MgCl₂，0.1% Triton-100，10ng/μl BSA] 退火温度比 Taq pol 低，约在 37～45℃之间。加入 1%～5%甘油或 1%～5%DMSO 可提高该酶催化的 PCR 产量。

一般耐热 DNA 聚合酶扩增片段长度小于 5kb，使 PCR 技术的应用受到一定限制。Boehringer 公司新近推出一种 Expand™长片段扩增系统，其扩增片段可长达 40kb，这无疑为扩增片段 DNA 开辟了一条捷径，为 PCR 技术的更广泛应用打下了坚实基础。

表 1-4-4 列出几种耐热 DNA 聚合酶的性能。

表 1-4-4　几种耐热 DNA 聚合酶性能

	Taq pol	Stoflel	Vent	Pfu
分子量	94kD	61kD	?	92kD
延伸效率	75nt/s	>50nt/s	>80nt/s	60nt/s
97.5℃ 半衰期	10min	20min	130min	>2h
97.0℃ 半衰期	40min	90min	360min	>3h
92.5℃ 半衰期	130min	?	?	?
5'→3'外切酶活性（pmol/sec/pmo/酶）	0.3pmol	<0.00001pmol	?	?
3'→5'外切酶活性	无	无	有	有
最适 Mg^{2+} 浓度	1.5mmol/L	3.0mmol/L	2.0mmol/L	1.5～2.0mmol/L
最适 KCl 浓度	50mmol/L	10mmol/L	10mmol/L	10mmol/L
逆转录活性	有	?	?	?

第六节 PCR 反应的类型

一、不对称 PCR（asymmetric PCR）

不对称 PCR 的目的是扩增产生特异长度的单链 DNA。PCR 反应中采用两种不同浓度的引物，经若干轮循环后，低浓度的引物被消耗尽，以后的循环只产生高浓度引物的延伸产物，结果产生大量单链 DNA。因 PCR 反应中使用的两种引物浓度不同，因此称不对称 PCR，此法产生的单链 DNA 可用作杂交探针或 DNA 测序的模板。

进行不对称 PCR 有两种方法：①PCR 反应开始时即采用不同浓度的引物；②进行二次 PCR 扩增，第一次 PCR 用等浓度的引物，以期获得较多的目的 DNA 片段，提高不对称 PCR 产率，取第一次扩增产物（含双链 PCR 片段）用单引物进行第二次 PCR 扩增产生单链 DNA。

第一种方法的缺点是只能用限定浓度的引物，大大地降低了 PCR 产率，此外当引物缺乏，有游离 dNTP 存在时，PCR 的特异产物和非特异产物会相互引发新链的合成，降低反应的特异性。所以不对称 PCR 反应中 dNTP 浓度比标准 PCR 反应低。

第二种方法由于第一次扩增产生大量的目的 DNA，直接将目的 DNA 片段从琼脂糖凝胶中回收，除去不需要的引物及非特异产物，用单引物进行第二次 PCR 扩增，此法可提高单链 DNA 的产率，甚至可达 pmol。不足之处是二次分离步骤增加 PCR 污染的概率。为了克服上述方法的缺点，有人设计同一反应管中的不对称 PCR，设计第三个引物，位于前一对引物内侧其 Tm 值比前一对引物 Tm 高 10℃，若前十轮循环采用低温退火，产生大量双链 DNA，后面的循环高温退火，只有第 3 个引物可与模板结合，延伸，结果产生单链 DNA。

不对称 PCR 由于只有一个引物延伸，其扩增产物不是以指数形式增加，而是线性增加，因此不对称 PCR 较一般 PCR 产率低，欲获得大量单链 DNA 需更多的循环，至少要 30～40 个循环。不对称 PCR 单链 DNA 和双链 DNA 的产量随引物比率的不同而变化，最佳引物比率范围在 1∶100 到 1∶20 之间。反应中模板 DNA 的量决定获得最多单链 DNA 和最少双链 DNA 的循环次数，模板太少则单链 DNA 产生少，太多则双链 DNA 水平过量。

二、多重 PCR（multiplex PCR）

普通 PCR 由一对引物扩增只产生一个特异的 DNA 片段。许多情况下欲检测的基因十分庞大，可达上千个 kb，这些基因常常多处发生突变或缺失，而且这些改变相距数十至数百个 kb，超过 PCR 扩增 DNA 片段的长度，欲检测整个基因的异常改变，采用一般 PCR 需分段进行多次扩增，费时费力，采用多重 PCR 则可克服上述问题。多重 PCR 是在同一反应中采用多对引物同时扩增几个不同的 DNA 片段，如果基因某一区段缺失，则相应的电泳图谱上此区段 PCR 扩增产物长度减少或消失，从而发现基因异常（图 1-4-2）。多重 PCR 具有灵敏快速特点，特别适用检测单拷贝基因缺失、重排、插入等异常改变，其结果与 Southern 杂交结果同样可靠，但多重 PCR 可检测小片段缺失。

肌营养不良蛋白（dystrophin）基因突变或部分缺失是导致杜氏肌营养不良（Duchene muscular dystrophy，DMD）的根本原因，DMD 是一种常见的致死性 X 连锁遗传病。Chamberlain 等用多重 PCR 方法扩增 DMD 的 9 个易缺失外显子基因片段，可快速鉴定出 90% 左右的基因缺失型 DMD 患者，用二对高缺失引物双重扩增可检出 75% 的基因缺失型 DMD 家庭的高危胎儿，快速有效地进行 DMD 胎儿的产前诊断。

引物的设计及各对引物的浓度，对多重 PCR 的成功尤为重要，各个引物的 3′端要避免互补，引物长度比一般 PCR 反应引物稍长，以 22～30bp 为宜。引物的浓度需根据具体实验确定。加入终浓度为 10% DMSO 可提高反应的灵敏度。

三、着色互补 PCR（color complementation PCR）

进行 PCR 反应的目的是对其产物进行分析鉴定，PCR 产物常规的检测方法有多种，如电泳、分子杂交等，着色互补 PCR 是在复合 PCR 基础上发展起来的一种 PCR 产物分析方法。一次就可将复合 PCR 产物中大小相近的多种产物区分开，用常规的 PCR 产物检测方法则难以办到。

该法的原理是用不同的荧光染料标记不同引物的 5′端，各种染料的颜色是不同的，如 JOE、TAMRA 及 Coum 等染料分别呈红、绿、蓝荧光。用不同荧光颜色的引物进行复合 PCR，合成的目的 DNA 片段分别带有引物 5′端染料的颜色，反应完毕后，凝胶过滤除去多余的引物进行电泳，通过不同染料的颜色判定扩增产物的情况，若某一 DNA 区带缺失，则无对应染料标记的产物，据此可判定基因异常或发现感染的病毒等。

四、巢居 PCR（nested PCR，N-PCR）

有时由于扩增模板含量太低，为了提高检测灵敏度和特异性，可采用巢居 PCR（N-PCR），N-PCR 是设计两对引物，一对引物对应的序列在模板的外侧，称外引物（outer-primer），另一对引物互补序列在同一模板的外引物的内侧，称内引物（inter-primer），即外引物扩增产物较长，含有内引物扩增的靶序列，这样经过二次 PCR 放大可将单拷贝的目的 DNA 片段检出。N-PCR 的缺点是进行二次 PCR 扩增引起交叉污染的几率大。为了克服此缺点，可采用同一反应管中巢居 PCR（one-tube nested PCR），主要利用内外引物 Tm 值不同，外引物 Tm 高，内引物 Tm 低，PCR 反应开始的若干轮循环采用较高的退火温度，内引物由于 Tm 值低，高温下无法与模板结合不能延伸，而外引物可与模板退火延伸，再采用较低的退火温度进行后面的循环，内引物则可与模板退火延伸，这样实际上进行了二次扩增，但只进行一次操作，可减少交叉污染的机会。

五、半巢居 PCR（heminested PCR，HnPCR）

HnPCR 是巢居 PCR 与不对称 PCR 的结合，HnPCR 是先用等量的外引物扩增，再用一个内引物扩增，产生大量单链内引物的产物，HnPCR 比巢居 RCR 节省一个引物，又比不对称 PCR 的特异性及敏感性好。

六、二温式 PCR

标准 PCR 的一轮循环是由变性、退火、延伸三步组成的，在不影响 PCR 反应特异性和敏感性前提下，可将退火、延伸温度合并为一个温度，采用二温式 PCR，即 94℃变性，65 ~ 68℃退火、延伸，这样既保证引物与模板结合特异性，又可使引物顺利延伸，与标准 PCR 相比，二温式 PCR 操作更简便、快速、特别适于临床检验。

七、锚定 PCR（anchored PCR，A-PCR）

人们经常要分析一端序列未知的基因片段，而一般的 PCR 必须预先知道欲扩增 DNA 片段两侧的序列，这就限定了 PCR 技术的应用。锚定 PCR（图 1-4-3）则可克服未知序列带来的障碍。该法的基本原理是在基因未知序列端添加同聚物尾，人为赋予未知基因末端序列信息，再用人工合成的与多聚尾互补的引物作为锚定引物，在与基因另一侧配对的特异引物参与下，扩增带有同聚物尾的序列。反应过程概括如下：①提取总 RNA 或 mRNA，以 mRNA 为模板，在反转录酶作用下合成 cDNA；②在 DNA 末端转移酶

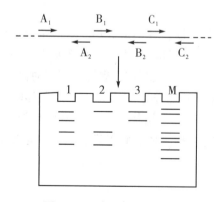

图 1-4-2 多重 PCR 示意图

1. 正常人对照；2、3. 不同病人标本；M. 分子量标准。

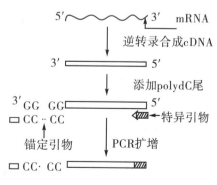

图 1-4-3 锚定 PCR 示意图

作用下在 cDNA 3′端添加 poly dG 尾；③加入与目的基因特异配对的引物作为 3′端引物，锚定引物 polydC 作为 5′端引物，为了保证扩增特异性，锚定引物多聚碱基 dC 长度需大于 12，同时为了克隆操作的方便，其 5′端可增加限制性内切酶的识别位点或其他序列信息，PCR 扩增出带有 polydC 尾的 cDNA 序列。锚定 PCR 对分析未知序列基因有特殊价值。

八、反向 PCR（inverse PCR，IPCR）

对于已知序列的 DNA 片段只要设计合适的引物，常规 PCR 就可扩增位于二个引物之间的 DNA 片段，但不能扩增引物外侧的 DNA，反向 PCR 则可扩增引物外侧的 DNA 片段，对已知 DNA 片段两侧的未知序列进行扩增和研究。IPCR 是扩增未知序列的一种简捷方法。其基础是：用限制性内切酶消化 DNA，然后环化切割的产物，再用已知序列上两端相反方向的引物进行 PCR，（图 1-4-4），也可将环化 DNA 线性化后再进行 PCR，有报道认为用线性化 DNA 进行 IPCR 扩增效率可提高 100 倍。

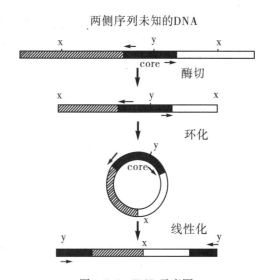

两侧序列未知的DNA

图 1-4-4　IPCR 示意图

注：限制内切酶 X 消化基因组 DNA，限制内切酶 Y 消化环化 DNA，使之线性化。

限制性内切酶的选择对 IPCR 很重要，将已知的 DNA 序列称作核心 DNA，第一步消化基因组 DNA 模板时，必须选择核心 DNA 上无酶切位点的限制性内切酶，若产生黏性末端 DNA 片段则更易于环化。此外限制性内切酶消化后产生的 DNA 片段大小要适当，太短 < 200 ~ 300bp 不能环化，太长的 DNA 片段则受 PCR 本身扩增片段有效长度的限定。环化 DNA 线性化时，限制性内切酶唯一切点必须位于核心 DNA 上，未知序列无此酶的识别位点。

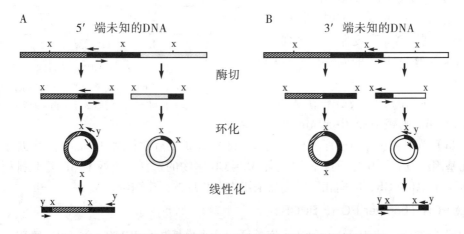

图 1-4-5　IPCR 选择扩增核心 DNA5′侧或 3′侧未知序列 DNA

IPCR 亦可只扩增核心 DNA 单侧的未知序列，反应过程如图 1-4-5 所示。两个引物方向相反，位于核心 DNA 靠近欲扩增未知 DNA 端。这时限制性内切酶的选择与同时扩增两侧未知序列有所不同，第一步消化 DNA 时，核心 DNA 中必须有限制性内切酶识别位点，环化 DNA 线性化时，位于核心 DNA 上的限制性内切酶识别位点必须在两个引物序列之间。

九、锅柄 PCR（panhandle PCR）

panhandle PCR（图 1-4-6）与 IPCR 相似，是用来扩增已知 DNA 片段的未知旁侧序列的有效方法。其原理是：用限制性内切酶消化基因组 DNA，产生 5′突出末端的 DNA 片段，再用碱性磷酸酶处理防止酶切 DNA 片段自身连接或环化，人工合成的寡核苷酸片段 5′端与酶切 DNA 片段 5′突出末端互补，其 3′端包含已知 DNA 片段的互补序列。用 T$_4$ 连接酶连接寡核苷酸片段和 DNA 酶切片段，结果产生具有 3′突出末端的 DNA 片段。稀释的条件下变性退火，变性产生的单链 DNA 因其 3′ 端序列与已知 DNA 序列互补，所以退火时更易形成自身杂交链，其 3′ 端可进行延伸，最后形成了一个锅柄状结构的单链 DNA，这样未知序列末端两侧均为已知序列，可设计引物进行 PCR 扩增。

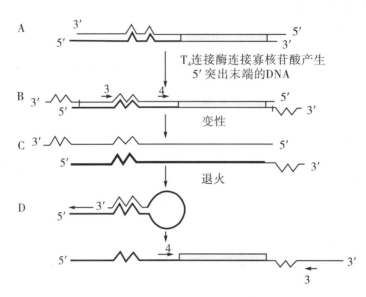

图 1-4-6　panhandle PCR 示意图

注：细、粗线代表已知 DNA 序列，阴影部位表示未知 DNA 序列，折线代表与寡核苷酸互补序列。

十、Alu-PCR

哺乳动物基因组的特点是包含许多短的重复 DNA 序列，散布于基因组 DNA 中，Alu 序列是人类基因组中主要的重复序列，其拷贝数约为 900 000。利用 Alu 高度保守区序列设计引物，扩增未知 DNA 片段的方法称 Alu-PCR（图 1-4-7）。

靶 DNA 中 Alu 序列的数目及分布在 Alu PCR 中起决定性作用。当靶 DNA 中无 Alu 序

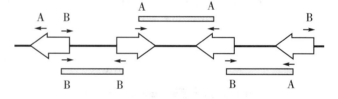

图 1-4-7　Alu-PCR 示意图

⟶ 表示基因组中 Alu 序列，箭头方向表示排列方向；

▭ 表示扩增产物；A、B 表示引物，箭头代表方向。

列或只有一个 Alu 序列，或两个 Alu 序列相距甚远超过 PCR 扩增有效长度时，都将无法进行 Alu PCR。

Alu 序列在基因组 DNA 中的排列方向决定着 Alu-PCR 引物的选择，当两个 Alu 序列排列方向相反时，用一个引物即可进行 Alu-PCR，方向相同时则需采用方向相反的两个引物。

十一、增敏 PCR（booster PCR，BPCR）

PCR 反应中引物浓度一般为 0.1 μmol/L，实验证明，当模板数小于 1000 个拷贝，而引物浓度很高时，由于引物二聚体的形成及非特异产物竞争引物和酶，PCR 产量会明显减少。采用增敏 PCR 检验模板量很低的样品时，可明显提高 PCR 产量。其基本方法是将标准 PCR30 轮循环分两次进行，第一次引物浓度仅为数十 pmol/L，延长退火时间，进行 20 轮循环后，靶序列浓度大大提高，再将引物浓度增至 0.1 μmol/L，同时缩短退火时间，再进行 20 轮循环。用 BPCR 检测 E. coli BMI195 耐红霉素基因（ereA），可检出粪便标本中 1~10 个菌。

十二、重组 PCR

基因表达调控是分子生物学研究的重要内容之一，需构建基因缺失、插入、点突变等一系列突变体，研究基因结构和表达的关系。有时还需将两个不同的基因融合在一起产生重组体，用重组 PCR 构建突变体及重组体是一个非常便利有效的途径。

（一）重组体的构建

　　传统的重组体的构建方法是将两个待重组基因经过适当限制性内切酶消化再重新连接而成。该法的最大局限在于重组连接只能在具有合适酶切位点或通过突变获得的酶切位点处进行。此外，产生的重组体往往会发生阅读框架移码或密码子改变等问题。用重组 PCR 构建重组体则可解决上述问题。如图 1-4-8 所示，它的原理在于巧妙地设计和利用寡核苷酸引物，共进行二级 PCR 反应。在初级的两个 PCR 反应中，每对引物中的一个引物 3′端与待重组基因互补，5′端与另一个待重组基因互补，即在引物的 5′端加入一段序列作为接头。分别进行 PCR，所得两种 PCR 产物有部分重叠序列，混合两种初级 PCR 产物进行次级 PCR，经过变性和复性，两种 PCR 产物通过互补序列发生粘连，出现两种异双倍体产物，其中一种产物的 3′末端单链可用 Taq DNA 聚合酶延伸，产生包含两个重叠产物全长的片段，作为 PCR 反应的模板，PCR 扩增产生一个包含两个不同基因的重组基因片段，并保持密码子框架的正确性。

　　（二）突变体的构建

　　原理与重组体的构建相似。在靠近引物 5′端人为造成引物与模板之间的碱基突变、插入或缺失。两个初级 PCR 产物均有 PCR 引物导入的同样的突变序列，因此有部分重叠序列，将两个初级 PCR 产物混合进行次级 PCR，即可获得突变体片段如图 1-4-9 所示。

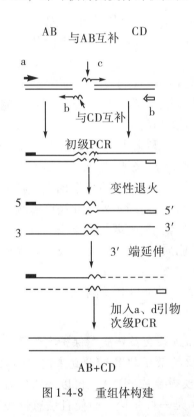

图 1-4-8　重组体构建

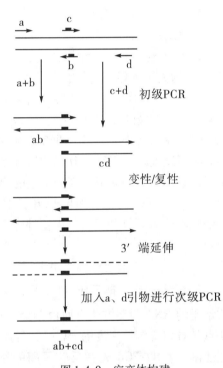

图 1-4-9　突变体构建

　　进行重组 PCR 时加入较多的模板可降低单核苷酸的错误参入率，纯化初级 PCR 产物，除去过量的内侧引物，再进行次级 PCR 可提高反应的特异性。

　　重组 PCR 简化了传统重组体或突变体构建法中片段纯化、克隆、筛选等步骤，并缩短重组体构建的周期，必将得到越来越广泛的应用。

十三、表达 PCR（expression PCR）

　　传统的体外转录翻译方法需经过目的基因克隆构建表达载体，将表达载体导入宿主细胞等多个步骤，相当繁琐，表达 PCR 则是一种更加简便的体外转录翻译的方法。表达 PCR 是重组 PCR 的一种，将启动子序列（5′TAA TAC GAC TCA CTA TA3′）和目的基因重组，产生重组 DNA，PCR 扩增含有启动子序列的目的 DNA 片段，可直接进行体外转录产生功能性的蛋白质。

　　1991 年 Kain 等用表达 PCR 使含有噬菌体 T_7 启动子的目的基因得以表达。T_7 启动子区域结构如下：
5′CCA AGT TTC TAA TAC GAC TCA CTA TAG GGT TTT TAT TTT TAA TTT TCT TTC AAA TAC TTC CAC C

[ATG]′3，10～26 位碱基是 T₇ 启动子序列，27～64 位碱基是非翻译前导序列，ATG 是翻译起始点，目的基因的 5′PCR 引物的 5′端和启动子 3′末端具有同源序列，将目的基因 PCR 产物和 T₇ 启动子区域序列混合进行第二次 PCR 扩增，由于目的基因的 5′端和启动子 3′端序列重叠，所以二种混合物经变性复性后通过互补序列发生粘连，形成异双倍体产物，其中一种产物可作为 PCR 反应模板，加入适当的引物即可扩增产生带有启动子序列的目的 DNA 片段，即可直接进行转录和翻译。

改变 DNA 模板，表达 PCR 就可产生突变蛋白质，所以表达 PCR 亦是合成突变蛋白质的一种简单方法。

十四、原位 PCR（in-situ PCR）

用提取的 DNA 进行 PCR 不能直接说明特定细胞中含有扩增的特异序列的拷贝数，若进行基因定量分析则成本高，且由于经过细胞分类及 PCR 等多个步骤会导致材料的丢失及增加了错误产生的概率不易获得准确结果。若在单个细胞中进行 PCR 扩增，然后用特异探针进行原位杂交即可检出携带了特异序列的细胞。直接用细胞涂片或石蜡包埋组织切片在单个细胞中进行 PCR 扩增的方法称原位 PCR。

Haase 用羊绒毛细胞扩增 Visna 病毒 LTR-gag 转换区 1200bp 的 DNA 片段，用新鲜配制的 4% 的对甲醛（para formaldehyde）固定细胞 20min，用无 Ca²⁺、Mg²⁺ 的磷酸盐缓冲液（PBS-CMF）洗涤细胞，再加入 100μl PCR 反应混合液悬浮细胞，加 2.5U Taq DNA 聚合酶，94℃加热 10min，然后进行 PCR 循环，94℃变性 2min，42℃退火 2min，72℃延伸 2min，25 轮循环后加入 2.5U 的 Taq 酶，再进行 25 轮循环，PCR 反应完毕后，离心细胞，涂片，用 ¹²⁵I 标记的探针进行检测，即可检出 Visna 病毒感染的绒毛细胞。

原位 PCR 的关键步骤是制备细胞。通常用 1%～4% 的对甲醛固定细胞，蛋白酶 K 消化要完全，一般用终浓度为 60μg/ml 的蛋白酶 K，55℃消化 4h，94℃加热 2min 使蛋白酶 K 失活。为了原位杂交检测扩增产物时能测定细胞的数目，PCR 的变性步骤必须不破坏细胞形态。PCR 反应的最佳条件如 Mg²⁺、Taq DNA 聚合酶等各种试剂的浓度需根据实验确定。进行原位 PCR 时需防止短片段 PCR 扩增产物扩散到细胞外，Kuo-ping 等发现防止短片段 DNA 扩散到细胞外的有效方法是在二个引物的 5′端加入互补的尾，数个特异的扩增产物结合在一起形成高分子量的 PCR 的产物，则不会扩散到细胞外。此法可检测鼠乳腺癌病毒基因中 167bp 的 DNA 片段。原位 PCR 扩增过程中要防止组织干燥同时还要保持组织细胞的粘连性。

有些细胞不能做原位 PCR，如中枢神经细胞其细胞膜含有重脂质（heavy lipid）成分，PCR 试剂不能透过细胞膜。

原位 PCR 结合原位杂交特别适用于病理切片中含量较少的靶序列的 PCR 检测。

十五、反转录-聚合酶链反应（RT-PCR）

目前常用的 RNA 检测方法有原位杂交，点杂交、Northern 印迹杂交及核酸酶保护实验等，这些方法的普遍缺点是难以检测低丰度的 mRNA，且操作繁琐，将 RNA 反转录和 PCR 结合起来建立的 RT-PCR 则可克服上述困难。RT-PCR 先在反转录酶的作用下以 mRNA 为模板合成 cDNA，再以 cDNA 为模板进行 PCR 反应，这样低丰度的 mRNA 被扩增放大易于检测，RT-PCR 是一种快速、简便且敏感性极高的检测 RNA 的方法，运用此法可检测单个细胞中少于 10 个拷贝的特异 RNA。RT-PCR 可应用于：①分析基因的转录产物；②克隆 cDNA 及合成 cDNA 探针、改造 cDNA 序列等。

RT-PCR 中的关键步骤是 RNA 的反转录，要求 RNA 模板必须是完整的，且不含 DNA 蛋白质等杂质。若 RNA 模板中污染了微量 DNA，扩增后会出现特异 DNA PCR 产物，而 cDNA 扩增产物却很少，必要时可用无 RNase 的 DNase 处理反转录产物消除 DNA 再进行 PCR。蛋白质未除净可与 RNA 结合从而影响反转录和 PCR 反应。

常用的反转录酶有两种，即鸟类成髓细胞性白血病毒（avian myeloblastosis virus，AMV）和莫洛尼鼠类白血病毒（Moloney murine leukemia virus，MoMLV）的反转录酶。AMV 反转录酶由两个不同的亚基组成，具有较强的 RNase H 活性，可水解 RNA 模板，以 RNA 为模板合成单链 DNA 的酶活性最适作用温度为 42℃。MoMLV 反转录酶由一条多肽链组成，最适作用温度为 37℃，RNase H 活性较低，适于合成大片段全长 cDNA。但当模板 RNA 的二级结构影响反转录反应时，用 AMV 反转录酶更合适，因为较高的反应温度可消除 RNA 二级结构的影响。此外这两种反转录酶的缓冲液有所不同（表 1-4-5）。

近来从 Thermus thermophilus HB8 菌中分离得到的 Tth 耐热 DNA 聚合酶，此酶具有反转录酶活性，95℃时该酶的半衰期为 20min，具有 $5'→3'$ 外切酶活性，无 $3'→5'$ 外切酶活性，利用 Tth 耐热 DNA 聚合酶，同时具有反转录酶的特点可简化 RT-PCR，且比用 Taq DNA 聚合酶的反应敏感性高 100 倍，因此 Tth 聚合酶比 Taq pol 更优越。Tth DNA 聚合酶作用温度高，可消除 RNA 的二级结构对反转录反应的影响，增加 Tth DNA 聚合酶的反转录活性可增加 RT-PCR 反应敏感性。Tth DNA 聚合酶的缺点是其反转录酶活性需 Mn^{2+}，而 Mn^{2+} 会降低 DNA 聚合酶的忠实性，Tth DNA 聚合酶催化聚合反应的错误参入率为 1/500。

表 1-4-5　两种反转录酶比较

	AMV	MoMLV
pH	8.3	7.6
KCl	145mmol/L	72mmol/L
温度	42℃	37℃

十六、差示 PCR（differential PCR）

它是对靶基因进行定量的一种方法，将未知拷贝数的靶基因和已知拷贝数的参照基因置于同一试管中进行 PCR 扩增，靶基因和参照基因扩增产量的差异反映了 PCR 起始反应混合物中二者的相对浓度，根据已知的参照基因的拷贝数可判定靶基因的拷贝数。

α、β 干扰素基因缺失在慢性白血病转变为急性白血病中有一定作用，Neubauer 等用长度为 84bp 的 α 干扰素基因作参照基因，扩增 170bp 的 β 干扰素靶基因，进行差示 PCR，发现检测灵敏度及区分同源和异源基因缺失主要依赖于引物的浓度，PCR 反应循环次数对检测灵敏度无影响。

利用差示 PCR 能对特异 mRNA 进行精确定量，提取总 RNA 在反转录酶作用下合成 cDNA，余下的操作与 DNA 定量相同。

十七、竞争 PCR（competitive PCR）

竞争 PCR 亦是一种快速可靠的靶 DNA 的定量方法。该法的总战略是采用相同的引物，同时扩增靶 DNA 和已知浓度的竞争模板，竞争模板与靶 DNA 大致相同，但其内切酶位点或有部分序列不同，用限制性内切酶消化 PCR 产物或用不同的探针进行杂交即可区分竞争模板与靶 DNA 的 PCR 产物。因竞争模板的起始浓度是已知的，通过测定竞争模板与靶 DNA 二者 PCR 产物便可对靶 DNA 进行定量。

利用竞争 PCR 亦可进行 mRNA 的定量，先以 mRNA 为模板合成 cDNA，再用竞争 PCR 对 cDNA 定量。但当反转录效率低于 100% 时，通过测定样品中 cDNA 进行 mRNA 定量，测定结果会偏低。

第七节　PCR 反应产物的检测

PCR 扩增 DNA 片段只是一个实验手段，真正的目的是对扩增产物进行分析。根据研究对象和目的不同可采用不同的检测分析方法。

一、琼脂糖凝胶电泳

首先根据 PCR 扩增片段的大小选择琼脂糖凝胶浓度，一般 800bp 以上的片段用 0.8% 的胶，800bp 以下的片段用 1.0%~2.0% 的胶。取 PCR 扩增产物 5~10μl，采用常规的电泳方法进行电泳，EB 染色，紫外灯下观察，成功的 PCR 扩增应可见分子量均一的一条区带，对照分子量标准还可对扩增产物进行半定量。

二、分子杂交

确定 PCR 产物是否为预先设计的目的片段或产物是否有点突变都需做分子杂交检测。分子杂交包括点杂交和 Southern 印迹杂交。点杂交无需进行电泳，直接对产物进行分析鉴定，还可将样品稀释成一系列不同浓度对扩增产物进行定量分析。该法具有较高的灵敏度，特别适用于特异性不高的 PCR 扩增产物分析。其基本过程是将扩增产物固定到尼龙膜或硝酸纤维素膜上，用放射性或非放射性标记的探针杂交，还可将不同的探针固定到膜上，用标记的扩增产物进行杂交，称为"反向点杂交法"，该法可同时检测多个突变位点或多种病原体。目前主要用寡核苷酸探针杂交（ASO）检测点突变。

采用常规的 Southern 印迹杂交可鉴定 PCR 产物的大小和特异性，检测灵敏度可达 10ng。其基本过程是 PCR 产物进行常规的琼脂糖凝胶电泳，然后印迹转移到尼龙膜上，再用标记的探针进行杂交检测。

三、限制性内切酶酶切分析

若知道 PCR 扩增片段的序列或限制性内切酶酶切图谱，则可选择合适的限制性内切酶消化 PCR 产物，再进行电泳分析，根据 PCR 酶切产物的电泳图谱，可判定 PCR 产物的特异性及是否存在突变（见本章第九节）。

四、微孔板夹心杂交法

首先是固定于微孔板的捕获探针与 PCR 产物的某一区域特异杂交使 PCR 产物间接固定于微孔板上，再用非同位素标记的检测探针与 PCR 产物的另一区域杂交，该法需经过 2 个杂交过程检测一个 PCR 产物，因此特异性较一次杂交强。

五、酶检测 PCR 法

该法适用于检测引物 5′端修饰的 PCR 产物。首先对 PCR 反应的引物 5′端进行修饰，一个引物的 5′端携带便于 PCR 产物固定的功能基团，如生物素等，另一个引物的 5′端具有便于酶联显色检测的基团，如酶或抗原、抗体等。通过包被于微孔板中的基团如亲和素将 PCR 产物固定于微孔板上，进行酶联显色，比色测定。此法比电泳检测灵敏度高，比分子杂交法简便。

六、PCR-HPLC

将 PCR 产物直接进行 HPLC 分析，几分钟即可显示打印结果，该法还可用于 PCR 产物的分离制备。

七、聚丙烯酰胺凝胶电泳（PAGE）

PAGE 检测灵敏度比琼脂糖凝胶电泳高，适用于 PCR 扩增效率低时产物的检测，根据扩增片段的大小选择合适的胶浓度，电泳后可用银染或溴乙锭染色检测，银染比 EB 染色检测灵敏度高 2 ~ 10 倍。此外，PAGE 具有极高的分辨率，可将相差仅一个核苷酸的不等长核酸链按迁移率不同分辨开，非变性的 PAGE 甚至可检出单个碱基的变化（见 PCR-SSCP）。

八、测序

PCR 产物直接进行测序分析可检测基因突变。

九、寡核苷酸连接实验（PCR-OLA）

设计两个能与靶序列 DNA 精确并列杂交的寡核苷酸，杂交后 DNA 连接酶可使其正常配对的相邻碱基连接，而错配碱基可通过调节连接酶和 NaCl 浓度防止其连接，连接产物用凝胶电泳鉴定，此法用于检测点突变。

第八节　PCR 反应的污染及对策

PCR 反应具有灵敏度极高的特点，极微量的污染即可导致假阳性结果的产生，因此了解 PCR 污染的原因，就可采取相应的措施预防和消除 PCR 污染。

一、PCR 污染

PCR 污染主要是随机污染，包括 PCR 反应前污染及反应后污染。

（一）PCR 反应前污染

主要是样品 DNA 的交叉污染。提取 DNA 使用的仪器上残留的杂质 DNA 或反应管中残留的 PCR 产物、PCR 操作者皮肤或头发等均可引起样品污染。其中 PCR 产物的污染亦称残留污染（carry over），是引起样品交叉污染的主要因素。明胶、Taq DNA 聚合酶等 PCR 反应试剂等均有可能带有杂质 DNA，因此亦可导致 PCR 反应前污染。

（二）PCR 反应后污染

PCR 反应后污染主要来自于 PCR 产物检测过程，如电泳上样、点杂交点样时加样器吸头之间的污染等。

（三）潜在的 PCR 污染源

主要包括三方面：①仪器设备的污染：样品收集器、微量加样器、点杂交器、离心管、离心机、切片机、pH 计、水浴锅、高压锅及 PCR 仪等的污染；②试剂污染：乙醇、液氮、氯仿、酶及其他生物制品（如明胶等）的污染；③操作者的污染：操作者的皮肤、头发等均可引起 PCR 污染。

二、污染的预防

进行 PCR 反应时，遵照下列规则有助于防止 PCR 的污染。

1. PCR 的前处理和后处理，在不同的房间或不同的隔离工作台上进行。即整个 PCR 操作要在不同的隔离区进行：①标本处理区；②PCR 扩增区；③产物分析区，特别是阳性对照需在另一个隔离环境中贮存、加入。

2. 试剂要分装，每次取完试剂后盖紧塞子。PCR 反应时将反应成分制备成混合液，然后再分装到不同的反应管中，这样可减少操作，避免污染。

3. 改进实验操作，带一次性手套，用一次性移液器或吸头、反应管，避免反应液的飞溅等。

4. 检查结果的重复性。

5. 经常处理仪器设备等潜在的 PCR 污染源，减少污染的可能性。

三、对照实验

设立阴性和阳性对照有助于监测 PCR 反应的污染情况，以便发现污染源及时采取措施。

阴性对照应和其他样品经相同的处理如提取、纯化等。阳性对照应选择重复性好的样品。表 1-4-6 列举了常规 PCR 的对照实验，根据实验结果可判别 PCR 的敏感性、特异性及是否存在污染等。

表 1-4-6　PCR 反应对照实验

对照序号	对照目的	样　本	引　物
1	检测特异 PCR 产物，阳性对照阴性标本等引起的污染	无 DNA	特异引物
2	检测阴性对照引起的污染	无 DNA	非特异引物
3	检测标本中存在扩增的 DNA	样品	非特异引物
4	检测反应特异性	阴性对照	特异引物
5	检测反应的敏感性及 PCR 循环参数	阳性对照	特异引物
6	检测反应混合物的污染	阴性对照或阳性对照	非特异引物或特异引物

四、污染源的处理

（一）紫外照射

紫外照射可使 DNA 形成嘧啶二聚体，引起 DNA 链断裂等一些特定的损伤，从而破坏 DNA 的结构，使其不能作为 PCR 反应的模板。因此采用紫外照射法可消除 PCR 的污染源。

紫外照射引起 DNA 损伤的程度依赖于以下几方面：①嘧啶二聚体的类型及二聚体相邻的核苷酸序列；②DNA 片段的长度；③紫外照射的距离及时间；④照射的波长及能量。固体没有溶解在溶液中的 DNA 需长时间的紫外照射才能使其在 PCR 反应中失活。长片段 DNA 对紫外照射更为敏感。紫外照射消除反应管或周围环境污染源可采用下述方法：

1. 将 PCR 反应管及反应混合物（除 Taq 酶、引物、DNA 样品外）置于紫外箱中用 254nm 波长的紫外线照射 10min 以上。

2. 用 $400\mu W/cm^2$ 能量的紫外线距离 <1m 照射工作台 8h 以上。

（二）化学法和酶法降解 DNA

用 10% 次氯酸钠或 2mol/L HCl 浸泡或擦洗污染源，破坏残留的 DNA 分子，均可达到消除污染源的目的，但前者的效果更佳。

若杂质 DNA 片段包含酶切位点可用限制性内切酶处理消除污染源，此法的缺点是限制性内切酶需高盐溶液，会影响 PCR 反应。

（三）化学修饰 PCR 产物防止残留污染

PCR 产物的污染是引起 PCR 反应前污染的主要因素，因此冠之以"残留污染"，若对 PCR 产物加以化学修饰，使其不能作为 PCR 反应的模板，则可达到消除残留污染的目的。

1. 尿嘧啶 DNA 糖基化酶法（UNG） PCR 反应中用 dUTP 代替 dTTP，从而产生含 dU 修饰的 PCR 产物，此种修饰的 DNA 片段可被 UNG 消化，即 UNG 裂解尿嘧啶碱基和磷酸骨架间的 N-糖苷键，去除 dU 失去 dU 的 DNA 片段不能作为 PCR 反应模板。进行正常 PCR 反应前，将 UNG 加到 PCR 反应混合液中（加 Taq 酶前），残留的以前的含 dU 的 PCR 产物被消化，而对无 dU 的模板 DNA 无影响，再加入 Taq 酶进行 PCR 反应，UNG 经过 PCR 反应的变性步骤即失活，对含 dU 的新合成的 PCR 产物无影响，该法的优点是彻底消除 PCR 产物间的交叉污染，且 UNG 处理与 PCR 扩增可在同一反应管中进行。

2. 同补骨脂素法（isopsoralen） 又称 PCR 反应后消毒法（post-PCR sterilization），PCR 反应中加入同补骨脂素，该化合物在长波紫外线照射下发生光反应与 DNA 的嘧啶结合，且 DNA 链间无相互交连，因此不干扰 PCR 产物的杂交分析。方法如下：PCR 反应混合物中加入同补骨脂素，反应完毕后用紫外照射反应管 15min，这样带有补骨脂素的 PCR 产物就不能作为 PCR 反应模板，从而消除了残留污染。

第九节　PCR 技术的应用

PCR 技术由于具有快速、简便、灵敏等特点，已被广泛地应用于临床医学、遗传咨询、司法鉴定及考古学、分子生物学、药理学等各个领域。

一、基因分析

PCR 技术能够快速、灵敏地放大被测试的目的基因，可用于鉴定由基因缺失、突变、转位及致病基因的存在（如病毒感染）所引起的各种疾病。PCR 技术已广泛地用于遗传病的基因分析和产前诊断、传染病原体的检测、癌基因的临床分析等方面。PCR 结合分子杂交等分析方法可进一步提高检测灵敏度和准确性。

（一）基因缺失的检测

人类的许多遗传病如 MDM（肌营养不良）、Bart's 水肿胎儿等均是由于特定基因的缺失引起的，此外，人类许多肿瘤的形成也与特定基因如抑癌基因 Rb、p53 的缺失有关。PCR 技术为由基因缺失引起的疾病诊断及发病机制的研究提供简便有效手段。

Bart's 水肿胎儿综合征是 α-地中海贫血中最严重的一种，它是由位于 16 号染色体上的 $α_1$、$α_2$ 珠蛋白基因缺失造成的 α 珠蛋白完全缺乏所致。γ 珠蛋白自身形成四聚体 $γ_4$，即 Hb Bart's，该种 Hb 对 O_2 亲和力极强，在组织中难以释放 O_2，致使胎儿在出生前就窒息死亡。利用 PCR 技术可开展 Bart's 水肿胎儿产前诊断。根据基因缺失的部位设计一对特异引物，扩增片段长度为 136bp，为了排除 PCR 反应条件不适而造成的假阳性，在反应系统中同时加入一对与正常 β 珠蛋白基因互补的引物作为内对照，其扩增片段长度为 110bp，若 PCR 产物的电泳图谱上仅显示 110bp 的条带，则表明 α 珠蛋白基因缺失，诊断为 Bart's 水肿胎儿。反之电泳图谱上同时显示 136bp 和 110bp 两条区带，则表明 α 珠蛋白基因存在，为正常胎儿。

利用 PCR 扩增片段的有效长度的限制可检测长片段基因缺失，根据被检基因，设计一对引物，位于基因缺失区两侧，间距大于 PCR 扩增片段的有效长度，若基因没有缺失，由于扩增片段长度超出 PCR 扩增的有效长度，无对应的 PCR 产物，若基因发生缺失，则 PCR 可扩增出小片段产物。据此可判定被检测基因发生缺失。有人利用此法检测不同年龄心肌细胞中线粒体 DNA（mt DNA），设计引物位于 mt DNA 易缺失区 7.64kb 两侧，相距 8.7kb，若 mtDNA 发生缺失，则 PCR 可扩增出 1.06kb 的产物，反之则无 PCR 产物，研究发现 mtDNA 的缺失与衰老有一定关系。

（二）基因突变的检测

基因突变是导致许多疾病产生的根本原因，PCR 检测基因突变的方法主要有 4 种。

1. PCR 结合等位基因特异性的寡核苷酸（ASO）探针斑点杂交法　基因突变都有一些突变热点，如 ras 原癌基因的突变常集中于第 12、16、61 位密码子，用 PCR 扩增被测试的 ras 基因，然后将 PCR 产物点样固定到尼龙膜上，再针对各种基因突变合成一系列具有正常序列和突变序列的寡核苷酸探针，其 5′端用放射性核素标记，严格控制杂交和洗膜条件，使探针与待测 DNA 序列间只要有一个碱基的错配就不能杂交，这样可检出基因突变。PCR 结合 ASO 斑点杂交如图 1-4-10 所示。

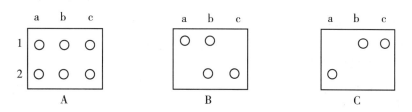

图 1-4-10　PCR 结合 ASO 斑点杂交示意图

A. 点样位置，1a 为正常样品，2a 为 12 位突变阳性对照；B. 与 12 位正常序列的寡核苷酸探针杂交；C. 与 12 位突变序列的寡核苷酸探针杂交，1b 为 12 位突变杂合子。

2. PCR-RFLP（限制性片段长度多态性分析）　如果碱基突变的位置与某种限制性内切酶的识别位点相关，突变会发生新的或消除原有的内切酶位点，那么用特定的限制性内切酶消化 PCR 产物，通过电泳酶切图谱就能直接判断碱基发生突变与否。若某一遗传病与这一酶切位点的存在或消失有连锁关系，PCR-RFLP 即可用于该遗传病的诊断。如图 1-4-11 所示，PCR 产物酶切有 3 种情况，一是酶切后 PCR 产物长度无变化，说明此扩增片段无此酶的酶切位点（-/-）；二是杂合型（+/-），即一条染色体上有此酶的切点，而其等位基因上没有此酶切点，电泳图谱出现 3 条带；三是 PCR 产物被切开，说明二条染色体均有此酶的切点，为纯合型（+/+）。

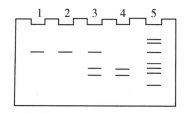

图 1-4-11　PCR 产物酶切电泳图谱

1. 正常对照；2. 母标本（纯合）；3. 父标本（杂合）；4. 患儿；5. 分子量标准。

3. PCR 扩增特异的等位基因（PCR amplification of specific alleles，PASA）　引物 3′末端的碱基决定着 PCR 反应的特异性及扩增效率，只有当引物 3′末端碱基与模板相互配对时，Taq DNA 聚合酶才会引发引物的延伸，产生特异的 PCR 产物，设计引物，使突变位点位于 3′末端，根据特异扩增产物的出现与否可判定样品中是否包含某种基因突变（图 1-4-12）。在 AB 两个 PCR 反应中，特异引物 1 的 3′末端是 C，只能与 G 配对，特异引物 2 的 3′末端是 G，只能与含 C 的模板配对。若被检测基因是杂合基因，则 A、B 两管均有 PCR 扩增产物。若检测基因只是含 G 或含 C 的纯合基因，则只有 A 管或 B 管中一管有 PCR 产物。

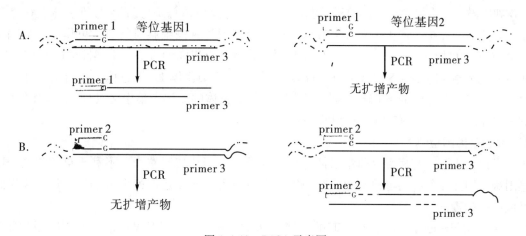

图 1-4-12　PASA 示意图

4. PCR-SSCP（单链构型多态分析）　PCR-SSCP（图 1-4-13）是一种快速检测基因突变的方法。其基本原理是：单链 DNA 呈现复杂的构象，而这种立体构象主要是依靠单链内碱基配对等分子内相互作用维系的，当碱基发生改变时，必然会影响其构象改变，聚丙烯酰胺凝胶电泳可敏锐地检测到单链 DNA 序列改变所导致的构象变化。小于 400bp 的 DNA 片段经变性、双链解析为单股的链条件下进行 PAGE 电泳，根据迁移率的改变可发现具有 1 个 bp 变异的 DNA 链。

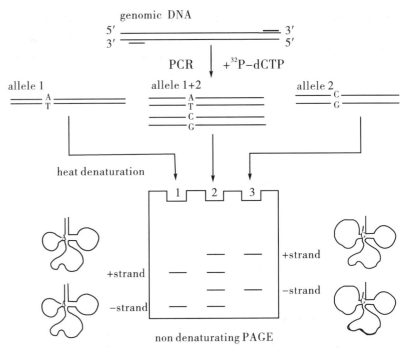

图 1-4-13　PCR-SSCP 示意图

整个过程如下：首先进行 PCR 扩增，用 ^{32}P 标记引物或 ^{32}P 标记的脱氧核苷酸，使 PCR 产物具有放射性标记。热变性解链，进行 6% PAGE 非变性电泳，放射自显影。亦可不用放射性核素，PAGE 电泳后直接银染检测：但灵敏度不如放射自显影。根据 PCR 产物迁移率变化检出异常片段，可进一步进行序列分析确定突变位点。

PCR-SSCP 检测基因突变有许多优点。①灵敏度高，0.1μg 以下的微量模板 DNA 即可进行检测，并且与 DNA 长度、纯度无关。在癌组织中混有正常组织情况下，亦可根据异常区带的出现而得以检出，不受正常组织干扰。微小的变异即使是 1 个 bp 的变化或等位基因中的一个基因的变异也可检出；②快速、简捷，不使用限制性内切酶消化及 DNA 探针杂交等。检测大量标本时可用 SSCP 筛选异常基因，异常区带自凝胶中溶出后经不对称 PCR 扩增产生单链直接测序。避免无选择的大量测序，PCR-SSCP 是目前检测点突变最简捷的方法；③特异性高，选择不同的引物可对基因的不同片段进行检测，具有高度特异性和针对性。另一方面 PCR-SSCP 法分析基因突变需预先知道目的基因的序列，对无序列信息的片段应用 SSCP 受到一定局限。极个别序列改变并不影响迁移率改变，不能用 SSCP 检出。

（三）基因易位

大部分白血病有染色体易位或重排，而且这些变化有一定规律。这些变化用细胞遗传学方法不一定能发现。B 细胞淋巴瘤有染色体（14，18）易位，使第 18 号染色体总是与第 14 号染色体上 6 个 Ig 重链基因的连接片段之一相连接，产生一个嵌合基因，此嵌合基因为肿瘤细胞所特有，可作为白血病细胞的标志，应用 PCR 扩增该标志，可获得一个高敏感特异的检测 B 淋巴瘤的方法。敏感性可达 1/10 000 个细胞。

约 95% 的慢性粒细胞白血病（CML）可出现一种异常的染色体-Ph 染色体，是由染色体（9，22）易位产生的，第 9 号染色体上的 abl 癌基因易位到第 22 号染色体的断裂点集中区（bcr）基因上，这种嵌合的 bcr-abl 是白血病细胞所特有，可作为 PCR 检测标志。

（四）致病基因的检测

临床病毒诊断中有一些病毒目前难以体外分离培养或培养法费时费力，不利于早期诊断。PCR 法可克服上述困难，因此在各种病毒检测和研究中得到大量应用。PCR 还可检出由于病毒量太少以致免疫学方法难以检出的病毒抗原。

PCR 较多地用于诊断由 HIV 感染引起的 AIDS，人类免疫缺陷病毒 HIV-1 是一种 RNA 反转录病毒，根据其保守序列设计引物，先用反转录酶以 RNA 为模板产生 cDNA，再进行 PCR 扩增。该法比分子杂交、血清学等诊断方法敏感性高，且操作简便，是诊断 HIV 的最佳方法。

PCR 已广泛地应用于临床检测，如检测各种肝炎病毒（HAV、HBV、HDV 等）、巨细胞病毒（CMV）、人类乳头状瘤病毒（HPV）、肠道病毒（EVS）、腺病毒（AdV）等。及一些致病细菌如葡萄球菌等，目前市场上已有商品化的各种 PCR 诊断试剂盒，为 PCR 临床诊断提供快速、简捷的途径。

二、定序克隆

PCR 技术在进行基因克隆工作中显示了极大的优势，不仅省略了通常制备 DNA 片段的繁琐步骤，也避免使用进行亚克隆的经典程序。只要知道目的基因两端的序列，就可十分有效地从基因组 DNA 中或 mRNA 序列中，或已克隆在载体中的基因片段中放大确定序列的 DNA 片段。在 PCR 反应体系中加入所选定的与两端序列互补的引物，PCR 扩增就能够把目的基因从 DNA 模板中"吊"出来，为了克隆操作的便利或确保克隆后表达的正确性，设计引物时可在其 5′端做一些修饰，增加一段序列（如限制性内切酶的识别位点、启动子序列、启起密码、终止密码等），经过 PCR 扩增后，添加序列会整合到新合成产物中，便于进行下一步的重组克隆以及基因表达。

RT-PCR 则可非常有效地制备和分析 cDNA，即使所选定的目的 mRNA 的分子数很少，但由于 mRNA 均含有 polyA 的尾，加入 Oligo（dT）作为反转录酶的引物，以 mRNA 为模板合成第一条单链 cDNA 后，再添加一对特异的引物进行 cDNA 扩增，从而制备 cDNA。此种方法能够从种类繁多的转录产物中灵敏地检出低丰度的特异性 mRNA，因此在基因表达调控的研究中也具有十分重要的作用。

三、序列分析

利用 PCR 方法可以比较容易地测定位于两个引物之间的序列。PCR 测序有下列几种方法：

（一）双链直接测序

采用热变性或碱变性的方法，双链 PCR 产物变为单链，与某一方向引物退火，或加入第 3 个引物互补到单链 DNA 上，用 Sanger 的双脱氧法即可测出一定长度的 DNA 序列。

（二）双链克隆后测序

将 PCR 产物直接克隆到 M13 中，提取单链后进行序列测定。

（三）基因转录测序

PCR 一个引物的 5′端添加噬菌体 RNA 聚合酶的启动子序列，PCR 扩增产物的一条链含有特定的启动子，再用相应的 RNA 聚合酶转录出 mRNA，用反转录的方法进行测序。

（四）不对称 PCR 产生单链测序

用不对称 PCR 产生单链，然后用 Sanger 双脱氧法测序。

PCR 技术除了上述三方面的应用外，还可用来制备高标记探针，利用重组 PCR 可进行基因的人工定位突变和基因表达调控的研究。利用锚定 PCR、反向 PCR 等还可对未知序列的基因进行分析。利用差示 PCR、竞争 PCR 可进行 DNA 及 mRNA 的定量分析。法医学中应用 PCR 扩增长度多态性和序列多态性区域的 DNA 片段用于亲子鉴定及个人识别，随着 PCR 技术的不断发展和完善，它的应用领域不断扩大，显示了这项新技术在临床医学分子生物学等研究中的巨大潜力。

（李 滨 童坦君）

参 考 文 献

1. Rolfs A, schuller I, Finckh U, I. Weber-Rolfs. PCR：Clinical Diagnostics and Research. Berlin Heidelberg：Springer-Verlag，1992

2. Erlich HA. PCR Technology：Principles and applications for DNA amplification. M Stockto Press，1989

3. Mullis KB, Ferré F, Gibbs RA. The Polymerase Chain Reaction. Birkhauser，1994

4. 黄培堂，俞炜源，等. PCR 技术的原理和应用. 北京：中国科学出版社，1990

5. 朱平主编. PCR 基因扩增实验操作手册. 北京：中国科学技术出版社，1992

6. 黄培堂等译.《分子克隆实验指南》（第三版），科学技术出版社，2002 年

7. Bartlett JMS, Stirling D. PCR protocols. Humana Press，2003

8. Weissensteiner T，Griffin HG，Griffin AM. PCR technology：Current Innovations，CRC Press，2004

第五章　蛋白质印迹杂交技术

第一节　蛋白质样品的制备和纯化

分离蛋白质的目的是多种多样的。根据研究目的和要求，采用不同的方法配合制订出分离和提纯的合理程序。

一、蛋白质分离提纯的一般原则

蛋白质在组织或细胞中一般都是以复杂混合物形式存在，分离提纯某一特定蛋白质的一般程序可分为前处理，粗分级和细分级三步。

第一步是前处理：把细胞或组织，通过超声波、匀浆器或捣碎等方法破碎后，选择适当的缓冲液把所要的蛋白质提取出来，如果所要的蛋白质主要集中在某一细胞组分中，如细胞核、染色体、核糖体或可溶性的细胞质等，则可用差速离心（differential centrifugation）方法把它们分开，不同细胞成分和离心速度的选择参照表 1-5-1。收集该细胞组分做下一步提纯的材料，如果所要蛋白是与细胞膜或膜质细胞器结合的，则必须利用超声波或去污剂破坏膜结构使蛋白质解离下来，然后再用适当的缓冲液提取。

第二步是粗分级：经前处理得到的蛋白质粗提物，选择适当的方法，将所要的蛋白质与杂蛋白进一步分开，这一步常用的方法有盐析、等电点沉淀和有机溶剂分级分离等方法。这些方法的特点是简便，处理量大。

第三步是细分级：样品经粗分级后去掉了大部分杂蛋白，一般体积也较小，进一步提纯，一般使用凝胶过滤等方法进一步纯化。如果进行蛋白质结构的分析，还可以将蛋白质重结晶，以便得到天然蛋白质样品。

表 1-5-1　在不同离心力下沉降的细胞组分

离心力（g）	时间（min）	沉降的组分
1 000	5	真核细胞
4 000	10	细胞碎片，细胞核
15 000	20	线粒体，细菌
30 000	30	溶酶体，细菌细胞碎片
100 000	3～5（小时）	核糖体

二、蛋白质混合物的分离方法

蛋白质提取液中，除包含所需要的蛋白质外，还含有其他的蛋白质，可根据蛋白质性质上的差异，如分子大小、蛋白质表面电荷的差异、溶解度，以及吸附性质和分子的生物学亲和力等做进一步的分离纯化。

（一）透析和超滤

透析和超滤是生物化学实验室分离蛋白质常用的一种方法。它们主要是利用蛋白质分子大不能透过半透膜的性质设计的，将蛋白质和其他小分子物质如无机盐、单糖等分开。透析用的半透膜（即透析袋）和超滤器所用的半透膜都有不同型号和规格，可根据所分离的蛋白质分子大小来选择半透膜，用前要经过处理，去除重金属、蛋白水解酶、核酸酶等污染。处理的办法使用 0.5mol/L EDTA 煮 30min，弃去溶液，用水漂洗，浸泡在所用的缓冲液中。透析是将待提纯的蛋白质溶液装在透析袋中，然后把透析袋放在极低的透析缓冲液中，透析外液间隔数小时可以更换，为提高透析效率，透析外液可加搅拌，直至透析袋内无机盐等小分子物质降到最小值。

超滤与透析的原理是相同的。只是更适用于大量分离。把提取的蛋白质混合液装入具有半透膜的超过滤器或离心管中，利用加压或离心力，强行使小分子物质或水通过半透膜而大分子蛋白质不能通过膜留在膜内，起到纯化和浓缩的作用。

（二）密度梯度离心

由于蛋白质分子大小不同，它的密度和质量也不同。当把蛋白质混合物的溶液加到具有密度梯度的介质中离心时，质量和密度大的蛋白质比质量和密度小的蛋白质沉降得快。当每种蛋白质沉降到与本身密度相等的介质梯度时，控制离心速度和离心时间，最后蛋白质各组分停留在各自独立的蛋白区带。可用针头分别收集各成分。常用的密度梯度有蔗糖梯度、聚蔗糖梯度。蔗糖价格便宜，纯度高。聚蔗糖的商品名是 Ficoll，分子量约为 400 000。需要高密度和低的渗透压的梯度时，可用 Ficoll 代替蔗糖。在实际操作密度梯度的配制时，要严格配制各浓度梯度。加入到离心管内的各梯度要十分小心，管底密度最大，向上逐渐减小，最后加入待分离的蛋白溶液。离心一定选用水平转头进行。

（三）层析

层析是分离蛋白质的重要手段之一。层析柱内包括了固定相和流动相两部分。含蛋白质的溶液为流动相，各种分离介质为固定相。依据流动相各组分与固定相作用的不同将蛋白分离。最常用的层析方法有凝胶过滤层析、离子交换层析和亲和层析。

1. 凝胶过滤层析

（1）凝胶过滤的基本原理 凝胶过滤层析又称分子筛层析、分子排阻层析。以含微孔的凝胶颗粒为支持物，待分离的蛋白质混合溶液通过凝胶支持介质时根据物质大小进行分离。大分子物质由于直径大于凝胶孔径不能进入胶粒内部，随着洗脱缓冲液最先流出层析柱；小分子物质由于直径小于凝胶内微孔孔径，能自由进入凝胶孔，使洗脱时间增长，最后流出层析柱；中等大小分子只能进入较大的微孔，在大分子与小分子物质之间按分子大小依次被洗脱下来，达到分离各种蛋白的目的。

为了说明凝胶层析的原理，将凝胶装柱后，被分离的混合物成分在凝胶层析柱内的洗脱行为，常用分配系数 Kd 来度量。Kd =（Ve – Vo）/Vi，其中 Ve 为洗脱体积，是从加入被分离样品开始，到洗脱峰最高点时所流出的体积；Vo 为层析柱内凝胶颗粒间隙的总容积，称为外水体积；Vi 为层析柱内凝胶颗粒内部微孔的总体积，称内水体积。假如凝胶与待分离的溶质之间不存在相互作用，那么凝胶过滤可以看成一种液液分配层析。凝胶内的水相是固定相（Vi），凝胶珠外的水相是流动相（Vo），溶质就在 Vi 和 Vo 间分配。能进入 Vi 的溶质的量取决于待分离物质的大小和凝胶孔的大小。溶质在柱中的移动速度取决于它在两相之间的分配系数（Kd）。

凡是大于凝胶颗粒孔隙的分子，都不能进入颗粒，它们将与洗脱液一起最先洗脱下来，那么洗脱体积等于外水体积即 Ve = Vo，Kd = 0；对于完全能自由出入凝胶珠内外的小分子，Ve = Vo + Vi，Kd = 1；对于在分级范围内的中等分子，凝胶柱内部的有些微孔能扩散进去，有些则不能，因此一般情况下，Kd 总是在 0 与 1 之间。但有时 Kd > 1，这可能除分子筛的作用外，对溶质有吸附作用。

（2）常用的凝胶种类和性质 凝胶无论是天然的还是合成的，在化学上都是惰性的，不与样品和洗脱液发生任何反应，具有对 pH 和温度的稳定性，能反复使用。不同类型的凝胶，具有大小不同的网孔，可适用于不同分子量范围的分离。目前应用较多的有葡聚糖凝胶、聚丙烯酰胺凝胶和琼脂糖凝胶。

1）交联葡聚糖凝胶（Sephadex） 是由葡聚糖和交联剂交联而成的人工合成凝胶，具有多种网状球形颗粒。其网孔大小与交联度有关，交联度越大，网孔结构越密，颗粒内网孔径越小，分级分子量的范围偏窄；交联度越小，网孔结构越疏松，网孔的孔径越大，可分级的分子量偏宽。Sephadex 商品型号上分多种，G 后边的数字是作为交联度的标记。数字越大，交联度越小，吸水量越大。实际数字约为该凝胶实际吸水值的 10 倍。

Sephadex 的类型和有关数据参考表 1-5-2。

表 1-5-2 Sephadex 凝胶的型号及其有关数值

型 号	蛋白质分离范围 （分子量）	筛目	颗粒直径 （μm）	水膨胀时间 （20℃，h）	得水值 （ml/g）	床体积 （ml/g 干胶）
G-10	$<7.0 \times 10^2$	中	40~120	3	1.0 ± 0.1	2~3
G-15	$<1.5 \times 10^2$	中	40~120	3	1.5 ± 0.2	2.5~3.5
G-25	$1.0 \times 10^3 \sim 5.0 \times 10^3$	粗	100~300	6	2.5 ± 0.2	4~6
		中	50~150			
		细	20~80			
		超细	10~40			
G-50	$1.5 \times 10^3 \sim 3.0 \times 10^4$	粗	100~300	6	5.0 ± 0.3	9~11
		中	50~150			
		细	20~80			
		超细	10~40			
G-75	$3.0 \times 10^3 \sim 7.0 \times 10^4$	中	40~120	24	7.5 ± 0.5	12~15
		超细	10~40			
G-100	$4.0 \times 10^3 \sim 1.5 \times 10^5$	中	40~120	48	10 ± 1.0	15~20
		超细	10~40			
G-150	$5.0 \times 10^3 \sim 3.0 \times 10^5$	中	40~120	72	15 ± 1.5	20~30
		超细	10~40			
G-200	$5.0 \times 10^3 \sim 6.0 \times 10^5$	中	40~120	72	20 ± 2.0	30~40
		超细	10~40			

2）聚丙烯酰胺凝胶（Bio-Gel） 该凝胶由丙烯酰胺的单体与 N，N'-亚甲基双丙烯酰胺共价交联而成。其商品名为 Bio-Gel。在合成中控制丙烯酰胺的用量及交联剂的比例，可获得不同型号的 Bio-Gel。商品 Bio-Gel 后面的数字 $\times 10^3$ 为该凝胶的排阻极限。

有关 Bio-Gel 的种类和有关数据参看表 1-5-3。

表 1-5-3 丙烯酰胺凝胶的种类及其有关数值

型号	蛋白质分子大致分离范围 （分子量）	得水值 （ml/g 干胶）	水膨胀时间 （20℃，h）	床体积 （ml/g 干胶）
Bio-Gel P-2	$2 \times 10^2 \sim 2 \times 10^3$	1.5	4	3
Bio-Gel P-4	$5 \times 10^2 \sim 4 \times 10^3$	2.4	4	4.8
Bio-Gel P-6	$1 \times 10^3 \sim 6 \times 10^3$	3.7	4	7.4
Bio-Gel P-10	$1.5 \times 10^3 \sim 2 \times 10^3$	4.5	4	9
Bio-Gel P-30	$2.5 \times 10^3 \sim 4 \times 10^3$	5.7	12	11.4
Bio-Gel P-60	$3 \times 10^3 \sim 6 \times 10^3$	7.2	12	14.4
Bio-Gel P-100	$5 \times 10^3 \sim 1 \times 10^3$	7.5	24	15
Bio-Gel P-150	$1.5 \times 10^4 \sim 1.5 \times 10^3$	9.2	24	18.4
Bio-Gel P-200	$3 \times 10^4 \sim 3 \times 10^3$	14.7	48	29.4
Bio-Gel P-300	$6 \times 10^4 \sim 4 \times 10^3$	18.0	48	36

3）琼脂糖凝胶　它是一种天然凝胶，是由 β-D 半乳糖和 3，6-脱水-L-半乳糖交替形成的多糖。凝胶网孔比 Sephadex 和 Bio-Gel 大，适用于大分子的分离。由于琼脂糖凝胶稳定性有一定的范围，使用时应注意适宜的温度和 pH 值。一般在 0～30℃，pH5～8 范围内操作较为适宜。琼脂糖的种类及数据见表 1-5-4。

表 1-5-4　琼脂糖凝胶的种类及其数据

凝胶类型，型号	湿颗粒直径（μm）	蛋白质分离范围（分子量）
Agarose 2B	60～250	$7 \times 10^4 \sim 4 \times 10^7$
Agarose 2B	40～190	$6 \times 10^4 \sim 2 \times 10^7$
Agarose 6B	40～210	$1 \times 10^4 \sim 4 \times 10^6$
Bio-Gel A-0.5m	75～150	$1 \times 10^4 \sim 5 \times 10^5$
	40～75	
Bio-Gel A-1.5m	75～150	$1 \times 10^4 \sim 1.5 \times 10^6$
	40～75	
	150～300	
Bio-Gel A-5m	75～150	$1 \times 10^4 \sim 5 \times 10^6$
	40～75	
	150～300	
Bio-Gel A-15m	75～150	$4 \times 10^4 \sim 1.5 \times 10^7$
	40～75	
	150～300	
Bio-Gel A-50m	150～300	$1 \times 10^5 \sim 5 \times 10^7$
	75～150	
	150～300	
Bio-Gel A-150m	150～300	$1 \times 10^6 \sim 1.5 \times 10^8$
	75～150	

4）Superdex 凝胶　superdex 是一个凝胶系列，由葡聚糖和琼脂糖交联形成。既有交联葡聚糖的极佳的分子筛特性，又具有交联琼脂糖的高稳定性，且非特异性吸附少。已广泛用于实验室及大规模生产实践。

Superdex 的类型和有关数据参考表 1-5-5。

表 1-5-5　Superdex 凝胶的类型和有关数据

型号	蛋白质分子大致分离范围（分子量）	颗粒直径（μm）	床体积（ml/g 干胶）
Superdex Peptide 10/300 GL	100～7000	13	24
Superdex Peptide PC 3.2/30	100～7000	13	2.4
Superdex 75 10/300 GL	$3 \times 10^3 \sim 7 \times 10^4$	13	24
Superdex 75 PC 3.2/30	$3 \times 10^3 \sim 7 \times 10^4$	13	24
Superdex 200 10/300 GL	$1 \times 10^4 \sim 6 \times 10^5$	13	2.4
Superdex 200 PC 3.2/30	$1 \times 10^4 \sim 6 \times 10^5$	13	2.4

（3）凝胶层析的实验操作技术

1）凝胶的选择和处理 凝胶的选择主要根据被分离的样品的分子量范围来选择凝胶颗粒大小，参考表1-5-2～1-5-5。选好凝胶后，按给出的技术数据进行浸泡和膨胀，然后平衡于被洗脱的缓冲液中。

2）层析柱的选择和装柱 柱子的内径与长度的比例与分离效果密切相关。如果将两个差别较大的组分分开，如脱盐，内径与长度之比1/5～1/15即可。而对样品中分子量差别较小的各物质的分离，则内径与长度之比需1/20～1/100。一般来说，柱子越长，分辨效果越好。选好层析柱后，柱底部需垫上一层尼龙纱网，以防止凝胶颗粒泄漏。然后把柱子垂直方向固定在架子上，加入缓冲液，检查是否畅通，将出口处的气泡排除，待柱内留有2cm左右液柱时，关紧开关，将已膨胀好的并平衡于室温的凝胶装柱（一般凝胶与缓冲液的比1/2较合适）。搅拌均匀，顺玻璃棒内壁一次倾入层析柱内。待底部自然沉降一定凝胶后，打开出液口放出多余的缓冲液，若第一次加入的凝胶不够，待凝胶下沉几厘米后继续装柱，直至凝胶沉积至所需要的高度。关闭柱下口开关，待上部缓冲液已澄清，剪一块柱内径大小的滤纸片，小心加到凝胶表面上，不要带进气泡和搅动胶面。加盖，连接缓冲液，用蠕动泵以一定的流速平衡柱子。

3）上样及洗脱 为了防止柱床表面的污染和影响层析柱的流速，上样前，样品应离心，除去不溶性物质。加样时，凝胶柱的缓冲液恰好到达凝胶液面时，关紧下口，用吸管小心沿柱壁加入样品，注意不要冲起胶面和带进气泡。待样品全部进入胶面时，用少量缓冲液洗一次，然后加入一定量的缓冲液，连好缓冲体系进行洗脱。

洗脱缓冲液的选择主要根据被分离样品决定，一般选用溶解度好，对样品稳定者。平衡液和洗脱液为同一体系。流出液可用紫外检测仪和自动部分收集器进行监控和收集。

4）凝胶的再生和保存 因为用后的凝胶不与样品有任何化学和生物学反应，所以可以反复使用。每次分离后，用大量的缓冲液洗涤，平衡于缓冲液中即可。如果凝胶有污染，多聚凝胶用0.5mol/L HCl浸泡30min，蒸馏水洗至中性，用0.5mol/L NaOH再浸泡30min，蒸馏水洗至中性，再平衡于缓冲液中。Sephadex和琼脂糖凝胶一般用盐溶液处理。暂时不用的凝胶保存时要注意防腐。一般用0.02%的叠氮钠和0.05%硫柳汞，4℃冰箱中保存。

2. 离子交换层析

（1）离子交换层析的基本原理 根据物质所带电荷的差别进行分离纯化的一种方法。离子交换剂以纤维素或葡聚糖等通过化学反应引入阳性或阴性离子基团，被引入的基团可吸附样品中带相反电荷的化学物质。带负电荷的离子交换剂称为阳离子交换剂，可置换样品中的阳离子。反之，带正电荷的离子交换剂称为阴离子交换剂。蛋白质分子在偏离其等电点的pH值时，可以带不同的电荷，因此可与不同的离子交换剂结合。当溶液的pH值低于蛋白质的等电点时，蛋白质带正电荷，可与阳离子交换剂进行交换，反之，可与阴离子交换剂交换。离子交换层析也有分子筛效应。

（2）常用的离子交换剂的种类和性质 目前常用的有两种。即纤维素和离子交换葡聚糖凝胶。离子交换纤维素的多糖骨架来自生物材料，对分离蛋白质、核酸等效果理想。但纤维素结合的离子基团数量不多，因此吸附能力较小，分辨力较差。常用的离子交换纤维素种类见表1-5-6。

表1-5-6 离子交换纤维素的种类及有关数据

离子类型	商品名称	游离基团	交换容量（当量/g）	酸碱类型
阴离子	DEAE-纤维素	二乙基氨基乙基	0.7～1.1	弱碱
	ECTEOLA	混合胺类	0.4～0.5	弱碱
	TEAE-	三乙基氨基乙基	0.5～1.0	强碱
	GE-	胍乙基	0.2～0.5	强碱
阳离子	CM-	羧甲基	0.4～0.7	弱碱
	P-	磷酸根	0.7～7.4	强酸
	SE-	磺酸乙基	0.2～0.4	强酸

另一类离子交换葡聚糖凝胶由于引入大量活性基团而不被破坏，所以交换容量很高，非特异吸附较低。由于葡聚糖凝胶呈球状，在柱内的流动相阻力较小，流速比纤维素快。不足之处是，随离子强度或 pH 的变化，柱床体积改变影响流速。现有的离子交换葡聚糖是由 G-25 和 G-50 制成的（表 1-5-7）。

表 1-5-7 交联葡聚糖离子交换剂的种类及有关数据

离子类型	商品名称	活性基团	交换容量（当量/g）	酸碱类型
阴离子	DEAE-Sephadex A-25	二乙基氨基乙基	3 ~ 4	弱碱
	DEAE-Sephadex A-50			
	QAE-Sephadex A-25	二乙基（2-羟丙基）季胺	3 ~ 3.4	强碱
	QAE-Sephadex A-50			
阳离子	CM-Sephadex C-25	羧甲基	4 ~ 5	弱酸
	CM-Sephadex C-50			
	SP-Sephadex C-25	磺酸丙基	2 ~ 3	强酸
	SP-Sephadex C-50			

（3）离子交换层析的实验操作技术

1）离子交换剂的选择和处理　选择离子交换剂主要根据被分离物的电荷性质，分子大小及物理化学性质等，同时还要了解样品环境中是否有其他离子和物理性质如何。如果物质带有弱阳离子，在低 pH 条件下才能解离，应选用强阳离子交换剂；反之，弱阴离子在高 pH 值下才能解离，应选强阴离子交换剂。蛋白质一般在较温和的 pH 环境中稳定，在分离蛋白质时应选用较温和的弱交换剂。选用离子交换葡聚糖凝胶时，还应注意 Sephadex 的类型，被分离物分子量小于 30 000 或高于 200 000 应选用 Sephadex A-25 或 C-25 型，若分子量在 30 000 ~ 200 000 应选用 Sephadex A-50 或 C-50 型。

离子交换剂一般为干粉状，使用前必须进行膨胀处理。阴离子交换剂先用 0.5mol/L HCl 浸泡 30min，适当搅拌，待自然下沉后，去掉上清，用蒸馏水洗数次，直到 pH 呈中性。而后用 0.5mol/L NaOH 浸泡 30min，重复酸碱操作二次后，用洗脱缓冲液平衡。处理阳离子交换剂时，先用 NaOH 后用 HCl，其他相同。整个处理过程中应避免剧烈振荡和搅动。

2）柱子的选择及装柱　一般选择直径与长度 1∶15 较为适宜。如果样品量多组分复杂，可选用稍长些的柱子。装柱的步骤和要求同凝胶过滤层析。

3）加样及洗脱　样品在加样前应先与平衡缓冲液透析平衡，离心后上样。平衡液的选择一般采用低离子强度的中性盐，pH 对分离组分无影响。洗脱液通常有 3 种方法：一种用中性盐，如 NaCl 或 KCl 等增加缓冲液中的离子与被分离样品对吸附部位的竞争力，降低样品分子对交换剂的亲和力，使样品解离。另一种为改变 pH 值，使被分离样品解离度降低，游离基团减少，降低与交换剂的亲和力而被解离。最后一种为同时改变离子强度和 pH 值。分为分段洗脱和连续洗脱二种。分段洗脱，用几种不同离子强度（或 pH）的缓冲液分段进行洗脱。起始洗脱不再出现新的洗脱峰后，改用离子强度稍高（或改变 pH）的缓冲液洗脱，出现另一新的洗脱峰，待不再出现洗脱峰后，再换离子强度更高（或 pH 改变更大）的洗脱液，如此重复，达到分离不同组分的目的。另一种为连续梯度洗脱。由一个简单的梯度混合装置来控制。梯度仪市场有售。洗脱时流速要根据实验而控制，流速太快，洗脱峰会重叠，达不到分离的要求，流速太慢，样品被稀释，并且浪费时间。

4）离子交换剂的再生与保存　用过的离子交换剂，用高浓度盐浸泡，使结合在交换剂上的蛋白质或其他杂质全部洗脱下来，然后用蒸馏水洗几次。再用处理新的交换剂办法处理。然后放在平衡缓冲液中，加 0.02% 的防腐剂，置 4℃ 保存。

3. 亲和层析

（1）基本原理　亲和层析是利用生物分子与配基间特异性的结合作用进行分离纯化的层析技术。支持物与特定配基相偶联，液相中与配基具有亲和力的分子被特异性识别并结合。亲和作用可以发生在多种水平，包括静电作用、氢键、疏水相互作用、配位键和弱的共价键。亲和层析也是最为有效的纯化抗体的技术之一。

（2）常用的亲和吸附剂　亲和吸附剂就是连接有亲和配体的不溶性介质，可以用多种试剂偶联亲和配体到介质上。通常采用两步法，一是将一个反应基团结合到介质上；二是在反应基团和配体之间形成共价键。常用的固相载体有纤维素、葡聚糖凝胶、琼脂糖凝胶、聚丙烯酰胺凝胶和多孔玻璃。常用的配基有蛋白 A 和蛋白 G、核酸、凝集素、染料配基、固相化金属离子、肝素以及各种辅酶。

（3）亲和层析的实验操作技术

1）亲和柱的制备　首先应决定介质和配基的种类以及要采用的偶联方法。常用介质中纤维素较廉价，但非专一吸附比较严重；琼脂糖凝胶结构疏松易活化但热稳定性差；聚丙烯酰胺凝胶较琼脂糖更耐微生物的侵袭，但在极端 pH 条件下不稳定，且网孔偏小。将配体偶联到介质的常用方法有物理法和化学法两大类。溴化氰活化的琼脂糖凝胶与配基偶联是实验室最常用的固相化技术之一。预先用溴化氰在介质上活化反应基团，再与配体混合，则配体的特异基团与介质活化的反应基团形成共价偶联。为提高吸附容量，可在配基与介质间引入手臂，减小空间位阻。

2）柱子的选择及装柱　视配基的吸附能力而定。吸附能力高的用短柱即可，吸附能力弱的用长柱。装柱的步骤和要求同凝胶过滤层析。

3）加样及洗脱　缓冲液的离子强度、pH 值及温度要尽量有利于配体配基的结合。样品用缓冲液平衡后上样。上样后平衡一段时间再行洗脱。可以利用洗脱液改变柱内的离子强度、pH 值等使蛋白与配基间亲和力减弱。称为非专一性洗脱。也可以在洗脱液中加入大量游离配基，与固化配基竞争结合配体。与游离配基结合的配体就会随洗脱液流出。然后透析将小分子配基除去。称为专一性洗脱。

4）亲和柱的再生与保存　亲和柱可反复使用，柱的再生通常采用高盐溶液如 2mol/L KCl 或 6mol/L 尿素。10 倍柱体积起始缓冲液平衡。加防腐剂如 0.02% 叠氮化钠保存。

（四）电泳

电泳的基本原理是，生物大分子蛋白质和核酸带有可电离的基团，在溶液中能够形成带电荷的离子。因而，它们在电场的作用下会发生移动。各种分子所带净电荷多少不同、分子大小不同，因而在电场中移动的速度也不同，从而达到分离的目的。电泳的种类很多，如，醋酸纤维素膜电泳、免疫电泳、琼脂糖凝胶电泳、毛细管电泳等。用得最多的是以聚丙烯酰胺为支持物的等电聚焦，SDS-聚丙烯酰胺凝胶及双向电泳等。在工作中可根据不同的目的和要求选择合适的电泳分离技术。由于电泳技术已有专门的教科书，本节不做详细介绍。SDS-聚丙烯酰胺凝胶电泳可参看本章第三节。

第二节　蛋白质含量的测定

蛋白质的定量是生物化学及生物学科研究中最普遍的分析内容。无论在实验室的研究中还是在生化药物分离、提纯和质量检测中，选择一种快速、灵敏、重复性好的方法是十分重要的。目前测定蛋白质的方法很多，各有其特点。最常用的方法有，紫外分光光度法，Folin 酚法，BCA 法以及考马斯亮蓝 G-250 法等。虽然测定的方法很多，但是每种方法都有各自的特点和局限性。可根据样品的要求和实验室现有的条件，选择某一种测定方法。

一、紫外分光光度法

原理：酪氨酸和色氨酸残基中的苯环含有共轭双键，因此蛋白质溶液在 280nm 处有一紫外吸收高峰。在一定蛋白质浓度范围内，光吸收值与其浓度成正比。因此，可通过比色方法达到蛋白质定量测定的目的。

本方法简单、快速，蛋白质样品比色后可回收。取适量的蛋白质溶液，以同样缓冲液做对照，用 1cm 的石英杯在 280nm 处测定光吸收值。光吸收为 1.0 的蛋白质溶液，估算它的浓度为 1mg/ml。本方法的测定范围为 0.1～1.0mg 蛋白/ml 溶液。

本方法虽简单、快速，但是因为不同蛋白质中酪氨酸和色氨酸的含量不同，因此在280nm处的光吸收值也不同。所以，此方法仅适用于粗定量或半定量。

二、福林（Folin）酚比色法（Lowry法）

Folin酚比色法是Lowery在1951年建立的，是生物化学及分子生物学科应用最多，使用最广泛的方法。本方法结合了双缩脲方法中铜盐反应及肽链极性侧链或两者的铜络合物较慢的反应，把磷钼酸、磷钨酸发色团还原成蓝色，在分光光度计675nm波长比色。此颜色反应与蛋白含量在一定范围内呈线性关系。

（一）酚试剂的配制　此试剂市面有些公司有售。如在实验室中制备时，用一个1500～2000ml带有回流装置的圆底烧瓶，加入100g钨酸钠、25g钼酸钠、700ml蒸馏水、50ml 85%磷酸及50ml浓盐酸，充分混匀后慢火回流10h左右，待稍冷后加入150g硫酸锂，50ml蒸馏水及液体溴。开口继续沸腾15min左右，除去多余的溴。冷却后定量至1000ml，过滤。装入棕色瓶中，4℃保存。（整个操作最好在通风橱中进行）。制备好的酚试剂要用标准的0.1mol/L NaOH标定，使用前将其稀释为1mol/L。我们的经验，按上述方法制备的酚试剂使用时1:2稀释即可。

（二）试剂的配制

0.2mol/L氢氧化钠：称取NaOH 8g，溶于蒸馏水至1000ml。

4%碳酸钠：称取无水碳酸钠40g，溶于蒸馏水至1000ml。

使用时将上述两个试剂1:1混合，为A液。

1%硫酸铜：称取硫酸铜2.0g，溶于蒸馏水至200ml。

2%酒石酸钠：称取酒石酸钠4g，溶于蒸馏水至200ml。

使用时将上述两个试剂1:1混合，为B液。

A液:B液=50:1为C液，使用当天配制。

（三）标准曲线的绘制

准确称取4mg牛血清清蛋白，小心放入10ml容量瓶中，用生理盐水溶解后，定容至10ml。即为400μg/ml。

操作步骤见表1-5-8。

1-5-8　福林酚比色法各管试剂的配制步骤

试剂	管号				
	1	2	3	4	5（空白）
牛血清清蛋白（μl）	50	100	150	200	0
生理盐水（ml）	0.35	0.30	0.25	0.20	0.40
C液（ml）	2.00	2.00	2.00	2.00	2.00
混合后室温放置10min					
酚试剂（ml）	0.2	0.2	0.2	0.2	0.2
迅速混匀，室温放置30min 在670nm波长比色，绘成曲线					

（四）样品的测定

按制作的标准曲线内的适当浓度，取一定体积未知样品，按标准曲线测定程序操作，比色后查标准曲线计算出蛋白的含量。

采用此方法应注意，Folin酚试剂仅在酸性条件下稳定。上述试剂都是碱性，因此，加入Folin酚试剂时必须迅速混匀，以便在Folin试剂被破坏之前，还原反应即完成。此方法的测定范围在0.03～0.30mg蛋白/ml之间。

三、考马斯亮蓝 G250 显色法

本方法是 Bradford 在 1976 年建立的。其主要测定原理是，考马斯亮蓝 G250 在酸性溶液中为棕红色；它与蛋白质通过疏水作用结合后变成为蓝色。最大光吸收从 465nm 变为 595nm。在一定范围内蛋白质的含量与最大光吸收成正比。

（一）显色液的配制

称取 100mg 考马斯亮蓝 G250 溶解于 50ml 95% 乙醇中，加入 100ml 85% 的磷酸，加蒸馏水至 1000ml。使用前过滤。

（二）操作方法

分标准方法和微量方法。标准方法：取 150 ~ 1000μg/ml 的蛋白质溶液加 5ml 显色液，放置 5min，595nm 比色；微量方法：取 1 ~ 25μg/ml 蛋白质溶液加 1.0ml 显色液，其他程序相同，标准法和微量法测定范围见下面标准曲线。

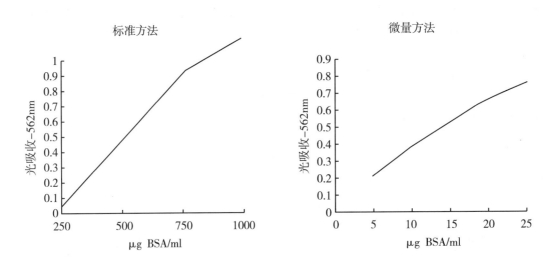

该方法操作简单、省时、灵敏度高。显色受时间和温度影响较大，所以每次测未知蛋白质时，必须同时做标准蛋白质曲线。另外，高浓度的去垢剂、尿素、Tris、EDTA 等对测定有干扰。考马斯亮蓝染色能力强，给比色杯的清洗带来困难及准确测定蛋白浓度带来误差。有条件时可采用一次性塑料比色杯。

四、BCA 蛋白质含量分析法

此方法是 Smith 1985 年报道的。它的基本原理是 BCA（bicinchoninic acid）与二价铜离子（硫酸铜）组成试剂，当二者混合在一起即成为苹果绿，也就是 BCA 试剂。BCA 与蛋白结合时，蛋白质将二价铜离子还原成一价铜离子，一价铜离子螯合二个 BCA 分子，螯合时工作试剂由原来的苹果绿转变为紫色，最大光吸收在 562nm，复合物的光吸收强度与蛋白质的浓度成正比，反应式见图 1-5-1。

（一）标准曲线的绘制

取 800μg/ml 的标准牛血清清蛋白配制试剂（表 1-5-9）。

表 1-5-9　BCA 蛋白质含量分析法各管试剂的配制步骤

试剂	管号				
	1	2	3	4	5（空白）
800μg/ml 牛血清清蛋白（μl）	25	50	75	100	0
H_2O（μl）	75	50	25	0	100
C 液（ml）	2.0	2.0	2.0	2.0	2.00

混匀，37℃，保温 30min 后 562nm 比色

待测蛋白质样品，测定程序同标准曲线，取在标准曲线浓度范围内的未知样品量，按标准曲线测定程序进行。

（二）微量 BCA 法

A 液：8% 无水碳酸钠，1.6% NaOH，1.6% 酒石酸，用碳酸氢钠调 pH 至 11.25。

B 液：4% BCA 二钠盐。

C 液：4% 硫酸铜。

D 液：当测定样品时，B 液∶C 液 = 25∶1，新鲜配制。

工作液：A 液∶D 液 = 1∶1 混合。

微量 BCA 标准曲线的绘制，同 BCA 标准法，只是它的测定范围在 $0.5 \sim 10 \mu g/ml$ 范围内，保温 60℃，1h。

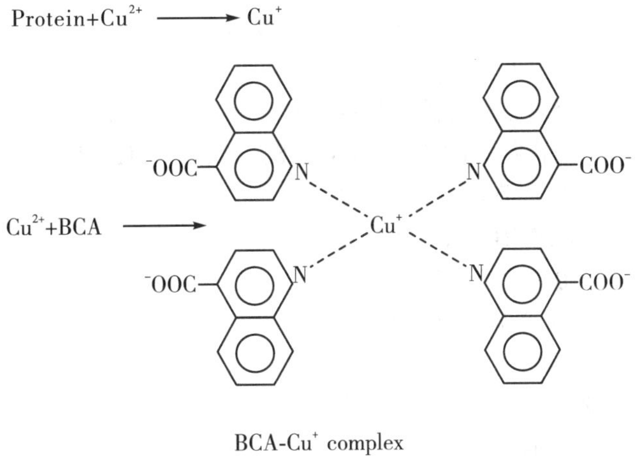

图 1-5-1 BCA 蛋白含量分析法反应原理示意

BCA 法类似于 Folin 酚法，但是它免去了 Folin 酚法复杂的试剂制作。同时它的试剂十分稳定。显色后在 1 小时内 562nm 值无变化。抗试剂干扰能力比较强，如去垢剂，尿素等均无影响。因此，近年来被科研工作者广泛选用。目前 BCA 试剂市面有售。

总之，虽然蛋白质含量的测定方法很多，但是，还没有一个十分完美的方法。在选择测定方法时，可根据实验要求和实验室条件决定。

第三节 蛋白质的 SDS-聚丙烯酰胺凝胶电泳

聚丙烯酰胺凝胶电泳是分离蛋白质核酸等生物大分子应用最广泛的技术之一。凝胶电泳能把一个成分复杂的大分子混合物分离开，主要依据样品中各种分子的分子量和所带电荷不同。尤其是在蛋白质的凝胶电泳时，电荷效应对蛋白质的迁移率有很大影响，这在分离蛋白质混合物时是一个有利因素。但是，如果利用凝胶电泳测定某种蛋白的分子量，就必须将电荷差异引起的效应消除或减少到可以忽略不计的程度，使蛋白质迁移的速度完全取决于分子量，这样才能根据标准蛋白质的分子量的对数和迁移率所做的标准曲线得出待测蛋白的分子量。在基因工程中，对表达产物的鉴定，很重要的一项工作就是测定表达产物的分子量，因此，必须选择合适的电泳体系，使电荷效应降低到最小程度。目前，测定蛋白质分子量最常用的电泳技术是 SDS-聚丙烯酰胺凝胶电泳，即在电泳体系中加入一定量的 SDS。

SDS 是一种表面活性剂，它以一定比例和蛋白质分子结合成复合物，使蛋白质分子带大量负电荷。SDS 的负电荷大大超过蛋白质分子自身的电荷差异，从而可消除或大大降低蛋白质自身的电荷影响。而且 SDS 和蛋白质分子的结合是与蛋白质分子的质量成正比的。变性后各蛋白质亚基电泳时的迁移率可反映分子量的不同。亚基分子量范围与凝胶浓度的选择见表 1-5-10。

表 1-5-10 分子量范围与凝胶浓度的选择

分子量范围	适用的凝胶浓度（%）
$< 10^4$	$20 \sim 30$
$(1 \sim 4) \times 10^6$	$15 \sim 20$
$4 \times 10^4 \sim 1 \times 10^5$	$10 \sim 15$
$(1 \sim 5) \times 10^5$	$5 \sim 10$
$> 5 \times 10^5$	$2 \sim 5$

一、试剂

1. 丙烯酰胺贮存液   丙烯酰胺30g，甲叉双丙烯酰胺0.8g溶于去离子水，定容至100ml。过滤后装入棕色瓶，4℃保存。

2. 分离胶缓冲液   Tris-HCl 1.5mol/L，pH8.8。

3. 大孔胶缓冲液   Tris-HCl 0.5mol/L，pH6.8。

4. 10%SDS

5. TEMED原液。

6. 10%过硫酸铵。

7. 5×样品处理缓冲液

0.5mol/L Tris-HCl（pH6.8）	2.5ml
甘油	2.0ml
10%SDS	4.0ml
DTT（二硫苏糖醇）	62ml
0.05%溴酚蓝	0.8ml
H_2O	0.7ml
总体积	10ml

8. 电泳缓冲液

Tris-HCl	30g
甘氨酸	14.2g
10%SDS	5.0ml
定容至	1000ml

9. 染色液

考马斯亮蓝R250	0.05%
异丙醇	25%
冰醋酸	10%

10. 脱色液

水：乙醇：冰醋酸＝8∶3∶1（V/V）

二、操作

（一）制胶

以垂直板为例介绍聚丙烯酰胺凝胶的制备过程，首先，选择两块2～3mm厚的表面平整的玻璃板（大小根据需要而定），用去污剂清洗，再用水洗净。移动洗净后的玻璃板时最好戴手套，不要用手接触玻璃表面，玻璃直立晾干后，在两块板之间的左右下三面加上塑料条或玻璃条，厚度可根据需要和上样量而定，一般在1～2mm。用夹子夹好后，再用1%琼脂糖凝胶封边，垂直放好。按所需的胶浓度预配好，加入分离胶，到离顶部3～4cm时，再轻轻加入2cm左右的去离子水以阻隔空气。分离胶聚合后，倒掉上层的水，再加入大孔胶，放样品梳子，梳齿下沿离分离胶1cm。封水阻隔空气。大孔胶聚合后倒掉水，小心拔出梳子和下面的边条，安装在电泳槽上，装好电泳缓冲液，随后上样。

几种常用的分离胶浓度配方见表1-5-11。

大孔胶配方：

H_2O	6.8ml
丙烯酰胺贮存液	1.7ml
0.5mol/L Tris pH6.8	1.25ml
10%SDS	0.1ml
10%过硫酸铵	0.1ml
TEMED	0.01ml

表1-5-11 几种常用的分离胶浓度

溶液成分（ml）	胶浓度				
	6%	8%	10%	12%	15%
H_2O	15.9	13.9	11.9	9.9	6.9
丙胺贮液	6.0	8.0	10.0	12.0	15.0
1.5mol/L Tris pH8.0	7.5	7.5	7.5	7.5	7.5
10% SDS	0.3	0.3	0.3	0.3	0.3
10% 过硫酸铵	0.3	0.3	0.3	0.3	0.3
TEMED	0.024	0.018	0.012	0.012	0.012
总体积	30	30	30	30	30

总体积   10ml

（二）上样

先在加样孔加满电泳缓冲液。将样品与样品处理缓冲液按4:1比例混合好，沸水煮3min，冷却后加样5~100μl。加样时将加样器下口伸入到加样孔下部小心加入。一般每个加样孔也只需1~100μg蛋白质样品。由于样品组分不同，用量可在一定范围内调整，组分越少的样品用量也越少，组分多的用量多。

（三）电泳

根据不同的电泳槽装置，将上下槽用电泳液沟通。将电泳装置与电源相接（负极为上槽正极为下槽），凝胶上所加电压为8V/cm，染料前沿进入分离胶后，把电源提高到15V/cm，继续电泳直至溴酚蓝到达分离胶底部1cm左右结束电泳。

（四）染色和脱色

电泳结束后，小心取出凝胶，浸泡在考马斯亮蓝R250染色液中，最好放在摇床上过夜。次日移入脱色液中脱色（加温会增快脱色）。期间换2~3次脱色液，直到把本底洗脱干净。

（五）电泳图谱的分析和保存

脱色后的电泳图谱应及时照像取得结果。如果需要定量，用光密度凝胶扫描仪进行各条带的定量。如果需要保存，放20%甘油水中封在塑料袋中，如需永久保留，可将凝胶真空抽干制成胶片保存。

第四节 蛋白质的转移印迹技术

1979年Towbin等建立了蛋白质的Western印迹技术。它同DNA的Southern杂交和RNA的Northern杂交技术相类似，都是将电泳分离后的组分从凝胶中转移至一种固体支持物上。它们的根本区别在于探针的性质。对于蛋白质来说，通常使用的探针是抗体。它与转移到固相支持物上的靶蛋白特异性结合，通过免疫化学方法把复杂混合物中的某些特性蛋白进行鉴别和定量。这一技术的灵敏度能达到标准的固相放射免疫分析的水平而又无需像免疫沉淀法那样必须把靶蛋白进行放射性标记。该技术被广泛地应用在蛋白质研究、基础医学和临床医学的研究上。

一、SDS聚丙烯酰胺凝胶电泳

Western印迹的基本过程是将电泳后的SDS-聚丙烯酰胺凝胶中的蛋白质转移到固相膜上（一般选用硝酸纤维素膜或尼龙膜）。电泳的全过程按第三节蛋白质的SDS-聚丙烯酰胺凝胶电泳进行。

二、转膜

将蛋白质由SDS-聚丙烯酰胺凝胶转移至固相膜的方法有3种：简单扩散、真空转移和电转移。

（一）简单扩散

最早使用的转膜方法。凝胶上铺一层膜，膜上是一叠滤纸。通常还会在滤纸上压玻璃盘或其他重物，

37℃孵育 2、4 或 10 小时。也可以将膜夹在两套膜和滤纸的中间，则得到两份印迹。简单扩散的转膜效率只有电转移的 25%~50%，但可同时得到多张斑点相同的膜。

（二）真空转移

首创于 1982 年，利用吸泵将多肽由凝胶转移至硝酸纤维素膜。各种分子量的多肽都可以用此法转移。转移低分子量多肽时建议使用小孔膜。当转膜过程超过 45 分钟时，凝胶有可能变干，需保证有足够的缓冲液。

（三）电转移

电转移是最常用的转膜方法。其优势在于转移速度和转移的完全程度。

1. 湿转移 电泳后的凝胶用蒸馏水漂洗。然后把预先准备好的硝酸纤维素膜浸泡在转移缓冲液中，按下面示意图夹好（图 1-5-2），将整个"三明治"浸在转移缓冲液中。

整个操作要戴手套，并在一个装有转移缓冲液的白瓷盘中进行，避免气泡的产生。转移缓冲液：

甘氨酸	192mmol/L
Tris	25mmol/L
SDS	0.037%
甲醇	10%

转移时电压一般用 4~6V/cm。为了得到最佳结果，电转在 4℃冰箱中进行。为了转移完全，通常进行 2~5h。

2. 半干式转移 也称水平式转移。将"三明治"夹在两电极间。可以同时转多块胶，即"三明治"的串连可达 6 块。两极间电场均匀的。胶、膜和滤纸都用缓冲液浸湿。半干式转移的优势在于可同时转多块胶，电极廉价，需能少。

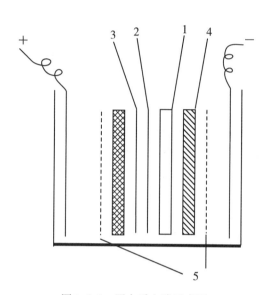

图 1-5-2 蛋白质电泳示意图

1. 聚丙烯酰胺凝胶；2. 硝酸纤维素膜；3. 滤纸 Whatman（3MM）；4. 海绵垫；5. 微孔塑料板。

三、固定于硝酸纤维素膜上的蛋白质的染色

在实际完成 SDS-聚丙烯酰胺凝胶电泳时，每一个样品最好左右边各加一个。转移到硝酸纤维素膜以后从硝酸纤维素膜中间剪开，一半做总蛋白染色（氨基黑、丽春红），另一半做免疫化学显色。总蛋白染色的目的是对免疫化学显色后做参比对照。

氨基黑染色方法：硝酸膜浸泡在染色液中并不断摇动，1min 后取出脱色。

染色液：

氨基黑	75mg
甲醇	45ml
冰醋酸	10ml

脱色液：

甲醇	40%
冰醋酸	10%

四、封闭硝酸纤维素膜

为了降低非特异性蛋白质的结合，封闭过程十分重要。过去，封闭多采用牛血清清蛋白。我们实验室经过多年的工作实践，用国产脱脂奶粉代替牛血清清蛋白，得到同样效果，并大大降低了成本。由于奶粉低廉，在封闭时，可用培养皿或小容器封闭硝酸纤维素膜，奶粉以没过膜为宜，平放在摇床上，缓慢摇动 1 小时以上，过夜更佳。封闭液为 5% 脱脂奶粉，用 pH7.4 的 TBS 缓冲液配制（TBS 1.44mmol/L，NaCl 10mmol/L，HCl 调 pH 至 7.4）。封闭结束后，弃去奶粉，用 TBS 漂洗 3 次，与第一

抗体结合。

五、抗体与被测蛋白的结合

由于抗体较贵，硝酸纤维素膜与抗体结合时尽可能放在小容器内，通常是把硝酸纤维素膜装在小塑料袋中，按每平方厘米 0.1ml 的量加入封闭液和适量的第一抗体，尽可能排除塑料中的气泡，用封膜机按硝酸纤维素膜大小封好。置于摇床上缓慢摇动，37℃ 1～2h。然后弃去封闭液和抗体，用水漂洗 3 次后，再用 TBS 洗膜 3 次。漂洗结束后，与二抗温育。二抗多采用市售辣根过氧化酶或碱性磷酸酶标记的商品。二抗与一抗结合方式和条件相同。温育和漂洗结束后进行显色。

六、抗体显色

（一）酶标抗体

1. 辣根过氧化物酶　免疫偶联的辣根过氧化物酶最常用的底物是 3,3′-二氨基联苯胺，它与过氧化物酶结合后产生棕色条带。由于使用过氧化物酶易产生较深的本底，所以一旦显色反应条带清晰出现，应尽快终止反应。硝酸纤维素膜应放在暗处或用锡纸包裹保存。

显色液	50ml
TBS（pH7.4）	50ml
3,3′-二氨基联苯胺	25mg
1mol/L NaOH	350μl

避光条件下搅拌 10min 后过滤，临用前加入 17μl 30% H_2O_2。

把膜放入适量的显色液中显色，蛋白条带达到要求后弃去显色液，用蒸馏水漂洗，照像。如不能及时拍照，要把显色后的硝酸纤维素膜包在墨纸或锡纸中。

近年来，越来越多的实验室采用辣根过氧化物酶的化学发光底物 peracid（过酸）进行酶标抗体的显色。辣根过氧化物酶催化 peracid 形成一种氧化态的酶，后者在碱性条件下氧化 luminol（鲁米诺），鲁米诺由激发态衰变到基态的过程中发光，经 X 线片压片后显影观察。ECL 试剂盒就是基于这一原理。具体操作时将试剂盒中 A 液和 B 液等量混合，加到膜上有蛋白质的一面，体积以铺满膜表面为准。室温反应 1 分钟。将膜轻轻滴干。蛋白质面朝上，覆以 X 线片。依据显影强度控制时间，此为显影。再经停影、定影，可得到满意结果。注意操作一定要在暗室中进行。

2. 碱性磷酸酶　经免疫反应结合的碱性磷酸酶可催化底物 5-溴-4-氯-3-吲哚磷酸氮蓝四唑（BCIP/NBT）在相应部位产生深蓝色条带。

（1）试剂

NBT：0.5g NBT 溶于 10ml 70% 的二甲基甲酰胺中

BCIP：0.5g BCIP 溶于 10ml 100% 的二甲基甲酰胺中

碱性磷酸酶缓冲液：

NaCl	100mmol/L
MgCl	5mmol/L
Tris-HCl（pH9.5）	100mmol/L

（2）操作　取 132μl NBT 溶液加 20ml 碱性磷酸酶缓冲液混匀，加入 66μl BCIP 溶液（此混合液应在30min 内使用）。转移后的硝酸纤维素膜放入上述混合好的显色液中，不断摇动直到显色条带达到要求，尽快终止反应。然后拍照取结果。

（二）放射性核素标记抗体

[125]I 标记的葡萄球菌蛋白 A 或 G 与一抗结合，利用放射自显影就可检测到感兴趣的蛋白质。[125]I 法由于核素的使用增加了操作难度，且半衰期短，费用高。优点是可通过定时曝光或闪光计数器而方便地定量。自显影图像可被准确复制便于发表。检测灵敏度高。

（三）免疫金

金标的蛋白 A 可用于显色。一抗孵育后用蛋白 A 金染膜，可检出 10～50ng 的抗原。后继的银染可将灵敏度提高到 1～10ng 抗原。可达到同位素标记的检测水平。

（四）亲和素－链霉亲和素系统

二抗或其他蛋白与生物素共轭，亲和素则与报告酶共轭。生物素作为小分子维生素与蛋白亲和素结合。这种方法可以提高检测的灵敏度。大分子的卵清亲和素由于在中性条件下带大量电荷，与蛋白的非特异性结合严重。因而，非糖基化的小分子链霉亲和素被广泛采用。

（五）荧光标记蛋白

以尼罗河红或 2-甲氧基-2,4-联苯-3（2H)-呋喃酮（MDPF）为荧光标签标记蛋白。尼罗河红不能标记醋酸纤维素膜但可染 SDS-PAGE 胶。凝胶经染色后再转膜。这样就可省去总蛋白染色一步。MDPF 则可以应用于醋酸纤维素膜。

（六）多抗原检测

可在不去除已结合抗体的前提下顺序检测多种抗原。正常步骤化学发光显色后加入生色底物（二氨基联苯胺）使抗原－抗体－辣根过氧化物酶复合物失活。然后可加入其他抗体在同一张膜上重复操作。单张膜至少可用于 12 种一抗的检测。

彩虹印迹是多抗原检测方法的一种。4 种不同的辣根过氧化物酶底物分别产生棕、黑、红、绿四种颜色，可同时检测单张膜上的 4 种抗原。

（许彩民　卫　玮）

参 考 文 献

1. Lowry O. H, et al. J Biochem, 1951, 193：265－267

2. Bradford M, Anal Biochem, 1976, 72：248－254

3. Smith PK, et al. Anal Biochem, 1985, 150：76－85

4. Towbin H, et al. Proc Natl Acad Sci USA, 1979, 76：4350

5. 沈同，王镜岩. 生物化学. 北京：高等教育出版社，1990

6. 陶慰孙，等. 蛋白质分子基础. 北京：高等教育出版社，1981

7. Frank H, Ruth F. Journal of Chromatography, 2003, 790：79－90

8. Biji TK, Hal S. Journal of Immunological Methods, 2003, 274：1－15

9. 汪家政，范明，主编. 蛋白质技术手册. 北京：科学出版社，2002

10. Paul C. Protein Purification Protocols. 2004

11. GE Healthcare-Superdex™ online product guide

第六章　cDNA 文库

cDNA 是指以 mRNA 为模板，在反转录酶的作用下形成的互补 DNA（complementary DNA，简称 cDNA）。cDNA 文库则是指一群含重组 DNA 的细菌或噬菌体克隆。构建 cDNA 文库通常有区域特异性 cDNA 文库和组织特异性 cDNA 文库两种。前者是从特定位点的基因组 DNA 出发寻找转录序列，即以含有某种人染色体或其区段的杂交细胞株为材料（通常选取已在染色体上定位、并与某一疾病或遗传性状相关的染色体区域），分离 RNA，反转录合成 cDNA，用人类特异性 Alu 序列为引物进行 PCR 扩增，寻找外显子，这样能得到该染色体区段内表达基因的分布图。后者是从 cDNA 出发寻找转录序列，然后将它们定位于遗传或物理图谱上，即以不同发育阶段的人组织细胞为材料，提取 RNA，构建 cDNA 文库。这样可得到特定细胞的外显子图谱。mRNA 制剂含有相应细胞的转录信息分子，因而被合成的 cDNA 产物将是各种 mRNA 拷贝的群体，将其和载体 DNA 重组，并转化到宿主细菌里或包装成噬菌体颗粒，得到一系列克隆群体。每个克隆只含一种 mRNA 的信息，足够数目克隆的总和则包含细胞的全部 mRNA 的信息，这样的克隆群体称为 cDNA 文库。

第一节　cDNA 第一条链的合成

所有合成 cDNA 第一条链的方法都要用依赖于 RNA 的 DNA 聚合酶（反转录酶）来催化反应，主要有两个关键因素，一个是 mRNA 模板，另一个是反转录酶。

提取 RNA 的方法有多种，常用的有异硫氰酸胍氯化铯超速离心法和 Trizol 试剂法，所得 RNA 中，mRNA 约占 1%~5%。真核细胞的 mRNA 分子是单顺反子，最显著的特征是具有 5′端帽子结构（m^7G）和 3′端的 poly（A）尾巴。绝大多数哺乳动物细胞 mRNA 的 3′端存在 20~300 个腺苷酸组成的 poly（A）尾。通常用 poly（A^+）表示。这种结构为真核 mRNA 分子的提取和反转录引物的设计提供了极为方便的选择标志。可用寡聚（dT)-纤维素柱层析法或磁性球珠法分离 mRNA。模板 mRNA 制备后，可用变性凝胶电泳检测其完整性和有无 DNA 污染。提取的 mRNA 应该在 0.5~8.0kb 之间均匀着色，无明显区带，但在 1.5~2.0kb 间应着色较强。

目前商业化的反转录酶主要有两种：一种来源于禽髓细胞性白血病病毒（avianmyeloblastosis virus，AMV）；另一种是来源于莫洛尼鼠白血病病毒（Moloney murine leukemia virus，M-MLV）。两种酶都无 3′→5′外切核酸酶活性，但在诸多方面有所区别：

1. AMV 反转录酶包括两条多肽链，具有 DNA 聚合酶活性和很强的 RNase H 酶活性。M-MLV 反转录酶则是分子量为 84kD 的单链多肽，具有 DNA 聚合酶活性及相对较弱的 RNase H 酶活性。RNase H 酶活性在反应中起负作用，可降解 mRNA 分子末端的 poly A 序列和 cDNA-RNA 杂交分子中的 RNA。Gibco-BRL 公司出品一种 M-MLV 反转录酶，称为 Super Script 反转录酶，缺少 C-末端 180 个氨基酸，已完全去除了其 RNase H 酶活性，并保持完整的 DNA 聚合酶活性。

2. AMV 反转录酶的最适反应温度为 42℃（鸡的正常体温）；而 M-MLV 反转录酶在 42℃则迅速失活，其最适反应温度为 37℃（Super Script 反转录酶的反应温度可高达 45℃）。

3. AMV 反转录酶的最适反应条件为 pH8.3；M-MLV 反转录酶则为 pH7.6（Super Script 反转录酶为 pH8.3）。当反应的 pH 值离开最佳 pH 值仅差 0.2 时，这两种酶催化合成的 cDNA 长度就会大大降低。Tris 缓冲液的 pH 值随温度发生变化，因此有必要检查在所选用的反应温度下反应混合物的 pH。

4. AMV 反转录酶催化合成的 cDNA 第一条链 3′端带有发卡结构；而 M-MLV 反转录酶这种作用很低。

5. 焦磷酸钠可增加 AMV 反转录酶催化合成全长 cDNA 的产量；却抑制 M-MLV 反转录酶的活性。

6. 两种酶的单位反应活性不同。AMV 反转录酶的用量通常是 10~15U/μg RNA；而 MMLV 反转录酶则为 200U/μg RNA。

7. 到目前为止，发现对两种酶都有抑制作用的有：十二烷基硫酸钠（SDS），乙二胺四乙酸（EDTA），胍盐和甘油（>35%）。仅对 AMV 反转录酶有抑制作用的有：rRNA 和 tRNA；仅对 M-MLV 反转录酶有抑制作用的有：焦磷酸钠和亚精胺。

合成 cDNA 第一条链的反应通常用 2μg mRNA，反应总体积为 25μl。每增加 1μg mRNA，反应体积增加 10μl。待反应体系的各种成分都加全后，取 5μl 混合物加到一含有少量〔α-^{32}P〕dCTP 的管内，用于计算第一条链的合成效率，剩余的全部体积用于合成第一条链和第二条链。反转录引物的用量通常是每 μg mRNA 用 0.5μg。反转录酶的用量通常是每 μg mRNA 用 10~15U，若反应前先将浓的 AMV 反转录酶（20U/μl）作 10 倍稀释，冰浴 30min 后再使用，第一条链的合成效率可提高近 50%，而且有利于全长 cDNA 的合成。

一、试剂

10×第一条链缓冲液：500mmol/L Tris-HCl，pH8.3；750mmol/L，KCl；100mmol/L，$MgCl_2$；5mmol/L 亚精胺

AMV 反转录酶稀释液：10mmol/L 磷酸钾缓冲液，pH7.4；10%甘油；0.2% Triton X-100；2mmol/L DTT
1mg/ml Poly A^+mRNA

1mg/ml Oligo （dT）$_{12-18}$

10mmol/L dNTP 混合物 （dATP，dCTP，dGTP，dTTP 均为 10mmol/L）

100mmol/L DTT

40mmol/L 焦磷酸钠

25U/μl RNase 抑制剂

AMV 反转录酶

400μCi/mmol 〔α-^{32}P〕-dCTP

DEPC 处理的 H_2O

二、操作步骤

1. 用 AMV 反转录酶稀释液将 AMV 反转录酶稀释 10 倍，冰浴 30min 后使用。

2. 取一个 Eppendorf 管作为反应管，向其中加入：

poly A$^+$mRNA （1mg/ml）	2μl
oligo （dT）$_{12-18}$ （1mg/ml）	1μl

70℃加热 5min，迅速冰浴，按顺序加入以下成分：

10×第一条链缓冲液	2.5μl
100mmol/L DTT	2.5μl
10mmol/L dNTP	2.5μl
RNase H 抑制剂 （25U/μl）	1μl
40mmol/L 焦磷酸钠	2.5μl

37℃预热 1~2min，加入：

AMV 反转录酶 （10~15U/μg RNA）	20~30U
补 H_2O 至总体积	25μl

＊合成第一条链的反应体系中各成分的终浓度：

50mmol/L	Tris-HCl,	pH8.3
75mmol/L	KCl	
10mmol/L	MgCl$_2$	
0.5mmol/L	亚精胺	
10mmol/L	DTT	
4mmol/L	焦磷酸钠	
1mmol/L	dATP，dCTP，dGTP，dTTP	
1U/μl	RNase H 抑制剂	
0.3~0.5μg 引物/μg RNA		
10~15U AMV 反转录酶/μg RNA		

3. 为计算第一链的合成率，预先准备另一 Eppendorf 管作为示踪管，加入 2~5μCi 的 α-^{32}P-dCTP，从反应管中取出 5μl 混合物加入到示踪管内。将两管反应液置于 42℃保温 1~2h 后，冰浴。

4. 反应管内为第一条链的合成产物，以 cDNA/RNA 杂交分子的形式存在，用于第二条链合成。

5. 示踪管加入 1μl 0.2mol/L EDTA，再加 H_2O 稀释到总体积 100μl。取 5μl 做参入实验（剩下的 95μl 可以提取后进行电泳分析）。

三、参入实验计算第一条链的合成产率

计算公式：合成 cDNA 产量 （ng） $= \dfrac{参入 cpm 值}{总 cpm 值} \times dNTP 总量 （ng）$

从 5μl 稀释示踪反应物中取 1μl 测定放射性，为总 cpm 值；取 2μl 用 5% 的三氯醋酸沉淀，测定沉淀的放射性，为参入 cpm 值。

则稀释示踪反应物中放射性核素参入率为：$\dfrac{参入\,cpm\,值\div 2\mu l}{总\,cpm\,值\div 1\mu l}=\dfrac{参入\,cpm\,值}{2\times 总\,cpm\,值}$；

示踪管中所加入 mRNA 总量为 400ng，dNTP 的总量（每种 dNTP 按平均分子量 330 计算）为：

$$4\times 1\;nmol/\mu l\times 5\mu l\times 330ng/nmol=6600ng$$

则示踪管内合成 cDNA 的产率（mRNA 反转录成 cDNA 的百分率）为：

$$\dfrac{参入\,cpm\,值}{2\times 总\,cpm\,值}\times 6600\;（ng）\div 400\;（ng）\times 100\%$$

例如：若测得参入 cpm 值为 20 700，总 cpm 为 1 270 000，则 cDNA 的合成产率为：

$$\dfrac{50700}{2\times 1270000}\times 6600\div 400\times 100\%=32.9\%$$

所以反应管内（剩余 1.6μg mRNA）合成的 cDNA 总量应为：

$$32.9\times 1.6\;（\mu g）\div 100=0.53\;（\mu g）$$

四、注意事项

1. cDNA 第一条链的合成效率不高，实验作得很好也难超过模板 mRNA 的 50%，要建立一个 cDNA 文库通常至少需要 10μg mRNA。

2. 第一链合成后其产物经 1% 琼脂糖电泳，cDNA 长度应为 0.7~8kb。

3. 若采用不同的反转录酶，则应改变反应体系的 pH 值及离子强度，由于不同公司生产的反转录酶的最佳反应条件不同，操作应用时应参照各公司的推荐体系。

4. 不同公司的 10× 或 5× 第一条链缓冲液成分有所不同，有的已含有 dNTP，有的不含 $MgCl_2$，使用时应根据产品说明确定反应体系。

5. 相对多量的反转录酶及引物可提高第一链的产率。

6. 各种反转录酶只能储存于 -20℃，不可 -70℃ 冻存。

第二节　cDNA 第二条链的合成

合成 cDNA 第二条链的传统方法是"自身引导法"，即将第一条链合成过程中所形成的 cDNA/RNA 杂交分子变性，降解 RNA，则单链 cDNA 分子的 3′末端自身环化，形成发卡结构，以此为引物，在 DNA 聚合酶作用下合成第二条链。所得到的产物是双链 cDNA，在其相当于 mRNA 5′端的地方有一发卡闭环结构。然后用单链特异性的 S1 核酸酶消化该环，得到可供克隆的双链 cDNA 分子。由于 S1 酶的消化反应难以控制，不可避免地导致对应于 mRNA 5′的序列出现缺失和重排，并造成克隆效率偏低，故该法基本上已被一些改进的方法所代替。主要的改进之处是在合成第一条链的反应体系中加入 4mmol/L 的焦磷酸钠，以抑制发卡结构的形成，这样便避免了使用 S1 核酸酶。然后再用其他方法获得合成第二条链的引物。下面介绍目前常用的两种方法。

一、置换合成法

在 4mmol/L 焦磷酸钠存在的条件下合成 cDNA 的第一条链。用 RNase H 酶降解，使 cDNA/RNA 杂交分子中的 RNA 链上出现切口和缺口，产生一系列带 3′-OH 的 RNA 引物，他们可被大肠杆菌 DNA 聚合酶用以合成 cDNA 的第二条链。若在合成第二条链的反应体系中加入大肠杆菌 DNA 连接酶，可避免异常结构的产生，并得到相对完整的 cDNA 链。最后在 T_4DNA 聚合酶作用下，使双链 cDNA 成为平头末端，与接头或连接子相连。该方法有三个主要优点：①非常有效；②直接利用第一条链反应产物，无需进一步处理和纯化；③不必用 S1 酶切割单链发卡环，避免了 cDNA 的大量损失。该法所产生的 cDNA 通常十分接近全长，只缺少对应于 mRNA 5′端的几个核苷酸。这是因为第二条链的合成反应只能从 RNA 引物的 3′-OH 开始，mRNA 5′端的第一个 RNA 引物若太短，则不能有效杂交而行使引物的功能，而足够长的核苷酸寡聚体必然会占据作为模板的 cDNA 3′端的最后一段多核苷酸，这几个核苷酸不能被利用，只能最后由

DNA 聚合酶 I 的 $3'\rightarrow5'$ 外切酶活性所降解。

（一）试剂

$10\times$ 第二条链缓冲液：

50mmol/L MgCl$_2$

500mmol/L Tris-HCl（pH7.6）

1mol/L KCl

100mmol/L（NH$_4$）$_2$SO$_4$

500μg/ml 牛血清白蛋白

α-^{32}P-dCTP（400Ci/mmol，10Ci/μl）

RNase H

100mmol/L DTT

E. coli DNA 聚合酶 I

1mmol/L 辅酶 I

E. coli DNA 连接酶

噬菌体 T$_4$DNA 聚合酶

0.2mol/L EDTA（pH8.0）

7.5mmol/L 醋酸铵

TE 缓冲液（1mmol/L EDTA，10mmol/L Tris-HCl，pH8.0）

（二）实验步骤

1. 冰浴中向合成第一链的反应管内按如下顺序加入各种成分：

第一条链反应产物	20μl
$10\times$ 第二条链缓冲液	10μl
100mmol/L DTT	3μl
1mmol/L 辅酶 I	10μl
2.5μCiα-^{32}P-dCTP（400Ci/mmol）	
E. coli DNA 聚合酶 I	23U
E. coli 连接酶	1U
E. coli RNase H	0.8U
加水到总体积	100μl

＊第二条链的反应体积根据第一条链的反应体积而定，通常是将第一条链的体积稀释 5 倍。

2. 轻轻混匀，14℃反应 2 小时。

＊合成第二条链的反应体系中各种成分的终浓度：

50mmol/L	Tris-HCl，pH7.6
100mmol/L	KCl
5mmol/L	MgCl$_2$
0.1mmol/L	辅酶 I
10mmol/L	（NH$_4$）$_2$SO$_4$
50μg/ml	牛血清白蛋白
5mmol/L	DTT
8U/ml	RNase H
230U/ml	E. coli DNA 聚合酶 I
10U/ml	E. coli DNA 连接酶
☆0.2mmol/L	dATP、dCTP、dGTP、dTTP
☆0.1mmol/L	亚精胺

☆0.8mmol/L 焦磷酸钠

☆：来自合成第一条链的反应体系

3. 70℃加热 10min 后，冰浴。

4. 取 5μl 到另一管中，用作参入实验计算第二条链的合成效率。

5. 按每 μg RNA 2U 的量加入 T_4DNA 聚合酶，37℃作用 10min。

6. 加入 10μl 0.2mol/L EDTA 终止反应，冰浴。

7. 加等体积酚：氯仿：异戊醇〔25:24:1（V/V/V）〕抽提 1 次。

8. 将水相转移到另一管内，加 0.5 倍体积 7.5mol/L 的醋酸铵，3 倍体积的冷乙醇，离心 15min。

9. 去除上清，用 0.5ml 冷乙醇洗一遍沉淀，离心后去除上清，晾干沉淀。

10. 将沉淀溶于 10～50μl TE 缓冲液中，用于电泳分析和克隆。

（三）参入实验计算第二条链的合成效率公式

$$第二条链合成产量 = \frac{第二链参入 cpm 值}{总 cpm 值} \times dNTP 总量 - 第一条链产量$$

取 1μl 测定总 cpm 值；取 2μl 测定参入 cpm 值。

第二条链的放射性核素参入率为：$\dfrac{参入 cpm 值}{2 \times 总 cpm 值}$

第二条链的反应体系（100μl）内 dNTP 的总量为：

$4 \times 0.2nmol/μl \times 100μl \times 330ng/nmol -$ 第一条链的产量

$= 26\,400$（ng）$-$ 第一条链产量（ng）

则第二条链的产量为：

$$\frac{参入 cpm 值}{2 \times 总 cpm 值} \times（26400 - 第一条链产量）$$

例如：若参入 cpm 值为 5580，总 cpm 值为 163 000，则第二条链的产量为：

$$\frac{5580}{2 \times 163\,000} \times（26\,400 - 530）= 443ng$$

第二条链的合成产率（即反应体系中双链 cDNA 的百分率）为：

第二链产量 ÷ 第一链产量 = $443 ÷ 530 \times 100\% = 84\%$

二、PCR 法

PCR 法合成 cDNA 的第二条链是指以 cDNA 的第一条链为模板，设计并人工合成一组引物，用 PCR 扩增技术获得多拷贝双链 cDNA 的方法。目前该技术已在许多方面得到广泛应用，成为分子克隆的主要手段之一。其基本用途主要是：

它是构建 cDNA 文库的一种新策略。由于 PCR 的放大作用，可从有限的生物材料中构建 cDNA 文库。该法有几个显著优点：①适合于研究刺激后（如病原体入侵）或发育的不同阶段基因表达的变化；②不用纯化 mRNA，可用总 RNA 作为合成 cDNA 第一条链的模板（最好用 Super Script Ⅱ反转录酶，Gibco BRL 公司），避免了纯化过程中某些信息分子的丢失。尤其是对于某些有限的生物材料，纯化 mRNA 十分困难或根本不可能时更为适用；③该法是通过在 cDNA 第一条链的 3′末端同聚物加尾而实现的，不会丢失其末端的最后几个核苷酸，因而可得到相当于 mRNA 5′端的较为完整的序列。这样所得到的是包含已知序列和未知序列的 cDNA 群体。

cDNA 末端的快速扩增（rapid amplification of cDNA ends，RACE）是目前提出的一个新概念。它是指以 mRNA 为模板，反转录合成 cDNA 的第一条链，然后用 PCR 技术扩增出从某个特定位点到 3′端或到 5′端之间的未知核苷酸序列，因而又可分为 3′RACE 和 5′RACE 两种，此处的 3′和 5′是针对 mRNA 而言的，如 5′RACE 是指特定位点到相应于 mRNAS′末端的序列。"特定位点"是指基因内位点，依据此位点所设计的 PCR 引物称为基因特异性引物（gene-specific primer，GSP）。3′RACE 可利用 mRNA 的 poly A 尾和 GSP 设计 PCR，而 5′RACE 则要通过对 cDNA 第一条链同聚物加尾来实现。该方法已成为人们寻找蛋白质家族中新成员的有效手段。

若要调出已知部分（或全部）核苷酸序列的基因，或已知某种功能多肽的部分（或者全部）氨基酸序列，都可由此确定并合成出相应的 PCR 引物，采用 PCR 合成 cDNA 第二条链的方法，扩增出完整的目的基因。

以下主要就前两方面作一介绍。

（一）合成 cDNA 第二条链用于文库构建

1. 技术路线

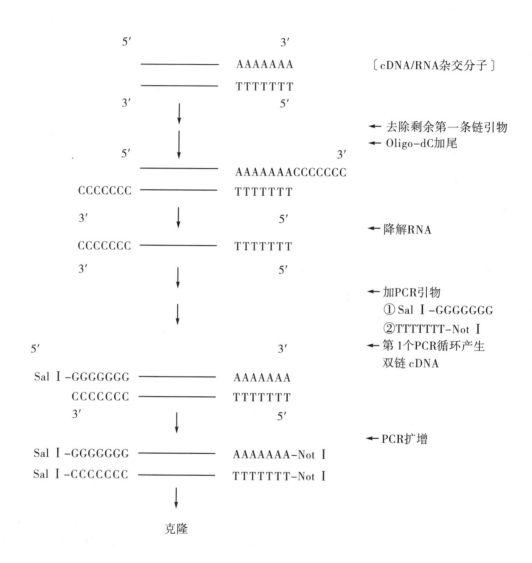

2. 实验步骤

（1）按第一节的方法（直接用总 RNA 1μg）合成 cDNA 第一条链，反应管（20μl 反应产物）中加入 20μl 0.1mol/L NaCl，40mmol/L EDTA 终止反应。

（2）去除引物

1）加 0.5μg poly Ⅰ·poly C，3μg 10%（W/V）CTAB，室温离心 20min。

2）小心去除上清，将沉淀（可能看不见）重悬于 14μl 1mol/L NaCl 溶液中。

3）加 25μl H₂O，1μl 10% CTAB，室温离心 20min。

4）将沉淀重悬于 10μl 1mol/L NaCl 溶液中，加入 2.7 倍体积的乙醇沉淀，－20℃过夜。

5）4℃离心 20min，小心去除上清，用 70% 的乙醇洗涤沉淀，4℃离心 20min，去上清，真空抽干。

（3）同聚物加尾

1）将上述沉淀溶于 7μl H₂O，冰浴中加入以下各成分：

5×加尾缓冲液 4μl

1mol/L 二甲胂酸钾

125mmol/L Tris-HCl, pH7.2

2mmol/L DTT 1μl

5mmol/L CoCl$_2$ 2μl

20μmol/L dCTP 5μl

末端转移酶 25U

2）37℃孵育20min

3）加4μl 100mmol/L EDTA 和2μl 1mol/L NaCl 终止反应。

4）加1μl 10%（W/V）CTAB，4℃离心20min，沉淀加尾的 cDNA/RNA 杂交体。

5）小心去除上清，用10μl 1mol/L NaCl 溶解沉淀。

6）加0.5μl 糖原（0.5mg/ml）、30μl 冷乙醇，-20℃过夜。

7）4℃离心20min，去上清。70%的乙醇洗沉淀，4℃离心10min，去上清，晾干沉淀。

（4）降解 RNA

1）将上述沉淀重悬于20μl 50mmol/L NaOH、2mmol/L EDTA，65℃孵育60min。

2）加3μl 3mol/L 醋酸钠（pH5.2）、70μl 乙醇，-20℃过夜。

3）4℃离心20min，去上清。70%乙醇洗沉淀，4℃离心10min，去上清，晾干沉淀。

4）将沉淀溶于20μl H$_2$O 中，即为加尾的单链 cDNA 第一条链。

（5）PCR 扩增

1）取一个0.5ml 的离心管，冰浴中加入以下各种成分：

10×PCR 缓冲液 10μl

    100mmol/L Tris-HCl，pH8.3

    500mmol/L KCl

    40mmol/L MgCl$_2$

    0.1% 明胶

10×dNTP 混合物 10μl

    dATP、dCTP、dGTP、dTTP 均为0.5mmol/L

100pmol/L 5′端引物（Sal I -Oligo dG） 1μl

100mmol/L3′端引物（Not I -Oligo dT） 1μl

Taq DNA 聚合酶 2 个U

加尾的单链 cDNA 1～10ng

加水至 100ml

2）加约100μl 石蜡油

3）按以下程序作初级扩增

96℃变性2min

1个循环 （96℃，2分钟；58℃，2分钟；72℃，3分钟）

1个循环 （96℃，2分钟；40℃，2分钟；72℃，3分钟）

30个循环 （96℃，2分钟；58℃，2分钟；72℃，3分钟）

72℃保温10分钟。

（6）PCR 产物的纯化 目前已有许多种 PCR 产物的纯化试剂盒出售，可参照其说明进行操作。当然，用简单的酚氯仿抽提，乙醇沉淀的方法纯化，也基本上能满足文库构建的要求。

（二）5′PACE 过程中 cDNA 第二条链的合成

5′RACE 对 cDNA 第一条链的要求稍有不同，虽然也可以用 oligo dT 作引物合成，但为了保证 mRNA5′末端被完整转录，通常用一种基因特异性引物（GSP）合成第一条链。GSP（GSP1，GSP2）需要操作者根据要克隆的目的基因自己设计合成。

1. 技术路线

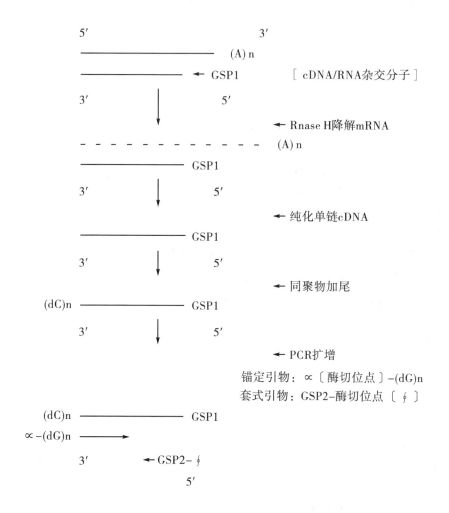

2. 实验步骤

(1) 按第一节的方法合成 cDNA 的第一条链（直接用总 RNA 1μg，GSP1 25ng）。反应完毕后将反应管置于 65～70℃加热 15min，以灭活反转录酶。

(2) 降解 RNA　将合成第一条链的反应产物离心 10 ～20s，置于 55℃水浴中，加入 1μl RNase H 轻轻混匀，55℃孵育 10min，冰浴备用。

(3) 纯化单链 DNA　使用 Gibco BRL 公司的 Glass MAX DNA 分离试剂盒

试剂盒提供

Glass MAX Spin Cartridge（Glass MAX 离心柱）

Glass MAX Sample Recovery Tubes（样品回收管）

DNA Binding Solution（DNA 结合溶液，6mol/L Na I）

Wash Buffer Concentrate（浓缩洗涤缓冲液）

TBE Enhancing Buffer（Tris-硼酸-EDTA 缓冲液）

1) 每份样品准备 100μl 无菌蒸馏水 65℃预热备用。

2) 室温下加入 95μl（待分离 DNA 样品的 4.5 倍体积）DNA 结合溶液。

3) 将 cDNA/Na I 溶液转移到 Glass MAX 离心柱内，盖上盖，13 000×g（用最大速度）离心 20s。

4) 将离下的液体转移到另一小管内（待证实 DNA 被完全回收后弃去），已结合了 DNA 的柱子内加入 0.4ml 冷的 1×洗涤缓冲液，13 000×g 离心 20s，弃去离下的液体。同此步骤再洗 2 遍。

5）同上步，用冷的 70% 乙醇洗 2 遍柱子，每次用量 400μl。最后一次离心时间为 1min。

6）将上述洗过的柱子插入一新的样品回收管内，加入第①步 65℃预热的水 50μl，13 000×g 离心 20s，以洗脱 DNA，离下的液体即为纯化好的单链 cDNA。

（4）单链 cDNA 同聚物加尾

1）将以下成分加到一个 0.5ml 的微量离心管内

DEPC 处理 H$_2$O	7.5μl
10×反应缓冲液	2.5μl
25mmol/L MgCl$_2$	1.5μl
2mmol/L dCTP	2.5μl
cDNA 样品	10μl

2）盖上盖，94℃加热 2~3min，马上冰浴 1 分钟，离心将液体收集到管底，冰浴。

3）加入 10μl 末端转移酶（TdT，10U/μl），轻轻混匀，37℃孵育 10min。

4）65~70℃加热 10min 以灭活 TdT，冰浴备用。

※加尾反应体系中各成分的最终浓度：

20mmol/L	Tris-HCl（pH 8.4）
50mmol/L	KCl
1.5mmol/L	MgCl$_2$
200μmol/L	dCTP
0.4 单位/μl	TdT

※ MgCl$_2$ 的浓度影响加尾长度，应准确取量。

（5）dC 加尾 cDNA 的 PCR 扩增　由于上述加尾缓冲液不影响 Taq DNA 聚合酶，故可直接使用。

1）冰浴中加入下列各成分

10×反应缓冲液	4μl
25mmol/L MgCl$_2$	3μl
10mmol/L dNTP	1μl
套式引物 GSP2（10μmol/L）	2μl
锚定引物（10μmol/L）	2μl
dC 加尾 cDNA 样品	5μl
加水至	45μl

2）混匀上述各成分，加入 50~100μl 石蜡油，将反应液离心到管底。

3）94℃孵育 5 分钟后保持于 80℃。

4）用 1×反应缓冲液将 Taq DNA 聚合酶稀释到 0.2~0.4U/μl，每个 PCR 反应管内加入 5μl 稀释的酶溶液（1~2 单位）。

※应确保所有酶溶液加到石蜡油下的反应体系中。

※ PCR 反应体系中各成分的最终浓度

20mmol/L	Tris-HCl
50mmol/L	KCl
1.5mmol/L	MgCl$_2$
100~400nmol/L	GSP$_2$
400nmol/L	锚定引物
200μmol/L	dATP、dCTP、dGTP、dTTP
0.02~0.04U/μl	Taq DNA 聚合酶

5）PCR 扩增 30~35 循环，反应条件应参照所使用的 Taq DNA 聚合酶的要求，每个新的系统都应优化反应条件。

通常的反应条件为

94℃，1 分钟

57℃，30 秒

72℃，2 分钟

最后一个循环后 72℃ 保温 10 分钟，然后保存于 4℃。

6）可取 5～20μl 样品进行电泳鉴定，溴乙锭染色，同时加相应的标准分子量 DNA。

（6）纯化 PCR 产物。

第三节　cDNA 克隆策略

一、加尾载体作引物引导 cDNA 合成——定向克隆

带 3′羟基端单链 DNA 或带 3′羟基突出端的双链 DNA 是末端转移酶加尾的良好模板。若有 Co²⁺ 作为辅助因子，平端双链 DNA 或带 3′羟基凹端的双链 DNA 也可作为模板。本克隆方法中，多采用产生 3′羟基突出端的限制性内切酶酶解载体。

技术路线：

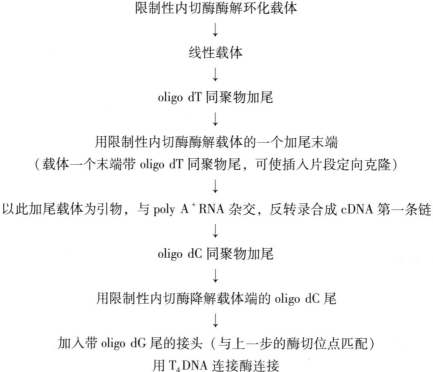

限制性内切酶酶解环化载体

↓

线性载体

↓

oligo dT 同聚物加尾

↓

用限制性内切酶酶解载体的一个加尾末端

（载体一个末端带 oligo dT 同聚物尾，可使插入片段定向克隆）

↓

以此加尾载体为引物，与 poly A⁺ RNA 杂交，反转录合成 cDNA 第一条链

↓

oligo dC 同聚物加尾

↓

用限制性内切酶降解载体端的 oligo dC 尾

↓

加入带 oligo dG 尾的接头（与上一步的酶切位点匹配）

用 T₄ DNA 连接酶连接

↓

置换合成法合成 cDNA 第二条链

↓

转化宿主菌

二、Okayama-Berg 克隆法——定向克隆

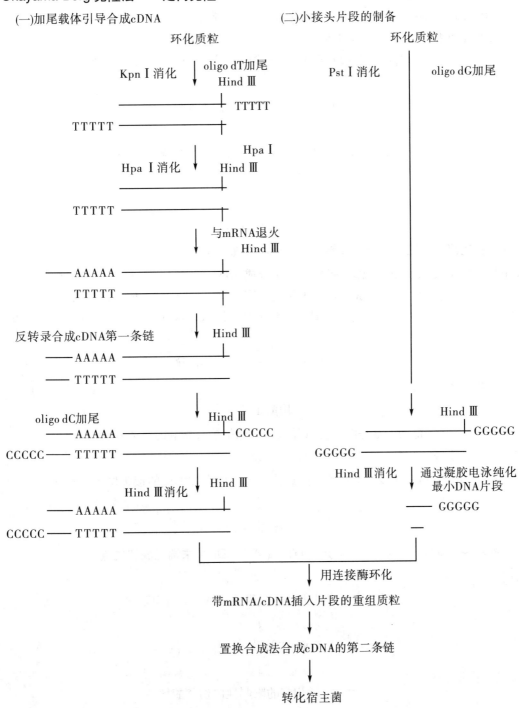

(一)加尾载体引导合成cDNA

(二)小接头片段的制备

三、末端加尾直接克隆——非定向克隆

技术路线：

对所合成的双链 cDNA（参见第二节）进行 oligo dC 加尾
对带 3′羟基末端的线性载体进行 oligo dG 加尾

↓

加 T₄DNA 连接酶连接，加 T₄DNA 聚合酶补平

↓

转化宿主菌

四、加接头（adaptor）直接克隆——非定向克隆（双链 cDNA 末端无酶切位点）

若合成 cDNA 第一条链时所用的引物为 oligo dT（不带酶切位点）或者 PCR 引物中不带酶切位点，采用加接头的克隆策略是依据以下技术路线：

所合成的双链 cDNA（参见第二节）用 Klenow 片段修平

↓

用 T₄DNA 连接酶与接头连接

↓

加入经限制性内切酶酶解的线性载体（黏性末端与接头相匹配）

用 T₄DNA 连接酶连接

↓

转化宿主菌

五、加接头克隆——定向克隆（双链 cDNA一端带酶切位点）

若采用带酶切位点的 Oligo dT 作为引物反转录合成 cDNA 第一条链，再用置换合成法合成 cDNA 的第二条链（绝大多数市售的 cDNA 合成试剂盒采用此方案），则可依据以下技术路线克隆：

带酶 1 位点末端的双链 cDNA 用 Klenow 片段修平

↓

用 T₄DNA 连接酶与接头连接

↓

用酶 1 酶解

（得到一端是酶 1 位点黏端，一端是接头黏端的双链 cDNA）

↓

用 T₄DNA 连接酶与双酶解的载体（酶 1 位点和相应的接头位点）连接

↓

转化宿主菌

六、加连接子（linker）克隆——非定向克隆（双链 cDNA 末端无酶切位点）

技术路线：

用甲基化酶对所合成的双链 cDNA 进行甲基化

↓

用 T₄DNA 连接酶与连接子连接

↓

用连接子相应的限制性内切酶酶解

↓

用 T₄DNA 连接酶与同样限制性内切酶酶解的载体连接

↓

转化宿主菌

七、加连接子克隆——定向克隆（双链 cDNA 一个末端带有酶切位点）

技术路线：

带酶 1 位点末端的双链 cDNA 用 T₄DNA 连接酶与连接子连接

↓

双酶解 cDNA（用酶 1 和连接子相应的内切酶）

用同样的两个酶酶解载体

↓

用 T₄DNA 连接酶连接

↓

转化宿主菌

八、PCR 产物的直接克隆——非定向克隆

Taq DNA 聚合酶有类似于 TdT 酶的非模板依赖性延伸活性。因而，PCR 最后一个循环后，72℃孵育 5min 以上，其两条新生链的 3′末端总是带有一个非模板依赖性的"多余"碱基。所加的多余"毛边"碱基几乎总是 A，这是 Taq DNA 聚合酶对 A 的优先聚合所致。利用这一特性，可构建一种 ddT 或 dT 加尾的载体，对 PCR 产物直接进行克隆。

※dT 加尾载体的构建（以 Bluescript 质粒为例）：① Bluescript 质粒用 EcoRV 按标准方法酶切线性化；②除 dNTP 外，按 PCR 的标准反应加入其他各种反应成分，最后加入 2mmol/L dTTP、1μg 质粒 DNA、1U 的 Taq DNA 聚合酶。反应总体积为 20μl；③70℃，2h；④经酚 - 氯仿抽提、乙醇沉淀纯化后即可使用。

※ddTTP 因缺少 3′-OH 而不能再形成磷酸二酯键，所以构建 ddT 加尾的载体用 TdT 也能保证载体的 3′端只加上 1 个 T。按 TdT 的标准反应操作即可（参见第二节）。

九、PCR 产物的黏端克隆法——定向克隆（两个 PCR 引物均带酶切位点）

技术路线：

对 PCR 合成的双链 cDNA 进行双酶解（利用两个引物上的酶切位点）

用同样的两个酶对载体进行双酶解

↓

用 T₄DNA 连接酶连接

↓

转化宿主菌

十、无连接酶克隆法（ligase-free subcloning，LFS）

对 PCR 引物的要求：

引物 1：Oligo dG

引物 2：Oligo dT

还要再合成两个引物，其 5′端 20 ~ 25bp，分别与线性质粒的两个 3′端相同。

其 3′端 20 ~ 25bp 分别与 cDNA 链的 5′端的同聚物尾互补（同第二节）。

若质粒 DNA 如下表示：

5′★★★————————○○○3′

3′☆☆☆————————●●●5′

则两个引物应为

引物 3：5○○○GGG3′

引物 4：3′TTT☆☆☆5′

技术路线：

产物Ⅰ为载体序列退火，突出部分为两条互补的 cDNA 链，可直接环化和用于转化。

产物Ⅱ为 cDNA 序列退火，突出部分为以载体为模板的延伸链，若其长度超过载体长度的一半，则两端的超出部分为互补序列，可退火环化，转化后宿主菌的 DNA 合成系统可补平缺口。

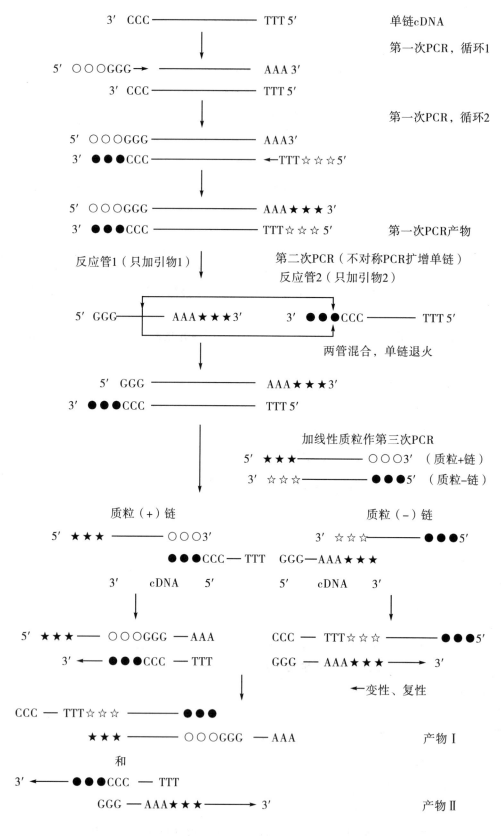

第四节　重组子的筛选与鉴定

基因克隆的最后一道工序就是从转化细菌菌落中筛选含有阳性重组子的菌落并鉴定重组子的正确性，通过细菌培养以及重组子的扩增，从而获得所需基因片段的大量拷贝，进一步研究该基因的结构、功能或表达该基因的产物。

不同的克隆载体及相应的宿主系统，其重组子的筛选、鉴定方法不尽相同，概括起来主要有以下几类。

一、根据遗传表型筛选

重组子转化宿主细胞后，载体上的一些筛选标志基因的表达失活，会导致细菌的某些表型改变，通过琼脂平板中添加一些相应筛选物质，可以直接筛选鉴别含重组子的菌落。操作非常简单，常是筛选阳性重组子的第一步。

（一）抗生素平板筛板

大多数克隆载体均带有抗生素抗性基因，常见的有抗氨苄青霉素基因、抗四环素基因、抗卡那霉素基因等。如果外源 DNA 片段插入载体的位点在抗药性基因之外，不导致抗药性基因的插入失活，仍能表现抗药性，这样含有重组子的转化细菌，能够在含有相应药物的琼脂平板上生长成菌落。但是除阳性重组子之外，自身环化的载体、未酶解完全的载体以及非目的基因插入载体形成的重组子均能转化细胞并形成菌落，只有未转化的细胞不能生长，故本法仅是阳性重组子的初步筛选。

（二）插入失活双抗生素对照筛选

在含有两个抗药性基因的载体中，通过插入失活一个基因，可用两个分别含不同药物的平板对照筛选阳性重组子。如 pBR322 质粒含有 Tcr、Ampr 双抗药性，插入失活 Tcr 后，Tcr、Ampr 为含载体的阴性菌落，Tcs、Ampr 表型的菌落为阳性，Tcs、Amps 的表型不能生长未转化的受体细胞，该方法筛选出阳性重组子的几率较高（Tcr：四环素抗性；Ampr 氨苄青霉素抗性：Tcs 对四环素敏感；Amps 对氨苄青霉素敏感）。

（三）环丝氨酸（cSer）筛选

这种方法只适合插入失活抗四环素基因的重组子筛选，如 pBR322 中 Tcr 失活，将转化细胞先接种在含有 Tc 和 cSer 的培养液中，Tc 只抑制蛋白质合成，并不杀死细胞，所以 Tcs Ampr 的细胞生长受到抑制，cSer 不能参入。而 Tcr Ampr 表型的细菌可以生长，同时参入 cSer，导致细菌死亡。富集 Tcs Ampr 表型的细菌后，再铺在含有 Amp 的 LB 琼脂平板上，只有 Tcs Ampr 表型的细菌生长成菌落。

（四）插入表达筛选

有些载体设计时，在筛选标志基因前面连接一段负调控序列，只有插入失活这段负调控序列后，其下游的筛选标志基因才能表达。如 pTR262 质粒，其 Tcr 基因上游存在 CI 基因的负调控序列，CI 基因可以抑制 Tcr 基因的表达，当外源 DNA 片段插入 CI 基因的 HindⅢ或 BglⅠ位点时，Tcr 基因阻碍解除而表达，阳性重组子为 Tcr 表型，而质粒本身是 Tcs 表型，故转化细菌在 Tc 平板中，只含外源 DNA 插入片段的阳性重组子的转化菌才能生长成菌落。

（五）β-半乳糖苷酶系统筛选

通过插入失活 lacZ 基因，破坏重组子与宿主之间的 α-互补作用，是携带 lacZ 基因的许多载体的筛选优势。这些载体包括 M13 噬菌体、pUC 质粒系列、pEGM 质粒系列等。它们的共同点是载体上携带一段细菌的基因 lacZ，它编码 β-半乳糖苷酶的一段 146 个氨基酸的 α-肽，载体转化的宿主细胞为 lacZ△M15 基因型，重组子中基因插入使 α-肽基因失活不能形成 α-互补作用，在 X-gal 平板上，含阳性重组子的细菌为无色噬菌斑或菌落，反之载体自身环化后转化的细菌为蓝色噬菌斑或菌落。

二、分析重组子结构特征的筛选法

（一）快速裂解菌落鉴定分子大小

从平板中直接挑取菌落，液体培养基扩增后裂解细菌，不需要内切酶消化，直接进行凝胶电泳，与载体 DNA 比较迁移率，初步判断是否有插入片段存在，本方法适用于插入片段较大的重组子初步筛选。

（二）内切酶图谱鉴定

将初步筛选鉴定具有插入片段的重组子菌落进行小量扩增，再分离出重组质粒或重组噬菌体 DNA，用相应的内切酶（1 种或 2 种）切割重组子，使其释放出插入片段，对于可能存在双向插入的重组子还要用内切酶消化鉴定插入方向，然后凝胶电泳检测插入片段和载体的大小。

（三）Southern 杂交

为了进一步确定 DNA 插入片段的正确性，在内切酶消化重组子，凝胶电泳分离后，通过 Southern 印迹转移将 DNA 转移到硝酸纤维素膜上，再用放射性核素或非放射性标记的相应外源 DNA 作为探针，进行分子杂交，鉴定重组子中的插入片段是否是所需要的靶基因片段。

（四）PCR 筛选重组子

一些载体的外源 DNA 插入位点两侧，存在恒定的序列，如 pGEM 载体系列中，多克隆位点双侧是 SP6 及 T7 启动子的序列，通过插入片段两侧的 SP6 和 T7 启动子互补的引物，对小量抽提的质粒 DNA 进行 PCR 分析，不但可以迅速得到大量插入片段，而且可以直接进行 DNA 序列分析。对于原核或真核系统表达型重组子，其插入片段序列的正确性是非常关键的，故有必要对重组子进行序列分析。

（五）菌落或噬菌斑原位杂交

菌落或噬菌斑原位杂交技术是至今为止最为通用的重组子筛选技术，它是先将转化菌直接铺在硝酸纤维素薄膜或琼脂平板上，再转移至另一硝酸纤维素薄膜上，用核素标记的特异 DNA 或 RNA 探针进行分子杂交，然后挑选阳性克隆菌落。本方法能进行大规模操作，一次可筛选 $5 \times 10^5 \sim 5 \times 10^6$ 个菌落或噬菌斑，对于从基因文库中筛选目的重组子，是一个首选的方法。

第五节　人类基因组计划及 cDNA 克隆技术

人类基因组计划是堪与阿波罗登月计划和曼哈顿原子弹计划相比的重大工程。它的实施和完成将对人类疾病的认识和防治、新型药物的开发和应用、推动生命科学的发展都产生巨大的影响。在医学上，基因工程将引起第三次革命：第一次革命是医生学会正确诊断疾病及发现致病特异因子；第二次革命是医生开始采用特殊治疗手段治疗疾病；如今，基因工程将彻底改革药物治疗，为治愈迄今所有疗法均无法医治的疾病提供希望。重组干扰素临床应用的成功标志着这一阶段的开始，目前已上市和正在研究的基因工程多肽类药物非常之多，已经取得并将继续取得巨大的社会效益和经济效益。基因工程疫苗虽然目前只有乙肝疫苗一种获准上市，但已有几十种进入临床试用或被专利保护，它将在疾病的防治中起到不可低估的作用。美国《基因工程新闻》载文列出当代生物技术 10 大研究热点：①PCR 技术；②人类基因组计划；③重组微生物现场实验；④生物传感器；⑤神经科学；⑥蛋白质工程；⑦农业生物工程；⑧转基因动物；⑨细胞培养；⑩反意物质。以下就人类基因组计划及人类基因开发、cDNA 克隆技术作一介绍。

一、人类基因组计划及人类基因开发

人类基因组研究计划最先于 1986 年由美国科学家提出并由美国能源部成立相应机构。1988 年 NIH 建立人类基因组研究办公室，次年改名为国家人类基因组研究中心，对人类基因组研究进行资助和规划。近年美国已建立了几十个中心实验室和相应的生物开发公司，英、法、日、德、荷兰、丹麦、加拿大、意大利等国也设立了专门机构。中国人类基因组研究是我国国家自然科学基金会生命科学部最大的研究项目，主要由中科院院士——强伯勤教授和陈竺教授领衔，于 1994 年 1 月开始工作。1999 年我国加入国际人类基因组计划中，承担其中 1% 的任务。2000 年完成了人类基因组"工作框架图"，2001 年公布了人类基因组图谱及初步分析结果。人类基因组研究计划的最终目的是确定、阐明和记录组成人类基因组的全部 DNA 序列，确定所有的单个基因，研究其组成、特性和功能，分析这些基因同人类健康、疾病、生殖和生育之间的关系。人类的全部遗传信息包含在 46 条染色体及线粒体上，由 3×10^9 核苷酸对（bp）组成，共编码 5～10 万个基因。人类基因组计划确定了两个研究任务：一个是物理图谱的制作（包括染色体 DNA 的大片段克隆和排序），另一个是测序与基因鉴定（包括核苷酸序列分析、基因的顺序识别及功能研究）。目前，酵母、线虫、果蝇、家猪、小鼠，以及水稻等模式生物的作图与测序工作进展顺利，为人类基因组研究提供了不少技术和科研策略上的经验。

（一）物理图谱的制作

人类染色体的平均大小为 130Mb（10^6bp），直接进行核苷酸序列分析是不可能的，首先应制备大量含有一定长度 DNA 片段的克隆及亚克隆，用于 DNA 测序，然后各段 DNA 在染色体上排列，以得到全部遗传信息。1987 年 Olson 实验室构建成酵母人工染色体（YAC）克隆载体，其容量可达 1Mb 以上。将

YAC 克隆在染色体上排序，被认为是基因组研究中最初的和最关键的步骤。其技术路线主要为：①单染色体的分离纯化及富集；②单染色体单拷贝 DNA 探针库的制备；③YAC 分子克隆库的制备；④YAC 克隆筛选及大尺度物理图谱分析；⑤YAC 重叠群（contig）的构建及串联；⑥cosmid 亚克隆及 cosmid 精细物理图谱分析。目前已建成许多 YAC 克隆库，然而由于 YAC 克隆库的嵌合率（chimerism rate）较高（常用 YAC 克隆库均含有 50% 左右的嵌合克隆），使得克隆重叠群的构建变得十分复杂和困难。

美国麻省 Whitehead 基因研究中心提出重建全部图谱，即用 PCR 技术对 YAC 克隆进行全方位筛选，确定单一序列位点（sequence tagged site，STS），同时找寻某些位点在遗传图谱和 RH 图谱（radiation hybrid map）中的位置，根据遗传连锁和 RH 连锁形式构建一个完整的物理图谱。所谓 STS 是基因组内的单拷贝 DNA 短序列（200～500bp），可以作为特异的染色体界标，用简单的 PCR 方法可测知它的存在。现在物理图谱的概念已从当初的"重叠克隆"发展到今天称为 STS 的"染色体界标"。

1993 年，美国人类基因组确定的 5 年计划，目标是完成 30 000 STS，间隔为 100kb。Hudson 等近 60 位科学家合作，根据以下 4 个方面设计 STS 序列：①随机位点：对人基因组的随机克隆进行测序，去除重复序列；②利用人 cDNA sequencing tag 文库中的 EST（expressed sequence tag）；③遗传标志；④其他位点：包括 CA 重复位点及单一染色体文库等。至 1995 年 12 月，作了近 1.5 亿个 PCR 反应，最后在基因组上确定了 15 086 个 STS 位点，其间隔为 199kb，分布于 22 条常染色体和 2 条性染色体上。他们所构建的 STS 图谱包含了人类遗传物质的 94%，基本上完成了人类基因的物理图谱。未来的工作将是进一步缩小间隔，提高图谱的精细程度。以 STS 为基础的图谱最大的优点是适合于大规模测序，并很容易在染色体上定位。RH 图谱和遗传图谱覆盖较大的染色体区域，称为 Top-down 图谱。从 YAC 克隆库得到的 STS 图谱则称为 Bottom-up 文库。将二者联系起来可得到较为完整和精细的物理图谱。

近来，有人认为构建细菌人工染色体（bacterial artificial chromosome，BAC）和 P1 人工染色体（P1 artificial chromosome，PAC）克隆库有几个方面优于 YAC：转化效率高 10～100 倍；超螺旋的环状质粒 DNA 不易被破坏，故易于操作；人和植物 DNA 在插入后传 100 代仍十分稳定。所不足的是插入容量较小。

（二）测序及寻找新的功能因子

测序是认识遗传信息的必需手段，已知的遗传信息还只占整个基因组的很小一部分，广泛测序是一种认识新的遗传信息、开发利用新的基因或因子的重要途径。目前大规模的 DNA 测序还处于设备和路线的完善阶段。美国人类基因组计划用于开发测序新技术的投资逐年增加。近来也相继出现了一些新的方法，如 DNA 杂交测序技术（sequencing by hybridization，SbH），其基本原理是：利用特异长度、并具有所有可能碱基序列的寡核苷酸探针群体（至少 100 000 个），确定未知序列的特定目的 DNA 的单链互补序列，用计算机系统探查重叠序列，并推知目的 DNA 的碱基序列。该技术尚处于完善阶段，但有望成为大规模工业化测序所需要的技术。目前能投入使用的还是基于 Sanger 方法的自动化，尽管已测序的基因组 DNA 总长度突破了 30Mb，效率仍不能满足要求，成为限制人类基因组计划进展的关键问题。于是，有些学者提出应实施 cDNA 测序战略，他们认为，虽然编码序列只占全基因组的 3%，但它代表了基因组大部分信息，因而 cDNA 测序必须在基因组测序之前完成。坚持基因组测序的人则认为，有限的 cDNA 序列几乎不能提供相应蛋白质结构方面的信息，因为蛋白质的确定要求多肽全长及完整亚基的信息。而且 cDNA 定位以及要对不同组织、不同细胞类型在不同发育阶段的每一个 mRNA 进行分析十分困难，况且内含子（如调控序列）方面的信息也很重要。

基因组中已测序的部分和未测序的部分均含有许多尚不为人知的基因，尽快找到新的基因或因子并加以开发利用十分必要。发现新的功能因子的广阔前景及巨大的社会和经济效益，已使许多科学家们把注意力转到新基因的识别和物理图谱定位的研究上。目前已找出多种功能性基因，在遗传病的诊断、治疗及其他多肽类药物开发上创造了许多奇迹，而且市场需求量越来越大。

1995 年 11 月，美国癌症研究所宣布找到了一个可能在乳癌早期起作用的基因，该基因与一种称为 cyclin D 的物质形成有关。该基因的表达与否可以作为诊断乳癌的一个指标。1995 年 12 月，日本大阪大学医学系发现在白血病病人的细胞中均有特定的遗传基因，这一发现，不仅可以通过血液学检查发现早期白血病患者，而且可以用于判断治疗的效果和复发的可能性。

美国的科学家通过分析黑素瘤家族遗传史病人的 DNA，找到了与黑素瘤有关的基因，称为 CDK4。在健康人中，CDK4 基因编码的蛋白可以结合到一种调节蛋白 P16（控制细胞分裂的蛋白）上，抑制 P16 蛋白，从而防止细胞分裂。CDK4 基因突变后，无法编码正常功能的蛋白，导致对 P16 蛋白的失控，引起细胞不断分裂，形成恶性黑素瘤。检查 DNA 就可以诊断被检查者是否有长黑素瘤的可能，便于及时防治。1995 年 8 月，法国的科学家发表一项研究成果，认为 p53 是基因的守护神，能终止细胞分裂，让体内受损细胞得到适当的复原，防止肿瘤发生。一旦 p53 发生变异，癌症便可能发生。美国的研究人员进一步指出，烟、酒最容易引起 p53 变异，烟的致癌素会附着在 DNA 上，使 p53 失去功能；酒精可使 p53 吸收致癌因子而产生病变。

美国国家癌症研究所的研究人员为两个遗传性免疫缺陷症（ADA）的女童进行基因治疗，其方法是先将女童的白细胞抽提出来，在体外培养、增殖，并加以遗传改造，将与 ADA 合成有关的正常基因转入这些白细胞，然后将这些改造过的白细胞重新注入女童的血液。几年过去了，实验表明，在女童的白细胞中存在正常的 ADA 基因，并能合成一定数量的 ADA。因此，科研人员认为基因治疗是成功的。

寻找新的功能基因、迅速占领市场，已成为时代对各国科学家的强烈呼唤。确定基因组 DNA 中的编码序列即转录图谱的研究，目前主要有两种研究方法：①从已测序的基因组 DNA 上寻找；②直接从 cDNA 出发，对其测序和定位。

1. 直接从已测序的基因组 DNA 上寻找编码序列

（1）计算机分析　用计算机对已完成测序的 DNA 大片段进行分析，总结编码区域和剪切位点规律，从中找出可能的开放阅读框架（open reading frame，ORF）。如对酵母菌 3 号染色体 DNA 全序列分析表明，它含有 182 个 ORF，其中 31 个为已知基因，29 个与数据库中的基因同源，而 120 多个 OFR 的功能及生物学意义均不了解，称为"孤儿"基因。

（2）外显子陷阱法（exon trapping）　载体提供具有完整剪切信号的剪切供体，插入片段若含有外显子序列，则转录后被剪切。用反意 PCR 可将剪切的 mRNA 大量扩增，构建外显子文库。该法已成功地用于 Menkes 病基因和亨廷顿舞蹈病（HD）基因的定位克隆。

（3）寻找 CpG 岛　60% 人类基因以及 40% 组织特异表达基因 5′端上游存在一个调控序列，通常 1kb 左右，其中 CpG 二核苷酸呈周期性出现，称为 CpG 岛。整个人类基因组约有 45 000 个 CpG 岛，岛文库所提供的 DNA 片段总是与相关基因的启动子和外显子相对应，并与转录子的 5′端重叠，因而可用于筛选 cDNA 文库，将 cDNA 与基因组 DNA 联系起来，能得到包括转录子和启动子的全长基因序列。

2. cDNA 策略　构建 cDNA 文库通常有区域特异性 cDNA 文库和组织特异性 cDNA 文库两种。前者是从特定位点的基因组 DNA 出发寻找转录序列，即以含有某种人染色体或其区段的杂交细胞株为材料（通常选取已在染色体上定位、并与某一疾病或遗传性状相关的染色体区域），分离 RNA，反转录合成 cDNA，用人类特异性 Alu 序列为引物进行 PCR 扩增，寻找外显子，这样能得到该染色体区段内表达基因的分布图。后者是从 cDNA 出发寻找转录序列，然后将它们定位于遗传或物理图谱上，即以不同发育阶段的人组织细胞为材料，提取 RNA，构建 cDNA 文库。这样可得到特定细胞的外显子图谱。

1991 年，Mark 等提出 expressed sequence tags（EST）的概念，他认为 cDNA 图谱可以用 EST 标志表示，即不需要获得完整的 cDNA 序列，而只需进行末端测序。一般只测 100～500bp，然后与数据库比较，这样能得到大量正在表达的遗传信息。将它们在染色体上定位（通常采用与 YAC 文库杂交或同源重组），由此得到新的 EST，并将其储存，以扩充数据库。这种获取基因表达时空特异性的总体图景，近来称为"BODY MAP"。这是一个包括 cDNA 末端数据、确定了该 cDNA 片段的唯一性、记录组织来源（来自不同组织的同一 cDNA 片段可被重新收录），并按组织来源分类，构成一个各种基因在不同组织中表达情况和某一组织中所有表达基因的集合。EST 图是转录的骨架图，它避免了 cDNA 直接测序法的缺点，充分发挥了其优点。它可以用于发现人的新基因，也可用于基因作图和基因组序列中编码序列的鉴别。每个 EST 在基因组上相距 1Mb 左右，它能提供设计引物的足够信息，可以用 PCR 技术在基因组中特异扩增相应片段，因而是一种十分有用的 DNA 位标。

3. 识别与寻找新的功能因子　人 cDNA 的克隆与测序发展很快，有人预测未来的 3 年左右将完成所有的 EST。但对于基因的鉴定及新功能因子的识别仍然任重而道远。首先要对编码蛋白质的氨基酸序列进行分析，确定可能的结构域或功能区，与目的基因可能功能联系。如果是一个遗传病基因，还应分析患者群体中该基因是否存在 DNA 突变（包括无意突变、移码突变、剪切信号位点上 DNA 的改变等）、缺失和重排等基因结构变化情况，以及这些变化的规律性。对于点突变导致的氨基酸改变，更应验证其他病例、同一家族、同一地区正常人群中是否有相同的改变等。

目前，已知功能并已克隆的基因还是极少数，对于绝大多数基因的功能和定位，人们还一无所知。即使人类基因组 3×10^9 bp 的序列全部测出，要确定每一个基因及其功能也非易事。因此，有必要从现在开始，从现有的细胞遗传学、医学遗传学、分子遗传学知识，以及人类基因组研究的最新成果（包括规模测序的成果、BODY MAP 中的 cDNA 数据等）结合起来，对某个基因或 cDNA 的功能结构域、序列稳定性、表达的时空特异性，以及发育与遗传对表达的影响等因素进行分析，并将该基因所定位的染色体区域中所有遗传性状或疾病位点全部列出，对所有生化、遗传、病理等特征进行比较，以确定该基因的功能。齿状核、红核、苍白球、丘脑下部核萎缩（DRPLA）致病基因的确定是一个很好的例子。DRPLA 是一种常染色体显性遗传疾病，表现为神经退行性病变。它与同为神经系统疾病的 HD 病有许多相似之处，而 HD 致病基因已经过 6 个研究小组历时十年的艰苦工作，确定为 IT15，该基因内有一 CAG 三核苷酸重复序列，它在患者人群中的拷贝数明显高于正常人。日本学者参照 HD 病基因资料，从人脑 cDNA 文库中找到了含 DAG 三核苷酸重复序列的克隆，对 DRPLA 患者中相应的同源序列进行研究，发现其 CAG 重复序列的拷贝数为 49～75，而正常人仅为 7～25，且拷贝数越高，发病年龄越早，病情越严重，从而确定了 DRPLA 的致病基因。鉴于该重复序列的重要性，人们继续对人脑 cDNA 文库进行筛选，先后又确定了 Machado-Joseph 病、脊髓性肌萎缩、I 型脊髓小脑性共济失调的致病基因，并发现了四个新的含 CAG 重复序列的 ORF，与数据库比较无同源性。目前已确定的人类单基因性状或疾病不过六千多种，随着大量编码序列被识别，将会有越来越多的 ORF 找不到定位候选的对象而成为"孤儿"。要判断这些"孤儿"基因的功能，是摆在人们面前的又一课题。

我国人类基因组研究已跻身于国际人类基因组研究的大协作之中。1993 年下半年国家正式批准"中华民族基因组若干位点基因结构比较研究"的课题计划，研究内容主要包括 3 个方面：①建立和改进与人类基因组研究密切相关的新技术，包括 YAC 库在内的各种新型人基因库的引进和构造；基因定位技术、染色体显微切割技术的建立，各种新的基因标志的分离等，总之，要建立各种必要的材料和数据中心；②结合我国的特点与优势及原有基础，参照世界上的研究进展，选择若干与人类疾病相关的位点进行结构分析和功能研究；③以永生细胞株的形式保存我国各民族的基因组，建立中国人永生细胞株库，为开展人类基因组多样性研究提供资源；同时收集各民族遗传疾病家系的样品，为致病基因和相关基因的定位克隆和分离提供基础资源。经过一段时间的工作，科研人员在"中国不同民族基因组的保存"分课题的研究中，已累计建立了 12 个民族的 461 株永生细胞株，其转化成功率达到世界先进水平，研究工作已从基因组的保存提前进入了应用基因组扫描等先进技术进行若干位点的多样性分析。在"对中国人基因组若干位点致病基因或相关基因的研究"分课题中，科研人员的研究引起了国际人类基因组研究领域的关注，肝癌、食管癌相关基因的分离研究已取得一批候选片段。在"建立和改进人类基因组研究中的新技术"分课题中，研究人员已完成 YAC 文库的艰苦复制工作，成为世界上 5 个主要保存 YAC 资源库之一，而且已着手建立中国人 YAC 文库。尤其令人振奋的是，科研人员应用差别显示、消减杂交、外显子捕获、荧光素原位杂交等一系列分子生物学新技术，已经克隆到两个维 A 酸诱导的新基因（RIG-E，RIG-G）和两个与肝癌相关的新基因（N2A3B，HP8）。这 4 个新发现的基因连同新定位的 61 个特异性表达序列，均已被国际人类基因数据库接受。

二、cDNA 文库构建方法

自从 20 世纪 70 年代初首例 cDNA 克隆问世以来，人们已经用构建和筛选 cDNA 文库的方法克隆了许多基因。最初的 cDNA 克隆技术主要适用于获得高丰度 mRNA 的拷贝，即通过使用相应的核酸或抗体探针来筛选富含该 mRNA 组织 cDNA 文库的方法来克隆目的 cDNA。而对于那些低丰度 mRNA 拷贝，通常需要筛选文库的大量克隆，才有可能获得相应的 cDNA，有时即使筛选的克隆量很大也不能奏效。为了更有效地克隆到未知的低丰度 mRNA 的 cDNA，近年来已发展起来了一些 cDNA 文库构建的新方法和新技术。

（一）减数 cDNA 文库（substracted cDNA library）

减数文库常用于克隆两种组织或同一种组织在不同的病理或生理状况下表达有差异的基因。最初构建这类文库是通过羟基磷灰石柱层板或生物素－卵清蛋白体系去除两种组织或两种状况下共有的 mRNA，以此来富集表达有差异的 cDNA。这样常会碰到回收的 cDNA 量少，容易丢失一些 mRNA，以及 mRNA 降解而造成合成的 cDNA 过短等问题。为克服这些问题，人们作了一些改进。

1. 使用磁珠的减数技术（magnet assisted subtractive technique，MAST） 待去除的一种组织或状况下的 mRNA 称为"驱动 mRNA（driver mRNA）"，以此为模板，以 oligo（dT）$_{25}$ 流动磁珠为引物合成驱动 cDNA 单链；另一种组织或状况下所含有需要保留的 mRNA 称为"目的 mRNA（tester mRNA）"，以此为模板合成目的 cDNA 双链，并用填充法使其形成平头末端。将目的 cDNA 双链加到过量驱动 cDNA 单链－流动磁珠中进行分子杂交，能与驱动 cDNA 分子杂交的目的 cDNA 通过磁珠吸引去除，构成减数 cDNA 文库。

2. oligo（dT）$_{30}$ 乳胶和 PCR 结合的方法 以 A 组织 mRNA 为模板，以乳胶-oligo（dT）$_{30}$ 为引物合成 cDNA，直接用过量的 A 细胞 cDNA 与 B 细胞的 mRNA 分子杂交，沉淀乳胶去除可与 cDNA 结合的 mRNA，上清则为 B 细胞特异性 mRNA，以此为模板，用 RT-PCR 合成 B 细胞特异性 cDNA。但是由于操作过程中 mRNA 降解，使所得 cDNA 的长度通常小于 1kb。后来人们作了如下改进：

以 B 细胞 mRNA 为模板，以乳胶-oligo（dT）$_{30}$ 为引物合成 cDNA，用末端转移酶加上（dC）n 尾，通过 oligo（dG）n 引物作不对称 PCR 合成有意义 cDNA 链，以此代替上述 mRNA 进行减数杂交，这样可得到足以分析编码序列的 cDNA 长度。

3. 酶降解减数法（enzymatic degrading substraction，EDS） 分别以驱动 mRNA 和目的 mRNA 为模板合成 cDNA，将所合成的 cDNA 用一种限制性内切酶降解成小于 1kb 的片段，用末端转移酶加尾，PCR 扩增小片段，将目的 cDNA 片段的扩增产物用少量 klenow 酶部分降解，即利用其 3′-5′外切酶活性降解片段的 3′端，并利用其 5′-3′多聚酶活性在相应的位置上补上硫代核苷酸。将修饰过的目的 cDNA 片段与过量的未修饰驱动 cDNA 片段作减数杂交，杂交后先用核酸外切酶Ⅲ从 3′端降解驱动 cDNA，而目的 cDNA 因参有硫代核苷酸而被保护；再用外切酶Ⅶ降解单链核酸。未降解的双链目的 cDNA 再经 PCR 扩增，即得到富集的差示表达 cDNA。

（二）标准化 cDNA 文库（normalized cDNA library）

构建标准化 cDNA 文库即构建一个在某一特定组织或细胞中表达的各个基因均含有等量 cDNA 的文库，故又称为等量化 cDNA 文库（equalized cDNA library）。该文库主要有 3 个优点：

1. 增加克隆极低丰度 mRNA 的可能，尤其是那些经过减数杂交和选择杂交仍难以克隆的转录本。

2. 等量化的 cDNA 可作探针来发现基因组序列中的转录区，尤其是普通 cDNA 探针难以发现的稀有转录区。

3. 与原始丰度的 mRNA 拷贝数相对应的 cDNA 探针与标准化 cDNA 文库作杂交，可估计出大多数基因的表达水平及发现一些组织表达特异性基因。

标准化文库的构建方法通常是根据 cDNA 退火的二级动力学特征，即稀有拷贝的 cDNA 比丰富拷贝的 cDNA 复性或杂交更慢的特性建立起来的。目前已有多种方法，下面简单介绍 2 种方法。

（1）用短片段、双链 cDNA 复性的方法 带接头的 oligo（dT）n 为引物，mRNA 为模板合成 cDNA，cDNA 产物用超声剪切后分离 200～400bp 的片段，在片段的另一端加上引物，PCR 扩增出相应的小片段。将这些双链 cDNA 作短时间变性、复性，分离出未复性的单链片段，再用 PCR 扩增成双链片段。经过几轮上述等化循环，等化的双链产物用相应的接头克隆。由于 3′端非翻译区的特异性，这种主要包括 3′端短片段的 cDNA 等量化文库在估计基因的表达水平和发现组织特异性基因方面优于长片段的等化 cDNA 文库，同时避免了同源基因之间的减数杂交。

（2）用环状单链进行杂交的方法 先构建一个定向克隆于噬菌体的 cDNA 文库，用超感染法使之释放单链环状质粒，单链纯化后在过量 3′端引物和 ddNTP 作用下进行广泛且限制性的延伸，使之合成 200bp 左右的互补片段。分离这些片段，使之在较低 Cot 值下进行变性和复性。未复性的单链部分可直接转化细菌，使文库构建过程中省去了亚克隆的步骤，同时也保证了文库中 cDNA 的长度。

（杨天兵　金　奇）

参 考 文 献

1. 金冬雁，黎孟枫，译. 分子克隆实验指南. 2 版. 北京：科学出版社，1992
2. 卢圣栋. 现代分子生物学实验技术. 北京：高等教育出版社，1993
3. 林万明. PCR 技术操作和应用指南. 北京：人民军医出版社，1995
4. Soares MB, et al. Construction and characterization of a normalized cDNA library. Proc Natl Acad Sci USA, 1994, 91：9228 – 9232
5. Burke DT, Carlc GF, Olson MV. Cloning of large segments of exogenous DNA into yeast by means of artificial chromosome vectors. Science, 1987, 236：806 – 812
6. Collins F, GalasD. A new five-year plan for U S Human Genome Project. Science，1993，262：43 – 46
7. Hudson TJ, Stein LD, Gerety SS, et al. An STS-Based Map of the Human Genorne. Science, 1995, 270：1945 – 1954
8. Cai Li, Taylor JF, Wing RA, et al. Construction and characterization of a bovine bacterial artificial chromosome library. Genornics, 1995, 29：413 – 425
9. Marshall E. A strategy for sequencing the genome 5 years early. Science, 1995, 267：783
10. Luoh SW, Jegahan K, Lee A, et al. CpG islands to human ZFX and ZFY and mouse ZFX genes：sequence similarities and methylation difference. Genomics, 1995, 29：353 – 363
11. Chiang PW, Dzida G, Grumet J, et al. Expressed sequence Tags from the long arm of human chromosome 21. Genomics，1995，29：383 – 389
12. Mark D, Adams, Kelley JM, et al. Complementary DNA sequencing：Expressed sequence tags and human genome project. Science, 1991, 252：1651 – 1656
13. Jiang JX, Lekanne Deprez RH, Zwarthoff EC, et al. Characterization of four novel CAG repeat-containing cDNAs. Genomics. 1995. 30：91 – 93

第七章　随机分子库技术及其在药物筛选研究中的应用

第一节　概　　述

获得具有活性的生物分子是研究者们一直探索的重大研究内容。他们致力于这一艰苦探索的源泉主要来自于两个方面：一是自然界中存在着大量有生物活性的物质，这种源于自然的灵感自始至终是每一个探索者要涉足的，而从中获得成功的范例是举不胜举的；二是现代技术手段的强劲推动，又使人们在总结以往的研究结果的基础上，注目于应用新的技术方法替代传统的技术以及两者的结合去改造生物分子或创造新的生物分子，这其中蕴藏着极为巨大的应用开发潜力。近 10 年，这方面的研究成果无不有力地说明这一事实。随机分子库技术（random molecular library）的建立和发展则更集中地体现了后者在生物学科应用的前景。这一综合技术始于 20 世纪 90 年代初的新型药物合成与筛选方法，代表着对传统化学原理及分子生物学的重大突破，将会成为 21 世纪药物筛选研究中寻找先导药物的最有效的方法之一。例如，可以筛选那些具有高亲和性和特异性且能结合并抑制细胞黏附分子的多肽，筛选能够结合并抑制凝血酶的 DNA 分子以及筛选能够结合和抑制生长因子受体的 RNA 分子等。随机分子库技术以基因工程和化学合成为基础，这一综合技术的核心是在体外构建有几百万甚至几千万几万万个不同分子组成的混合群体，即采用不同的技术手段和在不同的分子水平有效地实现分子的多样性。其技术路线，一是利用化学合成的方法生成已知结构的化合物，所有化合物均是以某种特定的方式或一定规律组合在一起，一旦确定某一化合物具有活性，即可根据建库的组合方式确定其结构。围绕这一技术发展起来的随机分子库总称为化学合成库（synthetic chemical library）；二是利用基因工程的方法直接合成 DNA 或 RNA 的核酸库（nucleic acid library），由 DNA 随机编码表达的小分子和大分子的混合群体，而表达物的表面显露又提供了可从庞大、复杂的群体中快速筛选到目的物；这就是近几年发展起来的极富有应用潜力的核酸编码分子肽库（oligonucleotide-encoded peptide library）。这其中噬菌体显露分子库（phage display library）技术发展更快，涉及的应用研究领域也更为广泛。从这些分子库中获得目的物是整个研究的最终目的，富集筛选（enrichment and biopanning）方法简单而有效地解决了这一难题。组建这些随机分子库的一个基本出发点，就是充分利用已有的研究成果获得具有实际和理论价值的已知或未知分子，以及进一步揭示和阐明生物体内分子间的相互作用，这一技术的迅猛发展给生化药物的研究以巨大的冲击，它不但革新了生化药物的生产规模和生产方式，而且创造出许多新一代的生物药品，革新了生化药物的传统观念，为生化药物的发展带来了机遇和挑战。现代药物学研究已使人们认识到药物作用的部位主要有五种：酶系统、受体系统、输送系统、细胞复制和蛋白质合成、存储部位。由此认为，紧扣药物作用的这些环节进行筛选研究，无疑是发现新药的重要的和可靠的实验方法，同时也是现代药物筛选研究的一个重要途径，故而把随机分子库筛选技术引入药物筛选研究，其前景是极为广阔的。

第二节　随机分子库的构建

一、噬菌体随机分子文库（phage random libraries）

噬菌体随机分子文库技术是建立在噬菌体显露技术（phage display techniques，PDT）上，PDT 技术是由美国 Missouri 大学史密斯博士于 1985 年首先提出并建立和发展起来的，是一项利用丝状噬菌体在体外表达外源基因的新型技术。其技术要点是，以经改建的噬菌体为载体，把外源基因插入噬菌体外壳蛋白质基因 pⅢ 或 pⅧ 区，从而使表达的外源肽或蛋白质显露在噬菌体的表面，并使表达产物保持良好的空间构象，由此提供了可用亲和免疫纯化法筛选表达特异肽或蛋白质的噬菌体，通过测定插入噬菌体的 DNA 序列，就可明确所表达外源物质的氨基酸序列。这一技术上的重大突破为 phage display 技术的提出和建立又提供了技术上的保障，即在二者之间实现了基因型和表型的体外转换，架起了联结的桥梁，使得研究者完全可以在基因分子克隆的基础上，有效地实现了蛋白质构象的体外控制；从而可以在体外获得具有良好生物学活性的表达产物。当然，这其中更具优势的是，这一技术的出现一改已往技术的限制，使得研究者们可以从更简单、更有效的研究角度解决生命科学研究领域中的许多难题。Smith 和其他研究者于 1990 年先后用噬菌体表面表达载体，成功地构建了编码随机短肽的表位文库（epitope library），并用相应的联结物分子做亲和纯化，从表位文库筛选到了有高度亲和力的特异配体。这些研究设计的精辟之处在于他们实现了用噬菌体表面表达载体使表达产物由单一表达转入随机表达，其发展的核心是组建容量巨大而广谱的分子文库，即肽文库、抗体文库、蛋白质文库的构建与应用。前两种文库的构建和应用研究已有大量的文献报道，特别是在应用研究方面。同其他技术相比，这一技术已显示出其无可比拟的技术优势。

（一）肽文库（peptide library）

肽文库是由编码数亿种短肽的随机 DNA 序列组成的文库。在肽文库构建与应用研究方面，当属 Smith，Scott，Cwirla 及 Devlin 等所做的富有开创性的研究，目前以专利文献和公开发表文献报道的组建肽文库的技术路线各不相同，但其共同之处是，先在体外随机合成编码短肽的随机 DNA 片段，再经 PCR 扩增或"杂交"形成携带适当酶切位点的克隆片段，再经克隆引入噬菌体 pⅢ 基因下游区（图 1-7-1），以获得 6 肽文库为例，由于编码 6 肽 DNA 的随机性，即约 10^9（3^{26}）个不同的 DNA 序列密码约 0.64×10^8（20^6）种的氨基酸序列，故肽文库构建的成功与否，关键的因素取决于获得的噬菌体克隆的数目，按理论值计算至少要获得约 10 亿个左右的独立克隆，考虑到密码子的简并性以及转化效率等因素的影响，实际实验所获得的独立克隆一般为 $10^7 \sim 10^9$。目前除了已成功构建的 6 肽库外，有报道构建更大的肽文库（如 8 肽库、12 肽库、15 肽库和 18 肽库等），这样，可使各种可能类型的短肽所占的比例高于 6 肽文库，这其中主要考虑到有些活性分子相互作用时，除了需要核心序列以外，侧翼氨基酸残基对结合反应也有很大的影响，较长的可变区也能满足这方面的需要；此外，构建具有一定空间结构特征（如 α 螺旋、二硫键桥环等）的文库，将关键的氨基酸序列置于一定的二级空间结构中，达到模拟活性分子结构的目的。

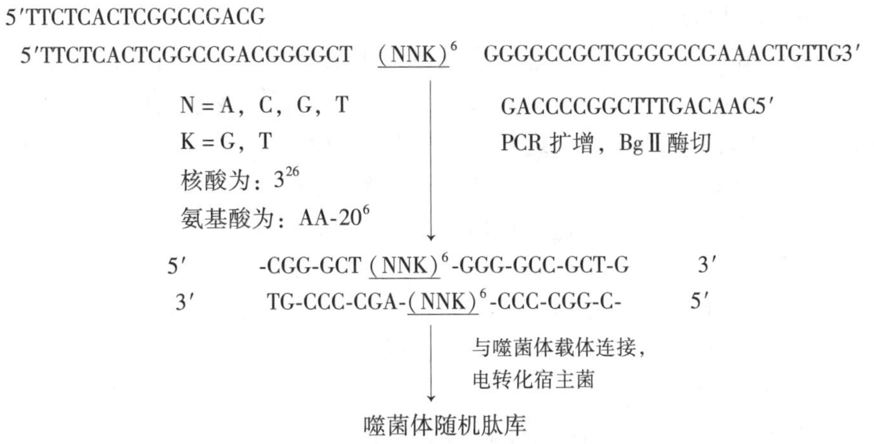

5′TTCTCACTCGGCCGACG
5′TTCTCACTCGGCCGACGGGGGCT (NNK)^6 GGGGCCGCTGGGGCCGAAACTGTTG3′

N = A，C，G，T　　　　　　　　GACCCCGGCTTTGACAAC5′
K = G，T　　　　　　　　　　　PCR 扩增，Bg II 酶切
核酸为：3^{26}
氨基酸为：AA-20^6

5′　　　　-CGG-GCT (NNK)^6-GGG-GCC-GCT-G　　　　3′
3′　　TG-CCC-CGA-(NNK)^6-CCC-CGG-C-　　　　　5′

与噬菌体载体连接，
电转化宿主菌

噬菌体随机肽库

图 1-7-1 噬菌体随机 6 肽库的构建示意图

　　如何从数亿个克隆中筛选到与靶分子特异结合的目的克隆，显然是肽文库筛选的关键环节。Parmley 和 Smith 等早先利用亲和免疫的方法有效地解决了肽文库的筛选难题。筛选过程是用亲和素包被支持介质（如磁珠、聚丙烯凝胶板等），再用已生物素化的筛选靶分子（如抗原和抗体等）和结合在支持物上的亲和素作用，再加噬菌体肽文库，通过筛选靶分子和文库中目的分子的特异匹配而发生充分有效地结合，洗脱结合物，把结合物再经扩增，再进入下一轮筛选，一般要经 3 轮筛选（图 1-7-2）。每一轮筛选的目的就是把文库中的目的分子逐步由劣势转为优势，这一筛选过程被形象的描述为对文库中目的分子的富集（biopanning），富集的效率可以转染单位加以判定；尽管如此，富集过程仍仅仅是对文库中目的结合物的一个粗筛，而建立在粗筛基础上的细筛，即特异性筛选才真正是捕获单一目的克隆的至关重要的一步；特异筛选比较有效而简便的方法是酶联免疫吸附实验（enzyme-linked immunosorbent assay，ELISA）和免疫斑点杂交（immunoblot）等，这些方法可根据筛选的目的加以变通。需特别强调指出的是，在富集的过程中，完全可以通过降低筛选靶分子的浓度以筛到与之特异结合并具高亲和力的目的分子，许多研究者已在这方面做了大量的工作，Cwirla 等用抗内啡肽单克隆抗体筛到的目的结合物与其结合的亲和常数（Kd）可达 0.35μmol，获得高亲和力的目的分子恰又是肽文库筛选的最终目的。目前已建立了几种方法，以从肽文库中筛选高亲和力的结合物，一是如 Barnet 等所报道的，就是在亲和素和生物素构成的筛选系统中，可在每一级水平通过改变其工作浓度，间接地调整筛选靶分子的浓度，在确保其他筛选条件一致的前提下，保证具高亲和力的目的分子与靶分子的结合，排除了低亲和力和中等亲和力的分子与靶分子的结合；二是 Garrard 等报道的方法，他们使目的分子以单价的形式表达，在筛选过程中，再辅以高浓度的竞争性结合物，这样由于低亲和力的表达物被竞争性结合物所结合而除去，自然这其中洗脱的条件如时间、温度、离子强度和 pH 等又显得特别重要，不过，这一方法仅适用

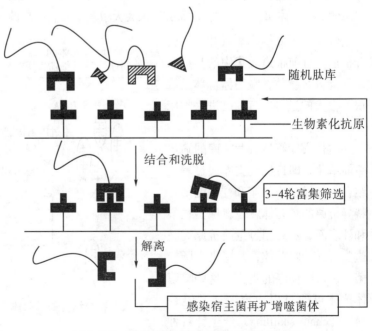

随机肽库

生物素化抗原

结合和洗脱

3-4轮富集筛选

解离

感染宿主菌再扩增噬菌体

图 1-7-2 噬菌体随机肽库的亲和筛选示意图

于对已知目的分子的筛选。肽文库的应用研究是最具潜力的，随着研究的深入，其引人注目的研究领域越来越大，下面将着重述及。

（二）抗体库（antibody libraries）

噬菌体抗体（phage antibody）的主要特点是它既可以识别相应抗原并与其相结合，又能够感染宿主菌进行扩增。将 B 细胞全套可变区基因（repertoire）克隆出来，组装成噬菌体抗体的群体，则成为噬菌体抗体库。由于噬菌体抗体具有识别抗原和进行扩增的双重功能，可用类似亲和层析柱的原理从噬菌体抗体库中筛选特异性抗体；用固相化的抗原对抗体进行吸附，洗去未结合的噬菌体抗体，将结合在抗原上的噬菌体抗体洗脱下来，再感染宿主菌进行扩增，得到次级库；此一过程可使特异性的噬菌体抗体得到 100～1000 倍左右的富集，重复这一"吸附－洗脱－扩增"过程可轻而易举地筛选容量为 10^8 以上的单一的噬菌体抗体。所以噬菌体抗体的出现使单抗的制备简单易行，稳定有效，解决了人体杂交瘤低效性的难题，使人单抗的制备有了突破；它还展示了不经免疫制备抗体的前景。

噬菌体抗体库技术的产生依赖三项实验技术的进展：一是 PCR 技术的发展，它使人们可以用一组引物克隆出全套免疫球蛋白可变区基因；二是从大肠杆菌分泌有结合功能的免疫球蛋白分子片段的成功；三是噬菌体表面表达技术的建立。用于抗体库构建的噬菌体载体采用较多的是 1991 年 Barbas 等组建的载体 pComb3，这一载体是在 pBluescript 载体的基础上改建的，其主要特征它同时含有 f1 噬菌体的复制位点，并具 Apr 抗性基因，引入两个 LacZ 启动子和 pelB 信号序列，载体提供了可同时插入重链和轻链可变区基因的克隆位点，在重链 3′端克隆位点后接有噬菌体 pⅢ羧基端的一半，此一半中含有 pⅢ 的穿膜部位，其作用是与重链形成融合蛋白，以使产生的 Fab 片段固定在噬菌体的外膜上，在 pⅢ3′端后面有一个 NheⅠ酶切位点，其作用是通过 SpeⅠ和 NheⅠ双酶切，可去除 pⅢ基因，将噬菌体抗体表达载体转化成可溶性 Fab 表达载体。抗体库的构建过程（图 1-7-3）是先从免疫或未免疫的机体获取免疫球蛋白可变区基因，即从机体如脾或外周淋巴细胞等中提取 mRNA，反转录成 cDNA，使用与抗体可变区基因两侧保守区互补的引物，通过 PCR 分别扩增抗体可变区的重链和轻链基因，并将这些基因分别克隆到噬菌体载体中并与噬菌体的 pⅢ融合，组成结合的噬菌体抗体文库，其中每个噬菌体颗粒在其表面表达一种能结合特异抗原的 Fab 片段；也有报道是分别把重链和轻链可变区基因克隆到不同的噬菌体载体中，组成两个文库，在两个文库的适当部位酶切后重新连接，通过两个文库的"杂交"形成一个噬菌体抗体文库，其中重链和轻链基因的结合过程是完全随机的；除此之外，Hoogenboom 等将抗体可变区的一种，如 VH 基因与噬菌体 pⅢ基因融合，在一种噬菌体表面表达 VH 片段，而将 VL 基因克隆到另一噬菌体中，在同一种大肠杆菌中表达产生一种可溶性的 VL 片段，在信号肽的引导下分泌到大肠杆菌的周质中，再与结合在噬菌体表面的 VH 片段折叠形成具有抗原结合能力的 Fab 片段。1991 年 Barbas 和 Clackson 首次成功地获得了人源和鼠源的 Fab 抗体库，他们取得的研究结果大大激发了人们在噬菌体抗体应用研究的投入和开发。许多具有实际

应用价值的研究结果显然并没有公开报道，目前报道较集中的是抗病毒和抗自身抗体，噬菌体抗体已取得了很大的进展，有的已进入临床试用阶段。

抗体文库筛选较肽文库的筛选更简单化，即将抗体文库通过表面结合有特异抗原的亲和柱，能结合特异抗原的噬菌体颗粒就保留在亲和柱表面，然后用过量的抗原洗脱这些特异的噬菌体，并感染大肠杆菌，以得到稳定的克隆，这些噬菌体抗体可通过引入突变或"链替换"（chain shuffling）产生针对种特异抗原的不同的噬菌体抗体的变

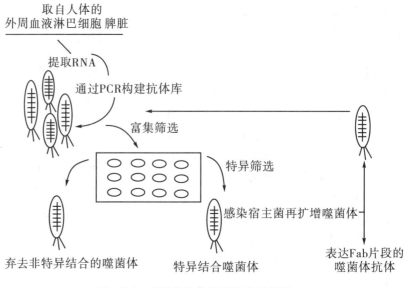

图 1-7-3　噬菌体抗体库的构建示意图

异株，再通过上述方法筛选出对某种抗原亲和力更高、特异性更强的噬菌体抗体。

（三）蛋白质文库（protein libraries）

随着噬菌体表面表达技术的出现和不断发展，使人们对大分子物质的研究，特别是对各种活性蛋白质（如酶）研究有了质的飞跃，即辅助以常规的分子设计和突变分析，使分子进化的定向化研究进入全新的领域。这方面的研究结果表明，许多蛋白质在噬菌体表面的表达仍保持其原有的生物活性，目前已成功表达的蛋白质有：人生长激素、牛胰蛋白酶抑制因子（BPTI）、碱性磷酸酶、活性纤维溶酶（plasminogen-activator inhibitor，PAI-1）。用生长激素受体分子筛选出的新的生长激素与受体的亲和性、特异性大大地提高，其亲和力已达到 pmol 水平；Roberts 等报道他们筛出的 BPTI 突变分子赋有新的特异性，这一新的突变分子与人嗜神经弹性蛋白酶（human neurophil elastase，HNE）的结合效率比原 BPTI 分子高十万倍；与此同时，其他研究人员又相继报道他们利用噬菌体表面表达载体成功地表达一些重要的活性蛋白质，1992 年 Swimmer 成功表达了蓖麻毒素蛋白，随后，于 1993 年 Corey 表达了胰蛋白酶，同年 Scarsclli 表达了 IgE Fc 受体的 α 亚单位，更重要的是 Rebar 于 1994 年在 Science 发表了表达锌指链蛋白的研究结果。他们所取得的这些研究结果无疑给蛋白质工程的研究开辟了一条新的途径，为人们今后利用蛋白质文库研究新一代的活性蛋白质打下一个良好的基础。在蛋白文库研究方面，最后还要特别提出的是，利用噬菌体表面表达技术的优势，来表达 cDNA 文库，这有两方面的优点，一是可直接从表达文库中迅速地富集到（即筛选）有特异结合活性的目的蛋白，从而大大地减少了 cDNA 文库的筛选工作，二是表达产物保持一定的空间构型，这自然有利于研究者对表达产物活性功能的评定。

二、合成肽组合库（synthtic peptide combinatorial library，SPCL）

肽化学的发展一直极大地推动着药物学研究，总而言之，就是人们发现了许多有生物活性的肽类激素，并且愈来愈认识到它们在机体的生理调节过程中所起的极为重要的作用，许多低分子量的具有生物活性的肽也日益成为医药业致力于研究和开发的焦点，以发展激素受体的拮抗物或类似物；此外，人们也在分子水平认识到许多肽能抑制参与催化蛋白水解、磷酸化作用以及翻译后蛋白质的修饰的各种酶的作用，而这些生化过程在许多疾病的致病中有重要的作用，故许多生物活性多肽具有很高的临床应用价值。从技术手段的发展而论，多肽合成技术的日趋完善，又为合成肽组合库的建立提供技术保障，1993 年 Houghten 等建立了组合肽库的合成与筛选方法，称之为合成肽组合库法（SPCL 法），其构库的基本策略是，把不同的氨基酸按其序列的排布规律构建成每一种可能的结合，由此生成几百万甚至更多已知结构的化合物，并对它们进行生物活性筛选；建库的要点是以固相肽合成技术为基础的，即肽的合成是在聚苯乙烯二乙烯基苯（PS-DVB）上进行，用 Fmoc 或 Boc 保护，经活化，偶联在特定位置上，分别得到不同的肽库，每一肽库均由许多游离肽组成。特别有意义的是，这一方法产生的游离肽的数量可满足已有的生物筛选系统，Houghten 用此法合成了一个六肽库，该库由 18 个分库组成，每一分库又由 18 组混合肽组成，而各组的前两个氨基酸是确定的，即分别为 18 个 L-氨基酸中的一个，可表示为 Ac-0102XXXX-NH2，每组共含有 20^4 个肽的混合物，通过酶联免疫吸附测定法筛到活性最高的一组肽，然后即可建立 Ac-010203XXX-NH2 的肽库，找出活性高于平均值的一组，以确定第三个氨基酸 03，并以此作为下一轮合成与筛选的目标，如此进行四次逐代筛选，即可确定活性最高的六肽的氨基酸的组成。由 Houghten 创建的组合肽库法其另一方面的优势是可以把 D-氨基酸也组合进肽库中，并可提供足够量的供药理筛选的自由肽。除 Houghten 建立的这一具有代表意义的方法外，需特别提到的是 Needles，Lerner 和 Brenner 三人，他们各自独立地提出了把肽的合成和编码组合肽的单股寡核苷酸的合成融合在一起，建立了寡核苷酸编码合成肽组合库（oligonucleotide encoded synthetic library），即把合成的肽和编码其相应的寡核苷酸平行地组装在直径 50~80μm 的反应珠上，且这种寡核苷酸的两端携带有共同的 3′ 端和 5′ 端引物，这样一经筛选到活性肽即可用 PCR 扩增其相应的编码链，通过测定 DNA 的序列来推导活性肽的氨基酸序列，这种方法有效地避免了用 Edman 方法来测定短肽序列的不足。另外还有 Furka 和 Lam 等人建立的反应珠法以及 Fodor 等构建的光控合成法等，仅列出有关文献，供感兴趣的读者进一步阅读，这里不再述。总之，这些方法其共同之处是为快速、大量合成生物活性分子，为肽类化合物的合成提供了全新的思路和切实可行的方法。在未来十年中，随着合理药物设计的展开，这一方法将成为药物筛选研究领域中的热点。目前，为合成肽组合库法而提供的合成仪和试剂已经商品化，使利用这一方法进行药物筛选研究成为可能。

三、核酸分子库（nucleic acid library）

病毒基因组特定的 RNA 或 DNA 序列与疾病的发生和发展有密切的关系，这些 RNA 和 DNA 就应当是药物作用的最佳靶，这一基本的认识已成为核酸分子库构建的推动力。早在 1989 年，Dube 等就提出了从组建随机核酸序列库的角度来研究核酸和蛋白质间的相互作用，他们具体设计的基本思想是在体外随机合成一定数目的核苷酸序列，并借助 PCR 方法扩增出各种可能排列的核酸序列来，再克隆到能稳定增殖的载体系统中，由此构成了由给定数目内的核苷酸组成的核酸分子库。这种分子库的多样性体现在序列和组成该库的核苷酸数目两方面，显而易见，核酸分子库容量的大小取决于随机序列区段的长度以及核苷酸的可变位置。目前成功构建的核酸分子库大小在 $10^{13} \sim 10^{15}$。

业已证明，从复杂序列混合物中，体外筛选活性生物分子是一种发现新药物先导化合物的有效方法。虽然大分子量的药物先导化合物体外核酸分子库筛选技术仍处于初级阶段，但由于此技术能够立刻给出大量的关于药物先导化合物及与其相互作用的靶分子的生物化学信息，此技术仍有极大的应用潜力。1993 年 Griffin 利用体外 DNA 分子库筛选技术成功筛选了凝血酶抑制物。其研究的方法如示意图 1-7-4 所示，先合成 96 个碱基的 DNA，其中 5′ 端和 3′ 端 18 个碱基为 PCR 引物，中间 60 个核苷酸是随机合成的，PCR 扩增产物克隆到 pGEM 载体，扩增片段经生物素化，把这种扩增的随机 DNA 再经

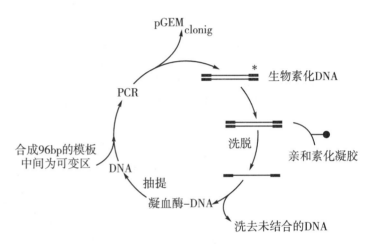

图 1-7-4 噬核酸随机分子库构建与筛选示意图

亲和素琼脂糖胶纯化，再经碱变性处理获得生物素化的 ssDNA，以此与偶联 ConA 的凝血酶作用，再经洗脱获得与凝血酶结合的 ssDNA，再经酚抽提和 PCR 扩增获得特异结合凝血酶的特定序列的 DNA 分子，即 GGTTGGTGTGGTTGG，这段特定序列经实验研究证明，在体内外均有抑制凝血酶的生物学活性。毫无疑问，其研究的着眼点是富有创新意识的。与其平行发展并具有同等重要性的是 RNA 分子库，在筛选与 RNA 结合的靶分子研究方面更富有特殊的潜力。1992 年 Tuerk 和 Gold 系统的研究与 T4 DNA 聚合酶亲和力结合的 RNA 序列，他们建立了在体外快速、准确地筛选能特异结合活性蛋白分子的高亲和力的 RNA 序列，即 RNA 分子库的筛选技术。这一技术的基本思路是，利用 T7 启动子转录系统，在其下游设定 5′ 端和 3′ 端固定序列区，中间为可变序列区，经转录先获得一由随机 RNA 序列构成的 RNA 分子库，再经柱层析分离和纯化技术，获得与特定 RNA 认读序列高亲和结合的靶分子，随之用 3′ 端引物经反转录得到 cDNA，再用 5′ 端引物做 PCR 扩增获得 dsDNA，由此再进入体外转录—筛选—反转录—PCR 扩增这样一个反复富集筛选的过程，最后，经克隆和测序明确与靶分子高亲和性特异结合的 RNA 序列。其研究的意义不仅在于了解 RNA 分子的结构信息对于阐明机体内各种生物化学过程是至关重要的，而且，由于病毒基因组 RNA 中存在有各种调节蛋白和催化蛋白的识别和结合位点，故而捕获到可以抑制和影响功能性靶分子的 RNA 结合物，在病毒性疾病的药物筛选研究中无疑具有特殊的重要意义。不难看出，体外核酸分子库筛选技术在准确识别核酸靶序列，确认核酸靶结构以及确定识别高特异的结合于核酸药物的先导化合物和反相药物研究等方面具有独特的优势，有关其应用研究的事例下面将另行述及。

第三节 随机分子库筛选技术的特点与技术流程

一、技术特点

归纳起来，这一综合性技术的特点和优势主要体现在以下方面：

1. 随机分子文库容量巨大、广谱，有效地实现了在体外获得庞大分子群体，而提供了从文库中筛选已知和未知活性物质的可行性。技术本身有极其广泛的应用前景，从某种意义上讲，极大地拓宽了生命科学研究的领域。

2. 随机分子库筛选技术和免疫学技术等的完美结合，有效地实现了从亿万个混合的分子群体中快速、准确地获得与靶分子结合的目的分子。

3. 结合序列测定技术，可很快从分子水平筛选到生物活性物的结构功能区，从而获得大量极有价值的分子数据库。

4. 随机分子库技术与噬菌体显露技术的有效结合，使表达产物充分地显露在噬菌体表面，并保持其良好的生物学活性，故随机表达产物易于在体外被纯化。

5. 化学合成分子库突破了仅由生物遗传信息编码来构建随机分子库的限制，完全可以引入 D 型氨基酸以及非自然的分子来组建人工分子库，便于获得新的活性物质。

二、技术流程

随机分子库筛选技术的核心就是在体外实现分子的多样性，获得这种多样性的手段一是化学方法，二是生物学方法（见图 1-7-5 为技术流程）；其多样性包括分子的数量和构型两方面。目的分子的筛选是随机分子库筛选技术的重要环节，其筛选方法依目的分子和靶分子间的相互关系以及它们的生物学特性而定，要求方法敏感性好，特异性高，能获得具有生物学活性的目的分子。据此筛选方法主要分为两大类：一类是固定靶分子或目的分子的亲和纯化法，这一类筛选方法可用于各种随机分子库的筛选，其主要过程是先把靶分子或目的分子固定在一支持介质上，随后可采用的方法之一，是使目的分子和靶分子在液相状态下充分作用，再结合亲和素—生物素化系统或直接用抗目的分子的抗体系统来建立相应的筛选方法；方法之二，是预先把目的分子固定在如微磁珠或玻璃珠、微测定孔或层析柱等固相支持介质上，随之与靶分子相互作用，再洗脱分离结合目的分子的混合物，这一方法特别适用于合成随机分子库的筛选。另一类是直接测定目的分子生物活性的筛选法，即主要通过竞争结合实验、酶活性抑制实验和测定生物活性的细胞学方法来筛选获得目的分子。总而言之，以上所述这些筛选方法可根据研究者要获得的目的分子的性质来选定。

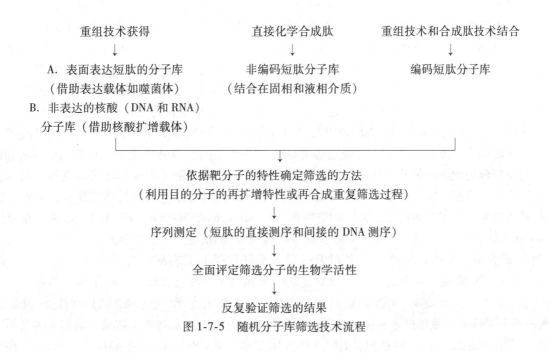

图 1-7-5 随机分子库筛选技术流程

传统的药物开发方法是通过对大量的生物活性分子进行筛选，从而得到比较好的先导化合物，再对先导化合物进行优化，最终就可以得到新的药物。利用传统方法开发新药，需要对大量的化合物进行筛选实验，周期长，花费大。研究者们在对生物活性物质（如酶、抗原和抗体等）数十年的探索性研究中，所遇到的最大障碍就是，由于研究技术手段的限制，缺乏对这些物质，即靶分子分子结构的更为详尽的认识，这无疑大大阻抑了研究者们在其研究领域准确、快速地揭示小分子生物活性物质功能活性中心分子结构域，基于随机分子库筛选技术，充分把药物筛选研究建立在与疾病有关的蛋白质、核酸、肽类等分子的结构和功能的基础上，使筛选研究处于一个主动而非盲目的实验筛选前提下；例如，基于受体的药物筛选，由于其目标明确，可以很快从随机分子库中筛选到目的分子，从而加快药物研究的步伐。下面结合事例阐述这一新型综合技术在药物筛选研究和开发中的应用。

（一）抗病毒药物的筛选

抗病毒药物的筛选研究主要从阻断病毒与结合细胞受体、抑制病毒复制和繁殖等环节展开，现已取得了令人瞩目的研究结果。

抗病毒抗体在预防和治疗病毒性传染病中发挥着重要的作用，多少年来，这一直是人们研究的重点领域。噬菌体抗体库应用于抗病毒抗体的研究又使抗病毒抗体的研究进入更新更高的范畴，使人们以往遇到的种种难题得以顺利地解决，而且展示出极为诱人的前景。利用抗体库技术直接从文库中获取有抗病毒活性的噬菌体抗体的研究最为活跃，而且仍保持着强劲的势头；并且已获得了一些具有实际应用价值的研究成果。

人源单克隆抗体是抗体研究的一个焦点，这主要是因其具有重要的临床治疗价值。如上所述，通过其他方法是很难获得人源化单克隆抗体的，噬菌体抗体文库技术的出现使这一难题迎刃而解。1991 年 Burton 从无艾滋病任何临床症状而有 HIV 抗体的人体骨髓内提取 RNA，构建了第一个 HIV 噬菌体抗体文库，然后，他们用重组表达的 gp120 作为筛选靶分子，结果从文库中筛到一组人源噬菌体 Fab 单克隆抗体。这些抗体与所分离到的 HIV 毒株均有交叉性反应，与 HIV 抗原有很高的亲和反应能力（亲和常数大于 10^{-8}mol/L），并有阻断 gp120 分子与 CD4 结合的作用；纯化的 Fab 具有抑制 HIV 分离毒株 MN 和 LAI 的感染作用。Barbas Ⅲ 的实验研究结果又进一步表明，在所获得的 HIV 噬菌体抗体中，当属 Fab b12 噬菌体抗体表现出最高的中和活性，甚至其中和活性比抗 CD4 的完整抗体还要高；在此研究基础上，研究者又把 Fab b12 经过改造，获得具有 Fc 部位的完整抗体-b12，b12 抗体能中目前分离到的多数 HIV 毒株。由此提供了可通过被动免疫的途径，减少由于 HIV 垂直传染引起的胎儿和婴儿的感染，同时，也可用于治疗经血源感染而发病的患者，故这将是第一个投入临床使用的噬菌体抗体。几乎与此同时，Barbas Ⅲ 用重组杆状病毒表达的呼吸道合胞病毒（RSV）F 糖蛋白为探针，又从以上构建的噬菌体抗体文库中，获得了对 RSV 具有明显中和作用的噬菌体抗体，其中两株 Fab 噬菌体抗体 Fab13 和 Fab19，对 31 年来不同地域分离的 A 亚型和 B 亚型 RSV 均有中和活性，0.1 ~ 1.0μg/ml 就有明显地抑制 RSV 增殖的作用，更令人惊奇的是，在以细胞培养和小鼠体内评定获得的抗 RSV 的 pAbs 中和能力的实验研究中，Fab19 的中和能力与已报道的人源化鼠单克隆抗体的中和能力相当。进一步用小鼠作为实验治疗模型，每日投服一次 Fab19，连续 3 日，即可完全中和病毒增殖以及预防再感染。这种利用 Fab19 小分子的渗透性经呼吸道吸入服用，对预防和治疗由 RSV 引起的呼吸道感染是极为理想的途径。Fab19 是目前已获得的预防和治疗由 RSV 引起的下呼吸道感染的最好抗体。专家预测它将是第二个可被用于临床的噬菌体抗体产品。这两项噬菌体抗体的成功研制，大大激发了进行其他一些重要病毒抗病毒的噬菌体抗体的研究。目前，已有文献报道在单纯疱疹 1 型和 2 型病毒、人巨细胞病毒（human cytomegalovirus，HCMV）、水痘-带状疱疹病毒（varicella-zoster virus，VZV）、风疹病毒和麻疹病毒所做的研究已取得了令人可喜的结果。获得的抗 HSV-2 型的 pAb，0.5μg/ml 就可完全中和 HSV-2，且与 HSV-1 型病毒有交叉反应；5μg/ml 即可中和 HSV-1 型病毒；实验证明，这种抗 HSV 的 pAb，其中和能力比目前已获得的其他鼠源完整单抗高 10 倍。实验的结果还表明，抗 HCMV、VZV 的噬菌体抗体有望用于临床治疗。这里要特别强调指出的是，Zebedee 等对乙型肝炎病毒噬菌体抗体所做的研究，也取得了极为重要的实验研究结果。他们从接受不同免疫方案的志愿者体内获取 RNA，构建相应的噬菌体抗体文库，用 HBsAg 筛出的 pAbs 对 HBsAg 有很高的亲和结合能力，分析获得的 pAbs 序列，发现 pAbs 结合区有序列特异性和多样性，更重要的是其互补决定簇区序列（CDR）也表现出多样化。这些研究结果的获得促使研究者继续其研究，这对于获得具有预防和治疗乙型肝炎的被动免疫制剂是一极大的推动。

　　阻断病毒的复制和繁殖过程更是抗病毒药物研究非常重要的环节，引入随机分子库筛选技术，又使业已展开的探索性研究具有新的活力和生机。早在 1988 年 Baltimore 提出结合病毒的外源 RNA 有抑制病毒感染的作用；1990 年 Elington，Tuerk 等利用 RNA 分子库筛选技术对 HIV 调控蛋白的研究工作又取得了大的突破，至 1991 年 Riordan 和 Martin 的实验工作更直接表明对 Rev 结合元件的研究有可能在今后发展为一类新的核酸药物；1993 年 Ecker 等用自建立的寡核苷酸随机分子库，筛选 HIV 介导的细胞融合的抑制剂。如上所述，他们巧妙地采用迭代筛选法从含有 65536 种八聚核苷酸库中确定了具有 XXG4XX 样结构的抑制物，实验研究表明，这种筛选物对 HIV 感染细胞有明显的阻断作用，这种制剂现已进入临床试用阶段。几乎与此同时，Bartel 和 Giver 等用核酸分子库筛选方法，精确地确定了 HIV-1 mRNA 的调控蛋白 Rev 结合元件中哪几个碱基与病毒调控蛋白 Rev 相互作用是重要的，并发现这种对 HIV-1 的 Rev 具有高亲和力的 RNA 结合物含有新的特征序列和结构域。1995 年 Jensen 等也筛选到了高亲和力结合 HIV Rev 的 RNA 结合物，这些成功的尝试无疑给抗病毒的核酸药物的筛选研究开辟了新的领域。需特别提出的是，近几年，结合肽库筛选技术开展抗病毒肽药物的筛选研究也已转入全新的实验研究阶段，筛选研究的侧重点是从阻断病毒结合细胞受体，抑制病毒酶活性，阻抑病毒调控蛋白作用以及抑制病毒增殖的生物活性因子的改造等环节入手，预计这方面的研究将在今后数年内取得有应用前景的肽药物。笔者认为涉及许多有商业价值的应用开发，研究内容并未见著于公开报道。这里举出几项研究内容供感兴趣的读者参阅。

　　对 HIV 的深入研究已经明确，HIV 感染人体后，主要侵犯 CD4$^+$ 的 T 淋巴细胞及巨噬细胞，并由它的毒粒膜蛋白 gp120 与细胞表面的 CD4 受体蛋白结合，这种分子结合的特异性很高，亲和力也很强，CD4 分子含有两个免疫球蛋白样的结构域，它在人体内所结合的正常配体是 MHC Ⅱ类抗原，CD4 是第一个得到阐明的人类病毒受体。Abrol 等在这些研究结果的基础上，用自改建的 M13 表面表达载体，把编码 V1 和 V2 区基因与噬菌体 pⅢ基因融合，以期获得与 gp120 结合的高亲和力的 CD4 突变体。他们构建了两种噬菌体表达载体，一种是单价表达载体，另一种是多价表达载体，以生物素化的 gp120 筛选定向表达载体库，结果均筛到能与 gp120 特异性结合的噬菌体表达产物。这一研究是首次利用随机分子库技术研究病毒受体的尝试。Lutzke 等在研究 HIV 抑制物时，选定从寻找病毒整合酶蛋白的肽类抑制剂入手，对 HIV 的研究已认识到整合酶蛋白是病毒整合过程中必需的一种蛋白，以这种酶作为筛选靶分子，采用 SPCL 法筛到了一六肽 HCKFWW，这种肽不仅有抑制 HIV-1 型病毒整合酶的整合作用，而且有抑制其他相关病毒如 HIV-2 型病毒、猫免疫缺陷型病毒（FIV）整合酶的整合活性。体外活性评定结果表明，使用 $2\mu mol/L$（IC$_{50}$值）剂量就能完全地抑制整合酶的整合作用，研究者充满信心地认为，此肽再经修饰可有效地克服其在体内被蛋白酶降解，很可能发展为一种药物先导性化合物。显然，在这些环节进行抗病毒药物的筛选研究对高突变的 HIV 有特殊的意义。

　　（二）心血管疾病药物的筛选

　　鉴于心血管疾病治疗所面临的挑战，小分子多肽及其类似物作为潜在的治疗心血管病药物的筛选目标引起了许多研究人员的重视。结合随机分子库筛选技术开展心血管疾病药物筛选研究尽管仍处于起步阶段，但其展示出的远期应用前景是令人关注的。1992 年 Chiswell 首先利用此技术研究血小板衍生生长因子（platelet-derived growth factor，PDGF）受体结构功能区域，PDGF 主要作用于结缔组织细胞如皮肤成纤维细胞、胶质细胞和血管平滑肌细胞。作为结缔组织的促分裂剂，PDGF 既有许多的有益生物学作用，又与多种疾病发生有关。有实验表明，血管内皮损伤会导致 PDGF 及其他生长因子的表达和分泌，动脉硬化的发生、发展也与 PDGF 有直接的关系。Chiswell 以纯化的 PDGF 作为靶分子从噬菌体随机肽库中筛选到能与 PDGF 结合的短肽，体外阻断和生物活性评定实验证明，所筛选肽是构成 PDGF 受体的活性功能区域的肽。血纤蛋白溶酶原激酶（plasminogen-activator inhibitor，PAI）抑制剂作为血纤蛋白溶解系统中一种重要的调节蛋白，起到抑制组织型纤溶酶原激活剂（tissue type plasminogen activator，t-PA）和尿激酶型纤溶酶原激活剂（urokinase type plasminogen activator，u-PA）的生理作用，故亦成为溶血栓药物研究的热点。1993 年 Pannekoek 等用噬菌体载体 pCOMb3 并结合错配 PCR 法成功地组建了表达 PAI-1 的蛋白分子突变库，表达的突变分子特异结合抗 PAI-1 单抗和多抗，并表现出抑制 t-PA 的活性作用。另外，血纤维蛋白原与膜受体 GPⅡb/Ⅲa 的结合是血小板凝集的关键步骤；因此，小分子的血纤蛋白原受体阻断剂类筛选研究也是很有希望的血栓性疾病的治疗药物。Hoss 从此环节入手，从构建的构型肽库中筛选出这一受体的拮抗剂；新近 Doyle 直接用全细胞血小板从噬菌体随机肽库中筛选得到 17 种不同的短肽，其中多数表现出有抑制血小板凝聚的活性作用。这些项目的研究为筛选新的肽类抗血栓药物开辟了新的方向。1995年 Bastos 选定人体内新近发现的凝乳酶（chyase）作为靶分子，这种酶起到转化血管紧张肽Ⅰ型到Ⅱ型的作用，从而调节人体血压。人体血压的增高往往与体内这种酶活性过高有关。研究选用聚乙烯特制成的针式支持介质，在其上合成随机 6 肽库。实验成功地从固相合成的肽库中筛选获得能抑制凝乳酶活性作用的短肽。经比较实验证明，他们所筛出的肽（Z-Ile-Glu-Pro-Phe-Co2-Me）是活性最好的肽类抑制剂。上述这些研究潜在的药物开发价值是显而易见的。

（三）抗肿瘤药物的筛选

引入随机分子库技术进行肿瘤药物的研究尽管仍局限在很小的范围内，但这些研究者们在此基础上所做的一些探索性工作为抗肿瘤药物的筛选增添了新的内容。p53 肿瘤抑制基因起着防止肿瘤发生的作用。在某些情况下，通过启动细胞的程序性死亡以达到所谓"基因库卫士"的目的。p53 的这种功能受一些因素的调节。因此，p53 的失活是肿瘤发生过程中最常见的分子步骤。英国学者 Daniels 利用噬菌体肽库技术进行了 p53 蛋白结合肽的开创性研究工作。他分别从 6 肽库、12 肽库和 20 肽库筛选获得了相应的特异结合 p53 蛋白的短肽，再结合抗 p53 蛋白的一组单抗，详尽地研究了所获得的短肽与 p53 蛋白相互作用的分子结构功能区域，结果表明，短肽具有定向和特异结合 p53 蛋白的不同亚群的特性，这无疑是迈开了基于 p53 蛋白治疗人类肿瘤的重要一步。

1994 年 Renschler 在筛选抑制 B 细胞淋巴瘤肽类化合物的研究工作中也取得了成功。研究者选定 B 细胞淋巴瘤表面免疫球蛋白受体的抗原结合部位作为筛选肽类结合物的靶分子，其目的是希望用筛选肽来阻断瘤分化细胞间的信号传导，或以此结合物作为中介体传送效应药物分子（如毒素或细胞因子等）来杀伤瘤细胞；另一方面，研究者也已认识到短肽类分子小，免疫原性差，且有很强的组织穿透性；而且对肽分子的修饰技术已日趋完善。肽类分子的这些特点大大促进了抗肿瘤药物的筛选研究。Renschler 选定用人淋巴瘤细胞株（SupB8）IgM 受体作为靶分子，从噬菌体 8 肽和 12 肽库中获得能特异结合靶分子的短肽，体外合成肽也具此结合活性，并能阻断抗独特性抗体的结合，结合物形成的二聚体或四聚体，在使用 IC_{50} 为 40～200nmol/L 就能导致瘤细胞的死亡；且这种特异的细胞毒性作用并不依赖效应细胞或补体的参与。这使研究者确信这类肽分子将会成为治疗淋巴细胞瘤的一种有效药物。当然，用于人体时所涉及的问题有待解决，如短肽在体内的稳定性，这可通过参入 D 型氨基酸或对肽作结构修饰来防止体内酶的降解。这种先导性药物及其衍生物是否会发展为抗肿瘤的新型肽类药物，人们正拭目以待。

应用随机分子库技术进行肿瘤药物筛选研究的另一个重要方面就是对现已发现并具抗肿瘤活性的多肽生长因子（如肿瘤坏死因子，TNF）结构加以改造，目的是为了提高其功能活性，而降低其毒性作用，目前在 IL-3、IL-6 和 TNF 等生长因子已有文献记录和报道，尽管这些研究的侧重点还没有从所述方面展开，相信此方面的研究会相继展开。

最近，CAI 用噬菌体抗体库技术制备抗黑色素瘤的抗体取得了成功，其研究是选用黑色素瘤病人的外周淋巴细胞，抽提 mRNA，经体外转录获得 cDNA，再用 PCR 扩增出 VH 和 V 可变区基因，以构建噬菌体抗体库，最后用黑色素瘤细胞的匀浆纯化物对构建库进行亲和筛选；当然，这一技术可扩展到肾癌、结肠癌、成神经细胞瘤和乳腺癌的特异性噬菌体抗体的研制。

（四）抗自身免疫疾病药物的筛选

目前已知的自身免疫疾病多达十几种，其发病过程往往是由于机体产生针对自身抗原（如细胞表面受体）的抗体而引发机体组织细胞的损伤；另一方面，由于机体免疫耐受机制的作用，其所产生的自身抗体亲和力低，特异性差并存在交叉反应，故很难用于临床治疗。如何在体外获得高亲和性、特异性强的抗自身抗原的抗体，是解决自身免疫疾病治疗的重要途径。1993 年 Portolan 等首次成功地把噬菌体抗体库技术引入到研究自身免疫疾病抗体工作中。他们研究的出发点是为了获得高亲和性、特异性强的抗甲状腺过氧化物酶（thyriod peroxidase，TPO）抗体。TPO 是由甲状腺细胞产生的一种糖蛋白，它由 933 个氨基酸组成，甲状腺激素的合成有此酶的参与。临床观察研究表明，几乎所有的自身免疫性甲状腺疾病患者体内都存在抗 TPO 抗体，从而导致甲状腺细胞的损伤，由此引发多种病理过程，这主要是因为：①TPO 抗体激活补体系统的损伤反应；②由杀伤性细胞介导的对甲状腺的细胞毒性作用也与 TPO 抗体有关；③TPO 抗体与慢性甲状腺炎有密切的关系。研究者取患自身免疫甲状腺病病人甲状腺中 B 细胞，提取 mRNA，由此构建能表达 TPO 抗体的噬菌体抗体库，筛选从组织纯化的以及 CHO 细胞表达的 TPO 作为靶分子，结果从构建库中获得了特异结合 TPO 的噬菌体抗体。实验结果也证实，直接用非纯化的 TPO 抗原也可以筛到高亲和力的 TPO 抗体。这一实验方法的建立为今后开展自身抗体的研究开辟了新的路线。此外，获得抗癌胚抗原的抗体和抗类风湿性因子抗体等自身抗体都有实际的治疗应用价值。1993 年 Dybwad 直接用患类风湿性关节炎（rheumatoid arthritis，RA）病人的血清，从自建立的噬菌体随机肽库中筛选和鉴定出能与 RA 结合的五种肽；1995 年 Barbas 建立了源自系统性红斑狼疮病人的 Fab 噬菌体抗体库，经亲和筛选获得了抗胎盘 DNA 的抗体。Ballass 利用随机分子库技术研究了模拟乙酰胆碱受体的肽类结合物。重症肌无力病人往往是由于其体内存在的一些活性因子激活乙酰胆碱受体所致。

Ballass 用抗乙酰胆碱受体的单抗 mcAb5.5，从随机 6 肽库中筛选出能模拟受体活性结合部位的 6 肽（DLVWLL），mcAb5.5 抗体诱发鸡产生的重症肌无力病症可为这种肽阻断，基于这种肽结合物再通过适当的分子基团的修饰和依据肽表达制备的衍生物来发展有治疗意义的药物制剂，特别是对有生物活性的药物研究有指导作用。

第四节　应用展望及存在的问题

随机分子库技术仅经历了短短几年的发展和完善，该综合技术已在生物学科的各个研究领域产生了极其深远的影响；特别是在新型药物的筛选和促进发现新的先导性药物研究以及在短期内获得有临床治疗作用的小分子生物药物研制等方面展示了令人振奋的发展势头。该技术使发现新的先导系性药物的时间大大缩短，其推动力不仅波及以上述及的应用研究领域，而且在抗生素药物、神经肽类药物和以肽类模拟难以合成的多糖药物的筛选研究方面也富有极大的生命力；同时，更为重要的应用研究领域是利用此技术的独特优势，广泛寻找和鉴定结合受体和酶促底物的类似物或拮抗物以及建立在蛋白质和核酸等分子间的相互作用研究基础上来捕获新的活性分子，为药物的合理设计提供更多的结构与功能信息。不仅如此，应用这一技术大大促进了对已有生物活性物质结构和功能的改造，从而获得比现有活性物质功能更好的新型分子。有鉴于此，这一技术现已拓展到许多重要学科的研究，如诊断医学、农业化学、食品化学、免疫学和分子生物学等。无疑其应用研究领域的不断深入又将推动这一新型技术的全面发展。

（张　英）

参 考 文 献

1. Smith GP. Frlamentous fusron phage：Novel expression vector that display cloned antigen on the virion surface Science, 1985, 228：1315 – 1317

2. Cwtrla SE, Peters EA, Barrett RW, et al. Peptide on phage：A vast library of peptide for identifying ligands. Proc Nat Acad Sci USA, 1990, 87：6378 – 6382

3. Devlin JJ, Panganiban LG, Devlin PE. Random peptide libraries：A source of specific protein binding molecules. Science, 1990, 249：404 – 406

4. Scott JK, Smith GP. Searching for peptide ligands with an epitope library. Science, 1990, 249：386 – 390

5. Cetus Coproation Compositions and methods for identifying biologically active rnolecules. 01/06/90/WO Patent No 91/18980

6. Schatz PJ, Stemmer WPC. Peptide library and screening method. 16/08/94/US Patent No 5338665

7. Affymax Technologies：Random Peptide library and screening method. 01/06/91/WO Patent No. 9308278

8. Smith GP. Filamentous phage as cloning vector. In：Vector：A Survey of Molecular Cloning Vectors & Their Uses. RL Rodriques andD Danhardt, eds Butterworth Publishers, Stoneham, MA, 1987, 61 – 85

9. Zacher AN, Stock CA and, et al. A new filamentous phage cloning vector；fd-tet. Gene, 1980, 9：127 – 140

10. Garrard LJ, Yang M, et al. Fab assembly and enrichment in a monovalent phage display system. Bio technology, 1991, 9：1373 - 1377

11. Luzzago A, Felici F, et al. Mimicking of discontinous epitopes by phage displayed peptides：epitope mapping of human H ferritin using a phage library of constrained peptides. Gene, 1993, 128：51 - 57

12. Fehci F, Luzzago A, et al. Mimicking of discontinous epitopes by phage displayed peptides：selection of clones recognized by a protective monoclonal antibody against the Bordetella pertussis toxin from phage peptide libraries. Gene, 1993, 128：21 - 27

13. Hoess R, Brinkmann U, et al. Identification of a peptide which binds to the carbohydrate-specific monoclonal antibody B3. Gene, 1993, 128：43 - 49

14. Hammer J, Valsasnini P, et al. Promiscuous and allele-specific anchors in HLA-DR binding peptides. Cell, 1993, 74：197 - 203

15. Kay B K, Adey NB, et al. An M13 phage library displaying random 38amino-acid peptides as a source of novel sequence with affinity to selected targets. Gene, 1992, 128：59 - 65

16. Felici F, Castagnoli I, et al. Selection of antibody ligands from a large library of oligopeptides expressed on a mutivalent expression vector. J Mol Biol, 1991, 222：301 - 310

17. Schatz PJ. Construction and screening of biological peptide libraries. Curr Opin Biotechnol, 1994, 5：485 - 494

18. Gallop MA, Barrett RW, et al. Application of combinatorial technologies to drug discovery. 1. background and peptide combinatorial libraries. J Med Chem, 1994, 37：1233 - 1251

19. Gordon EMM, Barrett RW, et al. Application of combinatorial technologies to drug discovery. 2. combinatorial organic synthesis, library screening strategies, future directions. J Med Chem, 1994, 37：1385 - 1401

20. Volker G & Murray K. Screening a monoclonal antibody with a fusion phage display library shows discontinuity in a linear epitope within Presl of Heparitis B Virus. J Med Virol, 1995, 45：300 - 305

21. Caberoy NB, Alvarado G, Li W. Identification of calpain substrates by ORF phage display. Molecules. 2011；16 (2)：1739 - 1748

22. Basha S, Vaidhyanathan S, Pauletti GM. Selection of peptide ligands for human placental transcytosis systems using in vitro phage display. Methods Mol Biol. 2001；716：141 - 156

23. Molek P, Strukelj B, Bratkovic T. Peptide phage display as a tool for drug discovery：targeting membrane receptors. Molecules. 2011；16 (1)：857 - 887

24. Pande J, Szewczyk MM, Grover AK. Phage display：concept, innovations, applications and future. Biotechnol Adv. 2010；28 (6)：849 - 858

第八章 外源基因在原核细胞中的表达

基因工程的最终目的是在一个合适的系统中，使外源基因高效表达，从而生产有重要价值的蛋白质产品。这包括外源基因的克隆、转录、转译、加工、分离纯化等过程。基因工程的表达系统有原核表达系统和真核表达系统两大类。外源基因在原核细胞中的表达就是令克隆的外源基因在原核细胞中以发酵的方式快速、高效地合成基因产物。到目前为止，这是人类了解最深入，实际应用最为广泛的表达系统。

第一节 原核生物基因表达的特点

同所有的生命过程一样，外源基因在原核细胞中的表达包括两个主要过程：即 DNA 转录成 mRNA 和 mRNA 翻译成蛋白质。与真核细胞相比，原核生物的基因表达有以下特点：

1. 原核生物只有 1 种 RNA 聚合酶（真核细胞有 3 种），识别原核细胞的启动子，催化所有 RNA 的合成。

2. 原核生物的基因表达是以操纵子为单位的。操纵子是数个相关的结构基因及其调控区的结合，是1 个基因表达的协同单位。调控区主要分为 3 个部分：操纵基因（operator）、启动基因（promoter）又称启动子及其他有调控功能的部位。

3. 由于原核生物无核膜，所以转录与翻译是偶联的，二者也是连续进行的。原核生物染色体 DNA 是裸露的环形 DNA，转录成 mRNA 后，可直接在胞质中与核糖体结合翻译形成蛋白质。在翻译过程中，mRNA 可与一定数目的核糖体结合形成多核糖体（polyribosome）。两个核糖体之间有一定长度的间隔，为裸露的 mRNA。每个核糖体可独立完成 1 条肽链的合成，即这种多核糖体可以同时在 1 条 mRNA 链上合成多条肽链，大大提高了翻译效率。

在双链 DNA 分子中，只有 1 条链转录成 mRNA，这条链称为有意义链（sense strand），该基因的另 1 条链则称反意义链（antisense strand）。在含有许多基因的 DNA 双链中，每个基因的有意义链并不是在同 1 条 DNA 链上。就是说，1 条链上既具有某些基因的有意义链，也含有另外一些基因的反意义链。由于 RNA 聚合酶是沿着 DNA 链的 $3' \rightarrow 5'$ 方向移动。DNA 链与合成的 RNA 链有反平行关系，所以 RNA 链的合成方向是 $5' \rightarrow 3'$，mRNA 上信息的阅读是从多核苷酸链 5′末端向 3′末端进行。从转录和翻译的方向也可看出，在原核生物细胞内当 mRNA 的合成还没有完成时，蛋白质或多肽的翻译就已经开始了。

4. 原核基因一般不含有内含子（intron），在原核细胞中缺乏真核细胞的转录后加工系统。因此，克隆的含有内含子的真核基因在原核细胞中转录成 mRNA 前体后，其中内含子部分不能被切除。

5. 原核生物基因表达的控制主要是在转录水平，这种控制比对基因产物的直接控制要慢。对 RNA 合成的调控有两种方式：1 种是起始控制（启动子控制），1 种是终止控制（衰减子控制）。

6. 在大肠杆菌 mRNA 的核糖体结合位点上，含有 1 个转译起始密码子，及与 16S 核糖体 RNA 3′末端碱基互补的序列（SD 序列），而真核基因则缺乏此序列。

从上述特点可以看到，欲将外源基因在原核细胞中表达必须考虑表达载体、外源基因的性质、原核细胞的启动子和 SD 序列、阅读框架及宿主菌调控系统等基本条件，也就是：①通过表达载体将外源基因导入宿主菌，并指导宿主菌的酶系统合成外源蛋白；②外源基因不能带有间隔顺序（内含子），因而必须用 cDNA 或全化学合成基因，而不能用基因组 DNA（genomic DNA）；③必须利用原核细胞的强启动子和 S-D 顺序等调控元件控制外源基因的表达；④外源基因与表达载体连接后，必须形成正确的开放阅读框架（open reading frame）；⑤利用宿主菌的调控系统，调节外源基因的表达，防止表达的外源基因产物对宿主菌的毒害。

第二节　外源基因在原核细胞中表达的重要调控元件

根据不同需要，科学家们构建了多种原核表达载体，即在适当的受体细胞中能表达外源基因的载体，通常的原核表达载体要求：①有 1 个强的原核启动子及其两侧的调控序列；②应有 SD 序列，而 SD 序列与起始密码子 ATG 之间要有合适的距离；③在克隆基因与启动子之间有正确的阅读框架等；④外源基因下游应加入不依赖 ρ 因子的转录终止区。下文将主要介绍一些常用的启动子和操纵子、SD 序列、终止子等重要的原核细胞表达的调控元件。

一、启动子

启动子是 DNA 链上一段能与 RNA 聚合酶结合并能起始 mRNA 合成的序列，它是基因表达不可缺少的重要调控序列。没有启动子，基因就不能转录。

原核启动子是由两段彼此分开且又高度保守的核苷酸序列组成，对 mRNA 的合成极为重要，如图 1-8-1。

Pribnow box，位于转录起始点上游 5～10bp，一般由 6～8 个碱基组成，富含 A、T，故又称为 TATA box 或 -10 区。启动子来源

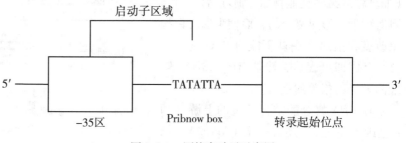

图 1-8-1　原核启动子示意图

不同，Pribnow box 的碱基顺序稍有变化。

-35 区，位于转录起始位点上游 35bp 处，一般由 10bp 组成，故称 -35 区。

一般认为，大肠杆菌 RNA 聚合酶识别并结合启动子，-35 区和 RNA 聚合酶 σ 亚基结合，-10 区和 RNA 聚合酶的核心酶结合，在转录起始位点附近，DNA 被解旋形成单链，RNA 聚合酶使第 1 和第 2 核苷酸形成磷酸二酯键，以后 RNA 聚合酶向前推进，形成新生的 RNA 链。

由于细菌 RNA 聚合酶不能识别真核基因的启动子，因此原核表达载体所应用的启动子必须是原核启动子，将外源基因克隆在其下游，原核 RNA 聚合酶识别原核启动子，并带动真核基因在原核细胞中转录。原核表达系统中通常使用可调控的强启动子有 lac（乳糖启动子），trp（色氨酸启动子），λP_L（λ 噬菌体的左向启动子），Tac（乳糖和色氨酸的杂合启动子）等。

（一）lac 启动子

lac 启动子是来自大肠杆菌的乳糖操纵子，lac 操纵子模型最早是由 Jacob 和 Monod 于 1961 年提出的，它是 DNA 分子上 1 段有方向的核苷酸顺序，即由阻遏蛋白基因（lac I）、启动基因（启动子 P）、操纵基因（O）和编码 3 个与乳糖利用有关的酶的结构基因所组成（图 1-8-2）。

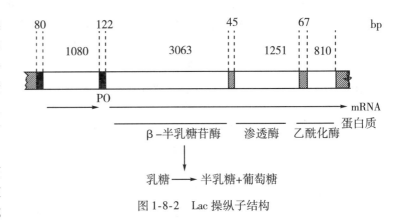

图 1-8-2　Lac 操纵子结构

从图中可见，lac 操纵子的大部分核苷酸顺序属于结构基因，用于调控的除 I 基因（1080bp）外，其主要 P、O 基因部分仅占 122bp，其中 P 与 O 有重叠部分。

此操纵子含有 3 个编码酶蛋白基因 Z、Y、A，它们在乳糖代谢中起不同作用。Z 基因的产物为 β-半乳糖苷酶，它可水解乳糖生成葡萄糖和半乳糖，以使细菌利用。Y 基因的产物是与乳糖有关的通透酶，此酶可使乳糖进入细胞内。A 基因的产物为半乳糖苷乙酰化酶，是个去毒作用的酶。LacI 基因为编码阻遏蛋白的基因，是经常表达的，操纵基因（O）是阻遏蛋白结合部位，启动子（P）是转录起始时 RNA 聚合酶结合部位。它们都位于结构基因之前，在此区域内还有一个能与 CAP-cAMP 复合物结合的部位，位于 I 基因和 P 基因之间。

lac 操纵子受分解代谢系统的正调控和阻遏物的负调控，如图 1-8-3 所示：

操纵基因片段一是个反转重复顺序，可形成十字架结构，正好可以接受阻遏蛋白的结合（阻遏蛋白是四聚体）。当阻遏蛋白与 O 基因结合，O 基因顺序中的反转重复顺序在空间上能妨碍 RNA 聚合酶转录。因而处在阻遏状态下的操纵子就不能产生与乳糖代谢有关的酶。加入诱导物（如乳糖或某些类似物如 IPTG）后，可与阻遏物蛋白形成复合物，而使阻遏蛋白构象改变，阻遏蛋白就不能再与 O 基因结合，基因即可表达，转录出的 mRNA 链，继而翻译出相关的蛋白质。

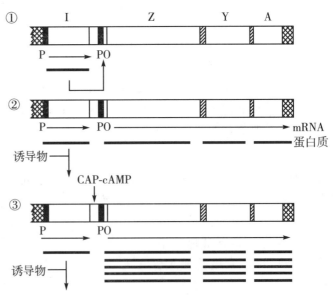

图 1-8-3　lac 操纵子的正负调控

P 为启动子；O 为操纵基因。①为 lacI 产物与 O 结合，阻遏 lacZYA 转录，但仍有低水平转录；②诱导物与阻遏物结合，lacZYA 转录提高 1000 倍；③在去阻遏条件下，CAP-cAMP 的存在使 lacZYA 转录又提高 2.5 倍。

在 RNA 聚合酶结合部位的上游（即 P 基因上游处），还有一个 CAP-cAMP 结合部位，又可进一步诱导加强操纵子的表达。细胞内乳糖分解出的葡萄糖被利用后，cAMP 的浓度会上升，因而可结合 CAP 共同作用于乳糖操纵子的 CAP-cAMP 结合部位。CAP-cAMP 是 1 个正诱导调节因子，故又可使转录产物大量增加。但若有大量葡萄糖供应，cAMP 浓度下降，又会妨碍许多分解代谢基因包括乳糖操纵子基因的表达。

lacUV，是 1 个突变的乳糖启动子，对分解代谢抑制不敏感，即使在没有 CAP-cAMP 的情况下，转录也能照常进行。另外，IPTG 是 β-半乳糖苷酶底物的类似物，有很强的诱导力，它能与阻遏蛋白结合，促进转录。有报道用 lac 启动子组建的载体在原核细胞中表达时，IPTG 可提高真核基因的表达水平 50 倍。在用 lacUV 启动子构建表达载体时，因剪切关系通常取其 P、O 部分及部分的 I 基因。

（二）trp 启动子

Trp 启动子可以从大肠杆菌的色氨酸操纵子分离。色氨酸操纵子结构基因排列及其表达如图 1-8-4。

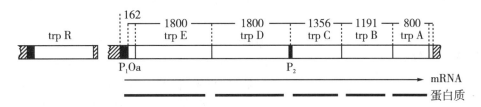

图 1-8-4 trp 操纵子结构基因排列及其表达产物

如图 1-8-4 所示，色氨酸操纵子由阻遏物蛋白基因（trpR）、启动子（P₁、P₂）、操纵基因（O）、衰减子（α）和结构基因组成。结构基因编码酶或亚基，催化从分支酸经 5 步反应合成 L-色氨酸。另外在结构基因 A 之后有两个终止结构 t 和 t′，其中 t′为 ρ 因子所识别。ρ 因子是蛋白质分子，它是 1 个分子量为 20 万道尔顿的四聚体，能与 RNA 聚合酶结合，帮助其识别终止信号。

启动子 P₁ 与操纵基因 O 大部分重叠。P₁ 是色氨酸操纵子的主要启动子，它启动结构基因 trpE、D、C、B、A 的转录；另有 1 个弱启动子 P₂ 位于 trp D 基因下游，它只控制 3% 的 trpC、B、A 基因的表达，生理作用不大。此操纵子还有 1 个特点，即调控区不与结构基因 E 直接相连，中间有 1 段前导顺序（L）相隔。L 基因约有 162bp，能编码出 1 个 14 肽，此肽中有两个色氨酸，这两个色氨酸很重要，因它能与这段转录产物 mRNA 作用形成独特结构，类似转录终止信号，故被命名为衰减子（α）。

trp 启动子受两种调控。阻遏物蛋白基因（trp）平时不断合成阻遏蛋白，只有阻遏蛋白与色氨酸结合，才能作用于操纵基因，阻止转录的进行。所以 trp 启动子的调控主要取决于色氨酸的存在与否。当色氨酸缺少时，因上述作用不存在，故操纵子基因启动转录。这种调控类似于 lac 启动子的负调控。trp 启动子的另 1 种调控是通过启动子与结构基因间的衰减子进行的。当细胞内色氨酸丰富时，转录到弱化基因（衰减子）区域停止；当细胞内色氨酸贫乏，则转录可能通过弱化基因区域，一直进行到结构基因。β-吲哚丙烯酸是色氨酸的竞争控制剂，它能与阻遏蛋白结合，阻止了色氨酸与阻遏蛋白结合，因而能使转录顺利进行。

用于原核表达载体的 trp 启动子常常包含启动基因，操纵基因和部分色氨酸 trpE 基因，而删除了弱化基因（衰减子），则可使转录水平提高 8 ~ 10 倍。

（三）P_L 和 P_R 启动子

在原核细胞中表达外源基因，常用的启动子还有 λ 噬菌体的 P_L 及 P_R 启动子，它们都是强启动子，比 lac 启动子的活性高 8 ~ 10 倍。λ 噬菌体基因组的转录是分两期完成的。早期转录中 mRNA 翻译出的蛋白质有两种，即向右生长 Cro 蛋白质和向左转录翻译 N 蛋白质。两种蛋白质都是作用于操纵基因 O 区的调控蛋白，可加强 P_L 启动子和 P_R 启动子的作用。P_L 和 P_R 启动子受 λ 噬菌体 CI 基因的负调控。CI 阻遏蛋白是温度敏感蛋白，其作用类似 lac 操纵子中基因表达产物——阻遏蛋白。在 28 ~ 32℃ 培养时，CI 产生抑制作用，在温度升至 42℃ 时，CI 被破坏（是 1 个可逆过程），这样就解除了对启动子的封闭，使 P_L 和 P_R 启动子开始转录。因此有人称 CI 是 1 个温度敏感抑制因子。

P_L 和 P_R 启动子的 Pribnow box 的顺序都是 GATAAT，-35 区的顺序都是 TGACTA，构建表达载体时，还要有 SD 序列，起始密码子 ATG 以及温度敏感抑制因子 CI 蛋白的结构基因。

（四）tac 启动子

tac 启动子是 1 组由 lac 和 trp 启动子人工构建的杂合启动子，是非常强的启动子，它比 lac UV5 启动子强 7 倍。其中 tacI 是由 trp 启动子的-35 区加上 1 个合成的 46bp DNA 片段（包括 Pribnow box 区）和 lac 操纵基因构成，tac 12 是由 trp-35 区和 lac 启动子的-10 区，加上 lac 操纵子中的操纵基因部分、SD 序列融合而成。它受 lac 阻遏蛋白的负调节，并被 IPTG 诱导。

二、SD 序列

mRNA 在细菌中的转译效率严格依赖于是否有核糖核蛋白体结合位点的存在，即 SD 序列以及 SD 序列与起始密码子 AUG 之间的距离。在原核细胞中，当 mRNA 结合到核糖体上后，翻译或多或少会自动发生。细菌在翻译水平上的调控是不严格的，只有 mRNA 和核糖体的结合，才是蛋白质合成的关键。1974 年 Shine 和 Dalgarno 首先发现，在 mRNA 上有核糖体的结合位点，它们是起始密码子 AUG 和 1 段位于 AUG 上游 3~10bp 处的由 3~9bp 组成的序列。这段序列富含嘌呤核苷酸，刚好与 16Sr RNA3′末端的富含嘧啶的序列互补，是核糖体

```
mRNA 5′—— AGGAGGU — UUGACCU — AUG —
              UCCUCCA
            U          C
          A              U
        3′ r-RNA 3′ 末端 A
                          G……
```

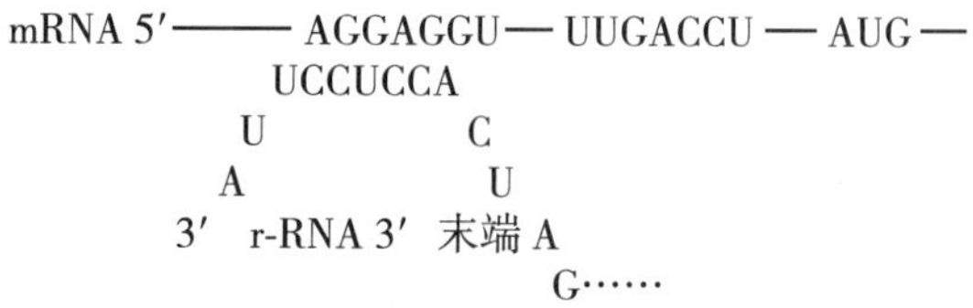

图 1-8-5 SD 识别序列

RNA 的识别与结合位点。根据发现者的名字，命名为 Shine-Dalgarno 序列，简称 SD 序列（图 1-8-5）。

SD 序列与起始密码子之间的距离，是影响 mRNA 转译成蛋白的重要因素之一。Marq-iusv 等发现当 lac 启动子的 SD 序列距 AUG 为 7 个核苷酸时，IL-2 表达最高，为 2581 个单位，而间隔 8 个核苷酸时，表达水平降到不足 5 个单位，这说明 SD 序列与 AUG 的距离将显著地影响基因的表达水平。另外，某些蛋白质与 SD 序列结合也会影响 mRNA 与核糖体的结合，从而影响蛋白质的翻译。

三、终止子

在 1 个基因的 3′末端或是 1 个操纵子的 3′末端往往还有一特定的核苷酸序列，它有终止转录的功能，这一 DNA 序列称为转录终止子，或简称终止子（terminator）。转录终止过程包括：①RNA 聚合酶停在 DNA 模板上不再前进，RNA 的延伸也停止在终止信号上；②完成转录的 RNA 从 RNA 聚合酶上释放出来；③RNA 聚合酶从模板上释放出来。对 RNA 聚合酶起强终止作用的终止子在结构上有一些共同的特点，有 1 段富含 A/T 的区域和 1 段富含 G/C 的区域，G/C 富含区域又具有回文对称结构，这段终止子转录后形成的 RNA 具有茎环结构。并且有与 A/T 富含区对应的一串 U（图 1-8-6）。

转录终止的机制较为复杂，并且结论尚不统一，在此就不多述。但在构建表达载体时，为了稳定载体系统，防止克隆的外源基因表达干扰载体的稳定性，一般都在多克隆位点的下游插入 1 段很强的 rrnB 核糖体 RNA 的转录终止子。

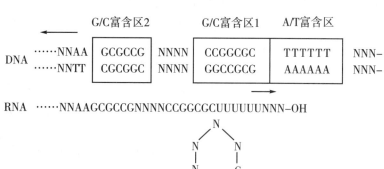

图 1-8-6 强终止子模式图

第三节 几种类型的原核表达载体

在原核细胞中表达外源基因时，由于实验设计的不同，总的来说可产生融合型和非融合型表达蛋白。不与细菌的任何蛋白或多肽融合在一起的表达蛋白称为非融合蛋白，非融合蛋白的优点在于它具有非常近似于真核生物体内蛋白质的结构，因此表达产物的生物学功能也就更接近于生物体内天然蛋白质。非融合蛋白的最大缺点是容易被细菌蛋白酶破坏。为了在原核细胞中表达出非融合蛋白，可将带有起始密码 ATG 的真核基因插到原核启动子和 SD 序列的下游，组成 1 个杂的核糖体结合区，经转录翻译，得到非融合蛋白。融合蛋白是指蛋白质的 N 末端由原核 DNA 序列或其他 DNA 序列编码，C 端由真核 DNA 的完整序列编码。这样的蛋白质由 1 条短的原核多肽或具有其他功能的多肽和真核蛋白质结合在一起，故称为融合蛋白。含原核细胞多肽的融合蛋白是避免细菌蛋白酶破坏的最好措施。而含另外一些多肽的融合蛋白则为表达产物的分离纯化等提供了极大的方便。表达融合型蛋白时，为了得到正确的真核蛋白，在插入真核基因时，应非常注意其阅读框架，其阅读框架应与融合的 DNA 片段的阅读框架一致，翻译时才不至于产生移码突变。

基因工程的载体有克隆载体和表达载体之分。克隆载体中都有 1 个松弛型复制子，能带动外源基因在受体细胞中复制扩增，这类载体在有关章节已有介绍。表达载体是适合在受体细胞中表达外源基因的载体。组建这类载体比较困难，但幸运的是表达载体已有数类被构建成功，并且市场上已有出售。下面介绍 3 种类型的用于原核表达的载体。

一、非融合型表达蛋白载体 pKK223-3

这个载体是 Brosius 等在哈佛大学的 Gilbert 实验室组建的。在大肠杆菌细胞中，它能极有效地、高水平地表达外源基因。它具有 1 个强的 tac（trp-lac）启动子。这个启动子是由 trp 启动子的 −35 区域和 lac UV5 启动子的 −10 区域，操纵基因及 SD 序列组成。在 lac I 宿主，例如 JM105，tac 启动子受阻遏，但只要在适当的时候，加上 IPTG，就可去阻遏，紧接 tac 启动子的是 1 个取自 pUC8 的多克隆位点（polylinker），使之很容易把目的基因定位在启动子和 SD 序列后；在多克隆位点下游的 1 段 DNA 顺序中，还包含 1 个很强的 rrnB 核糖体 RNA 的转录终止子，目的是为了稳定载体系统的。因为上游强的 tac 启动子控制的转录，必须由强终止子抑制，才不至于干扰和载体本身稳定性有关的基因表达，载体其余部分是由 pBR322

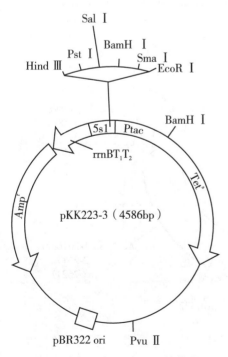

图 1-8-7 质粒 pKK223-3 结构图

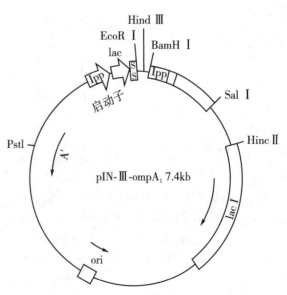

图 1-8-8 分泌克隆载体 pIN III-ompA₁ 物理图谱

组成的。在使用 pKK223-3 质粒时，应相应地使用 1 个 lac I 宿主，例如 JM105。1 个具有 pKK223-3 质粒类似结构（1-8-7）的载体被用于表达 Lambda CI 基因时，经 IPTG 诱导产生的阻遏子蛋白，占可溶性细胞抽提液中总蛋白的 18%～26%。由此可见，在需要获得大量的基因产物时，pKK223-3 确实是 1 种非常有用的工具。前面所述的强启动子在构建表达载体时都可应用，但由于质粒 pKK223-3 已包括了用上述启动子构建的载体的特点，并且在某些方面更优越，因此就不一一列举了。

二、分泌型克隆表达载体 PIN Ⅲ 系统

这个载体系统是以 pBR322 为基础构建的，它带有大肠杆菌中最强的启动子之一，即 Ipp（脂蛋白基因）启动子。在启动子的下游装有 lac UV5 的启动子及其操纵基因，并且把 lac 阻遏子的基因（lac I）也克隆在这个质粒上，这样，目的基因的表达就成为可调节的了。在转录控制顺序的下游再装上人工合成

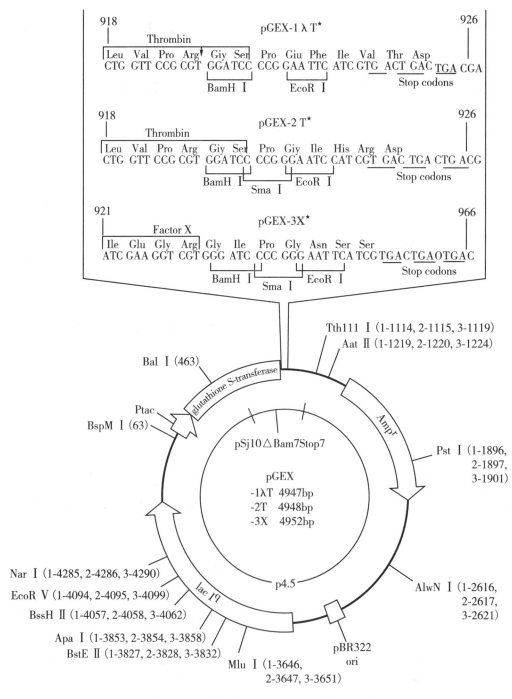

图 1-8-9 融合蛋白表达载体 pGEX 物理图谱

的高效翻译起始顺序（SD 序列及 ATG）。作为分泌克隆表达载体中关键的编码信号肽的顺序，是取自于大肠杆菌中分泌蛋白的基因：ompa（外膜蛋白基因）。在信号肽编码顺序下游紧接着的是 1 段人工合成的多克隆位点片段，其中包含 3 个单酶切点：EcoR I 、Hind III 和 BamH I 。为了使不同密码子阅读框架的目的基因片段都能在克隆位点上和信号肽密码子阅读框架正确衔接，分别合成适用于所有 3 种密码子阅读框架的多克隆位点片段。使用这 3 种多克隆位点片段的载体分别称之为：pIN-ompA1，pIN-ompA2 和 pIN-ompA3（图 1-8-8）。

用这个分泌型载体来表达金黄色葡萄球菌的核糖核酸酶 A （staphylococal nuclease A）的基因，不仅产物能分泌到细胞间质中，而且产量达 300mg/L，占细胞总蛋白量的 9%。为了进一步提高载体的表达效率，对 Ipp 启动子作以下修饰：把启动子的 −35 区的 DNA 顺序 A-ATACT 改为 TATACT。结果目的基因的表达产量提高到 1500mg/L，占细胞总蛋白量的 42%。但是，大概由于细胞固有的信号肽酶的产量和这么高表达产物的产量不相适应，因此，只有 40% 的基因产物是经过信号肽酶加工而成为成熟蛋白的。

三、融合蛋白表达载体 pGEX 系统

融合表达载体在原核细胞中表达具有一定的优越性（见后述）。这里仅介绍 Pharmacia 公司的融合蛋白表达载体系统。这个系统有 3 种载体 pGEX-1T，pGEX-2T 和 pGEX-3X 和 1 种用于纯化表达蛋白的亲和层析介质 Glutathione Sepharose 4B。载体的组成成分基本上与其他表达载体相似，含有启动子（tac）及 lac 操纵基因、SD 序列、lac I 阻遏蛋白基因等。这类载体与其他表达载体不同之处是 SD 序列下游就是谷胱甘肽巯基转移酶基因，而克隆的外源基因则与谷胱甘肽巯基转移酶基因相连。当进行基因表达时，表达产物为谷胱甘肽巯基转移酶和目的基因产物的融合体。这个载体系统具有如下优点：①可诱导高效表达；②载体内含有 lac I 阻遏蛋白基因；③表达的融合蛋白质纯化方便；④使用凝血酶（thrombin）和 X a 因子（factor X a）就可从表达的融合蛋白中切下所需要的蛋白质和多肽；⑤用 EcoR I 从 λgt11 载体中分离的基因可直接插入 pGEX-1λT 中（图 1-8-9）。

第四节　用于原核细胞表达的外源基因

与原核细胞的基因组相比，真核细胞的基因组具有如下特点：①真核生物的基因组存在于细胞核内，一般是线状 DNA；②在真核生物的基因组中存在大量的重复序列和很多不编码的序列；③基因中常含有内含子，并且功能上相关的基因集中程度总的来讲不如原核生物。利用真核细胞表达真核基因，一般来说，困难较少；相反，利用原核细胞表达真核基因是比较困难的。这主要是因为原核细胞缺乏真核细胞转录后的加工系统，mRNA 中的内含子不能切除，成熟的 mRNA 不能形成；同时原核细胞也缺乏真核细胞翻译后的加工系统。因此，用于原核细胞表达的目的基因应是删除 5′非编码区和基因中内含子的结构基因；同时，目的基因最好只编码成熟蛋白质或多肽。

目前有 3 种办法可以得到符合要求的目的基因。

1. 从真核细胞中分离 mRNA，在体外利用反转录酶，反转录成 cDNA，cDNA 有完整的编码序列，但无内含子。分离并克隆需要 cDNA 片段到原核表达载体，进行表达。

2. 体外合成法。如果欲表达的蛋白质或多肽的分子量较小且氨基酸或核苷酸序列是已知，根据遗传密码可以设计并利用 DNA 合成仪合成 1 段"全基因"，进行克隆和表达。

3. 设计并合成两段引物，以 cDNA 为模板，采用 PCR 技术扩增得到目的基因。

第一种方法是最早使用的，它的不足之处在于不能除去编码蛋白质"前导肽"或"信号肽"的核苷酸序列。同时，向原核表达载体克隆目的基因时也常常遇到麻烦。后两种方法是最近几年兴起的，它克服了前 1 种方法的不足，在目的基因的克隆和表达方面具有明显的优势。

第五节　提高外源基因表达水平的措施

如前文所述，只要考虑到表达载体，外源基因的性质，原核细胞的启动子，阅读框架及宿主调控系

统等条件，一般都可使外源基因在原核细胞中有所表达。但如何使外源基因在原核细胞中获得高效表达，却是科学家们努力探索的目标之一。

从理论上讲，增加表达质粒的拷贝数量，提高外源基因的转录、翻译水平及防止表达的蛋白质或多肽降解就可获得外源基因的高效表达，但实际上 mRNA 翻译效率低、翻译的提前终止、表达蛋白在原核细胞内不稳定以及 RNA 不稳定等，均是导致外源基因在原核细胞中表达水平降低的主要因素。下面主要围绕以上问题介绍常用的提高外源基因在原核细胞表达的策略。

一、提高翻译水平

（一）调整 SD 序列与 AUG 间的距离

提高外源基因在原核细胞中表达水平的关键之一是调整 SD 序列和起始密码 ATG 之间的距离。此距离过长、过短都影响真核基因的表达。Marquis 人工合成核糖体结合点（ribosom binding site）使 SD 顺序与起始密码（ATG）的距离由 5~9 个碱基不等，并分别连入 7 个不同启动子的下游，测试其表达人 IL-2 的水平。结果发现，在同一种启动子带动下，SD 顺序与 ATG 的距离不同，IL-2 表达水平可相差 2~2000 倍。如在 lac 启动子带动下，其距离为 7 个 bp 时，IL-2 的表达水平为 2581 单位，而距离为 8 个 bp 时，表达水平降至不足 5 个单位。而在 P_L 启动子带动下，其距离为 6 个碱基时，IL-2 表达水平达 9707 单位，距离为 8 个碱基时，表达水平降至 5363 单位，这表明根据不同的启动子，调整好 SD 序列与起始密码（ATG）的距离，确实可提高外源基因的表达水平。

（二）用点突变的方法改变某些碱基

翻译的起始是决定翻译水平高低的一个重要因素。有资料表明，由于紧随起始密码下游的几组密码子不同，可使基因的表达效率相差 15~20 倍。这主要是改善了翻译的起始和 mRNA 的二级结构。

另外，有人对大肠杆菌各种基因顺序进行了大量分析，根据不同密码子的使用频率，将 64 组密码子分为强、中、弱密码子。如果在不改变编码的氨基酸顺序的条件下，尽量用强密码子取代弱密码子，确有可能提高表达水平。但是，大量的研究表明，含有弱密码子的真核基因是能够在大肠杆菌获得高效表达的。可见，密码子的使用问题并非是影响外源基因在大肠杆菌表达水平的决定因素。

（三）增加 mRNA 的稳定性

多数情况下，细菌的 mRNA 的半衰期短，一般仅为 1~2 分钟，而外源基因 mRNA 的半衰期可能更短。若能增加 mRNA 的稳定性，则有可能提高外源基因的表达水平。研究表明，大肠杆菌的"重复性基因外回文（repetive extragenic palindronic，REP）顺序"具有稳定 mRNA 的作用，能防止 3′→5′ 外切酶的攻击。因此，外源基因下游插入 REP 顺序或其他具有反转重复顺序的 DNA 片段可起到稳定 mRNA，提高表达水平的作用。

二、减轻细胞的代谢负荷，提高外源基因的表达水平

外源基因在细菌中高效表达，必然影响宿主的生长和代谢，而细胞代谢的损伤，又必然影响外源基因的表达。合理地调节好宿主细胞的代谢负荷与外源基因高效表达的关系，是提高外源基因表达水平不可缺少的一个环节。目前常用的方法有：

（一）诱导表达，使细菌的生长与外源基因的表达分开

将宿主菌的生长和外源基因的表达分开成为两个阶段，是减轻宿主细胞的代谢负荷最为常用的一个方法。一般采用温度诱导或药物诱导。如采用 λP_L 启动子时，则应用含 λCI ts875 基因的溶原菌。在 32℃ 时，CI 基因有活性，它产生的阻遏物抑制了 λP_L 启动子下游基因产物的合成，此时，宿主菌大量生长。当温度升高到 42℃ 时，CI 基因失活，阻遏蛋白不能产生，P_L 启动子解除阻遏。外源基因得以高水平表达；而应用 tac 启动子，则常用 F′tac^q 的菌株或将 lac I 基因克隆在表达质粒中，当宿主菌生长时，lac I 产生的阻遏蛋白与 lac 操纵基因结合，阻碍了外源基因的转录及表达，此时，宿主菌大量生长，当加入诱导物（如 IPTG）时，阻遏蛋白不能与操纵基因结合，则外源基因大量转录并高效表达。有人认为，化学诱导比温度诱导更为方便和有效，并且将相应的阻遏蛋白基因直接克隆到表达载体上，比应用含阻遏蛋白基因的菌株更为有效。

（二）表达载体的诱导复制

　　减轻宿主细胞代谢负荷的另一个措施，是将宿主菌的生长和表达质粒的复制分开。宿主菌迅速生长抑制质粒的复制；宿主菌生物量积累到一定水平后，再诱导细胞中质粒 DNA 的复制，增加质粒的拷贝数，拷贝数的增加必将伴随外源基因表达水平的提高。质粒 pCI101 是温度控制诱导 DNA 复制的最好例子，用此质粒转化宿主菌，25℃时宿主中仅有 10 个拷贝，宿主细胞大量生长；但当温度升高到 37℃，质粒大量复制，每个细胞中拷贝数增加到 1000 个。

　　（三）表达分泌蛋白

三、提高表达蛋白的稳定性，防止其降解

　　大肠杆菌表达的外源蛋白往往不够稳定，常被细菌的蛋白酶降解，因而会使外源基因的表达水平大大降低。因此，提高表达蛋白的稳定性，防止细菌蛋白酶的降解是提高外源基因表达水平的有力措施。

　　（一）克隆 1 段原核序列，表达融合蛋白

　　这里的融合蛋白是指表达的蛋白质或多肽的 N 末端由原核 DNA 编码，C 末端是由克隆的真核 DNA 的完整序列编码。这样表达的蛋白是由 1 条短的原核多肽和真核蛋白结合在一起，故称为融合蛋白。融合蛋白是避免细菌蛋白酶破坏的最好措施。在表达融合蛋白时，为得到正确编码的表达蛋白，在插入外源基因时，其阅读框架应与原核 DNA 片段的阅读框架一致。这样，插入的外源基因翻译时才不致产生移码突变。因此，表达融合蛋白的载体一般都是根据密码子阅读框架的不同而构建的（有 3 种）。这样不论重组的外源基因编码框架如何，总有 1 种载体的阅读框架与之匹配。

　　在融合蛋白被表达之后，必须从融合蛋白中将原核多肽去掉。常用的有化学降解法及酶解法。一般而言，化学降解法缺乏选择特异性，且反应条件剧烈（如溴化氰）；而酶解法特异性较高，但切割效率不高（如牛的血细胞凝集因子Ⅹa）。

　　（二）采用某种突变菌株，保护表达蛋白不被降解

　　大肠杆菌蛋白酶的合成主要依赖次黄嘌呤核苷（lon），因此采用 lon⁻ 缺陷型菌株作受体菌，则使大肠杆菌蛋白酶合成受阻，从而使表达蛋得到了保护。Baker 发现大肠杆菌 htpR 基因的突变株也可减少蛋白酶的降解作用。Bull 利用 lon 和 htpR 双突变的菌株表达出稳定的生长调节素 C。另外，T₄ 噬菌体的 pin 基因产物是细菌蛋白酶的抑制剂，将 pin 基因克隆到质粒中并转化大肠杆菌中，细菌的蛋白酶便受到抑制，外源基因的表达产物受到保护。有人应用此法，成功地在大肠杆菌中表达了人 β-干扰素。

　　（三）表达分泌蛋白

　　表达分泌蛋白是防止宿主菌对表达产物的降解，减轻宿主细胞代谢负荷及恢复表达产物天然构象的最有力措施。在原核表达系统中，人们研究比较多的主要是大肠杆菌。

　　大肠杆菌主要由 4 部分组成：胞质、内膜、外膜及内外膜之间的周间质。一般情况下，所谓"分泌"是指蛋白质从胞质跨过内膜进入周间质这一过程。而蛋白质从胞质跨过内、外膜进入培养液这种情况较为少见，被称为"外排"以区别于"分泌"。

　　蛋白质能够在大肠杆菌中进行分泌，至少要具备 3 个要素：①有一段信号肽；②在成熟蛋白质内有适当的与分泌相关的氨基酸序列；③细胞内有相应的转运机制。

　　1. 信号肽　信号肽序列对于分泌蛋白质是必需的。其长度一般为 15～30 个氨基酸残基。真核生物和原核生物的信号肽在结构上都有以下特征：①在氨基末端有一段带正电荷的氨基酸序列，往往是精氨酸或赖氨酸残基，其数目为 1～3 个；②有 1 个疏水的核心区，含亮氨酸或异亮氨酸残基，位置可以从带正电荷的氨基酸延伸到含切割位点的区域；③含有能被信号肽酶水解的切割位点，这个位点常常在丙氨酸之后，有的是在甘氨酸或丝氨酸之后。

　　原核细胞和真核细胞的信号肽序列不仅在结构上相似，而且在功能上也具有相似性。Talmage 等（1980 年）发现，细菌的信号肽可以在真核细胞中发生作用。以后他们又发现真核的信号肽序列也能在原核细胞中起作用。这两种信号肽序列在切割位点上具有相似性，细菌的信号肽酶可以切除真核的信号肽。

　　2. 成熟蛋白质内有与分泌相关的氨基酸序列　对于很多蛋白质来说，信号肽对其分泌是必需的，但仅有信号肽是不能完成分泌过程的，很多在大肠杆菌中分泌的蛋白质需要其成熟体中的氨基酸序列来引导其到达最终的目的地。缺少这部分相应的氨基酸序列，分泌就不能正常进行，这已被基因融合和基因

删除两方面的实验所证实。

3. 细胞内的转运机制 和真核细胞一样，原核细胞内蛋白的分泌也需要数种细胞内蛋白质的参与。目前已发现了信号肽酶Ⅰ、信号肽酶Ⅱ等近20种蛋白质参与了分泌过程。与真核细胞不同的是，在大肠杆菌中，蛋白质的合成和蛋白质的分泌过程有些是同步的，有些则采取了先翻译出蛋白质，然后再分泌出来的翻译后机制。而分泌的能量来源于高能磷脂键的水解或质子的推动力。

通过以上论述可以看出，并非任何蛋白都可以在大肠杆菌得到分泌表达的。这主要是由于欲表达的成熟蛋白质的氨基酸序列和构象的限制。由于原核生物和真核生物蛋白质的分泌机制十分相似，真核生物中的分泌蛋白大多能在大肠杆菌中得到很好的分泌表达。还有一些小分子量的多肽也往往能得到分泌表达。但对原属真核细胞的非分泌蛋白，很难在大肠杆菌表达后再分泌到周间质，而最多只能结合到细胞内膜上。因此，欲在大肠杆菌中表达分泌型外源蛋白时，必须首先考虑目的蛋白被分泌的可能性。其次，要考虑到在应用分泌蛋白技术路线时，可能遇到目的蛋白的某些序列被信号肽酶错误识别，以致把目的蛋白切成碎片进而部分或完全失去生物活性。因此，要慎用这一技术路线。

第六节　关于包涵体

在原核细胞表达外源基因，尤其是以大肠杆菌为宿主菌高效表达外源基因时，表达蛋白常常在细胞质内聚集，形成包涵体（inclusion body）。包涵体的形成有利于防止蛋白酶对表达蛋白的降解，并且非常有利于分离表达产物。但包涵体形成后，表达蛋白不具有物理活性，因此必须溶解包涵体并对表达蛋白进行复性。包涵体形成后另一个不利方面是，由于表达产物形成包涵体，负责水解起始密码子编码的甲硫氨酸的水解酶，不能对所有的表达蛋白质都起作用，这样就可能产生N末端带有甲硫氨酸的目的蛋白质的衍生物，而非生物体内的天然蛋白，这可能会对某些蛋白质的性质产生影响。

包涵体是具有膜结构的非结晶性蛋白质聚集体。在偏振光显微镜或电子显微镜下可发现包涵体与细胞质的明显区别。不仅带有重组高效表达质粒的大肠杆菌可形成包涵体，而且有变异蛋白产生或菌体本身蛋白质异常高表达的大肠杆菌也可形成包涵体。包涵体的形成原因和形成过程还不十分清楚。有人认为包涵体的形成不仅与表达蛋白的生成速率高、无足够时间使肽链折叠及表达蛋白的高浓度有关，而且还与培养宿主菌的温度、pH、某种金属离子不足等造成细胞内环境变化的因素有关。另外，对二硫键是否是包涵体形成的原因，有截然相反的报告。

在大肠杆菌表达外源基因时所形成的包涵体大小可达 $0.5\sim1.0\mu m$，比重在 1.2 左右。包涵体与细胞质内的蛋白质的物理化学性质不同。主要成分为表达产物，其次还有 RNA 聚合酶的 4 个亚基，外膜蛋白 OmpC、OmpF 和 OmpA、16S 或 23S rRNA、环状和缺口质粒 DNA 以及脂质、肽聚糖、脂多糖等。常规方法使菌体破碎（如超声波、匀浆等）后，离心就可得到包涵体。密度梯度离心后则可得到高纯度的包涵体。包涵体通常不溶于水，加入强蛋白质变性剂后方可溶解。根据包涵体中蛋白质种类的不同，通常用 $6\sim8mol/L$ 盐酸胍或 $9\sim10mol/L$ 尿素溶解包涵体。有时不用蛋白质变性剂，而采用 pH2.0~4.5 的酸性溶液也可使包涵体溶解。

表达蛋白的肽链中含有半胱氨酸时，在包涵体内可形成二硫键（S-S）。菌体破碎后，由于空气的氧化作用，表达蛋白分子间或与杂蛋白质也可形成二硫键。这种情况下，用变性剂溶解包涵体时，再加入二硫苏糖醇（DTT）、巯基乙醇等还原剂可使表达蛋白质完全还原。使形成包涵体的表达蛋白恢复其活性的过程称为包涵体蛋白质复性，其基本原理是随着变性剂浓度的降低，表达蛋白质恢复其天然构型。但表达蛋白质浓度、纯度，复性时的 pH、离子强度、温度，残留变性剂的浓度等因素都可影响表达蛋白的复性效率。降低变性剂浓度的方法有多种，常用的有稀释法、透析法、凝胶过滤及各种层析方法等。最简单而又常用的方法是稀释法或透析法。在蛋白质肽链内含有多个半胱氨酸时，为了形成正确的二硫键，常在包涵体蛋白质复性时加入还原型谷胱甘肽和氧化型谷胱甘肽等氧化还原缓冲液。并且，为了抑制蛋白质聚集，防止分子间错误的二硫键形成，常使变性剂保持在 $1\sim2mol/L$ 之间。当分子内二硫键少时，可不用氧化还原缓冲液，而通过搅拌，依靠空气的氧化作用，恢复表达蛋白的正确构型。

总之，为了提高蛋白质复性效率，在溶解包涵体时应：①尽量提高包涵体的纯度；②尽量使包涵体充分溶解，并且使形成包涵体的蛋白质完全还原；③必要时加入还原剂。在具体复性实验过程中应：①分阶段减低变性剂浓度，并使变性剂保持在适当浓度；②使用氧化还原缓冲液；③应使复性的蛋白浓度、pH、温度及盐的种类、离子强度等最适。当然，如果能防止表达蛋白形成包涵体，是保存蛋白质功能最好的方法。目前，这方面的研究已正在进行中。基本的设想是与目的基因同时表达 Chaperonins 蛋白。据报道 Chaperonins 蛋白可防止包涵体的形成，并参与蛋白质折叠。

第七节　有关的实验

本节主要介绍外源基因在大肠杆菌中表达的一些实验方法。外源基因在大肠杆菌中表达的基本实验流程如下：①外源基因的表达；②宿主菌的裂解；③包涵体的分离；④包涵体的溶解和复性；⑤SDS-聚丙烯酰胺凝胶电泳等实验方法。

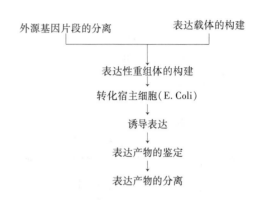

一、外源基因的诱导表达

原理：提高外源基因表达水平的基本方法之一，就是将宿主菌的生长与外源基因的表达分成两个阶段，以减轻宿主菌的负荷。常用的有温度诱导和药物诱导。

（一）材料与仪器

LB 培养基

IPTG 贮备液

恒温振荡器

（二）实验步骤

1. 用合适的限制性内切酶消化载体 DNA 和目的基因。

2. 连接步骤 1 准备好的目的基因和载体，并转化到相应的宿主菌。

3. 筛选出含重组子转化菌株，提取质粒 DNA 作限制性内切酶图谱，DNA 序列测定，确定无误后进行步骤 4。

4. 如果表达载体的原核启动子为 P_L 启动子，则在 30 ~ 32℃培养数小时，使培养液的 OD_{600} 达 0.4 ~ 0.6，迅速使温度升至 42℃继续培养 3 ~ 5 小时。

如果表达载体的原核启动子为 tac 等，则 37℃培养细菌数小时达到对数生长期后加 IPTG 至终浓度为 1mmol/L，继续培养 3 ~ 5 小时。

5. 取上述培养液 1ml，离心 1000 × g，1 分钟，沉淀加 100μl 1 × loading buffer，100℃加热 3 分钟，上样行 SDS-聚丙烯酰胺凝胶电泳。

（三）注意

不同的表达质粒，因启动子不同，诱导表达方法并不完全相同，可根据具体情况而定。

二、细菌的裂解

细胞破碎是提取胞内产物的关键性步骤。方法很多，常用的有：①高速温法珠磨；②高压匀浆；③超声破碎法；④酶溶法；⑤化学渗透等。前 3 种方法属机械破碎法，并且方法①、②已在工业生产中得到应用，后 3 种方法在实验室研究中应用较为广泛。本文主要介绍酶溶法和超声破碎法的实验步骤。

（一）酶溶法

酶溶法就是用生物酶将细胞壁和细胞膜消化溶解的方法。常用的溶解酶有溶菌酶（lysozyme），β-1, 3 葡聚糖酶（glucanase），β-1, 6-葡聚糖酶，蛋白酶，壳多糖酶（chitinase），糖苷酶（glycosidase）及几种酶的复合物等。溶菌酶主要对细菌类有作用，而其他几种酶对酵母作用显著。

实验步骤

（1）4℃，离心 500×g，15 分钟，收集诱导表达的细菌（1000ml）。

（2）弃上清液，每克菌加 3ml 裂解缓冲液，悬浮沉淀。裂解缓冲液：50mmol/L Tris-HCl，pH8.0，1mmol/L EDTA，100mmol/L NaCl。

（3）每克菌加 3μl 50mmol/L 的蛋白酶抑制剂 PMSF（phenylmethylsulfonylfuoride），80μl 溶菌酶（10mg/ml），搅拌 20 分钟。

（4）在搅拌下，每克菌加 4mg 脱氧胆酸。

（5）溶液变得黏稠时加每克菌 20μl，DNase I（1mg/ml）。

（6）室温放置至溶液不再黏稠。

（2）至（4）在冷室中进行。

（二）超声破碎法

声频高于 15kHz 的超声波在高强度声能输入下可以进行细胞破碎，其破碎机制尚不清楚，可能与空化现象（cavitation phenomena）引起的冲击波和剪切力有关。在处理少量样品时操作简便，液体量损失少，同时还可对染色体 DNA 进行剪切，大大地降低了液体的黏度，有利于后续的目标产物的分离。

1. 实验步骤

（1）收集诱导表达的细菌（1000ml），4℃，离心 500×g，15 分钟。

（2）弃上清液，每克菌加 3ml TE Buffer。

（3）根据厂家提供的超声波仪的数据进行破菌。

（4）离心 10 000×g，15 分钟，分别收集上清液和沉淀。

（5）分别取少量上清液和沉淀加入等体积的 2×loading buffer，行 SDS-PAGE 电泳。

2. 注意

（1）超声破碎与声频、声能、处理时间、细胞浓度、菌种类型等因素有关，实验者应根据具体情况掌握。

（2）进行步骤（3）之前应留取少量步骤（2）的样品，作为对照用，以判断进行步骤（3）后细胞的破碎程度：可进行稀释后测 OD_{600}。

（3）超声波破菌前，细胞经数次冻溶后更容易破碎。

三、包涵体的分离

（一）方法一

实验步骤

（1）离心细菌裂解液 12 000×g，15 分钟，4℃，台式离心机。

（2）弃上清液，沉淀用 9 倍体积的含 0.5% Triton X-100，10mmol/L EDTA，pH8.0 缓冲液悬浮。

（3）室温放置 5 分钟。

（4）12 000×g，15 分钟，4℃，离心。

（5）吸出上清液，用 100μl H_2O 重新悬浮沉淀。

（6）分别取 10μl 上清液和重新悬浮沉淀，加 10μl 2×缓冲液，行 SDS-PAGE 电泳。

2×加样缓冲液：100mmol/L Tris-HCl（pH6.8）；200mmol/L DTT；0.2% 溴酚蓝；20% 甘油；4% SDS

（二）方法二

实验步骤

（1）离心细胞裂解液（12 000×g，15 分钟，4℃）。

（2）弃上清液，每克菌加 1ml H_2O 使悬浮，分别取 100μl 分装 4 个管，其余备用。

（3）离心同（1）。

（4）弃上清液，用 100μl 0.1mol/L Tris-HCl（pH8.5），并含不同浓度尿素（0.5，1，2，5mol/L）重新悬浮沉淀。

（5）离心。

（6）分别吸出并保留上清液，用 100μl H_2O 重新悬浮沉淀。

（7）分别取 10μl 上清液和重新悬浮的沉淀，加 10μl 2×loading buffer 行 SDS-PAGE 电泳。

四、包涵体的溶解和复性

实验步骤

（1）用 100μl 裂解缓冲液（含 0.1mmol/L PMSF，8mol/L 尿素，10mmol/L DTT）溶解包涵体。

（2）室温放置 1 小时。

（3）加 9 倍体积的

50mmol/L KH_2PO_4（pH10.7）

1mmol/L EDTA（pH8.0）

50mmol/L NaCl

2mmol/L 还原型谷胱甘肽

1mmol/L 氧化型谷胱甘肽

室温放置 30 分钟。用 KOH 保持 pH 到 10.7。

（4）用 HCl 调至 pH8.0，最少在室温放置 30 分钟。

（5）离心 10 000×g，15 分钟，室温。

（6）吸出上清液并保留，用 100μl 1×SDS-Loading buffer 重新溶解沉淀。

（7）取 10μl 上清液，加 10μl 2×loading buffer，取 20μl 重新溶解的沉淀，行 SDS-PAGE 电泳。

第八节　表达产物的免疫学及生物活性的检测

外源基因在原核细胞中的表达产物（蛋白质或多肽）是否具有免疫学和生物学活性，及其活性的高低，是决定其是否具有实用价值的关键。这需要通过一定的实验才能作出正确的判断。表达产物的生物活性检测方法则因各个表达产物的特性及生物活性的不同而异，不可能有固定的模式和方法。如转化生长因子-β（transforming growth factor-β）一般是通过生长抑制实验（growth inhibition assay）和刺激锚着不依赖生长（stimulation of anchorage-independen growth）实验检测其活性的，而超氧化物歧化酶（superoxide dismutase）则通过化学发光法（chemiluminesence）、活性测定分光法等多种化学反应与比色相结合测定其活性的。因此，读者可根据各自表达产物的具体情况采用各自所需的方法检测其生物活性。另外，表达产物的 "N" 末端氨基酸顺序的测定在表达产物的鉴定中也占有重要地位。

（于英杰　文　卢圣栋　审）

参 考 文 献

1. 蔡良婉. 核酸研究技术. 北京：科学出版社，1989
2. 黄翠芬. 遗传工程理论和方法. 北京：科学出版社，1987
3. 齐义鹏，等. 基因工程原理和方法. 成都：四川出版社，1988
4. Sambrook J，et al. Molecular Cloning，A laboratory manual. 2nd ed，Cold Spring Harber Laboratory Press，1989
5. Old RW，Primoise SB. Principles of gene manipulation. University of Californ Press，1980
6. Watson JD，et al. Recombinant DNA. Scientific American Books，1983
7. Shine J，Dalgrno L. Determinant of cistron specificity in bacterial ribosomes. Nature，1975，34：254
8. Brosius. Plasmid vectors for the selection of promoters. Gene，1984，27：151
9. Masui Y，et al. Novel high-level expression 10^4-fold amplification of escherichia coli minor protein. Biotechnology，1984，2：151
10. Lnouye S，et al. Up-promoter mutation in the lpp gene of escherichia coli. Nucleic Acid Res，1985，13：3101
11. Mitraki A，King J. Protein folding intermediates and inclusion body formation. Biotechnology，1989，7：690
12. Gray GL，et al. Periplasmic production of correctly processed human growth hormone in Escherichia：Natural and bacterial signal sequences are interchangeable. Gene，1985，39：247

13. Hsiung HM, et al. Hight-level expression, efficient secretion and folding of human growth hormone in Escherichia Coli. Biotechnology, 1986, 4: 991

14. Chang CN, et al. High-level secretion of human growth hormone by Escherichia Coli. Gene, 1987, 55: 189

15. Botstein KD. Secretion of Beta-lactamase requires the carboxy end of the protein. Cell, 1980, 20: 749

16. Talmage K, et al. Eukaryotic signal sequence transports insulin antigen in Escherichia Coli. Proc Natl Acad Sci USA, 1980, 77: 3369

17. Geus P, et al. The pro-and mature forms of the E. coli K-12 outer membrane phospholipase A are identical. EMBO J, 1984, 3: 1799

18. Bassford PJ, et al. Use of gene fusion to study secretion of maltose-binding protein into escherichia periplasm. J Bacteriol, 1979, 139: 19

19. Kate C, et al. Construction of an excretion vector and extracellular production of human growth hormone from Escherichia Coli, 1987, 64: 197

20. Ferener T, et al. Sequence information required for protein translocation from the cytoplasm. J Bacteriol. 1987, 169: 5339

第九章　真核基因表达调控

机体的生长、发育及细胞的分裂、分化等一切生命现象，无一不是基因表达的有条不紊的调控的结果。因此，深入研究基因表达的调控机制，可以揭示生命的奥秘，诊断、控制肿瘤及其他遗传性疾病，改造生命，创造新物种，为人类的经济建设服务。基因表达的调控研究已成为当代分子生物学研究中的一个最活跃的领域。

所谓基因表达，是指按基因组中特定的结构基因上所携带的遗传信息，经转录，翻译等一系列过程，指导合成特定氨基酸序列的蛋白质分子而发挥特定生物功能的过程。但并非基因组上所有的结构基因都在所有细胞中同时表达，而必须根据机体的不同发育阶段，不同的组织细胞及不同的功能状态，选择性、程序性地在特定细胞中表达特定数量的特定基因，这就是基因表达的调控。基因表达的调控是一个多水平（基因组、转录、转录后、翻译及翻译后）的复杂过程，真核基因的表达调控尤其复杂，至今我们对之还知之甚少。基因表达调控研究仍将是今后相当长一段时间内的一项艰巨而又意义深远的工作。

本章将简要介绍真核基因表达调控的基本理论及主要研究方法。

第一节　真核基因表达调控基本理论

一、真核基因结构功能特点

原核生物与真核生物在基因结构上有相当大的差异，从而决定了其表达调控方式也有很大差别。

1. 真核生物的 DNA 含量大得多，约为大肠杆菌 DNA 含量的数百至数千倍，与裸露状态的原核生物 DNA 不同，真核生物 DNA 大多与蛋白质结合，形成复杂而又有序的高级结构即染色质或染色体，并由核膜包裹起来，形成细胞核（线粒体与叶绿体 DNA 除外）。这就决定了真核生物基因表达必然受到其高级结构的影响，并且转录与翻译过程不能同步进行，从而可以在更多的水平上进行调节控制。

2. 真核细胞编码基因大多是不连续的：绝大多数真核生物（特别是高等脊椎动物）的基因是由外显子与内含子镶嵌排列而成的。所谓外显子（exon）是指为蛋白质氨基酸序列编码的那部分 DNA 序列；而内含子（intron）则是指那些插入到编码序列之中的非编码序列。基因转录产生的初级转录产物必须经过一定的加工过程，将插入的内含子序列切除，才能形成成熟的 mRNA 分子。这些内含子的功能现仍不清楚，据推测可能有如下几种作用：①某些内含子中含有基因表达的调控序列，参与表达的调控；②不同的剪切方式可产生不同的基因表达产物；③提供遗传变异机会，与生物进化有关。

3. 真核生物 DNA 中含有大量重复序列：所谓重复序列是指在基因组中多次反复出现的 DNA 序列。

这些重复序列按其出现的频率可分为低度、中度和高度重复序列。各种重复序列的长度、序列及重复次数不同，其功能亦有极大差别。有些重复序列是为蛋白质编码的，有些则不是编码序列。其功能可能大致有以下几种：

（1）某些基因产物的生物学功能极为重要，且需要量极大，如组蛋白、rRNA、tRNA，及某些糖代谢酶类等，因此，为这些分子编码的基因以多拷贝形式存在，可充分满足细胞的需要量。这也是表达调控的一种有效方式。

（2）某些重复序列与染色质构象、着丝点的形成有关。

（3）参与基因复制及表达的调控：某些高度重复序列中 AT 含量丰富，易解链，有利于与调控基因复制和表达的蛋白质因子结合；另外，许多重复序列结构中含有末端反向重复序列，可形成茎环状结构，这种高级结构参与基因表达调控，也可能与基因的转位有关。

4. 某些有一定同源性而又不完全相同的基因簇，组成一个基因家族，如珠蛋白基因、ras 基因家族等。它们有些分工行使不同的生物学功能，还有一些则根本不具有功能，称为假基因（pseudogene），它们可能只是进化的痕迹，也可能为今后的进化提供物质基础。例如，多种蛋白水解酶都具有相似的活性中心，可以推断，它们都是由同一种原始蛋白水解酶进化而来的。这种原始酶基因通过扩增形成多拷贝基因，然后通过突变、自然选择而进化为各种不同功能的蛋白水解酶。

5. 真核基因组中不存在"超基因"式的操纵子结构，功能相关的基因大多分散在不同的染色体上，即使空间位置相近，也是分别进行转录的，而不产生多顺反子 mRNA。

6. 原核生物生存的唯一目的就是无限生长繁殖，因此其基因表达调控系统的作用就是在一个特定环境中为细胞提供最大的生长速度，即将酶活性控制在最大速度所要求的点上，并使细胞尽快地适应变化着的环境。而真核生物，特别是多细胞高等生物，则除了生长繁殖外，更重要的是要进行分化。由于高等动物的血液循环系统为细胞提供了一个较稳定的环境，因此生长的调控相对较为简单，而分化的调控则复杂得多。高度分化的组织细胞中，只有大约 10% 的基因程度不同地表达，大多数基因被关闭，如何调节各种基因的表达活性，其复杂程度是可想而知的。而原核生物中一般有40%～50%的基因处于活性状态。

二、真核基因表达调控的策略

如上所述，真核基因的表达是一个多阶段过程，因此，真核基因表达的调控也是在多阶段水平来实现的，即转录前、转录、转录后、翻译和翻译后等 5 个水平。

转录前（基因组水平）调控：包括基因丢失、基因扩增、基因重排、甲基化修饰及染色质结构改变等。

初级转录产物合成的调控：主要包括顺式作用元件和反式作用因子对 RNA 聚合酶活性的调节，它们介导了激素、生长因子、应激等刺激和分化对基因活性的调节。

转录后调控：包括 mRNA 加"帽"、加"尾"及剪切等。

翻译水平调控：包括翻译的起始、mRNA 寿命等的调节。

翻译后调控：包括糖基化、磷酸化及水解等。

以下将分别进行介绍，并以转录水平的调控作为重点。

三、转录前的表达调控

转录前的调控是指发生在基因组水平上的基因结构的改变。这种调控方式较稳定持久，甚至有些是不可逆的，主要见于机体发育过程中的体细胞分化的决定。显然，这种调控方式未免缺乏灵活性，不适于对生长因子应激等刺激的应答反应。

（一）基因丢失

体细胞分化过程中，必须将某些基因永久性关闭。显然达到此目的的最简单而有效的方式就是将这些基因丢失掉。在一些低等真核生物（如线虫、原生动物和昆虫等）的体细胞发育过程中确实发现了染色体丢失现象。如原生动物尖毛虫细胞中有大、小两个细胞核。小核中 DNA 是完整的，但不具有转录活性，起维持种系的作用；而大核中只保留了部分 DNA，具有转录活性。马蛔虫体细胞中也丢失了大部分基因，只留下极少数维持细胞分化功能的基因。但这种基因丢失现象并非普遍存在。

（二）基因扩增

当发育分化或环境条件的改变，使对某种基因产物的需要量剧增，而单纯靠调节其表达活性不足以满足需要时，增加这种基因的拷贝数（即基因扩增或基因放大，gene amplifi-cation）也是基因表达活性调节的一种有效方式。

非洲爪蟾卵母细胞中 rRNA 基因（rDNA）扩增了约 2000 倍。这是因为卵母细胞的分裂需要大量合成蛋白质而对 rRNA 的需要量剧增的结果。基因扩增的结果使细胞内迅速积蓄起 10^{12} 个核糖体，如果没有这种扩增作用，则需要 500 年时间才能积蓄起如此多的核糖体。

一些药物如甲氨蝶呤、镉汞等重金属、铜离子等也可分别诱导体细胞中的二氢叶酸还原酶基因、金属硫蛋白 I 基因、铜结合蛋白及其他抗药性基因的扩增。

基因扩增的机制仍不清楚，目前多数人倾向于认为是基因反复复制的结果。也有人认为是姐妹染色单体不均等交换，从而使一些细胞中某种基因增多，而另一些细胞减少；甚至有人认为是从其他死细胞中摄取 DNA 而据为己用的结果。另外，不可忽视选择压力的作用，无基因扩增的细胞将被生存竞争压力杀死。

扩增的基因可游离存在，也可整合入染色体，有些生物中可形成多线染色体。

值得注意的是，不适当的基因扩增可导致某些疾病的发生。如某些癌基因（c-myc、c-ki-ras 等）的扩增可能与某些肿瘤的发生有关。

（三）基因重排

基因重排是指某些基因片段改变原来存在的顺序而重新排列组合。重排可以仅仅是空间位置或方向的不同，也可同时伴有某些基因片段的扩增或丢失。基因重排方式是基因表达的转录前调控的较重要方式之一。

广义的基因重排有多种方式：①类似于 mRNA 加工的"剪切"方式；②转座子方式；③染色体转位方式；④外源基因序列（如反转录病毒长末端重复序列，LTR）的插入激活方式等。

1．"剪切"方式 哺乳动物淋巴细胞分化过程中免疫球蛋白（Ig）的产生是此种方式的代表。机体可产生上百万种不同的 lg。而事实上基因组中不可能分别为如此众多的 Ig 编码，Ig 的多样性是通过基因重排实现的。

Ig 是由两条相同的轻链（λ 或 κ）和两条相同的重链（H 链）组成的，在人体中它们分别由位于第 22、第 2 和第 14 号染色体上的 λ、κ 和 H 基因编码。κ 轻链基因由可变区（V）、连接区（J）和不变区（C）三部分组成。H 重链基因由高变区（V）、可变区（D）、连接区（J）和不变区（C）组成。抗体的多样性主要取决于 V 区，与 D 区和 J 区也有一定关系。κ 基因的 V 区约有 200 种不同的基因顺序，J 区有 4 种，它们与 Cκ 一起串联排列。H 基因的 V 区也有约 200 种不同基因，D 区有 10 种，J 区 4 种，C 区约 10 种，也串联排列。它们没有表达活性。

当细胞分化时，每个细胞中的 κ 基因发生重排，各随机取 1 个 V、J、C 基因连接形成 VJC，即完整的一个轻链基因，而将其他的 V 和 J 基因切除。同样，H 基因各取 1 个 V、D 和 J 基因形成 VDJ 连接，其 mRNA 通过与不同的 C 基因拼接形成 IgG、IgM、IgA、IgE 和 IgD（图 1-9-1）。

因此，虽然为 Ig 基因编码的基因数量不多（不足 500 个），却可通过不同的重排方式产生多种多样的抗体。κ 基因通过重排产生 $4 \times 200 = 800$ 种不同的轻链，而 H 基因可产生 $200 \times 10 \times 4 = 8000$ 种不同的 VDJ 连接可能性。这样，不考虑不变区的不同，总共有 $800 \times 8000 = 6\,400\,000$ 种不同抗体。这种重排方式是极为经济的，节省了大量的基因组空间。

2．转座子方式 20 世纪 40 年代初，Babara Mclintock 即提出，在玉米基因组上有一种可移动的遗传因子，当它插入到染色体上的某些地方时，就可控制此基因的表达。此卓越的发现已远远超过了当时科学水平，因而未引起足够的注意。直到 70 年代后期，人们发现了细菌抗生素抗性基因的移动现象，她的这项成果才得到人们的承认。

目前所发现的移动基因大多是在原核生物中发现的，如插入顺序（insertion sequence，IS）、转座子

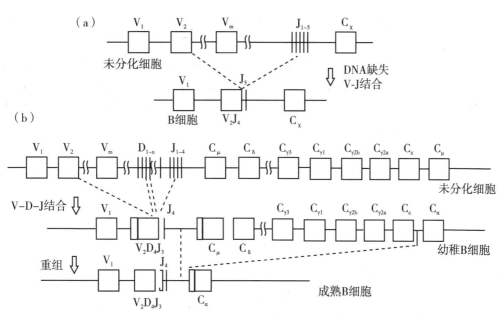

图 1-9-1 Ig 基因的重排

（transferon，Tn）和 Mu 噬菌体（mutator bacteriophage）等。其中转座子（Tn）是比较典型的完整的移动基因（图 1-9-2）。Tn 由 5 个部分组成：①反末端重复序列，这是转座酶识别位点，通过酶切、复制后再插入到其他位置；②转座酶基因，为转座酶编码，转座酶可识别插入顺序，并在 DNA 上切割；③阻遏蛋白基因，编码阻遏蛋白，对转座起负调控作用；④调控区，为调控蛋白的结合位点；⑤附加基因，与转座无关，如 Tn3 带有青霉素抗性基因——β 内酰胺酶基因。

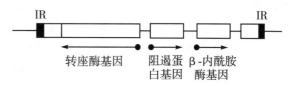

图 1-9-2 转座子 Tn3 结构示意图

IS 除带有与转座有关的基因外，不带有其他附加基因，有些即是 Tn 中的反向重复顺序，如 IS1 即是 Tn9 的反向重复顺序，IS10 是 Tn10 的反向重复顺序。因此可以认为 IS 是 Tn 的一个特殊类型。

真核生物中也发现了与 Tn 相似的基因，如酵母 TY1 因子和果蝇 Copia 因子等，结构功能都与 Tn 类似。

转座子对于真核基因表达的调控作用，仍有待进一步研究。但其在进化中的重要作用则是无疑的。转座子将一些原来在染色体上相距甚远的基因连接到一起，从而产生一些新的蛋白质分子或新的表达调控方式。

3. 染色体转位方式（chromosome translocation） 严格来说，染色体转位方式并不是基因表达的正常调控方式，而是一种病理现象。但确实可以导致某些基因的表达改变。此方式常见于一些癌基因的活化过程。如人 Burkitt's 淋巴瘤中常可见 t（8；14）染色体易位，导致原来不具转录活性的 c-myc 癌基因转位到 Ig 重链基因的强大增强子作用之下，从而被激活转录。c-ab1、c-myb 癌基因也常见转位激活机制。急性原粒细胞白血病细胞中 t（15；17）染色体转位可导致视黄酸受体 α（retinoic acid receptor α，RARα）基因的重排。

4. 外源基因插入激活方式 类似于转座子方式，但可能并无转座子的参与。主要见于反转录病毒的长末端重复序列（long terminal repeat，LTR）的插入引起的细胞癌基因的激活。LTR 可能具有增强子作用。也有人认为有一些（也可能是全部）RNA 肿瘤病毒本身就是转座子。其他病毒，如 SV40、腺病毒等基因的插入，也可导致基因表达活性的改变。

（四）甲基化修饰

某些高等生物，尤其是脊椎动物中，DNA 上特定的 CpG 序列处的胞嘧啶可发生甲基化修饰（5mC），这种甲基化修饰可以阻止某些基因的转录，并且能遗传到子细胞中去。研究表明，转录活跃的基因是低甲基化或不甲基化的，而不表达基因则高度甲基化。如珠蛋白基因在红系细胞中是低甲基化的，而在不表达珠蛋白的细胞中则高度甲基化。胎儿型血红蛋白基因在成体中不表达也可能是其甲基化的结果。5-氮杂胞嘧啶可使细胞 DNA 脱甲基化，从而启动成体中胎儿型血红蛋白（HbF）基因的表达，可用于镰状细胞贫血和 β 地中海贫血的治疗。持续表达的看家基因（house-keeping gene）的转录起始区极少发生甲基化（所谓看家基因是那些维持一般细胞正常功能所必需的而且持续表达的基因）。有人认为 X 染色体的失活也是 DNA 甲基化的结果。

在脊椎动物中，DNA 甲基化是普遍现象，但在无脊椎动物中则较少，而在昆虫中则根本没有。有人认为，DNA 甲基化调控作用是在进化发展到较高级阶段才出现的，因此它只对那些近期进化的基因才有调控作用。

总之，DNA 的甲基化修饰对真核基因的表达具有一定的调控作用。但它是否具有普遍性及其调控机制还有待于进一步研究。

（五）染色质结构对基因表达的调控作用

真核生物基因组的最重要特征之一就是，DNA 与组蛋白、非组蛋白等多种蛋白质和少量 RNA 及其他物质结合，形成染色质（chromatin）或染色体（chromosome）结构。有关核小体（nucleosome）及染色质高级结构在有关文献及教科书中已有大量介绍，不再赘述。

含大量碱性氨基酸（约 25%）的组蛋白与 DNA 紧密结合，可保护 DNA 免受损伤，维持基因组的稳定性，并抑制基因的表达。去除组蛋白则基因转录活性增高。这种组蛋白的结合与解离是真核基因表达调控的重要机制之一。机体可通过以下几种机制将碱性组蛋白修饰，从而减少正电荷，减弱与 DNA 的结合能力：①磷酸化：组蛋白 N 末端的丝氨酸磷酸化，使其带负电荷，与 DNA 骨架上的磷酸基因排斥，从而减弱二者的结合能力。多种细胞生长、分化信息是通过磷酸化 - 去磷酸化作用向核内传递的，因此不难想象，组蛋白的磷酸化作用是介导对生长、分化等信息反应的重要机制之一；②乙酰化：组蛋白中的丝氨酸和精氨酸均可被乙酰化修饰，同样可削弱正电荷及与 DNA 的结合能力，从而有利于转录；③甲基化：主要是赖氨酸的甲基化，结果与上面相同。

非组蛋白蛋白质（非组蛋白，NHP）是染色质中含有的一类蛋白质，种类较多，氨基酸组成也比较复杂，多为中性或酸性蛋白质。非组蛋白的特点是具有种属与组织特异性，与细胞的发育、分化有重要关系。它在染色质中的含量极少，然而对基因的表达起着重要的调控作用。据认为，此调控作用，主要与其中一组被称为高迁移率非组蛋白（high mobility group，HMG）的组分有关。据推测，HMG 可以与组蛋白 H_1 或 H_5 竞争性地与 DNA 结合，从而取代 H_1 或 H_5，解除组蛋白对基因表达的抑制作用。现在认为，非组蛋白中有相当部分是调节基因表达的反式作用因子（见本节"四"）。

染色质有结构紧密的超卷曲状态和结构松散的伸展状态及多种中间状态。这两种状态的转换主要与组蛋白 H1 有关，H1 与伸展状态的核小体结合形成螺旋管结构。结构紧密的染色质形成异染色质，结构松散的染色质为常染色质。转录活性较高的基因都位于结构较松散的常染色质中，而位于结构紧密的异染色质中的基因则大多不具转录活性。

转录活跃的活性染色质区域，由于结构松散，去除了组蛋白的保护作用，因此对于核酸内切酶 I（DNase I）的水解作用较敏感，称为 DNase I 敏感区。而结构紧密的非活性染色质则对 DNase I 不敏感。因此常将 DNase I 敏感性作为该基因的转录活性的标志。研究表明，DNase I 敏感性有组织特异性。另外，在活性染色质中还存在一些对 DNase I 特别敏感的区域，称为 DNase I 超敏感区（DNase I hypersensitive site）。DNase I 超敏感区一般位于活性基因的 5′端，可能反映了基因转录的起始位点。

四、转录水平的调控

转录水平的调控是真核基因表达调控中最重要的一步，主要涉及以下 3 种因素的相互作用：①RNA 聚合酶（RNA polymerase，RNA pol）：基因转录是由 RNA 聚合酶催化完成的，转录水平的调控实质上就是对 RNA 聚合酶活性的调节；②顺式调控元件（cis-acting element）：为与结构基因串联的特定的 DNA 序列，它们对基因转录的精确起始和活性调节起着举足轻重的作用；③反式作用因子（trans-acting factor）：是由位于不同或相同染色体上基因所编码的蛋白质因子，通过与顺式调控元件和 RNA 聚合酶的相互作用而调节基因转录的活性。图 1-9-3 所示为转录信息诱发的真核基因表达的调控的一种可能模式。

如图 1-9-3 所示，同一转录信息（如信息 1）可调控一类基因（基因 A、B）的表达，而同一基因（基因 B）可受到多种信息的诱导。

（一）RNA 聚合酶

与原核生物单一的 RNA 聚合酶不同，真核生物的 RNA 聚合酶有 3 种：RNA 聚合酶 I、II、III。RNA 聚合酶 I（RNA pol I）存在于核仁中；其转录产物为 rRNA（5.8S、18S 和 28S rRNA），对 α-鹅膏蕈碱有一定的抗性。RNA pol II 存在于核质中，其转录产物为 mRNA 及其他一些功能不明的小分子量 RNA，如 $U_{1\sim6}$ RNA，对 α-鹅膏蕈碱十分敏感；RNA pol III 存在于核质中；其转录产物为 5S rRNA 和 tRNA，对 α-鹅膏蕈碱的敏感性介于上述两者之间。

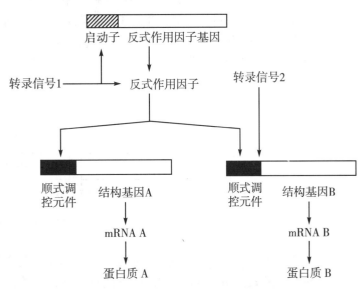

图 1-9-3　真核基因转录调控模式图

由 RNA pol II 转录的基因称为 II 类基因，此类基因品种多，与细胞生长、分化直接相关，其表达调控也最为复杂。以下重点介绍 II 类基因的转录调控。

（二）顺式调控元件（cis-acting element）

真核细胞中，不同的顺式调控元件按不同的数量、类别及空间位置串联排列，组成了各基因表达的调控区域，它们的协同作用决定了基因转录的精确起始与转录效率。

1. 启动子（promoter）　启动子是与基因转录启动有关的核酸序列，位于基因转录起始位点 5′端，只能在近距离起作用（一般在 100bp 之内），有方向性，空间位置较恒定。它是转录的最基本信号结构。II 类基因的启动子有以下几种：

（1）Goldberg-Hogness 盒（Hognees 盒，TATA 盒）　其核心序列为 TATA$_T^A$A$_T^A$，与原核生物启动子 Prinbnow 盒相似。位于转录起始位点上游 −30bp 附近区域。TATA 盒决定了基因转录的精确起始。TATA 盒在离体条件下为转录所必需。活体下，缺失 TATA 盒也可转录，但没有固定的转录起始位点。

（2）上游启动子元件（upstream promoter elements，UPS）　主要包括 CAAT 盒和 GC 盒。CAAT 盒位于转录起始位点上游 −70 ～ −80bp 区域，其核心序列为 GG$_C^T$CAATCT。GC 盒核心序列为 CCGCCC，位置不定。CAAT 盒和 GC 盒与 TATA 盒一样，都是普通启动子元件，它们的协同作用决定了基因的基础转录效率。

（3）组织特异性启动子　如肝细胞特异性启动子元件 HP1，它们位于白蛋白、抗胰蛋白酶和 AFP 等肝细胞特异性基因的调控区，与这些基因在肝细胞中的特异性表达有关。

（4）诱导性启动子　如 cAMP 反应元件（cAMP responsive element，CRE）等，介导对 cAMP、生长因子等信号的反应。

RNA pol III 启动子位于结构基因内部。tRNA 基因启动子（图 1-9-4）由 A 盒和 B 盒两部分组成，分别位于 +9 ～ +18 和 +53 ～ +61bp 区域。5S RNA 启动子 C 盒位于 +50 ～ +83bp 区域，其中 +50 ～ +60bp 区域序列与

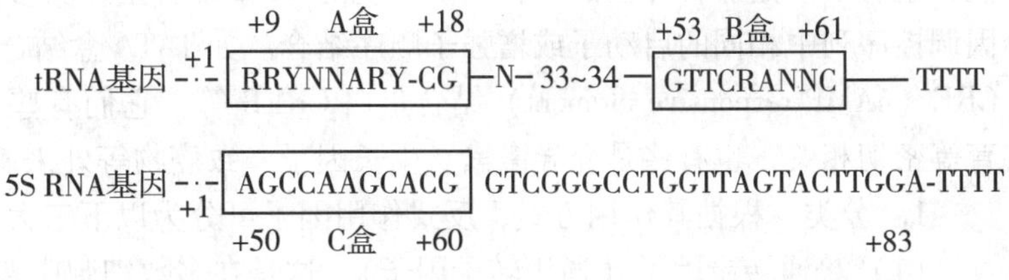

```
              +9   A盒  +18              +53  B盒  +61
          +1 ┌──────────────┐          ┌──────────────┐
tRNA基因 -···│ RRYNNARY-CG  │─N-33~34─│  GTTCRANNC   │──── TTTT
          └──────────────┘          └──────────────┘

             ┌──────────────┐
5S RNA基因 -··│ AGCCAAGCACG  │ GTCGGGCCTGGTTAGTACTTGGA-TTTT
          +1 └──────────────┘
           +50  C盒  +60                                   +83
```

图 1-9-4　tRNA 和 5S RNA 基因的启动子

tRNA 启动子 A 盒相似。

rRNA 基因的启动子仍不太清楚，大约位于转录起始位点的上下游 $-150 \sim +100$bp 之间。

2. 增强子（enhancer） 增强子是一类能促进基因转录活性的顺式调控元件，但它本身不具备启动子的活性。其特点是：①无方向性；②远距离作用，距靶基因可近可远，甚至远至几十 kb 也同样能发挥作用，可位于基因的上游、下游或内部；③无基因特异性，对各种基因启动子均有作用；④具有组织特异性；⑤有相位性，它的作用虽然与距离无关，但只有当它位于 DNA 双螺旋的某一相位时，才具有较强活性。

典型的增强子是 SV40 早期基因中的 72bp 重复序列，其中有由特定核苷酸组成的核心序列（core sequence，module，motif）（如图 1-9-5）。多种真核基因中也有增强子存在，如 Ig 基因增强子位于 J 区与 C 区之间的内含子中。

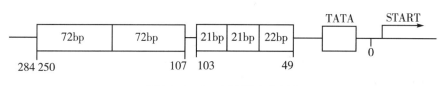

图 1-9-5 SV40 增强子示意图

有些增强子并不具备上述所有典型特征，有时不易与启动子区别开来。

还有一些顺式作用元件的作用方式与增强子相似，但是抑制基因的转录，称为沉寂子（silencer）或衰减子（dehancer）。也可将之归于广义的增强子之类中。如酵母的 HML 和 HMR 区，在人抗胰蛋白酶，小鼠细胞色素 P450 基因中可见到。

增强子调控基因转录活性的机制可能有以下几种：①与反式作用因子相互作用；②Z-DNA 结构：如 SV40 72bp 重复序列中的 5′-GCATGCAT-3′ 顺序，具有嘌呤与嘧啶交替出现的特征，可形成左旋 DNA 结构，此结构有利于与特定蛋白质结合，有利于转录；③增强子形成特异的二级结构，如茎环结构等；④与核基质结合。

3. 加尾信号及转录终止信号 在加 polyA 尾位点的上游 $10 \sim 20$bp 处，常见一保守的 AATAA 序列，如去除此序列，基因会连续转录下去而不终止。它被认为是加尾信号，但与转录终止的关系仍不能肯定。有人认为，组蛋白等没有 PolyA 尾的基因转录终止信号，是一种能形成发夹结构的反向重复序列；而具有 PolyA 尾的基因的终止信号是 G/T 簇，其通式为 YGTGTTYY，如 SV40 中为 AGGTTTTTT。

（三）反式作用因子的概念

由于特定基因的顺式调控元件在同一机体的不同细胞中是完全相同的，这就不能解释基因表达的组织特异性及细胞周期特异性等现象。因此仅有顺式调控序列本身并不能决定基因的表达。而这是由顺式作用元件和反式作用因子两者的相互作用所决定的。顺式作用元件是反式作用因子的结合位点，其调控基因转录的作用正是通过反式作用因子的作用来实现的。反式作用因子（又称为反式作用转录因子）是由位于不同染色体或同一染色体上相距较远的基因编码的蛋白质因子。在其结构上含有一个与 DNA 结合的 DNA 结合结构域，能与特定的 DNA 序列结合，因此也在习惯上被俗称为 DNA 结合蛋白（DNA-binding protein）。以下除特别注明外，所有 DNA 结合蛋白即是指反式作用因子。但需指出的是，并非所有的 DNA 结合蛋白都是指反式作用因子。

目前已经发现了近百种 DNA 结合蛋白，其中有的具有组织或细胞特异性，有些具有基因或序列特异性，也有一些是非特异性的。目前所发现的 DNA 结合蛋白大多是序列特异性的，可与多种细胞中不同基因调控序列中相同的启动子或增强子顺序结合。如 TATA 盒结合蛋白 TFIID、CAAT Box 结合蛋白 CTF/NF-1、CRE（cAMP-responsive element）结合蛋白 CREB 等。它们有些是细胞固有的转录因子，与细胞周期、发育等密切相关，也有些是介导激素、生长因子、致癌物等外来刺激所诱导的转录起始作用。

1. 分类 根据其作用方式，反式作用因子可分为以下三大类：

（1）普通转录因子（通用转录因子） 这是在多数细胞中普遍存在的一类转录因子。如 TATA 盒结合因子 TFIID、GC 盒结合因子 SPl 等。

（2）组织特异性转录因子　基因表达的组织特异性在很大程度上取决于组织特异性转录因子的存在。Ig 基因的淋巴细胞特异性表达是由一种淋巴细胞特异性的转录因子 OCT-2 所决定的。它仅在淋巴细胞中特异性表达，并识别 Ig 基因启动子与增强子中的 ATTTGCAT 八聚体序列。Frain 等最近分离出了一种肝细胞特异性启动子元件 HP_1 的结合蛋白 LF-B_1，与哺乳动物细胞白蛋白、AFP、人抗胰蛋白酶等基因在肝细胞中的特异性表达有关。

（3）诱导性反式作用因子　这些反式作用因子的活性可被特异的诱导因子所诱导。这种活性的诱导可以是新蛋白质的合成，也可是已存在的蛋白质的翻译后修饰。如 cAMP 结合转录因子 CREB、热休克转录因子 HSTF、类固醇激素受体等。

2. 专一调控　反式作用因子对基因转录的专一性调控作用体现在：

（1）基因的基础表达（constitutive expression）　多种普通转录因子如 TFIID 等参与了 RNA pol Ⅱ 的转录起始作用。研究表明，TFIID 与 DNA 的结合是转录复合物形成的第一步，然后 RNA 聚合酶 Ⅱ 才能结合到启动子上，并促进其他三种普通转录因子 TFIIB、TFIIE、TFIIF 的结合（图 1-9-6）。一些不具有 TATA 盒的基因的转录起始也需要 TEIID 的参与。

（2）组织专一性表达　已于上述。Ptashne 等认为，组织特异性转录因子有别于普通转录因子，它在结构上常常只具有 DNA 结合结构域或转录活化结构域这两者之一，因此它仅仅在那些提供了其缺失部分功能的细胞中发挥作用。

（3）介导诱导因子诱导的基因表达。

（4）调节细胞发育与分化　某些 DNA 结合蛋白的表达具有发育阶段特异性，因此可能与机体的发育有关。研究表明，同源盒基因（homeobox gene）家族与脊椎动物的发育有着重要的关系。所谓同源盒是指其产物蛋白中具有一非常相似的结构域，即下文中所述的同源结构域，通过它与特异的 DNA 序列综合。有人认为，同源盒基因家族决定了机体的形态，它是规划身体各主要区域——头部、腹背部、尾部等——的蓝图，它将胚胎沿头－尾轴将细胞划分为不同的区城，然后分化为肢体等不同器官结构。图 1-9-7

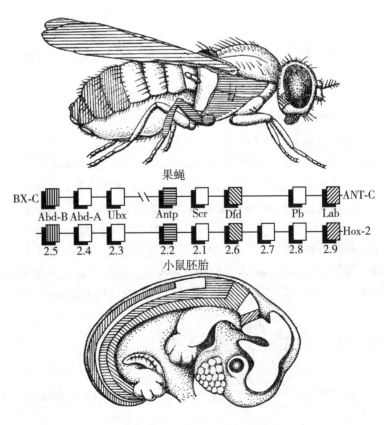

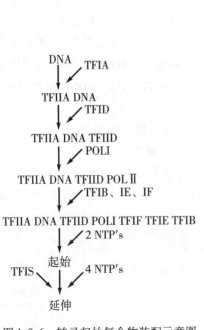

图 1-9-6　转录起始复合物装配示意图　　　　图 1-9-7　果蝇及小鼠机体分化受到同源盒基因家族的控制

所示为果蝇及小鼠机体不同部位分别受到同源盒基因家族中不同基因的控制。如果其中某一基因发生突变将会导致相应区域器官的畸形。例如，一种称为 bithorax 突变的果蝇有两对翅膀，而正常只有一对，这是由于同源盒基因家族中 bithorax 基因群（包括 ultrabithorax，abdominal-A 和 abdominal-B）突变的结果。而一种叫做 antennapedia 突变的果蝇较正常多了一只后肢，这是由于 antennapedia 基因群（包括 labial，proboscapedia，deformed 和 antennapedia 基因）突变的结果。

（四）反式作用因子的结构

研究表明，一个完整的反式作用因子含有两个必不可少的结构域，即 DNA 结合结构域和转录活化结构域。DNA 结合蛋白通过前者与 DNA 特定顺序综合，并通过后者发挥转录活化功能。有些反式作用因子可能只含有两者之一，只有当互补的两个蛋白质存在于同一细胞时才具有功能，这可能与基因表达的组织特异性有关。

1. DNA 结合结构域（DNA-binding domain） DNA 结合蛋白发挥其转录调控功能的首要条件是必须有一与 DNA 特异结合的结构。目前已发现了以下几种不同类型的 DNA 结合结构域模型。

（1）锌指结构域（zinc finger motif） 第一种类型的锌指结构以 TFⅢA 及 SP1 为代表。这种锌指结构由大约 30 个氨基酸残基组成，其中含有两个半胱氨酸和两个组氨酸残基，在这两个半胱氨酸和组氨酸对之间含有一个大约 12 个氨基酸残基区域，这 4 个半胱氨酸和组氨酸通过与锌离子结合而形成一个稳定的指状结构，指状突出区分散地分布着几个碱性氨基酸和保守的疏水性氨基酸残基（图 1-9-8）。目前已用核磁共振法搞清了这种锌指结构的三维结构，其多肽链自发性成螺旋结构，在螺旋的表面暴露出高密度的碱性及极性氨基酸，可能与 DNA 结合有关。

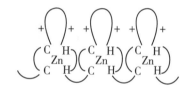

SP1锌指结构域

CHIQGCGKVYGKTSHLRAHLRWHTGERPFMCTWSYCGKRFTRSD
ELQRHKRTHTGEKKFA

图 1-9-8　锌指结构域示意图

类固醇激素受体的 DNA 结合区为第二种类型的锌指结构。它区别于 SP1 的半胱氨酸、组氨酸对，而代之以两对半胱氨酸。

至今所鉴定的锌指蛋白表现出不同的 DNA 结合序列特异性。因此，虽然锌指结构中这些高度保守的氨基酸可能构成一个 DNA 结合区域的结构框架，但决定其结合特异性的区域可能位于其他地方。例如，孕激素和雌激素受体的 DNA 结合特异性仅稍有差异，其结合特异性被认为是由位于指状结构基部的非保守氨基酸所决定的。将酵母转录因子 GAL₄ 的锌指结构区全部 28 个氨基酸用另一种酵母转录因子 PPR1 的锌指结构区的氨基酸取代，除其中一个氨基酸外，其他氨基酸的取代并不影响 GAL₄ 的 DNA 结合特异性。而与锌指结构邻近的 14 个氨基酸区域是决定其结合特异性所必需的。

（2）同源结构域（homeodomain，HD） 同源盒基因家族各基因间都有一相同的保守的序列，称为同源结构域。这种结构域由大约 60 个氨基酸组成，其一级结构与原核生物抑制子（repressor）的螺旋 – 回转 – 螺旋（helixturn-helix）结构有些类似。其中的碱性和疏水性氨基酸是较保守的（图 1-9-9）。HD 结构可见于多种果蝇胚胎发生的调控蛋白、哺乳动物八聚体结合因子 OCT-1（又称 OTF-1、NFA1 和 NFⅢ）、

OCT-2同源结构域

RRRKRTSIETNVEFALEKSFLANQKPTSEEILLIAEQLHM

EKEVIRVWFCNRRQKEKRIN

图 1-9-9　同源结构域结构图

OCT-2（又称 OTF-2 和 NF-A2）、脑垂体特异结合因子 Pit-1（GHF-1）。含有此 HD 结构的蛋白组成一同源盒基因家族，其最主要的功能是参与机体的发育分化过程。

（3）亮氨酸拉链（leucine zipper） 其一级结构由大约 30 个氨基酸组成，它们是高度保守的。可分为两个部分，第一个部分含有非常多的碱性氨基酸，随后的区域含有 4 个亮氨酸残基，按每间隔 6 个氨基酸残基一个亮氨酸的规律排列（图 1-9-10）。含亮氨酸拉链的转录因子包括 AP-1，fos，jun，C/EBP 和 CREB 等。这些蛋白都通过其亮氨酸拉链结构形成同源或异源二聚体，产生具有不同功能特性的转录因子而在转录调控中起着重要作用。如 Jun 的两个亚基可形成同源二聚体，也可与 Fos 一个亚基组成异源二聚体。二聚体的形成是两个亚基中紧靠近的 α 螺旋中的亮氨酸重复区域疏水性相互作用的结果。亮氨酸拉链结构邻近的碱性区域可能是其结合 DNA 功能所必需的。但非其形成二聚体所必需。另有一些蛋白质如 myc，OCT-2 等也含有亮氨酸重复结构，但缺少 C/FBP 类因子的保守的碱性氨基酸区域。

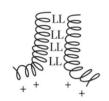

Jun亮氨酸拉链结构域

SQERIKAERKRMRNRIAASKCRKRKLERIARLEEKVKTLKAQNSELASTAN

MLREQVAQLKQ

图 1-9-10　亮氨酸拉链结构示意图

需注意的是，亮氨酸拉链结构并非是 DNA 结合蛋白所特有的，它也存在于一些其他蛋白质中，如葡萄糖转运蛋白，K$^+$ 通道蛋白等。甚至有人认为它仅仅是蛋白质二聚体化所需的，而与 DNA 结合无关。

（4）碱性 α 螺旋 转录 – 复制因子 CTF/NF-1 的 DNA 结合区域具有形成 α 螺旋的结构并含有高密度的碱性氨基酸，但缺少锌指结构、HD 以及亮氨酸拉链那样的特征结构。

（5）螺旋环 – 螺旋（helix-loop-helix，HLH） 此种结构可见于 Myc、myoD 以及 Igκ 基因增强子结合蛋白 E12/E47 等转录因子的结构中。

一些最近克隆的哺乳动物转录因子的一级结构的分析提示 DNA 结合区域的类型并不限于上述几种。例如 AP-2 及 SRF（血清反应因子）等。

2. 转录活化结构域（transcriptional activation domain） 转录因子的 DNA 结合结构域本身并不具有调控转录活性的功能，其转录活化功能是由另一种结构域，即转录活化结构域所决定的。

现已鉴定出以下 3 种不同类型的转录活化结构域模型。

（1）酸性 α 螺旋结构域（acidic α-helix domain） 这种结构首先是在酵母转录因子 CAL4 和 GCN4 中发现的。其特点是含有较多的负电荷并能形成亲脂性 α 螺旋（图 1-9-11）。另外在糖皮质激素受体和

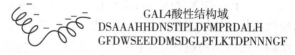

GAL4酸性结构域

DSAAAHHDNSTIPLDFMPRDALH
GFDWSEEDDMSDGLPFLKTDPNNNGF

图 1-9-11　酸性 α 螺旋结构示意图

AP-1/jun 转录因子中也含有此种结构。各自的酸性 α 螺旋结构之间除上述两种特征之外，无明显的序列同源性，但其功能是相同的；它们之间甚至可以互换而功能不变，激活基因转录的特异性决定于 DNA 结合结构域的特异性。据推测，酸性活化区可能是相对非特异性地与那些启始复合物的一般成分（如 TATA 盒结合因子或 pol Ⅱ本身）相互作用而发挥其转录活化功能的。

（2）富含谷氨酰胺结构域（glutamine-rich domain）：此结构首先是在转录因子 SPl 中发现的。它的结构特点是含有大约 25% 谷氨酰胺，而含电荷氨基酸很少。其他如酵母 HAP1、HAP2 和 GAL Ⅱ 及哺乳动物的 OCT-1、OCT-2、Jun、AP-2 和 SRF 也含有此结构。与酸性结构域一样，此结构之间也无明显的序列同源性，也可能是可以相互替代的（图 1-9-12）。

（3）富含脯氨酸结构域（proline-rich domain） CTF/NF-1 的羧基末端与其转录活化功能有关。此区域含 20%~30% 脯氨酸（图 1-9-13）。脯氨酸是一种亚氨基酸，可妨碍 α 螺旋的形成。AP-2、jun、OCT-2 和 SRF 中也存在此结构。

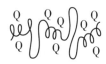

SP1谷氨酰胺结构域
QGQTPQRVSGLQGSDALNIQQNQTSGGSLQAGQQKEGEQNQQTQQQQILIQPQLVQ
GGQALQALQAAPLSGQTFTTQAISQETLQNLQAVPNSGPIIIRTPTVGPNGQVSW
QTLQLQNLQVQNPQAQTITLAPMQGVSLGQ

图 1-13-12　富含谷氨酰胺结构域示意图

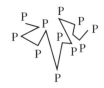

CTF脯氨酸结构域
PPHLNPQDPLKDLVSLACDPASQQPGRLNGSGQLKMPSHCLSAQMLPPPGLPR
LPPATKPATTSEGGATSPSYSPPDTSP

图 1-9-13　富含脯氨酸结构域示意图

（五）反式作用因子作用机制

1. DNA 结合蛋白结合位点通常与其所调控的基因相距较远，它何以能影响到远距离的 RNA 聚合酶的活性，目前有几种假说：

（1）成环假说（looping）　反式作用因子结合位点和 RNA 聚合酶结合位点之间的 DNA 成环，从而使两者直接接触。

（2）扭曲假说（twisting）　DNA 结合蛋白与变形的 DNA（如左旋 DNA）结合，或者结合蛋白具有某种酶活性，使 DNA 构型改变，如解旋等。

（3）滑动假说（sliding）　蛋白结合于特异位点，然后沿 DNA 滑动到另一特异的序列。

（4）Oozing　调控蛋白与调控序列的结合促进了另一种蛋白与邻近序列的结合。而这种蛋白的结合反过来促进另一蛋白与其后的序列结合，直到基因的转录起始点。

2. 调控转录机制

（1）与其他转录因子的相互作用　目前所发现的三种转录活化结构可能是通过与其他蛋白相互作用而发挥其功能的。至少有 5 种普通的转录因子（TF ⅡA、B、D、E、F）是 pol Ⅱ 转录起始所必需的。因此不难想象，序列特异性转录因子具有不同类型的活化结构域，与不同的普通转录因子或 pol Ⅱ 的不同亚基相互作用。Pol Ⅱ 最大亚基的羧基末端富含丝氨酸和苏氨酸。由于富含羧基基团，多种转录因子可通过氢键与之结合。这些羟基的磷酸化可能是阻止聚合酶与转录因子结合的机制之一。Stringer 等用单纯疱疹病毒核蛋白 VP16 作为配体进行亲和层析，结果证明 VP16 与人及酵母 TATA 盒结合蛋白特异性地结合，提示酸性活化结构域的靶位点是 TF ⅡD。他们甚至认为，所有的调控因子都是直接或间接通过 TF ⅡD 发挥作用的。酸性结构域是直接作用，而其他因子是通过另一种或几种中间介体间接与 TF ⅡD 作用。腺病毒 Ela 蛋白的靶位点可能是一个拼接子（adaptor），此拼接子可能具有一酸性结构域，从而通过与普通转录因子相互作用而影响转录（图 1-9-14）。

（2）竞争性排除组蛋白　实验表明，序列特异性转录因子与转录起始复合物稳定结合，可以竞争性地排除组蛋白，并阻断核小体的组装对转录的抑制作用。

（3）与核骨架蛋白作用　已证明了某些活性基因的调控区与核骨架蛋白的特异性相互作用。可能某些转录因子的活化区域与核基质结合，将基因拴到核中那些具有高浓度的其他转录因子及随后过程所必需因子的区域，从而促进基因的转录。

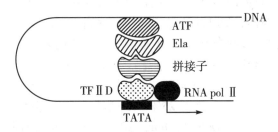

图 1-9-14　Ela 调控转录的可能机制

（4）DNA 解旋作用　转录启动因子 RAP30/74 具有 ATP 依赖性的 DNA 解旋酶作用。其功能可能是在转录启动点使 DNA 双螺旋解链。

（六）反式作用因子活性的调节

1. 磷酸化 – 去磷酸化　细胞表面受体介导的第二信使分子（如 cAMP 和 Ca^{2+}）的产生及随后蛋白激酶与磷酸二酯酶的激活，是哺乳动物细胞中最广泛应用的信息传导机制。许多转录因子是磷蛋白，因此可以想象其功能受到磷酸化 – 去磷酸化作用的调节。

据报道，酵母热休克蛋白转录的增加与已经结合在热休克基因启动子上的转录因子 HSF 的磷酸化的增加相对应。可能磷酸基团的负电荷通过类似于 GAL$_4$ 等转录因子的酸性活化区的机制促进基因的转录。CREB 具有有转录活性的二聚体及无活性的单体两种形式，并处于动态平衡，磷酸化则有利于二聚体的形成。

2. 糖基化　糖基化也是 pol Ⅱ 转录因子的一个常见特征，如从 HeLa 细胞中纯化的 SP1 是高度糖基化的。体外用麦胚凝集素处理 SP1 并不影响其 DNA 结合活性，但可特异性地抑制其转录激活活性。由于糖基化与磷酸化的位点都是在丝氨酸和苏氨酸残基上，这两种修饰可能是相互排斥的。

3. 蛋白质 – 蛋白质相互作用　蛋白质 – 蛋白质复合物的形成及解离，是多种细胞活动调节的一个重要组成部分。信使依赖性蛋白质复合物的解离对 DNA 结合转录因子的活性的调节可见于下述两例中：即甾体激素与其受体的结合引起的转化和佛波脂（如 TPA）引起的 Igκ 轻链基因增强子结合蛋白 NF-κB 的激活。在无诱导信息时，无活性的转录因子存在于细胞质中，并与另一种蛋白结合，无活性的甾体激素受体与胞浆中的热休克蛋白 hsp90 结合。甾体激素与受体的结合则导致其与 hsp90 的解离，并进入细胞核，与相应的反应元件结合而调节基因的转录。转录因子 NF-κB 则能与一种位于胞浆中的抑制因子 IκB 结合。TPA 的诱导导致 IκB 结构发生变化，从而使其解离，并在另一些成分的参与下调节相应位点基因的转录。

许多病毒的早期产物是特异的转录调控因子，但它们并不直接与靶基因的启动子元件结合。研究表明，病毒的反式激活作用是通过与 DNA 结合转录因子发生蛋白质 – 蛋白质相互作用的结果。Ⅱ型腺病毒的 ElA 蛋白通过与 ATF 的结合而与 DNA 结合，然后通过与另一拼接子的结合而与 TF Ⅱ D 相互作用，从而激活病毒与细胞基因的转录（图 1-9-14），单纯疱疹病毒反式作用蛋白 VP16 缺乏 DNA 结合结构，但其羧基末端酸性结构区域可与 DNA 结合蛋白结合，具有激活转录的潜能。

SV40 的大 T 抗原具有激活和抑制转录的两种功能。T 抗原通过下述两种机制负性调控病毒早期基因的转录：①T 抗原在 DNA 上的结合位点与病毒早期基因的起始位点相互重叠，T 抗原通过直接与其结合位点结合从而形成空间障碍，进而阻止早期基因的转录；②T 抗原可与细胞转录因子 AP-2 形成复合物，从而抑制 AP-2 与 SV40 增强子元件的特异性结合，并抑制早期基因的转录。

最近报道，E1A 可与抗癌基因 RB 产物形成稳定复合物。虽然至今仍无直接证据表明 RB 是一种 DNA 结合转录因子，但从其结构上含有一亮氨酸拉链结构及其功能特征推断，RB 可能是一种调节细胞增殖与分化的转录因子。癌基因产物如 E1A、P53 等与 RB 结合则使其失活，可能是癌变的重要机制之一。

（七）癌基因产物与基因表达调控　现已证明了多种癌基因产物参与细胞生长的调控过程。如 c-sis 癌基因产物与血小板来源的生长因子（PDGF）的 B 链具有高度同源性，因而不依赖外源生长因子而持续刺激自身的生长繁殖。第二种类型的癌基因是为生长因子受体编码的，如 c-erbB 基因产物与 EGF 受体高度同源，但缺失了正常 EGF 受体的胞外配体结合部位，因而不依赖外源 EGF 的刺激而长期处于活性状态。还有多种癌基因产物如 ras 等参与了生长信息的传递过程。

第四种类型的癌基因产物是核内蛋白，这类癌基因包括 myc、fos、myb 和 ski 等。以前仅仅根据其细胞内的定位而推测其在基因表达调控中起着重要作用。近年来的研究结果初步证实了这一推测。研究表明，这类癌基因产物有的是 DNA 结合蛋白，直接参与基因表达的调控；有的虽不具有 DNA 结合功能，但能与反式作用因子发生蛋白质 – 蛋白质相互作用，从而间接参与基因表达的调控。下面简要介绍这一方面的研究进展。

研究表明，多种癌基因产物是 DNA 结合蛋白，它们可能直接参与细胞内基因表达的调控。目前已发现的此类癌基因已有近 20 种，以 jun、fos 和 myc 为代表。其中含亮氨酸拉链结构的有 fos，myc 和 maf；含螺旋 – 环 – 螺旋的有 myc，n-myc，l-myc，lyl-1，tai 和 scl 等；含锌指结构的有 myl/RARα，erbA，evi-1，vav 和 gli-1 等；含同源结构域的有 pbx，hox-2.4 等；其他癌基因有 myb，rel，ets-1，2，spi-1 和 ski 等。

1. fos/jun　v-jun 癌基因是鸟肉瘤病毒（avian sarcoma virus）的致癌基因，它是最早被发现其产物具有 DNA 结合功能的癌基因。人们首先在细胞提取液中发现了一种与 fos 稳定结合的蛋白质 P39，研究表明它是 c-jun 基因的产物。后来发现，fos 癌基因产物 Fos 同 jun 基因产物 jun 一样也具有 DNA 结合功能，并且两者的 DNA 结合特性完全相同。其所识别的 DNA 序列为 TGACTCA，可以此为配基用 DNA 亲和层析法将之从核提取物中纯化。因此将它们同归于 AP-1 家族。AP-1 家族成员包括 c-jun、junB、junD、fos 和 fra-1 等。AP-1 家族蛋白的 DNA 结合特异性反映在其结构上，是其具有共同的 DNA 结合结构域 – 亮氨酸拉链。Ap-1 蛋白可通过此结构形成同种或异种二聚体，产生具有不同功能的转录因而在转录调控子中起重要的作用。jun 单体既可与另一 jun 单体，也可与 fos 单体形成二聚体；但 fos 只能与 jun 形成异种二聚体，不能形成 fos 同种二聚体。

fos 和 jun 基因产物在生长信息向基因的传导中起着重要的作用。fos 是一种核内磷蛋白，在多种细胞中低水平表达，但可被血清及多种生长因子、TPA 等迅速诱导。一般认为，fos 可能是一种核内"第三信使"分子，起着将细胞膜上传来的短效的细胞生长信息转化为细胞表型上的长效改变的作用。多种基因的调控区具有 AP-1 的结合位点，因此 fos 的作用可能是广泛性的。如 fos 可与 3T3-F442A 脂肪细胞的分化敏感基因 aP2 的调控区结合，并促进其表达。fos 调控的另一特点是，血清等对其表达的诱导作用受到负反馈的自身调节。fos 基因上游调控也具有 fos 本身的结合位点。Schonthal 等认为，fos 至少可结合在 fos 基因上游 -296 和 -60bp 两个位点上。Konig 等研究表明，此结合位点主要是 -320 到 -299 区域。

2. myb　myb 癌基因与多种人类肿瘤，特别是人成红细胞白血病密切相关。

myb 基因在进化中高度保守，存在于从低等生物（如果蝇）到人的所有生物细胞中，甚至在玉米基因组中也存在。v-myb 和 c-myb 基因产物分别为 $p45^{v-myb}$ 和 $p75^{c-myb}$。

研究表明，在脊椎动物中，c-myb 在未成熟的淋巴细胞、红细胞、粒细胞及多种其他细胞中表达。当细胞分化到更成熟的阶段时，其表达水平迅速下降。在某些细胞中，其表达水平随细胞分裂状态不同而异。大量研究证明，c-myb 基因表达水平是调节血细胞分裂与分化的重要因素。外源性 myb 基因的过量表达可阻断鼠成红细胞系的分化。采用反义（antisense）抑制 c-myb 基因的表达也可抑制人成红细胞的生长。将 v-myb 基因转染细胞则使细胞固定于未成熟分裂状态；将温度敏感 E26 病毒（含 myb 和 ets 基因）转化到成熟的巨噬细胞中，可导致其逆分化到更不成熟的髓细胞状态。所有这些都提示 myb 基因产物对血细胞系的发育分化起着重要的调控作用。

myb 基因产物的生化特性提示其可能是一种转录因子。其产物是核蛋白，半寿期短（约 30 分钟）。研究表明，其产物具有 DNA 结合特性。$p45^{v-myb}$ 的 DNA 结合位点被定位于其氨基末端，并且此区域在进化中高度保守。其 DNA 结合特异性为 pyAACG/TC。Westno 等将 v-myb 基因的不同片段与转录因子 GAL$_4$ 的 DNA 结合区连接，形成不同的融合蛋白，它们可激活与 GAL$_4$ 结合位点顺式相连的标志基因的转录，证明 v-myb 基因产物具有转录调控功能。其转录活化结构域被定位于 204 到 254 位氨基酸之间。Nishina 等采用 c-myb cDNA 表达质粒与含有标志基因的质粒共转化的方法，也证明了 c-myb 基因产物的基因表达调控作用。这至少提示我们，myb 基因对血细胞的发育分化调控作用是通过其基因表达调控作用来发挥的。

3. myc　c-myc 癌基因产物在正常细胞中参与了细胞分裂、分化及细胞周期的调控，一般认为它是细胞从 G_0/G_1 期进入 S 期的驱动因子。它通过基因扩增、染色体转位等方式被激活后，即与多种肿瘤的发生密切相关。

最近研究表明，myc 蛋白是一种调控基因转录的反式作用因子。在其结构上具有两个 DNA 结合结构域——碱性氨基酸/亮氨酸拉链（BR/LZ）结构域和螺旋 – 环 – 螺旋结构域（HLH）。体外方法鉴定其识别序列为 CACGTG，此回文序列存在于多种增强子中，如 Ig 基因增强子 E 盒、腺病毒晚期启动子元件、胰岛素基因增强子及肌酸激酶基因增强子等。

与其他亮氨酸拉链蛋白不同，myc 蛋白不能形成同源二聚体，但可形成四聚体，因此推测到在细胞中还有一类 LZ 蛋白能与 myc 形成异源二聚体，从而协同作用调控基因的表达。现确已找到两种蛋白——max 和 myn。myc/myn 异源二聚体的识别序列为 GACCACGTGGTC，如其中的 CG 序列甲基化，则会显著抑制结合能力。这可能是 DNA 甲基化修饰调控基因表达的重要机制之一。

myc 作用的靶基因仍不清楚。另外，myc 除与 DNA 结合外，还可与 RNA 结合，提示其对于 mRNA 的转录后加工也可能有一定的调控作用。

4. 抗癌基因 近年来，抗癌基因（anti-oncogene，或肿瘤抑制基因 tumor suppressor gene）在癌变中的作用越来越受到人们的重视，已有近 10 种抗癌基因或潜在的抗癌基因被分离鉴定，有的已被克隆并进行了序列分析。但对于其抗癌作用机制还远远没有搞清楚。不过，从最近发表的资料来看，有些抗癌基因产物可能是序列特异性 DNA 结合蛋白，通过对细胞基因表达的调控作用从而发挥其抗癌以及对细胞发育分化的调控作用。

RB 抗癌基因产物是一种分子量为 110kD 的核内磷蛋白（p110^{RB}）。目前认为，RB 的主要功能是参与细胞分裂周期的调控，当细胞处于 S 期和 G$_2$ 期时，RB 则进一步磷酸化，分子量稍稍增大（ppl12^{RB} 至 pp114^{RB}）。

RB 基因产物是如何调控细胞分裂周期的还不清楚。序列分析表明，其结构基因中含有两个金属结合位点（锌指结构），并有一个典型的亮氨酸拉链结构，提示其可能是一种 DNA 结合蛋白，通过与特异 DNA 序列的结合而起到对基因表达的调控作用。当然，仅从其序列结构来推测是不够的。它是不是一种基因表达调控因子，还有待于进一步证实。另外，RB 基因还可与多种病毒基因产物（如腺病毒 ElA 蛋白、SV40 T 抗原、人乳头状瘤病毒 E7 蛋白）结合，虽然这种结合反应的意义还有待于深入研究，但所有这些蛋白都是基因表达的调控因子，因此 RB 基因通过蛋白质－蛋白质相互作用从而间接调控基因表达的可能性也是不能排除的。

五、转录后水平的调控

真核基因转录后，必须经过一系列的加工过程才能成为成熟的 mRNA。对此过程的调节，也是表达调控的一个重要内容。

以下简要介绍 mRNA 的加工及其调控，至于 rRNA 和 tRNA 也必须进行转录后加工（如切割、甲基化修饰等），这里不做介绍。

（一）戴"帽"（capping）

mRNA 转录不久即在其 5′末端加上 m^{7}GpppN 的"帽子"。其作用是：①防止降解，延长寿命；②与核糖体小亚基结合；③为翻译起始因子所识别。

（二）加"尾"（tailling）

除组蛋白 mRNA 外，真核生物的 mRNA 均有一 PolyA 序列。加尾信号是 AAUAAA，由核酸内切酶切开 RNA3′末端（常在 GC 序列之后），然后加上 PolyA。

PolyA 的功能是：①为 mRNA 进入细胞质所必需；②保持 mRNA 稳定性，延长寿命。

（三）甲基化修饰

主要是形成6-甲基腺嘌呤（6mA）。其意义不明。

（四）拼接（splicing）

将 hnRNA（核不均一 RNA）中的内含子序列切除，外显子部分连接起来，称为 RNA 拼接。在拼接位点上常有一些保守的序列，在其 3′端多为 AG，5′端多为 GU，它们是指导正确拼接的信号。

拼接过程有核酸内切酶的参与，有些 RNA 则可自身催化自发拼接，一些小分子 RNA，如 SnRNA，也参与 mRNA 的拼接过程（图 1-9-15）。

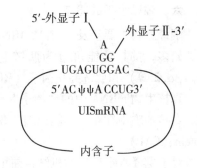

大多数基因的 mRNA 加工较简单，只产生一种成熟的 mRNA，指导合成一种蛋白质分子。但有些基因的 mRNA 可有不同的加工方式，产生不同的蛋白质。这对于细胞的功能分化有一定的作用。

1. 某些基因有多个加 Poly A 位点，通过不同拼接产生不同的蛋白质 如 IgM、D、E、G 重链基因，大鼠降钙素基因、人血纤维蛋白原基因等。

Igμ 链基因有两个 Poly A 位点，通过不同的拼接方式产生两种

图 1-9-15 UISmRNA 与 mRNA 的拼接

不同的蛋白质，较短的蛋白质 μs 蛋白是分泌型可溶性蛋白，而较大的 μm 型蛋白则结合于细胞膜上（图1-9-16）。

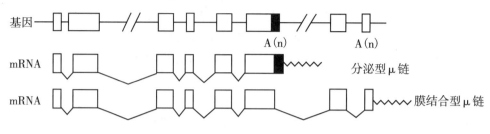

图 1-9-16 lgμ 链基因 mRNA 的不同表达

2. 有些基因有多种转录起始位点，通过不同的拼接产生不同的蛋白质 如小鼠 α 淀粉酶基因，在不同的组织中使用不同的启动子，经拼接形成组织特异性的淀粉酶（图 1-9-17）。

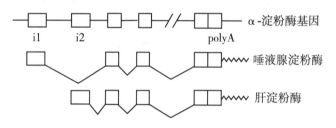

图 1-9-17 小鼠 α 淀粉酶基因的不同拼接

3. 外显子的不同拼接 如大鼠 γA 血纤维蛋白原基因的外显子不同剪切方式，分别产生 γA 和 γB 两种纤维蛋白原（图 1-9-18）。

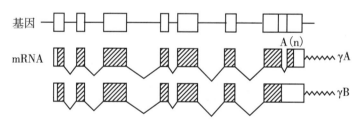

图 1-9-18 大鼠血纤维蛋白原基因的拼接

由此可见，对 mRNA 加工过程的调节，可以改变 mRNA 的寿命，从而实现量的调控；而通过不同的拼接，则可改变蛋白质种类，实现质的调控，这对于细胞分化可能具有一定的意义。mRNA 转录后加工的机制及其调控方式与意义有待进一步的研究。

六、翻译水平的调控

翻译过程主要涉及 mRNA、tRNA、核糖体和可溶性蛋白质因子四大类装置。其中可溶性蛋白质因子种类繁多，按其功能可分为肽链起始因子（如 eIF-1, 2, 2B, 3, 4A ~ 4F, 5, 6 等）、肽链延长因子（EF-1α, 1βα, 2 等）和肽链终止因子（RF-1, 2, 3）。

真核生物 mRNA 中的"帽子"结构除增加 mRNA 的稳定性外，还可促进蛋白质合成起始复合物的生成。真核细胞中存在一类能识别"帽子"结构并与之结合的蛋白质因子，称为帽子结合蛋白（cap binding protein，CAP）。

对于翻译水平调控的机制目前了解不多，可能有以下几个方面：

（一）对可溶性蛋白质因子的修饰

肽链起始因子 eIF-2 在激酶的作用下磷酸化后，可抑制蛋白质的合成。这可能是因为磷酸化的 eIF-2 与 eIF-2B 结合后不能解离，从而影响 eIF-2 的再循环利用的结果。

在脊髓灰质炎病毒感染的 HeLa 细胞中，宿主细胞蛋白质合成迅速停止，这是由于 CBP Ⅱ 失活的结果，因此有帽子结构的宿主 mRNA 的翻译受抑制，而无帽子结构的病毒 mRNA 的翻译则不受影响。

（二）对 mRNA 稳定性的调节

虽然机制还不清楚，但细胞确实可以调节各种不同 mRNA 的寿命。起重要作用的蛋白质的 mRNA 的寿命比其他 mRNA 的寿命长。如蚕蛹羽化成蛾后，需要合成大量的蛋白水解酶溶解蚕丝蛋白，此时蚕丝蛋白水解酶 mRNA 的半衰期长达 100 小时而其他的 mRNA 半衰期只有 2.5 小时。催乳激素可使乳腺组织中的酪蛋白 mRNA 的半衰期提高 20 倍。

冬眠的种子中，各种 mRNA 早已存在，但并不翻译，只有在萌发时才翻译。蛤卵中存在各种 mRNA，但有些只在孵化前翻译，有些只在孵化后翻译。其机制不明，但显然对于机体的发育分化有重要意义。

在红细胞分化过程中，细胞可专一性降解其他 mRNA，而保留珠蛋白 mRNA。

（三）反义 RNA 对翻译的调控作用

所谓反义 RNA（anti-sense RNA）是一段含有与被调控基因所产生的 mRNA 互补的碱基序列的小分子 RNA。因此，反义 RNA 可通过碱基配对与 mRNA 结合，形成的双链 RNA 会影响 mRNA 的模板效率，抑制其翻译。此外，反义 RNA 也可能会抑制基因的转录，有些反义 RNA 可能参与 mRNA 的拼接过程。

天然反义 RNA 首先在原核生物中发现，如 Tn10 编码的转座酶基因就受到反义 RNA 的调控，使得转座速度不会受到转座酶基因拷贝数的影响。

近年来，在真核生物中也发现了一些可能的天然反义 RNA。例如，禽类 c-myc 基因可反向不连续转录出 3 个反义 RNA，分别位于第 1 外显子上游、第 1 内含子及第 2 内含子和第 3 外显子。推测它与 mRNA 拼接、翻译及转录调控有关。

另外，mRNA 分子内部的碱基配对也影响翻译效率。如 c-myc 癌基因在正常细胞中翻译效率不高。这是因为，c-myc 的起始密码子 ATG 存在于第 2 个外显子中，第 1 个外显子不编码，同时，第 1 外显子与第 2 外显子有段序列是反向互补的，通过配对形成茎环状二级结构，而 ATG 则刚好位于此二级结构中，从而妨碍了蛋白质的翻译。当 c-myc 通过染色体转位丢失第 1 外显子，则解除了此种抑制作用，c-myc 基因得以表达，导致癌变。

总之，在翻译过程中，确实存在一系列的调控机制，有些是非特异性的，也有部分是特异性针对某特定基因的。这方面仍有很多的课题有待进一步研究。

七、翻译后水平的调控

蛋白质合成后，还须经一系列的加工过程才能成为有活性的功能蛋白质。

（一）切割

分泌型蛋白质必须切除疏水性信号肽。

多种酶是以酶原形式存在的，如胰蛋白酶原，必须经酶解才能成为活性蛋白。

（二）化学修饰

1. 磷酸化　磷酸化 – 去磷酸化作用是机体调节酶活性的最常见方式。磷酸化位点多为丝氨酸，也可见于苏氨酸和酪氨酸。

2. 糖基化　糖基化位点多为门冬氨酸、丝氨酸和苏氨酸。

3. 乙酰化　主要是 N 末端及赖氨酸。

（三）连接　有些蛋白质经切割成小肽后，还必须以一定的方式连接起来。如红细胞凝集素、植物凝集素及伴刀豆球蛋白等。因此，推测细胞中可能存在一类多肽连接酶。

第二节　基因表达调控研究方法

基因表达调控研究已成为当代分子生物学的一个重要课题。技术的进步促进了调控研究的加深，而研究的深入又产生了对新技术的需求，因而新方法新技术层出不穷，种类繁多。本书仅择其要者进行介绍。

一、DNase Ⅰ超敏感性分析（DNase Ⅰ hypersensitivity assay）

活跃转录的基因存在于结构松散的常染色质上，较少受到蛋白质的保护，因而易受核酸内切酶 DNase Ⅰ的攻击，特别是基因转录调控位点。这种对 DNase Ⅰ的敏感性即称 DNase Ⅰ超敏感性。

此方法基本步骤是，分离细胞核，与一定量的 DNase Ⅰ反应，再提取 DNA，经限制性内切酶酶切、电泳分离后，进行 Southern 杂交分析，根据片段的大小，鉴定超敏感位点。

1. 试剂与仪器

^{32}P 标记的探针

缓冲液 A：10mmol/L Tris-HCl（pH7.4）；10mmol/L NaCl；3mmol/L MgCl$_2$

Nonidet P-40

1.7mol/L 蔗糖（用缓冲液 A 配制）

1mg/ml DNase Ⅰ

终止缓冲液：20mmol/L Tris-HCl（pH7.4）；1% SDS；0.6mol/L NaCl；20mmol/L EDTA

20mg/ml 蛋白酶 K

限制性内切酶

琼脂糖凝胶电泳设备与试剂

其他实验室常规仪器与试剂

2. 操作步骤

（1）细胞用冷的 PBS 洗涤，重悬于缓冲液 A 中，加入终浓度 0.5% Nonidet P-40 使细胞膜破裂。

（2）750×g 离心 5 分钟。收集细胞核沉淀。

（3）沉淀重悬于缓冲液 A 中，铺于用缓冲液 A 配制的 1.7mol/L 蔗糖层上。15 000 离心 15 分钟。细胞核将沉淀于管底。

（4）细胞核沉淀重悬于缓冲液 A 中。浓度为 1mg DNA/ml。

（5）静置 3 分钟，上清液以每管 200μl 分装备用。

（6）对照管中加入 200μl 终止缓冲液。

（7）实验管中分别加入不同浓度 DNase Ⅰ（终浓度 0.3～30μg/ml）。置 37℃保温 10 分钟，然后加入 200μl 终止缓冲液。

（8）每管中加入 200μg 蛋白酶 K，37℃保温 4 小时。酚/氯仿抽提，提取 DNA，乙醇沉淀。

（9）用适当的限制性内切酶酶切。凝胶电泳分离。

（10）Southern 印迹，杂交，放射自显影。

（11）根据不同 DNase Ⅰ浓度组的 DNA 判断 DNase Ⅰ超敏感位点。

3. 适用范围   用于初步了解某个基因的表达状态，初步鉴定基因转录的调控区域。

二、DNA 甲基化分析

在哺乳动物细胞 DNA 中，CpG 二核苷酸序列出现的频率较低，只有预计频率的 1/5 左右，尽管只有一部分 CpG 二核苷酸被甲基化，但这种甲基化具有高度的细胞特异性。DNA 上特定的 CpG 序列处的胞嘧啶甲基化修饰对基因的表达有抑制作用。检测 DNA 的甲基化状态有助于了解该基因的转录活性。甲基化分析的方法有多种。在此介绍一种最简单有效的方法，即利用限制性内切酶同裂酶对甲基化的敏感性不同。

表1-9-1 列出了几种对 5mCG 序列具有不同的敏感性的限制性内切酶，这对于 DNA 甲基化分析极为有用。

表1-9-1 对 CpG 序列甲基化作用敏感性不同的限制性内切酶

限制性内切酶	可切割序列	不可切割序列
Hpa II	CCGG	CmCGG
Msp I	CCGG CmCGG	mCCGG
Cfo I，Hha I	GCGC	GmCGC，GmCGmc
Sma I	CCCGGG	CCmCGGG
Xma I	CCCGGG CCmCGGG	mCCCGGG
Acc II，BsuE I	CGCG	mCGCG
Bstu I	CGCG	mCGmCG
FnuD II	CGCG	mCGCG，CGmCG
Tha I	CGCG	mCGCG，mCGmCG
Xho I	CTCGAG	CTmCGAG
Ava I	CPyCGPuG	CPymCGPuG
Sal I	GTCGAC	GTmCGAC
Taq I	TCGA，TmCGA	TCGmA
Aos II，Aha II	GPuCGPyC	GPumCGPyC
Cla I	ATCGAT	ATmCGAT
Hae II，Ngo I	PuGCGCPy	PuGmCGCpy
Nar I	GGCGCC GGCGCmC	GGmCGCC
Mlu I	ACGCGT	AmCGCGT
Mae II	ACGT	AmCGT

1．试剂及仪器

限制性内切酶

适当的限制酶缓冲液

琼脂糖凝胶电泳装置及试剂

^{32}P 标记的 DNA 探针

Southern 印迹及杂交装置与试剂

其他实验室常规仪器与试剂

2．操作步骤

（1）将待测 DNA 样品溶于适量水中，加入适量适当的 10×酶切缓冲液，终浓度为 1×。

（2）加入适当限制性内切酶，混匀。

（3）适当温度保温 1~2 小时。

（4）加入终浓度为 10mmol/L EDTA 终止反应。

（5）琼脂糖凝胶电泳分离。

（6）Southern 印迹，杂交，放射自显影。

（7）根据酶切片段长度，判断是否甲基化。

3．注意事项

（1）为保证酶切完全，防止酶切不完全对实验结果判断的干扰，酶量必须过量 5~10 倍，并在最适条件下反应。

（2）根据不同的基因序列选用不同的限制性内切酶。一般需成对使用（即对 5mC 敏感和不敏感的酶成对作用）如 Msp Ⅰ 与 HpaⅡ，Sma Ⅰ 与 Xma Ⅰ 等。

（3）大肠杆菌中增殖可使 5mC 去甲基化，因此不可用克隆化的 DNA 片段进行甲基化分析，而必须用基因组 DNA。

（4）其他甲基化分析方法：如使用甲基化酶人为将 DNA 甲基化，5-氮杂胞嘧啶将 DNA 脱甲基化等，然后观察其功能的改变。

三、转录起始位点的测定（引物延伸法）

精确测定基因的转录起始位点，对于进一步研究其基因表达调控机制具有极重要的作用。

常用的转录起始位点测定方法有 3 种：核酸酶 S_1 作图法（S_1-mapping），RNase 作图法（RNase mapping；或 RNase 抗性分析法，RNase-resistance assay）和引物延伸法等。

S_1 及 RNase 作图法测定转录起始位点的基本原理如图 1-9-19 所示，5′标记的单链 DNA 或 RNA 探针可与相应的 mRNA 互补链杂交，用核酸酶 S_1 或 RNase 消化未杂交的单部分，测序胶电泳分离，放射自显影，测定 DNA 片段长度，估计 5′标记末端与 mRNA 5′末端的距离，即可判断出转录起始位点。

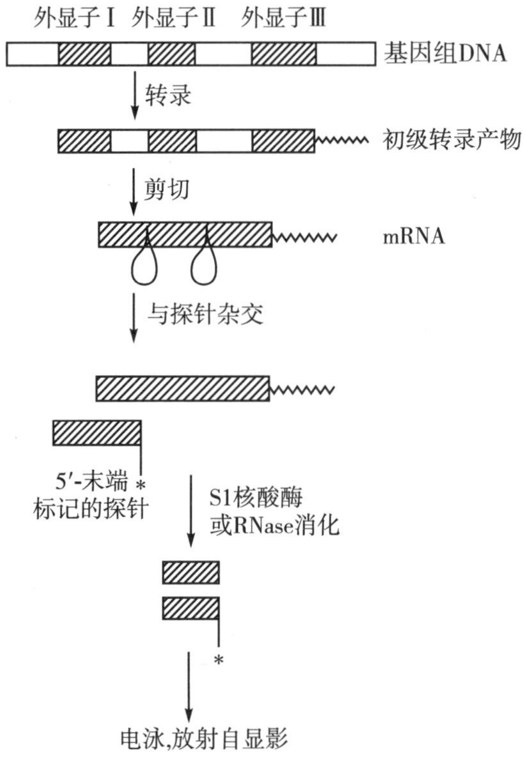

同样，S_1（RNase）作图法还可用于内含子与外显子剪切位点及 mRNA 3′末端的分析。

引物延伸法的基本原理是：待测基因 mRNA 与过量的 5′末端标记的单链 DNA 引物杂交，利用反转录酶进行延伸反应合成 cDNA，然后测定合成的 cDNA 产物的长度，即可判断出引物 5′末端与 mRNA 5′末端（即转录起始位点）的距离。如果在反应体系中加双脱氧核苷三磷酸，也可直接测定 cDNA 序列。

图 1-9-19 S_1（RNase）作图法原理示意图

1. 试剂与仪器

5′末端标记的单链 DNA 引物

杂交缓冲液：40mmol/L PIPES（pH6.4）；1mmol/L EDTA（pH8.0）；0.4mol/L NaCl；80% 甲酰胺

反转录酶缓冲液：50mmol/L Tris-HCl（pH7.6）；60mmol/L KCl；10mmol/L $MgCl_2$；1mmol/L dNTP；1mmol/L DTT；1 单位/μl RNasin；50μg/ml 放线菌素 D

反转录酶

5μg/ml 无 DNase 的 RNase

DNA 测序胶凝胶电泳试剂与装置

其他实验室常规试剂与设备

2. 操作步骤

（1）制备 5′末端标记的单链 DNA 探针，作为引物。

（2）取 $10^4 \sim 10^5$ cpm 引物与适量细胞总 RNA 或 mRNA 混合。乙醇沉淀。于 4℃ 下 12 000×g 离心 10 分钟，收集 RNA 沉淀。70% 乙醇洗涤，离心。RNA 沉淀置室温干燥。

（3）RNA 沉淀重新溶解于 30ml 杂交缓冲液中。

（4）置 85℃ 水浴保温 10 分钟后，迅速转移至适当的退火温度中，保温 8 ~ 12 小时。

退火温度多为 40 ~ 50℃ 左右，应根据引物大小，G + C 含量等进行估算，最好应进行预实验。

（5）加 170μl 无核酸酶污染的水和 400μl 乙醇，沉淀核酸，离心收集沉淀，70% 乙醇洗涤，离心。室温下干燥。

（6）沉淀重溶于 20μl 反转录酶缓冲液中。

（7）加入 50U 反转录酶，混匀。置 37℃ 保温 1 小时。

（8）加入：

0.5mol/L EDTA（pH8.0）	1μl
5μg/ml 无 DNase 的 RNase	1μl

置 37℃ 保温 30 分钟。

（9）酚/氯仿抽提，乙醇沉淀。7mol/L 尿素/聚丙烯酰胺凝胶电泳分离，放射自显影。根据片段长度判断转录起始位点。

3. 注意事项

（1）引物距 mRNA 5′末端应不大于 100bp，否则会导致不均一的延伸产物。

（2）变性的双链 DNA 也可作为引物，但应提高杂交温度，抑制 DNA/DNA 杂交体的形成。

（3）杂交温度的估算参见有关章节。

四、体外转录

建立一个无细胞体系进行体外转录（*in vitro* run off transcription），可对反应条件进行控制。便于研究顺式调控元件和反式作用因子的功能。

体外转录体系建立的关键是细胞核抽提物的制备。以下介绍一种较成熟大鼠肝细胞核抽提物体外转录体系，研究者可根据需要进行适当改进，将粗提物适当纯化（如 DEAE-Sepharose CL-6B 和肝素-Sepherose CL-6B 柱层析等）。

1. 试剂与仪器

手术器械

缓冲液 A：10mmol/L HEPES（pH7.9）；10mmol/L KCl；1.5mmol/L $MgCl_2$；0.1mmol/L EDTA；0.5mmol/L DTT（使用前加入）；0.5mmol/L PMSF（使用前加入）；14μg/ml aprotinin（抑蛋白酶肽，使用前加入）；0.15mmol/L 精胺；0.5mmol/L 亚精胺；0.35mol/L 蔗糖

玻璃匀浆器

Teflon（聚四氟乙烯）-玻璃匀浆器

缓冲液 B：含 0.5mol/L 蔗糖的缓冲液 A

缓冲液 C：不含蔗糖的缓冲液 A

缓冲液 D：20mmol/L HEPES（pH7.9）；420mmol/L NaCl；1.5mmol/L $MgCl_2$；0.1mmol/L EDTA；0.5mmol/L DTT（使用前加入）；0.5mmol/L PMSF（使用前加入）；14μg/ml aprotinin（使用前加入）；10% 甘油

Nonidet P40

透析袋

缓冲液 E：20mmol/L HEPES（pH7.9）；0.2mmol/L EDTA；0.5mmol/L DTT（使用前加入）；10% 甘油；0.1% Nonidet P40；300mmol/L KCl

DNA 模板

2× 转录缓冲液：25mmol/L HEPES（pH7.9）；7.5mmol/L $MgCl_2$；120mmol/L KCl；2mmol/L DTT（使用前加入）；0.2mmol/L EDTA；1mmol/L NTP；80U RNasin（使用前加入）；0.55U m7GpppG；10% 甘油；400Ci/mmol α-^{32}P-UTP 或 GTP

终止缓冲液：50mmol/L Tris-HCl（pH7.5）；10mmol/L EDTA；0.5% SDS；200μg 蛋白酶 K；10μg 酵母 tRNA

RNA 提取及测序电泳所需试剂和设备

其他常规仪器与试剂

2. 操作步骤

细胞核蛋白提取过程所有操作均在冰浴中进行，离心在 4℃ 冷柜中进行。

（1）取 150~200g 大鼠肝剪碎，用冰冷的缓冲液 A 冲洗掉红细胞，加入 800ml 缓冲液 A。

（2）用电动 Teflon-玻璃匀浆器 1400r/min 匀浆 10~15 次，至显微镜检见 90% 细胞破碎。

（3）匀浆液用数层纱布过滤。Beckman J-6B 转头离心，4000r/min，20 分钟。

（4）细胞核沉淀重悬于 600ml 缓冲液 A 中。再用 Teflon-玻璃匀浆器 800r/min 匀浆 1 次。

（5）匀浆液铺在两个 250ml 缓冲液 B 层上。按上述同样条件离心，洗净细胞核。

（6）细胞核沉淀重悬于 200ml 缓冲液 C 中，SS_{34} 转头 12 000r/min 离心 15 分钟。

（7）细胞核沉淀重悬于 2.5~5 倍体积的缓冲液 D 中。

（8）用玻璃匀浆器匀浆 10 次。

（9）磁力搅拌 45 分钟。GSA 转头 10 000r/min 离心 15 分钟。

（10）取上清，加入 Nonidet P40 至终浓度为 0.1%。

（11）上清液装入透析袋中，对 50 倍体积的缓冲液 D 透析 2 次，每次 2 小时。

（12）透析后，GSA 转头 10 000r/min 离心 15 分钟，上清液分装，置 -70℃ 保存备用。其蛋白含量可用 Kalb 定氮法测定。

（13）体外转录：

模板 DNA	1~2μg
2×转录缓冲液	50μl
α-^{32}P-UTP	10μCi
加水至	100μl

置 30℃ 水浴保温 40 分钟。

（14）加入 400μl 终止缓冲液，37℃ 保温 30 分钟。

（15）按 CsCl 超离心法提取 RNA，乙醇沉淀。

（16）尿素/聚丙烯酰胺凝胶电泳放射自显影。

3. 注意事项

（1）防止核蛋白的失活是实验成败的关键，组织细胞应新鲜，操作应在冰浴上进行，手法应轻柔，并加入蛋白酶抑制剂。

（2）此种核蛋白粗提物对于体外转录是满意的，也可适用于后述的凝胶滞留实验。必要时（如用于足纹法时），应采用 DEAE-Sepharose CL-6B 和肝素-Sepharose CL-6B 柱层析等进一步纯化。

（3）进行 RNA 产物定量分析时，加入已知 DNA 模板作为内标准参照物是必要的，以排除人为因素造成的系统误差。

（4）DNA 模板不必要全长，但必须包括转录起始点及上游调控序列。包括 3′ 末端的全长序列反而会因转录终止位点不均一和不完全造成结果分析上的困难。非全长序列中，RNA 聚合酶转录至模板末端后可脱离模板，因此称为 run-off 转录。

（5）转录的 mRNA 经纯化后加入网织红细胞裂解物，可进行体外翻译，则在转录体系中必须加入 ^{7}mGpppG 或 3′-O-甲基鸟嘌呤核苷三磷酸，以形成"帽子"。DNA 模板则最好用全长序列。

（6）在反应体系中加入适量鹅膏蕈碱可鉴别是否为 RNA 聚合酶 Ⅱ 转录。pol Ⅱ 对 α 鹅膏蕈碱最敏感，0.2μg/ml 即可抑制酶活力 50%；而 pol Ⅰ 最不敏感，在其浓度达 200μg/ml 时仍保持完全的活力；pol Ⅲ 则介于两者之间。

五、进行中的核转录分析

进行中的核转录分析（nuclear run on transcription assay）即在细胞核提取物中加入放射性核素标记的核苷三磷酸，使其参入到正在转录的 mRNA 分子中。通过核酸分子杂交方法，即可同时鉴定出多种不同基因是否转录及其转录的量。这是测定基因转录活性的较可靠方法，排除了 Northern 印迹杂交等方法中 mRNA 半衰期对实验结果的影响。可同时分析多种基因的转录活性，也是此法的一大优点。

1. 试剂及设备

非标记的核酸片段探针

硝酸纤维素膜

斑点或狭缝点样器

缓冲液 A：10mmol/L Tris-HCl（pH7.4）；10mmol/L NaCl；3mmol/L MgCl$_2$

Nonidet P40

1.7mol 蔗糖（用缓冲液 A 配制）

细胞核保存液：50mmol/L Tris-HCl（pH8.3）；40% 甘油；5mmol/L MgCl$_2$；0.1mmol/L EDTA

转录缓冲液：10mmol/L Tris-HCl（pH8.0）；5mmol/L MgCl$_2$；300mmol/L KCl；0.5mmol/L ATP，CTP，GTP；α-^{32}P-UTP（400～800Ci/mmol）

核酸杂交所需试剂与装备

RNase A

其他实验室常规仪器与试剂

2. 操作步骤

（1）非标记 DNA 探针 10μg，经变性后用斑点或狭缝点样器点样于硝酸纤维素膜上。80℃真空烘烤 2 小时。室温保存备用。

（2）细胞用冰冷的 PBS 洗涤，重悬于适量缓冲液 A 中。加入终浓度 0.5%，NP40，使细胞膜破裂。

（3）750×g 离心 5 分钟，收集细胞核沉淀。

（4）沉淀重悬于适量缓冲液 A 中，铺于离心管中用缓冲液 A 配制的 1.7mol/L 蔗糖层上。15 000×g 离心 15 分钟。细胞核穿过蔗糖层，沉淀于管底。

（5）细胞核沉淀重悬于细胞核保存液中，小量分装，置液氮中保存备用。

（6）取细胞核悬液 100μl，加入 100μl 转录缓冲液，100μCi α-^{32}P-UTP。置 37℃保温 30 分钟。

（7）提取细胞总 RNA，乙醇沉淀。RNA 溶于适量 TE 中。

（8）标记的 RNA 与上述 DNA 探针杂交。

（9）2×SSC65℃洗膜 3 次，每次 2 小时。

（10）加入 10μg/ml RNase A，37℃保温 30 分钟。

（11）2×SSC 37℃洗膜 1 小时。

（12）放射自显影。

六、差示文库

差示文库（differential library）又称扣除文库（subtracted library），是反映不同组织细胞或同一种细胞处于不同功能状态下的基因表达差别的 cDNA 文库。它对于研究细胞发育分化、细胞分裂周期、细胞对药物和生长因子的诱导反应及肿瘤等疾病的分子基础都有极大的帮助。

建立差示文库的基本流程是：分别提取不同细胞的 mRNA，将其中一种 mRNA 反转录成 cDNA，然后与过量的另一种细胞 mRNA 进行杂交，羟基磷灰石柱层析分离纯化未形成杂交体的单链 cDNA，它反映此细胞中特异性表达的基因。以所得到的单链 cDNA 为模板，合成第二链，以此双链 cDNA 建立 cDNA 文库，即为差示文库。

1. 试剂与仪器

mRNA 提取与纯化所需仪器与试剂

反转录酶（AMV）

反转录酶缓冲液：50mmol/L Tris-HCl（pH8.3）；6mmol/L MgCl$_2$；70mmol/L KCl；1mmol/L dNTP；10μg/ml oligo（dT）；20mmol/L DTT；100μg/ml 放线菌素 D

Sephadex G-50

Sephadex 洗脱缓冲液：100mmol/L NaCl；50mmol/L Tris-HCl（pH7.5）；1mmol/L EDTA；0.02% SDS

酵母 tRNA

毛细玻璃管（20μl）

2×杂交缓冲液：1mol/L 磷酸盐缓冲液（pH7.4）；10mmol/L EDTA；0.2% SDS

羟基磷灰石（HTP，hydroxyapatite）

单链洗脱液：0.12mol/L 磷酸钠缓冲液（pH6.8）；0.1% SDS

2-丁醇

Klenow DNA 聚合酶

S_1 核酸酶

cDNA 克隆所需仪器及设备

其他常规仪器与设备

2. 操作步骤

（1）分别提取两种不同细胞的总 RNA，oligo（dT）纤维素分离 poly（A）RNA。

（2）取其中一种细胞 mRNA 作为模板合成 cDNA：取 mRNA 1~5μg，溶于 100μl 反转酶缓冲液中，每 μg RNA 中加入 10U AMV 反转录酶。置 42℃保温 2 小时。

（3）加入等体积 0.2mol/L NaOH，置 70℃保温 20 分钟，以水解 RNA。

置冰浴中冷冻，加入适量 1mol/L HCl 中和。加入乙酸钠（pH6.5）和 SDS，使终浓度分别为 0.2mol/L 和 0.1%。

（4）保温至室温后，Sephadex G-50 柱层析，用 Sephadex 洗脱液洗脱。

（5）加入 50μg tRNA，乙醇沉淀。DNA 沉淀用 70% 乙醇洗涤，干燥后溶于水中。

（6）在 cDNA 溶液中加入 20 倍过量的另一种细胞 mRNA（终浓度约 1~1.5mg/ml），再加入 20μg 超声打断的非特异性 DNA，10μl 2×杂交缓冲液，加水至体积为 20μl。非特异性 DNA 的作用为吸附高度重复序列对杂交的干扰。

（7）将上述杂交反应吸入一硅化的毛细玻璃管中，封口。置沸水浴 1 分钟。

（8）置 68℃保温 16~20 小时。此时针对 mRNA 的 Cot 约为 1000mol·s/L，DNA 的 Cot 为 10mol·s/L。

（9）制备羟基磷灰石（Bio-Gel HTP）层析柱：

将羟基磷灰石粉悬浮于 0.01mol/L 磷酸钠缓冲液（pH6.8）中。

在层析柱底部用硅化的玻璃纤维或 Whatman GF/C 滤膜覆盖。

将羟基磷灰石悬液装填于层析柱中，填充体积约 0.5~1ml。

用数倍床体积的 0.01mol/L 磷酸钠缓冲液（pH6.8）洗柱。

（10）将杂交后的核酸溶液稀释 10 倍，使磷酸盐浓度小于 0.08mol/L。然后上样于羟基磷灰石层析柱上。

（11）用 3ml 0.01mol/L 磷酸钠缓冲液（pH6.8）洗柱。

（12）层析柱底部密封后加入与床体积相等的预热至 60℃的单链洗脱液。60℃保温 5 分钟。然后收集洗脱液，重复此步骤 2 次。

（13）合并洗脱液，加入等体积 2-丁醇抽提，重复数次，至水相体积为 100~125μl。

（14）Sephadex G-50 离心柱层析，去除 DNA 中的盐。

（15）加入 50μg tRNA，乙醇沉淀。

（16）单链 cDNA 沉淀重溶于水中。用 Klenow DNA 聚合酶合成 cDNA 第二链。

（17）用 S_1 核酸酶切除发夹环。

（18）构建 cDNA 文库。

3. 注意事项

（1）mRNA 含量极微，经杂交和羟基磷灰石层析后，回收的 cDNA 量更少，因此此方法很难得到满意的结果。操作更需谨慎，特别要防止 mRNA 降解。

（2）应进行预实验摸索合适的杂交条件。调整浓度与时间，一般 Cot 值在 1000~4000 摩尔·秒/升（mol·s/L）之间。如一轮杂交吸收不完全，可进行第二轮杂交。

（3）单链 cDNA 从羟基磷灰石层析柱上洗脱的条件应预先进行实验。一般 0.12～0.16mol/L 磷酸钠缓冲液（pH6.8）可洗脱单链 DNA，而双链 DNA 则需 0.36mol/L 以上。

七、氯霉素乙酰转移酶分析

（一）氯霉素乙酰转移酶分析（CAT assay，chloramphenicol acetyltransferase assay）基本原理

对假定顺式调控序列的启动子活性的测定，常采用"报告"基因（report gene）方法。即通过基因重组方法将待测 DNA 序列与一特异的"报告"基因相连，然后导入细胞中进行表达。通过测定表达出的"报道"基因产物的量，即可推断此 DNA 序列是否具有启动子活性。

作为"报告"基因必须满足下列条件：①此基因所编码的酶活性必须易于同受体细胞内相似的酶活性相区别；②不会受细胞内其他酶活性的干扰；③测定方法简单、快速、灵敏度高、特异性高。目前有两种基因较为理想：氯霉素乙酰转移酶（CAT）和 β-半乳糖苷酶。

氯霉素乙酰转移酶（chloramphenicol acetyltransferase，CAT）基因最初来自细菌转座子 Tn9，其产物 CAT 可产生氯霉素抗性。其催化的反应如下：

$$\text{氯霉素 + 乙酰 CoA} \longrightarrow \text{3-乙酰氯霉素 + CoA}$$
$$\text{3-乙酰氯霉素} \Longleftarrow\!\!\!\Longrightarrow \text{1-乙酰氯霉素}$$
$$\text{1-乙酰氯霉素 + 乙酰 CoA} \longrightarrow \text{1, 3-二乙酰氯霉素 + CoA}$$

因此，可以用 ^{14}C 标记的氯霉素或 ^{14}C 标记的乙酰辅酶 A 方便地进行 CAT 活性的检测。

β-半乳糖苷酶可作用于底物 ONPG（邻硝基苯-β-D-半乳吡喃糖苷）或 X-gal（5-溴-4-氯-3-吲哚-β-D-半乳糖苷）产生淡黄色或蓝色反应产物。β-半乳糖苷酶基因常作为 CAT 活性测定的内对照基因，以排除转染及蛋白质提取等过程中的误差对实验结果的干扰。

图 1-9-20 所示为常用的 CAT 基因载体 pSV$_0$CAT 结构示意图。

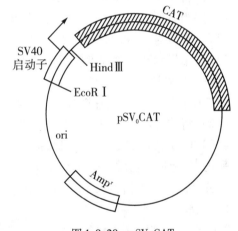

图 1-9-20 pSVoCAT

实验基本流程是：将 SV$_{40}$ 启动子切除，将外源 DNA 片段插入，在大肠杆菌中扩增。然后与阳性对照（含 SV$_{40}$ 启动子）、阴性对照（不含启动子）分别导入哺乳动物细胞中进行瞬时表达（参见真核细胞表达章）。可同时将 β-半乳糖苷酶基因共转染入细胞中，作为 CAT assay 的内标。提取全细胞蛋白提取物，与氯霉素和乙酰 CoA 一起保温，用薄层层析等方法测定乙酰化的氯霉素的量，即可判断待测 DNA 序列的启动子活性。

（二）CAT 基因的瞬时表达

1. 将待测 DNA 克隆于 pSV$_0$CAT 载体中 CAT 基因的 5'端。

2. CAT 将重组克隆 DNA 及阳性、阴性对照 DNA 转染入哺乳动物细胞中。可与 β-半乳糖苷酶表达质粒一起共转染。

3. 48～60 小时后，用不含 Ca^{2+} 和 Mg^{2+} 的 PBS 洗细胞 3 次。

4. 收集细胞于 1ml PBS 中。12 000×g 离心 10 秒钟，细胞沉淀重悬于 1ml PBS 中，再离心，去除 PBS。细胞沉淀置 -20℃ 保存备用。

（三）CAT 活性测定——薄层层析法

1. 试剂与仪器

^{14}C 标记的氯霉素，用水稀释至 0.1mCi/ml

3.5mg/ml 乙酰 CoA（新鲜配制）

乙酸乙酯

薄层层析（TLC）硅胶板

真空干燥离心机

层析缸

其他实验室常规仪器与试剂

2．操作步骤

（1）细胞重悬于 100μl 250mmol/L Tris-HCl（pH7.8）溶液中，剧烈振荡。

（2）干冰乙醇浴和 37℃水浴中反复冻融 3 次，或用超声波破碎仪破碎细胞。

（3）4℃下 1200×g 离心 5 分钟。取上清保存于 −20℃备用。

（4）取 50μl 全细胞提取物置 65℃保温 10 分钟，以灭活脱乙酰酶。如混浊，可离心去除沉淀。

（5）加入下列试剂并混匀：

1mol/L Tris-HCl（pH7.8）	50μl
^{14}C-氯霉素（0.1mCi/ml）	10μl
3.5mg/ml 乙酰 CoA	20μl

置 37℃保温 30 分钟至 2 小时。如保温时间长，则应追加 10μl 乙酰 CoA。

（6）加入 1ml 乙酸乙酯，振荡，使充分混匀。12 000×g 离心 5 分钟。此时乙酰化氯霉素将进入上层有机相，而未乙酰化的氯霉素则多数保留在水相。

（7）吸取 900μl 上层有机相，不要吸中间相及水相。

（8）置真空干燥离心机中离心，将乙酸乙酯蒸发。

（9）重新溶解于 25μl 乙酸乙酯中。

（10）取 10～15μl 样品点样于薄层层析硅胶板上，少量多次，用电吹风吹干。

（11）层析缸中加入 200ml 氯仿：甲醇（95：5）。

（12）将 TLC 层析板置层析缸中，盖严缸盖。

（13）当溶剂到达层析板 3/4 处，取出层析板，室温下晾干。

（14）直接对 X 线片曝光，不要用保鲜膜包裹。

（15）结果判断 离起点较近的斑点是非乙酰化的氯霉素。迁移较快的是单乙酰化的氯霉素修饰产物。有时可见到迁移更快的第 3 个斑点，这是双乙酰化的氯霉素产物。

用黑度扫描仪对 X 线片进行扫描，可比较不同样品的乙酰化程度，它反应基因启动子活性的强弱。

（16）将放射性斑点刮下，液闪计数，可对 CAT 活性进行定量。

（四）CAT 活性测定——有机溶剂抽提法

采用 ^{14}C 标记的乙酰 CoA 进行反应，产物用乙酸乙酯抽提，乙酰化的氯霉素极易与未反应的乙酰 CoA 分离，分别进入有机相和水相。

1．试剂与仪器

8mmol/L 氯霉素（乙醇配制）

^{14}C 标记的乙酰 CoA（58Ci/mmol）

乙酰 CoA

乙酸乙酯

闪烁液

液体闪烁计数器

其他实验室常温仪器与试剂

2．操作步骤

（1）按本节"七（三）"同样方法制备全细胞提取物。

（2）配制乙酰 CoA 溶液：将 ^{14}C 标记的乙酰 CoA 配成 50μCi/ml 溶液，小量分装贮存于 −70℃。反应前，用 0.5mmol/L 非标记乙酰 CoA 溶液将之稀释 10 倍。

（3）取 30μl 全细胞提取物，加入：

8mol/L 氯霉素	20μl
0.25mol/L Tris-HCl（pH7.8）	30μl

乙酰 CoA 溶液	20μl

混匀，置37℃保温1小时。然后置65℃加热10分钟灭活脱乙酰酶。

（4）在冰浴上，加入100μl冰冷的乙酸乙酯，剧烈振荡，室温下12 000×g离心3分钟。

（5）吸取80μl上层有机相。在原管中再加入100μl乙酸乙酯，剧烈振荡，离心。吸取100μl上层有机相，与第1次有机相合并。

（6）加入1mol闪烁液，用液体闪烁计数器测定放射性强度，它反映CAT活性。

（五）CAT活性测定——闪烁液扩散法

用与水不相混溶的闪烁液覆盖反应液。乙酰化氯霉素可迅速从水相扩散至闪烁液中并被捕捉，而乙酰CoA和非乙酰化氯霉素则留在水相中。只有闪烁液中的放射活性可被液闪计数器测出，并可进行动态测定。

1. 试剂与仪器

5mmol/L 氯霉素（用乙醇配制）

50μCi/ml ^{3}H 标记的乙酰 CoA（1.4Ci/mmol）

水不溶闪烁液

液体闪烁计数器

其他实验室常规仪器与试剂

2. 操作步骤

（1）按本节"七（三）"同样方法制备全细胞提取物。

（2）取30μl全细胞提取物，加入20μl 100mol/L Tris-HCl（pH7.8），移入7ml玻璃闪烁瓶中。

（3）65℃加热15分钟以灭活其中的脱乙酰酶。然后置47℃水浴中。

（4）加入200μl新鲜配制的反应液：

1mol/L Tris-HCl（pH7.8）	25μl
5mmol/L 氯霉素	50μl
50μ Ci/ml ^{3}H-乙酰 CoA	0.1μCi
加水至	200μl

（5）吸取5ml水不溶闪烁液，覆盖于反应液面上。37℃保温。不必混合两相。

（6）可随时或定时测定其放射性强度。

（六）β-半乳糖苷酶的测定

1. 试剂与仪器

100×Mg 溶液：0.1mol/L MgCl$_2$；4.5mol/L β-巯基乙醇

1×ONPG 溶液：4ml/ml ONPG（邻硝基-β-D-半乳吡喃糖苷）；0.1mol/L 磷酸钠缓冲液（pH7.5）

1mol/L Na$_2$CO$_3$

分光光度计

其他常规仪器与试剂

2. 操作步骤

（1）按本节"七（三）"同样方法制备全细胞提取物。

（2）取30μl全细胞提取物，加入下列试剂并混匀：

100×Mg^{2+} 溶液	3μl
1×ONPG	66μl
0.1mol/L 磷酸钠缓冲液	201μl

（3）置37℃保温30分钟，或至出现淡黄色。

（4）加入500μl 1mol Na$_2$CO$_3$ 终止反应。测定420nm波长光密度值。

3. 注意事项

（1）不可加热，半乳糖苷酶对热敏感。

（2）应设阳性（纯品β-半乳糖苷酶）及阴性对照。

八、凝胶滞留法

凝胶滞留法（gel retardation assay）又称迁移率改变法（mobility shift assay），是检测DNA结合蛋白的一种简单迅速而又灵敏可靠的实验方法。

凝胶滞留法的基本原理是：当DNA结合蛋白与相应的DNA片段或寡核苷酸结合而形成DNA-蛋白质复合物后，使DNA片段的分子量及电荷发生改变，因而在聚丙烯酰胺凝胶电泳体系中其电泳迁移率发生改变，通常较游离的DNA片段的泳动速率慢得多，在放射自显影X线胶片上形成一较游离DNA片段滞后的带型。此方法与其他实验方法相比，不但简单迅速，而且灵敏度高，可以检测出fmol（10^{-15}摩尔）量的DNA结合蛋白。不同种类的DNA结合蛋白导致不同的迁移率，因此可以将与同一DNA片段结合的不同的蛋白分离开来。采用此方法可以鉴定特定基因调控序列中是否存在特定DNA结合蛋白的结合位点，也可以用来鉴定特定细胞核蛋白中是否存在某种基因的DNA结合蛋白，常用作为基因转录调控因子的初步筛选，是研究序列特异性DNA结合蛋白的最常用方法。

1. 试剂与仪器

^{32}P-末端标记的DNA片段（1~10ng）

10×结合缓冲液：100mmol/L Tris-HCl（pH7.4）；0.5mol/L NaCl；10mmol/L DTT；10mmol/L EDTA；50%甘油

鲑精DNA，或小牛胸腺DNA，或大肠杆菌DNA，或poly dI：dC

核蛋白提取液（10μg/μl）

非标记的特异DNA片段

10×TBE

丙烯酰胺

N，N^1-亚甲双丙烯酰胺（N，N'-methylene-bis-acrylamide）

10%过硫酸铵，使用前新鲜配制

TEMED（N，N，N'，N'-tetramethyl-ethylenediamine，四甲基乙二胺）

载样缓冲液：40%蔗糖；0.25%二甲苯青（xylene cyanol）；0.25%溴酚蓝bromophenol blue

蠕动泵

垂直电泳槽及电泳装置

X线胶片

其他实验室常规仪器与试剂

2. 操作步骤

（1）将待测样品DNA片段进行^{32}P-末端标记。一般要求其比活达到1×10^7cpm/μg DNA以上。

（2）根据DNA片段的长度，用0.25×TBE或1×TAE制备相应浓度的聚丙烯酰胺凝胶（Acr：Bis = 20：1）。待凝胶完全凝固后，在0.25×TBE或1×TAE缓冲液中预电泳，100~200伏，1小时。用蠕动泵将上下电泳槽中的电泳液不断循环。

（3）在微量离心管中，加入下列试剂，并混匀：

末端标记的DNA片段	1ng
10×结合缓冲液	2μl
10mg/ml 鲑精DNA	1μl
DNA结合蛋白或核蛋白提取液	适量
加水至20μl	

轻轻混合，注意决不可剧烈振荡。置室温下30分钟。

（4）在上述反应体系中加入4μl载样缓冲液。混匀后，上样于聚丙烯酰凝胶样品孔中。恒压100~200V电泳。电泳缓冲液为0.25×TBE或1×TAE。用蠕动泵将上下电泳槽中的电泳液不断循环。

（5）根据DNA片段的大小，待溴酚蓝或二甲苯青迁移到一定的位置后，中止电泳，取下凝胶夹板并打开。用一张滤纸覆盖在凝胶上，揭下凝胶，用一张保鲜膜覆盖在凝胶上。用干胶机将凝胶抽干。如凝胶不太厚，也可不需抽干。用盖革计数器检测放射性的强度，估计曝光时间。

（6）将凝胶置暗盒中，其上压磷钨酸钙中速感屏前屏，光面向上。在暗室中，压一至两张 X 线片，再压上增感屏后屏。合上暗盒。置 –70℃ 曝光适当的时间。

（7）根据放射性的强度曝光一定的时间后，在暗室中取出 X 线片，显影，定影。如曝光不足或过度，可在压片重新曝光。

（8）结果分析　如待测细胞核蛋白提取物中含有相应基因的 DNA 结合蛋白，或待测基因片段中含有特定 DNA 结合蛋白的结合位点，则会在相应的加样孔中形成一较之游离探针 DNA 片段条带滞后的条带，同时相应的游离探针 DNA 条带的带型强度减弱，甚至消失。

3．注意事项

（1）本文提供的结合反应条件适合于大多数 DNA 结合蛋白。但可根据不同的蛋白和不同的实验需要进行适当的调整。影响 DNA-蛋白结合的因素主要有以下几点：

1）一价金属离子　如 Na^+、K^+ 等：一般要求终反应浓度为 50～150mmol/L。低盐浓度有利于结合反应，而高盐则有利于解离。当进行初筛分析时一般采用低盐浓度（如本文采用 50mmol/L NaG）。但低盐时非特异性结合增加。当需鉴定结合特异性时，则应采用高盐浓度。盐浓度过高则所有 DNA-蛋白复合物均解离。

2）二价阳离子（如 Ca^{2+}，Mg^{2+} 等）　各种 DNA 结合蛋白对二价阳离子的要求不同，二价阳离子对某些蛋白结合有促进作用，而对另一些则使结合能力下降。某些蛋白还需一些特殊金属离子，如锌离子等。

3）pH　一定范围内，低 pH 有利于结合，而高 pH 有利于解离。一般以采用生理范围（7.2～7.5）为宜。

4）温度　温度对此反应的影响不大，多数可在 25～36℃ 下进行。有人在冰浴中进行，似乎并无必要。

5）为防止蛋白破坏，可在临使用前加入终浓度 0.1mmol/L DTT 和（或）PMSF（phenyl-methylsulfonyl fluoride，溶于异丙醇中）。当蛋白浓度较低时，可加入 10mg/ml BSA。

6）时间　10～60 分钟，一般 20 分钟已足以使结合反应达到平衡。

（2）在进行细胞核蛋白提取物分析时，探针最好用 Klenow 或 T_4DNA 聚合酶填平反应法进行末端标记，而尽量不要用多核苷酸激酶法标记。有报道认为核蛋白提取物中有可能含有一定量的磷酸酶，可将 5′末端标记磷酸切除。

（3）理想结果的获得取决于多种因素。例如核蛋白提取物的纯度，应尽量减少非特异性 DNA 结合蛋白（如组蛋白）的含量，一般要求采用 0.3～0.4mol/L KCl 可溶性部分，同时不要有核酸酶及磷酸酶的污染，否则它们会导致 DNA 探针的降解，结合条件也是关键因素之一，如盐浓度、温度、pH、特殊金属离子（如锌离子、钙离子等），另外，电泳条件（如 pH、丙烯酰胺的浓度及离子强度等）都会影响 DNA-蛋白结合物的稳定性。因此一定要严格掌握合适的操作条件。

（4）DNA 片段的长度一般要求在 300bp 以下。DNA 片段过大，在聚丙烯酰胺凝胶中不易分离，DNA 片段泳动速度的轻微改变不易监测到。但通过精心实验设计与操作（如改变凝胶的浓度、电泳电压等），也可用于较大的 DNA 片段。作者曾采用此方法对长达 3.6kb 的 DNA 片段进行了迁移率改变分析，也获得了较为满意的结果。对于较大的 DNA 片段，作者曾尝试了在琼脂糖凝胶中进行迁移率改变分析的体系，结果也较理想。

（5）DNA 片段的量一般要求为 0.1～1ng，但可视情况适当增减，以能形成清晰的滞后带而游离 DNA 带又不过浓为宜。如量过大，游离 DNA 带过浓，而仅有小部分与 DNA 结合蛋白结合，则会影响结果的分析。我们的经验以 1000～10 000cpm 为宜。

（6）加入过量鲑精 DNA 的目的是吸附核蛋白中存在的大量非特异性 DNA 结合蛋白（如组蛋白等）。也可以用小牛胸腺 DNA、大肠杆菌 DNA 及 poly dI∶dC 等代替。一般以 1000～10 000 倍过量为宜（即当待测样品 DNA 量为 1ng 时，加入 1～10μg 鲑精 DNA）。

（7）核蛋白的量对实验结果有极大影响。蛋白量过大则非特异性结合增加，过小则有可能出现假阴性结果。核蛋白的加入量没有一定之规，文献中有关核蛋白的量多至 10μg，少至 0.1μg，可能与各 DNA 结合蛋白与 DNA 的亲和性、核蛋白提取液中特定 DNA 结合蛋白的丰度以及反应条件等诸多因素有关。正式实验前，应进行预实验摸索出适宜的核蛋白加入量。以能形成清晰的滞后带，而又有适量的游离 DNA 带残存为宜。

（8）保持 DNA-蛋白复合物在凝胶中稳定的因素主要有两个：低离子强度和凝胶的囚禁作用（caging effect），低离子强度凝胶电泳液使其结合力增强，解离减少。而凝胶基质的囚禁作用则使解离的蛋白不会扩散而重新结合。电泳缓冲液一般采用 0.25 × TBE 或 1 × TAE。但是，低离子强度的缓冲液缓冲能力不强，长时间的电泳会导致阴阳极缓冲液的 pH 值发生改变，因此要将阴阳极电泳液进行不间断循环。根据蛋白性质不同，有时也可以采用高离子强度的电泳体系。

（9）为验证这种 DNA 与蛋白质的结合是否有特异性，一般都要进行竞争性抑制实验。其方法是反应体系中加入过量的非标记的特异 DNA 片段。如果这种结合是序列特异性的，则这些非标记的 DNA 片段可与标记的 DNA 片段竞争性地与核蛋白结合，其结果是导致放射自显影 X 线片上滞后带的消失。采用此方法，用多个人工合成的寡核苷酸或较小的 DNA 限制性酶切片段分别进行竞争性抑制实验，可以将 DNA 结合蛋白在 DNA 上的结合位点进行初步定位，因为只有结合位点序列的寡核苷酸片段才能抑制它们的结合。

（10）Promega 公司生产的 Gel Shift Assay System 试剂盒（Cat. No. E3300）除含有本实验所需的各种试剂外，还含有 AP1、AP2、OCT、CTF/NF1、GRE、CREB、NF/κB 和 TFIID 等几种常见的 DNA 结合蛋白的结合序列寡核苷酸片段，可方便地用于上述几种 DNA 结合蛋白的检测。

（11）作者曾实验了 DNA 限制性片段混合物的迁移率改变分析，结果证明是可行的。较大的 DNA 片段经限制性 DNA 内切酶酶切后，形成的各 DNA 片段可以不经分离，直接进行末端标记而用于本实验。与未加核蛋白的阴性对照相比，新形成的 DNA 带是蛋白结合形成的滞后带，同时含有此蛋白结合位点的 DNA 带强度减弱，甚至消失；而不存在此蛋白结合位点的 DNA 带的强度不变，据此可将此蛋白的 DNA 结合位点初步定位。此方法特别适用于 DNA 结合蛋白的初筛研究工作。不但大大减轻了工作量，而且大大减少了因纯化回收 DNA 单一片段而导致的人力与财力的浪费。

4. 适用范围　适用于特定基因的 DNA 结合蛋白的初筛及蛋白提取过程中的鉴定，也可用于 DNA-蛋白结合反应动力学研究。此方法的优点是操作简单迅速，灵敏度高，结果稳定可靠。但其缺点是不能确定所鉴定的 DNA 结合蛋白的分子量，也不能确定其精确的结合位点。

九、滤膜结合法

滤膜结合法（filter binding assay）是利用硝酸纤维素滤膜不能结合双链 DNA 但可与蛋白质结合的特性，可将与蛋白结合的 DNA 片段与游离的 DNA 片段分离，从而从以下三个方面研究 DNA-蛋白相互作用：①从多种片段的混合液中筛选出含特异结合位点的 DNA 片段；②分离蛋白结合及游离的 DNA 片段，用于甲基化干扰足纹实验，但目前一般都用凝胶滞留法进行分离；③本法最适于进行蛋白-DNA 结合作用动力学研究，因为结合及游离的 DNA 片段可迅速被分离开。

本法优点是简单、迅速。缺点是灵敏度与精确度均不高，目前多已被其他方法所替代。

1. 试剂及仪器

2 × 结合缓冲液（参见凝胶滞留法）

^{32}P-标记的双链 DNA

DNA 结合蛋白（或核提取液）

牛血清白蛋白（BSA）

0.45μm 硝酸纤维素滤膜

DNA 洗脱液：20mmol/L Tris-HCl（pH7.8）；0.3mol/L 乙酸钠；0.2% SDS

抽滤装置及真空泵

其他实验室常规仪器与试剂

2. 操作步骤

（1）按凝胶滞留法进行蛋白-DNA 结合反应，反应体积 50μl。

（2）将一张硝酸纤维素滤膜浸泡于约 30ml 1 × 结合缓冲液中 30 分钟以上。过滤前将此硝酸纤维素滤膜置于负压抽滤装置的不锈钢丝网上（图 1-9-21）。勿使其干燥。

（3）接通真空泵，将反应液迅速加样于滤膜上，调节负压至其流速约为 1ml/min。

（4）液体抽干后，加入 0.5ml 1×结合缓冲液，抽干。再加入 0.5ml 1×结合缓冲液，抽干。加大真压使液体全部流出，可收集于一试管内。关闭真空。

取出滤膜，可直接进行液闪计数，推断蛋白结合率。也可按下列步骤将 DNA 洗脱下来进行进一步分析。

（5）将滤膜浸泡于盛有 450μl 洗脱缓冲液的液闪计数瓶中，结合有 DNA 的一面向下。置 30℃水浴中保温 2 小时，用一重物将瓶压下。不间断地轻轻摇晃。

（6）洗脱液移至一微量离心管中，加入适量载体 DNA，乙醇沉淀，电泳，放射自显影，即可鉴定出哪一段 DNA 片段含有此蛋白的结合位点。

3．注意事项

（1）抽滤的负压不可过高，速度不可过快，否则将导致 DNA-蛋白复合物没有充足的时间与滤膜结合，或导致滤膜干燥。每次过滤时，液体全部通过即应立即加入下一步液体，勿使其完全干燥。

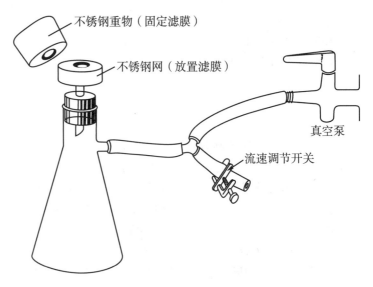

图 1-9-21　负压抽滤装置示意图

（2）可在结合反应液中加入非标记的特异 DNA 片段，鉴定其结合特异性。

（3）部分游离的 DNA 亦可结合在硝酸纤维素滤膜上，形成高本底（可高达 15%）。按下述方法预先将滤膜进行处理，可使本底降低 0.1%～1.5%：将滤膜湿润浸泡于 0.4mol/L KOH 中 40 分钟，然后用水彻底清洗，然后浸泡于 1×结合缓冲液中 30 分钟以上。但需注意，滤膜经此处理后会发黄并变脆，须小心操作。

十、Southwestern 印迹

Southwestern 印迹是结合了 Southern 印迹及 Western 印迹两种实验方法特点而设计的一种检测序列特异性 DNA 结合蛋白的实验方法。其基本原理是，细胞核蛋白提取物经 SDS-聚丙烯酰胺凝胶电泳后，采用 Western 印迹方法将核蛋白条带转移到硝酸纤维膜上，然后与 ^{32}P-末端标记的 DNA 片段杂交。如果此核蛋白提取物中含有此种 DNA 片段特异结合的序列特异性 DNA 结合蛋白，则会在相应的蛋白质条带区域形成 DNA-蛋白质复合物，并可被放射自显影检测到。此方法的优点是可以测定到 DNA 结合蛋白的分子量，因而为随后的蛋白提取与纯化创造了条件。

（一）SDS-聚丙烯酰胺凝胶电泳（SDS-PAGE）

1．试剂及仪器：

核蛋白提取液（10μg/μl）

30% 丙烯酰胺：亚甲基双丙烯酰胺（29∶1）

10% 过硫酸铵，使用前新鲜配制

TEMED（N，N，N′-tetramethyl-ethylenediamine，四甲基乙二胺）

1.5mol/L Tris（pH8.8）

1mol/L Tris（pH6.8）

10% SDS

Tris-甘氨酸电泳缓冲液：25mmol/L Tris；250mmol/L 甘氨酸（pH6.3）；0.1% SDS

1×SDS 载样缓冲液：50mmol/L Tris-HCl（pH6.8）；100mmol/L DTT（使用前加入）；2% SDS；0.1% 溴酚蓝；10% 甘油

蛋白质分子量标准参照物

垂直电泳槽及电泳装置

2．操作步骤

（1）制备适当体积的8%聚丙烯酰胺分离胶 以50ml体积为例：

水	23.2ml
30% Acr：Bis（29∶1）	13.3ml
1.5mol/L Tris（pH8.8）	12.5ml
10% SDS	0.5ml
10% 过硫酸铵	0.5ml
TEMED	30μl

混匀后立即灌注到制胶槽中。注意保留充足的空间用于下一步浓缩胶的制备（约为样品梳齿长加1cm）。用0.1% SDS或正丁醇覆盖其表面。室温下静置30分钟至1小时。

（2）待其完全聚合后，去除表面的覆盖液及未聚合的丙烯酰胺。用水冲洗数次，然后用滤纸吸干。

（3）制备适当体积的聚丙烯酰胺浓缩胶 以10ml体积为例：

水	6.8ml
30% Acr Bis（29∶1）	1.7ml
1mol/L Tris（pH6.8）	1.25ml
10% SDS	100μl
10% 过硫酸铵	100μl
TEMED	10μl

混匀后立即滤注到上述分离胶表面，并立即插入样品梳。注意尽量不要形成气泡。室温下静置30分钟以上。

（4）取约100μg核蛋白提取液，在1×SDS载样缓冲液中加热煮沸3分钟。蛋白质分子量标准参照物按同样的方法变性。

（5）将上述变性的蛋白质样品上样于制备好的SDS-聚丙烯酰胺凝胶上。

（6）在Tris-甘氨酸电泳缓冲液体中电泳，电压8V/cm，待染料前沿进入分离胶，增加电压至15V/cm。待溴酚蓝达凝胶底部，中止电泳。取出凝胶。

此凝胶可用于下一步Western印迹。如是新制备的蛋白质，需进行考马斯亮蓝（Coomassie Brilliant Blue R250）或银盐染色。

附：考马斯亮蓝染色法：

（1）0.25克考马斯亮蓝R250溶于90ml甲醇∶水（1∶1 V/V）及10ml冰醋酸溶液中，滤纸过滤。

（2）将聚丙烯酰胺凝胶浸泡于5倍体积上述染色液中，置室温下4小时，并不时轻轻摇晃。

（3）将凝胶浸泡于甲醇/冰醋酸溶液（甲醇∶水∶冰醋酸=4.5∶4.5∶1）中脱色4小时或更长，并不时轻轻摇晃，中间换液数次。

加大甲醇的浓度至30%、升高温度至45℃或加入几克阳离子交换树脂等措施均可使脱色过程加快。

（4）用干胶机抽干凝胶保存。

附：银盐染色法：

银染法的灵敏度较考马斯亮蓝色法高得多，可检测到少至0.1～1ng的多肽片段带。

下列所有操作步骤必须戴手套进行。

（1）室温下，将凝胶浸泡于5倍体积的乙醇∶冰乙酸∶水（30∶10∶60）溶液中固定4～12小时，并轻轻摇晃。

（2）然后将凝胶浸泡于5倍体积的30%乙醇中30分钟，轻轻摇晃。

（3）重复步骤（2）。

（4）将凝胶浸泡于10倍体积的去离子水中10分钟，并轻轻摇晃。

（5）重复步骤（4）。

（6）将凝胶浸泡于5倍体积的0.1% AgNO$_3$溶液中30分钟，并轻轻摇晃。

（7）弃去 AgNO₃ 溶液，用去离子水冲洗凝胶。

（8）凝胶浸泡于 5 倍体积的新鲜配制的 2.5% 碳酸钠和 0.02% 甲醛溶液中，不断轻轻摇晃，直至获得最佳对比度的蛋白带型。

（9）在 1% 乙醇中漂洗数分钟中止反应。

（10）用干胶机抽干凝胶保存。

（二）Western 印迹

Western 印迹是将聚丙烯酰胺凝胶电泳分离后的蛋白质样品转移到固相支持物上的过程。用于 Western 印迹的固相支持物有多种，如化学活化膜（如 DPT 膜、DBM 膜、溴化氰活化膜），活化的尼龙膜及硝酸纤维素等。前两者虽然具有共价结合牢固的优点，但操作复杂，因而目前使用更多的还是硝酸纤维素膜。

正如有关章节所介绍的 Southern 印迹一样，Western 印迹现已极少有人用传统方法进行，大多使用电转法进行转膜。Western 印迹的电转装置与 Southern 印迹完全相同，有铂丝电极及石墨电极两种。后者具有电转液用量少、转移速度快的优点。下面主要介绍石墨电极电转法。

1. 试剂及仪器

硝酸纤维素膜

石墨电极电转缓冲液：39mmol/L 甘氨酸（氨基己酸）；48mmol/L Tris 碱；0.037% SDS；20% 甲醇

铂丝电极电转缓冲液：25mmol/L Tris；250mmol/L 甘氨酸（pH8.3）

石墨电极电转仪

2. 操作步骤

（1）裁剪与凝胶大小完全相同的 6 张 Whatman 3MM 滤纸和一张硝酸纤维素膜。注意切不可用手接触滤纸和硝酸纤维素膜，必须戴手套操作。在硝酸纤维素膜的一角用软铅笔进行标记。

（2）将硝酸纤维素膜漂浮于去离子水上，使其从底部慢慢湿润，并浸没入水中 5 分钟以上。

（3）将 6 张 Whatman 3MM 滤纸浸泡于石墨电极电转缓冲液中，使其充分湿润。

（4）在电转仪的底层石墨电极（阳极）上覆盖 3 张用电转液湿润的 Whatman 3MM 滤纸。用玻璃棒排除所有的气泡。

（5）将湿润的硝酸纤维素膜覆盖在滤纸上，注意排除所有的气泡。

（6）将本节"十（一）"方法制备好的 SDS-聚丙烯酰胺凝胶用离子水稍稍漂洗后，覆盖在硝酸纤维素膜之上。注意准确定位。硝酸纤维素胶上的标记与凝胶的左下角相对应，排除所有的气泡。

（7）将另三张 Whatman 3MM 滤纸放置在凝胶之上，排除气泡。

（8）安装好电转仪的上层电极（阴极）。接通电源，恒电流 0.65mA/cm² 胶面积电泳 2 小时。

（9）电转结束后，取出硝酸纤维素膜，置一张 3MM 滤纸上干燥。

（10）此硝酸纤维素膜即可用于下一步的 Southwestern 印迹。如果是第一次进行电转实验，可将此硝酸纤维素用 Ponceau S 或氨基黑或印度墨水染色，以检查转移的效率。一般情况下，只需将蛋白质分子量标准参照物条带剪下，进行染色以利于随后的蛋白质分子量鉴定。

附：Ponceau S 染色法：

（1）将硝酸纤维素膜用水充分湿润后，浸泡于 1×Ponceau S 染色液中 5～10 分钟，轻轻晃动。

10×Ponceau S 贮备液：

Ponceau S	2g
三氯乙酸	30g
磺基水杨酸	30g
加水至	100ml

（2）用水反复漂洗多次。

附：氨基黑染色法：

（1）将硝酸纤维素浸泡于氨基黑染色液中染色 30 分钟至 1 小时。

氨基黑染色液：0.5% 氨基黑 10B，30% 甲醇，10% 乙酸（水：甲醇：乙酸 =6:3:1）

（2）用脱色液反复漂洗多次，至背景清晰。

附：India ink 染色法：

（1）硝酸纤维素膜用水充分湿润后，转移到含 0.4% Tween-20（吐温 20）的 PBS（磷酸盐缓冲液）中，5 分钟后换新鲜溶液，继续浸泡 5 分钟。

（2）将此硝酸纤维素膜转移到印度墨水染色液中（100μl 墨水加入到 100ml 含 0.4% Tween-20 的 PBS 溶液中）。染色时间可由 15 分钟至数小时，视情况而定。

（3）滤膜在 PBS 中漂洗数次，每次数小时。

（三）Southwestern 印迹

在适当的条件下，标记的 DNA 探针可与硝酸纤维素膜上结合的相应的序列特异性 DNA 结合蛋白结合，从而可以被放射自显影探测到。

1. 试剂及仪器

^{32}P-末端标记的 DNA 探针或寡核苷酸片段

50 × Denhardt 溶液：1% Ficoll 400；1% PVP（聚乙烯吡咯烷酮）；1% BSA Pentex Fraction V

杂交缓冲液：10mmol/L Tris-HCl（pH7.4）；50mmol/L NaCl；1mmol/L EDTA；5 × Denhardt 溶液；30μg 非特异性 DNA（如鲑精 DNA，小牛胸腺 DNA，Poly dI：dC 等）

洗膜缓冲液：10mmol/L Tris-HCl（pH7.4）；200mmol/L NaCl；10mmol/L EDTA；1 × Denhardt 溶液

塑料封口机

2. 操作步骤

（1）制作一比硝酸纤维素膜稍大的塑料袋，将硝酸纤维素膜装入塑料袋中，加入适量杂交缓冲液。小心排除气泡，用封口机将口封牢。置室温下保温数小时，不时轻轻摇动。

（2）将塑料袋剪去一角，去除杂交液，换新鲜杂交液，并加入 0.1μg 标记的 DNA 探针。置室温下保温数小时，不时轻轻摇动。

在杂交液中加入数十倍至数百倍过量的非标记的特异 DNA 片段或寡核苷酸片段，则可与标记的 DNA 探针竞争性地与 DNA 结合蛋白结合，从而使杂交带强度减弱，甚至消失。常用此方法鉴定此 DNA 结合蛋白的结合特异性；也可用多个人工合成的寡核苷酸进行竞争性抑制实验，从而将其在 DNA 上的结合位点初步定位。

（3）杂交完毕，弃去杂交液。硝酸纤维素滤膜用洗膜缓冲液漂洗 10~30 分钟。

（4）滤膜用干燥的滤纸干燥后放射自显影。

（5）结果分析　如果核蛋白提取物中含有相应 DNA 探针的序列特异性 DNA 结合蛋白，则可在相应的部位形成杂交带。与蛋白质分子量标准参照物对比，即可判断其分子量。

（四）凝胶中蛋白质的洗脱

SDS-聚丙烯酰胺凝胶中相应的 DNA 结合蛋白可以用适当的方法洗脱下来，经适当的处理，其活性可部分恢复。目前此方法还不太成熟，根据各种不同的蛋白质，洗脱的方法也互不相同。下面简要介绍其中一种，仅供参考。

1. 试剂及仪器

洗脱缓冲液：50mmol/L Tris-HCl（pH7.9）；0.1mmol/L EDTA（pH8.0）；0.1% SDS；5mmol/L DTT；150mmol/L NaCl

丙酮

TM 缓冲液：50mmol/L Tris-HCl（pH7.9）；12.5mmol/L MgCl$_2$；1mmol/L EDTA；1mmol/L DTT；20% 甘油；0.1mol/L KCl；0.1% NP40

盐酸胍（guanidine chloride）

Teflon 组织匀浆器

其他实验室常规仪器及试剂

2. 操作步骤

（1）SDS-聚丙烯酰胺凝胶电泳完毕后，按其分子量从凝胶上切下相应的蛋白质条带，用手术刀片将之切成碎块。

（2）将凝胶碎块置于一硅化的 Teflon-组织匀浆器中，加入 1ml 洗脱缓冲液，温和地匀碎凝胶。将匀浆液置 –4℃下洗脱过夜。

（3）3000r/min 离心 10 分钟，弃去凝胶碎块沉淀，收集上清。

（4）–20℃下，用 5 倍体积的丙酮沉淀洗脱液中的蛋白质。4℃下，12 000r/min 离心 30 分钟，收集蛋白质沉淀。

（5）蛋白质沉淀重新悬浮于适量的含 6mol/L 盐酸胍的 TM 缓冲液中。室温下静置 30 分钟。

（6）将蛋白质悬浮液装入透析袋中，用不含盐酸胍的 TM 缓冲液透析过夜，其间换液数次。小量分装，置 –80℃保存备用。

3. 注意事项　与凝胶滞留法相比，Southwestern 印迹的优点是可以测定 DNA 结合蛋白的分子量。但本法的缺点也是显而易见的：由于蛋白质需经 SDS 及煮沸等剧烈条件变性处理，一些蛋白质将会失去其原本具有的 DNA 结合功能。特别是那些多亚基蛋白（如 Jun/Fos 等），SDS 变性处理将使其亚基解离，而在本法实验中呈现阴性结果。因此，本实验结果为阴性时，不能否认 DNA 结合蛋白存在的可能性，必须结合凝胶滞留法等实验结果进行结果分析。另外，与凝胶滞留法相比，本法的放射性核素用量也大得多。

4. 适用范围　主要适用于 DNA 结合蛋白的初筛及其分子量的初步鉴定。由于其假阴性比例较高，一般需与其他实验方法（如凝胶滞留法）结合进行。

十一、足纹法（foot-printing）

足纹法是近年来发展起来的一种测定 DNA 结合蛋白在 DNA 上的精确结合位点的实验方法。

事实上，足纹法的起源可以追溯到 20 世纪 60 年代末到 70 年代初。当人们用小球菌核酸酶轻微作用染色质后得到了片段长均为约 200bp 或其倍数的 DNA 片段，这是由于 DNA 受到非特异性 DNA 结合蛋白-组蛋白的保护的结果。据此提出了核小体模型。这是 DNA 酶解足纹法的最早雏形。随后这一方法也应用到了序列特异性 DNA 结合蛋白的结合位点鉴定上，Gilbert 等发现 lac 抑制子的结合可保护 lac 启动子免受甲基化试剂（DMS）的攻击，这是化学足纹法的雏形。早期的足纹法大多是将蛋白-DNA 复合物完全酶解，回收受到保护的 DNA 小片段，进而测定其序列，这种方法耗时又费力，直到 1978 年 Galas 等才以全新的方法发展了足纹技术，并正式提出了"足纹法"概念，他们发明的 DNase Ⅰ足纹法直至现在仍然是最常用的足纹法。

DNaseⅠ足纹法的基本原理与 DNA 的化学测序法有些相似，如图 1-9-22 所示。首先将待测双链 DNA 片段中的一条单链的一端选择性地进行末端标记，然后加入适当浓度的 DNaseⅠ，使在 DNA 链上随机形成缺口，经变性后电泳分离，放射自显影，即可形成以相差一个核苷酸为梯度的 DNA 条带。与 DNA 序列测定的 DNA 梯带相似，但没有碱基特异性。但当 DNA 片段与相应的序列特异性 DNA 结合蛋白结合后，DNA 结合蛋白可保护相应的 DNA 顺序不受 DNaseⅠ的攻击，因而在放射自显影图谱上，DNA 梯度条带在相应于 DNA 结合蛋白的结合区域中断，从而形成一空白区域，恰似蛋白在 DNA 上留下的足迹，因而被形象地称作足纹法。事实上，足纹是一个统计学结果，因为 DNaseⅠ切断形成的每一个 DNA 片段自身本不能反映 DNA 结合蛋白的结合位点，而是反映此位点不是结合位点，只是将所有 DNA 片段综合在一起之后才反映出精细的结合位点。如果同时进行 DNA 化学测序（Gilbert-Maxam 法），即可判断出结合区的精确顺序。

继 DNaseⅠ足纹法之后，又有多种足纹法相继问世。按其作用机制的不同，可分为两大类——保护法和干扰法。①保护法（protection）：以上述 DNaseⅠ为代表。其机制是：DNA 结

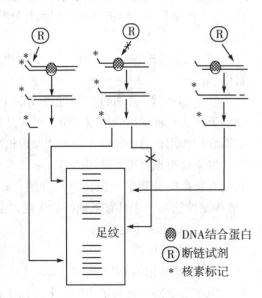

图 1-9-22　DNase Ⅰ足纹法原理示意图

合蛋白与相应特异 DNA 序列相结合,可以保护相应的 DNA 位点免受某些 DNA 断裂试剂的攻击。如外切酶Ⅲ足纹法、羟基化足纹法及紫外线足纹法等;②干扰法(interference):干扰法原理与保护法完全相反,类似于镜像关系。干扰法是先将 DNA 片段用某些试剂进行修饰(如甲基化、乙基化等),此修饰作用并不使 DNA 断裂,但对随后的处理方法敏感,可在修饰处断裂。然后此修饰后的 DNA 再与 DNA 结合蛋白进行结合反应。特异结合位点上的修饰将干扰蛋白的结合。因此只有那些在结合位点上未被修饰的 DNA 片段才能与蛋白结合,而此特异结合位点受到修饰的片段则不能结合。分别分离和回收结合与未结合蛋白的 DNA,用特殊方法将 DNA 从被修饰的碱基处进行切割,电泳分离。由于未结合蛋白的 DNA 可在随机修饰的位点上被切割,而有结合蛋白的 DNA 在结合位点上未被修饰而不能被切割,结合位点以外的区域则随机切割,因而形成与保护法相同的空白区域——"足纹"。如甲基化干扰法,乙基化干扰法等。

目前常用的 DNA 修饰和断链试剂有以下几种:

(1) DNase Ⅰ 正如以上所述,DNase Ⅰ 是目前最常用的足纹试剂。其优点是操作简单;"足纹"边界清晰;DNase Ⅰ 的切割没有碱基序列特异性。其缺点是分子大,从而影响"足纹"的分辨率,通常"足纹"区长度较之 DNA 结合蛋白的实际结合区域要大。

(2) 外切酶Ⅲ(exonuclease Ⅲ) 外切酶Ⅲ专一作用于双链 DNA,从 3′-末端逐步水解。外切酶Ⅲ足纹法与 DNase Ⅰ 足纹法不同,此法是将 DNA 从 3′-末端开始彻底水解,直到 DNA 结合蛋白结合位点,从而形成一较短的 DNA 片段,其 3′末端是蛋白结合位点。此法的优点是:其结果为新片段的形成,为阳性结果,而区别于其他方法的阴性结果(空白区),因此此法更为灵敏。缺点是不能显示结合区域内部的接触情况。

(3) 硫酸二甲酯(dimethyl sulfate,DMS) DMS 是一种甲基化试剂,可使鸟嘌呤的 N-7 位和腺嘌呤的 N-3 位甲基化。这些甲基化的 DNA 经碱和高温处理,可导致 DNA 在相应骨架部位断裂。DMS 既可用于保护法,也可用于干扰法,分别称为甲基化保护法(methylation protection)和甲基化干扰法(methylation interference)。

(4) 乙基亚硝基脲(ethylnitrosourea,ENU) ENU 是一种乙基化试剂,与 DNA 骨架上的磷酸基团反应。与 DMS 不同,它的乙基化作用没有碱基特异性。磷酸基团的乙基化使之在碱及高温处理后断裂。

(5) Methidiumpropyl EDTA·Fe(Ⅱ)(MPE) MPE 是一种 DNA 双螺旋嵌入剂,而 EDTA·Fe(Ⅱ)可与 O_2 反应形成羟自由基(·OH),并攻击 DNA 骨架导致其断裂。DNA 结合蛋白与 DNA 的结合则不仅保护相应部位不被 MPE 插入,而且保护其免受·OH 攻击。

(6) 羟自由基(hydroxyl radical) 过氧化氢(H_2O_2)与 EDTA 和 Fe(Ⅱ)复合物 Fe(EDTA)$^{2-}$反应可产生·OH。此法与 MPE 法虽都涉及·OH 的作用,但原理不同,因为 Fe(Ⅱ)EDTA 并不与 DNA 结合。·OH 是最小的断链试剂,因而其分辨率极高,甚至可以分辨出 DNA 结合蛋白与 DNA 双螺旋的哪一面结合。

(7) Copper phenanthrotine 其作用机制类似于 MPE,它也可能是一种 DNA 双螺旋嵌入剂,并产生氧自由基。

(8) 紫外线 紫外线光子处理 DNA 可形成光产物(如 T=T 等)。而蛋白可保护相应部位而防止光产物的形成。这种保护的机制不明,可能是蛋白使 DNA 结构变形,对紫外线不敏感所致,而并不是蛋白的阴影庇护作用,另外,组蛋白不能保护核小体结构内的 DNA,从而使紫外线基因组足纹法成为可能。

以下将重点介绍最常用的 DNase Ⅰ 足纹法和甲基化干扰法。羟自由基足纹法虽不特别常用,但由于其具有极高的分辨率,也将重点介绍,相信此法会被愈来愈多的研究者所喜爱。另外,基因组足纹法(体内足纹法)由于具有其独特的优点,也将重点介绍。其他几种足纹法则仅简要说明。

(一)DNase Ⅰ 足纹法

1. 试剂及仪器

^{32}P-末端标记的 DNA 探针

RQ1 无 RNase 污染的 DNase Ⅰ (1μg/μl)

纯化的 DNA 结合蛋白

2×结合缓冲液：50mmol/L Tris-HCl（pH8.0）；0.1mol/L KCl；12.5mmol/L MgCl$_2$；1mmol/L EDTA；20%甘油；1mmol/L DTT

终止缓冲液：0.2mol/L NaCl；0.03mol/L EDTA；1%SDS；100μg/ml 酵母 tRNA

载样缓冲液：0.1mol/L NaOH：甲酰胺（1:2 V/V）；0.1%二甲青苯；0.1%溴酚蓝

Ca^{2+}/Mg^{2+}溶液：5mmol/L CaCl$_2$；10mmol/L MgCl$_2$

Acryl-a-Mix™6（6%聚丙烯酰胺测序胶，Promega 配方）：800mmol/L 丙烯酰胺；10mmol/L 亚甲基双丙烯酰胺；8mol/L 脲；90mmol/L Tris；90mmol/L 硼酸；2mmol/L EDTA；0.05% TEMED；使用前加入10%过硫酸铵溶液

酚：氯仿：异戊醇（25:24:1）溶液：苯酚预先经含有 0.5mol/L NaCl 的 TEB 缓冲液饱和

TEB 缓冲液：50mmol/L Tris-HCl（pH8.0）；1mmol/L EDTA；15mmol/L β-巯基乙醇

DNA 测序电泳装置

其他实验室常规仪器及试剂

2. 操作步骤

（1）采用适当的方法，将 DNA 探针进行末端标记，然后用适当的限制性内切酶消化后再分离相应的 DNA 探针，以保证 DNA 双链中只有一条链被标记。

（2）在一微量离心管中加入下列试剂：

2×结合缓冲液	25μl
纯化的 DNA 结合蛋白	20ng
末端标记的 DNA 探针	5～40ng
加水至	50μl

在另一微量离心管中（对照组）加入除 DNA 结合蛋白外的其他试剂，并补足容量至50μl。

混匀。置冰浴中保温 10 分钟。

（3）加入 50μl 5mmol/L CaCl$_2$ 和 10mmol/L MgCl$_2$ 溶液，置室温下保温 1 分钟。

（4）加入 3μl 稀释的 DNase Ⅰ（5μl 1U/μl RQ$_1$ 无 RNase 的 DNase Ⅰ稀释至 100μl 冰冷的 10mmol/L Tris-HCl，pH8.0 溶液中）。轻轻混匀。置室温下 1 分钟。然后加入 90μl 终止缓冲液。

（5）加入 200μl 酚：氯仿：异戊醇（25:24:1）抽提。无水乙醇沉淀，置冰浴中 20 分钟。14 000 × g 离心 5 分钟。真空干燥 DNA 沉淀。

（6）DNA 沉淀重悬于 4μl 载样缓冲液中。加热至 95℃ 2 分钟，然后迅速置冰浴中。上样于 6% 聚丙烯酰胺测序胶。1500V 电泳至溴酚蓝至凝胶底部，放射自显影。

3. 注意事项

（1）以上反应体系是 Promega 公司 Footprinting System 试剂盒方案，此试剂盒提供了一系列 DNase Ⅰ 足纹法所需试剂及多种纯化的 DNA 结合蛋白，如 AP$_1$、SP$_1$、TFIID 等，使用甚为方便。Pharmacia 产品 Sure Track foot-printing 试剂盒亦可选用。另外，当采用细胞核蛋白粗提物进行反应时，也可采用下列反应体系：25mmol/L Hepes，pH7.9，0.5mmol/L EDTA，50mmol/L KCl，10% 甘油，0.5mmol/L PMSF，0.5mol/L DTT（或20mmol/L Hepes，pH 7.9，25mmol/L KCl，4mmol/亚精胺，0.5mmol/L EDTA）。并加入 1～10μg 非特异性 DNA（如鲑精 DNA 或 poly dI:dC 等）。25℃ 保温 20 分钟后，补充 MgCl$_2$ 至终浓度为 5mmol/L，然后加入适量的 DNase Ⅰ（使用核蛋白粗提物时，DNase Ⅰ的用量一般较之纯蛋白反应体系的 DNase Ⅰ用量大）。

（2）DNase Ⅰ 的质与量及作用时间是本实验成败的最关键因素。一般情况下，DNase Ⅰ 的终反应浓度为 0.1～1.0μg/ml 左右，反应时间在 30 秒至 2 分钟之间。由于 DNase Ⅰ 的活性不同、反应体系不同，其加入量及作用时间也不一样。因此，正式实验前，均应进行预实验，摸索出最适宜的加入量及作用时间。最理想的作用结果是平均使每个 DNA 分子链上形成一个断裂点。

（3）由于电泳分辨率的关系，DNA 探针的长度一般要求在 200bp 以下，也可以长至 700bp，但是蛋白结合位点与标记端的距离应在 50～150bp 之间。

（4）当采用双链 DNA 探针时，应确保只有其中一条链的 5′ 或 3′ 末端被标记。通常可以利用 DNA 片段两端不同的黏性末端选择适当的标记的核苷酸进行填平标记而达到选择性标记的目的。也可以通过选择适当的限制性 DNA 内切酶在两端均被标记的 DNA 片段中间切断，然后用电泳分离的方法得到选择性标记的 DNA 片段。

另外，由于 DNA 结合蛋白与 DNA 双螺旋的结合具有特定的三维特异性，因此可能会在 DNA 双链的两条不同单链上产生不同的保护区，当采用另一条链标记的 DNA 探针时，其保护位点有可能不同。因此，最好分别用不同链标记的 DNA 探针进行足纹法分析。

（5）应确保绝大多数 DNA 片段具有完整的长度和相同的末端，特别是标记的 DNA 末端。由于末端转移酶标记法在 3′ 末端加入的核苷酸的数目不定，因此不宜使用。当采用 Klenow DNA 聚合酶进行 3′ 末端填平标记时，应在标记结束后，加入过量的非标记的核苷酸继续聚合一段时间，以确保末端平齐。

（6）核蛋白提取物最好预先采用适当的方法进行一定程度的纯化，如 0.3mol/L KCl 沉淀、硫酸铵分步沉淀（0.35g/ml）、DE-52 离子交换柱层析，肝素 – 琼脂糖亲和柱层析及小牛胸腺 DNA-纤维素亲和层析等。

（7）如果 DNA 探针的序列未知，可同时进行 DNA 化学测序（Maxam-Gilbert 法）。根据化学测序结果即可直接读出 DNA 结合区的序列。如果其序列已知，一般也要同时进行化学测序以帮助定位，但无需测定所有的序列，一般只需进行 G 或 G + A 测定即可。

（8）Promega 公司总结了 DNase I 足纹法反应的最优条件，照录如下以供参考：

DNA 探针	比放射活性	$10\,000 \sim 20\,000$cpm/$1 \sim 10$pmol DNA
	纯度	琼脂糖或聚丙烯酰胺凝胶电泳分离后洗脱并纯化（酚抽提或离子交换柱层析或 Magic PCR Preps DNA 纯化体系）
	DNA 长度及结合位点位置	长度 $100 \sim 700$bp，蛋白结合位点与标记末端的距离不小于 25bp。当此位点与标记末端的距离长至 400bp 时，也可以使用，但需要较长的电泳时间，且带不清晰
	标记	只能标记于单末端。末端填平，激酶及末端转移酶标记和酶切反应必须完全
蛋白	纯度	粗提物中能检测到相应的结合亲和性
	浓度	必须完全饱和 DNA 探针。对于 HeLa 提取物，建议的滴度为 10，20，40，80，及 160μg 蛋白
DNA/蛋白结合条件	温度	$4\text{℃} \sim 37\text{℃}$
	时间	$10 \sim 60$ 分钟
	pH	$5 \sim 9$，多为 $7 \sim 8$
	K^+	$50 \sim 200$mmol/L，对于大多数结合蛋白而言，随着 K^+ 浓度的提高，特异结合活性下降而结合特异性升高
	Mg^{2+}	$0 \sim 10$mmol/L，DNase I 需要某些二价金属离子 Mg^{2+} 或 Ca^{2+}
	Ca^{2+}	$0 \sim 10$mmol/L，同上
	PEG	$0 \sim 5\%$，应采用高质量 PEG（8000MW），PEG 可能改变 DNase I 切割的速度
	非离子去污剂	0.01% Triton X-100
DNase I	浓度	使每个 DNA 探针分子上产生 1 个缺口
	作用时间	$30 \sim 120$ 秒
非特异性竞争性 DNA	类型	核苷酸多聚物如 Poly dI：dC 或 dAHT，较之其他竞争性 DNA 如鲑精 DNA 及 *E. coli* DNA 等提供了大量的非特异性位点，而序列特异性位点较少
	加入顺序	在加入探针 DNA 的同时或预先加入
	浓度	$1 \sim 100$ 倍摩尔数过量
特异性竞争 DNA	浓度	$1 \sim 100$ 倍摩尔数过量，以鉴定其结合的特异性

（9）Promega 公司总结了 DNase Ⅰ 足纹法可能出现的问题及解决办法，现照录如下以供参考。

问　题	可能原因	解决方法
DNase Ⅰ 梯带不均一，凝胶上部强，而下部较弱	DNase Ⅰ 酶解不完全	用一系列不同浓度的 DNase Ⅰ 进行反应确定合适的 DNase Ⅰ 浓度
	DNase Ⅰ 未充分混匀	用加样器吹打数次或在最低挡涡旋 3 秒钟，使 DNase Ⅰ 充分混匀，但不要剧烈操作
	结合反应的条件不适合于 DNase Ⅰ 活性	AP₁ 贮存缓冲液中含有的盐酸胍会抑制 DNase Ⅰ 的活性。无蛋白的对照中也要加入 AP₁ 贮存缓冲液
DNase Ⅰ 梯带不均一，凝胶上部弱，下部强	DNase Ⅰ 消化过头	用一系列不同浓度的 DNase Ⅰ 进行反应，确定合适的酶浓度
	DNA 探针的放射活性过低	DNA 探针的浓度相对于蛋白浓度要低，而其标记效率须达 40%～50%
	DNase Ⅰ 未被终止缓冲液抑制	反应终止液必须加热并混匀。使用前必须保持在 37℃，加入样品后必须涡旋混匀
某些加样孔中的带型弱，而同一探针在同一条件下在其他加样孔中却很好	样品未完全溶于上样缓冲液中	在加热及上样前，样品必须涡旋混合并离心。必须使用硅化的微量离心管
	乙醇沉淀过程中沉淀丢失	离心时记住沉淀的部位，吸去乙醇时须小心不要干扰沉淀
同样 DNase Ⅰ 浓度上，某些样品酶解过头，而另一些不完全	操作误差	采用相同的 DNase Ⅰ 反应时间，用同样的方法进行操作。将样品分成 1 或 2 组进行操作
无蛋白的对照样品酶解过头，而含蛋白的样品反应良好	由于蛋白的加入使 DNase Ⅰ 消化条件改变	无蛋白对照组样品采用不同浓度的 DNase Ⅰ（通常较之含 DNA 结合蛋白的样品组所需 DNase Ⅰ 浓度低）进行反应，以确定合适的 DNase Ⅰ 浓度
未消化及消化的 DNA 探针都出现双带	末端填充反应不完全，使 DNA 探针中出现 1～2bp 长度差的两种片段	加入未标记的核苷酸及 Klenow 片段酶使探针末端填平反应进行完全
	探针放置时间过长，开始降解	标记探针的只能存放 1～2 周
无 DNase Ⅰ 梯带，但探针信号强	DNase Ⅰ 失活或活性低	检测 DNase Ⅰ 活性。避免反复冻融 DNase Ⅰ。小量分装保存
	DNase Ⅰ 量不足	加入不同量 DNase Ⅰ，确定合适的 DNase Ⅰ 浓度
	探针中混有琼脂糖或丙烯酰胺凝胶中的杂质	用反相或离子交换（TEAE-Cellulose）层析或 Magic PCR Preps DNA 纯化体系进行探针的纯化
	操作过程 DNase Ⅰ 失活	涡旋混合时须在最低速挡，混合 3 秒钟或用摇晃或加样器吹打方式混合
	蛋白量不足	蛋白浓度需足以使 DNA 探针饱和。调节蛋白量
	用纯化的蛋白时，竞争 DNA 量过大	调整竞争 DNA 量
	在蛋白粗提物中竞争 DNA 量过小	调整竞争 DNA 量
	蛋白中含高浓度的硫酸铵或 NaCl 抑制了 DNaseⅠ活性	蛋白对贮存缓冲液透析（4℃下）
DNase Ⅰ 梯带在凝胶底部变窄	样品中盐或 EDTA 的浓度过高	样品用 70% 乙醇洗两次，降低反应终止液中 EDTA 的浓度

续　表

问　题	可能原因	解决方法
DNA 带模糊	增感屏与胶片与凝胶未直接接触	重新曝光，使用较紧的暗盒或加入几层纸或胶片使其接触更紧密
	丙烯酰胺或凝胶缓冲液不纯	试剂必须高纯
	电泳液缓冲能力不足	检查 TBE 的浓度，不要在太高的电压下电泳，以免破坏缓冲体系
	样品中核酸过多	降低载体 tRNA 的量
信号弱	CIAP 处理后，DNA 不能被激酶磷酸化	铵离子是激酶的强抑制剂，激酶反应前，DNA 不能溶于铵盐或从铵盐缓冲液中沉淀
	TCA 沉淀测定到较高的掺入，而实际电泳时标记的 DNA 探针量较少	样品可能被低分子量 RNA 或细菌染色体 DNA 污染，它们可以竞争性被激酶标记。用于激酶的 DNA 应用 CsCl 密度梯度离心进行纯化

（10）蛋白与 DNA 的结合不可能是完全的，因此"足纹区"并非完全是一片空白，大多是强度减弱。如果蛋白与 DNA 的比例不适当、反应条件不适当以及 DNase Ⅰ 浓度过大，"足纹"将会更加模糊。因此，有人设计了将凝胶滞留法和足纹法结合起来的实验方法。其基本原理及操作过程是：单末端标记的双链 DNA 片段首先在适当的反应条件下与蛋白质进行结合，加入适量的 DNase Ⅰ 消化，DNA 单链上虽然形成了缺口，但仍以双链形式存在，不会断裂。按凝胶滞留法进行非变性凝胶电泳。从凝胶上分别回收游离 DNA 探针及滞后带（蛋白-DNA 结合带）的 DNA 片段。经变性后，进行测序胶电泳，即可得到清晰的足纹结果。其最大的优点是，排除了非结合 DNA 片段对实验结果的干扰，使"足纹"更加清晰。此法对于较粗的核蛋白提取物也能适用，而传统的足纹法方法则对蛋白纯度要求较高。另外，由于蛋白结合和非结合 DNA 片段来自同一反应体系中，结果也更具有可比性。可以预计，此法将可能逐步取代上述传统方法而成为足纹法的常规方法。

（二）甲基化干扰法（methylation interference）

甲基化干扰法是一种利用硫酸二甲酯（DMS）的甲基化作用的足纹法，由于特异 DNA 结合位点上 G^7 及 A^3 位的甲基化，干扰了 DNA 结合蛋白的结合反应从而形成"足纹"。

与 DNase Ⅰ 足纹法相比，甲基化干扰法的优点是：①DNase Ⅰ 足纹法需要较高的蛋白浓度以使所有结合位点饱和，而本法则不受非完全结合的影响。因为结合反应后要经凝胶滞留法或滤膜结合法将蛋白结合的 DNA 探针分离；②结合蛋白与 DNA 的结合是一可逆反应，蛋白可与另一 DNA 上的结合位点进行交换，此时 DNase Ⅰ 可导致结合位点上的消化，而本法则不会，因为凡能结合蛋白的 DNA 在结合位点上均不会有甲基化修饰；③本法的分辨率较 DNase Ⅰ 法高，因为 DNase Ⅰ 是大分子。

本法的缺点是 DMS 的甲基化修饰作用有碱基特异性，主要修饰 G^7 位，少量修饰 A^3 位，而不修饰 T 和 C，因而当结合位点的一条单链上不存在 G 和 A 时，则需测定另一条互补单链，综合两条链的结果才能得出精确的结合位点。

1. 试剂及仪器

单末端标记的 DNA 片段

硫酸二甲酯（DMS）

DMS 缓冲液：50mmol/L 二甲基砷酸钠（sodium cacodylate）（pH8.0）；1mmol/L EDTA

DMS 终止液：1.5mol/L 乙酸钠（pH7.0）；1.0mol/L 2-巯基乙醇；100μg/ml tRNA

1mol/L 肼（piperidine），以 10mol/L 贮存液新鲜配制

10×结合缓冲液：100mmol/L Tris-HCl（pH7.4）；0.5mol/L NaCl；10mmol/L EDTA；10mmol/L DTT；0.5mg/ml BSA；50% 甘油

载样缓冲液：80%去离子或重结晶的甲酰胺；50mmol/L Tris-硼酸（pH8.3）；1mmol/L EDTA；0.1%溴酚蓝；0.1%二甲苯青

DEAE 洗脱液：0.4ml 1mol/L Tris（pH7.9）；80μl 0.5mol/L EDTA（pH8.0）；8ml 5mol/L NaCl；加水至40ml，0.2μm 滤膜过滤

DEAE 滤膜（Schleicher & Schull NA45）

旋转真空蒸发器（speedvac evaporator）

琼脂糖及聚丙烯酰胺凝胶电泳装置

其他实验室常规仪器和试剂

2．操作步骤

（1）DNA 甲基化

1）制备末端标记的 DNA 探针。

2）取约 10^6cpm 标记的 DNA 探针，溶于 5～10μl TE 中，加入 200μl DMS 反应缓冲液，混匀。加入 1μl DMS，涡旋，充分混匀。置室温下6分钟。

3）加入

DMS 终止液	40μl
无水乙醇	600μl

混匀，置干冰－乙醇浴中10分钟。

4）离心10分钟，DNA 沉淀溶于 250μl 0.3mol/L 乙酸钠和 1mmol/L EDTA 溶液中，加入 750μl 无水乙醇，置干冰－乙醇浴10分钟。重复此步骤一次。沉淀用70%乙醇洗一次，空气干燥。

5）DNA 溶解于 TE 中，浓度约 20 000cpm/μl。

（2）蛋白结合反应　取上述甲基化的 DNA 溶液 5μl（～10^5cpm），加入下列试剂并混匀：

10×结合缓冲液	5μl
Poly（dI：dC）	10μg
DNA 结合蛋白	适量
加水至	50μl

30℃水浴中保温15分钟。

（3）DNA-蛋白复合物与游离 DNA 探针的分离　有两种方法可将结合了蛋白的 DNA 与游离 DNA 分离，即滤膜结合法（参见本节"九"）和凝胶滞留法（参见本节"八"）。下面简要介绍凝胶滞留分离回收法。

1）聚丙烯酰胺凝胶电泳，将游离 DNA 与结合了蛋白的 DNA 分开。

2）电泳结束后，去除一块玻璃板，用一层保鲜膜覆盖在凝胶上。于暗室中放射自显影，1～2小时。

3）按 X 线片上指示的位置，用手术刀分别切下蛋白结合带（滞留带）和游离 DNA 带。其中的 DNA 可按常规方法（压碎－浸泡法，crush-and-soak）回收，也可按下述 DEAE 滤膜法回收。

4）将切下的凝胶条块置于琼脂糖凝胶制胶槽中，制备1%琼脂糖凝胶，使琼脂糖完全包埋聚丙烯酰胺凝胶条块。

5）琼脂糖凝胶凝固后，在聚丙烯酰胺条块前4～5mm 处切开一缝，将一张预先用电泳缓冲液湿润的 DEAE 滤膜插入此缝中。60mA 电泳，10～15分钟。

6）DNA 全部结合到 DEAE 滤膜上后（可用盖革计数器随时监测），取下滤膜，用电泳缓冲液漂洗，置微量离心管中，加入 200μl DEAE 洗脱液，65℃加热30分钟。

7）上清转移至另一离心管中，用等量 200μl TE 洗涤滤膜后与前述上清液合并。

8）离心5分钟，上清转移至另一离心管中，等量酚/氯仿抽提。

9）取上层水相。加入 1μl 10mg/ml tRNA，乙醇沉淀置干冰乙醇浴中10分钟，离心10分钟沉淀用70%乙醇洗涤，空气干燥。

（4）DNA 的肼解

1）上述 DNA 沉淀溶解于 100μl 1mol/L 肼中，置 90~95℃水浴中保温 30 分钟。用一块玻璃板压住管盖，使不被冲开。

2）取出离心管置冰浴中。用针在管盖上刺数个孔，然后置旋转真空蒸发器中抽干（约需 1 小时）。

3）加入 100μl 水，冷冻干燥，并重复 1 次。

（5）测序胶电泳

1）分别测定蛋白结合 DNA 和游离 DNA 样品的放射活性。每次电泳约需 3 000cpm。

2）加入 1~2μl 甲酰胺载样缓冲液，加热至 95℃，5 分钟，然后迅速置冰浴中。

3）样品 DNA 上样于 6% 或 8% 聚丙烯酰胺/尿素测序胶，电泳分离，放射自显影。

3．注意事项

（1）探针制备注意事项参见 DNase I 足纹法。

（2）DMS 为剧毒挥发性化合物，需在通风柜中进行操作。

（3）甲基化反应后 DNA 沉淀时，如发现 DNA 沉淀非常多，则需要重新配制 DNA 终止液，或减少 2-巯基乙醇量。此 DNA 沉淀必须完全溶解于 TE 中，可以加热至 65℃、涡旋及用加样品反复吹打以助其溶解。

（4）从 DEAE 滤膜上回收 DNA，如不溶性沉淀较多，则大多是聚丙烯酰胺残渣。可在琼脂糖中加入 1% SDS。但需注意，SDS 会一定程度地与 DNA 竞争性与 DEAE 滤膜结合。

（5）DMS 作用程度是实验成败的极为关键的因素之一。影响 DMS 作用程度的最重要两个条件是温度和时间，温度高、时间长则甲基化程度高。理想的结果是使每个 DNA 分子上只有一个碱基甲基化，此时尚有约一半量的 DNA 分子上没有甲基化。因此建议在正式实验前要进行预实验，摸索出适当的作用条件。在电泳图谱上形成均一强度的 DNA 条带。在凝胶上部保留适量的未被切割的完整 DNA 条带。

（6）由于 DMS 只修饰 G 和 A，如一条链未显示"足纹"，则应实验互补的另一条链。

（7）由于 DMS 对 G 的修饰程度大于 A，因此通常 A 带较 G 带弱，是正常情况，如游离与结合 DNA 样品量不均，有可能忽视极弱的 A 带存在而误认作"足纹"。所以应加样均匀，曝光时间要充足。

（三）甲基化保护法（methylation protection）

甲基化保护法与甲基化干扰法相同处在于都是利用 DMS 的甲基化作用在 DNA 探针上 G 和 A 位点上随机形成甲基化，然后在肼作用裂解。不同处是"足纹"形成的机制不同；操作步骤先后次序不同。

首先进行 DNA-蛋白结合反应，同时应设置加与不加蛋白的对照管。然后进行甲基化处理；此法不需将游离 DNA 与蛋白结合 DNA 进行分离与回收。其他反应步骤与反应条件（如肼解、电泳等）与甲基化干扰法相同。

（四）乙基化干扰法（ethylation interference）

乙基化干扰法原理与操作都与甲基干扰法相似，只是 DNA 修饰试剂及其修饰部位不同。乙基化修饰试剂是乙基亚硝基脲（ENU，ethylnitrourea），ENU 可与 DNA 链骨架上的磷酸基因反应，因而它没有碱基特异性，是其较甲基化干扰法优越之处。

1．试剂及仪器

ENU 饱和溶解于 95% 乙醇中

ENU 反应缓冲液：50mmol/L 二甲基砷酸钠（sodium cacodylate）（pH8.0）；10mmol/L MgCl$_2$；0.1mmol/L EDTA

10mmol/L 磷酸钠缓冲液（pH7.0）

1mol/L NaOH

余同甲基化干扰法

2．操作步骤

（1）取 10^{6}cpm 单末端标记的 DNA 探针，溶于 100μl ENU 反应缓冲液中。

（2）加入 100μl ENU 饱和的 95% 乙醇，混匀。置 50℃水浴保温 30~60 分钟。

（3）加入 10μl 5mol/L 乙酸铵和 200μl 无水乙醇，沉淀 DNA。DNA 沉淀重溶于 100μl 0.5mol/L 乙酸

铵溶液中，加入 250μl 乙醇。DNA 沉淀用乙醇洗涤，干燥。溶于适量 TE 中。

（4）按甲基化干扰法同样方法进行蛋白结合反应，电泳分离，分别回收蛋白结合及游离 DNA。

（5）回收的 DNA 溶于 43μl 10mmol/L 磷酸缓冲液和 1mmol/L EDTA 溶液中，然后加入 7.5μl 1mol/L NaOH，加热至 90℃，30 分钟，使 DNA 在被乙基化修饰位点断裂。

（6）加入 7.5μl mol/L HCl 中和，乙醇沉淀。DNA 溶于小量甲酰胺载样缓冲液中，测序胶电泳分离，放射自显影。

3. 注意事项

（1）参见甲基化干扰法，DNase I 足纹法和凝胶滞留法相应部分。

（2）ENU 是强致癌物，须谨慎操作。

（五）外切酶Ⅲ保护法（exonuclease Ⅲ protection）

外切酶Ⅲ保护法，又称外切酶Ⅲ抗性法（exonuclease Ⅲ resistance），也是保护性足纹法的一种，但又区别于所有其他的足纹法，其"足纹"是新片段的形成，为正结果，而区别于其他方法的原有片段的缺失（负结果），因而此法更为灵敏。但此法一次只能显示结合位点一端的边界，只有将另一端标记后再进行实验才能得出另一边界；另一缺点是不能精细地了解结合区内部蛋白与 DNA 的结合位点；由于不能同时进行序列测定进行比较，因此只有已知序列的 DNA 片段才能进行此法检测，否则无法知道结合位点的碱基序列。

操作方法略，不常用。

（六）羟自由基足纹法（hydroxyl radical footprinting）

亚铁离子〔Fe（EDTA）〕$^{2-}$ 可以与过氧化氢（H_2O_2）反应产生羟自由基：

$$〔Fe（EDTA）〕^{2-} + H_2O_2 \longrightarrow 〔Fe（EDTA）〕^{-} + OH^{-} + \cdot OH$$

羟自由基（·OH）可以攻击脱氧核糖的糖基而使 DNA 断裂，DNA 结合蛋白可保护相的 DNA 序列免受·OH 攻击。

本法被认为是目前最好的一种足纹法，与其他方法相比，它具有以下几个优点：

分辨率极高：羟自由基只有水分子大小，因此几乎可以无孔不入，使蛋白结合位点可以得精确的定位，不但结合区域边界准确，而且可以反映结合区域内部的结合状况，如图 1-9-23 所示比较了各种足纹法分析 λ 抑制子与 O_{RI} 启动子序列结合位点结果，可以看出本法分辨率更高。它反映了 λ 抑制子只与 DNA 双螺旋的一面相结合，而不与其背面结合。

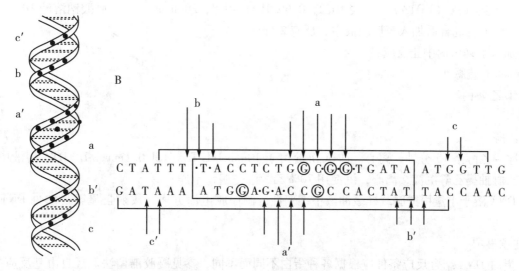

图 1-9-23　各种足纹法分辨率比较

A 显示 λ 抑制子只与 DNA 双螺旋一面结合；B 为各种足纹得到的足纹位点；□ 为 O_{RI} 核心序列；

↑ 为本法足纹位点。□ 为 DNase I 足纹位点。○ 为甲基化保护法位点；· 为乙基化干扰法足纹位点。

〔Fe（EDTA）〕$^{2-}$带负电荷，不与 DNA 结合而干扰其构象，因此不会影响 DNA-蛋白结合。

·OH 的攻击作用没有碱基特异性，因此得到结合位点的信息更多；而甲基化干扰法由于只攻击 G 和 A，如此位点不存在 G 或 A 则无法得到结果。

·OH 的攻击作用无序列或构象特异性，因此得到的 DNA 梯度带均匀一致，而 DNase I 虽对每种碱基都可切割，但在一定程度上受到其序列或构象的影响。某些序列或构象的切割效率较低，在放射自显影图谱上，某些带较深，而某些带极浅，甚至缺失，如蛋白结合位点恰好位于此浅带处则极难辨认。

1. 试剂及仪器

单末端标记的 DNA 探针

1×结合缓冲液：10mmol/L Tris-HCl（pH7.0）；0.1mmol/L EDTA（pH8.0）；50mmol/L KCl；1mmol/L CaCl$_2$；100μg/ml BSA

DNA 结合蛋白或核提取物

（NH$_4$）$_2$Fe（SO$_4$）$_2$·6H$_2$O

0.8mmol/L EDTA

0.6% H$_2$O$_2$

20mmol/L 抗坏血酸钠（sodium ascorbate）

0.1mmol/L 硫脲（thiourea）

测序电泳装置及试剂

其他实验室常规仪器及试剂

2. 操作步骤

（1）在 1.5ml 微量离心管中，加入：

单末端标记 DNA 探针	2μl
1×结合缓冲液	150μl
非特异性 DNA	0.5μg
DNA 结合蛋白	20μl

混匀，置 37℃水浴保温 30 分钟，设对照组不加 DNA 结合蛋白。

（2）配制 Fe（EDTA）$^{2-}$溶液〔Fe（Ⅱ）EDTA〕：等量混合 0.8mmol/L EDTA 和 0.4mmol/L Fe（Ⅱ）〔使用前用（NH$_4$）$_2$Fe（SO$_4$）$_2$·6H$_2$O 新鲜配制〕。

（3）取上述〔Fe（EDTA）〕$^{2-}$溶液 10μl，0.6% H$_2$O$_2$ 10μl，20mmol/L 抗坏血酸钠溶液 10μl 分别置上述离心管内壁上，混合后加入至反应液中，反应 2 分钟。

（4）加入下列试剂中止反应：

0.1mmol/L 硫脲	20μl
3mol/L 乙酸钠	25μl
tRNA	15μg
无水乙醇	750μl

置干冰 – 乙醇浴 15 分钟。离心。DNA 沉淀溶于 10mmol/L Tris-HCl/0.1mmol/L EDTA 溶液中，酚/氯仿抽提，乙醚抽提乙醇沉淀，离心，沉淀用 70% 乙醇洗一遍，干燥。

（5）DNA 溶于小量甲酰胺载样缓冲液中，变性，测序胶电泳分离，放射自显影（参见 DNase I 足纹法）。

3. 注意事项

（1）蛋白-DNA 结合反应条件应根据各种蛋白不同而不同，参见凝胶滞留法。羟自由基反应条件不严格，可在多种 pH、盐浓度及缓冲液中进行反应。但需特别注意的是，甘油是羟自由基的清除剂，>0.5% 的甘油将会严重干扰·OH 的切割作用，因此反应体系中不要含甘油。多数 DNA 结合蛋白是溶于含甘油的贮存液中的，使用前应对不含甘油的 1×结合缓冲液透析。

（2）抗坏血酸钠是还原剂，其作用是防止 Fe（Ⅱ）氧化为 Fe（Ⅲ），并将 Fe（Ⅲ）还原为 Fe

（Ⅱ）。

（3）此法灵敏度极高，因此对 DNA 探针和蛋白的纯度要求较高。电泳回收的 DNA 须酚抽提两次，乙醚抽提两次。本法对于纯化的 DNA 结合蛋白效果极佳，但对细胞核粗提物反应效果则较差，因此最好将其部分纯化。另外，在结合反应及·OH 作用后，用凝胶滞留法将结合及游离 DNA 分离回收再进行测序电泳，则效果将会有所改善。

4. 适用范围　特别适合于纯化的 DNA 结合蛋白的特异 DNA 结合位点的鉴定。对于细胞核粗提物则最好预先部分纯化，并与凝胶滞留法结合进行。

（七）羟自由基干扰法（hydroxyl radical interference）

Chalepakis 等报道了羟基化干扰法，即先利用 Fe（Ⅱ）EDTA 与 H_2O_2 反应产生的·OH 在 DNA 上形成单链切口，然后与 DNA 结合蛋白进行结合反应，经凝胶滞留法分离回收，测序胶电泳分离，放射自显影。

此法与羟自由基足纹法（保护法）相比对蛋白的纯度要求不高，可用于部分纯化的细胞核提取物。

与其他干扰法不同，OH 并非对 DNA 进行修饰，而是攻击糖基使其破坏，最终导致 DNA 骨架断裂，形成单链切点。此法说明单链切口也会干扰 DNA 结合蛋白与 DNA 的结合反应。DNase Ⅰ 切割形成的 DNA 单链切口是否也有干扰作用？有待回答。

目前作者仅见一例此法报道，不推荐使用。

（八）MPE·Fe（Ⅱ）足纹法

与羟自由基足纹法相似，MPE·Fe（Ⅱ）足纹法也是利用 Fe（Ⅱ）与 H_2O_2 或 O_2 反应产生羟自由基，从而实现对 DNA 的切割。但与前法不同，MPE（methidiumpropyl-EDTA）是能嵌入 DNA 双螺旋大沟中的小分子化合物。

操作方法

（1）20μl 反应体系（参见羟自由基足纹法，含 15mmol/L DDT）中加入 1～2ng（10 000～20 000cpm）单末端标记的 DNA 探针和适量蛋白，30℃保温 2 分钟。

（2）加入 2μl 新鲜配制的 100μmol/L MPE 和 200μmol（NH_4）$_2$Fe（SO_4）$_2$ 溶液，30℃保温 2 分钟。

（3）加入 EDTA 和乙酸铵使终浓度分别为 50mmol/L 和 0.6mol/L，酚/氯仿抽提，乙醇沉淀，测序胶电泳，放射自显影（参见 DNase Ⅰ 足纹法）。

（九）OP-Cu 足纹法

OP-Cu 是 1，10-phenanthroline-copper 的缩写。其作用机制类似于 MEP·Fe（Ⅱ），$(OP)_2Cu^+$ 亦可嵌入 DNA 双螺旋中，并与 H_2O_2 反应生成羟自由基：

$$(OP)_2Cu^+ + H\text{:}\ddot{O}\text{:}\ddot{O}\text{:}H \longrightarrow (OP)_2Cu^{2+}\text{:}\ddot{O}\text{:}H + {}^-\text{:}\ddot{O}\text{:}H$$

$$\uparrow\downarrow$$

$$(OP)_2Cu^{3+}\ {}^-\text{:}\ddot{O}\text{:}H$$

下面介绍一种在凝胶中原位切割的足纹法。

1. 试剂仪器

同羟自由基足纹法，但需下列几种特殊试剂：

OP（1，10-phenanthroline）

2，9-二甲基 OP（2，9-dimethyl-1，10-phenanthroline）

MPA（3-mercapotopropionic acid）

硫酸铜（$CuSO_4$）

2. 操作步骤

（1）临使用前配制下列溶液　取等量的 40mmol/L OP（溶于无水乙醇）和 9mmol/L $CuSO_4$ 混合，用水稀释 10 倍即为溶液 A（2mmol/L OP，0.45mmol/L $CuSO_4$）。将 MPA 用水稀释 200 倍，即为溶液 B（58mmol/L MPA）。

（2）按凝胶滞留法进行 DNA-蛋白结合反应，反应液中不要含有 mmol/L 量 DTT 或 EDTA。聚丙烯酰胺凝胶电泳，放射自显影，切下蛋白结合及游离 DNA 凝胶块。

（3）凝胶块浸于 100μl 50mmol/L Tris-HCl（pH8.0）溶液中，加入 10μl 溶液 A，然后加入 10μl 溶液 B。置室温保温 10 分钟。

（4）加入 10μl 28mmol/L 二甲基-OP（溶于无水乙醇中）和 270μl 0.5mol/L 乙酸铵/1mmol/L EDTA 溶液置 37℃保温洗脱过夜。

（5）洗脱 DNA 用乙醇沉淀，测序胶电泳；放射自显影。

（十）光照足纹法（photofootprinting）

短波紫外线照射可导致 DNA 结构改变形成多种光照产物（UV photoproduct）。蛋白与 DNA 的结合可防止此类光照产物的产生，可能是因为此种 DNA 构型对 UV 不敏感所致，而并不是结合蛋白的庇护作用。组蛋白并不能防止光照产物的形成，这也是后面所述基因组足纹法的基础。

光照产物中最多见的是 5,6-双键胸腺嘧啶二聚体（环丁基双胸腺嘧啶，T＝T），在过量 $NaBH_4$ 的作用下，可将其嘧啶环打开，并导致其糖苷键不稳定而可在酸作用下断裂，并最终导致其磷酸骨架在碱作用下的断裂。此两作用可由酸性苯胺的作用一步完成。另外，胞嘧啶光照产物的 4 位虽不能被 $NaBH_4$ 还原，但 5,6-二键的形成也可促使其自发脱氨并在 $NaBH_4$ 作用下开环，最终导致其骨架断裂。

操作步骤

（1）按凝胶滞留法进行 DNA-蛋白结合反应。

（2）用 150W 短波紫外灯照 20 秒至 1 分钟。

（3）加入 10μg tRNA，酚抽提，乙醇沉淀。

（4）DNA 用两种不同的适当限制性内切酶消化，产生不同的黏性末端。然后进行选择性单末端标记。分别对 2mol/L NaCl，1mmol/L Tris-HCl（pH7.0）溶液和 1mmol/L Tris-HCl（pH7.0）溶液透析，除去未参入的核苷酸。

（5）DNA 溶于 1mmol/L Tris-HCl（pH7.0）和 5mmol/L NaCl 溶液中，加热至 50℃，5 小时，加速胞嘧啶光照产物的脱氨。

（6）乙醇沉淀。DNA 重溶于 50μl 溶液 A（5mmol/L 磷酸钾缓冲液，pH8.3，5mmol/L NaCl，50mmol/L 胸腺嘧啶核苷），冷却至 0℃。

（7）在 50μl 溶液中加入 1mg $NaBH_4$，使溶解，然后加入到上述 DNA 溶液中。轻轻混匀，打开管盖，置暗处，2℃保温 15 小时。

（8）加入 250μl 0.7mmol/L 乙酸钠-乙酸（pH5.0），置室温下 1 小时。乙醇沉淀。沉淀重溶于 170μl 0.5mol/L NaAc-HAc（pH5.0），置室温 1 小时，加入 100μl 水，750μl 乙醇沉淀 DNA。

（9）DNA 重溶于 2μl 水，加入 25μl 1.0mol/L 苯胺（aniline)-乙酸（pH4.5），暗处加热至 60℃，20 分钟。

（10）–70℃冷冻干燥。溶于 20μl 水重新冷冻干燥 3 次。乙醇沉淀两次。

（11）测序胶电泳分离，放射自显影。

（十一）体内光照足纹法（photofootprinting in vivo）

体内足纹法又称基因组足纹法（genomic footprinting），是近年来发展起来的检测完整细胞内蛋白-DNA 相互作用的一种新技术。

研究 DNA 结合蛋白的目的当然是为了阐明特定基因在不同组织细胞中、在不同发育阶段、不同功能状态下的表达调控状况及其机制。上述各种体外足纹法，虽也能在一定程度上对于了解体内情况有所帮助，但毕竟人为因素太多，受到各种反应条件的限制，因此直接在完整细胞内进行体内足纹分析便成为当务之急。利用体内足纹法还可同时对多种基因的表达调控或同一基因受多种蛋白调控进行分析。

以下介绍一种利用紫外线照射并结合引物延伸技术（primer extention）进行的体内足纹方法。紫外线作用机制参见紫外线足纹法。完整细胞经紫外照射后，提取基因组 DNA，与高放射活性标记的单链 DNA 探针杂交，以此探针为引物进行链延伸反应。链延伸反应将在光照形成的光产物（photoproduct，如环丁基胸腺嘧啶二聚体等）或单链缺口处终止，而与蛋白结合的 DNA 部位则由于受到蛋白的保护，无光产物及缺口，链延伸反应不受阻碍。此链延伸产物经测序胶电泳分离和放射自显影即可得到足纹图谱。

1. 试剂及仪器

DNA 探针

缓冲液 A：50mmol/L Tricine（pH7.6）；10mmol/L MgCl$_2$；0.1mg/ml 明胶（gelatin）；10μg 大肠杆菌单链 DNA 结合蛋白

寡核苷酸引物

Klenow DNA 聚合酶

全部 4 种 α-^{32}P-dNTP（3 000Ci/mmol）

适当的限制性内切酶

TBS 缓冲液：140mmol/L NaCl；5mmol/L KCl；25mmol/L Tris-HCl（pH7.4）

10×Taq 杂交液：100mmol/L MgCl$_2$；100mmol/L Tricine（pH8.3）；600mmol/L KCl

1mg/ml 明胶

Taq 延伸缓冲液：6.8mmol/L dNTP（全部 4 种）；100μg/ml 明胶

Taq DNA 聚合酶

绿豆核酸酶消化液：200mmol/L 乙酸钠（pH5.2）；30mmol/L 乙酸钠（pH4.5）；2mmol/L ZnSO$_4$；20% 甘油；0.02% Triton X-100；50μg/ml 明胶

绿豆核酸酶（mung bean nuclease）

倒置透射紫外灯

DNA 测序电泳装置及试剂

其他实验室常规仪器与试剂

2. 操作步骤

（1）高放射活性单链 DNA 探针的制备

1）1μg 质粒 DNA 用适当的内切酶线性化，溶于 30μl 溶液中 A 中，加入 15ng 非标记的延伸引物。加热至 90℃ 变性 4 分钟，迅速置 37℃ 水浴中 3 分钟。

2）加入：

4mmol/L 2-巯基乙醇	3μl
200mmol/L MgCl$_2$	3.5μl
1mol/L Tris-HCl（pH8.0）	3.5μl
四种 α-^{32}P-dNTP	各 15μl
Klenow DNA 聚合酶	1～1.5U

置 37℃ 保温 30 分钟。

3）加入下列试剂中止反应：

0.2mol/L EDTA	5μl
酚/氯仿/异戊醇	110μl
EcoR I 消化的鲑精 DNA	10μg

再加入 100μl TE 和 100μl 酚/氯仿/异戊醇抽提，乙醇沉淀。沉淀用 95% 乙醇洗两遍，真空抽干。

4）变性聚丙烯酰胺凝胶电泳，放射自显影定位，回收相应的单链 DNA 探针。DNA 溶于 20mmol/L DTT，10mmol/L Tricine（pH8.3）和 1mmol/L EDTA 溶液中。

（2）基因组 DNA 紫外照射与抽提：

1）细胞培养于塑料平皿中至单层融合状态。弃培养基，室温下用 5ml TBS 洗两遍。弃去 TBS。

2）倒置透射紫外灯（254nm）预热数分钟后，将上述细胞培养皿去盖，置紫外灯下照射，平皿离灯管 4cm，强度 12mW/cm^2，照射 10～40 秒。对照组 DNA 用 TE 溶解按同样方法照射。

3）用常规方法提取细胞基因组 DNA。

4）用适当限制性内切酶消化过夜，RNase 消化，酚/氯仿/异戊醇抽提，乙醇沉淀，透析。

（3）基因组 DNA 引物延伸：

1）取 50μl 上述基因组 DNA 溶于 10μl TE 和 45μl 水中，离心 10 分钟，取上清 50μl 置一螺口微量离心管中。

2）加入：

10×Taq 杂交液	10μl
1mg/ml 明胶	10μl
放射标记 DNA 探针	5μl（500dpm）
加水至	100μl

混匀，煮沸 8 分钟，迅速置 74℃ 水浴 2 分钟。

3）加入 3.8μl Taq 延伸缓冲液及 4U Taq DNA 聚合酶。75℃ 水浴保温 5 小时。管盖需旋紧，完全浸没于水浴中。

4）加入 100μl 冰冷的绿豆核酸酶消化液和 40U 绿豆核酸酶。混匀，置 40℃ 水浴保温 30 分钟，使未杂交单链 DNA 降解。

5）加入下列试剂终止反应：

酚/氯仿/异戊醇	300μl
TE	45μl
0.5mol/L EDTA	5μl

抽提 10 分钟，上层水相重新抽提一次，乙醇沉淀，用 95% 乙醇洗两遍，真空抽干。

6）DNA 测序胶电泳分离，放射自显影。

3. 注意事项

（1）此法要求单链 DNA 引物的标记活性极高，约 100nt DNA 中含 85 个放射性磷酸(3 000Ci/mmol)，而且要求完整长度的 DNA 片段。用通常方法达不到此要求。因此需要加入高浓度的全部四种标记的 dNTP。如浓度过低则产物长度不完整。

（2）加入 E. coli 单链 DNA 结合蛋白可使探针产量至少提高 2~3 倍，可能是因为此蛋白可与单链质粒 DNA 结合，从而防止其复性。

（3）为防止高放射活性对 DNA 的破坏，标记的探针应立即使用。另外，在探针制备及使用过程各步骤中，用 Tricine 代替 Tris 可以使探针的稳定性大大提高。

（4）在 74℃ 进行引物延伸有两个好处：①杂交特异性提高；②防止自身回折形成发夹状结构。

（5）由于制备高放射性 DNA 引物操作复杂，条件不易控制、费用昂贵，用以下几种方法进行替代也可取得较佳效果：

1）采用本节"十一（七）"介绍的体外紫外线足纹法同样方法进行酶解、末端标记和化学裂解（NaBH₄-苯胺法）。

2）按 Church 和 Gilbert 的基因组 DNA 序列测定法，用非标记的探针作为引物进行链延伸反应，电泳分离，印迹到尼龙膜上，然后与标记的 DNA 探针进行杂交。

3）按 Pfeiler 等方法，将 UV 照射的 DNA 用限制性内切酶酶解，用 T₄ 内切酶 V 将 DNA 从光照产物胸腺嘧啶二聚体处切断。用 photolyase（光产物裂解酶）将 T=T 二聚体切除，PCR 扩增，电泳分离，Southern 印迹至尼龙膜上，最后与标记的 DNA 探针杂交。

4）按 Nick 和 Gilbert 的体内甲基化保护法进行体内足纹分析。

十二、蛋白－核酸紫外交联法

蛋白－核酸紫外交联法（UV-crosslinking）是检测 DNA 结合蛋白与特异 DNA 结合顺序相互作用并测定蛋白分子量的一种较好方法。

蛋白-DNA 复合物经紫外线照射后，可导致其相互交联。交联部位主要是 DNA 上的嘧啶碱基和蛋白上的多种氨基酸侧链基因，如半胱氨酸、丝氨酸、蛋氨酸、赖氨酸、精氨酸、组氨酸、色氨酸、苯丙氨酸及酪氨酸等。用溴脱氧尿嘧啶（bromodeoxyuridine，BrdU）替代正常的胸腺嘧啶，可导致其对紫外线的敏感性提高数倍，同时，参入了 BrdU 的 DNA 在进行紫外交联时可使用较长的波长，减少了对 DNA 和蛋白的损伤。BrdU 的取代有时还可增强蛋白-DNA 的亲和性。

进行紫外交联的目的是使 DNA 上的标记转移到蛋白上，进而可进行 SDS-PAGE 测定其分子量。

准确测定 DNA 结合蛋白的分子量，对于随后分离纯化该蛋白并进而测定其氨基酸序列有极大的帮助作用。虽然 Southwestern 印迹法也可测定其分子量，但操作繁琐，而且先将 DNA 结合蛋白变性显然会改变其结合能力与特异性；而紫外线交联法不但操作简单快速，而且灵敏度与精确度均明显提高。

（一）试剂及仪器

含插入序列的单链 M_{13} 载体

M_{13} 通用引物（universal primer）

α-^{32}P-dCTP（3 000Ci/mmol）

50×dNTP/BrdU 溶液：2.5mmol/L dATP；2.5mmol/L dGTP；250μmol/L dCTP；2.5mmol/L BrdU（5-溴-2′-脱氧尿嘧啶核苷三磷酸）

Klenow DNA 聚合酶

DNA 结合蛋白

非特异性 DNA〔如 poly（dI·dC）·poly（dI·dC）〕

DNase I

微球菌核酸酶（micrococcal nuclease）

^{14}C-标记的蛋白分子量标准参照物

紫外透射仪

适当的限制性内切酶及缓冲液

SDS-PAGE 装置及仪器

其他实验室常规仪器及试剂

（二）操作步骤

1．制备 BrdU 探针

（1）在微量离心管中加入：

单链 M_{13} DNA（含插入序列）	10μg
M_{13} 通用引物	等摩尔数
10×内切酶缓冲液（0.5mol/L NaCl）	10μl

加水至 100μl

混匀，加热至 90℃，5 分钟。置室温下缓慢冷却过夜。

（2）加入下列试剂并混匀：

α-^{32}P-dCTP（3000Ci/mmol）	50μl
50×dNTP/BrdU 溶液	3.5μl
0.1mol/L DTT	1.75μl
10×内切酶缓冲液（0.5mol/L NaCl）	7.5μl
水	7μl
Klenow DNA 聚合酶	5μl（25U）

16℃ 保温 90 分钟。

（3）加热至 68℃ 10 分钟，灭活 Klenow DNA 聚合酶。

（4）合适条件下加入 40 单位限制性内切酶消化，使形成的 DNA 片段长度为 20～600bp。

（5）加入乙酸铵使终浓度为 0.3mol/L，乙醇沉淀，重溶于 TE。

（6）琼脂糖凝胶电泳分离，回收相应的 DNA 片段。

（7）液闪计数，测定 DNA 量。

2．DNA-蛋白结合反应　按凝胶滞留法进行 DNA-蛋白结合反应。反应体积 50μl。用保鲜膜封住管口。

3．紫外交联及酶切

（1）离心管置倒置紫外透射仪下照射适当时间（5～60 分钟），管口离灯管 5cm，紫外线波长 305nm，强度 7000μW/cm^2。

（2）加入下列试剂：

0.5mol/L CaCl$_2$	1μl
DNase Ｉ	4μg
微球菌核酸酶	1U

置 37℃保温 30 分钟。

4．SDS-PAGE 及放射自显影

（1）加入等量 2×SDS 样品缓冲液，100℃煮沸 5 分钟。

（2）SDS 聚丙烯酰胺凝胶电泳，其中一孔加入 ^{14}C-标记的蛋白质分子量标准参照物。

（3）切除染料前的凝胶，放射自显影。

（二）注意事项

1．DNA 探针必须全长均匀标记，如仅一端标记则在蛋白结合位点有可能不含标记；要注意选择适当的标记的 dNTP，在蛋白结合位点上必须含有此种碱基。应选用在蛋白结合部位最常见的那种碱基（除 T 外），否则也有可能得不到放射自显影图谱。

2．要注意选择适当的单链，注意结合位点上是否含有胸腺嘧啶。如只含 A 而不含 T，则应选用其互补链进行 BrdU 参入。

3．如 DNA 探针长度小于 50bp，也可以不进行核酸酶消化，因小片段 DNA 对蛋白质迁移速度影响不大。

4．可在结合反应液中加入过量非标记 DNA 片段，以鉴定结合蛋白特异性。

5．紫外交联的效率一般为 0.1%～1% 之间，在一个 DNA-蛋白复合物中一般只能形成一个交联键。如果一种 DNA 结合蛋白是以二聚体形式与 DNA 结合，则一般只能与其中之一单体形成交联，因此测定的蛋白分子量是其单体（亚基）的分子量。

6．不含 BrdU 的探针也可进行紫外交联，但紫外波长应为 254nm，照射时间延长至 5 分钟到 3 小时。

7．紫外交联也可在凝胶滞留法后在凝胶中原位进行（UV crosslinking in situ）：DNA-蛋白结合反应后，1% 低熔点琼脂糖凝胶电泳，用保鲜膜覆盖，紫外照射 5～30 分钟，切下相应 DNA-蛋白复合物，每 50μl 胶中加入 10ml SDS 载样缓冲液，煮沸 2 分钟，温热上样，SDS-PAGE。

十三、DNA 结合蛋白的分离纯化

序列特异性 DNA 结合蛋白在细胞内行使着基因表达调控的重要功能，将它们分离纯化进行深入研究有极重要的意义。然而 DNA 结合蛋白在细胞内含量极微，常规方法很难将之纯化。目前虽有多种方法，但都不甚理想，如在 Southwestern 杂交后从 SDS 聚丙烯酰胺凝胶上洗脱法（参见本节标题"十"），得到的 DNA 结合蛋白量极微，纯度低，并且不能完全复性。DNA-蛋白质亲和层析法是目前较为理想的纯化方法。其基本原理是，根据序列特异性 DNA 结合蛋白与其特异的 DNA 结合序列的可逆性结合作用，以特异 DNA 序列作为配体，用层析方法将蛋白质分离纯化。

下面介绍两种改进的亲和层析方法，它们利用生物素和链亲和素（streptavidin）的特异亲和作用，使分离方法更为简单、快速、高效。另有 GRAB 法仅介绍其原理。

（一）生物素纤维素/链亲和素亲和法（biotin-cellulose/streptavidin affinity）

如图 1-9-24 所示，首先将生物素标记的核苷酸参入特异 DNA 片段的末端，与蛋白质进行结合反应。加入链亲和素，它可与生物素特异性结合。由于每个链亲和素上具有 4 个与生物素结合位点，因此，当加入生物素纤维素树脂后，可将含生物素的探针与生物素纤维素交联在一起，将游离蛋白质洗脱后，再用高盐洗脱液将 DNA 结合蛋白洗脱下来。

1．试剂及仪器

含蛋白结合位点的 DNA 片段

生物素-11-dUTP

Klenow DNA 聚合酶

生物素纤维素（biotin-cellulose）

生物素纤维素结合缓冲液：12% 甘油；12mmol/L HEPES-NaOH（pH7.9）；4mmol/L Tris-HCl（pH7.9）；60mmol/L KCl；1mmol/L EDTA；1mmol/L DTT

牛血清白蛋白（BSA）

载体 DNA（鲑精 DNA）

生物素纤维素洗脱缓冲液：12% 甘油；20mmol/L Tris-HCl（pH6.8）；1mol/L KCl；5mmol/L MgCl$_2$；1mmol/L EDTA；1mmol/L DTT；200μg/ml BSA

链亲和素

其他实验室常规仪器与试剂

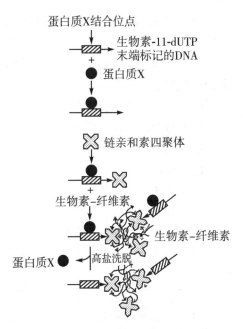

图 1-9-24 生物素纤维素/链亲和素亲和层析法原理示意图

2．操作步骤

（1）将生物素-dUTP 标记到 DNA 片段末端。乙醇沉淀。琼脂糖凝胶电泳，回收 DNA 片段，备用。

（2）取 200μl 生物素纤维素，离心 30 秒，去除上清。在沉淀中加入：

生物素纤维素结合缓冲液	1ml
BSA 终浓度	500μg/ml
鲑精 DNA	200μg

缓缓颠倒混匀 5 分钟。

（3）离心，去上清，重悬于 1ml 生物素纤维素结合缓冲液，混匀 5 分钟。重复此步骤数次。备用。

（4）进行 DNA-蛋白结合反应。生物素 DNA 探针需 10 倍（摩尔数）过量于所要分离的蛋白质。可先用凝胶滞留法摸索出合适的结合条件。

（5）加入 5 倍（摩尔数）过量于 DNA 片段的链亲和素。30℃保温 5 分钟。

（6）取适量预处理过的生物素纤维素树脂置另一离心管中，每 picomole DNA 片段需 2μl 生物素纤维素树脂，即 12μl 上述预处理过的树脂悬液。离心，去上清。

（7）将结合反应液转移至生物素纤维素树脂管中，轻轻混合 30 分钟。

（8）离心，去上清。

（9）加入 500μl 生物素纤维素结合缓冲液，轻轻颠倒离心管混匀 1～2 分钟。离心，去上清。重复洗一次，将非特异性结合的蛋白质去除。

（10）将沉淀移至另一新管中。沉淀重悬于至少等量的生物素纤维素洗脱缓冲液。轻轻混合 20 分钟。高盐缓冲液可使 DNA-蛋白结合解离。

（11）离心。取上清，检测 DNA 结合活性。如量少，可进行透析浓缩。

3．注意事项

（1）探针用生物素标记后，一定要乙醇沉淀，凝胶电泳回收，以去除游离生物素对实验的干扰。

（2）大量分离纯化时，可在一微型层析柱（1ml 注射器）中进行。

（3）DNA 探针只能是单末端用生物素标记。如果两端均标记，则与链亲和素结合后形成不利于与蛋白质结合的构象。

（4）同时参入一些低放射活性的核素，将有利于对蛋白-DNA 及生物素/链亲和素结合进行检测。但参入量不可过多，一般同位素与非同位素 dNTP 的比例以 1%～2% 为宜。

（5）链亲和素较卵白素（avidin）好，链亲和素不是糖蛋白、偏酸性，因此较少与糖蛋白和酸性 DNA 形成非特异性结合。

（6）链亲和素放置时间过长后会解离为单体，不能在 DNA 与树脂间形成桥。可通过聚丙烯酰胺凝胶电泳（非变性）进行鉴定。

（7）注意在洗脱时，由于结合缓冲液的稀释，KCl 的实际浓度小于 1mol/L。必要时可调整 KCl 浓度和 pH 及洗脱温度和时间。

（二）链亲和素琼脂糖亲和法（streptavidin-agarose system）

基本与上法相同，但用链亲和素–琼脂糖取代了游离链亲和素和生物素纤维素。如图 1-9-25。

1. 试剂与仪器

链亲和素琼脂糖（streptavidin-agarose）

余同上法

2. 操作步骤

（1）用生物素标记 DNA 片段、预处理树脂和进行 DNA-蛋白结合反应。

（2）取适量预处理过的链亲和素琼脂糖树脂，每 picomole DNA 需 50μl 树脂，即 300μl 上述预处理过的树脂悬液。离心，去上清。

（3）将结合反应液与树脂混合 30 分钟至 2 小时。

（4）洗涤和洗脱蛋白。

（三）GRAB 法

GRAB 法是 Promega 公司介绍的一种分离 DNA 结合蛋白的新方法。其基本原理是：lac 抑制子（lac repressor）与 β-半乳糖苷酶融合蛋白既保留了与 lac 操纵子的结合能力，又保留了 β-半乳糖苷酶的抗原性，可与其单克隆抗体结合，而 β-半乳糖苷酶则可共价结合在固相支持物（如 Bio-Rad Immunobeads 等）上。这样，如果将所要分离的 DNA 结合蛋白的识别序列与 lac 操纵子串联起来，则可形成 DNA 结合蛋白–识别序列-lac 操纵子-融合蛋白–抗体–支持物的复合物，从而可经洗涤和洗脱过程将感兴趣的 DNA 结合蛋白纯化，如图 1-9-26 所示。

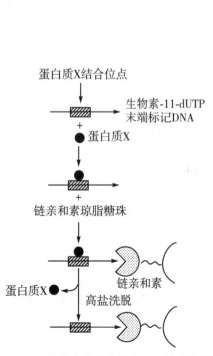

图 1-9-25　链亲和素琼脂糖亲和法原理示意图

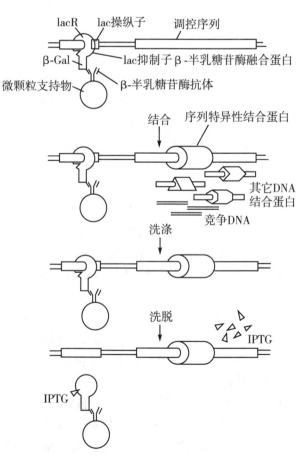

图 1-9-26　GRAB 法原理示意图

十四、编码 DNA 结合蛋白的 cDNA 克隆的筛选

如上所述，序列特异性 DNA 结合蛋白（反式作用因子）在细胞内含量极微，分离纯化极为困难，蛋白质序列测定复杂繁琐。因而，利用其识别序列 DNA 作为探针，在 cDNA 表达文库（λgt11 载体）中进行筛选，进而推测其蛋白质序列和获得其基因组序列，不失为序列特异性 DNA 结合蛋白分析的一种简单、快速的方法。

（一）λgt11 表达文库的筛选

含 λgt11 表达载体的噬菌体在裂解状态下生长。噬菌斑出现后，将浸泡了 IPTG 的硝酸纤维素滤膜覆盖在平皿上，诱导 β-半乳糖苷酶融合蛋白的表达，并结合于膜上。此硝酸纤维素滤膜在过量非特异竞争 DNA 的存在下，与放射性核素标记的含特异蛋白结合序列的 DNA 探针反应。经洗膜、放射自显影，挑选出阳性克隆，再进行第二轮筛选。

1. 试剂与仪器

^{32}P 末端标记的特异 DNA 探针（ $>10^8$cpm）

λgt11 cDNA 文库

大肠杆菌菌株 Y1090

含 0.2% 麦芽糖（maltose）和 50μg/ml 氨苄青霉素的 LB 培养基

含氨苄的 LB 平板

0.7% 琼脂

10mmol/L IPTG

BLOTTO：5% 脱脂奶粉；50mmol/L Tris-HCl（pH7.5）；50mmol/L NaCl；1mmol/L EDTA；1mmol/L DTT

结合缓冲液（Binding buffer）：10mmol/L Tris-HCl（pH7.5）；50mmol/L NaCl；1mmol/L EDTA；1mmol/L DTT

1mg/ml 超声打断的鲑精 DNA（或小牛胸腺 DNA，Poly dI∶dC 等）

硝酸纤维素膜滤膜

其他实验室常规仪器与试剂

2. 操作步骤

（1）制备末端标记的含蛋白结合序列的 DNA 探针，比放射活性大于 10^8cpm。酚/氯仿抽提，乙醇沉淀。聚丙烯酰胺凝胶电泳分离、回收、纯化。

（2）Y1090 菌株于含 0.2% 麦芽糖和 50μg/ml 氨苄青霉素的 LB 培养基中 37℃ 培养过夜。

（3）对于每个培养皿，混合 0.5ml Y1090 细菌过夜培养液和 λgt11 文库稀释液（含 $1×10^4 \sim 5×10^4$ pfu 噬菌体）。37℃ 保温 15 分钟。

（4）每管中加入 9ml 预热在 47℃ 的 0.7% 琼脂，颠倒混匀数次。辅于预热至 37℃ 的 350mm 含氨苄青霉素的 LB 平板上。

（5）42℃ 培养约 3 小时，直至可见细小菌落。

（6）迅速转移至 37℃ 孵箱中。

（7）将干燥的浸泡了 IPTG 的硝酸纤维素滤膜铺在平板上，37℃ 继续培养 6 小时。

IPTG 滤膜制备法：将硝酸纤维素滤膜浸泡于 10mmol/L IPTG 溶液中 30 分钟，空气干燥 60 分钟。

（8）平板置 4℃ 冷却 10 分钟。用针扎孔进行定位。

（9）小心取出滤膜，迅速浸没于盛有 50ml BLOTTO 液的平皿中，蛋白面朝上。室温下不间断轻轻摇晃 60 分钟。菌落平皿置 4℃ 保存。

（10）滤膜转移至盛有 50ml 结合缓冲液的平皿中洗涤 1~5 分钟，如必要，可置另一盛结合缓冲液的平皿中于 4℃ 浸泡保存过夜。

（11）在 25ml 结合缓冲液中加入终浓度为 $(1\sim2)×10^6$cpm/ml ^{32}P 标记的 DNA 探针和终浓度为 5μg/ml 的变性鲑精 DNA（或小牛胸腺 DNA 等非特异性竞争 DNA，预先用超声打断）。

（12）将滤膜浸没于上述溶液中，置室温下 60 分钟。

（13）用结合缓冲液于室温下洗膜 4 次，总共 30 分钟。

（14）滤膜干燥后，用保鲜膜包裹，加增感屏于 - 70℃ 放射自显影。一般需 12 ~ 24 小时。显影，定影。

（15）按放射自显影图谱挑选阳性噬菌斑，进行第二轮筛选，同时用非特异性 DNA 探针排除非特异性 DNA 结合蛋白。

3. 注意事项

（1）DNA 探针长度不宜过长，以小于 200bp 为宜。过长的探针会导致非特异性结合。

（2）采用人工合成的含有多拷贝结合序列的寡核苷酸作为探针，可提高筛选效率。多拷贝序列可与多个蛋白结合，防止洗涤过程中的解离。但此种探针应预先进行凝胶滞留法检测。

（3）探针标记后应电泳分离回收，以去除小分子核苷酸及单链 DNA 对实验的干扰。

（4）洗膜时间不要过长，因为蛋白与 DNA 的结合是可逆过程，有一定的解离常数，洗膜时间过长导致解离数量增多。采用多拷贝串联的探针可使解离数量减少。

（5）有些 DNA 结合蛋白不能用此法筛选出来，如有些 DNA 结合蛋白需多个亚基才能结合 DNA，表达的单亚基不具备 DNA 结合活性。另外，由于此种克隆表达的是融合蛋白有时不能表达出完整的蛋白质。由于多数蛋白质只需其中的一小段即可表现出 DNA 结合活性，因此用随机引物法克隆的 cDNA 文库更适合于此筛选法，而用 oligo（dT）引物延伸的 cDNA 有时得不到全长序列。

（二）λgt11 溶原菌融合蛋白粗提物的制备

上法得到的重组子需进行进一步验证。将得到的 λ 噬菌体感染 Y1089 菌株，挑取溶原性生长的细菌经扩增表达融合蛋白，破碎细菌，提取蛋白抽提物，用于融合蛋白的 DNA 结合活性的检测。

1. 试剂及仪器

E. coli Y1089 hflA150 菌株

含与不含 10mmol/L $MgCl_2$ 的 LB 培养基

10^{10}pfu/ml λgt11 重组噬菌体贮备液

抽提缓冲液：50mmol/L Tris-HCl（pH7.5）；1mmol/L EDTA；1mmol/L DTT；1mmol/L PMSF

5mg/ml 溶菌酶（用抽提缓冲液配制）

消毒牙签

含 0.2% 麦芽糖和 50μg/ml 氨苄青霉素的 LB 培养基

0.025μm Millipore 滤膜

其余同上法

2. 操作方法

（1）E. coli Y1089 菌株在含 0.2% 麦芽糖和 50μg/ml 氨苄青霉素的培养基中于 37℃ 培养至饱和。

（2）用含 10mmol/L $MgCl_2$ 的 LB 培养基将上述细胞悬液稀释 100 倍。

（3）取 100μl 细胞悬液，加入 5μl 重组噬菌体贮液（10^{10}pfu/ml），置 32℃ 保温 20 分钟。

（4）感染细胞用 LB 培养基稀释 1000 倍。每个平板取 100μl 铺在含氨苄青霉素的 LB 平板上。置 32℃ 培养过夜。在 32℃ 下噬菌体将处于溶原性生长状态。

（5）挑选单个克隆，接种于两个氨苄青霉素/LB 平板上，分别在 32℃ 和 42℃ 培养，以实验其温度敏感性生长特性。

（6）挑选单个溶原菌克隆，接种于氨苄青霉素/LB 培养基中，32℃ 培养过夜。

（7）取 20μl 过夜培养菌液接种于 2ml 氨苄青霉素/LB 培养基中，置摇床中于 32℃ 振摇培养。

（8）当菌液 OD_{600} = 0.5（约需 3 小时）时，迅速转至 44℃，继续培养 20 分钟。使重组子扩增。

（9）加入终浓度 10mmol/L IPTG，以诱导 β-半乳糖苷酶融合蛋白的表达，将温度降低至 37℃，继续培养 1 小时。

（10）取 1ml 菌液，室温下离心 45 秒。

（11）沉淀重悬于 100μl 抽提缓冲液中。置干冰/乙醇浴快速冷冻。

（12）迅速解冻，加入 0.5μg/ml 溶菌酶。置冰浴中保温 15 分钟。

（13）加入 NaCl 至终浓度为 1mol/L，充分混匀，置 4℃混摇 15 分钟。

（14）4℃下离心 30 分钟。

（15）小心吸出上清。

（16）在 100ml 抽提缓冲液上，漂浮一张 0.025μm 滤膜，小心将上述上清液加在滤膜上。置 4℃透析 60 分钟。

（17）将抽提物迅速冷冻，置 –70℃保存。可用于凝胶滞留法等检测其融合蛋白的 DNA 结合活性。

（胡晓年 文 方福德 审）

参 考 文 献

1. 郑仲承、李敏棠. 基因表达的调节控制. 上海远东出版社，1992

2. 胡晓年、王智. 真核基因的反式调控蛋白及其结构与功能. 国外医学遗传分册，1990，13（6）：281

3. Ptashne M. How eukaryotic transcriptional activators work. Nature，1988，335：683

4. Ausudel FM, et al. Current protocols in Molecular Biology. Wiley Interscience，1988

5. Robertis EM, et al. Homeobox Genes and the Vertebrate Body Plan. Scientific American，1990，7：26

6. Hendrickson W, Schleif R. A dimer of Arac protein contacts three adjacent major groove regions of the aral DNA site. Proc Natl Acad Sci USA，1985，82：3129

7. Tullius TD, Dombrosk PA. Hydroxyl radical "footprinting"：High revolution information about DNA-protein contacts and application to λ repressor and cro protein. Proc Natl Acad Sci USA，1986，83：5469

8. Tullius. DNA footprinting with hydroxyl radical. Nature，1988，332：663

9. Wu C. An exonuclease protection assay reveals heat-shock element and TATA box DNA-binding proteins in crude nuclear extracts. Nature，1985，317：84

10. Sawadogo M & Rceder RG. Interaction of a gene-specific transcription factors with the adenovirus major late promoter upstream of the TATA box region. Cell，1985，43：165

11. Kuwabara MK, Sigman DS. Footprinting DNA-protein complexes in situ following gel retardation assays using 1，10-phenanthroline-copper ion：escherichia coli RNA polymerase-Lac promoter complexes. Biochemistry，1987，26：7234

12. Spassky A, Sigman DS. Nuclease activity of 1，10-phenanthroline-copper Ion. conformational analysis and footprinting of the lac operon. Biochemistry，1985，24：8050

13. Chalepakis G, Beato M. Hydroxyl radical interference：a new method for the study of protein-DNA interactions. Nucleic Acid Res，1989，17：1783

14. Selleck S, Majors J. In vivo DNA-binding properties of a yeast transcription activator protein. Mole Cell Biol，1987，7：3260

15. Becker MM, Wang JC. Use of light for footprinting DNA in vivo. Nature，1984，309：682

16. Becker MM, et al. Genomic footprinting in mammalian cells with ultraviolet light. Proc Natl Acad Sci USA，1989，86：5315

17. Selleck SB, Majors J. Photofootprinting in vivo detects transcription-dependent changes in yeast TATA boxes. Nature，1987，325：173

18. Pfeifer GP, et al. Binding of transcription factors creates hot spots for uv photoproducts in vivo. Mole cell biol，1992，12：1798

19. Church GM, Gilbert W. Genomic sequencing. Proc Natl Acad Sci USA，1984，81：1991

第十章　外源基因在真核细胞中的表达

通常情况下，研究人员将目的基因克隆以后，便将其转移到各种类型的细胞中进行表达，以分析表达产物的生物学特性。迄今为止，大肠杆菌、酵母都已成为常用的表达体系。但随着对真核细胞基因表达调控的深入研究，越来越广泛地将哺乳动物细胞用作宿主表达体系。

归纳起来，用哺乳动物细胞作宿主的表达体系有以下几个优点：

1. 哺乳动物细胞能识别和除去外源基因中的内含子，剪接加工成成熟的 mRNA，进而翻译，这在原核细胞是无法实现的。

2. 哺乳动物细胞表达的蛋白质在翻译后被正确加工，如糖基化、二硫键的精确形成，磷酸化、二聚体的形成或者由特异性蛋白酶进行的裂解等，这样有助于提高产品准确构型的概率，加工后的蛋白质免疫原性及生物活性良好。

3. 哺乳动物细胞易被重组 DNA 质粒转染，具有遗传稳定性和可重复性。

4. 经转化的哺乳动物细胞可将表达的产物分泌到培养基中，其提纯工艺简单、成本较低。

第一节 哺乳动物基因转移的遗传选择标记

在哺乳动物基因转移的过程中，如何判断外源基因是否导入了细胞？如何分离出为数极少的转化细胞？这是发展哺乳动物基因转移系统的一个关键。

在绝大多数情况下，在表达转染基因的细胞系中，需引入一种选择标记基因才能使该细胞系得以分离。这种基因的编码产物具有某种酶活性，可以产生对某些抗生素或其他药物的抗性。目前，已知的绝大多数哺乳动物细胞病毒载体，除了牛乳头状瘤病毒载体之外，都得附加上标记基因才能进行筛选。常用的这些标记基因有：氨基糖苷磷酸转移酶（APH）基因、二氢叶酸还原酶（DHFR）基因，胸苷激酶（TK）基因、氯霉素乙酰转移酶（CAT）基因、潮霉素 B 磷酸转移酶（HPH）基因、黄嘌呤-鸟嘌呤磷酸核糖转移酶（XGPRT，gpt）基因、CAD、腺苷脱氨酶（ADA）基因和天冬酰胺合成酶（AS）基因等。

一、氨基糖苷磷酸转移酶（APH）基因选择系统

氨基糖苷磷酸转移酶（amninoglycoside phosphotransferases，APH）选择系统是最为广泛采用的显性选择系统之一，大肠杆菌转座子 Tn5 的 apH-Ⅱ基因和 Tn601 的 apH-Ⅰ基因编码 APH。这两类基因都是氨基糖苷类抗生素的抗性基因，它们编码两种不同的 APH 酶，均可产生对氨基糖苷类抗生素（包括卡那霉素、庆大霉素、新霉素和 geneticin 等）的抗性。以上这些抗生素在结构上非常相似，均可抑制原核和真核细胞中蛋白质的合成。其中，卡那霉素和新霉素是与核糖体成分相结合，并抑制蛋白质合成的脱氧链霉胺基糖苷。这两种抗生素均可被 APH–Ⅱ灭活。据报道，正是这些抗生素的磷酸化干扰了它们向细胞内的主动转移。在哺乳动物细胞中，新霉素的一种类似物 G418（geneticin）通过干扰核糖体的功能来阻断蛋白质的合成。

哺乳动物细胞没有内源性 APH，但大肠杆菌的 apH 基因同真核的启动子序列融合后就能够在哺乳动物细胞中表达 APH，这种酶能使 G418 失活，使得 G418 失去对细胞的毒性作用，这样，我们就能从死亡的非转化细胞中筛选出转化的细胞。

一般地，在生长培养基中，G418 的终浓度在 $100\sim800\mu g/ml$，G418 应在强缓冲液（如 100mmol/L HEPES，pH7.3 溶液）中配制，以便于加入 G418 后不会改变培养基的 pH 值。但在实际工作中，我们将其溶解在 PBS 缓冲液中，对实验结果影响不大。

实验中筛选所用的 G418 浓度应事先经过预实验，因为不同的宿主细胞对能杀死它们的 G418 的敏感性是有差异的。很多研究者买大量的同一批号的 G418 进行实验，因为不同的批号在实际效价上也是有差异的。在含有致死剂量的 G418 存在的时候，细胞可分裂一到两次，所以，它的毒性作用需持续几天才能见分晓。目前，这种选择系统已被广泛应用于各种细胞类型。

二、二氢叶酸还原酶（DHFR）基因选择系统

哺乳动物细胞可以表达二氢叶酸还原酶（dihydrofolate reductase，DHFR），它在真核细胞的核苷酸合成中起着重要的作用。它不仅是脱氧胸苷合成过程中的一个关键酶，也是在嘌呤的生物合成过程中所必需的。

DHFR 可催化二氢叶酸（DHF）还原成四氢叶酸（THF）。在脱氧胸苷合成过程中，THF 提供甲基，无 THF 则不能合成脱氧胸苷从而影响核酸的形成。

dhfr⁻型的 CHO 细胞，由于不能合成 THF，只有在培养基中加入胸苷、甘氨酸和次黄嘌呤才能生长。若将 dhfr 基因导入 dhfr⁻型的细胞，细胞则能合成 THF，进一步合成核酸。所以，dhfr⁺型的细胞在培养的过程中不需要加入以上三种氨基酸。

DHFR 可被叶酸类似物氨甲蝶呤（methotrexate，MTX）所抑制，在培养基中不断提高 MTX 的浓度，可使 DHFR 基因被大量扩增成微染色体，与此同时，还能导致与之共转染的外源基因也一同被扩增，从而提高外源基因的表达产量。

筛选条件：α-培养基（GIBCO 公司产）中含有 $0.01 \sim 300\,\mu mol/L$ MTX 和透析了的胎牛血清（dialyzed fetal calf serum），因为经过透析的血清去除了内源核苷，而筛选正是需要无核苷的培养基。

三、胸苷激酶（TK）基因选择系统

胸苷激酶（thymidine kinase）是核苷酸合成代谢途径中的一种酶，能将胸苷转化成胸苷一磷酸。正像 ADA 和 DHFR 一样，许多哺乳动物细胞株都能有效地表达 TK。

TK 选择系统的筛选条件：

由 TK⁻到 TK⁺为正向筛选：完全培养基中含有 $100\,\mu mol/L$ 次黄嘌呤（hypoxanthine），$0.4\,\mu mol/L$ 氨基蝶呤（aminopterin），$16\,\mu mol/L$ 胸苷（thymidine），$3\,\mu mol/L$ 甘氨酸（glycine），这是 HAT 培养基。

由 TK⁺到 TK⁻筛选：在完全培养基中加入 $30\,\mu g/ml$ 5-溴脱氧核苷（5-bromodeoxyuridine，BUdr，也叫 5-溴尿嘧啶脱氧核苷）。

筛选原理：在正常生长条件下，细胞不需要 TK 的作用，此时细胞通过 dCDP 合成 dTTP。若在培养基中加入 BUdr，TK⁺细胞将被杀死，因为 BUdr 被 TK 磷酸化后参入到 DNA 分子中。

在 HAT 培养基中 TK⁺细胞的筛选主要是由于氨基蝶呤的存在，它阻断了 dCDP 到 dTTP 的合成，细胞因此需要 TK 从胸苷中合成 dTTP。

由于正反两向筛选条件的存在，TK 选择系统应用广泛。但由于它不能对 TK 的不同水平进行筛选，所以不能像 ADA 和 DHFR 选择系统那样用于基因的扩增。在大多数哺乳动物细胞中 TK 的表达，消除了在这些细胞株中用 TK 作为标记的可能性，除非用 BUdr 筛选 TK⁻突变株。

四、腺苷脱氨酶（ADA）基因选择系统

腺苷脱氨酶（adenosine deaminase，ADA）存在于所有动物细胞中，但正常情况下它的合成量很少，并不是细胞生长所必需的。

Xyl-A 也叫腺嘌呤-9-β-D-呋喃木糖苷，它是腺苷的类似物，它可以被 ADA 作用解除其毒性而形成无毒性的次黄嘌呤核苷的衍生物。在此过程中 Xyl-A 转化成了 Xyl-ATP 并与 DNA 分子结合。

2′-脱氧助间型霉素（2′-deoxycoformycin，dCF）是核苷酸的一个类似物，可强烈抑制亲代细胞的内源性 ADA。由于不同的细胞类型内源性 ADA 各有所异，所以，用于筛选的 dCF 的浓度也应有所不同。例如，在 ADA⁻的 CHO 细胞株中导入 ADA 基因，随着 dCF 浓度的不断提高，ADA 基因可获得扩增并筛选出 ADA⁺细胞株。

培养基中加入 $10\,\mu g/ml$ 胸苷，$15\,\mu g/ml$ 次黄嘌呤，$4\,\mu mol/L$ 9-β-D-呋喃木糖苷，$0.01 \sim 0.3\,\mu mol/L$ dCF。

因胎牛血清中含有 ADA，会使培养基的毒性解除，所以，应在筛选的时候再立刻将血清加进培养基。

五、潮霉素 B 磷酸转移酶（HPH）基因选择系统

潮霉素 B 磷酸转移酶（hygromycin-B-phosphotransferase）基因是从 E coli 质粒 pJR225 中分离出来的。潮霉素 B（hygromycin-B）是一个氨基环多醇（aminocyclitol），它通过断裂易位作用和启动错误的翻译干扰蛋白质的合成。HPH 通过磷酸化作用解除潮霉素 B 的毒性。

用适当的表达载体将潮霉素 B 磷酸转移酶基因（hyg）导入哺乳动物细胞后，转移细胞即具有潮霉素抗性。若用新霉素和潮霉素抗性基因共同转染细胞系，则可以分别或同时利用两种抗生素抗性进行筛选。这样，两种不同的载体可以同时或者先后导入同一细胞系。

HPH 目前只用于哺乳动物基因选择系统，有效表达这一基因的载体并不广泛，筛选所需的潮霉素 B 的浓度从 $10 \sim 400\,\mu g/ml$ 不等，许多细胞株需 $200\,\mu g/ml$。

六、黄嘌呤－鸟嘌呤磷酸核糖转移酶（XGPRT）基因选择系统

黄嘌呤－鸟嘌呤磷酸核糖转移酶（XGPRT）是大肠杆菌的 gpt 基因编码的一种细菌核苷酸代谢酶。在哺乳动物中存在有 XGPRT 的类似物次黄嘌呤－鸟嘌呤磷酸核糖转移酶（HGPRT）。HGPRT 只能以次黄嘌呤和鸟嘌呤为底物，而 XGPRT 的表达使细胞由黄嘌呤生成腺苷酸（GMP）的前体黄苷酸（XMP）。由于氨基蝶呤阻断嘌呤生物合成的内源性途径，霉酚酸能阻断次黄苷酸（IMP）转化成黄苷酸（XMP），从而抑制了 GMP 的从头合成途径，细胞便可以在含有黄嘌呤而不含鸟嘌呤的培养基中生长。因此，选择需在无鸟嘌呤和含有透析过的胎牛血清的培养基中进行。

不同类型的细胞筛选所需的霉酚酸的量是不同的，这可以通过在含有或不含鸟嘌呤的溶液中通过滴定来测定。

筛选条件：培养基中含透析的胎牛血清，250μg/ml 黄嘌呤，15μg/ml 次黄嘌呤，10μg/ml 胸苷，20μg/ml 氨基蝶呤，150μg/ml L-谷氨酰胺。

七、天冬酰胺合成酶（AS）基因选择系统

哺乳动物细胞和大肠杆菌基因均可表达天冬酰胺合成酶（AS）。来自细菌的 AS 利用的是氨，而来自哺乳动物细胞的 AS 利用谷氨酰胺作为酰胺供体。因此，把细菌的 AS 基因用于哺乳动物细胞，就能使含有细菌 AS 基因的细胞在不含天冬酰胺而只含谷氨酰胺类似物脲基丙氨酸的培养基中生长，转染的基因可以通过不断提高天冬氨酸类似物 β-天冬氨酰－异羟肟酸（β-aspartyl hydroxamate）的浓度进行扩增。

八、氯霉素乙酰转移酶（CAT）基因检测系统

大肠杆菌转座子 Tn9 编码氯霉素乙酰转移酶（chloramphenieol acetyltranslerase，CAT）。此酶可催化氯霉素发生乙酰作用，使氯霉素失去活性。尽管真核细胞没有内源的 CAT 酶活性，但真核细胞的启动子可引发外源 cat 基因的表达。因此，细菌的这个基因可作为检测外源基因导入真核细胞的一种非常敏感的标记基因，尤其适用于瞬时表达的研究。

哺乳动物细胞本身不能合成 CAT，带有 cat 基因的载体转化到哺乳动物细胞后，就会合成 CAT。所以，若在转化的细胞中检测到 CAT 的活性，即可肯定它是来自外源的 CAT 质粒，而不会存在内源性 CAT 的干扰。这也是 cat 基因选择系统的一大优点。

一般地，在转化后的 48～72h，离心收集细胞，制备细胞提取物，然后加入乙酰辅酶 A 和 ^{14}C 标记的氯霉素进行孵育，若细胞中有 CAT 存在，氯霉素就被乙酰化，作薄层层析分离，便可将氯霉素和乙酰化的氯霉素分开，然后通过放射自显影技术测定乙酰化产物。此法十分精确灵敏，可检测出 10ng 的 CAT。

九、CAD

在尿苷的生物合成过程中，头三个酶分别是氨甲酰磷酸合成酶、天冬氨酸氨甲酰转移酶和二氢乳清酸酶。单个的 CAD 蛋白具有这 3 个酶的活性。

L-磷酸乙酰-L-天冬氨酸（L-phosphonacetyl-L-aspartate，PALA）是 CAD 蛋白中天冬氨酸氨甲酰转移酶活性的特异性抑制剂。不断提高 PALA 的浓度，可使 CAD 基因及与之相连的 DNA 序列得到扩增。用表达叙利亚仓鼠 CAD 蛋白的载体转染 CAD$^-$ 的 CHO 突变株，可筛选出能在缺乏尿苷的培养基中生长的 CAD$^+$ 转染细胞。若将编码天冬氨酸氨甲酰转移酶的大肠杆菌基因（pyrB）在此酶缺陷的 CHO 细胞中表达，同样可通过 PALA 的选择压力进行扩增。

第二节 外源基因导入哺乳动物细胞的载体

外源基因导入哺乳动物细胞的载体大体上可分成两类：一类是质粒型载体，另一类则是病毒载体。

一、质粒型载体

质粒型载体不带真核复制子，它是指在原核质粒中插入一个完整的哺乳动物细胞转录单位和一个选择标记基因组成的一个简单的载体系统。像 pTK2，pHyg，pRSVneo 等，这类载体在转染前需在细菌体内

进行扩增。由于这些载体不带有真核复制子，所以在转染过程中载体不以附加体的方式进行扩增，而是整合到所转染的细胞的基因组中，并在基因组调控之下低水平地表达相应的蛋白质。

二、病毒表达载体

最初的哺乳动物细胞表达载体是遗传工程化的病毒，它具有在宿主细胞中增殖的能力，同时，作为具有传染能力的病毒粒子，它还具有较强的扩散性。由于要将病毒的基因组包装成病毒颗粒，就限制了载体上插入外源基因顺序的大小。通常，插入顺序替代了重要的病毒基因，所以，不得不通过一些其他的方法提供这些基因。一种方法是通过与一个辅助病毒对宿主细胞进行共转染，另一种方法是在宿主细胞株中提供缺失的基因（如一个辅助细胞株）。

（一）瞬时表达载体

1. SV40 载体 最初的哺乳动物细胞表达载体是以猴空泡病毒 40（simian vacuoloting virus 40，SV40）为基础衍生而来的替换型载体。SV40 是一个小的环状 DNA 病毒，其基因组大小为 5243bp，包括一个含有两个基因（用于编码两个被称之为大 T 和小 t 抗原转化蛋白）的转录早期区；和一个含有三个编码外壳蛋白结构基因的转录晚期区。从 SV40 发展而来的表达载体可分成两类：一类是结构基因被删除了的，即晚期区替换载体；另一类是已经去除了大 T 抗原编码区的，即早期区替换载体。

然而，这类载体也有许多缺点，比如，宿主范围有限（SV40 只能在猴细胞中复制）和只能容纳一个小的插入片段。因此，主要还是过去使用。Gluzman 已经用 COS 细胞构建了一个比较通用的，以 SV40 为基础的瞬时表达载体。这个细胞株是由猴 CV-1 细胞株衍生而来的，是将删除了 SV40 复制起点的基因组整合入宿主细胞的染色体而形成的。由于删除了复制起点，这些细胞能表达大 T 抗原等而不能复制 SV40 的 DNA，称为 COS 细胞。然而，含有大约 85bp 的复制起点的质粒 DNA 转染 COS 细胞后，可以被复制出一个高的拷贝数 $[（2 \sim 4）\times 10^5$ 个拷贝/细胞]。这个系统对于瞬时检测一个高水平表达外源基因是有用的，但不能用来产生稳定的细胞株。

2. 多瘤病毒载体（polyomavirus vectors） 多瘤（polyoma）病毒是一个乳多泡病毒，它与 SV40 近缘，二者的基因组结构相似。这两种病毒的宿主范围是不同的：多瘤病毒在小鼠细胞中复制而不在猴细胞中复制。一个多瘤病毒的辅助细胞株（MOP 细胞株）可以提供多瘤病毒早期区基因来补充在多形瘤病毒载体上缺失的功能。然而这些载体很少使用，因为它们同样具有 SV40 载体的缺点，那就是限制性的宿主范围，小的外源基因容量，以及只适用于瞬时表达。

3. 牛痘痘苗病毒载体（vaccinia virus vector） 牛痘痘苗病毒（vaccinia virus）是一个庞大的双链线性 DNA 病毒，基因组大小约为 187kb，1982 年，它才作为载体用于哺乳动物细胞中外源基因瞬时表达的研究。这个表达系统的转录发生在细胞质而不是细胞核。它可以表达外源基因并用于接种（vaccination）。可是，这样巨大的基因组使得克隆十分困难，所以，外源基因必须通过同源重组才能插入到病毒基因组上。其基本原理是：将外源基因插入牛痘痘苗病毒非必需区的基因克隆片段中，使外源基因置于这个病毒启动子的下游，而且，基因的转录方向与启动子的方向一致。这样，外源基因序列的两侧具有与野生型病毒 DNA 的同源序列，将此重组质粒转染已由野生型毒株感染的细胞，采用适当的选择标记，就可以挑出带有外源基因的重组牛痘痘苗病毒，如胸苷激酶（TK）基因。为了实现插入载体与牛痘痘苗病毒 DNA 之间的同源重组，将带有外源 DNA 的插入载体与一定量的野生型牛痘痘苗病毒 DNA（TK$^+$）共同导入用这个病毒感染了的细胞，则野生型此病毒 DNA 上的 TK 基因由于插入了质粒载体 DNA，就会导致外源基因插入到病毒的 tk 基因中。这些重组病毒发生的频率低，但是在 5-溴脱氧核苷（5-bromodeoxyuridine，BUdR）存在的情况下，可通过斑点分析将 tk$^-$ 细胞筛选出来。这是由于胸苷激酶能将 BUdR 磷酸化而后参入 DNA 分子中，所以野生型的病毒都将被杀死，而发生重组的病毒将不能代谢 BUdR，因而能够存活下来。

牛痘痘苗病毒能允许插入约 40kb 的外源基因，有着广泛的宿主范围。病毒滴度可高达 10^{10} pfu/ml 以上。目前还没有发现剪接功能，无致癌性报道。利用这个载体，外源基因的转录必须采用这个病毒本身的基因转录调节系统，因为由病毒编码的依赖于 DNA 的 RNA 聚合酶不能识别外源性启动子。

4. 腺病毒载体（adenovirus vectors） 腺病毒（adenovirus），特别是人 Ad$_2$ 和 Ad$_5$ 血清型已经用于基

因工程而发展出具有有效的感染能力和广泛的宿主范围的载体。

腺病毒是一群无囊膜的二十面体的病毒，为双链线性 DNA，分子量约为 $(23 \sim 30) \times 10^6 \mathrm{Da}$，含有反向末端重复序列（inverted terminal repeat，ITR）。

腺病毒不需要宿主细胞的分裂增殖就能感染宿主细胞，这一特征允许它在已分化的并有最低（或无）分裂增殖能力的细胞中进行感染并使转染基因得以表达。外源基因可有 3 处插入位点：E_1 区、E_3 区及 E_4 区和 LTR 右臂之间，高达 7.5kb 的顺序都能通过克隆到 E_3 区而插入载体，E_1 区被替代的载体可以在含有 Ad_5 的 E_1 区的辅助细胞株（293 细胞株）中扩增。另外，插入腺病毒载体的外源基因一般不需要再加基因表达调控元件，利用腺病毒本身的调节元件即可获得表达；这大大简化了基因操作。

由于病毒复制的晚期能够产生大量的病毒结构蛋白，所以，若将外源基因插在克隆化腺病毒晚期基因表达调节元件之后，腺病毒载体就会高水平表达外源蛋白。在腺病毒的感染周期中，宿主蛋白质的合成被有效地终止，这就能最大限度地合成病毒编码的蛋白，虽然这样会导致细胞的死亡，但为克隆基因蛋白质产物的检测与纯化提供了较大的方便。由于腺病毒载体已被用于表达诸如 HBV 表面抗原基因，它可以作为疫苗，并能够在诸如 Vero 和 WI-38 细胞株中复制，用这些细胞株进行疫苗生产是被认可的。

5. 疱疹病毒载体（herpesvirus vectors）　单纯疱疹病毒（herpes simplex virus，HSV）载体已被用来对诸如 HBV（hepatitis B virus）的 S 基因和一个嵌合的鸡卵清蛋白基因（chimeric chicken ovalbumin gene）进行瞬时表达。HSV 载体既具有广泛的细胞类型和种属的宿主范围，又具有一个巨大的编码容量。疱疹病毒能够在被感染的细胞里保持潜伏状态，通过使用疱疹病毒载体，可以从这些细胞中分离出能够稳定产生重组蛋白的细胞株。带有载体的细胞株能够以潜伏状态繁殖，然后在适当的时候被用于产生外源蛋白。这个方法已成功地用在（Marmoset）的 T 细胞株中由疱疹病毒 Saimiri 载体表达牛生长激素。

6. 轮状病毒（baculovirus vectors）　轮状病毒能够感染大量的昆虫细胞株，包括秋季黏虫（fall armyworm）细胞株 sf9。不重要的 polyhedin 基因，可由高水平表达外源基因的 polyhedrin 启动子启动的外源基因所取代。轮状病毒载体在细胞中可用来生产高水平的蛋白质，这些细胞是在较低的温度下在发酵罐里生长的，其所用的培养基比哺乳动物细胞的培养基价格低廉。然而，在所观察的昆虫细胞里产生蛋白质的糖基化模式是有差异的，这可能使这个系统不适用于治疗用的人的蛋白质合成。

（二）稳定表达载体

起初，在哺乳动物细胞中，对外源蛋白进行高水平、稳定表达的方法就是用一种病毒作为载体，这种病毒能够在宿主细胞中游离复制产生大量的拷贝数而不会产生细胞裂解。工业实验室已广泛地将来源于牛乳头瘤病毒的载体用于工程细胞株，目的是大规模生产用于治疗的蛋白质。

1. 牛乳头状瘤病毒载体（bovine papillomavirus）　可以用牛乳头状瘤病毒（bovine papillomavirus，BPV）转化啮齿动物细胞，病毒基因组一般能够以附加体的形式保持复制，达到每个细胞大约 100 个拷贝。并不是所有的病毒基因组对于转化都是必需的，只要存在 69% 的病毒基因就能发生转化，这个区段称做 BPV_{69T}，它是 BPV_1 基因组的早期区，约长 5.5kb 的 BamHI-Himd 片段，占基因组总长约 69%，能单独引起细胞转化。剩余的病毒编码空间可用于克隆。大鼠前胰岛素原的稳定表达就是通过导入与前胰岛素原相连的 BPV 基因组转化片段 BPV_{69T} 来获得的，可以用磷酸钙转染法使其进入细胞并通过形态学方法鉴定转化的克隆。

BPV 载体有两个缺点：第一，它具有整合到宿主细胞基因组的倾向，这将影响它能够独立复制的优点；第二，它只能在小鼠细胞中进行复制，这就限制了用于表达重组基因的细胞的范围。

2. EB 病毒载体（Epstein-Barr virus vectors）　EB 病毒（Epstein-Barr virus，EBV）载体克服了 BPV 载体宿主细胞的局限性。在体内，EBV 能够感染人的 B 淋巴细胞和一些上皮细胞，还会以附加体的形式进行自主复制。其 DNA 长为 17 228bp。人们已经了解了对于它的独立复制所必需的顺式和反式作用元件，并已显示：只带有顺式作用元件及复制起点顺序的载体就能够在 EBV 转化的人 B 淋巴细胞中复制。此细胞以辅助细胞的形式起作用，就像 COS 细胞用于 SV40 的复制一样，它提供复制所必需的编码 EBV 核心抗原（EBNA-1）的基因，这个基因对复制非常重要。含有复制起点顺序和 EBNA-1 的载体将会在像缺乏 EBV 顺序的 HeLa 细胞株中复制，但是，其拷贝数比所观察到的含有 EBV 的细胞中的拷贝数要少得多。

EBV 载体能够在 EBV 转化的细胞株中复制，而不引起细胞死亡，并且通过选择，在每个细胞中留有高达 50 个拷贝的质粒。除了比 BPV 具有广泛的宿主范围之外（虽然 EBV 不能在啮齿动物的细胞中复制），EBV 载体在受纳细胞中通常不发生重排并有较低的突变频率。

构建 EBV 载体，除了来自细菌的抗药基因、复制子和启动子，有来自真核细胞和病毒基因成分如复制起点、启动子、剪接点和 poly（A）位点等元件。构建 EBV 载体最关键的是利用 EBV DNA 复制子，即复制起点和 EBV 核抗原 1 编码区，以使载体保持稳定的游离复制型质粒状态。

3. 腺病毒相关病毒载体（adeno-associated virus vectors） 腺病毒相关病毒-2（AAV-2）是一种人类的细小病毒（parvovirus），它既可以在与诸如腺病毒或 HSV 等病毒进行共感染时裂解生长，又可以在缺乏这些辅助病毒的情况下，作为前病毒以一种整合的形式存在。在用辅助病毒重复感染的情况下，可获得整合的 AAV，并产生大量的感染结果，所以 AAV 载体能够提供一种诱导系统。在这个系统里，外源基因被瞬时表达或被整合到宿主的基因组上，因此通过重复感染脱离原病毒状态，就能够对这些顺序进行高拷贝的表达。

4. Sinbis 病毒载体 Sinbis 病毒，是一个单链的 RNA 病毒，已被用作基因工程载体，在培养的昆虫细胞、鸟类细胞和哺乳动物细胞中表达细菌的氯霉素乙酰转移酶基因。这个载体能够自我复制并快速有效地表达 CAT，每个感染的细胞在 $16 \sim 24h$ 可以产生高达 10^8 个 CAT 多肽分子。温度敏感型的病毒突变子可以获得，它能允许外源基因在感染之后被移到非正常的温度下进行表达。这个载体至少能稳定六代，但因 RNA 病毒的高突变率，所以只适于短期使用。目前，只能用转染或显微注射的方法将 Sinbis 病毒载体导入细胞。

5. 反转录病毒载体（retroviral vectors） 常用的反转录病毒载体可分成两类：一类是拼接载体，在这种载体里面，基因由位于反转录病毒 LTR 里面的内源性启动子表达，目的基因和可选择的标记基因通过不同的拼接转录本表达；在另一类载体里面，可选择的标记基因是由内部的转录单位驱动表达的。据 Emerman 和 Temin 报道，在第二类反转录病毒载体中，对一个基因表达的选择能导致另一个基因表达的减弱，因此，在 G418 存在的情况下，选择被感染的靶细胞，必然会导致在克隆分离的同时产生兴趣基因表达水平下降的现象。然而，实验结果表明，这种基因抑制的影响可能不是一个普遍的现象，这种影响可能只局限于来源于鸟类的反转录病毒。

尽管可能得到种种自主复制的病毒载体，但是，对于基因工程细胞，人们比较感兴趣的是将异源基因整合到细胞的基因组，而不是以附加体的形式表达，因为这样能产生更加稳定的细胞株。有两种方法可以获得高水平表达：其一，将多拷贝的兴趣基因导入细胞，例如，通过基因扩增的方法；其二，通过选择强的启动子和增强子原件调节表达，这些启动子和增强子原件将会在合适的细胞株中高水平表达外源基因。对这两种方法都应进行考虑。

三、表达载体的结构组成

常用的哺乳动物表达载体都是穿梭载体，它既可以在细菌体内，又可以在哺乳动物细胞内扩增。这些载体都包含以下最基本的成分：能够使载体在细菌体内扩增的质粒顺序；一个包括哺乳动物转录单位的表达框；一个选择标记，以便选择出转化了 DNA 的细胞；有时还会有的一个用于选择的扩增系统，用来增加拷贝数；目的基因成分。

（一）细菌的质粒顺序

大多数哺乳动物细胞表达载体含有的在原核细胞中能够复制的顺序是来源于 pBR322 质粒或是它的衍生物 pAT153，复制起点能够使此载体在细菌的细胞中扩增。这些载体还含有选择标记：如氨苄青霉素（amplicilin）和四环素（tetracycline）的抗性基因。任何一个选择标记都能用来对转化了外源基因的细菌进行筛选。

（二）表达框（expression cassette）

除了编码兴趣基因的顺序之外，许多调控元件对哺乳动物细胞的外源基因的表达都是必需的。5′端的启动子对启始转录是必要的，这是由一个位于"帽子位点"（cap sit）和它上游约 30 个核苷酸组成的"TATA"盒（TATA box）组成的，它是 RNA 转录的启始点。再往上游，即在帽子位点上游70～90 个碱基之间含有 CAAT box 等，这是另一个通用的元件，如果增强子元件包含在这个结构里面，就会增强转录水平。然而，这些元件通常具有细胞或组织特异性。

许多启动子顺序来源于病毒，包括反转录病毒的长末端重复顺序（LTR）；SV40 的早期和晚期转录单位；腺病毒大的晚期启动子；单纯疱疹病毒胸苷激酶启动子；人的巨细胞病毒紧接的早期区（human cytomegalovirus immediate early region）。其他的启动子，如小鼠金属硫蛋白（metallothionein）基因启动子，是由细胞的基因衍生而来的。除了人的巨细胞病毒紧接的早期区启动子外，其他每一种启动子都总是处于激活状态。相反，金属硫蛋白启动子是一种可诱导的启动子，也就是说，在重金属如锌或镉（cadmium）存在的情况下，它的活性才会增加。由于这个启动子像其他的可诱导启动子一样（如：糖皮质激素启动子）以较高的水平进行表达，所以不能像我们所希望的那样进行严格的调节。

虽然要表达的基因通常是以一个 cDNA 的形式而不是以基因组顺序的形式存在于一个载体里，但是有证据表明，内含子的存在和剪接后的去除，至少在某些情况下引起比较稳定的细胞质转录，所以，基于这个原因，SV40 的内含子和相关的剪切信号通常被包含在表达框里。

在基因的 3′末端有对转录终止、RNA3′端的断裂和加多聚腺苷尾所需的顺序（AATAAA），但到目前为止，还没有确定其所包含的准确的顺序。3′端还含有影响 mRNA 稳定性的顺序，当我们设计有效表达框架的时候，必须考虑到这些顺序。据 Kabnick 和 Housman 报道，如果把一个具有很短的半衰期的 mRNA（人的 c-fos）的 3′端用一个人 β 球蛋白 mRNA（具有长的半衰期）取代，那么被修改了的 fos mRNA 的稳定性就会增加，而将珠蛋白的 5′非翻译区的顺序用 fos 的 5′非翻译区的一部分去取代，就会使稳定性下降。因此，应通过在表达框结构中加入稳定 mRNA 的顺序改进异源基因的表达水平。

（三）真核细胞内的复制起点顺序和选择系统

复制起点顺序通常是用病毒复制子（如 SV40 或多瘤病毒等的复制子），因为只要在质粒上或是在宿主细胞基因组内带有编码适当反式作用因子的基因，带有这些病毒复制子的质粒就能以附加体的形式进行复制。不同的复制子有不同的工作效率，带有上面两种复制子的质粒载体，可以在表达相应病毒 T 抗原的细胞中大量复制，达到极高的拷贝数，并用于瞬时、大量地表达转染基因；带有 EB 病毒、牛乳头瘤病毒等病毒复制子的质粒载体则能够以附加体的形式在染色体外以较低的拷贝数（通常低于 100 拷贝/细胞）进行自我复制，而不引起细胞死亡，这些载体可用于分离在较低水平上持续表达转染基因的稳定细胞系。

选择系统　请参见本章第一节。

（四）基因扩增

运用基因扩增的方法提高编码兴趣基因的拷贝数，能够提高外源基因的表达水平，最通用的扩增系统就是以 dhfr 基因为基础的扩增系统。dhfr 是编码二氢叶酸还原酶（DHFR）的基因，DHFR 能催化二氢叶酸转化成四氢叶酸。早在 1978 年，Alt 等就已经证明，对能够抑制甲氨蝶呤的细胞毒作用的哺乳动物细胞来说，其作用机制之一就是扩增 dhfr 基因。氨甲蝶呤通过结合到 DHFR 上起作用，但是过量产生这个酶，细胞就会逃脱氨甲蝶呤的毒性作用。细胞扩增 dhfr 基因就产生过量的酶，以便所有的氨甲蝶呤与之结合后依然有活化状态的酶存在。在进行性地增加氨甲蝶呤的浓度的情况下筛选细胞，就可以使细胞克隆得以分离，同时，dhfr 基因的拷贝数也增加了。

运用相似的策略，在含有 dhfr 的载体的细胞中也能产生基因的扩增。除了扩增 dhfr 之外，它附近的顺序也一同被扩增。对氨甲蝶呤有抑制作用的突变细胞，这附近的顺序就是指 dhfr 基因两侧的顺序。在遗传工程细胞中，被扩增的顺序就是那些在载体上与 dhfr 相邻的顺序，因此，任何兴趣基因都可以用这个方法被扩增。因为可以避免内源性细胞基因的扩增，所以，若用一个 dhfr⁻ 突变细胞株作为基因转移实验的受纳细胞就会获得最好的结果。据报道，经过 3 次筛选之后，用这项技术可产生高达 2000 个拷贝的 dhfr 基因，导致共表达蛋白过量产生，超过 3×10^8 个分子/（细胞·天）。

其他的用于共扩增的载体基因见表 1-10-1，包括谷氨酰胺合成酶（glutamine sythetase，GS）和腺苷脱氨酶（adenosine deaminase）基因。当细胞在 methionine sulphoxamine（MSX）（一种蛋氨酸类似物）中生长时，就会出现 GS 基因的扩增，这种扩增系统比 DHFR 系统有一个有利的方面，就是用它进行基因扩增并获得稳定遗传的细胞株所需的时间比用 DHFR 系统要短得多。

表 1-10-1 可用于选择扩增的基因

基　因	选择剂
腺苷脱氨酶	腺苷/亚硝基羟基丙氨酸/脱氧皮质间型酶素
Multidrug[res]	亚德里亚霉素
P-糖蛋白	秋水仙素
鸟氨酸脱羟酶	二氟甲基鸟氨酸
金属硫蛋白 1&2	重金属
谷氨酰胺合成酶	methionine sulphoximine
dhfr	氨甲蝶呤
cad	N-(phosphonoacetyl)-L-aspartate（PALA）
胸苷激酶（突变型）	HAT
hgprt（突变型）	HAT
ump 合成酶	pyrazofurin
IMP dehydrogenase	霉酚酸

（五）调节顺序

依赖于扩增才能达到高拷贝的载体通常是不稳定的，特别是对于用不稳定的微小染色体扩增 dhfr 基因的鼠细胞株来说，这种情况尤其如此。微小染色体缺乏着丝点并可能由于细胞分裂而丢失。用于筛选的药物，如氨甲蝶呤，通常很贵并且有毒，因此不适用于大规模培养。人们对产生一种高水平表达的载体很感兴趣，在这种载体里，不需要扩增就能够获得蛋白质合成水平的提高。在这个领域，目前正取得很大的进展，如，用人的巨细胞病毒（cytomegalovirus）早期区启动子，能够使目的蛋白在很多哺乳动物细胞株中产生高水平表达。Friedman 等已经报道，用人的金属硫蛋白ⅡA 启动子控制表达，就能使人的生长激素在 CHO 细胞中获得高水平表达。

（六）外源基因的特点

编码外源蛋白的目的 DNA 通常来自 cDNA 克隆，它本身不含有哺乳动物细胞中表达所必需的所有调控元件，却可能带有构建 cDNA 库时所引入的辅助序列［如：poly（A）或 poly（C）同聚物延伸区、合成接头等］，由于这些序列对表达没有什么促进作用，相反，在某些情况下还会降低表达水平，大多数科学工作者都倾向于尽可能将其除去。对于少数情况下来源于基因组的编码外源蛋白的目的 DNA 的一个完整拷贝，将含有该蛋白质在某些细胞中而不是在所有细胞中表达所必需的全部调控序列。这些序列的特异性决定了能够表达这一基因的细胞型别，因此为了在培养细胞系中有效地表达这一基因，可能要将其中的增强子和（或）启动子序列置换掉。

在原核表达系统中，SD 序列和经过优选的 ATG 密码子替代了天然基因的核糖体结合位点和起始密码子，它们之间的距离与高效表达有关，而在哺乳动物细胞表达系统中，克隆化基因几乎一律采用天然基因上的核糖体结合位点和起始密码子。在哺乳动物的 mRNA 中，转录起始点与翻译起始点之间的距离无关紧要，但克隆化基因的起始密码子必须是转录物中的第一个 AUG。如果目标基因的翻译起始点上游出现 AUG 密码子，目标产物的翻译效率将大为下降。若是同一转录单位编码两条多肽链，即使两个开放读框之间带有符合读框的终止密码子，下游读框的翻译效率也会低数百倍。真核核糖体上进行翻译的起始部位的共有序列是：GCCGCCA^{-3}/GCCA'UGG^{+4}，但实际上，只需考虑 −3 和 +4 的位置即可判断起始密码子起始功能的强弱。只要 −3 位出现嘌呤，若在其他位置上出现偏离共有序列的情况，只会轻微影响起始效率；若 −3 位不出现嘌呤，那么 +4 位上的 G 就成为有效地进行翻译所必不可少的条件，而且这时其他邻近核苷酸的贡献也相对显著。

第三节　外源基因导入哺乳动物细胞的方法

1944 年，Avery 和他的同事们演示了由 DNA 介导的细菌转化实验，首次揭示了 DNA 在原核细胞间特性转移中的作用。然而，直到 1962 年，Szbalska 和 Szbalski 才报道了由胸苷激酶缺失型（TK⁻）的突变型小鼠细胞转换成 TK⁺ 表型的转化实验。1968 年，Burnett 和 Harrington 报道了用 DEAE-dextran 处理和用病毒 DNA 孵育的培养细胞的转化。但是，最为广泛使用的，以磷酸钙和 DNA 共沉淀为基础的方法首先由 Graham 和 Vander 将其用于用腺病毒 5 DNA 感染细胞的实验中，而 Wigler 和他的同事们将其用于细胞的基因转化实验。目前，已报道了许多在原始方法的基础上进行各种修改而成的方法，也存在一系列用于将基因导入细胞的变通技术，这些都将在下面予以介绍。总之，这些方法分成两组，一组用于瞬时基因表达，另一组用于分离稳定转化的细胞株。

在瞬时表达系统中，将 DNA 导入细胞 1~3 天后就收获细胞，以分析重组基因的表达产物。在这种情况下，表达的水平一定是比较高的，能产生足够的产物。而在构建的稳定表达体系中，DNA 转染的效率并不太重要，因为只要有少数 DNA 转染的细胞就将其筛选出。在转化用 DNA 中，含有一个可选择的标记是必要的，这样能够识别和选择正在表达外源 DNA 的细胞。稳定转化一定存在两种情况，要么是将 DNA 整合到染色体组上，要么是重组 DNA 具有有效的能自主复制的能力，以便外源顺序不会由于细胞分裂而丢失。有些载体和有些基因转移的方法特别适合于稳定转化，而有些则更适合瞬时表达。

将 DNA 导入细胞的许多策略都牵涉到纯化质粒 DNA，DNA 处于超盘旋状态同时又没有 RNA 和细菌染色体的污染是非常重要的，有许多方法能够用来制备纯的质粒 DNA，包括用 SDS 对细菌的裂解，然后用氯化铯密度梯度离心法将质粒 DNA 从细菌 DNA 中纯化出来。下面的方法在一些实验室使用有非常好的结果，但是，好的结果还可以从商品化的快速纯化系统获得，例如：用 Qiagen Hi 柱纯化（Diagen 公司产品）。用此类试剂盒纯化可以获知 DNA 样品有否污染。如果要将 DNA 在哺乳动物细胞中表达，建议最终要用氯化铯纯化。

DNA 的纯化

1. 将含有质粒 DNA 的单菌落克隆株接种入 3ml 含抗生素的 LB 培养基，37℃摇床培养过夜至对数晚期。

2. 将这 3ml 细菌培养物接种到 1 L LB 培养基，37℃振荡培养过夜。

LB 培养基：

tryptone	10g
Yeast extract	5g
NaCl	5g

溶解在 950ml 去离子水中，5mol/L NaOH 调 pH 值到 7.0，定溶至 1L，高压灭菌，室温贮存。如果需要，在用前加入抗生素和葡萄糖。

3. 于 4℃，以 5000×g 离心菌体 10min，沉淀菌体。

4. 将上清液倒净，使细菌沉淀重悬于 200ml 用冰预冷的 STE 中。

STE：

0.1mmol/L NaCl

10mmol/L Tris-HCl（pH8.0）

1mmol/L EDTA（pH8.0）

按上述步骤离心，收集菌体。

5. 将洗过的菌体沉淀重悬于 20ml 溶液 I（含 1mg/ml 溶菌酶溶液）

溶液 I：

50mmol/L 葡萄糖

25mmol/L Tris-HCl（pH8.0）

10mmol/L EDTA

配好后，15 磅高压灭菌，4℃保存。

6. 加入 40ml 新鲜制备的溶液Ⅱ。

溶液Ⅱ：

0.2mol/L NaOH

1% SDS

将瓶盖盖紧，缓慢颠倒离心管，使内溶物充分混匀，室温放置 5min。

7. 加入 30ml 预冷的溶液Ⅲ，冰浴 10 分钟。

溶液Ⅲ：

5mol/L 乙酸甲	60ml
冰乙酸	11.5ml
水	28.5ml

8. 4℃ 10000 × g 离心 10min。

9. 用 6 层纱布将上清过滤，将澄清的上清液转移到 4 个 100ml 离心管，加入 0.6 体积的（~54ml）异丙醇，以沉淀 DNA，室温静置 10min。

10. 室温 8000 × g 离心 10min，回收核酸。

11. 小心将上清倒干净，用 70% 的乙醇洗盐，真空抽干。

12. 用 6ml TE（pH8.0）溶解 DNA 沉淀。

13. 用氯化铯密度梯度离心法纯化质粒 DNA：称量 DNA 溶液的体积，加入 1g/ml CsCl 小心地混合使之溶解，加入 1/10 体积的 10mg/1ml 溴化乙锭。溴化乙锭在 10mmol/L Tris-HCl，pH7.5 的溶液中配成。

14. 转入离心管后，用一个垂直的甩头以 90 000 × g 离心 2.5~4h，或者以 50 000 × g 离心 18~24h。

15. 离心之后，夹紧离心管后用长波紫外灯照射，以显示出 DNA 条带。找出较下面的质粒 DNA 条带，就在带的下面将一个 18 号规格的针头穿入管子，收获 DNA 条带。

16. 用等体积的水饱和 1-丁醇或异戊醇抽提 5 次，去除溴化乙锭，每一次都将红色上层有机相丢弃。在 TE（pH8.0）溶液中透析过夜，去除氯化铯。

17. 4℃ 以 2 倍体积的乙醇沉淀 DNA 15min，再在 4℃ 以 70% 乙醇离心 15min，将 DNA 沉淀溶于约 0.5~1ml TE（pH8.0）溶液中。

18. 然后以 1:100 稀释，测量 OD_{260} 时的 DNA 吸收值，按 1 OD_{260} = 50μg 质粒 DNA/ml 计算 DNA 的浓度。

将 DNA 导入细胞的方法见表 1-10-2。

表 1-10-2　将 DNA 导入细胞的主要方法

方法	优点	缺点
DEAE-dextran	简单	只用于瞬时表达
磷酸钙法	简单	不适用于悬浮培养的细胞
脂质体法	简单	并不是对所有的哺乳动物细胞株都适用
显微注射法	效率高	操作困难
电转移法	对于非贴壁细胞较好	共转染困难
原生质体融合法	对于非贴壁细胞较好	结果不稳定
反转录病毒感染法	有效	细胞类型的限制
		低编码容量

一、磷酸钙共沉淀法

（一）原理

　　把供体 DNA 溶解在 Hepes 缓冲盐溶液中，然后缓慢加入 $CaCl_2$ 溶液，供体 DNA 被包裹在磷酸钙沉淀中，这种共沉淀物可被细胞吞噬，外源基因便导入受体细胞。磷酸钙可以用磷酸锶（strontium phosphate）代替，旨在避免钙离子存在的情况下，因 DNA 的导入而抑制细胞的分裂生长。

　　（二）操作方法（以贴壁细胞为例）

　　1. 转染前 24 小时将细胞以 $(1 \sim 2) \times 10^5$ 个细胞传代到一个 60mm 平皿，加入 5ml 培养基，在 37℃，5% CO_2 的孵箱中培养过夜，使细胞达到 50% 汇合度。

　　2. 转染前 3 小时更换细胞培养液，加入庆大霉素（0.25mg/5ml）以预防来自 DNA 沉淀中的细菌的污染。（或者：事先将 DNA 用乙醇沉淀除菌）。

　　3. 沉淀物的准备

　　（1）将 20μg DNA，60μl 2.5mol/L $CaCl_2$（过滤消毒）和消毒的蒸馏水混合至终体积为 50μl。

　　2.5mol/L $CaCl_2$ 的配制　183.7g $CaCl_2$ dihydride（Sigma 公司：组织培养级）加水到 500ml，0.22μm 滤膜过滤消毒，分装成 10ml 一份，-20℃ 保存。（每转染一次，用一支新的 $CaCl_2$）。

　　（2）在一个消毒的聚丙烯管中加入 500μl 2×HBS 溶液。

　　10×HBS（Hepes 缓冲盐溶液）：含有 8.18% NaCl（W/V），5.94% Hepes（W/V）和 0.2% Na_2HPO_4（W/V），用 5mol/L NaOH 调节 pH 值至 7.12，0.22μm 滤膜过滤消毒，用前稀释至 2×。

　　（3）边混旋振荡边向 2×HBS 溶液中逐滴加入 DNA 混合物。

　　4. 室温静置沉淀 15 ~ 30min，静置时间达到后，将试管对着光线观察，此时溶液应呈混浊状态，略带白色，但肉眼看不到颗粒，若能看见，则说明颗粒太大，若溶液仍然透明，说明颗粒太小或没有形成。然后，在每个 60mm 平皿中加入 1ml 混浊液，37℃ 孵育 4 ~ 16 小时。

　　5. 吸去培养基，用 5ml 1×PBS 洗细胞两次，去除细胞表面的 DNA，加入新鲜的，含庆大霉素的培养基，37℃ 孵箱培养 18 ~ 24h，使转化的外源基因得以表达。（或直接培养 18 ~ 24 小时，紧接步骤 6）。

　　还可以将平皿内的培养基除去，先将 DNA 沉淀物逐滴加入到细胞表面，室温下静置 20 ~ 30min，然后再加入 3ml 培养液，37℃，5% CO_2 孵箱中培养。

　　6. 稳定转化克隆的筛选　用细胞消化液消化转染的细胞，按 1:5 ~ 1:10 的比例稀释传代，换用适当的筛选培养基继续培养，在 2 ~ 3 周内每 2 ~ 4d 换液 1 次，10 ~ 14d 出现阳性细胞克隆。

　　1×胰酶消化液的配制：

NaCl	8g
KCl	0.2g
$Na_2HPO_4 \cdot H_2O$	2.9g
KH_2PO_4	0.2g
Tripsin	1.0g
加水至	1000ml

0.22μm 或 0.45μm 滤膜过滤消毒，4℃ 保存。

　　7. 克隆出现以后，弃去培养液，消化细胞，低倍镜下观察，待细胞开始变圆，立刻弃去消化液，用无菌小 Tip 头吸少许培养液，对准所要挑选的克隆轻轻吹吸 3 ~ 4 次，将其转入 24 孔板，如此反复 2 ~ 3 次，尽量将每个克隆的所有细胞都吸出。待 24 孔板的孔内长满细胞后，将其消化下来，转入 100ml 培养瓶扩增培养，在此过程中应始终加入选择性药物进行筛选，以防转化细胞的丢失。当细胞长至足够量，$(10^7 \sim 10^8)$ 即可进行 DNA、RNA 的杂交分析和表达蛋白的检测。

　　8. 在步骤 4 完成以后，培养细胞 24 ~ 60h，就可以进行瞬时表达的检测。收获细胞后，提取 RNA 或 DNA 进行杂交分析，对新合成的蛋白质可用放免测定、Western 印迹、免疫沉淀法等方法进行分析。

　　9. 甘油或 DMSO 冲击〔用 10%（V/V）甘油溶液或 DMSO 溶液（此液用完全培养基配制）〕：在一些细胞中，如 CHO DUKK 等，用甘油或 DMSO 冲击，可显著增强转染效率。DNA 沉淀物加入细胞 4 ~ 6h 后，移去沉淀液，立刻用甘油或 DMSO 冲击细胞。如果希望这么做，则加在步骤 4 之后。

　　4a. 孵育细胞 4 ~ 6h 后，弃去培养液，加 2ml 10% 无菌甘油溶液，室温静置 3min。

4b. 将 4ml 1 × PBS 加入到含甘油溶液的培养皿中，混合弃去这些溶液，用 5ml 1 × PBS 将细胞洗两次，再按步骤 5 继续培养。

（三）注意事项

1. 10% 或 20% 的 DMSO 也可以用，但 DMSO 有时对细胞会产生损害，要严格控制时间。将细胞在 10% 的甘油溶液中暴露时间过长也会导致细胞死亡。甘油冲击后用 2 ~ 10mmol/L 丁酸盐处理细胞过夜，也能提高瞬时表达的效率。

2. HEPES 液 pH 值可明显影响颗粒形成，偏酸时不形成颗粒偏碱时则形成大块颗粒，可按前述方法调节 pH 值，并预先测定。如用 0.5ml 2 × HBS 与 0.5ml 250mmol/L $CaCl_2$ 在混合器里充分混合来测试 HBS 的效力，形成的好的沉淀可在显微镜下看到，若无沉淀形成一定是哪个环节出了问题。

3. 一定要在强烈振荡下缓慢加入 DNA 沉淀物，否则，将形成大块状颗粒，影响转染效率。

4. 使用高浓度 DNA（10 ~ 50mg/ml）。

（四）在 BES 溶液中用磷酸钙-DNA 沉淀法高效转染

1. 转染前 24h 将 $5 × 10^5$ 个细胞接种到 90mm 平皿，加入 10ml 完全培养基，37℃、5% CO_2 及一定湿度的孵箱中培养。

2. 用 TE 缓冲液（10mmol/L Tris-HCl pH 8.0/1mmol/L EDTA，pH 8.0）将质粒 DNA 稀释至 1μg/μl，贮存在 4℃。

3. 将 20 ~ 30μg 的超螺旋质粒 DNA 与 500μl 0.25mol/L $CaCl_2$ 混匀，加入 500μl 2 × BES，充分混合，于室温静置 10 ~ 20min。

2 × BES 缓冲液的配制：

50mmol/L BES［N，N-双（2-羟乙基)-2-氨基乙磺酸］

280mmol/L NaCl

1.5mmol/L Na_2HPO_4，pH6.95，800ml 水。

室温下，用 1mol/L NaOH 调节 pH 到 6.95，再加水至 1 升。0.22μm 滤膜过滤消毒，－20℃ 分装保存。

注：这个溶液的 pH 值要求非常严格（6.95 ~ 6.98）。

4. 向培养皿中逐滴加入 $CaCl_2$-DNA 溶液，边加边旋转培养皿，使之充分混匀，在 35℃，3% CO_2 孵箱中孵育 15 ~ 24h。

注：CO_2 浓度要求非常严格，事先要测定准确。

5. 用 5ml PBS 洗细胞两次，加入 10ml 完全培养基，若用于稳定转染，则孵育 48 ~ 72h。

6. 以 1:10 ~ 1:30 的比例将细胞传代，加入非选择性培养基，37℃，5% CO_2 孵箱中孵育过夜。

7. 换适当的筛选培养基进行筛选培养，直至克隆形成，再按前面步骤 7 分离克隆，扩增培养，进行蛋白质产物的分析。

二、聚阳离子 polybrene-DMSO 转染技术

这是一项技术条件并不十分苛刻的转染技术，将其用于质粒 DNA 稳定转化 CHO 细胞时卓有成效，可以获得约 15 倍于磷酸钙-DNA 共沉淀法的转化体。

（一）原理

先用聚阳离子 polybrene 处理细胞，增加其对 DNA 的吸附能力，再用 25% ~ 30% 的 DMSO 短暂处理细胞以增加膜的通透性，提高细胞捕获 DNA 的数量。用它测定反转录病毒 DNA 的转化率，与 DNA 的加入量成正比，且不需要加入载体 DNA 即可得到稳定的转化体。除了 CHO 细胞，还可用于鸡胚细胞和小鼠成纤维细胞的转化。

（二）操作方法

1. 以 $(1 ~ 2) × 10^5$ 细胞/培养皿将细胞接种于 60mm 平皿，加入 3ml 含 10% 胎牛血清的 F_{12} + DMEM（1:1）培养基，于 37℃，5% CO_2 及一定湿度的培养箱中培养至细胞的汇合度为 50%。

2. 在一个 1ml Eppendorf 管中，先将 DNA（5 ~ 40ng）与培养基混合至 1ml。弃去 60mm 平皿中的旧

培养液，加入 2ml 新鲜培养基，再加入 1ml 含 DNA 的培养基，并加入 30μg polybrene，轻轻晃动平皿，以使 DNA，polybrene 与培养基充分混合，于孵箱中培养 6h，每隔 90min 小心左右晃动一下平皿，以确保细胞能均匀暴露于 DNA-polybrene 混合液中。

polybrene 溶液：10mg/ml 水，0.22μm 滤膜过滤消毒，-20℃分装保存。

3. 吸出含有 DNA 和 polybrene 的培养液，用 5ml 含 30% DMSO 溶液的含血清的 F_{12} + DMEM（1:1）培养基处理细胞 3min，吸出 DMSO 溶液，用预加温的（37℃）无血清培养基洗细胞一次，加入 10ml 含 10% 胎牛血清的完全培养基，在 37℃，5%~7% CO_2 及一定湿度的培养箱中培养 48h。

4. 以 1:10~1:20 的比例传代，并加入适当的筛选培养基，在 2~3 周内每 2~4 天换液一次，筛选稳定转化的克隆。

5. 10~14 天出现阳性克隆，按磷酸钙转染法中所描述的方法挑出克隆置 24 孔板培养，待细胞长满后再转入 100ml 培养瓶扩增培养，长至 10^7~10^8 后，进行 DNA、RNA 杂交等分析。

三、电穿孔 DNA 转染技术（electroporation）

（一）原理

在高压脉冲电场的作用下，细胞膜可出现瞬间的局部性可逆性开启，外源 DNA 便乘机通过此膜孔进入细胞。电穿孔可能会导致很高的细胞转化效率。一般来说，细胞只含有一个拷贝的外源 DNA。这大概是因为在溶液中 DNA 的浓度比较低的缘故。对于不同类型的细胞，电穿孔的条件变化相当大，因此一定要完成预实验以确定优化的转化条件。因为这个原因，虽然电穿孔技术对那些用磷酸钙共沉淀法转染不能吸取 DNA 的细胞有较好的作用，如对骨髓瘤（myleoma）细胞和杂交瘤（hybridoma）细胞，但是，可能会需要作大量的优化实验才能得到有效的转化条件。

通常以下几个因素影响电穿孔效率：

1. 电场的强度　由仪器产生的最大电压影响细胞的适应性，可能会对细胞产生不可逆的损害；电压太低则细胞膜的变化不足以允许 DNA 通过。当电压在 250~750V/cm 之间时，大多数哺乳动物细胞系的瞬时表达将达到最高水平，此时，有 20%~50% 的细胞存活。

2. 产生电场的形状和持续时间　有些仪器允许操作者选择电脉冲的长度和形状，通常，方形波产生有效的结果。常用的一个单一的电脉冲持续时间是 20~100ms。

3. 温度　虽然提出能够产生较好的结果的温度是在 0℃而不是在室温，这样可以增强细胞的生命力。但是，也有人提出在室温比在 0℃要好些。这可能是由于不同类型的细胞对所通过的电流的反应不同，或是由于因电压较高（>1000V/cm）和脉冲时间较长（>100ms），细胞在电穿孔过程中产生不同的热量所致。

4. 电穿孔培养基　电场的强度是受离子成分和培养基的电导影响的。一般来说 Hepes 或磷酸缓冲盐溶液（HBS 或 PBS）都能产生较好的导电性，然而，对于在这些缓冲液中活力比较差的细胞，有必要用培养基进行电转。

5. DNA 的准备　电穿孔时，DNA 浓度可以从 1μg/ml 到 1mg/ml，大小可从 DNA 片段到质粒 DNA（5kb），Cosmids 到 30~50kb 的最小染色体组。据报道，对于瞬时和稳定转化的高水平表达，线状 DNA 优于环状 DNA。因为这样有利于外源 DNA 整合到细胞染色体中，有较高的重组几率，而瞬时表达时用环状 DNA 即可。

6. 细胞　正像所有的基因转移技术，这项技术对细胞的要求也非常严格，在对数中期，以 $5 \times$（10^6~10^7）个细胞/ml 的浓度悬浮细胞，能够产生最优化的转化效果。悬浮生长的细胞通常比贴壁细胞需要一个较大的场强，据报道，电压可高达 4kV/cm。

（二）操作过程

1. 收获生长在对数中期的细胞，4℃，640×g 离心或是用 JS-4.2 转头 1500r/min 离心 5min。

2. 用 Hepes 缓冲液（HBS）或 PBS 洗细胞两次。

3. 用 HBS（或 PBS）重悬细胞至 10^7 细胞/ml（所用 HBS 的量为初始体积的一半是用冰预冷的）。对于瞬时转染，细胞的浓度高达 8×10^7 个细胞/ml，用于每一次电穿孔的体积应为 0.5ml。

4. 将溶解在 10mmol/L Tris-HCl，pH7.6，1mmol/L EDTA 的 DNA 加入细胞，至终浓度为 10~100μg/

ml。将 0.5ml 的细胞悬液置于每一个消毒的电穿孔杯中,混匀,并置于 0℃ 5min。

用于稳定表达的 DNA,用一个限制性内切酶将 1~10μg DNA 线性化,用酚抽提,乙醇沉淀,用于瞬时表达的 DNA,10~40μg 的超螺旋 DNA 是最合适的。以上这两种情况的 DNA 都应经过 CsCl/溴化乙锭纯化两次。

5. 室温下将电穿孔杯置于电穿孔仪上,在所期望的电压和电容下电击一次或多次。(根据仪器说明书上的指导操作)

6. 将电穿孔杯置于室温孵育 10 分钟。

7. 用非选择性完全培养基将转染的细胞稀释 20×,并用此培养基清洗电穿孔杯,将此液及细胞液转入培养瓶中,在含有血清的培养基中,37℃,5% CO_2 孵箱中孵育 48h(或大约生长 2 代)。然后再加入选择培养基,用于筛选稳定转染的细胞,或是在培养箱中培养 50~60h 后收获细胞用于瞬时表达的研究。

电穿孔时有 3 种缓冲液供选用:

1. dulbecco phosphate buffered saline(不含 Ca^{2+} 或 Mg^{2+})。

2. phosphate buffered sucrose 272mmol/L 蔗糖,7mmol/L 磷酸钠 pH7.4,1mmol/L $MgCl_2$。

3. Hamm's F_{12} 培养基(不含小牛血清或抗生素)。

电击条件:

1. electroporation in PBS 电容:25μF;电压:100~1600 V(250~4000V/cm)。

2. electroporation in phosphate buffered sucrose 电容:25μF;电压:100~1000V(250~2500V/cm)。

3. electroporation in Hamm's F_{12} 电容:960μF;电压:250~450V(625~1125V/cm)。

四、脂质体转染技术 (liposome encapsulation)

(一)原理

在脂质体(liposomes)转染过程中,DNA 被包围在脂质体囊里,然后通过聚乙二醇介导的融合导入细胞。目前,已有了可用于商业化的阳离子脂质体介导的转染试剂盒。脂质体是由叫做 DOTMA 的脂类与 DNA 或 RNA 混合形成的,{DOTMA:N-[1-(2,3-dioleyoxy) propyl]-N, N, N-trimethyl ammonium chloride} 形成的复合物,可很快被细胞吸收。对于一系列不同类型的细胞,用一个非常简单的方法就能产生较高的转染效率。

(二)操作过程

1. 在含有 DMEM 及 10% 胎牛血清(FCS)的类似培养基的 60mm 平皿中以 (1~2)×10^5 细胞 s/皿的密度培养细胞,至 80% 汇合度。(以下给出的量用于每一个 60mm 平皿)。

2. 将 10μg DNA 稀释到 50μl 水中。

3. 将 40μg DOTMA 试剂(obtainable from life technologies as lipofection from boehringer mannhaim)稀释到 50μl 水中。(DNA 和 DOTMA 试剂一定要分别稀释到水里以防止产生沉淀。)

4. 在一个聚苯乙烯管中,将 DNA 和 DOTMA 混合(混合要温和,不能 vortex),在室温静置 15min。
注意:不能用聚丙烯管子,因为 DNA/脂质体混合物很容易黏到聚丙烯管子上。

5. 用无血清培养基洗细胞两次,加入 3ml 无血清培养基。血清的存在会抑制细胞对 DNA 的吸收。

6. 逐滴向细胞中加入 10μl DOTMA-DNA 混合物,尽可能均匀地将混合物分散覆盖于所有的细胞表面。

7. 在 37℃ 孵箱培养细胞 5~24h,然后用含血清培养基培养。

五、DEAE-葡聚糖转染技术

(一)原理

二乙胺乙基葡聚糖(diethyl-aminoethyl-dextran, DEAF-dextran)是一种高分子量的多聚阳离子试剂,能促进哺乳动物细胞捕获外源 DNA。其作用机制可能是以下两点:①由于其与 DNA 的结合而抑制核酸酶的作用;②由于与细胞结合而引发了细胞的内吞作用。

它与磷酸钙沉淀法相比,有以下几点不同:①DEAE-葡聚糖技术比磷酸钙技术简单并有较好的重复性;②它应用于克隆化基因的瞬时表达,而不用于细胞的稳定转化;③由于聚合物的毒性作用,它除对

BSG-1，CV-1 和 COS 等细胞系行之有效外，对其他细胞则不尽满意；④它可用于小剂量 DNA 转染，而不必使用载体 DNA。

DEAE-葡聚糖转染主要有 2 种方法：①先使 DNA 直接同 DEAE-葡聚糖混合，形成 DNA/DEAE-葡聚糖复合物，再用来处理细胞；②受纳细胞先用 DEAE-葡聚糖溶液预处理，再与转染的 DNA 接触。

（二）操作过程（以鼠成纤维细胞系 L 为例）

1. 基本方法

Tris-buffered Saline（TBS）的配法：

溶液 A：

80g/L NaCl

3.8g/L KCl

2g/L NaH_2PO_4

30g/L Tris Base

调节 pH 值到 7.5，0.22μm 滤膜过滤消毒，-20℃保存。

溶液 B：

15g/L $CaCl_2$

10g/L $MgCl_2$

0.22μm 滤膜过滤除菌，-20℃保存。

配制 100ml TBS 时，加 10ml 溶液 A 到 89ml H_2O 中后，在快速搅拌的同时，慢慢地逐滴加入 1ml 溶液 B，过滤消毒，4℃保存。

（1）按 5×10^5 细胞/10cm 平皿的密度将细胞接种，使细胞生长 3d，达到 30%~50% 的汇合度。

对于 DEAE-葡萄糖敏感的细胞类型，初始细胞密度应该高些。如：大鼠 AtT-20 细胞（1×10^6 细胞/10cm 平皿），而某些原代细胞的密度可高达 5×10^6 细胞/10cm 平皿。

（2）配制 50mg/ml DEAE-葡聚糖 称量 100mg DEAE-葡聚糖（分子量 500000D，Phmacia 公司提供）溶于 2ml 蒸馏水，15 磅高压灭菌 20min。

Tirs-缓冲盐溶液-葡萄糖（TBS-D）：

NaCl	8g
KCl	0.2g
Tris 碱	3g
酚红	0.015g

加入 800ml 蒸馏水，用 HCl 调 pH 值至 7.4，用蒸馏水定溶至 1L，分装后 15 磅高压灭菌 20min，室温保存。临用前在每小管 TBS 中加入 20%（W/V）葡萄糖水溶液（已高压灭菌），使葡萄糖终浓度为 0.1%。

（3）每平皿需 4μg DNA，DNA 经乙醇沉淀，无菌条件下干燥，再重悬于 40μl TBS-D 溶液中。

（4）吸出旧培养液，用 10ml 1×PBS 洗细胞，加入 4ml 含 10% Nu serum（NS）的 DMEM。Nu serum 比小牛血清和胎牛血清更能使细胞忍受较长时间的 DEAE-葡聚糖混合物的作用，增强转染效率。10% NS 的体积随着平皿尺寸的不同而变化，如表 1-10-3（不管容器尺寸多大，转染时，细胞都应长到 30%~50% 汇合度）。

表 1-10-3 容器的大小与相应的血清体积

container	10% Nuserum（ml）
150-cm² flask	10
10-cm dish	4
60-cm dish	2
35-cm dish	1.5

（5）将 DNA 缓慢加入 80μl 含 10mg DEAE-葡萄糖/ml TBS 中，边加边振动管子使之混匀，用 200μl 的加样器，将 120μl DEAE-葡萄糖-TBS 逐滴均匀地滴入每一个平皿，慢慢地旋转平皿，使得溶液变成单一的红色，在一定湿度、37℃、5% CO_2 孵箱中培养 4h。

DEAE-葡萄糖的终浓度是 200μg/ml，然而，对于一定的细胞类型，用于转染的最佳浓度是由实验测定的，若改变 DEAD-葡萄糖的浓度，则按表 1-10-4 改变其体积。

表 1-10-4　DEAE-葡聚糖的浓度与其应加入的体积

在溶液中 DEAE-葡萄糖的终浓度（μg/ml）	在 TBS 中的 DNA（μl）	10mg DEAE-葡萄糖/ml（μl）	总体积（μl）
400	80	160	240
100	20	40	60
50	10	20	30

（6）从平皿中吸出含 DNA/DEAE-葡萄糖的培养液，用 5ml 含 10% DMSO 的 PBS 冲击细胞。室温静置 1min，吸出 DMSO 溶液，用 5ml 1×PBS 洗细胞。在每个平皿中加入 10ml 完全培养基培养。

（7）培养细胞，并在适当的时期进行分析。

2. 在培养器中用 DEAE-葡萄糖的转染

（1）在 25cm×25cm 的培养器中接种 3×10⁶ 细胞，加入 6ml 完全培养基，生长 3d，使汇合度达 30%~50%。

（2）将乙醇沉淀的 DNA 重悬于 360μl TBS，将 DNA 加入 720μl 含 10μg/ml DEAE-葡萄糖的温育的 TBS 中，再将 DNA/DEAE-葡萄糖复合物加入 36ml 含 10% NS 的 DMEM 培养基中。

（3）吸出培养器中的旧培养液，加入 DNA/DEAE-葡萄糖复合物，在 37℃、5% CO_2 及一定湿度的孵箱孵育 4h。

（4）吸出旧培养液，用 3ml 含 10% DMSO 的 PBS 冲击细胞 1min，吸出 DMSO，用 3ml 1×PBS 洗细胞，去掉洗液，加入 60ml 完全培养基培养过夜。

（5）将旧培养液吸掉，用 35ml 1×PBS 洗细胞，将细胞传代到 6 个 10cm 平皿中继续培养，收获细胞，进行一系列分析。

3. 悬浮培养细胞的转染　这个方法已经很成功地用于悬浮培养的淋巴细胞的转染。

（1）将乙醇沉淀的 DNA（~10μg/2×10⁷ 细胞）无菌空干，重悬于 0.5ml STBS 溶液中。

Suspension TBS（STBS）溶液的配制：

25mmol/L Tris-HCl，pH7.4

5mmol/L KCl

0.7mmol/L $CaCl_2$

137mmol/L NaCl

0.6mmol/L Na_2HPO_4

0.5mmol/L $MgCl_2$

在蒸馏水中配制，过滤消毒。

（2）室温下，在 50ml 聚苯乙烯管中将 2×10⁷ 细胞以 640×g 的速度离心 5min，用 5ml 孵育的 STBS 溶液洗细胞，再以同样条件离心。

（3）在 0.5ml STBS 中配 2×DEAE-葡萄糖。将其加入步骤（1）的 0.5ml DNA 溶液中，并充分混合。将细胞重悬于 1.0ml DNA/DEAE-葡萄糖溶液，培养 30~90mm，每 30min 轻轻吹打细胞一次，避免成块。

最佳 DEAE-葡萄糖浓度在 100~500μg/ml 之间，孵育的最好时间依赖于细胞株，对于每一种细胞株，都应达到最佳时间。

（4）逐滴滴入 DMSO，使终浓度为 10%，边加边不断地摇动管子，确保溶液快速混合，室温静置

$2 \sim 3min$。

（5）加入 15ml STBS，$300 \times g$ 离心 5min。

（6）将细胞重悬于 10ml STBS 溶液中，再离心。用 10ml 无血清培养基洗细胞。

（7）以 $(2 \sim 10) \times 10^5$ 细胞/毫升的密度重新将细胞悬浮在完全培养基中，一般在转染后 48h，再培养 48h 再收获细胞进行表达分析。

4. 氯喹处理细胞 一些研究者表明，氯喹二磷酸可显著提高转染效率，但是另有一些人认为它的缺点大于优点。由于它极端的细胞毒作用，所以当加入氯喹以后应严密监测细胞，一旦细胞发生变化，应该立刻更换培养基。

在 DEAE-葡聚糖转染技术基本方法的步骤 4 以后加入氯喹：在培养基中加入氯喹二磷酸，使终浓度为 $100\mu mol/L$，迅速混合均匀，在培养箱中孵育 4h，再接步骤 5 往下做。

六、基因的显微注射技术（micro-injection）

小体积（$10 \sim 100fl$）DNA 能够被显微注射到组织培养的细胞内。这项技术是通过在一个注射器产生的轻度的空气压的作用下，用玻璃毛细显微吸液管将 DNA 要么注射进细胞质，要么直接注射进细胞核来完成的。将 DNA 显微注射入细胞核，能够使所期望的顺序与细胞基因稳定整合的频率非常高（可达 20%）。另一个变通的方法是用离子电渗法（iontophoresis）进行显微注射，它能允许非常大量的 DNA 被注射进细胞，即便是用这种方法使整合前有较多的 DNA 被降解掉也无妨。据报道，用离子电渗法在没有 trandem 插入的情况下，会产生多重整合。人们已经描绘了一个简单的方法，即：将细胞在一种含 DNA 的盐溶液中孵育，然后，用一个显微注射针穿过细胞核，但只有 2% 的细胞以一种稳定的方式与 DNA 紧密结合。还有一种变通的方法，如"激光法"（laser aided）转染，是用一个精细的被聚焦的激光柱将细胞膜穿孔。可是，所有这些技术都需要有昂贵而精密的仪器设备，还需要操作者有相当精深的专门知识，这不是我们这一节所要讨论的内容。

七、原生质体融合技术（protoplast/spheroplast fusion）

（一）原理

可以通过直接将细胞与细菌的原生质体融合的方法，将 DNA 导入哺乳动物细胞。用溶菌酶去除细菌的细胞壁，然后，用聚乙二醇作为融合剂，将细菌与哺乳动物细胞融合在一起。这个方法的优点就是不需要 DNA 的纯化过程，但是，它只局限于已经克隆到细菌载体上的 DNA。溶菌酶完成对细菌细胞壁的消化是非常重要的，虽然如此，对于许多细胞遗传学家来说，有意识地将细菌加入培养的哺乳动物细胞是十分讨厌的事。

（二）操作方法

1. 制备 10ml 的细菌培养物。

2. 以 3000r/min 的速度离心，沉淀菌体。

3. 在一个聚丙烯管中，将菌体沉淀重悬于 1ml 25% 蔗糖、50mmol/L Tris-HCl，pH8.0 的溶液中。

4. 1300r/min 离心 1min，将菌体细胞重悬于 $200\mu l$ 含 20mg/ml 溶菌酶（新鲜制备）的 25% 蔗糖、50mmol/L Tris 溶液中。

5. 冰浴 $10 \sim 20min$。

6. 加入 $50\mu l$ 0.5mol/L EDTA pH8.0，再在冰浴放 10min。

7. 缓慢加入 1 ml 无血清培养基。

8. 1300r/min 离心 1min。

9. 将细菌原生质体重悬于 1ml 无血清培养基并置于冰浴。

10. 用标准的胰酶消化的方法制备细胞，离心并将细胞重悬于无血清培养基中。

11. 将 10^9 的细菌原生质体与 5×10^6 的哺乳动物细胞混合，并以 2000r/min 离心，将沉淀块重悬于 $200\mu l$ 含 46%（W/V）聚乙二醇（PEG1000）的无血清培养基中，混合 1min。逐滴加入 1ml 无血清培养基，然后再加入 10ml 无血清培养基。

12. 离心，将细胞重悬于含血清的培养基，在平皿中培养。

（三）注意事项

高压灭菌 PEG1500 4.6g，当它处于熔化状态时，用接近 10ml 的无血清培养基配成 46% 的聚乙二醇溶液，旋转混合，1 周内使用。

第四节 基因表达产物的检测

基因表达产物的检测，实际上就是对外源蛋白的定性定量过程。对外源蛋白的定性定量分析，可能要从几个不同的水平进行。比如，表达蛋白在 SDS-PAGE 后以考马斯亮蓝染色或银染来确定表达水平；用 Western 印迹法确定表达蛋白的免疫原性；以 mRNA 体外翻译法确定转录水平的变化等。总之，须从总蛋白量的水平、翻译的水平、或是从转录的水平对蛋白表达的情况予以基本的证明。

在细胞培养的过程中，绝大多数培养基中蛋白质的存在会严重影响对所产生的分泌蛋白的定量分析，而宿主细胞表达某一外源性蛋白时，由细胞裂解而产生的宿主蛋白，即便是在不含蛋白质的培养基中也会干扰外源蛋白的活性，尤其是要检测由细胞裂解释放出来的蛋白质时，这个顾虑更加突出，因此，对于特定蛋白的估价分析，人们均已倾向于要么用免疫生物学的方法，要么用生物检测法。本节只介绍一些常用方法。

一、样品的制备——分离细胞和培养基，细胞裂解，制备用于检测特定蛋白的样品

（一）操作过程

1. 对于贴壁细胞，吸出培养基并保存起来，用冲洗缓冲液（25mmol/L Tris，pH7.5，含有 20mmol/L NaCl）快速冲洗细胞表面，再吸掉冲洗液，重复 1 次。对于悬浮细胞，离心（1000×g 5 分钟）使细胞与培养基分离，吸出培养基贮存起来，用冲洗缓冲液重悬细胞，再离心，弃去上清液，重复 1 次。

2. 裂解细胞（按表 1-10-5 加入裂解缓冲液）

配裂解缓冲液：

1%（W/V）sodium deoxycholate（脱氧胆酸钠）

1%（V/V）Triton X-100

100μmol/L EDTA

2μmol/L E-64

1μmol/L lupertin

1μmol/L pepstatin

200μmol/L PMSF

100μmol/L TLCK

表 1-10-5　裂解液体积与相应容器的孔径

裂解液体积（ml）	平皿直径或培养板孔径（mm）
1.0	90
0.5	60
0.25	35
0.25	30

蛋白酶抑制剂也应按上述浓度加入培养基样品。

3. 用一个橡皮刮将细胞刮下，移入微量离心管，1000×g 离心 5min，收集上清。

4. 分别将细胞抽提物和培养基样品贮存于 −20℃（或 −70℃），直至做分析实验时取出。

5. 在上述抽提液中，去除去污剂，通过三次"液氮冻—37℃融化"的循环。也可裂解细胞，此方法较前者方便。

另外，可用其他去污剂，如 0.5% nonidet NP40。

（二）另一种方法

1. 用 PBS 洗涤细胞 2 次，加 1×SDS 缓冲液（按表 1-10-5 的量加入）到细胞表面，用橡胶刮子刮下细胞，将其吸入微量离心管中。染色体 DNA 的释放，使溶液变得很黏稠。

1×SDS：

50mmol/L Tris-HCl pH6.8

100mmol/L 二硫苏糖醇

2% SDS

0.1% 溴酚蓝

10%甘油

2. 100℃，5～10min。

3. 超声波打碎染色体 DNA，至溶液不黏为止。

4. 室温离心 10min，1000×g，将上清移至另一管中。

5. 测定上清液中蛋白质浓度。

6. 对上述细胞内蛋白进行 SDS-PAGE 分析。

若表达产物已分泌到培养基中，则收集培养基上清，进行浓缩，或者过一个亲和柱或者疏水柱，以分离、纯化蛋白，再进行 SDS-PAGE 电泳。

（三）SDS-PAGE 电泳

1. 原理　参见有关章节。

2. 试剂　30%凝胶贮备液：

29%（W/V）丙烯酰胺，1%（W/V）N，N-二甲叉丙烯酰胺，用去离子水配制，避光贮存于棕色瓶中，4℃保存。

10% SDS：用去离子水配制，室温保存。

TEMED（N，N，N'，N'-四甲基乙烯二胺）

10%过硫酸铵：用去离子水配制少量，最好现用现配

Tris-甘氨酸电泳缓冲液：25mmol/L Tris，250mmol/L 甘氨酸（pH8.3），0.1% SDS

分离胶缓冲液：1.5mol/L Tris-HCl（pH8.8）

浓缩胶缓冲液：1.0mol/L Tris-HCl（pH6.8）

3. 操作方法

（1）准备玻璃板，依次用洗涤剂、水、75%乙醇和蒸馏水冲洗、干燥，按生产厂家介绍装配好电泳板。

（2）按表 1-10-6 配制所需体积的分离胶溶液。

表 1-10-6　配制 Tris-甘氨酸 SDS 聚丙烯酰胺凝胶电泳分离胶所用溶液

溶液成分	不同体积（ml）凝胶液中各成分所需体积（ml）							
	5	10	15	20	25	30	40	50
12%								
水	1.6	3.3	4.9	6.6	8.2	9.9	13.2	16.5
30%丙烯酰胺溶液	2.0	4.0	6.0	8.0	10.0	12.0	16.0	20.0
1.5mol/L Tris（pH8.8）	1.3	2.5	3.8	5.0	6.3	7.5	10.0	12.5
10% SDS	0.05	0.1	0.15	0.2	0.25	0.3	0.4	0.5
10%过硫酸铵	0.05	0.1	0.15	0.2	0.25	0.3	0.4	0.5
TEMED	0.002	0.004	0.006	0.008	0.01	0.012	0.016	0.02
15%								
水	1.1	2.3	3.4	4.6	5.7	6.9	9.2	11.5
30%丙烯酰胺溶液	2.5	5.0	7.5	10.0	12.5	15.0	20.0	25.0
1.5mol/L Tris（pH8.8）	1.3	2.5	3.8	5.0	6.3	7.5	10.0	12.5
10% SDS	0.05	0.1	0.15	0.2	0.25	0.3	0.4	0.5
10%过硫酸铵	0.05	0.1	0.15	0.2	0.25	0.3	0.4	0.5
TEMED	0.002	0.004	0.006	0.008	0.01	0.012	0.016	0.02

（3）小心地将分离胶注入两玻璃板的间隙中，留出灌注浓缩胶所需空间，用小吸管在丙烯酰胺溶液上覆盖一层去离子水，以防止因氧气扩散进入凝胶而抑制聚合反应。将凝胶垂直放置于室温下。

（凝胶浓度≤8%时，用0.1% SDS，凝胶浓度≥10%时，用异丙醇）

（4）凝胶聚合完成后，倾出覆盖液体，用去离子水洗涤凝胶顶部数次以除去未聚合的丙烯酰胺。尽可能排去凝胶上的液体，再用纸巾的边缘吸净残留液体。

（5）按表1-10-7配制浓缩胶，并注入分离胶上端，插入梳子时小心避免气泡产生。

表 1-10-7　配制 Tris-甘氨酸 SDS 聚丙烯酰胺凝胶电泳 5% 浓缩胶所用溶液

溶液成分	不同体积（ml）凝胶液中各成分所需体积（ml）							
	5	10	15	20	25	30	40	50
水	0.68	1.4	2.1	2.7	3.4	4.1	5.5	6.8
30%丙烯酰胺溶液	0.17	0.33	0.5	0.67	0.83	1.0	1.3	1.7
1.5mol/L Tris（pH8.8）	0.13	0.25	0.38	0.5	0.63	0.75	1.0	1.25
10% SDS	0.01	0.02	0.03	0.04	0.05	0.06	0.08	0.1
10%过硫酸铵	0.01	0.02	0.03	0.04	0.05	0.06	0.08	0.1
TEMED	0.001	0.002	0.003	0.004	0.005	0.006	0.008	0.01

（6）在浓缩胶聚合的同时，将样品与样品缓冲液混合，100℃加热5分钟。

1×SDS样品缓冲液：

50mmol/L Tris-HCl（pH6.8）

100mmol/L 二硫苏糖醇（DTT）

2% SDS（电泳极）

0.1%溴酚蓝

10%甘油

（7）浓缩胶凝结后，取出梳子，用去离子水冲洗梳孔，将凝胶固定于电泳装置上，上下槽各加入1×电泳缓冲液，设法排除凝胶底部两玻璃板之间的气泡。

（8）按次序上样，每孔加入15~20μl 变性样品，专门有一孔上已知分子量的标准物。

（9）电泳（注意：正极接下槽）。开始电压为8V/cm，染料前沿进入分离胶后，电压为15V/cm，继续电泳直至溴酚蓝到达分离胶底部，然后关闭电源。

（10）取下凝胶，固定、染色或进行 Western blotting。

用考马斯亮蓝或银染将凝胶染色，请参看有关章节。

二、Western blotting

Western blotting 能从混杂蛋白中检测出特定抗原，或从多克隆抗体中检测出单克隆抗体，还可以将转移到固相膜上的蛋白质进行连续分析，具有蛋白质反应均一性，固相膜保存时间长等特点，因此，该技术被广泛应用于蛋白质研究，它可检测出 1ng 的蛋白抗原。如果分析的样品为未知时，应同时作阳性对照。

（一）按前述方法将细胞裂解

（二）蛋白质的电转移

重氮化纤维素膜（DPT，DDM）、离子交换纸（DEAF-纤维素）、离子尼龙膜等，都可用于蛋白质电转移的固相支持物，但目前最常用的还是硝酸纤维素膜（NC 膜）。它与蛋白质共价结合，其结合与疏水作用有关，结合能力为 $80\mu g/cm^2$。它不用预先活化，对转移物质的生物活性影响较小。可用多种阳离子染料染色，非特异性的显色浅，它来源方便。但转移的小分子蛋白在洗涤过程中易于丢失，应予以注意。

1. 实验方法

（1）剪 6 块 Whatman 3MM 号滤纸和一块硝酸纤维素膜。

注意：①纸的大小应与待转凝胶的大小一样，若纸或膜比凝胶大，在转移过程中会形成短路，影响蛋白质转移；②凝胶的聚丙烯酰胺浓度在 10%～15%；③在转膜过程中应戴一次性手套，因为皮肤上的油和分泌物会影响蛋白质从凝胶转移到膜上。

（2）将剪好的 3MM 滤纸及纤维素膜在转移缓冲液中浸泡 3～5min。

转移缓冲液：

48mmol/L Tris-HCl

39mmol/L 甘氨酸

0.037% SDS

配制 1000ml 转移缓冲液（pH8.3）：

甘氨酸	2.9g
Tris-HCl	5.8g
SDS	0.37g
加水至	1000ml

2．转移过程

（1）将塑料支架放在含有转移缓冲液的托盘中，在塑料支架上放一块海绵。

（2）将 3 张 3MM 滤纸对齐放在海绵上，将凝胶放到滤纸上为阴极面，并用电泳缓冲液润湿凝胶，小心地赶走气泡。

（3）将一块剪好的，作了标记的并且湿润了的 NC 膜直接放到胶上，为阳面。驱除所有的气泡，再在它上面依次放上另三张 Whatman 滤纸和一块海绵，驱除所有的气泡，最后用塑料支架夹紧上述各物，放入电转槽内，纤维素膜一侧靠正极，胶一侧靠负极，加入电转缓冲液。电转方向是从负极向正极。

（4）接通电源，按 0.65mA/cm^2 凝胶面积调节电流。转移时间可根据靶蛋白分子量的大小来定，蛋白质分子量小，则需时短，分子量大则需时长。

（5）转移结束后，取出塑料支架，依次去掉各层，将凝胶用考马斯亮蓝染色，检查转移效果。将 NC 膜置于丽春红 S 中染色 5min，再在水中漂洗 2min 脱色，标出标准蛋白的位置，再在水里漂洗 10min，将颜色完全脱掉。

配丽春红 S 10×贮液：

丽春红 S	2g
三氯乙酸	30g
磺基水杨酸	30g
加水至	100ml

用一份上述贮存液加 9 份去离子水即成丽春红 S 使用液，使用后应予以废弃。

（三）封闭

免疫试剂中作为探针的蛋白质（抗体）也能结合到纤维素膜上。Western blotting 的敏感性取决于膜上一些无关蛋白质的潜在结合位点的封闭，以减轻背景的颜色，避免出现假阳性。一般用脱脂奶粉封闭最好，也可用牛血清白蛋白。丽春红 S 可被洗去，其颜色并不影响随后用于检测抗原的显色反应。

将硝酸纤维素膜放在一平皿中，加封闭液（浸过膜即可），室温下轻轻振荡 2～3h。

或是将 NC 膜放入一个可热封的塑料袋中，以 0.1ml/cm^2 加入封闭液，尽可能排除里面的气泡，然后密封，放到杂交仪上室温温育 1～2h。

封闭液：

1%（W/V）脱脂奶粉，溶于 PBS。

0.02% 叠氮钠

为避免高的非特异性背景，可向封闭液中加入 Tween-20 使其终浓度为 0.02%，Tween-20 的存在一般不影响抗体与靶抗原的结合。

（四）靶蛋白与一抗反应

1. 一抗的配制 用封闭液稀释一抗。下列稀释数值可做参考：

多抗：1∶100～1∶5000

培养的杂交瘤细胞上清液：不稀释或稀释为1∶100

小鼠腹水：1∶1000 至 1∶10 000

抗体的稀释度应由预实验决定。

2. 封闭结束后，将 NC 膜放入一塑料袋中，按 $0.1ml/cm^2$ 加入一抗溶液，去除袋内气泡，封好袋口，4℃下轻轻振荡 2h 或过夜。

室温下延长温育时间可增加靶蛋白的检出率，但同时也增加了非特异性结合的背景。

3. 剪开塑料袋，弃去反应液，用 PBS 洗 2 次，每次 10min。

（五）与二抗反应 一般地，二抗（抗免疫球蛋白抗体或蛋白质 A）为酶标抗体，如辣根过氧化物酶标抗体或碱性磷酸酶标抗体。

1. 去除 NC 膜上的磷酸及叠氮钠 将膜从 PBS 中转入 150mmol/L NaCl，50mmol/L Tris-HCl（pH7.5）的溶液中，室温下轻轻振荡 10min。

2. 配二抗溶液 将酶标抗体用下述溶液稀释：

1%（W/V）去脂奶粉

150mmol/L NaCl

50mmol/L Tris-HCl（pH7.5）

二抗的稀释度为 1∶200～1∶2000

将 NC 膜放入另一塑料袋中，以 $0.1ml/cm^2$ 加二抗溶液，封好袋口，室温振荡 1h。

3. 反应（后）取出 NC 膜于 150mmol/L NaCl，50mmol/L，Tris-HCl（pH7.5）溶液中冲洗 3～5 次，每次 10min。

（六）显色

1. 辣根过氧化物酶

（1）称取 6mg 二氨基联苯胺溶于 9ml 0.01mol/L Tris-HCl（pH7.6）中，加 1ml 0.3%（W/V）的 $NiCl_2$ 或 $CoCl_2$。此液需现用现配。

（2）过滤去除沉淀。

（3）加入 $10\mu l$ 30% H_2O_2，混匀，将溶液置于一平皿中。

（4）将膜放入平皿，室温下摇动显色。由于使用辣根过氧化物酶，不可能完全排除背景颜色，因此须十分小心地观察反应，一旦出现清晰的特异性条带，并达到所需深度（1～3min）时，立刻用水洗膜，然后将膜转入 PBS 中。辣根过氧化物酶显色的条带在阳光下几小时就会退色。

（5）照相。

2. 碱性磷酸酶

（1）溶液配制

将 0.5g NBT（四唑氮蓝 nitroblue tetrazolium）溶于 10ml 70% 的二甲基甲酰胺。

将 0.5g BCIP（5-bromo-4-chloro-3-indoxyl phosphate）溶于 10ml 100% 二甲基甲酰胺中。

碱性磷酸酶缓冲液：

100mmol/L NaCl

5mmol/L $MgCl_2$

100mmol/L Tris-HCl（pH9.5）

（2）将 $66\mu l$ NBT 加入 10ml 碱性磷酸酶缓冲液，充分混匀，再加 $33\mu l$ BCIP 液，混匀，此生色底物混合液需在 30min 内使用。

（3）将膜置于上述显色液中，室温下轻轻晃动

（4）当条带达到所需深度（～20min）时，将膜转入 $200\mu l$ 0.5mol/L EDTA（pH8.0）和 50ml PBS 溶

液中。

（5）照相。

三、免疫荧光抗体法检测表达蛋白

此方法方便易行，适用于蛋白质的定性研究，并可用于测定膜蛋白。

（一）操作过程

PBS 溶液配制：

NaCl	8g
KCl	0.2g
Na₂HPO₄	1.15g
KH₂PO₄	0.24g
加水至	1000ml

$$\begin{array}{ll} \text{NaCl} & 8\text{g} \\ \text{KCl} & 0.2\text{g} \\ \text{Na}_2\text{HPO}_4 & 1.15\text{g} \\ \text{KH}_2\text{PO}_4 & 0.24\text{g} \\ \text{加水至} & 1000\text{ml} \end{array}$$

1. 在 75% 乙醇溶液中，将适当大小的干净盖玻片浸泡 1h，取出后于酒精灯上烤干，再用 DMEM 漂洗数次，放入 35×10mm 规格的细胞培养皿内，把待测细胞株接种入该平皿。

2. 待细胞在盖玻片上长满后，取出玻片，用 PISS 洗 3 次，每次 3min。

3. 把盖玻片浸入丙酮内固定 3~5min，PBS 洗 3 次。

4. 细胞与一抗反应 用被检蛋白质的单克隆抗体或多克隆抗体作一抗，用量由预实验决定。在 Parafilm 膜上加 30~50μl 稀释的一抗溶液，将盖玻片有细胞的一面向下盖在一抗上，密封于一定湿度的小盒中，37℃孵箱孵育 1h，PBS 洗 3 次，每次 3min。

5. 与二抗反应 葡萄球菌 proteinA-FITC 或相应荧光素抗鼠 Ig 标记均可做二抗。稀释度以 1∶100~1000 比较合适。操作与 4 相同。37℃孵育 1h，PBS 洗 3 次，每次 5min。

6. 用 60% 的甘油将盖玻片封在载玻片上，立刻用荧光显微镜观察，照相。

（二）注意事项

1. 细胞的固定可用丙酮或丙酮/甲醇（V/V = 1/1）。用丙酮固定时，细胞缩为圆形。荧光染色在细胞质里，细胞核不被荧光染色；当用丙酮/甲醇固定时，细胞维持原状，但有时核仁也有染色，这也许是非特异性吸附，因此，一般用丙酮固定效果好一些。

2. 应做一些对照实验，以确保实验的可靠性。阴性对照可采用与一抗无关的抗体，去掉一抗，将被检细胞改用未经转染的正常宿主细胞。

3. 荧光素在自然光下易退色，所以，实验结果要立刻观察、照相，可将玻片包在黑纸内保存，置 4℃冰箱，可保存 1 周左右。

四、免疫沉淀法检测表达蛋白

免疫沉淀法可用于检测并定量分析多种蛋白质混合物中的靶抗原，它很敏感，可检测出 100pg 的放射性标记蛋白。当与 SDS-PAGE 并用时，它能用于研究外源基因在原核和真核宿主细胞中的表达情况。

（一）靶蛋白的放射性标记

在这一步中，细胞在加入放射性标记的氨基酸培养基中培养，从而对外源基因表达为蛋白时进行标记。通常用 ^{35}S-蛋氨酸或者 ^{3}H-亮氨酸作为标记的氨基酸。对于一些在期望了解蛋白产物中含有特殊氨基酸的情况，可能会用另一些标记物，如，在测定胶原蛋白的合成时，用 ^{3}H-脯氨酸。还有的文献中报道，用 ^{35}S-半胱氨酸或 ^{35}S 蛋氨酸。

由于培养基中蛋氨酸和半胱氨酸的浓度高，为了增加同位素标记氨基酸的参入率，在使用后一种情况标记时，可将培养基中的蛋氨酸去除，或同时去除蛋氨酸和半胱氨酸。同位素标记的强度由蛋白的合成速度和其氨基酸的组成，以及该蛋白质的代谢速度决定。

操作过程：

1. 悬浮培养的细胞，应该培养 $(5\sim10)\times10^{6}$ 细胞/ml，对于贴壁细胞，每瓶或待测样品应含有 $(5\sim10)\times10^{5}$ 细胞。

2. 弃去培养液，用不含蛋氨酸和血清的培养基（Med-AA）洗细胞 2 次。

3. 在不含蛋氨酸的培养基中 37℃ 培养 20min 以耗尽细胞内的含硫氨基酸。

4. 吸去上述培养基，立刻换含适量 ^{35}S-蛋氨酸的培养基，按所需时间于 37℃ 培养。

在短期标记（小于 1h）时，为增加同位素标记氨基酸的浓度，应使培养基的体积尽可能小，如表 1-10-8。

每隔 15min 轻轻摇动一下培养皿，以免细胞干燥。

当进行较长时间的标记（大于 6h）时，培养基中的所有放射性核素标记氨基酸都将耗尽，因此，有必要补充相应的非核素标记氨基酸来保持细胞的正常生长。一般加 1/10 体积的完全培养基即可。

表 1-10-8 培养基体积

培养基体积	培养皿大小（mm）
1.0ml	90
150μl	60
100μl	35

5. 将含有同位素的培养基吸去。若只检测细胞内抗原，就弃去含同位素的培养基；若检测分泌型蛋白质，就留下培养基进行免疫沉淀。

6. 用预冷的 PBS 洗细胞 2 次，尽可能将残留的 PBS 吸净，然后进行细胞裂解。

（二）裂解细胞

可按本节一、"样品的制备"方法操作。

在不清楚被检蛋白质的情况下，可以用以下两种裂解缓冲液：

（1）50mmol/L Tris-HCl（pH8.0）

150mmol/L NaCl

0.02% 叠氮钠

0.1% SDS

100μg/ml PMSF

1μg/ml aprotinin

1% NP-40

（2）50mmol/L Tris-HCl（pH 8.0）

150mmol/L NaCl

0.02% 叠氮钠

100μg/ml PMSF

1μg/ml aprotinin

1% Triton X-100 或 1% NP-40

另外，还有两种缓冲液，供参考：

（1）50mmol/L Hepes

500mmol/L NaCl

1% NP 40

1μg/ml aprotinin

100μg/ml PMSF

（2）50mmol/L Hepes（pH 7.0）

1% NP-40

1μg/ml aprotinin

100μg/ml PMSF

操作过程

1. 将裂解缓冲液加入培养皿，冰浴 20min。

培养皿大小（mm）	裂解缓冲液体积（ml）
90	1.0
60	0.5

30	0.25

2. 用橡皮刮子刮下培养皿中的细胞，将裂解缓冲液及细胞碎片吸入一个预冷的微量离心管。

3. 4℃10 000×g 离心 2min。

4. 将上清液吸入一新的离心管，于 4℃或 −70℃保存。

注意：①PMSF（一种蛋白酶抑制剂）对呼吸道黏膜、眼睛及皮肤等极具毒性，如果被吸入或接触到皮肤，应立刻用水冲洗。由于 PMSF 在水溶液中不稳定，因此裂解缓冲液应在临用前再加入。配成 17.4mg/ml 异丙醇的 PMSF 贮备液，−20℃保存；②以上步骤均应在冰浴下进行，以避免蛋白抑制剂失活而导致蛋白质的降解。

（二）抗原 − 抗体复合物的形成及收集

1. 用偶联葡萄球菌蛋白 A 的 Sepharose（SPA-Sepharose）吸附抗靶蛋白的特异抗体。这种方法结果清晰，但成本高。用这种方法，SPA-Sepharose 与无关蛋白质几乎不发生非特异性吸附，但所需抗体有种系特异性。

2. 用经热致死并由甲醛固定的金黄色葡萄球菌细胞进行抗体吸附的方法背景高，但较前一种方法经济。

3. 用抗被检蛋白抗体的抗体吸附　它用于①一抗的 FC 不能被葡萄球菌蛋白质 A 识别；②对被检蛋白进行定量分析。

4. 操作过程

（1）把上述细胞裂解液等分为两份，分别置于微量离心管中，各加入 NET-gel 缓冲液调节体积至 0.5ml，向其中一管加入待检蛋白的特异抗体，向另一管加入对照抗体。0℃轻摇 1h。

NET-gel buffer：

50mmol/L Tris-HCl（pH7.5）

150mmol/L NaCl

0.1% NP-40

1mmol/L EDTA（pH 8.0）

0.25% 白明胶

0.02% 叠氮钠

抗体的用量由抗原浓度和抗体的效价决定。一般对转染的哺乳动物细胞提取液进行免疫沉淀时，需 0.5～5μl 多克隆抗血清或 5～100μl 杂交瘤组织培养液或 0.1～1.0μl 腹水。若抗体过量使用，则增加非特异性背景。

用 NET-gel 缓冲液稀释细胞抽提液，可降低非特异性背景，但表面活性剂浓度过高则会使蛋白质部分变性或降解。

（2）如果被检蛋白的抗体不能有效地与蛋白质 A 结合，可适当增加抗免疫球蛋白抗体，并继续在 0℃下轻轻摇动 1h。

（3）向抗原 − 抗体混合物中加入蛋白质 A-Sepharose，于 4℃下轻摇 1h。SPA-Sepharose 的量应由预实验决定，一般地，1ml 包装的已膨胀的 SPA-Sepharose 至少能结合 20mg 的 IgG，1ml 标准的 10% 悬浮的金黄色葡萄球菌细胞能结合 1mg 免疫球蛋白。

（4）4℃10 000×g 离心 1min，去上清，加 1ml 洗涤 buffer 将 Sepharose 重悬，共洗 3 次，前两次用 RI-PA 缓冲液洗，最后一次用 10mmol/L Tris-HCl（pH7.5）0.1% NP-40 洗。

RIPA：

50mmol/L Tris-HCl（pH7.5）

150mmol/L NaCl

1% NP-40

0.5% 去氧胆酸钠

0.1% SDS

（5）4℃振荡 20min，10000×g 离心，弃上清。

（6）将 30μl 1×SDS gel-Loading 缓冲液加入沉淀。

1×SDS gel-Loading 缓冲液：

50mmol/L Tris-HCl（pH6.8）

100mmol/L dithiothreitol，DTT

2% SDS

1%溴酚蓝

10%甘油

（7）100℃加热 3 分钟，10 000×g 离心沉淀 A 蛋白-Sepharose，将上清液收集入一新离心管。

（8）标记蛋白质的放射自显影分析。

将上清液进行 SDS-PAGE 电泳；干胶；压片；放射自显影。（请参见有关章节）。

（李红卓　黄秉仁）

参 考 文 献

1. 吴乃虎. 基因工程原理. 北京：高等教育出版社，1989
2. 卢圣栋，等. 现代分子生物学技术. 北京：高等教育出版社，1993
3. 马先勇，姚开泰. 同源重组技术研究进展. 生物工程进展. 1996，16（3）：16 – 23
4. Butler M. Mammalian Cell Biotechnology. Oxford University Press，1991
5. Cheremismoff N，et al. Biotechnology-Current Progress. Published in the Western Hemisphere by Technomic Publishing Company Inc，1991
6. Sambrook J，et al. Molecular cloning，A Laboratory Manual. 2nd ed，Cold Spring Harbor Laboratory Press，1989

第十一章　工程菌生产的蛋白质的复性与纯化

许多真核蛋白的基因在大肠杆菌中表达时，其产物以一种非活性的、不溶于水的包涵体形式存在，包涵体中除含有非活性形式的重组蛋白外，还含有一些质粒 DNA、RNA、RNA 聚合酶及其他菌体蛋白。通过破菌和回收包涵体，往往能去除大部分菌体蛋白，但包涵体中的重组蛋白是以非活性形式存在的，必须经过变性和复性及进一步的纯化才能得到高纯度的活性蛋白。

第一节　包涵体的制备和溶解

包涵体密度较大，经菌体破碎和离心分离即可与大部分菌体蛋白分离，破菌常用的方法为超声波破菌法，为了避免破菌过程中，菌液温度升高，一般应在冰浴中进行；破菌需要的时间随超声仪功率、菌液量、菌液浓度不同而不同，可通过取样镜检来确定破菌的程度。离心分离包涵体时的离心力不宜过大，时间不宜过长，以电泳检测上清中基本不含重组蛋白即可，以减少沉淀中菌体细胞膜碎片、核糖体等的量，提高粗制包涵体的纯度。粗制包涵体用低浓度的变性剂（如 1～4mol/L 的尿素，0.5～2mol/L 的盐酸胍）和去污剂（如 1% Triton X-100、Tween 20、80 等）洗涤，可去除一些附着在包涵体表面的脂类和杂蛋白。

包涵体溶解过程一般应包括包涵体蛋白的变性和错配二硫键的还原，包涵体蛋白变性常用的变性剂有 4～6mol/L 盐酸胍、6～8mol/L 的尿素，以及一些去污剂如 1%～2%的 SDS、脱氧胆酸盐等。还原剂有 DTT、2-巯基乙醇等。

1. 材料和仪器

TE1 缓冲液：Tris-HCl 10mmol/L，pH7.0，EDTA 1mmol/L

TE2 溶液：1% TritonX-100（V/V），Tris-HCl 10mmol/L，pH7.0，EDTA 1mmol/L

TE3 溶液：尿素 2mol/L，Tris-HCl 10mmol/L，pH7.0，EDTA 1mmol/L

变性液：尿素 8mol/L，Tris-HCl 10mmol/L，pH8.0，DTT 10mmol/L

超声破菌仪

低温高速离心机

2. 操作步骤（以 30g 湿菌为例）

（1）称取 30g 湿菌，置于 500ml 烧杯中，加 300ml TE1 缓冲液，加入搅拌子搅拌 20 分钟，使菌体分散均匀。

（2）将上述烧杯置于冰浴，用超声破菌仪超声破菌 20～40 次（30 秒/次，间隔 30 秒），每隔 10 次取样涂片作革兰染色，显微镜油镜下检查，当每个视野内未破菌≤2 个时，超声破菌结束。

（3）将破菌液转移至 500ml 离心管，在低温高速离心机上（如 Backman JA-2 型离心机配 JA-10 离心头），以 7000r/min，4℃离心 20 分钟，弃上清。

（4）在沉淀中加入 300ml TE2 溶液，加入搅拌子搅拌 30 分钟。取出搅拌子，将装有悬浊液的离心管在低温高速离心机上，以 7000r/min，4℃离心 20 分钟，弃上清。

（5）在沉淀中加入 300ml TE3 溶液，加入搅拌子搅拌 30 分钟。取出搅拌子，将装有悬浊液的离心管在低温高速离心机上，以 7000r/min，4℃离心 20 分钟，弃上清。

（6）在沉淀中加入 150ml 变性液，加入搅拌子搅拌溶解 2 小时。取出搅拌子，将装有悬浊液的离心管在低温高速离心机上，以 8000r/min，4℃离心 30 分钟，上清移至一个 500ml 烧杯中。

不同包涵体的大小和密度并不相同，因而离心分离时的转速和时间，应通过实验确定，以分离的上清经电泳分析基本不含目标蛋白即可，不宜使用过高的转速和过长的时间，以使一些细胞膜碎片留在上清中，从而提高包涵体的纯度。对包涵体的洗涤步骤（4）和（5）是可选的，且 TritonX-100 和尿素的浓度，应通过实验确定。蛋白变性用的变性剂可以是 6～10mol/L 尿素，也可是 4～6mol/L 的盐酸胍，应通过实验确定。

第二节　变性蛋白质的纯化

从包涵体中制备的变性蛋白中，除重组蛋白外还有一些宿主蛋白、核酸等。这些成分有时会影响重组蛋白的复性，因而可在复性前先对变性液进行纯化。纯化的方法主要有凝胶过滤层析法、离子交换层析法等。凝胶过滤层析法是变性蛋白纯化最常用的方法，它适合于各种变性剂和去污剂变性蛋白的纯化，而且，由于从包涵体制备的变性液蛋白浓度较高，也适合于凝胶过滤层析。

1. 仪器和材料

中压液相色谱仪

凝胶色谱柱（Supdex200 Φ 5.0cm×120cm 或其他凝胶柱）

变性蛋白：（含目的蛋白 5～10mg/ml，8mol/L 尿素，10mmol/LDTT，10mmol/L Tris-HCl pH8.0）

流动相：（8mol/L 尿素，1mmol/LDTT，10mmol/L Tris-HCl pH8.0）

2. 操作步骤

（1）将层析仪的 A 通道进液口放入装有 8L 流动相的试剂瓶中。

（2）将进样阀转至"inject"状态。使进样环和通道一起冲洗和平衡。

（3）冲洗 A 通道。

（4）接入 Supdex200 Φ 5.0cm×120cm 柱。

（5）A100%，流速 9ml/min 平衡 Supdex200 Φ 5.0cm×120cm 凝胶层析柱 5 小时以上，待检测器输出信号基线平稳（用于平衡柱的流动相一般与溶解包涵体的变性液基本相同，以免变性蛋白因变性剂的浓度或种类的改变而发生沉淀）。

（6）进样阀转至"load"状态，用注射器将 25ml 变性蛋白注入进样环，将进样阀转至"inject"状态。

（7）用流动相以流速 9ml/min 洗脱。

（8）进样后 1.5 小时开始，用分步收集仪，20ml/管收集洗脱液。

（9）取各洗脱峰对应的收集管样品 50μl/管，SDS-PAGE 分析。

（10）将含重组蛋白纯度较高的收集管的收集液合并，用于复性。

凝胶过滤层析时，进样体积一般为柱床体积的 0.5%~2%，最多不超过 5%。如果流动相为含高浓度盐酸胍的变性液，由于盐酸胍会与 SDS 反应产生沉淀，那么，步骤（9）的样品在作 SDS-PAGE 分析前应先对缓冲液透析，有些样品在透析时会发生沉淀，应将沉淀重悬后，取悬浊液用 SDS-PAGE 样品缓冲液溶解后作 SDS-PAGE 分析。

第三节　蛋白质复性

一、影响蛋白复性的因素

蛋白复性过程主要包括肽链折叠和分子内二硫键的氧化，这是两个相互影响的过程，适当折叠的肽链常常有利于正确二硫键的形成，同时，正确的二硫键有利于折叠产物的稳定。

（一）肽链折叠的条件

变性蛋白在变性剂去除或浓度降低后，就会自发地从变性时的热力学不稳定状态向热力学稳定状态转变。这一过程是一复杂的过程，其主要过程包括：变性剂去除或降低后，变性蛋白从伸展态迅速卷曲形成第一中间态，也称为融球态（MG）的形式，在这种状态，蛋白的疏水基团处于蛋白的表面，然后融球态蛋白表面的疏水性残基向蛋白内部折叠形成疏水核心，即转变为第二中间态，并进一步折叠形成天然态，这一过程相对缓慢，MG 由于其表面的疏水性，在分子间碰撞中易于发生分子间可逆的暂时性缔合，形成二聚体，二聚体进一步缔合就会形成多聚体，最终形成沉淀。因而这一步往往是影响一些蛋白复性回收率的关键。影响复性时 MG 缔合和沉淀形成的主要因素有：蛋白浓度、变性剂浓度、复性方法等。

分子间的缔合与 MG 向第二中间态转变不同，后者主要是一级反应，其速度与蛋白浓度关系不大，而前者是多级反应，其反应速度往往随蛋白浓度的增加而加快，因而在变性蛋白复性工作中降低蛋白浓度往往能提高复性效果。但实际上过低的蛋白浓度又会给后续纯化工作造成困难。因而应通过实验选择适当的蛋白浓度，这一浓度通常为 0.01~0.2mg/ml。

复性一般都是在水溶液中进行的，用稀释、透析等方法降低变性剂和还原剂的浓度，并加入适当的巯基氧化剂（这部分内容在后面讨论），变性蛋白就会自然复性，为了减少沉淀和聚体，往往需要在复性体系中保留低浓度的变性剂（通常是 2~3mol/L 的尿素或 0.5~1mol/L 的盐酸胍），对有些蛋白用逐步降低变性剂浓度的方法，以稳定复性中间体，有利于减少沉淀的产生。在有些蛋白的复性体系中加入一些高分子聚合物（如 PEG 等）、低浓度的表面活性剂（如 Tween、Triton、SDS 等）能提高复性率。这些化合物可能是通过与融球态中间体的疏水基团结合，减少这些中间体的疏水性，从而减少了分子间的缔合和沉淀的形成。另外，变性蛋白在固相复性有时也能减少分子间的缔合和沉淀的形成，固相复性是这样进行的，先将变性蛋白通过共价键、离子键等固定在固相介质上，然后降低变性剂浓度和加入巯基氧化剂，促使变性蛋白复性，然后将复性蛋白从固相介质上洗脱。由于蛋白分子固定在介质上，从而减少了分子间的碰撞和缔合。

分子伴侣是包括在热休克蛋白中的一类蛋白质，由于它们在体内能促进其他蛋白质的"组装"，但不参与其终产物的形成而得名，它在体外能促进蛋白的复性，但其作用机制还不完全清楚。

（二）巯基氧化的条件

多数蛋白中含有分子内二硫键，正确的分子内二硫键对稳定蛋白构型，维持其生物活性有着重要的作用。但由于大肠杆菌内相对还原的环境，以包涵体形式表达的产物主要是以还原形式存在的，未能形成正确的分子内二硫键。因而通过巯基氧化形成正确的分子内二硫键是这类蛋白复性的一个重要步骤。巯基氧化是一个复杂的过程，它包括一系列的巯基配对和断开的"寻找"，最后完成使蛋白处于稳定态的正确巯基配对的过程。因而巯基氧化条件应即有利于二硫键的形成又有利于巯基配对和断开的"寻找"过程。巯基氧化方法有空气氧化、氧化还原剂介导的二硫键氧化等。

空气氧化：直接将还原蛋白置于空气中或对蛋白溶液鼓空气，空气中的 O_2 直接作为电子受体，使半胱氨酸残基氧化形成二硫键。在体系中加入微量的（10^{-6}mol/L）Cu^{2+} 或其他金属离子可加速空气氧化的速度。这种氧化方法的优点是成本低，缺点是缺乏能控制反应速度的方法。

氧化还原剂介导的二硫键氧化：最常用的氧化还原剂是氧化型谷胱甘肽和还原型谷胱甘肽，两者的比例一般在 1∶10 至 5∶5，浓度一般为 1mmol/L。谷胱甘肽氧化法已被广泛用于还原蛋白的氧化复性，这种方法的优点在于其氧化条件比较温和，通过控制氧化型和还原型谷胱甘肽的比例能较好地控制氧化复性的速度。其缺点在于谷胱甘肽价格较高，用于大规模生产时会提高产品生产成本。

二、蛋白复性方法

（一）稀释复性

稀释复性是通过用缓冲液或含低浓度变性剂的溶液稀释蛋白变性液，使蛋白变性液中变性剂的浓度下降，以促进变性蛋白肽链的折叠。稀释的方法有一步稀释、分步稀释和连续稀释等。在稀释的同时，在稀释液中加入谷胱甘肽、Cu^{2+} 等巯基氧化剂，以促进二硫键的形成。一步稀释是在复性开始时将变性液用缓冲液或含低浓度变性剂的溶液快速稀释，使变性剂浓度和蛋白浓度一步降至较低浓度，其特点是操作简单，且复性开始时蛋白浓度已降至较低，有利于降低复性中间体的浓度，但由于变性剂浓度迅速降低，不利于复性中间体的稳定，因而有时反而易产生沉淀；分步稀释和连续稀释则是将变性液用缓冲液或含低浓度变性剂的溶液逐步稀释，以使变性剂浓度和蛋白浓度逐步降低，随着变性剂浓度的逐步降低，蛋白逐步复性，复性中间体存在于较高浓度变性剂溶液中，有利于稳定中间体，但由于蛋白浓度也是逐步降低的，在复性开始时，蛋白的浓度还较高，易于产生中间体缔合。对不同蛋白的复性采用何种稀释方法应由实验确定。

（二）透析复性

透析复性是先用不含重组蛋白的变性液将重组蛋白变性液中的蛋白浓度稀释到较低浓度（如 0.01～0.2mg/ml），而变性剂浓度不变，然后将稀释后的蛋白变性液装入透析袋中，用含低浓度变性剂和巯基氧化剂的复性液透析，以逐步降低变性剂浓度，并在巯基氧化剂存在条件下逐步复性，这种方法避免了一步稀释复性时变性剂浓度变化过快及分步稀释和连续稀释时，初始蛋白浓度较高的问题。这种方法的缺点是规模放大较困难。

1. 材料

变性蛋白溶液 5ml：含 6mol/L 盐酸胍，10mmol/LDTT，20mmol/L Tris-HCl，pH8.0，蛋白浓度约 5mg/ml

稀释用变性液：6mol/L 盐酸胍，20mmol/L Tris-HCl，pH8.0

复性液：0.6mol/L 盐酸胍，0.1mmol/L 氧化型谷胱甘肽，0.9mmol/L 还原型谷胱甘肽，20mmol/L Tris-HCl，pH8.0

透析袋：截留分子量为 3000Da

2. 操作步骤

（1）将 5ml 变性蛋白溶液加入到 245ml 稀释用变性液中，搅拌混合。

（2）稀释后的变性蛋白溶液装入预先处理过的三只 φ25mm×300mm 透析袋中，两端用透析袋夹夹紧。

（3）将透析袋放入一只装有 5L 复性液的烧杯中，4℃，搅拌透析 5 小时。

（4）将透析袋取出，放入另一装有 5L 复性液的烧杯中，4℃，搅拌透析 10～15 小时。

（5）将透析袋取出放入另一装有 5LTE 缓冲液的烧杯中，4℃，搅拌透析 10～15 小时

（6）将透析袋中溶液合并。

（7）用低温高速离心机，以 10 000r/min 的转速，4℃离心 30 分钟。

（8）上清用 0.45μm 的微孔滤膜过滤。滤液即可用于纯化重组蛋白了。

若变性蛋白浓度未知，应先测定其蛋白浓度，然后再作稀释。一般把变性蛋白溶液中的蛋白浓度稀释至 0.01 ~ 0.2mg/ml，蛋白浓度越低，复性回收率往往越高，但蛋白浓度越低，后续纯化工作就越困难，因而，需通过实验确定合适的蛋白浓度。步骤 3 透析时，也可采用分步透析的方法，即先用盐酸胍浓度较高的复性液透析，再用盐酸胍浓度较低的复性液透析。

第四节　蛋白质复性的检测方法

蛋白复性程度的检测是蛋白复性方法和复性条件优化的重要依据，常用的蛋白复性检测方法有反相高压液相色谱法、凝胶高压液相色谱法和活性测定法等。蛋白的生物活性是蛋白复性的重要标志，因而活性测定常用作最终复性效果的判据，活性测定方法一般是针对特定蛋白建立的，常用的有细胞测活法（用于一些细胞因子类蛋白）、酶活测定（用于一些酶类）等。细胞测活法，由于需对蛋白进行多次倍比稀释，且测定时间一般较长，未复性蛋白在这一过程中可能进行进一步的复性，因而一般不用于蛋白复性过程的研究。反相高压液相色谱法和凝胶高压液相色谱法，分析速度快，常用于蛋白复性过程的分析，用于检测复性速度和判断复性终点。其中反相高压液相色谱法是利用不同构型蛋白的疏水性不同，在反相色谱柱上会有不同的保留时间，从而分析蛋白不同复性状态的含量，常用于二硫键氧化程度的分析。凝胶高压液相色谱法根据不同构型的蛋白的水化半径不同，在凝胶色谱柱上有不同的保留时间，从而分析蛋白不同复性状态的含量，常用于肽链折叠程度的分析。

一、反相高压液相色谱法

1. 仪器和材料

高效液相色谱仪（HP1050 或其他分析用高效液相色谱仪）

配紫外检测器

C8φ4.0mm×250mm 反相色谱柱（也可用 C18 色谱柱）

流动相 A：0.1% TFA + 超纯水

流动相 B：0.1% TFA + 乙腈。

2. 目标蛋白标准品：0.01mg/ml、0.03mg/ml、0.06mg/ml、0.1mg/ml

操作步骤

（1）在高效液相色谱仪的 A、B 通道，分别放流动相 A 和流动相 B。

（2）冲洗 A、B 通道。

（3）开紫外检测器，设定检测波长为 280nm。

（4）以 100% A，0.5ml/min 的流速平衡柱，至基线平稳。

（5）设定洗脱程序：0min，100% A，0% B，5min，100% A，0% B，65min，10% A，90% B。

（6）进 20μl 0.1mg/ml 目标蛋白标准品，启动洗脱程序。测定标准蛋白（天然态）的保留时间，和峰面积。

（7）同步骤（6），分别测定 0.06mg/ml、0.03mg/ml、0.01mg/ml 目标蛋白标准品的峰面积。

（8）以蛋白浓度对峰面积作标准曲线。

（9）不同复性时间的复性蛋白样品用 0.45μm 滤膜过滤后，取 20μl 进样，启动洗脱程序。测定其天然态的峰面积，代入标准曲线计算复性蛋白含量，并除以复性初期加入复性体系的目标蛋白含量，计算复性率。

如果目标蛋白标准品难以得到，那么标准曲线可用其他已知浓度的蛋白做，并通过收集步骤（9）的各洗脱峰样品冻干后进行 SDS-PAGE 分析和活性测定及在反相高压液相色谱中复性蛋白的保留时间一般早于变性蛋白的保留时间这一规律来初步判段哪个峰是复性的目标蛋白峰。从而估算复性率。

二、凝胶高压液相色谱法

1. 仪器和材料

高效液相色谱仪（HP1050 或其他分析用高效液相色谱仪）

配紫外检测器

TSK2000 色谱柱（也可用其他相似的凝胶色谱柱）

流动相 A：20mmol/LPB，pH7.0，0.6mol/L 盐酸胍

目标蛋白标准品：0.01mg/ml、0.03mg/ml、0.06mg/ml、0.1mg/ml

2. 操作步骤

（1）在高效液相色谱仪的 A 通道，放流动相 A。

（2）冲洗 A 通道。

（3）开紫外检测器，设定检测波长为 280nm。

（4）以 100％A，0.5ml/min 的流速平衡柱，至基线平稳。

（5）设定洗脱程序：100％A，45 分钟。

（6）进 20μl 0.1mg/ml 目标蛋白标准品，启动洗脱程序。测定标准蛋白（天然态）的保留时间和峰面积。

（7）同步骤（6），分别测定 0.06mg/ml、0.03mg/ml、0.01mg/ml 目标蛋白标准品的峰面积。

（8）以蛋白浓度对峰面积作标准曲线。

（9）不同复性时间的复性蛋白样品用 0.45μm 滤膜过滤后，取 20μl 进样，启动洗脱程序。测定其天然态的峰面积，代入标准曲线计算复性蛋白含量，并除以复性初期加入复性体系的目标蛋白含量，计算复性率。

如果目标蛋白标准品难以得到，那么标准曲线可用其他已知浓度的蛋白测定，并通过收集步骤（9）的各洗脱峰样品冻干后进行 SDS-PAGE 分析和活性测定及根据在凝胶高压液相色谱中复性蛋白的保留时间一般晚于变性蛋白的保留时间这一规律来初步判断哪个峰是复性的目标蛋白峰；从而估算复性率。

三、细胞测活法

一些细胞因子的活性常用细胞测活法测定，即在对该因子的敏感的细胞株（如 IL-2 的 CTLL 细胞；GM-CSF 的 TF1 等）的培养液中加入细胞因子后，细胞会受到刺激而生长。测定细胞的生长即可测定因子的生物活性。测定细胞生长的方法有 MTT 法、^{3}H 掺入法等。其中 MTT 法由于操作简单，不使用同位素等优点，而被大量使用。该方法是利用细胞线粒体中的脱氢酶（比如琥珀酸脱氢酶、心肌黄酶）可以将四甲基偶氮唑盐 MTT 的唑环打开，生成蓝色的产物甲䐶（formazan）。并且甲䐶的形成量与活细胞数和功能状态是成比例的。

1. 材料和仪器

细胞

细胞培养液

96 孔细胞培养板

血细胞计数板

MTT 溶液：100mg MTT［3-（4,5-Dimethylthiazol-2-yl)-2,5-diphenytetrazolium bromide］37℃温浴溶解于 20ml 0.01mol/L pH7.4 PBS，过滤除菌置棕色小瓶中，4℃冰箱保存

甲䐶溶解液：20％SDS，0.01mol/L HCl

细胞培养箱

酶标仪

2. 操作步骤

（1）取 1～2 瓶细胞（5～10ml），将细胞悬液置于一支预先灭菌的 50ml 离心管中。

（2）1 000r/min，离心 5 分钟，轻轻倒去上清。

（3）加入 10ml 不含细胞因子的培养液，重悬细胞。

（4）重复步骤（2）、（3）4次。

（5）加入 10ml 不含细胞因子的培养液，重悬细胞，取一滴在血球计数板上计数。

（6）加入适当量的不含细胞因子的培养液，使细胞浓度为（1~5）×10^4 细胞/毫升。

（7）在无菌 96 孔细胞培养板上，每孔加入 100μl 不含细胞因子的培养液。

（8）在 96 孔板第二行的第一孔加 100μl 经适当稀释的样品，混合后，取 100μl 加入第二孔。如此一直稀释到第 12 孔。

（9）用步骤（8）相同的方法在第三和第四行稀释不同的样品。

（10）用步骤（8）相同的方法在第五行稀释标准品。第六行作为阴性对照。

（11）在第一和第八行各孔加入 100μl 不含细胞因子的培养液作为空白。

（12）在第二至第六行各孔加入 100μl 细胞。

（13）将 96 孔板置于 37℃ CO_2 培养箱培养 24~72 小时。

（14）取出 96 孔板，每孔加入 20μl MTT 溶液，将 96 孔板再置于 37℃ CO_2 培养箱培养 4~6 小时。

（15）取出 96 孔板，每孔加入 80μl 甲膳溶解液。37℃ CO_2 培养箱孵育过夜。

（16）以空白孔为吸光度零点，用酶标仪，以波长 570nm 测定各孔的吸光度。

（17）以标准品的活性和吸光度关系的曲线标定样品的活性。

不同细胞株，其测活所用的细胞浓度并不相同，应通过实验确定，一般为（1~5）×10^4 细胞/毫升。加入细胞因子后的培养时间对不同的因子和细胞也是不同的，可通过倒置显微镜观察 96 孔板中的细胞，当阴性对照孔内的细胞大部分已破碎，而标准品的前几孔（阳性孔）内的细胞生长良好时既可。

第五节 蛋白质纯化

一、蛋白质纯化的方法

蛋白质纯化的方法很多，主要有超滤、盐析、等电点沉淀、双水相萃取、液相层析等，其中前 4 种方法分辨率较低，一般用于蛋白的初纯化；而液相层析，由于近年来，针对蛋白纯化工艺的需要，开发了适应各种工艺需要的凝胶，并保持了液相层析分辨率较高的特点，已被广泛用于蛋白纯化的各个工艺步骤。

广泛用于蛋白纯化的液相层析有：离子交换层析、凝胶过滤层析、疏水层析、反相层析、亲和层析等。

（一）离子交换层析：

离子交换层析法是根据在某一 pH 条件下，蛋白分子带电状态的不同来实现蛋白分离的，其所用的层析介质是一类在基架上固定有离子化基团的凝胶，由于不同蛋白所带的电荷不同，所以与这些基团的结合能力也不同，在含不同浓度反离子的溶液中，其被洗脱的速度也不同。影响离子交换层析分离能力的因素主要有：pH、交换基团类型、盐浓度、上样量、柱的塔板数、洗脱梯度和流速等。

蛋白在高于其等电点的溶液中带负电，可被阴离子交换介质吸附，反之，则可被阳离子交换介质吸附，即 pH 的选择和交换基团类型选择是相关的，但 pH 的选择首先应考虑蛋白质的稳定性，蛋白质一般只能在一定的 pH 范围内稳定，若溶液 pH 超出该范围，则往往会引起活性下降，因而蛋白质分离一般只能在这个 pH 范围内。如果蛋白质在 pH 高于和低于其等电点的溶液中均能稳定存在，则应通过实验，根据分离能力来选择 pH 和交换基团类型；离子交换层析要求样品含盐浓度低，以利于被介质吸附，含高浓度盐的样品应先通过透析、稀释或凝胶层析脱盐等方法处理，降低盐浓度后再进行离子交换层析分离；离子交换层析的上样量主要由介质的载量决定，以毫升（或毫克）介质能吸附多少毫克蛋白表示，各公司出售的介质，都有其对某种蛋白（如 BSA）的载量，可供参考，但对特定分离条件下柱的载量和分离效果还应通过实验确定（表 1-11-1）；柱的塔板数主要取决于介质的直径、柱长和装填的均匀度，柱的塔板数越多，其分离能力越强；减缓洗脱梯度，降低流速，也往往能提高分离效果。

表 1-11-1　蛋白质分离中常用的离子交换介质

类　型	离子交换基团	工作 pH	基架	介质举例	厂　家
强阴离子交换凝胶	季铵盐	2～12	交联琼脂糖	Q Sepharose Fast Flow	Pharmacia
弱阴离子交换凝胶	二乙胺基乙基	2～9	交联琼脂糖	DEAE Sepharose Fast Flow	Pharmacia
			纤维素	DE52	Whatman
强阳离子交换凝胶	磺酸基	3～13	交联琼脂糖	SP Sepharose Fast Flow	Pharmacia
弱阳离子交换凝胶	羧甲基	6～13	交联琼脂糖	CM Sepharose Fast Flow	Pharmacia
			纤维素	CM52	Whatman

（二）凝胶过滤层析

凝胶过滤层析是根据蛋白质分子的大小来实现不同蛋白质的分离的，其所用的层析介质是一类具有多孔结构，孔径范围比较集中、粒径也比较均匀的凝胶。层析时，蛋白质样品从柱的上部随流动相向下部运动，分子较大的蛋白不能进入凝胶的孔中，而从介质颗粒之间通过，首先被洗脱；而分子较小的蛋白质能进入凝胶的孔中，其通过的路径比分子较大的蛋白长，因而后被洗脱。影响凝胶过滤层析分离能力的因素主要有：凝胶的孔径、柱的塔板数、上样量、流速等。凝胶过滤常用的介质有 Pharmacia 公司的 Superdex、Sephacryl 系列等，各种介质适用的分离范围见表 1-11-2；柱的塔板数主要由介质颗粒的大小和均匀度、柱长、柱装填的均匀度等因素决定，对于凝胶过滤层析，柱的塔板数是决定柱的分离能力的主要因素之一，因而凝胶过滤层析一般采用颗粒较小、均匀的介质，而且柱较长；凝胶过滤层析上样量主要受上样体积的限制，上样体积过大，分辨率往往会下降，一般上样体积为柱体积的 0.5%～2%，最多不超过 5%（不包括 Sephadex G25 脱盐和换溶剂时，它的上样体积最多可为 30%）；流速过快也会影响分辨率，各种介质一般都有其建议流速，该流速一般是指以低盐浓度的缓冲液为流动相时的流速，当流动相中含高浓度的盐酸胍，尿素等变性剂时，由于流动相黏度较大，应适当降低流速。

表 1-11-2　蛋白质分离中常用的凝胶过滤层析介质（Pharmacia 公司产品）

介质	分离范围（kD）	颗粒大小（μm）	建议流速（cm/h）
Sephadex G25fine	1～5*	20～80	150
Superdex30	<10	24～44	100
Superdex75	3～70	24～44	100
Superdex200	10～600	24～44	100
Sephacryl			
S-100HR	1～10	25～75	20～39
S-200HR	5～250	25～75	20～39
S-300HR	10～1500	25～75	20～39

＊Sephadex25 常用于将蛋白与小分子物质分离，如脱盐、换缓冲液等

（三）反相层析

反相层析是根据蛋白质分子表面疏水性的不同来实现不同蛋白质分离的，其所用的层析介质是一类在基架上固定有疏水配体的凝胶，其疏水配体常用的是 C_4、C_8 和 C_{18} 烷基，配体碳链越长疏水性也越强。水溶液中的蛋白可通过疏水结合被介质吸附，逐渐增加流动相中有机溶剂（如乙腈、甲醇、乙醇等）的含量，可降低流动相的极性，使疏水性弱的蛋白先被洗脱，疏水性强的蛋白后被洗脱。反相层析一般分离能力较强，可用于蛋白的精细纯化，但由于纯化过程使用有机溶剂，有时会影响蛋白的活性。反相层析介质常用的基架为硅胶，可耐几至几十兆帕的压力，因而广泛用于高压层析，但硅胶在碱性溶液中不

稳定，因而分离过程应在酸性环境中进行，常用方法的是在流动相中加入 0.1% 的三氟乙酸。反相层析介质生产厂家较多，但作为蛋白分离用的反相层析介质应选择孔径较大（30nm 或以上）的介质。

（四）疏水层析

疏水层析是近年来发展起来的一种层析方法，是根据蛋白分子表面疏水性的不同来实现不同蛋白的分离的，其所用的层析介质是一类在支持物上固定有疏水配体的凝胶，与反相层析介质不同的是疏水配体的疏水性较弱，且其配体的含量也较少，因而需要在蛋白质溶液中加入一定浓度的盐（如 1～2mol/L 的硫酸铵、硫酸钠等）才能使蛋白被介质吸附（表 1-11-3），当逐渐降低盐浓度后，疏水弱的蛋白先被洗脱，疏水强的蛋白后被洗脱。由于疏水层析洗脱时未使用有机溶剂，从而可避免有机溶剂对蛋白质活性的影响，且其高盐浓度时吸附，低盐浓度时洗脱的特性非常适合与盐析、离子交换层析等纯化步骤衔接。影响疏水层析分离能力的因素主要有：疏水层析介质类型、pH、温度、上样量、柱的塔板数、洗脱梯度和流速等。但疏水介质类型、pH、温度等条件的选择还缺乏理论依据，主要是依靠实验确定。

表 1-11-3　蛋白质分离中常用的疏水层析介质（Pharmacia 公司产品）

介　　质	配　　体	配体含量（μmol/ml）	颗粒大小（μm）
Phenyl Sepharose 6 Fast Flow（high Sub）	苯基	40	45～165
Phenyl Sepharose 6 Fast Flow（low Sub）	苯基	20	45～165
Phenyl Sepharose High Performance	苯基	25	24～44
Octyl Sepharose 4 Fast Flow	正辛烷基	5	45～165
Butyl Sepharose 4 Fast Flow	正丁烷基	6～14	45～165

（五）亲和层析

前四种层析都是利用蛋白的物理化学特性进行分离的，而亲和层析则是利用配基与配体之间的特异性吸附（如抗原－抗体、底物－酶等），即利用蛋白的特异生物活性来进行分离。因而具有很高选择性，但这类层析都是针对特定的蛋白建立起来的，一般没有通用的方法和介质。

二、蛋白质纯化的操作方法

以下以一种重组蛋白（等电点约为 5.9）为例，介绍蛋白质纯化的操作方法。

（一）材料和仪器

中压层析仪：Waters650E，美国 Waters 公司

阴离子交换柱：DEAE Sepharose Fast Flow Φ 1.6cm×15cm

疏水层析柱：Phenyl Sepharose High Performance Φ 2.6cm×15cm

凝胶层析柱：Sephadex G25fine Φ5.0cm×35cm

酸度计

抽滤装置：配 0.45μm 滤膜，抽滤瓶体积为 5L

复性液：含 20mmol/L Tris-HCl，pH8.4，蛋白浓度为 100～150μg/ml，1.5L

TE 缓冲液：Tris-HCl 20mmol/L，pH7.0，使用前抽滤脱气，1L

B 溶液：NaCl 1mol/L，Tris-HCl 20mmol/L，pH7.0 使用前抽滤脱气，1L

C 溶液：Na_2SO_4，Tris-HCl 20mmol/L，pH7.0 使用前抽滤脱气，1L

（二）操作步骤

1. 复性液的初纯化

（1）1.5L 复性液中边搅拌边滴加 1mol/L HCl，并用酸度计测定溶液 pH，至 pH 为 7.0，继续搅拌 30 分钟。

（2）复性液用装有 0.45μm 滤膜的抽滤装置抽滤。

（3）将层析仪的 A 通道进液口放入装有 1L TE 缓冲液的试剂瓶中，将层析仪的 B 通道进液口放入装

有 1L B 溶液的试剂瓶中。

（4）先冲洗 B 通道，再冲洗 A 通道。

（5）开紫外检测器，设定检测波长为 280nm。

（6）接入 DEAE Sepharose Fast Flow Φ1.6cm×20cm 柱。

（7）A 100%，流速 6ml/min 平衡柱 50 分钟。

（8）将 A 通道进液口的 TE 缓冲液换成抽滤后的复性液，以 A 100%，流速 6ml/min 上样，上样后再将 A 通道进液口的溶液换回成 TE 缓冲液。（也可用 C 通道上样，但通道内易残留样品。）

（9）A 100%，流速 2ml/min 冲洗柱 30 分钟。

（10）梯度洗脱：流速 2ml/min，0→60min；A 100%→70%，B 0%→30%

60→70min；A 70%→0%，B 30%→100%

在整个过程中用试管，4ml/管收集洗脱液。

（11）每个收集管取 20μl 样，作 SDS-PAGE 分析，将含目的蛋白，且纯度较高的收集管样品合并，用于进一步纯化。

对一个未知蛋白，可先采用 A 100%→0%，B 0%→100% 的线性梯度洗脱。初步确定目标蛋白洗脱的 NaCl 浓度后，再采用阶段梯度洗脱，以提高分辨率，缩短洗脱时间。

2. 蛋白质的精细纯化

疏水层析：

（1）在蛋白质样品中加入硫酸钠至浓度为 1mol/L。

（2）溶液用装有 0.45μm 滤膜的抽滤装置抽滤。

（3）将层析仪的 A 通道进液口放入装有 1LTE 缓冲液的试剂瓶中，将层析仪的 B 通道进液口放入装有 1LC 溶液的试剂瓶中。

（4）将进样阀转至"inject"状态。使进样环和通道一起冲洗和平衡。

（5）先冲洗 A 通道，再冲洗 B 通道。

（6）接入 Phenyl Sepharose High Performance Φ2.6cm×15cm 柱。

（7）B 100%，流速 4ml/min 平衡柱 60 分钟。

（8）进样阀转至"Load"状态，用注射器将加入硫酸钠的初纯化蛋白溶液注入进样环，将进样阀转至"inject"状态。

（9）B 100%，流速 4ml/min 冲洗柱 30 分钟。

（10）梯度洗脱：流速 4ml/min，0→20min；B 100%→50%，A 0%→50%

20→120min；B 50%→0%，A 50%→0%

在整个过程中用试管，4ml/管收集洗脱液。

（11）每个收集管取 20μl 样，作 SDS-PAGE 分析，将含目的蛋白，且纯度>95% 样品收集管合并。

对一个未知蛋白，可先采用 B 100%→0%，A 0%→100% 的线性梯度洗脱。初步确定目标蛋白洗脱的硫酸钠浓度后，再采用阶段梯度洗脱，以提高分辨率，缩短洗脱时间。

3. 蛋白质脱盐：

（1）将层析仪的 A 通道进液口放入装有 2L 20mmol/L PB，pH7.0 溶液的试剂瓶中。

（2）冲洗 A 通道后，将 Sephadex G25fine Φ5.0cm×35cm 柱接入。

（3）A 100%，流速 15ml/min 平衡柱 60 分钟。

（4）将 A 通道进液口的 PB 换成纯化的蛋白溶液，以 A 100%，流速 15ml/min 上样，上样完成后，再将 A 通道进液口的溶液换回成 PB，用于洗脱。

（5）A 100%，流速 15ml/min 洗脱。

（6）收集第一峰即为蛋白质纯品。

三、层析柱的清洗

有时，溶液中的一些物质，如变性蛋白，脂类等，会吸附在层析柱上，用通常的洗脱程序并不能将其洗脱，经多次纯化过程后，这些物质逐渐累积，这不仅会影响柱的载量、分辨率，而且会使柱的反压上升，流速下降。这种现象在蛋白质复性液初纯化时尤其显著。因而层析柱在使用一定次数后应进行清洗。不同的介质所能耐受的清洗的方法是不同的，重组蛋白纯化中常用的以交链琼脂糖为基架的介质稳定性都较好，一般能耐受 0.5 ~ 1.0mol/L NaOH、高浓度的胍盐、尿素，以及乙醇、异丙醇等的清洗（清洗前应查阅厂家提供的介质的稳定性说明）。清洗的方法应视沉积在柱上的污染物而定，如果污染物以变性蛋白为主，则可用 0.5 ~ 1.0mol/L NaOH 清洗，NaOH 清洗能去除绝大多数变性蛋白和一些脂类，是常用的清洗方法；当污染物主要为疏水性较强的蛋白，脂蛋白或脂类时，可用 70% 乙醇或 30% 异丙醇清洗，或先用溶于 1mol/L 乙酸的 0.5% 的非离子型去污剂（如 Triton X-100）清洗，再用 70% 乙醇清洗。

1. 材料和设备

中压层析仪：Waters 650E，美国 Waters 公司

阴离子交换柱：DEAE Sepharose Fast Flow Φ 1.6cm×20cm 柱，用于蛋白复性液初纯化 5 ~ 10 个周期，污染物主要为变性蛋白和一些脂类

抽滤装置：配 0.45μm 滤膜

TE 缓冲液：Tris-HCl 20mmol/L，pH7.0，使用前抽滤脱气，1L

NaOH 溶液：0.5mol/L，1L，使用前抽滤脱气

2. 实验步骤

（1）将层析仪的 A 通道进液口放入装有 1L TE 缓冲液的试剂瓶中，将层析仪的 B 通道进液口放入装有 1L 0.5mol/L NaOH 溶液的试剂瓶中。

（2）先冲洗 A 通道，再冲洗 B 通道。

（3）将柱反接入层析仪，即使溶液从柱的下部进，上部出。

（4）B100%，流速 2ml/min，洗柱 2 小时。

（5）A100%，流速 2ml/min，洗柱 2 小时以上，使流出液的酸碱度接近中性。

（6）将柱改为正接入层析仪，即使溶液从柱的上部进，下部出。

（7）A100%，流速 6ml/min，平衡柱 1 小时。

若该柱需要长期保存，则进行步骤（8）~（12）。

（8）将 A、B 通道进液口的 TE 缓冲液和 NaOH 换为 500ml 超纯水，冲洗 A、B 通道。

（9）A100%，流速 8ml/min，平衡柱 30 分钟。

（10）将 A 通道进液口的 TE 缓冲液换为 500ml 20% 乙醇，冲洗 A 通道。

（11）A100%，流速 4ml/min，平衡柱 20 ~ 40 分钟。

（12）将柱从层析仪上卸下，封闭柱的进出口，4℃ 保存。

无论是通道内，还是柱内，当从盐溶液或 NaOH 溶液换为乙醇溶液时，应先用纯水冲洗，以免两者混合时产生盐析出，引起管路或柱堵塞。

第六节　蛋白质含量测定

蛋白质的含量和纯度是复性时确定复性浓度、纯化时确定上样量、计算回收率、选择纯化途径等的依据。蛋白质纯度测定的方法主要有 SDS-PAGE（还原和非还原）、反相 HPLC、凝胶 HPLC 等，蛋白质纯度的反相 HPLC 法和凝胶 HPLC 法分析可参考本章第四节介绍的用于蛋白复性检测的反相 HPLC 法和凝胶 HPLC 法。

蛋白质的含量的测定方法主要有紫外分光光度法、Lowry 法、BCA 法等。

一、紫外分光光度法

（一）原理

蛋白质中的酪氨酸和色氨酸残基的苯环在 275 ~ 280nm 有一紫外吸收峰。在一定浓度范围内，其在 280nm 的吸光度与蛋白浓度成正比。

（二）方法

取适量蛋白质溶液（约 3.5ml），置于光径为 1cm 的石英比色杯、用与溶解蛋白的缓冲液相同的缓冲液为对照，在 280nm 波长处测定吸光度，吸光度为 1.0 的蛋白溶液，蛋白浓度约为 1.0mg/ml。当溶液中含少量核酸时，应同时测定 260nm 波长处的吸光度，以下式估算蛋白浓度：蛋白浓度（mg/ml）= $1.55A_{280} - 0.75A_{260}$。该测定方法误差较大，有紫外光吸收的物质（如核酸）干扰大。

二、Lowry 法

Lowry 法是目前最常用的蛋白浓度测定方法。该方法灵敏度较高，线性范围为 $20 \sim 100\mu g/ml$。该方法干扰因素主要有：高浓度的胍盐、尿素等变性剂，Triton、Tween 等去垢剂，EDTA 等螯合剂，以及 Tris、甘氨酸等等。

1. 材料和仪器

4% Na_2CO_3

0.2mol/L NaOH

1% $CuSO_4$

2% 酒石酸钠

试剂 A：使用前，将 1、2、3、4 试剂以 50∶50∶1∶1 的比例混合均匀，当天使用。

试剂 B：酚试剂

分光光度计

2. 操作步骤

（1）准确称取 10mg 标准蛋白（常用牛血清白蛋白或人血清白蛋白）加蒸馏水溶解定容至 100ml。

（2）取 6 支试管分别编为 0 ~ 5 号，分别加入步骤（1）制备的标准蛋白溶液 0、0.08、0.16、0.24、0.32、0.40ml，并都用蒸馏水补足至 0.4ml。

（3）各试管加入试剂 A2ml，混匀，室温放置 10 分钟。

（4）各试管加入试剂 B0.2ml，立即混匀，室温或 37℃水浴中，保温 30 分钟。

（5）在分光光度计上，以 0 号为参比，测定各管样品在 750nm 的吸光度值。

（6）以蛋白浓度为横坐标，吸光度为纵坐标绘制标准曲线，或作直线回归。

（7）取样品溶液 0.4ml，按步骤（1）~（5）测定，将测得的吸光度值代入上述标准曲线，计算蛋白浓度。

如果样品浓度过高，可用蒸馏水作适当稀释。

三、BCA 法

BCA 法是近年来发展起来的蛋白浓度测定方法，其优点是抗干扰能力强，其原理是：在碱性溶液中，蛋白将二价铜还原成一价铜，后者与试剂中的 BCA（二辛可酸，Bicinchoninic acid）形成一个在 562nm 处具有最大吸光度的紫色复合物，其吸光度与蛋白浓度成正比，线性范围 $20 \sim 100\mu g/ml$。

1. 材料和仪器

试剂 A：1% BCA 二钠盐，2% 碳酸钠，0.16% 酒石酸钠，0.4% 氢氧化钠和 0.95% 碳酸氢钠。用 50% NaOH 或碳酸氢钠调 pH11.25

试剂 B：4% 硫酸铜

工作液：100 倍体积试剂 A 与 2 倍体积试剂 B 混合

2. 操作步骤

（1）准确称取 10mg 标准蛋白（常用牛血清白蛋白或人血清白蛋白）加蒸馏水溶解定容至 100ml。

（2）取 6 支试管分别编为 0 ~ 5 号，分别加入步骤 1 制备的标准蛋白溶液 0、20、40、60、80、100μl，并都用蒸馏水补足至 100μl。

（3）各试管加入工作液 2ml，混匀，37℃水浴保温 30 分钟。

（4）在分光光度计上，以 0 号为参比，测定各管样品在 562nm 的吸光度值。

（5）以蛋白浓度为横坐标，吸光度为纵坐标绘制标准曲线，或作直线回归。

（6）取样品溶液 100μl，按步骤 1~4 测定，将测得的吸光度值代入上述标准曲线，计算蛋白浓度。如果样品浓度过高，可用蒸馏水作适当稀释。

（吴　军　文　马清钧　审）

参 考 文 献

[1] Cleland JL, et al. Transient association of the first intermediate during the refolding of bovine carbonic anhydrase B. Biotechnol. Prog, 1992, 8 (2):97－103

[2] Mach H, et al. Partially structured self-associating states of acidic fibroblast growth factor. Biochemistry, 1993, 32：(30)：7703－7711

[3] Lowry OH. Protein measurement with the Folin phenol reagent. J Bio Chem, 1951, 193：265

[4] Smith PK, et al. Measurement of protein using bicinchoninic acid. Anal. Biochem, 1985, 150：(1) 76－85

第十二章　转基因动物

转基因动物是指以实验方法导入的外源基因在其染色体基因组内稳定整合并能遗传给后代的一类动物。这种方法可建立转基因动物模型以研究外源基因在整体动物中的表达调控规律；可改变动物基因型使其表现型更符合人类需要；亦可用转基因动物产生人类所需的生物活性物质。

第一节　转基因方法

按基因导入方式划分，建立转基因动物主要有显微注射法，反转录病毒感染法与胚胎干细胞法。Lavitrano 等曾报道与 DNA 共培养的精子产生的受精卵，可将外源基因导入卵内，其后多家实验室的大量工作未能验证。后来 Muller 等用电转移法将 DNA 导入精子，由此产生的受精卵有 1%~3% 携带外源基因。3 种方法将 DNA 导入受精卵及其不同发育阶段的时相如图 1-12-1 所示。

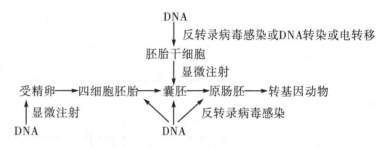

图 1-12-1　3 种转基因方法及其与受精卵不同发育阶段的关系

上述 3 种转基因方法中，显微注射法与反转录病毒感染法都是把 DNA 直接导入鼠受精卵，或其后的不同发育阶段，两种方法比较如表 1-12-1 所示。

表 1-12-1　显微注射与反转录病毒转染两种转基因方法比较

转基因方式	显微注射	反转录病毒转染
DNA 长度与导入时相	可达数百 kb，单细胞受精卵	<10~15kb，4~16 细胞卵
培养液	M16	高营养液
移卵	输卵管	子宫
整合	多为普遍细胞随机整合，首尾相连的多拷贝为主	嵌合体，随机整合，单拷贝
表达	受整合部位宿主旁侧 DNA 影响，在一定范围内表达水平与拷贝数正相关	表达受病毒 LTR 影响，易缺如
转基因传代	可传代	转基因整合至生殖细胞的可传代

转基因的表达水平显然很重要。反转录病毒的长末端重复（LTR）的甲基化状态常使转基因的表达缺如，因此这种方法较少使用。应用较多的是显微注射法，其一般实验程序如图 1-12-2 所示。

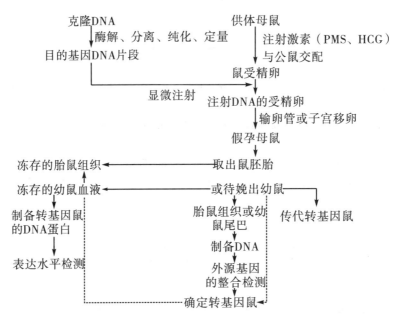

图 1-12-2　显微注射法建立转基因鼠的一级实验程序

显微注射法建立转基因动物有较固定的实验时相，对卵供体母鼠注射了第一种激素孕马血清（PMS）后，可看成启动了整个程序，其后的实验时相则基本固定，如图 1-12-3 所示。

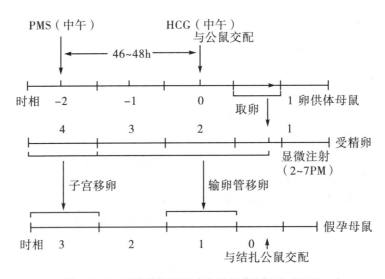

图 1-12-3　用显微注射法建立转基因鼠的实验时相

本文主要叙述以显微注射法制备转基因鼠的实验程序，实验步骤主要按实验的时间顺序分述。

第二节　显微注射 DNA 的制备与纯化

一、DNA 影响基因转移的因素

（一）DNA 构型、末端与载体

线状与环状 DNA 均可用于微注射。对照实验显示，线状 DNA 整合效率 5 倍于超螺旋 DNA。线状 DNA 的末端结构差异（平末端、黏性末端）对整合效率与整合分子的结构影响不大。转移的 DNA 在染色体上的整合大多呈首尾相连的多拷贝，不同构型与末端间无明显差异。

原核克隆载体（如质粒）序列不影响携带基因的整合效率，但载体序列抑制转移的真核基因在转基因动物中的表达。注射前去除载体的基因，其表达水平显著高于保留载体的基因，且前者具有较好的重复性。对某些基因（如珠蛋白基因），只有注射前去除载体才能得到组织特异性表达。

（二）DNA 长度与浓度

用显微注射法注入受精卵原核的 DNA 溶液的体积难以控制，一般认为每次注射 1～2nl，但保留在核内的 DNA 溶液体积不明。较易掌握的是注射 DNA 的浓度，DNA 浓度低于 1μg/ml 时，转移基因在染色体上的整合效率（转基因鼠频率）低；DNA 浓度高于 3μg/ml 时，受精卵注射 DNA 后两细胞分裂率显著降低；当 DNA 浓度为 1～3μg/ml 时，对 5kb 的 DNA 而言相当于 200～600 分子/nl，其整合效率可达 20%～40%。注射较低浓度的 DNA 溶液仅降低整合频率，一般不改变整合形式，仍主要产生首尾相连的多拷贝。

（三）溶解 DNA 的缓冲液

用于显微注射的缓冲液一般含 5～10mmol/L Tris（pH7.4）与 0.1～0.25mmol/L EDTA，增加 1mmol/L EDTA 或 1mmol/L MgCl$_2$ 使受精卵注射后两细胞分裂率降低 30%～50%，但如不用 EDTA 则降低两细胞分裂率与整合效率。

（四）DNA 纯度

DNA 样品纯度对于微注射至关重要。应完全除去（实验中使用的）酚、酒精、其他有机溶剂和酶类，也不能含有影响微注射的颗粒。需采用分析纯以上等级的试剂和高纯度水。尽可能采用一次性容器，玻璃仪器需专用。

二、显微注射 DNA 样品的制备（氯化铯离心法）

（一）酶解、分离与抽提

含有目的基因的克隆 DNA，以合适的限制性内切酶消化，用低熔点琼脂糖凝胶电泳分离，以获得相当于目的基因 DNA 片段的凝胶块。将所得凝胶块移入 Eppendorf 管，置 65℃ 水浴 5～10mm 使其熔化成液体，加入 37℃ 预温的等体积酚。震摇后于 4℃，16 000r/min 离心 10～15min，管内则分为上清、纤维素、酚三层。取上清，依次用等体积的水饱和正丁醇、氯仿异戊醇（24:1）、水饱和乙醚抽提，然后置 37℃ 水浴 5min 以去除痕量乙醚。用酒精沉淀 DNA 并真空干燥。DNA 用凝胶电泳分离后，也可用 Gene Clean 纯化。

（二）氯化铯离心

将上述抽提纯化的 DNA（2～10μg）溶于 2.4ml TE 缓冲液〔10mmol/L Tris-HCl（pH8.0），1mmol/L EDTA〕，加 3.0g 氯化铯（EM Reagent. Catalog No 2039）缓慢溶解，其密度为 1.70±0.01g/ml，将溶液转入 1.3cm×5cm 异质同晶聚合物（polyallomer）超速离心管，溶液上部以 1ml 矿物油覆盖，用 Beckman 的 SW50.1 转头离心，于 20℃，40 000r/min 离心 48h。

（三）收集 DNA 溶液

离心完毕，去除部分矿物油，将离心管固定在铁架上，用内插注射针头的软木塞塞紧管口，接 2ml 注射器以封闭针头。从离心管底部用 8～9 号针头刺一孔，用 Eppendorf 管分步收集流出液，每管 5～6 滴。从中间 8 管内每管取 1～2μl，用琼脂糖凝胶电泳确定 DNA 溶液所在的管（因溶液中含高浓度氯化铯，电泳速度很慢）、集中 DNA 溶液。

（四）透析与定量

于 4℃（冷室或冰箱）将 DNA 溶液对大体积（4L）显微注射缓冲液透析 48h，换液 4 次。用少量透析后的 DNA 作凝胶电泳，以片段长度相近的已知浓度 DNA 作标准对样品定量。用微注射缓冲液稀释样品至 1～3μg/ml，每管分装 20μl 并置 -20℃ 待注射，未稀释的置 -40℃ 以下。

第三节 鼠的种类与饲养

为使转基因实验顺利进行，需要定期提供相当数量母鼠作为卵供体和假孕母鼠，以及一批相对稳定的正常公鼠与结扎公鼠，所用各类鼠及有关要求如表 1-12-2 所示。这些鼠可由动物中心提供，在实验前做好这些鼠与转基因相关的安置与饲养。

表 1-12-2 转基因鼠实验所用各类鼠

鼠类	供体母鼠	公鼠	受体母鼠	结扎公鼠
鼠龄	4~6 周	>6 周	>8 周	>8 周
体重	12~24g		>25g	
作用	受精卵供体	与供体母鼠交配	注射卵受体	与受体母鼠交配
更换频率	每次	6~8 个月	每次	6~8 个月
饲养	每笼 5~6 只	每笼 1 只	2~3 只放 1 个结扎公鼠笼	每笼 1 只
备注			产过仔的更好	结扎后两周用

一、鼠的种类

(一) 卵供体母鼠

卵供体母鼠需选择种系。如转移一种鼠的等位基因至另一种不同等位基因的种系，这种卵供体母鼠必须有特定的遗传背景，因此需用纯系鼠。如转移基因不需要卵供体母鼠有特定的遗传背景，则可用杂交子 1 代鼠。一般说来，杂交子 1 代鼠较纯系鼠产卵多，受精卵显微注射后两细胞分裂率较高，产仔较好。作卵供体母鼠的种系，自然产卵数与超排卵数均应较高，一般用 4~6 周母鼠作为超排卵供体；3~4 周母鼠产卵更多但卵细胞膜脆性较大，在处理过程中易破裂；而 6 周以后母鼠产卵逐渐减少。超排卵较好的母鼠每只每次产 20~30 个卵。如每周作 2~3 次显微注射，每次用卵供体母鼠 10 只，可每周 1 次从动物中心领取 20~30 只，表 1-12-3 表示 $C_{57}BL/6J$（F_1）超排卵及其后的转基因实验数据，供参考。

(二) 与卵供体母鼠交配的正常公鼠

公鼠性成熟约在 6~8 周，不同种系公鼠正常性维持时间不一，一般 1~2 年，但纯系公鼠只可使用 8~10 个月，此后公鼠生殖功能下降。每个公鼠需单笼饲养以免咬伤，饲养 1~2 周后方可与作超排卵母鼠交配，因公鼠中强壮者可抑制同窝公鼠的睾酮合成以致影响精子产量。每个作超排卵的母鼠与 1 个公鼠交配，次日上午检查有否精栓并作记录。如两次以上都不能使母鼠有精栓，或总的精栓产生率低于 60%~80%，则需更换公鼠。为保证有足够的受精

表 1-12-3 超排卵与转基因实验

交配母鼠数	10 只
有精栓的母鼠数	6~10 只
取得的受精卵数	120~300 个
含可注射的雄性原核卵数	90~240 个
微注射后分裂为两细胞的卵数	60~160 个
输卵管移卵数	2~5 个

卵，公鼠最好每周只交配 1 次。如前所述每周作 2~3 次显微注射，每次 10 只卵供体母鼠，则需养 20~30 只正常公鼠。

(三) 为产生假孕母鼠的结扎公鼠

结扎公鼠与母鼠交配以产生假孕母鼠。受结扎公鼠需 8 周以上，对种系无特殊要求。在作正式实验以前，每只结扎公鼠至少需要先后使 3 只母鼠产生精栓且所有产生精栓的母鼠均不怀孕，然后结扎公鼠方可用于正式实验。结扎公鼠可每晚与母鼠交配，但最好是隔日 1 次。结扎公鼠使母鼠产生精栓的能力可维持两年，每只结扎公鼠最好有使母鼠产生精栓的记录，如经 4~6 次都不能使母鼠产生精栓，则结扎公鼠必须更换。如每周作 2~3 次显微注射，每次需 3~4 只假孕母鼠，则需养结扎公鼠 10~15 只。

(四) 作为卵受体与养母的假孕母鼠

母鼠在正常发情期与结扎公鼠交配即产生假孕母鼠，假孕母鼠作为显微注射后受精卵的受体及其后的养母。这种母鼠在 6 周至 5 个月较适宜，体重最好大于 20g。对种系无特殊要求，同系远交或杂交子 1 代均可。除以上条件外，已产过仔并成功抚育过幼鼠的假孕母鼠最理想。母鼠一般 4~5 天进入 1 次发情

期，因此在 1 个较大的母鼠群体中约有 20% ~ 25% 进入该期。如进入发情期的母鼠数与结扎公鼠数相近，可将每个公鼠笼内放 1 只母鼠；如母鼠数显著多于公鼠，可于每个公鼠笼内放 2 ~ 3 只母鼠。也可不考虑母鼠发情期，随机将每个公鼠笼内放 2 ~ 4 只母鼠。如每周作 2 ~ 3 次输卵管移卵，每次需 3 ~ 4 只假孕母鼠，则需 20 ~ 30 只母鼠以产生假孕母鼠。一般准备较多的假孕母鼠以防移卵失败。未使用的假孕母鼠可在精栓产生两周后再与结扎公鼠交配。

二、鼠的安置与饲养

从动物供应单位取鼠之前，需先了解鼠的种系、适应性、抗病能力、公鼠的交配能力及母鼠产卵数等。选择后给出所需鼠的种类，月龄及个数。公鼠取 1 次可用较长时间，母鼠一般每周取 1 次。鼠的饲料无特殊要求，动物房需保持明暗循环（light-dark cycle）。即早 6 时至晚 6 时保持照明，晚 6 时至次晨 6 时保持黑暗。每个公鼠单笼饲养，母鼠每笼可放 5 ~ 6 只。

第四节 超排卵与取卵

一、超排卵

4 ~ 6 周母鼠在明暗循环的动物房内饲养 3 ~ 5 天，即可作超排卵。用孕马血清（PMS）模拟卵泡刺激素（FSH）的作用，用人绒毛膜促性腺激素（HCG）模拟黄体生成素（LH）的作用。影响鼠超排卵的因素有：母鼠的种系、周龄与体重，激素应用剂量与注射时间。卵能否受精则取决于公鼠的生殖能力。

母鼠的性成熟程度是影响其超排卵的主要因素，超排卵的最佳时间也随鼠种系不同而异，一般在 3 ~ 5 周。鼠发育至这一阶段，卵泡成熟周期已开始，使对 FSH 有反应的卵泡数达峰值，PMS 中的有效成分即是 FSH。除周龄外，鼠的营养与健康状况也影响鼠的超排卵，直观反映营养与健康状况的是体重。如 $C_{57}BL/6J$ 种系，超排卵的最佳结果见于 25 日母鼠，此时体重在 12.5 至 14.0g，母鼠的不同种系（同系远交或杂交子 1 代），其超排卵数也不同，这取决于其对 FSH 和 LH 的敏感程度，高敏种系每只鼠超排卵可达 40 ~ 60 个，低敏种系不足 15 个，介于二者之间的为中敏种系。

PMS 与 HCG 均有商品供应（PMS：Sigma G4877；HCG：Sigma CG-2），一般为冰冻干燥的粉剂，均用生理盐水溶解，终浓度为 50IU/ml，分装贮存于 -20℃，至少可存放一个月。PMS 与 HCG 的注射剂量均为每次 5IU（0.1ml），一般用腹腔注射，PMS 作皮下注射效果与腹腔注射相同。

PMS 与 HCG 注射的间隔时间，二者与动物房明暗循环的时间关系均影响超排卵数。一般 PMS 与 HCG 注射间隔 42 ~ 48h，排卵发生于注射 HCG 后 10 ~ 13h。为精确地控制产卵时间，HCG 的注射必须在内源 LH 释放之前。PMS 刺激内源 LH 的释放受动物房明暗循环的调节。内源 LH 的释放随种系而异，对大多数种系其释放在 PMS 注射第 2 个暗循环的中点之后 15 ~ 20h。如暗循环是晚 6 点至早 6 点，PMS 在下午 1 ~ 2 点注射，46 ~ 48h 后注射 HCG，这一注射时间约在内源 LH 释放之前 2 ~ 3h。

对鼠施行腹腔注射时，可抓住颈部贴耳根处，以小指固定尾巴；也可抓住尾巴让其自然抓住鼠笼上的金属框。用 5½ 号针头注射，注意避开膈肌与膀胱。注射完毕略停一下再拔出针头以免药液外渗。注射 PMS 后鼠仍置原笼内，待两日后注射 HCG，注射 HCG 后每只母鼠置于 1 个单笼饲养的正常公鼠笼内，次晨检查精栓。

二、取卵

将鼠置于饲养笼上，鼠爪自然抓紧笼上铁支架，此时一只手拉紧鼠尾，另一只手示指与拇指压紧鼠颈部，或用镊子压紧颈部即可致死，此为引颈法（图1-12-4）。以 70% 酒精喷湿鼠全身以消毒并防止毛发飞扬。将鼠面向上平放于吸水纸上，在下腹部中间剪开 1 个小口。一只手抓住鼠尾，另 1 只手抓住切开的皮肤向头部牵拉直至充分暴露腹部。切开腹膜，将内脏翻向上，即暴露两侧卵巢与输卵管（图1-12-5，1-12-6）。用细镊子夹住子宫与输卵管连接处，先剪断卵巢与输卵管连接处，再剪断子宫与输卵管连接处，即得到输卵管（图1-12-7）。将输卵管转移到盛有 M_2 的培养皿内，置室温。

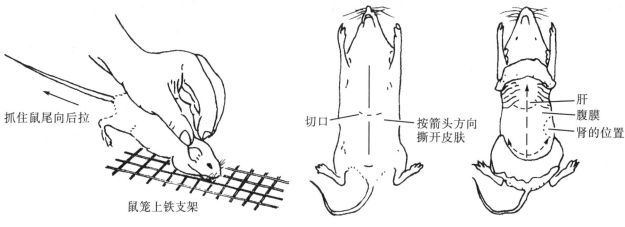

图 1-12-4　在鼠笼上用引颈法处死鼠　　　　图 1-12-5　打开母鼠腹腔

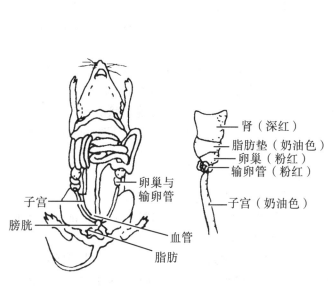

图 1-12-6　暴露并取出生殖器

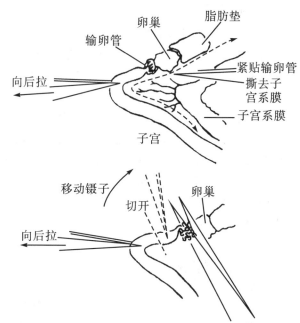

图 1-12-7　取卵巢管

将 M_2 培养液与透明质酸酶（Sigma H3884）溶液（0.3mg/ml）分别以多个液滴滴于 35mm 直径的平皿上，每个输卵管置于 1 滴 M_2 培养液内，平皿置于解剖显微镜台上，在 20 或 40 倍镜下找到输卵管膨大部（壶腹部）（图 1-12-8）。用钟表镊尖撕开壶腹部，待卵逸出或用钟表镊轻轻拨出，此时多个卵聚集被积云状细胞包裹。用烧尖（口径 0.2mm）巴士德吸管或类似吸管将卵吸入透明质酸酶溶液，轻轻吹吸以助消化，待卵由聚集状态分散成单个细胞后，随即将其转入大滴 M_2 内，用 M_2 洗 3～5 次后，将卵转入二氧化碳孵箱中含 M_{16} 培

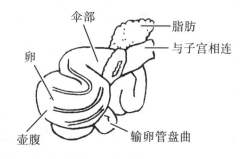

图 1-12-8　卵巢管伞部与壶腹部（产卵 12 小时后）

养液的培养皿内。取卵一般在上午进行，全过程应尽快完成（1 小时内）以减少暴露状态给卵带来的不利因素。

第五节 显微注射

一、制备持卵管与注射针

持卵管的作用是连接负压装置，可吸住卵以利注射，注射针吸入 DNA 溶液后连接注射器或压力泵将 DNA 注射入受精卵内，二者均可由 1mm 口径的微玻璃管拉制而成。

（一）制备持卵管

在火焰喷灯上将微管拉成中间较细的 5~10cm 长的一段，其口径约 80~120μm，用玻璃刀将微管于离颈部 2cm 处切断。用烧针器（尼康 MF-9）将微管开口处烧成如图形状，其口径约 15μm（图 1-12-9）。将持卵管尖部移近火焰喷灯略加热，用镊子轻触尖部适宜位置使弯成如图所示角度（图 1-12-9）。

（二）制备注射针

用薄壁微管拉制注射针，全过程在拉针器（尼康 PB-7）上进行。拉针器说明书上附有参数调试细节，需反复调试灯丝温度，拉力强度等参数，以拉制较适用的注射针。向受精卵注射 DNA 的针其口径不足 1μm，在显微镜下如可看到开口说明口径已太大，但如针头呈封闭状态则无法注射，只有试注射才可确定所拉的针是否适用。DNA 注射针拉制后一般直接使用，不需再处理。在机械拉针器上再处理或对飞轮再磨，产生较大的口径。较大口径的针头不易控制注射量，而且每次注射后压力降低，大口径针头可产生回流使 DNA 稀释。注射针接近针尖处的锥度可以测量，在距针尖 50μm 处的直径应在 10~15μm 或更小。开口距体，颈交界处的距离至少应有 3~4mm，如太短会影响注射针在注射槽上的位置固定，注射针总长应在 5~8cm 以便操作。一般拉针器每次拉出两根相似的针。如显微注射的卵

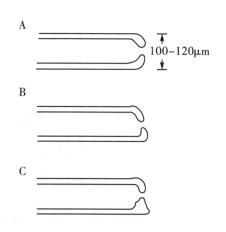

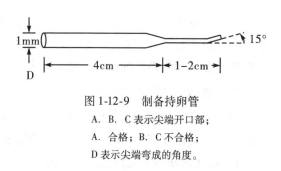

图 1-12-9 制备持卵管
A、B、C 表示尖端开口部；
A. 合格；B、C 不合格；
D 表示尖端弯成的角度。

当日或次日作输卵管移卵，注射针拉制后即可使用，无需清洗与消毒。如卵需培养数日后作子宫移卵或其他用途，可在注射针拉制前消毒，拉制后在消毒环境存放。一般将注射针钝端插入 DNA 溶液靠虹吸作用将样品"灌入"注射针，因此手指不应直接碰钝端，同时不应使用带滑石粉的手套，因粉末可堵塞针头。注射针最好于使用当日拉制，久放的针易于堵塞。将拉制的注射针置于洁净的塑料泡沫的缺刻上，后者可放在平皿中。

显微注射装置：因目前已有多个厂家生产显微注射仪，同一厂家也不断更新产品，本实验室采用尼康倒置显微镜 DIAPHOT TMD、显微操作系统 NT88 与显微注射装置 PLI88 等，操作显微注射仪之前需认真阅读仪器说明书。

图 1-12-10 为经典的显微注射装置。用于微注射的显微镜是倒置镜带固定的镜台与直立像的镜片。向受精卵原核作显微注射一般需放大 400 至 600 倍，通常采用 40 倍物镜与 10~15 倍目镜。低倍物镜用于在注射槽上移动卵或将卵移入及移出注射槽。显微镜两侧各置一台显微操作仪，一般左侧接持卵管，右侧接显微注射针。显微操作仪可调节持卵管或注射针的三维空间位置。操作仪的高度及与显微镜的距离必须适宜，固定在同一基座上以利于操作。底座不宜垫橡皮。

持卵管通过塑料管连接 1 个装满矿物油的带微调的注射器，通过调节压力可吹动或吸住卵。显微注射针一侧通过塑料管连接 1 支装矿物油的玻璃注射器，通过推注射器活塞加压作显微注射。近年来这一装置多改为连接有压力泵的注射仪。将注射时间与压力的参数固定后，每踩 1 次踏板即注射 1 次，重复性较好

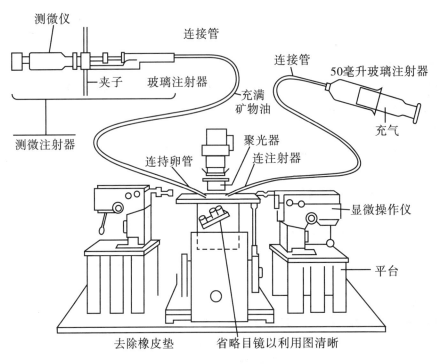

图 1-12-10　显微注射仪示意图

且省去手工操作。注射后仍维持一定压力以免培养液回流入注射针而稀释 DNA。如实验室无明显震动，整套设备可安放于普通桌上；如有震动则难于做精细操作，设备需置于防震桌上。整套设备最好购自在国内有分公司或代理商的同一厂家，以便配备与维修。

二、显微注射操作

倒置显微镜可配用培替氏培养皿（Petri dish）作注射槽，滴 1 大滴 M_2 培养液在培养皿中心，上面覆盖矿物油。液滴尽可能平滑以免增加曲面折射从而干扰操作。

1. 将注射槽置于显微镜台上，用低倍目镜（4× ~ 10×）聚焦在液滴底部，将持卵管从左侧插入液滴并调节使其与水平面约成 10° ~ 15°的角（图 1-12-10）。

2. 转移数个卵至注射槽，一般置于中线上部，用高倍镜检查以确定其原核可见。如未见原核，鼠卵可能未受精（此时无第二极体），或鼠卵刚受精原核尚未形成，或受精卵原核已裂解，卵将分裂成两细胞。如看到原核，将镜头转向低倍。

3. 将注射针钝端插入 DNA 溶液，溶液将靠虹吸作用充满注射针头部。一般充盈部位距尖端数毫米大致与颈平齐，此时溶液约 0.5 μl，将注射针与注射器或注射压力泵接通，并连在右侧操作臂上。将注射针插入槽上的液滴内，注射针与平面约成 5° ~ 10°的角（图 1-12-10）。

4. 检查注射针是否堵塞。在高倍镜下将注射针在同一水平上靠近 1 个卵，用力推注射器或启动压力泵，这样 DNA 液流将能使卵移动。如不能则需换一根针并重复以上操作，直至找到一根合适的。

5. 移动持卵管使其靠近 1 个卵，增加负压使吸住卵。聚焦以显示原核。如原核位于注射针一侧，并靠近持卵管的中心轴，则较容易注射。如核远离中心轴注射时卵将旋转。必要时调节卵与持卵管的相对位置，可将卵吹离，略施压力使其轻微旋转，在旋转至合适位置时再吸住，当相对位置合适后，适当旋转注射器使负压略增以吸住卵。此时可见透明带被轻度吸向持卵管的开口部，但卵本身形状不变。雌雄原核均可注射，雄性原核通常较大且靠近细胞表面而较易注射。

6. 重新对原核聚焦，将注射针靠近卵，用右侧显微操作仪上垂直控制旋钮调节注射针使其与卵在同一水平面上。如注射针连注射器，注射前需先推活塞以吹出回流的培养液，用压力泵则不需这一过程。将注射针通过透明带指向原核，此时持卵管，注射针与卵均聚焦清晰。如卵移动或原核聚焦不清，则不宜注射。继续向前推注射针使其进入原核，注意因核仁特别黏，注射针勿触及核仁以免黏着。当注射针进入原核后，推注射器活塞或踩压力泵，如原核明显胀大（图1-12-11B），说明注射成功。如原核未膨胀，可能是注射针堵塞或未刺破胞膜（图1-12-11A）。当加压时如看到 1 个小泡围绕注射针尖部，即是注射针未刺破胞浆膜。膜的可塑性较大，可在不被刺破的情况下推入卵内甚或核内，另一个征象是如注射针确实刺破胞膜，在刺入部位注射针与膜大致垂直，如膜未被刺破则呈锯齿状。看到核明显膨胀时说明 DNA 已注入，这时迅速拔出注射针，如拔针太慢，常触及核内有形成分（核膜或染色体），可将核内容物一同拔出。

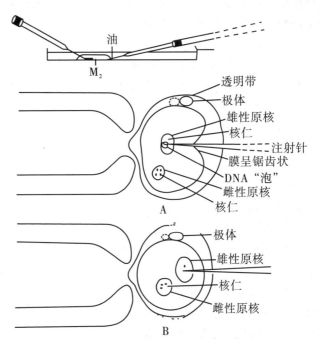

图 1-12-11　培替培养皿注射槽与向受精卵原核作微注射
A. 注射针使受精卵胞膜内陷但未能穿透；B. 成功的注射。

7. 拔针后如看到细胞质颗粒一同流出，这个卵可能要溶解。如卵保持完整，将镜头转至低倍。将已注射的卵移至液滴中线下部。再吸 1 个卵注射。同一注射针可连续反复使用。有下列情况之一者需更换注射针：①尽管原核清晰可见但注射针不能刺入原核；②连续两个卵在注射后立即溶解；③注射针尖部明显不干净或核内容物黏着在注射针上；④注射针尖已断可看到开口（直径大于 1 μm）；⑤注射针已堵塞。平均每根注射针可注射 5～10 个卵。注射槽的卵完全注射后，将它们转入另一只含 M_{16} 的培养皿中，置 37℃二氧化碳孵箱。再转移一些未注射的卵到注射槽上。每次移到注射槽上的卵可供半小时至 1 小时注射。如卵于室温置 M_2 溶液中时间太长则对其有害。

8. 待所有的卵注射完毕，将看起来健康的卵与溶解的卵分开。健康的卵在解剖镜下可见清晰轮廓，且在透明带与卵之间有卵周隙。溶解的卵将充满全部透明带。一般 50%～80% 的卵在注射后仍保持健康。这些卵可以对当天的假孕母鼠作输卵管移卵，或体外培养过夜用发育成两细胞的卵对当日的假孕母鼠作输卵；也可体外培养至胚泡期然后对第三日的假孕母鼠作子宫移卵。前两种方法产仔较多，因这样避免了过长的体外培养时间。

第六节　卵的转移

从单细胞到囊胚的卵（受精后 0.5～3.5 天），可转移至假孕母鼠的生殖管道以完成发育。单细胞至桑椹胚的卵转移至受孕后 0.5 天的假孕母鼠的输卵管，这种输卵管移卵仅适用于被透明带包裹的卵；3.5 天的囊胚转移至受孕后 2.5 天的假孕母鼠子宫，用于子宫移卵的卵不需有透明带（图1-12-3）。将卵转移至假孕母鼠的较早阶段是为了给卵以充足的时间使其赶上发育阶段。用上述两种方法转移未注射的卵，其中 50%～75% 可发育成胎鼠，而转移注射过的卵可发育成胎鼠的约占 10%～30%。一般转移足够的卵使每胎产 5～7 仔。如仅一、两个卵发育成胎鼠则胚胎过大易导致难产，而产仔太少母鼠不予照料。如产仔过多其中一些可能长得太小，最好对每只假孕母鼠转移 20～30 个已注射的卵。如所转移的卵注射了相同的 DNA，两只卵受体假孕母鼠可置于同一笼内，它们将所产的仔视为同一窝而一起照料。

一、输卵管移卵

1. 初学者可以用死鼠练习，也可转移染料或气泡以明确是否找到输卵管开口部。输卵管伞部的位置鼠间变异一般不大，经过练习即可掌握。

2. 将卵吸入移卵管。先将卵移出二氧化碳孵箱，并从 M_{16} 转入 M_2。移卵管一般由 BDH 硬玻璃拉制而成，前段较细部分长约 2～3cm，其直径在 120～180μm，大于 1 个卵而小于两个卵。移卵管开口部需加热处理使平滑以尽量减少对输卵管的损伤。可先吸入矿物油充满前端较细部分再吸卵，这样吸卵及转移时较易控制。吸卵前先吸 1 个气泡，吸一段 M_2，再吸第二个气泡，然后吸卵。吸卵时尽可能少吸 M_2。吸卵毕再吸第三个气泡和少量 M_2（图 1-12-12）。将移卵管平放于一个合适的架上，待处理鼠以后使用，其间不碰移卵管。

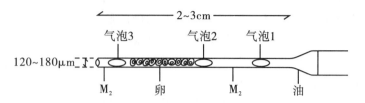

图 1-12-12　准备移卵管作输卵管移卵

3. 移卵

（1）金属器械用酒精烧灼消毒。剪去鼠体后部毛发，用 70% 酒精消毒。用解剖剪剪开 1 个小口，开口处位于脊柱左侧 1cm，约与最后 1 根肋骨平齐。

（2）用镊子沿切口撕开皮肤肌肉，透过腹膜可见卵巢（橘黄色）和/或脂肪垫（白色）。然后用钟表镊在相当于卵巢上部的腹膜开 1 个小口。这时应尽可能避开血管以防出血。用外科缝合针在腹膜上穿一缝合线以便于其后腹膜固定。用无齿镊夹住脂肪垫并带出左侧的卵巢、输卵管与子宫。用脂肪夹（或动脉夹）夹住脂肪垫并将其放在鼠背后，这样卵巢与输卵管保留在腹膜外。

（3）鼠可于手术前即置于解剖镜（尼康 DIAPHOT DIC Ⅱ）下，如打开

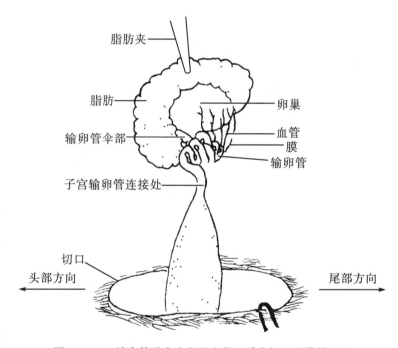

图 1-12-13　输卵管移卵中鼠的方位、手术切口及暴露组织

腹膜后再移动，事先最好将鼠放在一只塑料盘上，一般头在左侧，脂肪垫翻向后，输卵管在显微视野中心（图 1-12-13）。

（4）在解剖镜下可见一透明膜覆盖输卵管，用两只钟表镊在相当于输卵管开口上部将透明膜打开一小口，尽可能避开血管以防出血。

（5）用钟表镊轻轻拨输卵管开口部并看清其走向，将移卵管从开口部插入输卵管，吹移卵管直至第二、第三个气泡进入壶腹部。将移卵管略停一下再拔出，以防气泡以至卵逸出。

（6）去除脂肪夹，用钝镊子夹住脂肪垫，带动卵巢、输卵管与子宫一并送回腹腔，可将腹膜缝一、两针，用损伤夹关腹腔。

按上述方法将卵转移至右侧输卵管。

二、子宫移卵

1. 手术器械准备、鼠麻醉同输卵管移卵。

2. 用 70% 酒精将鼠后部消毒后，在背部相当于最下 1 根肋骨水平沿中线开 1 个纵行切口（图 1-12-14）。用酒精棉拭子擦去毛发。沿切口将肌肉撕开，通过腹膜可见卵巢与脂肪垫、用钟表镊夹起腹膜在相当于卵巢上部开 1 个小口，注意避开较大血管，将腹膜穿 1 根线以便于操作。

3. 用脂肪夹夹住脂肪垫，连同卵巢、输卵管、子宫一起拖出腹膜外。将鼠置于解剖镜下。

4. 用巴斯德吸管或 BDH 硬玻璃毛细管拉制移卵管，其直径约 200μm，火焰烧平开口边缘。在距开口

端1cm处打弯，这样将便于掌握插入子宫的深度（图1-12-15B）。

5. 先用矿物油充盈子宫移卵管至肩部，依次吸1个气泡、少量DMEM、第二个气泡、7～8个胚泡（约3/4的胚泡可发育成鼠胚胎）。吸胚泡时尽可能少吸培养液。不吸第三个泡。将子宫移卵管水平放置，在作转移前不碰移卵管。

6. 移卵

（1）用细无齿镊轻轻夹住子宫上端，用5½号针头或缝合针在距子宫上端数毫米处扎一个口，注意避开血管。要检查针头是否刺入管腔，可轻轻拔出再扎下，如来回轻松则说明已刺入。但不宜重复多次以防损伤子宫（图1-12-15）。

（2）注意针刺的位置，拔出针，使子宫移卵管沿原针刺孔隙插入约5mm，轻轻吹移卵管直至将第二个气泡吹入子宫。

（3）去除脂肪夹。用钝镊子夹住脂肪垫，连同子宫，输卵管及卵巢一起还回腹腔。腹膜缝一、两针，用损伤夹关腹腔。

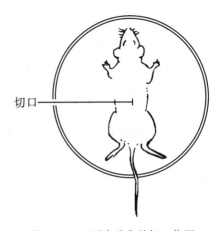

图1-12-14 子宫移卵的切口位置

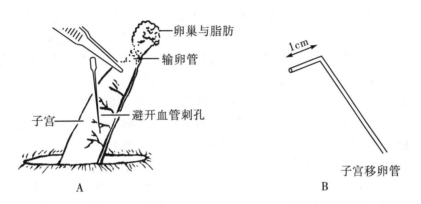

图1-12-15 A. 子宫移卵暴露的组织及刺孔部位；B. 由巴斯德吸管拉制的子宫移卵管

用上述方法将胚泡移入右侧子宫。

子宫移卵或输卵管移卵术后，将鼠放回笼内，置于温暖安静处。一般半小时可苏醒。

第七节 转基因鼠系的建立

假孕母鼠产出幼仔后，可用幼鼠尾巴提取DNA。对于一些基因调控研究，需要尽快获得信息而暂不需保留转基因鼠，亦可取鼠胚胎提取DNA。如取鼠胚胎只需简单编号即可，一般在转移基因后标阿拉伯数字；而对于取过尾巴的幼鼠，除编号外，尚需对幼鼠作印记，一般是在耳朵上打眼或做缺口。

一、取鼠胚胎

1. 用引颈法将怀孕母鼠处死，以70%酒精喷洗全身。

2. 打开腹腔，可见子宫内胎鼠。从子宫两端剪断，将胎鼠放在置于冰上的平皿内。

3. 剪下1个胎鼠置小平皿内，小心去胎衣，可剪开胎鼠，按需要取不同组织。

4. 一般用臀部肌肉提DNA。供作RNA的组织需立即冻存，可先置于冰上，然后放入–70℃冰箱或液氮内。待转基因鼠确定后，再取相对应的胎鼠组织制备RNA。

二、从胎鼠肌肉或幼鼠尾巴提取大分子量DNA

取2周胎鼠1侧臀部肌肉或2～3周幼鼠的1.5～2cm尾巴，用下述方法可提取50～200μg DNA。

1. 将胎鼠肌肉或幼鼠尾巴置5ml试管内，用剪刀剪碎组织。

2. 加入1ml裂解液〔50mmol/L Tris（pH8.0），100mmol/L EDTA，100mmol/L NaCl，1% SDS〕，

100μl 蛋白酶 K（100mg/ml）。

3. 将试管置 55℃ 水浴过夜（8～18h），最好带摇床，亦可间歇震摇。

4. 待消化完毕，加 40μl RNase（10μg/ml），于 37℃ 放 1～2h。

5. 以下依次用酚、氯仿异戊醇（24∶1）抽提，酒精沉淀，溶解于 10/1TE 缓冲液，紫外比色检测。所得大分子量 DNA 供作 Southern blotting 用。

三、转基因鼠中外源 DNA 的分析

从胎鼠组织或幼鼠尾巴提取的 DNA，可用 PCR（聚合酶链反应）、Dot blot（斑点杂交）、Southern blotting（Southern 转移）等多种方法分析以确定是否转基因鼠。PCR 与 Dot blot 可较快地提供信息，但 PCR 易有假阳性，Dot blot 在基因拷贝数低或嵌合体时易有假阴性。Southern blotting 可给出一定长度的区带，不仅提供了外源 DNA 结构与整合的偏信息，同时可克服上述方法所造成的假阳性或假阴性。一般用 Southern blotting 的结果作结论。所用探针需高度特异。

因转基因鼠中外源 DNA 整合部位是随机的，且常常是首尾相连的多拷贝，一般选择在注射的 DNA 中仅有单切点的内切酶，这样 Southern blotting 产生的区带长度与注射 DNA 长度相同。同时应注意如外源 DNA 整合为单拷贝，则产生两个新的区带；如整合为多拷贝，可有两个较淡的新区带，是由整合的外源 DNA 两端产生的。上述两种情况产生的新区带长度，取决于外源 DNA 整合部位两侧的鼠染色体 DNA 上该内切酶切点的位置。是否有两个新的区带，还需看探针覆盖外源 DNA 的区间。当外源 DNA 单拷贝整合时，如需确定整合基因是否完整，可选择靠近该基因两端且仅有单切点的两种内切酶或靠近两端每端有单切点的同一内切酶。这样所得区带的长度与注射的 DNA 接近。

要确定外源基因整合的拷贝数，需用外源 DNA 本来所在的染色体 DNA 作对照。对照 DNA 与样品 DNA 需完全去除 RNA 再作紫外比色。选用的内切酶需使两种 DNA 的 Southern 区带长度接近，如样品 DNA 选择单切点，对照 DNA 则选择两端点的切点。如遇高拷贝或嵌合体需重复 Southern blotting。高拷贝时可稀释样品 DNA，嵌合体时可增加样品 DNA 量或稀释对照 DNA，使得结果具可比性。增加 DNA 量不宜过大，否则区带扭曲。可对区带扫描，也可在冲片后切下区带相应位置的膜或凝胶，洗脱后作液闪计数。

显微注射的卵发育成的转基因鼠称为首建（founder）转基因鼠。有时首建转基因鼠会在两个部位整合外源 DNA，可用中间染色体涂片的原位杂交法直接检出，也可用传代转基因鼠的分析检出，因两个位点将分离。因不同的整合位点含有不同拷贝数的外源 DNA，传代转基因鼠不同拷贝数的遗传常提供首建转基因鼠不同整合位点的第一证据。另外每个整合部位将产生其连接片段，传代转基因鼠这种不同的连接片段的现象也可分离。

四、转基因鼠系

首建转基因鼠确定后，即用之交配以建立转基因鼠系。对于雌性首建者可待其交配后产仔：对于雄性首建者可使之先后与多只母鼠交配。一般分析幼仔确系转基因鼠后，再将首建者用作分析。大部分首建者的下一代 50% 含外源基因，约 20% 的首建者为嵌合体，其将外源基因传给下一代的频率仅为 5%～10%。同时一部分有精栓的母鼠不怀孕。

如首建者由纯系产生，可用相同种系交配以维持其遗传背景：如首建者是 F_2 杂交体，或无需维持纯系，可用 F_1 杂交体与首建者交配。

纯合子转基因鼠可用两个相同杂合子交配而获得，在群体中可得到 1/4 纯合子，1/2 杂合子与 1/4 非转基因鼠。约 5%～15% 转基因鼠其 DNA 整合产生隐性致死突变，因此这类转基因鼠系难以用纯合子维持。

第八节　卵培养液的配制与保存

一、配制 M_2 与 M_{16} 培养液的贮存液

配制方法（表 1-12-4）：

1. 贮存液 A　用 50ml 的一次性塑料刻度管称量乳酸钠或其 60% 的浆，将称量的其余试剂均倾入

其中。

2. 贮存液 B 试剂称量后倾入 50ml 一次性塑料刻度管。

3. 贮存液 C、D 试剂称量后分别倾入 15ml 一次性塑料刻度管。

4. 贮存液 E 试剂称量后倾入 50ml 一次性塑料刻度管，加 10ml 双蒸水使溶解。用 0.2mol/L NaOH 调 pH 至 7.4。

表 1-12-4 配制 M_2 与 M_{16} 培养液的贮存液

贮存液与浓度	成 分	体 积 （ml）	重量（g）
A10 ×		100	
	NaCl		5.534
	KCl		0.356
	KH_2PO_4		0.162
	$MgSO_4 \cdot 7H_2O$		0.293
	乳酸钠		2.610
			或 4.349g 60％的浆
	葡萄糖		1.000
	青霉素		0.060
	链霉素		0.050
B10 ×		100	
	$NaHCO_3$		2.101
	酚红		0.010
C100 ×		10	
	丙酮酸钠		0.036
D100 ×	$CaCl_2 \cdot 2H_2O$	10	
			0.252
E10 ×		100	
	HEPES		5.958
	酚红		0.010

对上述 15ml 塑料管加双蒸水至 10ml，分别用 0.2μm 的滤器过滤；对 50ml 塑料管，加水至 50ml，分别过滤，用 50ml 双蒸水洗塑料管再过滤。

上述贮存液，分装后置 -20℃，可贮存半年以上。每种贮存液的分装体积，最好与每次使用的体积相同，以避免反复冻融并省去每次配制时的吸量。

二、由贮存液配制 M_2

贮 存 液	M_2 工作液		（单位 ml）
	10	50	100
A（10 ×）	1.0	5.0	10.0
B（10 ×）	0.16	0.8	1.6
C（100 ×）	0.10	0.5	1.0
D（100 ×）	0.10	0.5	1.0
E（10 ×）	0.84	4.2	8.4
BSA	40.0mg	200mg	400mg
双蒸水	7.80	39.0	78.0

取出冻存的所需体积的每种溶液，室温下待融。将融化液体倾入 50ml 一次性塑料刻度管。量所需体积双蒸水，洗贮存液管并倾入塑料管，使体积至约 40ml。加入 BSA 待其缓缓溶解，此溶液过滤后，再将剩余的水洗塑料管过滤，混匀过滤液。

M_2 于 4℃贮存可使用 2 周。

三、由贮存液配制 M_{16}

贮 存 液	M_{16}工作液		（单位 ml）
	10	50	100
A （10 ×）	1.0	5.0	10
B （10 ×）	1.0	5.0	10
C （100 ×）	0.1	0.5	1
D （100 ×）	0.1	0.5	1
BSA	40mg	200mg	400mg
双蒸水	7.8	39.0	78.0

配制方法与 M_2 基本相同。在加 BSA 之前可将溶液置 CO_2 孵箱内约 15min 以使 ph 达 7.4。过滤后置 CO_2 孵箱半分钟然后盖紧瓶盖使 pH 维持在 7.2~7.4。

M_{16} 于 4℃保存可使用 2 周。

第九节 转基因动物的应用

一、基因表达调控

基因表达调控，是一个动态的开放系统，它具有系统的基本特征，尤其是系统的整体性与独立性。正常基因的诸要素总是按适时适量表达终产物的目的构成独立的整体并发挥作用。已有多种基因转移与表达的方法研究基因调控，只有转基因动物实验既能从分子水平上设计，又能包括影响调控的诸因素，以调控系统的各基本特征为线索，从四维时空观察基因调控的整体效应，因此用转基因动物研究基因表达调控具有广阔的前景。

用转基因动物研究基因表达调控，采用的方法有单基因调节系统（single-gene regulatory system，SGRS）、多基因调节系统（multiples-gene regulatory system，MGRS）、与基因敲除系统（gene knock out system，GKOS）。

（一）单基因调节系统

用单基因调节系统研究基因调控，即采用单基因作为转移基因，观察转基因的表达水平与基因表达产物所产生的生理效应，以探讨转移基因的调控机制。转移基因可采用自然基因（natural genes）与融合基因（fusion genes）。自然基因即转移基因的基本结构处于未加修饰的自然状态，对自然基因表达特点的了解，可作为融合基因研究的对照。在自然基因研究的基础上，将目的基因的一些结构与其他来源基因的一些结构重组成具有表达功能的融合基因，探讨融合基因转基因鼠的表达调控规律。根据实验需要融合基因可采用多种形式重组：①替换目的基因的启动子或增强子，用已知功能特征的启动子启动目的基因的编码顺序，或用增强子增加目的基因的表达，可以确定与目的基因的特异性表达有关的顺式调节序列的存在部位；②替换目的基因的编码顺序，采用表达不具有组织特异性与发育阶段特异性且易于检测的基因编码顺序取代目的基因编码顺序，可以探讨目的基因启动子、增强子等调节顺序的功能。一般将所采用的编码基因称为报告基因（report gene）。单基因调节系统简单有效，已广泛应用于基因调控研究中，已揭示基因表达的组织特异性、发育阶段特异性及一些特殊表达的调控规律。

1. 组织特异性表达与发育阶段特异性表达　将兔骨骼肌肌凝蛋白轻链（MLC$_2$）基因与鼠重排的免疫球蛋白 κ 轻链基因重组使结构上紧密相连且方向相同，两种基因在重组基因的转基因鼠中仍保持各自自然状态的表达，免疫球蛋白基因在淋巴组织特异表达，而兔 MLC$_2$ 基因只在骨骼肌表达。另一些转基因鼠携带兔 MLC$_2$ 基因和兔骨骼肌肌动蛋白与珠蛋白的嵌合基因，MLC$_2$ 基因仅在骨骼肌表达，肌动蛋白与珠蛋白嵌合基因在骨骼肌与心脏均表达。同时嵌合基因的表达也受发育调控，在新生鼠的心肌表达较高而在成年鼠的骨骼肌表达较高。两种转基因在结构上紧密相连并整合在染色体的同一部位，仍保持其表达的组织特异性与发育阶段的特异性。这些结果也说明克隆基因片段中含有必要而充分的自主调节成分，单一的染色体位点允许两种具有不同的组织特异性基因的适宜表达。

转基因动物不仅能体现一些基因表达的绝对组织特异性，也能体现一些基因表达的相对特异性或组织分布。人生长激素释放因子（hGRF）基因与金属硫蛋白启动子的转基因鼠，在循环血液中显示高水平的 hGRF 与生长激素（GH）的表达且超速生长。从不间组织中 hGRF 的免疫反应性看，高表达的组织是垂体与胰脏，中水平表达的是下丘脑与肝脏，低水平表达在内脏器官，心脏与性腺。垂体和下丘脑含有两种成熟的激素类型〔hGRF（1-44）NH$_2$ 与 hGRF（1-40）-OH〕及一种大分子量的前体；胰脏与其他内脏与此类似但 hGRF（1-40）-OH 含量很少；在肝脏与血浆中均不存在成熟的激素类型与 hGRF 的主要代谢产物 hGRF（3-44）-NH$_2$。激素前体、成熟类型与主要代谢产物的组织分布与分子异质性，说明了 hGRF 前体不同加工过程的组织特异性。

转基因动物亦用于寻找目的基因组织特异性增强子及探讨其作用机制的研究中。完整的 β-珠蛋白基因在转移细胞和转基因动物中均低水平表达，说明结构基因与近距离旁侧序列不足以使珠蛋白基因产生适宜水平的表达。Grosveld 以 β-基因簇 5′端有数个 DNaseI 高敏位点（HS）为线索，用含 HS 的 21kb 的 DNA 片段与 β 珠蛋白基因重组，在重组体的转基因鼠中，β 珠蛋白基因呈现红系特异性高表达、表达水平与拷贝数相关而与整合部位无关。单一 HS 与 β 基因重组体的转基因动物实验说明，单一的 HS Ⅱ 即有红系特异增强子作用。HS Ⅱ 含有两个 NFE-2/AP$_1$ 蛋白结合位点，将 HS Ⅱ 的不同部分与 β 基因重组，凡含 NFE-2/AP$_1$ 位点的片段均有红系特异增强子作用，将含 NFE-2/AP$_1$ 位点的区域缺失 67bp，增强子活性丧失，这些结果说明 HS Ⅱ 是最重要的红系特异增强子，NFE-2/AP$_1$ 位点是其关键作用部位。

珠蛋白基因的表达还具有发育阶段的特异性，其作用机制的探讨主要也是采用转基因动物实验。β 基因簇的 ε 基因、Aγ 基因与 α 基因簇的 ζ 基因分别与红系特异增强子的位点控制区域（LCR）的重组体在转基因鼠中呈现正常的发育调控，这些基因在胚胎期开启表达而在成年期终止表达，同时在成年期 γ 基因自发终止表达，这提示它受控于一个不被 LCR 所拮抗的负调机制，已鉴定出位于 ε 基因 5′端的沉默子，由这一实验结果提出珠蛋白基因发育调控的自发性（autonomous）模型。另一些实验结果显示，单纯 γ 或 β 基因在转基因鼠中低水平表达但保持合适的发育调控，LCR-γ 或 LCR-β 重组体以较高水平表达但丧失发育阶段的特异性，而 LCR-γ-β 重组体在转基因鼠中保持正确的发育调控，这些结果提示 γ、β 基因与 LCR 竞争性结合。在这一实验基础上提出珠蛋白基因发育调控的竞争性（compelition）模型。在另一类转珠蛋白基因鼠实验中，将重组体中珠蛋白基因的顺序重新排列。结果表明，LCR-γ-β 重组体中 β 基因的表达保持正常的发育阶段的特异性，而 LCR-β-γ 重组体，β 基因在胚胎卵黄囊细胞即被活化，这提示珠蛋白基因在染色体上的排列顺序决定基因与 LCR 相互作用的频率，基因与 LCR 距离越近相互作用频率越高即在发育阶段早期表达，这同时也抑制远距离基因在较后阶段的激活，由沉默子在适当的时候使近距离基因失活。由上述结果提出珠蛋白基因发育调控的非往复性竞争性（nonreciprocal competition）模型。上述 3 种模型的提出都建立在转珠蛋白基因动物实验结果的基础上，其中非往复性竞争性模型较全面、系统地总结有关实验结果。

珠蛋白基因组织特异性表达的研究，体现出系统结构的层次性与结构功能的专一性；不同发育阶段特异性表达的研究，体现出系统演化的目的性与系统要素的相干性。所有这些都建立在从分子水平上设计实验，从四维时空观察转珠蛋白基因动物整体效应的实验结果的基础上。转珠蛋白基因动物实验将用于研究 α 与 β 两个基因簇表达的协调机制，这将从更高的层次反映系统的基本特征。

2. 可诱导表达与特殊表达　环境中的某些因子可诱导一些转基因的表达显著升高，如小鼠金属硫蛋白基因-1 启动子/胸苷激酶结构基因（mMT-1/TK）在肝中受钙离子或脂多糖的诱导；mMT-1/人生长激素基因（mMT-1/HGH）在肝中受锌或糖皮质激素的诱导；转铁蛋白基因在肝中受雌激素的诱导；胰岛素基因在胰岛 β 细胞中受葡萄糖或氨基酸的诱导。基因表达的组织特异性和诱导物的关系同生理状态下情形一致。环境诱导物可能以直接或间接的方式激活细胞内某种 DNA 结合蛋白，使得转录活动明显提高。

特殊表达指转基因的表达不是自身的特征，而是由实验因素对它的影响产生，常见的有以下几种情况：

（1）在非特异性组织内表达　　Lacy 曾观察到具有红系组织特异性的 β 珠蛋白基因在一只转基因鼠的肌肉和另一只转基因鼠的睾丸内表达。Swift 等也曾发现小鼠弹性蛋白酶 I 基因在一些不适当的组织内表达。转基因在非特异性组织内低水平表达可能是由于转移基因整合到一些内源性增强子附近，使其受到部分激活所致。

（2）在正常组织内不表达或低水平表达　　首先必须考虑供注射的 DNA 是否已去除原核载体顺序（见 DNA 影响基因转移因素一节）。如已去除，则需考虑转基因是否含有必要而充分的调控序列，包括启动子与增强子。对于相同的转移基因，一部分转基因鼠在正常组织内适宜表达，而另一些低水平表达甚至不表达，则有可能是染色体位置效应或甲基化。外源基因在转基因鼠细胞染色体 DNA 上的整合是随机的，如转基因整合部位紧靠一个负调序列，则可使其低水平表达或不表达。Raya 等对主要尿蛋白基因启动子与 HSV-tk 基因编码顺序的融合基因的转基因鼠 DNA 构建文库并筛选出转移的融合基因，再用这种基因作成转基因鼠。结果发现，同样的基因，一些在初级转基因鼠中不能表达，在次级转基因鼠中却能正常表达，说明转基因的表达与染色体位置效应密切相关。基因的甲基化状态影响其表达，如转基因在受体细胞中被甲基化，其表功能降低甚至丧失。对这种由于甲基化作用使表达受抑制的基因，可用去甲基化试剂（5-氮胞苷等）处理活体转基因动物，2～3 周后，动物 DNA（包括转基因）甲基化程度降低，可检测到转基因表达升高。药物作用是一过性的，作用消失后，DNA 甲基化程度与表达受抑制状态仍如处理前。

（二）多基因调节系统

多基因调节系统是指在转基因鼠内，目的基因的表达需要另外一种或多种转基因的表达产物的激活后才能表达，由综合效应探讨目的基因表达调控机制的实验体系。Byrne 等注意到单纯疱疹病毒（HSV）在感染过程中，它的最早期基因（immediate-early genes，IE genes）启动子的活动需要一个叫做 VP16 病毒颗粒多肽（Viron peptide）反式激活，他们将 HSV 的 IE 基因的启动子与报告基因 CAT 的编码顺序组成融合基因 IECAT 同时将小鼠神经丝（neurofilament，NFT）基因的启动子与 VP16 基因的编码顺序重组成融合基因 NFT-VP16，分别制备这两个融合基因的转基因鼠，让两种品系杂交得到带有两种转基因的（IE-CAT～NFT-VP16）子代个体。IE-CAT 与杂交子代转基因鼠中 CAT 表达检测结果表明，在 IE-CAT 转基因鼠的各种组织中 CAT 基因不表达，杂交子 1 代转基因鼠中脑和脊髓组织有较高水平的 CAT 表达，这一结果证明了 VP16 多肽的反式激活作用。其连锁作用机制如图 1-12-16 所示。

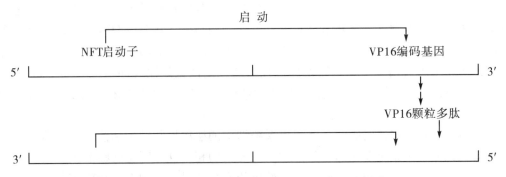

图 1-12-16　VP16 多肽反式激活 IE-CAT 作用示意图

（三）基因敲除系统

基因删除系统是采用同源重组的方法，用突变的基因敲除（取代）相应的正常基因，或用正常基因敲除相应的突变基因，由表达水平或转基因动物的表现型研究正常基因的功能和突变部位的作用。

基因转移的同源重组自然发生率极低，约为百万分之一，已有多种方法可提高同源重组率，其中Mansaur 等设计的正负选择系统适用范围宽且效率较高，其基本方法如图 1-12-17 所示，构建含有一段与靶基因同源顺序（10～15kb）的载体，该同源顺序的 1 个外显子内插有新霉素抗性基因（NEO）作为正选择的标志，在同源顺序的 3′端插有不含启动子的疱疹病毒胸苷激酶（HSV-tk）基因的顺序作为负选择，HSV-tk 基因由邻近的 NEO 基因启动子调节。用电转移（Electroporation）法将重组体导入胚胎干细胞，继续作体外培养，并以 G_{418}GANC 作双重筛选。因随机插入的 DNA 通常以从头至尾整合入受体细胞 DNA 中，HSV-tk$^+$基因产物可使 GANC 转变成一种有毒物质使细胞死亡。如果发生同源重组，由于 tk 基因在同源区之外不能整合，neo^r 基因在同源区之内得以保留，这样受体细胞抗 G_{418}有正选择作用，对 GANC 无转变功能而没有负选择作用，因此认为存活的细胞是与导入基因发生同源重组的。

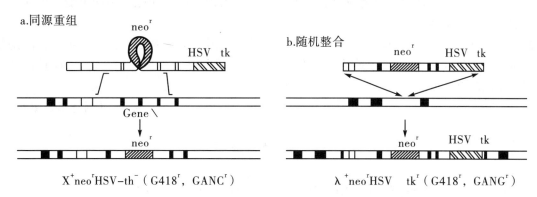

图 1-12-17　正负选择系统用次筛选含定位导入基因的胚胎干细胞

neo^r：新霉素抗性基因；HSV-tx：疱疹病毒基因胸苷激活基因；GeneX：干细胞内源基因（与导入基因同源）；G_{418}. 新霉素；GANC^1：抗致死的核苷类似物 GANC，GANC^s：核苷类似物参与合成，细胞致死。

采用同源重组技术已对多种基因的表达调控机制进行探讨，研究较多的是同源基因、癌基因与抗癌基因。Donehower 等用同源重组建立的转基因动物模型研究 p53 基因在哺乳动物发育与肿瘤形成中的作用。对鼠胚胎干细胞同源重组以产生无意义的等位基因。嵌合体鼠生殖细胞含有突变的 p53 等位基因，含突变基因的纯合子鼠能成活且外观完全正常，在 6 个月之前易于自发产生不同类型的肿瘤，尤其是淋巴瘤与肉瘤，携带单个野生型 p53 等位基因的杂合子在 9 个月以前极少自发形成肿瘤。结果表明，鼠的发育并不需要正常的 p53 基因，缺失正常的 p53 基因使鼠有产生多种肿瘤的倾向，在肿瘤形成中不需要特异的"致癌突变"。

二、转基因动物模型

转基因动物模型大致可分为两类，一类是与人类疾病相关基因的转基因动物模型，另一类是与家畜遗传育种相关的转基因动物模型。

功能性重排的小鼠免疫球蛋白（Ig）κ 基因的转基因鼠实验结果表明，不管转移基因的整合位点如何，在连续传代中都能得到稳定的表达，这提示重排的 Ig 基因包含了组织特异性表达所需的所有信息。导入的轻链或重链基因的表达可能通过反馈途径干扰 Ig 基因的进一步重排。同一转基因鼠整合了鸡和兔Ig 基因，结果表达了杂交的 Ig 分子，提示产生种间单克隆抗体的可能性。

用多瘤病毒中的 T 抗原基因与早期调节顺序的重组体的转基因鼠，其血管内皮产生多发性肿瘤，可能是多瘤病毒中的 T 抗原破坏 T 细胞对血管生长的正常控制机制。DNA 肿瘤病毒 PBV 的转基因动物产生了皮肤癌，T 细胞白血病毒转基因鼠产生了神经纤维瘤。

近年来用同源重组的方法使体外培养的胚胎干细胞定点突变，已建立多种基因突变型的转基因动物模型。采用定点突变的方法制备编码低亲和力神经生长因子受体（NGFR）基因 p75 定点突变的转基因鼠。纯合子突变鼠可存活并有生殖能力。突变鼠的外周神经支配能力显著降低，伴随热敏感丧失与进行性远端肢体溃疡，并发细菌感染与毛发脱落。这种定点突变鼠与人 p75NGFR 转基因鼠的杂交子 1 代转基因鼠，丧失的热敏感性与皮肤溃疡恢复正常，支配足掌皮肤外周神经肽免疫程度增加。p75NGFR 基因的突变不改变交感神经节的长度，不降低虹膜与唾液腺交感神经支配的强度。结果表明 p75NGFR 在发育与外周神经系统功能上起重要作用。在癌基因研究中，N-myc 编码的转录因子被认为在哺乳动物胚胎形成不同阶段的分化调控中起作用。用基因打靶的方法在胚胎干细胞产生渗漏突变（leaky mutation）。将 NEO 基因插入 N-myc 基因的第一个内含子，这样插入使转录的 RNA 的不同剪接可产生正常的 N-myc 转录本和突变的转录本。突变的纯合子鼠因组织不能氧合于出生后即死亡。组织学检查显示肺泡上皮发育障碍呼吸道表面积降低。野生型的 N-myc 基因与突变型纯合子基因在胚胎肺的表达分析提示，肺明显缺陷，导致上皮增生需要 N-myc 基因以应答从肺间质发出的局部诱导信号。纯合子胚胎较正常胚胎略小仅脾脏明显减小，其他正常表达 N-myc 的组织似乎未受突变的影响。在纯合子突变鼠的一些组织中检测到正常 N-myc 的转录本。与野生型胚胎相比，突变体不同组织中表达的正常 N-myc 转录本水平不同，在肺的表达水平最低。这一研究表明基因打靶能在给定的位点产生等位基因系列和部分功能丧失的突变，由此可阐述基因在发育过程中的不同功能。

与家畜遗传育种相关的转基因动物，第一个当推人类生长激素的转基因巨鼠。其主要目的是使转基因动物的性状（表型）更适合人类的需要。除转基因鼠外，目前已得到兔、羊、猪、鱼的转基因动物，其中转基因鱼是国内首创的。

（刘德培　梁植权）

参 考 文 献

1. Hogan B F. Manipulating the Mouse Embryo, A Lab Manual Cold Spring Harbor Lab, 1986

2. Palmiter R D. Cel, 1985, 41：343

3. Camper S A Biotechniques, 1987, 5：638

4. Depamphihs, ML Biotechniques, 1988, 6：662

5. Putten H V D. Proc Natl Acad Sci USA, 1985 82：6148

6. Botten F M, Ann NY Acad Sci, 1986, 478：255

7. Lavrtrano M. Cel, 1989, 57：717

8. Barinaga M. Science, 1989, 245：590

9. Banter R L. Proc Natl Acad Sci USA, 1985, 82：4438

10. Etan P Genes & Dev, 1987, 1：1075

11. Frohman L A Endocrinology, 1990, 127：2149

12. Grosveld F Cell, 1987, 51：975

13. Curtin P T Proc Natl Acad Sci USA, 1989, 86：7082

14. Ryan T M Proc Natl Acad Sci USA, 1989, 86：37

15. Lvu D P Proc Natl Acad Sei USA, 1992, 89：3899

16. Raich N Science, 1990, 250：1147

17. Shih D M NAR, 1990, 18：5465

18. Cao S X Proc Natl Acad Sci USA, 1989, 86：5306

19. Enver T. Nature 1990, 344：309

20. Behringer R R Genes & Dev 1990, 4：380

21. Hanscombe O Genes & Dev 1991, 5：1387

22. Raya A S Mol Cell Biol 1990, 10：1992

23. Araki K Japn J Cancer Res, 1989, 80：295

24. Byrne G M. Proc Natl Acad Sci USA, 1989, 86：5473

25. Mansour S L Nature, 1988, 336：348

26. Donehower L A. Nature, 1992, 345：215

27. Bucchini D Nature，1987，326：409
28. Bautch V L Cell，1987，51：529
29. Mahon K A Proc Natl Acad Sci USA，1988，85：1165
30. Jaenisch R Science，1989，240：1468
31. Lee K F. Cell，1992，69：737
32. Moens C B Genes & Dev，1992，6：691
33. Palmiter R D. Nature，1982，300：611
34. 朱作言. 中国科学 B 辑，1989，2： 147
35. Trends in Biotechnol. 1991. 9：373

第二篇   细胞生物学实验方法与技术

细胞生物学是生命科学中的重要分支，它以生命基本单位细胞为主要研究对象，应用近代物理学、化学和实验生物学方法，从显微、亚显微和分子水平这 3 个层次来揭示细胞生命活动及其规律，其中包括细胞的生长、发育、分裂、分化、遗传、变异（包括癌变）、兴奋、运动、代谢、衰老与死亡等基本生命现象，并且利用与调控细胞的行为活动，以达到为生产实践，尤其为医药卫生事业服务。当前细胞生物学与医药保健事业联系得较为密切的热点主要集中于下列几个方面：①真核细胞基因组结构及其表达调控；②细胞膜、膜系、受体与信号传递研究；③细胞生长、分化、衰老、癌变、死亡，尤其是程序性细胞死亡（programmed cell death）的研究；④细胞工程，包括基因工程、体细胞核移植和干细胞的研究。

众多的实例证明，通过细胞生物学的研究与实践，不但可以收到巨大的经济与社会效益，而且可以与其他学科相辅相成，相得益彰，共同发展，随着细胞药理学与分子药理学的迅速发展，细胞生物学的理论与方法学也在现代药理方法学中得到广泛的应用。本篇选择常用的方法技术加以介绍。

第一章   细胞培养及培养细胞增殖动力学常用方法

在培养中或在机体内，细胞行为的基本规律是一样的。因此，许多不能在体内（in vivo）做的实验，或者不必立即在体内做的实验，均可在体外（in vitro）进行操作。此外，对于从事药理的研究来说，极为重要的一点是，在体外培养条件下，人们可以有目的，有选择，可序贯地控制细胞生长的环境，因此可以研究在某种特殊条件下的细胞生物学行为及对某一探索因子的反应。由此可见，组织培养在一定程度比动物实验更为优越。

第一节   细胞的原代培养

原代培养（primary culture）又名初代培养，即直接从有机体取下细胞、组织、或器官，让它们在体外维持与生长。原代培养的特点是细胞或组织刚离开机体，它们的生物性状尚未发生很大的改变，一定程度上可反映它们在体内的状态，表现出来源组织或细胞的特性，因此用于药物实验，尤其是药物对细胞活动、结构、代谢、有无毒性或杀伤作用等是极好的工具。常用的原代培养法有组织块培养法及消化培养法。

一、组织块培养法

许多实验室喜欢用组织块培养法进行原代培养，因为方法简单，细胞也较容易生长。尤其是培养心肌，有时可观察到心肌组织块的搏动。细胞从组织块外长并铺满培养皿或培养瓶后，即可进行传代。

（一）材料及设备

1. 人体或动物新鲜组织 $0.5 \sim 1 cm^3$

2. Hanks 液（见本篇附录）   200ml

3. 培养基（常用培养基均可，或依据所培养的细胞而定）   50ml

4. 血清（胎牛血清，小牛血清或人脐带血血清，可依实验而定） $5 \sim 10 ml$

5. 培养皿或培养瓶　　　　　　　　　　　　　　　　　　　　　　若干个

6. 眼科剪　　　　　　　　　　　　　　　　　　　　　　　　　至少2把

7. 眼科镊　　　　　　　　　　　　　　　　　　　　　　　　　至少2把

8. 小烧杯（20ml）　　　　　　　　　　　　　　　　　　　　　2个

9. 玻璃吸管和胶帽　　　　　　　　　　　　　　　　　　　　　若干

10. 超净工作台　　　　　　　　　　　　　　　　　　　　　　1个

11. 酒精灯　　　　　　　　　　　　　　　　　　　　　　　　1个

12. 二氧化碳孵箱　　　　　　　　　　　　　　　　　　　　　1台

13. 青、链霉素溶液（见操作程序）　　　　　　　　　　　　　若干

（二）操作程序

1. 在无菌条件下，取要培养的组织 $0.5 \sim 1cm^3$，置入小烧杯中，以适量 Hanks 液清洗 $2 \sim 3$ 次，去掉组织块表面血污。

2. 用锋利眼科剪将组织块反复剪成约 $0.5 \sim 1mm^3$ 大小的小块。

3. 再用 Hanks 液反复冲洗，直至液体不混浊为止。稍候组织块下沉。将烧杯倾斜，用小吸管尽量吸除 Hanks 液。

4. 用含 20% 灭活血清及 200U/ml 青霉素 200μg/ml 链霉素的培养基再清洗一次，用小吸管吸干后加入 5ml 含 20% 血清的培养基。

5. 用弯头吸管吸取组织小块，均匀地置于培养皿内表面，吸去多余的培养液，各组织小块之间相距 0.5cm 为宜。盖好培养皿盖，作标记，置于 37℃ 二氧化碳孵箱内。

6. $2 \sim 4h$ 后，于超净台中，缓缓地向培养皿中加入上述含 20% 血清及 100U/ml 青霉素及 100μg/ml 链霉素的培养基，务使组织块浸没于培养液中。

7. 轻轻地复将培养皿及组织块移置二氧化碳孵箱，如无特殊情况，不必观察。约 $1 \sim 2$ 周后，可观察到细胞从组织块边缘长出，形成生长晕。

8. 一般说来，若培养基无明显改变，一周后换液一次即可。待到细胞长满整个培养皿内表面，即可行传代培养。

（三）说明及注意事项

1. 如果培养器皿是培养瓶而不是培养皿，则接种组织块于培养瓶底壁后，要轻轻地翻转培养瓶，令瓶底在上，盖好瓶盖后轻轻置入 37℃ 二氧化碳孵箱，$2 \sim 4h$ 后，取出培养瓶，在超净工作台内打开瓶盖，仍令组织块在上方。起先，在组织块对面瓶壁加入适量上述培养基。然后，轻轻翻转培养瓶、让组织块浸没于培养液中。盖好瓶盖后放回二氧化碳孵箱，继续培养。

2. 组织块从培养皿表面游离下来不必惊慌，弃去即可。

3. 如果培养器皿是玻璃培养瓶，而不是新的塑料培养瓶，则最好在玻璃瓶底表面涂有大鼠鼠尾胶原（见本篇附录），这样不但利于组织块的黏附，而且细胞可长得更好。

4. 本方法适于各种组织的培养，读者还可根据自己的实验需要和细胞种类而加修改。

二、消化培养法

它与上述组织块培养法的主要区别有二，①要用酶制剂（最常用的是胰蛋白酶）处理组织块，除去细胞间质，使细胞相互分离形成细胞悬液；②细胞生长方式多形成单层（monolayer）。本方法的优点在于单层细胞更易摄取营养，排出代谢产物，因此生长较快，可较快地应用于实验研究；缺点是步骤略为繁琐，操作不慎易于污染。此外，消化处理要恰到好处，不然对细胞或多或少有损伤作用。

（一）材料及设备

除上述组织块培养一应材料及设备外，尚需下列物品：

1. 胰蛋白酶（0.2%）　　　　　　　　　　　　　　　　　　　$50 \sim 100ml$

2. 电磁搅拌器　　　　　　　　　　　　　　　　　　　　　　1个

3. 锥形烧杯（100ml）　　　　　　　　　　　　　　　　　　　1个

4. 不锈钢筛（孔径 $100\mu m$，$20\mu m$）   各 1 个

5. 普通台式离心机   1 台

6. 血细胞计数板   1 块

7. 计数器   1 个

8. 普通光学显微镜   1 台

（二）操作程序

1. 在无菌条件下，取欲培养的组织 $1cm^3$ 左右，置入平皿或烧杯中，以适量 Hanks 液清洗 3 次，去掉组织块表面血污。

2. 以锋利眼科剪将组织块反复剪成约 $0.5\sim1mm^3$ 大小的小块。

3. 以 Hanks 液冲洗数遍，稍候组织块下沉，吸除 Hanks 液。

4. 用少量 Hanks 液，将组织小块吸入预先置有灭菌的铁芯玻璃搅棒的锥形烧杯中，再加入约 30ml 上述胰蛋白酶液。

5. 将锥形烧杯用橡皮塞盖紧，外封以锡箔。然后移于预先置于 37℃ 温箱内的电磁搅拌器上。

6. 打开搅拌器电源，让铁芯旋转，关好温箱，让胰蛋白酶运作。

7. 在消化过程中，每隔一定时间吸取消化物滴于载片上，于光学显微镜下观察，检查细胞是否分散成单个。若大部分细胞已分散，立即加入适量 Hanks 液，终止消化。通常需消化 $10\sim20min$。

8. 先以 $100\mu m$ 不锈钢筛过滤，滤去未被消化的组织块或大细胞团（如细胞量少，这些组织块可继续进行消化，以便取得较多细胞）。继以 $20\mu m$ 不锈钢筛过滤。

9. 将取得的滤液进行低速离心（$500\sim1000r/min$）5min，吸除上清。并用 Hanks 液离心清洗 $1\sim2$ 次，最后加入含血清的培养液，搅匀，制成细胞悬液。

10. 用计数板计数，确定细胞悬液浓度，通常以（$1\sim3$）$\times10^5$ 接种于培养瓶或培养皿中。

（三）说明及注意事项

1. 用何种蛋白酶消化可视所培养细胞而定，除胰蛋白酶外，常用 I 型胶原酶消化睾丸支持细胞、血管平滑肌细胞和内皮细胞；用 II 型胶原酶消化大鼠腺垂体细胞等。

2. 如果一时没有不锈钢筛，可用 4 层纱布替代，但纱布要预先高温高压灭菌。

3. 严格地说原代培养是指未经传代的细胞，但在实用上，人们常将 10 代以内的细胞用作原代培养细胞，因为此时细胞基本上保持其原有的生物学特性。

4. 从原代培养步骤不难看出，原代细胞中含有多种细胞成分，即它们是异质性（heterogeneity）的群体，因此在设计实验与分析结果时切勿忘记这一因素。

第二节 细胞的传代培养

当细胞生长至单层汇合（confluence）时，便需要进行分离培养，不然会因无繁殖空间、营养耗竭而影响生长，甚至整片细胞脱离基质悬浮起来，直至死亡。为此当细胞达一定密度时必须传代或再次培养（subculture）。这一方面是借此繁殖更多的细胞，另一方面是防止细胞退化死亡。

（一）材料及设备

1. 汇合成片的细胞（如 3T3，HeLa 等） $1\sim2$ 瓶

2. Hanks 液   100ml

3. 0.25% 胰蛋白酶溶液   10ml

4. 0.02% EDTA* 溶液   10ml

5. 倒置显微镜   一台

---

* EDTA 是一种非酶性螯合剂，全名为乙二胺四乙酸（ethylene diamine tetraacetic acid），多用无 Ca^{2+}，Mg^{2+} 的 PBS 配制成工作液，与胰蛋白酶合用，可起到更强的消化作用。PBS 的配制见本篇附录。

6. 消化培养所用的一应设备（见本章第一节）

（二）操作程序

1. 在超净工作台内，于无菌条件下，吸除培养皿内旧培养液。

2. 以 Hanks 液清洗 1~2 次，于培养皿内加入 1ml 胰蛋白酶和 EDTA 混合液（ V = 1/1 ）。盖好盖子置 37℃ 温箱中温育 2~4min 室温中可置 5min 以上，但实验者必须随时在倒装显微镜下观察细胞被消化的情况，若细胞质回缩，细胞间歇增大（甚至看到有个别细胞漂浮起来），须立即终止消化。

3. 轻轻吸除消化液，加 Hanks 液小心地清洗 1 次，以去除残存消化液。

4. 加入培养基 1 或 2ml，用吸管反复轻轻吹打仍贴壁的细胞，使它们形成细胞悬液。

5. 用计数板计数细胞悬液浓度后，以合适的细胞浓度（如 10^5/ml）接种于新培养皿或培养瓶中。

（三）说明及注意事项

1. 消化是传代中的关键步骤之一，各实验室消化方式不全相同，实验者可灵活采用。最重要的是：①消化太过细胞容易丢失，因此，随时在显微镜下观察细胞间分离状态颇为重要；②消化不足细胞往往不能形成单个，甚至成细胞团，不但计数不准确，细胞也往往贴壁不良、影响生长；③若遇到细胞很不容易消化要考虑胰蛋白酶是否失效，或 pH 是否合适。胰蛋白酶在偏碱性条件下（pH8~9）作用最强。

2. 有经验的实验者，往往在经一定时间的消化液作用后用拍打培养瓶的方法将细胞震落下来，此步骤往往可使细胞分散成单个，读者不妨一试。

第三节　培养细胞生长曲线的绘制

绘制培养细胞生长曲线（growth curve）是了解细胞生长与死亡动态改变的最简单而直观的方法之一。人们常用此方法比较各种培养基、培养基各种成分、各种血清、不同血清浓度，pH，尤其是各种药物等因素对细胞生长的影响。

（一）材料及设备

1. 细胞传代培养的一应设备（参见本章第二节）。

2. 对数坐标纸

（二）操作程序

1. 将单层培养的细胞以 0.25% 胰蛋白酶与 0.02% EDTA 的等份混合液消化细胞，使成 1ml 的细胞悬液。

2. 以 Hanks 液稀释成 10ml，取少许置血细胞计数板内计数，最后调节成 1×10^5 ~ 3×10^5 细胞/ml，分别接种于 25ml 培养瓶中（每瓶究竟种多少细胞、分几组、每组多少瓶请根据实验，自行掌握，图 2-1-1 所示为种 1.5×10^5 细胞/ml）。

3. 每天每组取 3 瓶计数，求其平均值。

4. 连续计数共 7 天（根据实验需要而定），将每天所得的细胞浓度标在对数坐标纸上，将各点连成曲线，即为生长曲线，图 2-1-1 示小鼠不同发育期脾造血细胞红细胞去核分化因子（EDDF）粗提液对小鼠红白血病 MEL 细胞生长影响的比较。

（三）说明及注意事项

1. 生长曲线绘制方法各实验室有所不同。例如：①有的实验室在消化前仍回收培养液中的悬浮细胞；②有的实验室在消化细胞时，一开始便加入 1ml 胰蛋白酶，待到细胞间隙刚出现时，轻轻倾去

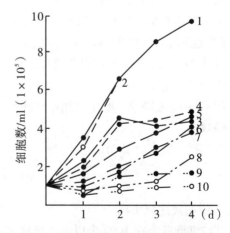

图 2-1-1　小鼠不同发育期脾造血细胞 EDDF 粗提液对 MEL 细胞生长影响的比较

1. PBS 对照；2. MEL 对照；3. 晚幼红 EDDF 0.1mg；4. 晚幼红 EDDF 0.5mg；5. 晚幼红 EDDF 0.1mg；6. 晚幼红 EDDF 0.5mg；7. 早幼红 EDDF 0.1mg；8. 早幼红 EDDF 0.5mg；9. 中幼红 EDDF 0.1mg；10. 中幼红 EDDF 0.5mg。

消化液。稍候，再加入 1ml Hanks 液用吸管将细胞吹打成单个细胞悬液；③有的实验室消化细胞则另有程序，即先加入 0.5ml 消化液，轻轻涮洗细胞后立即倾去消化液，又复加入 0.5ml 消化液，再一次涮洗细胞后倾去消化液，但事实上还残留极少量的消化液，这足以起消化作用。细胞间隙增大后加入 Hanks 吹打成细胞悬液，计数。笔者偏喜该方法，尤其是传代培养，可以避免"人为地"细胞选择作用。

2. 悬浮培养细胞的生长曲线绘制除不用消化外，原则相同。但需离心收集细胞，再以 Hanks 液吹打成细胞悬液，计数。

3. 由于计数的错误，细胞在操作过程中的丢失，以及所计数的细胞中既有活细胞，也可能有死亡的细胞等因素，有人估计生长曲线在反映细胞生长方面约有 20%～30% 的误差率。为此笔者建议为切实了解细胞生长情况，最好再做成集落实验，分裂指数测定等（见下二节）。

4. 在计数细胞期间，一般不换培养基，若必须更换，则实验组与对照组均应换液。

5. 笔者建议每天细胞计数在同一时度，这样所绘制的曲线更准确。

第四节　分裂指数测定

这里所说的分裂指数，事实上是指有丝分裂指数（mitotic index，MI），为细胞群体中属于分裂期细胞（又称分裂象）占总细胞数的百分率。MI 的测定可较准确地反映出细胞增殖旺盛程度，同样，也可反映出一种受试物质对细胞增殖能力有无影响，因此，在现代药理方法学中是一种颇为常用的技术。

（一）材料及设备

1. 细胞传代培养的一应设备
2. 直径 3.5cm 的塑料培养皿　　　　　　　　　　　　　　　　　　　　　　　　若干个
3. 预先清洗灭菌的盖玻片（2.2cm×2.2cm）　　　　　　　　　　　　　　　　　若干张
4. 甲醇　　　　　　　　　　　　　　　　　　　　　　　　　　　　　　　　　若干
5. Giemsa 染液　　　　　　　　　　　　　　　　　　　　　　　　　　　　　1 瓶
6. 中性树胶　　　　　　　　　　　　　　　　　　　　　　　　　　　　　　　1 瓶
7. 载玻片　　　　　　　　　　　　　　　　　　　　　　　　　　　　　　　　若干张
8. 封片用盖玻片　　　　　　　　　　　　　　　　　　　　　　　　　　　　　若干张

（二）操作程序

1. 按细胞代传培养程序制成细胞悬液，并稀释成 $10^5/ml$ 细胞浓度。

2. 将上述细胞悬液接种于预先放置好除菌盖玻片的塑料培养皿中。切记接种前要保证细胞悬液均匀，没有细胞沉淀，各皿中加入量要相同。

3. 培养 24、48、72h 后取出盖玻片，在 Hanks 液涮洗 2～3 次。

4. 用甲醇固定 30min。

5. 用 Giemsa 液染色，晾干后用中性树胶封片，在高倍（最好用油镜）镜下计数 1000 个细胞中有几个分裂细胞数。

6. 按下列公式，计算 MI。

$$MI = \frac{分裂细胞数}{细胞总数} \times 100\%$$

（三）说明及注意事项

1. 计数细胞务须在 1000 个以上，这样才能比较准确。

2. 实验者必须熟悉各期分裂相的形态特征。笔者建议该实验自始至终由同 1 人完成，如必须换人，则对细胞分裂各期检定标准必须一致。

3. 有多个标本（如对照组，药物作用组）可用直方图加以比较，也可绘制成分裂指数曲线。

4. 如果不用塑料培养皿，而用玻质培养瓶则预先要裁好适当大小的盖片条，清洗灭菌后置入培养瓶内。为了防止玻璃条移动，细胞不易长好，有人主张玻瓶内事先要涂鼠尾胶原，这样玻条不易移动。

第五节　成集落实验

成集落实验又称集落形成实验（colony-forming test），是检验培养细胞能否增殖的过硬指标之一，一般认为它比生长曲线，分裂指数测定准确性更高。尤其是半固体琼脂集落形成实验更能将恶性细胞与正常细胞区别出来（见"肿瘤药理实验方法与技术"篇），本节只介绍非半固体琼脂集落形成实验的技术。此外，笔者要指出的是，集落不等于克隆（clone），后者是指由单一细胞形成的细胞群，有关克隆的选择请参见本篇第十章细胞杂交及单克隆抗体技术。

（一）材料及设备

1. 细胞传代培养的一应设备
2. 直径 3.5cm 的塑料培养皿　　　　　　　　　　　　　　　　　若干个
3. 甲醇　　　　　　　　　　　　　　　　　　　　　　　　　　若干
4. Giema 染液　　　　　　　　　　　　　　　　　　　　　　一瓶

（二）操作程序

1. 将细胞消化成单个细胞悬液。
2. 以每培养皿 100、200、500 个（视实验需要、细胞种类而定）接种。
3. 置 CO_2 温箱，2~3 周后取出检查，此时可见集落业已形成，为了看得更清楚，用甲醇固定 Giemsa 染色。
4. 计数每皿中的集落数，一般 50 个细胞以上者才算一个集落（图 2-1-2）。
5. 取 5 皿集落数的平均值，并按下列公式计算集落形成率：

$$集落形成率 = \frac{平均集落数}{每碟接种的单个细胞数} \times 100\%$$

6. 将实验组与对照组作图或绘成曲线加以比较。

（三）说明及注意事项

1. 若每皿接种细胞数太多，日后细胞连成一片，分不清单个集落，因此笔者建议若用直径 3.5cm 的塑料培养皿，最好接种细胞数在 500 个以内，或更少。

2. 为了计数的方便，可用 Marker 笔将培养皿划分四个区域，再将集落以笔点出，这样数较容易，也较准确。

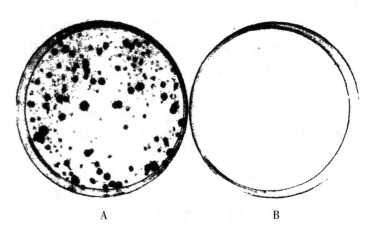

A　　　　　　　　　B

图 2-1-2　A 碟中有大量集落形成，而 B 碟中因细胞经细胞毒药物作用后失去增殖能力，不能形成集落

第六节　细胞同步化技术

培养中细胞群体的每个细胞是不会处于同一周期时相的，这对研究细胞周期（cell cycle），各周期时相的特点，尤其是药物的作用机制等等带来诸多不便，为此细胞生物学家们建立了细胞同步化（cell synchronization）技术。

迄今细胞同步化方法很多，如温度休克法、血清饥饿法、药物抑制法（尤其是秋水仙素阻抑法）、放射法、机械振荡法等等。有时为了获得更多的同步化细胞，往往将几种方法结合运用，本节介绍秋水仙素阻抑法、胸腺嘧啶核苷阻断法以及细胞分裂相脱离法，实验者可根据细胞的种类，熟练程度、实验条件等自行选择采用。

一、秋水仙素阻抑法

秋水仙素（colchicine）或秋水仙酰胺（colchinamide）可以抑制微管的聚合，从而阻断细胞分裂于中期，故能获得大量的处于分裂中期的细胞。

（一）材料与设备

1．细胞传代培养的一应设备

2．秋水仙素溶液（100μg/ml）　　　　　　　　　　　　　　　　　　　若干 ml

3．0.075mol/L KCl 溶液　　　　　　　　　　　　　　　　　　　　　20ml

4．甲醇冰醋酸溶液（V/V = 3 : 1）　　　　　　　　　　　　　　　　　20ml

5．Giemsa 染液　　　　　　　　　　　　　　　　　　　　　　　　　1瓶

（二）操作程序

1．按一般方法传代细胞至对数生长期（通常为接种后第2～3d）。

2．加入秋水仙素，使最终浓度为0.5～1μg/ml，作用8～12h（视细胞种类而异，如中国地鼠肺细胞常作用8h，人肝癌细胞常用12h）。

3．用 Hanks 液涮洗1～2次，弃去细胞碎片及死细胞。

4．加入5～10ml 无血清 RPMI 1640 培养液，在室温条件下摇晃振荡细胞。处于分裂中期细胞呈球形，不紧贴培养瓶壁，振荡后易脱落下来。

5．用吸管轻轻吸出游离细胞，置锥形离心管内，离心管置4℃冰箱。

6．在原培养瓶内重新加入37℃预热的，含秋水仙素的培养基，置37℃培养4～6h，再次如上步骤收集分裂中期细胞。

7．将2次收集的细胞合并，置离心管内，1000r/min 离心10min，去上清，得沉淀细胞团块。

8．加入含5%小牛血清的 RPMI 1640 培养基（注意：不再含秋水仙素），用吸管轻轻吹打，制成细胞悬液，分种于培养瓶中，置37℃温箱培养。

（三）说明及注意事项

1．当第8步制成细胞悬液时，可取少量细胞悬液加入3倍体积的低渗 KCl 溶液中，混匀后静置15min 左右，1000r/min 离心5min，去上清，加入甲醇冰醋酸液固定15min，然后按染色体标本制作法（参见本篇第四章）制成染色体标本，从而可计算出同步化百分率。

2．为了得到更多的细胞，可同时操作多瓶细胞。

3．对细胞的摇晃不可过于猛烈，否则非中期细胞也可能脱落下来，影响同步化效果，对一般的玻璃培养瓶，通常摇晃频率不可高于100次/分。

二、胸腺嘧啶脱氧核苷阻断法

胸腺嘧啶脱氧核苷（TdR）是 DNA 合成的前体物，为细胞增殖所必需。然而向培养基中加入过量的 TdR 时，则可产生过量的三磷酸腺苷，从而反馈性地抑制其他核苷酸的磷酸化作用（phosphorylation），阻抑 DNA 合成，使细胞处于 DNA 合成前期。

（一）材料与设备

1．细胞传代培养的一应设备。

2．1mol/L 的 TdR 母液　　　　　　　　　　　　　　　　　　　　　10ml

（二）操作步骤

1．消化传代细胞至对数生长期。

2．吸去培养基，以 Hanks 涮洗1～2次。

3．加入含 TdR 的常规培养基，令 TdR 的终浓度为2mmol/L，温育20h。

4．消化收集细胞，离心1000r/min 共10mm，去上清。

5．用常规培养基制成细胞悬液，接种后继续温育10h。

6．去培养液，重复加入 TdR，终浓度同上，再温育20h。

7．去培养液，消化后换入常规培养液，并制成细胞悬液，接种至新培养瓶内，置37℃温箱，此时细

胞将同步进行 DNA 合成。

（三）说明及注意事项

1. 此方法步骤较繁琐，但同步化程度高，且适用于各种细胞，对研究药物作用机制有较大的参考价值。

2. TdR 最好新鲜配制，作用时间长短可因细胞而异，实验者操作前可参考类似工作。

三、细胞分裂象脱离法

我们在前面提到，当细胞处于分裂期时，胞体变圆，与培养基质紧贴面积小，因此在震晃下易于从瓶底脱落下来。细胞分裂象脱离法即是用此原理而建立的。

（一）材料与设备

1. 细胞传代培养的一应设备。

2. 冰箱（保持4℃）。

（二）操作程序

1. 按一般方法传代细胞至对数生长期。

2. 可先收集一部分处于分裂期的细胞，即震荡培养基，令分裂期细胞悬浮于培养基中，吸取，置锥形烧杯中，将烧杯放入4℃冰箱中。

3. 加入常规培养基至培养瓶中，也将培养瓶置入4℃冰箱。1h 后取出培养瓶，置入 37℃温箱，继续培养 1~2h，此时又有部分细胞进入分裂期。如此反复进行可收集较多的分裂期细胞。

（三）说明及注意事项

1. 此方法近于自然，不像上述方法要受到药物（如秋水仙素）或试剂（如 TdR）的损伤作用。

2. 该方法较简单，但比起前二个方法来，同步化细胞数量较少。为此可同时操作多瓶细胞来补足。

第七节 缩时电影显微摄像术

缩时电影显微摄像术（time-lapse microcinematography）可以直接记录培养细胞的活动情况，并可供反复进行研究、分析和测定，因此是观察活细胞的运动、分裂、计算细胞周期、尤其是药物处理后细胞行为甚至胞质内细微结构改变的最好工具之一。

（一）材料及设备

1. 要观察的培养细胞（最好是用透明度高的塑料培养碟）。

2. 缩时电影显微摄像装置（附有 37℃恒温箱）。

3. 16mm 黑白电影胶片负片 　　　　　　　　　　　　　　　　　　　　　　　若干米

4. 螺纹显影盘 　　　　　　　　　　　　　　　　　　　　　　　　　　　　　数个

5. 强微粒显影液 　　　　　　　　　　　　　　　　　　　　　　　　　　　　500ml

6. F5 定影液 　　　　　　　　　　　　　　　　　　　　　　　　　　　　　500ml

7. 暗室及一应设备

（二）操作程序

1. 开启缩时电影显微摄像装置，尤其应预先调节恒温箱温度至37℃，并保持恒温。

2. 将要观察的细胞置恒温箱内，接物镜下，注意培养液必须清晰。

3. 调节相差及焦距，开启自动计时器，调好拍摄的间隔时间，如10s、20s、1min 等。开始拍摄。

4. 完成所需的拍摄后，取出胶片，在螺纹显影盘内冲洗。

5. 在暗室中进行剪接，有价值者可制成拷贝。

（三）说明及注意事项

1. 不可一切依赖于拍摄成的照片，在摄影过程中还需观察及记录以求结果的准确性。

2. 若培养器皿为玻质培养瓶，则上下壁的高度不要大于2cm，此外要互相平行，透明度好，否则不能获得好的相差像。

第八节　细胞周期分析

细胞周期（cell cycle）是指连续分裂的细胞从一次分裂结束到下一次有丝分裂完成所经历的整个连读过程。通常将细胞周期划分为 4 个时相（phase），即 DNA 合成期（或称 S 期）、有丝分裂期（M 期）、复制前期（G_1 期）、及复制后期（G_2 期）。培养中的哺乳类细胞是进行细胞周期及药物对其作用研究的极好材料。通常整个周期为 18～24h。一个典型的人类组织培养细胞的 G_1 期持续 8h；DNA 合成需 6h；C_2 期约需 4.5h；M 期的历程约 1h。相似细胞的细胞周期时间差异主要在于 G_1 期，尤其是在体内，各种细胞的 G_1 期时间长短差别很大。例如，小鼠食管和十二指肠上皮细胞的周期总时间分别为 115h 和 15h，其中食管上皮细胞的 G_1 期为 103h，而十二指肠上皮细胞的 G_1 期仅为 6h。又如，人和动物的神经细胞的 G_1 期与机体的寿命一样长，一般它们是不分裂的。相反地，有些细胞几乎不存在 G_1 期，尤其是肿瘤细胞中这种情况较多见，例如文氏腹水癌细胞很难测到 G_1 期，另外，那些生长极为迅速的正常细胞也没有明显的 G_1 期，例如受精卵最初几次卵裂，也几乎没有 G_1 期存在。

然而，一个细胞完成有丝分裂之后，并非所有的细胞都可进入 G_1 期，并且进行第二轮的周期进程。其中部分细胞不进入下一个周期而处于"静止"状态，这种细胞被称为静止细胞（quiescent cells）或休止细胞（resting cells）以及 G_0 期细胞，一般认为体内实体瘤核心部分的细胞，因血供不足处于乏氧状态（hypoxia），从而停滞于 G_0 期。这种细胞无论对于化疗或放疗均不敏感，很难将它们杀灭，但在某种适合的条件下，它们又可再次地进入细胞增殖周期，引起肿瘤复发。有关肿瘤细胞的细胞动力学分析读者可详阅本书"肿瘤药理实验方法与技术"篇章。

分析细胞周期的方法很多，最常用的要推缩时电影（time-lapse filming）流式细胞分光光度术以及放射性核素放射自显术。本节介绍放射性核素标记自显影法。

（一）材料及设备

1. 细胞传代培养的一应设备

2. ^{3}H-TdR 溶液（母液）1mCi/ml

3. 放射性核素放射自显术一应设备（详后）

4. 坐标纸（用于绘制细胞周期曲线）

（二）操作程序

1. 按一般方法传代细胞

2. 24 小时后加入 ^{3}H-TdR，建议浓度为 1μCi/ml，参入 30min 后取材，用甲醇冰醋酸混合液（3∶1）固定，制作成同位素放射自显术标本（详后）。

3. 之后每间隔 30min 取材一次，同样制成放射性核素放射术标本，直至 48h。

4. 按参考图 2-1-3 绘制成细胞周期曲线图。

5. 所得的放射性核素放射自显影标本可摄片保存。

（三）说明及注意事项

1. 图 2-1-3 是培养的正常细胞细胞周期曲线图，仅供参考，各种细胞的细胞周期曲线不一样，而且还会受培养条件的影响（如血清等）。

2. 有关各种因子对细胞周期的影响，当

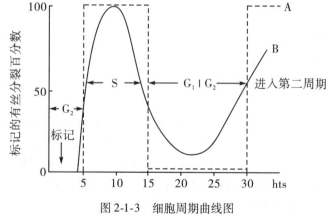

图 2-1-3　细胞周期曲线图

A. 理论曲线；B. 参考实测曲线。

可在同一坐标上绘出，以资比较，这对研究药物对细胞周期的影响有很好的参考价值。

（王艾琳　章静波）

第二章 器官培养方法

器官培养（organ culture）是指用特殊的装置使器官、器官原基或它们的一部分在体外存活，并保持其原有的结构和功能。器官培养可模拟体内三维结构；用于观察组织间的相互反应、组织与细胞的分化以及外界因子包括药物对组织细胞的作用。

器官培养的方法很多，本章只介绍一种最经典的方法，即表玻皿器官培养法；一种最常用的方法，即不锈钢金属网格法；以及 Wolff 培养法和扩散盒培养法，实验者可根据情况选择采用。

第一节 表玻皿器官培养法

表玻皿器官培养法（图 2-2-1）是 1929 年 H·费尔（Honor Fell）所建立，半个多世纪来仍为人们所常用，因为事实证明该方法能维持器官的生长，发育与分化。例如费尔及其同事曾成功地用此技术培养骨和关节组织，并观察到骨的生长与分化。此外，此方法无需复杂的设备，一般实验室皆能做到。

（一）材料及设备

1. 待培养器官（如鸡胚肢芽原基）	2~3 只鸡胚
2. 塑料培养皿（直径 3.5cm）	若干个
3. 表玻皿（2cm）	若干个
4. 小鸡血浆	10ml
5. 鸡胚提取液（见本篇附录）	10ml
6. 灭菌盐水	100ml
7. 消毒棉花	若干
8. CO_2 孵箱或普通温箱	
9. 组织学切片染色一应设备	

（二）操作程序

1. 将小鸡血浆与鸡胚提取液混合（V/V = 1:1）置入经灭菌的表玻皿内，使成凝块。

2. 将欲培养的鸡胚器官原基（如肢芽）置于凝块上。

3. 表玻皿置于塑料培养皿内。

4. 于培养皿内放有湿润棉花，有人常在湿棉花上滴有 200μg/ml 链霉素及 200U/ml 青霉素。

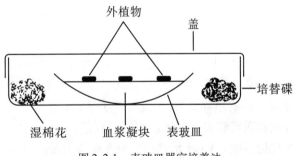

图 2-2-1 表玻皿器官培养法

（三）说明及注意事项

1. 培养的器官原基不宜过大，以 1~2mm³ 为好，否则组织中央会因营养及氧不足而死亡。

2. 如上述鸡胚肢芽的培养，可观察到它们分化成趾骨，蹠跗骨等（72h 的鸡胚肢芽原基，培养 10 天左右）。

3. 操作要小心，须在无菌条件下进行，不然极易污染。

第二节 不锈钢金属网格法

表玻皿培养法的缺点是，需要补充营养时，必须把它们从支持性血浆凝块上揭下，然后转移至有新鲜凝块的新表玻皿内，操作较繁琐。此外，血浆凝块不是最合适的支持基质，因为它可能在外植物细胞作用下被消化与溶解，而其成分更难分析清楚。不锈钢金属网格培养法可避免上述缺点，近年来人们用得较多。

（一）材料及设备

1. 要培养的组织或器官

2. 培替塑料皿

3. 折曲成一个有高起平台的不锈钢网格平台

4. 将平台置于培养皿中，平台上放一片擦镜纸或微孔滤膜，或涂一薄层琼脂

5. CO_2 孵箱（湿润饱和的温箱）

6. 组织切片染色一应设备

7. RPMI 1640 培养基

8. 小牛血清

9. 鸡胚提取液

（二）操作步骤

1. 将欲培养的外植物放置在平台的滤膜上。

2. 加入培养液，使其与金属网格平齐，恰好保持滤膜的湿润，培养液为含 5% 小牛血清的 RPMI 1640 与鸡胚提取液混合液（5∶1 = V/V）。

3. 置湿润的 CO_2 孵箱内温育，或可置入一种有气体进出口的 Trowell 灌注小室内。

4. 一般每隔 3 天换液一次，切勿让液体漫过外植物。

5. 固定，切片，染色方法同一般组织学技术。

（三）说明及注意事项

1. 即使最佳的培养条件，要保持器官培养存活与健康生长 7～10 天以上也颇为困难，因此器官培养更适于短期实验。

2. 培养的器官组织不同，要求混合气体也有所不同，通常胚胎器官宜用 5% CO_2，95% 空气；成体器官常需要纯氧，或 5% CO_2 与 95% O_2；某些组织，如前列腺不宜在高浓度氧的条件下培养，可用 5% CO_2，45% O_2 和 50% N_2；实验者可参考同类工作，或依据体内的生理状态预先进行预实验而定。

第三节　Wolff 培养法

早在 20 世纪 50 年代末与 60 年代初，Wolff 便试将哺乳动物的瘤组织与鸡胚器官一起培养，发现瘤细胞可侵袭到鸡胚器官组织内，而且发现鸡胚器官中以中肾为瘤细胞侵袭生长最旺盛的部位，故称鸡胚中肾为"活的培养基"，据此设计了 Wolff 培养法（图 2-2-2），即把鸡胚中肾组织块与肿瘤组织互相嵌合，外用卵黄膜包裹，瘤组织则容易存活，并可向中肾侵袭，卵黄膜虽无营养作用，但可促进营养交换，吸收代谢废物。Wolff 培养法为研究肿瘤侵袭性以及器官间相互作用等提供了一个极为有利的工具。

（一）材料及设备

1. 欲培养的肿瘤组织　　　　　　　　　　　　　　　　　　　　　　　　　　若干

2. 鸡胚中肾（8～10d 鸡胚为佳）　　　　　　　　　　　　　　　　　　　鸡胚 5 只

3. 鸡蛋卵黄膜　　　　　　　　　　　　　　　　　　　　　　　　　　　鸡蛋 5 只

4. Wolff 培养皿（图 2-2-2）　　　　　　　　　　　　　　　　　　　　　若干个

5. Wolff 培养基（1% 琼脂 Geys 溶液 12 份，8.5 天鸡胚提取液 5 份，

小牛血清 5 份，适量抗生素）　　　　　　　　　　　　　　　　　　　　　　50ml

6. CO_2 孵箱或普通温箱

7. 封蜡

8. 组织学切片一应设备

（二）操作程序

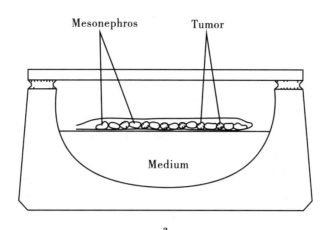

图 2-2-2　Wolff 器官培养法

Mesonephros：中肾　Tumor：肿瘤　Medium：培养基　Vitelline membrane：卵黄膜。

1. 将 Wolff 培养基加温 50℃溶化，加入 Wolff 培养碟内，待冷却凝固，铺上卵黄膜如图所示。
2. 即欲培养的瘤组织（1mm³ 左右）与鸡胚中肾组织（1mm³ 左右）相间置于卵黄膜上。
3. 反折卵黄膜，将培养组织盖上（如图所示）。
4. 用蜡封盖盖片（如图所示），置普通温箱培养。
5. 培养 7~10d 后可取材、固定、切片、染色观察。

（三）说明及注意事项

1. 也可将肿瘤组织与中肾组织以卵黄膜隔开，但一般将中肾组织置于下方，肿瘤组织位于上方，如图 2-2-2B 所示。

2. 如不加密封，可放 CO_2 温箱培养。

第四节　扩散盒培养法

如果说前三节介绍的方法都是体外的实验技术，那么扩散盒（diffusion chamber）培养法便是体内体外相结合的培养方法。不言而喻，该方法既有体外易操纵的便利，又在一定程度上模拟了体内条件，因此近年来乐于为细胞生物学、肿瘤学以及药理学研究者所采用。当然，该方法的缺点是操作较复杂，而且要求实验者能进行动物手术。

（一）材料及设备

1. 小鼠若干只。
2. 扩散盒（有售）。

3. 欲培养的器官或组织。

4. 一般常用培养基（不含血清）。

5. 一应动物手术器械。

6. 消毒及麻醉用品。

7. 组织学切片一应设备。

（二）操作程序

1. 将欲培养的组织切成 1mm³ 左右小块，置扩散盒内，每盒可放 1～3 块组织。

2. 在扩散盒内加 0.2～0.4ml 培养基，盖好。

3. 在无菌条件下，打开经麻醉小鼠的腹腔，将扩散盒植入腹腔内。缝合伤口及皮肤。

4. 手术后的小鼠要单独饲养，以防相互格斗，咬破腹腔，导致实验失败。

5. 根据实验而定取材作组织学切片或电镜观察。

（三）说明及注意事项

1. 也有学者将扩散盒植于小鼠皮下，但营养供应不如腹腔。

2. 本实验最适于研究药物对肿瘤作用以及体内各因素对培养物的影响。

（章静波　王艾琳）

第三章　放射自显影术及放射性核素液闪测定

　　放射自显影术（autoradiography）是利用放射性核素电离辐射对核子乳胶的感光作用，显示标本或样品中放射物的分布、定量以及定位的方法。其原理是被研究材料中的放射性核素释放射线，作用于感光乳胶，使感光乳胶中的卤化银感光形成潜影，再经显影剂作用，感光的卤化银还原成黑色的银颗粒，未感光的银盐则经定影去除，在乳胶中留下清楚明确的图像。

　　放射性核素本身能在紧密接触的感光乳胶中记录下它存在的部位和强度，准确显示出形态与功能的定位关系。近年来，随着电子显微镜技术以及分子生物学技术的发展，已可将放射自显术与电镜技术以及分子生物学结合起来，不但可研究放射性物质在组织和细胞内的分布代谢，而且可揭示核酸合成及其损伤等改变，目前已在生命科学各领域被广泛应用。在药理学方面更可用它研究药物在体内的分布，代谢，作用机制等。本章主要阐述培养细胞的放射自显术、器官培养的放射自显术、原位缺口平移技术，并同时介绍同位素液闪测定技术。原位杂交技术则另章叙述。

第一节　培养细胞的放射自显术

　　培养细胞的放射自显术应用范围很广，除了用来研究细胞本身的物质代谢之外，还可用来分析细胞的动态活动，细胞周期等。在药物学领域更可作为药物作用机制的研究工具。

（一）材料及设备

1. 细胞传代培养的一应设备

2. 直径 3.5cm 塑料培养皿（或 50ml 培养瓶）　　　　　　　　　　　　　　　若干个

3. 2.2cm×2.2cm 盖片（或自裁成 6×40mm²，放入培养瓶）　　　　　　　　若干张

4. 放射性核素标记物（如 ³H-TdR、³H-UdR 等）　　　　　　　　　　　　1mCi/ml

5. 液体乳胶（常用核Ⅳ号）　　　　　　　　　　　　　　　　　　　　　　10ml

6. 曝光铅盒或黑色塑料盒　　　　　　　　　　　　　　　　　　　　　　若干个

7. 电磁搅拌器　　　　　　　　　　　　　　　　　　　　　　　　　　　　1个

8. 恒温台（可调节温度以烘干乳胶）　　　　　　　　　　　　　　　　　　1台

9. 显影液（有售或自配，见附录） 200ml

10. 定影液（有售或自配，见附录） 200ml

11. 甲醇 50ml

12. Giemsa 染液 1 瓶

13. 载片 若干张

14. 中性树胶 一瓶

15. 暗室及一应设备

（二）操作程序

1. 放射性核素标记物与细胞的结合

（1）用培养基稀释放射性核素标记物，培养细胞放射自显术常用浓度为 $0.1 \sim 2\mu Ci/ml$。如 ^{3}H-TdR，建议浓度为 $0.5 \sim 1\mu Ci/ml$。

（2）弃去培养细胞的培养基，用 Hanks 缓冲液洗涮 1 次，加入上述含有同位素的培养基。一般 50ml 培养瓶加 3ml 培养液。

（3）将上述细胞置 37℃温箱温育一定时期（温育时间按实验要求和放射性核素种类及浓度等因素而定，一般如 ^{3}H-TdR 在 $1\mu Ci/ml$ 浓度下，温育 $1 \sim 4h$ 左右即可），然后弃去培养液，用 Hanks 液涮洗 3 次，以去除未参入细胞内的放射性物质。

2. 固定 按常规细胞学方法进行，但应避免使用含有重金属离子的固定液，以免增加本底颗粒数目。建议用纯甲醇固定，时间半小时以上。

3. 涂布乳胶

（1）乳胶的准备 于暗室中红光下，将核Ⅳ乳胶从不透光的容器中取出，置于 10ml 小烧杯中，将小烧杯置于电磁搅拌器上，放入洁净铁芯小玻棒 1 枚，开启电磁搅拌器，使乳胶溶化，为稀释起见，可加入适量附加液（见本篇附录）或三蒸水，搅拌数分钟使乳胶与附加液充分混合均匀。

如无电磁搅拌器，可将三蒸水 40℃预热，然后加入等量或 2/3 量的核Ⅳ乳胶，用干净玻棒搅拌均匀，应避免出气泡。

（2）将生长有培养细胞的小盖片条（或培养皿中的方盖片）取出，将其一端用胶布黏于载片上（注意：使有细胞的一面朝上，此面外观较粗糙），然后在有细胞的盖片上滴 1 滴乳胶，用吸管将乳胶轻轻涂开。

（3）将上述涂有乳胶的玻片直立于切片架上，使乳胶尽量成为薄层，再以低速小风扇吹干。

（4）待乳胶干硬后（$10 \sim 20min$），将片子置于预先置有干燥剂（常用硅胶或氯化钙）的曝光盒内，用黑纸将曝光盒包严，注明核素标本记号，置 4℃冰箱内，或室温下曝光。

4. 曝光 曝光时间随标本的放射性强度、核素剂量和实验要求而定，为阐明核素在细胞和组织内的精确定位，曝光时间要短；为了显示小量放射性核素的定位，曝光时间宜长。对半衰期长的核素，活性小的标本应相应地增加曝光时间。为选择最佳曝光时间，可参考同类的工作，一般应进行实验性曝光，以决定最佳曝光时间。^{3}H、^{14}C、^{35}S 标记物通常曝光 $3 \sim 7d$ 即可。

5. 显影与定影 显影与定影时间随曝光时间和同位素剂量而不同，在一般照相的显影液中（见本篇附录），于 $18 \sim 20℃$ 时，显影 $3 \sim 5min$，然后在 1% 醋酸溶液中置 $1 \sim 3min$，再转入定影液内半小时左右。

6. 染色 将标本用自来水连续冲洗数分钟（切忌水太急太猛），再以三蒸水洗涮 1 次，晾干后用 Giemsa 染色（也可用 HE 染色）。

7. 封片 染色后晾干，用中性树胶封片，在油镜下观察、摄影，如图 2-3-1 所示。

（三）说明及注意事项

1. 涂布乳胶有各种方法，其原则是涂布要均匀一致，此外尽可能地要稀薄。

2. 从涂布乳胶开始须在暗室内进行，直至定影完毕方可见光。

3. 放射性核素废弃物处理须严格按要求执行，不可污染环境。

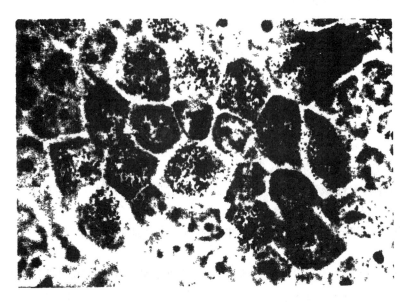

图 2-3-1　人食管癌 ECa109 的 ^{3}H-TdR 参入，银颗粒集中于细胞核内，参入率约
50%，注意圆而小的核仁中无银颗粒。Giemsa，1000 ×

第二节　器官培养的放射自显术

器官培养的放射自显术与前节所述的培养细胞放射自显术的操作过程基本相同。所不同的是器官培养的放射自显术还包括石蜡包埋、切片等步骤，现以鸡胚原结诱导鸡胚外胚层神经分化为例，示一般操作过程。以此为例的优点在于可看出参入有同位素的组织与不参入同位素的组织泾渭分明，截然不同。

（一）材料与设备

1. 放射自显术一应设备（见前节）

2. 器官培养的一应设备（任何一种器官培养技术皆可）

3. 鸡胚（孵育 20 小时）10 只

4. 组织学切片染色的一应设备

（二）操作程序

1. 配制放射性核素盐水稀释液　用生理盐水稀释放射性核素原液，器官培养一般用 1～5μCi/ml。

2. 放射性核素标记物（如 TdR）与细胞的结合　从鸡胚割取 4 期原结，置于上述含放射性核素的盐水溶液内，在 37℃ 恒温下温育 4h。

3. 将经标记的标本（原结）与未标记的标本裹合进行器官培养，这里未经标记的标本为 4 期鸡胚外胚层。

4. 取材固定　上述外植块经 48h 体外培养后，用 Carnoy 固定液（无水乙醇 6 份，氯仿 3 份，冰醋酸 1 份）固定 1～4h。

5. 组织切片　按常规进行石蜡包埋，切片厚度应在 5μm 以下。脱蜡后下行至水，蘸以铬矾明胶（见本篇附录）。直立染色缸内，使均匀干燥。

6. 准备液体乳胶　取适量乳胶在 40℃ 水浴中溶化后加 D 液（每 10ml 乳胶加 D 液 1 份。D 液为 2% 铬矾，1 份为 0.42ml），加入附加液 1.16ml，在电磁搅拌器上搅拌 1～2min，备用。

有的实验室惯用脱底乳胶代替液体乳胶，即从胶片剥出后令其漂浮于水面，水温 18～20℃，然后使乳胶片紧贴标本。

7. 涂布乳胶　将上述乳胶滴于切片标本上（或贴脱底乳胶，见步骤 6），每片务需用量一致，再以玻璃管将其均匀涂布，可在 38℃ 温台上操作，再用小风扇吹干（切须注意防尘）。

8. 曝光　将乳胶干硬后的切片装于曝光盒内（内放干燥剂硅胶或氯化钙），置4℃冰箱内曝光。曝光时间通常为3~7d。

9. 显影与定影　将曝光完毕后的标本取出显影5min（在18~20℃），停影1min，定影半小时左右，至乳胶透明，然后流水冲洗2h（流水切忌太急）。

10. 染色　常用Delafield或Meyer苏木精染色，也可用Giemsa染色。

11. 封片　经10%甘油透明，用铬矾明胶封盖，也可脱水后经二甲苯透明，中性光学树胶封片。

（三）说明及注意事项

1. 对于鸡胚实验不熟悉者，可用其他器官进行操作，如癌组织等。

2. 一如前述，培养的组织不宜太大，不然组织坏死。结果当不可靠。

第三节　原位缺口平移技术

原位缺口平移技术又称为原位缺口翻译（in situ nick translation）。它最早用于研究DNA体外复制，其后又扩展至研究染色体、培养细胞与组织切片的DNA转录效率。其基本原理是大肠杆菌DNA聚合酶Ⅰ（Escherichia coli DNA polymerase Ⅰ）可从一条DNA链缺口（nick）的5′端切除核苷酸，同时从缺口的3′端连接核苷酸，并依次顺序进行，其结果切口沿DNA平移。因此，新合成的数量可反映出DNA链的断裂（受损）的程度。原位缺口平移技术，乃是将缺口移位技术与核素放射自显术结合起来，从而可在细胞核或染色体上反映出DNA受损的程度。它一方面具有实感性，便于观察记录；另一方面也可作半定量（计数银颗粒）或定量（收集细胞作液闪测定）测定，其优点是显而易见的。在实用上又有外加DNase Ⅰ与不加DNase Ⅰ两种。前者主要用以区别有无转录活性或潜在转录活性的染色质或基因；而后者主要用于检测致癌物、致突变物或辐射等因子对细胞DNA的断裂损伤作用。

（一）材料及设备（见操作程序）

（二）操作程序

上面提到，本方法可用于研究染色体、细胞到组织切片中DNA损伤程度，因此这3种标本的操作程序大致相同，本节以培养细胞为例，并且不加DNase Ⅰ示范操作过程。

1. 细胞培养及处理　实验可用正常细胞或恶性细胞，视实验目的而定，将细胞接种于预先放置有盖片（2.2cm×2.2cm）的小号塑料培养皿内（直径3.4cm）。每皿加2ml含适量血清与抗生素的培养基（如DMEM）。每皿的细胞总数为$3×10^5$个。将培养皿放入37℃ CO_2孵箱内。24h后细胞已很好地贴附在盖片上，吸去培养基，以不含血清的DMEM洗两次，加入不含血清的DMEM或含有一定浓度测试药物（如本实验以MNNG，醋酸棉酚为例）的DMEM。

2. 细胞的固定　在经上述测试药物作用一定时间后，将盖片取出，以PBS（pH7.4）洗涮，清除细胞碎片等，然后用3:1的冰醋酸甲醇Carnoy液固定15min，待晾干后用树胶将上述附着有细胞的盖片固定于载片之一端，须记住的是：细胞面朝上！一天后树胶干涸，进行下一步的原位缺口平移反应。

3. 原位缺口平移反应　于上述盖片上，滴入30μl缺口平移反应液，使其淹没细胞，并以另一张清洁盖片覆盖其上，须注意不要有气泡，以确保反应液浸渍所有的细胞。为此，要先准备混合液A，然后再配制反应液。本实验以10张标本为例，以示需配多少溶液。

（1）混合液A

500mmol/L Tris-HCl（pH7.4）	188μl
50mmol/L MgCl₂	188μl
100mmol/L α-巯基乙醇	188μl
10mmol/L dATP	5.64μl
10mmol/L dGTP	5.64μl
10mmol/L dCTP	5.64μl

10mmol/L dTTP　　　　　　　　　　　　　　　　　　　　　　　　　5.64μl

（2）反应液

混合液 A　　　　　　　　　　　　　　　　　　　　　　　　　　　96.3μl

^{3}H-dTTP　　　　　　　　　　　　　　　　　　　　　　　　　　　16μl

大肠杆菌聚合酶 I （200u/ml）　　　　　　　　　　　　　　　　　　30μl

BSA （2mg/ml）　　　　　　　　　　　　　　　　　　　　　　　　15μl

双蒸水　　　　　　　　　　　　　　　　　　　　　　　　　　　　145.4μl

4. 终止反应　15min 后移去上覆的盖片，用 50mmol/L Tris-HCl （pH7.4）洗涮数次，以洗去反应液。接着再以 95% 乙醇浸渍 30min，晾干后（约 30min），进行同位素自显术程序。

5. 放射自显术　将上述经原位缺口移位反应的盖片在暗室内浸渍 Kodak 放射自显术乳胶（也可用核 IV 乳胶），但乳胶应事先在 45℃ 中预温，通常可稀释 1 倍。晾干后（约 30min）置入装有干燥剂的密闭容器内，4℃ 曝光 3d。

6. 显影与定影　可用放射自显术的显影剂与定影剂。这里我们推荐用 D19 液，显影 5min，定影 10min，然后自来水漂洗 15min。

7. 标本的染色　标本可用 Giema 染色。笔者愿推荐地衣红（orcein）染色，其流程如下：

2% 地衣红（10min）→水（数秒钟）→冰醋酸水混合液（1∶1，数秒钟）→95% 乙醇（1min）→正丁醇（数秒钟）→正丁醇二甲苯混合液（1∶1，数秒钟）→二甲苯 I （数秒钟）→二甲苯 II （数秒钟）→中性树胶封片。

8. 观察与记录　在油镜下记数每个细胞核中的银颗粒数、同时减去相等面积的本底颗粒数，即为每个核中的真正银颗粒数。一般要随机取视野，共观察 100 个细胞以上，同时做显微摄影记录。如做定量分析，则可收集细胞，进行液闪测定，各组互相比较。

（三）应用举例

由于大肠杆菌 DNA 聚合酶 I 对 DNA 缺口有剪除与连接核苷酸的能力，同时可将反应混合液中核苷三磷酸来替代原来的核苷酸，因此新合成的核苷酸量可反映出 DNA 链的损伤程度。本技术是在分子水平上反映遗传物质的改变，因此其敏感性要比诸如染色体畸变、断裂、姊妹染色单体交换频率改变、微核形成以及碱洗脱法与荧光分析法敏感得多。例如可用此方法检测紫外线诱发的 DNA 损伤，或者区别活性与非活性的染色质。还可将此技术应用于检测肿瘤细胞加温处理后的 DNA 损伤，借此为加温治疗方法提供理论依据。基于同样的原理，有人用它研究青石棉（crocidolite asbestos）等的致癌作用。

笔者曾用此方法比较正常人与毛细血管扩张性共济失调（ataxia telangiectasia A-T）患者培养细胞对致癌物与诱变剂的反应，发现两种细胞对较高或低浓度（$10^{-2} \sim 10^{-3}$mol/L）的 MNNG 的反应相同，但在低浓度下（10^{-3}mol/L）的弱诱变剂没食子酸（gallic acid）的作用下，A-T 细胞中呈现有较多的银颗粒，而正常细胞几乎无银颗粒出现。这一结果提示，用原位缺口平移法可以证实 A-T 细胞比正常细胞易受到诱变剂的影响而发生遗传物质的改变。此外，我们也曾用此技术检测两种男性节育药醋酸棉酚和雷公藤总苷（GTW）对 $C_3H_{10}T\frac{1}{2}$ 小鼠成纤维细胞 DNA 的作用。结果表明，在较高浓度的醋酸棉酚或 GTW （2~3μg/ml）作用 4h，细胞核中显示的银颗粒多于作为阳性对照的 MNNG 组；但在中等浓度（0.5~1μg/ml）作用下，银颗粒显著地减少；在低浓度下（0.1~0.3μg/ml）的作用下，细胞核中的银颗粒与阴性对照组几乎相同（图 2-3-2）。上述这些观察表明用原位缺口移位技术可以极好地反映出棉酚或 GTW 对 DNA 的损伤有剂量相关性以及该方法的敏感性。根据上述结果，不难认为原位缺口平移技术不失为用于研究药物对 DNA 损伤作用的好方法。

（四）说明及注意事项

1. 目前已有原位缺口平移反应液药盒出售，可不必自行配制。

2. 若没有 ^{3}H-dTTP，也可用 ^{3}H-TdR 代替。

3. 国内有人将此技术用于组织及动物实验，结果也十分明确。

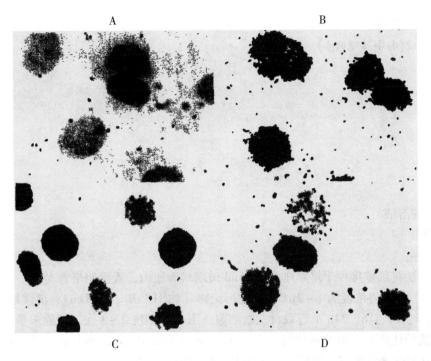

图 2-3-2　A. 原位缺口平移技术阴性对照，细胞核内未见有银颗粒；B. 阳性对照
核内充满银颗粒，提示 DNA 有明显损伤；C. 在低剂量棉酚作用下，核
内未见银颗粒有增加，提示无 DNA 损伤；D. 在中等浓度棉酚作用下，
核内有较多银颗粒，提示有 DNA 损伤。$C_3H_{10}T1/2$ 细胞 ×1000。

第四节　放射性核素液闪测定

　　液闪（liquid scintillation）的运用已有较长的历史，但在细胞生物学、生物化学以及药理学等研究领域仍不失为快速、准确的好方法，人们至今乐意采用。其基本原理是，放射性原子发出的放射粒子与能够发生一定波长光谱的分子发生碰撞而使后者发出能为某种仪器接受的光波。为完成这一过程，需要将放射性核素溶于或悬于闪烁液内，闪烁液包括溶剂和第一、第二闪烁体。放射性原子首先与溶剂分子碰撞，使之发出磷光，但由于光波很短（260~340nm）难于被一般仪器检测到。因此，第一闪烁体就能吸收这种光而发出较长波长（360~380nm）的光，而第二闪烁体在接受第一闪烁体发生的光后，更可发出波长为 420~440nm 的光，于是十分容易被特定仪器所检测，此即为液闪计数器，它以放射性核素脉冲记录下来（cpm/瓶），反映出生物大分子的合成，代谢，以及损伤等。

　　（一）材料及设备

1. 细胞消化培养的一应设备（参见第一章）

2. 平面抽滤漏斗

3. 加样器

4. 闪烁杯

5. 孔径 0.3~0.45μm 纤维滤膜

6. 10×PBS

7. ^{3}H-TdR（500μCi/ml），或 ^{3}H-UdR 等

8. 5% 三氯醋酸（TCA）

9. 无水乙醇

10. 闪烁液：分下述两种

（1）均相法

PPO（2,5-二苯基噁唑）	4g
POPOP〔1,4-双-2（4-甲基噁唑）〕	0.1g
乙二醇乙醚	375ml
甲苯	625ml

（2）纸片法

PPO	5.5g
POPOP	0.1g
甲苯	667ml
TritonX－100	333ml

11. 10%枸橼酸溶液

（二）操作程序

均相法测定程序：

1. 按消化传代法将细胞接种于培养皿内或25ml玻璃培养瓶内，置温箱培养。

2. 12~14h后，加入终浓度为1~2μCi/ml的标记物（如^{3}H-UdR，^{3}H-Leu），继续培养。

3. 分别于2、6、10、16、24h平行取材三瓶细胞，用PBS涮洗2~3次，清除未参入的同位素。

4. 按一般方法消化细胞，加PBS吹打2次，在500r/m离心10min，弃上清，得细胞沉淀。

5. 加入100μl PBS悬浮细胞，置液氮反复冻融，使细胞彻底裂解。

6. 10 000r/min离心5min，吸取上清100μl，加入闪烁杯中，同时加入10ml闪烁液。

7. 置液闪仪进行液闪测定，利用所给出的cpm参数，对照时间作图，可分析RNA（^{3}H-UdR）或蛋白质（^{3}H-Leu）合成速率及其相关性。

纸片法测定程序：

1. 按消化传代法将细胞接种于培养皿内或25ml玻璃培养瓶内，置温箱培养。

2. 12~14h后，加入终浓度为1~2μCi/ml的标记物（如^{3}H-TdR），继续培养。

3. 分别于2、6、10、16、24h取材，每组样品各取3瓶。弃去培养液，用PBS涮洗2~3次。

4. 按一般方法消化细胞，使细胞悬浮于液体，再加适量PBS冲洗细胞，500r/m离心10min，弃上清，得细胞沉淀。

5. 以PBS淘洗细胞使成悬液，将细胞悬液置抽空泵上经滤膜抽滤。为确保细胞不丢失，淘洗细胞以及抽滤可重复2次。

6. 用5% TAC淋洗滤膜并抽吸，使细胞紧贴固定在滤膜上。

7. 用无水乙醇3ml洗膜，抽滤，然后取下滤膜，80℃30min烘干。

8. 将滤膜放入闪烁杯中，加10ml纸片法闪烁液，置闪烁仪进行液闪测量。

9. 利用所给出的参数，对照时间作图，分析DNA合成的动态过程及有关影响因素。

（三）说明及注意事项

1. 除^{3}H标记物可进行液闪测量外，^{35}S、^{14}C等标记物也可用均相测量法或纸片测量法。^{32}P等硬β射线的测量，有时可不用加闪烁液，直接在液闪仪上测量。

2. 选取时间及样品数可根据自己的实验设计而定。

3. 纸片法中的纸片大小，在每组实验中应保持面积，形状一致。

4. 放射性核素废弃物处理应按有关规定执行，切忌污染环境，并应注意个人防护。

5. 本节只谈到细胞培养的液闪测定程序，其他标本的测定在程序上略作修改即可。至于药物对放射标记物的影响，也在该程序上进行，若与对照组作比较分析图，则更加一目了然。

（章静波）

第四章 染色体分析技术

染色质或染色体是遗传物质在细胞水平的形态特征。前者是指当细胞处于间期（合成期）时遗传物质经碱性染料着色后，呈现出细丝状弥漫结构；而当细胞进入分裂期时，染色质细丝高度螺旋化，凝聚为有一定形态特征的染色体。特别是在分裂中期，复制后的染色体排列于赤道板上达到了最高程度的凝聚，称中期染色体，是进行染色体形态观察分析的最佳时期。

研究者们普遍认为：人类的正常二倍体细胞大约携带有十万个结构基因，分布在 22 对常染色体和 1 对性染色体上。在正常情况下，染色体的数目、形态和结构都很稳定，但是在某些因素作用下就会发生改变，即染色体畸变。

随着新技术的不断发展和应用，染色体分析研究的应用领域愈来愈广；对染色体的认识逐步深入；在染色体的研究中得到了愈来愈多的新成果。尤其在医学临床和药物研究中得到了广泛的应用。它主要有以下几个方面：①为临床诊断提供了新的手段。目前，已认识了 100 多种染色体综合征，一万多种异常核型；②研究不育和习惯性流产发生的遗传基础；③通过检测胎儿的染色体，可以预防有染色体异常的患儿出生（例如先天愚型）；④根据染色体的多态性（染色体经特殊染色后，在形态上出现一些恒定的变异，但不引起表型改变，有家族特异性）进行亲子和异型配子的起源研究；⑤结合 DNA 重组技术可以将基因定位于染色体的具体区带上，绘制出染色体基因图。

第一节 细 胞 培 养

凡是在体外培养条件下能进行有丝分裂的组织和细胞均可在培养后，用于染色体研究。根据不同组织的特性，采取不同的方法。

在体内具有高度分裂能力的细胞，如骨髓、绒毛滋养层细胞及胸腹水癌细胞，可以不经过培养，直接进行染色体制备。这是最简单易行的方法。但提供的自然分裂象不多，不能进行深入地研究。

用长期培养技术对人体各种实体组织，如皮肤，人胚及各种瘤组织进行培养（具体技术参考本书有关章节）。无论是原代或者传代培养，当细胞增殖达到对数生长期时，都可以提供大量的分裂细胞，是收获制备染色体的最佳时间。也可以建立永久性的细胞系进行连续的染色体分析。但维持长期培养物，需要一定的技术和相对复杂的设备条件。最大的困难是得不到需要的材料。因此，长期培养不是获得染色体标本的理想方法。

全血、微量短期培养是进行染色体研究的最好途径。自 1960 年 Moorhead 建立方法后，得到了世界各国从事染色体研究学者的赞赏和普遍应用，并且取得了显著成绩。所以本方法被视为染色体研究技术的重大突破。现介绍如下：

（一）仪器设备

CO_2 孵箱或隔水式恒温箱、恒温水浴、离心机、普通冰箱、低温冰箱、超净台、真空泵、有照像装置的显微镜、荧光显微镜、电热干燥箱、普通天平、分析天平、定时钟。

（二）器材

细菌抽滤器（G_6 漏斗或蔡斯漏斗）、染色缸、一次性注射器、各种玻璃器皿（滴管、离心管、烧杯、培养瓶、试剂瓶）、载玻片、研钵、放大机、暗室。

（三）试剂

RPMI 1640 粉末，新生小牛血清、肝素、秋水仙碱或秋水仙胺，植物血凝素（phytohemagglutinin，PHA）、甲醇、冰醋酸、D_{72}、D_{76} 显影粉、F-5 酸性定影粉、Giemsa 染料、甘油、常用化学试剂。

（四）操作程序

1. 培养基　基础培养基常规使用 RPMI 1640，以下是配制 100ml 完全培养基成分及用量：

（1）取 RPMI 1640 一小袋（10.4g，不含 NaHCO$_3$），用新制备的无离子水（电阻 > 300kΩ）800ml，加 2.2g NaHCO$_3$，用搅拌器搅拌 1h 后加无离子水至 1000ml，过滤除菌后以 80ml 量分装，4℃保存。

（2）新生小牛血清（不灭活）以 20ml 量分装，低温冻存。

（3）PHA　市售 10mg 包装，4℃保存。

（4）抗生素　常规使用青霉素，用无菌的无离子水配成 10 000U/ml，低温冻存；链霉素配成 10 000μg/ml，低温冻存（通常是青、链霉素混合配制，即 100IU 青霉素 + 100μg 链霉素/ml）。

（5）各种成分的比例

RPMI 1640	80ml
新生小牛血清	20ml
PHA	2 ~ 4 个包装
青霉素	10 000U/ml
链霉素	10 000μg/ml

充分混匀后以 5ml 量分装于小培养瓶中，低温冻存。

2. 采血　按临床要求，以肝素抗凝抽取静脉血 2ml。

3. 接种　于超净台内每 5ml 完全培养基加 0.3ml 全血，混匀后置 37℃恒温箱培养。

4. 加有丝分裂阻断剂，中止细胞继续分裂，使染色体停留在赤道板。常用的阻断剂是秋水仙碱（colchicine），当培养时间达到 66 ~ 68h 时，可以加入，终浓度为 0.08μg 或 0.06μg/ml。

5. 继续培养 2 小时后，收获培养物，进行染色体标本制备。

6. 制备染色体标本：

（1）将培养物移入刻度离心管，以 2500r/min 离心 5min。

（2）去上清加预温的低渗液（0.075mol/L KCl）8ml，用滴管吹打均匀，置 37℃水浴 15min。

（3）预固定　离心前加 0.3ml 新鲜配制的甲醇 3 份，冰醋酸 1 份固定液，充分混匀，2500r/min 离心 5min。

（4）固定　小心吸去上清液（尽量吸干净）加新鲜配制的固定液 5ml 室温 30min，2000r/min 离心 5min，通常固定 3 次。

（5）滴片　最后一次固定后吸去固定液，加 0.5ml 新固定液，用滴管混匀后吸少许（约 2 ~ 3 滴）滴在预冷的干净载玻片上，晾干后置 37℃干燥箱继续老化，也可以置低温冻存 3 个月或半年，仍可以进行染色体分析。

（6）染色　用 Giemsa 染液（4% 稀释液）染色 5min，检查制片的质量。好的标本应该是分裂象多（分裂指数达到 10%）、染色体分散适中（染色体既没有相互重叠，也没有丢失），低渗和固定充分（没有胞浆）。好的染色体标本是进行分带处理的重要保证。

第二节　染色体显带技术

用碱性染料简单处理的染色体，只能根据其形态，着丝粒的位置分为 7 个组，如表 2-4-1 所示。

表2-4-1　正常人类染色体分组

组别	染色体编号	大小	着丝粒位置	分辨程度
A	1～3	最大	中或亚中	可以分辨
B	4～5	次大	亚中	难分辨
C	6～12 X	中等大小	亚中	难分辨
D	13～15	中等大小	近端	难分辨
E	16～18	小	中或亚中	可以分辨
F	19～20	次小	中	难分辨
G	21～22 Y	最小	近端亚中	难分辨

染色体分析仅限于数目变异，无法辨认染色体结构异常（图2-4-1）。

1969年瑞典细胞化学家（Aspersson）等应用荧光染料氮芥喹吖因（quinacrine mustard，QM）处理染色体后，在荧光显微镜下，发现各染色体沿其长轴显示一条条宽度、亮度不同的带纹，每一条染色体上的带纹有其恒定的特征性，可以作为识别每条染色体的基础。它不仅可以准确辨认人类体细胞的23对染色体（22对常染色体，1对性染色体），而且可以对染色体的结构变异进行分析，染色体分析进入了分带时期。根据不同的处理方法，目前能进行七种分带技术，分别命名为Q带、G带、C带、R带、T带（末端带）、N带（核仁组织者）、cd带（着丝粒染色），其中前4种分带技术在染色体分析中已广泛应用。

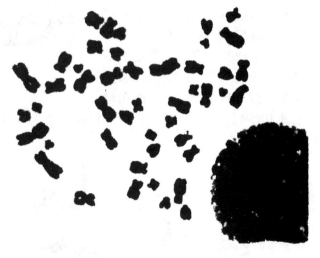

图2-4-1　淋巴细胞粉带的中期染色体（330×）

一、Q带

也称荧光带，染色体标本经特殊的荧光染料处理后，在荧光显微镜下，可以观察到染色体上呈现出特异顺序的不同亮度的荧光带型（图2-4-2）。这是最早描述的一种显带技术，操作非常简单，对鉴别近端着丝粒染色体的随体多态性及Y染色体很有用。亮带和暗带分别代表DNA碱基对不同组成的分布和比例，即富集A-T（腺嘌呤和胸腺嘧啶）的DNA区段对荧光染料有较强的亲和性，所以呈现出较强的荧光亮度，称亮带；而富集C-G（胞嘧啶和鸟嘌呤）的DNA区段对荧光染料的亲和性弱，表现出暗带的特征。常用的荧光染料有盐酸喹吖因（quinacrine dihydrochloride）。氮芥喹吖因、吖啶橙（acridine orange）。常规的显带方法是：

（一）试剂

1. 氮芥喹吖因50μg/ml水溶液避光冰箱保存，可以反复使用。

2. 0.1mol/L磷酸缓冲液pH7.6。A液：$Na_2HPO_4 \cdot 2H_2O$ 14.8g溶于1000ml蒸馏水；B液：$NaH_2PO_4 \cdot H_2O$ 13.8g溶于1000ml蒸馏水。分别取A液30.5ml、B液19.5ml混合，用前新鲜混合。

（二）操作步骤

1. 标本在氮芥喹吖因染液中处理30min。

2. 自来水充分冲洗。

3. 用磷酸缓冲液漂洗。

4. 用磷酸缓冲液封片。

5. 荧光显微镜下观察显带效
果，如果显带不理想（亮带不明
显），将标本用自来水漂洗脱去盖玻
片，再重复染色过程，直至显带
满意。

二、G 带

染色体经热、碱、胰蛋白酶、
限制性内切酶等预处理后，经 Giem-
sa 染色，均可以得到满意的深浅相
间的带型，也称 Giemsa 带（图 2-4-
3）。其深带部分相当于 Q 带的亮带，
浅带部分相当于 Q 带的暗带，所以
带型同 Q 带型是一致的，是 Q 带的
一种改良，使用更广泛，是常规的
显带技术。深浅带型被认为是在进
行预处理时与 DNA 结合的蛋白质的
不同改变形成的。浅带可能是从染
色体上去掉了相当多的组蛋白和少
量的非组蛋白造成的结果；而在组

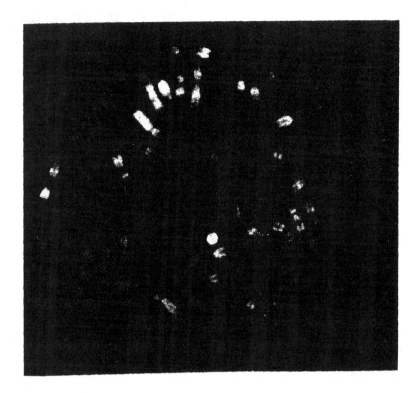

图 2-4-2　淋巴细胞染色体 Q 带（330×）

蛋白和 DNA 结合特别牢固的区段显深带。最常用的是用不同浓度的胰蛋白酶处理标本后再经 Giemsa
染色。

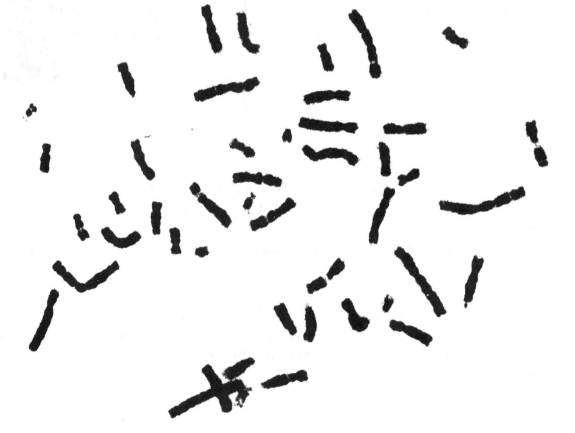

图 2-4-3　羊水细胞染色体 G 带（400×）

其操作程序是：①试剂：用 0.85% 生理盐水配制 0.5% 胰酶溶液，过滤除菌，以 2ml 分小瓶装，低温冻存；②烤片：新制备的标本经 60℃ 老化 2h（或室温 1~2 周）；③新鲜稀释酶液（2ml 贮存液用 0.85% 生理盐水稀释至 50ml），终浓度为 0.02%，用 5% NaHCO₃ 调 pH 至 7.2，37℃ 预温；④烤过的片子经胰酶处理 1~2min；⑤标本经 0.85% 生理盐水漂洗；⑥用 4% Giemsa 染液（2ml 原液用 pH7.4 的 0.1mol/L 磷酸缓冲液稀释至 50ml），染色 5~7min；⑦自来水漂洗，空气干燥；⑧显微镜下仔细选择带型清晰的分裂象进行分析。

三、C 带

对结构异染色质有选择性着色，所以着丝粒区明显深染。又称着丝粒带（图 2-4-4）。在人类的第 1、9、16 号染色体的次缢痕区以及 Y 染色体长臂的远侧末端部分着色很深，是典型的阳性区，其大小在人群中有多态性，但在某一家系中是恒定的，是人类多态性的典型例子。C 带的大小变异表示了机体 DNA 含量的不同，一般不表现表型效应，对研究种群进化，着丝粒带是很有用的手段。具体方法是：

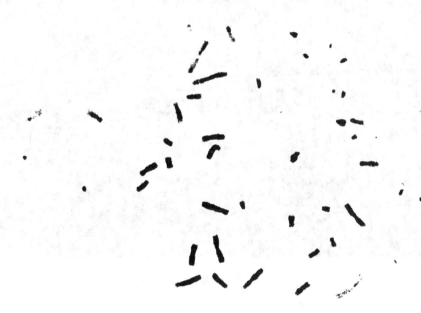

图 2-4-4 淋巴细胞染色体 C 带（330×）

（一）试剂

1. 5% 氢氧化钡水溶液　粗滤纸过滤后密封、室温保存。

2. 0.2mol/L 盐酸溶液　12mol/L 浓盐酸 0.83ml 用蒸馏水稀释至 50ml。

3. 2×SSC 盐溶液　0.3mol/L 氯化钠、0.03mol/L 枸橼酸钠。

（二）操作程序

1. 烤过的片子用 0.2mol/L 盐酸处理 30min，除去组蛋白。

2. 蒸馏水充分冲洗。

3. 标本浸入预温 50℃ 的 5% 氢氧化钡中 5~10min。

4. 蒸馏水漂洗。

5. 标本用 60℃2×SSC 盐溶液处理 1h。

6. 蒸馏水漂洗。

7. 标本用 4% Giemsa 染色 30min。

8. 自来水漂洗、室温干燥。

9. 显微镜检查，如果着丝粒着色很浅，可重复染色，有时可以过夜。

四、R 带

染色体标本经过相对高温度的盐溶液热处理或者在培养时加入 5-溴脱氧尿嘧啶核苷（BrdU）和荧光染料 Hoechst 33258（或称 H 染料）结合一些特殊处理获得的带型与 Q 带、G 带完全相反，即 R 带的浅带部分正好是它们的深染区或亮带，而深带部分正是它们的浅染区或暗带，所以称反转带（reverse band）（图 2-4-5）。它对染色体的结构分析非常重要，特别是在结构基因的染色体定位方面。显带的方法很多，常用的有：

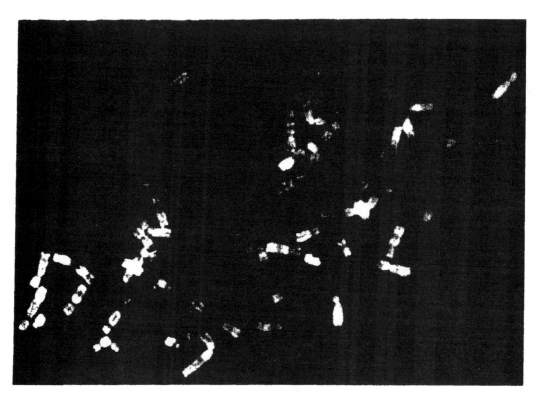

图 2-4-5　肺组织成纤维细胞染色体 R 带（330×）

（一）色霉素 A_3 和甲基绿双染法

1. 试剂

（1）0.14mol/L 磷酸缓冲液（pH7.0，含 500mol/L 氯化镁）　$NaH_2PO_4 \cdot H_2O$ 1.93g 溶于 1000ml 蒸馏水，Na_2HPO_4 1.99g 溶于 100ml 蒸馏水，两种溶液等量混合，调 pH 至 6.8，每 200ml 混合液中加 10ml 10mol/L 氯化镁。

（2）1mg 色霉素 A_3 溶于 200ml 磷酸缓冲液中，终浓度为 5μg/ml。

（3）甲基绿溶液　0.11g 甲基绿溶于 25ml 0.1mol/L 磷酸缓冲液中，调 pH 至 6.8，作为贮备液，4℃保存。取 2ml 贮备液用 0.1mol/L 磷酸缓冲液稀释至 50ml，pH6.8 为工作液。

2. 操作程序

（1）烤过的标本用色霉素 A_3 溶液染色 20min。

（2）蒸馏水漂洗。

3. 甲基绿工作液染色 5~6min、蒸馏水漂洗。

4. 磷酸缓冲液封片，荧光显微镜检查。

（二）BrdU 参入法

1. 试剂　BrdU 水溶液；Hoechst 33258 溶于 2×SSC 盐溶液中；吖啶橙；MclLvaine 缓冲液。

2. 操作程序

（1）微量全血，短期培养收获前 6 小时加入 BrdU，同时加入 Hoechst 33258，终浓度均为 30μg/ml，避光继续培养。

（2）收获前2h加秋水仙碱，终浓度0.08~0.05μg/ml，按常规制备染色体标本。

3. 新鲜标本置60℃老化2h，自然晾干。

4. 将标本平置于装有pH6.8的MclLvaine缓冲液（0.1mol/L柠檬酸，0.2mol/L磷酸氢二钠）的平皿内，将平皿放在装有两根15W黑光灯管（或紫外灯管）的装置下（距灯管垂直方向10cm），照射1h。

5. 从缓冲液中取出标本，浸入2×SSC溶液中，60℃ 30h。

6. 标本经流水漂洗后，5% Giemsa染色30min，显微镜下检查，可以看到恰巧与G显带相反的带型；如果标本不用Giemsa染色，而是用浓度为50μg/ml的吖啶橙染色30mm，流水冲洗后用pH6.8的MclLvaine缓冲液分色2min，用同一种缓冲液封片后，荧光显微镜检查，可以看到恰巧同Q带相反的R带型。

五、高分辨显带技术（high resolution technique）

它是对培养细胞进行不同的同步化处理后，阻止染色体的过度凝聚，使有丝分裂停留在中期以前的各时期，如早中期、晚前期，这样的染色体比较长，分带后显示比较多的条带，提高了染色体分辨率。普通中期染色体分带后，单套染色体上有320条带；而早中期可以显示550~850条带；晚前期有850~1200条带。带型越多，发现染色体结构异常的几率也会越高，这对深入研究染色体异常与疾病之间的相关性会更有利，同时为绘制人类染色体基因图提供了良好的细胞学基础。所以这是一种很有应用前景的染色体分析技术。目前实验室最常用的方法是用溴化乙啶阻止染色体的进一步凝聚。

1. 具体步骤　①微量法培养淋巴细胞；②细胞培养至66h，加溴化乙啶，终浓度5μg/ml，继续培养6h；③收获前1.5h，加秋水仙碱，终浓度0.05μg/ml，收获制备染色体标本；④烤片后可以进行不同的分带处理，得到高分辨水平的G带（图2-4-6）或R带。

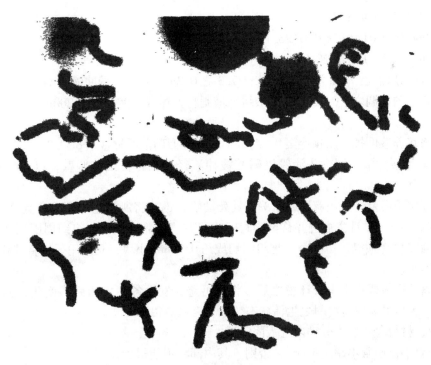

图2-4-6　淋巴细胞染色体G带（330×）

2. 注意事项　由于高分辨染色体较长，分散有一定的困难，所以制片时要注意低渗、固定的条件，还要熟悉辨认带型的特征。

（刘春芸）

第五章　电　镜　技　术

第一节　透射电镜生物样品制备技术

透射电镜生物样品制备方法中，超薄切片技术是最基本和最重要的。为了获得细胞的精细结构而用以观察的超薄切片，应达到以下基本要求：①细胞的精细结构保存良好，未产生明显的物质凝聚、丢失或添加等人工效应；②切片厚度应在50nm左右，太厚分辨率低，90nm以上即不适电镜观察，因其不被普通电镜之加速电子所穿透；③切片应能耐受电子束的强烈照射，包括介质不发生变形和升华；④切片应具有良好的反差；⑤切片均匀，无皱褶、刀痕、震颤（chatter）及染色剂沉淀等缺陷。

电镜生物样品制备包括取材（draw materials）、固定（fixation）、脱水（dehydration）、渗透（infiltration）与包埋（embedding）、聚合（polymerization）、修整（trimming）、切片（sectioning）、染色（staining）等步骤。现将动物标本制作程序分述如下。

一、取材

（一）器材和试剂

1. 器材　5ml尖底离心管，普通离心机，弯头滴管，小称量瓶或青霉素小瓶，断头刀（或菜刀），双面刀片，手术剪，带齿手术镊，虹膜镊（弯、直），虹膜剪（弯、直），培养皿，冰，牙签等。

2. 试剂及磷酸缓冲液

（1）试剂　氯仿，乙醚或其他麻醉剂。

（2）Sorensen's磷酸缓冲液（pH7.2～7.4）

原液甲：0.2mol/L NaH$_2$PO$_4$·H$_2$O(28.1984g/L)

原液乙：0.2mol/L Na$_2$HPO$_4$(28.9918g/L)

以原液甲23ml与原液乙77ml混合，可得pH7.3之0.2mol/L磷酸缓冲液，不过因水之pH稍有不同，上述两种原液配量得酌情调之。0.1mol/L磷酸缓冲液则将上述混合液稀释至200ml。

（二）操作

培养细胞，将培养液倒掉，用预冷至0～4℃的0.1mol/L磷酸缓冲液（pH7.2～7.4）洗2次，再加入约5ml 0.1mol/L磷酸缓冲液，用弯头滴管以磷酸缓冲液轻轻吹打使细胞脱壁，以800～1000r/min离心10min，收取细胞团块。

动物组织，按实验需要，可用麻醉或断头等处死动物，迅速将所需组织用预冷为0～4℃的0.1mol/L磷酸缓冲液（pH7.2～7.4）洗去血迹并移至盛满碎冰的玻璃培养套皿上，组织周围保持有适量磷酸缓冲液，尽快地用双面刀片（须以氯仿洗净）把组织切成约0.5mm^{3}小块，立即用牙签将其移入固定液瓶中。

（三）注意事项

生物材料在离开机体或正常生长环境之后，将不可避免发生各种"死后"变化，如溶酶体释放出水解酶使细胞自溶，为尽可能保持材料之生活状态，取材需注意以下几点。

1. 操作迅速，材料离体后1分钟内进入固定液。

2. 材料体积要小，通常不超过1mm^3，否则，其内部将不能得到良好固定。

3. 机械损伤小，解剖器械应锋利，取材动作灵巧，避免牵拉和挤压。

4. 取材部位要准确，如脑垂体前、后叶，肾上腺皮、髓质有不同结构，故操作者应有一定的组织学知识，否则，将可能造成取材失误。

5. 取材必须在低温（0～4℃）条件下进行，以降低酶活性。

二、固定

为达到使离体组织细胞尽量保持其原有结构，要求所用固定液对组织细胞成分有较高程度的亲和力，并能迅速地渗入组织细胞，而对细胞的结构成分无损伤作用。

按实验要求，通常有沉浸固定（immersion fixation），灌流固定（fixation by perfusion），体外固定（in vitro fixation）和注射固定（fixation by injection）4种方式。普通电镜样品制作常用沉浸固定。沉浸固定是将组织块（或细胞团块）沉浸在固定液中进行固定。因为绝大多数固定剂渗入组织很慢，大约为 $10\mu m/min$，所以组织块的大小通常不得超过 $1mm^3$。固定液的温度为 $4℃$。组织固定时间要适当或尽可能的短。固定剂的渗透速度主要依组织的结构类型和细胞内一定的生物底质（substrates）及脂类含量而定。固定液用量约为组织块总体积之40倍。

固定液的种类繁多，配方各异。最常用的为戊二醛－锇酸于磷酸缓冲液之双重固定法，现将其详述如下。

（一）固定液配制

1. 2.5%戊二醛/磷酸缓冲固定液（pH7.2~7.4）　5%戊二醛与0.2mol/L Sorensen's磷酸缓冲液（pH7.2~7.4）等量混合。

2. 1%锇酸－磷酸缓冲固定液（pH7.2~7.4）　2%锇酸与0.2mol/L Sorensen's磷酸缓冲液（pH7.2~7.4）等量混合即成。

（二）固定程序

1. 小块组织用2.5%戊二醛/磷酸缓冲固定液于4℃固定2~3小时。

2. 0.1mol/L Sorensen's磷酸缓冲液充分洗涤或过夜（8~12h）。

3. 1%锇酸－磷酸缓冲固定液于4℃固定（1.5~2h）。

（三）注意事项

1. 锇酸为挥发性极毒化合物，配制锇酸溶液应在抽风柜台口操作，并注意所用棕色玻璃瓶的清洁与干燥，配成之锇酸溶液存4℃冰箱内。操作者需要戴防护眼镜，以避免眼角膜被锇酸蒸气固定而影响视力。

2. 如25%戊二醛（glutaraldehyde）之pH太低，则需先以碳酸钡（barium carbonate）中和，再沉淀过滤，以备使用。

三、脱水

组成组织的约95%的水必须用液态树脂（liquid resin）置换出来，组织才能在加热状况聚合凝固。绝大多数液态树脂都不与水混合，因此，必须使用一种既能与水又能与树脂单体（resin monomer）混合的中间液体（intermediate fluid）。最常用的脱水液是乙醇（ethyl alcohol）和丙酮（acetone）。理想的纯净乙醇是不混杂有甲醇的，但往往有甲醇混杂乙醇，甲醇的参入会造成切片困难。所以用乙醇脱水，还必须使用另外的液体环氧丙烷（epoxy propane，EPP）或氧化丙烯（propylene oxide），它们既能与醇又能与树脂单体相混合。

（一）脱水方法与程序

1. 丙酮脱水程序

（1）倒去锇酸固定液，用0.1mol/L磷酸缓冲液漂洗1~2次，再用蒸馏水洗1次。

（2）30%丙酮　15分钟

（3）50%丙酮　15分钟

（4）70%丙酮　15分钟 } 4℃

（5）90%丙酮　15分钟

（6）100%丙酮　10分钟

（7）100%丙酮　10分钟

（8）100%丙酮　10分钟

（9）100%丙酮　10分钟

（10）进入渗透包埋步骤。

2. 乙醇脱水程序

（1）倒去锇酸固定液，用 0.1mol/L 磷酸缓冲液漂洗 1～2 次，再用蒸馏水洗 1 次。

（2）30% 乙醇　15 分钟 ⎫

（3）50% 乙醇　15 分钟 ⎬ 4℃

（4）70% 乙醇　15 分钟 ⎪

（5）95% 乙醇　15 分钟 ⎭

（6）100% 乙醇　10 分钟

（7）100% 乙醇　10 分钟

（8）100% 乙醇　10 分钟

（9）100% 乙醇　10 分钟

（10）氧化丙烯（或环氧丙烷）2～12h

（11）进入包埋渗透程序

（二）注意事项

1. 换脱水液时操作要快，勿使样品表面干燥。

2. 脱水至纯丙酮或纯乙醇时起，所有用具器皿必须干燥，最好能在装有除湿机的实验室内进行。

3. 脱水用（及以后渗透用）的纯丙酮或纯乙醇完全只用新开瓶的原包装或经无水硫酸铜（anhydrous copper sulphate）干燥过的。

四、包埋

脱水后，必须用将来硬化后便于切成薄片并经严格配成的液态树脂把脱水剂从组织中置换出来，这种液态树脂就叫包埋剂（embedding medium），这个过程称为渗透作用（infiltration）。完成渗透作用的组织与包埋剂一起加温使其硬化，这称为聚合（polymerisation）。通常，把渗透作用和聚合两个步程联在一起而叫做包埋（embedding）。

（一）包埋方式

依是否要求组织有方向性而分为两类包埋方式。

1. 胶囊包埋（capsule embedding）

（1）明胶胶囊（gelatine capsules）　即包装药品等的胶囊，通常用其 2 号型。它被视为超薄切片中最为有效的包埋胶囊之一，并且价廉和容易获得。其缺点是如使用潮湿的明胶胶囊（图 2-5-1），可能使组织块产生聚合损伤，一般在包埋前于 80℃ 干燥箱中烘烤约 2h 则可去其潮湿；二是在切片修块时将此胶囊从聚合块上去除比较麻烦。有人认为用 70℃ 水将其刷洗掉，我们认为此法可使聚合块吸水而变软，造成切片困难或者无法进行切片，目前只能用刀片机械地将其剥离。

（2）BEEM-胶囊（BEEM-capsules）　这种胶囊为聚乙烯（polyethylene）制成。聚合后不与聚合体粘连，很容易从聚合块上去除。此胶囊价格较昂贵且不易获得。包埋时，包埋剂中组织块下容易产生气泡。此胶囊往往只能使用一次（图 2-5-2）。

2. 平板包埋（flat embedding）　此包埋一般使用平板包埋室（flat-embedding chamber）。目前已被广泛应用的为 Reichert 平板包埋碟（Reichert flat embedding dish），它由聚乙烯制成，其上有 28 个号码的小池，深为 3～4mm，把包埋液注满碟池，将组织块（或附有细胞的盖玻片小条或组织厚切片）安放于各小池内，聚合后从碟池取出来，将组织按所需方向切割下来，并用环氧胶（epoxy glue）黏固于聚合块头上供超薄切片（图 2-5-3）。

（二）包埋剂（embedding media）

包埋剂种类很多，如 Araldite 环氧树脂、环氧树脂-618、环氧树脂 Quetol-651 及环氧树脂 Epon-812 等，其中最常用的是 Epon-812，故现将 Epon-812 详述并以此为例来阐明包埋程序。

1. 环氧树脂 Epon-812　Epon-812 是以甘油为基质的脂肪簇环氧树脂，黏度低，易于渗透。与其配伍的两种硬化剂液态酸酐（anhydride）为 DDSA（dodecenyl succinic anhydride，12-烯酰琥珀酸酐）及 MNA（methyl nadic anhydride，甲基-3,6-内次甲基 – 四氢邻苯二甲酸酐），加速剂为 DMP-30〔2,4,6-Tri（dimethyl aminomethyl）phenol，2,4,6-三（二甲替氨基甲基）酚〕。

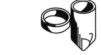 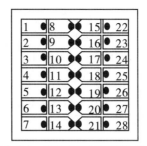

图 2-5-1 明胶胶囊　　图 2-5-2 BEEM 胶囊　　图 2-5-3 REICHERT 平板包埋碟

通常先配好两种储液（配制时充分混合）：

甲液：

Epon-812 　　　　　　　　　　　　　　　　　　　　　　　　　　　　　　　　　　　　100ml

DDSA 　　　　　　　　　　　　　　　　　　　　　　　　　　　　　　　　　22 900/WPE#ml

乙液：

Epon-812 　　　　　　　　　　　　　　　　　　　　　　　　　　　　　　　　　　　　100ml

MNA 　　　　　　　　　　　　　　　　　　　　　　　　　　　　　　　　　　12 400/WPE#ml

其中 WPE#（weight per epoxide）为 1 摩尔 epoxide 中所含的 resin 之克数。该 WPE#因各种不同的 Epon 而有异，即每批 resin 的 WPE#不同，故配制时，应注意各 Epon 的 WPE#，该 WPE#的数目，有时并不标示在标签上，购买者必须在订购 Epon 时一道询记清楚。

如：Epon-812（WPE#160），则

储备甲液：

Epon-812 　　　　　　　　　　　　　　　　　　　　　　　　　　　　　　　　　　　　100ml

DDSA 　　　　　　　　　　　　　　　　　　　　　　　　　　　　　　　　　　　　143.1ml

储备乙液：

Epon-812 　　　　　　　　　　　　　　　　　　　　　　　　　　　　　　　　　　　　100ml

MNA 　　　　　　　　　　　　　　　　　　　　　　　　　　　　　　　　　　　　77.5ml

或：Epon-812（WPE# 162），则

储备甲液：

Epon812 　　　　　　　　　　　　　　　　　　　　　　　　　　　　　　　　　　　　100ml

DDSA 　　　　　　　　　　　　　　　　　　　　　　　　　　　　　　　　　　　　141.1ml

储备乙液：

Epon812 　　　　　　　　　　　　　　　　　　　　　　　　　　　　　　　　　　　　100ml

MNA 　　　　　　　　　　　　　　　　　　　　　　　　　　　　　　　　　　　　76.5ml

2. 包埋液（即 Epon-812 完全混合液）的配制　将上述 Epon-812 储备甲液∶Epon-812 储备乙液 =6∶4 相拌和（若 6∶4 太硬，可以 7∶3 配之，其余可依需要混合体之软硬而类推配制，甲液多则软，乙液多则硬），临用前，加入 DMP-30，使成含 1.5%~2% DMP-30 之完全包埋液（体积/体积）（表 2-5-1）。

表 2-5-1　不同硬度 Epon-812 聚合体表（J、B、B、C，1961，9∶409）

甲 液 Epon-812∶DDSA (100 136) ml	乙 液 Epon-812∶MNA (100 98) ml	总体积 ml	加速剂 DMP-30 ml	硬　度
10	0	10	0.15	与纯甲基丙烯酸丁酯相当
7	3	10	0.15	与 10%~15% 甲基丙烯酸甲酯在甲基丙烯酸丁酯中的混溶物相当
5	5	10	0.15	与 15%~20% 甲基丙烯酸甲酯在甲基丙烯酸丁酯中的混溶物相当
3	7	10	0.15	与 20%~30% 甲基丙烯酸甲酯在甲基丙烯酸丁酯中的混溶物相当
0	10	10	0.15	与 30%~50% 甲基丙烯酸甲酯在甲基丙烯酸丁酯中的混溶物相当

上述储备甲、乙两液为黏状液体，密封后置4℃冰箱仅能保存6个月，如置室温几天即可变坏而不适用。笔者经计算好用量后，于临用前1h，将Epon-812、DDSA、MNA及DMP-30依次加入，一次配成。边加边用电磁搅拌器充分混合。配方见表2-5-2。

表2-5-2   一次配成Epon-812包埋液配方表

	相当于甲：乙=1：9（夏季）	相当于甲：乙=1：7	相当于甲：乙=1：4（冬季）
Epon-812	51.1ml	40.9ml	25ml
DDSA	6.2ml	6.2ml	6.2ml
MNA	42.4ml	33ml	18.8ml
DMP-30	1.75ml	1.4ml	0.88ml
总量（大约）	100ml	88ml	50ml

（三）包埋程序

1. 丙酮脱水物包埋程序

（1）丙酮-Epon-812包埋液的混合液（3：1）30min。

（2）丙酮-Epon-812包埋液的混合液（1：1）30min。

（3）丙酮-Epon-812包埋液的混合液（1：3）90min。

（4）纯Epon-812包埋液（pure Epon-812 embedding medium）2h。

（5）将包埋液注入胶囊或平板包埋室，放入组织块，让其自由下沉至底部，如为平板包埋，则可用牙签（经过干燥处理的）初步摆弄组织块的方位。

（6）依下列步骤使其在干燥箱中聚合

37℃，18h

45℃，18h

55℃，17h

60℃，24h

如聚合块还不够硬，可在90℃置3～4h。

2. 乙醇脱水物之包埋程序

（1）氧化丙烯（中间换1次）30min。

（2）氧化丙烯-Epon-812包埋液之混合液（3：1）30min。

（3）氧化丙烯-Epon-812包埋液之混合液（1：1）30min。

（4）氧化丙烯-Epon-812包埋液之混合液（1：3）90min。

（5）纯Epon-812包埋液2h。

（6）装入胶囊或平板包埋室（同前）。

（7）聚合（同前）。

（四）注意事项

1. 整个包埋过程最好能在装有去湿机的实验室内进行，如无此条件，亦应有放有吸潮剂（如无水氯化钙等）的密闭操作箱内使相对湿度为50%以下环境行之。

2. 所用器皿物品（包括胶囊、胶囊架、牙签、烧杯、注射器等）均应事先经过干燥处理后才能使用。

3. 取量试剂必须准确，环氧树脂、硬化剂、加速剂等可视用量而以适当大小之注射器量取，以期方便和相对准确。

4. 包埋液配制过程中必须充分搅拌均匀。

5. 氧化丙烯（propylene oxide）和环氧丙烷（epoxy propane）为高度挥发性有毒物质，要尽可能避免其挥发，其废液应尽可能快地用自来水冲走。

6. 酸酐具强的吸潮性，应放干燥器内保存，亦应分装于小瓶使用，瓶口必须密封。

7. 环氧树脂、硬化剂及加速剂都为毒品，使用时必须小心。

8. 装过环氧树脂及其包埋液的玻璃器皿，可用废丙酮清洗，再用肥皂粉刷洗之。

五、修整

（一）修整方法

把聚合块紧夹于标本夹持台（specimen clamping holder），先用单面刀片，后用双面刀片切削，依次修成四面"金字塔"锥形，使组织露于表面，最后修成四边锐利而表面平整的梯形或长方形，使将来超薄切片能连续成带。包埋块之修切面的坡度既不能太平坦，又不能太陡峭，如坡度太平坦，稍行超薄切片之后切片面积就会过大而造成切片困难；如坡度太陡峭，则使切块前端过于细弱而造成切片时震颤，以影响切片质量。通常是使切块的相对的两面互成90°左右角为宜。

组织块的修整也可用商品修块机（specimen trimmer）来进行。

（二）注意事项

主要有：①修面越小越好切片；②不要将切面修得过于陡峭，否则会降低其稳定性；③要把包埋剂（树脂）统统削掉；④在一个切面内避免不同的硬度。

六、超薄切片法

现已有能切得厚度为 0.01μm 甚至 0.005μm 的组织切片，故一般称这种切片为超薄切片（ultrathin sectioning），用以切片的仪器称超薄切片机（ultramicrotome）。它主要有两种类型：一种为热膨胀推进式的，如 LKB Ultramicrotome；另一种为机械推进式的，如 Reichert-Jung Ultracut E 超薄切片机。

Ultracut E 超薄切片机装有最现代化的电子控制系统和最精细的机械元件，这种仪器非常稳定、精确和易于操作，它能切出最好的连续成带的切片；它采用高精度步进马达（stepping motor），可以提高获得任何厚度及颜色均匀的长带状切片；它的自动双推进（刀和样品的推进）系统具有独立的数字式控制装置，使得操作者在一条长带状切片进程中，能从超薄切片换到半薄切片以及再换回到超薄切片。推进过程中的这种变换在连续切片中是非常有用的；它是目前世界最理想的超薄切片机之一。

（一）有关技术准备

1. 载网（grids） 组织切片或支持膜（support film）很薄，必须用一个金属网来承载它，这个承载切片和支持膜的金属网称为载网。一个理想的载网应具备下列条件：能耐高温，无磁性，平整，网眼多，网梁小，价廉，网上最好有坐标记号等。载网可用金、铂、银、镍、铜、铜/镍合金等材料制成。铜网基本上具备上述条件，已被广泛采用。下面着重讨论铜网。

（1）铜网的种类

1）丝质铜网 由铜丝编织而成。其优点是电子束容易射到标本上。缺点是标本或支持膜与铜网接触不良，致使标本的导热性和固着性均不好，故今很少使用（图2-5-4）。

2）板质铜网 由薄铜片腐蚀而成。此类铜网式样繁多，主要为网眼（目）的形状与数目各不相同。形状有圆孔、方孔等。数目有单孔至400孔（目）等。透射电镜生物样品通常使用约400目的铜网。

铜网的一面是光亮的（shiny）；而另一面则是不光亮的（mat），这有助于支持膜或标本切片的良好接触（图2-5-5）。

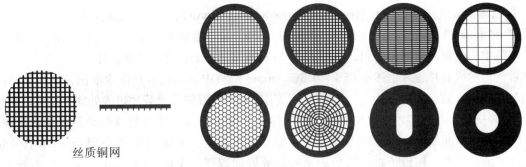

丝质铜网

图 2-5-4　丝质铜网　　　　　　　　　　图 2-5-5　一些类型的板质铜网

板质铜网的优点为电子束易射到标本上，能使识别标本方位的记号简易化，标本或支持膜与铜网有良好的接触，因此，它具有足够的热传导（thereto-conduction）和固着性（adhesion）。

（2）铜网目（网眼）数目的计算方法　铜网目数的传统计算方式是以英寸为单位，其目数是指一英寸长度内所含的目数。常用铜网的直径是3mm，除掉边宽0.5mm，在余下的2.5mm直径内，用放大镜数网目的数量，所得的数乘10，其乘积就是该铜网的目数。因为1英寸等于25.4mm，2.5mm是1/10英寸的近似长度。

（3）铜网氧化层的去除法　铜网在出厂包装前，都经过防氧化的表面处理，但因存放不善或存放时间太长，仍会有表面氧化现象，故使用前仍需处理，通常以下列混合液处理之。

铜网氧化层去除液：

冰醋酸	100ml
氯化钠	20g
蒸馏水	100ml

处理过程：先将铜网用水润湿，然后放入上述混合液中浸泡3~5s，并稍摇晃，氧化层即被去掉。此时，铜网表面很光亮，再用水冲掉铜网上的剩液，并用蒸馏水冲洗，最后用无水乙醇脱水。

（4）铜网清洗法　铜网必须严格清洗，除去上面的污物（特别是一些有机物）后方能使用，其清洗步骤如下。

1）将铜网置小三角瓶中，加入适量的三氯甲烷或二氯乙烯，用力振荡10min，中间换液一次，以去除Formva膜等，如为未使用过的新铜网则省去此步骤。

2）倒去上述三氯甲烷或二氯乙烯，待其挥发干后，加入适量浓硫酸（或10% NaOH），塞好瓶口，小心振荡3~5min（如为10% NaOH，则需煮沸5~10min）。

3）倒去浓硫酸（或10% NaOH），用清水洗数次。

4）1%氨水漂洗5min（如为10% NaOH洗涤者，则免去此步骤）。

5）双蒸馏水冲洗数次。

6）95%乙醇浸洗5min。

7）无水乙醇浸洗5min。

8）用清洁、干燥的弯头滴管帮助将铜网倒入铺有无灰分析滤纸的平皿内，置50℃烘箱烤干，或置干燥器内。

9）将铜网置清洁载玻片上，于显微镜下选择清洁者使用，否则，按上法重新洗涤。

2. 膜（coating）　切片很薄，往往承受不住高速电子束的轰击而破裂或飘移，故以支持膜来保证超薄切片的稳定性。事实上，如用Epon-812包埋，其切片具有较好的坚韧性，同时应用200目的铜网，支持膜并非绝对需要，而且，无支持膜，切片反差会更好，但这要求切片的制作水平更高，如要求切片的面积要大等。对于需要连续切片或应用大单眼、漕沟、闪眼等铜网者，支持膜是绝对不可缺少的。

支持膜应具备下列特性：在电镜观察时不显其本身结构；坚韧；耐高温；能承受高速电子束之轰击；不放电；厚度以不超过15nm为宜。

膜的种类及制作方法有多种，应用最广泛的是透明塑胶膜和碳膜。

（1）聚乙烯甲醛（透明塑胶）〔polyvinyl formaldehyde（formva）〕膜　首先配好0.25%~0.3% formva/三氯甲烷（chloroform）溶液或二氯乙烯（ethylene dichloride）溶液或二氧六圜（dioxane）溶液。此溶液置棕色广口瓶中，密封后置冰箱备用，临用前2h取出待其达室温时方可开瓶使用。

把非常清洁的载玻片置入上述0.25%~0.3% formva溶液中，然后垂直徐徐取出，玻片上即留下了一层厚度均匀的formva膜，此膜厚为5~15nm。干后用锋利刀片或锐针于载片边缘处划上切痕，再将玻片以30°角慢慢地向一玻皿内所盛之蒸馏水中浸沉，这样膜片即从玻片上慢慢脱离而徐徐飘浮在蒸馏水面上。同样，可使玻片另一面的Formva膜也飘浮下来。飘浮在水面上的Formva膜在反照光（reflected light）下是看得很清楚的。接着，用镊子将清洁的铜网轻轻放置到飘浮在水面上的Formva膜上，不光面接触膜。膜上铜网不能放得太多，铜网彼此间不能太近。其后，用一张较膜面为大的滤纸（filter paper）轻轻覆盖在置有铜网的 Formva 膜上，待滤纸完全湿润时，即把滤纸与附着其上的膜及铜网一起从水面上捞上来，放在清洁的垫有干净滤纸的培养套皿内，膜面向上，置 50~60℃温箱（incubator）中烘干或放干燥器中备用（图 2-5-6）。

（2）碳膜（carbon film） 碳膜的制作，首先按上述方法于载玻片上做一层 Formva 膜，其后将覆盖有 Formva 膜的载玻片置真空镀膜仪内喷镀一薄层（5~10nm 厚）碳于 Formva 膜上，再按上节方法将这两层膜一起飘浮下来，同样，放置铜网后用滤纸将其一并捞出，置温箱烘干备用。如果只需要碳膜，则将覆盖有双层膜的铜网于二氯乙烯或三氯甲烷中洗一下（Formva 膜被溶掉）即成。

碳膜的优点是耐热性好，机械强度大，能承受大量高速电子束的冲击，一般不显其自身结构。但有时切片与其附着不良是其缺点。

（3）注意事项

1）Formva 膜的厚薄与 Formva 溶液的浓度、温度及操作快慢等相关。

2）碳膜厚薄与真空喷镀时间等因素相关。

3）制膜用载玻片必须是无痕和十分清洁，新的载玻片可用无水乙醇加硫酸钠洗涤干净，否则，膜不易脱离飘浮下来。

4）操作室应保持无飞尘及无气流，操作者最好戴口罩，以免气流将膜吹动和产生皱褶。

3．玻璃刀的制作（making glass-knives） 切片刀的优劣是决定超薄切片质量的关键之一。现在世界上有不少人用特制钢刀和钻石刀行超薄切片，效果固然很好，但其需经特殊磨砺，使用上很不方便和极不经济。故一般仍采用玻璃刀以切片。用以制作玻璃刀的玻璃通常为 5~8mm 厚的硬质平板玻璃。比利时平板玻璃（Belgium plate-glass）被誉为最好的玻璃刀制作材料。不同类型的玻璃有不同的特性与硬度，因此，要用不同的方式使之定向断裂，对所采用的各类玻璃均应事先检查其特性。

当今，许多实验室均使用瑞典 LKB 制刀机（LKB-knifemaker），如果用 LKB 玻璃条（LKB-glass Trips）于 LKB 制刀机便能制成规格一致的较理想的玻璃刀。其操作方法详见 LKB 制刀机使用说明书。

（1）刀的检查 压制成的玻璃刀均需经显微镜检查，检查时移动落射光的照明角度可从各个方向观察刀刃，刀刃为平滑、整齐无齿纹者即认定为合格而备用。相反，那些具有很凹的刀刃和不规则或部分破裂切刃的刀则予丢弃。事实上，就是十分精心的操作，所制得的玻璃刀常常亦不可避免会出现不同程度的锯齿（serrations），而在一把平滑刀刃的玻璃刀上仅有部分刀刃合格可用。

（2）刀槽的制作（fitting the boat） 为使超薄切片不致黏附在刀上，并使其飘浮和自然展平以及便于捞取，而于刀上制一小槽。切片时槽内注以蒸馏水或 30% 乙醇或 10%~20% 丙酮，使液面与刀刃平行，切片即自然浮于液面并自动伸展开来。

刀槽通常由狭带（lape）或铝、铜等金属薄片制成。我们一般采用橡皮膏（adhesive plaster）制作，其尺寸大小依玻璃的厚度而定。刀槽两缘高度与刀刃并齐，过低时切片不易展平，过高时槽液易流出而使切片从刀刃方向流失，并使捞片不便。用金属薄片刀槽需用特制的螺夹栓紧。刀槽与刀接触缝隙处需用石蜡（wax）或指甲漆（nailvarnish）封固，以免切片时槽液漏失（图 2-5-7）。

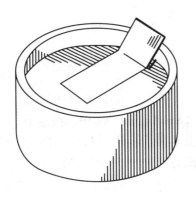 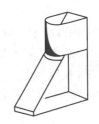

图 2-5-6 脱膜示意图 图 2-5-7 刀槽示意图

（3）注意事项

1）制作刀的玻璃之质地要硬，否则它不适于经固定后变得较硬之组织的薄切。如玻璃太软，可在制刀以前将玻璃条（或板）置约400℃烘箱内烤2h，然后让其缓缓冷却，则可提高玻璃硬度。

2）用以制刀的玻璃，在制刀前必须用肥皂水洗刷干净，经硫酸或洗液浸泡，继以自来水、蒸馏水、乙醇及丙酮冲洗，以去除油脂及一切污物。

3）制好的玻璃刀必须保存在干净的干燥器内。

4）玻璃刀必须临用前制作，或制作的当日使用，保存时间稍长即能使刀刃氧化变钝。

（二）超薄切片

超薄切片大概是生物电子显微镜样品制备技术方法之最艰难部分。超薄切片的质量依操作者的技艺、刀的性能和与特殊物质相宜的包埋技术等综合环节而决定。从取材到最后电镜观察间各步骤中的任何疏忽都可造成实验失败。

目前，绝大多数人都采用瑞典LKB超薄切片机，少数人采用Reichert-Jung Ultracut E超薄切片机切片，因为Ultracut E价格较昂贵，或是因为Ultracut E尚未被广泛认识，或是因为LKB超薄切片机已充实了许多有关实验室。

超片切片程序详见所用超薄切片机的使用说明书。

超薄切片厚度的识别：漂浮在刀槽液面反射光圈内的超薄切片的颜色与其厚度的依赖关系，一般公认的近似值为：

暗灰色，40nm以下

灰　色，40～50nm

银灰色，50～70nm

金黄色，70～90nm（分辨率很低）

紫　色，90nm以上（不能用于电镜）

此外，运用干涉显微镜（LKB-MG-IP型）可以迅速而准确地（误差在5%～8%范围内）测定出切片的厚度，同时还可测定用于电子显微镜研究中的各种支持膜的厚度。

七、染色

电镜生物材料的染色，一方面是为了获得足够的反差，以便研究细胞的超微结构；另一方面，比较特殊的染色是针对组织细胞中特定的细胞类型，或更多的是为区别特定的细胞器；再一方面，染色是为了在超微结构水平上获得某些细胞化学组成的认识。本节因篇幅所限，仅介绍单纯细胞超微结构研究中最常用的铀－铅双重染色技术。

（一）染液配制

1. 醋酸双氧铀（uranyl acetate）70%乙醇饱和溶液。其饱和水溶液也是通常采用的。

2. Reynolds枸橼酸铅染液

Pb（NO$_3$）$_2$（lead nitrate）	1.33g
Na$_3$（C$_6$H$_5$O$_7$）·2H$_2$O（sodium citrate）	1.76g
双蒸水	30ml
1mol/L NaOH	8ml
双蒸水加至	50ml

将1.33g硝酸铅、1.76g枸橼酸钠、双蒸水30ml，于一个50ml容量瓶中混合，用力振荡2min，间隙振荡30min，以确保硝酸铅完全转换成枸橼酸铅。加8ml 1mol/L NaOH，振荡混匀。再以双蒸水将此悬液稀释至50ml。反复倒转摇动容量瓶使充分混合。上述染液为pH12±0.1。在该容量瓶中于冰箱可保存6个月的稳定性。临用前离心或过滤。通常，我们不经离心或过滤，而是用吸管轻轻取其中上层（表面层下）染液使用。

（二）染色程序

1. 用巴士德吸管轻轻地从贮备数日的醋酸双氧铀70%乙醇饱和溶液之液面下吸取染液，迅速挤滴到事先备好的染色套皿中之蜡板或 TEFLON 上，盖上平皿。

2. 掀开一点平皿盖，用钟表游丝镊将铜网切片面朝下迅速地移浮在染液滴上，立即盖好平皿，放置（染）10～30min。

3. 70% 乙醇冲洗。

4. 双蒸水（经煮沸或新蒸的）冲洗。

5. 按步骤2将切片转移到 Reynolds 铅染液滴上，迅速盖好平皿。此染色平皿中备有 NaOH 小粒若干或放有被 0.1mol/L NaOH 湿润的滤纸片，以吸掉空气中的 CO_2。染 10～30min。

6. 双蒸水（经煮沸或新蒸的）冲洗干净，最后用喷嘴洗瓶进行冲洗。

7. 将铜网（切片面向上）放到铺于平皿中之清洁滤纸上，盖好平皿，自然空气干燥或置温箱内干燥后供电镜观察。

（三）注意事项

1. 醋酸双氧铀具放射和化学毒性，必须防止衣物等的污染。

2. 当染细胞化学样品时，如细胞化学反应产物为重金属硫化物时，必须采用铀盐饱和水溶液染色，因其乙醇溶液会使这些反应产物溶解。

3. 醋酸双氧铀对光不稳定，必须避免强光照射。通常盛于棕色瓶中，瓶外还包以黑纸。即使染色时亦将染色皿放暗处为好。

4. 微量的 CO_2 即可与铅染液反应生成难溶的碳酸铅沉淀，故染色时应避免 CO_2 的影响。

5. 铅染液贮藏瓶必须盖紧，吸取表层下的染液使用，以避免表面形成的碳酸铅污染，最好在临用时将铅染液过滤（孔径 0.025μm）或离心。

6. 铅化合物甚毒，其废液应及时冲入下水道。

7. 染色后，铜网切片上的铅染液必须迅速完全洗掉，否则会造成碳酸铅或蒸发后残留的铅盐结晶污染切片。

第二节　扫描电镜生物样品制备技术

早在 1940 年，英国剑桥大学首先试制成功扫描电子显微镜，但由于其成像分辨率甚低而无实用价值。随着电子工业技术水平的不断提高，1965 年英国剑桥科学仪器有限公司开始生产出商品扫描电镜。在其问世的 25 年来，它以其显著的优点而广泛地应用于生物学、医学、地质学、物理学、化学、电子学以及勘探、冶金、国防、公安、机械与轻工业等诸多领域，并已成为非常有用的研究工具。

一、扫描电子显微镜的特点

1. 景深大　扫描电子显微镜的景深较光学显微镜者大几百倍，比透射电子显微镜者大几十倍。由于扫描电镜是利用电子束轰击样品后，从样品释放出的二次电子成像，二次电子即是被入射电子所激发出来的样品原子中的外层电子，它产生于样品表面以下几个纳米到几十个纳米的区域，其产率主要取决于样品的成分和形貌。通常所说的扫描电镜像指的是二次电子像。它的有效景深不受样品的大小与厚度的影响；而透射电镜则是利用透射电子成像，故其有效景深直接受样品厚度的制约。

2. 图像富有立体感　扫描电镜是由两上电子束同步于样品扫描，使之形成一个具有真实感的三维结构立体图像，这也是透射电镜所不及的。

3. 图像放大范围大　光学显微镜的有效放大倍数为 1000 倍左右，透射电镜的放大倍数为几百倍至 100 万倍，扫描电镜可放大十几倍至几十万倍。因此，它基本上包括从放大镜、光学显微镜直至透射电镜的广阔范围。

4. 分辨率较高　扫描电镜的分辨率介于光学显微镜（200nm）与透射电镜（0.3～0.2nm）之间，可达 6～3nm。

5. 扫描电子显微镜一经聚好焦后，可以任意改变放大倍数而不需要重新聚焦。

6. 样品制备过程较简单。

7. 观察样品的尺寸可大至 $120mm \times 80mm \times 50mm$，而透射电镜的样品只能装在直径为 2 或 3mm 的载网上。

8. 样品可以在样品室中作三度空间的平移和旋转，因此，可从各种角度对样品进行观察。

9. 电子束对样品的损伤与污染很少　扫描电镜中打在样品上的电子束流约为 $10^{-10} \sim 10^{-12}$ 安培，电子束的直径为 5nm 至几十纳米，电子束的能量较小（加速电压可小至 2000V），电子束不是固定照射在样品的某一区域，而是以点的形式在样品表面作光栅状扫描，因此电子束轰击所引起的样品损伤与污染也较小。

10. 在以扫描电镜观察样品形貌的同时，还可利用从样品发出的其他信号作微区成分分析或进行晶体学分析。

基于扫描电镜的这些特点，它不仅在前述诸多重要学科的研究中，而且在工农业生产部门等也得到广泛的重视和应用。

二、扫描电镜生物样品制作技术

扫描电镜所要求和观察的生物样品是保存着原有生活状态的标本，因此，获得维持组织细胞本来面貌的样品制备方法，是扫描电镜研究中的先决条件。扫描电镜的生物样品制备方法比石蜡切片和超薄切片的制作都要简单，它着重要求样品干燥并且能够导电。新鲜生物材料是能导电的，但因其含有许多水分而不能在高真空的电镜中观察。对于某些新鲜组织，尤其是一些如昆虫和高等植物的茎、叶、花、果及生长锥等，要不经任何处理而直接于电镜扫描观察，亦只能在 $5 \sim 10kV$ 低电压和 2000 倍以下的低放大倍率等条件下进行，它的优点是可快速获得结果和记录，其缺点是分辨率很低，电子束的轰击易使这些含水样品损伤和发生形变。1962 年，Boyde 等对牙齿、毛发、骨骼、指甲等进行了扫描电镜观察，由于这些硬组织标本在固定、干燥后易保持原来的形态，故制备其样品方法更简单和容易成功。1964 年，Jaques 等始用软组织行扫描电镜观察。1968 年，Barber 等提出了样品脱水、干燥的有效制备方法，并经诸家逐渐改进和完善。

目前，扫描电镜生物样品制作程序一般为：取材→冲洗→预固定→冲洗→后固定→冲洗→导电处理→冲洗→再固定→冲洗→脱水→中间液处理→置换→干燥→镀金属膜→观察和拍照。

1. 取材　用作扫描电镜标本的生物材料，包括动物软组织、培养细胞和血细胞等，首先要充分暴露其表面的本来结构。如被切取的动物软组织，通常在其表面附有血迹、组织液等物质；食管、胃、肠、气管等组织表面，往往附有尘渣、糖蛋白、黏多糖等黏性物质，它们掩盖了所要观察组织细胞表面的真实形貌，影响实地观察。所以需用生理盐水或其他合适的等渗缓冲液将组织细胞冲洗干净，在暴露、保存原组织细微结构的前提下，尽量将覆盖物除去。除上述冲洗的简单处理外，尚可相应采取显微解剖分离、选择性消化、选择性提取、化学分解及超声波等技术处理。培养细胞可以单层培养或涂片、血细胞亦可涂片、某些组织还可以印片等方式获得所需材料。

2. 预固定　通常用 2.5% 戊二醛/0.1mol/L 磷酸缓冲固定液（pH7.2 ～ 7.4）于 4℃ 预固定 2h。

3. 冲洗　以 0.1mol/L 磷酸缓冲液（pH7.2 ～ 7.4）（或其他适宜的缓冲液）冲洗 1h 或过夜，中间换一次。

4. 后固定　用 1% 锇酸/0.1mol/L 磷酸缓冲固定液（pH7.2 ～ 7.4）于 4℃ 固定 1.5 ～ 2h（暗处进行）。

5. 冲洗　用 0.1mol/L 磷酸缓冲液（pH7.2 ～ 7.4）冲洗 2h，中间换 2 次。

6. 导电处理　用 2% 单宁酸浸透 2h。在组织细胞中单宁酸与锇酸形成螯合物，从而提高样品的导电性和分辨率等。

7. 冲洗　用 4℃ 双蒸馏水冲洗 1h，中间换 2 次。

8. 再固定　用 1% 锇酸再固定 1h，在 4℃ 和暗处进行。

9. 冲洗　用双蒸馏水冲洗 1h，中间换 2 次。

10. 脱水　水是组织细胞的重要组成成分。在干燥过程中，液 - 气界面所特有的表面张力和液相内的收缩力对组织细胞结构带来强烈的破坏作用。水的表面张力大，其表面张力系数为 73 达因/厘米，而乙醇、丙酮等的表面张力较水则低得多。故常用梯度乙醇或丙酮为脱水剂。

30%、50%、70%、80%、90%、95%、100% 乙醇或丙酮逐级浸透，每级 15 ~ 30min，100% 者过 2 次。

11. 中间液处理　某些脱水剂与干燥时所用置换剂之亲和力较差，故需以适当的中间液（表 2-5-3 取代其脱水剂）。

如果用丙酮脱水，干燥时采用二氧化碳为置换剂，则用醋酸异戊酯为中间液。

将样品置醋酸异戊酯中浸透 2h 或过夜，中间换 2 次。

表 2-5-3　几种置换剂的物理特性

置换剂	分子式	临界压力（大气压）	临界温度（℃）	中间液
二氧化碳	CO_2	72.8	31.0	醋酸异戊酯
氟利昂 13	$CCIF_3$	38.2	28.9	乙醇
氟利昂 23	CHF_3	47.7	25.9	乙醇
氟利昂 116	CF_3CF_3	29.4	19.7	乙醇
一氧化二氮	N_2O	71.65	36.5	不需要

12. 置换　要求置换剂在气化过程中所需压力、温度等条件不致组织细胞结构受损，常用置换剂为二氧化碳、氟利昂及一氧化二氮等，它们的物理特性如附表所示。其中以氟利昂和二氧化碳最为常用。从表中可知，氟利昂之临界压力与临界温度均较二氧化碳者为低，国外多用它作置换剂，但氟利昂价格较二氧化碳昂贵得多，故国人多采用二氧化碳。

13. 干燥　生物样品均含有一定水分，必须进行干燥处理，将其水分彻底去除后才能在高真空的电镜中观察。但干燥过程又极易导致组织细胞形态结构的失真，故样品的干燥处理是扫描电镜标本制作中的关键与困难环节之一。目前，主要的样品干燥方法有以下几种。

（1）空气干燥法　把固定、脱水后的样品置空气中使之自然干燥。这种干燥十分有限，同时，在此干燥过程中，由于液 - 气表面张力和细胞收缩力的强烈作用，致使样品结构不可避免地受到严重破坏，故此法在许多精细研究工作中基本淘汰。

（2）冰冻干燥法　经固定、脱水后的样品，于 - 160℃ ~ - 190℃ 的液氮中迅速冷冻，然后，在真空度为 10^{-5} 托的真空仪中使冰冻的液氮和脱水剂一起升华而得到干燥的样品。此法简单易行，有一定实用价值。其缺点是，冰冻干燥易产生冰晶致使组织细胞结构损伤。对此，已有人采用蔗糖、甘油、二甲基亚砜及聚乙烯醇等物质来减少冰晶损伤，但仍需更进一步研究。

（3）临界点干燥法　1951 年，Anderson 描述了临界点干燥方法。该法是基于液体在临界状态时其表面张力为零的特性使样品中液体气化，从而获得较理想的干燥样品。

1）原理　任何物质均可依其不同条件而以固态、液态或气态存在。若其存在条件（如压力和温度）改变，这三种状态（称"相"）可相互转化。容器中的液体，在一定温度下可以变为蒸气，与此同时，蒸气又可凝结为液体，当这两种相变速率相等时，气 - 液两相达到动态平衡，这时的气体称饱和蒸气，其压强称饱和蒸气压。任何液体在任一温度时有其特定的饱和蒸气压。在室温下，大多数液体皆有液 - 气两相的明显界面，当温度升高时，其饱和蒸气压也增高，当蒸发速度加快时，其液相密度降低，而气相密度升高，当温度升高至某一特定值时，其液 - 气两相密度相等，相界消失，表面张力为零，此状态称临界状态。临界状态的温度与压力分别称临界温度与临界压强。物质在其临界状态时，再也不能以液态存在，而必须以气态呈现，此时的气体即使再增加压力也不会变为液体。临界点干燥就是在高于临界温度和临界压力条件下使样品中液体气化而获得干燥的。

2）临界点干燥仪的基本构造　临界点干燥仪的基本结构如图 2-5-8 所示。它主要是由一个以不锈钢制成的能耐 150 ~ 170 个大气压的样品室、以耐压玻璃制成的观察窗、自动控温器、自动测温表、流速表、流量表、压力计、安全阀、入口阀门、排气阀门、样品盒等部件组成。目前，已有许多型号的商品临界点干燥仪用于科学研究，如日立公司生产的 HCP-2 型临界点干燥仪等。

3) 临界点干燥步骤（以液态 CO_2 为置换剂为例）

A. 将经过中间液（醋酸异戊酯）的样品置临界点干燥仪的样品室之样品盒内，拧紧样品室盖。

B. 在 $0 \sim 10℃$ 情况下，轻轻打开入口阀门，使液态 CO_2 慢慢进入样品室及其通道，并缓缓打开排气阀门，排出样品室内原有的气体，当排出气体无醋酸异戊酯味时，将排气阀门关紧，同时从观察窗见样品已完全浸没在液态 CO_2 中时，将入口阀门关紧。

C. 慢慢升温至 20℃，使中间液被液态 CO_2 完全置换，大约需 15min。

D. 逐渐升温至 40℃，使液态 CO_2 完全气化，此时压力约为 100kg/cm^2。约需 10min。

E. 慢慢打开排气阀门，使 CO_2 缓缓放出，约需 30min。

F. 待压力降至 0，温度降至室温时，打开样品室。

G. 取出样品置干燥器内保存。

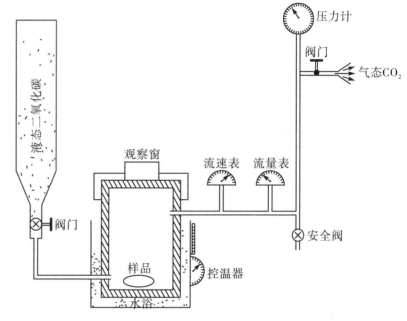

图 2-5-8　临界点干燥仪示意图

14. 喷镀金属膜　经过干燥的样品，具有不良的导电性，在扫描电镜中会发生电荷积累而被烧坏，而且影响二次电子的产生。样品获得良好导电性的方法，通常是在样品表面喷镀一层金属薄膜。喷镀金属薄膜是样品制备过程中的重要环节之一，喷镀技术好坏直接影响观察效果，如喷镀膜过薄，易形成"岛状结构"和不能提高导电性能；喷镀膜过厚，则掩盖了样品表面结构的本来面貌。较适厚度为 $10 \sim 20nm$。用于喷镀的金属，一般是金、金－钯合金（金:钯 $=6:4$）、铂、银、铬、铝、铜等。采用最多的是金。

金的熔点为 1063℃，易蒸发，理化性能稳定，不易氧化，在高温下亦不与钨反应，能增加二次电子产率，喷膜厚度也易控制，能保持样品表面的恒定电势。

常用的喷镀膜方法有以下两种。

（1）蒸发喷镀法　一般是在 $10^{-4} \sim 10^{-6}$ 托真空度的真空镀膜仪中使金蒸发而喷镀于样品表面。在喷镀过程中，样品在旋转台做各方向转动，以使镀膜均匀。

为了获得更好的观察效果，往往先喷一层 10nm 碳膜后，再喷一层 10nm 厚的金膜。

（2）离子溅射镀膜法　如图 2-5-9 所示。通常是在 $0.2 \sim 0.02$ 托的真空条件下，将氩气电离，使氩离子冲击阴极的金板，金板便释放出金原子，金原子溅落到阳极的样品上，致使其表面被均匀覆盖一层金膜。

15. 用导电胶将样品黏在扫描电镜铜制（或其他金属）样品台上，即可进行扫描电镜观察和拍照。

导电胶的配制：甲基丙烯酸乙酯 10ml，加 300 目的银粉 0.1g。稀释剂为香蕉水或醋酸乙酯。

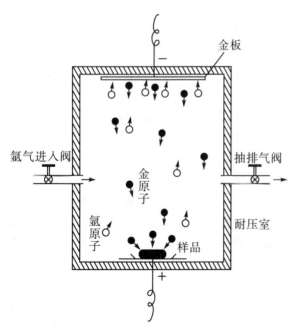

图 2-5-9　离子溅镀示意图

第三节 生物材料冷冻断裂蚀刻电镜技术

冷冻断裂蚀刻技术是从 20 世纪 50 年代开始发展起来的一种透射电镜样品制备技术，亦称冷冻断裂复型或冷冻蚀刻或冷冻刻蚀技术。

冷冻断裂蚀刻技术的主要优点在于：避免了许多化学试剂对生物细胞的损害，使其超微结构最接近于生活状态；适于各种生物膜及细胞超微结构的研究，立体感强；样品能耐受高压电子束的轰击。缺点是：冷冻产生冰晶也可致细胞损伤和冷冻断裂多发生在组织细胞的脆弱地带，而不能定向断裂。

一、试剂与器材

1. 试剂 液氮，甘油，氯化钠，Na_2HPO_4，KH_2PO_4，戊二醛，次氯酸钠，液体石蜡，琼脂，氢氧化钠，硫酸，硝酸，铬酸，脂酶，蛋白酶，双蒸水等。

2. 器材 液氮盛器，铝制提勺，培养皿，放大镜，吸管，剥离针，剪刀，镊子，无灰滤纸，牙签，刀片，白瓷坩埚，400 目铜网，载玻片，解剖显微镜，碳棒（φ3mm），铂线（φ0.1mm）等。

冷冻断裂蚀刻装置：冷冻断裂蚀刻技术需要在特制的机械装置上实施，即在此装置上对生物样品进行冷冻、干燥、断裂、蚀刻和复型处理。目前，冷冻断裂蚀刻复型装置的型号很多，主要分为两类。一是专用冷冻断裂蚀刻复型装置，如 EIKO 公司出品的 FD-2A 型，FD-3 型，BALZERS 公司出品的 BAF300 型；另是真空喷镀仪的冷冻断裂蚀刻附件，如 HITACHI 公司生产的 HFZ-1 型，它与 FE-1 型加温蚀刻装置一起安装在 HUS-5 型真空喷镀仪中使用。好的冷冻断裂蚀刻复型装置，具有真空度高，温度控制精确，复型质量好，操作简捷，可连续制备样品等特点。其具体结构和使用方法详见所采用仪器的说明书。

二、冷冻断裂蚀刻复型的方法步骤

冷冻断裂蚀刻复型的理论基础是低温生物学，技术基础是低温技术，真空技术和喷镀技术。其操作步骤如下。

1. 取材 将新鲜动、植物组织迅速切修成高约 3mm、直径约 1.5mm 柱状。培养细胞则为离心沉降的细胞团块。分离纯化的病毒沉淀在 15% 甘油与液体石蜡混合或在 15% 甘油中与 20% 琼脂混合。

2. 固定 在 2.5% 戊二醛/磷酸缓冲生理盐溶液〔即戊二醛溶液用生理盐水配制，生理盐水则用 0.1mol/L 磷酸缓冲液（pH7.2 ~ 7.4）配制而成〕中固定 2h。

3. 洗涤 用上述磷酸缓冲生理盐水洗 0.5 ~ 1h，中间换 2 次。

4. 冷冻保护处理 为防止冰晶损伤，必须用冷冻保护剂浸渍处理。降低细胞的含水量或提高细胞内液的浓度都可缩小冷冻点与再结晶点的温度差而冻结固化，以避免冰晶产生。冷冻保护剂有甘油、葡萄糖、蔗糖、二甲基亚砜、乙二醇等。通常用 pH7.2 ~ 7.4 的 30% 甘油/磷酸缓冲生理盐溶液浸渍组织细胞 8 ~ 24h。

5. 样品装入 将柱状组织块或培养细胞团块放入样品托的小孔内并使样品突出样品托表面 1mm 左右，且使样品周围留有少许甘油溶液。

6. 冷冻 冷冻的目的在于使样品迅速冻结硬化，保持样品原有超微结构与化学成分，改善其某些物理特性。冷冻质量受样品含水量、冷冻速度、细胞冷冻点与再结晶点之间的温差及冷冻剂的种类等所制约。冷冻剂有丙烷、异戊烷、甲基环己烷、氟利昂（12，13，22）和液氮等。冷冻方法有三种：液氮直接冷冻法——将样品用一小滴冷冻保护剂黏在金属样品台上，迅速投入液氮中，样品即瞬间冷冻固定；中间冷媒法——将一金属杯置液氮中预冷到 -190℃，再通入乙烷、丙烷等冷冻剂，丙烷立即冷凝成液体流入杯中，再迅速把样品投入冷冻剂而完成冷冻固定；金属镜冷冻法——将一端表面光洁如镜的铜或银柱置液氮中冷冻后，再将样品与其接触并迅即投入液氮中以完成冷冻固定。Reichert Jung 公司生产的 KF-80 是一种专门的快速冷冻固定装置，借此可获得良好的冷冻样品。

通常，我们是将液氮倒入大口保温瓶中，待液氮停止沸腾后，再将载有样品的样品托迅速送入液氮中，待液氮不再沸腾时，取出样品托并迅速装入换样副室中，盖好真空罩后抽真空。

7. 断裂 所谓冷冻断裂是在冷冻条件下将冷冻得既硬又脆的样品用冷刀劈裂开来，以达到暴露观察面的目的。注意，刀的作用只是劈裂而不是切割。通常是在喷镀室内温度达 $-100 \sim -115℃$、真空度 5×10^{-5} Torr（1.3×10^{-7} Pa）时，用装置中已被冷冻的刀劈开样品，使呈现横断的劈裂面。

8. 蚀刻　所谓蚀刻乃是在真空中将冷冻样品断裂面的冰升华，以达到暴露出断裂面上的细胞超微结构的目的。最佳蚀刻深度为 30nm 左右。蚀刻深度不足，细胞超微结构被冰掩盖而未充分显露，致使观察图像模糊不清；蚀刻深度过深，使细胞超微结构的基础支持力不足而倒塌。蚀刻深度是由蚀刻速度和蚀刻时间决定的。蚀刻速度又受真空度、温度及水蒸气压所制约。通常采用的蚀刻条件为温度 $-96℃ \sim -100℃$、真空度 $1 \times 10^{-5} \sim 1 \times 10^{-6}$ Torr（$1.3 \times 10^{-3} \sim 1.3 \times 10^{-4}$ Pa）、时间 $1 \sim 3$ min。在此温度和真空度条件下蚀刻速度为 $0.14 \sim 2$ nm/s。

9. 喷镀

（1）喷铂　在样品断裂面上喷覆一层厚 $2 \sim 5$ nm 的铂膜，以复印下断面的形态。为加强图像的立体感，通常是在喷镀室真空度优于 1×10^{-6} Torr（1.3×10^{-4} Pa）时，使喷铂方向与样品面成 $45°$ 角进行喷镀。

（2）喷碳　为增加铂膜的强度，必须在铂膜上喷镀一层碳膜，其喷镀方向与样品断裂面垂直，喷镀室真空度同喷铂条件。通常喷碳共 $4 \sim 5$ 次，每次 1s，两次间隔 $3 \sim 4$s。

10. 剥离复型膜　将带有铂 - 碳复型膜的组织块放入白瓷坩埚中，用腐蚀剂把样品组织溶解，分离出铂 - 碳复型膜。常用的腐蚀剂有次氯酸钠、氢氧化钠、硫酸、硝酸、铬酸等。通常动物组织以 $10\% \sim 30\%$ 次氯酸钠腐蚀；而植物组织以 $30\% \sim 40\%$ 铬酸腐蚀有很好的剥离效果。如组织中含有较多脂肪或蛋白质，可分别先用脂酶或蛋白酶处理后再行腐蚀剥离。

11. 漂洗　用白金耳将铂 - 碳复型膜从腐蚀液中转移到双蒸水内充分洗净，通常换水 3 次即可洗净。

12. 展膜与捞膜　再用白金耳将铂 - 碳复型膜转移到 30% 丙酮中，待复型膜充分展开后，用 400 铜网（无支持膜）捞取铂 - 碳复型膜，将铜网置无灰滤纸上，待水分蒸发后即可进行观察。

13. 电镜观察　用透射电镜观察复型膜并拍摄图像。

三、注意事项

1. 冷冻断裂蚀刻复型装置由真空系统、控温系统、劈裂系统和喷镀系统四部分组成，结构严密且较复杂，故必须熟悉和严格操作规程。工作结束时，全部开关、按钮、阀门都应位于"关"、"停"、"0"的位置，开机前也应检查并予以确认。

2. 液氮是极冷的液体，它在 $-210℃$ 沸腾。液氮和被其冷冻的东西（包括标本等）接触皮肤或溅入眼睛都会造成冷冻伤害。将任何室温下的物体投入液氮时，由于热交换的氮气外逸，可出现液氮剧烈沸腾和喷洒现象，必须严防被其伤害。如被液氮溅伤，应迅即用常温水冲洗受伤处，严重者应及时就医。

3. 液氮蒸发时其膨胀率为 $1:700$，1L 液氮可生成约 $1m^3$ 的氮气。在大量液氮蒸发时，就会相对减少空气中氧的含量，大量吸入含高量氮的空气会使人毫无预兆地突然昏迷，严重者可丧命，故必须保持实验室通风良好。如因此而发生低氧昏迷，应迅即转移到户外和行人工呼吸。

4. 标准液氮罐都非耐压容器，盛装液氮后不能将罐口密封，只能用留有足够间隙供氮气逸出的专用塞子。还须注意检查塞子的排气口绝不能被冷凝的冰霜堵塞，否则在运输和移动时易造成液氮罐爆炸而成灾害。

5. 使用和搬运液氮时，只能戴上下均开口的眼镜，宜穿拖鞋而不宜穿靴子，手宜用绒布包垫而不宜戴手套，特别禁忌乳胶、橡皮手套。

6. 使用丙烷、乙烷等可燃气体作冷冻剂时，必须注意防火和通风，以免发生爆炸，实验室应有防火防爆设施。

（刘　裕　徐艳玲）

第四节　扫描隧道显微镜

扫描隧道显微镜（scanning tunneling microscopy，STM）是 20 世纪 80 年代初发展起来的研究物质表面结构的新型显微镜和表面分析仪器。它使我们的视野延伸到了原子尺度，同时也开拓了许多新的研究和应用领域。STM 是 IBM 苏黎世实验室的 Binnig 和 Rohrer 等人发明的。他们并因此获 1986 年度诺贝尔物理学奖。

一、STM 的基本原理

STM 的工作原理是量子力学中的隧道效应。我们知道物质表面存在着对电子有束缚作用的势垒，比经典理论来看，在两个不相接触的金属 M1，M2 之间加一定的电压 Vb，若电子的能量还低于势垒的高度，则他们仍不能穿过势垒形成电流。但根据量子力学理论，电子具有波动性，它有可能穿透势垒从一个金属进入另一个金属，形成隧道电流，这就是隧道效应。隧道电流的大小与两种金属的电子态有关。隧道电流 It 与势垒高度 φ 及两种金属之间的有效距离 S 的关系可近似地写成 It-exp($-\sqrt{\varphi s}$)。粗略地说，当隧道距离 S 减少 1 埃，隧道电流 It 将增大一个数量级，即 It 强烈地依赖于 S，这个事实是用 STM 获得原子分辨图像的关键。实验中样品和针尖为产生隧道电流的两个电极，通常 It 取 InA，而 S 则略小于 10 埃。

二、STM 的实验装置

为了使针尖向样品逼近到足以产生隧道效应而又不破坏样品表面，实验仪器需要有粗逼近装置。粗逼近装置可以用压电陶瓷做成的爬行器，样品安装在爬行器的前方。STM 的核心部分可以由互相垂直的三根压电陶瓷构成（也可用管状压电陶瓷构成），其中 X，Y 方向的压电陶瓷平行被测样品表面，Z 方向压电陶瓷垂直样品表面。针尖固定在 X，Y，Z 压电陶瓷的交点上。当 X，Y 方向压电陶瓷上控制电压变化时，压电陶瓷随之伸长或缩短，他们带动针尖沿样品表面扫描。当 Z 方向压电陶瓷上控制电压变化时，针尖沿垂直样品表面方向运动。通常 Z 压电陶瓷在控制电压作用下能伸长数千埃，而爬行器的步距又非常小（约数百埃），他们相互配合，使针尖向样品逼近时不至撞坏针尖和破坏样品表面。STM 的探测头通常安装在一个框架上，并用防振弹簧吊起来，然后放入一个能屏蔽声，热，电的多级减振系统之中。

三、STM 工作模式

STM 有两种工作模式。一种是保持隧道电流不变，即针尖到样品表面之间的距离不变，这时针尖必须随样品表面起伏而上下运动，这样记录下控制针尖上下运动的 Z 方向压电陶瓷上电压的大小变化，这也就记录下样品表面形貌的变化，这种工作模式称为 STM 的恒定电流模式。如果针尖在样品表面扫描时，保持针尖的高度不变，则隧道电流将随样品表面起伏而变化，记录下隧道电流的变化也同样反映了样品表面的形貌，这种工作模式称为 STM 的恒定高度模式。前者可以观察表面起伏较大的样品，比较适合于生物样品。

四、STM 的成像

当针尖沿样品表面扫描时，记录下 Z 方向压电陶瓷上控制电压的大小（恒定电流模式）或隧道电流的电流（恒定高度模式），并把它们作为 X，Y 的函数，就可以得到反映样品表面形貌起伏的扫描线。如果将扫描线按其前后位置排列起来，就可得到样品表面形貌的 STM 图。通常用不同的灰度表示形貌的高低不同，就得到 STM 的灰度图。需要特别指出的是，在许多情况下，样品表面是由不同种原子构成，或者表面各处的电子结构差异很大，这时在样品表面各处为产生相同的隧道电流，针尖到样品表面的距离定会有所不同，所得到的 STM 图实际上只是样品表面形貌和电子结构信息的混合结果。所以对 STM 图的解释必须小心。由于 STM 的成像是依赖于隧道电流，在样品是绝缘体的情况下它不能正常工作。对于生物样品来说，用 STM 往往很难得到很好的图像，最重要的原因就是大多数生物样品是离子型导体，而不是 STM 所要求的电子型导体。例如细胞液很容易通过离子导电，但对于电子来说却是一个好的绝缘体。因此，STM 在生物学方面的应用有一定的局限性。但是，科学家也做了不少工作来解决这个问题。

五、STM 的生物学应用

STM 不仅能提供样品表面的原子分辨的形貌象，而且可以在多种环境（真空，大气，水，电解质溶液）下对样品进行观察，特别是它能在接近生物体保持正常形态及功能的自然环境下工作，因此 STM 无疑将成为生物学研究领域内的一种新方法和新工具。1983 年以来，已经报道的用 STM 研究的生物样品主要有核酸（单链或双链脱氧核糖核酸和转移核糖核酸），蛋白质（纤维蛋白、球蛋白和多肽），生物膜、细菌细胞壁等。我国的科学工作者在 STM 的生物学应用方面也做了大量的工作，例如用 STM 观察了双链脱氧核糖核酸和转移核糖核酸，甚至观察到生物分子中的单个氢原子。

六、原子力显微镜（atomic force micros copy，AFM）

原子力显微镜是依赖于针尖顶端与样品表面的原子之间的微弱的相互作用力来工作的。工作时，迫使针尖紧靠样品表面，并保持它们之间的相互作用力不变，让针尖沿样品表面扫描，就好像一个唱针沿唱片的纹路运动一样，根据针尖扫描时所感觉到的微小跟踪力来获得样品表面的形貌图。在这极小的跟踪力作用下，针尖能够不破坏样品表面而记录下单个原子信息。但是在用它测量一些软材料的表面时（例如生物细胞），针尖向样品表面逼近时可能会使表面变形，因此工作起来并不是十分理想的。为了解决这个问题，科学家设计了低温下的原子力显微镜。这样样品因冷冻而变得非常坚硬，从而有利于原子力显微镜。

现在科学家利用针尖与样品表面之间的不同类型的相互作用，发明了不同的扫描显微镜，例如离子电导显微镜，摩擦力显微镜、磁力显微镜、静电力显微镜、吸引力显微镜、热显微镜、光吸收显微镜、近场光学显微镜、声光显微镜和分子探杆显微镜等。这些显微镜提供了样品的不同信息，组成了一个显微镜的大家族，在显微技术上已显示出其强大的生命力。

（严隽珏）

参 考 文 献

1. 美国光学仪器有限公司（AO）. 穿透式电子显微镜标本制备法

2. Karnovsky MJ. A formaldehyde-glutaraldehyde fixative of high osmolality for use in electron microscopy. J Cell Biol, 1965, 27：137A

3. Luft JH. Improvements in epoxy resin embedding methods. J Bioch Biophys, 1961. 9：409

4. Lewis PR and Knight DP. Staining methods for sectioned material, North-Holland Publishing Company, Amsterdam. New York, Oxford, 1977

5. 刘裕，等. 醋酸棉酚对 HeLa 细胞作用的透射电镜和扫描电镜观察. 解剖学报，1985, 16（1）：96

6. 杭振镳，刘裕，等. 棉酚对男性精子影响的电镜观察. 见：薛社普，梁德才，刘裕主编. 男用节育药棉酚的实验研究. 第 1 版. 北京：人民卫生出版社，1983, 183

7. 宁爱兰. 培养细胞透射电子显微镜标本制备技术. 见：章静波主编. 细胞生物学实用方法与技术. 北京：北京医科大学中国协和医科大学联合出版社，1995, 227

8. 刘裕，等. 乏氧 HeLa 细胞的超微结构. 中国医学科学院学报，1987, 9（4）：287

9. 刘裕，等. 网织红细胞和胸腺 T 淋巴肉瘤细胞之融合细胞的透射及扫描电镜观察. 中华物理医学杂志，1986, 8（1）：37

10. 傅湘琦. 浅谈电子显微镜和亚细胞技术. 北京：科学出版社，1980

11. 朱丽霞，等. 生物学中的电子显微镜技术. 北京：北京大学出版社，1983

12. 王子淑. 人体及动物细胞遗传学实验技术. 成都：四川大学出版社，1987

13. 宁爱兰. 扫描电子显微镜的生物学标本制作技术. 见：章静波主编. 细胞生物学实用方法与技术. 北京：北京医科大学中国协和医科大学联合出版社，1995, 225

14. 钟荣亮，杜钧安. 电子显微镜的冷冻制样技术. 见：林钧安，高锦梁，洪健主编. 实用生物电子显微术. 沈阳：辽宁科学技术出版社，1989, 93–105

15. 宁爱兰. 冷冻蚀刻电镜技术. 见：章静波主编. 细胞生物学实用方法与技术. 北京：北京医科大学中国协和医科大学联合出版社，1995, 236

16. Julio E. Celis, Cell Biology-A Laboratory Handbook. Vol 1~4（导读版）. 北京：科学出版社，2008

17. 章静波. 医学细胞生物学：实验指导与习题集. 北京：人民卫生出版社，2009

第六章 细胞、细胞器及细胞间质的分离技术

第一节 细胞的分离

分离不同类型的细胞及亚细胞组分在现代生物学研究中起着重要的作用。例如，研究某种药物治疗白血病的作用机制，需要分离、培养人或动物的骨髓细胞，观察药物对细胞作用；研究与细胞生长分化有关的生长因子的作用，需将与此类因子有关的细胞分离出来；分离细胞膜，线粒体等细胞的亚组分，对于研究信号传递，某些遗传性疾病，也都是必不可少的手段。

从活体组织分离细胞，通常是根据细胞的大小、形状、表面电荷、表面结构的差异等利用分级离心、连续、不连续密度梯度离心、电泳法、黏着法、细胞分离器等，将不同大小，不同表面电荷细胞分离开来。也可以依据细胞表面特异标记来分离具有一定特性的细胞亚群，如利用花生凝集素（PNA）和大豆凝集素（SBA）分离淋巴细胞亚群。

细胞分离基本程序为：①取材，以人或动物的血液、组织、器官、细胞系等作为细胞的来源；②用物理机械研磨或钢网、酶学方法消化制备单细胞悬液；③不同类型细胞的分离；④检测分离细胞的活性及性质。

一、取材

1. 鼠内脏器官（肝、脾、肾、胸腺） 眼球放血法处死动物，捏住鼠颈，用一弯头手术镊子摘除眼球，直至血放净死亡。此法对于在细胞分离过程中，排除外周血细胞的影响最为适用。

引颈法处死动物，一手捏住鼠颈，一手捏住鼠尾，分别向两端牵拉，直至鼠断颈而死。对于较大动物，应先将其麻醉后断颈。将已处死动物浸入75%乙醇3～5s后，置于无菌平皿中。从胸腹交界处剪开皮肤，用止血钳分别钳住两端皮肤，拉向两侧，暴露出胸腹部，无菌取出所需的器官，置于无菌的小皿中备用。

2. 羊水、胸腹水、骨髓 羊水、胸腹水的采集按临床常规手术程序进行。骨髓标本的制备是先将动物断颈处死，75%乙醇浸泡3～5s，切下股骨，剔去肌肉，用一带有6#针头的注射器，将1ml培养基从断股骨的一端注入，冲出骨髓，每个股骨（鼠类）大约可获（1.5～2.0）×10^7细胞。用吸管反复吹打，至骨髓细胞完全分散为止，4℃贮存备用。

3. 血标本 人、羊、兔等多采用静脉取血，肝素抗凝。加入抗凝剂以最小量又不失抗凝效果为度，因用量过大易致溶血。肝素常用浓度为20U/ml(0.1～0.2mg/ml）或抽血之前先用500U/ml（生理盐水配制）湿润针管，然后抽血。亦可用其他抗凝剂：

（1）EDTA（二乙胺四乙酸二钠） 每毫升血加1～2mg EDTA，即可与血中Ca^{2+}结合而抗凝。

（2）柠檬酸钠 2%柠檬酸钠，1ml血液加0.15～0.2ml。

（3）草酸钾0.2g，草酸铵0.3g，双蒸水至10ml，溶解后，取0.2ml放入5ml试管中，待其干燥。采集的血液可直接注入此管中。轻轻摇动，使干燥的抗凝剂溶解。

大鼠、小鼠可以从心脏抽血，但要掌握好技术，防止血液凝固堵塞针头。比较常用的方法是眼球放血或尾静脉取血。一般眼球放血所获血量较多，尾静脉放血获量虽少，但一般不致动物死亡，这对于需要长时间观察动物血液变化及抗体效价尤为实用。

二、制备单细胞悬液

1. 机械研磨法 适用于某些实体组织，器官等。将组织剪成小块，用D-hanks液或无血清培养基洗去外周血，在100目和200目不锈钢网上用注射器柄轻轻研磨组织，离心洗2次，收集细胞备用。

2. 离心法 将收集的血液、羊水、骨髓细胞悬浮液等低速离心（800r/min）5min。离心速度不宜过高，时间不宜过长。以免细胞受损、死亡。

3. 酶消化法　对于某些结缔组织较多，不易研磨的组织如肌肉，心肌，表皮等，最好选用酶消化方法。由于酶作用机制各不相同，可根据组织的不同，选用适合的酶。

胰蛋白酶。常用于消化细胞间质较少的组织，胰蛋白酶消化与 pH、温度、酶活性，组织块大小等因素有关。常用浓度 0.25%～0.5%，pH8～9，37℃ 10～30min，大块组织可消化数小时，甚至过夜，但应随时将消化下来的细胞离心分离出来，以免消化时间过久使已消化下来的细胞受损。

EDTA 是一种非酶性消化物，能够从组织中吸收 Ca^{2+}、Mg^{2+} 离子形成螯合物，以达到细胞分离目的，但由于作用效率低，一般都是与胰酶以 1:1 比例（0.02% EDTA 和 0.25% 胰蛋白酶）混合，用量以能覆盖细胞为宜。对于细胞团块，加入 10～50 倍的酶液，间隔 5～10min 摇动一次，分离出消化的细胞。如消化的细胞为培养的单层细胞，则应在显微镜下观察，消化时间 1～5min，随时观察细胞形态。消化后，加入含有 4% 血清的培养基以终止酶活性。反应体系用 Hanks 液洗 2 次，以去除 EDTA。

Ca^{2+}、Mg^{2+} 对胰蛋白酶活性有抑制作用，故需要以无 Ca^{2+}、Mg^{2+} 的缓冲液配胰蛋白酶。

胶原酶适用于消化纤维性组织，上皮组织、细胞间质、癌组织等。但上皮细胞对胶原酶有耐性，可使上皮细胞与胶原分开，细胞不受损伤。Ca^{2+}、Mg^{2+} 对胶原酶活性无影响。常用胶原酶的浓度为 0.005%～0.01%，胶原酶常与胰蛋白酶联合使用。以消化睾丸组织为例，示一般操作程序：

（1）每克组织加 10～15ml 0.25% 胰蛋白酶，37℃ 水浴中消化，间隔 2～3min 轻轻摇动一次，一般消化 3～10min。

（2）10 倍的 Hanks 液洗一次，以终止胰蛋白酶活性。经过 100 目钢网过滤，去除大块结缔组织。

（3）在收集的曲细精管碎片液中加 0.005%～0.01% 胶原酶。按组织湿重，每克加入 20～30ml 胶原酶，37℃ 水浴消化，10～30min。将消化的细胞经 200 目钢网过滤

（4）离心洗去胶原酶液，细胞用于培养或进一步分离。

三、细胞分离

目前细胞分离的方法很多，可根据细胞的大小、密度、表面特征等将不同类型的细胞分离，下面简述几种常用的方法。

1. 速度沉降法　具有生物活性的细胞，其大小范围在 10～100μm 左右，在一定的密度介质中细胞依其大小而沉降，细胞越大，沉降速度越快。分离的介质有白蛋白、蔗糖、Ficoll，Ficoll-Hypaque 和 Percoll 等。清蛋白对维持分离的细胞活性较好，但由于分离液用量大成本也较高。一般可用蔗糖代替。Ficoll 400（聚蔗糖 400）黏度较大，故按一定比例加入泛影葡胺（Hypaque）以降低黏度，达到理想的分离目的。Percoll 为一种外面包被有聚乙烯吡咯烷酮（PVP）的硅胶颗粒，由于这种颗粒对细胞无吸附作用，产生的渗透压很小，因此在全部密度范围保持介质稳定，对细胞无毒、副作用，易从细胞表面洗脱，是较常用的梯度离心介质。

从人的外周血中分离单核细胞。在一直角形的密度梯度沉降池中，加入连续梯度的 Ficoll（2%～7.5%），介质上铺 $4×10^7$ 细胞（细胞不宜太多，否则细胞聚集难以沉降）。于 4℃，自然沉降 2h，可得 $1.2×10^6$ 个单核细胞，细胞纯度可达 90%。

2. 密度梯度离心　细胞依其密度，在连续密度梯度分离介质中和强离心力作用下，细胞到达自身密度相同的分离介质界面，并保持平衡。

操作程序：

（1）15ml 离心管中加入 5ml Ficoll-Hypaque 淋巴细胞分离液（市面有售，也可自己配制，9% 聚蔗糖 400 24 份，33.9% 泛影葡胺 10 份混匀，比重计调至 1.077g/ml）。

（2）在介质上面小心加入 4ml 鼠肝细胞悬液（$2×10^8$/ml 细胞）。

（3）1500r/min，离心 20min。

（4）离心后，细胞分为 3 层，最上层为血浆、血小板、细胞碎片等，中间层主要是淋巴细胞，底层为红细胞。

（5）回收所需细胞，Hanks 液洗 2～3 次。

（6）计数活细胞。

3. 不连续密度梯度离心 以分离大鼠胚肝中、晚幼红细胞为例（图2-6-1）。

操作程序：

（1）将受孕12天大鼠断颈处死，无菌取出胚肝，分别经100目、200目不锈钢网过滤，制成单细胞悬液，预冷的PBS洗2次，1000r/min离心，5min。细胞重新悬浮在LEMS液中（0.3mol/L乳糖，2mmol/L EDTA pH8.0，150mmol/L NaCl，使用之前加14mmol/L巯基乙醇，过滤除菌，4℃保存）。

（2）Percoll介质贮备液 90ml Percoll原液（瑞典pharmacia产品）加入10ml 10×PBS pH7.2。

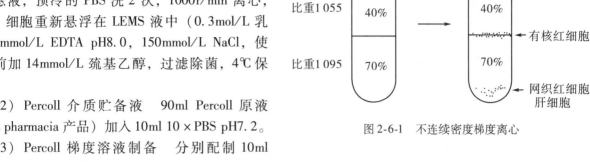

图2-6-1 不连续密度梯度离心

（3）Percoll梯度溶液制备 分别配制10ml 70%和40% Percoll溶液

70% Percoll：

Percoll贮备液	7ml
小牛血清（比重1.095g/ml）	1ml
PBS	2ml

40% Percoll：

Percoll贮备液	4ml
小牛血清（比重1.055g/ml）	1ml
PBS	5ml

用滴管依次将70%和40%两种溶液加至50ml玻璃离心管中，梯度界面应清晰可辨。

（4）将细胞悬液2ml轻轻铺在40%密度界面上，4℃，水平转头离心4000r/min，40min。回收40%与70%界面的细胞。

（5）预冷的PBS洗3次，去除Percoll介质。

（6）细胞再悬浮于培养基中，进行细胞计数。

（7）细胞涂片经甲醇固定10min，Giemsa染色10min，部分细胞涂片用联苯胺染色鉴定细胞内血红蛋白。做细胞纯度鉴定。分离后的中晚幼红细胞纯度可达90%左右。

4. 细胞淘洗法 细胞淘洗法（elutration）分离原理是当外向的离心力和内向的流力与浮力间达到平衡时，每个细胞依照它的沉降速度到达其平衡位置，沉降的速度与细胞的体积、密度和形状有关，从而可以通过减少转速或增大流速依次将不同大小的细胞分开。其特点是：①分离速度快，如2h即可将睾丸细胞分离出11个组分；②分离的细胞保持完整的形态和生物学活性；③高纯度的细胞组分，如人的淋巴细胞分离纯度可达97%~99%，啮齿类的精子细胞可达100%，肝内皮细胞为96%，Kupffer细胞为89%，小鼠L-P59G$_1$期细胞为90%；④高回收率，如啮齿类精子细胞可100%回收，人白细胞可回收97%，大鼠肝细胞92%可以回收，小鼠的成纤维瘤细胞可回收85%。一般情况下转速控制在1200~3000r/min，流速为10~100ml/min。下面所列是已经用细胞淘洗法分离的细胞：

细菌、血细胞、骨髓细胞、脑细胞、培养的哺乳类细胞、附睾细胞、肝细胞、肺细胞、巨噬细胞、肥大细胞、自然杀伤细胞、胰腺细胞、腹膜渗出液细胞、胃壁细胞、垂体细胞、原生动物、实体瘤细胞、脾细胞、同步化细胞、睾丸细胞、胸腺细胞、酵母菌。

血细胞：分离不同类型的血细胞的主要目的是研究各种细胞类型的生理功能，因此必须保持血细胞形态的完整性。细胞淘洗法既可以保留细胞形态的完整性，又避免价格昂贵或有细胞毒性的密度梯度离心，而且短时间即可达到分离的目的。

（1）红细胞 利用调节流速将血小板和血浆蛋白淘洗除去，分离出来的红细胞又可根据细胞的大小和不同密度进一步分成若干组分。

（2）白细胞　利用调节转速和流速，将白细胞和红细胞分离开来。然后改变转速，固定流速将淋巴细胞和单核细胞分开。

（3）血小板　Thompson利用淘洗法将血小板分成7个组分。全血稀释后，离心，收集富含血小板的上清。上清再离心，收集沉淀部分。沉淀部分再悬浮在磷酸盐和白蛋白缓冲液中，进行细胞淘洗，可回收96%血小板，并将血小板分成7个组分。

（4）骨髓细胞　骨髓细胞含有多种类型的分化期的前体，红系造血细胞前体，粒细胞，单核细胞，淋巴细胞前体等，可以直接用细胞淘洗法分离。但要注意控制流速，以防止细胞发生沉积或成团。成熟的红细胞可能干扰分离有核细胞，因此可先用低渗法将成熟红细胞胀破。原红细胞均为有核细胞，一般不会受到破坏。

另一种方法是在分离小室中加入白蛋白的梯度（但在淘洗前要去除未溶解的颗粒），也可以分离出令人满意的不同干细胞组分。

（5）脑细胞　脑细胞可分成几种组分。为防止分离后的细胞重新聚集，可加入EDTA或DNase。回收率为70%。

（6）肝细胞　肝脏由多种不同类型的细胞组成。常用细胞淘洗法将感兴趣的细胞分离出来，研究这些细胞的功能。肝细胞在肝组织细胞中占主要比例，这些细胞较大，而且密度也较高，可以用细胞淘洗法很容易地将肝细胞与其他类型细胞分离开来。肝细胞很容易被蛋白酶水解，所以在分离过程中要十分小心。

（7）肺细胞　很多代谢过程都在肺组织中进行，要想说明肺组织中某种细胞的特殊功能，只有将该种细胞分离出来。做到这一点比较困难，因为肺组织至少由40种细胞组成。用细胞淘洗法可以分离出具有生物活性的完整细胞。最近研究的热点是肺泡Ⅱ型细胞，有人将这种非纤毛支气管的上皮细胞称为Clara细胞。用蛋白酶消化肺组织，可回收80%的Clara细胞。

（8）巨噬细胞　用细胞淘洗法可从肺泡液和腹膜渗透液中回收78%~95%的巨噬细胞。与用Ficoll密度梯度离心法相比，细胞淘洗法可以保持细胞的渗透压和细胞的黏附性。

（9）肥大细胞　从腹膜或胸膜积液中可分离纯度95%、回收率为80%的肥大细胞，而一般用密度梯度离心只能得到纯度为90%~95%、产率为42%~62%的肥大细胞。

（10）实体瘤细胞　实体瘤非常不均一，要研究化疗前后各种细胞的变化，首先要解决细胞的分离问题。肿瘤细胞含不同期的细胞，细胞的种类也很多，用细胞淘洗法可以分离同步化的细胞组分。

（11）脾细胞　分离脾细胞要预温分离系统至30℃，否则会阻塞分离小室的尖端部位，影响分离效果。

（12）睾丸细胞　分离睾丸细胞依据哺乳类睾丸精子发育过程中细胞大小及密度的改变而进行。将睾丸组织经胰酶消化后，可将其分成11个组分。

（13）胸腺细胞　细胞淘洗法可将胸腺细胞分成4个主要的组分。

下面以分离大鼠睾丸细胞为例，以示一般操作过程。

1）实验设备和试剂　Backman J-21离心机、JE-6B淘洗转头、贮液瓶，蠕动泵、压力表、导管系统，如图2-6-2所示。

试剂：磷酸缓冲液（pH7.2）、DMEM培养基、DNA酶、NDA（2-萘酚-6,8-焦硫酸二钾盐）。

2）操作程序

A. 仪器安装　按仪器说明书将离心淘洗转头和导管系统安装好，调试，排出任何微小的气泡。

B. 睾丸细胞的分离　将大鼠断颈处死，剖腹取出睾丸。在无菌条件下，剥去睾丸外

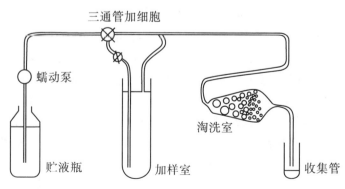

图2-6-2　细胞淘洗装置示意图

膜，剔除血管，用刀片将睾丸组织切成匀浆状，每克组织加入含 0.1% 葡萄糖的磷酸缓冲液和 0.25% 胰酶-EDTA 各 6ml，再加入粗制 DNA 酶（Sigma）20μg/ml，于 31℃ 水浴振荡 5min，150r/min，中间反复吹洗几次，以促进细胞分散。然后加 4% 小牛血清以抑制胰酶活性。将细胞悬浮液通过 60 目尼龙网，滤下的细胞悬液加入 4.95mg/25ml 的 NDA 以防止细胞再度聚集。

C. 将离心转头、导管系统用 PBS 冲洗，排出任何微小气泡，用注射器将细胞注入分离系统贮液瓶中，大约 25ml 左右，在离心状态下蠕动系统将细胞悬液和淘洗液 PBS 注入淘洗室，通过控制流速和转速分离细胞。表 2-6-1 列出淘洗后的各主要成分。

表 2-6-1　大鼠生精细胞经淘洗后的各主要成分

组　分	旋转速度（r/min）	流率（ml/min）	收集量（ml）	主要细胞型
1	3000	13.5	175	90% 精子
2	3000	32.5	135	10% 精子细胞（长形）
3	3000	41.5	135	85% 精子细胞（圆形）
4	2000	23.5	135	精子细胞
5	2000	28.0	150	52% 精子细胞 19% 粗线期精母细胞
6	2000	40	200	86% 粗线期精母细胞

D. 分离细胞活性的鉴定　0.4% 台盼蓝以 9:1（细胞悬液:染液）比例染细胞 3～5min，于显微镜下观察，死细胞被染成蓝色，活细胞不着色。

E. 注意事项　①取材过程要在 0～4℃ 进行，以维持细胞生物活性；②整个分离系统要密闭，无任何微小气泡；③要根据细胞类型调整转速或流速。

四、分离后细胞活性鉴定

检验细胞活性的方法很多，如细胞的抗原特异性，受体活性，酶活性，^{3}H-胸腺嘧啶核苷参入 DNA 合成的能力，巨噬细胞的吞噬功能，杀伤细胞的杀伤能力，这些方法对于鉴定特殊的细胞群体是必需的。但最为快速、简捷检测细胞的方法是活细胞染料。一般的生物染料，只有细胞被固定后，破坏细胞膜，染料才可能进入细胞而使细胞着色，但也有几种染料可以进行活体染色，如中性红、次甲基蓝、台盼蓝、苯胺黑。

1. 台盼蓝（trypan blue）染色　0.4g 台盼蓝染料溶于 100ml Hanks 液，pH7.0～7.2，使用时按细胞与染料 9:1 比例混合，1～3min 后于显微镜下观察细胞着色情况。

结果：死细胞为蓝色，活细胞不着色。计数 100 个细胞中死、活细胞数即可算出活细胞所占的比例。

2. 苯胺黑染色　染液配制：1% 苯胺黑与 2.5% 小牛血清按 1:10 比例混合即为苯胺黑染液。

细胞染色：1 份细胞与 2～5 份苯胺黑染液混合，1～2min 后，死细胞为黑色，计数活细胞所占比率。

3. 伊红 Y（eosin Y）细胞悬液与 7 倍量的 0.15% 伊红 Y 染液（生理盐水配制）混合，1～2min，死细胞呈桃红色。

注意事项：在细胞分离过程中，以下几点需要注意。

（1）无菌操作　如果所分离的细胞用于培养，操作过程要严格按照细胞培养要求的无菌操作程序进行，器械、缓冲液、器皿都必须严格消毒。

（2）低温　一般用于培养的细胞，在取材、分离过程中维持温度在 4℃ 左右。组织、血液绝不可低温（低于 4℃）反复冰融，以防细胞破裂。取材后，应立即进行分离，如不能立刻进行分离，可保存 4℃，但不要超过 24h，否则细胞发生自溶。取材后的组织或细胞如用于分离 RNA，最好 -70℃ 贮存，液氮贮存更好，如贮存 -20℃、4℃ 则应立即分离，否则极易被细胞内 RNA 酶所降解。如果材料来源为纯化 DNA，

－20℃贮存即可，因为 DNA 比 RNA 稳定，不易被降解。

（3）维持试剂恒定的渗透压，糖源等，以保证离体细胞在分离过程中仍然存活，防止细胞由于低渗或高盐而破裂。

第二节　细胞膜的分离

活细胞最重要的形态特征之一是外表有一层膜相结构，使生物体具有更大的相对独立性并由此获得一个相对稳定的环境，细胞通过膜有选择性地从周围环境中摄取营养，排出代谢产物。膜在细胞与环境进行能量交换及信息传递过程中也起着决定性的作用。真核细胞内存在由膜围绕的各种细胞器。细胞内的膜系统与细胞质膜统称生物膜（biomembrane），它们都具有共同的结构特征。

研究细胞膜的结构与功能，首先要分离出形状完整的，具有生物活性的，高纯度的细胞膜。膜的分离主要有以下三大步骤：①制备一定量的细胞　比较易碎的组织如肝、脾等用钢网研磨几下就可以制成单细胞悬液。结缔组织较多的可用水解酶类如胶原酶等消化处理；②制备组织和细胞匀浆液　组织和细胞匀浆液可以用匀浆器，高速打碎机，低渗，玻璃珠与细胞共摇，反复冻融法，超声波打破等方法进行。无论选用哪种方法，都应尽可能保持膜的完整，不能过于剧烈。由于水与膜的疏水部分之间有反应，所以要维持分离介质中的离子强度与渗透压，一般常用中性和等渗溶液如蔗糖或山梨糖醇；

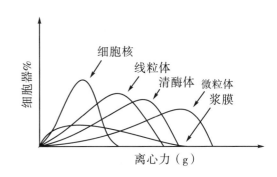

图 2-6-3　细胞膜与细胞器分离原理

③膜与细胞器的分离　最常用密度梯度作为分离的第一步，分离的介质为蔗糖、甘油、Ficoll，葡萄糖等，图 2-6-3 示在一定的离心条件下各组分的分布情况。

哺乳类的红细胞只有一种膜，可用低渗离心方法分离出来。细菌和原生质要先除掉细胞壁（一般用酶消化方法），然后再用低渗方法。比较复杂的组织如肠黏膜要经过 6～7 步反复离心沉淀才能完成。

组织匀浆后，先低速离心沉淀细胞核与组织碎片，上清在高速离心下分离出溶解和释放出的蛋白，沉淀部分再在密度梯度下分离各组分。下面以大鼠肝为例，介绍细胞膜分离的一般操作过程。

一、试剂和仪器设备

1. 试剂　1mmol/L NaB_4O_7、0.5mmol/L $CaCl_2$、蔗糖、7mmol/L Tris-HCl、pH7.5。

2. 设备　匀浆器、离心机。

二、操作程序

操作均在 0～4℃下进行，所用试剂，器材均需预冷。

1. 将 5g 左右的大鼠肝置于 1mmol/L NaB_4O_7，0.5mmol/L $CaCl_2$（pH7.5）介质中剪成小块，洗去红细胞，按每克湿肝加 40ml 介质的比例加入相同的介质。

2. 用 Potter-Elvehjem 型全玻璃匀浆器，杵与内壁之间空隙为 0.5～0.6mm，1400r/min，匀浆 4～6 次，每次 5 秒。

3. 用 2 层纱布过滤

4. 将匀浆液于 1500×g 离心 10 分钟，保留上清，沉淀加入 50ml 介质，用带有特氟伦杵的匀浆器匀浆，1000r/min，3～4 次，150×g 离心 10 分钟，保留上清，沉淀部分加入 50 介质，重复上次匀浆，离心后，保留上清。

5. 合并三次上清，2000×g 离心，10 分钟。弃上清，沉淀加入 100ml 介质，离心洗一次，沉淀再用 15ml 介质洗 1 次，弃上清。

6. 于 3 个离心管中依次叠加 70%，54%（d=1.25），49%（d=1.23），45%（d=1.20），41%（d=1.18），37%（d=1.16）的基糖溶液 2ml、2ml、5ml、5ml、3ml 和 2ml。将步骤 5 的沉淀溶于 15ml 介质

中。分别平均加入 3 个蔗糖密度梯度离心管中。

7. 7000×g 离心 90 分钟。

8. 收集质膜（d=1.16 和 d=1.18 之间的界面处）加 35ml 缓冲液 2500×g 离心 10min，离心洗 2 次。

9. 将膜以 2~2.5mg 膜蛋白/ml 的浓度保存在 7mmol/L Tris-HCl pH7.5 缓冲液中。

三、细胞膜鉴定

分离后的细胞一般用两种方法鉴定其纯度与特性。

1. 电镜和组织化学方法鉴定膜的形态和定位　各细胞器都有完整的结构，一经匀浆，都会有不同程度的破坏。但细胞核、线粒体、溶酶体基本上保留了完整的形态，高尔基体、滑面内质网等较难区别。可以通过染色的厚度、密度、微绒毛多少进一步鉴定。

组织化学方法也是鉴定膜的方法，如 Feulgen 染色显示核 DNA，酸性磷酸酶显示溶酶体等。

2. 膜的标志酶　每种细胞器的特异功能，源于它的特殊成分。后者一般都定位在膜上。标志酶是识别膜的特殊方法之一（表 2-6-2）。

3. 生物膜的组成　分离的膜应为白色絮状固体，比重一般为 1.05~1.35g/ml。有些膜含有发色团，如视杆细胞外膜和 Habobacterium 为紫色，是因其含有的类胡萝卜素与蛋白质结合所致。膜的密度可直接反映出蛋白质含量，蛋白质含量增加与膜特有的功能有关。因此，分离的膜密度依次为髓磷脂＜浆膜＜内质网膜＜线粒体。细胞核虽然其膜较轻，但由于含有大量的 DNA，增加了它的密度而较重。

表 2-6-2　各种膜和细胞器的某些标志酶

细胞器组分	密度（g/ml）	大小（μm）	标志酶
细胞核	1.32	5~10	NAD 焦磷酸酶，DNA 聚合酶
线粒体内膜	1.2	0.5~2	细胞色素氧化酶，琥珀酸脱氢酶
线粒体外膜			单胺氧化酶，犬尿氨酸羟化酶
滑面内质网	1.2	—	葡萄糖-6-磷酸酶，细胞色素 B 还原酶，尿苷二磷酸酶
粗面内质网			各种酯酶
肌质网	1.15		Ca-ATP 酶
刷状缘	1.15	–	蔗糖酶，肠激酶
质膜	1.15	—	5′-核苷酸酶，碱性磷酸酶，Na，k-ATP 酶，腺苷酸环化酶
			氨肽酶，激素和病毒受体，磷酸酯酶
突触体	1.17	0.01	乙酰胆碱受体
溶酶体	1.25	0.5~0.8	酸性磷酸酶，芳香硫酸酯酶，酸性 DNA 酶
高尔基体	1.14	1	糖类，转移酶，硫胺素焦磷酸酶
过氧化物体		0.5~0.8	过氧化氢酶，D-氨基酸氧化酶
叶绿体		0.5~2	核酮糖二磷酸羧基酶
胞液			乳酸脱氢酶

第三节　细胞核的分离

细胞核作为一个功能单位，完整地保存遗传物质，并指导 RNA 合成，后者为蛋白质及其他细胞组分合成所必需。因此，细胞核的分离是研究基因表达及细胞核形态结构的首要步骤。不同组织来源的细胞经匀浆后，用分级离心或超声波处理等方法进行分离纯化。本节以分离巨噬细胞的细胞核为例说明一般分离方法。

一、仪器设备和试剂

1. 仪器　玻璃匀浆器，离心机，超声波仪。

2. 试剂　巯基乙酸钾，Tris-HCl，对苯甲磺酰氟（PMSF），蔗糖，$MgCl_2$。

二、操作程序

1. 巨噬细胞的制备　体重200g左右的大鼠经腹腔注射5~6ml 0.2%琼脂配制的1%巯基乙酸钾，共2次，5天后处死，用预冷生理盐水收集腹腔细胞，生理盐水洗1次。1500r/min离心5min，80%~90%为巨噬细胞。

2. 将细胞悬浮在5倍体积的10mmol/L Tris-HCl pH7.4，10mmol/L NaCl，1.5mmol/L $MgCl_2$，0.1mmol/L PMSF，0.5% Triton X-100，用带特氟伦杆的玻璃匀浆器轻轻匀浆几次，显微镜下观察细胞破裂情况。

3. 加2ml 0.34mol/L蔗糖，10mmol/L $MgCl_2$，再匀浆1次，在离心管中加入0.88mol/L蔗糖，细胞匀浆液铺在蔗糖上面，800×g离心5min，收集沉积的细胞核。

4. 在0.88mol/L蔗糖中再纯化1次，然后将细胞悬浮在10ml 0.34mol/L蔗糖，0.05mmol/L $MgCl_2$中，用超声波处理5~6次，共10s。

5. 用2倍体积0.88mol/L蔗糖，800×g离心30min，沉积部分为细胞核。

6. 将细胞核再悬浮在2.4mol/L蔗糖中，（1:3 W/V比例），离心管内铺1/5体积的2~4mol/L蔗糖垫底，再将上述细胞核悬浮液均匀铺在上面，15 000×g，4℃离心1h。弃上清，沉积物为纯细胞核。

7. 用预冷0.25mol/L蔗糖缓冲液洗涤2次，将细胞核保存在0.25mol/L蔗糖、0.55mmol/L $MgCl_2$中4℃备用。

三、注意事项

1. 分离纯化后的细胞核经HE或Wrighs染色，显微镜下检查核有无污染细胞质等。

2. 本实验所用的蔗糖溶液均为10mmol/L Tris-HCl pH7.4，10mmol/L NaCl，1.5mmol/L $MgCl_2$，0.1mmol/L PMSF缓冲液所配制，由于含有大量糖原，要新鲜配制，4℃贮存。

3. 所有操作均在冰浴中进行。

第四节　溶酶体的分离

溶酶体是处理细胞吞噬物的细胞器，含有高浓度的各种水解酶类，用于细胞内的消化过程。它被一层单位膜单独包围，含有多种酶。溶酶体功能缺陷可引起多种病症，因此，人们越来越多地关注与研究其细胞内"清道夫"的作用。某些细胞的溶酶体还具有防御功能和其他重要的生理功能，如溶酶体与卵的受精、形态发生、衰老等均有关系。其分离纯化方法可用分级离心再经密度梯度离心纯化，也可用Triton-WR 1339处理大鼠，2~4d后处死，毒性低，比重小的Triton-WR 1339集中在溶酶体上，使溶酶体比重变轻，易于分离。本节以大鼠肾为例，介绍分离溶酶体的一般操作过程。

一、仪器设备和试剂

1. 仪器　匀浆器，离心机。

2. 试剂

0.3mol/L蔗糖，1mmol/L EDTA（pH7.0）

1.1mol/L蔗糖，1mmol/L EDTA（pH7.0）

2.1mol/L蔗糖，1mmol/L EDTA（pH7.0）

1%糖原（可加入到蔗糖溶液中，防止溶酶体聚集）

二、操作程序（在0~4℃下进行）

1. 蔗糖梯度的制备　用带有两个连通小杯的梯度混合器，两个小杯分别加入117ml 2.1mol/L蔗糖和

13ml 1.1mol/L 的蔗糖。

2. 将大鼠处死取出肾脏，以 1:8（W/V）比例加入 0.3mol/L 蔗糖，然后在 Potter-Elvehiem 玻璃匀浆器中用特氟伦杆以 1000r/min 匀浆 10 次。

3. 150×g 离心 10min，上清液再离心 1 次弃沉淀，上清液以 9000×g 离心 3min，弃上清液。

4. 沉淀分 3 种不同颜色层，暗褐色的底层为半纯化的溶酶体；中间黄褐色层为线粒体部分；上层白色为膜组分的混合物。先用吸管小心吸除上层，然后沿管壁加入几毫升 0.3mol/L 蔗糖，慢慢摇管，使界面层悬浮起来去掉，用 0.3mol/L 蔗糖洗 1 次，底层溶酶体部分悬浮在 2.5ml 0.3mol/L 蔗糖中。

5. 用蔗糖密度梯度纯化溶酶体　将 2ml 悬浮的半纯化的溶酶体铺在梯度上面。用玻璃棒搅动最上层的梯度，使梯度和溶酶体之间的界面破坏，然后 100 000×g 离心 150min，离心后，在梯度溶液中可见有 3 条明显的带和较少的沉淀。最下面的暗黄到褐色带为纯化的溶酶体，中间浅黄色的带为纯化的线粒体。

第五节　线粒体的分离

线粒体是细胞呼吸的主要场所，细胞活动所需的能量主要由在线粒体内进行的氧化所产生的能量供给。制备线粒体的关键是保持其完整和高纯度。分离的原则可用分级离心方法，低速去除细胞核及细胞碎片，然后再用高速梯度离心分离线粒体。本节以分离大鼠肝线粒体为例，以示一般操作过程。

一、仪器设备和试剂

1. 仪器　离心机，超声波仪

2. 试剂　Percoll，BSA，Hepes，蔗糖

二、操作程序

1. 将饥饿一天的 300g 左右雄性大鼠处死，迅速取出肝脏，浸在缓冲液 A 中［250mmol/L 甘露糖醇，0.5mmol/L EDTA，5mmol/L Hepes，0.1%（W/V）BSA pH7.4］，剪碎。

2. 600×g，离心 5min，2 次，去除细胞核及碎片。

3. 上清在 10300×g，离心 10min。沉淀部分为线粒体粗制品。

4. 将沉淀部分悬浮于 5ml 缓冲液 A 中。

5. 分装 4 个含有 20ml 30%（V/V）Percoll［用 225mol/L 甘露糖醇，1mmol/LEI-TA，25mmol/L Hepes，0.1%（W/V）BSA（pH7.4）］配制离心管中，95 000×g，离心 30min。

6. 收集密度底层褐黄色部分为线粒体。

7. 用缓冲液 A，6300×g 离心洗 2 次，每次 10min。

8. 沉淀溶于少量缓冲液中备用。

9. 线粒体的进一步纯化（在 4℃下进行）

（1）将两只鼠肝线粒体溶于 6ml 10mmol/L KH_2PO_4（pH7.4）中，轻轻摇动 15mm。

（2）加入 6ml 32% 蔗糖，30% 甘油，10mmol/L $MgCl_2$（用 10mmol/L，KH_2PO_4 pH7.4 配制上述溶液）。轻轻摇动 15min。

（3）用 Branson B-12 超声仪，直径 5mm，超声 2 次，60～70W，每次 15s，间隔 1min。

（4）离心，12 000×g，10min。

（5）将沉淀部分溶于 8ml 缓冲液 A 中，与离心下来的上清部分分别铺在两管不连续蔗糖密度梯度（用 10mmol/L KH_2PO_4 配制的 25.3，37.9，51.3%）每种梯度 2ml。

（6）离心，21 000×g，3h。

（7）可回收三个组分，在 25.3/37.9% 界面处为线粒体外膜（从上清部分分离出来的），离心，160 000×g，用缓冲液 A 洗 1h。

（8）在 51.3% 层和底部回收二个组分，分别为内膜和基质膜（从沉淀部分分离出来的）。离心，12 000×g，10min。

三、线粒体纯度鉴定

1. 标志酶的测定 鉴定线粒体纯度最好的方法之一是几种标志酶的活性，一方面可检测所分离的线粒体是否保留其生物学功能，另一方面检测其他细胞器污染程度如微粒体、溶酶体等。表2-6-3列出几种线粒体标志酶及其定位。

2. 呼吸活性 利用 Yellow Springs Instrument Model 5331 氧电极在 3ml 介质中〔130mmol/L KCl，3mmol/L Hepes，2mmol/L KH$_2$PO$_4$，4mmol/L 琥珀酸钠，2μmol/L 鱼藤酮（pH7.4）〕，加入1.5mg线粒体蛋白，25℃，按常规方法。加入0.16或0.33mmol/L ADP诱导出状态Ⅲ。测其P/O比值应为2.07±0.14。

表2-6-3 几种线粒体标志酶及其定位

标志酶	定位	特殊活性（mmol/L/min，mg 蛋白）	均一体特殊活性
线粒体的标志酶			
单胺氧化酶	外膜	13.1±4.7	2.6±0.7
腺苷酸激酶	中间膜	450	25±0.4
琥珀酸－细胞色素 C 还原酶	内膜	220±70	5.6±1.4
细胞色素 C 氧化酶	内膜	66±7	5.2±1.1
延胡索酸酶	基质膜	600±200	2.2±0.3
非线粒体标志酶			
葡萄糖-6-磷酸酶	微粒体	26±14	0.18±0.07
酸性磷酸酶	溶酶体	(90±40)·10^3	0.7±0.1
5′-核苷酸酶	质膜	26±3	0.33±0.12
过氧化氢酶	过氧化物酶体	60·10^3	0.42±0.12

3. 磷脂测定 样品按常规方法，用氯仿抽提2次，用单向或双向薄层层析鉴定其纯度及含量。

4. 电镜检查 在电镜下可观察到完整的膜和稠密的超微结构。

第六节 细胞 DNA、RNA 分离与纯化

众所周知，核酸是遗传信息以及基因表达的物质基础。核酸的提取纯化核酸关键是保持核酸的完整性，但这比较困难，其原因，一是细胞内有活性很高的核糖核酸酶，二是酸碱等化学因素，三是高温、机械损伤等物理因素。但是，只要严格遵守操作规程，就会得到满意结果。

核酸的提取多采用酚抽提，纯化方法则有超离心、PEG 沉淀，氯化铯密度梯度离心等。本节以培养细胞为例示 DNA、RNA 分离程序。

一、DNA 的分离纯化

1. 仪器设备和试剂

（1）仪器 高速离心机，旋转混合仪

（2）试剂 细胞裂解液（2% SDS，200mmol/L Tris-HCl pH8.0，1mmol/L EDTA）。TE（10mmol/L Tris-HCl pH8.0，1mmol/L EDTA），饱和酚（TE 饱和酚），氯仿，RNA 酶 A，蛋白酶 K，3mol/L NaCl，PBS。

2. 操作程序

（1）1~2瓶 100ml 培养瓶培养的细胞（10^5~10^6 细胞/总体积），用 PBS 洗2次，去除培养基。

（2）每瓶细胞加 5ml 细胞裂解液，轻轻摇动，细胞破裂，液体呈黏稠状，DNA 从细胞中释放出来。

（3）收集细胞裂解液，加入等体积酚：氯仿（1:1），轻轻上下颠倒 5～10min。

（4）4℃，离心，8000r/min，10min。

（5）回收上清，中间相可用酚/氯仿再抽提 1 次，合并两次上清，加入 1/10 体积 3mol/L NaCl，2.5 体积的预冷（-20℃）无水乙醇。

（6）用玻璃棒轻轻搅出絮状 DNA。

（7）将 DNA 用 70% 乙醇洗 1 次，无水乙醇洗 1 次，抽干或自然干燥。

（8）将 DNA 溶解于适当体积的 TE 缓冲液中。

（9）加蛋白酶 K 最终浓度为 50～100μg/ml，RNaseA 最终浓度 20μg/ml，37℃ 消化 2h。

（10）酚/氯仿抽提 1 次。

（11）离心，8000r/min，10min。

（12）回收上清，加 1/10 体积的 3mol/L NaCl，2.5 体积预冷无水乙醇，用玻璃棒搅出絮状 DNA。

（13）沉淀 DNA 用 70% 乙醇，无水乙醇各洗 1 次。抽干或自然干燥。

（14）将 DNA 溶于 TE 缓冲液，待全部溶解后，取 1～2μl 稀释至 0.5～1ml，紫外分光光度计下测定 DNA 含量。

（15）进行 DNA 定量时，分别测 260nm 和 280nm 两个波长读数。260nm 读数用于计算样品中 DNA 浓度，OD 值为 1 时相当于 50μg/ml 双链 DNA 或 40μg/ml 单链 DNA，260nm/280nm 之间的比值（OD260/OD280）用于估计 DNA 纯度。纯的 DNA，OD260/OD280 比值应为 1.8 到 2.0，低于此比值，表明 DNA 不纯，污染有蛋白质或酚。

3．注意事项

（1）所有使用的器皿要清洁，需高压灭菌。

（2）操作应在冰浴中进行，以防 DNA 降解。

（3）操作时不可太剧烈摇动，避免 DNA 受到机械断裂。这对于要获得完整 DNA 以构建基因组文库尤为重要。

（4）DNA 含量低于 250ng/ml 时，无法用分光光度计检测时，可用琼脂糖凝胶电泳进行浓度检测，将标准 DNA 溶液（0，2，5，10，20，40……）作为标准对照，电泳结束后，用 0.5μg/ml 溴化乙锭染色 30min，推算出 DNA 含量。

（5）DNA 于 70% 乙醇中，-20℃ 贮存，可保存半年左右。

二、RNA 的分离纯化

分离制备 RNA 是基因克隆、分析基因表达以及建立 cDNA 基因文库的首要步骤。其关键是要获得完整，高纯度的 RNA 分子。制备 RNA 过程中，由于 RNA 酶不易失活，RNA 极易降解，因此，常用 RNA 酶抑制剂如异硫氰酸胍、焦碳酸二乙酯（DEPC），皂土、肝素、SDS 等抑制 RNA 酶活性。RNA 纯化方法有热酚法，氯化铯超离心法等。本节将分别介绍从组织和培养细胞中分离纯化 RNA 的方法。

1．从组织中分离纯化 RNA

（1）仪器设备和试剂

1）仪器　低温离心机、旋转混合器。

2）试剂　变性溶液（4mol/L 异硫氰酸胍，25mmol/L 柠檬酸钠，0.5% SDS），3mol/L 醋酸钠，重蒸酚（醋酸缓冲液饱和酚，pH5.2），氯仿：异戊醇（24:1 V/V），异丙醇，无水乙醇，75% 乙醇。

（2）操作程序

1）取 0.5～1g 组织，迅速浸入液氮溶液（样品如不能立即进行 RNA 提取，可保留在液氮溶液中贮存，以防止 RNA 降解），从液氮溶液中取出组织后，立即敲碎，并加入 5ml 变性溶液，在冰浴中，用匀浆器破碎组织。

2）加入 0.5ml 醋酸钠，5ml 酚：氯仿：异戊醇（25:24:1），在混匀器上混匀 1～2min。

3）4℃，8000r/min，离心 15min，收集上层水相。

4）加入等体积酚/氯仿/异戊醇再抽提 1 次。

5）4℃，8000r/min 离心 15min，收集上层水相。

6）加入 0.6 体积的异丙醇，于 -20℃或 -70℃，2~6h，沉淀 RNA。

7）4℃，10 000r/min，离心 10min 回收 RNA。

8）75% 乙醇洗涤沉淀 1 次，再加入 75% 乙醇，-70℃保存 1 月左右，但不宜久存，以免 RNA 降解。

2. 从培养细胞中分离 RNA

（1）试剂　细胞裂解液（2% SDS，200mmol/L Tris-HCl pH7.5，1mmol/L EDTA），醋酸钾溶液（42.9g 醋酸钾，11.2ml 冰醋酸，加水至 100ml），酚（醋酸缓冲液饱和，pH5.2）：氯仿：异戊醇（25：24：1），异丙醇，无水乙醇，75% 乙醇，PBS 缓冲液。

（2）操作程序

1）收集 5×10^6 细胞，PBS 洗 2 次，加入 500μl 细胞裂解液（1.5ml 离心管中），在旋涡混合器上充分混匀 10s。

2）加入 150μl 醋酸钾溶液，将离心管上下颠倒 5 次，混匀，冰浴 2min。

3）10 000r/min 离心 5min，收集上清。

4）加入 400μl 酚/氯仿/异戊醇抽提上清 2 次。

5）上清中加入 600μl 异丙醇，放置 -20℃或 -70℃ 20min~1h，沉淀 RNA。

6）10 000r/min 离心 10min，收集沉淀（RNA）。

7）75% 乙醇洗涤沉淀 1 次，加入 75% 乙醇 -70℃保存，使用之前溶于 TE 缓冲液中。

3. 氯化铯超离心法纯化 RNA

（1）试剂　裂解液（4mol/L 异硫氰酸胍，0.1mol/L Tris-HCl pH7.5，1% β-巯基乙醇），氯化铯溶液（5.7mol/L 氯化铯，10mmol/L EDTA pH8.0），2mol/L 醋酸钠。

（2）操作程序

1）取 1g 组织或 5×10^6 细胞，加 12ml 裂解液，冰浴中匀浆破碎。

2）4℃，8000r/min，离心 10min，收集上层液。

3）在离心管中（以 Beckman，SW28 转头为例）加入 26.5ml 氯化铯溶液，上面小心铺上 12ml 离心后的上层溶液。以裂解液充满并平衡离心管。

4）20℃，25 000r/min 离心 24h。

5）小心吸去全部上清，剪去离心管 2/3 部分。保留离心管底，管底沉淀为 RNA。

6）加入 450μl 裂解溶液，溶解 RNA 并转移到 1.5ml 离心管中。

7）加入 50μl 醋酸钠、1ml 预冷无水乙醇，混匀，-20℃或 -70℃ 20min~1h。

8）4℃ 10 000r/min 离心 10min，收集沉淀 RNA。

9）75% 乙醇洗涤沉淀 1 次，加入 75% 乙醇 -70℃贮存备用。

（3）注意事项

1）实验所用的玻璃器皿需在 160℃烘烤 6~8h，不能烘烤的塑料管等用 0.1% DEPC 浸泡后，高压消毒。

2）实验用的配试剂 H_2O 需经 0.1% DEPC 处理过夜，然后高压分解 DEPC。

3）操作时要戴手套，以防止手上 RNA 酶污染。

4）氯化铯超离心时，温度要保持在 20℃，温度过低则氯化铯会形成沉淀。

（张世馥）

第七节　纤维粘连蛋白的提取

纤维粘连蛋白（fibronectin，FN）是广泛存在于动物组织和组织液（如血液、羊水等）中的高分子糖蛋白，它与细胞的粘连、增殖、运动、分化等重要功能及细胞的恶变密切相关，是体内细胞外基质的重要的非胶原糖蛋白。

FN 是一种分子量约为 450kD 的大分子糖蛋白，其本身由两个分子量相近，约 230kD 的亚基通过链间二硫键连接形成。大分子 FN 上有多个作用位点，可以和明胶、肝素、唾液酸等物质结合。不同来源的 FN 具有非常相似的结构特性。据此，用偶联有明胶的亲和柱，可从动物血浆中分离得到纯化的 FN。聚胺多糖和蛋白多糖具有和白明胶亲和的功能，所以上述纯化的 FN 需进一步用 EDTA-纤维素柱层析纯化，以获得高纯度的 FN。

一、仪器设备和试剂

1. 仪器　冷室、层析紫外监测系统，自动收集器，层析柱，冷冻高速离心机，透析袋。

2. 试剂

溶液 1：30% 柠檬酸钠。称取 30g 柠檬酸钠溶解于 100ml 去离子水中。

溶液 2：0.5mol/L Tris-HCl pH7.5。称取 60.57g Tris，用 950ml 去离子水溶解，用浓 HCl 调 pH 至 7.5，加水至 1000ml。

溶液 3：0.1mol/L PMSF（苯甲基磺酰氟）。称取 1.742g PMSF 溶于 100ml 甲醇中。

溶液 4：0.2mol/L EDTA·2Na。称取 7.445g EDTA·Na_2 用去离子水溶解至 100ml。

溶液 5：2mol/L 氨基己酸（ε-arninocaproic acid）。称取 26.24g 氨基己酸溶解于 100ml 去离子水中。

溶液 6：取溶液 1 10ml，溶液 3 10ml，溶液 4 10ml，溶液 5 20ml 加水至 100ml。

溶液 7：取溶液 2 100ml，溶液 3 10ml，溶液 4 10ml，溶液 5 10ml，NaCl 5.844g 加水至 1000ml。

溶液 8：取溶液 2 100ml，溶液 3 10ml，溶液 4 10ml，溶液 5 10ml，NaCl 5.844g 加水至 1000ml。

溶液 9：取溶液 2 100ml，溶液 3 10ml，溶液 4 10ml，溶液 5 10ml，尿素 240.24g，加水至 1000ml。

二、操作程序

1. 血浆制备　以 1/10 体积的溶液 6 为抗凝剂，收集新鲜牛血于三角瓶中，4℃，1500r/min 离心 20min，上清即牛血浆。

2. 装柱　制备 3cm×28cm 柱体积约 200ml 的 Sepharose 4B 柱；2cm×16cm 柱体积约 50ml 的明胶-Sepharose 4B 柱。

3. 柱层析分离　将 Sepharose 4B 柱和明胶-Sepharose 4B 柱串连，用 4 倍柱体积的溶液 7 平衡，加 100ml 血浆到 Sepharose 4B 柱上，用溶液 7 洗脱串连的柱，280nm 紫外监测。洗脱至基线后，将 2 柱分开，再用溶液 8 洗脱亲和柱（明胶-Sepharose 4B）去除非特异结合蛋白，其后用溶液 7 洗去盐分。最后用溶液 9 将 FN 洗脱下来，收集主峰。

4. FN 纯化　将白明胶-Sepharose 分离的 FN 溶液加到用 4.5mol/L 尿素，10mmol/L Tris-HCl pH7.2 平衡的 DE-52 柱上（2.5cm×9cm），以 10 倍柱体积含 0～0.5mol/L NaCl 的上述缓冲液配制的溶液进行梯度洗脱，紫外监测收集 280nm 高峰。

三、注意事项

1. FN 对蛋白酶很敏感，因此整个体系中都要加入蛋白酶抑制剂 PMSF，EDTA，氨基己酸。

2. FN 易在低温下析出，因此整个分离过程在 10℃ 左右进行。

3. 血浆用柠檬酸钠抗凝，不要用肝素，因为肝素促进 FN 沉淀析出。

4. 血液凝固时要结合大量的 FN，因此提取 FN 不宜用血清。

5. FN 贮存在 1mol/L 以上尿素溶液中较稳定，不发生聚合，也减弱与容器壁的结合。

（林彭年）

第八节　层粘连蛋白的提取

层粘连蛋白（laminin，LN）是一种主要存在于上皮细胞外基质中的大分子非胶原性糖蛋白，分子量约 20 万和 40 万。其功能与 FN 相似，影响着上皮类细胞的黏附、增殖、分化、影响着胚胎细胞的发育和胚胎团块的形成。现已发现 LN 与神经细胞的运动、分化，肿瘤的转移关系密切。

本节以含有大量基膜的 EHS 小鼠肉瘤为材料，用一定浓度的 NaCl(0.5mol/L) 和脱氧胆酸钠抽提基膜中的 LN，再用高盐（1.7mol/L NaCl）去除其中的杂质胶原。最后通过 Sephacryl S-300 分子筛层析获得纯的 LN。

一、仪器设备和试剂

1. 仪器　冷室，冷冻高速离心机，层析紫外监测系统，自动收集仪，匀浆器，磁力搅拌器，层析柱（1.5×92cm），透析袋，超滤膜。

2. 试剂

溶液 1：0.5mol/L Tris-HCl pH7.6。称取 60.57g Tris 用 950ml 去离子水溶解，用浓 HCl 调 pH 至 7.6，加水至 1000ml。

溶液 2：1% 脱氧胆酸钠。称取 1g 脱氧胆酸钠加水 100ml 溶解。

溶液 3：0.1mol/L PMSF。称取 1.742g PMSF 溶解于 100ml 甲醇中。

溶液 4：取溶液 1 20ml，溶液 2 50ml，溶液 3 10ml，微球菌核酸酶 5mg，加水至 1000ml。

溶液 5：取溶液 1 20ml，溶液 2 50ml，溶液 3 10ml，加水至 1000ml。

溶液 6：取溶液 1 20ml，溶液 3 10ml，加水至 1000ml。

溶液 7：取溶液 1 100ml，溶液 3 10ml，NaCl 29.22g（0.5mol/L）加水至 1000ml。

二、操作程序

1. 取在裸鼠体内传代的 EHS 瘤（Engelbreth-Holm-Swarm mouse sarcoma）。10g，剪碎并匀浆。

2. 用 100ml 溶液 4，4℃ 搅拌抽提 20min。

3. 1000×g，4℃ 离心 10min，弃上清。

4. 沉淀用 100ml 溶液 5 洗 2 次，1000×g，4℃ 离心 10min，弃上清。

5. 沉淀再用溶液 6 洗 2 次，1000×g，4℃ 离心 10min，弃上清。

6. 沉淀用 10ml 溶液 7，4℃ 搅拌过夜。

7. 10 000×g，4℃，离心 20min，弃沉淀。

8. 上清中慢慢加入固体 NaCl，至终浓度 1.7mol/L，其间不断搅动溶液。冰浴存 4h。

9. 10 000×g，4℃ 离心 20min，弃沉淀，上清即Ⅳ型胶原。

10. 上清用超滤膜浓缩或将其装入透析袋，在袋外放一些 PEG-6000 来浓缩至体积为 5ml。

11. 将样品加到已用溶液 7 平衡的 Sephacryl S-300 层析柱上（平衡柱需 4 倍柱体积的平衡液），并用同一溶液 7 进行洗脱。

12. 收集流出第一峰，即电泳纯 LN。

13. 产率计算：用考马斯亮蓝 G250 测蛋白质浓度，以 BSA 为标准，测定 595nm 处的光吸收。计算 LN 的含量，一般产率为 0.5~1μg LN/g 瘤组织。

14. 将 LN 浓缩至 1mg/ml 浓度，分装小瓶中，−70℃ 贮存。

三、注意事项

1. LN 主要存在于基膜中，因此在没有 EHS 瘤的情况下，可用内皮细胞或培养的含基膜多的肿瘤细胞。

2. 在提取过程中若存在 FN 污染，可通过明胶-Sepharose 4B 亲和柱去除 FN。

3. LN 也有几个蛋白酶敏感位点，因此整个提取过程均需加入蛋白酶抑制剂 PMSF。

4. LN 易发生聚合，所以 LN 要存于高盐溶液中，并在低温（−70℃）贮存，否则极易失活。

（张世馥　林彭年）

第七章　常用细胞化学染色技术

　　从化学的角度来看待世界，其中包括生物体，则天下万物及其相互作用，在本质上无不是化学物质及其相互反应的表现。因此，细胞化学染色法的原理便在于通过特殊的化学反应，将细胞内（也可扩展到组织内）的某些成分显示出来，从而可揭示细胞或组织内的成分，其定位，其定量，以及内外环境对这些成分的影响，不难想象，细胞化学染色法在现代药理研究中是一种不可缺少的工具。本章介绍某些最重要、最常用的显示方法技术。

第一节　核酸显示法

　　核酸是一类携带遗传信息与指导蛋白质合成的生物大分子物质，细胞内的核酸主要有两种：①含有脱氧核糖的核酸称为脱氧核糖核酸（deoxyribonucleic acid，DNA）；②含核糖的核酸称为核糖核酸（ribonucleic acid，RNA）。人及动物细胞的 DNA 主要位于核内（线粒体也含有 DNA），RNA 主要分布于核仁及亚细胞器中。本节介绍最常用，最经典的核酸显示法。

一、Feulgen 反应显示 DNA 法

　　本方法的基本原理是：DNA 在酸性条件下打开了脱氧核糖与嘌呤碱基之间的双链，释放出醛基，后者可与 Schiff 试剂中的亚硫酸品红结合，并呈现出紫红色化合物。从而可进行定性、定位及定量分析。

　　（一）材料及设备

　　1. 细胞培养的一应设备（或细胞涂片等）

　　2. 1mol/L 盐酸（8.5ml 浓盐酸加入 91.5ml 蒸馏水中）　　　　　　　若干

　　3. 甲醇冰醋酸固定液（V/V = 3 : 1）　　　　　　　　　　　　　　若干

　　4. 1% 亮绿（light green）　　　　　　　　　　　　　　　　　　200ml

　　5. 亚硫酸溶液（10% 偏重亚硫酸钠 10ml，1mol/L 盐酸 10ml，加水至 200ml）　200ml

　　6. Schiff 试剂（详见程序）　　　　　　　　　　　　　　　　　　若干

　　7. 组织学染色一应设备

　　8. 60℃ 水浴锅及沸水

　　（二）操作程序

　　1. 配制 Schiff 试剂　将 0.5g 碱性品红（basic fuchsin）加入 100ml 沸水中，不时摇晃容器（最好用锥形烧杯），至 5min 使充分溶解，渐冷却至 50℃，以新华滤纸过滤，加入 1mol/L 盐酸 10ml。待冷却至 25℃ 时再加入 1g 偏重亚硫酸钠，置室温静置 24h 以上，至其呈淡黄色甚至无色，备用或密封瓶口，置 4℃ 保存。

　　2. 将长于盖片上的细胞（或细胞涂片），以甲醇冰醋酸混合液固定 30min 以上。

　　3. 置上述细胞于 1mol/L 盐酸中，1min（室温）再移入 1mol/L 盐酸，60℃，10min，最后仍移至 1mol/L 盐酸（室温）1min。

　　4. 置 Schiff 试剂内 1h。

　　5. 用亚硫酸溶液浸洗 3 次，每次 2min。

　　6. 自来水稍冲洗后，再以蒸馏水涮洗数次。

　　7. 以 1% 亮绿复染。

　　8. 水洗，晾干。

　　9. 无水乙醇脱水，二甲苯透明后，中性树胶封片。

　　10. 在显微镜下观察，细胞核呈紫红色、胞质因亮绿复染绿色，核仁也呈绿色。

（三）说明及注意事项

1. Schiff 试剂应保存暗处，若发现变红，则不可使用。

2. 组织切片的 Feulgen 染色，除应经脱蜡外，其他步骤相同。

3. DNA 定量分析可在显微分光光度计下进行，肉眼观察染色深浅虽然可以，但毕竟较粗糙。

二、甲基绿 - 派郎宁显示 DNA 及 RNA 法

本方法的基本原理是：甲基绿（methyl green）可使 DNA 着色，派郎宁（pyronin）则可使 RNA 着色。

（一）材料及设备

1. 细胞培养一应设备

2. Carnoy 固定液　　　　　　　　　　　　　　　　　　　　　　　　　　　　100ml

3. 丙酮　　　　　　　　　　　　　　　　　　　　　　　　　　　　　　　　50ml

4. 染色液（2% 甲基绿 7.5ml，15% 派郎宁，12.5ml，醋酸缓冲液 pH4.8，30ml）　50ml

5. 组织切片染色一应设备

（二）操作程序

1. 配制醋酸缓冲液　4 份 0.2mol/L 醋酸（1.2ml 冰醋酸 + 100ml 蒸馏水）加 6 份 0.2mol/L 醋酸钠（2.72g 酸酸钠加 100ml 蒸馏水）。

2. 取盖片培养的细胞（或细胞涂片）以 Carnoy 液固定 30min，晾干。

3. 移入甲基绿 - 派郎宁醋酸缓冲液（即染色液）中 5 ~ 10min。

4. 蒸馏水漂洗 2 ~ 3 次，以滤纸吸干。

5. 移入丙酮内数分钟。

6. 二甲苯透明数分钟。

7. 中性树胶封片。

8. 显微镜下观察，DNA 呈绿色或蓝绿色，细胞质及核仁呈红色。若用相关的酶处理或 1mol/L 盐酸 60℃ 消化 RNA 和 DNA，则相应的染色消失，此可作为对照片。

（三）说明及注意事项

1. 甲基绿多不纯，常含甲紫，因此事前须用等量氯仿洗数次以去除甲紫，再用分液漏斗使其中的沉淀（氯仿）排出，此时新得甲绿较纯，置冰箱内保存备用。

2. 组织学切片除须脱蜡外，其余步骤与细胞的染色相同。

3. 派郎宁极易褪色，浸入丙酮分化时，须快速通过，不然还须重新染色。

三、DNA 和 RNA 的荧光显示法

本方法多用吖啶橙（acridine orange，AO）作为细胞化学染料，它可以同时显示 DNA 和 RNA。其原理在于 AO 与 DNA 和 RNA 有特殊的亲和力及稳定的分色性能，甚至反映出 DNA 的动态改变，其优越性不言而喻。

（一）材料及设备

1. 细胞培养一应设备（或细胞涂片）

2. 预冷 95% 乙醇（作为固定剂）　　　　　　　　　　　　　　　　　　　　100ml

3. 1% 醋酸

4. 磷酸缓冲液 pH4.8　　　　　　　　　　　　　　　　　　　　　　　　　1000ml

5. AO 染色液（0.01%）　　　　　　　　　　　　　　　　　　　　　　　　1000ml

6. 0.1mol/L $CaCl_2$　　　　　　　　　　　　　　　　　　　　　　　　　　1000ml

7. 组织学染色一应设备

8. 荧光显微镜

（二）操作程序

1. AO 染色液配制　取 AO 0.1g 加蒸馏水 100ml 作为母液，置 4℃ 冰箱备用。临用时取 1ml 加入 9ml 磷酸缓冲液（pH4.8），即为 0.01% AO 染色液。

2. 磷酸缓冲液配制 取 KH_2PO_4 9.08g 加入 1000ml 蒸馏水中即成。

3. 0.1mol/L $CaCl_2$ 配制 取 $CaCl_2$ 11.1g 加入 1000ml 蒸馏水内即成。

4. 以 95% 乙醇固定长于盖片上的细胞或细胞涂片 30min，晾干。

5. 移入 1% 醋酸酸化 30s。

6. 移入 0.01% AO 染色 5～10min。

7. 移入磷酸缓冲液浸没 1min。

8. 移入 0.1mol/L $CaCl_2$ 1～3min。

9. 以磷酸缓冲液浸洗 3 次，每次数秒钟。

10. 以磷酸缓冲液作介质封片，置荧光显微镜观察。此时胞核 DNA 呈亮绿色或黄绿色荧光，而胞质及核仁呈橘红色荧光。

（三）说明及注意事项

1. 如不用 95% 乙醇固定可用 carnoy 固定。

2. 荧光易消失，可即时照像以便实录。否则标本重新用 95% 乙醇固定保存。

3. 组织切片，除脱蜡步骤外，其余程序相同。

第二节 酶显示法

酶属于高分子蛋白质，可以是单纯蛋白质，也可以是复合蛋白质，是细胞内可溶性蛋白质的主要组成成分并参与各类化学反应，但这些反应的酶具有作用专一性，由此可知，细胞内酶的种类之多难以胜数，有人认为细胞内的酶不下一千种。但其中只有少数的酶可用细胞化学方法显示出来，可幸的是，能显示的酶在细胞代谢中都极为重要，本节介绍几种最常用的酶显示法，它们与药理学往往有重要的联系。

一、酸性磷酸酶显示法

酸性磷酸酶（acid phosphatase）所以能被显示出来，原因在于在酸性条件下钙盐又被溶解，因此若投以铅盐可形成磷酸铅而被沉淀出来，而磷酸铅又与硫化铵反应，最终生成硫化铅沉淀，此化合物在显微镜下呈棕黄色。

（一）材料及设备

1. 细胞培养一应设备

2. 细胞学染色一应设备

3. 冷 95% 乙醇或冷丙酮（固定用）

4. 温育液（pH5.0）（100ml 配法见操作程序）

5. 2% 醋酸

6. 1% 硫化铵

7. 2% 甲绿

8. 显微分光光度计

（二）操作程序

1. 温育液配制

（1）取醋酸 0.6ml 加蒸馏水 200ml，用 42ml。

（2）取醋酸钠 1.36g 加蒸馏水 200ml，用 158ml。

将（1）、（2）混合后，加入 β-甘油磷酸钠 0.5g，醋酸铅 0.5g，5% $MgCl_2$ 5ml。测 pH 并调至 5.0 左右，过滤备用。但临用前须 37% 温育 30min。

2. 以冷丙酮固定长于盖片的细胞或细胞涂片，晾干。

3. 移入上述温育液 2h（保持 37℃）。

4. 以蒸馏水浸洗数次。

5. 浸没于 2% 醋酸数秒钟后以蒸馏水浸洗数次。

6. 移入 1%硫化铵 1~2h,蒸馏水浸洗。

7. 移入 2%甲绿复染 3~5h,晾干。

8. 以 95%乙醇及 100%乙醇脱水后,移至二甲苯透明 1~2h,中性树胶封片。

9. 在显微镜下观察,酸性磷酸酶当呈棕黄色,细胞核呈绿色。也可用显微分光光度计进行定量分析。

(三) 说明及注意事项

酸性磷酸酶显示法有数种,如 Gomori 法,MacDonald 法等。本程序描述的是 Gomori 醋酸铅改良法。该程序相对比较简单而经典。

二、碱性磷酸酶显示法

碱性磷酸酶 (alkaline phosphatase) 与钙化作用密切相关,因此在以磷酸酯作为底物 (substrate) 时,因磷酸酯酶分解磷酸酯,并释放出磷酸基,后者在碱性条件下 (pH9.2~9.8) 与钙反应形成磷酸钙 $[Ca_3(PO_4)_2]$。但磷酸钙是不显色的,因此再与硫化铵反应生成黑色的硫化钴 (CoS) 在细胞内显示出来。

(一) 材料与设备

1. 细胞培养一应设备 (或细胞涂片)

2. 冷丙酮或 95%乙醇 (固定用)

3. 温育液 (见操作程序)

4. 2%硝酸钙

5. 2%硝酸钴

6. 1%硫化铵

7. 2%甲基绿溶液

8. 组织学染色一应设备

(二) 操作程序

1. 配制温育液   称取并配制 2%巴比妥钠 5ml,3%β-甘油磷酸钠 5ml,2%硝酸钙 10ml;2%硫酸镁 5ml,加蒸馏水 25ml 即成 (对照片温育液只需将 10ml 蒸溜水取代甘油磷酸钠即可)。温育液的 pH 调至 9.2~9.4。

2. 以冷丙酮或 95%乙醇固定细胞 30min,晾干。

3. 移入上述温育液 2h,并保持 37℃。

4. 蒸馏水浸洗 2~3 次。

5. 移入 2%硝酸钙溶液约 2min。

6. 移入 2%硝酸钴溶液约 2min

7. 蒸馏水浸洗 2~3 次后,移入 0.5%硫化铵溶液 1min。

8. 蒸馏水浸洗 3~5 次后,以 2%甲基绿复染。

9. 95%及 100%乙醇脱水,二甲苯透明,中性树胶封片,显微镜下碱性磷酸酶呈浅灰色,或灰黄色,或灰黑色,色深者表明酶活性高,对照片无色。

(三) 说明及注意事项

1. 硫化铵须临用前配制,不然 H_2S 消失殆尽不能形成 CoS。

2. 碱性磷酸酶显示方法很多,如 Fredricson 法,Ackermann 法,偶氮偶联法 (azodye coupling method) 5-核苷酸酶铅法 (5-nucleotidase lead method) 等。本程序乃 Gomori 钙钴法。

三、乳酸脱氢酶显示法

乳酸脱氢酶 (lactic dehydrogenase, LDH) 存在于人及许多脊椎动物细胞,迄今已分离出 5 种分子不同的 LDH 同工酶 (isoenzymes),分子量约为 130 000~150 000。它们催化相同的化学反应。

$$CH_3 CHOHCOOH + NAD^+ \underset{}{\overset{LDH}{\rightleftharpoons}} CH_3 COCOOH + NADH + H^+$$

因此,LDH 的血清测定或组化显示可了解组织的分布是否正常,如心肌病变时血清及组织中 LDH_1 和 LDH_2 含量升高。同样借此可了解药物的干预作用。组化显示原理在于细胞内的 LDH 可使底物乳酸钠脱氢，氢递给氢受体辅酶Ⅰ，再递给硝基蓝四氮盐（NBT），后者再还原成紫蓝色甲䐶沉淀而显示出来。

（一）材料及设备

1. 细胞培养一应设备

2. 孵育液（见操作程序）

3. 组织学技术一应设备

4. 甘油明胶（见本篇附录）

（二）操作程序

1. 临用前配制孵育液，其成分如下：

0.1mol/L 磷酸缓冲液（pH7.4）	2.5ml
乳酸钠	20mg
PMS mg/ml	0.3ml
NBT mg/ml	2.5ml
NAD（辅酶Ⅰ）	10mg

2. 长于盖片上的细胞（或细胞涂片，或冷冻切片），半晾干后移入孵育液（避光，可用黑纸包裹）20~30min（对照片免去底物，或不加 NAD）。

3. 以生理盐水涮洗后→10%甲醛盐水固定约 10min。

4. 蒸馏水浸洗 2~3 次后以甘油明胶封片。

5. 在光学显微镜下，酶活性处呈紫蓝色甲䐶沉淀。对照片为阴性，无紫色呈现。

（三）说明及注意事项

1. 加 PMS（吩嗪甲基硫酸酯，phenazine methosulfate）后，甲䐶量可较未加组高 10~20 倍，反应加速，染色增强。

2. 石蜡切片除需脱蜡外，其余步骤相同。

四、琥珀酸脱氢酶显示法

琥珀酸脱氢酶（succinic dehydrogenase，SDH）可催化琥珀酸脱氢生成延胡索酸，然后将 H^+ 递给硝基蓝四氮盐（又名氮蓝四唑，nitroblue tetrazolium，NBT），后者还原为呈蓝色或紫蓝色的甲䐶。

（一）材料及设备

1. 细胞培养一应设备

2. 孵育液（见操作程序）

3. 组织学技术一应设备

4. 聚乙烯醇（polyvinyl alcohol，PVA）

（二）操作步骤

1. 配制孵育液

（1）琥珀酸磷酸盐缓冲液甲液（0.2mol/L） 取琥珀酸钠（$C_4H_4O_4Na_2 \cdot 6H_2O$）5.404g 加蒸馏水 100ml。

（2）琥珀酸磷酸盐缓冲液乙液的配制 ①取磷酸二氢钾（KH_2PO_4）2.72g，加水 100ml 即成 0.2mol/L，溶液，用时取 13ml；②取磷酸氢二钠（$Na_2HPO_4 \cdot 12H_2O$）7.16g 加蒸馏水 100ml 即成 0.2mol/L 溶液。取 87ml 加入上述 13ml①液中，即成 100ml 乙液（pH7.6）。

（3）0.1% NBT 的配制 取 NBT10mg + 蒸馏水 10ml。

（4）取甲液 5ml，乙液 5ml，0.1% NBT10ml 即成完全的孵育液。

2. 长于盖片上的细胞（或细胞涂片，或冰冻切片）半晾干后移入孵育液 1h。

3. 生理盐水浸洗 2~3 次，移入 10%甲醛盐水，固定 10min。

4. 以生理盐水涮洗后，晾干，二甲苯透明，中性树胶封片。

5. 显微镜下观察，酶活性区显示蓝色并呈棒状物。

（三）说明及注意事项

1. SDH 有多种显示方法，笔者经验以此法最为简便，也较灵敏。中性树胶封固可长期保存。

2. SDH 主要分布于线粒体内，并参与三羧酸循环（可参阅糖的分解代谢有关教程）。因此如孵育液内加入 PVA 可以保护线粒体膜，使组化反应局限在线粒体，这样也就可更清晰地显示线粒体。

第三节　糖类与脂类显示法

糖类的组织（或细胞）化学主要用于显示组织中的多糖类黏蛋白以及糖脂类。它们分子量大及溶解度低，因此在温和缓慢的反应条件下可以被显示出来。本节介绍最实用的过碘酸 Schiff 反应（PAS）显示糖原和其他多糖，以及苏丹黑 B 显示脂类的方法。

一、PAS 显示糖原法

用过碘酸 Schiff 反应显示糖原已有 50 多年的历史，至今仍为人们所使用。其原理是过碘酸的氧化作用可打开 C—C 键，将 $CH_2OH—CH_2OH$ 变成 CHO—CHO。同样对 $CH_2OH—CHO$，$CH_2OH—COOH$ 以及 $CH_2OH—CH_2NH_2$ 等也具有氧化作用，从而释放出醛基（–CHO），醛基可和碱性品红形成紫红色化合物，如下图所示（图 2-7-1）。

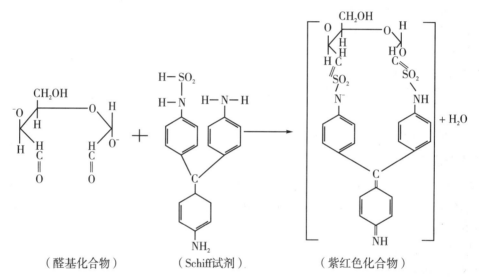

（醛基化合物）　　　　（Schiff 试剂）　　　　（紫红色化合物）

图 2-7-1　过碘酸 Schiff 反应原理

（一）材料及设备

1. 细胞培养一应设备

2. 染色液（见操作程序）

3. 95% 乙醇或 Carnoy 液（固定用）

4. 亚硫酸水（参见 Feulgen 染色法）

5. 淀粉酶溶液（以 pH4.2 ~ 5.3PBS 配制成 1% 浓度）

6. 组织学技术一应设备

（二）操作程序

1. 过碘酸乙醇溶液配制

过碘酸（$HIO_4 \cdot 2H_2O$）	0.4g
95% 乙醇	35ml
0.2mol/L 醋酸钠（2.72g sodium acetate + 蒸馏水 1000ml）	5ml
蒸馏水	10ml

上述溶液混合后装棕色玻璃瓶中，置冰箱内，有效期限 2 周。

2．Schiff 乙醇溶液配制

Schiff 液	11.5ml
1mol/L HCl	0.5ml
纯乙醇	23ml

3．长于盖片上的细胞（或冰冻组织切片）以 95％乙醇或 Carnoy 液固定 15min。

4．移入 70％乙醇，浸洗 2~3 次。

5．移入过碘酸乙醇液 10min。

6．移入 70％乙醇，浸洗 2~3 次。

7．移入 Schiff 乙醇液 15min。

8．移入亚硫酸水（分三缸），浸洗 3 次。

9．蒸馏水涮洗 2~3 次，晾干。

10．95％乙醇→纯乙醇→二甲苯透明→中性树胶封片。

11．对照片事先用 1％淀粉酶溶液消化 30~60min 以去除糖原，其余步骤相同。

12．在显微镜下观察可见糖原呈紫红色颗粒；上皮黏蛋白呈淡红色至深紫红色；黏蛋白及中性黏多糖呈深紫红色；糖蛋白呈淡红色。对照片无色。

（三）说明及注意事项　石蜡切片染色步骤相同，但事前需经脱蜡过程。

二、苏丹黑 B 显示脂类法

脂类（lipid）包括脂肪和类脂（lipoid）以及它们的衍生物，以苏丹黑 B（Sudan black B）显示脂类是一种物理化学方法，因苏丹黑 B 溶解于脂类而使后者着色。

（一）材料及设备

1．细胞培养一应设备

2．饱和液（见操作程序）

3．固定液（见操作程序）

4．1％中性红水溶液

5．组织学技术一应设备

6．3％重铬酸钾

7．丙酮

（二）操作程序

1．配制固定液　硝酸钴 1g，蒸馏水 80ml，10％氯化钙水溶液 10ml。

2．配制苏丹黑 B 饱和液配制　苏丹黑 B0.5g，70％乙醇 100ml（置 37℃温箱过滤）。

3．将长于盖片上的细胞（或细胞涂片，或冷冻切片，或脱蜡后的组织切片）置于固定液 1h。

4．移入 3％重铬酸钾溶液 30min。

5．移入丙酮 3 次，每次 10min，晾干。

6．移入 70％乙醇数秒钟。

7．进苏丹黑 B 溶液（温箱中）30min。

8．以 70％乙醇分化，不时在显微镜下检查，至染色适当为止。

9．自来水冲洗 1min 左右。

10．以 0.5％中性红复染 1min。

11．以蒸馏水浸洗 2~3 次，甘油明胶封片。

12．在显微镜下观察，细胞核呈红色，脂类呈黑色或蓝色。

（三）说明及注意事项　脂类染色方法很多，如 Ciaccio 苏丹Ⅲ染色法，Leach 苏丹黑 B 染色法，油红 O 改良法等。本节所描述的是 McManus 改良法。

（章静波）

第八章　细胞凋亡研究方法概述

细胞凋亡（apoptosis）指的是有核细胞在一定条件下，通过激活其自身内部机制，尤其是开启与关闭某些基因以及内源性 DNA 内切酶的活化，导致产生细胞自然性的死亡过程，为此细胞凋亡也称为程序性细胞死亡（programmed cell death，PCD）。由上可以认为细胞死亡的这种方式是一种生理性的自发过程，为此有人亦将它叫作为细胞自杀。

目前认为细胞的死亡，尤其是程序性细胞死亡，几乎与细胞的增殖同样重要。如果没有细胞的凋亡，个体不能形成与存活，或者发生疾病。只有通过细胞凋亡的发生，使特定的细胞群体在特定的时间和特定的部位死亡，如蝌蚪变为蛙时，其尾部细胞的消亡，红细胞在排核之后，在行使了携氧功能 120 天左右也便自然死亡被吞噬细胞清除，从而使机体在总体上保障其细胞数量以及形态与功能的平衡。近年来，如何用药物诱导癌细胞死亡也成为细胞凋亡的热点之一。下面我们以细胞凋亡的形态特征、生化改变及基因调控分述其常用研究方法。

第一节　细胞凋亡的形态特征及研究方法

在多细胞生物中，细胞的死亡有两种不同的形式。一种是坏死性或意外性死亡（necrosis or accidental cell death），它是由于某种外界因素作用，比如局部贫血、高热以及物理、化学损伤和生物的侵袭等，造成细胞急性死亡。形态学上首先表现为膜通透性增加，细胞外形发生不规则变化，内质网扩张，核染色质不规则位移，进而出现线粒体肿胀，核肿胀，溶酶体破坏，细胞膜破裂，胞质外溢。这种细胞死亡的周围常带具有炎症反应。另一种即为细胞凋亡，细胞在一定的生理或病理下，遵循自身的程序，结束其生命。其特征为细胞首先变圆，随即与周邻细胞脱离，胞膜起泡（blebbing）失去微绒毛，胞质浓缩，内质网扩张呈泡状并与细胞膜融合，核染色质密度增高，多呈半月形，并凝聚在核膜周边（周边化，margination），核仁裂解，进而胞膜内陷，自行分割为多个外有膜包裹，内含物不外溢的凋亡小体（apoptosis body），最终被周邻细胞或吞噬细胞所识别、吞噬或自然脱落而离开生物体。由于这种死亡过程没有溶酶体及胞膜破裂，细胞内涵物不外泄，故不引起炎症反应及明显的组织学改变，图 2-8-1 示这两种死亡的形态学差别。

由上不难看出，透射电镜观察是研究细胞凋亡的首选方法。若有分辨率好的光镜，在油镜下也可看到上述改变。关于透射电镜的制作技术，请参阅本篇第五章。

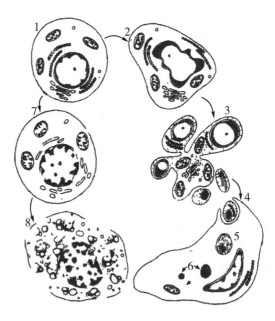

图 2-8-1 细胞凋亡和细胞坏死的超微结构改变顺序比较

1. 正常细胞；2. 细胞凋亡早期：核染色质凝聚，周边化，胞浆固缩，核及细胞轮廓变形；3. 细胞凋亡后期：核断裂成碎片，胞膜隆凸将细胞分割产生凋亡小体；4. 被邻周细胞吞噬；5，6. 在溶酶体内降解；7. 细胞发生坏死：染色质不规则簇集，细胞器明显肿胀，胞膜局部破裂；8. 随后胞膜破碎，但仍保持原细胞轮廓，直至被单核巨噬细胞清除。

第二节　细胞凋亡的生化特征及研究方法

正如前述，细胞的凋亡必须有核酸内切酶的活化过程。因此，它会在核小体连接处将 DNA 链切开，产生若干大小不一的寡核苷酸碎片，这在琼脂糖凝胶电泳上呈现梯状核蛋白区带图谱，这些区带是由于产生了不同倍数的 180～200 碱基对的核酸片段，于是测定细胞 DNA 时可出现"梯状"（ladder）的带纹。图 2-8-2 示这种典型"梯状"电泳图。

除了 DNA 与内切酶改变外，其他生化特征还有内源性 Mg^{2+}、Ca^{2+} 含量升高，谷胱甘肽转移酶活性增强；组织蛋白酶 D，组织型纤维蛋白酶原激活剂以及与细胞骨架降解有关的酶活性均有不同程度的升高。

由上可见，细胞凋亡的生化特征可用提取 DNA 行琼脂糖凝胶电泳（agarose gel electrophoresis）、聚丙烯酰胺凝胶电泳（SDS-PAGE）检测。此外，也可用 Southern blotting 方法或流式细胞术（flow cytometry）进行分析，以及原位缺口平移的方法，读者当可于有关部分找到实用的方法与技术。

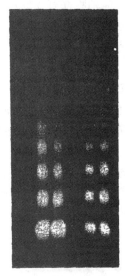

图 2-8-2　示 DNA 电泳呈现典型"梯状"改变
照片采自王宪泰论文，谨此致谢。

第三节　细胞凋亡的基因调控及研究方法

在大多数细胞凋亡过程中，都有新的基因表达。由此人们认为细胞接受外来信号后的死亡是"自杀"（cell suicide），而非他杀。例如，胸腺细胞经糖皮质醇激素（GC）处理后发生死亡，而成熟的 T 淋巴细胞经 GC 同样处理，却不发生死亡，表明前者表达了自杀基因，而后者没有表达。

对线虫（一种雌雄同体的低等蠕虫）的研究表明，ced-3、ced-4 基因与线虫细胞死亡有关，如果突变，致使这两个基因中任何一个失活，细胞便不会死亡，所以有人称 ced-3，ced-4 为"死亡基因"。相反地，一个称为 ced-9 的基因起着死亡程序的"制动作用"，如果其功能因突变而异常激活，细胞便不会死去。然而若突变使其功能失活，许多在正常下生存的细胞也将死去，因此 ced-9 是一种"死亡抑制基因"。在哺乳动物中也有一个与线虫 ced-9 相当的基因，这就是 bcl-2，它是从滤泡性 B 细胞淋巴瘤中分离得到的，具有抑制淋巴细胞凋亡的作用。若 bcl-2 过分表达淋巴细胞便不会发生程序性细胞死亡，若人为地将 bcl-2 基因导入线虫细胞，也能防止线虫细胞的凋亡。

除了 bcl-2 外，与哺乳动物细胞死亡有关的基因还有许多，但迄今认为较主要的有 c-myc，p[53]，

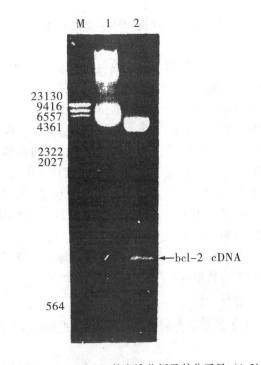

图 2-8-3　bcl-2cDNA 的电泳分析及其分子量（1.2kb）
M：λDNA；1：pJ436 质粒；2：pJ436 + EcoR I + Sal I
（采自王宪泰论文，谨此致谢）。

Fas，ICE 等。c-myc 的表达既可促进细胞增殖，又可促使细胞凋亡，这种"两刃刀"的作用依赖于是否存在有关键性的生长因子。例如，在低血清的条件下，或存在有细胞周期抑制因子或肿瘤抑制基因时，c-myc 的表达可促进程序性细胞死亡，提示 c-myc 与另外某些因素共同调节着细胞的增殖、分化和死亡。此外，几乎所有肿瘤细胞都有 c-myc 基因调控失常，因而可以解释有细胞毒作用或细胞生长抑制作用的药物能诱导癌细胞趋向死亡。

p53 失活或突变是人类肿瘤中发生频率最高的遗传事件之一。因此其野生型为肿瘤抑制基因，其突变型则成为癌基因。一般说来当野生型 p^{53}（Wtp^{53}）表达增高时，细胞趋向死亡。

Fas 是细胞表面抗原基因，编码人细胞表面分子 Apo-1，其基因产物是跨膜蛋白 TNF 受体和 NGF 受体的类似物。自然表达或转染表达 Fas 的细胞和经抗 Fas 抗体交联的细胞都向凋亡。因此，Fas/Apo-1 系统不仅为研究正常组织的癌变，也为研究细胞凋亡的激活机制提供了一个极好的模型。

由上可知，从基因水平上检测 p^{53}，c-myc，ICE，Fas，Bcl-2，ced-3，ced-4，ced-9 的表达不失为分子生物学的好方法，或者也可用基因工程技术，其中包括基因转染、基因敲除（gene knock out）来探索基因与细胞凋亡的关系，有关这些方法的具体步骤请参阅有关章节。图 2-8-3 显示 bcl-2cDNA 的电泳分析。

（章静波　王艾琳）

第九章　原位杂交

自 1969 年 Gall、Pardue 和 Buongiorno 首次报道原位杂交技术（in situ hybridization）以来，随着原位杂交技术的发展和方法的不断改进与完善，由最初的放射性核素标记探针到近几年发展的非核素标记，使得这一技术在各个学科领域发挥了更大的作用。其原理是将分子杂交与组织化学相结合，用标记的 DNA 或 RNA 为探针，在原位检测组织细胞内特异互补的 DNA 或 RNA 序列。它分为 DNA-DNA，DNA-RNA，RNA-RNA 杂交三类。

探针的种类包括：双链 cDNA 探针；单链 cDNA 探针；合成寡核苷酸探针；cRNA 探针；PCR 扩增探针等。

探针的标记物有两大类，放射性核素标记物如 ^{32}P、^{33}P、^{35}S、^3H、^{125}I 等和非放射核素标记物如生物素-dUTP，地高辛-dUTP，荧光素等。

探针标记的方法有：切口移位法、引物延伸法、末端标记法、体外转录法等。

探针的长度以 50~300 个碱基最为适宜，这样长度的探针不仅组织穿透性好，而且能达到高效的杂交反应。但由于一些特殊目的，如在染色体上进行基因定位，探针可达 2kb，或需要探针具有较高的组织穿透性和特异性，可用短至 30bp 左右的探针。但就杂交反应而言，探针越短，敏感性越低。

各种形式的组织和切片都可用于原位杂交，包括中间分裂象、培养的细胞、冷冻切片，石蜡切片，完整的胚胎等。用于杂交的探针选定好后，这些组织的预处理将是很重要的一步，如组织中 RNA 降解，固定时间长短，都会直接影响杂交结果。

原位杂交基本程序包括：杂交前处理、杂交反应、杂交后处理和杂交体检测等几大步骤。下面简要介绍影响实验结果的程序。

一、取材

1. 用于原位杂交的组织和培养的细胞应尽可能在短时间内固定，保持组织新鲜，以保证 RNA 不被降解。

2. 所用的器皿、试剂等都要用 RNA 酶抑制剂焦碳酸二乙酯（0.1% DEPC）处理，然后高压灭菌和分解 DEPC。操作需戴手套。避免外源 RNA 酶污染，DNA 相对较稳定。要避免物理机械损伤。

3. 取材、操作尽可能在低温下进行。

二、组织，细胞固定

固定的目的是保持组织的结构完整，以及增加组织的通透性。固定剂种类很多，如乙醇、甲醇、丙酮、多聚甲醛、甲醛、戊二醛、福尔马林、Zenker 液、Bouin 液等，但大多情况下，4% 多聚甲醛固定可获得较好的原位杂交结果。表 2-9-1，2-9-2 为各种固定剂对杂交信号、背景和 RNA 存留的影响，以及不同的固定剂，对组织和细胞的最适固定时间。

表 2-9-1　各种固定剂对杂交信号、背景和 KNA 存留的影响

固定剂	信号	背景	RNA 存留
多聚甲醛（4%）	100	100	100
戊二醛（4%）	44	130	120
缓冲福尔马林（4%）	45	100	46
Zenker 液	100	600	100
Bouin 液	60	100	77
铱酸（1%）	45	50	61
乙酸/乙醇（31）	32	100	38
Carnoy 液	40	100	33

（引自苏慧慈编，原位杂交）

表 2-9-2　固定剂与固定时间

固定剂	固定时间	
	细胞	组织
乙醇/乙酸（31V/V）	15min（RT）	30min（RT）
乙醇/乙酸（955V/V）	15min（RT）	30min（RT）
甲醇/丙酮（12V/V）	4min（-20℃）	20min（-20℃）
甲醇/丙酮（11V/V）	4min（-20℃）	20min（-20℃）
Bouin 液	30min（RT）	1h（RT）
4% 多聚甲醛	30min（RT）	1h（RT）
2% 戊二醛	30min（RT）	1h（RT）
多聚甲醛-赖氨酸-过碘酸盐液	15min（RT）	1h（RT）
4% 多聚甲醛/甲醇（19）	30min（RT）	1h（RT）
含 4% 戊二醛的 20% 乙二醇	5min（4℃）	30min（4℃）

RT：room temperature，室温。（引自苏慧慈编，原位杂交）

三、载玻片处理

用于原位杂交的标本，首先要避免 RNA 酶污染，其次要防止细胞或切片在杂交过程中脱落，载玻片要预先处理。

1. 载玻片清洗　将载玻片浸入稀酸中（1mol/L HCl），然后用蒸馏水彻底冲洗，再将冲洗干净的玻片于 95% 乙醇中浸泡片刻，擦净备用。

2. 载玻片涂多聚赖氨酸（poly-L-lysine，PIL，分子量 >70 000 配制 0.1% 多聚赖氨酸，将玻片浸入 0.1% PLL 液中 45min，或按制备血涂片方法，在玻片上滴一滴 PLL，推片待干，4℃防尘保存备用）。

3. 载玻片涂以铬明胶（chromalum gelatin）　将玻片浸在铬明胶液中〔0.01% 铬矾（chromalum）和

0.1%明胶（gelatin granular）〕30min，取出晾干备用。

　　4. 载玻片硅化（2%硅烷）5s，丙酮中浸过10s，水洗后37℃过夜。

四、杂交前标本的预处理

杂交前处理的目的在于增加组织和细胞的通透性，降低非特异结合，增加灵敏度。

　　1. 培养的细胞标本可用细胞甩片离心机将细胞离心到载玻片上，空气干燥1～2min后固定，PBS洗2次，H_2O洗2次，标本可用于杂交或–70℃干燥保存或70%乙醇4℃，–20℃保存。

　　2. 脱蜡　石蜡包埋切片必须先脱蜡，标本先入二甲苯37℃，30min，转入新鲜二甲苯，室温10min，然后再按组织学常规技术脱蜡，入水等。

　　3. 蛋白酶处理　蛋白酶K消化5～10min，37℃。蛋白酶K溶液（0.1mol/L，Tris-HCl pH8.0，50mmol/L EDTA pH8.0），蛋白酶K浓度范围0.5～100μg/ml。消化时间不宜过长，蛋白酶浓度不宜过高，否则将破坏细胞结构和使细胞从玻片上脱落。

　　4. 酸酐和酸处理　为去除组织中蛋白质的作用，标本可与0.2mol/L HCl室温处理15min，然后浸入冷PBS 5min。或用0.25%乙酸酐处理15min，以减少非特异结合，降低本底。

五、探针的选择

原位杂交的探针选择是较难把握的。双链DNA穿透组织能力较差，变性后易变性形成二聚体，所以杂交时需较高的浓度。杂交时应将双链DNA探针与靶细胞DNA同时于95℃变性5～15min，使单链的探针与靶DNA之间可立即进行杂交反应。寡聚核苷酸由于穿透组织性能比双链DNA快，而且单链DNA不易自身形成二聚体，虽然寡聚核苷酸探针不如RNA探针敏感。但在许多情况下，仍是常用的探针。

最近几年，非放射性标记在原位杂交中得到广泛的应用，因为其检测时间较短，而且使用安全，也易与免疫组化相结合进行双重标记和电镜原位杂交。但其灵敏度不如放射性标记的探针，尤其是对于低拷贝的mRNA如细胞生长因子，受体等。近几年新建立的非同位素标记荧光素，利用激光共聚焦显微镜进行mRNA在培养的细胞和组织中的定位，电镜的原位杂交，以及直接和间接原位PCR技术的发展，使得原位杂交技术已广泛渗透到生物学的各个领域。本章介绍几种常用的方法。

第一节　原位DNA末端标记用于研究正常和异常神经组织的细胞凋亡

在培养的细胞中，可以通过细胞形态、DNA梯形电泳图谱以及流式细胞分光光度计等观察细胞凋亡。但在组织切片中，细胞凋亡反应时间很短，易与其他类型的细胞相混淆，如淋巴细胞和处于有丝分裂期的细胞也出现染色质聚集现象，所以单用传统的形态学方法很难鉴别细胞凋亡，更不能对细胞凋亡进行定量研究。

原位DNA末端标记（ISEL）可以解决这一难题，利用DNA聚合酶，末端脱氧核糖核酸转移酶（TdT）在DNA片段的3′端参入标有生物素或地高辛的核苷酸，用显色方法进行定位检测。利用这一技术不仅可以检测细胞凋亡过程中DNA断裂情况，而且可以对正常和异常神经组织进行细胞凋亡的研究。

一、组织材料

动物组织的脊髓常从12天小鼠胚胎中获得；小鼠、成年大鼠的正常和异常脑组织；人胎儿、成年人和各种老年性痴呆等病人的脑组织。

二、固定

所有组织立即用福尔马林或4%多聚甲醛固定。成年大鼠脑和人脑肿瘤组织用Carnoy液固定。然后进行石蜡包埋，切片厚5μm，将切片铺展到多聚赖氨酸处理的玻片上。

三、蛋白酶处理

切片经脱蜡、脱水后，用蛋白酶K（0.5～20μg/ml）TE缓冲液中室温消化15min，然后用TE漂洗，进行切口移位或TdT反应。

四、切口移位

切片经切口移位缓冲液彻底漂洗（50mmol/L Tris-HCl pH7.8，10mmol/L β-巯基乙醇，5mmol/L MgCl$_2$，10μg/ml BSA），然后与标记混合物（100μl 切口移位缓冲液中含有 2nmol/L 未标记的 dATP、dGTP、dCTP、0.5nmol/L 地高辛标记的 11-dUTP，5～25U E. coli DNA 聚合酶 I），37℃反应 30～120min，然后切片用含 5nmol/L EDTA 的 TE 在室温温育 15min 以终止反应。

五、末端转移酶反应（TdT）

玻片用 TdT 缓冲液（25mmol/L Tris-HCl，200mmol/L，二甲肿钠，5mmol/L 氯化钴）漂洗几次。然后与标记混合物（2nmol/L dGTP，dCTP，20～250U TdT，0.5～5nmol/L 地高辛 11-dUTP，用 100μl TdT 缓冲液配制），37℃反应 30～120min。加 300mmol/L NaCl，30mmol/L 醋酸钠，室温 30min 终止反应。

六、Dig-11-dUTP 检测

1. 切口移位或 TdT 反应后，用 TBS 洗 1 次，再用含 0.3% TritonX-100，2% BSA 的 TBS 温育 30min。
2. 与偶联有碱性磷酸酶的抗 Dig-Fab 片段的单抗（1∶500，用 Triton-TBS 稀释），4℃反应过夜。
3. 用 TBS 彻底漂洗
4. 显示反应在显色缓冲液（100mmol/L Tris-HCl，100mmol/L NaCl，50mmol/L MgCl$_2$，pH9.5）、底物 NBT 和 BCIP 条件下进行。显微镜下观察结果。
5. 标本用蒸馏水洗几次，然后封片。一般可以不用染色。

七、对照实验

阴性对照：在 ISEL 反应混合物中不加 DNA 聚合酶 I 或 TdT 酶。用于 ISEL 反应的切片要用 HE 染色，以便在形态上鉴别标记的细胞。

细胞凋亡的特征：细胞核固缩，核小体片段出现，胞质浓缩，细胞之间形成晕圈，细胞之间或巨噬细胞中出现凋亡小体。

八、说明及注意事项

1. ISEL 染色结果表明神经系统出现细胞凋亡。
2. 蛋白酶浓度 2μg/ml 较为适宜。
3. 福尔马林和多聚甲醛固定可得到满意结果，Carnoy 液固定则常出现非特异显色。用 Carnoy 液固定时，蛋白酶消化可以省略或用 0.5μg/ml 的低浓度有时在肿瘤组织中也可得到较好的结果。
4. 酶与核苷酸浓度的影响
（1）在切口移位标记反应中，用 DNA 聚合酶 I，10U/μl，1h，即反应完全，增加酶浓度和反应时间并不能增加参入率。
（2）TdT 反应中，转移酶浓度为 20U/100μl，地高辛标记的 11-dUTP 浓度为 0.5nm/100μl，反应 2h 为最佳反应条件。

第二节　原位杂交技术和 PCR 技术结合用于检测人乳头状瘤病毒

目前，原位杂交技术常用于检测活检组织标本中的病毒感染。Southern 印迹杂交和斑点杂交是研究人乳头状瘤病毒（HPV）最经典的方法。在疾病普查中，杂交方法由于敏感性较低而使它在流行病学研究中的应用受到限制。HPV 血清型 16，18，31 被认为是子宫颈癌的高危致病因素，人们在寻求更灵敏的检测方法。

PCR 技术虽是目前最敏感的方法，但在 HPV 的研究中尚不能定量及 HPV 遗传基因定位。

将这两种技术结合起来，用于筛选、诊断以及细胞内基因定位无疑是有效的方法。

一、细胞材料来源

200 例 19～43 岁（平均年龄 34.2 岁）妇女，按常规的宫颈涂片，用脱落细胞巴帕尼科拉乌染色

（Papanicolaou）检测为非典型细胞，同时将这些宫颈细胞用 Cervex-刷刮下作为实验标本。

细胞悬浮在两个小离心管中，每管含 10ml PBS pH7.4，4℃贮存（不超过 24h）。一管立即进行原位杂交，另一管则贮存在 -70℃直至用于 PCR 检测 HPV。

二、原位杂交检测 HPV

（一）细胞切片的制备

1. 将细胞离心 1000r/min，室温，10min，细胞收集到一个石蜡包埋模型（11mm×11mm×3mm）中，然后与 0.1ml 3% 琼脂，60℃混匀。

2. 冷却后，将细胞从模型中取出，转移至一塑料包埋管中。室温用中性缓冲福尔马林（FNB）固定 2h。然后按常规石蜡包埋，切片。

3. 每例细胞切片都要用 HE 染色作为形态学对照。

（二）制备石蜡切片

石蜡切片 5μm 厚，展片在无蛋白质水浴中，然后粘到预先用 3-氨丙基三乙氧硅烷烷化的玻片上。37℃干燥，60℃烘箱过夜，室温贮存。

（三）原位杂交

按"HPV 组织原位杂交试剂盒（Digene，USA）"和"HPV 全部探针原位杂交试剂盒（Digene，USA）"操作程序进行。HPV 全部探针试剂盒含有生物素标记的 HPV6、11、16、18、31、33、34、42、43、44、45、51、52 和 56 的双链 DNA 探针，阳性对照探针（与人基因组相互补的 HPV 顺序）和阴性对照探针（pBR322 质粒 DNA）。

1. 标本先入二甲苯，37℃，30min，再转入新鲜的二甲苯，室温 10min，然后经浓度逐渐下降的梯度乙醇脱水。空气干燥 5~10min。

2. 蛋白酶 K 1μg/ml（0.1mol/L Tris-HCl pH8.0，50mmol/L EDTA pH8.0 配制）消化，37℃，3min。

3. 每张切片加 40μl 探针混合物，同时做阳性和阴性对照，上面盖一盖玻片，探针与靶细胞 DNA 经 100℃，10min 变性，于 37℃杂交 18h。

4. 杂交探针的检测用碱性磷酸酶，NBT/BCTP 为显色剂，按试剂盒操作程序进行。

5. 切片用 Nuclear Fast Red 溶液染 30min，然后在 70% 95% 乙醇脱水，二甲苯浸洗一次。

6. 用 Pertex（Histolab Sweden）封片。

（四）探针标记及杂交程序也可按下述条件进行（Boehringer Mannheim Biochemica 公司）

1. 随机引物延伸标记法

（1）纯化 DNA，100℃变性 10min，立即转入冰浴中，防止复性。

（2）小离心管中依次加入：

10ng~3μg 变性 DNA；

2μl 10×6 聚核苷混合物（0.5mol/L Tris-HCl，0.1mol/L $MgCl_2$，1mmol/L DTE，2mg/m BSA，62.5A_{260}U/ml 6 聚核苷，pH7.2，20℃）；

2μlDig-Biotin-荧光素-DNA 10×标记混合物（各 1mmol/L dATP，dCTP，dGTP，0.65mmol/L dTTP，0.35mmol/L Dig-，Biotin-，荧光素-dUTP，pH7.5，20℃）；

蒸馏水加至总体积为 19μl；

1μl（2U）Klenow 聚合酶。

（3）离心 30s，混匀，37℃，温育 1h，延长反应时间增加产量。

（4）加入 2μl 0.2mol/L EDTA（pH8.0）终止反应。

（5）加入 2.5μl 4mol/L LiCl 和 75μl 预冷（-20℃）乙醇，混合均匀后置 -70℃ 30min 或 -20℃，2h，沉淀探针 DNA。

（6）离心 10 000r/min，10min，冷 70% 乙醇洗沉淀一次。

（7）将沉淀溶于 50μlTE。

2. 原位杂交

（1）标本经脱蜡，蛋白酶处理后可进行杂交。

（2）原位杂交，探针 DNA，靶组织 DNA 经 100℃ 10min 变性，立即进行杂交。以免双链 DNA 复性。

杂交液含：缓冲液（10×缓冲液为 3mol/L NaCl，0.2mol/L Tris-HCl，50mmol/L EDTA，pH8.0）

成分	贮存液浓度	最终浓度
缓冲液	10×	1×
甲酰胺	100%	50%
硫酸葡聚糖	50%	10%
Denhard's 液	100×	1×
酵母 tRNA	10mg/ml	1mg/ml
探针		0.5~2ng/μl
DTT（仅用于^{35}S 标记）	2mol/L	0.1mol/L

杂交反应在 37℃，反应 18h。

3．杂交后漂洗

2×SSC，40℃，5min×4

0.1×SSC，40℃，30min×2

10μg/ml RNA 酶（2×SSC 配制）

37℃，15min

2×SSC 漂洗 2 次

4．与小鼠抗生物素单克隆抗体室温 1h（1:100；抗体稀释液为含正常羊血清 1:30 的 PBS）。

5．PBS 洗 5min×3　生物素标记抗小鼠 IgG（1:100）室温 30min PBS 洗 5min×3。

6．显色反应　辣根过氧化物酶标记的 ABC 复合物（1% 牛血清白蛋白 PBS 稀释 1:100~1:500，可视反应情况而定），室温反应 1h。PBS 洗 5min，3 次。新鲜配制的 0.025% DAB 和 0.02% H_2O_2 显色 3~15min。显色后在显微镜下观察。自来水冲洗，脱水，透明，封片。

三、PCR 检测 HPV

（一）细胞制备

将 −70℃ 冻存的细胞解冻，剧烈摇动，3000r/min 离心 10min。细胞沉淀转入另一含 300μl PBS 管中，摇动混匀。60μl 溶液转入到一小离心管中，加 10μl 蛋白酶 K 溶液（31.25μg/ml，0.1mol/L Tris-HCl，50mmol/L EDTA，pH8.0）和 10μl Triton X-100 溶液（6% W/V 溶液），室温消化 1h。混合物于 100℃，10min，灭活蛋白酶 K 活性。取 10μl 反应液用于 PCR 反应。

（二）PCR 反应

在引物的设计上，有两点值得参考，即：

HPV 在该基因的 E1 区具有高度均一的引物 GP1，GP2；

HPV6，11，16，18，33 的混合引物在扩增后大小不同，同时以不同的引物作为阳性和阴性对照。

1．HPV 扩增反应条件

10μl DNA

50mmol/L KCl

10mmol/L Tris-HCl（pH8.3）

1.5mmol/L $MgCl_2$

200μmol/L 每一种 dATP，dCTP，dTTP，dGTP

50pmol/L 引物

1U Taq 酶（Thermus aquaticus，Perkin-Elmer，USA）

加几滴石蜡油封住，防止蒸发

94℃，1min（变性）

55℃，1min（退火）

72℃，2min（延伸）

40 个循环。最后用 10μl PCR 产物在 1.5％琼脂糖凝胶电泳进行产物鉴定。

阴性对照管不含 PBS。

2. 说明及注意事项 原位杂交结果显示，用 HPV 混合探针检测的切片，在处于宫颈细胞的某些细胞核中显示出蓝紫色颗粒信号。200 例中有 4 例为阳性。阴性结果在核内是淡淡的粉红色。阴性对照没有任何反应，阳性对照结果显示 90％以上都显示出强蓝紫色颗粒。

PCR 扩增结果显示：HPV DNA 扩增后，200 例中有 8 例阳性（4％）。其中 4 例与原位杂交阳性结果相符。

两项技术结合的有利条件，首先是克服了用细胞涂片做原位杂交，由于只有较少的细胞，对于许多 HPV 亚型的检测很困难，如果用细胞切片，就可以用于流行病学普查并用各种亚型探针进行大量筛选；其次是减少了探针的用量，每张切片只用 40μl，而细胞涂片则需要铺满整张玻片。最主要的进展是原位杂交和 PCR 对于检测 HPV 亚型 16.18 高危因素是同样敏感的方法。

第三节 非放射性原位杂交——地高辛标记的切口移位 cDNA 探针标记

标记的方法有随机引物延伸标记法、切口移位探针标记法、DNA 体外转录法制备 RNA 探针，寡核苷酸加尾标记法、寡核苷酸末端标记法等。利用标记好的 cDNA 探针进行原位杂交。

一、操作程序

（一）载玻片处理

1. 载玻片用洗液浸泡，然后清水彻底清洗干净，烘干。

2. 配制 0.1％的多聚赖氨酸（分子量 >70 000）。将多聚赖氨酸均匀涂于清洁的玻片上。干燥后，收藏备用。多聚赖氨酸溶液可分装，保存于 -20℃。

（二）细胞标本的制备

1. 细胞按常规细胞培养方法培养。细胞长满后，用胰酶（0.25％）和 EDTA（0.025％）消化液消化 5min，37℃。

2. 离心 800r/min，5min，将收集的细胞以 1×10^5/ml 的密度悬浮于含 0.1％ DEPC 的 PBS 缓冲液中，悬液 200μl 离心 1000r/min，5min，使细胞贴附于多聚赖氨酸处理的玻片上。空气干燥 1~2min。

3. 玻片用新鲜配制的 4％多聚甲醛（含 0.5％戊二醛的 PBS 配制）固定 5min。

4. PBS 漂洗 2 次，每次 5min，双蒸水漂洗 2 次每次 5min，70％乙醇，4℃保存。

（三）地高辛标记核苷酸的切口移位探针标记

1. 反应在微离心管内进行

1μg cDNA 片段

5μl 10×切口移位缓冲液（0.5mol/L Tris-HCl，pH7.8，50mmol/L $MgCl_2$，0.5mg/ml 不含核酸酶的 BSA）

5μl 100mmol/L DTT

4μl 各 0.5mmol/L dATP，dGTP，dCTP

1μl 0.5mmol/L dTTP

2μl 1mmol/L Dig-11-dUTP

1μl DNA 酶 I （贮存于 0.1 mol/L $MgCl_2$ 0.5μg/ml）

1μl（10u） DNA 聚合酶 I

加 H_2O 至 50μl，混匀后于 14℃反应 2h。

2. 加 5μl 0.2mol/L EDTA 终止反应。

3. 65℃ 10min 灭活酶。

4. 用 1/10V 的 3mol/L 醋酸钠（pH5.6）和 2.5V 的冷乙醇沉淀 DNA，−20℃，30min。

5. 离心，10 000r/min，4℃，20min，沉淀溶于 10mmol/L Tris-HCl pH7.5，1mmol/L EDTA，−20℃贮存。

（四）原位杂交

1. 杂交前的预处理

（1）封闭内源性生物素和酶　细胞玻片经逐级乙醇脱水后，将玻片与 PBS 配制的 40%～60% 甲醇和 0.3% H_2O_2 4℃孵育过夜，或与含 0.1% DEPC 的 PBS 孵育过夜。

（2）去除组织中蛋白质作用　将玻片于 0.2mol/L HCl 中室温处理 15min，然后浸入冷 PBS 5min。

（3）去除非特异结合　将标本与预温 70℃的 2×SSC（17.5g NaCl，8.82g 柠檬酸钠溶于 1L H_2O 中，pH7.0）。

（4）蛋白酶消化　将玻片与新鲜配制的蛋白酶溶液（0.25μg/ml 蛋白酶，用 50mmol/L Tris-HCl，pH7.5，5mmol/L EDTA 配制）室温孵育 5min。然后浸入含 2mg/ml 甘氨酸的 PBS 液中 5min，再与蛋白酶 K 溶液〔1μg/ml 蛋白酶 K，用 100mmol/L Tris-HCl，50mmol/L EDTA（pH8.0）配制〕，37℃消化 30min。

（5）后固定　标本用新鲜配制的 4% 多聚甲醛室温固定 20min，然后用 PBS 洗涤 2 次。

（6）乙酰化　细胞玻片在新鲜配制的 0.1mol/L 三乙醇胺-HCl pH8.0 于室温漂洗 10′，然后与 0.25% 乙酸酐（相同缓冲液配）孵育 10min，用 2×SSC 洗涤，以终止反应，用于 RNA 检测的标本要经过乙醇的逐级脱水，然后空气自然干燥。

（7）将玻片浸入沸腾的 0.2×SSC，5min，立即浸入冰冷的 0.1×SSC 中 5min，然后用 70% 和 95% 乙醇脱水。

2. 杂交

预杂交：将玻片浸入下列预杂交液中：

50% 甲酰胺（去离子）

5×Denhardt's（10g 聚蔗糖，10g PVP，10g BSA，H_2O 至 500 为 100×的 Dehdardt's 液）

50mmol/L NaH_2PO_4（pH7.0）

2% SDS

5×SSC

10mmol/L $Na_4P_2O_7$

250μg/ml 变性鲱鱼精 DNA

42℃，4h。

杂交：

用于检测 RNA：Dig-标记好的探针于 100℃，H_2O 中煮沸 10min，然后加到预杂交混合物中。探针浓度为 2μg/ml，上面用硅化好的玻璃盖片盖上，排除气泡，四周用橡皮膏封住。

用于检测 DNA：将预杂交混合物与探针，细胞标本一起，100℃煮沸 10min，（细胞标本用盖玻片盖住）。

杂交反应在一个用 2×SSC 饱和的潮湿的盒子里 42℃，过夜。

3. 杂交后的处理

（1）轻轻取下盖玻片，将玻片分别浸入含 50% 甲酰胺的 2×SSC 溶液中。

（2）2×SSC/0.1% SDS 洗 3 次，37℃，每次 15min。然后用 0.2×SSC/0.1% SDS 洗 3 次，37℃×15min。

（3）玻片标本用 3% 牛血清白蛋白（BSA，用 PBS 配制）孵育。

（五）非放射性标记原位杂交的检测

1. 标本用缓冲液 A（顺丁烯二酸 0.1mol/L NaCl，0.15mol/L pH7.5）室温，2min，振摇。

2. 标本用缓冲液 B（含 1% 羊血清的缓冲液 A）室温 30min 振摇。

3. 加抗地高辛抗体（1:200～1:1000，用缓冲液 B 稀释）室温孵育 2h。

4. 缓冲液 A 洗，室温，15min×2

5. 缓冲液 C （100mmol/L Tris-HCl，100mmol/L NaCl，MgCl$_2$，50mmol/L pH9.5）洗，室温，3min。

6. 加显色液

NBT （四唑氮蓝）	67.5μl
BCIP （5-嗅-4-氯-3-吲哚磷酸）	52.5μl
缓冲液 C	15ml

7. 室温下避光显色 30 分钟至数小时。

（六）结果

1. 显微镜下检查，阳性结果呈深蓝色。

2. 缓冲液 （Tris-HCl 10mmol/L，EDTA 1mmol/L pH8.0）洗 2 次。

3. 封片剂封片。

二、注意事项

1. 标本固定时间不宜过久。时间过长可降低杂交信号的灵敏度，时间太短组织细胞形态不完整，一般细胞以 15~30min 为宜，组织 30min~1h 为宜。固定剂以 4% 多聚甲醛较为理想。

2. 杂交前预处理中的去除蛋白作用、去除非特异结合、4% 多聚甲醛后固定、乙酰化几个步骤在某些实验中可以省略，因为这些过程在某些组织反应中并不能增加信号的检测率。

3. 对于检测标本中 mRNA，以 40%~60% 甲醇和 0.3% H$_2$O$_2$，4℃ 过夜，可消除标本中胞浆非特异标记的本底。

4. 蛋白酶 K 消化浓度不宜过高，以 1μg/ml 37℃ 20~30min 为宜，也可用链霉蛋白酶 （1~2mg/ml） 50mmol/L Tris-HCl pH7.6，5mmol/L EDTA，室温消化 5mm。过度消化会破坏细胞形态结构及靶核酸信号减弱，也会导致标本从载玻片上脱落。

第四节　荧光素标记在原位杂交中的应用

非放射性原位杂交 （nonradioactive in situ hybridization） 是利用非放射性物标记探针，根据探针标记物的性质不同，杂交体可直接用荧光显微镜观察，或用酶组织化学法、免疫组化法检测。其优点是检测时间较短，杂交信号分辨率较高，更易于双重标记原位杂交同时检测特定的 mRNA 及其编码的蛋白质。非放射性标记杂交反应一般不如放射性标记原位杂交敏感，杂交信号的定量分析也较困难。在原位杂交中常用的荧光素有异硫氰酸荧光素 （fluoresceinisothio cyanate，FITC）、试卤灵 （resorufin，9-羟基异吩噁唑）、羟基香豆素 （hydroxycoumarin）、罗丹明 （rhodamin） 及其衍生物四甲基异硫氰酸罗丹明 （tetramethylrhodaminisothiocyanate） 和氨甲基香豆素醋酸酯 （aminomethylcoumarin acetic acid，AMCA）。它们在激发光的照射下发出不同颜色的荧光。

表 2-9-3 列出各种荧光素的最大激发波长、最大发射波长和荧光颜色。

表 2-9-3　各种荧光素的最大激发波长、最大发射波长和荧光颜色

荧光素	最大激发波长	最大发射波长	荧光颜色
异硫氰酸荧光素	494nm	523nm	黄绿色
试卤灵	576nm	590nm	红色
羟基香豆素	399nm	446nm	蓝色
罗丹明	596nm	615nm	红色
四甲基异硫氰酸罗丹明	550nm	620nm	红色
氨甲基香豆素醋酸酯	350nm	440~460nm	蓝色

（引自苏慧慈. 原位杂交）

荧光素在原位杂交中的应用大致分3种情况，第一，直接标记核酸探针，杂交体用荧光显微镜观察。这种直接法原位杂交，操作简便，但敏感性比间接法低。第二，先用FITC标记探针做原位杂交，再将FITC作为一个半抗原，用抗FITC特异抗体进行免疫组织化学法检测阳性杂交反应。其灵敏度比直接法高。第三，用荧光素标记作为非放射性原位杂交（如生物素，地高辛标记的原位杂交）的免疫组化检测系统。

本节以荧光素作半抗原为例讨论荧光素标记在原位杂交中的应用。

一、操作程序

（一）生物材料的制备

从成年雄性Wistar大鼠中分离出垂体、十二指肠及脑组织，立即将垂体放入干冰，在恒冷箱中进行冷冻切片。切片厚度为8μm，玻片预先涂有多聚赖氨酸或铬矾明胶，Vector公司也售有Vectabond-coated的玻片。用20% V/V戊二醛于室温固定1h。然后进行乙醇逐级脱水，空气干燥，-70℃贮存备用。

十二指肠和脑组织按常规进行4%多聚甲醛固定30min，用含15%蔗糖的PBS溶液漂洗4~5h，组织块即可用于切片，切片厚度为5μm，空气干燥，4℃贮存备用。

（二）探针制备及标记

POMC特异RNA探针是利用SAL64和SAL65载体在体外转录RNA探针，并用RNA标记试剂盒标记荧光素-UTP。相同的载体作为模板随机引物标记反应产生DNA探针，并用DNA标记试剂盒标记荧光素-dUTP。

一般情况下，RNA或DNA标记反应过程是通过加入示踪量的放射性标记核苷酸进行检测。加入$10\mu Ci^{32}PUTP$或$10\mu Ci^{32}PdCTP$到标准的反应体系中，取出1:100稀释的反应液2μl，滴到DE81滤纸上，滤纸用2×SSC洗2×5min，水洗1min，无水乙醇洗1min，然后用液闪计数仪检测标记物的效率和产率。非放射性标记，一般不加示踪量的放射性标记物，而是利用快速标记测定反应：取一定量的标记混合物加到Hybond-N⁺尼龙膜上，用2×SSC 60℃彻底漂洗15min，然后在UV254nm下观察结果。标记后的DNA探针可于-20℃贮存备用。RNA探针要除去UNA模板并将转录后的1.4kb的探针切成200bp片段，将80μl水中含10 u DNase I，加入到标记探针的混合液中，37℃反应10min，然后加20μl 0.4mol/L NaHCO₃，20μl 0.6mol/L Na₂CO₃和60μl H₂O混匀，60℃温育41min，乙醇沉淀RNA，-20℃贮存在H₂O中备用。

（三）原位杂交

1. 组织切片的预处理 将切片先用PBS漂洗5min；0.02mol/L HCl，10min；0.1%（W/V）Triton X-100，1.5min；100μg/ml蛋白酶K（TE缓冲液配制），37℃16min；2mg/ml甘氨酸（PBS配制），5min；预冷20%（V/V）醋酸，4℃15s；PBS，2×3min。阴性对照组在用PBS-甘氨酸处理之前，用RNaseA消化（100μg/ml用2×SSC配制，于37℃消化30min）。作为阴性对照。

2. 杂交液含

200~800ng/ml探针

2×SSC

1×Denhardt's

300μg/ml鲱鱼精DNA

50%（V/V）去离子甲酰胺

杂交反应在42℃（DNA探针）1~17h，RNA探针在55℃下反应1~17h。洗膜用1×SSC，0.1% SDS室温，2×5min，然后用0.2×SSC，0.1% SDS，42℃或55℃漂洗2×5min。用RNA做探针杂交后，需要用RnaseA（10μg/ml，2×SSC配制）于37℃消化10min，去除非特异结合的探针。

（四）杂交信号的检测

切片用0.15mol/L Tris-HCl pH7.5，0.4mol/L NaCl漂洗缓冲液漂洗，然后于室温封闭（0.5% W/V封闭试剂漂洗缓冲液配制）30min，切片进一步用漂洗缓冲液彻底漂洗，然后于室温与漂洗缓冲液含0.5% W/V牛血清白蛋白（组分V，Sigma），1:1000稀释的抗荧光素偶联碱性磷酸酶抗体温育1h，漂洗缓冲液洗切片 4×5min，再用检测缓冲液彻底漂洗（0.15mol/L，Tris-HCl pH9.0，0.1mol/L NaCl，0.5mol/L MgCl₂），加入底物 NBT/BCIP 到切片上，于室温暗盒中过夜进行显色。

二、说明及注意事项

在 RNA 标记系统中，一般常用的载体 SP6、T7、T3、RNA 聚合酶产率不同，其 RNA 产率与模板类型无关，但与每种 RNA 聚合酶有关，T3 得率最高，其次为 SP6，较低的酶是 T7。

DNA 标记系统中，标记率与模板的长度无关（0.45～6.1 kb），但与模板加入的量呈正相关，50ng 的模板，可获得 250ng 的标记好的探针。

第五节 免疫组化与非放射性原位杂交双标记——人细小病毒 B₁₉ 感染的超微结构研究

免疫组织化学和原位杂交都可以分别在细胞组织原位检测基因表达，都具有灵敏度高，特异性强的优点，然而免疫组化检测的是翻译水平上的基因表达，即抗原的特性。原位杂交则能进行基因定位，即转录水平的检测。这两种技术结合应用，既能揭示细胞内是否存在特定的基因或该基因转录的 mRNA，又可以证明是否存在该基因指导下合成的蛋白质，可以全面了解基因表达，翻译和转录的调节。这种免疫组化结合非放射性原位杂交的双标记，已广泛用于研究基因表达的调控以及病毒性疾病的发病机制的研究。

原位杂交结合免疫组化双标记技术可以在切片或细胞标本先用核酸探针做原位杂交，原位杂交可用放射性同位素标记，也可用非放射性标记探针检测 DNA 或 mRNA，再进行免疫组化技术，检测抗原成分。

细胞、切片标本也可先以特异性抗体用免疫组化技术检测其抗原成分，然后用核酸探针做原位杂交，检测 DNA 或 mRNA。

在双标记技术中，先做免疫组化，后做原位杂交，一般抗原能较好地显示，以过氧化物酶为标记分子的 PAP 法或 ABC 法，显色后阳性产物为棕色或棕黑色，在随后的原位杂交过程中比较稳定，不会褪色。但原位杂交用非放射标记探针做原位杂交时，要注意两个系统之间是否相互干扰，如反应系统的选择，阳性产物显色系统等都要选择适当条件，以避免两种反应系统互相干扰。

本节以先做免疫组化后做原位杂交的双标记法为例，示一般操作程序。

一、操作程序

（一）细胞培养

1. 胎儿造血前体细胞培养在 RPMI 1640 培养基（含 15% 胎牛血清，EPO，IL-3），5% CO₂ 37℃培养过夜，细胞密度为 5×10⁵/ml，然后用含细小病毒 B19 血清（1% V/V，含 10¹¹/ml 病毒）感染 48h 后，收集细胞。

2. 细胞用 2% 多聚甲醛-0.1% 戊二醛（PBS 配制，pH7.2）固定 30min，低温下按常规方法将细胞用 LR-White（伦敦白胶树脂）包埋。

3. 将切片铺在喷镀碳/聚乙烯醇缩甲醛（formvar）膜的镍网上（200 目），室温贮存。

（二）免疫组织化学

将载有切片的镍网反扣于几滴试剂上进行标记，具体操作程序如下：

1. 封闭　1% BSA（TBS 配制，50mmol/L Tris，150mmol/L NaCl，pH7.2）封闭 15min。

2. 与第一抗体温育　抗体为抗 B19 外壳蛋白的鼠单克隆抗体（腹水 1∶300 TBS-BSA 稀释），镍网反扣于几滴稀释后的单抗溶液中，置于湿盒中，室温温育 1h。

3. TBS 充分漂洗 2min×5。

4. 与第二抗体温育　与标有金颗粒（5nm 或 10nm）的羊抗鼠二抗（1∶25，用 TBS-BSA 稀释）室温温育 30min。

5. 双蒸水漂洗 2min×5。

6. 用 2% 醋酸铀染色。

（三）原位杂交 B19DNA 原位杂交

1. 探针为 pyT104 质粒 DNA，200bp，用切口移位法与 Dig-11-dUTP 进行标记（标记按 Boehringer Mannheim 厂家说明书程序进行）。

2. 杂交液含

探针 1μg/ml

50% 甲酰胺

10% 硫酸葡聚糖

250μg/ml 鲱鱼精 DNA

0.01% 聚乙烯吡咯烷酮（PVP）

0.1% SDS

2×SET（300mmol/L NaCl，4mmol/L EDTA，50mmol/L Tris，pH7.4）

3. 探针煮沸 15min，贮存冰浴中，杂交时将变性探针与上述杂交液混合，镍网反扣在 15～20μl 杂交液上在一潮湿的盒内 37℃ 杂交 4h。

4. 杂交后，用 TBS（50mmol/L Tris，150mmol/L NaCl pH7.2，0.5% Triton X-100）37℃ 漂洗 2min ×5。

5. 用 1% BSA（TBS/Triton 配制）37℃ 15min，以封闭非特异性蛋白结合。

6. 探针检测 可用一步法或三步法。

（1）一步法 直接用金标抗 Dig 抗体（1:50，用 TBS-BSA 含 0.5% Triton）37℃，温育 60min。

（2）三步法 首先与绵羊抗 Dig 多抗（2μg/ml，用 TBS-BSA-Triton 稀释），37℃，温育 60min。然后与多克隆兔抗绵羊抗体（25μg/ml，TBS-BSA-Triton 稀释）。最后再与金标的羊抗兔抗体（1:50，TBS-BSA-Triton 稀释）温育。每步之间都要用 TBS 漂洗 2min×5，再用双蒸水漂洗一次。

7. 用 2% 醋酸铀染色。

8. 电镜下观察金标颗粒。

二、说明及注意事项

1. 实验应设阴性和阳性对照组，因为原位杂交和免疫组化都易出现假阳性结果。

2. 应在相邻的切片或细胞标本上分别单独做原位杂交和免疫组化实验，然后再与双标记标本进行比较。

3. 三步法检测探针时，每步之间要防止标本变干，操作要迅速。

4. 免疫组化可用过氧化物酶-DAB 系统检测，阳性反应呈棕色。而生物素或地高辛标记探针的原位杂交可用碱性磷酸酶-NBT-BCIP 系统检测，阳性杂交信号呈蓝紫色。

5. 过氧化物酶-DAB 显色系统中，在底物中加入镍离子（将 20mg DAB 和 40mg 硫酸镍铵或 70mg NiCl$_2$·6H$_2$O 溶于 100ml 0.05mol/L Tris-HCl pH7.6，加 5ml 30% H$_2$O$_2$），再用银增强镍-DAB 过氧化物酶反应的终产物，则可获得黑色的阳性反应，其敏感性高于只用 DAB 时的 5～10 倍。

6. B19 为单链 DNA 病毒，所以杂交时不需要变性，很少的 DNA 就可以被检出。

7. 蛋白酶消化在此反应系统中并没有增加反应的灵敏性。

（张世馥）

第十章 单克隆抗体制备原理及一般程序

1975 年 George Köhler 和 César Milstein 最早描述了一种可产生无限量，并可预测其性质的抗体制备技术。该技术的关键步骤之一在于淋巴细胞之间的融合，所以称为"淋巴细胞杂交瘤技术"；又由于杂交瘤经过筛选可产生针对单一抗原决定簇抗体的细胞克隆，该技术又称为单克隆抗体技术。该技术的问世使得免疫学的研究与实践发生了革命性的改观，同时还为生物学和医药学的许多领域提供了前所未有的研究工具。

单克隆抗体与自然状态下产生的抗体在结构上并无不同。单克隆抗体之所以独特，在于其制剂中的所有分子是一致的，它们与抗原的反应也恒为一致。这也就是单克隆抗体比一般抗体更有效，更具实用性的原因。此外，正由于单克隆抗体有高度的特异性，人们可利用它们精确地识别出极为复杂的分子，测定以往无法测定的物质，识别出新的细胞群体以及揭示以往未曾了解的细胞分化（cell differentiation）途径，为诸如肿瘤、感染性疾病、自身免疫性疾病等的诊断与治疗创造出令人兴奋的前景。这里，我们首先将单克隆抗体生产步骤以图显示（图 2-10-1），然后逐步叙述。

第一节　抗原与免疫

所有较高等的动物都能识别，并力图游离与排斥进入其体内的异体物质和可能的有害分子。这种功能是由免疫系统完成的，它是机体的主要防御机制之一。构成免疫反应的一方称之为抗原，是指能激发免疫反应的物质。机体识别抗原之后，产生一类可与抗

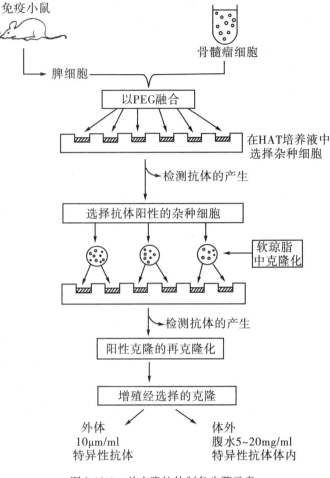

图 2-10-1　单克隆抗体制备步骤示意

原呈特异结合的蛋白质称之为抗体。当一种单一物质或某些物质的混合体注射至动物时，机体便会产生一系列抗体，它们可以识别抗原上的某些成分，这些成分称之为抗原决定簇。因此，那些可识别一系列不同抗原决定簇的抗体又称之为多克隆抗体（polyclonal antibodies），它们是一组免疫球蛋白，而单克隆抗体只是针对单一抗原决定簇的免疫球蛋白。不言而喻，要产生单克隆抗体，第一步便是要制备用以免疫的特定抗原，有时可用化学方法获得全纯的制剂。最能说明问题的例子是用于治疗心脏病的药物地高辛（digoxin），它可以用来免疫动物，产生抗地高辛的单克隆抗体。然而，在多数的情况下，所用的皆为部分纯化或相当不纯的物质。例如，在制备抗干扰素的单克隆抗体时，所用的制剂往往是部分纯化的产品，要得到单克隆抗体便需经细胞克隆及选择。然而有时情况还要复杂得多，譬如要制备只针对存在于癌细胞表面分子的单克隆抗体，在实践上用的免疫原（immunogens）只是整个肿瘤细胞或细胞表面制备物，它们也包含有存在于正常细胞中一系列分子物质。因此，要制备出有临床价值的单克隆抗体就要获得能区分只存在于肿瘤细胞，而不存在于正常细胞的免疫原。

动物的免疫是以皮下或腹腔注射抗原来完成，与此同时还给动物注射免疫刺激剂（immune stimulants）混合物，最常用的是弗氏佐剂（Freund adjuvant）。其主要成分是灭活的结核杆菌以及油剂与乳化剂。佐剂的作用在于引发免疫系统有效地识别进入机体的任何抗原。通常注射佐剂数次，其间隙为 1 周。从理论上讲，每次成功的免疫能使 B 淋巴细胞对抗原刺激的反应愈来愈强烈。根据大多数实验室的经验，最后一次抗原强化刺激常在收集脾细胞前 3 天进行，并且多以静脉给予。这是因为经免疫刺激的细胞，其最快的生长速率是免疫后第 3 天，而静脉注射的理由则在于可迅速达到抗原剂量高峰。这二者的结合使得大批的细胞于同一个时候受到最强的刺激。

第二节 细 胞 融 合

动物经免疫后处死,皮肤经灭菌后打开其腹腔,迅速取出脾脏置于组织培养液中。要提请注意的是,在此之后所有的步骤都必须在严格的无菌条件下进行,培养液内还需加入适量的青链霉素,以防进入培养皿内的细菌、真菌等引起污染。脾脏通常用网格挤压法破碎,此时淋巴细胞便逸出至培养液内。除去脾脏包膜及组织碎块,在组织培养液中只存留单个细胞,使成悬浮培养。

然而,由于脾脏中不仅含有淋巴细胞,并且有大量的红细胞,所以需用 Ficoll 密度离心来去除红细胞。先将 Ficoll 置于离心管,以一小吸管将脾细胞轻轻地置于 Ficoll 液的上方,以低速(通常 $400 \times g$)离心 20min。这样红细胞块以及死亡的细胞便会沉至管底,而淋巴细胞仍留于 Ficoll 的上层,形成一灰白色带(图 2-10-2)。此时可用小吸管收集淋巴细胞,再用离心的办法清洗。

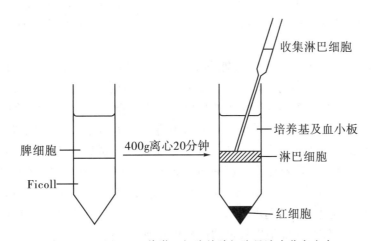

图 2-10-2 用 Ficoll 将淋巴细胞从脾细胞悬液中分离出来

淋巴细胞经清洗后立即与骨髓瘤细胞融合。如同所有的恶性细胞那样,骨髓瘤细胞具有无限增殖的能力。常用的骨髓瘤细胞有几种不同的类型,可得自小鼠,大鼠或人。骨髓瘤细胞系的一个主要特点是它们的内在破坏机制,即它们未与脾细胞融合时,在特定培养过程中会逐渐死去。一般,人们用等量数目的骨髓瘤细胞与脾淋巴细胞混合,同时在培养液内加入促融合剂聚乙二醇(polyethylene glycol,PEG)。最初人们也曾用灭活的仙台病毒作为促融合剂,但病毒在实验室保存是一件麻烦的事。因此,如今都以PEG 替代。PEG 可以破坏细胞表面张力,正是由于这种细胞表面张力使得细胞在培养液中相互间有一定的排斥力。在 PEG 的存在下,细胞相互靠拢,膜与膜发生融合,使得一个细胞的细胞核进入另一个细胞的细胞质内。

为了细胞间更有效地融合,人们创造了许多办法,其中用得较多的是在培养液内同时加入二甲基亚砜(DMSO),它可以使得细胞接触得更紧密,从而增加融合率。应提请注意的是,无论 DMSO 或 PEG 对细胞都是有毒性的,操作时要掌握好细胞对此药物的暴露时间。通常细胞只能在此溶液内维持数分钟,此时还可以借温和的离心方法(常以低速离心 5 min)增加细胞间的接触。然后以新鲜培养液稀释与清洗,继之将细胞移入培养皿内。虽然在培养液中会含有杂交瘤细胞,但也会有未融合的骨髓瘤细胞和淋巴细胞,但随着培养过程,只有杂交瘤细胞才能存活下来。

第三节 杂交瘤的选择与克隆

可以想象,并不是所有的骨髓瘤细胞都会成为融合细胞。若用常规培养液,由于骨髓瘤生长得快,杂交瘤细胞长得慢,骨髓瘤细胞会压过融合细胞。因此人们又设计了如图 2-10-3 所示的选择培养基,以达到消灭骨髓瘤细胞的目的。原来,用于融合的骨髓细胞是经特异选择的,即让它们在有 8-氮鸟嘌呤下生长，通常情况下会被 8-氮鸟嘌呤杀灭，然而也有些细胞能产生拮抗性，它们永久性地停止产生 6-次黄嘌呤鸟嘌呤磷酸核糖转移酶（hypoxanthine phosphoribosyl transferase，HPRT）。经此选择的细胞是 HPRT 阴性的。当将这种细胞培养于次黄嘌呤，氨基蝶呤及胸腺嘧啶核苷（hypoxanthine, aminopterin, thymidine, HAT）混合培养液内时，它们不能存活，因为它们在此培养液内不能合成 DNA，氨基蝶呤阻断了嘌呤和嘧啶的合成，而具有 HPRT 的正常细胞却可以利用次黄嘌呤制造嘌呤和胸腺嘧啶脱氧核苷制造嘧啶。HPRT 阴性细胞不能利用这条代谢途径，因此最终要死亡。另外，来自脾脏的淋巴细胞在培养条件下一般也只能存活数天而自然消亡。相反地，杂交细胞一方面有来自淋巴细胞的 HPRT 基因，另一方面又从骨髓细胞获得了"永生"的能力，因此即使在 HAT 选择培养基中，它们也能成功地维持与生长。

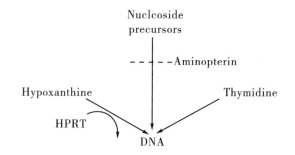

图 2-10-3　HAT 作用原理

Nucleoside precursors：核苷前体物，Aminopterin：氨基蝶呤
Hypoxanthine：次黄嘌呤，Thymidine：胸苷。

　　从逻辑推理，如果所有的杂交瘤细胞都能存活下来并不断繁殖，那么它们所分泌的抗体势必很杂，一定程度上类似于整体动物血清中的抗体成分。据此，要想得到单克隆抗体，便需将细胞游离，让它们单独生长成一个集落。这种由单个细胞衍生来的集落称之为克隆（clone）。克隆细胞在性质上是相互一致的，它们分泌同一种免疫球蛋白分子。然而，在克隆细胞方面存在有一定的困难，因为单个细胞往往不易生长，所以在制备单克隆抗体的整个过程中，要更注重此步的成败。为此人们建立了多种技术来促使单个细胞的分裂。最常用的是"饲养细胞"（feeder cells），即在培养皿内加入别的细胞，常用的有腹腔巨噬细胞或胸腺细胞。"饲养细胞"一方面可分泌某些细胞分裂所需的生长因子（growth factors），另一方面可消除培养中的死细胞或细胞碎片，起着"清道夫"的作用。另一种方法是利用所谓的"条件培养基"，即在新鲜培养基中加入 1/3 经其他细胞生长过的过滤培养液。

　　在实用上，克隆细胞有两种方法（图 2-10-4），一种是有限稀释法，即将杂交瘤细胞悬浮稀释，分配至塑料板（常为 24 孔板）的每一个孔中，稀释倍数要预先计算好，使得每孔中在一定容积（常为 2ml）的培养液内只含 1 个细胞。当然，某些孔中会没有细胞，有些孔中有一个以上的细胞，在后一种情况下也就可能获得寡克隆抗体（oligoclonal antibodies）。细胞生长之后，上述稀释及产生克隆的步骤可重复数次，以保证得到真正的单克隆性（monoclonality）。

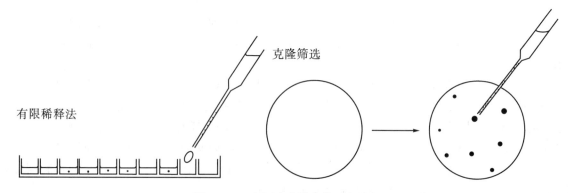

图 2-10-4　利用克隆技术筛选杂交瘤

　　第二种克隆细胞的方法是，让细胞生长于半固体培养基上，诸如葡聚糖或甲基纤维素等。在胶中可加入血清，氨基酸，抗生素等。细胞分裂后可在胶中形成簇状，看上去像个小球。由于培养基是半固体，这些"小球"可以用小吸管（或加样器头）挑出来。然后一如上述，将它们稀释至微孔板内，进行进一步克隆及分析。

第四节　抗体的筛选与结合实验

正如前述，在进行细胞融合时，是将整个动物脾脏用作为淋巴细胞来源的。尽管我们事先用目的抗原进行预免疫来刺激免疫系统。然而许多融合的淋巴细胞仍会产生针对非目的抗原的抗体。即使用最适的免疫程序，能产生特异性抗体的脾细胞也不到5%。因此，为挑出有用的杂交瘤需要有筛选抗体活性的步骤，而且该步骤应在克隆细胞之前进行，以保证只有抗体分泌的小孔才值得一做。迄今有许多检测抗体的实验。当然，关键在于该方法要简单与经济，因为在整个单克隆抗体制备过程中，这种检测方法需不断地进行。下面介绍几种常用的技术。

最基本的原理在于单克隆抗体与其相应抗原的结合（binding）。这种复合物经洗涤后可去除非特异性结合的抗体。然后再用可与第一种抗体反应的第二抗体（常简称为二抗）来检测。在小鼠杂交瘤系统中，常用小鼠骨髓瘤与经免疫的小鼠脾细胞融合，因此作为检测抗体（detector antibody）常用兔抗小鼠免疫球蛋白。这是用小鼠血清中提取的免疫球蛋白免疫兔所得到的。这种第二抗体或用放射性同位素标记，或连接有某种酶，因此可用放射活性计数器（radioactivity counter）或底物显色方法来揭示。下面我们以抗破伤风毒素抗体的制备为例，作进一步说明（图2-10-5）。

先用提纯的破伤风毒素免疫小鼠，直至得到杂交瘤，同时还要建立小鼠抗破伤风抗体的检测方法。纯化的毒素可被吸收至培养板小孔的孔壁上，这种吸收过程是非特异性的，但对于测定可溶性抗原十分有用。将大约10μg/ml的抗原稀释液加入每一个小孔，让它们驻留3h，此步骤最好在4℃下进行，因为这样可以增加吸收率，同时可保持复合抗原的完整性，然后将塑料板翻转及轻拍，以去除那些非吸收的抗原，加缓冲液至小孔中，再倒转轻拍一次，如此几回后，加入含小牛血清白蛋白的盐水，静止1h。此时该蛋白质使得孔内所有的吸收位点饱和，这样便可防止在以后检测中的非特异性吸附。可以大量制备这种与抗原结合的塑料板低温保存以备使用。

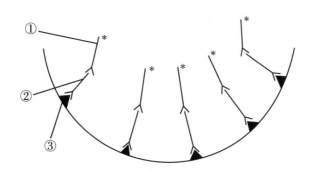

图2-10-5　用放射免疫法筛选抗破伤风毒素的单克隆抗体
①放射性标记的兔抗小鼠抗体；②单克隆抗体（小鼠）；③吸附于塑料壁上的纯化破伤风毒素。

正式测定时，将少量杂交瘤上清液加入小孔内，因为常用的是96孔板，所以一次便可检测96份杂交瘤上清液。如果存在有抗破伤风毒素抗体，它便会附着于塑料板上的抗原。在4℃下1h后，用盐水清洗，翻转轻拍培养板，再加入放射标记的兔抗小鼠免疫球蛋白。在放射免疫测定中人们常用[125]I。4℃下经1h后，再清洗1次，以去除未能附着的抗体，将小孔加温烘干，再用电热丝将塑料板切割小孔，将小孔放在小管内，以γ计数器测定其放射活性。只要抗体结合至破伤风毒素，放射活性便会增加。要有阴性对照（不加抗体）和阳性对照（经免疫小鼠的全血清稀释液），以确保测试的正确性。新近有人用一种改良的筛选大量上清液的方法，即将底片直接置于干燥的微孔板背面。当[125]I以高浓度结合时，则在底片上会出现黑点。这样便可记录下含有抗体的小孔，并借此选出杂交瘤，进行克隆扩增。

近年来，更多的实验室喜欢于初次及第二轮筛选过程中用酶联免疫吸附实验（enzyme linked immuno-absorbent assays，ELISA）。其优点在于本方法避免使用放射性物质，从而不必顾虑累及人们的健康。该方法不必将[125]I标在检测抗体（兔抗小鼠免疫球蛋白），而是用诸如碱性磷酸酶来替代，只要加入适当的底物、便会出现肉眼可察觉的显色反应，此时用分光光度计便可精确地测定杂交瘤上清液中与抗原结合的免疫球蛋白量。

第五节　单克隆抗体的生产

经过繁复的筛选，最终可得到产生所需抗体的杂交瘤。然而，在这一系列过程中会遇到许多的困难。首先组织培养易被污染，其中包括细菌、真菌、支原体，以及细胞内致病原（intracellular pathogen）。值得注意的是，每批小牛或胎牛血清的质量不全一致，即使购自同一公司也莫不如此。骨髓瘤细胞有时生长得好，有时又会突然停止繁衍，这使许多有经验的实验员感到困惑。另外，有时 PEG 莫名其妙地不能促细胞融合。即使杂交成功，得到分泌抗体的杂交瘤，也会有意想不到的问题发生，所以有的工作者喜欢将可产生抗体的杂交瘤及时地冷冻保存起来。细胞保存于 -196℃ 的液氮中，随时均可复苏。在冷冻之前，先要选择健康的细胞并清洗一次，然后置于含甘油或二甲亚砜的培养液内。甘油或二甲亚砜的作用在于防止在细胞内有结晶的形成，从而保护细胞器不受到伤害。通常开始时要慢慢冷冻，大约以每分钟下降 1~20℃，然后迅速至 -196℃。

一旦得到所要的杂交瘤细胞系，便可收集到无限量的，含抗体的分泌液。为了得到高浓度的抗体、常将杂交瘤引入动物腹腔产生腹水。所用动物常是小鼠或大鼠。要提请注意的是，所用动物要与亲本骨髓瘤细胞及脾细胞来源动物为同一株系，这样便不会产生排斥反应。有时为了增强杂交瘤在动物腹腔内的生长能力，还需在植入细胞前数周腹腔注射降植烷（pristane），这是一种有机刺激剂，它可以损伤腹腔壁，造成更有利于杂交瘤细胞生长的环境。腹水收集后需离心除去细胞备为进一步提纯用。

如果想要得到高纯度的单克隆抗体，应用于临床实践，可应用滚筒培养（roller cultures）。所用培养基不含有血清，这样便可简化提纯过程。一般用硫酸铵（50% W/V）将免疫球蛋白从组织培养液内沉淀出来，然后将沉淀溶于平衡盐水内，再用固定蛋白 A 或抗小鼠抗体亲和沉析柱来纯化，或者也可用离子交换层析法纯化。将经硫酸铵沉淀物装到 DEAE 柱上。洗脱缓冲液的离子强度随盐梯度而逐渐增加。当盐浓度增加时，具有不同离子电荷的蛋白质便逐渐洗脱下来。这样便将所要的抗体与培养液中的其他蛋白质分开来。

以上我们只谈及单克隆抗体制备的原理及一般程序。鉴于单克隆抗体已被广泛地应用于生物医药学科，因此各学科在制备程序上会有所不同。此外，各实验室还有自己的独到创新与改良之处。因此读者可在本书的有关章节找到更具体的资料。

（冯建芳　章静波）

第十一章　细胞骨架及核骨架制作技术

细胞骨架（cytoskeleton）属细胞内的重要细胞器，包括微丝（microfilament）、微管（microtubule）和中间纤维（intermediate filament），它们弥散地分布于细胞内，却又互相连结成联合体。因此，它不但与细胞形态有关，而且与细胞运动，细胞间黏着、识别、通讯及核的信息传递等功能有关。

核骨架（nuclear skeleton）即核基质（nuclear matrix），包括除去核膜、核纤层、染色质和核仁以外的网架系统。然而，从广义角度看，核骨架包括核基质-核纤层-核孔复合体结构体系。核骨架与 DNA 复制、基因转录、染色体构建等有密切关系。

本章介绍细胞骨架光镜制样法、核基质-中间纤维的简易整装电镜制样法、单独细胞核骨架制备技术。此外，我们将黄集前，宋今丹等学者所创新的培养细胞整装内质网共聚焦激光扫描显微镜标本制备方法也一并于此叙述。

第一节 细胞骨架的光镜制样法

观察细胞在不同生长状态下，其细胞骨架的改变是当代研究细胞生物学不可缺少的指标之一。根据中间纤维在细胞内分布具有相对特异性的特点，采用免疫组化方法对肿瘤进行分类及鉴别诊断是近年来肿瘤细胞病理学的一大进展，已广泛应用于临床病理。目前，对细胞骨架光镜下的形态学观察多利用非离子去污剂抽提细胞内其他细胞器，使95%以上的可溶性蛋白质及全部脂质被抽提除尽，再以蛋白质染料考马斯亮蓝R250（Coomassia blue R250）染色，或以细胞骨架特异性抗体进行免疫组化染色，以聚焦激光扫描显微镜观察从而使胞浆内仅存的细胞骨架得以清晰显现。

一、材料与设备

1. 细胞培养一应设备
2. 组织学技术一应设备
3. 0.2%考马斯亮蓝R250溶液（见操作程序）
4. 1% Triton X-100抽提缓冲液
5. 2.5%戊二醛

二、操作程序

1. 配制0.2%考马斯亮蓝R250溶液 甲醇46.5ml，冰醋酸7ml，蒸馏水46.5ml，混匀，加入0.2g考马斯亮蓝R250，使完全溶解，备用。
2. 1% Triton X-100抽提缓冲液制备 取1ml Triton X-100，加入99ml PBS中（0.1mol/L，pH7.2），混匀，备用。
3. 将长于盖片上的细胞以Hank's液浸洗2～3次，每次5min，尽量洗去培养液中的血清及其他可溶性成分。
4. 移至1% Triton X-100抽提缓冲液中，作用10min。
5. 0.1mol/L PBS清洗3次，每次5min。
6. 移至2.5%戊二醛中固定30min。
7. 移入0.2%考马斯亮蓝R250溶液中染色30min。
8. 蒸馏水浸洗3次，每次5min。
9. 乙醇顺序脱水至100%，二甲苯透明，中性树胶封片。
10. 在显微镜下观察，可见细胞质内粗细一致，较为均匀分布的中间纤维网架以及微丝、微管。

三、说明及注意事项

1. 若只需显示中间纤维，可于步骤4后加上一步，即以250μl的（NH₄）₂SO₄作用10min，抽提掉不稳定的微丝与微管成分。若需要显示核骨架，则可再加上二步，即DNase 1（400μg/ml）20℃作用20min，抽提掉细胞核内的DNA；以及用250μl的（NH₄）₂SO₂抽提缓冲液，20℃作用5min。
2. 若以免疫细胞化学法或免疫荧光法显示细胞骨架，只需将步骤6改为4%多聚甲醛或80%乙醇固定，然后按常规免疫细胞化学法或荧光法操作，利用细胞骨架的特异性抗原–抗体反应，即可使细胞骨架清晰显现。
3. 若为非贴壁生长的细胞，则只需在盖片上涂一层poly-L-lysine，使细胞黏附于盖片上。
4. 考马斯亮蓝R250溶液临用前务须过滤。此外，染色后清洗尽可能彻底，以免影响对细胞骨架的观察。

第二节 核基质–中间纤维的简易整装电镜制作法

核基质与中间纤维相互连接，共同组成核骨架–中间纤维系统（简称NM-IF）。不少研究表明，该结构系统与基因转录和复制，细胞分化，肿瘤发生与逆转等直接相关。本节所描述的步骤与一般方法不同之处在于，用培养板钻孔后覆以 Formvar 代替金网培养细胞，于原位进行抽提后整装电镜观察。此方法较简便、经济、盲目性小且成功率高，人工假象少，所得到的 NM-IF 图像清晰、完整。

一、材料及设备

1. 细胞培养一应设备（需 24 孔培养板）
2. 电镜技术一应设备（参阅第五章电镜技术）
3. 高盐提取液（见操作程序）
4. 清洗缓冲液（见操作程序）
5. 消化缓冲液（见操作程序）
6. DNase 1 溶液（见操作程序）
7. 0.2% Formvar 液（见操作程序）
8. 紫外灯

二、操作程序

（一）配制各种溶液

1. 高盐提取液　10mmol/L PIPES（1,4-哌嗪-二乙烷磺酸，1,4-piperazine-diethanesulfonic acid）（pH6.8）；300mmol/L Sucrose；250mmol/L（NH_4）$_2$$SO_4$；215mmol/L $MgCl_2$；1.2mmol/L PMSF（phenylmethyl sulfonyl fluoride，苯甲基磺酰氟），1% Triton X-100。

2. 消化缓冲液　10mmol/L PIPES（pH6.8）；50mmol/L NaCl；300mmol/L Sucrose；3mmol/L $MgCl_2$；1.2mmol/L PMSF；1% Triton X-100。

3. DNase 1 溶液　以消化缓冲液配制，浓度为 400μg/ml，-20℃保存备用。

4. 0.2% Formvar　0.2g Formvar 溶于 100ml 三氯甲烷中，静置过夜方可溶解，避光保存。

（二）培养板的准备

24 孔培养板贴底部锯开，在分离的底部钻数个直径为 2.5mm 的圆孔，将此钻孔后的培养板覆以 0.25% 的 Forinvar 膜，自然干燥后，真空喷镀一层薄碳，紫外灯照 30min 备用。

（三）细胞的准备

用 50ml 培养瓶将细胞常规培养于 RPMI-1640（含小牛血清 15%，青霉素 100U/ml，链霉素 100μg/ml），置于含 5% CO_2 的孵箱内 37℃培养，常规换液、传代，获稳定增殖的培养细胞。

（四）整装电镜标本的制作

细胞至指数生长期时，以 0.25% 胰蛋白酶消化，制成细胞悬液，计数，使终浓度为 1×10^6 细胞/ml，传代于上述备好的培养板内，置 CO_2 孵箱培养，条件同上。待细胞生长良好，完全铺展后，以冷 Hank's 液稍加清洗细胞，进行如下处理：

1. 清洗缓冲液 4℃处理 5min，吸去。洗去培养细胞内血清及可溶性成分。
2. 高盐提取液 4℃抽提 10min，抽提掉细胞内 95% 以上的可溶性蛋白质及全部脂肪。
3. 消化缓冲液 4℃处理 10min，进一步抽提，去除不稳定的微丝、微管成分。
4. DNase Ⅰ，20℃作用 20min，消化细胞核内的 DNA。
5. 高盐提取液 20℃作用 5min，抽提核内蛋白成分。
6. 清洗缓冲液 4℃清洗 2 次，每次 5min。
7. 2.5% 戊二醛固定液 4℃作用 30min。
8. 清洗缓冲液 4℃清洗 2 次，每次 5min。
9. 1% 锇酸固定液 4℃作用 15min。
10. 三蒸水清洗 3 次，每次 5min。
11. 梯度乙醇脱水至 100% 乙醇。
12. CO_2 临界点干燥。
13. 相差显微镜下观察新抽提的细胞，选择细胞生长良好且密度适中的圆孔处，自反面轻轻地放置湿

润的单目铜网。

14. 自然晾干后圆孔处取下铜网，TEM 观察并摄影记录。

三、说明及注意事项

细胞生长的密度与制品结果关系甚大。一般以单层铺展至 60% 培养面积进行抽提为好（约为传代后的 12~20h，但不同细胞有时差异很大）。过于密集时，细胞发生重叠，不宜于观察；过于稀疏时，电镜难以找到观察的细胞，故于抽提之后在相差显微镜下观察定位再置铜网于膜上较好。图 2-11-1，2-11-2 显示其所得的电镜照片。

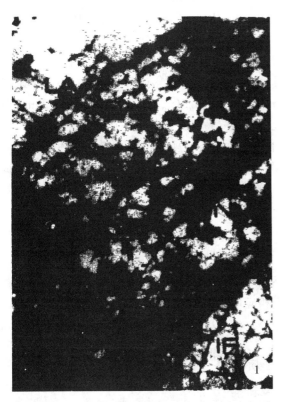

图 2-11-1　人红白血病 K$_{562}$ 细胞整装电镜局部图

核基质（NM）呈蜂窝状交织成网，较胞质的中间纤维（IF）致密。核基质纤维粗细不等，分布也较不规则，其间可见 1~2 个电子密度大的核仁（NU），核纤层（LA）为局部密集的纤维交织而成。TEM × 4000，130kV。

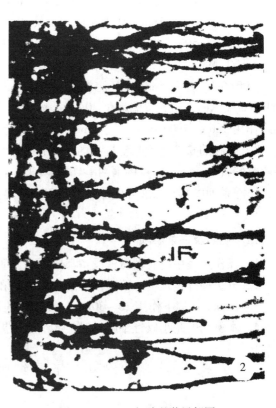

图 2-11-2　K$_{562}$ 细胞整装局部图

胞质的中间纤维（IF）多呈放射状分布，纤维粗细一致 TEM × 8000，13kV。

第三节　细胞核骨架制备技术

前节我们介绍了核基质 – 中间纤维的简易整装电镜制作法。这里再推荐 Penman 实验室建立的，翟中和院士等改良的非离子去垢剂温和系列抽提及整合电镜技术，借此可清晰地显示核骨架 – 核纤层 – 中间纤维体系。

一、材料及设备

见第二节并参阅操作程序

二、操作程序

1. 细胞的准备　以小鼠中晚幼红细胞为例示一般过程：

取妊娠 16~18 天昆明系小鼠，断颈处死。在无菌条件下取出胚胎，在 20ml PBS（4℃）中除去脂肪和血污后，在预冷的 PBS 液中剖取胚肝，用 100 目不锈钢网于 5ml 冷 LEMS 液〔0.3mmol/L 乳糖，2mmol/L EDTA（pH8.0）及 15mmol/L NaCl（pH7.2），用前加 14mmol/L 巯基乙醇，过滤除菌〕中，以注射器柄将胚肝碾磨，过滤收集细胞于培养皿中，并制成细胞悬液，4℃，500r/min 离心 5min，弃上清，沉淀用 2ml 冷 PBS 液均匀悬浮，加到预先准备好的 Percoll 梯度介质（70% 密度梯度含 7ml 90% Percoll 贮液，1ml 血清和 2ml PBS 液；40% 密度梯度含 4ml 90% Percoll 贮液，1ml 血清和 5ml PBS）上，于全自动冷却离心机水平转头 4000r/min，4℃离心 30min，取位于 70% 梯度界面的细胞，以冷 PBS 液洗 3 次，去掉 Percoll 介质便可获得小鼠中、晚幼红细胞。

2. 细胞的分级抽提 首先以 CSK-Triton 细胞骨架缓冲液（10mmol/L PIPES，100mmol/L KCl，300mmol/L Sucrose，3mmol/L $MgCl_2$，1mmol/L EGTA，1.2mmol/L PMSF，0.5% Triton X-100，pH6.8）抽提 3 ~ 5min，500r/min 离心 5min，沉淀以 PSB-Majik 液（42.5mmol/L Tris-HCl，8.5mmol/L NaCl，2.6mmol/L $MgCl_2$，1.2mmol/L PMSF，1% Tween-40，0.5% 脱氧胆酸钠，pH7.4）悬浮，打散，5 ~ 7min 后于 700r/min 离心 5min，沉淀在含 200μg/ml DNase I 的消化液（CSK 液中用 50mmol/L NaCl 代替 100mmol/L KCl）中，室温消化 30min，然后加入冷的 1mol/L $(NH_4)_2SO_4$，使其终浓度达 0.25mmol/L，继续作用 5min，1000r/min 离心 5min，收集沉淀物。以上各步骤除特别说明外，均在低温进行。

3. 细胞的整装电镜制备与观察 经上述分级抽提后的沉淀物滴于覆以 Formvar 膜、碳膜和涂有 L-多聚赖氨酸（L-polylysine）的铜网上（或将细胞先滴到铜网上，而后再进行抽提），经戊二醛，O_5O_4 固定后，乙醇系列脱水，乙酸异戊酯过渡，CO_2 临界点干燥。样品无需染色，直接在 JEM-100CX 透射电镜下观察。

三、说明及注意事项

1. 操作过程中所有器械，设备都要预冷，所有步骤皆在低温下进行。
2. 分级抽提过程中，要严格控制作用时间和离心速度。
3. DNase 室温下作用 20 ~ 30min，夏季可缩短，冬季相应地延长作用时间。
4. 本例用的是小鼠红细胞，对某些细胞尚需加少量 RNase（50μg/ml），以得到良好的观察效果。

第四节 培养细胞整装内质网共聚焦激光扫描显微镜标本制备方法

共聚焦激光扫描显微镜（confocal laser scanning microscope，CLSM）是人们偏爱的一种生物学仪器，只要有特异的荧光探针，便可观察细胞的特种结构甚至动态改变（如钙流等，详见其他篇章）。本节只介绍培养细胞整装内质网标本制备方法，读者当可类推，用于其他结构的观察等。

一、材料及设备

1. CLSM（可以用各种型号，本实验用反射型）。
2. 细胞培养的一应设备
3. 高锰酸钾固定液（见操作程序）
4. 1% 锇酸固定液
5. 组织学技术一应设备

二、操作程序

1. 配制高锰酸钾固定液 60mmol/L 柠檬酸三钠，25mmol/L 氯化钾，35mmol/L 氯化锰，125mmol/L 高锰酸钾，pH7.4 ~ 7.8，棕色瓶 4℃保存 8 周，备用。
2. 0.1% L-多聚赖氨酸（L-polylysine）预包被 $12mm^2$ 盖玻片，紫外线灭菌 24h。
3. 接种细胞于盖玻片上（盖玻片于实验前置塑料培养皿内），置含 5% CO_2 的孵箱内，培养 24 ~ 48h。
4. 以 PBS（pH7.2 ~ 7.4）淋洗盖片后置入高锰酸钾固定 5min 左右。
5. 以 PBS（同上）淋洗盖片，去除固定液。

6. 移入 1% 锇酸固定液中半小时。

7. 以蒸馏水冲洗后，系列乙醇脱水至 100% 乙醇。

8. 临界点干燥，重金属喷镀（参见电镜标本制作）。

9. 置 CLSM（反射型）下观察。启动 SOM 软件包，获取系列光学切片，并对系列光学切片进行旋转投射的三维重建。

三、说明及注意事项

1. 采用本程序制备的整装内质网在 CLSM 下可见到膜性小管构成的网状网络，近核区网眼稠密，细胞周边部网眼较疏松，核周围呈筐网状并与核被膜连接，在核周围可见膜性小管融合成较大的片层扁囊样网络。以上与 CLSM（荧光型）对活细胞的观察一致。

2. 高锰酸钾固定内质网膜系统的机制在于抽提胞质溶胶中的大部分蛋白质如细胞骨架、核糖体等，并且在膜性结构的亲水性端形成二氧化锰沉淀；锇酸则对脂质分子的 C＝C 发挥作用，使相邻分子交联而达固定目的，二者互为补充使内质网结构保持完整，并在临界点干燥下保持细胞三维结构原貌。

3. 干燥标本喷镀主要是适应 CLSM 反射型对反射光的要求，对配置透射型 CLSM 的用户，可以不经重金属喷镀。对喷镀标本可实现与扫描电镜的标本共享。

4. 本方法成功的关键在于：高锰酸钾固定液的浓度、渗透压、pH 值及固定时间，不同细胞固定时间可作适当调整。

5. 本节描述的程序是根据黄集前，李家滨，苏若萍，宋今丹的报道，于此致谢。

（马文丽　章静波）

参 考 文 献

1. 牛建昭，小路武彦，中根一穗. 用原位缺口翻译法比较两种细胞死亡的 DNA 状态. 解剖学报，1994，25（4）：398 - 412

2. 冯建芳，章静波. 程序性细胞死亡及细胞凋亡. 生理科学进展，1995，25（4）：373 - 378

3. 苏慧慈. 原位杂交. 北京：中国科学技术出版社，1994

4. 陈协群，黄高昇，王文亮. 抗凋亡 Bcl-2 蛋白在人骨髓造血组织中的定位与分布. 解剖学报，1996，27（2）：177 - 179

5. 章静波，蔡有余，张世馥主编. 细胞生物学实用方法与技术. 北京医科大学中国协和医科大学联合出版社，1995，北京

6. 黄集前，李家滨，苏若萍，宋今丹. 一种制备培养细胞整装内质网共聚焦激光显微镜标本新方法. 解剖科学进展，1995，1（4）：368

7. J. S. 博尼费斯农等主编（章静波等译）. 精编细胞生物学实验指南. 北京：科学出版社，2010

8. F D Davison, M Groves and F Scaravilli. The effects of formalin fixation on the detection of apoptosis in human brain by in situ end-Labelling of DNA. Histodemcal J, 1995, 27（1）:983 - 988

9. Ian Durrant, Brian Dacre and Martin Cunningham. Evaluation of novel for mutation of ^{35}S and ^{33}p-Labelled nucleotides for in situ hybridization. Histochemical J, 1995, 27（1）: 89 - 93

10. Ian Durrant, Sumner Brunning and Lynne Ecceston, et al. Fluorescein as a label for non-radioactive in situ hybridization. Histochemical J, 1995, 27（1）: 94 - 99

11. Andreas traband, Renate E Gay and Vitas P S, et al Enzymatic detection systems for non-isotopic in situ hybridization using biotinytated cDNA probes. Histochemical J, 1995, 27（1）: 280 - 290

12. A L morey, D J P Ferguson and K A Fleming. Combined immunocytochemistry and non isotopic in situ hybridization for the ultrastructural investigation of human parvovirus B19 infection. Histochemical J, 1995, 27（1）:40 - 53

13. Antonio Migheli, Paola Cavalia and Davide Scluffer. A study of apoptosis in normal and pathologic nervous tissue after in situ end-labeling of DNA Strand Breaks. J of Neuropathology and Experimental Neurology, 1994, 53（6）:606

14. Mischell BB & Shiigi SM. Selected methods in cellular Immunology. W H Freemand and Company San Francisco, 1980

第十二章　神经细胞培养及培养细胞的实验方法

第一节　神经细胞培养的研究概况

一、神经细胞培养的发展

神经细胞的培养是指从体内取出某一神经组织，在无菌、适当温度和一定营养条件等模拟在体生理环境内，使之存活和生长，并保持其结构和功能。神经细胞培养并非一个新的实验技术，至今已有数十年历史。很多学者相继在培养技术、培养容器和培养液三个方面做了改进。Dulbecco（1957）首先用胰蛋白酶消化处理并用液体培养基方法，获得了单层细胞培养。单层培养法的出现，对神经细胞培养的发展起了很大的推动作用，成了人们普遍采用的技术。现在，在平皿单层培养的基础上又建立了小室间隔（chamber）培养。近年随着生物科学和技术科学的相互渗透以及科技工业的发展，出现了细胞神经生物学，分子神经生物学以及相应的细胞工程、基因工程等新兴学科。培养细胞用的各种条件，瓶皿、培养基和血清等都已商品化和系列化，使神经细胞培养工作已成为轻而易举的事情。随着新技术的引用和设备的改善，神经细胞培养已在现代药理学研究中起着重要的作用。

二、神经细胞培养的类型及其比较

神经细胞培养按培养前切割程度分为器官培养、组织块培养和细胞分离培养。

器官培养（organ culture）是切割最少型的培养（切割程度最低）。全器官或器官大片放在保温的营养液中可保存数日。这类培养切断了正常血供，器官的营养交换和代谢取决于简单的灌流，因此，器官表面细胞可以存活，而内部细胞则很快死亡，其分解产物可影响存活细胞的功能。

组织块培养（explant culture）是真正最小的器官培养。这种培养将原组织切成小片，通常厚度为 0.5 ~ 1mm，一个或几个这样的组织块放在一个培养皿内存活数周。这类培养具有与器官培养共同的问题（只是严重程度轻些）。实验通常并非在组织块本身上进行，而是在从它本身生长出的边缘细胞上进行，不能肯定这些细胞是否原组织的典型细胞。属于这类培养的组织常见于脑片培养或脊髓片培养。

细胞分离培养（dissociated cell culture）是由分散其原始组织至其组成的细胞。常用酶，如胰蛋白酶和胶原酶进行消化。但在无 Ca^{2+}、Mg^{2+} 的溶液中机械分散也相当成功。这类培养将同样的技术用于同类原始组织获得的细胞悬液，批间很少有差别。并且用同样的细胞密度，对任何一个人所做的培养将与别人的结果相似。因此，细胞培养可以进行大量重复性实验。细胞以单层生长，可排去代谢产物，获得足够的营养。单层培养的细胞在显微镜下，其可见性胜似器官或组织块培养。记录电极易进入细胞，药物离子电泳易进行。与这些优点相反的问题是失去了正常组织的结构和细胞间相互作用。

三、神经细胞培养的应用

神经细胞培养不仅是一种技术方法，而且已成为一门科学，经培养的组织或细胞是非常好的实验对象，在现代医学和神经科学中已被广泛应用。其优点是：可供研究的细胞种类极其广泛，从低等动物到高等动物，乃至人类；正常组织到肿瘤组织皆可培养；能在较长时间内直接观察活细胞的生长、分化以及形态和功能的变化；便于使用各种不同的技术方法，如相差显微镜、荧光显微镜、共聚焦显微镜、电子显微镜、放射性核素标记、组织化学和电生理等手段进行研究；易于施行物理、化学和生物活性因子等实验条件；可同时提供大量生物性状相似的实验对象，来源广，耗资少；研究记录方法多样，可同时进行结构与功能的研究。神经细胞培养尤其适用于药理学实验，其明显优点是细胞对药物的穿透性，排除了血流、代谢产物和激素的作用。单个细胞可见度高，可避免相邻组织的作用。培养细胞也为发育期间药物作用变化提供了手段。并可直接实验性地研究人类神经药理作用。在过去十余年的研究中，已经用培养神经元和肌细胞进行了许多药理学工作，取得了有关药物及其特异性受体部位之间相互作用的资料。今后组织培养方法将仍是适用于神经药理学研究，并作为药物副作用及其毒性研究的有用工具。培养神经细胞的不足之处是离体以后，生存于模拟体内条件下，与体内相比仍有差异，因此对体外培养细胞的实验结果判断不能等同于在体实验。

第二节　神经细胞分散培养的基本技术

神经细胞培养不同于其他实验，要求无菌操作，工作环境和实验条件必须保证无菌，不受其他有害因素的影响。对实验对象的选择严格，不同脑区细胞有各自的营养需求和生长方式。从事神经细胞培养不仅要掌握技术操作，更主要的是明白各种操作的基本道理；熟悉体外培养细胞的生存条件和与此有关的基本理论知识；有判定细胞生长好坏和是否发生污染的能力，这些对研究者本人和辅助人员均很重要。神经细胞培养是一个程序复杂，需求条件严格的实验性工作。概括起来，它的整个过程包括：实验室与实验器械消毒、培养液配制、选材与取材、温育、细胞观察与喂养、有关用品的储存等一系列无菌操作过程，根据各实验室条件不同可采取不同的设计方案。

一、神经细胞培养的设备

（一）无菌操作设备

主要有无菌操作室、净化台。操作室面积至少能容纳两个人自由操作。入口处做成拉门，以减少开关门时空气流动，防止室外空气流入。窗户应有双层结构，以完全密封为宜，室内尽量保持清洁，地面能经常洗刷。室内应设置紫外线等。实验前后用紫外线直接照射，消毒室内空气。超净工作台设置于无菌室内，用前 20 ~ 30min 即开始启动，保证操作时超净台内空气呈无菌状态。

（二）常用的大型设备

1. CO_2 培养箱　目前各实验室普遍采用 CO_2 培养箱，恒定提供 CO_2（5% ~ 10%），以维持培养液稳定的 pH，不必人工调节。用 CO_2 培养箱进行细胞培养为开放式培养，要求培养容器与外界保持通气状态。通常用培养皿或培养板，若用培养瓶，需旋松瓶盖以保证通气。箱内应保持清洁，定期酒精擦拭、消毒。箱底需设置水槽，以维持箱内空气湿润，避免培养液蒸发。水槽内宜添加无菌蒸馏水。夏季天热时尚需加少量防腐剂，以防真菌污染。

2. 倒置相差显微镜　这是培养室最常用的设备，在培养过程需借此每天观察细胞贴壁、生长状况。必要时进行细胞显影摄影、细胞计数，测量生长速度和细胞直径等。

3. 解剖显微镜　用于培养组织的准确取材。

4. 冰箱　4℃冰箱用于保存各种培养液、解剖液、鼠尾胶等，–20℃ ~ –80℃冰箱用于储存血清、酶类和必需的贵重物质与试剂。

5. 电热干烤箱　用于烘干和干热消毒玻璃器皿，主要是各类规格的吸管、容器、试管等。

6. 高压消毒锅　用于消毒培养器皿、手术器械等。

7. 过滤器　凡是配制的解剖液和培养液均需滤过以后方可使用，以确保无菌，又保存各种养分。

8. 渗透压仪、pH 计、天平等　用于配制合适的培养液，达到预置的渗透压和 pH。

（三）培养器皿和手术器械

1. 培养皿　最常用 35mm 直径的塑料或玻璃皿，在解剖取材过程中需用 15 ~ 90mm 直径培养皿。

2. 培养板　24 ~ 40 孔均可用于开放培养。

3. 培养瓶　在稍大量培养时使用。瓶的大小可按需要选择。

4. 吸管　常用规格为 1，5，10ml。需经泡酸、洗涤和高温灭菌后方可使用。

5. 各类培养液储存器　注意在分装血清时不宜装得过满，以防冻存中破裂。

6. 小型手术器械　原则上，用于取材的手术器械越精细越好。刀、剪、镊均以最小号为宜。用毕应擦拭干净，妥善保存，避免碰损尖端。

二、细胞培养前的准备

（一）配制营养液

1. 解剖液　此液于取材时使用。解剖、分离与洗涤组织块以及胰酶液的配制、消化均在此液中进行。解剖液的主要成分以无机盐为主（除 Ca^{2+}、Mg^{2+}）加葡萄糖配制而成磷酸盐缓冲液。配制成的溶液要求保持一定的渗透压和 pH 值。放置 4℃ 冰箱保存备用（具体成分含量见后面海马细胞培养）。

2. 基础培养基（minimum essential medium，MEM）　为市售干粉状培养基，其成分很多，主要为多种氨基酸。此种培养基有很多优点，性质稳定，便于储存和运输，使用方便，因颗粒细，易于溶解。使用时需注意以同一厂家产品为宜，如用 SIGMA 公司产品成分基本一致。使用前取 MEM 粉剂一袋加入葡萄糖，用双蒸水溶解，过滤后装瓶置 4℃ 冰箱保存，备用。

3. 接种培养液（plating medium）　此液用于胰蛋白酶消化后的细胞分散，做成细胞悬液，按一定细胞密度接种于培养器皿内，溶液成分为 MEM 含 1% 谷氨酰胺，另加 10% 马血清和 10% 胎牛血清（或小牛血清代替）。此液于培养当天配制。

4. 维持培养液（feeding medium）　细胞接种 24h 以后全部换成此液。以后每周 2 次换液。每次换置 1/2 维持培养液。维持液的成分为 MEM 含 5% 马血清、1% 谷氨酰胺及适量支持性营养物质。

（二）培养基质的制备与处理

目前常用的基质有鼠尾胶、小牛皮胶和多聚赖氨酸等。应用培养基质有利于神经细胞贴壁生长，同时对神经细胞有支持和营养作用。

1. 尾胶制作　取大鼠尾，去皮，浸 95% 乙醇中固定 15min。抽取尾部肌腱中胶原、剪碎，浸 75% 乙醇中消毒 30min 后用双蒸水冲洗乙醇，浸 1%~5% 醋酸溶液中，每 100ml 放 1~2 根尾基腱，置 4℃ 冰箱中 24h。然后 3000r/min 离心 10min 取上清即为尾胶原。小牛皮胶多为 Sigma 产品。

2. 涂胶　无论是尾胶或牛皮胶均需提前均匀涂于培养器皿生长面上，生长面可为玻璃或无毒塑料。涂胶后的器皿需置于超静工作台内自然干燥，不宜温烤，以防胶原断裂，破坏生长面。

3. 消毒培养器皿备用　所有经泡酸后的器皿需清水冲洗 2~3d，过两遍双蒸水，每遍洗刷 3~4 次。然后加塞包装置于烤箱干燥消毒，若是橡胶盖，纤维或各种液体则采用高压灭菌 30min。这种消毒步骤宜于培养前一天进行，避免过早消毒后重新污染。

三、神经细胞的分散培养

（一）选材

根据实验目的选取胚胎动物或新生鼠的神经组织。常用鸡胚（胚龄 6~8d），新生鼠或胎鼠（胚龄 12~14d）。亦可选用人的胚胎神经组织。

（二）取材

1. 中枢神经　脑组织：消毒条件下切开胚胎或新生动物头皮，剪开颅骨，细心剥出全脑组织。在解剖镜下分出脑膜及血管，在解剖液中洗涤干净，根据实验需要取全脑或从中选择小脑、海马、下丘脑等脑区组织，在解剖液内用小剪刀先行剪碎，以便胰蛋白酶消化。脊髓组织：在解剖镜下，从胚胎背侧剖开皮肤和软骨，轻轻分离出脊髓及附带的背根神经节。将脊髓固定于消毒的琼脂板上，可用小刀将脊髓分成腹背两侧，分别进行培养。

2. 神经节　背根神经节：背根神经节连在脊髓根上，取出脊髓时能清楚看到两侧的圆形神经节。可用小尖镊一个个小心摘下，或连同脊膜一起剥离。交感神经节：交感链在腹腔脊柱两侧。上颈交感节位置在颈部颈动脉分叉处，为乳白色米粒样神经组织，易于辨认。

（三）细胞分离与接种

神经组织用浓度为 0.125%~0.25% 胰蛋白酶在 37℃ 温孵 30min 后，移入接种液停止消化并洗去胰蛋白酶溶液，用细口吸管吹打细胞悬液，使其充分分散，如此反复多次，待沉淀后吸出上层细胞悬液，进行细胞计数，按预置细胞浓度，将细胞悬液接种于已消毒的培养器皿内，接种浓度一般为 $1 \times 10^6/ml$。若做电生理实验的细胞可适当降低浓度至 $5 \times 10^5/ml$，或以更低的细胞浓度接种。

（四）抑制胶质细胞生长

在神经细胞培养 3~5d 后，神经胶质细胞、成纤维细胞等非神经细胞会迅速增殖，其结果必将与神经细胞争夺养分而影响神经元之生长、发育。一般在培养第 5 天左右需添加神经胶质细胞抑制剂。常用的有阿糖胞苷（3~5μg/ml 培养液），或 5-氟尿嘧啶（10~20μg/ml 培养液）。

四、培养神经细胞的观察

分散培养的神经细胞，在接种后 6~12h 开始贴壁，并有集合现象，细胞呈单个圆形或椭圆形，直径 8~12μm，以后贴壁生长明显，细胞开始长出突起，开始仅数微米，经 2~3d 后细胞明显增大，突起数增多，伸长，随细胞种类不同而突起数不同。一般神经细胞突起数较少，胞体圆形。而脊髓细胞、海马神经元胞体呈多角而突起数较多，互相形成稠密网络。存活细胞在相差显微镜下具有明显的晕光，根据晕光可以判断细胞生长、发育的状态。从培养开始胶质细胞也逐渐增多。5~7d 时胶质细胞明显增多，胞体呈扁平多角，核在中央或偏于一侧。待 7~10d 后胶质细胞增殖。连接成片，好似厚厚一层地毯铺在神经细胞之下。通常到两周以后，神经细胞生长最为丰满，四周晕光明显。胞核及核仁清晰可见，位于细胞中央或偏在一边。神经突起多而粗大，分支互成网络。用扫描电镜可见相互突触连接。培养一个月以后，有些细胞开始退化变形，甚至出现空泡，晕光消失，乃至死亡。但仍有部分细胞可维持 2 个月左右的存活期。一般认为，在培养 2~4 周时，对神经细胞进行形态结构分析，电生理实验和生化、组化测定比较适宜。

这里要特别指出的是，神经细胞培养与其他类型细胞培养不同。正常神经细胞只能增大而不能增殖，即只能原代培养，而不能传代培养，除神经瘤细胞外没有细胞分裂现象，无法观察细胞周期变化。随着培养期的推移，神经细胞数只会逐渐减少，不可能增加，神经胶质细胞则可以进行增殖，并可传代培养。

在维持神经细胞生长分化中，促细胞生长因子具有特别重要的意义。当前，发现的各种促细胞生长因子已达十余种之多。胰岛素、三碘甲腺原氨酸和转铁蛋白已被用作常规的促细胞生长因子。在神经节细胞的培养中，神经生长因子（NGF）更是必不可少，此外，NGF 与中枢胆碱能神经细胞（如隔细胞）的生长发育也有关。今后随着神经细胞培养的广泛开展，对于促细胞生长因子的种类和作用，将会取得新的进展和认识。

第三节 培养神经细胞蛋白总量的流式分析

在神经细胞体外培养过程中，测定蛋白质含量可大致反映培养神经细胞群体的生物合成能力和神经细胞的生长状况。以往报道都普遍采用生物化学方法进行测定，这里介绍用流式细胞术（flow cytometry，FCM）测定培养神经细胞蛋白含量的方法。该法用于测定培养神经细胞的蛋白含量，具有比用其他生物化学测定方法更快速、简单、准确度高和重复性好等优点，现将测定方法介绍如下。

一、细胞制备

取不同培养条件和不同培龄的培养神经细胞各一培养皿，倾去培养皿内培养液，用 PBS 液洗两遍后加入 2ml 0.25% 胰蛋白酶消化液，置于 37℃ 条件下孵育 15min，再倾去培养皿内的消化液，另加入 2ml PBS 液，用薄塑料片轻轻刮下培养皿内的神经细胞，然后移入离心管中，用细口径滴管反复轻轻吹打，使细胞充分分散，以 2000r/min 速度离心 5min，倾去上清，留 0.5ml 细胞悬液，混匀。

二、细胞固定

用注射器将细胞悬液迅速注入 4℃ 的 70% 冷乙醇中固定，以防细胞成团。固定后的细胞贮于 4℃ 冰箱内，放置 18h 后即可进行染色。

三、细胞染色

先对乙醇固定的细胞进行计数，调节样品的细胞数为 1×10^6 细胞/ml 浓度，以 2000r/min 速度离心弃去乙醇，用 PBS 液洗 2 次，弃去上清液，加入 0.5ml（2μg/ml）异硫氰酸荧光素（FITC），在室温闭光放置 30min。

四、样品的测定和计算机处理

经 FITC 染色的样品先用 4 号针头通过 1 次，再经 400 目尼龙网过滤后，即可用流式细胞仪进行测定，由于该仪器可对单个细胞逐个的进行高速定量分析，分析的结果在示波器中显示，并于计算机联机操作，直接将结果输入到计算机。由计算机处理结果并可直接打印出所需要的数据和图像。该法一次实验可同时测定神经细胞蛋白含量、细胞直径和细胞总数等参数。

在用流式细胞术测定培养神经细胞蛋白总量的过程中，细胞制备技术是成功使用流式细胞仪的关键，在固定、染色和测定过程中一定要保证细胞处于单个分散状态，避免细胞成团，并尽量减少处理过程中细胞的丢失。

第四节　培养神经细胞的电特性测定

已有大量实验证明，分散培养神经细胞在体外生长成熟后，保持或接近在体神经元的电生理特性及突触传递功能。培养神经细胞已成为神经电生理研究中不可少的手段。随着培养神经细胞电生理研究的深入发展，必将为人们认识神经活动基本过程提供证据。

一、培养神经细胞的电性质

神经细胞的主要功能是以跨细胞膜的电位变化形式传递信息。神经的功能是靠电信号传导而实现的，因而人们常用电性质来判断神经细胞的功能状态。在讨论培养神经细胞的正常功能时，必须考虑细胞在培养条件下的基本电性质，包括培养神经元的静态电性质，如膜电位、膜阻抗、突触电位、动作电位的发生和传导等。

（一）静态电性质

静态电性质是指神经细胞处于静息状态下膜的电性质，即膜电位、膜阻抗，膜时间常数和电容。细胞膜的脂质结构好似电容器，对短暂电信号的反应为放电或充电，这就决定了细胞反应的时程。此外，细胞膜上离子通道的数量和类型决定了细胞静息期的跨膜电位和任何电信息时所具有的膜阻抗。

1. 膜电位　用培养神经组织进行电生理实验的先驱者是 Crain（1956），他最先发现鸡胚脊神经节细胞的静态电位为 $-50 \sim -60mV$。以后 Hild 和 Tasaki（1962）测定了小脑组织块培养神经元的膜电位为 $-50mV$ 或更低。现在一般认为培养神经元的静息膜电位在 $-40 \sim -70mV$ 之间。细胞直径大些的细胞（$20 \sim 30\mu m$）测得的膜电位稍高些。由于小细胞的微电极技术较困难，可能造成膜损伤而使实测值偏低。Lawson 和 Biscoe（1973）曾发现背根节细胞的静息膜电位随培龄增加而增加，因而认为膜电位大小可相对反映背根神经节细胞的成熟程度。但也有作者（Peacock 等，1973）在胚胎小鼠脊髓和背根节细胞培养的 $16 \sim 94d$ 之间未发现静息电位的改变。

至今，关于控制培养神经元静息电位离子通道的研究资料不多。Hosli 等（1972）首先用脊神经组织块培养证明膜电位对外部 K^+ 浓度的改变较敏感，并发现颈上节、背根节和脊髓神经培养细胞均有相似的敏感性。膜电位随外部 K^+ 浓度的变化与 Nernst 公式的计算值相似，即降低 $58mV$ 膜电位需增，加十倍外部 K^+ 浓度。有些培养神经元还具有静息钾电导，可被 tetraethylammonium（TEA）和 4-amino pyridine（4-AP）所阻断，这一现象已在脊髓细胞和背根神经节细胞上得到了证实。此外，背根节、脊髓和肾上腺嗜酪细胞对 Na^+ 呈现明显的通透性。当外部 Na^+ 去除时，嗜酪细胞的平均膜电位增加 $10 \sim 20mV$。

2. 膜输入阻抗　多数培养神经元的输入阻抗为 $20 \sim 60M\Omega$。胚胎或新生大鼠的小脑，脊髓和背根节培养细胞阻抗值较低，而大鼠肾上腺嗜酪细胞和鸡胚睫状节细胞的输入阻抗高。由此可见，小细胞的输入阻抗高，嗜酪细胞和睫状节细胞的高输入阻抗正反映了它们属小体积细胞。总之，培养神经元比在体相应细胞的输入阻抗高，原因是培养细胞较小。

3. 膜的时间常数　是根据膜对脉冲电流的反应——膜电位的改变而测定的。多数培养神经细胞膜的时间常数在 $2 \sim 8ms$ 之间，与在体细胞结果相似。在有许多突起的细胞中时间常数就不是一个简单的指数，因为需要考虑电流扩布到整个突起的时间。脊髓培养神经元有许多神经突起，而背根节细胞一般只有 $1 \sim 2$ 个突起，显然两者的膜时间常数不同。培养脊髓细胞的膜时间常数为成熟的脊髓运动神经元的 $1/2$，说明与在体细胞相比培养神经细胞的体积较小，分支也少。

（二）动作电位及其有关的离子通道

神经细胞在体内最重要的功能是它们能够产生和传导动作电位，显然，如果培养神经细胞被用作神经系统的一个模型，就必须具备这个重要的性能。这一点已由 Crain（1956）首次证明，他发现组织块培养的鸡胚背根节的动作电位具有快的上升相，电位幅度为 $80 \sim 95mV$。此后相继报道，鸡胚和哺乳动物背根节的分散培养神经元和脊髓、脑组织培养均有动作电位。多数出现超射现象，持续时间仅几毫秒，由背根节培养细胞测得动作电位的传导速度是 $0.05 \sim 0.58m/s$。一般认为动作电位沿着神经突起传导完全依赖于 Na^+ 离子运动。

1. Na^+ 通道　许多证据表明培养神经细胞出现动作电位时，其内向电流的大部分是 Na^+ 离子内流。动作电位的 Na^+ 依赖性通常可在外部培养液中用无通透性离子或蔗糖置换 Na^+，或用 TTX（河豚毒素）阻断 Na^+ 通道得以证实。已有实验证明鸡胚交感节和脊髓；新生大鼠颈上节；胚胎小鼠脊髓和胚胎大鼠大脑皮层等部位培养细胞的动作电位可被低浓度的 TTX 完全阻断。但有些部位的培养细胞如肾上腺嗜铬细胞，背根节细胞，三叉神经节细胞，Nodose 细胞和鸡胚脑皮层细胞的动作电位则不能完全被 TTX 阻断，仅使电位降低，需去除外部 Ca^{2+} 或加 Ca^{2+} 通道阻断剂，如 Co^{2+} 或 Mn^{2+}，方可完全阻断动作电位。根据不同自主神经节培养细胞对 TTX 敏感和非敏感通道的检测结果，发现背根节细胞有很多的 TTX 非敏感通道，有较多的 Ca^{2+} 依赖性放电。

利用原代培养神经细胞将标记毒素和 Na^+ 通道结合为检测通道数提供了直接的手段。在电生理方法中，通过电压钳技术发现背根节培养细胞在膜电位从 $-50 \sim 50mV$ 时可激活快的、短暂的内向电流，可被 $0.1\mu g/ml$ TTX 阻断，可见这一电流为 Na^+ 离子产生。目前，膜片钳技术（patch clamp）已经得到广泛应用，应用单通道记录技术可对培养神经元进行单一通道的研究，如肾上腺嗜铬细胞的 Na^+ 电流为 $1pA$，平均通道开放时间将近 $1ms$（Fenwick 等，1982），有关膜片钳技术的详细介绍请参阅本书相关篇章。

药物对培养细胞 Na^+ 通道功能的影响已有研究。由于许多中枢药物可以改变电压敏感离子通道，预计不久将来这个研究领域会引人注目。现已知，亮－脑啡肽改变脊髓培养神经元的兴奋性，使大约 1/3 测试细胞产生动作电位的阈值提高。这一作用可特异地被纳洛酮阻断，受鸦片肽受体调剂，但机制尚不清楚。

2. Ca^{2+} 通道　已有证据表明，动作电位并非全是 Na^+ 依赖性的。一部分是通过 Ca^{2+} 通道，与 Na^+ 通道有明显不同。Peacock 等（1973），Dichter 和 Fishbach（1977）首先发现背根节培养细胞的动作电位下降支有弯曲，出现平台相，而脊髓培养细胞动作电位下降支平滑，呈单相复极化。背根节细胞在无 Na^+ 或含 TTX 的浴液中仍能产生去极化应，部分反应来源于溶液中的 Ca^{2+}，该反应可被 Co^{2+} 阻断。应该说，脊髓培养细胞也有功能性 Ca^{2+} 通道，只是在正常情况下不易测出。实验发现，在培养细胞发育过程中 Ca^{2+} 通道有移行现象。例如，细胞培养几小时，动作电位持续 $100ms$，对 Na^+ 或 TTX 不敏感，然而可被 Co^{2+} 阻断。培养至 $24h$，动作电位缩短至 $10ms$ 左右，并有很快的上升相，受 TTX 或低 Na^+ 阻断，下降相的弯曲部分受 Co^{2+} 阻断。$3 \sim 4d$ 后细胞的动作电位仅持续几毫秒，完全为 Na^+ 依赖性，此时，Co^{2+} 对动作电位不起作用。同样的发育顺序还可见于成神经细胞瘤，心肌和骨骼肌培养细胞。但大多数成熟背根节培养细胞却有功能性 Ca^{2+} 通道，产生 Ca^{2+} 依赖性动作电位。

神经递质的释放常常依赖于 Ca^{2+}，但是与此有关的 Ca^{2+} 通道的本质很难直接研究，因为多数神经末梢很细小。培养神经细胞为研究 Ca^{2+} 通道提供了一个有用的模型。已有实验证明背根节培养细胞动作单位和平台相可被局部给予 GABA 而缩短至 60%。在电压钳实验中，去甲肾上腺素、5-HT 或 GABA 使内向电流变小，该作用是由于功能性通道数的减少还是因每个通道的电导降低尚不清楚。然而，这些神经递质看来是直接作用与 Ca^{2+} 通道。因为它们并未引起其他膜性质（如电导和电位）的明显改变。

3. K^+ 通道　在不同膜电位条件下，测定输入阻抗可为电压敏感 K^+ 通道的存在与否提供证据。当膜完全处于静态，电流－电压关系呈线性；如果在去极化时，有产生外向电流的通道开放，则去极化期间测到的输入阻抗会比预计的低。这种现象称为外向整流，常伴有去极化激活的 K^+ 通道开放。另一类是在超级化时输入阻抗降低，称为内向整流，与所谓的"内向整流器"的 K^+ 通道开放有关。多数培养神经细胞的电压——电流关系为外向整流现象。胚胎小鼠的颈上节和肾上腺嗜酪细胞均有类似现象。交感神经元的外向电流可因 K^+ 阻断剂（TEA）或 Co^{2+} 的作用而降低。由于 Co^{2+} 是 Ca^{2+} 通道阻断剂，可以推测在动作电位发生中有 Ca^{2+} 激活的 K^+ 通道开放。从许多培养神经元的动作电位观察发现动作电位后出现超级化，以背根节细胞更为突出。当膜电位改变到 $-85mV$，即接近 K^+ 平衡电位时，超级化后电位即反向，提示超级化后电位是由于 K^+ 通道开放的结果。

二、培养神经细胞的受体反应

应用培养神经元研究中枢药物的机制已引起诸多关注。许多事实表明，培养细胞受体的分子特性与在体相似。随着对培养神经元的来源和类型识别能力的提高，预计培养神经元的研究将对神经系统生理学和药理学做出重大贡献。这里仅就中枢培养神经元的受体反应作一简单介绍。

（一）中枢胆碱能反应

约 30% 脊髓培养神经元对乙酰胆碱（ACh）产生慢时程伴有膜阻抗增加的去极化反应（Wang，1990）。这种反应称为 muscarinic（毒碱样或 M 样）胆碱能反应，可被阿托品阻断。对此反应的机制为电压依赖性 K^+ 电流的降低。培养脊髓神经元具有 M 样胆碱能受体的另一个证据是可以与毒蕈碱的拮抗剂 3H-QNB 特异性地结合。海马培养神经细胞的观察结果表明，Ach 通过抑制快速短暂的钾电流提高神经元的兴奋性，使动作电位增加。

（二）单胺类反应

单胺类递质对中枢培养神经元的作用中，去甲肾上腺素对胚胎大鼠脑细胞是超级化反应，对新生小鼠脑细胞则为去极化反应。用离子电泳法可看到去甲肾上腺素，多巴胺和 5-HT 抑制低位脑干培养神经元自发动作电位的放电频率。去甲肾上腺素和 5-HT 对背根节培养神经元的膜电位和膜电导均有影响，并降低内向钙电流，缩短动作电位周期。

（三）氨基酸类反应

在人和大鼠脊髓组织块培养或分散培养细胞中均看到谷氨酸和门冬氨酸对膜的去极化作用。大脑和脑干培养神经元都对谷氨酸有反应，反之，外周细胞如颈上节、背根节和 Nodoes 神经节不受谷氨酸影响。在脊髓培养细胞富有突触前末梢区局部给予谷氨酸引起兴奋性或抑制性突触后电位频率的增加。因此，推测谷氨酸可能作用于突触前，调制递质释放，并且在突触部位有较集中的谷氨酸受体。

脊髓培养神经细胞对谷氨酸的去极化反应依赖于 Na^+ 的存在，不受 Cl^- 的影响。虽然谷氨酸和门冬氨酸能对脊髓细胞很快产生去极化，但对其本质尚不清楚。然而，在去极化同时常伴有膜电导的变化。在膜电位低于 $-30mV$ 时，谷氨酸和门冬氨酸使膜电导降低，并呈现浓度依赖关系。当改变膜电位至 $-85mV$ 时，膜电导即增加，推测兴奋性氨基酸对膜电导的作用与 K^+ 通透性改变有关。

谷氨酸对培养神经元的上述反应受亮-脑啡肽的抑制。这种抑制作用出现快而持久，但易被反转。谷氨酸浓度越大，这种抑制作用越强。脑啡肽的抑制作用是以非竞争方式，不降低谷氨酸受体的亲和性，而是改变谷氨酸诱发电流的时程，使其变慢。

γ-氨基丁酸（GABA）、甘氨酸和 β-氨基丙酸对脑培养细胞的作用是抑制细胞自发电位的频率，改变大脑皮层培养细胞的膜电位。GABA 和甘氨酸能使脊髓培养细胞产生去极化或超极化。这两种反应均伴以膜电导增加，并依赖于 Cl^- 离子。细胞内外 Cl^- 离子浓度变化影响 GABA 和甘氨酸反应的反转电位。醋酸钾充灌的电极记录 GABA 反应的反转电位约 $-60mV$；以 KCl 充灌的电极记录 GABA 反应的反转电位则为 $-20mV$，推想从电极尖端有 Cl^- 漏入细胞内。故此，对 GABA 的反应是超极化还是去极化，将取决于细胞的静息电位记录电极内的电介质。甘氨酸、β-氨基丙酸反应的反转电位与 GABA 类似，表明它们的反应具有类似的离子基础，但并非作用于同一受体部位。实验表明，有些细胞对 GABA 产生反应，而对甘氨酸并无反应；其次 GABA 和甘氨酸各有选择性阻断药，因而可能存在与同一离子通道偶联的不同受体部位。用膜片钳技术对 GABA 及其类似物 muscimol 的作用进行的观察，发现当脊髓培养细胞保持 $-80mV$ 时，即出现散在的全或无电流跳跃（current jump）。电流幅度为 $1.5 \sim 2.0pA$，持续时间不等。Muscimol 多产生短周期的电流跳跃，表明其单通道的激活与开放很快。

（四）肽类反应

许多自然存在的肽类物质作为突触功能的神经递质或调质的可能性正在不断增加。其中，P 物质和阿片肽对原代培养神经细胞的作用已有研究。电泳或压力注射 P 物质对小鼠脊髓培养细胞的明显作用是兴奋性去极化反应。其直接作用的离子基础是降低膜对 K^+ 的电导。阿片肽可以降低脊髓神经元的兴奋性，减少背根节和海马细胞的递质释放。推测这些作用与缩短动作电位及动作电位时 Ca^{2+} 降低有关。

三、中枢培养神经细胞的突触反应

已有大量资料证明，从哺乳类中枢神经细胞，无论是组织块培养或分散培养，均能记录到自发电位。可被高浓度 Mg^{2+} 抑制的自发电位，多半与突触传递有关。电刺激突触前神经元胞体时可诱发突触后神经细胞产生突触后电位。突触后电位有兴奋性突触后电位（EPSP）和抑制性突触后电位（IPSP）。

自 1977 年以来，Nelson 和 Ranson 等人详细研究了分散培养脊髓神经元之间的突触连接。当脊髓细胞和背根节细胞一起培养时，可以见到自发和诱发的突触电位。几乎 70% 脊髓神经元有自发突触后电位，仅 10% 的背根节细胞有突触电位。刺激脊髓细胞常可对邻近脊髓细胞诱发 EPSP。50% 脊髓细胞之间有功能性突触，并可诱发 EPSP，8% 出现 IPSP。部分背根节细胞与脊髓细胞形成功能性突触连接，这种突触只能诱发 EPSP。背根节细胞之间尚未发现功能性突触。刺激突触前脊髓细胞产生的 EPSP 相当于刺激背根节细胞诱发 EPSP 幅度的 3 倍（6.3mV : 1.9mV）。突触电位大小的差别反映了脊髓细胞的递质释放大于背根节细胞，它们的平均量子容量分别为 35 和 10。脊髓细胞之间的 EPSP 受膜电位改变而反转，经推算，其反转电位为 +20mV。用离子电泳产生谷氨酸反应并进行类似测定，发现 EPSP 的反转电位和谷氨酸反应有相同之处，从而提示，不同的电导变化调制着谷氨酸的反应和突触电位。从这个意义上说，谷氨酸不只是兴奋性递质，其作用取决于电导的改变。与 EPSP 的电压依赖性测定相比，研究 IPSP 较为容易，可使用醋酸钾充灌电极，避免细胞内 Cl^- 浓度的改变。当膜电位负于 -80mV 时，IPSP 的电位方向反转变成去极化电位。对 GABA 和甘氨酸的反应显示了同样的反转电位，约 -80mV。因此，在这种情况下，就不能清楚地识别抑制性递质。

分散培养神经元切断了细胞固有的联系，在培养过程中重新形成突触。在突触形成的调控中出现了在体预料不到的结果，例如交感神经元主细胞之间形成胆碱能烟碱样作用的突触；肾上腺能神经元产生胆碱能递质（Ach），其原因尚不清楚，可能在培养中有诱导因子参与突触形成或本来就存在的胆碱能成分经培养而发生了新的变化。

四、培养神经细胞电特性测定的基本技术

单层培养的各个神经元可见性较高，只要掌握显微镜下操作技术，进行培养细胞电药理实验是可行的。

（一）器材和设备

倒置相差显微镜；微电极拉制仪；微操纵器；微电极放大器；监视示波器；描笔记录仪；记录溶液；石蜡油；1.2mm 直径玻管；盐桥和 KCl 等。

（二）操作程序

1. 实验前准备

（1）配制记录溶液　NaCl 8.8g、KCl 0.4g、Hepes 2.4g、葡萄糖 2.0g 和蔗糖 10g，100ml 蒸馏水，另加 0.5% 的酚红 2ml 作指示剂，调整 pH 至 7.30，渗透压为 320~325mmol/L，过滤除菌，冷藏备用。

（2）分别配制 100mmol/L $CaCl_2$ 及 100mmol/L $MgCl_2$ 各 100ml，冷藏备用。实验时根据所选细胞种类和要求按 1~5mmol/L 浓度将此浓度液加入记录液内。

（3）制作盐桥　取 3~4cm 长，4mm 直径的小玻管弯成 U 形，置于加温的 1.5% 琼脂 PBS 中，使小管内完全充满该液，无气泡，然后取出冷却，擦净玻管表面即成。

（4）拉制记录微电极　采用市购玻管微电极毛坯，调节拉制仪的温度和拉力，使拉制成的微电极尖端在 0.5μm 以内，电极颈部长短适中，不宜过长或太短。电极电阻不低于 50MΩ，70~80 MΩ 为宜。

2. 实验操作

（1）从 CO_2 孵箱内取出培养细胞，在显微镜下挑选细胞生长良好、胞体丰满的培养皿一个，在超净台内用记录溶液换去原有血清培养液，于培养皿中保留 1.5ml 记录溶液。表面滴加薄层石蜡油，防止干燥。将该培养皿置于记录浴槽内待用。

（2）使记录浴槽固定于倒置相差显微镜的观察台上。向浴槽小池内加入 1mol/L KCl，使盐桥和皿内记录液相通。

（3）用 3mol/L KCl 充灌微电极，并将电极安装于微操纵器的电极架上，电极与微电极放大器输入端

相连。

（4）在倒置相差显微镜下找到合适的细胞，而后靠微操纵器将微电极尖端进入记录液内，渐渐地靠近所选择的细胞。

（5）通过示波器监视，启动微电极记录系统。先调节零线，而后调节直流平衡和位移，使示波扫描线于合适位置。

（6）向微电极内注入电流，测定电极电阻。给予脉冲电流后，示波扫描出现电压改变。用电桥平衡，读出电极电阻的大小。

（7）停止脉冲电流，调整监视器扫描线和描笔记录仪均于零线位置，准备细胞记录。

（8）在倒置显微镜下小心地将微电极尖端贴近细胞表面。启动示波器和描笔记录仪，借助电容补偿的震动将电极尖端刺入细胞内。

（9）膜电位和膜阻抗测定 当电位进入胞内时，监视器和描记线立即显示 $-50mV$ 左右的电压降，此为膜电位。同时向电极注入短脉冲超级化电流（正向），根据电压反应测定膜阻抗。

（10）动作电位和突触电位测定 在镜下选择同一视野内有突触连接的一对细胞，同时用两个微电极，分别插入这两个细胞内，所产生的电信号输入双线示波器。通过胞内微电极给予其中一个细胞以去极化（负向）脉冲电流；由示波器一扫描线显示细胞动作电位。该电位同时传导刺激另一个细胞出现突触电位，由示波器另一扫描线显示。若给予去极化电流后第一个细胞未出现动作电位，可给予第二个细胞注入电流产生动作电位，诱发第一个细胞产生突触电位。

（11）突触电位的判断 从出现动作电位到产生突触电位之间的潜伏时不超过3ms，不出现漂移者，一般认为属单突触电位。若潜伏时在3ms以上，则为多突触电位。突触电位与动作电位极向一致者为兴奋性突触后电位，反之为抑制性突触后电位。

（三）注意事项

1. 实验室屏蔽与良好地线、排除干扰是完成实验的前提。

2. 进行细胞内记录并保持结果完整的关键在于实验台的良好抗震性能。实验前需在显微镜下放大200~400倍检查电极尖端是否有颤动，确实未出现微小颤动时实验方能进行。

3. 保持电极尖端清洁、锐利、无气泡，随用随拉制，切忌放置过久。

4. 根据电生理实验原理，进行培养细胞电药理实验必须解决实验技术中的仪器配套、保温、防震、电极操纵、倒置显微镜下直接观察等一系列技术问题。整个记录系统需包括信号采集、放大、监视、记录等技术装置。

5. 记录电极的拉制 采用硬质玻璃拉制而成。拉制中调整拉力与温度，使电极有合适的电阻，尖端光滑、平直。

6. 信号采集与放大系统 包括微电极放大器和前置放大器，以高阻抗电极提高灵敏度和信噪比。

7. 刺激系统 以双线或三线电子刺激器为佳。刺激脉冲电流、极性电流的注入和电位记录可用同一电极进行。

8. 电位显示与记录 包括示波器监视和照像、描比记录、磁带记录与计算机资料贮存、分析。

9. 观察系统 倒置相差显微镜一台及微操纵器，用于在镜下识别细胞位置并向细胞内插入电极引出电位信号。

10. 实验系统的防震措施，是关系到实验成功的根本问题。以水泥台加铁台面置于气垫缓冲，能有效地消除来自地面的震动，做到400倍放大下电极尖端稳定不动，可在细胞内维持足够长的时间，保证了实验顺利进行。

11. 特制微型浴槽 专门为35mm培养皿设置，直接将培养皿置于浴槽中央。浴槽半固定于显微镜台上，可以随时前后左右移动，寻找最适宜的细胞进行记录。

实验时，在显微镜下选中细胞后，以三维操纵器将电极贴近细胞表面，斜刺入细胞，记录膜电位的同时，用同一电极输入超级化脉冲电流，观察电位改变。根据欧姆定律计算膜阻抗。同时可以用去极化电流刺激诱发动作电位，若是记录一对突触连接的细胞尚可记录突触电位。

实际操作中应特别注意：①电极尖端应有一定锐度，电极颈部不宜过长。每个电极最好先在镜下检查。充灌时应检查有无气泡。刺入细胞前应先测电阻。一个好的电极是实验成功的关键；②操作时先提高聚集点，找到电极后再慢慢聚于细胞上，以防电极损伤细胞；③细胞内记录时避免强烈震动和干扰，以保证获得最佳实验记录。

第五节　培养神经细胞的免疫组化研究技术

神经细胞从体内移到体外后，用各种培养方法使细胞在体外保持存活，然后用形态、生理、生化和药理等手段对存活的细胞进行研究。在研究神经细胞的形态结构与功能的关系中，免疫组化技术越发趋于重要。与培养细胞免疫组化研究有关的问题取决于培养类型和抗原的存在部位。

第一类是部分器官或相对大的组织块培养。对这类培养系统的免疫组化研究基本按新鲜组织同样方式进行，即对器官培养的片段进行固定或冷冻，接着切片，将抗体加入漂浮的或固定的片上。第二类是非常小的组织碎片或单个培养细胞。对这些标本的免疫组化不同于其他组织，抗体作用于整个细胞。细胞可以是活的、固定的或冰冻的，位于玻璃或塑料表面，不需要切片。对这类标本，抗原的定位一般较简单，不需任何新技术。抗体直接作用于活细胞。这类标本特别适合于可以看得见的细胞表面分子。对于细胞内抗原的定位也可获得很好的结果。

一、细胞内抗原定位

一般情况下，抗体直接作用于活细胞时不易穿透入细胞。因此，细胞内抗原定位时，首先要考虑一个合适的方法使细胞膜对抗体呈现通透性。这一点可以采用化学试剂或冰冻方法达到目的。在此以后的免疫染色和固定原则上与其他材料如冰冻固定的组织切片类似。唯一不同的是，第一和第二抗体之后的漂洗时间可以大大缩短。

培养细胞内抗体的定位在技术方面具有较多优点。例如，培养细胞可以回答在组织切片中对免疫染色起主要作用的组织成分。否则，除了免疫电镜不可能回答这个问题。例如，胶质细胞纤维酸性蛋白和谷氨酸在胃肠壁肌层的冷冻切片用这两个物质的抗体处理按间接免疫荧光技术步骤进行时，两个抗原高含量地显示在肠肌层神经丛的小胶质细胞内，这种细胞被认为是强荧光细胞。但是，以这种方法观察，还不能回答是神经节的哪一个成分与抗原有关。曾有作者提出，可能是胶质细胞、神经元或与它们二者都有关。但是根据染色状态，不能清楚地识别抗原是在细胞内还是在细胞膜表面上。为了回答这些问题，将大鼠肠壁肌层神经丛做组织块培养。借助相差显微镜和荧光显微镜能清楚地看到培养细胞中各个神经芽、胶质细胞以及它们的突起，并发现上述两个抗原均在胶质细胞内，存在于细胞体和突起中。

二、细胞表面抗原定位

在细胞表面抗原定位中，抗体处理之前不必增加膜的通透性。除了特殊原因而外，最好避免膜的通透，否则将会导致免疫染色减弱，并由于非特异抗体与细胞内成分结合产生较强的背景荧光。原则上，在做这类免疫染色时，通常在倾去培养液之后，细胞先用无血清培养液或磷酸缓冲液（PBS）简单洗一下，立即用第一抗体处理。细胞与抗体的孵育时间一般较短，在室温下约 $20 \sim 60 min$（细胞内抗原定位则需要与抗体一起孵育过夜）。然后洗去第一抗体，与第二抗体孵育，于第一抗体和第二抗体之后的漂洗与细胞内抗原定位的同样方式进行。除非细胞要作观察或照像，一般免疫染色后应立即用福尔马林或酸性乙醇处理，以保持细胞形态学上的完整性。

如同细胞内抗原定位一样，培养细胞表面抗原的免疫组化定位可以清晰地回答抗原定位问题，用于鉴别是哪一类细胞与抗原有关；抗原定位在细胞内还是细胞外；如果没有增加膜的通透性即能看到的抗原必然定位在细胞表面；若通透性对抗原检测是必需条件，则表明为细胞内定位。例如，用背根节感觉神经细胞免疫产生的抗体，用于外周神经节组化染色。若无免疫组化电镜和组织培养研究，就不可能确切地加以解释。根据大鼠背根节冷冻切片的抗原分布发现，表示有抗原存在的沉淀物围住神经细胞体或在胞体的周边。基于这种观察，抗原可能至少分布在4个部位，神经细胞膜的内面、外面或周围卫星细胞膜的内面、外面。这个问题用背根节分散培养神经元免疫染色即很容易解决，证明这种抗原限定在神经元膜的外表面。中枢和外周神经系统各种细胞培养和组织块培养的类似实验结果均支持这一点。现已证实，背根神经节细胞的抗原（38D7）只限定在外周神经元膜表面，而中枢神经元和所有非神经细胞均无此抗原。因此，该抗原代表了外周和中枢神经元之间有明显区别的第一个化学性标记。

三、培养细胞免疫组化技术在神经生物学中的应用

（一）髓鞘生成的神经调控

在中枢和外周神经系统中，少突胶质细胞和施万（Schwann）细胞形成轴突周围的多层髓鞘。许多疾病与这些细胞不能形成或不能维持髓鞘有关，因此，了解髓鞘生成与维持的调控及与髓鞘生成有关的核心问题具有十分重要的意义。有关的中心问题之一是施万细胞和少突胶质细胞的胞质内髓鞘的主要生物化学成分：半乳糖脑苷脂（GC）、硫脂（S）和髓鞘基础蛋白（BP）等物质的合成调控。Mirsky 及其同事们利用抗 GC、S 和 BP 的抗体和部分外周与中枢神经分散细胞培养分别作为施万细胞和少突胶质细胞的来源。当分离轴突周围的施万细胞进行培养时，发现接种 16~20h 即能有 GC、S 和 BP 的免疫组化反应。然而，有意义的是，延长培养期以后，阳性反应细胞数迅速减少。5~6d 后，阳性反应的施万细胞完全消化。当施万细胞和外周神经元共同培养时仅有少数施万细胞和神经元轴突接触，不足以防止髓鞘分子的消失。另一方面，少突胶质细胞的情况则不相同，从培养一开始即很快通过免疫组化反应检测出 GC、S 和 BP 的存在，并持续存在于整个培养过程中，达数周之久。这些结果表明，髓鞘生成中，这两类细胞之间存在差别，施万细胞需要来自适当轴突的连续信息，产生足够髓鞘生成的主要化学成分，少树突胶质细胞则不需要。

（二）在脑发育中生物钟与位置信息的比较

在脑发育研究中，它可用免疫组化标记物标示并识别大鼠脑发育期间分散培养细胞的主要细胞类型，用破伤风毒素受体表达标示神经元；用纤维蛋白（GFAP）标示星形胶质细胞；用半乳糖脑苷脂（GC）标示少树突胶质细胞，将新鲜配制的胚胎或新生大鼠脑的细胞悬液进行免疫组化染色。结果反现，在正常发育期这些物质分子以有规律的顺序出现：10d 胚胎就已经有破伤风毒素结合的神经元，15~16d 时出现 GFAP 阳性星形胶质细胞，而 GC 阳性少突胶质细胞要在出生后 2~3d 才能看到各种细胞规律性出现的时间，可能在 10d 胚胎时已经预定在各自的前期细胞内，或者需要外部信息作为触发，此信息由发育组织内的前期细胞的位置所确定。由 10d 胚胎脑制备的分散细胞培养可以体外维持数周。通过对各不同胚龄细胞的免疫染色，检测用以识别细胞类型的物质分子出现时间，结果显示了确实与正常发育时间相符的情况。可见，在培养一开始就发现破伤风毒素结合的神经元，培养 5~6d 后开始出现 GFAP 免疫荧光的星形胶质细胞（10d 龄胚胎 +5~6d 培养，相当在子宫内 15~16d）。培养 13~14d 之后，开始出现含 GC 的少突胶质细胞（10d 龄胚胎 +13~14d 培养，相当出生后 2~3d），因此妊娠期是 21d。由此认为，大鼠妊娠 10d 和出生后一周之间就胶质细胞发生而言，生物钟比位置信息更为重要。

四、免疫细胞化学的一般步骤

单层细胞培养的间接免疫荧光法可检测活细胞表面抗原，用固定的细胞可检测细胞内抗原。

关于活细胞的免疫标记，先用培养液漂洗细胞。在室温下轻轻吸去培养皿内浮在上面的培养液，加入新鲜培养液，如此漂洗数遍后将培养细胞与已经用培养液稀释的第一抗体一起孵育，室温下孵育 20min 后再用培养液漂洗细胞 3 次。然后细胞在新鲜制备的含 4% 多聚甲醛的 PBS 溶液中，室温下孵育 5min。然后，细胞再用 PBS 漂洗 3 遍。应用第一抗体之后的固定对于以后操作中保持细胞完整很重要，若不固定，细胞容易脱落或形态改变。固定还能防止细胞表面化合物分布上的改变。对细胞内抗原的免疫标记，细胞必须固定，并且使细胞膜对抗体具有通透性。细胞从孵箱取出后，用 PBS 漂洗 1 次，用含 4% 多聚甲醛 PBS 在室温下孵育 5min，再用 PBS 漂洗 3 次，并用丙酮和水（1:1 体积）的混合液处理，或 96% Ethenal 在 −20℃ 下 2min。经丙酮处理后的细胞用 PBS，在室温下漂洗 3 次。然后用第一和第二抗体，在 PBS 溶液中和细胞一起孵育。单层活细胞免疫标记的结果见到带有荧光素标记的各种不同的细胞，而其他的很清楚，没有标记。为了鉴别抗原阳性细胞的细胞类型往往还需做双标记实验。

（王福庄）

参 考 文 献

1. Nelson P G and Lieberman M. Excitable cells in tissue culture. New York：Plenum Press，1981
2. Harvey LA. The pharmacology of nerve and muscle in tissue culture. New York：Alan R Liss Inc，1984，1 – 51
3. Wang FZ, Nelson PG. Synaptic response to muscarinic cholinergic agonists in cultured mouse spinal cord neurons. Chinese J Physiological Sciences，1989，5：277 – 287
4. Wang FZ, Nelson PG and Fitzgerald S C, et al. Cholinergic function in cultures of mouse spinal cord neurons. J Neurosci Res，1990，25：312 – 323
5. 赵桂玲，丁爱石，邵宁生，等. 人酸性成纤维细胞生长因子支持原代培养下丘脑神经元的存活和突起生长. 军事医学科学院院刊，1993，17：183 – 188
6. 王福庄，丁爱石，张崇理. 新生大鼠下丘脑培养细胞 LH-RH 免疫组化观察. 细胞生物学杂志，1994，16：134 – 136
7. 要航，王福庄，丁爱石，等. 新生大鼠海马培养神经元电生理参数测定及神经递质的作用观察. 中国应用生理学杂志，1994，10：183 – 186
8. Wang FZ, Ding AS and Liu ZW. Protective effect of ginsenosides in anxic damage hippocampal neurons in culture. Acta Pharmacological Sinica，1995，16：419 – 422
9. R. I. 费雷谢尼尼著，章静波，徐存栓译. 动物细胞培养 – 基本技术指南. 北京：科学出版社，2010

第十三章　干细胞实验技术

　　干细胞为具有多向分化潜能的原始细胞，是组织维持和组织修复的细胞来源。过去一段时间，由于对干细胞本质的认识不足，加之干细胞自身生物学性质的特殊，以及研究工具的缺乏，致使研究进展较为缓慢。随着分子生物学、遗传学、细胞生物学等领域的研究不断深入，许多高新生物学技术的不断出现并得以广泛应用，使得人们对干细胞有了更好的研究手段，干细胞的结构和功能正在逐步被人们认识。目前对干细胞研究的方法主要建立在干细胞具有慢周期、巨大增殖潜能和多向分化能力的基础上，利用其特殊的生物学特性，来进行干细胞的分离培养、检测鉴别以及定位迁移和其他的功能研究。但是，在实际应用过程中由于干细胞要求的生长条件很高，体外实验很难模拟干细胞生长的原始环境，因此控制干细胞的生长常不理想，同时实验的各种操作以及外源性物质难免会改变干细胞自身的生长特性，这些都是研究中必须解决的难题。

第一节　胚胎干细胞

　　胚胎干细胞是从早期哺乳动物胚胎或原始生殖细胞分离的具有全能性的细胞系，在体外分化抑制培养条件下，具有保持未分化状态及无限增殖的能力。自从 Evans 和 Kaufman 首次建立胚胎干细胞系以来，胚胎干细胞的研究已成为生命科学领域的热点课题，胚胎干细胞对于研究遗传修饰、表达分析、发育分化以及其他生物医学课题都有十分重要的作用，并可广泛地应用于嵌合体的制备和转基因动物的生产。

一、胚胎干细胞分离培养实验

　　胚胎干细胞体外培养对环境条件要求十分严格，必须满足两个基本条件，即能促进细胞的分裂增殖，同时抑制细胞的分化。前者受到培养基、添加物、血清和生长因子的影响；后者则涉及胚龄、饲养层细胞种类及培养基、生长因子的影响，对不同的实验动物条件选择也不同。采取相应的对策，才能成功地培养出胚胎干细胞。基本过程为胚胎经培养 4 ~ 5 天后，内细胞团（inner cell mass，ICM）充分增殖，在显微镜下分离内细胞团块，并消化成 3 ~ 5 个细胞的小团块，在新的饲养层细胞上继续培养，挑取干细胞集落再次消化，并吹打制悬，冰冻保存。需要注意的是：①不同的胚胎干细胞培养条件有所不同；②白细胞抑制因子（leukocyte inhibition factor，LIF）的作用是维持胚胎干细胞的不分化状态，MEF（murine embryo fibroblast）细胞也产生 LIF，所以有时在 MEF 饲养层上的胚胎细胞不用加 LIF；③传代数低的细胞应该冻存于液氮中。

（一）饲养层细胞的制备

1. 方法一 胎鼠成纤维细胞饲养层的制备。

成功培养胚胎干细胞必须既保持 ICM 细胞快速增殖，又要抑制其分化。胎鼠成纤维细胞饲养层既能生产成纤维细胞生长因子，又能分泌分化抑制因子，因此在胚胎干细胞在培养和建系过程中必须附着在饲养层细胞上生长。

（1）取材 取 13~14 天的昆明孕鼠，首先用脱颈椎法处死孕鼠，将其整个浸入装有 75% 乙醇的烧杯中 5min，时间不能过久，以免乙醇进入体内影响细胞组织活力。取出动物放在无菌的操作板上，用大头针固定，用眼科剪在躯干中部环形剪开皮肤，用止血钳分别夹住两侧的皮肤拉向头尾，充分暴露手术视野，取材后将胚胎放在无菌的平皿中，分离胎盘后除去头、内脏、四肢，用 PBS 冲洗干净。

（2）消化 用眼科剪将胎鼠剪成 1~3mm³ 的组织块，PBS 冲洗干净后加入适量胰蛋白酶-EDTA 消化液，此时的消化液被 PBS 稀释 3 倍，室温下消化 1min，然后加入含有 10% 小牛血清的培养液以终止消化。

（3）收集 第一步消化结束后将组织液静置直到组织块完全沉降，再用吸管将培养液吸到无菌试管中，剩余的组织块重复以上的步骤，并将培养液收集到无菌试管中，直至组织块完全被消化。

（4）培养 将装有细胞悬液的试管在 1000r/min 离心 5min，弃上清液，加入含有 10% 小牛血清的 DMEM 培养液，轻轻吹打使细胞重新悬浮，将细胞悬液移入培养瓶中，补充培养液至恰好淹没瓶底，把培养瓶放入含 5% CO₂ 的 37℃ 培养箱中培养，次日换液。

（5）传代 每 2 天更换一次培养液，除去坏死组织并补充营养，当细胞长满瓶底，加入适量的胰蛋白酶-EDTA 消化液使细胞漂浮起来成为细胞悬液，将细胞分装至 2~3 瓶继续培养；传代培养的成纤维细胞可用于胚胎干细胞的分离培养。

2. 方法二 鼠胚成纤维细胞（MEF）饲养板的制备。

MEF 饲养细胞要求每周制备 1 次，作为未分化胚胎干细胞的基底细胞。首先进行原代 MEF 细胞培养，为避免增殖超过胚胎干细胞，必须使其停止增殖，然后将终止生长的细胞接种于适于胚胎干细胞生长的培养皿中，一般采用两种方法抑制 MEF 细胞的有丝分裂：γ 射线（20Gy）照射或加入丝裂霉素 C 培养，使细胞既停止生长又具有营养作用，由于 γ 射线不容易得到，在此仅介绍后一种方法。

准备：MEF 的生长培养基、胰蛋白酶溶液、无 Ca²⁺、Mg²⁺ PBS、丝裂霉素 C、明胶溶液（0.1%）、150mm 培养皿。

准备一支 15ml 离心管，加 5ml 预热的 MEF 生长培养，取一支液氮冻存的 MEF 细胞在 37℃ 水中轻轻振荡，细胞融化后转移到离心管中；离心收集细胞悬于 10ml MEF 生长培养基，再接种到 150mm 的组织培养皿中，加 MEF 生长培养皿至 25ml，37℃ 孵育至细胞长满（2~3 天）；细胞长满后加入丝裂霉素 C，吸掉培养基，加入新配制的含丝裂霉素 C（10μg/ml）的 MEF 生长培养基，37℃ 孵育 2~5h。

孵育同时准备明胶处理的饲养细胞培养皿，明胶中含有变性胶原蛋白，能促进 MEF 饲养细胞对培养皿的吸附。将 0.1% 明胶溶组织培养水高压灭菌后室温保存，倒掉明胶溶液，将培养皿晾干平放即可。

去掉培养基，10ml PBS 冲洗 3 次，完全除去丝裂霉素，加 10ml 胰蛋白酶（0.05%）EDTA 溶液，在 37℃ 条件下孵育 5min 后加入 3ml MEF 生长培养基，用吸管吹散细胞，并转移至 15ml 离心管；离心收集细胞置于 10ml MEF 生长培养基，计数细胞；将丝裂霉素处理的 MEF 细胞以合适的密度接种于明胶包被的培养皿中。

MEF 细胞接种 4~6h 后就可用于胚胎干细胞培养，MEF 培养板接种的饲养层细胞一周内都可用于启动胚胎干细胞培养。

（二）小鼠胚胎干细胞培养

1. 动物处理

（1）超排卵 选取 4~6 周母鼠在明暗循环的动物房内饲养 3~5 天，用孕马血清（PMS）模拟卵泡刺激素（FSH），人绒毛膜促性腺激素（hCG）模拟黄体生成素（LH）的作用，首先在母鼠腹膜下注射PMS（10U/只），间隔 $42 \sim 48h$ 后注射 hCG，（10U/只），注射完 hCG 72h 后每只母鼠置于 1 个单笼饲养的公鼠笼内，次日清晨检查精栓，若见到母鼠阴道栓，确认其交配受精，见栓后大约 3 天剖腹冲卵。

（2）取卵　用脱颈椎法处死孕鼠，放入 75% 乙醇中消毒后，切开腹腔，取出输卵管，在解剖显微镜下剪开壶腹部，待卵逸出或用吸管轻轻拨出，用巴斯德吸管将卵吸入透明质酸溶液，轻轻吹吸，以助于消化，待卵细胞分散成单细胞后，随即将其转入 M_2 内，冲洗干净后转入 37℃ 5% 培养箱中培养。

2. 饲养层细胞的制备

（1）受精卵孵化　将受精卵细胞放在饲养层细胞上培养，72h 透明带自行脱落；48h 后脱去饲养层的裸胚已经有 ICM 孵出，$3 \sim 5$ 天后将附着于培养瓶底的生长良好且未见分化的小鼠内细胞团用巴斯德吸管轻轻拨动使其与饲养层细胞分离，吸取内细胞团。

（2）ICM 的消化　在获得的 ICM 中加入适量的胰蛋白酶溶液消化处理，以含有胎牛血清的培养液终止消化，制成单细胞悬液，再分别移入新的饲养层细胞上于 37℃ 5% CO_2 培养箱继续培养。

（3）分离扩增　培养的细胞在 3 天后可以见到各种细胞集落出现，胚胎干细胞小而圆，排列紧密，边界不清，挑选胚胎干细胞再次消化分散为单细胞悬液，稀释细胞使之成为 $1 \sim 2$ 细胞/毫升悬液，先用吸管轻轻吹打细胞悬液，使之均匀，用加样器向塑料培养板每孔内加 0.5ml，要求接种迅速，以免培养液蒸发，随后放入 37℃ 培养。$3 \sim 5$ 天后重复操作便可得到稳定的胚胎干细胞。

培养 $3 \sim 4$ 天后，进行观察，挑选生长良好的单细胞克隆孔，吸出废液，用 Hanks 清洗，继续加少许胰蛋白酶，待发现细胞变圆时，加入 1ml 含有 10% 血清的克隆培养基，用吸管轻轻吹打，当细胞离开底物悬浮后，用吸管分装入几个培养瓶中，补加一定的培养液，置于 37℃ 培养。

（三）牛胚胎干细胞分离培养

1. 饲养层制备（鼠胚胎成纤维细胞）　见上。

2. 取胚胎　选取健康母牛，发情后 $9 \sim 12$ 天进行直肠检查，观察是否有周期性黄体，对黄体弹性良好的进行超排卵，在进行第一次人工授精后 $4 \sim 8$ 天从子宫中取出胚胎。将牛胚胎放入加有 LIF、胰岛素生长因子的 DMEM 培养液中，37℃ 5% CO_2 条件下培养。体外培养 $6 \sim 7$ 天，ICM 开始明显生长，并保持未分化状态。用无菌玻璃针剥离 ICM 表面覆盖的饲养层细胞，小心将 ICM 挑出，用无钙镁离子的 PBS 冲洗后加入 0.25% 胰蛋白酶在 37℃ 下消化 $3 \sim 5min$，收集消化的组织置于含有 15% 胎牛血清的培养液中，一方面终止消化，另一方面提供营养，用毛细吸管剥离细胞，轻轻吹打将 ICM 制成细胞团悬液（每个细胞团由 10 个 ICM 细胞），再将 ICM 细胞团悬液接种于饲养层细胞上，于 37℃ 5% CO_2 条件下培养。培养 $3 \sim 5$ 天后当饲养层表面出现胚胎干细胞集落时，吸出培养液，用 PBS 冲洗 $2 \sim 3$ 次。用玻璃针分离表面隆起、排列紧密的胚胎干细胞样细胞集落，当完全分离后用吸管将集落转移至胰蛋白酶的消化液中，37℃ 孵育 $3 \sim 5min$，同样将集落置于培养液中，用毛细吸管制成的玻璃针拨散细胞，形成胚胎干细胞单细胞悬液，将胚胎干细胞收集接种于新鲜饲养层细胞上，经培养后可以进行传代。

需要注意每次接种后的细胞只能传代一次，因为细胞的增殖能力有限，细胞悬浮于冻存培养基后，应迅速分装冻存，需要时融化，制备成培养胚胎干细胞所需的饲养细胞。

二、胚胎干细胞分化实验

胚胎干细胞是从囊胚中的内细胞团（ICM）而来的，具有多向分化的潜能，可以发育为多种细胞系，因此可以通过体内体外实验利用干细胞分化特性来检测干细胞。

（一）体内实验

1. 收集细胞　按胚胎干细胞分离方法获得干细胞悬液，取胚胎干细胞悬浮液低速离心 5min，弃去上清液。用少量培养液重新悬浮细胞，制成 1×10^7 个细胞/ml 的高浓度细胞悬液。

2. 接种　用注射器吸取干细胞悬液将胚胎干细胞接种于 BALB/c 小鼠或 BALB/c 裸小鼠腹股沟皮下。每只小鼠分别接种 1×10^7 个细胞/ml 或 5×10^6 个细胞/ml。将接种细胞后的小鼠放回饲养。

3. 检测　隔 $3 \sim 4$ 天观察小鼠成瘤情况。待肿瘤长至 $1cm^3$ 大小处死小鼠，取出肿块，用 10% 福尔马林固定，石蜡包埋，切片，HE 染色. 光镜检查细胞分化情况。取出的畸胎瘤显示有 3 个胚胎层细胞，包括神经组织、皮肤组织、腺上皮、肌肉组织以及软骨等，说明接种的细胞具有多向分化的能力，符合胚胎干细胞的特性。

（二）体外实验

体外实验应用较多，其操作也较体内实验复杂，其基本过程是将培养好的胚胎干细胞悬浮液离心收集，用含葡萄糖的 DMEM 添加胎牛血清继续培养。将胚胎干细胞悬浮液接种培养于未经明胶处理的培养瓶内，注意每天摇晃培养瓶以防止细胞和克隆贴壁。几天后观察便可发现形成简单的类胚胎，随后出现典型的囊状胚胎，这时可将囊状小体取出，进行组织学检查鉴定。

1. 悬滴培养

（1）实验准备　未分化的胚胎干细胞，无 Ca^{2+}、Mg^{2+} 的 PBS，胚胎干细胞分化培养基，微量移液器、无菌多道移液器容器。

（2）收集未分化的胚胎干细胞　在 100mm 的组织培养皿中加入 10ml PBS 待用。在一无菌容器内将 5×10^4 未分化胚胎干细胞悬浮于 5ml 胚胎干细胞分化培养基中（分化培养基：高糖 DMEM，20% FCS，0.1mmol/L 巯基乙醇，青霉素/链霉素）。用移液器在 100mm 组织培养皿盖的内表面加 5 排 30μl 液滴（每滴 300 个细胞），拿起盖轻轻翻转盖在内有 10ml PBS 的培养皿中，小心将培养皿放入温箱中，孵育 2 天。悬滴中形成的细胞集落为单一胚胎样体。

2. 集落培养

准备　悬滴培养的胚胎干细胞单一胚胎样体、100mm 组织培养皿、胚胎干细胞分化培养基。

在 100mm 组织培养皿加入 10ml 预热的分化培养基，从温箱中取出培养两天的悬滴培养物，小心翻转培养皿的盖，用 10ml 吸管收集内表面上的悬滴，将胚胎干细胞的集落转移至培养皿中，孵育 3 天。

3. 分化培养

（1）准备　培养悬液中的单一胚胎样体、6 孔组织培养板、吸管、明胶包被的玻璃盖玻片、无菌镊子、胚胎干细胞分化培养基。

（2）准备明胶包被的玻璃盖玻片　在 3 个 100mm 组织培养皿中分别加入 10ml 无菌组织培养水、100% 乙醇、0.1% 明胶；用无菌的镊子把盖片放入乙醇培养皿中，再转移到水中，最后在明胶中放置 10min；盖玻片在 6 孔培养板中侧面晾干，放于孔内，盖上培养板的盖。

（3）用无菌镊子在 6 孔组织培养板中的每一孔中放一块明胶包被的玻璃盖玻片　在生物安全柜中取下培养板的盖，紫外线下照射 3~5min，杀死可能污染的细菌；用巴斯德吸管把含一个胚胎样体的一小滴胚胎干细胞悬液转移到盖玻片中心，孵育 4~5h，使单一胚胎样体附着于明胶表面并保持培养物湿润；吸附后每孔加入 2ml 分化培养基预热 37℃，注意不要冲掉细胞；培养基变黄后换液，至少每周 1 次，补充 2ml 分化培养基；7 天内可见心肌细胞自动收缩。

（三）嵌合体实验（显微注射法）

嵌合体实验是验证胚胎干细胞全能性的重要实验，即胚胎干细胞与正常的胚胎嵌合，如能产生包括生殖系在内的各个组织器官，并且能产生功能性配子的嵌合体，即可证实分离得到的细胞是具有全能性的胚胎干细胞。一般采用显微注射法，即将胚胎干细胞注射到囊胚中，再将囊胚植入子宫内，使其发育为嵌合体，随后可根据观察新生小鼠的毛发颜色来进一步鉴定嵌合鼠。

1. 准备分离培养的胚胎干细胞悬液　见上。

2. 持胚针、移胚针的制作　在火焰喷灯上将毛细吸管拉成 5~10cm 的一段吸管，保持其外径为 100~120μm，用玻璃刀将细管于离颈部 2cm 处切断，并在火焰上加工端口，使内径为 20~30μm，将细管移近火焰略加热，用镊子轻触尖部适当位置使细管弯成 15°角。同样的方法可制作移胚针，其外径为 200μm，内径为 130~180μm。

3. 在直径 10cm 的培养皿中，用胚胎干细胞的培养液作一直径约 1cm 的注射液滴，覆盖上液体石蜡，以防止培养液蒸发，保持细胞处于无菌状态，并使培养液局限在一点，用移胚针将胚胎干细胞和小鼠囊胚分别移到注射滴中，用持胚针固定囊胚，用注射针轻轻吸入胚胎干细胞，使针尖对准囊胚中央饲养层细胞的邻接处，迅速刺入囊胚腔中，轻轻吹出胚胎干细胞使其恰好落在内细胞团上，停留片刻，以防注入液溢出造成细胞死亡，小心拔出注射针，用移胚针将囊胚移到覆盖有液体石蜡的 Whitten 液滴中，于 37℃、5% CO_2 培养箱中培养 3hr 后，准备进行移胚。

4. 选取昆明雌鼠（白毛）与输精管结扎的昆明雄鼠交配，形成假妊娠，3 天后用阿弗丁麻醉雌鼠，在腰部剪一开口，夹住脂肪组织将子宫拉出固定，在解剖显微镜下寻找子宫角处血管分布较少的部位，用 4 号注射针打一小孔，把吸好胚胎的移胚针插入该孔，随后将胚胎吹入子宫腔内，完成后将子宫等组织复位，缝合肌层与皮肤。移胚的受孕母鼠在 20 天后自然分娩，2 周后可根据毛色判断其是否为嵌合鼠。

（四）核移植实验

首先用灰色的小鼠品系进行雌雄交配，从母体的子宫内获得囊胚细胞，囊胚细胞可发育成胚胎，用极细的吸管取出内细胞块细胞的细胞核，并将其注射到刚受精的、但卵核与精核尚未融合的黑色小鼠的受精卵中，并将黑色小鼠受精卵原有的卵核和精核吸出，将处理过的受精卵体外培养到胚盘细胞期，再将它移植到母鼠的子宫内，让其继续发育，产生的新生小鼠必然会长出灰色的毛。由于主要的遗传物质只存在于细胞核中，所以核移植的受体将具有与核移植供体完全相同的遗传基础，因此在动物育种中有重要作用。

三、胚胎干细胞有关基因技术

通过同源基因重组使生物体的遗传信息按预计的方式发生改变的基因水平的实验方法，并与干细胞培养手段相结合，可以方便地将各种突变基因或检测基因引入体内，得以整体上研究生物体基因表达、调控及生理功能，这也是建立转基因动物的有效方法，包括转基因技术和基因敲除技术。

（一）G4l8 抗性小鼠胚胎干细胞饲养层制备

随着基于胚胎干细胞基因打靶应用的广泛开展，要获得基因剔除小鼠首先要构建一个打靶载体，该载体含有一段与靶基因同源的序列，同时插入一个带有启动子的选择标记基因，如 neo 基因。neo 基因插入不仅灭活靶基因，而且能用 G418 在体外筛选中靶的胚胎干细胞，因此要开展基因打靶的研究，首先要建立 G4l8 抗性的胚胎干细胞饲养层细胞系。

1. 准备　$Smad3^{ex8+/-}$ 小鼠为一个 neo 基因成功整合到基因组的小鼠品系。

2. 饲养层细胞培养液　500ml DMEM、6ml L-谷氨酰胺、6ml 非必需氨基酸、6ml 青霉素/链霉素溶液、4μl 巯基乙醇、90ml 胎牛血清，一次性滤器过滤，4℃保存。

3. 冻存培养液　25%胎牛血清、10% DMSO、65% DMEM，使用前配制。

4. 取样　$Smad3^{ex8+/-}$ 小鼠性成熟后交配，取妊娠 4 天的孕鼠，脱颈椎法处死，75%酒精消毒，在无菌的环境下打开腹腔，取出包含胚胎的子宫，将分离出来的胚胎用 PBS 冲洗干净，去除头、内脏，用剪刀把胎鼠剪成小的碎片，收集组织碎片移入 15ml 离心管，1000r/min 离心 2min，弃上清液。

5. 培养　在获得的组织块中加入 5ml 0.25% 胰蛋白酶溶液，37℃消化处理 30min 后，加入含有 10% 胎牛血清的 DMEM 培养液终止消化，用巴斯德吸管反复吹散细胞，1000r/min 离心 2min，弃上清液收集细胞，加入饲养层细胞培养液并将细胞转移到 150mm 培养皿中，置于 5% CO_2 培养箱中培养 2~3天。通常在第 3 天胚胎成纤维细胞长满培养皿。

6. 制备　将基因型为 neo 基因杂合的细胞加入新鲜的饲养层细胞培养液，3 天后用胰蛋白酶消化处理的方法经传代培养扩增。取丝裂霉素 C 终浓度为 10μg/ml 培养液在培养皿中加入 15ml，于 37℃培养 2~3h，离心去培养液，用 PBS 清洗后加入胰蛋白酶，37℃处理 10min，再加入饲养层细胞培养液终止反应，收集细胞放入 40ml 冻存培养液中，以 -70℃冻存，使用时提前一天解冻细胞。

丝裂霉素 C 处理后的小鼠胚胎成纤维细胞停止分裂但并未死亡，仍能较好地贴壁，这种饲养层细胞解冻后能维持 12 周，并能有效地支持胚胎干细胞的生长繁殖。

在用 G418 筛选中靶的胚胎干细胞克隆的进程中，添加选择培养基（G418 浓度 280μg/ml）后，胚胎干细胞开始陆续死亡，漂浮在培养液表面，7 天后可以开始挑选存活的胚胎干细胞作进一步的鉴定。在此期间饲养层细胞没有脱落死亡，说明制备的饲养层细胞具有 G418 抗性，能用于中靶胚胎干细胞的筛选和培养。

（二）基因转染方法

磷酸钙转染法、脂质体转染法、电打孔转染法等，见本书相关部分的描述。

（三）胚胎干细胞中转入外源基因

1. 胚胎干细胞电穿孔

（1）准备　目的 DNA、电穿孔杯、100mm neo^R-MEF 饲养板、ES 生长培养基。

（2）将收获的未分化胚胎干细胞以 10^7/ml 悬浮于胚胎干细胞生长培养基，吸取无菌 DNA 加入电穿孔杯（10μg lacZ 表达结构和 1μg PGK-neo 筛选结构），加入 0.8ml 胚胎干细胞，轻轻吹吸混合，注意不要产生气泡；室温下电穿孔处理 DNA/细胞混合物（250μF，0.3kV）；胚胎干细胞生长培养基 1:30 稀释电穿孔细胞后接种于 neo^R-MEF 饲养层，密度为 10^6 细胞/100mm 饲养板，放于 37℃，48h 后换含有 300μg/ml G418 培养基，隔夜换液。

2. 挑取胚胎干细胞克隆继续培养

（1）准备　ES 生长培养基（含有 300μg/ml G418 和青霉素/链霉素）、96 孔平底 neo^R-MEF 饲养板、96 孔 U 形底板、微量移液器（10~100μl）、无菌多道移液器容器。

（2）在有 neo^R-MEF 饲养层的平底 96 孔板的每孔中加 150μl 含有 G418 和青霉素/链霉素的胚胎干细胞培养基 DMEM，放入温箱待用。在生物安全柜内倒置显微镜下挑取克隆，用多道微量移液器先在 96 孔 U 形底板每孔中加 25μl 胰蛋白酶溶液，PBS 冲洗后补充 PBS 液恰好没过板底；在显微镜下用装有无菌超细吸头的微量移液器挑取胚胎干细胞克隆，破坏克隆周围的 MEF 细胞，用吸管吸入克隆，体积不超过 20μl，将克隆移入含有胰蛋白酶的 96 孔培养板，吹散细胞后转移到预温的 96 孔 neo^R-MEF 饲养层，孵育过夜。第二天换含有 G418 和青霉素/链霉素的胚胎干细胞生长培养基，继续孵育，大约 5 天传代。

3. 分配 96 孔板上的细胞用于分化和冻存

（1）准备　DMSO（组织培养级）、平底 96 孔板、多道移液器、无菌多道移液器容器、ES 分化培养基、ES 生长培养基、胰蛋白酶溶液、无钙镁离子 PBS。

（2）PBS 冲洗 96 孔板上的胚胎干细胞，孔内加 40μl 胰蛋白酶溶液，37℃ 5min，显微镜下观察细胞脱落与分散情况，消化的细胞中加入 60μl 培养基，吹吸分散细胞，取消化好的胚胎干细胞悬液加入分化培养基稀释，悬滴培养；体外分化后鉴定具有预期 lacZ 表型的克隆。

4. 融化 96 孔板上的细胞　一块板上的所有克隆必须同一时间融化，饲养板一旦融化就不可以再用于冻存，复苏的胚胎干细胞形成克隆的时间并不一致，所以必须每天观察确定传代的时间和传代比例，通常以 1:5 传代。计算传代比是要考虑细胞的覆盖率，因为融化的细胞倾向于成片生长。

（1）准备　96 孔 ES 细胞冻存液、24 孔 MEF 饲养板、塑料盒、ES 生长培养基、微量移液器。

（2）在塑料盒内装入无菌水，置于温箱中预热，从 -80℃ 冰箱中取出 96 孔 ES 细胞板，在融化的每孔中加入 100μl 预热（37℃）的胚胎干细胞培养基，放入塑料盒内温箱中处理 2min，使细胞快速融化，融化的细胞转入每孔有 2ml ES 培养基的 24 孔 MEF 饲养板，孵育 3~5h，胚胎干细胞会吸附，换生长培养基，3 天后可见克隆生长，以后每 1~2 天换液一次，充分生长的细胞集落传代于 MEF 饲养板上。

（四）转基因技术

将外源性基因加入受体动物的受精卵或胚胎中，使之与原有基因形成稳定的整合，从而使子代动物基因组中含有外来基因，并能稳定地传给后代，即为转基因技术。常用字的转基因技术有两种，一是将目的基因通过微量注射法注入受精卵内，再将携带有目的基因的受精卵植入假孕小鼠的子宫内，使之发育成带有转入遗传信息的转基因动物；二是以小鼠胚胎干细胞为研究对象，进行体外操作，然后将经基因改造过的胚胎干细胞植入胚泡中，随胚胎发育。

胚胎干细胞是能在体外培养具有发育全能性的细胞，既有普通细胞的一般特性如体外培养增殖转化等，又保留了分化成各种组织细胞的潜能，这里主要介绍利用胚胎干细胞的转基因技术。基本过程如下：

1. 首先获取一定时期的胚胎，经培养后剥离分散内细胞团，再进行培养，最后分离鉴定而得到所需的胚胎干细胞（见上胚胎干细胞分离培养）。

2. 通过基因技术将外源性的目的基因导入胚胎干细胞中，体外筛选和培养有外源性基因表达的细胞备用（见基因转染）。

3. 取胚泡期的胚胎作为胚胎干细胞移植的受体，将培养带有外源性基因的胚胎干细胞按上法制成细胞悬液，通过显微注射将胚胎干细胞注入胚泡腔内，使其与内细胞团紧贴在一起，即成嵌合体。将注射的胚泡经培养后筛选无发育缺损的囊胚向假孕鼠子宫内移植。

4. 移入子宫　在无菌条件下麻醉假孕鼠，打开小鼠的腹腔，把子宫、输卵管拖出体外，置于解剖显微镜下。将移胚管开口边缘烧平，在距离开口处 1cm 打弯，这样便于掌握插入子宫的深度。先用无菌矿物油充盈移胚管至肩部，一次吸 1 个气泡、少量 DMEM、第二个气泡、7~8 个囊胚，吸入第三个气泡后，水平能够放置。用细无齿镊轻轻夹住子宫上端，用 5 号针头在距子宫上端数毫米处扎一小孔，注意避开血管，确认刺入后，用移胚管吸取准备好的囊胚，沿原针孔插入约 5mm，请吹出囊胚至子宫内，一般控制在 20~30 个为宜，注入完成后立即将各器官放回原位，手术缝合伤口。将小鼠置于安静环境常规饲养，大约 20 天后嵌合鼠育出，即可进行表型鉴定。

四、胚胎干细胞的建系方法

建立胚胎干细胞系的原理就是把囊胚期的内细胞团培养于用丝裂霉素 C 处理的饲养层细胞上获得增殖而未分化的 ICM，随后离散 ICM 继续培养，从而多个胚胎干细胞克隆，经传代建立未分化的细胞系。目前人们虽然已经成功地分离得到多种动物的胚胎干细胞，如猪、牛、羊、猴、兔等，但真正成熟的建系方法仅仅见于小鼠胚胎干细胞，其他动物的建系工作还有待进一步的研究。

（一）胚胎干细胞的分离

分离胚胎干细胞的方法是将胚胎或胚胎干细胞进行分化抑制培养，从而获得增殖的 ICM，然后在解剖显微镜下用毛细吸管挑取 ICM，加入消化液消化，同时用玻璃针或吸管机械分离组织，将打散的细胞接种于新的饲养层细胞上进行分化移植培养，即可获得胚胎干细胞。另一个分离胚胎干细胞的方法是对桑葚胚卵裂球进行分化抑制培养，以获得增殖的胚胎干细胞克隆。

（二）胚胎干细胞的常规培养

分离到胚胎干细胞，克隆以后，需进行扩增或继代培养。胚胎干细胞最初的继代培养是将胚胎细胞克隆，以消化并辅以机械方法将之离散成小细胞块后进行分化抑制培养。此过程是对分离到的胚胎干细胞进行筛选的过程，经最初几次继代筛选，至出现大量增殖胚胎干细胞克隆时，则将胚胎干细胞消化成单细胞继代培养。胚胎干细胞一旦建立便迅速增殖，18~24h 分裂 1 次。培养时胚胎干细胞需保持较高的密度以维持较高的分裂率，同时减少细胞自发分化。一般每 2 天更换 1 次培养液，每 3~4 天即传代 1 次。传代中尤其应注意将细胞消化成单细胞，因为细胞团的存在可刺激细胞分化。

五、胚胎干细胞的鉴定方法

经分离培养所得到的细胞是否是所需的胚胎干细胞，应当进行细胞学的鉴定，干细胞在形态上与一般的细胞区别并不明显，常用的方法有分化实验（见上）以及生化特性、核型分析等检测手段。

（一）碱性磷酸酶的检测

许多实验表明，小鼠、大鼠的胚胎细胞均有碱性磷酸酶表达，因此碱性磷酸酶可以作为胚胎干细胞检测的生化指标。

1. 作用液的配制　快绿 B 盐 5mg，双蒸水 0.08ml，HCl（36%）0.02ml，4% $NaNO_2$ 0.10ml，萘酚 AS-TR 磷酸钠 10mg。DMSO 0.5ml，PBS（pH8.6）5ml，10% $MgCl_2$ 0.05ml，以 1mol/L NaOH 将 pH 调至 8.4。

2. 操作　将胚胎干细胞单细胞悬浮液种植到预先放置有盖玻片的培养皿内，经 24h 培养后，弃上清。用 PBS 轻轻洗涤 1~2 次，再用 4~8℃冷丙酮固定 15min，弃冷丙酮固定液，再用 PBS 洗涤一次，立即送检或放入 -30℃下保存，检测时把标本放入作用液中处理 20min，取出后用双蒸水清洗 3 次，再以甘油 PBS 封片。显微镜下检查，可见阳性细胞被染成棕色即为胚胎干细胞。

（二）核型分析

核型分析是一种检测细胞的有效方法，通过对染色体形态数目的分析可以了解细胞的特征和生长状况，并与异常或畸形细胞相鉴别。其方法为：取培养好的胚胎干细胞，加入胰蛋白酶消化处理制成单细胞悬浮液。加秋水仙素处理（最终浓度 0.08μg/ml）2h，弃去上清液，使细胞停止于分裂中期。用

0.075mol/L 氯化钾 37℃低渗处理 15min 后低速离心。在沉淀中加入新配制的 3∶1 冰醋酸甲醇固定液处理 15min，并注意间断震荡以使固定均匀。为了提高染色体的质量，细胞低渗处理后固定时间一定要充分，有助于除去中期分裂相中残存的蛋白质，使染色体更清晰，随后将固定好的细胞吹散制成干细胞悬液。取干净无油的载玻片保存于 4℃中备用，这样可使载玻片表面附上一层水膜，细胞悬液遇到载玻片上的冷水，染色体能迅速分散开。将细胞悬液滴于准备好的载玻片上，75℃烘烤 2h。0.25% 胰蛋白酶消化 50 秒后加入 5% Giemsa 染色 5min，冲洗除去残液，晾干后于油镜下观察，可分析 100 个细胞染色体，观察整倍体数目，计算出整倍体百分比，同时用图像分析仪进行染色体扫描。

第二节 成体干细胞

一、造血干细胞

（一）造血干细胞的采集

造血干细胞是存在于造血组织中的一群原始的造血细胞，胚胎期 2 周时出现在卵黄囊，4 周出现于胚肝，5 个月后骨髓开始造血而成为干细胞主要的来源，干细胞在造血组织中很少，如小鼠骨髓中 10^5 个细胞中含有核细胞约 10 个，在脾脏中约含有 1 个，而在外周血中只有 0.2 个，根据干细胞的生长特性常用以下方法采集造血干细胞。

1. 5-氟尿嘧啶法（5-FU） 给小鼠注射 5-FU 150mg/kg，第 3 天处死，收集骨髓细胞，由于 5-FU 主要损伤增殖的细胞，因此抗 5-FU 的细胞可视为造血干细胞。

2. 小鼠胚胎肝造血干细胞 小鼠胚胎第 14～18 天，胎肝中的干细胞比例高达 50%，而胎肝干细胞的再增殖能力比骨髓来源的干细胞强，同时干细胞的数量也多，每个胎肝可得到 (2～4)×10^7 个单个核细胞，含有干细胞 (1～2)×10^7 个。

（二）造血干细胞分离提纯实验

1. 免疫亲和柱分离法 造血干细胞表面有许多抗原标志物，其中最为公认的是 CD34 抗原，CD34 抗原广泛存在于造血干细胞表面，被视为造血干细胞的标志之一，因此可以利用免疫吸附层析的方法来分离 CD34 阳性细胞。

取收集的单核细胞置于 RPMI 1640 培养液中，并加入胎牛血清过夜，以除去贴壁的细胞，在形成玫瑰花结的细胞中直接加入生物素标记的抗 CD34 单克隆抗体，于 4℃条件下旋转孵育 30min，用 Hanks 液清洗后。把结合好的细胞放入亲和层析柱中，通过亲和素与生物素的结合作用，标记的细胞被亲和柱吸收，清洗亲和柱除去非特异结合的细胞，即可获得 CD34 阳性的细胞。

但是近年来许多研究结果对以上的概念提出了质疑，人们发现 CD34$^-$ 细胞较 CD34$^+$ 细胞具有更大、更长的造血能力，可能是 CD34$^+$ 细胞的前体细胞，因此此法分离造血干细胞具有一定的局限性。

2. 免疫磁珠分离法 免疫磁珠或免疫磁性微球是一种表面带有官能团磁性高分子聚合物微球，直径数微米，表面被覆特异性单克隆抗体或第二抗体，可以分别与具有特异性抗原的靶细胞或被覆了任何特异性单克隆抗体的靶细胞结合，再用永久性磁铁吸引出靶细胞，这是一种特异性高、纯度好、简便快速的分离方法。

（1）介质准备 含有 1% 人血白蛋白的 RPMI 1640（RPMI/HSA）用于漂洗细胞及磁珠形成玫瑰花结细胞；含有 0.5% 人丙种球蛋白的 RPMI/HSA（RPMI/HSA/IG），用于磁珠与致敏细胞结合；乳糜木瓜酶，用于切断 CD34$^+$ 细胞与磁珠间桥联抗体，母液浓度 2000U/ml，用前稀释。

（2）细胞准备 用密度梯度离心法从新鲜的骨髓或脐血中分离出低密度单核细胞（MNC），200r/min 低速离心，漂洗 2～3 次以除去残留的分离液和血小板等，再以 RPMI/HSA 悬浮细胞，形成密度为 (1～5)×10^7MNC/ml 的悬液。

（3）磁珠准备 从被覆绵羊抗小鼠 1gG$_1$（Fc）抗体 Dynabeads M-450 的小瓶中（磁珠密度 4×10^6ml，30mg/ml），按 0.5 个磁珠/MNC 的比例取出预计的磁珠量，用 RPMI/HSA 漂洗后将磁铁置于试管外壁吸引 2min，弃去上清液，收集磁珠，加入 RPMI/HSA/IG 1ml 悬浮磁珠，置于冰浴中，应立即使用。

（4）致敏细胞　用抗 CD34 单克隆抗体（9C5）按 $0.5\mu g/10^6$ 细胞比例致敏细胞，MNC 浓度为 $(1 \sim 5) \times 10^7 MNC/ml$，混合均匀后置于 4℃ 旋转混合器上低速（4rpm）转动孵育 30 ~ 60min，用 RPMI/HSA 清洗细胞，4℃ 低速离心 5min，去除未结合的单抗，最后在致敏的细胞加入 RPMI/HSA 形成细胞悬液。

（5）混合　按磁珠与致敏细胞 0.5∶1 的比例将致敏细胞与磁珠结合，在 4℃ 旋转混合器上转动混合 30min，用磁铁在管壁外吸引，收集磁珠 - 玫瑰花结形成细胞，再用 RPMI/HSA 漂洗，除去非玫瑰花结形成细胞。

（6）与木瓜凝乳蛋白酶（chymopapain）INN 孵育　将收集到的磁珠 - 玫瑰花结形成细胞悬浮于 RP-MI/HSA 中，加入新配置的 INN 即按 1ml RPMI/HSA 加母液 0.125ml，最终酶浓度为 200U/ml，在室温下，放于旋转混合器上低速混合 15min 后加入预冷的 RPMI/HSA，以延缓酶反应，同时将磁铁放在管壁外侧吸引 1min，磁铁未拿开时收集稀释液（含有释放出来的造血干细胞），移走磁铁后在试管内再加入适量的 RPMI/HSA 漂洗出混杂其中的残留细胞，最后清洗 2 次将上清离心除去残存的酶，加入 RPMI/HSA 将沉积细胞制成细胞悬液，于 4℃ 保存备用。

（7）最后用荧光标记抗 CD34 单克隆抗体，如 8G12（HPCA2-FITC 或 HPCA2-PE），以 90 度光散射测定 CD34 阳性细胞数，用抗 CD34 单抗-FITC 或-PE 检测出白细胞总数，计算出 CD34 阳性细胞所占比例，测定分离前后样本中 CD34 阳性细胞及白细胞总数，并计算回收率。

实验中为了去除其他单核细胞及碎片的影响，可以在 MNC 未致敏前，用未被覆抗体的磁铁作非特异性物理吸附。致敏过程也可用识别 INN 敏感表位的其他抗 CD34 单抗代替 9C5 致敏 MNC（如 My-10）。

（三）造血干细胞体外培养实验

1. 骨髓基质细胞培养　骨髓基质细胞是造血微环境重要的组成部分，基质细胞与造血干细胞关系极为密切，其分泌的细胞外基质与各种生长因子、调节因子调节造血细胞的自我更新、增殖与分化，通过黏附分子可使造血细胞与基质细胞直接接触，有利于造血细胞的定位和成熟细胞的迁出。

首先用脱颈椎法处死小鼠，并浸泡于 75% 的乙醇溶液中消毒 5min，取出小鼠用咬骨钳和镊子在无菌条件下剥离出双侧股骨，D-Hanks 液清洗干净后放入含有 1% 小牛血清的 IMDM 培养基中，再用带有 7 号针头的注射器冲出骨髓细胞，反复吹打形成单细胞悬液，计数并以 10^6 个细胞/cm^2 的密度接种到含有 10% 小牛血清、10% 马血清以及青霉素/链霉素、10^{-6} 氢化可的松的 IMDM 培养基中，放置于 37℃ 5% CO_2 的培养箱中培养，每周半量换液，细胞逐渐汇合生长，即可按常规方法传代。

2. 集落形成实验（琼脂半固体培养）　对于贴壁生长细胞可用普通培养瓶进行该实验，对于悬浮生长的细胞则需要琼脂半固体培养基进行该实验。

（1）琼脂半固体培养基的配置　半固体琼脂通常分为两层，底层为 0.5% 的琼脂，上层为 0.3% 的琼脂。底层琼脂的配置方法如下，先称取琼脂 0.25g，三蒸水 32ml，高压灭菌融化，待冷却至 50℃ 时依次 5 倍加入浓缩的 PRMI-1640、预热小牛血清 9.5ml、青霉素/链霉素 0.5ml、碳酸氢钠 0.2ml，混合后均匀分装至 25ml 培养瓶中，盖好胶塞置于室温下待其凝固；上层琼脂配量如下，琼脂 0.15g 加三蒸水 32ml，连同锥形烧瓶称重后置于微波炉中加热融化，在天平称重后补充损失的水分，待冷却到 50℃ 时按配置底层琼脂的方法加入各成分，混合均匀后放于 40℃ 水浴中待用。

（2）细胞悬液的制备　见上。

（3）细胞琼脂固体培养　取 40℃ 保温的上层琼脂 5ml 加入细胞悬液 0.1ml（10^4 个）混合均匀，此时在上层琼脂中的最终细胞浓度为 2000 个/ml，迅速将 1.5ml 含有细胞的上层琼脂加至已经铺有底层琼脂的培养瓶中，在室温下放置 10min，然后移至 37℃ 温箱中继续培养。一般在培养 10 ~ 14 天肉眼可见细胞集落形成，通常以 50 个细胞以上的细胞团记为一个集落。

3. 液体悬浮培养　原始的造血干细胞为非贴壁生长的细胞，可用含有生长因子的培养基进行体外悬浮培养，这是造血干细胞常用的培养技术之一，广泛用于造血干细胞实验研究以及扩增培养。在大量培养时，为了清除扩增后细胞堆积而带来的不利影响，通常在液体悬浮培养的基础上加用搅拌技术，以利于细胞的生长。

将分离到的造血干细胞接种于用于悬浮搅拌培养的 500ml 培养瓶中，加入约 300ml 的培养液，通过注射针注入无菌过滤的 CO_2（25～50ml）以调节培养体系的酸碱度，一般保持在 pH7.2～7.4，随后将整个培养瓶放入37℃培养箱中，并安置在磁力驱动器上进行培养，搅拌速度限制在50rpm以下，以免破坏细胞。培养体系见下（表2-13-1，表2-13-2）。

<table>
<tr><td colspan="2">表2-13-1 人外周血干细胞大量培养体系</td><td colspan="2">表2-13-2 脐血干细胞无血清培养体系</td></tr>
<tr><td>CD34+细胞</td><td>5×10^3 细胞/ml</td><td>CD34+细胞</td><td>$(1～3) \times 10^3$ 细胞/ml</td></tr>
<tr><td>IMDM</td><td>适量</td><td>IMDM</td><td>适量</td></tr>
<tr><td>FCS</td><td>30%</td><td>BAS</td><td>1%</td></tr>
<tr><td>BAS</td><td>1%</td><td>牛胰岛素</td><td>1μg/ml</td></tr>
<tr><td>L-谷氨酰胺</td><td>3mmol/L</td><td>β-巯基乙醇</td><td>5×10^{-5} mol/L</td></tr>
<tr><td>β-巯基乙醇</td><td>5×10^{-5} mol/L</td><td>卵磷脂</td><td>10μg/ml</td></tr>
<tr><td>rhSCF</td><td>10ng/ml</td><td>胆固醇</td><td>6μg/ml</td></tr>
<tr><td>rhIL-1β</td><td>10ng/ml</td><td>人转铁蛋白</td><td>300μg/ml</td></tr>
<tr><td>rhIL-3</td><td>10ng/ml</td><td>flt3 配体（FL）</td><td>20ng/ml</td></tr>
<tr><td>rhIL-6</td><td>10ng/ml</td><td>rhSCF</td><td>20ng/ml</td></tr>
<tr><td>rhG-CSF</td><td>10ng/ml</td><td>rhTPO</td><td>100ng/ml</td></tr>
<tr><td>rhGM-CSF</td><td>10ng/ml</td><td>rhIL-3</td><td>10ng/ml</td></tr>
<tr><td></td><td></td><td>rhIL-6</td><td>10U/ml</td></tr>
<tr><td></td><td></td><td>rhIL-11</td><td>10U/ml</td></tr>
</table>

造血干细胞的培养条件与一般细胞的培养条件基本相似，主要区别在于刺激造血干细胞的生长因子有异，有时还要加入抑制因子，但事实上，经数周培养后的造血干细胞 CD34+细胞群体消失，扩增的多为成熟的血细胞，因此为了实现造血干细胞有效扩增就要限制培养条件与时间，这也就限制了扩增的规模，因此此法仅限于规模较小的扩增培养。

4. 微载体-微囊培养技术 利用贴壁生长的骨髓基质细胞模拟造血微环境，通过基质细胞提供多种造血细胞因子来长期保持造血干细胞自我更新潜能，可以克服液体悬浮培养技术中扩增后的造血干细胞耗尽的缺陷，微载体-微囊培养技术就是从立体结构上模拟造血微环境，扩展基质细胞及胞外基质黏附的面积与空间，以利于造血生长因子的富集，从而促进造血干细胞的更新，抑制其分化。

（1）准备 微载体，粒径141～211μm，密度1.04g/ml，经生理盐水浸泡，高温高压消毒后，按无菌操作除去生理盐水，用 IMDM 培养液洗涤待用；海藻酸钠0.93%等渗溶液；50mmol/L 氯化钙生理盐水溶液；用于制备微囊培养液为 IMDM 培养基，内含有20% 小牛血清，条件培养液 LPS-LCM，L-谷氨酰胺0.3mg/ml 以及甲泼尼龙 10^{-6} mol/L 等；用于灌注的培养液为 RPMI 1640 培养基，含有10% 小牛血清，L-谷氨酰胺0.3mg/ml 以及青霉素/链霉素。

（2）成纤维细胞接种微载体 将小鼠3T3 成纤维细胞培养至铺满培养瓶底，吸出旧培养液备用。将0.25% 胰蛋白酶溶液浸盖细胞层，室温处理，以细胞层不脱落瓶壁为度，小心吸尽酶溶液，加入小牛血清终止消化，用巴斯德吸管吹散细胞团，转入离心管内洗涤细胞，1000r/min 离心去上清液，取备用的培养液吹散细胞制成悬液，计数，按50ml 培养瓶每瓶20mg 微载体接种 4×10^5 细胞/10ml，37℃5% CO_2 培养，间隙摇动以利于3T3 细胞在微载体上均匀黏附，培养2～3 天后可用于制备微囊。

（3）收集造血干细胞 选取妊娠14 天孕鼠处死，迅速以75% 乙醇浸泡，在超净工作台上进行无菌解剖，取出胎鼠的肝脏，浸入 IMDM 培养液中，剪碎后用4 号针头注射器吹打制成细胞悬液，转入试管中静置，用4 号针头吸取上层分散的细胞悬液放入离心管中，洗涤后1000rpm 离心弃上清液，再加入培养液制成胎肝细胞悬液，计数备用。

（4）制备海藻酸钙凝胶珠 参考 Smidsrod（1990）制珠技术制成简易的带有气体套流管的滴珠针头。按无菌操作收集贴附3T3 细胞的微载体与 10^7 个胎肝细胞混匀，1000r/min 离心5min，去上清液，在沉淀中加入海藻酸钠溶液混匀，用注射器将海藻酸钠混合悬液滴入 $CaCl_2$ 溶液中，滴加同时，打开氮气钢瓶阀，让气流通过套流管从滴头喷出形成的应切力，使海藻酸钠液滴变小，落入 $CaCl_2$ 溶液中变成海藻酸钙凝胶珠，在磁力搅拌的作用下，分散磁珠，滴珠完毕去掉 $CaCl_2$ 溶液中，Hanks 液洗涤干净。

（5）包膜脱钙　吸尽凝胶珠周围的液体，加入多聚赖氨酸溶液 2~4ml，浸润均匀5min后弃去多聚赖氨酸，多聚赖氨酸与海藻酸钙结合，在凝胶珠表面形成水不溶性薄膜，脱钙时此膜仍保持稳定。用柠檬酸钠 0.05mol/L 等渗溶液浸珠 10~20min 脱钙，去掉浸珠液，用 RPMI 洗涤后加入灌注培养液培养。将微囊转移到三通培养瓶中，封闭接种口，通过无菌连接器与灌注式细胞培养装置连接进行间歇灌注培养，培养液为含有小牛血清的 RPMI 1640。每天按 1/10 比例更换培养液，按期收获微囊。

（6）收获　将混合悬液转移到试管中用吸管吹打破坏包膜，静置3min使微载体自然沉降除去微载体，吸取上面的悬浮细胞放入离心管中作第二次沉降处理，静置5min，除去沉淀颗粒，吸取上层细胞悬液，通过200目不锈钢网滤过破碎薄膜，滤液收集在另一个离心管中1000r/min离心5min，弃上清液，再用新的培养液清洗细胞，制成悬液后计数，按 10^6 个细胞/ml 接种入培养瓶，经24h培养后除去贴壁细胞，收集上层悬浮的干细胞。

具有胶原涂层的微载体可扩展成纤维细胞的生存空间，比较有利于支持体外造血，微囊在制作过程中可能给细胞带来一定程度的损伤，其效果不及微载体，但二者都明显优于常规培养。有利于造血干细胞大规模培养，并能保持造血干细胞增殖潜能。

（四）造血干细胞的鉴定

在研究中，目前用形态学的方法还不能完全鉴别造血干细胞，大部分鉴别实验还是从功能上来考虑的，由于造血干细胞具有自我更新和多向分化的能力，因此体内长期多系造血重建是判断造血干细胞最可靠的方法，最常用的是脾结节形成测定法。

脾结节形成测定法：脾结节形成单位测定法是检测小鼠造血干细胞经典的方法，按造血干细胞分离培养方法收集造血干细胞待用。将受体小鼠放入照射盒内，用 X 或 γ 射线给小鼠进行致死剂量射线全身照射，剂量为 50~100cGy/min，照射24h后从尾静脉输入准备好的同种造血干细胞悬液，分别在第8天和第14天处死动物，取出小鼠脾脏，立即用 Bouin 固定液固定，计数脾脏的结节数，每一个造血干细胞增殖分化成一个集落，通常植入的干细胞数与生成的脾结节线性相关。

二、神经干细胞

神经干细胞是神经系统形成和维持的细胞来源，其主要特点为缺乏分化指征，具有自我更新和分化能力，具有分化为神经元、少突胶质细胞和星形胶质细胞的多向分化潜能。经分离发育中及成年大鼠各脑区细胞进行体外培养，已证实胎脑的脑室周围、皮质、海马区、隔区等处广泛存在神经干细胞，而成年脑内神经干细胞分布于室下区、纹状体、海马齿状回、脊髓等处。Vescovi 报告 EGF 和 EGF-2 联用能够从 6~14 周人胚胎神经系统不同区域诱导出 nestin 阳性细胞球。神经干细胞研究对于了解神经系统发育、疾病发生和神经损伤修复有着重要意义。

分离培养实验：

（一）人胚胎神经干细胞培养

1. 准备　DMEM/F12 培养基、胎牛血清、FGF、EGF、25mm 培养瓶。

2. 取材　取4月胎龄水囊引产的新鲜人胚胎，在超净工作台上严格无菌状态下应用外科手术法取出胎儿的纹状体区脑组织，用 PBS 液冲洗干净，在 DMEM/F12（1:1）细胞培养液中漂洗。用眼科剪将脑组织剪成 $1mm^3$ 的小块，放入培养瓶中。

3. 消化制悬　在培养瓶中加入 0.25% 的胰蛋白酶溶液，消化15min，再加入含有 200ml/L 胎牛血清的 DMEM/F12 培养基以终止消化，用巴斯德吸管反复吹打组织，并将培养液经80目不锈钢网过滤，制成单细胞悬液；将细胞悬液置于 1000r/min 低速离心5min，弃去上清液收集细胞。

4. 培养　用 DMEM/F12 培养基清洗细胞团后，加入干细胞培养基，用巴斯德吸管吹打重新制成单细胞悬液，经台盼蓝染色计数活细胞，在每瓶培养瓶中加入 5×10^5 个细胞，同时加入 bFGF（20μg/L）于 37℃、5% CO_2 培养箱中培养，每天观察细胞生长情况。

5. 传代　当细胞形成悬浮的克隆，于 1000r/min 离心 5min，随后同上法制悬，接种，置于相同条件下培养。也可以采用液体微孔稀释法得到单细胞克隆细胞，用含 B27 和 bFGF 的 DMEM/F12 细胞培养液进行连续稀释，直至每毫升含活细胞数为 10 个、5 个、1 个，将细胞悬液加入 96 孔培养板，找出增殖的细胞克隆，并将其移入 24 孔培养板继续培养即获得单克隆细胞。

（二）成体神经干细胞培养

取 4 月成年大鼠的纹状体组织，用 D-Hanks 液漂洗干净在解剖显微镜下小心剥离脑膜，将剥离后的脑组织移入 DMEM/F12（1∶1）加 B27 的无血清培养基中，用吸管机械分离组织，并不断吹打将组织置成单细胞悬液，台盼蓝染色后进行细胞计数，在每培养瓶中加入 5×10^5 个细胞，同时加入 bFGF（20μg/L）于 37℃ 5% CO_2 培养箱中培养。原代克隆形成后再将克隆机械分离制成单细胞悬液，每培养瓶中加入 5×10^4 个细胞，以后每隔 6~9 天传代 1 次。

（三）单细胞克隆及传代（液体微孔稀释法）

取原代培养的单细胞悬液，细胞计数后用含有 B27 和 bFGF 的 DMEM/F12 细胞培养液进行连续稀释至 40 细胞/毫升，于 96 孔培养板中滴加稀释的细胞悬液，每孔 50μl 细胞悬液和 50μl 无血清培养液，每孔 1~2 个细胞。2h 后相差显微镜下观察计数，选取仅有一个细胞的培养孔作记号，动态观察。挑取由一个细胞增殖而成的单细胞克隆，加入培养液，用吸管吹打将其分离成单细胞悬液，把所有细胞移入培养瓶中培养，当细胞长满后进行传代培养，最后可得到大量来自单细胞的亚克隆。

三、表皮干细胞

（一）干细胞的分离培养

生物体的表皮不断增殖脱落，能保持动态平衡的原因是在表皮中存在干细胞，目前实验已经证实表皮干细胞位于皮肤基底层中，毛囊干细胞目前公认的位置是在毛囊上段的膨突（bulge）区。该区与外根鞘相连续，位于皮脂腺导管开口的下方，近立毛肌的附着处。1990 年 Cotsarelis 和同事发现小鼠皮肤、睫毛、触须的毛囊球部并未见标志细胞及干细胞指征，但在膨突区可见，相反应用脉冲 ^3H 标记则发现标记物布满毛母质，而膨突区未见，于是首次提出毛囊干细胞定位膨突区，并逐渐被人们接受。

1. 毛囊 bulge 细胞的分离培养法

（1）分离培养　取 3~5 周的大鼠，CO_2 窒息法处死。将带有皮下组织的触须切下，暴露其内表面，在解剖显微镜下分离所选触须，仔细除去皮下脂肪和包围在毛囊周围的结缔组织，随后用特殊的镊子夹住触须颈部，轻轻将触须拔出，并立即放入无菌培养基中保存。分别在神经纤维插入处和皮脂腺下方横切毛囊，取中间含有 bulge 区的一段，将此部分置于含有 1ml 胶原酶/分离酶的培养皿中 37℃ 孵育 30min，用针将上皮细胞从薄的真皮鞘中拨开，再加入 0.05% 胰蛋白酶继续孵育直到分离完成，通常这一过程需要 1h。

（2）保存　将消化好的细胞低速离心收集，用培养液清洗 1 次，将细胞制成 10^6/ml 的悬液，取 1ml 加入 10% 的甘油后放入细胞冻存管中，于 −80℃ 冻存。24h 后取出冻存管移入液氮中。

2. 毛囊分段培养法　毛囊各部位的功能不尽相同，因此可将分离的毛囊按组织学部位分成几段进行平行培养，并比较各部分的增殖分化能力，这有助于阐明毛囊各部分的生物学形态以及进行毛囊干细胞定位的研究。

（1）触须的分离　取 3~5 周的大鼠，CO_2 窒息方法处死。将带有皮下组织的触须切下，暴露其内表面，在解剖显微镜下分离所选触须，小心除去皮下脂肪和周围的结缔组织，随后用特殊的镊子将触须轻轻拔出，并立即放入无菌培养基中保存。在毛球部上方的胶原周围做一横切口，将其下部小心从球部拔出，此时特别注意保留毛乳头。

（2）分段培养　将准备好的触须分别在毛球部的上方、神经纤维插入处及皮脂腺下方做横切而把触须毛囊分成四段，分别将各段移入 35mm 的培养皿中。随后加入 1ml 胶原酶/分离酶于培养皿中 37℃ 孵育 30min，用针将上皮细胞从薄的真皮鞘中拨开，再加入 0.05% 胰蛋白酶继续孵育至少 1h，直到分离完成。将细胞置于 1r/min 低速离心 5min，收集细胞计数，分别培养。

3. 毛乳头的培养　毛乳头是毛囊的重要的间充质成分，与毛囊干细胞和毛囊周期有非常密切的关系。

（1）取材　无菌处理后将皮肤剪成 0.3~0.5cm 宽的皮条，再从真皮皮下组织交界处剪开，将毛囊下部从皮下组织中拔出，再用眼科镊轻轻挤压毛囊球部，将毛囊下部的上皮组织挤出，得到带有毛乳头的下段毛囊真皮鞘组织。

（2）胶原酶消化法　将带有毛乳头的真皮鞘放入培养皿中，直接加入 0.2% 胶原酶 D 的 DMEM 培养基消化，在显微镜下观察消化程度以控制消化时间，大约 2h 后，当消化到蒂部（与真皮鞘相连的毛乳头根颈部）时，真皮鞘已完全消化为游离细胞，而毛乳头则刚开始被消化。此时加入含有 10% 小牛血清终止消化，D-Hanks 液离心 3 次后低速离心（200~300r/min）5min，上层细胞悬液即真皮鞘细胞，弃去上清液，保留底层混悬液。在双目解剖显微镜下用眼科镊逐一将毛乳头检出，置于 25ml 培养瓶或 24 孔板中做悬浮培养，每瓶接种 30 个以上或每孔 10 个毛乳头，加入 DMEM 培养基培养。

本法操作较简便，镜下的操作仅是将已消化分离下来的毛乳头逐一检出，每小时可收获 120 个毛乳头以上，且经胶原酶 D 消化后毛乳头基本是完整的，呈圆形或椭圆形，接种后过夜观察便可见细胞从毛乳头组织中迁出。

（二）培养干细胞的增殖实验

1. 生长曲线测定　这是测定细胞生长和死亡动态改变最常用的方法之一，一般将欲测定的细胞接种于 24 孔培养板，分为 3 组，培养一周，每天检测一组，细胞计数后把测定的结果绘制成生长曲线，可以直观地反映细胞生长增殖情况。

（1）制备干细胞悬液　选取生长状况较好的干细胞，在其生长到接近汇合时，向培养瓶内加入 1ml 的 0.25% 胰蛋白酶溶液，37℃ 温箱中消化处理，在细胞即将脱离瓶壁前用吸管吸出消化液，加入含有胎牛血清的新鲜培养液终止消化，轻轻吹打制成单细胞悬液，计数。

（2）接种计数干细胞　向每孔中接种等量的细胞，置于温箱中培养。从第二天起开始检测第一组各孔细胞总数，为了减小误差，每孔应反复计数数次，取 3 孔的平均值。隔日换液，同样的方法检测 7 天。

（3）绘图　在坐标纸上标出每天的细胞总数，并绘成曲线，从曲线中可测出细胞数增加 1 倍的时间，即倍增时间。

2. 分裂指数测定　分裂指数是指在细胞群体中处于分裂期的细胞所占的百分率，其测定有利于了解细胞增殖的速度，也常用于外界因子对分裂影响的研究。培养待测细胞，培养过程中在培养瓶中放入盖玻片，使细胞在盖玻片上长成单层细胞，分别在培养 24、48、72h 后将盖玻片取出，用 Hanks 液清洗干净后用甲醇固定 30min，Giemsa 染色，晾干后树胶封片，在显微镜下计数 1000 个细胞及其中的分裂细胞数，按以下公式计算并绘图：分裂指数 = 分裂细胞数/细胞总数。

3. 毛囊周期的测定　毛囊周期经历生长期、退化期和静止期完成一次毛囊的更新，这和毛囊干细胞功能有密切关系。但是，并非所有毛囊自始至终都保持一致的生长速度，不同毛发生长快慢不一，表现出生长的不平行性。研究表明新生小鼠在毛发生长的前两个周期可以保持较为一致的生长特性，即绝大多数同时出现在一个时期，从第三个周期开始，一致性被破坏，为了尽可能地排除不平行生长的影响，常选取出生 21 天的新生小鼠作为实验对象，使实验结果更为明显。

取 21 天的新生小鼠，此时的小鼠正处于第一个毛囊周期的静止期，2 天后皮下注射 0.09ml 浓度为 7mg/ml 的戊巴比妥麻醉小鼠，在鼠背部中央皮下放置一个无菌的含有 10-digit 识别片段的传感器（Biomedic Corp）。然后用黑发染剂将背部染色，黑色染发剂经 4% 过氧化氢 2:1 稀释处理，每天观察动物生长情况。当小鼠皮肤颜色从粉红变为白色预示着生长期的开始，一天后，在黑色毛发的底端会出现白色的毛端，当毛发的白色部分长到一定长度不再生长时，说明毛发生长停止，小鼠毛囊处于静止期。

通过此法可获得较多的同一期毛囊的各类细胞，包括毛囊干细胞，有利于对各期毛囊单独进行生长特性、迁移关系以及分化能力的研究。

（三）嵌合体实验

在胚胎干细胞的研究中常常用到嵌合体实验，此法目前也应用于表皮和毛囊干细胞的研究。其基本原理是利用具有特殊表达的组织部位替代实验动物相应区域，使其融合成嵌合体，如 Rosa26 转基因小鼠可通过增强子"SV40"的调控作用表达 LacZ 受体基因，LacZ 受体基因在成年杂合子或纯合子 Rosa26 小鼠的组织中持续表达，是一种非常理想的供体。通过对嵌合体进行基因表达的分析，研究毛囊干细胞的定位、迁移以及生物学特性。在此介绍两种嵌合体的应用。

1. **毛囊嵌合体** 取 8 ~ 12 周的雌性、雄性小鼠，用氯胺酮（0.104mg/g 体重）和塞拉嗪（0.033mg/g 体重）PBS 混合液麻醉，孕鼠则用氟硝安定（0.315μg/g 体重）氯胺酮（0.158mg/g 体重）和塞拉嗪（0.004μg/g 体重）PBS 混合液麻醉，所有操作均在无菌条件下进行。

切下带有皮下组织的触须，使其内表面暴露，在显微镜下分离触须毛囊，用镊子夹住颈部轻轻将毛囊拔出，所有样品均保存在冷冻的添加了 10% 胎牛血清的 Eagle 培养基上。

用 26 号针在每个受体毛囊的被囊上作两个纵行切口，特别注意完全除去皮脂腺但不损伤毛干。显微镜下识别 bulge 区，然后用针将其从毛囊上段切取出来，同样的方法获得 Rosa26 小鼠毛囊的 bulge 区。每个被取出的 bulge 区由来自 Rosa26 小鼠触须毛囊的 bulge 代替，所有嵌合毛囊保存于冷冻培养基中直至其被移植到无胸腺小鼠肾被膜下。在受体小鼠左侧作一切口，暴露肾脏，在肾被膜下并排种入 3 ~ 5 个毛囊，然后将肾脏放回原位，切口缝合。数周后即可获得毛囊嵌合体。

2. **胚胎移植获得毛囊** 同上法获得 Rosa26 小鼠毛囊的 bulge 区。

妊娠 13 ~ 16 天的野生雌鼠如上法麻醉，在小鼠腹部作一垂直切口，用镊子将两个子宫轻轻拉出，将子宫放在腹壁上，用外科显微镜检查每个胚胎。用剪刀将子宫和羊膜剪开，但注意不要损伤到胚胎，用 26 号针针尖在胚胎的背部皮肤打一小孔，随后把获得的 Rasa26 小鼠触须毛囊的 bulge 区植入其中，加入无菌碳以便于以后定位检查，最后用尼龙缝合线缝合羊膜和子宫，把子宫轻轻放回原位，缝合腹腔。

新生鼠存活 5 天后通过碳可鉴定包含有 bulge 区移植物的区域，将这部分移植到无胸腺小鼠的背部，这既避免了注射，同时又使移植物能发育几周，从而获得与供体嵌合的毛囊。

（四）标记实验

1. **放射性 ^{3}H 标记实验**

（1）**参入实验测定细胞周期** TdR 是 DNA 合成的特异性原料，其用 ^{3}H 标记后通过 DNA 的合成途径可参与到细胞的生长过程中，从而变成 DNA 分子中的一部分。通过检测具有放射性核素的细胞即可了解细胞的分布、迁移、数量以及 DNA 合成代谢的情况，因此利用放射性核素标记实验可用于研究细胞的增殖、生长和分化。

细胞从一次分裂结束到下一次分裂终止所经历的时间为一个周期，可分为 G_1 期（DNA 合成前期）、S 期（合成期）、G_2 期（DNA 合成后期）、M 期（分裂期）。胸腺嘧啶脱氧核苷（TdR）是 DNA 的特异前身物，在细胞生长周期中 TdR 可以被处于 S 期的细胞摄取以合成新的 DNA 分子，采用放射性核素 ^{3}H 标记 TdR 作为参入实验，即 ^{3}H-TdR 作为合成 DNA 的原料被 S 期细胞摄取参入新合成的 DNA 中，使 S 期细胞成为标记细胞，随着细胞的生长，G_2 期及 M 期细胞也成为标记细胞。在一定时间内测定 M 期细胞放射性便可计算出细胞的周期时间。

取培养状况下生长较好的细胞，在培养基中加入已用培养基稀释的 ^{3}H-TdR，37℃ 中培养 30min，常规消化，低速离心收集细胞，用培养基清洗干净除去残余的 ^{3}H-TdR，并加入培养基以及未标记的 TdR，以终止标记。在终止标记后的不同时间分别取样品制成自显影片，用显微镜观察并计数有丝分裂细胞总数及标记的 M 期细胞数，计算有丝分裂百分比（PLM），PLM = 标记的 M 期细胞数/M 期总细胞数。以 PLM 为纵坐标，时间为横坐标作图，绘制曲线。

标记结束时，原处于 S 期的细胞均被标记，开始的一段时间由于 S 期细胞要经过 G_2 期，所以没有标记的 M 期细胞，随着时间延长，原处于 S 期最末的细胞经过 G_2 期进入 M 期，开始出现标记的 M 期细胞，从标记开始到出现标记 M 期细胞这段时间为 G_2 期；随后 S 期细胞陆续进入 M 期，M 期未标记细胞则陆续离开 M 期，PLM 逐渐上升，到高峰时表示非标记细胞全部离开 M 期，从第一个离开 M 期的非标记细胞到非标记细胞完全离开这段时间为 M 期；当原处于 S 期被标记的细胞全部进入 M 期后则原处于 G_1 期的非标记细胞开始进入 M 期，PLM 下降，从开始出现标记的 M 期细胞到开始出现非标记的 M 期细胞的时间表示原 S 期细胞全部通过的时间即为 S 期；此后原标记细胞再次进入 M 期形成第二个周期，两条曲线之间的间隔即为一个细胞周期，由此也可算出 G_1 期。

（2）标记实验检测细胞定位　由于干细胞具有慢周期特性，即保持较长时间的静止状态，因此用³H单一脉冲标记不能筛选出干细胞，需要应用³H连续标记一段时间才能识别出干细胞，而且干细胞一旦被标记上便可保留很长的时间，又称为标记保留细胞（label-retaining cell，LRC），有利于观察细胞的迁移和分选细胞。

选择 SENCAR 新生小鼠，在皮下注射 5μCi/g 体重的³H-TdR；每日注射 2 次，连续 7 天，随后以一周为间隔，分别处死动物，检测。

另外也可以在每只 SENCAR 小鼠的腹膜内放入两个 AL2et 含有 200μCi³H-TdR 的渗透微型真空泵，每个泵每天释放 10μCi 的³H-TdR，则每天注入的总计是 20μCi；连续标记 14 天后，除去真空泵，在此剂量下小鼠可保持在健康状态，并且在整个实验过程中，可维持正常的皮肤组织学特征。

取小鼠体侧的皮肤样品，10% 的磷酸福尔马林缓冲液固定，包埋后，切成 3μm 厚的薄片，做放射自显影检测。

（3）放射自显影术　放射自显影术是利用放射性核素的核射线作用于照像乳胶，使其中的卤化银晶体感光，如果在示踪标本上涂上一层卤化银乳胶，标本中的示踪剂便使相应部位的卤化银感光，从而得到与示踪剂所在部位强度一致的、由银颗粒组成的影像，在显微镜下可进行观察和定量分析。

取待测部位组织用磷酸福尔马林缓冲液固定，流水冲洗后用梯度浓度的乙醇溶液脱水，并用无水乙醇和二甲苯等比例混合液作透明处理，石蜡包埋切片，厚度在 4~6μm 之间。用二甲苯对切片作脱蜡处理，常温干燥后用无水甲醇蒸汽固定 10min，再浸入 5% 火棉胶液中，并迅速取出使之形成 2μm 火棉保护层，然后在暗室条件下放到 40℃ 电热恒温水平台上，均匀涂上液体乳胶，置于室温下干燥，收集团片放入暗盒中在 4℃ 下曝光 3~7 天。然后将切片于 18℃ 下显影 5min，在醋酸溶液中过滤后转入定影液中定影 15min，将经显影和定影的标本用自来水冲洗干净，干燥后进行 Giemsa 染色，晾干后以中性树胶封片观察。

2. BrdU 标记实验　给实验小鼠腹膜内注射 5-溴脱氧尿苷（5-bromodeoxyuridine，BrdU）PBS 稀释液（3mg/kg 体重），1h 后处死，解剖显微镜下分离出所需的毛囊，并用含有 10% 小牛血清的 DMEM 培养液 37℃ 下漂洗 1h（或分离来自未经处理的触须毛囊，在含有 10mmol/L BrdU 的培养基中 37℃ 孵育 1h，同样的方法漂洗）。两种方法的结果类似，常规采用未处理的大鼠触须毛囊。

显微镜下分离出来的毛囊在液氮冷冻后沿长轴切成 8μm 的切片，室温下丙酮/甲醇溶液中固定 5min，再放入 95% 的福尔马林/0.15mol/L 柠檬酸三钠缓存液中孵育 30min，以部分抑制 DNA 酶活性，用 5% 过氧化氢处理样品以淬灭内源性过氧化物酶。然后在室温下用 PBS 液冲洗 2 次，每次 10min，加入 PBS 稀释 20 倍的鼠单克隆抗-BrdU 抗体，孵育 1h，用过氧化物酶 – 抗过氧化物酶技术染色，苏木精复染脱水，于显微镜下观察，出现红斑核的为阳性细胞。

3. 双标记实验　干细胞具有慢周期细胞特性，因此一旦被标记上可以保留较长时间，应用免疫细胞化学 – 放射性核素示踪的双标记实验方法较单一种标记，能更好地研究表皮干细胞增殖能力、迁移特性、定位以及细胞动力学性质，同时也能很好地将其与瞬间增殖细胞相鉴别。

（1）动物处理　取新生小鼠，将皮肤消毒后用 Alzet 微渗泵对小鼠进行皮下注射含有 2mg/ml BrdU 的 PBS 液，每日注射两次，每次 200μl PBS，连续注射 7 天。6 周后观察小鼠生长情况，于小鼠腹膜下注射 10μCi/g 体重的³H-TdR，一小时后用脱颈椎法处死动物，取待检材料在含有 50mmol/L 甘氨酸的 70% 乙醇内固定。

（2）BrdU 的检测　用常规的方法进行石蜡包埋后组织切片，厚度为 5~8μm，将切片放入孵箱内，设定温度为 55℃，使石蜡软化，30 秒后立即取出切片放入二甲苯中脱蜡，洗涤干净；再将切片依次放入 100%、95%、70%、50% 梯度乙醇中脱水 5min，将脱水后的切片浸入 0.1mol/L 柠檬酸钠，于微波炉中高温照射 1~2min，PBS 冲洗干净，然后将切片放入稀释的抗 BrdU 单克隆抗体中，在湿盒内 37℃ 孵育 45min；取出切片用 PBS 中冲洗，注意保持 pH 为 7.2~7.6 之间，随后加入二抗继续孵育 45min；孵育后将切片放入显色液内，放置在室温暗处进行显色反应，30min 后加入 PBS + 0.05% Tween 清洗 5min 终止反应，在空气中干燥过夜。

（3）放射自显影　暗室内将乳胶在42℃水浴融化，用水1∶3稀释后倒入玻片盒中，水浴保温；将切片放入玻片盒中，涂布乳胶，取出放在玻片架上，用一个大暗盒罩住玻片架90min，等待玻片干燥，把干燥的切片放在含有干燥剂的暗盒内，外用铝箔包严，4℃下保存两周。按常规显影、定影后，苏木精－伊红染色，树脂封片观察。

四、间充质干细胞

间充质是胚胎早期主要由分散存在的中胚层细胞和少数外胚层细胞组成，可以发育为多种结缔组织。在成体组织中，特别是结缔组织如骨髓、肌肉、骨中仍保留有少量的具有多向分化能力的干细胞，这些间充质干细胞在一定条件下可被重新激活分化不同的靶细胞，由于骨髓间充质干细胞（mesenchymal stem cell，MSCs）作为骨髓中存在的另一种非造血干细胞的干细胞群具有易获取、易分离、易操作的优点，因而应用较为广泛。

（一）间充质干细胞的分离培养

目前对间充质干细胞特性了解不多，分离方法也不成熟。流式细胞仪的应用有报道，但由于骨髓间充质干细胞表面缺乏特异性标记物，此法受限。目前应用最多的是贴壁培养法，这是因为间充质干细胞具有黏附塑料的性质，一般在分离出骨髓单个核细胞后，培养4h，更换培养基，去掉非贴壁细胞即可得到间充质干细胞。

1. 人的骨髓间充质干细胞的分离培养（密度梯度离心法）　从健康志愿者的骨骼中抽取骨髓，肝素抗凝。用含10%胎牛血清的低糖DMEM培养基稀释骨髓，$1.077g/cm^3$的Ficoll或$1.073g/cm^3$的Percoll离心，以1000r/min在20℃离心30min；在界面收集有核细胞，以2倍体积的DPBS清洗后再次离心收集细胞，加入含10%胎牛血清的低糖DMEM培养基将细胞重新制成悬液，计数细胞；以$2×10^5$个$/cm^2$的密度将细胞接种于培养瓶中，培养基含有10%的胎牛血清，各100单位的青霉素/链霉素，放于37℃ 5% CO_2饱和湿度的条件下培养。接种后24h和72h各换液1次，以后每隔3~4天换液，培养到10~14天，可见细胞增殖汇合，此时加入用0.05%胰蛋白酶和0.53mmol/L EDTA配置的消化液消化处理5min，加血清终止反应，收集细胞悬液于1000r/min离心5min，并以$(5~6)×10^3$细胞$/cm^2$的密度接种于新的培养瓶即可进行传代培养。

2. 人骨髓间充质干细胞的扩增（贴壁法）　抽取健康人骨髓20ml，加入肝素抗凝。将骨髓与HBSS按1∶1稀释，Ficoll 2500r/min离心30min后，用吸管吸出单核细胞层，加入到HBSS中重新制悬，1500r/min再次离心悬液15min，弃去上清液于沉淀中加入25ml含有20%胎牛血清、100单位青霉素/链霉素、2mmol L-谷氨酸的IMDM完全培养基，吹散细胞，将细胞悬液接种于塑料培养瓶中，37℃、5% CO_2饱和湿度培养箱中培养。24h后换液除去未贴壁的细胞，并用PBS清晰黏附细胞层2次，以后每隔3~4天换液1次，大约14天后可见细胞汇合。此时加入用0.05%胰蛋白酶和0.53mmol/L EDTA配置的消化液消化处理5min，加血清终止反应，收集细胞悬液接种于新的培养瓶，再次融合后. 消化计数，以$(1~2)×10^6$/ml加5% DMSO和30% FBS冻存细胞，备用。扩增时，解冻细胞以$5×10^3/cm^2$接种于塑料培养瓶，培养一天后倒掉非贴壁的细胞，再加入胰蛋白酶消化贴壁的细胞，制成细胞悬液后重新以1.5~3个细胞$/cm^2$的密度接种，大约10天后细胞就能扩增2000倍。

由于间充质干细胞具有较强的黏附特性，将单个核细胞悬液接种后，造血干细胞虽然也会少量吸附，但在限制的条件下该干细胞将逐渐退化或不能传代，定期更换培养液可除去未黏附的细胞，剩下的即为间充质干细胞。但是骨髓中的间充质干细胞含量极少，约只占有核细胞的1/10万，且随年龄的增长而逐渐减少，因而分离有一定的难度，有实验表明选用早期贴壁（4~24h）的细胞进行培养最为合适，过早的细胞数量太少，生长困难，贴壁时间过长，大量的造血细胞会黏附而影响分离。胎牛血清的浓度也不是越高越好，高浓度血清会引起细胞过早出现老化，一般在5%~10%为宜。

3. 小鼠骨髓间充质干细胞培养　这是一种较早采用的方法，由于不了解小鼠MSC的密度，采用梯度离心分离效果不明显，所以一般依赖早期贴壁的方法进行细胞培养。

首先脱颈椎法处死小鼠，将小鼠浸泡于75%的乙醇中全身消毒。用咬骨钳和平镊无菌分离小鼠后肢胫骨和股骨，清除骨上软组织，并去掉骨骺端。用7号针头和注射器吸低糖DMEM培养基将骨髓冲入培养瓶中，随后依次换用 7 号、5 号、4 号针头吹打过滤，使之形成单细胞悬液。以白细胞稀释液稀释进行有核细胞计数，离心后将收集的细胞重悬于含有 10% FBS、100U/ml 青霉素、100U/ml 链霉素 IMDM 的完全培养基中，以 5×10^7 细胞/100mm 皿的密度接种培养。接种的密度不应过高以免引起接触抑制，也不应过稀以免导致细胞之间分泌因子的不足而影响细胞的生长。接种 4h 后换液，去掉非贴壁的细胞；以后每 3～4 天换液，进一步清除其他细胞，12～14 天后可见细胞汇合。用 DMEM 培养液洗涤后加入 0.25% 胰蛋白酶和 1mmol/L EDTA 消化处理 5min，显微镜下见细胞稍收缩，间隙增大即可加入 1% 胎牛血清终止消化，用吸管轻轻吹打细胞直至贴壁细胞形成悬液，此时即可按一定比例进行传代培养。

4. 小鼠骨髓间质干细胞的阴性负筛选　间充质干细胞表面能表达多种表面抗原，但它不同于造血干细胞没有特异的表面标志物，因而利用免疫方法分离提纯干细胞有一定难度，于是人们选择多种表面表达的抗原或不表达的抗原进行多标志物联合正性或负性筛选，以直接或间接得到间充质干细胞，阴性负筛选便是其中之一，但此法操作复杂，费用也较高。

首先脱椎处死小鼠，将小鼠浸泡于 75% 的乙醇中全身消毒。用咬骨钳和平镊无菌分离小鼠后肢胫骨和股骨，清除骨上软组织，去掉骨骺端。用 7 号针头和注射器吸低糖 DMEM 培养基将骨髓冲入培养瓶中，依次换用 7 号、5 号、4 号针头吹打过滤，使之形成单细胞悬液。以白细胞稀释液稀释进行有核细胞计数，离心后将收集的细胞重悬于含有 10% FBS、100U/ml 青霉素、100U/ml 链霉素 IMDM 的完全培养基中，以 5×10^7 细胞/100mm 皿的密度接种培养。接种后 4h 后换液，去掉非贴壁的细胞；以后每 3～4 天换液，进一步清除其他细胞，12～14 天后细胞汇合。用 DMEM 培养液洗涤后加入 0.25% 胰蛋白酶和 1mmol/L EDTA 消化处理 5min，显微镜下见细胞稍收缩，间隙增大即可加入 1% 胎牛血清终止消化，用吸管轻轻吹打细胞，直到贴壁细胞形成悬液。

抗生素蛋白包被的磁珠（磁珠浓度为 0.05mg/ml）与生物素标记的 CD11b 抗体结合，抗体与磁珠的比率为 10μg/mg，用培养基漂洗后将磁铁置于试管外壁吸引 2min，弃去上清液，收集磁珠，加入培养液悬液磁珠，并置于冰浴中备用。在抗体磁珠中加入制备好的细胞悬液于 42℃ 孵育 60min。将细胞与抗体磁珠组成的混合物过柱，收集不与磁珠结合的细胞，其中含有间充质干细胞，随后可对收集的细胞进行检测。

（二）骨髓间质干细胞的诱导分化

来源于胚胎早期中胚层的间充质干细胞具有多向分化能力，许多实验已经证明在体外定向诱导分化体系中能够分化形成成骨细胞、脂肪细胞、软骨细胞、神经细胞和肌细胞等。与造血干细胞不同的是间充质干细胞在特定条件下可发生转分化，即表型转化，如克隆化的脂肪细胞可转变为成骨表型的细胞，软骨细胞黏附于适当材料上培养可转变为成纤维细胞和成骨细胞。间充质干细胞的重塑作用对于组织修复、重建以及组织工程都有重要的意义，现在将各种诱导体系总结如下，供读者参考。

1. 间充质干细胞定向诱导为成骨细胞　培养的骨髓间质干细胞传 2～3 代后，按常规方法消化收集，加入低糖 DMEM 培养基吹打制成细胞悬液，重新将细胞悬液接种于新培养瓶中，放于 37℃ 培养箱中孵育 3～7 天，细胞达到完全融合后加入成骨诱导培养基，即含有 100mmol/L 地塞米松、0.05mmol/L 抗坏血酸（AsAP）、10mmol/L β-磷酸甘油（β-GP）、10% FBS 的 DMEM 的培养基，每 3～4 天更换培养基，孵育一周后可发现钙含量上升，14 天左右可检测到 AKP，诱导 21 天后终止培养，进行检测。此外，人们发现 $1,25-(OH)_2-VitD_3$、抑制素 A、bFGF、BMP-2、BMP-4、β-TGF、IL-6 以及透明质酸都可以诱导间充质干细胞分化为成骨细胞，其中 bFGF 作用较强。

2. 间充质干细胞定向诱导为软骨细胞　将培养融合的间充质干细胞按常规方法消化下来，加入含血清培养基清洗后，重新置悬并将细胞悬液接种于无血清的成软骨诱导培养基中，包括成分如下述。调整细胞悬液浓度为 5×10^5 细胞/ml，取 0.5ml 加于一个 15ml 锥形聚丙烯离心管中，并以 600r/min 离心 5min，使细胞沉积到管底。将离心管置于 37℃ 孵箱中培养，每周换液 3 次，14 天后去掉 TGF-β3，加入 50ng/ml 的甲状腺素和 20mmol/L β-磷酸甘油，并将地塞米松浓度降到 1nmol/L，继续培养 7 天左右，即进行检测。

DMEM 高糖培养基：

TGF-β3 10ng/ml

Dex 100nmol/L

抗坏血酸（ASAP）50μg/ml

丙酮酸钠 100μg/ml

脯氨酸 40μg/ml

牛胰岛素 6.25μg/ml

干扰素 6.25μg/ml

亚硒酸 6.25μg/ml

亚油酸和 1.25mg/ml 的牛血清白蛋白 5.33μg/ml

3. 间充质干细胞定向诱导为脂肪细胞　将人骨髓间质干细胞培养在含 10% FBS 的 DMEM 培养基中，实验时按常规方法消化收集细胞，以 2×10^5 细胞/L 的密度重新接种，放于 37℃ 培养箱中孵育 3~7 天，细胞达到完全融合后加入含有 1μmol/L 地塞米松、0.5mmol/L IBMX（3-异丁基-1-甲基黄嘌呤）、10μg/ml 胰岛素、100μg/ml 吲哚美辛和 10% FBS 的 DMEM 诱导培养基。骨髓间充质干细胞在此培养基中培养 48~72h 后更换培养基，加入成脂维持培养基（AM），包括 10μg/ml 胰岛素、10% FBS 的 DMEM 培养基处理 24h。如此进行 3 个循环的诱导，最后让细胞继续在 AM 培养基中培养一周，期间每隔 3~4 天换液一次。将得到的细胞置于光镜下观察，可见细胞中含有大量的脂滴。

4. 间充质干细胞定向诱导为神经细胞　培养的间充质干细胞经传代后，培养在 20% FBS 的 DMEM 培养基中，取第五代细胞用含有 20% FBS、1mmol/L β-巯基乙醇（BME）的 DMEM 培养基预诱导 24h。观察细胞生长情况，启动生长较好的细胞进行诱导分化，即换掉预诱导培养基，用 PBS 液清洗细胞 3 次后，再加入诱导液，其中含有 1~10mmol/L β-巯基乙醇或 2% DMSO 和 200μmol/L BHA（butylated hydroxyanisole）的无血清 DMEM，诱导处理 5h。也可以用 1mmol/L 硫代甘油代替 β-巯基乙醇，进行预诱导的诱导过程，其结果类似，随后镜下观察可见细胞胞体收缩，有突起伸出，免疫组化检测显示细胞表达巢蛋白（nestin）阳性。

5. 间充质干细胞定向诱导为肌细胞　取培养好的骨髓间充质干细胞进行培养，将第二代 MSCs 接于 10% FBS 的 DMEM 培养基中，加入 5-氮胞苷处理 24h，继续培养 7~11 天后，可以观察到长的多核肌小管，也可在细胞的胞质中观察到苏丹黑阳性小滴。这些观察说明骨髓中的 MSCs 可以成为肌祖细胞的来源。有实验表明两性霉素 B 也可诱导间充质干细胞分化为肌细胞。

五、胰腺干细胞

糖尿病是一种严重危害人类健康的代谢疾病，死亡率在各种疾病中居第 3 位。它与患者胰岛素分泌胰岛素量的不足和/或自身利用胰岛素功能障碍有关。它引起的并发症包括：糖尿病肾病、视网膜病变，外周血管神经病变等。目前临床上治疗糖尿病的常用方法均存在一定的局限性，理想的治疗方法是胰腺或胰岛移植，阻止糖尿病的发展及并发症的发生，从根本上治疗糖尿病。但是由于成年胰岛细胞的生长率极低，而且人们对胰岛生长调控因子的了解还相对贫乏，另外胰岛干细胞活性和功能的体内外检测系统也不完善，所以胰腺干细胞这一领域尚有很大的空间等待开发。

Langerhans 胰岛由 4 种细胞组成，即可合成激素肽的细胞：①产生胰岛素的 β 细胞；②产生胰高血糖素的 α 细胞；③产生生长抑素的 δ 细胞；④产生胰多肽的 PP 细胞。它们在胰岛内有一定的立体位置和次序，与神经细胞紧邻。

胰腺干细胞存在于胚胎及成年胰腺内，尽管胰腺和中枢神经系统具有不同的起源和功能，但控制这两个器官发育的机理都非常相似。

（一）胰腺干细胞的分离和培养

由于胰腺干细胞主要来源于胰腺导管上皮及少量来源于胰岛，因而成功地分离胰腺导管上皮细胞就可获得大量的具有分化潜能的干细胞。但干细胞与其他细胞相比，在培养方面有其特殊性，故有必要在此予以描述。

1. 胰腺干细胞的分离　胰腺导管上皮是具有干细胞潜能的一类细胞，其在胰腺中所占比例甚少。目前成人、动物胰腺导管上皮细胞的分离多采用胶原酶消化法。具体方法为：按供者器官切取原则和技术获取胰腺后，于导管内注入胶原酶（普通胶原酶或纯化的 liberase），在一定温度下（30~37℃）消化，当观察到较多游离且完整的胰岛细胞团时，中止消化，低温清洗 3 次。消化后胰岛已从外分泌组织中释放出来，但仍与外分泌组织混悬在一起。由于内、外分泌组织的密度不同，可用密度梯度离心法将它们纯化。如消化的胰腺组织较多，可用 Euro Ficoll 或 Lymphaprep 或 Ficoll 液在 COBE 2991 细胞分离机中进行连续密度梯度离心，亦可对少量组织采用非连续密度梯度离心。离心后，绝大多数胰岛即与外分泌组织（腺泡细胞和导管上皮细胞）分开而得到纯化，胰岛可用于移植等方面的研究，而外分泌组织则需进一步处理以便达到获取导管上皮细胞的目的。

另一种获取导管上皮细胞的方法是将胰腺的大导管以外科方法剪取，然后再将大导管切成小块后以胶原酶消化，在显微镜下将消化后的导管上皮细胞从导管上皮和其他细胞的混悬液中挑出。此法无法获得大量的小导管上皮细胞，仅适用于需少量细胞的研究工作，此外，尚有用机械的方法将导管上皮从导管上刮下后收集，此方法难度大，收获量小，已较少有人应用。

2. 胰腺干细胞的培养 消化后的胰腺细胞经密度梯度离心后，胰岛细胞即被从混悬液中分出，而外分泌细胞中则绝大多数（>99%）为腺泡细胞，少量为导管上皮细胞。根据这 2 种细胞的不同生物学特性，即导管上皮细胞在 6~12 小时即可贴壁生长而腺泡细胞不具备此特性，在培养的前期置换培养液时，几乎可将所有的腺泡细胞在换液时丢弃，仅留有少量的贴壁细胞即导管上皮细胞生长。一般来说，培养早期（前 3~7 天）可使用未经处理的 T-75 培养瓶，CMRL1066 培养液，37℃，5% CO_2 条件下培养，其中葡萄糖浓度为 5.6mmol/L，加 10% 胎牛血清。贴壁生长的细胞自 12~24 小时起即开始增殖、复制，从单个或少量几个细胞逐渐变为小细胞集落。由于干细胞可在无血清培养液中生长和增殖，而其他细胞（除成纤维细胞外）不易生长，故在培养 3~7 天后即换为不含血清的 DMEM/F12（含 8mmol/L 葡萄糖）培养液，其中加入一定量的胰岛素、转铁蛋白和硒、青霉素、链霉素、牛血清白蛋白、尼克酰胺和角朊细胞生长因子（keratinocyte growth factor，KGF）等。有实验发现，早期即培养 3 天后即换为不含血清的 DMEM/F12 培养液，更有利于导管上皮细胞即干细胞的生长和增殖，而早期加入微量霍乱毒素于培养液中则可有效的抑制成纤维细胞的生长，消除成纤维细胞的污染。加入少量抗真菌的二性霉素 B 可比较有效的预防真菌的污染。有文献报道使用鼠基底膜提取物制成的胶状物（matrigel）具有促进胰腺干细胞生长的作用。但 Matrigel 价格昂贵，干细胞在其中生长后很难将细胞完整取出，而使用胰酶消化时，很容易损伤或溶解干细胞，故不建议使用 matrigel。在此后的培养阶段，应较频繁地添加 KGF，以促进干细胞的生长和转分化。一般经培养 5~7 天后，细胞集落增大，互相开始连接成片，大片细胞在光镜下的形状如铺路的鹅卵石一般。在此基础上细胞可形成一单层细胞，几乎覆盖培养瓶底，此时亦开始出现具有三维结构的细胞团，在相差显微镜下呈山嵴或山峰样隆起，这种三维细胞团结构随培养时间的延长逐渐增大，当直径达到 100μm 以上时，轻摇培养瓶则可使胰岛细胞团悬于培养液中，双硫腙染色呈红色。Bonner-Weir 报告成人全胰腺的干细胞经过 5~7 周培养后，可平均收获 32 000 新生的胰岛细胞团。而也有人报告经 27 天培养后平均每克胰腺组织可收获 760 个胰岛。

在胰腺干细胞培养过程中，不同的外部条件可以促进干细胞的增殖与分化，它们包括：生长激素，如胰岛素样生长因子（insulin-like growth factor，IGF）；其他激素如促胃液素，胰高血糖素样多肽（GLP-1）等；生长因子和细胞因子如转化生长因子（transforming growth factor，TGF-α），表皮生长因子（epi-dermal growth factor，EGF），β 细胞素（beta cellulin），白介素1β（interleukin-1β，IL-1β），肝细胞生长因子（hepatocyte growth factor，HGF），角朊细胞生长因子（keratinocyte growth factor，KGF）等；营养成分如葡萄糖；细胞外基质如上皮细胞黏附分子（Ep-CAM），胶原1和胶原4等；其他物质如尼克酰胺、丁酸钠等也有促进干细胞增殖和分化的作用。

目前仍未找到培养干细胞的最佳条件。成年胰腺干细胞在体外培养后所获的胰岛因数量及其胰岛素含量尚不足以用于临床实验。部分动物实验表明，小鼠胰腺干细胞在体外培养后获得的胰岛植入同种糖尿病小鼠体内，可纠正糖尿病状态，基本恢复正常的糖代谢。

（二）胰腺干细胞的相关标志

研究胰腺干细胞的分子标志对其鉴定、分离及纯化有着非常重要的意义。近年来有关胰腺干细胞标志的研究取得了较大进展，其中胰十二指肠同源异型基因盒基因-1（PDX-1）、Nestin 及神经元素 3（Ngn3）3 种分子是研究较多的胰腺干细胞标志。

1. PDX-1 是胰腺干细胞发育过程中表达的第一个分子标志，PDX-1 阳性细胞可分化为胰腺组织的 3 种细胞：内分泌细胞、外分泌细胞、导管细胞，成年人及鼠的胰腺导管上皮细胞表达 PDX-1，经诱导可分化成胰腺的 4 种内分泌细胞，被认为是胰腺干细胞。但有研究发现成鼠胰腺导管上皮内的干细胞不具备胚胎胰腺干细胞的所有抗原标志，二者可能起源于 PDX-1 阳性干细胞的不同亚群。

2. 巢蛋白（Nestin） 是一种高分子量中间丝蛋白，是中枢神经系统神经干细胞的标志之一，胰腺内 Nestin 阳性细胞经体外培养、诱导可分化形成胰岛 β 细胞，将其移植入糖尿病鼠体内可有效地控制血糖，胰腺内 Nestin 阳性细胞还可分化为胰腺的其他细胞，因此，胰岛 Nestin 阳性细胞被认为是胰腺干细胞，Nestin 是胰腺干细胞的重要标志之一。

3. Ngn 是 bHLH 转录因子家族的成员之一，研究发现 PDX-1 阳性细胞同时表达 Ngn3，Gu 研究组认为胚胎及成鼠中 Ngn 3 阳性细胞是胰岛的祖细胞，因此，Ngn3 可能是胰腺干细胞标志物之一。

资料表明胰腺干细胞标志还包括：①角蛋白 20，即成熟导管细胞的特异标志；②MSX-2，即同源异型转录基因盒家族的成员之一，在多种器官（如牙齿和肢芽）发育中参与组织生长和模式形成，也在内分泌干细胞的活性部位表达；③波形蛋白（vimentin），在胰岛形态发生过程中与角蛋白 20 短暂同时表达于胚胎导管上皮细胞；④β-gal 即 β-半乳糖苷酶，在人胚胎胰腺导管上皮细胞高水平表达，且 β-gal 阳性未分化细胞有很强的增生、分化能力；⑤bcl-2，是一种线粒体原癌蛋白，又称凋亡抑制因子，表达于胚胎和成人胰腺导管上皮细胞；⑥ Glut-2，即 2 型葡萄糖转运体；⑦酪氨酸羟化酶（TH），TH 是儿茶酚胺生物合成途径的限速酶，它在导管壁的早期胚胎内分泌细胞中一过性表达，这提示 TH 可作为早期内分泌前体细胞的标志；⑧ Isl-1，Isl-1 缺失小鼠形成的腹芽中缺乏内分泌细胞，这说明 Isl-1 内分泌细胞的形成中有作用。尽管胰腺干细胞表达某些细胞分子，但至今尚未发现十分特异的胰腺干细胞标志。

在鉴定胰腺干细胞时可以采用形态观察结合分子标志物检测的方法，而分子标记物的检测可用免疫印迹或免疫组化检测蛋白质，或者 RT-PCR 检测标志分子的 mRNA 水平。

六、肝干细胞

肝干细胞具有双分化潜能，可向肝细胞和胆管上皮细胞分化发育。目前较公认的肝干细胞来源有肝卵圆细胞、胎肝前体细胞、小肝细胞及骨髓肝干细胞和胰腺上皮细胞。其中后两种是非肝源性肝干细胞。

（一）肝干细胞的分离和筛选

肝干细胞的分离方法很多，近年来已成功地从大鼠胎肝、成年肝脏及骨髓中分离或定向诱导分化出肝干细胞，目前多用两步胶原酶灌流消化法获得胎肝细胞，进一步用密度梯度离心法和离心淘洗技术、荧光激活细胞筛选法及免疫磁珠细胞筛选法进行纯化，后两种方法都是以免疫亲和力技术为基础，细胞被抗体标记后用免疫磁珠颗粒或流式细胞计数等方法分离，需要待分离细胞具有特异性表面标志物。

已知的一些肝细胞系的细胞标志列于表 2-13-3。

表 2-13-3 已知的肝细胞系的细胞标志

肝干细胞	肝卵圆细胞	肝细胞	胆管细胞
CD49f、CD29（α6、β1）	CD34、Thy-1、c-kit、c-met、AFP、CK18、Flt-3、CK8、OV6	AFP、白蛋白、α1 抗胰蛋白酶、6-磷酸－葡萄糖酶、二肽酶Ⅳ	CK19、胆管性糖蛋白、γ-谷氨酸转肽酶、vinculin

1. 密度梯度离心和离心淘洗法 Seglen 用改良的原位两步灌流法分离肝细胞，得到了活性率可达 90% 的细胞，原位两步灌流法是从门静脉插管，先用去二价阳离子缓冲液灌注肝脏，去除相邻细胞间的桥粒和半桥粒结构，再用胶原酶溶液灌流，消化细胞间纤维组织，再经离心洗涤，获得肝细胞。此后许多

研究者在此基础上不断改进，用于分离肝干细胞并获得了良好效果。

Gordon 等用两步胶原酶灌流法从倒千里光碱（restrosine，DNA 抑制剂，具有抑制成熟肝细胞生长的作用）和 2/3 肝切除 6~8 天后的 Fischer344 大鼠中分离出小肝细胞样前体细胞（small hepatocyte-like progenitor cells，SHPC），即先用 37℃、300ml 无 Ca^{2+} 溶液灌注，继用质量浓度为 0.1% I 型胶原酶溶液消化，灌流完后，将肝脏在酶中再消化 15min，肝细胞悬液 50×g 离心，弃大细胞，小细胞悬液再以 150×g 离心 15min，洗涤 3 次，得 SHPCs，所分离细胞用台盼蓝拒染检测细胞活性率为 90%，每只鼠可分离细胞 $4.5×10^7$，免疫细胞化学检测到 AFP、H.4 表面标志表达。

王宇明等根据卵圆细胞本质上是非实质细胞的特点，从 2-AAF+2/3PH Wistar 大鼠肝中分离出肝实质细胞和非实质细胞，先用 50×g 离心将它们分开，再将富含肝卵圆细胞悬液进行 50%、70%、90% PERCOLL 密度梯度离心 12 000r/min 30min，吸取界于 50%~70% 界面层细胞，进行形态学及表面标志鉴定，该细胞具有肝干细胞特征，将其移植入受体大鼠脾内，大鼠脾内出现岛状肝组织结构，形成肝化脾。

对于大鼠胚胎肝干细胞的分离，可直接取出胎肝剪碎后，用质量浓度为 0.1% 胶原酶反复消化、离心洗涤后获得胎肝细胞，一般从一只 14.5d 孕鼠胎肝中可以分离到约 10^8、活性率达 98% 的胎肝细胞，胎肝细胞在原代培养中经过反复贴壁筛选，去除非干细胞。这种分离肝干细胞的方法简单易行、不需特殊设备，但分离纯度低，即小于 80%，肝源性肝干细胞可用此法进行分离。

2. 荧光激活细胞筛选法 荧光激活细胞筛选法（fluorescent activated cell sorting，FACS）是利用流式细胞技术结合免疫荧光标记单克隆抗体来分离细胞，现已知肝干细胞表面表达 C-kit、CD34、Thy-1、Flt-3、c-met 等表面标志，但尚未找到特异性的标志物。经酶消化后的肝脏细胞和经分离液分离的骨髓单个核细胞（干细胞的主要来源），可用 FACS 进一步分离纯化，Currie 等采用 FITC（异硫氰酸荧光素）标记的 CD90、CD34 单克隆抗体从人胎肝细胞中用 FACS 筛选出 $CD90^+$（占总细胞数的 2%）、$CD90^-/CD34^+$（9%）、$CD90^+/CD34^+$（2%）的细胞群，在细胞因子作用下的体外培养实验证实，$CD90^+$ 细胞能分化为双潜能肝干细胞（能同时表达肝细胞和胆管细胞标志 FIB^+CK19^+）和单能干细胞（FIB^+CK18^+）。这种方法分离迅速、分离纯度高、并能保持细胞活力，但需特殊设备。

3. 免疫磁珠分选法 免疫磁珠分选法是基于免疫学原理，细胞被带有抗体的磁珠标记后，在磁力作用下和未标记的细胞分离，再洗脱磁珠标记的细胞，此法可分离具有特异性标记的痕量细胞，分离纯度高，细胞活力好，且易获得无菌细胞制剂。Avital 等用磁珠分选法从人和大鼠骨髓中分离出能表达 B_2m^-/$Thy-1^+$ 细胞，将细胞通过门脉移植到同系受体大鼠体内，很快整合入肝板并分化为成熟肝细胞，体外用 HGF 诱导培养后，表达肝干细胞标志物 AFP、ALB、CK18，并具有肝干细胞部分功能如合成尿素、白蛋白，这为解决肝细胞移植细胞来源问题提供了一种新的思路，免疫磁珠可用于分离纯化各类肝干细胞，所处理的细胞样品量比 FACS。

以上这些分离方法只是目前常用方法，并不是公认的好方法，这是因为目前肝干细胞缺乏一个已知的独特的表面标志，因此亟待寻找一种新的肝干细胞分离纯化方法。

（二）肝干细胞体外培养扩增

一般分离的肝干细胞含量很低，应用前需进行体外培养扩增，但肝干细胞体外培养时很容易分化为成熟肝细胞而失去增殖能力，因此体外长期培养的关键是阻止引起干细胞分化基因的激活，以抑制其分化，同时给予适当营养物质和生长因子促进其增殖。

1. 生长因子在肝干细胞培养中的作用 肝细胞生长分化的调控机制非常复杂，目前尚不清楚，但多种细胞因子与体内及体外肝细胞再生密切相关已被证实，在培养基中加入一种或几种生长因子时，可促进肝干细胞的生长及增殖分化。肝细胞生长因子（hepatocyte growth factor，HGF）被认为是肝再生特异的细胞因子，它通过与其受体 c-met 结合而起作用，特别是在细胞接种密度较低的情况下，HGF 对肝干细胞的扩增迁移起关键作用；干细胞因子（stem cell factor，SCF）可通过自分泌和旁分泌调节，对肝干细胞的生存、增殖、迁移起基础性作用；EGF 是促卵圆细胞有丝分裂原，能与膜受体 EGFR 结合，促进 DNA 合成和 mRNA 转录，转化生长因子 β（TGFβ）则抑制卵圆细胞的过度增殖。Sekhon 等研究发现成纤维细胞生长因子家族（fibroblast growth factors，FGFs）在肝脏的形成发展中起重要作用，在 E10 胎肝体外培养体系中加入 FGF1、FGF4、FGF8，其中 FGF1 和 FGF4 能促进胚胎肝干细胞分化为双潜能肝前体细胞，而 FGF8 则诱导其向成熟肝细胞分化。Monga 等用含有 HGF、SCF、Flt-3 的培养液培养胚胎肝干细胞，成功地促使肝干细胞在体外大量富集和扩增。

2. 肝干细胞培养扩增的条件

（1）细胞外基质 合适的细胞外基质（extracellular matrix，ECM）在肝干细胞的生长和分化中起重要作用，Suzuki 将分离的肝干细胞以 $1 \times 10^3 / cm^2$ 的密度分别接种在用层粘连蛋白、IV 型胶原、I 型胶原和纤维结合素包被的培养板及未经处理的培养板中，研究发现这些 ECM 对细胞黏附和铺展非常重要，而未经处理的板中，几乎没有细胞克隆形成，这说明合适的底物对肝干细胞的体外增殖是必需的。

（2）饲养层 除生长因子和 ECM 外，饲养层也可抑制肝干细胞的分化，饲养层有原代胚胎成纤维细胞饲养层（PREF）和已建系的胚胎成纤维细胞（STO）等。He ZP 等在肝干细胞培养基中加入同样细胞因子条件下，有成纤维细胞饲养层的培养板中的肝卵圆细胞较快发生增殖和迁移，并有细胞克隆形成，细胞保持未分化的时间长（3 个月），细胞数量增加了 100 倍（2×10^9），没有饲养层的肝干细胞则很快发生分化，可能是因为饲养层细胞既可合成和分泌成纤维细胞因子等有丝分裂因子，又可分泌白细胞抑制因子，这些因子可与细胞表面的受体结合而发挥作用。Kubota 等利用一种称为 STO 的饲养细胞，该细胞含有 PEF-H1X-MC1neo 质粒，可使 E15 Fischer344 大鼠胎肝干细胞发生永生化，形成细胞系。

（3）外源基因转染 Allain 等从猕猴胎肝中分离出具有双向分化的肝干细胞，用表达猿猴病毒 40 大 T（SV40T）抗原基因的反转录病毒载体（SSR#69）感染肝干细胞，获得永生化的灵长类胎肝干细胞（immortalized primate fetal liver stem cell，IPFLSC），而未被基因转导的 PFL 细胞体外培养 2 周后死亡，该细胞系表达 CK8、CK19、AFP、ALB 等表面标志物，原位移植入裸鼠门静脉，50% 细胞整合入肝实质中，且没有致瘤性。Weber 的实验得出同样结论，且还证明了肝干细胞的永生化依赖于 SV40T，如果用表达 CRF 重组酶基因的反转录病毒载体感染肝干细胞，细胞停止生长。这种方法为获取永生化的肝干细胞提供了一种新思路，但还不够成熟，其潜在的致癌性及在体内能否维持肝细胞功能完整有待于进一步研究。此外，Tateno 等将成年大鼠肝实质细胞和包含小肝细胞的非实质细胞混合培养时，小肝细胞呈克隆状生长，并分化为成熟肝细胞或胆管细胞，用一种除含 FBS 外，包含 EGF、烟酰胺、2-磷酸维生素 C 及二甲基亚砜（DMSO）的培养液，可长期支持肝干细胞的生长。

（三）肝干细胞的分化和发育

肝干细胞的分化和发育是一个复杂的过程，这方面的研究进展较缓慢。GATA 盒、HNF-4α、HNF-3α、HNF-6 转录因子可能在肝脏的发育过程中起重要作用。HNF-4α 胚肝无法形成成熟的肝脏。HEX 基因对于鼠胚肝的开始形成和细胞分化也甚为重要。在体外培养的肝干细胞分化实验中，地塞米松、转化生长因子 β 有助于胆管上皮细胞的分化形成。此外，各种生长因子、白介素、整合素在肝干细胞分化的不同阶段都有不同的表达，它们对于调控肝干细胞分化有重要作用。将来，可以利用基因芯片技术检测发育不同阶段的肝细胞各种细胞因子的含量，以明确这些因子在不同分化阶段所起的作用。

（赵永娟 章静波）

参 考 文 献

1. 陈实著. 移植学前沿. 武汉：湖北科学技术出版社，2002

2. 丹尼尔 R. 马沙克，理查德 L. 甘德，大卫·戈特利布 主编. 刘景生，张均田等译. 干细胞生物学. 北京：化学工业出版社，2004

3. 章静波，宗书东，马文丽 主编. 干细胞. 北京：中国协和医科大学出版社，2003

4. 马瑞丽，李涛. 肝干细胞分离培养技术的研究进展. 生物医学工程与临床，2005，9（3）：175 – 178

5. 万东君，李六金，王春雨. 肝干细胞研究现状. 世界华人消化杂志，2002，10（4）：452 – 454

6. Seglen PO. Preparation of isolated rat live cells. Methods Cell Biol, 1976, 13：29 – 83

7. Gordon GJ, Butz GM, Grisham JW, et al. Isolation, short-term culture, and transplantation of small hepatocyte-like progenitor cells from retrorsine-exposed rates. Transplantation, 2002, 73（8）：1236 – 1243

8. 王宇明，陈耀凯，朗松，等. 大鼠肝卵圆细胞的分离培养及脾内移植研究. 中华肝脏病杂志，2003，11（6）：328－330

9. Currie IS, Masson NM, Dundas SR, et al. Isolation and characterization of human hepatic stem cells in fetal liver. Gut, 2003, 52（suppl 1）：pA1，1/4p

10. Avital I, Inderbitzin D, Aoki T, et al. Isolation, characterization, and transplantation of bone marrow-derived hepatocyte stem cells. Biochem Biophys Res Commun, 2001, 288（1）：156－164

11. Sekhon SS, Tan X, Micsenyi A, et al. Fibroblast growth factor enriches the embryonic liver culture for hepatic progenitors. Am J Pathol, 2004, 164（6）：2229－2240

12. Monga SP, Tang Y, Candotti F, et al. Expansion of hepatic and hematopoietic stem cells utilizing mouse embryonic liver explants. Cell Transplant, 2001, 10（1）：81－89

13. Suzuki A, Iwama A, Miyashita H, et al. Role for growth factor and extracellular matrix in controlling differentiation of prospectively isolated hepatic stem cells. Dvelopment, 2003, 130（11）：2513－2524.

14. He ZP, Tan WQ, Tang YF, et al. Activation, isolation, identification and in vitro proliferation of oval cells from adult rat livers. Cell Prolif, 2004, 37（2）：177－187.

15. Kubota H, Reid LM. Clonogenic hepatoblasts, common precursors for hepatocytic and biliary lineages, are lacking classic major histocompatibility complex class I antigen. Proc Natl Acad Sci USA, 2000, 97（22）：12132－12137

16. Allain AE, Dagher I, Mahieu-Caputo D, et al. Immortalization of a primate bipotent epithelial liver stem cell. Proc Natl Acad Sci USA, 2002, 99（6）：3639－3644

17. Weber A. Immortalization of hepatic progenitor cells. Pathol Biol（Paris），2004，52（2）：93－96

18. Tateno C, Yoshizato K. Growth potential and differentiation capacity of adult rat hepatocytes in vitro. Wound Repair Regen, 1999, 7（1）：36－44

19. R. I. 费雷谢尼，G. N. 斯泰赛，J. M. 奥尔贝奇著，章静波等译. 人干细胞培养. 北京：科学出版社，2007

20. 赵青华. 干细胞原理、技术与临床. 北京：化学工业出版社，2006

第十四章 细胞培养常用溶液配制方法

一、常用平衡盐溶液的配制

常用平衡盐溶液的配制原则上用分析纯或试剂纯的药品，此外要用纯化水，对于细胞培养来说最好用三蒸水。溶液现配现用最好，保存时间一般要求不要超过2周。下表给出几种常用的平衡盐溶液配方：

常用平衡盐溶液成分表（g/L）

	PBS	Hanks	Dulbeceo	D-Hanks
NaCl	8.00	8.00	8.00	8.00
KCl	0.20	0.40	0.20	0.40
CaCl	－	0.14	0.10	－
$MgCl_2 \cdot 6H_2O$	－	－	0.10	－
$MgSO_4 \cdot 7H_2O$	－	0.20	－	－
$Na_2HPO_4 \cdot H_2O$	1.56	0.06	－	0.06
$NaH_2PO_4 \cdot 2H_2O$	－	－	1.42	－
KH_2PO_4	0.20	0.06	0.20	0.06
$NaHCO_3$	－	0.35	－	0.35
葡萄糖	－	1.00	－	－
酚红	－	0.02	0.02	0.02

注：D-Hanks为无钙镁溶液，用于配制细胞消化液；酚红乃酸碱指示剂，当溶液保持中性时呈桃红色，当溶液变酸时呈黄色，当溶液过碱时则变为紫色。实验者可根据需要用酸或用碱调节pH。

二、鼠尾胶原的制作及使用

一般认为胶原并非营养物质，但它有利于细胞的附着，因此成为细胞生长的良好基质。当细胞贴壁不好时，用胶原作为基质往往可收到满意的结果。鼠尾胶原制作程序如下：

1. 取大鼠鼠尾数条，浸泡于 75% 乙醇 30min 以上。
2. 在无菌条件下，用锋利剪刀剥下毛皮，抽出尾腱，以无菌 Hanks 涮洗 2～3 遍。
3. 尽可能剪碎尾腱，浸入 200ml 醋酸溶液中，置 4℃ 冰箱，可不时摇动、以助溶解。
4. 48 小时后，以 4000r/min 离心 30min。
5. 取上清分装于小瓶内，−20℃ 保存。
6. 离心后的残存物可再加过量醋酸、冰箱过夜、次日打匀后再次离心，取上清、分装低温保存。
7. 将胶原薄薄地涂于培养瓶内表面。晾干，临用前用 Hanks 充分洗涮、以中和酸性。也有的实验室事先用氨气中和醋酸后晾干备用。

三、小鸡血浆的制备

表玻皿器官培养法中，小鸡血浆为主要培养基，其优点是适用于鸟类和哺乳类细胞的生长，另外，它易形成凝块，并产生纤维蛋白网络，成为移植物和外长细胞的良好物理性支架。一般主张用小公鸡血浆，因其中含营养成分比较稳定、母鸡在产卵期间钙含量波动相当大，虽然哺乳动物血浆也能使用，但所产生的凝块不太牢固，易从盖片上脱落。此外它形成的纤维蛋白网较粗糙，影响培养基的透明度，从而不易观察。小鸡血浆制备程序如下：

1. 无菌条件下配制 100μg/ml 肝素溶液，4% 保存备用。
2. 取刚成熟的健康公鸡（开始打鸣者）、暴露翅膀内侧静脉、轻轻拔去羽毛，用碘酒及酒精进行皮肤消毒。
3. 以湿润有肝素的注射器并配装 16 号针头，准确穿入翅静脉，缓缓抽取 10ml 血液。
4. 将血液立即注入试管内，摇晃混匀。
5. 3000r/min，离心 10min。
6. 将清晰的上清液血浆吸出，分装 −20℃ 冰箱保存备用。

要提请注意的是：小公鸡采血前一天最好禁食，但可喂水。

在进行器官培养时常用一滴小鸡血浆与一滴胚胎提取液混合，后者能使血浆在数分钟内牢固地凝结。

四、鸡胚提取液的制备

鸡胚提取液是另一种良好的天然培养基，内含丰富的小分子营养物质，如氨基酸和核酸衍生物，可能还含有多种生长因子，因此可刺激离体细胞的有丝分裂和迁移。如前面所述，它常与小公鸡血浆合并应用。提取步骤如下：

1. 鸡胚种蛋孵育 10d（孵卵箱，38℃，每天翻动鸡蛋 2～3 次）。
2. 在无菌条件下，以碘酒及酒精消毒蛋壳取出鸡胚（从气室端，即大而钝的一端打开为宜）。
3. 将鸡胚置 20ml 注射器中、插入注射器芯用力挤压使胚胎挤碎。
4. 通过注射器出口将液体注入另一无菌试管内，加入等体积 PBS，搅拌后静置 1～2h。
5. 收集上清液、3000r/min、离心 30min，取上清、分装、置 −20℃ 保存备用。

有的实验室主张将鸡胚眼睛去除，也不可取尿囊膜，这样制得的提取液质量更好，更清亮。

五、显影液、定影液、停影液、保护膜明胶液、封片明胶液、液体乳胶附加液的配制

（一）显影液的配制

1. D-19 显影液

蒸馏水（50℃）	500ml
米吐尔（硫酸对甲基苯酚）	2.2g
无水亚硫酸钠	96g
对苯二酚（氢醌）	8.8g

无水碳酸钠	48g
溴化钾	5g
加蒸水至总量为	1000ml

上述药品按顺序加入，一种试剂溶解后再加第二种试剂，配毕放置阴凉处保存。此为碱性显影液，pH 为 10 左右。

2. D-72 显影液

蒸馏水（50℃）	500ml
硫酸对甲基苯酚	3.1g
无水亚硫酸钠	45g
对苯二酚	12g
无水碳酸钠	67.5g
溴化钾	1.9g
加蒸馏水至总量为	1000ml

配法同 D-19，pH 为 10 左右，临用时加 1~2 倍蒸馏水稀释。

3. 阿米多尔显影液

蒸馏水	700ml
阿米多尔（2,4-二氨基苯酚）	4g
无水亚硫酸钠	10g
亚硫酸钠	5g
无水碳酸钠	3g
溴化钾	1g
加蒸馏水至总量为	1000ml

此溶液易氧化，现用现配，适用于核Ⅳ乳胶干板的显影。

（二）定影液的配制

1. 酸性坚膜定影液 F-5 及 F-10。

	F-5	F-10
蒸馏水（50℃）	500ml	500ml
硫代硫酸钠（海波）	240g	330g
无水亚硫酸钠	15g	7.5g
硼酸（结晶）	7.5g	30g
28 醋酸	48ml	72ml
钾明矾	15g	22.5g
加蒸馏水至总量为	1000ml	1000ml

按上述顺序配制，完毕后置阴凉处保存，用过过滤。pH 为 4.4 左右。

2. Agfa201 定影液

甲液：

蒸馏水（50℃）	500ml
硫代硫酸钠	240g

乙液：

蒸馏水（50℃）	150ml
无水亚硫酸钠	15g
28% 醋酸	45ml
钾明矾	15g

将乙液徐徐加入甲液，搅拌后再加蒸馏水至总量为 1000ml。此定影液适用于液体乳胶及核Ⅳ乳胶干

板的定影。

（三）停影液的配制

冰醋酸（98%）	15ml
加水至总量为	1000ml

停影时间不少于5秒，使用酸性坚膜定影液时可省略这一步骤。

（四）保护膜明胶液的配制

甲液：

蒸馏水（80℃）38ml ⎫
优质颗粒明胶 0.5g ⎭ 加热搅拌溶化后存放4℃

乙液：

铬矾（硫酸铬钾）0.2g ⎫
蒸馏水 10ml ⎭ 2%铬矾溶液、置室温

同时将甲液先在37℃温箱内溶化，然后加入乙液0.6ml。

（五）封片明胶液配制

蒸馏水（80℃）20ml ⎫
颗粒明胶 0.75g ⎭ 加热搅拌溶化

甘油 5ml ⎫
铬矾 0.05g ⎭ 明胶溶化后按顺序加入，配毕后置冰箱内保存。

（六）液体乳胶附加液的配制

附加液的作用是稀释乳胶和起坚膜作用，以防止显影或定影时乳胶膨胀或起泡，配法有如下4种：

1. 每10g乳胶加入6-甘醇（或乙醇甘油，见"4"）液1.16ml和2%铬矾水溶液0.42ml。

2. 每10g乳胶加入5%甘油水溶液5.3ml和2%铬矾水溶液5ml。

3. 每1g乳胶加月桂酰硫酸盐（或Dupanol）1 ml和蒸馏水2ml。

4. 乙醇甘油鞣料混合液：70%乙醇30ml，甘油12ml，鞣料（10%醋酸铬盐，4%无水碳酸钠，以6倍蒸馏水稀释）0.1ml。每100ml乳胶加入混合液4ml。

（王艾琳 章静波）

第三篇 信息传递的研究方法和技术

第一章 概 述

　　细胞与细胞之间的信息传递是维持机体正常功能的基本生物学机制之一。1957 年 Sutherland，Rall 和 Wosilait 首先发现 cAMP 是一种细胞内信使。此后，研究证明，从酵母到人的许多类型细胞和组织存在多种多样的信号转导途径。首先，胞外信使不能进入细胞但可作用于细胞表面受体，启动信号转导途径，最终作用于细胞核或效应器，产生生物学效应。在信号转导的级联反应中先后有第一信使、第二信使、第三信使、第四信使参与。第一信使即作用于细胞表面受体的细胞外信使，能够启动信号级联反应的细胞外信使包括神经递质，神经调质或作用于细胞表面受体的激素。神经冲动也可作为第一信使，第一信使作用于靶细胞后刺激胞质内产生的信号分子称为第二信使，是胞外信使与胞内效应之间必不可少的中介物。第二信使可分为两类：第一类包括 cAMP、cGMP、DAG（diacylglycerol）、IP$_3$（inositoltriphos-phate）、AA（arachidonic acid）和一氧化氮（NO）等；第二类是指 Ca^{2+}，它的来源除通过受体偶联的钙通道增加钙离子外，也可通过电压依赖性钙通道的激活增加钙内流或通过 IP$_3$ 使内钙释放增多。它之所以单独列为一类，是因为它的作用独特广泛而复杂的生物学活性。第三信使一般都是转录因子，是一类负责细胞核内外信息传递的物质。第三信使 CREB（本身即一转录因子）引起编码转录因子如 Fos（c-fos 基因蛋白）的 IEGs（即早基因）的表达。这些转录因子蛋白包括 Fos，前强啡肽，JunB，zif/268，FosB，Jun 等，既作为第四信使行使功能。至于第五信使，是那些与第四信使转录因子结合所表达的蛋白质如 Fos 和 Jun 结合在 AP-1 位置上的二聚体。

　　上述是按信号分子在信号级联反应中的位置，分别被命名为第一信使、第二信使、第三信使、第四信使。如按某些重要信号分子的级联反应分，常见的以下几种：cAMP/PKA 级联反应，Ca^{2+}/钙调蛋白依赖性蛋白激酶级联反应，DAG/PKC 级联反应，NO/PKG 级联反应，AA 级联反应，MAP 激酶级联反应，JAK/STAT 途径和 MEKK/MEK 循环等。

　　目前研究已对信号级联反应之间的对话有进一步了解：不同的信号转导途径之间存在许多交互作用点，如级联反应可扩大其信号途径，因为某种激酶能作用于一个以上的底物，反之，如果不同的激酶作用于同一底物，或产生的转录因子作用于同一促进子的反应元件，那么不同信号途径可以交会即可趋同。此外，转录因子可相互影响，或对产物产生负反馈。它的意义在于：生理和疾病情况下的信号途径是不同的。利用上述原理，采用选择性基因敲除，减少或增加信号途径中的某些关键蛋白，有可能使走上歧途的信号途径回归正常的生理信号途径。由于受体所处的位置的不同和偶联的离子通道或 G 蛋白的不同，存在 4 种主要的信号转导途径，第一种类型的信号转导途径涉及神经递质与细胞膜受体复合物的结合，该受体复合物包括含配体门控离子通道蛋白－蛋白相互作用，把离子通道或受体离子载体拴在某亚细胞部位或连接到其他信号蛋白上。参与这一信号转导途径的主要有神经递质作用于亲离子受体，乙酰胆碱作用于尼可丁受体，5-HT 作用于 5-HT 受体，腺苷三磷酸（ATP）作用于嘌呤受体和热作用于 Vaniloid 受体等引起的级联反应。第二类信号转导途径的特点是神经递质与 G 蛋白偶联受体之间的结合；大多数神经递质、许多细胞因子包括白介素 8 与 G 蛋白偶联受体超家族成员的结合。所有这些受体具有一个含 7 个跨膜区的结构，其 N 末端面向细胞外空间，而 C 末端面向细胞质。这些受体与 G 蛋白之间的偶联主要通过受体的第三个细胞质襻，其他区域非常可能起支持这一过程的作用。配体与受体结合后，启动受体与 G 蛋白相互作用从而产生一系列生物学效应。这些作用包括 G 蛋白对某些离子通道的直接调节和启动细胞内信号的复杂的级联反应，蛋白磷酸化使细胞内信号转导途径的主要生物学现象。这一磷酸化过程是蛋白激酶把磷酸基团加至特异的靶蛋白，而蛋白磷脂酶移去磷酸基团，最终出现各种生理反应。第三类型信号转导途径涉及蛋白酪氨酸激酶的直接激活，该激酶能使酪氨酸残基磷酸化。大多数神经营养因子和细胞因子均利用这一信号转导途径。第四种类型信号转导途径的特征是熟知的类固醇激素，甲状腺激素，维甲酸和维生素 D 等亲脂性细胞外信号透过细胞膜激活细胞质受体。当这些激素与受体结合后，细胞质受体移位至细胞核，并在细胞核里结合 DNA，作为转录因子发挥作用。

最后，一个完整的信号转导途径研究必须包括以下内容：①找出靶受体和第一信使。有两种情况：一种情况是受试物直接作用于某一受体，另一种情况为受试物通过释放某神经递质或某一内源性配体作用于靶受体，属间接作用。大多数情况下，药物作用于受体，也可能是离子通道或存在于细胞膜表面上的某一蛋白质甚至某一多糖某一脂质；②受体激动后产生的信号级联反应有可能是一种或多种。要注意搞清涉及哪些信号分子，最好不是 1~2 个信号分子而是全部；③信号级联反应最终作用于细胞核转录因子或效应器，应明确是什么细胞核转录因子或效应器；④转录因子转录和表达的基因产物是什么，是否能揭示其生物学效应。

第二章 受体－配基结合实验技术

第一节 受体－配基相互作用概述

通过受体－配基结合实验，我们可以了解两方面的信息。

第一方面是一些基本理论问题，如受体的分子药理学属性，配基结合的机制以及受体－效应器相互作用的机制等；第二方面则涉及受体的细胞生物学及解剖分布等，如各组织中某特定受体的浓度，不同细胞上受体的分布，受体在发生及发育过程中的变化规律，以及受体的合成、在膜上的安装、与其他组分的偶联及受体的降解等一系列变化规律。

受体－配基结合实验是一种在体外直接观测受体的实验手段。随着各种高比活度的特异性受体配基的合成，这一方法在理论和实践上取得了长足进步，成为药理学的基本技术之一，并广泛应用于生理、生化、细胞生物等许多相关学科。

受体结合实验的基本步骤如表3-2-1。

具体来看，在不同的实验中受体的制备物可能有下列各种情况：①动物整体；②整块组织或组织切片；③完整细胞的混悬液；④膜制备物；⑤溶脱的制备物；⑥经过纯化的制备物。

表 3-2-1 受体结合实验基本步骤

1. 选择或制备含有受体的组织
2. 选择恰当的标记配基
3. 受体与恰当浓度的标记配基共同在一定温度和时间条件下孵育
4. 在恰当的条件下分离已与受体结合的和未结合的游离标记配基
5. 测定结合和游离的配基浓度
6. 根据实验目的，可以在进行 3~5 步实验时，在试管中加入一定浓度的非标记配基或能修饰受体功能的药物
7. 根据所得的数据测算出各速率常数及/或亲和常数
8. 将上述定量数据与药理实验结果相比较进行分析

一般说来，未经富集的受体制备物常需用放射标记的配基。只有受体浓度很高时才可考虑使用荧光标记配基，因为它们的敏感度很低。但是在研究短时间（毫秒级）的动力学状态时荧光配基仍是有用的。整体动物则常用来进行在体研究，注入标记配基后，再分离组织进行制备及测定。分离结合及游离配基

的方法通常有：①离心分离及滤过分离；②凝胶过滤、沉淀，吸附或溶脱制备。除了上述这些最常用的方法之外，平衡透析法也偶用于受体结合实验，但它不适于多管的测定。

最近发展起来的液闪接近测定技术（scintillation proximity assay）可能对受体结合测定起促进作用。这种技术通过共价结合使结合蛋白附着在一些特殊的微球表面。这些微球中含有闪烁体。与蛋白结合的放射配基接近微球，因而足以激发其闪烁体发光；而游离之放射配基则不足以致发光。这样也就无需再分离游离及结合的放射标记配基，同时亦可持续进行观测。但这种方法往往需要制备纯度很高的受体蛋白，而且受体蛋白在共价结合于微球之后，性质不变。

如果测定体系中加入了非标记化合物，则应注意它的作用：是直接与标记配基竞争同一位点，还是影响或修饰受体蛋白的其他部位，间接地影响标记配基与受体的结合。值得指出的是，受体结合实验的结果及其过程受到多种因素的影响，因此有必要注意：①受体结合实验本身是受多种变量影响的；②要避免假象，必须了解各种参数之间的关系，如配基亲和力、配基浓度、结合位点浓度、受体稳定性、配基稳定性及孵育时间等；③了解数据分析时的统计学及曲线拟合等方法的原理及局限性。

第二节　受体结合实验的理论基础

一、受体结合实验的数学模式

进行受体结合实验时，必须了解其理论基础，这样才能正确设计实验并正确分析处理其结果。但为避免繁复的数学推导，我们将一些复杂的公式均列入表中，供需要时查考。

（一）游离配基浓度无变化时的结合实验

这是最简单的情况，假定受体 R 与标记配基 L^* 之间发生单纯的双分子结合：

$$R + L^* \underset{k_{21}}{\overset{k_{12}}{\rightleftharpoons}} RL^* \tag{1}$$

k_{12} 是结合速率常数，因此在一定的时间之内，受体与放射配基结成复合物的量与下式成正比：

$$k_{12} \cdot R \cdot L^* \tag{1a}$$

k_{21} 是解离速率常数，因此在一定的时间内，已结合在一起的受体—配基复合物解离成游离受体及游离放射配基的量，与下式成正比：

$$k_{21} \cdot RL^* \tag{1b}$$

在任何条件下，受体 – 配基复合物（RL^*）的变化率都取决于受体 – 配基复合物形成及其分解之间的差别，即：

$$\frac{d(RL^*)}{dt} = k_{12} \cdot R \cdot L - K_{21}RL \tag{2}$$

式中 R 是游离受体浓度，L^* 是游离的放射配基浓度，因为不存在损耗及新生，故：

$$R + RL^* = R_t \tag{2a}$$
$$L^* + RL^* = L_t \tag{2b}$$

式中 R_t 和 L_t 分别是受体的总浓度和放射配基的总浓度。同时假定 $R_t << L_t$，这样就可以假定 $L^* \approx L_t^*$，亦即我们开始提到的，结合反应本身不使游离配基的浓度明显下降。

根据等式（2），我们可以得到如下一些结论：

1. 受体与游离的标记配基一旦开始结合反应，其复合物形成的时间变化为：

$$RL^* = RL^*_{eq} \ (1 - e)^{-(k_{12} \cdot L^* + k_{21})t} \tag{3}$$

这表明 RL^* 从 0 开始，按对数速率上升到其平衡值，RL^*_{eq}，而其时相变化则取决于速率常数 $k_{12} \cdot L^* + k_{21}$。其实际意义则如图 3-2-1a 所示。

2. 如果在形成一定数量的受体 – 配基复合物之后，突然以某种方式使游离的配基被去除。例如稀释或加入高浓度的非标记配基，使放射性配基的浓度相对非常之低。这时 L^* 就只会从 RL^* 上解离而不再重新结合。在这种条件下其解离速率受下式之限制：

$$RL^* = RL^*_0 \cdot e^{-k_{21} \cdot t} \tag{4}$$

RL^*_0 指原有的复合物浓度，其下降的时相变化是非指数的，只受 k_{21} 的影响。其实际意义见图 3-1-1b。式（3）和式（4）可用来确定受体结合的速率常数 k_{12} 及 k_{21}。

在结合反应达到平衡时，其复合物的形成与解离相等，亦即复合物的变化速率为 0：

$$\frac{d(RL^*)}{dt} = 0，因此 k_{12} \cdot R \cdot L^* = k_{21} \cdot RL^* \tag{5}$$

这样

$$RL^* = (k_{12}/k_{21}) \ R \cdot L^* = K \cdot R \cdot L^* \tag{6}$$

K 是结合反应的结合常数或亲和常数。在我们目前假定的简单情况下，$K = k_{12}/k_{21}$。

常用来衡量结合反应的另一个常数是解离常数（kb），而

$$K_d = 1/K = k_{21}/k_{12} \tag{7}$$

在平衡状态时，受体—配基复合物如下式：

$$RL^* = \frac{R_t \cdot K \cdot L^*}{(1 + K \cdot L^*)} \tag{8}$$

整理上式得到：

$$RL^* = \frac{R_t + L^*}{(K_d + L^*)} \tag{9}$$

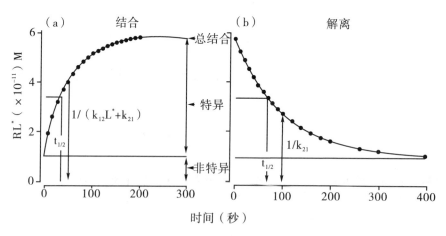

图 3-2-1　受体结合实验模式图

式（8）和（9）所代表是一条抛物线形曲线。

注意，当 $L^* = K_d = 1/K$ 时，$RL^* = R_t/2$。这说明当游离配基浓度等于 K_d 时，受体的结合位点有一半被配基占领。换言之，受体被占 50% 时的游离配基浓度（EC_{50}）可用来推算 K_b 或 $1/K$。

与上述反应有关的一些公式见表 3-2-2。

表 3-2-2　受体—配基简单双分子结合时的数学表达式

反应方程式	$R + L^* \underset{k_{21}}{\overset{k_{12}}{\rightleftharpoons}} RL^*$
欲使耗损最小，则应使配基结合反应式	$Rt < 0.1kd$
（起始时 $RL^* = 0$）	$RL^* = RL_{eq}^* \ (1 - e^{-(k_{12}t^* + k_{21}t)})$
线性作图法	$-\log_t \ (1 - RL^*/RL^* eq)$ vs t
斜率	$+ \ (k_{12} \cdot L^* + k_{21})$
Y 轴截距	0
用若干实验得到的斜率与其相应的 L^* 作图，所得直线的斜率为 k_{12}，Y 截距为 k_{21}。	
配基解离反应式	$RL^* = RL_0^* \ e^{k21t}$
线性作图法	$\log_e \ (RL^*)$ vs t
斜率	$-k_{21}$
Y 轴截距	RL_0^*
平衡结合	$RL^* = \dfrac{Rt \cdot K \cdot L^*}{(1 + K \cdot L^*)} = \dfrac{Rt \cdot L^*}{(K_d \cdot L^*)}$
$RL^* = RL_{eg}^*$ 线性作图法	RL^*/L^* vs RL^* （结合/游离 vs 结合：Scatchard plot）
斜率	$-K$ （或 $-1/K_d$）
X 轴截距	R_t

注：L^* = 游离标记配基浓度；RL_0^*，t = 0 时之结合标记配基
　　R_t = 受体总浓度；RL^*
　　et = 平衡时结合配基。

（二）游离配基浓度变化时的结合实验

如果与受体结合的标记配基在总标记配基中占有显著的比例，结合反应中游离配基的浓度就会随反应进行而有所减少。这时反应的过程就会较复杂。其各种表达式如表 3-2-3 所示。

表 3-2-3　游离标记物有耗损时的简单双分子受体 – 配基结合反应

反应方程式	$R + L^* \underset{k_{21}}{\overset{k_{12}}{\rightleftharpoons}} RL^*$
配基结合反应式	
反应起始时 $RL^* = 0$， 　$a = RL_{eq}^*$；$b = R_t \cdot L_1^*/RL_{eq}^*$	$RL^* = \dfrac{a \cdot b \ (e^{t(a-b)k_{12}t} - 1)}{a \cdot e_{12}^{(n-b)kt} - b}$
线性作图法	$\log_t \dfrac{b \cdot (RL^* - a)}{a \cdot (RL^\# b)}$ vs t
斜率	$(a - b) \ k_{12}$
Y 轴截距	0
必须精确了解 Rt 值才能用这种力法作图。	
配基解离反应	与表 3 -1-2 相同
平衡结合 $RL^* = RL_{ep}^*$	$RL^* = \dfrac{(L_t^* + R_t + K_d) \ - \ [\ (L_t^* + R_t + K_d)^2 - 4R_t \cdot L_t^* \ ]^{1/2}}{2}$

注：L^* = 游离配基浓度；R_t = 总受体浓度；L_t^* = 标记配基总浓度；RL_{eq}^* = 平衡时结合配基。

在实际实验操作中，游离标记配基浓度的降低往往是无法避免的，忽视了这种变化常会造成分析错误，出现假象。

（三）竞争性受体结合实验

如果在结合过程中加入非标记的竞争物 A，则达到平衡的速率减慢。最简单的情况是两种配基竞争同一种位点：

$$RA \underset{k_{31}}{\overset{k_{13}}{\rightleftharpoons}} A + R + L^* \underset{k_{21}}{\overset{k_{12}}{\rightleftharpoons}} RL^* \tag{10}$$

这种情况下速率变化的各种表达式见表 3-2-4。在配基不减低的情况下，当竞争非标记物的浓度增加时，标记物的平衡结合水平呈双曲线形下降，其平衡结合的量可用下式表达：

$$RL^* = \frac{R_t \cdot K \cdot L^*}{(1 + K \cdot L^* + KA \cdot A)} \tag{11}$$

式中的 K 是标记物的结合常数，而 KA 则是非标记物 A 的结合常数，L^* 和 A 是达到平衡时 L^* 和 A 两者的游离浓度。后文将详细讨论其各种图形。实际实验中，往往可以通过上述公式（11）计算出 KA，即非标记竞争物与某种受体的结合常数。

如果实验中游离配基的浓度有所减少，则将严重影响平衡竞争曲线。此时其计算方法见表 3-2-4 中所示的公式。关于由此可能造成的假象，将在本节随后讨论。

表 3-2-4　竞争性受体结合反应的数学方程

反应方程式 游离标记配基无耗损时与受体的结合与解离	$RA \underset{k_{31}}{\overset{k_{13}}{\rightleftharpoons}} A + R + L^* \underset{k_{21}}{\overset{k_{12}}{\rightleftharpoons}} RL^*$
	$RL^* = PA \cdot e^{at} + PB \cdot e^{bt} + RL_{eq}^*$
	$a,\ b = \dfrac{-c1 \pm (c1^2 - 4 \cdot c2)^{1/2}}{2}$
	$c1 = k_{13} \cdot A + k_{31} + k_{12} \cdot L^* + k_{21}$
	$c2 = k_{21}k_{13} \cdot A + k_{31}k_{21} + k_{31}k_{12} \cdot L^*$
	$PA = [d(RL_0^*)/dt - b(RL_0^* - RL_{eq}^*)]/(a-b)$
	$PB = [a(RL_0^* - RL_{eq}^*) - d(RL_0^*)]/dt/(a-b)$
	RL_0^* 和 RL_{eq}^* 是时间为 0 或达到平衡时 RL^* 的数值
	R_0 是反应开始时游离受体的浓度
	$d(RL_0^*)/dt = K_{12} \cdot R_0 \cdot L^* - k_{21} \cdot RL_0^*$
	$RL_{eq}^* = \dfrac{R_1 \cdot K \cdot L^*}{(1 + K \cdot L^* + KA \cdot A)}$ （见下文）
时间反应曲线	时间反应曲线无简单的线性作图法，只能根据结果的数值进行复杂的拟合
平衡结合实验，$RL^* = RL_{eq}^*$	
多种结合位点，无游离标记物耗损 （$L^* = L_t^*$，$A = A_t$）时：	$RL^* = \sum_t \dfrac{Ri_t \cdot K_i \cdot L^*}{(1 + Ki \cdot L^* + KiA \cdot A)}$ $(1 - RL^*/RL_0^*)/A$ vs $(1 - RL^*/RL_0^*)$
直线作图法（单一位点）	$RL_0^* = RL^*$，$A = 0$
斜率	$-KA/(1 + K \cdot L^*)$
X 轴截距	1
多种结合位点，游离标记物有耗损 $[L^* = (L_t^* - RL_0^*)]$	$RL^* = \sum_i \dfrac{Ri_t \cdot Ki (L_t^* - RL^*)}{[1 - K_i (L_t^* - RL^*) + KiA \cdot A]}$

注：R_{it} = 第 i 种受体的总浓度；K_t = L^* 对第 i 种受体的亲和常数；K_iA - 竞争试剂对第 i 种受体的亲和常数。

（四）受体变构

简单的双分子结合和解离模式及其计算公式常不适用于实际计算。这可能有几种原因。例如，制备物中存在若干种独立的结合位点，而且其各自的动力学参数不同；或者存在配基的不同旋光异构体等。同时，也可能是由于受体的异构化。最简单的异构化如式（12）所示：

$$R + L^* \underset{k_{21}}{\overset{k_{12}}{\rightleftharpoons}} R1L^* \underset{k_{32}}{\overset{k_{23}}{\rightleftharpoons}} R2L \qquad (12)$$

有关的计算公式见表3-2-5。

表3-2-5 受体的异构化时结合反应的数字方程

反应方程式	$R + L^* \underset{k_{21}}{\overset{k_{12}}{\rightleftharpoons}} R1L^* \underset{k_{32}}{\overset{k_{23}}{\rightleftharpoons}} R1L^*$
无标记配基耗损时，配基的结合/解离反应 $L^* = L_t^*$	$RL^* = R1L^* + R2L^* = PA \cdot e^{dt} + PB \cdot e^{bt} + RL_{eq}^*$
	$a_1 b = \dfrac{-c1 \pm (c1^2 - 4 \cdot c2)^{1/2}}{2}$
	$c1 = k_{12}L^* + k_{21} + k_{23} + k_{32}$
	$c2 = k_{12}L^* \cdot k_{23} \cdot k_{12} \cdot L^* \cdot k_{32} + k_{32} \cdot k_{21}$
	$PA = [b(RL_0^* - RL_{eq}^*) - d(RL_0^*)/dt]/(b-a)$
	$PB = [d(RL_0^*)/dt - a(RL_0^* - RL_{eq}^*)]/(b-a)$
	$d(RL_0^*)/dt = k_{12} \cdot R_0 \cdot L^* - k_{12} \cdot R1L_0^*$
平衡结合反应	$RL_{eq}^* = \dfrac{R_1 \cdot K \cdot L^*}{(1 + K \cdot L^*)}$
	$K = \dfrac{k_{12}}{k_{21}}(1 + \dfrac{k_{23}}{k_{32}})$

注：RL^* =受体－配基结合体的总浓度，R_0 =反应开始前受体游离浓度；$R1L_0^*$ -反应时间为 0 时，未变构之前的受体－配基结合物总浓度。

（五）非竞争性机制

变构反应，三元模式。在较为复杂的反应中，非标记物可以结合在另一种结合位点，从而导致受体变构，表现为对放射配基与受体结合的非竞争性抑制；或者非标记配基通过与受体的效应部位结合而影响受体与放射配基结合，等等。下列方程表示上述可能中最简单的方式：

$$
\begin{array}{ccc}
 & PL^* & \\
\;_K\nearrow & & \searrow_{K'} \\
R & & ARL^* \qquad (13) \\
\;_{KA}\searrow & & \nearrow_{K'} \\
 & AR &
\end{array}
$$

这一反应不是竞争性的，而且其中存在三元复合物 ARL^*。应注意的是，L^* 对受体 R 的亲和力并不等于 L^* 对 AR 复合物的亲和力。如果 $K' > K$，则 A 和 L^* 之间是正合作效应；如果 $K' < K$，则表现为负合作性。增加 A 的浓度会改变受体对 L^* 的表观亲和常数，但并不改变总结合位点的数目。在实验中，正、负合作性都可能出现。

表3-2-6 中列出了与这种模式相关的一些公式。此时标记配基的 K（亲和常数）变成了 $(K + K' \cdot KA \cdot A)/(1 + KA \cdot A)$。从图像上看，标记配基的亲和常数之变化依赖于非标记配基 A 的浓度变化，成双曲线形。A 为 0 时，其数值即为 K，当 A 全部占领受点时，L^* 的亲和力为 K'。

存在非竞争性反应时，结合反应的速率会变化，通常放射配基与受体结合达到平衡所需的时间会变长。

有些与受体偶联的效应器可以被视为内源性的非竞争性配基，如 GTP 结合蛋白对受体与配基亲和力的影响等。

表 3-2-6　非竞争性结合反应

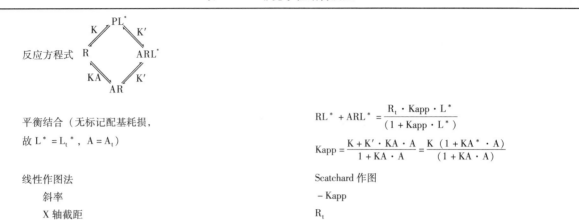

反应方程式

平衡结合（无标记配基耗损，故 $L^* = L_t^*$，$A = A_t$）

$$RL^* + ARL^* = \frac{R_t \cdot Kapp \cdot L^*}{(1 + Kapp \cdot L^*)}$$

$$Kapp = \frac{K + K' \cdot KA \cdot A}{1 + KA \cdot A} = \frac{K(1 + KA^* \cdot A)}{(1 + KA \cdot A)}$$

线性作图法	Scatchard 作图
斜率	$-Kapp$
X 轴截距	R_t

注：Kapp：表观亲和常数。

（六）动力学常数及平衡结合常数对温度的依赖性

从结合动力学常数及平衡结合常数对温度的依赖关系中，可以得到有关标准焓和熵变化的信息。通常平衡解离常数受温度的影响不像时间动力常数那样明显。

（七）计算程序

本节中所列的都是用 BASIC 语言写成的程序，用以处理表 3-2-6 中所列出的各种模型。大多数情况下，它已考虑到了游离配基减少的情况。同时也考虑了非特异结合。

$$非特异结合 = NS \cdot L^* \cdot R_t \cdot 10^9/S \tag{14}$$

式中 NS 是非特异结合常数（当蛋白浓度为 1mg/ml 时，标记物结合中非特异结合的百分比），R_t 是受体浓度（用 mol/L 表达），S 是受体的特异活性（单位是 pmol 结合配基/mg 蛋白）。当然，这一简单表达式无法排除受体制备物之外的非特异结合，如滤膜等。

使用本节所附的各种计算程序可以用来模拟各种具体的受体结合实验，从而避免常见的实验假象。

二、配基的结合与解离时相的分析

（一）配基结合时相变化

受体 – 配基相互反应的实验研究中，第一步要测定其结合和解离的动力学参数，并从此了解在各种实验条件下结合反应达到平衡所需的时间。图 3-2-2 是一个典型的时间反应动力学结果，其中图 a 是结合反应过程，图 b 是解离过程。其 $K_{12} = 10^7/(M\ sec)$，$k_{21} = 10^{-2}/sec$，$R_t = 10^{-10}M$，S（受体的特异活性）$= 0.1pmol/mg$ 蛋白，$L^* = 10^{-9}mol/L$，$NS = 10^{-2}/(mg/ml)$，起动反应时 $RL^* = 0$。

1. 本例中受体在组织中的浓度大约是 10pmol/1g 湿重组织，或相当于 0.1 pmol/mg 蛋白。一般说来组织中受体的含量大约在这个数值的 0.1～10 倍之间。可能有的受体会更低，但很少有过高的。通常开始摸索结合实验的条件时，选用 1:100 稀释的组织匀浆，令测定体系中的蛋白浓度为 1mg/ml 可能较为适当。

2. 本例 k_{12} 取值 $10^7/(M\ sec)$。对于典型的二分子简单反应来说，这个水平的数值较常见于（在 25～40℃之间）拮抗剂与受体的结合。激动剂或某些刚性分子与受体结合时，此值常较低。这可能是后者导致受体同分异构现象或引发受体与效应器的反应所致。

3. $k_{12}/k_{21} = K$（亲和常数）$= 10^9/mol/L$（$Kd = 10^{-9}mol/L$）。这表明 L^* 为 $10^{-9}mol/L$ 时受体有一半被结合。很多受体的 Kd 值都在这个水平，其中包括阿托品与 M 胆碱受体，钠洛酮与 μ 受体等。使用未经纯化的组织制备物做受体结合实验时，10^{-9} mol/L 应处于预期 Kd 值的中点，其高限可达 10^7 mol/L，低限可达 10^{-11} mol/L。

4. 造成标记配基的非特异结合的主要原因

（1）实验中分离游离配基与结合于受体的配基时，常有部分游离配基被闭锁在待测的制备中，而这部分事实上未与受体特异结合。例如采用离心方法进行分离时，一部分标记配基被闭锁在离心的沉淀里。1ml 1:100 的组织制备离心之后，至少有 $10\mu l$ 水会闭锁在沉淀中，而这部分水中即含有游离标记配基。

（2）溶剂分布　如果标记配基的极性较弱，则可能有部分按脂水分布规律溶解于细胞膜的脂质中。

（3）真正的非特异结合是指放射配基与非受体位点的结合　如它与代谢酶、递质摄取系统等的结合。在条件适当时，这些部位与配基的亲和力低于受体，而且无饱和性。

将上述各种情况归在一起，称之为非特异结合。通常强极性配基的 NS 值大约是 0.01/mg 蛋白/ml（离心法分离）。某些季铵化合物或肽类配基的非特异结合可能高达 0.1/mg/ml（膜蛋白）。

如果使用滤过法分离，则非特异结合的数值会明显降低。但是反复洗涤也可能使特异结合的数值降低。此外，值得注意的是，如果各种因素造成的非特异结合过高，那么游离标记配基的浓度很可能会明显降低，从而影响测定的结果。

图 3-2-1 所示的反应很快（300 秒之内）即已达到了 97% 的最终平衡数值，图形呈单指数曲线。这是受体结合实验成功的第一个要素，即：标记配基与受体结合必须在实验的时限内达到平衡。

如果改变 L_t^*（总游离标记物浓度），就会对平衡时间发生影响。这可以通过使用不同的 L_t^* 数值来运行 INTRATE 程序得以证实。当 $L_t^* > K_d$ 时，平衡时间会缩短；$L_t^* < K_d$ 时，则平衡时间与浓度之关系不明显。

（二）非特异结合的时相变化

实验中测定非特异结合的方法如下：在反应体系中加入足量非标记配基，使之能够全部占领受体的特异结合位点，而体系中的标记配基则无特异结合。实际上当 L^* 小于 Kd 时，非标记物的浓度为 1000Kd 即足以达到上述要求。这就是受体结合实验的第二要素：标记配基与受体的结合应能被适当浓度的非标记配基阻断。所谓适当浓度则根据各种药物的药理学作用确定之。当然，如果不是受体特异性的药物（包括标记物浓度或非标记物），则无法满足上述要素。

（三）特异结合的时相变化

如果结合反应进行过程中其游离标记物浓度变化不大，则可以用总结合的数值减去非特异结合的数值，得到特异结合的数值。在实际操作中，如果结合后游离标记物浓度减少不超过 10%，即可这样运算。然后，可以按表 3-2-2 的方法算出速率常数。也可以进行曲线拟合。如果要考虑结合过程中游离标记物的减少，则可以参照表 3-2-3 的方法进行处理。

在一些特殊情况下，使用的配基一旦与受体结合即可能与之发生不再解离的结合，即一般所谓的不可逆结合，例如光亲和标记法等。此时其结合动力学会更为复杂，它取决于如下几方面的因素：①开始的可逆结合步骤；②受体与配基发生共价化学反应的速率；③反应产物破坏的速率。

其中化学反应的速率往往是限速步骤。当然此时平衡的意义就不大了。而且值得注意的是，非特异结合的多少往往是与反应时间成正比的。

（四）配基的解离

测定 L^* 从受体上解离的方法如下：先使 L^* 与受体结合到一定的水平，然后在反应体系中加入足以使受体饱和的非标记配基；或者突然稀释反应体系，以降低 L^* 的浓度。当使用非标记配基法时，应选用化学结构与 L^* 差别较大的物质，以防非特异性的取代反应干扰测算结果。图 3-2-1b 是这样一个典型的例子，其 $k_{12} = 10^{-3}$/(M sec)；$k_{12} = 10^{-2}$/sec；$R_t = 10^{-10}$ mol/L；S = 0.1 pm of/mg；$L^* = 10^9$ mol/L；NS = 0.01/(mg/ml)；$RL_0^* = 4.85 \times 10^{-11}$ mol/L（此时 49% 的受体被 L^* 结合）。

从图中可见 RL^* 解离一半的时间大约是 70 秒。这个数值等于 $\log_e 2/k_{21}$，与解离开始时 RL^* 值的大小无关（表 3-2-2）。最后仍剩余的结合数值与非特异结合相等。当 $L^* \ll K_d$ 时，解离反应的 $t_{1/2}$ 与结合反应的 $t_{1/2}$ 相同。由此我们引出了又一条要点：L^* 与受体的结合在整个反应过程中应是完全可逆的。

（五）平衡时间的测算

根据上述的计算，我们得到又一条规律，当你测算简单双分子反应至平衡需用的时间时，你只需测算出其解离反应的 $t_{1/2}$，然后将其乘以 5 即可。无论开始点如何，结合实验经过 5 个 $t_{1/2}$ 后一定能达到 97% 的平衡点值。此外，反应达到平衡所需的时间与配基本身的亲和常数有关（表 3-2-7）。表中所列数值仅是一般情况下的推导。如果配基的构象特殊，则其数值可能大大延长。有时温度从 30℃ 降到 0℃ 可能使平衡时间延长 20~50 倍长久。

表 3-2-7　根据配基与受体的亲和常数（K）估算其结合反应达到平衡的时间（t_{eq}）

K（L/mol）	t_{eq}（sec），30℃	t_{eq}（sec）0℃
10^{-7}	3.5	100
10^{-8}	3.5	1250（21min）
10^{-9}	350（5.8min）	16 000（4.6h）
10^{-10}	3500（58min）	210 000（58h）
10^{-11}	350 00（9.7h）	2760 000（766）

（六）根据配基的解离速度决定实验方法

当你试图分离结合与游离的配基时，无论采取何种方法（滤过、凝胶过滤或者配基吸附法等），都会导致当时的游离配基浓度下降，从而促使结合配基从受体上解离。为减少分离过程中的解离，必须考虑分离过程所需的时间和配基的解离常数。假定分离所需的时间是 t，只有当配基的 $k_{21} < 0.105/t$ 时，它在分离中解离的特异结合才能小于总特异结合的 10%。一般说来，滤过法大致需时 10 秒（包括洗涤滤膜时间在内）；活性炭吸附法需时 30 秒，而凝胶过滤法需时 100 秒（表 3-2-8）。

表 3-2-8　用非平衡测定法时，配基与受体的亲和常数及其应选用的最适分离方法

	K_{21}（sec^{-1}）	K（L/mol）	
		30℃	0℃
滤过法	0.01	10^9	3×10^7
吸附法	0.003	3×10^9	10^8
凝胶滤过法	0.001	10^{10}	2.5×10^8

从表 3-2-8 可以发现，低温条件下分离常可降低解离速度，达到较好的测定效果。但即使如此，仍然可能测不到解离非常快的反应结果。如果怀疑这种可能，最好采用离心法分离之，因为这种方法对平衡的破坏最小。但离心法测得的非特异结合在总结合中所占比例较高。

（七）结合实验中可能出现的假象

对结合实验的结果用 INTRATE 程序进行分析时，有可能出现下列的一些假象：

1. 我们假定结合反应中游离配基浓度的变化仅仅是结合（包括特异和非特异二者）造成的。而实际上 $L^* = L_t^* - RL^* - NS$ 这一公式并非永远正确。如果使用的标记配基是未能将两种旋光异构物分开的消旋体，则其中往往只有一半的配基与受体发生真正的特异结合。此外，标记配基的化学性质亦可能不十分稳定，它的降解等亦使 L^* 降低。

2. 受体本身在结合反应中亦可能发生变化，如被酶水解等。这样，$R_t = R + RL^*$ 的基本假设也就不成立了。

3. 有时并非所有的受体都完全相同地与配基自由结合。例如，有些受体可能被包埋在膜制备物的囊泡之中，无法与配基接触；另外一些受体则可能处于细胞内的某些细胞器上，在使用完整细胞作实验材料时，这些受体亦无法与配基反应。

4. 如果分离不完全，部分结合的配基混在游离配基之中，就会使最后得到的特异结合数量低于实际值。当然，如果分离时发生明显的解离现象，也会产生上述假象。相反，如果游离配基混在结合配基中未能分开，则特异结合的数值可能会高于实际数值。

5. 有关受体与配基结合的计算公式都是根据严格的双分子反应推导出来的。因此，如果实际反应并非双分子模式，则最终得到的结果即会出现假象。因此应注意发现非双分子反应之存在，并按相应的数学模型处理之。

实际工作中最常见的造成假象的原因有二。一是游离配基未被察觉的减少，二是结合未达到平衡点。因此，应特别注意，游离配基的消耗不能超过10%。如消耗在10%~50%之间，仍有办法校正，但最后结果的误差明显增加。游离配基消耗在50%以上时，实验结果无意义。因此，除了测定结合的配基之外，每次实验亦必须测定游离配基之数量。使用离心法分离时，这一点很容易做，只要测定上清即可。但使用过滤法时，游离配基的测定就较为困难。这时可以额外增加一组实验，用离心法分离，测定上清以确定游离配基之量。

三、平衡结合实验

（一）平衡结合实验的浓度依赖性

图3-2-2a 所示的是典型的依赖标记配基浓度的受体结合实验结果。总结合系指不存在任何竞争物时测到的结合数值，非特异结合是指99%以上的受体都被非标记配基占领时检出的标记配基结合数量。实际工作中通常在受体结合体系中加入标记配基，且其浓度应高于 $100 \times Kd \cdot (1 + K \cdot L^*)$。式中 Kd 是非标记竞争物的解离常数，K 是标记配基的亲和常数，L^* 是实验中最高标记配基浓度。

图3-2-2a 是使用下列参数运行程序 EQBIND 的结果：$K = 10^9/L/mol$（总结合）或 $10^3 L/mol$（非特异结合），$R_t = 10^{-10} mol/L$，$S = 0.1 pmol/mg$，$NS = 0.01/(mg/ml)$，$L^* = 10^{-10} \sim 10^{-8} mol/L$，每个数量级中有 5 个标记配基浓度。

EQBIND 程序已考虑到了结合过程中游离标记配基因特异和非特异结合而造成的消耗。因此，图中的特异结合即等于总结合减去非特异结合的差值。特异结合的曲线即如表3-2-2 中所列出的 Langmuir 等温曲线。当标记配基浓度很低时，RL^* 与 L^* 呈直线关系。随着 L^* 的增加，RL^* 的曲线斜率越来越低，直到 $RL^* = R'$ 时饱和。因此，特异结合一定具有饱和性，而这取决于结合位点本身的浓度（数量）。

（二）配基亲和力的测算　在图3-2-2a 中找到50%饱和相应的标记配基浓度即为标记配基的 K_d 值。但通常都采用一种直线转换方法来处理数据，即 Scatchard 作图法（图3-2-2b）。其横轴为特异结合的数值 B，亦即 RL^*；其纵轴则是特异结合与游离配基的比值，B/F 亦即 RL^*/L^*。直线外延后与 X 轴的交点代

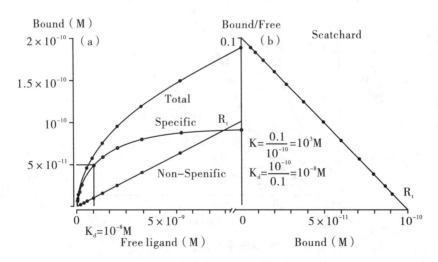

图 3-2-2　受体结合的饱和曲线和 Scatchard 作图

a. 标记配基与受体结合的饱和曲线。图中列出了总结合、非特异结合及特异结合，表明它们都是标记配基浓度的函数；b. 特异结合的 Scatchard 绘图，表示如何估算 K 及 R_t。详细方法见正文。

表 R_t，而直线的斜率为 $-K$ 或 $-1/Kd$（表 3-2-2）。

为得到可靠的数据，其实际测定结合的范围应涵盖 10%～90% 饱和之间的各点。测定范围不够常导致总结合位点测算的误差。

Scatchard 作图固然可以较直观地反映出受体结合的一些参数，但最客观的方法仍然是使用未经处理的数据直接拟合取得 K 及 R^t 等数据。而且在多种受体结合位点参与的情况下，只有用非线性最小二乘法拟合才能取得准确的 K 和 R_t 的数值。

（三）用 Langmuir 等温曲线表达结合数据

这种作图法见图 3-2-3。横轴是游离配基浓度的对数，纵轴是实际结合数与总结合之比（RL^*/R_t）。这样作图得到一条 S 型曲线，此曲线的对称点是 logK 对应的点。改变 K 值并不影响曲线的形状，而仅使它向右（K 值升高，亲和力较低）或向左（K 值降低，亲和力较高）平行移动。利用这种性质，我们可以用下述方法拟合实际曲线。首先将实验数据逐一画在图中，初步估算其 K_d 值所在的范围。然后分别在其左侧两个数量级和右侧两个数量级的区域，各画一条标准的 S 型曲线 ［以 logX 为横坐标，X/（1 + X）为纵坐标作图即可］。将这两条曲线画在一张透明的薄膜上，然后沿 X 轴平行移动，看哪条曲线能更好地与实测各点吻合，然后据之求出较精确的 K_d 值。这种方法简单易行，而且其准确度常与计算机拟合的结果类似。同时，如果实测数值明显偏离 S 型曲线，也很容易用这种方法予以识别。

（四）非特异结合对标记配基浓度的依赖

一般说来非特异结合都是不饱和的，与标记配基浓度呈直线关系。但近年来发现某些非特异结合也有饱和的表现，如试管、滤纸等，有时甚至表现出某种立体特异性。这就容易造成特异性结合的假象。值得注意。

（五）如何确定标记配基的浓度范围

前已述及，精确测定受体结合特性，饱和曲线涵盖的范围应在 10%～90% 受体饱和之间。但实际工作中，由于非特异结合总结合中所占比例会随标记配基浓度升高而越来越大，而游离配基的消耗比例在低浓度时又相当明显，所以往往不易确定非常合理的标记配基使用的浓度范围。我们假定受体总结合位点被占据 90% 时，测出的特异结合占总结合的 90%。根据公式（14），非特异结合为 $NS \cdot L^* \cdot R_t \cdot 10^9/S$，当受体被占据 90% 时，$L^* = 10Kd$，因此我们有：

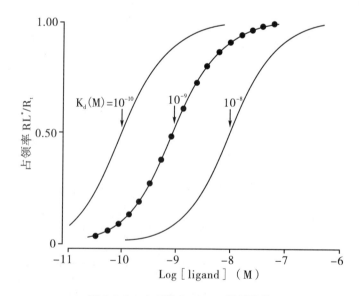

图 3-2-3　本对数 Langmuir 等温曲线

注：结合配基占总结合的百分比 = RL^*/R_t = $K \cdot L^*/(1 + K \cdot L^*)$ = $L^*/(K_d + L^*)$ 为纵轴，游离标记配基浓度的对数 $\log_{10} L^*$ 为横轴。图中标出了各条曲线相应的 K_d 值，并用细线画出了可以平行移动的 S 型曲线。

$$0.9 \geqslant 10 \cdot NS \cdot 10^9 \cdot Kd/S \tag{15}$$

亦即：

$$Kd < 10^{-10} S/NS \tag{16}$$

如果 $S = 0.1 \sim 1 pmol/mg$，$NS = 0.01/(mg/ml)$，则放射配基的 Kd 值不超过 $10^{-9} \sim 10^{-8} mol/ml$ 之间。这种条件下，就可以得到较理想的饱和曲线。当然，标记配基的 $Kd < 10^{-10} mol/ml$ 时很容易在接近饱和的情况下测得受体总位点数。但是这时饱和曲线起始部分的配基浓度非常低，也就必须考虑由于结合所造成的配基浓度明显下降所带来的问题。尤其是当

$$K \cdot R_t = R_t/Kd > 1 \tag{17}$$

时，即有：

$$Kd > R_t \tag{18}$$

而这时 Kd 的范围即如下列：

$$R_t < Kd < 10^{-10} S/NS \tag{19}$$

式中的 S/NS 取决于实验方法，往往滤过法会有较高的数值。当然采用这种方法时应考虑洗涤可能使特异结合有所减少。图 3-2-4 表示出配基亲和力，受体特异活性与不同实验方法的关系。

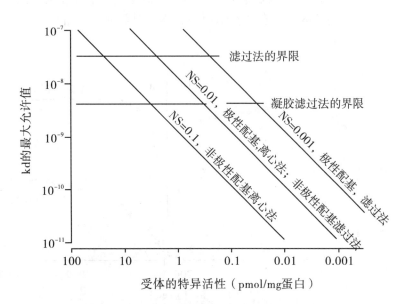

图 3-2-4　放射标记配基和测定方法选择示意图

对特定的受体体系如何选择放射标记配基和测定方法。如果选用一种非极性配基，使用离心法进行受体结合实验，受体特异活性为 $0.1 pmol/mg$ 时，该配基与受体的 Kd 应低于 $10^{-10} mol/L$（从最左边的斜线查出），如果配基是极性物质，则从中间斜线查出 $Kb < 10^{-9} mol/L$。

（六）测定体系中最低受体浓度的确定

根据常用的实验条件，我们假定总受体蛋白用量为 1ml，^3H 标记的放射配基比活度为 80Ci/mmol，受体的 10% 被结合时能测到的结合放射活性为 1000dpm（一般说来这是精确测量的下限）。这样算得总受体浓度为：

$$R_t = 10\,000/(2220 \times 80) = 0.056 pmol/ml \tag{20}$$

^{125}I 标记配基的比活度是 ^3H 标记物的 $10 \sim 20$ 倍，则 R_t 可以相应降低到 $0.002 pmol/ml$。一般说来，R_t

的浓度范围应在 $2 \times 10^{-11} \sim 10^{-9} mol/L$ 之间，而 K 值则应在 $10^{-8} \sim 10^{-10}/M$ 之间。

（七）配基消耗的校正

分析结合实验的结果时，必须准确地了解结合和游离配基两者的浓度。但前已提及，在使用滤过法时常无法测知游离配基浓度，故有必要相应进行离心法实验，以专门测定游离浓度。用总游离浓度减去总结合量推算游离浓度的方法不可取。

使用亲脂性配基时，它很可能分配到膜的脂双层中，从而使游离配基的浓度明显下降，造成最终分析数据时的假象。其表现是解离常数偏高。这种现象可以用下列方法鉴别：用不同浓度的受体（膜制备物）同样做饱和曲线，如果发现受体浓度越低，所测算出来的 Kd 值也越低，就表明这种现象的存在。因为膜的用量越低则溶于膜脂质中的标记配基就越少，从而游离配基的消耗亦越少，这样得到的结果就更接近实际情况。

四、非标记配基对标记配基结合的影响

（一）竞争性配基对标记配基动力学之影响

受体结合实验中常常会将一种非标记配基加入反应体系，以测定它对标记物结合的影响。最简单的情况是，加入的非标记配基与标记配基都结合在相同的位点，且都是简单双分子反应，即典型的竞争性机制。计算机程序 COMPKIN 即可拟合这种反应的数据。但不能有明显的游离配基消耗。本程序根据表 3-2-4 编写。

竞争性配基的存在总是使结合达到平衡的速度变慢。但在不同情况下的表现是复杂的。例如，当标记物结合快而非标记配基结合较慢时，会出现图 3-2-5a 的情况。标记配基的结合先达到很高的水平，然后逐渐降低到平衡状态。而图 3-2-5b 则表示了另一种相反的情况。竞争性非标记配基与受体结合快，且其速度又比标记配基高。值得注意的是，在这种情况下，不同时间测到的标记配基结合的抑制率显然是不同的。这就可能造成人为的假象。

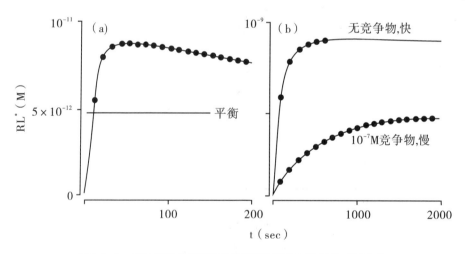

图 3-2-5　非标记竞争性配基对标记配基结合抑制的时间变化

a. 标记物结合快 $[k_{12} = 10^7/(M\ sec)$，$k_{21} = 10^{-1}/sec$，$L^* = 10^{-9} mol/L]$，非标记物结合慢 $[k_{13} = 10^7/(M\ sec)$，$k_{31} = 10^{-3}/sec$，$\Lambda = 10^{-10} mol/L]$ 而且浓度低。$R_t = 10^{-10} mol/L$。b. 标记物结合慢，而且浓度低 $[k_{12} = 10^7/(M/sec)$，$k_{21} = 10^{-3}/sec$，$L^* = 10^{-9} mol/L]$，非标记物结合快且浓度高 $[k_{13} = 10^7/(M\ sec)$，$k_{31} = 10^{-1}/sec$，$A = 0$ 或 $10^{-7} mol/L]$。注意在不同时间非标记配基抑制标记配基结合的百分比是不同的。只有完全达到平衡之后才反映真正的竞争情况。

实验工作中，也可以先使受体与非标记配基结合达到平衡，然后加入一定浓度的标记配基。这样就可以来估算非标记配基和标记配基各自的时间动力学常数。但是，此时的标记配基与受体的结合应该比非标记配基快。这样限速步骤就取决于非标记配基的结合常数的解离常数，而不取决于标记配基。

为了防止配基不稳定或受体不稳定等因素对结果的干扰，下列两点值得参考。①首先测定仅有标记

配基时的反应常数；②最好测定几个浓度的非标记配基对结合的影响，以确定在各种条件下反应都能达到平衡。此外，尚应做超过平衡时间的反应，以确定受体的稳定性。

（二）非标记配基在平衡状态下与标记配基的竞争结合

利用这种竞争结合方法常能很准确地测定非标记配基的各项参数。运用程序 COMPDEP 可以处理这类问题。这个程序中考虑到了标记配基在结合过程中的消耗，也考虑到存在两种不同结合位点的可能性，由此可以测算较为复杂的情况。

图 3-2-6 表示出各种不同情况下非标记配基与标记配基取代的结果。

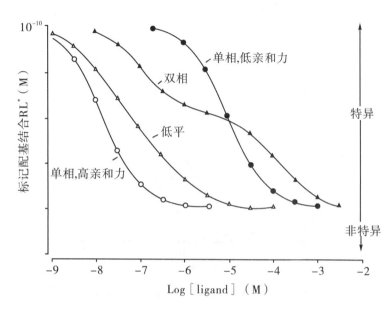

图 3-2-6　非标记配基在平衡状态下，与标记配基竞争结合的结果

注：假定存在两种不同的结合位点，而标记配基对二者的亲和力完全相同，且两种受点数目相同。这时视非标记配基的不同可有如下的几种情况：非标记配基与两种位点的亲和力（K1A，K2A）相同，均为 10^8（○）；$K1A = 10^8$，$K2A = 3 \times 10^6$（△），此时竞争曲线平坦，不再呈曲形的 S 型；$K1A = 10^7$，$K2A = 10^4$（▲），此时非标记物的亲和力均较低，且对两种位点的亲和力不同，曲线呈双相型；$K1A = 10^5$，$K2A = 10^5$，此时非标记物对两种位点的亲和力相同，又都较低（●），竞争曲线呈典型 S 型，但较第一条曲线明显右移。根据这些曲线即可以判断非标记物的基本性质。在上述情况下，尽管图中各条曲线形状不同，各种配基与受体的结合特性亦有差别，但实验中得到的非特异结合数值都是相同的。

值得指出的是，尽管不同竞争性的非标记竞争物会有各自不同的表现，但如果超过某一浓度，它就会全部阻断标记物的结合，因此在实际工作中，常选用某种特异性高，亲和力亦高的非标记物来测定非特异结合的数值。

（三）竞争抑制曲线的分析

图 3-2-6 的例子表明，根据竞争抑制曲线可以很清楚地反映出非标记配基的特性。

让我们从最简单的情况开始。标记配基和非标记配基竞争单一种类，数目固定的结合位点。这时可以用下列公式来测算非标记配基的数值：

$$KdA = IC_{50}/(1 + L^*t/Kd) \tag{21}$$

式中 KdA 是非标记配基的解离常数，IC_{50} 是非标记物抑制 50% 标记物结合时的浓度，L_t^* 是标记配基总浓度，而 Kd 是标记配基的解离常数。使用一系列不同的 L_t^* 测定同一非标记配基 IC_{50}，然后用公式（20）计算，得到的 KdA 应该是一致的。否则，非标记物对标记配基的结合就可能是非竞争性抑制。

实验结果有时会更为复杂。例如，加入非标记配基后可能导致受体结合位点发生正性或负性合作效应，表现为标记物结合位点的增加或减少。图 3-2-7 就是非标记的 Gallamine 对 [³H] N-甲基东莨菪碱与心肌 M 受体结合的影响。可以发现，随着标记物浓度的升高，非标记物最终不能完全抑制标记配基的总结合。实际上，这是由于随着非标记物浓度的升高，负合作的效果愈益明显，总结合位点减少所致。

这种现象也常见之于与 G 蛋白偶联的一些受体。GTP 对受体阻断剂的结合无明显影响，但能选择性地抑制激动剂与某些高亲和力位点结合。因此，可以在不同的 GTP 浓度中观察激动剂/阻断剂的竞争，也可以通过激动剂与高亲和力位点的直接结合来测定 GTP 的效应。两种方法都能发现 GTP 与激动剂之间存在负合作效应。

总之，通过非标记配基的抑制实验，可以得到如下几方面的信息：①标记与非标记配基相互作用的机制：竞争性或非竞争性；②非标记配基的动力学；③非标记配基的结合常数；④如果是非竞争性结合，则可以说明正或负合作反应的存在与否及其程度。

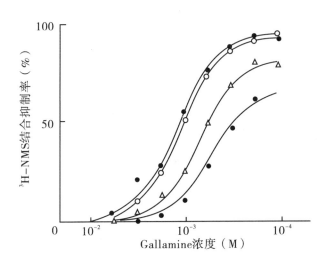

图 3-2-7　Gallamine 对 [³H] N-甲基东莨菪碱与心肌 M 受体结合的负合作效应

[³H] N-甲基东莨菪碱的浓度分别是从 2.5×10^{-11}（○）至 6.8×10^{-9} mol/L（●）。

五、结合实验与药理学实验结果的比较

按上述方法得到的受体结合实验参数仅仅是体外实验的部分结果，要确定它们的实际意义，就必须与相同细胞或组织中该药的药理学实验数据加以比较。有时，即使是不同组织中的同种受体也有很好的相关关系。只有结合实验与药理/生化实验得到的亲和力等数值完全相关，才能确认受体结合实验的结果是真正可靠的。

对非选择性的阻断剂而言，在接近生理的条件下得到的结合参数与其药理学参数应几乎是完全一致的（差别小于 3 倍）。如果存在受体亚型，则其最突出的表现就是药理与结合数据间的差别变大。

对激动剂来说，结合的参数（亲和力等）与药理效应参数在数值上往往并不一致。这是因为无论是结合还是药效都受下述因素的影响：局部受体浓度、效应器及其他环境因子。

如果出现下列现象，应想到受体 - 效应器偶联的可能性：①结合曲线偏离 S 型 Langmuir 等温曲线；②细胞内的某种因子（如 GTP）影响激动剂结合。

此外，应该尽可能在已知有药理效应的组织和细胞中进行受体结合实验，以期发现其受体。当然由于各种因素的限制，并非总能做到这一点。

第三节　实验技术

在下列各项实验技术中，应注意一些共同点，以尽量减少误差：①加样误差是造成实验误差的主要原因；②测量误差，尤其是当结合数值很低时；③注意可能造成假象的实验（见上述）；④实验结果的可重复性。

一、受体结合实验常用的设备及试剂

（一）设备

1. 实验及保温孵育设备

（1）5ml，1ml，250μl 可调加样器及相应的吸头（可选用 Gilson，Eppendorf 或青云厂产品）。

（2）高度微量可调加样器（可选用 Gilson P20 或青云厂产品，但必须保证重复误差极低）。

（3）Eppendorf 重复加样器，及配套的加样吸管（12.5ml，2.5ml，250μl）。

（4）塑料微型离心试管（1.5ml 最为常用，其余较小者亦有用）。

（5）微型塑料试管架，用于放置试管，并在水浴中保温孵育。应防止试管在水浴中从架上浮起。

（6）滤过法的受体结合实验可在塑料或玻璃试管中进行，其反应体积不大于 2ml，加入冰冷缓冲液的体积为 5ml。

（7）可调恒温水浴，最好能有振摇装置。

（8）磁力搅拌器及相应大小的搅棒。

（9）涡旋混匀器。

（10）计时器。

2. 制备细胞膜和溶脱膜蛋白的设备

（1）制备柔软组织匀浆的各种玻璃匀浆器及带动它们的电机装置。

（2）制备韧性组织的匀浆器，例如 Polytrona。

（3）制备用冷冻离心机，其转子最低应达到 30 000×g，容纳 50ml 的离心管。

（4）超速离心机（100 000×g），应有角度转子能放置约 50ml 样品，以及 5ml 的水平转子，做蔗糖梯度之用。

（5）低速冷冻离心机。

3. 各种分离步骤设备

（1）微量离心机，10 000×g 以上，最好 15 000×g。

（2）滤过装置（Millipore 等）及各种滤膜。

（3）真空泵。

（4）一次性凝胶过滤柱。

4. 放射活性测量设备　精度良好的液体闪烁计数计和 γ 计数仪。塑料液闪杯可以降低本底，故推荐使用之。记数仪给出的数据应以 dpm（每分钟放射衰变次数）表示。否则应根据每一仪器的情况对淬灭进行校正。

除了上述仪器设备之外，还应有一般实验室的玻璃器皿，常用仪器（如分光光度计用以测定蛋白）。如果有电子计算机及相应的软件，则实验结果的处理会更精确，方便。

（二）结合实验的各种缓冲液

缓冲液要根据受体种类及实验目的选择。受体结合实验用的缓冲液大多很简单。在中性条件下的测定，可以选用 25～50mmol/L 的 Tris，Hepes 或磷酸缓冲液。其中可加入 NaCl 或 KCl 以保持一定的离子强度。受体特异的配基往往都是带电荷的，因此缓冲液的离子强度对其结合的亲和力等都会有很大影响，应根据不同情况分别确定之。

在生理范围内改变缓冲液的 pH 值也会对受体－配基的结合产生很大影响。其影响的部位可能是受体的特异性结合位点，也可能是配基的特定基团，或者是受体与效应器的偶联机制。其结果可能改变受体结合的亲和力，总结合位点数目等结合常数，也可能影响结合实验的动力学速率常数等。表现出来的结果可能非常复杂。

缓冲体系中常加入某种/些离子，以促进某种特殊反应。最常见的是 Mg^{2+}。当其浓度在 $0.1～10mmol/L$ 之间时，能促使受体-G 蛋白形成复合体，且对激动剂有较高的亲和力，从而有利于激动剂与受体的结合，并且影响速率常数。另一个最明显的例子是，Na^+ 促进 μ 受体与其阻断剂的结合，抑制其激动剂的结合。因此，必须注意避免缓冲液中的成分与 Mg^{2+} 等发生螯合作用。磷酸根及枸橼酸根都可能会有这种作用，而 Hepes 则不会如此。此外，应避免重金属离子存在于缓冲液中，以防影响受体中的巯基。

此外，还应注意到缓冲液中的离子是否会模拟配基的作用或与配基竞争受体的结合位点。例如，Tris

是胺类物质，它就有可能干扰阳离子胺类物质与其受体的结合。另外，亦有报道 Tris 模拟 Mg^{2+} 的作用促使受体与 G 蛋白相互作用。因此使用 Tris 缓冲液进行受体结合实验时，应先考虑这些因素。

缓冲液中加入螯合物能使许多有调节作用的多价金属离子被去除，因而干扰结合实验。缓冲液及离子状态对膜制备的性质也有影响。含有螯合物的低离子浓度缓冲液有利于膜制备物分散。提高离子浓度或加入二价阳离子，会促使膜凝聚成块。这样不利于反应体系保持均匀的混悬状态。如果提高一价阳离子浓度到 1mol/L 左右，溶液的比重就会明显升高，而必须用高速离心才能使膜沉降。

上述只是决定缓冲液的一些原则，具体到每一实验，或根据已有的文献选择修正，或根据上述原则进行若干次摸索，才能找到较为理想的体系。一般或可从 20mmol/L Hepes，100mmol/L NaCl，pH7.5（用 NaOH 调节）开始，根据待测受体，配基及实验目的一个条件一个条件地修正。

二、标记配基结合的时相测定

（一）目的

测定标记配基结合的时相变化可以达到下列的目的：

1. 确定各不同浓度的标记配基结合达到平衡所需之时间。

2. 证明有特异结合存在。

3. 精确测定各不同时间点配基结合的数量，从而确定结合的速率常数（结合速率和解离速率）。

4. 保证测定的可靠性，排除假象。

5. 对测得的动力学参数进行统计学处理。

无论体系中是否存在非标记的竞争配基，都能求出标记配基的动力学参数。但此节只讨论单一配基结合的方法。

（二）受体的制备及其浓度的调整

1. 稀释膜制备物，使其结合位点浓度 R_t 大约等于 $0.1 \times Kd$，Kd 是标记配基的解离常数。如果 $R_t < 5 \times 10^{-11} mol/L$，则结合的配基数目可能过低，无法用 ^3H 标记物精确测定。此时应适当提高 R_t，但应注意校正因标记配基消耗而形成的假象。

2. 如果标记配基的 Kd 是未知数，则将 R_t 稀释到 $10^{-10} \sim 10^{-9} mol/L$。

3. 如果事先对组织中待测受体的情况一无所知，则可先将膜制备物稀释到相当于原组织 1% 的浓度。

4. 制备足够的受体制备物，以供各种测试（包括特异、非特异结合）之用。

5. 在加入反应体系之前，应将受体制备物的温度设法调至反应温度。

（三）顺序测定方法

很多受体结合的测定法都能使用顺序测定法。这种方法常将大量的受体制备与标记配基按一定浓度先行混合孵育，然后按一定时间取出定量的反应标本，进行滤过等处理。因此大大减少了管间差异（图 3-2-8a）。标记配基的浓度最好在其 Kd 值左右。随后测定的范围应该在 0.1～10Kd 之间。具体步骤如下：

1. 将所有的待测膜制备物置于一适当容器内，然后将标记配基加入，始终进行搅拌，保持混悬液均匀状态。在适当温度下进行孵育。

2. 根据预定的时间依次取出等量的测试标本（通常 0.25～1ml），即刻进行滤过。

3. 立即用 2～5ml 冰冷的缓冲液洗涤滤膜。

上述实验中通常使用能快速滤过的滤膜，如 Whatman 玻璃纤维滤膜（GF/B，GF/C，GF/F，孔径 1.0，1.2，0.8μm）。使用前应先用缓冲液浸湿。所用滤膜的直径通常为 2.5cm，但亦可视膜制备物中蛋白含量多少而有所调整。

如果实验是在室温下进行或者是在严格控制的气温条件下进行，而无须在水浴中保温，则可以采用 Eppendorf 连续加样器代替孵育的容器，先将标记配基和受体制备物吸入 25ml 的吸头之内，立即摇匀，按预定的时间每个测定样品从加样器中打出 0.5ml，立即过滤，洗涤。这样可以测出反应时间很短时的结合情况，而且很准确，重复性很好。无论使用上述哪种方法，都应注意测定每个样品中放射标记配基的总量。

（四）批量测定法

如果使用离心分离法或使用收集器一次过滤法，则最好使用此法进行孵育（图 3-2-8b）。

1. 先将标记配基定量加入各反应管中，通常其体积在 10μl 左右较为适中。并将这些试管按其预定反应时间长短反向排列（反应时间长者在前，短者在后）。

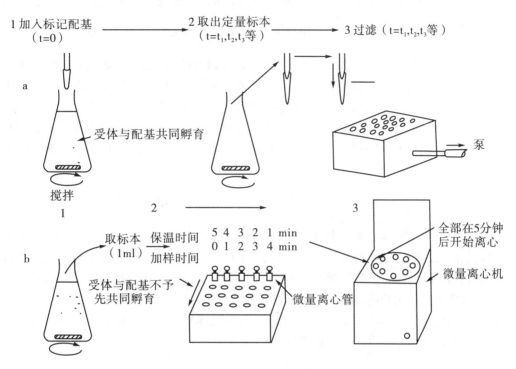

图 3-2-8　顺序测定法（a）和批量测定法（b）示意图

a. 实验开始时将全部受体制备物与标记配基一起保温，然后在不同的时间取出等量反应液，即刻抽滤；b. 使用离心分离时多采用本法。受体与标记配基并不预先反应，而是将定量的标记配基加入反应试管中。然后按时间间隔（1 分钟 1 个）加入等量的受体制备物，最后一起离心分离。这样就使最先加入的样品反应时间最长。

2. 受体制备物先在适当温度下预先保温，实验开始时按其时间长短依次取等量样品加入已有标记配基之试管，时间长者先加，短者后加，并注意各管预定时间的差异（如图所示）。

3. 涡旋混匀每一反应管，如有必要可置水浴中振摇孵育。

4. 将上述各反应管同时置入离心机分离，或同时用收集器收集，分离。注意，可先将试管置入离心机或收集器上，但要等到反应时间恰好到点时开始分离。

这种方法的误差往往由于标记物加样不准确，增加平行测定管的数目可以部分控制这个问题。一般说，4 复管即可进行必要的统计学处理。

（五）时间间隔的确定

这是一个颇为费时的过程。一般说来，无论是测定结合还是解离实验的时间曲线，往往都取几何分布的时间间隔。例如 5、10、20、40、60s，2、5、10、20、40、60、90、120、240、360min 等，初步确定反应的快慢程度，同时也了解反应早期快速变化和后期的慢速过程。前文已谈到，有些操作较费时（如凝胶过滤要 120s，吸附要 60s，而离心要 10min），在操作过程中可能发生受体—配基复合物的解离。而滤过法最快，因此最适合用于动力学的研究。

（六）其他注意事项

要精确测定游离配基的浓度，以除外反应过程中游离配基浓度明显下降。方法已如上述。在测定特异结合的时相变化同时，必须测定相应的非特异结合。此时所用的非标记竞争物浓度应为 1000Kd，这样可以保证有 99% 的受体与非标记配基相结合。如果非标记配基与受体的亲和力极高，所用的浓度就会很低。这时往往需要先将受体与非标记配基预先孵育，才能收到较好的效果。但一般情况下，非标记配基多与标记配基同时加入反应体系。竞争性非标记配基会使平衡变慢，而非竞争性非标记配基的作用则较为复杂。这些情况应予特别注意，以免假象被错认为实际情况。

（七）结果的分析

1. 首先确定长时间结合反应后是否有游离标记配基明显耗损。如果耗损超过 50%，则应降低 R_t 浓度后重新进行实验，直至耗损降至 10% 以下才能认为其结果是可靠的。处理中常用到下列公式：

$$RL^* = 10^{-9} \cdot B / (V \cdot SA \cdot 2200) \tag{22}$$

B 是减去本底后的结合数值，用 dpm 表示；V 是测定标本的总体积，用 ml 表示；SA 是标记配基的特异放射活性，以 Ci/mmol 为单位，2200 是从 dpm 转换成 nCi 时的系数，最后得到的 RL^* 单位是 mol/L。

2. 在游离配基耗损低于 10% 的条件下，从总结合数值中减去非特异结合，即得到相应的特异结合数值（RL^*）。以此值和时间相对作图如图 3-2-1a。如果是多复管测定，则分别计算出各点的均值及标准差等（包括特异及非特异结合）。由此图中可以估算出反应平衡时的结合数值 RL_{eq}^*，并据此测算出表观亲和常数：

$$K = 1/Kd = RL_{eq}^* / \left[(R_t - RL_{eq}^*) \cdot RL_{eq}^* \right] \tag{23}$$

注意：此处的 RL_{eq}^* 仅是表观数值，它与精确值仍有差距。如果数值未达到曲线的平台区，则应延长孵育时间。如果达到最高点之后，其结合数值随时间延长而下降，则说明长时间的反应造成受体或标记配基的耗损，应设法找到原因。纠正以后再进行实验。如果发现非特异结合随时间延长而增加，则表示可能有标记配基参入磷脂或进入闭合的细胞膜囊泡之内。

3. 游离配基耗损低于 10% 时，以下列方式做图：X 轴表示时间，Y 轴则是 $-\log (1 - RL^* \cdot RL_{eq}^*)$。在最简单的情况下，可以得到一条直线，其斜率为：

$$k = k_{12} \cdot L^* + k_{21} \tag{24}$$

实际工作中 k 值可以通过目测法或回归法测知。如果结果不是直线，就说明结合反应的性质是复杂的。其时间曲线很可能呈复杂的指数函数。造成这种表现的原因可能有：①最初的结合反应诱发了异构现象，如受体与效应器之间关系的改变等；②存在若干动力常数不同的结合位点；③由于受体或标记配基不稳定形成的假象；④存在竞争性或修饰性的其他配基。

4. 如果游离标记配基的耗损明显（10%~50%），则使用表 3-2-3 中的整合速率常数公式，令 a，b 为下列二次方程的根：

$$X^2 - X \cdot (R_t + L_t^* + K_d) + R_t \cdot L_t^* = 0 \tag{25}$$

$$a = RL_{eq}^*, \quad b = R_t \cdot L_t^* / RL_{eq}^*$$

重组整合速率常数公式，我们得到：

$$k_{12} \cdot t = \frac{1}{(a-b)} \cdot \log_e \frac{\left[b (RL^* - a) \right]}{\left[a (RL* - b) \right]} \tag{26}$$

用式（26）右侧计算出来的数值为 Y，时间为 X 作图，可以得到一条直线，其斜率为 K_{12}。如果不是直线，则与上一小节中所述的意义相同。

5. 根据前述方法已经算出的各种数值及得到的图形，即可计算速率常数：

$$k_{12} = k / (L^* + k_d)$$

式中的 k 可以从（3）中所画的图中测出，而

$$k_{21} = k_{12} \cdot K_d$$

Kd 可按式（23）求出。

6. 在 $0.1Kd \sim 10Kd$ 的范围内改变 L^*，反复数次测定时相曲线。这样可以得到一系列按照文中所介绍的方法画出的直线图，并分别求出各图的斜率。以这些斜率为 Y，相对它们各自所用的 $L^*_t t$ 作图，就可以得到一条直线，其斜率为 k_{12}，其 Y 轴上的截距是 k_{21}。这样处理的先决条件是：游离配基耗损低于 10%。

三、标记配基解离时间曲线的测定

（一）目的

1. 证明特异结合是完全可逆的，并测定这种可逆性发生所需的时间，从而说明并未发生配基与受体的共价结合。

2. 精确测定解离速率常数。

3. 避免实验中的假象。

4. 定量研究解离的时相变化，从而精确测算动力学参数。

（二）受体预先与标记配基的结合

进行解离时相观察，要使受体预先与标记配基结合，即所谓预标记。进行预标记要点如下：

1. 在适当的缓冲液及温度条件下，照前述结合的方法 [（二）-2] 制备一批预先以标记配基预标的样品，其数量应足够 25 个时间点。

2. 照上述同样条件标记一组样品，但其中加入非标记竞争物（浓度为非标记物本身 Kd 值的 1000 倍），作为非特异结合管。

3. 取出上述样品一份，作为 L^*_t 计数。

4. 在开始进行解离测定之前，从特异和非特异结合的测定样品中，各取出 4 复管，以测定其未解离前的总结合，特异结合及非特异结合。

5. 用离心法分离数管，以测定游离配基浓度，并据以了解游离配基耗损的程度。

预标的时间最好能令结合达到平衡。但应考虑到结合过程可能诱发的受体变化及结合特性的变化，因为这些都可能影响解离反应的特性。

开始进行实验摸索时，预标受体在总受体中所占比例以较高为好，故而可使用较高的标记配基浓度（$L^*_t = 10Kd$）。这样可以使高亲和力和低亲和力的受体都能被标上，从而实验中既能观察到快速解离，也能见到慢速解离。随后还要观察低饱和度预标的情况。此时预标的 $L^*_t = 0.1Kd$，这样可以根据前述的方法单独测算结合反应平衡时间。

（三）解离实验步骤

解离时相测定亦如结合时相测定，根据其分离方法之不同而有顺序测定法和批量测定法。其过程亦大致如图 3-2-10 所示，只是烧杯内是已经预标的受体，内中已有标记配基。要加入的是标记配基的取代物。值得注意的是，取代物溶液的加入体积应小于总反应体积的 1%，其浓度则应为非标记 Kd 值的 1000 倍。且最好与测定非特异结合时所用浓度一致。注意避免使用与标记配基化学结构完全相同的非标记竞争物，因为这样可能连非特异结合位点亦被竞争，从而造成人为的假象。而且要确知竞争物不会导致受体的变构现象。其余具体操作步骤与图 3-2-8 所示及相应文字描述基本相同。时间、受体浓度的选择等均可参见结合反应部分所述的要点。最好在进行这种实验时，加做数管，使用接近饱和的标记配基浓度，以测定表观 R_t，以作为参考之用。

（四）用稀释法进行解离实验

在预标记之后，加入 $10 \sim 100$ 倍容积的缓冲液以稀释结合反应。这种方法也偶然用来进行解离动力学测定。但仅仅在最简单的情况下这种实验的结果才能与上面提到的方法一致。因为如果非标记物与受体结合是非竞争性的，或者有多种结合位点等，是稀释法不能反映出来的。此外，其他许多原因都使稀释法得到的结果不易处理。因此实际工作中很少使用这种方法单独测定动力学参数。有时结合两种方法会有较好的效果，即加入高浓度非标记配基的同时，适度稀释反应体系，以测定解离的时间变化。这样可能降低非特异结合，有利于结果处理。

（五）解离实验结果的初步处理

按照图 3-2-1b 的方式作图。注意将 RL^* 的单位转换为 M。其数据处理法与结合实验所述相同。特别注意非特异结合是否随时间变化。如果经过很长时间解离仍不完全，则应该考虑到标记配基被膜制备物摄取或代谢的可能。

根据表 3-2-2 中的公式，可以将时间为 X 轴，$\log_e RL^*$ 为纵轴作图。如果是简单的对数解离方式，这样作图就是一条直线，其斜率为 k_{21}，Y 轴上的截距是 RL_0^*（即未解离时结合的受体数量）。如果反应复杂，涉及受体变构，受体—效应器偶联变化等影响解离的情况，则上述作图就不是一条直线，而应以其他方法进行曲线拟合。

四、标记配基饱和曲线

（一）测定标记配基饱和曲线的目的

1. 测定总结合对配基浓度的依赖。
2. 测定非特异结合对配基浓度的依赖。
3. 证明特异结合的饱和性。
4. 测定数据以计算标记配基对受体的亲和力和受体总数。
5. 证明结合实验结果中不存在人为假象。
6. 定量研究结合曲线，测算各种参数。

饱和曲线可以在只有标记配基时测定，也可以在有非标记配基时测定。非标记配基可能以多种方式影响标记物与受体的结合，从饱和曲线的变化就可以推算出非标记配基与受体作用的一些信息。

（二）受体的制备及其浓度的调整

受体的稀释方法如前所述。其最理想的结合位点浓度是 $0.1 \times Kd$（标记物的解离常数）。如果标记物化学纯度和放射化学纯度都很高的话，受体浓度可到 $0.5 \times Kd$。如果使用 ^3H 标记配基，则其受体结合位点浓度应高于 5×10^{-11} mol/L（假定配基放射活性为 80Ci/mmol）。而对 ^{125}I 配基来说，其比活性较高（2000Ci/mmol），则所用受体位点浓度应不低于 2×10^{-12} mol/L。上述各反应所用受体混悬液的体积应为 1ml。如果减少体积，则应相应提高浓度。利用上述条件，在受体 10% 饱和时可以测到 1000dpm 放射活性，这时用液闪仪测量 10min，其测量误差在 1% 左右。如果需要进一步稀释受体制备物，则最好加大其使用体积，否则最终结合数值过低，液闪测量的准确性无法保证。

（三）如何测定饱和曲线

测定饱和曲线时，每个测定管中受体的浓度，保温时间及温度等都是固定一样的，各测定点的差异就在于标记配基的浓度。因此如何准确地保证每个测定点的浓度就是实验成败的关键。具体操作时可有两种方法，分别介绍如下。

1. 平行测定管法（图 3-2-9）

（1）先配制标记配基的工作液。其浓度应为预定最高反应浓度的 100 倍。例如标记物与受体结合的 $Kd = 10^{-9}$ mol/L，则其最高结合浓度应为 10^{-8} mol/L（Kd 的 10 倍），因此其标记物工作液的浓度应为 10^{-6} mol/L。

（2）根据受体和配基的具体情况，决定每个浓度数量级设几个测定点。通常至少是两点。其稀释比例往往如表 3-2-9 所列。

表 3-2-9 配基稀释比率操作表

每个数量级中稀释点数	每管加入缓冲液量（ml）
1	0.900
2	0.216，0.900
3	0.115，0.364，0.900
4	0.0778，0.216，0.462，0.900

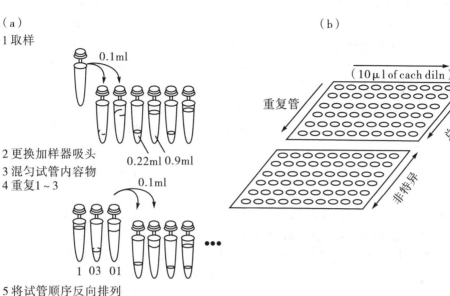

（a）
1 取样

0.1ml

2 更换加样器吸头
0.22ml 0.9ml
3 混匀试管内容物
4 重复1～3
0.1ml

1 03 01

5 将试管顺序反向排列
最底浓度
最高浓度

0 01 0 03 01 03 1

（b）
（10μl of cach diln）
重复管
总结合
非特异

图 3-2-9　平行测定管法标记配基稀释及实验方法示意图

注意，稀释过程中每一个数量级完成后，都应该更换加样器的吸头，以免影响下一个浓度数量级的准确性。每个数量级稀释所用的母液，都应取自经1：10稀释的上一个数量级浓度（图3-2-9）。稀释完成后，应从每个工作液中吸取10μl（2～4复管），测定其放射活性，以确定稀释的准确性。

（3）在测定管中加入相应各稀释度的标记配基，每管10μl为宜。最好在每横排摆上与测定点数相同的试管，而每纵行的管数视每点重复管数而定。注意，加标记配基时，应从浓度最低的一侧开始，依次加入。随后，依次加入非标记竞争物（不做竞争实验则不加）。最后，在相应的一套测定管中加入非标记阻断剂以确定非特异结合，一般说来其体积亦以10μl为宜。

（4）在加好各种配基的上述试管中分别加入等量的受体制备物混悬液。注意事先应计算好受体混悬液的用量。加受体混悬液时亦应从低浓度的标记配基开始。特别注意将总结合测定管与非特异结合测定管分开加样，以免高浓度的非标记拮抗物污染总结合管，影响结果。同时注意加样过程中受体混悬液始终保持均匀状态。

（5）采用适当方法分离结合与游离配基。如采用离心法，则应收集上清以测定游离配基量。如采用滤过法，则应同时做相应的离心法，以确定游离标记配基浓度。

2. 对数稀释测定法　这种方法并不预先稀释标记配基，而是将其事先加入受体制备物中，依次取样，再依次用未加配基的受体制备物稀释之（图3-2-10）。

（1）准备受体制备物，其体积为6N个测定点，N是标记配基浓度涵盖的数量级数，如从$10^{-11} \sim 10^{-6}$mol/L，则N=6。在适当温度下持续搅拌，以保持均匀混悬。

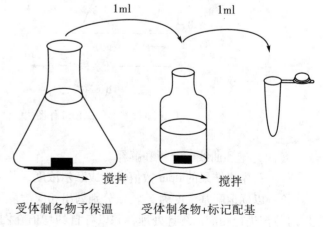

1ml　　1ml

搅拌　　搅拌

受体制备物予保温　　受体制备物+标记配基

图 3-2-10　对数稀释示意图

（2）取 3.136ml 受体制备物，放在一小容器内（20ml 容器），以磁力搅拌器不停地搅拌，并加入适量标记配基，使其浓度等于最高的测试浓度。待充分混匀后，取出 1ml 置入一个试管。随后换一个新的加样器吸头，从未加标记配基的受体制备物中取 1ml，加入已有标记物的反应液中，待其充分搅拌均匀后，再取出 1 ml 置入另一试管中。如此反复进行，令加过标记物的反应液容器中始终保持 3.136ml 样品。这样，每取一次样品后，反应液中的浓度就被稀释到未取前的 0.681。取样 6 次正好使之稀释 了 10 倍。但由于加样取样的误差，实际稀释倍数可能略有差别。

（3）用相同的受体制备物，但事先加入适量非标记拮抗物，然后依 b 项所述的方法即可得到测定非特异结合的各个样品管。

（4）在适当温度下孵育，令其达到平衡状态后再行分离游离及结合配基，步骤及注意事项与其他方法相同。

用这种方法进行实验，应注意开始配制受体混悬液时，其各种成分即应与结合反应所要求的最终条件完全一样；加入的标记配基和非标记配基体积极小，不会影响反应条件。这样制备的个测定浓度是单管，无重复。照同样比例放大用量即可制备双复管、3 复管等。此外，改变起始总量和取样的比例，亦可增加或减少每个数量级中测定的点数。读者可根据需要自行设计之。

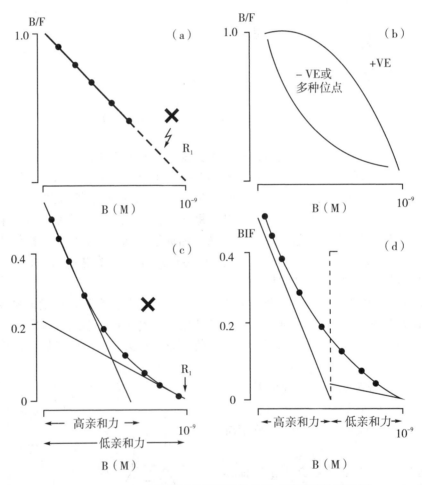

图 3-2-11　Scatchard 作图法的情况及其分析（详细说明见正文）

（四）饱和曲线的分析和解释

1. 首先将结果的 dpm 数值转换成摩尔浓度，其公式如（22）。

2. 以标记配基浓度为 X 轴，分别划出相应浓度下总结合和非特异结合的数值。如果是多管测定，则应对数据进行相应的统计处理，并以各自的均值在图中表示。然后用总结合数值减去相应的非特异结合数值。这样得到的特异结合数值按照图 3-2-2 或图 3-2-3 的方法分别对游离配基浓度 L^* 和 $\log_{10} L^*$ 做图，这样就可以对结合的饱和程度有直观的认识。

3. 用结合配基数量（RL*）和游离配基浓度（L*）的比值（RL*/L*）为 Y 轴，特异结合数值（RL*）为 X 轴作图（Scatchard 作图）。可以得到如图 3-2-11 所示的几种情况。如果图中各点能很好地拟合成一条直线，假定这条直线的斜率为 K，X 轴截距为 X，则配基与受体结合的解离常数 Kd = －1/K，受体总浓度 R_t = X。由于构成误差的因素很复杂，所以一般不主张用直线回归法来求出 Scatchard 作图的 K 值和 X 值，而仅用目测法足矣。图 3-2-11 表示出了该作图可能的几种结果及分析时常见的错误。

图 3-2-11a 表示 Scatchard 作图需要足够的数据点数。如果点数很少，即使是一条直线也不能任意外延。这样得到的 R_t 值是不准确的。而且在没有高浓度配基结合数据时，很难肯定这种直线代表了真实情况。当然，Scatchard 作图得到一条直线就表明只存在一种位点，而且没有受体结合位点之间的相互作用。这是一种最简单的情况。

图 3-2-11b 上面的曲线图形上凸，理论上表明受体结合位点之间存在着正性合作效应。当然，一些实验中人为的因素也可以造成这种假象。例如，低浓度标记配基与受体结合未达到平衡状态。如果标记配基的纯度不够，那么在低浓度结合实验中真正的游离配基之耗损就会非常明显，从而形成图 b 的假象。此外，如果把非特异结合估算得过高，或者部分结合配基在分离过程中混在游离部分而未被回收，都可能形成这种假象。

图 3-2-11b 下面的曲线下凹，理论上可能有多种解释。其中包括受体位点之间存在负性合作效应，多种独立的亲和力及位点数目均不同的受体，或者效应器与受体之间的反应改变受体与配基的亲和力。但是，实验中的误差也会形成这种假象。例如测到的非特异结合数值低于实际数值，从而使特异结合的数值高于实际数值；在低浓度放射配基条件下，部分闭塞在膜中的受体与配基的结合未达到平衡状态；偶尔也会有配基与配基之间发生反应。

大多数情况下人们都按照图 3-2-11c 中所示的方法来解析双相的 Scatchard 作图结果。但这是不正确的。正确的方法见图 3-2-11d。先画出两种位点曲线的渐近线，再予以外延。这是很难用目测法完成的，最好是选用适当的数学模型，用未经处理过的数据直接进行拟合处理。

4. 用已求出的 R_t 作分母，RL* 做分子，可以求出一系列受体占领率（P）。以 P 值和相对应的游离配基浓度之对数（$1og_{10}L^*$）作图，可得到如图 3-2-12 的 S 型等温曲线。

5. 以 $log_{10}[P/(1-P)]$ 为 Y 轴，$log_{10}L^*$ 为 X 轴作图（Hill 作图），就可以算出 Hill 常数。当结合曲线是典型的 S 型等温线时，Hill 作图之斜率即是 Hill 常数，此时其数值应为 1.0。如果此常数大于 1.0，提示存在受体间的正性合作效应。相反，如果 Hill 常数小于 1.0，则提示负性合作效应。但由于 Hill 绘图往往得不到一条直线，因此其斜率的计算就较为困难。所以往往将这种方法作为半定量的估算法，提供一定的信息。

除了上述的各种手工测算方法之外，目前可以在市场上购到专门处理受体结合实验数据的计算机软件。如 ENZFITTER（Elsevier Biosoft 出版，可从 Sigma 公司购得），GRAFIT（Erithacus 软件公司出品，可从 Sigma 公司购得）以及 LIGAND（BIOSOFT 公

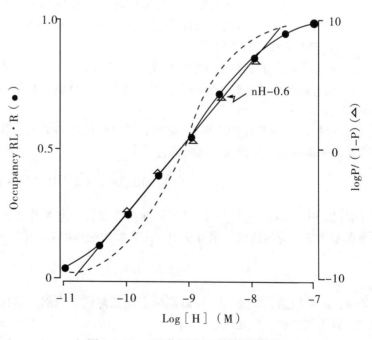

图 3-2-12　Hill 作图及 Hill 常数的估算

注：图中的虚线图形是一条典型的 S 型曲线。粗线表示该线用作图得到的结果。这样的结果之 Hill 作图用 △—△ 表示，此时 Hill 常数是 0.6。

司出品）。这些软件都有很好的曲线拟合功能，并能处理复杂结合的情况，因此已成为目前处理受体结合数据时不可缺少的工具。

五、存在非标记物的抑制或修饰时之结合

前文已经述及，加入非标记配基后，它们对标记配基与受体的结合可能发挥不同的影响。其中包括：与标记配基竞争相同的结合位点；与受体的其他亚单位的结合位点结合，从而对标记物发生非竞争性抑制；与受体的非结合位点发生反应，从而可能影响标记配基结合位点的性质；与受体的效应器大分子作用，从而间接影响受体与标记配基的亲和力。

虽然其机制非常复杂，但实际进行实验操作却并不复杂。只要在前述各种实验技术中加某些注意之点即可。

（一）目的

1. 确定某非标记配基对标记配基与受体结合的影响。

2. 保证标记配基结合结果中没有假象。

3. 确定加入的非标记配基与标记配基反应的性质。

4. 定量分析实验结果，计算结合的各项参数。

（二）受体混悬液的稀释

应使受体总浓度在 $0.1 \times Kd$ 的水平。Kd 是标记配基的解离常数。如果已知非标记配基的 Kd 小于标记配基者，则应使受体浓度为后者的 1/10。如果游离配基的耗损高于 10%，则应设法校正之。应设法避免受体与标记配基都耗损的情况，因为这往往无法加以校正。

（三）抑制曲线的测定方法

测定非标记物对标记物饱和曲线的影响，所用的方法基本上与不加非标记物时一样，见前文所述。只是把其中的标记配基换成非标记配基或非标记修饰物。换言之，此时应在所有的测定管中使用固定的标记配基浓度，而改变非标记配基或竞争物的浓度。

这样，在使用图 3-2-9 所示的平行测定管法时，被依次稀释后加入测定管的不再是标记配基，而是非标记配基。此时标记配基的最终反应浓度应该是 $0.1 \times Kd$ 左右。如果反应过程中 L^* 的耗损严重，即使降低受体数目也无法避免耗损的话，则应调整 $L_t^* = 10 \times R_t$。但使用较高浓度的标记配基时，它就可能与若干不同的受体亚型结合，从而使竞争结果复杂化（图 3-2-13）。因此，要想获得理想的测定结果，往往要试用若干不同的 L_t^*。其余的步骤则与图 3-2-9 所示相同。同样，使用对数稀释法时其注意事项亦相同。

（四）抑制曲线的初步解析

1. 首先将测得的放射活性数值转换成摩尔浓度。其方法见式（22）。

2. 从总结合中减去非特异结合，得到特异结合计数。数据的统计及标记配基的耗损等均用前述相同的办法校正之。

3. 根据已知的 R_t，RL_0^* 和 L_0^* 数值，求出标记物的 K 值。RL_0^* 和 L_0^* 分别代表未加入非标记配基时结合记数和游离标记物浓度。其公式为：

$$K = RL_0^* / \left[\left(R_t - RL_0^* \right) \cdot L_0^* \right] \tag{27}$$

4. 以 RL^*/RL_0^* 为 Y，logA（抑制剂或修饰剂）为 X 作图，可得到图 3-1-13 所示图形。如果能得到一条典型的 S 型等温曲线，则可从中求出非标记配基的 IC_{50} 值，并且计算出非标记物的亲和常数 KA：

$$KA = 1/K_dA = \left(1 + K \cdot L^* \right) /IC_{50}$$

K 是标记配基的亲和常数，L^* 是游离标记配基浓度。当然，这仅适合于竞争性结合，如果存在其他复杂情况，则不能如此简单处理。

5. 可以用 Hill 作图来处理竞争结合的数据。此时令 $P = \left(1 - RL^*/RL_0^* \right)$，以 $\log_{10} \left[P/(1 - P) \right]$ 之数值为 Y，$\log_{10} A$ 为 X 轴作图。如果是单纯的竞争反应，则 Hill 常数 $n = 1$。如果 n 大于 1.0，表明存在正性合作效应；$n < 1.0$，则表明存在负性合作效应。当然，如果实验数据不准确，尤其是 RL_0^* 或非特异结

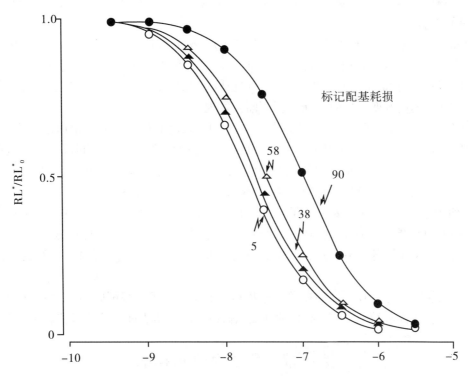

图 3-2-13　标记配基耗损造成竞争曲线右移

标记配基的亲和常数 $K = 10^{10} L/mol$，竞争物的亲和力 $KA = 10^8 L/mol$。标记物总浓度 $L_t^* = 10^{-10} mol/L$。$R_t = 10^{-11}$（○），10^{-10}（▲），2×10^{-10}（△），10^{-8}（●）mol/L。标记配基在竞争物浓度为 0 时耗损的百分数如图所示。

合测量不准，亦可能出现 n 不等于 1.0 的假象。

　　如果以 P/A 为 Y，P 为 X 轴作图，即可得到数据的 Scatchard 图形。单纯竞争反应的图形是一条直线。其斜率为 – KA（KA 为竞争性非标记物的亲和常数）。

　　6. 一般情况下，标记配基与非标记配基应该是不同的两种化学物质。但有时亦专门设计实验，令二者为相同的物质，一个是标记的（热），一个是非标记（冷）的。这样就可以根据其结果同上述方法一样计算出非标记物的 K 值。由于标记物与非标记物的 K 值是一样的，所以可以用公式（27）及上述的 K 值算出各浓度点时一系列的 R_t 值。

（张德昌）

参 考 文 献

1. Yamamura HI, Enna SJ and Kuhar MJ. Neurotransmitter Receptor Binding. 2nd Ed, New York：Raven Press, 1985
2. Kenakin TP, Pharmacologic Analysis of Drug Receptor Interaction. New York；Raven Press, 1987
3. Hulme EC. Receptor Ligand Interactions, A Practical Approach. IRL Press at Oxford Univ Press, Oxford, NY, Tokyo, 1992

第三章　G蛋白的分离纯化技术

　　G蛋白是细胞膜上一类结构与功能都非常相似的蛋白质。它的主要功能是偶联受体及其效应器。受体与激动剂结合并被激活之后，首先激活其相应的 G 蛋白，然后被激活的 G 蛋白与相应的效应器（酶、离子通道等）发生反应，改变效应器的活性。与 G 蛋白偶联的受体种类繁多，受 G 蛋白调控的效应器包括腺苷酸环化酶，磷脂酶 C，cGMP 磷酸二酯酶，离子通道等。因此，G 蛋白的研究对阐明跨膜信息传递机制有非常重要的意义。

所有的膜 G 蛋白都由三个亚单位组成（α，β 和 γ）。α 亚单位的分子量最大（39 000～52 000Da），GTP 的结合位点及决定 G 蛋白性质的其他位点都在 α 亚单位上。β 亚单位分子量差别较小（3600 和 3500Da）。γ 亚单位分子量最小，并一般都与 β 亚单位较牢固地结合在一起。目前已知的 G 蛋白已不下 20 种，而且随着方法技术的改变，新的 G 蛋白仍不断被发现。

与 GDP 结合的 G 蛋白处于未被激活的状态。一旦 GTP 取代了 GDP，则 G 蛋白被激活。G 蛋白本身具有 GTPase 活性，可以水解 GTP，从而使 G 蛋白恢复到未被激活的静止状态。同时，当 G 蛋白与 GTP 结合时，其 α 亚单位与 βγ 亚单位解离。体外实验时常使用不易被水解的 GTP 衍生物（GTPγS）来达到这一目的。此时它能对其效应器（腺苷酸环化酶，cGMP 磷酸二酯酶）发挥作用。

G 蛋白在跨膜信息传递中的重要意义早已为人们所公认，但仍有许多基本的机制仍在研究之中。例如，到底存在多少种 G 蛋白？何种受体通过 G 蛋白发挥作用？G 蛋白参与何种细胞内信息物质的调节？G 蛋白的各种不同亚单位在信息传递中到底起什么作用等等。而纯化 G 蛋白就成了解决这些问题的重要手段之一。

本章主要介绍从脑中纯化 G 蛋白的技术，兼及其他组织（肝脏、视网膜等）。最终得到的有 Gs、Gi、Go、Gt。当然，对上些技术举一反三，有目的地加以修改，亦可用于许多其他 G 蛋白的分离纯化。

第一节　G 蛋白纯化技术

一、试剂及其制备和纯化

在 G 蛋白的制备过程中，所有步骤都必须使用高度纯化的去离子水。有些特殊试剂可能需经纯化，有些亲和层析柱基质要自行制备。

（一）胆酸（cholic acid）之纯化

如果购得的胆酸纯度不够，则其溶液常呈深黄色乃至棕色，这就说明应加以纯化后才能使用。其纯化方法如下。

1. 制备容积为 400ml 的 DEAF Sepharose 或 DEAE Cellulose 柱。

2. 500g 胆酸加入 10mol/L 的 NaOH 溶液 100ml，搅拌并继续加入碱性溶液，直至 pH=7.5～8.0 为止；继续搅拌会使胆酸继续溶解，而溶液的 pH 下降。如此反复直至全部胆酸溶解。随后加水使溶液总量为 20L。

3. 将上述溶液通过 DEAE 层析柱。大部分杂质会停留在柱顶层，使柱顶的颜色变黑，胆酸盐将通过此柱。随后用 2L 水洗涤层析柱。收集所有的洗脱和层析液。

4. 在收集液中缓缓加入 10mol/L 的 HCl，不停地搅拌，此时会出现白色胆酸沉淀。继续强力搅拌并加入 HCl，直至 pH=4。

5. 真空抽滤收集沉淀，然后用 1L 水洗涤，再用 200ml 无水乙醚（在通风柜中）洗涤之，以除去酸和脂溶性杂质。然后在通风柜中风干一天以除去乙醚，随后粉碎并在 40℃ 干燥，直至恒重为止。这样制备的胆酸应密封后保存于室温。总回收率在 90% 左右。

6. 制备 20%（W/V）的胆酸工作液。其方法如步骤 2 所述，最终调节 pH=8.0。溶液贮存于 4℃。此时溶液虽然仍呈淡黄色，但已不含过多杂质，足以供实验之用。

（二）Heptylamine 琼脂糖的制备

1. 制备所需设备及试剂　通风橱；天平；磁力搅拌器；pH 计；100ml Sepharose CL-4B；10g 溴化氰；二氧六环，10mol/L NaOH，0.1mol/L Na$_2$CO$_3$，pH9.5；二甲基甲酰胺；0.2mol/L 乙酸；0.05mol/L NaOH；1mol/L 乙醇胺；hyptylamine。

2. 加 hyptylamine 以前各步反应都应在通风橱中进行，以防溴化氰外泄。

3. 用水 300ml 洗涤 Sepharose CL-4B 100ml，并不停地用磁力搅拌器搅拌，使成混悬状。

4. 称取 10g 溴化氰，溶于 10mol 二氧六环，并加入上述悬液之中，不停地搅拌，在 22℃ 条件下，活化 10～15min，如果温度上升，则在烧杯的周围加冰；并通过加入 10mol/L NaOH 保持其 pH 接近 11。

5. 活化停止后即行真空抽滤，去除反应液，并以 1000ml 冰冷的水洗涤之。

6. 以 200ml 0.1mol/L 碳酸氢钠溶解混悬上述凝胶。

7. 混合 100ml 二甲基甲酰胺和 0.1mol/L 碳酸氢钠 100ml，然后将 14ml hyptylamine 加入其中。

8. 将上述溶液加入凝胶混悬液，置摇床上保持其混悬状态，室温过夜。

9. 以下列溶液各 300ml 顺序洗涤抽滤后得到的凝胶：水，0.2mol/L 乙酸，水，0.05mol/L NaOH，水，50%（V/V）二氧六环和水，0.2mol/L 乙酸，水。

10. 将洗过的凝胶混悬于 200ml 1mol/L 的乙醇胺溶液中，在摇床上孵育 2h（20℃）。用水洗涤凝胶，贮存于 4℃。

（三）制备 G 蛋白时通用的工作溶液

1mol/L Tris-HCl，pH8.0；1mol/L 二硫苏糖醇（DTT），冷冻保存

1mol/L Tris-HCl，pH7.5；20%（W/V）胆酸钠

0.1mol/L EDTA，pH8.0；0.1mol/L EGTA，pH8.0

4mol/L NaCl

10×TED（200mmol/L Tris-HCl，pH8.0，10mmol/L EDTA，10mmol/L DTT）配好后可使用 2～3 天。

二、细胞膜的制备

不同组织细胞所含的 G 蛋白种类及数量有所不同。因此在制备中应加适当选择。下文介绍的脑组织中富含 Gi 和 Go，肝组织中富含 Gs，而牛的视网膜中则富含 Gt。此外，组织本身的特性不同，因此在制备膜时亦应根据实际情况对方法加以修正，以适应各自实验的对象。

（一）牛脑细胞膜的制备

1. 制备所需仪器及试剂　牛脑，中速离心机（转子中可容纳数个 250ml 离心管），组织绞碎机，组织匀浆器，溶液见表 3-3-1。

表 3-3-1　牛脑细胞膜制备所需溶液配制

工作液	溶液 A	溶液 B	溶液 C
1mol/L Tris-HCL（pH7.5）	15ml	40ml	100ml
0.1mol/L EDTA（pH8.0）	75ml	200ml	200ml
蔗糖	-	415g	1038g
最终体积*	1500ml	4000ml	10 000ml

*加水使该溶液达到最终体积。

2. 从屠宰场取得新鲜牛脑 5 个，立即置入冰冷的溶液 A，保持 0℃，尽快运至实验室。去除含大量髓鞘的组织区域（脑干及其他大量白质区域），剪去残留的脑膜，去除血块及血管等。此后所有步骤的操作都在 4℃ 进行。

3. 分 3 次匀浆得到的脑组织（800g）。每 250～300g 组织加入溶液 B 700ml，在组织粉碎器中绞碎，在快速粉碎时，加入下列溶液：1mol/L phenylmethylsulphonylfluoride（PMSF）溶于 dimethylsulphoxide 5ml，高速绞碎 15s。用双层纱网和 4 层纱网分别过滤两次，然后用溶液 B 将总体积调整至 4.8L。

4. 将上述混悬液分装 24 个离心管，每管内 200ml。3000×g 离心 30min。弃上清，保留沉淀。随之在每个离心管中加入 10～20ml C 溶液，使疏松的上层沉淀悬浮，弃黑色紧密沉淀。用聚四氟乙烯内芯的玻璃匀浆器在电机驱动下匀浆收集到的疏松沉淀。然后加入一洁净离心管，加入含 PMSF 的溶液 C，使总悬液体积为 200ml，PMSF 浓度为 0.1mmol/L。轻轻摇匀后，再行离心（45min，30 000×g）。收集沉淀，再用 C 溶液混悬，随后再次离心（30 000×g，60min）。弃上清。最后将所有的沉淀收集在一起，加入尽量

少量的溶液 C，充分搅拌混匀。

一般来说，最后可以得到 1.0～1.2L 的混悬液，其蛋白浓度为 20～250mg/ml。然后将此混悬液经液氮冷冻成小块，随之贮存于 −80℃。这样的膜制备可贮存一年而不改变 G 蛋白活性。

（二）兔肝脏细胞膜的制备

1. 所需仪器及试剂 新鲜或液氮冷冻的肝脏，去除胆囊及胆管等；绞肉机；中速离心机，其转子中能容纳 500ml 和 250ml 离心管，组织匀浆器（Polytron PT20）；组织研磨器（55ml 容积）；溶液见表 3-3-2。

2. 将 −80℃ 低温冷冻的肝脏包于洁净纱布之中，用重锤击碎，再经切割成为直径 2～3cm 的小块，置入 20℃ 的溶液 D 2L 之中，搅拌促其解冻。随后的各项操作均在 0～4℃ 条件下进行。

3. 用绞肉机将解冻的肝脏绞碎。新鲜肝脏可从此步开始制备。

4. 取绞碎的肝脏 400ml 与 400ml 溶液 E 混合，用组织匀浆器（Polytron PT20 第 7 档，20 秒）匀浆。用溶液 E 将匀浆稀释至 10L，然后用双层和四层纱布分别过滤两次。收集滤过物。

表 3-3-2 制备兔肝细胞膜溶液的配制

工作母液	D 溶液	E 溶液	F 溶液
1.0mol/L Tris-HCl（pH7.5）	20ml	80ml	100ml
0.1mol/L EDTA（pH8.0）	20ml	80ml	100ml
巯基乙酸	2ml	8ml	10ml
1mol/L MgCl$_2$	6ml	24ml	−
蔗糖	200g	−	−
最终体积*	2000ml	8000ml	10 000ml

*用水稀释至最终体积，所有溶液均调至 pH7.5。

5. 在 500ml 离心管内加入上述滤过液，离心 30min，5400×g。弃上清。

6. 用脑细胞膜制备法 4 中所述的方法，用溶液 F 两次洗涤沉淀，每次都用 30 000×g 离心 60min。最后收集沉淀，用溶液 F 混悬，冷冻贮存如脑细胞膜制备。

（三）牛眼视网膜细胞膜的制备

1. 所需器材及试剂 牛眼球；离心机同前述；有水平转子的超速离心机；组织磨碎器（55ml），小型组织磨碎器（Dounce），溶液见表 3-3-3。

表 3-3-3 牛视网膜细胞膜制备的溶液配制

工作液	G 溶液	H 溶液	I 溶液	J 溶液	K 溶液	L 溶液
10×缓冲液	−	100ml	10ml	10ml	10ml	10ml
4mol/L NaCl	9ml	−	−	−	−	−
蔗糖	271g	−	−	−	−	−
50%（W/W）蔗糖	−	−	48ml	68ml	60ml	52ml
最终体积*	500ml	1000ml	100ml	100ml	100ml	100ml

10×缓冲液的成分：100mmol/L NaPO$_3$，10mmol/L MgCl$_2$，1mmol/L EDTA，10mmol/L 苏来醇。*最终体积加水达到。

2. 取牛眼 100 只，用铝箔包好后置冰中运至实验室。牛视网膜的制备必须在光亮处进行。

3. 在晶状体底部周围打开眼球，去除晶状体和玻璃体，暴露视网膜，然后向视神经方向轻轻剥离，最后切断视神经与之相连处，使之完全游离。将全部 100 个视网膜分置两个烧杯中，内中各加溶液 G 100ml（0℃）。随后所有实验都在 0～4℃ 条件下进行。

4. 将视网膜置入 250ml 的离心管中，盖好后剧烈摇动，以使其外层杆状细胞层脱落。

5. 离心 1900×g，10min。收集上清。在沉淀的视网膜中再加 100ml 溶液 G，剧烈摇动 1min，再次同样离心，亦取上清。合并两次上清后再次离心（1900×g，10min），以去除残余的视网膜碎片。收集并合并上清。

6. 用溶液 H 将上述上清液调整至 1200ml。混匀后分装在 6 个容积为 250ml 的离心管中，离心（15 000×g，30min）。收集并合并沉淀，用溶液 I 稀释至 48ml。然后用内芯紧密的组织研磨器在电机驱动下磨碎。

7. 在透明的硝基纤维素试管（配合 Beckman SW28 水平转子）制备不连续梯度（6 个管）。每管从底部向上加入 11ml 溶液 J，9ml 溶液 K，9ml 溶液 L 和 8ml 标本混悬液。

8. 130 000×g 离心（SW28 转子 27 000r/min）30min。细胞膜位于溶液 K 和 L 的交界处，呈浅橘黄色。收集并以 1/2 体积的溶液 I 稀释。

9. 48 000×g 离心 20min，收集沉淀，用 1∶1 的 H 和 I 混合溶液 4ml 混悬之。用玻璃匀浆器匀浆。分装在小塑料试管中，置于液氮内迅速冷冻，并存之于 −80℃ 条件下。每 30～50mg 这样制备的蛋白中可纯化到 1～3mg Gt。

三、牛脑中 G 蛋白的提取和纯化

本段介绍通过一系列层析从脑细胞膜中提取 Go 和 Gi 的技术。

本段前三步技术亦用于 Gs 蛋白的提取和其他组织中 G 蛋白的提取。图 3-3-1 表示各种 G 蛋白纯化的步骤。

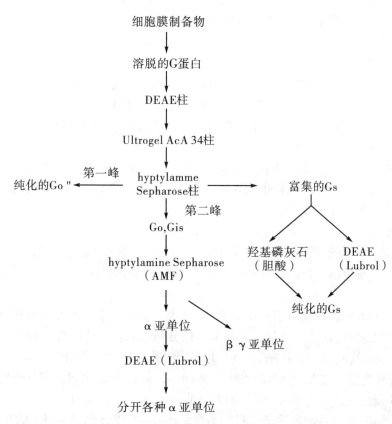

图 3-3-1　G 蛋白及其不同亚单位分离纯化的流程图

（一）实验的一些要求

1. 除特殊说明者外，所有的实验都在 0～4℃ 温度下进行。

2. 中速离心机（能容纳 250ml 离心管的转子），超速离心机及配套的大容量转子，厚壁离心管（polycarbonate），组织磨碎机（55ml）。

3. DEAE Sephacel（Pharmacia）1L，柱体积为 60cm×5cm，收集时 25ml/管；Ultrogel AcA34（LKB）1L，柱体积 60cm×5cm，收集 14ml/管；Hyptylamine Sepharose（自制，方法见上述），100ml，柱体积

30cm×2.5cm，收集8ml/管。每种柱均备100个收集管。

（二）用胆酸提取G蛋白的方法

1. 将冷冻脑细胞膜制备物（相当14g蛋白质）置入1.5L TED（20℃），搅拌解冻，勿令溶液的实际温度超过4℃，同时加入50ml 4mol/L NaCl，混匀。

2. 将上述悬液分成12管，离心（30 000×g，60min）。弃去上清后，用冰冷的TED洗下沉淀，然后用玻璃匀浆器匀浆，调节其最终体积为1.9L，并以磁力搅拌器中速搅打，加入100ml 20%胆酸钠，持续搅拌30min，以使G蛋白被充分提出。

3. 置悬液于离心管中（60ml/管），离心1h，142 000×g。

4. 小心吸取上清液，其总量应在1600~1700ml，此即为溶脱的G蛋白溶液。

（三）阴离子交换树脂层析

1. 在使用层析柱前一天装柱，并用平衡液平衡过夜。装柱前先用水洗涤DEAF Sephacel（1L），然后用600ml水，200ml 10×TED和200ml 20%胆酸钠混合液将其混悬，连续将其装入柱中（60cm×5cm）再用3L含1%胆酸钠的TED溶液平衡该柱，使阴离子交换树脂被胆酸盐完全饱和。唯其如此，才能得到良好的层析分辨率。

2. 将提取液加载到柱上。流速大约为400ml/h。

3. 准备如下洗脱液 含1%胆酸盐的TED 1L（洗脱液Ⅰ），含1%胆酸盐和225mmol/L NaCl的TED（洗脱液Ⅱ）1L，和含1%胆酸盐及500mmol/L NaCl的洗涤液1 L。

4. 先用洗脱液Ⅰ和Ⅱ的线性梯度溶液洗脱柱子，流速控制在200ml/h，收集25ml/管。然后再用洗涤液继续洗脱，以推出仍留在柱中的梯度洗脱之后半部分。用洗涤液洗脱时会形成一个明显的颜色峰（从黄到红），仍收集25ml/管。

5. 用GTPγS结合法测定G蛋白活性（方法见后），往往要将洗脱液稀释40倍进行活性测定。G蛋白洗脱的峰值大约出现在NaCl 110~120mmol/L时。这个峰比Gs的活性峰提前6管。如果为了纯化Go和Gi，则将结合率最高的12~14管混合进行下一步层析。如果以Gs为主要纯化对象，则以Gs的峰值为中心来收集若干管混合后进行下一步层析。

6. 收集液加压滤过Amicon PM30滤膜或者其他类似的滤过浓缩装置，使收集的洗脱液浓缩至20ml。

7. DEAF Sephacel柱经过使用后体积会缩小，流速亦减慢。应将其从柱中取出，再用3L 1.0mol/L NaOH水溶液反复洗涤，重新装柱备用。

（四）凝胶过滤层析

1. Ultrogel AcA34应贮存于4℃，并能反复应用而无需重新装柱。先将1L凝胶置入1L水中，逐步加入柱中（60cm×5cm），随后用1.5L含100mmol/L NaCl和1%胆酸钠的TED溶液平衡。洗脱液的成分亦与此相同。

2. 将浓缩后的EDAE洗脱液加载于凝胶柱顶端。注意，加载之前应先使凝胶柱顶端成平滑界面，并去除所有柱顶存留的平衡液，以免稀释加载的样品，使分辨率减低。待全部加载样品流入柱中之后，立即小心地在柱顶加入少量洗脱液（大约高2cm），并开始洗脱。

3. 用1.5L洗脱液洗脱，过夜。流速为100~150ml/h，每管收集14ml。相当于柱床间隙体积的洗脱液常略呈浊状，而G蛋白大约2倍于这个体积时被洗脱。

4. 用GTPγS结合或Gs活性测定法来检测G蛋白的活性。GTPγS结合的峰大约在第14管，其前部陡直，而后部稍现肩状。此峰的主要部分代表Go和Gi，尾部含部分Go和Gi的α亚单位，此外尚有一些其他G蛋白。Gs的活性峰在GTPγS结合峰前的两管。

5. 如欲纯化Go和Gi，则收集GTPγS结合峰处的6管洗脱液做进一步纯化；如以Gs为目标，则应前移两管。

（五）疏水性柱层析

1. 所需的溶液见表3-3-4。先将100ml heptylamine Sepharose凝胶与水混合，装入一个30cm×2.5cm的柱中，然后用溶液M 300ml平衡。

表3-3-4 heptylamine Sepharose 层析用溶液及其配制

工作母液	溶液 M	溶液 N	溶液 O	溶液 P	溶液 Q	溶液 R
10 × TED	30	30	10	30	30	15
4mol/L NaCl	7.5	7.5	7.5	22.5	3.75	18.75
20% 胆酸钠	3.75	–	1.25	3.75	15.0	15.0
10mmol/L GTP/GDP	–	0.4	0.1	0.3	0.3	0.15
最终体积	300	300	100	300	300	150

注：表中液量单位均为ml，最终体积以水补足。

2. 用3倍体积的N溶液稀释AcA34柱活性峰收集液，使其胆酸盐浓度降至0.25%，随后将全部溶液加载上柱。

3. 用100ml溶液O洗涤柱床，这样可以洗脱非疏水结合的部分蛋白质。收集8ml/管。

4. 用300ml溶液P到300ml溶液Q形成线性梯度洗脱。随着胆酸盐浓度的增加和NaCl浓度的下降。G蛋白逐步被从柱上洗脱。

5. 最后用150ml溶液R完成洗脱。上述洗脱过程均收集8ml/管。

6. 用GTPγS结合法或Gs蛋白活性测定法检测G蛋白活性。大约在0.5%胆酸盐时洗脱GTPγS的结合峰，而且往往分成前后两个峰。前面的主要含有α_0，而后面则以Go和Gi混合物为主。Gs则在较后（胆酸0.6%）洗脱。此时的Gs仅是部分被纯化，其中含有许多其他G蛋白和无关的蛋白，以及大量的βγ亚单位。

7. GTP或GDP在这一步骤中用来稳定G蛋白。存在GTP时，前峰的α_0常常较多。但问题是此时α_1亦可能在较前的部分流失。

8. 用滤过浓缩法将收集到的各管浓缩（从40ml到2ml）。然后置塑料小试管中分装保存于-80℃，可保质数月。注意：由于有些滤膜可能对胆酸钠亦有部分浓缩作用，所以最终产物中的胆酸钠浓度很可能高于原来数值。

9. 由于柱内会潴留一部分蛋白质，所以再生时要先用100ml含有2%胆酸钠的TED洗涤，然后用7mol/L尿素洗涤，最后以100ml H_2O洗涤。将洗好的柱基质移出柱外，再以水混悬后重新装柱备用。

10. octyl Sepharase亦可代替heptylamine Sepharose用于纯化G蛋白。但其对Gs的回收率低。

（六）小结

从14g脑细胞膜蛋白通过上述的各步之后，可以从heptylamine柱层析的第一个峰中取得3~6mg Go的α亚单位。从第二个峰中得到混合的G蛋白10~16mg，电泳上可表现存在多种α或β亚单位。如果每步收集时都以Gs为中心的话，那么Gs的收率经上述纯化后可达到20%左右。再经过进一步纯化后，可得到Gs 250~500μg。其他组织中G蛋白的提取和纯化过程大多与此相似（图3-3-2）。

四、Gs和Gi进一步纯化的技术

（一）重复hyptylamine柱层析

Go的α亚单位和βγ亚单位的亲和力较其他G蛋白都低，而且如果加入GTP和NaCl，会促使Go的α亚单位更容易从βγ亚单位上解离。但Gi却不会受这种影响，仍保持αβγ三聚体状态。此外，α亚单位在较低的胆酸盐浓度即被洗脱。因此改变洗脱液的某些成分，重复使用上文所述的hyptylamine柱层析可以达到富集Gi的目的。

经过修改的各种洗脱液相应以M′，N′等表示，以与上文相对应（表3-3-5）。注意从头到尾都保持较高的NaCl浓度。

用于再次纯化的G蛋白是上文所述的最后经过浓缩的制备物。因此要用N′溶液稀释100倍以上。如果使用未经浓缩的制备或本来制备中含胆酸盐较多，则应参照上文的浓度对N′溶液中的胆酸浓度予以调整，使其终浓度为0.25%。

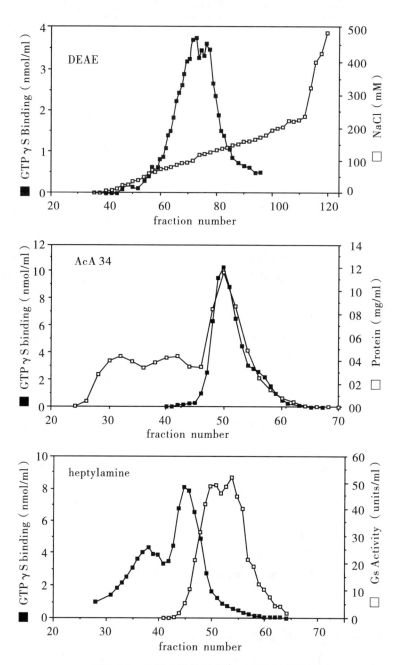

图 3-3-2 G 蛋白纯化过程中三步柱层析的结果

表 3-3-5 重复使用 hyptylamine 柱层析时所需溶液的配制

工作母液	溶液 M′	溶液 N′	溶液 O′	溶液 P′	溶液 Q′	溶液 R′
10 × TED	30. 0	20. 0	30. 0	30. 0	30. 0	20. 0
4mol/NaCl	7. 5	5. 0	22. 5	22. 5	22. 75	25. 0
20% 胆酸钠	3. 0	2. 0	4. 5	4. 5	10. 5	15. 0
10mmol/L GTP	0. 3	0. 2	0. 3	0. 3	0. 3	0. 2
最终体积	300	200	300	300	300	200

注：表中溶液体积均以 ml 为单位。加水达到最终体积。

（二）羟基磷灰石柱层析

此法用于进一步纯化 Gs 和 Gi。方法如下。

1. 取羟基磷灰石粉置入 6~10 倍体积的水中混悬后静置 5~10min 令其沉淀。去除浮在水中的细小颗粒。如此反复 3 次。最后混悬于等体积水中，将其装入 15cm×1cm 的柱中，柱体积为 10ml。

2. 溶液 S 含 20mmol/L Tris-HCl（pH8.0），0.1mmol/L EDTA，1.0mmol/L DTT，100mmol/L NaCl 和 1% 胆酸钠。用 30ml 溶液 S 平衡层析柱。

3. 将 hyptylamine 柱洗脱的峰值部分根据其富含的 G 蛋白不同而分别合并，然后将合并后的洗脱液上羟基磷灰石柱。收集 1.5ml/管。

4. 用 5ml 溶液 S 洗涤柱子。

5. 用 40ml 溶液 S 和含有 150mmol/L 磷酸钾的溶液 S 40ml 形成的线性梯度（pH8.0）洗脱。收集 1.5ml/管。

6. 用含 500mmol/L K_3PO_4 的 S 溶液洗涤（pH8.0）。

7. 测定各管的 GTPγS 结合或 Gs 活性。

按照此法，游离的 βγ 亚单位，Go，Gi 和 Gs 分别先后在 K_3PO_4 浓度为 40，55 和 100mmol/L 时被洗脱。被洗脱的 Gs 中应加入 10μmol/L GDP 以稳定之，并用滤膜浓缩。

（三）用 DEAF Sephacel 柱层析再次纯化

在胆酸盐条件下纯化的 G 蛋白，同时，可以改用中性去污剂 Lubrol 进一步纯化。这种方法可以用于分离 Gs 和 Gi 中所含的游离 βγ 亚单位及其他蛋白。但分离 Gs 和 Gi 的效果不佳。

1. 溶液 T（20mmol/L Tris-HCl，pH8.0；1 mmol/L EDTA；1mmol/L DTT；0.6% Lubrol PX）；10mmol/L NaF；10mmol/L $MgCl_2$ 和 20μmol/L $ACCl_3$。后面的试剂加入可稳定 Gs 的活性。

2. 制备柱床体积为 10ml 的 DEAE Sephacel 柱，并用 50ml 溶液 T 洗涤平衡之。

3. 合并从 hyptylamine 柱上洗脱的活性峰部位收集液，用 5 倍体积的 T 溶液稀释之，以降低其中 NaCl 和胆酸的浓度。加载到平衡好的层析柱上。全部加载完成后，用溶液 T5ml 洗柱。

4. 用 40ml 溶液 T 和 40ml 含有 250mmol/L NaCl 的溶液 T 形成线性梯度，洗脱层析柱。收集 1.5ml/管。最后以含 NaCl 500mmol/L 的溶液 T 20ml 洗涤柱，并收集洗脱液。

五、Gt 的制备

（一）试剂与设备

有 Beckman 70.1 转子的超速离心机或其他相应的离心机；35ml 注射器及 19 号针头；250ml 溶液 U（5mmol/L Tris-HCl，pH7.5；2mmol/L $MgCl_2$；0.5mmol/L EDTA；1mmol/L DTT）。

（二）制备步骤

1. 解冻制备好的细胞膜 取 100mg 蛋白质，在四周均有光照的条件下 0℃ 放置 10min。移入聚碳酸酯离心管，离心 180 000×g，30min，2℃。去除上清。上清中含有 cGMP 磷酸二酯酶。

2. 用 20ml 溶液 U 混悬细胞膜，并用注射器反复抽吸，使之充分混悬，注意此时应有充分光照，放置 4℃，10min。离心 180 000×g，30min。

3. 用 20ml 溶液 U 混悬沉淀，随之加入 200μl 1mol/L $MgCl_2$ 光照 10min 后仍离心同上。

4. 上述步骤重复一次，但不加 $MgCl_2$。

5. 用 20ml 溶液 U 混悬沉淀，加入 2ml 100μmol/L GTPγS（或带有 ^{35}S-GTPγS 的同样溶液）。4℃ 光照 15min。离心 180 000×g，30min，2℃。保留上清作为提取物 1。

6. 同样方法再次处理沉淀，得到提取物 2。

两步提取共可回收 4~5mg 纯化的 Gt。加入 GTPγS 可使 Gt 被激活，从而使 Gt 的 α 亚单位有较好的回收率。

第二节　G 蛋白活性的检测技术

G 蛋白的两种特性可用来在纯化过程中对其进行检测：α 亚单位的 GTP 结合位点和细菌毒素的 ADP-核苷化（ADP-ribosylation）。G 蛋白亦有 GTP 酶活性，但其水解速度较慢，不常用来检测粗制备中的 G 蛋白。此外，通过检测其对腺苷酸环化酶的激活作用，可以监测 Gs，但目前在纯化 G 蛋白的过程中，活性检测法较少使用。

一、GTPγS 结合法

此方法技术简单，快捷。但它并非完全特异。任何有高亲和力 GTP 结合位点的蛋白都可能用此法检出。使用的 GTPγS 必须极低，且有 Mg^{2+} 存在，以保证检出高亲和力的位点。腺嘌呤核苷酸不能与 G 蛋白结合，但当其浓度在 1~10mmol/L 之间时，能进一步提高 GTP 结合的特异性。

1. 结合反应混合液的配制　50mmol/L Na-HEPES（pH8.0）；60mmol/L $MgCl_2$；2mmol/L EDTA；20mmol/L NaCl；2mmol/L DTT；1μmol/L GTPγS 和 ^{35}S-GTPγS。每个测定管加入上述溶液 30μl，其中 ^{35}S-GTPγS 计数大约 10^5cpm。

2. 待测样品应根据情况进行稀释　原则上使其胆酸盐的含量不高于 0.1%，结合位点的浓度在 0.01~0.50μmol/L 之间。稀释液的组成如下：20mmol/L Na-HEPES（pH8.0）；1mmol/L EDTA；1mmol/L DTT；0.1%（V/V）Lubrol。由于 G 蛋白在非离子型去污剂 Lubrol 中较为稳定，所以用上述稀释液，以取代胆酸盐。同样，经过纯化的 G 蛋白亦可转到 Lubrol 溶液中贮存。

3. 取反应液 30μl 加入塑料或经硅化的玻璃试管，置冰浴中。然后加入已稀释的标本 30μl，30℃保温 1 小时。

4. 在每个标本管中加入 2ml 冰冷的滤过液，并立即在真空冲滤条件下使标本滤过硝酸纤维素滤膜，再以 2ml 冰冷的滤过液抽滤洗涤该滤膜。滤过液的成分：20mmol/L Tris-HCl，pH8.0；100mmol/L NaCl；25mmol/L $MgCl_2$。

5. 待滤膜干燥后加入闪烁液进行液闪计数　非特异结合应低于 0.2%。如果标本中去污剂浓度过高，会使结合降低，应予注意。

二、百日咳毒素（pertusis toxin）与 G 蛋白的反应测定技术

无论纯化的还是未经纯化的标本中，都能用这种技术检测 G 蛋白。毒素催化 ^{32}P-ADP 核苷从 α-^{32}P-NAD 上转移到 G 蛋白 α 亚单位上（Gi，Go，Gt，不包括 Gs）。反应后的蛋白经 SDS 聚丙烯酰胺电泳分离后，通过放射自显影在 X 线片上得以显示。如果是已经纯化的蛋白，则其 ADP 核苷化反应可以通过三氯醋酸沉淀及过滤法定量。

1. 用含有 20mmol/L Na-HPES pH8.0；1mmol/L EDTA 和 1mmol/L DTT 的溶液稀释细胞膜制备物，使其浓度为 5~30μg/4μl，如果待则样品为未经充分纯化的 G 蛋白，则在上述稀释液中加入 0.025% Lubrol 予以稀释，使样品中胆酸盐的浓度低于 0.04%

2. 取上述稀释标本 40μl，加水 10μl 或者加双十四烷酸磷脂酰胆碱（dimyristoylphosphatidylcholine）混悬液 10μl（8mg/ml，用超声波与水混悬）。

3. 加入 50μl 1.0mol/L Tris-HCl（pH8.0）和 5μl 20~100μg/ml 百日咳毒素。

4. 加入 20μl NAD 混合溶液以开始反应。此溶液内含 20mmol/L Tris-HCl（pH8.0）；12mmol/L $MgCl_2$；2mmol/L EDTA；6mmol/L DTT；40mmol/L 胸腺嘧啶脱氧核苷（thymidine）；2mmol/L ATP；4μmol/L NAD 和 α-^{32}P-NAD（每测定管 10^6cpm）。30℃保温 1h。

5. 加入 20μl 10% SDS，1mmol/L DTT、溶液，终止反应。这样得到的样品可以进行 SDS 聚丙烯酰胺电泳，然后进行放射自显影，亦可取出一部分（20~40μl），加入 0.5ml 2% SDS 和 0.5ml 30%（W/V）三氯乙酸，然后抽滤通过硝酸纤维素膜，并以 20ml 6% 三氯乙酸洗涤之。如此即可定量检测 ADP-核苷化反应。作此项测定时应注意，在细胞膜或未经完全纯化的 G 蛋白，会发生非特异性的 ADP 核苷化，成为

检测的本底。有时这种本底很高，甚至影响定量测定，应采取以下的一些方法加以控制：

设立不加细菌毒素的对照测定管，以确定反应的特异性；

在定量检测的同时进行电泳及放射自显影检测，以确定蛋白被 ADP-核苷化的特异性。

用膜作测定对象时，还应注意到膜上存在 NAD 水解酶，因此可以加入 10mmol/L 的异烟肼（isonia-zid）以抑制之。但此药高浓度亦抑制百日咳毒素的作用，故其浓度可适当降低，以求较好的实验效果。

此外，ATP 有助于降低非特异结合，故在上述系统中加入。

测定纯化较好的 G 蛋白时，可以从系统中省去 ATP 和 thymidine。由于被 ADP-核苷化的 G 蛋白在电泳中的迁移速率会有所降低，所以有时只靠 SDS 聚丙烯酰胺电泳，无须加用 ^{32}P-NAD 亦可区分出已被 ADP-核苷化的蛋白。但此种实验需要存在 βγ 亚单位。

三、霍乱毒素对 αs 的 ADP-核苷化

这个实验的难度较前者大。这是因为膜中 Gs 的含量较低，因此其非特异结合较高。此外，用纯化的 Gs 时，如果不加入 ADP-核苷化因子（ADP-ribosylation factor，ARF），则反应很难进行。这里介绍的是膜制备物的实验，其中已含有内源性的 ARF。

1. 用水将膜制备稀释至 $10 \sim 40\mu g$ 蛋白/$40\mu l$。

2. $40\mu l$ 上述标本中加入 $10\mu l$ 1mol/L K_3PO_4，pH7.5 和 $1\mu l$ 10mmol/L GTP。

3. 将霍乱毒素溶解于 25mmol/L K_3PO^4，pH8.0 溶液，内含 20mmol/L DTT，使毒素浓度为 $500\mu g/ml$，将溶液在 37℃ 保温 20min。然后每测定中加入上述溶液 $10\mu l$（相当于 $5\mu g$ 毒素）。

4. 加入 $20\mu l$ 下述溶液，开始反应并在 30℃ 保温 1 小时。40mmol/L thymidine，4mmol/L ATP，11mmol/L $MgCl_2$，4mmol/L EDTA，4mmol/L DTT，$10 \sim 40\mu mol/L$ NAD 和 ^{32}P-NAD $(1 \sim 5) \times 10^6$cpm 管。

5. 按照百日咳毒素方法与终止反应及进行测定。

四、G 蛋白的 SDS 聚丙烯酰胺电泳

电泳用 Laemmli 非连续系统进行。各种蛋白，尤其是 α 亚单位的分辨率与凝胶的交联度有很大关系。以 αi_2 为例，当凝胶中双丙烯酰胺与丙烯酰胺的比值较高时，它与 $\alpha i1$ 在胶中的位置很接近；而当此比率降低时，则 αi_2 与 α_{39} 的位置接近。因此在进行电泳时，往往需要针对个别情况调整凝胶的交联度，以求得较好的分辨效果。交联度也影响 β 亚单位在凝胶中的移动。当交联度极低时，β 亚单位的位置可能与 α 在一起，甚至移动慢于 α 亚单位。有文献报道，待测的多肽先行烷化以防止电泳过程中肽链间二硫键的生成，则有助于提高 G 蛋白的分辨率。方法如下。

1. 将 $40\mu l$ 标本与 $10\mu l$ 10%十二烷基磺酸钠和 $10\mu l$ DTT 混合（pH8.0），90℃ 保温 $2 \sim 5$min，以使蛋白质变性、还原。

2. 冷却到 20℃ 后加入 $20\mu l$ 15mmol/L N-ethylmaleimide，室温放置 15min。如果标本中含较多的 DTT，亦可相应提高烷化剂的用量，原则上反应必须充分，否则电泳带会弥散。

3. 加入 $20\mu l$ 25mmol/T DTT 终止反应，然后加入 $320\mu l$ 电泳标本液，100℃ 煮沸 5min，然后上样。（样本液含 40mmol/L Tris-HCl，pH6.8，1% SDS，40%甘油及适量显色剂）。

（张德昌）

参　考　文　献

1. Kaziro Y, Itoh H and Kazasa M, et al. Structure and function of signal transducing GTP binding proteins. Ann Rev Biochem, 1991, 60：349

2. Zhang Dechang and Chang KJ. The purification of a guanine nucleotide regulatory protein from rat brain membrane and the measurement of its GTPase. Chinese Med Sci J, 1992, 7：75

3. Sternweis PC and Pang IH. Preparation of G proteins and their subunits.. In：Hulme EC ed. Receptor Effector Coupling. A Practical Approach. IRL Press, Oxford, New York, Tokyo, 1991

第四章　环核苷酸测定技术

环核苷酸是重要的细胞内信使物质。它们参与调控各种激素、神经递质和调质所导致的各种细胞生命活动。有重要生物活性的环核苷酸包括 3′，5′-环 – 磷酸腺苷（cAMP）和 3′，5′-环 – 磷酸鸟苷（cGMP）。本章介绍一些常用的定量测定这两种环核苷酸的方法。除此之外，尚有多种测定法，限于篇幅，不多做介绍。

第一节　cAMP 蛋白质竞争结合法

一、原理

蛋白质结合法测定 cAMP，是利用 cAMP 与特异性蛋白激酶（简称结合蛋白）结合时，标记及非标记 cAMP 的竞争抑制的原理。当反应系统中结合蛋白和标记 cAMP 的量一定时，非标记的 cAMP 量多，结合蛋白与标记 cAMP 结合量少，反之，非标记 cAMP 量少，则结合蛋白与标记 cAMP 结合量多。设法把结合的 cAMP-蛋白复合物与游离的 cAMP 分开，测量结合的标记 cAMP 之放射强度，即能测算出溶液中所含 cAMP 含量。

二、试剂

1. 0.05mol/L 三羟甲基氨基甲烷（Tris）缓冲液　pH7.5，内含 0.004mol/L EDTA，简称 TE 缓冲液。

2. 3.029g Tris 和 0.745g EDTA-2Na·2H$_2$O（乙二胺四醋酸二钠盐）溶于 450ml 蒸馏水，先用 1mol/L HCl 调 pH 近 7.5，加水至 500ml，再调 pH 至 7.5。存冰箱。

3. 标准 cAMP　实验室合成的 cAMP 经纯化后分装成 320pmol/瓶，密封存冰箱，临用时用 TE 缓冲液稀释成所需浓度。稀释液冷冻保存可用 2 周。

4. ［^{3}H］cAMP　由原子能研究所 16 室标记车间标记，层析纯，比放射性 27.8Ci/mmol，放化纯度 98% 以上。为 50% 乙醇溶液（约 1mCi/ml）。冰箱保存。临用前以 TE 缓冲液稀释（约 0.025μCi/50μl）。稀释液冰冻保存可用 1 周。

5. 结合蛋白　固体结合蛋白溶于冰冷的 TE 缓冲液中，浓度视结合蛋白的结合力而定，以能结合 ［^{3}H］cAMP 50% 左右为宜。

6. 吸附剂　100mg 牛血清白蛋白溶于 5ml TE 缓冲液，倒进盛有 250mg 活性炭的玻瓶中，在磁力搅拌器上搅拌 10min 即可使用。余者可冰冻保存再用。

7. 闪烁液　PPO 4g，POPOP 20mg，甲苯加至 1000ml。

三、样品制备

1. 血浆　采用时用 0.5mol/L EDTA-2Na（pH7.5）的生理盐水溶液抗凝，EDTA 溶液用量为血液体积的 1%。在 1000×g 离心 20min，分离出的血浆直接用于测 cAMP。

2. 尿　收集尿（人，早晨第 1 次尿）时加入 2% 体积的 0.5mol/L EDTA-2Na（pH7.5）溶液，用 TE 缓冲液稀释 50 至 100 倍，并按常规测尿样的肌酐含量。

3. 组织样品　处死动物后，立即取样置液氮或干冰中（操作熟练者可迅速直接称重作匀浆），称取 30~50mg 加 1mol/L 过氯酸或 5% 或 6% 三氯醋酸作匀浆（1~2ml），离心，取一定量上清液。如为过氯酸上清，用 20% KOH 中和后再离心去沉淀，取全部上清在 70~75℃ 水浴上蒸干；如为三氯醋酸上清，则加 5 倍体积的水饱和的乙醚洗 3 次，以除去二氯醋酸，水相在 70~75℃ 水浴蒸干。干渣重溶于适量 TE 缓冲液测 cAMP。蒸干的样品（防潮）可存冰箱数月不影响测定结果。

处死动物方式、匀浆的浓度、取样速度、冷冻否以及制样方法等，均影响测定结果，尤其贮血器管还与去血程度密切相关。故操作手续力求控制一致，才能得较稳定数据。

骨髓或分离出的细胞沉淀块可按组织样品处理。也有报道用 0.1 mol/L HCl，乙醇等作匀浆或用 TE 缓冲液直接煮沸样品的方法制样，我们认为都不如用过氯酸和三氯醋酸方法好。

四、测定程序

1. cAMP 标准溶液配制 取标准 cAMP 1 瓶，内含 cAMP 320pmol，加 TE 缓冲液 1.0ml 溶解成 16pmol/50μl 溶液（a），然后稀释如下：取小试管 6 只，每管加 0.5ml TE 缓冲液、在第 1 管加入 0.5ml 溶液（s），混匀，得 8pmol/50μl 溶液（b），然后依次将上一管溶液 0.5ml 加入后一管中，得一系列标准溶液：50μl 分别含 16、8、4、2、1、0.5、0.25pmol cAMP。

2. 整个反应都在冰浴中进行 将 0.5×5.5cm 小试管编号放入冰浴中。反应溶液总体积 200μl。按表 3-4-1 从左向右依次向小试管内加入试剂。先加 TE 缓冲液和标准 cAMP 或样品 50μl，再加 ^{3}H-cAMP 50μl（不摇动），然后再加结合蛋白溶液 100μl。加入结合蛋白后轻轻摇匀。反应从加入结合蛋白开始，培育 2h 后，除 CT 管外，每管加入吸附剂 100μl，摇匀，立即在 1000×g 离心 6～7min，吸取上清 200μl 置测量杯，闪烁液 5ml，无水乙醇 3ml，盖严，摇匀，在液体闪烁谱仪上测 ^{3}H 的放射性。

表 3-4-1 加试剂体积和程序（由左向右依次进行）

	管子	TE 缓冲液（μl）	标准 cAMP 或样品（pmol/50μl）	[^{3}H] cAMP 50μl	结合蛋白 100μl	吸附剂 100μl
CT	1	250	/		/	/
	2	250	/		/	/
B	3	150	/		/	
	4	150	/		/	
CO	5	50	/			
	6	50	/			
标准 CX	7		0.25			
	8		0.25			
	9		0.5			
	10		0.5			
	11		1			
	12		1			
	13		2			
	14		2			
	15		4			
	16		4			
	17		8			
	18		8			
	19		16			
标准 CX	20		16			
	21		血样			
	22		血样			
	23		尿样			
	24		尿样			
	25		脾样			
	⋮		⋮	⋮	⋮	⋮

（中间列：轻轻摇匀培育 2 小时 →）

注：/者为不加该试剂。

五、计算

结果记录如表 3-4-2。按表 3-4-2 算出 CO/CX 值和结合百分数（CX/CT×100）。在坐标纸上以 CO/CX 值为纵坐标，以标准 cAMP 浓度（pmol/50μl）为横坐标作标准曲线（图 3-4-1）；标准曲线必须通过纵坐标 1。

表3-4-2　实验记录举例

管号		标准cAMP（pmol）或样品号	cpm	cpm平均—B	CO/CX	CX/CT×100	pmol/50μl样品
CT	1		3016	2950			
	2		2990				
B	3		50				
	4		55				
Co	5		1630	1607		54.47	
	6		1690				
标准CX	7	0.25	1576	1532	1.05	51.93	
	8	0.25	1593				
	9	0.5	1290	1254	1.28	42.40	
	10	0.5	1324				
	11	1	1011	943	1.70	31.97	
	12	1	980				
	13	2	770	696	2.31	23.58	
	14	2	728				
	15	4	496	439	3.66	14.88	
	16	4	487				
	17	8	296	229	7.01	7.76	
	18	8	268				
	19	16	163	119	13.40	4.03	
	20	16	180				
样品CX	21	血样	1100	1079		36.48	0.70
	22	血样	1163				
	23	尿样	500	471	3.41		3.40
	24	尿样	548				

样品中 cAMP 含量从图 3-4-1 查。从而得知各样品的含量，计算如下：

1. 尿　pmol（50μl 中）×20×尿量（含 1g 肌酐）×尿液稀释倍数 = pmol/1g 肌酐。

2. 血浆　pmol（50μl 中）×20pmol/ml。

3. 脾组织等　首先根据制样过程算出制备 50μl 样品所用组织的 mg 数或蛋白 mg 数，然后以 pmol（50μl 中）除以组织的 mg 数（或蛋白质含量的 mg 数），得 pmol/mg 湿组织或 mg 蛋白质。例如以 30mg 脾做成 1ml 过氯酸匀浆，取 0.5ml 上清调 pH 后蒸干，重溶于 0.5ml TE 缓冲液，取 50μl 测 cAMP。则 50μl 样品相当于 1.5mg 脾，从图 3-4-2 查知为 2.4pmol/50μl，故其含量为 2.4pmol/1.5mg 脾湿重或 1.6pmol/mg 脾湿重。

六、注意事项

1. 本实验室制备的冻干结合蛋白曾密封存于 –20℃ 达 10 个多月，尚具有较好活性。但如

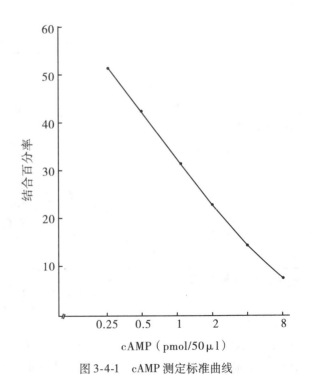

图 3-4-1　cAMP 测定标准曲线

受潮受热则很快变性失活。从冰箱取出称取时，动作力求迅速，以防冷凝水使剩余结合蛋白受潮。溶解结合蛋白时及加入其他试剂时都不可用力摇动以防变性。结合蛋白应用液必须在每次实验临用前新配。

2. 结合蛋白与 cAMP 的结合百分率与反应温度密切相关，从加试剂开始（尤其从加结合蛋白开始）到离心分离出结合与游离 cAMP 的整个过程中均须在冰浴中进行（冰要加够）。

3. 从加结合蛋白开始，培育 2h，结合反应才完成，在 2~5h 内加吸附剂分离结合与游离 cAMP 一般不影响结果。在夏天冰浴温度不易控制时，最好培育 2h 后就加吸附剂。加吸附剂以后应立即离心，尽快吸出上清。不可将所有管都加入吸附剂才离心，每批加吸附剂管数视离心机一次能容纳的管数而定。但如离心机容纳的管数多，也不宜多加，每次不宜超过 20 管，以免影响结果。

4. 本测定方法各次的实验条件很难控制一致，故每次测定都要带标准曲线和采用双管。

5. ^{3}H-cAMP，结合蛋白和吸附剂用量比例要适当。在本方法的反应系统中，我们采用的 ^{3}H-cAMP 约 0.025μl Ci/50μl（CT 管的 cpm 在 6000 左右），结合蛋白用其能结合 cAMP50% 左右的量，吸附剂含 5% 活性炭和 2% 牛血清白蛋白，尚能得较满意的结果。

6. 以 50% 乙醇溶液保存的 ^{3}H-cAMP，随贮存时间的延长而产生部分分解或氢氚交换现象，从而空白（B 管）增高，影响测定结果。必须经过纯化后使用。

7. 实验中的注意事项

（1）使用前数小时取需用量（例如 5μl）^{3}H-cAMP 的 50% 乙醇溶液置小烧杯，放进小玻质干燥器（以氯化钙为干燥剂）存冰箱。待干后加入适量 TE 缓冲液稀释即可用。

（2）纸层析纯化的推进剂为正丁醇：冰醋酸：水 = 5：2：3，^{3}H-cAMF 的位置由同一纸上同时层析的非标记 cAMP（紫外灯下紫外吸收斑点）的位置确定。如无非标记 cAMP，则可将 ^{3}H-cAMP 层析后的纸条剪成数片直接放入盛有闪烁液的测量杯中测定 ^{3}H 的放射性，计数最高处即为 ^{3}H-cAMP 的位置。

纯化后的 ^{3}H-cAMP 用 TE 缓冲液稀释后要测放射性强度，使 CT 管的 cpm 约为 6000。

七、几种试剂的制备

1. cAMP 纯化　zerolit FF Cl 型阴离子交换树脂（200~400 目）依次用 1mol/L NaOH，1mol/L HCl，1mol/L NaOH 处理后转成甲酸型，水洗至中性。取此甲酸型离子交换树脂装柱（0.8cm×17cm）。称取 cAMP 15mg 溶于稀 NaOH 中，用稀 HCl 调节至 pH6~7，将此 cAMP 溶液加至柱上。然后依次用蒸馏水 60ml 及 0.1mol/L 甲酸（约 50mg）洗柱体去杂质。再用 0.15mol/L 甲酸洗脱，先去掉 45ml，收集 40ml 洗脱液于 40℃ 以下水浴减压浓缩此洗脱液，待有固体析出，停止浓缩，滤取固体，水洗，抽干。在盛有 P_2O_5 的干燥器中干燥，可得层析纯的 cAMP。也可用 50% 乙醇将 cAMP 重结晶后，再用微晶纤维素板层析（推进剂为异丙醇：浓氨水：水 = 7：1：2），得层析纯 cAMP。紫外最大吸收，吸收光谱比值及克分子消光系数都符合要求。

2. 标准 cAMP 分装　称 1.11mg 纯 cAMP，用 TE 缓冲液稀释至 10ml（溶液 A），取溶液 A 1ml 用蒸馏水再稀释至 50ml（溶液 B），取溶液 B 0.05ml 分装于小瓶中，置玻质真空干燥器（以 P_2O_5 为干燥剂，以水泵抽负压，不可猛抽或持续抽负压，以免 cAMP 飞掉），干燥后密封瓶口存冰箱。每瓶含 cAMP320pmol，用时稀释如前述。

3. 活性炭处理　普通脱色用活性炭，筛取 100~120 目者，用 20% HCl（或浓 HCl 加等体积水稀释）煮沸 30min，蒸馏水洗至中性，漂去上浮细粉，晾干或烘干，最后在 110℃ 烤 2h，室温贮存备用。如放置时间较长，临用前在 110℃ 再烤 2h。

4. 结合蛋白提取　从动物肌肉，肾上腺（如牛的）等都可提取结合蛋白。我们参考 Walsh 等人的方法，从家兔肌肉提取。整个提取过程在 2~4℃ 进行。方法如下：

家兔，颈动脉放血至死，剥皮，立即取后肢肌肉 150~160g，放进预冷的 4mmol/L EDTA-2Na 溶液（500ml，pH7.0）。去肌腱，剪碎，用组织打碎机以 12 000r/min 打碎 1min，在 20 000r/min（27 000×g）离心 30min，取上清，用 1mol/L 醋酸调 pH 至 4.8，在 20 000r/min（27 000×g）离心 30min。取上清，用 1mol/L 磷酸钾缓冲液（pH7.2）调 pH 至 6.8，（总体积约 380ml）。按 32.5g $(NH_4)_2SO_4$/100ml，分多次

加入固体（NH₄)₂SO₄，边加边搅，加完后再搅拌 30min，（不能剧烈搅动，以防蛋白质变性！）再以 20 000r/min（27 000 ×g）离心 20min。弃上清，沉淀溶于 30ml 5mmol/L 磷酸钾、2mmol/L EDTA-2Na 的缓冲液（pH7.0），并对同一缓冲液透析过夜，换液 2 次。倾出透析物，20 000r/min 离心 30min 取出上清加入磷酸钙悬液，搅拌 5 分钟，3400r/min 离心 20min，弃上清，沉淀用 200mmol/L 磷酸钾、2mmol/L EDTA-2Na 缓冲液（pH7.0）洗脱 3 次：分别为 15ml，15ml，10ml。每次加入磷酸钾缓冲液后，搅拌 5min，然后离心（3 400r/min）20min。将 3 次洗脱液合并。再对 5mmol/L 磷酸钾、2mmol/L EDTA-2Na 缓冲液（pH7.0）透析 20h，换液 2 次。透析后冰冻干燥，分装密封，存 −20℃ 备用。150g 肌肉得固体结合蛋白约 500 ~ 600mg，按 Lowry 法测蛋白质，含量约为 60% ~ 70%。结合蛋白用量，一般认为用饱和曲线线性部分。我们采用能结合 cAMP40% ~ 50% 的结合蛋白量。因此，每次提取结合蛋白后，首先要测其结合力。测结合力的方法：用测 cAMP 含量的同样实验条件，以不同浓度的结合蛋白溶液作一系列 CO 管（表 3-4-3），以加入的 ³H-cAMP 的总 cpm（CT）为 100，计算结合百分率，坐标纸上，以结合百分率为纵坐标，以结合蛋白量为横坐标作图，即得该批结合蛋白的饱和曲线（图 3-4-2）。从饱和曲线可确定结合蛋白的合适用量。例如从图 3-4-2 所示，此批结合蛋白只需 10 ~ 15μg/60μl。随贮存时间的延长，其结合力可能下降，其用量应相应增加。

表 3-4-3　结合蛋白的结合力测定方法举例

	管号	TE 缓冲液（μl)	[³H]cAMP（μl)	结合蛋白（μg/100μl)	吸附剂（μl)		cpm	cpm平均—B	CO/CT × 100
CT	1	250	50	0			3047	2869	
	2	250	50	0			2763		
B	3	150	50	0			100	40	
	4	150	50	0			100	31	
CO	5	50	50	5	轻	100	705	660	23.00
	6	50	50	5	轻	100	687		
	7	50	50	10	摇	100	1526	1455	50.71
	8	50	50	10	匀	100	1456		
	9	50	50	15	培	100	2100	2094	72.98
	10	50	50	15	育	100	2160		
	11	50	50	20	2	100	3211	2323	80.97
	12	50	50	20	小	100	2407		
	13	50	50	25	时	100	2495	2496	87.03
	14	50	50	25	→	100	2569		
	15	50	50	30		100	2693	2536	88.39
	16	50	50	30		100	2450		
	17	50	50	35		100	2540	2553	88.98
	18	50	50	35		100	2566		
	19	50	50	40		100	2500	2525	88.00
	20	50	50	40		100	2550		

5. 磷酸钙悬液　临用时按下述的方法制备。称 1.1g CaCl₂ 溶于 17ml 蒸馏水（0.6mol/L）（A），置盛有 70ml 蒸馏水的烧杯中；称 2.5g Na₃PO₄·12H₂O 溶于 17ml 蒸馏水（0.4mol/L）（B）。以 B 滴加水 A，用 1mol/L 醋酸调 pH 至 7.3，沉淀用蒸馏水洗 6 次，最后悬液浓度为 30mg 磷酸钙干重/ml 悬液。1g 蛋白

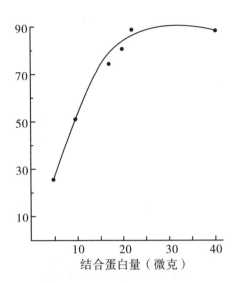

图 3-4-2 结合蛋白的饱和曲线

质用 2~2.5g 磷酸钙，150g 肌肉提取物约 0.4g 蛋白质。将磷酸钙悬液在 1000r/min 离心 2min，弃上清，用此磷酸钙凝胶纯化结合蛋白。

八、讨论

1. 本文叙述了蛋白质结合法测定 cAMP 的具体操作步骤，有些条件是可以改变的。例如缓冲溶液，我们采用了三羟甲基氨基甲烷缓冲液 pH7.5，如以 50mmol/L 醋酸缓冲液 pH4.0，代替也是可行的。

2. 本文中使用的 ^{3}H-cAMP 放射性比度为 27.8Ci/mmol，此数据接近理论值（29.2Ci/mmol）。

3. 国外实验室采用不同方法（蛋白质结合法或放射免疫法）测定 cAMP，所得的正常值也有所不同，就是用同一种方法，各实验室的正常值也不一致。因为有些条件不尽相同，例如动物处死后如何采样，取样操作的快慢和制样方法等都会影响结果。但是按固定条件操作，所得的数值是比较恒定的。因此，在同一条件下进行实验组与对照组的比较也是有意义的。

第二节 cGMP 放射免疫测定

在生物医学的各个方面，发现环磷酸鸟苷（cGMP）对细胞生长繁殖及生理活动与 cAMP 一同起调节控制作用。在不少病理状态下，组织中 cGMP 的含量及控制 cGMP 水平的酶系统均有明显的变化。很多生物活性物质，例如某些药物、神经递质、毒素等在体外体内的作用过程中也使细胞内环核苷酸水平发生变化。通过环核苷酸研究中医理论或中草药的作用机制也日益受到重视。因此，无论实验室研究或临床检查均涉及组织内 cGMP 含量的测定。

组织内 cGMP 含量甚低，一般是 cAMP 含量的 1/5~1/10，甚至几十分之一。放射免疫测定方法的灵敏度高，特异性强，基本上能满足实验研究和临床的要求。cGMP 是一个小分子的半抗原物质，需要接上载体大分子，才能诱导动物生成抗体。

先将 cGMP 琥珀酰化，然后使它与血蓝蛋白缩合。以此为抗原免疫家兔，产生 cGMP 抗体，用于 cGMP 放射免疫测定。

一、琥珀酰 cGMP（ScGMP）合成

（一）ScGMP 合成

称取 cGMP 游离酸 60mg，溶于 6ml 水及 0.4ml 三乙胺中，加琥珀酸酐 270mg，不断搅拌，待琥珀酸酐溶解后继续反应 20min。反应液点样进行纸层析，推进剂为正丁醇:冰醋酸:水（12:3:5）。纸谱上只有一个与 cGMP Rf 值不同的紫外吸收点，说明反应已完全。

（二）产物的分析

琥珀酰化反应比较完全。产物的分离主要是除去过量的琥珀酸。取已平衡（0.02mol/L 醋酸钠）的 QAE 葡聚糖凝胶 A 50 装柱（2cm×22cm）。反应液上柱前用水稀释 40 倍，通过柱体后，依次用不同浓度醋酸钠溶液洗脱（0.02mol/L 150ml；0.03mol/L 75ml；0.05mol/L 75ml），最后用 0.2mol/L 醋酸钠溶液洗脱。弃 30ml，洗脱液出现紫外吸收高峰。收集约 200ml。将此洗脱液通过 Molselect SE-25 柱（H$^+$型、2cm×70cm）脱盐。收集峰位洗脱液，冰冻干燥。得率约 70%，最高可得 95% 以上。

（三）产物的鉴定

1. 纸层析 产物与 cGMP 在同一纸上层析（正丁醇:醋酸:水为 12:3:5）时，产物的 Rf 值为 0.24，cGMP 的 Rf 值为 0.13。产物只出现一个紫外吸收点。

2. 稀碱水解实验 由于没有 ScGMP，标准品作对照，故进行了碱水解实验。产物以 0.2mol/L NaOH

在室温水解不同时间，然后纸层分离，结果见图 3-4-3。
从图 3-4-3 可看到水解 60min 后 ScGMP 全部转变成
cGMP。

3. 紫外光谱分析　ScGMP 的紫外吸收光谱与 cGMP
极相似，但它的最大吸收波长（255nm）与 cGMP 的最
大吸收波长（254nm）稍有差异。

通过上述纸层分析、紫外光谱分析以及稀碱水解实
验，证明琥珀酰化的产物是 ScGMP。

ScGMP 水溶液易分解，纯化操作宜在 20℃ 以下进
行。干燥产品在 10℃ 以下至少可保存 6 个月以上。

二、抗原制备

（一）抗原制备

取血蓝蛋白硫酸铵混悬液（相当于 20mg 蛋白质）
对水透析，更换水数次直至外液无 SO_4^{2-}。透析后体积为
2ml。在此溶液中加 ScGMP 12.7mg，用 0.1mol/LNaOH
调节至 pH5.5。再加 EDC 12mg，仍保持 pH5.5。置暗
处，22~23℃ 保温 24h。然后对磷酸缓冲溶液（10mmol/L，
含 150mmol/L NaCl，pH7.4）透析 48h，更换缓冲液多次。所得产物冰冻干燥，在 −10℃ 保存备用。

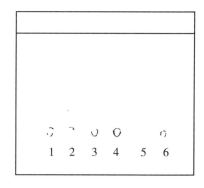

图 3-4-3　产物水解后的层析图谱
展开液：正丁醇/醋酸/水（12/3/5）。
1. CAMP + 0.2mol/L 室温，60min；
2. ScGMP + 0.2mol/L NaOH 室温，10min；
3. ScGMP + 0.2mol/L NaOH 室温，30min；
4. ScGMP + 0.2mol/L NaOH 室温 60min；
5. ScGMP；
6. cGMP。

（二）抗原之鉴定

通过纸上电泳和紫外光谱分析，都证明血蓝蛋白（hemocyanin）已与 ScGMP 稳定结合在一起。而且
根据产物在 280nm 及 260nm 波长的消光值，按照 Warbug 等的方法计算出每个血蓝蛋白分子接合 80 个分
子的 ScGMP。

（三）标记抗原

^{3}H-cGMP（21Ci/mmol），英国 Amersham。

三、免疫技术

选体重 2kg 左右、雄性、6 月龄的大耳白纯种家兔作为免疫动物，取抗原（白蓝蛋白-ScGMP）用生
理盐水配制成 1mg/0.5ml 溶液，与等体积的弗氏完全佐剂（用活卡介苗代替灭活的卡介苗）制成乳剂
（最终乳剂浓度为每毫升乳化液含有抗原 1mg 和活卡介苗 5mg）。注射家兔，每只 1ml，背部皮内多点（30~
40 点）注射，作为基础免疫。8 周后用同样的乳化液 0.5ml。背部皮内多点注射（加强免疫）。以后每隔
4~6 周反复注射 1 次。每次加强注射后 10~14d，耳缘静脉取血，测定抗体滴度。共免疫家兔 10 只，在
第 2 次加强免疫后，其中 6 只家兔的抗血清滴度分别有不同程度的升高，最高者可达 1∶500。第 4 次加强
免疫后，有 4 只家兔的抗血清滴度超过了 1∶1000（终浓度）高者达到 1∶1400。

四、抗体的鉴定

（一）抗体效价曲线

抗体的检出我们采用英国放化中心氚标记的 cGMP（21Ci/mmol）和中国科学院原子能研究所氚标记
的 cGMP（22Ci/mmol）与不同浓度的抗体反应。缓冲溶液用 50mmol/L 醋酸钠，pH6.2 反应总体积
200μl，0~4℃ 培育 4h 后，用微孔薄膜过滤分离游离及结合的 ^{3}H-cGMP，然后将微孔薄膜置闪烁杯中加甲
苯闪烁液（PPO 0.4%，POPOP 0.01%，甲苯溶液）测抗原抗体复合物的放射性。以结合率对滴度绘制滴
度曲线，见图 3-4-4。

（二）标准曲线

制作标准曲线时标准 cGMP 的浓度为 0.25、0.5、1.0、2.0、4.0pmol（CX 管），同时附加不加非标
记 cGMP 的 CO 管。测得的放射性以 cpm（CO）/cpm（CX）的比值为纵坐标，每管所含标准 cGMP 的
pmol 数为横坐标制作标准曲线，见图 3-4-5。在此范围内线性关系良好。

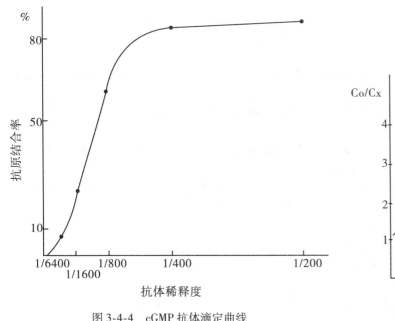

图 3-4-4 cGMP 抗体滴定曲线

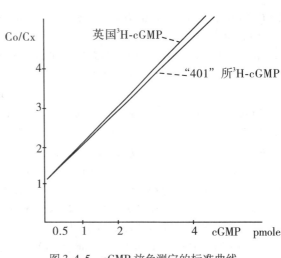

图 3-4-5 cGMP 放免测定的标准曲线

（三）标准曲线的灵敏度

标准曲线的范围是 0.25～4pmol。在制作标准曲线的同时增加 0.15pmol 的管 10 支。从标准曲线上查得每管的 pmol 数，进行 t 测验。平均值为 0.13pmol；标准误为 0.035；t = 3.685、0.01 > P > 0.005。结果表明 0.15pmol 的测得数据与 O 有显著差别，所以这方法的灵敏度为 0.15pmol。

（四）与 cAMP 的交叉反应

制作标准曲线的同时，在另外反应管中加入不同量 cAMP（200～1000pmol）进行测定。结果表明 cAMP 对抗体的竞争性抑制浓度比 cGMP 高 3×10^3 倍，说明此方法特异性是比较好的。

（五）平衡常数

在不同试管中加入不同量标准 cGMP，再加入 1:400 稀释的抗体及 0.235pmol ^{3}H-cGMP，反应 20h 所得结果按 Scatchard 作图法求得平衡常数 K 为 1.9×10^9/mol。

五、血浆内 cGMP 含量的测定

（一）血浆样品的制备

采血时加 1% 体积的 0.5mol/L EDTA，pH7.5，抗凝 1h 内 3000r/min 离心，分出血浆，加 3 倍体积无水乙醇混合使蛋白凝固，离心，吸取上清，用 75% 乙醇洗沉淀，离心，合并上清，70℃蒸干，测定时加醋酸钠缓冲液一定量溶解、离心取上清进行测定。正常大鼠血浆 cGMP 含量为 20 ± 6.24pmol/ml。

（二）样品的稀释曲线

取不同量小白鼠血浆样品进行测定，从标准曲线查得 cGMP 含量。样品量在 20～80μl 范围内线性关系良好，这表明血浆样品中基本无干扰物。

（三）环核苷酸的磷酸二酯酶水解实验

利用血浆中所含磷酸二酯酶来水解血浆中所含的 cGMP，采血时用肝素抗凝，分离血浆后在 30℃保温 4h，然后用无水乙醇与血浆样品一样处理，结果小白鼠血浆的测定值为 0 或接近 0。

（四）正常大鼠血浆的标准 cGMP 回收实验

102% ±17.7%。

（五）双管测定变异系数

按 $CV = \sqrt{\dfrac{\Sigma(d)^2}{2N}} \times \dfrac{1}{M}$ 计算为 7.2%。

（刘景生）

参 考 文 献

1. Cailla HL, Vannier CJ and De-Lange MA. Guanosine 3′, 5′-cyclic monophosphate assay at 10^{-15} mole level. Anal Biochiem, 1976, 70:195

2. Steiner AL, Parker CW and Kipnis DM. Radioimmunoassay for cyclic nucleotides. 1. Preparation of antibodies and iodinated cyclic nucleotides. J Biol Chem, 1972, 247:1106

3. Dawron RMC, Ellott DC and Ellott WH, et al. In: Data for Biochemical Research. Oxford Prass, Oxford, 1969, 625

4. Zettner A. Principles of competitive binding assay. Clin Chem, 1973, 19:699

5. 首都医院，五九一七〇部队，中国科学院原子能研究所等. 环磷酸腺苷的蛋白质结合测定法. 放射免疫分析及其他放射体外测定方法（一九七五年会议资料选编）北京：原子能出版社，1975，228

6. Gilman AG. Proc Natl Acad Sci (USA), 1970, 67:305

7. 原子能研究所. 标记 cAMP 的合成. 内部资料，1975

8. Walsh DA, et al. J Biol Chem, 1968, 243:3763

9. Lowry OH, et al. J Biol Chem, 1951, 193:265

10. Jyh-Pa-Kao. Methods in Molecular Biology, 1972, 3:204 (Methods in cyclic Nucleotide Research, edited by Mark Chasin)

第三节　腺苷酸环化酶测定技术

cAMP 是多种激素、神经递质等信息物质的细胞内第二信使。其合成酶是腺苷酸环化酶（adenylate cyclase，AC）。此酶位于膜上，通过 G 蛋白与受体偶联。在跨膜信息传递机理中有重要地位。AC 催化下列反应：

$$ATP \overset{AC}{=\!=} cAMP + PPi$$

AC 的活性多以其单位时间内催化产生的 cAMP 数量表示。

根据所用的底物是否被放射性核素标记，可以将 AC 测定方法分为两类。标记底物 α-^{32}P-ATP 或 ^{3}H-ATP 经 AC 催化直接产生 ^{32}P-cAMP 或 ^{3}H-cAMP，经过若干分离步骤，即可直接测得产物 cAMP 数量。非标记底物法使用 ATP 为底物，产生的 cAMP 亦无标记，但可通过放射免疫法或竞争蛋白结合法定量检测之，从而亦可确定 AC 活性。

一、非标记底物法检测 AC 活性

本节以大鼠脑尾状核中 AC 活性测定为例说明这种方法。

（一）器材与试剂

1. 器材　恒温水浴 1 台；沸水浴 1 台；可调加样器（20～200μl，200～1000μl）各一支；5ml 玻璃试管 100 支；试管架 4 个；定时钟 1 台；冰浴盘 2 个；中速冷冻离心机（带多管离心转子）1 台；液闪记数杯若干；液闪计数器；电磁搅拌器；磁性搅棒。

2. 试剂

（1）50mmol/L Tris-HCl，内含 2mmol/L $MgSO_4$，12.5mmol/L 茶碱，pH7.5。

（2）100mmol/L ATP（用上述缓冲液制备）。

（3）200μmol/L 多巴胺，250μmol/L 氟哌啶醇（均溶于缓冲液）。

（4）50mmol/L Tris-HCl，内含 EDTA 4mmol/L，pH7.5（简称 TE 缓冲液）。

（5）^{3}H-cAMP 溶液配成 5000cpm/50μl。

（6）cAMP 标准溶液配成 8pmol/50μl，溶于 TE 缓冲液。

（7）活性炭混悬液内含 5g 活性炭/100ml，2%（W/V）BSA，使用前配制，不停搅拌，使充分混悬，用 TE 缓冲液配制。

（8）蛋白激酶溶液。

（9）甲苯闪烁液　5g PPO（2,5一二苯基噁唑），100mg POPOP {1,4-双-［2′-（5′-苯基噁唑）］-

苯┤溶于 1000ml 甲苯。注意使其完全溶解。

（二）实验方法

1．腺苷酸环化酶活性反应

（1）尾核匀浆的制备 大鼠断头处死后立即取出大脑，在冰浴上分离双侧尾核，总量湿重 300mg，在 6ml Tris-苹果酸缓冲液（1）中用玻璃匀浆器匀浆，置冰浴中备用。

（2）试管置冰浴中，每管中加入 100μl 尾核匀浆液及相应的试剂（多巴胺、氟哌啶醇等）。每种试剂加液量均为 50μl。最后用 Tris-苹果酸缓冲液补足体积到 450μl/管。

（3）将加好上述样品的 1，2 两管置沸水浴中煮沸 5min 后放回原处。

（4）开动定时钟，依次每隔 3s 向一个试管中加入 50μl ATP 溶液，立即依次置入 30℃ 水浴，孵育 20min。第一管到时后，即依次每隔 30s 取出一管，并立即放入沸水浴，煮沸 5min，煮沸的样品亦同样按时依次取出置冰浴中。如此可保证每管在水浴中孵育和煮沸的时间一样。

（5）3 000r/min 离心 10min，上清液即可用于测定 cAMP 以确定 AC 活性。

2．cAMP 的蛋白竞争结合测定法 见本章第一节的方法，不赘述。

二、α-^{32}P-ATP 为底物的测定方法

（一）器材与试剂

器材基本同非标记底物法，所需溶液如下：

1．10mol/L Tris-乙酸缓冲液，pH7.6。

2．1mol/L 醋酸镁 [（CH$_3$COO）$_2$Mg·4H$_2$O]。

3．10mmol/L ATP，用 2mol/L Tris 溶液调节 pH = 7.0。

4．α-^{32}P-ATP 如果是 50% 乙醇溶液，则应先用氮气吹干后再用水溶解，调至需要的浓度。

5．100mmol/L DTT。

6．100mg/10ml BSA。

7．3′，5′-cAMP（Sigma A6885）10mmol/L，用 2mol/L 的 Tris 溶解，调节 pH = 7.0。

8．1.0mmol/L GTP，用 2mol/L Tris 调 pH = 7.0。

9．终止液内含 2% SDS，45mmol/L ATP，1.3mmol/L 3′，5′-cAMP，用 2mol/L 的 Tris 调至 pH = 7.0。

10．^{3}H-3′，5′-cAMP，调至 2×10^{5}cpm/ml。

11．10mmol/L Tris-乙酸缓冲液 pH7.6，内含 DTT 1mmol/L。

12．用上述溶液中的一些在应用时配成反应液使用。其配制方法见表 3-4-4。

表 3-4-4 腺苷酸环化酶反应液的配制

溶液种类	溶液母液浓度（mmol/L）	取液量（μl）	反应液浓度（mmol/L）	最终反应浓度（mmol/L）
磷酸肌酸	干粉	6.4mg	25	5
磷酸肌酸激酶	干粉	250U	250U/ml	50U/ml
Tris-乙酸（pH7.6）	1000	125	125	25
醋酸镁	1000	25	25	5
ATP	100	25	2.5	0.5
cAMP	10	25	0.25	0.05
DTT	100	50	5	1
BSA	10mg/ml	50	0.5mg/ml	0.1mg/ml
GTP	1.0	50	0.05	0.01
α-^{32}P-ATP	-		(2～6)×10^{8}cpm/ml	(2～6)×10^{6}cpm/管
双蒸水		加至	总液量 1ml	

注：反应液浓度是最终反应浓度的 5 倍。

上述的各种工作母液均应保存于4℃。

一般来说，往往测定的材料是某种组织或细胞的膜组分，其制备方法各异，但制备过程中应保持一直低温操作，以免酶活性降低。膜制备完成后可以分装贮存于液氮中，保持较长时间仍有较高酶活性。但有时液氮冷冻会影响某些受体与腺苷酸环化酶的偶联，值得引起注意。

13. 准备好上部为漏斗形的小玻璃层析柱，下部柱内径约7mm。底部用玻璃棉塞好后，装入经水反复洗涤至无色的Dowex 50W-X4（200～400目）树脂悬液（树脂∶水 = 1∶1V/V）2ml，然后用水冲洗，使所有的树脂颗粒均沉入底部，成为装好的层析柱。水流净后，每柱加入2ml 1mol/L HCl，流净后室温保存该柱。使用前用20ml淋洗之。使用过之后，在每柱内加1mol/L HCl，淋洗，使之再生。下次使用前仍用20ml水洗涤之。

14. 相同的玻璃层析柱内装入0.5～0.6g干燥的中性氧化铝，底部用玻璃棉塞好。用1.0mol/L，咪唑缓冲液（pH7.3）12～15ml淋洗，然后用0.1mol/L的咪唑缓冲液12～15ml再次淋洗后，即可使用。或贮存于室温中，用前用8ml 0.1mol/L咪唑缓冲液冲洗之。用过后的层析柱亦可同样用8ml 0.1mol/L的咪唑缓冲液使之再生。

（二）测定方法

1. 测定ATP和cAMP的洗脱体积

（1）在试管中加入1×10^4cpm α-^{32}P-ATP和^{3}H-cAMP 10 000cpm，加水使体积成1ml。

（2）将Dowex 50柱置于一个液闪杯上，内含闪烁液14ml（5.5g PPO，0.15g POPOP溶于700ml甲苯，300ml Triton X-100）。将试管中的两种标记物混合液加入柱中，使其通过柱后全部流入下面的液闪瓶。

（3）分次用0.5ml水淋洗该柱，每次都将通过的淋洗液收集入一个有闪烁液的闪烁杯中，共洗12次，收集12管。然后在每个闪烁杯中再加水1ml后加盖，摇匀，测定其中^{3}H和^{32}P的计数。如此可以精确测知^{3}H-cAMP和α-^{32}P-ATP的洗脱体积。

（4）根据已测知的α-^{32}P-ATP洗脱体积，分两次将一个Dowex 50柱上加载的α-^{32}P-ATP洗脱。将此Dowex 50柱放在一个空白氧化铝柱上方，氧化铝柱下放置装好闪烁液的闪烁杯。根据（1）～（3）测知的cAMP洗脱体积，一次将其洗脱，使其流入氧化铝柱，并将最后流过氧化铝柱的液体收集到闪烁杯中。

（5）移去Dowex 50柱，重新在氧化铝柱下放有闪烁液的闪烁杯，然后用0.5ml 0.1mol/L的咪唑缓冲液反复淋洗该柱10次，分次收集入闪烁杯。同样测定其^{3}H-cAMP含量计数，画出曲线，确定其洗脱体积。

2. AC测定方法

（1）试管（12cm×75mm）置冰浴中，依次在管中加入10μl反应液（表3-4-4），待测药品等，总体积30μl。然后加入20μl膜制备物，涡旋混匀后，置30℃水浴中保温15分钟。

（2）加入100μl终止液（9），混匀。

（3）每次实验都应设置空白对照两种，即：无酶对照（以20μl Tris-乙酸缓冲液取代膜制备物）和0时对照（反应液中预先加好终止液后再加膜制备）。每种空白都应至少设4个平行管。

（4）反应停止之后，在每管中加入50μl ^{3}H-cAMP。然后置沸水中煮沸3min，冷却至室温。一般说来，这一步中所有的膜蛋白均已溶解。

（5）进行柱层析。先在每管中加入1ml水。将试管中的液体依次一一加载到对应的Dowex柱上，令其流干后，两次分别以1ml H_2O洗脱，这样可以将反应液中99%的ATP洗脱。然后将Dowex柱放在氧化铝柱之上方，用3ml水洗脱Dowex柱，使洗脱液（内含全部cAMP）全部流入氧化铝柱。待其流尽后，将氧化铝柱置于装好闪烁液（14ml）的液闪杯上方，用4ml 0.1mol/L咪唑缓冲液淋洗，收集所有的淋洗液入闪烁杯，摇匀后在^{3}H和^{32}P两个频道上测定^{3}H-cAMP和^{32}P-cAMP之计数。前者用于计算实验步骤后的回收率，后者用以计算酶活性。

（三）注意事项

1. 根据测定对象及材料的不同，实验中所列的各项条件应予以适当调整。例如反应温度及时间，pH，ATP及Mg^{2+}浓度以及再生系统等，但反应终止之后的各步骤一般不变。

2. 当膜蛋白的用量较大（40μg/管以上）时，最好是与终止液一起煮沸，以使之溶解，利于下一步层析。如果仅用煮沸而不加终止液，则应注意在层析前尽量使膜的凝块分散。

3. 层析柱应妥加保养，可以反复使用。有时因标本中蛋白含量过高，影响 Dowex 50 柱的流速，发现后可用 1mol/L NaOH 15～20ml 洗涤该柱，然后用等量水淋洗，最后以 1mol/L HCl 处理（如前所述）。Dowex 柱保持在酸性条件下较为妥当。

4. 经过终止反应并煮沸后的样品可以在 −20℃ 的条件下保存数日。但继续进行测定前应使之升温到室温。

（张德昌）

参 考 文 献

1. Salomon Y. Adenylate Cyclase Assay in Advances in Cyclic Nucleotide Research Vol. 10. Brooker G, Greengard Pand Robmson GA ed. New York：Raven Press，1979，35 – 56
2. 张德昌，吴亭，张志荣等. 北京鸭红细胞膜腺苷酸环化酶的测定. 科学通报，1981，26：1272

第五章　花生四烯酸代谢产物的测定方法

第一节　概　　述

细胞内磷脂、甘油三酯及胆固醇经酰基水解酶（如磷脂酶 A_2、脂肪酶、酯酶等）的作用释放出花生四烯酸（arachidonic acid，AA），其化学结构为二十碳四烯酸。AA 通过环加氧酶和脂加氧酶途径分别代谢转化为一系列的活性物质，如前列腺素（prostaglandin，PG），前列环素（prostacyclin，PGI_2），血栓素（thromboxane，TX），氢过氧二十碳四烯酸（HPETE），白三烯（leukotriene，LT）等。

这些物质广泛存在于人和动物体内组织细胞与体液中，含量虽然很少，但具有极强的生物活性，如对神经、内分泌、消化、呼吸、生殖、血液、心血管、肾等系统和器官的功能调节，以及对糖、脂肪、蛋白质、水和无机盐的代谢等，都起着重要的作用，并且在炎症、免疫、过敏、凝血、肿瘤和心血管等一系列的病理过程中发挥作用而具有重要的临床意义。现代研究表明，AA 的代谢产物自产生的细胞中释出，作用于自身或相邻细胞膜上的受体，起到传递信息、协调活动等作用，故有人称其为局部激素或局部调质。目前一般认为，AA 代谢产物的作用是细胞内和细胞外两方面的。它们既可作为某些激素、递质、生物活性因子的第二信使或与其他第二信使共同调节细胞功能，也可能起局部激素或局部调质的作用。

当前，AA 代谢产物的测定方法很多，同一种检测方法对不同的 AA 代谢产物有其共同的特点，较常用的方法有生物测定、高效液相测定、放射免疫测定、放射受体测定、酶联免疫测定等。本文将逐一举例说明。

第二节　生物测定法

这是最早用来分析 AA 代谢产物前列腺素的方法，Von Euler（1936 年）应用本法发现了前列腺素。John R. Vane（1976 年）又利用本法发现了前列环素。AA 很不稳定，没有生物测定法很难发现。此方法比较简单，可以直接确定某些 AA 代谢产物的活性。用以研究其拮抗剂和抑制剂的作用及其结构和功能。

AA 代谢产物的生物测定法是利用它们对器官、离体组织、细胞混悬或酶系统产生的生理效应作为衡量它们效能的标志，在测试条件基本不变时，样本中 AA 代谢产物的含量与特定的生理效应呈正相关，含量愈大、反应愈强。测试时，可取不同剂量的纯品或参考标准品，测出不同剂量所引起的反应大小，作剂量（对数值）与反应关系的曲线，即标准曲线。将同样条件下测得的样本反应，按其大小在标准曲线上查出相对应的某种 AA 代谢物的含量值，即为其样本含量。习惯上用国际单位（IU）表示。虽然根据 AA 代谢物的生物学作用来确定其含量是本法的优点，但样本中的杂质和动物个体的特异性都能影响测定结果的准确度和重复性，并且无生物活性的 AA 代谢产物则不能检出。

一、实例 1 慢反应物质的生物测定

慢反应物质（slow-reacting substance of anaphylaxis, SRS-A）是在致敏豚鼠肺以抗原攻击时的灌流液中首先测得的，它们与组胺不同，可使豚鼠回肠产生慢收缩反应，洗涤后舒张与迟缓，其收缩作用不被组胺阻断剂 mepyramine 阻断，也不被胆碱酯酶抑制剂 atropine 抑制，是 AA 经脂加氧酶代谢的系列产物，但又不同于白三烯 B_4（LTB_4），无白细胞趋化及聚集作用，实际为白三烯 C_4、D_4、E_4 的混合物，含有半胱氨酸、甘氨酸和谷氨酸侧链，也称为肽白三烯（peptide leukotrienes）。

SRS-A 参与许多疾病的病生理过程，如过敏性疾病（哮喘、类风湿性关节炎、牛皮癣、休克等），是免疫介导炎症反应的重要介质之一。因此，测定其含量，对于了解疾病的发病机制具有重要意义。

（一）实验材料

1. 试剂与药品 钙离子载体 A_{23187}、吲哚美辛、L-半胱氨酸（L-Cys）、卵清蛋白、无水乙醇、Tyrode 液（NaCl 137mmol/L, KCl 2.7mmol/L, $MgCl_2 \cdot 6H_2O$ 1.05mmol/L、NaH_2PO_4 32mmol/L、$CaCl_2$ 7.2mmol/L、$NaHCO_3$ 12mmol/L, Glucose 5.05mmol/L, pH7.4），阿托品、氯苯那敏等。

2. 器材 电刺激器、温度指示控制仪、平衡记录仪、拉力传感器、离体浴槽、恒温水浴、手术器械、培养皿、玻棒等。

3. 动物 健康雄性豚鼠，体重 250～400g。

（二）实验方法和步骤

1. SRS-A 的制备与纯化 给豚鼠腹腔和肌内注射 5% 卵清蛋白生理盐水溶液各 1ml，每周肌内注射加强 1 次，3 周后取致敏豚鼠肺，用 Tyrode 液从肺动脉灌洗，洗净血液后，分离除去周围组织，剪成 1mm³ 左右小块，用滤纸吸去水分，称取 0.5g，加入 Tyrode 液 3ml 和吲哚美辛 1μg/ml，37℃ 温育 1h，温育液中加入 L-Cys 10mmol/L，15min 后加入 A_{23187} 10μmol/L，继续温育 1h，尼龙网或金属丝网（200 目）双层过滤，滤液即为 SRS-A 粗提物。若需进一步精制 SRS-A，可采用如下几种方法：

（1）加入四倍体积的无水乙醇提取，3000r/min 离心 30min，收集上清液 60℃ 以下减压吹干。

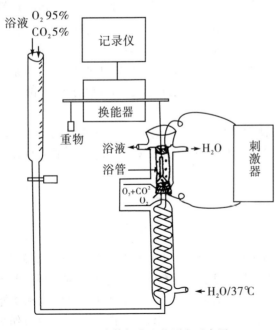

图 3-5-1 离体标本生物测定示意图

（2）加入活性炭（4g/L），充分搅匀 5min，滤纸过滤并用无水乙醇洗，滤液 60℃ 以下减压吹干。

（3）用 SRS-A 粗提液 110ml，过 Amberlite × AD-20 柱，200ml 去离子水，125ml 80% 乙醇，依次洗柱，洗脱液 60℃ 减压吹干。精制的 SRS-A 可在低温冰箱（-20℃ 以下）保存数月。此外也可用高效液相纯化。

2. SRS-A 的检测 由于致敏豚鼠回肠对 SRS-A 敏感，故常用其作为实验标本。取致敏豚鼠回肠 2～3cm，套在固定的玻璃棒上，横向轻柔剥离回肠纵肌（以减少回肠本身的自发性收缩），用丝线将其一端固定在恒温浴槽的挂钩上，另一端与换能器相连，浴槽内加入 10ml Tyrode 液并通以 95% O_2，5% CO_2 的混合气体，于 0.5g 的张力下平衡 1h，以平衡记录仪记录肌条收缩。其装置如图 3-5-1 所示。若用电刺激器，可将一端结扎的肌条挂在刺激器的小钩上，另一端与换能器相连，将电极置于有 10ml Tyrode 液的浴槽内（水浴 37℃），同样通气，肌条净负荷

0.5g 平衡，1h 后以重复方波电刺激（频率 0.1Hz、电压 20V、波宽 4ms）并记录肌条收缩。

实验时先加入阿托品（7.2×10^{-7} mol/L）、氯苯那敏（1.8×10^{-5} mol/L），以阻断乙酰胆碱、组胺的释放，5min 后加入制备的 SRS-A 粗提物（约 100U/ml，1U SRS-A 引起回肠收缩高度相当于组胺 5ng/ml 的作用），可明显观察到 SRS-A 所引起的特征性收缩。

（三）注意事项

本法可用于肽－白三烯受体阻断剂和生物合成抑制剂的筛选。在浴槽中先加入一定浓度的药物，预温育 10min 后再加入 SRS-A，若引起的收缩小于空白对照所引起的收缩，则认为药物具有受体拮抗作用；将药物与剪碎的肺组织预先温育后，再用 A_{23187} 攻击，将生成的 SRS-A 加入浴槽，若引起的收缩小于空白对照引起的收缩，则可认为药物对 SRS-A 具有生物合成抑制作用。若进一步了解药物的抑制或拮抗剂效应可通过它对激动剂作用减低来估价，即可参考有关文献，采用 IC_{50} 和 PA_2 测定法，求出药物的最大抑制作用（Emax），IC_{50} 及 PA_2 值。

此法虽然比较费时，无法检测 LT_{B4}，且受较多因素的影响，但控制在适宜条件下，该法操作简便、灵敏度高，是检测 SRS-A 生物活性及筛选其抑制剂和拮抗剂常用的方法之一。

二、实例 2 大鼠胃底条检测前列腺素生物活性的方法

原则上说，在特定的条件下，各种离体组织器官的灌流技术均可用来检测 PG_S 的生物活性，但是最常用的检测 PG_S 生物活性的方法是大鼠离体胃底条法，本法不仅灵敏度高，操作简便而且费用少，不受季节、激素状态和饮食的影响，比豚鼠回肠法给药反应迅速，恢复快，用时少，也可用来筛选 PG_S 的生物合成抑制剂和受体拮抗剂。

（一）实验材料

1. 试剂与药物 Krebs 液（NaCl 110mmol/L、KCl 47.5mmol/L、KH_2PO_4 119mmol/L、$NaHCO_3$ 25mmol/L、Mg_2SO_4 119mmol/L、$CaCl_2$ 254mmol/L、葡萄糖 11mmol/L、pH7.4），消炎痛，PGA，PGE，PGF 等。

2. 器材 手术器械、浴槽、控温仪、换能器、平衡记录仪等。

3. 动物 大鼠雌雄均可，体重 200g 左右。

（二）实验方法和步骤

1. PG 样品的制备与纯化 PG 生物样品的制备和纯化因不同的测定方法和 PG 的类型而异，作为生物测定的血样和组织样的制备方法分述如下：

（1）取样 以无菌方式采集人或动物血液加入抗凝剂肝素（2% 肝素钠 0.1ml/ml 血）或 EDTA（4.5mmol/L EDTA，0.1ml/3ml 血）或枸橼酸钠（3.2% 枸橼酸钠，0.1ml/3ml 血），最好在 4℃尽快处理，以 1500r/min 离心 10min 分离血浆；组织样品可在手术后迅速取组织块并洗去血液以液氮或干冰冷冻，称重后，投入 1/5 量的无水乙醇中，加入 4/5 的生理盐水，低温匀浆后待提取。

（2）提取与纯化 PG 的提取和纯化方法很多，主要介绍两种：①XAD-2 离子交换树脂吸附提取法（Green，1971 年）：XAD-2 用 95% 乙醇洗净后，以双蒸水洗去乙醇，存于双蒸水中备用。以提取血浆样为例：将已制备好的 XAD-2 直接装入一个直径为 1.5cm，长为 15cm 的玻璃层析柱，存留适量的双蒸水，取 20ml 血浆加 1mol/L 盐酸调 pH3 至 3.5。将血浆缓慢地加入 XAD-2 柱，该柱对类脂质的吸附不少于 5min，流速 20 滴/min。约加 60ml 双蒸水至流出液为中性时为止。用甲醇洗脱，收集洗脱液 20ml（最前面 3 管为 PG_S 提取液），蒸干后，残存物可进一步分离纯化。本法适用于血浆、尿样和组织样的提取；②乙酸乙酯提取和硅酸柱层析：取 1ml 血浆加 1mol/L HCl 0.1 ml 调至 pH3.5 左右，加 5ml 乙酸乙酯（MOS 级）提取，2500r/min 离心 10min，收集上清液，同法重复一次，合并两次乙酸乙酯提取液，氮气吹干存于 -20℃冰箱备用。硅酸柱层析纯化：取 120 目硅酸，称重后用 2 倍体积的 6mol/L HCl 洗 3 次并在 6mol/L HCl 中过夜，次日用 1mol/L NaOH 和蒸馏水洗至中性，再用无水乙醇洗 3 次，过滤后用重蒸苯洗 3 次，滤后入磁盘，在 120℃烤箱烤 2h（活化），存于干燥器内备用。称取 120 目活化硅酸 0.5g，装入 0.5cm × 9cm 的特制玻璃层析柱，用 5ml 溶剂 Ⅱ 与硅酸混匀平衡 10min，硅酸上部放一滤纸片，流速 50 滴/min，上样和溶剂洗脱过程见图 3-5-2。收集 PGA，PGB，PGE，PGF 洗脱液减至蒸干，存于 -20℃冰箱备用，进一步纯化尚可用硅胶板层析或高效液相分离。

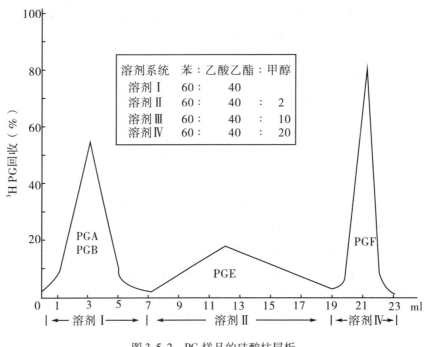

图 3-5-2　PG 样品的硅酸柱层析

2. 大鼠胃底条检测 PGs 的活性　取饥饿 48h 的大鼠，固定后打开胸腹，取出胃放入 Krebs 液中，剪取胃底部，沿胃小弯剪开胃腔，去除黏膜，洗净后按图 3-5-3 剪开 5～6 道，制成较长的胃底条。一般标本只需 2cm 长，上下端用线结扎，下端连 L 形管上，放至容量为 5ml 的浴槽中，通以 95% O_2 和 5% CO_2，温度 36℃，上端线连在拉力换能器上，负荷 0.5 或 1g，装置同图 3-5-1。待肌条收缩稳定后，可用不同剂量的标准 PCE 或 PGF 加入浴槽，观察记录其收缩强度，可见呈剂量效应相关曲线，洗去标准液 5min 后，加入提取或纯化的 PGE 或 PGF 生物样品，可见其特征性收缩，用吲哚美辛等环加氧酶抑制剂可显著抑制其收缩强度，本法可用于筛选 PG 合成酶抑制剂。

（三）注意事项

药物加入浴槽与胃肌接触记录 2min 洗去药液，若胃肌收缩不能恢复至原来状态，可加入负荷（用 1g），使肌条自然恢复 5～6min 后再给另一种药物。也可参照前面所述 SRS-A 生物测定法，先加入阿托品，氯苯那敏及去甲二氢愈创木酸（25μg/ml）以阻断乙酰胆碱、组胺和 LT_S 的释放，一般 5～6min 后加入 PG 粗提物可见其特征性收缩。

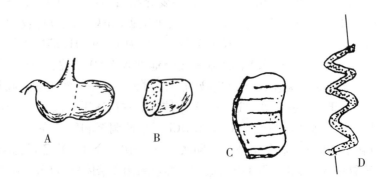

图 3-5-3　大鼠胃底条的制备

A. 沿虚线剪下胃底部；B. 沿胃小弯剪开胃底部制成一平面；C. 按划线切开，使成条状；D. 用线结扎后悬吊于浴槽中。

第三节 高效液相测定法

高效液相色谱法（HPLC）也是检测 AA 代谢产物常用的方法之一，根据检测器的不同，可分为高效液相色谱紫外检测法和高效液相色谱荧光检测法。

一、检测仪器与条件

如 LT_S 分子中含有 3 个共轭双键，具有较强的紫外吸收，在波长 230 ~ 280nm 处有吸收峰，可用紫外检测器检测。LTC_4，LTD_4，LTE_4 在吸收峰波长 280nm 处的克分子消光系数（ε）均为 40 000，LTB_4、AA 和某些前列腺素产物（如 $PGF_{2\alpha}$、PGE_2、PGD_2、TXB_2 及 6keto PGF_{16} 等）在吸收峰波长 280nm 处的克分子消光系数为 39 500，LTA_4 的 ε270nm 为 50 000，5-HPETE 与 5-HEPE 的 ε235nm 为 28 000。若用荧光检测器检测，可将白三烯的混合物先用荧光试剂衍生为有荧光的物质，常用的荧光试剂为丹磺酰氯，使白三烯混合物分子上的 6 位硫醚上的肽末端 NH_2 丹磺酰化，再用 HPLC 分离，荧光检测器检测的激发波长为 340nm，发射波长为 530nm，检测灵敏度为 1pmol。

二、样品制备方法

体液或经匀浆的组织样品或分离的细胞样品在进行 HPLC 检测 AA 代谢产物之前，常需先提取和纯化。其方法可参考上述生物测定样品制备法进行初步提取，而后用 HPLC 分离纯化。也可在取样后先以乙醇或乙腈去蛋白，离心后上清液用 1mol/L HCl 酸化至 pH3，上 Sep-Pak 小柱，依次用 10% 乙醇、水、石油醚（30 ~ 60℃）洗去吸附在柱上的生物样品杂质，最后用甲酸甲酯或乙酸乙酯洗脱出各种 AA 代谢产物，N_2 气吹干，用甲醇等适当的溶剂溶解，进行 HPLC 分析。在样品提取前可加入定量的 PGB_2 作为内标物。

三、HPLC 分离生物样品中 LT 或 PG 的各组分

（一）正相 HPLC 分离法

本法分离量大，流动相为挥发性有机溶剂，易去除。常用的溶剂黏滞度小，所以柱压低。应用的有机溶剂需无紫外吸收，否则干扰测定，因此只能用低分子的饱和烃类，如己烷，异丙醇等。另外缺点是回收率不高，各组分保留时间（t_R）易波动。

较常用的流动相如：①己烷:异丙醇:乙酸 = 99.4:0.6:0.1 或 8.5:15:0.1；②己烷:甲苯:乙酸 = 50:50:0.5 和甲苯:乙酸乙酯:乙腈:甲醇:乙酸 = 30:40:30:2:0.5 进行梯度洗脱，前者对 5-脂氧酶代谢物分离效果比后者好。

（二）反相 HPLC 分离法

常用 C_{18}ODS 柱，如 Spherisorp ODS，Ultrasphere ODS 和 Novapak ODS。溶剂多为甲醇和水，紫外检测器检测时，色谱图基线平稳，各组分 t_R 恒定，回收率比正相 HPLC 高。由于流动相内含水，难以蒸发，同时柱压较高，因此流速较小。常用的流动相为甲醇:水:乙酸 = 72:28:0.02，以 NH_4OH 调 pH 至 5.5 左右，也可用三氯乙酸（TFA）和磷酸代替乙酸。

Zhang（1993 年）提出了一种新的生物样品 AA 代谢产物 HPLC 分离方法，本法一次进样，利用两种溶剂系统可分离出 LT 和 PG 两类物质，其法更为简便：①将提取和吹干的生物样品加 100μl 甲醇溶解，取 10μl 注入 HPLC；②通过 5ODS$_2$（5μm 颗粒型 Phenomenex 化学公司）柱（150mm × 4.6mm），流速 2ml/min；③两种溶剂系统：第一种溶剂系统组成：A（水:乙腈:TFA = 75:25:0.001）和 B（水:乙腈:甲醇:TFA = 7.5:38.5:54:0.001），走柱 50min 从 100%A 到 100%B 以线性梯度分离，吸收峰在 280mm 处，ε 为 39 500 可分离出 6ketoPGF$_{1\alpha}$、PGF$_{1\alpha}$、PGF$_{2\alpha}$、PGD$_2$、PGE$_2$、TXB$_2$、LTB$_4$ 和 AA。第二种溶剂系统常用来分离 LTC$_4$、LTD$_4$ 和 LTE$_4$，波长在 280nm 处 ε 为 40 000，溶剂 C（水:乙腈:甲醇:TFA = 7.5:38.5:54:0.001）到 D（水:乙腈:甲醇:TFA = 7.5:38.5:54:0.049）用线性梯度从 100%C 到 100%D，走柱超过 20min。AA 代谢产物的结果与标准对照比较。

四、反相 HPLC 生物样品中白三烯含量测定实例

（一）实验材料

1. 试剂药品　AA，钙离子载体 A_{23187}、PGB_2、LTB_4、LTC_4、LTD_4、LTE_4 等标准品，甲醇（GR）、乙醇（AR）、石油醚（30~60℃）、草酸、EDTA 等。

2. 仪器　高效液相色谱仪，分析型反相色谱柱（4.6mm×250mm），可变波长紫外检测器，低温常速离心机，恒温振荡水浴、Sep-Pak C_{18} 柱，显微镜等。

3. 动物　雄性健康 Wistar 大鼠，体重 250g 左右。

（二）实验方法和步骤

1. 白细胞悬液制备　用乙醚麻醉并固定大鼠，腹腔注入生理盐水 10ml，轻轻按摩腹部，股动脉放血处死，开腹腔，吸出全部腹腔液，500×g 离心 10min，4℃，取沉淀加等量低渗盐水（0.2%）轻振后使红细胞破坏，重调回等渗，再 4℃，500×g 离心 10min，取沉淀悬浮于 Dulbecoo 缓冲液（NaCl 8g，KCl 0.2g，$Na_2HPO_4 \cdot 12H_2O$ 2.9g，KH_2PO_4 0.2g，加水至 1000ml，pH7.4）中，在光学镜下进行细胞计数，并将细胞数调为 10^7/ml 细胞悬液。

2. LT 的生成与提取　将上述白细胞悬液（1ml/管）置于 37℃ 恒温水浴中 10min，加入 AA 100μmol/L（终浓度），A_{23187} 5μmol/L（终浓度），继续温育 20min。每管加入 2ml 无水乙醇终止反应，随后加入内标 PGB_2 50ng，再加入蒸馏水 5ml，4℃ 5000×g 离心 10min 沉淀蛋白，取上清加水 5ml 使乙醇浓度稀释为 15%，用 1mol/L HCl 调 pH 至 3.5，通过 Sep-Pak C_{18} 小柱，并依次用 0.1% EDTA，蒸馏水，15% 乙醇，石油醚（重蒸）及甲醇各 10ml 连续洗脱，收集甲醇组分，N_2 气吹干，甲醇复溶，取一定量进行反相 HPLC 分离测定。

3. 反相 HPLC 分离测定 LT 流动相：甲醇：水：乙酸 = 75：22：0.1，含草酸 0.5mol/L，用 NH_4OH 调 pH 至 5.8，流速 0.8ml/min，检测波长为 280nm。首先用标准 LT 进行定性定量（根据保留时间进行定性，用内标值根据峰高比进行定量），并用浓度对峰高比绘制标准曲线，生物样品中 LT_S 的含量测定根据其峰高比代入标准曲线进行求算。该法灵敏度为 1ng。

（三）注意事项

1. 生物样品制备过程应在冰浴下进行；本实验白细胞温育液中的乙醇浓度应控制在 5% 以下。

2. LT_S 提取液在通过 Sep-Pak 小柱前临时酸化，因 LT_S 在酸性环境中不稳定。

3. 流动相的醇、水比例及 pH 值直接影响 LT_S 分离测定应严格控制。

4. 各种 AA 代谢物吸收峰波长不完全相同，因此在测定过程中变换波长，参考文献 Zhang 方法，一次进样，分离多种代谢物（PG 和 LT 等），例如 λ280nm 时检测 LTB_4，其峰出现后，转换波长至 235nm 时，可检测 5-HETE。

第四节　放射免疫分析法（RIA）

AA 代谢产物如 PG、6keto $PGF_{1\alpha}$、TXB_2 和 LT 等的放射免疫测定法，快速，简便，比较适合基础与临床实验的组织和体液样品测定，也适合于大量药物筛选之用。其基本原理是以 AA 代谢的活性产物为半抗原，以水溶性碳二亚胺或 1,5-二氟-2,4-二硝基苯为偶联剂，分别制备成 PG、6keto $PGF_{1\alpha}$、TXB_2 或 LT 与蛋白质载体的偶联物，并以此为抗原与弗氏完全佐剂混合乳化制成免疫原，于家兔背部多点免疫注射获得高质量的抗血清，以样品未标记的抗原与反应液中标记的抗原竞争结合抗体，当抗体量一定时，若未标记的抗原多，则标记的抗原与抗体结合少，所测放射性弱，反之，若未标记的抗原少，则标记抗原与抗体结合多，所测放射性强。如下式所示：

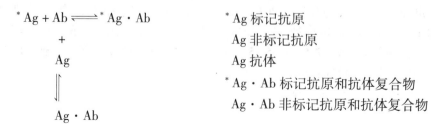

$^*Ag + Ab \rightleftharpoons {}^*Ag \cdot Ab$　　　　$^*Ag$ 标记抗原

　　+　　　　　　　　　　　　Ag 非标记抗原

　Ag　　　　　　　　　　　　Ag 抗体

　　⇊　　　　　　　　　　　$^*Ag \cdot Ab$ 标记抗原和抗体复合物

　　　　　　　　　　　　　　Ag · Ab 非标记抗原和抗体复合物

　Ag · Ab

若固定抗体量和标记抗原量，利用不同浓度的非标记抗原量（标准品），三者在一定的条件下温育反应，再采用适当的分离方法将游离的和结合的标记物分开，应用 β 液闪仪或 γ 仪检测，即可得出标准曲线。在同样条件下，以待测样品取代标准品进行实验，根据其结合率可从标准曲线上查出样品的某种 AA 代谢产物的含量。

一、前列腺素 $F_{2\alpha}$ 放射免疫测定法实例

（一）实验材料

1. 药品和试剂 ^{3}H-PGF$_{2\alpha}$，PGF$_{2\alpha}$ 标准品、PEF$_{2\alpha}$ 抗血清、牛血清白蛋白（BSA）、牛甲状腺球蛋白（BTG）、碳二咪唑（CDI）或碳二亚胺（EDC）、活性炭、甲苯闪烁液（PPO5g，POPOP 20mg，萘 75g，甲苯加至 1000ml）。碳酸缓冲液 pH7.4，0.01mol/L（Na$_2$HPO$_4$·7H$_2$O 80.4ml 0.1mol/L，NaH$_2$PO$_4$·12H$_2$O 19.6ml 0.1mol/L，明胶 1g，NaCl 9g，叠氮钠 1g，加双蒸水 1000ml）、吲哚美辛、肝素、乙酸乙酯（MOS 级）。

2. 仪器与动物 常速、高速低温离心机、β 液闪计数仪、γ 计数仪、组织匀浆器、CO$_2$ 培养箱，雄性健康新西兰家兔，体重 2kg。

（二）实验方法和步骤

1. 免疫原和抗体的制备 采用本室方法（药学学报，1988）取 PGF$_{2\alpha}$ 5mg，BTG 10mg 和 CDI 10mg 制成抗原，与完全弗氏佐剂制成免疫原，免疫家兔至抗体质量达到要求时颈动脉放血，分离血清，加 1/万硫柳汞防腐，定量分装，冻干后密封，存于 −40℃冰箱备用。

2. 样品处理

（1）血浆样品 取血液加入肝素-吲哚美辛-生理盐水溶液（抗凝和抑制 PG 合成），置于 4℃离心（2500r/min）10min，分离血浆，取 1ml 血浆加 1mol/L HCl 酸化调 pH 至 3.5，用乙酸乙酯 5ml 提取，以 2500r/min 离心 20min，重复提取和离心两次，收集合并两次提取液，氮气吹干，加 1ml 无水乙醇分样吹干，置于 −40℃保存，待检测。

（2）组织样品 取 30mg 左右组织样品，液氮速冻，精确称重，置于无水乙醇-生理盐水（0.2ml 乙醇，0.8ml 生理盐水）中匀浆，加 0.1mol/L HCl 50μl 酸化，其他步骤同血浆样处理。

（3）细胞及其培养液样品 处理方法基本同血浆样（不用肝素），取细胞定量计数，匀浆破细胞，酸化后乙酸乙酯提取。细胞培养液可直接定量量取，酸化，乙酸乙酯提取待分样检测。

3. 标准曲线制作和 RIA 步骤 标准曲线范围为 25～1600pg/100μl，其 RIA 顺序如表 3-5-1 所示。

表 3-5-1 ^{3}H-PGF$_{2\alpha}$ RIA 法加液程序

试剂液	总计数管（Γ）	非特异性结合管（NSB）	最高结合管（B$_0$）	标准管	样品管
PBS 0.1mol/L pH7.4（μl）	300	200	100	100	100
抗血清（μl）	—	—	100	100	100
^{3}H PGF$_{2\alpha}$（μL）（3000cpm±）	100	100	100	100	100
充分混匀后，置于 4℃冰箱反应 4h					
BSA-C 分离（μl）	—	100	100	100	100

用 BSA 分离标准管和样品管之后，加无水乙醇 4ml 和甲苯闪烁液 7ml 于测定杯中，摇匀静放 2h，置于液闪仪计数。

4. RIA 的质量控制与结果计算 采用混合血浆（人）一次等量分样管（存于 −40℃冰箱）作为质量控制管，取双管插入测定系列的前中后，要求测定结果组为 CV 小于 5%，组间 CV 小于 10%。最好全部数据用计算机或计算器程序处理。本组 6 次实验重复结果：Bo% 为 50.0±5.27（CV 为 10.5%），NSB 为 2.85±0.38（CV 为 13.3%），斜率为 −2.53±0.20（CV 为 7.9%），截距为 5.69±0.55（CV 为 9.8%），

ED_{50} 为 92.1 ± 9.2（CV 为 9.8%），相关系数 $r > 0.99$，QC 管组内 CV 为 0.7%，组间为 8.54%，RER 为 0.018 ± 0.006（应 < 0.04）。测定样品的实际含量可按下式计算：

实际样品含量 = RIA 程序计数量/回收率/分样校正率

血浆 $PGF_{2\alpha}$ 含量以 pg/ml 表示；组织 $PGF_{2\alpha}$ 含量以 pg/mg 表示。

（三）注意事项

1. 抗原连接计算每个 BTG 分子连接上多少 $PGF_{2\alpha}$ 分子数，可用紫外分光光度法，但一般最常用放射性核素示踪法。本实验结果每 BTG 分子连上 47 个 $PGF_{2\alpha}$ 分子。

2. 抗体质量鉴定 主要选择抗体最佳稀释度，检测标准曲线的灵敏度，以标准曲线进行 Scatchard 作图测定亲和常数（K 值），以 10^9 L/mol 为佳。抗体特异性采用 $PGF_{2\alpha}$ 抗体与多种 PG 及其代谢产物进行交叉反应，交叉反应率 $= \dfrac{取代最高结合率50\%的标准物浓度}{取代最高结合度50\%的类似物浓度} \times 100$，其交叉反应率越小说明抗体特异性越强。

3. RIA 方法学检验除质控结果说明其重复性和稳定性之外，尚需进行血浆和组织样品的回收实验，其方法可用放射性核素示踪法或添加 $PGF_{2\alpha}$ 标准品回收。回收率在 90% 以上为好，据此得出样品所含真值。以外样品提取后存于 $-40℃$ 冰箱应记录观测每月样品含量有否改变。

4. 在进行 RIA 检测时，标准品必须准确稀释，分离液应新鲜配制，实验条件应保持一致，最好在冰浴中进行操作，$4℃$ 离心，加样后各管混合均匀，量应准确、温育反应时间恒定，多次实验结果只能采用同一计算方法，整个实验操作应防止同位素污染。

5. 如果采用 $^{125}I\text{-}PGF_{2\alpha}$ RIA 方法，需先制备 $PGF_{2\alpha}$-TME 连接物，以 $Na^{125}I$ 用氧化还原法（氯胺-T 法）标记 $PGF_{2\alpha}$-TME 连接物，用文献方法纯化、分装并用小铅罐存于 $-20℃$ 备用，^{125}I 法除分离剂和检测仪器（γ 仪）不同外，其他步骤均与 ^3H 法相同。

6. 其他 PG_S 及其代谢产物，6keto $PGF_{1\alpha}$，TXB_2 的 RIA 方法，基本与 $PGF_{2\alpha}$ RIA 方法相同，仅在样品处理过程中于乙酸乙酯提取前或后增加一步用重蒸石油醚（$30 \sim 60℃$）去脂纯化过程。人和动物的样品各类 PG_S，6keto $PGF_{1\alpha}$ 和 TXB_2 的含量正常参考值见表 3-5-2 和表 3-5-3。

表 3-5-2 人和几种动物血浆和尿中 PG 及其 PGM 的正常含量（$\bar{X} \pm SD$）

类别	例数	血浆 PG 及 PGM 含量(pg/ml)							尿中 PG 及 PGM 含量(ng/24h)		
		PGE_1	PGE_2	$PGF_{2\alpha}$	TXB_2	6keto $PGF_{1\alpha}$	$PGF_{2\alpha}$M	PGA	PGE	$PGF_{2\alpha}$	$PGF_{2\alpha}$M
男人	17~34	272 ± 11	89.3 ± 15.7	138.9 ±	121.1	166 ± 27.7	410 ± 9	1996 ± 160	–	–	1.99 ± 0.13
女	10~50	396 ± 40 (17)	84.8 ± 10 (10)	236.3 ± 17.2 (10)	±46 （男女兼有30）	115.7 ± 49.7 (20)	566.6 ± 11.3 (50)	1310 ± 67 (17)	–	–	1.34 ± 0.2 (15)
大白鼠	30	5400 ± 300	572 ± 28	619.6 ± 20.2	–	752.9 ± 74.6	900 ± 359	–	9.4 ± 1.3	22.4 ± 8.2	17.2 ± 3.1
小白鼠	60	–	402 ± 21	1049 ± 38	–	–	–	–	–	–	–
兔	15~40	–	841 ± 35 (15)	–	278.1 ± 111.2 (40)	248.89 ± 105.52 (40)	2400 ± 140 (15)	–	–	–	

注：括号内为测定例数。

表3-5-3 人和几种动物组织和细胞中 PG 及 PGM 的正常含量 ($\bar{X} \pm SD$)

类别	例数	组织含量(pg/mg 湿重)		6keto PGF$_{1\alpha}$TSB$_2$		细胞含量(pmol/10^{6}细胞)	
		PGA	PGE$_1$	PGE$_2$	PGF$_{2\alpha}$	PGE$_2$	PGF$_{2\alpha}$
大白鼠睾丸	10		28.3 ±9.8	23.2 ±3.1	44.2 ±16.2		
附睾	10		30.4 ±8.5	–	15.7 ±1.8		
输精管	10		704.9 ±154	–	355.8 ±73		
精囊	10		278.1 ±24.7	–	151.9 ±15	44.3 ±2.3	
肾皮质	10		21.4 ±5.0	21.4 ±4	3.2 ±1.9	17.9 ±1.0	
肾髓质	10	116 ±19	39.1 ±6.3	–	19.4 ±2.1		
leydig 细胞	5次重复实验				369.5 ±45.9	2.33 ±0.34	2.38 ±0.25
主动脉	10						
小鼠肾皮质	20			20.5 ±3.8			
人胃窦黏膜	5			339.2 ±35.4			
胃体黏膜	5			233.5 ±28.0			
输卵管	7		594 ±49		247 ±31		
单核细胞	4次重复实验					2.21 ±0.51	
血小板	10			424.89 ±51.79ng / 10^{9}血小板			

二、白三烯 C$_4$ 放射免疫测定实例

(一) 实验材料

1. 药品与试剂 白三烯 C$_4$（LTC$_4$）标准、^{3}H-LTC$_4$、1,5-二氯-2,4-二硝基苯（DFDNB）、血蓝蛋白（KLH）、LTA$_4$、LTB$_4$、LTD$_4$、LTE$_4$、LTE$_2$、6keto PGF$_{1\alpha}$、PGF$_{2\alpha}$、13,14 双氢-15-酮 PGF$_{2\alpha}$、TXB$_2$、Dextran 200、Dextran T-70 均为 Sigma 产品。缓冲液（0.9% NaCl，0.1% gelatin，0.01nol/L EDTA，0.1%叠氮钠，10mmol 磷酸缓冲液，pH7.4，4℃保存），分离液（5%活性炭及 5% Dextran T-70，用缓冲液制成悬液，4℃可用两周）等。

2. 仪器和动物 组织匀浆器，β 液闪仪，常速和高速低温离心机。磁力搅拌器等，动物免疫采用雄性健康新西兰家兔，体重 2kg。

(二) 实验方法和步骤

1. 免疫原制备 以含双功能键的 1,5-二氟-2,4 二硝基苯为联结中间体，使 LTC$_4$ 的谷胱甘肽基团的氨基通过 DFDNB 与血蓝蛋白连接合成抗原，再与弗氏完全佐剂制成乳剂作为免疫原。

2. 抗 LTC$_4$ 抗血清的制备 应用免疫原于家兔背部皮内多点注射作为基础免疫，同时用卡介苗于兔双后足掌注射，两周后于肿大的淋巴结加强免疫，之后每月用弗氏不完全佐剂与抗原混合以背部多点加强免疫 一次，直至抗体质量满意，于颈动脉放血，分离血清于 -60℃保存备用。

3. 各种生物样品的制备

(1) 血浆样品 大鼠股动脉放血，置入含有肝素-去甲二氢愈创木酸生理盐水溶液 100μl 的离心管中，4℃1500r/min 离心 10min，将血浆置于 -40℃以下保存待测。

(2) 支气管肺泡洗涤液样品 以 1% 戊巴比妥钠 40mg/kg 于大鼠腹腔注射麻醉，手术暴露颈动脉和气管，静脉注入生理盐水 3ml/kg，30min 后用生理盐水 2ml（1ml/次，分 2 次）经气管注入再同量抽出支气管肺泡洗涤液，注入含有去甲二氢愈创木酸生理盐水溶液 100μl 的离心管内于 4℃1500r/min 离心 10min，取上清液置于 -40℃保存待测。

(3) 小鼠脾细胞样品 取小鼠脾脏，置于平皿内铜网（100 目）上，加少量 PBS 液，用 5ml 针筒芯研磨，将富含脾细胞的滤液注入离心管内冰浴静置 5～10min，轻吸上清注入另一离心管，加 PBS 至 10ml，

于4℃1500r/min离心5min，去上清，加适量PBS液，计数2.5~4×10⁷细胞/ml，取上述脾细胞悬液在37℃温育5min，加钙离子载体A₂₃₁₈₇（对照不加）立即混匀，37℃温育5~10min，取出立即置于冰浴中加冷PBS液，混匀置4℃3000r/min离心15min，吸上清于-70℃保存待测。

（4）心肌细胞样品　取乳鼠心室肌，称重按每20mg加PBS 1 ml进行匀浆，加等量PBS于-60℃以下保存待测。

（5）中性粒细胞样品　取肝素抗凝血，加5% Dextran 250液混匀，37℃温育1h，吸上层富含白细胞的血浆，缓慢加入淋巴细胞分离液上，置4℃，1500r/min离心20min，弃上清，加入0.15mol/L NH₄Cl溶液，混匀细胞，再置于4℃，1500r/min离心20min，弃上清，加PBS液，细胞计数为（3~5）×10⁷细胞/ml。细胞悬液在37℃温育5min，加入钙载体A₂₃₁₈₇刺激细胞之后的样品制备同脾细胞方法。

4. ³H-LTC₄放射免疫分析及结果计算　①准确稀释LTC₄标准品，抗血清（效价1：300），³H-LTC₄（3000cpm/50μl），标准曲线范围0.1~6.4ng；②测定程序见表3-5-4；③结果计算同PGF₂α放免测定。

表3-5-4　LTC₄标准曲线的制作

管号	标准或样品	PBS液（μl）	加LTC₄或样品（μl）	抗血清（μl）	³H-LTC₄（μl）	温育时间	分离剂（μl）
1~2	总计数T	250	—	—	50		—
3~4	NSB	150	—	—	50		100
5~6	最高结合C₀	100	—	50	50		100
7~8	标准0.1ngC_X	50	50	50	50		100
9~10	0.2ng	50	50	50	50		100
11~12	0.4ng	50	50	50	50	12h	100
13~14	0.8ng	50	50	50	50		100
15~16	1.6ng	50	50	50	50		100
17~18	3.2ng	50	50	50	50		100
19~20	6.4ng	50	50	50	50		100
21~x	样品	50	50	50	50		100

（三）注意事项

实验注意事项同PG测定，由于³H-LTC₄进口价格昂贵，液闪计数在2500cpm/50μl即可应用。活性炭Dextran T-70分离液最好新鲜配制，用前搅拌半小时，加入分离液应边搅边加，充分混匀，保持10min后4℃离心分离，LTD₄、LTB₄等RIA均可按本法制作特异性抗体，选用其标准品和³H标记物进行实验。

第五节　酶免疫测定法（EIA）

RIA法需要制备高比活度的放射性标记化合物，使用放射性核素，易造成环境污染，Na¹²⁵I的半衰期仅2个月，所用某些试剂运输和保存较困难，因此国内外学者试图用EIA取代RIA法，目前较常用的酶免疫AA代谢产物的测定法有两种，即酶免疫法和夹心式酶免疫法。

一、酶免疫法（EIA）

本法利用电鳐电器官中的乙酰胆碱酯酶（AChE）标记抗原代替RLA法的放射性标记抗原，同RIA法制备抗原免疫动物获得特异性抗体，还需制备AA代谢产物如PG_S或CT_SAch连接物，在96孔板上进行EIA法操作，向小孔中加入标准PG_S或LT、及待测样品，再加入PG或LT与AChE连接物和抗PG或LT抗体，4℃或20℃温育18~48h后，加入Ellmans试剂作为酶底物与显色剂［硫代乙酰胆碱和5,5′-二硫代-双-（2-硝基苯甲酸）］414nm处比色，根据测得的光吸收值计算待测样品中的LT或PG含量。该法灵敏度可达 fmol 水平，比 RIA 法灵敏度高。

二、夹心式酶免疫法（ELISA）

如文献报道，以 LT 单克隆抗体（LT-mAb）建立了固相 ELISA 测定 LT 方法，灵敏度可达 0.04ng，但与 LTB_4 无交叉反应。

操作方法基本同 RIA 法。先制备固相抗原，戊二醛为偶联剂将 LTE_4 与 BSA 偶联，两者的克分子数之比为 5:1。在 96 孔板的小孔内包被过夜，样品或标准品在另一板上预温育，转移至包被 ELISA 的小孔中，用 Avidin-biotin-过氧化物酶检测结合抗体的 LT-BSA-底物，ABTS 为显色剂。本法虽对蛋白质含量高的样品测定精确度较低，但仍可用于 LT_s 的分析。

三、6-酮 – 前列腺素 $F_{2\alpha}$ 酶免疫分析实例

（一）实验药品与材料

6-酮基-$PGF_{1\alpha}$、PGA_1、B_1、E_1、$F_{1\alpha}$、E_2、$F_{2\alpha}$、TXB_2，本室 RIA 法制备的抗血清，羊抗兔血清、β-D-半乳糖苷酶、氯甲酸异丁酯、三正丁胺、4-甲基伞形酮-β-D-半乳糖苷、邻 – 硝基苯-β-D 半乳糖苷、二氧六环、PBS（同 RIA 法配制）、Hitachi 荧光分光光度计、CO_2 培养箱等。

（二）实验方法和步骤

1. **酶与 6-酮基 $PGF_{1\alpha}$ 交联**　参考 Erlanger 等方法（1959 年），取 6-酮基-$PGF_{1\alpha}$ 1mg 溶于 50μl 二氧六环，并加入三正丁胺 10μl 和氯甲酸异丁酯 5μl，置 4℃ 反应 2h。取 35μl 加入 5mg β-半乳糖苷酶 1ml 中，冰浴反应 2h。而后置 0.1mol/L PBS，pH7.2 中 4℃ 透析过夜，再经葡聚糖凝胶 G-25 柱层析分离。将酶活性高的收集管液合并，置 4℃ 保存。

2. **酶标记物性质鉴定**　①蛋白含量测定可按 Folin 法或 Lowry 进行；②酶活力测定按 Sigma 公司 β-半乳糖苷酶产品说明书测定；③米氏常数按双倒数作图法进行。

3. **生物样品处理**　参考 Sim AK 等（1983 年）方法，如将家兔放血后立即开胸取出胸主动脉，置于预冷的 0.05mol/L Tris-HCl 缓冲液中（pH7.5），迅速去除周围组织，剪成动脉环若干个。试管内加 0.9ml Tris-HCl 和 0.1ml 生理盐水（对照）或一定浓度的吲哚美辛（环加氧酶抑制剂）或咪唑（TXA_2 合成酶抑制剂），37℃ 预热 3min。随机取相同数目动脉环放入试管中，37℃ 温育 5min，弃试管内液，重新加入缓冲液 1ml，振荡 1min 后弃动脉环，置室温（20℃ 左右）4h（使 PGI_2 充分转变为 6keto $PGF_{1\alpha}$），而后于 -20℃ 以下保存。

4. **酶免疫分析**　参考 Sawada 等（1985 年）方法，采用不同稀释度 6keto $PGF_{1\alpha}$ 标准品或待测样品 0.1ml，与稀释 32 000 倍的兔抗 6keto $PGF_{1\alpha}$ 血清 0.1ml 混合，37℃ 温育 1h，加入稀释 2500 倍的酶标记 6keto $PGF_{1\alpha}$ 0.1ml，再置 37℃ 温育 1h，而后加入稀释 20 倍的羊抗兔血清和稀释 200 倍的正常兔血清各 0.1ml，置 4℃ 过夜。1500r/min 离心 15min，弃上清液，用 PBS 洗涤沉淀物。然后加入 0.1mmol/L 4-甲基伞形酮-β-D-半乳糖苷 0.2ml。振荡后 37℃ 温育 2h，加 0.1mol/L 甘氨酸/NaOH pH10.3 3ml 终止反应。用 Hitachi 荧光分光光度计测定其荧光强度，激发波长 360nm，发射波长 450nm。

5. **结果计算**

$$\text{酶标记抗原与特异抗体结合率}(B/B_O) = \frac{\text{标准管或样品管荧光值} - \text{非特异结合管荧光值}}{O \text{ 标准管荧光值} - \text{非特异结合管荧光值}}$$

$$\log(Y) = \log\left(\frac{B/B_0}{1 - B/B_0}\right)$$

以 log（Y）为纵坐标，6keto $PGF_{1\alpha}$ 标准品的对数浓度为横坐标作图，并求出直线回归方程，利用该方程并在标准曲线上计算查出 6keto $PGF_{1\alpha}$ 样品含量。

（三）注意事项

1. 酶免疫分析是将特异性的抗原 – 抗体免疫学反应和酶学催化反应结合起来的一门检验技术，其方法可分为两大类（即固相法和均相法），各类又可分为很多种，竞争 EIA 法用于测定抗原，基本原理类似于 RIA 法，本实验方法称为底物标记的荧光免疫分析法（SLFI-A）。

2. 本实验选用 β-半乳糖苷酶作为标记物，与 6keto $PGF_{1\alpha}$ 连接。在交联过程中应尽量避免有机溶剂与

酶接触，以提高酶标记物的酶活力的恢复。

3. 该法的质量控制法和结果计算均可参考 RIA 法进行，但选择实验结果的计算只能固定一种，避免人为误差。

4. 各种 PG 和 LT 均可参考本法进行实验研究。

第六节 放射配基受体结合法（RRA）

放射配基受体结合实验的基本原理也与 RIA 法相似，将放射性核素标记的配基与含有受体的组织细胞、细胞制剂或纯化的受体蛋白在适宜条件下一起温育，使受体和配基充分结合形成复合体，采用适当的方法除去未被结合的游离标记物，用 β 液闪仪测标记配基与受体结合的复合物放射活性，由此计算有关受体特性的各种参数。

一、LTD$_4$ 放射配基受体结合法实例

（一）实验试剂与材料

1. 主要试剂 ^{3}H-LTD$_4$（Amersham 公司）、标准 LTD$_4$、L-丝氨酸、Tris、福林酚试剂、PPO、POPOP 均为 Sigma 公司产品，二甲苯、HCl（北京化工厂）。

2. 仪器与动物 离心机（常速和高速低温）、β 液闪仪、玻璃纤维滤膜、抽滤装置、组织匀浆器等，动物选用健康雄性豚鼠，体重 250g 左右。

（二）实验方法和步骤

1. 肺细胞膜制备 取豚鼠肺脏，剪去肺门处的大血管和较粗的支气管后将肺组织剪成细小碎块，称重后加适量 50mmol/L Tris-HCl 缓冲液（1∶10，W∶V），冰浴下制备组织匀浆液，将匀浆液经纱布过滤后，1000×g 10min，4℃离心，取上清液再于 4℃，4500×g 离心 10min。取沉淀如 Tris-HCl 内含 50mmol/L 丝氨酸的缓冲液混匀后备用。

2. 蛋白浓度测定 用福林酚法测定膜制备液的蛋白浓度，并将蛋白浓度调至 1.5mg/ml。

3. ^{3}H-LTD$_4$ 受体结合实验

（1）饱和实验 每个反应管中加入固定量的膜蛋白 50μl（75μg）和不同浓度的 ^{3}H-LTD$_4$（0.02～0.5nmol）非特异结合管加非标记 LTD$_4$ 1μmol/L，用 Tris-HCl（内含 20mmol/L L-丝氨酸和 20mmol/L CaCl$_2$）补充总容积至 250μl。不同浓度之 ^{3}H-LTD$_4$ 分别做滤膜（用于直接测总放射性 T）、总结合管（不加非标记 LTD$_4$）和非特异结合管（加入 1μmol/L 非标记 LTD$_4$），各反应管混匀后 30℃温浴 30min，迅速抽滤除去总结合管和非特异性结合管中的游离 ^{3}H-LTD$_4$ 将滤膜于 80℃干燥箱烤干，放入闪烁杯中加入闪烁液（POPOP 0.1g，PPO 5g，二甲苯加至 1000ml 配成）5ml 进行液闪计数，根据计数值（dpm）计算或作图求出有关参数 Bmax 和 Kd 值。

（2）竞争结合实验 将每管加入固定量的膜蛋白（75μl），加入不同浓度的非标记受试药物及固定量的 ^{3}H-LTD$_4$（终浓度为 0.25nmol/L），非特异结合管再加入非标记 LTD$_4$ 1μmol/L，见表 3-5-5。

表 3-5-5 ^{3}H-LTD$_4$ 配基受体竞争结合实验

反应管	^{3}H-LTD$_4$ 125nmol/L（μl）	膜蛋白 1.5mg/ml（μl）	受试药物（不同浓度）（μl）	LTD$_4$ 250μmol/L（μl）	Tris 缓冲液（μl）
总结合管	50	50	—	—	150
竞争结合管	50	50	2	—	148
非特异结合管	50	50	—	1	149

注：反应条件和过程同饱和实验。

（3）结果计算 先求出特异性结合量（将总结合管 dpm 值减去非特异结合管 dpm 值），再求出不同浓度受试药物存在时相应的 ^{3}H-LTD$_4$ 结合％数，以受试药物的负对数为横坐标，以相应的 ^{3}H-LTD$_4$ 结合％数为纵坐标绘图，制作竞争曲线，用直线回归方程求出 IC$_{50}$ 和 Ki 值。（计算方法详见徐叔云主编. 药理实验方法学. 第二版，1992，349～377）。

（三）注意事项

1. 膜蛋白受体的制备过程应在冰浴条件下进行，制备好的膜应在 -80℃ 保存，最好现制备现用。

2. 受体结合实验中应严格控制反应温度和温育时间。

3. 各种靶组织细胞膜的 AA 代谢活性产物的放射配基受体结合实验均可参考本法进行。

4. PG$_S$ 和 LT$_S$ 的放射配基也可采用氯胺-T 法进行 Na^{125}I 标记制成，采用 ^{125}I 放射配基受体结合法进行实验研究。

综上各种实验方法，各有其专一的用途和优缺点，生物检测法是检测其生物活性的方法，仅作为半定量，而特异性和精确度都比较差；免疫测定法如 RIA、EIA、ELISA、FSEIA 等为检测某种活性物质的免疫活性，方法虽灵敏、特异，但易受污染物的干扰；放射配基受体结合法为检测配基与受体两者相互作用的生物效应，可用于观察其受体的特性；HPLC 法是一种专一、灵敏、高效、快速、多种微量成分的分析法。此外，有条件的实验室，AA 代谢产物的定量测定，尚可应用放射化学法、气－质联用色谱法、化学发光法等，总之随科学技术的进步和仪器的更新，可视不同的情况和条件选择不同的检测方法。

（程锦轩 刘景生 段金虹）

参 考 文 献

1. Vane, JR. Br J Pharmacol, 1964, 23：360

2. Samuelsson B. J Biol Chem, 1963, 238：3229

3. Vane, JR, et al. Br J Pharmacol, 1973, 48：629

4. Brash AR, et al. Prostaglandins, 1974, 5：441

5. Hamberg M, et al. Biochim Biophys Acta, 1976, 431：189

6. Moncada S, et al. Advances in prostaglandin and Thromboxane Research. Vol 5. edited by Frolicho JC, NewYork：Raven Press, 1978, 211

7. Hayashi Y, et al. Biochim Biophys Acta, 1983, 750：322

8. Arnon R, et al. J Immunol Methods, 1983, 61：261

9. Wilchek M, et al. Immunol Today, 1984, 5：39

10. Sawada M, et al. Prostaglandins, 1985, 29：1039

11. 程锦轩，等. 中国医学科学院学报, 1986, 8：111

12. Kohi F, et al. Prostaglandins, 1987, 33：121

13. Samuelsson B, et al（editors）. Prostaglandins and Related Compounds. Vol 17. Advances in Prostaglandin, Thromboxane and Leukotriene Research, Ravan Press, 1987, 5

14. 程锦轩，等. 药学学报, 1988, 23：445

15. Katzung BG（editor）. Basic and Clinical Pharmacology. Fourth edition. Printed in USA, 1989, 228

16. 李林，等. 生理科学, 1989, 9：332

17. 刘景生，等. 基础医学与临床, 1991, 11：371

18. 徐叔云主编. 药理实验方法学. 第二版. 北京：人民卫生出版社, 1991, 402

19. Hardie WD, et al. Prostaglandins, 1993, 45（1）：47

20. Zhang W, et al. Prostaglandins Leukotrienes and Essential Fatty Acids, 1993, 49（1）：521

第六章　肌醇磷脂及其代谢产物的测定技术

第一节　概　　述

肌醇磷脂是细胞膜中的一种脂质。其重要意义在于，与受体及 G 蛋白偶联的磷脂酶 C 可以使其水解，生成 3 种重要的细胞内信使物质。它们是甘油二酯（diacylglycerol，DAG）、1,4,5-三磷脂酸肌醇（inositol 1,4,5-triphosphate，IP_3）和 1,3,4,5-四磷酸肌醇（inositol 1,3,4,5-tetrakisphosphate）。这些代谢产物的信使作用以及磷脂酶 C（PLC）的调节机制，都已成为药理学和生物化学等学科中研究的热点。因此，有关这些方面的研究技术也是多种多样的。像其他许多情况一样，选择某种技术进行实验研究时，它不见得就是最好的，但是如果经过你的实践证明它能适合你的研究目的，你又有了经验，那么它对你来说，对你现在进行的研究来说，可能就是最佳选择。这种原则同样适用于本节所介绍的各项技术。他们大多数都是作者在自己的实验工作中用之有效的技术。

根据测定的物质，可以将测定技术分成 3 个部分，即肌醇磷脂的测定、磷酸肌醇的测定和甘油二酯的测定。

一、肌醇磷脂的测定

肌醇磷脂是 PLC 的底物，较早期的实验常测定膜中肌醇磷脂的变化，通过其减少来反映 PLC 活性；此外，测定不同种类肌醇磷脂的变化亦有利于说明磷脂的代谢过程。但是近年来的研究表明，肌醇磷脂的代谢受一系列酶的复杂调控。总的说来，当它的降解增加时（PLC 活性升高），其合成的速率也会自动升高，表现为磷脂酰肌醇激酶 [phosphatidylinositol kinase（PI kinase）] 和磷脂酰肌醇 4-磷酸激酶 [phosphatidylinositol 4-phosphate（PIP）kinase] 的活性增高。因此，有时往往见不到 PIP_2 的明显降低。因此，近年来已较少使用这种设计来测定 PLC 活性。但是有些组织很难或根本无法用 ^3H 标记的肌醇参入时，亦仍然可以使用本法。但应注意最好在非平衡条件下参入 ^{32}P，并且测定 PIP_2 的转变率（turnover rate）。

直接测定肌醇磷脂的技术以薄层层析最为常用，方法也很简便。使用这种技术可以把肌醇磷脂从细胞膜上其他的脂中分离出来，也可以区别它们同类中的不同成员。薄层层析的基质以硅胶板为主。

此外，可以先使用化学方法脱去肌醇磷脂上的脂肪酰基，使之转变成为水溶性的甘油磷脂肌醇，然后用 Dowex 50（甲酸型）柱色谱或高效液相色谱进行分离。但是这种方法要求在脱酰基之前完全去除标本中残留的水溶性 ^{32}P 标记物（如 ^{32}P-ATP），否则这些物质即有可能干扰随后的测定，造成假象。

各种亲和层析和离子交换树脂层析技术亦可应用于肌醇磷脂的分离纯化。

二、磷酸肌醇的分离及测定

肌醇磷脂水解之后产生的磷酸肌醇种类繁多。从肌醇、一磷酸肌醇直到六磷酸肌醇，而且同样数目的磷酸在肌醇环上的位置亦有不同。因此，分离和测定各种磷酸肌醇，特别是分离和测定做为细胞内信使物质的 1,4,5-三磷酸肌醇（1,4,5-IP_3）和 1,3,4,5-四磷酸肌醇就成为方法学上极重要的问题。一般都采用标记的 ^3H 肌醇参入细胞，然后再用色谱法分离计数。由于所用的色谱方法不同，技术上亦有差别。此外，亦可采用 ^{32}P 标记法。但这种方法标记的并非仅是肌醇磷脂，因此必须有方法证明其结果的特异性。采用放射受体结合法可以测定未经标记的样品中磷酸肌醇的含量。

在进行这类实验时，常面临多种可用的技术，选用何种为好呢？原则是：①选用足以回答你所要解决的问题的，最简单，最便宜的方法；②使用任何技术时，都应尽可能地使用内标准，以保证实验之可信。

三、甘油二酯（DAG）的测定

由于甘油二酯并不仅仅来源于肌醇磷脂，其他如胆碱磷脂，丝氨酸磷脂等都可能是 DAG 的来源，而且无论何种来源的 DAG 都会作用于 PKC。因此仅仅以磷酸肌醇的变化来推测 DAG 的变化是不准确的。可以先用³H 甘油对细胞进行标记，再用 HPLC 测定经刺激后生成的³H DAG 及产生 DAG 的各种³H 标记的磷脂。

第二节 放射性核素标记法测定肌醇磷脂及其代谢产物以及 PLC 活性的测定

一、³H 肌醇标记北京鸭红细胞膜及其 PLC 的测定技术

1. 制备北京鸭红细胞膜 北京鸭颈动脉插管取血 50ml，1% 肝素生理盐水抗凝。离心 15 000×g，10min，4℃，弃去上清及覆盖在红细胞上的一层白色膜状物（内含白细胞、血小板等）。然后用 10mmol/L Hepes pH7.5，0.9% NaCl 溶液洗涤，离心两次，每次都要尽量吸除沉淀上层的膜状物。最后以冰冷的 Dolbecco 修正的 Eagle 营养液（DMEM）洗涤 1 次，离心得到红细胞。上述各步及所用器皿均需灭菌。

2. 取上述红细胞 2ml，DMEM 4.5ml，鸭血清 2ml，³H 肌醇 0.5mCi 逐一加入培养瓶中，37℃在二氧化碳培养箱中 24h。其间应持续轻柔摇动，以便混悬。但切忌剧烈摇动，否则可能导致溶血。上述各步亦均需无菌操作。

3. 制备标记红细胞膜 红细胞培养标本加入 0℃溶血液 50ml（5mmol/L 磷酸缓冲液，pH7.5，内含 1mmol/L EDTA，5mmol/L MgCl₂）轻轻摇动，置冰浴中 5min，令其溶血。然后离心 18 000×g，4℃，15min。弃去上清和最底层紧贴管壁的深红色沉淀，保留中间疏松沉淀，同样的条件反复洗涤 3 次，得到浅粉色疏松的膜制备产物。最后以 10mmol/L Hepes pH7.5 溶液（4℃）洗涤离心一次。最终的膜混悬在 10mmol/L Hepes（pH 7.5）溶液中。其总的放射性核素参入量大约是加入的放射性核素总放射活性的 5%。

4. 磷脂酶 C（PLC）活性的测定 上述制备的红细胞膜上的肌醇磷脂贮池已被³H 肌醇标记。如果激活其膜上固有的 PLC，则标记的肌醇磷脂³H-PIP₂ 就会被水解，生成³H-IP₃ 及³H-IP₂，³H-IP 以及³H-IP₄等，测定 PLC 的反应体系最终浓度如下：0.424mmol/L CaCl₂，6mmol/L MgSO₄，2mmol/L EDTA，115mmol/L KCl，5mmol/L ATP，10mmol/L 磷酸肌酐，1U/管磷酸肌酸激酶，10mmol/L Hepes，pH7.0。每个测定管中加入标记的红细胞膜 50μl，放射活性 7000～10 000cpm。总反应体系 100μl。根据实验需要，反应体系中可以加入各种受体的激动剂，拮抗剂、GTP，GDP 以及各种待测试剂。反应的时间亦可根据具体反应调整。本处所述条件下，反应在 37℃保温 20min。

5. 脂溶相和水溶相的分离 反应到时后即每管加入盐酸：甲醇：氯仿（2：200：100，体积比）混合液 1ml，以终止反应。随即加入水 0.4ml，氯仿 0.4ml，剧烈摇动，然后低速离心（500r/min）5min，可见管中内容物分成两层。上层是水溶部分，下层是脂溶部分，中间可能有些白色不溶物，是膜的蛋白组分。小心吸取上部水溶部分用以测定 IP₃ 等。下部脂溶部分则用以测定肌醇磷脂。

6. 水相的分离提取及检测 用上部呈漏斗型，下部内径为 0.5cm 的玻璃管若干，尖端用玻璃纤维塞严后，每管内加入 1ml Dowex AG1-X8 离子交换树脂（甲酸型，事先与水 1：1 混悬，每管加混悬液 2ml）。使其沉淀在柱底后，以 10ml 水洗涤之。然后，将水相样品加载到相应的柱上，令其流过，弃去流出液。然后按表 3-6-1 的顺序洗脱之。

表 3-6-1　Dowex 柱洗脱流程

溶液成分（mmol/L）	体积（ml）	洗脱组分
甲酸铵 60，四硼酸钠 5	10	／弃去
甲酸铵 200，甲酸 100	10	IP 收集
甲酸铵 400，甲酸 100	10	IP₂ 收集
甲酸铵 800，甲酸 100	20	IP₃ 收集

IP$_3$ 的 洗脱液分成两次洗脱。这样每个收集洗脱液的液闪杯中有 10ml 洗脱液。每管中加入 10ml Ready- Solv（Beckman）闪烁液，用力摇匀，做乳状测量。由于收集液量大，所以必须用特制的容水闪烁液；且做测量时，应尽量每管测量较长的时间，以尽量减少由于计数较低而造成的测量误差。

7. 脂相的分离测定 用氮气将氯仿吹干。然后依次在每管中加入 50μl 氯仿，将管中的物质全部溶解后，点样到经过活化的硅胶 G 板上。注意，吹干后的样品要逐一加氯仿溶解，溶后立即点样，不可放置，以免再度挥发。每个硅胶板靠近边缘的一行都点上 IP，IP$_2$ 和 IP$_3$ 的标准品溶液。将硅胶板放在展开液中展开。展开液含氯仿/甲醇/乙酸/丙酮/水（体积比为 40∶15∶12∶17∶8）。展开完成后，在空气中干燥硅胶板，然后将其置于密闭容器中用碘蒸气薰，使标准品的 IP、IP$_2$ 和 IP$_3$ 呈色。根据标准品的位置，将相应各行中的 IP，IP$_2$，和 IP$_3$ 刮取至液闪瓶中（刮取时应小心操作，避免损失，亦应注意避免吸入刮取时的粉末。尤其是进行 ^{32}P 标记的标本刮取时，更应非常小心），加入 10ml 闪烁液测其放射活性。

二、^{32}P 标记北京鸭红细胞膜及其 PLC 测定

1. 北京鸭红细胞的制备 方法同上。

2. 配制枸橼酸缓冲液 5mmol/L 丙酮酸钠，5mmol/L 肌苷（inosine），1 mmol/L 腺嘌呤（adenine），10mmol/L 葡萄糖，57.5mmol/L 枸橼酸钠，50mmol/L Hepes（pH 7.2）。用枸橼酸缓冲液洗涤红细胞，离心去除剩余溶液上清。取红细胞 10～15ml 加入 0.6 倍体积的枸橼酸缓冲液，2mCi ^{32}P-NaH$_2$PO$_4$ 溶液，37℃保温 2h，轻轻摇动，防止剧烈震摇。

3. 红细胞膜的制备 方法同 ^{3}H 标记法。

4. PLC 的测定 测定体系与 ^{3}H 标记法相同。总反应体积 200μl，细胞膜制备物 50μl/管。37℃保温 1～5min，按具体情况而定。反应终止时，加入盐酸/甲醇/氯仿混合液（体积比 2∶200∶100）2ml，以终止反应。随后以相同的方法（^{3}H 标记物）分离水相和脂相。

5. 水相部分 可用与 ^{3}H 标记法相同的方法进行 Dowex AG1-X8 离子交换树脂色谱。但因为 ^{32}P 标记的不仅是肌醇磷脂，这种简单层析分离无法将非特异的其他多种成分分开，所以必须有相应的方法证明之。最有用的方法是高效液相层析。使用这种方法可以很精细地将各种磷酸肌醇区别开来。但此法需要专门设备，且处理样品费时，很难进行大批量实验。目前多主张两步法：首先用一般的离子交换法测定大批量样品，初步证明实验可行，得到初步结果；然后选择其有代表性的样品用高效液相层析法予以证实。这样既可保证结果的准确性，又省时经济。

6. 脂相的分离纯化及测定 上文介绍的薄层层析技术完全可以用于此处。而且由于 ^{32}P 的射线能量较高，在完成色谱后，可以先以 X 线片进行放射自显影以便为每种组分精确定位。除此方法之外，还可以采用脱酰基方法，将脂相部分转化为相应的可溶性组分，再用 Dowex 离子交换层析测定之。

（1）如果采用脱酰法测定肌醇磷脂，则在中止反应时，应使用 800μl 冰冷的 6.25% 高氯酸（perchloric acid），以使细胞膜沉淀，然后取出上清（经过离心），用以测定水溶部分的 IP$_3$，IP$_2$ 等。保留沉淀用以测定肌醇磷脂。

（2）加 500μl 水使沉淀混悬，然后加入 1.88ml 氯仿/甲醇/盐酸混合液（体积比 200∶400∶5），摇匀，室温下摇动提取 10min。然后加入 0.62ml 氯仿，0.62ml 水，涡旋混匀，然后使之分成两相。吸去上部水相，弃之不用。在脂相中再加入甲醇/水混合液（体积比 1∶0.9）2.25ml，涡旋混匀，离心使之分成两相，吸去上层水相，下层脂相真空干燥之。这些步骤可以去除混在膜中的水溶性 ^{32}P 标记的其他物质，像 ATP，ADP 等，以减低进一步测定的非特异性干扰。

（3）真空干燥标本 每管中加入 0.5ml 氯仿，使之重新溶解，然后加入 0.1ml 甲醇，0.1ml NaOH（1mol/L）溶于 95% 甲醇/5% 水。室温 20min 后，加入 0.5ml 氯仿，0.3ml 甲醇，0.3ml 水，混匀后静置即出现两相。这样就完成了脱酰过程。

（4）取上层水相 0.5ml，用 0.1mol/L 硼酸水溶液 3ml 中和之。样品加载到 Dowex AG1-X8（200～400 目，甲酸型）上，流尽后即以 7ml 水洗柱，流出液弃去。然后以下列溶液分步洗脱相应的成分，洗脱液分别收集测定之。0.18mol/L 甲酸铵，5mmol/L 四硼酸钠 15ml 洗脱甘油磷酸肌醇（glycerophosphoinositol）；0.4mol/L 甲酸铵，0.1mol/L 甲酸溶液 10ml 洗脱甘油磷酸肌醇 4-磷酸（glycerophosphoinositol 4'-phosphate）；0.8mol/L 甲酸铵，0.1mol/L 甲酸洗脱甘油磷酸肌醇 4,5-二磷酸（glycerophosphoinositol 4,5-bisphosphate）。在收集的组分中放入能容大量水的闪烁液，进行液闪测定；或者不放任何闪烁液，而直接在液闪仪中进行切伦克夫测定（仅用于 ^{32}P 标记）。

（5）这种方法最常见的误差是脱酶过程中磷酰酸甘油与肌醇相连的磷酸酯键被破坏，因而释出磷酸肌醇，PIP_2 释出 IP_3，PIP 释出 IP_2，PI 释出 IP，而洗脱时磷酸肌醇出现的位置与相应的肌醇磷脂生成的甘油磷酸肌醇并不相同，因而造成误差。故应选用最小影响磷酸酯键的方法来脱酰基。

第三节　特异受体结合法定量测定 1,4,5-IP₃

本方法不需要事先标记细胞，故方法简单，其敏感度亦很高，可以测到 0.2pmol 1,4,5-IP₃，而且特异性亦很高。其原理是特异性 1,4,5-IP₃ 受体的竞争结合。每个测定管中都含有同样数量的 ^3H-1,4,5-IP₃ 和等量的受体制备物，标记的 IP₃ 与其受体结合的数目是一个常数。在测定系统中加入的待测样品中如果含有 1,4,5-IP₃，就会与 ^3H-1,4,5-IP₃ 竞争结合受体，使标记物与受体的结合减少。利用已知含量的标准品测出其 ^3H-1,4,5-IP₃ 结合减少的标准曲线，并由此测算出未知样品中 1,4,5-IP₃ 的含量。

一、受体制备物的制备

本节介绍从牛肾上腺中提取微粒体部分作为受体制备物的方法。此外，从牛脑中亦可提取到 1,4,5-IP₃ 的受体蛋白。

1. 取大约 20 个牛肾上腺（粗重 150g 左右）。最好新鲜取用。如需运输，应置于 -20℃ 条件下，短期保存。长期冷冻后受体失活。

2. 去除肾上腺上附着的脂肪后，剖开腺体，去除髓质，称重。每 100g 组织加入缓冲液 200ml。缓冲液组成：20mmol/L NaHCO₃，1mmol/L DTT，pH7.5。操作在 0～4℃ 进行。用组织粉碎器将组织彻底打碎成细浆，然后过 0.8cm 孔的网筛，然后用组织匀浆器进一步将已粉碎的组织制成匀浆。

3. 用 Beckman J2-21 离心机，8×5ml 转子离心匀浆（4℃，5000r/min）。取出上清，35 000×g 再次离心后（4℃，20min）保留沉淀。沉淀部分用上述匀浆液混悬后再次用组织匀浆器匀浆，然后 4℃，35 000×g 离心 20min，弃上清，保留沉淀。将两次得到的 35 000g 沉淀合并，用匀浆液混悬，调整其蛋白浓度到 20～40mg/ml。

从开始解剖肾上腺到最后完成制备，所有的操作均应在 0～4℃ 进行。大约需时 5h。20 个肾上腺大约可以得到受体混悬液 80ml，可进行 3200 个测定。

二、结合测定

1. 制备结合反应液　100mmol/L Tris-HCl（pH 9.0），4 mmol/L EDTA，4mmol/L EDTA，4mg/ml BSA。每测定管加本液 25μl。

2. ^3H-1,4,5-IP₃ 购自 Amersham International plc，编号 TRK999，特异活性 30～50Ci/mmol。取 100μl 原液加入 5400μl 水中，每测定管加入 25μl 经稀释的 ^3H-1,4,5-IP₃ 溶液。

3. 用纯度最高的 1,4,5-IP₃（可购自 Sigma）配制成 4μmol/L 和 250nmol/L 浓度的工作液，分装成小量，-20℃ 保存可稳定数十个月。

4. 5ml 试管中加入 25μl 反应液，25μl 稀释后的 ^3H-1,4,5 -IP₃，2 5μl 待测样品或标准品，最后加入 25μl 受体蛋白制备液。充分混匀后置冰浴中 20～30min，然后在真空抽滤条件下使标本滤过 Whatman GF/B 滤膜，并用反应液洗涤两次，每次 3ml。滤膜进行液闪测定。

三、标准曲线

标准曲线应取双管操作。将 250nmol/L 的 1,4,5-IP₃ 工作液依次稀释成 125，62.5，31.25，15.63，7.82，3.91，1.96 和 0.98nmol/L。然后每种标准液都在相应的管中加入 25μl。这样管中实际最终含量从 6.25 pmol/管开始依次递减。

做标准曲线时应包括 0 管，即不加非标记的标准品（以 25μl 水取代之）。此管代表总结合（B₀）。非特异结合管（NSB）中加入 $25\mu l$ $4\mu mol/L$ 的 $1,4,5$-IP_3 溶液，使全部受体都与标准品结合而不与 ^3H-$1,4,5$-IP_3 结合。

四、结果的计算

以 B/B_0（百分比）为纵轴，以非标记 $1,4,5$-IP_3 的 pmol 数为横轴，作出标准曲线。B 是特异结合。其数值是存在某浓度的非标记物时结合的 cpm 数与非特异结合的 cpm 之差。B_0 是减去非特异结合 cpm 后的总结合 cpm。未知样品的数值亦以上述方法计算。图 3-6-1 是一条典型的标准曲线。

一般情况下，得到一条标准曲线之后，最好计算一下非特异结合与每管总同位素计数的比值 NSB/TC。此比值应小于 10%，超过 10% 则会影响总的计算结果。此外，B_0/TC 应在 30%~50%，超过 50% 表明所用的受体蛋白过多，影响敏感度。低于 30% 则应增加蛋白用量，否则无法建立可用的标准曲线；或者说明受体蛋白制备物的质量存在问题。

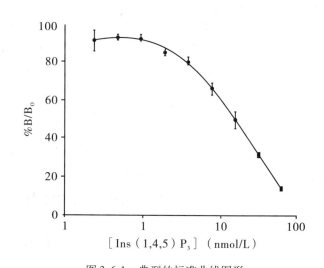

图 3-6-1　典型的标准曲线图形

横坐标以非标记的 $1,4,5$-IP_3 在测试体系中的浓度表示；纵坐标是 B/B_0 的百分数。

五、待测样品的制备

很多待测样品在测定前要进行适当的处理，以满足本测定方法的要求。

1. 应使待测样品中 $1,4,5$-IP_3 含量落在标准曲线的敏感区域范围，过高过低都无法测定。这往往要通过预实验进行探索，然后才能决定每个测定管中所用的细胞数目或组织含量。

2. 在进行组织提取的过程中，开始时即应加入 ^3H-$1,4,5$-IP_3，以测定每一提取步骤后 $1,4,5$-IP_3 的回收率。以此最后计算组织中 IP_3 的实际含量。

3. 用酸提取 $1,4,5$-IP_3 的回收率很高。通常多选用三氯乙酸或高氯酸。提取后残留的高氯酸可以加 KOH（有 HEPES 存在时）使之沉淀，并将溶液中和（可用少量指示剂显示，但易用酚红）。而三氯乙酸则可用水饱和的乙醚反复提取而去除之。细胞提取可在测定的当天进行，也可以早些制备好，保存在 $-20℃$ 可贮存数周不变。每次测定的总数以 100 管为宜。

4. 类似化合物对本测定方法的干扰见表 3-6-2。表中数字是 50% 抑制时各该物质的浓度。可以发现，即使是结构非常相似的 $2,4,5$-IP_3 和 $1:2$ cyclic，$4,5$-IP_3 与 $1,4,5$-IP_3 亦相差 50 倍以上。其他物质基本无实际干扰意义。

表 3-6-2　各种相关物质与 $1,4,5$-IP_3 受体结合的交叉反应

竞争物	EC_{50}（mol/L）
$1,4,5$-IP_3	5.9×10^{-9}
$2,4,5$-IP_3	1.2×10^{-7}
12-cyclic，4，5-IP_3	12×10^{-7}
$1,3,4$-IP_3	5×10^{-6} 时无竞争
$1,3,4,5$-IP_4	1.1×10^{-7}
IP_5	3×10^{-6}
IP_6	1.3×10^{-5}
ATP	2.5×10^{-4} 时抑制 30%
GTP	2.5×10^{-4} 时抑制 20%

六、常见的问题及处理方法

1. 管间差异过大常常见因加样不准造成的，注意校准并正确使用加样器，使用清洁吸头。
2. 抽滤及洗涤滤膜要快，防止解离。
3. 必须小心中和高氯酸，而且要注意，盐浓度过高会干扰受体结合的测定。

（张德昌）

参 考 文 献

1. Irvine RF（ed）. Methods in Inositide Research. New York：Raveh Press，1990
2. Irvin RF. Biochemistry and analysis of inositide. In Putney JW Jr ed. Phosphoinostide and receptor mechanisms. New York Alan R Liss，1986，89 - 107
3. Schacht J. Purification of polyphosphoinositides by chromatography on immobilized neomycine. J Lipid Res，1978，19：1063
4. Palmer FB. Chromotography of acid phospholipids on immobilized neomycin. J Lipid Res，1981，22：1296
5. Itoh K，Suzuki A and Knoki Y，et al. High performance liquid chromatographic separation of diacylglycerol acetates to quantitate disaturated species of lung phosphatidycholine. Lipids，1985，20：611
6. Choe H-G，Wiegand RD and Anderson RE. Quantitative analysis of retinal glycerolipid molecular species acetylated by acetolysis. J Lipid Res，1989，30：454
7. Patton GM，Fasulo J M and Robins CJ. Separation of phospholipids and individual molecular species of phospholipids by high-performance liquid chromatography. J Lipid Res，1982，23：190
8. Harden KT，Stephens L and Hawkins T，et al. Turkey erythrocyte membranes as a model for regulation of phospholipase C by guanine nucleotides，J Biol Chem，1987，262：9057
9. Clarke NG，Dawson RMC. Alkaline O→N transacylation. A new method For the quantitative deacylation of phospholipids. Biochem J，1981，195：301

第七章 磷酸标记技术测定受体酪氨酸激酶

受体酪氨酸激酶在细胞正常分化及肿瘤的研究中都占有很重要的位置。本章所介绍的技术可以用来证明某种特定的蛋白质或蛋白质复合物是具有酪氨酸激酶（tyrosine kinase）活性的受体。根据定义，这种受体酪氨酸激酶（RTK）与某种特异性激动剂结合时，即使其本身具有的酪氨酸激酶被激活。因此，它必须满足两方面的条件：①必须具有受体配基结合的特异性；②必须证明配基与受体结合后立即直接导致原属于受体的酪氨酸激酶活性提高。本节即将就此从总体设计和具体方法两个方面进行介绍。

第一节 确认受体酪氨酸激酶的标准

上文已谈及了两个标准，即受体结合的标准和酶活性与结合相关的标准。此外，根据受体的分子结构，如蛋白质氨基酸序列的相似性比较等，也往往可以推测其性质。尤其是重要功能部位的一致性更能说明问题。

一、配基结合特性的证实

各种交联的方法常常用来证明受体的结合特性存在于某种蛋白质。最常使用的是某些放射标记的配基与其受体通过各种双重功能的交联剂发生共价结合，然后在聚丙烯酰胺电泳凝胶上显示被标记的受体－配基复合物。最近的方法可以在电泳完成之后再使标记配基与其受体蛋白质结合，并且能将被标记的配基－受体复合物转印到硝酸纤维素滤膜上。当然，这种技术未必适用于所有的蛋白质。通过上述的方法，常可以确定有结合特性的蛋白质之分子量，其亚单位组成状况等。以此与已经确定的受体酪氨酸基酶相比较，常常是很有意义的。

另外一种证实的方法是在色谱柱中加入特异配基做成特异性的亲和色谱柱，并以之纯化相应的蛋白质。也可将交联法与通常的蛋白纯化方法联用。这种方法不但证实了受体结合特性，同时也纯化出了受体蛋白，供进一步研究之用，但较难做到，也费时费力。这些纯化的蛋白可用来直接测定其酪氨酸激酶活性，或观察其自亲磷酸化活性。当然，分子克隆与测序亦可应用之。

二、酪氨酸激酶的激活

RTK 的根本特点之一是：受体与激素结合立即导致激酶将 ATP 的 γ-磷酸转移到其底物蛋白的酪氨酸残基上。许多方法可以证明这一点，而且接受磷酸的酪氨酸残基可以位于不同的蛋白之上。例如，RTK 本身的酪氨酸残基即可被磷酸化——发生自身磷酸化；各种蛋白乃至一些合成的多肽都可以用来做底物，因此这些手段都可用于研究之中。其中应用最广泛的是活体或试管内的 ^{32}P 标记法。本节将就此作详细介绍。此外，对任何被 ^{32}P 磷酸化的蛋白都必须先行水解，并检测其磷酸化部位确实是在酪氨酸残基，才能证实相应的酪氨酸激酶活性。本节也将介绍这种方法。

三、分子结构的标准

目前已经确知分子结构和氨基酸序列的 RTK 有多种。它们的功能部位、激酶部位以及自身磷酸化部位的结构及氨基酸序列都表现出一定的保守性。据此往往可以推测某种蛋白属于 RTK 家族。但是，最终的证实一定要有功能方面的证据。目前已发现一些蛋白质结构Ⅰ与 RTK 有很多类似，但对其功能则不清楚。这给进一步的研究提出了新线索，是十分有意义的，但却不能仅据此断言其属于 RTK。

第二节　证实 RTK 的研究战略

本节将介绍一系列用于此目标的技术。但更为重要的是如何选择达到目的的战略。这往往取决于如下的一些因素：使用的研究体系、对受体了解的程度、纯化受体所用的技术等等。

一、完整细胞的 ^{32}P 标记

使用这种技术的基本前提是：必须能在含有 ^{32}P 标记磷酸根的系统中培养细胞，使细胞的 ATP 贮池被充分标记，并用之于蛋白磷酸化，从在当激活酪氨酸激酶之后，应能检出 ^{32}P 标记酪氨酸残基的蛋白。磷酸酪氨酸在整个细胞氨基酸贮池中所占比重极低，因此，应使细胞内 γ-^{32}P-ATP 的特异活性达到很高的水平。在完整细胞就要使用高水平的 ^{32}P 磷酸盐，同时孵育液中应不含非标记磷酸盐，以免降低放射比活度。而对完整组织往往无法达到预期的效果。这时往往需要先将组织及细胞打碎，使用无细胞体系进行标记。

二、无细胞体系的 γ-^{32}P-ATP 标记

此法常用来标记细胞膜、完全或部分纯化的 RTK。当然，制备这些材料的过程中必须保证 RTK 不会变性。这种标记法有一些优点。首先，γ-^{32}P 的特异活性远远高于 ^{32}P 磷酸盐，从而放射性核素的用量远低于完整细胞标记技术。一般说来，无细胞体系中 γ-^{32}P-ATP 以微居里计，而完整细胞标记体系中的 ^{32}P 磷酸盐往往以毫居里计。此外，无细胞体系的标记过程容易通过改变条件加以控制，从而有利于测定酪氨酸的磷酸化过程。最后，由于所有的 RTK 都有自身磷酸化的特性，而使用无细胞体系标记时，往往能更清楚地显现这种特性。

三、区别酪氨酸磷酸化蛋白与丝氨酸和苏氨酸磷酸化蛋白

前两项方法都能产生 ^{32}P 标记的蛋白质。但其中的成分是复杂的，而且酪氨酸残基被标记的蛋白所占比重又很少。因此，有必要将其区分出来，而且要确定其受体的配基刺激之后是否增加了 ^{32}P 标记酪氨酸残基的蛋白。可以先用聚丙烯酰胺电泳分离 ^{32}P 标记的磷酸蛋白，再用碱性热溶液提取。这样可以去除蛋白上与苏氨酸和丝氨酸残基结合的磷酸根，而酪氨酸残基上结合的磷酸根则较少受到影响。但由于被磷酸化了的酪氨酸残基在总的磷酸化氨基酸中仅占 0.1% 左右，尽管 70% 的磷酸丝氨酸和磷酸苏氨酸都已脱去标记的 ^{32}P，但它们仍然占主要部分。因此往往要使用磷酸氨基酸分析法确证磷酸酪氨酸的存在。此外，由于凝胶电泳法能分离的蛋白数量很少，在这样微量蛋白中寻找比例极低的磷酸酪氨酸往往非常困难。

最后，有些抗碱性蛋白的磷酸苏氨酸和磷酸丝氨酸残基上的磷酸根不被水解，从而可能出现错误的结果。

目前已制成了一些对磷酸酪氨酸有特异性的抗体。使用这种抗体先对^{32}P标记的蛋白进行筛选，然后分离出^{32}P标记的含磷酸酪氨酸的蛋白。这种技术无疑有很高的特异性，但也有必要注意偶尔出现的例外。

四、最终证实受体酪氨酸激酶

上述各方法都可能证实或否定某种配基能迅速升高细胞内磷酸酪氨酸的水平。但这种升高本身并不足以说明其与RTK有关。例如二甲基亚砜与RTK无关，但它通过扰乱膜结构，并抑制细胞内的磷酸酪氨酸降解酶，使磷酸酪氨酸升高。其他如ATP、钒酸盐等都通过各自不同的机制造成其升高，但都与RTK无关。因此，有必要结合已有的RTK知识进行综合判断。例如，导致磷酸酪氨酸升高的配基是一种经过反复验证的RTK激动剂，则推测与RTK有关就可能比较可信。

选择证实的战略往往与待测蛋白能否被完全纯化有关。如果能纯化此蛋白，即可以用上述各种方法直接验证之。如果没有适当的纯化方法，则往往使用抗磷酸酪氨酸抗体去提取该蛋白。因为所有的RTK都会发生自身磷酸化，所以可被此法提出。此外，可以根据已有的知识灵活设计实验方案。例如已知某ARK的分子量及其亚单位组成，就可以在配基激活之后用上述抗体在细胞中寻找磷酸酪氨酸蛋白，并与已有知识对照。

第三节　完整细胞及无细胞体系的^{32}P标记

使用^{32}P标记物，尤其是大剂量^{32}P磷酸盐标记完整细胞时，应特别注意放射性核素的安全操作，避免污染及过多的照射。

一、^{32}P磷酸盐标记完整细胞

（一）试剂配制及细胞准备

1. 检查各项必需的防护设备并熟知放射性核素操作规程。

2. 使用不含非标记磷酸的培养液进行标记（3~5h）。如果培养液中必须加血清，则应先在Hepes（pH7.2）缓冲液中透析血清24~48h，以去除磷酸根。一般说来任何细胞都可以用于这种培养，但其^{32}P参入率不同。

3. 分别配制细胞溶破液及蛋白酶抑制液（表3-7-1）。使用前混合之。正钒酸钠使用前应按下文所述方法先行活化。

4. 正钒酸的激活方法　配制10mmol/L正钒酸溶液，用NaOH或HCl调节其pH=10.0，此时溶液会转变成黄色。煮沸溶液，令其再次转为透明澄清，室温下放冷后再次调其pH=10.0，并再次煮沸令其转为澄清。如此反复数次，直至溶液保持澄清，pH稳定为止。一般需反复2~3次。溶液贮存于-20℃。

（二）^{32}P磷酸盐标记完整细胞

1. 先使细胞在血清含量正常的培养液中生长达到几乎会合，然后在含0.5%血清的培养基中培养12~18h，令其静止。

2. 移去培养液，然后加入少量不含磷酸盐的培养液，尽量使其不含血清。如必须加入血清，则加入低于0.5%的无磷酸盐血清。加液量视培养皿大小而定。直径4.5cm者加1.5~2ml，直径10cm者加3ml。每ml溶液中含无载体^{32}P磷酸盐（>3000C$_i$/mmol）0.5~1mC$_i$。孵育3~5h，注意保持培养皿水

表3-7-1　溶胞液和蛋白酶抑制液的配制

溶胞液	蛋白酶抑制液
10mmol/L Tris-HCl pH7.4	0.2mg/ml Aprotinin
1% Triton X-100	0.5mg/ml Leupeptin
100mmol/L NaCl	5.0mg/ml TLCK
5mmol/L EDTA	5mg/ml 大豆胰酶抑制因子
50mM/L NaF	以上溶于去离子水，为溶液A
100μmol/L 正钒酸钠	PMSF 10mg/ml
1mg/ml 牛血清白蛋白	TPCK 10mg/ml
	上述二物溶于乙醇，为溶液B

注：正钒酸钠应先预活化再用。
TLCK Na-P-tosyl-L-lysine chloromethyl ketone；
PMSF phenylmethylsulphonylfluoride；
TPCK：N-tosyl-L-phenylalanine chloromethyl Ketone。
蛋白抑制液为工作液浓度。使用时应稀释100倍。贮存于-20℃。

平，以使细胞与培养液均匀接触。

3. 标记完成后，在每个培养皿中加入适量激动剂，再孵育 10 ~ 30min。

4. 吸收标记液，将平皿放在冰上。用冰冷的无磷酸盐培养液洗涤一次，或直接将溶胞液（含有抑酶液 A，B）0.5 ~ 1ml 加入培养皿。将细胞刮取至培养皿之一侧，用塑料吸管反复冲吸，移入一个 Eppendorf 试管，涡旋混合。

5. 试管放冰浴中 15min，然后用微型离心机离心（15min）。去除所有不溶性物质。上清中含有可溶的及在膜及细胞器中的所有 ^{32}P 标记的磷酸化蛋白。可以此为材料用前文介绍过的方法检测 RTK。

二、无细胞体系磷酸化技术

（一）无细胞体系磷酸化反应的一般注意事项

1. 温度　测定酪氨酸磷酸化的反应可在冰浴中进行。因为此种条件下酪氨酸磷酸化的过程仍可进行，而其他磷酸化反应均被抑制。因此，反应的非特异本底可以降低。但如果要观测与其他酶的偶联（例如蛋白激酶 C），则就使温度保持在 15 ~ 16℃。此时可以保证膜的流动性，利于偶联发生。如果温度升高到 30℃，会加快蛋白水解，不利于观察。故最适温度以 18℃ 为宜（但应加用蛋白酶抑制剂）。

2. ATP 浓度　文献表明较低浓度的 ATP 和 Mn^{2+} 更有利于酪氨酸磷酸化；较高浓度的 ATP 和 Mg^{2+} 则更有利于丝氨酸/苏氨酸磷酸化，故通常使用较低浓度的 ATP。至于用 Mn^{2+} 还是用 Mg^{2+}，则视情况而定，Mg^{2+} 似乎更接近生理状态。

3. 其他条件　大多数实验中都要加入 60mmol/L NaCl 和不同浓度的牛血清白蛋白（BSA），据说是为了降低非特异磷酸化，但实际上并不能达到这种目的，故本文中介绍的方法均已将其省去。

4. 反应顺序　最常用的顺序是先将细胞膜和配基混合，孵育 10min 左右，然后加入标记的 ATP 再反应一定时间。但这样突然改变 ATP 浓度对反应是有影响的。因此，有人主张先将细胞膜与一定浓度的非标记配基混合 5min，使 ATP-激酶 – 磷酸化酶达到一个平衡。然后依次再加标记 ATP 和激动剂。问题是这样做法有时很难测出激动剂诱导的变化。

（二）成纤维细胞膜的制备

膜制备的方法很多，具体采取何种技术要视所用材料和所需的膜纯度而定。本节介绍一种从培养细胞中提取粗制膜的方法。其特点是快速方便。这样提出的膜即可用来进行标记。

1. 制备蛋白酶抑制液的工作母液 A，B（表 3-7-1）。

2. 照表 3-7-2 制备低渗缓冲液和混悬液。

3. 制备磷酸盐缓冲生理盐水（PBS）。

4. 培养 10 个 90mm 平皿的几乎会合的细胞。

5. 将 5 碟细胞放在冰浴之上，吸去培养液后加入 5ml 冰冷的 PBS，轻轻转动后吸去。加入 2ml PBS，用橡皮刮铲收获细胞，吸入塑料试管并在低温下离心（2000r/min，5min），保留沉淀。收集所有 5 个碟中的细胞同上。

表 3-7-2　低渗缓冲液和混悬液的制备

低渗缓冲液	混悬液
20mmol/L Hepes pH7.2	50mmol/L HEPES pH7.2
3mmol/L KCl	0.1mmol/L EDTA
3mmol/L MgCl$_2$	10% 甘油
临用前取 10ml 与 100μl 蛋白酶抑制母液（A + B）混合	同低渗液制备法加入蛋白酶抑制母液

6. 每管中加入 2ml 冰冷的低渗溶液（含蛋白酶抑制剂，表 3-7-2）。冰浴中放置 10min。在玻璃/玻璃匀浆器中电动匀浆，然后离心（1000 × g，10min）以沉淀未溶破的细胞。可以用上述方法再一次处理得

到的沉淀，以提高膜的收率。

7. 将上述步骤的离心上清合并，离心（100 000×g，30min，4℃），弃上清。在管中轻轻加入少量低渗缓冲液以洗涤沉淀。但应注意勿使沉淀被混悬或浮起。

8. 研碎沉淀，加入 0.5ml 含蛋白酶抑制剂的低渗缓冲液使之混悬，并移至一个聚四氟乙烯/玻璃匀浆器，轻柔混悬之。稀释至 5～10mg 蛋白/ml。分装并置干冰中冷冻后，贮存于 -70℃。

（三）细胞膜的磷酸化技术

1. 检查确认放射性核素实验的安全措施齐备。

2. 制备 10×蛋白磷酸化缓冲液　0.2mol/L Hepes（pH=7.2）；0.6mol/L NaCl；1% BSA；100μmol/L 钒酸盐。后面二者亦可省去。

3. 制备 100×ATP 溶液　0.3mol/L $MnCl_2$；1.5mmol/L ATP 或者 1mol/L $MgCl_2$；10mmol/L ATP。

4. 所有反应的最终体积均为 50μl/管。反应开始前应作好下列准备工作：配制好各种配基溶液，准备好 γ-^{32}P-ATP，将水浴温度调整至 18℃恒温。如果做时相曲线，则应准备相应数目的 Eppendorf 试管，内装 1ml 冰冷的 10% TCA 或溶胞液（表 3-7-1），以在其中终止反应。在 1ml 磷酸化缓冲液中加入蛋白酶抑制液 A 和 B 各 10μl。

5. 将 100×ATP 溶液稀释到 5×ATP（20 倍稀释），然后加入 γ-^{32}P-ATP，使其浓度为 1～2mCi/ml。

6. 根据实验，标好一组 Eppendorf 试管，每管中加入 5μl 磷酸缓冲液（含蛋白酶抑制液），15～20μl 膜制备物，适量的双蒸水，以使体积为 35μl。置水浴中保温（18℃）。

7. 在各管中加入相应的受体激动剂溶液（5μl），对照管中加水，以开始反应。注意精确掌握每管加药的间隔为 30s。加样后以吸头抽吸混匀之。

8. 5min 后在每管中加入 10μl 标记 ATP 溶液。注意仍保持每管 30s 间隔。同样混匀。

9. 到时后加入 1ml 冰冷的三氯乙酸或溶胞液终止反应（仍保持每管间隔 30s）。如果做时间曲线，则按一定时间分别取出 15～20ml 反应液，加入预先备好终止液的试管中，操作如步骤 4）。

选用三氯乙酸终止反应后，即可用丙酮洗涤，然后做聚丙烯酰胺电泳。如果随后要做免疫沉淀反应则应使用溶胞液终止反应。

（张德昌）

参 考 文 献

1. Mahadevan LC and Bell J. Phosphate-labelling studies of receptor tyrosine kinase. In：Hulme EC ed. Receptor-Effector Coupling, A Practical Approach. IRL Press Oxford, New York, Tokyo, 1990
2. Hulme EC（ed）. Receptor Ligand Interactions, a Practical Approach. IRL Press, Oxford, 1992
3. Hulme EC（ed）. Receptor Biochemistry, a Practical Approach. IRL, Press, Oxford, 1992

第八章　蛋白激酶 C 的纯化和活性测定

蛋白激酶 C（protein kinase C，PKC）是一种普遍存在于生物体内的磷脂依赖（丝氨酸磷脂、苏氨酸磷脂）的激酶家族。在细胞的信息传递和生长调节中起着至关重要的作用。PKC 的内源性激动剂是 1,2-二酯酰甘油（DAG），而 DAG 则是磷脂酰肌醇（phosphatydylinostol，PIP_2）或其他膜磷脂水解的产物。通过这条途径，PKC 参与多种激素、神经递质及生长因子的调节过程。测定 PKC 活性及纯化该酶就成为跨膜信息传递研究的重要技术。

第一节　蛋白激酶 C 的提取和纯化

蛋白激酶 C 是一个多种同工酶组成的大家族，其每一成员的分离纯化都有其特点，涉及的纯化方法种类繁多。本节中只介绍最基本的一些纯化方法。

一、色谱分离法纯化 PKC

1. 雄性大鼠断头取出大脑 120g，置 600ml 冰冷的 20mmol/L Tris-HCl（pH7.5）缓冲液中，内含 10mmol/L EGTA，2mmol/L EDTA，0.25mol/L 蔗糖。用组织匀浆器（Polytron）充分匀浆。然后用 Backman 35 转子离心（4℃，34 000r/min）60min。取上清液。

2. 预先制备 DEAE-纤维素层析柱（12cm ×4 cm），以下列溶液平衡之。20mmol/L Tris-HCl（ph7.5）内含 5mmol/L EGTA，2mmol/L EDTA，1mmol/L DTT，10% 甘油。

3. 将上清液加载到层析柱上，然后用 0～300mmol/L KCl 浓度梯度洗脱。洗脱液内含 20mmol/L Tris-HCl（pH7.5），1mmol/L EDTA，1mmol/L EGTA，1mmol/L DTT 和 10% 甘油，总洗脱体积 200ml，收集 5ml/管。测定 PKC 活性。

4. 将 PKC 活性峰的各管洗脱液合并，并调整其 KCl 浓度为 l.5mol/L。

5. 制备 Phenyl-Sepharose 柱（9cm × 2cm），以下列平衡液平衡之。20mmol/L Tris-HCl（pH7.5），0.5mmol/L EDTA，0.5mmol/L EGTA，1mmol/L DTT，10% 甘油，1.5mol/L KCl。

6. 将 DEAE 柱洗脱的 PKC 峰加载到此柱上，然后用 1.5mol/L～0mol/L KCl 反浓度梯度洗脱之。总洗脱体积 100ml，收集 2.5ml/管。

7. 用滤膜法将上述柱的 PKC 洗脱峰浓缩至 10ml 以下，然后加载到 Sepharyl-S-200 凝胶柱上（95cm ×2.5cm），待其全部流入柱中后，以 20mmol/L Tris-HCl（pH7.5），0.5mmol/L EDTA，0.5mmol/L EGTA 1mmol/L DTT，10% 甘油溶液（A 溶液）洗脱之。收集 5ml/管。

8. 制备 Polylysine-Agarose 柱（12cm×1.5cm），事先用上述 A 溶液平衡之。将前一层析柱的活性洗脱峰部位的洗脱液加载到柱上，再以 0～0.8mol/L KCl 线性梯度（逆向）洗脱，KCl 溶于 A 溶液。测定活性，检出其活性峰。

9. 制备羟基磷灰石层析柱 5cm×1.5cm，先以 A 溶液平衡，再将前柱的洗脱峰加载至柱上。以 0.02～0.3mol/L K_3PO_4 线性梯度（溶于 A 溶液）洗脱，检测其活性。

这样制备的 PKC 电泳均一，酶活性在 2000～4000U/mg 蛋白，^{3}H 二丁基佛波醇（^{3}H-PdBu）的结合可达 10 000～12 000pmol/mg。－70℃ 贮存可稳定几个月。

二、人红细胞膜纯化法

此法利用 PKC 在有 Ca^{2+} 时与细胞膜结合，无 Ca^{2+} 时解离的特点，使用人红细胞膜对 PKC 做初步纯化，加上进一步以 phenyl-Sepharose 层析纯化，可以得到纯度很高的 PKC。且本法方便快捷，整个纯化过程只需一天即可完成。

（一）人红细胞膜（内翻外，inside-out）制备

1. 新鲜人全血 100ml，4℃ 离心（7000×g，10min），弃上清，保留红细胞。然后以 10mmol/L Tris-HCl（pH7.5），0.9%NaCl 溶液洗涤，同样条件离心，保留红细胞，反复 3 次。

2. 在 4℃ 将红细胞置入 10 倍体积的 10mmol/L Tris-HCl（pH7.5）溶液中，搅拌 15min 后，40 000×g 离心 15min。然后用同样溶液将沉淀混悬（同样体积），再次离心。如此反复 3～4 次，直至上清液无血色，沉淀变成浅粉色为止。

3. 将上述沉淀混悬于 20 倍体积的 0.1mmol/L EDTA 溶液中，置 37℃ 水浴中搅拌 40min，然后离心（4℃，40 000×g，10min）用 10mmol/L Tris-HCl（pH7.5）溶液洗涤，离心两次。这样得到的沉淀不再是疏松的，而是紧紧沉于管底。表明细胞膜已经翻转。将其蛋白浓度调整至 3mg/ml，4℃ 贮存备用。一般可保存 1～2 周。

（二）PKC 的分离纯化

1. 雄性大鼠断头取大脑（5 个），置冰冷的缓冲液 B 30ml 中（20mmol/L Tris-HCl，pH7.5，1mmol/L DTT，1mmol/L CaCl$_2$，50μg/ml leupeptin），用组织匀浆器 Polytro 匀浆 30s。离心（4℃，40 000 × g，10min）弃上清，保留沉淀。

2. 沉淀中加入 30ml CaCl$_2$ 浓度降为 0.1mmol/L 的 B 缓冲液，再用 Polytron 匀浆，同样条件离心，弃去上清，保留沉淀。如此重复 2 次。由于缓冲液内含较高浓度的 Ca^{2+}，极大部分 PKC 与细胞膜结合，存在于沉淀部分。

3. 将沉淀混悬于 20mmol/L Tris-HCl 缓冲液，内含 5mmol/L EGTA，2mmol/L EDTA，1mmol/L DTT，50μg leupeptin。注意，此时缓冲液中已不含 Ca^{2+}。在冰浴中搅拌 60min，然后 140 000 × g 离心 60min（4℃）。保留上清，并以 10mmol/L Tris-HCl（pH7.5）缓冲液补足体积到 39ml。

4. 取 0.6ml 100mmol/L CaCl$_2$，17.4ml 10mmol/L Tris-HCl，内含 10mmol/L MgCl$_2$，2mmol/L DTT，1mg/ml PEG 20 000，pH7.5；两者混合成 18ml 结合缓冲液。将标本上清和 3ml 红细胞膜悬液与之混合，室温轻轻搅拌 10min。15 000 × g，4℃离心 10min。保留沉淀。由于结合液中含高浓度的 Ca^{2+}，故标本上清中的 PKC 与红细胞膜结合。

5. 配制释放缓冲液　10mmol/L Tris-HCl，pH7.5，1mmol/L DTT，1mmol/L EGTA，1mmol/L EDTA，1mg/ml PEG 20 000。将此溶液 5ml 加入红细胞膜沉淀，充分混悬，室温摇动 15min，然后离心（100 000 × g，4℃，20min）。由于无 Ca^{2+}，绝大部分 PKC 从红细胞膜上释入上清。保留上清，并在其中加入 4mol/L NaCl 溶液 2.5 ml，使其 NaCl 浓度为 1.33mol/L。

6. 用 1ml 塑料注射器一支，下端用尼龙纱垫好，加入 0.2ml phenyl-Sepharose 凝胶，用 2ml 水洗涤之。在注射器头上安好一个极细的注射针头，用以控制流速。用 10mmol/L Tris-HCl（pH7.5）内含 1mmol/L DTT，1mmol/L EDTA，1.5mol/L NaCl 溶液 3ml 平衡凝胶。随后将含 NaCl 的标本上清液加载到该凝胶上。注意控制流速，不可快。然后用逐渐降低 NaCl 浓度的上述缓冲液分步洗脱如下：1ml 内含 1mol/L NaCl，1ml 内含 0.5mol/L NaCl，1ml 内含 0.25mol/L NaCl。收集 0.25ml/管。这样纯化的 PKC 可达到电泳纯，自身磷酸化实验亦仅见单一的蛋白带。

第二节　蛋白激酶 C 活性的测定

本节介绍的 PKC 检测方法是根据其结合特性和磷酸化催化特性分别设计的。

一、^{3}H-PdBu 结合实验

二丁酰佛波醇（PdBu）是佛波醇的衍生物，它们都是外源性的 PKC 激活物质，并且特异性地结合于 PKC 的 DAG 结合位点上，因此，它是检测 PKC 常用的试剂。PKC 纯化过程中，利用 ^{3}H-PdBu 结合检测其活性峰之所在，方法简便准确。药理学实验中观察各种药物对 ^{3}H-PdBu 与 PKC 结合的影响，并由此推断这些药物对蛋白激酶 C 的作用机制。

1. 反应体系中含有 50mmol/L Tris-HCl，pH7.5，内含 0.5mmol/L CaCl$_2$，20mmol/L MgCl$_2$，1mmol/L DTT，20μg/ml 磷脂酰丝氨酸，100μg/ml BSA，1.5mmol/L ^{3}H-PdBu，适量的 PKC 标本，反应总体积为 50μl。为了测定非特异结合，在上述系统中加入 10μmol/L 非标记的 PdBu。以总结合管的结合量减去非特异管的计数，即为特异结合计数。

2. PKC 标本加入反应体系后，试管在水浴中 30℃ 保温 30min，置入冰浴冷却后，在真空抽滤条件下通过 WhatmanGF/C 滤膜，并以冰冷的 50mmol/L Tris-HCl（pH7.5）缓冲液 1.5ml 洗涤抽滤两次。然后将滤膜加入闪烁液中测定其计数。

结合实验中的一些技术及一般注意事项，请参阅本章第一节。

二、组蛋白磷酸化法测定 PKC 活性

组蛋白 H$_1$（Ⅲ-S 型）是 PKC 的底物，可以在适当条件下被 PKC 催化磷酸化。使用标记底物 γ-^{32}P-ATP 时，磷酸化的组蛋白 H$_1$ 可被 ^{32}P 标记。通过测定蛋白放射活性的强弱即可测知 PKC 活性的高低。但

值得指出的是，如果所用的 PKC 未经很好的纯化，就可能出现很高的本底，应设法在实验中通过设立必要的对照予以排除。同时在反应后使用凝胶电泳技术分离蛋白，再用凝胶进行放射自显影，即可明确究竟何种蛋白被磷酸化，有助于实验结果的分析。

1. 反应体系组成 50mmol/L Tris-HCl（pH7.5），0.5mmol/L $CaCl_2$，20mmol/L $MgCl_2$，20μg/ml 磷脂酰丝氨酸，50μg/ml 组蛋白 H_1（Ⅲ-S 型），1mmol/L DTT，50μmol/L ATP，5μmol/L γ-^{32}P-ATP［（3~4）× 10^5cpm］，适量 PKC 标本。总反应体积 50μl。

2. 上述标本置 30℃ 水浴中保温 30min 后，每管加入 50μl 50% 三氯乙酸终止反应。如果拟进行凝胶电泳，则应加入电泳标本液 50μl 而不加三氯乙酸。电泳方法可参见本书有关部分。加三氯乙酸的样品在真空抽滤下通过硝酸纤维素滤膜，并以 3ml 10% 三氯乙酸溶液洗涤 3 次。滤膜进行液闪计数。

（张德昌）

参 考 文 献

1. 张德昌，曹春霞，张春姜，等. 芫花酯甲是蛋白激酶 C phorbol ester 受体的特异性拮抗剂，中国科学 B 辑，1992，（2）:172

2. Azzi A，Boscoboinik D and Hensey C. The protein kinase C family. Eur J Biochem, 1992, 208:547

3. Jaken S，Kiley SC. Purification and characterization of three type of protein kinase C from rat brain cytosol. Proc Natl Acad Sci USA, 1987, 84:4418

4. Parke，PJ, Stabel S and Waterfield MD. Purification to homogeneity of protein kinase C from bovine brain-identity with the phorbol ester receptor. EMBO, 1984, （3）:953

第九章 离体器官受体生物测定

使用某些离体器官进行受体及其激动剂、拮抗剂的生物检定，是一项目前仍在广泛应用的经典药理学方法。这种方法可以测定药物对受体的亲和力，对特定亚型的选择性，以及决定药物是激动剂还是拮抗剂，并且可用于分析药物—受体作用的构效关系。更重要的是，它反映的是药物在器官水平上的作用，因此，与细胞或分子水平上的实验结果可以互相印证，有其不可替代的意义。

本章介绍阿片受体的离体器官检测技术。

至目前为止，已知阿片受体可分为 μ、δ、ε、κ 4 种类型，而且各型在不同的生物组织中分布不一致，因此可据的检测药物对受体的选择性作用。已基本确定的豚鼠回肠（GPI）以 μ 受体为主并含有少量 δ 和 κ 型受体，小鼠输精管（MVD）以 δ 受体为主并含少量 μ 和 κ 受体，大鼠输精管（RVD）以 ε 为主，兔输精管（RdVD）则仅有 κ 受体。

第一节 豚鼠回肠纵肌测定阿片受体配基

一、材料

豚鼠雌雄均可，体重在 300~400g 之间

（一）溶液配制

1. 吗啡水溶液 10^{-3}，10^{-4}，10^{-5}mol/L。

2. 纳洛酮水溶液 10^{-4}，10^{-5}，10^{-6}mol/L。

3. Krebs 液 NaCl 118mmol/L，KCl 4.75mmol/L，KH_2PO_4，1.19mmol/L，$NaHCO_3$ 25mmol/L，$MgSO_4$ 1.19mmol/L，$CaCl_2$ 2.54mmol/L，葡萄糖 11mmol/L，用双蒸水配制。用于输精管测定时，去掉 $MgSO_4$。

此溶液应现配现用，否则有可能长细菌或出现 $CaCO_3$ 沉淀。

（二）仪器

脉冲电刺激发生器一台，温度指示控制仪一台，等长拉力传感器一支或数支，水浴槽（用来控温）一个，纵肌溶槽（特殊，可通氧，放置电极等）一个，电极（场刺激，可悬挂纵肌肌条）一个，止血钳5把，微量注射器（50μl 2支，100μl 2支），解剖豚鼠用的手术器械。

二、方法

（一）豚鼠回肠纵肌的制备

豚鼠回肠 300~400g，雌雄均可，击头处死后立即解剖取出回肠，弃去接近回盲瓣 10cm，取 3cm 肠段，放入盛有 Krebs 液的小玻璃皿中，湿润后套在一根细玻璃棒上，玻璃棒可固定在实验台支架上，剪去肠系膜，剥离外纵肌，在其一端用零号丝线缚一小圈，准备套在玻璃电极小钩上，其另一端缚一根长的丝线，联结在拉力换能器的拉臂上，将电极置入内有 10ml Krebs 液的浴槽内，通入氧气（内含有 $5\%\,CO_2$，$95\%\,O_2$），水浴温度 37℃，肌条净负荷 0.5g，每 15min 更换一次营养液，约 1h 后开始电刺激，电刺激参数：频率 0.1Hz；波宽 1~3ms；电压 20V。以平衡记录仪记录肌条收缩。

（二）吗啡对 GPI 的 IC_{50} 值测定

记录给药前肌条的收缩，待收缩稳定后，用微量注射器加入吗啡，一般选择 5~6 个浓度，如吗啡 10^{-5}mol/L 5μl，10^{-5}mol/L 10μl，10^{-5}mol/L 20μl，10^{-4}mol/L 5μl，10^{-4}mol/L，10μl，10^{-4}mol/L 20μl，使抑制程度大约在 10%，20%，40%，70%，90% 和 100% 左右。每次加药待收缩平稳后再给下一个剂量的药物，直到抑制作用不再增加为止，即为最大抑制作用 Emax。停止电刺激，用 Krebs 液洗涤 5 次，每次隔 3min，最后一次洗涤后 3min 重新给以电刺激，再过数分钟后记录肌条收缩。待收缩基本上恢复给药前的收缩幅度平稳后，可用此肌条进行第二项实验。

（三）纳洛酮拮抗作用 pA_2 测定

pA_2 值概念提到，拮抗剂的效应是通过对激动剂作用的减低来估价的，所以我们要选定激动剂剂量 X，由上项实验结果选定激动剂吗啡剂量 X，先测定其对回肠纵肌收缩的影响，再测定 2X 剂量的影响，使 2X 剂量的影响约为最大作用的 70%，然后依次加入不同剂量的纳洛酮进行对抗。如 10^{-6}mol/L 10μl，10^{-6}mol/L 10μl，10^{-6}mol/L 20μl，10^{-5}mol/L 10μl，10^{-5}mol/L 10μl，10^{-5}mol/L 20μl……记录每次加药后肌条收缩情况，最理想能做到加拮抗剂的效应能使肌条完全对抗激动剂吗啡的收缩作用，然后进行作图计算，以求出 pA_2 值。

三、数据的处理

（一）基本原理

1. 受体激动剂的效应　受体激动剂对生物体的效应可以用 50% 的有效量（ED_{50}）或浓度（EC_{50}）来表示。若该激动剂的效应是抑制作用则以 ID_{50} 或 IC_{50} 表示。

激动剂浓度 [A] 与效应 E 之间的关系：

$$E = \frac{Emax \cdot [A]}{[A] + Kd} \tag{1}$$

其中 Emax 为最大效应，Kd 为药物与受点结合的解离常数，当药物的反应为最大值的 50% 时，亦即 $E = \frac{Emax}{2}$ 时，所需药物浓度（A）为该药的 ED_{50} 值。将 $E = \frac{Emax}{2}$ 代入（1）式可以得到

$$[A] = Kd, 亦 EC_{50} = Kd \tag{2}$$

激动剂与受点结合的亲和常数：$KA = \frac{1}{Kd}$，故

$$ED_{50} = \frac{1}{K_A} \tag{3}$$

式（3）代表亲和力

故激动剂的 ED_{50} 值越小，与受点的亲和常数越大，也就说 ED_{50} 值越小，与受点亲和力越大，反之越小。

2. 受体阻断剂的效应 阻断剂是一种对特异性变化具有亲和力而无内在活性的药物，不能直接测定它的解离常数和亲和力，所以阻断剂的效应只能通过它对激动剂作用减低来估价，如果在加入阻断剂后 n 单位的激动剂所产生的效应恰好等于未加阻断剂时，单位激动剂的效应，那么所加阻断剂剂量的负对数即为该阻断剂的 pA_2 值，当 n = 2 时，即为 pA_2 值。

如图 3-9-1 所示，若以 [A′] 及 [A] 分别代表有阻断剂（浓度为 [B]）及无阻断剂时产生某一同

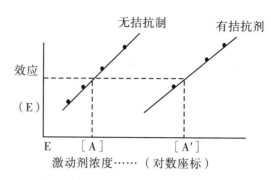

图 3-9-1 pA_2 的测定及其意义

横轴是激动剂的剂量（浓度），纵轴是效应。加用拮抗剂后效应曲线右移。等效应时得到两个相应的激动剂剂量 A 和 A′。

样大小生物效应所需激动剂的剂量，K_B 代表阻断剂与受体结合的解离常数。

$$\frac{[A′]}{[A]} = 1 + B/K_B \qquad (4)$$

如果：$\frac{[A′]}{[A]} = 2$，则 [B]/K_B = 1，两边皆取对数

$$\log[B] - \log K_B = 0$$

即 $-\log[B] = \log K_B$

pA_2 的定义：

$$
\begin{aligned}
pA_2 &= -\lg[B] \\
&= -\lg K_{Db} \\
&= \lg\left(\frac{1}{K_{Db}}\right) \\
&= \lg K_{Ab} \qquad (5)
\end{aligned}
$$

$1/K_B$ 即拮抗剂与受点的亲和常数，因之 pA_2 值也就代表了拮抗剂与受点和常数的大小，pA_2 值高则亲和常数大，拮抗作用强。

（二）数据处理方法

1. IC_{50} 计算 最早人们采用半对数计量依从靠近 4~6 点作一直线求出 ED_{50}。目前人们倾向于用 logit 作图法。此法适用于药物作用量反应：由基本原理时提的（1）式可推出：

$$EA([A] + K_D) = Emax[A]$$
$$或\ E_A E_D = [A][Emax - E_A]$$
$$即 \frac{E_A}{Emax - E_A} = \frac{[A]}{K_D}$$

两边取对数值：

$$\log\left(\frac{E_A}{Emax - E_A}\right) = \log[A] - \log K_D$$

$$\log\left(\frac{p}{1 - p}\right) = \log[A] - \log K_D \qquad (6)$$

故以 $\log\left(\frac{p}{1 - p}\right)$ 与 $\log[A]$ 绘图得到一条直线。

所以计算时先求出药物实际浓度 [M]，本实验为累积给药，给药后必须将给药量加在一起除以浴槽体积 10ml。吗啡对收缩的最大抑制作用为 1。计算出每个浓度的吗啡对收缩幅度的影响 p。最后以下列作图（图 3-9-2）法求出 IC_{50} 值。

2. pA_2 计算 实验用累积给药进行，所以计算时每次给药后阻断剂纳洛酮的实际浓度 $[N_x]$，以无阻断剂时 X 剂量的激动剂对肌条收缩的抑制作用为 100%，计算不同浓度纳洛酮对 2X 剂量的吗啡对肌条收缩的抑制百分率 I_B，以 I_B 为纵坐标，$\log [N_x]$ 为横坐标作图（图 3-9-3）求出值。图中 B 的负数值即为 pA_2 值。

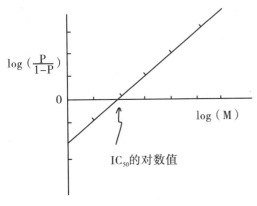

图 3-9-2 logit 作图法

横轴为药物实际浓度，纵轴为相应的 $\log\left(\frac{p}{1-p}\right)$ 的数值。直线与横轴的交点即为 IC_{50} 之数值。

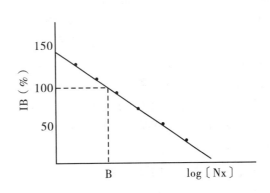

图 3-9-3 Schild 作图法

拮抗剂实际浓度的对数 $\log [N_x]$ 为横坐标，相应的抑制率 I_B 为纵坐标，作图得到一条直线。该直线上 y = 100% 时对应的 X 值即为 pA_2 的负数。

四、实验中应注意的问题

1. 制备纵肌时，应将附着的其他组织剥离干净，否则会影响药物透入，干扰实验结果。
2. 勿过度牵拉组织，以免损伤。
3. 换营养液时应关闭制激器。通气时以每秒 3～4 个气泡为宜。刺激电压亦不宜太高。

第二节 其他离体组织生物测定

一、小鼠输精管

20～30g 雄性昆明小白鼠，颈椎脱臼处死，剖腹取出两侧输精管，快速放入盛有 Krebs 液小培养皿中，将附着在输精管上的脂肪及血管剥离干净。用手轻轻地从末端向另一端压出管内的精液，然后用丝线缚一小圈，准备套在玻璃电极小钩上，其另一端缚一根长的丝线，联结在拉力换能器的拉壁上，将电极置于内有 10ml Krebs 液的浴槽内，通入氧气（内含有 5% CO_2，95% O_2）。水浴温度 37℃，约 10min 更换一次营养液，约半小时后给电刺激，收缩平稳后给药，电刺激参数（频率 0.1Hz，波宽 1～3ms，电压 20V），用光电 TB-612 型等长传感器记录收缩。

小鼠输精管对电刺激的抑制作用计算以豚鼠回肠计算方法 IC_{50} 及 pA_2 值相同。

二、大鼠输精管

雄性 Wistar 大鼠（200～300g），仪器及 Krebs 液配方及大鼠输精管制备方法同 MVD 实验。

三、兔输精管

新西兰种雄兔 25～3kg，Krebs 液配方及输精管制备方法以及实验计算与 MVD 相同。

（叶菜英 张德昌）

第十章 间隙连接介导的细胞间通讯研究方法和技术

第一节 细胞间隙连接通讯新进展概述

组织和器官内细胞间的协同行为构成了多细胞生命体的特性，而细胞之间这种协同依赖于细胞之间的通讯。间隙连接（gap junction，GJ）是由细胞之间的通道聚集形成的，能够允许分子量小于 1000 道尔顿的分子如 cAMP、Ca^{2+}、1, 4, 5-三磷酸肌醇（IP_3）等自由通过，是细胞之间直接交换物质进行细胞间信息通讯的唯一途径，被称为细胞间隙连接介导的细胞间通讯，简称细胞间隙连接通讯（gap junctional intercellular communication，GJIC）。它被认为在传递心肌、平滑肌、中枢神经系统神经元的兴奋，调节早期发育，参与肿瘤的发生和生长，保持机体的内平衡等方面具有重要作用。

最近几年，随着间隙连接蛋白的分离和编码基因的克隆，人们发现存在一个间隙连接蛋白的多基因家族。在利用基因工程手段研究连接蛋白调控细胞间隙连接通讯及其与细胞功能、行为的关系方面取得了很大的进展。

一、连接蛋白家族及其特性

间隙连接的结构单位是连接子（connexon），它由 6 个哑铃形的蛋白质亚单位组成。组成连接子的蛋白质亚单位是连接蛋白（connexin，Cx）。到目前为止，在啮齿类动物至少已有 20 种（Cx23、Cx26、Cx29、Cx30、Cx30.2、Cx30.3、Cx31、Cx31.1、Cx32、Cx33、Cx36、Cx37、Cx39、Cx40、Cx43、Cx45、Cx46、Cx47、Cx50、Cx57）、在人类 21 种（Cx23、Cx25、Cx26、Cx30、Cx30.2、Cx31.9、Cx30.3、Cx31、Cx31.1、Cx32、Cx36、Cx37、Cx40、Cx40.1、Cx43、Cx45、Cx46、Cx47、Cx50、Cx59、Cx62）连接蛋白的基因得到克隆。

关于每种连蛋白的命名，目前国际上尚未统一，主要有两种命名法，一种是以连接蛋白的 cDNA 编码的蛋白的理论分子量为标准，前冠以连接蛋白（connexin）或其缩写 Cx，如从肝脏中分离出来的 32kD 的蛋白称为 Cx32（或 connexin32，Cx32），从心脏中分离出来的 43kD 蛋白，叫做 Cx43（或 connexin43，Cx43）；另一是以蛋白的氨基酸同源性为基础分为两大类 α 和 β 类（有人认为 Cx45 应独立成类，γ 类），然后以每一个在该类中被报道出现的先后顺序排列。如 Cx32 是最早被发现的 α 类家族成员，被称为 α1。两种命名各有优缺点，目前第一种命名应用较多，已克隆的部分连接蛋白基因二者对应关系见表 3-10-1。

表 3-10-1 连接蛋白多基因家族

希腊字母命名法	分子量命名法	cDNA 理论分子量（kD）	mRNA 大小（kb）	高表达的代表组织
α1	Cx43	43.0	3.2	心肌
α2	Cx38	37.8		胚胎
α3	Cx46	46.0	2.8	眼晶体
α4	Cx37	37.6	1.7	肺
α5	Cx40	40.4	3.5	肺、心肌
α6	Cx45	45.7	2.3	心肌
α7	Cx33	32.9	2.3	睾丸
α8	Cx50	49.6		眼晶体
β1	Cx32	32.0	1.6	肝
β2	Cx26	26.5	2.7	肝
β3	Cx31	31.0	1.7	皮肤
β4	Cx31.1	31.1	1.6	皮肤
β5	Cx30.3	30.3	3.2, 1.8	皮肤

二、连接蛋白与细胞间隙连接通讯

过去一直认为间隙连接的通透性是没有选择性的,分子量只要小于1000～2000道尔顿就可自由通过。然而,连接蛋白家族的多样性提示不同的连接蛋白形成的通道,不同的连接蛋白之间形成的通道,不同的连接蛋白调控通道开关的机制可能是不同的。一种连接蛋白虽然可在不同的细胞里表达,但在一种细胞内常可表达两种或多种的连接蛋白,每一种细胞都有其特定的表达模式,如肝细胞表达 Cx32 和 Cx26,心肌细胞却表达 Cx43、Cx45 等等。研究连接蛋白之间的相互作用及其与细胞间隙连接通讯功能的关系成为很多学者关注的焦点。目前采取的手段有两种,一是将选择的一种 Cx 体外合成的 RNA 注射进蟾蜍(或青蛙)的卵里,另一种是利用基因转染技术将目的 Cx 基因稳定导入通讯缺陷的细胞系里,由于有关通道横跨两个细胞,相接触的细胞可表达不同的连接蛋白。当一个通道是由同一种连接蛋白形成时,称为同源性通道(homotypic channel),其功能称为同源性通讯,反之当两个细胞表达不同的连接蛋白时,称为异源性通道(heterotypic channel)或异源性通讯。

细胞之间通道的通透性的调节还包括翻译后修饰。如连接蛋白的合成和分解、磷酸化修饰、亚单位的转运、聚合构型的改变等等。

三、细胞间隙连接通讯与疾病

连接蛋白的广泛分布和高度保守性及其调节细胞间通讯的精密机制,提示细胞间隙连接通讯在细胞功能行为方面起着重要的作用。间隙连接的异常已在肿瘤、心肌缺血、心肌肥大、耳聋等疾病中发现。其中研究最多的是细胞间隙连接通讯与肿瘤的关系。

Trosko 及其合作者和 Murray、Fitzgerald 1979 年报道了促癌剂 TPA 能够抑制间隙连接通讯,可能参与癌的发生。后来又有许多实验证实许多促癌剂如 Phenobarbital、DDT、CCl₄,中药提取物黄芸花(WCE)等都具有抑制 GJIC 的作用;许多促分化诱导剂如维 A 酸、ATP、dbcAMP、cAMP 具有拮抗促癌剂的作用,同时 CJIC 恢复,这些促分化剂在促进肿瘤细胞表型逆转的同时,也促进 GJIC 功能的恢复。

许多研究结果表明,细胞转化或癌变后,间隙连接通讯功能降低或丧失。体外培养的许多肿瘤细胞系如胶质瘤、肝癌、膀胱癌、胰腺癌、乳腺癌、肺癌细胞系细胞间隙连接通讯功能的抑制与其连接蛋白基因表达的异常相关。利用基因转染技术,已有许多家实验室在不同种癌细胞里成功地表达了不同的 Cx 基因,恢复了细胞间通讯功能,细胞在体内和动物体外的生长都得到明显的抑制。有人认为 Cx 基因可能是一个肿瘤抑制基因,但不同于其他肿瘤抑制基因如 p53、p16,到目前为止,在肿瘤细胞中 Cx 基因在 DNA 水平的变异除在化学诱变产生的鼠 3LLC 细胞有 Cx37 的突变外,尚未见有其他报道。这个家族的基因属于在 RNA 水平上有改变的另一类抑癌基因,可以用药物诱导表达,因此其在肿瘤的化学治疗中具有重要的意义,可作为化学药物筛选的指标,当然这取决于 Cx 基因表达调控的机理的阐明。

(张志谦)

第二节 细胞间隙连接通讯功能研究方法和技术

间隙连接通道的内径约为 1.5nm,只能允许离子和分子量小于或等于 1～2kD 的分子通过。信号分子和离子在细胞间通过间隙连接流动的方向受化学浓度级差的驱动,属于主动扩散。因此,检查细胞间隙连接通讯功能的方法主要是基于细胞之间有无分子或离子的交换,根据检测这种流动的方法不同,可将研究细胞间隙通讯功能的方法分为 3 种:染料或同位素示踪、细胞代谢协同和电生理学方法(电偶联)。

一、染料或放射性核素示踪分子传递法

以不同的方法将一种细胞或一个细胞标记荧光染料或放射性核素,在一定时间内观察标记的细胞内示踪分子向周围邻近细胞传输的情况,以此表示细胞间通讯功能的强弱。这是细胞间通讯功能的直接证据,是当前较普通、应用最广的方法。根据将示踪分子标记细胞的方法和检查方法,目前常用的方法可分为以下几种:划痕标记染料传输法、显微注射法、预标记法、荧光漂白恢复法、放射性核素示踪法。

(一)划痕标记染料传输法(scrape loading and dye transfer,SLDT)

1. 原理　通过锐利的刀片将细胞创伤，与两种不同分子量的荧光染料罗氏黄（Lucifer yellow，LY，MW457，绿色荧光）和罗丹明 – 葡聚糖（Rhodamine-dextran，RD，MW 10 000，红色荧光）共孵育，染料进入创伤细胞而标记细胞。未划痕的细胞未损伤，亦不被标记。如划痕的细胞与周围的细胞有通讯功能，则 LY 将从划痕标记的细胞传递至周围邻近的细胞而 RD 则只停留在划痕标记的细胞。LY 向周围细胞扩散的细胞层数代表细胞通讯功能的大小。

2. 试剂

（1）0.05% 罗氏黄（Molecular Probes 公司）。

（2）0.05% 罗丹明 – 葡聚糖（Molecular Probes 公司）。

以上两种试剂同时溶于含有 Ca^{2+}、Mg^{2+} 的 PBS^+（即无酚红的 D-Hanks）液内，可配制成 0.5% 贮存液，用前稀释 10 倍，工作液可重复使用。

3. 方法及步骤

（1）接种约 10^6 个细胞在直径 35mm 塑料培养皿内，以次日单层细胞达到密度饱和为宜。在 37℃，5% CO_2 孵育箱内培养过夜。

（2）弃去培养液，以 37℃ 预温的 PBS^+ 涮洗细胞 3 次，加荧光染液，每皿 1～2ml。

（3）用锐器如外科用手术刀在细胞面上划痕数条并计时，孵育 3min。

（4）吸出染液（回收，可重复使用）。用 PBS^+ 涮洗细胞 3～4 次，加入少量 PBS^+，以刚好覆盖细胞为宜。

（5）荧光显微镜下观察。LY 荧光的显示用 FITC 系统的滤光片，RD 用罗丹明系统滤光片。

4. 注意事项及方法评价

（1）细胞接种时应避免形成细胞团。实验结果应有可重复性。

（2）该法定性较好，定量有时不够准确。在定量时可统计除划痕细胞外 LY 荧光阳性细胞数，除以划痕标记的细胞（RD + LY 阳性细胞数），称为 LY 荧光染料传递百分数，其大小代表通讯功能的强弱。每次实验要统计足够数量的标记细胞，重复实验数次，进行统计学处理，比较 P 值。

（3）有些细胞贴附性较差，在涮洗时容易引起细胞大量脱落，使结果难以分析，操作时应小心。必要时换用其他方法。

（4）该法最简便，易行，快速，要求实验条件不高，易于在国内推广。

（二）显微注射

1. 原理　通过显微操作，利用显微注射针将 LY 或其他能通过间隙连接的荧光染料与不能通过间隙连接的 RD 注射进单个细胞内，在一定时间内观察荧光染料向周围邻近细胞传输情况。

2. 试剂

罗氏黄（Lucifer yellow）　　　　　　　　　　　　　　　　　　　　　　　　5g

罗丹明 – 葡聚糖（Rhodamine-dextran）　　　　　　　　　　　　　　　　　　5g

溶于 100ml 0.3mol/L 的氯化锂溶液内。

3. 设备

（1）荧光显微镜（以倒置为宜，否则在物镜和标本之间应该有足够的工作距离，能允许注射针头穿过）。

（2）微注射操作台。

（3）显微注射器。

（4）微注射针（由玻璃毛细吸管经特殊仪器拉制而成）。

4. 操作步骤

（1）接种细胞于玻璃盖片或 35mm 塑料培养皿内，以 2～3d 内达到 80% 左右饱和度为宜，细胞宜在对数生长期。将细胞放在显微镜下，把荧光染料显微注射进单个细胞。

（2）显微注射是专门的技术，具体操作请见有关章节，本章不作具体介绍。

（3）停留 3～5min，统计 LY 荧光传输的细胞数。通过 RD 荧光区分注射细胞和传输细胞。

（4）结果处理 有两种方法：一种是以被注射的细胞周围第一排细胞荧光染料传递的平均阳性百分数表示。例如，假设注射的细胞周围第一排有 5 个细胞，其中 4 个细胞 LY 阳性（RD 阴性），那么荧光染料传递百分率为 80%，将总共注射的细胞的荧光染料传递百分数相加，求均值，即为该种细胞荧光染料传递百分率。另一种是以每个被注射的细胞平均传递的细胞总数表示。其中第二种方法文献上应用较多，而且更易被人接受，但是这基于被注射的细胞周围要有足够、相对可比的接触良好的细胞。

5. 注意事项及方法评价

（1）显微注射要保持活细胞正常状态，因此，在注射过程中培养基要有加热装置，培养基最好用 Hepes 缓冲系统。如用 $NaHCO_3$ 作为缓冲液系统，最好培养基表面通以微弱的 CO_2，以保持合适的 pH 值。因为培养基暴露于空气过久会变碱，对细胞有致死效应。另外，由于紫外对细胞有杀伤作用，应尽量减少细胞暴露于紫外光源中，每张盖片的注射一般在 10 ~ 20min 内完成，可采用一种细胞多个盖片。

（2）细胞的密度会影响细胞间隙通讯功能，因此在比较不同的实验结果时，细胞保持相对恒定的密度。

（3）该方法既可用于体外培养的细胞，也可用于离体的组织块（本书未作介绍），应用广泛，结果准确、客观，有很好的可重复性。但是该法仪器昂贵，精密度和条件要求高，故必须具备一定条件的实验室才能进行此项技术。

（三）荧光漂白恢复实验（fluorescence recovery after photobleaching, FRAP）

1. 原理 用 carboxy fluorescein diactate（6-CFSA）标记细胞，6-CFSA 在细胞内的水解产物 6-羧基荧光黄（6-CFS）为亲水性分子，可以通过间隙连接。有间隙连接通讯的细胞被 6-CFSA 标记后，用激光光束（直径约为细胞直径）打击一个细胞或用约 $1\mu m$ 直径光孔通过的强光束脉冲打击一个细胞，其打击光束强度恰使荧光分子淬灭但对细胞无损伤。淬灭的荧光分子与相邻细胞内未淬灭的荧光分子通过间隙连接交流和重分布，被打击细胞重新获得荧光分子。在数分钟内检查，被打击细胞内荧光复现，光电倍增测试系统得到读数并输入电子计算机，以光打击的时间为 0，根据时间和光复现强度画出光复现曲线。从荧光复现曲线可计算出荧光色素传输的速率，代表细胞通讯功能水平。

2. 试剂 6-carboxyfluorescein diacetate（6-CFSA）

3. 设备 FRAP 仪，如 ACAS470。

4. 方法步骤

（1）接种适量的细胞于直径 35mm 的培养皿内，培养 24 ~ 48h。

（2）用 PBS^+（D-Hanks）洗细胞 3 次，加入 $7\mu g/ml$ 6-CFSA，室温标记 10min，洗去荧光染液。

（3）测试 FRAP 检查在室温下 1 ~ 3h 完成。ACAS 为落射激光光源倒置显微镜，物镜 40 倍，可聚焦光源达 $1\mu m$ 光束，以此激发光打击细胞，得到发射光，通过光电倍增管收集记录为电压强度，并输入计算机，代表荧光强度；由计算机转换成不同色度显示在屏幕上，为荧光强度色相。记录打击前的荧光强度，打击后 0 时的荧光强度，此时荧光淬灭，强度为 0；此后数分钟内细胞荧光再现强度。按以下公式换算：

$$Ce - Ct/Ce - Co = e^{-kt}$$

式中 Ce：达到重分布后的荧光强（浓）度；Co：0 时的荧光强（浓）度；Ct：t 时的荧光强度；k：荧光转输速率常数，与通透系数 P 相关，P =（V/A）K。用 FRAP 测得的值是荧光强度（F），F 代表荧光染料浓度，所以上面公式可以用于 FRAP：

$$F - Ft/F - Fo = e^{-kt}$$

式中 F：淬灭前荧光读数；Fo 淬灭后 0 时荧光读数；Ft：淬灭后 t 时荧光读数。

（4）结果分析 检查数种不同细胞，有细胞通讯的荧光半复现期约为 7.5 ± 1.5min 左右；当间隙连接抑制时，光复现为 0。

5. 应用价值 本方法应用精密荧光显微镜，光电效应转换为电流量，由电子计算机控制，故具有灵敏、准确和客观性等优点，是可靠的研究方法。FRAP 仪器设备价格虽昂贵，但其有多种用途，包括一切可用荧光色素定量测定的方法，如 Ca-Fura II 荧光测定，故可广泛用于基础与临床医学。现在一般的激光共聚焦显微镜都具有 FRAP 功能，按照软件操作即可。

（四）预标记法（pre-loading method）

1. 原理　1, 1'-dioctadecyl-3, 3, 3', 3'-tetramethylindocarbocyanine perchlorate（"DiI"或 DilCl$_8$）是一种亲水性的荧光染料，在荧光显微镜下用合适的滤光片呈现红色，能够永久标记细胞，而对细胞的生长和功能没有影响，且不向周围细胞扩散。Calcein acetoxymethyl ester（calcein AM）本身无荧光，但能够自由地出入细胞，在细胞内被内源性的脂酶转化成 calein，后者不能够通过质膜扩散，但可以通过间隙连接传递到未被标记的细胞，在荧光显微镜下呈现绿色。因此，如将一些细胞被两种荧光染料标记后，与未被标记的细胞共孵育，则可对细胞之间的间隙连接通讯功能情况进行评估。而且可借助流式细胞仪进行更精密的定量。

2. 试剂

（1）DiI 贮存液（10mmol/L）　DiI（D282，Molecular Probes 公司产）10mg 溶于 1ml DMSO 中，－20℃存放。

（2）Calcein-AM 贮存液（5mmol/L）　Calein-AM（C3100，Molecular Probes 公司产）5mg 溶于 1ml DMSO 中，－20℃存放。

（3）等渗葡萄糖溶液　54.04g 葡萄糖溶于 IL 蒸馏水中，过滤除菌。

（4）标记溶液　1μl DiI 贮存液与 1μl Calcein-AM 贮存液加入到 1ml 等渗葡萄糖溶液中。每一个直径 60mm 的培养皿约需 1.5 到 2ml 标记溶液。

3. 方法步骤

（1）接种细胞（拟标记细胞与非标记细胞各一培养皿）。

（2）弃去准备用于标记的细胞培养液，加入标记溶液（一个直径 60mm 的培养皿约需 1.5～2.0ml 标记溶液），37℃，5% CO$_2$ 培养箱内孵育 15～30min。

（3）按常规方法消化未标记与标记的细胞，加入营养液，制成细胞悬液。

（4）根据所用培养器皿的大小、细胞体积，吸取一定量的未标记细胞悬液，稀释到一定量的培养液内［直径 35mm 的培养皿约需 1～1.5ml 培养液（1～2）×10^6 个细胞；直径 60mm 的培养皿约需 3～5ml 培养液，（3～6）×10^6 细胞］，然后加入标记细胞。标记细胞与未标记细胞的比例可设置一系列梯度如 1：100, 1：1000, 1：10 000。混匀后，加入到培养皿内。

置培养箱内培养 1.5～3h，使细胞贴壁。

（5）荧光显微镜下检查 Dil 和（或）Calcein 阳性的细胞情况，或制成样品，利用流式细胞仪计数 Dil 或 Calcein 阳性细胞数，进行统计分析。

4. 注意事项及方法评价

（1）该方法的关键是标记细胞与未标记的细胞一定要混合均匀，且在重新接种时保持合适的细胞密度，细胞分散好。

（2）该方法最大的优越性是检查两种不同细胞之间的通讯情况，因而有较高的应用价值。

（五）放射性核素示踪：^{3}H-尿嘧啶标记示踪自显影方法

1. 原理：^{3}H-尿嘧啶被供体细胞摄入后，在一定时间（3 小时）内，并入尿嘧啶核苷，其是可以通过间隙连接的小分子。将被标记的供体细胞与受体细胞混合培养达到一定密度而可相互接触，^{3}H-尿嘧啶核苷便可通过间隙连接进入受体细胞，经自显影后，受体细胞质内可见感光银粒。统计一定数目的细胞对中，细胞质内含有银粒受体细胞的百分数，表示间隙连接通讯功能的水平。

当受体细胞与供体细胞在形态上有显著差别特征时，受体细胞易于辨识，不需另外标记。当两者形态相似时，受体细胞需用其他方法标记以有别于供体细胞，常用的标记方法为荧光小球标记法。

2. 操作步骤

（1）接种 5×10^4 个细胞在铺有盖片的 35mm 直径小培养皿内，次日细胞贴壁，换新鲜培养基，加 185kBq/ml（5μCi/ml）^{3}H-尿嘧啶，比活性 925GBq·μmol/L（25Ci·μmol/L），放入 37℃恒温箱内孵育 3h。取出平皿，倒去培养基，用新鲜培养基洗细胞 4 次，游离的 ^{3}H-尿嘧啶洗除，标记的细胞为供体。

受体细胞提前 2 天接种入培养瓶（7.5×10^5 个细胞/$25cm^2$），接种次日培养基内加入荧光小球（FITC beads，Polyscience Inc），终末浓度 1：2000（V/V），在恒温箱内 37% 孵育 2d，细胞内吞荧光小球而标记荧光。使用前细胞经 PBS 洗 3 次以除去浮游的荧光小球，用胰蛋白酶消化、计数。

（2）种植 2×10^5 个受体细胞在含供体细胞的平皿内，共同培养 7h，需加药物的实验组可在混合培养时加入。细胞经 PBS 洗 3 次，在 2.5% 戊二醛（用 PBS 配制）液内室温固定 1h。用 PBS 洗去固定剂，放入冷 5% 三氯醋酸（TCA），0℃ 抽提 30min，双蒸水洗去 TCA，空气干燥。涂 Kodak D-19 显影后将细胞盖片封在载玻片上，荧光显微镜，40 倍荧光显微镜与相差物镜检查和拍片。

（3）结果观察 单个受体细胞只显示荧光，胞质不含银粒；单个供体细胞含银粒但无荧光。供体-受体接触的细胞对，受体细胞质内出现银粒，表明有通讯功能；受体细胞质不含银粒，表明通讯功能阴性。计数 100～200 对供体 – 受体细胞对中通讯功能阳性的百分率。一般有良好的重复性。

3. 注意事项及应用价值

（1）本方法灵敏可靠，仪器只需荧光显微镜。但实验周期长，细胞培养和处理比较复杂，需具备放射性同位素实验条件。因此实际工作中已很少使用。

（2）^{3}H-尿嘧啶的标记时间 Pitts 和 Simm 从多种哺乳类细胞取得的资料表明 3h 内约 51% 放射活性分布在尿嘧啶核苷，其中 85% 是 UTP，可以通过间隙连接。标记时间过长，则放射活性大量分布在 RNA 或核蛋白，均不能通过间隙连接，故可使方法灵敏度下降。

（3）受体细胞也可用 ^{3}H-TdR 标记核，自显影后单个的受体细胞只在核内有银粒，而供体细胞只在胞质内含银粒，两者易于区分。受体 – 供体接触细胞对有通讯功能时，受体细胞的核与细胞质均显示银粒。

二、代谢协同实验（metabolic cooperation test，MCT）

（一）原理

6-巯基鸟嘌呤（6-thioguanine，6-TG）是次黄嘌呤鸟嘌呤磷酸核糖基转移酶（hypoxanthine guanine phosphoribosyl transferase，HGPRT）底物的类似物。野生型细胞有 HGPRT 酶，能在含有 6-TG 的培养基内摄入 6-TG，经代谢旁路分解产生 6-TG 单核苷酸，后者具有细胞毒作用，能使细胞被杀死。这种细胞称为 6-TG 敏感（6-TG^s）细胞。实变型 HGPRT 酶缺陷（HGPRT$^-$）细胞不能转换 6-TG，在含有 6-TG 的培养基内能够生存，这种细胞称为 6-TG 抗性（6-TG^r）细胞。将 6-TG^r 与 6-TG^s 细胞混合培养，如果两种细胞间有间隙连接通讯，则存在代谢协同作用，即 6-TG^s 细胞内产生的毒性代谢产物 6-TG 单核苷酸经过间隙连接传输 6-TG^r 细胞，使 6-TG^r 细胞也被杀死。6-TG^r 细胞被杀死的程度可以定量地反映连接通讯的功能水平，如在某些抑制细胞通讯的药物作用下，6-TG^r 细胞形成集落的数目回升。

（二）实验方法

1. 酶缺陷（HGPRT$^-$）型 6-TG 抗性（6-TG^r）细胞突变的诱导和分离 培养细胞经胰酶消化后制成细胞悬液，细胞密度约为 70×10^6 个/10ml（培养基），经 X 射线 180.6mCi/kg（700R；120kV，5mA，Torex-150 型 X-ray 机）照射后，收集 20×10^6 个细胞，分种在 100mm 大平皿内（10^6 个/ml），在正常培养基内培养，换液 1 次，7d 后胰酶消化，接种 2×10^6 个细胞在 100mm 平皿内，培养基内加入 6-TG（10μg/ml），每 3～4 天换新鲜含 6-TG 的培养基，14 天后肉眼可见 6-TG^r 细胞集落，按每个集落代表 1 个细胞，6-TG^r 细胞突变率为 14×10^{-6}。用小柱形管胰蛋白酶消化法分离单个集落培养扩增，获得 6-TG^r 亚系，检查生长曲线、与野生型（6-TG^s）细胞的代谢协同作用、在 HAT 基质内集落形成率。后者代表突变细胞的自然逆转率，选择生长旺盛、与 6-TG^s 代谢协同作用明显和自然逆转率低的亚系，用于 MCT 体系。

2. 代谢协同实验（MCT） 取适宜数目 [（1～5）$\times 10^5$ 个] 的 6-TG^s 细胞与 200 个 6-TG^r 细胞混合种植 60mm 平皿内，每种 6-TG^s 细胞密度组设 5 个重复平皿。4h 后培养基内加入 6-TG（10μg/ml），每 3 天更新含 6-TG 的培养液，第 10～14d 固定细胞。

3. 集落固定染色 PBS 或生理盐水涮洗，直接用 5% 结晶紫/95% 乙醇液固定染色 5min，收集染液可反复使用。自来水冲洗去浮色，空气干燥，室温保存待计数。

4. 肉眼观察计数细胞集落 6-TG^r 细胞集落数目与混合种植时加入的 6-TG^s 的细胞数目呈负相关。选择能最大杀伤 6-TG^r 细胞的 6-TG^s 细胞数目（即 6TG^r 集落形成最少但大于零）作为 MCT 体系中 6-TG^s 的种植数目。

（三）实验设计和结果分析

1. 检查细胞通讯功能 MCT 可能用于同种细胞间、异种细胞通讯功能的检查。取不同浓度（0.1×10^5、3×10^5、4×10^5、5×10^5）的 6-TG^s 细胞数与 200 个 6-TG^r 细胞混合种植在 60mm 中平皿内，在 6-TG 培养液内培养 $10 \sim 14d$ 后，检查计数 6-TG^r 集落制成纵坐标，6-TG^s 数目为横坐标，结果，两者成负相关曲线。以 6-TG^r 集落形成率（6-TG^s 为零时）不应低于 50% 作为对照。

2. 检查药物对细胞通讯的影响 已知细胞通讯功能参与细胞生长分化的调节，细胞功能的抑制与疾病及肿瘤的发生有关，促进细胞通讯的药物往往有抑制肿瘤增殖的作用。促癌变剂往往有抑制细胞通讯的作用。利用细胞通讯功能——代谢协同作用检查促癌变剂和寻找抗肿瘤药物具有实用价值。实验设计可采用任何一种有通讯功能的 6-TG^s 和 6-TG^r 细胞体系，混合种植后 4h，加入 6-TG 和化学试剂（待测），化学试剂设不同剂量组。于 $10 \sim 14d$ 后计数 6-TG^r 集落，加药组如有通讯抑制作用，则 6-TG^r 集落数目回升，回升程度与药物剂量的关系形成抛物线形。对照组只种 200 个 6-TG^r 细胞，加不同剂量药物，检查药物对细胞的毒性效应，制成曲线图，结合 MCT 结果对照分析。

在抑制细胞通讯 MCT 的药物实验组内，同时加入促进通讯抑制的药物，通过 MCT 检测促进通讯药物的效应。此方法可用于抗促癌变剂的研究。

（四）注意事项

1. 细胞 本实验通过检查细胞集落形成率判断结果，因此细胞的生长状况对结果有根本的影响。所用细胞应当在活跃的对数生长期。应用前一周内经胰酶连续消化传代培养 $2 \sim 3$ 次后的细胞，其集落形成率可达 80% 左右，能获得较理想的实验结果。

2. 种植密度 混合培养的 6-TG^s 和 -TG^r 细胞数前者（2×10^5）明显多于后者（200），比值为 1000 : 1，目的是使 6-TG^r 有充分接触 6-TG^s 的机会，以检测代谢协同作用的有、无和高、低。根据经验，200 个 6-TG^r 在中平皿内生长 $10 \sim 14d$，形成的集落能达到肉眼可见大小和适宜密度但又不重叠，便于准确检查统计，减少误差。另外，应依据 MCT 曲线取对 6-TG^r 杀伤力最大但又不光杀 6-TG^r 的 6-TG^s 细胞数应用于实验体系，以便于统计和计算。

3. 细胞均匀分布 种植细胞后必须轻轻摇匀，避免其聚成团块。①胰酶充分消化是使细胞分散的先决条件。0.25% 胰蛋白酶，37℃，10min，一般都能使细胞充分分散；②摇动方向应当是从左向右，从右向左；从上向下，从下向上分别多次，动作要轻，不要圆周性转动以免细胞向心性团聚。

4. 细胞集落计数和统计学处理 MCT 实验每组重复 5 个平皿，药物有不同的浓度，故有大量的细胞平皿，为此集落计数很是繁琐并易发生视觉疲劳性误差。应用电笔，笔尖每点触一个集落底部外面，即输运一个信号入计算机储存；并按统计学均数、标准误、P 值设计软盘，这是使大批量实验研究既准确又简便的方法。

三、电生理学方法

电生理学的双细胞电压钳技术现已广泛用于间隙连接细胞通讯功能的研究中，它是通过对配对的两个细胞中的一个细胞施加一定的电压，测定另一个细胞中电流强度的变化及时间关系。由于间隙连接提供了一种细胞与细胞之间直接连接的通道，因此通过间隙连接的电讯号的传导是非常快和强的，可区分于其他跨膜离子通道的膜电位和电讯号。而且，该方法可区分两个细胞之间的通讯是由几种通道组成的，是目前测定细胞间通讯功能最敏感、有效的方法。国内这方面的工作尚有待开展，详细内容请参见本书电生理学有关章节。

（张志谦 林仲翔）

第三节 细胞间隙连接结构研究方法与技术

一、电镜观察细胞间隙连接通道的方法

细胞之间形成的间隙连接（gap junction）通道广泛存在于多种细胞中，参与信号的传递和保持代谢的连续性，在胚胎以育、形态发生、肿瘤、经络以及细胞的免疫功能均起重要作用。为研究细胞通讯的功能，常需了解间隙连接通道的数量、分布、功能状态（关闭）及组织或细胞的特异性。电镜方法虽然观察范围有限，但仍是研究间隙连接的重要方法。

现简述几种主要电镜方法的技术方法。

（一）镧标记示踪观察细胞间隙连接

由于高电子密度示踪剂（tracer）很容易在细胞间隙扩散，利用此方法能观察到细胞间隙连接。目前采用的示踪剂有过氧化物酶（peroxidase）、微过氧化物酶（microperoxidase）、镧（lanthanum）、焦锑酸钾（potassium pyroantimonate）等。为使示踪剂浸透到细胞间隙内，常将示踪剂通过心脏或血管进行灌注，或固定后把标本细切成小组织块，在示踪液中进行孵育。采用血管灌注时，基底膜可阻止示踪剂的参入，使其不能充分进入细胞间隙，并因示踪剂本身的毒性大（微过氧化物酶毒性较低），所以血管灌注还不理想。固定、细切的组织块在示踪液中孵育时，组织块边缘效果良好，而在组织块中央可见到示踪剂浸透不充分。但边缘部分孵育后，在漂洗或脱水过程中，示踪剂易流失，致使这些部位也很少有标记的示踪剂贮留。由此可见这两种方法都有不足之处，但从稳定性看孵育法相对好一些，故本文着重介绍一下以镧为示踪物的孵育法（Revel 和 Kamovsky，1967）。

1. 标本制备及方法步骤

（1）固定 小组织块（1mm×1mm×1mm）在 2% 多聚甲醛与 2% 戊二醛固定液的混合液中固定 1～2h（100mmol/L 二甲砷酸钠缓冲液配制）。

（2）漂洗 采用 100mmol/L 二甲砷酸钠缓冲液漂洗 0.5h。

（3）镧孵育 漂洗后，在锇－镧混合液（用前配制）中，孵育 1～2h（室温）。①锇－镧孵育液：200mg 硝酸镧（lanthanum nitrate）溶解于 0.5ml 蒸馏水；②向镧溶液中边滴入 200mmol/L NaOH 边搅拌，直至溶液为乳白色为止；③取上述溶液 0.1～0.2ml 滴入 10ml 二甲砷酸钠缓冲液-2% 锇酸溶液（取 50ml 蒸馏水，加入 2.67ml 4-乙基-α 甲基吡啶，1mol/L HCl 约 10ml，pH 调至 7.4，再将此液与等量 4% 锇酸水溶液混合）。

（4）后处理 孵育后，常规漂洗脱水 Epon 包埋。

（5）超薄切片，铅铀双染。

（6）透射电镜观察。

2. 结果 经镧处理的间隙连接横断面宽度约为 2nm 的细胞间隙内充满高电子密度的镧沉淀物，纵断面排列成致密规则的六角形。

灌流法（Friend Gilula 1972）：50mmol/L Tris-HCl 缓冲液－3% 硝酸镧灌注后立即取材细切，常规电镜固定脱水包埋。

（二）原位平行超薄切片技术

细胞之间的连接通道常被用来检查药物在细胞之间的通过情况，特别是急性实验培养细胞的间隙连接通道的检查就更重要，但一般超薄切片技术难以在透射电镜观察到间隙连接通道的分布、数量及功能状态。原位平行超薄切片沿细胞平面横向切片，却能清晰的观察到。

标本制备：把培养细胞（10^6 个/ml）接种在直径 35mm 的平皿内（预先铺好塑料盖片）。经过药物实验待细胞达到汇合后，去培养基，用 PBS 洗两次，加入 1% 戊二醛和 1% 多聚甲醛（0.1mol/L 二甲砷酸钠配制）原位固定 45min，再用新鲜 1% O_8O_4 固定 30min，洗涤后用 2% 单宁酸染色 4min，梯度乙醇脱水，Epon812 环氧树脂原位包埋，聚合后将固化的包埋片（2～3mm 厚）从培养皿底部剥离，锯成 4mm^2 的小块，将细胞面向上用万能胶黏在空白包埋块上。沿细胞平面进行超薄切片（50～70nm），醋酸双氧铀及枸橼酸铅双染透射电镜观察。

（三）冷冻蚀刻复型技术

冷冻蚀刻技术可使生物样品不经化学处理和脱水保存于冷冻状态，易于观察生物样品的超薄结构，特别是膜的超微结构，因此冷冻蚀刻技术是研究间隙连接的一种有力手段。可以得到理想的图像。

操作步骤：

1. 生物标本的预处理　经2%戊二醛或不经戊二醛固定的生物样品都要经过20%~50%甘油冷冻保护剂处理30min~2h，使冷冻的样品不受损害。

2. 冷冻　把氟利昂在液氮中预冷，再把氟利昂慢慢地喷在预冷器的内壁上使之液化，液化后又会立即固化，所以应在容器内迅速投入标本。约10s后将标本从液体氟利昂移到液氮中。使样品快速冷冻。

3. 断裂　因各冷冻复型的容器不同而有差别。温度一般在 $-100℃$ 以上的真空状态中进行，水的蒸气压在 $-100℃$ 时为 $1.33×10^{-4}kPa$，$-120℃$ 时为 $1.25×10^{-8}kPa$。温度越低，断裂所要求的真空越高。

4. 蚀刻　在样品断裂后 $-100~-85℃$ 状态下进行，持续时间 30s~20min。视具体仪器和样品性质而异。

5. 制作复型　样品表面先喷上铂和碳，然后再单独喷上碳（用电子枪和电阻加热器喷涂）。

6. 复型膜的清洗　漂白粉洗后再用蒸馏水洗 2~3 次。

7. 复型膜的电镜观察和拍照　同透射电镜。

二、免疫细胞化学技术

细胞间隙连接的调控异常复杂，从蛋白表达，蛋白从胞内至胞膜的转运，胞膜上间隙连接斑的形成，到连接通道开放与关闭，其研究无不需要多种生物技术手段的综合运用。免疫细胞化学（immunocyto-chemistry）以其准确的定位能力、高度的灵敏性、广泛的适应性，成为研究细胞间隙连接结构重要手段之一。

免疫细胞化学技术因其显示抗体与抗原特异合的信号不同，可以分为免疫荧光技术、免疫酶标技术、免疫金属标记技术。它们在细胞间隙连接研究工作中均有应用，但目前国外文献报道中以免疫荧光技术、免疫酶标技术最为常用，我们在这里将就其着重介绍。

（一）免疫荧光技术

免疫荧光技术是在组织化学和细胞化学基础上把显微荧光技术和免疫学方法相结合而形成的。概括的讲血清学方法通过免疫性荧光染色，在荧光显微镜下示踪的方法。免疫荧光技术应用于细胞间隙连接结构的研究，其基本原理与大致方法没有太多改变，但也有其特殊之处，我们将分步讨论如下。

1. 取材

（1）组织　取新鲜组织，切成 $1cm^3$ 小块，迅速放入液氮保存。

（2）细胞　一般将细胞提前 1~2d 接种于放有玻璃盖片的塑料小碟内，待细胞生长至80%接触时，取材。

2. 固定　间隙连接蛋白在胞内或胞膜的位置与其功能的调控密切相关，由此利用形态学方法对细胞间隙连接进行研究时，对抗原定位的准确性要求较高。此外有些间隙连接蛋白的抗体对抗原的免疫原性的保留有很高的要求。这样在对细胞或组织固定时，针对不同的抗体选用不同的固定方法显得尤为重要。

在免疫荧光技术中常用的固定剂有两种，即交联性固定剂和蛋白沉淀性固定剂。常用的交联性固定剂有甲醛、戊二醛。应用这种固定剂，组织收缩小，但渗透较慢，且因交联可使某些间隙连接蛋白的抗原决定簇被遮蔽，客观上造成抗原成分的破坏和丢失。蛋白沉淀性固定剂的代表是乙醇，这种固定剂能较好的保存间隙连接蛋白的免疫原性，但它们也易使组织收缩变形，造成一些形态方面的失真或假象。

根据一些文献报道和我室工作中的经验，我们推荐以下几种固定方法，如能根据具体情况合理选用，可以得到满意的结果：

固定剂	温度	时间
1%~2%甲醛（新鲜配制于 PBS）	室温	5min
95%乙醇+5%乙酸	$-20℃$	20min
丙酮	$-20℃$	10min
30%甲醇+70%乙醇	$-20℃$	20min

对一些组织标本来说，一般在可能条件下应尽量取用新鲜组织直接进行冷冻切片，不经过固定，或采用较为温和的冷丙酮（$-20℃$）固定10min 的方法。

3. 荧光抗体染色　荧光抗体染色一般分为直接法、间接法和补体法 3 种，我们实际操作中多采用间接法，这里我们只就其进行介绍。

（1）将细胞培养液倾去，用 PBS（pH7.2）快速涮洗 2 遍。

（2）2% 甲醛固定 5min（或采用其他固定方法），PBS 涮洗 3 次。

（3）用 0.5% Triton X-100/PBS（pH7.2）对细胞膜进行通透 3×10min。

（4）PBS 冲洗 3 次。

（5）在湿盒内与适度稀释的一抗进行孵育，37℃，1h。

（6）0.5% Triton X-100/PBS（pH7.2）漂洗 3×10min。

（7）在湿盒内与荧光素标记的二抗孵育，37℃，1h。

（8）0.5% Triton X-100/PBS 洗涤 3×10min。

（9）0.9% NaCl 冲洗，DAPI（Sigma）染核。

（10）60% 甘油/PBS 封片。

（11）观察照像。

（二）免疫酶标技术

除以荧光素标记抗体的免疫荧光技术以外，显示间隙连接结构的细胞化学技术，还有免疫酶标技术及免疫胶体金标记技术，这里我们只就免疫酶标技术作一简单介绍。

免疫酶标技术是运用免疫学原理识别待测抗原，并通过酶和底物的作用加显色剂，将上述反应显示出来。免疫酶标技术适用范围广，可用于石蜡切片、冷冻切片、印片，染色后的玻片可永久保存，形态学及免疫组织化学结构可同时观察。这些特点有利于对不同方式、不同时间长度保存的标本进行间隙连接结构的研究。

用于免疫组织化学中的酶，有辣根过氧化物酶、碱性磷酸酶、葡萄糖氧化酶等，其中以辣根过氧化物酶最为常用。免疫过氧化物酶染色法可分为 5 种方法：直接法、间接法、PAP 法、ABC 法及 LSAB 法，这些方法在国内一些专门的免疫组化论著里均有详细描述，我们这里就不再描述。

免疫组化染色的一般注意事项：

1. 免疫反应前对胞膜的通透及免疫反应后对非特异结合抗体的去除 间隙连接蛋白虽主要分布在胞膜上，但也有少量蛋白分布在胞内，在一些肿瘤细胞或经药物处理的细胞更是如此。因此，采用一些温和的非离子去污剂对胞膜进行通透使抗体进入胞内与抗原进行免疫反应成为极为关键的一步。此外，免疫反应后，采用温和的去污剂对非特异本底的降低也极为重要。我们一般采用 0.5% Triton X-100 作为通透液和洗涤液，时间一般为 3×10min。

2. 非特异性本底的消除 非特异性本底的产生主要是由于抗体的非特异吸附及一些内源性过氧化物酶、生物素的存在。它们是用免疫细胞化学技术研究间隙连接结构造成假象的主要原因之一。

对非特异抗体吸附的去除，人们一般采用一抗、二抗同种动物的非免疫血清预先将无关位点封闭。内源性过氧化物酶灭活的方法是加 3% 过氧化氢，但 OCT 包埋冷冻切片标本不能使用该法。这类标本中大量的过氧化物酶能与过氧化氢发生强烈反应，出现冒泡反应破坏组织结构和细胞形态。

同样，正常细胞含有生物素，尤以肝、肾组织含量多。在应用亲和素试剂染色中，内源性生物素结合后继抗体，形成亲和素–生物素复合物，导致假阳性发生。消除这种非特异性着色的方法是，在生物素方法染色前对肝肾标本进行亲和素处理，使其结合位点饱和。

3. 缓冲液的选择 为了保证免疫反应的最佳条件，即合适的离子浓度和 pH 值，应选择适当的缓冲液。抗原、抗体结合最适 pH 值为 7.4 左右，而 HRP 免疫组化染色需近中性环境，一般选用 0.02mol/L PBS，pH7.4。用碱性磷酸酶方法则需选用碱性缓冲液，常用 0.02mol/L TBS，pH8.2。

4. 染核 间隙连接结构存在于胞膜上，因此用合适的染料将核的位置在荧光显微镜下显示出来，对间隙连接的定位，防止假阳性、假阴性结果极为重要。我们在实验中采用 DAPI 来染核。

三、间隙连接蛋白的分离与纯化

除少数外，几乎所有的间隙连接蛋白都有相似的结构，这种结构的相似性可以被利用来分离间隙连接蛋白。从少数几种脊椎动物组织，主要是肝脏、心、子宫和眼球晶状体，以及几种细胞系中分离间隙连接蛋白的方法步骤已经为人们所掌握。事实上，几种主要的分离方法都可大致分为两大步骤。第一步包括：细胞膜的分离，用碱或去污剂溶解膜上的其他组分而保留间隙连接蛋白的完整性。在某些情况下，细胞膜分离这步可以省略，其前提是不影响蛋白的最终提纯。而几乎所有方法的第二步都是以蛋白密度作为分离基础的。大多数方法在以碱或去污剂进行抽提前使用不连续蔗糖梯度离心来分离细胞膜，但双相系统也同样有很好的效果。在细胞膜被分离后，密度梯度离心还被用来将间隙连接蛋白从密度稍低的脂质和密度稍高的基质、细胞骨架成分中分离出来。另外，在针对不同组织的其他的一些分离体系还包括更多的步骤以便将细胞骨架、一些蛋白的结晶和细胞外基质等不溶性成分移去。本节将重点讲述如何从大鼠和小鼠的肝脏、心脏中分离间隙连接，从子宫和晶体中分离间隙连接的一些步骤和方法也将在最后予以简单描述。

（一）从大鼠（或小鼠）肝中分离间隙连接蛋白

1. 从大鼠肝脏中分离细胞膜

（1）以颈椎脱臼法或在二氧化碳室内将 25 只（体重 200g 左右）成熟大鼠处死。

（2）在动物处死后 30s 内，将肝脏（每只湿重约 8g）用温热生理盐水冲洗，剪碎，迅速放入预冷的分离缓冲液 IB（isolation buffer）。以后步骤除特别说明外均在 0～4℃下进行。

IB：2mmol/L $NaHCO_3$/0.5mmol/L $CaCl_2$，pH7.4。

（3）每只肝脏在 100ml IB 中，用组织匀浆器最大功率下匀浆 5s，或在较松的手动匀浆器内挤压 25 次。

（4）匀浆后的肝脏组织用 BB 缓冲液（2mmol/L $NaHCO_3$，pH7.4）稀释至 1800ml，冰上孵育 10～15min 以便使核蛋白沉淀。

（5）用四层纱布过滤两次，然后以 4200×g 离心 30min。

（6）沉淀经剧烈振荡或在手动匀浆器内挤压 1～2 次使其悬浮起来，并用 BB 缓冲液稀释至 3600ml，然后 1700×g 离心 2×15min。

（7）倾去上清，沉淀用 300ml BB 悬浮，并以等体积含 1.3mol/L 碘化钾、12mmol/L 硫代硫酸钠的缓冲液稀释，4℃搅动过夜。

（8）20 000×g 离心 30min，沉淀以 200ml Tris-KI 缓冲液悬浮，20 000×g 离心 30min。

Tris-KI

5mmol/L Tris（pH9.0）

0.6mol/L 碘化钾

6mmol/L 硫代硫酸钠

（9）不溶于碘化钾溶液的沉淀物在 40ml Tris-KI 缓冲液中用组织离散器悬浮（最大功率，15s）。

（10）取 10ml 离散液超声处理 10s，然后置于含 69% 蔗糖的 Tris-KI 缓冲液中，进行不连续蔗糖密度梯度离心（蔗糖密度梯度分别为：0，43%，54%，59%，69%W/V）。细胞质膜在 0～43% 的蔗糖梯度界面收集。

（11）质膜沉淀用 100ml 含 0.1mol/L NaCl 的缓冲液剧烈振荡悬浮，冰上孵育 15min 使膜周边附着蛋白释放。然后用 BB 将质膜悬浮起来，18 000×g 离心，15min，重复 1 次。

双相系统进行质膜分离的步骤。前 6 步同上，接着是：

（7）1700×g 两次离心后，尽可能弃尽上清（否则影响接下来的双相分离效果）。

（8）以 BB 悬浮沉淀，用更大转速离心，尽可能弃去上清。

（9）沉淀中加入 600ml 双相系统液，分装入 4 个 1L 的瓶中，每瓶中 150ml。剧烈振荡后，静置 15min，1200×g 离心 15min。

双相系统液须提前一天配制，低温下在分液漏斗中使其分层过夜。其配制成分如下：

葡聚糖［Sigma；MW（av）500 000］	80g
聚乙二醇 6000（Baker）	62g
$NaH_2PO_4 \cdot 4H_2O$	11.92g

Na$_2$HPO$_4$·7H$_2$O	16.22g
NaN$_3$	0.3g
H$_2$O（4℃）	148ml

（10）离心后，将包含分离相和质膜成分的上清转移到一个1L的瓶中，再次剧烈振荡离心。

（11）将位于两相界面处的絮状物吸出，用预冷的 IB 稀释至1200ml。10 000r/min（Sorval GSA rotor 11 000×g）离心15min。

（12）沉淀以400ml IB 悬浮，重复离心1次。沉淀下来的质膜成分可以冷冻过夜进行间隙连接蛋白的进一步分离。

2. 从质膜上分离间隙连接

（1）在蔗糖密度梯度离心或双相系统中分离得到的质膜用50ml BB 悬浮，加入等体积含1.1%（W/V）Sarkosyl 的 BB，在室温下以手动匀浆器挤压数次。

（2）混合物室温搅动40min，搅动中取15ml 快速超声处理，30 000×g 离心15min，沉淀用预冷的 BB 冲洗，重复离心1次。

（3）沉淀物用4ml Na$_2$CO$_3$（pH11）悬浮，快速超声处理，以便使混杂在其中的尿酸氧化酶溶解。4℃静置15min。

在一些操作方法中改用20mmol/L NaOH，以获得更高的间隙连接蛋白产量，并免去了用去污剂处理的繁琐步骤。

（4）不溶物以 BB 悬浮，30 000×g 离心两次，每次15min。

（5）沉淀加入3ml BB 简便超声处理，加入1ml 含1.1%Sarkosyl 的 BB 和8ml 含81.1%蔗糖（W/V）1.5mol/L 尿素的 BB。

（6）在一离心管内加入4ml 77.2%（W/V）蔗糖溶液，然后缓慢分次加入4ml 样品液（样品中蔗糖、尿素、Sarkosyl 的终浓度分别为54%、1mol/L、0.09%），4ml 40%（W/V）蔗糖，1ml 34%蔗糖（以上蔗糖溶液均溶于含1mol/L 尿素的 BB）。此时形成3个蔗糖密度梯度。

（7）180 000×g，4℃离心1.5h 以上，在40/54%蔗糖浓度界面收集间隙连接蛋白并用 BB 稀释。

（8）125 000×g 离心1h 收集间隙连接蛋白。

在制备蔗糖密度梯度时加入的 Sarcosyl 和尿素能降低间隙连接蛋白之间以及与其他杂蛋白（如：胶原、纤维蛋白等）的聚集。在某些情况下，在提纯所需各种液体中均加入0.5% PMSF 可以减少内源性蛋白酶活性。最终提纯的间隙连接蛋白可以以沉淀形成贮存于-20℃，在含有 PMSF 的情况下数月之内将保持结构和生物化学性质的稳定性。25只大鼠肝脏可以提取150～300μg 连接蛋白，一般每克湿重的肝脏可以提取1～2μg。

（二）从大鼠心脏中提取间隙连接蛋白

1. 取25只成熟大鼠的心脏在温热（37℃）的 BB 缓冲液，（1mmol/L NaHCO$_3$，pH8.2）中剪碎，然后转入预冷的 BB 中，将主要血管、脂肪、冠脉剔除。

2. 在200ml BB 中用组织离散器在最大功率下处理30s，离散物以 BB 稀释到1500ml，冰育15min。用32层纱布过滤。

以下各步除特别说明外均在0～4℃下操作。

3. 3100×g 离心两次，沉淀用 KI 悬浮处理，不溶物的收集同前述肝脏间隙连接蛋白的提取步骤。

4. 不溶物超声处理，加入80ml 含76%（W/V）蔗糖的 Tris-KI 缓冲液使蔗糖最终浓度达到50%。

5. 准备12个离心管，每管底部加入10ml 样品，然后缓慢分次注入溶于 Tris-KI 缓冲液的10ml 45%、10ml 35%、7ml 10%蔗糖溶液，制备成蔗糖密度梯度。

6. 83 000×g 离心2h，收集存在于10%～35%蔗糖浓度界面的不溶物，用400ml 5mmol/L Tris（pH9）稀释，83 000×g 离心30min。

7. 沉淀用5mmol/L Tris（pH9）洗涤、悬浮，离心沉淀（同上）。

8. 沉淀用80ml 5mmol/L Tris（pH10）悬浮并用手动匀浆器挤压3次，用同一溶液稀释到300ml，加入 300ml 溶于 5mmol/L Tris（pH10）的 0.6% Sarkosyl，室温搅拌 10min。

9. 不溶物以 25 000×g 在 15℃、4℃分别离心 30min。沉淀加入 1.5ml 5mmol/L Tris（pH10）快速超声处理。然后加入 4ml 含 81.16% 蔗糖（W/V）1.5mol/L 尿素的 5mmol/L Tris（pH10）溶液，0.5ml 1.1% Sarkosyl，使蔗糖、尿素、Sarkosyl 的最终浓度分别为 54%、1mol/L、0.09%。

除缓冲液以 5mmol/L Tris（pH10）代替外，分离间隙连接蛋白的密度梯度同肝脏间隙连接蛋白的分离。除含 Sarkosyl 的溶液外，其他溶液均含有 1mmol/L 的 EDTA、TAME、碘乙酸。在一些溶液中还含有 1mmol/L PMSF。

（三）从其他组织中分离间隙连接蛋白

1. 从晶体中分离间隙连接蛋白

（1）羊眼球分成皮质和核质，贮存于 −80℃。

（2）从 100 只晶体中得到的皮质和核质成分在 200ml buffer A 中匀浆，7000×g 离心 30min。

Buffer A：5mmol/L Tris pH8.0，1mmol/L EDTA，5mmol/L 二巯基乙醇

（3）沉淀用 buffer B 洗涤 3~5 次，以 buffer C 抽提 1 次，然后以含 7mol/L 尿素的 Buffer B 抽提 1~2 次，以去除基质蛋白。

Buffer B：5mmol/L Tris pH8.0，1mmol/L EDTA。

Buffer C：5mmol/L Tris pH9.5，4mol/L 尿素，1mmol/L EDTA。

（4）尿素不溶物 24 000r/min（SW27 Beckman rotor）离心 60min。沉淀以 4ml buffer B 悬浮，加入含蔗糖的 buffer B，使蔗糖的终浓度为 50.25%。

（5）24 000r/min（SW27 Beckman rotor）离心 60min，眼球晶体细胞膜在 25%/45% 蔗糖浓度界面收集（不连续的蔗糖密度梯度分别为 25%，45%，50.25% W/V，上述蔗糖溶液均溶于 buffer B 中）。

所有操作应在 4℃下进行，所有溶液均含有 0.1% aprotinin 和 0.1mmol/L PMSF。

2. 从鼠子宫中分离间隙连接蛋白

（1）取 10~15 只怀孕的 Sprague-Dawley 大鼠（150~200g，受精 21~22d），处死取其子宫。

（2）子宫匀浆处理同心脏处理过程，33 000×g 离心 15min，两次。沉淀加入 100ml KI 溶液（0.6mol/L KI，6mmol/L Na$_2$S$_2$O$_3$，1mmol/L PMSF，1mmol/L NaHCO$_3$，pH8.2）在 4℃搅拌 16h。

（3）不溶物以上述 KI 溶液 33 000×g 离心（15min）洗涤，然后加入 5mmol/L Tris-HCl，pH 9。

（4）沉淀以 60ml Tris-HCl，pH10，0.3% Na-Sarcosinate 1mmol/L PMSF 悬浮，分别加入 4 个离心管中，4 个离心管均内 10ml 44.5%、10ml 35% 蔗糖溶液（蔗糖溶于 5mmol/L Tris-HCl，pH10 中含有 0.3% de-oxycholate）并已制备成不连续密度梯度。

（5）108 000×g 离心 1h，在两个蔗糖浓度界面之间收集间隙连接蛋白，以 NaHCO$_3$ 溶液（1mmol/L NaHCO$_3$ pH8.2）低速离心洗涤。

制备过程中，各溶液可含有 1mmol/L Aprotinin，1mmol/L leupeptin 等蛋白酶抑制剂。

四、间隙连接蛋白 Western 印迹法

目前，许多种连接蛋白特异性的抗体都已制备出来，因此使得在蛋白水平检测连续蛋白的表达成为可能。在准备用于连接蛋白 Western 印迹法的样品时，一个值得注意的问题是，有些连接蛋白在 SDS 存在下，尤其当加热时，易于形成蛋白质的聚合物，因此常用室温下孵育半小时或 70℃ 10min 代替 100℃ 煮 3~5min 变性。

Western 印迹法的详细步骤参见有关章节，本文只介绍细胞裂解物的准备。

1. 裂解液

1% NP-40

0.05mol/L iodoacetamide

1mmol/L PMSF

1mmol/L EDTA

1μmol/L Leupeptin

$2\mu g/ml$ Aprotinin

$0.7\mu g/ml$ pepstatin

2. 裂解步骤

（1）PBS 冲洗细胞两次。

（2）用细胞刮子刮下细胞，转移至离心管内，离心。

（3）弃上清，加入裂解液，置冰上或4℃1h。

（4）离心，取上清，加入2×样品缓冲液，置室温半小时。

（吕桂芝　张文军　周　兰　张志谦）

第四节　细胞间隙连接通讯研究方法和技术在药物研究中的应用和实验设计

一、抗肿瘤药物研究

多数肿瘤细胞的间隙连接通讯减弱或抑制，有的肿瘤细胞与肿瘤细胞间有通讯但与同源正常细胞间通讯抑制。已证明间隙连接基因如 Cx43，Cx32，Cx26 分别在人的肝癌，乳癌，肺癌，横纹肌肉瘤，胶质瘤，前列腺癌等肿瘤有抑瘤基因的特性。一些药物如环腺苷酸 cAMP、维 A 酸、钙调蛋白抑制剂抑制瘤细胞增殖与其对细胞通讯功能的促进作用有关。在应用以上特性开发抗肿瘤药物时，有以下策略：

1. 以改善和促进肿瘤细胞通讯功能作为体外测试指标，寻找抗癌新药；或模拟促进细胞通讯药物的分子结构，研制同类新药。

2. 间隙连接基因（Cx）转录抑制解除剂或转录激活剂的抗肿瘤效应研究。

3. 在肿瘤细胞间的间隙连接通讯对于扩散药物杀瘤的效应（"旁观者效应"）有提高基因治疗疗效、避免耐药细胞的发展及降低病毒载体用量的作用；又能提高化疗疗效和降低耐药性。应开发与基因治疗、化疗合并应用的促通讯分子/药物。

二、抗促癌变剂药物研究

已知多种促癌变剂有抑制细胞通讯的作用。促癌变剂广泛存在于人类生活环境如除草剂、杀虫剂等及食品添加剂中。绿茶有抗促癌变的作用，能抵制促癌变剂对细胞通讯的抑制作用。依此类推，可用细胞通讯研究方法寻找更多有抗促癌变性的药物。

三、环境促癌变剂和致畸变剂检测

环境促癌变剂和致畸变剂检测以在体内或整体实验方法最有说服力，但由于实验周期太长，不利于普查。细胞通讯实验方法，如划痕标记示踪法既可靠，又经济方便、快速，便于初查或普查。已有研究证明，许多促癌变剂同时又有致畸变作用，并抑制细胞通讯。故细胞通讯检查方法可作为初查、普查的体外检测手段。

四、抗心血管病药物研究

新的进展表明有一些常见心血管病伴有间隙连接细胞通讯的缺陷、连接蛋白磷酸化水平下降和再分布（从质膜到线粒体）。联系间隙连接蛋白修饰与组装、转运的细胞内信号调节途径可以成为开发抗心血管病药物研究中的一条新思路。

五、保护脏器防衰抗老药物研究

间隙连接参与脏器功能和生理稳定性的调节，在损伤性刺激（内源性或外来的毒素，癌基因产物，自由基，活性氧物质等）时，通过间隙连接网络缓冲细胞内有害分子威胁，发挥着脏器保护作用。细胞衰老时，间隙连接减少，功能减弱。以上对老年性疾病防治药物开发与研制具有指导意义。

六、实验研究设计

（一）应用研究

需建立一个或数个适用于细胞通讯研究的实验细胞系，可包括通讯功能正常和无通讯功能的细胞系，及配对的野生型 6-TG^s 系与 6-TG^r 突变系（见本章第二节，二）。取得的基本资料应包括细胞生长速度、集落形成能力、种植最适密度、通讯功能等。检查药物效应需设不同剂量组，每组有足够的重复数、阳性和阴性对照，药物毒性实验，细胞通讯功能检查最好使用两种以上的方法。

（二）基础研究

1. Cx 基因 DNA 功能序列分离、扩增，制备 Cx-绿色荧光蛋白基因（GFP）融合质粒，作为研究 Cx 蛋白组装分布调节的定位定量标志，在转基因小鼠体内或转基因细胞实验应用。检查药物的靶向性及效应。选择高表达的腺病毒载体。用于转基因动物实验及细胞基因转染实验。

2. Cx 蛋白磷酸化水平分析方法和共聚焦荧光标记技术应用于药物作用机制研究。

3. DNA 列阵分析的应用

4. 蛋白质组列阵分析的应用

（林仲翔）

参 考 文 献

1. Kumer NM and Gilula NB. The gap junction communication channel, Cell, 1996, 84：381－388

2. Sohl G and Willecke K. An update on connexin genes and their nomenclature in mouse and man. Cell Commun. Adhes. 2003, 10：173－180

3. van Steensel MA. Gap junction diseases of the skin. Am. J Med Genet C Semin Med Genet, 2004, 131C：12－19

4. Mesnil M, Crespin S, Avanzo JL, et al. Defective gap junctional intercellular communication in the carcinogenic process. Biochim Biophys Acta, 2005, 1719（1－2）：125－145

5. Anand RJ, Hackam DJ. The role of gap junctions in health and disease. Crit Care Med, 2005, 33（12 Suppl）：S535－538

6. Salameh A, Dhein S. Pharmacology of gap junctions. New pharmacological targets for treatment of arrhythmia, seizure and cancer? Biochim Biophys Acta, 2005, 1719（1－2）：36－58

7. Vinken M, Vanhaecke T, Papeleu P, et al. Connexins and their channels in cell growth and cell death. Cell Signal, 2006, 18（5）：592－600

8. Chanson M, Derouette JP, Roth I, et al. Gap junctional communication in tissue inflammation and repair. Biochim Biophys Acta, 2005, 1711（2）：197－207

9. Krysko DV, Leybaert L, Vandenabeele P, et al. Gap junctions and the propagation of cell survival and cell death signals. Apoptosis, 2005, 10（3）：459－469

10. Saez JC, Retamal MA, Basilio D, et al. Connexin-based gap junction hemichannels：gating mechanisms. Biochim Biophys Acta, 2005, 1711（2）：215－224

11. Houghton FD. Role of gap junctions during early embryo development. Reproduction, 2005, 129（2）：129－135

12. El-Fouly MH, Trosko J E, and Chang C. Scrape-loading and dye transfer：A rapid and simple technique to study gap junctional intercellular communication. Exp Cell Res, 1987, 168：422－430

13. Goldberg GS, Bechberger J F, Naus CCG. A preloading method of evaluating gap junctional communication by fluorescent dye transfer. Biotechniques, 1995, 18：490－497

14. Zhang ZQ, Hu Y, Wang BJ, et al. Effective asymmetry in gap junctional intercellular communication between populations of human normal lung fibroblasts and lung carcinoma cells. Carcinogenesis, 2004, 25：473－482

15. 林仲翔，等. 大鼠胶质瘤细胞间隙连接通讯——代谢协同现象及其抑制效应的研究. 中国科学 B 辑, 1989, 6：613

16. Wade M H, Trosko JE, Schindler M. A fluorescence photobleaching assay of gap junction mediated communication between human cells. Science, 1986, 232：525

17. Neyton J and Trautmann A. Single-channel currents of an intercellular junctions. Nature（London）, 1985, 317：331－335

18. 小川和朗，中根－穗主编. 朴英杰等翻译. 组织细胞化学技术－细胞膜. 广州：中山大学出版社, 1991

19. 高燕，林促翔，吕桂芝，等. 胃黏膜细胞和人胃癌细胞间隙连接的超微结构研究与促癌变剂的影响. 细胞生物学杂志, 1991, 13（1）：24－27

20. 方福德，等. 现代医学实验技巧全书, 北京：北京医科大学协和医科大学联合出版社, 1995, 165－189

21. Nicholson BJ and Revel JP. Gap junctions in liver: isolation, morphological analysis, and quantification. Methods Enzymol, 1983, 98:519-537

22. Hertzberg EL. A detergent-independent procedure for the isolation of gap junctions from rat liver. J Biol Chem, 1984, 259:9936-9943

23. Manjunath C K, Goings G E and Page E. Cytoplasmic surface and intramembrane components of rat heart gap junctional proteins. Amer J Physiol, 1984, 246:H865-H875

24. Kistler J, Kirkland B and Bullivant S. Identification of a 70,000-D Protein in lens membrane junctional domains. J Cell Biol, 1985, 101:28-35

25. Zervos AS, Hope J and Evans WH. Preparation of a gap junction fraction from uteri of pregnant rats: the 28-KD polypeptides of uterus, liver, and heart gap junctions are homologous. J Cell Biol, 1985, 101:1363-1370

26. Goldberg GS, Martyn KD, Lau AF. A connexin 43 antisense vector reduces the ability of normal cells to inhibit the foci formation of transformed cells. Mol. Carcinog, 1994, 11:106-114

27. 黄光琦，等. 丹参酮ⅡA 增强 HSV-tk/GCV 旁观者效应及其与 Cx43 mRNA 表达的关系. 中华肿瘤杂志，2004，26（3）:146-149

28. Ryan Jensen, PM Glazer. Cell-interdependent cisplatin killing by Ku/DNA-dependent protein kinase signaling transduced through gap junctions, PNAS, 101（16）:6134-6139

29. 李大强，等. 心房肌间隙连接重构与风湿性瓣膜病患者心房颤动的关系. 中华医学杂志. 2004，84（5）:384-386

30. Akar FG, et al. Mechanisms underlying conduction slowing and arrhythmogenesis in nonischemic dilated cardiomyopathy. Circulation Research, 2004, 95:717-725

31. Mott JL., et al. Cardiac disease due to random mitochondrial DNA mutations is prevented by cyclosporin A. Biochemical and Biophysical Research Communications, 2004, 319（4）:1210-1215

32. 林仲翔，张志谦，赵威. 脏器保护与细胞间隙连接（上）. 中华老年多器官疾病杂志，2002，1（1）:70-73

33. 林仲翔，张志谦，赵威. 脏器保护与细胞间隙连接（下）. 中华老年多器官疾病杂志，2002，1（2）:137-141

34. Zhao W, Lin ZX, and Zhang ZQ. Cisplatin-induced premature senescence with concomitant reduction of gap junctions in human fibroblasts. Cell Res, 2004, 14（1）:60-66

第十一章　某些生理和病理事件信号转导途径的研究技术与方法

机体各种生命现象如学习记忆、心脑血管活动、睡眠以及各种疾病或病理过程如阿尔茨海默病、抑郁、细胞凋亡等都各有自己的信号转导途径。涉及的信号分子从第一信使到第四信使乃至第五信使，本章以学习记忆和细胞凋亡为例，介绍有关的信号转导途径并对涉及的信号分子介绍其有关方法和技术。

第一节　有关学习记忆相关信号转导通路研究方法与技术

学习记忆（learning and memory）与语言、思维一样，同属于脑的高级功能，它们是两个不同而又密切联系的神经生物学过程。学习是指人和动物获得外界信息的神经过程；记忆是将获得的信息储存和读出的神经过程。学习和记忆能力不仅为人们获取知识与经验、改造世界的需要，而且也是保证人类生存治疗的基本因素之一。因此学习记忆一直是神经生物学研究的重点和热点。由于生理性增龄可导致学习记忆能力的降低，并且多种神经、精神疾病也导致学习不能和记忆障碍。因此，对学习记忆的机制研究至关重要，其中对相关信号转导通路的研究可大大加快阐释学习记忆的本质。

经过几十年对学习记忆机制的研究发现，许多信号通路参与了学习记忆过程，如 cAMP 反应元件结合蛋白（cAMP-CREB）信号转导通路、MAPK 信号转导通路、PLC/PKC 信号转导通路、CaMKⅡα 信号转导通路等。

一、cAMP-CREB 信号转导通路

PKA 在学习记忆、突触可塑性中起着十分重要的作用。有研究表明，向海马 CA1 区突触后锥体细胞内注射 PKA 催化亚基可以记录到兴奋性突触后电位（excitatory postsynaptic potential，EPSP）幅度升高，而这种作用可以被 PKA 抑制剂减弱。在突触前，PKA 磷酸化活化区蛋白 RIMIa N 末端 413 位丝氨酸，可以导致突触前活化区重构，突触强度发生改变，从而诱导 LTP 的产生。PKA 不仅参与海马组织 LTP 的诱导，而且已被证明对于 LTP 的维持同样具有重要意义。Grewal 等研究显示，在海马神经元中，去极化诱导 L-型电压依赖性钙通道开放，Ca^{2+} 内流增加，与钙调素结合后激活腺苷酸环化酶和 cAMP，随后激活 PKA，活化的 PKA 激活 Rapl 形成 Rapl/B-Raf 信号复合物，该复合物的主要功能是活化胞外信号调节激酶（extracellular signal-regulated kinase，ERK）。活化的 ERK 转位至胞核参与 cAMP，反应元件结合蛋白（cAMP response element binding protein，CREB）的磷酸化激活和 CRE 相关基因转录，从而介导晚期 LTP（late-phase LTP）的完整表达。因此，在学习记忆形成过程中，受到细胞 G-蛋白偶联受体、生长因子受体等刺激后，腺苷酸环化酶均被激活，从而引起 cAMP 的升高，进而使 PKA 摆脱催化亚基的调控而激活。催化亚基可以转移到细胞核内，并在此对 CREB 进行磷酸化。激活 CREB 的关键事件在于在激酶诱导域（KID）中对 Ser133 进行磷酸化。该域包含多种激酶的数个共有磷酸化位点，这些激酶既可加强又可减弱 GREB 的活性，它们包括 PKA、PKC、酪蛋白激酶、CaMK、糖原合酶激酶-3、p34cdc2、p70s6k 等。Ser133 的磷酸化可促进 CREB 补充转录共激活因子，这些因子可诱导多种中间早期应答基因的转录。Ser133 的脱磷酸化对 CREB 的灭活很重要。蛋白质磷酸酶 1（PP-1）和 PP-2A 都可能与 CREB 的脱磷酸化有关。所以在研究 cAMP-CREB 信号转导通路中通常检测下面相关蛋白及激酶活性。

（一）cAMP 的测定

对 cAMP 检测常用放射性核素标记法：cAMP ^3H 分析系统，其优点是放射性半衰期长，可用于大量样品的分析；或者 cAMP ^{125}I 分析系统，用于小量样品的分析。但由于放射性核素测定操作方法的特殊要求，所以目前 cAMP ELISA 测定方法较为盛行，此方法简便、敏感。

1. 放射性核素标记法　放射性核素方法测定 cAMP 原理为蛋白激酶的竞争抑制，目前均有相应试剂盒。取组织各约 30mg，加入 2ml 预冷的 50mmol/L 醋酸缓冲液（pH4.75），用匀浆器将组织粉碎研磨成匀浆，其悬浮液倒入离心管中。用 2ml 的无水乙醇洗匀浆器后倒入悬浮液中，混匀静置 5min，3500r/min 离心 15min，将上清液收集到试管中。再用 2ml 的 75% 乙醇清洗匀浆器 1 次，倒入同一离心管，3500r/min 离心 15min，合并上清液，于 60℃ 烤箱中烘干后，4℃ 保存待测。cAMP 含量的放免操作按照试剂盒说明。

2. ELISA 方法　目前采用的为商品化 ELISA 试剂盒。取脑组织，称重后于质量分数为 5% 的 TCA 缓冲液中匀浆（1:5，g:ml）。匀浆液 4℃ 下 1500×g 离心 10min，收集上清储存在 −70℃ 冰箱待测。测定前样品于室温中溶化后，用水饱和乙醚提取（5:1，v/v）3 次，第 3 次弃掉上层乙醚相后 70℃ 水浴蒸发 8min 以蒸干残余乙醚。下层样品直接用 ELISA 试剂盒检测，方法按试剂盒说明书操作。酶标仪 412nm 处读光密度（OD）值。

3. 荧光能量共振转移方法（FRET）　一般来说，细胞 cAMP 水平可以通过细胞裂解后测量到。但是这种方法只能检测到总 cAMP，不能检测到自由 cAMP，且无法分辨空间和时间上的变化。采用荧光能量共振转移方法可时空检测 cAMP 的变化。

实时观测 cAMP 图像首先需要荧光素标记的 PKA 催化亚基和罗丹明标记的 PKA 调剂亚基。当 cAMP 激活，供体荧光团的能量能够转移到受体荧光团上去，然后发出自身荧光。用荧光能量共振转移可以检测到，受体荧光的强度降低，受体荧光强度升高。为了发生荧光能量共振转移，受体荧光吸收了与供体荧光大致相似的释放波长。而且，荧光能量共振转移受体和供体荧光团电极的反平行排列的影响，并且对受体、供体之间距离较为敏感（在 1~10nm 之间）。FRET 的效率随着受体与供体之间的 6 级能量等级降低。因此，两个荧光中心的空间关系上的小小变化都能改变能量转移的效率。但是荧光素和罗丹明标记的 cAMP 探针引起许多缺点，尚未得到广泛应用：需要微注射一个很大的蛋白复合物（~170kD），并不能适应所有的细胞种类。而且，还需要注射大量的 cAMP 生物传感器，导致不均匀分布及毒性的产生。还有一个问题是探针聚集和沉淀的趋势。

现在已经有的 cAMP 生物传感器能够进行基因合成并通过转染进入细胞。如 PKA 的 RII 亚基和 C 亚基分别与青蓝色 CFP 和黄色 YFP 进行连接。CFP 与 YFP 是两个能得到激发并有适合 FRET 释放光谱的荧光中心。在低 cAMP 水平下，当 PKA 处于非活化状态，用 430nm 进行照射，供体 RII-CFP 得到活化，能导致 CFP 发射出 480nm 处的荧光。当两个荧光中心靠近时，一部分活化的能量非辐射性的转导给 YFP，并发射出 545nm 处的荧光。当 cAMP 浓度下降时，R 和 C 亚基断开连接，CFP 和 YFP 之间的 FRET 遭到破坏，因此 CFP 在 430nm 的处理下只能发出 480nm 的荧光。FRET 变化能很便利的通过收集供体与受体发射强度的比值得到，并与 cAMP 的变化联系起来。通过基因编码建立在 FRET 基础上的 cAMP 感受器能很容易靶向至细胞特定区域，展现出不同细胞区域的 cAMP 实时定位图像。

这种 PKA 为基础的感受器的一个重要性质是，具备了与内源性 PKA 相同的与 AKAPs 的锚接性质。只有感受器与 AKAPs 相锚接，感受器才能有效地检测 cAMP 对于细胞受到儿茶酚胺类物质产生的变化。而与此相对的是，基因敲除后的变异体，如缺少二聚/锚接区域的 RII 亚基，不能与 AKAPs 相连接，因此感受器不能因给药儿茶酚胺后导致的 cAMP 上升而活化。

还有一个潜在的缺点为存在有两个相互独立的融合蛋白（RII-CFP 和 C-YFP 亚基），表达水平应该满足 FRET 的测量水平。且 C-YFP 亚基催化水平较高，过表达的感受器因此而有可能影响下游靶点，因而影响结果。为了克服这一点，许多基于 FRET 的 cAMP 单分子感受器得到开发。这些探针使用了一种 EPAC 蛋白或一种连接 CFP 和 YFP 的 cAMP 感受器片段，在与 cAMP 发生结合时可以调节这些融合蛋白的构象。

（二）PKA 的测定

1. 放射性核素方法测定 PKA 活性　一般 PKA 活性测定的原理是用放射性核素 $\gamma\text{-}^{32}\text{P-ATP}$ 催化活性测定法，即以放射性核素 $\gamma\text{-}^{32}\text{P-ATP}$ 为磷的供体，以特异的多肽为底物，分析 PKA 作用后把 ^{32}P 连接到底物上的量即代表蛋白激酶 A 催化活性。酶活性以每 mg 蛋白转移 ^{32}P 的 pmol 数表示。取脑组织 50mg，加入 1ml 提取缓冲液［含 25mmol/L Tris-HCl（pH7.4）、1mmol/L EDTA、10mmol/L EGT、10mmol/L β-巯基乙醇、1mmol/L PMSF，50mg/L Leupeptin，1mg/L pepstatin A］中，匀浆。4℃ 离心（14 000 × g）5min，取上清待测，样品在 4℃ BSA 中稀释。酶反应体积为 25μl，含 20mmol/L Tris-HCl pH7.4，0.8μg/μl Histone BA，5mmol/L MgCl₂，0.1mmol/L ATP，0.4μCi $\gamma\text{-}^{32}\text{P-ATP}$（约 50 000cpm），2μmol/L cAMP 或 0.5mmol/L Tris（pH7.4）及适量的酶液，于 25℃ 反应 30min，取反应液加在滤膜上，晾干后，用 75mmol/L 磷酸液洗 2 次，每次 15min。取出烤干，放入闪烁瓶中，于液闪仪上测其放射性强度。酶活性以每 mg 蛋白转移 ^{32}P 的 pmol 数表示，即 pmol/（min·mg protein）。

2. 免疫组化和 Western blotting 方法测定 PKA 含量　将实验动物麻醉后，先后用生理盐水和 4% 多聚甲醛固定液经主动脉灌流冲洗和固定。常规脱水，透明，石蜡包埋，连续冠状切片，进行免疫组织化学染色：切片常规脱蜡入水，3% BSA 室温孵育 1h，抗 PKA 一抗血清孵育过夜；生物素化相应二抗孵育 1h；SABC 孵育 1h，DAB/H₂O₂ 显色 10 ~ 15min；常规脱水、透明、封片。Western blotting 方法是需要提取组织或细胞蛋白，按照常规 Western blotting 方法操作，一抗选择 PKA，采用 HPR 标记的二抗，加入 ECL 发光液进行曝光。

3. ELISA 方法测定 PKA 含量　目前常用的商品化的试剂盒来进行测定。试剂盒应用双抗体夹心酶标免疫分析法测定标本中 PKA 水平。用纯化的抗体包被微孔板，制成固相抗体，往包被单抗的微孔中依次加入 PKA 抗原、生物素化的抗人 PKA 抗体、HRP 标记的亲和素，经过彻底洗涤后用底物 TMB 显色。TMB 在过氧化物酶的催化下转化成蓝色，并在酸的作用下转化成最终的黄色。颜色的深浅和样品中的 PKA 呈正相关。用酶标仪在 450nm 波长下测定吸光度（OD 值），计算样品浓度。

组织样本提取方法同上，匀浆后或取上清待测。血清或血浆样品也可用此方法检测。操作步骤参考试剂盒说明书。

（三）PDE 测定

1. HPLC 方法测定 PDE 活性　取出脑组织放入预冷的含 Ca^{2+}、Mg^{2+} 的磷酸盐缓冲液（DPBS，组成（g/L）：CaCl₂ 0.1，KCl 0.2，KH₂PO₄ 0.2，MgCl₂·6H₂O 0.1，NaCl 8，Na₂HPO₄·7H₂O 2.16）中。准确称取 0.1g 皮质脑组织，放入已预冷的组织匀浆器内，加 DPBS 液 1ml，匀浆；15 000r/min 离心 30min，取

上清液即匀浆可溶部分——酶样品,置于-70℃冰箱快速冰冻备用。色谱条件为:色谱柱为 Nova-Pak C_{18}($3.9mm \times 150mm$,$4\mu m$,Waters);流动相为甲醇-磷酸盐缓冲液(pH 6.86)= 1:9(V/V),流速为 $0.8ml/min$,柱温为室温;检测波长 254nm。PDE 活性的测定采用双管法。酶反应进行于含 $800\mu mol/L$ cAMP 的 DPBS 中,酶样品 $20\mu l$,反应液总量为 $100\mu l$,加样过程在冰浴中进行。加样后各管置于 37℃ 振荡水浴孵育 30min,然后 100℃ 加热 3min 终止反应;15 000r/min 离心 30min,取上清液 $80\mu l$,加 $60\mu mol/L$ 的次黄嘌呤 $100\mu l$ 作为内标,并加 DPBS $620\mu l$,振荡摇匀取 $20\mu l$ HPLC 进样,同时以灭活酶样品(100℃ 加热 3min)作对照。大鼠脑组织 PDE 活性以底物水解量表示:(对照管底物浓度-测定管底物浓度)/(匀浆可溶部蛋白质含量×酶反应时间),单位为 nmol/(g·min)。也有计算 PDE 活性比值:PDE 活性(%)=(空白管 cAMP 峰面积-对照管或给药管 cAMP 峰面积)/空白管 cAMP 峰面积×100。

2. 比色法检测 PDE 活性　取脑组织加至盛有 10ml 冰冷缓冲液(pH7.4,Tris-HCl 50mmol,$MgCl_2$ 1mmol,PMSF 1mmol,原矾酸钠 $100\mu mol$)的匀浆器中冰浴匀浆。匀浆液 4℃ 下 12 000×g 离心 10min,收集含有 PDE 的上清溶液。样本分为无酶活性对照组(PDE 溶液 100℃ 水浴煮沸变性 5min)、全酶活性对照组、给药组,后 2 组 PDE 未变性,每组 5 个测定管样品。测定管中分别包含赋形剂 DDW(无酶和全酶活性对照组)或含药溶液 $20\mu l$,酶溶液 $40\mu l$,30℃ 水浴孵育 50min。冰上加入底物 cAMP(1g/L)$20\mu l$ 后,30℃ 孵育 60min 进行酶反应。煮沸 90s 后立即于冰上冷却终止反应,4℃ 下 10 000×g 离心 10min。每 $50\mu l$ 上清加入 $20\mu l$ 蛇毒(1g/L)30℃ 孵育 20min。各加入质量分数为 50% TCA 水溶液 $20\mu l$,4℃ 下 10 000×g 离心 10min。取 $10\mu l$ 上清各加入 $200\mu l$ 定磷工作液(溶液 A:$50\mu mol$ 钼酸铵,$500\mu l$ 浓盐酸,1ml DDW;溶液 B:$5\mu mol$ 孔雀石绿,4.5ml DDW;用前溶液 A 与 B 按 1:3 体积比混合),酶标仪 620nm 处读 OD 值,检测系统中磷酸根含量。

(四)AC 测定

1. 原位杂交技术　海马 CA1 区 AC mRNA 阳性神经元计数:选取海马 CA1 区部位,常规石蜡切片。3% 胃蛋白酶室温下消化 5～120s;放入含有 1/1000DEPC 水的 1% 多聚甲醛(pH7.2～7.6)中固定 10min;加预杂交液 $20\mu l$,38～42℃ 恒温箱孵育 2～4h;加杂交液,38～42℃ 恒温箱中杂交,过夜;再依次滴加封闭液、生物素化鼠抗地高辛、生物素化过氧化物酶;常规脱水、透明、封固。在 10×40 倍光学显微镜下观察,计算海马 CA1 区 AC mRNA 阳性神经元与神经元总数的比值。

2. 放免方法测定 AC 活性　取适量组织样品,按 1:40 加入预冷的 Tris-HCl 缓冲液(0.05mol/L,pH7.4),在冰浴下匀浆。反应总体积为 $500\mu l$,其中含有 50mmol Tris-HCl 缓冲液,8mmol 茶碱,4mmol DTT,1mmol EGTA,1mmol ATP。加入适量组织匀浆后,30℃ 水浴保温 15min,于沸水中加热 3min 终止反应,冷却后于 3000r/min 离心 10min,取上清液测 cAMP。反应以双管进行,对照管将匀浆在沸水中加热 3min 使酶失活,其他步骤同实验管。cAMP 的测定按放射性核素放免测定试剂盒说明进行。将反应管 cAMP 的量减去对照管的 cAMP 量即为 AC 催化生成的 cAMP 量,用此量计算出酶的活性。

(五)CREB 的测定

1. ELISA 方法测定 CREB 含量　其原理为:用纯化的抗体包被微孔板,制成固相载体,往包被抗 CREB 抗体的微孔中依次加入标本或标准品、生物素化的抗 CREB 抗体、HRP 标记的亲和素,经过彻底洗涤后用底物 TMB 显色。TMB 在过氧化物酶的催化下转化成蓝色,并在酸的作用下转化成最终的黄色。颜色的深浅和样品中的 CREB 呈正相关。用酶标仪在 450nm 波长下测定吸光度(OD 值),计算样品浓度。

2. Western blotting 方法或免疫组化方法测定 CREB 含量及其磷酸化水平　组织 50mg,加入预冷的 $150\mu l$ 的 RIPA 工作液 [含 7.88g/L Tris-HCl,8.77g/L NaCl,1.86g/L EDTA,2.1g/L NaF,1% SDS(g/g),1% NP 40,0.5% 去氧胆酸钠,1mmol/L DTT,1mmol/L PMSF,$5\mu g/ml$ 抑亮肽酶,$2\mu g/ml$ 抑肽酶,1% Na_2VO_3],采用玻璃匀浆器进行匀浆后冰浴 30min,离心 15 000r/min,4℃,15min,取上清,BCA 法测定样品总蛋白含量。

每组各取总蛋白样品上样,于 10% SDS-PAGE 电泳分离,电泳完毕转移至 PVDF(Millipore)膜上,3% BSA 室温封闭 2h,加一抗 p-CREB、CREB 于 4℃ 孵育过夜,TBST 洗 5min×3 次,加二抗 HRP 标记的 IgG 室温孵育 2h,TBST 洗 5min×4 次,ECL 显色。上述实验重复 3 次,用 ScanImage 软件对结果进行半定量分析。

免疫组化方法同上 PKA 测定免疫组化方法，仅一抗选用 CREB 或 p-CREB。

3. EMSA 检测 CREB/DNA 结合活性方法 同上分离海马，提取组织核蛋白，测定 CREB/DNA 结合活性。用考马斯亮蓝 G250 试剂盒测定每一组样品蛋白浓度。含有 CREB 特异性识别位点的双链脱氧寡核苷酸为：5′AGAGATTGCCTGACGTCAGAGAGCTAG3′和 5′CTAGCTCTCTGACGTCAGGCAATCTCT3′，用 T_4 多核苷酸激酶进行末端标记 $\gamma\text{-}^{32}P\text{-}ATP$，乙醇沉淀法纯化标记的寡核苷酸。取 $50\mu g$ 核蛋白与放射性核素标记的 DNA 探针（3.5pmol，$10\mu Ci$）在室温下进行结合反应 30min，反应成分包括：1mmol/L $MgCl_2$，0.5mmol/L EDTA，0.5mmol/L DTT，50mmol/L NaCl，10mmol/L Tris-HCl（pH 7.5），$0.05\mu g$ poly（dIdC）和 40g/L 甘油，总体积为 $9\mu l$。60g/L 聚丙烯酰胺凝胶电泳，凝胶置真空干胶仪上真空干燥，$-70^\circ C$ 放射自显影 48h。上述实验重复 3 次。结果用凝胶图像分析管理系统对电泳谱带进行半定量分析，取其面积与光密度值的乘积代表 CREB 的相对活性。

4. 双荧光素酶报告基因方法测定 CREB 转录活性 转录因子与启动子结合后能够促进基因的表达，根据这一原理将报告基因如荧光素酶（luciferase）前加入与某一转录因子能够特异结合的启动子，利用该报告基因的表达情况，可检测该转录因子的活性，以及调节其活性信号通路的变化、同时也能够检测外界刺激或某一基因表达产物对该信号通路的影响。细胞接种于 24 孔板融合后，pCRE-Luc 200ng 在 Lipofectime ™2000 介导下转染细胞，24 小时后裂解细胞，裂解蛋白上清根据试剂盒说明书进行检测。

二、Ca^{2+}-CaMKⅡ 信号转导通路

许多细胞活动都受到胞质 Ca^{2+} 浓度波动的调节。Ca^{2+} 细胞内的重要的信息分子，作为普遍存在的第二信使参与许多细胞功能，如调节细胞分裂、环核苷酸的代谢、磷脂酰肌醇循环，以及和 DNA 的合成等密切相关。细胞自由 Ca^{2+} 的分布与转移是形成钙信号的基础。细胞溶质 Ca^{2+} 浓度增加与高度亲和 Ca^{2+} 的蛋白质或酶结合，使其激活引起细胞反应，起到传递细胞外信号的作用。因此，胞内游离库 Ca^{2+} 浓度的调节，是信息传递过程中的关键环节。突触前和突触后神经元内钙离子浓度的增高，均与 LTP 的发生及维持有关。突触前神经元内 Ca^{2+} 浓度升高的意义在于，使突触囊泡释放的概率和效率增力，促进神经递质释放。而 Ca^{2+} 流入突触后神经元是 LTP 产生的触发因素。突触后 Ca^{2+} 浓度的升高，还可激活突触后钙依赖蛋白激酶，进而促进与学习记忆密切相关蛋白新的合成，这对 LTP 的维持至关重要。它还可引起细胞的骨架蛋白结构重排，突触后面积增大，减小了突触传递时的电阻，易化了 LTP 的形成。

CaMKⅡ 是细胞内钙离子升高而激活的与学习记忆、LTP 形成密切相关的一重要蛋白。它在神经递质的合成与释放、骨架蛋白磷酸化、突触可塑性、基因表达等方面有着重要的生物学作用，是信息传导通路中的重要因子。自 1989 年发现 CaMKⅡ 抑制剂能阻断海马 CA1 区的 LTP 后，人们对 CaMKⅡ 进行了大量研究。选择性敲除 CaMKⅡα 亚基后小鼠 LTP 的幅度明显减弱，同时空间学习能力明显降低。Giese 等证明细胞内钙离子升高激活 CaMKⅡ 后，它又通过 Thr286 自身磷酸化使其从 Ca^{2+} 依赖型转化成 Ca^{2+} 非依赖型，这样激酶分子在学习结束后仍能持续保持活化状态，这对 LTP 的维持表达、学习记忆保持具有十分重要的作用。活化的 CaMKⅡ 可以通过多种途径影响 LTP 的诱导维持、学习记忆形成。当神经冲动引起谷氨酸受体活化、使与谷氨酸受体偶联的 Ca^{2+} 离子通道开放，Ca^{2+} 进入胞内，高浓度的 Ca^{2+} 进而激活 CaMKⅡ，活化的 CaMKⅡ 通过磷酸化 Thr286 变为不依赖 Ca^{2+} 的活化状态。活化的 CaMKⅡ 可作用多种底物。Strach 等发现，自身磷酸化后的 CaMKⅡ 移向突触后致密物（PSD），并聚集在那里，他进一步研究发现，活化的 CaMKⅡ 结合于 NMDA 的 NR2B 亚基，CaMKⅡ 自身磷酸化后与 NR2B 的亲和力增加，这样不仅使得 CaMKⅡ 靠近 NMDA，也靠近 AMPA 受体．从而使后者磷酸化。在突触后，它可使 AMPA 受体 831 位丝氨酸磷酸化，提高 AMPA 受体的电导率及其对谷氨酸的敏感性，而且还能促进 AMPA 受体转移。

（一）细胞内钙离子浓度测定

细胞内 Ca^{2+} 的测定方法有原子吸收光谱法、金属铬指示剂法、偶氮胂指示剂法、离子微电极测定法、放射示踪法及标记示踪法等。目前常用标记示踪法，即用荧光探针标记靶细胞。常用的荧光探针有 quin-2/Am、Fura-2/Am 及 Indo-1 等。Fura-2/Am 和 Indo-1 较为敏感。

1. 焦锑酸钾沉淀法和电子分光成像技术 此方法主要用来观察钙离子在细胞内的分布情况，最早由

Komnick 于 1962 年所提出，用作检测胞内的钠离子。大量事实表明，钙离子是沉淀产物的主要成分。于是，焦锑酸钾沉淀法合并应用电子分光成像技术（ESI）用于定位检测胞内钙离子。Maurer 等用此方法对豚鼠柯替氏器内毛细胞和外毛细胞内沉淀钙的含量进行了比较并分析其分布对细胞功能的影响。

操作步骤：将待测细胞浸泡于含 3% 戊二醛的固定液中，然后放入 2% 焦锑酸钾液中 3h（pH 7.2）。冲洗后，再将标本固定在 1% 四氧化锇中，浸泡于 2% 焦锑酸钾中 1h（pH 7.2）。再清洗后，用乙醇脱水，嵌入 spur 溶剂中，做超薄组织切片，用电镜观察。镜下，沉淀钙可表现为电子致密区或发光区。

此外，Stasio 等提出了一种新的细胞内微量元素分析的方法，采用紫外线灯照射标本，然后用同步加速器分光显微镜观察标本，此法与传统方法相比具有诸多优点。

2. 原子吸收分光光度法 原子吸收分光光度法是利用测量自由原子对特征谱线的吸收程度来检测标本的元素组成和含量。它具有测定灵敏度高、检出限小、干扰少、操作简单、快速等优点。定量分析常用的方法有标准曲线法、标准加入法和内标法。

3. 电极法 Ca^{2+} 选择性电极是通过电势来测定 Ca^{2+} 的浓度，将离子络合剂参入液态的亲脂膜，使膜自身可选择性的从水溶液中提取离子，并加以转移，产生与浓度差成比例的膜电势。在没有其他离子干扰的情况下，未知离子浓度（C）和参比浓度（Cr）间的电势差（ΔV）符合 $\Delta V = 28\log（C/Cr）$ 的 Nernst 方程。Ca^{2+} 选择性电极的动态范围比荧光指示剂宽，但对游离 Ca^{2+} 改变的反应时间（约 $0.5 \sim 1s$）比荧光指示剂慢。该方法能直接测定细胞内 Ca^{2+} 浓度，连续提供活细胞内 Ca^{2+} 的动态变化信息，但是电极穿刺不适合太小的细胞。离子选择性微电极作为一种快速、方便和相对便宜的方法，目前多用于植物组织及细胞内 Ca^{2+} 测定。

4. 电子探针 X 线微区分析法 此法是利用高速细电子束轰击标本（组织冷冻切片），使标本所含元素发射一定波长的 X 线，然后用 X 线检测器接收 X 线量子，根据 X 线的波长和强度来计算元素的活性和含量。该方法具有保存细胞超微结构和元素定位、定量分析的优点。

5. 放射性核素示踪法 对 Ca^{2+} 利用放射性核素 $^{45}Ca^{2+}$ 进行示踪，可测量出通过细胞膜转运到细胞内 Ca^{2+} 增加的速度及浓度大小，揭示钙离子通道和钙离子泵的作用，目前主要用于测定跨膜 Ca^{2+} 流动，静息状态的测定效果不理想。放射性核素作为示踪剂可以检测 $1.0 \times 10^{-18} \sim 1.0 \times 10^{-19}$ 的放射性核素，比普通化学分析法的灵敏度 10^{-12} 要高得多，确定放射性示踪剂在组织器官中的定量分布，可以达到细胞、亚细胞乃至分子水平，并且测量方法简便易行，更符合研究对象的生理条件。其缺点是需要特定的同位素测定仪，注意示踪剂的同位素效应和放射效应问题。

6. 核磁共振法 $^{19}FNMR$ 是一种细胞内 Ca^{2+} 测定的非光学方法，由于正常生物体内含氟成分很少，为了得到足够的响应，在检测游离 Ca^{2+} 浓度时需要使用含氟指示剂，目前常用的是 nF-BAPTA［n fluoro-1, 2-bis（2-amino-phenoxy）ethane-N, N, N′, N′tetraacetic acid］衍生物。nF-BAPTA 不能以游离酸形式直接进入细胞内部，需要经过化学修饰以乙酰氧甲酯（acetoxymethyl-ester, AM）的形式（nF-BAPTA-AM）进入，之后在细胞内水解，重新成为游离酸形式，与细胞内游离 Ca^{2+} 结合形成螯合物 Ca^{2+}-nF-BAPTA。这种结合具有快交换和慢交换两种性质，取决于 Ca^{2+} 相对于 nF-BAPTA 的解离程度 Kd。用核磁共振检测具有快交换性质的 5F-BAPTA 在 NMR 波谱图上得到 2 个峰：结合 Ca^{2+} 的 Ca^{2+}-5F-BAPTA 峰和未结合 Ca^{2+} 的 SF-BAPTA 峰，由 2 峰的峰面积比和解离常数，可计算细胞内游离 Ca^{2+} 浓度；对于具有慢交换性质的 4F-BAPTA 会出现单峰，利用结合与未结合 Ca^{2+} 的 4F-BAPTA 的化学位移计算 Ca^{2+} 浓度。

此法具有非破坏性和无损伤性，能在近生物样本生理状态下连续动态地检测细胞内游离 Ca^{2+}，显示完整的有机组织细胞内 Ca^{2+} 的变化。主要缺点是实验室必须备有核磁共振仪，测定成本高。

7. 离子指示剂法 离子指示剂，又称为离子探针或染料，目前已成为观察细胞内游离离子浓度及其动态变化和空间分布极有价值的工具。Ca^{2+} 指示剂法是目前测定细胞内 Ca^{2+} 应用最广泛最简便的方法。

（1）光吸收指示剂法 在荧光指示剂问世之前，光吸收指示剂用于测定细胞内 Ca^{2+} 已相当普遍，但是 Arsenazo-III、Antipyrylazo-III 和 purpurate diacetic acid（PDAA）等的应用没有普及，是因为它们对细胞内典型的 Ca^{2+} 不敏感，不能提供单层或单个细胞中研究 Ca^{2+} 的真实电位，在此不予详述。

（2）合成荧光指示剂法 钙荧光指示剂法是目前应用最广泛的，也是较好的测定胞内 Ca^{2+} 浓度的方法。这种荧光指示剂对 Ca^{2+} 有高度选择性和高亲和力，能够检测低浓度的 Ca^{2+}，并且应答迅速。根据激发或发射光谱的特征，可将它们分成单波长荧光指示剂和双波长荧光指示剂。

合成指示剂具有 2 种形式，一种是与 Ca^{2+} 结合却无法进入细胞内的游离形式，另一种是将指示剂带人细胞内的 AM 衍生物形式。AM 形式指示剂通过细胞膜进入细胞内，被细胞内非特性酯酶水解，生成游离形式指示剂与 Ca^{2+} 结合，显示荧光光谱发生量的变化，据此测定细胞内 Ca^{2+} 的浓度。有些商品化合成指示剂也可制成葡聚糖共聚物形式，用以帮助指示剂通过细胞膜。合成指示剂根据其光谱特点可分为单波长激发指示剂、双波长激发指示剂和双波长发射指示剂 3 种。

1）单波长激发指示剂 Quin2 是第一代荧光指示剂，在 340nm 处激发，505nm 处可观察到结合 Ca^{2+} 的发射峰强度的增加。1982 年，加利福尼亚大学的 Tsien 等合成出了第 1 代 Ca^{2+} 荧光指示剂，包括 Quin21、Quin22、Quin23。其中 Quin22 的准确度较高，对钙的亲和力较高，适于静态细胞钙的测定，但具有对温度敏感、激发波长较短、光稳定性差及离子选择性差等缺点，并且所需的 Quin22 浓度较高，要达到 0.5mmol/L 才能高出背景荧光。在生理条件下 Quin2 的解离常数 Kd 为 115nm，使其适于测定静息状态或接近静息状态下的细胞内 Ca^{2+} 的浓度，无法检测 $1\mu mol/L$ 以上的 Ca^{2+} 浓度。量子产率低限制了此种指示剂的应用，特别是在更多的荧光比率探针引人以后。但是，Quin2 类具有一些有用的特性，如 BAPTA 是优良的细胞内 Ca^{2+} 缓冲剂，可用来观察 Ca^{2+} 依赖性现象。随后发展的单波长激发指示剂有更高的荧光强度，如第三代荧光指示剂 Fluo3，用 500nm 波长的可见光激发，发射波长 530nm，Fluo-3 结合 Ca^{2+} 后的荧光强度比游离态的高出 35～40 倍，从而避免了透镜吸收和细胞自身的荧光干扰。Fluo-3 是一种长波指示剂，可作为激光共聚焦成像研究以及与其他类型荧光指示剂结合作双标记研究。由于 Fluo-3 的激发波长位于可见光，光源易找到，价格便宜，对 Ca^{2+} 反应灵敏，目前受到广泛的应用。Fluo3 对 Ca^{2+} 的特异性强，亲和力弱（Kd = 400nmol），常与激光扫描共聚焦显微镜或双光子激光共聚焦显微镜联用，测定细胞悬液及单个细胞内 Ca^{2+} 的原位动态变化。Quin2 与 Fluo3 也可与流式细胞仪联用测定细胞悬液中 Ca^{2+} 的平均浓度。

2）双波长激发指示剂 1985 年第 2 代钙荧光指示剂出现，包括 Fura-1、Fura-2、Fura-3、Indo-1，其中 Fura-2 最好。Fura-2 激发特性与钙浓度有关，当介质中无钙时，Fura-2 的激发峰为 380nm；与钙结合后导致荧光光谱移动，当被 Ca^{2+} 饱和后，340nm 处激发荧光强度上升 3 倍，而 380nm 处激发荧光强度下降 10 倍，即分别以 340nm 和 380nm 激发，得到发射光（502～520nm）强度的比例，这种比例与细胞内钙浓度呈线性关系，故准确度较高。Fura-2 测定细胞内 Ca^{2+} 可以减少染料负载，增强钙浓度计算的准确性，且光漂白作用低。缺点是进入细胞内 Fura-2 随时间推移将泄漏到细胞外，所以应尽量缩短测定时间。Fura-2 与双波长显微荧光分光光度计联用测定单细胞内 Ca^{2+} 浓度，与流式细胞仪联用测定细胞悬液 Ca^{2+} 浓度，与双波长荧光分光光度计联用测定细胞悬液及单细胞 Ca^{2+} 浓度。与 Quin-2 相比，Fura-2 分子中的呋喃环和噁唑环提高了它的离子选择性和荧光强度。Indo-1 也是典型的双发射荧光指示剂，具有 Fura-2 的优点，不同的是 350nm 激发后的发射峰由游离态时的 485nm 移至饱和态时的 410nm，410～480nm 的荧光比值与 Ca^{2+} 浓度成正比。其优点与 Furo-2 相同，但 indo1 的光漂白作用明显，测定时应尽量减少狭缝宽度，并尽量缩短激发光照射时间，也可用荧光比率来反映细胞内 Ca^{2+} 的浓度，可与激光扫描共聚焦显微镜及流式细胞仪联用。

（3）测定方法 使用荧光剂测定细胞内 Ca^{2+} 的过程一般包括荧光剂负载、荧光强度测定和离子浓度计算 3 个步骤。

1）荧光剂负载 目前常用以下方法将荧光指示剂导入细胞。

孵育法：荧光指示剂被酯化后，很容易跨过质膜进入细胞内。在胞内，酯形式指示剂被非特异性酯酶水解，重新与 Ca^{2+} 结合。此法不太适用于植物细胞，由于其细胞壁中存在酯酶，荧光指示剂在进入细胞前就被分解了。

电击法：电击法是用高强度的电脉冲，引起细胞自修复性穿孔，将游离态的 Ca^{2+} 荧光指示剂导入细胞原生质体。此方法最适于细胞悬液，但会对细胞造成暂时性的伤害。

显微注射法：显微注射法包括离子微电泳注射和压力注射两种。离子微电泳注射适合于带电荷低分子量指示剂的导入；压力注射适合于中性或在电场下不移动的荧光指示剂。

酸导入法：此法利用酸性条件下，指示剂处于不带电荷的非解离状态，有可能通过细胞膜进入细胞内，由于细胞质中 pH 较高，指示剂发生解离，与细胞质中的 Ca^{2+} 结合。此法对细胞无害，既适于单个细胞，也适于悬浮液测定，还能用于植物细胞。

2）荧光强度测定 目前常用的有荧光分光光度计、显微荧光光度计、激光共聚焦扫描显微镜以及荧光比率图像技术等。

3）离子浓度计算 对于单波长激发或发射的荧光指示剂，可按下式计算：$[Ca^{2+}] = Kd(F - Fmin)/(Fmax - F)$。式中 Kd 为荧光剂与 Ca^{2+} 形成配合物的解离常数。Fmin 和 Fmax 为最小荧光强度和最大荧光强度。校正方法是：测量最大值时，用一种 Ca^{2+} 载体（如：A 23187）使胞内 Ca^{2+} 饱和，测量最小值时，用荧光指示剂的淬灭剂 Mn^{2+} 淬灭荧光来求得最小值。而对于双波长的荧光指示剂，用比值信号来求胞内游离 Ca^{2+} 浓度，不必校正。用下式计算细胞内游离 Ca^{2+} 浓度：$[Ca^{2+}] = Kd(Fd/Fs)(R - Rmin)/(Rmax - R)$，式中 Kd 为荧光剂与 Ca^{2+} 形成配合物的解离常数。Fd 和 Fs 分别表示荧光剂没有结合 Ca^{2+} 和被 Ca^{2+} 饱和时在 340～380nm（对于 Fura-2）处的荧光强度。R 为实验观察到的荧光比值。Rmin 为胞内荧光剂最小量结合 Ca^{2+} 时的荧光比值，Rmax 为胞内荧光剂被 Ca^{2+} 饱和时的荧光比值。Rmin 和 Rmax 可通过实验测定。Ca^{2+} 在细胞功能调节上有重要作用，为了对其作用机制有更全面的了解，研究胞内 Ca^{2+} 浓度的变化是非常重要的。目前由于研究水平的限制，各种方法都有待完善，可以预计，随着测定技术和仪器装置的不断进步，以及新荧光剂的合成，一定会有更有效的方法出现。

对不同荧光指示剂操作方法是不同的，现介绍 2 种荧光指示剂的具体操作方法：

Fura-2 的测定方法：Fura-2 导入细胞的方法有：①微注射法，直接将 Fura-2 注入细胞内。但此法可导致染料的迅速泄漏；②膜片钳微量吸移法；③Fura-2/AM 与细胞温孵法，此法对细胞无损伤。Fura-2 有较强亲水性，较难进入细胞内，Fura-2/AM 为 Fura-2 的酯化型，为脂溶性，可自由通过细胞膜。用 Fura-2/AM 与细胞一起温孵，Fura-2/AM 进入细胞，被胞内酯酶水解成 Fura-2，然后与钙离子结合。操作步骤：首先将待测细胞在 37℃ 及含 5% 二氧化碳的空气置于 MEM 培养液中孵育，该培养液含有 2.2g/L $NaHCO_3$、50μ/ml 青霉素、50μg/ml 链霉素和 10% 胎牛血清。24～36h 后，在 37℃ 将细胞在含有 0.00125% F-127（一种非离子化的表面活性剂，为多羟基化合物）和 2.5μmol/L Fura-2/AM 的 NBS 培养液中孵育 30min，NBS 含有 140mmol/L NaCl，5mmol/L KCl，2.5mmol/L $CaCl_2$，1.1mmol/L $MgCl_2$，2.6mmol/L 葡萄糖和 10mmol/L Herps，再用不 Fura-2/AM 的 NBS 液清洗 3 次，在室温下再将待测细胞于 NBS 液中孵育 5～30min，以保证 Fura-2/AM 完全水解。然后，在室温下取单个细胞或 4～8 个细胞群，置于倒置显微镜载物台上，用其带有的荧光分光光度计测定。激发波长选用 350nm 和 380nm，发射波长为 505nm。要排除因背景荧光和染料泄漏的误差。计算胞内钙离子浓度的公式为：$[Ca^{2+}]i = Kd \times$。其中，R、Rmin、Rmax 分别为实验中测得的荧光值、钙离子浓度为 0 时的荧光值、钙离子浓度饱和时的荧光值。Fmin、Fmax 为游离型和结合型染料在 380nm 的荧光值。Fmin、Fmax 为钙离子离解常数（224nmol/L）。

Fura-2 荧光测定的影响因素有：①温度：温度可引起 Fura-2 荧光强度的改变。同时，温度不同，Kd 值也不同；②溶剂的极性和黏性：Fura-2 结合入细胞后，溶剂的极性是造成荧光兴奋波长值改变的主要机制。另外，胞内环境黏性可影响 Fura-2 的荧光强度。黏性和光之吸收或散射，与胞内结合型和游离型染料的相对峰值的改变相关；③Fura-2/AM 的胞内水解：Fura-2/AM 入胞后，被胞内酯酶水解为 Fura-2。Fura-2/AM 的完全水解是 Fura-2 荧光测定值准确的一个重要条件。如果 Fura-2/AM 不完全水解或除了 Fura 还有其他对钙离子不敏感的代谢产物存在时，利用 Fura-2/AM 的荧光比率法测量的准确性就会受影响。另外，如果发生 Fura-2 的泄漏，测量准确性也受影响；④pH 值：当荧光物质本身是弱酸或弱碱时，溶液的 pH 值对该荧光物质的荧光强度有较大影响。此外，细胞内 pH 值升高，可以抑制钙离子峰值的出现，使胞内钙离子浓度降低；而 pH 值降低则可升高胞内钙离子浓度水平，这些钙离子来自胞内钙库的释放，是通过内质网膜上的 Ca^{2+}-H^+ 交换酶（Ca^{2+}-H^+-ATPase）实现的。胞内 pH 值降低，氢离子浓度升高，Ca^{2+}-H^+ 交换加强，胞浆内钙离子增加。

Fluo-3 荧光测定法：Fluo-3 是最新一代的钙离子荧光指示剂，其激发波长为 530nm，可用可见光作激发光源。其测定方法常采用图像分析或流式细胞术。首先将 Fluo-3/AM 负载入细胞，将 Fluo-3/AM 用无水二甲基亚砜（DMSO）配置成 2mmol/L 的储存液，用 DMSO 配置 20% F-127 储存液，然后在室温条件下将待测细胞在含有 2μmol/L 的 Fluo-3/AM 和 3μl/ml 储存液的 Hanks 液中孵育 20min，再用含 1% 胎牛血清的 Hanks 液将细胞稀释至原浓度 1/5（2×10^6 个/ml），再在（37.5±0.1）℃水浴 40min。细胞清洗后，配置成细胞悬液。然后，将细胞依次加入一系列已知钙离子浓度的 Ca^{2+}/EGTA（乙二醇双乙胺醚-N, N'-四乙酸）缓冲液中（EGTA 浓度从 0~10mmol/L，钙离子浓度从 0~39.8μmol/L）。此缓冲液中含有 100mmol/L KCl，10mmol/L mops，pH7.2。然后在缓冲液中加入：① 0.5μg/ml nigericin（预先在乙醇中溶解）。Nigericin 是一种钾离子和氢离子的离子载体，它使细胞膜内外的 pH 梯度为 0，从而阻断跨细胞膜、线粒体膜的离子转运，使膜电位消失；② 2μmol/L CCCP（预先溶于丙酮）。CCCP 是一种线粒体氧化磷酸化过程的阻断剂，从而停止产生 ATP，进而抑制跨细胞膜、线粒体膜和内质网膜的离子泵的活动；③ 10μmol/L A23187 离子载体，预先溶于 DMSO 中。A23187 可以诱导跨膜的 Ca^{2+}-H^+ 交换。因此，在加入上述试剂后，细胞内的游离钙离子浓度［Ca^{2+}］i 就和已知的胞外游离钙离子浓度相等，然后，在 37.5℃条件下孵育至少 2h，然后用流式细胞术测定细胞的荧光强度。每一次操作完成后都应做测定。此方法的原理是先用已知钙离子浓度的钙离子/EGTA 缓冲液绘制标准曲线，然后测出细胞的荧光强度，从标准曲线查出其钙离子浓度值。

8. 发光蛋白指示剂法 在 20 世纪 60 年代初，Shimomura 等从多管水母属（*Aequoria victoria*）中分离出 1 种钙水母荧光蛋白，该蛋白与 Ca^{2+} 结合后，辅基被氧化并发出蓝光。这种蛋白对生物体内 Ca^{2+} 的微量变化很灵敏，在 0.1~10μmol/L 范围内，荧光强度与 Ca^{2+} 浓度成正比。第一次测定活细胞内 Ca^{2+} 是 20 世纪 60 年代用水母素发光蛋白测定巨肌纤维细胞内 Ca^{2+}，之后由于其光输出量与 Ca^{2+} 浓度成对数而不是线性关系，且使用起来需要显微注射，最终限制了它的应用。水母素作为现代 Ca^{2+} 指示剂的再现，是在发现细胞可以被水母素 cDNA 转染而发生细胞隔室内发光蛋白的表达之后。水母素复合体由相对分子质量 21 000 的脱辅基水母蛋白、发光基团（coelenterazine）和分子氧组成。水母素包含 3 个 Ca^{2+} 结合位点，Ca^{2+} 结合 2 个以上位点时就会释放分子氧，氧化 coelenterazine 为 coelenteramide，最终发出蓝光。水母素选择性的定位到细胞器或细胞区域（如线粒体、胞核、内质网或质膜）意味着可以测定细胞内特定区域的 Ca^{2+} 浓度。它具有信噪比高，避免细胞和反应物的自发光以及信号检测只需要简单的光电倍增管等优点。在近几年出现的绿色荧光蛋白（GFP）的衍生物作为新一代的 Ca^{2+} 指示剂，既有应用水母素伴随的所有定位的优势，又能对 Ca^{2+} 显影，无损坏的获得 Ca^{2+} 浓度的近似值。最初的探针以观察到的荧光共振能量转换（FRET）为基础，发生在 GFP 的蓝色和氰色突变体以及绿色和黄色突变体之间。这些探针进一步改良，产生了以 GFP 为基础的不依赖于 FRET 的 Ca^{2+} 指示剂，包括 Camgaro、Pericam 和 G-CaMP 探针。这些荧光蛋白指示剂代表着检测细胞内 Ca^{2+} 的能力又向前迈了一大步，避免了合成 Ca^{2+} 指示剂染料泄漏、房室化及非特异性负载的一些普遍问题，它们定位的优势是本质的，又可与合成指示剂共用检测仪器，但也带有它们自身的限制，最主要的缺点是需要合适的分子生物学设施。

总之，对细胞内 Ca^{2+} 浓度的准确检测能更深入地认识许多生理病理过程，对药物作用机制的研究有重要意义。由于 Ca^{2+} 测定方法很多，每种都有其独特的优点，所以在实验前应仔细选择检测方法、指示剂以及信号检测仪。迄今为止，没有一种测定方法是适合于所有的细胞内 Ca^{2+} 研究的，研究者应根据自己的实验目的，所用细胞的种类，实验室条件及可用的仪器，做出合理的实验设计，以最终获得成功的实验结果。

（二）CaMK Ⅱα 表达及活性的测定

1. PCR 测定 CaMK Ⅱα 表达 用 Trizol 提取海马神经元总 RNA，取 2.0μg 总 RNA，经 M-MLV 反转录酶 37℃ 反转录 60min，合成 cDNA。在 25μl 反应体系依次加入 2.0μl cDNA 产物、10 × PCR 缓冲液、10pmol/L CaMK Ⅱα 及 β-actin 上下游引物、2.0mmol/L dNTP、25mmol/L MgCl$_2$、1U Taq DNA 聚合酶，循环参数为：95℃ 5min；95℃ 30s；54℃ 30s；72℃ 30s；进行 35 次循环后进一步延伸 72℃ 10min。

采用 Primer 软件自行设计 CaMK Ⅱα 及 β-actin 引物，扩增片段长度分别为 295bp 及 445bp。CaMK Ⅱα：上游 5′-AAT GAT GGC GTG AAG GAA-3′；下游 5′-TCA GGT GGA TGT GAG GGT T-3′。β-actin：上游

5'-GAG GGA AAT CGT GCG TGA C-3'；下游 5'-CTGGAA GGT GGA CAG TGA G-3'。

扩增产物经 1.5% 琼脂糖凝胶电泳，用美国 UVP 凝胶成像分析管理系统对电泳谱带进行半定量分析。

2. Western blotting 测定 CaMK Ⅱα 表达及磷酸化水平　参照 CREB 的测定方法，仅一抗为 CaMK Ⅱα 和 p-CaMK Ⅱα（Thr286）。

3. 放免测定 CaMK Ⅱα 活性　样品 10μl，加入 50μl 反应液中，反应液包括：0.01mol/L MgCl$_2$，0.02mol/L Tris-HCl（pH7.4），2×10^{-5}mol/L。Syntide-2，1g/L 牛血清白蛋白，1×10^{-4}mol/L ATP，1μl Ci$^{γ-32}$P ATP。总钙调蛋白激酶Ⅱ活性测定加 1×10^{-3}mol/L CaCl$_2$，10mg/L 钙调蛋白。Ca^{2+} 非依赖性 CaMK Ⅱ活性测定加 5×10^{-3}mol/L EGTA。Ca^{2+} 依赖性 CaMK Ⅱ活性为总 CaMK Ⅱ活性与 Ca^{2+} 非依赖性 CaMK Ⅱ 活性之差。CaMK Ⅱ活性用每分钟每 10^5 细胞参入 syntide-2 的 ^{32}P 的 fmol 数表示，取 20μl 加至滤膜上，用 7.5×10^{-2}mol/L 磷酸洗 3 次，乙醇吹干，液闪仪测定。

4. 荧光免疫方法测定 CaMK Ⅱα 活性及表达　可用荧光偶联的 CaMK Ⅱα 或 p-CaMK Ⅱα 的一抗上，或者荧光偶联的二抗，采用荧光显微镜观测 CaMK Ⅱα 或 p-CaMK Ⅱα 的变化。

随着分子生物学技术的发展，现构建荧光蛋白标记的 CaMK Ⅱα 质粒（如 GFP-CaMK Ⅱα）已相当成熟，可将其转染到细胞，采用荧光显微系统进行时观测 CaMK Ⅱα 的变化。

并且，也有将 CaMK Ⅱα 底物 GFP-AS 转染到细胞中，采用荧光显微成像系统时观测 CaMK Ⅱα 的活性变化。

三、PLC/PKC 信号转导通路

PLC/IP$_3$ 信号转导通路在神经营养因子释放的自身调节和突触可塑性方面起着非常重要的作用。细胞外许多信号，如细胞因子、生长因子、表面抗原等均可借助 PLC 信号途径作用于细胞。PLC 可通过 PTK 途径活化，也可通过 PI$_3$K 途径活化。激活的 PLC 水解 PIP$_2$，产生 IP$_3$ 和 DAG，前者诱导细胞内钙离子释放，从而促进 LTP 的形成和维持；后者作用于 PKC。PKC 可以激活 MAPK 信号通路，也可使 CREB 磷酸化，从而介导 LTP 形成。

在此信号转导通路中涉及多个第二信使的变化：IP$_3$、DAG、Ca^{2+}，以及 PKC 的变化，这都是研究此信号通路中常检测的分子。

（一）IP$_3$ 的测定

1. 放射性核素方法　采用 ^{3}H-TdR 标记的肌醇标记靶细胞后，用不同的刺激剂刺激细胞，分离磷脂酰肌醇混合物，通过阴离子交换层析柱分离洗脱，收集 IP$_3$ 洗脱峰后进行液闪测定。此外，还可以使用 D-myo-IP$_3$ ^{3}H 分析系统直接测定粗提物中的 IP$_3$ 含量，此方法简易、敏感。

2. ELISA 方法　用纯化的抗体包被微孔板，制成固相载体，往包被抗 IP$_3$ 抗体的微孔中依次加入标本或标准品、生物素化的抗 IP$_3$ 抗体、HRP 标记的亲和素，经过彻底洗涤后用底物 TMB 显色。TMB 在过氧化物酶的催化下转化成蓝色，并在酸的作用下转化成最终的黄色。颜色的深浅和样品中的 IP$_3$ 呈正相关。用酶标仪在 450nm 波长下测定吸光度（OD 值），计算样品浓度。

制备样品后，用含（mmol/L）Tris/HCl 50、EDTA 2.0，pH 8.3 的低渗液悬浮，进行 ^{3}H-IP$_3$ 结合反应，分别加浓度递增的 ^{3}H-IP$_3$，反应体积 100μl，加入核蛋白 0.1mg/管，0℃ 下反应 10min。结合与游离的放射性配体（^{3}H-IP$_3$）用离心法（12 000r/min，5min）分离，沉淀洗涤后用滤纸充分吸净离心管的残留液体，沉淀经洗涤后加 50μl 1.0mol/L 的 NaOH 溶解，再转至 10ml 水溶性闪烁液中，用液闪仪测定 ^{3}H-IP$_3$ 放射活性。非特异结合通过加 10μmol/L 的 IP$_3$ 测定。由 Scatchard 分析得到 Kd、Bmax 值。

该方法可以测定血清、血浆或其他相关生物液体中 ^{3}H-IP$_3$ 含量。

（二）DAG 的测定

1. 放射性核素方法测定　首先提取含 DAG 的样品，然后采用商品化的 DAG 分析系统进行测定。此系统测定的原理是用 DAG 激酶催化底物 DAG，使之发生磷酸化，外源加入 32γ-ATP，最后将反应产物进行分离后测定放射性含量，根据标准品计算出样品中 DAG 的含量。

2. ELISA 方法　用纯化的抗体包被微孔板，制成固相载体，往包被抗 DAG 抗体的微孔中依次加入标

本或标准品、生物素化的抗 DAG 抗体、HRP 标记的亲和素，经过彻底洗涤后用底物 TMB 显色。TMB 在过氧化物酶的催化下转化成蓝色，并在酸的作用下转化成最终的黄色。颜色的深浅和样品中的 DAG 呈正相关。用酶标仪在 450nm 波长下测定吸光度（OD 值），计算样品浓度。

（三）PKC 含量及活性测定

1. 放射性核素方法　取样品液 20μl，加有 ［γ-^{32}P］反应液 30μl（25mmol/L 醋酸镁 10μl，25mmol/L ATP 10μl，质量分数 1% 鱼精蛋白 2μl，1mol/L Tris-HCl，pH 7.5，1μl，H$_2$O 7μl）混合，30℃ 水浴，反应 10min 后，取 25μl 点在 Whatman P81 强阳离子交换滤纸上，用 75mmol/L 磷酸溶液洗 3 次，每次 3min，取出晾干，放入装有 5ml 去离子水的液闪瓶中，在 Beckman 液闪计数仪测定其放射活性。

2. HPLC 方法　PKC 的制备　在培养的细胞体系中（1×10^7 细胞/毫升）加 PKC 提取液 200μl，内含：Tris-HCl（pH7.4）20mmol/L，DTT 2mmol/L，EDTA 2mmol/L，Leupetin 200μg，PMSF 1mmol/L，蔗糖 200mmol/L，冰浴下超声粉碎。900×g 离心 5min，去除碎片和胞核，得上清即为胞质组分和膜性组分，以此用于测定 PKC 总活力。上清液经 100 000×g 离心 60min，即为胞质组分；残渣重悬于含 0.5% Triton-X 100 的 PKC 提取液中，100 000×g 离心 60min，得上清即为膜性组分。以上操作皆于 4℃ 以下进行。

PKC 反应体系中包括 PKC 反应液，内含：Tris-HCl（pH 7.4）20mmol/L，PS 100μg/ml，DG 10μg/ml，MgCl$_2$ 10mmol/L，CaCl$_2$ 1mmol/L，Histone（Ⅲ-S）1mg/ml，DTT 1mmol/L，ATP 500μmol/L 和适量酶液（按蛋白含量计），反应总体积为 1ml。先将除酶液以外的其他溶液混匀，30℃ 预热 5min，再加入酶液起始反应。反应开始后于 30℃ 水浴保温 10min，立即置于沸水中 1min 终止反应；冷却后离心去除蛋白沉淀，上清中加入 1ml 氯仿：甲醇（体积比 2:1）混合物，振荡 1min，抽提脂溶性物质，2000×g 离心 5min；小心吸取水层，其中含有 ATP、ADP 和 AMP。重复前步骤处理一次，合并提取液，采用 HPLC 测定。色谱条件为：uRondopka C18 柱；流动相：甲醇：磷酸盐缓冲液（20:80，内含 5mmol/L PiCA，pH 7.0）；检测波长 259nm；柱温：室温；进样 20μl。

3. Western blotting、免疫荧光、免疫组化、ELISA 方法测定 PKC 含量　可根据研究需要购买不同亚型 PKC 抗体，采用 Western blotting、免疫荧光、免疫组化、ELISA 方法测定细胞、组织中 PKC 的含量。

四、Ras/Raf/MEK/MAPK 通路

在对学习记忆相关的行为学实验以及 LTP 的诱导和维持的研究中发现，作用于 MAPKs 的一些工具药物可以影响实验动物的学习记忆能力，并可以影响海马 LTP 的诱导和维持。MAPK 是一类 Ser/Thr 蛋白激酶，细胞外信号调节激酶 ERK 即为其中重要一员。1997 年，English 发现应用 MEK 阻滞剂 PD98059 能够抑制海马 LTP 的诱发，首次证明了 ERK 信号系统在突触可塑性中的作用。2001 年，Dicristo 等报道 LTP 同样需要 ERK 的活化。Ca^{2+} 在 ERK 激活过程中发挥着重要作用，在神经突触部位，通过 NMDA 受体或电压门控钙通道使钙离子内流，Ca^{2+} 浓度的升高引起 Ras-GTP 水平提高，后者激活 Raf，进而激活 ERK。ERK 的活化可作用于突触后膜的 K$^+$ 通道 Kv4.2、核糖体蛋白 s6 激酶（ribosomal protein s6 kinase，RSKs）、活化转录因子 CREB、蛋白质翻译起始因子等物质，而后者对 LTP 的诱导和维持发挥着调节作用，进而影响学习和记忆。

（一）ERK 测定

1. ELISA 方法测定 ERK 活性　ELISA 法定量测定人血清、血浆、细胞培养物上清或其他相关液体中总磷酸化 ERK，p-ERK 含量。目前已有成熟试剂盒可用。该试剂盒应用双抗体夹心酶标免疫分析法测定标本中 p-ERK 水平。用纯化的抗体包被微孔板，制成固相抗体，往包被单抗的微孔中依次加入 p-ERK、生物素化的抗人 p-ERK 抗体、HRP 标记的亲和素，经过彻底洗涤后用底物 TMB 显色。TMB 在过氧化物酶的催化下转化成蓝色，并在酸的作用下转化成最终的黄色。颜色的深浅和样品中的 p-ERK 呈正相关。用酶标仪在 450nm 波长下测定吸光度（OD 值），计算样品浓度。

2. 放射性核素放免方法测定 ERK 活性　提取组织或细胞胞质溶液 20μl，同 10μl 加有 γ-^{32}P-ATP 底物混合液（5mmol/L MgCl$_2$ 2.5×10^{-4}mol/L ATP，MBP，20mmol/L Tris-HCl pH7.5，H$_2$O）混合 30℃ 反应 30min，反应完成后取 25μl 点在 Whatman 强阳离子交换滤纸上在 75mmol/L 磷酸溶液中洗 3 次，每次 3h，装入液闪瓶，液体闪烁测定 cpm 数。

3. Western blotting 和免疫组化方法测定 ERK 及其磷酸化水平　Western blotting 方法测定 ERK 需要提取胞浆蛋白，其操作方法同上 CaMK Ⅱ α 的蛋白提取。免疫组化测定 ERK 操作方法按照常规组化操作。只是抗体选用的为 ERK 和其磷酸化的 ERK。

第二节　有关神经元凋亡的几种信号转导途径

细胞凋亡又称细胞程序性死亡，在生理情况下细胞死亡主要由凋亡引起，严重病理情况下则导致坏死。在发育过程中凋亡的生理功能是调节细胞的数量，通过凋亡消除生理上不需要的细胞，成年凋亡可能是一种自我保护机制，清除受损害的细胞。凋亡是在生理和病理情况下的一种主动、有序的死亡过程，它需要多种基因和蛋白质的参与，下面介绍神经元凋亡的几种信号转导途径。

一、脑细胞凋亡检查点级联

在 AD 脑内，神经元能激活"凋亡检查点（checkpoint）级联"，即受损的神经元可调节前凋亡蛋白如 Bax 和抗凋亡蛋白如 Bcl-2 等的活化。有人提出假说认为，受损神经元可能重新进入细胞周期以及也许能利用检测点分子，后者类似前凋亡和抗凋亡调节点，见图 3-11-1。慢性凋亡诱导因子和 DNA 损伤的累积对各种伤害性刺激（insults）的反应是同时调动前凋亡因子（cyclin D，P53，Bax 和 caspase）和抗凋亡蛋白（Bcl-2，P16，GADD45）两条途径。这些分子的比值即何者占优势决定神经细胞的命运。

上述假定可解释有关 AD 脑内神经元凋亡的矛盾报道。TUNEL 标记是 AD 脑内许多类型细胞凋亡的证据。然而，有更多的神经元出现 DNA 损伤却缺乏终末的细胞凋亡的证据（如

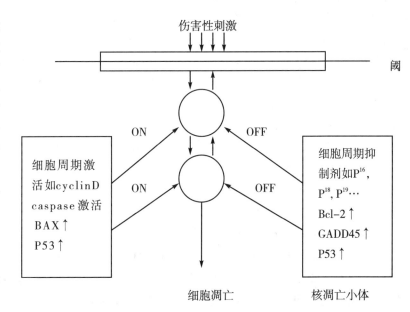

图 3-11-1　AD 脑显示慢性凋亡诱导因子和 DNA 损伤的积累

核凋亡体的形成）。典型的细胞凋亡一般均在损伤刺激后几小时或几天内死亡。如果大多数细胞的 TUNEL 标记反映了典型的细胞凋亡的确实启动，那么大多数 TUNELJB 性细胞应在几天内死亡。但在许多轻度 AD 病人的大多数神经细胞均表现出 DNA 损伤的 TUNEL 阳性，假定这些细胞的凋亡处于积极进展状态，也应在几天之内发生退行性变。可是，这与 AD 神经元丢失的进展情况不一致。此外，大多数 TUNEL 阳性神经元不表达终末标记物如核凋亡体和其他关键性蛋白因子。凋亡特异性蛋白（ASP）仅出现在有 DNA 断裂细胞的极少数神经元中，很可能是神经元作为非分裂细胞发展了一系列拮抗措施去修复损伤和延迟死亡。换句话说，有许多反击（countattack）分子试图延迟细胞死亡以减少不必要的细胞丢失。凋亡检查点级联的这一概念有助于解决现有有关凋亡报道的困惑。DNA 损伤和凋亡调节蛋白表达的持久存在可能是一种反作用策略：神经元动员有效措施保持对凋亡的检查、延迟死亡和予以修复。上面已谈到，细胞周期蛋白对神经元的修复发挥作用，DNA 损伤的修复可能是这一机制的一种特别关键的例子。再如，在 AD 脑内易感区的神经元出现 GADDM5 的上调，这是一种涉及 G1 期的检查点对 DNA 修复的蛋白质。表达 GADD45 的 AD 神经元往往也观察到 DAN 损伤和 Bcl-2 蛋白水平的增高。在 GADD45 转染细胞，DNA 损伤后的存活得到改善这一结果也支持 GADD45 有促进细胞存活的作用。除 Bcl-2，GADD45 外，保护分子 PCNA 和 P16，P21 及其他细胞周期调节物等均有修复 DNA 损伤、延迟退化的作用，说明细胞死亡途径中存在许多检查点并拟阻止不可替代细胞的不必要损失。总之，促凋亡蛋白和抗凋亡蛋白的比值决定受损

神经元的命运。

（一）Ras 信号转导途径

越来越多的基因已被证实在凋亡信号转导途径中起重要作用，本节重点介绍 Ras 信号转导途径及其在介导细胞死亡与存活中的重要性。Ras 属于小 GTP 酶家族，它将促有丝分裂的信号传至各种细胞内的信号转导途径。Ras 与细胞分化和增殖的关系早已肯定，最近研究证明它在细胞凋亡中也起作用（图 3-11-2）。Ras 最显著的下游效应器是 Raf，与营养因子的存活信号有关。其他许多下游效应器则能介导广范围的细胞功能包括细胞凋亡和细胞联结。MEKK—SEK→JNK→Jun 和 P38K→ATF2 系凋亡信号转导途径，PBK→AKT→BAD 和 RAF→MEK→ERK→ELKl 系存活信号转导途径。Ras 过度表达可增加细胞对凋亡刺激引起凋亡的敏感性，一种 Ras 负显性突变已被证明能抑制 Ras 在 Jurkat 细胞引起的凋亡，也抑制神经细胞因撤去生长因子或 Sindbis 病毒所致的细胞凋亡。

一种 Ras 下调的信号转导途径即 MEKKI/JNK/c-Jun 级联在细胞凋亡中起关键作用；MEKK1 的过表达引起交感神经元的凋亡。一种 SEK1 负显性突变和 JNK 激活剂的共表达可抑制 MEKK1 引起的凋亡。缺乏 JNK3 基因的小鼠能拮抗海马细胞对兴奋性毒引起的凋亡。JNK 的一个主要作用是磷酸化和对 c-Jun 的转录调节，c-Jun 是一种 Ap-1 转录因子，它在撤去 NGF 引起交感神经元凋亡之前表达，一种负显性 c-Jun 突变则能保护神经元凋亡。另一种应激激活的蛋白激酶是 P38，它不磷酸化 c-Jun，但能通过增加 ATF2 激活区的磷酸化而增加 c-Jun 的表达。P38-MKK3 和 MKK6 等下游激活剂已被证明能引起 Jurkat 细胞凋亡，P38 激酶是撤去 NGF 引起 PC12 细胞凋亡所必需的，由于 Erk 被抑制致 P38 活化，因而启动 HeLa 细胞的凋亡。

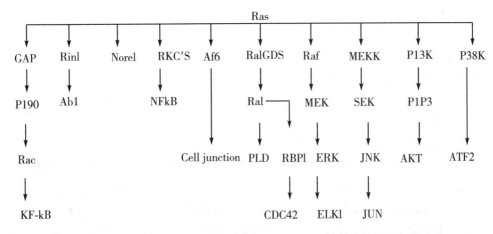

图 3-11-2　Ras 通过多种下游效应器介导细胞内和细胞外信号转导级联反应

引自 Relth MEA（ed）. Cerebral signal transduction. 2000，189。

（二）死亡受体和线粒体及内质网损伤导致细胞凋亡的信号转导途径

在哺乳动物，神经细胞膜上存在死亡受体，主要是 TNF 家族死亡受体，包括 TNFRl（DRl）、Fas（DR2）、APO3（DR3）、Trail-R1（DR4）、Trail-RD（DRs）。经接合子蛋白 FADD（Fas 相关的死亡区蛋白）而结合 caspase-8 并激活 caspase-8。后者再激活下游的效应 caspase 引起细胞凋亡。此外，凝聚态的 Aβ 作用于神经元的许多膜受体如 APP 受体（Aβ 的前体蛋白），RAGE 受体（晚期糖化终末产物受体）和 p75 受体（也称 p75NTR 受体，TNF 受体超家族中的一员）。最初认为 p75 受体与神经营养因子受体 Trks 协同调节对神经营养因子的反应，后来发现它在促进神经元死亡中也起作用。该受体的细胞内区域含有一个携带“死亡区”类似的区带，Aβ 与上述膜受体交互作用，启动信号转导级联，导致即早基因表达，caspase 活化，增加自由基生成和钙内流。细胞内钙水平增加可激活蛋白磷脂酶 calpain，随后激活 caspase 和蛋白激酶 Cak5，Aβ 还可激活小胶质细胞，使之分泌 TNF-α 和其他毒性因子，引起细胞凋亡，小胶质细胞激活至细胞死亡的同时往往伴有小枢神经系统的病毒感染。

很多凋亡损伤如 Aβ，突变的 PS 和 Bax 等直接作用于线粒体并使膜通透性发生改变，造成细胞色素 C（Cyt C）释放到胞质，与 Apaf-1（apoptotic protease-activating factor 1）和 caspase-9 构成复合物。caspase-9

即 CARD（caspase-activating recruitment domain）。它们通过激活 caspase-2，caspase-3，caspase-6，caspase-7，caspase-8 和 caspase-10 造成凋亡。从线粒体释放的另一个前凋亡多肽是 Smac/D1ABLO 蛋白，它结合并拮抗 XIAP 的抗凋亡作用。线粒体的一个重要因子是凋亡诱导因子（apoptosis-inducing factor AIF），它是一种黄蛋白由 512 个氨基酸组成。在诱导凋亡刺激作用下，AIF 从线粒体释放，转运到细胞核，它与其他效应蛋白如 CAD，cathepsin B，L-DNase Ⅱ 或最终激活已存在于核内的 acinus 被 caspase-3 和一个未知蛋白酶裂解，产生能引起染色体浓集的活性片段。Bcl-2 是线粒体外膜蛋白，它是哺乳动物抗凋亡作用的主要蛋白质，通过存活信号途径使之稳定线粒体完整性和防止前凋亡多肽的释放。

Caspase 激活的内质网（ER）途径涉及 caspase-12，尽管 caspase-12 活化的方式尚不清楚，然而许多凋亡调节物均存在于 ER，包括许多抗凋亡（bcl-2，bcl-xc，MCLl 和 Elb-19k）和一些前凋亡（BAK）Bcl-2 家族成员和含死亡效应区（DED）的蛋白质 BAP31 以及 B11（图 3-11-3）。由图可见，哺乳动物 3 种主要凋亡途径为：① TNF 家族死亡受体；②线粒体（mitochondrion）；③内质网（ER）。3 种途径的细胞凋亡均由 caspase 家族细胞死亡蛋白酶引起。

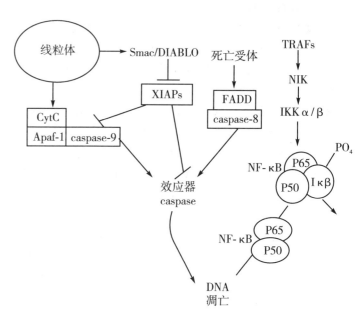

图 3-11-3　哺乳动物 3 种主要的凋亡途径

（三）NF-κB 信号转导途径

细胞凋亡是细胞生理或病理状态下的一种主动死亡方式，受细胞内外基因的调节。NF-κB 是一种调控多种细胞基因的转录因子，未活化的细胞中它是以 p50 和 p65 亚基的二聚体存在，锚定于质膜上，p65 是一种能与免疫球蛋白 κ 轻链基因的增强子 κB 序列特异结合的蛋白转录因子，在细胞受到氧化应激等刺激后，活化因子磷酸化 IκB 后，释放出 NF-κB，NF-κB 转位到核中，与 κB 反应基因增强子区域中的具有 κB 序列结合，促进细胞凋亡调控基因的表达。

1993 年 Rattner 首次报道 NF-κB 在神经元的存在，研究发现在神经元胞体、突触和突触后致密层内存在着活性的 NF-κB，发挥将突触信息输送至细胞核的信使作用。神经细胞中 NF-κB 活化受到抑制是引起神经细胞凋亡和包括 AD 在内的退行性病变的主要原因。目前认为 NF-κB 活化后主要通过抑制促凋亡因子 caspase-3、caspase-7、caspase-9 的活性和细胞色素 C 的释放，诱导抗凋亡基因 bcl-2 和 bcl-xl 以及抗自由基的锰超氧化物歧化酶的表达增加，从而阻断细胞凋亡的发生发展。

中枢神经系统尤其是大脑皮层神经元内含有高结构型活性的 NF-κB，这些 NF-κB 参与了代谢活跃的神经元抗氧化应激系统的调节。NF-κB 是调节氧化还原的重要转录因子，可以通过参与调节早期反应基因如 c-jun 和 c-fos 等的表达，在氧化应激损伤中发挥重要作用。在大鼠海马神经元和人类神经元，AD 可以引起 NF-κB 的 p65 和 p50 亚单位的核转位、激活 NF-κB，从而引起下游凋亡相关基因的表达。使用双链寡核苷酸或 Irl3 激酶 2 抑制剂 As602868 来抑制 NF-κB 活性，可以彻底抑制 p50/65 的核转位及其造成的细胞损伤。AD 引起分化的 PC12 细胞的凋亡伴随着 p38 丝裂原活化蛋白激酶（MAPK）的活化和 NF-κB 的激活，NF-κB 抑制剂水杨酸钠可以通过上调 bcl-2 表达和抑制 p38MAPK，从而减少凋亡。另外，通过抑制 NF-κB 和 p38 MAPK 也可以抑制 AD 损伤的 PC12 细胞上的诱生型一氧化氮合酶（iNOS）的表达和 NO 的产生。在 AD 引起的 PC12 细胞凋亡中环氧化酶 2（COX-2）表达上调，同时短暂的激活 NF-κB，使 NF-κB 抑制剂可以消除 COX-2 的上调，说明 COX-2 的上调是通过激活 NF-κB 实现的，而使用抑制剂或敲除细胞外信号调节激酶（ERK）和 p38 MAPK，不仅可以抑制 NF-κB 的激活，而且可以下调 COX-2，说明 ERK 和 p38 MAPK 是 NF-κB 的上游信号。另外，NF-κB 在 AD 诱导小胶质细胞凋亡中也发挥关键作用，抑制 NF-κB 可以发挥神经保护作用。另外许多研究均证实了脑损伤后有 NF-κB 表达的增加及 Bcl-2、Bax 表达的变化。Bcl-2 和 Bax 分别是 Bcl-2 家族中最具代表性的抑制凋亡和促进凋亡蛋白。Bcl-2 可能通过调节 Mit 膜通道的通透性来稳定 Mit，阻止 Mit 释放 Cyt C 等凋亡相关蛋白，抑制凋亡发生；Bax 可能破坏 Mit 膜的稳定性，促进凋亡。有研究证实 NF-κB 的活化可增加全脑缺血模型的神经元凋亡。随 NF-κB 表达的增加，Bcl-2/Bax 值明显减少，提示 NF-κB 激活可促进神经元凋亡。

因此，NF-κB 与神经细胞的凋亡密切相关，在非过渡激活状态下，其发挥抗凋亡作用，然而在各种毒性、损伤情况下过渡激活，NF-κB 就介导神经细胞的凋亡，因此抑制 NF-κB 激活可发挥抗凋亡作用。

（四）Akt 信号转导途径

近年来，一个新的生长因子介导的 PI$_3$K/Akt 信号转导通路逐渐被人们认识，研究表明它参与了许多细胞的抗凋亡、增殖、分化等。

PI$_3$K 是由 Sugimoto 和 Macara 等发现的一种胞内磷脂酰肌醇激酶，与 v-src 和 v-ras 等癌基因的产物相关，它可以特异地使肌醇环上的 3′ 位羟基磷酸化。其作用产物是有磷酸根的多磷酸肌醇脂，包括 3,4-二磷酸磷脂酰肌醇（PI-3,4-P$_2$）和 3,4,5-三磷酸磷脂酰肌醇（PIP$_3$）等，它们都是位于质膜上的第 2 信使。正常情况下，在细胞内含量很少，在生长因子刺激下剧增。磷脂酰肌醇 3-激酶（PI$_3$K/Akt）途径是细胞内重要的促细胞存活通路之一，PI$_3$K 被细胞外信号活化后，激活下游蛋白激酶 Akt。在阿尔茨海默病（AD）的发病过程中，凋亡相关基因 Bad、GSK-3、转录因子家族、caspases 家族等参与了神经元的凋亡，导致神经元的大量丢失。而活化的 Akt 通过磷酸化 Bad、GSK-3、转录因子家族、IB、caspases 等使促凋亡基因失活，从而起到抑制神经元凋亡及促进神经元存活的作用，进而减少神经元的大量丢失，改善 AD 等病理变化。

Akt 与鼠类致癌基因 v-Akt（Akt8 反转录病毒）是同系物故被称为 c-Akt。它是一种丝氨酸/苏氨酸蛋白激酶，因与蛋白激酶 C（73 的同源性）和蛋白激酶 A（68 的同源性）有同源性，而又称为蛋白激酶 B（PKB）Ll。它由 3 部分组成：氨基末端的调节区、中间酶活性区、羧基末端的调节区。氨基末端调节区有一个血小板-白细胞 c 激酶同源区即 PH 区，它可以介导脂质与蛋白质、蛋白质与蛋白质之间相互作用；中间酶活性区即具有催化丝/苏氨酸残基磷酸化活性，其中，位于可变肽环（T 环）中的 Thr308 位点的磷酸化是 PKB 活化所必需的；羧基末端有一个富含脯氨酸的疏水结构域（HM），其中含有 AKT 活化所必需的第 2 个磷酸化位点 Ser473。生长因子等胞外因子通过与其相应的酪氨酸激酶受体结合后，引导 PI$_3$K 移动至附近的浆膜。活化的 PI$_3$K 催化产生 PI-3,4-P$_2$ 和 PIP$_3$，后者诱导无活性的 Akt 和磷脂酰肌醇依赖的激酶-1（PI）K-1 转位至浆膜内表面，从而实现 Akt 的激活，发挥抗凋亡作用。研究证实 Akt 的活化需要多位点的磷酸化：Thr308 位点和 Ser473 位点的磷酸化。Akt-Thr308 由 PDK-1 磷酸化，Akt-Ser473 磷酸化的机制还未完全清楚，可能是通过自动磷酸化和不同的丝氨酸激酶。

Kennedy 等研究了 5 种生长因子受体的下游底物：Ras、Raf、Src、PI$_3$K 和 Akt 的抑制凋亡能力。他们发现，在血清撤离后，即使活化的 Ras，Raf 和 Src 也不能完全传递存活信号，相反，PI$_3$K 活性的抑制能促进凋亡，而活化的 Akt 则能阻断凋亡。在 AD 的病理发展过程中，凋亡相关基因促使神经元凋亡导致神经元大量丢失。PI$_3$K/Akt 通路促神经元存活的证据来源于 NGF 对 PC12 细胞的研究。Dudek 等在新生鼠小脑颗粒细胞原代培养中，造成低钾或撤除生长因子诱导细胞凋亡，用 Akt 的两种显性负向形式中的任何一种转染细胞，均可阻止胰岛素依赖于 PI$_3$K 通路的促细胞存活能力，从而证实了 Akt 是 PI$_3$K 抗凋亡的作用靶点。近年来，随着该通路的深入研究发现其抗凋亡的机制主要是 PI$_3$K 在生长因子受体等胞外信号活化后，激活下游蛋白激酶 Akt，活化的 Akt 通过直接磷酸化凋亡机器组件或间接改变编码凋亡机器组件的基因表达水平，来控制凋亡过程。主要有：

1. 通过磷酸化抑制前凋亡蛋白 Bad 的活性 促凋亡基因 Bad 是第一个被证实的 PI$_3$K/Akt 信号传导途径下游靶基因。Bad 是 Bcl-2 家族成员中的促凋亡因子，它通过 BH3 结构域与 Bcl-2 家族成员中的抗凋亡因子 Bcl-Xl、Bcl-2 等相互作用抑制它们的抗凋亡作用。在去磷酸化状态（即活化状态）下与 Bax 竞争，从 Bcl-2/Bax、Bcl-xl/Bax 聚体上夺取 Bcl-xl 和 Bcl-2，释放游离的 Bax 启动凋亡通路，同时由于直接结合了 Bcl-2、Bcl-xl 而抑制了它们的抗凋亡作用。而活化的 Akt 可使 Bcl-2 家族成员 Bad-Ser136 位点磷酸化，使它处于非活化状态，失活的 Bad 与 Bcl-2 或 Bcl-xl 发生解聚，与丝氨酸结合蛋白形成复合体稳定存在于胞质中而抑制自身诱导凋亡的作用。游离的 Bcl-2 和 Bcl-xl 起到抗凋亡作用。Akt 还可磷酸化 Bax-Ser184 位点，使 Bax 停留在胞质中，促进它和 Bcl-2 家族成员中的抗凋亡蛋白 Mcl-1，Bcl-xl 形成异源二聚体，从而抑制凋亡。Cowbum 等证实在粒细胞巨噬细胞 - 集落刺激因子（GM-CSF）的刺激下通过 PI$_3$K/Akt 信号传导途径不仅使 Bax 和 Bad 发生磷酸化，同时也降低了两者的转录水平。Mcl-1 也是该信号转导途径下游的一个靶基因，Mcl-1 的缺失能够促进细胞的凋亡，而 GM-CSF 和其他一些生长因子，通过 PI$_3$K/Akt 途径能够迅速提高 Mcl-1 的细胞水平并增强其稳定性，从而抑制细胞凋亡。

2. caspase 家族　目前已知 caspase-9 是 Akt 下游的靶基因，caspase-9 能激活酶原 caspase-3，活化的 caspase-3 能特异性地切 DNA，使参与 DNA 损伤修复过程的聚 ADP 核糖聚合酶（PARP）以及 DNA 依赖的蛋白激酶（DNA-PK）等失活，促使染色质凝聚和核酶激活，导致细胞凋亡。并且，caspase-3 反过来可激活 caspase-8 和 -9，形成正反馈。而 Akt 能够磷酸化 caspase-9 的 Ser196 位点使之灭活，抑制其下游分子引起的一系列串联反应而抑制凋亡进程。应用高浓度的 PI$_3$K 抑制剂后会阻断 Akt 的磷酸化，从而减少下游 caspase-9 等蛋白的磷酸化促进神经细胞的存活。

3. 调节凋亡相关基因转录　Akt 抑制细胞凋亡的一个重要机制为直接磷酸化相关转录因子，负性调节促进细胞凋亡的转录因子。有报道称 Akt 能够磷酸化 IKK 的 Thr23 并使之活化，从而使 IκB 磷酸化，一方面可以解除 IκB 对抗凋亡蛋白的抑制作用，另外可提高它的降解，从而使 NF-κB 从 IκB/NF-κB 复合物中解离下来重新定位到细胞核，恢复 NF-κB 的转录活性。此外，Brunet 等证实 Forkhead 转录因子家族成员是 PI$_3$K/Akt 信号通路下游重要的靶基因。非磷酸化的 Foxo 蛋白位于胞核调节转录基因编码凋亡前体蛋白、HFas 配体、TNF、Bim 等，引起进一步的细胞凋亡。活化的 Akt 磷酸化 Foxo 转录因子，随着磷酸化，Foxol 蛋白从 DNA 上分离，从胞核转移至胞质，在胞质被 14-3-3 蛋白封闭，使其转录功能抑制。Akt 还可正性调节 cAMP 反应元件结合蛋白（CREB），Akt 能直接磷酸化 CREB。Akt 磷酸化 CREB 后，使 CREB 连接到相应的启动子区，诱导 cAMP 反应元件和 Bcl-2 等相关。

4. 通过抑制糖原合成激酶-3（GSK-3）活性，GSK-3 可能通过磷酸化糖原合成酶调节细胞内糖代谢而诱导凋亡。Huang 等的研究揭示了活化的 Akt 可磷酸化 GSK-3N 末端的丝氨酸使其失活从而阻止对下游蛋白的磷酸化而抗凋亡。

（胡金凤）

参 考 文 献

1. Evans GJ. Synaptic signalling in cerebellar plasticity. Biol Cell, 2007, 99 (7)：363 - 78

2. 刘喜娟，黄辰，杨章民，等. 信号转导通路与表观遗传模式在学习和记忆中的作用，生理科学进展，2008，39 (3)：264 - 267

3. Richter JD, Klann E. Making synaptic plasticity and memory last：Mechanisms of translational regulation. Genes Dev, 2009, 23 (1)：1 - 11

4. Lee YS, Silva AJ. The molecular and cellular biology of enhanced cognition. Nat Rev Neurosci, 2009, 10 (2)：126 - 40

5. 江刚，舒斯云，包新民. 中枢学习记忆功能与环磷酸腺苷反应单元结合蛋白的关系. 中国临床康复，2004，8：124 - 126

6. 陈兴泳，唐荣华综述，唐洲平 审校. 环磷酸腺苷反应元件结合蛋白与阿尔茨海默病. 中国神经免疫学和神经病学杂志，2008，15 (2)：144 - 146

7. 光红梅，杜冠华. cAMP 反应元件结合蛋白与神经退行性疾病. 中国药理学通报，2006，22 (3)：262 - 266

8. Zaccolo M, Cesetti T, Di Benedetto G, et al. Imaging the cAMP-dependent signal transduction pathway. Biochem Soc Trans, 2005, 33 (Pt 6)：1323 - 1326

9. Ponsioen B, Zhao J, Riedl J, et al. Detecting cAMP-induced Epac activation by fluorescence resonance energy transfer：Epac as a novel cAMP indicator. EMBO Rep, 2004, 5 (12)：1176 - 1180

10. 常铉，舒斯云，包新民，等. PKA/CREB 信号通路在大鼠纹状体边缘区及海马空间学习记忆过程中的作用. 中国临床康复，2000，9 (1)：39 - 41

11. 王丽，章军建，刘涛. PKA-CREB 信号转导通路在大鼠慢性脑缺血所致认知功能障碍中的作用. 中国临床神经科学，

2006，14（5）：449－453

12. 徐向青，唐启盛，侯秀娟，等. 卒中后抑郁大鼠受体后信号转导的变化及中药的干预作用. 中国中医基础医学杂志，2005，11（5）：345－347

13. 刘能保，洪小平，李晓恒，等. 慢性复合应激对学习记忆的影响及 cAMP/PKA-CREB 信号通路的作用. 解剖学报，2006，37（6）：611－616

14. Miyamoto E. Molecular mechanism of Neuronal plasticity：Induction and maintenance of long-term potentiation in the hippocampus. J Pharmacol Sci，2006；100（5）：433－42

15. 鲁薇，苏瑞斌，李锦. Ca^{2+} 及其信号转导途径与长时程增强的关系. 生理科学进展，2008，39（2）：165－168

16. 郭庆民，刘景生. Ca^{2+}/钙调蛋白依赖的蛋白激酶 II 信息通路在 DPDPE 长时程作用的 NG108-15 细胞中的作用. 中国药理学通报，2002，18（1）：23－8

17. 张春光，郑海雷，马建华，等. 细胞内自由钙离子浓度的测定方法. 生物学通报，2002，37（10）：15－16

18. 吉雅丽综述，石四箴审校. 细胞内钙离子分析. 同济大学学报（医学版），2001，22（6）：54－56

19. 郭琼杰，孙淑娟. 细胞内游离钙离子的测定方法. 食品与药品，2006，8（12）：25－27

20. 高明奇，张天彪，滕赟，等. 用 Fura-2 双波长荧光法测定小鼠海马细胞内游离钙. 中国医科大学学报，2005，34（3）：197－198

21. 王玉珠，王永胜，楚世峰，等. 人参皂苷 Rg1 促智信号转导途径研究. 中国药理学通报，2008，24（6）：740－743

22. 胡亚卓综述，吕佩源审校. MAPK/ERK 信号转导通路与学习记忆. 中国神经免疫学和神经病学杂志，2006，13（6）：369－371

23. Mattson MP. NF-kappaB in the survival and plasticity of neurons. Neurochem Res，2005，30（6－7）：883－893

24. 张薇薇综述，苗玲审校. PI3K/Akt 信号通路及其在神经疾病中的研究进展. 中风与神经疾病杂志，2007，24（6）：755－757

第四篇 钙研究方法与技术

第一章 概 述

钙是人体内极其重要的金属离子，广泛存在于细胞和体液之中。它在细胞活动乃至生命过程和疾病的发生、发展中扮演重要角色。由于对钙代谢、钙通道、钙受体及其调控的认识越来越深入，加之，细胞内钙含量和空间分布的测定技术日益精良，围绕钙的研究正成为化学、生物学、基础和临床医学及其他许多科学研究的一个重要领域。在介绍钙测定及有关技术方法之前，有必要对钙的基础知识作一概述。

第一节 钙的化学及生化特性

钙是周期元素表中的第二族的二价元素，3s 和 3p 均充满电子，而在第四层有 2 个电子，在几种重要的金属离子如 Na^+，K^+、Mg^{2+}，Ca^{2+} 中，钙具有以下几个重要的化学和生化特性：

1. 钙与镁有较高的负电性，在水溶液中易于离子化，但它们与第一族的金属相比，具有较大的离子半径，产生更高的电荷密度。

2. 钙是一种重要的结构元素，它不但以磷酸盐的形式成为骨骼和牙齿的重要组成成分，而且也跟细胞膜的磷脂、多肽和蛋白质相结合，对维持膜的完整和控制膜对许多离子包括钙离子本身的渗透性起着极为重要的作用。

3. 钙能够与特殊阴离子形成可溶性离子对或复合物，易于跟一些供电基团生成螯合物。Ca^{2+} 与许多阴离子结合的晶格为"非定形"，钙在其中占据了许多晶格位置，配位键较多，易形成多点联接。这是它产生广泛生物学活性的基础。

4. 阳离子的动力学特性包括传导率、电泳迁移率和扩散系数。在这类离子中，晶体离子半径较大的钙移动最快，二价阳离子的移动速度是一价阳离子移动速度的两倍。在脂质环境如细胞膜里，钙的结合/解离速度较快，加之不等数目配位键的形成，使钙能以很快的速度通过细胞膜或细胞器膜。

5. 钙在细胞内外的电化学梯度大于任何其他重要的离子，细胞膜的渗透性稍有增加或钙库释放稍有增多，均可导致胞浆内钙浓度的明显升高（往往比静止状态下的浓度高出数倍之多），从而引发许多生理事件，这是细胞内钙之所以起到细胞激活"开关"作用的一个重要原因。

第二节 细胞内钙的生理作用及其调节

细胞外钙和细胞内钙的作用性质迥然不同。在细胞外，钙的作用是"被动"参与需钙过程，非"启动因子"；相反，胞内钙起"主动"作用，生理性刺激引起胞内游离钙变动，可触发细胞内一系列生理、生化反应。如肌肉兴奋－收缩偶联及伴随发生的兴奋－代谢（主要是糖酵解）偶联；神经递质释放及随后引起的突触效能的改善、学习记忆的增强；胞质流动；纤毛活动；微管集合；维持细胞膜兴奋性和调控膜对多种离子的透过；激素分泌；卵子受精；细胞分裂和再生；细胞凋亡；细胞间的联络；环核苷酸代谢和磷酰肌醇循环；某些酶活性增加；光照发光；染色体活动；DNA 合成；基因的表达等等。

上述种种生物学现象，有些由钙离子本身启动，更多的是通过钙受体或钙结合蛋白质的介导。在钙结合蛋白质中，最重要的是钙调蛋白（calmodulin，CaM），功能十分广泛。除 CaM 外，其他高亲和的细胞内钙结合蛋白还有：①Parvalbumin，是钙缓冲剂；②调节肌球蛋白轻链，可调节肌肉收缩；③肌钙蛋白，可改变原肌球蛋白的分子位置而使肌动及肌球蛋白相互作用得以发生；④calbindin-D（维生素 D 引起的钙结合蛋白），是上皮细胞内钙转运和钙缓冲剂；⑤Calineurin B，使蛋白去磷酸化；⑥S-100，调节细胞骨架；⑦oncomodulin，存在于肿瘤细胞，功能不清。与 CaM 相比，这些钙结合蛋白具有更加特异的组织局限性。除肌钙蛋白外，其他蛋白质的功能尚未完全弄清。

第三节 细胞内钙的调节

钙在细胞内有 3 种存在形式，即贮存钙、结合钙、游离钙，仅有一小部分（10%～20%）钙分布在细胞质中，主要与可溶性蛋白表面结合，胞质游离钙仅占约 0.1% 或更低，大部分钙贮存在细胞器内，其浓度大大超过细胞质中 Ca^{2+} 浓度，在人体细胞总的细胞内钙浓度，因细胞种类不同，有很大差别，如无细胞器的红细胞钙含量仅有 0.02mmol/L，而含有甚多钙库的肌肉细胞或血小板钙含量高达 5 或 10mmol/L。

细胞器钙的蓄积，贮存和释放能快速平衡细胞质中 Ca^{2+} 浓度，也能对刺激做出快速反应，可防止游离钙浓度过高对细胞造成伤害，细胞内钙维持于低水平（10～100mmol/L）是维持细胞正常活动所必需的，当细胞内钙短暂升高（500～1000mmol/L 范围）时细胞即被激活。这时 Ca^{2+} 充当第二信使触发和调控许多细胞内事件，执行一系列特定功能。

胞内钙的增加具有多种机制：①细胞外钙通过被动扩散进入细胞内；②钠通道开放带入少量钙离子；③从开放的钙离子通道涌入大量离子；④Ca^{2+} 从细胞内钙库释放出来。近年内研究表明，钙池在释放钙的同时，会诱发钙内流，此即所谓的钙池排空激活的钙内流。胞质钙恢复到静息期水平主要依赖于：①钙泵；②转运机制。钙泵 Ca^{2+}，Mg^{2+}-ATP 酶是细胞静息期钙转运的主要机制；当细胞激活或损伤时，Na^+-Ca^{2+} 交换起主要作用；Ca^{2+}-H^+ 交换则主要发生在分泌囊泡或线粒体内。通过这些机制钙被排出胞外，或被细胞钙结合物所吸收。此外，激动剂跟受体解离或细胞内第二信使遭破坏，胞质钙也就恢复到静息水平。

受体在胞内钙的调控中起重要作用。调控钙内流和内钙释放的受体，大致可分为以下 3 种类型：

1. 受体蛋白本身构成了离子通道的一部分。受体上的结合位点被激活后，蛋白构型发生改变，立即引起通道的开放或关闭，以 N-胆碱，GABA，甘氨酸和 NMDA 受体为典型。另有一些药物受体如 1，4-双氢吡啶受体，硫氮唑酮受体和戊脉胺受体是电压依赖性钙通道（L-亚型）的一部分，其配体激动剂或抑制剂作用于该受体后，引起钙通道的开启或关闭。

2. 受体与膜内面的 G-蛋白相偶联，称之为 G 蛋白相关受体，如去甲肾上腺素，多巴胺，M-胆碱，5-HT 和多种神经肽受体。该类受体被激活后，通过 G 蛋白将信息传入胞质后，促进或抑制了 cAMP，cGMP，IP_3，DAG 等第二信使的生成，控制特定离子通道的启闭，如 IP_3 作用于细胞器（内质网，线粒体等）上的相应受体，促使内钙释放。

3. 存在于甲状旁腺细胞表面的钙受体（calcium receptor）也与 G 蛋白偶联，但这种受体只存在于特定种类的细胞［甲状旁腺细胞，甲状腺腺泡旁细胞（C-细胞）和肾脏的某些细胞］表面。胞外钙浓度升高后，钙受体被激活，一方面调节甲状旁腺激素（PTH）分泌，以维持全身钙的自体平衡；另一方面，通过 G 蛋白激活 PLC，生成 IP_3，动员钙池的钙释放至胞质，使 $[Ca^{2+}]i$ 升高。

钙调蛋白（CaM）是一种多功能 Ca^{2+} 传导蛋白，在细胞内含量十分丰富，存在于所有真核中，能激活细胞多种生理功能。CaM 通过激活 PMCA 钙泵调节钙的排出，钙在信号传导反应中常需有 CaM 的存在，各种细胞骨架蛋白都受 Ca^{2+}-CaM 相互作用的调控。

第四节 细胞内钙超载

由于胞质内游离钙过多，随之进入和聚集在线粒体内，损伤氧化磷酸化，造成 ATP 合成不足；另一方面，由于肌纤维、肌质网和线粒体中钙依赖性 ATP 酶的超常活动，ATP 消耗增多，两者均使高能磷酸化合物（ATP、CP）的贮藏严重耗竭。人所共知，细胞的种种活动，无论是维持细胞生命活动中的各种生理生化过程，或是细胞分裂增殖过程，也不论其中进行的机械功、离子泵的启动等等都需要能量供给，ATP、CP 的耗竭必然导致细胞功能和结构的破坏。胞内钙超负荷还能促进膜脂质过氧化和自由基的形成。自由基通过氧化作用攻击细胞膜、RNA 和蛋白质等成分，其严重后果自不待言。

内源性或外源性因子包括药物引起的胞内钙超负荷可导致疾病的发生和发展。反之，有些疾病会造成胞内钙超载。且不论这二者的因果关系如何，胞内钙超负荷是各种原因引起细胞死亡的最终必经之路。危害人类健康最主要的几种疾病如高血压、脑缺血、心脏病和内分泌疾患都存在钙依赖性生理生化过程的功能失常。糖尿病、风湿性关节炎、多发性硬化病中形成的免疫细胞或成分，能够引起膜渗透性增加，从而提高胞内钙浓度。人体缺钙，一方面造成骨钙大量丢失，另一方面，神经细胞的钙浓度增高甚多，这一相互矛盾的结果，加深了人们对缺钙严重性的认识。外部因子如毒素、细菌、病毒和某些药物是引起胞内钙超负荷的重要因素。儿茶酚胺特别是 β 肾上腺素受体激动剂过度刺激下，大量 Ca^{2+} 内流入细胞，加之心脏做功的加强，使 ATP 大量消耗。在给予去甲肾上腺素之前口服或注射维生素 D、皮质激素和单磷酸钠，则细胞内的钙可有几倍、几十倍的增加，同时伴以 ATP 和 CP 的明显减少。

第五节   细胞内游离钙的测定

前已述及，胞内游离钙具有重要的生理功能，了解其含量及变化，具有多方面意义：无论是细胞外信号或是细胞内调节物，不论是电的、机械的或化学的刺激，凡能引起胞内 Ca^{2+} 浓度的变化，则由 Ca^{2+} 介导的或依赖于钙的酶、蛋白质和有关的生理生化反应也会发生相应的改变。因此，细胞内游离钙的变化，代表着某种细胞功能的启动、加强或抑制。通过提高或抑制细胞内的钙水平来观察相应生理应答反应的变化，有助于了解 Ca^{2+} 对正常生理反应的调节过程；有些疾病的发生、发展往往是由于细胞内钙离子超负荷所致。通过测定胞内游离钙的含量，可提供它与疾病间关联的直接证据，并有助于疾病的诊断、治疗和对预后的判断；现已证明许多药物的治疗作用是通过影响细胞内钙而实现的，借助不同的工具药和不同的测试手段可了解到该药是阻断钙内流抑或抑制 SR 贮池中钙的释放？是作用于钙通道本身？还是加强或抑制了钙依赖性酶？

测定细胞内游离钙含量的方法甚多，如 Ca^{2+} 激发的发光蛋白（如水母蛋白），Ca^{2+} 选择性微电极，金属铬指示剂（如 arsenazo Ⅲ）和荧光指示剂（如 Quin-2，Indo-1 和 Fura-2）等。近年内荧光指示剂特别是 Fura-2 已得到最广泛的应用。其主要优点是：①Fura-2 与钙结合后有较高的荧光强度（比 Quin-2 强 30 倍）。这一优点不仅能提高测定的敏感性，而且因为用量少可减少细胞所需荧光剂负载量，从而对胞浆的 Ca^{2+} 缓冲作用大大减少或消失；②Fura-2 用于测定胞内钙的浓度范围介于 $10^{-4} \sim 10^{-10}$ mol/L，包括了细胞处于静止期、激活或损伤时的钙浓度的变化；③Fura-2 测定时的激发光的光分解效应比 Quin-2 小，也较易通过荧光显微镜的滤光片，故适于在荧光显微镜下测定单个细胞的胞内钙浓度；④Fura-2 与 Ca^{2+} 结合后的最大激发光波长有较大的飘移（从 380nm 移至 340nm），且二者的荧光强度很高，这二者的荧光比值（与荧光剂浓度和细胞密度无关）更便于用来校正胞浆的 Ca^{2+} 浓度，而 Quin-2 仅可用 340nm 这个单一的波长来测定，因而其结果受很多因素的影响，准确性有限；⑤Fura-2 对钙、镁的选择性优于 Quin-2，使得 Mg^{2+} 的干扰不起重要作用，对锌、锰的选择性也比 Quin-2 好；⑥测定方法简便，只需基本的实验仪器。

Fura-2 的化学名为2-[6-双乙酸基-5-(2-双乙酸氨基)-5-甲苯氧乙氧基]-2-苯骈呋喃基-5-噁唑羧酸五钾盐。Fura-2 因有较强的亲水性难以进入细胞，在 Fura-2 的负性基团部位结合上亲脂的乙酰羟甲基酯成为 Fura -2/AM 后与细胞温孵时很容易透过细胞膜，胞质内的酯酶将 Fura-2/AM 水解为 Fura-2 而滞留在胞质内，后者与胞质内游离的 Ca^{2+} 结合形成 Fura-2-Ca^{2+} 复合物。Fura-2 及其与 Ca^{2+} 结合的复合物的最大激发光波长分别为 380 和 340nm。其发射光的强度与 Ca^{2+} 量呈比例关系，据此可测定 Ca^{2+} 浓度。

测定步骤包括组织细胞的准备、Fura-2/AM 负载、去除细胞外 Fura-2/AM，最后进行荧光测定。计算细胞内游离钙浓度，可采用以下公式：

$$[Ca^{2+}]_i = Kd \times \frac{R-Rmin}{Rmax-R} \times \frac{Ff2}{Fb2} \times nmol/L$$

生理条件下 Kd 值为 224mmol/L，R、Rmax 和 Rmin 分别为测得的荧光、最大和最小荧光比值，Ff2 和 Fb2 分别为零 Ca^{2+} 和 Ca^{2+} 饱和时 380nm 激发光产生的荧光强度。Ca^{2+} 浓度的单位为 nmol/L。细胞内游离钙含量以 $[Ca^{2+}]i$ 表示。

用细胞悬液测定胞内钙浓度存在一定缺陷，如样品的处理过程长，细胞易受损伤甚至破裂，群体细胞悬浮在温孵液中，在一定光栅内的细胞数随时在变化，某些细胞易聚集或黏附在一起。这些因素影响了细胞对荧光剂的反应性和测量结果的准确性。此外，细胞悬液测定结果只给出细胞内钙浓度，而不能显示钙在细胞内的空间分布，单细胞内钙测定，可增加灵敏性和准确性，并可直接观察单个活细胞内钙的空间分布，也可直接观察细胞功能和形态与胞内游离钙变化的关系。此法适用于培养的血管内皮细胞、平滑肌细胞、神经细胞、心肌细胞和肝、肾、胃、肠细胞等。用图像处理系统测定单细胞钙的步骤如下：

将培养细胞移至盖玻片上生长——→Fura-2/AM 负载——→置双激发波长（340 和 380nm）的荧光显微镜下观察——→荧光图像——→显微摄像装置——→ 图像处理器 ——→监测器。

计算机

（张均田）

第二章　细胞内游离钙的研究方法与技术

第一节　Ca^{2+} 指 示 剂

细胞内环境中含有 Ca^{2+}、H^+、Cl^-，Na^+、K^+ 等多种离子，这些离子在维持细胞正常的生命活动、参与病理生理变化及药物效应等方面起着重要作用。不同离子在同一细胞内的含量并不相同，同种离子在不同细胞内的浓度也不完全相同，而且同种离子在细胞内的不同部位（如细胞核与细胞质）的分布也不相同，由此显示其功能也可能存在着差异。所有这些离子在细胞内的浓度处于动态平衡状态，有其自己的代谢、转运途径并相互影响。在静息和受到刺激时离子在细胞内的空间分布也会发生相应变化。因此，如何快速准确地测定细胞内各种离子浓度、空间分布及其与细胞功能的关系成为当今生物技术研究的重点之一。测定细胞内离子浓度的方法很多，如电极法、原子吸收光谱法等。近 10 多年来发展起来的一类离子指示剂（ion indicator）也称离子探针（ion probe）或染料（dye），已成为观察细胞内游离离子浓度及其动态变化和空间分布极有价值的工具。目前利用不同的离子指示剂已能测定细胞内 Ca^{2+}、H^+、Cl^{-1}，Na^+，K^+，Mg^{2+} 等多种离子，本文就 Ca^{2+} 指示剂作一综述。

目前 Ca^{2+} 指示剂种类繁多，根据物理特性一般可分为两类：荧光指示剂（fluorescent indicator）和光吸收指示剂（absorbance indicator）。荧光 Ca^{2+} 指示剂是指在一定波长的激发光照射下，Ca^{2+} 指示剂复合物可发出荧光。属于此类指示剂的有 Fura-2、Quin-2、Fluo-3、Indo-1 等，Ca^{2+} 荧光指示剂又可分为与 Ca^{2+} 亲和力高的指示剂如 Fura-2、Fluo-3 等以及与 Ca^{2+} 亲和力低的指示剂如 Furapra 等。光吸收指示剂是指它们与 Ca^{2+} 结合后，其吸收光谱峰值随 Ca^{2+}-指示剂复合物浓度的不同而变化，据此便可观察细胞内游离 Ca^{2+} 的动态变化并测定细胞内 Ca^{2+} 浓度。属于此类指示剂的有 Purpurate diacetic acid（PDAA）、Antipyrylazo Ⅲ 等。光吸收指示剂一般属于低 Ca^{2+} 亲和力指示剂。

目前各实验室应用较多的是 Ca^{2+} 荧光指示剂，它们一般有以下共同特点：①有两种形式：AM 衍生物形式和游离酸形式。带有乙酰羧甲基酯（acetoxymethyl ester，AM）的指示剂进入细胞后受到酯酶的酶解作用，游离酸形式的指示剂就留在细胞内；②能与游离的 Ca^{2+} 结合，在一定波长的激发光照射下能发出荧光；③与 Ca^{2+} 的亲和力受温度、pH 等因素的影响。下面就常用的几种 Ca^{2+} 指示剂的特点及其应用做一介绍。

一、钙荧光指示剂

（一）Quin-2

第一代 Ca^{2+} 荧光指示剂、单波长法测量，最佳激发和发射波长分别为 339nm 和 492nm，与 Ca^{2+} 的亲和力高（在近生理条件下解离常数 Kd = 0.114μmol/L）。其缺点是：荧光强度变化与细胞内 Quin-2 本身浓度有较大关系，因此标准曲线较难制作；339nm 激发光波长太短，易激发自身荧光，并可能对细胞的生理功能有一定的影响；无法反映细胞内高浓度水平的 Ca^{2+} 变化等。现在 Quin-2 已较少应用。

（二）Fura-2 和 Indo-1

第二代 Ca^{2+} 荧光指示剂。它们与 Ca^{2+} 的亲和力较 Quin-2 弱（Kd 分别为 0.224μmol/L 和 0.25μmol/L），但敏感性和选择性好，与 Ca^{2+} 结合后荧光强度强。Fura-2 可以用双波长激发（340nm 和 380nm），发射波长为 500nm。由于可以用双波长激发，可用荧光比率来反映荧光强度的变化。荧光比率与 Ca^{2+} 浓度有较大关系而与 Fura-2 本身浓度关系甚小。Indo-1 为单波长激发（340nm），双波长发射（405 和 506nm）。由于可以用双波长发射，也可用荧光比率反映细胞内 Ca^{2+} 浓度，其优点与 Fura-2 相同。但与 Fura-2 相比，Indo-1 的光漂白作用明显，与细胞质内蛋白的结合也较高，这对其与 Ca^{2+} 的结合有一定的影响。因此用 Indo-1 测定细胞内 Ca^{2+} 时应尽量减少狭缝宽度，并尽量缩短激发光照射时间。Indo-1 的物理特性使其更适合在流式细胞仪上操作。因 Fura-2 和 Indo-1 分别可用双波长激发和发射，对仪器的要求相当高，而且波长的转换需要时间；另外，同 Quin-2 一样，Fura-2 和 Indo-1 也需紫外激发，这对细胞功能可能有一定影响。

（三）Fluo-3

第三代 Ca^{2+} 荧光指示剂。与第二代 Ca^{2+} 荧光指示剂相比，Fluo-3 与 Ca^{2+} 的亲和力较弱（Kd = 0.4μmol/L）。单波长 500nm 激发，发射波长 530nm。与 Fura-2 等相比，Fluo-3 与 Ca^{2+} 结合的特异性更强，而且用可见光而不用紫外激发，特别适合于对紫外敏感的细胞。Fluo-3 适合于观察细胞内 Ca^{2+} 的动态变化。缺点是用 Fluo-3 准确测定细胞内游离 Ca^{2+} 浓度有一定困难。

（四）Furaptra（magfura-2）

Furaptra 与 Fura-2 在结构上的区别在于前者拥有一个 tricarboxylic aptra 基团。最初 Furaptra 是作为测定 Mg^{2+} 的荧光指示剂，此时可用与 Fura-2 相同的双波长 340nm 和 380nm 激发。后来发现 Furaptra 与 Ca^{2+} 的亲和力低（Kd 为 40~50μmol/L），故又将其作为一种低 Ca^{2+} 亲和力的 Ca^{2+} 荧光指示剂。用 Furaptra 测定 Ca^{2+} 时可用单波长 420nm 激发，发射波长 510nm。Boylor 等发现在蛙骨骼肌标本高亲和力的指示剂如 Fura-2 等与 Ca^{2+} 结合时会产生缓慢的、衰减的 Ca^{2+} 变化曲线，而在一些组织如枪乌鲗巨突触的突触前膜，由于 Ca^{2+} 变化速度快，浓度变化大，用 Funa-2 无法测定。在较高浓度存在时，Fluo-3 与 Ca^{2+} 的结合为非线性，而且测得的峰值偏低。而 Furaptra 则能快速反映细胞内 Ca^{2+} 的浓度变化，几乎无动力学耽搁（Rinetlc delay）。因此，目前认为 Furaptra 特别适合于测定如骨骼肌纤维等组织细胞内大量 Ca^{2+} 的快速变化，也可用于单细胞如血管内皮细胞、肝细胞等细胞内 Ca^{2+} 测定。但 Furaptra 一个潜在的不足之处是其对 Ca^{2+} 的特异性不如 Fura-2 等高亲和力的 Ca^{2+} 荧光指示剂好。

（五）Calcium green，Calcium orange，Calcium crimson

此 3 类是最新发展起来的 Ca^{2+} 荧光指示剂，均为单波长指示剂，其激发、发射波长和 Kd 值分别为：Calcium green：507nm，530nm，0.2μmol/L；Calcium orange：551nm，574nm，0.4μmol/L；Calcium crimson：589nm，607nm，0.3μmol/L。此 3 类指示剂与 Fluo-3 相比有一些共同特点：不用紫外激发，均用单波长激发和发射，发射和激发波长较接近，与第一、二代指示剂相比荧光强度有较大的提高等。其中 Calcium green 具有敏感性好、特异性强、反应快等优点，并且荧光强度比 Fluo-3 强近 5 倍，因此用较低浓度的 Calcium green 即可获得较好的效果。而 Calcium orange 和 Calcium crimson 在光照下比 Calcium green 和 Fluo-3 更稳定。文献报道此三类指示剂特别适合于测定细胞内 Ca^{2+} 浓度的快速变化。

（六）Calcium green C18

为亲脂性带负电荷的荧光指示剂，由 Calcium green-1 结合到一个亲脂性的 18 碳烷基链（18-carbon alkyl chain）而成。Calcium green C18 的激发和发射波长分别为 488nm 和 530nm。此指示剂与通常 Ca^{2+} 指示剂不同。由于 Calcium green C18 本身的化学和物理特性，它只能嵌入细胞膜脂质双分子层内而不能进入细胞质，而与 Ca^{2+} 结合的那一部分朝着细胞外面。当细胞内 Ca^{2+} 经过细胞膜转运到细胞外时。就被嵌在细胞膜上的 Calcium green C18 "捕捉"。因此 Calcium green C18 是观察细胞内 Ca^{2+} 跨膜转运的一种较为理想的 Ca^{2+} 指示剂。目前 Calcium green C18 用来观察成骨细胞内 Ca^{2+} 的跨膜运动。

二、光吸收指示剂

在荧光指示剂问世之前，光吸收指示剂用于测定细胞内钙已相当普遍，而今在某些情况下其仍然常常被选用。

（一）Arsenazo-Ⅲ

它是迄今生物应用最广泛的指示剂，已合成的其他金属铬指示剂在 Ca^{2+} 测定方面无一优于 Arsenazo-Ⅲ，且它们均为异色酸，在无 Ca^{2+} 时，Arsenazo-Ⅲ 的吸收率最大在 540nm，大于 650nm 时其变小（文献 4），与 Ca^{2+} 结合后其在 540nm 时的吸收率减少，波长增加，其吸收率也增加，增加的吸收率出现两个峰，中心在 600 和 650nm，等消光波长在 570nm，Mg^{2+} 和质子能引起类似 Ca^{2+} 的吸收率变化，但有一个显著差异，即前二者只有单峰，中心在 600nm，Arsenazo-Ⅲ 的吸收率通常在 660 和 690nm 之间测定时能最好的区别这些离子。

（二）Antipyrylazo-Ⅲ

此类是过去常用于测定 Ca^{2+} 的非常有效的金属铬指示剂，它常常是在 Arsenazo-Ⅲ 对 Ca^{2+} 低亲和力时取而代之。

Antipyrylazo-Ⅲ 的吸收率光谱与 Arsenazo-Ⅲ 类似，但前者的等消光波长是 620nm，Mg^{2+} 的作用完全不同，在大于 550nm 时，吸收率降低；大于 660nm 时则不会引起吸收率的明显变化，而这个范围更优于 Ca^{2+} 测定。

（三）Purpurate diacetic acid（PDAA）

属红紫酸盐类 Ca^{2+} 指示剂（purpurate indicators）中的一种，Kd 约为 950μmol/L，比 Furaptra 大近 20 倍，为低 Ca^{2+} 亲和力的光吸收指示剂，常被用来观察肌纤维受到刺激时 Ca^{2+} 的瞬时变化。PDAA 进入肌纤维内与 Ca^{2+} 结合后，用 500～690nm 波长的激发光扫描激发。随着 PDAA 与 Ca^{2+} 结合浓度的不同，其吸收光谱的峰值也会出现相应变化，据此就能观察 Ca^{2+} 的瞬时变化情况和推算细胞内 Ca^{2+} 浓度。与一些高亲和力的指示剂如 Fura-2 等相比，PDAA 与 Ca^{2+} 的结合是较好的线性相关并且无动力学耽搁，此外，PDAA 与肌浆内其他成分结合较少，因而所测得的实验结果较可靠。PDAA 目前主要用来测定肌纤维内快速大量的游离 Ca^{2+} 变化。

除以上介绍的 Ca^{2+} 指示剂外，还有 CaOrange-5N、Calcium green-5N、Calcium green 1、Antipyrylazo Ⅲ 等。

Ca^{2+} 指示剂种类众多，新型 Ca^{2+} 指示剂仍在不断产生。每种指示剂由于其固有的物理化学特性，在测定细胞内 Ca^{2+} 转运、代谢活动时都有其优缺点，实验者应根据实验标本，实验设备等情况选择合适的 Ca^{2+} 指示剂。

（王　军　吴俊芳）

参 考 文 献

1. Konshi M：Hollingworth S. Baylor SM. Myoplasmic calcium transients in intact frog twitch fibers monitored with furaptra（=Mag-fura-2）and purputate-diacetic acid（=PDAA）. Biophysical J, 1990, 57：344a（Abstr）

2. Tsien RY. Fluorescent probes of cell signalling. Annu Rev Neurosci 1989, 12：227－253

3. Hove-Madsen L, Bers DM. Indo-1 binding to protein in permeablized ventricular myocytes alters its spectral and Ca^{2+}-binding

properties. Biophys J, 1992, 63：89 – 97

4. Sipido KR, Callewaert G. How to measure intracellular ［Ca²⁺］ in single cardiac cells with fura-2 or indo-l. Cardiovasc Res, 1995, 297：717 – 726

5. Munzenmaier DH. Greene AS. Angiotensin ll mediates a sustained rise in nuclear and cytoplasmic calcium via multiple receptor subtypes. Am J Physiol, 1995, 269：H565 – 570

6. Lattanzio FA Jr, Bartschat DK. The effect of pH on rate constants, ion selectivity and thermodynamic properties of fluorescent calcium and magnesium indicators. Biochem Biophys Res Commun, 1991, 177 (1)：184 – 191

7. Ogden D, Khodakhah K, Carter T, et al. Analogue computation of transient changes of intracellular free Ca²⁺ concentration with the low affinity Ca²⁺ indicator furaptra during whole-cell patch-clamp recording. Plugers Arch, 1995, 429：587 – 591

8. Baylor SM, Holligworth S. Fura-2 Calcium transients in frog skeletal muscle fibres. J Physiol (Lond), 1988, 4033：151 – 192

9. Augustine GJ, Adler eM. Charlaton MP. et al. Presynatic calcium signals during neurotransmitter release：detection with fluorescent indicators and other calcium chelators. J Physiol (Paris), 1992, 86：129 – 134

10. Eberhard M, Erne P. Calcium binding to fluorescent calcium indicators：calcium green calcium orange and calcium crimson. Biochem Biophys Res Commn, 1991, 180 (1)：209 – 215

11. Lloyd QP, Kuhn MA, Gay CV. Characterization of calcium translocation across the plasma membrane of primary osteoblasts using a lipophilic calcium-sensitive fluorescent dye, calcium green C18. J Biol Chem, 1995, 170 (38)：22445 – 22451

12. Konishi M, Baylor SM. Myoplasmic calcium transients monitored with purpurate indicator dyes injected into intact frog skeletal muscle fibers. J Gen Physiol 1991, 97：245 – 270

13. Hirota A, Chandler WK, Southwick PL, et al. Calcium signals recorded from two new purpurate indicators inside frog cut twitch fibers. J Gen Physiol, 1989, 94：597 – 631

14. Pape PL, Jong DS, Chandier WK, et al. Effect of fura-2 on action potential-stimulated calcium release in cut twitch fibers from frog muscle. J Gen Physiol, 1993, 102 (2)：295 – 332

15. Escobar AL. Cifuentes F. Vergara JL. Detection of Ca²⁺-transients elicited by flash photolysis of DM-nitrophen with a fast calcium indicator. FEBS Lett, 1995, 15, 364 (3)：335 – 338

16. Eilers J. Callesaert G. Armstrong C. et al. Calcium signaling in a narrow somatic submembrane shell during synaptic activity in cerebellar Purkinje neurons. Proc Natl Acad Sci USA, 1995, 24, 92 (22)：19272 – 19276

17. Gerasimenko OV, Gerasimenko JV. Tepikin AV. et al. ATP-dependent accumulation and inositol trisphosphate-or cyclic ADP-ribose-mediated release of Ca²⁺ from the nuclear envelope. Cell, 1995, 80 (3)：439 – 444

18. Carcia J. Schneider MF. Suppression of calcium release by calcium or procaine in voltage clamped rat skeletal muscle fibres. J Physiol (Lond), 1995, 485 (Pt2)：437 – 445

第二节 双波长荧光分光光度计测定方法

一、神经细胞内游离钙的测定

下面以分离的神经细胞为样本，介绍双光束荧光分光光度计测定细胞内游离 Ca²⁺ 的方法及注意事项。

（一）标本的制备

取新生 1 ~ 2d Wistar 大鼠乳鼠，剥离全脑，立即置于冰 Hanks 液（mmol/L：NaCl 137；KCl 5.0；CaCl₂ 1.3；MgSO₄ · 7H₂O 0.8；Na₂HPO₄ 0.6；KH₂PO₄ 0.4；NaHCO₃ 3.0；Glucose 5.6；pH7.4）中，仔细剥离、剔除软脑膜及血管，用 Hanks 液冲洗 3 ~ 4 次，剪碎后，置于一定量的 0.125% 胰蛋白酶中，于 37℃，轻轻搅拌 20min。以冰 DMEM 培养基（含 10% 小牛血清）中止消化。过 200 目筛网，滤液以 1000r/min 离心 5min，再以 Hank 液洗一次。最后用 DMEM 培养基（含 10% 小牛血清）制备成 2 × 10⁶ 个/ml 细胞悬液。台盼蓝排斥实验检查，细胞成活率达 95% 以上。

（二）Fura-2 负载及荧光测定

上述细胞悬液 37℃ 预温 5min 后，加入 Fura-2/AM（终浓度为 5μmol/L）。37℃ 恒温振荡 45min。负载后的细胞以含 0.2% 牛血清白蛋白的 Hank 液洗二次。最后调整细胞悬液为 2 × 10⁶ 个细胞/ml。测定前细胞预先于 37℃ 复温约 2 ~ 3min。

荧光测定采用双光束荧光分光光度计。测定条件：激发光光栅 5nm，发射光光栅 10nm，以 300 ~

420nm 扫描激发光谱（若峰值在 340nm，表明 Fura-2 已负载入胞内），然后固定激发波长在高峰波长，观察不同实验条件下荧光强度的变化。由下式计算出〔Ca^{2+}〕i：

$$[Ca^{2+}]i = Kd\frac{F\text{-}Fmin}{Fmax\text{-}F}$$

其中，Kd 为 Fura-2 与 Ca^{2+} 反应的解离常数，为 224nmol/L；F 为不同实验条件下的荧光强度；Fmax 为最大荧光值，由加入 Triton X-100（终浓度为 0.1%）测得；Fmin 为最小荧光值，由加入 EGTA（终浓度至少高于 Ca^{2+} 浓度 2～3 倍，pH >8.5）测得。在计算前，对细胞自发荧光的影响进行校正、即式中 F、Fmax、Fmin 取分别减去未负载 Fura-2 细胞的 F、Fmax、Fmin 后的值进行计算。

（三）方法应用

原则上本方法适用于所有较纯的细胞悬液，如神经细胞实触体、淋巴细胞、红细胞和肾细胞等。

（四）注意事项

1. Fura-2 和 Fura-2/AM 干粉在 -20℃可保存 6 个月之久，DMSO 配制的 Fura-2/AM 在 -20℃可保持 2 个月左右。为减少污染，建议将 Fura-2/AM 的贮存液分管冰存。

2. 细胞要纯，尽量避免其他种类细胞和杂质的存在。

3. 所制备细胞的质量要好，应尽量除去死亡和功能不全的细胞。一般采用台盼蓝排斥实验测量细胞的功能状态。

4. 所用水均应为超纯水，以减少金属离子如 Ca^{2+}，Mg^{2+} 的污染。

（五）方法评价

1. 本方法所得的〔Ca^{2+}〕i 是所有检测细胞内游离 Ca^{2+} 浓度的平均值。

2. 本方法无法观察细胞内 Ca^{2+} 的空间分布和 Ca^{2+} 振荡现象（Ca^{2+} oscillation），也无法观察细胞内 Ca^{2+} 与细胞功能或形态之间的关系等。

二、红细胞内游离钙的测定

本文以测定红细胞内游离钙离子浓度为例，介绍双光束荧光分光光度计测定细胞内游离钙浓度的方法及注意事项。

（一）标本制备

取动物或人血 2ml，注入含有干燥抗凝剂（如肝素，10U/ml）的试管中，充分摇匀以抗凝。然后以 3000r/min 的离心 5min，用吸管吸去上清液及白细胞层，再以平衡盐液（mmol/L：NaCl 133，$CaCl_2$0.9，KCl 2.7，$MgCl_2$0.5，$Na_2HPO_4$8.1，KH_2PO_4 1.1）。平衡盐中含 3% 牛血清白蛋白，pH7.4）。冲洗 3 次，再用平衡盐液将红细胞稀释成 10^6/ml 左右的细胞悬液备用。

（二）操作步骤

取红细胞悬液 1ml，加入溶于二甲基亚砜的 Fura-2/AM（终浓度 5μmol/L）和 0.1% 牛血清白蛋白，充分混匀后在 37℃恒温培养箱中孵育 30min，然后离心（500r/min，5min），吸去上清液，用平衡盐液冲洗 1 次，在加入平衡盐液 1ml 使红细胞数仍为 10^6/ml。将标本置于测试槽内，以 340nm 和 380nm 波长激发，激发光波长转换时间尽可能短。发射波长 500nm，狭缝宽度 5nm，记录荧光强度并计算荧光比值。细胞内游离钙绝对浓度的计算见图像处理法。

（三）方法应用

原则上本方法适用于所有较纯的细胞悬液如神经细胞、淋巴细胞、红细胞和肾细胞等。

（四）注意事项

1. 细胞要纯，尽量避免其他种类细胞和杂质的存在。

2. 细胞计数要准确。

3. 所制备细胞的质量要好，尽量除去死亡及功能不佳的细胞。

4. 狭缝宽度和激发波长转换时间可视具体情况而定。

5. 其他注意事项见图像处理法。

（五）方法评价

1. 本方法所测得的 $[Ca^{2+}]i$ 是所有所测细胞内游离 Ca^{2+} 浓度的平均值，因此所制备细胞的质量如何对实验结果影响很大。

2. 本方法无法观察细胞内钙离子的空间分布和 Ca^{2+} 振荡现象（Ca^{2+} oscillation），也无法观察细胞内钙离子与细胞功能或形态之间的关系等。

3. 其余见图像处理法。

三、其他细胞内游离钙的测定

应用双波长荧光分光光度法不仅可以检测细胞悬液，单层培养细胞及单个细胞内游离钙浓度的变化，也可以测定细胞内瞬间平均钙浓度的变化及亚细胞水平钙离子的梯度分布等。各种细胞测定方法差异在于标本的制备过程，其余步骤基本相同。下面介绍几种常用的细胞悬液的制备。

（一）血管平滑肌细胞的分离、培养和悬液的制备

大鼠 2~3 只，麻醉下无菌取出主动脉或尾动脉，置于冷的含 1% 青、链霉素的 Hanks 液中，清除血管周围的结缔组织和脂肪等，酶法消化肌条，消化完毕将血管条移至无钙、镁的 Hanks 液中，反复吹打，然后离心（20℃，10 000r/min，6min），弃上清液，沉淀用无钙 Hanks 液洗两次后，加入含 10% 胎牛血清的 DMEM 培养基，CO_2 孵箱中培养 3~4d，呈单层融合状态时可传代。将原代或传代培养的平滑肌细胞中加入含 0.25% 胰蛋白酶的 Hanks 液作用 10min，用巴斯德吸管轻轻吹打制成细胞悬液，用 Hanks 液离心洗涤三次后即可用于 Fura-2 负载。

（二）心肌细胞的分离、培养和细胞悬液的制备

无菌条件下取新生 2~4d 大鼠的心室，置于 Hanks 液（mmol/L：NaCl 130，KCl 4.0，$CaCl_2$ 1.8，$MgCl_2$ 0.5，Glucose 11，HEPES 30，pH7.2~7.4）中剪碎，用 0.06% 的胰蛋白酶在磁力搅拌下分散细胞，温度控制在（37±1）℃，每 10min 收集一次细胞，反复 3~4 次，将离心后所得的分离细胞置于含有 10% 胎牛血清及 90% DMEM 培养基的培养瓶中，95% O_2，5% CO_2 的孵箱中培养 90min，以时差法去除已贴壁的成纤维细胞和其他杂质，将细胞悬液接种于自制的无菌载玻片孔内，培养 18~30h 的心肌细胞已贴壁但尚未产生自发性搏动，此时可观察心肌细胞静息状态下的 $[Ca^{2+}]i$ 变化，48h 以后，心肌细胞出现自发性搏动，培养 3~5d，心肌细胞收缩良好，此时可观察 $[Ca^{2+}]i$ 的瞬息变化。

（三）Fura-2/AM 负载及测定

过程同神经细胞，负载浓度一般在 10~50μmol/L。过多的染料负载将导致由 AM 释放的乙酸和甲醛的堆积，从而引起酸化和细胞中毒。

（刘　态　王　军　段文贞）

参 考 文 献

1. 李明，王峻峰，韩济生，等. 应用 Fura-2/AM 检测分离的神经细胞内游离钙及其变化. 药学学报，1991，26（12）：890－894

2. Liu M，Zhang JT. Effects of ginsenoside Rb₁ and Rg1 on synaptosomal free calcium level，ATPase and calmodulin in rat hippocampus. Chin Med J，1995，108（7）：544－547

3. Ilondo MM，De Meyts P，Bouchelouche P. Human growth hormone increases cytosolic free calcium in cultured human IM-9 lymphocytes：a novel mechanism of growth hormone transrnembrane signalling. Biochem Biophys Res Commun，1994，202（1）：391－397

4. Todd JC，Pouls ND，Mollitt DL. The effect of endotoxin on neonatal erythrocyte intracellular calcium concentration. J Pediatr Surg，1994，29（6）：805－807

5. Tiun P，Hu Y，Schilling WP，et al. The nonstructural glycoprotein of rotavirus affects intracellular calcium levels. J Virol，1994，68（1）：251－257

6. Zhu zm，Tepel M，Neusser M，et al. Effect of captopril on vasoconstriction and Ca^{2+} fluxes in aortic smooth muscle. Hypertension，1993，22：806－811

7. 卢步峰，黄治森，鲁友明. Fura-2 双波长荧光法测定神经细胞内游离钙. 生物化学与生物物理进展，1994，21（3）：276－277

第三节　单细胞内游离钙测定方法

一、概述

体内有 Mg^{2+}、K^+、Na^+、Ca^{2+} 等多种阳离子，Ca^{2+} 由于其特有的性质而与生命活动密切相关。Ca^{2+} 具有传递细胞间信使的作用，控制和协调细胞与细胞间的反应，称为第二或第三信使。Ca^{2+} 在细胞内外的浓度差比其他离子大。在生理反应中，Ca^{2+} 浓度变化迅速，它能与各种基团结合。Ca^{2+} 还是人体生长生殖所不可缺少的营养成分。体内 41% 的 Ca^{2+} 与血浆蛋白结合，50% 钙为离子化可扩散的 Ca^{2+}，而且只有离子化的 Ca^{2+} 才能在细胞内发挥其生物学活性，故欲准确地分析钙在生命活动中的作用，就必须准确地测量细胞内钙浓度（$[Ca^{2+}]i$）的瞬时动态变化。

二、应用荧光指示剂 Fura-2 测定 $[Ca^{2+}]i$

（一）原理

荧光指示剂 Fura-2 自 1985 年问世以来，显示了其广泛的用途。当 Fura-2 与胞浆内钙形成复合物时，即可在特定波长（340nm，380nm）的紫外光激发下产生荧光信号，其发射光（505nm）的强度与 $[Ca^{2+}]i$（在 10～1000nmol/L 范围内）的对数呈线性关系，因此可以通过测定指示剂负载的细胞荧光强度而反映 $[Ca^{2+}]i$ 的水平。

大鼠肠系膜动脉平滑肌细胞理想的负载最大峰值在 340nm，游离 Fura-2/AM 的最大峰值在 380nm，利用 SPEX CM-X 阳离子测定系统（The SPEX Model CM1T cation measurement system）配置的程序，$[Ca^{2+}]i$ 便按上述公式计算。其中 Kd 为 Fura-2 与 Ca^{2+} 反应的解离常数，R 为不同实验条件下 340 与 380nm 荧光强度的比值，Rmax 为加入 5μmol/L Ca^{2+} 载体 Ionomycin 时 340 与 380nm 荧光强度的比值，Rmin 为加入 EGTA 时 340 与 380nm 荧光强度的比值。F_{380}（$Ca^{2+} \cdot$ free）与 F_{380}（$Ca^{2+} \cdot$ Sat）分别为 380nm 条件下，无钙和高钙状态下的荧光值。自发荧光测定则分别用未加 Fura-2 的细胞和加 $MnCl_2$ 后测定的荧光值检定。

（二）SPEX-CM 阳离子测定系统的系统构成

美国 SPEX 出品即 SPEX CM-X 型阳离子测量系统，为一高分辨双波长显微荧光分光光度计。所有测量由 PC-Compatible SPEX DM3000 spectroscopy computer 及专用软件运行完成。其系统组成框图见图 4-2-1。

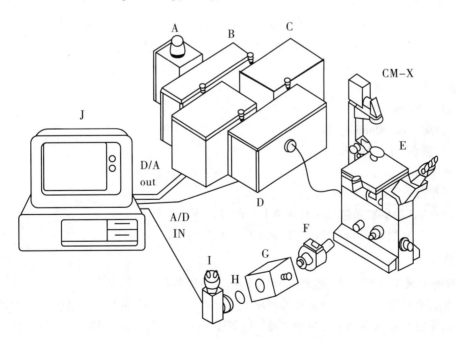

图 4-2-1　SPEX CM-X 阳离子测定系统

A. 氙灯　B. 光束隔离器　C. 单色光滤片　D. 双光束分离器　E. 倒置显微镜　F. 光圈选择器

G. 摄影机　H. 滤光镜(500mm)　L. PC 检测器　J. DM30001-CM 计算机。

该系统的光源为氙灯，由此发出的连续初射光经分离器选择波长后，分成两束光，其一波长为340nm，分别至两个单色器。单色器中的光镜将反射至分色器。当光行至分色镜 DM400 时，505nm 的发射光得以透射。340，380nm 的激发光则反射至物镜，然后此二波长的激发光轮回激发标本。当取景器 AFX-DX 快门打开时，505nm 的光进入光电倍增管。加入 950V 的高压，接通计算机，通过显示管可观察到以秒为单位的代表 $[Ca^{2+}]i$ 的瞬时动态的荧光强度的变化。

三、标本制备

（一）大鼠肠系膜动脉平滑肌细胞培养

为检测单细胞 $[Ca^{2+}]i$ 的变化，必须制备培养的细胞。每次培养，取 3～4 只 Wistar 大鼠，1% 戊巴比妥钠麻醉下迅速取出肠系膜放入消毒的 Hanks 液洗 3 次后，在解剖显微镜下剥除附着于肠系膜动脉的结缔组织，取肠系膜动脉主干，沿纵向剖开动脉，用高压消毒的滤纸沿一个方向擦去内膜。随即用 D-Hanks 液洗 3 次。然后将血管剪成 <1mm³ 的小块，集中放入含 0.2% 胶原酶（Ⅰ型），0.1BSA，0.5‰木瓜蛋白酶的 D-Hanks 溶液 7.5ml 内。在 37℃ 的温箱内消化 4～6h。此期间以每分钟 20 次的速度振摇被消化的组织。待组织完全分解后，移入离心管内离心（2000r/min，7min）。弃上清，用新配制的含 10% 胎牛血清，2mmol/L 左旋谷氨酰胺，20mmol/L Hepes，1% 庆大霉素的 DMEM 培养基中吹打细胞，每瓶（15ml 容积）接种 25 万～30 万活细胞（用 0.1% 台盼蓝检查），放入 5% CO₂ 培养箱（37℃）孵育 3d，此时细胞如已贴壁生长，则需换液，6～7d 后长成峰、谷交错的致密细胞层，即可传代。

将经过泡酸处理、消毒的盖玻片（直径 22mm）放入 6 孔板的孔内。以细胞传代方式将细胞种于 6 孔板中，每孔接种细胞 5×10^4 个。在 37℃ 5% CO₂ 培养箱中孵育 48h 后，去血清，在 400× 光学显微镜下看到多数长梭形、中等亮度的肠系膜动脉单个平滑肌细胞，可供 Fura-2/AM 负载检测 $[Ca^{2+}]i$ 之用。

（二）溶液、试剂及仪器

1. Hanks 液　成分（以 g/L 计）为：NaCl 8.0，KCl 0.4，CaCl₂ 0.14，MgSO·7H₂O 0.2，Na₂HPO₄·H₂O 0.06，KH₂PO₄ 0.06，NaHCO₃ 0.35，葡萄糖 1.00，酚红 0.02。

2. D-Hanks 液　成分（以 g/L 计）为：NaCl 8.0，KCl 0.4，CaCl₂ 0.14，Na₂HPO₄·H₂O 0.06，KH₂PO₄ 0.06，NaHCO₃ 0.35，酚红 0.02。

3. KPSS 液　成分（以 mg/L 计）为：NaCl 1740，KCl 87.5，CaCl₂·2H₂O 92.5，MgSO₄·7H₂O 72.5，KH₂PO₄ 40，NaHCO₃ 525，HEPES 595，EDTA 1.9，BSA 250。

4. Fura-2/AM　Molecular Probes 及 Sigma 公司出品。熔点 52～54℃，冰点 18～19℃，分子量 1001.86。每包装为 1mg，用 1ml 二甲基亚砜（DMSO）溶解后分装入玻璃瓶，置 -20℃ 避光保存。

5. Cremophor EL F-127　Molecular Probes 产品。

6. 胶原酶（Ⅰ型）　Sigma 产品。

7. 胰蛋白酶　Sigma 产品。

8. 木瓜蛋白酶　E. Merck 产品。

9. 牛血清白蛋白　E. Merck 进口分装。

10. DMEM　Gibco 出品。

11. CO₂ 培养箱　美国 Nuaire 产品。

12. Diaphot-TMD 型倒置显微镜　日本 Nikon 产品。

13. SPEX，CM-X 型 Scanning Micro Illuminato　美国 SPEX 出品。

四、测定步骤

（一）培养的大鼠肠系膜动脉平滑肌细胞的 Fura-2/AM 负载

实验前 24h 去除培养液中的血清。实验时将长有培养至 2～6 代的大鼠肠系膜动脉平滑肌细胞的盖玻片置于特制的浴槽中。加入 KPSS 负载液 1ml。该 KPSS 液含 2.5μmol/L Fura-2/AM，1‰ Cremophor EL，0.2‰ pluronic F-127，1‰ BSA，其中 Cremophor EL 及 Pluronic F-127 为海洋生物提取剂，可促进培养细胞 Fura-2 负载。负载时间为 45min，温度为室温（约 20℃）。其后以 KPSS 洗 3 次，再加入负载液 2ml 置 37℃ 恒温水浴箱内 15min，然后用 KPSS 液冲洗 3 次以去除残存于细胞外的 Fura-2/AM 以供荧光测定。

（二）［Ca²⁺］i 的荧光测定

当进行荧光测定［Ca²⁺］i 时，显微镜下观察 Fura-2/AM 负载后的平滑肌细胞应尽量避免透射光的照射。镜下选择负载后的平滑肌细胞，以呈长梭形、胞内无荧光颗粒，核与核仁皆清晰可见，中等荧光亮度者为宜。荧光强度太亮的细胞，估计多已功能不良。测量时镜下框定 2~3 个单细胞，用光栅数 5，打开快门，按 SPEX 系统的操作规程与 SPEX 系统专用程序运行，计算机荧屏上显示 340nm 与 380nm 下标本荧光强度的 CPS（count per second）数，并可求出比值 R = F340/F380 与［Ca²⁺］i。［Ca²⁺］i 为以秒为单位的瞬时动态变化。

五、方法应用

大鼠肠系膜动脉平滑肌细胞静息［Ca²⁺］i 及 50mmol/L KCl 诱发的［Ca²⁺］i 的变化：应用 Fura-2/AM 技术测定培养的 3 种大鼠（SHRsp、Wistar 与 WKY）肠系膜动脉平滑肌单细胞和肠系膜动脉条静息时和 50mmol/L KCl 诱发的细胞内游离钙浓度的结果［以 M ± SE（n）表示］可归纳为表 4-2-1。

表 4-2-1　静息与高钾诱发的［Ca²⁺］i

组织种类		［Ca²⁺］i（μmol/L）	
		静息期	50mmol/L KCl
肠系膜动脉	Wistar	0.12 ± 0.05 (13)	1.60 ± 0.51 (4)
平滑肌细胞	SHRsp	0.15 ± 0.07 (11)	3.17 ± 0.86 (5)
肠系膜	WKY	0.14 ± 0.05 (3)	1.71 ± 0.42 (3)
动脉条	SHRsp	0.11 ± 0.03 (3)	2.91 ± 0.31 (4)

由上表可见，Wistar 与 WKY 大鼠肠系膜动脉平滑肌细胞静息［Ca²⁺］i 与 SHRsp 者相比无显著差异，但当加入 50mmol/L KCl 之后，SHPsp 肠系膜动脉平滑肌细胞［Ca²⁺］i 升高明显大于 Wistar，差异显著。同样，WKY 和 SHRsp 肠系膜动脉条静息期［Ca²⁺］i 间无显著差异；加入 50mmol/L KCl 之后，SHRsp 肠系膜动脉条［Ca²⁺］i 明显高于 WKY。

六、注意事项

（一）影响因素

1. pH 值　pH 可影响荧光指示剂的离子化程度，故 KPSS 液的 pH 值应严格控制在 7.20~7.40。

2. 温度　分子间碰撞使得荧光减弱，温度升高则分子运动加速、所以单细胞通常在室温下负载，血管条则在 37℃ 恒温下负载。

3. 光分解效应　激发光能量过强会造成荧光指示剂分子断裂而丧失荧光，减少光分解效应的办法是降低激发光强度和缩短光照时间，应尽可能快的将样品测定完毕，一般控制在 30min 以内。

4. 淬灭剂　卤酸盐、氧化剂、微生物、去垢剂、重金属离子等均可猝灭荧光，故 Fura-2 的实验必须选用超纯水，以去除水中的重金属离子等。为保证实验结果的准确性，所用的 KPSS 液及试剂应现用现配。

（二）加药伪迹

此伪迹与［Ca²⁺］i 升高一样，340nm 处荧光强度增加，而 380nm 处则减少，但通常在 1S 内此伪迹即迅速恢复。

（三）房室化现象

即部分 Fura-2/AM 进入亚细胞结构内，如胞质网、分泌囊泡、细胞核、线粒体等。在其中被不完全水解成 Fura-2′，后者荧光与 Fura-2 类似，但无 Ca²⁺ 结合能力，因而影响 Fura-2′ 的测定结果。房室化的表现在荧光显微镜下观察到 Fura-2/AM 呈点块状分布，对刺激反应不明显。同时最大激发波长发生移动等。房室化现象的发生与细胞种类和测定条件有关，在培养细胞尤为严重。

（四）Fura-2 外漏

胞内 Fura-2 可经过一定途径如膜上亲水性离子通道等漏到胞外，这就使得胞内 Fura-2 的荧光程度减弱，同时漏到胞外的 Fura-2 也造成测定误差，此现象仅发生在少数细胞，大多数细胞不会发生。此问题可以通过测定前冲洗细胞来解决。测定时间不超过 60min 也是减少 Fura-2 外漏的一个有效措施。

本文在国内首次采用大型精密仪器美国 SPEX-CM-1 型阳离子测定系统和 Fura-2 技术，检测大鼠内脏血管平滑肌单个细胞内钙浓度的以秒为单位的瞬时动态变化，建立方法的过程中密切注意了该技术的优点和局限性，去伪存真获得了满意的结果。

七、方法评价

应用 Fura-2/AM 测定单细胞 $[Ca^{2+}]i$ 优点很多。首先 Fura-2 的荧光强度较强。高的荧光强度可减少导入细胞内指示剂的量。因而可以减轻过多染料负载的情况下，由于 AM 释放的乙酸和甲醛堆积而引起的细胞中毒；第二、Fura-2 的荧光干扰较小，增强钙浓度计算的准确性；第三、Fura-2 的光漂白作用最低；第四、Fura-2 具有双重兴奋和发射的特性，可利用指示剂在两个不同波长上荧光强度的相互关系，用比例法来计算 $[Ca^{2+}]i$，这样便减少了由于仪器波动、熄灭或漏出致细胞内指示剂含量改变造成的误差。应用此种染料 Fura-2，利用显微荧光分光光度计使得对单细胞 $[Ca^{2+}]i$ 的测定成为可能。这较之细胞悬液的 $[Ca^{2+}]i$ 测定更加准确、先进。细胞群体（细胞悬液）的 $[Ca^{2+}]i$ 变化的测定仅能反映细胞群体的变化，而单细胞 $[Ca^{2+}]i$ 测定则反映了单一细胞 $[Ca^{2+}]i$ 的瞬时动态变化，增加了 $[Ca^{2+}]i$ 测定的敏感性并扩大了其应用范围。随着这一技术的不断发展，将会更好地了解 Ca^{2+} 在活细胞中的多种生理功能及在病理状态中的重要意义。

但是 Fura-2/AM 测定 $[Ca^{2+}]i$ 也有其缺点：第一，由于进入胞质内的 Fura-2 随时间推移将漏到细胞外，结果引起静息状态下信号明显增高或基线向上漂移，影响 $[Ca^{2+}]i$ 测定的准确性和稳定性。虽然通过测定前冲洗细胞或缩短测定时间可以减少指示剂的外漏，但仍有不同程度的泄漏；第二，用此法测单细胞 $[Ca^{2+}]i$ 的重复性并非最好。由于膜改变引起 $[Ca^{2+}]i$ 内流或指示剂外漏，均可使 $[Ca^{2+}]i$ 发生变化，测量误差加大。

（张翠华　郑永芳）

参 考 文 献

1. Touyz RM, Tolloczko B and Schiffrin EL. J Hypertension, 1994, 12：663 - 673
2. Furchgott RF and Jothianandan D. Blood Vessels, 1991, 28：52 - 61
3. 张均田，李锡明，石成章，等. 用 Fura-2/AM 测定细胞内游离钙浓度的方法. 中国药理学杂志，1991, 26（11）：655 - 658
4. Goldman WF, Bova S and Blaustein MP. Cell Calcium, 1990, 11：221 - 231
5. Wilhams DA and Fay FS. Cell Calcium, 1990, 11：75 - 83
6. Ives HE, Schulty GS, Galardy RE, et al. J Exp Med, 1978, 148：1400 - 1413
7. Gunther S, Alexander RW, Atkinson WJ, et al. J Cell Biology, 1982, 92：289 - 298
8. Izzard As and Heagerty AM. J Hypertenson, 1995, 13：1 - 4
9. Nilson J. Acta Med Scand, (Suppl). 1987, 715：25 - 31
10. Bukosk RD, Lastelic BA. J. Hypeotension, 1994, 12：15 - 21

第四节　单细胞内游离钙图像处理测定方法

一、概述

钙离子（Ca^{2+}）普遍存在于活细胞中。它不仅在细胞的收缩等生理活动中起着重要作用，同时作为第二信使，介导细胞外刺激信号引起的细胞内反应。另外，细胞内游离 Ca^{2+} 在细胞缺氧等一些病理性损伤过程中也起有重要作用。因此，如何快速准确测定细胞内游离 Ca^{2+} 浓度及其变化也就成为现代生物技术研究的重点之一。目前有许多技术可检测细胞内游离 Ca^{2+} 水平，其中包括：原子吸收光谱法、电极法、荧光分光光谱法，$^{45}Ca^{2+}$ 示踪技术等。这些技术由于受到细胞膜损伤、特殊的样品处理，群体细胞悬浮等条件的影响，影响了测量的敏感性和准确性。近几年由于计算机软硬件技术的发展以及计算机技术在生命科学研究领域中的广泛应用，发展了一种新的测定单个活细胞内游离 Ca^{2+} 浓度的新技术——图像处理法。此方法将新一代荧光指示剂 Fura-2 与现代计算机图像处理技术相结合，利用 Fura-2 的优点，能准确、快速地测定单个活细胞内游离 Ca^{2+} 浓度及其变化，采用伪彩色又可显示 Ca^{2+} 在细胞内的空间分布，同时也可直接观察细胞功能如细胞收缩和细胞形态与细胞内游离 Ca^{2+} 浓度变化的关系，这是荧光分光光谱法等方法所无法比拟的。图像处理法测定单个活细胞内游离 Ca^{2+} 浓度适用于培养的血管内皮细胞、平滑肌细胞、胃壁细胞和主细胞、肝细胞、肾细胞等多种细胞，本文就用图像处理法测定分离的单心肌细胞内游离 Ca^{2+} 水平为例，详细介绍此方法的基本原理以及注意事项。

二、原理

Fura-2 及 Fura/AM 的特性已如上述。胞质内的酯酶将 Fura-2/AM 水解为 Fura-2。Fura-2 与游离的 Ca^{2+} 结合后，其荧光强度在激发波长 340nm 处与所结合的 Ca^{2+} 浓度成正比，在激发波长 380nm 处与所结合的 Ca^{2+} 浓度成反比。通过测定 340nm 处的荧光强度或计算 340/380nm 处荧光强度的比值，再通过公式或标准曲线即可知道细胞内游离 Ca^{2+} 浓度。

三、标本制备（单心肌细胞分离技术）

取成年大鼠（250～300g，雌雄均可），戊巴比妥钠麻醉（4.5mg/kg）后股静脉内注射 1% 肝素 0.2ml。剖开胸腔，分离心脏后将心脏提起，在距主动脉根部 5mm 处用弯头组织剪迅速将主动脉及其他血管一起剪断，迅速置于通有 95% O_2、5% CO_2 的台氏液中（mmol/L：NaCl 136，KCl 5.4，Hepes10，$MgCl_2$ 1.2，$CaCl_2$ 1.2，Glucose 5）。清洗血迹并剪去周围附带组织和血管，找出主动脉断端。将插管插入主动脉断端内并用线结扎固定，然后置于 Langendorff 装置内灌流心脏。台氏液流速 10～15ml/min，温度（37 ± 0.5）℃，pH = 7.4。灌流的同时通入 95% O_2、5% CO_2 混合气体。经台氏液灌流 5min 后，用无 Ca^{2+} 台氏液灌流 4min（无 Ca^{2+} 台氏液中不含 $CaCl_2$，含 0.1% 牛血清白蛋白，其余成分与正常台氏液同），再用含 0.1% 胶原酶的无 Ca^{2+} 台氏液灌流 20min。然后用无 Ca^{2+} 台氏液灌流 3min 后剪下部分心室肌，置于无 Ca^{2+} 台氏液中，用吸管将细胞轻轻吹打下来，再用 200 目尼龙网过滤，至此可获得分离的杆状耐钙的单心肌细胞。

四、测定步骤

将分离的心肌细胞置于室温下孵育 1h，逐步加入正常台氏液使溶液中 Ca^{2+} 浓度至正常水平（1.2mmol/L）。Fura-2/AM 溶于二甲基亚砜中。取少量细胞与 Fura-2/AM 共同孵育 30min（避光，Fura-2/AM 的最终浓度为 10μmol/L），用台氏液冲洗两次后置于荧光显微镜下。整个图像处理系统装置图如图 4-2-2 所示。

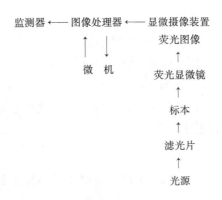

图 4-2-2 图像处理系统示意图

首先在光镜下确定所要测细胞的边界，然后关闭光镜光源，启动荧光激发光源（高压汞灯），光线分别通过 340nm 和 380nm 滤光片，荧光发射波长为 500nm。计算机屏幕上就出现荧光图像。这时即可记录荧光强度并计算荧光比值。

标准曲线制作：最理想的制作方法是在含细胞的缓冲液中加入一定浓度的 ionomycin，使细胞内外的 Ca^{2+} 能自由扩散（理论上细胞内 Ca^{2+} 与细胞外 Ca^{2+} 相等），而 Fura-2 仍在细胞内。改变细胞外 Ca^{2+} 浓度，再测定细胞内的荧光强度或荧光比值。然后以 Ca^{2+} 浓度为横坐标，荧光强度或比值为纵坐标进行曲线拟合（图 4-2-3）。根据此标准曲线将每次测得的荧光强度或比值转换为细胞内 Ca^{2+} 浓度。由于此方法操作繁琐，而且理论与实际有一定的差距，目前一般采用以下两种方法：

（一）在体法

根据以下公式来计算细胞内 Ca^{2+} 浓度：$[Ca^{2+}]i = Kd \times S_{f2}/S_{b2} \cdot (R-Rmin)/(Rmax-R)$，其中 $Kd = 224nmol/L$，S_{f2}：在无 Ca^{2+} 状态下 380nm 激发的荧光强度。S_{b2}：在饱和 Ca^{2+} 状态下 380nm 激发的荧光强度。Rmax：指 Fura-2 的所有结合部位均为 Ca^{2+} 所饱和，也就是在缓冲液中加入 0.1% 去垢剂 Triton-X-100 后所测得的 340/380nm。Rmin：所有的 Fura-2 均为游离形式时所测得的荧光比值，也就是在比 $[Ca^{2+}]$ 高两倍的过量 EGTA（4MM）存在下（pH > 8.5）所测得的 340/380nm。R 为每次所测得的荧光比值。根据此公式即可算出细胞内游离 Ca^{2+} 浓度。

（二）体外法

直接配制不同浓度的标准 Ca^{2+} 浓度缓冲液，分别与 Fura-2 10μM 共同孵育后，测定不同浓度时的荧光强度或比值并进行曲线拟合（图 4-2-4）。根据标准曲线将每次测得的细胞内荧光强度或比值转换为细胞内游离 Ca^{2+} 浓度。

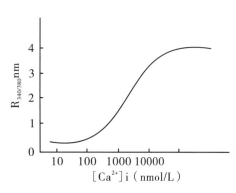

图 4-2-3　测定细胞内钙离子浓度的拟合曲线

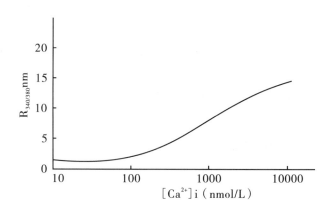

图 4-2-4　钙离子浓度标准曲线

五、方法应用

本方法应用范围广，可用于各种分离或培养的单细胞如内皮细胞、神经细胞、血管平滑肌细胞等胞质内游离 Ca^{2+} 浓度测定。此外，运用不同的荧光指示剂，如 BCECF/AM〔2'，7'-bis（carboxyethy 1-5，6-carboxy）fluorescein〕、SBFI/AM（sodium-binding benzofuran isophthalate）等，可分析细胞内不同的离子如 H^+ 和 Na^+ 浓度等的变化。另外，也可同时运用两种不同的荧光指示剂，利用它们不同的激发和发射波长，可平行观察两种离子的变化及其相互关系。

六、注意事项

用荧光指示剂 Fura-2 测定细胞内游离 Ca^{2+} 浓度，需要注意一些技术方面的问题。

（一）染料负荷的毒性

细胞内的酯酶将每个 Fura-2 分子分解后产生 5 个甲醛和乙酸分子。从理论上讲过多的水解产物的堆积会引起酸化而对细胞造成损害。但实际上由于 Fura-2 的浓度极低，对细胞的功能不会有明显的影响。

（二）指示剂的泄漏

它指已进入细胞内的 Fura-2 通过细胞膜重新回到细胞外液中。这可增加细胞外背景荧光而影响实验结果。不同细胞的漏出率有较大差别，目前认为泄漏与细胞膜上亲水阴离子通道有关。检测方法：在缓冲液中加入低浓度 $MnCl_2$（如 $40\mu mol/L$）前后观察 340nm 处荧光强度的变化，若基本无变化说明漏出不多。消除方法：测定前冲洗细胞、缩短测定时间以及要在室温下操作等。

（三）Fura-2 的分隔

指 Fura-2/AM 进入细胞后并不完全存在于胞质中，有部分 Fura-2/AM 可能会进入一些细胞器（如线粒体等）。若分隔较严重会明显影响实验结果。检测方法：用皂苷（digitonin）$20\mu mol/L$ 可使胞质中的 Fura-2 释放到细胞外液中，冲洗后观察荧光。若荧光峰值仍在 340nm 左右则表明有 Fura-2 分隔的存在。一般认为若胞质中的 Fura-2 达 85% 以上则 Fura-2 分隔可忽略。Fura-2 分隔严重可使实验时静息胞质 Ca^{2+} 水平明显增加。克服 Fura-2 分隔的方法是降低负荷时的温度（如在室温下负荷）、降低 Fura-2 的负荷量、缩短负荷时间以及预先用细胞内转运抑制剂处理等。

（四）Fura-2/AM 的不完全水解

Fura-2/AM 含有 5 个 AM 基团，因此实验时必须考虑到不完全水解的存在。同 Fura-2 分隔一样，若不完全水解严重也可明显影响实验结果。检测方法：在加有 $10\mu mol/L$ ionomycin 的细胞缓冲液中加入 $MnCl_2$（1mmol/L）后观察荧光强度的变化。若水解较好则荧光强度会降至或接近于自发荧光。解决办法是温育已负荷 Fura-2/AM 的细胞，这可提高酯酶的活性，促进 Fura-2/AM 水解。

（五）光漂白

指实验过程中荧光的衰减。消除方法是缩短测定的时间以及减少狭缝宽度等。

（六）其他问题

不同公司或同一公司不同批生产的 Fura-2/AM 其效率及敏感性均不完全相同。因此每购买一批 Fura-2/AM 后，都必须做一次新的标准曲线。

七、方法评价

本节所介绍的是采用双波长激发细胞荧光图像后直接经计算机处理的有关原理和方法，但由于国内外一些实验室条件的不同，可能会采用稍有不同的图像处理法进行细胞内游离 Ca^{2+} 的测定，以下就常见的几个方法做一评价。

（一）关于用单波长（340nm）和用双波长（340nm/380nm）激发

Fura-2 与 Ca^{2+} 结合后在 340nm 处的荧光强度与所结合的 Ca^{2+} 量成正比，在 380nm 处的荧光强度与所结合的 Ca^{2+} 量成反比，因此用双波长测定的最主要优点是提高了测试的灵敏度，而且荧光比值（340nm/380nm）只与细胞内结合的 Fura-2-Ca^{2+} 复合物的含量有关，与细胞内指示剂的浓度无关。其缺点是波长之间的转换需要时间（尽管时间很短），因此测定的结果是某一特定时间内的 Ca^{2+} 变化平均值，而且对于细胞内 Ca^{2+} 变化迅速的细胞如心肌，则有一定的误差。用单波长 340nm 激发，灵敏度较低，但其优点是能测定某一点时间细胞内 Ca^{2+} 浓度的变化，适用于细胞内 Ca^{2+} 快速变化的测定，而且对仪器的要求较低，目前国外仍有实验室用单波长测定细胞内 Ca^{2+} 浓度。若用单波长激发，细胞内 Ca^{2+} 浓度计算公式应是：

$$Fmin = Fmn^{2+} + 1/6 \cdot (Fmax\text{-}Fmn^{2+}) \tag{1}$$

$$[Ca^{2+}]i = Kd (F\text{-}Fmin)/(Fmax\text{-}F) \tag{2}$$

其中 Fmn^{2+} 为加入 1mmol/L $MnCl_2$ 后的荧光强度。另外，由于在 380nm 处的荧光强度与所结合的 Ca^{2+} 量成反比，因此在 380nm 处的荧光强度很弱，对摄像机的要求相当高。若不能达到要求也可用显微摄影来代替，但这将降低时间和空间的分辨率。

（二）关于标准曲线的制作

应该说，无论在体法或体外法均有一定的局限性，都不能完全准确地反应细胞内 Ca^{2+} 的绝对浓度。

因此，最近已有文章直接用荧光强度或比值而不转换为细胞内 Ca^{2+} 的绝对浓度。

（王　军）

参 考 文 献

1. Zhang L, Wei PJ, Liu YY, et al. Measurement of spatial distribution of intracellular free calcium concentration in single living cells. Bimed Electron, 1991, 1：71 – 78

2. 王军，张佩瑾，章鲁等，Verapamil 和 Mn^{2+} 对缺氧和复氧心肌细胞内游离 Ca^{2+} 浓度的影响. 中国病理生 理杂志，1996，1：95 – 98

3. Hirano Y, Hiralia M, Dual modulation of unitary L-type Ca^{2+} channel currents by $[Ca^{2+}]$i in fura-2-loaded guinea-pig ventricular myocytes. J Physiol (Lond), 1994, 480 (3)：449 – 463

4. Negulescu PA, Machen TE. Intracellular ion activities and membrane transport in parietal cells measured with fluorescent dyes. Methods in Enzymology, 1990, 192：61 – 65

5. Sipido KR, Callewaert G. How to measure intracellular $[Ca^{2+}]$ in single cardiac cells with fura-2 or indo-1. Cardiovasc Res, 1995, 29：717 – 726

6. Negulescu PA, Harootunian A, Tsien RY, et al. Fluorescence measurements of cytosolic free Na concentration influx and efflux in gastric cells. Cell Regulation, 1990, 2 (1)：259 – 268

7. Noda N, Hayashi BH, Miyata H, et al. Cytosolic Ca^{2+} Concentration and pH of diabetic rat myocytes during metabolic inhibition. J Mol Cell Cardiol, 1992, 24：435 – 446

8. Carozzi S, Nasini MG, Pietrucci A, et al. Immunosuppressive effects of different calcium channel blockers in human kidney allografts. Trans Proc, 1995, 27 (1)：1054 – 1057

9. 程锦轩，张一彬，段金虹，等. （一）蝙蝠葛苏林碱对细胞内钙含量的影响. 中国药理学通报，1992，8 (3)：198 – 201

10. Suda N, Kokubun S. The effect of extracellular Ca^{2+} concentration the negative staircase of Ca^{2+} transient in field stimulated rat ventricular cells. Pflugers Arch, 1994, 429 (1)：7 – 13

第三章　钙结合蛋白的研究方法

本章主要介绍钙调素及其功能的测定方法，包括钙调素纯化及测定方法，钙调素结合蛋白的检测方法，钙调素的表达及突变研究方法，钙依赖性磷脂结合蛋白的研究方法。

第一节　钙调素的纯化及测定

一、钙调素的纯化

钙调素具有高保守的基本结构序列，因此含钙调素丰富的组织可作为纯化钙调素的原材料。下面介绍用大鼠睾丸组织为原料纯化钙调素的方法。

方法与步骤

1. 匀浆　取新鲜或解冻的睾丸组织，加入二倍体积的去离子水，在电动匀浆机（6000r/min）上制成匀浆。

2. 热处理　匀浆置于烧杯中加热至沸腾约90s后，迅速置于甲醇干冰浴中冷却，然后在 $25\,000 \times g$ 离心 30min，弃沉淀。

3. 透析　将离心所得的上清液置于缓冲液 A（缓冲液 A 的成分：10mmol/L 咪唑，1mmol/L EGTA，pH6.1）中 4℃ 透析 18h。

4. 离子交换层析　透析液可直接过用缓冲液 A 平衡后的磷酸纤维素柱（2.5cm×10cm），流出液加到缓冲液平衡后的 DEAF-纤维素柱（1.5cm×40cm）上，用约 500ml 缓冲液 A 洗脱至流出液吸光度值为

0.05 时，用 1000ml 线性梯度的盐溶液（0~0.4mol/L NaCl）开始洗脱，收集 10ml 流出液，将含有钙调素活性的部分冷冻干燥浓缩。

5. 超凝胶层析　经 DEAE 纤维素分离的浓缩品，上超凝胶 44 柱，以 10~15ml/h 的流速过柱，收集 5ml 流出液。

二、钙调素的测定

（一）生物测定方法

1. 基本原理　钙调素能激活环核苷酸磷酸二酯酶（PDE），PDE 可催化 3′→5′磷酸二酯酶水解，使环核苷酸转变为 5′-单磷酸核苷，最后生成的无机磷量与 PDE 活性有关。而 PDE 活性大小取决于钙调素的活性，从而反映出钙调素的活性。最常用的是放射标记底物^{3}H-环核苷酸，反应式如下：

$$^3\text{H-cAMP} \rightarrow {}^3\text{H-5}'\text{AMP} \rightarrow {}^3\text{H-adenosine}$$
$$\downarrow$$
$$\text{Pi}$$
$$^3\text{H-cGMP} \rightarrow {}^3\text{H-5}'\text{GMP} \rightarrow {}^3\text{H-guanosine}$$
$$\downarrow$$
$$\text{Pi}$$

2. 方法与步骤

（1）放射性底物的制备纯化　市售的放射标记环核苷酸用纸层析法可得到纯度大于 99%，但常含有 10% 的^{3}H$_2$O，为降低其本底值，在使用前要进行纯化，具体步骤如下：

1）装 Bio-Rad AG 2mm×8mm 柱（200~400 目）。

2）用 5ml 40mmol/L Tris（pH7.5）洗柱。

3）上 0.2~1.0mmol/L^{3}H-环核苷酸样品。

4）用 10ml 40mmol/L Tris 洗脱。

5）用 5ml 0.3mol/L HCl 洗脱，收集 0.5ml 流出液。

6）加 100ml 0.5mol/L Tris 洗脱至峰值。

7）用 1.0mol/L NaOH 校正 pH 至 7.8~8.0。

8）40% 甲醇中 -20℃ 冻存。

（2）无钙调素的 PDE 的制备

1）处死成年大鼠，取出脑组织。

2）加入三倍体积的 10mmol/L Tris（pH7.5），10mmol/L 2-巯基乙醇，5mmol/L EGTA，1mmol/L MgCl$_2$，0.05% NaN$_3$ 的缓冲液制成匀浆。

3）超声处理 20s。

4）100 000×g 离心 1h。

5）上清液上到用 10mmol/L Tris（pH7.5），10mmol/L 2-巯基乙醇，1mmol/L EGTA，1mmol/L MgCl$_2$，0.05% NaN$_3$ 平衡好的 DE-52 纤维素柱上。

6）先用平衡柱的缓冲液 200ml 洗脱，然后用加入线性盐浓度梯度的柱缓冲液洗脱。

7）流速 0.5ml/min，收集 3ml 流出液。

8）取分步收集的样品液 100μl 中加入 10^{-5}mol/L 的 cAMP 孵育 10min 进行批量分析。

9）加入 10μg 钙调素制备物孵育 10min 再分析活性。

10）作图定出无钙调素的 PDE 部分，收集加入钙调素后 5~20 倍增加活性的流出液。

11）加入终浓度 50% 甘油，取 0.5~1.0ml 液相在干冰中冷冻。

12）-70℃ 以下冻存。

（3）PDE 及钙调素活性的测定

1）PDE 活性测定　反应混合物包括：

50μl 50mmol/L MOPS（pH7.0），含 12mmol/L 乙酸镁，20mmol/L 2-巯基乙醇，0.4mmol/L CaCl$_2$，

$10\mu l$ ^3H-环核苷酸（2.0×10^5cpm，2×10^4）。

$100\mu l$ 酶溶液。

$40\mu l$ 蒸馏水。

操作步骤：

加入样品或底物后振荡启动反应；

30℃温浴5～30min（最适的时间和酶浓度选择水解底物10%～25%的量）；

加入$200\mu l$含20mmol/L EDTA的10mmol/L cAMP终止反应；

加$25\mu l$蛇毒 C. atrox（0.5mg/ml）温浴15min；

加$100\mu l$ 10^{-2}mol/L的未标记核苷（腺苷或鸟苷）；

加1.0ml于40mmol/L Tris-HCl，pH7.5平衡过的树脂 Bio-Rad AG（200～400目）；

振荡5min后，$1000\times g$离心5min；

取$100\mu l$置于2ml 10%平衡盐溶液中进行放射活性测定；

结果计算，测出的放射活性代入下列公式：

$$\frac{(总计数 cpm - 本底 cpm)\times2(50\%回收率)\times11.0}{比活性(cpm/mol)\times温浴时间\times样品体积(ml)}=mol/ml/min。$$

2）钙调素生物测定　反应体系同前，只是去除 cAMP，除第一管外，其余管均加入无钙调素的 PDE20μg，具体步骤如下：

按下列管号加入钙调素：

管号	钙调素（μl）
1	0
2	0
3	5
4	10
5	20
6	30
7	50
8	100

30℃温浴10min后，加入$10\mu l$ cAMP（2×10^{-4}mol/L，2×10^5cpm），启动反应；

30℃作用30min；

同 PDE 测法相同测 cpm 值，用加入钙调素量与 PDE 活性变化作图，即可得到钙调素的浓度活性曲线。钙调素单位定义为刺激热处理的 PDE（缺乏激活因子）活性增加最大刺激活性50%时的酶量。

3. 方法应用

（1）钙调素纯化过程中钙调素活性检测。

（2）确定组织中钙调素含量。

（3）确定钙调素经化学修饰或水解后活性的改变。

（4）测定 PDE 活性。

4. 方法评价及注意事项　该法目前应用最为广泛，PDE 制备与保存较容易，测定方法简便易行，但易受测定液中钙调素结合蛋白，磷脂等的干扰，测的结果偏低；因其依赖活性进行测定，故只能评价其生物学活性。

（二）放免测定法

1. 基本原理　利用高特异性的抗原抗体反应测定钙调素的含量。抗体用放射性核素标记。它与抗原结合后可示踪抗原量的多少。

2. 方法与步骤

（1）钙调素的放射性碘标记　标记后的钙调素既有高度特异的放射活性，又不失其免疫学和生物学活性。具体方法如下：取 1ml ^{125}I 标记的 N-succinimidyl-3，4-hydroxyphenol-propionate（1600 Ci/mmol），在氮气中挥干，管壁用 200μl 苯（脱水处理后）冲洗，蒸干苯，将 10ml 0.5mg/ml 的钙调素（溶于 125mmol/L 硼酸缓冲液中，pH8.4）加入管底残留物中，4℃孵育 30min，加入 150μl 20mmol/的甘氨酸终止反应，4℃温浴 15min，样品被定量转移至用 0.05mol/L 磷酸，0.05% NaN$_3$，0.25% 明胶，0.1mol/L NaCl（pH7.5）溶液平衡的 Sephadex G-250 柱上，反应管用 50μl 200mmol/L 甘氨酸冲洗后上柱，样品层析后，收集 30 份 1ml 流出液，取 5μl 流出液的液相和反应管在 γ 计数仪上计数。^{125}I-标记的钙调素从柱上被洗脱进入 V$_0$ 相，然后再通过除蛋白的试剂洗脱在 V$_1$ 相。为了计算钙调素结合的 ^{125}I 总量，V$_0$ 相的总计数 cpm 值被通过 G-25 柱后 ^{125}I-钙调素的回收率加以校正。因为只有与 ^{125}I 标记的试剂结合的蛋白将继续流在反应管中，管中残留的 cpm 值，总放射活性除以总质量得出 cpm/μg 钙调素。

（2）抗血清的产生及抗体的纯化　放免分析的特异性取决于抗血清质量的好坏。下面介绍一种在绵羊体内产生抗血清的方法，这样制备的抗血清可用于钙调素的放免分析。具体操作过程如下。

1）免疫过程　电泳纯化的钙调素（10mg/ml）加入等量的完全 Freund 佐剂乳化，10mg 蛋白从成年绵羊背部多个位点皮下注射，然后含 2mg 钙调素的佐剂在第 42，56，70d 注射 3 次。每次佐剂注射后两周取血进行实验，血液凝固后，6000×g，4℃离心 20min，取血清，分装后 -20℃可贮存 18 个月。

2）抗体的纯化　解冻血清，加入 50% 固体硫酸铵，悬液在 4℃慢慢搅拌 2h 后，10 000×g 离心 30min，沉淀悬于约 50ml 125mmol/L 的硼酸，75mmol/L NaCl（pH8.4）缓冲液中，在同样的缓冲液中透析 18h（4℃）。10ml 透析液上柱（连接 10mg 钙调素的 Sepharose 亲和层析柱），用硼酸缓冲液洗脱至流出液 A$_{280}$＜0.005，这时加 200mmol/L 甘氨酸（pH2.7）洗脱。通过钙调素－亲和柱后先收集的流出液再次过柱，同前法洗脱，重复到用甘氨酸洗脱后流出液中无蛋白成分。

甘氨酸缓冲液洗脱的流出液部分，吸光度 A$_{280}$ 超过 0.1 者再收集起来，在 125mmol/L 硼酸，75mmol/L NaCl（pH8.4）中透析，收集的样品由抗钙调素的抗体组成。

（3）放射免疫分析测定

1）抗体的稀释　抗体的效价随制备方法而异，因此每次亲和层析纯化的抗体需要作出抗体稀释曲线，这样纯化的抗体浓度才能确定。将贮备的纯化抗体进行系列稀释，稀释液用适量的亲和载体以保证恒定浓度（800μg/ml）的 IgG 通过整个稀释过程。全部过程可在一个 12mm×75mm 的培养瓶中进行，先加入 300μl 放免缓冲液（125mmol/L 硼酸，1mmol/LEGTA，75mmol/L NaCl，10μg/ml 牛血清白蛋白，pH8.4），再加入 100μl 含 ^{125}I-钙调素，100μl 抗体稀释液加入后振荡混匀。非特异性背景用加入钙调素的亲和层析液测得。样品 25℃孵育 18h（总结合可达 90%）。虽然绵羊抗钙调素的抗体制备物正在沉淀，加入蛋白质可以分离结合的和游离的 ^{125}I-钙调素。常用加入 10% Pansorbin 振荡后 25℃孵育 30min，1000×g 离心 10min，弃上清液倒转培养瓶，口部用封口膜密封，沉淀用 1ml 放免缓冲液洗两次，最终沉淀中残留的 ^{125}I 的量用 γ 计数仪测得。

2）标准品的制备　标准品可以从纯化均一的钙调素制备。贮存的钙调素去除牛血清白蛋白后制成 500μg/ml 的溶液，准确地测定稀释后浓度的方法是用纯化蛋白的氨基酸分析结果计算。

3）样本制备　将组织或细胞制成匀浆，离心取上清液用于总蛋白和 DNA 定量。匀浆可在微波炉中快速煮沸或 90℃处理 3min 后迅速在 4℃冷却。热处理的样本 10 000×g 离心 30min。上清液可用于分析。若样本不能热处理，可加入 1% Triton X-100 以确保膜结合的钙调素的释放。

4）放免分析　具体步骤如下：

在一个 12mm×75mm 的培养瓶中加入 200～300μl 的放免缓冲液，终体积 500μl；

标准品及样品加入不同试管中，体积为 100μl，然后加入 100μl ^{125}I-钙调素（10 000～15 000cpm）；

加入 100μl 稀释的抗钙调素抗体启动反应，非特异结合由加入 100μl 能与抗体结合的亲和物（800μg/ml）测得；

按抗体稀释浓度与放射活性绘出标准曲线图。

3. 方法评价　用放免法测钙调素所需样本量少，灵敏度高；抗原抗体结合不依赖 Ca^{2+} 的结合过程，可以免除在 PDE 活性法测定中其他钙调素结合蛋白的影响。

（三）放射标记钙调素的免疫沉淀法

1. 基本原理　钙调素的抗体可以从蛋白复合物中免疫沉淀放射标记的钙调素，在组织培养物和体外翻译产物分析中非常有用。

2. 方法与步骤

（1）试剂的配方

1）Pi/NaCl　0.9mmol/L $CaCl_2$，2.7mmol/L KCl，1.5mmol/L KH_2PO_4，0.5mmol/L $MgCl_2 \cdot 6H_2O$，137.0mmol/L NaCl，8.1mmol/L $Na_2HPO_4 \cdot 7H_2O$。

2）PSDT　10mmol/L Na_3PO_4，150mmol/L NaCl，1mmol/L EGTA，100μmol/L 非标记氨基酸，1% Triton X-100，1%脱氧胆酸盐，pH7.5。

（2）样本的制备

1）培养细胞的放射标记　放射活性氨基酸标记后，用含100μmol 未标记氨基酸的 Pi/NaCl 液 10ml 冲洗单层培养细胞四次，刮下细胞，离心收集，加入100μmol/L 未标记氨基酸的 Pi/NaCl 液洗涤细胞3次，将细胞重悬于1ml PSDT 液中，4℃超声破碎细胞。上清液用于总蛋白和 DNA 定量分析，剩余的样品90℃加热5min 后在冰浴中迅速冷却，然后所有样本 10 000×g，4℃离心30min，上清液吸出用于分析测定。

2）体外翻译产物的制备　体外翻译的产物样品中加入等量 2×PDST 液混匀，90℃加热5min 后在冰浴中迅速冷却，10 000×g，4℃离心30min，上清液吸出用于分析测定。

（3）免疫沉淀过程　在100μl 放射标记的样本中加入25μl 10% Pansorbin 液25℃孵育18h，然后加入25μl 10% Pansorbin 继续作用30min。将此悬液慢慢地铺在500μl 1mol/L 的蔗糖溶液上，离心4min 后吸出上清液，沉淀用 PSDT 洗涤3次后，重悬于100μl 缓冲液中95℃作用5min。每个样本中均加入 1000cpm 的 ^{125}I-钙调素（测定回收率），然后在 γ 计数仪上计数，测得值除以 1000cpm，然后乘以100 即为样本回收率。

第二节　钙调素结合蛋白的检测方法

1. 基本原理　用 SDS-PAGE 电泳或非变性凝胶电泳分离蛋白质后，加入 ^{125}I 标记的钙调素，使之与钙调素结合蛋白结合，用放射自显影法检测钙调素结合蛋白。为确定二者的结合是否钙离子依赖性的，结合条件分别在有钙和无钙的环境下进行比较。也可以将分离的钙调素结合蛋白转移到硝酸纤维素膜上，然后膜与 ^{125}I-钙调素孵育而检测。

2. 方法与步骤

（1）电泳分离样品，取出凝胶在40%甲醇：10%乙酸中25℃固定30min。

（2）用蒸馏水冲洗5次后，用10% EtOH 洗涤18h 以去除 SDS。

（3）在10% EtOH 中洗涤30min 以上，再用蒸馏水冲洗5次。

（4）在0.1mol/L 咪唑液中孵育10～15min。

（5）在 Soln. G 的含钙或无钙液中孵育10～15min。

Soln. G 成分如下：

1.0mol/L 咪唑	80ml
KCl	59.64g
牛血清白蛋白（200g 脱脂奶可代替）	4g
20% NaN_3	5ml
加蒸馏水至	4L

调 pH 至7.0。加40ml 0.1mol/L $CaCl_2$ 或4mmol/L 1.0mol/L EGTA 为含钙或无钙液。

（6）将凝胶置于一密闭袋中，袋一侧剪一小口，加入30ml 含钙或无钙的 Soln. G，再加入 20 000 000 cpm 的 ^{125}I-钙调素，挤出袋内空气，用一热的封口机封袋。

（7）4℃恒温振荡18h。

（8）取出凝胶置于一30cm×20cm超密闭的塑料盒中，用含钙或无钙的 Soln. G 洗涤，每 4 小时换一次洗涤液，每次取出 1ml 液相计数 2min 并记录结果，直到计数值接近本底值。

（9）用蒸馏水洗涤凝胶 5 次，每次 1min，以除去牛血清白蛋白。若用扫描电泳带确定蛋白含量，凝胶先用 40% 甲醇，7% 乙酸洗涤除去牛血清白蛋白。

（10）用 0.05% 考马斯亮蓝（溶于 40% 甲醇，7% 乙酸）在玻璃缸中染色凝胶 1h。

（11）用 7% 乙酸，3% 甘油，30% 甲醇液反复洗涤脱色。

（12）脱色后的凝胶置于 Whatman 层析纸上，用渗透膜包裹好后在干燥器中干燥。

（13）放射自显影，确定 ^{125}I-钙调素结合条带。

（14）用扫描仪定量。

3．方法应用

（1）用于测定细胞和组织匀浆中钙调素结合蛋白的量。

（2）分子生物学中用于筛选 λgt11 cDNA 文库中产生的钙调素结合蛋白的克隆，证实纯化的克隆中含有钙调素结合区域。

（3）与 Western blotting 杂交技术联合应用，用于电泳分离蛋白的定性。

4．方法评价及注意事项　这种方法对于初筛钙调素结合蛋白是非常有用的。一般情况下，这种结合是与电泳带上蛋白量成正比，但在解释这种方法得出的结果时须注意它可能与其他技术方法得出的结果不同。另外，使用该方法确定的钙调素结合蛋白要进一步功能分析或特异抗体免疫沉淀或 Western blotting 杂交分析等确定其具体特性。

在确定钙调素结合区域方面，这种方法也是非常有用的。曾用此方法成功地构建了肌球蛋白轻链激酶的结构模型。

第三节　钙调素的表达与突变的研究方法

钙调素作为细胞内钙离子受体，它与靶蛋白相互作用传导钙信号。钙调素和一些钙调素依赖性酶，用细菌表达方式是非常有效的研究其结构－功能关系的工具。

一、钙调素在细菌体内的表达及纯化

利用细菌表达钙调素能提供一种多方面的经济的方式产生大量易纯化的蛋白。用重组 DNA 技术构建的载体是将已知的细菌启动子与钙调素的 cDNA 拷贝结合形成的。常用的表达钙调素的两种载体是：PCaMN$_1$ 和 PCaMP$_L$。PCaMN$_1$ 含有一个 tac 启动子，PCaMP$_L$ 含有 λ 噬菌体的左侧启动子。载体转化到特定的细菌内得到表达。下面分别介绍用 tac 启动子系统和 P$_L$ 启动子系统表达钙调素的方法。

（一）用 tac 启动子系统表达钙调素

1．将贮存的含有 PCaMN$_1$ 的细菌 JM109 接种在有 50μg/ml 氨苄青霉素的 LB 培养基上生长。

2．接种 5~8 个克隆到 50ml LB 培养基中（含 50μg/ml 氨苄青霉素），37℃ 过夜，形成密集的培养物。

3．取 20ml 过夜的培养物接种到 1L LB 培养基中（50μg/ml 氨苄青霉素），37℃ 猛烈振荡 2~3h，当培养液的 A$_{600}$ 为 0.4 时，加入 1.0mol/L 的异丙基硫代半乳糖苷至终浓度 2mmol/L，诱导钙调素的表达。

4．37℃ 孵育 6~8h 细菌培养物。

5．30 000×g 离心 30min，收集细菌，-70℃ 可保存 1~2 个月，用于分离纯化钙调素蛋白。

（二）用 PL 启动子系统表达钙调素

1．贮存含 PCaMP$_L$ 的菌种 N5151 在含 50μg/ml 氨苄青霉素的 LB 培养基中。

2．接种 5~8 个克隆到 50ml LB 培养基中，30℃ 过夜，形成菌落。

3．取 40ml 上述培养物接种于 LB 培养基中（50μg/ml 氨苄青霉素），30℃ 猛烈振荡 5h，保持培养物中良好的通气，测 A$_{600}$ 为 0.9~1.1 时，可以诱导蛋白的表达。有些蛋白在吸光度值为 0.4~0.6 时诱导表达更好。

4. 加入等量68℃的LB培养基诱导蛋白表达。混匀加入的热LB，终温度为42℃，将培养物均匀分成两份，42℃猛烈振荡90min。

5. 同前法离心收集细菌。

（三）表达钙调素的纯化

1. 将收集的细菌重悬于20ml蔗糖溶液中（2.4mol/L蔗糖，40mmol/L Tris-HCl，pH8.0，0.1mmol/L EGTA），4℃温和混匀15~30min，使细菌均匀悬于溶液中。

2. 4℃孵育至少2h，对钙调素这种稳定的蛋白可以过夜。

3. 加入4倍体积的MOPS溶液（50mmol/L MOPS，pH7.5，100mmol/L KCl，1mmol/L EDTA，1mmol/L DTT，200μg/ml溶菌酶，DTT和溶菌酶在临用前加入），剧烈振荡，4℃孵育8h以上。

4. 40 000r/min（Ti$_{45}$转头），4℃离心2h，沉淀染色体DNA和颗粒物。

5. 保留上清 -70℃可保存1~2个月。

6. 加等量的缓冲液A（10mmol/L Tris-HCl，pH7.5，1mmol/L CaCl$_2$）于上清液中，然后再加1.0mol/L CaCl$_2$至终浓度6mmol/L，边搅拌边加CaCl$_2$，否则易形成沉淀。

7. 将样品加到预先用缓冲液A平衡好的Phenyl-Sepharose柱上。因大量的上清内含物必须保持在4℃以降低蛋白酶活性，而样品需保持在室温，因此当样品上柱后，用一个长管浸入水浴中使样品保持室温，用缓冲液A洗柱。

8. 用含0.5mol/L NaCl的缓冲液A洗柱，测A$_{280}$，当出现一个小峰时，继续洗脱至A$_{280}$降至0值。

9. 用10mmol/L Tris-HCl，pH7.5，1mmol/L EDTA的溶液洗脱钙调素，在277nm处测收集物的OD值。收集峰值流出液部分。加CaCl$_2$至终浓度1.5mmol/L，可以长期保存，这样获得的钙调素纯度可达80%~85%。

10. 用HPLC纯化钙调素，过DEAF 5PW柱，用下列缓冲液梯度洗脱，钙调素峰大约在24min时出现（流速0.5ml/min）。

缓冲液A：10mmol/L Tris-HCl，pH7.5，0.1mmol/L DTT，1mmol/L EDTA。

缓冲液B：10mmol/L Tris-HCl，pH7.5，0.1mmol/L DTT，1mmol/L EDTA，1.0mol/L NaCl。

梯度：	A%	B%
起始	100	0
10min	70	30
25min	65	35
30mm	50	50
33min	0	100
35min	0	100
45min	100	0

二、钙调素位点特异性突变

位点特异性突变是用单链DNA为模板，在单链寡核苷酸引物上合成一个已知位点突变的互补DNA链。这样合成的双链DNA转化到E. coli菌内，产生的子代DNA，理论上一半属于变异型，但实际上突变子代的产率很低，下面介绍一种选择未突变链以提高突变产生率的方法，可达到90%的突变，用这种方法可产生要求的突变。

（一）突变寡核苷酸的设计

当合成一个单一位点突变的寡核苷酸时，突变的位点应由9个以上的核苷酸组成，确保有效的杂交。另外，如有可能，3'-端的大多数核苷酸应是G或C，保证3'-末端寡核苷酸的紧密结合。这是由T$_4$DNA聚合酶合成互补链的前提。

（二）单链DNA模板的制备

1. 所用的缓冲液的配方

LB培养基（mol/L）：10g NaCl，10g细菌蛋白胨，5g细菌酵母提取物。

TE 缓冲液：10mmol/L Tris-HCl，pH8.0，1mmol/L EDTA。

PEG 缓冲液：

第一种配方：25%聚乙烯乙二醇-8000，3mol/L NaCl。

第二种配方：20%聚乙烯乙二醇-8000，3.75mol/L 乙酸铵。

激酶缓冲液（5×）：0.5mol/L Tris-HCl，pH8.0，50mmol/L MgCl$_2$，25mmol/L DTT，2mmol/L ATP。

退火缓冲液（10×）：200mmol/L Tris-HCl，pH7.4，20mmol/L MgCl$_2$，500mmol/L NaCl。

T$_4$ 稀释缓冲液：100mmol/L 磷酸钾，pH7.0，5mmol/L DTT，50%甘油。T$_4$DNA 聚合酶不稳定，临用前用此液将其稀释。

合成缓冲液（10×）：175mmol/L Tris-HCl，pH7.4，37.5mmol/L MgCl$_2$，5mmol/L DTT，4mmol/L 的四种三磷酸脱氧核苷酸，7.5mmol/L ATP。

停止缓冲液：10mmol/L Tris-HCl，pH8.0，10mmol/L EDTA。

2. 从 M13 中制备单链 DNA 的步骤

（1）突变的 DNA 片段用重组 DNA 技术克隆到 M13 噬菌体载体中。M13mp18 和 Ml3mp19 是常用来制备单链 DNA 模板的噬菌体。E. coli 的 JM109 或 DH-52F 也常用来制备 M13 模板。细菌被双链形式的重组 M13 克隆转化后，在 LB 琼脂板上形成集落，进行筛选。通过离心沉淀收集 M13 感染的细菌培养物的上清液，4℃可以保存几个月。这样制备的噬菌体可用下面的方法提取富含 U 的 DNA。

（2）接种 2~3 个 BW313（dut-，ung-）E. coli 克隆到 2ml LB 培养基中，生长 2~3h，到 A$_{600}$ 为 0.5。

（3）取出 50μl 上述培养物，加 1~2μl M13 噬菌体培养物的上清液，37℃作用 30min 后，加 5ml LB 培养基 37℃过夜。

（4）为获得适当的突变回收率，可重复感染 BW$_{313}$E. coli，用 1~2μl 第三步产生的上清液。这样可导致形成的单链 DNA 模板富含 U。

（5）3000×g 离心 20min 过夜的培养物，取出 1.5ml 上清液置于一微量离心管中，12 000×g 离心 5min，取出上清液上部的 1.2ml。

（6）12 000×g 离心 5min，收集上清液上部的 1ml，这个过程以确保得到足够的含有双链 DNA 的细菌。

（7）在 1ml 制备的上清液中加 0.2ml PEG 缓冲液（第一种配方），室温下稳定 20min。

（8）12 000×g 离心 10min 沉淀噬菌体。

（9）将沉淀重悬于 50μl TE 缓冲液中。

（10）用饱和酚-氯仿提取 DNA。在抽提上清液中加入 5μl 3mol/L 的乙酸钠（pH7.0），150μl 95%的乙醇沉淀 DNA。离心收集沉淀，重悬于 15μl TE 缓冲液中。

3. 从噬菌体质粒克隆中制备单链 DNA

（1）预突变的 DNA 用基因克隆技术克隆到一个适当的噬菌体中。噬菌体质粒是 PUC 系列质粒，这种噬菌体质粒利用 ColE1 的起始点复制双链环状 DNA。直到宿主菌被新的噬菌体感染。

（2）转化重组的噬菌体质粒到 E. coli 菌的 BW$_{313}$（dut-，ung-）中，转化的克隆在 LB 琼脂板上加 100μg/ml 氨苄青霉素加以筛选。

（3）培养过夜，挑选出氨苄抗性克隆，接种到 1~2ml LB 培养基中（含氨苄），37℃振荡过夜。

（4）将 50μl 过夜培养物接种到 10ml LB 培养基中，置于一无菌的 50ml 管中 37℃振荡 30min。

（5）加入噬菌体，37℃振荡 13h。

（6）5000×g 离心培养物 10min，小心移取含有噬菌体颗粒的上清液，继续离心，直到不再有细菌沉淀。

（7）加入 0.25 倍体积 PEG 缓冲液（第二种配方）于上清液中沉淀噬菌体，冰上静置 30min，12 000×g 离心 15min。

（8）酚-氯仿抽提噬菌体 DNA，乙醇沉淀。将沉淀的 DNA 溶于 50μl TE 中，这时的单链 DNA 就可作为含有预突变基因的片段，以寡核苷酸为引物，该 DNA 为模板合成出互补的 DNA 链。

（三）突变程序

1. 寡核苷酸的磷酸化　将200pmol寡核苷酸，4μl激酶缓冲液（5×），5UT₄多核苷酸激酶加水到20μl混匀，37℃孵育45min，65℃加热10min终止反应，稀释激酶化的寡核苷酸到2pmol/μl。

2. 将下列物质混合　0.5pmol富含U的单链DNA模板，10pmol突变基因的寡核苷酸，1μl退火缓冲液（10×），加水至10μl置65～70℃水浴中反应，逐渐冷却到30℃约45min完成退火过程。将反应物置于冰上。

3. 加1μl合成缓冲液（10×），1μl T₄DNA连接酶（用T₄稀释缓冲液稀释到1U/ml）。

4. 冰上孵育5min以稳定引物，25℃作用5min，37℃作用90min。

5. 加90μl停止缓冲液，反应产物可在-20℃保存一个月，用于转化。

6. 将10μl反应物转化入E. coli，在培养基上用氨苄抗性（噬菌体质粒）或噬菌体菌落为筛选标志。

7. 分离提取，用核苷酸序列分析鉴定预突变位点。

（四）方法的应用和评价

用该方法制备的突变钙调素基因或其他cDNA可在细菌或真菌细胞内表达之后用于表达产物的功能分析研究。与基因表达系统连接在一起，位点特异性突变可用于研究钙调素或其他蛋白的功能与结构关系。

（段文贞　张均田）

参 考 文 献

1. Carafoli E. Annual Reviews of Biochemistry, 1987, 56：395-433
2. Rasmussen C D and Meqans A R. Trends in Neurosciences, 1989, 12：433-438
3. Shennolikar, RS, Thompson WJ, and Strada S J. Biochemistry, 1985, 24：672-678
4. Martins T J, Mumby, MC and Beavo J. Journal of Biological Chemistry, 1982, 257：1973-1979
5. Glenny J R Jr and Weber K. Journal of Biological Chemistry, 1980, 255：10551-10554
6. Flanagan S D and Yost B. Analytical Biochemistry, 1984, 140：510-519
7. Slaughter G R and Means A R. Biochemical and Biophysical Research Communications, 1985, 126：295-303
8. Foyt HL, Guernero V and Means AR. Journal of Biological Chemistry, 1985, 260：7765-7774
9. Adelstein, RS and Klee CB. Journal of Biological Chemistry, 1981, 256：7501-7509
10. Rires EM V and Perry SV. Biochemical Journal, 1977, 167：137-146
11. March SC, Pankh I and Cuatrecasas P. Analytical Biochemistry, 1974, 60：149-152
12. Reinach FC, Nagai K and Kendrick-Jones J. Nature, 1986, 322：80-83
13. Watt RA, Shatzman AR and Rosenberg M. Molecular and Cellular Biology, 1985, 5：448-456
14. Sarver N, Gruss P, Law M F, et al. Molecular and Cellular Biology, 1981, 1：486-496
15. Waring R B, May G S and Morris N R. Gene (Amsterdam), 1989, 79：119-130
16. May G S. Journal of Cell Biology, 1989, 109：2267-2274

第四节　钙依赖性磷脂结合蛋白的研究方法

Annexin是一类引起广泛关注的细胞蛋白，具有钙依赖性与磷脂结合的特性，故称钙依赖性磷脂结合蛋白。新近研究表明，其为钙结合蛋白家族新成员，它们存在于多种物种的组织中，细胞内含量丰富，高达细胞蛋白总量的0.5%。在体外微摩尔水平的Annexin即可与磷脂可逆性地结合，从而抑制磷脂酶A₂的活性。某些Annexin在钙存在下，能与肌动蛋白微丝结合。还有些Annexin是丝氨酸和铬氨酸激酶的底物。从结构上看，不同Annexin含有各自不同的氨基末端尾巴和一个高度保守的70氨基酸序列，且均至少含有1个钙结合位点。

细胞结构和功能的钙调控研究，如钙参与细胞骨架，信息传导，血液凝固等调控研究使Annexins得以发现和阐明。目前，关于Annexin的确切功能还不太清楚，但是这种情况决不会持续太久，随着其晶体结构的破释和无Annexin蛋白表达的水螅属和高等真核培养细胞的产生，人们将进一步加深对细胞主要钙依赖性调控蛋白——Annexin 的认识。

多数的 Annexin 均有几种名称，普通命名法用罗马字把 Annexin 按顺序从 Ⅰ～Ⅷ命名。

本节主要介绍 Annexin 的分离制备，纯化，抗体制备，与磷脂结合分析及抑制 PLA₂ 活性测定等实验方法。

一、分离和制备

（一）原理

Annexin 在钙存在条件下，能与细胞膜磷脂或细胞骨架可逆性地结合，利用此特性可将 Annexin 从组织中分离。

（二）分离制备方法

1. 钙沉淀制备 Annexins 法

（1）取 50g 组织（新鲜或冰冻）加 250ml 缓冲液（0.15mol/L NaCl，5nmol/L EGTA，0.25mmol/L PMSF，10nmol/L Hepes，pH7.4）匀浆。

（2）40 000×g 离心 30min。

（3）取上悬液加 1mol/L $CaCl_2$ 储备液至终浓度为 6mmol/L（超过 EGTA 1mmol/L），搅拌，而后放置冰上 15min。

（4）40 000×g 离心 30min。

（5）沉淀用 100ml 缓冲液（0.15mol/L NaCl，1mmol/L $CaCl_2$，10mmol/L Hepes，pH7.4）溶液混悬，而后 40 000×g 离心 30min。

（6）重复步骤（5）1 次。

（7）沉淀悬浮于 15ml 缓冲液（10mmol/L EGTA，10mmol/L Hepes，pH7.4），100 000×g 离心 1h。

以上各步均应在 4℃操作，此法略加修改可用于植物细胞中 Annexin 的分离。修改方法是：在第一步 EGTA 浓度增加到 10mmol/L，第 3 步，在溶液中加入磷脂（1mg/ml），并提高溶液的钙终浓度到 15mmol/L（超过 EGTA 5mmol/L）。

2. 从细胞骨架中制备 Annexin 法

（1）50g 组织加 250ml 缓冲液 A（100mmol/L KCl，1mmol/L $CaCl_2$，1mmol/L NaN_3，0.5mmol/L DTT，0.25mmol/L PMSF，10mmol/L linidazole-HCl，pH7.4）匀浆，而后加 Triton X-100 至终浓度为 10%并搅拌。

（2）25 000×g 离心 30min。

（3）用含 1.0% Triton X-100 的缓冲液 A 洗沉淀 1 次，再用不含 Triton 的缓冲液洗两次，离心条件同第二步。

（4）沉淀用 20 倍体积溶液（100mmol/L KCl，5mmol/L EGTA，1mmol/L NaN_3，0.5mmol/L DTT，10mmol/L imidazole-HCl，pH7.4）混悬，100 000×g 离心 1h。

（5）在第 4 步上悬液中慢慢加入硫酸铝，终浓度为饱和液的 75%，以保证溶液 pH 值为 7.4。4℃放置 30min 后，40 000×g 离心 30min 收集沉淀。沉淀悬浮于适当体积（如 5ml）10mmol/L imidazole-HCl 溶液中（含 1mmol/L NaN_3，0.5mmol/L DTT，pH7.4）并在此溶液中进行透析纯化。

以上操作步骤均应在 4℃进行。

3. 苯基凝胶分离制备 Annexin 法

（1）组织于 5 倍体积的（0.15mol/L NaCl，2mmol/L EGTA，2mmol/L PMSF，10mmol/L Hepes，pH7.4）溶液中，4℃匀浆或 1g 组织加 15ml 以上溶液再加适量丙酮于 4℃提取 1h。

（2）100 000×g 离心 1h。

（3）在上悬液中加 $CaCl_2$ 至 3mmol/L（超过 EGTA 1mmol/L）。

（4）将上述含有 $CaCl_2$ 的上悬液过苯基凝胶柱，每 10g 组织用 100ml 树脂。此柱预先用含 0.15mol/L NaCl，0.5mmol/L Ca^{2+}，10mmol/L Hepes，pH7.4 的溶液平衡。

（5）用 Hepes 缓冲液（同第一步）洗脱，直至洗脱液中无蛋白。

（6）再加 0.1mmol/L Ca^{2+}，10mmol/L Hepes，pH7.4 的缓冲液洗脱至洗脱液中无蛋白。

（7）用 10mmol/L EGTA，10mmol/L Hepes，pH7.4 的溶液洗脱钙特异性结合蛋白。

注：洗脱步骤中在洗脱液中加入高浓度 NaCl（终浓度为 1mol/L）可防止疏水性蛋白洗脱。

4. 注意事项　制备分离完整的 Annexin Ⅳ，Ⅴ 和 Ⅵ，应在匀浆液中加入丝氨酸蛋白水解抑制剂 phenylmcthylsulphonylfluoride（PMSF）至终浓度为 0.25mmol/L。（PMSF 可用乙醇配制成 100mm 的储备液，临用前加入匀浆中，因为 PMSF 在水溶性缓冲液中不稳定）。其他 Annexin 尤其是 Annexin Ⅰ 和 Ⅱ 在氨基酸末端易水解，所以，在分离制备时可在匀浆液中再加入其他蛋白水解抑制剂。由于对内源性 Annexin 蛋白水解酶有关知识了解甚少。所以有必要在待分离组织匀浆液中加入蛋白水解酶抑制剂系列，如混合抑制剂①：aprotinin 60（1μg/ml），leupeptin（1μg/ml），iodoacetic acid（4mmol/L），benzamidine（1mmol/L）Qmd PMSF（1mmol/L）（用于人胎盘中 Annexin Ⅰ 的分离）；②：PMSF［0.1mmol/L leupeptin、chymostatin、soybean trypsin inhibitor（各 10μg/ml）］（用于从牛主动脉中分离 Annexin Ⅱ）。

（三）方法评价

以上 3 种方法是分离制备 Annexin 基本方法，适用于很多组织中 Annexin 的分离。方法 1 特别适合 Annexin Ⅳ，Ⅴ 和 Ⅵ 的分离。方法 2 适合 Annexin Ⅰ 和 Ⅱ 的分离，也适合 Ⅳ 和 Ⅵ 的分离。方法 3 用于 Annexin 的纯化，在钙存在下，使用疏水性的新和色谱树脂苯基凝胶纯化组织提取物中或丙酮中的 Anncxin。

二、进一步纯化

Annexin 分离制备后，可用二维凝胶电泳对 Annexin 进行初步分析。主要几种 Annexin 在凝胶板上的位置各有特点容易识别（图4-3-1），而且此分离技术对各种组织中 6 种分子量 32～38kD 范围的 Annexin 非常适用。

单一的 Annexin 可用标准蛋白纯化技术得到纯化 DEAE-纤维素离子交换色谱技术能使单体 Annexin 得到初步分离。

（一）DEAE-纤维素离子交换色谱法

1. 相 Annexin7.5mg 在 5L 20mmol/L Hepes（pH7.4）溶液中透析 16h。

2. 根据仪器说明书，制备一个 1.0cm×5.0cmDEAE-纤维素柱（DE-52，Whatman，Maidstone，UK）。用 20mmol/L Hepes（pH7.4）缓冲液平衡。

3. 将 Annexin 蛋白液上柱，以每小时 12ml 流速，收集流份。

4. 未结合蛋白洗脱完后，用含 0～0.3mol/L NaCl 的 20mmol/L Hepes（pH7.4）液，递度洗脱，流速为 12ml/h，每 1ml 洗脱液为 1 组分。

用 DEAE-纤维素分离方法分离 Annexins 的典型结果（图4-3-2），Annexin Ⅰ 和 Ⅱ（单体或 90kD 混合物）上柱分离不需在柱上滞留。Annexin Ⅳ 或 Ⅲ 用 0.08mmol/L 左右 NaCl 洗脱，Annexin Ⅴ 和 Ⅵ 用 0.23mol/L 左右的 NaCl 洗脱。

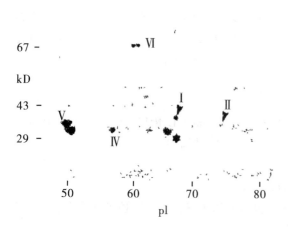

图 4-3-1　几种 Annexin 在凝胶板上的位置

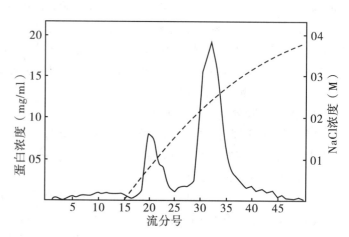

图 4-3-2　DEAE-纤维素分离法分离 Annexin 的典型结果

（二）凝胶过滤法及其他方法

1. 大分子 Annexins 的进一步纯化　如 Annexin90kD 复合物和 Annexin Ⅳ 从 32～38kD 蛋白中分离，已用适当的树脂〔如 Ultrogel AcA44（phamiacia）〕用凝胶过滤法得到实现。其标准操作步骤如下：①将要分离的蛋白溶解于 0.1mol/L NaCl，1mmol/L EGTA，1mmol/L NaN₃，50mmol/L Tris-HCl，pH7.4 的缓冲液中；②分离蛋白液上柱（1.6cm×70cm Ultrogel AcA44）；③洗脱：用 0.1mol/L NaCl，1mmol/L EGTA，1mmol/L NaN₃，50mmol/L Tris-HCl，pH7.4 缓冲液洗脱（6ml/h）并收集洗脱液，每毫升为 1 份。

2. Annexin Ⅵ 从 Annexin Ⅴ 分离方法　将上述柱中树脂换成 Affigel Blue-琼脂糖，其能和 Annexin Ⅵ 结合但不与 Annexin Ⅴ 结合，从而使它们分开。

3. Annexin Ⅰ 和 Annexin Ⅱ 单体的分离　可用 FPLC 离子交换色谱法（用 Monos 填柱）。因为这两种蛋白在 50mmol/L Mes 缓冲液（pH6.0）中可滞留于柱中。再用 NaCl 梯度洗脱分离。

4. Anuexin Ⅱ 和 Ⅳ 的分离　可采用 Mono 柱，用 FPLC 法分开。

三、抗体的制备

（一）多克隆抗血清

Annexin 均具有高抗原性，用常规方法能制得多克隆抗血清。标准过程为：将 100μg 的 Annexin 蛋白注射（免疫）新西兰白兔，每隔两周免疫一次，共四次，第一次将 100μg Annexin 用等体积的福氏完全佐剂一起乳化后免疫。以后 3 次用相同体积的福氏不完全佐剂一起乳化后免疫，注射方法为皮下和肌肉注射兔背部的不同部位。

（二）抗多肽抗体

大部分 Annexin 的氨基酸顺序已清楚，故可人工合成 Annexin 多肽片段用于免疫动物制备多肽抗体。由于 Annexin 家族中不同成员间具有高度（40%～70%）的同源性（相同氨基酸序列），所以，可按照不同 Annexin 的最大同源顺序合成它们的相同顺序部分即同感多肽，而后用同感多肽免疫动物即可得到同感多肽抗血清，这种抗血清可识别一个以上 Annexin，此种抗血清在哺乳动物，两栖类动物及昆虫类中新的 Annexin 鉴定很有用。

合成多肽抗体也可以是特异性的，如针对 Annexin Ⅰ 氨基末端尾巴合成多肽，免疫动物获得抗血清可特异地识别 Annexin Ⅰ 氨基末端尾巴。

（三）单克隆抗体

Annexin Ⅰ 和 Ⅱ 的单克隆抗体已制备成功。有趣的是，Annexin Ⅰ 单克隆抗体只能识别与钙结合状态的 Annexin，而不能识别游离的 Annexin Ⅰ，显然，其在鉴别 Annexin Ⅰ 钙结合位点的研究中很有用。

四、与磷脂结合分析

（一）原理

Annexin 主要特点之一是在钙存在下，能和酸性磷脂结合，脂结合可用几种不同的技术来研究。下面离心分析是广泛用于研究磷脂特异性和钙依赖性脂结合的代表性方法。已知磷脂成分的载糖脂质体在不同浓度钙的存在下，和 Annexin 混合，孵育后，与脂结合的 Annexin 可以用离心法和未结合的蛋白分离。某些磷脂尤其是磷脂酸，磷脂酰乙醇胺，当单独使用时不能形成稳定的脂质体，而脂质体可通过这些磷脂或磷脂酰肌醇，磷脂酰丝氨酸与磷脂酰胆碱按 1:1 混合制得。仅由磷脂酰胆碱制得的脂质体，在 1mmol/L 以下不能和任何 Annexin 结合。

（二）聚丙烯酰胺凝胶分光光度扫描法

1. 脂质体的制备

（1）1～3mg 磷脂溶解在 0.5～1.0ml 氯仿：甲醇（1:2）中，而后移到 2L 的平底锥形瓶中，并使其均匀地平铺于底部。

（2）在瓶中通氮气使溶剂慢慢蒸发干。注意：不要碰底部溶液。

（3）在瓶中通水饱和过的氮气大约 15min，直至云雾状的磷脂消失。

（4）沿烧瓶壁细心倾入脱气的 240mmol/L 蔗糖（15mg 磷脂/10ml）并在氮气下静置约 2h，让磷脂膨胀，此处用蔗糖浓度与用于磷脂结合分析的缓冲液约等渗。

（5）轻轻回荡烧瓶，使产生薄薄一层磷脂泡，此泡对移液管转移，离心，沉淀悬浮等操作，在室温下能稳定大约12h。此后磷脂泡变得更脆。

2．脂质体结合分析

（1）收集脂质体　在以上制备的脂质体中加2倍体积的缓冲液A（100mmol/L KCl，2mmol/L MgCl$_2$，1mmol/L EGTA，20mmol/L Hepes，pH7.4）或缓冲液B（缓冲液A+2mmol/L CaCl$_2$）使游离Ca^{2+}浓度为1mmol/L，12 000×g离心10min。

（2）洗涤脂质体　取适当缓冲液（A或B）加入第一步得到的脂质体中，并使其悬浮。12 000×g离心10min，如此反复2次以上。得到脂质体在缓冲液A或B中平衡。并除去不沉降的脂质体。

（3）脂质体的孵育　在150μg磷脂中加入10μg Annexin，在总体积500μl缓冲液A或B中于20℃孵育15min。

（4）离心分离　12 000×g离心10min得沉淀1（脂质与Annexin结合物，游离Annexin留在上悬液中）。

（5）收集上悬液　加等体积20％的三氯乙酸（TCA）沉淀蛋白。置冰浴中15min。于4℃，12 000×g离心15min，移去上悬液，得沉淀2，在沉淀2中加SDS样品缓冲液与其混匀即得上样液2。

（6）用500μl缓冲液A或B　洗含有磷脂的Annexin沉淀1次，而后加300μl丙酮于-20℃提取30min，以除去多余脂质。于4℃，12 000×g离心15min，细心移去上悬液，待沉淀物中的丙酮全部挥发后，加SDS样品缓冲液和沉淀物混匀物即上样液1，供下步电泳上样用。

（7）电泳分析　在10％SDS聚丙烯酰胺凝胶上，分别点加等量的上样液1和上样液2，电泳展开，上样液1和2的斑点用分光光度扫描法测定吸光度，可分别得出与磷脂结合的Annexin蛋白含量和未结合的Annexin蛋白含量，从而可计算出与磷脂结合的Annexin占总的Annexin的百分率。

Annexin与脂质结合分析还可以通过固定有脂质的苯基凝胶柱或玻璃柱得到测定。若只能得到微量的Annexin，其脂质体结合分析可用^{125}I标Annexin进行。

五、抑制磷脂酶A$_2$（PLA$_2$）活性测定

（一）原理

各种Annexin在体外均有抑制磷脂酶A$_2$的作用。虽然目前对其抑制机制及生理意义还不清楚，但可以肯定Annexin抑制磷脂酶A$_2$的作用不是Annexin与磷脂酶A$_2$的直接作用，而是Annexin直接与底物磷脂结合所致。

（二）放射标记测定法

1．试剂

（1）反应底物　^{3}H-油酸标记大肠杆菌（E. coli）膜磷脂。底物制备：在大肠杆菌指数生长期，参入^{3}H-oleic acid（10Li/mmol，Amersham，UK），待大肠杆菌膜磷脂标上^{3}H-oleic acid后，高压灭菌，离心收集菌，并用200mmol/L Tris-HCl（pH8.0）缓冲液（含去脂肪酸的牛血清白蛋白10mg/ml）重复洗涤，至洗涤液中不含放射性。底物于200mmol/L Tris-HCl（pH8.0含0.1％NaN$_3$）中4℃保存备用。分析前，大肠杆菌应用不含NaN$_3$上述缓冲液洗涤2次，并调整大肠杆菌浓度约为3×10^{5}cpm/ml。

（2）缓冲液A　70mmol/L CaCl$_2$，700mmol/L Tris-HCl，pH8.0。

（3）缓冲液B　2mmol/L CaCl$_2$，20mmol/L Tris-HCl，pH8.0。

（4）PLA$_2$　猪胰磷脂酶A$_2$（Sigma），溶解在缓冲液B中（500mg/ml），50ng可供一次分析用。

（5）适当浓度范围的Annexin　1~5μg 1份，供分析用较合适。

（6）2mol/L HCl。

（7）不含脂肪酸的血清白蛋白（BSA）溶于双蒸水中（100mg/ml）。

（8）闪烁液　ACS。

2．操作步骤

加入物	样品管	空白管1	空白管2
样品（annexin）	100μl	100μl	/
buffer A	50μl	50μl	50μl
磷脂酶 A_2	100μl	/	100μl
buffer B	100μl	200μl	200μl
20℃放置10min			
E. coli 底物	50μl	50μl	50μl
20℃放置10min			
HCl	50μl	50μl	50μl
BSA	100μl	100μl	100μl
中止反应			
20℃，10 000×g 离心10min，得上悬液			

取等份各管上悬液（含 PLA_2 催化底物，发生反应产生的 ^{3}H-oleic acid），加入闪烁液，用闪烁记录仪记数，结果分析：样品管计数 – 空白管1计数（^{3}H-oleic acid 从底物上非特异性释放）为 PLA_2 催化底物释放的 ^{3}H-oleic acid 的计数，也就是样品管特异性计数。

PLA_2 活性抑制率 = 样品管特异性计数/空白管2计数×100%。

（三）其他方法

Annexin 抑制 PLA_2 活性测定，在反应系统中，底物不用细菌膜磷脂而改用确定的磷脂底物，如：1-stearoy L-2-［1-^{14}C］ arachidonyl-sn-qlycero-3-phosphochcline。

六、与肌丝蛋白结合分析

几种 Annexin，尤其是 Annexin Ⅰ，Ⅱ 和Ⅴ在体外，具有钙依赖性地与肌丝蛋白结合的特征。

（一）十二烷基磺酸钠—聚丙烯酰胺凝胶电泳法（SDS-PAGE 法）

1. 试剂

（1）肌丝蛋白微丝（Factin）　用丙酮从兔骨骼肌提取 F-actin。

（2）结合缓冲液　100mmol/L KCl，2mmol/L $MgCl_2$，1mmol/L NaN_3，0.5mmol/L dithiothreitol，0.1mmol/L ATP，10mmol/L imidazole-HCl，pH7.4，含 1mmol/L EGTA，或 1mmol/L $CaCl_2$ 或 Ca^{2+}/EGTA 缓冲液（Ca^{2+} 浓度覆盖一定范围）。

2. 操作步骤

（1）F-actin（0.5mg/ml）与 annexin（0.1mg/ml）于 100μl 结合缓冲液中混匀，25℃孵育1h。

（2）15 000×g 离心20min。

（3）收集上悬液和沉淀，均与 SDS 样品缓冲液混合待上胶电泳分析，分别取等量上悬液和沉淀 SDS 混合液，用 SDS-PAGE 电泳展开，即可分析 Annexin 与 F-actin 结合情况，若需要，上悬液可用蛋白沉淀方法进行浓缩。

（二）其他方法

1. Annexin 与 F-actin 的结合分析也可用 ^{125}I 标 Annexin 与样品中的 Annexin 竞争结合 F-actin，而后用 γ 计数器测定沉淀中的放射性，此法对分析和 F-actin 结合率低的 Annexin 与 F-actin 的结合情况尤其实用。

2. 用微量离心（12 000×g，15min），收集 F-actin 与 Annexin 结合物，用负染色法对结合物进行染色，而后混悬染色物并用电子显微技术进行观察。

3. F-actin 与 Annexin 结合分析还可用色谱法。

（连晓媛　张均田）

参 考 文 献

1. Boustead C M, Walker JH and Geisow M J. 1988, FEBS Letters, 1988, 233∶233-238
2. Gerke V and Weber K. (1984) EMBO Journal, 1984, 3∶227-233
3. Shadle P J, Gerke V and Wcber K (1985). Journal of Biological Chemistry, 1985, 260∶16354-16360
4. Sudhof TC. Biochemical and Biophysical Research Communications, 1984, 123∶100-107
5. Kaetzel M A, Hazanka P and Dedman JR. Journal of Biological Chemistry, 1989, 264∶14463-14470
6. Walker J H. Journal of Neurochernistry, 1982, 39∶815-823
7. Johnston P A, Perin MS, Reynolds GA, et al. Journal of Biological Chemistry, 1990, 265∶11382-11387
8. Rhoads AR, Lulla M, Moure P B, et al. Biochemical Journal, 1985, 229∶587-593
9. Khanna N C, Helwig E D, Ikebuchi N W, et al. Biochemistry, 1990, 29∶4852-4862
10. Huang K-S, Wallner, B P, Mattaliano RJ, et al. Cell, 1986, 46∶191-199
11. Glenney J K, Tack B and Powell M A. Journal of Cell Biology, 1987, 104∶503-511
12. Rceves J P and Dowben R M. Journal of Cellulor Physiology, 1969, 73∶49-60
13. Rothhut B, Russo-Mane F, Wood J, et al. Biochemical and Biophysical Research Communi Cations, 1983, 117∶878-884
14. Spudich J A and Watt S. Journal of Biological Chemistry, 1971, 246∶4866-4871

第四章　钠－钙交换研究方法

一、概述

钠－钙交换系统是一个载体参与的转运过程，在此过程中钠离子的跨膜流动直接与反向的钙离子流动相偶联，该系统的主要生理作用是利用内向的 Na^+ 电化学梯度，以 Na^+, K^+-ATP 酶为能源，将 Ca^{2+} 泵出细胞外。目前已有多种技术用于 Na^+-Ca^{2+} 交换的研究，包括直接的 Na^+ 和 Ca^{2+} 流动的测定，细胞内 Ca^{2+} 和细胞外 Ca^{2+} 示踪染料的应用，Na^+-Ca^{2+} 交换产生的膜电流的测定。本章描述一种用于 Na^+-Ca^{2+} 交换研究的亚细胞方法。

二、原理

细胞 Na^+-Ca^{2+} 交换是通过细胞膜进行的。制备完整的细胞膜囊泡，使其负载高浓度的 Na^+（或者 $^{45}Ca^{2+}$），然后用无 Na^+ 含 $^{45}Ca^{2+}$ 溶液（或者无 Ca^{2+} 含 Na^+ 溶液）进行稀释，产生外向的 Na^+（或 $^{45}Ca^{2+}$）浓度梯度，促使 $^{45}Ca^{2+}$ 摄取（或外流），测定进入囊泡的 $^{45}Ca^{2+}$（或流出细胞外的 $^{45}Ca^{2+}$）即可反映 Na^+-Ca^{2+} 交换活性。

三、实验方法

（一）细胞膜囊泡的制备

1. 处死动物尽快获得心脏。
2. 立即将心脏切成约 30cm³ 小块，浸入冰冷的含 10mmol/L 组氨酸的生理盐水中（pH 为 7.5）。
3. 剪去脂肪和心内膜，加适量溶液 A*（0.5g 湿重/ml 冰冷溶液 A），匀浆。
4. 14 000 ×g 离心 20min，弃去上清。
5. 将沉淀重悬于新鲜溶液 A，重复匀浆，离心（14 000 ×g, 20min），保留上清。
6. 重复步骤 5，保留上清。
7. 合并两次上清液，离心（190 000 ×g）后将沉淀重悬于溶液 A，铺于 0.64mol/L 蔗糖/1mmol/L EDTA, 20mmol/L 咪唑/HCl（pH7.4），离心（160 000 ×g, 90min）。
8. 收集界面的肌纤维膜，用溶液 B* 稀释 3 倍，离心（160 000 ×g, 30min）。
9. 用溶液 B 重悬沉淀（2~3mg 蛋白/ml），储于液氮或 -20℃ 冰箱。

＊溶液 A 配制：

0.25mol/L 甘露醇

1mmol/L EDTA

70mmol/L Tris

用硫酸调 pH 至 7.4

＊溶液 B 配制：

160mmol/L NaCl

0.1mmol/L EDTA

溶于 20mmol/L Mops

用 Tris 调 pH 至 7.4

溶液 A 和 B 均含 $1\mu g/ml$ 的 lehpeptin，aprotinin 和 pepstatin，并于使用前加 0.2mmol/L PMSF。

（二）测定交换活性

1. Na^+ 依赖性 Ca^{2+} 摄取

（1）溶液的配制

·负载液：160mmol/L NaCl in 20mmol/L Mops，用 Tris 调 pH 到 7.4（Mops-Tris）。

·稀释液：160mmol/L KCl in 20mM Mops-Tris，pH7.4。

·骤冷剂：200mmol/L KCl/0.1mmol/L EGTA in 5mmol/L Mops-Tris，pH7.4（冰冷）。

（2）实验步骤

1）囊泡的负载：使囊泡与负载液 37℃下共同孵育 30min（或 4℃过夜）。

2）用无 Na^+ 含 $^{45}Ca^{2+}$ 液稀释 20 倍以上：取 $2\mu l$ 已负载高 Na^+ 的囊泡加到含 $98\mu l$ 无 Na^+ 稀释液（含 $10\sim30\mu mol/L\ ^{45}CaCl_2$）的 12mm×75mm 聚苯乙烯试管的底部，旋转振荡器振荡试管以启动反应。

3）稀释后不同时间过滤收集囊泡　反应适当时间后用 5ml 冰冷的骤冷剂终止反应，并用 Whatman GF/A 玻璃-纤维滤纸过滤并收集囊泡。

（3）注意事项

1）滤纸在使用前应先浸于 0.3% 聚乙烯胺水溶液，因为聚乙烯胺能提高囊泡与滤纸的结合率，并改善其活性。

2）如果滤纸在每次冲洗之间不暴露于空气，则结果的重复性更好。

3）为校正 $^{45}Ca^{2+}$ 与囊泡和滤纸的非特异性结合，需设置空白对照。例如，将负载有 Na^+ 的囊泡用 160mmol/L NaCl/20mmol/L Mops-Tris 液稀释，即可抑制交换活性。

4）Na^+-Ca^{2+} 交换活性具有高度 pH 依赖性，而溶液的 pH 值又与其温度密切相关，因此在实验温度下调节稀释液的 pH 值极为重要。

5）由于心肌细胞膜囊泡的 Na^+-Ca^{2+} 交换量是一个 Ca^{2+} 交换 3 个 Na^+，交换本身将产生膜电位阻止离子的进一步交换，这一作用可通过加一个 ionophore 来预防。

2. 钠离子依赖性 Ca^{2+} 外流

（1）实验步骤

1）囊泡的负载　使囊泡和 $^{45}Ca^{2+}$ 于 37℃下孵育数小时（或 4℃过夜），孵育介质为：160mmol/L KCl/20mmol/L Mops-Tris，0.1mmol/L EGTA $10\sim100\mu mol/L\ ^{45}CaCl_2$，pH 为 7.4。

2）稀释　将 $2\mu l$ 负载有 $^{45}Ca^{2+}$ 的囊泡加到聚苯乙烯测定管，并与 $100\mu l$ 稀释液（含一定浓度 Na^+）混合。

3）混合后不同时间过滤、收集囊泡（同前）。

（2）稀释液配制

160mmol/L NaCl + 160mmol/L KCl 或

160mmol/L NaCl + 160mmol/L LiCl $\Big\}$ + 0.1mmol/L EGTA。

（3）注意事项

1）Ca^{2+} 外流实验应在25℃下进行，而非37℃。因为在较高温度时，Na^+-Ca^{2+} 交换率可能极快，以至于 Ca^{2+} 外流过程的限速步骤不是交换活性本身，而是 Ca^{2+} 从内在结合位点解离的速度。

2）所有溶液均需含有0.1mmol/L EGTA，以预防由于污染非标记 Ca^{2+} 通过 Ca^{2+}-Ca^{2+} 交换过程而引起的 $^{45}Ca^{2+}$ 外流。

3. Ca^{2+}-Ca^{2+} 交换。

（1）$^{45}Ca^{2+}$ 外流的测定

1）使囊泡与标记的或未标记的 Ca^{2+} 孵育（同上）。

2）用含0.1mmol/L未标记 $CaCl_2$ 的稀释液稀释预先负载有 Ca^{2+} 的囊泡。

3）于不含 Ca^{2+} 和0.1mmol/L EGTA 的测定液中测定被动 Ca^{2+} 外流。

（2）$^{45}Ca^{2+}$ 摄取的测定

1）使囊泡与未标记的 $CaCl_2$（0.1~1mmol/L）在无 Na^+ 液中孵育（通常为160mmol/L KCl）。

2）用无 Na^+ 含 $^{45}Ca^{2+}$ 液稀释囊泡。

3）于稀释后不同时间收集囊泡。

4）测定囊泡的放射性强度。

4. Na^+-Na^+ 交换活性测定

1）使囊泡与160mmol/L NaCl 孵育。

2）用含有 $^{22}Na^+$，160mmol/L KCl（或 LiCl）和0.1mmol/L EGTA 的溶液稀释负载后的囊泡。

3）于稀释后不同时间收集囊泡并测其放射性。

（三）重新构建交换活性

所谓重新构建就是将膜转运蛋白溶于适当的去污剂，然后去除去污剂并以其功能状态重新重合成磷脂膜。以这种方式产生的囊泡叫做蛋白脂质体以区别于自然的囊泡。

1. 将心肌纤维膜溶于2%胆酸盐　实验表明保存心肌纤维蛋白脂质体交换活性的最好去污剂是2%胆酸盐，但使用时须向溶解液中加入外源性磷脂（2mg/ml asolectin），否则交换活性很快丧失。

（1）磷脂的处理

1）将2g asolectin（大豆脂类混合物）溶于20ml 9:1的氯仿:甲醇溶液。

2）加400ml丙酮于有玻璃塞的瓶中，包以铝铂，置于磁力搅拌器，通氩气（或无氧氮气）5min，加56μl β-巯基乙醇和上述 asolectin 液。

3）瓶内充满氩气，用瓶塞密封，铝铂包裹瓶子。

4）搅拌2h。

5）称取2个玻璃离心瓶，充满 asolectin 悬液，低速离心5min。

6）弃上清，氩气吹干沉淀并称重。

7）将干燥的 asolectin 溶于氯仿（50mg/ml），装于箔纸包裹的有玻璃瓶塞的瓶中，氩气-20℃保存。

此外，心肌纤维膜在溶解状态时其交换活性的保存尚需在去污剂混合物中含有 Na^+。

（2）溶解液的制备

1）取少量溶于氯仿的 asolectin 置于圆底试管底部，用氩气吹干。

2）吹氩气的同时旋转试管，以使吹干的磷脂膜均匀地分布于试管底部。

3）将磷脂膜溶于小量的乙醚，并再次用氩气吹干。

4）干磷脂悬浮于2%胆酸钠（含30mmol/L NaCl 和20mmol/L Mops-Tris，pH7.4），其终浓度为2mg/ml。

5）将上述悬液超声以使溶液澄清。

6）将上述溶液储于0~4℃备用。

（3）溶解步骤

1）离心收集原生的心肌纤维膜囊泡。

2）将沉淀溶于上述溶解液。

3）冰中放置 20min，离心（160 000×g，30min）。

4）吸出上清液（含溶解的交换体），0~4℃保存。

2. 除去污剂　常用方法有：吸附球、稀释、透析法等。生物球柱的制备：

1）用 160mmol/L NaCl/20mmol/L Mops-Tris（pH7.4）液体冲洗生物球数次。

2）将上述生物球置于一小柱，其终容积为 1ml。

3）用 160mmol/L NaCl/20mmol/L Mops-Tris（pH7.4）溶液冲洗上述柱子数次。

4）将上述柱子置于 10mm×75mm 玻璃离心管并使柱底悬于试管底部。

5）于台式离心机低速离心 1min。

6）将上述柱子置于新的 10mm×75mm 玻璃管，立即用于重建。

3. 重建程序

（1）氩气蒸发完毕制备 50mg/ml asolectin 溶液（内含 4% 胆酸盐，500mmol/L NaCl，20mmol/L Mops-Tris，pH7.4）。

（2）取上述溶液 50μl 加于 200μl 溶于去污剂的囊泡中，并将此混合物加至生物球柱顶部，室温放置 30min。

（3）离心使重建混合物进入 10mm×75mm 玻璃管。

（4）用上述混合物测定 Na^+-Ca^{2+} 交换活性（方法同前）。

四、方法评价

本章介绍的 Na^+-Ca^{2+} 交换测定方法简便而又比较准确，为 Na^+-Ca^{2+} 交换的深入研究提供了便利。此外，胞质膜囊泡技术的应用是分离、纯化载体的一个重大发展。

（阎超华）

第五章　钠，钾-ATP 酶和钙泵的活性测定

细胞内外钙离子梯度的维持受许多因素的影响。钙大量进入细胞通过电压依赖性和受体调控性钙通道，小量通过钙通道，钙外流或贮存于内质网则主要通过钙泵即 Ca^{2+}，Mg^{2+}-ATP 酶。这些酶广泛存在于动物的细胞膜上。它们分解 ATP，释放能量，供 Na^+，K^+ 和 Ca^{2+} 的主动转运，对机体的生理功能具有重要的影响。

一、基本原理

Na^+，K^+-ATP 酶和，Ca^{2+}，Mg^{2+}-ATP 酶可分解 ATP 成 ADP 和无机磷（Pi）。以每毫克蛋白每小时新产生的 Pi 量为酶的活性单位，即 μmol Pi/mg pr/h。Na^+，K^+-ATP 酶的活性为反应体系中含 Na^+，K^+，Mg^{2+} 时的总酶活性与反应体系中无 Na^+，K^+，而只有 Mg^{2+} 的酶活性或含有 Na^+，K^+-ATP 酶的特异性抑制剂如哇巴因时酶活性之差值。Ca^{2+}，Mg^{2+}-ATP 酶的活性则为反应体系含 Ca^{2+} 时测定的总酶活性与反应体系中无 Ca^{2+} 时测得的酶活性之差值。

二、操作步骤

（一）试剂配制

1. 测 Na^+，K^+-ATP 酶活性试剂

（1）250mmol/L Tris 缓冲液 250mmol/L Tris，5mmol/L EDTA，用浓 HCl 调 pH 至 7.5（37℃）。

（2）40mmol/L ATP 取 Na_2ATP 22mg，滴于 1ml 双蒸水中，新鲜配制。

（3）10mmol/L 哇巴因 称哇巴因 728mg，用 50%~80% 乙醇溶解，加水至 10ml。

（4）15% 三氯醋酸（TCA）。

（5）标准磷溶液 取 27.2mg 的恒重无水 KH_2PO_4，加双蒸水溶解配成 100ml 2mmol/L 的标准磷母液，

用前以 1:10 稀释成 0.2mmol/L。

（6）显色液 称1g钼酸铵溶于约85mg水中，加3.3ml浓硫酸。混合后，加4克硫酸亚铁。溶解后加水至100ml。临用前配制。

2. 测 Ca^{2+}，Mg^{2+}-ATP 酶活性试剂

（1）50mmol/L Tris 缓冲液 50mmol/L Tris，150mmol/L NaCl，50mmol/L KCl，2mmol/L $MgCl_2$，调pH 至7.4（37℃）。

（2）1.5mmol/L $CaCl_2$。

（3）1mmol/L EGTA 1mmol/L EGTA，用1mol/L Tris 调 pH 至7.0。

（4）20mmol/L ATP 取 Na_2ATP 11mg，溶于1ml双蒸水中，新解配制。

3. 制备酶试剂

（1）HS 液 0.25mol/L 蔗糖，5mmol/L 组氨酸和 5mmol/L Na_2EDTA，pH7.0。

（2）RSS 液 0.25mol/L 蔗糖，5mmol/L 组氨酸和 1mmol/L EDTA pH7.0。

（3）NaI 溶液 2mol/L NaI，2.5mmol/L Na_2EDTA，3mmol/L $MgCl_2$ 和 5mmol/L 组氨酸。配制法：先把后3种试剂倒入烧杯中加水溶解，加 Tris 调 pH 至7.5。然后徐徐加入 NaI 粉剂至溶液中，再用 Tris 调pH 至7.5。最后加水至所需体积。存冰箱保存，如颜色变黄则不能再用。

（4）10mmol/L Tris-HCl 缓冲液 1mmol/L EDTA，10mmol/L Tris，用1mmol/L HCl 调 pH 至7.5。

（5）10mmol/L EDTA 1mmol/L EDTA，用1mol/L Tris 调 pH7.0。

（6）HS "A" 液 100ml HS 液加 0.15g 脱氧胆酸钠（Na DOC），加 0.1ml 10mmol/L 二巯基苏糖醇（DTT），pH7.0。

（7）HS "B" 液 100ml HS 液加 0.1g NaDOC 和 0.1ml 10 mmol/L DTT，pH7.0。

（8）RSS-DTT 液 100ml RSS 液加 0.1ml 10mmol/L DTT，pH7.0。

（9）NaI-ATP-DTT 混合液 30ml NaI 溶液加 33.1mg Na_2ATP，30μl 10mmol/L DTT，pH7.3。

溶液（6）～（9）均需临用前配制。

4. 酶制备

（1）较纯化的组织酶制备 取新鲜或冷冻组织称重剪碎。加10倍体积冷 HS "A" 液制成匀浆。离心（10 000×g，15min，4℃），保留上清液。沉渣用10倍体积冷 HS "B" 液再匀浆，离心（条件相同）。合并两次上清液，离心（10 000×g，30min，4℃）。沉淀物用 RSS-DTT 液制成混悬液，用量为上清液的二分之一。再离心（10 000×g，30min，4℃），取沉淀物。用 NaI 混合液处理沉淀物 30min（如10g组织，加30ml NaI 混合液，置磁力搅拌器上缓慢搅拌，4℃）。然后加 1mmol/L Na_2EDTA 液稀释（用量为 NaI 混合液的1.5倍）。离心（10 000×g，30min，4℃）。再用等体积 10mmol/L Tris-HCl 缓冲液洗涤一次（10 000×g，30min，4℃）。最后，用适量 RSS 液把沉淀物稀释成所需蛋白浓度的混悬液，－20℃保存备用。

（2）红细胞膜 新鲜红细胞用预冷生理盐水洗涤三次，加40倍体积预冷的 10mmol/L Tris-HCl 缓冲溶液。离心（1200×g，6min，4℃）沉淀细胞膜。再用上述缓冲液洗涤3次（1200×g，6min，4℃），即可得到乳白色的红细胞膜，保存4℃备用。

（3）心肌匀浆 称心肌组织100mg剪碎。加50倍体积的预冷的 10mmol/L Tris-HCl 缓冲液，用组织匀浆器制成2%匀浆。

（二）操作步骤

1. Na^+，K^+-ATP 酶反应操作步骤

试剂 ml	空白	总酶	Mg²⁺-ATP 酶		终浓度
			（A）	（B）	（mmol/L）
250mmol/L Tris-HCl	0.2	0.2	0.2	0.2	50
50mmol/L MgCl₂	0.1	0.1	0.1	0.1	5
100mmol/L NaCl	0.1	0.1	0	0.1	100
150mmol/L KCl	0.1	0.1	0	0.1	15
10mmol/L 哇巴因	0	0	0	0.1	1.0
酶制备	0	0.1	0.1	0.1	
H₂O	0.4	0.3	0.5	0.2	
		37℃，预温 10mm			
40mmol/L Na₂ATP	0.1	0.1	0.1	0.1	4
		37℃，温育 10min			
15% TCA	1.0	1.0	1.0	1.0	
	置冰浴 10min，离心（3000r/min，10min），取 1ml 上清液测 P₁				

2．Ca²⁺，Mg²⁺-ATP 酶反应操作步骤

试剂 ml	空白	总酶	非 Ca²⁺，Mg²⁺-ATP	终浓度（mmol/L）
50mmol/L Tris-HCl	0.5	0.5	0.5	NaCl 75
				KCl 25
				MgCl₂ 1
1.5mmol/L CaCl₂	0.1	0.1	-	0.15
1mmol/L EGTA	0.1	-	0.1	0.1
酶制备	-	0.1	0.1	
H₂O	0.2	0.2	0.2	
		37℃，预温 10min		
20mmol/L Na₂ATP	0.1	0.1	0.1	2
		37℃，温育 20min		
15% TCA	1.0	1.0	1.0	
	置冰浴 10min，离心（20 000 × g，15min），取 1ml 上清液测 P₁			

3．测磷操作步骤

试剂（ml）	标准曲线磷浓度（mmol/L）					样品
	0.0	0.05	0.1	0.15	0.2	
H₂O	2.0	1.5	1.0	0.5	0	1.0
0.2mmol/L KH₂PO₄	0	0.5	1.0	1.5	2.0	0
样品上清液	0	0	0	0	0	1.0
显色液	2.0	2.0	2.0	2.0	2.0	2.0
	混匀，700nm 比色，用双蒸水做空白					

4．计算

（1）样品 OD-空白 OD 值＝样品净 OD 值（y）。

（2）根据磷的标准曲线（y＝a＋bx），求得样品各管的 Pi 值（x）。

（3）Pi 值×稀释倍数（4）×时间倍数（6）×1/mg Pr/ml＝酶活性（单位为 μmol/L·mg Pr·h）。

（4）Na^+，K^+-ATP 酶活性＝总酶活性-Ma^{2+}-ATP 酶活性（或含哇巴因时测得的酶活性）。

（5）Ca^{2+}，Mg^{2+}-ATP 酶活性＝总酶活性-无 Ca^{2+} 时 ATP 酶的活性。

三、注意事项

1．酶反应管中所含酶制备的蛋白浓度，视酶制备的比活性而定。未经提取的组织匀浆为 0.2～0.3mg Pr/ml，用本法纯化的心肾酶制备为 0.1mg Pr/ml，而脑酶制备可低到 0.01mg Pr/ml。

2．如测大鼠心脏的酶活性，应提高哇巴因浓度至 2mmol/L，或改用 0.1mmol/L 钒酸盐。

3．如测心肌匀浆的酶活性时，反应液中应加 5mmol/L NaN_3。

4．酶的反应时间和测磷时加显色液后的呈色时间都要准确。

（刘　态　沈　玲）

第六章　细胞内钙释放研究方法

钙在细胞活动的各种生理、生化反应中起着重要作用。细胞功能的正常维持有赖于细胞内钙离子浓度的稳态调节。胞质钙浓度的维持是通过胞质膜的主动摄取和被动释放两个方面协调完成的。内质网、线粒体被称为细胞内的"钙库"。近年来，由于分子生物学技术的发展，已证实细胞器上存在钙释放通道，是胞内钙储释放钙离子进入胞质的途径。许多化学物质和药物通过影响内钙释放从而改变胞内钙离子浓度来实现其作用，本章主要介绍研究内钙释放的方法。

第一节　放射性标记法测定内钙释放

细胞内钙的释放发生在亚细胞水平，因此在完整的细胞很难直接显示钙从其储库的释放。内质网（或肌浆网），线粒体囊胞的成功分离为研究内钙释放提供了一个方便的工具。下面介绍用放射性核素负载法在分离的囊胞上研究内钙释放的常用方法。

一、基本原理

将分离的内质网或线粒体囊胞用放射性标记的钙离子（^{45}Ca）负载，负载后的囊胞置于一滤器上，通过过滤与负载液分离。在滤器中加入各种促钙释放介质后，定时测定滤器中残留的放射活性即可推断内钙释放情况。

二、方法与步骤

（一）囊胞的制备

常用肌质网，微粒体或线粒体囊胞。

1．肌质网囊胞的制备

（1）轻型囊胞（light vesicle）的制备　取兔后腿部或背部的骨骼肌，按每克组织加 3ml 冷的匀浆缓冲液（100mmol/L KCl，2mmol/L EDTA，2.5mmol/L K_2HPO_4，2.5mmol/L KH_2PO_4）制成匀浆，6500×g 离心 15min，弃沉淀，上清液 10 000×g 离心 15min 移去线粒体，上清液 44 000×g 超速离心 1h，沉淀重悬于含 160ml/g 50mmol/L KCl 的 1mol/L 的蔗糖溶液中，在组织匀浆机上混匀，4500×g 离心 15mm。取上清液加入 2mol/L KCl 120ml、0.1mol/L ATP 8ml，0.1mol/L $MgCl_2$ 8ml，104ml 蒸馏水，混匀后 80 000×g 离心 90min，沉淀用 0.1mol/L 的 KCl 洗涤两次，每次洗涤时先混匀，然后 80 000×g 离心 1h。沉淀重悬于

25ml 0.5mol/L KCl，5℃保存。1周内可以保存活性。

（2）重型囊胞（heavy vesicle）的制备 取兔后腿部骨骼肌置于冷的 0.1mmol/L EDTA（pH7.4）中冷却，然后用 5mmol/L imidazole-HCl，（pH7.4）制成20%的匀浆。5200×g 离心15min，收集上清液，过4层纱网，10 000×g 离心30min，沉淀用缓冲液 I（0.3mol/L Sucrose，80mmol/L KCl，10mmol/L Mops，0.1mmol/L PMSF，pH6.8）洗涤后重悬于 12ml 缓冲液 I 中，取出 2ml 悬液置于预先铺好的蔗糖梯度管中（上层为含 32% 蔗糖的缓冲液 I，下层为含 38% 蔗糖的缓冲液 I），136 000×g 离心4h，收集蔗糖梯度界面的白色膜悬液，加入 1.5 倍体积的不含蔗糖的缓冲液 I，130 000×g 离心45min，收集沉淀，重悬于 2ml 缓冲液 I 中，-70℃存放。

2. 肝微粒体的制备

（1）动物饥饿过夜后断头，打开胸腔，用冰生理盐水 20~40ml 从门静脉灌洗肝脏呈土黄色（小鼠不用灌洗），称肝重，用磷酸缓冲液制成 20% 的匀浆。

（2）10 000×g，4℃离心20min，弃沉淀。

（3）上清液 105 000×g，4℃离心60min，弃上清。

（4）沉淀重悬于磷酸缓冲液中即为微粒体悬液。

3. 肝线粒体的制备

（1）用 0.25mol/L 蔗糖液制成 10% 的肝匀浆，10 000×g 离心10min，弃沉淀。

（2）上清液在 3300×g 离心10min，重复两次。

（3）沉淀加入 10ml 0.25mol/L 的蔗糖溶液，3300×g，离心10min，重复两次。

（4）沉淀即为线粒体。

（二）用放射标记的钙负载囊胞

可分为主动负载和被动负载。

1. 被动负载过程 将囊胞与负载液（1mmol/L $^{45}CaCl_2$，10 000cpm/nmol；80mmol/L KCl；10mmol/L Mops；pH6.8）按每毫克蛋白加 1ml 的量在 22℃条件下温浴 2~3h。

2. 主动负载过程 每 0.08 毫克的囊胞蛋白加入 1ml 20mmol/L Mops，pH6.8；80mmol/L KCl；2mmol/L $MgCl_2$；50μmol/L $^{45}CaCl_2$，（10 000cpm/nmol）；0.5mmol/L ATP，22℃温浴2min。

（三）过滤

将负载后的囊胞用非释放介质液（20mmol/L Mops，pH6.8，80mmol/L KCl，5mmol/L $MgCl_2$，1mmol/L EGTA）稀释为 80μg 蛋白/ml 的应用液，置于滤器（滤膜孔径为 0.65μm）中，通过过滤使囊胞从负载液中分离出来，负载的囊胞留在滤器中。

（四）促发内钙释放

在滤器中加入不同的促释放介质作用不同的时间（10ms~10s）后，用 2ml 非释放介质液洗膜，计数滤膜上残留的放射活性即可计算出内钙释放的多少。

三、方法的应用

1. 研究钙诱导的钙释放 重型肌浆网囊胞最适于研究这种内钙释放。因为这种囊胞膜上有一钙泄漏途径，当钙离子浓度从 10^{-8}mol/L 增加到 10^{-6}mol/L 时，该通道激活引起钙外流。这种释放与温度无关，而与 pH 值有关。

2. 去极化诱导的钙释放 在肌质网与 T 管膜相连的囊胞系统适于研究扩散电位引起的钙释放。

3. Ryanodine，IP_3 诱导的钙释放 在内质网膜上存在 IP_3 的受体，相当于一个胞内配体门控性钙通道。骨骼肌的肌质网上有 Ryanodine 敏感的钙释放通道。因此这些囊胞是研究此类钙释放的理想工具。

4. 一些内源性活性物质如花生四烯酸，游离脂肪酸，核苷酸，三磷酸鸟苷诱导的内钙释放 常用粗面内质网或线粒体囊胞研究。

5. 药物对内钙释放的影响 根据药物作用的靶点选择适当的囊胞可以直接观察药物对内钙释放的影响或药物对诱导剂引起的内钙释放的影响。

四、方法评价

本方法可在亚细胞水平上直接观察细胞内钙库的释放情况，既可用于研究内钙释放机制，也可用于研究药物等对内钙释放的影响。

参 考 文 献

1. Leopoldo de Meis, Wilhelm Hasselbach. Acetyl phosphate as substrate for Ca^{2+} uptake in skeletal muscle microsomes. J Biol Chem, 1971, 246：4759 - 4763
2. Hatisaburo Masuda, Leopoldo de Meis. phosphorylation of the sarcoplasmic reticulum membrane by orthophosphate inhibition by calcium ions. Btochem, 1973, 12（23）：4581 - 4585
3. Carlota S, Giuseppe I. Rapid filtration measurements of Ca^{2+} release from cisternal sarcoplasmic reticulum vesicles. FEBS Lett, 1987, 210：31 - 36

第二节　三磷酸肌醇刺激内钙释放的研究方法

众所周知，许多激素，神经递质和药物是通过体内磷酸肌醇第二信使系统而发挥其作用的。它们作用于膜上的特定受体后，引起膜磷酯酰肌醇的水解，生成的三磷酸肌醇（IP_3），可促使细胞内贮存钙的释放，引起细胞内游离钙浓度发生改变从而调节许多生理过程。

IP_3 的作用是通过细胞内的特异受体而实现的。线粒线，高尔基体，内质网膜上均存在其特异受体。近年来，IP_3 受体蛋白已被纯化，克隆并且重组到脂质体膜上，更有利于 IP_3 刺激内钙释放的研究工作。IP_3 引起的内钙释放可以在细胞水平、亚细胞水平进行研究。

本节主要介绍一种用非放射性技术研究 IP_3 引起内钙释放的研究方法，其余刺激内钙释放因子的研究可以触类旁通。

一、标本的制备

（一）脑皮层微粒体的制备

麻醉大鼠后，迅速取脑置于冰上。以下操作均在4℃进行。分离所需部位，加入8倍体积的蔗糖-Hepes 缓冲液（320mmol/L 蔗糖，3mmol/L Hepes，0.1mmol/L EDTA，用 Tris 调 pH 至7.4）制成匀浆，1800×g 离心6min 后，留上清，沉淀重悬于4倍体积的上述缓冲液中，1000×g 离心6min 后，上清液于第一次的上清液混合，17 000×g 离心20min，取上清液100 000×g 离心35min，沉淀为微粒体，将之重悬于分析缓冲液中（150mmol/L KCl，20mmol/L Hepes，3mmol/L $MgCl_2$，0.5mmol/L，NaN_3，pH7.0）。

（二）高尔基体和内质网的制备

取所需组织或细胞加入5倍体积的 Tris-马来酸缓冲液（pH6.5，含有0.3mol/L 蔗糖，5mol/L $MgCl_2$）制成匀浆，10 000×g 离心20min 移去细胞残渣，核和线离体部分。上清液与2.5mol/L 的蔗糖溶液混合使蔗糖终浓度为2.0mol/L，然后加入终浓度10mmol/L 的 CsCl。将此混合液铺在离心管底层，上面依次铺入1.3mol/L，1.15mol/L，0.3mol/L 的蔗糖溶液，130 000×g 离心4h。分别收集0.3/1.15 界面带，1.15/1.3 界面带，1.3/2.0 界面带，用0.3mol/L 的蔗糖溶液稀释后，105 000×g 离心90min，0.3/1.15 界面带的沉淀部分为富含高尔基体的部分；1.15/1.3 界面带为滑面内质网部分；1.3/2.0 界面带为粗面内质网部分。

（三）心肌细胞悬液的制备

无菌条件下取新生2～4d 大鼠的心室，置于 Hanks 液（mmol/L：NaCl 130，KCl 4.0，$CaCl_2$1.8，$MgCl_2$0.5，Glucose 11，Hepes 30，pH7.2～7.4）中剪碎，用0.06%的胰蛋白酶在磁力搅拌下分散细胞，温度控制在37±1℃，每10min 收集一次细胞，反复3～4次，将离心后所得的分离细胞置于含10%胎牛血清及90% DMEM 培养基的培养瓶中，通入95% O_2，5% CO_2。

二、方法与步骤

（一）在完整细胞上研究 IP_3 刺激的内钙释放步骤

1. 制备细胞悬液

2. 加入终浓度 4μmol/L 的钙离子荧光指示剂 Fura-2/AM，负载 45~60min。用双波长荧光分光光度法测细胞内游离钙离子浓度。

3. 用无钙缓冲液洗涤细胞至少 3 次后，将细胞置于无钙缓冲液中（加入 EGTA 或 EDTA 的缓冲液）。

4. 用皂角苷（10μg/ml）处理细胞后，加入一定浓度的 IP$_3$ 于缓冲液中刺激内钙释放；或用微注射法将 IP$_3$ 注入细胞内。

5. 测定细胞内钙离子浓度的变化即可反应内钙释放情况。

（二）在亚细胞水平上研究 IP$_3$ 引起的内钙释放步骤

1. 制备细胞器悬液。

2. 用含钙液（1μmol/L）在 ATP（4mmol/L）存在的条件下孵育 3min 主动将钙离子负载入细胞器。

3. 用无钙缓冲液冲洗以去除细胞外的钙离子和 ATP。

4. 将负载完毕的细胞器悬于无钙缓冲液中，加入一定浓度的 Fura-2/AM，测定激发光波长在 340nm 处的荧光强度。

5. 待荧光强度的波动平稳后，加入一定浓度的促钙释放因子 IP$_3$（10μmol/L），观察荧光强度的变化即可反应钙释放情况。

三、方法的应用

1. 研究不同生理，病理条件下 IP$_3$ 诱导的细胞内钙释放情况，如在衰老动物的脑皮层细胞，怀孕和哺乳期的动物乳腺上皮细胞，自发性高血压大鼠的心肌细胞等 IP$_3$ 诱导的内钙释放均有变化。

2. 研究药物或一些生理活性物质对细胞内钙释放的影响，以探讨药物等的作用机制。

四、方法评价及注意事项

该方法可在一般实验室开展，避免了放射性核素污染的存在。而且用荧光测定技术，灵敏简便。但细胞及亚细胞悬液的质量是实验成功的关键。

（段文贞）

参 考 文 献

1. Donald M. B, Laura C. D, Nancy R. Z Decreased efficacy of inositol 1, 4, 5-tris phosphate to elicit Calcium mobilization from cerebrocortical microsomes of aged rats. Mol Phannacol, 1990, 37 : 566 – 577

2. Akio Yoshimoto, Keiko Nakanishi, Tadashi Anzai, et al. Effects of inositol 1, 4, 5-trisphosphate on Calcium release from the endoplasmic reticulum and golgi apparatus in mouse mammary epithelial cells: A Comparison during pregnancy and lactation, Cell Biochem, 1990, 8 : 191 – 198

3. Hideaki K, Hitoshi S, Hitoshio, et al. Increased calcium release from sarcoplasmic reticulum stimulated by inositol trisphosphate in spontaneously hypertensive rat heart cells. Mol Cell Biochem, 1993, 119 : 51 – 57

4. Masamitso I. Effects of adenine nucleotides on inositol 1, 4, 5-trisphosphate-induced calcium release in vascular smooth muscle cells. J Gen Physiol, 1991, 98 : 681 – 689

5. Lisa M M, Douglas K. Regulation of intracellular calcium in the mouse egg; Calcium release in response to sperm or inositol trisphosphate is enhanced after meiotic maturation. Biol Reprod, 1994, 51 : 1088 – 1098

第七章 钙离子受体测定方法

机体血钙的调节是一复杂系统，受诸多因素的控制，如甲状旁腺分泌的甲状旁腺素、甲状腺 C 细胞分泌的降钙素、肾脏合成的 1, 25-(OH)$_2$D，小肠对钙吸收，以及血钙直接对机体骨骼系统的影响（图 4-7-1）。随着牛甲状旁腺细胞膜钙离子受体克隆成功的深入研究，血液中的 Ca^{2+} 浓度应该是这一调节系统所作应答反应的核心。Ca^{2+}直接应答反应与存在于细胞膜上的Ca^{2+}受体是分不开的。

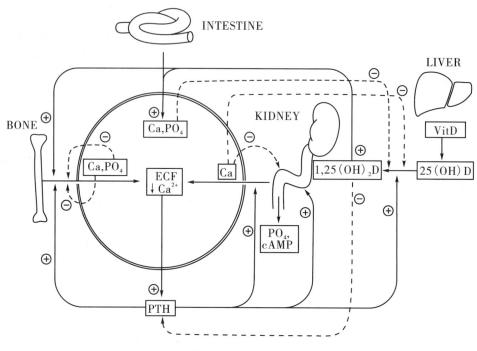

图 4-7-1   Ca^{2+}激素和组织对胞外钙的调节

钙离子受体是存在在细胞膜上的阳离子敏感性受体，通过 G 蛋白调节细胞功能（图 4-7-2），如甲状旁腺素的分泌、降钙素的分泌、破骨细胞的活力等来调节机体的血钙平衡。研究还发现在成骨细胞膜表面存在类似的 Ca^{2+}受体，调节成骨细胞的活力。钙离子受体的发现，为研究调节机体血钙平衡的药物提供了新的靶点和分子药理实验模型，为临床应用钙离子受体拮抗或激动剂，提供了理论依据。目前用于钙离子受体研究的克隆细胞有两类，一是来自牛甲状旁腺，二是来自人的甲状旁腺。

一、基本原理

从牛或人甲状旁腺细胞的 cDNA 文库中筛选出编码 Ca^{2+}-受体的 cDNA，将其 mRNA 注入爪蟾卵细胞，使其表达，在细胞膜上形成具有天然活性的 Ca^{2+}-受体。当细胞培养液中存在一定浓度的 Ca^{2+}或其他阳离子如 Gd^{3+}等时，激活 Ca^{2+}-受体，使胞内 Ca^{2+}浓度增加，打开 Cl$^-$通道，测定 Cl$^-$通道电流的变化，便可用于筛选 Ca^{2+}-受体激动剂或拮抗剂。

Ca^{2+}-受体激动剂有可能促进降钙素的分泌，促进成骨细胞的 DNA 合成，抑制 PTH 的释放和破骨细胞的活力，促进骨的形成。

二、实验方法

（一）爪蟾卵的分离

1. 将雌爪蟾放入装有 2L 水的上端开口的容器中养殖。用小牛肝每周喂养 2 次。

2. 手术前，将爪蟾放入冰水中 20min，使之休眠。

3. 解剖，取出 1～10 叶卵巢，随之缝合手术口，养殖，以备后用。

4. 将卵巢叶立刻放入 21℃ 的 Ringer 液中〔0.82mmol/L MgSO$_4$，0.74mmol/L CaCl$_2$，1mmol/L KCl，0.33mmol/L Ca(NO$_3$)$_2$，88mmol/L NaCl，2.4mmol/L NaHCO$_3$ 和 10mmol/L Tris-HCl(pH7.6)〕，或者放入改良的 Barth 液〔0.82mmol/L MgSO$_4$，0.41mmol/L CaCl$_2$，1mmol/L KCl，0.33mmol/L Ca(NO$_3$)$_2$，88mmol/L NaCl，2.4mmol/L NaHCO$_3$ 和 10mmol/L HEPES(pH7.6)〕，其中加入 2.5mmol/L 丙酮酸钠。

5. 用无菌的 0.22μm 孔径膜，在 Nalgene 滤器上过滤。在解剖镜下取出卵细胞，该卵必须是发育至 5 阶段的卵。

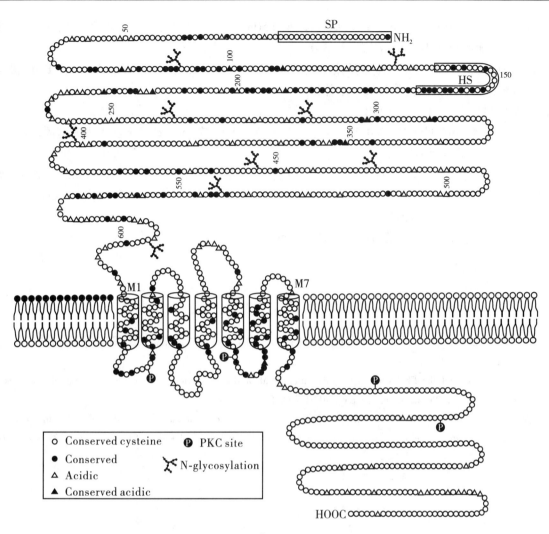

图 4-7-2　Ca^{2+}-受体结构示意图

SP. 疏水信号肽；HS. 疏水 A 区。

6. 将卵细胞放入 21℃的改良 Barth 液中，每 12h 换液一次，可达最佳保存效果。

（二）甲状旁腺细胞 Ca^{2+}-受体 mRNA 的提取

按照分子克隆方法，提取总 mRNA，建立 cDNA 文库，再获得 Ca^{2+}-受体 mRNA。

（三）爪蟾卵滤泡膜的处理（图 4-7-3）

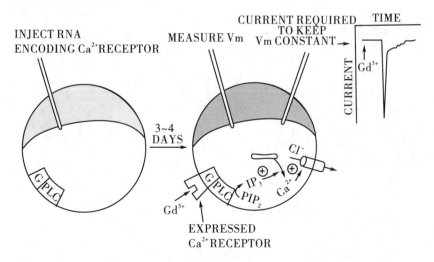

图 4-7-3　爪蟾卵微注射及其 Cl$^-$离子通道电流测定

1. 将卵细胞放入装有 0.01% 毛地黄皂苷溶液的 50ml 聚丙烯管中，每 50ml 含 50 个卵，随机翻动。21℃保持 5min。随后每次用 50ml 溶液洗涤 3 次。

2. 将卵细胞放入含 5mg/ml 胶原酶的溶液中，21℃保持 30min，然后用 Ringer 或改良 Batth 液透析。

3. 显微镜检查，可见滤泡像日晕样地伸出。

（四）微注射

将含 Ca^{2+}-受体 mRNA，浓度为 0.125μg/μl，体积为 50nl，在 19~22℃下注入去滤泡膜的卵细胞。

（五）氯离子通道电流的检测

利用双电极法进行测定，待卵注射后 3~4d 进行测定。测定稳定电压为 -50mV。测定溶液为：96mmol/L NaCl，2mmol/L KCl，0.5mmol/L $CaCl_2$，0.5mmol/L $MgCl_2$，5mmol/L Hepes（pH7.5）。

（六）激动剂或拮抗剂的测定

在测定溶液中，加入一定量的待测化合物，观察其对氯离子通道电流的变化。

（贡岳松）

参 考 文 献

1. Edward M Brown, Gerardo Gamba, et al. Cloning and characterization of an extracellular Ca^{2+}-sensing receptor from bovine parathyroid. Nature, 1993, 366：575 – 580

2. Fdwatd M Brown. Extracellular Ca^{2+} sensing, regulation of parathyroid cell function, and role of Ca^{2+} and other ions as extracellular (First) messengers. Physiological Reviews, 1991, 71 (2)：371 – 411

3. Edward M Broun, (MD), Martin Pollak (MD), et al. Sensing of extracellular Ca^{2+} by parathyroid and kidney cells：Cloning and characterization of an extracellular Ca^{2+}-sensing receptor. American Journal of Kidney Disease, 1995, 25 (3)：506 – 513

第五篇　放射配体受体结合实验方法与技术

第一章　概　　述

第一节　判断受体的标准

配体与受体结合及二者相互作用引起的生物效应见图5-1-1。

本篇着重于介绍 RRA 技术在药理研究中的应用。

任何配体结合实验，首先遇到的问题是判定受体的标准。一个真正的受体必须具备以下一些特性：

1. 饱和性（saturability）　因为每一细胞或一定量组织内受体数目是有限的，故配体与受体结合的剂量反应曲线表现有饱和性。

2. 特异性（specificity）　指某一特定

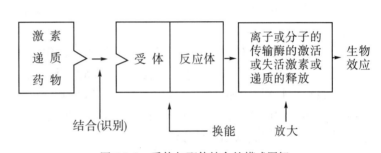

图 5-1-1　受体与配体结合的模式图解

受体只与某一特定的配体结合，产生特定的生理效应而不被其他信号干扰。虽然，特异性为一重要标准，但受体难以显示绝对专一性，很多受体的受点对区别类似配体结构的能力是有限的。

3. 可逆性（reversibility）　内源性配体或绝大多数药物的生理或药理效应是可逆的。故其受体与配体的结合也必须是可逆的，而且从受体－配体结合物中解离出来的配体仍为原来的形式。

4. 高亲和性（high affinity）　一般说来，受体结合的特异性表现为高亲和性和低容量（capacity）。非特异性结合则表现为低亲和性和高容量。

5. 结构专一性（structural specificity）　受体对配体具有高度识别力，故配体与受体的结构相适应才能结合。

6. 立体选择性（stereo selectivity）　特异性配体与受体的结合，双方均有严格的构型和构象要求，如对阿片受体，光学异构体的镇痛剂要比非光学异构体的有效浓度小 1000 ~ 10 000 倍，甚至更小。

7. 区域分布性（regional distribution）　例如脑组织的不同区域，因所含受体数不一样，配体结合实验给出的最大结合量（Bmax）也不相同。

8. 亚细胞或分子特征（subcellular or molecular characterization）　如同属钙通道受体的 DHP，戊脉安和硫氮唑酮受体，其分子量，亚细胞组成或分子特征是各具特性的。

9. 配基结合实验资料与药理活性间的相关性（binding dates VS. pharmacological activity relationship）指受体与药物结合的强度与产生生物效应的药效。

10. 必须具有内源性配体（endogenous ligand）。

（张均田）

第二节　受体的调节机制

生命活动，包括机体的发生、发展、体内外环境的协调统一以及高级神经活动等，实际上是机体内的细胞对外界信号产生特定应答效应的一系列复杂的信号传导和调控过程。

一、信息传递的方式

细胞内外信息联系和调节有赖于一定组织分泌特异的细胞外信息物质。这种特异的信息物质所触发的一系列生物学效应不取决于此类物质的化学特性，而决定于它们所结合的受体的特征。这类细胞外的信息物质主要包括两大类：一类是甾体激素，它们可以通过膜的脂质双层，自由进入细胞，与胞质或细胞核内的相应受体反应，从而影响基因的活动。此类激素包括类固醇（steroid）、甲状腺素（thyroxin）等。另外一类信息物质包括化学递质，肽类等。它们的共同特点是不能通过脂质双层，但至少可通过以下两种方式进入细胞：一种是与载体蛋白结合后进入细胞，这种方式以胆固醇为代表，细胞膜上的受体能识别载体蛋白，并将其摄入细胞，载体蛋白仅仅是运载工具；另外一种是通过受体跨细胞膜的信息传递。配体（信息物质）与细胞膜上的特异受体结合之后，即能影响细胞代谢。

能够识别配体的受体可大体分为两类：一类受体蛋白本身构成了离子通道的一部分。受体上的结合位点（binding site）被激活后，蛋白构型发生改变，立即引起通道的开放（或关闭），此类称为化学门控离子通道。以 N-胆碱，GABA$_A$，甘氨酸及 NMDA 受体为典型。此类受体产生的突触反应非常快，仅以毫秒计算。另一类受体与膜内面的 G-蛋白相偶联，称为 G 蛋白相关受体，如肾上腺素，多巴胺，M 胆碱，5-HT，以及许多神经肽受体。该受体被配体激活后，通过 G-蛋白将信息传入胞浆内，促进（或抑制）了cAMP，cGMP，IP$_3$，DAG，Ca^{2+} 等化学物质的生成，作为传递信息的第二信使，控制特定离子通道的启闭。由于这一连串过程涉及很多复杂的化学反应，所以受体诱发的突触反应较慢，持续数秒甚至分钟。在神经系统，特别是中枢神经系统内，神经细胞密集，一个神经元要和许多神经元联系，并同时接收众多神经元传来的信息。在同一神经元内还有多种神经递质共存，因此在信息传递过程中，它们相互作用，彼此协调联合，构成精细的神经调节。

二、受体调节的水平和途径

受体的调节可以发生在不同水平。理论上讲，此类调节可发生在受体水平，或受体激活后产生的某个中间体，或某些效应器（effector），如某些酶（腺苷酸环化酶，cGMP 磷酸二酯酶，磷脂酶等）和离子通道。此类调节也可发生在基因水平，如影响细胞的增殖和分化，某些试剂如糖皮质激素可影响受体的表达。另外，某些非特异性的变化（如细胞基质，细胞之间的连接，化学物质的危害）或由受体激发的某些刺激均对受体可能产生调控作用。因此，当我们研究受体调控的可能机制时，不仅要考虑到受体 - 配体结合点，同时也要考虑到其他部位，也可能参与了受体功能的调节。这些部位包括：①受体酶催化点（酪氨酸激酶，tyrosine kinase）；②特异离子，物质结合点（如 NMDA 受体上的 Mg^{2+}，Zn^{2+}，H$^+$ 以及多胺类物质结合点）；③磷酸盐（phosphate）接受点（丝氨酸，苏氨酸和酪氨酸）；④寡糖（oligosaccharide）接触点；⑤与配体群集（cluster）和内在化（internalization）有关的位点；⑥隐蔽的肽信使区（peptide-messenger domain），经蛋白水解而释放出来。

一般来讲，受体的调节可通过 3 种途径：影响受体的数量，受体的亲和力和受体的分布。

受体数量的改变可由以下机制进行调节：第一，配体与受体结合后可下调（down-regulation）或丢失受体，这种现象可影响到受体的吞噬，降解和再循环过程。与受体的下调相反，催乳素（prolactin）与受体结合后，可以上调或增加细胞表面受体的数量。第二，受体的脱敏现象。受体仍存在于细胞表面，但不能被配体激活。第三，受体的数量可因受体合成速率的改变而受影响。

受体的亲和力可受到许多因素的影响，如某些特异性或非特异性配体，一些药物或化学试剂均可影响受体的亲和力：某些情况下，配体与受体结合之后，可产生正性或负性协调作用，从而改变受体的亲和力。

受体的构成（organization）和分布（distribution）至少有 3 种机制进行调节：第一，受体的交叉联接（cross-linking），通过多价（multivalent）的特异性或其他配体，如免疫球蛋白和血凝素（immunoglobulin or lectin），将受体联接起来。第二，单价（monovalent）配体与受体结合后激发的细胞或生物膜反应可影响受体的移动（migration），聚集（aggregation），内在化（internalization）和再循环（recycling）。第三，某些试剂能够改变细胞膜或细胞的结构，如二硫化物键（disulfide bonds），磷脂（phospholipids）和细胞支架成分（cytoskeletal elements），从而导致受体的构成和分布的改变。

三、受体调节的几种方式

（一）受体的共价调节（covalent modification）

最近，受体的共价调节已引起了人们的重视，尤其是蛋白磷酸化反应在受体的脱敏过程中起了非常重要的调节作用。以乙酰胆碱受体为例，细胞内 cAMP 升高所引起的蛋白磷酸化可使乙酰胆碱受体对乙酰胆碱的脱敏速度增加 8 ~ 10 倍。同样，β 肾上腺素受体，GABA$_A$ 受体的脱敏反应也都受蛋白磷酸化的调节。

其他两种共价调节反应是二硫化物和巯基的相互转变以及限制性蛋白水解（limited proteolysis）。二硫化物和巯基的互换反应不仅对受体（如胰岛素受体）的结构调节起了非常重要的作用，而且对控制某些巯基试剂敏感的酪氨酸蛋白激酶的活性也很重要。蛋白水解不仅能够控制受体的结合，也能释放某些限制性受体区（limited receptor domains）参与细胞内调节。

（二）受体的非共价调节（non-covalent modification）

影响受体功能的非共价调节机制包括：①膜电位的变化；②机械性改变受体的分布（斑片钳技术）；③受体和其他膜蛋白（如 G-蛋白）或某些小配体（阴离子，阳离子，核苷酸）之间的变构影响；④膜脂质环境的改变等。例如，某一受体被激活之后，可引起电压依赖性钠通道性质发生改变，从而导致膜电位改变，这种变化继而会影响到同一细胞表面上的其他受体的功能。另外，受体和 G-蛋白之间的相互作用，被认为在受体活性的调节过程中起了关键性的作用。总的来讲，以上四种非共价调节在受体的调控过程中是相互影响的。

（三）受体的协同性调节（coordinate regulation）

目前人们已知道不同受体可含有同源受体区（homologous receptor domains），如胰岛素受体和上皮生长因子——抗溃疡素受体（epidermal growth factor-urogastrone，EGF-URO）中的酪氨酸激酶区。由此可以推测一种受体被激活后可能通过一共同密码（code）来调节同一细胞上的其他许多受体。例如，β-肾上腺素能受体被激活后引起的细胞内 c-AMP 的升高可控制所有含 c-AMP 激酶作用区的其他受体。这种调节受体的密码是相同的，不取决于引起 cAMP 升高的激动剂。不论密码的调节是单向或双向，均取决于有关的磷酸化的速率和可逆性。

（四）受体的连锁反应（receptor cascades）

以上所讨论的受体调控机制大部分是局限于细胞膜内。人们发现还有另外一种可能机制，即一个受体被激活之后，可能会释放一种细胞外信使，激活第二个细胞表面受体。这个过程被称为放大性的连锁反应。例如，EGF-URO 作用于成纤维细胞（fibroblast）后可产生一种与胰岛素类生长因子-1（insulin-like growth factor I，IGF-1）相类似物质。EGF-URO 引起的大鼠动脉条收缩反应似乎有前列腺素的参与。这种连锁反应机制在某种意义上被认为是一种自主分泌系统（autocrine system），在体细胞特定的微环境中起一定的作用。在神经系统，共释放（co-release）一系列神经递质也可能起同样的作用。

综上所述，配体结合受体之后所激发的细胞或组织的一系列生物反应是一复杂的调节过程。多种神经递质的共存，不同细胞上相同受体的存在，或同一细胞上不同受体的共存，构成机体复杂神经调节的不同模式。递质，激素和受体是实现这些复杂调节机制的基础。

（刘　云）

第三节　放射配体结合法的应用和前景

一、阐明药物作用机制

受体研究可对药物的效应从器官和细胞水平深入到了解药物（小分子）与生物大分子之间的相互作用。就现有科学技术发展水平来看，这样的机制研究是最根本的。

药物对受体的作用有两个方面：一类药物作用于某一特定受体引起特定的生物效应；另一类药物对受体没有亲和力，但具有对受体数的"向上"或"向下"调节作用。

二、新药设计和药物筛选

大多数受体是大分子的蛋白质化合物，其结构不是刚性（rigid）的，化学键可以进行一定旋转，故蛋白构象可以变异。受体的构象可能意味着不同亚型。改变药物的化学结构，找出对某一亚型有特异性作用的化合物，可能发展成为选择性强而副作用较少的化合物。

利用放射配基结合法筛选药物，具有简单、快速、结果可靠、所需样品量少（几毫克）等优点。观察到某一药物对某一受体有亲和力，将指明该药可能具有的药理作用，如对多种受体或亚型都有一定亲和力，则预示该药专一性不高，可能出现副作用。此法缺点是不能反映药代动力学和药物到达受体部位等一系列生理生化过程；亲和力实验也不能鉴别激动剂和拮抗剂。所以，受体实验结束后，应进行必要的动物实验和生物鉴定等工作。

三、探讨疾病的病因、发病机制，提高临床合理用药和诊断水平

受体研究可用于阐明某些疾病的病因和发病机制。例如，胰岛素受体的性能和数量不正常，可能与糖尿病、肥胖病有密切关系；另有些疾病由于受体蛋白合成受阻、更新率受限或产生了受体蛋白的自身免疫抗体，阻止了受体和配体的相互结合而产生疾病。

临床用药中出现的种种问题，长期未被了解或易被忽视，用受体学说可作出较满意的解释。例如，长期大量用药导致机体对药物反应性的改变，部分原因是药物与受体结合产生的"协同效应"所致；又如使用阿片类药物造成的成瘾性和停药后出现的戒断症状，盖源于连续给予吗啡反馈引起脑啡肽神经元释放脑啡肽锐减，一旦停药，既缺内源性脑啡肽又无外源性吗啡与阿片受体结合，将引起一系列其他神经递质分泌增多的异常症状。

四、测定组织或血液中药物浓度

放射配体结合法可定量地测定生物样本中的内源性物质和药物的浓度。先作一已知不同浓度药物抑制放射配基与受体特异性结合的标准曲线，然后测定未知样品（组织或血样提取物）抑制该放射配体与受体特异性结合的百分率，从标准曲线即可查出未知样品中所含药物的量。该法具有特异性强，灵敏度高和快速等优点。

五、探寻新的受体、亚型和内源性配体

（张均田）

参 考 文 献

1. Barnard EA. Receptor classes and the transmitter-gated ion channels. TIBS, 17, 368, 1992, 17：368

2. Cooper J R, F E Bloom and R H Roth. The biochemical basis of neuropharmacology. 6th ed. New York：Oxford University Press, 1991

3. Fuxe K and L F Agnati. Receptor-Receptor interactions：a new intramembrane integrative mechanism. Wenner-Gren Center international symposium serves. Vol. 48. The Camelot Press Ltd. Southampton, 1987

4. Hollenberg M D and H J Goren. Ligand-receptor interactions at the cell surface. In Mechanism of Receptor Regulation. (eds. G Poste and S T Crooke). New York：Plentun Press, 1985

5. Huganir R L and P. Greengard. Regulation of neurotransmitter receptor desensitization by protein phosphorylation. Neuron, 1990, 5：555

6. Kandel K R, J H Schwartz and T M Jessell. Elementary interactions between neurons：synaptic transmission. In Principles of neural science. third edition. New York：Elsevier Science Publishing Co Inc, 1991

7. Lodish H, D Baltimore, A Berk, S L Zipursky, P Matsundaira and J Darnell. part IV. Integrative and specialized cellular events. In：Molecular cell biology. third edition. New York：Scientific American Books, Inc, 1995

8. Poste G and S T Crooke. Mechanisms of receptor regulation. Smith Kline & French Laboratories Philadelphia, Pennsylvania, 1985

9. Strange P G. The structure and mechanism of neurotransmitter receptors. Biochem J, 1988, 249：309

第二章　放射受体结合法

第一节　引　　言

尽管早在 20 世纪初就有人提出生物受体这一概念，但直到 20 世纪 70 年代，才出现了"离体"的受体结合实验。此后，受体结合测定法被广泛应用并成为神经科学和药物开发研究中的一项重要的手段。实验表明，在体外和某一受体具有高亲和力的药物在体内与此受体的亲和力也高，这就可以很好地说明其药理作用机制。例如，作用在多巴胺 D_2 受体的抗精神病药在体外的亲和性和这种药物在临床上的每日平均剂量（Seeman 等，1976）之间有很好的相关性。通过测定药物候选物和神经受体有无结合关系可以推测由于多种受体的相互作用而引起的药物副作用的低限（Woog 等，1983，1991）。离体受体结合方法已被成功地用来设计和原型（prototype）药物具有相似特性的药物，如 clozapine（Bymaster 等，1996）就是一个例子。此外，放射受体结合法也可用于证明组织中某种受体的存在、药物的选择性、在受体水平上观察长期药物治疗的作用、疾病对受体的影响以及测定药物在血浆和组织中的浓度。除了离体放射受体结合法外，也有人将放射配体注入动物体内，在脑中在体观察它与神经受体的结合（Stockmeier 等，1993）。有人在在体结合方法中已观察到药物可以进入脑组织（Bymaster 等，1993）。甚至在人体活体脑中也可借助于正电子发射成像术（PET）来观察结合（Farde 等，1989）。

受体指位于细胞膜外表面可与神经递质、药物或激素特异性地结合（或识别）的跨膜蛋白质，这种结合或识别过程可通过受体的构性改变将化学信号传入细胞内并导致一系列的生物学效应。在细胞内，受体与配体门控离子通道相偶联产生直接的效应，或与三磷酸鸟嘌呤结合蛋白（G protein）结合引起第二信使的释放。有些受体也直接与酶结合。

结合实验法一向指放射受体结合实验法、竞争分析法或配体结合分析法。但是，将放射受体结合实验法等同于置换测定法（displacement assays）是欠妥的。

本章将讨论细胞膜标本放射受体结合的方法，详细叙述放射受体结合实验法的具体步骤和所需材料，还要解释结合数据的计算方法。最后，重点讨论实验过程中容易出现的问题。

第二节　放射配体的选择

受体结合实验中最常用的是放射配体（神经递质、药物或激素），荧光配体和其他技术也被用来检测受体结合的情况，下面主要讨论常用的放射配体。

放射配体的选择是非常重要的。这是因为要使配体与脑匀浆中的数百种神经受体中的一种受体结合需要非常高的选择性。理论上讲，配体与靶受体的亲和力要比其他受体的高 100 倍以上。不仅如此，配体还要求与靶受体有很高的亲和性，解离常数最好小于 10nmol/L，高亲和力的配体因其具有较慢的解离率，便于从游离配体中将结合的配体–受体复合物分离开来。至于配体的非选择性结合可以通过掩蔽剂（masking agent）将非靶受体特异地阻断。

在放射配体的选择中，要考虑配体的生物学以及生物化学特征。拮抗剂性配体必须能阻断激动剂与靶受体结合引起的生物学效应。在 $-20℃$ 避光的条件下，放射配体应稳定，可以高纯度（$\approx 99\%$）地化学合成，并具有高的化学和代谢稳定性。此外，配体应易溶于水，但不易黏附于玻璃管、塑料管或玻璃滤器。

放射性受体结合实验中，最常用的放射性核素是氚（^3H）。大多数药物可以氚化到约 100Ci/mmol，该浓度对大多数受体来说是足够了。用 ^3H 配体的主要优点是氚化过程不影响配体的生物活性。不过，^3H 配体价格较贵，特别是定制的更贵。氚是低能量的核素，因此使用较安全。由于它的低能量，其信号必须用闪烁技术加以放大。在脑片上用 X 线胶片可以在数周或数月后获得³H 放射配体的自显影。放射配体分子的降解也不太严重，如果加入像乙醇的自由基清除剂，此现象更会减弱。氚的半衰期约为 12.5 年，因此，它不会很快地衰减。

含有¹²⁵I 和³⁵S 的放射配体也可选用，但是，合成选择性好并有生物活性的含碘或硫的配体是困难的。¹²⁵I 配体可用在检测含量低的受体，这是由于它的比活性高达 2000Ci/mmol。¹²⁵I 可以便宜地合成，但是它的半衰期很短（67 天），极易衰减。碘也可能会改变靶受体识别部位对配体的亲和性。

放射配体的另一个重要特性是特异性结合与非特异性结合的比率，理想的配体应有不少于 90% 的特异性结合，但是用只有 50% 特异性结合比率的配体也可以进行结合实验。在本章的后部，我们将讨论减少非特异性结合的途径。肽类放射配体由于它的疏水性，尤为黏滞，非特异性结合也高。

第三节　组织的选择和制备

用于放射受体结合实验的理想的组织应含有高密度的靶受体和低密度的与配体非特异结合的受体。例如，新纹状体中富含 D_2 受体，多巴胺 D_2 受体的结合多也容易测出。而在含有少量 D_2 受体的海马中就很难用放射受体结合实验检测到相当数量的 D_2 受体。如果没有某一受体亚型的特异配体，可以用非特异性的配体在只含一种受体亚型的组织中进行特异性受体亚型的结合实验。例如，心肌组织中只含有毒蕈碱 M_2 型受体亚型，可以用非特异性的毒蕈碱配体［³H］N-methylscopolamine 特异性地检测 M_2 受体。

用于放射受体结合实验的组织可取自脑、外周组织、天然表达或移植受体的细胞株等。通常使用大鼠的脑组织，如果研究的脑区太小和组织需求量较大，也可用牛和猪脑。从动物取脑时，杀死动物后立即将脑或某一脑区取下，制成匀浆后，用差速离心将去掉神经末梢的 P2 的含突触体的组分分离出来（组织制备详见有关章节）。然后，突触体在低张溶液如 50mmol/L 的 Tris-HCl，pH7.4 中溶解，这个过程的目的在于使贮存在突触体囊泡中的内源性配体释放出来。为了保证诸如单胺类、5-HT，去甲肾上腺素和多巴胺等内源性配体的全部释放，组织匀浆最好在没有任何代谢抑制剂的缓冲液中 37℃ 预孵育 10～15min。冷冻和解冻也是一种促进内源性配体（如 GABA 或谷氨酸）释放的手段；经过几次在新鲜溶液中重新悬浮和离心充分洗涤组织后，其中的膜成分可在 –70～–80℃ 的离心后分装的悬浮液（1mg/3ml 缓冲液）中保存一个月以上。大多数受体在短暂的冰冻后不会被破坏。尽管如此，最好不要反复或长期冷冻。

心脏、肠道或外分泌腺等外周组织从动物上离体后，应进行洗涤，然后在 50 倍容量的冰冷的 pH 为7.4 的 50mmol/L Tris-HCl 溶液中制成匀浆，用 polytron 处理 30s 充分打碎组织。其悬浮液在 30 000～50 000×g 的条件下离心 10min，沉淀物再用新鲜缓冲液冲散，然后再离心。组织至少要洗涤两次。外周组织的悬液需要用几层干酪包布过滤掉其中的纤维状碎片物质。如脑受体等外周组织中的受体在冰冻后仍可保持其活性。

活的细胞株的受体结合实验可在培养基或改良的缓冲液中进行。但通常在必要的情况下，含天然或转移受体的细胞常用机械刮离或胰蛋白酶消化后再高速离心将细胞分离出来，分离的细胞在低张、冰冷的溶液中猛烈地打碎坚硬的细胞壁制成匀浆。离心和再打散后的细胞匀浆冷冻备用。

第四节　缓冲液和佐剂

结合实验中使用的缓冲液要求既有足够的缓冲能力，又不至于干扰结合过程。最常用的缓冲液是 50mmol/L，pH 为 7.4 的 Tris-HCl 缓冲液。但是，它会干扰某些配体的结合，尤见于激动剂配体。因此，实验时一定要作预实验确定。另外，Tris 缓冲液的 pH 不易准确调定，而且 pH 受温度的影响也大，重碳酸盐、磷酸盐和 Hepes 缓冲液也可用于结合实验。在结合实验中，缓冲液的 pH 常取 7.4 的生理值。

缓冲液中还可含有离子、稳定剂和分解代谢抑制剂。1～10mmol/L 的二价阳离子如 Mg^{2+}、Ca^{2+} 或 Mn^{2+} 也是需要的，特别是在激动剂配体实验中，不过应注意这些离子和缓冲液有时会发生冲突。当加入高浓度的 NaCl 时应加以注意，它可促进神经递质配体和摄取载体识别部位的结合。此外，NaCl 也能减弱毒蕈碱受体与它的激动剂的亲和力。稳定剂对于阻止神经递质的氧化和分解是很重要的。这些递质有儿茶酚胺、5-HT、乙酰胆碱和肽类。抗坏血酸（浓度可达 1mg/ml）和 1mmol/L 的 EDTA 可用来防止上述单胺类的氧化。优降宁（10μmol/L）或异烟酰异丙肼（10～10μmol/L）等单胺氧化酶（MAO）抑制剂可用于防止单胺类的分解代谢。胆碱酯酶抑制剂如毒扁豆碱和新斯的明可以防止乙酰胆碱的水解。肽酶抑制剂可阻止肽类配体的分解。佐剂和缓冲液对结合的可能的抑制作用需通过实验确定。结合介质中加入掩饰剂可以阻止一种或多种非靶受体部位于配体的结合。

在研究与 G 蛋白偶联的受体的拮抗剂结合实验中，可加入 GTP 的不水解类似物 CMP-PNP（5′-guany-lylimidodiphosphate）将受体和 G 蛋白分离。激动剂与受体的 G 蛋白偶联区高亲和地结合，与受体的非 G 蛋白偶联区则较小亲和的结合。拮抗剂同这两个区的亲和性相差无几。因此，G 蛋白和受体的解偶联使激动剂和受体的结合向低亲和力方向发生了偏移。

第五节　非特异性结合的测定

如果将靶受体用非放射配体完全阻断，则剩余之结合叫做非特异性结合。这样，非特异性结合是配体与靶受体以外的结合，它的测算对于计算配体的特异结合是非常重要的。非特异性结合也叫背景结合。结合量有总结合量，非特异性结合量和特异性结合量 3 种成分。总结合量是指放射配体结合的总的 dpm（或 cpm），特异性结合量是指配体与靶受体的结合量，可由总结合量中减去非特异性结合量求出。特异性结合位点相对地固定也易于饱和，而非特异性结合的容量较大也不易改变，非特异性结合包括与非靶受体的结合，与非组织（如滤纸）的结合和已被冲洗掉的游离配体。

非特异性结合的测定原理是加入大量的对靶受体具有药理活性的并可使受体饱和的非放射配体。这些化合物要求除具有化学和代谢方面的稳定性外，还要求有与放射配体不同的化学结构。用放射配体的非放射性化合物检测非特异性结合是不科学的。因为这样做只是将放射配体稀释而已，特异性结合将因此减少。用来测定非特异性结合的试剂与放射配体应该竞争受体结合位点。所以，若阻断99%的放射配体和受体的结合，非特异性结合的试剂的浓度应该用到它对受体的 IC_{50} 的 100 倍。一般来讲，1μmol/L（或最大 10μmol/L）的非特异性结合剂将会在不影响非特异性结合的情况下阻断靶受体。高浓度的具有相似药理作用的试剂会和非特异性结合试剂在程度上相差不多地减弱特异性结合。由于激动剂大都和受体的 G 蛋白偶联部位结合，往往采用拮抗剂来检测非特异性结合。

减少非特异性结合的水平有助于改善测定的可重现性。但是，减少配体同组织部位的非特异性结合并非易事。可以采取预先在 0.05%～0.3% 的 polyethyenimine 水溶液中浸泡减弱配体与玻璃纤维滤纸的非特异性结合。其原理是 polyethyenimine 可以预先占据结合部位并且中和滤纸上的正电荷。滤纸也可在非放射性配体或类似物中预先浸泡减少非特异性结合。孵育液中的牛血清白蛋白（0.1%）也有减弱非特异性结合的作用。但是应该注意，白蛋白也可同时与许多药物或放射性配体结合影响它们的浓度。过滤装置可以有效地去除游离的配体。

第六节　孵 育 条 件

孵育的试管中含有缓冲液、组织悬浮物、药物或溶媒以及放射配体。它们的总容积一般在0.25～1ml之间。现在，分析多在 96 孔微滴定板上进行，移液操作由特制的机器人来完成。缓冲液和佐剂的选择前已述及。放射配体的浓度一般选在等于或低于其解离常数（Kd）的水平。组织的浓度应选在能保证低于10%的放射配体可以被结合的范围。此外，组织的浓度应能使结合在线性范围之内。分装的组织在最后加入并充分混匀以便启动结合过程。孵育的时间要足够长，以便结合能达到稳态的平衡。孵育所需的温度一般无特殊要求，室温即可，从 4～37℃ 的范围内均可进行结合。一般提倡在室温下进行，这样既方便又可防止药物或配体的分解。若配体的分解率（off rate）高，孵育应在 4℃ 下进行。对光敏感的配体的操作和孵育应在避光处进行。溶解后不稳定的配体或药物应在实验前临时配制。

　　药物最好配成水溶液。药物的母液也可以先配成乙醇、乙醇/水、乙醇/稀酸（50/50，V/V）或二甲基亚砜（DMSO）溶液，然后再稀释成系列的水溶液。我们用10μl的药物溶液溶于总量为1ml的孵育液中可以减少溶剂效应（solvent effects）的出现。溶媒对于总结合量及非特异性结合量的影响则需通过实验来确定。

　　一般主张应有至少1000dpm的特异性结合，才可以减小闪烁计数器的误差。在结合实验中，下列几种方法有助于提高特异性结合率：选用富含所测受体的组织，增加放射配体和/或组织的浓度，但后者需要增加孵育液的量。

　　结合实验应该用能产生最大特异结合和适宜的孵育条件。总之，需要经过大量的实验才可摸索出最佳的测定条件。我们实验室已总结出几种较好的用于放射性配体的孵育条件，现列于表5-2-1，5-2-2。

表5-2-1　多巴胺和5-HT受体亚型放射配体结合实验的实验条件

受体亚型 receptor subtype	[³H]配体浓度 [³H] ligand conc, Kd nmol/L	膜来源 membrane source	缓冲液 buffer	温孵时间及温度 Incubation time, min Temp℃	非特异性化合物 nonspec bdg compd μmol/L	参考文献 reference
dopamine D₁	SCH23390 0.2, 0.39	striatum	Tris-HCl★	30, 22	SCH23390 0.03	Sceman et al. 1979
dopamine D₂	Raclopride 0.8, 1.26	striatum	Tris-HCl★	30, 22	spiperone 0.03	Hall et al. 1988
5-HT₁ₐ	8-OHDPAT 0.4, 2.9	rat cortex	Tris-HCl★★★	30, 22	spiperone 10	Wong et al. 1991
5-HT₁ʙ	5-HT 1, 2.2	rat cortex	Tris-HCl★★★,1	15, 37	5-HT 10	Wong et al. 1991
5-HT₁ᴅ	5-HT 1, 4.4	beef striatum	Tris-HCl★★★,1	15, 37	5-HT 10	Wong et al. 1991
5-HT₂ₐ	ketanserin 0.4, 1.4	cortex	Tris-HCl★★★	30, 37	spiperone 10	Wong et al. 1991
5-HT₂ᴄ	mesuler- gine2	human cortex	Tris-HCl★★★,2	30, 37	mianserin 10	Wong et al. 1991
5-HT₂ᴄ	mesuler- gine2, 1.0	beef c. p.	Tris-HCl★★★	30, 37	mianserin 10	Wong et al. 1991
5-HT₃	LY278584 1, 0.7	rat cortex	Tris-HCl★★★	30, 25	5-HT 10	Wong et al. 1991

Abbreviations：cp, Choroid plexus; nonspec, compound used to determine non-specific binding; 5HT, serotonin;

The concentration of Tris Cl buffer was 50mmol/L at pH7.4;

★ = Salts added：120mmol/L NaCl, 5mmol/L KCl, 2mmol/L CaCl₂, 1mmol/L MgCl₂;

★★ = Salts added：120mmol/L NaCl, 5mmol/L KCl, 1.5mmol/L CaCl₂, 4mmol/L MgCl₂, 1mmol/L EDTA;

★★★ = added 10μmol/L pargyline and 0.1mg/ml ascorbic acid;

1 = added SCH23390 and 8-OHDPAT at 100nmol/L each as masking agents;

2 = added ketanserin and 8-OHDPAT at 100nmol/L each as masking agents。

表5-2-2　毒蕈碱受体亚型及其他受体放射配体结合实验的实验条件

受体亚型 receptor subtype	[³H] 配体浓度 [³H] ligand conc, Kd nmol/L	膜来源 membrane source	缓冲液 buffer nmol/L	温孵时间及温度 Incubation time, min Temp℃	非特异性药物 non-spec μmol/L	参考文献 reference
Musc M₁	Pirenze pine 1, 3	cortex	Tris-HCl 20 pH7.4★	60, 25	atropine 1	Potter et al., 1988
Musc M₂	NMS 0.24, 0.3	rat heart	Nap_i50 pH7.4★★	120, 25	atropine 1	Waelbroeck et al., 1990
Musc M₃	NMS 0.24, 0.08	Salivary gland	Nap_i50 pH7.4★★	120, 25	atropine 1	Lazareno et al., 1990
Musc M₄	NMS 0.24, 0.05	rat stratuin	Nap_i50 pH7.4★★¹	120 + 45 diss, 25	atropine 1	Waelbroeck et al., 1990
Musc M₁	NMS 0.24, 0.06	CHO-K1	Nap_i50 pH7.4★★	120, 25	atropine 1	Dorje et al., 1991
Musc M₃	NMS 0.24, 0.06	CHO-K1	Nap_i50 pH7.4★★	120, 25	atropine 1	Dorje et al., 1991
Musc M₄	NMS 0.24, 0.05	CHO-K1	Nap_i50 pH7.4★★	120, 25	atropine 1	Dorje et al., 1991
Musc M₅	NMS 0.24, 0.22	CHO-K1	Nap_i50 pH7.4★★	120, 25	atropine 1	Dorje et al., 1991
adrenergic α₁	Prazosin 0.2, 0.05	whole brain	Tris-HCl 50 pH7.7	30, 25	WB4101 0.1	Greengrass & Bremner 1979
adrenergic α₂	Rauwosci- ne0.4, 0.6	whole brain	Tris-HCl 50 pH7.7★★★	15, 22	mianserin 10	Boyajian and Leslie 1987
adrenergic β	DHA 0.2, 0.16	whole brain	Tris-HCl 50 pH7.7	15, 23	(－) Propan- olol1	Bylund and Snyder 1976
histamine H₁	Pyrilamine 2, 4.0	whole brain	NaP_i50 pH7.5	30, 25	prometh- azine10	Tran et al., 1978
GABA_A	Muscimol 2, 0.84	cortex	Tris-HCl 50 pH7.4	30, 37	GABA 10	Williams and Risley 1979
benzodia- zepine	Flunitraze- pam2, 1.85	whole brain	Tris-HCl 50 pH7.4	20, 37	clonaz- epam10	Braestrup and Squires1977

Abbreviations：diss, dissociation；nonspec, compound used to determine non-specific binding；Musc, musanrinic；NMS, Nmethylscopol-amine；DHA, dihydroalprenolol。

★ = added 1mmol/L MnCl₂, ★★ = added 2mmol/L MgCl₂, 1 = added 100mmol/L NaCl,

★★★ = Salts added：120mmol/L NaCl, 5mmol/L KCl, 2mmol/L CaCl₂, 1mmol/L MgCl₂

第七节　放射配体－受体复合体与游离放射配体的分离

由于只有不到10%的放射配体与受体结合，从孵育介质中将结合的放射配体－受体复合物从游离的配体中区分出来就显得非常重要。通常这是通过"捕捉"（trap）滤纸上附着的含有受体的颗粒状组织或者用离心的方法将组织从介质中分离出来。

　　最常用最有效的分离方法是过滤。用真空过滤法将孵育液迅速地过滤，接着用冷的缓冲液将滤纸上的游离放射配体冲洗掉。滤膜上的小孔可将含有受体的组织留下。不过过多的组织（＞0.5mg 蛋白质）会阻塞滤孔而减慢或中断过滤。结合实验中最常用的滤纸是玻璃纤维滤纸。如前所述，玻璃纤维在 polyethyenimine 水溶液中浸泡能减弱配体与玻璃纤维滤纸的非特异性结合。如"细胞收获器"（cell harvester）的复杂的仪器已被研制出来，该装置可同时过滤和冲洗 48 甚至 96 个样品。过滤要在 10～15s 内完成以防止放射配体与受体的分离。既能有效地去除未结合的放射配体，又冲洗的次数少的具体值需要通过实验确定。通常，用 2～5ml 的冷缓冲液冲洗 2～3 次就足够了。过滤完成后，滤纸置于盛有闪烁液的闪烁瓶中进行液闪测定。

　　上述过滤过程应该在小于放射配体的解离度 $t_{1/2}$（dissociation $t_{1/2}$ of the radioligand）的 0.15 倍下完成。这样才可将过滤过程中放射受体的解离控制在 10% 以下（Bennett 和 Yamamura，1995）。换言之，在放射配体没有明显从受体上解离的前提下用过滤方法，其 Kd 值应小于或等于 10nmol/L（相当于解离 $t_{1/2}$ 值 ＞90s）。过滤是一种快速、高效的分离放射配体 – 受体复合物与游离配体的方法。

　　当放射配体解离较快时，可用离心的方法将放射配体 – 受体复合物从游离配体中分离出来。但是，离心是一项费事、费力、费时的工作。孵育要在能承受 10 000×g 的试管中进行，离心要在 4℃、10 000×g 的条件下才能形成致密的沉淀小片。离心毕，将含有未结合的放射配体的上清液弃去，沉淀物快速（1～2s）、温和地洗涤两 3 遍，注意洗涤时勿将沉淀物搅动。洗涤后，沉淀物经消化后按一定的数量移至液闪小瓶中即可用液闪计数器测定其放射性。

　　将放射配体 – 受体复合物从游离配体中分离也可采取其他方法。凝胶过滤色谱法和凝胶过滤透析术（gel filtration dialysis）已被成功地应用。可溶解的受体需要特殊的技术，可用 polyethylene glycol 等化学物质从其溶液中沉淀出来。近年来，有人用免疫沉淀方法用选择性的受体亚型的抗体从不同脑区和外周组织匀浆中测出某种受体亚型所占的百分比（Levey 等，1991；Wall 等，1991）。随着高同源性受体亚型的发现，这项技术将成为摆脱特异性放射配体的研究受体亚型的强有力的武器。

第八节　饱和动力学研究的设计

　　决定结合位点的生理意义的一个重要前提是放射配体是以高亲和力与一定数量的受体结合的。换句话说就是当放射配体的浓度增加到受体"饱和"点时，即使再增加浓度也不会有更多的结合。特异性结合容易饱和，而非特异性结合会随放射性配体浓度的增加而线性地增加。

　　有两种饱和实验（saturation studies）的设计方法来检测结合的饱和性，一种是变换不同浓度的放射配体，另一种方法是在保持放射配体浓度不变的情况下，加入非放射性的配体改变放射配体的特异性结合力。放射配体的浓度应该在预期的 Kd 值的 0.1～10 倍。最好至少 10 个一式三份的相邻浓度的放射配体。然后测定每个浓度下的放射配体总量、总结合量和非特异性结合的量。由于这样的实验要求较严，放射配体的消耗较多，建议在饱和实验前先优化好结合实验。

　　用总的结合量、非特异性的和特异性结合量对配体的一系列不同的浓度所作的线图可以反映出许多的信息。像图 5-2-1A 中的线

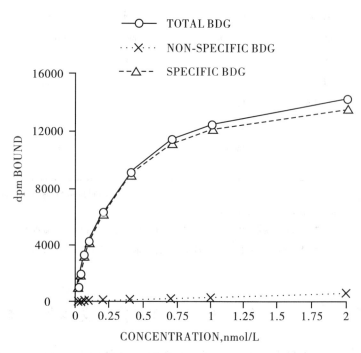

图 5-2-1A　大鼠心肌细胞 ^{3}H-N-methylscopamine 结合实验线图

　　注：结合方法见图 5-2-1B。用 1μmol/L 阿托品测定非特异结合，总结合中减去非特异结合即为特异结合。

图所示，非特异性结合随着放射配体浓度的增加而线性地增加，而特异性结合随着放射性配体浓度的增加会很快地饱和，在图中所示为达到平台。另一种作图方法同样可反映出同样的信息，此法叫做 Scatchard 线性转换法（lineartransformation method of Scatchard）（Scatchard, 1949）。它是用特异性结合的放射配体与游离放射配体浓度的比值作为纵坐标，以特异性结合作为横坐标而作图的（图 5-2-1B）。游离放射配体的浓度可以近似地等于放射配体的浓度。但是，如果从放射配体浓度中减去结合的放射配体的浓度则可得到更加精确的游离放射配体浓度的值。Scatchard 图中曲线在 X 轴上的截距即结合位点的密度（Bmax），曲线斜率的倒数即平衡解离常数（equilibrium dissociation content, Kd）。Bmax 值有时可高达 5pmol/mg 蛋白质，但其一般介于 0.1～2pmol/mg 的范围之内（约 5～100pmol/gm 组织湿重），除非

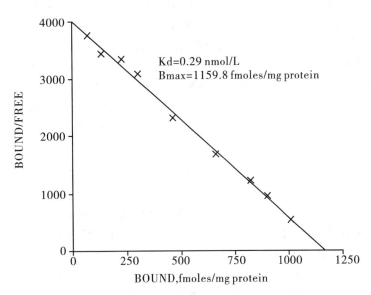

图 5-2-1B ³H-N-mythylscopolamine 特异性结合心肌细胞膜散点图

注：作图所用数据来自图 5-2-1A。Bmax 是结合位点的最大值，其数值等于在 X 轴上的截距，曲线斜率的倒数为解离常数。

用非常高特异性的放射配体，用小于 0.05pmol/gm 蛋白的组织很难进行实验。Kd 值是最大结合的 1.5（one half）倍的配体的浓度值。如果 Scatchard 曲线并非是直线，则说明有多种结合位点或假性结合（binding artifacts）（Wong 和 Horng, 1973）。

可逆性是衡量欲测定的受体结合的生理意义的另一个必要的标准。结合的动力学可由下列方程描述：

$$L + R \underset{k-1}{\overset{k+1}{\rightleftharpoons}} LR$$

方程中，L、R 和 LR 分别代表配体、受体和配体–受体复合物的浓度；k+1 代表结合率常数，k-1 代表解离率常数。

平衡解离常数（Kd）可由下列方程求出：

$$Kd = \frac{k-1}{k+1}$$

结合和解离率常数由实验得出，在实验误差之内，用此法得出的 Kd 值应与从饱和实验中求出的值一致。若这两个值高度一致，说明此结合过程遵循质量作用定律。

表面结合率（K′+1）（apparent association rate）可通过实验从放射配体和受体结合的时程中求出。位于结合曲线的线性段（早期）的最好一段的特异性结合可以作出（图 5-2-2）。K′+1 就是这一段线的斜率，它可从下列方程中求得。

$$k+1 = \frac{k'+1-k-1}{L}$$

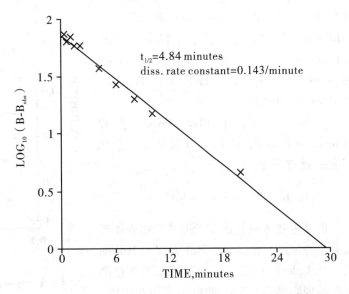

图 5-2-2 ³H-N-methylscopolamine 从心肌膜上的解离散点图

注：心肌膜与 ³H-N-methylscopolamine 孵育 2h 后，加入 1μmol/L 阿托品阻止放射配体的进一步结合，样品在加入阿托品后不同时间点过滤。

k′+1 减去 k − 1 目的是为了考虑发生的解离作用。

解离率常数 (k − 1) (dissociation rate constant) 可以从实验中用两种方法求出：一是加入过量的抑制剂 (1000 × IC_{50})；二是加入大量的缓冲液 (100 倍)。结合过程达到稳态平衡后，加入上述两种之一以防止放射配体的再结合。在这种情况下，在不同的时间点测定剩余的未解离的放射配体–受体复合物。用剩余的未解离的放射性配体–受体复合物的对数与时间作图可求出解离常数 (图 5-2-2)。这条线的斜率乘以 2.303 就是 k − 1 的值。0.693/k − 1 就是解离的 $t_{1/2}$ 值。如果这条线不是直线，则说明它的动力学特性是不规则的。不可逆、不解离的放射配体与受体的结合不适于作放射性受体结合实验。关于饱和和结合动力学问题，可参考 Bennett 和 Yamamura (1995) 年的综述。

第九节　竞争性结合数据的计算

一旦受体结合实验被优化，即可容易地根据固定放射配体的浓度和增加竞争性抑制剂的浓度的原理计算出抑制剂的亲和常数。结合的效果的计算可任选下列的方程之一。

A. 计算抑制的%

$[1 − (DMP_x − NSB)/(DPM_{con} − NSB)] × 100 = \%$ 抑制

x = 处理的抑制剂，NSB = 非特异性结合，con = 对照

B. 先用 fmol/mg 蛋白质计算结合，再计算% 抑制。

$[(DPM_x − NSB)/SA] ×$ 蛋白质的毫克数 = 每毫克蛋白的特异性结合的 fmol 数

SA = 放射配体的特异性活性 (用 dpm/fmol 表示)

$100 − [(Spec\ Bdgx/Spec\ Bdpgcon) × 100] = \%$ 抑制

在我们的实验中，液闪计数器自动收集的 dpm 数据直接输入微机。用电子表格程序 (spread sheet programs)，依据上述的两个公式进行计算。抑制 50% (IC_{50}) 结合时所需的抑制物的浓度可以从竞争曲线的图上读出，该图的纵坐标为% 抑制，横坐标为抑制物浓度的对数 (图 5-2-3)。例如，在半对数图像纸上，Y 轴为% 抑制，X 轴 (对数轴) 为抑制物的浓度。那么，在抑制 50% 的那一点所对应的浓度就是 IC_{50} 有几种计算机程序可以进行计算 IC_{50}、抑制物常数 (Ki) (inhibitor constant) 和 Hill 系数 (Hill coefficient)。这些程序有 Ligan (Munson 和 Rodbard，1980)，Lundon (Lundeen 和 Gordon，1986) 以及 MacBound (Motulsky 和 Ransnas，1987)。

某些情况下，用 Cheng-Prusoff 方程 (Cheng 和 Prusoff，1973) 可以从 IC_{50} 求出 Ki 值，此方程为：

$$Ki = IC_{50}/(1 + L + Kd)$$

但是上述方程只适用于那些只在受体部位竞争性地结合的配体。Hill 方程和 Hill 曲线 (Hill plot) (Hill，1910) 可以用来检测那些不规则结合行为 (如负协同相互作用) 的化合物。该方程为：

$$B/Bmax = [L]n/Kd + [L]n$$

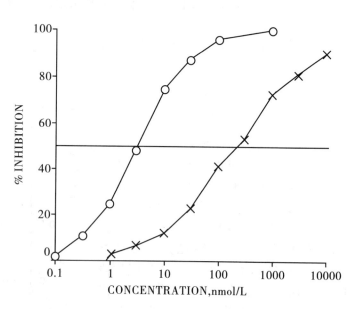

-○- SCOPOLAMINE IC_{50}=3.4nM nH=0.94

-×- CARBACHOL IC_{50}=228 nM nH=0.60
two sites–IC_{50}=61 and 2485 nM

图 5-2-3　毒蕈碱拮抗剂 scopolamine 和毒蕈碱 carbachol 对 ^{3}H-N-methylscopolamine 与心肌膜结合的抑制作用

注意比较两条曲线，scopolamine 比 carbachol 的陡得多。carbachol 浅曲线提示配体是与两种部位结合的。

　　结合的资料可以绘成 Hill 图（Hill plot）。图中以 Log_{10}（B/Bmax-B）作为 Y 轴，Log_{10} L（L = 放射配体或者抑制剂的浓度）为 X 轴。图中曲线的斜率即是 Hill 常数（nH），可用于饱和研究或竞争研究。竞争研究中计算 Hill 常数时，只能采用介于对照结合 20% ~ 80% 的数据。此外，在每种浓度下，Bmax 设为 100，B 为对照结合的%（图 5-2-3）。

　　如果 Hill 常数与 1 没有显著性差异，说明配体是与一种受体结合，并且这种结合服从质量作用定律；若 Hill 常数 <1，说明结合是不规则的，可能有负相互作用或多种结合位点；若 Hill 常数 >1，提示有正相互作用。拮抗剂放射配体的激动剂抑制可能会产生弱的抑制曲线（shallow inhibition curves），Hill 常数可能会低到 0.5。例如，用 ^{3}H-N-methylscopolamine 进行心肌细胞膜的结合实验时，比较激动剂 carbachol（nH = 0.60）和拮抗剂 scopolamine（nH = 0.94）的抑制曲线的斜率就是这种情形（图 5-2-3）。

　　上述资料可以这样解释：拮抗剂放射配体是以同样的亲和力与两种构型状态的受体结合的，而激动剂是以高亲和力与其中一种构型的受体结合，而以低亲和力与另一种结合。因此，激动剂与两种结合位点结合的相互作用就产生了弱的抑制曲线（shallow inhibition curve），Hill 常数就 <1。利用一些专门的计算机软件可以将这些资料中的两种成分分离开来。

第十节　受体结合测定中容易出现的问题

　　在结合测定中有几个问题可以导致错误的实验结果。在放射受体结合测定中，最常见的问题是放射配体的分解。它可表现为特异性结合的减少和/或非特异性结合的增加。不过，这种情况只是偶尔出现。绝不能用已过失效期的不稳定的放射性配体。另一个问题是受体在保存或孵育过程中的分解。因此，组织应避免过久的保存或反复的冻结和解冻。为了监测结合分析的可靠性，我们在每次实验中均作一项阳性对照物，比较本次实验中它的 IC_{50} 和以往的 IC_{50} 值，如果相差在 3 倍以上，则应对本次实验有所怀疑。

　　另一个问题是配体同多个受体部位结合。过去的不少研究结果难以解释，问题就在放射配体结合了几种受体或受体亚型。随着受体亚型的不断发展，与同一受体的多种亚型结合仍是今后难以解决的问题，为此，在组织和配体的选择以及饱和、动力学和 Hill 图资料的分析中要加以注意。

　　不周到的实验设计也会导致错误的实验资料。内源性的配体会减弱放射配体的特异性结合而干扰实验。这就需要对组织进行预孵育和充分的洗涤。不规则的实验资料可见于结合过程未到稳态或不符合质量作用定律，或不在组织浓度的线性范围内，或组织结合了多于 10% 的放射配体。多种抑制剂或变构的抑制物的协同作用也能显著地改变检测的资料。另外，非特异性结合的不正确的测试结果也会导致错误的结合测定的实验结果。

第十一节　Ex vivo 和在体结合技术

　　所谓 ex vivo 结合技术是一项通过离体组织结合实验测定在体情况下药物在此组织中的浓度的新技术（Bymaster 等，1993）。它包括向动物体内给药、一定时间后动物的处死、组织的分离以及干冰中保存等环节。组织称重后，在 10 倍的结合缓冲液中制成匀浆。然后，组织匀浆预孵育去除内源性配体，再按常规的方法进行受体结合实验。这种技术和用于脑组织和外周组织的检测。结合的抑制说明药物（或抑制结合的代谢物）的存在，也说明药物是与此受体结合了。

　　该技术能用来测定剂量反应、口服的生物有效性（bioavailability）、药物作用的时间和药物的区域分布（Bymaster 等，1993）。该技术的优点是产量高也不需对每种药物都进行广泛的描述（characterization）。它的缺点是不能区分药物本身和其有活性的代谢物的作用，难以准确地定量测定药物的水平。Ex vivo 技术要求用低非特异性结合的配体，这是因为该技术用的是全部匀浆，在如此大量的匀浆中，非特异性结合会增加很多。我们建议用适当浓缩的并且没有洗涤的全匀浆，这样可以防止药物的丢失或浓缩。这项技术只适用于内源性配体容易代谢掉的组织。

　　结合测定法也可以测定血浆中的药物浓度。在通常的结合测定的样品中加入血浆，从所测化合物的标准曲线中即可求出药物的浓度。

如果药物在动物体内确实可以与受体结合，则可采用在体放射配体结合技术（Stockmeier 等，1993）。典型的在体放射配体结合技术的程序是：大鼠或小鼠的给药；一段时间后在皮下或静脉给予［³H］放射配体；在经一段时间后处死动物，分离所测组织，干冰中保存。根据配体的要求，组织可以消化后计数（digested and counted）或过滤。例如，多巴胺 D1 配体［³H］SCH23309 和 D2 配体［³H］raclopride 在富含多巴胺的新纹状体中的结合比在多巴胺缺乏的小脑中要高得多（McQuade 等，1992）。应用这些配体，组织在消化后可以计数。另一方面，非特异性的毒蕈碱配体³H-quinuclidinyl benzilate（³H-QNB）必须要过滤才能得到较高的特异性结合。

这种方法的优点在于能名副其实地测出某些脑区放射配体的结合的受体或被药物占据的受体。但是，此法消耗大量的［³H］放射配体（10～100μCi/kg）。此外，这种实验会产生大量的具有放射性的动物尸体和垫料。只有少数几种放射配体能透过血脑屏障和脑中的特异性受体结合。非特异性结合也不易测定。不过，选择那些含少量可非特异性结合的靶受体的脑区或用高浓度的非放射性药物使特异性结合位点饱和不失为解决上述问题的办法。这的确是一种很有用的技术，但它的应用受来源和昂贵的配体限制。

第十二节 小 结

本章旨在讨论受体结合技术的方法学问题，重点叙述了实验设计和放射性结合实验的操作。也讨论了结合法所获资料的计算方法以及结合过程生理相关性的标准。此外，实验过程中易出现的问题也有述及。最后，本章的目的是说明放射性受体分析的复杂性和整个实验过程中实验的设计、优化和质量控制的重要性。

结合分析法仍将是神经科学研究中的重要工具之一。具有相近同源性的多种受体亚型的发现对于针对受体亚型的特异性结合分析法是一种挑战。目前急需在选择性的受体亚型配体的设计上有所突破。应用针对受体亚型的选择性抗体分离开受体亚型的结合实验法可能会被广泛地应用。用反意寡核苷酸（antisense oligonucleotides）专一地破坏某一种受体亚型将是在体结合实验和受体亚型生理功能研究中最理想的方法。我们期待着将来一种新的配体检测技术会取代目前的放射性配体。期待着改进的在体成像技术能在动物和人身上检测到配体和受体的结合情况，获得药物作用的选择性和机制的重要资料。总之，分子生物学将会继续对结合研究乃至整个神经科学产生深远的影响。

（Frank P Bymaster, Xi-Ming Li, David O Calligaro 和 David T Wong）

参 考 文 献

1. Bennett JP Jr, Yamamura HI：Neurotransmitter, hormone, or drug receptor binding methods. In：Neurotransmitter Receptor Binding. 2nd ed, Yamamura HI, Enna SJ, Kuhar MJ, eds. New York：Raven Press, 1985, 61–89

2. Boyajian CL, Leslie FM. Pharmacological evidence for alpha-2 adrenoceptor heterogeneity：Differential properties of［³H］rauwolscine and［³H］idazoxan in rat brain. J Pharmacol Exp Ther, 1987, 241：1092–1098

3. Braestrop C, Squires RF. Specific benzodiazepine receptor in rat brain characterized by high affinity［³H］diazeparn binding. Proc Natl Acad Sci USA, 1977, 74：3805–3809

4. Byland DB, Snyder SH. Beta adrenergic receptor binding in membrane preparations from mammalian brain. Mol Pharmacol, 1976, 12：568–580

5. Bymaster FP, Calligaro DO, Falcone JF, et al. Radioreceptor binding profile of the atypical antipsychotic olanzapine. Neuropsychopharmacol, 1996, 14：87–96

6. Bymaster FP, Heath 1, Hendrix JC, et al. Comparative behavioral and neurochemical activities of cholinergic antagonists in rats. J Pharmacol Exp Ther, 1993, 267：16–24

7. Cheng YC, Prusoff WH. Relationship between the inhibition constant（Ki）and the concentraation of inhibitor which causes 50 percent inhibition（IC₅₀）of an enzymatic reaction. Biochem Pharmacol, 1973, 22：3090–3108

8. Dorje F, Wess J, Lambrecht G, et al. Antagonist binding profiles of five cloned muscarinic receptor subtypes. J Pharmacol Exp Ther, 1991, 256：727–733

9. Farde L Wiesel FA, Nordstrom A-L, et al. D1-and D2-dopamine receptor occupancy during treatment with conventional and atyp-

ical neuroleptics. Psychopharmacology, 1989, 99：S28－S31

10. Greengrass P, Bremner R. Binding characteristics of ^{3}H-prazosin to rat brain a-adrenergic receptors. Eur J Pharmacol, 1979, 55：323－326

11. Hall H, Kolder C, Gawell L, et al. Raclopride, a new selective ligand for the dopamine-D_2 receptor. Prog Ncuro-Psychopharmacol & Biol Psychiat, 1988, 12：559－568

12. Hill AV. The possible effects of the aggregation of the molecules of haemoglobin on its dissociation curves. J Physlio, 1910, 40：iv-vu

13. Lazareno S, Buckley NJ, Roberts FF. Characterization of muscarmic M_4 binding sites in rabbit lung, chicken heart, and NG108-15 cells. Mol Pharmacol, 1990, 38：805－815

14. Levey Al, Kitt CA, Simonds WF, et al. Identification and localization of muscarinic acetylcholine receptor proteins in brain with subtypespecific antibodies. J Neuroscience, 1991, 11：3218－3226

15. Lundeen JE, Gordon JH. Computer analysis of binding data. In：Receptor binding in drug research. O'Brien RO ed. Marcel Dekker, Inc, New York and Basel, 1986, 31－49

16. McQuade RD, Dufffy RA, Coffin VL, Barnett. In vivo binding to dopamine receptors：a correlate of potential antipsychotic activity. Eur J Pharmacol, 1992, 215：29－34

17. Motulsky, HJ, Ransnas LA. Fitting curves to data using nonlinear regression：a practical and nonmathematical review. FASEB J, 1987, 1：365－374

18. Munson PJ, Rodbard JD Ligand. A versatile computerized approach for characterization of ligand-binding systems. Anal Biochem, 1980, 107：220－239

19. Pert CB, Snyder SH. Opiate receptor：Demonstration in various tissues. Science, 1973, 179：1011－1014

20. Potter LT, Ferrendelli CA, Hanchett HE. Two affinity states of M1 muscarine receptors. Cell Molec Neurobiol, 1988, 8：181－191

21. Scatchard G. The attraction of proteins for small molecules and ions. Ann N Y Acad Sci, 1949, 51：660－672

22. Seeman P, Lee T, Chang-Wong M, et al. Antipsychotic drug doses and neuroleptic/dopamine receptors. Nature（Lond）, 1976, 261：717－718

23. Seeman P, Woodruff GN, Poat JA. Similar binding of ^{3}H-ADTN and ^{3}H-apomorphine to calf brain dopamine receptors. Fur J Pharmacol, 1979, 55：137－142

24. Stockmeier CA, DiCarlo JJ, Zhang Y, et al. Characterization of typical and atypical antipsychotic drugs based on in vivo occupancy of serotonin2 and dopamine2 receptors. J Pharmacol Exp Ther, 1993, 266, 1374－1384

25. Tran VT, Chang RSL, Snyder SH. Histamine H1 receptor identified in mammalian brain membranes with ^{3}H mepyramine. Proc Natl Acad Sci USA, 1978, 75：6290－6294

26. Waelbroeck M, Tastenoy M, Camus J, et al. Binding of selective antagonists to four muscarinic receptors（M1 to M_4）in rat forebrain. Mol Pharmacol, 1990, 38：267－273

27. Wall SJ, Yasuda RP, Flagg S, et al. Production of antisera selective for m1 muscarinic receptors using fusion proteins；Distribution of m1 receptors in rat brain. Mol Pharmacol, 1991, 39：643－649

28. Wiliams M, Risley EA. Characterization of the binding of ^{3}H muscimol, a potent gamma-aminobutyric acid agonist, to rat brain synaptosomal membranes using filtration assay. J Neurochem. 1979, 32：713－718

29. Wong DT, Bymaster FP, Reid LR, et al. Fluoxetine and two other serotonin uptake inhibitors without affinity for neuronal receptors. Biochem Pharmacol, 1983, 32：1287－1293

30. Wong DT, Threlkeld PG, Robertson DW. Affinities of fluoxetine, its enantiomers and other inhibitors of serotonin uptake for subtypes of serotonin receptors. Neuropsychopharmacol, 1991, 5：43－47

31. Wong DT, Horng JS. Stereospecific interaction of opiate narcotics in binding of ^{3}H-dihydromorphine to membranes of rat brain. Life Sci, 1973, 13：1543－1556

第三章 受体－配体结合实验举例

我们选择 18 种受体：M 和 N 胆碱受体，α_1，β_2 和 β 肾上腺素受体，DA_1 和 DA_2 受体，5-HT，苯二氮䓬，GABA，组胺，吗啡和钙通道受体以及雌、雄激素受体，糖皮质激素受体，GnRH 受体，hCG 受体和水通道分别叙述其具体测定方法。特别详述 M 胆碱受体测定方法（参见表 5-3-1），从试剂和放射配体的配制到饱和曲线，Scatchard，Hill 作图和竞争结合实验及其计算，均一一列出，冀能对初学者有所裨益。

受体结合实验虽不复杂，但条件控制不好时，极易出现误差。在操作中，尤应注意标记配体、受体蛋白的制备和用量、孵育条件和反应终止等，积累个人经验和尽可能完美、熟练的操作也很重要。

第一节　M 胆碱受体配体结合实验

一、试剂的配制

放射配体配制法：放射性强度的单位一般用居里（Ci）表示，1Ci 的放射性表示每秒钟有 3.7×10^{10} 个原子核衰变，可写为：

$1Ci = 3.7 \times 10^{10}$ 次（衰变数/秒）

$1Ci = 3.7 \times 10^{10} \times 60 = 2.22 \times 10^{12} dpm$（衰变数/分）

$1mCi$（毫居里）$= 2.22 \times 10^9 dpm$

$1\mu Ci$（微居里）$= 2.22 \times 10^6 dpm$

$1nCi$（毫微居里）$= 2.22 \times 10^3 dpm$

放射性标记化合物的比活度是表示单位质量的标记物内所含的放射性强度，如 Ci/mmol。

放射性浓度是表示单位体积的溶液内所含的放射性强度，如 mCi/ml。

$$dpm = cpm/仪器效率$$

以配制 ^{3}H-QNB 为例，配制方法如下：

在每个反应管中（1ml 反应液）^{3}H-QNB 的终浓度为 1nmol/L，已知 ^{3}H-QNB 的比活度为 22Ci/mmol，放射性浓度为 1mCi/ml，求 1nmol ^{3}H-QNB 相当于多少 dpm 值，需多少原包装（1mCi/ml）体积？

已知 ^{3}H-QNB 的比活度为 22Ci/mmol，即 22μCi/nmol

又 $1\mu Ci = 2.22 \times 10^6 dpm$，1nmol = 1nmol/1000ml

所以 1nmol ^{3}H-QNB 应为：

$1nmol/1000ml \times 22\mu Ci/nmol \times 2.22 \times 10^6 dpm = 48\ 840 dpm/ml$

相当于原包装体积：

原包装 1mCi/ml，即 $1\mu Ci/\mu l$，也即 $2.22 \times 10^6 dpm/\mu l$

$48\ 840 dpm/2.22 \times 10^6 dpm/\mu l = 0.022\mu l$

所以，取 $0.022\mu l$ 原液可含放射性 48 840dpm，加到 1ml 反应液中即得 1nmol ^{3}H-QNB。

由于 $0.022\mu l$ 体积太小，实验者可按适当比例将原浓度稀释至一定体积后再进行配制。如每个反应管加入 $20\mu l$ ^{3}H-QNB，使 $20\mu l$ 溶液中含 48 840dpm ^{3}H-QNB，即取 $22\mu l$（1mCi/ml）稀释至 20ml（或 $5.5\mu l$ 稀释至 5ml）即可。

0.32mol/L 蔗糖溶液

0.05mol/L Tris-HCl 缓冲液 pH7.5

生理盐水

甲苯闪烁液：PPO（2,5-二甲基噁唑）2.5g 加 POPOP〔1,4-双（5-苯基噁唑基-2）苯〕0.05g，溶于 500ml 甲苯（AR）中即可。

二、受体组织的制备

凡含有 M 受体的组织或器官均可用作受体制备的来源，但尽可能选用含受体丰富的组织。现仅以中枢脑组织及外周肠平滑肌为例，述说受体制备方法。

1. 中枢脑组织受体制备　大白鼠断头后迅速取脑，去小脑称重，加 20 倍体积冰冷的 0.32mol/L 蔗糖溶液制成匀浆。4℃，1000×g 离心 10min，弃沉淀，上清液在 4℃，20 000×g 离心 30min，沉淀再以 0.05mol/L Tris 缓冲液（pH7.5）洗 1 次，离心速度和时间同前。最后用适量 Tris 缓冲液悬浮，−20℃ 贮存备用。用 Lowry 法测蛋白含量。

2. 外周组织受体制备 豚鼠击头处死，迅速剪开腹腔，取出全部回肠放于冰冷的 0.05mol/L Tris 缓冲液中，分段剪取肠管，用生理盐水或 Tris 缓冲液冲洗掉肠内容物，然后将肠管套在一玻璃棒上，用湿棉球沿肠管纵行方向擦几次（擦破浆膜）而后用湿棉球轻轻地向两侧剥离，将分离得到的肠管纵长肌用滤纸吸干，称重，置于冰冷的 0.05mol/L Tris 缓冲液中，制成 10%（W/V）的肌匀浆，-20℃贮存备用。

三、受体配体结合实验

（一）饱和曲线

每个反应管中加入固定浓度的膜蛋白（0.2mg/ml）和不同浓度的 ^{3}H-QNB（0.1~6nmol/L），在非特异结合管中另加入终浓度为 10^{-6}mol/L 的阿托品，补充 Tris 缓冲液至总体积 1ml，具体操作见表 5-3-1。

表 5-3-1 M 胆碱受体饱和实验

管 号	^{3}H-QNB（μl）终浓度 约 0.1nmol/L	阿托品（μl）10^{-5}mol/L	补充 Tris 缓冲液（μl）	膜蛋白（μl）（1mg/ml）
1 点膜	50	-	-	-
2 TB（总结合）	50	-	750	200
3 NB（非特异结合）	50	100	650	200
约 0.25nmol/L				
4 点膜	50	-	-	-
5 TB	50	-	750	200
6 NB	50	100	650	200
约 0.5nmol/L				
7 点膜	50	-	-	-
8 TB	50	-	750	200
9 NB	50	100	650	200
约 1.01nmol/L				
10 点膜	50	-	-	-
11 TB	50	-	750	200
12 NB	50	100	650	200
约 2.15nmol/L				
13 点膜	50	-	-	-
14 TB	50	-	750	200
15 NB	50	100	650	200
约 3.00nmol/L				
16 点膜	50	-	-	-
17 TB	50	-	750	200
18 NB	50	100	650	200
约 4.26nmol/L				
19 点膜	50	-	-	-
20 TB	50	-	750	200
21 NB	50	100	650	200
约 5.48nmol/L				
22 点膜	50	-	-	-
23 TB	50	-	750	200
24 NB	50	100	650	200

注：TB 和 NB 管均为复管。

反应条件37℃水浴温孵30min，用5ml冰冷的0.05mol/L Tris 缓冲液终止反应，立即倒入铺有玻璃纤维滤片的滤器中，减压抽滤，再冲洗2~3次（5ml/次）以洗去游离³H-QNB。滤片在80℃，30min烘干后置5ml甲苯闪烁液中，用液体闪烁计数器测定滤片上的放射量。

特异性结合 = TB − NB，见表5-3-2。

表5-3-2 ³H-QNB 与大鼠脑组织 M 胆碱受体饱和实验

³H-QNB 投入量		³H-QNB 与蛋白结合量		特异性结合	特异结合（B）	特异性结合量 B/游离量 F
dpm/ml	nmol/L	总结合	非特异性结合		fmol/mg 蛋白	fmol/mg 蛋白·nmol/L
4884	0.10	527	143	384	39	390
12210	0.25	1105	245	860	88	352
24420	0.50	1843	269	1574	161	322
49328	1.01	2652	639	2013	206	204
105006	2.15	3805	817	2988	306	142
146520	3.00	4786	1074	3712	380	127
208058	4.26	5336	1481	3855	394	92
267643	5.48	5811	1781	4030	412	75

以³H-QNB 的浓度为横坐标，相应的³H-QNB 结合量为纵坐标，画出饱和曲线，见图5-3-1A。

按 Scatchard 方程式 $B/F = -\dfrac{1}{K_d}B + \dfrac{B_{max}}{K_d}$，以表中 B 项为横坐标，相应的 B/F 项为纵坐标，用直线回归求得斜率$\left(-\dfrac{1}{K_d}\right)$和截距$\left(\dfrac{B_{max}}{K_d}\right)$分别为 −0.84 和 421.72，代入公式；

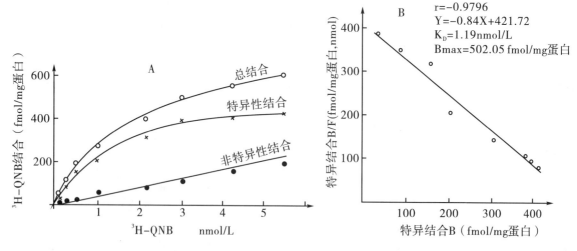

图 5-3-1 ³H-QNB 与 M 胆碱受体结合的饱和曲线及 Scatchard 作图
A. M 受体饱和曲线；B. Scatchard 作图。

$K_d = -\dfrac{1}{-0.84} = 1.19$nmol/L，$B_{max} = 421.72 \times 1.19 = 502$fmol/mg 蛋白。以上结果表明，³H-QNB 与大鼠脑组织 M 受体结合的平衡解离常数为1.19nmol/L，受体密度为502fmol/mg 蛋白。见图5-3-1B。

Hill 作图分析，可通过其斜率反映受体与配体结合的合作关系，见表5-3-2，图5-3-2。

（二）竞争曲线

固定³H-QNB 浓度，加不同浓度未标记化合物和一定量膜蛋白（肠平滑肌蛋白终浓度0.5mg 组织/ml，脑组织蛋白浓度0.1~0.2mg/ml），举例如下：

总结合管：

³H-QNB（终浓度 0.4nmol/L） 50μl
膜受体 200μl
Tris 缓冲液 750μl
竞争结合管：
³H-QNB（终浓度 0.4nmol/L） 50μl
膜受体 200μl
未标记化合物（不同浓度） 100μl
Tris 缓冲液 650μl
非特异结合管：
³H-QNB（终浓度 0.4nmol/L） 50μl
膜受体 200μl
阿托品（终浓度 10^{-5} mol/L） 100μl
Tris 缓冲液 650μl

上述各管总体积均为 1ml。

反应条件同饱和曲线。

特异性结合量是将总结合量减去 10^{-5} mol/L 阿托品存在时测得的³H-QNB 结合量，计算不同浓度的阿托品存在时相应的³H-QNB 结合百分数，以阿托品浓度的负对数为横坐标，以相应的³H-QNB 结合百分数为纵坐标绘图，画出竞争曲线，见图 5-3-3，表 5-3-3 用直线回归方程计算出。

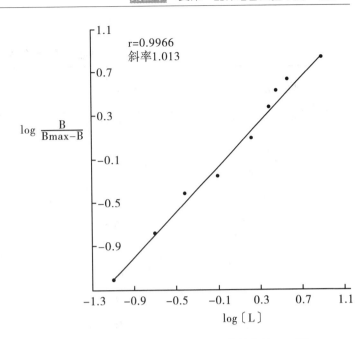

图 5-3-2 ³H-QNB 与 M 胆碱受体结合的 Hill 图

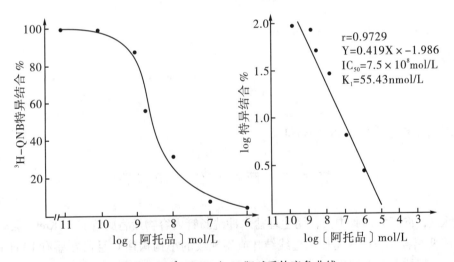

图 5-3-3 ³H-QNB 与 M 胆碱受体竞争曲线

表 5-3-3 Hill 作图

³H-QNB 投入量 nmol/L	Log〔nmol/L〕	特异结合 B fmol/mg 蛋白	B/（Bmax-B）	Log〔B/（Bmax-B）〕
0.10	−1.00	39	0.08	−1.10
0.25	−0.06	88	0.21	−0.68
0.50	−0.03	161	0.47	−0.33
1.01	0.00	206	0.70	0.15
2.15	0.33	306	1.56	0.19
3.00	0.48	380	3.11	0.49
4.26	0.63	394	3.65	0.56
5.48	0.74	412	4.58	0.66

表 5-3-4　^{3}H-QNB 与大鼠脑组织 M 胆碱受体竞争结合实验

药物浓度（mol/l）	^{3}H-QNB 总结合量	^{3}H-QNB 特异性结合量 （−355）	^{3}H-QNB 特异结合%
点膜	20846		
总结合（TB）	3119	2764	
（阿托品）			
10^{-11}	3485	3131	100
10^{-10}	3093	2738	99
10^{-9}	2768	2413	87
2×10^{-9}	1879	1524	55
10^{-8}	1224	869	31
10^{-7}	561	206	7
10^{-6}	445	90	3
10^{-5}	355		

$$IC_{50} = 7.5 \times 10^{-8} \text{mol/L}$$

已知〔L〕$= 0.42$nmol/L，Kd $= 1.19$nmol/L

$$K_1 = \frac{IC_{50}}{1 + \dfrac{〔L〕}{Kd}} = 55.43 \text{nmol/L}$$

即阿托品表观解离常数 $K_1 = 55.43$nmol/L

第二节　豚鼠离体回肠实验

　　击头处死豚鼠，剖腹取回肠中段，用生理盐水冲洗肠管内容物后将肠管置于 Krebs 保养液中，剪取长约 4cm 肠管，将两端各连一线（可以用缝线结扎或用现成的小钩钩住）悬吊在盛有 10ml Krebs 液的浴槽中，下端固定在金属钩上，上端连接于换能器，通以 95% O_2 和 5% CO_2，水温 35℃，标本稳定 30 ~ 60min 后进行实验。

　　M 受体激动剂引起肠管平滑肌的收缩作用可被阿托品所阻断，而 M 受体拮抗剂亦可阻断或减弱由乙酰胆碱引起的肠管收缩。欲确定一未知药是否作用于 M 胆碱受体，其作用性质是兴奋或阻断，可以做以上实验与已知药乙酰胆碱、阿托品比较，即可获得明确结论。

　　用乙酰胆碱引起收缩效应，先制作量 - 效累积曲线，当肌条恢复到原基线时，加未知药，10min 后按同样方法制作量 - 效累积曲线，然后计算 PA$_2$ 值。若药物为激动剂，则可求 PD$_2$ 值，（ED$_{50}$ 克分子浓度的负倒数）。

　　PA$_2$ 是激动剂的剂量 - 反应曲线向高剂量方向平行移动 2 倍（使反应为原剂量的 2 倍）所需要的竞争性拮抗剂的摩尔浓度的负对数，见图 5-3-4，A 为激动剂的剂量反应曲线：A' 代表在拮抗剂存在时的激动剂的剂量 - 反应曲线。

　　拮抗剂的存在使得激动剂维持原反应所需的浓度加大，表现在曲线右移（向高剂量方向）。这种现象的发生是由于激动剂与拮抗剂二者在受体上的结合是竞争性的，同时是可逆性的。

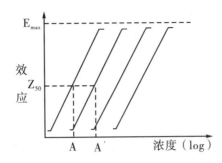

图 5-3-4 激动剂的剂量-反应曲线

注意事项：①加入浴槽内的药量必须准确，不要把药物直接加到回肠上，以免影响结果；②标本勿用手拿，应用镊子取，亦不能在空气中暴露过久，以免失去敏感性。

第三节 烟碱样受体-配体结合实验

一、试剂准备

0.1mmol/L 苯甲磺酰氯，1.0mol/L，1.3mol/L 蔗糖溶液。

电鱼生理溶液：250mmol/L NaCl，5mmol/L KCl，4mmol/L $CaCl_2$，2mmol/L $MgCl_2$，5mmol/L 磷酸盐缓冲液 pH7.0。

10^{-6}mol/L 梭曼。

0.02% NaN_3。

1nmol/L ^{125}I-α-银环蛇毒素（^{125}I-α-Bungarotoxin，^{125}I-α-BuTX），放射性比度 >200Ci/mmol。

10^{-4}mol/L 非标记 α-BuTX。

闪烁液配制：4gPPO-0.1gPOPOP 溶解于 1000ml 二甲苯或甲苯中，内含 30% TritonX-100。

二、烟碱样受体（N-AchR）膜微囊的制备

丁氏双鳍电鳐（Narcine timlei）在我国南海捕捞，取电器官 10g 用蒸馏水洗净，加 4 倍含 0.1mmol 苯甲磺酰氯的冷蒸馏水，剪碎，用电动匀浆器（2×10^4r/min，每次 5min，共 3 次）制成匀浆。Soniprep 超声波（强度"14"，每次 10s）处理 3 次，纱布过滤后 2300×g 离心 12min 得上清 40ml，放在不连续蔗糖梯度上（蔗糖 1.0mol/L 10ml，1.3mol/L 5ml），离心（90 000×g）2h，得两个带以及沉淀，在 1.0 与 1.3mol/L 蔗糖的界面上收集第二带，用电鱼生理溶液稀释到 20ml，加梭曼至 10^{-6}mol/L，4℃保温 2h，25 000×g 离心 50min，将沉淀重新悬浮于含 0.02% NaN_3 的电鱼生理溶液中，其蛋白含量约 0.5mg/ml，整个制备过程均在 4℃下进行。

三、受体-配体结合实验

取 0.5ml（约 0.25mg 蛋白）悬浮在电生理溶液中的膜微囊，加入终浓度 0.1nmol/L 的 ^{125}I-α-BuTX，非特异结合管加入终浓度 10μmol/L 非标记 α-BuTx。在竞争结合实验中，受试管可加入不同浓度（10^{-4} ~ 10^{-10}mol/L）的受试药。饱和结合实验中则加入不同浓度的 ^{125}I-α-BuTX（0.01 ~ 20nmol/L）。在室温（25℃）孵育 30min 后，迅速抽滤，用电鱼生理溶液冲洗三次，每次 5ml，烘干后装入闪烁瓶，加入 4ml 闪烁液，计数。

四、注意事项

1. 在受体-配体结合之前，必须使膜微囊与毒剂如梭曼、丙氟磷先作用，再离心除去多余的毒剂，这样可使膜制剂残余的乙酰胆碱酯酶受到不可逆抑制，不至于干扰实验尤其是用〔^{3}H〕Ach（〔^{3}H〕乙酰胆碱）作为放射配体时更应注意。

2. ^{125}I-α-BuTX 半衰期约 2 个月，制备好后（用氯胺 T 法制备）要及时用。毒素一般较稳定，但若浓

度低于 $50\mu g/ml$，尤其是溶于盐浓度较低溶液中易被微生物破坏，且易吸附在玻璃和树脂上，故毒素的浓度应在 $0.1\sim1mg/ml$，贮存在含有 0.02% NaN_3 的 $20\sim50mmol/L$ 磷酸缓冲液（pH7~8）中。

五、生物测定方法

雄性小白鼠，体重20g左右，制备膈神经-膈肌标本。刺激膈神经，记录膈肌收缩曲线，若受试药为 N-AChR 拮抗剂，可见在用药后10min左右完全阻断；若受试药为激动剂则可对抗 N-AChR 拮抗剂 α-BuTX 的阻断作用。

第四节 α_1、α_2 肾上腺素受体结合实验

一、试剂配制

1. 放射配体

（1）^{3}H-prazosin 比活度22Ci/mmol，放射浓度1mCi/ml。

（2）^{3}H-Clonidine 比活度24Ci/mmol，放射浓度1mCi/ml。

配制方法见 ^{3}H-QNB 配制。

2. 0.05mol Tris-HCl 缓冲液 pH7.5。

3. 甲苯闪烁液 配制见 M 胆碱受体实验。

二、受体组织制备

大鼠断头，迅速取脑，剥出皮层称重，按1g湿组织加20ml 0.05mol/L Tris-HCl 缓冲液（pH7.5），用 polytron（5档，10s）匀浆，单层纱布过滤，滤液在4℃，45 000 × g 离心15min，弃上清，沉淀加等体积缓冲液悬浮，再离心1次，条件同前。弃上清，沉淀按每克湿组织加5ml Tris 缓冲液稀释，-20℃贮存备用，Lowry 法测蛋白含量。

三、受体配体结合实验

（一）α_1 肾上腺素受体

1. 药物竞争实验 1ml 反应液中含有：受体蛋白液 $200\mu l$（终浓度1mg/ml），^{3}H-prazosin $50\mu l$（终浓度 $1.5\sim2nmol/L$），受试药 $200\mu l$（5至7个浓度），总结合管不加受试药，补充 0.05mol/L Tris-HCl 缓冲液（pH7.5）至总体积1ml，25℃温孵15min，用5ml冰冷的 Tris-HCl 缓冲液终止反应，立即倒入铺有玻璃纤维滤膜的滤器中，真空抽滤，冲洗2次（5ml/次）。将滤片在80℃，30min烘干，置5ml甲苯闪烁液中，用液闪计数仪测放射性。根据结果绘制竞争曲线，计算出 IC_{50}。

2. 饱和曲线 反应管中加固定浓度膜蛋白和不同浓度的 ^{3}H-prazosin（0.2~5nmol）。非特异结合管加一定浓度的哌唑嗪，补充总体积至1ml，反应条件同竞争曲线。根据结果绘制饱和曲线和 Scatchard 图，计算出 Kd 和 Bmax 值。

（二）α_2 肾上腺素受体

1. 药物竞争实验 1ml 反应液中含有固定浓度的膜受体（终浓度1mg/ml），^{3}H-clonidine（终浓度以 $1.5\sim2nmol/L$ 为宜），不同浓度的受试药，反应条件为25℃，30min，其余操作同 α_1 受体。

2. 饱和实验 反应液中含固定浓度的膜蛋白，不同浓度的 ^{3}H-clonidine（0.3~20nmol/L），非特异结合管加一定浓度的可乐宁。反应条件及操作同竞争曲线。

四、生物测定方法

（一）离体兔主动脉条实验

击头处死兔，开胸暴露心脏，分离主动脉，尽量靠近心脏处剪取主动脉，置饱和氧的克氏液中，去除血管周围组织，将血管套在细玻璃棒上，用剪刀剪成宽4mm，长3~4cm的螺旋形条片，二端分别穿线结扎，一端固定在通气钩上，另端连在换能器上，置于10ml的浴槽中，温度35~37℃通以95% O_2 加5% CO_2，稳定60min后观察以下药物作用：①去甲肾上腺素 $10\mu g$；②肾上腺素 $10\mu g$；③未知药；④酚妥拉

明 1mg，接触 15min 后重复①、②、③。

如未知药为 α_1 受体激动剂可引起动脉条强烈收缩，且这种作用可被酚妥拉明阻断，若为 α_1 受体阻断剂则可阻断由去甲肾上腺素等 α_1 受体激动剂所引起的主动脉条收缩。

（二）大、小鼠尾动脉条收缩实验

1. 基本原理 大、小鼠尾动脉存在突触后 α_1 和 α_2 肾上腺素受体，前者激动后迅即引起血管收缩，但维持时间较短；后者激动后，血管收缩反应出现较迟，但维持时间较久。在离体尾动脉标本上，已证明 NE（α_1、α_2 受体激动剂）产生最大的血管收缩反应，α_1 和 α_2 的选择性激动剂 phenylephrine 和 clonidine 引起血管收缩的幅度相似，但均只有 NE 反应的一半。α_1、α_2 受体阻断剂可拮抗 NE 和各自激动剂引起的血管收缩反应，故本实验用于筛选 α_1、α_2 受体激动剂和拮抗剂。

2. 标本制备 用乌拉坦麻醉大鼠，剥掉尾皮，分离出尾动脉，在靠近尾尖部端截取一段 0.7~1cm 长的尾动脉，在动脉两侧对称斜切（60 度）数刀，拉直成一类似螺旋状动脉条。

3. 操作步骤 将动脉条悬挂在充满 pH 为 7.4 的 Kreb-Hanks 溶液的浴槽中，通入 95% O_2 和 5% CO_2 混合气。水浴温度保持在 37℃，血管条底端固定在浴槽下部，上端与 LW-力位移传感器相连，静息张力 0.8g。将不同浓度待试药从实验装置的药口注入浴槽，使药物与血管条接触 1 或 2min，然后洗掉药物，观察血管反应性改变情况，求出剂量—效应曲线。若为拮抗剂，则在一定浓度拮抗剂存在情况下，激动剂的剂量—效应曲线明显右移。

4. 注意事项

（1）尾动脉的不同部位对 NE 的反应性有差异，以尾尖部的离体血管条对 NE 的反应敏感。

（2）拮抗剂的浓度不宜过高，否则血管条易产生不可逆性松弛。

（3）本实验标本不限于筛选 α_1、α_2 激动剂和拮抗剂，而且也是研究钙通道拮抗剂和激动剂的好模型。

第五节 β 肾上腺素受体结合实验

一、试剂的配制

放射配体：^{3}H-DHA，比活度 55Ci/mmol，放射浓度 1mCi/ml，配制方法同 ^{3}H-QNB 0.05% 肝素钠生理盐水溶液

生理盐水

低渗缓冲液：10mmol/L Tris-HCl，5mmol/L $MgCl_2$，pH7.7

75/25 缓冲液：75mmol/L Tris-HCl，25mmol/L $MgCl_2$，pH7.7

50% 蔗糖溶液（W/W）

0.05mol/L Tris-HCl 缓冲液，含有 0.25mol/L 蔗糖，10mmol/L $MgCl_2$，0.05% 维生素 C，pH7.7

甲苯闪烁液：配制见 M 胆碱受体结合实验。

二、受体组织制备

（一）鸭红细胞膜的制备

从鸭颈动脉抽血 80ml，用等量 0.05% 肝素生理盐水抗凝，680×g 离心 10min，弃上清（内含血小板的血浆）及沉淀表层的浅黄色覆盖层（白细胞），加生理盐水至原体积，重复离心（680×g，10min），弃上清，用 6 倍血细胞量的低渗缓冲液（0.01mol/L Tris-HCl，5mmol/L $MgCl_2$，pH7.6）破膜，在 1500×g 离心 10min，去上清液及管底致密部分（细胞核），疏松沉淀部分用低渗缓冲液悬浮，再于 30 000×g 离心 10min，弃上清及管底致密部分，所得红细胞膜，加入适量 75/25 缓冲液（75mmol/L Tris-HCl，25mmol/L $MgCl_2$，pH=7.6）用 Polytron 10 档，5s 匀浆，补充 75/25 缓冲液至 360ml。此膜液铺在 50%（W/W）的蔗糖溶液上面（1:2）在 1200×g 离心 20min，去缓冲液层（内含血红蛋白）及管底沉淀，取界面层及糖层，于 30 000×g 离心 10min，收集沉淀，加适量 75/25 缓冲液使之悬浮，-60℃ 保存备用。

（二）脑膜受体的制备

大鼠断头处死，迅速取脑，称重，加入 3～5 倍体积冰冷的 0.05mol/L Tris-HCl 缓冲液（含 0.25mol 蔗糖，10mmol MgCl₂，0.05% 维生素 C，pH7.7）匀浆，先于 100×g 4℃ 离心 5min，弃沉淀，上清于 40 000×g 4℃ 离心 10min。沉淀再用缓冲液洗二次，条件同上。最后沉淀加 Tris 缓冲液悬浮，−20℃ 贮存备用。

三、受体配体结合实验

（一）药物竞争实验

每个反应管中加入 ³H-DHA（终浓度 1.5～2nmol/l），鸭红细胞膜（1～1.5mg 蛋白）及不同浓度的受试药，非特异结合管加一定浓度的阿普洛尔（心得舒），总结合管以缓冲液代替受试药。反应总体积 1ml，25℃ 温孵 15min，用 5ml 冰冷的 0.05mol/L Tris-HCl 缓冲液终止反应，迅速倒在铺有玻璃纤维滤膜的滤器中，真空抽滤，然后冲洗 2 次（5ml/次），滤片烘干（80℃，30min）后置 5ml 甲苯闪烁液中，用液闪计数仪测定滤片上的放射量。特异结合量是将总结合量减去非特异结合存在时测得的 ³H-DHA 结合量，以受试药的负对数浓度为横坐标，以相应的 ³H-DHA 结合百分数为纵坐标，画出竞争曲线，用直线回归方程，计算出 IC_{50}。

（二）饱和实验

每个反应管中加入固定浓度的膜蛋白（终浓度 1mg）和不同浓度的 ³H-DHA（0.1～10nmol/L），非特异结合管中另加入 10^{-6} mol/L（终浓度）普萘洛尔，反应总体积为 1ml，反应条件同竞争曲线。根据结果，画出饱和曲线，按 Scatchard 方程，算出 Kd 和 Bmax 值。

四、生物测定方法

（一）离体或在体心脏实验

用蛙、兔、大白鼠、豚鼠或猫等离体或在体心脏进行实验。如果未知药对心脏有兴奋作用，如心率加快、心收缩力加强，传导加速等，这些作用又能被普萘洛尔阻断，则可推断此药为 β 受体激动剂，如果 β 受体激动剂如异丙肾上腺素对心脏的兴奋作用能被未知药阻断，则此药为 β 受体拮抗剂。

（二）测定腺苷酸环化酶（AC）的活性

AC 活性可反映 β 受体激动后的生物效应，观察药物是否能激活 AC 或阻断异丙肾上腺素激活 AC 的作用，以判断激动剂或拮抗剂，制作药物激动 AC 或对抗异丙肾上腺素激活 AC 的量效曲线，求 EC_{50} 或 IC_{50}，评价作用强度。

1. 火鸡红细胞膜的制备　从翼下静脉取血约 50ml，用 0.1% 肝素生理盐水 50ml 抗凝。先在低温（4℃）离心 680×g 10min，去上清液和覆盖在红细胞上的白细胞层，再加入等容积生理盐水重复离心，条件同上述受体结合实验。去上清液后沉淀部分加低渗缓冲液〔10mmol/L Tris-HCl，2mmol/L dithiothreitol（DDT），5mmol/L KCl，1mmol/L MgSO₄，pH7.5〕破红细胞膜（V/V = 1:4），然后再用 3000×g 离心 10min，反复用低渗缓冲液冲洗及离心 5 次，最后制备成红细胞膜，用等容量缓冲液稀释，贮存在液氮中待测 AC 活性。

2. AC 的测定　将 120μg 膜蛋白，2mmol/L ATP 及受试药或异丙肾上腺素置于含有 4mmol/L MgSO₄，5mmol 茶碱，2mmol/L DTT，47.5mmol/L glycylglycine（GG）反应液中（pH7.5），总体积为 0.5ml。30℃ 温孵 15min，再煮沸 3min 以终止反应。离心后取上清液测定所生成的 cAMP 量，以此作为评定 AC 活性的指标。cAMP 的测定用蛋白结合法。膜蛋白煮沸后加入上述反应液温孵作为空白对照。AC 的活性单位以每 mg 膜蛋白在 15min 内生成的 cAMP 表示。所用膜蛋白量与酶活力呈线性关系。

第六节　D₁ 受体结合和药物竞争实验

一、〔³H〕SCH-23390 和小牛尾核 D₁ 受体的结合和药物竞争实验

（一）试剂准备

16.67mmol/L 咪唑缓冲液－茶碱，1mmol/LEGTA，1mmol/L MgSO₄50mmol/L Tris-HCl 缓冲液，

$4\mu mol/L$ 顺-三氟噻吨，二甲苯闪烁液。

（二）受体膜制备

取新鲜小牛脑的尾核，加 50 倍预冷的 50mmol/L Tris-HCl 缓冲液匀浆，20 000×g 4℃离心 10min，弃上清液后，加缓冲液重复离心 1 次。所得沉淀物（P_2）悬浮在 16.67 咪唑缓冲液中。在 -20℃冰箱中保存，备用 3 周。

（三）受体-配体结合实验

冷冻的脑浆在室温下冻融，用咪唑缓冲液稀释成 20mg/ml，复管加 0.2ml（4mg）。饱和曲线的〔^3H〕SCH-23390 浓度范围为 0.1~6.2nmol/L。竞争结合实验中标记配体终浓度为 0.34nmol/L 或 0.63nmol/L。非特异结合管复管加 $4\mu mol/L$ 顺-三氟噻吨，总体积为 0.5ml。竞争实验中药物浓度为 1nmol/L~$10\mu mol/L$。在 37℃水浴中孵育 15min，移入冰水中终止反应，迅速抽滤，用预冷的 10ml 0.9% NaCl 洗涤。取出滤膜，在 80℃烘箱中烘 20min，加入 5ml 二甲苯闪烁液，测定 dpm。

二、〔^3H〕SCH-23390 和大鼠纹状体 D_1 受体的结合和药物竞争实验

（一）试剂准备

50mmol/L Tris-HCl 缓冲液，pH7.4。

离子复合缓冲液：50mmol/L Tris-HCl 中含 5mmol/L KCl，120mmol/L NaCl，2mmol/L $CaCl_2$，1mmol/L $MgCl_2$，pH7.4；甲苯闪烁液。

（二）膜受体制备

大鼠断头后立即取出纹状体，按 1:40（W/V）加 50mmol/L Tris-HCl 缓冲液后，用 polytron 匀浆（6 档，20s），20 000×g 4℃离心 10min，弃上清液后，沉淀加缓冲液悬浮，按上法再离心一次，沉淀物（P_2）按 1:250（W/V）加离子复合缓冲液悬浮后立即应用。

（三）受体-配体结合实验

受体-配体结合实验的反应总体积为 1ml，非特异结合管中加入未标记的 SCH-23390（终浓度 $0.1\mu mol/L$）标记配体用〔^3H〕SCH-23390。饱和实验中标记配体浓度范围为 0.1~8.5nmol/L，竞争结合实验的标记配体终浓度为 0.41nmol/L。湿脑组织每管加入量为 3.6mg，37℃水浴保温 15min，用冰冷的 50mmol/L Tris-HCl 缓冲液终止反应，立即减压抽滤，用预冷的缓冲液洗涤 4 次。滤膜置烘箱（80℃，20min）烘干，加 5ml 甲苯闪烁液，用液闪仪测放射性。

第七节 D_2 受体结合和药物竞争实验

一、〔^3H〕spiperone 和小牛脑尾核 D_2 受体结合及药物竞争实验

（一）试剂准备

50mmol/L Tris-HCl 缓冲液，pH7.4。

Tris 缓冲液：50mmol/L Tris-HCl，0.1% 抗坏血酸，$10m\mu mol/L$ 优降宁，120mmol/L NaCl，5mmol/L KCl，1mmol/L $CaCl_2$，1mmol/L $MgCl_2$，pH7.1。

（二）受体膜制备

杀死小牛后 1h，取出脑子，在冰冻的生理盐水中分离出尾核，滤布擦去血迹和吸干后，称重，按 1:50（W/V）比例加冰冷的 50mmol Tris-HCl 缓冲液匀浆，20 000×g 2℃离心 10min。取沉淀部分（P_2）按上述条件再匀浆和离心 1 次。最后的受体蛋白沉淀物悬浮于 Tris 缓冲液，分装贮存于冰箱（-20℃），备用 2 周。

（三）受体-配体结合实验

取冷冻受体蛋白，解冻，在 37℃孵育 10min 后用于受体结合实验。

求饱和曲线按以下步骤操作：总结合管含不同浓度的放射配体和相当于 10mg 脑湿重的受体蛋白，加 Tris 离子缓冲液至 1ml，非特异性结合管加 $50\mu l$ DA（终浓度为 1.4mmol/L），其余同总结合管，每次实验均为复管，重复实验 3 次。

在竞争结合实验中，标记配体终浓度为 0.3nmol/L，每个试药选用 6~7 个不同的浓度（10^{-6}~10^{-10} mol/L）。

上述实验各试管摇匀后，在 37℃ 水浴中孵育 20min，移至冰水中终止反应，用 GF/B 滤膜迅即抽滤. 用 5ml 冰冷 Tris-HCl 缓冲液洗涤 3 次，在 80℃ 烘箱中烘 20min，加 5ml 闪烁液，测 dpm。

二、^{3}H-spiperone 和大鼠脑膜 D_2 受体的结合和药物竞争实验

（一）试剂准备

所需试剂同大鼠纹状体 D_1 受体 – 配体结合实验。

（二）受体膜制备

突触膜制备中除离心条件为 4℃，45 000 ×g 离心 15min 外，其余操作步骤和所用缓冲液同 ^{3}H-SCH-23390 和大鼠纹状体 D_1 受体结合和药物竞争实验中所述，经两次离心后的沉淀，最后用离子复合缓冲液按 1：400（W/V）悬浮后供配体结合用。

（三）受体 – 配体结合实验

配体结合反应总体积为 2ml，标记配体终浓度为 0.53nmol/L。非特异性结合管中氟哌啶醇终浓度为 1μmol/L，湿脑组织加入量为 4.5mg/管，其余过程完全同大鼠纹状体 D_1 受体结合方法。

三、结果计算

以上实验结束后，用 Scatchard 图计算 Kd 和 Bmax 值；用 Hill 系数测协同关系；用作图法求出 IC_{50} 并按 $K_1 = IC_{50}/(1 + L/Kd)$ 计算 K_1。

第八节 5-HT 受体 – 配体结合实验

一、试剂的配制

1. ^{3}H-spiperon 比活度 19Ci/mmol，放射浓度 1mCi/ml，配制方法见 ^{3}H-QNB 配制。

2. 0.32mol/L 蔗糖溶液。

3. 0.05mol/L Tris-HCl 缓冲液 pH7.4。

4. 实验缓冲液 0.05mol/L Tris-HCl 1000ml（pH7.4）内含：5mmol/L $CaCl_2$，1mmol/L EDTA-2Na，0.1% 维生素 C，2mg 优降宁。

5. 甲苯闪烁液。

二、受体组织的制备

大鼠断头迅速取脑皮层，称重，加 20 倍体积的冰冷 0.32mol/L 蔗糖溶液 ploytron5 档 5s 匀浆，在 700 ×g，4℃ 离心 10min，弃沉淀，上清于 45 000 ×g，4℃ 离心 15min，沉淀用 10 倍体积的 0.05mol/L Tris 缓冲液混悬，37℃ 温孵 15min，然后于 45 000 ×g，4℃ 再离心 15min，沉淀加 6、7 倍体积的实验缓冲液悬浮，−20℃ 贮存备用。

三、$5-HT_2$ 受体配体结合实验

（一）药物竞争实验

反应管内含有固定浓度的膜蛋白 200μl（终浓度 12mg 湿组织/ml）^{3}H-spiperone 50μl（终浓度 0.5nmol/L）及不同浓度的待试药 100μl，非特异结合管另加一固定浓度的 5-HT（终浓度 10^{-4}mol/L）代替受试药，总结合管不加药物。补充实验缓冲液至总体积 1ml，37℃ 温孵 15min，用冰冷的实验缓冲液终止反应，迅速倒在滤膜上，真空抽滤，用缓冲液洗 2 次（5ml/次），80℃ 烘干后置于 5ml 甲苯闪烁液中，用液闪计数仪测其放射性。根据结果，绘制竞争曲线，求出 IC_{50}。

（二）饱和实验

反应管中加入固定浓度的膜蛋白和不同浓度的 ^{3}H-spiperone（0.2~5.0nmol/L）。非特异结合管中另加入一定浓度的 5-HT，补充实验缓冲液至总体积 1ml，反应条件同竞争曲线，根据结果，画出饱和曲线，按 Scatchard 方程算出 Kd 和 Bmax 值。

5-HT$_1$ 受体的竞争实验和饱和实验方法基本同上，只是将放射配体改为 ^{3}H-5HT。

四、生物测定方法

大鼠脑基底动脉环收缩实验。

大鼠断头后，迅速取出脑基底动脉，并制成动脉环。将动脉环悬挂在充满 Kreb 溶液的浴槽中，通入 95％O$_2$ 和 5％CO$_2$ 混合气，温度 37℃，血管环稳定 60min 后进行实验。5-HT 能引起脑基底动脉收缩，5-HT 拮抗剂甲基麦角酸丁醇酰胺（methysergide）可拮抗 5-HT 引起的收缩。如果未知药能引起动脉环收缩，且能被甲基麦角酸丁醇所阻断，则可推断此药为 5-HT 受体激动剂；如果未知药能阻断由 5-HT 引起的动脉环收缩，则推断此药为 5-HT 受体拮抗剂。

五、注意事项

^{3}H-spiperone 兼和 5-HT$_2$ 和多巴胺受体结合，特异性不高。

^{3}H-5-HT 容易衰变和分解，购到后超过 2～3 个月，即不能用于受体结合实验。

第九节 "中枢型"苯二氮䓬受体－配体结合实验

一、试剂准备

缓冲液 A：10mmol/L K$_2$HPO$_4$-KH$_2$PO$_4$，0.5mmol/L 二硫苏糖醇，0.3mmol/L 苯甲磺酰氯，1mmol/L EDTA，300mmol/L 蔗糖，pH7.1。

缓冲液 B：20mmol/L Tris-柠檬酸 pH7.1。

10nmol/L ^{3}H flunitrazepam（^{3}H-FNZP，92.3Ci/mmol）。

10^{-3}mol/L 非标记氟硝西泮（FNZP）。

闪烁液配制：4g PPO + 0.1g POPOP 溶解于 1000ml 二甲苯或甲苯中。此闪烁液也适用其他 ^{3}H 配体测定。

二、大鼠脑突触膜（P$_2$）制备

大鼠 10 只，种属、体重及雌雄不拘，断头后立即取出全脑，去掉脑干，以 1∶10（W/V）比例加入冰冷的缓冲液 A，电动匀浆（用内切式组织匀浆器。若没有，也可用 Teflon-玻璃或玻璃匀浆器），离心（1000×g，10min），取上清再离心（30 000×g，35min），取沉淀部分（P$_2$）用缓冲液 B 悬浮，匀浆洗涤后再离心（30 000×g，20min）。此洗涤过程重复 3 次，所得 P$_2$ 置于 -30℃（可稳定数月）。用前加适量缓冲液 B 悬浮，使其蛋白质浓度为 2～5mg/ml，蛋白质浓度测定按 Lowry 法。上述操作均在 1℃ 以下进行。

三、竞争结合实验

取上述制备的 P$_2$ 悬浮液 0.1ml 置于反应管中，再加入终浓度为 1nmol/L 的放射性配体 ^{3}H-FNZP，此为总结合管、非特异结合管另加入终浓度为 10^{-4}mol/L 非标记 FNZP，药物竞争管则加入不同浓度的受试药物，浓度可选择 10^{-5}～10^{-10}mol/L 之间。另外，设一组阳性对照，所用阳性对照药物如安定等可在 10^{-5}～10^{-10}mol/L 之间选择 6 至 7 个浓度点。所有反应管终体积为 0.5ml，不够部分加缓冲液 B 补足，反应体系在冰浴中孵育 30min 后，负压抽滤，滤膜用 1.5ml 缓冲液 B 淋洗 3 次，烘干后装入闪烁瓶，加入 4ml 闪烁液，过夜暗化后，用自动液闪仪计数，特异结合为总结合管与非特异管之差。饱和结合实验则是在反应管中加入不同浓度（0.25～25nmol/L）的 ^{3}H-FNZP，一般选择 9 至 10 个浓度点。

四、注意事项

除大鼠脑外，其他常用实验动物如小鼠、豚鼠、牛、兔、猪等脑组织也可用作实验材料。放射性配体也可用 ^{3}H 地西泮等可买到的苯二氮䓬类药物，但对放射配体一般要求选择特异性强，比活度高，性质稳定，纯度高的较好。

五、生物测定方法

大鼠冲突实验：实验装置为 38cm×38cm 方形透明塑料箱，箱一侧内壁附有黑色塑料小室（10

cm×10.5cm），有门（5cm×7.5cm）通向外箱，二室的底部置有金属条可供电击。带有金属饮水管的水瓶在小室离地面3cm处伸入小室2cm。一个饮水管回路连接饮水管及电网，当动物饮水时接通回路记录饮水次数。当舔水20次后给一次电击（0.5mA，0.2s）记录3min内电击数，不同类型抗焦虑药都使动物受电压的次数增加，显示明显的抗冲突行为。若为苯二氮䓬受体拮抗剂则可对抗安定类药物抗冲突行为。

第十节 苯二氮䓬受体与^{3}H-FNZP的光亲和标记实验

一、试剂准备及大鼠脑 P$_2$ 膜的制备

同"中枢型"苯二氮䓬受体－配体结合实验。

二、光亲和标记实验

加 P$_2$ 膜悬浮液 0.1ml 于 5ml 小烧杯中，加入 ^{3}H-FNZP（终浓度 1nmol/L），非特异结合管加入非标记 FNZP（终浓度 10^{-4}mol/L），补充缓冲液 B 至终体积为 0.5ml，暗处 0℃ 预先温育 40min，然后移至紫外灯下（254nm）距光源 12cm 处（垂直距离）照射 25min 后，取出一部分立即抽滤（用上海红光造纸厂 49# 滤纸）代表可逆结合和光亲和标记总结合计数（因为并非所有苯二氮䓬受体结合部位都能被 ^{3}H-FNZP 光亲和标记上），另一部分加入非标记 FNZP（终浓度 10^{-4}mol/L），0℃继续孵育 60min 后抽滤（为光亲和标记计数），立即用冰冷的 20mmol/L Tris-柠檬酸缓冲液（pH7.1）将此膜洗涤 3 次，每次 1.5ml。滤膜烘干（用红外灯或烘箱），装入闪烁瓶，加 4ml 闪烁液，用液闪仪计数。

光亲和标记可使 ^{3}H-FNZP 不可逆地结合到受体上，为受体结构鉴定、提取分离、纯化提供了一种非常有用的方法。

三、注意事项

紫外光照射时间不宜过长，因为过长它可使受体蛋白失活，非特异光亲和标记也将增加。紫外光照射前一定要预先在 0℃孵育一定时间，使配体与受体结合到达平衡，这样有助于光亲和标记。值得一提的是只有一定结构的放射配体才能用于光亲和标记，^{3}H 地西泮不能用于光亲和标记。

第十一节 "外周型"苯二氮䓬受体－配体结合实验

一、试剂准备

同"中枢型"苯二氮䓬受体－配体结合实验。

二、大鼠肾匀浆制备

Wistar 大鼠 10 只，体重及雌雄不拘，断头后立即取出肾，以 1:10（W/V）比例加入冰冷的缓冲液 A，电动匀浆，离心（30 000×g，35min），沉淀用缓冲液 B 悬浮，Teflon-玻璃匀浆器匀浆，充分洗涤后再离心（30 000×g，20min），此洗涤过程再重复 1 次，所得沉淀（P$_2$ 膜）置于 -30℃ 备用，用前加适量缓冲液 B 悬浮，使其蛋白质浓度在 2~5mg/ml。

三、受体结合实验

取 0.1ml 肾匀浆悬浮液，加入终浓度为 1nmol/L ^{3}H-FNZP，用缓冲液 B 补充到终体积 0.5ml，此为总结合管，非特异结合管另加入终浓度 25μmol/L 非标记 FNZP，药物竞争结合管可加入不同浓度（10^{-4}~10^{-6}mol/L）的受试药物。各反应管在冰浴中孵育 40min 后负压抽滤，用 1.5ml 缓冲液 B 冲洗 3 次，烘干后装入闪烁瓶，加 4ml 闪烁液，在液闪仪上计放射性。进行饱和结合实验，则是在反应管中加入不同浓度的 ^{3}H-FNZP，可在 0.25~30nmol/L 之间选择若干浓度点，每个浓度点做 3 个总结合管，2 个非特异管，特异结合则为两者之间放射计数之差。

在做这一实验时，最好使用"外周型"苯二氮䓬受体专一配体 ^{3}H-PK$_{11195}$ 或 ^{3}H-R$_0$5~4864，这样可使

非特异结合大为减少。而 ^{3}H-FNZP 是一个既可与"中枢型"又可与"外周型"苯二氮䓬受体结合的放射配体。

第十二节　γ-氨基丁酸（GABA）受体－配体结合实验

一、试剂准备

50mmol/L Tris-柠檬酸缓冲液，pH7.1。

0.32mol/L 蔗糖。

250nmol/L ^{3}H-GABA 工作液。

10^{-3}mol/L GABA。

二、牛小脑突触膜（P$_2$）的制备

剔除牛小脑（新鲜或冻融后的）的脑膜及白质部分，称重，按 1∶10（W/V）比例加入冰冷的 0.32mol/L 蔗糖溶液，电动充分匀浆后，离心（9000×g，10min），取上清再离心（39 000×g，50min），取沉淀（P$_2$）悬浮在 50mmol/L Tris-柠檬酸缓冲液中，超声波破碎共三次（中等强度），每次 30s，再离心（39 000×g，50min），得到的 P$_2$ 置于 -30℃ 冰箱，至少 24h 后融化，加 10 倍体积缓冲液，经 39 000×g 离心 50min。此冻融、洗涤过程于第 2 和第 3 天各重复 1 次，洗涤后的 P$_2$ 膜用于 ^{3}H-GABA 结合实验。以上操作均在 4℃ 进行。

三、受体结合实验

取悬浮 P$_2$ 膜 0.05～0.1ml（0.25～0.35mg 蛋白）加入反应管中，再加入 250nmol/L ^{3}H-GABA 50μl（40Ci/mmol），非特异管加入 1mmol/L GABA 50μl，各管用 Tris-柠檬酸缓冲液补充至终体积 0.5ml。反应体系置 4℃ 15min 后，负压抽滤，用冰冷缓冲液洗涤 3 次（2ml/次），以除去游离的 ^{3}H-GABA，滤膜经烘干后，放入闪烁瓶中，加 4ml 闪烁液，测定放射性。在竞争结合实验中，加入反应管中受试药物的浓度可在 10^{-4}～10^{-10}mol/L 之间适当选择若干浓度点，求出各浓度抑制受体与 ^{3}H-GABA 结合的百分数，用 Logit 转化法作图，求得 IC_{50}，和 K_1 值。饱和结合实验则在反应管中加入不同浓度的 ^{3}H-GABA，可在 2.0～250nmol/L 之间选择 8 至 9 个浓度点，作 Scatchard 图求得 Kd 和 Bmax。用同一组数据代入 Hill 方程，作图求得 Hill 系数以确定受体是否存在合作关系。

四、注意事项

1. 在制备 P$_2$ 膜时，P$_2$ 膜至少冻 3d 以上，因为反复冻融、洗涤可以去掉组织中的内源性抑制因子（如 GABA 受体复合物中的调变蛋白和内源性 GABA 等），使受体活性提高。

2. 抽滤、冲洗滤膜时要尽量操作迅速，最好不超过 30s，因为时间过长，部分受体有可能解离而降低受体－配体结合数目。

五、生物测定方法

苦味毒（picrotoxin）惊厥法：苦味毒是脑内抑制性神经递质 GABA 抑制剂，可减少 GABA 的合成，已知脑内 GABA 水平与癫痫发作有密切关系，给小白鼠静脉注射 25mg/kg 或腹腔注射 200mg/kg 苦味毒在 0.5～3h，动物 95% 以上发生惊厥，若受试药为 GABA 激动剂，则可对抗苦味毒的致惊作用，若为拮抗剂则否。

第十三节　氯离子通道开放实验

一、试剂准备

Hepes 缓冲液（145mmol/L NaCl，5mmol/L KCl，1mmol/1，MgCl$_2$，10mmol/L D-葡萄糖，1mmol/L CaCl$_2$，10mmol/L，Hepes，用 Tris 碱调 pH 至 7.5）。

$2\mu Ci/ml$ $NaCl^{36}$（放射性比度 12.5mCi/g）。

$10^3 mol/L$ GABA 和 muscimol（蝇蕈 5 醇）。

二、脑膜上氯离子通道的制备

雄性 DBA/2N（其他种属亦可）小鼠 4 只，60～120 日龄，断头处死迅速取出脑，加入 18ml 冰冷的 Hepes 缓冲液，离心（900×g，15min），上清去掉，沉淀用 32ml Hepes 缓冲液悬浮，再离心（900×g，15min），沉淀悬浮于 Hepes 缓冲液中，使蛋白浓度 6～7mg/ml。

三、氯离子通道开放实验

取上述膜制剂 0.2ml 置于试管中，无膜制剂对照管加 Hepes 液 0.2ml，在 30℃ 水浴中振荡孵育 10min 后，无膜和有膜制剂对照管加 0.2ml 含 NaCl（终浓度 $0.2\mu Ci/ml$）的 Hepes 缓冲液，实验管加 0.2ml 含 $Na^{36}Cl$ 和不同浓度（1～1000μmol）的 GABA 或 muscimol 或受试药物，加 ^{36}Cl 之后 3～10s，用 4ml 冰冷的 Hepes 缓冲液终止反应，立即抽滤（用 2.4cm WhatmanGF-C 玻璃纤维滤纸或其他用于放射性核素过滤用滤纸），用 4ml 缓冲液淋洗两次，烘干后，加入闪烁瓶，用 4ml 闪烁液在液闪仪上计数。因为氯离子通道和 GABA 受体、苯二氮䓬受体、苯巴比妥受体组成超分子复合体，故作用于这些受体的药物均可影响氯离子通道的开闭。GABA、苯二氮䓬、苯巴比妥受体激动剂均可使氯离子内流增加，因此，实验所测得的放射计数就高。它们的拮抗剂则抑制氯离子通道的开启，故可拮抗这些受体激动剂的作用。典型数据：无膜制剂对照管计数 50cpm，膜制剂对照管 150cpm，加入 100μmol GABA 计数可达 390cpm，计算时要减去无膜制剂空白管测得的计数。任何直接、间接影响氯离子通道的已知或未知药物均可采用此方法，这一方法也可用于 GABA 受体、苯二氮䓬受体、苯巴比妥受体激动剂和拮抗剂的鉴定。

第十四节　吗啡受体-配体结合实验

一、试剂准备

10% 蔗糖溶液。

50mmol/L Tris-HCl 缓冲液，pH7.5。

10nmol/L ^3H 双氢吗啡（^3H-DHM，85Ci/mmol），10^{-3} mol/L 吗啡。

闪烁液配制：萘 75g，POPOP 0.3g，PPO 6g，乙二醇独甲醚 300ml，加二甲苯至 1000ml。

SDS 溶液：SDS 1g，二甲苯 5ml，乙二醇独甲醚 10ml。

二、大鼠脑匀浆 P_2 膜制备

Wistar 大鼠（200～300g）断头取脑（去除小脑以及脑桥以下部分），加 9 倍体积（W/V）冷的 10% 蔗糖溶液制成匀浆。1000×g 离心 10min（4℃），上清液及松散沉淀用 16 000×g 离心 20min（4℃），加 Tris-HCl 缓冲液至原体积，30℃ 保温 30min，16 000×g 离心 20min，沉淀以 Tris 液混悬后用 Lowry 法测蛋白，置于 -20℃ 备用。

三、受体-配体结合实验

P_2 膜制剂 150μl（含蛋白 2mg）与 50μl ^3H-DHM（终浓度 1nmol/L）及 50μl 吗啡（10^{-4} mol/L，非特异结合管）或药物溶液（竞争结合管）或 Tris-HCl 缓冲液（总结合管），终体积 0.5ml。在 30℃ 保温 15min，加冷 Tris-HCl 缓冲液 1.5ml，1000×g 离心 10min（4℃），用 Tris 缓冲液再洗涤 1 次，加 0.5ml SDS 溶液使沉淀溶解，移置于液闪瓶中，加 10ml 闪烁液，用液闪仪计数。总结合管减竞争结合管计数除以总结合管减非特异结合管计数即为药物对特异性结合的抑制率。以其抑制率值与药物浓度对数作图求得 IC_{50}。

四、生物测定实验

（一）镇痛实验

以 150W，12V 卤钨灯为光源，将光线聚焦在小鼠（昆明种，雌雄不限，20g 左右）尾端 1/3～1/2

处，测定出现甩尾反应所需时间，如给药后所需时间超过给药前数值加 2 倍 SD 则认为有镇痛作用。吗啡受体激动剂有明显镇痛作用，拮抗剂则能对抗吗啡等激动剂的镇痛作用。也可用热板法测小鼠（昆明种，20～25g，SC）痛觉反应。热板温度（56±0.5）℃。

（二）豚鼠回肠实验

豚鼠回肠纵肌标本制作参阅文献，唯取材时将接近回盲瓣的 10cm 回肠弃去。用光电 TB-611 型换能器记录收缩。用方波电刺激器刺激使肌条收缩。吗啡能抑制其收缩，纳洛酮可对抗吗啡的抑制作用，这一实验可用于吗啡激动剂或拮抗剂的鉴定。

第十五节 组织胺 H_1 受体－配体结合实验

一、试剂准备

缓冲液 A：0.32mol/L 蔗糖，0.1mol/L Na_2HPO_4-NaH_2PO_4 pH7.4。

缓冲液 B：0.05mol/L Na_2HPO_4-NaH_2PO_4。

20nmol/L ^3H 美吡拉敏（新安替根，^3H-mepyramine，28.5Ci/mmol/L）。

0.1mmol/L 苯丙烯啶（triprolidine）。

二、豚鼠 P_2 膜的制备

豚鼠体重，雌雄不限，断头后立即取出全脑，去除脑干，称重、按 1:15（W/V）比例加入缓冲液 A，用 Teflon 玻璃匀浆器充分匀浆后离心（1000×g，10min），取上清再离心（49 000×g，15min），沉淀部分（P_2）再用缓冲液 B 悬浮，离心（39 000×g，20min），此洗涤过程再进行 2 次，所得 P_2 贮于 -30℃ 备用。用前加缓冲液 B 悬浮，使其蛋白质含量在 2～5mg/ml。整个制备过程在 4℃ 下进行。

三、受体－配体结合实验

各反应管加入 0.2ml P_2 膜和 100μl ^3H-mepyramine（终浓度 2nmol/L），非特异结合管加入终浓度为 10μmol/L 苯丙烯啶，反应管终体积 1ml。室温（25℃）孵育 30min 后再放入冰浴中孵育 5min，然后迅速抽滤，用缓冲液 B 冲洗二次，烘干后装入含 4ml 闪烁液的闪烁瓶中，计放射性。竞争结合实验可选择受试药和阳性对照药浓度在 10^{-4}～10^{-6}mol/L 之间。饱和结合实验则在反应管中加入不同浓度（0.2～30nmol/L）的 ^3H-mepyramine。

四、生物测定实验

离体回肠实验：取豚鼠回肠一段进行离体描记。待自发性收缩消失后，描记基线，然后开始用药。首先加入组胺，剂量根据豚鼠回肠的反应性而定，常用浓度 0.05～0.5μg/ml，再加入不同浓度的待测药物或氯苯那敏（扑尔敏）（0.06μg/ml 可完全阻断组胺对回肠的作用），重复加入组胺，测量加入待测药物前后两次组胺（不同浓度）引起回肠收缩高度的平均值，并求出待测药物的 pA2〔PA2 是激动剂的剂量—反应曲线向高剂量方向平行移动二倍（使反应为原剂量的二倍）所需要的竞争性拮抗剂的摩尔浓度的负对数〕。

第十六节 1,4 双氢吡啶（DHP）钙通道 受体－配体结合实验

一、试剂准备

0.32mol/L 蔗糖溶液：内含 1mmol/L 甲苯磺基氟化物（phenylmeghanesulronyl fluoride）50mmol/L Tris-HCl 缓冲液，pH7.4。

闪烁液：Toluene 667ml，TritonX-100 333ml，PPO6.0g，POPOP 0.5g。

二、大鼠脑突触体膜的制备

成年雄性 Wistar 大鼠（250～300g）断颈处死，迅速取出脑，剥出脑皮层，加 10 倍体积冰冷的

0.32mol/L 蔗糖溶液，置玻璃匀浆器轻轻研磨，然后再用 polytron （5 档，10 秒）匀浆，4℃1000×g 离心 10min，取上清液 10 000×g 离心 20min。沉淀物用冰冷 50mmol/L Tris-HCl 缓冲液洗涤三次。最后的膜提取物贮存在液氮（−196℃）或 −30℃ 冰箱中保存备用。

三、受体–配体结合实验

结合实验中的反应总体积为 0.25ml，将 50～80mg 膜蛋白和含有标记配体和/或未标记药物的 50mmol/L Tris-HCl pH7.4，150mmol/L NaCl，1mmol/L CaCl$_2$ 的缓冲液一起保温（37℃）30min。加 3.5ml Tris-HCl pH7.4 缓冲液终止反应，倾入铺有 GF/C 玻璃纤维滤膜的过滤器中，减压抽滤，随即用预冷的 Tris-HCl 缓冲液洗涤两次。滤膜于 80℃ 烘箱烘 20min，加 5ml 闪烁液，在闪烁仪上测 dpm。

非特异管另加 10μmol/L 未标记尼莫地平，总结合管减去非特异管 dpm，即得特异性结合值。饱和实验中 ^{3}H 尼莫地平的浓度范围为 0.11～6.25nmol/L，药物竞争实验标记配体的终浓度为 1～1.5nmol/L。每次实验均设复管或三管并至少使用 3 种不同浓度的膜蛋白制备。

四、生物测定方法

采用离体的兔主动脉条制备或基底动脉条制备，钙拮抗剂对钙离子、高 K$^+$、5-HT、花生四烯酸和组胺等引起的收缩有明显抑制作用，钙激动剂的作用则类似高 K$^+$，钙离子等。大、小鼠尾动脉条制备也是鉴别钙拮抗剂和激动剂的常用方法。关于离体的兔主动脉条和大、小鼠尾动脉条的制备、操作步骤和注意事项见 α 肾上腺素受体测定法。

五、注意事项

1. 钙通道受体存在 3 种不同的结合部位，分别称之为 DHP，verapamil 和 dilitiazem 结合部位。DHP 类化合物具有很强的置换^{3}H 尼莫地平的作用，但药理作用同属钙拮抗剂或血管扩张剂的其他类别化合物如 D-600，cinnarzine，bencyclane，fendiline 等置换^{3}H 尼莫地平的作用甚弱。

2. DHP，verapamil 和 diltiazem 3 种受体之间存在协同关系。当 diltiazem 占据 diltiazem 药物受体后，引起 DHP 受体变构，促进 DHP 类化合物与 DHP 受体的结合，相反，verapamil 受体的结合产生对 DHP 和 dilitiazem 受体的负性变构作用，即减弱 DHP 和 dilitiazem 类化合物与各自受体结合的亲和力。

3. DHP 类化合物对光敏感，其中有些化合物在较短波长情况下会立即分解，故最好在钠光灯下进行受体结合实验。

（张均田 乐 飞 刘 云）

参 考 文 献

1. 金荫昌. 药理学进展. 北京：人民卫生出版社，1986，104
2. 池志强. 复旦神经生物学讲座，1986，96
3. Bellemann P. In：Berman MC et al（eds）. Membranes and Muscle. Oxford：IRL Press, 1985, 11
4. Burt DR. In：O' Brien RA（ed）. Receptor Binding in Drug Research. Marcel Dekker, Inc, New York and Basel, 1986, 3
5. 周廷冲. 受体生化药理学. 北京：人民卫生出版社，1986，57
6. 冯亦璞，等. 中华核医学杂志，1983，3：8
7. Bennett J Jp. In：Yamamura HI et al（eds）. Neurotransmitter Receptor Binding. New York Raven Press, 1978, 57
8. 黄胜利，等. 中华核医学杂志，1983，3：12
9. 潘启超，等. 临床药理学（上册）. 徐叔云等主编. 北京：人民卫生出版社，1983，68
10. 嵇汝运. 药理学进展. 北京：人民卫生出版社，1986，109
11. Birdsall NJM, et al. Mol Pharmacol, 1987, 14：723
12. Hulme EC, et al. Mol Pharmacol, 1978, 14：737
13. Lowry OH, et al. J Biol Chem, 1951, 193：265
14. Yamamura HI, et al. Mol Pharmacol, 1974, 10：861
15. 张均田，等，药学学报，1988，23：12
16. 刘云，等. 药学学报，1987，22：725

17. 周廷冲. 受体生化药理学. 北京：人民卫生出版社，1985，49

18. Franklin GI, et al. FEBS Lett, 1972, 28：101

19. 陈世铭，等. 中国人民解放军军事医学科学院院刊，1984，(5)：571

20. U'Pnchard DC, et al. Mol Pharmacol, 1977, 13：454

21. Furchgott RF. JPET, 1953, 108：129

22. 张均田，等. 待发表资料

23. 孙亚丁，等. 药学学报，1985，20：405

24. Turner RA (ed). Academic Press, 1971, 1

25. 冯亦璞，等. 药学学报，1982，17：641

26. Cilman AG. Proc Natl Acad Sci USA, 1970, 67：305

27. Billard W. et al. Life Sci, 1984, 35：1885

28. 许守玺，等. 科学通报，1985，30：468

29. Greese I, et al. Mol Pharmacol, 1979, 16：69

30. Leysen JE, et al. Life Sci, 1981, 28：1015

31. 乐飞，等. 中国药理学报，1988，9：289

32. Gavish M, et al. Life Sci, 1979, 25：783

33. 乐飞，等. 中国药理学与毒理学杂志，1987，1：321

34. 蔡宁生，等. 生物化学杂志，1985，1：14

35. 徐叔云，等. 药理实验方法学，北京：人民卫生出版社，1982，492

36. Allan AM, et al. Molecular Pharmacology, 1986, 29：497

37. Harns RA, et al. Science, 1985, 228：1108

38. 李灵源，等. 药学学报，1984，19：251

39. 吴时祥，等. 生物化学与生物物理进展，1979，(3)：77

40. 徐叔云，等. 药理实验方法学. 北京：人民卫生出版社，1982，927

41. Bellemann P. et al. Proc Natl Acad Sci USA, 1983, 80：2356

42. Towart R, et al. Arzneim-Forsch. 1982, 32：338

第十七节 雌激素受体的测定

一、细胞质雌激素受体的测定

(一) 活性炭法

1. 试剂配制

(1) TED 缓冲液　10mmol/L Tris, 1.5mmol/L EDTA·4Na, 1mmol/L 二硫苏糖醇（DTT），pH7.4。

(2) ^{3}H 雌二醇（^{3}H-E_2）溶液　浓度为 1.5ng/20μl TED 缓冲液，取 20μl 加到测定管内，终浓度为 10nmol/L。

(3) 已烯雌酚（DES）溶液　浓度为 150ng/20μl TED 缓冲液。

(4) 1% 活性炭 – 0.05% 葡聚糖 TED 缓冲液。

(5) 甲苯闪烁液　4g PPO 和 100mg POPOP 溶于 1000ml 甲苯。

2. 胞质受体液制备　摘出含雌激素受体的组织，迅速称重，放在冰冷的 TED 缓冲液内，25～30mg 子宫/ml 或 1 个子宫/ml，2～3 个下丘脑/ml，2～4 个垂体/ml。用电动旋转玻璃研磨器将组织作成匀浆，其间，研磨器应经常置冰浴中降温。匀浆液 800～900×g 低温离心 20min。沉淀用于核受体测定。上清液 25 000×g 低温离心 20min，其上清即为胞浆受体液。

3. 受体配体结合实验

(1) 一点（one point）测定　温孵管（12mm×75mm）含下列内容物：

2 支试管各含 20μl ^{3}H-E_2（1.5ng/20μl）和 20μl TED 缓冲液（A）；

2 支试管各含 20μl ^{3}H-E_2（1.5ng/20μl）和 20μl DES（150ng/20μl）（B）；

每管加 $500\mu l$ 胞浆受体液，终浓度 ^3H-E_2 约为 $10nmol/L$，DES 为 $1\mu mol/L$。

（2）饱和分析 温孵管内含不同浓度的 ^3H-E_2（$0.1 \sim 10.0nmol/L$），DES 浓度为 ^3H-E_2 浓度的 100 倍（$10.0 \sim 1000.0nmol/L$）。

（3）测定未结合雌激素的受体（unoccupied receptor sites） 温孵管置 0℃ 冰浴 $4 \sim 24h$。如测总受体数，包括未结合和已结合雌激素的受体（unoccupied and occupied receptor sites），温孵管置 $30 \sim 37℃$ 水浴 $30 \sim 60min$ 或置室温 $18 \sim 24h$。

（4）温孵后试管置冰浴 $5min$ 中止反应，加活性炭溶液 $500\mu l$，$4℃$ 放置 $15min$，每 $5min$ 试管在旋涡器上混合一次。$1500 \times g$ 低温离心 $10min$。取上清液 $500\mu l$ 投入含 $5ml$ 甲苯闪烁液的计数瓶内，放置过夜计数 cpm 或 dpm 值。

（5）计算 总结合管（A）dpm - 非特异结合管（B）dpm = 特异性结合 dpm。

若测定值为 cpm，可以换算成 dpm，公式为：

$$dpm = \frac{cpm}{仪器效率}$$

得到 dpm 后，按照标记物的放射比强度折算成 fmol 或 pmol。$1Ci = 2.22 \times 10^{12}dpm$，如所用 ^3H-E_2 比活度为 $90\ Ci/mmol$，换算 dpm 则为：$90 \times 2.22 \times 10^{12}dpm/mmol$、即 $199\ 800dpm/pmol$。按 Lowry 法测蛋白，即可求出每毫克蛋白受体数。结果以 pmol/mg 蛋白或 fmol/mg 蛋白表示。

（二）Hydroxyapatite（HAP）法

按前述方法进行受体配体结合实验至温孵阶段。温孵结束，试管置冰浴 $5min$ 中止反应。加 $500\mu l$HAP 混悬液（用 TED 缓冲液洗 HAP 三次，作成 60% HAP 悬液），置冰浴 $15min$，每 $5min$ 用旋涡器混悬 1 次。试管 $5000 \times g$ 离心 $5min$，丢弃上清液，用 TED 缓冲液洗 HAP 沉淀 3 次。末次离心后弃去上清液，沉淀加 $1ml$ 无水乙醇，混合后置 $30℃$ 水浴 $10min$ 或室温 $30min$。$5000 \times g$ 离心 $5min$，乙醇上清投入 $5ml$ 闪烁液内计数放射性。

（三）硫酸鱼精蛋白沉淀法

按前述方法进行受体配体结合实验至温孵阶段。温孵结束，试管置冰浴 $5min$ 中止反应。加 $250\mu l$ 鱼精蛋白液（$1mg/ml$ TED 缓冲液），混匀置冰浴 $10 \sim 15min$。温孵管 $5000 \times g$ 离心 $5min$，丢弃上清液，用 TED 缓冲液洗沉淀 3 次，末次离心后，丢弃上清液，沉淀加 $1ml$ 无水乙醇，混合后置 $30℃$ 水浴 $15min$ 或室温 $1h$。混匀 $5000 \times g$ 离心 $10min$，上清液倒入 $5ml$ 闪烁液内计数放射性，按上述方法计算受体浓度。

（四）DEAF 滤膜法

子宫胞浆受体液 $100\mu l$ 同 ^3H-E_2（有或无 DES）一起温孵。其后，取 $50 \sim 100\mu l$ 温孵液放在 DEAF 滤膜上（滤膜预先用 TED 缓冲液浸泡），$1min$ 后抽吸温孵液。再用冷 TED 缓冲液 $1ml$ 抽洗 5 次。滤膜投入闪烁液内计数放射性。

二、细胞核雌激素受体测定

（一）试剂制备（见活性炭法）

（二）核受体液制备

将制作胞浆受体液的组织匀浆 $800 \times g$ 离心 $20min$，移去上清液后，核沉淀用 TED 缓冲液洗 3 次（每 $25 \sim 30mg$ 组织加 $1ml$ TED 缓冲液），每次 $800 \times g$ 离心 $10min$。洗过的核沉淀用 Dounce 研磨器按前述比例重悬于 TED 缓冲液内，即为细胞核受体液。

（三）^3H-E_2 交换实验（exchange assay）

1. 测定核总受体数时，温孵管（$12mm \times 75mm$）含下列内容物：

2 支试管含 $20\mu l$ ^3H-E_2（$1.5ng/20\mu l$）和 $20\mu l$ TED 缓冲液；

2 支试管含 $20\mu l$ ^3H-E_2（$1.5ng/20\mu l$）和 $20\mu l$ DES（$150ng/20\mu l$）；

每管加 $500\mu l$ 核受体液和 $500\mu l$ TED 缓冲液。终浓度 ^3H-E_2 约为 $10nmol/L$，DES 为 $1\mu mol/L$。

2. 饱和分析 温孵管内含不同浓度的 ^3H-E_2，从 $0.1 \sim 10.0nmol/L$ 数个剂量水平。DES 应为 ^3H-E_2 浓

度的 100 倍，即 10～1000nmol/L。多数情况应使用比活度为 90～115 Ci/mmol 的（2, 4, 6, 7-^{3}H）E_2。当实验要求较高浓度的 ^{3}H-E_2 时，也可使用比活度 40～50Ci/mmol 的（6, 7-^{3}H）E_2。

3. 温孵管置 37℃ 水浴 30min 或 30℃ 水浴 60min，其间应摇动数次。

4. 向温孵管内加 1ml 冰冷的 TED 缓冲液中止反应。试管 800×g 低温离心 10min，弃去上清液，核沉淀用 1.5ml 冷 TED 缓冲液洗 3 次，末次 800×g 离心后，丢弃上清液，加 1ml 无水乙醇，30℃ 水浴 30min，再经 800×g 离心 10min，将上清乙醇投入 5ml 闪烁液内计数放射性。按前述方法计算受体浓度。按 Burton 法测定核受体液 DNA 含量，即可求出每 mg DNA 所含受体数。结果以 fmol/mg DNA 表示。

第十八节　孕激素受体的测定

一、胞浆孕激素受体测定

（一）活性炭法

1. 试剂制备

（1）TG 缓冲液　Tris 10mmol/L，甘油 30%，pH7.4。

（2）^{3}H-promegestone（^{3}H-R5020）溶液，浓度为 3.5ng/20μl ^{3}H-R5020 TG 缓冲液。

（3）R5020 350ng/20μl TG 缓冲液。

（4）1.0% 活性炭 -0.05% 葡聚糖 T_{70} TG 缓冲液。

（5）甲苯闪烁液　4g PPO，100mg POPOP 溶于 1000ml 甲苯。

2. 胞质受体的制备　摘出含孕激素受体的组织，称重，放置在冰冷的 TG 缓冲液内。25～30mg 子宫/ml，或 1 个子宫/ml 或 4～5mg 蛋白/ml，2～3 个下丘脑/ml 或 2～4 个垂体/ml。用电动旋转玻璃研磨器将组织作成匀浆，在匀浆过程中，每研磨 30s 可置冰浴 5min。匀浆液 4℃ 800×g 低温离心 20min。沉淀作核受体测定。上清液 4℃ 25 000×g 离心 20min，其上清即为胞浆受体液。

3. 受体配体结合实验

（1）一点（one point）测定　温孵管（12mm×75mm）含下列内容物：

2 支试管含 20μl ^{3}H-R 5020（3.5ng/20μl）和 20μl TG 缓冲液（A）；

2 支试管含 20μl ^{3}H-R 5020（3.5ng/20μl）和 20μl R5020（350ng/20μl）（B）；

每管加 500μl 胞浆受体液，A 系列管含 ^{3}H-R5020 约 20nmol/L，B 系列管含 R5020 2μmol/L 和 ^{3}H-R5020 20nmol/L。

（2）饱和分析　温孵管内含不同浓度的 ^{3}H-R5020（0.1～20.0nmol/L）。R5020 浓度应为 ^{3}H-R5020 的 100 倍。

（3）测定未结合孕激素的受体（unoccupied receptor sites）　温孵管置 0℃ 冰浴 4～24h。若测定总受体数（unoccupied and occupied receptor sites），温孵管置 30～37℃ 水浴 60min 或置室温 18～24h。

（4）温孵后试管置冰浴 5min 中止反应，加 500μl 活性炭液，旋转混匀，5min 后 1500×g 离心 10min。取 500μl 上清液投入含 5ml 甲苯闪烁液计数瓶内，放置过夜，计数 cpm 或 dpm 值。

（5）计算　总结合管（A）dpm - 非特异结合管（B）dpm = 特异性结合 dpm。

若测定值为 cpm，可以换算成 dpm，公式为：

$$dpm = \frac{cpm}{仪器效率}$$

得到 dpm 后，按照标记物的放射比强度折算成 fmol 或 pmol。1Ci = 2.22×10^{12}dpm，如所用 ^{3}H-R5020 比活度为 55Ci/mmol，则相当于 55×2.22×10^{12}dpm/mmol。即 122 100dpm/pmol。按 Lowry 法测蛋白，可求出每 mg 蛋白所含受体数。结果以 fmol/mg 蛋白表示。

（二）Hydroxyapatite（HAP）法

按活性炭法进行受体配体结合实验至温孵阶段。温孵结束，试管置冰浴 5min 中止反应。加 500μl

HAP 混悬液（用 TG 缓冲液洗 HAP 3 次，作成 60% 悬液），置冰浴 15min，每 5min 旋涡混合 1 次。温孵管 5000×g 低温离心 5min，丢弃上清液，用 1.5ml 冰冷的 TG 缓冲液洗 HAP 3 次。末次离心后去上清液，沉淀加 1ml 无水乙醇，旋涡混合，置 30℃ 水浴 10min 或室温 30min。5000×g 离心 5min。将乙醇上清液投入 5ml 闪烁液内计数放射性。按上述方法计算受体浓度。

二、细胞核孕激素受体测定

（一）试剂制备（见活性炭法）。

（二）核受体液制备

按活性炭法制备的核沉淀用 TG 缓冲液洗 3 次。每次 800×g 低温离心 10min，核重悬于 TG 缓冲液内，浓度大约相当 50mg 组织/ml。

（三）^{3}H-R5020 交换实验

1. 一点测定　温孵管含下列内容物：

2 支试管含 20μl ^{3}H-R5020（3.5ng/20μl）和 20μl TG 缓冲液（A）；

2 支试管含 20μl ^{3}H-R5020（3.5ng/20μl）和 20μl R5020（350ng/20μl）（B）；

每管加 500μl 核受体液。A 系列管含 20nmol/L ^{3}H-R5020，用于测定总结合 ^{3}H-R5020 放射性。B 系列管含 20nmol/L ^{3}H-R5020 和 2μmol/L R5020，用于测定非特异性结合的放射性。

2. 饱和分析　温孵管内应含从 0.1～20.0nmol/L 不同剂量水平的 ^{3}H-R5020，而 R5020 浓度为 ^{3}H-R5020 的 100 倍。

3. 温孵管置 4℃ 振荡培育 18～24h。加入 1.5ml 冰冷的 TG 缓冲液，800×g 离心 10min。核沉淀以冰冷的 TG 缓冲液洗 3 次。末次离心后，弃去上清液，加 1ml 无水乙醇 30℃ 水浴 30min。旋涡混合后，800×g 离心 10min。全部乙醇上清投入含 5ml 闪烁液计数瓶内，计数 cpm 或 dpm 值。按前述方法计算受体浓度。按 Burton 法测定核受体液 DNA 含量，即可求出每 mg DNA 所含受体数。结果以 fmol/mg DNA 表示。

测定孕激素，也可以应用 ^{3}H-孕酮作为标记物，R5020 作为非放射性配基。此时不能应用孕酮作非放射性配基，因为孕酮可与皮质激素结合球蛋白（CBG）结合，除非温孵管内加入皮质素，浓度与孕酮相同。

第十九节　雄激素受体的测定

一、胞浆雄激素受体的测定

（一）活性炭法

1. 试剂配制

（1）TEMG 缓冲液　Tris 25mmol/L，EDTA 1.5mmol/L，α-硫代甘油（α-monothioglycerol）10mmol/L，甘油 10%，pH 7.4。

（2）^{3}H-methyltrienolone（^{3}H-R1881）　制备 1.5ng/50μl TEMG 液。取 50μl 加到测定管内，终浓度为 10nmol/L。

（3）睾酮（T）以 TEMG 缓冲液配制成 1.5μg/50μl 的溶液。

（4）活性炭-葡聚糖缓冲液　1.25% 活性炭 – 0.625% 葡聚糖 T_{70} TEMG 缓冲液。

（5）甲苯闪烁液　4g PPO 和 100mg POPOP 溶于 1000ml 甲苯。

2. 细胞溶质（cytosol）制备　摘出含雄激素受体的组织，迅速称重，放在冰冷的 TEMG 缓冲液内，大鼠前列腺 150mg/ml，小鼠肾脏 100mg/ml。在 0～4℃ 下，以 polytron10 ST 匀浆器打成匀浆，800×g 低温离心 10min，上清液经 105 000×g 离心 1h，其上清为胞质液。

3. 受体配体结合实验

（1）一点测定　温孵管（12mm×75mm）含下列内容物：

2 支试管含 50μl ^{3}H-R1881（1.5ng/50μl）和 50μl TEMG 缓冲液（A）；

2 支试管含 50μl ^{3}H-R1881（1.5ng/50μl）和 50μl T（1.5μg/50μl）（B）；

每管加 400μl 胞质液。总结合管 ³H-R1881 约为 10nmol/L，非特异结合管 ³H-R1881 为 10nmol/L 和 T 10μmol/L。

（2）饱和分析　温孵管内含不同浓度的 ³H-R1881（0.1~10.0nmol/L），T 浓度为 0.1~10.0μmol/L。

（3）测定总受体数（occupied and unoccupied receptor sites）　温孵管置 16℃水浴 2h。如测定未结合雄激素受体数（unoccupied receptor sites），温孵管置冰浴 20h。

（4）温孵后试管置冰浴 5min 中止反应，加活性炭溶液 250μl 混匀，冰浴放置 10min，1500×g 低温离心 10min。上清液全部投入含 5ml 甲苯闪烁液计数瓶内，放置过夜计数 cpm 或 dpm 值。

（5）计算　总结合管（A）dpm－非特异结合管 B＝特异性结合 dpm。

如测定值为 cpm，可以换算成 dpm，公式为：

$$dpm = \frac{cpm}{仪器效率}$$

得到 dpm 后，按照标记物的放射比强度折算成 fmol 或 pmol。1Ci ＝ 2.22×10¹² dpm，如所用 ³H-R1881 比活度为 87 Ci/mmol，则相当于 87×2.22×10¹² dpm/mmol 即 193 140dpm/pmol。按 Lowry 法测蛋白，即可求出每毫克蛋白所含受体数。结果以 fmol/mg 蛋白表示。

（二）DEAE 滤膜法

前述温孵管温孵后置冰浴 5min，全部样品投到滤膜上（Filter DE₈₁ 2.5cm）。滤膜预先用 TET 缓冲液（Tris 50mmol/L，EDTA 0.1mmol/L，Triton×100 0.25%，pH7.4）浸泡。1min 后抽去温孵液，再用冰冷 TET 缓冲液 1ml 抽洗 5 次。滤膜投入闪烁液内计数放射性。

二、胞核雄激素受体测定

（一）试剂制备

缓冲液 A：己二醇（hexylene glycol）1mol/L，MgCl₂ 0.1mmol/L，DTT 2mmol/L，EGTA［乙二醇二（2 氨基乙醚）四乙酸］5mmol/L，Pipes（哌嗪［双］乙磺酸）1mmol/L，pH7.5。

缓冲液 B：蔗糖 2mol/L，Tris 50mmol/L，KCl 2.5mmol/L，MgCl₂ 2mmol/L，pH7.5。

缓冲液 C：磷酸吡哆醛（pyridoxal-5'-phosphate）5mmol/L，巴比妥钠 20mmol/L，EDTA 1.5mmol/L，KCl 150mmol/L，DTT 5mmol/L，甘油 20%，pH8.0。

缓冲液 D：Tris 10mmol/L，杆菌肽（bacitracin）0.5mmol/L，DTT 5mmol/L，NaH₂PO₄ 10mmol/L，甘油 10%，pH7.6。

缓冲液 E：Tris 10mmol/L，DTT 5mmol/L，NaH₂PO₄ 10nmol/L，Triton X-100 0.25%，甘油 10%，pH7.4。

其余试剂制备同胞浆受体。

（二）核受体制备

取出小鼠肾，称重，加 15 倍体积（W/V）冰冷缓冲液 A。以电动玻璃研磨器制成匀浆，每次研磨 30s，置冰浴 5min。以下操作应在 0~4℃进行。匀浆经尼龙网 140 目过滤。滤液 1500×g 离心 10min。去上清液加 10 倍体积缓冲液 A，以 Dounce 匀浆器混悬，1500×g 离心 10min，去上清液，胞核重悬于 10 倍体积缓冲液 B 内，80 000×g 离心 1h。去上清液后加缓冲液 C（1g 组织/2~3ml）提取核受体，用 Dounce 匀浆器混悬后置冰浴 30min，再混悬后 80 000×g 离心 30min。上清液用于受体测定，沉淀用于 DNA 测定。

（三）结合实验

A 系列试管含 50μl ³H-R1881（3.0ng/50μl）和 50μl 缓冲液 C；

B 系列试管含 50μl ³H-R1881（3.0ng/50μl）和 50μl 睾酮（3.0μg/50μl）；

每管加 400μl 核受体液，总结合管 ³H-R1881 约为 20nmol/L，非特异性结合管 ³H-R1881 为 20nmol/L 和睾酮 20μmol/L。

试管置 4℃ 18h，以 hydroxyapatite（HAP）分离游离和结合型 ³H-R1881（HAP 0.67g＋12ml 缓冲液 D，置冰浴 30min，1500×g 离心 10min，弃去上清液后，HAP 重悬于缓冲液 D 内）。取 HAP 悬液 0.22ml 加到

温孵管内，旋涡混合，置冰浴 30min。其间旋涡混合 3 次。1500×g 离心 10min，弃去上清液，沉淀以缓冲液 E 洗 3 次，每次 1500×g 离心 10min。弃去上清液后加 1ml 无水乙醇，旋涡混合，置室温 30min，1500×g 离心 10min，将乙醇提取液倒入闪烁瓶内，沉淀用 0.5ml 乙醇再提取一次，合并二次提取液，以空气吹干乙醇后，加 5ml 甲苯闪烁液计数放射性。得到 dpm 后，按照标记物的放射比强度折算成 fmol 或 pmol。按 Burton 法测定核受体液 DNA 含量，即可求出每毫克 DNA 所含受体数。结果以 fmol/mg DNA 表示。

第二十节　糖皮质激素受体的测定

一、胞浆糖皮质激素受体测定

（一）试剂制备

1. TED 缓冲液　Tris 10mmol/L，EDTA 2.5mmol/L，DTT 5mmol/L，pH7.4。

2. 6,7-^{3}H 地塞米松（^{3}H-dexamethasone）　制备 2.9ng/50μl TED 缓冲液

3. 地塞米松　制备 290ng/50μl TED 缓冲液。

4. 0.75% 活性炭 - 0.075% 葡聚糖 T$_{70}$ TED 缓冲液。

5. 甲苯闪烁液　4g PPO 和 100mg POPOP 溶于 1000ml 甲苯。

（二）胞浆受体液制备

处死大鼠，以冷 TED 缓冲液灌流肝脏，剪碎肝脏，加 2 倍体积冰冷 TED 缓冲液，以玻璃研磨器制成匀浆，4500×g 冷冻离心 10min，上清液经 125 000×g 离心 45min，去脂肪层后小心分出细胞溶质（cytosol），加 3 倍体积冷 TED 缓冲液稀释。

（三）受体配体结合实验

温孵管含下列内容物：

A 系列管含 50μl ^{3}H 地塞米松和 50μl TED 缓冲液；

B 系列管含 50μl ^{3}H 地塞米松和 50μl 地塞米松 TED 缓冲液；

每管加 200μl 细胞溶质液，终体积 300μl，总结合管 ^{3}H-地塞米松约为 25nmol/L，非特异性结合管 ^{3}H-地塞米松为 25nmol/L 和地塞米松 25μmol/L。

温孵管冰浴 20h 后加 250μl 活性炭 - 葡聚糖缓冲液，旋涡混合，冰浴内放置 10min，1500×g 低温离心 10min，将上清液投入 5ml 甲苯闪烁液内，放置过夜计数 cpm 或 dpm 值。

总结合管（A）dpm - 非特异管（B）dpm = 特异性结合 dpm

得到 dpm 后，按照标记物的放射比强度折算成 fmol 或 pmol。1Ci = 2.22×10^{12} dpm，如所用 ^{3}H 地塞米松比活度为 37.6 Ci/mmol，则相当于 37.6×2.22×10^{12} dpm/mmol 即 83472dpm/pmol。按 Lowry 法测蛋白，可求出每毫克蛋白受体数。

温孵结束后亦可采用 DEAF 滤膜法分离游离型和结合型 ^{3}H 地塞米松。具体操作见雌激素受体 DEAE 滤膜法。

二、细胞核糖皮质激素受体测定

（一）试剂制备

1. 缓冲液 A　Tris 50mmol/L，蔗糖 250mmol/L，KCl 25mmol/L，MgCl$_2$ 10mmol/L，pH7.55。

2. 缓冲液 B　Tris 50mmol/L，蔗糖 250mmol/L，KC125mmol/L，MgCl$_2$ 3mmol/L，巯基乙醇 1mmol/L，EDTA·2Na 1mmol/L，pH7.55。

3. 6,7-^{3}H 地塞米松　制备 22ng/50μl 缓冲液 B。

4. 地塞米松　制备 2.2μg/50μl 缓冲液 B。

5. 闪烁液　萘 60g，PPO 4g，POPOP 200mg，甲醇 100ml，丙二醇 20ml，二氧六环加至 1L。

（二）细胞核悬液的制备

大鼠断头处死，用 10ml 冷缓冲液 A 自肝门静脉灌流肝脏。以下操作应在 0~4℃下进行。取出肝剪碎，加缓冲液 A（1:5）以玻璃匀浆器作匀浆，经 2~6 层纱布过滤，滤液 750×g 离心 7min，弃去上清

液，核沉淀加 10 倍体积缓冲液 A 重新混悬，再加等体积含 1% Triton X-100 缓冲液 A，混合均匀，放置 30s，$800 \times g$ 离心 5min，丢弃上清液，核沉淀以缓冲液 B 混悬，调整核浓度为 10^8/ml 备用。

3. 受体配体结合实验 总结合管含 1ml 核受体液，^{3}H 地塞米松 $50\mu l$，加 $50\mu l$ 缓冲液。非特异结合管含 1ml 核受体液，$50\mu l$ ^{3}H-地塞米松和 $50\mu l$ 地塞米松。终浓度 ^{3}H 地塞米松为 50nmol/L，地塞米松为 $50\mu mol/L$。温孵管置 20℃水浴 60min 或 0～4℃过夜。温孵结束用 10ml 冷缓冲液 B 稀释。另取离心管，先投入 10ml 5% 葡聚糖 50 缓冲液 B，然后将核稀释液小心放置其上。$3000 \times g$ 低温离心 15min。弃去上清液后加 0.5ml 缓冲液 B 将核沉淀混悬，并全部投入 5ml 闪烁液内。室温振荡 10min 后计数 dpm 值。

得到 dpm 后，按照标记物的放射比强度折算成 fmol 或 pmol。按 Burton 法测定核受体液 DNA 含量，即可求出每 mg DNA 所含受体数，结果以 fmol/mg DNA 表示。

第二十一节　GnRH 受体的测定

一、试剂制备

1. 0.5mol/L PB（pH 7.4）

$NaH_2PO_4 \cdot H_2O$	13.20g
$Na_2HPO_4 \cdot 7H_2O$	108.64g
加双蒸水至	1000ml

2. gel-borate 缓冲液（pH9.2）

A 液：12.37g 硼酸加 100ml 1mol/L NaOH 溶解，加双蒸水至 1000ml。

B 液：0.1mol/L HCl。

取 A 液 956ml 加 B 液 44ml 混合，加 1g 明胶加热使溶。冰箱可保存 1 个月。

3. transfer solution 100mg KI 溶于 10ml 16% 蔗糖液，分装小试管，每管 1ml，冰冻保存。

4. rinse solution 100mg KI 溶于 10ml 8% 蔗糖液，分装小试管，每管 1ml，冰冻保存。

5. assay buffer 10mmol/L Tris HCl，1mmol/L DTT，1mmol/L $MgCl_2$ 和 0.1% BSA，pH7.4。

二、制备 QAE Sephadex A-25 柱

1. 将凝胶干粉加到 gel-borate 缓冲液内，轻轻摇动，置冰箱内过夜使其膨胀。

2. 取 5ml 玻璃移液管 1 支，尖端塞以玻璃纤维，再用一小段橡皮管套在移液管尖端，并以夹子夹紧。

3. 向移液管内加 5ml gel-borate 缓冲液，打开橡皮夹让其流出。将浸泡的凝胶液加入管内，大约 25cm 高。

4. 用 20ml gel-borate 缓冲液冲洗柱子，将橡皮管夹紧，凝胶仍浸泡在缓冲液内。可置冰箱内保存备用。

三、^{125}I-GnRH 或其类似物的制备

1. 反应管（2ml）含下列样品

0.5mol/L PB	$25\mu l$
^{125}I	1mCi

GnRH 或其类似物：$2.5\mu g/25\mu l$ 0.5mol/L PB

氯胺 T（chloramine T）：$25\mu g/25\mu l$ 0.5mol/L PB 振摇 20s

偏重亚硫酸钠：$40\mu g/50\mu l$ 0.5mol/L PB sodium metabisulfite

振摇 30s。

$50\mu l$ transfer solution，摇匀

$100\mu l$ rinse solution

2. 将反应液移到已制备好的 QAE 柱上，令其浸入，加 3 滴 gel-borate 缓冲液，令其浸入。

3. 用 gel-borate 缓冲液洗脱，收集洗脱液，每管 1ml，共 25 管。计数每管 cpm 值（包括反应管和移

液管）。

4. ^{125}I-GnRH 或其类似物放射性高峰在 5 ~ 11 管。选择放射性较高的数管混合，混合液分装小试管，每管 1ml。冰冻保存备用。

四、GnRH 受体制备

大鼠垂体加 assay buffer 作匀浆（3 ~ 4 垂体/ml），100 × g 冷冻离心 10min 后，上清液经 30 000 × g 冷冻离心 10min，沉淀重悬于 assay buffer 内，蛋白浓度大约为 2.5mg/ml。

大鼠睾丸去外膜后，加 M$_{199}$ 培基含 0.025% 胶原酶，37℃振荡温孵 15min。尼龙网过滤，滤液 1000r/min 离心 10min，弃去上清液后，以 M$_{199}$ 培养基和 assay buffer 各清洗一次，间质细胞重悬于 assay buffer 内，计数细胞浓度，调整细胞数大约在 10^7/ml 左右。

五、GnRH 受体测量

塑料管（10mm × 75mm）和玻璃纤维滤膜（GF/C，whatman，Inc，Clifton，NJ；2.5cm）预先以 1% BSA 浸泡过夜。^{125}I-GnRH 或其类似物 30 000 ~ 50 000cpm 同垂体膜制备或间质细胞制备（总体积 500μl）冰浴 60min，非特异性结合管投入 1μg 非标记 GnRH 或其类似物。温孵后每管加 2ml 0.01mol/L PBS，温孵液在负压下通过玻璃纤维滤膜，再用 3ml PBS 抽洗滤膜一次，测定滤膜的放射性。计算特异性结合的放射性。

第二十二节　绒毛膜促性腺激素受体的测定

一、试剂制备

1. 0.1mol/L PB（pH 7.4）

NaH$_2$PO$_4$ · H$_2$O	2.641g
Na$_2$HPO$_4$ · 7H$_2$O	21.728g
加双蒸水至	1000ml

2. 0.5mol/L PB（pH 7.4）

NaH$_2$PO$_4$ · H$_2$O	13.20g
Na$_2$HPO$_4$ · 7H$_2$O	108.64g
加双蒸水至	1000ml

3. 0.01mol/L PBS（pH 7.4）

NaCl	8.76g
NaH$_2$PO$_4$ · H$_2$O	0.138g
Na$_2$HPO$_4$ · 7H$_2$O	2.41g
加双蒸水至	1000ml

4. 2% BSA 的 PBS　400mg 牛血清白蛋白（BSA），以 0.01mol/L PBS 溶解至 20ml。

二、^{125}I-hCG 的制备（在 2 ~ 4℃下进行）

1. 反应管（2ml）含下列样品

纯 hCG	10μg
0.5mol/L PB	50μl
^{125}I	1mCi/20μl

氯胺 T（chloramine T）25μg/25μl 0.1mol/L PB 将反应管置碎冰屑中反应 30s。

2. 用吸管将反应物转移到纤维素柱上。（将纤维素粉放入 5ml 玻璃注射器内至 2ml 刻度处，轻轻叩实即成。）

3. 用 0.01mol/L PBS 洗脱，收集洗脱液每管 2ml，共 8 管（含游离^{125}I）。

4. 用含 2% BSA 的 PBS 洗脱，收集洗脱液每管 2ml，共收集 8 ~ 10 管（含^{125}I-hCG）。^{125}I-hCG 峰值一

般为 9~11 管，计数后峰值管混合分装小试管，每管 0.5ml，冰箱保存备用。

5. 将上述各管、反应管、移液管和纤维素柱分别计数 cpm。

6. ^{125}I-hCG 放射活性的计算　上述各管计数之和为 1mCi ^{125}I 的 cpm 值（T）。第 9 管以后各管之和为标记在 hCG 上 ^{125}I 的 cpm 值（B）。

$$T : 1mCi = B : x$$

故标记在 hCG 分子上的 ^{125}I 放射强度为：

$x = \dfrac{B}{T}mCi$，投入反应 hCG 为 10μg，^{125}I-hCG 比活度 = x/10mCi/μg

三、hCG 受体液的制备

处死动物，取出睾丸（卵巢）剥去包膜，加冰冷的 0.01mol/L PBS 或 0.05mol/L PBS（大鼠 2 只睾丸加 20ml，小鼠 2 只睾丸加 5ml），用组织研磨器上下研磨 20 次做成匀浆，二层纱布过滤后 20 000g 冷冻离心 20min。去上清沉淀重悬于含 1% BSA 的 0.01mol/L PBS 作成浓度大约为 100mg 睾丸/ml 悬液。

四、受体测定

所有样品作双管或 3 管测定。

总结合管（A 系）：250μl 受体液 + ^{125}I-hCG 15 000~20 000cpm。

非特异性结合管（B 系）：250μl 受体液 + ^{125}I-hCG 15 000~20 000cpm + 非放射性 hCG（400 倍于放射性 hCG 浓度）。

混合后室温放置 16~20h 或 37℃ 30min。加 3ml 冷 PBS，混匀，15 000×g 离心 30min。丢弃上清液。测定沉淀物的放射性 cpm。

计算：总结合管 cpm 平均值减去非特异性结合管 cpm 平均值为特异性结合的 cpm 值。

$$^{125}\text{I-hCG 和受体特异性结合的百分数（\%）} = \frac{\text{特异性结合 cpm}}{\text{投入} ^{125}\text{I-hCG cpm}} \times 100\%$$

附：胞质蛋白和 DNA 含量测定

（一）胞质蛋白含量测定

1. 试剂

（1）10g Na_2CO_3 溶于 500ml 0.1mol/L NaOH。

（2）0.5g $CuSO_4 \cdot 5H_2O$ 溶于 100ml 1% 酒石酸钾。

（3）Folin 试剂　钨酸钠 100g，钼酸钠 25g，蒸馏水 700ml，85% 磷酸 50ml，浓盐酸 100ml 于 1.5L 回流瓶内加热回流 10h，再加入硫酸锂 150g，蒸馏水 50ml，溴水数滴。开口沸腾 15min，冷却后过滤。以酚酞作指示剂，用 1mol/L NaOH 滴定至终点。根据滴定的结果，稀释 Folin 试剂使最终酸浓度为 1mol/L。

2. 操作　0.5ml BSA 标准液（50~250μg/0.5ml）或 0.5ml 稀释的样品，加 2.5ml 试剂（1）和（2）（50:1）混合液，10min 后加 0.25ml Folin 试剂，搅拌均匀。30min 后在分光光度计 750μm 波长测定光密度，计算样品中蛋白含量。

（二）DNA 含量测定

1. 试剂

（1）1mol/L 过氯酸（PCA）。

（2）0.5mol/L 过氯酸。

（3）二苯胺试剂　二苯胺 1.5g，冰醋酸 100ml 和浓硫酸 1% 5ml 混合（黑暗保存）。用时取 0.1ml 乙醛（16mg/ml）加到 20ml 冰醋酸二苯胺液内。

（4）DNA 标准液　制备纯小牛胸腺 DNA 0.4mg/ml 5mol/L NaOH 溶液，冰箱保存。用时加等体积 1mol/L PCA，70℃ 15min，以 0.5mol/L PCA 稀释成不同的浓度（20~200μg/ml）。

2. 操作　0.3ml 待测样品（经 1mol/L NaOH 消化的细胞核）加 5ml 冰冷的 1mol/L PCA，0℃ 800×g

离心 10min，丢弃上清，沉淀加 1ml 0.5mol/L PCA，75℃加热 15min，室温 800×g 离心 10min，上清液倾入试管内，沉淀重复提取一次，合并两次上清液。取 1ml NDA 提取液或 1ml 不同浓度 DNA 标准液（试管作双管测定）以 1ml 0.5mol/L PCA 作空白管，以上各管加 2ml 二苯胺试剂，室温下（25~35℃）过夜。在分光光度计 600μm 测定 OD 值。计算出样品 DNA 含量。

（王乃功）

第二十三节　水通道功能检测方法

原理：水通道蛋白（water channel proteins），又名水孔蛋白（aquaporins，AQPs），是一种跨膜结构的糖基化蛋白，它可以介导细胞渗透性的跨膜水转运。自从第一个水通道蛋白 AQP1 被证实以后，目前已经发现了 12 种哺乳动物水通道。有大量的文献报道水通道与多种疾病有关，包括肾脏疾病、脑水肿、肝硬化、充血性心力衰竭、青光眼、砷中毒和肿瘤等疾病。为了揭示水通道与上述疾病之间确切关系，研究和开发水通道调节剂显得尤为重要。已经有越来越多的实验室将研究的方向投向了筛选特异的高亲和力的水通道调节剂。而建立可行的方便的水通透性测定模型是其中的重要环节。

体外培养的细胞在换成高渗或低渗培养液后，细胞体积会皱缩或者膨胀，将水通道蛋白的基因转染或转移至细胞后，细胞的体积可以随渗透压的变化而变化。因此，测定细胞体积的变化即可以换算成水通过水通道跨膜转运的程度，从而反映 AQPs 水通道的水转运功能。

应用钙黄绿素（calcein）荧光标记或转染表达绿色荧光蛋白（green fluorescent protein，GFP）的质粒于细胞后，细胞表面显示的荧光强度会相应地增强或减弱，与细胞的皱缩或膨胀程度呈线性关系。因此，使用荧光显微镜或激光共聚焦显微镜激发荧光，检测细胞在细胞外渗透压改变时细胞荧光强度的变化，从而能够间接反映细胞体积的改变，并指示细胞水通透性的变化。

非洲爪蟾卵母细胞表达系统是目前公认的研究受体、通道、转运子、部分酶等基因功能的细胞系统。由于它天然不表达水孔蛋白，对水的通透性极低，对于研究水孔蛋白转运水的功能也是一个可选择的细胞模型。将外源性的 AQP1-cRNA 注射进入细胞后，爪蟾卵母细胞由于内外渗透压的不同，细胞体积随着时间而变化。检测细胞体积变化的快慢和程度，可反映细胞膜对水通透性的不同。

停留光散射测量（stopped flow light scattering measurements）是根据细胞或构建的囊泡的体积不同，对光的散射也不同的原理而建立的。当细胞外或囊泡外界渗透压高于细胞或囊泡内部渗透压时，渗透梯度引起水外流，细胞皱缩，对光的散射作用增加。采用停留分光光度计（stopped-flow spectrophotometer）记录不同时间的散射光强度，表示细胞或囊泡体积的变化，从而反映细胞或囊泡膜对水通透的能力。

下面介绍 4 种根据上述原理建立的水通道功能检测的方法。

一、细胞质膜水通透性检测模型——钙黄绿素荧光猝灭法（calcein fluorescence quenching）

操作步骤：

1. 将人支气管上皮细胞（human bronchial epithelial cell，HBE）或鼠甲状腺上皮细胞（fisher rat thyroid epithelial cell，FRT）接种在胶原包被的盖玻片上。

2. 以含 10μmol/L 钙黄绿素-AM（calcein-AM，molecular probes）的 PBS，在 37℃孵育细胞 30min。

3. PBS 洗涤细胞。

4. 将盖玻片包埋在定做的灌注小室里，细胞面向上，如图 5-3-4 所示，小室由不锈钢底座，丙烯酸插入物包括灌流通道和 16mm 长，2mm 宽的 O 型橡胶环构成。小室体积为 50μl。在 50ml/min 灌注速度下溶液交换时间

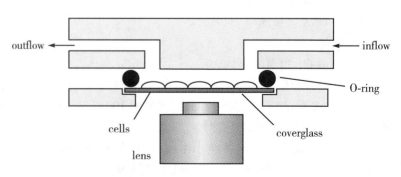

图 5-3-4　细胞质膜水通透性检测模型

< 200ms。

5. 应用比重夹闭阀系统（a gravity pinch valve system，ALA Scientific Instruments，Westbury，NY），将溶液由等渗的 PBS（290mmol/L）换为高渗的 PBS（590mmol/L，加入 D-甘露醇）。

6. X-cite 120 汞灯（EXFO Life Sciences，Ontario，Canada）激发荧光，在倒置表面荧光显微镜下聚焦检测（25 × 物镜，数值孔径：0.35，Leitz）。激发和发射光源由定制立方体滤过，荧光由 14 光电倍增管收集，放大，数字化并记录。

7. 计算细胞相对荧光强度 [F(t)/Fo] 适用于计算细胞体积变化的单指数函数 $F(t)/Fo = A \cdot e^{-t/T}$ 和双指数函数 $F(t)/Fo = A * e^{-t/T1} + B * e^{-t/T2} + C$，Fo 为初始荧光，A、B 为振幅，$\Gamma$ 为指数常数。

二、爪蟾卵母细胞水通透性检测模型

操作步骤：

1. 动物及爪蟾卵母细胞的制备 非洲爪蟾（Xenopus laevis，雌性，150~200g），淡水饲养，每周喂 2 次新鲜猪肝。取卵母细胞前一天，腹腔注射 600U 的人绒毛膜促性腺激素，以使卵母细胞同步化。将爪蟾置于含 0.2% tricaine 的水中，持续 5 分钟，然后将其放置在冰上麻醉。打开腹腔，取出一侧卵巢，剖开。然后将卵巢放入无 Ca^{2+} 的 OR2 溶液中清洗数次。再转移至含 0.2% IA 型胶原酶的无 Ca^{2+} 的 OR2 溶液中于 20℃ 摇床慢速消化 90min，换一次消化液，继续处理 60~90min。用无 Ca^{2+} 的 OR2 溶液洗涤细胞数次，收集 V-VI 期的卵母细胞（oocyte）转移至 Modified Barth's solution（MBS）中备用。

2. 微量注射及渗透通透性参数 Pf 的测定 用微量注射仪将 50nl 无核酸酶的水（作对照）或 50nl AQP1-cRNA（10ng）注射进爪蟾卵母细胞（Xenopus oocyte）中。20~22℃ 培养 72h 后测卵母细胞的渗透性膨胀。在 22℃ 将 oocyte 分别从 200mmol/L（OsMin）的 MBS 转入 70mmol/L（OsMout）的 MBS（用去离子水稀释），从转入即刻开始计时，每 30s 拍一张照，持续 3min 或直到细胞膨胀破裂。计算各个时间点的卵母细胞体积，求出相对体积随时间变化曲线的初始部分的斜率，即为 d（V/V$_0$）/dt，渗透通透性参数根据以下公式计算：

$$Pf = [V_0 \times d(V/V_0)/dt]/[S \times Vw \times (OsMin - OsMout)]$$

其中，$V_0 = 9 \times 10^{-4} cm^3$，$S = 0.045 cm^2$，$Vw = 18 cm^3/mol$，$OsMin = 200 mmol/L$，$OsMout = 70 mmol/L$。

三、GFP-AQP1 融合蛋白的 HEK293 细胞水通透性检测模型

操作步骤：

1. pEGFP-AQP1 重组质粒转染 HEK293 细胞（human embryo kidney 293 cells，人胚肾上皮细胞） 将 HEK293 细胞制成单细胞悬液，使之浓度为 2.5×10^5 个细胞/ml，将其接种到 6 孔细胞培养板中，每孔 2ml（5×10^5 个细胞），在 37℃、5% CO_2 培养箱中常规培养。24h 后，细胞达到 60%~70% 融合，此时，吸掉旧培养液，加入 PBS 轻轻冲洗两遍。换上不含抗生素的 DMEM 培养液（含 10% FCS），准备转染。

制备质粒 DNA-lipofectamine™2000 复合物：

（1）取 4μg pEGFP-AQP1 重组质粒，用不含抗生素和 FCS 的 DMEM 培养液将其稀释至终体积 250μl。

（2）取 4μg pEGFP 空质粒，用不含抗生素和 FCS 的 DMEM 培养液将其稀释至终体积 250μl。

（3）取 20μl Lipofectamine™2000，用不含抗生素和 FCS 的 DMEM 培养液将其稀释至终体积 500μl。

从（3）中取 250μl 加入（1）中，5min 之内加完，室温下静置 20min，制备 pEGFP-AQP1-Lipofectamine™2000 复合物。

从（3）中取 250μl 加入（2）中，5min 之内加完，室温下静置 20min，制备 pEGFP-Lipofectamine™2000 复合物。将制备好的复合物分别全部加到 2 孔细胞中，轻微前后摇动孔板。置 37℃，5% CO_2 培养箱中培养。24h 后用 0.125% 胰酶 - 0.01% EDTA 消化细胞，将其重悬于含抗生素和 10% FCS 的培养液中。将此单细胞悬液滴加数滴到激光共聚焦显微镜专用小皿的中央小槽中。置 37℃，5% CO_2 培养箱中继续培养直到细胞长满单层。

2. 用 PBS 漂洗细胞，补加含有相应浓度药物或对照溶剂的 DMEM 基础培养基，室温孵育 30min。将小皿置于激光共聚焦显微镜下，寻找待观察记录的细胞，小心地从侧面补加 2 倍于小皿培养基体积的蒸馏

水以便产生细胞内外渗透梯度。同时，在激光共聚焦显微镜下，每隔 0.6s，观察记录细胞在给予低渗处理前后细胞表面单位面积内绿色荧光强度的动态变化，观察时间持续 2min。细胞单位面积内的荧光强度相对减弱可以揭示细胞肿胀。

3. 计算 Ft/F0，F0 为初始荧光强度，Ft 为不同时间的荧光强度。以 Ft/F0 为纵坐标，时间为横坐标，计算曲线斜率。所作曲线斜率反映了细胞体积的变化。

四、停留光散射测量方法（stopped flow light scattering measurements）

操作步骤：

1. 表达、纯化、构建重组体水通道蛋白 AQP1 到脂质体（liposome）

（1）构建 AQP1 cDNA 到 pAcHLT-A 质粒中。

（2）将获得的质粒纯化后转染到 Sf9 insect cells 中。

（3）提取细胞膜。

（4）纯化 AQP1，构建到脂质体中。

主要过程为将 50μg 纯化的 AQP1 蛋白与 5mg 二肉豆蔻磷脂酰胆碱（dimyristoylphosphatidylcholine，DMPC）和 2% n-辛基-β-D-吡喃葡萄糖苷（n-octyl-β-D-glucopyranoside，OG）混合，27℃ 孵育 20min。快速注射溶液于不含去垢剂的缓冲液中（50mmol/L HEPES，pH7.5；0.5mmol/L PMSF），在 27℃ 下形成脂蛋白体（对照为无水通道蛋白的脂质体）。27℃ 孵育 20min，4℃ 85 000×g 离心 1h。沉淀在相同的缓冲液中重悬，4℃ 15 000×g 离心 1h。脂蛋白体或脂质体在 1ml 缓冲液中混悬，0.8μm 滤器（Whatman）过滤。整合了 AQP 的脂质体用蔗糖密度梯度离心验证。

2. 停留光散射测量　将脂蛋白体或脂质体在 22℃ 孵育 1h 后，在停留光谱仪［SX20 stopped-flow spectrometer（Applied Photophysics）］上进行囊泡表面散射光的测量。22℃ 下将脂质体放入 100mmol/L 蔗糖溶液中。在 450nm 波长下，记录随时间改变的 90° 散射光强度变化，以反应囊泡收缩动力参数。为测量速率常数 K，时程在 8s 时标准化为单指数曲线。渗透性水通透性系数［osmotic water permeability coefficients（P_f）］由方程 $P_f = k/[(S/V_0) \times Vw \times (Cout - Cin) \times \sigma]$ 计算，其中（S/V_0）是平均囊泡表面积对初始体积比值，Vw 为水的偏摩尔体积，（Cout - Cin）是外部和内部的渗透压差，σ 为葡萄糖反应指数（σglu =1）。单通道水通透性（P_f）由公式 $P_f = (P_f AQP1 - P_f DMPC)/SuD$ 计算。其中 SuD 是每单位表面积上的单通道密度，根据方程 $SuD = LSD/(MW \times LPR) \times 10^{14}$ 计算，其中 LSD 为二肉豆蔻磷脂酰胆碱脂质体表面浓度（2.24kD/nm²），MW 为蛋白分子量，LPR 是脂蛋白体的脂和蛋白的比率。脂蛋白体的蛋白浓度由 10%～20% 的 SDS-PAGE 梯度胶分析获得。

注：在本方法中，还可以采用红细胞（丰富地表达 AQP1 水通道蛋白）来进行停留光散射测量，即抽取健康人血液于预加肝素的离心管中，迅速离心，分离提取红细胞。将细胞悬浮于 45%～65%（体积比）缓冲液中（缓冲液含有 12.5～400mmol/L NaCl；4.4mmol/L KCl；24.9mmol/L NaHCO₃；1.2mmol/L CaCl₂；0.5mmol/L MgCl₂；5.9mmol/L Na₂HPO₄；pH7.2～7.4）。把细胞悬液和不同渗透压（40～100mmol/L）的缓冲液混合，液体停止流动后，散射光强度在 4.5～5.0s 时间内每 4.5～5.0ms 间隔检测 1 次。

注意事项：①荧光测定的过程中，注意维持其他待测定细胞环境温度；②在 HEK293 细胞模型中，补加 2 倍蒸馏水以产生低渗条件时，注意从小皿边缘轻柔地加入，以免影响或移动视野。但加入的速度不能过慢。

（张剑钊　潘　燕　李学军）

参　考　文　献

1. Agre P, et al. Aquaporin water channels-from atomic structure to clinical medicine. J Physiol, 2002, 542 (Pt 1)：3 - 16

2. Agre P, et al. Aquaporin CHIP：the archetypal molecular water channel. Am J Physiol, 1993, 265 (4 Pt 2)：F463 - 476

3. Agre P and D Kozono. Aquaporin water channels：Molecular mechanisms for human diseases. FEBS Lett, 2003, 555 (1)：72 -

78

4. Borgnia M, et al. Cellular and molecular biology of the aquaporin water channels. Annu Rev Biochem, 1999, 68：425 – 458

5. Hashizume H, et al. Openings between defective endothelial cells explain tumor vessel leakiness. Am J Pathol, 2000, 156 (4)：1363 – 1380

6. Moon C, et al. Involvement of aquaporins in colorectal carcinogenesis. Oncogene, 2003, 22 (43)：6699 – 6703

7. Verkman, AS, Aquaporin water channels and endothelial cell function. J Anat, 2002, 200 (6)：617 – 627

8. Niemietz CM and SD Tyerman. New potent inhibitors of aquaporins：Silver and gold compounds inhibit aquaporins of plant and human origin. FEBS Lett, 2002, 531 (3)：443 – 447

9. Fushimi K, et al. Cloning and expression of apical membrane water channel of rat kidney collecting tubule. Nature, 1993, 361 (6412)：549 – 552

10. Frigeri A, et al. Aquaporins in skeletal muscle：Reassessment of the functional role of aquaporin-4. FASEB J, 2004, 18 (7)：905 – 907

11. Levin, MH, et al. Hypertonic saline therapy in cystic fibrosis：Evidence against the proposed mechanism involving aquaporins. J Biol Chem, 2006, 281 (35)：25803 – 25812

12. Solenov E, et al. Sevenfold-reduced osmotic water permeability in primary astrocyte cultures from AQP-4-deficient mice, measured by a fluorescence quenching method. Am J Physiol Cell Physiol, 2004, 286 (2)：C426 – 432

13. Goldin, AL. Maintenance of Xenopus laevis and oocyte injection. Methods Enzymol, 1992, 207：266 – 279

14. Preston, GM, et al. Appearance of water channels in Xenopus oocytes expressing red cell CHIP28 protein. Science, 1992, 256 (5055)：385 – 387

15. Gao J, et al. Establishment of HEK293 cell line expressing green fluorescent protein-aquaporin-1 to determine osmotic water permeability. Anal Biochem, 2005, 342 (1)：53 – 58

16. Hiroaki Y, et al. Implications of the aquaporin-4 structure on array formation and cell adhesion. J Mol Biol, 2006, 355 (4)：628 – 639

17. Doi T, et al. Characterization of human endothelin B receptor and mutant receptors expressed in insect cells. Eur J Biochem, 1997, 248 (1)：139 – 148

18. Zeidel ML, et al. Reconstitution of functional water channels in liposomes containing purified red cell CHIP28 protein. Biochemistry, 1992, 31 (33)：7436 – 7440

19. Yakata K, et al. Aquaporin-11 containing a divergent NPA motif has normal water channel activity. Biochim Biophys Acta, 2007, 1768 (3)：688 – 693

20. Werten, PJ, et al. Large-scale purification of functional recombinant human aquaporin-2. FEBS Lett, 2001, 504 (3)：200 – 205

21. Kucerka N, et al. Structure of fully hydrated fluid phase DMPC and DLPC lipid bilayers using X-ray scattering from oriented multilamellar arrays and from unilamellar vesicles. Biophys J, 2005, 88 (4)：2626 – 2637

22. Tanimura Y, et al. Acetazolamide reversibly inhibits water conduction by aquaporin-4. J Struct Biol, 2009, 166 (1)：16 – 21

23. Levin, SW, et al. Improved stop-flow apparatus to measure permeability of human red cells and ghosts. J Biochem Biophys Methods, 1980, 3 (5)：255 – 272

第四章 疾病与受体

第一节 概 述

许多疾病的发生都与受体有着密切关系，或由于神经递质、受体发生变化导致机体生理生化功能紊乱，调节适应系统失灵，或由于受体的基因水平发生变化而影响受体表达进而影响受体功能，凡此种种，皆可影响疾病的发生和发展。本章旨在讨论一些代表性疾病与受体的关系，在此之前，有必要论述一下研究疾病与受体的基本思路和方法。

一、对受体基本性质的研究

研究受体基本性质常用的方法包括放射配体受体结合法，放射自显影，体内受体造影技术和受体免疫组织化学方法。

放射配体受体结合法是研究受体与疾病的一种重要研究手段。用此方法能首先发现病人的受体是否发生变化，这包括受体的亲和力，受体数量，受体分布等等。例如，研究发现老年痴呆病人中的胆碱能受体数目减少。高血压病人肾上腺素能 α_2 受体降低。抑郁病人 β 受体数目下降。若用特定脑区为实验材料，可发现哪些脑区的受体发生了变化，如实验发现癫痫病人颞叶的 GABA-苯二氮䓬受体复合体数量显著减少。在抗药性癫痫病人的海马组织中发现，兴奋性氨基酸 NMDA 和甘氨酸受体量增加。

受体在其激动剂的长期刺激下，可引起受体数目下降，这一现象称为受体向下调节，是受体适应外来刺激的一种调节作用。在一些疾病如高血压，病人突触前 α_2 受体已失去其正常的负反馈作用，这可能是由于高血压病人体内存在高浓度的儿茶酚胺，由于它们不断刺激受体而导致受体下调从而失去其正常的负反馈作用。在高血压大鼠中也发现突触前多巴胺受体抑制去甲肾上腺素释放的负反馈作用失灵可能亦属同一机制。研究还发现，如长期服用抗抑郁药可导致 β 受体减少从而降低其治疗效果，这可能也是由于抗抑郁药使体内肾上腺素能递质含量增加而引起了受体下调现象。

运用受体放射自显影和体内受体造影技术——阳离子发射 X 线断层照像术（positron emission tomography），可检测受体在病人体内组织中的分布。这些方法已广泛应用于疾病与受体的研究。在老年痴呆病人中，应用放射自显影方法证实了结合实验所发现的病人脑中胆碱能受体所发生的变化。在高血压病人中，应用放射自显影和组织化学技术也发现神经肽 YⅢ型受体主要分布于脑干，进一步研究认为它存在于这一部位与高血压有密切关系。

阳离子发射 X 线断层照像术是一种体内受体造影技术。利用此技术发现精神分裂症病人脑中多巴胺受体升高，也发现老年痴呆病人脑内烟碱受体显著减少。这一技术也可用于监测临床用药，现已成为评价治疗老年痴呆新药的主要技术。

研究受体蛋白本身含量正常与否是发现受体与疾病相关联的一个重要方面。免疫组织化学常用来检测某种受体蛋白含量是否正常。在阿尔茨海默病人中，免疫组织化学结果发现烟碱受体蛋白量减少。这一发现与结合实验和阳离子发射 X 线断层照像术所得的结果相吻合。用同样的技术方法发现癫痫病人杏仁核和海马区 GABA 免疫活性显著降低。

二、对受体功能的研究

受体的功能研究是研究受体与疾病的一个重要环节。受体功能研究包括体外离体组织的实验，体内整体动物实验（包括实验动物模型），生化实验如测定神经递质和第二信使的含量以及对有关酶活性的检测等。在离体实验中，有人发现多巴胺作用于正常大鼠肠系膜脉管系统，突触前多巴胺Ⅱ型受体能负反馈地抑制去甲肾上腺素的释放和它的升压作用。然而，用同一部位高血压大鼠的离体组织实验，发现多巴胺的这种作用明显减弱，这说明高血压大鼠中突触前多巴胺受体的负反馈机制发生了改变。

不少疾病机制的探讨受益于动物模型的研究。例如，用利血平诱导而成的动物抑郁模型，研究高血压常用的自发性或高盐性大鼠高血压模型以及研究癫痫病用的大鼠癫痫模型。通过检查这些动物模型的神经递质或受体的变化可以得到许多重要研究结果，如抑郁症的儿茶酚胺学说即是总结了许多抗抑郁剂对利血平诱导的动物抑郁模型而提出的，因为高血压大鼠中均发现儿茶酚胺含量升高。高血压动物或病人突触前单胺类受体的变化也是通过研究动物模型而发现的。用刺激杏仁核诱发的大鼠癫痫模型作为实验材料发现，癫痫发作期间，海马区谷氨酸释放增加，因而提出癫痫的发病与兴奋性氨基酸功能亢进有关。

有些受体与离子通道相偶联，如 GABA-苯二氮䓬受体复合体与 Cl^- 离子通道相偶联。有些受体与 G 蛋白相偶联，如肾上腺素能受体，烟碱受体。这些受体被激活后将生物信号传给第二信使：环腺苷酸，甘油二酯，1,4,5,-三磷酸肌醇，Ca^{2+} 离子，然后产生生物效应。因此，研究受体与疾病的关系不可忽视研究这些系统的变化。在一些疾病的研究中，已涉及了这方面的研究，如实验发现阿尔茨海默病病人大脑颞叶皮层生长激素释放因子受体与环化酶的偶联明显减弱。在长期使用抗抑郁药物治疗的病人中也发现其去甲肾上腺素能受体偶联的腺苷酸环化酶脱敏。用受体定量放射自显影和电生理方法检测癫痫病人发现其 GABA-苯二氮䓬受体-Cl⁻离子通道复合体功能发生慢性改变，多个脑区 Cl⁻离子内流量下降。由此可见，检查受体后功能活动情况在探讨疾病发病机制中十分有益。

三、受体分子生物学研究

随着分子生物学技术的飞速发展，许多受体的基因已经分子克隆。这些克隆的受体基因使我们可以研究受体基因的分布，受体表达，受体基因调节，受体亚型的分离与鉴定，受体结构与功能的关系以及受体的基因疗法。在受体与疾病的研究中，最常见到的是检测病人中某种受体基因或与受体信号传导系统的蛋白质或酶的基因表达。在检查老年痴呆病人海马、皮质颞叶和小脑中编码兴奋性 G 蛋白（Gs）的信使 RNA 水平时发现，Gs 基因表达明显升高。检查癫痫发作的大鼠发现其黑质谷氨酸脱羟酶基因表达降低。这一结果可能解释了生化实验的结果：即癫痫发作动物中此酶的含量明显减少。

分子遗传学技术的发展也使我们能研究某些遗传病与受体的关系。许多证据表明，α 受体在遗传型高血压中起着重要作用，它的功能不全可能是高血压的发病机制之一。实验证据有，在高血压模型动物中发现 α₁ 和 α₂ 受体数目增多，并且这些受体的增加出现在高血压形成前。进一步研究发现 α₂ 受体的增加主要是在近端肾小管，是 α₂ 受体的 B 型（α₂ᴮ）数目增多。由此可见，α 受体基因可能是遗传型高血压的候选基因。欲从分子遗传学的角度来证实这个假说，可以应用分子遗传学分析方法，这包括家族性分析（family study），亲族配对分析（sib pair study），孪生兄妹分析（twin study），相关性分析（association study）和连锁性分析（linkage analysis）。这些分析方法大都是通过分析人群中或家族人员中某一候选基因多型性（polymorphism）来发现此基因的某一等位基因（allele）是否与疾病有共分离现象，然后经过与对照组比较和统计学处理来发现此候选基因与疾病是否关联或连锁。如果确实发现连锁性，即可根据该候选基因在染色体上的位置，用"定位克隆"（position clone）方法克隆染色体上这一区域的基因，再用"基因行走"（gene walking）技术最终克隆致病基因。

进行这些分子遗传学研究均需要遗传标志物（genetic marker）。最常用的遗传标记物是限制性长度多型性（restriction fragment length polymorphism）和卫星重复序列多型性（microsatellite polymorphism）。尤其后者最为有用，因为它们数量多，染色体上分布均匀且等位基因多。目前，已发现 α₂ 肾上腺素能受体基因含有限制性长度多型性遗传标志物，此遗传标志物可用于遗传分析 α₂ 受体基因是否与遗传型高血压相关联或相连锁。这方面研究的成功例子有舞蹈病致病基因的发现，应用卫星重复序列多型性遗传标志物，已发现舞蹈病基因位于第四对染色体的短臂末端，对此基因的克隆和鉴定工作已在进行中。

第二节 精神分裂症

精神分裂症为意识清醒而思维极度紊乱。对该病发病机制的了解主要来自对抗精神病药物的研究。早在 20 世纪 60 年代，人们虽然知道精神分裂症与单胺类能神经异常有关，但具体是哪种能，肾上腺素能神经还是多巴胺能神经，尚不清楚。直到 1975 年，人们发现一对光学异构体右旋丁克吗 [(+)-butaclamol] 和左旋丁克吗 [(−)-butaclamol]，前者具有抗精神病效应，而后者则无这种作用，进一步研究发现右旋丁克吗的抗精神病作用是由于其阻断多巴胺受体所致，因而推测该病可能主要与多巴胺能神经功能异常有关。

目前愈来愈多的证据表明，多巴胺功能亢进是精神分裂症发病的神经化学基础：

1. 大多数抗精神病药强烈阻断中枢神经系统，尤其是边缘系统突触后 D₂ 受体。

2. 增强多巴胺能神经功能的药物，如多巴胺前体左旋多巴（levodopa），多巴胺释放剂苯丙胺类或多巴胺受体激动剂阿朴吗啡（apomorphine）可诱发或恶化精神分裂症。

3. 从未治疗的病人尸检中发现其脑中多巴胺受体密度增加。

4. 利用正电子发射断层扫描（positron emission computerized tomography，PET）表明，与非精神病脑组织比较，已获治疗和未经治疗的病人脑中多巴胺受体均升高。

5. 治疗获得成功的患者脑脊液，血清和尿中多巴胺代谢产物高香草酸（homovanillic acid）的含量发生变化。

然而,"多巴胺学说"远非完整。如果多巴胺神经功能异常是精神分裂症唯一的发病机制,则抗精神病药的效用将甚为理想。实际上,目前的抗精神病药只对大多数患者部分有效,而对有些患者完全无效。目前多种多巴胺受体亚型已经克隆,这些亚型的发现使"多巴胺学说"趋于完善,因为它解释了可能由于抗精神病药只作用于某些亚型而不作用其他亚型,故表现出临床上对患者部分有效或对某些患者无效的现象。

多巴胺能受体最初由药理学上分为两大类:D_1 受体和 D_2 受体。后来分子克隆得到 5 种多巴胺受体($D_1 \sim D_5$)。研究发现经典的抗精神病药,如氟哌啶醇和氯丙嗪对 D_2 型受体的亲和力比对 D_1 和 D_3 型强约 50 倍。所以,在一个时期内,人们着眼于寻找对 D_2 受体选择性强、亲和力高的阻断剂作为发展新药的方向。然而近年来发现,有几个非典型性的抗精神病药对 D_2 受体的亲和力很低,但具有较强的抗精神病效应。因而,这一发现又引起人们注意那些作用于其他多巴胺亚型和非多巴胺受体的药物,尤其是那些能作用于几种递质 – 受体系统且毒性低、锥体外副作用小的药物。

放射配基 – 受体结合实验已广泛用来探讨药物对受体的选择性与其抗精神病作用的关系。例如,体外实验表明氯丙嗪和甲硫达嗪(thioridazine)对 α_1 受体和 5-HT_2 的阻断作用优于对 D_2 受体,而对 D_1 受体的亲和力较弱。奋乃静(perphenazine)和氟哌啶醇则主要作用于 D_2 受体,对 5-HT_2 和 α_1 受体亦有效,而对 D_1 受体几无作用。哌迷清(pimozide)和 remoxipride 几乎完全选择性作用于 D_2 受体。非典型性抗精神病药氯氮平和 risperidone 相比有明显不同的临床特征。氯氮平作用于多种受体,其对 D_4,5-HT_2,α_1 和 H_1 受体的亲和力强于 D_2 和 D_1 受体,而 risperidone 与 D_2 和 5-HT_2 受体的亲和力大致相同。现将几个代表性药物总结如下:

氯丙嗪 $\alpha_1 = $ 5-$HT_2 \geqslant D_2 > D_1$

氟哌啶醇 $D_2 > D_1 = D_4 > \alpha_1 > $ 5-HT_2

氯氮平 $D_4 = \alpha_1 > $ 5-$HT_2 > D_2 = D_1$

目前的研究旨在发现新的对边缘系统选择性强(亦即锥体外副作用小)或对中枢神经递质受体具有广谱作用的非典型性抗精神病药物,如氯氮平类化合物。这里有必要进一步讨论非典型性抗精神病氯氮平。人们注意到一个事实,即临床在病人脑脊液和血浆中测得氯氮平的有效浓度(10 ~ 20mol/L)恰恰等于其阻断克隆的 D_4 受体的浓度,而其阻断 D_2 受体的浓度为 100 ~ 200nmol/L。因此,氯氮平的较强抗精神病作用而又不产生像其他药物所引起的帕金森类锥体外副作用,这可能与其选择性地阻断 D_4 而非 D_2 受体有关。当然,氯氮平(10 ~ 20nmol/L)也阻断其他一些受体如 5-HT_2,α_1 和 M 受体。目前尚无足够证据排除这些受体对其药效的贡献。

第三节 抑 郁 症

抑郁症是一种常见的精神病,其典型症状是心情抑郁,消瘦或者体重增加失控,严重失眠,精神恍惚,疲倦,颓废,有负罪恶,时有轻生念头。抑郁病的发病机制不太清楚,早期研究证明,此病与儿茶酚胺失调有关,并提出了抑郁症的"儿茶酚胺"学说。此学说是基于抗精神病药物对儿茶酚胺的作用所表现出的动物行为反应而提出的。如耗竭或使去甲肾上腺素失活的药物(如利血平类药物)产生镇静或抑郁作用。增加脑内去甲肾上腺素单胺氧化酶抑制剂和三环类抗抑郁药物浓度则表现行为兴奋,亢进。Schildkrant 总结了许多抗抑郁药对利血平诱导的动物抑郁模型的作用认为,单胺氧化酶抑制剂和三环类抗抑郁药物的作用机制可能是通过增加脑内受体部位的去甲肾上腺素含量来对抗利血平的抑郁作用。支持这种假说的证据是发现抑郁病人儿茶酚胺代谢产物 3-甲氧基-4-羟苯基乙二醇(3-methoxy-4-hydroxyphenyl glycol,MHPG)分泌减少,而狂躁病人 MHPG 含量增加。临床观察也发现尿中 MHPG 减少的病人对抗抑郁药丙咪嗪(imipramine)敏感。丙咪嗪作用机制是阻滞去甲肾上腺素的再摄取。然而,也有些研究不支持这一假说,如一些实验发现病人尿中 MHPG 含量正常或反而增加,病人脑脊液中 MHPG 含量以及病人血中儿茶酚胺合成酶和代谢酶活性均属正常。这些实验结果显然与抑郁症的儿茶酚胺学说相悖,因此,现在研究此病发病机制的重心已从过去的突触前的神经递质转向于突触后的受体。

20 世纪 70 年代末，两项重要研究使抑郁症的受体学说得以重视。第一项研究是发现长期使用抗抑郁药物引起脑中与去甲肾上腺素能受体偶联的腺苷酸环化酶脱敏。第二项研究则发现，这种脱敏现象是由于肾上腺素能 β 受体数量减少所致。随着受体亚型研究的发展，进一步研究发现这种脱敏现象主要是 β_1 型受体数目减少。

长期服用抗抑郁药物所致的 β 受体数目减少是抗抑郁药物的特异作用。然而，有趣的是，一些特异性地影响 5-HT 的药物，如 zimelidine，fluvoxarnine 和 sertraline 以及抗精神病药氯丙嗪（chlorpromazine）也有这种作用。后来研究发现，这是因为它们通过抑制神经突触对去甲肾上腺素的再摄取，使去甲肾上腺素增多，从而引起 β 受体下调。由此可见，为了进一步了解抑郁病的发病机制和抗抑郁药物治疗原理，有必要研究各种神经能、受体之间的相互作用，尤其是 5-HT 能神经，β 受体和糖皮质激素受体之间的相互作用。早期研究发现，去甲肾上腺素和 5-HT 共存于同一神经细胞体和神经细胞末端，提示两种神经能存在着相互关系。这种相互关系后来已被生理和药理实验所证实。例如，慢性服用抗抑郁药所引起的前脑神经元对 5-HT 的超敏反应可被切去去甲肾上腺素能神经元所对抗。这可能是去甲肾上腺素能神经元在正常情况下对 5-HT 和多巴胺神经元起着一种抑制作用，所以当 β 受体下调时，这种抑制作用减弱或消失致使 5-HT 能神经元超敏。切除去甲肾上腺素能神经，这种现象消失。这种机制很好地解释了为什么长期使用丙咪嗪或者是阿米替林（amitriptyline）等抗抑郁药增强了 5-HT 激动剂所引起的行为反应，也解释了长期使用抗抑郁药易化阿扑吗啡诱导的攻击行为。

另一方面，5-HT 能神经的活动也可影响 β 肾上腺素能系统。实验发现，如果 5-HT 能神经功能受损或者其活动受到抑制，抗抑郁药就不能引起 β 受体下调。这一发现证明了 5-HT 能神经和去甲肾上腺素能神经之间的功能关系。这种相互关系具有重要的临床意义，因为它解释了对氯苯甘氨酸（PCPA）增强抗抑郁药的作用，对氯苯甘氨酸的作用是抑制色胺酸羟化酶，使 5-HT 能神经功能发生障碍，从而阻止了 β 受体脱敏现象。

糖皮质激素水平的变化也可影响去甲肾上腺素能受体的敏感性。糖皮质激素被认为是脑内 β 受体 – 环化酶系统的第三重要调节物。实验已经发现糖皮质激素受体存在于儿茶酚胺和 5-HT 细胞体内。长期使用抗郁药可引起糖皮质激素受体增加，这些激素受体作用似 DNA 结合蛋白，可能通过改变一些关键性的蛋白转录来影响单胺类系统。

根据 5-HT，去甲肾上腺素和糖皮质激素相互作用，有人提出抑郁症的 5-HT-去甲肾上腺素 – 糖皮质激素相互作用的假设。此假设认为脑内对抗抑郁剂敏感的，与 5-HT 相关的和对糖皮质激素产生效应的 β 受体对体内某些生理功能，如情绪，睡眠，疼痛，神经内分泌以及交感神经功能等起着调节适应性的作用。在正常生理情况下，5-HT-去甲肾上腺素 – 糖皮质激素作为一种保护性的适应调节系统，任何使这个系统遭受破坏的因素均可导致抑郁症状，抗抑郁药的作用机制可能就是使这种遭受破坏的系统得以恢复，从而使抑郁症缓解或消失。

第四节　帕金森综合征

帕金森综合征是一种以运动功能失调为特征的常见老年性疾病。其主要症状为静止时颤抖，运动迟缓，僵硬，姿势反射消失，以及识别和情感障碍等。病人脑中黑质致密部的多巴胺神经纤维损害或丧失是发病的主要原因，临床诊断以对左旋多巴的阳性反应为依据。

帕金森综合征的病理特点表现为黑质内含 DA 的细胞内产生一种包涵物，可引起 DA 神经元的进行性退化和消失。应该提到，黑质中向豆状核发射的 DA 神经元较之尾核走向的受累更大。此变化进程缓慢，临床前时期可长达 20 年。只有当纹状体中 DA 神经元减少至 30%，临床症状才开始出现。此外，其他神经递质系统也受到不同程度的影响，包括蓝斑胞体中 NA 浓度的降低，核缝中 5-HT 神经元的减少，以及迈内特核基质中胆碱能细胞的减少。这些变化与帕金森综合征的情感障碍和识别功能的损害有关。

新近研究发现，中枢神经系统内存在一个以基底神经节，丘脑底部核团，丘脑和皮质组成的"运动圈"以调控机体的运动功能。引起帕金森综合征患者运动功能障碍的上要病理生理变化是基底神经节,尤其是纹状体中抑制性的 DA 神经元的减少,导致兴奋性的胆碱能神经功能的亢进。用一种化合物置换出内源性 DA 可加重运动障碍。近年来,正电子发射断层扫描(PET)的应用,直接证实了病人脑中 DA 的缺陷。放射标记的 DA 示踪物在纹状体中的聚集减少,反映了吸收示踪物的 DA 神经末梢的减少。在已鉴定的四种 DA 受体亚型中,以 D_2 型的受损最为明显和重要。

有证据表明,黑质中 DA 神经元死亡与一些神经毒物对神经细胞的损害有关。6-羟多巴(6-OHDA)能被单胺能神经元突触中的载体吸收和聚集,引起神经元的损伤和退化。纹状体中兴奋性氨基酸能神经元功能亢进,尤其是谷氨酸盐过剩产生不可逆神经损害。实验表明,N-甲基-D-天冬氨酸(NMDA)受体激动剂可致神经毒害,而竞争性抑制剂 memantine 则对抗这种损害。此外,黑质中酯过氧化反应亢进而产生的自由基过剩亦引起 DA 神经细胞的损害和死亡。有特殊意义的是当 DA 降解成 6-OHDA 时也伴有自由基的形成。

帕金森综合征的最基本疗法是应用左旋多巴的替代疗法。左旋多巴为 DA 前体物,可经肠道主动转运而吸收,然后透过血脑屏障,在脑中经 1-氨基脱羧酶代谢成 DA 而发挥作用。与酶抑制剂羟苄丝肼(benserazide)和甲基多巴肼(carbidopa)联合应用,可防止左旋多巴在外周的降解和由此引起的直立性高血压等毒副作用。长期服用左旋多巴可产生耐药和依赖,必须加大剂量来维持疗效,同时副作用亦加强。一批直接作用的 DA 受体激动剂阿扑吗啡(apomorphine),溴麦角环肽(bromocriptine)和 cabergoline 亦有十分重要的意义。发病初期使用这些药物既可模拟 DA 的作用而减轻残留的 DA 神经元的负担,又无类似左旋多巴代谢而产生毒性自由基的后患。这些化合物的吸收不依赖肠道内和血脑屏障的主动转运系统,较之左旋多巴,他们更能在受体部位保持稳定浓度。然而,这些药物选择性不强,通常作用于多种 DA 受体亚型和 5-HT 受体,引起中枢和外周的毒副作用。选择性的 D_2 受体激动剂 ropinirole 优于其他化合物。

单胺氧化酶 A 代谢各种单胺类包括 DA,NE 和 5-HT,单胺氧化酶 B 则选择性代谢 DA。B 酶的选择性抑制剂 deprenyl 可有效地对抗某些神经毒物的作用而用于帕金森综合征的治疗。

第五节 阿尔茨海默病

阿尔茨海默病(Alzheimer disease,AD)是以识别、记忆和思维功能丧失为特征的一组综合征。神经化学方面以脑中,尤其是大脑皮层和海马区胆碱能和五-羟色胺能神经元的进行性退化为主导作用,包括神经递质,受体和代谢酶类方面的变化。

追溯到 1965 年,一些美国科学家首先注意到病人脑中乙酰胆碱能神经元突触前胆碱酯酶的缺失。尔后,又报告了胆碱乙酰转移酶和乙酰辅酶 A 的大量减少。这一系列的观察研究导致了老年性痴呆症的"胆碱能学说"的提出(1986)。继而发现胆碱能神经末梢的受体数量大大减少。近年来用分子生物学的手段已从人脑中克隆和鉴定了 5 种不同的毒蕈碱受体亚型($M_1 \sim M_5$),而按药理学的性质分类则至少有 3 种亚型($M_1 \sim M_2$)。以 ^{3}H-Ach 和 ^{3}H-QNB(quinuclidinyl-benzilate)为放射性配基,用受体结合法分别测定各脑区 3 种 M 受体亚型的变化,不同的实验室得到的结果不尽一致。有报告 M_1 和 M_2 受体或增加,或减少,或不变。用氚标记的烟碱对烟碱(N)受体的测定发现其在老年性痴呆病人各脑区的数量均显著减少,这种减少也被免疫组化法进一步证实。

上述受体参数大多来自利用 AD 病人死后尸检采集的脑组织所进行的体外测定。这种疾病的终极状态的受体改变不一定能代表疾病进程中所表现的病理生理变化,限制了这些数据对临床治疗的参考价值,为了取得病人早期脑内在神经化学方面变化的第一手资料,人们利用一种体内受体造影技术——正电子发射断层扫描(PET)来观察脑内受体。用放射性核素标记物 ^{11}C 烟碱来显示 N 受体,用 ^{11}C-benztropine,^{11}C-tropanyl benzilate 和 ^{11}C-scopolamine 来显示 M 受体。静脉注射 ^{11}C 烟碱到病人体内,观察到其在脑内的分布与体外受体结合测定的分布相吻合。PET 技术的另一特点是能监测临床用药的效应。例如,用胆碱酯酶抑制剂 tetrahydroaminoacridine 治疗可增加 AD 病人脑前叶和颞叶皮层的 N 受体数量以及脑的葡萄糖利用率，其对神经生理指标的改善与预期结果一致。这一方法已被视为一种评价治疗老年痴呆新药的主要技术。

AD 病人的进行性损害可能涉及中脑中多种神经递质和神经元。除胆碱能神经外，单胺类神经与情绪，睡眠 – 清醒循环，学习和记忆极为相关。用上述类似方法，也发现抑制性的 5-羟色胺（$5\text{-}HT_1$ 和 $5\text{-}HT_2$）和兴奋性的谷氨酸受体在许多脑区的数量降低，而亲和力不变。肾上腺素 α、β 受体和多巴胺受体基本不变。此外，一些神经肽类受体，如 somatostatin 和神经肽 Y（neuropeptide Y）和神经降压肽（neurotensin）受体均降低。

临床上也发现有些 AD 病人的受体亲和力和数目均无改变，但用神经递质替代疗法效果并不佳，这一发现表明此疾病可能使受体后信号传导系统受到损害。由尸检病人的脑皮质中发现，5-HTIA 和 α_2 受体与 GTP 结合蛋白（G 蛋白）仍有正常的偶联，而大脑颞叶皮层中的生长激素释放抑制因子（somatostatin）与环化酶的偶联减弱，脑中多个部位的 M_1，M_2 受体与 G 蛋白的偶联也受到损害。亦有人观察到，海马区，皮质颞叶和小脑中编码兴奋性 G 蛋白（Gs）的 mRNA 水平升高，而环化酶的活性却降低。这些资料尚不完整和一致，因此，有关此病和 G 蛋白介导的受体信号传导系统之间的关系仍有待进一步探讨。

第六节　舞　蹈　病

舞蹈病是一种以舞蹈样手足徐动为主要症状，尾状核萎缩和常染色体显性遗传为特征的神经精神性疾病。近年来的一个重要发现是最终鉴定了位于第四对染色体的短臂末端的舞蹈病基因，并证实此病是由于 DNA 上 3 种核苷酸胞苷酸 – 鸟苷酸 – 腺苷酸（-C-G-A）的重复系列次数的多寡所造成的基因缺陷。舞蹈病基因的存在逐渐导致尾状核的萎缩以及基底神经节及其附近的神经元缺失和神经胶质增生。

与精神分裂症，阿尔茨海默病不同的是目前尚无证据表明舞蹈病与某一中枢神经递质或受体的缺陷密切相关。但实验发现舞蹈病人脑中含有 γ-氨基丁酸（GABA），脑啡肽、P 物质和生长激素释放抑制因子的中小型刺状细胞发生树枝状异常或减少。实验也发现基底神经节包括纹状体，苍白球，黑质中抑制性神经递质，例如 GABA 的浓度和 GABA 合成酶（谷氨酸脱羧酶）均显著减少，而生长激素释放抑制因子浓度增加。病人体内亦发现多巴胺受体减少但多巴胺含量基本不变。

目前，尚无有效的治疗方法能阻止舞蹈病的发展。治疗仅限于对症处理，药物治疗旨在减少运动障碍和精神病症状、低剂量的多巴胺拮抗剂，如氟哌啶醇或氟奋乃静可减轻舞蹈样运动，兴奋，幻觉和妄想。多巴胺激动剂如左旋多巴，甲基多巴肼（carbidopa），溴麦角环肽（bromocriptine）对运动徐缓有效。二环类抗抑郁剂或单胺氧化酶抑制剂对躯体的而非精神的疲乏有一定作用。氯硝西泮（clonazepam）可用于治疗睡眠障碍，而抗焦虑药物用于解除焦虑症状。

由于疾病的神经病理生理学的机制尚不清楚，目前尚无有效的针对某一种神经能或受体的治疗方法。例如，尽管观察到病人脑中神经节 GABA 能神经元和递质减少，然而用 GABA 类似物异鹅羔胺（muscinol），异烟肼（isoniazid），GABA 转氨酶抑制剂 α 乙炔 GABA（α-acetylenic GABA）或 GABA 受体激动剂并未能有效地控制疾病恶化，虽然氯苯氨丁酸（baclofen）能有效地限制纹状体中过量的谷氨酰胺，却也无法阻止疾病的发展。N-甲基-D-天门冬氨酸（N-methyl-D-aspartate，NMDA）拮抗剂虽然可以使疾病减缓，但是长期给药可引起 NMDA 受体功能的损伤从而影响学习记忆系统。

胚胎细胞移植被视为最有前景的药理学之外的治疗方法，对啮齿类的预初实验发现，将胚胎的纹状体细胞移植到损害的尾核，可形成新纹状体神经元，甚至形成相应的传出、传入神经纤维、由兴奋性毒素引起的运动障碍也可被这种方法所逆转。由此推测这种方法对舞蹈病引起运动功能障碍可能也有效。目前这一方法已进入人体实验阶段，即将双侧胚胎纹状体移植到舞蹈病病人的尾核中，其疗效正在评价之中。

第七节　癫　痫

癫痫是一种反复发生的，由于部分脑区或全脑致癫痫的放电所引起的痉挛或非痉挛发作。当今对各种癫痫的研究都致力于其发生，复发，自动中止或进入持续性癫痫的细胞和分子机制。

人体神经生理学研究表明，癫痫病人海马齿状脑回区颗粒细胞上 NMDA 受体功能增强，而抑制性的 γ-氨基丁酸受体功能减弱。癫痫的发病也与谷氨酸含量升高和 GABA 神经能功能低下有关。在刺激杏仁核诱发的大鼠癫痫模型上观察到，癫痫发作过程中，海马区谷氨酸释放进行性地增加。用脑内微透析方法结合脑电图分析发现，在癫痫病灶活动之始，脑中谷氨酸，天门冬氨酸和甘氨酸浓度显著增高，与它们相关的合成酶活性也增强。人们进一步发现，在抗药性癫痫病人的海马组织中，NMDA 和甘氨酸受体增多，而苯环己哌啶受体降低。然而也有些报道与此不一致。因此，这些变化与癫痫之间的关系有待进一步研究。

谷氨酸脱羧酶是 GABA 合成代谢的关键酶，在大鼠癫痫模型中发现，这些大鼠黑质神经末梢中此酶的含量明显降低，其相应的 mRNA 也降低。利用受体定量放射自显影技术，检测到癫痫病人 GABA 介导的 Cl⁻ 离子通道发生慢性改变，这种通道的慢性改变致使多个脑区中 GABA 刺激的 Cl⁻ 离子内流量降低。另外，也有实验报道癫痫病人杏仁核和海马区 GABA 免疫活性降低，病人的颞叶也观察到 GABA 和苯二氮䓬受体数量下降。

近年来，抗癫痫药物的研究有很大的进展。基于癫痫发作主要是由于一定脑区内抑制和兴奋性神经能活动不平衡所引起的理论，药物治疗以促进 GABA 能神经元的抑制功能和降低兴奋性氨基酸能神经元的兴奋作用为主。

一、促进 GABA 能神经元功能的药物

巴比妥和苯二氮䓬类药物通过作用于 GABA 受体 - 氯离子通道的复合体而促进 GABA 能神经元的抑制作用，因而它们用于治疗癫痫发作由来已久。但是这类药物有镇静、耐受和依赖的副作用。如使用苯二氮䓬受体部分激动剂，bretazenil 则可减少病人对药物的耐受和依赖。

二、降低谷氨酸能神经元功能的药物

愈来愈多的证据表明，兴奋性氨基酸能神经亢进尤其是 NMDA 受体阻断剂曾经被视为抗癫痫治疗的一个方向。这类化合物，包括老药氯胺酮（ketamine），五氯酚（pentachlorophenol）和新药 dizocilpine，CGP-37849，在动物癫痫模型上发现它们有一定的抗惊厥作用，但与氨甲酰氮䓬比较并无优势。此外，它们的致精神病样副作用限制了在临床上应用和发展，目前尚难预料其临床价值。

第八节 疼 痛

疼痛被分为两类："生理型"和"临床型"的。生理型疼痛表现为有害物质激活外周伤害感受器（亦即受体），经过多次中转到达大脑。这是一种潜在的有害刺激。这种使机体产生疼痛的刺激也能引起炎症和神经损伤。临床型疼痛通过一个完全不同的刺激—反应系统而产生，主要表现为炎症和神经损害导致中枢和外周的感觉神经致敏。一旦发生致敏，一些通常不引起痛觉的刺激亦被放大而产生疼痛感觉——痛觉过敏。

许多证据表明，作用于 NMDA 受体的兴奋性氨基酸在痛觉放大，中枢致敏等病理生理过程中，尤其是慢性疼痛中起了重要作用。NMDA 拮抗剂可减轻这些反应。此外，NMDA 受体激活，引起 Ca²⁺ 内流增加，一氧化氮（NO）产生，后者亦与疼痛传导有关。有人认为，阻断 NO 产生的药物可能有防止或治疗慢性疼痛的潜力。基于上述研究，产生了一些新的治疗方案，例如，从脊髓水平干扰中枢致敏过程；作用于脊髓水平的阿片受体，α-受体和 NMDA 受体的药物的应用（详述于后）。

痛觉冲动的向上传导通过脊髓 - 丘脑，脊髓 - 网状体和脊髓 - 中脑通路发射至脊髓上结构，中止于脑干，丘脑或皮质。这些中枢结构介导兴奋和抑制、输入和传出双重活动，尤以其抑制性传出有重要调节意义。位于中脑的脑水管外灰质，蓝斑中的神经元向外发射，直接或间接地中止于脊髓水平，对外周输入的疼痛信号有调节整合的作用。一些神经递质，如内源性阿片肽，5-HT 和 NA 及其受体均与这一过程有关。传统应用的阿片类镇痛药，现代治疗手段如深部脑刺激，透皮电神经刺激，针灸和硬膜外脊髓刺激均为激发这些同源性抑制机制。

以吗啡为代表的阿片类镇痛药已普遍用于治疗严重的急慢性疼痛。阿片受体的研究极大地丰富了我们对镇痛机制的理解。3 类 7 种受体亚型已被鉴定，包括 μ（μ$_1$，μ$_2$），δ（δ$_1$，δ$_2$）和 κ（κ$_1$，κ$_2$ 和 κ$_3$）。除了对 κ$_2$ 尚研究不多以外，所有亚型都与疼痛调节有关。μ$_1$，κ$_3$ 和 δ$_2$ 主要存在于脊髓上中枢结构，而 μ$_2$，κ$_1$ 和 δ$_1$ 在脊髓水平产生调节作用。各种受体既有独立的镇痛功能，系统间又有协同作用。

α$_2$ 受体激动剂，例如可乐定，dexmedetomidine，用作镇痛药已引起人们极大的关注。这类药物通过激发脊髓 α$_2$ 肾上腺素能的抑制机制而介导镇痛作用。有证据表明可乐宁能促进阿片类的镇痛效应。因此，α$_2$ 激动剂可单独或与阿片类联合应用，通过全身、硬膜外或鞘内给药。

如上所述，NMDA 受体与慢性疼痛十分相关，并在阿片类药物的耐受和依赖中起了主要作用。动物实验观察到，NMDA 受体拮抗剂能减缓对吗啡耐受的形成和停药后的戒断症状。因此，这类化合物可能成为有发展前景的镇痛剂。

此外，非甾体类抗炎药通过抑制炎症来降低外周增敏过程。最近发现这些药物亦通过中枢机制产生镇痛作用。非甾体类抗炎药与阿片类联合用于手术镇痛，可减少阿片类用量。局部或全身运用局部麻醉剂可阻断外周痛觉冲动向中枢的传导，常用于神经损伤产生的疼痛。

第九节 高 血 压

高血压是一种常见的心血管疾病。一般认为高血压是指收缩压 ≥140mmHg（18.7kPa），舒张压 ≥90mmHg（12kPa）。高血压分为原发性和继发性高血压，原发性高血压是指无任何明显的或无法发现的诱发因素所致的一种高血压，而继发性高血压通常为疾病或其他已知原因诱发的高血压，后者如糖尿病高血压，妊娠期高血压等。

高血压的发病机制比较复杂，尤其是原发性高血压，但其发病机制大致可分为 4 类：①由交感肾上腺素能神经亢奋所致；②肾素过多；③肾功能不全或保盐激素分泌过多；④血管异常所致（如血管弹性减少或继发性的血管疾病）。限于篇幅，本章节只讨论高血压与某些受体的关系，包括它与肾上腺素受体，多巴胺受体，腺苷受体以及某些肽类受体的关系。

肾上腺素能受体包括 α 和 β 受体，随着分子生物学技术的发展，现已分子克隆了几种 α 和 β 受体的亚型，如 α$_1$，α$_2$，β$_1$，β$_2$ 和 α$_3$。α$_1$ 和 α$_2$ 受体至少分别又有 3 种亚型。许多实验证明，肾上腺素系统在调节血压中起着举足轻重的作用。药理实验表明耗竭中枢和外周的儿茶酚胺可以防止高血压的发生。在高血压病人和高血压动物中，发现儿茶酚胺含量明显增高。值得指出的是儿茶酚胺含量的调节与受体有着密切的关系，尤其是突触前单胺类受体。正常生理情况下，神经突触前 α$_2$ 受体有抑制去甲肾上腺素释放的作用，这是因为去甲肾上腺素和突触前 α$_2$ 受体结合后反馈性地抑制去甲肾上腺素的释放，这是一种负反馈调节机制。高血压病人和高血压大鼠中均发现过多的去甲肾上腺素、因此有人认为，高血压病人或动物体内神经突触前这种 α$_2$ 受体已失去其负反馈的作用。这种假说得到一些实验的支持，Galloway 和 westfall 在 1982 年发现育享宾（突触前 α$_2$ 受体拮抗剂）能增加对照组大鼠去甲肾上腺素的释放，却对高血压大鼠无作用。Tsuda 等人也发现幼年自发性高血压大鼠突触前 α$_2$ 受体对去甲肾上腺素的敏感性明显降低。用结合实验方法，Nomnra 等人发现自发性高血压大鼠延髓的育享宾和可乐宁的结合数目减少，这表明这一脑区 α$_2$ 受体数目减少。

与突触前 α$_2$ 受体功能相反，突触前 β 受体（可能 β$_2$ 受体）有易化去甲肾上腺素释放作用，这是一种正反馈作用。已有实验证明，突触前 β 受体的改变与高血压有一定关系。例如，服用甲磺胺心定（sotatol，一种 β 受体阻断剂），高盐型高血压大鼠的血压降低，而正常大鼠的血压无影响，甲磺胺心定的作用被认为是阻断突触前 β 受体所致。这一发现提示高血压大鼠突触前 β 受体可能具有较高的敏感性。在原发性高血压病人中，Zern 等人发现病人血浆中肾上腺素持续不断地刺激突触前 β 受体，这可能是高血压病人血液中儿茶酚胺含量持续高的原因之一。

在去甲肾上腺素能神经末端，存在着多巴胺敏感性的突触前抑制性受体。现已证明，这种突触前多巴胺受体可能是多巴胺 II 型受体，激活这型受体可抑制其他激动剂所引起的去甲肾上腺素的释放。在正常大鼠肠系膜脉管系统，多巴胺能抑制去甲肾上腺素的释放和抑制其增压效应，这种抑制作用可被多巴胺 II 型受体拮抗剂灭吐灵（metoclopramide）所对抗，但是多巴胺的这种抑制作用在高血压大鼠中明显减小，这些实验表明突触前多巴胺受体所具有的负反馈机制在高血压鼠中可能受到影响。

除了单胺类受体，与高血压有关系的受体还包括某些肽类受体，例如血管紧张素 II 受体和神经肽 Y 受体。血管紧张素 II 有增加血管收缩和促进去甲肾上腺素释放的作用。离体组织实验发现，血管紧张素 II 增强神经刺激诱发的增压作用在高血压大鼠中明显强于正常大鼠。也有实验报道，与对照组相比，血管紧张素 II 明显增强高血压大鼠去甲肾上腺素的释放。甲巯丙脯酸（captopril）是血管紧张素 II 转化酶的抑制剂。Antonaccio 和 Kerwin 研究这个化合物发现，它能明显抑制由于刺激脊髓所致的升压作用，与对照组比较，这个化合物也更加有效地抑制高血压大鼠离体肠去甲肾上腺素的释放。这些结果均说明血管紧张素 II 在高血压的形成过程中有着重要作用。

血管紧张素 II 对血压的作用是通过其受体所介导的。迄今为止，已有 3 种血管紧张素 II 亚型受体被克隆，现在只发现其 I 型受体与血压的调节有关，其他二型受体的功能不太清楚，蛋白序列分析发现这些受体属于 G 蛋白偶联受体。

神经肽 Y 是一个有 36 个氨基酸残基的肽，此肽广泛地分布于中枢和外周神经系统。近来实验表明，神经肽 Y 可能与血压的调节有着密切关系。给大鼠皮下注射神经肽 Y 可引起高血压；在高血压病人中发现神经肽的含量升高；另外还发现冠状动脉和其他血管平滑肌均存在神经肽 Y I 型受体；更为重要的是，现已发现此肽在脑干水平调节血压。临床实验一种此肽的拮抗剂 D-Myo-inosito-1, 2, 6, -triphosphate，发现它有降压作用。

神经肽 Y 的作用也是通过其受体所介导。神经肽 Y 的受体业已克隆，现已发现二种神经肽 Y 受体亚型：I，II 和 III 型。I 型受体存在于突触后，II 型存在于突触前和突触后，第 III 型仍在鉴定之中。放射自显影和组织化学实验表明，I 型受体较多地分布于皮层。在海马、嗅球和下丘脑，I 型和 II 型受体数大致相同。III 型受体主要分布于脑干、已有实验表明分布在脑干的 III 型受体可能与高血压有一定关系。这些受体均与 G 蛋白偶联，故也属 G 蛋白偶联受体。

此外，腺苷能受体与高血压也有一定关系，但它在高血压形成过程中所起的作用报道不一。Kamikawa 等人发现腺苷和 ATP 能抑制去甲肾上腺素释放，然而这种抑制作用在高血压大鼠中明显弱于正常大鼠。因而，他们认为高血压大鼠突触前腺苷受体敏感性可能下降。与此相反，Ekas 等人的实验结果表明，腺苷的抑制作用在高血压大鼠组和对照组中相同。因此，腺苷受体与高血压的关系有待进一步研究。

第十节 麻　醉

全身麻醉的状态包括痛觉消失，记忆缺失，神志丧失，感觉和自主神经反射消失，以及在大多数情况下，肌肉松弛。一个理想的麻醉剂应该能够迅速而平稳地产生麻醉，并及时地恢复清醒状态。同时，也应具备安全度大，副作用小的优点。实际上，各个麻醉剂产生这些作用的程度不尽相同。目前，运用任何单一的麻醉剂尚难达到满意的效果，只能由联合用药来解决。

目前，较被普遍接受的全身麻醉的机制是基于麻醉剂作用于神经突触膜的概念。然而这些化合物究竟作用于何种神经突触膜？膜上的什么分子组分和哪些膜的特殊功能受到影响？人们尚未在这些问题上达成共识。

在许多教科书中，人们将吸入性麻醉剂的药理功能描述成与其化学结构无关。这主要是由于不同种类的气体和挥发剂，从碳水化合物，一氧化氮，到惰性气体（氙气、氖气），均为麻醉剂。在特殊情况下，氧气和二氧化碳也有麻醉作用。由此可见，麻醉作用的产生并不依赖于麻醉剂分子中原子的特定的空间排列。只有明显影响麻醉剂的物理性质的化学结构因素才转而影响其麻醉强度。换言之，分子的整体结构比分子中某个特定的原子基团似乎更为重要。然而，有一种"切断"（cut-off）现象，表明一个化合物的物理性质也并非决定其麻醉强度的唯一因素。当延长一个烯烃类化合物的链长，开始时药物的麻醉强度随着疏水性的增加而加强，达到一定长度时，其麻醉活性突然全部消失。这种现象只被简单地归咎于药物分子体积过大，与作用部分不相一致的缘故。

　　大多数全身麻醉剂的共同神经生理效应是升高细胞放电的阈值，从而降低神经元的活动。吸入性麻醉剂和静脉注射用巴比妥类和苯二氮䓬类均抑制多个脑区的自发性和激发后神经活动。神经元的轴索和突触的信息传递都受到影响，而以突触更为明显。各类药物通过不同的离子机制起作用。吸入性麻醉剂激活 K^+ 通道而引起神经元超极化，导致产生动作电位的能力降低，即阈值升高。对培养的单细胞的电生理研究发现，异氟烷（isoflurane）缩短由烟碱受体所激活的阳离子通道的开放过程，从而延缓胆碱能神经元的突触传递。而苯二氮䓬类和巴比妥类药物所产生的细胞膜超极化和降低神经元放电则归咎于 $GABA_A$-受体介导的 Cl^- 通道的开放。

　　气态麻醉剂影响神经细胞膜的离子流的机制尚不明了。麻醉剂分子与膜通道蛋白的疏水部位直接相互作用的假说，得到一些实验的支持。例如，气态麻醉剂与和乙酰胆碱能烟碱受体相偶联的通道作用，使通道稳定在关闭状态。由于药物的麻醉强度与其脂溶性密切相关，另一种可能的解释是，这些药物分子与膜的脂质层产生非特异作用，继而引起通道功能的变化。利用人工脂质膜进行研究的结果表明，气态麻醉剂可溶解于脂质层，使膜的流动性增加，脂质层结构的有序性降低，从而改变了镶嵌在脂膜上的通道功能。动物实验观察到，将麻醉动物置于高压盒中（50～100 大气压），可逆转药物的麻醉效应，这一现象被解释为高压增加了脂质膜的有序性，减少了流动性，亦即抵消了药物的作用。然而，用稍稍升高温度来增加脂质膜的流动性，却不能达到麻醉效果，相反，倒减弱了麻醉剂的强度。"流动性"假说也与另一临床观察不相一致，即老年病人通常对麻醉剂的需求量和耐受量均降低，尽管神经细胞膜的流动性随年龄的增长而降低。

（乐　飞　曾湘屏　张均田）

参 考 文 献

1. Hollister L E. Antipsychotic agents & lithium. In：Basic and Clinic Pharmacology. Edited by Katzung BG. Appleton & Lange. Norwalk，Connecticut，1995，432－447

2. Sunahara R，Seeman P，Van Tol HH M，et al. Dopamine receptors and antipsychotic drug response. Br J Psychi，1993 163：31－38

3. Pryor J C and Sulser F. Evolution of the monoamine hypotheses of depression. In：Biological Aspects of Affective Disorders. Edited by Horton R. and Katona C. Academic Press Inc，San Diego，1991，77－89

4. Richelson E. Antidepressants and brain neurochemistry. Mayo Clin. Proc，1990，65：1227－1236

5. Korczyn AD. Parkinson's disease. In：Psychopharmacology：The Rourth Generation of Progress，ed. F E Bloon and D J Kupfer（Raven Press，Ltd，New York），1995，1479－1483

6. Montastruc JL，Llau ME，Rascol O et al. Drug-induced parkinsonism：A review. Fundam Clin Pharmacol，1994，8：293－306

7. Greenanyre J T and Maragos W F Neurotransmitter receptors in Alzheimer disease. Cerebrovasc Brain Metab Rev，1993，5：61－94

8. Krogsgaard-Larsen P. Neurotransmitter receptors as pharmacological targets in Alzheimer disease. In：Drug Design for Neuroscience. ed. A P Kozikowski（Raven Press，Ltd New York），1993，1－31

9. Nordberg A. Neuroreceptor changes in Alzheimer disease. Cerebrovasc Brain Metab Rev，1992，4：303－328

10. Gusella J F and MacDonald M E. Huntington's disease. Cell Biol，1995，6：21－28

11. Purdon SF，Mohr E，Ilivitsky V et al. Huntington's disease：Pathogenesis，diagnosis and treatment. J Psychiatr Neurosci，1994，19：359－367

12. Loscher W. Basic aspects of epilepsy. Current Opinion in Neurology & Neurosurgery，1993，6：223－232

13. Swanson T H. The pathophysiology of human mesial temporal lobe epilepsy. J Clin Neurophysiol，1995，12：2－22

14. Siddall P J and Cousins M J. Recent advances in pain management. Aust N Z J Surg，1995，65：674－685

15. Pasternak G W. Pharmacological mechanisms of opioid anagesics. Chin Neuropharmacol，1993，16：1－18

16. Tsuda K and Masuyama Y. Presynaptic regulation of neurotransmitter release in hypertension. Clin Exp Pharmacol Physiol，1991，18：445－467

17. Harris R C and Inagami T. Molecular biology and pharmacology of angiotensin receptor subtypes. In：Hypertensin；Pathophysilogy，Diagnosis，and Management. Second edition. Edited by Laragh J H and Brenner B M. Raven Press，Led，New York，1995，1721 – 1738

18. Wettstein J G，Earley B and Junien J L. Central nervous system pharmacology of neuropeptide Y. Pharmac Ther，1995，65：397 – 414

19. Halsey M J. Molecular interactions of anaesthetics with biological membranes. Gen Pharmac，1992，23：1013 – 1016

20. Trevor. A J and Miller R D. General Anasthetics. In：Basic and Clinic Pharmacology. Edited by Katzung BG. Appleton & Lange. Norwalk，Connecticut，1995，381 – 394

第六篇 神经递质、肽、神经营养因子的研究方法与技术

第一章 神经递质和神经肽的研究方法与技术

第一节 突触小体制备及突触体对单胺递质摄取的测定

一、生物化学和药理学研究用的突触小体标本

（一）引言

对结构复杂的神经组织在体外进行生化和药理学研究是较困难的。不过，神经元的轴突和突触前末梢所特有的物理特性可以允许用差速或密度梯度离心技术在亚细胞水平上加以分离。神经组织制成匀浆后，神经的末梢部位的细胞膜从轴突上自发断裂、封闭而形成袋状颗粒结构，而其形态和其中的神经递质的含量均无改变（Whittaker，1962；Gray 和 Whittaker，1960；1962）。Whittaker 等（1964）实验的当初，这种袋状的突触前神经末梢就被称为突触小体。从动物脑制备的这种突触小体成分中含有多种神经递质，如乙酰胆碱、去甲肾上腺素、5-羟色胺、γ-氨基丁酸（Michaelson 和 Whittaker，1963；Ziehetr 和 De Robertis，1963；De Robertis，1967）。突触小体还可进一步打碎成含有可溶性细胞质、线粒体、外膜和突触小泡的亚细胞成分（Whittaker，等，1964）。

（二）突触小体标本是方便的研究材料

近 30 年来的研究表明，突触小体及突触小体标本被广泛地应用于神经递质的生物合成、摄取、贮存、释放的机制研究和药物作用在这些递质及其受体的药理学研究，另外，由于突触体标本的制备和生化定量方法简便，在新药的发现和开发中，常作为生化研究观察的对象。这方面最成功的典范是在新的一类抗抑郁药——选择性的 5-HT 重摄取抑制剂（SSRI）的开发研究中（Wong 等，1974；1975），就是利用脑组织的突触小体对 5-HT 的摄取作为观察指标的（Wong 等，1973）。1972 年，在这样的研究策略下，发现了第一个 SSRI 药物——fluoxetine（Prozac）（Wong 等，1974；1975）。后来有关的药物，如 sertraline（Zoloft）（Koe，等，1990）和 paroxetine（Pixil）（Buus Lassen，1978）也是遵循同样的研究途径被发现的。

（三）生化和药理学研究

突触小体标本在生化研究中有广阔的用途。例如，Coyle 和 Snyder1969 年首次用突触小体标本进行了儿茶酚胺摄取的动力学研究。后来，同样的研究方法扩展到了大鼠脑突触小体 5-HT 摄取的动力学研究（Kuhar，1972；Wong 等，1973；Heym 和 Gladfoltor，1992）。在突触小体标本上进行的实验发现突触小体膜上氯的钠依赖性和高亲和力的摄取与乙酰胆碱的合成有密切关系（Chen 和 Lee 1995）。突触小体标本也用于神经递质（Soliakov 等，1995；Zheng 和 Nicholson，1996）和氨基酸（Tan 和 Ng，1995）的释放、钙（Keith 等，1995；Turner 和 Dunlap，1995）和镁（Garcia-Martin 等，1995）的转运的研究，最近报道，有人在突触小体标本上观察了 pH 和能产生 NO 的化合物对能量代谢的影响（Erecinska 等，1995a，b）。

生化和放射配体结合技术的研究表明，脑组织突触小体制备的膜成分中含有许多可与神经递质特异结合的受体，它们包括阿片受体（Pert 和 Snyder，1973；Wong 和 Horng，1973），GABA$_A$ 受体（Wong 和 Horng，1977）及其可用 benzodiazepin 标记的氯离子通道（Squires 和 Braestrup 1977）、多巴胺 D$_2$ 受体

（Seeman，等，1975；Wong，等，1986）、多巴胺敏感的腺苷酸环化酶（Wong 和 Reid，1980），5-HZ 受体的亚型（Peroutka 和 Snyder，1980；Wong 等，1991；1993）、可与上述及其他受体发生相互作用的药物有 SSRI（fluxetine 和 norfluoxetine）（Wong 等，1983；1985，1991；1993）、pergolide（一种多巴胺 D_1/D_2 受体激动剂）（Wong 等，1986；Wong 和 Reid，1980），xanomoline（一种毒蕈碱 M1 激动剂）（Bymaster，等，1994）和 olanzapine（一种新的非典型的抗神经病药物）（Bymaster 等，1996）。

（四）突触小体标本的分离方法

1. 粗制的突触小体标本　实验室用的啮齿类动物或其他种类或品系的实验动物断头处死后，迅速将脑取出，在 4℃ 的环境下分离出所用的脑区。

标本的制备方法在不少文献中有具体描述（Coyle 和 Snyder，1969；Kuhar 等，1971；Wong 等，1973；1993）。全脑或一个特定的脑区在 9 倍容量的冰冷的分离液中制成匀浆。分离液的成分为：0.32mol/L 蔗糖；1mmol/LEDTA 钾盐；10mmol/LTris-HCl，pH7.4 和 10mmol/Lglucose。上述操作在配有电机驱动的松弛的 Teflon 研棒（0.1mm 间隙）的 Potter-Elvehjem 玻璃组织匀浆器中进行。匀浆移于离心管中，在 4℃ 的冷冻离心机中以 1000×g 的离心力离心 10min。离心后的上清液移入另一离心管中，而将含有未打散的组织和细胞碎片的沉淀物（P1 成分）舍去。这一离心管中的上清液用 10 000×g 的离心力离心 20min。离心后的沉淀物（P2 成分）中含有粗制的突触小体和/或线粒体成分。将 P2 成分加在约含 25mg/ml 蛋白质的分离液中制成悬液。用分光光度计测定其中的蛋白质的含量（Lowry，等，1951），用牛血清白蛋白作为标准蛋白液。新鲜制备的突触小体标本适合于那些需要生化完整性的研究项目，比如神经递质和阳离子的摄取和释放，因为这些过程是需要有氧代谢提供能量的耗能过程。

2. "精制"突触小体的制备方法　这里介绍一种文献报道的"精制"突触小体的制备方法（Booth 和 Clark，1978）。取用上述方法从 2g 脑组织（湿重）制备的粗制突触小体成分加到 2ml 的分离液中制成悬液。再用 12% 的 Ficoll/蔗糖液将悬液稀释成 30ml，12% 的 Ficoll/蔗糖液的成分为：12%（W/W）Ficoll，0.32mol/L 蔗糖和 50μmol/L 的 EDTA 钾，pH7.4。稀释后的悬液在 Potter 型的组织匀浆器（0.375mm 间歇）中手工轻轻地研磨。取其中的 10ml 粗制突触小体悬液加到离心管中的底部，在上面再小心地加入一层 5ml 7.5% 的 Ficoll/蔗糖液 [7.5%（W/W）Ficoll，0.32mol/L 蔗糖，50μmol/LEDTA 钾，pH7.4]，最后，在最上层加入一层 5ml 的分离液。离心管在 99 000×g 的离心力下冷冻离心 30min，在离心时用 3×23ml 的离心转子。经上述离心后，髓鞘质和突触小体分别分层于上面的一层和中间层中，而游离的线粒体留在最下面的一层中。小心去掉最上面的髓鞘层后，仔细地从中间层中吸走突触小体。突触小体再用分离液稀释成 30ml，然后再在 Potter 匀浆器中轻轻研磨。悬液再用分离液稀释成 60ml，再用 5500×g 离心 10min。这样得到的突触小体沉淀物最后稀释成 1~2ml 备用。要研究需要结构完整的过程，如神经递质和阳离子的摄取和释放时，应该用新鲜分离的突触小体标本。

3. 试剂

（1）分离液　0.32mol/L 蔗糖；1mmol/L EDTA-钾；10mmol/L Tris-HCl（pH7.4）和 10nmol/L glucuse。

（2）Ficoll　由瑞典 Uppsala 的 Pharmacia 公司生产，实验前用双玻璃（doubleglass）蒸馏水透析纯化至少 5h。

4. 仪器设备

（1）配有 teflon 研棒（0.1 或 0.375mm 间隙）的 Poter-Ejvehjem 玻璃组织匀浆器。

（2）冷冻超速离心机。

（3）离心管。

（4）离心转子（rotors）。

二、脑突触体对单胺类神经递质的摄取

（一）概述

突触前神经末梢对单胺类神经递质的特异性的摄取可以终止这类神经递质对突触后的作用，单胺类递质有儿茶酚胺［肾上腺素、去甲肾上腺素（NE）、多巴胺（DA）、5-羟色胺（5-HT）和吲哚胺（Iversen，1970）］。在从鼠脑分离的突触体标本中已发现有不同动力学特性的特异性的 NE 和 DA 摄取过程（Snyder 和 Coyle，1969；Coyle 和 Snyder，1969）。因为不同脑区神经末梢的密度不同，从下丘脑制备的突触体标本中，NE 和 5-HT 的摄取量高于从其他脑区制备的标本；从纹状体制备的突触体标本中，DA 的摄取量高于其他脑区的标本（Snyder 和 Coyle，1969；Wong 和 Bymaster，1976；Sakurai，等，1990）。在脑片中发现高亲和性和特异性的 5-HT 与儿茶酚胺类的摄取在动力学方面有着明显的差异（Shaskan 和 Snyder，1970）。在大鼠全脑和个别脑区中也发现了具有同样生化特性的 5-HT 摄取过程（Kuhan，等，1972；Wong，等，1973；1975）。单侧毁损大鼠的外侧下丘脑后，从同侧端脑制备的富含突触体的匀浆中 NE 的摄取比正常动物的减少（Zigmond，等，1971）；毁损动物中脑缝际核（Kuhar 等，1972）或一次性注入 5-HT 神经毒 P-氯苯异丙胺（Wong，等，1973）可以选择性地抑制突触体对 5-HT 的摄取。

（二）选择性的摄取抑制剂

突触体 NE、DA 和 5-HT 摄取的特异性抑制剂是研究中枢神经系统（CNS）中这类胺能神经元的神经递质的重要工具药。许多这类摄取抑制剂也是常用的精神病治疗药物。最有代表性的是三环抗抑郁药，包括含次级胺药和含三级胺的药。前者如 desipramine、desmethylclomipramine 和 nortriptyline，后者如 imipramine 和 amitriptyline（Glowinski 和 Axelrod，1966；Snyder 和 Coyle，1969；Horn，等，1970；Shadkan 和 Snyder，1970；Wong，等，1974）。次级胺药物能选择性地抑制 NE 的摄取，而三级胺药物（imipramine 和 clomipramine）可抑制 5-HT 的摄取。但是 amitriptyline 可同时抑制 NE 和 5-HT 的摄取。这些三环类抗抑郁药和单胺类摄取抑制剂的化学结构列于图 6-1-1。由于在动物体内（在体）有代谢性的脱甲基作用，含有三级胺的三环类药物极易转化为各自的含次级胺的代谢物，主要抑制 NE 的摄取。

有几种药物已被证明可以同时抑制突触体标本中 NE 和 DA 的摄取见图 6-1-2。这类药包括 nomifensine、buproprion、mazindole、EW5128 和 methylphenidate 等（Wong，等，1980；Gateley 等，1996）。Nomifensine 和 bupropion 是有效的抗抑郁药物，但由于 nomifensine 有副作用（adverse），已在临床上淘汰。

Name	Chemical Structure	Substitution	
		R_1	R_2
Desipramine	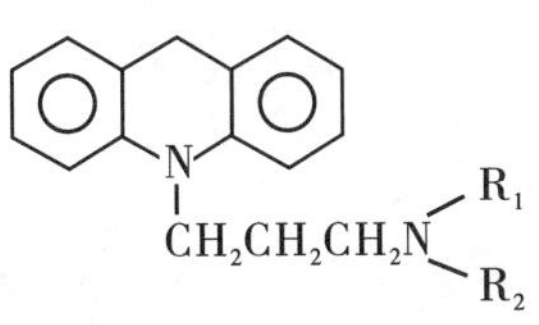	H	CH_3
Imipramine	$CH_2CH_2CH_2N$	CH_3	CH_3
Chlorodesipramine	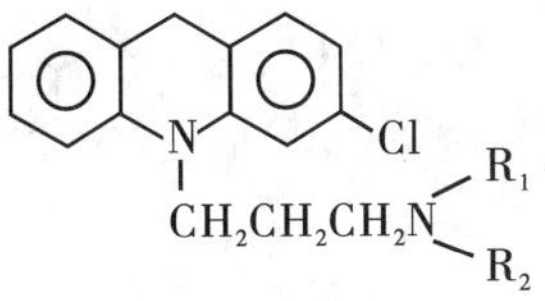	H	CH_3
Clomipramine	$CH_2CH_2CH_2N$	CH_3	CH_3
Nortriptyline	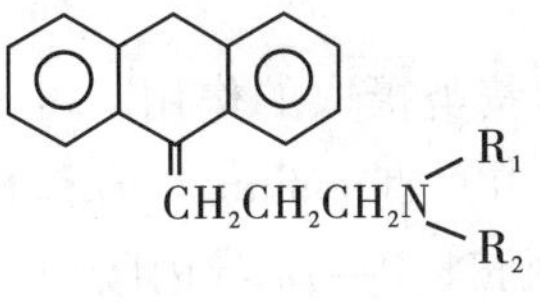	H	CH_3
Amitriptyline	$CH_2CH_2CH_2N$	CH_3	CH_3

图 6-1-1　单胺类摄取抑制剂：三环类抗抑郁药的化学结构

methylphendate 用在儿童和成人的注意缺陷和过度活动障碍（hyperactivity disorder）。GBR12909 和 GBR 12935 是选择性的 DA 摄取抑制剂，见图 6-1-2。

选择性的 5-HT 摄取抑制剂的系统研究始于 20 世纪 70 年代早期。在其研究过程中，从鼠脑制备的突触体标本中特异性的 5-HT 摄取，是生化研究的研究对象（Wong 等，1973），第一个发现的选择性的 5-HT 摄取抑制剂是 fluoxetine（LY 110140，图 6-1-3），当时预测这种药可能会成为治疗抑郁症的药物和重要的工具药（Wong 等，1974；1975），后来的工作证明它的确可以治疗抑郁，并且成为 CNS 中 5-HT 神经递质研究的重要的工具药（Wong，等，1995）。文献报道的其他选择性的 5-HT 摄取抑制剂尚有 zimelidine、paroxetine、citalopram、fluvoxaine 及 sertraline（图 6-1-3）。这些药也都可治疗抑郁症。Fluoxetine 已成为全球性最常用的抗抑郁药，在许多国家，也用来治疗强迫观念与行为症和食欲过盛。

也有一些抑制剂可以分别在 NE 能和 5-HT 能的末梢阻断 NE 和 5-HT 的摄取。venafaine、milnacipram 和 duloxetine 是典型的带有 duloxetine 的两种摄取过程的强力抑制剂（图 6-1-4）（Wong 等，1993；Artigas，1995）。

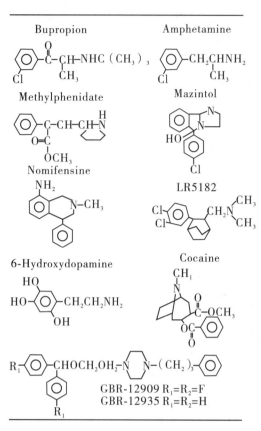

图 6-1-2　多巴胺和去甲肾上腺素摄取抑制剂的化学结构

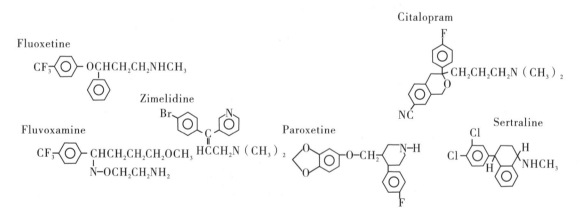

图 6-1-3　单胺类摄取抑制剂中选择性的 5-HT 重摄取抑制剂的化学结构

其他作用于 CNS 的药物也有抑制单胺类摄取的作用。可卡因（图 6-1-2）能抑制 3 种单胺能神经递质，而苯异丙胺和它的 halogenated 类似物，如 fenfluramme 和 P-氯苯异丙胺（图 6-1-5）则可分别抑制 NE 和 5-HT 的摄取，但是，可卡因、苯异丙胺、P-氯苯异丙胺和 fenfluramine 同时要利用摄取过程引起这些单胺类递质从神经末梢释放（fuller 和 Henderson，1994）。

（三）单胺类摄取的测定方法

1. 粗制突触体标本的分离　我们实验室的操作程序是：取 150～200g 的 SD 大鼠，断头后立即取出

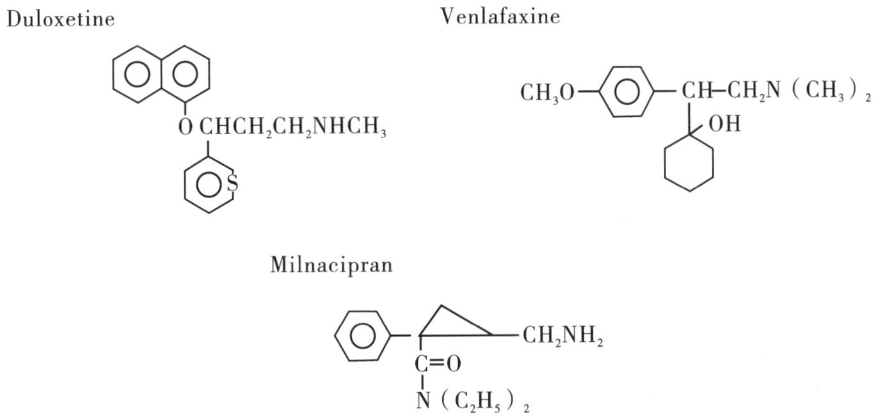
Duloxetine
O CHCH2CH2NHCH3
S
Venlafaxine
CH3O
CH–CH2N (CH3)2
OH
Milnacipran
CH2NH2
C=O
N (C2H5)2

图 6-1-4 去甲肾上腺素和 5-HT 摄取抑制剂的化学结构

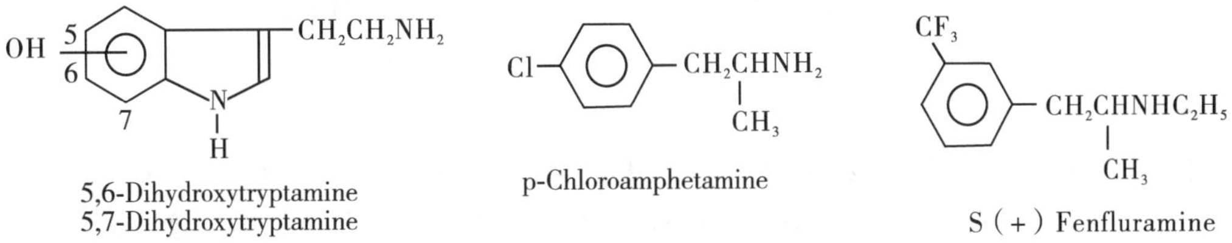
OH
5
6
7
CH2CH2NH2
N
H
5,6-Dihydroxytryptamine
5,7-Dihydroxytryptamine
Cl
CH2CHNH2
CH3
p-Chloroamphetamine
CF3
CH2CHNHC2H5
CH3
S (+) Fenfluramine

图 6-1-5 5-HT 释放剂的化学结构

脑。在 0～4℃的环境下将所用的脑区分出。其详细的操作程序详见其他有关章节。

2．单胺类测定中的注意事项 具有特异性放射活性的 ^{14}C 或 ^{3}H 标记的 5-HT、NE 或 DA 都有市售。我们实验室常用 ^{3}H 标记的单胺类，单胺类容易化学性地被氧化或代谢。因此，孵育液中通常含有一定浓度的 EDTA、抗坏血酸和单胺氧化酶抑制剂 iproniazid。

因为摄取过程是温度依赖性的并且是依赖于有氧氧化的耗能过程，所以摄取实验应在 37℃的生理温度下，在 95% O_2 和 5% CO_2 饱和的溶液中进行。在 4℃时 ^{3}H 单胺类在突触标本中的积累是非特异性活动的结果，应该从 37℃下测的总放射活性中减去这一部分。

多巴胺能神经末梢对 DA 的摄取比对 NE 或 5-HT 的高得多。这种情况在纹状体表现得尤为突出。测定 DA 的摄取，要用从纹状体制备的突触体标本，而要测定 NE 或 5-HT 的摄取，用从纹状体以外的脑区制备的突触体标本较好。小脑中 3 种单胺类的摄取都是最低的。

3．单胺类摄取的测定 下面叙述突触体对 ^{3}H-5-HT、^{3}H-NE 或 ^{3}H-DA 摄取的测定方法。孵育液为重碳酸盐 Krebs 液，其中还加入 10mmol/L 的葡萄糖、0.1mmol/L 的 iproniazid，1mmol/L 的抗坏血酸、0.17mmol/L 的 EDTA。^{3}H 单胺类的浓度可取 10、50 或 100nmol/L。取相当于 0.5～1mg 蛋白质的突触体标本加入到 1ml 的改良的 Krebs 液中，在 37℃的恒温振荡器中孵育 5min。做动力学测定时，要根据所用的 ^{3}H 单胺类，浓度要配成从 10～300nmol/L 系列溶液。标本加入后，立即用 2ml 冰冷的生理盐水溶液稀释，然后在“细胞收获器”（cell harvester）（Brandel Gaithersburg，MD），用 Whatman GF/B 滤纸真空过滤。过滤用大约 5ml 的生理盐水洗涤两次后，转入盛有 10ml 闪烁液（PCS；Amersham）的计数瓶中，在液闪色谱分光光度计上测定其放射活性。

4．试剂

（1）重碳酸盐 Krebs 反应液的组成

成分	终浓度 mmol/L
NaCl	130
KCl	2.74
NaH_2PO_2	0.70

MgCl$_2$	0.50
NaHCO$_3$	30
Glucose	10
EDTA，pH7.3	0.171
iproniazid	0.10

（2）气体　95% O$_2$ +5% CO$_2$。

（3）PCS 液闪液。

5. 设备

（1）冷冻离心机。

（2）37℃的振动水浴器。

（3）24、48 或 96 孔细胞收获器（harvester）

（4）闪烁放射性光度计。

第二节　血小板对5-羟色胺的摄取

一、概述

血液中的 5-HT 主要分布于血小板中（Rand 和 Reid，1951；Hardisty 和 Stacey，1957）。从组织发生上来讲，它主要来自于胃肠道的肠道嗜铬细胞。5-HT 进入血小板是有饱和性的逆浓度梯度的主动摄取过程（Bom 和 Gillson，1959；Stacey，1961），该摄取过程是钠依赖性的并且对哇巴因和二硝基酚等能量代谢抑制剂敏感（Snedon，1971）。离体悬液中的血小板中 5-HT 的浓度可受利血平和 P-氯苯异丙胺等释放剂影响（Bartholini 和 Pletscher，1964），5-HT 在血小板中的积累对三环抗抑郁药（如丙咪嗪、clomipramine、amitriptyline）的抑制作用敏感（Pletscher，等，1967；Todrick 和 Tait，1969）。测定血小板对 5-HT 的摄取是在实验动物（Horng 和 Wong，1976）或人体（Lemberger，等，1978）上药效学研究的方便手段，如选择性的 5-HT 摄取抑制剂 fluxeune 的药效研究就是采用这种方法的。

二、血小板中5-HT 摄取的测定方法

（一）大鼠高血小板血浆（platlet-rich plasma，PRP）的制备

这里介绍根据文献报道（Sneddon，1969；Homg 和 Wong，1976）改良的 PRP 的制备方法。150～200g 的雄性 SD 大鼠 CO$_2$ 麻醉后，用装有 0.5ml 3.8% 柠檬酸的 5ml 的 vacutainer 管或者含抗凝剂（1.5ml 的 1% 的 EDTA 生理盐水溶液）的塑料注射器从心脏采血。

血样在 4℃ 的温度下 100×g 离心 30min 后，上清液成分（PRP）用吸液器吸出分装成 0.1ml 的小样本备用。分装后的每个瓶中含（1～2）×10^7 个血小板。用流式细胞仪计数样本中血小板，用分光光度计测定蛋白的含量（Lowry，等，1951）。

（二）人体高血小板血浆（PRP）的制备

用装有 4ml pH7.4 的 3.8% 柠檬酸钠生理盐水溶液的注射器静脉抽取健康受试者血液 35ml。再加入 4ml 生理盐水后，血样在室温下 100×g 离心 15min，上清液即为 PRP。用塑料小管吸取分装（aliquot）后计数，浓度控制在（1～2）×10^7，然后进行测定。用分光光度法测定蛋白质的浓度。

（三）测定 PRP 中血小板 5-HT 摄取的注意事项

为了得到重现性好的实验结果，PRP 应在采血后立即制备，测定也应在 PRP 制好后马上进行，血小板似乎在塑料容器中较稳定，所以，该实验最好能用塑料制吸量管和试管中操作。

由于血浆中的单胺氧化酶（MAO）的活性很高，故在重碳酸盐 Krebs 反应液中要加入像异烟酰异丙肼的 MAO 抑制剂。反应液中含的抗坏血酸可防止 5-HT 的自发氧化。此外，还有许多影响人血小板摄取的因素，可参考 Codd 等（1987，1988）的报道。

（四）血小板 5-HT 摄取的测定

将血小板数和蛋白质浓度已知的分装管中加入 2ml pH7.4 的重碳酸盐 Krebs 缓冲液，此缓冲液中还含

有 10mmol/L glucose，0.1mmol/L 异烟酰异丙肼（iproniazid），1mmol/L 抗坏血酸，0.17 mmol/L EDTA，52.5nmol/L ^{3}H-5-HT 和 20μl 的溶媒或者已知浓度的药物。最终浓度应该为 50nmol/L 的 ^{3}H-5-HT 和 1.26×10^7 血小板，混合反应液在 37℃ 的振动水浴 3min 后，将标本移入冰浴中并加入 0.1ml 的甲醛以终止反应。其他的标本在 4℃ 下孵育来测定 ^{3}H-5-HT 非特异性的积累或结合。样本用细胞收获器在 Whatman GF/B 滤纸中过滤。用 5ml 冷的生理盐水洗涤两次后滤纸转入到闪烁瓶中，每瓶中加入 10ml 的闪烁液，然后用闪烁分光计测定放射活性。在 4℃ 下孵育的标本的放射性代表非特异性的摄取，应该从其他标本的放射活性中减去这一部分。从 ^{3}H-5-HT 的已知浓度和测出的特异放射性可以算出摄取的活力，其单位是每 10^8 个血小板或 1mg 蛋白质的摩尔单位。溶媒对照标本与药物处理标本放射活性之差代表药物引起的摄取活动的改变量，这个量乘以 100 就是药物抑制的百分数（Horng 和 Wong，1976）。

（五）5-HT 摄取的动态分析

用一系列浓度的 ^{3}H-5-HT 和上述的实验条件，可以研究 5-HT 摄取的动力学问题。在每个 ^{3}H-5-HT 浓度下，都需测定 4℃ 孵育标本的非特异性摄取量。动力学参数包括离解常数或者 Michaelis 常数 Km 和最大速率 Vmax 均可算出。关于血小板 5-HT 摄取的动力学分析，也可参阅其他文献（Stahl 和 Meltzre，1978；Codd，等，1987；1988；Rolf，等，1992）。

（六）试剂

1. 重碳酸盐 Krebs 反应液的组成

成分	终浓度（mmol/L）
NaCl	130
KCl	2.74
NaH$_2$PO$_4$	0.70
MgCl$_2$	0.50
NaHCO$_3$	30
Glucose	10
EDTA（pH7.3）	0.171
异烟酰异丙肼（iproniazid）	0.10

2. PCS 闪烁液（Amersham Corp，Arlington Heights，IL）。

3. ^{3}H-5-HT。

（七）仪器

1. 冰箱。

2. 37℃ 的振动水浴器。

3. 24、48 或 96 孔细胞收获器。

4. 闪烁放射性分光仪（Scintilation radioactivity spectrometer）

（David T Wong，Xi-Ming Li Fvank P. Bymaster 编写，刘长宁译）

参 考 文 献

1. Booth FG and Clark JB. Biochern, J, 1978, 176：365 - 370

2. Buus Lassen J. Eur J Pharmacol, 1978, 47：351 - 358

3. Bymaster FP, Wong DT, Mitch CH, Ward JS, Calligaro, DO, Schcepp DD, Shannon HE, Sheardown MJ, Olesen PH, Suzadak PD, Swedberg M D B and Sauerberg P. J Pharmacol Exp Ther, 1994, 269：282 - 289

4. Bymaster FP, Calligaro DO, Falcone JF, et al. Neuropsychopharmacol, 1996, 14：87 - 96

5. Chen D and Lee KH. Biochem Pharmacol, 1995, 49：1623 - 1631

6. Coyle J T and Snyder SH. J Pharmacol Exp Ther, 1969, 170：221 - 231

7. De Robertis E. Science, 1967, 156：907 - 914

8. Erecinska M, Deas J and Silver IA. J Neurochem, 1995a, 65:2765-2772

9. Erecinska M, Nelson D and Vanderkooi JM. J Neurochem, 1995b, 65:2699-2705

10. Garcia-Martin E, Matin-Romero FJ and Gutierrez-Merino C. J Neurochem, 1995, 65:2757-2764

11. Gray EG and Whittaker VP. J Physiol (London), 1960, 153:35P-37P

12. Gray EG and Whittaker VP. J Anat (London), 1962, 96:79-88

13. Heym J and Gladfelter WE. Brain Res Bull, 1992, 8:131-137

14. Keith RA, Mangano TJ, Lampe RA, et al. Neuropharmacol, 1995, 34:1515-1528

15. Koe BK, Lebel LA and Welch WM. Psychopharmacol, 1990, 100:470-476

16. Kuhar MJ, Shaskan EG and Snyder SH. J Neurochem, 1971, 18:333-343

17. Kuhar MJ, Roth RH and Aghajanian GK. J Pharmacol Exp Ther, 1972, 181:36-45

18. Lowry OH, Rosebrough NJ, Farr AL, et al. J Biol Chem, 1951, 193:265-275

19. Michaelson IA and Whittaker VP. Biochem Pharmacol, 1963, 12:203-211

20. Pert CB and Snyder SH. Science, 1973, 179:1011-1014

21. Peroutka SJ and Snyder SH. Science, 1980, 210:88-90

22. Seeman P, Chau-Wong M, Tedesco J, et al. Proc, Natl Acad Sci USA, 1975, 72:4376-4380

23. Soliakov L, Gallagher T and Wonnacott S. Neuropharmacol, 1995, 34:1535-1541

24. Squires RF and Braestrup C. Nature, 1977, 266:732-734

25. Tan CH and Ng FH. Experientra, 1995, 51:1052-1054

26. Turner T J and Dunlap K. Neuropharmacol, 1995, 34:1469-1478

27. Whittaker VP, Biochem Pharmacol, 1962, 9:61-68

28. Whittaker VP, Michaelson I A and Kirkland R J A. Biochem J, 1964, 90:293-303

29. Wong DT, Bymaster FP, Reid LR, et al. J Neural Transmission, 1986, 58:55-67

30. Wong DT, Bymaster FP, Horng JS, et al. J Pharmacol Exp Ther, 1975, 193:804-811

31. Wong DT, Bymaster FP and Engleman EA. Life Sci, 1995, 57:411-441

32. Wong DT, Horng JS and Fuller RW. Biochem Pharmacol, 1973, 22:311-322

33. Wong DT and Homg JS. Life Sci, 1973, 13:1543-1556

34. Wong DT, Horng JS, Bymaster FP, et al. Life Sci, 1974, 15:471-479

35. Wong DT and Horng JS. Life Sci, 1977, 20:445-451

36. Wong DT, Bymaster FP, Reid L R, et al. Biochem Pharmacol, 1983, 32:1287-1293

37. Wong DT, Bymaster FP, Reid L R, et al. Drug Dev Res, 1985, 6:397-403

38. Wong DT and Reid LR. Communications in Psychopharmacol, 1980, 4:269-275

39. Wong DT, Threlkeld PG and Robertson DW. Psychopharmacol, 1991, 5:43-47

40. Wong DT, Bymaster FP, Reid LR, et al. Psychopharmacol, 1993, 8:337-344

41. Zheng J and Nicholson RA. Bull Environ Contam Toxicol, 1996, 56:114-120

42. Zieher LM and De Robertis E. Biochem Pharmacol, 1963, 12:596-598

43. Coyle JT and Snyder SH. J Pharmacol Exp Ther, 1969, 170:221-231

44. Glowinski J and Axerold J. Pharmacol Rev, 1966, 18:775-785

45. Fuller RW and Henderson MG. In: Amphetamine and its analogs. Edsby A K Cho and D S Segal. Academic Press, Inc Orlando, 1994, 209-242

46. Horn AS Coyle JT and Snyder S H. Mol Pharmacol, 1970, 7:66-80

47. Iversen LL. In: Advances in Biochemical Pharmacology Edsby E Costa and E Giacobmi Vol2. New York: Rave Press, 1970, 109-132

48. Kuhar MJ, Roth RH and Aghajanian GK. J Pharmacol Exp Ther, 1972, 181:36-45

49. Snyder SH and Coyle JT. J Pharmacol Exp Ther, 1969, 165:78-85

50. Sakurai E, Yamasaki S, Niwa H, et al. Biogenic Amines, 1990, 7:1-10

51. Wong DT and Bymaster FP. Biochem Pharmacol, 1976, 25:1979-1983

52. Wong DT, Bymaster FP, Horng JS, et al. J Pharmacol Exp Ther, 1975, 193:804-811

53. Wong DT, Bymaster FP and Reid LR. J Neurochem, 1980, 34:1453-1458

54. Wong DT, Horng JS and Fuller RW Biochem Pharmacol, 1973, 22:311-322

55. Zigmond MJ, Chalmers JP, Simpson JR and Wurtman RJ. J Phatmacol Exp Ther, 1971, 179:20－28

56. Bartholini G and Pletscher A. Experientia, 1964, 20:376－378

57. Born G V R and Gillson R E. J Physiol (Lond), 1959, 147:153－161

58. Codd E E and Walker R F. Psychiatry Res, 1987, 22:61－67

59. Codd E E, McAllister T W and Walker R F Psychopharmacol, 1988, 95:180－184

60. Hardisty R M and Stacey R S. Brit J Haematol, 1957, 3:292－298

61. Horng JS and Wong DT. Biochem Pharmacol, 1976, 25:865－867

62. Lemberger L, Rowe H, Carmichael R, Crabtree R, Horng JS, Bymaster F and Wong D. Clin Pharmacol Ther, 1978, 23:421－429

63. Lowry OH, Rosebrough NJ. Farr A L and Randall RJ, J Biol Chem, 1951, 193:265－275

64. Pletscher A, Burkard WP, Tranzer JP, et al. Life Sci, 1967, 6:273－280

65. Band M and Reid G. Nature (Lond), 1951, 168:385

66. Rolf LH, Lange U, Grotemeyer and Bennefeld. Thrombosis Res, 1992, 66:159－167

67. Sneddon JM. Brit J Pharmacol, 1969, 37:680－688

68. Sneddon JM. Brit J Pharmacol, 1971, 43:834－844

69. Stacey RS. Brit J Pharmacol, 1961, 16:284－295

70. Stahl SM and Meltzer HY. J Pharmacol Exp Ther, 1978, 205:118－132

71. Todrick A and Tait AC. J Pharm Pharmacol, 1969, 21:751－762

第三节　一种体内持续给药的方法——微量透析泵

目前，有许多种持续给药的方法，如通过电能、电化学能、机械能等，但都受到体积大、需长期反复刺激等条件的限制，而微量渗透泵因其体积小、可植入皮下、减少反复刺激引起应激反应、在给药过程中动物保持清醒、无需体外连接装置且可以持续恒定的速度给药而广泛用于抗癌药物治疗、内分泌、神经生理及神经免疫等各个学科的实验动物研究。

材料与方法

（一）渗透泵的结构

微量渗透泵由3个同心层（由内向外）——贮药池、渗透性套筒及控制渗透泵药物释放速度的半透膜组成，此外还有一个带有塑料帽末端的不锈钢钢管。贮药池是由渗透泵泵体的最内层结构（合成的弹胶物）构成的圆筒形腔。其壁对大部分水溶性药物以及稀释的酸、碱及乙醇均保持稳定。贮药池与其外层的渗透性套筒之间是不渗透的。贮药池外层的圆柱形渗透性套筒内含渗透性驱动物质，其主要成分为高浓度的NaCl，该部分与泵所埋植部位之间即实验药物释放部位之间存在渗透压差，因此水可按渗透梯度渗入渗透套筒部分，从而使微量渗透泵通过不锈钢钢管泵出实验溶液（图6-1-6）。

该泵释放药物的量不取决于药物的物化性质。各种分子构型的药物包括存在于各种赋形剂中离子型药物和大分子药物均可以恒定速度排出。水进入渗透性套筒的速度由半透膜对水的通透性、套筒的大小以及跨膜渗透压差等调节。

不同的渗透泵其释放速率不同，释放持续时间1天~4周，而泵的容积流量亦不同。

（二）渗透泵充灌

室温下于超净台上进行操作，因手上油脂污染和术

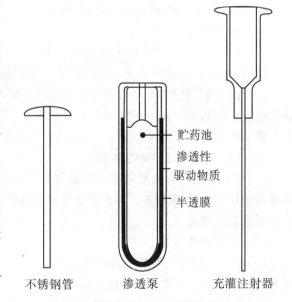

图6-1-6　微渗透泵及组成

不锈钢管　　渗透泵　　充灌注射器

贮药池
渗透性
驱动物质
半透膜

后感染可影响泵的正常工作，故需带外科手套，而且保持无菌，同时避免注入气泡。如果渗透泵被污染，可用70%异丙醇溶液擦拭，但不能浸泡其表面。

1. 称取空渗透泵包括不锈钢钢管的重量。

2. 用一钝性末端的充灌管（与渗透泵配套）与注射器相连接，将灌注液抽吸入注射器及充灌管内（注意排尽气泡）。

3. 渗透泵保持垂直，插入充灌管，直至充灌管的钝性末端与泵底接触。

4. 缓慢推入灌注液至溢出渗透泵外口，小心移去灌注管。

5. 插入不锈钢钢管。

6. 称重（重复步骤1），比较与1的差值即为灌注液的总重量。

（三）埋植微渗透泵的手术过程

微渗透泵可被直接植入不同动物如大鼠、羊、猴、仓鼠及鸟类的皮下和腹腔或通过导管到达膀胱、脑室、胃肠、子宫、静脉及动脉或局部组织如动脉壁、骨、眼、肌肉、卵巢、睾丸、肿瘤内、脾、乳腺、外周神经及前列腺。

不同型号微渗透泵具有不同的灌流时间和速度，根据具体实验要求进行选择。

1. 皮下植入

（1）剃毛和皮肤消毒。

（2）在两肩胛骨之间沿中线切开皮肤。

（3）用止血钳进行皮下分离，使形成一个足够大的腔（pocket for pump）。

注意：不要直接在手术切口下方分离（以免干扰伤口愈合）。

（4）植入充满药液的微量渗透泵。

（5）缝合伤口。

2. 腹腔内植入 取决于动物与泵的相对大小。

（1）剃毛、消毒。

（2）于肋骨下缘沿腹中线切开皮肤2.5cm长。

（3）直接在皮肤切口下逐层分离至腹腔。

（4）插入充满药液的渗透泵，药物直接进入腹腔。

（5）逐层关闭腹壁，避免形成皮下腔隙。

（6）缝合皮肤切口。

3. 脑内给药 包括脑室内给药及核团内给药。

（1）给药前准备

1）切取适当长度的双通不锈钢注射管，长度取决于动物的大小、颅骨厚度以及注射部位。

2）使用前，用70%乙醇浸泡注射管，临用前令其自然蒸发干燥。

3）用适当长度PE60导管将微量双通注射管与不锈钢钢管相连，通过另一额外的PE60导管充灌之，直至有充灌溶液从不锈钢钢管游离端流出，如图6-1-7所示。

4）与已充灌好的微渗透泵相连。

5）将上述充灌的脑微量渗透泵装置置于37℃灭菌的生理盐水中至少4h或过夜，可确定微量渗透泵被埋植之前渗透泵的释放情况。

（2）埋植微渗透泵

1）在大鼠背部两肩脚骨间中线处切开皮肤，用止血钳分离皮下组织，将微渗透泵植于皮下。

2）从眼睛后部开始沿矢状缝切开2.5cm长切口，暴露颅骨。明确骨缝连接部位，前囟（bregma）以及后囟（lambda），参照这些参考点，利用脑立体定位技术确定并标记放置双通注射管的部位。用手捻钻

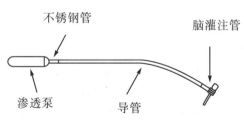

图6-1-7 微渗透泵及脑内注射装置

钻孔，在脑立体定位仪上按定位坐标将微渗透泵注射管垂直植入脑内。并依次用万能胶及牙科水泥固定，待牙科水泥完全变硬时，切断并移去注射管顶部，缝合伤口。

3）实验结束时在背部、肩胛间中线切断 PE60 导管，并从切口部位移出微渗透泵。为了证实脑内注射管所处的解剖部位，切断并在 PE60 灌注管切口断端处注入染料（Evans blue）。进一步切取脑片时即可证实注射管的部位。

4. 颈外静脉内给药　微渗透泵通过 PE 灌注管，将药物直接释放至静脉或动脉。微渗透泵已被证明可成功地对抗动脉的压力并不减少其流量。颈外静脉因其解剖部位表浅及相对粗大等特点已成为首选部位。

（1）将不透钢钢管与适当长度的 PE60 灌注导管连接，并充注之。

（2）按前述描述方法充灌渗透泵。

（3）将渗透泵和 PE60 灌注管在 37℃ 灭菌的生理盐水中孵育至少 4h。不仅可检查 PE 灌注管是否阻塞，而且可证明渗透泵释放情况。

（4）剃毛，消毒动物腹侧颈部。

（5）沿颈部中线一侧切开皮肤，钝性分离，暴露皮下的颈外静脉，分离出 1.5cm 长颈外静脉。

（6）将颈外静脉的中间部一侧管壁提起，然后用弯的彩虹剪锐利的中间部剪断之，这比用剪刀尖部剪一缺口更好。这样一块椭圆形的静脉壁便剪下。

（7）将 PE60 灌注管的游离端插入颈外静脉的切口中，并且轻轻地向心脏方向推进（在成年大鼠约 2cm），分别结扎远、近心端。

（8）用止血钳在颈部和背部（肩胛间区）之间分离一隧道，将渗透泵通过隧道放入动物背部皮下。缝合皮肤。

（四）正确使用注意事项

1. 渗透泵或其拆开的组件均不可重复充灌使用。

2. 泵需完全充满方可保持其正常工作状态。

3. 温度和渗透性将影响渗透泵泵出速率，无论在体内、体外实验中，均以 37℃ 为最佳温度。

4. 微量渗透泵已经 ^{60}Co 照射消毒，泵体表面污染及术后伤口感染将影响泵的正常泵出速度，故无菌技术与条件是必备的。

5. 如果希望充灌后渗透泵能立即开始释放药物，可将该泵充灌后置于 37℃ 灭菌的生理盐水中至少 4h。

6. 如果渗透泵工作环境周围的温度明显超过体温（37℃），或超过正常渗透浓度（310 milliosmole/L），该渗透泵的释放速率将受影响。

7. 在实验过程中，可通过监测血中药物水平或在实验结束时测定渗透泵中残存的药量及离体实验来监测其工作状态。

8. 充灌的溶液需与泵体相容，芳香族、脂肪酸及植物油等不能与泵相容，可能会影响泵的正常工作。

（陈紫薇　张万琴）

参 考 文 献

1. Popnikolov NK, J Yang RC Guzman, SM Swanson, et al. In vivo growth stimulation of collagen gel embedded normal human and mouse primary rnammary epithelial cell. J Cell Physiology, 1995, 163:51-60

2. Goldstein D L and E L Rothschild. Daily rhythms in rates of glomerular filtration and cloacal excretion in captive and wild song sparrows. Physiol、Zoology, 1993, 66 (5):708-719

3. Schmeling DJ, 01dham KT, Guice KS, et al. Experimental obliterative cholangitis. Ann Surg, 1990, 213 (4):350-354

4. Schwartz MW, AJ Sipols, JL Marks, et al. Inhibition of hypothalamic neuropeptide Y gene expression by insulin. Endocrinology, 130 (6):3608-3616

5. DiStefano JJ, Sternlicht M and Harris DR. Rat enterohepatic circulation and intestinal distribution of enterally infused thyroid hormones. Endocrinology, 1988, 123 (5):2526-2539

6. Ayad VJ, T J Parkinson, E L Matthews, et al. Effects of Pregnancy and systemic or intrauterine oxytocin infusion on the distribution of endometrial oxytocin receptors in the ewe: an autoradiographic study. J Endocrinol, 1993, 137: 423 – 431

7. Stouffer RL, KD Dahl, DL Hess, et al. Systemic and intraluteal infusion of inhibin A or activin A in rhesus monkey during the luteal phase of the menstrual cycle. Biol Reprod, 1994, 50: 888 – 895

8. Coffman TM, RuiZ P, Sanfilippo F, et al. Chronic thromboxane inhibition preserves function of rejection rat renal allografts. Kidnev Int, 1989, 35: 24 – 30

9. Andrews TJ and T Cowen. In vivo infusion of NGF induces the organotypic regrowth of perivascular nerves following their atrophy in aged rats. J Neurosci, 1994, 14 (5): 3048 – 3058

10. Baron J, KO Klein, JA Yanovski, et al. Induction of growth plate carilage ossification by basic fibroblast growth factor. Endocrinology, 1994, 135 6: 2790 – 2793

11. Lerman S Test model to determine potential ocular drug induced side effects. Lens Eye Toxic Res, 1989, 6 (1/2): 1 – 36

12. Midrio M, D Danieli-Betto, A Megighian, et al. Slow-to-fast transformation of denervated soleus muscle of the rat, in the presence of an antifibrillatory drug, Pflugers Arch, 1992, 420: 446 – 450

13. Huhtaniemi IT, Nikula H, Detta A, et al. Blockage of rat testicular gonadotropin releasing hormone (GnRH) receptors by infusion of a GnRH antagonist has no major effects on Leydig cell function in vivo. Mol Cell Endocrine, 1987, 49: 89 – 97

14. Ikeda Y, BS Carson, JA Lauer, et al. Therapeutic effects of local delivery of dexamethasone on experimental brain tumors and peritumoral brain edema. J Neurosurg, 1993, 79: 716 – 721

15. Ishizu H, KE Bove, MM Ziegler, et al. Immune-mediated regression of 'metastatic' neuroblastoma in the liver. J Pediatr Surg, 1994, 29 (2): 155 – 160

16. Nickerson SC, Baker PA, Trinidad P. Local immunostimulation of the bovine mammary gland with interleukin-2. J Dairy Sci, 1989, 72: 1764 – 1773

17. Near SL, LR Whalen, J A Miller et al. Insulin-like growth factor 2 stimulates motor nerve regeneration. Proc Natl Acad Sci USA, 1992, 89: 11716 – 11720

18. Martikainen P, Kyprianou N and Issaacs J T. Effect of transforming growth factor-B1 on proliferation and death of rat prostatic cells. Endocrinology, 1990, 127 (6): 2963 – 2968

第四节　脑透析术——神经科学研究与应用的新技术

脑透析术（brain dialysis）又称微透析术（microdialysis），是在推挽灌流基础上发展起来的一种连续灌注并采集清醒、自由活动动物特定脑区内灌流液的新方法。该技术与高效液相色谱（HPLC）或放射免疫测定（RIA）等灵敏的检测系统相结合，可测定脑内细胞外液中许多神经递质如乙酰胆碱、去甲肾上腺素、多巴胺、5-羟色胺及其代谢产物、游离氨基酸、小的肽类、磷酸乙醇胺、维生素和各种离子等的变化。近年来，由于在中枢神经系统中越来越多的神经肽被发现，测定它们的体内释放是阐明其各种生理功能的重要环节之一。脑透析样品可不必经过提纯直接进行放射免疫测定（RIA）；大分子的蛋白酶不能通透半透膜，因此避免了样品收集和测定过程中酶对神经肽的降解作用。脑透析样品是在清醒、自由活动的动物中获得的，所以，不仅可测量特定脑区内内源性神经肽的体内释放，而且可同时观察动物的行为或内源性神经肽的生理作用；同一脑透析样品可进行多种神经肽的测定，因此，这一方法又可用于了解各种神经肽之间的相互关系。此外，应用此技术还可灌流能透过透析膜的其他物质如药物和神经递质等，观察其对内源性神经肽的变化及所引起的反应。但迄今用脑透析技术测定神经肽的释放仍存在许多技术问题，例如，肽的分子量大于其他神经递质等，因此透析膜的回收率较低，而且某些神经肽有黏性，脑透析膜对神经肽有黏附作用。本节除对脑透析技术一般原理及操作程序进行阐述外，亦对神经肽体内释放测定中存在的几个问题加以讨论。

一、基本原理

用一根具半透膜特性的中空纤维素制成探头，然后用脑立体定位仪将其选择性地植入脑内特定脑区，并用人工脑脊液灌流。这是一个貌似闭合但实际上是一个开放的系统，因为透析纤维管是一个多孔的膜，其截留分子量（molecular cut off）介于 5000 ~ 50 000Da 之间。由于灌流速度极低（1 ~ 2μl/min），灌流液在流经脑组织时，膜内、外水和低于截留分子量的溶质可自由通透，只是那些大分子的蛋白质包括各种酶系统不能通透。

二、实验步骤

（一）脑透析探头的制备

中空纤维素膜的膜材料的选择非常重要。该膜必须具有生物耐受性、机械强度和适当的通透性。该膜的表面光滑，易被快速湿润与干燥，并具有低吸收和低吸附特性，而且易被固定于不锈钢套管末端。脑透析探头按其制备和手术植入方式不同可分为：

1. 跨脑探头　将动物麻醉，根据脑立体定位图谱在脑立体定位仪上暴露两侧颞骨，在前囟前 1.5mm、前囟下 5.7mm 处钻孔。选一段外径为 340μm 的中空纤维透析管，用环氧树脂将透析管覆盖，只留下小段的透析区。该区应与要透析的脑区的位置相对应。将一根细的不锈钢钢丝或钨丝插入透析管起支撑内腔的作用。将透析管的一端用环氧树脂固定在内径为 640μm 不锈钢套管上，另一游离端固定在脑立体定位仪的微操纵器上，从已钻好的一侧颞骨上小孔水平地插入脑组织，借助于第二个操纵器将透析管由对侧颞骨小孔拉出脑内，使透析管的透析区刚好横跨所选的脑区，然后将透析管的游离端固定在另一段不锈钢套管上。取出透析管管腔内不锈钢丝，将两端不锈钢套管向颅顶弯曲，用牙科水泥固定在颅骨上（图6-1-8）。

2. U 型探头　取一根 1cm 长，外径为 310μm 的中空纤维素透析管，将一外径为 33μm 的不锈钢钢丝永久插入该中空纤维素透析管管腔内。其目的是当探头插入到所要透析的脑区部位时有足够的机械强度，避免透析管被弯曲或塌陷，并且在植入探针后维持管腔灌流通畅；再将两根长为 1.5cm、外径为 200μm 的硅胶管（相当于 25ga 不锈钢套管）分别在两游离端沿不锈钢钢丝向中空纤维素管管腔内滑动并插入一定深度（约 3.5mm）。仔细调整插入深度，使中间准确留下 3mm 长透析管，用于透析（可按透析目的，适当改变中间透析部分的长度）。其余的纤维部分再涂以环氧树脂加以固定。待其彻底干燥后，将透析管中间透析部分浸在一大滴生理盐水中浸泡 10min，以增加其纤维弹性，然后将其对折成祥（U 字形）。两硅胶管游离端分别与两条一定长度的聚乙烯塑料管（PE10）相连并合拢，套入一薄壁的 25ga 不锈钢套管管鞘内，并用环氧树脂将其固定（图6-1-9）。

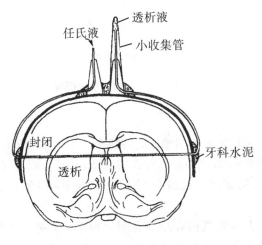

图 6-1-8　跨脑探头

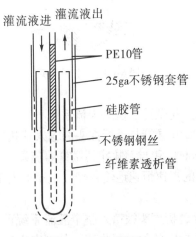

图 6-1-9　U 型探头

3. Ⅰ 型探头　这是一种直径为 650μm 单极探头。由于对所插入组织的损伤大幅度减少，而优于 U 型探头。但根据我们的经验，Ⅰ 型探头透析效率较 U 型差，而且在 U 型探头制作过程中，只要注意探头折弯时的角度，使输入与输出两个透析管紧密平行排列，亦可减少其横截面的总面积。Ⅰ 型探头的制作包括将一根涂有聚四氟乙烯（telfon）的钨丝（外径 75μm）对折并插入 10mm 长的中空纤维素透析管内以支撑透析管并使其具有一定机械强度。同时将两根外径为 170μm 的透明二氧化硅毛细管插入透析管管腔内，其中一支作灌流用的流入管，另一支作收集用的流出管。透析管末端用环氧树脂封口。另一端再用一根

10mm 长外径为 0.65mm 的不锈钢套管套在毛细管外，并将透析管的下端伸出不锈钢套管外，伸出长度为 3mm。最后将外径为 0.5mm 的聚丙烯导管套在毛细管的游离末端。将聚丙烯导管的另一端与灌注管管道系统连接，并用牙科丙烯酸树脂将衔接部位固定（图 6-1-10）。

4. 可供重复使用的一种同心圆微透析探头　同心圆微透析探头的结构组成是一个 26ga 不锈钢套管内插有一个 36ga 不锈钢内导管。同心圆微透析探头制备通常是取一段长 25mm、26ga 的不锈钢管，在离末端 10mm 处弯成 35 度角，在弯曲处钻一个小孔，可让 36ga 不锈钢内导管插入。然后将 2mm 或 4mm 长的透析管用环氧树脂固定在外套管末端，该透析管末端再用环氧树脂封口。灌注液被注入内导管、流经透析导管进行透析活动。然后从外套管返回并排出。这样扩散进入透析导管内的神经递质及其代谢产物随灌流液被带走。此型探头优点是对脑组织损伤小，而且预先植入一根引导管至预定脑区，在实验时透析管经引导管插入预定脑区内，实验完毕抽出。这样透析探头可多次使用（图 6-1-11）。

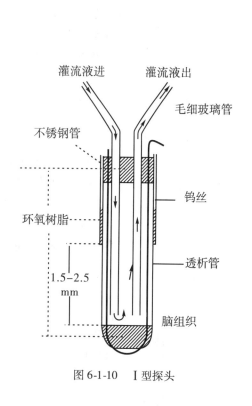

图 6-1-10　Ⅰ型探头

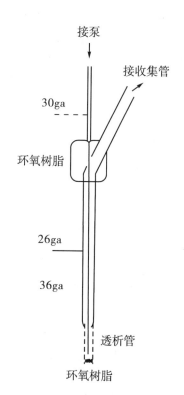

图 6-1-11　同心圆微透析探头

（二）超低速、恒速灌流系统

将 PE10 导管与透析探头的输入管相连、而将 PE10 导管的另一端通过旋转接头（swivel spalding medical products）和与无脉冲的微量灌流泵（harvard microliter syringe pump）相连的 PE50 相连。灌流泵以 1～2μl/min 的流速恒速地输入经过过滤的人工脑脊液。探头的输出管经另一 PE10 导管与 400μl 离心管（作为收集管）相连。

在脑透析探头被植入整个灌流系统前，必须注入人工脑脊液检查是否有漏出现象。此外，在植入前要测定透析管的相对回收率，其测定方法是把透析管放在含有某物质的生理盐水中灌流透析管，测定透析管流出液中某物质浓度与透析管外该物质浓度的百分比。绝对回收率是指单位时间内某物质进入灌流液中的总量。相对回收率与通过探头的灌流液流速呈反变关系。绝对回收率在一定范围内与灌流液流速呈正变关系。为达到较高的相对回收率，通常采用超低速（1～2μl/min），但在超低速时绝对回收率低，因此要延长灌流的收集时间。

三、脑微透析的研究与应用

测定神经肽的体内释放

1. 体外测定脑透析探头对神经肽的相对回收率及其影响因素　进行神经肽体内释放测定前，首先必须用体外实验证实所用的透析探头能够从探头周围介质中回收神经肽。其中最快而方便的方法是将透析探头放在含放射性核素标记的神经肽的溶液中，灌流该透析探头，然后测定并比较透析探头流出液以及同样容积管外溶液中该放射性核素计数的百分比（即 γ-计数的百分比）。或者将脑透析探头放在已知浓度的未标记肽的溶液中，然后用 RIA 测定回收率。因为肽的回收率受温度影响，因此，测定过程中需维持探针外温度相对恒定。影响因素包括：

（1）透析灌流溶液及灌流速度的选择　脑透析所用灌流溶液以人工脑脊液最好，因为人工脑脊液的成分与透析探头周围的脑内环境的理化因素最接近，或选用 Ringer 或 Krebs 溶液灌流。由于肽类物质具有黏附特性，在灌流液中加入 0.5% 牛血清白蛋白可减少透析系统对神经肽的黏附作用。值得注意的是，在进行神经肽的放射免疫测定时，必须检查这些溶液对 RIA 是否有影响。实验证据表明，当灌流速度为 $1 \sim 8\mu l/\min$ 时，神经肽的绝对回收率与流速呈指数关系。肽类物质的透析通常选用 $3 \sim 6\mu l/\min$ 的流速。确定流速后，进一步确定满足神经肽放免测定所需要的量。

（2）不同透析膜对体外回收率的影响　从表 6-1-1 数值可发现，尽管灌流速度相同（均为 $2\mu l/\min$），但 3 种不同透析膜对 16 种神经肽的体外回收率不同。通常膜的回收率大约是其截留分子量的 25%。每种透析膜的回收率均随神经肽分子量的增加而减少。

表 6-1-1　微透析探针体外测定肽类的回收率（%）

神经肽	Carmegoe Medocom 透析膜的截留分子量20kD（直径 0.5mm）探头长度			Amicon 透析膜的截留分子量5kD（直径 0.3mm）探头长度		Cellulose 透析膜的截留分子量50kD（直径 0.25mm）探头长度	
	5mm	2mm	1mm	5mm	2mm	5mm	2mm
促甲状腺素释放激素（TRH 362）	19.4	11.8	6.7	4.5	2.3	3.8	1.9
［亮氨酸］脑啡肽（［Leu］enk 553）	20.9	10.5	5.9	6.0	3.1	5.8	3.0
［甲硫氨酸］脑啡肽（［Met］enk 574）	24.8	13.0	7.1	6.5	3.3	6.4	3.2
催产素（oxytocin 1007）	16.4	8.6	5.0	4.0	2.0	0.9	0.5
血管紧张素Ⅱ（Ang Ⅱ 1046）	19.0	9.4	5.4	3.6	1.7	1.9	0.9
血管活性肠肽（AVP 1084）	18.3	9.1	5.1	3.9	1.8	1.1	0.6
神经激肽 A（neurokiin A 1133）	18.0	9.1	5.2	4.0	2.0	1.2	0.5
缩胆囊素-8（CCK-8 1142）	12.7	6.4	3.7	1.3	0.8	0.7	0.3
黄体生成素释放激素（LHRH 1182）	15.6	8.0	4.6	3.9	1.9	1.0	0.5
P 物质（substance P 1348）	15.5	7.9	4.7	3.4	1.6	0.8	0.4
铃蟾肽（蛙皮素）（bombesin 1620）	16.6	8.1	4.5	3.3	1.5	1.2	0.6
神经紧张素*（neurotensin 1673）	12.0	6.3	3.5	2.6	1.3	0.6	0.3
强啡肽 1-17（dyn 1-17 2148）	6.5	3.3	1.9	1.1	0.6	0.2	0.1
β-内啡肽*（β-endorphin 3466）	3.0	1.6	0.9	0.2	0.1	<0.1	<0.1
神经肽 Y*（NPY 4271）	1.5	0.7	0.4	0.1	<0.1	<0.1	<0.1
促肾上腺皮质激素释放因子（CRF 4758）	3.1	1.6	0.9	0.2	<0.1	<0.1	<0.1

表中数值为探头体外回收率的均值（n=3），用 RIA 或 LC 测定。括号中数值代表神经肽分子量，灌流速度为 $2.0\mu l/\min$。*代表对探头有黏性的肽类。

（3）膜对肽类物质浓度变化的动态反应　体外实验中，透析膜探头能精确测量细胞外液中神经肽的浓度变化。然而有黏性的肽例如 β-内啡肽，尤其当浓度降低时，其动态变化的反应延迟。

2. 测定神经肽体内释放的若干技术问题　一旦体外回收实验以及透析探头对体外介质中肽浓度变化动态反应被确定，神经肽体内透析程序可按上述脑透析技术进行，但有如下几点应加以考虑：①同时收集并测定对照部位的样品，因为在中枢神经系统中，脑脊液中有足够多的神经肽。这样任何部位的细胞外液中均存在神经肽；②某些透析样品在进行 RIA 之前，应完成 HPLC 分离，因为抗血清并不具有100%

的特异性，而且 RIA 测定之前未经纯化；③虽然大部分透析膜对于降解肽的蛋白酶不能自由通透，但许多肽类也是可氧化的，为了防止神经肽的进一步氧化，通常将 $5\mu l$ 的 10.25mol/L 乙酸或高氯酸加到脑透析用的收集管中，以减少神经肽氧化。如果酸化干扰测定，可将样品收集在甲醇溶液中。

3. 同时测量血液中的神经肽 微透析探头可被插入麻醉动物的颈外静脉。虽然血液中肽的浓度非常低，但可被插入颈外静脉的透析管的长度可长到1cm，这样通过增加透析管的长度增加回收率。为减少透析膜周围血凝块的形成，透析前动物必须被肝素化。用微透析方法测定血液中神经肽优点如下：①从血液中获得的透析样品无须进行提取即可直接进行 RIA 测定；②并不需要从动物体内抽取血液，因此动物的生理状态并未遭到损害；③同时比较血液和脑内的神经肽的浓度；④用微透析探头测量血液中肽类的浓度，其体内回收率与体外回收率极为类似。因此，可精确测量血液中神经肽的浓度。

（张　巍　张万琴）

参 考 文 献

1. ULF Tossman, Tadeusz Wieloch, Urban Ungerstedt. γ-Aminobutyric acid and taurine release in the striatum of the rat during hypoglycemic coma, studied by microdialysis. Neuroscience Letters, 1985, 62：231 – 235

2. Chun FW, Rosalia B, Massimo S, et al. Decrease of brain acetylcholine release in aging freely-moving rats detected by microdialysis. Neurobiology of aging, 1988, 9：357 – 361

3. WQ Zhang, HA Tilson, KP Nanry, et al. Increased dopamine release from striata of rats after unilateral nigrostriatal bundle damage. Brain Research, 1988, 461：335 – 342

4. James A Clemens, Lee A Phebus. Brain dialysis in conscious rats confirms in vivo electrochemical evidence that dopaminergic stimulation releases ascobate. Life Sciences, 1984, 35：671 – 677

5. BHC Westerink, J B De Vries. Characterization of in vivo dopamine release as determined by brain microdialysis after acute and subchronic implantations：methodological aspects. J Neurochem, 1988, 51：683 – 687

6. AMJ Young, JM Crowder, HF Bradford. Potentiation by kainate of excitatory amino acid release in striatum complementary in vivo and in vitro experiments. J Neurochem, 1988, 50：337 – 345

7. 卢光启, 潘敬运. 神经系统现代研究方法, 生理学方法. 见：韩济生主编：神经科学纲要 北京医科大学中国协和医科大学联合出版社, 1993, 26 – 30

8. ED Abercrombie, RW Keller JR, MJ Zigmond. Characterization of hippocampal norepinephrine release as measured by microdialysis Perfusion：pharmacological and behavioral studies. Neuroscience, 1988, 27：897 – 904

第五节　HPLC-ECD 检测单胺类神经递质及其代谢产物

一、概述

高效液相色谱（high performance liquid chromatography, HPLC）自 20 世纪 60 年代后期诞生至今，有了飞速的发展，由于其具有分离效能高，分析速度快，检测灵敏高等特点而成为生物医药研究领域中不可缺少的分析手段之一。检测器是高效液相色谱中的核心部件之一，它可将经色谱柱分离后的不同物质含量的变化转换为电信号而自动记录下来，即色谱图，供定性定量分析用。

电化学检测器（electrochemical detector, ECD）是高效液相色谱众多检测器中的一种，它的特点是：①高灵敏度，最小检测量一般为 $10^{-10} \sim 10^{-12}$ g，目前最好的能达 10^{-13} g；②高选择性，ECD 仅能检测具电化学活性的物质，因此它可测定大量非电活性物质中的痕量电活性（electroactive）物质。单胺类神经递质儿茶酚胺（catecholamine, CA）和 5-羟色胺（serotonin, 5-HT）及其代谢产物均具电化学活性，因此高效液相色谱与电化学检测器联用（HPLC-ECD）正被广泛应用于各种生物样本中 CA, 5-HT 及其代谢产物的测定。

二、电化学检测器的结构及其工作原理

目前用得较多的 ECD 为电流检测器（又称安培检测器，amperometric detector），其主要部件为薄层检

测池和电路控制两部分。薄层检测池由工作电极（working electrode），参比电极（reference electrode）和辅助电极（auxiliary electrode）组成。工作电极位于薄层检测池的中央，工作电极常用的材料是玻璃碳（glassy carbon）或碳糊（carbon paste），玻璃碳是最好的电极材料，它的优点是可适于HPLC的任何溶剂，适用电位也较宽，当电极表面被氧化物污染时还可用研磨等方法清洗。碳糊电极在最佳条件下其信噪比稍高于玻碳，其缺点是耐溶剂能力低，只能在低含量甲醇（20%~30%）情况下使用，其电极表面被氧化物污染后不能进行清洁，只能将碳糊挖去，填上新的碳糊。参比电极一般为Ag/AgCl，它在检测池的下游；辅助电极由不锈钢制成，在检测池出口处，检测池体积一般为5~10μl。

当分析物质通过电极表面，而所加工作电位大于该物质的氧化电位时，在电极表面产生氧化反应：R→O+ne$^-$，在溶液和电极之间产生电荷转移，形成电流，经微电流放大器放大后记录，成为色谱图。

三、CA，5-HT及其代谢产物的检测原理

CA是具有氨基和酚羟基的极性化合物，表6-1-2为CA和5-HT及其主要代谢产物的名称和缩写。CA，5-HT及其代谢产物具电化学活性，当它们从色谱柱流出至检测池时，在工作电极表面发生下列变化：

（CA. DOPAC DHPG. DOMA）

（VAM HVA，HPGA 3-MT）

（5-HT，　　　　5HIAA）

即可进行检测。

表6-1-2　儿茶酚胺、5-HT及其主要代谢产物的名称及缩写名

化 合 物	缩写名
肾上腺素	A 或 E
去甲肾上腺素	NA 或 NE
多巴胺	DA 或 DM
3,4-二羟基苯乙酸	DOPAD
3-甲氧基-4-羟基苯乙酸	HVA
3-甲氧基-4-羟基苯乙二醇	MHPG
3-甲氧基-4-羟基杏仁酸	VMA
3-甲氧基酪胺	3-MT
3,4-二羟基苯乙二醇	DHPG 或 DOPEG
3,4-二羟基杏仁酸	DOMA
5-羟基色胺	5-HT
5-羟基吲哚乙酸	5-HIAA

四、CA，5-HT 及其代谢产物的分离

CA，5-HT 及其代谢产物的分离可采用阳离子交换色谱（cation exchang HPLC），反相色谱（reversed phase chromatography，RP-HPLC）和反相离子对色谱（ion-pair reversed phase HPLC）。

（一）阳离子交换色谱

阳离子交换色谱是利用儿茶酚胺的氨基进行离子交换，因此它主要用于儿茶酚胺的分离，也可先于分离带氨基的代谢产物，CA 的酸性代谢产物在阳离子交换柱上没有保留，因此它不能同时分离酸性和中性代谢产物。

（二）反相色谱

RP-HPLC 常用的填料为十八烷基键合硅胶（octadecylsihinized silica，ODS），一般用于分离中性或非极性化合物，CA，5-HT 及其代谢产物都是极性化合物，在反相色谱中保留时间较短，容易受生物样本中非保留物的干扰，但酸性代谢产物可以通过调节流动相（也称洗脱液，mobile phase）的 pH 改变其保留值，在低 pH 时通过离子抑制作用延长其保留时间进行分离测定。

（三）反相离子对色谱

这是目前在 CA，5-HT 及其代谢产物的分离中应用最广的方法，在洗脱液中加入离子对试剂，可以延长 CA 的保留时间，使保留时间较短的 NE 和 E 从非保留的干扰物中分离出来，而且通过改变离子对试剂的浓度可以改变生物胺的保留时间，以此来改善 CA，5-HT 及其代谢产物的分离，所以该方法能同时分离生物样本中的 CA，5-HT 及其代谢产物。常用的离子对试剂有烷基硫酸钠（alkyl sulfate），烷基磺酸钠（alkyl sulfonate）和樟脑磺酸（camphorsulfonic acid，CSA）。图 6-1-12 和图 6-1-13 分别为庚烷磺酸钠和CSA 浓度对 CA 容量因子 K′的影响。

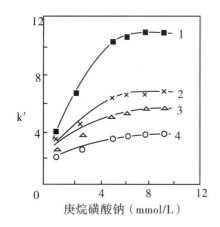

图 6-1-12 庚烷磺酸的浓度对 K′值的影响

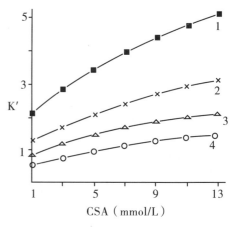

图 6-1-13 樟脑磺酸浓度对 K′值的影响

五、影响分离和检测灵敏度的因素

除了色谱柱以外，洗脱液中缓冲液的离子浓度，pH，有机溶剂和离子对试剂的种类及浓度，柱温等都是影响分离的重要因素，可以通过变化这些因素来选择最佳色谱条件。

同样，洗脱液中缓冲液的离子种类和浓度，缓冲液的 pH 以及电化学检测器的工作电位都对生物胺的电化学响应有较大的影响（图 6-1-14，6-1-15）。

此外，在缓冲液添加 EDTA 是必不可少的，EDTA 可以络合流动相途径金属管道时溶解的少量金属离子，使基线噪声减小，但一般 EDTA 的浓度应控制在 0.1mmol/L。

六、样本预处理

有些生物样本可直接进样，如透析液，在脑脊液和尿液测定中也有直接选择的例子，但直接进样会减少柱寿命，可在分析柱前加预柱来弥补。在测定复杂成分中微量的 CA 时会有干扰峰，因此特别是对尿

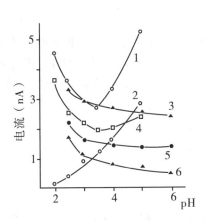

图 6-1-14 缓冲液 pH 值对 CA 及其代谢产物
电化学检测器响应的影响

柱：20cm×0.5cm id，GyT-C18；洗脱液：0.15mol/L 氟
乙酸缓冲液（含 0.67mmol EDTA）用 NaOH 调至不同 pH。

1. DOPAC；2. HVA；3. NE；4. 5-HIAA；5. E；
6. DA。

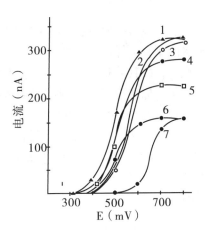

图 6-1-15 CA、5-HT 及其代谢产物的伏安曲线图

柱：250mm × 4.6mm Biophase ODS，5μm；洗脱液：
0.15mol/L 氯乙酸缓冲液（含 8.6 × 10^4 辛烷硫酸钠及
0.67mmol EDTA），乙腈 - 四氢呋喃 = 9.5 3.5 1.8；流量
1.6ml/min。

1. DA；2. NE；3. DOPAC；4. E；5. 5-HIAA；6. 5-
HT；7. HVA。

和血液样本进行预处理是必要的。预处理可采用一步法或二步法。

（一）沉淀蛋白法

常用于组织样本及脑脊液（CSF）。

1. 脑组织 动物快速断头取出全脑，在干冰上迅速分离所需部位，固化后称重，置于聚丙烯管中于 −60℃保存直至测定。测定前在脑组织中加入 0.1mol/L 冰冷的高氯酸，在冰冷下以内切式组织匀浆器匀浆 1min，然后 4℃以下于 10 000 ×g 离心 30min，上清液用于 HPLC 测定。

2. CSF 猴的 CSF 用 0.4mol/L 高氯酸稀释（2∶1），离心后上清液用于 HPLC 分析。

（二）有机溶剂提取法

用有机溶剂提取生物样本中的 CA 及其代谢产物不仅可以除去蛋白质及干扰物，还可富集样本，提高检测灵敏度，最常用的溶剂是乙醚和乙酸乙酯，有时可结合用高氯酸或盐酸反提到水相。

（三）氧化铝吸附法

其原理为当 pH >8.0 时由于 CA 结构上的两个酚基使 CA 被氧化铝吸附，与 pH <4.0 时又可以被解吸，因此，该方法主要用于 CA 的提取和富集。适用于尿、血液或组织匀浆。

预处理步骤如下：样本与酸性氧化铝混合，加入 2.0mol/L Tris buffer，调节 pH >8.0，激烈摇振，使 CA 吸附到氧化铝上，离心，氧化铝用重蒸水洗数次，以除去杂质，CA 可以用酸洗脱。

（四）阳离子交换树脂预处理

利用 CA 在 pH6.5 时可以被阳离子树脂保留，并可被硼酸洗脱的特点进行样品预处理，阳离子树脂不能保留酸性代谢产物、醇代谢产物等，故适合于复杂样品的预处理，如果离子交换后再用氧化铝吸附法浓缩，可进一步提高检测灵敏度。

（五）硼酸亲和层析预处理

硼酸能与 CA 上相邻两个酚羟基生成环状硼酸复合物 （结构式），该结合是高选择性可逆的，通过 pH 梯度控制进行杂质的清洗及 CA 的洗脱，目前这种亲和胶已商品化，该方法可用于脑组织、血液及尿样本的预处理。

七、标准溶液的配制

CA 游离碱的贮存液可用 0.1mol/L 的高氯酸或 0.1mol/L HCl 配制，其他的化合物均可用超纯水或去离子重蒸水配制，标样的贮存液浓度为 1mg/ml 或 5～10μmol/ml，于冰箱中保存，单胺类神经递质配制成溶液后易氧化，故其贮存液保存期一般不超过 1 个月。贮存液稀释 10～20 倍为周标准液，贮存不超过 1 周，测定时将周标准液当日稀释成所需浓度即为日标准液。以 E 为例，E 的分子量为 183.2，精密称取 1mg（或 0.915mg），用 0.1mol/L HCl 溶解，使其浓度为 1mg/ml（或 5μmol/ml），此为月贮存液。精密吸取 50μl 月贮存液，用 950μl 超纯水稀释，为周标准液，浓度为 50μg/ml（或 250nmol/ml），使用时精密吸取 50μl 周标准液稀释至 10ml 为日标准溶液，浓度为 250ng/ml（或 1250pmol/ml），进样量 10μl 左右，即 2.5ng/10μl（或 12.5pmol/10μl）。

八、内标准

在进行一步或多步样品预处理时，为得到较为准确的定量精度，需在生物样本中加入定量的内标准，采用内标法定量。常用的内标准 CA 类为 3,4-二羟基苄胺（3,4-dihydroxy-benzylamine，DHBA）或异丙基肾上腺素（isoproterenol），α-甲基多巴胺（a-methyl-dopamine，MDA）等，酸性代谢产物可用 3,4-二羟基苯甲酸（3,4-dihydroxybenzoic acid，DOBA），5-HT 的内标物为 N-甲基-5-羟基色胺（N-methylserotonin，NMHT）。

九、最小检测量

是指所检测的样品信号（sign，峰高或峰面积均可）与噪声（noise）之比（信噪比 S/N）为 2 时的样品浓度。NE，E，DA，DOPAC，5-HIAA 为 0.05～0.1ng，MHPG，HVA，5-HT 为 0.1～0.2ng。

十、应用实例

（一）早老期痴呆病人 CSF 中 5-HT 及 4 种单胺类递质代谢产物的测定（图 6-1-16）

1. 样品预处理　5μl CSF 置于聚丙烯离心管中，加入 10μl 内标（相当于 1ng N-methylserotonin）及 40μl 0.2mol/L 高氯酸，于 4℃ 5500×g 离心 3min，15～30μl 上清液用于 HPLC 分析。

2. 色谱条件　色谱柱 250mm×4.6mm id，装填 Eicom-pak MA-ODS（7μm），柱温 23℃，洗脱液：0.1mol/L 磷酸钾缓冲液（pH4.0，含 10μmol EDTA-2Na，180μmol 辛烷磺酸钠及 110ml 甲醇/L）；工作电位 0.7V，Ag/AgCl 参比电极。

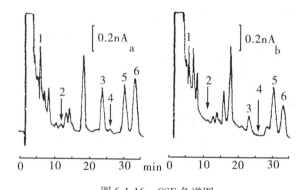

图 6-1-16　CSF 色谱图
1. MHPG；2. DOPAC；3. 5-HIAA；
4. 5-HT；5. IS；6. HVA。

（二）血清中 VMA，MHPG 及 HVA 的测定（图 6-1-17）

1. 样品预处理　1ml 血清用 100μl 2mol/L HCl 酸化，用 3×2ml 乙醚提取，每次提取后于 1500×g 离心 3min，乙醚液转移至一锥形瓶中减压抽干（<25℃），再置于真空干燥器中干燥，残余物溶于 200μl 0.05mol/L 高氯酸中，20μl 用于 HPLC 分析。

2. 色谱条件　色谱柱 200×5mm id，填料为 YWG-C$_{18}$（10μm），洗脱液为 4% 甲醇的柠檬酸（0.02mol/L）-磷酸氢二钾（0.05mol/L）缓冲液（pH4.8，含 0.5mmol/L EDTA-2Na），流量 1.5ml/min，电化学检测器工作电位 0.7V，检测灵敏度 10nA。a 为正常儿童，血清中浓度（ng/ml）：VMA = 1.3，HVA = 8.49。b 为神经母细胞瘤患儿，血清中浓度：VMA = 77.20，MHPG = 69.19，HVA = 92.30。

（三）氧化铝吸附法预处理测定人尿液中的 CA 及其代谢产物（图 6-1-18）

1. 样品预处理　2ml 人尿液加 0.25g 氧化铝和 2ml 2.0mol/L Tris buffer（pH8.6），混合后激烈振摇 1min，2000×g 离心 10min，上清液弃去，氧化铝用甲醇和水洗数次，2000×g 离心 5min，上清液弃去，CA 用 0.5ml 0.2mol/L HCl 洗脱，10μl 进样。

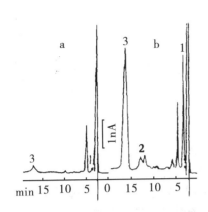

图 6-1-17 血清中 VMA (1)，MHPC (3)
和 HVA (2) 的色谱

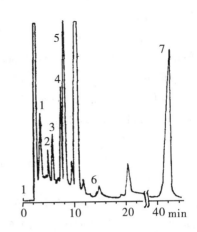

图 6-1-18 正常人尿液色谱图

1. NE；2. E；3. DOMA；4. DHPG；5. DM；6. VMA；
7. DOPAC。

2. 色谱条件 预柱 50mm×4.6mm id，填料 Fine SIL C_{18}（5μm），分析柱 150mm×4.6mm id，填料为 #3057C_{18}（3μm）；洗脱液：0.2mol/L 磷酸缓冲液（KH_2PO_4-H_3PO_4，pH2.0），流量 1ml/min，柱温 25±1℃；检测器工作电位 800mV。

（四）帕金森综合征患猴脑组织中多巴胺和代谢产物的测定（图 6-1-19）。

1. 生物样本的制备 猴在氯胺酮麻醉下去颅骨，在延髓下端断脑，分出左侧黑质和原状核头，组织块重 60~85mg 左右，于低温冰箱 -80℃ 保存，测试时将脑组织置于 1ml 冰冷的 0.05mol/L 高氯酸溶液中，在冰冷却下以内切式组织匀浆器匀浆 30s，匀浆液于 0~4℃ 15 000×g 离心 30min，上清液用于 HPLC 分析。

2. 色谱条件 色谱柱 15cm×0.5cm id，填料 Lichrosorb RP-18，5μm，起始流量为 1.5ml/min，于 7min 时瞬间改为 1.8ml/min；检测器工作电位 0.7V，灵敏度 10nA。

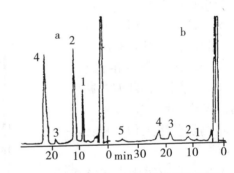

图 6-1-19 尾状核提取物的色谱图

a. 对照猴；b. MPTP 给药猴；进样量：a. 20μl，b. 80μl。
1. DOPAC；2. DA；3. 5-HIAA；4. HVA；5. 5-HT。

十一、HPLC-ECD 同时测定单胺类递质

单胺类神经递质含量的测定在神经药理研究及药物作用机制探讨中十分重要。同时测定 NE、DA、5-HT 及其主要代谢产物，可以观察到动态的合成、转化趋势。用高效液相色谱 - 电化学检测器（high performance liquid chromatography-electro-chemical detector）简称 HDLC-ECD，测定动物脑内、血、尿中或脑区细胞外液（用微透析或微灌流技术）部分单胺类神经递质，是一种简单、精确、灵敏度高的方法。

（一）基本原理

具有氧化（还原）特性的物质均有其特定的氧化（还原）电流，而氧化（还原）电流的大小又和该物质的浓度成正比。具有氧化特性的单胺类神经递质及其代谢产物经高效液相反相色谱层析柱洗脱后，在由工作电极、参比电极、辅助电极所组成的已施加一定电压的检测池中发生氧化反应，通过仪器放大系统记录其氧化电流，根据所记录的出峰时间及峰电流大小来定性定量测定物质的含量变化。

（二）仪器、试剂

1. 仪器 高压恒流泵、YWG-$C_{18}H_{37}$ 反相色谱柱（柱效 >20 000 理论塔板数）、六通进样阀、电化学检测器、记录仪（或积分仪）。

2. 试剂及标准品的配制 选择在记录仪上反应适当峰高浓度，配制各递质在每毫升 0.1mol/L 高氯酸中含：（可自行调整）

NE：norepinephrine 180ng

DOPAC：3,4-dihydroxyphenylacetic acid 175ng

DA：dopamine 250ng

SHIAA：5-hydroxyindole-3-actic acid 180ng

HVA：homovanillic acid 400ng

SHT：serotonin 560ng

DHBA（内标）：3,4-dihydroxybenzylamine 100ng

（三）色谱条件

1. 流动相的选择 使用电化学检测器，流动相必须有一定的电解质存在；一般选用 0.01 ~ 0.1mol/L 的醋酸钠缓冲液，为调整各递质的分离度及保留时间，可以用离子对试剂进行调整。

2. 在色谱柱固定的条件下，流动相的性质对分离单胺类神经递质的效果影响很大。

3. 改变流动相的 pH 随着 pH 值的降低单胺类神经递质的保留时间延长，其中酸性代谢产物 DOPAC、5HIAA 延长较明显，当 pH 降到 3.7 时，分离度、保留时间最佳。

4. 改变流动相中甲醇的比例 如降低甲醇含量，可使保留时间延长。

5. 离子对试剂 辛烷磺酸钠、二正丁胺的调整可使被测单胺类神经递质保留时间适当缩短，分离清晰。

当流动相组成比例如下时分离效果最好（图 6-1-20）：0.1mol/L 柠檬酸 - 0.1mol/L 醋酸钠，pH = 3.7 内含 10% 甲醇，1.2mmol/L 辛烷磺酸钠，1.3mmol/L 二正丁胺，以 G4 漏斗减压脱气后使用，流量可用 1.2ml/min。

电化学检测器使用工作电压：+ 0.75V，氧化法。

注意：蛋白、脂肪对于电化学检测器的电极可以一次性损害，工作电极表面的清洗可使灵敏度提高 2 ~ 3 个数量级，缓冲液流动相也可产生正常的背景电流，应预先除去。

（四）方法

例 小鼠脑皮层样品的制备：将小鼠断头后迅速取出其全脑，在冰冷条件下剥离皮层，快速称重后立即置入冷 0.1mol/L 高氯酸 0.5 ~ 1ml（内含 DHBA 50 ~ 100ng）制成匀浆后 4℃ 离心，40 000 × g × 20min，取上清液部分直接进样。也有用碱中和提取，过量的酸用钾盐溶液（20mmol/L 柠檬酸钾，300mmol/L 磷酸氢二钾，2mmol/L EDTA）沉淀除去，以保护色谱柱不受损伤。

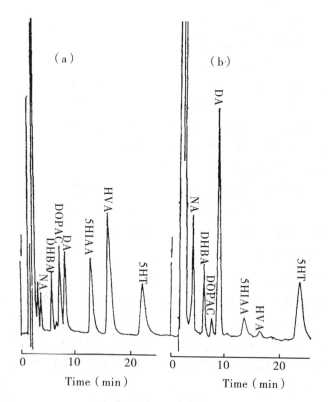

图 6-1-20 用高效液相色谱 – 电化学检测器系统分离混合标准样品（a）和小鼠脑内单胺类神经递质（b）

为保护 HPLC 系统通道，防止流动相中缓冲液成盐结晶堵塞，使用一段后应用梯度甲醇；水冲洗。

（五）结果的计算

　　每个样品及标准品内所加内标 DHBA 含量相等（100ng/ml）因此以每个样品中每一种递质的峰高和 DHBA 峰高比值与标准品中每一同样递质的峰高和 DHBA 峰高比值进行比较，已知标准品中每个递质的含量，即可推算出每单位组织中单胺类神经递质的含量。

　　例　求样品中 NE/克组织

$$\frac{样品\ NE/DHBA}{标准\ NE/DHBA} \times 标准品进样量 \times \frac{1ml\ （0.1mmol/L\ 高氯酸）}{样品进样量}/组织重$$

（唐琴梅　屈志炜）

参 考 文 献

1. Sarawat L O, et al. J Chromatogr, 1981, 222：353

2. Eriksson B-M, et al. J chromatogr, 1983, 278：255

3. Beschi M, et al. Chromatographia, 1987, 24：455

4. Tusell JM, et al. Chromatographia, 1982, 16：112

5. Stanley M, et al. Life Sci, 1985, 37：1279

6. Tang QM, et al. Biomedical Chromatography, 1986, 1：7

7. 唐琴梅. 色谱, 1995, 13：403

8. Durkin TA. Life Sci, 1985, 37：1803

9. Seegal RF, et al. J Chromatogr, 1986, 377：131

10. Grossi G, et al. Chromatographia, 1987, 24：842

11. Ali F, et al. Life Sci, 1985, 37：1757

12. Siri FM, et al. Life Sci, 1985, 37：1923

13. Odink J, et al. J Chromatogr, 1986, 377：145

14. Eisenhofer G, et al. Clin Chem, 1986, 32：2030

15. Boos K-S, et al. Chromatographia, 1987, 24：363

16. Lmai Y, et al. Clin Chem, 1988, 34：528

17. Koyama E, et al. Clin Chem, 1988, 34：680

18. 徐修容, 等. 中国药理学报, 1987, 8：113

19. 张新民, 等. 上海医科大学学报, 1988, 15：307

20. 徐修容, 等. 色谱, 1988, 6：77

21. 唐琴梅, 等. 色谱, 1992；10：364

22. Wester P. J Chromatogr, 1987, 415：261

23. 吴惠秋, 等. 中国药理学与毒理学杂志, 1992, 4：4

24. 叶惟冷, 等. 色谱, 1996, 14：14

25. Elrod L, et al. Clin Chem, 1986, 32：1590

26. 夏萤等, 生物化学与生物物理学报, 1988, 20：91

27. Kumar AM, et al. J Liq Chromatogr, 1993, 16：1329

28. Prémel-Cabic A, et al. Clin Chem, 1986, 32：1585

29. Iwamoto T, et al. J Liq Chromatogr, 1987, 10：1217

30. Canhao MF. J Chromatogr, 1991, 564：55

31. 李永昶, 等. 分析化学, 1993, 21：443

32. He H B, et al. J Chromatogr, 1992；574：213

33. Eriksson B-M. J Chromatogr, 1993, 612：1

34. 蔡金莲, 等. 色谱, 1989, 7：373

35. Anderson GM, et al. Clin Chem, 1981, 27：2060

36. Koike K, et al. Life Sci, 1982, 30：2221

37. Grossi G, et al. Chromatographia, 1987, 24：842

第六节 HPLC-RE-ECD 检测乙酰胆碱

乙酰胆碱（ACh）作为重要的神经递质，在机体生命活动中起着非常重要的作用。在基础医学研究中，衰老及 Alzheimer 病，帕金森综合征等神经系统疾病的发生机制均与乙酰胆碱递质系统有关。因此，观察药物对神经系统的影响以及在神经生物学研究中，乙酰胆碱的测定具有重要的意义。

目前，测定乙酰胆碱的方法有多种，如生物测定法，气相色谱质谱联用法，放射酶法及放射免疫分析法。但生物测定法费时且特异性差；气质联用价格昂贵不适于一般实验室开展；放射测定法受抗体来源限制且有放射性污染等缺点。自 1983 年 Potter 等建立高效液相色谱 – 电化学检测器测定乙酰胆碱方法以后，国外多采用此方法。但国内迄今为止未报道用该方法测定乙酰胆碱。我们在已有资料基础上，进一步改进建立了一种适合国内推广应用的高效液相 – 柱后衍生化 – 电化学检测器（HPLC-RE-ECD）测定乙酰胆碱的方法，在此作一介绍。

一、基本原理

乙酰胆碱是胆碱和乙酸形成的酯，含季铵离子，呈强碱性，在任何 pH 都呈离子状态，但它本身不能产生氧化还原电位。经反相高效液相柱层析分离得到乙酰胆碱，在柱后发生以下两个酶促反应后的终产物过氧化氢在玻碳电极表面形成氧化电位，测定过氧化氢电位的大小就可以反映乙酰胆碱的量。胆碱经过第二步反应也可生成 H_2O_2，因此该方法可同时测定乙酰胆碱和胆碱。

1. 乙酰胆碱 $+ H_2O \xrightarrow{\text{胆碱酯酶}}$ 胆碱 + 乙酸

2. 胆碱 $+ H_2O + 2O_2 \xrightarrow{\text{胆碱氧化酶}} 2H_2O_2 +$ 甜菜碱

$$H_2O_2 \xrightarrow[+750mV]{\text{玻碳电极}} O_2 + 2H^+ + 2e$$

二、试剂及仪器设备

（一）试剂

氯化乙酰胆碱，氯化胆碱，乙酰胆碱酯酶（AChE，Ⅲ型），胆碱氧化酶（ChO）均为 Sigma 产品。溴化氰活化的 Sepharose 4B 是 Pharmacia 产品。二甲基-3-氨基-1-丙醇，溴乙烷为 Mercy 公司生产。四甲基氯化铵（TMA）是北京兴福精细化学研究所产品。离子对 B_8（辛烷基磺酸钠），固定相 YWG-$C_{18}H_{37}$（粒度 $10\mu m$）为天津化学试剂二厂产品。

（二）仪器设备

Waters 6000A 恒流泵，Rheodyne 进样阀，$0.46cm \times 25cm$ PE 色谱柱，$0.46cm \times 5cm$ 酶衍生化柱（本实验室自装，详细操作见后），BAS 产 LC-4B 电化学检测器。

三、方法与步骤

（一）内标的合成及标准品的配制

内标 ethylhomocholine bromide〔EHC，N，N-dimethyl（N-ethyl）-3-amino-1-propanol〕由本室合成。在一玻璃容器中加入一定量的 8.45mol/L 的二甲基-3-氨-1-丙醇，然后缓慢加入等量 12.5mol/L 的溴乙烷，室温下反应 30min 后加入乙醚，立即形成白色沉淀，真空干燥后用甲醇重结晶，纯度可达 99% 以上。-80℃保存。

乙酰胆碱，胆碱标准品，内标 EHC 在临用前双蒸水配成 10mmol/L 的储备液，-20℃保存。用时用 0.1mol/L 高氯酸稀释至所需浓度，4℃保存。

（二）衍生化酶柱的制作

溴化氰活化的 Sepharose 4B 凝胶作为酶共价结合的支持介质。称取一定量的凝胶置 G3 玻璃滤器内，按每克凝胶 200ml HCl 的量加入 1mmol/L 的 HCl 膨胀和冲洗凝胶后，加少量键合缓冲液（0.1mol/L NaHCO$_3$，含 0.5mol/L NaCl，pH8.3）冲洗凝胶。然后按酶活性单位（U）2∶1 的量称取胆碱氧化酶和胆碱酯酶，溶于少量键合缓冲液中，将凝胶和酶混匀置于一小烧杯中避光，4℃过夜，使酶共价结合到凝胶上。

次日用一注射器均匀装入 0.46cm×5cm（筛板 5μm）的不锈钢柱中。

（三）样品处理

动物用微波照射或断头处死后，立即取脑称重，加入适量的含内标的 0.1mol/L HClO₄ 匀浆，45 000 ×g 离心 20min，上清液即可进样。整个过程在冰浴中操作。若要同时测定组织中单胺递质含量，可将离心后的上清液过 Sephadex G-10 凝胶柱，甲酸洗脱收集前 2ml 用于乙酰胆碱测定；继后流出液可用于单胺递质及代谢产物含量测定。

（四）色谱条件

泵流速 1.2ml/min，工作电压 +0.75V，氧化法，电化学检测器灵敏度 5~10nA，纸速 20cm/h，室温 20±2℃。流动相组成：0.07mol/L 磷酸盐缓冲液，内加 0.006%（W/V）EDTA-2Na，0.065% 四甲基氯化铵，0.03% 离子对 B_8，pH7.3~7.5，G4 玻璃漏斗脱气后使用。

（五）结果的计算

每个样品及标准品内所加内标 EHC 含量相等，因此，样品中乙酰胆碱和胆碱的峰高与 EHC 峰高之比值与标准品中它们与 EHC 峰高之比进行比较，根据标准品中每种物质的量就可推算出样品中的含量，具体计算公式如下：

$$\frac{\dfrac{样品比值}{标准品比值}×标准品浓度（nmol/ml）}{组织重量（g/ml）}=样品中乙酰胆碱的含量（nmol/gw）$$

四、方法的应用与评价

（一）样品的分离效果

应用上述液相系统，可使组织样本中乙酰胆碱和胆碱稳定地基线分离，流速 1.2ml/min 时，样品在 10min 内全部出峰完毕（图 6-1-21）。用此法测得小鼠（20±2g）前脑皮层，海马，纹状体（断头杀死）的乙酰胆碱含量分别为 10.7±1.3、13.5±0.9、55.2±2.7nmol/gw。与其他分析法如气质联用，放射酶法等测定结果一致。

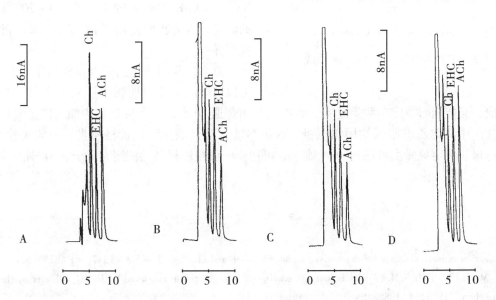

图 6-1-21　用 0.1mol/L 高氯酸提取的脑组织样本色谱图

A. 标准品；B. 前脑皮层（2.1mg）；C. 海马（1.8mg）；D. 纹状体（2.5mg）。

标准品中含 200pmol 乙酰胆碱，胆碱和 EHC。组织提取液含 EHC 200pmol 作为内标。

国外资料报道，分离乙酰胆碱多用阳离子交换型分析柱，如 Aminex A5，Nuclesil 5 SA，RPR-I 等型的阳离子交换柱，但这些柱型价格昂贵，国内一般实验室不具备。我们用普通的 ODS（C_{18}）柱，在流动相中加入离子对试剂也可以很好地分离组织中的乙酰胆碱，胆碱，这样使该方法在国内推广成为可能。

流动相 pH 是影响分离的一个重要因素。在该液相系统中，流动相的 pH 选择既要考虑到分析柱稳定地分离乙酰胆碱，胆碱，又要保证酶衍生化反应所需的最适 pH。我们从 pH6.5 ~ 8.5 之间观察发现，在本室仪器条件下，pH7.2 ~ 7.5 时分离效果最好，这个 pH 值也正好在胆碱氧化酶的最适 pH（7.5）范围。

TMA 在溶液中以季铵离子存在，它与乙酰胆碱，胆碱在固定相上相互竞争，因此可以缩短它们的保留时间，也影响出峰的高度。增加 TMA 的浓度可以降低容量因子，增加乙酰胆碱，胆碱的峰高，而不影响基线分离，但 TMA 浓度过高会影响酶的功能。离子对 B_8 起延迟胆碱洗脱的作用，因此适当浓度的 TMA 和 B_8 使乙酰胆碱，胆碱以及内标 EHC 达到基线分离且出峰集中。

（二）样品制备及回收率

微波照射或断头杀死动物，高氯酸沉淀蛋白制备组织样品，方法简单，方便，重现性好。将 100μl 标准品加入 900μl 样品上清液中，乙酰胆碱回收率达 85% ± 2%，胆碱回收率达 90% ± 3%（N = 10）。若将提取的上清液过一 Sephadex G-10 凝胶柱，0.01mol/L 甲酸洗脱，前 2ml 流出液用于乙酰胆碱，胆碱测定；后面的流出液可用于单胺类递质测定。这样在同一批样本中测定两个重要的递质系统，更适用于神经科学研究的需要。

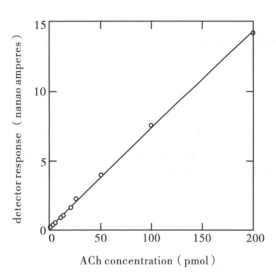

图 6-1-22 乙酰胆碱剂量 – 效应关系曲线

（三）线性关系及灵敏度

在上述液相条件下，样品出峰高度与进样的含量呈直线关系（图 6-1-22）。检测灵敏度可达到乙酰胆碱 1pmol，胆碱 500fmol 的水平。

（四）重现性

重复测定同一样品，乙酰胆碱的日内变异系数为 1.2%（n = 6），重现性好。将酶共价结合到凝胶上，可以节约酶的用量。我们在 1 克凝胶上键合 100U 胆碱酯酶，200U 的胆碱氧化酶，连续测定 50 个脑组织样品后，检测器灵敏度下降至初始的 25% ~ 30%，这时清洗电极可使灵敏度完全恢复。100U：200U（AChE：ChO）的酶可供 150 ~ 200 个组织样品的测定。因为我们使用了内标法，所以可以消除这些变异。

总之，我们建立的 HPLC-柱后衍生化-ECD 方法可以同时测定乙酰胆碱和胆碱的含量，组织样本处理简单，快捷，且能同时测定单胺类递质。液相设备用普通 ODS 柱，在流动相中加入离子对试剂分离效果好。国外文献中测定乙酰胆碱均用铂电极，这虽然能提高灵敏度，但价格昂贵，一般实验室不具备。我们用玻碳电极，测定灵敏度可达到 pmol 水平，可用于一般组织样品的测定，适于在国内推广。

（段文贞　张均田）

参 考 文 献

1. Hanin I. Cverview of methodologies for the analysis of acetylcholine and choline. Life Sci, 1987, 41：825 – 827

2. Potter P E, Meek J L, Neff N H. Acetylcholine and choline in neuronal tissue measured by HPLC with electro-chemical detection. J Neurochem, 1983, 4：188 – 194

3. Damsma G, Westerink B H C, Horn A S. A simple sensitive, and economic assay for choline and acetylcholine using HPLC an enzyme reactor and an electrochemical detector. J Neurochem, 1985, 45：1649 – 1652

4. Asano M, Miyauchi T, Kato T, et al. Determination of acetylcholine and choline in rat brain tissue by liquid chromatography/electrochemistry using an immobilized enzyme post column rector. J Liq Chromatogr, 1986, 9：199 – 225

第七节　放射受体分析法测定配体和肽类物质

放射受体分析法（radio receptor assay，RRA）是20世纪70年代初在饱和结合分析法基础上发展起来的一种竞争放射分析法。它具有灵敏度高、测定面广、快速简便和对样品纯度要求不高等优点。其基本原理和放射配体结合法（radio ligand binding assay）相同，但后者的分析对象是受体，而放射受体分析法是以受体为特异结合试剂，分析对象是能与受体发生特异结合的物质，常称为配体（ligand）。它是测定肽类物质的有效手段之一，也是研究受体和配体相互作用的重要方法。

一、基本原理

对于可逆的受体和配体的特异性结合反应，如果反应系统中同时存在放射标记配体和非标记配体，根据质量作用定律，这两种配体必然相互竞争受体上的结合部位，反应的平衡取决于两种配体的浓度，也取决于这两种配体和受体的亲和力。反应可用下式表示：

$$^*L + R \rightleftharpoons {}^*L-R$$
$$+$$
$$L$$
$$\updownarrow$$
$$L-R$$

式中 R 表示受体（receptor），$^*L$ 为放射标记配体，L 为非标记配体。若以已知不同浓度 L 抑制 $^*L$ 与 R 特异性结合的百分率对 L 的浓度作图，可得到一条表示 L 浓度与抑制率函数关系的标准竞争曲线，然后测定未知物质（如肽类物质）抑制 $^*L$ 与 R 特异性结合的百分率，即可从标准曲线查出未知样本中物质的含量。

二、受体制备

受体制备可用组织匀浆。对受体含量不十分丰富的组织，可通过生物膜的提纯来增加受体的浓度。下面以脑组织为例介绍几种受体制剂的制备方法。

（一）匀浆（homogenate）的制备

取脑组织，以40倍量（W/V）以上的非等渗冷缓冲液在冰浴中用组织匀浆器匀浆，匀浆转速为6000～7000r/min，匀浆3次，每次匀浆15s。匀浆液经低速（1000～2000×g）离心10min，弃上清液，将沉淀物匀浆，再用等体积缓冲液洗涤一次以上，除去可能存在的内源性物质。在有些情况下，经洗涤后的组织匀浆还可在37℃预先孵育，以同样条件最后离心一次，弃上清液，加适量缓冲液制成匀浆。取少许匀浆，Lowry法测定蛋白含量。分装，冷冻保藏。

（二）粗制线粒体的制备

取脑组织，加入1∶10（W/V）体积0.32mol/L的等渗冷蔗糖溶液，在冰浴中用组织匀浆器匀浆，匀浆液经1000×g离心10min，将上清液在20 000×g，4℃，离心20min，弃上清液，沉淀物加等体积缓冲液，匀浆后再离心1次，条件同前。弃上清液，沉淀物加适量缓冲液制成匀浆。该匀浆即为粗制线粒体组分（crude mitochondrial fraction，P_2）。

（三）突触体（synaptosome）的制备

取脑组织，以1∶10（W/V）体积0.32mol/L的冷蔗糖溶液在冰浴中用组织匀浆器制成匀浆，匀浆液经1000×g离心10min，吸取上清液，17 000×g，4℃，离心20min，沉淀物用0.32mol/L冷蔗糖液混悬后小心地加到已有四种梯度浓度（0.8mol/L，1.0mol/L，1.2mol/L和1.4mol/L）的蔗糖液表面，50 000×g，4℃，离心2h，用注射器（可用18G注射针头）缓慢地收获界面之间的溶液，大多数神经末梢形成的突触体是聚集于1.0mol/L与1.2mol/L之间的界面。

三、测定步骤

（一）标准曲线的制备

实验分 3 个组：总结合组、非特异结合组和标准样品组。每组双复管或三复管。在总结合管中，依次加入缓冲液（使总体积为 $50\mu l \sim 2ml$）、定量受体制剂（$0.5 \sim 2mg$ 蛋白）和一定浓度的放射标记配体（一般应小于 Kd 值）。需要时加肽酶抑制剂。在非特异结合管中，除上述成分外，再加入过量（100 倍 Kd 值的浓度或取代 99% 特异结合的最低浓度）的非标记配体或化学结构不同但对受体有特异结合的其他配体。在标准样品管中，加不同浓度的标准样品，但不加非标记配体。它们在适当条件下（包括温度、酸碱度、离子种类和浓度等）同时孵育，反应达到平衡后，立即置于冰浴中终止结合反应。以快速有效的方法（一般采用过滤法或离心法）分离结合配体和游离配体，然后用液体闪烁计数仪测定结合标记配体量，所测得的量分别为总结合（total binding）量、非特异结合（nonspecific binding）量和竞争结合量。总结合量减去非特异结合量得到特异结合（specific binding）量。标准样品对放射标记配体与受体特异结合的抑制率可由下式求得：

$$抑制率（\%）= \frac{总结合量_{dpm} - 竞争结合量_{dpm}}{总结合量_{dpm} - 非特异结合量_{dpm}} \times 100\%$$

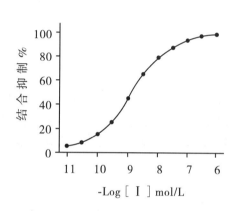

图 6-1-23　RRA 的标准竞争曲线，［I］为药物浓度

用浓度 - 效应半对数作图法，以结合抑制百分率为纵坐标，以标准样品浓度的对数为横坐标作图，得到一条表示浓度与抑制率函数关系的 S 形标准曲线（图 6-1-23）。

（二）未知样品的测定

分总结合管、非特异结合管和待测样品管 3 组。加样及孵育条件同上述。待测样品需配制多个浓度，使其中至少一个浓度在标准曲线的线性范围内。根据测得的未知样品管的竞争结合量，按上述公式计算抑制结合的百分率，然后在标准竞争曲线的线性范围内找出相应的浓度。

四、方法应用

（一）测定肽类或其他活性物质

放射受体分析所测得的物质是生物活性物质（不包括失活的分子），因此它的结果更为准确可靠。

（二）寻找未知的肽类和活性物质

用已知的受体和未知的活性物质起反应是寻找未知活性物质的很好手段。例如，哺乳动物脑中的脑啡肽、腺垂体中的一类大分子强啡肽等，都是通过放射受体分析发现或鉴定的。

（三）活性物质结构和活性的关系研究

经过修饰（增加、减少或改变某些基团或肽段）的肽类化合物可通过放射受体分析测得其抑制特异性结合一半所需的浓度（IC_{50}），并与未修饰的分子比较，获得结构改变和受体亲和力之间的关系。

（四）药物筛选

如果某一药物对某一受体有亲和力，将表明该药可能具有某方面的药理作用；如果对多种受体或亚型都有一定亲和力，则预示该药药理作用的专一性不高，可能会出现其他的副作用。

五、注意事项

1. 应选择高效、特异、稳定和具有高比活度的放射配体。选用对受体有高度选择性的配体有助于提高特异性结合对非特异性结合的比例。选用高比活度的配体有助于测定低浓度配体的特异结合量。最常用的放射配体是氚标记物和碘标记物。前者的优点是比较稳定、半衰期长、生物学效应不改变，但需由专门实验室合成；后者的优点是合成方便、比活度高（可达 60TBq/mmol），特别适合于高亲和性的神经肽的测定，但半衰期短、稳定性差。要注意参入碘后是否影响配体的生物活性，一般双碘标记都有失活情况。

2. 一般的受体结合实验中只有小于10%的标记配体和受体结合，因此要求标记配体的放射纯度应该在90%以上（如放射纯度不高使非特异结合增加）。通常采用薄层层析检查同位素纯度。经过纯化后的样品，在每次使用时都应作放射性浓度测定。

3. 受体结合实验中放射配体的浓度应小于受体–配体络合物的解离常数（Kd），如浓度过高，则非特异性结合增高。

4. 受体制剂的制备质量直接影响结合部位的特异性和动力学特性。一些内源性物质（如可溶性肽酶、内源性配体和鸟嘌呤核苷酸等）和离子会影响受体的特异结合。为此，组织制成匀浆后可经多次冲洗、离心、或预孵育等步骤以减少内源性物质的干扰。

5. 受体制剂的蛋白量一般小于2mg，使被结合的标记配体的量在10%以下，使标记配体的特异结合量和受体组织的浓度呈线性关系。过多的受体蛋白能使特异结合量增加，但同时也增加测定中假象（如标记配体亲和力的下降引起Kd值的偏高等），影响实验数据的可靠性。

6. 肽类物质容易受肽类水解酶降解，为此可采取在冰浴中进行结合实验和加入适当的肽酶抑制剂，如杆菌肽（bacitracin）、bestatin、thiorphan等。

7. 为减少配体在玻璃容器上的丢失，可加入高浓度的牛血清清蛋白（BSA）或其他较稳定的肽，也可将玻璃表面硅化。

8. 标记配体除与受体发生特异结合外，还可与样品中其他成分如杂质蛋白、反应容器以及分离材料（滤膜）等形成非特异结合。非特异结合可通过加入过量的非标记配体测得。如果非标记配体的结构和标记配体相同，则加入100倍超量的非标记配体已足够；如果加入的非标记配体的结构和标记配体不同，则采用竞争99%特异结合的最低浓度。太过量的非标记配体会置换受体上的非特异部位，人为地造成多个"特异"结合部位。

9. 选用缓冲液时应该注意离子的影响。几乎所有神经递质的结合实验都受到无机离子的不同影响，例如，钠离子可以降低阿片受体与激动剂的亲和力，锰、镁、钙等二价阳离子一般都增加于G蛋白偶联的受体和激动剂的结合。为了消除钠离子对受体结合过程的影响，可采用无钠离子缓冲液，如Tris-HCl缓冲液。

10. 过滤法是最常用而简便的分离手段，特别适用于Kd值小于10nmol/L的结合反应。整个过滤过程一般为10~15s，时间不宜过长，否则会使结合的配体因解离而丢失。对不同的受体蛋白要选用合适孔径的滤膜，防止受体蛋白漏过。有些标记配体因对滤膜的离子吸附作用特别强，使非特异结合明显增高，这时可用聚乙烯亚氨（polyethylene imine）预先处理滤纸，以减少这种非特异性结合。

六、方法评价

1. 该方法具有特异性强、灵敏度高、测定面广、快速简便、样品用量少和对样品纯度要求不高等优点，但不能区别对受体有同样特异结合的其他物质。

2. 该定量分析适用于一个配体和一种受体进行结合的反应系统。如果反应系统中同时存在与两种受体的结合，由于两种受体与配体结合的Kd值不同会造成定量分析上的误差。

3. 可用于药物筛选，预测药物的活性，但不能鉴别其激动剂与拮抗剂，如果确定竞争性抑制物质是激动剂还是拮抗剂，尚需进行动物实验和生物测定。

（金文桥）

参 考 文 献

1. 周廷冲. 受体生化药理学. 北京：人民卫生出版社，1985

2. 徐叔云，卞如濂，陈修主编. 药理实验方法学. 北京：人民卫生出版社，1991

3. 韩济生主编. 神经科学纲要. 北京：北京医科大学中国协和医科大学联和出版社，1993

4. Yamamura HI, Enna SJ, Kuhar MJ（eds）. Neurotransmitter Receptor Binding. New York：Raven Press，1985

5. O'Brien RA ed. Receptor Binding in Drug Research. New York：Marcel Dekker Inc，1986

第二章　神经营养因子的研究方法与技术

第一节　概　　述

随着现代社会工业化与人群老龄化进程的加快，神经系统疾病，如脑血管意外，由于治疗手段不足，医学界对不断出现的神经营养因子（neurotrophic factors，NTFS）寄予了很大期望。有关的基础与临床研究已成为神经科学的热点之一。现将目前常用的神经营养因子研究方法整理如下。

第二节　神经营养因子的获取

除了神经生长因子（NGF）以外，其他神经营养因子都必须用基因工程的方法方可大量获得。在这一方面，国内外学者已经做了大量的工作。由于涉及专利问题，这里不一一介绍。在实验室研究中可采取以下方法获取神经营养因子。

一、神经生长因子的纯化

神经生长因子（NGF）在生物体内虽然分布较广，但含量甚低，较丰富的天然来源主要有蛇毒，牛精囊腺，人胎盘和小鼠颌下腺等。目前基因工程的产品已经面市，其价格不菲，为满足实验室需求，从雄性小鼠颌下腺纯化 NGF 仍是传统的重要的途径之一。

现在介绍的小鼠 2.5S NGF 纯化方法是最常用、最简捷的方法。2.5S NGF 是低分子量 NGF，具有 NGF 的全部活性。它由小鼠 β-NGF 及其一修饰物构成，等电点为 8.9~9.3，沉降系数为 2.5。

1. 为保证 NGF 的生物学活性，所有步骤都应在 4℃进行。

2. 解剖并收集 100 只 60 日龄的雄性小鼠颌下腺，湿重约 20g。用 100ml 冰浴蒸馏水置组织粉碎器（waring blender）内匀浆 1min。

3. 组织匀浆 25 000×g 离心 1h，小心吸出上清，避免吸出脂质，或经玻璃纤维过滤除去脂质。

4. 上清在 pH6.8，0.2mol/L 磷酸盐缓冲液（A）4L 透析不少于 16h，其间换液 2~3 次。

5. 透析后样品上样到羧甲基纤维素 CM52 柱 1（12cm×2.5cm）。该柱必须事先用缓冲液 A 充分平衡。上样后仍用缓冲液 A 洗脱，流速维持 40~50ml/h，收集 280nm 吸收值大于 0.5 的组分，约 160ml。

6. 收集液在 pH6.8，0.25mmol/L 磷酸盐缓冲液（B）4L 透析不少于 24h，其间换液 2~3 次，此步降低样品液的缓冲容量。

7. 加入 1/0 体积 pH4.0，0.5mol/L 醋酸盐缓冲液，并溶入固体氯化钠，使其终浓度达 0.4mol/L。

8. 上述样品 25 000×g 离心 30min。

9. 离心上清立即上样到羧甲基纤维素 CM52 柱 2（15cm×2.5cm）。该柱必须事先用含 0.4mol/L 氯化钠的 pH4.0，0.05mol/L 醋酸盐缓冲液（C）充分平衡。上样后仍用缓冲液 C 洗脱，直至 280nm 吸收值小于 0.1。

10. 再用不含氯化钠的缓冲液 C 洗 1~2 个柱体积。

11. 换 pH9.0，0.05mol/L Tris-HCl 缓冲液（D）继续洗脱。当洗脱液 pH 接近 8 时可洗下一个肉粉色杂蛋白峰，此后继续洗至 280nm 吸收值小于 0.01。

12. 最后，NGF 蛋白用 0~0.4mol/L 梯度氯化钠的缓冲液 D 洗脱，收集 280nm 吸收值大于 0.1 的组分。

纯化的 NGF 在 0.2% 醋酸 4L 透析 16h，其间换液 2 次。浓缩或冰干后可于 -20℃保存，产量 5~8mg，纯度在 SDS-PAGE 检测中可以达到 90%～94%。少量的杂蛋白通常含有免疫球蛋白和血管紧张肽酶原（fenin），但是不会影响一般的生物学实验，电泳制备或高压液相分离纯化后，NGF 纯度可达 98% 以上。

二、神经营养因子在 COS-7 细胞中的表达

神经营养因子基因在天然状况表达成为有活性的蛋白，需要经过某些翻译后的加工修饰过程，如前体的糖基化，前体分子的正确切除和装配，以及三对二硫键的正确对位和蛋白质的正确折叠。目前，在原核细胞中表达后，其下游蛋白质复性工作十分困难。构建真核表达载体 pCMV$_4$，先用 COS-7 为一短暂表达系统进行神经营养因子基因的表达研究，是证明克隆的基因能够正确表达并得到有相应神经营养活性上清用于进一步研究的适宜途径。现以神经营养素-3（NT-3）为例，介绍有关方法。

（一）真核表达载体 PCMV$_4$-NT-3 的构建

将 NT-3 质粒和 pCMV$_4$ 经酶切回收，加 T$_4$DNA 连接酶连接过夜。连接产物转化感受态 DH5α。取 200μl 感受态细菌加入无菌离心管中，每管加入 5μl 连接产物，混匀，冰浴 30min，将离心管置于 42℃ 的 LB 培养基，37℃ 振摇 45min 复苏，将培养物铺于含氨苄的 LB 琼脂平板上，等液体吸收后 37℃ 倒置培养 16h。

（二）细菌菌落裂解鉴定质粒大小

挑取部分待测菌落置于离心管中，加入 50μl 10mmol/L EDTA，充分悬浮菌体，再加入新鲜配制的 0.2mol/L NaOH，0.5%SDS，20% 蔗糖溶液，振荡 30s。70℃ 温育 5min 后冷至室温，加入 1.5μl 4mol/L KCl 和 0.5μl 0.4% 溴酚蓝染液，振荡 30s。冰浴 5min 后于 4℃ 下 12 000r/min 离心 10min。取 50μl 上清液在 0.8% 的琼脂糖凝胶电泳，电泳结束后于室温将胶板在 EB（0.5μg/ml）中浸泡 45min。紫外观察结果。

（三）脂质体方法转染 COS7 细胞

转染前 24h 传代，以 $5×10^5$ 密度接种于 60ml 培养瓶中，24h 后使细胞处于对数生长期。取 10μg 质粒，30μl（1mg/ml）lipofectin 分别稀释于 1.5ml DMEM 溶液中。然后逐滴地混合，室温下静置 15min，形成 DNAl-lipofectin 混合物。将培养的细胞用无血清的 DMEM 洗两遍，再加入 DNAl-ipofectin 混合物。37℃，5%CO$_2$ 培养 24h 以后，更换无血清培养液，继续培养 48h，收集无血清培养上清，贮于 −70℃ 冰箱。

（四）电击法转染 COS7 细胞

转染前 24h 传代，收集对数生长期细胞，37℃ 预热 PBS 洗二次。0.25% 胰酶消化，离心收集细胞（密度 $2×10^6$），沉淀溶于 1ml PBS 中。细胞与 10μg 质粒 DNA 混匀，室温静置 20min。将 COS7 细胞和 DNA 混合物加入电击杯中，电击条件：电压 210V，电容 1080μF，时间 1000ms，电击后室温静置 10min，然后加入 DMEM 培养液，37℃，5%CO$_2$ 培养。

（五）细胞总 RNA 提取

一步法提取细胞总 RNA，所有溶剂，用品均用 DEPC 处理。每瓶细胞（$2×10^6$）用冰预冷的 PBS 洗 3 次，置碎冰上。每瓶细胞中加 1ml 溶液 D（4mol/L 异硫氰酸胍，25mmol/L 柠檬酸钠，0.5sarcosyl，0.1mol/L 2-巯基乙醇），轻轻刮下细胞，将其转移至 5ml 塑料离心管中，每管加入 0.1ml 2mol/L NaNc（pH4.0），1ml 水平衡酚，0.ml 氯仿：异戊醇（49∶1），轻轻倒转混匀，置碎冰中 15min。于 4℃，10 000r/min 离心 20min。转移水相于干净离心管中，加入等体积的异丙醇，混匀，−20℃ 1h。然后 10 000r/min 离心 20min，沉淀加 0.3ml 溶液 D 转移至 1.5ml 离心管中。加等体积异丙醇，−20℃ 1h，离心（同上）。75% 乙醇洗涤沉淀，溶于 DEPC 水中，紫外测定 RNA 量。

（六）狭缝杂交分析

1. 探针标记　取 hNT-3cDNA 片段 5μl（约 50ng），预先 95℃ 加热 2min 使其变性；置于冰上，取 dATP，dTTP，dGTP 各 1μl 混匀，室温，反应 6h，将反应管在 95℃ 水浴中加热 2min，加 5.5μl，0.2mol/L EDTA 使终浓度为 20mmol/L，以终止反应。标记好的探针可在 −20℃ 储存数日。

dd H$_2$O	25μl
5×buffer	10μl
BSA	2μl

变性模板	5μl
dATP，dTTP，dGTP 混合物	2μl
α-^{32}P-dCTP	5μl（50μC$_1$）
Klenow 酶	1μl（5U）
总体积	50μl

2. 狭缝杂交

（1）膜处理 取 Φ0.45μm 硝酸纤维素膜浸泡于 ddH$_{20}$中片刻，然后在 20×SSC 中浸泡 1h。

（2）样品处理 取样品 5μl 与 10μl 甲酰胺，4μl 137% 甲醛，1μl 20×SSC 混匀。置 68℃水浴 15min，冰浴冷却。

（3）点样 狭缝加样孔中铺上二层 20×SSC 浸湿的滤纸和一层硝酸纤维素膜。狭缝加样孔中先加 10×SSC 抽干后，样品加 2 倍体积 20×SSC 稀释后加样，然后再加 10×SSC 抽干，膜烤干后，浸于 6×SSPE 液中。

（4）预杂交 配制预杂交液（50% 甲酰胺，6×SSPE，5×Denhart's 20μg/ml 变性鲑鱼精 DNA）以 0.2ml/cm^2 加入装有硝酸纤维素膜的杂交袋中，去气泡，封口，42℃孵育 2h。

（5）杂交 加入放射性核素标记并变性的 cDNA 探针，41℃杂交 24h。

（6）洗膜 分别用 2×SSC，0.5% SDS 液；2×SSC，0.1% SDS 液；0.1×SSC，0.5% SDS 液；0.1×SSC 液洗膜，然后将膜晾干，包上保鲜膜，-70℃放射自显影。

（七）转染 COS7 细胞免疫细胞化学反应

1. 无血清 DMEM 洗细胞 3min×3 次。

2. 4% 多聚甲醛（PBS 配）室温固定 1h。

3. PBS 冲洗 3min×3 次。

4. 0.05 皂素（PBS 配）室温作用 2h。

5. 5% 正常山羊血清（1% BSA/PBS 稀释）室温封闭 2h。

6. NT-3 抗体 1∶500（1% BSA）稀释，4℃冰箱放置 24h。

7. PBS 冲洗 5min×3 次。

8. 生物素标记羊抗兔二抗 1∶200（PBS）稀释，室温 2h。

9. PBS 冲洗 3min×3 次。

10. 辣根过氧化物酶标记的链霉卵白素 1∶200（PBS）稀释，室温 2h。

11. PBS 冲洗 3min×3 次。

12. DAB 显色 10min

DAB 配制：6mg DAB 溶于 10ml TBS（0.05mol/L pH7.6），再加入 0.1ml 浓度为 3% 的 H$_2$O$_2$。

13. PBS 冲洗 3min×4 次。

14. 甘油保存液保存（5ml 甘油加上 7ml PBS）4℃暗处保存。

（八）以背根节培养等方法测定 COS-7 细胞上清活性后，即可利用该上清研究神经营养因子的生物效应。

第三节 神经营养因子体外生物活性检测

神经营养因子促进和支持相应神经元的存活，生长及发育。它们的生物学活性传统上用靶神经元的特异性反应来检测。例如，NGF 刺激交感或感觉神经元长出突起并维持存活；CNTF 刺激睫状神经元长出突起并维持存活；BDNF 刺激中脑多巴胺神经元长出突起并维持存活等。但一般认为神经营养因子的活性均可通过它刺激交感或感觉神经元长出突起并维持存活的方法来测定。因此，这里介绍 NGF 经典的组织或细胞培养测活方法。

一、背根节和交感节培养检测法

背根节（dorsal root ganglia，DRG）和交感节（sympathetic ganglia，SG）神经元均表达较多的 NGF 受体。NGF 可诱导它们长出纤维突起，形成晕圈，常规方法 8～10 日龄鸡胚解剖背根节或交感节，11 及 12 日龄的节也能用，但空白对照有时会产生少量背景纤维。通常，交感节的反应略优于背根节。由于后者解剖位置清晰，宜于获取较多数量的神经节，故多数实验室选用背根节作为取材对象。

（一）鸡胚背根节和交感节的解剖

1. 用 70% 酒清洗净并消毒蛋壳。从气室端敲开蛋壳，无菌条件下取出鸡胚置小平皿内，除去头部后，腹侧向上放置，用眼科镊子打开胸腹腔，移去内脏器官。

2. 在解剖镜下，小心除去腹膜，仔细暴露脊柱及其两侧。用一对尖锐的 5 号钟表游丝镊取出椎旁交感链。进一步充分暴露好腰骶部区域，在椎间孔旁可见到沿脊柱两侧排列的背根节。它们每一个都与背根神经相连，用游丝镊取出。

3. 置背根节或交感节于平衡盐液内，用镊子清除附带组织。然后，放入培养液，这些节可保留对 NGF 的反应至解剖后 3h。

（二）NGF 的活性检测

1. 将背根节或交感节植入涂有鼠尾胶原的培养瓶或皿。37℃放置 1～2h，候其贴壁，再加入 DMEM 培养液，内含 15mmol/L HEPES，12g/L 碳酸氢钠，1% 胎牛血清，双抗及待测浓度的 NGF 样品。37℃，饱和湿度，5% 二氧化碳培养 24～48h，培养瓶内密闭培养也可获得满意结果。

2. 培养 24h 后，在暗视野或相差显微镜下观察。根据纤维长出的长度与密度进行半定量记分，无纤维长出者记做"0"，纤维长出最长最密者记做"++++"。介于二者之间可记做"+"，"++"和"+++"。

3. 阳性对照的标准曲线用等比梯度稀释的小鼠 NGF 纯品求得，一般至少取 6 个点，最佳纤维长出通常在 5～10ng/ml，当 NGF 浓度过高，如大于 50ng/ml 时纤维长出将会受到抑制。

（三）特异性检测

NGF 家族的其他因子也具有营养背根节神经元的功能，所以特异性抗体抑制反应可用于鉴别。需要混合最佳反应浓度的样品 NGF 和过量抗体（约 200ng/ml）4℃孵育过夜，然后加入培养液测活。24h 后观察，背根节应无纤维长出，说明 NGF 活性被抗体特异地抑制。

二、PC12 细胞培养检测法

大鼠嗜铬细胞瘤 PC12 细胞在 1976 年首先被 Greene 和 Tischler 所描述。该细胞系常被用做研究神经元发育，分化和功能的模型。特别用以研究神经生长因子的营养性质。特征为受到生理水平 NGF 刺激后，它们停止分裂，长出神经突起，成为具有交感神经元特性的细胞，故可以利用此反应定量检测 NGF 的生物活性。

（一）准备态 PC12 细胞的制备

介绍下述两种方法：

1. 在涂有鼠尾胶原的培养瓶内接种 PC12 细胞，密度（10～25）×10⁴/cm²。培养液为 RPMI 1640，含 1% 热灭活马血清；50U/ml 青霉素；50μg/ml NGF 纯品，培养 5～10 日即可，延长时间会使空白对照产生较高的背景。

2. 混悬培养 PC12 细胞，密度 10⁶/ml，培养液为 RPMI 1640，含 10% 热灭活马血清；5% 胎牛血清；双抗和 20ng/ml NGF 纯品，培养 10d。

（二）准备态细胞的收获和保存

1. 单层贴壁的准备态细胞会长出突起，收获时倒出培养液，用无 NGF 的培养液洗 3～5 次。再用无 NGF 培养液经滴管反复吹打，使细胞脱离，混悬培养的准备态细胞通过低速离心收集，上述两种方法收集的细胞都用无 NGF 的培养液洗后低速离心，反复 5～6 次，两次离心间在冰上静置 10～30min，以充分除去残留的 NGF。

2. 准备态 PC12 细胞可以冷冻储存，在含 10% 热灭活马血清；5% 胎牛血清；10% DMSO 的 RPMI 1640 培养液中冻存，密度 10⁷/ml 为宜。−70℃ 冰箱或液氮保存，用前 37℃ 快速熔化，离心除去 DMSO，再混悬在无 DMSO 的培养液内即可接种。

（三）接种制备好的准备态细胞

接种前充分吹打混悬的细胞，以分散较大的团块，35mm 涂有鼠尾胶原的塑料培养皿可接种 1.5 ~ 2ml，含 50 000 ~ 200 000 细胞。培养液为 RPMI 1640，含 10% 热灭活马血清；5% 胎牛血清；双抗及待测的 NGF 样品。空白对照不含 NGF 样品。小鼠 NGF 纯品的全剂量反应标准曲线，稀释浓度从 0.03 ~ 100ng/ml。

（四）生物活性测定

7% 二氧化碳，饱和湿度，37℃培养 24h，在倒置相差显微镜下观察并计数纤维突起的生长。因为绝大多数 PC12 细胞形成丛状或簇状生长，故可随机选择视野检查 100 个细胞丛，计数有突起生长的丛数，也可用 4% 多聚甲醛固定后进行计数。

（五）生物活性计算

无 NGF 的空白对照仍会有少数细胞丛长出突起，但是通常低于 10%，若出现较高的百分比可能是接种前洗得不充分或准备态细胞 NGF 处理时间过长。随 NGF 浓度增加，长出突起的细胞丛比例也增加。当达到 85%~95% 时，便不再随浓度增加增加。在量效关系曲线上形成一个平台。每个浓度的百分比数减去空白对照的百分比数，然后以平台期均值为 100 将数据规格化。平台均值起始浓度一般从大于 1ng/ml 的百分数算起，等测样品活性经与标准曲线比较获得。如给定样品 25ng/ml 时数据相当于标准曲线上 0.25ng/ml 的反应，则样品相对活性为纯品的 1%，或一样品 20 倍稀释时数据相当于 0.25ng/ml 的反应，则可认为它含有 5ng/ml 纯品 NGF 的活性。

（六）特异性分析

一些非 NGF 家族的生长因子，如 aFGF、bFGF 等，也能刺激 PC12 细胞分化，长出突起。用过量的抗 NGF IgG 中和 NGF，这时百分数反应值应与空白对照相当。证明特异的 NGF 生物活性。

（七）方法的优缺点

此法较背根节检测敏感，通常可测低至 0.03ng/ml NGF 的活性。它重复的稳定性也很好，缺点是需要制备准备态细胞和选择视野计数，所以工作量较大。

三、感觉神经元无血清培养

取孵化 10d 的鸡胚，背面朝下置于毛玻璃片上，刮除腹腔内脏，在解剖显微镜下暴露神经节，用微解剖镊分离出神经节（参见第一节），置于 1% 胶原酶和 1% 蛋白酶的混合消化液中消化（36℃、1h）分散后，用含一定剂量 NTF$_S$ 的种植培养液（80% MEM，10% 马血清，10% 胎牛血清，谷氨酰胺 100μg/ml，链霉素、青霉素各 100U/ml）稀释成密度为 2×10^5 细胞/ml 的细胞悬液，接种于涂有小牛皮胶的 35mm 塑料培养皿中，每皿 2ml，24h 后吸除培养皿内种植培养液，改用含一定剂量 NTF$_S$ 无血清饲养培养液（99% MEM，1% N3 代血清成分，谷氨酰胺 100μg/ml，链霉素、青霉素各 100U/ml）进行培养，以后每周换液两次，每次更换 50% 前后一致的新鲜饲养培养液。

每天定时用倒置相差显微镜观察神经元的生长发育情况。分别于培养 1、3、7、14 和 21d 时在倒置相差显微镜（400×）下随机观察计数 50 个视野（0.16mm^2/视野）内活存神经细胞数，（所计数的活细胞必须有晕光，长有突起，经 0.3% 台盼蓝浸染 3min 不着色）。统计处理按常规 t 测定，数据以平均数 ± 标准差（X ± SD）表示。

四、脊髓腹角细胞无血清培养

将孵化 10d 鸡胚的脊髓取出并剥除脊膜后，将整个脊髓腹侧面朝上置于平皿中，用微解剖镊和双面刀片沿脊髓中央管纵切两半，再将脊髓两侧的腹侧部分切下。经 0.125% 胰蛋白酶消化 30min 分散后。用含一定剂量 NTF$_S$ 种植培养液（80% MEM，10% 马血清，10% 胎牛血清，谷氨酰胺 100μg/ml，链霉素、青霉素各 100U/ml）稀释成 1×10^6 细胞/ml 密度的细胞悬液，接种于涂有小牛皮胶的 35mm 塑料培养皿中，每皿 2ml，置标本于 36℃、含 10% CO$_2$ 的培养箱内进行培养。24h 后吸除培养皿内种植培养液，改用含一定剂量 NTF$_S$ 无血清饲养培养液（99% MEM，1% N3 代血清成分，谷氨酰胺 100μg/ml，链霉素、青霉素各 100U/ml）进行培养。以后每周换液 2 次，每次更换 50% 相同的新鲜饲养培养液。

每天定时用倒置相差显微镜观察神经元的生长发育情况。分别于培养 1、3、7、14 和 21d 时在倒置相差显微镜（400×）下随机观察计数 50 个视野（0.16mm²/视野）内活存神经细胞数，（所计数的活细胞必须有晕光，长有突起，经 0.3% 台盼蓝浸染 3min 不着色）。取培养 7、14 和 21d 的两组神经细胞，用 4% 多聚甲醛室温固定 30min 后，按 Karnovsky 和 Roots 法进行 AChE 组化染色，计算 AChE 阳性神经元所占百分率。统计处理可按常规 t 测定，数据以平均数 ± 标准差（$\bar{X} \pm SD$）表示。

五、中脑黑质细胞分散培养

在 24 孔板中涂布 100μg/ml 的 L-多聚赖氨酸，4h 后吸出，室温干燥后，Hanks 液洗 3 遍，平衡过夜，待用。

孕 13d 的 Wistar 大鼠，断头剖杀，无菌条件下取出胎鼠。剥开头盖骨，取出胎脑，粗剥脑膜，切下中脑（A8～A10）腹侧区，细剥脑膜。将切除胰组织块收集，0.125% 胰酶 37℃，5% CO_2 孵箱中消化 20min，离心，去除胰酶。加入种植培养液，吸管吹打，然后过 200 目网筛。台盼蓝染色。用血板计数器对活细胞计数，以 2×10^5 个/ml 接种，24h 后换无血清的饲养培养液，每一样品中加入 30% 的转染 COS7 细胞上清液，另外还设置 NGF 组和阴性对照组进行比较。37℃，5% CO_2 培养，隔天换液一半。

饲养培养液。

每天定时用倒置相差显微镜观察两组神经元的生长发育情况。分别于培养 1～7d 时在倒置相差显微镜（200×）下随机观察计数 50 个视野（0.04mm²/视野）内存活神经细胞数，并作比较（所计数的活细胞必须有晕光，长有突起，经 0.3% 台盼蓝染 3min 不着色）。统计处理用常规 t 测定，数据以平均数 ± 标准差（$\bar{X} \pm SD$）表示。

第四节　神经营养因子基因表达研究

神经营养因子基因表达研究有助于了解某类型神经营养因子的主要产生部位和作用部位。不仅如此，还可用来筛选能够影响内源性神经营养因子含量的药物。由于神经营养因子是生物大分子，难以透过血脑屏障，用以下方法寻找可进入中枢神经系统的小分子药物尤为必要。

一、BT325 胶质瘤细胞系 Northern blotting 和 Dot blotting

神经营养因子基因表达调控可用体外培养的 BT325 胶质瘤细胞系来观察各种调控因素的作用。这里以 NGF 为例，简述有关方法。

（一）按 Promega 试剂盒说明书探针制备

NGF DNA 为 pUC19-NGF BamH I 酶切回收片段。大致步骤为：双链 DNA 煮沸变性。反应体系中（50μl）加 10μl 5×标记缓冲液，2μl 未标记 dNTPs（dCTP 除外），1μl（50ng）、变性 DNA，2μl 牛血清白蛋白（BSA），5μl α-³²P-dCTP（50Ci，3000Ci/nmol），5U Klenow 酶。反应时间 1 至 3h。然后加 20mmol/L EDTA 终止反应。

（二）多形性胶质母细胞瘤细胞系 BT325

是从中国的一位 57 岁男性患者的右额部肿瘤中获得并稳定传代的细胞系。培养于 RPMI 1640 培养基中，加 20% 小牛血清、0.01mol/LHEPES、青霉素和链霉素（各 100μl/ml），pH7.2～7.4。用 100ml 培养瓶封闭培养于 37℃。每 5～7d 传代 1 次。将传代后贴壁的细胞再培养 2 天，然后去血清，并添加 5μg/ml 胰岛素、5μg/ml 转铁蛋白。36h 后施加各种影响因素处理，然后按设计的实验顺序提取总 RNA。

（三）按 Chomczynski 等的一步法提取总 RNA

大致步骤如下：按照该文献介绍的方法配制 Solution D 等试剂。将培养瓶放在碎冰上，然后用冰浴 PBS 洗培养物两次。每 100ml 培养瓶加 1ml Solution D，然后用橡皮刮下培养物并转入 4ml 聚乙烯 2 离心管。每管加入 1ml 2mol/L NaAc（pH4.0）、1ml 平衡酚（pH8.0）、0.2ml 氯仿-异戊醇（49:1），加塞，轻轻倒转混匀，置碎冰中 15min。于 4℃ 以 10 000r/min 离心 20mim，然后取水相，加等体积异丙醇，混匀，置 -20℃ 1h。离心（条件同上），倒掉液体部分，将离心管倒置于吸水纸上晾干。加入 0.3ml Solution D 溶解沉淀。然后，将溶液转入另一 1.5ml 离心管，并加等体积异丙醇，混匀，置 -20℃ 1h。离心

（条件同上）。倒掉液体，倒置离心管于吸水纸上晾干，再用75%乙醇洗涤1次，溶于DEPC水（0.1%）中。紫外测定总RNA量，备点杂交及RNA印迹杂交用。

（四）Northern blotting 杂交

配制5×甲醛凝胶电泳缓冲液，甲醛凝胶加样缓冲液等。制备所需浓度的琼脂糖凝胶。加样前5V/cm预电泳5min，立刻上样，样品均取30μg，以3~4V/cm电压电泳。当溴酚蓝向前移动5cm左右时，用0.5μg/ml EB染凝胶45min，加标尺，紫外光下检测电泳情况并照像。然后修除凝胶上无用的部分，切左上角做标记。在一水槽中水平架起长方形玻璃板，加10×SSC至玻璃板以下，将一浸湿的新华滤纸平铺玻璃板上，纸的两端浸入溶液中。再将琼脂糖凝胶翻转置于板上，除去气泡，凝胶边沿铺一层Parafilm膜。然后在凝胶上铺一层略大的1×SSC浸湿的硝酸纤维素膜，并在与凝胶相应处剪角。接着，在膜上铺两张10×SSC浸湿的滤纸，其上再放一叠5~5cm厚、比硝酸纤维素膜略小的干滤纸，其上再压一块玻璃板和500g的重物。6~18h后取出凝胶与硝酸纤维素膜，在膜上相应于凝胶加样孔处作记号，然后剥去凝胶，将膜夹在两层滤纸之间，80℃烘烤2h。

（五）杂交

首先配制预杂交液（50%甲酰胺，6×SSPE，5×Denhardt's，20μg/ml变性鲑鱼精DNA），然后将预杂交液加入装有硝酸纤维素膜的杂交袋中，去气泡，封口，42℃孵育2h；加同位素标记已变性的cDNA探针，42℃杂交24h，2×SSC，0.1% SDS室温洗膜20min，0.1×SSC，0.1%SDS 60℃洗膜3×20min。然后将膜晾干，备放射自显影用。

（六）点杂交

硝酸纤维素膜浸入10×SSC 30min，取出晾干。将30μg样品与10μl甲酰胺，4μl 37%甲醛，1μl 20×SSC混匀，置68℃水浴15min，然后，冰浴冷却。每次取3μl逐次点样于硝酸纤维素膜上的固定位置。点完样后，晾干，烘烤。以下步骤同Northern blot杂交。

（七）放射自显影

将硝酸纤维素膜装入塑料袋中，然后放入X线片夹的两张增感屏之间。在暗室中将X光片夹用黑纸包装，置-20℃2~7d。

（八）X线片显影、定影

取出X光片夹，置室温20min，然后取出X线胶片，水浴1~2s，马上放入Agfa显影液5~8min，水浴中停影1min，再用F-5坚膜定影液定影7~8min，最后，自来水冲洗15min，晾干保存。

（九）去除杂交膜上探针的方法

在两次杂交实验之间按如下方法除探针：将硝酸纤维素膜浸入500ml含5mmol/L Tris-HCl（pH7.6）、0.2mmol/L EDTA、50mmol/L焦磷酸钠、1×Denhart's的溶液中，于68℃孵育2h。每5min振荡一次，中间换液1次。

（十）光密度扫描分析

以岛津薄层扫描仪做积分光密度扫描，做相对定量分析。

二、RPA方法

RPA（RNase protection assay）是检测目的mRNA的高灵敏度特异性方法之一，其原理是用标记的特异RNA探针，在一定条件下总RNA或mRNA杂交，经RNase消化，单链RNA降解，与探针形成互补双链的RNA片段受到保护。通过电泳分离后测定目的mRNA，此方法可以利用长短不同的RNA探针从一个样品内检测几种目的mRNA，分析它们的水平及它们之间可能的联系，近年已利用RPA方法开展神经系统生长因子及其相关受体表达水平的研究，下面简介该方法的操作过程。

（一）标记RNA探针的制备

1. 通过计算机辅助设计选取目的基因cDNA片段作为探针模板，长度以0.1~0.6kb为宜，经PCR获得模板DNA片段。

2. 将模板DNA片段插入预选的质粒载体，该载体在多克隆位点两侧带有不同的由噬菌体编码依赖DNA的RNA聚合酶转录启动子，如T3，T7和SP6等。重组子转化细菌并扩增。

3. 体外转录合成的同时标记 RNA 探针，首先用限制性内切酶线性化质粒探针模板。琼脂电泳证实线性化率须达 90% 以上，这点非常重要，否则合成的探针将不适用。然后进行标准体外转录（in vitro transcription）反应，细节如下：

室温下依次加入下述试剂：

10×转录缓冲液	2μl
100mmol/L DTT	2μl
rRNasin（20U/μl）	1μl
ATP，GTP 和 UTP（各 2.5mmol/L）	4μl
100μmol/L CTP	1μl
线性化模板 DNA（0.2~1mg/ml）	1μl
α-^{32}P-CTP（20~25μC$_1$）	2μl
T3，T7 或 SP6 RNA 聚合酶	1μl

加无核酸酶的水至 20μl，混匀，37~40℃孵育 1~2h，如定量检测目的 mRNA，为便于计算标记探针的比活，应不加冷底物 CTP。完成上述反应后，用 1~2U 无 RNase 的 DNase1 清除模板 DNA，37℃孵育 15min。

（二）溶液杂交和 RNase 消化

1. 1~50μg 的样品总 RNA 与过量的标记探针［通常（5~15）×10⁴cpm］混合，乙醇共沉淀后混悬于 20μl 杂交液（80% 甲酰胺；pH6.4，100mmol/L 柠檬酸盐缓冲液；pH6.4，300mmol/L 醋酸盐缓冲液；1mmol/L EDTA），90℃变性 3~5min，然后 45℃杂交过夜或不少于 8h。

2. 杂交完成后加入含 RNase A 5~20μg/ml；RNase T1 0.5~1μg/ml 的消化液（pH7.5，10mmol/L Tris-HCl；5mmol/L EDTA；300mmol/L 氯化钠），混匀，37℃孵育 30min，再加入蛋白酶 K 20μg，10μl 10% SDS，37℃孵育 15min。

3. 上述反应液酚/氯仿抽提后，乙醇沉淀被保护的双链 RNA。

（三）变性胶电泳分离

1. 制备 5% 丙烯 2 酰胺/8M 尿素的变性胶，厚 0.75mm，宽 15cm，长 12cm，加样孔宽 4mm，电泳液为 1×TBE（90mmol/L Tris；90mmol/L 硼酸；2mmol/L EDTA）。

2. 双链 RNA 沉淀溶于载样缓冲液（95% 甲酰胺；0.025% 二甲苯脯蓝；0.025% 溴酚蓝；0.5mmol/L EDTA；0.025% SDS）8μl，90℃变性 3~4min 后立即上样，250 伏电泳到溴酚蓝带泳至胶的下缘，约需 2h。

（四）保护片段的检测

1. 转移胶至滤纸上，用塑料薄膜包好，置暗盒内于 -80℃或 -20℃对 X 线胶片曝光。通常曝光过夜或数天。

2. 胶片冲洗后阳性结果应显示相当于探针保护片段大小的位置存在电泳带。据此可进行图像分析，从而定量检测目的 mRNA 水平。

（五）对照设置与内标选择

1. 应在每块胶上有两个加样加入对照样品，即用无关 RNA，如酵母总 RNA 代替，对照应无任何带出现。

2. 在定量检测中为校正加样量需使用内标，常内标探针模板有下述几种：

β-actin

cyclophilin

18S RNA

28S RNA

GAPDH（glyceraldehyde phosphate dehydrogenase）

它们的 mRNA 在体内各种组织细胞均有相当稳定的水平，由于这些 mRNA 具有中等丰度，或者说含量较高，故标记探针时需适量少加同位素标记的热底物，适量多加冷底物。

（六）RNase 浓度的选择

目的 RNA 丰度不同，所用最佳的 RNase 浓度也会有差别，在正式检测样品前应筛选出适宜的 RNase 浓度范围，因浓度太低则不能完全消化单链 RNA 太高则双链 RNA，得不到充分保护。

RPA 方法在医学生物学领域已得到广泛的应用。美国 Ambion 公司为满足市场需求，研制了方便的成套试剂。有力地促进此项技术应用的推广。

三、神经营养因子基因表达的原位杂交分析

神经营养因子在神经组织中可以以靶源分泌，旁分泌，自分泌等多种形式发挥作用。因此，在一些生理病理条件下不能仅做免疫组织化学染色。必须以原位杂交分析来了解其真正来源及在外界因素影响下基因表达的变化。原位杂交通常用光敏生物素系统、优点是着色较深、便于进一步图像分析定量。缺点是灵敏度不高。亦可采用地高辛系统，但必须注意降低本底水平，方可作图像分析定量。

（一）E. Coli HB101 感受态诱导和质粒的转化

来自单菌落的 HN101 菌株经活化后 1:100 稀释于 100ml LB 培养基中，于 37℃ 振荡至 5×10^7 个细胞，培养物冰浴 10min，4℃ 4000 × g 离心 5min。弃上清，用冰冷的 50mmol/L $CaCl_2$ 和 10mmol/L Tris-HCl（pH8.0）灭菌溶液重悬细胞至原体积一半，置细胞悬液于冰浴中 15min，然后 4℃ 4000 离心 5min，再弃上清，用冰冷的 50mmol/L $CaCl_2$ 和 10mmol/L Tris-HCl（pH8.0）灭菌溶液重悬细胞至原体积的 1/15，0.2ml 等份分装，置 4℃ 12~24h。加质粒至连接缓冲液或 TE 液，与感受态细胞混合后置冰浴 30min，涂布适当数量的细胞于氨苄青霉素培养基平皿中，37℃ 保温 12~16h。

（二）质粒 DNA 的大量分离和纯化

将转化成功的阳性单菌落接种到 10ml 含合适浓度抗菌药物的 LB 培养液中，37℃ 培养过夜，转入 200ml 的 LB 中继续培养至培养液 D 值（λ=600）达约 0.4，加入氯霉素（170μg/ml），37℃ 再培养 2~16h，而后按强碱裂解法分离质粒。

（三）cDNA 片段的回收

取上述分离的质粒用限制性内切酶酶切，消化后的 NTF_s cDNA 样品经 1% 琼脂糖凝胶电泳分离，在长波紫光下确定等回收片段的位置后，在其前方挖一段凝胶，倒入一定浓度的低熔点琼脂糖，等凝后继续电泳，至 DNA 完全进入低熔点琼脂糖凝胶后，切取 DNA 带，加入等体积的 TE（pH8.0）和平衡酚，混匀后于液氮中反复冻融 3 次，酚和氯仿各抽提一次，用 2.5 倍的无水乙醇沉淀后真空抽干，将回收的 DNA 溶于 TE 中，-20℃ 保存，等标记。

（四）质粒 DNA 的光敏生物素标记

取等体积 -20℃ 储存的光敏生物素醋酸盐溶液（1mg/ml），加入待标记的核酸样品溶液中，充分混匀（核酸的浓度应为 0.5~1.0mg/ml，溶于三蒸水或 0.1mmol/L EDTA 中，勿含 Tris）。开启管口，将管插入冰中，在标记灯下约 10cm 处照 20min，加入 50μl 100mmol/L Tris-HCl（pH9.0），1.0mmol/L EDTA 至总体积 100μl，再加入 100μl 仲丁醇于混合物中，离心 1min，弃上层仲丁醇相，重复仲丁醇萃取，水相应无色并浓缩至 30~40μl，如果标记的核酸量少，可加入适量的无关核酸助沉，加 5μl 3mol/L NaAc（pH5.2），100μl 冷无水乙醇混合后于 -70℃ 15min 或 -20℃ 过夜，4℃ 10 000 ×g 离心沉淀，弃上清，用 75% 乙醇洗一次，真空干燥，溶于 0.1mmol/L EDTA 中，-20℃ 保存备用。

（五）冷冻切片

取损伤后各时间点的大鼠，0.5g/kg 体重乌拉坦腹腔麻醉后，心脏灌流，等完全固定后取出脊髓 L_{4-6} 节段，浸入 4% 多聚甲醛 4~6h，于 15% 蔗糖过夜至组织下沉，然后作厚约 15 微米的冰冻切片，乙醇梯度脱水，-20℃ 储存备用。

（六）原位杂交

取冷冻切片，乙醇梯度脱水，25μg/ml 蛋白酶 K（蛋白酶 K 1mg 溶于 1ml DEPC，H_2O 中，-4℃ 保存。使用液为 25μg/ml）。37℃ 消化 15min，滴加含光敏生物素标记的 NTF_s cDNA 的杂交液，探针浓度大于 2.5μg/ml。原位杂交液：50% 无离子甲酰胺；1 × Denhart's 液；0.1mol PBS pH7.2；5 × SSC；0.1% SDS 或

Triton X-100；100～200μg/ml 无关 DNA（鲑鱼精子 DNA 或小牛胸腺 DNA）；0.1% DEPC；2.5ng/μl 变性标记探针；溶解后，过滤灭菌。50℃孵育 2～3h 后用 PBS 冲洗去杂交液，加金标链亲和素杂交液 RT 15min，经洗脱液 I（2×SSC，0.1% Triton X-100），洗脱液 II（0.1×SSC，0.1% Triton X-100），大容量（200ml/切片）分别冲洗 10～15min，双蒸水清洗 10min，在显影液 A+B 中 24℃ 显色 8min，显示杂交结果。

胶体金银显影液：

A 液：对苯二酚　　　　　　　　　　　　　　　　　　　　　　　　　　　　　0.85g
柠檬酸三钠　　　　　　　　　　　　　　　　　　　　　　　　　　　　　　2.35g
柠檬酸　　　　　　　　　　　　　　　　　　　　　　　　　　　　　　　　2.55g
定容至 50ml
B 液：AgNO₃　　　　　　　　　　　　　　　　　　　　　　　　　　　　　95mg
定容至 50ml

使用前临时配制，按 A∶B=1∶1 比例混合。

封片镜检，再用图像分析仪定量测定每张切片上双侧脊髓腹角运动神经元杂交信号的光密度值。实验结果以左侧为对照并作 t 检验分析。

（七）实验对照

各组均设置如下对照：

1. RNase 处理组　杂交前用 20～25μg/ml 无 DNA 的 RNase A 滴于组织片上，37℃孵育 30min，使组织中的 RNA 失活，其余步骤同实验组。

2. 用无探针的杂交液孵育组织切片。

3. 用无探针无杂交液的 0.1mol/L PBS（pH7.2）孵育组织切片。

4. 用过量非标记探针（肌动蛋白 cDNA）的杂交液孵育组织切片。

第五节　神经营养因子对神经再生的作用

神经营养因子在临床上最大的应用前景是用于各种神经损伤的早期保护和治疗。由于一般认为神经营养因子不能通过血脑屏障，因此目前多用于外周神经损伤和中枢一级神经元变性疾病。有关 Alzheimer 病和 Parkinson 综合征的治疗是采用微型泵脑室内灌注的方法，国内目前尚不具备条件，这里就不作介绍了。

一、神经营养因子对坐骨神经纤维再生的作用

用 180～200g 大鼠，乌拉坦 1g/kg 体重腹腔麻醉，常规消毒后暴露右侧坐骨神经，在股方肌下缘 10mm 处，以特制的血管钳固定压力钳夹神经 2s，间隔 10s，原位夹 2 次，以 4-0 号黑线在损伤处神经外鞘上缝一小结作为标记后闭合伤口。术后根据需要每日肌肉注射所需剂量的 NTFₛ（亦可在钳夹后在损伤局部注射少量 NTFₛ）。损伤后 7d，在损伤点下 10mm 处取神经做冷冻切片。3.1% 戊二醛中固定 2h，1/15mol/L 磷酸缓冲液中漂洗后，1% 锇酸染色，封片后显微镜下观察并计数再生纤维。以生理盐水注射组作为对照。

二、神经营养因子对坐骨神经冻伤后痛觉恢复的作用

用 18～22g 小鼠，所有动物均事先用热板仪（55℃）行痛阈筛选，30s 内有痛觉反应之动物为合格实验动物。乙醚吸入麻醉小鼠，常规消毒，在大腿中部分离肌肉，用弯玻璃棒挑出坐骨神经，以液氮冷冻的粗铜丝钩（约 1mm 宽）直接冷冻坐骨神经，冷冻时间为 3～5s。在局部滴加少量药液后闭合伤口。手术后按所需剂量每天给动物腹腔注射药品 1 次。分别于第 4d 和第 8d 用热板法测定结果。把小鼠放入 55℃热板上，观察记录小鼠出现舔后足、弹后腿及蹦跳的痛阈时间，数据进行 t 检验。以生理盐水注射组作为对照。

三、神经营养因子对坐骨神经 HRP 转运的作用

用 180～200g 大鼠，乌拉坦 1g/kg 体重腹腔麻醉，常规消毒后暴露右侧坐骨神经，在股方肌下缘

10mm 处，以特制的血管钳固定压力钳夹神经 2s，间隔 10s，原位夹 2 次，闭合伤口，术后根据需要每日肌肉注射所需剂量的 NTF_S（亦可在钳夹后在损伤局部注射少量 MTF_S）。损伤后 14d，在腓肠肌内注射 10% HRP 2μl，多点注射。48h 后经左心室插管，灌入生理盐水 100ml，固定液（含 1% 多聚甲醛和 1.25% 戊二醛）400ml，10% 蔗糖溶液 200ml。固定液和蔗糖液均用 0.1mol/L 磷酸缓冲液配制（pH7.4）。随后取双侧 L4～L6 脊神经后根节或 L4～L6 的脊髓节段，置于 20% 蔗糖 0.1mol/L PBS 液中浸泡过夜。连续切片（厚度 20μm），可间隔取样。以二甲基联苯胺（DAB）法呈色后计数阳性细胞，以生理盐水注射组作为对照。

四、神经营养因子对神经元胞体退变的保护作用

一些研究表明，周围神经损伤会引起成年动物神经元胞体的退行性变。某些部位（如背根节）会出现部分神经元死亡的情况。而在新生动物则可引起广泛的神经元死亡。因此周围神经损伤模型不仅可用于研究神经营养因子对再生神经纤维结构、功能的作用，还可用于研究神经营养因子对神经元胞体的保护作用。这里以 NGF 为例介绍。

1. Wistar 大鼠，体重 230～250g，1% 戊巴比妥钠（30mg/kg 体重）腹腔注射麻醉。常规消毒后，于肌凹陷处切开皮肤，显露坐骨神经，在股方肌下缘 10mm 处切断坐骨神经。在神经近侧断端上套接一容积约 50μl，事先注入 NGF20（1μg/μl）或等量生理盐水的硅胶管囊，套接处用医用 ZT 胶封固。随后常规缝合肌肉和皮肤切口。每只动物均单侧（右侧）手术，另一侧（左侧）作对照。

2. 术后第 30 天取材　左心室插管后，先灌入 0.1mol/L PBS 100ml，再灌以 4% 多聚甲醛 0.1mol/L PBS 固定液（pH2.4）300ml。取双侧 L4-L6 背根节，置于 20% 蔗糖 0.1mol/L PBS 液中浸泡过夜。做连续切片，片厚 20μm。每间隔三张切片取一张。

3. 尼氏染色　将切片放入 4% 多聚甲醛（0.1mol/L PBS）固定液中，一周后取出，水洗 24h，尼氏体硫堇缓冲染液中 3h，水洗后梯度乙醇脱水，二甲苯透明，中性树胶封固。

染液配制：

A. 贮备缓冲液：0.5mol/L 醋酸钠水溶液 100ml；0.5mol/L 冰醋酸水溶液 150ml。

B. 贮备染色液：硫堇 3g；蒸馏水 100ml。

C. 缓冲染液（用前配制）：贮备缓冲液 7.5ml；贮备染液 2.5ml；蒸馏水 20ml。

4. 显微镜（×200）下进行神经细胞计数　连续切片经顺序编号后，在目镜中加入标准测试网格，计数所有能辨认出细胞核的神经元。结果以损伤侧与未损伤侧两者的神经元数目比例来表示。实验组与对照组之间结果用 t 检验进行显著性分析。

（范　明　柳　川）

参 考 文 献

1. Boechini V and Angeletti P U. The nerve growth factor purification as a 30 000 molecular-weight protem Proc Natl Acad Sci USA, 1969, 64：787－794

2. Jeng I and Bradshaw R A. The preparation of nerve growth factor. Res Meth Neurochem, 1978, 4：265－289

3. Suda K, Barde Y-A and Thoenen H. Nerve growth factor in mouse and rat serum：Correlation bioassay and radioimmunoassay determinations. Proc Natl Acad Sci USA, 1978, 75：4042－4046

4. Fenton E L. Tissue culture assay of nerve growth factor and of the specific antiserum. Exp Cell Res, 1970, 59：383－392

5. England RJ. Assessment of nerve growth factor specific activity in tissue culture assay. Exp Cell Res, 1978, 117：445－448

6. Ebendal T, Olsen L Seiger A and Belew M. Nerve growth factors in chick and rat tissue. In I Black ed. Cellular and Molecular Biology of Neuronal Development. New York：Plenum, 1984, 231－241

7. Greene L A and Tischler A S. Establishrnent of a noradrenergic clonal line of rat adrenal pheochromocytoma cells which respond to nerve growth factor. Proc Natl Acad Sci USA, 1976, 73：2424－2428

8. Rukenstein A and Greene L A. The quantitative bioassay of nerve growth factor：use off rozen primed PC12 pheochromocytoma cells. Brain Res, 1983, 263：177－180

9. Rydel R E and Greene L A. Acidic and basic fibroblast growth factors promote stable neurite outgrowth and neuronal differentiation in cultures of PC12 cells. J Neurosci, 1987, 7：3639 – 3653

10. Buck CR, Martinez HJ, Black IB, et al. Developmentally regulated expression of the nerve growth factor receptor gene in the periphery and brain. Proc Natl Acad Sci USA, 1987, 84：3060 – 3063

11. Lee JJ and Costlow NA. A molecular titration assay to measure transcript prevalence level. Meth Enzymol, 1987, 152：633 – 648

12. Buck CR, Martinez HJ, Chao MV, et al. Differential expression of the nerve growth factor receptor gene in multiple brain areas. Dev Brain Res, 1989, 44：259 – 268

13. 范明, 甘思德. 再生神经单根纤维中轴突和髓鞘构筑的图像分析. 解剖学报, 1990, 21：295 – 297

14. Hancock M B. Visualization of peptide-immunoreactive processes of serotonin-immunoreactive cells using two color immunoperoxidase staining. J Histochem Cytochem, 1984, 32：311 – 318

15. Otto B. Pharmacologicol effects of nerve growth factor and fibroblast growth factor applied to the transectioned scatic nerve on neuron death in adult rat dorsal root ganglia. Neurosci Lett, 1987, 83：156 – 160

16. 何彬, 范明, 甘思德. 一种快速敏感检测特异性 mRNA 原位杂交技术的研究解剖学杂志, 1992, 15：297 – 299

第六节　神经营养因子受体的检测方法

神经营养素是一种分泌性的二聚体蛋白家族，可以有效地影响脊椎动物神经元的所有生物活性，包括存活、发育、形态及功能。目前已确定的能够与神经营养素结合的受体主要有两种类型：一种是 Trk（tropomyosin-related kinase）激酶受体，主要有 TrkA、TrkB、TrkC 3 种类型，这 3 类受体分别可以与一种或多种神经营养素结合；另外一种是 p75NTR（p75 neurotrophin receptor），属于肿瘤坏死因子受体（tumor necrosis factor receptor, TNFR）超家族的受体，p75NTR 可以同所有的神经营养素结合。另外目前已发现另外一种被称为 sortilin 的受体可以结合某些神经营养素或其前体从而进行信号的传导。

一、TrK 受体及其信号传导途径的检测

TrkA 是 Trk 家族第一个发现的受体，是发现于癌细胞中的原癌基因，该基因含有非肌肉细胞的原肌球蛋白 8 个外显子中的 7 个，并且与酪氨酸激酶的跨膜区和胞内区融合，因此该原癌基因称为原肌球蛋白相关激酶（tropomyosin-related kinase Trk）。以后发现的 TrkB、TrkC 基因是因为它们与 TrkA 具有很高的同源性而命名。受体激活后，可以引发细胞内区酪氨酸的磷酸化，从而开始信号的传导。在 TrkA 受体的酪氨酸激酶区有 3 个酪氨酸 Y670，Y674，Y675 组成活化环，这几个位点的起始磷酸化可以使 ATP 和底物的结合位点充分暴露从而使酪氨酸激酶的活性增强。通过活化后 TrK 受体介导以下信号通路，以下通路主要以 TrkA 为代表介绍 Trk 受体的主要信号传导途径。

（一）PLC-γ 信号途径

在受体 TrkA 的 Y785 及 TrkB、TrkC 相应的位点磷酸化后可以直接结合 PLC-γ1，然后受体的激酶区可以将其磷酸化并激活。活化后的 PLC-γ1 可以水解磷脂酰肌醇，从而产生三磷酸肌醇（IP_3）和二酰甘油（DAG）。IP_3 可以引起 Ca^{2+} 的释放，使细胞内 Ca^{2+} 增加由此激活许多 Ca^{2+} 调节的酶的活化其中包括 Ca^{2+}-钙调蛋白调节蛋白激酶和磷酸酶及 Ca^{2+} 调节的蛋白激酶 C（PKC）；DAG 也可以激活 DAG-调节的蛋白激酶 C。

通过 Western blotting 或免疫荧光的方法检测 Trk 受体的磷酸化改变，结合 Trk 抑制剂 K252α 能够了解 Trk 介导的 PLC-γ 信号传导通路的变化。

1. Western blotting 实验方法

（1）根据实验要求给予不同刺激后，收取组织或细胞后。

（2）裂解细胞，获取细胞总蛋白，进行定量。

（3）取 10～40μg 总蛋白变性通过 SDS-PAGE 方法分离。

（4）按照常规方法加入抗 Y785 位点的磷酸化 TrK 受体的抗体，观察该蛋白磷酸化水平的变化。

（5）抑制剂 K252α 应预先给予，再按常规操作。

2. 免疫荧光实验方法

（1）根据实验要求给予不同刺激后，4%多聚甲醛固定细胞或固定组织切片。

（2）细胞透化后加入按照常规方法加入抗 Y785 位点的磷酸化 TrK 受体的抗体，观察该蛋白磷酸化水平的变化。

（3）抑制剂 K252α 应预先给予，再按常规操作。

（二）Ras-MAP 激酶信号途径

Ras-MAPK/Erk 信号途径的激活对于神经元的分化具有非常重要的作用。Trk 受体可以可以通过几条途径来激活 Ras，但大多数还是通过 Y490 磷酸化的途径。Y490 的磷酸化可以为含有 PTB 结构域接头蛋白 Shc 提供识别位点并将其磷酸化。磷酸化的 Shc 可以募集另外的接头分子 Grb2，而 Grb2 是与 Ras 的交换因子 SOS 以复合物的形式存在。活化的 Ras 可以通过不同的途径激活下游的信号，这其中包括了经典的 PI₃ 激酶途径、Raf 途径、p38MAP 激酶途径。另外磷酸化的 Y490 可以将结合接头分子 Frs2（fibroblast growth factor receptor substrate-2）磷酸化，而 Frs2 可以为信号分子 Grb、Crk、c-Src、Shp2 等提供结合位点，由此而更为精确的调节 MAPKs 途径。

1. Western blotting 实验方法

根据实验要求给予不同刺激后，收取组织或细胞后。

（1）根据实验要求给予不同刺激后，收取组织或细胞后。

（2）裂解细胞，获取细胞总蛋白，进行定量。

（3）取 10~40μg 总蛋白变性通过 SDS-PAGE 方法分离。

（4）按照常规方法加入 p-ERK 抗体（或 P-P、38p-MEK 等信号分子的抗体），观察其磷酸化水平的变化。

（5）抑制剂 K252α 应预先给予，再按常规操作。

2. 免疫荧光实验方法

（1）根据实验要求给予不同刺激后，4%多聚甲醛固定细胞或固定组织切片。

（2）细胞透化后加入按照常规方法加入抗 Y785 位点的磷酸化 TrK 受体的抗体，观察该蛋白磷酸化水平的变化。

（3）抑制剂 K252α 应预先给予，再按常规操作。

（三）PI₃-激酶信号途径

3-磷酸肌醇能够促进神经元的存活，3-磷酸肌醇是 PI₃ 激酶产生的，能够激活磷脂酰肌醇依赖的蛋白激酶（PDK-1）。在存在 3-磷酸肌醇的情况下，PDK-1 可以激活蛋白激酶 Akt，而 Akt 可以磷酸化几种对细胞存活具有重要作用的蛋白，同时 Akt 的底物中也包含几种在细胞凋亡途径中的蛋白。比如促进细胞凋亡的蛋白 Bad 被 Akt 磷酸化后，可以被其他蛋白结合，从而抑制其对凋亡的促进作用。而 PI₃ 激酶介导的信号途径不仅可以促进细胞的存活，同时也可以募集其他信号分子到细胞膜上从而调控细胞骨架、细胞的运动能力。

1. Western blotting 实验方法

根据实验要求给予不同刺激后，收取组织或细胞后。

（1）根据实验要求给予不同刺激后，收取组织或细胞后。

（2）裂解细胞，获取细胞总蛋白，进行定量。

（3）取 10~40μg 总蛋白变性通过 SDS-PAGE 方法分离。

（4）按照常规方法加入 p-AKT 抗体，观察其磷酸化水平的变化。

（四）报告基因法检测 Trk 受体所介导的基因表达

利用含有报告基因的荧光载体 pCREB-Luc，TrkA 受体诱导 CREB 的激活作用。

实验方法

1. 细胞培养　将 PC12 细胞铺在 96 孔细胞培养板（Costar，3599）上，在 5% CO_2，37℃的培养箱中培养 16h。

2. 制备 DNA-Vigofect 复合物　用 25μl 生理盐水稀释 580ng CREB-luc，58ng pRL-TK 和 600ng 目的基因质粒，缓慢混合均匀；同样用 25μl 生理盐水释适当量的 Vigofect，缓慢混合均匀，在室温下放置 5min 后，与稀释的 DNA 缓慢混合，室温放置 15min，以形成 DNA-Vigofect 复合物。

3. 转染　将 DNA-Vigofect 复合物缓慢滴入细胞培养板（50μl/孔），轻微摇匀。5% CO_2，37℃ 的培养箱中培养 24h。24h 后用 NGF（神经生长因子，终浓度 30ng/ml）刺激细胞，或不加刺激物；8h 后弃去培养基，加入 Reporter Lysis Buffer，在 -80℃ 下放置 30min，取出后在室温自然融化，使细胞裂解，然后将细胞裂解液移入检测板，用 Dual-Luciferase Reporter Assay System，通过 GENios Pro（TECAN）检测荧光素酶活性。

二、p75NTR 及信号传导

同 Trk 受体一样，p75NTR 也是 I 型跨膜蛋白，但它的生理功能尚未阐明。p75 受体是肿瘤坏死因子受体（tumor necrosis factor receptor）家族中最早发现的受体。在 p75NTR 的胞内区含有几个与下游信号相互作用的区域。它的近膜区可以与 TRAF（TNFR-associated factors）相互作用，从而激活 JNK，NF-κB，及 Src 信号通路。另外 p75NTR 还有一个大约由 80 个氨基酸组成的被称为死亡结构域（death domain DD），通过该区域，受体可以与 caspase 作用，并将其激活，从而诱导细胞的凋亡。

（一）P75 与 JNK 信号传导通路的变化

在 NGF 撤除后 p75NTR 活化的途径中，JNK（Jun amino-terminal kinase）-p53-Bax 途径可能在神经细胞的凋亡中占有重要的作用。在该途径中 p53 是关键性的死亡感受器，它的表达水平决定着神经元是否凋亡。通过检测 p53 的蛋白水平，研究 p75 参与的信号通路的改变。

1. 根据实验要求给予不同刺激后，收取组织或细胞后。

2. 裂解细胞，获取细胞总蛋白，进行定量。

3. 取 10～40μg 总蛋白变性通过 SDS-PAGE 方法分离。

4. 按照常规方法加入 p-JNK 抗体（p53 等信号分子的抗体），观察其含量的变化。

（二）p75 与 NF-κB 信号传导通路的变化

p75 通过与 TRAF 相互作用而调节 NF-κB 的信号传导通路，通过 TRAF6 突变体，抑制 p75 的信号传导，通过双荧光素报告基因法能够研究由 p75 所介导的 NF-κB 信号传导通路的变化。

1. Western blotting 方法

（1）根据实验要求给予不同刺激后，收取组织或细胞后。

（2）裂解细胞，获取细胞总蛋白或核蛋白与胞浆蛋白，进行定量。

（3）取 10～40μg 总蛋白变性通过 SDS-PAGE 方法分离。

（4）按照常规方法加入 p-IκB 抗体或 p65，观察其含量的变化。

2. 免疫荧光法

（1）根据实验要求给予不同刺激后，4% 多聚甲醛固定细胞或固定组织切片。

（2）细胞透化后加入按照常规方法加入抗 p65 的抗体，观察该蛋白含量的变化。

3. 报告基因法

（1）细胞培养　将 PC12 细胞铺在 96 孔细胞培养板（Costar，3599）上，在 5% CO_2，37℃ 的培养箱中培养 16h。

（2）制备 DNA-Vigofect 复合物　用 25μl 生理盐水稀释 580ng NF-κB-luc，58ng pRL-TK 和 600ng 目的基因质粒，缓慢混合均匀；同样用 25μl 生理盐水稀释适当量的 Vigofect，缓慢混合均匀，在室温下放置 5min 后，与稀释的 DNA 缓慢混合，室温放置 15min，以形成 DNA-Vigofect 复合物。

（3）转染　将 DNA-Vigofect 复合物缓慢滴入细胞培养板（50μl/孔），轻微摇匀。5% CO_2，37℃ 的培养箱中培养 24h。24h 后弃去培养基，加入 reporter lysis buffer，在 -80℃ 下放置 30min，取出后在室温自然融化，使细胞裂解，然后将细胞裂解液移入检测板，用 Dual-luciferase reporter assay system，通过 GENios Pro（TECAN）检测荧光素酶活性。

（苑玉和　张均田）

参 考 文 献

1. A Nykjaer, R Lee, KK Teng, et al. Sortilin is essential for proNGF-induced neuronal cell death. Nature, 2004, 427 (6977): 843 – 848

2. M Barbacid, F Lamballe, D Pulido, et al. The trk family of tyrosine protein kinase receptors. Biochim Biophys Acta, 1991, 1072 (2 – 3): 115 – 127

3. SR Hubbard, L Wei, L Ellis, et al. Crystal structure of the tyrosine kinase domain of the human insulin receptor. Nature, 1994, 372 (6508): 746 – 754

4. Kevin C Corbit, David A Foster, and Marsha Rich Rosner. Protein Kinase Cδ mediates neurogenic but not mitogenic activation of mitogen-activated protein kinase in neuronal cells. Mol Cell Biol, 1999, 19: 4209 – 4218

5. Anjaruwee S Nimnual, Bogdan A Yatsula, and Dafna Bar-Sagi. Coupling of ras and rac guanosine triphosphatases through the ras exchanger sos. Science, 1998, 279: 560 – 563

6. Jun Xing, Jon M Kornhauser, Zhengui Xia, et al. Nerve growth factor activates extracellular signal-regulated kinase and p38 mitogen-activated protein kinase pathways to stimulate CREB serine 133 phosphorylation. Mol Cell Biol, 1998, 18: 1946 – 1955

7. B Vanhaesebroeck, SJ Leevers, K Ahmadi, et al. Synthesis and function of 3-phosphorylated inositol lipids. Annu Rev Biochem, 2001, 70: 535 – 602

8. Kelley S Yan, Miklos Kuti, Sherry Yan, et al. FRS2 PTB domain conformation regulates interactions with divergent neurotrophic receptors. J Biol Chem, 2002, 277: 17088 – 17094

9. Susan O Meakin, James IS MacDonald, Ela A Gryz, et al. The signaling adapter FRS-2 competes with shc for binding to the nerve growth factor receptor TrkA. A model for discriminating proliferation and differentiation. J Biol Chem, 1999, 274: 9861 – 9870

10. J Yuan and BA Yankner. Apoptosis in the nervous system. Nature, 2000, 407 (6805): 802 – 809

11. Sandeep Robert Datta, Anne Brunet, and Michael E. Greenberg. Cellular survival: A play in three Akts. Genes & Dev, 1999, 13: 2905 – 2927

12. Scot R Kimball, Peter A Farrell, and Leonard S Jefferson. Exercise effects on muscle insulin signaling and action: Invited review: Role of insulin in translational control of protein synthesis in skeletal muscle by amino acids or exercise. J Appl Physiol, 2002, 93: 1168 – 1180

13. F Wang, P Herzmark, OD Weiner, et al. Lipid products of PI (3) Ks maintain persistent cell polarity and directed motility in neutrophils. Nat Cell Biol, 2002, 4 (7): 513 – 518

14. H Wajant, F Henkler, and P Scheurich. The TNF-receptor-associated factor family: scaffold molecules for cytokine receptors, kinases and their regulators. Cell Signal, 2001, 13 (6): 389 – 400

15. JR Bradley and JS Pober. Tumor necrosis factor receptor-associated factors (TRAFs). Oncogene, 2001, 20 (44): 6482 – 6491

第七篇　免疫药理学实验方法与技术

第一章　免疫药理学概述

　　免疫药理学是介于免疫学和药理学之间的边缘学科，主要研究药物对机体免疫系统和免疫功能的作用及其机制，为某些疾病药物治疗提供理论基础。在 20 世纪 70 年代，由于临床医学对免疫抑制剂和免疫增强剂迫切的客观需要，免疫药理学应运而生。国际上免疫药理学的专著和杂志相继问世，国际免疫药理学学术会议自 1980 年起不断召开。从事免疫药理学的研究和教学人员越来越多，经 20 余年的努力，研制了一系列免疫抑制剂和免疫增强剂。这些免疫药物即包括经典的激素类、抗代谢药、烷化剂、抗生素、真菌产物及生物制剂如免疫毒素（毒素交联的单克隆抗体）以及新型基因工程产品如基因重组的细胞因子（重组白介素-2 和 α-及 γ-干扰素等）。晚近还出现了转基因抗肿瘤的基因治疗的探索，如将细胞因子、辅刺激因子及 MHC 分子基因转染于肿瘤细胞，可明显增强肿瘤细胞的免疫原性，诱导特异性抗肿瘤免疫的产生。此外，过继细胞免疫疗法的基础和临床实验亦取得了一定的成效。上述药物和治疗手段的探讨在器官移植、肿瘤、自身免疫病、微生物感染及超敏反应等治疗和研究中发挥了重要的作用，使免疫药理学成为目前研究活跃、发展迅速和成果频出的一门新生生物学科。

　　就免疫药理学方法学而言，研究者们基本是以药物和免疫学实验方法为研究手段，探讨药物对免疫应答诸环节的效应，从而阐明药物的免疫药效学的机理。同时，还把药物置于神经 - 内分泌 - 免疫系统这一更大的背景下来观察药物的整体调节作用。在具体的研究方式上，一般是采用体外的试管内研究和体内的整体研究相结合，其体外的免疫药理学研究可澄清药物对免疫应答某一特定环节如 T 细胞增殖、细胞因子产生等的具体影响，而体内的免疫药理学研究则可探讨药物对胸腺依赖性抗原或胸腺非依赖性抗原介导的免疫应答、正常的体液免疫及细胞免疫功能、同种异体移植排斥反应、异常免疫应答如超敏反应和自身免疫病，以及初次及再次免疫应答等的影响。免疫药理学的研究成果不仅为临床疾病的防治提供了一些新型的重要手段，如环孢素、FK-506 和雷帕霉素在临床上的应用可明显改善器官移植的效果；又如 α-干扰素在治疗淋巴瘤和毛细胞白血病方面取得一定的疗效，而且还为免疫生物学的研究提供了更进一步的资料，例如环孢素的研究成果使人们进一步认识到 T 辅助细胞及白介素（IL）-2 在免疫应答中的中心调控作用。另一方面，免疫生物学的研究进展也不断为免疫药理学提供新的研究内容及对象和研究策略。如免疫学研究发现高剂量细胞因子 IL-2 在体外可诱导淋巴因子活化的杀伤（LAK）细胞的细胞毒活性，而这一发现则成为了临床 LAK 细胞过继免疫治疗的理论基础。又如基础免疫学研究证实，完全的 T 细胞活化不仅需要由抗原呈递细胞（APC）表面的 MHC 抗原肽复合物与 T 细胞膜上 T 细胞受体（TCR）相互作用所提供的第一信号，而且还有赖于 APC 表面的 CD80 分子与 T 细胞表面的 CD28 分子或 CTLA-4 分子相互作用所提供的第二信号。继而肿瘤免疫学研究发现大多数肿瘤细胞表面缺乏 CD80 分子的表达。因此，在免疫药理学研究中，产生了将 CD80 分子的基因转导于肿瘤细胞来为肿瘤特异性细胞毒 T 淋巴细胞（CTL）的活化提供第二信号的基因治疗研究策略。一些文献报道证实，这一研究策略至少是在实验性肿瘤的免疫药理学研究中取得了一些成果。在临床上，免疫生物学的发展推动了新型药物的产生，扩大了免疫药理学的研究内容。根据免疫学研究成果以及分子生物学技术研制的多种细胞因子药物已用于临床，其中包括 IFN、G-CSF、GM-CSF、EPO、IL-2、IL-11、EGF、FGF、TPO 等。单克隆抗体的成功研制则进一步扩大了药物治疗的手段和有效性。1986 年，FDA 批准了首个鼠源化单克隆抗体（muromonab-CD3）用于抗移植排斥；1997 年，首个人源化单克隆抗体（daclizumab）获得批准；同年，FDA 又首次批准单克隆抗体（rituximab）用于恶性肿瘤治疗。基于抗原抗体特异性结合的免疫学原理，FDA 在 2000 年和 2002 年又分别批准了毒素偶联及放射性核素偶联的单克隆抗体（gemtuzumab, lbritumomabtiuxetan），两者作用靶点分别为 CD33 和 CD20，用于急性髓性白血病和银屑病的治疗。至 2010 年，FDA 共批准了约 30 个单克隆抗体，用于抗移植排斥、自身免疫性疾病、肿瘤、遗传疾病等的治疗。我国的单克隆抗体市场也处于起步阶段，未来发展空间巨大。目前已有 7 个单克隆抗体上市。除此以外，治疗性疫苗的发展也拓宽了免疫药理学的研究范围。这些新型药物的研制成功，一方面充实了免疫药理学的研究范围，同时也促进了免疫生物学的进一步发展。事实上，在一些研究领域内，人们很难严格区分免疫生物学和免疫药理学的界限，这也是当代生物学发展的特点之一，学科一方面越分越细，一方面又相互包容和重叠。

根据药物对免疫功能的影响不同，免疫药理学家一般把免疫制剂分为免疫增强剂和免疫抑制剂两大类。前者的效应特点是促进免疫功能，而后者表现为对免疫应答的抑制。有些免疫增强剂有双向的作用特点，因此一般又将其称之为免疫调节剂。

在未来免疫药理学的研究领域中，基因工程、基因治疗、细胞因子治疗以及其他各种生物治疗的研究和应用将是研究的热点和前沿区域。这方面的研究成果不仅将进一步丰富免疫学基本理论的内容，而且还将改变临床某些疾病治疗的基本格局。本篇旨在介绍一些免疫学药理学基本的实验方法和技术，这些方法限于可为免疫药理研究提供研究手段的某些免疫学基本实验和技术。由于至今尚无确切的免疫药理学实验的界定，因此我们只能根据某些免疫药理学书籍和文献以及我们的理解来编写本篇，以期为中国免疫药理学的发展尽一份力量。

（何　维）

参 考 文 献

1. Steven C Gilman and Thomas J Rogers. Immunopharmacology. first ed, New Jersey：The Telford Press, 1989
2. Jose Alexandre M Barbuto, Evan M Hersh and Sydney E Salmon. In：Bertram G Katzung, ed. Basic and clinical pharmacology. sixth ed, East Norwalk：Appleton & Lange, 1995, 859 – 878
3. Abul K Abbas, Andrew H Lichtwan and Jordan S Pober. Cellular and molecular Immunology. 2nd ed, Philadelphia：W. B. Saunder Company, 1994
4. 张罗修. 免疫药理学. 上海：上海医科大学出版社，1990

第二章　免疫细胞的分离与纯化

无论是体内或体外的免疫药理学实验研究都需要从动物或人的血液或淋巴组织中分离出免疫细胞。根据实验的不同目的，对分离的免疫细胞的纯度要求亦不同。最初的免疫药理学体外实验一般观察药物对淋巴细胞增殖、分化、细胞毒及产生细胞因子等功能的影响，然而由于所观察淋巴细胞的纯度不高，其结果可信度和理论价值都受到了影响，所以获得高纯度的目的免疫细胞是免疫药理学实验的一个最基本的前提条件。本章将就免疫细胞的分离和纯化方法作详细的介绍。

第一节　血液或组织标本的采集

一、人血液标本的采集方法

根据采血量、采血对象及实验要求的不同，可采用微量采血或静脉采血法。微量实验需血量少，可用微量采血法；而当需要细胞数量多时，可用静脉采血法。当进行免疫细胞的分离时，一般采用静脉抗凝血采集方法。

（一）微量采血法

采血部位：成人的耳垂或指尖。在前一部位采血具有方便、无痛及不易感染的优点；而在后一部位采血则血量丰富且易采集。婴幼儿一般在拇趾或足跟采集血液。操作步骤：轻揉采血部位，常规消毒（碘酒和70%乙醇），左手指轻夹采血部位，右手持消毒的刺针刺破该部位，轻挤压出血，弃第一滴血，用消毒的毛细管吸取血液。

（二）静脉采血法

采血部位：通常为成人的肘静脉和婴幼儿的头皮浅静脉。操作步骤：常规消毒采血部位。扎止血带，用消毒的注射器刺入静脉采血，采血后用消毒棉球压迫采血部位。抽取的静脉血立即置入含有抗凝液的无菌试管内，轻轻摇匀。常用的抗凝液有肝素（heparin，20U/ml 静脉血，20U = 0.2mg，1mg = 126U），乙二胺四乙酸二钠（EDTA·2Na，1～2mg/ml 静脉血）。肝素是一种硫酸黏多糖，能阻止凝血酶原转化为凝血酶。EDTA 是一种螯合剂，能与血液中钙离子结合而抗凝。

二、动物血液标本的采集方法

（一）大白鼠和小白鼠血液标本的采集

可采用尾静脉、眼眶静脉和动脉、后眼眶静脉丛及心脏等采血和断头方法来获得大白鼠和小白鼠血液标本。

1. 尾静脉采血　将鼠置入固定盒，露出鼠尾，用45～50℃的温水或二甲苯等化学药物加温或涂擦鼠尾，待鼠尾静脉充分充血后，常规消毒，用无菌剪刀剪去鼠尾尖，鼠尾静脉血自然流出。血液收集后用无菌棉球压迫止血，其伤口3d后可结痂愈合。

2. 眼眶静脉和动脉采血　左手抓住鼠，拇指和食指将鼠头部固定，使鼠眼球突出。右手取一小镊在鼠眼球根部将眼球摘去，并将鼠头下尾上地倒置，血液可从眼眶中流出。由于采用该法取血时动物心脏仍在跳动，故取血量比断头方法多，一般约可取出4%～5%鼠体重的血量，是一种较好的采血方法。

3. 后眼眶静脉丛连续穿刺　穿刺部位是在眼球和眼眶后界间的后眼眶静脉丛。穿刺玻璃吸管长15cm，管径0.6cm，壁厚0.3cm。从背部抓住鼠，用食指和拇指握住颈部，利用对颈部施加的压力，使头静脉淤血，在突出的眼球旁辨出后眼眶静脉后，从内侧眼角将用抗凝剂湿润内壁的穿刺吸管转向前，并轻压刺入 Tenon 筋膜，然后由鼻侧眼眶壁平行地对喉头方向推进，深约4～5mm 即达后眼眶静脉丛，血液自然流入吸管内。在得到所需的血量后，除去加于颈部的压力，同时拔出吸管。如不发生穿刺后出血或其他并发症，该法可一次采较大量的血液（小鼠0.2ml，大鼠0.5ml），且数分钟后可在同一穿刺孔再重复采血。

4. 心脏采血　将鼠仰卧固定于鼠固定板上，剪去心区部位的被毛，常规消毒。在左侧第3～4肋间，用手摸到心搏后，右手持4～5号针头的注射器，在心搏最强处刺入，鼠血由于心搏力量自然注入注射器，即开始采血。

5. 断头　右手握住鼠头，左手握住鼠背，助手用剪刀将鼠头剪去，将鼠头上尾下地倒置，血液可从鼠颈部中流出。

（二）兔和豚鼠血液标本的采集

1. 心脏采血　将兔仰卧固定于手术台上，剪去心区部位的被毛，常规消毒。在左侧第3～4肋间，用手摸到心搏后，右手持4～5号针头的注射器，在心搏最强处刺入。一般由胸骨左缘外3mm处将针头刺入第3肋间。兔血由于心搏力量自然注入注射器，即开始采血：家兔一次可采全血量的1/6～1/5，且一周后可再行采血。

2. 耳中央动脉采血　将兔固定于兔筒内，用手揉擦兔耳使其充血，在兔耳中央有一条较粗、颜色较深红的耳中央动脉，常规消毒，左手固定兔耳，右手持带有6号针头的注射器，在耳中央动脉末端沿着动脉平行向心方向刺入动脉，即可见血液流进针筒。采血后注意压迫止血。

3. 耳缘静脉采血　适于少量采血。方法基本同于耳中央动脉采血。所用针头为 $5\frac{1}{2}$ 的针头。

4. 股动脉或颈总动脉采血　采血前先作股动脉或颈总动脉暴露分离手术。分离血管后，在动脉下穿一根线以备提起用。采血时，提起血管，左手食指垫于血管下面，取带有6号针头的注射器，沿着动脉平行向心方向刺入动脉，即可见血液流进针筒，进行采血。所需血量多时，可在颈总动脉上剪一小口，插一根软塑料管，并用细胶皮管连接在大注射器上（管和注射器内加抗凝剂）。先将软塑料管结扎，注射器针筒外抽使其呈半真空状态。而后，打开软塑料管，血液可快速进入注射器内。该法用于大量采血。采血后注意止血。

5. 其他部位采血　亦可在股静脉、颈静脉等处采血。方法参见4。亦可在兔眼底采血，方法参见鼠后眼眶静脉丛连续穿刺法。

豚鼠的采血方法基本同于兔的采血方法。

（三）鸡和羊血液标本的采集

1. 鸡血液标本的采集　常用的采血部位为翼根静脉。将鸡翅展开，露出腋窝部，将羽毛拔去，可见翼根静脉。由助手将鸡固定好，常规消毒，压迫静脉向心端，待血管怒张后，取带有 $5\frac{1}{2}$ 号针头的注射器，由翼根向翅膀方向沿着静脉平行刺入静脉，即可采血。一般成年公鸡可采血 10～20ml。

2. 羊血液标本的采集　常用的采血部位为颈静脉。将羊按倒绑蹄，助手双手握住羊下颌，向上固定其头部。在颈部剪毛，常规消毒，左手指按颈静脉，使其怒张，右手持带有粗针头的注射器沿静脉一侧以 30°角倾斜由头端向心方向刺入静脉，即可采血。采血后注意止血。

（孙　华　何　维）

第二节　外周血液中白细胞的分离

人外周血液中红细胞与白细胞的比例约为（600～1000）:1，根据两类细胞的沉降速度不同可将它们加以分离。常用方法有两种：自然沉降法和高分子聚合物沉降法。其中自然沉降法所得白细胞活性损伤最小；高分子聚合物沉降法细胞得量较高，但其中明胶沉降法增加白细胞黏性，对实验产生一定影响。上述方法所得细胞悬液，含较多粒细胞，单核细胞和血小板，淋巴细胞含量约为60%～70%。

一、自然沉降法

（一）原理

利用红细胞沉降率较快，使白细胞与之分离。

（二）实验材料

1. 试管，毛细吸管，水平离心机等。

2. 抗凝剂，无钙、镁离子的 Hanks 溶液，细胞培养液等。

（三）实验步骤

1. 取受检者适量静脉抗凝血置入试管。

2. 将该试管直立置于室温或 37℃ 30～60min，待红细胞自然沉降。可见血液分 3 层，上层为淡黄色血浆，底层为红细胞，在紧贴红细胞层的上面一薄的白细胞与血小板层。

3. 用毛细吸管吸取白细胞层，移入另一试管中。

4. 加无钙、镁离子的 Hanks 溶液（或磷酸缓冲液 PBS）洗涤，水平离心机 2000r/min 离心 5min，弃上清。

5. 沉淀细胞反复洗涤、离心。

6. 将最后所得沉淀细胞用适量含 10% 灭活小牛血清的 Hanks 液、RPMI 1640 培养液或其他培养液稀释后悬浮，取样计数白细胞，按要求配成所需浓度细胞悬液。

二、高分子聚合物沉降法

（一）原理

高分子聚合物能使红细胞凝聚成串钱状，加速其沉降，从而使白细胞与之分离。

（二）实验材料

1. 试管，毛细吸管，离心机。

2. 明胶，生理盐水，右旋糖酐（dextran），抗凝剂，Hanks 溶液，细胞培养液等。

（三）实验步骤

1. 明胶沉降法

（1）选取优质明胶，配成 3% 明胶生理盐水溶液，置于沸水浴中加热溶解并适量分装，8 磅高压蒸汽灭菌 15～20min。

（2）取抗凝静脉血与等量 3% 明胶混合，或以 3：1 比例混匀亦可。

（3）将试管直立静置室温或 37℃ 30～60min，使红细胞沉降。

（4）用毛细吸管吸取富含白细胞的乳白色上层液，移入另一试管。

（5）反复洗涤、离心同自然沉降法，配成所需浓度的白细胞悬液。

2. 右旋糖酐沉降法

（1）选择大分子量右旋糖酐（分子量 7 万～40 万），配成 6% 生理盐水溶液，取适量抗凝血与等量右旋糖酐溶液混匀。

（2）室温或 37℃ 下直立静置试管 30～60min，沉降红细胞。

（3）用毛细吸管吸取富含白细胞的乳白色上层液，移入另一试管。

（4）沉淀细胞反复洗涤、离心同自然沉降法，最终配成所需浓度的白细胞悬液。

（四）注意事项

1. 为加速红细胞沉降，有的实验室用 3.3% 聚乙烯吡咯烷酮（PVP，分子量 25 000）生理盐水溶液，或 1% 甲基纤维素分别与适当比例抗凝血混合进行分离。

2. 上述诸法所得白细胞悬液，均含一定量的红细胞。如进一步纯化，可将细胞重新悬浮，加入 1ml 蒸馏水后轻振 20s，待红细胞低渗裂解以后，加入 1.8% 氯化钠溶液调至等渗。随后加 Hanks 或 PBS 溶液混匀、离心，反复两次，最终配成所需浓度的白细胞悬液。亦可将含氯化铵的 Gey 溶液 1.0ml 加入沉淀细胞，轻振 2min，裂解红细胞后，再加入不含氯化铵的 Gey 溶液，离心后，将沉淀细胞配成白细胞悬液。

（于松涛 孙 华 何 维）

第三节 外周血液中单个核细胞的分离——密度梯度离心法

外周血液中单个核细胞（peripheral mononuclear cells，PMNC）包括淋巴细胞和单核细胞，PMNC 是免疫学药理实验最常用的细胞，也是进行 T、B 细胞分离纯化过程的重要中间环节。因此，获取高纯度和活性的 PMNC 常常是许多免疫药理学实验的先决条件。

一、原理

PMNC 在其体积、形状和比重方面与外周血中其他细胞有差异。红细胞和多核白细胞的比重（1.092 左右）比 PMNC 的比重（1.075～1.090）大。因此，利用一种比重介于 1.075～1.092 之间的等渗的溶液（分层液）作密度梯度离心，使不同比重的细胞按不同的密度梯度分布，从而可使 PMNC 从血细胞中分离出来。本法淋巴细胞的回收率约为 80%～90%，淋巴细胞的纯度为 90% 左右。不同动物所用的细胞分离液的比重有所不同，如大鼠为 1.087g/ml，而小鼠和豚鼠为 1.085g/ml。

该法的分离原理可通过沉降速度公式加以说明：

$$沉降速度 = 2r^2 \ (Q - Q_0)g / g\theta\eta$$

公式中字母的含义：r 颗粒半径，Q 颗粒比重，Q_0 溶液比重，g 离心力，θ 形状因子，即颗粒的摩擦系数与其同体积的颗粒摩擦系数的比值，η 溶液的绝对黏度。

由上式所见，颗粒（细胞）体积（或半径 r）越大，颗粒与溶液的比重差（$Q - Q_0$）越大，则设颗粒（细胞）在一定的离心场中的离心速度也越高。粒细胞和红细胞的比重大于 PMNC，同时接触高分子聚蔗糖的红细胞会发生凝聚而使体积增大，故粒细胞和红细胞在一定离心场中的沉降速度要快于 PMNC，从而使 PMNC 得以分离。

二、实验材料

(一) 聚蔗糖 - 泛影葡胺分层液

比重 1.077 ± 0.001，商品名：淋巴细胞分离液，天津生化制品厂出品。亦可自行配制，其方法如下：

取聚蔗糖 (polysucrose，商品名 Ficoll，分子量 400 000) 干粉加双蒸水配制 9% Ficoll 液 (比重为 1.020)。另用生理盐水配制 34% 泛影葡胺溶液 (比重为 1.200)。取 24 份 9% Ficoll 液与 10 份 34% 泛影葡胺溶液混匀成分层液。用比重称量瓶测定比重。先将 10ml 容量的比重称量瓶准确称重，再加入上述分层液后再新称重。该分层液以下述公式计算其比重。

$$分层液比重 = [(加分层液的比重称量瓶重量 - 空白比重称量瓶重量) \div 10]$$

如测出的分层液比重高于 1.078，则加 9% Ficoll 调其比重；而测出的分层液比重低于 1.076，则加 34% 泛影葡胺溶液予以校正调其比重，直至比重达 1.077 ± 0.001。然后过滤除菌 (0.02 微孔滤膜) 或 10 磅高压蒸汽灭菌。此无菌液，可避光保存于 2~4℃。保存期为 3 个月左右。临用前需使其恢复至室温。

若需配制不同比重的分层液，可按下式计算

$$d_m = \frac{V_1 \times d_1 + V_2 \times d_2}{V_1 + V_2}$$

d_m：淋巴细胞分层液比重；d_1：9% Ficoll 液比重；d_2：34% 泛影葡胺溶液比重；V_1：9% Ficoll 液体积；V_2：34% 泛影葡胺溶液体积。

(二) 抗凝剂

配制 200U/ml 注射用肝素溶液。

(三) 台盼蓝染液

称取 4g 台盼蓝放置研钵中，加少量双蒸水，反复研磨，加少量双蒸水至 100ml，离心 (1500r/min，10min)，吸出上层液，即为 4% 水溶液。用前用生理盐水稀释成 0.4%。

三、实验步骤

1. 抗凝血稀释 取静脉抗凝血，用 pH7.2~7.6 Hanks 溶液将抗凝血做 1:1~1:2 稀释。

2. 取分层液 4 或 15ml 置入 15 或 50ml 灭菌离心管内。

3. 用毛细吸管吸取稀释血液，在分层液上 1cm 处，沿试管壁徐徐加入，使稀释血液重叠于分层液上。稀释血液与分层液体积比例为 2:1，即 8 或 30ml 稀释血重叠于 4 或 15ml 分层液上 (图 7-2-1，离心前)。

4. 用水平离心机离心 (2000r/min，20~25min)，离心后细胞分布如图 7-2-1，绝大多数 PMNC 悬浮于血浆与分层液的界面上，呈白膜状。用毛细吸管轻插至白膜层，沿试管壁周缘吸出界面层细胞，移入另一试管中 (图 7-2-1，离心后)。

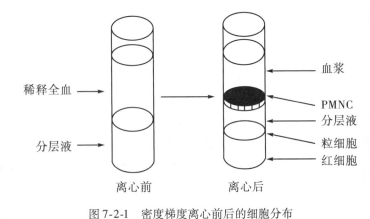

图 7-2-1 密度梯度离心前后的细胞分布

5. 用 5 倍以上体积的 Hanks 液或 PBS 液 (含 1% 牛血清白蛋白，BSA) 离心 (1500r/min，5~10min) 洗涤 3 次。

6. 最后将细胞重悬于淋巴细胞培养基中。

四、结果评价

(一) 细胞计数

取细胞悬液 0.1ml，加等量 0.4% 台盼蓝染液，混匀，吸取 1 滴，加入血细胞计数盘内，使悬液充满计数室，按白细胞计数方法计数四大格内的活细胞（死细胞蓝染），按下法计算细胞浓度：

$$细胞浓度（细胞数/ml 原液）= \frac{4 大格细胞总数}{4} \times 10\,000 \times 稀释倍数$$

所得 PMNC 总数 = 细胞浓度 × 细胞悬液体积

（二）细胞分离率计算

$$细胞分离率（\%）= \frac{所得细胞悬液中 PMNC 总数}{血液中 PMNC 总数} \times 100$$

（张勇力　何　维）

第四节　从淋巴组织中分离淋巴细胞悬液

从淋巴组织中分离淋巴细胞悬液需要注意的是，从杀死动物到将单个细胞悬液置入冰浴内的时间不宜超过 30min；而细胞悬液在冰浴内的放置时间不宜超过 3h。

一、脾细胞悬液的制备

将动物（小白鼠、大白鼠、家兔等）放血致死，取脾，用剪刀剔除结缔组织和脂肪并剪碎脾脏，将碎脾组织置于平皿内的不锈钢丝网（60~100 目、孔径 0.28~0.154mm）上，一手持网，另一手用注射器的针芯轻轻压挤脾组织，使单个核细胞经网入平皿内的 Hanks 液中。吸取 Hanks 液冲洗网。将细胞悬液再依次通过 150 目（孔径 0.1mm）和 600 目（孔径 0.02mm）的不锈钢丝网以便形成单个细胞悬液。离心（2000r/min，5min）后低渗处理去除红细胞，再次离心洗涤，重悬细胞，作细胞计数。以上操作过程，细胞均置于 0~4℃冰浴中。

二、淋巴结细胞悬液的制备

通常选用小白鼠的颈、腋下和腹股沟淋巴结和大白鼠的颈淋巴结。制备方法同上。淋巴结细胞悬液中，淋巴细胞占 90% 以上，红细胞极少。

三、胸腺细胞悬液的制备

小白鼠和大白鼠的胸腺细胞悬液的制备同上。因胸腺细胞对有害的因素十分敏感，故洗涤细胞时用0.5% 明胶的 Hanks 液。制备人胸腺细胞悬液时亦可将过网后的细胞悬液再通过密度梯度离心法来获取PMNC。混在 PMNC 中的胸腺上皮细胞，树突状细胞，巨噬细胞等其他细胞可通过黏附法或其他方法加以去除（参见下）。

破碎上述组织亦可用酶消化法，即将放在盛有 PBS 平皿中的组织剪成 1~2mm 大小，加入胰蛋白酶（0.25%，W/V）和 DNA 酶（20μg/ml），室温下孵育不超过 3min。再按上法离心洗涤。该法的优点是可去除死细胞和较少损伤树突状细胞，但可影响细胞的某些表面结构。

（孙　华　刘庆丰　何　维）

第五节　淋巴细胞的分离纯化

在 PMNC 中，除包含大量淋巴细胞外，还混杂为数不等的单核细胞。有些实验需要用纯化的淋巴细胞，故需除去混杂的单核细胞。此外，淋巴细胞中包括两大群体即 T 淋巴细胞和 B 淋巴细胞以及 NK 细胞等第三群淋巴细胞。因此，根据有些实验的要求还需进一步分离纯化的 T 细胞或 B 细胞或第三群淋巴细胞。

一、分离 PMNC 中的淋巴细胞和巨噬细胞

分离 PMNC 中的淋巴细胞实质就是去除其混杂的单核细胞成分。常用的方法有玻器黏附法、磁铁吸引法、羰基铁 – 乳胶分层液法、补体溶解法及葡聚糖凝胶过滤法等。

（一）原理

利用单核细胞所具有的吞噬和黏附能力，去除 PMNC 中的单核细胞，从而获得纯淋巴细胞悬液。

（二）实验材料

1. 细胞培养瓶、细胞橡皮刮子（disposable cell scraper, costa, USA）、试管、毛细吸管、玻璃纤维柱、玻璃平皿、1 块马蹄形磁铁（两段间距为 1.5cm）、1 个小棒状磁铁、玻璃珠等。

2. 聚蔗糖 – 泛影葡胺分层液、Hanks 溶液、右旋糖酐、羰基铁粉（atomergic chemetals），颗粒小于 60μm、乳胶、Sephadex G-10、尼龙棉等。

（三）实验步骤

1. 玻器黏附分离法　一般说来，在 PMNC 中，淋巴细胞占 80%～90%，而单核细胞占 10～20%。将分离的 50ml 细胞浓度为 2×10^6 个细胞/ml PMNC 悬液置于 250ml 的培养瓶内或倾入大玻璃平皿或塑料平皿中；或将分离 PMNC 调细胞浓度为 10^7 个细胞/ml，每 5ml PMNC 悬液置于 75cm² 的培养瓶内中，37℃静置 60～90min，待单核细胞黏附于玻器上，以毛细吸管轻吸未黏附之细胞悬液，此悬液即为除去单核细胞的淋巴细胞悬液。此法亦可用于单核细胞的制备，在已除去未黏附细胞的培养瓶或平皿中，加入温的 Hanks 溶液少许. 轻摇后吹吸 4～5 次以弃去未吸净之不吸附细胞。加入 0.25% 胰蛋白酶 37℃ 孵育 10min，再次加入冷的 PBS 溶液（不含血清），以毛细吸管吹吸，或用细胞橡皮刮子轻刮亦可（刮除细胞需轻柔，以减少细胞损伤），收集脱落的黏附细胞，其中含有大量单核细胞。为了避免两次用胰蛋白酶处理或两次刮除，培养瓶可用 1% 明胶（不含内毒素，Sigma）包被后在 4℃ 冰箱内过夜，然后再按上法操作。与明胶结合的巨噬细胞易于通过以冷的 PBS 吹吸法从塑料子平面上脱离下来。该法亦可用于含巨噬细胞的腹腔液或胸腔液中巨噬细胞的富集。可将上述液体加入适量的小牛血清（5%），然后按上法分离巨噬细胞。在分离巨噬细胞时需注意所用实验器皿及培养基均应不含细菌内毒素或脂多糖，以免巨噬细胞被激活。此外，培养基应加入 AB 血清，而不应加入胎牛血清，以防止巨噬细胞被胎牛血清中的异质成分所活化。

2. 磁铁吸引法

（1）羰基铁粉的预处理　10g 铁粉加入 100ml 的盐水内，洗涤 4 次，去除有毒的物质，倒盐水时用磁铁吸住铁粉。用 50ml 盐水混悬铁粉（0.2g 铁粉/ml 盐水），吸出 5ml（含 1g 铁粉）分装入 100ml 培养瓶内，高压灭菌，弄散铁粉，待用。

（2）细胞分离　吸出盛有铁粉的培养瓶内的盐水，将已用 Hanks 溶液稀释一倍的人抗凝血 10ml 置入该瓶内，再添加 6% 右旋糖酐生理盐水溶液 3ml 及直径 3mm 大小玻璃珠 10 粒。混匀后于 37℃ 孵育 45min，每 5min 旋转摇动 1 次。用磁铁放在瓶底将铁屑吸至瓶底，37℃ 20min 后，将上液移入另一试管，以 Hanks 溶液洗涤此上液若干次，配成所需浓度，此即为去除单核细胞的淋巴细胞悬液。

3. 羰基铁 – 乳胶分层液法　20ml 人抗凝血与 5% 右旋糖酐 4ml 混匀，室温孵育 30min，待红细胞沉降后，移取富含白细胞的血浆层，与 1% 羰基铁 Hanks 悬液等体积混合，加入 0.6μm 大小的乳胶颗粒液，37℃ 保温摇动 1h，将此混合液用聚蔗糖 – 泛影葡胺分层液分离，由于吞噬铁末和乳胶的巨噬细胞比重而沉底，故可得纯度较高的淋巴细胞。

4. 葡聚糖凝胶过滤法

（1）葡聚糖凝胶 Sephadex G-10 的制备　2000ml 盐水放入 6L 的烧瓶内，然后加入葡聚糖凝胶 G-10 250g，轻搅使葡聚糖凝胶完全浸湿，4℃ 过夜，使葡聚糖凝胶充分膨胀。吸取盐水，加 3 倍于底层葡聚糖凝胶的盐水，摇动烧瓶混悬凝胶，待凝胶沉淀后，吸取上层盐水和未沉淀的小凝胶颗粒。重复操作三次。最后，加入相当于底层葡聚糖凝胶体积 30%～35% 的盐水。低速离心后，使 40～50ml 的浆液中含有 30～35ml 聚集的凝胶。将 40～50ml 的浆液分装入 50ml 的试管，高压灭菌，备用。

（2）将 50ml 注射器固定在支架上，取出注射器芯，将三通阀接在注射器的顶段，关闭阀门：将数个大玻璃珠（500～700μm）和一些小玻璃珠（250～350μm）放入注射器内，用吸管吸取凝胶液入柱内（40～50ml 的浆液/50ml 注射器）。以含 20% 小牛血清的 RPMI 1640 培养液搅拌洗涤后，置于 37℃ 温箱，使温度及 pH 平衡。随后加入用分层液密度梯度离心法分离的 PMNC 悬液，搅拌混匀后以含 20% 小牛血清的相同培养液洗脱。洗脱液中主要为淋巴细胞。

（四）结果评价

最初认为铁粉颗粒可为巨噬细胞所吞噬，后来发现细胞是黏附在颗粒表面，尤其是当铁粉颗粒比细胞大得多的时候更是如此。因此，磁铁吸引法仅适于颗粒大于细胞的粗制铁粉。羰基铁－乳胶分层液法所得淋巴细胞纯度可达94%～99%，葡聚糖凝胶法的回收率则约为90%。

二、T细胞、B细胞及T细胞亚群的分离纯化

T细胞、B细胞以及T细胞亚群的分离纯化技术基于这些细胞表面标志（表面受体或表面抗原）的差异性而建立。文献报道的技术方法颇多，在此将国内外实验室常用技术介绍如下：

（一）E花结分离法

1. 原理　人类T细胞表面上有能与绵羊红细胞相结合的受体（E受体，CD2），据此特性可将人淋巴细胞与其他淋巴细胞分离开来。人类T细胞与绵羊红细胞相结合而形成E花结形成细胞。E花结形成细胞较其他细胞体积和比重大，可通过速率沉降（rate sedimentation，即体积分离）或平衡沉降（equilibrium sedimentation，即密度分离）将T细胞与B细胞加以分离：正常外周血淋巴细胞所形成的E花结的热（37℃）稳定性较差。采用还原剂溴化二氨基异硫氢化物（2-amino ethyl-isothiournium bromide hydrobromide，AET）或神经氨酸酶（neuraminidase）预处理绵羊红细胞，可使T细胞形成大的花结，花环形成快速，花环形成率高并花环结合牢固。经分层液密度梯度离心后，E花结形成细胞沉于管底，而E花结未形成细胞（B细胞和巨噬细胞）则在分层液的界面。将E花结形成细胞用低渗溶液处理溶解绵羊红细胞，即可得纯的T细胞。

2. 实验材料

（1）试管、毛细吸管、水浴箱、离心机等。

（2）阿氏液、新鲜绵羊抗凝血、PBS溶液、神经氨酸酶、Tris-氯化铵溶液（1mol/L氯化铵以9:1与0.17mol/L Tris溶液混合，调pH为7.2，消毒过滤，4℃存放）、细胞培养基等。

3. 实验步骤

（1）制备神经氨酸酶处理的绵羊红细胞　用阿氏液将绵羊血1:1稀释。取此稀释绵羊血20～30ml，用PBS洗涤3次（2000r/min，5min，非制动停转）。每次将在红细胞表面的白细胞吸出弃掉。最后一次洗涤后将绵羊红细胞重悬在20ml细胞培养基中，加入0.5ml的神经氨酸酶（1U/ml），然后将装有绵羊红细胞的试管置37℃水浴箱孵育30min。继用PBS洗涤两次。末次洗涤弃上清后，按10%（V/V）加细胞培养基于试管内，置4℃可存放两周左右。绵羊红细胞亦可用AET处理。称取402mg AET，溶于双蒸水10ml中配成0.14mol/L溶液，加4mol/L氢氧化钠溶液调pH至9.0。该液现用现配，不宜久放。取离心洗涤后的绵羊红细胞，每一份压积的绵羊红细胞加4份0.14mol/L AET溶液，充分混匀，37℃孵育15min，每5min摇匀1次。用PBS或Hanks液洗涤5次，用RPMI 1640培养液配成10%（V/V）细胞悬液。

（2）（30～40）×10⁶个淋巴细胞重悬在4ml细胞培养基，加1ml 10%（V/V）神经氨酸酶处理过的绵羊红细胞悬液。将上述5ml溶液叠加在3ml淋巴细胞分层液上作密度梯度离心分离，1500～2000r/min，20min，无制动停转。吸出界面云雾状非T淋巴细胞群（未成E花结的细胞即B细胞），沉淀于管底的E花环阳性细胞为T细胞群体。用0.5～1ml Tris-氯化铵液溶解管底细胞直至管底澄清，然后用RPMI 1640（5% FCS）洗涤两次，最终将E受体阳性细胞悬于细胞培养基内。如用AET处理绵羊红细胞悬液亦可用下法：取（2～3）×10⁶/ml淋巴细胞悬液与等体积的1% AET处理的绵羊红细胞悬液混合，37℃孵育15～20min，每5min摇匀1次。低速离心（500r/min，5min，无制动停转），4℃孵育40～45min，将该细胞悬液预温至20℃，加于分层液上作密度梯度离心分离，1500～2000r/min，20min。无制动停转。余步骤同上。

4. 注意事项

（1）CD2分子在第三群淋巴细胞即大颗粒淋巴细胞（LGL）中也有10%～80%的表达。因此，用此法分离的淋巴细胞难免混杂大颗粒淋巴细胞。必要时可用Percoll非连续性密度梯度离心将T细胞与大颗粒淋巴细胞加以分离。

（2）AET处理的绵羊红细胞悬液4℃可存放一周。绵羊红细胞悬液有溶血不宜用。

（3）小牛血清用绵羊红细胞吸收后使用可去除小牛血清中的凝集素，从而提高分离率。

（二）Percoll 非连续性密度梯度离心分离法

1. 原理 Percoll 是硅化聚乙酰胺吡咯烷酮的商品名，为一种无毒无刺激性的新型密度梯度离心分离剂。Percoll 在液体中颗粒大小不一，在一定离心场中可形成一定的密度梯度。在该密度梯度下，不同密度的细胞将分布在不同的密度层内，借此可将它们加以分离，如可将密度较大的静息淋巴细胞和密度较小的活化的淋巴细胞分离开来；又如，可将静息的 T 或 B 淋巴细胞与单核细胞或巨噬细胞加以分离。Percoll 溶液的密度为 1.130 ± 0.005 g/ml，渗透压为 20mmol/L，pH 约为 8.8。

2. 实验材料 试管、毛细吸管、水平离心机、Percoll 溶液、淋巴细胞悬液等。

3. 操作步骤

（1）将 9 份 Percoll（Pharmacia，Uppsala）加 1 份 PBS（10×）液配成 100% Percoll 液（密度 1.129g/ml）。

（2）用 PBS（1×）将 100% Percoll 液稀释成：

57% Percoll 液（密度 1.073g/ml）

50% Percoll 液（密度 1.066g/ml）

30% Percoll 液（密度 1.043g/ml）

（3）按以下顺序将下列液体加入一个 10ml 的离心管内：

100% Percoll 液	1ml
55% Percoll 液	1.5ml
45% Percoll 液	1.5ml
35% percoll 液	1.5ml
细胞悬液	3~4ml

（4）水平离心 2000r/min（400×g），20min，无制动停转。

（5）用吸管吸取各梯度层中的细胞，离心洗涤。

4. 结果评价 高密度的细胞分布在 57%~100% Percoll 液层，而低密度的大细胞分布在 50%~57% 或 30%~50% Percoll 液层。一般来说，60% Percoll 液层以上可获得 T 细胞；而在 45%~50% Percoll 液层可获得高浓度的 NK 细胞。

5. 注意事项 亦可将 Percoll 液以 2.5% 的梯度差逐层叠起，如 55%，52.5%，50% 等。常用的某些哺乳动物在 Percoll 液中的漂浮密度（g/ml）如下。人类：红细胞 1.09~1.11，嗜酸粒细胞 1.09~1.095，中性粒细胞 1.08~1.85，T、B 细胞 1.062~1.077，活化的淋巴细胞 1.043~1.067，NK 细胞 1.05~1.07，单核细胞 1.05~1.066，血小板 1.03~1.06；小鼠：巨噬细胞 1.05~1.09，脾细胞 1.02~1.09。

（三）洗淘法（panning）

1. 原理 将聚苯乙烯培养瓶或培养板用兔抗鼠或羊抗鼠抗体包被，然后将免疫细胞与相应抗体孵育作用，如 OKT4 单克隆抗体（McAb）。然后将用 OKT4McAb（anti-CD4）处理过的淋巴细胞悬液加至已包被好羊抗鼠抗体的培养瓶或培养板中。这样通过抗鼠抗体-OKT4McAb 的桥联结合反应使 CD4$^+$ 细胞结合固定在细胞培养板底，而非固定的淋巴细胞（CD4$^-$）可通过轻吸培养板孔或培养瓶内细胞悬液而获得。此种方法适用于 T 细胞与 B 细胞、T 细胞亚群 CD4$^+$ 或 CD8$^+$ 细胞及 CD4$^-$CD8$^-$ 双阴性 T 细胞等细胞的分离。在此以 CD4$^+$ 细胞的分离纯化为例介绍此法。

2. 实验材料

（1）6 孔平底细胞培养板、毛细吸管等。

（2）羊抗鼠抗体（IgG 和 IgM），含 1% FCS 的 PBS 液，人 E$^+$PMNC（E 花环阳性细胞）细胞悬液，OKT8（抗 CD8），leuM5（抗单核细胞/巨噬细胞及 NK 细胞）等 McAb。

3. 实验步骤

（1）制备洗淘板 在 6 孔平底细胞培养板的每个孔中加 2.5ml 羊抗鼠（IgG 和 IgM）抗体，［每孔加 10~20μg 抗体，以 F（ab'）$_2$ 羊抗鼠 IgG 和 IgM 为准］。然后置室温 4~6h 或 4℃ 过夜。将上清液吸出，把含 1% FCS 的 PBS 液 2.5ml 吸加于每孔，轻轻振摇，吸出所加液体，同上再吸取两次。然后将 2.5ml PBS（含 1% FCS）加入孔内，室温封闭 30min。用前用 PBS 洗涤 2 次，末次洗涤后，吸尽孔中液体。

（2）CD4$^+$T 淋巴细胞的分离　50×10^6 E$^+$T 细胞重悬在 0.2ml 细胞培养基内，OKT8 及 leuM 5McAb 以 0.05~0.1μg 抗体/10^6 个细胞含量加在此 0.2ml 培养基中。将含此细胞悬液的试管置 4℃ 孵育 30min，然后用含 1% FCS 的 PBS 液洗涤两次，将细胞悬于 6ml 该 1% FCS PBS 液。然后按 1ml 细胞悬液/每孔加至已包被羊抗鼠抗体的 6 孔洗淘板中，然后置 4℃ 孵育 30~45min，轻吸孔内细胞悬液，此悬液即富含 CD4$^+$T 淋巴细胞。

4. 结果评价　可通过免疫荧光染色来判定 CD4$^+$T 淋巴细胞的纯度。

5. 注意事项

（1）上述方法是间接法，亦用直接法即可将抗 CD8 单抗直接包被在孔中。

（2）该方法适用于这样的场合：待选择分离的细胞不会自发地黏附于塑料上。

（3）亦可用 25cm^2 或 28cm^2 的细胞培养瓶进行抗体包被，每瓶内加 2ml F（ab'）$_2$ 羊抗鼠抗体（1mg/ml），在 4℃ 冰箱内可长期存放。用前可将抗体液移出至另一培养瓶内继续包被。这种抗体液可重复使用 10~15 次。用 PBS 洗涤后的已包被好的培养瓶需在 2~3h 内立即使用。

（4）用该法亦可获取黏附在包被塑料平面上的细胞，如此例，黏附细胞为 CD8$^+$T 淋巴细胞，取 1ml 利多卡因溶液加入孔中或取 2.3ml 盐酸利多卡因溶液（20mg/ml）加入培养瓶内，室温下静置 10~15min。用吸管吸该液反复吹打包被塑料平面以冲下黏附细胞，收集细胞，洗涤备用。值得注意的是这种抗体包被的细胞由于抗体的结合激活作用可导致细胞的活化。

（5）由于 B 细胞，巨噬细胞及某些少数 T 细胞表面上有 Fc 受体，羊抗鼠抗体最好用 F（ab'）$_2$ 抗体，而不用带 Fc 段的抗体，以免使上述细胞通过抗体 Fc 段-Fc 受体的交联造成非特异性的吸附。

（6）有的实验室采用 pH9.6 的碳酸盐缓冲液作为抗体的包被液，其目的在于使抗体能牢固地与包被板表面结合。

（四）补体细胞毒法

1. 原理　免疫细胞表面某种抗原与相应抗体结合后，再加入补体，可产生补体介导的细胞毒性反应，以此来去除某种抗原阳性的细胞，而对该抗原阴性的细胞进行富集。现以 CD4$^+$T 淋巴细胞的分离为例介绍该法。

2. 实验材料

（1）试管、毛细吸管、离心机等。

（2）含 1% FCS 的 PBS 液，平衡盐溶液（PBS），人 E$^+$PMNC（E 花环阳性细胞）悬液。OKT8（抗 CD8）leuM5（抗单核细胞/巨噬细胞及 NK 细胞）等 McAb。

（3）补体，一般用豚鼠和兔血清作为补体的来源，但使用前一定要吸收，以便消除天然抗体或毒性。一般用琼脂糖来吸收。2~3 周龄的兔血清比成年兔血清的毒性要小。在三角烧瓶内将琼脂糖和血清混合（80mg 琼脂糖/ml 血清），冰浴孵育 1h，孵育时不时摇动以使细胞处于悬浮状态。再加入与血清等体积冷的 BSS，再孵育 30min，离心（1500r/min，15min），吸出血清，过滤除菌，定量分装，置于 -70℃ 储存。使用前应做毒性实验并进行滴定。

3. 实验步骤　50×10^6 E$^+$T 细胞重悬在 0.2ml 细胞培养基内，OKT8 及 leuM5 McAb 以 0.05~0.1μg 抗体/10^6 个细胞含量加在此 0.2ml 培养基中。将含此细胞悬液的试管置 4℃ 孵育 30min，每 5min 摇动 1 次。然后用含 1% FCS 的 PBS 液洗涤两次，加入豚鼠补体液 2ml（含 1% FCS PBS 液，选择最佳溶解效价，内含 1% DNA 酶）。然后置 37℃ 孵育 45min，每 5min 摇动 1 次，洗涤一次，然后用聚蔗糖-泛影葡胺分层液作密度梯度离心去除补体溶解的细胞，收集活细胞。

4. 结果评价　可通过免疫荧光染色来判定 CD4$^+$T 淋巴细胞的纯度。

5. 注意事项　上述方法去除细胞的效率不是很高。在实践中常常与洗淘法联合应用。

（五）尼龙毛分离法

1. 原理　巨噬细胞和 B 细胞可黏附于尼龙毛（nylonwool，聚酰胺纤维）的表面，以此可分离 T 细胞和 B 细胞。

2. 实验材料

（1）试管、毛细吸管、离心机、尼龙毛（尼龙纤维，上海化纤九厂，3D 尼龙-6 短纤维）、10ml 注射器等。

（2）Hanks 液，人 PMNC 悬液，RPMI 1640 细胞培养基等。

3. 实验步骤

（1）尼龙毛柱的制备　将尼龙毛量入烧杯内，加双蒸水煮沸 10min，将尼龙毛置入漏斗内滴干。重复上述过程 6 次，最后两次用去离子水，国产的尼龙毛事先需用 0.2mol/L 盐酸浸湿数小时，再用双蒸水冲洗，再用上述方法处理。称取尼龙毛，将其仔细撕开，梳整，使其松散均匀。装入注射器内，高压灭菌。根据过柱的细胞总数，来确定注射器的大小及尼龙毛的重量（表 7-2-1）。用前，将柱内尼龙毛用预温的细胞培养基浸润，关闭阀门。37℃静置 30min。用 Hanks 液和 RPMI 1640 细胞培养基各 5ml 洗柱，流速 2ml/10s。

（2）1×10^8 PMNC 重悬在 1~2ml 细胞培养基内，将细胞悬液装入柱，关闭阀门，置 37℃孵育 60min。

（3）然后用预温的含 20%FCS 的 RPMI 1640 培养基洗脱柱 2 次，流速 1 滴/s。洗脱液中富含 T 细胞。

（4）然后用冷的 RPMI 1640 培养基洗脱柱 2 次，边洗边挤压，洗脱液中富含 B 细胞。

表 7-2-1　装尼龙毛柱所用的注射器的大小和尼龙毛的重量

细胞数量	注射器容量（ml）	尼龙毛重量/注射器	尼龙毛在注射器内体积刻度（ml）
1×10^8	10~12	0.6g	6
3×10^8	35	1.6g	18
4×10^8	35	2.4g	24

4. 结果评价　可通过免疫荧光染色来判定 T 细胞和 B 细胞的纯度。

5. 注意事项

（1）有报道有些 T 细胞亚群可滞留在柱内。

（2）尼龙毛可回收利用。用过的尼龙毛可用盐水漂洗，然后放入 0.1mol/L 盐酸内过夜，洗涤程序同前。

（六）磁性激活细胞分离器（magnetic activated cell sorter，MACS）分离免疫细胞

用 MACS 磁性分离细胞是一种 20 世纪 90 年代初兴起的一种新型细胞分离技术。应用该技术可获得高纯度的细胞群体（纯度 93%~99%，96%±1.8%），且回收率（90% 左右）和活细胞率（>95%）也很高。其分离效果可与流式细胞分离仪的细胞分离相媲美，并具有比流式细胞分离仪的细胞分离省时和费用低，以及操作简单等优点。因此，这种方法近年来被广泛应用在细胞生物学、细胞免疫学、细胞血液学等学科的科研实验中。

1. 原理　MACS 磁性分离细胞的基本原理为针对某种细胞表面上的某种抗原（如 CD4）的特异性抗体（抗 CD4 抗体）上被交联上一种微小的磁性颗粒（商品名为微珠，microbead，平均直径小于 1.5μm），当抗 CD4 抗体 - 微珠复合物与某种细胞悬液（如 T 淋巴细胞悬液）反应时，在 CD4 阳性细胞表面则形成 CD4 抗原 - 抗 CD4 抗体 - 微珠复合物。这样，微珠便借助抗原 - 抗体的结合而连接在这种细胞表面。而 CD8 阳性细胞因表面无 CD4 分子，故微珠不能在其表面结合。然后将 T 淋巴细胞悬液装入一个柱子内，并把该柱子放在一个高强度的磁场内。洗脱该柱，则与微珠结合的 CD4 阳性细胞由于磁场对微珠的磁性吸引面滞留在柱内，而 CD8 阳性细胞因其表面无微珠，则被洗脱下来（这被称之为阴性分选，negative selection）。然后将柱子移出磁场，再洗脱柱子，则带有微珠的 CD4 阳性细胞也可被洗脱下来（这被称之为阳性分选，positive selection）。上述原理是以直接法为例作以介绍的。直接法是指微珠直接标记于细胞某种抗原的特异性抗体上（一般为小鼠抗人的单抗，Miltenyi Biotec Inc. 德国；Immunotech，法国等公司

出品）。间接法在于磁珠标记在绵羊抗小鼠 IgG 的抗体上（bead-anti-mouse IgG，Immunotech，法国）。这样，任何小鼠抗人或抗其他动物细胞表面抗原的单克隆抗体或多克隆抗体都可以与 bead-anti-mouse IgG 配合使用。这无疑使可分离细胞的种类范围加大了。后来，研究人员又开发了生物素结合的单抗（biotin-conjugated Ab）-亲和素（avidin）/链霉亲和素（streptavidin）-生物素结合的微珠（biotin-conjugated microbead）实验体系。建立这种体系旨在利用生物素 – 亲和素间的高亲和力和生物放大作用增强微珠与细胞的结合力，从而提高细胞分离的效率。为了分离后迅速进行分离效果分析，研究者还将荧光素（如 FITC）标记在亲和素/链霉亲和素表面，使所分离的细胞在流式细胞仪上马上得到测定分析，从而，省去了免疫荧光染色的时间。总之，随着这种技术在众多实验室内的广泛应用和在其间经验的不断积累，该技术目前已趋成熟。以下重点详细介绍生物素结合的单抗（biotin-conjugated Ab）-亲和素（avidin）/链霉素亲和素（streptavidin）-生物素结合的微珠（biotin-conjugated microbead）实验体系，其他方法见表 7-2-2。以分离儿童 $CD4^-CD8^-$ 胸腺细胞为例，介绍该法。

2. 实验材料

（1）试管、毛细吸管、水平离心机、磁性激活细胞分离器（MACS，Miltenyi Biotec Inc，德国），MACS 柱（C 型，容量：可结合 2×10^8 细胞）等。

（2）生物素标记 OKT4 单抗（抗 CD4）和 OKT8 单抗（抗 CD8，ATCC，美国）、生物素标记的山羊抗小鼠 IgF（ab'）$_2$ 和 FITC 标记的亲和素（Jackson Immunoresearch，德国）、生物素标记的微珠（Miltenyi Biotec Inc. 德国）、MACS 染色洗涤液和 MACS 过柱洗脱液 1% 牛血清白蛋白（BSA）的 PBS 液，MACS 过柱浸湿液 10% BSA 的 PBS 液，儿童胸腺 PMNC 悬液，RPMI 1640 细胞培养基等。

表 7-2-2　MACS 分离细胞操作程序

操作步骤	1 直接法	② 间接法	（3）Biotin-Avindin 法
1①（1）获得需染色的细胞	离心细胞，弃上清	离心细胞，弃上清	离心细胞，弃上清
2②（2）染色孵育（4℃）	加 McAb-bead，0.5～1μg/10⁷ 细胞（10min）	加 McAb，0.5～1μg/10⁷ 细胞（20～30min）	加 McAb，McAb-biotin，0.5～1μg/10⁷ 细胞（20～30min）
3 上柱分离	流速（5～10ml/min）		
③（3）离心洗涤		2 次	2 次
④（4）染色孵育（4℃）		加小鼠抗人 Ig-bead，（10min）	加小鼠抗人 Ig-biotin，0.5～1μg/10⁷ 细胞（20～30min）
⑤上柱分离		流速（5～10ml/min）	
（5）离心洗涤			2 次
（6）染色孵育（4℃，15min）			加 Avidin-FITC，0.5μg/10⁷ 细胞
（7）离心洗涤			2 次
（8）染色孵育（4℃，10min）			加 biotin-bead
（9）上柱分离			流速（5～10ml/min）

McAb 单抗；McAb-bead 单抗微珠；McAb-biotin 单抗生物素；Ig-bead 免疫球蛋白 – 微珠；Avidin-FITC 亲和素-FITC；biotin-bead 生物素 – 微珠。1～3：直接染色分离；①～⑤间接染色分离；（1）～（9）Avidin-biotin 系统间接染色分离。

3. 实验步骤

（1）MACS 柱的准备　新 MACS 柱需高压灭菌，60℃烘干后备用。使用前（至少 2h 前）MACS 柱应准备完毕。将 2～3 个 C 型 MACS 别用 10ml 注射器在柱下三通阀门加入 10ml MACS 过柱浸湿液，使液体至柱内铁丝基质平面上 2～3cm 处，注意敲除气泡，关闭柱下三通阀门。室温静置 30min。用前以 30ml MACS 过柱洗脱液洗脱，流速 14ml/min。待液体至柱内铁丝基质平面上 2～3cm 处，关闭柱下三通阀门待用。

（2）将儿童胸腺 PMNC 悬液（2×10^8 细胞）离心，重悬于 0.15ml MACS 染色洗涤液中，加入生物素标记 OKT4 和 OKT8 单抗各 25μl（0.05μg/10^6 细胞），冰浴孵育 25min。用 MACS 染色洗涤液洗涤两次后（1500r/min，5min）重悬于 0.15ml MACS 染色洗涤液中，加 50μg 生物素标记的山羊抗小鼠 IgF（ab）₂（0.05μg/10^6 细胞），冰浴孵育 25min，用 MACS 染色洗涤液洗涤两次后（1500r/min，5min）重悬于 0.15ml MACS 染色洗涤液中，加入 50μl FITC 标记的亲和素（0.08μg/10^6 细胞），冰浴孵育 15min，用 MACS 染色洗涤液洗涤两次后（1500r/min，5min）重悬于 0.15ml MACS 染色洗涤液中，加入生物素标记的微珠（5μl/10^8 细胞），冰浴孵育 5～10min。加 MACS 过柱洗脱液 3ml。

（3）将 MACS 柱放到 MACS 磁铁槽内，用 20ml MACS 过柱洗脱液洗脱 MACS 柱，待液体至柱内铁丝基质平面上 2～3cm 处，关闭三通阀门。将细胞悬液置入柱内。在柱下放一个 50ml 的试管，打开阀门，流速 3～5ml/min，边流边加 MACS 过柱洗脱液，每柱内至少加 30ml。洗脱液中则为 CD4⁻CD8⁻胸腺细胞。离心洗涤细胞。MACS 柱移出磁场外，用 MACS 过柱洗脱液洗脱 MACS 柱（大流速），则该洗脱液中则为 CD8⁺CD4⁺或 CD4⁺和 CD8⁺胸腺细胞即磁性阳性分选细胞。离心洗涤细胞。再用另两个新柱子重复上述过柱过程。

4. 结果评价　取出 0.5ml 该细胞悬液，在流式细胞仪上测定，FITC 阴性细胞（磁性阴性分选细胞）则为 CD4⁻CD8⁻胸腺细胞，而 FITC 阳性细胞为 CD8⁺CD4⁺或 CD4⁺和 CD8⁺胸腺细胞。如 FITC 阳性细胞百分率高于 5%～10% 以上，则再进行 MACS 分离。细胞纯度一般为 95%～99%，细胞回收率在 90%～95% 间，而活细胞率为 99%～100%。作免疫细胞功能实验，最好用磁性阴性分选细胞。因为这些细胞基本处于正常状态。磁性阳性分选细胞或由于抗体导致的细胞活化或某些抗体亦可诱导细胞凋亡，从而使细胞处于非正常状态。如果要想获得纯度更高的细胞群体，可将磁性阴性分选细胞在流式细胞仪上再行分选。在这种情况下，可大大缩短在流式细胞仪上再分离细胞的时间。

5. 注意事项

（1）MACS 柱用毕需马上双蒸水冲洗干净（用 PBS 同柱体积量洗涤 20 次）。再以 20 个体积的无菌双蒸水和 5 个体积的 95% 乙醇洗涤，37℃ 烘干，高压灭菌。储存待用。有各种不同细胞容量的 MACS 柱，可根据需要来选用。不要将组织块或人细胞团加到柱内，这可造成柱子的堵塞，从而毁坏柱子。

（2）如果分选的细胞还要进行细胞培养，所用一切液体及器材均应无菌。MACS 分离在超净工作台内操作。

（3）洗脱时，流速越低其纯度越高。为了获得高纯度的阴性分选细胞群体，可 3 次过柱，其第一次过柱，流速可快些（流速 6ml/min），后两次过柱流速可慢些（流速 3.5～5ml/min）。如果仅为了富集细胞，流速可为 6ml/min。

（4）在 MACS 柱上加液注意不要产生气泡。切记：在分离洗脱时，柱内液体不要低于柱内的铁丝基质平面层以下，即始终让铁丝基质内含液体，否则细胞分选将完全失败。

（七）用流式细胞仪分离免疫细胞

流式细胞术（flow cytometry，FCM）自 20 世纪 70 年代中期至今一直是细胞生物学研究的重要技术。FCM 的重要功能之一是细胞分选。经流式细胞仪分离（sorting）的细胞纯度可达 99%，且细胞仍然可保持无菌、原有结构和生物活性。目前一般流式细胞仪细胞分类器的分离细胞速度为（4～5）$\times 10^6$ 个细胞/h。在免疫细胞的分离时，人们常常先用其他分离方法富集所需的细胞群体，然后在流式细胞仪上再分离。这样可达到省时和降低费用的目的。

1. 原理　细胞可用前向角和 90°角光照来测量细胞的光散射。前向角光散射（forward light scatter）的强度反映细胞的大小，90°角光散射（90 degree light scatter）则反映细胞内颗粒程度。这样，根据前向角散射（forward scatter，FSC）/90°角侧散射（side scatter，SSC）可将细胞分选出来。如在人外周血细胞中可将粒细胞，单核细胞和淋巴细胞分别分离开来。亦可根据免疫细胞表面的抗原标志不同，用不同的相应荧光抗体染色，如用 FITC 和藻红质（phycoerythin，PE）等荧光素标记的抗体来分选不同荧光素阳性或阴性的细胞。以下以外周血 E 花环阳性分离细胞为例，分离 CD4⁻CD8⁻细胞。

2. 实验材料

（1）试管、毛细吸管、离心机、流式细胞仪 FACStar^{plus}（Becton Dickinson）及软件 LYSYS II 等。

（2）含 20% BSA 的 PBS 液，人外周血 E 花环阳性分离细胞悬液，RPMI 1640 细胞培养基，PBS（含 1% BSA）液等，FITC 标记的 OKT-4（抗 CD4 单抗，ATCC）和 PE 标记的 Leu2a（抗 CD4 单抗，Becton Dickinson）。

3. 实验步骤

（1）细胞染色 1×10^7 人外周血 E 花环阳性分离细胞悬液离心，重悬在 0.1ml PBS（含 1% BSA）液内，加入生物素标记 FITC-OKT4 和 PE-OKT8 单抗各 25μl（0.05μg/10^6 细胞）。冰浴孵育 25min。用 PBS（含 1% BSA）液洗涤两次后（1500r/min，5min）重悬于 5ml 20% BSA 的 PBS 液。

（2）流式细胞仪（FACS-plus）细胞分选 取待分选的细胞悬液上机分选分离 CD4⁻CD8⁻ 细胞。

4. 结果评价 分选细胞的纯度可达 99%。

5. 注意事项 应用流式细胞仪亦可进行荧光抗体染色阳性细胞的分选。但某些抗体可导致细胞的活化或凋亡，对细胞的生物活性有影响，因此，实验者们多用荧光抗体染色阴性分选细胞做进一步的功能实验。

（何 维 孙 华）

第六节 人外周血树突状细胞前体的分离与体外培养

树突状细胞（dendritic cell，DC）是一种具有高效抗原呈递作用的细胞。在分化上，DC 被认为是来源于与粒细胞和单核细胞同一前体的细胞。体外培养发现，外周血 DC 前体在粒细胞单核细胞集落刺激因子（GM-CSF）和白介素-4（IL-4）存在的条件下可分化成具有典型细胞学和功能特征的 DC。这无疑为 DC 的特性和功能研究提供了一个重要的手段。以下将人外周血树突状细胞分离方法作一介绍。

一、原理

外周血单核细胞（monocytes）保持进一步分化的潜能。在外周血单核细胞体外培养中，添加一定剂量的 GM-CSF 和 IL-4，可使单核细胞分化成树突状细胞，而仅在 GM-CSF 条件下培养，则单核细胞分化成巨噬细胞。

二、实验材料

1. 离心机，二氧化碳培养箱，六孔细胞培养板，150mm 直径玻璃平皿等。

2. 淋巴细胞分离液，GM-CSF（用 1640 培养液配成 10μg/ml），IL-4（用 1640 培养液配成 10μl/ml），RPMI 1640 培养基（同前），Hanks 液，0.25% 胰酶。

三、实验步骤

1. 常规分离外周血中 PMNC，用 Hanks 液洗涤 1 次，完全培养基调节细胞浓度 2×10^6/ml。

2. 150mm 直径玻璃平皿加入上述细胞悬液 40ml，于 37℃ 5% CO_2 中孵育 15min，移出细胞悬液，用 Hanks 轻轻洗涤平皿 3 次，用完全细胞培养基用力将黏附于平皿表面的细胞吹下（如不能完全吹下细胞可用细胞刮子刮取）。1000r/min 离心 10min，完全培养基调节细胞浓度 5×10^5/ml。

3. 将上述细胞悬液（1×10^6 细胞）以 2ml/孔加入六孔细胞培养板中，于 37℃ 5% CO_2 中孵育黏附 15min 后，吸去培养基，用含有终浓度为 8ng/ml 的 IL-4 和 1ng/ml GM-CSF 的 RPMI 1640 培养基培养，每 3d 更换培养基的一半。

4. 收集树突状细胞可用 0.25% 胰酶消化。

四、细胞鉴定

1. 形态观察 培养板置于倒置显微镜下观察，树突状细胞形态呈多形性，有长突起伸出的贴壁细胞。

2. 表面标志的检查 树突状细胞表达 MHC-I，II 类抗原及 CD21 和 CD83，均可利用免疫荧光标记技术作 FACS 分析。

3. 特异性检查　用特异性树突状细胞抗体（Immunotech，法国）及羊抗鼠 IgG-FITC 作免疫荧光染色，呈阳性结果。

五、注意事项

1. 用细胞刮子刮取细胞时用力均匀，避免反复操作对细胞产生的机械损伤。

2. 含有 GM-CSF（1ng/ml）的 RPMI 1640 培养基可用于培养诱导巨噬细胞的产生。

3. 最近一个英国实验室报道，用 MACS 方法从脐带血或外周血中分离 CD34$^+$ 造血干细胞，然后采用 GM–CSF + 肿瘤坏死因子（TNFα）+ 干细胞因子（SCF）体外培养 14d 可使 DC 细胞出现一个高产出率（高于 GM–CSF + TNFα 培养组 3~5 倍）。

（李　静　何　维）

第七节　小肠上皮细胞间淋巴细胞的分离

在机体体内肠管腔内面覆盖有一层上皮细胞，可直接与外界物质接触，其黏膜面积在机体中是最大的，通常在肠管中存在着许多来源于常驻肠管微生物和食物的抗原，特别是肠管黏膜还经常受到病原微生物和寄生虫的侵袭，因此，可造成产生分泌型 IgA 的 B 细胞在肠管中聚集，从而形成肠管相关淋巴组织（gut associated lymphocytic tissue，GALT），其中小肠绒毛上皮细胞间存在有许多淋巴细胞即小肠上皮细胞间淋巴细胞（intestinal intraepithelial lymphocyte，IEL）。在 IEL 群体中，其 95% 是 T 细胞，在小鼠肠管切片标本观察中发现，每 10 个上皮细胞中，就有 2~4 个 TEL 存在，其总数初步计算可达到 7×10^7 细胞，与脾脏、胸腺、淋巴结等分布的 T 细胞总数相近。TCR αβ$^+$ 表型 IEL 与 TCR γδ$^+$ 表型 IEL 同时存在，但是后者的数量偏多。TCR γδ$^+$ 表型 IEL 表面还可显示机体其他部位的 T 细胞所见不到的 T 细胞标志，如由 αα 同型二聚体组成的 CD8 分子。IEL 来源于骨髓的造血干细胞，到达肠管上皮细胞间后进行 TCR 的基因重排，继而引起 TCR 及其他各种 T 细胞表面分子的表达。IEL 的大部分不通过胸腺，而直接在小肠上皮细胞间进行发育分化，形成各种亚型，此后便停留在肠管局部。到目前为止，还未获得有关 IEL 在机体其他部位进行再循环的证据。

位于与各种食物，微生物抗原密切接触部位的 IEL 在机体防御中有着重要作用，但是有关 IEL 的生理作用及发育分化机制还不十分清楚。更罕见以 IEL 为免疫研究环节的免疫药理研究。因此本节仅介绍小鼠 IEL 的分离方法，以供免疫药理学研究在该环节上的应用，小鼠 IEL 的分离方法以时间短，精度高，细胞生存状态好为要点。将肠管从十二指肠至回肠末端反转后，利用物理振荡的方法，将 IEL 与上皮细胞分离，用玻璃棉柱过滤，经 Percoll 比重离心法后，获得 IEL。

一、实验动物

从日本 KUREA 实验动物中心购入的 6 周龄，雄性 BALB/c，C3H/HeJ，C3H/HeN，C57BL/6 小鼠，在实验室动物房饲养至 8 周龄。

二、实验材料及器械

（一）器械

解剖剪刀（大、小）、培养皿、镊子、白色棉线、15ml 离心管、50ml 离心管、10ml 注射器、玻璃棉（0.2g）、防水纸、IP 管（intramedic polyethylene tubing，Becton Dickison 公司的动静脉脑血管造影用穿刺用具，内径 0.76mm，外径 1.22mm）、毛细吸管、离心机、显微镜、振荡培养箱、注射针（18G）、洁净工作台、纱布（1.5cm^2，2 块）。

（二）试剂

1×Hanks（含酚红、Ca^{2+}、Mg^{2+}）、10×Hanks、Percoll（Pharmacia 公司）、灭活胎牛血清（FCS）、0.04% 台盼蓝、PBS。

（三）试剂的配制（一只小鼠的量）

5% FCS Hanks 100ml。

100% Percoll 的配制：10×Hanks　1ml 加 Percoll（原液）9ml，总量为 10ml。

70% Percoll 的配制：1×Hanks　0.9ml 加 100% Percoll 2.1ml，总量为 3.0ml。

为防污染上述试剂的配制均应在洁净工作台内无菌操作，保存条件 4℃。

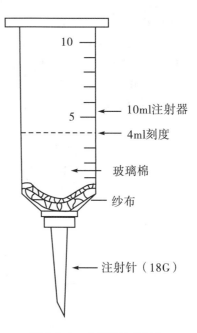

图 7-2-2　玻璃棉柱的制作

三、实验步骤

（一）玻璃棉柱的制作（图 7-2-2）

将 2 块 1.5cm² 的纱布放置于 10ml 注射器的底部，纱布的上面放入 0.2g 玻璃棉，不能超过 4ml 刻度处。这时需要注意的是玻璃棉的量，如果量多则标本通过时易产生阻塞，其结果造成 IEL 获得量的减少；如果过少也容易出现上述现象。使用玻璃棉柱前，首先用 5% FCS Hanks 2ml（室温）将其湿润。

（二）操作方法（图 7-2-3）

1. 将小鼠处死后立即开腹，从回肠末端开始至十二指肠，小心地将小肠摘除。摘除小肠时，在不损伤小肠组织的前提下，尽量将肠浆膜表面的脂肪等组织清除净。为防止小肠表面干燥，迅速将小肠放入装有 1×Hanks 的培养皿中，参见图 7-2-3（1）。

2. 25ml 注射器吸入 15ml 左右的 1×Hanks（4℃）清洗肠腔。操作时，将置有 200μl 微量加样吸头的注射器插入回肠末端，一边慢慢加压，一边将 1×Hanks 注入肠腔，将肠内容物由十二指肠端排出，从而达到洗涤肠腔的目的作用，参见图 7-2-3（2）。

3. 将防水纸的非防水面用 1×Hanks（4℃）湿润，而后将洗净后的小肠放置于其进行肠管反转操作，参见图 7-2-3（3）。

4. 肠管反转的方法是从回肠末端将 IP 管插入，穿至十二指肠处，在十二指肠末端用棉线结扎. 将肠管与 IP 管固定，用于指一边轻轻按压固定部分，一边慢慢将 IP 管从回肠末端拉出。此时，随着肠的反转，十二指肠固定部分已逐渐进入肠管腔内，参见图 7-2-3（4）。

5. 将反转后的肠管分成 4 等分，放入 1×Hanks（4℃）培养皿中约 15min，每 2~3min 人工轻轻振荡，更换 1×Hanks（4℃）用同样方法处理，以达到清洗小肠黏膜表面的目的，参见图 7-2-3（5）。

6. 将洗净后的小肠移入已加温至 40℃的 5% FCS Hanks 45ml（50ml 离心管）中，参见图 7-2-3（6）。

7. 在 37℃振动培养箱中，用 150r/min 的速度振荡 45min，参见图 7-2-3（7）。

8. 振荡后，用玻璃棉柱过滤，清除其中残留的粪便，小肠上皮的凝集物等大型杂物，此时回收用容器为 50ml 离心管，标本过滤后，为保证细胞的回收率，用 5% FCS Hanks（室温）湿润的玻璃棉柱，参见图 7-2-3（8）。

9. 室温，1200r/min，10min 离心，参见图 7-2-3（9）。

10. 离心后清除上清至 5ml 刻度，而后将细胞悬浮，参见图 7-2-3（10）。

11. 首先将 100% Percoll 3ml（室温）分装至 15ml 离心管中，而后将加入细胞悬浮液 5ml，最后用 5% FCS Hanks（室温）将液体总量增容至 10ml，将 Percoll 液体与细胞悬浮液混匀（30% Percoll），参见图 7-2-3（11）。

12. 室温，1800r/min，18min 离心，参见图 7-2-3（9）。

13. 离心后清除上清至 1ml 处，将细胞悬起，加入 100% Percoll 4.1ml（室温），用 5% FCS Hanks（室温）增容至 10ml，并将其混匀（44% Percoll），参见图 7-2-3（10）和（12）。

14. 用长毛细吸管从 15ml 离心管底部缓慢加入 70% Percoll 2ml（室温），参见图 7-2-3（13）。

15. 室温，1800r/min，18min 离心，参见图 7-2-3（9）。

16. 离心后，淋巴细胞（IEL）聚集在 44% 和 70% Percoll 的交界处。首先小心地将 44% Percoll 总量的1/3 清除，用毛细吸管沿着管壁周围，慢慢将淋巴细胞吸出，移入已准备好的 15ml 离心管中。此后，添加 5% FCS Hanks（4℃）至 15ml 刻度处混匀，参见图 7-2-3（14）。

17. 4℃，1500r/min，5min 离心，参见图 7-2-3（9）。

18. 离心后清除上清，用 FCS 1ml 将 IEL 悬浮，参见图 7-2-3（10）和（15）。

19. 用 0.04% 台盼蓝计算活细胞数，参见图 7-2-3（16）。

使用上述方法，一只小鼠可获得（8~12）×10^6 个 IEL。

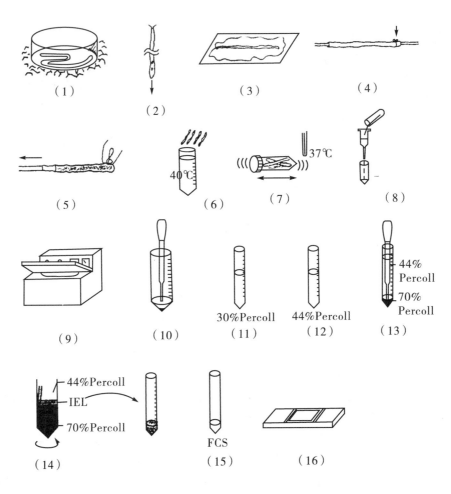

图 7-2-3　IEL 分离操作示意图

四、结果评价

按照本文介绍的上述方法，对 BALB/c、C3H/HeJ、C3H/HeN、C57BL/6 小鼠小肠的 IEL 进行了分离，同时与脾细胞、胸腺细胞进行对照，其结果显示，IEL 的总数根据小鼠种属的不同有一定的个体差异；理论上讲，IEL 的总数与脾脏和胸腺内的淋巴细胞总数是相同的。但是，由于 IEL 的分离过程复杂，所需时间较长，细胞丢失情况容易出现，因此，只获得大约 10^7 个细胞。此外，我们还对来源于 C57BL/6 小鼠的 IEL 进行了免疫三重染色，利用 FACScan 进行分析。结果显示，用此方法分离的 IEL，可获得 90% 左右纯度的 CD3$^+$ T 细胞。

五、注意事项

1. 将小肠 4 等分时，应注意的是不要在集合淋巴结（Peyer's patch）处剪断，以防止其中的淋巴细胞混入。集合淋巴结是一个颗粒状隆起物，用肉眼可以确认。

2. 为确保 IEL 回收率，物理振动时注意不要将肠管标本绞成一团。

3. 离心时一定要严格掌握各离心管间的平衡，离心终止时不要急停。

4. 悬浮细胞时，用手指轻轻敲打离心管底部，而后用毛细吸管轻轻吹打，禁止使用机械悬浮，以免影响细胞生存率。

5. 小鼠的肠管非常柔软，极易受损伤。一旦受到损伤，将影响 IEL 的回收率，同时上皮细胞污染情况也随之加重，因此，操作时一定要轻，尽量减少手指及机械触摸小肠的机会，特别是小肠反转后，黏膜面朝外时，更要加倍小心。

（蔡　哲　刘成贵）

第八节　各种细胞分离技术综合评价

细胞分离技术是细胞生物学和免疫学研究的重要手段之一。它是研究免疫细胞表型特征、细胞间相互作用及其细胞功能的基础。尤其是人们发现淋巴细胞存在着细胞群体质的差异性，如 T 细胞中有某些细胞亚群。这使得细胞分离技术对免疫学研究来说更为重要了。

早期的细胞分离技术往往根据细胞的属性（如黏附）或它们的大小及比重的差异来建立的。黏附分离法，尼龙毛分离法、羧基铁分离法等旨在将黏附和非黏附或黏附力较小的细胞分离开来。就其免疫细胞在玻璃或塑料平面上的黏附能力而言，有人证实其黏附能力为：巨噬细胞或单核细胞 > 树突状细胞；抗体产生细胞 > B 淋巴细胞 > T 淋巴细胞 = 红细胞。黏附细胞亦可通过胰蛋白酶的洗脱而收集之。这样就实现了黏附与非黏附细胞的分离。尼龙毛分离法常用于 T 细胞与巨噬细胞、B 细胞及前 B 细胞间的阴性分选。此种方法即可实现小鼠脾细胞和淋巴结细胞中纯 T 细胞的制备，也可在人外周血单个核细胞中分选 T 细胞中发挥作用；该方法亦可清除死细胞，且 T 细胞纯度可达 95% 左右。有报道在尼龙毛柱上可能选择性滞留了某些 T 细胞亚群。亦有人曾怀疑尼龙毛可导致细胞表面某些结构的改变。尽管如此，这种方法仍然受到免疫学工作者们的喜爱。该方法的主要缺点在于尼龙毛黏附细胞（巨噬细胞和 B 细胞）的进一步利用受到很大的限制，且可能混有 T 细胞和死细胞。线性等密度 BSA 梯度离心分离，非连续性 BSA 梯度离心分离，聚蔗糖 - 泛影葡胺密度梯度离心分离，硅胶梯度离心分离，Percoll 非连续性密度梯度离心分离，E 花环沉淀分离等方法则通过一定介质内的不同细胞在一定的离心场下沉淀速度或滞留区域的不同来分选不同的细胞。上述方法虽然分离纯度或回收率方面尚未达到理想的程度或某些方法存在着一些缺点，但由于某些方法简便易行使其至今在众多的实验室内仍然被广泛应用着。如果仅作为初步细胞分选或细胞富集的手段来说，上述技术方法还是十分有效的，如聚蔗糖 - 泛影葡胺密度梯度离心分离法至今仍是分离人类外周血单个核细胞的主要手段；又如 E 花环沉淀分离法仍是分离人 T 细胞的重要技术。E 花环沉淀分离法除了具有简便易行、可大量分离 T 细胞以及所获 T 细胞纯度较高（95%~99%）的优点以外，尚提供了进一步利用 E 花环未形成细胞（B 细胞、巨噬细胞）的可能性，如这些细胞在免疫细胞间协作效应研究时，可充当刺激细胞/饲养细胞（抗原呈递细胞），或进行 B 细胞的 EV 病毒转化等。T 细胞表面的 E 受体即为 CD2 分子。它可与绵羊红细胞发生特异性的结合，这是 E 花环沉淀分离技术的实验基础。除了在外周 T 细胞表面存在外，CD2 分子还可在胸腺细胞、骨髓细胞（9%~12%）及一些 CD3[+] 大颗粒淋巴细胞（LGL）表面表达。有报道绵羊红细胞与 CD2 分子形成花环可导致细胞信号传导，造成细胞的活化。这乃是 E 花环沉淀分离技术严重的缺陷之处。

随着单克隆抗体的问世，人们开始利用特异性极高的单抗结合其他技术来分选细胞（免疫分选，immune selection）。补体细胞毒分离法，洗淘分离法（panning），利用流式细胞术分离细胞以及磁性细胞分离技术等均为免疫分选方法。单抗交联上细胞毒物质（毒素、药物或放射性核素）而形成免疫毒素（immunotoxin），亦可分选细胞。但免疫毒素更多地应用在实体和造血系肿瘤的诊断和治疗中。补体细胞毒分离法仅适用于细胞的阴性分选，即通过抗原 - 抗体复合物活化补体来杀死该抗原阳性的细胞，从而去除所不需要的细胞群体。该法可一次或两次重复使用以获得最佳的分离效果。经合适地处理，该法可获得 95% 的细胞删除率。该法有简单易行的优点。对于各种不同 Ig 独特型来说，补体并非总是具有同样好的细胞毒效果。此外，不同靶细胞的补体细胞毒敏感性亦是不均一的。这可能是由细胞表面抗原密度的波动所致。但补体血清中往往含有非特异性细胞毒成分。因此，补体血清用前最好进行吸收。补体细胞毒分离法的分离效果不但应经活细胞染色来评价，而且还需通过功能性实验来加以验证。因为有报道多至25%残留靶细胞可被观察到。总之，作为一种去除细胞的实用技术，补体细胞毒分离法仍是有用的，尤其是在所用的试剂（单抗和补体）及其应用浓度得以很好地确定并选择好合适的个体的条件下。

1976年Cattk等观察到抗体如同其他蛋白一样可在一个固定的平面（如塑料等）上被吸收固定，同时这并不妨碍其与抗原结合的能力。后来，这一性质被应用于细胞分选中。抗体将发挥其平面和细胞表面间的桥梁作用，将抗体特异性的细胞固定与平面上，而非固定细胞则得到收集。这样，亲和分离的方法便得以建立。如管柱的亲和分离法以及洗淘分离法（panning）都是这一原理的应用。将柱子内充填大的颗粒，凭借其庞大的表面积可亲和分离大量的细胞。常用的颗粒有葡聚糖凝胶，琼脂糖，聚丙烯酰胺和胶原蛋白等。亦有将葡萄球菌蛋白A包被在颗粒上，借助其与IgG Fc段的结合来分离细胞表面结合抗体的细胞。然而，该亲和分离法存在着一些缺点，如很难将结合固定的细胞洗脱下来，这样该法不适于细胞的阳性分选。另一方面，长期以来Panning法则经常地被应用在T细胞亚群的分选和富集中。人们既可采用直接法（特异性抗体包被在塑料平面上以固定其表达特异性抗原的细胞），亦可用间接法（特异性抗体与细胞预孵育，再经包被在平面上的抗免疫球蛋白抗体吸附固定）来进行细胞分离或富集。文献报道，直接法的最佳分离效果可达95%或更高的分离率。Panning法的主要优点在于其在培养板底或培养瓶壁的固定情况可经显微镜进行直接观察，据此可根据不同个体的差异来加以适当的方法调整。这样，可获得最佳的分选效果，此外，其固定的细胞亦可洗脱被利用。因此，Panning法可同时进行阴性分选和阳性分选，所获的细胞总量是很大的。需要注意的是将固定平面上的细胞进行机械性分离可使细胞膜发生损伤，从而造成细胞活力的下降。另一方面，尤其是间接法，洗脱下来的固定细胞表面有抗原抗体复合物，这将对细胞功能产生影响。

流式细胞术（flow cytometry，FCM）是借助流式细胞仪（flowcytometer），利用荧光素产生荧光的特性，将光学、流体力学、电子学及计算机等多种现代化技术综合为一体，快速和灵敏地对单个细胞进行多参数定量测定分析和分选的一项具有标准化、定量化和自动化特点的新兴技术。流式细胞仪有FACS系列和EPICS系列等。FACS为荧光激活细胞分离器（fluorescence activated cell sorter）的缩略语。经FCM分离细胞，其分离细胞速度为$(4～5)\times10^6$个细胞/h，可获得高分离纯度（90%～99%）、高回收率及高活细胞率，所分离的仍然可保持无菌、原有结构和生物活性，上述特点决定了用FCM手段分离细胞无疑可获得最佳的效果。用该方法分离细胞的限制性首先在于费用昂贵，需要流式细胞仪这样的特殊仪器；其次，如所分离的目的细胞在一个混杂的细胞群体中所占比例过小，则需要相当长的时间才能将目的细胞分离到足够可作功能实验或细胞培养的程度。在此情形下，如果加大压力和流速，则将造成细胞的损失。因此，人们常常在FCM细胞分离前，作其他方法的预分离，使所分离的目的细胞在一个混杂的细胞群体中所占比例尽量增大。

细胞可以经抗体介导与磁性颗粒相连，在强磁场下，这种细胞则被吸引而滞留在磁场内，而细胞表面无抗体的细胞则经某种方式离开磁场而得到分离。这就是磁性细胞分离技术的基本原理。有两种磁性细胞分离方法：其一，采用大磁性颗粒（直径大于$1\mu m$）和较小的磁场强度。所采用的磁性颗粒直径在$1～5\mu m$范围内。每个细胞经抗体介导可连接在磁性颗粒上。通过化学修饰（聚合和涂敷）磁性颗粒，使其大小和磁性均一化，并将抗体涂敷其表面使吸附之。该法除了简单易行外，最大的优点还在于，能在短时间内以不变的高质量分离大量的目的细胞。但这一方法的严重缺点是，在无损伤的条件下该法很难获得免疫磁性阳性分选的单细胞悬液。这因为细胞与磁性颗粒的解离是困难的。因此，该法主要用来作细胞的阴性分选（删除不需要的细胞群体），而阳性分选（即富集）仅用于原位（定位）测定（如HLA分型）；其二，采用小磁性颗粒（微磁性颗粒，直径小于$0.15\mu m$）和较大的磁场强度（大于0.3Tesla）即用MACS分离细胞。由于采用的是微磁性颗粒，故在光学显微镜下已不能清楚地辨别颗粒，同时客观上亦需要较大磁场强度的存在。此外，也需要在一个容器（MACS柱）内疏松地装上铁丝。这样，借助抗体细胞与为磁性颗粒结合，用液体流洗脱MACS柱，则与微磁性颗粒结合的细胞因颗粒受强大的磁场力吸引而滞留在柱内，而表面没有与微磁性颗粒结合的细胞（阴性分选）则被洗脱下来。将MACS柱移出磁场，亦可将与微磁性颗粒结合的细胞（阳性分选）洗脱下来加以利用。文献报道，经阳性分选的T细胞，其功能被微磁性颗粒－抗体影响不大。笔者的德国同事 Klaus U Pechhold 博士证实应用 MACS 分离细胞，在所获的阳性分选细胞中，没有发现细胞的损伤。此外，在 PHA 刺激下，人类 CD8 单抗阳性分选细胞的细胞毒、增殖活性及分化能力与人 CD8 单抗 panning 阳性分选细胞相比无明显差异。FACS 阳性分选细胞的增殖程度不及 MACS 阳性分选细胞，而经抗 CD8 抗体删除的（CD4 阴性分选）CD4$^+$细胞的细胞增殖程度与 CD4 单抗阳性分选细胞相比则无差异。他推测细胞表面的结合抗体可因内化或脱落而不再存在。尽管如此，人们采用单抗阳性分选细胞作功能实验时仍须慎重，因为抗原与抗体的结合毕竟可导致细胞的活化或凋亡。用一种细胞行为已发生变化（便是细微变化）的细胞继续进行细胞行为的观察还是有缺陷的。就其阴性分选来说，MACS 法还是十分有效的。MASC 法分离细胞具有高纯度（纯度 93%～99%，96%±1.8%）、高回收率（90% 左右）和高活细胞率（>95%）的优点。如果操作得当，其分离效果与流式细胞分离仪的细胞分离基本处于同一水平，并还具有比流式细胞分离仪的细胞分离省时和费用低以及操作简单等优势。例如，用 MACS 法分离 10^7 细胞，所需时间（染色和分离）仅需要 90min，比同时间内用 FACS 分离的速度要快些。因此，MACS 法分离可获得大量的目的细胞。鉴于上述原因，这种方法近年来在细胞生物学、细胞免疫学、细胞血液学等学科的科研实验中得以广泛的应用，甚至有希望用于临床治疗。

晚近出现的黏附细胞分析分选仪（adherent cell analysis and sorter，ACAS）可进行黏附细胞的分离。这弥补了 FCM 仅能分选悬浮细胞而不能分离黏附细胞的不足。

科学家们十分关注细胞分离技术的发展，并在该领域内不断投入高新技术来开发新型的技术；企业家们则不惜财力和物力将新型的细胞分离技术转化成价格颇为昂贵商品（如 FCAS 和 ACAS）。毫无疑问，人们知道，成功而有效地分出高纯度而生理功能及结构不受影响的目的细胞是生物学及包括免疫学及免疫药理学在内基础医学研究的重要前提条件。我们深信，随着时间的推移，将会出现更佳、更精确的细胞分离技术。

（何　维）

参 考 文 献

1. 陶义训，章谷生. 临床免疫学（上册）. 上海：上海科学技术出版社，1983，14-26
2. 杨景山. 医学细胞化学与细胞生物技术. 北京：北京医科大学中国协和医科大学联合出版社，1990，1-20
3. 徐叔云，卞如濂，陈修. 药理实验方法学. 第2版. 北京：人民卫生出版社，1982，1208-1218
4. 施新猷. 医学动物实验方法. 北京：人民卫生出版社，1986，118-120
5. 鄂征. 细胞培养技术. 第2版，北京：人民卫生出版社，1993，100-200
6. Mary Ann Fletcher Nancy Klimas, RobertMorgan, et al, Lymphocyte proliferation. In：Noel R. Rose, et al cd. Manual of clinal laboratory Immunology. fourth ed. Washington：American Society for Microbiology, 1992, 213-219
7. Barbara B. Mishell and Stanley M. Shiigi ed. Selected methods in cellular immunology. first ed, San Francisco：W H Freeman Company, 1980, 173-234
8. Hunt S T. Preparation of lymphocytes and accessory cells. In：G B Klaus ed. Lymphocytes-a practical approach. first ed. IRLPress, 1987, chapter 1
9. Wei He, Youming zhang, Youhua Deng, et al. Induction of TCR-gamma delta expression on triple-negative human thymocytes：comparative analysis of the effects of IL-4 and IL-7. The Journal of Immunology, 1995, 154：3726-3731
10. Catt K, Tregear G W. Solid-phase radioimmunoassay in antibody-coated tubes. Science, 1967, 158：1570-1572
11. Kemshead J T and Ugelstad J. Magnetic separation techniques：Their application to medicine. Mol Cell Biochem, 1985, 67：11-18
12. D Yu, S Imajoh-Ohmi, K Akagawa, et al. Suppression of superoxide-generating ability during differentiation of monocytes to dendritic cells. J Biochem, 1996, 119：23-28
13. Lefrancois L. Phenotypic complexity of intraepithelial lymphocytes of the small intestine. J Immunol, 1991, 147：1746
14. Kawakuchi M, Nanno M, Umesaki Y, et al, Cytolytic activity of intestinal intraepithellal lymphocytes in germ-free mice is strain dependent and determined by T cells expressing γδ-T cell antigen receptor. Proc Natl Acad Sci USA, 1993, 90：8591

第三章　T淋巴细胞克隆技术和T淋巴细胞克隆在免疫药理学中的应用

免疫应答的特异性应归功于特异性识别并区分不同抗原决定簇的淋巴细胞，T淋巴细胞则是其中重要的一类。随着对T淋巴细胞在免疫应答中所起作用研究的深入，免疫学家便遇到了T淋巴细胞高度异质性这一问题。缺乏有效的分离和纯化手段，妨碍了人们对功能和遗传性状迥异及表型多样的T细胞群体在免疫应答中细胞和分子水平功能机制的进一步理解。

T淋巴细胞克隆技术的产生、发展和日趋完善为T细胞研究提供了一种十分有效的手段。凭借T淋巴细胞克隆技术，可获得遗传背景一致且T细胞受体均一的单克隆T细胞群体。这极大地方便了对各种T淋巴细胞特性、功能、结构、分类及遗传方面的研究。小鼠和人CD4$^+$T细胞克隆的建立和长期培养使我们认识到Th细胞存在着功能各异的亚群如Th1和Th2。不同的Th亚群细胞具有不同的细胞因子谱，如Th1克隆主要分泌IL-2和IFN-γ，在细胞介导的炎性反应中发挥重要作用；而Th2克隆则优势产生IL-4，IL-6，IL-10，IL-13但不分泌IL-2和IFN-γ，它与抗体生成和过敏反应有着密切联系。以上发现为许多临床疾病的预防和治疗策略的设计提供了重要的理论指导依据。而各种T细胞受体TCR-γδ表型T淋巴细胞克隆的建立则有助于我们深入研究这种神秘T细胞的抗原识别、细胞活化及功能等一系列有待澄清的问题。

第一节　T淋巴细胞克隆基本原则和要求

T淋巴细胞克隆即将单个T淋巴细胞从细胞群落中分离出来后单独培养，使之重新繁殖成为单一克隆的T细胞群体。因此，所建T淋巴细胞克隆应源于单个T淋巴细胞前体是克隆的最基本原则和要求。此外，理论上各种培养的T细胞都可进行克隆，但作为有限细胞系的T细胞在低密度状态下生长效率显著下降，克隆形成率即单个细胞长成克隆的百分数也很低，甚至可为零。

近年来，免疫学家们经过长期探索，通过提高T细胞克隆形成率和T细胞集落的单克隆性，建立并逐步完善了一系列T淋巴细胞克隆技术。虽然方法各不尽相同。但其基本原则和要求大致如下：

一、T淋巴细胞克隆前活化或选择性活化

可利用T细胞非特异性促有丝分裂原或混合淋巴细胞培养活化T淋巴细胞，使其母细胞化；或通过特异性抗原和自体的抗原呈递细胞（APC），选择性活化并扩增抗原特异性T细胞。从而提高T淋巴细胞克隆形成率和获得克隆的抗原特异性。重复刺激（restimulation）技术是目前应用最广泛的T细胞克隆前活化技术。它是将T细胞与去增殖活性的细胞共培养。使T细胞不断受到抗原刺激，进行在克隆数量上得以扩增的一种技术。它首先用某一特异性抗原（单克隆活化）或促有丝分裂原如PHA（多克隆活化）在体外刺激事先在体内对某一特异性抗原已致敏的或未受刺激的T细胞，随后在无抗原的条件下与去增殖活性的饲养细胞一起培养，培养一段时期后，再用抗原或有丝分裂原重复刺激，随后再同上加饲养细胞共培养，如此循环反复。即可在未加外源性IL-2的条件下获得抗原特异性或多克隆活化的T细胞系。然后再将T细胞系进行克隆化。也有在加饲养细胞共培养的同时添加外源性IL-2以促进活化T细胞的数量扩增。

二、选择合理的单细胞分离技术

常用有限稀释、显微操作、半固体介质分离培养等，亦有采用FACS（荧光激活细胞分离仪）等先进设备自动分离单个细胞。

三、有利于T细胞生长克隆的培养条件

（一）培养基

含热灭活的人 AB 型或胎牛血清（10%～15%）的 RPMI 1640 培养基为目前最通用的培养基。但有人认为热灭活可使血清中克隆生长所需的热不稳定物质因此而失去活性，从而影响克隆形成的效率。因血清成分的复杂性，无血清培养基一直受到人们的重视，虽已有用无血清培养法克隆 T 细胞成功的报道。用血清白蛋白，胰岛素，转铁蛋白，乙醇胺混合的饱和和不饱和脂肪酸（亚油酸、油酸和松脂酸）来代替血清，经实验验证，在含上述物质的培养基中，混合淋巴细胞培养的增殖和细胞毒反应的诱导与在含血清培养基中无差别。

（二）饲养细胞

细胞的生长具有密度依赖性，单个克隆细胞需要作为底物细胞的饲养细胞的抚育，其作用机制不甚明了，一般认为饲养细胞可分泌促克隆生长因子或可呈递抗原或本身就是 T 细胞活化的同种异型抗原。现多采用放射照射去增殖活性的同种异体或自体的外周血单个核细胞（PBMC），或脾细胞作为饲养细胞，也可用丝裂霉素 C 处理。另有报道 EB 病毒转化的 B 细胞和同种异体 PBMC 一起做饲养细胞可显著提高 T 细胞克隆形成率。

（三）IL-2

1976 年 Morgan 等发现小鼠脾细胞培养上清中含有一种刺激胸腺细胞生长的因子，因其可促进并维持 T 细胞长期培养，故称之 T 细胞生长因子。1979 年统一命名为白介素-2（interleukin2，IL-2）。1983 年 Taniguchi 等克隆成功 IL-2 cDNA，并在大肠杆菌中得到高表达。目前应用基因工程技术所制备纯化的重组 IL-2 已广泛用于 T 细胞克隆和扩增。一般认为，IL-2 是克隆和扩增 T 细胞必备的细胞因子。在具体的用量上，一般来说，不同的 T 细胞亚群克隆对 IL-2 量有不同的需求性。如细胞毒 T 淋巴细胞（CTL）的成长对 IL-2 呈明显依赖性，故克隆 $CD8^+$ 细胞时 IL-2 用量要大些，而其他的 T 细胞克隆则用量要少些。也有报告在缺乏外源 IL-2 的条件下长期培养同种特异性鼠 T 细胞系，此种 T 细胞经数年的培养仍具有正常鼠细胞的核型。

（四）促有丝分裂原

有报道促有丝分裂原 PHA-P 可使克隆形成率增高 3 倍左右。促有丝分裂原可多克隆激活 T 细胞，使 T 细胞表达 IL-2 受体外分泌 IL-2，而 IL-2 可经自泌或旁泌方式促进 T 细胞生长。PHA 和 IL-2 的合理结合使用大大提高了 T 细胞克隆效率。一般用 PHA 来刺激人 T 细胞，而用 ConA 来活化小鼠 T 细胞。

第二节　T 淋巴细胞克隆基本方法

自 20 世纪 70 年代中后期 T 细胞克隆技术初步建立至今，多种克隆模式被先后提出并逐步完善。目前 T 细胞克隆的基本技术有液体微孔有限稀释技术，显微操作技术，软琼脂克隆技术，FACS 自动克隆技术等。在具体的步骤上，因所获取的目的克隆不同，其条件和方法会有所不同。如要想获得可溶性抗原特异性的 T 细胞克隆，需要克隆前细胞特异性活化，在特异性抗原及去增殖活性的抗原呈递细胞或非特异饲养细胞以及 IL-2 存在的条件下，特异性激活 T 细胞，使抗原特异性 T 细胞的群体在数量上随着培养时间的延长而不断得到增加，对该抗原非特异性的 T 细胞克隆群体因失去有效的刺激而不增殖甚至死亡，从而获得抗原特异性的细胞系（株）（T cell line）。此后再可经细胞克隆技术进一步建立细胞克隆。如果是建立一般的细胞克隆，则直接进行克隆即可。另外，不同亚群 T 细胞其克隆方法也存在一些差别，譬如细胞毒性 T 细胞（CTL）具 IL-2 依赖性，当 IL-2 存在时可长期存活，高浓度 IL-2 有利于其生长；而 Th 细胞克隆的建立和长期维持，还需抗原和放射照射的自体或同种 B 淋巴细胞。许多文献报道，以自体 B 细胞，特别是 EB 病毒转化的自体 B 细胞作为抗原呈递细胞可极显著地提高 $CD4^+$ 细胞的增生活性和克隆效率。因而，当我们进行 T 细胞克隆时，要根据具体情况和目的选择合适的克隆方法和条件，以提高细胞克隆的效率。下面就介绍几种常用的克隆技术。

一、液体微孔有限稀释法（liquid microwell limiting dilution technique）

（一）原理

用多克隆有丝分裂原或单向混合淋巴细胞培养（one-way MLC）或特异性抗原刺激活化待克隆的淋巴

细胞（反应细胞），通过有限稀释细胞浓度使培养板上每个微孔内含有 1～0.3 个反应细胞，在一定条件下培养，使单个反应前体细胞增殖繁衍成一个新的淋巴细胞集落，即单克隆 T 淋巴细胞，并予数量扩增。下面以人 T 淋巴细胞克隆举例说明。

（二）材料

1. 96 孔圆底培养板，24 孔培养板，多头及单头微量可调移液器，倒置显微镜，CO₂ 孵箱，离心机等。

2. RPMI 1640 培养基（含 20mmol/L Hepes，5×10⁻⁵ mol/L 2-巯基乙醇，2mmol/L L-谷氨酰胺，1mmol/L 丙酮酸钠，100U/ml 青霉素，100μg/ml 链霉素，10%～20% 热灭活的人 AB 型血清或胎牛血清），PHA-P，IL-2，淋巴细胞分离液等。

（三）方法及步骤

1. 淋巴细胞活化

（1）多克隆有丝分裂原活化

1）取肝素抗凝静脉血 5～10ml，用淋巴细胞分离液分离获得外周血单个核细胞（PBMC）。

2）用含 10%～20% 胎牛血清（FCS）的 RPMI 1640 液（下简称完全细胞培养基）将 PBMC 浓度调为 1×10⁶/ml，加入 PHA-P，使其终浓度为 1～2ng/ml。

3）37℃，5% CO₂ 充分湿润的 CO₂ 孵箱中培养。

4）培养 12～24h 后离心去上清（1500r/min，10min），用 RPMI 1640 洗 3 次（1500r/min，10min），再用完全培养基悬起细胞。

（2）单向混合淋巴细胞培养（one-way MLC）活化

1）取肝素抗凝静脉血 5～10ml，用淋巴细胞分离液分离 PBMC 作为反应细胞，以完全培养基调成 1×10⁶/ml。

2）取另一个体肝素抗凝静脉血 5～10ml，用淋巴细胞分离液获得 PBMC，将其用完全培养基调成不超过 1ml 的悬液，经 X 线或⁶⁰Co 照射 40Gy 剂量后作刺激细胞。亦可用丝裂霉素 C（mitomycin C，MMC）处理，即将细胞用完全培养基悬成 1～2×10⁷/ml 加入 MMC，使其终浓度为 25～30μg/ml，37℃，5% CO₂ 孵育 30～45min，用完全培养基洗 3 次（1500r/min，10min），再用完全培养基配成 1×10⁶/ml 的细胞浓度。

3）将反应细胞和饲养细胞等体积混匀，置于培养瓶中，37℃，5% CO₂ 培养。

4）24h 后将混合淋巴细胞液离心去上清（1500r/min，10min），细胞用 RPMI 1640 洗 3 次（1500r/min，10min），再用完全培养基将细胞悬起。

（3）特异性抗原活化

1）预先用目的抗原致敏实验对象（如计划接种，志愿者接种等），或筛选对该抗原已致敏的个体（如血清抗体阳性等）。

2）在适当时间内取实验对象肝素化静脉血 5～10ml，用淋巴细胞分离液获得 PBMC。

3）将 PBMC 用完全培养基悬起，以 2×10⁵/孔加入 96 孔圆底培养板，加入适量的抗原，使每孔液体量在 200μl。

4）置于 37℃，5% CO₂ 孵箱中，在第 4d 时加入 IL-2，使其终浓度为 1～10ng/ml。

5）7d 后移去 80μl 左右陈旧培养基，加入 100μl 完全培养基及 IL-2（1～10mg/ml），并添加适量抗原。

6）每 3～4d 用含 IL-2（1～10ng/ml）的完全培养液更替部分陈旧培养液。

7）一周后检测所获 T 细胞系的抗原特异性。将培养的 T 细胞 2×10⁴/孔，40Gy 照射的自体PBMC 5×10⁴/孔（作 APC）和适量抗原加入 96 孔圆底板，以完全培养基悬成 200μl/孔。另取适当孔不加抗原或加无关抗原作为对照。于 37℃，5% CO₂ 孵箱中培养 48h，终止前 8h 加入 1μCi/孔³H-TdR。孵育完毕后用细胞收集器将各孔细胞分别收集于玻璃纤维滤纸上，干燥后测定其放射性脉冲数，计算出刺激指数，刺激指数（SI）＝抗原刺激细胞³H-TdR 参入 cpm 值/无抗原或无关抗原刺激细胞³H-TdR 参入 cpm 值。常以 SI >10 作为阳性结果。取阳性 T 细胞系作进一步细胞克隆。

2．有限稀释法克隆

（1）计数待克隆的反应细胞悬液，根据细胞数用完全培养基进行连续稀释，至每毫升含 10 个、1 个和 0.3 个反应细胞。

（2）取经 40～60Gy 照射或 25～30μg/ml 丝裂霉素 C 处理的自体或同种异体 PBMC 用完全培养基悬成 1×10^6/ml，作饲养细胞用。

（3）各取反应细胞和饲养细胞悬液 100μl 置入 96 孔圆底培养板，使反应细胞为 10 个/孔、1 个/孔和 0.3 个/孔，而饲养细胞为 $(1\sim2)\times10^5$/孔，并添加 PHA（1～2μg/ml）、IL-2（1～10ng/ml），对抗原特异性 T 细胞克隆，加适量抗原（亦可不加），并留出一定数量的孔，单加饲养细胞 2×10^5/孔作对照。

（4）37℃，5%CO_2 培养 2～3 周，每 4～6d 换液，每孔移出 80μl 陈旧培养基，加入 100μl 含 IL-2（1～10ng/ml）的完全培养基。

（5）两周后在倒置显微镜下检查克隆生长情况，有细胞克隆增殖的孔，将该孔细胞作分孔培养，并添加 2×10^5 PBMC（去增殖的饲养细胞）及 1μg/ml PHA 和 1ng/ml IL-2。培养 1 周后，将增生良好的克隆转入 24 孔培养板，同时加入去增殖活性的 PBMC 1×10^6/孔和 PHA（1～2mg/ml），继续扩增，待细胞近长满孔底后分孔继续培养。

（6）每隔 10 天左右用饲养细胞和 PHA（及适量抗原）刺激克隆细胞，之间每隔 4 至 5 天以含 IL-2（1～10ng/ml）的完全培养基更换旧培养基，并根据细胞增生情况及时分孔，待扩增至一定数量时可转入培养瓶生长，细胞浓度维持于 $(3\sim5)\times10^5$/ml 左右。

（7）待细胞扩增至较大数量（10^7 至 10^8）时可冻存部分细胞，以备后用。

（四）结果评价

1．可用免疫荧光染色法或 FACS 仪检测克隆细胞表面标志的均一性程度。

2．可通过对相应抗原在自体抗原呈递细胞存在下作出的特异性应答来判断克隆的纯度和抗原特异性。如克隆成功，克隆细胞对其特异性抗原应有强烈而特异性的增殖反应且具有剂量依赖性和 MHC 限制性，而对无关抗原则无反应性；而针对携带特异性抗原的靶细胞的细胞毒实验也可鉴定克隆的抗原特异性。

3．可利用 PCR 技术进行 T 细胞受体 TCR 基因分析以鉴定所获集落的单克隆性。

（五）注意事项

1．因有限稀释后每孔细胞数呈随机分布，因而无法确证生长克隆所有细胞均来自同一前体淋巴细胞。降低每孔接种数如 0.1～0.3 个细胞/孔或反复克隆可提高细胞单克隆的概率。

2．若每个微孔接种反应细胞数为 n（n≤1），根据泊松分布，培养后不形成集落的阴性孔比例应不小于 e^{-n}。如某培养板接种效率（planing efficacy）大于 $1-e^{-n}$，则说明由于细胞计数不准或有限稀释不当而导致了该板每孔接种数超过了 n，从而增加了所得集落的多克隆来源性。故应只选择接种效率不大于 e^{-n} 的培养板中的增生孔予以扩增。如在 96 孔细胞培养板上作 0.3 个反应细胞/孔接种，则理论上该板上阳性克隆细胞的出现率应小于 26% 左右；而作 0.1 个反应细胞/孔接种时，阳性克隆细胞的出现率应小于 10% 左右。一旦细胞培养板阳性克隆孔数超过上述百分率，则提示每个微孔接种的实际反应细胞数则大于 n，即实际每孔接种数多于预计的细胞数。在这种情形下，所增殖的细胞克隆可能并非来自于一个单一的克隆前体，而可能是源于 2 个以上的细胞克隆前体。

3．克隆整个过程应严格无菌操作，换液时动作应迅速而轻柔，不可吹散集落。

4．观察对照孔（即单纯饲养细胞孔）细胞存活、增生情况，以排除放射或丝裂霉素处理剂量不足引起的假阳性结果，即饲养细胞的增殖。

5．本法以人 T 淋巴细胞为例，但亦可照此进行其他动物如小鼠 T 淋巴细胞克隆。小鼠 T 细胞多取自淋巴结和脾；饲养细胞多取 40Gy 照射处理的自体、同基因或同种异体脾细胞，有丝分裂原常采用 ConA，其余条件基本类似。

6．在细胞初始克隆及克隆扩增阶段，在加入去增殖活性的 PBMC 同时亦可加射线（60Gy）或丝裂霉素 C（50mg/ml）处理的 EB 病毒转染的 B 细胞系作为饲养细胞，此举旨在提高克隆形成率或克隆扩增率。

一般认为这种 B 细胞可发挥抗原呈递细胞的作用。在 96 孔板克隆时，每孔加 2×10^4 个去增殖的 EB 病毒转染的 B 细胞，而在 24 孔板进行扩增时，则每孔加 $(1 \sim 2) \times 10^5$ 个细胞。

7. 在克隆获得后，还需要对初始细胞克隆进行扩增。可将所克隆细胞最初维持在 5×10^5/ml，加入 24 孔培养板的孔中，外加去增殖活性的 PBMC $(1 \sim 2) \times 10^6$/孔和 EB 病毒转化的 B 细胞系 $(1 \sim 2) \times 10^5$/孔，以及 $0.5 \sim 1$mg/ml PHA。培养 $3 \sim 4$d 后，用 Ficoll-泛影葡胺分层液分离克隆细胞，将其转移至另一 24 孔板中，在含 1ng/ml IL-2 的完全培养基条件下，细胞浓度为 5×10^5/ml，每孔 2ml。当细胞充分增殖时可分孔培养，培养 $8 \sim 10$d，再重复上述过程。

二、T 细胞显微操作克隆法（micromanipulation technique）

（一）原理

T 淋巴细胞活化后，在显微镜下利用微量移液器从细胞培养孔中拾取单个活化增殖细胞，再于适当条件下进一步培养形成克隆。

（二）材料

1. 96 孔圆底培养板，24 孔培养板，多头和单头微量移液器，立体显微镜，倒置显微镜，CO_2 孵箱，离心机等。

2. 完全培养基，PHA-P，IL-2 等。

（三）实验步骤

1. T 淋巴细胞活化 参见有限稀释法 T 细胞活化。

2. T 细胞克隆

（1）在立体显微镜下通过微量移液器从细胞悬液中吸取单个增殖活化细胞，置入 96 孔圆底培养板内，加入 1×10^5/孔 40Gy 照射的自体或同种异体 PBMC，完全培养基和 PHA $(1 \sim 2\mu g/ml)$，IL-2 $(1 \sim 10ng/ml)$，每孔总体积为 $200\mu l$。

（2）部分孔单加 2×10^5/孔饲养细胞作对照培养。

（3）以下步骤与有限稀释克隆法（三）2.（4）~（7）一致。

（四）结果分析

参考液体微孔有限稀释法的结果分析。

（五）注意事项

1. 显微操作拾取单个细胞为本方法的关键，操作时应反复吹打移液器，确保每次仅吸取 1 个细胞。

2. 观察对照孔细胞存活情况，排除因放射剂量不足引起的假阳性结果。

3. 本法亦适用于小鼠及其他动物 T 淋巴细胞克隆。

三、软琼脂克隆法（soft agar cloning technique）

（一）原理

作为常用的细胞培养底物的琼脂经合适的营养基调制可配成软琼脂，在溶解状态下与细胞混合。反应细胞在半固体介质软琼脂中长成克隆后容易定位和分离，继而在液相中扩增或重克隆。本法可用于 PHA 活化的、MLC 活化的、特异性抗原活化的人和其他动物 T 淋巴细胞克隆。下面以小鼠抗原特异性 T 淋巴细胞半固体介质克隆法举例说明。

（二）材料

1. 96 孔平底培养板，24 孔培养板，30mm 组织培养皿，多头和单头微量移液器，倒置显微镜，CO_2 孵箱，离心机等。

2. 无菌琼脂，RPMI 1640 培养基（含 20mmol/L Hepes，5×10^{-5}mol/L 2-巯基乙醇，2mmol/L L-谷氨酰胺，1mmol/L 丙酮酸钠，100U/ml 青霉素，100μg/ml 链霉素），热灭活的人 AB 型血清或胎牛血清（FCS），ConA，IL-2，纯化抗原，$6 \sim 8$ 周龄同系 BALB/c 雌小鼠若干。

（三）实验方法及步骤

1. 抗原特异性小鼠 T 淋巴细胞活化

（1）免疫小鼠 T 淋巴细胞的制备

1）若干6~8周龄同系BALB/c小鼠用10~100μg经弗氏完全佐剂乳化的抗原接种，体积150μl，尾根部和每个足垫部各50μl。

2）免疫7~10d后在无菌条件下切取小鼠腹股沟和腘窝淋巴结（即引流接种部位之淋巴结）和脾脏，分别制成淋巴细胞和脾细胞悬液，后者经40Gy照射后作抗原呈递细胞用。

3）取淋巴细胞用尼龙毛柱方法分离出T淋巴细胞。

（2）抗原特异性小鼠T细胞活化

1）将小鼠T细胞以2×10^6/孔置入24孔培养板，同时加入5×10^5/孔40Gy照射的自体脾细胞（APC）及适量抗原，每孔有细胞培养基1ml。

2）37℃，5% CO_2孵箱中培养3d。

3）3d后将各孔细胞收集在一起，离心（1500r/min，10min），去上清，细胞用RPMI 1640洗3次（1500r/min，10min），计数备用。

2. 煮沸溶化琼脂，略冷后加入含FCS和抗原的RPMI 1640培养液中，混匀，使琼脂、胎牛血清、抗原的终浓度分别为0.5%，20%，20~100μl/ml，温度保持在38℃。每个30mm的培养皿中加入2.5ml，室温水平放置15min制成下层琼脂层。

3. 用含20% FCS和0.32%琼脂的RPMI 1640培养基将待克隆的小鼠细胞（包括活化的T淋巴细胞和照射处理的抗原呈递细胞）悬成$(1~2) \times 10^6$/ml，混匀后立即取0.85ml加入已铺好下层琼脂的培养皿中。

4. 将培养皿置37℃，5% CO_2孵箱中培养。

5. 5d后观察克隆形成情况，并在立体显微镜下用微量移液器取出单个集落，放入96孔平底培养板，并加入1×10^4/孔40Gy照射的同基因BALB/c小鼠脾细胞，100μg/ml抗原，1~10ng/ml IL-2和完全细胞培养基，每孔液量共200μl。

6. 37℃，5% CO_2孵箱中培养。

7. 每3~4d用微量移液器吸去50~70μl旧液，加入含IL-2（1~10ng/ml）的完全培养基及1×10^4/孔饲养细胞和100μg/ml抗原。

8. 在该条件下扩增2~3周即可获得较多数量的克隆细胞，可冻存。

（四）结果评价

参见液体微孔有限稀释法之结果评价。

（五）注意事项

1. 在铺陈上层琼脂时应尽量使细胞成单个均匀分布。

2. 于半固体介质中较难确切辨认集落数目，在细胞转移至液体中扩增时易被其他细胞污染，故应重复克隆以提高克隆纯度。

3. 在软琼脂中培养T淋巴细胞克隆时可能产生巨噬细胞-淋巴细胞混合集落。为排除之，可在培养时于体系中加入1~2滴10%墨汁，使培养出的巨噬细胞因吞噬墨汁而呈黑色圆形，易辨认和区分。当然，最好的克服方法是在抗原，抗原呈递细胞及IL-2的存在下进行重复克隆。

四、其他方法

除上述3种方法外，尚有荧光激活细胞分离仪自动克隆法（FACS autocloning technique）T-T杂交瘤法（T-T hybridoma）等。前者用FAGS内部具有的自动克隆系统，将单个细胞直接种入96孔板内克隆；经适当荧光抗体处理，还可选择性克隆某一特定细胞亚群的T淋巴细胞。该方法工作效率较高，结果客观，但设备昂贵，技术要求高，在目前国内条件下尚难推广。T-T杂交瘤原理与B淋巴细胞杂交瘤相似，它通过T淋巴细胞和T肿瘤细胞人工融合，经代谢选择培养筛选，可获得具有不同抗原特异性或能分泌不同淋巴因子的各种T-T杂交瘤。在无外源性刺激物（如辅佐细胞、生长因子等）的培养基中仍可迅速扩增至理想的细胞数，并无限生长。但T细胞杂交瘤不及B细胞杂交瘤稳定，一般数月后便丧失其生物学活性，亦不能分泌单一细胞因子，故使其应用受到极大限制。

第三节 T淋巴细胞克隆的鉴定

通过各种克隆方法获得足够数量的 T 细胞克隆后，还需对所获克隆细胞的各种性质和功能进行分析和鉴定，通常包括以下几个方面。

一、T 细胞克隆表面标志的鉴定

完全均一的细胞表面抗原是成功进行 T 细胞克隆的标志和必然结果。现常采用免疫荧光染色法或 FACS 仪检测 T 细胞表面的 CD 抗原的一致性，若所获为 Th 克隆则结果应表现为 $CD3^+CD4^+CD8^-$，若是 CTL 克隆则为 $CD3^+CD4^-CD8^+$。此外，还可对其他表面标志如 T 细胞抗原受体 TCR、HLA 抗原等进行鉴定。

二、T 细胞克隆抗原特异性的鉴定

如进行抗原特异性 T 细胞克隆，需检测所获细胞群体对特异性抗原的应答反应，常以针对特异性抗原的增殖反应和/或细胞毒反应鉴定。前者是在自体抗原呈递细胞存在下将克隆细胞与特异性抗原以及一种或多种无关抗原分别培养一段时期后，在 ^3H-TdR 参入实验检测细胞克隆对各种抗原的应答能力。如克隆成功，克隆细胞对特异性抗原应有强烈而特异性的增殖反应，且呈剂量依赖性和 MHC 限制性，而无关抗原则无；后者多采用 ^{51}Cr 释放实验，即将 ^{51}Cr 标记的携带特异性抗原和无关抗原的靶细胞分别与克隆细胞共同孵育后，通过测定上清 ^{51}Cr 的释放量计算出克隆细胞对各种靶细胞的杀伤活性，具有抗原特异性的 CTL 细胞克隆应对特异性靶细胞呈现显著而受 MHC Ⅰ类抗原限制的细胞毒作用。

三、T 细胞克隆抗原受体 TCR 基因取用的鉴定

单细胞来源的 T 细胞克隆决定了该细胞群体 TCR 利用的单一性，故可采用 RT-PCR 技术分析获得克隆的 TCR mRNA 的表达序列，单一的 V 片段、V-（D)-J 连接序列可确证其单克隆性。

四、T 细胞克隆的功能鉴定

（一）辅助功能的测定

对 Th 克隆细胞可观测其对自体 B 细胞的增殖和特异性抗体产生的辅助能力。常将放射去增殖活性的克隆细胞与自体 B 细胞及特异性抗原和饲养细胞同培养后，以 ^3H-TdR 参入实验观察 B 细胞的增生情况，取培养上清测定特异性抗体的产生量。主要步骤如下：

1. 辅助 B 细胞增殖实验

（1）用 E 花环沉降分离法分离人 T 和 B 细胞。

（2）将 40Gy 照射的抗原特异性 T 克隆细胞或无关 T 克隆细胞 1×10^4/孔与自体 B 细胞 5×10^4/孔以及 40Gy 照射的自体 PBMC 5×10^4/孔在适量目的抗原的存在下共同培养，每孔完全细胞培养基总量为 200μl。

（3）37℃，5% CO_2 培养 7d，培养终止前 24h 加入 1μCi ^3H-TdR/孔。

（4）测定样本 cpm 值，比较抗原特异性 T 克隆细胞和无关 T 克隆细胞对自体 B 细胞增生的影响程度。

2. 辅助特异性抗体产生实验

（1）用 E 花环沉降分离法分离人 T 和 B 细胞。

（2）将 40Gy 照射的抗原特异性 T 克隆细胞或无关 T 克隆细胞 1×10^4/孔与自体 B 细胞 5×10^4/孔以及 40Gy 照射的自体 PBMC 5×10^4/孔在适量目的抗原的存在下共同培养，每孔完全细胞培养基总量为 200μl。

（3）37℃，5% CO_2 培养 3d，将细胞洗涤 3 次后以完全细胞培养基悬起后继续孵育 7d。

（4）收集培养上清，测定上清中特异性抗体含量，比较抗原特异性 T 克隆细胞和无关 T 克隆细胞对自体 B 细胞特异性抗体产生的影响程度。

（二）细胞毒功能的测定

T 细胞克隆的杀伤能力多采用 ^{51}Cr 释放实验来衡量。根据克隆的抗原特异性和不同的实验目的，可选择携带特异性抗原的细胞或无关细胞作为靶细胞，后者常采用 NK 敏感的红白血病 K562 细胞或 NK 不敏感的肝癌 H7402 细胞。其步骤如下：

1. 特异性靶细胞的制备　此类抗原多为胞内致病微生物如病毒、原虫及胞内感染菌等。将特异性抗原和无关抗原分别与自体或异体特异性抗原易感细胞共孵育，孵育时间因不同对象而异，时间在数小时到12h不等。

2. 每 $10^6/0.4ml$ 靶细胞加 $100\mu Ci^{51}Cr$，37℃，5%CO_2 孵育2h。

3. 靶细胞洗3遍，按不同效靶比（如20:1，10:1，3:1等）与克隆细胞混合后37℃孵育4h（靶细胞为 5×10^3/孔，另设靶细胞对照孔）。

4. 吸取上清测cpm值，根据相应公式计算出细胞毒活性。

（三）细胞因子分泌功能的测定

可利用不同的诱导剂如相应抗原、抗CD3抗体、PHA等刺激克隆细胞，收集上清后测定产生的各种细胞因子。一般步骤为：

1. 末次饲养细胞和PHA刺激后10~15d，此时饲养细胞基本死亡而克隆细胞也不再自发产生细胞因子，故为理想的测定时间。

2. 取克隆细胞，充分洗涤后以 5×10^4/孔加入96孔圆底培养板，并添加40Gy照射的自体PBMC 1×10^5/孔作为抗原呈递细胞，部分孔不加诱导剂作为对照。

3. 37℃，5%CO_2 培养，分别于24，48，72h等不同时间收集上清，无菌-20℃保存。

4. 用生物活性法或ELISA法测定各因子浓度。

第四节　T淋巴细胞克隆在免疫药理学中的应用

T细胞克隆是免疫药理学研究理想的体外实验研究工具，这是由于T细胞克隆具有均一的细胞表型。利用T细胞克隆，可在体外观察药物对不同T细胞克隆的影响，使得免疫药理学研究进入细胞克隆的研究层次。其基本的研究方式为：将不同T细胞克隆与药物在体外共培养，观察药物对T细胞克隆表面蛋白分子表达、细胞增殖与分化以及功能发挥如细胞因子产生和细胞毒活性等影响。就具体的研究方法而言，在本篇或章中已有详述。本节介绍某些需注意的事项。

一、APC是T细胞体外培养体系中重要的细胞成分

缺乏APC，T细胞克隆体外增殖及其他功能发挥表现为不理想。因此，在T细胞体外培养体系中添加APC可保证T细胞克隆在体外更有效地表现其功能。常用的APC有自体或同种异体的PBMC/脾细胞，E花环阴性淋巴细胞和EB病毒转染的B细胞系，有时也采用树突细胞作APC。现认为，树突细胞在呈递蛋白质抗原方面起着强有力的作用，而B细胞则可有效呈递可溶性多肽抗原。为了确保对T细胞的功能观察，这些APC则需要作去增殖活性的处理。去增殖的常用方法有两种：放射性核素照射和MMC处理。为了使APC细胞失去增殖活性，但还不至于因处理剂量过大而失去APC的应有的作用（如细胞因子分泌、抗原呈递等），因此对APC处理的剂量尤为重要。对于自体或同种异体的PBMC/脾细胞和E花环阴性淋巴细胞来说，照射剂量40Gy或MMC处理剂量30μg/ml即可；而EB病毒转染的B细胞系则需要相对大些剂量，照射剂量60Gy或MMC处理剂量50μg/ml。自体或同种异体的PBMC/脾细胞和E花环阴性淋巴细胞被广泛应用在各种克隆细胞的增殖反应实验中，其CD4$^+$或CD8$^+$克隆细胞与PBMC/脾细胞和E花环阴性淋巴细胞的比例在（1~2):5；克隆细胞与EB病毒转染的B细胞的比例为2:（1~5）；克隆细胞与树突状细胞的比例范围为（1~25):1。通常采用^{3}H-TdR参入实验来测定细胞的增殖程度。

二、CD4$^+$或CD8$^+$克隆细胞增殖实验（^{3}H-TdR参入实验）

（一）简要实验步骤

取 2×10^4 CD4$^+$或CD8$^+$克隆细胞和（1~5）$\times10^4$ 去增殖活性的EB病毒转染的B细胞或（5~10）$\times10^4$ PBMC/脾细胞和E花环阴性淋巴细胞置入96孔圆底细胞培养板内，细胞培养液为完全细胞培养基，200μl培养基/孔。如是抗原特异性T细胞克隆需要作加特异性抗原及无关抗原和无抗原分组培养。如为一般细胞克隆，还需要加促有丝分裂原PHA（0.5~1μg/ml，人类T细胞克隆所需）或ConA（1~10μg/ml，小鼠T细胞克隆所需）。另设药物作用的观察：如药物+克隆细胞±抗原或促有丝分裂原等。一般药

物设多个稀释度，以观察药物体外作用的剂量依赖曲线或毒性范围等。培养时间为 3~5d。其他步骤参见相关章节。

（二）结果评价

凡是药物在体外对 T 细胞克隆有促增殖活性，可能主要在下列环节产生效应：

1. 促进 APC 的抗原呈递作用，如促进巨噬细胞吞噬抗原和表达 MHC 分子及共刺激因子 CD80、分泌 IL-1 等细胞因子。

2. 促进 T 细胞克隆表达活化抗原如 IL-2 受体及 MHC 分子。

3. 促进 T 细胞克隆转录和分泌 IL-2 等 T 细胞生长因子。

为了澄清上述具体环节，还需作进一步的实验。如探讨药物对 APC 的作用，观察药物对巨噬细胞、B 细胞、树突状细胞等抗原处理、MHC 分子及共刺激因子 CD80 表达及 IL-1、TNF-α、IFN-γ 等细胞因子分泌的影响。有关这些实验参见其他章节。此外，一旦证实某种药物对上一环节有作用，还可以进一步作 APC-T 细胞克隆共培养，与前述方法所不同的是：可将 APC 不作去增殖活性的处理，但需作单独 APC 的对照。这可更理想地观察 APC 对 T 细胞克隆的影响。一般认为，如果所用的 APC 为树突状细胞，则抗原呈递的效果会更理想些。如果还需要澄清 APC 与 T 细胞相互作用是细胞分子 - 细胞分子作用的，抑或是通过细胞因子发挥主要作用，还可采用细胞渗透性隔离共培养体系（详见下）：

如果药物的作用环节是 T 细胞，一则可通过免疫荧光分析实验来检测 T 细胞表面表达 IL-2 受体及 MHC 分子等；二则亦可采用 Northern 印迹来检测药物对 T 细胞内 IL-2 及 IL-2 受体 mRNA 转录情况；三则可分析 T 细胞产生细胞因子的情况。

在探讨药物对 T 细胞增殖影响时，还要注意到 T 细胞的 MHC 自身限制性，即所用的 APC 最好是自体细胞。

三、CD8⁺克隆细胞的细胞毒实验（^{51}Cr 释放实验）

方法参见上节。

评价 CD8⁺克隆细胞的特异性细胞毒作用，关键在于观察该细胞对抗原特异性靶细胞的杀伤，而这一杀伤活性带有明显的 MHC 限制性。

四、研究药物对细胞克隆与细胞克隆间的影响——渗透性隔离共培养

在进行药物的体外研究时，还可探讨药物对细胞克隆间相互作用的影响。如 CD4⁺细胞对 CD8⁺细胞的影响。所采用的研究方式为：将所研究的细胞克隆与 APC 共培养后观察其功能变化。其共培养的方式有二：其一，简单地将所研究的细胞克隆与 APC 共培养，同时设细胞克隆单独培养的对照。这一方式可反映细胞 - 细胞直接作用和细胞间经可溶性因子（包括细胞因子）相互作用影响；其二，渗透性隔离共培养为另一种共培养方式，旨在探讨细胞间经可溶性因子（包括细胞因子）相互作用的影响。在此介绍渗透性隔离共培养，以 CD4⁺细胞对 γδT 细胞的影响研究为例。一般此两种方式可同时进行。

（一）材料

γδT 细胞克隆（表型 CD4⁻CD8⁻Vγ9⁺δ2⁺）和 CD4⁺T 细胞克隆（TCR αβ⁺CD4⁺CD8⁻），E 花环阴性（E⁻）细胞。CD4⁺细胞克隆预先在体外经某种药物处理后，再放入实验体系。E⁻细胞在培养体系中作为抗原呈递细胞（APC）。上述细胞克隆均来源于同一个体。完全培养基，渗透性隔离膜（0.2μm，tissue culture inserts；Nunc），24 孔细胞培养板，高压和超声波碎裂的结核菌 H37RV 悬液（ATCC2561）等。

（二）步骤

1. 1×10^5 γδT 细胞克隆与 2×10^5 CD4⁺细胞克隆（药物处理后）及 20Gy 照射的 2×10^5 E⁻细胞被隔离共培养和非隔离共培养如表 7-3-1 和图 7-3-1。

2. 37℃，5% CO_2 培养 5 天。

3. 去除上室，将下室内 γδT 细胞进行计数。计数方法为台盼蓝染色计数，计数孔内绝对细胞数（取 20μl 细胞悬液，染色计数孔内细胞浓度，再吸取测量孔内实际液体总量，孔内绝对细胞数＝孔内实际液体总量×孔内细胞浓度）。抑或去除上层培养室，在下层培养室内加 ^{3}H-TdR，通过 ^{3}H-TdR 对细胞的参入来判断细胞增殖的程度。

表 7-3-1　CD4$^+$T 细胞与 γδT 细胞隔离共培养和非隔离共培养

上层培养室	下层培养室
–	γδT 细胞 + APC + M. tb
–	γδT 细胞 + APC + M. tb + CD4$^+$T 细胞
M. tb + CD4$^+$T 细胞	γδT 细胞 + APC + M. tb
M. tb + CD4$^+$T 细胞 + APC	γδT 细胞 + APC + M. tb

　　M. tb：结核菌，终浓度 0.01%（V/V）. M. tb 可诱导 γδT 细胞增殖，此体系可观察 CD4$^+$T 细胞经分泌细胞因子或细胞 – 细胞相互作用来促进 γδT 细胞对 M. tb 刺激的增殖反应性。APC：为 20Gy 照射的人 E$^-$细胞。–：表示无细胞加入。

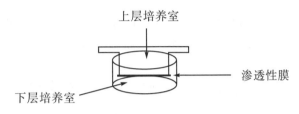

图 7-3-1　细胞隔离渗透性共培养图示

（李　刚　何　维）

参 考 文 献

1. Abbas A K, Lichtman AH, Pober J S. Cellular and molecular immunology. 2nd ed, Philadelphia：W B Saunders Company, 1994, 15 – 19, 137

2. 鄂征主编. 组织培养技术. 第 2 版，北京：人民卫生出版社，1988，131 – 142

3. 罗云萍. T 淋巴细胞克隆技术. 重庆医科大学学报，1992，17（2）：159 – 163

4. Haskins K, Portas M, Bergman B, et al. Insulin-secretory-granule specific T cell clones in human IDDM. J Autoimmunol, 1995, 8：221 – 234

5. Parronchi P, Macchia D, Piccinni MP et al. Allergen-and bacterial antigen-specific T-cell clones established from atopic clonors show a different profile of cytokine production. Proc Natl Acad Sci USA, 1991, 88（10）：4538 – 4542

6. 杨景山主编. 医学细胞化学与细胞生物技术. 北京：北京医科大学和北京协和医科大学联合出版社，1990，462 – 463

7. Zagury D, Morgan D A, Fouchard M. Production of human T lymphocyte clones. I. monoclonal culture and functional cytotoxic maturation. J Immunolgical Meth, 1981, 43：67 – 78

8. Sredni B, Tse H Y, Schwartz R H. Direct cloning and extended culture of antigen-specific MHC-restricted, proliferating T lymphocytes. Nature, 1980, 283（7）：581 – 583

9. Tanssing M J. T cell hybridoma. Ist ed. Cambridge：CRC Press, 1985, 10 – 19

10. P. Couissinier-Paris A J. Dessein. Schistosoma-specific helper T cell clones from subjects resistant to infection by Schistosoma mansoni are Th/2. Eur J Immunol, 1995, 25：2295 – 2302

11. K Pechhold, D Wesch, S Schondelmaier. et al. Primary activation of Vγ9-expressing γδT cells by Mycobacteria tuberculosis：Requirement for Th1-type CD4 T cell help and inhibition by IL-10. J Immunol, 1994, 152：4984 – 4992

第四章　药物对免疫细胞表面抗原分子影响的研究

　　自从 1975 年 Kohler 和 Milstein 发明杂交瘤技术以来，产生出成千上万种针对人类血细胞的单克隆抗体。为了将人类白细胞表面的抗原加以分类并提供一个命名方法，1982 ~ 1993 年已先后举行了 5 次关于人类白细胞分化抗原的国际协作组会议，把来自世界各地不同实验室识别同一人类白细胞分化抗原的各种单克隆抗体（以下简称单抗）命名为一个分化簇（cluster of differentiation，CD）。

最初某一 CD 是基于一组具有相似特异性单抗来确定的，因此，目前某一 CD 多由两种或多种以上的单抗来加以鉴定。白细胞表面的抗原分子可是蛋白质、糖蛋白、糖脂或糖分子。大多数 CD 抗原是蛋白质或糖蛋白；一半以上编码 CD 蛋白的基因或 cDNA 已被克隆和测序，并且许多 CD 基因的染色体定位已被澄清。

细胞表面的 CD 分子可通过多种方法来进行检测，如细胞毒法、葡萄球菌体蛋白 A 法、免疫细胞化学法和免疫荧光染色分析法等。流式细胞仪问世以来，将免疫荧光技术的标准化、定量化和自动化水平推向了一个新的高度。在 CD 分子检测上，目前国内外免疫学界通常采用的方法为借助流式细胞仪进行的免疫荧光染色分析法。本章主要将该法作一介绍。

在免疫药理学研究中，对 CD 抗原的检测与分析常常是重要的环节。借此免疫药理学工作者可掌握药物对免疫细胞的分化发育、活化及数量变化等影响，从而对药物的免疫药理效应作出重要的评价。

第一节 表达在免疫细胞表面上的 CD 抗原分子

本节主要介绍免疫药理学常用的人类免疫细胞表面的 CD 分子。此外，由于小鼠是免疫药理学常用的实验动物，故亦对某些小鼠造血细胞的表面抗原作一简要介绍。

一、T 细胞表面的抗原

T 细胞是能重排和转录 T 细胞抗原受体（TCR）基因的淋巴细胞。4 个 TCR 基因（α、β、γ 及 δ）编码成为由 α 和 β 亚单位或 γ 和 δ 亚单位构成的异质二聚体。95% 的 T 细胞在细胞膜上表达 $\alpha\beta$TCR，并负责识别与主要组织相容复合体（MHC）Ⅰ类和Ⅱ类分子形成复合物的抗原肽，而 $\gamma\delta$TCR 所识别的抗原性质目前还不甚明了，一些研究证实 $\gamma\delta$TCR 可能主要识别非蛋白性抗原，且与 MHC 限制性无关。无论 $\alpha\beta$TCR，还是 $\gamma\delta$TCR，都不能单独在 T 细胞表面上表达，都需要与 CD3 分子相关联共表达。CD3 分子有 CD3γ、CD3δ 和 CD3ε 以及 ζ 或 η 亚单位构成（80%～90% T 细胞为 ζ-ζ 同质二聚体，10%～20% T 细胞为 ζ-η 异质二聚体）。当 TCR 异质二聚体结合抗原时，CD3 分子负责将信号传导至细胞内，从而引起细胞的活化。大多数检测 CD3 分子的常用单抗是与 CD3 的 ε 亚单位起反应（如 Leu4 和 OKT3）。CD3γ、CD3δ 和 CD3ε 蛋白的表达具有明显的系谱特异性，因此 CD3 分子是 T 细胞的鉴定和计数的十分可信的标志。前 T 细胞（pre-T cell）和某些 T 细胞白血病及淋巴瘤细胞可在胞浆内表达 CD3 分子，但在其细胞膜上则无表达。

成熟 T 淋巴细胞亚群可基于 CD4 和 CD8 分化抗原的表达来加以区分。CD4 分子是一个 59kD 糖蛋白，可与 MHCⅡ类分子（HLA-DR，-DP 和-DQ）相互作用，亦是人类免疫缺陷病毒的受体。除了 T 细胞，某些单核细胞亚群亦可表达 CD4 分子。我们在儿童的免疫学研究中发现，CD3$^-$CD4$^+$CD8$^-$ 的单核细胞仅占儿童外周血单个核细胞的 1%。CD8 分子是一个由 α 链和 β 链异质二聚体或 α 链同质二聚体组成的双链结构。大多数可用的商品化的抗 CD8 单抗（如 OKT8 和 Leu2）仅仅与 α 链起反应。CD8 分子可与 MHCⅠ类分子（HLA-A，-B 和-C）相互作用。除了某些 T 细胞表达 CD8 抗原外，一些 NK 细胞亚群也表达 CD8。CD4 或 CD8 分子与 MHC 分子的相互作用为始动于 TCR 复合物与特异性抗原结合的 T 细胞活化提供了便利的条件。

CD4$^-$CD8$^+$ 表型 T 细胞在功能上被认为是细胞毒 T 淋巴细胞（CTL），这是由于 T 细胞的细胞毒活性是主要（但并非唯一）由这种表型 T 细胞所介导的。CD4$^+$CD8$^-$ 表型 T 细胞由于能促进 B 淋巴细胞产生抗体，故被称之为 T 辅助细胞（Th）。在外周血和淋巴组织中，几乎很少有 T 细胞为 CD4$^+$CD8$^+$ 表型 T 细胞。然而在胸腺内，这种 CD4 和 CD8 双阳性（DP）T 细胞则是未成熟 T 细胞的主体。在胸腺内，DP 细胞可进一步分化成 CD4$^+$CD8$^-$ 或 CD4$^-$CD8$^+$ 单阳性（SP）成熟的 T 细胞。CD4$^-$CD8$^-$ 表型 T 细胞在胸腺和外周淋巴组织中均为数量很少的亚群。这些 CD3$^+$CD4$^-$CD8$^-$ 表型 T 细胞优势表达 $\gamma\delta$TCR。绝大多数 $\gamma\delta$TCR 细胞为 CD4 和 CD8 双阴性细胞，仅有少数 $\gamma\delta$T 细胞低水平表达 CD8 分子。

T 细胞的其他标志为 CD2、CD5 和 CD7。CD2 是绵羊红细胞的受体，参与 E 花环的形成。许多 NK 细胞也表达 CD2 分子。CD2 参与 T 细胞的活化，并可特异地与 CD58（LFA-3）分子结合。CD5 抗原是一个 67kD 糖蛋白，可与 B 细胞抗原 CD72 结合。CD5 与 CD72 的结合和 T 细胞与 B 细胞的相互作用有关。大多数 T 细胞和一独特 B 细胞亚群表达 CD5 抗原。CD7 抗原在大多数 T 细胞、NK 细胞及血小板都有表达。大多数 CD4 阳性 T 细胞表达 CD7 分子，而仅有少数 CD4 细胞在其表面 CD7 分子缺少。CD7 分子是前 T 细胞最早出现的标志之一，常用于 T-ALL 白血病的分类。

二、B 细胞表面的抗原

B 细胞是能重排和转录免疫球蛋白（Ig）的重链和轻链基因的淋巴细胞。B 细胞的免疫功能主要是为体液免疫防御反应提供抗体。B 细胞的分类标志为膜表面 Ig（IgM 和 IgD）。然而，许多细胞表达可与血清 Ig 结合的 Fc 受体，因此只有与 IgM 和 IgD 而不是与 IgG 或 Ig 轻链反应的抗体才能作为检测 B 细胞标志的试剂。CD19 是一个 B 细胞谱系的标志。它是一个 90kD 的糖蛋白，在膜表面 Ig 出现前已在前 B 细胞表面上表达，并在 B 细胞整个成熟期中持续表达。CD20 通常被用于 B 细胞的计数，这是由于在 B 细胞表面的表达量 CD20 抗原要远远多于 CD19。然而，晚近研究表明，CD20 在某一 T 细胞亚群上亦有低量的表达。

与 T 细胞一样，B 细胞亚群亦可根据与功能相关的细胞表面抗原进行分类。CD5 分子在正常外周血中 50% 的 B 细胞表面上有表达，仅有少数 T 细胞表达 CD5。CD5$^+$ 的 B 细胞群体被发现与自身抗体产生有关。此外，慢性淋巴细胞白血病细胞表达 CD5 抗原。因而，这些白血病细胞的发生可能与 CD5$^+$ 的 B 细胞群体有关。发现在 B 细胞表面的其他标志有 2 型补体受体（CD21，亦为 EB 病毒的受体）、IgG 的 II 型 Fc 受体（CD32）和 HLA-DR。HLA-DR 亦表达于单核细胞、活化的 T 细胞和 NK 细胞的细胞膜，而 CD32 则见于单核细胞、粒细胞和血小板表面。CD23 是 IgE 的低亲和力受体，以低水平状态表达在静息 B 细胞表面，并为 B 细胞、单核细胞及扁桃体 T 细胞的活化所上调。

三、表达在 NK 细胞表面的抗原

NK 细胞为 CD3$^-$CD16$^+$ 和/或 CD56$^+$ 表型的淋巴细胞，其功能表现为可介导 MHC 非限制性的细胞毒效应和在免疫刺激下也能产生众多的细胞因子。迄今为止，无单个的抗原用于作 NK 细胞的表型鉴定，抗 CD3 和抗 CD56 抗体的组合可分辨出 CD3$^-$CD56$^+$ 表型细胞，该表型将代表大多数 NK 细胞。由于少数 T 细胞也表达 CD56（CD3$^+$CD56$^+$），需要用免疫荧光双染色来鉴定 NK 细胞。CD56 是神经细胞黏附分子，一个表达在神经组织并在胚胎发育期神经发生时起重要作用的糖蛋白。由于 mRNA 的交替性剪切，使 CD56 有 3 个不同的独特型。180 和 140kD 独特型是膜整合蛋白，而 120kD 则由磷脂酰肌醇-glycan 锚定与细胞表面相连。淋巴细胞主要表达 140kD 独特型。CD56 在 NK 细胞功能发挥上所起的作用尚不清楚。

CD16 在静息 NK 细胞表面表达的水平要远远高于 CD56，因此抗 CD16 的单抗常用于鉴定 NK 细胞。然而，大多数正常个体外周血中的 10% NK 细胞不表达 CD16（即 CD3$^-$CD56$^+$CD16$^-$ 群体的淋巴细胞）。在其他淋巴组织（胸腺、脾脏等）中，这些 CD3$^-$CD56$^+$CD16$^-$ 是主要的 NK 细胞群体。此外，在接收 IL-2 疗法治疗的病人外周血中，CD3$^-$CD56$^+$CD16$^-$NK 细胞在数量上被扩增。除了在 NK 细胞上表达，CD16 还在粒细胞、激活的单核细胞及少数 T 细胞上表达。因此，当 CD16 被用于计数 NK 细胞时，十分重要的是应将粒细胞和激活的单核细胞从淋巴细胞门（gate）中排除。某些 CD16 单抗可与 NK 细胞相关的及粒细胞相关的 CD16（如 Leu II a）起反应，而其他的单抗（如 Leu II c/B73.1）则与大多数个体的 NK 细胞表面 CD16 抗原发生结合。有两个基因 CD16-I 和 CD16-II 编码 CD16 分子。由 CD16-I 基因编码的磷脂酰肌醇-glycan 锚定的糖蛋白只表达在中性粒细胞表面；而由 CD16-II 基因编码的跨膜锚定糖蛋白在 NK 细胞、活化的单核细胞及某些 T 细胞表面表达。CD16 是 Fc 受体，负责抗体依赖性细胞介导的细胞毒效应（ADCC）。

其他存在于 NK 细胞表面的抗原有 CD2、CD7、CD8、CD11b 和 CD57。CD2 表达在大多数 NK 细胞膜上，而 CD8α 仅在 1/3 的 NK 细胞上表达。CD8 分子在 NK 细胞上的作用尚不清楚。CD11b 是 3 型补体受体，不仅在 NK 细胞上表达，而且还在单核细胞、粒细胞及一个 T 细胞亚群的表面表达。尽管一度认为 CD57 是 NK 细胞的特异性抗原，但是现已查明仅有 50% 的 NK 细胞表达该抗原。此外，CD57 还在少数 T 细胞及脑组织上表达。CD57 是一个功能未知的糖分子。有报道肾脏和心脏移植后、巨细胞病毒感染及

ATDS 病人体内表达 CD57 的 T 细胞在数量上有增加。

四、表达在髓样细胞上的抗原

单核细胞和粒细胞来源于骨髓上的共同前体细胞。这一结论来自于集落形成单位－粒细胞/单核细胞（colony-forming unit-granulocyte/monocyte，CFU-GM）。在一定的细胞因子存在的条件下，CFU-GM 产生定向的单核细胞（CFU-M）和粒细胞（CFU-G）前体。髓样细胞初始表达 CD34———一种被认为是所有造血干细胞标志的糖蛋白和 CD33———67kD 糖蛋白，通常在急性髓样白血病时表达。当发育成熟至单核细胞系时，CD34 分子将缺失，而 CD11b 和 CD14 则将表达。CD34 和 CD33 的缺失是分化到成熟中性粒细胞的标志之一。此外，成熟的中性粒细胞还获得 CD11b 和 CD15 的某些表位，在发育的更晚阶段还将获得 CD16-I。

五、表达在活化白细胞表面的抗原

免疫系统的功能表现为对入侵的病原体或抗原性物质作出应答。在免疫应答过程中，立即表达的和长期表达的白细胞表面抗原的变化可被查出。在抗原刺激下，白细胞表面的抗原可出现影响功能行为的变构性变化或胞浆内蛋白向细胞表面的转移，变构性变化的例子如经 CD3/TCR 复合物刺激 T 细胞可使 CD11a/CD18（LFA-1）与其配体 CD54（ICAM-1）的亲和力得以增强。胞浆内蛋白向细胞表面的转移的例子如血小板蛋白 CD62 和 CD63 通常在静息血小板的胞浆内存在。活化后，它们被迅速地转运到细胞表面。

T 细胞被激活后，在其表面先前存在的抗原如 CD2、CD26（细胞表面酶———二肽酰肽酶Ⅳ）、CD38（一种表达在胸腺细胞、NK 细胞和浆细胞表面功能未知的抗原）、CD44、CD58 和 β1（CD29）及 β2（CD11a/CD18）整合素分子的表达量将增加。此外，某些先前不存在或低表达的抗原则出现。在 T 细胞活化后的两个小时内，CD69 将出现；若干小时后，HLA-DR、CD25（IL-2R α）及 CD71（转铁蛋白受体）则有表达。

需要指出的是，许多以前被认为是不在静息 T 细胞表面上表达的"活化抗原"事实上仍在静息 T 细胞上有表达，不过其表达量极低。如经流式细胞技术免疫染色证实，30% 的正常人外周血 CD4 阳性 T 细胞构成性表达 CD25。CD69 也同样在正常外周血 T 细胞表面上有表达。因此，测定免疫细胞表面抗原的相对表达量的变化是十分重要的。

在免疫刺激时，某些变化是瞬时的，而另一些变化是长期的。有人通过某些抗原的不同表达把纯真 T 细胞（先前与抗原无接触的 T 细胞）和记忆 T 细胞（先前被抗原活化的 T 细胞）相互区别开来。CD45 是一种磷酸酯酶，因交替 mRNA 剪切以若干不同异型存在。CD45RA（220kD）主要在纯真 T 细胞表面表达，而在纯真 T 细胞被活化后其表面则出现 CD45RO（180kD）异型的转型。CD45RO 一般表达在记忆 T 细胞表面。此外，纯真 T 细胞与记忆 T 细胞的区分亦可通过 CD2、CD11a/CD18、CD29 和 CD58 抗原表达的密度来加以鉴别。与纯真 T 细胞相比，上述抗原在记忆 T 细胞表面表达的量要高些。

有关 CD 分子参见表 7-4-1 和表 7-4-2。

表 7-4-1　CD 抗原

分化簇	鉴定/功能	分子量与分子结构	表达细胞
CD1a▲	TCR γδ 的配体？	49kD，与 β_2 微球蛋白相关	胸腺细胞、树突状细胞
CD1b	TCRγδ 的配体？	45kD，与 β_2 微球蛋白相关	胸腺细胞、树突状细胞
CD1c	TCRγδ 的配体？	42kD，与 β_2 微球蛋白相关	胸腺细胞、树突状细胞
CD2	LFA-2，绵羊红细胞R LFA-3 R（CD58），黏附分子	50kD	T 细胞、NK 细胞
CD3	T 细胞活化的信号传导 TCR 复合物成员	20，25，19，16，22kD（γ，δ，ε，ξ，η）	T 细胞

续 表

分化簇	鉴定/功能	分子量与分子结构	表达细胞
CD4	MHC ⅡR，HIV R，黏附分子	55kD	MHC Ⅱ限制性αβT 细胞，单核细胞
CD5	信号传导	67kD	T 细胞、B 细胞亚群
CD6	CD72R，黏附分子？	100～130kD	T 细胞亚群，某些 B 细胞
CD7	？	40kD	多数 T 细胞，NK 细胞，血小板
CD8	MHC ⅠR，黏附分子信号传导	两条链 32/36kD（αα/αβ）	MHC Ⅰ限制性αβT 细胞，某些 NK 细胞，某些 γδT 细胞
CD9	血小板活化？	24kD	前 B 和未成熟 B 细胞，单核细胞，血小板
CD10	中性肽链内切酶	100kD	未成熟和某些成熟 B 细胞，淋巴细胞前体，粒细胞
CD11a	黏附分子，与 ICAM-1 结合	180kD（α 链），与 CD18（β 链）形成 LFA-1 整合素	白细胞
CD11b▲	黏附分子，CR3（iC3bR），吞噬 iC3b 包被的颗粒	165kD（α 链），与 CD18 形成（β 链）Mac-1 整合素	粒细胞、单核细胞，NK 细胞
CD11c	黏附分子，CR 4，吞噬 iC3b 包被的颗粒	150kD（α 链），与 CD18 形成（β 链）p50，95 整合素	粒细胞、单核细胞，NK 细胞
CDw12	§？	90～kD	单核细胞、粒细胞
CD13	？氨肽酶	150kD	单核细胞、粒细胞
CD14	LPS 受体？	55kD	单核细胞
CD15	为选择素配体	碳水化合物表位	粒细胞
CD16	Fc R γⅢ（IgG Fc 段受体）	50～70kD	NK 细胞、粒细胞，巨噬细胞，
CDw17	？	碳水化合物表位	粒细胞、巨噬细胞，血小板
CD18	黏附分子，LFAl β 链，ICAM-1（CD54）ICAM-2（CD102）及 C3b 配体，调理吞噬	95kD，非共价地与 CD11a、CD11b 及 CD11c 相连	白细胞
CD19	B 细胞活化或调节？	90kD	大多数 B 细胞
CD20	B 细胞活化或调节？	异质二聚体，35/37kD	大多数或所有 B 细胞
CD21	CR2，C3dR，EB 病毒受体 B 细胞活化？	145kD	成熟 B 细胞
CD22	细胞黏附和 B 细胞活化？	135kD	B 细胞
CD23	FcR Ⅱb（IgE 低亲和力受体），由 IL-4 所诱导。参与 IgE 生成调节和 B 细胞分化	40～50kD	活化 B 细胞、巨噬细胞
CD24	？	异质二聚体，38/41kD	B 细胞，粒细胞
CD25	与 IL-2Rβγ 组成高亲和力受体，参与细胞增殖	55kD，IL-2R 的 α 链	下述活化细胞：T 细胞、B 细胞和巨噬细胞
CD26	丝氨酸肽酶，另一 HIVR？	120kD	活化的 T 和 B 细胞，巨噬细胞
CD27	B 细胞增殖？Fas，CD40 家族成员	55kD 的同质二聚体	大多数 T 细胞，某些浆细胞？
CD28	CD80 和 CD86（辅刺激子）的受体	44kD 的同质二聚体	T 细胞（大多数 CD4+ 细胞，某些 CD8+ 细胞）
CD29	与细胞外基质蛋白黏附，参与细胞 - 细胞间黏附 VLA（β1 整合素）链的 β 链	13kD，非共价地与 VLAα 链（CD49）相连	广泛
CD30	？	105kD	活性的 T 细胞和 B 细胞

续　表

分化簇	鉴定/功能	分子量与分子结构	表达细胞
CD31	白细胞-内皮细胞黏附血小板 gp Ⅱa	140kD	血小板, 单核细胞, 粒细胞, 内皮细胞
CD32	聚集 IgG 的 FcR Ⅱ, 参与吞噬, ADCC 及对 B 细胞的负反馈抑制	40kD	巨噬细胞, 粒细胞, B 细胞, 嗜酸性粒细胞
CD33	?	67kD	单核细胞, 髓样细胞前体
CD34	?	105～120kD	造血细胞前体
CD35	CR1 (CD3b), 与 C3b 包被的颗粒和免疫复合物结合, 并将其吞噬	多态性, 4 种形式 (190～280kD)	粒细胞, 单核细胞, 红细胞, B 细胞
CD36	血小板活化?	血小板 gp Ⅲb, 90kD	单核细胞, 血小板
CD37	?	2～3 个 40～52kD 链组成	B 细胞, 某些 T 细胞
CD38	?	45kD	浆细胞, 胸腺细胞, 活性 T 细胞, 淋巴系造血干细胞
CD39	?	70～100kD	成熟 B 细胞
CD40	参与由 T 细胞接触所致的 B 细胞活化	异质二聚体, 44/48kD	B 细胞
CD41	血小板集聚和活化, fibrinogen 和纤黏蛋白的受体	gb Ⅱb 异质二聚体 (120～23kD) 和 gb Ⅲa (CD61) 复合物	血小板
CD42a	血小板黏附, 与 von Willebrand 因子结合	23kD (gpIX), 与 CD42b 形成复合物	血小板, 巨核细胞
CD42b	同 CD42a, 血小板 gp Ⅰb	135kD 和 25kD 的二聚体, 与 CD42a 形成复合物	血小板, 巨核细胞
CD43	T 细胞活化?	95kD	白细胞 (循环 B 细胞除外)
CD44	归巢受体 (基质受体)	80～215kD	白细胞和红细胞
CD45R	信号传导	CD45RO: 180kD CD45RA: 220kD CD45RB: 190/205/220kD	CD45RO: 记忆和活化 T 细胞, B 细胞和 NK 细胞, 单核巨噬细胞 CD45RA: 纯真 T 细胞, B 细胞, NK 细胞, 单核巨噬细胞 CD45RB: T 细胞, B 细胞, NK 细胞, 单核巨噬细胞
CD46	补体活化调节, 膜辅受体蛋白 (MCP)	45～70kD	白细胞, 上皮细胞, 皮纤维细胞
CD47	?	45～52kD	广泛
CD48	?	41kD	白细胞
CD49a	与胶原蛋白和层粘连蛋白黏附, VLA 的 α₁ 链	210kD, 与 CD29 形成 *VLA-1 (β₁ 整合素)	T 细胞, 单核巨噬细胞
CD49b	与细胞外基质黏附: 胶原蛋白的受体, VLA 的 α₂ 链	170kD, 与 CD29 形成 VLA-2 (β₁ 整合素)	血小板, 活化 T 细胞, 某些 B 细胞、NK 细胞、单核巨噬细胞及粒细胞
CD49c	与纤连蛋白和层粘连蛋白黏附, VLA 的 α₃ 链	130 和 25kD 异质二聚体, 与 CD39 形成 VLA-3 (β₁ 整合素)	T 细胞, 某些 B 细胞、NK 细胞、单核巨噬细胞
CD49d	与 VCAM-1 及纤连蛋白结合 VLA 的 α₄ 链	150kD, 与 CD29 形成 VLA-4 (β₁ 整合素)	T 细胞, 单核巨噬细胞, B 细胞
CD49e	与纤连蛋白结合 VLA 的 α₅ 链	135 和 25kD 异质二聚体, 与 CD29 形成 VLA-5 (β₁ 整合素)	T 细胞, 少数 B 细胞和单核巨噬细胞

续　表

分化簇	鉴定/功能	分子量与分子结构	表达细胞
CD49f	与纤连蛋白结合 VLA 的 α_6 链	150kD，与 CD29 形成 VLA-6（β_1 整合素）	血小板，巨核细胞，活化 T 细胞
CD50	?	108～140kD	白细胞
CD51	Vitronectin 受体的 α 链，与纤连蛋白，vitronectin 及 von Willebrand 因子结合	140kD 异质二聚体，与 CD61 相连	血小板
CD52	?	21～28kD	白细胞
CD53	?	32～40kD	白细胞，浆细胞
CD54	黏附分子：ICAM-1，为 LFA-1，Mac-1 配体	80～114kD	广泛，许多为活化细胞
CD55	衰变加速因子（DAF），调节补体活化	70kD	广泛
CD56	黏附，神经细胞黏附分子的同型	异质二聚体（135kD/220kD）	NK 细胞，T 细胞亚群
CD57	?	110kD	NK 细胞，T 细胞亚群
CD58	LFA-3，为 CO_2 配体	55～70kD	广泛
CD59	调节补体活化	18～20kD	广泛
CDw60	?	碳水化合物表位	某些 T 细胞，血小板
CD61	vitronction 受体的 β 链（β_3 整合素）；gpⅢa	110kD，与 CD51 或 CD41 相连	血小板，巨核细胞
CD62E	白细胞-内皮细胞黏附 E-选择素，ELAM-1	115kD	内皮细胞
CD62L	白细胞-内皮细胞黏附，纯真 T 细胞在淋巴结处归巢，L-选择素，LAM-1	75～80kD	T 细胞，单核细胞，粒细胞
CD62p	白细胞-内皮细胞/血小板黏附，P-选择素，PADGEM	130～150kD	血小板，内皮细胞
CD63	?	53kD，在血小板溶酶体内存在，活化后转运的细胞表面	活化血小板，单核巨噬细胞
CD64	高亲和力 FcRγ1，参与吞噬，ADCC 及巨噬细胞活化	75kD	单核巨噬细胞
CDw65	中性粒细胞活化?	碳水化合物表位	粒细胞
CD66	同型细胞黏附	180～220kD 磷酸化糖蛋白	粒细胞
CD67	?	100kD	粒细胞
CD68	?	110kD	单核巨噬细胞
CD69	?	28～34kD 同质二聚体，磷酸化糖蛋白	活化 T 细胞，巨噬细胞，NK 细胞
CDw70	?	?	活化 T 和 B 细胞
CD71	转体蛋白受体，参与离子代谢，细胞增殖	90kD 同质二聚体	活化 T 细胞，巨噬细胞，增殖细胞
CD72	CD5 配体，T-B 细胞间作用	异质二聚体（39kD/43kD）69kD	B 细胞
CD73	5'-核酸外切酶	80～114kD	T 和 B 细胞亚群
CD74	Ⅱ类 MHC 恒定（γ）链，Ii，与新合成Ⅱ类 MHC 分子结合	三种蛋白：35，41 和 53kD	B 细胞，单核巨噬细胞，其他Ⅱ类 MHC 阳性细胞
CDw75	?	53kD	成熟 B 细胞
CD76	?	异质二聚体（67/85kD）	成熟 B 细胞，T 细胞亚群
CD77	?	碳水化合物表位	滤泡中心 B 细胞

续　表

分化簇	鉴定/功能	分子量与分子结构	表达细胞
CDw78	?	?	B 细胞
CD79a	B 细胞受体中成分（Igα）	32~33kD	成熟 B 细胞
CD79b	B 细胞受体中成分（Igβ）	37~39kD	成熟 B 细胞
CD80	B7-1，为 CD28 和 CTLA-4 的配体，T 细胞活化的辅刺激因子	60kD	树突状细胞，活化的 B 细胞和巨噬细胞
CD81	与 CD19 和 CD21 相连，参与 B 细胞活化?	22kD	广泛
CD82	?	50~53kD	广泛
CD83	?	40~43kD	某些 B 细胞
CDw84	?	73kD	单核细胞，淋巴细胞
CD85	?	120kD	B 细胞，单核细胞
CD86	CD28 配体	80kD	B 细胞，单核细胞
CD87	?	50~65kD	中性粒细胞，单核细胞，内皮细胞
CD88	C5a 受体，参与补体介导的炎症	40kD	中性粒细胞，单核细胞，嗜酸性粒细胞
CD89	FcαR（IgA 受体），IgA 介导的细胞毒	55~70kD	中性粒细胞，单核细胞
CDw90	Thy-1，T 细胞标志	25~35kD	胸腺细胞，外周小鼠 T 细胞
CD91	?，α2 巨球蛋白受体	600kD	单核巨噬细胞
CDw92	?	70kD	广泛
CD93	?	118~129kD	中性粒细胞，单核细胞，内皮细胞
CD94	?	43kD 同质二聚体	NK 细胞
CD95	Fas 抗原（APO-1），参与程序化死亡	42kD	多种细胞类型
CD96	?	160，180，240kD 形式	T 细胞
CD97	?	74，80，89kD 形式	广泛
CD98	?	40kD 和 80kD 二聚体	广泛
CD99	?	32kD	广泛
CD100	?	150kD	T 和 B 细胞，粒细胞，单核细胞，NK 细胞
CDw101	?	140kD 亚单位的二聚体	粒细胞，单核细胞
CD102	LFA 的配体	55~655kD	内皮细胞，单核细胞，白细胞
CD103	T 细胞在黏膜处的归巢	150kD 和 25kD 二聚体	某些 T 细胞，其他细胞类型
CD104	黏附，β4 整合素链	205~220kD	
CD105	?	95kD 亚单位的二聚体	内皮细胞，活化巨噬细胞
CD106	VLA-4 配体，细胞黏附，淋巴细胞活化，造血	90~95kD	内皮细胞，巨噬细胞，滤泡树突状细胞，骨髓基质细胞
CD107a	未知功能溶酶体内蛋白	110kD	广泛
CD107b	未知功能溶酶体内蛋白	120kD	广泛
CDw108	?	75~83kD	广泛
Cdw109	?	170/150kD	内皮细胞，单核细胞
CD115	M-CSF 受体		

续 表

分化簇	鉴定/功能	分子量与分子结构	表达细胞
Cdw116	GM-CSF 受体		
CD117	c-Kit, 干细胞因子受体		
Cdw119	IFN-γ 受体		
CD120a	55kD TNF 受体		
CD120b	75kD TNF 受体		
CDw121a	1 型 IL-1 受体		
CD121b	2 型 IL-1 受体		
CD122	IL-2 受体 β 链		
Cdw124	IL-4 受体		
CD126	IL-6 受体		
Cdw127	IL-7 受体		
Cdw128	IL-8 受体		
Cdw130	IL-6 受体 130kD 信号部分		

缩写：R：表示受体。▲：CDla、CDlb 和 CDlc 结构相关但分别是一个 β₂ 微球队蛋白相关的非多态性蛋白。▲：CD11a、CD11b 和 CD11c 是二条 α 链。它们非共价地与相同的 β 链（CD18）相连形成两个不同的整合素，属于 CD11CD18 家族。§：抗体已提交，或反应性有待于进一步确定。ADCC：抗体依赖性细胞介导的细胞毒；ICAM：细胞间黏附分子；Ig：免疫球蛋白；IL：白细胞介素；kD：千道尔顿；LFA：淋巴细胞功能相关抗原；MHC：主要组织相容复合体；gp：糖蛋白；NK：自然杀伤；VACM：血管细胞黏附分子；VLA：极晚期抗原。

表 7-4-2　小鼠造血细胞某些表面抗原

抗原名称	CD 类同物	分子量（kD）	功能	细胞分化
Lyt-1	CD5	70	未知	T 细胞，B 细胞亚群
Lyt-2	CD8 α	30	结合 MHC Ⅰ 类分子	Ⅰ 类 MHC 限制性 αβT 细胞，极少数 γδT 细胞
Lyt-3	CD8 β	35	结合 MHC Ⅰ 类分子	Ⅰ 类 MHC 限制性 αβT 细胞
Ly t-4	CD4	52	结合 MHC Ⅱ 类分子	Ⅱ 类 MHC 限制性 αβT 细胞，某些单核细胞，树突状细胞
Ly-5	CD45	200，210，200，190	B 细胞成熟，信号传导	白细胞，干细胞，树突状细胞，胸腺细胞
Ly-37	CD2	50 ~ 60	T 细胞活化	T 细胞，B 细胞，胸腺细胞
Ly-40	CD11b	165	C3bi 受体，调理	单核巨噬细胞，B 细胞
Ly-42	CD25	47 ~ 53	IL-2 受体 α 链	T 细胞，B 细胞
Ly-43	CD23			B 细胞
Ly-44	CD20			B 细胞

第二节　免疫细胞表面抗原分子的免疫荧光染色分析

世界各地的实验室发展了大量的对人类或动物细胞表面抗原分子的单抗，这些单抗被直接或间接地标记上各种荧光素，用来分类细胞亚群或检测细胞表面抗原的表达情况。早些时候，人们用荧光显微镜检查分辨免疫荧光染色阳性和阴性的细胞。在流式细胞仪问世后，借助该仪器使免疫荧光染色技术实现了标准化、定量化和自动化，并将免疫荧光的单染色法发展成双染色法乃至多种染色法（如三染色法），从而实现了在同一条件下对细胞表面多个抗原分子表达的同时分析。

　　荧光是物质在吸收光子后的极短时间内激发分子放出波长比激发光波为长的可见光。能产生荧光的有机复合物被称为荧光素。免疫荧光技术是根据抗原抗体反应的原理，以化学交联的方法使在紫外线或激光照射下能产生荧光的荧光素与抗体发生共价键结合，这种结合物被称之为荧光抗体。常用的荧光素有异硫氰酸荧光素（fluorescein isothiocyanate，FITC）、藻红蛋白（phycoerythrin，PE）、PE-Cy5、德克萨斯红（texas red）等（表7-4-3）。FITC 的主要吸收/激发波长为 490nm。PE 的主要吸收/激发波长为 480nm、545nm 和 565nm。FITC 和 PE 在流式细胞仪上可由氩离子激光产生的 488nm 光波所激发，但它们产生的发射光谱有所不同，FITC 其最大的发射波长为 520nm，主要发出绿色荧光，而 PE 在 575nm 则有稳定的发射，主要发出橘红色荧光。这样，根据结合在细胞表面抗原上的荧光抗体所产生的不同荧光，流式细胞仪可对细胞表面的抗原进行分析。

　　理论上说，所有实验室应用一致的单抗可获得相似的某种细胞亚群的百分率。然而，在实践上，上述理论假定仅在那些与淋巴细胞分化抗原反应体现出同源性的抗体和相对高抗原密度情形下才得到印证。由于 CD3 和 CD4 表达较高（大约每个细胞表面 40 000 分子）且在表达这些抗原的细胞上有同质性，所以，各个实验室报道的 CD3 和 CD4 阳性细胞百分率大致相似，然而，低水平表达或异质性细胞抗原阳性细胞百分率则受染色的荧光素在流式细胞仪上的敏感性所影响。如在测定 B 细胞、CD8 阳性细胞及 NK 细胞百分率时，实验室间的差异要远远大于 CD3 和 CD4 阳性细胞百分率。这种差异性部分源于在不同实验室不同抗体组合的应用。另一个影响因素为用于计数 B（CD19）、NK（CD56 和 CD16）及 CD8 阳性细胞的细胞表面抗原表达倾向于异质性或低水平。对于这些标志来说，所用的荧光素和仪器可显著地影响分析结果。

　　上述情况在一种称之为 FACScan 的流式细胞免疫荧光分析仪（Becton Dickinson 公司，美国）上得到部分的证明。这种仪器对 PE 格外敏感。例如，有报道用 FITC 标记或 PE 标记的抗 CD25 抗体分别检测正常人外周血中 CD4$^+$ 细胞的 CD25 抗原的表达，在 FACScan 上分析结果表明，FITG 抗 CD25 抗体染色的 CD4$^+$ 细胞的 CD25$^+$ 细胞百分率为 5% 左右，而 PE 抗 CD25 抗体染色的 CD4$^+$ 细胞中 CD25$^+$ 细胞百分率则为 30%。这种由于仪器对荧光素反应的敏感性的差异值得实验者注意。

表 7-4-3　常用荧光素、最大吸收光和和发射光的波长

荧光类型	荧光分子	吸收光波长（nm）	发射光波长（nm）
蓝	Alexa Fluor 350	346	442
蓝	Cascade Blue	400	420
蓝	Marine	365	460
绿	FITC	490	520
绿	Alexa Fluor 488	495	519
黄	Alexa Fluor 532	531	554
黄	DyLight 549	562	576
黄	TRITC	550	570
橙	Alexa Fluor 532	578	603
红	Texas Red	596	620
红	Allophycocyanin	650	660
红	PE-Cy 5	488	670
红	PerCP	488	677

　　根据所用标记的种类不同的荧光素的荧光抗体，免疫荧光染色可分为单染色法和多染色法；多染色法又分为双染色法和三染色法。根据针对细胞抗原的抗体是否标记荧光素及是否加荧光素标记的第二抗体，免疫荧光染色可分为直接法和间接法。此外，还可利用生物素 – 亲和素系统来放大染色效应。

一、免疫荧光染色实验方法

（一）免疫荧光染色实验常用试剂及材料

1. 试剂　染色洗涤液：含 10% 的牛血清清蛋白（BSA）及 0.1% 叠氮钠的 PBS；染色固定液：含 1% 多聚甲醛的 PBS。

2. 材料　离心管，离心机等。

（二）单染色法

1. 原理

（1）直接法　荧光抗体直接与细胞表面抗原结合；

（2）间接法　①首先第一抗体（以下简称一抗）与细胞表面抗原结合，一般常用小鼠抗人单抗，然后在体系中加入第二抗体（以下简称二抗），二抗为荧光抗体，如荧光素标记山羊抗小鼠 Ig 的抗体，二抗与一抗结合；②生物素（biotin）标记的第一抗体首先与细胞表面的抗原结合，然后在体系中加入荧光素标记的亲和素（avidin）或链霉亲和素（streptavidin），由于一个亲和素或链霉亲和素分子可与 4 个生物素分子结合，这样荧光素借助生物素 – 亲和素反应体系与细胞表面的抗原相连。

2. 实验举例　人外周血单个核细胞（PBMC）中 CD3 阳性细胞百分率检测。

（1）试剂　常用试剂见上。FITC-交联 OKT3 单抗（ATCC，美国），以下荧光素交联抗体简称为单抗 – 荧光素（如 FITC），OKT3 单抗（抗 CD3 单抗，ATCC），小鼠 FITC-交联 IgG 1 型单抗（679.1Mc7，对任何人类血细胞无反应，用做染色对照，Immunotech，法国，以下简称 IgG 1-FITC），FITC 交联亲和纯 F（ab′）₂ 片段山羊抗小鼠 Ig（重链 + 轻链，H + L，Jackson Immunoresearch，以下简称 gamIg-FITC）抗体，生物素交联亲和纯 F（ab′）₂ 片段山羊抗小鼠 Ig（重链 + 轻链，H + L，Jackon Immunoresearch，以下简称 gamIg-biotin）抗体，FITC-交联链霉亲和素（SA-FITC，Becton Dickinson）。

（2）实验步骤

1）直接单染色法（OKT3-FITC 单抗单染为例）　取 PBMC（2.5 ~ 5）×10⁵ 个细胞置于离心管或 96 孔 V 型底细胞培养板内，离心，弃上清；加入 OKT3-FITC 单抗 10 ~ 20μl，另设染色对照小鼠 IgG 1-FITC 10 ~ 20μl，置 4℃ 20min，加染色洗涤液 1ml（用离心管时）或 0.1ml（用 96 孔 V 形底细胞培养板时）离心洗涤 3 次后，弃上清，加入 0.5ml 染色固定液固定，加染色固定液后，置于 4℃ 下存放，可在 1 个月内在流式细胞仪或荧光显微镜上测定。

2）OKT3 单抗间接单染色法（OKT3 单抗-gamIg-FITC 单染为例）　取 PBMC（2.5 ~ 5）×10⁵ 个细胞置于离心管或 96 孔 V 型底细胞培养板内，离心，弃上清；加入 OKT3 单抗 10 ~ 20μl，另设 2 个染色对照：分别加入 IgG1-FITC 和 gamlg-FITC 各 10 ~ 20μl，置 4℃ 20min，加染色洗涤液 1ml（用离心管时）或 0.1ml（用 96 孔 V 型底细胞培养板时）离心洗涤 3 次后，弃上清，染色对照管或孔可如上进行固定；在 OKT3 单抗实验管或孔加入 gamIg-FITC10 ~ 20μl 置 4℃ 20min，离心洗涤 3 次，弃上清，加入 0.5ml 染色固定液固定，加染色固定液后，置于 4℃ 下存放，可在 1 个月内在流式细胞仪或荧光显微镜上测定。

3）OKT3 单抗-间接单染色法（OKT3 单抗-gamIg-biotinSA-FITC 单染为例）　取 PBMC（2.5 ~ 5）×10⁵ 个细胞置于离心管或 96 孔 V 形底细胞培养板内，离心，弃上清；加入 OKT3 单抗 10 ~ 20μl，另设 2 个染色对照：分别加入 IgG 1-FITC 和 SA-FITC 10 ~ 20μl，置 4℃ 20min，加染色洗涤液 1ml（用离心管时）或 0.1ml（用 96 孔 V 形底细胞培养板时）离心洗涤 3 次后，弃上清，染色对照管或孔可如上进行固定；在 OKT3 单抗实验管或孔加入 gamIg-biotin 10 ~ 20μl，置 4℃ 20min，离心洗涤 3 次，弃上清，加入 SA-FITC 10 ~ 20μl，置 4℃ 20min，离心洗涤 3 次，弃上清，加入 0.5ml 染色固定液固定，加染色固定液后，置于 4℃ 存放，可在 1 个月内在流式细胞仪或荧光显微镜上测定。

3. 结果评价　在流式细胞仪或荧光显微镜上测定外周血单个核细胞中 CD3 阳性细胞（FITC 阳性）的百分率（图 7-4-1）。除了计算阳性细胞百分率外，单染法还可用于细胞表面分子密度的分析。

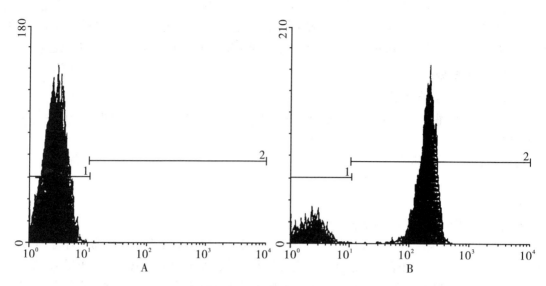

图 7-4-1 外周血淋巴细胞中 CD3⁺ 细胞的百分率

本图显示了在人外周血单个核细胞中淋巴细胞圈定（gated）区内抗 CD3 单抗 FITC 染色阳性细胞的绿色荧光峰值参数直方图，A 图表示小鼠 Ig-FITC 的染色对照，依此来确定分区线（cursor），从而分为 1 区（荧光阴性）和 2 区（荧光阳性区）；B 图表示 FITC 染色单参数直方图，其 2 区为绿色荧光峰值区，CD3⁺ 细胞占外周血淋巴细胞的 75%。

4．注意事项

（1）一般还需做一个细胞非染色的对照，以供在流式细胞仪上的细胞群体的范围确定（gating），详见下述。

（2）间接法最好用荧光素（如 FITC）或生物素交联的小鼠单抗或山羊抗小鼠 Ig 抗体的亲和层析纯 F(ab′)₂ 片段，而不用完整的 Ig，因为 Ig 的 Fc 段可与表达 Fc 受体的细胞，如 B 细胞，单核细胞等发生结合，从而造成非特异性染色。如果用完整的 Ig 做二抗或生物素交联物，有报道，在未加任何抗体前，在实验体系中预先加入非交联的小鼠 Ig 做 Fc 受体的封闭剂，使其与 Fc 受体充分结合，可有效地解决由 Fc 受体介导的非特异性的染色。

（3）由于并非所有商品化的抗体都有荧光素标记型的，这样，间接法可解决这一问题。此外，人们认为抗体－生物素－亲和素－荧光素反应体系，尽管步骤繁琐，但因具有放大效应，染色敏感度高，亦受到人们青睐。

（三）双染色法

1．原理

（1）直接法 两种产生不同荧光的荧光抗体（一般为 FITC 标记的和 PE 标记的抗体）直接与细胞表面抗原结合。

（2）间接法 ①一般其中一种抗体为直接染色，如 Leu2a-PE（抗 CD8），CD8 阳性细胞呈阳性染色，而另一种抗体为间接染色，此种抗体如为小鼠抗人单抗（一抗），如 OKT4 单抗（抗 CD4），然后在体系中加入二抗（荧光抗体），如 FITC 标记山羊抗小鼠 Ig 的抗体，二抗与一抗结合，使 CD4 细胞呈阳性染色；②其中一种抗体为直接染色，如 OKT4-FITC（抗 CD4），CD4 阳性细胞呈阳性染色，而另一种抗体为间接染色，如生物素标记的 OKT8 抗体首先与细胞表面的抗原结合，然后在体系中加入荧光素标记的亲和素（avidin）或链霉亲和素（streptavidin）。

2．实验举例 人外周血单个核细胞（PBMC）中 CD4⁺ 细胞亚群和 CD8⁺ 细胞亚群百分率检测

（1）试剂 常用试剂见上。Leu2a-PE（抗 CD8 单抗，BD），OKT4（抗 CD4 单抗，ATCC），OKT8 单抗（抗 CD，ATCC），OKT8-FITC，抗 CD4 PE-Cy5（Immunotech），OKT8-biotin，IgG1-FITC + IgG1-PE（Immunotech），gamIg-FITC（Jackson Immunoresearch）抗体，生物素－交联 OKT8 单抗（ATCC，以下简称

OKT8-biotin），PE-交联链霉亲和素（SA-PE，BD）。

（2）实验步骤

1）直接双染色法（抗 CD4PE-Cy5 + OKT8-FITC 单抗双染为例）　取 PBMC（2.5~5）×10⁵ 个细胞置于离心管或 96 孔 V 型底细胞培养板内，离心，弃上清；加入抗 CD4PE-Cy5 和 OKT8-FITC 单抗各 10~20μl 于一管或孔，另设染色对照：IgG1-FITC + IgG1-PE 10~20μl，置 4℃ 20min，加染色洗涤液 1ml（用离心管时）或 0.1ml（用 96 孔 V 型底细胞培养板时）离心洗涤 3 次后，弃上清，加入 0.5ml 染色固定液固定，加染色固定液后，置于 4℃ 下存放，可在 1 个月内在流式细胞仪上测定。

2）间接双染色法（Leu2a-PE 单抗 + OKT4 单抗 + gamIg-FITC 双染为例）　取 PBMC（2.5~5）×10⁵ 个细胞置于离心管或 96 孔 V 型底细胞培养板内，离心，弃上清；加入 OKT4 单抗和 Leu2a-PE 单抗各 10~20μl 于一管或孔，另设 2 个染色对照：分别加入 IgG1-FITC + IgG1-PE 和 gamIg-FITC 各 10~20μl，置 4℃20min，加染色洗涤液 1ml（用离心管时）或 0.1ml（用 96 孔 V 型底细胞培养板时）离心洗涤 3 次后，弃上清，染色对照管或孔可如上进行固定；在实验管或孔加入 gamIg-FITC 10~20μl，置 4℃ 20min，离心洗涤 3 次，弃上清，加入 0.5ml 染色固定液固定，加染色固定液后，置于 4℃ 下存放，可在 1 个月内在流式细胞仪上测定。

3）间接双染色法（OKT4-FITC + OKT8-biotin + SA-PE 双染为例）　取 PBMC（2.5~5）×10⁵ 个细胞置于离心管或 96 孔 V 型底细胞培养板内，离心，弃上清；加入 OKT4-FITC 和 OKT8-biotin 单抗各 10~20μl 于一管或孔，另设 2 个染色对照：分别加入 IgG1-FITC + IgG1-PE 和 SA-PE 各 10~20μl，置 4℃ 20min，加染色洗涤液 1ml（用离心管时）或 0.1ml（用 96 孔 V 型底细胞培养板时）离心洗涤 3 次后，弃上清，染色对照管或孔可如上进行固定；在实验管或孔加入 SA-PE 10~20μl，置 4℃ 20min，离心洗涤 3 次，弃上清，加入 0.5ml 染色固定液固定，加染色固定液后，置于 4℃ 下存放，可在 1 个月内在流式细胞仪上测定。

3. 结果评价　在流式细胞仪上测定外周血单个核细胞中 CD4 和 CD8 阳性细胞的百分率，PE 阳性细胞为 CD8 细胞，而 FITC 阳性细胞为 CD4 细胞。双染色法可测定同一染色标本内细胞表面两种细胞表面抗原的表达情况，可区分 $CD4^+CD8^-$，$CD4^-CD8^+$，$CD4^+CD8^+$ 和 $CD4^-CD8^-$ 四种细胞亚群，如图 7-4-2 所示。

4. 注意事项　用移液器加样时每加一种抗体后要换一个吸头，以免把不同的荧光抗体相互混淆。

（四）三染色法

1. 原理　三染色法是在双染色法的基础上在加入第三种荧光素标记的抗体，使其能对同一染色标本同时进行 3 种抗原分子的免疫荧光分析。常用的第三种荧光素有 PE-Cy5，Tri-color（主要吸收波长 488nm，发射波长峰为 670nm）及 PerCP 等。这些荧光素发出的荧光呈深红色。以下举例。

2. 实验举例　人外周血单个核细胞（PBMC）中 CD3，CD4 和 CD8 分子的表达及相应亚群百分率检测。

（1）试剂　常用试剂见上。抗 CD4-PE（Immunotech），Leu2a-FITC（抗 CD8，BD），抗 CD3-PerCP（Dianova），IgG1-FITC + IgG1-PE（Immunotech），IgG-PerCP 小鼠单抗（Dianova）。

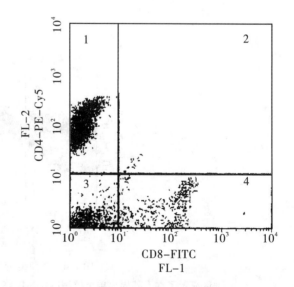

图 7-4-2　外周血淋巴细胞中 $CD4^+$ 和 $CD8^+$ 细胞的百分率

本图显示了在人外周血单个核细胞中淋巴细胞圈定（gated）区内抗 CD8 单抗 FITC 和抗 CD4 单抗-PE-Cy5 细胞染色阳性的绿色荧光（FITC，FL1）和深红荧光（PE-Cy5，FL2）双参数图，图中 1 区为 $CD4^+CD8^-$ 细胞（47%），2 区为 $CD4^+CD8^+$ 细胞（1%），3 区为 $CD4^-CD8^-$ 细胞（29%），4 区为 $CD4^-CD8^+$ 细胞（23%）。

（2）实验步骤 取 PBMC（2.5~5）×10⁵ 个细胞置于离心管或 96 孔 V 型底细胞培养板内，离心，弃上清，加入抗 CD4-PE，Leu2a-FITC，抗 CD3-PerCP 单抗各 10~20μl 于一管或孔，另设 2 个染色对照，分别加入 IgG1 – FITC + IgGl – PE 和 Ig-PerCP 各 10~20μl，置 4℃ 20min，加染色洗涤液 1ml（用离心管时）或 0.1ml（用 96 孔 V 型底细胞培养板时）离心洗涤 3 次后，弃上清，加入 0.5ml 染色固定液固定，加染色固定液后，置于 4℃ 下存放，可在 1 个月内在流式细胞仪上测定。

3. 结果评价 如图 7-4-3 所示，在流式细胞仪上可测定外周血单个核细胞中 CD4⁺ 和 CD8⁺ 细胞的百分率（A，CD4-PE 与 CD8-FITC），CD3⁺ 细胞群体中 CD3⁺CD8⁺ 细胞群体的百分率（B，CD8-FIT C 与 CD3-PerCP）及 CD3⁺ 细胞群体中 CD3⁺CD4⁺ 细胞群体的百分率（C，CD4-PE 与 CD3-PeCp）。由于 CD4 抗原在某些单核细胞表面有表达及 CD8 分子在某些 NK 细胞表面亦有表达，因此，这种三染色法可更精确地检测出 T 细胞群体中 CD4⁺ 和 CD8⁺ 细胞百分率。因此，三染色法可更精确地测定某种细胞亚群的相对百分率。

4. 注意事项

（1）三染色法亦可用生物素 – 亲和素的方法，如抗 CD4-FITC + 抗 CD8-PerCP + 抗 CD3-biotin + 亲和素-Tricolor 等。

（2）在多色分析中，虽然可通过荧光补偿消除荧光光谱重叠的影响，但使用荧光种类越多，补偿的复杂程度增加，因此选择光谱重叠越少的组合越好。荧光的最大发射波长相差越大，荧光重叠就越少。

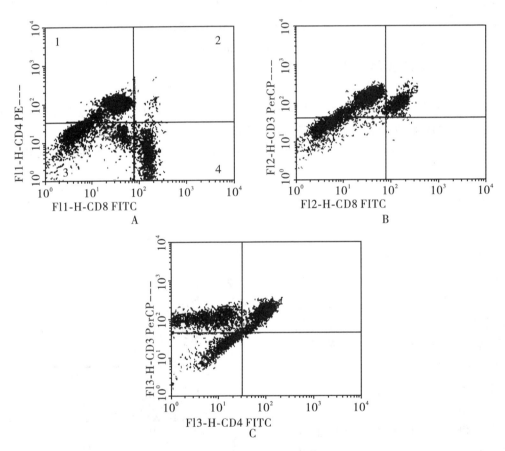

图 7-4-3 免疫荧光三染色举例

本图显示了在人外周血单个核细胞中淋巴细胞圈定（gated）区内抗 CD8-FITC、抗 CD4-PE 和抗 CD3-PerCP 细胞染色阳性绿色荧光（FITC，FLI），橘红荧光（PE，FL2）和深红荧光（PerCP，FL3）双参数图，A 图显示 CD8-FITC（X 轴）与 CD4-PE（Y 轴）双参数；B 图显示 CD8-FITC（X 轴）与 CD3-PerCP（Y 轴）双参数；C 图显示 CD4-PE（X 轴）与 CD3-PerCP（Y 轴）双参数。

二、免疫荧光染色分析

（一）流式细胞术（flow cytometry，FCM）

FCM 是借助流式细胞仪（flow cytometer），利用荧光素，将光学、流体力学、电子学和电子计算机等多种计算综合一体，对单克隆细胞进行快速、灵敏及多参数的定量测定，并进行综合分析细胞或分选细胞的一项技术。

1. 原理　当液流中的细胞或其他生物学颗粒物质单个地流过流式细胞仪的激光照射区，细胞受激光照射而产生荧光信号，这些信号为仪器中的信号接收器接收并放大，再经电子计算机分析处理，以直方图形式在显示器屏幕上显示。

流式细胞仪产生的信号有光散射信号和荧光信号等。前向角散射（forward scatter，FSC）信号反映了细胞的大小，90°角散射（side scatter，SSC）信号反映了细胞胞浆颗粒化的程度。荧光信号代表荧光素所产生的不同荧光。每种信号可以峰值脉冲信号和面积脉冲信号形式显示，所有信号可以线性型和对数型方式来表示。对数型方式可使超出线性测定范围的强信号能得以测量，并使在线性型不能分辨的弱信号得到放大而被分辨。信号的分析是以直方图（histogram）形式来表示的。直方图有单参数和双参数两种。单参数直方图是一种两相的图形（图 7-4-1），横坐标（X 轴）代表所分析的信号参数—荧光信号的强度（以频道数，channel number 来表示），纵坐标（Y 轴）代表检测的颗粒或细胞数（以个数来表示）。双参数直方图是一种三相的图形，它可用简单的双参数直方图来表示，如图 7-4-2 所示，横坐标（X 轴，Fluorescence Light，FL1，第一荧光区）代表 FITC 的绿色荧光强度，纵坐标（Y 轴，Fluorescence Light，FL2，第二荧光区）代表 PE 的橘红荧光强度，第三维代表所测定的细胞或颗粒数量。它还可以用三维图形来表示（图 7-4-4），X 轴和 Y 轴代表意义同上，Z 轴代表所测定的细胞或颗粒数量。

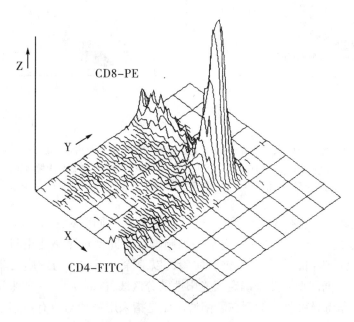

图 7-4-4　三维直方图

CD4，CD8 胸腺细胞在白介素体外培养 5 天后，经 CD8-PE 和 CD4-FITC 双染色的三维直方图。X 轴：FL1，绿色荧光区；Y 轴：FL2，橘红色荧光区；Z 轴：相对细胞数量（relative cell number）。

2. 在 FSC 与 SSC 状态下的门技术（gating）与细胞群体圈定（gated）　如上所述，前向角散射（FSC）信号反映了细胞的大小，一般来说，在外周血白细胞中的大细胞如粒细胞比小细胞如淋巴细胞散射更多的光线。尽管死的淋巴细胞在显微镜下表现出体积增大，然而这些死的淋巴细胞比活细胞散射更少的光线。这样，FSC 信号的测定为细胞的大小提供了有用的信息。另一方面，90°角散射（SSC）信号反映了细胞胞质颗粒化的程度，它可用来检测白细胞的形态学方面的情况。这样，以 FSC 为一轴（如 X

轴，线性表示）和 SSC 为另一轴（如 Y 轴，线性和对数表示）进行直方图显示分析，可将所测定的白细胞粗略地分为淋巴细胞、单核细胞和粒细胞三个群体（图 7-4-5A）。淋巴细胞较单核细胞和粒细胞散射更少的光线而使其可与它们相互区分，同时在 90 度角散射时粒细胞比单核细胞散射更多的光线，亦使它们相互可区分（图 7-4-5），如标本为外周血白细胞。而用抗 CD3-FITC 抗体染色，此时，在分析荧光信号前，如图 7-4-5B 所示，在 FSC 与 SSC 参数直方图条件下用门技术把淋巴细胞群体圈定，使后续的荧光信号分析可反映被圈定的细胞群体中 CD3 分子的表达情况。如我们用 Leu4-FITC（抗 CD3）和 Leu12-PE（抗 CD19）对人外周血白细胞进行免疫荧光染色，结果为：total：CD3 阳性百分率：30%，CD19 阳性百分率：5%。这代表 CD3 和 CD19 阳性细胞在非圈定群体即白细胞总体（total）中所占的百分率；而在先前经门技术把淋巴细胞群体圈定（图 7-4-5B）后，我们可得到 gated 百分率的数据：gated%：CD3：75%，CD19：13%。这些数据表示 CD3 和 CD19 阳性细胞在圈定群体即淋巴细胞中所占的百分率。这样细胞群体的预先圈定可使我们获得所需细胞群体内染色阳性细胞百分率或荧光强度等数据。

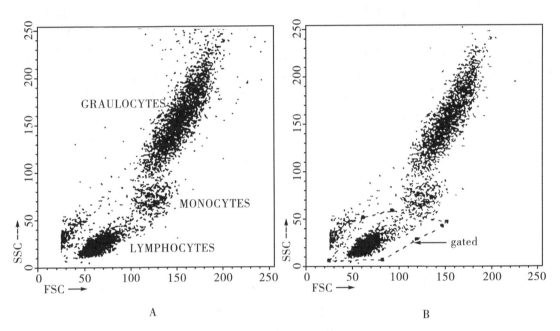

图 7-4-5　FSC 与 SSC 直方图中人外周血白细胞中粒细胞、单核细胞及淋巴细胞的群体区分及群体圈定

在流式细胞仪上，人外周血白细胞因在 FSC 与 SSC 中光学表现特点不同可被区分为粒细胞、单核细胞及淋巴细胞三个群体（A）；经门技术可对淋巴细胞群体加以圈定（B）。

3. 对照　免疫荧光染色一般有 3 种对照：非染色细胞对照、同型对照（isotype control）及阳性对照。非染色细胞对照用于细胞的门技术处理即圈定某一细胞群体。同型对照是使用与一抗相同种属来源、相同类型及相同亚型的免疫球蛋白，代替一抗进行实验，以消除由于抗体与细胞的非特异性结合而产生的背景染色。（图 7-4-1）。根据同型对照来确定荧光阳性的分区线（cursor）。一般来说，分区线右侧（荧光阳性区）只允许 <2% 的非特异染色率的存在。阳性对照是指采用一种与所有白细胞起反应的单抗（如抗 CD45）和一种与单核细胞起反应的单抗（如抗 CD14）的组合，用来在 FSC 与 SSC 门中确定淋巴细胞的分布。阳性对照应有 95% 的细胞在阳性荧光区域。

4. 免疫荧光分析　在开始免疫荧光分析前，可在 FSC 与 SSC 直方图中首先圈定淋巴细胞群体。非染色细胞对照可用来做此项工作。此外，阳性对照亦可做群体区分。有报道证实，CD45 的表达在淋巴细胞表面要 10 倍强于粒细胞，而单核细胞则为 CD45 和 CD14 双阳性。这样，在 CD45 和 CD14 双荧光直方图中，淋巴细胞为 CD45^{bright}CD14 表型，单核细胞为 CD45$^-$CD14$^-$ 表型，而中性粒细胞和嗜碱粒细胞为 CD45^{dim}CD14$^-$ 表型，嗜酸性粒细胞为 CD45^{bright}CD14$^-$ 表型。

免疫荧光分析可在下列层面上展开：

（1）可分析荧光染色阳性和阴性细胞的总体和圈定细胞群体中的百分率。

（2）可分析细胞表面荧光强度的强弱。荧光强度用频道数的均值（mean）和/或中项值（median）来表示。如图7-4-6所示，同样为T细胞受体（TCR）γδ的表达，外周血中该细胞经培养，其TCRγδ表达荧光强度不同，M4比M1强。这种情形可用TCR γδ^{high}（高表达）和TCR γδ^{low}（低表达）来加以区分，亦有人用TCRγδ^{bright}（荧光强）和TCR γδ^{dim}（荧光弱）来表示。如果再细分，还可在两者间加一个TCR γδ^{medium}（中等表达或荧光）。根据上述荧光强度的区分，还可测定各种强度区的细胞百分率（图7-4-6）。

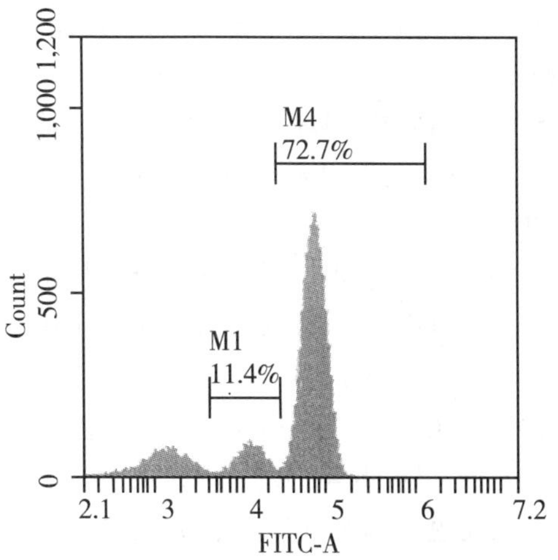

5. 淋巴细胞表型分析的指导原则

（1）抗凝 EDTA最好，肝素和acid citrate dextrose亦可。

（2）标本在室温下24h内需染色完毕。

（3）推荐用全血法测定。100μl抗凝全血含有荧光抗体的试管加入，其他步骤参见前述。

（4）推荐用多聚甲醛固定标本以减少生物危险性。

图7-4-6 外周血中的T体外培养后γδTCR表达荧光强度不同

	%of This Plot	Mean FITC-A
M1	11.4%	13,242.1
M4	72.7%	74,300.7

（5）流式细胞仪应被标准化的，并做日记录。

（6）荧光特殊补偿亦被标准化 荧光补偿（fluorescence compensation）用来控制双染色或三染色时不同荧光光谱间的光谱重叠（spectral overlap）。以CD4-PE和CD8-FITC染色淋巴细胞为例，若无补偿，则FITC荧光则与PE荧光有大部分的光谱重叠；若100%补偿，则FITC荧光落在X轴以下，这称之为过度补偿（overcompensated）；若补偿不足（undercompensated），则荧光间仍有重叠，并且FITC阳性细胞在X轴有偏斜；若正确补偿，则FITC与PE荧光间有良好的区分。一般的补偿原则为采用一种高表达的抗原用来建立补偿水平。然而，由于抗原在细胞上的分布差异较大（2~100倍），一种细胞群体的补偿未必适用于另一种细胞群体，从而导致过度补偿和补偿不足的发生。因此，如果用高荧光强度标志（bright marker）如抗CD57或抗HLA-DR，或低荧光强度标志（dim marker）进行补偿，则不能获得正确的补偿。此时，补偿的调整是需要的。

（7）双染色用标准化的单抗。

（8）对照 应设同型对照和淋巴细胞gating对照。同型对照用于确定分区线，分区线右侧应低于2%非特异性染色细胞。

（9）FSC和SSC可用于确定淋巴细胞区域，所确定区域用CD45和CD14对照来证实；单核细胞包含率应低于15%。

（10）细胞的绝对计数：白细胞数×淋巴细胞百分率×阳性细胞百分率。

（二）免疫荧光染色组合

免疫荧光的双染色和三染色可同时分析多个抗原在细胞上的表达情况。下面以人免疫细胞表面的免疫荧光染色为例，介绍一些常用的组合。

1. 双染色 双染色多采用FITC与PE匹配，当然，FITC与PE-Cy5，FITC与TRI-color，FITC与PerCP，PE与Tri-color，PE与PerCP等亦可。由于产生橘红荧光的PE与产生深红荧光的Tri-color，PerCP等光谱有较大的重叠，此时荧光补偿的调整是绝对必要的。

常用的抗体组合如下：标本（1）~（9）为外周血白细胞或单个核细胞；标本（10）~（11）为外周血黏附细胞（单核细胞）。

（1）抗CD3与抗CD19，用于测定T细胞和B细胞。

（2）抗TCRαβ与抗TCRγδ，用于测定αβT细胞和γδT细胞。

（3）抗CD4与抗CD8，用于测定CD4$^+$T细胞和CD8$^+$T细胞。

（4）抗 CD4 或 CD8 与抗 CD45RO，用于测定 CD4$^+$ 或 CD8$^+$T 记忆或活化细胞（CD4$^+$/CD8$^+$ CD45RO$^+$）。

（5）抗 CD4 或 CD8 与抗 CD45RA，用于测定 CD4$^+$/或 CD8$^+$T 纯真细胞（CD4$^+$/CD8$^+$CD45RO$^+$）。

（6）抗 CD4 或 CD8 与抗 CD25，用于测定表达 IL-2 受体 α 链 CD4$^+$ 或 CD8$^+$T 活化细胞（CD4$^+$ 或 CD8$^+$CD25$^+$）细胞。

（7）抗 CD4 或 CD8 与抗 HLA-DR，用于测定活化 CD4$^+$ 或 CD8$^+$（CD4$^+$ 或 CD8$^+$HLA－DR$^+$）T 细胞。

（8）抗 CD19 与抗 CD5，用于测定 CD19$^+$CD5$^+$B 细胞亚群。

（9）抗 CD3 与抗 CD16 或 CD56，用于测定 NK 细胞（CD 3$^-$CD 16$^+$/CD56$^+$）。

（10）抗 CD11b 与 CD80，用于测定活化的有抗原呈递作用的单核细胞（CD11b$^+$CD80$^+$）。

（11）抗 CD11b 与 HLA-DR，用于测定活化的有抗原呈递作用的单核细胞（CD11b$^+$HLA-DR$^+$）。

2. 三染色　标本（1）~（3）为外周血白细胞或单个核细胞；标本（4）为外周血黏附细胞（单核细胞）。

（1）抗 CD3、CD4 和 CD8，用于测定 CD3$^+$CD4$^+$ 或 CD3$^+$CD8$^+$ 细胞。

（2）抗 CD45RO、CD45RA 和 CD4，用于测定活化或记忆 T 细胞（CD4$^+$CD45RO$^+$CD45RA$^-$）和纯真 T 细胞（CD4$^+$CD45RO$^-$CD45RA$^+$）。

（3）抗 CD3、CD25 和 HLA-DR，用于测定活化 CD4T 细胞（CD4$^+$CD25$^+$HLA-DR$^+$）。

（4）抗 CD11c、CD80 和 HLA-DR，用于测定活化具有抗原呈递作用的单核 T 细胞（CD11c$^+$CD80$^+$ HLA-DR$^+$）。

（何　维）

参　考　文　献

1. Wei He, Youming zhang, Youhua Deng, et al. Induction of TCR-gamma delta expression on triple-negative human thymocytes: comparative analysis of the effects of IL-4 and IL-7. The Journal of immunology, 1995, 154:3726 - 3731

2. Ivan Roitt, Jonathan Brostoff and David Male. Appendix Ⅱ: CD markers. In: Ivan Roitt, Jonathan Brostoff and David Male ed. Immunolgy, fourth ed. Grafos SA: Mosby, 1996, Appendix Ⅱ

3. Abbas AK, Lichtman AH and pober. Appendix: Principal features of known CD molecules. In: Abbas AK, Lichtman AH and Pober ed. Cellular and molecular immunology. 2nd ed. Phiiadeiphia: W B. SAUNDERSCOMPANY, 1994, Appendix

4. Giorgi JV, Lanier LL and Jackson AL, et al. Immune cell phenotyping by flow cytometry. In: Rose NR, Everly Conway de Macario and Fahey J L, et al. ed. Manual of clinical laboratory immunology. Fourth ed. Washington SA: American Society for Microbiology, 1992, 156 - 191

5. 何维, 孙华, 胡愉, 等. 三染色免疫荧光分析实验在中药免疫学中的应用: 人参皂苷 Rg l 对淋巴细胞某些 CD 抗原表达的影响. 中国免疫学杂志, 1995, 11（增刊）:77 - 82

第三节　免疫荧光方法检测细胞分子的表达

原理：免疫荧光方法是细胞表面或细胞内的 Marker 或表达分子与特异性的抗体相结合后，再与荧光染料标记的二抗结合，通过荧光显微镜直接检测的定性分析方法。是一种不需要流式细胞仪的简便快捷方法。

实验方法

一、实验材料

预处理的 6 孔细胞培养板或培养皿（60mm）。

PBS，6% 多聚甲醛（paraformaldehyde），FBS，10% Triton X-100 贮存液，Cy3-anti-mouse/anti-rabbit Ig，一抗，antifade kit（Amersham）。

倒置荧光显微镜或 Confocal 荧光显微镜。

二、操作步骤

1. 将细胞培养板或培养皿中进行处理后的细胞以 PBS 洗涤 3 次。

2. 以 6% 多聚甲醛固定 30min。

3. PBS 洗 3 次，洗净。

4. 细胞膜穿孔：0.1% Triton X-100 PBS 或 15min。

5. 细胞加 5% FBS，and 0.1% Triton X-100 PBS 放置 30min 以阻断非特异性结合。

6. 加入一抗（mouse/rabbit，以 blocking buffer 配成），孵育 2h。

7. PBS 洗涤 3 次。

8. 以 6μg/ml Cy3-标记的 anti-mouse/anti-rabbit Ig 含有 0.1% Triton X-100 blocking buffer 孵育 1h。避光。

9. 以 PBS 洗 3 次，每 5min 洗 1 次。

10. 加 antifade reagent（Amersham）。

11. 在荧光显微镜或荧光共聚焦显微镜下观察待测分子在细胞表面和胞内的表达和分布。如图 7-4-7 所示，在 GFP-Bax 稳定表达细胞 H9c2，氧化剂 Menadione 和化学刺激剂 Strausporine 诱导细胞凋亡，使 Bax 从胞质转移至线粒体内，形成特异性的 GFP-Bax 荧光亮点环，进一步引发线粒体膜电位改变、膜通透性增加，使线粒体内的 Cyt-c 释放到线粒体外。荧光显微镜下可以观察到 Cyt-c 释出线粒体外后的几无 Cyt-c 标记、形态模糊的"影子细胞"。

同样方法可以观察 AnnexinV、ICAM、caspases 等多种分子在细胞的表达。

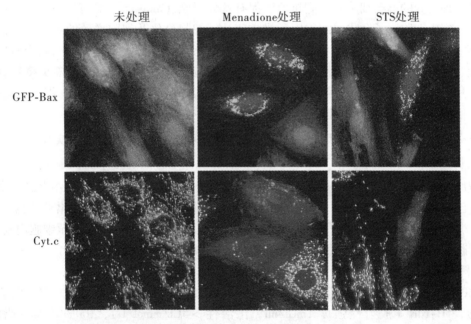

| | 未处理 | Menadione处理 | STS处理 |

GFP-Bax

Cyt.c

图 7-4-7 细胞凋亡过程中，GFP-Bax 转移至线粒体，引发 Cyt-C 释放和核凝缩、破碎。GFP-Bax 稳定表达细胞 H9c2 分别经 menadione 或 staurosporine 处理 17h，未处理和处理的细胞再经抗 Cyt-C 抗体做免疫荧光染色。用荧光显微镜观察细胞。

三、注意事项

1. 应设不加一抗或二抗的对照孔。

2. 所有操作均在室温条件下。

3. 步骤 8 以后均需要避光。

4. 也可以用 FITC 标记的二抗，但荧光强度和分辨率均较弱。

5. 可以用 Cy3、FITC 依次进行双标检测不同分子的表达。

6. 操作个步骤始终应在 5% FBS 和 0.1%~0.2% Triton X-100 PBS 条件中进行（步骤 9 除外），也可用 0.01~0.02% Saponine 穿孔。Triton X-100 或 Saponine 浓度根据需要标记观察的分子大小做适当调整。

（侯　琦）

参 考 文 献

QiHou and Yi-Te Hsu. Bax translocates from cytosol to mitochondria in cardiac cells during apoptosis: development of a GFP-Bax-stable H9c2 cell line for apoptosis analysis. Am J Physiol Heart Circ Physiol, 2005, 289:477–487

第五章　药物对免疫细胞功能影响的研究

免疫功能的研究是免疫生物学上重要的组成部分，因而，也是免疫药理学的重要内容。探讨各种药物对免疫系统的影响，很大程度上是要在对免疫功能的影响上来加以阐明。本章将介绍测定免疫细胞增殖、活化、细胞毒、细胞因子和抗体产生、抗原呈递及吞噬细胞功能等检测的方法。

第一节　药物对免疫细胞增殖反应影响的研究

机体内或体外培养的淋巴细胞在受到抗原、促有丝分裂原（mitogen）等特异或非特异的刺激后，可导致细胞活化. 产生细胞因子合成、细胞因子受体表达、细胞分化及细胞增殖的细胞行为的变化。细胞增殖反应虽不能完全反映细胞的全部功能，但亦可代表细胞活化的事实。此外，细胞增殖反应的检测手段具有可靠性、良好的重复性及简便性等特点，故通过细胞增殖反应的测定来判断免疫细胞的功能一直得到广泛的应用。如表 7-5-1 所示，常用的淋巴细胞增殖反应刺激物有细菌毒素、细菌、促有丝分裂原、药物、抗体、同种异体或同种自体淋巴细胞、细胞因子和超抗原等。

一、有丝分裂原刺激的淋巴细胞增殖——氚 - 胸腺嘧啶核苷（^{3}H-TdR）参入实验

（一）原理

有丝分裂原作为非特异刺激剂，是淋巴细胞多克隆活化剂。因此常用来检测外周血单个核细胞、胸腺细胞及脾淋巴细胞增殖反应，亦可用于检测体外建立的淋巴细胞克隆或系的增殖反应。细胞增殖有 DNA 的合成，用同位素标记 DNA 前身，根据这种放射性核素标记 DNA 前身在增殖细胞内新合成 DNA 内的参入量来判断细胞增殖的程度。氚标记胸腺嘧啶参入实验就是这种原理的体现。

（二）材料

RPMI 1640 完全培养基，单细胞悬液，有丝分裂原（干粉可 4℃保存；水溶液 -20℃保存），96 孔圆底细胞培养板，^{3}H-TdR（放射性强度 1mCi/ml，比活性 >5Ci/mmol/L），100% 乙醇，脂溶性闪烁液（0.5gPOPOP，5gPOP 溶于 1000ml 甲苯），多孔细胞收集器，玻璃纤维滤纸，液体闪烁计数仪，液闪管。

（三）实验步骤

1. 细胞计数并调细胞浓度至 $5×10^5$~$1×10^6$/ml。

2. 于 96 孔细胞培养板中每孔加入 100μl 细胞悬液（$5×10^4$~$1×10^5$/孔）。每实验组设 3 个复孔，另设 3 孔不加入有丝分裂原作为细胞增殖的本底对照。

3. 将 100μl PHA 加入实验孔内，使其终浓度分别 1μg/ml、5μg/ml 和 10μg/ml 为孔。对照加入 100μl 培养基。

4. 37℃，5% CO₂ 孵箱中培养 48~72h。结束培养前 6h 每孔加入 $1.0μCi^3$H-TdR。

5. 用细胞收集器将细胞收集在滤纸上，反复（至少 5~10 次）冲吸培养孔，以保证 DNA 留在滤纸上，而未掺入的 ^{3}H-TdR 被完全除去。100% 乙醇处理以助于滤纸干燥或 60℃烘干。

6. 将干燥的滤纸片加入液闪瓶，每瓶含 5ml 闪烁液。

7. 液闪仪计数 cpm 值。计算本底及实验组的 cpm 均值。复孔间差异不得大于 20%。

表 7-5-1 淋巴细胞增殖反应常用刺激物

刺激物	应答细胞	剂量范围（终浓度）	作用机制
微生物抗原			
破伤风类毒素	T 细胞	$1 \sim 20\mu g/ml$	TCR 特异性二次应答
结核菌	T 细胞，$V_{\delta 2}/_{\gamma 9}\gamma\delta T$	1% 菌体（H37）	γδT 细胞应答
PPD	T 细胞	$1 \sim 10\mu g/ml$	T 细胞应答
葡萄球菌（cowanl）	B 细胞	10^8 菌体/ml	B 细胞应答
促有丝分裂原			
PHA	人类 T 细胞	$1 \sim 20\mu g/ml$	T 细胞克隆活化
ConA	小鼠 T 细胞	$1 \sim 10\mu g/ml$	T 细胞克隆活化
PWM	T 和 B 细胞	1：（500~2000）（Sigma）	T 和 B 细胞多克隆活化
药物			
PMA	非特异性	$0.5 \sim 10ng/ml$	活化蛋白激酶 C
lonomycin	非特异性	$0.5\mu g/ml$	钙离子导游剂
抗体			
固相抗 CD3 单抗 *	T 细胞	$10\mu g/ml$ 包被培养板	T 细胞多克隆活化
固相抗 TCR 单抗 *	T 细胞	同上	T 细胞多克隆活化
固相抗 CD2 单抗	T 细胞	同上	CD2 阳性 T 细胞活化
细胞			
同种异体 PMNC/脾细胞	T 细胞	刺激细胞/反应细胞：1：（1~10）	T 细胞多克隆活化
自体 E⁻ 细胞	T 细胞	同上	自体 APC 刺激活化
同种异体 EB 病毒	T 细胞	同上	T 细胞多克隆活化
转化细胞系			
超抗原			
SEA		1ng/ml	SEA ~ E 是超抗原，可分别与 TCR 的不同 Vβ 链结合使 T 细胞活化
SEB		1ng/ml	
SEC		1ng/ml	
SED		1ng/ml	
SEE		1ng/ml	

* 最好与抗 CD28 伍用。PHA：植物血凝素；Con A：刀豆蛋白 A；PWM：美洲商陆有丝分裂原；PPD：结核菌纯化蛋白衍生物；TCR：T 细胞受体；PMNC：人外周血单个核细胞；E：E 花环阴性细胞；APC：抗原呈递细胞；SEA ~ E：葡萄球菌肠毒素 A ~ E；PMA：佛波酯。

（四）注意事项

1. 5×10^4 个细胞/孔（200μl/孔）的细胞浓度对多数刺激能产生良好的增殖反应。否则需做预实验找出合适的细胞浓度。

2. 细胞在培养前应具有良好的活力。

3. ³H-胸腺嘧啶参入时间长（~18h），会提高实验的重复性。

4. 培养结束时，可不必马上收集细胞，可将细胞培养板冻存于 −20℃，收集时将细胞培养板 37℃ 解冻后再行收集。

二、固相抗-CD3 单克隆抗体诱导细胞增殖的检测

(一) 原理

细胞培养板上包被抗 CD3 或 TCR 单抗，使 T 细胞表面 CD3/TCR 复合物交联，诱导 T 细胞活化产生增殖。有报道，单纯的抗 CD3 或 TCR 单抗可诱导淋巴细胞产生凋亡，而抗 CD3 或 TCR 单抗与抗 CD28 联合应用可使细胞出现良好的增殖。

(二) 实验材料

PBS，OKT3 单抗，抗 CD28 单抗 (Immunotech)，96 孔圆底细胞培养板，^{3}H-TdR，100% 乙醇，闪烁液，多孔收集器，玻璃纤维滤纸，液体闪烁计数仪，液闪管。

(三) 实验步骤

1. PBS 稀释抗 CD3 单克隆抗体至 10μg/ml。每孔加入 100μl，对照孔加入 100μl PBS。

2. 96 孔培养板至 37℃ 孵育 90min 或 4℃ 过夜。

3. 吸出抗体液，每孔加 200μl 4℃ PBS 后，用尖吸管吸出。反复洗培养板 3~5 次除去未吸附的游离抗体。

4. 每孔加入抗 CD28 抗体 (2μg/5×10^5 个细胞) 及 200μl 细胞悬液 (5×10^5/ml，1×10^5/孔)。

5. 37℃，5% CO$_2$ 培养 3d，培养结束前 6h，每孔加入 1μCi ^{3}H-TdR。收获细胞，计数 cpm 值。

(四) 注意事项

1. 通常 10μg/ml 单克隆抗体能很好地使细胞活化。

2. 抗体包被后，在培养板中加 100μl/孔 PBS，4℃ 可保持 3~4d。

3. 抗体稀释缓冲液中，绝对不能含有其他蛋白质 (如胎牛血清或清蛋白)，否则会与抗体竞争结合位点。

三、混合淋巴细胞反应

(一) 原理

在混合淋巴细胞反应 (mixed lymphocyte culture, MLC 或 reaction, MLR) 中，反应性 T 细胞受到同种异体淋巴细胞表面异体组织相容抗原的刺激作用发生增殖。刺激细胞中 T 细胞的增殖反应可被放射性照射或丝裂霉素 C 处理所去除 (单向混合淋巴细胞)。

(二) 实验材料

反应细胞：来自脾、淋巴结、外周血的淋巴细胞或纯化的 T 细胞及 T 细胞亚群；刺激细胞：同种异体小鼠脾细胞 (H-2 位点不同) 或人同种异体 PBMC，经照射或丝裂霉素 C 处理。

刺激细胞去增殖活性处理：调整刺激细胞浓度 1×10^6/ml。加入丝裂霉素 C (终浓度 25μg/ml)，37℃，5% CO$_2$ 孵育 30min。完全培养基洗 3 次，去除残余丝裂霉素 C (丝裂霉素 C 应避光保存，用时新鲜配制)，或用 ^{60}Co 等 γ 射线照射 30~40Gy。

亦可在本体系内加入自体 APC，一般是 E$^-$ 细胞 (E 花环阴性细胞，参见前述章节)，(2~5)×10^4/孔加入。在小鼠体系中，可用外周血 Thy-1 抗原阴性的细胞，可用洗淘法 (panning) 获取该细胞。加入自体 APC 可增加抗原呈递作用。

96 孔圆底或平底细胞培养板，^{3}H-TdR，100% 乙醇，闪烁液，多孔收集器，玻璃纤维滤纸，液体闪烁计数仪，液闪管等。

(三) 实验步骤

1. 每孔加 100μl 细胞液 (含 5×10^4~1×10^5 反应细胞)，每实验组应设 3 个孔。

2. 每孔加入 100μl 经照射或丝裂霉素 C 处理或去除 T 细胞的刺激细胞 [反应细胞与刺激细胞的比例 1∶1~10]。单独反应细胞和单独刺激细胞作为阴性对照。

3. 37℃ 5% CO$_2$ 培养 5~7d，结束培养前 18h 掺入 ^{3}H-TdR lμCi/每孔。

4. 收获细胞，计数 cpm 值。

（四）注意事项

1. 反应时间依细胞类型，实验条件而定。MLR 的 ^{3}H-TdR 参入在培养 4~6d 达到高峰值。

2. 自身混合淋巴细胞反应实验的基本步骤同上，但刺激细胞仅为自身非 T 细胞，亦可在本体系内加入自体 APC，一般是 E$^-$ 细胞（E 花环阴性细胞，参见前述章节）。在小鼠体系中，可用外周血 Thy-1 抗原阴性的细胞，可用洗淘法获取该细胞，并用含 10% 自身血清（灭活）的培养基洗细胞及作为对照。

四、抗原刺激的 T 细胞增殖反应

（一）原理

破伤风类毒素作为抗原可以刺激机体产生特异性免疫应答。在此以人 T 细胞对破伤风类毒素的特异性增殖反应为例，介绍 T 细胞对蛋白质抗原增殖的特异性反应的实验。

（二）实验材料

E$^+$ 细胞或小鼠 Thy-1$^+$（T 细胞）悬液，自身 APC 悬液（E$^-$ 细胞或 Thy-1$^-$ 细胞，非 T 细胞），破伤风类毒素，96 孔圆底细胞培养板，^{3}H-TdR，闪烁液，液闪管，多孔收集器，玻璃纤维滤纸，液体闪烁计数仪。

（三）实验步骤

1. 计数并调整 T 细胞浓度至 1×10^5/ml。

2. 丝裂霉素 C 处理或照射去增殖活性的 APC，调整细胞浓度至 2×10^5/ml。

3. 每孔加入 100μl T 细胞悬液和 50μl 抗原呈递细胞悬液，混匀。

4. 每孔分别加入 50μl 破伤风类毒素溶液，终浓度分别为 0、1、5、10 和 20μg/ml。每个实验组设 3 个复孔。

5. 37℃ 5% CO$_2$ 培养 5~8d。

6. 参入 ^{3}H-TdR，量同上。

7. 收获细胞，测 cpm 值。

（四）注意事项

1. 当培养时间较长时，96 孔板的周边会因水分蒸发体积减小。因此，周边不宜作为实验孔。可将周边孔加培养液以减少蒸发。

2. 培养时间的长短与刺激的强弱有关。有丝分裂原诱导的增殖反应可在 2~3d 时达到峰值，MLR 的 ^{3}H-TdR 参入量在 4~6d 时达到峰值，而由抗原或自身抗原诱导的较弱的反应，在 5~8d 时才能达到峰值。

五、预刺激淋巴细胞对抗原的增殖反应

（一）原理

对病毒、蛋白质抗原、次要组织相容性抗原和雄性 H-Y 抗原的体外增殖反应检测需检测体内免疫后才能进行。经体内免疫后，主要组织相容性抗原等能引起体外免疫应答。通常多次免疫能增强体外应答能力。

（二）实验材料

反应细胞：取自体内免疫后小鼠淋巴结的 T 细胞；抗原：1mg/ml 抗原溶于 PBS；辅助细胞：经照射或丝裂霉素 C 处理后同系小鼠脾细胞（非 T 细胞）。

弗氏完全佐剂，96 孔圆底或平底细胞培养板，^{3}H-TdR，100% 乙醇，闪烁液，多孔收集器，玻璃纤维滤纸，液体闪烁计数仪，液闪管。

（三）实验步骤

1. 免疫小鼠 制备抗原水溶液与弗氏完全佐剂的混悬液。若为引起淋巴结细胞的免疫应答，可经足垫免疫；若主要引起脾细胞免疫应答，可经腹腔免疫。皮下免疫后再经尾静脉免疫也是一条有效的免疫途径。细胞抗原可经腹腔免疫。需免疫 2~3 周才可进行体外实验。

2. 抗原 4 倍或 10 倍稀释，每孔加入 30μl 蛋白质抗原。对照孔加入 30μl 培养基。

3. 无菌取免疫后小鼠淋巴结和未免疫小鼠淋巴结，制成单细胞悬液，并计数。

4. 每孔加入 100μl 反应细胞。反应细胞最好为纯化后 T 细胞，否则可能会因非抗原特异细胞的增殖

反应使对照值增高。若使用未分离的淋巴细胞,每孔可加入 $(1\sim2)\times10^5$ 细胞。

5. 每孔加入 $100\mu l$ 5×10^5 辅助细胞。

6. 37℃,5% CO_2 培养 4~5d。

7. 参入 ^{3}H-TdR,量同上。

8. 收获细胞,测 cpm 值。

（张平夏　陈慰峰）

第二节　淋巴细胞功能的体内实验检测

尽管目前细胞功能检测主要依赖于体外实验方法,体外实验使得在某种条件下细胞行为变化、细胞与细胞间的相互作用等观察成为可能。然而,在某些情况下,体内实验能提供更综合性的信息. 这是体外实验所无法比拟的。尤其重要的是,对机制尚不十分清楚的复杂生物学现象的检测,仍应尽可能使用活体动物。

虽然体外实验应用纯化的 T 细胞或 T 细胞亚群对 T 细胞功能的检测具有操作简便、重复性好等优点,但不能代表机体复杂生物学现象的整体面貌。本部分介绍了三种经典 T 细胞功能检测方法:接触性超敏反应、迟发型超敏反应和移植物抗宿主疾病（graft-versus-host disease,GVHD）,及利用病毒对 CTL 和 Th 功能检测的方法。在接触性超敏反应中,敷抹于皮肤表面的有机或无机分子与表皮抗原呈递细胞（朗格汉斯细胞,Langerhans cell）的 MHC 分子相互作用,刺激组织中 T 淋巴细胞分泌细胞因子,导致局部细胞的活化和炎症反应。在 GVHD 中,移植的淋巴细胞通过其表面 TCR 与宿主的"异体"抗原相互作用面活化,释放淋巴因子,引起包括进一步 T 细胞活化、脾增大,甚或机体死亡等多种效应。利用病毒对 CTL 和 Th 细胞进行体内实验是近年来发展起来的新方法。

一、接触性超敏反应

（一）原理

小鼠接触性超敏反应实验是一种简单可靠的体内检测细胞介导免疫功能的方法。在临床上还被用于评价病人细胞介导免疫反应的正常与否。

在正常小鼠（和人）的表皮中,骨髓来源的朗格汉斯细胞对接触性超敏反应的致敏和触发均十分重要。朗格汉斯细胞是表达 MHC Ⅱ类分子的抗原呈递细胞。表皮接触半抗原后,半抗原化学修饰后与郎罕细胞的 MHC Ⅱ类抗原结合,并将抗原肽呈递给皮肤抗原特异性 T 细胞。活化的 $CD4^+$ T 细胞产生多种细胞因子,触发接触性超敏反应、耳郭水肿（小鼠）和过敏性接触性皮炎（人）。

本方法还适用于对实验性治疗,如紫外照射、免疫调节药物、单抗对接触性超敏反应影响的体内研究。

在本方法中,首先使小鼠腹部皮肤暴露于半抗原。6d（致敏后）,在第二次接触半抗原之前,测量小鼠耳郭厚度的基数。在第二次接触半抗原后约24h,再次测量耳郭厚度。表 7-5-2 列出接触性超敏反应常用的变应原。

表 7-5-2　接触性超敏反应实验常用变应原

变应原	致敏量	触发量	致敏触发时间（d）
TNCB	7% TNCB 溶于 4:1 丙酮:橄榄油（100μl）	1% TNCB 溶于 9:1 丙酮:橄榄油（20μl）	0/6
FITC	0.5% FITC 溶于 1:1 丙酮:双丁基 pthalate（400μl）	0.5% FITC 溶于 1:1 丙酮:双丁基 pthalate（20μl）	0/6
DNFB	0.5% DNFB 溶于 4:1 丙酮:橄榄油（20μl）	0.2% DNFB 溶于 4:1 丙酮:橄榄油（20μl）	0, 1/5

DNFB, 2,4-二硝基-1-氟苯; FITC, 异硫氰酸荧光素; TNCB, 2,4,6-三硝基氯苯。

（二）实验材料

6～12周龄无病原雌性小鼠，7%（W/V）TNCB溶于4∶1（V/V）丙酮/橄榄油，刻度厚度测量仪，0.01至12.5mm。

（三）实验步骤

1. 小鼠腹部皮肤除毛。

2. 于小鼠腹部皮肤滴加100μl 7% TNCB溶液。

3. 固定小鼠3～5s，使皮肤表面溶剂挥发。

4. 6d后测量小鼠右耳耳郭厚度基数。

5. 测量后，立即在右耳两侧表面滴加10μl 1% TNCB溶液（共20μl）。未致敏小鼠右耳两侧亦滴加TNCB作为对照，以排除化学刺激造成的耳郭水肿。

6. 24h后测量实验组和对照组小鼠右耳耳郭厚度。

7. 计算耳郭厚度变化（△T）　△T：触发后24h耳郭厚度－耳郭厚度基数。

8. 比较致敏小鼠和对照小鼠△T值　如为检测免疫调节药物的疗效，则以抑制百分率表示：抑制百分率（%）=［1－（△T_E/△T_s）］×100%。△T_E是实验性治疗小鼠△T值。△T_s是致敏小鼠的耳郭厚度变化。

（四）注意事项

由于溶剂的易挥发性，TNCB溶液的保存不能超过数周。存放TNCB溶液的容器应拧紧瓶口，并以铝箔包裹。TNCB操作时应戴手套，因其具有刺激性，且对人也是潜在的变应原。

二、移植物抗宿主反应（GVHD）

（一）原理

GVHD代表着移植免疫中的一种特殊情况，即将具有免疫功能的供体细胞移植给不成熟、免疫抑制或免疫耐受的受体。因此，供体细胞识别并对宿主抗原发生反应，而宿主不对供体细胞发生反应。GVHD被认为主要是由细胞介导的免疫反应引起的。因此GVHD为评价体内T淋巴细胞抗组织相容性抗原的活化提供了研究方法。

GVHD可轻至不发生任何经典症状，如腹泻和体重丢失，而仅有淋巴结增大和镜下免疫病理改变，重至危及生命。通常有3种情况可导致GVHD：①将成熟T淋巴细胞移植给免疫损伤宿主（如亚致死量照射造成的免疫抑制）；②将成熟T淋巴细胞移植给免疫系统尚未发育成熟，不能对移植细胞产生应答的新生动物；③将成熟纯合子（亲代）T淋巴细胞移植给子一代杂交鼠（F1）。供体细胞识别F1非供体亲代的同种异型抗原。而F1宿主不能识别供体抗原，因这些抗原为两者共同享有。

实验目的的不同，可选用上述任何一种动物模型。通常来自骨髓、淋巴结、脾脏的细胞及其混合体均可被用作供体细胞。纯化的Thy-1⁻骨髓细胞或淋巴结及脾脏的CD4⁺或CD8⁺细胞也可作为供体细胞。本方法介绍将来自骨髓，脾或淋巴结的单个细胞悬液，静脉输入新生或照射动物。GVHD可通过测定脾脏的增大或动物的死亡率获得。GVHD包括：①GVHD的诱导；②GVHD的检测。

（二）实验材料

供体动物：遗传背景明确的纯系小鼠或大鼠；受体动物：同种异体新生鼠，同种异体照射鼠，或F1杂交鼠；肝素，HBSS或PBS。

（三）实验步骤

1. 若使用同种异体成年鼠作为受者，在移植供体细胞前2～6h照射受体动物。依受体动物的健康状况、年龄、品系、供体细胞数及与受体的差异，照射量为7～10Gy有必要预实验确定合适的放射剂量。

2. 处死供体鼠，分离脾脏、淋巴结和/或股骨和胫骨骨髓细胞。

3. 制备脾脏和淋巴结的单个细胞悬液；制备骨髓单个细胞悬液。若研究不同表型T淋巴细胞的功能，可先用抗Thy-1抗体加补体将骨髓单个细胞悬液中Thy-1⁻细胞去除，然后再与不同T细胞亚群混合，同基因供体动物细胞作为对照。

4. 细胞计数。调整细胞浓度$5×10^5$～$1×10^6$细胞/ml。进行预实验选择合适的细胞浓度。

5. 成年鼠尾静脉注射 0.5 ~ 1.0ml 供体细胞，新生鼠腹腔注射 0.05 ~ 0.1ml 供体细胞。当细胞浓度较高时，为防止形成栓塞，在注射细胞之前 10 ~ 20min，腹腔注射 0.05ml 50USP 单位肝素。

6. GVHD 检测

（1）非照射同种异体新生鼠受体　以脾增大指标判断新生小鼠腹腔注射脾或淋巴结细胞后的 GVHD 反应。注射后 10 ~ 12d 后处死小鼠。称体重，并取出脾脏，称量脾脏重量脾指数计数如下：

$$脾指数 = \frac{实验组脾重/体重的均值}{对照组脾重/体重的均值}$$

通常脾指数≥1.3 证明存在 GVHD。

（2）照射同种异型或 F1 受体　注射细胞或每天记录因 GVHD 造成实验动物的死亡情况。动物存活对实验天数作图，比较实验组和对照组的平均存活时间。

（四）注意事项

1. 通常每个实验组应包括 5 ~ 10 只动物。

2. 照射的受体鼠应大于 10 周龄。

三、迟发型超敏反应

（一）原理

迟发型超敏反应（delayed-type hypersensitivity，DTH）是一种体内检测细胞介导免疫功能的方法。与接触性超敏反应相似，DTH 也包括致敏和触发两个时相。致敏阶段约需 6d，在触发后 24 ~ 48h，DTH 的炎症反应达到高峰。在初始的致敏阶段，抗原特异性细胞分布到外周各个淋巴组织，在任何局部的抗原刺激会使这些细胞活化，引起 DTH 反应。

最普遍使用的评判 DTH 反应的方法是用厚度卡规计量器检查水肿情况。熟练掌握该方法后，能客观、准确地反映 DTH 反应水平。

（二）实验材料

雌性 B6AF1 杂交鼠，8 ~ 12 周龄，每组 4 或 5 只，半抗原溶液，0.01 ~ 10mm 卡规式厚度计量器。

（三）实验步骤

1. 麻醉动物。

2. 在实验动物腹侧两点，皮下注射 0.05ml 半抗原溶液。对照组不注射半抗原。

3. 触发前即刻，将 2μl 半抗原溶液与 400μl PBS 充分混匀。

4. 麻醉动物。在实验动物左侧足垫注射 25μl 半抗原 + PBS 溶液。应防止半抗原溶液漏出。未致敏的对照组动物同样注射半抗原。

5. 24h 后测量左、右足垫厚度。

6. 以左足垫厚度减去右足垫厚度计算水肿反应。

7. 比较致敏动物和未致敏动物的水肿反应。

（四）注意事项

若检测对蛋白质或细胞抗原的 DTH 反应，首先应制备抗原与完全弗氏佐剂的混悬液。致敏共约需 200μl 混悬液。触发时将 100μl 抗原溶于 20μl PBS。

四、体内检测 Th 细胞活性

（一）原理

多数常用于研究体液免疫的抗原是 T 细胞依赖的。但杆病毒 VSV（疱疹性口炎病毒）能不依赖 T 细胞诱导机体产生 IgM 型抗体。然而其后的 IgM→IgG 类别转换又是严格 T 细胞依赖的，需要 T 和 B 细胞之间 MHC 限制性协作。中和性 IgM 抗体在免疫后 2d 即可测出，4 ~ 6d 时达到高峰。中和性 IgG 抗体在第 6 天时可测出，并从第 12 天达平台期，维持 $1:10^8$ 效价达数月之久。中和抗体能保护小鼠免受 VSV 诱发脑炎的致死性打击。因此，对中和抗体的动态观察能得知 Th 细胞反应状态。如果 Th 反应显著下降，VSV 加强免疫可使结果更具说服力。加强免疫后 4d 若测出中和性 IgG 仍表明存在 T 细胞功能，尽管初次免疫时 IgM 不能测出。相反，若加强免疫后 4d 仍只能测到 IgM，表明功能性 T 辅助细胞缺陷。

（二）实验材料

VSV-IND，纯系小鼠，8～12 周龄。

（三）实验步骤

1. 用不同剂量 VSV-IND 免疫小鼠（2×10^8、2×10^4、2×10^2 PFU）。

2. 分别于免疫后 4，8，12 和 21d 收集血清。

3. 以 ELISA 或中和实验测定抗体类别及效价。

（张平夏　陈慰峰）

第三节　细胞毒 T 淋巴细胞毒功能的检测

细胞毒 T 淋巴细胞（CTL）通过识别细胞表面抗原杀伤靶细胞，在机体的抗肿瘤、抗移植物及抗病毒的免疫反应中起重要作用。CTL 能与包括主要和次要组织相容抗原及表达在同基因细胞上的抗原，如半抗原、肿瘤相关抗原和病毒抗原等发生反应。1968 年 Brunnour 等建立了 ^{51}Cr-释放法定量检测 CTL 活性。该方法须通过：①CTL 与靶细胞的可逆性结合；②对靶细胞的致死性损伤和；③CTL 的再循环等步骤。CTL 表面的 TCR 及辅助分子与靶细胞表面的 MHC Ⅰ类分子 – 抗原肽复合物及辅助分子配体结合，诱发 CTL 对靶细胞致死性损伤。

无论是 CTL 前体细胞（CTL$_p$）或 CTL 效应细胞，均识别与 MHC Ⅰ类抗原结合的靶细胞抗原，而识别与Ⅱ类抗原结合的靶细胞抗原包括 CD4$^+$ 和 CD8$^+$ 细胞。CTL 的 CD4/CD8 表型与病毒种类有关。

依靶细胞的种类及 CTL 活性不同 CTL 与靶细胞结合后数分钟至数小时，靶细胞开始裂解。细胞表面出现小洞，胞浆内 ^{51}Cr-标记的蛋白释放出来。

前体 T 淋巴细胞在辅佐细胞（accessory cell）和 T 辅助细胞产物存在下（如 IL-2），经"刺激"细胞表面特异性抗原，产生 CTL。理论上，各种类型细胞均可用作测定 CTL 活性的靶细胞，但活化细胞如淋巴细胞、组织培养细胞或肿瘤细胞效果最佳。

一、诱导 CTL 前体细胞产生细胞毒活性

（一）原理

CTL$_p$ 经包括主要和次要组织相容抗原，半抗原和病毒等多种抗原诱导产生 CTL 活性。CTL 的产生需要反应细胞与表达所需抗原的刺激细胞共同培养。依抗原类型的不同，反应细胞可在体内预激活。对同种异体 MHC 抗原的反应不需体内预活化，因为在多数反应细胞—刺激细胞组合中，同种异体组织相容抗原识别 T 细胞的频率足以在体外产生抗刺激细胞的原发反应。然而，对非 MHC 编码抗原的反应，需要体内预激，才能诱导产生显著的 CTL 效应。CTL$_p$ 对 TNP-修饰同基因刺激细胞的反应是个例外。

在本方法中，将来自反应小鼠的脾细胞（预激或非预激）与刺激细胞（经病毒或半抗原修饰或非经修饰的小鼠脾细胞），混合制成单个细胞悬液。丝裂霉素 C 或 γ 照射阻断刺激细胞的增殖反应。孵育 5d 后，收获未贴壁的 CTL 作为 ^{51}Cr-释放法的效应细胞。

（二）实验材料

反应细胞：体内预激或未预激小鼠脾细胞；刺激细胞：未修饰或半抗原 – 修饰小鼠脾细胞；RPMI 完全培养基，0.5mg/ml 丝裂霉素 C，溶于 HBSS（避光保存），ConA，IL-2，24 孔细胞培养板，培养瓶。

（三）实验步骤

1. 制备反应细胞单个细胞悬液，1×10^7 细胞/ml。

2. 制备刺激细胞单个细胞悬液，1×10^7 细胞/ml。

3. 刺激细胞中加入 0.5mg/ml 丝裂霉素 C，至终浓度 25μl/ml。37℃，5% CO$_2$，20min。洗 3 次，除去残存丝裂霉素 C 备用。

4. 调节反应细胞浓度至（2～10）$\times 10^6$ 细胞/ml，刺激细胞（1～6）$\times 10^6$ 细胞/ml，反应细胞与刺激细胞的最适浓度与抗原性质及预活化与否相关。有必要对细胞浓度加以滴定以选择最佳条件。通常预实

验应进行反应细胞 3 个浓度（8、4 和 $2 \times 10^6/\text{ml}$）及刺激细胞 3 个浓度（1、2 和 4×10^6 细胞/ml）的交叉配伍。

5. 24 孔板中每孔加入反应细胞和刺激细胞各 1ml。最终浓度每孔 2ml，不应超过 12×10^6 细胞。

6. 37℃，5% CO_2 培养 5 天。

7. 收获未贴壁的效应细胞，洗 1 次后调整细胞浓度（$1 \sim 5$）$\times 10^6$ 细胞/ml，拧紧盖子，4℃ 保存备用。

（四）注意事项

1. 对 MHC 抗原和 TNP-修饰细胞的反应不需体内预激。

2. 对 MHC 抗原的反应，应选用与反应细胞抗原不同的小鼠品系。对其他抗原的反应，应选用与反应细胞同基因的小鼠品系。

3. 培养 5d 后反应细胞的回收率为 50%~100%。

4. 加 ConA 培养上清（10% V/V）或人重组 IL-2（10U/ml）能增加 CTL 活性。然而 ConA 培养上清需用 α-甲基-D-甘露糖苷和 ConA 活性。ConA 培养上清浓度应预先滴定以选择能引起最大 CTL 细胞活性和最小 NK 细胞活性的浓度。

5. 小鼠应无菌培养防止支原体及免疫抑制病毒感染影响实验结果。

二、^{51}Cr-释放法测定 CTL 活性

（一）原理

铬酸钠（$Na_2{}^{51}CrO_4$）中六价铬被活细胞摄取后，以三价铬的形式被溶解的细胞释放出。在本方法中，靶细胞被 ^{51}Cr 短暂标记，洗后与效应 CTL 按适当的效应细胞与靶细胞比例（E/T）混合后共同培养。定量分析被杀伤靶细胞释放入培养上清中的 ^{51}Cr，通过与对照组 ^{51}Cr 释放比较，计算出每个效应细胞浓度的溶解百分数。

（二）实验材料

靶细胞（脾淋巴细胞，组织培养细胞及肿瘤细胞的单个细胞悬液）；对照靶细胞（除抗原表达不同外，均与靶细胞相同）；完全培养基，有丝分裂原：1mg/ml ConA，溶于 PBS 或 1mg/ml LPS，溶于水；1mCi/ml $Na_2{}^{51}CrO_4$，溶于等渗缓冲液，效应细胞（诱导产生的 CTL），对照效应细胞（未致敏；或用无关抗原致敏的脾细胞），2%（V/V）TritonX-100，溶于水，24 孔平底细胞培养瓶，112μm 孔径尼龙滤网，多孔细胞上清收集器，96 孔圆底微量滴定（microtitor）板（不需无菌），^{51}Cr 计数管。

（三）实验步骤

1. 准备靶细胞和效应细胞

（1）制备靶细胞单个细胞悬液。若靶细胞为脾淋巴母细胞，应使用 ConA（2μg/ml）或 LPS（10μg/ml）将 T 细胞或 B 细胞分别预活化 2~3d。

（2）收集细胞，离心后重悬细胞。静置数分钟或经 112μm 孔径尼龙滤网去除聚集细胞。

（3）计数活细胞，$\leqslant 5 \times 10^7$ 细胞室温 200 $\times g$ 离心 5min。

（4）弃去多数上清。保留约 0.1ml 培养基及细胞团。

（5）轻轻悬起细胞，加入 0.2ml 1mCi/ml ^{51}Cr 溶液及 20μl FCS。轻轻混匀，置 37℃，5% CO_2 孵箱培养。淋巴细胞需孵育 45min，瘤细胞需孵育 1~2h。

（6）重复步骤（2）至（3）制备效应细胞，细胞浓度 10^7/ml。对照效应细胞与效应细胞仅抗原特异性不同。3 倍系列稀释效应细胞。

（7）96 孔微量滴定板每孔加入 0.1ml 效应细胞或培养基（测定自发 ^{51}Cr 释放），每个效应细胞浓度设 3 个孔。

（8）用完全培养基将 ^{51}Cr 标记靶细胞洗 2~3 次。重悬靶细胞，调整细胞浓度 $10^4 \sim 10^6$ 细胞/ml。

2. CTL 杀伤靶细胞

（1）每孔加入 0.1ml ^{51}Cr 标记靶细胞。

（2）200 $\times g$，30s，离心以促进效应细胞与靶细胞之间的接触，37℃，5% CO_2 孵箱培养 3~6h。

（3）200×g 离心 5min，在只含 0.1ml 靶细胞的空白孔内加入 0.1ml triton X-100 以测定最大^{51}Cr 释放。多道排枪吸出 0.1ml 培养上清，或用多孔上清吸集器收集全部上清。

3. CTL 活性计算

（1）γ闪烁计数仪测定^{51}Cr，1～2min/样品管。

（2）计算每个效应细胞浓度的修正溶解百分数，应为三孔 cpm 的均值。

$$修正溶解\% = 100 \times \frac{实验孔^{51}Cr\ 释放 - 对照孔^{51}Cr\ 释放}{最大^{51}Cr\ 释放 - 对照孔^{51}Cr\ 释放}$$

对照^{51}Cr 释放指非溶解细胞（即对照效应细胞）或无细胞培养液。靶细胞在单独培基中的^{51}Cr 释放称为"自发释放"，对照^{51}Cr 释放亦可为减去自发释放后的数值。

（3）以溶解单位或图表示 CTL 活性（见本节附 1）。报道实验结果时应注意自发^{51}Cr 释放的范围或上限及溶解%的标准误。

（四）注意事项

1. 建议使用淋巴母细胞，组织培养细胞或肿瘤细胞作为靶细胞，因其摄入^{51}Cr 量较大且自发释放要低于新鲜离体正常细胞。注意选用细的 MHC 表型。常用瘤细胞 P815（H-2^d）和 LK（H-2^k），EL4（H-2^b）。
对照靶细胞应不表达致敏效应细胞时所用的抗原，除此之外，应尽量与靶细胞相近。

2. 靶细胞应为对数生长期细胞，细胞活力 >80%。活力低的靶细胞自发^{51}Cr 释放较高。

3. ^{51}Cr 的半衰期为 28d。标记时总体积应较小（0.05～0.1ml）。

4. 常用的 E、T 比值是 100，30，10，3。异常活化的 CTL 在 E：T<1：1 时细胞裂解即可测出。细胞浓度 >2×10^6/孔可能会抑制 CTL 活性。

5. ^{51}Cr 标记细胞在最后一次洗涤后应尽快加入效应细胞中。

6. 效应细胞与靶细胞在室温下就能很好结合，但靶细胞的裂解必须在 37℃。孵育时间依效应细胞的活性，靶细胞自发^{51}Cr 释放水平有关，因此应进行预实验加以确定。

7. 操作^{51}Cr 溶液或^{51}Cr 标记细胞时，应严格遵守放射性核素操作条例。

8. 当使用瘤细胞或组织培养细胞作为靶细胞时，应设立对照排除 NK 样，非 MHC 依赖的细胞杀伤。如果存在 NK 样活性最好改用淋巴母细胞代替瘤细胞，或抗体＋补体杀伤去除 NK 细胞。

9. ^{51}Cr 释放法的最大问题是靶细胞在无 CTL 存在时的^{51}Cr 自发释放。通常在 3～4h 的实验中，自发释放值约为 5%～30%。自发释放必须小于最大释放的 30%，实验才成为可行。减少自发释放的措施包括：①缩短实验时间；②选用敏感的靶细胞，缩短标记时间；③应保证标记细胞最后一次洗涤的游离^{51}Cr<量大释放的 5%；④除进行细胞表面修饰（如标记 TNP）外，靶细胞悬液中均应加入外源蛋白，如 FCS；⑤对靶细胞的操作要轻柔。

三、体内预刺激诱导产生 CTL 前体细胞

体外实验测定对非 MHC 抗原特异性 CTL 的活性需经体内预激，诱导产生抗原特异性 T 细胞。对不同抗原（如次要组织相容抗原、病毒或多肽抗原）的体内预激步骤除免疫方法与剂量不同外，基本操作过程相同。

（一）次要组织相容抗原的体内预激

体内预激，诱导产生次要组织相容抗原反应，应选用与供者 H-2 相同，性别相同的受体小鼠。若要诱导产生抗 H-2 抗原反应，采用与雄性供体皮肤或细胞同基因的雌性小鼠。移植供体皮肤或腹腔内注入（1～5）×10^7 供体细胞。

脾细胞与完全福氏佐剂制成混悬液。细胞应用无血清培基配置。初次免疫后 10～14d 加强免疫一次后能增强体外的记忆应答。提供反应细胞的小鼠的免疫时间至少为 1 周。最长可至 1 年。

（二）病毒抗原的体内预激

将保存于尿囊液中的流感病毒以 PBS 稀释，300HAU/ml。腹腔注射。参照"诱导 CTL 前体细胞产生细胞毒活性"方法诱导 CTL 的体细胞产生细胞毒活性。

四、抗原修饰刺激细胞和靶细胞

诱导 CTL 产生的刺激细胞常为正常脾细胞，而 ^{51}Cr 释放法中的靶细胞常为活化细胞。对两者抗原修饰的方法非常相似。

我们将介绍用 TNP 修饰靶细胞和用病毒修饰靶细胞和刺激细胞的方法。

（一）TNP 修饰靶细胞/刺激细胞

1. 实验材料 无蛋白 HBSS，碘化 2, 4, 6-三硝基苯（2, 4, 6-trinitrobenzene sulfonate，TNBS）溶液（见本节附 2），10% FCS（灭活）-PBS。

2. 实验步骤

（1）用无蛋白 HBSS，100r/min，5min 洗涤靶细胞或正常脾细胞。弃上清。

（2）重悬细胞于 0.1~0.5ml HBSS 溶液，加入 0.1~0.5ml TNBS 溶液，轻轻混匀，置 37℃ 水浴 10~15min，孵育过程中应轻轻振荡 1~2 次。

（3）用冷 10% FCS-PBS 洗 TNP-修饰细胞 3 次，以去除未结合 TNP。

3. 注意事项 该方法适用于其他一些与细胞表面赖氨酸反应的半抗原标记。HBSS 若含有含赖氨酸残基的蛋白，它将与细胞表面蛋白竞争与半抗原反应的基团，因此 HBSS 中不能含有血清。同理在修饰反应完成后，用 10% FSS-PBS 洗涤标记细胞，FCS 与游离 TNP 结合有助于去除残留的 TNP。

（二）病毒感染靶细胞/效应细胞

1. 实验材料 每毫升尿囊液含 1000~3000 凝血单位（HAU）流感病毒，-70℃ 保存。

2. 实验步骤 完全培养基稀释流感病毒贮存液至 0.5ml 含 100HAU。在 10^7 靶细胞团中加入 0.5ml 流感病毒，悬起细胞，再加入 0.2ml ^{51}Cr 贮存液。然后按第三节的二项的实验步骤操作。因病毒抗原在靶细胞表面的最高表达需数小时后才能达到。所以也可在 ^{51}Cr 标记后和最后一次洗涤前加入病毒，孵育 4h。

若为病毒修饰刺激细胞，则不加入 ^{51}Cr。

3. 注意事项 对活病毒的操作应严格遵守标准预防措施。

五、非特异检测全部 CTL 活性

前面介绍了诱导产生抗原特异性 CTL 及其活性检测方法。我们还可通过有丝分裂原和固相抗 TCR 单克隆抗体对 CTL 前体细胞的刺激作用测定总 CTL 活性。该方法不受 MHC 限制性及 CTL 抗原特异性的影响。

（一）实验材料

ConA，α-甲基-D-甘露糖苷，α-CD3 单克隆抗体。

（二）实验步骤

1. ConA（2μg/ml）或固相 α-CD3 单克隆抗体活化反应脾细胞[（5~10）×10^8/ml] 5d。

2. 收获效应细胞，并加入 α-甲基-D 甘露糖苷中和 ConA 活性。

3. 其余步骤同第三节的二中的相应步骤。

亦可通过抗 TCR 复合体的单克隆抗体使效应细胞（CTL 表面 TCR 复合体）和靶细胞（EBV-转化 B 淋巴母细胞表面 Fc 受体）连接，激发 TCR 复合体，引起靶细胞裂解，释放 ^{51}Cr，测定总 CTL 活性，或直接利用分泌抗 TCR 复合体的杂交瘤细胞作为靶细胞。

六、固相 α-CD3-介导的细胞毒活性测定

（一）实验材料

靶细胞：EBV-转化的 B 淋巴母细胞；完全培养基，T 效应细胞，抗-CD3 抗体。

（二）实验步骤

1. 放射标记 EBV-转化 B 细胞。24 孔培养板中加入 1.9ml 的 $5×10^5$B 细胞，及 0.1ml 1mCi/ml Na$_2$^{51}CrO$_4$。37℃，5% CO$_2$ 孵育 18~24h。

2. 室温离心 1500r/min，5min，计数活细胞，并调整细胞浓度至 $1×10^6$/ml。

3. 从 $1×10^5$ 100μl 起，2 倍稀释效应细胞。至少应有 4 个稀释度。

4. 从 4μg/ml 起，4 倍稀释抗-CD3 抗体，至少应有 5 个稀释度。

5. 96 孔微量滴定板中，每孔加入 50μl 放射标记靶细胞，50μl 抗-CD3 抗体和 100μl 效应细胞。不同细胞浓度与不同抗-CD3 抗体浓度交叉配伍。

6. 25g 离心 2min，37℃ 5% CO_2 孵育 4h。

7. 200×g 离心 5min，收获 100μl 培养上清，或用多孔上清收获仪收获全部上清。γ 计数器计数每孔 cpm 值。

8. 计算实验结果

$$特异裂解 \% = \frac{实验组释放 - 自发释放}{最大释放 - 自发释放}$$

（三）注意事项

实验中应包括：①无抗体或效应细胞的靶细胞对照，以测定自发释放；②靶细胞 + 2% Triton-X，以测定最大释放；③靶细胞 + 效应细胞，无抗体，以测定是否有 NK 样细胞活性。

七、体内实验检测 CTL 活性

CTL 的主要功能是清除病毒，保护机体不受病毒再次侵染。这也是体内检测 CTL 功能的主要指标。LCMV（淋巴细胞性脉络丛脑膜炎病毒）常用于本实验。小鼠是 LCMV 的天然宿主，LCMV 感染后，在淋巴器官内迅速大量增殖。CTL 在抗 LCMV 的免疫反应中起主要作用，因此，通过一系列体内指标可判断抗 LCMV 初次应答和再次应答中的作用。

在体内可利用一系列指标评价 CTL 在初次应答换用中的作用。首先，观察局部注射 LCMV 后的水肿反应。小鼠足垫注射 LCMV 后 8d，产生可杀伤 LCMV-侵染细胞的 LCMV-特异性 CTL 细胞，导致局部的严重水肿反应。第二种体内检测 CTL 功能的方法是观察脉络丛脑炎发病情况。病毒感染脑组织后大量复制，CTL 对感染细胞的杀伤引起致命性脉络丛脑炎。在其他一系列症状中，体重丢失是最敏感和最简便的检测指标。与水肿反应相同，脑炎的急性期在感染后 8d 左右，由 $CD8^+$ CTL 细胞造成。10d 后，CD4 细胞介导的体液免疫反应起主要作用，虽有严重体重下降，但存活率明显升高。第三种体内检测原发 CTL 反应的方法是观察病毒的清除率，LCMV 在脾脏迅速扩增，感染后 8d，CTL 细胞能清除 LCMV。因此，病毒从脾脏的清除率可作为 CTL 功能指标之一。

具有免疫功能的小鼠在 LCMV 感染后，产生 CTL 记忆细胞。通过观察小鼠对再次感染的抵抗力可判断 CTL 记忆细胞诱导的再次免疫应答能力。首先观察再次免疫后足垫的水肿反应和脑炎症状。当存在 CTL 记忆细胞时，它们可在感染早期将病毒清除，仅有少数细胞感染，所以不会出现水肿和脑炎症，因此，该方法必须与其他指标结合才能得出正确结论，第二种体内 CTL 记忆细胞检测方法是通过测定病毒在脾内复制的减弱。第 4d 时，病毒即会被清除。相反，若 CTL 记忆细胞缺陷，病毒滴定在此时达到峰值。

这两种体内特异性检测 Th 和 CTL 细胞功能的方法较相应的体外检测方法有较高的敏感性，然而其最主要的用途是用于分析基因敲除（gene knockout）小鼠 CTL 和 Th 功能状态。上述方法能分别分析 CTL、Th 和 B 细胞的功能，而不同某种细胞的发育或信号传导缺陷使对另一种细胞的功能检测受到干扰。

附 1 CTL 活性表示法：CTL 检测常用于比较两组或多组 CTL 活性的不同。^{51}Cr 释放法实验结果可以 3 种方式表示。①溶解单位；②溶解百分数对 E/T 比或效应细胞浓度作图；③给定 E/T 比例或效应细胞浓度下的溶解百分数。溶解单位可定量比较不同效应细胞亚群的相对活性。后两种方法可定性比较效应细胞比例或 CTL 的溶解活性。

溶解单位：1 个溶解单位被人为规定为某个溶解值时（如 30%）所需效应细胞数。修正溶解百分数对效应溶解的细胞数的 log 值作图。选择一个通过多数滴定曲线的溶解值（如 30%）。理想情况下，不同来源效应细胞的滴定曲线应为平行直线。确定 10^6 个效应细胞的溶解单位。如果某个样本 $5×10^4$ 效应细胞产生溶解百分数为 30%，则样本的 CTL 活性为 20LU/10^6 细胞。若效应细胞的滴定曲线 >30% 或 <30%，表明其活性超过或低于 20LU/10^6 细胞。当关键效应细胞的滴定曲线不通过所选溶解百分数，或滴定曲线不平行时，不宜使用 LU 作为 CTL 活性单位。

当靶细胞量足够大（通常需 >1×10^5 靶细胞/孔），CTL 的活性被饱和时，溶解百分数对 E/T 比值（线性单位）作图会得到通过圆点的一条直线，直线的斜率可用来比较 CTL 活性。

作图：滴定数据亦可用溶解百分数对 E/T 比的 log 值作图。

溶解值：在某个或多个 E/T 比值时的溶解百分数。

附2 10mmol/LTNBS 溶液配制：0.347g TNBS 溶于 pH7.4，100ml 等渗 PBS，磁力搅拌。TNBS 溶液的 pH 值降至 2.5 左右。逐滴加入 10mol/L 和 1mol/L NaOH，使 pH 缓慢升至 7.3。在 pH 接近 6.0 至 6.5 时应换用 1mol/L NaOH。溶液应为淡黄色，若为黄色，则应弃去重配 -20℃ 或冷室保存。

（张平夏　陈慰峰）

参 考 文 献

1. Coligan JE, Kruisbeek AM, Marglies DH, et al. Current Protocols in immunology. John Wilcy & Sons Inc, 1993

2. Bachmann M and Kumdig TM. Current Opinion in immunology, 1994, 6：320 - 326

3. Hakim FT and Shearer GM. Graft-versus-host Disease. Marcoel Dekker, 1990

4. Auchino loss Hjr and sachs Dh. Fundamental immunology. Raven Press, 1989

5. Zamvil SS and Steinman L. Annu Rev Immunol, 1990, 8：579 - 621

第四节　淋巴细胞活化时信号传导的检测方法

淋巴细胞活化时的信号传导机制十分复杂，其中以磷酸肌醇酯信号系统的作用最为普遍。以 T 细胞为例，TCR 首先识别外来抗原，诱导 CD3ζ 链磷酸化，CD4/CD8、P56^{kk} 协同放大这一作用，并与 G 蛋白结合，活化磷脂酶 C（PLC），水解三磷酸肌醇磷脂生成 1,4,5-三磷酸肌醇（IP$_3$）和 1,2-二酰基甘油（DG）。IP$_3$ 促进胞内钙贮池释放钙，导致胞质游离钙离子浓度增高，DG 则激活蛋白激酶 C（PKC），催化许多底物蛋白质磷酸化，最终转录 IL-2 mRNA，促进 T 细胞的活化、增殖。由此可以将胞内 IP$_3$ 和 Ca^{2+} 浓度升高作为淋巴细胞活化的标志。

某些淋巴细胞的活化过程还涉及 cAMP 信号系统的参与，如适度交联 B 细胞膜 CD23 分子，诱导细胞增殖时常伴有 cAMP 水平的升高等。

探讨药物对淋巴细胞活化后细胞内继发事件的变化是当今药理学研究的一项重要的新内容。细胞活化时信号传导的研究在其他专门的章节中亦有详尽的阐述，本节介绍淋巴细胞活化后胞质内 IP$_3$，胞质游离 [Ca^{2+}]，cAMP 3 种第二信使物质的测定方法。

一、IP$_3$ 的蛋白竞争结合法测定

（一）原理

IP$_3$ + ^{3}H - IP$_3$ + 结合蛋白 $\leftrightarrow$ ^{3}H - IP$_3$-结合蛋白 + IP$_3$-结合蛋白 + IP$_3$ + ^{3}H-IP$_3$。

^{3}H - IP$_3$ 与非标记 IP$_3$ 竞争结合特异性蛋白质，通过高速离心终止反应，将游离 IP$_3$ 与结合的复合物分开，测定结合物中 ^{3}H-IP$_3$ 的放射强度，同时以非标记标准 IP$_3$ 制作标准曲线，计算出样品内的 IP$_3$ 含量。

（二）实验材料

1. 制备用缓冲液（A）　20mmol/L NaHCO$_3$、1mmol/L Dithiothreitol（DTT）调至 pH8。

2. 孵育用缓冲液（B）　50mmol/L Tris-HCl（pH9）、2mmol/L EDTA、2mmol/L EGTA、2mg BSA/ml。

3. ^{3}H Ins（1,4,5）P$_3$、标准 IP$_3$（4μmol/L）。

4. 闪烁液　PPO 5g，POPOP 100mg、溶于 1000ml 甲苯。

5. Triton X-100、高氯酸（10%）、KOH 1.5mol/L（Hepes 60mmol/L）。

（三）实验步骤

1. 牛肾上腺皮质蛋白制备　该操作均在冰浴条件下进行。提取牛肾上腺，去脂肪，髓质，取皮质称重，剪碎成 1mm^3 小块，加 2 倍体积缓冲液（A），匀浆，4℃ 5000×g 离心 15min，取上清，4℃ 38 000×g 离心 20min，取沉淀悬浮液加原 1/2 体积缓冲液（A），再 4℃ 38 000×g 离心 20min，收集沉淀，调整浓度至 20~40mg/ml，匀浆，分装，70℃ 冻存，备用。

2. 样品中 IP_3 的抽提　调整淋巴细胞悬液浓度至 $10^6/ml$ 加于 24 孔板（10^6 个细胞/孔），实验组（产生活化的淋巴细胞）加入刺激剂 PHA（$2\mu g/ml$），对照加入单纯培养液，37℃，5% CO_2 培养一定时间后（视实验观察目的而异），洗涤，弃上清。加入 10%（V/V）高氯酸终止反应，抽提 30min，用 1.5mol/L KOH 在 60mmol/L Hepes 存在下中和至 pH 8~9 离心，收集上清液，−20℃ 贮存备用。

3. IP_3 浓度测定　孵育缓冲液（B）适当稀释 ^{3}H-IP_3 原液，使总计数 cpm 值不低于 3000/30μl，将 $4\mu mol$ L 标准 IP_3 做 1∶1 梯度稀释，得到浓度依次为 250，125，62.5，31.25，15.63，7.82，3.91，1.96nmol/L 的标准品。如表 7-5-3，按由左至右顺序依次加样。加样完毕，冰浴 1h，不断摇匀。4℃，高速离心 20min，吸去上清，加入 150μl 孵育缓冲液（B）洗 1 次，去上清，沉淀部分加入 10% NaOH 溶液，煮沸至蛋白溶解。

测量杯内加入 Triton X-100，立即将已溶解的蛋白与之混溶，加闪烁液 5~6ml，盖严，摇匀至透明，次日液闪计数。

表 7-5-3　IP_3 实验流程的加样程序

管号		H_2O（μl）	标准 IP_3 或样品（μl）	^{3}H-IP_3（μl）	结合蛋白（μl）
总结合	1, 2	30	/	30	30
非特异结合	3, 4	/	（$4\mu M$）30	30	30
标准曲线	5, 6	/	（1∶256）30	30	30
	7, 8	/	（1∶128）30	30	30
	9, 10	/	（1∶64）30	30	30
	11, 12	/	（1∶32）30	30	30
	13, 14	/	（1∶16）30	30	30
	15, 16	/	（1∶8）30	30	30
	17, 18	/	（1∶4）30	30	30
	19, 20	/	（1∶2）30	30	30
样品	21, 22	/	样品 30	30	30
	⋮		⋮	⋮	⋮
	⋮		⋮	⋮	⋮

/：不加该种试剂。

（四）结果评价

以非标记标准 IP_3 浓度为横坐标，% B/B_0 为纵坐标，制作标准曲线。B_0 为最大特异结合，即总结合（TB）-非特异结合（NSB）的 cpm 值；B 为特异结合，即给定非标准 IP_3 浓度下的 cpm 值减去 NSB 样品中 IP_3 含量从图上得出。

一般来说,% NSB/TC 应在 10% 左右，而% B_0/TC 应保持在 30%~50% 之间，如果% B_0/TC 低于30%，建议重新制备结合蛋白。

（五）注意事项

1. 本实验操作均在冰浴中进行，加样准确是关键所在，以减小平行管间误差。

2. 离心结束后，在冰浴内尽快吸去上清液，防止沉淀表面重新软化，部分结合复合物解离。

3. 样品煮沸溶解后立即置于 Triton X-100 中，摇匀，否则将重新凝固而难与 Triton X-100 及闪烁液混溶。

4. 抽提 IP_3 时应仔细操作，控制 pH 在 8~9 之间。

5. 防止管外水及高浓度盐等掺入反应体系，它们对液闪计数均有淬灭作用。

二、胞质内游离钙离子浓度测定——Fura-2/AM 法

磷酸肌醇酯循环引起的细胞内钙贮池释放 Ca^{2+} 至胞质是淋巴细胞活化非常重要的第二信使途径，这一过程发生在细胞受到刺激剂激活的最初几十秒至几分钟内，是早期生化指标。直接测定 $[Ca^{2+}]$ 的方法有很多，包括：原子吸收光法，$^{45}Ca^{2+}$ 示踪技术，X-ray 电子显微镜和应用 Ca^{2+} 指示剂的分光光谱法等，但这些技术均有较大的局限性，影响测量的精确性和显示的敏感性。近年来由于敏感的 Ca^{2+} 指示剂的发展和计算机软、硬件技术的提高，使快速简便，高敏感，高精确性直接测量胞内 Ca^{2+} 浓度成为可能。目前已有二代 Ca^{2+} 荧光探针相继问世，Quin-2，Fura-2 或 indo-1 及 Fluo-3。其中 Fura-2 以其高强度荧光和双重兴奋或发射荧光的能力获得最广泛的应用。

（一）原理

钙离子的荧光探针 Fura-2/AM 脂溶性强，易通过细胞膜，并在适当条件下被胞浆内脂酶水解为 Fura-2，Fura-2 脂溶性小，不能随意过膜，但能与胞质内游离钙离子结合，被一定波长紫外光激发后产生荧光，其发射光强度与 $[Ca^{2+}]$ 呈比例关系，据此测定胞内 $[Ca^{2+}]$ 及其变化。

（二）实验材料

1. BALB/c 小鼠 4~6 周龄。

2. Krebs 缓冲液　125mmol/L NaCl，0.5mmol/L $MgSO_4$，25mmol/L Hepes，10mmol/L 葡萄糖，0.1mmol/L EGTA，NaOH 调至 pH7.4。

3. Triton X-100，$CaCl_2$。

4. Fura-2/AM。

5. 双波长荧光分光光度计（HITACHI F-4010 型）。

（三）实验步骤

1. Fura-2/AM 负载　制备小鼠外周血淋巴细胞悬液，Krebs 缓冲液洗，调整细胞浓度为 $5 \times 10^6/ml$，务必保持细胞存活和功能。加入 Fura-2/AM（0.1% BSA），终浓度为 1~10μmol/L，37℃ 孵育 1h，隔 10min 摇 1 次，1000r/min 离心 8min，Krebs 液洗 3 次，除去残存在细胞外液的 Fura-2/AM，然后加 Krebs 液重悬细胞。

2. 荧光测定

（1）选择激发波长 340nm，380nm，发射波长 510nm，于每个比色杯内加入 1.8ml 细胞悬液，先测不加 Fura-2/AM 的淋巴细胞自发荧光值 Z1，Z2，再测标记后的基础荧光值 F1，F2，然后在各比色杯内加入 ConA，IL-2，IL-4，IL-6，GM-CSF，抗 LFA-1，抗 ICAM-1 等刺激剂及钙贮阻遏剂 dantrolene（50μmol/L），即时测定其荧光值变化。

（2）加入 0.1% Triton X-100 破膜，得到最大荧光值 Fmax1 和 Fmax2。

（3）加入 10mmol/L EGTA 得到最小荧光值 Fmin1 和 Fmin2。

（四）结果评价

胞质钙离子浓度计算公式：

$$Rmin = \frac{Fmax(\lambda_1) - z1}{Fmin(\lambda_2) - z2} \qquad Rmax = \frac{Fmax(\lambda_1) - z1}{Fmax(\lambda_2) - z2}$$

$$R = \frac{F1 - Z1}{F2 - Z2} \qquad [Ca^{2+}] = \frac{K(R - Rmin)}{(Rmax - R)} \frac{Fmin}{Fmax}$$

K = 224nmol/L 为 Ca^{2+} 与 Fura-2 的反应解离常数

（五）注意事项

1. 所用水均为超纯水。

2. 所用玻璃管均用 1% 硅油甲苯干燥，最好用塑料器皿。

3. 每个样品测定时间尽可能短，一般不超过 10min。

4. 激动剂等用缓冲液配制。

三、环磷酸腺苷（cAMP）的放射分析法

cAMP 的测定方法包括：放射免疫测定法（RIA），竞争性蛋白质结合分析法（CPBA），酶学方法及高压液相层析法等，其中以 RIA 和 CPBA 灵敏度高，专一性强，已广泛应用于研究工作中，现介绍 CPBA 法。

（一）原理

CPBA 是利用 cAMP 与特异性蛋白激酶（结合蛋白）结合时，标记与非标记 cAMP 之间相互竞争抑制的原理进行测定的。非标记 cAMP，标记 cAMP 与结合蛋白结合量之间存在反比关系。用牛血清白蛋白覆盖的活性炭吸附游离 cAMP，然后测定结合的 ^{3}H-cAMP 放射强度，并以标准 cAMP 作标准曲线，即可求出样品中 cAMP 含量。

（二）实验材料

1. 0.05mmol/L 三羟甲基氨基甲烷（Tris-HCl）缓冲液 pH7.5 含 0.004mol/LEDTA-2Na 简称 TE 缓冲液。

2. 标准 cAMP 16pmol/L/50μl 溶液。

3. ^{3}H-cAMP 纸片标记物　用前以 TE 缓冲液浸泡 20min，调至 4000cpm/50μl。

4. 吸附剂　100mg 牛血清白蛋白溶于 5ml TE 缓冲液，倒进盛有 250mg 活性炭的玻瓶中，磁力搅拌器上搅拌 10min。

（三）实验步骤

1. 对照组及药物处理组实验小鼠外周血淋巴细胞悬液制备。

2. 胞内 cAMP 抽提，同 IP$_3$ 抽提方法（见上）。

3. cAMP 含量测定。

整个反应均在冰浴条件下进行。标准非标记 cAMP 作 1∶1 梯度稀释，得到一系列标准溶液，即 16、8、4、2、1、0.5、0.25pmol/L cAMP/50μl。小试管编号放入冰浴中，反应总体积 200μl。按表 7-5-4，从左至右依次加入试剂。反应后立即 1200×g，4℃，离心 10min，上清倒入已加 3ml 无水乙醇的测量杯中，加闪烁液 7ml，盖严，摇匀，液闪计数。

表 7-5-4　CPBA 法测定 cAMP 的加样顺序（单位：μl）

	管号	TE	标准 cAMP 或样品	^{3}H-cAMP	结合蛋白		吸附剂
CT	1，2	250	/	50	/	轻	/
B	3，4	150	/	50	/	轻	100
Co	5，6	50	/	50	100	轻	100
标准	7，8	/	（0.25）50	50	100	摇	100
Cx	9，10	/	（0.5）50	50	100	匀	100
	11，12	/	（1.0）50	50	100	培	100
	13，14	/	（2.0）50	50	100	育	100
	15，16	/	（4.0）50	50	100	2h	100
	17，18	/	（8.0）50	50	100		100
	19，20	/	（16.0）50	50	100		100
样品	21，22	/		50	100		100
	⋮	⋮	⋮	⋮	⋮		⋮
	⋮	⋮	⋮	⋮	⋮		⋮

/：不加该种试剂。CT：总计数；B：非特异结合；CO：总结合；Cx：特异结合。

（四）结果评价

以标准 cAMP 浓度（pmol/L/50μl）为横坐标，结合百分数（% Cx/Co）为纵坐标，制作标准曲线，样品中 cAMP 含量从图上查出。

（五）注意事项

1. 整个反应均需在冰浴条件下进行。
2. 吸附剂加入后应立即离心，尽快吸出上清。
3. 结合蛋白采用能结合 cAMP 30%～40% 的量。

（薛　莉　何　维）

参 考 文 献

1. Palmer S. Methods in inositide research. New York：Raven Press Ltd，1990
2. Malgaroli A，Milani D and Meldolesl J. Fura-2 measurement of cytosolic free Ca^{2+} in monolayers and suspensions of various types of animal cells. J Cell Biol，1987，105：2145－2155

第五节　淋巴细胞细胞毒反应的检测实验

淋巴细胞细胞毒反应的实验可检测活化的下列细胞产生的细胞毒效应如细胞毒性 T 细胞（CTL）、自然杀伤（NK）细胞、淋巴因子激活的杀伤（LAK）细胞和抗体依赖细胞介导的细胞毒（ADCC）。不同的杀伤细胞的杀伤机理不尽相同，但测活的基本方法大体相似。

CTL 细胞被特异性抗原活化后直接杀伤该携带特异性抗原（MHC Ⅰ-抗原肽形式）靶细胞，其杀伤受 MHC 的限制，具有很高的特异性。通常用自体的肿瘤细胞，病毒感染细胞或 PHA 等转化的自体淋巴细胞为靶细胞。在本章的第三节已详尽介绍了 CTL 前体诱导及采用 ^{51}Cr 释放实验测定 CTL 细胞毒活性，本节将介绍测定该活性的其他实验方法。

NK 细胞产生的天然细胞毒效应不依赖抗体与补体和激活 T 细胞的特异性抗原。它能直接杀伤靶细胞。效应细胞来自外周血或脾淋巴细胞中的 NK 细胞群体。测定的靶细胞通常为 K562，Raji，YAC-1 和 MoLT-4 等肿瘤细胞株，亦可用病毒感染细胞。

LAK 细胞可由淋巴细胞在 IL-2 作用下培养 3～5d 获得。它是一种广谱的非特异性肿瘤杀伤细胞，其靶细胞可用 K562，Raji，YAC-l 等肿瘤细胞株。

ADCC 反应是由多种不同效应细胞介导的杀伤。其效应细胞不能直接杀伤靶细胞，需借助于抗体，其杀伤特异性是由抗体的特异性决定的。效应细胞表面具 Fc 受体，靶细胞表面的抗原与相应抗体特异结合后，可通过抗体的 Fc 段与效应细胞的 Fc 受体结合，这样抗体分子将效应细胞与靶细胞交联起来，并导致效应细胞对靶细胞的细胞毒效应。测定的靶细胞多用鸡红细胞。

测定细胞杀伤活性的方法有很多，如形态法，比色法，荧光法，时间分辨荧光法，流式细胞仪分析法，放射性核素法和酶释放法。下面我们介绍几种常用的检测淋巴细胞细胞毒活性的实验。这些实验亦是免疫药理学常用的研究手段。

一、抗体依赖性细胞介导的细胞毒实验

ADCC 反应是由多种不同效应细胞介导的杀伤性反应。在细胞膜表达 Fc 受体的细胞如淋巴细胞的一些亚群，单核巨噬细胞及中性粒细胞等都具有这种杀伤能力。其检测方法有 ^{51}Cr 释放法、血红蛋白酶（HbE）释放法等，以下介绍这两种方法。

（一）^{51}Cr 释放法

1. 原理　放射性核素铬酸钠（$Na_2^{51}CrO_4$）以铬酸盐离子（$^{51}CrO_4^{2-}$）的方式通过细胞膜进入胞浆，并与胞浆中的蛋白质牢固结合。特异性抗体与 ^{51}Cr 标记的靶细胞结合后，其 Fc 段与效应细胞上 Fc 受体结合，导致效应细胞对靶细胞的杀伤，产生 ^{51}Cr 释放。通过分别测定上清和沉淀中的 cpm，根据上清中释

放^{51}Cr 的多少，即可判定 ADCC 活性。

2．实验仪器及材料

（1）小试管，二氧化碳培养箱，离心机，γ 计数器。

（2）Na$_2$^{51}CrO$_4$ 溶液（比活性大于 200mCi/mg 铬）；淋巴细胞分离液；Hanks 液；RPMI 1640 培养液（含 20mmol/L Hepes，2mmol/L L-谷氨酰胺，1mmol/L 丙酮酸钠，100U/ml 青霉素，100μg/ml 链霉素，10% FSC，下称完全细胞培养基）；胎牛血清（经 56℃ 30min 灭活）；靶细胞：鸡红细胞（CRBC，保存在阿氏液中）；兔抗鸡红细胞抗体（凝集效价达 1∶160 可应用）。

3．实验步骤

（1）靶细胞制备　鸡红细胞用生理盐水洗涤 3 次，用完全培养基配成 2×10^8 个/ml 浓度，取 1ml 100μCi Na$_2$^{51}CrO$_4$，在 37℃作用 60min 并不断振荡，用生理盐水洗涤 3 次，离心去除游离的同位素，用完全培养基调成浓度为 1×10^7/ml CRBC。

（2）抗靶细胞血清制备　鸡红细胞离心洗涤后用 PBS 制备 10% 的细胞悬液。用耳静脉注射法免疫家兔，每次 3ml，共免疫 4~5 次。末次免疫后 10d 放血并分离血清，56℃30min 灭活后分装，-20℃保存。

（3）靶细胞的致敏　用无血清培养基稀释兔抗鸡红细胞血清至 1∶1000（凝集效价 1∶800），取 0.1ml 加试管内，再加入标记的鸡红细胞 0.1ml，37℃孵育 30min 致敏。

（4）效/靶细胞孵育　效应细胞可来自外周血和脾淋巴细胞。分离淋巴细胞后用 1640 完全培养液调成 3×10^7/ml 浓度。加入 0.1ml 于上述试管中，用完全培养基补充体积至 1ml，混匀。

（5）各管经 500r/min 离心 30s，置 37℃ 5~20h 后取出，1000r/min 离心 10min，移取各管上清 0.5ml，用 γ 计数器测各管上清和沉淀中的 cpm。对照管为自然释放，抗体对照和效应细胞对照，其释放率应小于 10%。

（6）结果计算

$$^{51}Cr \text{ 释放率（\%）} = \frac{（上清 cpm - 本底 cpm）\times 2}{（上清 cpm - 本底 cpm）+（沉淀 cpm - 本底 cpm）} \times 100\%$$

$$^{51}Cr \text{ 特异释放率（\%）} = \frac{实验组 ^{51}Cr \text{ 释放率} - 自然释放率}{最大释放率 - 自然释放率} \times 100\%$$

4．结果评价　此方法简便，复管变异小。但^{51}Cr 的半衰期短（27.7d），因而细胞的标记率和释放率易受使用时间的影响。此外，自然释放率一般较高。

5．注意事项

（1）标记的^{51}Cr 浓度要合适。如果^{51}Cr 比放射性过低，标记率小于 0.1cpm/细胞，则影响实验结果。

（2）实验中效靶比对实验结果影响较大，一般效靶比在（2.5~5）∶1 较好。若 >5∶1，特异性释放率不呈对数增加；若 <2.5∶1，可能又起不到杀伤作用。

（3）应采用新鲜鸡红细胞制备靶细胞。如鸡红细胞保存时间过长，脆性增加，结果欠佳。

（二）血红蛋白酶（HbE）释放法

1．原理　效应细胞为小鼠脾细胞，靶细胞为抗体致敏的鸡红细胞。在靶细胞被 ADCC 效应杀伤时，鸡红细胞裂解释放出的血红蛋白有过氧化物酶活性，在 H$_2$O$_2$ 存在下可催化底物如邻苯二胺呈显色反应，这样，采用分光光度计测定显色程度来间接判断效应细胞对靶细胞的 ADCC 活性。

2．实验仪器与材料

（1）鸡红细胞　兔抗鸡红细胞血清；小牛血清；RPMI 1640 培养液；巴比妥缓冲液（巴比妥钠 0.188g，巴比妥 0.272g，NaCl 4.25g，加蒸馏水 500ml）；底物反应液（0.1mol/L 醋酸 12.15ml，0.2mol/L Na$_2$HPO$_4$ 12.85ml，OPD 20mg，30% H$_2$O$_2$ 100μl，加蒸馏水 25ml）。

（2）分光光度计（测定波长 490nm）；小试管；离心机；37℃恒温箱等。

3．操作步骤

（1）制备靶细胞　取一定量的鸡红细胞，巴比妥缓冲液洗涤 3 次，调整细胞浓度为 5×10^6/ml。

（2）效应细胞（脾细胞）的制备　制备小鼠脾细胞悬液，用完全培养基调整脾细胞浓度至 $2.5 \times 10^7/ml$。

（3）兔抗鸡红细胞血清制备　同上。

（4）HbE 释放法实验程序　见表 7-5-5。

表 7-5-5　HbE 释放法实验程序

加样内容	ADCC	效应细胞对照	抗血清对照	自发释放	最大释放	空白
靶细胞（ml）	0.1	0.1	0.1	0.1	0.1	-
抗血清（ml）	0.1	-	0.1	-	-	-

（5）37℃，孵育 30min。

（6）孵育结束。各管分别加入：

效应细胞（ml）	0.1	0.1	-	-	-	-
RPMI 1640（ml）	-	0.1	0.1	0.2	-	0.3
蒸馏水（ml）	-	-	-	-	0.2	-

－表示不加样。

（7）1000r/min 离心 2～3min，置 37℃，5% CO_2 条件下培养 4h。

（8）振动各管，逐管加入 0.5ml 生理盐水，最大释放管则加 0.2ml 培养液和 0.3ml 生理盐水，2000r/min 离心 5min。

（9）从各管中吸出 0.5ml 上清，加入于另一些试管中，各管加入底物反应液 1ml（最好新鲜配制），摇动后置 37℃水浴中 10～15min。

（10）最后逐管加入 0.5ml 1mol/L 硫酸终止反应。分光光度计上在波长 490nm 测各管 OD 值。

（11）结果计算

$$ADCC\ 释放\% = \frac{ADCC\ 的\ OD\ 值 - 效应对照细胞的\ OD\ 值}{最大释放\ OD\ 值 - 自发释放的\ OD\ 值} \times 100\%$$

4. 注意事项

（1）鸡红细胞应新鲜，不宜超过 1 周，否则细胞脆性增加，HbE 活性下降，影响实验结果。

（2）底物反应液应现用现配制。

（3）效应细胞和靶细胞孵育前需低速离心（50×g），促进效靶结合，以免细胞毒活性过低。

（4）反应呈色后（约 10min），应立即终止反应测 OD 值。

二、NK 细胞细胞毒活性测定

NK 细胞可不经抗原预先致敏就可直接杀伤包括肿瘤细胞和病毒感染细胞在内的靶细胞。测定其细胞毒效应的方法有放射性核素法如 ^{51}Cr 释放法和氚 - 胸腺嘧啶（^{3}H-TdR）参入法和 MTT 比色法等。一般来说，^{51}Cr 释放法敏感性较高，但 ^{51}Cr 的半衰期较短，实验易受限；^{3}H-TdR 参入法尽管其敏感性较 ^{51}Cr 释放法低些，但氚的半衰期长，实验不易受限；MTT 比色法的敏感性比上述两种方法要差些，但因其为非放射性核素方法，无需特殊放射性核素实验条件和设备，亦为一些实验者所欢迎。CTL 和 LAK 活性亦可用上述 3 种方法测定。

（一）^{51}Cr 释放法

1. 原理　选用对 NK 细胞杀伤作用敏感的 K562 细胞系（慢性髓性白血病细胞）作为靶细胞，用

$Na_2^{51}CrO_4$ 将其标记，将淋巴细胞与靶细胞共同孵育，靶细胞受到攻击而破坏裂解，导致 ^{51}Cr 释放。通过测定释放 ^{51}Cr 的量来反映裂解靶细胞的数量，以 ^{51}Cr 释放百分率表示 NK 细胞的活性。

2. 实验仪器及材料

（1）小试管，二氧化碳培养箱，离心机，γ-计数器。

（2）$Na_2^{51}CrO_4$ 溶液（比活性大于 200mCi/mg 铬）；淋巴细胞分离液；Hanks 液；RPMI 1640 完全细胞培养基；胎牛血清（经 56℃ 30min 灭活）；靶细胞：K562 细胞株。

3. 实验步骤

（1）靶细胞制备 将新传代 12～24h 的生长旺盛的 K562 细胞用完全培养基调成 $4 \times 10^5/0.5ml$ 浓度，加入 $100\mu CiNa_2^{51}CrO_4$，在 37℃ 作用 60min 并不断振荡，用生理盐水洗涤 3 次，离心去除游离的放射性核素，用完全培养基调成浓度为 $1 \times 10^5/ml$。

（2）效应细胞制备 效应细胞可来自外周血或脾淋巴细胞。分离淋巴细胞后用 1640 完全培养液调成 $(5～6) \times 10^6/ml$ 浓度。

（3）效靶比通常为 $(50～100):1$。按表 7-5-6 将各成分加入小试管中（做三个复管）。

表 7-5-6 ^{51}Cr 释放法测 NK 细胞活性实验各成分

	实验组	对照组	最大释放组	自然释放组
靶细胞（ml）	0.1	0.1	0.1	0.1
效应细胞（ml）	0.1	0.1	-	-
1640 完全培养基（ml）	0.1	0.1	-	0.2
蒸馏水（ml）	-	-	0.2	-

（4）轻轻摇匀，各管经 500r/min 离心 30s，置 37℃ 5% CO_2 孵箱中孵育 5h。

（5）以上各管分别加入 0.6ml 冷的 Hanks 液，中止反应。

（6）各管经 1000r/min 离心 10min，移取各管上清 0.2ml 于另外洁净试管中，用 γ 计数器测各管上清中的 cpm。

（7）结果计算

$$NK 细胞杀伤活性(\%) = \frac{实验组(对照组)cpm - 自然释放组 cpm}{最大释放组 cpm - 自然释放组 cpm}$$

4. 注意事项

（1）标记的 ^{51}Cr 浓度要合适。如果 ^{51}Cr 比放射性过低，标记率小于 0.1cpm/细胞，则影响实验结果。

（2）实验中效靶比对实验结果影响较大，一般效靶比在 $(50～100):1$ 较好。

（二）氚-胸腺嘧啶参入法

1. 原理 ^3H-TdR 与靶细胞（K562）共孵育，由于靶细胞增殖使 ^3H-TdR 参入到细胞的 DNA 中，^3H-TdR 参入的靶细胞与一定比例的淋巴细胞共同孵育 4～6h 后，靶细胞被杀伤，用 DNA 酶及胰酶处理细胞使细胞碎片充分裂解，用细胞收集器收集完整的活细胞，检测其细胞的 cpm 值，即通过活细胞内 ^3H-TdR 在 DNA 中的参入程度，可计算出 NK 细胞杀伤活性。

2. 实验仪器及材料

（1）二氧化碳培养箱；96 孔圆底培养液；γ 计数器；离心机；细胞收集器。

（2）^3H-TdR（100μCi/ml）；pH7.2 PBS；完全细胞培养基（同前）；DNase I（16U/ml）；胰酶（8mg/ml）；K562 细胞株细胞。

3. 实验步骤

（1）靶细胞标记 将新传代 12～24h 的 K562 细胞用完全培养基调成 $2 \times 10^5/ml$ 浓度，加入 20μCi ^3H-

TdR，在37℃作用4h并不断振荡，用PBS洗涤3次，离心去除游离的放射性核素，用完全培养基调成浓度为 $1 \times 10^5/ml$，加入0.1ml于96孔圆底培养板中。

（2）效应细胞制备 效应细胞可来自外周血或脾淋巴细胞。分离淋巴细胞后用1640完全培养液调成 $5 \times 10^6/ml$ 浓度加入0.1ml于96孔圆底培养板中。同时做单独靶细胞对照孔，该孔加0.1ml培养液使孔体积达0.2ml。

（3）效靶比例通常为（50～100）:1。将上述96孔培养板于37℃ CO_2 孵箱中孵育4h。

（4）取出培养板，吸取上清液100μl，加入DNasel（16U/ml）100μl，及胰酶（8mg/ml）100μl，于37℃温箱中孵育2h。

（5）用多头样品收集器将细胞收集到玻璃纤维滤纸上，80℃干燥后用β计数器测其cpm。

（6）结果计算

$$NK 细胞毒(\%) = \left[1 - \frac{实验(效+靶)组 cpm}{靶细胞对照组 cpm} \right] \times 100\%$$

4．注意事项

（1）避免放射性核素污染实验室及人体。

（2）收集细胞时反复冲洗尽量去除上清液放射性核素对实验结果的影响。

（3）实验组中效应细胞亦可能因细胞增殖参入一些 ^3H-TdR，从而对实验结果造成一定影响，但一般来说4h孵育，新鲜分离的效应细胞其 ^3H-TdR 的参入量很小。

（三）MTT比色法

1．原理 以 MTT[3-(4,5-二甲基噻唑-Z-YL)2,5-二甲基-四唑溴盐]为底物，利用存在于活细胞线粒体内具有活性的琥珀酸脱氢酶使黄色的MTT还原成紫色的甲䐶颗粒，加入溶解液使甲䐶颗粒溶解，可利用酶标仪测定OD值，进而计算出存活细胞数。将靶细胞与效应细胞一起孵育受到杀伤，琥珀酸脱氢酶失去活性，失去对MTT的还原能力。通过活细胞数计算出效应细胞的杀伤活性。

2．实验仪器及材料

（1）酶标仪 二氧化碳培养箱；离心机；96孔平底培养板。

（2）靶细胞 K562细胞（使用前用台盼蓝染色，活细胞数在95%以上）；完全细胞培养基（同前）；胎牛血清（56℃ 30min灭活后使用）；MTT（将MTT按50mg/ml溶于0.01mol/L，pH7.2 PBS，过滤除菌，4℃遮光保存）；溶解液[DMF（N，N二甲基甲酰胺）按50%体积比加去离子水混合，以20%重量比加入SDS（十二烷基磷酸钠）]，60℃使其溶解，然后用80%冰醋酸－20% 1mol/L HCl调pH至4.7，4℃保存。用前60℃溶开。

3．实验步骤

（1）靶细胞制备 取新传代12～24h的K562细胞，用完全细胞培养基调细胞浓度至 1×10^5 细胞/ml。

（2）效应细胞制备 可用脾淋巴细胞或外周血淋巴细胞。常规分离淋巴细胞/脾细胞，用完全培养基调成 $5 \times 10^6/ml$ 浓度。

（3）细胞毒实验 效靶比例为50:1，按表7-5-7将各成分加入96孔平底培养板中，做三个复孔。

表7-5-7 MTT法测NK细胞活性实验各组成分

	实验组	靶细胞对照组	效应细胞对照组	空白对照
靶细胞（ml）	0.1	0.1	－	－
效应细胞（ml）	0.1	－	0.1	－
RPMI 1640（ml）	－	0.1	0.1	0.2

（4）将培养板置于37℃ 5% CO_2 培养箱中孵育4h。

（5）弃上清100μl，加入MTT溶液15μl/孔，继续37℃ 5% CO_2 培养箱中孵育4h后加助溶剂100μl/孔，封口膜封板，于 CO_2 孵箱孵育过夜。

（6）次日用酶标仪测定OD值，测定波长570nm，参考波长630nm。

（7）结果计算

$$NK\ 活性(\%) = \frac{靶细胞对照组\ OD\ 值 - (实验组\ OD\ 值 - 效应细胞对照组\ OD\ 值)}{靶细胞对照组\ OD\ 值} \times 100\%$$

4. 结果评价　此法简便，快速，灵敏，且避免了使用放射性核素所造成的不便。但实验的批内及批间变异较大。

5. 注意事项

（1）MTT应用液配制后需避光保存，且不能超过1个月。

（2）效靶比例对实验结果影响较大。一般效靶比在（50~100）:1较好。

（3）效应细胞和靶细胞在加板时力求准确，减少各孔之间的差异。

三、LAK细胞细胞毒活性检测

LAK细胞可由淋巴细胞在IL-2作用下产生，为一种广谱的非特异性杀伤细胞。检测NK细胞细胞毒活性的方法都可用于LAK细胞细胞毒活性的检测。稍有不同在于用IL-2诱导淋巴细胞产生的LAK细胞作为效应细胞，其他步骤与方法同NK细胞细胞毒活性测定。

LAK细胞诱导：分离外周血淋巴细胞，用完全细胞培养基洗涤1次，调节细胞浓度为 $2.5 \times 10^6/ml$。在含有1000U/ml IL-2的完全细胞培养基中，于37℃ CO_2 培养箱中孵育96h，可获得LAK细胞。

四、CTL细胞毒活性检测

被肿瘤细胞或同种异体细胞致敏的细胞毒性T淋巴细胞，在与带有相应抗原的细胞（靶细胞）共同培养时表现出对靶细胞的杀伤作用。这种作用有如下特点：①有抗原特异性；②效应细胞需经抗原致敏；③效应细胞与靶细胞共同孵育一定时间才表现出杀伤活性。

（一）诱导CTL前体细胞产生细胞毒活性

参见本章第三节。

（二）形态学检查法

1. 原理　体外贴壁生长的靶细胞在受到细胞毒性T细胞的作用发生损伤，丧失贴壁能力，因此可根据贴壁细胞细胞数减少的程度判断待测CTL的杀伤能力。

2. 实验仪器及材料

（1）倒置显微镜　二氧化碳培养箱。

（2）靶细胞（选用在对数生长期的人或动物的能贴壁生长的肿瘤细胞）；0.125%胰酶溶液（用无钙镁的Hanks液配制）；完全细胞培养基（同前）；瑞氏染液。

（3）效应细胞　人 $CD3^+CD8^+$ 细胞系或克隆或Thy-1小鼠细胞系或克隆。

3. 实验步骤

（1）靶细胞在30ml培养瓶内生长成单层后，吸出培养液，用3ml的胰酶溶液洗2次，以去除死细胞。

（2）向培养瓶内加0.125%的胰酶溶液消化细胞数分钟，在消化过程中把培养瓶放在倒置显微镜台上观察，待细胞胞质回缩，细胞间隙增大后立即停止消化。

（3）吸去消化液，加入完全细胞培养基，用吸管伸入瓶内吸取培养液，反复轻轻吹打瓶壁细胞，使其脱离，形成单细胞悬液。

（4）用培养液把靶细胞浓度调到1000个细胞/ml，在平底微孔培养板每孔加100μl细胞悬液，加盖，37℃ 5%二氧化氮培养箱培养8~24h，使细胞贴壁。

（5）弃去孔内培养液，实验孔加 $1 \times 10^5/ml$ 效应细胞200μl，对照孔加培养液200μl，培养48h。

（6）用Hanks液洗去孔中的淋巴细胞及脱落的靶细胞，甩干。用瑞氏染液染色10min，干燥。

（7）镜检残留的贴壁细胞数，进行结果计算：

$$杀伤百分率(\%) = \frac{对照孔细胞数 - 实验孔细胞数}{对照孔细胞数} \times 100\%$$

（三）^{51}Cr 释放法

参见本章第三节。

（李　静　胡　愉　何　维）

参 考 文 献

1. 于俊阁. 细胞毒技术. 见：方福德等主编. 现代医学实验技巧全书（下）. 北京：北京医科大学中国协和医科大学联合出版社，1995，289 – 297
2. 赵武述，等. 现代临床免疫学. 北京：人民军事出版社，1994
3. 赵长春，等. 临床免疫检验学. 天津：天津科学技术出版社，1990
4. 武建国. 实用临床免疫学检验. 南京：江苏科学技术出版社，1989
5. 郑武飞. 实用临床免疫学技术. 天津：天津科学技术出版社，1991

第六节　细胞因子及其受体的实验检测

细胞因子是指主要由免疫细胞分泌的具有广谱生物学活性的小分子多肽。细胞因子在造血、免疫细胞的分化与发育、免疫应答、创伤愈合及再生以及某些细胞的活化过程中发挥这样的调节作用。细胞因子的检测是免疫生物学研究的重要手段之一，同时亦是免疫药理学研究的重要方面。细胞因子的检测可以从细胞水平、蛋白质水平以及 mRNA 转录水平等几个层次上进行：生物学活性检测法应属于细胞水平的检测；蛋白质水平上细胞因子的检测主要采用免疫学检测法即用特异性抗细胞因子的抗体对细胞因子进行测定；在 mRNA 转录水平上的检测方法主要有打点杂交法、组织切片的原位杂交法以及 RT-PCR 方法等。一般根据不同的实验要求采用不同的检测手段，其中以生物学活性检测法及免疫学检测法最为常用。下面以不同细胞因子为例介绍相应的检测方法。另外，细胞因子受体的不同形式及水平亦被发现与多种疾病相关，同时细胞因子受体在不同细胞类型的表达及其本身表达的不同形式也为研究所关注，因此本节也将对其检测作一简述。

一、常见细胞因子的检测

（一）生物学活性检测法

生物学活性检测法可直接检测细胞因子的活性，敏感性较高，可达 pg 水平。缺点是时间较长，且由于细胞因子的多效性，检测时常需同时对其他干扰因子进行封闭。生物学活性检测法针对不同的细胞因子可派生出细胞增殖法、细胞杀伤法、细胞保护法、趋化法、集落形成法及抗体形成法等多种方法。各种检测结果以活性单位表示。

1. 细胞增殖法　所有细胞增殖法检测基本上采用大致相同的模式，采用对一种细胞因子依赖的细胞系来检测待测样品对该细胞系增殖的影响作用。细胞增殖常以 ^{3}H-TdR 参入法及 MTT 显色法测定，也可以用染料（中性红、结晶紫等）染色的方法检测。下面以 IL-2 的生物学活性检测为例介绍 ^{3}H-TdR 参入法。MTT 显色法及结晶紫染色法分别见细胞杀伤法测定，TNF-α 和细胞保护法测定 IFN-γ。

^{3}H-TdR 参入法检测 IL-2

（1）原理　IL-2 依赖细胞株 CTLL-2 的增殖对 IL-2 的存在呈浓度依赖性，可以通过测定 CTLL-2 细胞的增殖状况检测 IL-2 的浓度。

（2）实验材料　96 孔细胞培养板、加样器、细胞收集器、CTLL-2 细胞系、RPMI 1640 培养基、IL-2 标准品、^{3}H-TdR、闪烁液等。

（3）实验步骤

1）IL-2 依赖细胞系 CTLL-2 传代于 RPMI 1640 完全培养基（含 20% FCS，200U/ml IL-2）。在 37℃，5% CO_2 条件下培养。RPMI 1640 洗 CTLL-2 细胞至少 3 次。用 RPMI 1640 培养基（含 20% FCS）调细胞浓度至（4~6）×10^5/ml。

2）96 孔板中用 RPMI 1640（含 20% FCS）调整标准品及样品浓度，使标准品第一孔含 10U IL-2；样品第一孔含 10~50U 或 1~5ng IL-2。分别用 RPMI 1640 培养基（含 20% FCS）倍比稀释 8 个梯度。阴性对照只加 50μl RPMI 1640 培养基（含 2% FCS）。每个梯度各 3 孔，每孔总体积 50μl。

3）将已调好浓度的 CTLL-2 细胞按每孔 50μl 加入已排好梯度的 96 孔板。

4）96 孔细胞培养板于 CO_2 孵箱中培养 20~22h，每孔加入 1μCi ^{3}H-TdR，继续培养 6h。收集细胞于玻璃纤维滤纸上，80℃烘干，将滤纸片分别放入含有 5ml 闪烁液的液闪瓶中，于液闪仪内测定 cpm 值。

（4）结果评价 IL-2 浓度计算（作图法）：以标准品或样品中的最大 cpm 值作为 100%；并以此最大 cpm 值作除数，其他值与之相除，得出每 cpm 值所对应的百分比。

在对数正态概率纸上作图，以稀释度（2^0、2^1、2^2）为横坐标，相应 cpm 百分比为纵坐标，画出各回归曲线，从各回归曲线中找出 cpm 百分比为 50% 时的稀释度，再换算成稀释倍数。

按下式计算出样品活性：

$$活性单位 = \frac{样品 cpm 百分比为 50\% 时的稀释倍数}{标准品 cpm 百分比为 50\% 时的稀释倍数} \times 样品第一孔单位$$

（5）注意事项

1）常用的 IL-2 依赖细胞株还有 HT2 等。CTLL-2 细胞株对人和小鼠的 IL-2 及小鼠的 IL-4 均有应答。近来发现的 IL-15 亦可引起 CTLL-2 细胞株的增殖反应，因为 IL-15 可与 IL-2 受体的 γ 链结合，造成细胞的生长。HT2 对人和小鼠的 IL-2 及小鼠的 IL-4 有应答。为了保证检测的特异性，在细胞培养上清的 IL-2 测定时，必要时需用抗 IL-4 或抗 IL-15 的抗体进行封闭，以特异地检测 IL-2 活性。支原体污染将会破坏所有 ^{3}H-TdR 参入实验的检测结果。

2）若检测人血清时，注意其中有 IL-2 抑制剂的存在。应稀释多个梯度和设立抑制剂活性对照（即在稀释 IL-2 时分别加入和不加入血清）。

3）CTLL-2 上的 IL-2 受体在传代换液后会马上与 IL-2 呈饱和性结合，此时做 IL-2 检测的应答细胞，其敏感性较低及本底较高。

其他可以用细胞增殖法检测的常见细胞因子及常用细胞株见表 7-5-8。

表 7-5-8 常用的细胞因子增殖性应答细胞株

待测细胞因子	常用细胞株及培养时间 *	需排除的干扰
IL-1	D10（D 10G 4.1），72h	人 IL-2，小鼠 IL-2，IL-7
IL-3	TF-1，KGl 等，24~36h	GM-CSF，EPO
IL-4	CT. 4S，HT2 等，48h	IL-2
IL-5	BCL-1，18h	IL-4，GM-CSF
IL-6	7TD1，MH60-BSF2 等，48h	IL-11
IL-7	Clone-k，IXN/2b，24~48h	
IL-8	Mo7E，TSl，72h	GM-CSF，IL-3
IL-9	T10，7TD1 等，72h	IL-6
GM-CSF	TF-1，Mo7E，20h	IL-3，EPO，IL-9

* 培养时间指在此时间之前 6~8h 加入 ^{3}H-TdR 或此时加入 MTT。

2. 细胞杀伤法　以 MTT 显色法检测 TNF-α 为例介绍此法。

（1）原理　TNF-α 对敏感靶细胞具有直接的杀伤能力，根据靶细胞的存活状况可以检测它们的活性。常用的靶细胞为 L929 细胞系。

（2）实验材料　96 孔培养板、加样器、酶联仪、L929 细胞系、RPMI 1640 培养基、TNF-α 标准品、放线菌素 D、MTT、MTT 溶解液。

（3）实验步骤

1）L929 细胞传代培养基为 RPMI 1640 完全培养基（含 10% FCS）。37℃，5% CO_2 培养。

2）L929 用 0.25% 胰酶消化，RPMI 1640 洗 L929 细胞 2 次。用 RPMI 1640（含 20% FCS）调细胞浓度至（2~3）×10^5/ml。

3）96 孔板中每孔加入上述 L929 细胞，体积 90μl/孔。培养板于 CO_2 孵箱中培养 18h 后. 细胞已长成单层，此时每孔加入放线菌素 D10μl（终浓度 800ng/ml），标准 TNF-α 作 5 倍稀释共 7 个梯度，各 3 孔，每孔加入 10μl 已稀释好的 TNF-α，第一梯度为 40U/孔；同时加入待测样品，每孔 10μl，对照孔只加入等量培养基，亦各设 3 孔，细胞继续培养 20h。

4）加入 MTT l5~20μl/孔，继续培养 4h，加入溶解液 100μl/孔，封口膜封板，于 CO_2 孵箱中孵育过夜。次日酶联仪测定 OD 值，测定波长 570nm，参考波长 630nm。

（4）结果评价　TNF-α 浓度计算（作图法）：以对照孔 OD 值与标准品及样品的 OD 值作差。以标准品或样品中的最大 OD 差值作为 100%；并以此最大 OD 差值作除数，其他差值与之相除，得出每一 OD 差值所对应的百分比。

在对数正态概率纸上作图。以稀释度（0、1、2……）为横坐标，相应标准品 OD 差值的百分比为纵坐标，画出回归曲线。

以各样品的 OD 差值百分比在曲线上查出对应的稀释倍数，用标准品的第一浓度除以此稀释倍数即得待测样品的单位数。

亦可按下式计算出样品活性：

$$TNF\text{-}\alpha \text{ 杀伤力} = \left(1 - \frac{\text{实验孔 OD 均值}}{\text{对照孔 OD 均值}}\right) \times 100\%$$

TNF-α 杀伤力为 50% 时的 TNF-α 量定义为 1 个单位。

（5）注意事项　加入放线菌素 D 的量不要高于 1μg/ml，掌握适当的 L929 细胞密度。

3. 细胞保护法　以结晶紫染色测定 IFN-γ 为例介绍此法

（1）原理　小鼠成纤维细胞系（L929）及人二倍体羊膜细胞系（WISH）为水泡性口炎病毒（VSV）敏感细胞，IFN-γ 具有抗病毒感染的作用，在 IFN-γ 的存在下，可以减小病毒对细胞的损伤。在一定范围内敏感细胞存活与 IFN-γ 的浓度呈线性关系。

（2）实验材料　96 孔培养板、加样器、酶联仪、WISH 细胞、水泡性口炎病毒（VSV）、RPMI 1640 培养基、IFN-γ 标准品、5% 甲醛、溶于 20% 乙醇的 0.05% 结晶紫溶液等。

（3）实验步骤

1）WISH 细胞传代于 RPMI 1640 完全培养基，37℃，5% CO_2 培养。

2）以 0.25% 胰酶消化贴壁 WISH 细胞，RPMI 1640 洗 1 遍，离心收集细胞，调整细胞浓度为 3.5×10^5/ml，96 孔板中每孔加入 100μl 上述细胞悬液，37℃，5% CO_2 培养约 2h。IFN-γ 标准品倍比稀释，起始浓度为 400 或 800U/ml，待上述细胞贴壁后，每孔加入 100μl 稀释好的标准品及待测样品，设细胞对照组，各 3 孔，37℃，5% CO_2 培养过夜。

3）96 孔板离心弃上清，以 VSV 攻占过夜培养的 WISH 细胞，VSV 浓度为 100 TCID 50/ml，每孔加入 100μl，37℃，5% CO_2 孵育 24h，待对照孔细胞病变大于 75% 时结束培养。

4）弃上清，每孔以 100μl PBS 清洗 2 次，去除细胞碎片 - 每孔加入 5% 甲醛 100μl，室温固定 10min，弃去甲醛，每孔加入 100μl 结晶紫溶液，室温 10min，弃结晶紫，吸干液体。每孔加入甲醇 100μl，立即以酶标仪测定波长 595nm 处吸光值。

（4）结果评价　以对照组细胞损伤率为100%，50%细胞损伤组的IFN-γ量设为1个活性单位并以此推算出待测样品的浓度。也可采用其他方法计算。见"IL-2检测"。

（5）注意事项　IFN-γ在酸、热条件下易失活，采用抗IFN-γ、α、β的单抗可分别测定三者含量，测定前甲醇不可挥发干，VSV有致病活性，应采取适当防护措施。

4. 趋化法　以Boyden小室测定IL-8为例介绍此法。

（1）原理　Boyden小室分上下两层，中间隔以硝酸纤维素膜。下室加入IL-8或待测样品后，上室加入的细胞便会随膜两侧的因子浓度梯度而穿膜移动。根据移动细胞的类型及数量来确定待测样品的性质与含量。IL-8为粒细胞趋化因子，故可以此法检测。

（2）实验材料　Boyden小室、硝酸纤维素膜（孔径3μm）、加样器、显微镜等，IL-8标准品、外周静脉血、苏木精染色剂等。

（3）实验步骤

1）取外周静脉血5~10ml，肝素抗凝，Ficoll分离后，取离心管下部粒细胞，红细胞沉淀部分，以红细胞裂解液去除红细胞即得所需粒细胞。RPMI 1640洗细胞2遍，调细胞浓度为2×10^6/ml备用。

2）Boyden小室下层分别加入IL-8标准品及待测样品，设立阴性对照。每个样品及每个浓度梯度各三个重复。加硝酸纤维素膜，放置上室，其中含200μl粒细胞悬液。

3）小室置37℃，5% CO_2，静止孵育2h。

4）除去上室细胞，将硝酸纤维素膜取出，甲醛短时间固定后，以苏木精染色并镜检。

（4）结果评价　IL-8浓度计算：高倍镜下计数每张膜下表面细胞数，按下面公式计算移动指数，通过比较待测样品及标准IL-8的移动指数推算待测样品中IL-8浓度。

$$移动指数 = \frac{实验组高倍视野内细胞数}{阴性对照组高倍视野内细胞数}$$

（5）注意事项　必要时需通过免疫荧光染色检测查明被趋化细胞的确切类型，进一步确定待测样品的性质。

5. 集落形成法　以嗜酸粒细胞集落形成法测定IL-5为例介绍此法。

（1）原理　IL-5是由活化T细胞分泌的一个具多种功能的细胞因子。它可使嗜酸粒细胞活化、增殖并分化。实验体系内IL-5的有无决定了嗜酸粒细胞集落的出现与否。

（2）实验材料　6孔培养板、加样器、注射器、RPMI 1640培养基、IL-5标准品、3%琼脂等。

（3）实验步骤

1）无菌制备人或小鼠的骨髓单细胞悬液。

2）按下述体积比及加入顺序配制培养体系　胎牛血清20%、不同稀释度的标准品或待测样品20%、终浓度为1×10^5/ml的骨髓细胞10%、RPMI 1640 40%、3%琼脂10%。加入琼脂之前，需将已配好的无琼脂液置于37℃预温30min，随后加入于100℃溶解并已冷却到42℃左右的3%琼脂。混匀后将此培养体系迅速加入6孔板，每孔1ml。

（3）室温10min，待琼脂凝固后6孔板放入孵箱，37℃，5% CO_2培养7~10d。

（4）倒置显微镜下观察并计数已长出的细胞集落，通常每个集落的细胞含量应在50个以上。

（4）结果评价　活性单位的计算：以每个因子浓度下每1×10^5个骨髓细胞所形成集落数的平均值为该浓度的集落刺激活性值，通常IU/ml重组IL-5的刺激活性值为20，可据此推算待测样品的生物活性。

（5）注意事项　必要时需加入抗体封闭其他集落形成因子的可能干扰；通过戊二醛固定及瑞氏染液染色可用于鉴定集落的性质。

（6）其他方法　早期使用的方法还有抗体形成法及细胞增殖抑制法等。IL-5、11-6可在体外分别刺激抗Ig处理的小鼠B细胞、CESS及SKW6. CL-4等细胞系分IgM或IgG，在一定的条件下，待测样品中IL-5或IL-6的水平与培养细胞上清中分泌的Ig水平呈正相关，通过相应的因子标准品对照即可定量待测样品中IL-5或IL-6的含量。另外，IL-1的生物学活性检测亦可通过其对黑素瘤细胞系A352的抑制增殖作用来进行。由于上述方法目前已不常用，因此此处不作具体介绍。

（二）免疫学检测法

1. 原理 理论上各种细胞因子均可以此法检测。其检测的基础是抗原抗体间的特异性结合。以相应细胞因子的纯品免疫动物，获得该因子的单克隆或多克隆抗体，通常以荧光素或酶标记抗体，以荧光免疫（FIA）法或酶联免疫吸附（ELISA）法进行测定。因此对于每种细胞因子而言，免疫学检测法的出现总是晚于生物学活性检测法。下面以酶联免疫吸附实验（ELISA）检测 IL-4 为例介绍免疫学检测法。

2. 实验材料 96 孔培养板、孵箱、加样器、酶标仪等。PBS 洗液（PBS-Tween20）、1% BSA（牛血清清蛋白）、1mol/L H$_2$SO$_4$、兔抗人 IL-4 多克隆抗体、小鼠抗人 IL-4 单克隆抗体、IL-4 标准品、羊抗鼠 IgG 酶标抗体及待测样品等。ELISA 所用液体配方见表 7-5-9。

表 7-5-9 ELISA 法所用液体配方

包被液	底物缓冲液	底物液
碳酸钠 1.59g	1.0mol/L 柠檬酸 24.3ml	邻苯二胺 OPD 40mg
碳酸氢钠 2.93g	0.2mol/L Na$_2$PO$_4$·12H$_2$O 25.7ml	pH 5.0 底物缓冲液 100ml
水 1000ml	水 50ml	30% 过氧化氢 0.15ml
pH9.6	pH5.0	（OPD 底物溶液现用现配）

3. 实验步骤

（1）将已用包被稀释液稀释好的兔抗人 IL-4 血清加入 96 孔板，每孔 100μl，置于饱和湿环境，37℃，2h。以 PBS 洗液洗涤 3 次，每次 3mol/L（不同）。

（2）每孔加入 200μl 1% BSA，4℃静置过夜，洗涤。

（3）每孔分别加入 100μl 标准 IL-4 和待测样品，各 2 复孔，置于饱和湿环境，37℃，2h。洗涤。

（4）每孔加入 100μl 小鼠抗人 IL-4 单克隆抗体，置于饱和湿环境，37℃，2h。洗涤。

（5）每孔加入 100μl 辣根过氧化物酶 HRP 标记的抗体（羊抗鼠 IgG 抗体），置于饱和湿环境，37℃，lh。洗涤。

（6）每孔加入新配制的 OPD 底物液 100μl，室温反应直至标准曲线明显时终止，约 10~15min。反应时应将 96 孔板加盖遮光。

（7）每孔加入 1mol/L H$_2$SO$_4$ 50μl，终止反应。

（8）酶标仪测定 OD 值，波长 492nm。

4. 结果评价

（1）标准曲线法 将 2 孔 OD 值平均，于半对数坐标纸上绘图，IL-4 浓度的对数为横轴，纵轴为 OD 值，以标准 IL-4 的 OD 值绘出标准曲线，标准曲线中与待测样品相同 OD 值所对应浓度即为待测样品的浓度。

（2）线性回归分析 据标准曲线 OD 值成直线部分回归分析 Y = A + BX，求出相关系数 r。如 r 小于 0.95，则去掉头和/或尾部孔的数值再次回归分析，最后将样品 OD 值代入公式计算 IL-4 含量。

5. 注意事项

（1）非 IL-4 纯品的液体样品，测定前应加入蛋白酶抑制剂苯甲磺酰氟（PMSF），终浓度 1mmol/L 防止降解。OPD 底物液使用前配制，显色时应遮光。终止反应后，吸光值应于 2 小时内测定。总反应体积应小于 BSA 封闭液体积，否则将出现假阳性。

（2）因免疫学检测易于制成成套 ELISA 试剂盒，灵敏度较好，操作亦相对简便。因此目前应用较为广泛，并有商品化的试剂盒可用。此外，免疫学检测法就其本质而言，乃是一种抗原抗体的反应，其检测的结果为目的抗原的数量，而不能如实反映其检测细胞因子的生物活性。因此，两种方法平行测定将会更加客观地反映出待测细胞因子的含量与生物学活性。

（三）mRNA 水平检测

mRNA 水平的检测这里主要介绍 3 种方法：Northern 印迹杂交、原位杂交和 RT-PCR 法。

1. Northern 印迹杂交　以地高辛标记法检测 IL-6 为例介绍此法。

（1）原理　mRNA 的转录是细胞因子基因表达的第一个环节，以放射性核素或其他荧光物质标记的某一细胞因子的特异性探针与提取自待测细胞的总 mRNA 杂交，将可确定该细胞因子在这种细胞内的表达情况。RNA 极易被天然存在的 RNA 酶降解，因此整个实验过程必须在一个无 RNA 酶的环境下进行。

（2）实验材料

离心机、加样器、电泳仪、电泳槽、紫外灯、塑料袋、暗盒等。

细胞裂解液：

1）150mmol/L　NaCl

10mmol/L　Tris-HCl（pH8.0）

2mmol/L　$MgCl_2$

0.5%　NP40

10mmol/L　氧钒核糖核苷复合物

2）硫氰酸胍　4mol/L

柠檬酸钠　25mmol/L

十二烷基肌氨酸钠　0.5%

2-ME　0.1mol/L

DEPC 水饱和酚、氯仿-异丙醇（49∶1）、1% 琼脂糖、电泳上样缓冲液、20×SSC

溶液 1：顺丁烯二酸 0.1mol/L、NaCl 0.15mol/L、0.3% Tween 20，pH7.5

溶液 2：溶液 1 含 1% 封闭剂（脱脂奶粉）

溶液 3：0.1mol/L Tris-HCl、0.1mol/L NaCl、50mmol/L $MgCl_2$，pH9.5

溶液 4：0.01mmol/L Tris-HCl、1mmol/L EDTA，pH8.0

预杂交液：5×SSC、1% 封闭剂（脱脂奶粉）、十二烷基肌氨酸钠 0.1%、SDS 0.02%、鲑精蛋白 10%

杂交液：预杂交液含 5μl/ml 地高辛标记 IL-6 探针。

（3）实验步骤　收集对数生长期待测细胞，生理盐水洗细胞两遍并计数，每 $1×10^7$ 细胞加入 1ml 细胞裂解液 1）及 0.1ml 2mol/L NaAc（pH4.0）、1ml DEPC 水饱和酚、0.2ml 氯仿-异丙醇（49∶1）。振荡10s，冰浴 5min。10 000r/min，4℃离心 20min。吸取水相 RNA，加入 0.6 倍体积异丙醇，−20℃静置 1h以上，10 000r/min，4℃离心 20min。RNA 沉淀溶于 0.3ml 细胞裂解液 2），异丙醇沉淀同上。75% 乙醇洗涤沉淀一次，待 RNA 沉淀干燥后溶于 50μl 0.5% SDS。

配制 1% 琼脂糖凝胶. 待凝胶温度降至 50℃后，加入 37% 甲醛 50ml，10mg/ml 溴化乙锭 15μl。混匀后制胶。将冷凝好的凝胶板轻缓放入含电泳-缓冲液的电泳槽中。每孔加样 30μl（其中 RNA 样品 15μl、含指示剂的加样缓冲液 15μl）。90V 电泳 4~5h。紫外灯下观察电泳结果。

将电泳好的凝胶铺于预置于玻璃板上的滤纸桥表面，上面依次紧贴一张硝酸纤维素膜及两张滤纸，每层比上层小 2mm，周围用封口膜封闭，上面再覆以吸水纸和重物。将玻璃板置于盛有 20×SSC 的大培养皿内，静置 16~18h，中间换吸水纸 1~2 次。转移好的膜于 6×SSC 中浸泡 5min 去除琼脂糖碎块后夹于两层滤纸间置 80℃真空烘烤 2h。

将烘好的硝酸纤维素膜置于 10ml 预杂交液中，68℃预杂交 1h。弃预杂交液，加入杂交液 5ml，68℃杂交 6h。膜先置含 2×SSC 的大培养皿中，37℃洗涤两次，每次 10min；再 0.1×SSC 中 68℃振荡洗涤两次，每次 20min；然后分别以溶液 1 室温洗涤 1min，溶液 2 室温振荡洗涤两个 30min。

将洗好的膜置于塑料袋中，加入已稀释的抗地高辛抗体液 5ml，室温振荡 30min。配制好的底物与溶液 3 混合后加入含有杂交膜的塑料袋中，避光显色。

（4）结果评价　根据显色深浅判断待测样品中 IL-6mRNA 的转录情况及可进行初步定量。

（5）注意事项　对于不同类型的细胞可选择不同的裂解方法。地高辛标记及抗体染色过程可参见试剂盒有关说明。吸印过程中注意滤纸与胶之间、滤纸之间不应有气泡。

2．mRNA 原位杂交法　原位杂交法可用于检测待测组织中细胞因子的表达与分布情况，下面以地高辛标记试剂盒检测胸腺组织 IL-7 为例介绍此法。

（1）原理　特定标记的已知顺序核酸作为探针与细胞或组织切片中核酸进行杂交并对其实行检测的方法称为原位杂交，此方法特异性高并可精确定位。杂交原理参见 Northern 印迹杂交法。

（2）实验材料　地高辛核酸检测试剂盒、地高辛 RNA 标记试剂盒，EcoRV，EcoRI，10 倍 EcoRV 缓冲液，10 倍 EcoRI 缓冲液等。

预杂交液：将 4 × SSC、50% 去离子甲酰胺、1 × Denhard't 溶液、5% 硫酸葡聚糖、0.5mg/ml 鲑精 DNA、0.25mg/ml 酵母 tRNA、100mmol/LDTT 溶于 DEPC 水。

杂交液：预杂交液含 IL-7 反义 cRNA10ng/ml。

缓冲液Ⅰ：100mmol/L Tris、150mmol/L NaCl、2% FCS、0.3% Triton X-100 pH7.5。

缓冲液Ⅱ：100mmol/L Tris、150mmol/L NaCl、50mmol/L $MgCl_2$、pH 9.5。

显色液：10ml 溶液Ⅱ、45μl NBT、35μl X-phosphate、10μl 1.0mol/L levamisole、SSC 缓冲液。

（3）实验步骤

1）DNA 模板的制备　IL-7 质粒 cDNA 探针以 EcoRV 消化获得线性质粒 DNA 片段，经琼脂糖凝胶电泳确定线性化后，再行 DNA 酚和氯仿抽提 1 次，加入 0.1 倍体积 3mol/L NaAc 和 2～3 倍体积乙醇，−80℃静置 30min 使 DNA 充分沉淀。12 000r/min 离心 10min，用含 70% 乙醇的 DEPC 水洗沉淀 1 次，离心同上，沉淀最终悬于 DEPC-H_2O 中，−20℃备用。

2）反义-cRNA 探针的制备　将 DNA 模板加入转录缓冲液中：含已标记 NTP 混合物，SP6RNA 聚合酶及 RNA 酶抑制剂，总体积 30μl。37℃孵育 1～2h。将巴氏毛细管以 Sephadex G-50 装柱，洗液及洗脱液含 0.1% SDS 和 20mmol/L Tris-HCl（pH7.5）溶于 DEPC-H_2O。将上述反应体系上柱，以洗脱液洗脱，收集洗脱组分，每管 100～150μl。从每管取出 1μl，分别点于硝酸纤维素滤膜上，加入缓冲液Ⅰ：含抗地高辛抗体（与碱性磷酸酶，AP，交联），显色后，滤膜上含地高辛标记反义 RNA 的点将变为紫色。将含地高辛标记反义 RNA 的洗脱组分混合在一起。

3）胸腺增殖切片制备　手术切除的胸腺组织迅速冻存于液氮。随后冷冻切片成 5μm 厚，至玻片上用载玻片封片，多聚-L-赖氨酸溶液 100μl 预处理，以 4% 多聚甲醛固定 30min，PBS 溶液洗 3 次，每次 10min。用前贮存于 70% 乙醇，−20℃存放。

4）预杂交和杂交　切片经 DEPC-H_2O 洗涤后，以新鲜配制的 0.25% 醋酸酐（溶于 0.1mol/L 盐酸三乙醇胺/0.9% NaCl 溶液，pH8.0）室温下乙酰化 15min。切片随后以 70%、80%、95% 和 100% 的乙醇逐级脱水（每次 1～2min），自然干燥。加 20～30μl 预杂交液，室温下静置 1～2h，用吸水纸小心吸干。加含有 10ng/ml 制备的反义 cRNA 探针的杂交液，每片 10～15μl。37℃孵育过夜。

5）显色　依次洗涤切片：2 × SSC 10min、1 × SSC 20min、0.5 × SSC 30min、0.1 × SSC 10min，缓冲液Ⅰ漂洗 3min。加 AP 交联的抗地高辛抗体，室温孵育 2h。缓冲液Ⅰ洗涤 3 次，每次 10min；缓冲液Ⅱ漂洗 1～2min。加显色液室温避光孵育至颜色出现。显色后的切片以 70%、80%、95% 和 100% 的乙醇逐级脱水（每次 1～2min），直至背景足够低，特异性染色效果较好时为止。

（4）结果评价　染成紫色的细胞即为表达 IL-7 的细胞，可以用染色的深浅将胸腺细胞分为以下 3 级：①深紫或黑色表示 IL-7mRNA 强表达；②细胞质内呈浅紫色表示 IL-7 mRNA 弱表达；③无色表示不表达 IL-7 mRNA。

（5）注意事项　整个实验要在严格的无 RNase 作用的条件下进行，操作过程中须佩戴手套，针对不同的组织选择适当的固定液，某些组织以多聚甲醛固定本底较高。切片固定前必须干燥至表面没有水分。

3．RT-PCR 法　RT-PCR 法是近来常用的一种可以半定量检测目的基因表达情况的方法。下面以 IL-15mRNA 的检测为例介绍此法。

（1）原理　首先以细胞总 RNA 反转录为 cDNA，加入合成的 IL-15 特异性引物，在 Taq DNA 聚合酶作用下进行 IL-15 的特异性体外扩增。电泳检测合成产物，根据电泳结果可判定待测细胞因子的表达与否和表达的水平。

（2）实验材料

离心机、加样器、电泳仪、PCR 仪、紫外分析灯等。

RNA 提取用试剂及溶液同上，dNTP、Superscript Ⅱ 型反转录酶、Taq 聚合酶、矿物油、明胶、DTT、$MgCl_2$、HCl、KCl、Tris 碱等。

IL-15 引物，序列：5′-CCATAGCCAACTCTTCTTC
                    3′-GGTGAACATCACTTTCTG

IL-15 探针，序列：5′-GCATTCATGTCTTCATTTTGGGCTGTTTG

（3）实验步骤

1）总 RNA 提取方法同原位杂交法　提取待测组织或细胞的 RNA，RNA 悬于 DEPC 处理的去离子蒸馏水中，终浓度为 $1\mu g/10\mu l$。

2）cDNA 合成　反应体系总体积 $22\mu l$，含 RNA $1\mu g$，其中含：10mmol/L Tris-HCl、8mmol/L $MgCl_2$、50mmol/L KCl、0.01% 明胶、dNTP 各 0.5mmol/L、1mmol/L DTT。分别经 70℃ 5min、4℃ 55min 处理后，加入 $1\mu l$（200U）Superscript Ⅱ 型反转录酶，37℃ 60min。

3）PCR　上述反应体系经 90℃ 5min 后迅速转至 4℃。稀释至总体积 $200\mu l$。作不同的稀释度，每浓度总体积 $50\mu l$，含：10mmol/L Tris-HCl、2mmol/L $MgCl_2$、50mmol/L KCl、0.01% 明胶、dNTP 各 0.2mmol/L、1mmol/L DTT 及 5U Taq 聚合酶；覆以 $50\mu l$ 无菌矿物油。反应条件为 95℃ 60s、55℃ 90s、72℃ 120s，共 30 个循环。

4）将反应产物进行电泳，以标记的 IL-15 探针杂交特异性检测扩增结果。探针杂交方法如前述。

（4）结果评价　以杂交带的有无判定 IL-15mRNA 的表达与否，在反应条件完全一致的情况下，亦可根据杂交带的深浅定量比较不同组织或细胞 IL-15 表达量的高低。

（5）注意事项　RNA 提取过程中应防止 RNase 污染，不同的细胞因子需选用合适的引物，以利于得到特异性检测效果。PCR 循环的条件随细胞因子的不同而略有差异。

二、细胞因子受体的检测

细胞因子受体的水平一定程度上与机体的免疫状况相关，并在疾病状态下，细胞因子受体某种形式的水平高低可能反映疾病的进行情况。因此目前已有许多有关检测膜表面结合的或可溶性的细胞因子受体的报道。本节将简述此两种细胞因子受体检测的方法。

（一）细胞膜表面结合的细胞因子受体的检测

以荧光抗体标记的流式细胞仪（FACS）检测 IL-2 受体为例介绍此法。

1. 原理　FITC（异硫氰酸荧光素）、PE（藻红蛋白）等标记的抗体与细胞表面待测受体结合后，在 FACS 上被激活，发出特异性的荧光，仪器将自动统计荧光抗体阳性细胞的数量及荧光强度，从而可推测待测细胞因子受体表达细胞的数量及表达水平的高低。

2. 实验材料

荧光激活细胞分类仪（FACS）、离心机、孵箱、加样器。

FITC 标记的抗 CD25（IL-2 受体 α 链）小鼠单抗。

PBS 洗液：PBS 溶液含 0.1% 叠氮化钠、1% 牛血清清蛋白。

PBS 固定液：0.1×PBS 含 1% 多聚甲醛、2% 葡萄糖、0.1% 叠氮化钠。

人外周血单个核细胞。

3. 实验步骤　人外周血单个核细胞与荧光抗体 4℃ 孵育 20min，以 PBS 洗液洗涤 2 次，离心收集细胞，将细胞重悬于 PBS 固定液中，细胞数约 $1\times10^6/ml$。FACS 分析，细胞计数为 10 000 个。

4. 结果评价　可检测 IL-2 受体阳性细胞的百分率和抗 IL-2 受体抗体的荧光强度（表达量）。

5. 注意事项　检测细胞因子受体的同时，往往需要同时以另外的荧光抗体对其他的细胞表面标志进行染色，以确定某种细胞因子受体在某类细胞表面的特异性表达情况。如 T 淋巴细胞表面标志 CD3、B 淋巴细胞表面标志 CD19 等。

（二）可溶性细胞因子受体的检测

可溶性细胞因子的检测通常采用夹心 ELISA 法，以抗待测细胞因子受体的相应多克隆抗体包被并以酶标单克隆抗体为检测抗体，根据标记酶作用于底物后颜色的变化，经酶标仪检测吸光值来确定待测细胞因子受体的水平。具体方法请参见细胞因子 IL-4 检测。

（于松涛　沈永泉　何　维）

参 考 文 献

1. Fahcy J L. Immune cell products. In：Rose R N ed. Manual of clinical laboratory immunology. 4th ed，Washington：American society of microbiology，1992，236 – 261

2. Wei He，Youming Zhang，Youhua Deng，et al，Induction of TCR-γδ expression on triple-negative（CD3⁻48⁻）human thymocytes. J Immunol，1995，154：3726 – 3731

3. 金伯泉主编. 细胞和分子免疫学. 西安：世界图书出版公司，1995，95 – 176

4. 张平夏，陈慰峰. 细胞因子的检测. 见：巴德年主编. 当代免疫学技术与应用. 北京：北京医科大学中国协和医科大学联合出版社，1998，218 – 252

5. 吴厚生. 淋巴因子. 见：张罗修主编. 免疫药理学. 上海：上海医科大学出版社，1990，30 – 45

6. 赵福生. 细胞因子的检测技术. 见：钱玉昆主编. 实用免疫学新技术. 北京：北京医科中国协和医科大学联合出版社，1994，46 – 56

第七节　药物对 B 细胞影响的体内外实验

对 B 细胞产生抗体能力的测定实验有 B 细胞数量的检测，血清中免疫球蛋白测定，B 细胞增殖实验和抗体生成细胞的检测。B 细胞数量检测可通过免疫荧光染色分析测定特异性表达在 B 细胞表面的抗原来完成。通过该抗原阳性细胞的相对百分率及绝对数量的测定把握 B 细胞在人和动物外周血及动物脾脏内的数量水平等。这方面实验请参照第四章。在体外还可测定 B 细胞的增殖反应，人类 B 细胞增殖可用金黄色葡萄球菌（Cowan l 株）作刺激物；而小鼠 B 细胞可用大肠杆菌脂多糖来做增殖反应诱导物（参照本章第一节）。通过血清中免疫球蛋白（Ig）的含量测定可反映 B 细胞的抗体产生功能状态。由于 IgG、IgM、IgA、IgD 和 IgE 5 种免疫球蛋白的理化性质无明显区别，故可通过免疫化学方法进行测定。常用的测定方法有单向免疫扩散法、火箭电泳法、放射免疫法、酶免疫法及自动比浊法等。可用单向免疫扩散法测定血清中含量较高的 IgG、IgM、IgA；分泌液中的 sIgA 等可用火箭电泳法来测定；对于在所测标本中含量低微的 IgD 和 IgE 可用敏感的反向间接血凝实验、ELISA 或放射免疫法。有关用 ELISA、反向间接血凝实验和放射免疫法测定 IgE 参见第六章和第七章。本节仅以单向免疫扩散法为例，介绍对血清中 IgG、IgA 和 IgM 的测定，并就散射比浊法做简要的说明。此外，抗体生成细胞的检测是免疫药理学在研究药物对动物体内抗体产生时常用的方法，我们对其亦做以介绍。

一、血清中 IgG、IgA、IgM 的测定

（一）单向免疫扩散法

1. 原理　将被检血清作适当的稀释，加入含有抗体的琼脂板中，在一定条件下让其自由扩散，自然形成浓度梯度，与混均在琼脂凝胶中的抗体相互作用。在抗原抗体比例适宜的部位出现抗原抗体复合物的白色沉淀环。沉淀环的直径与抗原浓度的对数成直线关系。以标准血清的沉淀环直径与其含量在半对数表上绘制标准曲线，待测标本的直径查阅标准曲线后，乘以稀释倍数，即得免疫球蛋白的含量。

2. 实验仪器与材料

（1）扩散板（可根据样本量大小自定尺寸，注意边缘整齐，否则琼脂易流失。洗净后干燥备用）；打孔器（内径 3mm）；10μl 加样器；37℃恒温箱；56℃水箱；水平台；水平仪；沉淀环直径测量仪（可用

显微阅读器，游标卡尺等）。

（2）抗人 IgG，IgA，IgM 血清和参考标准血清（应用 0.2‰ NaN$_3$ 生理盐水稀释后应用）；0.12mol/L pH 8.6 巴比妥钠缓冲液；琼脂或琼脂糖；0.08% 过氧乙酸溶液。

3. 实验步骤

（1）抗体琼脂板的制备 用巴比妥钠缓冲液制成 1.5% 琼脂或琼脂糖（含 0.1% NaN$_3$），加热溶化；待温度降至 56℃，分别加入适量的抗 IgG，IgA，IgM 血清，轻轻摇匀后立即倒入置于水平面上的洁净扩散板上，每平方厘米板加入量约为 0.2ml，待其凝固后打孔，孔径 3mm 血，孔距 1.5cm。

（2）加样 将已知免疫球蛋白含量的标准血清做不同稀释，至少 4 个不同稀释度，并将待测样品做适当稀释，分别加入扩散孔中，每孔 10μl。

（3）扩散 将板放入水平湿盒中，在 37℃ 扩散 24~48h。如果沉淀环不明显，可将扩散板浸入 0.08% 过氧乙酸溶液中 1~2min。

（4）测量沉淀环直径 用沉淀环测量仪或游标卡尺准确测量沉淀环直径。

（5）绘制标准曲线 在半对数坐标纸上，以沉淀环直径的 mm 数为横坐标，以标准血清 Ig 含量为纵坐标，绘制标准曲线。

（6）读取结果 以待测血清的沉淀环直径在标准曲线中查出其所对应的 Ig 浓度，再乘以稀释倍数即可得出 IgG，IgA，IgM 浓度结果。

4. 方法评价 此法简便易行，不需特殊仪器设备。但实验周期较长，批内批间变异较大。

5. 注意事项

（1）本实验所用试剂均对结果有一定影响，要求统一固定，每次新制琼脂板应重作标准曲线。

（2）铺板时必须在水平台上进行，以防出现由于琼脂板薄厚不匀而影响检测结果。

（3）加样要准确，严禁样品或标准液溢出孔外。

（4）扩散时要保持水平位置，否则沉淀环变成椭圆形，影响结果测定，且扩散过程防止琼脂板干燥，必须保持一定湿度。

（5）测量沉淀环直径要特别注意精确。如果出现椭圆形沉淀环，要同时测量其横径和竖径，求其均值作为沉淀环直径。

（6）抗体琼脂板保存时间不能过长，防止琼脂板水分蒸发变形而引起较大误差。密封保存的琼脂板应加 0.1g/L NaN$_3$ 防腐，4℃ 保存不应超过 3 个月。

（二）散射比浊法

20 世纪 70 年代以来国外建立了自动化分析系统。目前国内已有专门仪器生产。其测定原理是当抗原和抗体在有促进聚合作用的缓冲液中相接触时，会特异结合为复合物粒子。用激光照射时，粒子就会产生散射光。过量抗体存在的情况下，在一定范围内复合物形成的多少与抗原量成正比，亦和光散射率成正比。故在同样条件下测定标准物和标本的光散射率即可推算出标本中免疫球蛋白含量。

此种方法更敏感，快速，简便，只需将一定量的缓冲液及待测样本加入反应管中，再加入抗血清即可。但对设备要求高，不易于推广应用。

二、抗体生成细胞的检测

有多种方法检测分泌抗体的 B 细胞。主要有溶血空斑法（plaque-forming cell）（assay，PFC）和溶血分光光度法。

（一）溶血空斑实验

1. 原理 溶血空斑法有直接法和间接法两类。直接法是测定抗绵羊红细胞（SRBC）IgM 类抗体生成细胞。在初次免疫时，此类细胞出现最早，4~5d 达高峰。将经过 SRBC 免疫后的动物淋巴细胞（一般用脾细胞）与绵羊红细胞一起混入 0.7% 琼脂内。淋巴细胞分泌 IgM 类抗体，在补体参与下使 SRBC 溶解，从而每一抗体生成淋巴细胞周围形成一个肉眼可见的溶血空斑。间接法是测定 IgG，IgA 类抗 SRBC 抗体，需要外加抗 Ig 抗体时，才能激活补体，溶解 SRBC。此类抗体出现在初次免疫反应的晚期，8~10d 才达高峰。

2. 实验仪器与材料

(1) 实验动物　6~8 周龄小白鼠，体重 18~25g。

(2) 培养皿（直径 6cm）；动物解剖用具：解剖剪刀，小镊子；恒温水浴箱；恒温箱；离心机。

(3) 琼脂（用 Hanks 液配成 1.4% 和 0.7% 两种浓度）；Hanks 液；绵羊红细胞悬液；DEAE-右旋糖酐（分子量 50 万，与蒸馏水配成 1%）；豚鼠补体（如用间接法还需抗 Ig 类血清）。

3. 实验步骤

(1) 免疫小鼠　实验前 4d 从小鼠尾静脉注射经 Hanks 液洗涤的 SRBC 0.2ml（含 4×10^8 细胞）。

(2) 脾细胞悬液制备　小鼠免疫 4d 后，断颈处死，取其脾脏磨碎，用 Hanks 液制成悬液，在冰浴中放置数分钟，取上层悬液计数，稀释成 1×10^7 细胞/ml。

(3) 琼脂板制备　在 45~48℃ 恒温水浴中，每只试管内加入 1ml 0.7% 琼脂，并依次加入 1% DEAE-右旋糖酐 0.05ml，SRBC 0.1ml（2×10^8 个），脾细胞 0.1ml（1×10^6 个）；如果用间接法还要加入 10μl 抗 Ig 类血清。迅速摇匀后将此混合物倒入铺有 1.4% 琼脂的培养皿内铺平。

(4) 空斑形成　待顶层琼脂凝固后，将平皿放在 37℃ 温箱中孵育 1h，然后加入 1:30 稀释的豚鼠血清（用 Hanks 液稀释）1ml，继续保温 30min，即可出现肉眼可见的溶血空斑。

(5) 结果判断　通过每个平皿的空斑数计数出每百万脾细胞内含有空斑形成细胞的平均值，每个脾细胞形成的空斑大小证明脾细胞释放抗体的多少。

4. 方法评价　此法简单易行，不需特殊设备。但溶血空斑计数繁琐，计数人员不同，结果会有偏差。

5. 注意事项

(1) SRBC 要新鲜。镜检发现 SRBC 形态改变时不能使用。在制备 SRBC 悬液时每次离心速度不能超过 2000r/min，时间不能太长，洗涤次数不能超过 3 次，以免红细胞脆性增加，影响结果。

(2) 脾细胞悬液制备过程要在冰浴中进行，以保持淋巴细胞活力。计数要准确。

(3) 琼脂糖优于琼脂。避免琼脂铺的不均匀，影响空斑计数。

(4) 由于琼脂的半乳聚糖链上会有抗补体的硫酸酯基团，需加 DEAE-右旋糖酐，预防抗补体作用。如没有 DEAE-右旋糖酐时，可以用过量豚鼠血清，也能得到满意结果。

（二）溶血分光光度法

1. 原理　其基本原理与溶血空斑实验一致。但不计数空斑数，而是测量血红蛋白释放量。将经 SRBC 免疫的小白鼠脾细胞悬液与 SRBC 及补体共同孵育后，将 SRBC 裂解，以分光光度计比色，观察溶血程度，以说明形成抗体的 B 细胞的数量和功能。

2. 实验仪器与材料

(1) 分光光度计。

(2) 实验动物，SRBC，豚鼠血清，及其他试剂同溶血空斑法。

(3) 0.01mol/L pH7.2 磷酸盐缓冲液。

3. 实验步骤

(1) 免疫　用 PBS 液配成 5% SRBC 悬液，取 0.2ml 注入小白鼠腹腔内，一次注射 5 天后使用。

(2) 脾细胞悬液制备　将免疫 5d 后小白鼠取脾，用冷 PBS 制成脾细胞悬液，5×10^6 细胞/ml 浓度。

(3) 补体稀释液制备　豚鼠血清 1ml，加入压积的 SRBC 0.2ml，放 4℃ 冰箱 30min，吸附豚鼠血清中的非特异凝集素；离心后用 PBS 稀释成 1:50 的补体稀释液。

(4) 在试管中加入 1ml 脾细胞（5×10^6 细胞），0.2% SRBC 悬液 1ml，及 1:50 补体稀释液 1ml，摇匀后置 37℃ 水浴 60min（孵育期间轻轻摇动两次，避免细胞下沉）。取出后 3000r/min 离心 3min，取上清，分光光度计上波长 413nm 读光密度值（同时需做两种对照：一种用正常小白鼠脾细胞代替免疫小白鼠脾细胞；一种用 PBS 代替脾细胞悬液，操作同上）。

(5) 结果判定　实验组鼠 OD 值减去正常小鼠对照的 OD 值即为实验结果。结果差值越高说明实验组小鼠 B 细胞释放抗体量越大。

4. 方法评价　此法重复性较好，已可避免溶血空斑计数时的繁复手续。

5. 注意事项　SRBC 要新鲜；脾细胞悬液制备过程中，保持在冰浴中进行，以保持淋巴细胞活性。计数要力求准确。

（李　静　何　维）

参　考　文　献

1. 于俊阁. 细胞毒技术. 见：方福德等主编. 现代医学实验技巧全书（下）. 北京：北京医科大学中国协和医科大学联合出版社，1995，289－297
2. 赵武述，等. 现代临床免疫学. 北京：人民军医出版社，1994
3. 赵长春，等. 临床免疫检验学. 天津：天津科学技术出版社，1990
4. 武建国. 实用临床免疫学检验. 南京：江苏科学技术出版社，1989
5. 郑武飞. 实用临床免疫学技术. 天津：天津科学技术出版社，1991

第八节　细胞膜色谱技术在免疫药理学中的应用

一、原理

生物色谱法（biochromatography）是由色谱技术与生命科学交叉形成的新兴色谱技术，我国目前应用于研究的细胞膜色谱法是由贺浪冲教授创立的，其原理是利用生物活性物质的特异性相互作用进行生物样品分离分析和生物活性参数测定，通过药物与靶点（受体、通道、酶等）结合的原理，将药物中的效应物质分离，进而应用于药物活性成分的筛选以及药物机制的研究。细胞膜色谱技术主要包括细胞膜色谱法和细胞膜固相色谱。

二、分类

（一）细胞膜色谱法（cell membrane chromatography，CMC）

CMC 是一种新的受体药理学实验研究方法，它是将活性组织细胞膜固定在特定载体——活化的硅胶表面，制备成细胞膜固定相（cell membrane stationary phase，CMSP），用液相色谱的方法研究药物或化合物与固定相上细胞膜及膜受体的相互作用规律的受体动力学创新技术。

（二）细胞膜固相色谱法

细胞膜固相色谱，是应用有生命特征的细胞膜特异性结合中药提取液中的效应成分并加以分析的技术。应用活性细胞膜为固定相，选择性地结合中药提取物中的活性成分。

三、细胞膜色谱技术特点

1. 可在动态条件下反映受体与配体结合的特异性、饱和性、可逆性和竞争性，无放射性。
2. 可作为活性化合物的体外较高选择性、高特异性和高效率高通量筛选提供了分析手段。
3. CMSP 对药物异构体有手性和高表达受体亚型的特异配体均有识别能力。
4. CMC 技术操作方便快捷效率高，CMSP 活性保持时间较长可重复使用，被测药物无须标记。
5. CMSP 具有色谱分离和受体亲和二重特性，分离和筛选可同步完成。
6. 保持细胞膜完整性、膜受体的立体结构、靶点和周围环境相对稳定性，可排除非作用杂质成分的干扰。

四、细胞膜色谱技术的在药物研究中研究和应用

色谱技术作为一门理论和技术研究都很成熟的分离分析科学，特别是对中药和天然药物有效成分的高通量筛选的突出优势，在中药的物质基础与质量控制、配伍机制和新药研发等方面得到了越来越多的关注，多应用于以细胞膜为作用靶点的中药效应成分筛选和研究。

目前国内运用细胞膜色谱法进行中药有效成分筛选的研究，主要集中在心肌细胞、血管细胞、红细胞和胰岛细胞等模型，应用各种不同组织的细胞膜色谱模型筛选了丹参、川芎、当归等中药或复方的活性成分（表 7-5-10）。

表 7-5-10　用于活性筛选的部分中药和复方及其选用的细胞膜

所选用的细胞膜	筛选的中药（提取物）或复方
血管细胞膜	当归、川芎，淫羊藿、菟丝、红毛七太白、红花、四物汤
心肌细胞膜	川芎、心康平
胰岛 β 细胞膜	原小檗碱
红细胞膜	长春七、金刷把

五、存在的问题

细胞膜色谱技术是 20 世纪末新兴的色谱技术，作为一种离体分析方法，目前还存在一些问题。

1. 不能模拟体内环境下中药活性成分发挥药效作用。

2. 细胞膜色谱柱难以提供细胞膜正常存活所需条件，存在非特异性结合。

3. 细胞膜色谱法建立在受体学说基础之上，只用于筛选靶点明确的中药活性成分而使应用受限。

4. 应选择针对作用于不同靶点的固定相细胞膜和相应的固定相载体。

5. 细胞膜制备困难，重现性和精密度不佳，保存时间短，难以商品化。

6. 分离得到的中药活性成分即柱内所能特异性保留的效应成分的量较少，难以收集到足量化合物进行结构鉴定和药理活性验证。

通过采用 HPLC-DAD 检测器和灵敏度更高的 HPLC-MS 技术分析中药活性成分，同步完成中药活性成分的分离与结构鉴定，可以改进和提高用细胞膜色谱技术筛选中药活性成分的效率。

随着细胞膜亲和色谱研究的不断深入，更多类型的培养细胞和表达单一受体的细胞膜色谱柱，将为受体亚型选择性药物的筛选和研究提供更全面更高特异性的方法。

六、细胞膜色谱柱的制备方法

（一）膜制备

用于制备细胞膜色谱柱的细胞膜可来自于新鲜组织或培养的细胞株。

1. 组织细胞膜

（1）组织块称重，加入 10 倍体积的 Tris-HCl 缓冲液。

（2）冰浴下匀浆、过滤，10 000 ×g 离心 10min。

（3）沉淀用缓冲液混匀，离心 2～3 次。

（4）用 10mmol Tris-HCl 和 2mmol LiBr 提取 45min。

（5）1000 ×g 离心 10min，得均匀的细胞膜悬液。

（6）用 Lowry 法测蛋白含量。

2. 培养细胞膜

（1）当细胞覆盖瓶底 80% 时，可将细胞取出制膜。

（2）将消化好的细胞悬液在 1000 ×g 离心 10min。

（3）弃去上清液，加入一定量的低渗液。

（4）超声振荡 20min，400 ×g 离心 10min。

（5）弃去沉淀，上清液 12 000 ×g 离心 10min 后，沉淀即为所需细胞膜。

（6）用适量生理盐水溶解，用 Lowry 法测定蛋白质含量。

（7）注意事项　弥散分布或重量太小的组织（如某些神经核团，内分泌组织），需要进行细胞原代培养或细胞株的传代培养，获得足量的细胞后才能进行 CMC 研究。

（二）色谱柱的制备

1. 制细胞膜的吸附等温线，计算硅胶饱和吸附量，制备相应膜固定相的初始细胞膜浓度。

2. 取活化硅胶 20mg，加入膜制备。

3. 4℃ 摇床上震荡 60min。

4. 平衡后离心分离。

5. 沉淀物用 0.6ml 的 Tris-HCl 洗涤。

6. 用低压湿法加入 12mm×50mm ID 的不锈钢色谱柱中，将细胞膜固定于硅胶载体表面。

7. 在柱温 37℃，pH＝7.4 的磷酸缓冲液平衡一段时间后准备进样分析。

8. 计算平衡参数－容量因子反映不同药物与细胞膜受体的亲和力。

（杨 莉 侯 琦）

参 考 文 献

1. 苏定冯，等主编，药理学进展（2005）. 北京：人民卫生出版社，12－17

2. 贺浪冲，杨德，耿信笃. 固定在硅胶表面细胞膜的酶活性及其色谱特性. 科学通报，1999，44（6）：632－637

3. 贺浪冲，耿信笃. 细胞膜受体色谱法－研究药物与受体作用的新方法. 生物医药色谱新进展，1996，3：8－9

4. 方艺霖，张艺，肖小河，等. 细胞膜色谱技术用于中药活性成分筛选的研究进展. 中草药，2008，39（7）：附3－附5

5. Zeng C M，Zhang Y. Lu L，et al. Immobilization of human red ceils in gel particles for chromatographic activity studies of the glucose transporter glut 1. Biochem Biolphys Acta，1997，1325（1）：91－98

第六章 药物对单核－巨噬细胞及抗原呈递细胞功能影响的实验检测

单核细胞和巨噬细胞来源于骨髓，在其进入到外周循环之前，它们来自造血干细胞。在各种组织内，由血液进入组织的单核细胞进一步分化成巨噬细胞。循环的单核细胞和组织内的巨噬细胞在防御外源微生物入侵和杀伤肿瘤细胞方面起着重要的作用。除了吞噬细菌及继发于吞噬后细胞内溶酶体酶介导的杀菌作用外，巨噬细胞还是重要的抗原呈递细胞。它在吞噬病原体后，可对抗原进行处理并以 II 类 MHC 分子－抗原肽形式把抗原呈递给 CD4$^+$ 的辅助 T 细胞。此外，单核细胞在抗原刺激活化后可分泌一些重要的细胞因子，如 IL-1，IL-6，GM-CSF，IL-8 及 TNF-α 等。这些因子在启动免疫应答，活化 T 细胞，促进 NK 细胞活性，促进单核细胞和中性粒细胞成熟与分化，引起炎症反应发生，趋化及活化中性粒细胞和杀伤肿瘤细胞等方面发挥重要的作用。另一方面，单核细胞还可分泌免疫抑制因子，如前列腺素 E_2（PGE$_2$）来下调免疫应答。另外，单核－巨噬细胞对肿瘤细胞还可产生细胞毒效应。

所谓抗原呈递细胞（APC）是指具有可将蛋白质抗原逐步转变为肽并以肽-MHC（peptide-MHC）复合物形式呈递给 T 细胞以供其识别的能力的免疫辅佐细胞。

作为 II 类 MHC 分子限制性辅助 T 淋巴细胞的抗原呈递细胞，首先需具备两个先决条件，即具有加工处理所吞噬的抗原的能力和在细胞膜上表达 II 类 MHC 基因产物的能力。由于许多细胞都具有吞噬和加工抗原的能力，能否表达 II 类 MHC 分子就成为一类细胞能否起到抗原呈递作用的决定因素。已被研究澄清的对辅助性 T 细胞有抗原呈递作用的抗原呈递细胞包括以下几种细胞类型：单核－巨噬细胞，B 淋巴细胞，树突状细胞，皮肤的朗格汉斯细胞及人的内皮细胞（表7-6-1）。

在体外研究中发现 B 淋巴细胞可有效地将抗原呈递给 T 辅助细胞。在体内过程中 B 细胞也可能发挥这一抗原呈递作用。特别在可利用的抗原浓度很低时，由于 B 细胞表面免疫球蛋白对抗原的高亲和力，它在辅助性 T 细胞依赖的抗体产生过程中显得十分重要。

主要存在于脾和淋巴结中的树突状细胞（dendritic cell）是最有效的抗原呈递细胞。这主要是因为树突状细胞可构成性表达高水平的 II 类 MHC 分子及其辅刺激因子如 CD80。树突状细胞可将抗原呈递给从未接触过抗原的纯真 T 细胞。有研究表明它也可诱导 T 细胞对异体 MHC 分子的免疫应答。位于脾脏和淋巴结内的树突状细胞是一种无规则形状的不具有吞噬能力的免疫辅佐细胞，在这些器官的细胞总体中所占比例极小。它们发源于骨髓，并与单核－吞噬细胞的谱系密切相关。树突状细胞在免疫应答的诱导过程中起重要作用。它们在形态学上的特征为具有胞膜脊样（spine-like）的突起。树突状细胞有两种类型：不同的类型树突状细胞具有不同的特性和功能。其一，并指状树突细胞（interdigitating dendritic cell），通常简称为树突状细胞，存在于许多器官的间质内，在淋巴结和脾脏内的 T 细胞区中数量较多，并散布在皮肤的表皮组织内。在皮肤表皮中的树突状细胞被称为朗格汉斯细胞（Langerhans cell），朗格汉斯细胞是皮肤中唯一的一种抗原呈递细胞，在形态学上具有树突状细胞的特征。朗格汉斯细胞，表达 CD1 分子，其胞内含一个被称之为 Birbeck 颗粒的胞质细胞器，该颗粒的功能不详。并指状树突细胞被认为从骨髓前体细胞发育分化而来，在谱系发生上与单核吞噬细胞相关。并指状树突细胞可有效地将抗原呈递给 CD4$^+$辅助 T 细胞。朗格汉斯细胞能够捕获进入皮肤的抗原并将其转运到淋巴结。事实上，许多淋巴组织和间质中的树突状细胞也许源于朗格汉斯细胞。朗格汉斯细胞在捕获抗原后可迁移到上述组织内。朗格汉斯细胞能从皮肤迁移至淋巴结。极有可能是淋巴结内并指树突状细胞的前体。一般认为朗格汉斯细胞在其表面结合并处理抗原，之后携带抗原经淋巴循环至淋巴结皮质区，在此变为并指树突细胞，将抗原呈递给纯真的 CD4$^+$T 细胞。与此过程不同的是皮肤的巨噬细胞和小血管内皮细胞可能将抗原呈递给皮肤内 T 淋巴细胞。这些 T 细胞大多数是先前已激活的或记忆 T 细胞。显然，这涉及免疫应答的再次反应过程。相比之下，朗格汉斯细胞则与免疫应答的初次反应有关；其二，滤泡树突状细胞（follicular dendritic cell），存在于淋巴结、脾脏及黏膜相关性淋巴组织的淋巴滤泡中的生发中心内。滤泡树突状细胞不是衍生于骨髓中的前体细胞，与并指状树突状细胞无关，滤泡树突状细胞可捕获抗原 – 抗体或抗原 – 抗体 – 补体复合物，并将抗原呈递给 B 细胞。

表 7-6-1 抗原呈递细胞的特性与功能

细胞类型	Ⅱ类 MHC 分子	共刺激因子的表达	主要功能
树突状细胞（朗格汉斯细胞，并指细胞）	构成性	构成性	启动CD4$^+$细胞应答（致敏）同种异体移植物排异反应
巨噬细胞	可由 IFN-γ 诱导	可由 LPS，IFN-γ 诱导	促使CD4$^+$T效应细胞的产生
B 淋巴细胞	构成性：IL-4 可使增加	可由 T 细胞诱导	CD4$^+$辅助性 T 细胞在体液免疫应答中的参与与辅助作用（T 细胞-B 细胞相互作用）
血管内皮细胞	可由 IFN-γ 诱导	构成性	使抗原特异性 T 细胞补充到抗原暴露或炎症发生的部位
各种上皮细胞和间质细胞	可由 IFN-γ 诱导	可能没有	生理功能不明加重组织的自身免疫反应

缩写：LPS，脂多糖；IFN-γ，γ 干扰素；IL-4，白细胞介素-4。

人小血管的内皮细胞也可表达 Ⅱ类 MHC 分子，可能在细胞介导的免疫应答如外周组织的迟发型超敏反应起到参与作用。有报道来源于骨髓的肥大细胞也表达 Ⅱ类 MHC 分子，可向特异的 T 杂交瘤细胞呈递抗原。此外还有一些细胞如血管内皮细胞，上皮细胞和间质细胞等可在 IFN-γ 的诱导下表达 Ⅱ类 MHC 分子，有人将它们称为"非专职性 APC"，借以同"专职性 APC"如巨噬细胞，树突状细胞等加以区别。这些"非专职性 APC"大多不表达其刺激因子如 CD80 分子，因而在大多数 T 细胞应答中不会起到重要作用。此外，几乎所有有核细胞均可表达 Ⅰ类 MHC 分子，并使其与抗原肽在细胞表面一同出现。因此，它们也属于"非专职性 APC"。

在本章我们除了给读者交代某些巨噬细胞的某些功能测定技术外，还介绍一种抗原呈递的研究方法。应该指出的是，在我国免疫学乃至免疫药理学研究方面，抗原呈递的研究还属于新兴领域。抗原呈递的研究方法目前还缺乏统一的标准，我们只是依据自己的理解向读者做有关这方面的方法介绍，并希望能引起免疫药理学同道们的共鸣。

第一节　药物对单核－巨噬细胞功能影响的实验检测

本节将介绍巨噬细胞吞噬功能和抗微生物活性测定、巨噬细胞对肿瘤细胞的细胞毒反应检测及单核因子（monokine）测定。

一、巨噬细胞吞噬鸡红细胞实验

（一）原理

巨噬细胞在体外可吞噬鸡红细胞。将巨噬细胞和鸡红细胞在体外孵育后染色，可在显微镜下观察吞噬鸡红细胞的巨噬细胞百分率。

（二）实验材料

人、小鼠或大鼠巨噬细胞悬液（分离参见第一章第五节）、鸡红细胞悬液、RPMI 1640 培养基（含 10% 人 AB 血清，其他成分同完全细胞培养基）、Hanks 液、24 孔培养板、离心机及显微镜等。

（三）实验步骤

1. 体内药物观察实验，可直接进行下步实验；体外药物观察实验，则可将药物按一定梯度与巨噬细胞在体外 24 孔培养板内孵育（1×10^6 细胞/ml，每孔 1×10^6 细胞），同时设空白对照（单加培养基）、阳性对照（加 $5 \mu g/ml$ 的 LPS），培养基为 RPMI 1640，培养条件为 37℃ 5% CO_2 下培养 48h。

2. 用 Hanks 液洗涤巨噬细胞，将巨噬细胞与鸡红细胞按 1：（4～8）的比例混合，37℃ 孵育 30min，每 10min 摇动 1 次。

3. 离心，取细胞沉淀悬液涂片，甲醇固定，姬姆萨染色。

4. 油镜下计数 100 个巨噬细胞中吞噬鸡红细胞的巨噬细胞数和吞噬鸡红细胞的总数。

（四）结果计算

按下式计算吞噬百分率和吞噬指数：

$$吞噬百分率 = \frac{吞噬鸡红细胞的巨噬细胞数}{100 个巨噬细胞}$$

$$吞噬指数 = \frac{100 个巨噬细胞中吞噬鸡红细胞的总数}{100 个巨噬细胞}$$

（五）注意事项

培养液中应不含有内毒素，最好用人 AB 血清，而不用小牛血清（防止含内毒素），否则可能造成对巨噬细胞的活化。

二、白色念珠菌 ^{3}H 葡萄糖参入实验

（一）原理

巨噬细胞在体外与白色念珠菌共培养，巨噬细胞可吞噬白色念珠菌。在培养一定时间后，加入氚标记的葡萄糖，它可参入到白色念珠菌和巨噬细胞中。再孵育一定时间用水将巨噬细胞裂解，使氚标记的葡萄糖仅参入到菌丝体中，这样计数菌丝体内氚的参入量可判断出巨噬细胞对白色念珠菌生长的抑制效应。

（二）实验材料

人、小鼠或大鼠巨噬细胞悬液（分离参见第一章第五节）、白色念珠菌、沙保（Sabouraud）培养基、RPMI 1640 培养基（成分同上）、^{3}H 葡萄糖（New England Nuclear, Boston, Mass）、PBS 液、96 孔平底细胞培养板、离心机及显微镜等。

（三）实验步骤

1. 取无菌大试管，放入沙保培养基，制成斜面，取白色念珠菌接种于斜面上，28℃ 孵育 18～24h，用 PBS 洗涤下菌体，离心（$200 \times g$, 8min），以 10^4 细胞/ml 浓度重悬于培养液中。

2. 巨噬细胞以 3×10^5、1×10^5 和 3×10^4 细胞/ml 度重悬于培养液中，分别取 $50\mu l$ 加入 96 孔平底培养板孔中，每个浓度平行做 3 孔。

3. $50\mu l$ 前述白色念珠菌液被加入到含有巨噬细胞的孔中，使巨噬细胞与白色念珠菌的比例为30∶1、10∶1 和 3∶1，同时设白色念珠菌的单独对照。37℃培养 18h，各孔加 $50\mu l$ 无菌蒸馏水，内含 $10\mu Ci/ml$ ^3H 葡萄糖，孵育 3h。

4. 加入蒸馏水于培养板孔中，溶解巨噬细胞，使 ^3H 葡萄糖只能参入到菌丝体中。此时，在显微镜下可清楚地观察到巨噬细胞抗微生物活性。加 $50\mu l$ 漂白粉于每孔来消毒培养物，细胞收获，β 液闪计数仪上进行 cpm 计数。

（四）结果计算

结果以白色念珠菌的生长抑制率表示：

$$白色念珠菌的生长抑制率 = \frac{白色念珠菌\ cpm - 白色念珠菌与巨噬细胞共培养的\ cpm}{白色念珠菌\ cpm}$$

三、单核－巨噬细胞对肿瘤细胞的细胞毒反应测定

（一）原理

单核－巨噬细胞对肿瘤细胞可产生细胞毒效应。根据这一机制，可将肿瘤细胞用 ^{125}I 脱氧尿苷标记，然后，将巨噬细胞与放射性核素标记的肿瘤细胞共育反应，洗涤，检测未被溶解肿瘤细胞内放射性核素的放射强度，来推算其细胞毒百分率。

（二）实验材料

人，小鼠或大鼠巨噬细胞悬液（分离参见第一章第五节）、^{125}I 脱氧尿苷（New England Nuclear，Boston，Mass）、A375 人黑色素瘤细胞系、PBS 液、DMEM 培养基（含 5% 人 AB 血清）、DMEM 培养基（含 10% 小牛血清）、96 孔平底细胞培养板、$25cm^2$ 细胞培养瓶、离心机及显微镜等。

（三）实验步骤

1. 用培养基洗在 $25cm^2$ 细胞培养瓶内单层培养 A375 人黑色素瘤细胞系，加入含有 $0.3\mu Ci\ ^{125}I$ 脱氧尿苷的 DMEM 培养基（含 10% 小牛血清），37℃培养 24h；用 PBS 洗涤未黏附的肿瘤细胞，加 2ml 含 0.25% 胰蛋白酶和 0.02% EDTA 溶液对黏附的肿瘤细胞进行 5min 消化，洗涤细胞。重悬细胞于 DMEM 培养基（含 5% 人 AB 血清）中，细胞浓度为 5×10^4 细胞/ml。

2. 取核素标记的肿瘤细胞 $100\mu l$，加入 96 孔平底培养板中，板中事先已加入 2×10^6，1×10^6 或 5×10^5 细胞/ml 的巨噬细胞 $100\mu l$ DMEM 培养基（含 5% 人 AB 血清），使效应细胞/靶细胞比例为40∶1、20∶1 和 10∶1。设立单独靶细胞（肿瘤细胞）对照。

3. 培养 24h 后，细胞不再黏附于板底，吸取细胞，洗涤，将细胞再培养，培养基为 DMEM 培养基（含 5% 人 AB 血清），48h 后，用 0.1ml 0.5mol/L NaOH 溶解肿瘤细胞。

4. 在 γ 计数仪上测定溶解物的放射性强度。

（四）结果计算

$$细胞毒百分率 = \frac{靶细胞\ cpm - 效应细胞与靶细胞共培养\ cpm}{靶细胞\ cpm}$$

四、单核因子测定

单核因子即为单核－巨噬细胞产生的细胞因子。有关细胞因子的测定方法在第五、六节已有介绍，在此，我们侧重介绍单核因子产生的诱导及某些特殊性实验条件。在观察药物对单核因子产生影响时可同时或分别采用体内和体外实验。在体内实验时，单核因子的诱导可在体内进行。

（一）单核因子产生的诱导

将 1ml 悬于含 5% 人 AB 血清的 RPMI 1640 培养基的 2×10^6 新鲜分离的单核细胞加入 24 孔培养板孔

中，每孔再加入大肠杆菌脂多糖（011：B4，Sigma）100µl，其终浓度为 1µg/ml。37℃ 5% CO_2 培养 24～48h。收集上清，离心（200×g，10min），－70℃冻存待测。

（二）单核因子测定

1. 生物学方法测定可了解单核因子的功能活性，如表 7-5-8 所示，D10. G4.1 是伴清蛋白（conalbumin)-特异性的小鼠 T 细胞克隆（ATCC），它的生长除了特异性抗原外，还需 IL-1 的存在。它可在 100µg/ml 伴白蛋白和饲养细胞：放射性（20Gy）去增殖的 C3H/HeJ 脾细胞存在的条件下在体外生长。在无饲养细胞条件下，Con A（2.5µg/ml）和 IL-1 可使其增殖。具体流程参见第五章第六节 IL-2 的测定。但某些特殊条件如下：D10 细胞 $2×10^6$/孔；单核细胞上清 3 倍稀释液 100µl/孔，与 ConA（2.5µg/ml）同时加入含 D10 细胞的 96 孔平底培养板孔中，200µl 总体积/孔，72h 培养时每孔加氚标记的胸腺嘧啶核苷 50µl（10µCi/ml），再培养 6h 收获细胞。用生物学方法测定 IL-6、TNF 的方法测定，参见第五章第六节。

2. 亦可以用 ELISA 和放免（RIA）试剂盒测定单核因子，然而，它们有一个弱点，就是同时也测定了失去生物学活性的细胞因子如单核因子的前体、未处理型的及部分降解的单核因子。RIA 的优点在于高敏感性，其缺点在于需要特殊仪器及放射性危险。ELISA 方法安全，但敏感性不如 RIA。

第二节　药物对抗原呈递细胞呈递抗原作用的实验检测

T 细胞的特异性由选择性与 TCR 结合的 MHC 分子所呈递给 TCR 的抗原肽决定。这些肽决定簇或由专职性 APC 产生并与 MHC Ⅱ 分子形成 MHC Ⅱ 分子 - 肽复合物，或由所有细胞（非专职性 APC）产生并与 MHC Ⅰ 分子形成 MHC Ⅰ 分子 - 肽复合物，这一过程被称之为抗原处理。已有两种主要的抗原处理途径得到确定。来自胞外的可溶性蛋白将产生与 MHCⅡ 分子相关联的抗原决定簇，而胞内合成的蛋白质产生出来的抗原决定簇则与 MHC Ⅰ 分子结合。外源可溶性蛋白可通过不同的细胞摄粒作用（endocytosis，包括吞噬和吞饮）使其被内化（internalization）。抗原可经受体介导的方式被 B 细胞表面的 sIg，或在 B 细胞及巨噬细胞表面的 Fc 受体及补体受体所捕捉。在另一种情形下，抗原亦可经液相吞饮（pino cytosis）为所有细胞所内化。细胞摄粒作用为 clathrin 所介导，形成于 clathrin 包被的凹陷的内摄囊泡（endicytic visicle）是相对小的（其直径有大约 150nm）。Clathrin 包被介导发生内陷及在胞质内产生囊泡。继而，囊泡与其他新形成的核内体（endosome）广泛融合。在囊泡内确切的抗原肽生成及与 MHC Ⅱ 分子结合机制目前尚不清楚，晚近研究证实，这一过程主要发生在一个独特的前溶酶体致密囊泡内。

外源性颗粒抗原由吞噬（phago cytosis）过程所内化。与细胞摄粒作用相反，吞噬被认为是吞噬细胞的一种特殊功能，吞噬细胞包括单核细胞、巨噬细胞、中性粒细胞和嗜酸性粒细胞。对微生物、乃至死细胞或细胞碎片的吞入可由被吞噬的颗粒与吞噬细胞表面的 Fc 受体、补体受体或甘露糖受体的结合所启动。区域性肌动蛋白的聚合和受体 - 配体的相互作用的两者结合是吞噬的主要机制。一旦内化完成后，吞噬小体（phagosome）转化成吞噬溶酶体（phagolysosome）。这一过程即为吞噬小体与核内体融合，继而与溶酶体融合。吞噬溶酶体具有抗原处理的能力。在吞噬溶酶体中，微生物经非特异性方式被破坏，如超氧离子，髓过氧化物酶反应等。这一过程可为 T 细胞的刺激所上调。这一过程发生在抗原水解后产生抗原肽，以 MHC Ⅱ 类分子 - 肽复合物形式呈递给 T 细胞后。活化的 T 细胞可分泌细胞因子来激活巨噬细胞，从而增强其活性。

B 细胞可经其表面抗原受体（表面免疫球蛋白）摄取蛋白，使其内化并被处理，也形成 MHC Ⅱ 类分子 - 肽复合物，将抗原肽呈递给 T 细胞。树突状细胞亦可以某种方式摄取和处理抗原，并使抗原肽与 MHC Ⅱ 类分子相关联，将其呈递给 T 细胞。

一、APC 对颗粒性抗原和可溶性抗原的抗原呈递作用检测

（一）实验材料

1. 结晶的鸡卵清清蛋白(OVA)　购于 Sigma 公司，0.5，1，2，4 和 10µm 的聚苯乙烯微珠（polystyrene bead，Polysciences Inc，Warrington，PA，USA），牛血清清蛋白（BSA），硼酸盐缓冲液（0.1mol/L pH8.5），^{14}C-OVA（NEN Research Product，Boston，MA，USA），FITC（异硫氰酸荧光素），多聚（D-

Glu，$_D$-Lys）6：4 氢溴化物（Sigma），0.025mol/L Na$_2$CO$_3$/NaHCO$_3$ 缓冲液，PBS：含 10mg/ml BSA，5% glycerol（V/V），RPMI 1640 培养基（含 4.5g/L 葡萄糖，每升含 5% 热灭活 FCS，4mmol/L L-谷氨酰胺，20mmol/L HEPES，50μmol/L β2-ME，40μg/ml gentamicin，100μg/ml 链霉素，100U/ml 青霉素，0.25μg/ml fungizone，1mmol/L 非必需氨基酸）。

2. 细胞系 LS.102.9 为 B 细胞杂交瘤，表达 1-A^{d,s}，1-E^d（ATCC）；A20.2J 细胞系（1-A^d，l-E^d），DO-11.10（1-A^d）和 3DO-54.8（1-A^d）T 细胞杂交瘤；E5.6 巨噬细胞样细胞系来源于 ASW（H-2^s）骨髓细胞；T-T 杂交瘤；8A12.2.1（P.47）、24E2.1.3（P.20）、23B2.1.2（P.22）、21B10.24（P.30）等对 OVA 具有特异性，并有 l-A^d 限制性。肽段序列 P.47：HIATNAVLFFGRCVSP；P.20：TNGIIRNVLQPSS-VDS；P.22：QTAMVLVNAIVFKGLWE；P.30：PFASGTMSMLVLLPDE。所有细胞系传代于 DMEM 培养基（含 4.5g/L 葡萄糖，每升含 5% 热灭活 FCS，4mmol/L L-谷氨酰胺，20mmol/L HEPES，50μmol/L β2-ME，40μg/ml gentamicin，100μg/ml 链霉素，100U/ml 青霉素，0.25μg/ml fungizone）。

3. 细胞制备 B 细胞来源于 ASW 小鼠脾细胞，先行两次 G-10 Sepharose 柱，后经抗-Ig 淘洗（panning）获得。B 细胞群体经免疫荧光染色证实 97% sIg 阳性及 99% CD45 阳性。B 细胞经 LPS 培养 4d 而得到活化 B 细胞。腹膜渗出物细胞（peritoneal exudate cell，PEC）获得：腹膜腔注射 1.5ml 的硫羟乙酸盐 2~4d 后，经腹腔灌洗获得。

（二）实验步骤

1. 微珠制备

（1）OVA-微珠制备 OVA 与 0.5，1，2，4 和 10μm 的聚苯乙烯微珠被动吸附结合。聚苯乙烯微珠于 OVA 或 BSA（400μg/ml 或少些）混合在硼酸盐缓冲液（0.1mol/L pH8.5）介质中，在 25℃ 倒置摇动过夜。OVA 与聚苯乙烯微珠的结合量通过加入 ^{14}C-OVA（5%~10%）产生交联反应来确定。一般 20~110μg/ml OVA 存在于乳胶溶液（2.5%，W/V）即可。

（2）FITC-微珠制备 多聚（$_D$-Glu，$_D$-Lys）6：4 氢溴化物（1mg/ml）按说明经被动吸附于 4μm 聚苯乙烯微珠上。该微珠经用 0.025mol/L Na$_2$CO$_3$/NaHCO$_3$ 缓冲液（含 FITC 0.1mg/ml）透析与 FITC 交联孵育 24h，用硼酸盐缓冲液（0.1mol/L，pH8.5，10mg/ml BSA）洗涤 4 次，FITC 微珠重悬于储存液（PBS：含 10mg/ml BSA，5% glycerol，V/V）。上述所有微珠在使用前应用培养基洗涤两次。

2. 细胞培养

（1）APC 固定 有一部分 APC 用 1% 多聚甲醛在室温下固定 10min，然后用 PBS 洗涤 3 次，用作免疫荧光染色 gating 细胞。

（2）10^{5}T 细胞杂交瘤加入 96 孔平底培养板 在孔内再分别加入不同类型的 APC：10^5 B 细胞系，2×10^{4}PEC 细胞或 E5.6 巨噬细胞细胞系，或 5×10^5 脾细胞，分别设立加抗原或不加抗原孔。在抗原孔中，或加一定浓度梯度的可溶性 OVA（巨噬细胞浓度高些，E5.6 浓度：100~1000μg/ml，B 细胞系浓度：LS.102.9：10~100μg/ml），或加入 OVA-微珠（E5.6 巨噬细胞和 B 细胞：100ng OVA/10^{6}4μm 微珠），200μl 总体积/孔。细胞在 37℃ 5% CO$_2$ 条件下培养 18~24h，吸取 100μl 上清，冻存，供测定 IL-2 活性用。

3. 用等聚焦激光扫描显微镜观察 APC 对微珠内化的情况 将 B 细胞杂交瘤、巨噬细胞系等与 4μm FITC-微珠（2.5% 凝胶 1：50 稀释）在 24 孔培养板内 12mm 圆盖薄（玻）片（Fisher Scientific，pittsburgh，PA）上培养过夜。培养板在 4℃ 孵育 3~10min，培养板内培养基用 0.5ml PBS（含 10% FCS，2μg/ml CD45R-RED613，Life Technology）所取代，冰浴 30min。盖玻片用含 1% 多聚甲醛 PBS（pH5）洗涤，取一滴台盼蓝（含 1mg/ml 台盼蓝的 PBS +1% 多聚甲醛）加在盖玻片上，用微玻片密封片，在等聚焦激光扫描显微镜（Zeiss，德国）下观察，选择分别 488nm 和 568nm 透镜。

4. 免疫荧光染色及流式细胞仪分析 B 细胞群体染色：观察 CD45-PE，CD8-PE（大鼠抗 CD8，阴性对照），山羊抗小鼠 IgG 抗体的（Fab′$_2$）-PE 染色情况。

为了定量内化颗粒的细胞，LS.102.9B 细胞杂交瘤：A20.2JB 淋巴母细胞（5×10^5 细胞/ml），E5.6 巨噬细胞样细胞系（2×10^5 细胞/毫升）在和无 1：50 稀释的 FITC-微珠（2.5%，V/V 乳胶）存在的条件下，37℃培养24h。次日，细胞用 R-PE-山羊抗小鼠 IgG 抗体的（Fab′$_2$）染色，洗涤，加入 PBS 或含 1mg/ml 台盼蓝的 PBS。

（三）结果评价

1. 细胞培养收集的上清，可测定其 IL-2 含量（用 H-2 细胞系，氚－胸腺嘧啶核苷参入法） 根据 IL-2 的产量判断 APC 对 T 细胞杂交瘤的抗原呈递效应。其中，加入 FITC-微珠-OVA 实验组，代表颗粒性抗原 的抗原测定作用，如摄入细胞内（见下），表示内化处理；如表面结合，表示表面处理；加入可溶性 OVA 组，表示可溶性抗原的呈递作用。不同 T 细胞杂交瘤对不同的肽段有其特异性（见上），可反映不同 APC 产生不同特异性肽段的能力。脾细胞、PEC 和 LS.102.9B 细胞杂交瘤仅能从可溶性 OVA 中产生 P.20 肽 段，而不能从 OVA-微珠中产生该肽段。E5.6 巨噬细胞系仅能从 OVA-微珠中产生 P.30 肽段，而不能从可 溶性 OVA 中将其产生。这些特殊的免疫应答为免疫药理学研究为考察药物对不同抗原（颗粒性或可溶 性）的抗原呈递能力或同一抗原（如颗粒性）的不同呈递方式（内化处理或表面处理）作用的影响研究 提供了良好的体外实验模型。

2. 在等聚焦激光扫描显微镜观察 APC 对 FITC-微珠的结合和摄取 B 细胞系呈 CD45RA-RED613 染色 阳性。同时还可观察到 FITC 微珠在细胞内和围绕在细胞膜周围。用台盼蓝将胞外的 FITC-微珠的荧光淬 灭，同时因活细胞对台盼蓝拒染色，这样，胞外则无 FITC 荧光显色，而胞内可观察到微珠-FITC 的荧光。 胞内荧光代表被内化的微珠。经此两项观察可判断 APC 是否对 FITC-微珠的表面结合及内化。

3. APC 摄入微珠-FITC 的免疫荧光流式细胞仪半定量分析 用 R-PE-山羊抗小鼠 IgG 抗体的（Fab′$_2$） 染色的 B 细胞系呈细胞膜 R-PE 染色阳性，以此来判定 FITC-微珠是否 B 细胞系相关联。加入台盼蓝使胞 外的 FITC 荧光得以淬灭，进而用 gating 技术将游离的 FITC-微珠排除。经台盼蓝淬灭后，FITC 荧光染色 阳性细胞率代表已摄入 FITC-微珠的巨噬细胞或 B 细胞。一般巨噬细胞可达35%，而 B 杂交瘤和 B 母细胞 系可达5%~25%。尽管正常 B 细胞周边可观察到 FITC-微珠染色阳性，但无内化作用。此外，LPS 刺激的 B 淋巴细胞微珠内化率 <1%。这表明抗原可在正常 B 细胞和 LPS 刺激的 B 淋巴细胞表面处理。

（四）注意事项

上述方法尽管较繁琐，且需要一定特殊仪器、试剂及细胞系等，同时未见免疫药理学采用该方法研 究药物，即便对免疫生物学研究来说也是新近的报道（文献1）。然而，编者认为，这一体外模型为颗粒 性和可溶性抗原的表面及内化抗原处理及呈递的研究提供了有效的手段。根据这一体系，研究者可进一 步设计更深入的研究，亦可利用它研究其他 APC 的作用，如树突状细胞等或自行设计类似的体外模型。

二、其他的抗原呈递作用方法简介

日前抗原呈递作用的研究较为活跃。从不同的抗原类型来说，可研究细菌、病毒及真菌的微生物抗 原，亦可研究自身抗原或肿瘤抗原。病毒抗原属于细胞内源性合成的抗原，由 MHC I 类分子呈递。在此 方面，如研究 APC 表面新肽段-MHC I 类分子复合物的产生，可采用酸洗/回收方法（文献2），然后通过 T 细胞活化实验来验证新肽段的产生；为了了解抗原肽在 APC 内部的处理和呈递，亦可研究蛋白酶体 （proteasome）和 TAP（抗原呈递转运子）的代谢（文献3）。如研究自身抗原，在体系内一般需要有自身 抗原或抗原肽特异性反应的 T 细胞克隆作为抗原的应答细胞系。在实验体系中研究 MHC II 分子呈递的蛋 白抗原多采用 OVA 和 BSA（牛血清白蛋白）。由于树突状细胞是迄今发现最有效的抗原呈递细胞，因此 有关树突状细胞抗原呈递作用的体内外研究颇为活跃，我们将在本篇第八章介绍树突状细胞呈递肿瘤抗 原的方法。总之，免疫药理学工作者应重视抗原呈递的研究，这对免疫调节剂和免疫抑制剂乃至生物制 剂（如疫苗）的免疫药理研究来说是至关重要的，因为免疫学家们已证实抗原呈递环节的功能障碍是免 疫无应答的重要因素之一。这样，寻找对抗原呈递有影响的有效药物可根本改变免疫应答的格局，从而 达到促进或抑制免疫功能的效应。

（何 维）

参 考 文 献

1. Vidard L, Kovacsovles-Bankowski M, Kracft SK, et al. Analysis of MHC class II p-resentation of particulate antigens by Blym-

phocytes, J Immunol, 1996, 156:2809 - 2818

2. Storkus WJ, HJ Zeh Ⅲ, RD Salter, et al, Identification of T-cell epitopes: Rapid iso-lation of class-presented peptides from viable cells by mild acid elution. J Immunother, 1993, 14:94

3. Song R, Hardling C. Role of proteasomes, transporter for antigen (TAP), and β_2-microglobulin in the processing of bacterial or particulate antigens via an alternate class I MHC processing pathway. J Immunol, 1996, 156:4182 - 4190

4. Dieuf J Y. Monocyte/macrophage function. In: Rose RN, Everly Conway de Macario, Fahey JL, et al (eds). Manual of clinical laboratory immunology. 4th ed, Washington: American Society of Microbiology, 1992, 231 - 235

5. 郭寿延. 巨噬细胞吞噬功能的检测方法. 见陶义训, 章谷生, 孙荫主编. 临床免疫学 (上册). 上海: 上海科学技术出版社, 1983, 115

第三节 流式细胞仪蛋白芯片
——微量样本多指标流式蛋白定量技术

流式荧光微球技术是一种新的检测技术, 是以荧光编码微球作为传统免疫学测定、亲和力测定及DNA杂交测定的固相载体, 通过流式细胞仪进行检测的新的可用于高通量筛查的多路测定法。通过使用不同荧光编码的微米大小的聚合微球, 流式荧光微球技术可以同时分析复杂样品中的多种分析物。每一种微球表面被修饰使其与相应的待测抗原、抗体或寡核苷酸反应, 将不同微球混合即可进行多重复合测定。该技术结合了荧光编码微球的特异性与流式细胞仪的高度敏感性。作为一个技术分析平台, 流式微球分析技术具有高通量、灵敏、快速且可同步进行多参数分析等特点, 在过去的几年里主要应用于医疗诊断等领域, 目前已经有出多报道显示出小分子化合物的识别与检测在临床疾病诊断治疗、食品安全、环境监测及科研中将具有重要的潜力和应用前景。

一、基本原理

近似于 ELISA 的检测, 是利用许多不同的微球作为主要基质, 把不同的探针分子固定在微球上。然后将这些微球探针悬浮在用来检测的液相体系中。通过两束激光同时对逐一通过检测流场的微球探针上的分类荧光和报告分子上的标记荧光进行检测, 以获得被固定的待测分子的种类和数量信息。由于不是固定的平面阵列, 流式荧光微球技术可以根据需要检测的对象有目的地进行配置微球和探针分子, 所以大大降低了成本。即利用微小、分散的颗粒捕获液体待测物, 并利用流式细胞仪检测类似"三明治"的颗粒 - 待测物复合体所散发的荧光, 从而测定待测物的数量。

二、方法步骤

1. 血清收集及稀释 从组织或血液中制备血清。

2. 样品准备 实验血清均按相应倍数用 PBS 稀释而成。

3. 检测微球的制备 根据蛋白偶联试剂盒的操作规程进行偶联。

(1) 将微球、偶联缓冲液 (NaH_2PO_4, 0.1mol/L, pH6.2)、洗涤缓冲液 (PBS 0.01mol/L, pH7.4)、封闭/储存缓冲液 (PBS +1% BSA +0.02% NaN_3) 放置到室温。

(2) 取 12.5mg 微球用偶联缓冲液洗两遍, 然后重悬微球。

(3) 用偶联缓冲液配制 200mg/ml 的乙基二甲基胺丙基碳化二亚胺 (EDAC) 溶液。

(4) 用 EDAC 溶液活化微球。

(5) 向活化微球悬液中加入捕获抗体, 轻轻混匀或用涡旋器振荡。室温 (20~25℃) 下避光振摇 2h。

(6) 用洗涤缓冲液洗 3 次。

(7) 加入 200μl 封闭液。

(8) 室温下避光振摇 1h。

(9) 将包被好的微球放在 100μl 洗涤/储存缓冲液中 4℃存放。

4. 微球标记 即捕获微球, 检测抗体与样品或标准品孵育结合的过程。

(1) 按试剂盒要求将标准品稀释成不同浓度, 在待测管中加入羊抗小鼠 IgG 的混合微珠 100μl (微珠上包被有不同 FITC 荧光密度的羊抗小鼠 IgG）。

加入不同浓度标准品或待测的血浆样本 100μl，再分别加入 PE 标记的检测抗体 100μl，充分摇匀后室温避光孵育 3h，分别加 200μl 缓冲液到每个试管。

（2）室温避光振摇 2h 以形成双抗夹心复合物。

（3）用洗涤液洗涤 2 次（1200r/min，离心 5min，弃上清液）后，立即上机检测。

5. 样品检测　在鞘液约束下逐个通过检测区的微球双抗夹心复合物，因荧光微球自身颜色（红）和荧光标记的羊抗小鼠 IgG 颜色（绿）而具有两种荧光信号，当两种信号同时被检测出即达到了"双阳"时，就表明微球与相关试剂已连接，而连接了试剂的微球占微球总数的比率用连接率表示。

6. 用 BD CaliBRITE beads 运行 BD FACSComp Lyse/NO Wash 模式，建立、优化 FSC、SSC、阈值及补偿。在 BD CBA Instrument Setuptemplate 运行 Cytometer Setup Beads，用 Cellquest 软件建立获取模式检测。

7. 数据获取及分析　将已设置好的条件检测样品，用相应分析软件进行结果分析。

三、优点

1. 简单快速，能从单个小样本中获得多个指标的数据。

2. 可同步定量数十种（36～72 种）蛋白。

3. 蛋白定量的分析灵敏度高达 2.8pg/ml，而多次检测的差异小于 10%。

4. 采用芯片式集成测定，所有检测只需制备一组标准曲线，节省样本量，缩短检测时间，提高检测效率。

5. 多通路、高通量和实时数据分析等。

四、应用

目前流式荧光微球技术已经在免疫分析、核酸研究、酶学分析和受体与配体的识别、变应原筛查、遗传分析以及药物筛选等科研及临床应用中得到了越来越广泛的应用。

（一）在免疫学方面的应用

1. 用于趋化因子的检测　有报道采用流式细胞小球微阵列术（cytometric bead array，CBA）检测类风湿性关节炎患者服用灵芝三妙散胶囊后趋化因子白细胞介素-8（IL-8），调节活化的正常 T 细胞表达和分泌的因子（RANTES），γ-干扰素诱导的单核因子（MIG），单核细胞趋化蛋白-1（MCP-1），以及 γ-干扰素诱导蛋白-10（IP-10）的变化。体外实验结果显示中药组的 IP-10 变化的百分率比安慰剂组明显升高，提示 CBA 法检测血浆趋化因子是一种简便、可靠、灵敏度高、精确的新方法，此技术作为检测平台在检测趋化因子水平方面显示了良好的应用前景。

2. 用于细胞因子的检测　流式荧光微球技术提供了一个高度敏感的多重分析平台，可同时测定一份样品中的多种细胞因子进行定性和定量检测，它将每一种捕获性试剂结合至微球，与特异性的细胞因子反应，再加入荧光标记的第二抗体，通过检测每种因子的平均荧光强度（mean fluorescence intensity，MFI），从而对每种细胞因子进行定性和定量检测。Maier 等首次运用此技术测定了 13 例确诊的糖尿病患者和 13 例非糖尿病者血清及玻璃体中的白介素-8（Interleukin 8，IL-8）、血管内皮生长因子（vascularendothelial growth factor，VEGF）、血管生成因子（angiogenin，ANG）的水平，并与 ELISA 结果相比较，结果提示两者结果相关性好，将成为检测细胞因子新的更加快捷简便的方法。

3. 免疫球蛋白分型　黄琼等报道采用绵羊红细胞致敏小鼠产生相应抗体，利用 Mouse Immunoglobulin Isotyping CBA Kit 检测血清中免疫球蛋白同种型及 κ、λ 轻链的表达。结果发现应用 CBA 方法定性检测分析免疫球蛋白的方法灵敏、简便快捷且便于大量检测，较之以往单克隆抗体制备中复杂繁琐而粗略的免疫球蛋白同种型鉴定过程具有明显的优点，是目前较优的方法。

（二）免疫性疾病的检测——慢性荨麻疹患者血清炎性细胞因子的检测

以往人们主要采用 ELISA 法对慢性荨麻疹患者的血清进行检测，但此法一次反应只可检测一个目标蛋白，而 Western blotting 也不能对蛋白精确定量，而流式微球分析（CBA）法具有从单个样本中可以一次检测多个目标蛋白的特点，且灵敏度高、稳定性好。黄小雄等采用流式微球分析（CBA）法检测 23 例慢性荨麻疹患者和 24 例正常人血清中 IL-3，IL-4，IL-5，IL-7，IL-10 和粒细胞巨噬细胞集落刺激因子

（GM-CSF）含量。CBA法结果提示IL-3，IL-7和GM-CSF在慢性荨麻疹发病机制中起着重要的作用。

表7-6-2 目前商品CBA测试盒种类及可测试的细胞因子

标准品	人炎症细胞因子冻干标准品	IL-8，IL-1β，IL-6，IL-10，TNF，IL-12p70
	人Th1/Th2细胞因子冻干标准品	IL-2，IL-4，IL-5，IL-6，IL-10，TNF，IFN-γ
	小鼠炎症细胞因子冻干标准品	IL-6，IL-10，MCP-1，IFN-γ，TNF，IL-12p70
	小鼠Th1/Th2细胞因子冻干标准品	IL-2，IL-4，IL-5，TNF，IFN-γ
人	人趋化因子试剂盒	IL-8，RANTES，MIG，MCP-1，IP-10
	人炎症细胞因子试剂盒	IL-8，IL-1β，IL-6，IL-10，TNF，IL-12p70
	人Th1/Th2细胞因子试剂盒	IL-2，IL-4，IL-5，IL-10，TNF，IFN-γ
	人Th1/Th2细胞因子试剂盒Ⅱ	IL-2，IL-4，IL-6，IL-10，TNF，IFN-γ
	人Th1/Th2/Th17细胞因子试剂盒	IL-2，IL-4，IL-6，IL-10，TNF，IFN-γ，IL-17A
小鼠	小鼠炎症细胞因子试剂盒	IL-6，IL-10，MCP-1，IFN-γ，TNF，IL-12p70
	小鼠Th1/Th2细胞因子试剂盒	IL-2，IL-4，IL-5，TNF，IFN-γ
	小鼠Th1/Th2/Th17细胞因子试剂	IL-2，IL-4，IL-6，TNF，IFN-γ，IL-17A，IL-10
非人灵长类	非人灵长类Th1/Th2细胞因子试剂盒	IL-2，IL-4，IL-5，IL-6，IFN-γ，TNF

五、展望

目前，随着方法灵敏度和特异性的进一步提高，商品化的CBA试剂盒种类越来越多，涵盖了细胞因子、趋化因子、磷酸化蛋白等多种可溶性蛋白（见表7-6-2）。随着基因组学、蛋白质组学、代谢组学等各种组学时代的到来及研究的不断深入，配套试剂的不断研发成功，仪器性能的不断提高，流式荧光微球技术将作为一种简便、可靠、灵敏度高、精确的新方法和检测平台，以及其独特的优势在生命科学领域和临床研究中发挥越来越重要的作用。

1. 新型流式荧光微球检测技术的出现，如流式微球一步法的出现，它是将所有免疫试剂同时加入后温育一次即可获得检测结果，比传统的流式微球技术的操作更加简便快捷，Burges等已经应用该技术进行鸡全血中白细胞亚型的研究。

2. 离子选择性微球通过流式细胞仪检测血清中电解质。检测血清中的电解质是临床生化中非常重要的一部分，有报道将有离子选择性的荧光团与微球结合，再通过流式细胞仪来检测血清中的离子，不需要特异的离子选择性电极。

3. 发光量子点用于荧光编码微球。

六、注意事项

每次测试最好都做标准曲线。因仪器是电脑控制，曲线可重复使用。但是，比色前的全过程为手工操作，用贮存曲线进行测试，误差难以消除，而同时做的标准曲线应用于测试过程，其结果几乎每次都能正中靶值。为了使结果准确性提高，如果2次测定时间间隔较长的话，在做标本的同时，最好带1组标准管，虽然这样可能浪费一些试剂。

（丁晓瑜 侯 琦）

参 考 文 献

1. Spiro A，Lowe M，Brown D. A bead-based method for multiplexed identification and quantitation of DNA sequences using flow cytometry. Appl Environ Microbiol，2000，66（10）：4258－4265

2. Yang L，Tran DK，Wang X. BADGE, Beads array for the detection of Gene Expression, a high-throughput diagnostic bioassay. Genome Res，2001，11（11）：1888－1898

3. Nolan JP, Sklar LA. Suspension array technology: evolution of the flat-array paradigm. Trends Biotechnol, 2002, 20 (1): 9 – 12

4. Maier R, Weger M, Haller-Schober EM, et al. Application of multiplex cytometric bead array technology for the measurement of angiogenic factors in the vitreous. Mol Vis, 2006, 12: 1143 – 1147

5. 鲍依稀，黄振国，李国铭，等. 应用流式细胞小球微阵列术法检测趋化因子的变化. 免疫学杂志. 2006, 22 (4): 448 – 454

6. 黄琼，蔡坟，黄俊明，等. 流式微球分析技术应用于小鼠血清免疫球蛋白同种型的检测研究. 中国卫生检验杂志, 2006, 16 (12): 1418 – 1419

7. 黄小雄，钱起丰，石丽君，等. 流式微球分析技术检测慢性荨麻疹患者血清炎性细胞因子水平及其意义. 中国麻风皮肤病杂志, 2006, 22 (12): 988 – 989

8. 韩金利，康熙雄. 流式荧光微球技术的应用现状及进展. 国际生物医学工程杂志, 2008, 3: 172 – 175

第七章　药物对超敏反应影响的体内外实验检测

超敏反应通常被分为4种类型：Ⅰ型，又称速发型；Ⅱ型，也称细胞毒型；Ⅲ型，也称免疫复合物型；Ⅳ型，也称迟发型或细胞介导型。曾有学者提出Ⅴ型（刺激型）和Ⅵ型（ADCC型）超敏反应，目前倾向于归为Ⅱ型。本节将以4型分类为标准来介绍超敏反应的体内外检测方法并简要介绍相应的动物模型，以供免疫药理学研究。

第一节　药物对第Ⅰ型超敏反应影响的体内外实验检测

已知IgE抗体是引起Ⅰ型速发型超敏反应的主要抗体，目前已建立起若干体外测定血清总IgE水平以及某些变应原特异性IgE抗体水平的方法。现较多研究报告认为，IgG4亚类亦参与人类Ⅰ型变态反应。IgE和IgG4抗体含量甚低，因此与IgG、IgA和IgM的测定方法不同，用于测定IgE和IgG4的方法除特异性、重复性、准确性及实用性符合要求外，灵敏度高是首先需考虑的问题之一。组胺、白细胞三烯等介质从肥大细胞和嗜碱性粒细胞脱颗粒释放到胞外是Ⅰ型变态反应发敏阶段的主要表现和引起临床症状的关键性物质。

一、总IgE（Total IgE）水平的测定

血清、脐血、羊水及唾液等外分泌液中均存在微量IgE，现以血清总IgE测定为例介绍如下方法。

（一）酶联免疫吸附实验（enzyme linked immunosorbent assay，ELISA）

1. 原理　抗体能牢固地结合到聚苯乙烯等固相载体表面上而仍保持本身免疫活性不变；抗体与辣根过氧化物酶或碱性磷酸酶经化学反应连接而成的结合物保持了抗体和酶两者的活性不变；上述结合物与相应抗原结合并加入酶的底物后所出现的颜色反应可被客观地测定，而且颜色之深浅与待测标本中相应抗原的量成正比，故为定量测定法。简言之，ELISA是抗原抗体反应的特异性与酶催化反应生物放大效应相结合的一种方法。由于其灵敏度与放射免疫分析法相近似，但无放射损伤以及无需特殊仪器等优点现已在基础研究和临床上广泛应用。

2. 实验材料

（1）聚苯乙烯（硬）或聚氯乙烯（软）40孔或96孔板（平底孔优于U孔），简称酶标板。

（2）包被抗体　纯化小鼠抗人IgE单抗（第一抗体）。

（3）纯化羊抗人IgE多抗或鼠抗人IgE单抗（第二抗体）-辣根过氧化物酶结合物。

（4）底物　邻苯二胺（OPD）。

（5）吐温（Tween）-20。

（6）30%过氧化氢。

（7）人 IgE 工作标准 为 1 万多份正常人血清的混合物，并已用 WHO IgE 参考标准进行 IgE 实际含量的标定。

（8）缓冲液 包被缓冲液为 0.05mol/L pH9.6 的碳酸盐缓冲液，用于稀释包被抗体；含 0.05% Tween-20 的 0.02mol/L，pH7.4 磷酸缓冲液（即 PBS-T），用于稀释待测标本和 IgE 工作标准以及洗涤酶标板；底物缓冲液为 pH5.0 的 0.1mol/L 柠檬酸和 0.2mol/L Na_2HPO_4 混合液，用于稀释 OPD。

（9）终止液 2mol/L H_2SO_4 用于终止反应。

（10）酶标仪 用于测定所显颜色的 OD 值，手动、半自动或全自动酶标仪均可。

（11）加样器，Tip 头等常规实验用品。

3. 实验步骤

（1）将小鼠抗人 IgE 单抗用 0.05mol/L pH9.6 碳酸缓冲液作适当稀释，一般包被抗体的浓度在 10~1.0μg/ml 之间，充分混匀后加入酶标板中，200μl/孔，加盖并放湿盒内，4℃过夜。

（2）吸出或甩掉酶标板孔内的包被抗体液，用 PBS-T 洗板 3min，共 3 次（以 3min×3 表示），控干板。

（3）IgE 工作标准及待测血清的稀释 用含 10% 灭活小牛血清的 PBS-T 将 IgE 工作标准及待测血清作适当稀释。IgE 标准曲线的浓度为 0.78、3.12、12.5、50 和 100 单位（U）/ml。待测标本一般作 1:20 稀释。每孔 200μl。放置湿盒内，37℃ 2h，洗板 3min×3，控干。

（4）按厂家或出售单位所提供的信息或要求用 PBS-T 稀释羊抗人 IgE 或鼠抗人 IgE 单抗-辣根过氧化物酶结合物，摇匀，每孔 20μl，放置湿盒内，37℃ 2h 后取出，洗板 3min×3，控干。

（5）加底物 称取邻苯二胺 4.0mg，加入 10ml 底物缓冲液使其充分溶解，继而加入 30% 过氧化氢 15μl，混匀，200μl/孔，37℃，30min 使其显色。

（6）终止反应 加 2mol/L H_2SO_4，每孔 50μl。为防强酸或强碱（如用鼠抗人 IgE 抗体-碱性磷酸酶结合物则加 NaOH 终止反应）对仪器的腐蚀，目前国外很多实验室已省却该步，显色到时立即用自动酶标仪读取 OD 值。

（7）比色读取 OD 值，在酶标仪 490mm（辣根过氧化物酶）或 410mm 波长（碱性磷酸酶）处测量光密度。

4. 结果评价 首先计算出每个标本和 IgE 工作标准每个稀释度 2 或 3 个复孔的平均 OD 值，在半对数表上绘制出 IgE 标准曲线，以 OD 值为纵坐标，IgE 含量为横坐标。从标准曲线上查出标本的 IgE 含量后乘以标本稀释度即为该标本实际总 IgE 含量/ml（U/ml），例如标本 A 的 OD 值为 0.5 在标准曲线上查出 IgE 含量为 3.2U/ml，乘稀释度 20 后 IgE 含量为 64U/ml。

5. 注意事项

（1）当本底 OD 值高于 0.1 以上，复孔之间的 OD 值相差过大，标准曲线线性差，或阴性标本有显色反应或反之阳性标本 OD 值比往常低时则均需对本次实验结果作认真分析，包括所用抗体和结合物的质量，仪器的性能以及实验者的操作是否准确无误等。

（2）包被抗体和抗体-酶结合物必须放 -20℃ 保存。避免反复冻融。

（3）OPD 需在临用前新鲜配制，加入过氧化氢后宜于 15 分钟内使用完毕。

（4）步骤（1）、（4）、（5）所加量均为每孔 200μl，为节省试剂可用半量即加每孔 100μl，结果不受影响。

（5）在双抗体夹心 ELISA 中，如包被抗体和与酶结合的抗体均为单克隆抗体，则它们必须是针对 IgE 分子上两个不同抗原决定簇的，也即不能将同一单抗用于包被及制备结合物。

（二）放射免疫单扩散法（radioactive single radial diffusion，RSRD）

1. 原理 因 IgE 含量低，与相应抗体所形成的沉淀物量很少，肉眼难以观察到，故将抗 IgE 抗体用放射性核素标记，与 IgE 反应后进行放射自显影，以定量测定微量的 IgE。该法有直接法和间接法两类，前者直接标记抗 IgE 抗体，后者标记第二抗体，下面介绍间接放射免疫单扩散法。

2. 实验材料

（1）标记抗体所需器材　玻璃分液漏斗、层析柱、电磁搅拌器、减压抽气机、同位素防护用品、γ计数器、微量加样器等。

（2）免疫单扩散所需器材　玻板（大小可按需要自定），打孔器，测量沉淀环用解剖镜，37℃水浴箱和培养箱，医用X线片等。

（3）标记抗体所需试剂　放射性核素（^{125}I或^{131}I）氯胺T，偏重亚硫酸钠，1%碘化钾溶液，1% BSA，SephadexG-25，0.05mol/L　pH7.6磷酸缓冲液等。

（4）免疫单扩散所需试剂　羊或鼠抗人IgE血清、兔抗羊或鼠血清IgG，人IgE工作标准，0.05mol/L pH8.2巴比妥钠-盐酸缓冲液，NaN$_3$，琼脂糖，牛血清，X线显影和定影液等。

3. 实验步骤

（1）标记抗体的制备

1）用氯胺T法碘化标记兔抗羊或抗鼠血清的IgG抗体　抗羊或抗鼠血清的兔IgG抗体200μl + NaI^{131} 2mCi + 氯胺T0.5mg/0.1ml，搅拌2min后加入1.5mg/0.1ml偏重亚硫酸钠以终止反应。

2）标记抗体的分离　将上述反应液加入SephadexG-25柱，用0.05mol/L pH7.6 PBS洗脱，测定每管流出液cpm值，收集放射性碘化蛋白峰，4℃保存待用。

（2）免疫单扩散

1）制板　取6cm×9cm洁净玻板，先用1%琼脂糖（0.05mol/L pH8.2巴比妥钠-盐酸缓冲液配制）铺一薄层。将已作适当稀释并保持在50℃的羊或鼠抗人IgE血清2ml与1%琼脂糖（56℃）8ml充分混匀后铺板，抗体的最终稀释度应根据预实验摸索确定。冷却凝固后打孔。

2）IgE工作标准和待测标本的稀释　用巴比妥-盐酸缓冲液将IgE工作标准稀释成750、500、250、125和62.5U/ml；待测标本用原液和1:5稀释液。

3）加样、扩散和漂洗　每孔加IgE工作标准或标本稀释10μl。置湿盒内，37℃扩散48h后用生理盐水在室温漂洗48h。

4）加^{131}I标记抗体　用滤纸吸尽经充分漂洗琼脂糖板各孔中液体，每板加^{131}I标记抗羊或抗鼠血清IgG 1.8ml（抗体含量6μg），37℃，12～15h后用生理盐水漂洗48h，换液数次，最后一次用蒸馏水漂洗30min。

5）干燥　吸尽每孔液体，用1%琼脂糖填满各孔，滤纸经蒸馏水浸湿后平铺于琼脂板上，70℃烤干。

6）曝光和显影　在暗室中将X线胶片紧密覆盖于干燥琼脂板上，曝光24～48h后显影。

4. 结果评价　在解剖镜下测量沉淀环直径，以IgE工作标准沉淀环平均直径的平方为纵坐标，IgE浓度为横坐标，绘制标准曲线。从标准曲线上查出标本IgE实际含量，以U/ml表示。

5. 注意事项

（1）氯胺T和偏重亚硫酸钠需新鲜配制。

（2）用琼脂糖铺板及加样后放37℃反应时均需保证在水平位置下完成，否则沉淀环易偏向孔的一侧。

（3）先用1%琼脂糖将玻板铺一薄层可防漂洗时琼脂糖脱离玻板；干燥前用琼脂糖填孔可防干胶破裂。

（4）X线胶片与干燥琼脂糖必须紧密接触，显影时注意控制温度及时间。

（三）免疫斑点法（dot immunobinding assay，DIBA）

1. 原理　该法原理基本同ELISA，但因硝酸醋酸混合纤维素膜能牢固结合蛋白质故作为固相支持物，该法可用肉眼判定结果，由于其灵敏度高，稳定性好，操作简便、快速、省材料等优点，特别适于基层单位用于初步筛选和半定量检测血清总IgE含量。

2. 实验材料　硝酸醋酸纤维素膜（孔径0.4μm，国产），两个鼠抗人IgE不同表位的单克隆抗体，其一用作包被抗体，另一与辣根过氧化物酶结合，IgE工作标准，4-氯-α萘酚，甲醇，TBS（Tris-buffered saline），低脂奶粉，30% H$_2$O$_2$，振荡器，加样器等。

3. 实验步骤　分别介绍两步法和一步法

（1）双抗体夹心免疫斑点法测血清总IgE——两步法。

1）将硝酸醋酸混合纤维素膜切割成宽约 0.5cm 的条，打上格子，浸泡在 pH7.6 TBS 中 10 分钟，取出室温晾干。

2）将 50μg/ml 的包被抗体 2μl 点加在已打好的格子正中央，室温 2h。

3）封闭 将膜条置于含 1% 低脂奶粉的 TBS 悬液中，37℃ 振荡 2h 以将膜上其他蛋白结合位点封闭。

4）IgE 工作标准和待测标本的稀释 IgE 工作标准从 25U/ml 对倍稀释到 0.1U/ml，待测标本从 1:2 对倍稀释到 1:512。

5）加样 将已封闭膜条置 TBS 中浸泡 10min，晾干，从高稀释度到低稀释度，从膜条一端至另一端逐格点加 IgE 工作标准或待测血清稀释液 5μl 于格子正中央。

6）漂洗 TBS 洗 3 次，每次 5min。

7）将膜条浸在鼠抗人 IgE-辣根过氧化物酶结合物稀释液中，室温 2h 后用 TBS 如上法洗 3 次。

8）4-氯-α 萘酚底物溶液的配制 溶于甲醇中的 4-氯-α 萘酚（4mg/ml），TBS 和 30% H_2O_2 按 2ml:10ml:2μl 的比例混合。

9）显色 将膜条浸泡在上述底物溶液中，显色 15min。

（2）双抗体夹心免疫斑点法测血清总 IgE——一步法 一步法的灵敏度较两步法略低，但一步法操作更简单，可在 2h 内获得结果。

1）膜条经 1% 低脂奶粉封闭后将鼠抗人 IgE 单抗 - 酶结合物的稀释液与 IgE 工作标准或待测血清稀释液相混合并逐格加到膜条格子正中央，室温 2h，洗涤。混合液中 IgE 工作标准或待测血清及抗体 - 酶结合物终浓度均与两步法相同。

2）其余步骤同两步法。

4. 结果评价 以最高稀释度血清仍能出现可见蓝斑为终点，该稀释度乘以 IgE 工作标准显同等程度蓝斑的 IgE 浓度所得的值即为待测标本的 IgE 含量，以 U/ml 表示。

5. 注意事项

（1）4-氯-α 萘酚底物溶液需临用前新鲜配制。

（2）判定结果时要避免主观因素。

（3）在各膜条某一固定位置（如左或右上角）要作好不易消失的编号。

（4）应使用膜条的光面。

（四）反向被动血凝实验（reversed passive hemagglutination test，RPHAT）

1. 原理 将不能直接引起红细胞凝集的已知可溶性抗原与 O 型人红细胞或绵羊红细胞结合，这种经抗原致敏的红细胞与相应抗体结合后，红细胞被动地凝集起来，称为间接或被动血凝。红细胞成了抗原抗体反应的指示剂，通过肉眼可见的血凝现象判断微量抗原抗体结合物的存在。用已知抗体与红细胞结合，以检测待测标本中相应抗原时，称为反向被动血凝。

2. 实验材料

（1）纯化鼠抗人 IgE 单抗。

（2）羊抗人 IgE 多克隆抗体。

（3）绵羊红细胞（SRBC）。

（4）戊二醛。

（5）三氯化铬 用生理盐水配制。

（6）IgE 工作标准。

（7）0.07mol/L pH5.0 醋酸缓冲液。

（8）稀释液 0.11mol/L pH7.2 PBS +2% 小牛血清。

（9）保存液 稀释液 +10% 蔗糖和 0.02% NaN_3。

3. 实验步骤

（1）醛化 SRBC 取去纤维新鲜绵羊静脉血 10ml，用生理盐水洗 3 次后，取压积 SRBC 5ml，加 PBS 150ml，混匀，滴加 PBS 配制的 2.5% 戊二醛 20ml 不时振摇，需时 1~1.5h，离心弃上清，经生理盐水洗

7次后，用PBS配成10% SRBC悬液，加NaN₃，4℃保存。如从生物制品研究所购买已醛化好的SRBC，则可省略此步。

（2）用小鼠抗人IgE单抗致敏已醛化的SRBC 单抗置45℃水浴30min，用醋酸缓冲液稀释成200μg单抗/ml，取1ml加1:20 000CrCl₃溶液0.5ml，37℃水浴10min；再加5%醛化SRBC 0.3ml及1:40，400鞣酸生理盐水溶液0.5ml，摇匀置37℃水浴15min，离心弃上清，用生理盐水洗2次，用保存液配成0.6%SRBC悬液，4℃备用。

（3）向血凝板加入稀释待测血清（1:2～1:4096倍）和0.6%致敏SRBC悬液各25μl/V型孔，混匀置37℃水浴2h后，观察和记录血凝效价。

（4）血凝抑制实验（HAI） 目的在于检测RPHAT的特异性，方法是不同稀释度待测血清和1:500羊抗人IgE多抗各25μl，混匀后置37℃水浴1h，每孔取出25μl弃之，以下步骤同（3）。

4. 结果评价 以出现++以上血球凝集判为反应的终点，终点的稀释液即为该标本的血凝效价。

5. 注意事项

（1）每次实验均需设下列对照 阳性对照（已知效价的IgE工作标准）、阴性对照（脐血）、致敏SRBC（加稀释液）、未致敏SRBC（加IgE工作标准）、在HAI中需设羊抗人IgG作阴性对照。

（2）纯化鼠抗人IgE单抗加热温度不可过高，以45℃ 30min为宜。

（3）用纯化鼠抗人IgE致敏醛化SRBC时浓度不可太高或太低，以5μg/ml为最适。

（4）CrCl₃浓度在1:10 000～1:30 000之间，且配制后放置2～7d测定结果最好。

（5）本法简单、快速、敏感、价廉，可半定量测定人血清中总IgE，适于大量标本的普查和筛选。但用肉眼判定结果，故要避免主观成分。

（五）纸片放射免疫吸附实验（paper radio immunosorbent test，PRIST）

1. 原理 为双抗体夹心放射免疫测定法，将抗人IgE抗体偶联到经溴化氰活化的大小规范的固相载体滤纸片上，标本中的IgE与之结合，然后加入¹²⁵I-抗人IgE抗体再次反应，洗净后测滤纸片的cpm值。标本中IgE含量与cpm值成正比。

2. 实验材料

（1）圆形规则滤纸片（自制）。

（2）溴化氰。

（3）丙酮。

（4）Na I¹²⁵。

（5）Tween-20。

（6）Sephadex G-25柱。

（7）抗人IgE抗体。

（8）人IgE工作标准。

（9）1%BSA（溶于0.05mol/L，pH7.6 PBS中）。

（10）氯胺T。

（11）偏重亚硫酸钠。

（12）1% KI（溶PBS中）。

（13）0.1mol/L和0.005mol/L NaHCO₃溶液。

（14）0.25mol/L乙醇胺。

（15）缓冲液 碱性磷酸钾；0.1mol/L pH4.0醋酸缓冲液；pH7.4 PBS-Tween 20；0.05mol/L pH 7.6磷酸缓冲液；0.05mol/L pH 7.9磷酸缓冲液（此液中加入0.2% BSA，0.05% NaN₃和0.5%Tween-20则为保存缓冲液）。

3. 实验步骤

（1）溴化氰（CNBr）活化

1）将1g滤纸片浸泡在蒸馏水中30min，抽干。

2）加入预冷 5mol/L 碱性磷酸钾溶液 20ml，置冰浴中。

3）搅拌下逐滴加入 5% CNBr 20ml，2min 内加完。

4）继续搅拌 8min 后抽干。

5）用预冷 0.005mol/L，$NaHCO_3$ 400ml 洗涤。

6）用预冷蒸馏水 200ml 洗涤。

7）用预冷丙酮 200ml 洗涤。

8）将活化滤纸片置玻璃平皿中，4℃蒸发至干。

9）装密封小瓶内，4℃保存。

（2）活化滤纸片偶联抗 IgE 抗体

1）经 0.1mol/L $NaHCO_3$ 稀释的纯化抗人 IgE 抗体 40ml（10μg/ml）与 Ig 活化纸片室温下在转鼓上旋转 24h。

2）吸出液体，加 0.1mol/L $NaHCO_3$ 100ml 洗 10min。

3）加 0.25mol/L 乙醇胺 40ml，4℃作用 8h。

4）吸出液体，加 0.1mol/L $NaHCO_3$ 40ml 洗 10min。

5）0.1ml pH4.0 醋酸缓冲液 40ml 洗 10min，共洗 3 次。

6）保存液 20ml 洗 2 次，每次 10min。

7）置保存液中 4℃备用。

（3）抗人 IgE 抗体碘化标记

1）将纯化抗人 IgE 抗体 50μg/10μl 和 NaI ^{125} 1mCi 加入带塞小试管中，置冰浴中。

2）喷注方式加入 0.5% 氯胺 T 80μl，搅拌 2min。

3）加 1.5% 偏重亚硫酸钠 80μl，搅拌 1min。

4）加 1% KI 一滴，无色表示反应已终止。

5）过 Sephadex G-25 柱，分离收集 ^{125}I-抗体峰，4℃备用。

（4）测定血清总 IgE

1）向 1cm×7cm 玻管中加入偶联纸片一片/管。

2）加 IgE 工作标准或待测血清稀释液 50μl，室温 3h，所有试管用一张薄纸覆盖。

3）吸出液体，每管加 PBS-T 2ml 洗 10min，共洗 3 次。

4）每管加 ^{125}I 标记抗体 1:10 稀释液 50μl，用薄纸覆盖后，室温过夜。

5）PBS-T 洗 3 次。

6）用水泵减压吸管将纸片移至 γ 计数仪的塑料管中并测定 cpm 值。

4. 结果评价 用 IgE 工作标准浓度为横坐标，其 cpm 值为纵坐标，在半对数表上绘制标准曲线，按待测标本的 cpm 值从标准曲线上查出 IgE 浓度，再乘以稀释倍数即为待测标本实际 IgE 含量/ml。

5. 注意事项

（1）不可用手直接接触滤纸片，需戴手套。

（2）活化纸片需在通风毒气柜中进行，接触过 CNBr 的容器用毕应立即浸入水中冲洗，备亚硝酸异戊酯一支，防 CNBr 中毒急救之用。

（3）氯胺 T 需临用前新鲜配制。

二、特异性 IgE 抗体（specific IgE antibody）的测定

抗原特异性 IgE 抗体的体外测定法，适用于经皮肤实验或询问病史而已明确引起 I 型超敏反应变应原的患者血清以及经已知变应原免疫动物的血清标本。最常用的方法是 ELISA 和 RAST 两种方法。

（一）ELISA

1. 原理 用已知变应原包被到固相载体上而测定血清中相应 IgE 抗体浓度的一种 ELISA。已经建立了测定蒿属花粉、螨、青霉素（BPO）、蚕丝、蚕尿、蛾尿、蛾毛、枯草杆菌酶，天花粉蛋白等变应原特异性 IgE 抗体的 ELISA 间接法，现重点介绍蚕丝特异性 IgE 抗体的测定。

2. 实验材料

（1）聚苯乙烯酶标板。

（2）包被缓冲液 0.05mol/L pH9.6 碳酸盐缓冲液。

（3）小鼠抗人 IgE 单抗 – 辣根过氧化物酶结合物。

（4）稀释缓冲液 PBS-Tween20，pH7.4。

（5）蚕丝（SC，蚕茧浸出液）。

（6）底物 联苯二胺（OPD）。

（7）底物缓冲液（pH5.0） 0.1mol/L 柠檬酸 24.3ml + 0.2mol/L $NaHCO_3$ 25.7ml + 蒸馏水 50ml。

（8）30% H_2O_2。

（9）1mol/L 硫酸。

（10）酶标仪。

3. 实验步骤

（1）用蚕丝 10μg/ml 包被酶标板，每孔 100μl，37℃过夜。

（2）用 PBS-T 洗板 3min×3 次后加待测血清稀释液 100μl/孔，待测标本用含 10% 小牛血清的 PBS-T 作 1∶5 稀释，均设复孔，100μl/L，37℃2h，洗板 3min×3 次。

（3）加小鼠抗人 IgE 单抗 – 辣根过氧化物酶结合物（稀释度视结合物批号及其他实验条件而自行确定），100μl/孔，37℃ 2h，洗板 3min×3 次。

（4）将 OPD 4mg 溶于 10ml 底物缓冲液中，加 30% H_2O_2 15μl，溶解和混匀，100μl/孔，37℃ 30min 显色。

（5）加 1mol/L 硫酸 25μl/孔终止反应。

（6）比色 在酶标仪 490nm 处测 OD 值。

4. 结果评价 结果以 OD 值表示，以正常对照组 OD 均值 + 2 个标准差（x + 2SD）为正常值上限。病人的 OD 值 ≥ 对照组 OD 值 1.5 倍以上才视为有意义；对照组与病人组 OD 均值经 t 检验以 $P < 0.05$ 为有意义。

5. 注意事项

（1）变应原种类繁多，理化和生物学性质各异，用于包被变应原的纯度也各不相同，因此需根据所用变应原的具体情况摸索出最佳的实验条件。

（2）特异性 IgE 抗体测定中常遇到的一个问题是本底偏高，为克服此现象，在包被和洗板后可用适当浓度的 BSA（1%~5% 不等）或小牛血清（10% 或更高）封闭酶标板。

（二）放射变应原吸附实验（radioallergosorbent test，PAST）

1. 原理 它是将变应原吸附（结合）到固相载体上而测定待测血清中相应特异性 IgE 抗体浓度的一种放射免疫分析法，灵敏度高，但需应用放射性核素。

2. 实验材料

（1）纯化变应原。

（2）溴化氰（CNBr）。

（3）Sephadex 或滤纸片。

（4）^{125}I-抗 IgE 抗体。

（5）γ 能谱仪。

3. 实验步骤

（1）CNBr 活化 Sephadex G-25 或 Sepharose 或纤维素或滤纸片，方法同 PRIST。

（2）将变应原与 CNBr 活化的固相载体相偶联。

（3）加入待测样品稀释液，37℃过夜，洗涤离心，如血清中有与抗原相应的 IgE 抗体则 IgE 抗体与载体上的变应原相结合。

（4）加入 ^{125}I-抗 IgE 抗体，如载体上有 IgE 抗体，则与 ^{125}I-抗 IgE 抗体结合，形成变应原-IgE 抗体-^{125}I-

抗 IgE 复合物。

（5）用 γ 计数器测固相载体上的放射性（cpm）。

4．结果评价 ^{125}I-标记的抗 IgE 与载体结合的量取决于待测血清中特异性 IgE 的量，特异性 IgE 量高，则 cpm 值高，结果以特异性结合放射活性（specific bound radioactivity）的百分率表示。

5．注意事项

（1）所用变应原应力求标准化，如为蛋白质则最好经定氮测定其蛋白质含量。

（2）用 CNBr 活化固相载体必须在通风毒气柜中进行。

上面介绍的 ELISA 和 RAST 法均为体外试管内所进行的特异性 IgE 抗体测定法，在临床实践中所应用的皮肤实验是一种体内检测法。下面简要介绍 P-K 实验，被动皮肤过敏反应和皮内实验。

（三）P-K 实验

1921 年 Prausnitz 和 Kustner 医生通过将对鱼过敏的 Kustner 的血清经皮内注射给 Prausnitz，24h 后在相同部位注射鱼提取液引起局部速发红肿反应而证实了 Kustner 的血清中存在一种特异性物质，当时称之为反应素（即 IgE 抗体），并可经血清被动转移，这就是著名的 P-K 实验。由于体外检测法的建立以及需用狒狒，价极昂贵等原因 P-K 实验现已基本不用，但至今仍在动物中应用的被动皮肤过敏反应和临床上十分常用的皮肤实验是在 P-K 实验的基本原理上发展建立起来的。

（四）被动皮肤过敏反应（passive cutaneous anaphylaxis，PCA）

该法现多用于测定经某抗原免疫的小鼠血清中特异性 IgE 抗体的水平。该法简便、灵敏、特异、无需特殊仪器设备。

1．原理 过敏血清中的 IgE 抗体与皮肤内的肥大细胞上的 IgE 受体结合，注入相应抗原则 IgE 抗体与抗原结合，引起肥大细胞脱颗粒，释放出组胺等血管活性介素，出现注射局部皮肤红肿反应。

2．实验材料 免疫小鼠血清，健康成年 SD 大鼠（300g 以上），理发用电推子，1ml 注射器，皮内注射用针头，1% 伊文斯蓝，解剖用剪子镊子，毫米刻度的尺子，1% 戊巴比妥钠溶液。

3．实验步骤

（1）经腹腔注射戊巴比妥钠溶液 1ml 使大鼠麻醉。

（2）用理发电推子剃去背部毛，用红色笔在其背部皮肤上拟注射血清的部位做好记号。

（3）将稀释血清从高稀释度到低稀释度由尾至头方向注入已作记号的皮内，剂量 0.1ml/点（可见圆形规则皮丘），致敏 24h。

（4）由大鼠尾静脉注入用 1% 伊文斯蓝配制的抗原 1mg/ml 进行攻击。

（5）20min 后乙醚麻醉处死大鼠。

（6）用剪子剪开背部两侧及颈部皮肤，并将皮片翻转向尾部。

（7）用尺子测量和记录下每个蓝斑的直径。

4．结果评价 能使大鼠皮肤出现 5mm 直径蓝斑的最后一个稀释度即定为该免疫血清的 IgE 抗体效价。

5．注意事项

（1）推毛时切勿伤及皮肤。

（2）必须保证将免疫血清注入皮内，因注入皮下则不能出现蓝斑，影响结果判断。

（3）蓝斑直径带在 5mm 以上，且为规则圆形蓝斑方可判为阳性。

（4）每只大鼠背部可测 6 个血清标本，每个标本作 8 个稀释度（从 1：16 对倍稀释至 1：2048），故每只大鼠背部可注射 48 个点。

（五）皮内实验（intradermal test）

1．原理 I 型超敏反应患者皮肤中的肥大细胞上结合有特异性 IgE 抗体，变应原注入皮内以后，相应抗原、抗体发生特异性结合，肥大细胞脱颗粒并释放出多种血管活性介质，因而局部出现肉眼可见的红肿反应。该实验结果阳性，虽能说明患者皮肤肥大细胞上有特异性 IgE 抗体存在，但在临床上更多的是用于检查患者对哪种或哪些变应原过敏。

2. 材料

（1）无菌纯化变应原浸液或提取液。

（2）无菌注射器和皮内注射用针头。

（3）有毫米刻度的尺子。

3. 皮试步骤

（1）消毒受试者上肢外侧皮肤。

（2）将各种变应原皮试液注入皮内，每点剂量为 $10 \sim 20\mu l$。

（3）$15 \sim 20min$ 后观察注射局部风团和红晕的大小。

4. 结果评价　将注射局部风团和红晕的大小按照皮内实验分级标准分为 $0 \sim ++++$ 级，但风团和红晕 0.5cm 以上才能视为有阳性反应。

5. 注意事项

（1）对于高度敏感者，要严防皮试中发生严重全身性过敏反应，特别是用青霉素进行皮试时要严防过敏性休克的发生。

（2）皮试用的变应原提取液的标准化是个很重要的问题，要给予足够重视。

（3）皮内实验可出现假阳性和假阴性结果，对结果有怀疑时要认真仔细分析其原因。

三、人外周血单个核细胞体外合成 IgE 的测定

体外培养人外周血单个核细胞的上清液 IgE 含量很低，需有高度敏感的方法才能测出，现已有高度敏感和特异的微量固相放射免疫测定法（microtiter solid-phase radioimmunoassay，MSPRIA）和 ELISA 法可用于体外合成的或外分泌液中的微量 IgE 的测定，前者的灵敏度可达到 $12.5 \sim 50pg/ml$，后者可测出的下限为 $100pg/ml$。下面介绍 MSPRIA 法。

1. 原理　应用两个针对人 IgE 分子重链 Fc 段上不同抗原决定簇的小鼠抗人 IgE 单克隆抗体，其一用于包被固体载体，另一标记上 ^{125}I，故为一种双抗体夹心法，待测培养上清中 IgE 含量越高则所测得的 cpm 值越高，反之越低。

2. 实验材料

（1）两个小鼠抗人 IgE 单抗，它们分别针对人 IgE 分子上不同抗原决定簇。

（2）96 孔聚氯乙烯软板。

（3）NaI^{125}。

（4）氯胺 T。

（5）偏重亚硫酸钠。

（6）Sephadex G-25 层析柱。

（7）小牛血清。

（8）PBS-Tween-20 缓冲液，$0.05mol/L$ pH9.6 碳酸缓冲液。

（9）RPMI 1640 培养基。

（10）人 IgE 工作标准。

（11）γ 计数器。

3. 实验步骤

（1）人外周血单个核细胞的分离与培养　新鲜抗凝静脉血用淋巴细胞分离液分离收集单个核细胞，PBS 洗 3 次，培养于含 10% 新生小牛血清的 1640 中（1×10^6 细胞/ml）7 天，收集上清待测 IgE 含量。

（2）包被　纯化鼠抗人 IgE 单抗用碳酸缓冲液稀释成 $2.5\mu g/ml$，加入聚氯乙烯酶标板，$100\mu l$/孔，4℃过夜。

（3）封闭　用 PBS-T 洗板 1 次后，加 10% 小牛血清-PBS，每孔 $200\mu l$，4℃过夜或 37℃ 2h。

（4）一步法　用 10% 小牛血清-PBS-T 稀释 IgE 工作标准或待测上清并加入板中，每孔 $100\mu l$。接着加入用同样稀释液稀释的 ^{125}I-鼠抗人 IgE 单抗 $10\mu l$/孔，4℃湿盒中 24h。经 PBS-T 洗 6 次后晾干，剪开后用 γ 计数仪测各孔 cpm 值。

（5）两步法 同上加入 IgE 工作标准或待测样品稀释液，4℃ 24h，用 PBS-T 洗板 3 次，加入经 10% 小牛血清-PBS-T 1：20 稀释的 ^{125}I-鼠抗人 IgE 单抗，4℃ 24h，余同一步法。

4. 结果评价 将 IgE 工作标准各稀释液的值转换成对数，按最小二乘法做直线回归和相关分析，用回归方程在双对数坐标纸上绘制出标准曲线，待测上清中的 IgE 含量从标准曲线上查出。

5. 注意事项 过敏者外周血单个核细胞的胞浆内预生成的 IgE 或膜结合 IgE 可被动地释放到培养基中，为排除预生成 IgE 对体外新合成 IgE 测定的干扰，应在对照管中加入蛋白抑制剂 cyclohexemide，完整细胞培养上清中的总 IgE 值减去预生成 IgE 值即为体外净合成的 IgE。

四、参与 I 型超敏反应介质的测定

参与 I 型超敏反应的介质很多，按它们产生的方式可分成原发性或预合成的介质（如组胺，5-羟色胺，中性粒细胞趋化因子，嗜酸性粒细胞趋化因子等）和继发性介质或新合成的介质（如白三烯 LTB_4、LTC_4、LTD_4，血小板活化因子，前列腺素 D_2 等）。组胺测定方法较成熟，白三烯测定试剂盒国内也已有售，现以蒿属花粉过敏病人嗜碱性粒细胞组胺释放实验介绍如下。

1. 原理 过敏者血嗜碱性粒细胞上结合有 IgE 抗体，经皮内实验明确引起过敏的变应原，在体外用纯化变应原与嗜碱性粒细胞混合，由于变应原与相应特异性 IgE 抗体结合，引起嗜碱性粒细胞脱颗粒和释放出组胺，用过氯酸沉淀法和微量荧光组胺法测定所释放的组胺量。

2. 实验材料
（1）纯化蒿属花粉。
（2）经皮试确诊的对蒿属花粉过敏病人的静脉血及健康对照者静脉血。
（3）Hepes 缓冲液（N-2-Hydroxyethylp iperazine N'-2-ethane-sulpharic acid）。
（4）过氯酸。
（5）37℃ 水浴箱。
（6）离心机。
（7）荧光分光光度计。

3. 实验步骤
（1）肝素抗凝静脉血加入一组洁净小玻管中，0.3ml/管。
（2）分别加入不同浓度纯化蒿属花粉提取液，混匀，37℃ 水浴 60min。
（3）将试管移至冰水浴中。
（4）加 0.02mol/L pH7.4 冷 Hepes 缓冲液 0.5ml/管以终止反应。
（5）4℃ 1500r/min 离心 10min。
（6）上清用过氯酸沉淀（终浓度 6%）。
（7）用荧光分光光度计在发射波长 349nm 和荧光波长 440~445nm 处测定荧光强度。

4. 结果评价 按下列公式计算组胺释放率：

$$组胺释放率 = \frac{T_{测} - T_{试空}}{T_{总} - T_{试空}} \times 100\%$$

T 为测得的荧光读数。
以完全释放管的组胺释放率为 100%，其他各管的组胺释放率均以占完全释放量的百分率表示。
结果判定：组胺释放率 <15% 为阴性，>15% 为阳性。

5. 注意事项
（1）本实验影响因素较多，特别是在组胺提取各步骤中需严格控制酸碱度。
（2）所用玻管、吸管等均需经泡酸除污，并用双蒸水冲洗多次。
（3）自发组胺释放率应≤8%。

五、I 型超敏反应的动物模型

与 I 型超敏反应有关的疾病主要有过敏性休克、呼吸道或消化道超敏反应以及皮肤超敏反应等，下面仅以豚鼠的过敏性哮喘模型为例介绍 Ⅰ 型超敏反应动物模型的建立。

1. 原理　以特异性抗原预致敏小鼠，随后用此抗原呼吸道激惹，可以引发小鼠的过敏性哮喘。

2. 实验材料　Dunkin Hartley 雄性豚鼠 20 只（250～300g）。蜜三酐（trimillitic anhytride，TMA），玉米油，TMA 豚鼠血清交联物等。

3. 实验步骤　将 10 只 Dunkin　Hartley 雄性豚鼠主动致敏：注射 0.1ml 含 0.3%（W/V）TMA 的玉米油，连续两天。对照组只平行注射玉米油。3 周后，以雾化的 TMA-豚鼠血清交联物激惹动物 10min。

4. 结果评价　所有实验动物均于激惹后 10～15h 处死，处死方法为注射致死量的苯巴比妥钠。处死的动物以上述体内或体外的检测方法来确定超敏反应发生的强度。

5. 注意事项　药理实验过程中，应针对不同药物选择其合适的给药方式与给药环节。

（郑珊珊）

第二节　药物对第 Ⅱ ～ Ⅳ 型超敏反应影响的体内外实验检测

一、Ⅱ 型超敏反应的检测

Ⅱ 型超敏反应尚未见简便可行的体内检测法。因此仅介绍体外检测法和动物模型。

（一）体外检测法

Ⅱ 型超敏反应的体外检测法主要有直接抗球蛋白实验、间接抗球蛋白实验、淋巴细胞细胞毒实验和组织荧光抗体法等。下面以放免法检测抗肾小球基底膜抗体为例介绍此法。

放免法检测抗肾小球基底膜抗体：

1. 原理　将肾小球基底膜抗原（GBM）吸附于固相表面，加入待测血清后，特异性抗肾小球基底膜抗体将与抗原结合，再以 ^{125}I 标记的兔抗人 IgG 为检测抗体即可检测结合抗体的量。

2. 实验材料

（1）超声处理器、聚氯乙烯微孔板、γ 计数器等。

（2）肾小球（分离自意外伤亡后 18h 内的尸体肾）、梭状杆菌胶原酶、^{125}I 标记的兔抗人 IgG、PBS 缓冲液、PBS 稀释液（含 10% 胎牛血清、0.05% 吐温 20）等。

3. 实验步骤

（1）将标准化过筛和离心分出的肾小球 GBM 用超声处理，随后以梭状杆菌胶原酶消化，可获得可溶性的 GBM 抗原。

（2）按每孔 100μl 加入 GBM（0.5μg）。封口膜封板，置于 37℃ 孵育 2h。弃液后每孔加入 100μl 含 10% FCS 的 PBS，室温 1h。弃液。以冷 PBS 洗板 3 次。待干后，4℃ 备用。

（3）以 PBS 稀释液将待测血清 1∶30 稀释，加入包被好的微孔板中，每个样品设 3 复孔。37℃ 孵育 1h。冷 PBS 洗板 3 次，每孔加入 50μl ^{125}I 标记的兔抗人 IgG（0.25～0.5μg/ml），37℃ 孵育 2h。冷 PBS 洗板 3 次。γ 计数器定量检测结合抗体量。

4. 结果评价　根据每板所设的空白对照（无血清样品，只加 ^{125}I 标记的兔抗人 IgG）和正常血清对照，计算均值和标准差。任一血清样品的结合量超过对照均值 2SD 即为阳性。

5. 注意事项　每次洗涤应彻底。血清样品的最佳稀释比例为 1∶30。^{125}I 标记的兔抗人 IgG 的量可根据其放射比活性的高低确定。

（二）Ⅱ 型超敏反应的动物模型

以大鼠实验性肾炎模型为例介绍 Ⅱ 型超敏反应的动物模型。

1. 原理　以牛肾小管基底膜制剂免疫大鼠，引发鼠肾小管间质肾炎（TIN）。

2. 实验材料　注射器。雌性 BN 大鼠 21 只、牛肾小管基底膜（TBM）冻干剂、结核杆菌（M. tuberculosis）疫苗、百日咳杆菌（B. pertussis）疫苗、弗氏完全佐剂、卵清蛋白。

3. 实验步骤

（1）以牛肾TBM制剂免疫大鼠，每只大鼠尾基部注射牛肾TBM制剂100μg，同时注射弗氏完全佐剂和结核杆菌疫苗4mg。

（2）动物再以22.2×10^8百日咳杆菌疫苗肋间皮内注射。

（3）对照组平行注射100μg卵清蛋白。

4. 结果评价　以前述体外检测法检测大鼠Ⅱ型超敏反应相关指标。计算反应强度。

5. 注意事项　药理实验中，应选择合适的阶段给药，并根据具体用药选择合适的待测指标。

二、Ⅲ型超敏反应的检测

（一）体内检测法

体内检测法主要是指皮内反应。以Arthus反应为例介绍此法。

1. 原理　抗原反复刺激机体后，体内抗体浓度升高并与抗原形成免疫复合物，进一步激活补体，导致以中性粒细胞浸润为主的一系列水肿、出血、坏死等反应。

2. 实验材料　无菌注射器、针头、毫米量尺、家兔、马血清。

3. 实验步骤　家兔皮下反复注射马血清，前后4次，每次3~5ml。当注射局部出现细胞浸润后，再次注射马血清3~5ml。1~2h将出现剧烈炎症反应，反应4~8h达到高峰。

4. 结果评价　以毫米量尺测量红肿部位直径，以直径大小作为超敏反应强度的指标。

5. 注意事项　注意Arthus反应与Ⅳ型超敏反应的区别。后者在刺激的12~24h出现，48~72h达到高峰。

（二）体外检测法

Ⅲ型超敏反应的体外检测法主要有循环免疫复合物检测法和组织荧光抗体法。其中前者又可分为非特异性和特异性检测法两种。

1. 非特异性循环免疫复合物检测　以聚乙二醇（PEG）沉淀循环免疫复合物为例介绍此法。

（1）原理　PEG可以选择性地沉淀免疫复合物，待测血清中的循环免疫复合物在PEG浓度大于35g/L的条件下可被沉淀下来。

（2）实验材料　试管、离心管、移液管、70g/L和35g/L PEG 6000、0.1mol/L pH8.6巴比妥–枸橼酸钠缓冲液、待测血清。

（3）实验步骤

1）取待测血清0.4ml，加入70g/L PEG0.4ml，混匀，4℃，静置2h。3000r/min离心20min，弃上清，沉淀以35g/L PEG洗一次，离心同上。

2）沉淀物以5ml 0.1mol/L pH8.6巴比妥–枸橼酸钠缓冲液振荡溶解。450nm处测定吸光度。

（4）结果评价　以正常人平行测定的吸光度平均值及标准差为标准，判断实验结果。

正常参考值：

待测血清值 < 正常均值 +2倍标准差　阴性

待测血清值 ≥ 正常均值 +2倍标准差　阳性

（5）注意事项　实验时应保持浓度、离子强度及pH值的一致性，以免结果重复性差。被检血清中球蛋白或脂肪浓度过高，可出现假阳性。待测血清样品应保持新鲜。

2. 特异性循环免疫复合物检测　以PEG沉淀胰蛋白酶解离法为例介绍此法。

（1）原理　先以PEG选择沉淀待测血清中的免疫复合物，再用胰酶消化沉淀物解离出抗原。以反向间接血凝实验检测解离的抗原，确定特异性免疫复合物的存在。

（2）实验材料　试管、离心管、移液管、水浴锅、0.1mol/L pH8.4硼酸缓冲液、70g/L和35g/L PEG 6000、胰蛋白酶（2mg/ml）、0.01mol/L pH7.2 PBS、相应抗原包被的红细胞。

（3）实验步骤

1）测定和对照两只试管分别加入待测血清0.2ml、硼酸缓冲液1.8ml。

2）两管均加70g/L的PEG 20ml，混匀，4℃ 18h。3000r/min离心10min，弃上清。沉淀以35g/L PEG洗1次，离心同上。吸干管壁水分。

3）测定管加入胰酶 0.2ml，对照加等量 PBS。37℃ 水浴 30min。中间摇动 3 次。置于 56℃ 水浴 5min 终止反应。

4）将测定管、对照管和原始血清作倍比稀释，以反向间接血凝法检测解离的抗原。

（4）结果评价 测定管效价 >1∶16，对照管比测定管低 1 个效价者为阳性。测定管与对照管效价相等，但高于原始血清 1 个效价以上者亦为阳性。

（5）注意事项 特异性循环免疫复合物检测主要应用于乙型肝炎和甲状腺疾病的检测。

3. 组织荧光抗体法

（1）原理 将待测组织作冷冻切片，加入荧光素标记的抗人 C3 抗体，免疫复合物结合补体，将形成免疫复合物 – 补体 – 荧光抗体复合物。可在荧光显微镜下观察到。

（2）实验材料 玻片、荧光显微镜、湿盒等；生理盐水、0.02mol/L pH7.6 PBS、荧光标记抗人 C3 血清等。

（3）实验步骤

1）取患者局部皮肤或肾脏活检组织，生理盐水洗涤，立即作冷冻切片，厚 4～6μm，贴于玻片，微风吹干。丙酮固定 10min，晾干后密封，4℃ 备用。

2）PBS 洗处理好的玻片两次，每次 5min，吹干。加病人血清，阳性、阴性各一滴于组织片上。湿盒 37℃ 30min。

3）同上洗 3 次，每次 3min，吹干。加荧光抗体，湿盒 37℃ 30min。洗 3 次，每次 3min，吹干。荧光显微镜镜检。

（4）结果评价 免疫复合物沉积部位有点状或条索状明亮荧光者为阳性。

（5）注意事项 如果要鉴别是何种免疫球蛋白形成的复合物，可用相应的荧光标记抗球蛋白抗体代替本实验中抗 C3 荧光抗体染色即可。

（三）Ⅲ型超敏反应的动物模型

以注射牛 γ-球蛋白诱生豚鼠免疫复合物病模型为例。

1. 原理 豚鼠静脉注射抗原致敏后，反复注射同一抗原，血清内大量存在的特异性抗体将与注射的抗原结合形成免疫复合物，发生免疫复合物病。

2. 实验材料 无菌注射器具、8～10 周龄 C3N 豚鼠（250～400g）、阳离子化的牛 γ 球蛋白（CB-GG）、苯海拉明、肾上腺素等。

3. 实验步骤

（1）实验组豚鼠右肋下静脉注射 CBGG（0.8mg/100g 体重）。

（2）免疫两周后，每天 1 次静脉注射 CBGG（1.0mg/100g 体重）。每次注射前动物腹膜内注射苯海拉明 5mg，同时静脉注射 1∶1000 肾上腺素 0.1ml。防止过敏反应的发生。

4. 结果评价 开始注射 1 周后，处死动物，作相应的体外检测，确定超敏反应发生的强度。

5. 注意事项 药理实验中，应选择合适的阶段给药，并根据具体用药选择合适的待测指标。

三、Ⅳ型超敏反应的检测

（一）体内检测法

Ⅳ型超敏反应的体内检测法主要有皮肤实验和诱发实验等。下面以皮肤实验中的结核菌素实验为例介绍此法，这也是检测细胞免疫功能的实验之一。

1. 原理 接种过卡介苗的正常人体内有已致敏的 T 淋巴细胞，结核菌素与这些细胞特异性结合，T 细胞被活化，进而分泌多种细胞因子，触发迟发型超敏反应。

2. 实验材料 注射器具，毫米量尺，结核菌素，酒精棉球。

3. 实验步骤 用 1ml 结核菌素注射器抽取适量 1∶2000 稀释的结核菌素药液。以酒精棉球将待测者前臂内侧皮肤消毒。用注射器轻轻刺入前臂皮肤，注入 0.1ml 结核菌素。注射后 72h 时用毫米量尺测量硬结的平均直径（周围红晕不计）。

4. 结果评价 以硬结直径按表 7-7-1 标准判断结果。

表 7-7-1　结核菌素实结时判定

无反应	<4mm	5～10mm	11～20mm	>20mm	水泡或溃烂
阴性	可疑阳性	阳性 +	阳性 ++	阳性 ++ –	强阳性

卡介苗未接种地区阳性以 5mm 为下限，卡介苗接种地区阳性以 10mm 为下限。

5．注意事项　使用溶液的浓度不能太高，以免引起全身反应。判读皮试结果以硬结为准，红晕不计，只有红晕无硬结，可能是注射部位较深所致。

（二）体外检测法

Ⅳ型超敏反应的体外检测法主要有淋巴细胞刺激实验、淋巴细胞毒实验和巨噬细胞移动抑制实验等。以巨噬细胞移动抑制实验为例介绍体外检测法。

1．原理　致敏淋巴细胞在体外与相应的特异性抗原接触，可以产生巨噬细胞移动抑制因子。人淋巴细胞产生的移动抑制因子亦可抑制豚鼠巨噬细胞的移动。可利用豚鼠巨噬细胞的移动抑制来检测人致敏淋巴细胞的存在。

2．实验材料　毛细管、1ml 注射器、$4\frac{1}{2}$长针头、棉花、薄锯刀、镊子、凹孔玻板等、待测淋巴细胞悬液、豚鼠巨噬细胞悬液（制备自豚鼠腹腔洗出液）、凡士林等。

3．实验步骤

（1）将已制备好的淋巴细胞悬液和豚鼠巨噬细胞悬液以 4∶1 比例混合。

（2）消毒涂硅油的毛细管（内径 0.8～1.0mm，长 70mm）一端以石蜡凡士林混合剂封闭。用 1ml 注射器和 $4\frac{1}{2}$长针头将充分混合的细胞悬液吸出，然后逐个均匀地灌注到毛细管内，不可产生气泡。

（3）灌满细胞悬液的毛细管置于一底部塞有棉花的离心管内，500r/min 离心 5min，使细胞沉于毛细管底部。在细胞层与液体层之间锯断毛细管，切面要整齐。

（4）用小镊子涂少许凡士林于细胞压积毛细管部分，将其平放黏着于凹孔玻板的孔底部。每孔可放置两个毛细管。

（5）加入含有相应抗原的培养液。对照组小室只加培养液。将凹孔玻板放入 CO_2 孵箱中，37℃培养 24h。

（6）24h 后取出小室。用显微镜投影仪将各管巨噬细胞的游走面积画在纸上，然后测量出各管的游走面积。

4．结果评价　按下式计算移动百分率：

$$移动百分率=\frac{加抗原后巨噬细胞移动面积}{不加抗原的巨噬细胞移动面积}\times100\%$$

移动百分率在 80% 以下时，表示机体对抗原存在特异性细胞免疫作用。如果移动百分率显著大于 100%，也可能是机体存在特异性细胞免疫反应的表现。

5．注意事项　操作过程要求无菌。毛细管要内径一致并预先涂好硅油。毛细管灌注细胞悬液时应确保两种细胞已充分混匀。

（三）Ⅳ型超敏反应的动物模型

第Ⅳ型超敏反应的小鼠动物模型参见本篇第五章第二节。在此仅介绍大鼠实验性变态反应性脑脊髓炎（EAE）的Ⅳ型超敏反应动物模型。

1．原理　以豚鼠髓鞘碱性蛋白免疫大鼠，使大鼠产生对自身髓鞘碱性蛋白抗原的细胞免疫反应，造成大鼠实验性变态反应性脑脊髓炎的发生。

2．实验材料　注射器具、2～4 周龄 Lewis 大鼠、弗氏完全佐剂、豚鼠髓鞘碱性蛋白（MBP）。

3．实验步骤

（1）2～4 周龄 Lewis 大鼠，按年龄、性别搭配分组。全部用乙醚麻醉后，每只大鼠注射 50μg 乳化于 100μl 弗氏完全佐剂的豚鼠 MBP。对照动物平行注射无关蛋白。

（2）注射后 11～13d 后可以处死动物，取脾，作相应体外检测。动物发病情况也可按下述标准判定。

4．结果评价 动物表现和发病级别见表 7-7-2。

表 7-7-2 大鼠实验性变态反应性脑脊髓炎发病表现与级别

正常	反肢轻瘫	单侧后肢瘫痪	双侧后肢瘫痪	双侧后肢瘫痪并尿便失禁
0	1	2	3	4

5．注意事项 药理实验中，应选择合适的阶段给药。并根据具体用药选择合适的待测指标。

（于松涛 何 维）

参 考 文 献

1. Fahey J L. Immune cell products. In：Rose RNM（eds）. Annual of clinical laboratory immunology. 4th ed，Washington：American society of microbiology，1992，236－261
2. 杜守英. 淋巴细胞功能检测. 见：钱玉昆主编. 实用免疫学新技术. 北京：北京医科大学中国协和医科大学联合出版社，1994，11－17
3. 郑武飞主编. 实用临床免疫学技术. 天津：天津科技出版社，1991
4. 赵武述主编. 现代临床免疫学. 北京：人民军医出版社，1994

第八章　药物的肿瘤免疫学研究方法

肿瘤免疫学旨在研究在肿瘤的发生和发展过程中免疫系统所起的作用以及借助免疫学方法来研究及测定肿瘤抗原。免疫学实验在以下方面对肿瘤学提供方法及手段：①检测肿瘤细胞的表型标志及肿瘤相关抗原；②评价肿瘤病人和荷瘤小鼠抗肿瘤细胞免疫的能力及了解免疫系统各个组成成分在抗肿瘤免疫中的作用；③借助免疫学手段测定肿瘤细胞产生的产物；④为肿瘤的治疗提供免疫学的手段。

肿瘤相关抗原（TAA）是指一些肿瘤细胞表面糖蛋白或糖脂成分，它们可在正常的组织细胞表面上有微量的表达，但肿瘤细胞对其有高表达。检测 TAA 可对肿瘤病人的诊断和治疗提供参考，免疫药理学工作者亦可借助对其的检测来评价药物对肿瘤细胞的作用。有关这方面的检测可参考肿瘤学的专著或其他章节。肿瘤特异性抗原（TSA）是指只存在于肿瘤细胞表面而不表达在其他细胞表面的新抗原，在动物实验中，可经化学、物理及生物方法来诱发动物产生肿瘤，并对其表面的 TSA 进行研究，有关肿瘤诱发的方法参见肿瘤药理实验方法与技术一章，本章对实验动物肿瘤抗原的抽提与检测方法作了介绍。

目前研究认为，机体抗肿瘤反应以细胞免疫为主，其中细胞毒 T 淋巴细胞（CTL）可识别由肿瘤细胞 MHC Ⅰ类分子呈递的肿瘤抗原肽并产生针对肿瘤细胞抗原的特异性免疫应答，结果是发生对肿瘤细胞的特异性细胞毒作用。因此，测定肿瘤病人或荷瘤小鼠的 CTL 活性不仅是肿瘤免疫学研究的重要内容，而且对肿瘤的免疫药理学研究来说，同样是评价药物的重要指标。此外，CD4$^+$T 辅助细胞可通过分泌各种细胞因子来增强 CTL 对肿瘤的杀伤。NK 细胞是天然免疫系统中重要的抗肿瘤效应细胞，对其活性及数量的检测一直是肿瘤免疫药理学研究的重要内容。早在 20 世纪 80 年代中期就发现淋巴细胞在高浓度的 IL-2 作用下可使淋巴细胞产生广谱高效的杀瘤作用。人们把这种细胞群体命名为淋巴因子活化的杀伤细胞（LAK cell）。因此，LAK 细胞活性的诱导和检测也是肿瘤免疫学常常所涉及的内容。尤其在过继免疫疗法（adoptive immunotherapy）中，LAK 细胞转输治疗曾引起肿瘤免疫学界的极大兴趣；有关 CD4$^+$T 细胞、

CTL、NK 及 LAK 细胞活性的检测参见第五章有关内容。本章仅介绍一种淋巴细胞毒的方法——集落抑制实验。应该注意的是肿瘤免疫药理学一般用荷瘤小鼠作药物观察的对象。另外，本章对 LAK 细胞的诱导和肿瘤浸润淋巴细胞（TIL）的分离作了较详细介绍，因为这两种细胞在肿瘤的过继免疫疗法中是常用来作为转输的细胞。

由于肿瘤细胞一般不表达 CD80，而 APC 表面的 CD80 和 CD86 与 T 细胞表面的 CD28 的相互作用是 T 细胞活化所必需的第二信号，这样常常使肿瘤特异性 T 细胞因辅刺激信号的缺失而处于无应答状态，尽管它有第一信号的存在（MHC-肽与 TCR 间的相互作用）。因此，为 T 细胞的活化提供第二信号是免疫疗法研究的热点。晚近研究集中在如何为肿瘤特异性 T 细胞提供充足的活化第二信号。树突状细胞因其构成性表达 CD80 而受到人们偏爱，成为向肿瘤特异性 T 细胞提供第二信号的最佳治疗应用的候选细胞。本章也介绍了有关树突状细胞作为"疫苗"的研究方法，希望能给药理学工作者以某些启迪。一些研究还证实，将 CD80 基因转导到肿瘤细胞内，制成转基因的"瘤苗"，可对肿瘤的发生或发展产生阻碍作用。除了辅刺激因子基因外，细胞因子、MHC 抗原、黏附因子或肿瘤抗原的基因在某种细胞内的转导，以此来促进抗肿瘤免疫效应亦是肿瘤免疫学目前研究的热点。本章将就转基因技术在肿瘤免疫学的应用作一方法技术介绍，以期为肿瘤免疫药理学工作者提供可能利用的技术资料。

第一节　淋巴细胞杀瘤活性测定

有关 CTL 细胞毒、NK 及 LAK 细胞活性的检测参见第五章第三节和第五节。这里只介绍一种方法——集落抑制实验。

一、原理

淋巴细胞和肿瘤细胞混合培养时，肿瘤细胞的集落形成能力将明显的抑制，通过计算集落形成抑制率来估计淋巴细胞杀瘤活性。

二、实验材料

塑料培养皿（直径3.5cm）、CO_2 孵箱、胰酶、结晶紫、立体显微镜（8×，20×）、PBS 洗液、RPMI 1640 培养基、小牛血清。

三、实验步骤

1. 用0.1%胰酶消化培养的肿瘤细胞，用含30%小牛血清的 RPMI 1640 培养基将其配成500个/ml 单个肿瘤细胞悬液，每个塑料培养皿加入1ml，37℃ 5% CO_2 培养过夜。

2. 次日轻轻弃去培养皿上清，用 PBS 液洗涤3次。每个平皿加入 1×10^6/ml 淋巴细胞悬液0.5ml，温育1h 后，加入1.5ml 培养液，37℃ 5% CO_2 继续孵育3d。

3. 去除未贴壁的细胞，用 PBS 洗液冲洗3~5次，2%结晶紫染色，用20×立体显微镜计数集落形成数，推算集落形成抑制率。

四、结果评价

$$集落形成抑制率(\%) = \frac{对照组集落形成数 - 实验组集落形成数}{肿瘤细胞接种数目} \times 100\%$$

1. 该方法仅适用于贴壁生长的肿瘤细胞，悬浮培养的肿瘤细胞可以在软琼脂中集落形成抑制作为指标。

2. 每个平皿接种肿瘤细胞数最好不要超过500个。

3. 肿瘤细胞必须制成单细胞悬液且细胞活力必须大于90%。

（沈永泉　薛　莉　何　维）

第二节 LAK 细胞的制备

Grimm 及其同事在 1983 年首次发现 LAK 细胞即淋巴细胞在高浓度的 IL-2 存在的条件下，被活化产生高效和广谱的杀瘤效应。进一步分析证实，LAK 细胞即为 IL-2 激活的 NK 细胞和 T 细胞。后来发现，除了 IL-2，IL-12、IL-15、IL-7 均可单独或协同 IL-2 诱导淋巴细胞产生 LAK 细胞活性，尤其是 IL-15，在相同的浓度下，其对 LAK 细胞活性的诱导要明显强于 IL-2。外周血单个核细胞在 1000U/ml 浓度的重组 IL-2（r IL-2）存在的条件下，体外培养 3~5d，可诱导出 LAK 细胞。这种 LAK 细胞可被用于过继免疫疗法中。在此，以 IL-2 诱导 LAK 细胞产生为例介绍 LAK 细胞的制备方法。

一、原理

外周血单个核细胞或脾细胞在体外含有 IL-2 等细胞因子的培养液中可产生数量扩增，被 IL-2 刺激活化而增殖的淋巴细胞群体即为 LAK 细胞。

二、实验材料

正常人或肿瘤病人抗凝外周血、肝素、PBS 洗液、RPMI 1640 培养基、小牛血清、淋巴细胞分层液、倒置显微镜、台酚蓝、无菌注射器、无菌试管、rIL-2、24 孔塑料培养板、CO_2 培养箱、洁净工作台。

三、实验步骤

1. 外周血单个核细胞分离参见本篇第二章第三节。
2. LAK 细胞的体外诱导

（1）用含 10% FCS、500~1000U/ml rIL-2 的 RPMI 1640 培养液将新鲜分离的单个核细胞配成 5×10^5/ml 细胞悬液，按每孔 1ml 加入 24 孔塑料培养板，37℃ 5% CO_2 条件下培养。

（2）培养 3d，吸出上清液，更换 1ml 新鲜配制的含 500~1000U/ml rIL-2 的细胞培养液继续培养。

（3）培养 6d 收获细胞即是制备的 LAK 细胞。它可以用于杀瘤活性、表型测定和过继免疫治疗等。

3. 注意事项

（1）整个实验必须无菌操作。
（2）rIL-2 细胞培养液必须现配现用。
（3）分离的淋巴细胞活力必须大于 90%。

（沈永泉 薛 莉 何 维）

第三节 肿瘤浸润淋巴细胞的制备

除个别肿瘤外，多数实体肿瘤组织内或肿瘤周围组织中均可见有单个核细胞的炎症性浸润；分离自这些实体肿瘤组织内或周围的浸润单个核细胞被称之为肿瘤浸润淋巴细胞（TIL）。TIL 中以 T 淋巴细胞为主，亦含一定数量的 NK 等细胞。TIL 中大多数的 T 淋巴细胞表达 CD45RO 分子，其比例显著高于外周血 T 淋巴细胞中 CD45RO[+] T 细胞所占比例，这表明上述细胞已被活化。TIL 中 CD8[+] T 细胞的数量明显多于 CD4[+] T 细胞，这是可识别肿瘤细胞的 CD8[+] T 细胞被活化增殖的结果，这些活化的 CD8[+] T 细胞进而表现出对肿瘤细胞的 CTL 的细胞毒活性；其中的 CD4[+] T 细胞及其分泌的各种细胞因子，对于 CD8[+] T 细胞的活化、增殖以及提高抗肿瘤免疫反应的强度也是十分重要的，某些细胞因子也直接参与了对肿瘤细胞的杀伤。正是由于体外培养的 TIL，表现出高于 LAK 细胞近 100 倍的肿瘤杀伤活性，使其得以应用于临床，并成为继 LAK 细胞后又一种重要的肿瘤过继免疫治疗手段。

TIL 的研究无论对肿瘤免疫理论及临床肿瘤免疫治疗均具有重要意义。因此，探讨药物对 TIL 活性的影响亦是免疫药理学的新课题。下面对 TIL 分离及培养方法作以介绍。

一、原理

可以采用机械破碎及酶消化处理肿瘤组织将其制成单细胞悬液，再用密度梯度离心、免疫磁性分离或流式细胞仪分离获得所需要的 TIL，在 IL-2 等细胞因子刺激下，体外扩增后可以用于杀瘤活性测定、表型分析及过继免疫治疗。

二、实验材料

实体肿瘤、胰酶、Ⅴ型透明质酸酶、Ⅰ型 DNA 酶、Ⅳ型胶原酶、RPMI 1640 培养基、PBS 洗液、淋巴细胞分层液（葡聚糖 – 泛影葡胺）、Percoll 液、免疫磁珠（DynaM-450）、羊抗鼠 IgG 抗体、T 细胞特异性单克隆抗体 Anti-CD3、Anti-CD4、荧光激活细胞分类器（FACS）、荧光标记的 T 细胞特异性单克隆抗体，正常人外周血、小牛血清、IL-2、24 孔塑料培养板、CO_2 培养箱、洁净工作台、温控搅拌器、水平离心机。

三、实验步骤

（一）TIL 的分离

1. 机械及酶消化分离

（1）将切除的肿瘤组织在无菌条件下去除坏死组织和结缔组织后剪碎，用 PBS 冲洗 3 次。

（2）将碎块移入含 20ml RPMI 1640 培养液的烧杯内，其中含 0.25% 胰酶，0.01% Ⅴ型透明质酸酶、0.002% Ⅰ型 DNA 酶、0.1% Ⅳ型胶原酶，室温下搅拌过夜。

（3）用 200 目细胞筛过滤消化后的细胞悬液，再用 RPMI 1640 培养液洗涤 3 次，每次 1000r/min 离心 5min。

（4）将其配成 1×10^7/ml 细胞悬液，轻缓地加到淋巴细胞分层液上，1500r/min 离心 20min。

（5）轻轻地吸出淋巴细胞分层液上层的细胞，以 RPMI 1640 培养液洗涤 2 次。这层细胞主要是肿瘤细胞和淋巴细胞。

（6）将上述分离液上层细胞用 RPMI 1640 培养液配成 1×10^7/ml 细胞悬液，轻缓地加到 10%~12.5% 和 20%~22% 的双层 Percoll 密度梯度液上 500r/min 离心 10min。

（7）轻轻地吸出双层 Percoll 分界面之间的细胞，以 RPMI 1640 培养液洗涤 3 次. 然后用含 10% FCS 的 RPMI 1640 培养液将其配成 1×10^6/ml。

（8）取出 0.1ml 细胞，加入 0.04% 台盼蓝染色，显微镜下分别计数死、活细胞数，推算细胞活性：一般细胞活力应大于 90%。其余冻存或培养。

2. 免疫磁性分离

（1）将切除的肿瘤组织在无菌条件下去除坏死组织和结缔组织后剪碎，用 PBS 冲洗 3 次。

（2）将碎块移入含 20ml RPMI 1640 培养液的烧杯内，其中含 0.25% 胰酶，0.01% Ⅴ型透明质酸酶. 0.002% Ⅰ型 DNA 酶、0.1% Ⅳ型胶原酶，室温下搅拌过夜。

（3）用 200 目细胞筛过滤消化后的细胞悬液，再用 RPMI 1640 培养液洗涤 2 次，将其配成 1×10^6/ml 细胞悬液。

（4）先用羊抗鼠 IgG 抗体包被 DynaM-450 珠，再以 T 细胞特异性抗体包被 DynaM-450 珠，这样制备的 DynaM-450 珠可以作为免疫磁珠。

（5）将制备的 DynaM-450 珠与上述的细胞悬液按 1:（2~10）的比例混合，连续温和搅拌，0℃ 下孵育 30min。

（6）用磁棒吸附与免疫磁珠形成玫瑰花环的 T 细胞，冲洗去除残存的肿瘤细胞，然后再洗涤制备的 TIL。

（7）用含 10% FCS 的 RPMI 1640 培养液将其配成 1×10^6/ml 细胞悬液。取出 0.1ml 细胞，加入 0.04% 台盼蓝染色，显微镜下分别计数死、活细胞数，推算细胞活性。其余样品冻存或培养。

3. 流式细胞仪分离

（1）将切除的肿瘤组织在无菌条件下去除坏死组织和结缔组织后剪碎，用 PBS 冲洗 3 次。

（2）将碎块移入含 20ml RPMI 1640 培养液的烧杯内，其中含 0.25% 胰酶、0.01% Ⅴ型透明质酸酶、0.002% Ⅰ型 DNA 酶、0.1% Ⅳ型胶原酶，室温下搅拌过夜。

（3）用 200 目细胞筛过滤消化后的细胞悬液，再用 RPMI 1640 培养液洗涤 3 次，将其配成 1×10^6/ml

细胞悬液，然后进行荧光染色。

（4）取 1ml 细胞悬液加入 Eppendorf 管，1000r/min×5min，弃上清，加入荧光标记的 T 细胞特异性单克隆抗体（抗 CD3）100μl，悬浮细胞，4℃，静置 30min。

（5）用含 0.02% BSA，0.1% 叠氮钠的 PBS 洗液洗涤 2 次，1000r/min，离心 5min。

（6）加入 0.5ml PBS 悬浮细胞，上机进行 FACS 分离，然后收集分离所得的细胞，以无血清的 RPMI 1640 培养液洗涤三次，1500r/min 离心 5min。加入 0.04% 台盼蓝染色，显微镜下计数死、活细胞数，推算细胞活性。

（二）T1L 的体外培养

1. 完全 RPMI 1640 培养液的配制（略）。

2. 条件培养液（LAK 细胞培养，上清）的制备

（1）无菌抽取正常人外周血 100ml，抗凝，以 PBS 缓冲液稀释 2～4 倍。

（2）将稀释的外周血等体积轻缓地加到淋巴细胞分层液上，1500～2000r/min 离心 15～20min。

（3）将淋巴细胞分层液上层的淋巴细胞轻轻吸出，用无血清的 RPMI 1640 培养基洗涤 3 次，1500r/min 离心 10min。

（4）用含 10% FCS、1000U/ml IL-2 的 RPMI 1640 培养液将细胞沉淀配成 $1×10^6$/ml 细胞悬液。

（5）用 100ml 无菌培养瓶分种，于 37℃、5% CO_2 的培养箱内连续培养 72～96h，2000r/min 离心 10min，去沉淀，收集上清。

（6）上述上清液即为条件培养液（LAK 细胞培养上清），置 4℃ 备用或分装贮存于 −20℃。有报道亦可将外周血单个核细胞在 1μg/ml PHA 存在下 37℃ 体外培养 48h，收集其上清。在 TIL 分离扩增培养时，加入该上清 20% 于培养基中。

3. 分离扩增 TIL

（1）将完全 RPMI 1640 培养液与条件培养液按 4:1 的比例混合，即为 TIL 培养液。

（2）加入 IL-2 于 TIL 培养液至终浓度为 1000U/ml，用这种培养液将分离获得的 TIL 配成（0.5～1）$×10^6$/ml，按每孔 1ml 加入 24 孔培养板。37℃，5% CO_2 的培养箱内培养。

（3）4～6d 传代一次，细胞数维持在 $5×10^5$/ml 左右，同时补加 IL-2（1000U/ml），细胞数增加到一定量后，可移入 $75cm^2$、$175cm^2$ 的塑料培养瓶中继续培养。

四、注意事项

1. 所用器皿均需要无菌处理，所有操作必须严格遵守无菌观念。

2. 分离 TIL 时尽可能多冲洗肿瘤组织，一定要去除其中的坏死组织尤其是化脓的坏死部分，因为这些组织最容易造成污染。

3. TIL 的培养时间尽可能延长，这样残存的肿瘤细胞会逐渐消失，一般需要 2～3 周。

4. 分离 TIL 应该低温操作，酶消化步骤除外。

（沈永泉 于松涛 何 维）

第四节 混合淋巴细胞－肿瘤培养

混合淋巴细胞－肿瘤培养（MLTC）技术是近年来出现的一种可用于富集和分离肿瘤特异性 T 淋巴细胞，建立肿瘤特异性 T 淋巴细胞克隆，鉴定、分离肿瘤特异性抗原及其肽段的有效手段。同时，自体的混合淋巴细胞－肿瘤培养（AMLTC）技术还可用来分离具有自体肿瘤杀伤（ATK）活性的自体肿瘤特异性细胞毒 T 淋巴细胞（CTL），体外分离培养的 CTL 有可能成为一种有效的用于肿瘤过继免疫治疗的细胞来源。下面以 AMLTC 法建立人肿瘤特异性 T 淋巴细胞克隆为例介绍混合淋巴细胞—肿瘤培养（MLTC）技术。

一、原理

将荷瘤宿主的淋巴细胞（外周血淋巴细胞或 TLL）与经射线照射去增殖活性的分离自所荷肿瘤宿主

的肿瘤细胞共培养，已被肿瘤抗原活化的 T 淋巴细胞，再次遇到同一抗原的刺激，将发生增殖。这样，在体外培养体系中，不断加入去增殖活性的肿瘤细胞作为特异性抗原刺激，使肿瘤特异性 T 淋巴细胞克隆不断被活化和增殖，最后可获得肿瘤特异性 T 细胞克隆或系。把这种细胞系或克隆在体外与肿瘤细胞共培养，如该系或克隆对肿瘤细胞的刺激产生增殖反应或特异性 CTL 细胞毒活性，则该系或克隆的肿瘤抗原特异性则被鉴定。

二、实验材料

1. 实体肿瘤、V 型透明质酸酶、Ⅰ 型 DNA 酶、Ⅳ 型胶原酶、RPMI 1640 培养基（含 10% 热灭活人 AB 型血清）、PBS 洗液、75%～100% 不连续密度梯度淋巴细胞分层液、不连续密度梯度 Percoll（10%～15%～25%）、荧光标记 T 细胞特异性单克隆抗体（Anti-CD3、Anti-CD4、Anti-CD8 等）、荧光激活细胞分类器（FACS）、正常人外周血、塑料平皿、IL-2、24 孔塑料培养板、圆底及平底 96 孔塑料培养板、CO_2 培养箱、洁净工作台、温控搅拌锚、水平离心机。

2. PHA 活化外周血单核细胞（PBMC）上清液的制备

（1）无菌抽取正常人外周血 100ml，以 PBS 缓冲液稀释 2 倍。

（2）将稀释的外周血等体积轻缓地加到 100% 淋巴细胞分层液上，1500～2000r/min 离心 15～18min。

（3）将淋巴细胞分层液上层的淋巴细胞轻轻吸出，用无血清的 RPMI l640 培养基洗涤 3 次，1500r/min 离心 10min。

（4）用含人 AB 血清及 1～2μg/ml PHA 的 RPMI l640 培养液将细胞沉淀配成 $1×10^6$/ml 细胞悬液。

（5）用 100ml 无菌培养瓶分种培养，于 37℃，5% CO_2 的培养箱内培养 48～72h，2500r/min 离心 10min 去沉淀收集上清。

（6）上述上清液过滤除菌，置 4℃ 备用或分装贮存于 −20℃。

三、实验步骤

1. TIL 及肿瘤细胞分离、增养

（1）将完全 RPMI 1640 培养液与 PHA 活化的 PBMC 上清液按 4:1 的比例混合，作为 AMLTC 实验的培养液。

（2）切除的肿瘤组织在无菌条件下去除坏死组织和结缔组织后彻底剪碎，用含抗生素的 PBS 冲洗 3 次。将碎块移入含 20ml RPMI 1640 培养液的烧杯内，其中含 0.25% 胰酶、0.01% V 型透明质酸酶、0.002% Ⅰ 型 DNA 酶、0.1% Ⅳ 型胶原酶，室温下搅拌过夜。

（3）用 200 目细胞筛过滤消化后的细胞悬液，再用 RPMI 1640 培养液洗涤 3 次，将其配成 $1×10^6$/ml 细胞悬液。

（4）细胞悬液轻缓加在 75%～100% 不连续密度梯度淋巴细胞分层液上，1500r/min，离心 15～20min。

（5）仔细分别吸取 75% 及 100% 层面细胞，收集到的细胞分别为肿瘤细胞和 TIL。

（6）以不连续密度梯度 Percoll 进一步纯化肿瘤细胞、500r/min，离心 10min。

（7）吸取 15% 密度层肿瘤细胞，以 RPMI 1640 洗 3 次。

（8）TIL 及肿瘤细胞分别重悬于 RPMI l640，分别加入不同的塑料平皿，于 37℃ 细胞培养箱中孵育 30min，去除黏附细胞。分别计数未黏附细胞的细胞数量。

（9）将 TIL 与肿瘤细胞共培养于 24 孔培养板，每孔含 $1×10^6$/ml TIL 和 $1×10^6$/ml 经射线照射（70Gy）的自体肿瘤细胞，总体积 1ml。

（10）培养 3d 后，加入 20U/ml IL-2，继续培养 10d。

2. TIL 中肿瘤特异性 T 淋巴细胞克隆建立

（1）取上述培养 TIL，以每孔 0.3～1 个 TIL 细胞加入 96 孔圆底培养板，每孔总体积 0.2ml，每孔同时含有经照射的 $3×10^3$ 自体肿瘤细胞（刺激细胞）及 $1×10^4$ 经照射（33Gy）的自体外周血淋巴细胞（PBL，饲养细胞），含 20U/ml IL-2。于细胞培养箱内培养。

（2）一周后，每孔弃 100μl 上清后，加入 100μl 含上述刺激细胞和饲养细胞的新鲜培养基，继续培养。

（3）将有增殖孔内的细胞移入预先加入了刺激细胞和20U/ml IL-2的96孔平底培养板中，继续培养1周。

（4）将增殖孔中的细胞转移入24孔培养板，每孔含5×10^5克隆细胞和2×10^5刺激细胞和20U/ml IL-2，进一步扩增已增殖的TIL克隆细胞。

3. 检测克隆细胞的表型及其对自体肿瘤细胞的杀伤活性或自体肿瘤细胞对克隆细胞的增殖诱导效应。参见本篇第三章第三节。液氮冻存剩余克隆细胞。

四、注意事项

1. 所用器皿均需要无菌处理，所有操作必须严格遵守无菌观念。

2. 分离TIL时尽可能多冲洗肿瘤组织，一定要去除其中的坏死组织尤其是化脓的坏死部分，因为这些组织最容易造成污染，可用含高浓度抗生素的PBS反复冲洗剪碎的肿瘤组织块；另处，消化道肿瘤取材时应注意割取浆膜侧。

3. 分离TIL应该低温操作，酶消化步骤除外。

4. 亦可用72~96h培养的LAK细胞上清液代替PHA活化的PBMC上清，制备及保存方法基本相同。

（于松涛 何 维）

参 考 文 献

1. Abbas A K, Lichtman A H, Pober J S. Immunity to tumors. In：Abbas A K, Lichman A H, Pober J S, eds. Cellular and molecular immunology. 2nd ed, Philadelphia：WB Saunders Company, 1994, 356 – 376

2. Elder EM, Whlteslde T L. Processing of tumor for vaccine and/or tumor infiltrating lymphocytes. In：Rose RNed. Manual of clinical laboratory immunology. 4th ed, Washington；American Society of Microbiology, 1992, 817 – 819

3. Nguyen QH, Moy R, Roth M. Expression of CD45 isoform in frosh and IL-2 culture tumor infiltrating lymphocyte from basal cell carcinoma. Cellular Immunol, 1993, 146：421 – 430

4. Zhao X, Wei YQ, Kariya Y. Accumulation of γ/δ T cells in human dysgerminoma and seminoma：Roles in autologous tumor killing and granuloma formation. Immunol Invastig, 1995, 24：607 – 618

5. 李彪如. 一种高活力分离肿瘤浸润淋巴细胞方法的建立. 免疫学杂志, 1994, 10（1）：44 – 47

*第一节~第四节

第五节 实验动物肿瘤抗原的制备与检测

一、实验动物肿瘤抗原的抽提

（一）低渗抽提法

1. 原理 肿瘤细胞膜上的蛋白质经过低渗处理后可以促使它的稳定性发生改变，这样它就脱落至上清液中，超滤浓缩即可收集获得肿瘤细胞膜上的蛋白质，其中含有肿瘤抗原。

2. 实验材料 NaCl、低温冷冻离心机、恒温振荡器、高速组织匀浆器。

3. 实验步骤

（1）无菌条件下手术摘除实验动物肿瘤，去除结缔组织及坏死组织，称重后剪碎，加入4倍体积0.14mol/L NaCl，高速组织匀浆器将组织打成匀浆，4℃搅拌4h。

（2）4℃ 1000r/min 离心10min，吸出上清，再向沉淀物中加入4倍体积的0.07mol/L NaCl，强烈振荡5min。

（3）4℃1000r/min 离心10min，吸出上清，再向沉淀物中加入4倍体积的0.0035mol/L NaCl，强烈振荡5min。

（4）4℃1000r/min 离心10min，吸出上清，再向沉淀物中加入4倍体积的0.0175mol/L NaCl，强烈振荡5min。

（5）4℃ 1000r/min 离心10min，弃沉淀，保留上清液。

（6）将（2）～（5）的上清液充分混合，超滤浓缩后测定蛋白质含量。

4. 注意事项

（1）所用试剂及器皿需要除菌，注意低温操作。

（2）此法不易用于提取跨膜蛋白。

（二）高渗抽提法

1. 原理　高渗盐溶液能够激活蛋白水解酶，导致肿瘤细胞产生自溶现象，促使肿瘤抗原脱落。另外，无机盐溶液可以影响大分子间的电荷状态，蛋白质极性基团的反应和蛋白质疏水区的范围等，继而改变细胞膜的结构，导致肿瘤抗原从膜脂质环境中释放出来。

2. 实验材料　KCl、高速组织匀浆器、透析袋、磷酸缓冲液、高速离心机。

3. 实验步骤

（1）无菌条件下手术摘除实验动物肿瘤，去除结缔组织及坏死组织，称重后剪碎，加入 4 倍体积 3mol/L KCl，高速组织匀浆器将组织打成匀浆，4℃搅拌 18h。

（2）4℃ 1000r/min 离心 30min。

（3）取上清液装入透析袋中，对 0.01mol/L pH7.4 的磷酸缓冲液 4℃透析 72h，每 8h 换液 1 次。

（4）4℃ 1000r/min 离心 30min，弃沉淀，所得上清液即是肿瘤细胞的粗抗原。

（5）分装小管，贮存于 -70℃冰箱。

4. 注意事项　所用器材必须除菌。

（三）去污剂抽提法

1. 原理　去污剂进入到细胞膜的脂质双分子层中，可以扰乱膜结构的排列，从而分离出稳定的膜蛋白颗粒，这样就获得了肿瘤抗原。常用的去污剂有 Triton X-100，SDS，NP40 等。

2. 实验材料　KCl、EDTA、Triton X-100、磷酸缓冲液、高速离心机。Sephadex G-200 凝胶柱、NaCl、HCl。

3. 实验步骤

（1）无菌条件下摘除实验动物肿瘤，称重后剪碎，加入适量的含 3mol/L EDTA，2% Triton X-100 的 0.01mol/L 磷酸缓冲液（pH7.2）在 4℃下抽提 30min。

（2）18 000r/min 离心 30min，上清液即为粗抽提的肿瘤抗原。

（3）粗抗原经过 Sephadex G-200 凝胶柱过滤，用含 0.05mol/L NaCl、0.01mol/L EDTA、0.5% Triton X-100 的 0.1mol/L Tris-HCl 缓冲液（pH8.0）洗脱，就可以得到较纯化的肿瘤抗原。

（4）测定蛋白含量，贮存于 -70℃冰箱。

4. 注意事项

（1）必须以透析除去残存的 Triton X-100。

（2）注意低温保存提取的肿瘤抗原。

（四）低频超声抽提法

1. 原理　低频超声能够使溶液中的空气发生突然的膨胀和剧烈的收缩，即所谓的空化作用，这可以使溶液中的分子产生摩擦，并在局部产生热量。利用这些物理效应能够使细胞膜解聚和膜内部的非共价键断裂，从而解离出细胞膜抗原。

2. 实验材料　超声波发生器、高速离心机、生理盐水。

3. 实验步骤

（1）无菌条件下摘除实验动物肿瘤，制备成单细胞悬液，一般用生理盐水配成 $1 \times 10^6 \sim 1 \times 10^8$/min 的细胞悬液。

（2）用低频超声处理细胞悬液 60min（水浴）。

（3）20 000×g 离心 30min，此上清液即为粗制的肿瘤抗原。

（4）过滤除菌，测定蛋白含量，分装小管，贮存于 -70℃。

（五）酸性溶液抽提法

1. 原理 酸性溶液可以中和肿瘤细胞膜蛋白的正电荷，导致其在膜中的稳定性发生改变，促使该膜蛋白解离入液相中，通过离心透析即可制备所要的肿瘤抗原。

2. 实验材料 NaCl、HCl、高速离心机、高速组织匀浆器、甲醇、乙醚、透析袋。

3. 实验步骤

（1）无菌摘取实验动物肿瘤，称重后剪碎，用生理盐水尽可能冲洗尽活细胞，加入 4 倍体积的蒸馏水，用高速组织匀浆器粉碎组织。

（2）4℃，23 000 ×g 离心 30min。

（3）取沉淀物加入 4 倍体积的 0.4mol/L NaCl，再次匀浆，4℃，23 000 ×g 离心 30min。

（4）取沉淀物加入 8 倍体积的甲醇：乙醚（1:1）液悬浮沉淀物脱脂，抽滤后去除有机溶剂，保留沉淀物。

（5）取沉淀物加入 5% NaCl，充分摇匀，4℃，23 000 ×g 离心 30min。

（6）取沉淀物加入 5 倍体积的蒸馏水，充分摇匀，4℃，23 000 ×g 离心 30min。

（7）取沉淀物用 0.01mol/L HCl 溶液充分洗涤，4℃，5000 ×g 离心 10min，取上清液装入透析袋中，对蒸馏水透析到 pH 与蒸馏水相等。

（8）过滤除菌，测定蛋白含量，分装小管，贮存于 –70℃。

4. 注意事项

（1）必须洗净组织中的红细胞。

（2）有机溶剂必须抽滤干净。

（3）必须进行过滤除菌。

二、实验动物肿瘤抗原的检测

（一）迟发型皮肤变态反应实验

1. 原理 肿瘤抗原在其已致敏体内可以诱发细胞免疫反应，主要表现是皮内注射肿瘤抗原能够引起迟发型皮肤变态反应。其特征是在肿瘤抗原注射 48～72h 后，抗原注射的局部出现红肿甚至硬结等变态反应。

2. 实验材料 豚鼠、肿瘤抗原提取物、无菌注射器（1ml）、另外一种抗原（肿瘤抗原）及正常组织抗原。

3. 实验步骤

（1）用酒精棉球消毒豚鼠足底部，取可溶性肿瘤抗原提取物加弗氏完全佐剂皮内注射，使动物被免疫致敏，抗原量需实验测定，致敏时间为 6d 以上。

（2）足底部皮内注射可溶性肿瘤抗原提取物 0.1ml，使皮下出现 3～4mm 的皮丘。

（3）48h 后进行结果观察。

4. 结果评价

（1）皮肤出现红肿硬结其直径大于 2cm 时可视为阳性（++++）。

（2）皮肤出现红肿其直径大于 2cm 时可视为阳性（+++）。

（3）皮肤出现红肿其直径小于 2cm 时可视为阳性（++）。

（4）未出现任何反应可以视为阴性（–）。

5. 注意事项

（1）皮内注射时，肿瘤抗原的浓度不能太高。

（2）进行皮试时，必须设立别种肿瘤抗原提取物和正常组织抗原提取物作对照。

（二）白细胞移动抑制实验

1. 原理 将待测的白细胞装入毛细塑料管中，加入肿瘤抗原，培养 24h，如白细胞中含相应的致敏淋巴细胞，在肿瘤抗原作用过程中将产生白细胞移动抑制因子，抑制多形核白细胞的移动，这样可以通过中性粒细胞的移动情况检测待测的肿瘤抗原。

2. 实验材料 肿瘤抗原提取物、荷瘤小鼠、肝素、PBS 溶液、毛细塑料管、水平离心机。

3．实验步骤

（1）肿瘤抗原的提取（见前述）。

（2）白细胞的制备　无菌摘取荷瘤小鼠的眼球，让其血液滴入含有肝素的试管，静置 10min，吸出白细胞，4℃ 1500r/min 离心 10min，弃去上清，用 PBS 溶液配成 $5 \times 10^7/ml$。

（3）将白细胞悬液装入一端烙封的塑料毛细管内，然后开口端向上放到试管，2000r/min 离心 10min，在上清液和压积细胞界面处用锋利刀片切开，夹取细胞压积段放入培养小室的凹孔中。

（4）随即加入肿瘤抗原提取液于培养凹孔，上面用无菌盖玻片严密盖好，置 37℃，5% CO_2 温箱中培养 18～24h。

（5）在放大镜下用尺量出移动面积的直径求出移动面积。

4．结果评价

$$移动抑制指数（MII） = \left(1 - \frac{实验组的细胞移动面积的平均值}{对照组的细胞移动面积的平均值}\right) \times 100\%$$

一般情况下，MII > 20% 为阳性。

5．注意事项

（1）严格遵守无菌操作。

（2）毛细管口径要求一致，管壁薄。

（3）截断细胞压积部位必须要在细胞压积稍低 1～2mm 处，以免影响细胞向外移动。

（4）荷瘤小鼠的肿瘤体积直径小于 1cm。

（三）白细胞黏附抑制实验

1．原理　当致敏淋巴细胞在体外遇到肿瘤抗原时，可以释放白细胞黏附抑制因子，使白细胞丧失黏附玻壁的能力，这样可以定性检测肿瘤抗原。

2．实验材料　肝素、RPMI l640 培养液、荷瘤小鼠、肿瘤抗原提取物、血细胞计数板。

3．实验步骤

（1）肿瘤抗原的提取（见上）。

（2）无菌摘除荷瘤小鼠的眼球，将其血液滴入含有肝素的试管中，自然沉降 10min，轻取白细胞层，洗涤，调节细胞浓度使其悬液滴在血细胞计数板上每一大格内含 40～80 个细胞。

（3）在实验管中加入上述细胞悬液 0.2ml，再加入合适浓度的抗原生理盐水溶液 0.2ml。对照管以无抗原的生理盐水代替抗原溶液，混匀。

（4）37℃水浴 30min，每隔 5min 摇匀 1 次。

（5）取样移入血细胞计数板，每个标本取 3 份，37℃温育 1h，用生理盐水洗涤非黏附细胞。

（6）显微镜下计数黏附细胞数。

4．结果评价

$$黏附抑制指数 = \left(1 - \frac{实验组黏附细胞数}{对照组黏附细胞数}\right) \times 100\%$$

5．注意事项

（1）抗原量要合适。

（2）计数板要充分洗净，计数必须准确。

（3）荷瘤小鼠的肿瘤体积直径小于 1cm。

（4）除上述 3 种检测方法外，亦可用 EB 病毒转化的自体 B 淋巴细胞体外负载肿瘤抗原后，与从该肿瘤组织中分离的 TIL 共培养，以 TIL 对负载抗原细胞的杀伤情况判定肿瘤抗原的有无及浓度的高低。

（沈永泉）

第六节 肿瘤抗原负载的树突状细胞的肿瘤免疫学体内研究

CTL 在肿瘤免疫中所起到的特异性抗肿瘤作用已被证实。而树突状细胞（dendritic cell，DC）由于其构成性表达辅刺激因子（B7.1 和 B7.2）及可能分泌某些可溶性因子，因而使其成为最有效的 APC。理论上讲，DC 可以从 MHC Ⅱ类分子 – 肽途径来向 CD4$^+$ 细胞呈递抗原。然而，晚近发现，DC 亦可将肿瘤抗原以 MHC Ⅰ类分子 – 抗原肽方式呈递给 CTL。这一现象引起人们的关注。由此产生出来的肿瘤抗原负载的 DC 作为"肿瘤疫苗"亦在实验肿瘤免疫学中得到了阳性结果的验证。将在体外预先负载（loaded，或 pulsed）肿瘤抗原肽的 DC 转输到动物体内，可抑制或减缓肿瘤的生长；这一过程需要辅刺激因子、Thl 相关的细胞因子以及 CD4$^+$ 细胞和 CD8$^+$ 细胞的共同参与等。本节介绍 DC 体外抗原负载及体内抗肿瘤活性测定的方法。希望免疫药理学工作者在方法学上有所借鉴。

一、原理

将分离的 DC 在体外与肿瘤抗原（肽）共培养，使 DC 能对肿瘤抗原（肽）进行处理，并以 MHC-肽复合物方式在膜表面表达，这一过程被称之为抗原负载（antigen loaded or pulsed）。然后，将 DC 转输于荷瘤动物体内，以观察其抗肿瘤的效应，

二、实验材料

1. 雌性 8 ~ 12 周龄的 BALB/c（H-2^d）小鼠。

2. 24 孔培养板，抗下列抗原的单抗：CD45、CD44、CD11b、CD18、CD80、CD86、MHC Ⅰ类和Ⅱ类分子，重组的小鼠粒细胞单核细胞 – 集落刺激因子（rm GM-CSF）和 IL-4（rm IL-4），DNA 酶Ⅰ，胶原酶，HBSS，RPMI 1640 完全培养基，枸橼酸盐 – 磷酸盐缓冲液（pH3.3）等。

3. TS/A（H-2^d）肿瘤细胞系。

三、实验步骤

1. 小鼠骨髓 DC 的分离 取小鼠骨髓，去除淋巴细胞（用补体法、洗淘法、MACS 或流式细胞仪方法等，参见本篇第二章），非淋巴细胞的骨髓细胞在体外用 rm GM-CSF 和 rm IL-4 各 500 ~ 1000U/ml，37℃ 5% CO_2 培养 5 ~ 8d 使其数量达到 10^7/小鼠。DC 的鉴定：形态学：显微镜下可见 DC 有典型的膜树状突起；表型：高频表达 CD45、CD44、CD11b、CD18、CD80、CD86、MHC Ⅰ类和Ⅱ类分子；混合淋巴细胞培养：强烈反应。

2. 肿瘤细胞抗原肽的分离 将进展期肿瘤（TS/A 瘤，BALB/c 小鼠，H-2^d）于荷瘤 22 ~ 25d（150 ~ 250mm^2）手术切除，经酶消化（0.1mg/ml DNA 酶Ⅰ，1mg/ml，173U/ml 胶原酶），制成单个细胞悬液 [(1 ~ 5)×10^9]，用 HBSS 洗涤 3 次。细胞沉淀用 10ml，枸橼酸盐 – 磷酸盐缓冲液（pH3.3）在室温下洗涤（1000×g，5min），收集无细胞的上清，用酸提取法（见上）提取抗原肽。抗原肽溶于 1ml HBSS 中 – 20℃冻存。

3. DC 的肿瘤抗原负载及去增殖处理 DC 在体外与不同浓度肿瘤抗原肽培养过夜或 18 ~ 20h。洗涤细胞，重悬于培养基中，用 20Gy 剂量放射性照射，洗涤备用。

4. 荷瘤小鼠的肿瘤抗原负载 DC 的免疫及观察 给荷瘤小鼠（BALB/c 小鼠右胁皮内接种 10^5 TS/A 瘤株细胞 4 ~ 8d 时）从尾静脉注射肿瘤抗原肽负载的放射性照射去增殖的 DC(3 ~ 5)×10^5，以后每 3 ~ 4d 作 DC 注射 1 次，肿瘤的大小双周测定 1 次。当肿瘤长至 >250mm^2 或形成溃疡时，将小鼠处死。另设其他抗原肽的对照，如小鼠脾细胞中提取的肽以及单独 DC 对照。

5. 抗原负载 DC 免疫后肿瘤抗原特异性 T 淋巴细胞的确定 在抗原负载 DC 免疫 10 ~ 12d（3 ~ 4 次免疫），处死一些小鼠，取脾，制成单个细胞悬液。5×10^6 脾细胞/ml 浓度的脾细胞与一定浓度的抗原肽加去增殖（30Gy 照射）的 5×10^5 DC 细胞混合培养，5 ~ 7d 后，作细胞毒实验确定脾细胞对 TS/A 瘤株的杀伤活性，或观察增殖反应。

四、结果评价

1. 可观察肿瘤的生长情况及抗原负载 DC 免疫所致的抑瘤率。

2. 可观察肿瘤抗原特异性 T 细胞对肿瘤抗原肽的特异性增殖反应和对肿瘤细胞的特异性细胞毒作用。

五、注意事项

1. 在抗原负载后，DC 亦可不经去增殖处理，直接免疫注射。免疫途径亦可选用腹腔注射。

2. 如用抗 CD4 或 CD8 抗体事先将小鼠去除 CD4 或 CD8 细胞群体，则抗原负载 DC 所诱导的特异性抗肿瘤免疫应答则将消失。

3. 免疫药理学工作者可考虑选择合适药物来促进 DC 抗原负载时 DC 对抗原的加工处理及 MHC 肽的表达。

（何　维）

参 考 文 献

1. Celluzzi CM, Mayordomo J, Storkus WJ, et al. Peptide pulsed dentritic cells induced antigen-specific CTL mediated protective tumor immunity. J Exp Med, 1996, 183：283 – 287

2. Zitvogel L, Mayordomo J, Tjendimin T, et al. Therapy of murine tumors with tumor peptide pulsed dentritic cells：dependence on T cells, B7 costimulation, and T helper cell 1-associated cytokines. J Exp Med, 1996, 183：87 – 97

3. Paola P, Chiodoni C, Rodolfo M, et al. Murine dentritic cells loaded in vitro with soluble protein prime cytotoxic T lymphocytes against tumor antigen in vitro. J Exp Med, 1996, 183：317 – 322

第七节　转基因技术在肿瘤免疫研究中的应用

基因工程技术的迅速发展使人们对肿瘤免疫的研究深入到分子水平，我们可以利用基因转移技术将某种免疫因子基因导入到适当的靶细胞，通过基因置换、基因修饰、基因修正或基因失活的策略，以研究这种免疫因素在肿瘤免疫应答和调节中的作用和机制。目前，应用转基因技术将细胞因子、MHC 抗原、黏附分子或肿瘤抗原等基因转入适当靶细胞，研究抗肿瘤免疫已取得很大进展。这种转基因的细胞本身就是一种有效的"瘤苗"，是肿瘤主动免疫治疗的手段。

基因转移研究内容包括目的基因的获得，基因转移的有效手段，以及靶细胞的选择和培养。本节就这三方面的内容，以人 GM-CSF 基因克隆及基因转移肿瘤细胞为例，阐述转基因技术在肿瘤免疫研究中的原理和应用。

一、目的基因的克隆

在进行真核细胞基因克隆时，应根据待克隆基因、待表达的蛋白质的性质、所具备的信息资料、实验条件等方面选择合适的技术路线。目前基因克隆所采用的主要策略是从基因文库或 cDNA 文库中克隆和应用聚合酶链反应技术对基因体外克隆。RT-PCR 是近年来发展起来的一种克隆真核基因的常用而有效的方法，省去了 cDNA 文库的构建和筛选文库的诸多费时的操作。

（一）从基因组文库或 cDNA 文库中克隆目的基因

基因组文库是含有某种生物体全部基因的随机片段的重组 DNA 克隆群体。与基因组文库一样，cDNA 库指一群含重组 DNA 的细菌或噬菌体克隆群体。其区别在于，重组 DNA 的供体不是细胞的基因组，而是以细胞的 mRNA 为模板，在体外由反转录酶酶促合成互补 DNA 即 cDNA。cDNA 便于克隆和大量扩增，不像基因组 DNA 含有内含子难以表达，可以从 cDNA 库中筛选到所需的目的基因，并直接用于该目的基因的表达。因此，真核细胞的 cDNA 库往往比基因组文库更为有用。

对于基因文库的筛选方法应视不同情况而定。如果已知蛋白质氨基酸序列或部分序列，常采用寡核苷酸探针进行杂交筛选，探针可以是从部分蛋白质序列中推知的人工合成的寡核苷酸序列，也可以是同种或同属的已知的同源序列。对于那些蛋白质的氨基酸序列尚不清楚的，则采用能与表达产物发生特异性结合的抗体或化合物进行标记筛选。限于篇幅，有关文库的构建请参见"分子克隆"的有关章节，在此仅对常用的筛选方法加以介绍。

1. 寡核苷酸探针筛选法

（1）原理　待检噬斑从主平板转移到硝酸纤维素滤膜上，变性并结合于滤膜上同标记探针杂交，通过放射自显影技术等手段查出阳性噬斑，从主平板挑取杂交阳性的噬斑进行进一步的分析。

（2）材料

1）膜处理用液

10%SDS

变性液：0.5mol/L NaOH，1.5mol/L NaCl

中和液：0.5mol/L Tris（pH7.4），1.5mol/L NaCl

2×SSC：（SSC：0.15mol/L NaCl，0.015mol/L 柠檬酸钠）

2）杂交用液

预杂交液：50%甲酰胺

6×SSC

0.1% SDS

1×Denhardt's 液

100μg/ml 变性鲑精 DNA

Denhardt's：

聚蔗糖 400（Ficoll 400）

聚乙烯吡咯烷酮（PVP）

牛血清清蛋白（BSA）

各0.02% W/V

杂交液：变性的标记探针放入预杂交液

（50~100ng DNA 20~30ml）

3）洗膜用液

2×SSC

0.1×SSC，1%SDS

4）放射自显影用液

显影液 D-72

定影液

（3）方法

1）噬斑转移　取一小试管，加入30~50μl 包装反应混合物，再加入0.3ml 辅平板细菌并混匀。于37℃培养感染的细菌20min。

加入6.5ml 熔化（47℃）的顶层琼脂糖（0.7%），辅于150mm 平板上。含底层琼脂的平板应较为干燥，否则当滤膜移走时，顶层琼脂糖就会脱落。

将铺好感染细菌的平板置于37℃培养至噬斑直径大约为1.5mm 而相邻的噬斑即将开始互相接触（10~12h）。不要让平板内的噬斑出现完全融合。

把平板置于4℃至少1h，使顶层琼脂糖变硬。

用铅笔对硝酸纤维素滤膜编号。

将培养平板从冰箱中取出至室温，用平头镊子取一干燥的圆形硝酸纤维素滤膜平整地铺于顶层琼脂糖表面，使其直接与噬斑接触，膜与琼脂糖之间不要有气泡。用一个注射器装上18号针头，吸少量黑色防水绘图墨水，在滤膜的至少3个不对称部位上刺穿滤膜至底层琼脂，以作标记。

2）膜的处理　1min 以后，用一个平头镊子将滤膜取下，DNA 的一面向上置于装有变性液的浅盘中1～5min，再将滤膜置于中和液中5min，再用2×SSC浸泡后，将DNA的一面向上置于纸巾上使其干燥。

在同一个平板上再放入一张硝酸纤维素滤膜，用黑色墨水在与前面步骤相同的部位上再作标记。1～2min后，剥下滤膜并使DNA变性，方法同上步骤。

等所有的滤膜全部晾干，把每张滤膜夹在两张滤纸之间。在真空炉中于80℃烘烤30min～2h，使DNA固定于滤膜上。

3）杂交　将烘烤的滤膜置于盛有少量2×SSC液的容器中，使液体从下而上湿透滤膜，浸泡滤膜5min。

将滤膜移至盛有60ml预杂交液的容器中，使膜全部浸于溶液，数张滤膜可同时浸入，用保鲜膜封好容器，移至摇床，42℃保温轻摇4h。

将^{32}P标记的双链探针置100℃加热5min，然后迅速冰浴冷却使其变性（单链探针不需要变性），把变性后的探针加到放有膜的预杂交液中，封好容器口，42℃保温过夜。

移滤膜到2×SS～0.5% SDS液中，室温漂洗5min，再用1×SSC～0.1% SDS，置42℃15min，反复漂洗4次，去除游离的及非特异结合的探针。漂洗过程中应始终保持滤膜湿润。

将滤膜移到干的滤纸上，室温晾干或37℃烘干。

4）放射自显影　晾干的滤膜放在一张干净滤纸上，用透明纸或塑料薄膜覆盖，连同滤纸一起放入X线片显影夹，在暗室中将X线片放在膜上，盖好影夹，-20℃放置适当时间（几小时到数天）。

在暗室中取出X线片，按所用显影液和定影液要求的条件顺序浸泡X线片。注意X线片必须被全部浸没，整个过程需要常晃动X线片，以保证显影充分均匀。定影完成，取出X线片用清水冲洗。

冲洗胶片并根据放射性墨水留下的标记与滤膜进行对比。判断并挑出杂交阳性的噬斑。

（4）结果分析

1）该方法是常用的大量筛选重组DNA的方法，一次可筛选$5×10^5$～$5×10^6$个噬菌斑。

2）中和不完全的滤膜在烘烤过程中易变黄并易有碎片产生。同时增加非特异性杂交的背景。

（5）注意事项

1）平板顶层一定要用琼脂糖而不是琼脂，因为琼脂更易脱落。

2）菌落在0.1～0.2mm大小就足以能产生清晰的杂交斑，菌落太大，菌落之间的杂交信号容易弥散，难以区分菌落的位置。

3）滤膜的漂洗过程一定要严格，同时每次漂洗最好更换一个高压灭菌的干净器皿并用镊子移动滤膜。这样能保证杂出的X线胶片背景很干净。

2. 抗体免疫学筛选法

（1）原理　抗体作为一种复杂配体，能以高亲和力与相应的蛋白质抗原结合，因此，应用免疫学方法可以检测任何一种可获特异抗体的蛋白质。细菌所表达的外源蛋白质，虽然整体上可能折叠不正确或没有活性，但可形成局部的抗原与抗体结合的表位，从而保持一定的免疫反应性。由于抗体具备和这类被折叠不正确或变性的蛋白质的抗原部位结合能力，通常被用做基因表达文库的筛选试剂。

抗体免疫学筛选即是构建表达型cDNA文库，应用与待克隆基因编码蛋白质的抗体特异地与表达型cDNA文库中的蛋白结合，再经标记的第二抗体呈色反应等手段查出表达阳性蛋白的克隆。

（2）材料

1）IPTG

2）氯仿

3）裂解缓冲液

100mmol/L Tris-HCl（pH7.8）

150mmol/L NaCl

5mmol/L MgCl$_2$

1.5% 牛血清白蛋白

1μg/ml 胰 DNA 酶 I

40μg/ml 溶菌酶

4）TNT

10mmol/L Tris-HCl（pH8.0）

150mmol/L NaCl

0.05% Tween-20

5）封闭缓冲液　20%胎牛血清，溶于 TNT。封闭缓冲液可在4℃保存并可反复使用数次。溶液中加入终浓度为0.05%的叠氮钠抑制微生物生长。

6）放射化学或生色反应试剂盒。

（3）方法

1）将重组 DNA 转化的细菌铺平板150mm 平皿，2×10⁴ 菌落，置37℃培养，待细菌菌落长至直径0.1~0.2mm 时，从培养箱中取出平板，倒置后于4℃放1~2h。

2）用软铅笔在硝酸纤维素滤膜上作记号，并把编号面向下轻轻放在琼脂培养基表面，与细菌菌落接触直至变湿。用装有防水黑墨水并带有18号针头的注射器，戳穿滤膜直至下面的琼脂，在至少3个不对称的位置上做出标记。

3）将滤膜编号面向上转移到含 IPTG 的琼脂平板上，于37℃温育2~4h，以诱导克隆于 Lac 启动子的质粒中的基因进行表达。

4）在通风橱中，用平头镊子从平板上取出硝酸纤维素滤膜，放置在湿润的纸巾上，将滤膜用塑料罩盖好，再把一个装有氯仿的无盖玻璃平皿也放进塑料罩中，将滤膜上的细菌菌落在氯仿蒸汽中暴露15min。

5）将一小部分滤膜放在装有裂解缓冲液（每2mm 滤膜用6ml）的平皿中，所有滤膜均浸没后，将平皿置于摇床上，室温下，缓缓摇动裂解缓冲液，12~16h。

6）滤膜转到含 TNT 液平皿中，于室温温育30min，重复2次。

7）逐张把滤膜放在含 TNT 的玻璃盘中，用 Kimwipe 纸从滤膜表面除去菌落残迹。

8）所有滤膜全部剥离并漂洗后，逐张放在新换的 TNT 中。全部滤膜都转移完毕后，于室温继续温和搅动缓冲液30min。

9）用平头镊子逐张取出滤膜，浸在盛在封闭缓冲液（每张82mm 滤膜用7.5ml）的平皿中。室温下在转动平台上慢慢摇动缓冲液30min。

10）用平头镊子把滤膜转移至含稀释的第一抗体的封闭缓冲液（每82mm 用7.5ml）的平皿之中，室温下缓缓摇动30min。使用产生背景不高但可检测50~100pg 变性抗原的最高抗体稀释度。抗体可在4℃保存并反复使用数次。溶液中加入终浓度为0.05%的叠氮钠。

11）依次将滤膜放到下列每种缓冲液中各洗10min，在缓冲液之间转移滤膜时应逐张进行（每82mm 用7.5ml）。

TNT +0.1% 牛血清白蛋白

TNT +0.1% 牛血清白蛋白 +0.1% NP40

TNT +0.1% 牛血清白蛋白。

12）利用所选择的放射化学或生色反应试剂检测抗原－抗体复合物。按产品说明书要求使用。

13）主平板于37℃温育6h 直到长出新菌落，用 Saran 包装膜包好主平板，倒置贮存于4℃，直到获得免疫学筛选结果。

（4）注意事项

1）在处理滤膜时，各步中勿使滤膜干涸。本来与湿润滤膜非特异可逆结合的抗体，一旦滤膜变干，就会永久留在滤膜上。

2）滤膜浸入各种缓冲液和抗体溶液时要防止它们彼此相贴。

（二）反转录－聚合酶链反应技术克隆真核基因

1. 原理　以 mRNA 为模板，在反转录酶的作用下，合成互补的 DNA 链（cDNA），这一过程称反转录反应。通常是使用一对特异性引物，在 Taq DNA 聚合酶作用下将靶 DNA 序列扩增高达一百万倍以上。将反转录技术与 PCR 技术相结合（称为反转录－聚合酶链反应，RT-PCR），使我们可以对已知序列的低丰度 mRNA 进行 PCR 扩增，从而大大增强了特异 DNA 的拷贝数，便于克隆和表达。

2. 材料

（1）质粒　pDORneo：反转录病毒载体，6650bp，有一个 10bp 长，含 3 种单一酶切位点的多克隆区域，具有氨苄青霉素和新霉素抗性。

（2）人外周血淋巴细胞。

（3）酶类　限制内切酶 Bam H I、Sal I、T_4 DNA 连接酶（Promega）。

（4）试剂盒　总 RNA 提取试剂盒（RNA gents total RNA isolation system）（Promega）；反转录 PCR 试剂盒（Promega）。

3. 方法

（1）人外周血淋巴细胞分离及活化　取健康人外周血，肝素抗凝，用培养液将之稀释 2 倍，重层于淋巴细胞分离液上，1800r/min 离心 18min，吸取单个核细胞层，以 10^6/ml 细胞浓度混悬于培养体系中，（PHA-P10μg/ml，PMA 10ng/ml，rh IL-2 1000U/ml，5×10^5 β_2-巯基乙醇，15% FCS，RPIM 1640 培养液）37℃，5% CO_2 饱和湿度条件下培养 24h，收获备用。

（2）细胞总 RNA 提取

1）异硫氰酸胍液　将细胞用冷生理盐水洗 2 遍，按 2×10^6 细胞数/管分装在 1.5ml 的离心管中，并将管插入冰浴中。

2）依次加入 600μl 预冷的异硫氰酸胍液，充分摇动混匀，加 48μl 2mol/L NaAC，pH4.0，混匀。

3）再加入 600μl 酚：氯仿：异戊醇，颠倒混合. 振荡 10s，冰浴 15min，4℃，10 000×g 离心 20min。

4）取上层水相移至另一 1.5ml 离心管，加等体积异丙醇，混匀后在 -20℃ 条件冷冻，至少 30min，4℃，10 000×g 离心 15min 沉淀 RNA。

5）弃上清，用 200μl 异硫氰酸胍液重悬沉淀，旋振至 RNA 溶解。

6）加等体积异丙醇，20℃，条件下静置 30min。4℃，10 000×g 离心 15min，500μl 75% 冷乙醇洗 RNA 1 次。

7）真空干燥，溶于 0.5ml 无 RNase 的去离子水中，-20℃ 保存备用。

8）紫外分光光度法测定 OD_{260} 及 OD_{280}，计算 RNA 含量及纯度。所用器皿均用 DEPC 水处理，确保无 RNA 酶存在。

TRIZOL 提取法

1）细胞加入 Trizol 后，室温放置 5min，使其充分裂解。

2）12 000rpm 离心 5min，弃沉淀。

3）按 200μl 氯仿/ml Trizol 加入氯仿，振荡混匀后室温放置 15min。

4）4℃，12 000×g 离心 15min。

5）吸取上层水相，移至另一离心管中。若同时提取 DNA 和蛋白质，则保留下层酚相存于 4℃ 冰箱，若只提取 RNA，则弃下层酚相。

6）按 0.5ml 异丙醇/ml Trizol 加入异丙醇混匀，室温放置 5～10min。

7）4℃，12 000×g 离心 10min，弃上清，RNA 沉于管底。

8）按 1ml 75% 乙醇/ml Trizol 加入 75% 乙醇，温和振荡离心管，悬浮沉淀。

9）4℃，8 000×g 离心 5min，弃尽上清。

10）室温晾干或真空干燥 5～10min。

11）可用 50μl H_2O，TE 缓冲液或 0.5% SDS 溶解 RNA 样品。（H_2O、TE 或 0.5% SDS 均须用 DEPC 处理并高压）。

12）测 OD 值定量 RNA 浓度。

（3）引物设计、合成 根据发表的人 GM-CSF 基因 cDNA 序列，设计了两侧引物，并在 5′端及 3′端分别引入酶切位点及相应的保护碱基。此对引物经计算机检索，无发卡结构，互补序列，符合 PCR 引物设计原则。

（4）反转录和 PCR 反应

1）反转录反应 将约 10μg 淋巴细胞总 RNA 溶于无 RNase 水中，于 65℃反应 5min，冰浴 3min。依次加入下列成分。

	体积	终浓度
10×反转录反应缓冲液	2μl	
25mmol/L MgCl$_2$	4μl	10mmol/L
10mmol/L dNTP	2μl	1mmol/L
RNasin 核酸酶抑制剂	0.5μl	1U/μl 反应体积
AMV 反转录酶	1μl	15U/μg mRNA
Oligo（dT）5 引物	0.5μl	0.5μg/μg mRNA
RNA 溶液	10μl	0.5μg/μl
总体积	20μl	

混匀后，以下列温度和时间条件依次温育：42℃，60min；99℃，5min；5℃，5min。

2）PCR 反应 在微量反应管中建立如下反应：

上述反转录反应液	20μl
10×PCR 缓冲液	8μl
5′引物	1μl（40pmol）
3′引物	1μl（40pmol）
加去离子水至	100μl

94℃水浴中变性 10min，取出加 0.5μl 2.5U Taq DNA 聚合酶，混匀。按以下程序进行扩增：94℃，30s；55℃，30s；72℃，1min，共 25 个循环，最后一个循环结束后，在 72℃延伸 10min。反应在 DNA 扩增仪（PE 公司产品）上进行。取 5μl 反应物在 1.8%的琼脂糖凝胶上作电泳检测。进一步将 PCR 产物克隆入 pUC18 质粒，并进行 DNA 序列分析。

4. 结果分析

（1）总 RNA 反转录过程所采用的总 RNA 最好来源于欲克隆基因 mRNA 表达丰度较高的组织或细胞，必要时通过增加诱导条件，以提高目的基因的 mRNA 丰度。

（2）RNA 的完整性 可以通过 1.5%甲醛变性琼脂糖凝胶电泳鉴定，如果总 RNA 中的 18S 和 28S 核糖体 RNA 带型清晰，没有发生降解，则认为所提取的总 RNA 没有发生降解。

（3）PCR 能否通过 PCR 扩增出特异性产物与选用的引物密切相关。对引物要经计算机检索，引物自身是否存在发卡结构，与基因组中其他序列的同源性，选择同源性最低的一套引物进行 PCR。为了提高 PCR 反应的特异性，应尽量提高反应的退火温度。通常可在 55～60℃。作者体会在 60℃往往会获得更好的特异性。

（4）克隆基因的鉴定 RT-PCR 获得的基因在忠实程度上要小于从 cDNA 文库获得的基因，因此要对所获得的多个基因克隆进行完整的序列分析，才能从中获取完全正确的目的基因。

5. 注意事项

（1）保证 RNA 的完整性 获得完整的 mRNA 是 RT-PCR 克隆目的基因的重要环节。由于广泛存在的耐热 RNase 给 RNA 的操作带来麻烦，为了防止 RNase 对 RNA 的降解作用，整个实验中所使用的全部器皿都要经 DEPC 浸泡并经高温灭菌，所有溶液都要用 DEPC 处理过的灭菌去离子水配制，耐高温的试剂在配制成溶液后也应高温灭菌。操作过程要戴手套。由于通常 mRNA 半衰期较短，所以操作要快，且尽量在冰上完成。

（2）降低 PCR 反应的非特异性，反转录酶和 Taq DNA 聚合酶均无 3′、5′核酸外切酶的活性，无核对功能，因而容易发生失真。为降低错配率，需要严格控制酶、底物、引物和 Mg^{2+} 浓度，宁低勿高，尽量提高退火温度。

二、基因转移体细胞技术

目前常用的真核细胞基因转移方法主要有：①化学方法：如 Lipofectin，磷酸钙沉淀等；②物理方法：显微注射和电脉冲；③生物方法：包括 DNA 和 RNA 病毒，如反转录病毒、腺病毒。这些方法的选择和应用，根据不同要求，各有其应用的价值。物理方法仅限于体外研究，化学方法如脂质体，可在体内应用，但主要用于局部注射。直接能用于人体内的基因转移技术，则以生物学方法为最佳。

（一）磷酸钙转染技术

1. 原理 核酸以磷酸钙-DNA 共沉淀物的形式出现，培养细胞摄取 DNA 的能力将显著增强。磷酸钙转染技术即通过形成靶 DNA 与磷酸钙共沉淀物，使之黏附到培养的单层贴壁细胞表面，就会迅速地被细胞所捕获，从而将 DNA 转入靶细胞。

2. 材料

（1）$2 \times$ Hepes 缓冲盐溶液（HeBs）

50mmol/L	Hepes
280mmol/L	NaCl
0.75mmol/L	Na_2HPO_4
0.75mmol/L	NaH_2PO_4
取 HEPES	2.98g, NaCl 4.1g
$Na_2HPO_4 \cdot 12H_2O$	0.067g
$NaH_2PO_4 \cdot 2H_2O$	0.029g

溶于 245ml 水中，用 1mol/L NaOH 调 pH 值至 6.7，用 0.22μm 的滤膜过滤除菌，分装，-20℃保存。

（2）$2mol/L CaCl_2$ 0.22μm 的滤膜过滤除菌，分装，-20℃保存。

（3）$0.1 \times TE$（pH8.0）

1mmol/L Tris-HCl（pH8.0）

0.1mmol/L EDTA（pH8.0）

用 0.22μm 滤器过滤除菌，分装贮存于 4℃。

（4）DNA 溶液 DNA 溶于 $0.1 \times TE$ 溶液中终浓度 1μg/μl。

3. 方法

（1）转染前 24h，用胰蛋白酶消化靶细胞，以 $(1 \sim 2) \times 10^5$ 细胞密度重新接种于 60mm 组织培养皿，加培养基 5ml，于 37℃，5% CO_2 及一定湿度的培养箱中培养，以细胞密度达 50%～70% 满底时为度。转染操作前换以新鲜培养基，之后 2h 进行转染操作。

（2）DNA-磷酸钙共沉淀物制备 向一玻璃试管中加入 427.5μl 水，62.5μl $2mol/L CaCl_2$，10μl 重组质粒 DNA，充分混匀。在强烈振动下向上述 DNA 液中缓缓加入 500μl $2 \times$ HeBs 液，约 30s 加完。

（3）室温下静置试管 约 5min 出现轻度混浊，在 20～30min 可见细小微粒出现。温育结束时，用吸液管将混合液吹打，使形成的沉淀重悬。

（4）除去培养皿内的培养基 充分混匀上述 DNA-磷酸钙沉淀液，取 0.5ml DNA 沉淀液逐滴加到细胞表面，室温下静置 20～30min，然后加入 5ml 培养基。37℃，5% CO_2 孵箱培养 48h。

（5）瞬时表达 培养 48h 后，可进行瞬时表达的检测。

（6）稳定转化克隆的筛选 转化后用非选择培养 48h 后，转化的外源基因得以表达。胰酶消化，按 1:(15～20) 稀释传代，换用适当的选择培养基继续培养，以后每隔 2～4d 换一次选择培养基。10～14d 出现细胞克隆。

4. 结果分析

（1）磷酸钙沉淀物形成的大小影响着转化效率 其影响因素包括沉淀物组分混合的速度，DNA 的浓度和大小，缓冲液的精确 pH 值。

（2）磷酸钙颗粒状态的判定 将试管对着光线观察，见溶液呈混浊状态，略带白色，但肉眼又看不到颗粒，在高倍显微镜下则可见均匀的细小颗粒。此时的颗粒为比较理想的状态。

5. 注意事项

（1）DNA 的浓度和大小影响着颗粒的形成 高分子量的 DNA 可通过细针头使之剪切变小。如果用于转化的 DNA 量比较小，可用鲑鱼精子 DNA 作介导 DNA。为提高转化率，质粒 DNA 最好用氯化铯密度梯度离心进行纯化。

（2）Hepes 液 pH 值可明显地影响沉淀颗粒的形成 偏酸时不形成颗粒，偏碱时则形成大块颗粒，两种情况均导致转染失败。一定精确缓冲液的 pH 值保证颗粒形成最佳状态。在强烈振动下缓慢加下 Hepes 液，可防止大块状颗粒形成。

（二）脂质体转染法

1. 原理 Lipofectin 是一种特别的阳离子脂质试剂，其与靶 DNA 的磷酸骨架结合而生成的复合物具有能通过细胞膜从而完成 DNA 转染过程的特性。

Lipofectin 可转染 DNA、RNA 和寡核苷酸至各种类型的贴壁细胞和悬浮培养细胞株。转染效率比传统脂质体方法提高 5~100 倍。

2. 材料 Lipofectin 脂质体试剂。

3. 方法 DNA 溶液：DNA 溶于 0.1×TE 溶液中，终浓度 1μg/μl。

（1）贴壁细胞的转染方法

1）在 6 孔板或 35mm 组织培养皿中接种（1~3）×10^5 细胞，加 2ml 适当完全培养基，于 37℃ 5% CO_2 条件下培养至细胞 50%~80% 满底。

2）在灭菌小试管中用无血清培养基将 1~2μg DNA 稀释至 100μl。在另一小试管中用无血清培养基将 2~25μl Lipofectin 试剂稀释至 100μl。将两种稀释液在另一小试管中轻轻混合，室温静置 30min，以形成 DNA-脂质体复合物。

3）转染当天，转染操作 2h 前更换新鲜完全培养基。转染前，吸取培养基，用无血清培养基洗细胞 2 次。

4）将 0.8ml 无血清培养基加入装有 DNA-脂质体复合物溶液的试管中，轻轻混合均匀。将 DNA-脂质体复合物溶液缓慢均匀地加到细胞表面，于 37℃，5% CO_2 孵育 5h，加 1ml 2 倍血清浓度的培养基培养 18~24h。

5）更换完全培养基，继续培养 24~72h 后，对瞬时表达的细胞可以检测活性及基因表达检测，对稳定转染的细胞以 1:10~20 稀释度传代，在选择培养基中培养，每 3~4d 换液，直至 10~14d 抗性克隆出现。

（2）悬浮细胞的转染

1）收集悬浮生长细胞，用无血清无抗生素培养基洗 1 次。

2）在 6 孔或 35mm 组织培养皿中将（2~3）×10^6 细胞培养于 0.8ml 无血清培养基中。

3）DNA-脂质体复合物的制备同上。

4）将 200μl DNA-脂质体复合物液均匀加到细胞悬液中，在 37℃，5% CO_2 条件下培养 5h。

5）再加入 4ml 完全培养基，继续培养 24~72h，收集细胞，做基因表达检测实验。

4. 结果分析

（1）细胞的密度影响着转化效率 在接种细胞时要严格控制细胞数，同时根据细胞生长的速度控制细胞覆盖培养皿底的程度，不同的细胞在 50%~80% 皿底覆盖程度上选择。

（2）DNA 的用量及 Lipofectin 的用量也影响着转化效率。DNA 及 Lipofectin 的用量过大，会引起对细胞的毒性，使转化率降低甚至转染失败；用量过小，则也不能满足转染的需要。实验中要根据不同的靶细胞摸索其用量，以求最高的转化率。

5. 注意事项

（1）细胞的生长状态影响着转化效率，一定要选择生长状态良好的细胞进行转染，并在转染操作前

2h 更换 1 次培养液，以保证增殖旺盛细胞的营养需要。

（2）抗生素会增强 Lipofectin 对细胞的毒性，因此，在转染前洗细胞的培养基及转染过程中的培养基因均不含抗生素。

（3）血清会影响细胞对 DNA-脂质体复合物的摄入，在转染过程中要用不含血清的培养基。如果细胞不能耐受不含血清的普通培养基，可采用特别配制的无血清培养基。

（三）电穿孔转染技术

1. 原理　电穿孔是指在高压电脉冲的作用下细胞膜上出现微小的孔洞，促使细胞吸收外界环境中的 DNA 分子。在微孔开启期间，细胞外界环境中的 DNA 分子便会穿孔而入，并最终进到细胞核内部。电穿孔技术的优点在于，对磷酸钙共沉淀法，病毒感染法等其他技术不能奏效的细胞系，电穿孔法仍可适用，且过程比较简单，不需要昂贵的试剂。

2. 材料

（1）MCF-7 细胞系　人乳腺癌细胞系。

（2）DNA 溶液　将质粒 DNA 线性化，溶于 $0.1 \times TE$ 溶液中，终浓度 $1\mu g/\mu l$。

（3）PBS 缓冲液（不含 Ca^{2+} 或 Mg^{2+}）

3. 方法

（1）MCF-7 细胞在 DMEM 完全培养基（15% FCS，青霉素 100U/ml，链霉素 100U/ml，DMEM）生长至 50% 相互接触时，更换新鲜培养基培养 12h。

（2）胰酶消化并收集细胞，用预冷的 PBS 洗 2 次，然后将细胞重新悬浮在 PBS 中，终浓度为 1×10^7 细胞/ml。

（3）取 0.8ml 细胞悬液与 $20\mu g$ 线性化的 pDOR-GM 载体加入细胞悬液中，充分混匀，室温放置 20 ~ 30min。

（4）将 DNA-细胞悬液缓缓加入电转杯中，注意不要有气泡产生，将电转杯放在电穿孔仪的正负极之间，电击条件为：

电压：4000V

电击时间：$5\mu s$

间隔：60s，反复 2 次。

（5）电击后将电转杯室温静置 10min，用 DMEM 完全培养基稀释至 10^8 细胞/ml，37℃，5% CO_2 孵箱中培养 24h。

（6）弃去未贴壁的死细胞，换液继续培养 48h 后，加入 $400\mu g/ml$ G418 筛选。

4. 注意事项

（1）电击的最大电压和电击持续时间是影响转染效率的 2 个主要因素。电压太小和/或持续时间太短，培养细胞质膜的变化不足以使 DNA 分子通过，转染效率低；电压太大和/或电击持续时间长，则电击后细胞将受到不可逆的损害。不同的细胞类型对电压及电击条件要求不同，所以一定要反复实验找出最佳电压及持续时间。

（2）细胞的生长速率及生长期均影响电转效率。生长旺盛处于有丝分裂期的细胞更易感受外源 DNA。

（3）电转缓冲液的离子成分亦可影响电转率。用缓冲盐溶液如 PBS 液悬浮细胞，可以获得较高的转化率。

（4）DNA 的构象及浓度　线性化的 DNA 有较高的重组概率，易于使外源 DNA 整合到细胞染色体中。瞬时表达时用环状 DNA 即可。DNA 的浓度从 2 ~ $40\mu g/ml$ 都可获得有效转染。

（四）反转录病毒载体 - 包装细胞系基因转移技术

1. 原理　将目的基因重组到反转录病毒载体的外源基因插入位点，再将重组表达载体导入包装细胞中，进行复制、表达和装配形成假病毒颗粒，这种假病毒颗粒的包膜蛋白可与普遍存在于哺乳动物细胞膜上相应的受体相结合，介导假病毒颗粒高效感染进入到靶细胞中。同时，反转录病毒载体基因结构可编码一种整合酶的蛋白质，催化进入靶细胞中的外源 DNA 与其宿主染色体 DNA 进行高效整合，以实现高效率的基因转移和表达。

2．材料

（1）GP-envAM12 包装细胞。

（2）NIH3T3 细胞 小鼠成纤维细胞。

（3）G418，GIBCO/BRL。

（4）Polybrene，Sigma。

3．方法

（1）磷酸钙沉淀法介导的 DNA 转染病毒包装细胞（具体方法参见"磷酸钙沉淀法"）。

（2）病毒效价测定

1）NIH3T3 受体细胞按每 $25cm^2$ 培养瓶接种 10^5 细胞的密度传代，12h 后换新鲜培养基。

2）换液后 2h，弃去培养基，以无血清培养液洗 1 次。

3）分别按每瓶细胞 200μl、20μl 和 2μl 加入待测的细胞培养基，8μg/ml Polybrene 和 DMEM 培养基至 2ml，37℃孵育 2~3h 后补加适量的培养基，使 Polybrene 浓度降为 2μg/ml。继续培养 72h。

4）细胞按 1∶20 传代并加入 1mg/ml G418 筛选，每 3d 换液 1 次。

5）2 周后可见抗性集落出现。此时弃培养液，在显微镜下计算集落数，每种浓度至少计 4 瓶，取其均数。

$$病毒效价（cFu/ml）= \frac{细胞集落数 \times 1/2}{所加待测培养液体积（ml）} \times 100\%$$

每个集落代表一个有感染力的病毒颗粒。

（3）含病毒载体包装细胞上清液的制备 GM-CSF 基因转染的包装细胞在含有 400μg/ml G418 的 DMEM 完全培养基中生长基本成层后，弃培养上清。加入不含 G418 的 DMEM 完全培养基，培养 16h 后收上清，用 0.45μm 的滤膜过滤，液氮或 -70℃贮存备用。

（4）辅助病毒检测

1）采用 NIH/3T3 细胞放大的方法监测包装细胞上清中是否存在辅助病毒。以被病毒感染的有 G418 抗性的 NIH/3T3 细胞上清在 Polybrene（8μg/ml）存在下，感染正常的 NIH3T3 细胞，G418 筛选后观察有无抗性细胞集落形成，以鉴定是否有感染性野生型辅助病毒产生。

2）通过 PCR 方法进行辅助病毒复制所必需的编码包膜蛋白的 env 基因扩增，以监测转基因细胞是否存在辅助病毒的 env 序列。

取再次感染的正常 NIH/3T3 细胞，常规培养 10d，以细胞 DNA 为模板，进行 env 基因的扩增。

（5）反转录病毒感染 MCF-7 细胞系

1）MCF-7 细胞以 10^5 细胞在 $50cm^2$ 细胞培养瓶中传代，待其长满至 70% 接触时，进行感染。

2）于感染前 2h 换新鲜培养基，感染时以无血清培养液洗细胞 1 次，更换为含高效价病毒的包装细胞上清，8μg/ml Polybrene，37℃孵育 4h，每隔 30min 轻摇 1 次，以保证病毒与细胞充分接触。

3）加入适量新鲜完全培养基，使 Polybrene 浓度降至 2μg/ml，37℃，5% CO_2 孵育 20h。

4）更换完全培养基培养 48h。

5）细胞按 1∶20 传代并加入 400μg/ml G418 筛选，每 3d 换液 1 次，直到抗性克隆出现。

4．结果分析

（1）外源基因的插入方向必须正确，否则不能最终表达出正确的蛋白质。目的基因 cDNA 的 5′端必须紧接启动子的下游。对于黏端插入的目的基因比较好控制插入方向，平端方式插入的片段则必须经限制性内切酶酶切，对目的基因插入的方向做明确的判断。

（2）病毒颗粒的效价 病毒效价是影响其基因转移效率的重要因素，包装细胞系以重组反转录病毒载体 DNA 进行转染以后，转染成功的包装细胞系其分泌假病毒颗粒的能力也有不同。须对包装细胞系克隆化，筛选出持续分泌高效价病毒的克隆，用以制备假病毒颗粒，感染靶细胞。不同的转染方式影响着包装细胞系分泌病毒的能力。如欲获得稳定分泌病毒的克隆，一般最好采用磷酸钙共沉淀方法，这种转染方式外源基因整合到染色体上的概率较大。但其转染率较低。如欲转染后 48~72h 瞬时收获病毒，则采用 Lipofectin 法较好，这种方式转染率较高，但外源基因整合于染色体上的概率较小。

5. 注意事项

（1）外源基因的表达　并不是所有的外源基因导入靶细胞后都能够得到正确的表达。一些研究发现，外源基因在某些靶细胞中仅短期表达后即失去表达能力，而仅 neo 基因表达，因此，在我们判定外源基因转入时，不仅要做 neo 基因的筛选，还要随时监测外源基因是否真正表达。

（2）收集的包装细胞分泌病毒上清须经滤器滤过后使用。所使用的滤器使用前要用培养基冲洗，以防止滤膜上的一些成分影响病毒的活性，降低感染效率。

（五）腺病毒载体介导的基因转移技术

1. 原理　腺病毒载体为 DNA 病毒载体，用于基因治疗的腺病毒要去除其重要的遗传元件，一般缺失整个 Ela 和部分 Elb 基因，因而不能自主复制。这种复制缺陷性病毒需生长在含有 Ad5 的 E1 区的 293 细胞（人胚肾细胞系）中才能复制和产生感染性病毒后代。所产生的病毒能感染许多类型的细胞，包括处于不分裂状态的细胞，并能表达所插入的外源基因，但却不能在不表达 E1 功能的细胞中复制。腺病毒载体不整合入宿主细胞基因组内，在细胞中仅做高水平的暂时性表达。

2. 方法

（1）病毒包装

1）将重组的复制缺陷性腺病毒载体质粒（外源目的基因受特异启动子 MLP/CMV 调控）线性化。

2）野生型 Ad5DNA 用 Cla I 酶消化，除去腺病毒左侧端（0~2mu），以使野生型病毒 DNA 成为非感染性。

3）将线性化重组质粒与野生型 Ad5DNA 共转染 293 细胞，其同源重组产物产生感染性病毒。转染方法可采用 Lipofectin 和磷酸钙沉淀方法等。

4）转染 7~8d 后，分离病毒空斑，常规提取病毒 DNA，经限制酶切、Southern blotting 及 PCR 分析重组病毒。

5）将重组腺病毒载体经空斑纯化两次。

6）将重组腺病毒在 293 细胞中增殖，常规方法经 CsCl 超速梯度离心纯化，$-70℃$ 贮存于 10mmol/L Tris-HCl pH7.4，1mmol/L $MgCl_2$，10% Glycerol 病毒透析缓冲液中备用。

（2）空斑形成实验检测病毒效价　将 239 细胞以 3×10^5 植于 6 孔板，24h 后用 PBS 洗两次，用含 2% 胎牛血清 DMEM 液将腺病毒液以 $1:20~40$ 倍稀释，加到细胞表面，培养 1.5h，弃掉病毒感染上清，在细胞表面铺制一层含琼脂培养基，2 周后经中性红染色，计数空斑，计算效价。

（3）感染靶细胞

1）3×10^5 细胞植于 6 孔板，培养 16h，PBS 洗细胞两次。

2）腺病毒液 0.5ml 加于细胞表面，于 5% CO_2，37℃培养 1h，用 PBS 洗细胞 2 次，更换新鲜完全培养基 48h 后，做基因表达检测。

3. 结果分析

（1）腺病毒载体是对静息细胞的有力的基因传递系统。将浓缩的病毒直接感染动物，以提供外源基因，且基因表达持续较长。腺病毒对感染细胞无选择性。可通过选择病毒的分布方式和通过应用组织特异性启动子即可将基因转移局限在某一靶器官中。

（2）据报道，在体内重组病毒仍具有低水平的复制，而且是体内基因表达得以持续的原因。腺病毒复制可能取决于靶细胞的性质。依赖于特异的宿主基因产物的表达。腺病毒在体内的复制，其安全性则成为问题。

（3）由于腺病毒不能在细胞内长期存在，故在基因治疗中有可能需多次导入腺病毒，这可能会引起免疫反应，从而阻止重复感染。

（4）对产生的重组病毒做 Ela 片段 PCR 扩增，以检测 Ela 缺陷，保证无野生型腺病毒的存在。

（5）病毒效价是影响其基因转移效率的重要因素。重组复制缺陷型腺病毒增殖、纯化后，要经 293 细胞测定效价，一般用于转染的效价在 $10^{10} \sim 10^{12}$ pfu/ml。

（六）微离子轰击法

1. 原理　亚微粒的金和钨具有吸附 DNA 的能力。将 DNA 包被于微粒表面经"基因枪"加速轰击靶细胞，即可将 DNA 导入到靶细胞或组织内，DNA 进入细胞后便从微粒表面释放并表达外源基因。这种方法转染的 DNA 在贴壁细胞、悬浮细胞、活体组织中均能很好地表达。约 $10^{-4} \sim 10^{-5}$ 细胞可发生外源 DNA 整合于基因组而获得稳定表达。在瞬时表达方面则比其他转染方法高 100 倍。

2. 方法

（1）经酶消化质粒 DNA，将其线性化。

（2）线性化 DNA 溶于 Tris-EDTA pH8.0，终浓度 1mg/ml。

（3）制备微粒金粒子（直径 1.6μm）。

（4）经 $CaCl_2$ 和亚精胺沉淀将质粒 DNA 包被于金粒子珠表面。

（5）将细胞于转染前 24h 换液，使细胞处于最佳生长状态。

（6）将 DNA 包被的微粒子（10^6 细胞需 800ng DNA）经"基因枪"（一个气驱动爆破装置）轰击入靶细胞。

（7）进一步实验参见"电穿孔"技术。

（七）直接注射法

将 DNA 本身或 DNA 质粒（或 DNA 沉淀物）直接注入肌肉，肌肉细胞可摄入 DNA 并表达基因所编码的产物。肌肉是主要的靶细胞，原因是肌肉细胞中溶酶体酶系很低，DNA 进入后得以存留，而且外源基因将存在于染色体外而无整合。在肌肉中注射质粒 DNA 可持续表达数日。

一些对肿瘤免疫的研究中，将细胞因子基因表达质粒直接注射入小鼠的肌肉，以观察细胞因子的抗肿瘤作用。但这种直接注射法往往需要大量的 DNA，是否会引起自身免疫或其他影响，常有待研究，也有实验室（G Nable）将 DNA-脂质体直接注射入肿瘤组织，肿瘤中有一定的摄取，并产生一定的抗肿瘤效应。但 DNA-脂质体被细胞摄取后，将被溶酶体的酶系降解，这也是尚待解决的问题。

（八）显微注射法

在显微镜下，将 DNA 由细胞玻璃针直接注入细胞。该法可以将 DNA 直接注入核内而减少了溶酶体对外源 DNA 的消化酶解，有助于基因的多拷贝整合与表达。该法适用于多种体细胞及胚胎细胞，但主要用于转染胚胎细胞。

具体操作限于篇幅，不予详细介绍。

三、基因转移中的选择系统

外源基因转入靶细胞通常是一种低效率的过程，从大量的细胞中选取为数较少的转化子，也是基因转移研究中关键步骤之一。因此，大部分用于基因转移的表达载体都带有遗传标记以利选择。

选择的遗传标记多是人或动物细胞本身缺陷的某个基因，细胞获得该基因并表达后表现出某种性状，从而能区别于未获得该基因的细胞而被选择出来。选择遗传标记主要有正选择和负选择系统。

（一）正选择系统

正选择是指细胞获得该遗传标记后，能够对某种药物或不利环境产生抵御，在未转基因细胞不能存活的情况下能够生存，从而被选择出来。正选择基因往往是代谢过程中或代谢补救途径中起主要作用的基因。常用的正选择基因新霉素磷酸转移酶基因（neo）、胸腺嘧啶核苷激酶基因（tk）、二氢叶酸还原酶基因（dhfr）、潮霉素 B 磷酸转移酶基因（hph）、多药耐药抗性基因（mdr）等等。

（二）负选择系统

负选择是指携带某个活性基因的细胞在选择培养基中被杀死，而不带该基因或该基因失活的细胞能够存活。作用机制是某基因产物对细胞有毒性或者能将培养液中的一些成分转变为对细胞有毒性的物质。带有目的基因及负选择基因的载体主要用于安全性保障和目的基因的剂量调节。如目的基因过量表达或移植细胞发生恶性转变时，可通过一定的药物选择性杀死此细胞。

常用的负选择基因主要有胸腺嘧啶核苷激酶基因（tk）、次黄嘌呤－鸟嘌呤磷酸核糖转移酶基因（hg-prt）、黄嘌呤－鸟嘌呤磷酸核糖转移酶基因（xgp1）等等。

（赵　明）

第八节　肿瘤淋巴管生成的研究进展与方法

侵袭和转移是恶性肿瘤患者致死的主要原因之一。研究发现，当实体肿瘤生长到 $1 \sim 2mm^3$ 的体积时，一般需要新生血管的生成（angiogenesis），为肿瘤内部的细胞提供氧气和营养物质，从而促进肿瘤组织进一步生长，并为肿瘤的转移提供通道。但大部分恶性肿瘤最初的转移并不是通过血管，而是通过淋巴道。相对于肿瘤的血管生成而言，肿瘤的淋巴管生成（lymphangiogenesis）是一个长期受到忽视的问题。人们一直不清楚这些肿瘤组织中扩大的淋巴管是肿瘤发生前局部早已存在的淋巴管，还是肿瘤发生后新生成的淋巴管。近来的研究证明，肿瘤细胞可以通过表达淋巴管生成的调控因子 VEGF-C 和 VEGF-D 等诱导淋巴管生成，并且促进肿瘤细胞的淋巴道转移。这些发现使得淋巴管生成开始成为研究肿瘤淋巴道转移的焦点，并有可能成为治疗肿瘤淋巴道转移的靶点。

一、肿瘤淋巴管形成与肿瘤转移的关系

现有的实验证据表明，VEGF-C 和 VEGF-D 可以通过与其受体 VEGFR-3 的结合，促进实体瘤内淋巴管的新生，并促进肿瘤细胞的淋巴结转移，应用相应的抗体阻断 VEGF-C 和 VEGF-D 与 VEGFR-3 的结合，可起到抑制淋巴管新生的作用。研究证明在许多情况下，淋巴管生成因子的表达水平和原发实体肿瘤扩散能力之间存在统计学的相关性。VEGF-C 和 VEGF-D 的表达已在一系列的肿瘤包括恶性黑色素瘤、肺癌、乳腺癌、结直肠癌和胃癌中被测知，这些研究采用免疫组化或反转录聚合酶链反应（RT-PCR）以检测基因的表达，使得 VEGF-C 和 VEGF-D 的表达与那些跟原发瘤扩散直接相关的临床病理因素（例如：淋巴结受累、淋巴管侵袭、继发性转移、无瘤存活）进行直接对比成为可能。动物实验研究证实，实体瘤内可以形成淋巴管，肿瘤诱导的淋巴管形成可促进肿瘤的转移播散。VEGF-D 可与 VEGFR-2 和 VEGFR-3 结合，促进实体瘤内新生血管和新生淋巴管的形成，而 VEGF 只诱导新生血管的形成，不能诱导淋巴管的新生。更重要的是，VEGF-D 能促进肿瘤细胞经淋巴管的转移，而 VEGF 无此作用。目前肿瘤淋巴道转移的机制仍不十分清楚，虽然实验证据显示，在肿瘤的生长过程中存在淋巴管的新生，但肿瘤细胞转移是通过原已存在的淋巴管道还是需要新的淋巴管生成、肿瘤内新生的淋巴管是否具有功能、肿瘤诱导淋巴管生成的分子机制以及新生淋巴管与肿瘤淋巴道转移间的确切关系等均不甚明确。

二、淋巴管生成的分子机制

关于肿瘤的淋巴管生成的分子机制至今并不清楚，目前的理论假设认为静脉内皮细胞响应淋巴管的信号后进行分化，并且反过来促进淋巴管的萌芽。血管和淋巴管的密切相关性和在体内实验中同样的发育过程提示，某些分子也许既控制着血管生成，也控制着淋巴管生成。实验观察发现，血管和淋巴管新生时，受相应的分子介导因子吸引，淋巴管和血管的内皮细胞均出现增殖，并都朝着细胞外基质降解产生的刺激物方向迁移，在适当的部位形成管样结构，并通过产生新的产物、细胞外基质的重排和受控的细胞凋亡，完成血管和淋巴管的重塑。血管和淋巴管除了具有相似的重塑过程之外，在体内的实验中也联系紧密，如血管丛经常与淋巴管相伴，虽然淋巴管与血管的比例依赖于组织类型和功能而有所不同，但邻近丰富的血供为淋巴管提供了必不可少的营养，这也是淋巴管产生足够的功能、维持淋巴管内皮细胞内的收缩性以及产生快速的应答所需要的，并成为在有机体内维持液体平衡不可缺少的过程。然而，也有研究证明淋巴血管细胞或者其前体细胞的存在促进淋巴管生成的过程。

三、淋巴管系统的标志物

由于新生的毛细血管与毛细淋巴管在许多方面极其相似，普通的染色技术很难将它们分辨开来。目前，随着 VEGF-C、VEGF-D、LYVE-1、Prox1 和 Podoplanin 等淋巴管内皮细胞特异性标志物的发现，这个问题正逐渐得到解决。VEGF-C 和 VEGF-D 都是 VEGF 家族的成员，目前被认为是淋巴管内皮细胞生长因

子，它们与血管内皮生长因子受体-3（VEGFR-3）结合，可促进淋巴管的新生，与 VEGFR-2 结合，可促进血管的新生。在正常成人组织中，VEGFR-3 主要局限在淋巴管内皮细胞，VEGFR-2 则在淋巴管内皮细胞和血管内皮细胞都有表达。透明质酸的淋巴受体 LYVE-1，据报道是淋巴管的一个特异性标志物，并被认为在将透明质酸从组织运输到淋巴中起作用。转录因子 Prox1 为淋巴管发育所需，并主要表达于淋巴管内皮，但在其他细胞类型和组织中也有表达，包括肝脏的肝细胞和晶状体组织，因而将其用于免疫组化染色以识别淋巴管受到限制。

总之，肿瘤的淋巴途径转移是肿瘤转移的一个重要途径，是判断患者预后和确定治疗方案的重要依据。近年来，由于在淋巴管内皮细胞中特异性表达的分子的发现，使得更准确、更简单地识别淋巴管成为可能，这些淋巴管内皮细胞特异性标志物的发现，是肿瘤淋巴管研究的一个重要进展。

四、分离和鉴定小鼠淋巴管内皮细胞体系的方法

淋巴管内皮细胞（lymphatic endothelial cells，LEC）是构成淋巴管壁的主要结构，参与维持体液平衡、调节淋巴细胞再循环和机体免疫反应等生理过程。现将分离和鉴定小鼠 LEC 的方法简述如下。

1. 将不完全弗氏佐剂与 PBS 按 1∶1 混匀，制成乳悬液，注射小鼠 0.2ml，15 天后加强免疫 1 次，35 天后处死小鼠，同时设置注射相同体积 PBS 的小鼠作为对照。

2. 打开小鼠腹腔，取出淋巴管瘤，将其剪碎成约 0.5mm^3，加入 1g/L 胶原酶溶液 5ml，37℃恒温消化 30min，800r/min 离心 10min 收集细胞，80μm 尼龙网过滤，台盼蓝计数。

3. 将细胞接种到鼠尾胶包被的培养瓶中，使用含多种生长因子的 EBM-2 培养基中，37℃恒温培养。

4. 鉴定 LEC 细胞 取培养 2～3 代后的 1×10^6 个细胞种植到含有鼠尾胶包被的盖玻片的 6 孔板中进行培养，24h 后，后取出盖玻片。然后，用冷的 PBS 洗涤细胞 1 次，加入 4% 多聚甲醛，室温固定 20min。

5. PBS 洗涤 2 次，用封闭液（PBST＋1% 山羊血清）室温封闭 1h。

6. 分别以 VEGFR-3 或 LYVE-1 抗体作为一抗，进行免疫荧光检测，有阳性信号即为淋巴管内皮细胞，可进行下一步实验。

7. 淋巴管形成实验 将鼠尾胶铺满 6 孔板底部，置浓氨水棉球片刻，1 小时后即形成胶原凝胶。每空接种 1×10^5 LEC 细胞，37℃恒温培养。

8. 固定细胞，相差倒置显微镜下观察淋巴管样结构的形成并拍照，每组实验样品取 5 组数据，统计结果。

（袁绍鹏 侯 琦）

参 考 文 献

1. Alitalo K, Carmeliet P. Molecular mechanisms of lymphangiogenesis in health and disease. Cancer Cell, 2002, 1:219-227

2. Saharinen P, Petrova TV. Molecular regulation of lymphangiogenesis. Ann N Y Acad Sci, 2004, 1014:76-87

3. Saharinen P, Tammela T, Karkkainen MJ, et al. Lymphatic vasculature: development, molecular regulation and role in tumor metastasis and inflammation. Trends Immunol, 2004, 25:387-395

4. Gunn MD, Kyuwa S, Tam C, et al. Mice lacking expression of secondary lymphoid organ chemokine have defects in lymphocyte homing and dendritic cell localization. J Exp Med, 1999, 189:451-460

5. Hamrah P, Chen L, Zhang Q, et al. Novel expression of vascular endothelial growth factor receptor (VEGFR)-3 and VEGF-C on corneal dendritic cells. Am J Pathol, 2003, 163:57-68

6. Jackson DG, Prevo R, Clasper S, et al. LYVE-1, the lymphatic system and tumor lymphangiogenesis. Trends Immunol, 2001, 22:317-321

第九节 肿瘤微环境中巨噬细胞的研究进展

一、肿瘤微环境中巨噬细胞的研究进展

慢性炎症与肿瘤的发生发展紧密相关。肿瘤并不是一个"孤岛"，而是由肿瘤细胞和其他多种基质细

胞（如炎症细胞、内皮细胞、周细胞、成纤维细胞等）共同构成的有机体，这些基质细胞组成了肿瘤微环境。肿瘤微环境与肿瘤细胞相辅相成，微环境中的细胞既受肿瘤细胞分泌的各种刺激因子的影响，同时又为肿瘤细胞的增殖、生存和转移提供必要的"土壤"。炎症细胞是肿瘤微环境的重要组成部分，主要包括巨噬细胞、树突状细胞、淋巴细胞和肥大细胞等。其中，巨噬细胞是肿瘤间质中数量最多的炎症细胞群，约占炎症细胞总数的 30%～50%。

既往多认为，巨噬细胞可以直接杀伤肿瘤细胞，或者通过呈递肿瘤相关抗原诱导机体免疫应答从而清除肿瘤，是抗肿瘤免疫调节过程中的一种重要细胞群。近年来，越来越多的研究表明，肿瘤微环境中的巨噬细胞（肿瘤相关巨噬细胞，tumor-associated macrophage，TAM）对肿瘤的发生、生长、侵袭和转移过程有重要的促进作用：

1. 肿瘤相关巨噬细胞和肿瘤发生　肿瘤形成前，慢性炎症部位大量巨噬细胞聚集可造成组织细胞损伤、转化及癌变。

2. 肿瘤相关巨噬细胞和肿瘤生长　肿瘤相关巨噬细胞可释放大量因子，如 EGF，PDGF，HGF，TGF-β 和 bFGF 等促进肿瘤细胞的增殖和存活。

3. 肿瘤相关巨噬细胞可促进肿瘤新生血管生成　肿瘤相关巨噬细胞能分泌大量细胞因子（如 VEGF，bFGF，TNF-α，IL-8 等）、趋化因子和酶类（如 MMP-2，MMP-9，MMP-7，MMP-12 和 COX-2 等）以调控新生血管生成。

4. 肿瘤相关巨噬细胞和肿瘤转移　肿瘤相关巨噬细胞既可通过上调蛋白水解酶和 MMP 等破坏基底膜、降解细胞外基质、增强肿瘤细胞的侵袭性，还可分泌 TNF-α 和 EGF 等促进肿瘤细胞侵入血管系统。此外，肿瘤转移发生前，骨髓单核细胞被招募至具有转移潜质的器官或组织，分化为巨噬细胞，分泌因子，提供合适的微环境，促进肿瘤细胞的转移及生存。因而，肿瘤相关巨噬细胞有望成为肿瘤治疗的新靶点。

巨噬细胞起源于 $CD34^+$ 骨髓祖细胞，后者不断增殖并以前单核细胞的形式释放进入血流，发展成单核细胞渗出到组织，分化成为组织特异性的巨噬细胞。骨髓单核细胞的招募、分化、存活和增殖组成了肿瘤相关巨噬细胞的形成过程，因而抑制骨髓单核细胞招募至肿瘤组织可从根源上遏制肿瘤相关巨噬细胞的形成。国内外研究均表明，肿瘤细胞及肿瘤微环境中的基质细胞可分泌多种细胞因子，如胎盘生长因子（PLGF）、巨噬细胞趋化蛋白（CCL2）、血管内皮生长因子（VEGF）和集落刺激因子（CSF）等将骨髓单核细胞招募至肿瘤组织，促进肿瘤的生长及转移，对肿瘤的恶性程度有重要影响。系统地研究这些细胞因子在骨髓单核细胞内的信号转导通路，从中找到对骨髓单核细胞招募起关键作用的转录调控因子及其下游信号分子，从体内到体外验证出该信号通路对骨髓单核细胞招募的作用，从而在分子水平上阐明骨髓单核细胞招募的作用机理，将为抑制骨髓细胞招募进而遏制肿瘤生长和转移提供理论依据。

另一方面，巨噬细胞等肿瘤基质细胞都可分泌趋化因子。近年来趋化因子及其受体作为一类肿瘤微环境相关的调控分子日益受到人们的关注，其研究进展也使人们对于趋化因子及其受体生物学功能的认识从调节白细胞定向迁移的炎症因子扩展到能够影响肿瘤的生长、侵袭和演进等生物学行为的肿瘤相关分子，趋化因子和其他多种肿瘤微环境相关因子组成网络，共同参与肿瘤发生和转移的调控。根据蛋白质中前两个半胱氨酸残基相对位置的不同，此类因子可分为 4 类：CXC，CC，C 和 CX3C。其受体也相应地分为 CXCR，CCR，CR 和 CX3CR，均为 G 蛋白偶联受体（GPCR）家族成员。一种趋化因子可与一种或几种受体结合，多样性的组合产生多样性的生物效应。研究单核细胞、巨噬细胞等分泌的不同的趋化因子对于肿瘤微环境中血管生成、肿瘤生长、侵袭和演进等生物学效应的调控机制是目前相关领域研究的热点。

二、单核细胞招募内皮细胞迁移实验

1. 接种 $5 \times 10^4 \sim 10^5$ 个鼠源单核细胞 RAW264.7 至 24 孔板，细胞培养条件为 DMEM 高糖培养基，含 10% 胎牛血清，青霉素 100μg/ml，链霉素 100μg/ml。37℃ 培养至形成单细胞层，收集培养基。

2. 取对数生长期 HMEC（血管微静脉内皮细胞），0.25% 胰蛋白酶消化，轻轻吹打后吸出，1000r/

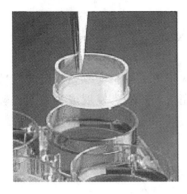
图 7-8-1　插入式培养皿/Transswell 小室

min 离心 2min，弃上清。用 2ml 无血清的 DMEM 培养基悬浮细胞，取出 12μl 用细胞记数板记数，调整细胞密度为 10^6/ml。

3. 将 600μl RAW264.7 细胞培养液加入 24 孔板底层，将 Transwell 吊篮（孔径 8.0μm，MILLIPORE）放入孔中。

4. 将 200μl 重悬的 HMEC 细胞加入 Transwell 上室（图 7-8-1），37℃，5% CO_2 培养 4~6h。

5. 取出 Tanswell，吸去上室液体，浸入 1% 戊二醛溶液固定 45min。

6. 染色：取出 Tanswell，吸去上室液体，浸入 0.1% 结晶紫溶液染色 90min。

7. 计数：将 Tanswell 膜用 PBS 洗两次，用棉签轻轻擦去膜上层细胞，倒置相差显微镜下观察细胞并拍照，记数 5 个视野。

（袁绍鹏　侯　琦）

参 考 文 献

1. Balkwill F and Mantovani A. Inflammation and cancer: back to Virchow? Lancet, 2001, 357:539－545
2. Carmeliet P. Mechanisms of angiogenesis and arteriogenesis. Nat Med, 2000, 6:389－395
3. Clauss M, Weich H, Breier, et al. The vascular endothelial growth factor receptor Flt-1 mediates biological activities-Implications for a functional role of placenta growth factor in monocyte activation and chemotaxis. Journal of Biological Chemistry, 1996, 271:17629－17634
4. Fischer C, Mazzone M, Jonckx B, et al. FLT1 and its ligands VEGFB and PlGF: Drug targets for anti-angiogenic therapy? Nat Rev Cancer, 2008, 8:942－956
5. Giraudo E, Inoue M, and Hanahan D. An amino-bisphosphonate targets MMP-9-expressing macrophages and angiogenesis to impair cervical carcinogenesis. Journal of Clinical Investigation, 2004, 114:623－633

第九章　抗体工程实验技术

　　抗体工程包括抗体细胞工程和抗体基因工程，后者是在前者研究的基础上发展起来的。抗体细胞工程又称杂交瘤技术，用该技术生产的单克隆重抗体（简称单抗）以其特异性和生产稳定特点，广泛应用于基础研究和临床诊断。然而，在治疗方面，动物实验取得成功之后，进入临床却遇到了问题，主要原因在于目前应用的单抗绝大多数是鼠源的，而鼠源抗体在多次复用后，人体产生抗鼠抗体反应。虽然研究人员经过了二十余年的努力，但是仍未通过杂交瘤技术从根本上解决这些问题。

　　随着分子生物学的发展，20 世纪 80 年代初抗体基因工程问世。它是利用基因重组技术生产抗体及抗体功能片段，是一个涉及免疫学和分子生物学的新型研究领域。在早期研究中，基因工程抗体是在杂交瘤技术基础上构建的，且表达量不高。自 1988 年以来，基因工程抗体技术取得了一系列的重要突破，特别是 90 年代噬菌体抗体文库的出现，使抗体制备技术发生了巨大的变革。它不仅绕过了细胞融合，而且不需要免疫，直接从未经免疫的人血淋巴细胞或生殖细胞中获得全套抗体基因，模拟体内初级免疫反应；用简易而高效的方法筛选抗体，从根本上改变了抗体的筛选程序；并通过体外模拟抗体亲和力成熟过程，获得高亲和力和基因工程抗体；使得人抗体的研制成为现实。因此，如果说单克隆抗体是生命科学中的一场革命，那么基因工程抗体无疑是这场革命的拓宽和延续。

　　本章主要根据当前抗体工程研究趋势以及作者多年从事这方面研究的工作经验，分两节介绍抗体细胞工程抗体的研制方法，以期为免疫药理学研究提供方法借鉴。

第一节　细胞工程抗体实验技术

自从 1975 年在剑桥大学分子实验室工作的 Kohler 和 Milstein 首次报道了用杂交瘤生产特异性抗体之后，这种方法马上受到了普遍的重视和采用，并在此基础上不断地完善和扩展，发展成为目前比较成熟的杂交瘤技术。应用该技术生产的单克隆重抗体已成为重要的研究工具和临床诊断与治疗剂而广泛地应用于基础研究和一些疾病的诊断和治疗。

单抗的制备相当费时且昂贵，因此在制备过程中应当认真操作每一个步骤。本节详细介绍杂交瘤技术的具体实验步骤。目的是使没有这方面工作经验的研究人员能够按照操作程序制备单抗。图 7-9-1 描述了单抗制备的全部流程。

一、免疫小鼠

抗原物质与弗氏完全佐剂混合后作为抗原制剂免疫小鼠。弗氏佐剂是一种含有死结核杆菌的油质混合物，具有引发免疫系统识别抗原的效应，每隔 2～3 周免疫小鼠 1 次。每次加强免疫后 7d 检测血清抗体效价。选择抗体效价高的小鼠用于杂交瘤制备。

（一）用可溶性抗原免疫小鼠

1. 材料　磷酸缓冲盐溶液（PBS）；可溶性抗原；弗氏完全佐剂；小鼠（6～8 周龄）；22-G 注射针头；3ml 注射器；200μl 自动微量移液器；无菌剪刀。

2. 步骤

（1）首次免疫　将 25～100ng（纳克）的可溶性抗原溶于 PBS（100～200μl），然后按 1:1 体积比与弗氏完全佐剂均匀混合。用 22-G 针头将抗原乳剂注入小鼠腹腔（200～400μl/鼠）。每次同时免疫 3～5 只小鼠。

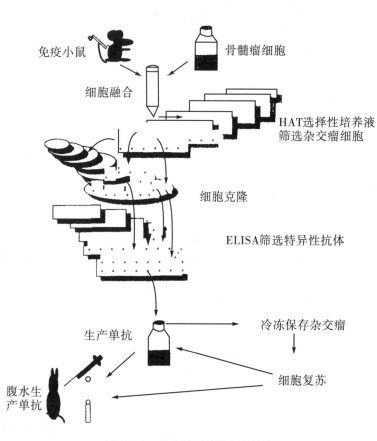

图 7-9-1　单克隆重提体制备流程

（2）加强免疫　首次免疫后 3 周，将含 10～50μg 抗原与弗氏不完全佐剂按 1:1 配制成 200～400μl 抗原乳剂，制备方法同步骤（1），腹腔免疫小鼠。

（3）第二次免疫后 7d 开始进行血清检测。用一把剪刀或刮胡刀片在小鼠的尾巴上切 0.5cm 的小口。用 1.5ml 的试管收集 100～200μl 血液。待血液凝固后用 200μl 自动微量移液器将血清移至另一个试管中。注意不要破碎血凝块，用 ELISA 方法检测血清中的抗体效价。

（4）如查血清抗体效价太低，不适用于细胞融合。可将小鼠每两周加强免疫 1 次［方法同步骤（2）］直到获得有效的免疫反应。

（5）当小鼠血清中的抗体效价 >1/1000 时，将 10～15μg 抗原溶于 PBS 通过腹腔（200～400μl）或静脉（50～100μl）注射小鼠。这次免疫应当在细胞融合前 3d 进行，距前次免疫至少 2 周。

（6）在最后一次免疫的第三天进行细胞融合（见本节四，细胞融合）。

（二）复合抗原（细胞或微生物）免疫小鼠

1. 首次和加强免疫小鼠方法同可溶性抗原免疫小鼠。将（1～2）×10^7 哺乳类细胞或 10^8～10^9 细菌或酵母腹腔注射小鼠。首次免疫用完全福氏佐剂，加强免疫用弗氏不完全佐剂或 PBS 悬浮细胞。

2. 检测血清抗体效价，方法同可溶性抗原免疫。

3. 最后一次免疫后的第三天进行细胞融合。

（三）试剂溶液

磷酸缓冲盐溶液（PBS）：	8g
NaCl	0.2g
Na_2HPO_4	1.44g
KH_2PO_4	0.24g

溶解于 800ml 蒸馏水中。用 HCl 调节溶液的 pH 值至 7.4，加水定容至 1L，在 $151bf/in^2$ 时高压下蒸气灭菌 20min。

二、准备骨髓瘤细胞

目前已有许多骨髓瘤细胞系可用于杂交瘤细胞的生产。下面介绍一些常用的细胞系及其特点（表 7-9-1）。

表 7-9-1 常用骨髓瘤细胞系及其特点

细胞系	来源	分泌抗体	参考文献
P^3-x63 Ag8	小鼠	IgG1（T1，k）	1
P^3-NSl/1-Ag4-1	小鼠	轻链 κ	5
P^3-x63-Ag8.653	小鼠	–	5
Sp2/0-Ag14	小鼠	–	6
F0	小鼠	–	7
210-RCY3-Ag1	大鼠	轻链 κ	8

准备骨髓瘤细胞时应注意两个问题：一是用含有 8-氮鸟嘌呤的培养液培养骨髓瘤细胞，确定细胞对选择性培养培养液敏感；二是培养细胞应处于对数生长期。下面以 Sp2/0 细胞系为例列出操作步骤。

（一）材料

Sp2/0 小鼠骨髓瘤细胞系（ATCC #CRL 1581）；RPMI1640 培养液；$20\mu g/ml$ 8-氮鸟嘌呤；组织培养瓶，$25cm^2$ 或 $75cm^2$；二氧化碳培养箱；倒置显微镜。

（二）步骤

1. 复苏冷冻细胞（见本节六，杂交瘤细胞的冷冻与复苏）。

2. 用 RPMI 1640 培养液培养细胞过夜。培养箱的条件为 37℃，5% CO_2 混合气体，湿度 98%。

3. 在倒置显微镜下观察细胞的生长情况。

4. 为了确认 Sp2/0 对氨基蝶呤的敏感性，在细胞培养液中加入 8-氮鸟嘌呤使其弱浓度为 $20\mu g/ml$。然后放置培养箱中继续培养。

5. 在细胞融合前一周，将 Sp2/0 细胞培养在不含 8-氮鸟嘌呤的培养液中。

6. 细胞融合需要 1×10^7 骨髓瘤细胞，这些细胞应该处于对数生长期且细胞存活率达 98% 以上。

获得细胞对数生长的方法：在细胞融合的前一天，用台盼蓝染色法检测细胞生存率。然后用新鲜培养液将细胞稀释到 2×10^5 细胞/ml，培养过夜。

（三）细胞存活率检测（台盼蓝染色法）

该方法用于检测细胞培养中活细胞数所占的百分比，蓝染的细胞为死细胞。不被染色的细胞为活细胞。

1. 材料 无菌磷酸缓冲盐溶液（PBS）；0.4% 台盼蓝溶液；血细胞计数器；显微镜。

2. 步骤

（1）离心 1ml 细胞培养，100×g，室温 5min。

（2）重悬细胞于 1ml PBS。

（3）按 1:1 体积比在细胞悬液中加入 0.4% 台盼蓝溶液，混合。

（4）将样品加入血细胞计数器。

（5）在显微镜下，分别计数无色的活细胞和蓝色的死细胞。

（四）试剂与溶液

1. CRPMI1640 培养液　培养液能够以液体或粉剂的形式购买。其中含有以下附加成分：

胎牛血清（FCS）　　　　10%

谷氨酰胺　　　　　　　2mmol/L

碳酸氢钠　　　　　　　33.3mmol/L

青霉素　　　　　　　　50μ/ml

四环素　　　　　　　　50μg/ml

注意事项

（1）这些附加成分在 4℃ 中长期保存会丧失活性，因此最好在使用前将它们加入培养液中。

（2）胎牛血清能够促进细胞的生长，但不是所有批号的血清都适用于杂交瘤细胞的生长，所以在购买血清之前，必须对不同厂家以及同一厂家不同批号的血清进行筛选。选出量适合于杂交瘤细胞生长的胎牛血清。

2. 8-氮鸟嘌呤培养液　在 RPMI 1640 培养液中加入 8-氮鸟嘌呤使其终浓度为 20μg/ml。

三、准备饲养细胞

饲养细胞应该在细胞融合或细胞克隆的前 1d 准备。将预冷的 RPMI 1640 注入小鼠的腹腔。然后将含有以巨噬细胞为主的饲养细胞从腹腔中抽吸出来，铺在 96 孔培养板上培养。确认细胞无微生物污染。

（一）材料

预冷 RPMI 1640 培养液；任何品系的小鼠（老少都可以）；70% 酒精；HAT 培养液；无菌磷酸缓冲盐溶液（PBS）；10ml 无菌注射器；18-G 无菌注射针头；15ml 无菌离心解剖板；无菌镊子，剪刀；96 孔培养板；培养箱；台盼蓝溶液。

（二）步骤

1. 用 10ml 注射器吸取 8ml 预冷 RPMI 1640 培养液，装上针头等用。

2. 处死小鼠（颈椎脱位法或 CO_2 窒息法）。

3. 用 70% 酒精消毒小鼠腹部皮毛。小鼠仰卧并用大头针把其四肢固定在解剖板上。

4. 用镊子把腹部皮肤提起，用剪刀在皮肤与腹腔膜之间剪一个洞。将 8ml RPMI1640 培养液注射入腹腔。柔和地挤压腹部 2~3 次。

5. 用注射器尽可能地抽取腹部液体。

6. 把含有饲养细胞的 RPMI 1640 移至一个无菌的 15ml 离心管中。

7. 离心 100×g，室温 5min。

8. 弃去上清，将细胞重悬于 1ml HAT 培养液。使细胞浓度为 $1×10^5$ 细胞/ml。

9. 将细胞悬液加到 96 孔板内，每孔 100μl。

10. 将 96 孔板放置 5% CO_2 混合气体培养箱内，37℃ 培养过夜。

（三）试剂与溶液

1. HAT 选择性培养液　在 RPMI 1640 培养液中加入 HMT 成分：

次黄嘌呤（hypoxenthine）　　　100μmol/L

氨基蝶呤（aminopterin）　　　　0.4μmol/L

胸腺苷（thymidine）　　　　　　16μmol/L

Sigma 公司可以购买到 50 倍浓缩的 HAT 储存液。

2. HT 培养液　该培养基的配制与 HAT 培养液相似，只是不含氨基蝶呤。HT50 倍浓缩液也可以从

Sigma 公司购买。

四、细胞融合

新鲜获得的脾细胞和骨髓瘤细胞离心共沉淀。在细胞沉淀中加入聚乙二醇溶液，离心后缓慢加入培养液稀释聚乙二醇溶液。离心沉淀细胞，然后将细胞重悬于选择性培养液中并移至 96 孔培养板中培养。在 HAT 选择性培养液中，骨髓瘤细胞被杀死，正常未融合的脾细胞在短时期培养后也会死亡，只有杂交瘤可以存活下来。HAT 培养液选择作用的原理简介如下：正常细胞产生核酸有两种途径，即主要合成途径和补救途径，后者需要次黄嘌呤鸟嘌呤磷酸核糖转移酶（HGPRT）。在 HAT 培养液中，氨基蝶呤阻断了核酸生物代谢的主要途径。在这种条件下，正常细胞可通过补救途径合成核酸生物代谢的主要途径。在这种条件下，正常细胞可通过补救途径合成核酸而存活下来，而缺乏 HGPRT 酶的肿瘤细胞死亡，因为它们不能利用补救途径合成核酸。杂交瘤细胞含有来源于正常脾细胞亲本中的 HGPRT 基因及基因产物，因此可以在 HAT 培养液中存活。

（一）材料

免疫小鼠；Sp2/0 鼠骨髓瘤细胞（ATCC CRL1581）；RPMI 1640 培养液；无菌聚乙二醇溶液（PEG）；HAT 培养液；HT 培养液；无菌磷酸缓冲盐溶液（PBS）；15ml 和 50ml 离心管；60mm 和 100mm 培养皿；解剖板；10.5cm 无菌剪刀，10.5cm 无菌镊子；3ml 玻璃注射器，26-G 针头；倒置显微镜；37℃水浴锅；计时器；CO_2 培养箱。

（二）步骤

1. 准备脾细胞和骨髓瘤细胞

（1）在处死小鼠之前，将 1×10^7 Sp2/0 鼠骨髓瘤细胞转移到 50ml 离心管中。用台盼蓝染色法检测活细胞数。

（2）处死小鼠（乙醚麻醉）。

（3）用 70% 乙醇消毒小鼠，并使其仰卧在解剖板上。

（4）用无菌镊子提取胸部皮肤，用剪刀在皮下剪一个小洞，分离皮肤暴露左胸。

（5）用另一套新无菌镊子和剪刀从上腹部取出脾脏。

（6）将脾脏放入盛 3ml RPMI 1640 培养液的培养皿中。

（7）在超净台中用无菌镊子和剪刀分离去除脾脏表面的脂肪和其他结缔组织。

（8）将脾脏转移至含有 10ml RPMI 1640 培养液的培养皿中。

（9）用无菌剪刀把脾脏剪成数块，放在一个无菌的不锈钢网上，用无菌棒在脾组织块上压碾，直到剩下纤维组织为止。

（10）细胞悬浮液在温室静止 3min。

（11）将上部 95% 的细胞悬浮液转移到 15ml 离心管中。

（12）用台盼蓝染色法确定细胞存活率。

（13）将 1×10^8 活脾细胞转移到 15ml 离心管中。

（14）用 10ml RPMI 1640 培养液洗骨髓瘤细胞 Sp2/0［步骤（1）］2 次。每次离心 $200 \times g$，室温 5min。

（15）把 1×10^8 脾细胞加入含有骨髓瘤细胞的 50ml 的离心管中。加入 30ml 培养液。

（16）离心 $200 \times g$，室温 5min。

（17）重复步骤（15）和（16）。

（18）弃去上清。把离心管放在 37℃ 水浴中，轻轻弹打使细胞沉淀松解。

2. 细胞融合

（19）用无菌 50% 聚乙二醇溶液 Sp2/0 细胞和脾细胞融合，此时起严格地计时，准确掌握每一步骤的时间。

加 1ml PEG 溶液，37℃ 水浴内温育 1min 轻轻晃动离心管。

离心 $100 \times g$，离心全过程在 2min 内完成。

3min 内缓慢滴入 4.5ml RPMI 1640 培养液。

2min 内缓慢加入 5ml RPMI 1640 培养液。然后加 RPMI1640 培养液至 50ml。

（20）离心 100×g，室温 5min。

（21）弃上清，轻轻松动细胞沉淀。

（22）加入 40ml HAT 培养液。

（23）于 37℃5% CO_2 培养箱中培养 30min。

（24）从培养箱中取出融合细胞和前一天制备的含有饲养细胞的 96 孔板（见本节三、准备饲养细胞）。

（25）将融合细胞悬浮液移至含有饲养细胞的 96 孔培养板内，每孔 100μl。

（26）将培养板放回 37℃，5% CO_2 培养箱中培养 5d，湿度 98%。

（27）第 6d 开始更换培养液。从每孔弃去 100μl，然后再加入 100μl 新鲜 HAT 培养液。

（28）每隔 2d 重复步骤（27），直到杂交细胞生长并覆盖 10%~50% 培养孔底面。

（29）细胞融合后，用 HAT 培养液培养 2 周，然后用 HT 培养液培养直到完成两次克隆过程。

（三）试剂与溶液

聚乙二醇溶液（PEG）：

PEG   5%

DMSO   15%

溶于 RPMI 1640 培养液。

在微波炉中用 RPMI 1640 溶解 PEG（分子量 3000~60 000），冷却后加二甲基亚砜（DMSO），配成积百分比为 50%PEG，15% DMSO 的 PEG 溶液。通过 0.22μm 滤过器过滤除菌。

五、克隆杂交瘤细胞

当杂交细胞生长到覆盖培养孔面积的 10%~50% 时，开始用 ELISA 方法鉴定抗体的分泌情况及其特异性。一旦获得分泌特异性抗体的阳性孔，应及时进行细胞克隆。通常用稀释法把细胞稀释到每孔 0.8 个细胞/100μl。这样的稀释度可获得每板 36% 的孔含有一个细胞。

（一）材料

HAT，HT 培养液；RPMI 1640 培养液；96 孔培养板；6 孔和 24 孔培养板；5% CO_2 混合气体培养箱；低温冻存管；多孔移液器和吸头倒置显微镜。

其他试剂和仪器参考饲养细胞的准备和台盼蓝染色法。

（二）步骤

1. 克隆的前一天，准备饲养细胞（见本节三、准备饲养细胞）并用适当的培养液培养。每次克隆时所用的培养液可能不同。第一次克隆用 HAT 培养液，第二次克隆用 HT 培养液，第三次克隆用 RPMI 1640 培养液。准备饲养细胞应选用相应的培养液。

2. 把分泌特异性抗体阳性孔中的细胞转移至 24 孔培养板的孔内。加入 0.5ml 合适的培养液，在 5% CO_2 培养箱中 37℃ 培养过夜。

3. 用台盼蓝染色法检查 24 孔板内细胞的存活率。

4. 用 6 孔板和适当的培养液把细胞逐渐稀释到 8 细胞/ml，总体积 10ml。

5. 用多孔移液器将细胞悬液移至含有饲养细胞的 96 孔板中（步骤 1），每孔 100μl/0.8 细胞。

6. 将置于培养板 5% CO_2 培养箱中培养。此时可将 24 孔板内的细胞移至冷冻管中冻存（见本节六，杂交瘤细胞的冻存和复苏）。

7. 在克隆后的第 6d，用多孔移液器加新鲜培养液，每孔 100μl，以后每 2~3d 更换培养液，每孔 100μl。

8. 当杂交细胞生长到覆盖培养孔面积的 10%~50% 时，开始用 ELISA 方法鉴定抗体的分泌情况及其特异性。

9. 从每板上选 2~3 个阳性孔，并移 24 孔板（方法同步骤 2），培养过夜。

10. 重复细胞克隆直到获得一株稳定的单克隆细胞系。

11. 稳定的细胞系建立后，杂交瘤细胞如同骨髓瘤细胞一样，生长在正常的 RPMI 1640 培养液中，细胞可保存在液氮中，也可以用于小鼠腹水生产单抗。

六、杂交瘤细胞的冻存和复苏

（一）冻存交瘤细胞

1. 材料 冻存培养液，乙醇，10% 甘油，冻存管，15ml 离心管，液氮罐。

其他试剂参阅台盼蓝染色法。

2. 步骤

（1）准备冻存的杂交瘤细胞应处于对数生长期。

（2）用台盼蓝染色法检测细胞存活率（见本节二、三细胞存活率检测）。

（3）用铅笔在冻存时标记冻存细胞的名称和日期。

（4）离心细胞 $100 \times g$，室温 5min。

（5）弃去上清。

（6）用冰预冷的冻存的培养液重悬细胞，使活细胞浓度到 $1 \times 10^7/ml$。

（7）分装，每个冻存管 0.5ml 细胞悬液。

（8）放置含乙醇的干冰中，冻存 60min。

（9）将冻存管转移到液氮中长期保存。

（二）冷冻细胞的复苏

1. 材料 RPMI 1640 完全培养液；37℃水浴；15ml 离心管；25cm^2 组织培养瓶。

2. 步骤

（1）将冷冻管置于 37℃水浴中迅速融化。

（2）用 75% 乙醇消毒冷冻管。将细胞转移到含 10ml 培养基的离心管中。

（3）离心 $100 \times g$，室温 5min。

（4）弃去上清。

（5）重悬细胞于 5ml 培养液。

（6）将细胞转移到 25cm^2 的组织培养瓶中。

（7）把培养瓶盖稍松动，然后放入 5% CO_2 培养箱中培养，37℃，湿度 98%。

（8）次日在培养瓶中加 5ml 培养液继续培养传代。

（三）试剂与溶液

冻存培养液

二甲基亚砜 10%（V/V）

胎牛血清 90%（V/V）

最好在使用的当天配制，4℃预冷。

参 考 文 献

1. Kohler G and Milstein C. Continuous cultures of fused cells secreting antibody of predefined specificity. Nature，1975，256：495

2. Langone J J and Van Vunakis H，eds. Immunological techniques，Part I：hybridoma technology and monoclonal antibodies. Method Enzymol，1986，121：1

3. Hurrell J G R ed. Monoclonal hybridoma antibodies：Techniques and Applications. CRC Press, Boca Raton, Fla. 1982

4. Kearney J F，Radbruch A，Liesegang B et al. A new mouse myeloma cell line that has lost immunoglobulin expression but permits the construction of antibody-secreting hybrid cell lines. J Immunol，1979，123：1548

5. Kohler G，Howe C S and Milstein C. Fusion Between immunoglobulin secreting and non-secreting lines. Eur J Immunol，1976，6：292

6. Shulman M，Wilde C D and Kohler G. A better cell line for making hybridomas secretion specific antibodies. Nature，1978，

276：269

7. Fazekas de St Grogh S and Scheidegger D. Production of monoclonal antibodies：Strategy and tactics. J Immunol Methods，1980，35：1

8. Galfre，G，Milstein C and Wright B. Rat x rat hybrid myelomas and a monoclonal anti-Fd portion of mouse IgG. Nature，1979，277：131

9. Gefter ML，Margulies DH and Scharff MD. A simple method for polyethylene glycolpromoted hybridization of mouse myeloma cells. Somat Cell Genet，1977，3：231

10. Oi V T and herzenberg L A. Immunolobulin-producing hybrid cell lines. In：B B Mishell and S M Shiigi eds Selected Methods in Cellular immunology. San Francisco：W H freeman，1980，351

11. Galfre G and Milstein C. Preparation of monoclonal antibodies：Strategies and procedures. Meth Enzymol，1981，73（B）：3

第二节　基因工程抗体实验技术

本节根据目前国内外基因工程抗体研究进展以及作者多年来的研究经验，着重介绍代表当今抗体基因工程前沿的噬菌体抗体文库构建及其抗体制备的具体实验步骤；简介基因工程抗体的种类和表达系统。为了更好地理解本节的内容，首先介绍抗体的基本结构。

一、抗体的基本结构

抗体的基本结构都是由四条多肽链组成（图 7-9-2）。根据多肽链分子量不同，将它们分为重链和轻链。重链大约由 450 个氨基酸组成，分子量为 50 ~ 70kD。轻链由 220 个氨基酸组成，分子量约为 24kd。每个抗体的基本单位都是由两条完全相同的轻链通过二硫键彼此连接而成。

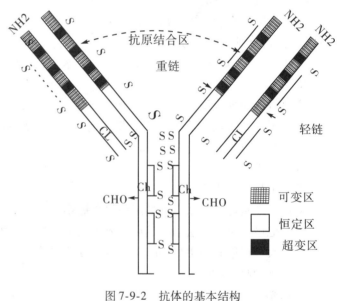

图 7-9-2　抗体的基本结构

根据氨基酸序列及功能不同，可将抗体分子大致分为可变区和恒定区。可变区位于氨基端，大约由 110 个氨基酸组成，决定了抗体的特异性，是抗体个体特异性的分子基础。在抗体可变区内含有 3 个超变区，其中的氨基酸序列随抗体的特异性不同而不同。轻链和重链的可变区组成了抗体结合抗原的活性部位。恒定区中的氨基酸相对保守，它们是抗体同种特异性的基础。轻链含有一个可变区和一个恒定区。重链含有一个可变区和 3 ~ 4 个恒定区。抗体恒定区发挥着生物效应。

二、基因工程抗体的种类

（一）嵌合抗体（chimeric antibody）

是由不同种属的抗体功能片段重组而成的，被认为是第一代基因工程抗体。例如人 - 鼠嵌合抗体，是由鼠抗体的可变区与人抗体的恒定区结合而形成的。构建该抗体的目的是减少抗体中的鼠蛋白成分。

（二）拟人抗体（humanised antibody）

是把鼠抗体的超变区移植到人抗体中，并取代人抗体的超变区，从而使抗体的鼠蛋白成分大大减少该抗体比嵌合抗体更接近人抗体。被认为是第二代基因工程抗体。

以上两种基因工程抗体通常用骨髓瘤细胞作为抗体的表达宿主。这些细胞具有一套完整的合成、组装和分泌免疫球蛋白的细胞装置，因此产生抗体分子的机制与天然免疫球蛋白一样，能够形成链间二硫键，维持正确的蛋白构象以及翻译后加工（糖基化）程序。

（三）抗体功能片段及单链抗体

这是所谓第三代基因工程抗体。抗体功能片段包括：①Fab 片段由抗体轻链和重链的 Fd 组成。Fab 具有完整抗体相同或相似的抗原结合能力，而且结构稳定；②Fv 片段，由抗体的轻链和重链可变区通过二硫键连接组成；③Fd 片段，即抗体重链的可变区；④Fv 单链抗体，是由抗体的轻链和重链可变区通过一个连接肽连接而成的单链多肽。

（四）双特异性抗体（Diabodies）

是把两个不同特异性的 Fab 或 Fv 片段通过二硫键连接而成的双功能抗体。

（五）抗体酶（abzyme）

是一类既能识别抗原，又能催化一定化学反应的抗体，亦称催化性抗体（catalytic antibody）。

（六）植物抗体（plantbody）

是近年来出现的新名称，主要指在植物细胞中表达的抗体和抗体功能片段。

三、噬菌体抗体文库的构建

这是 20 世纪 90 年代建立起来的新技术，目前主要于抗体片段的制备。其技术路线是：利用 PCR 技术快速从含有抗体基因的细胞中（杂交瘤细胞，人淋巴细胞，人生殖细胞系）分别获得抗体轻、重链可变区基因，并用连接肽 DNA 将它们随机组合成融合基因，然后插入噬菌体表达载体中，与噬菌体外壳蛋白基因融合，转化大肠杆菌。抗体功能片段与外壳蛋白一起表达在重组噬菌体的表面。通过固相化的抗原对噬菌体抗体进行免疫筛选，把吸附于抗原的特异性抗体洗脱下来，再感染宿主菌进行扩增使特异性抗体得到富集。如果在抗体基因和外壳蛋白基因之间设计一个琥珀（amber）密码子，抗体将可在不含有琥珀抑制基的宿主菌中表达为可溶性抗体。

（一）细胞总 RNA 的分离与纯化

1. 材料 焦碳酸二乙酯（DEPC）；冰预冷磷酸缓冲盐溶液（PBS）；冰预冷细胞裂解溶液 20% 十二烷基硫酸钠（SDS）；20mg/ml 蛋白酶 K 溶液；25∶24∶1 酚/氯仿/异戊醇；24∶1 氯仿/异戊醇；3mol/L 乙酸钠，pH5.2；100% 乙醇；2×10^7 含有抗体基因的细胞（如：杂交瘤细胞，人淋巴细胞）。

DEPC 是 RNA 酶的强烈抑制剂；DEPC 有致癌之嫌，操作时需要小心；DEPC 处理溶液的方法：将 0.2μl DEPC 加到 100μl 需要处理的水或溶液中，摇匀。然后在 151bf/in² 高压蒸气灭菌 15min，去除溶液中的 DEPC。

2. 步骤

（1）准备 2×10^7 含有抗体基因的细胞（如：杂交瘤细胞，人淋巴细胞等）。用冰预冷的 PBS 洗涤细胞 2 次。离心 $300 \times g$，5min。

（2）弃上清加 375μl 冰预冷的细胞裂解溶液，用振荡器轻轻振荡混匀，冰浴 5min。细胞悬液迅速变为清澈透明，表明细胞已裂解。

（3）于 4℃ 离心 2min。

（4）将上清移至一个新的含有 4μl 20% SDS 的离心管中，迅速振荡混匀。

（5）加 2.5μl 20mg/ml 蛋白酶 K 溶液，于 37℃ 温育 15min。

（6）加 400μl 酚/氯仿异戊醇，振荡至少 1min。

（7）于室温以 $500 \times g$ 离心 5min，使水相与有机相分相。

（8）将水相移至一个新离心管内，加 400μl 氯仿/异戊醇，再提抽 1 次。

（9）再将水相移至一个新的离心管内。

（10）加 40μl 3mol/L 乙酸钠 pH5.2 和 1ml 无水乙醇，充分混匀后冰浴 30min 或于 -20℃ 过夜。

（11）于 4℃ 以 $5000 \times g$ 离心 15min。

（12）弃上清，加 1ml 75% 乙醇洗涤沉淀。

（13）弃上清，用自动微量移液器尽可能将乙醇吸尽，晾干沉淀。

（14）重悬于 100μl 经过 DEPC 处理的水中，混匀后取出 10μl 加水至 1ml，用于 RNA 浓度测定，其余的 RNA 溶液置于 -70℃ 保存。

3. 试剂与溶液

细胞裂解溶液：

Tris(pH7.4)	30mmol/L
NaCl	100mmol/L
ECTA	5mmol/L
十二烷基硫酸钠（SDS）	1%

在使用前加蛋白酶 K，使其终浓度为 100μg/ml。

（二）mRNA 的制备

根据 mRNA 在其 3′端均有一个 poly（A）尾的特点，用 Oligo（dT）纤维亲和层析法从总 RNA 中将 mRNA 与 tRNA 和 rRNA 分离，从而是得到纯化的 mRNA。

1. 材料 焦碳酸二乙酯（DEPC）；5mol/L NaOH；Oligo（dT）纤维亲和层析柱；0.1mol/L NaOH；poly A 加样缓冲液；10mol/L 氯化锂（LiCl）*；洗涤缓冲液；洗脱缓冲液；3mol/L 乙酸钠*；无 RNA 酶 TE 缓冲液；双蒸水*。

*需要用 DEPC 处理的溶液。

注意：①DEPC 有致癌之嫌，操作时需要小心；②DEPC 可与胺类迅速发生化学反应，因此不能用 DEPC 处理含有 Tris 类的缓冲液。

2. 步骤

（1）把玻璃棉（经过 DEPC 处理并经高压灭菌）装入巴斯德吸管中。

（2）用 10ml 5mol/L NaOH 冲洗柱子，然后用水清洗柱子。

（3）将 0.5g Oligo（dT）纤维素干粉溶于 1ml 0.1mol/L NaOH 溶液中。然后装入填有玻璃棉的巴斯德吸管中，用大约 10ml 水冲洗柱子。

（4）用 10~20ml 样缓冲液平衡柱子直至流出液在 pH7.5 左右。

（5）将大约 2mg RNA 溶液，于 70℃ 温育 10min；加 10mol/L LiCl 使其终浓度为 0.5mol/L。加热 RNA 的目的在于破坏可能存在的二级结构。

（6）上样，准备好灭菌试管收集洗出液。将 RNA 溶液装入已平衡的 Oligo（dT）纤维素柱床上，用 1ml 加样缓冲液冲洗柱床，收集洗出液。

（7）将收集的洗出液再次上样并收集，重复 2 次。

（8）用 2ml 洗涤缓冲液冲洗柱子。

（9）用 2ml 洗脱液把结合于柱子上的 mRNA 洗脱下来，用一个新试管收集洗脱液。

（10）重新平衡柱床［方法同步骤（4）］。

（11）在所收集的洗脱液中加入 3mol/L 乙酸钠至终浓度为 0.3mol/L 并混匀。加 2.5 倍体积冰预冷的无水乙醇，混匀，置于 -20℃ 过夜或干冰/乙醇中 30min。

（12）于 4℃ 以 304 000×g 离心 30min 回收 mRNA。从非常稀的 RNA 溶液中回收 RNA，需要高速离心。

（13）小心弃去上清液，用 70% 乙醇洗涤沉淀（通常看不见沉淀物），离心片刻，在空气中晾干核酸沉淀。

（14）用 150μl 无 RNA 酶 TE 缓冲液溶解 mRNA。

3. 试剂与溶液

（1）Poly A 加样缓冲液

氯化锂（LiCl）	0.5mol/L
Tris-HCl（pH7.5）	10mol/L
EDTA	1mol/L
SDS	0.1%

（2）洗涤缓冲液

氯化锂（LiCl）	0.15mol/L

Tris-HCl（pH7.5）	10mol/L
EDTA	1mol/L
SDS	0.1%

（3）洗脱缓冲液

EDTA	2mmol/L
SDS	0.1% SDS

（4）TE 缓冲液

Tris-HCl（pH7.4）	10mmol/L
EDTA（pH8.0）	1mmol/L

（三）cDNA 合成

以 mRNA 作为模板，在反转录酶的催化下合成第一链 cDNA。

1. 材料　禽源反转录酶或鼠源反转录酶；10×反转录酶缓冲液；引物 Oligo（dT）；mRNA；无 RNA 酶水；10mmol/L dNTPs；RNA 酶抑制剂。

2. 步骤

（1）准备 10μg mRNA 1μg/ml，于 65℃温育 10min，然后立即冰浴。

（2）在 1 个 0.5ml 离心管内依次加入下列成分：

mRNA（1pg/μl）	10μl
引物 Oligo（dT）	2μl（20pmol/L）
反转录酶	1μl（20 单位）
10×反转录酶缓冲液	3μl
无菌重蒸水	14μl
总体积	30μl

（3）37℃温育 1h。

3. 试剂与溶液　10×反转录酶缓冲液；与反转录酶一起购买。

Tris-HCl（pH7.6）	500mmol/L
KCl	60mmol/L
MgCl$_2$	100mmol/L
每种 dNTP	10mmol/L
二硫苏糖醇（DTT）	10mmol/L
RNA 酶抑制剂	100U
放线菌素 D	50μg/ml

（四）PCR 扩增抗体轻、重链可变区基因

用 cDNA 作为模板，在反应液中分别加入轻、重链可变区引物混合物，经 PCR 扩增后，获得全套抗体轻链和重链可变区 DNA 片段。

1. 材料　cDNA；轻链引物混合物；重链引物混合物；Taq DNA 聚合酶；10×扩增缓冲液；10mmol/L dNTP 混合物。

2. 步骤

（1）在 2 个 0.5ml 离心管上分别标记轻链和重链。依次加入下列成分。

轻链反应液：

cDNA	15μl
5′轻链引物混合物	5μl（100pmol/L）
3′轻链引物混合物	5μl（100pmol/L）
10×扩增缓冲液	10μl
dNTP 混合物	5μl

无菌水	59μl
总体积	99μl
重链反应液：cDNA	15μl
5′重链引物混合物	5μl（100pmol/L）
3′重链引物混合物	5μl（100pmol/L）
10×扩增缓冲液	10μl
dNTP 混合物	5μl（10mmol/L）
无菌水	59μl
总体	99μl

（2）反应混合液于94℃加热5min使DNA完全变性。

（3）将1μl Taq DNA 聚合酶（5U/μl）加入反应混合液中，混匀。

（4）用100μl轻矿物油覆盖于反应混合液之上（目的是防止样品在反复加热－冷却过程中样品蒸发）。

（5）进行 30 个循环扩增，每个循环条件如下；变性 94℃，1min，退火 55℃，1min；聚合72℃，1min。

（6）从扩增反应液中取出2μl进行凝胶电泳。

3．试剂与溶液

10×扩增缓冲液　与 Taq DNA 聚合酶一起购买。

KCl	500mmol/L
Tris-HCl（pH8.3）	100mmol/L
MgCl$_2$	15mmol/L
明胶	0.1%

（五）分离和纯化抗体可变区基因

抗体可变区基因从凝胶中分离和纯化 DNA 的方法有多种，这里介绍用 Sephaglas™ Bandprip 试剂盒从凝胶中分离 DNA，因为它简便、回收率比较高，而且价格不太贵。

1．材料　琼脂糖；Tris-乙酸（TAE）缓冲液；凝胶加样缓冲液；10mg/ml 溴化乙锭；1.5ml 离心试管；手术刀片；Sephaglas™ Bandprip 试剂盒（Pharmacia）。

溴化乙锭是一种强烈的诱变剂并有中度毒性，使用时一定戴手套；溴化乙锭溶液应在室温下避光保存。

2．步骤

（1）制备琼脂糖凝胶　用 TAE 电泳缓冲液配制 1.5% 琼脂糖溶液，在微波炉中加热使琼脂糖溶解；冷却至60℃左右时，加入溴化乙锭使其终浓度为 0.5μg/ml，充分混均后倒胶，任其凝固。

（2）取85μl PCR 扩增反应液并移至一个新试管中，加入6×凝胶加样缓冲液混合。其余的 PCR 扩增反应液放置 －20℃保存，以备在以后的步骤中如果出现失误，可用于再扩增。

（3）上样，凝胶电泳，采用 1～5V/cm 的电压降。使 DNA 向阳极移动。

（4）当溴酚蓝染料泳动至胶的 2/3 处，停止电泳。

（5）用长波紫外灯检测凝胶。重链可变区基因（V$_H$）大约为 340bp，轻链可变区基因（V$_L$）大约为 325bp。

（6）用手术刀将 V$_H$ 和 V$_L$ DNA 片段从胶上切下来，分别装入已标 V$_H$ 和 V$_L$ 的离心管中。

（7）按照 Sephaglas™ Bandprip 试剂盒说明书从凝胶中分别回收 V$_H$ 和 V$_L$ DNA 片段。

（8）将回收的 V$_H$ 和 V$_L$ DNA 溶液收集在 1.5ml 的离心管中。

（9）分别取2μl 纯化的 V$_H$ 和 V$_L$ 进行凝胶电泳分析，然后照像。

3．试剂与溶液

1）Tris-乙酸（TAE）缓冲液

1 × Tris-乙酸	0.04mol/L
EDTA	0.001mol/L
50 × Tris 碱	242g
冰乙酸	57.1mol/L
EDTA（pH8.0）	100ml 0.5mol/L

（2）凝胶加样缓冲液（6×）

溴酚蓝	0.25%
二甲苯青 FF	0.25%
聚蔗糖水溶液	15%

（3）溴化乙锭溶液　10mg 溴化乙锭溶解于 1ml 水中，配制 10mg/ml 溴化乙锭。

（六）单链 F_v 基因的组装和扩增

在单链 F_v 基因组装反应中，首先将抗体轻链和重链可变区基因与一个编码（$Gly_4 Ser$）肽的连接 DNA 通过退火连接，形成重链可变区 – 连接肽 – 轻链可变区融合基因。在单链 F_v 基因扩增反应中，以组装的单链 F_v 基因为模板，加入 5′端含有 Sfi 1 和 3′端含有 Not1 酶切位点的引物，进行单链 F_v 基因的扩增。在操作过程中，关键是调节 V_L、V_H 和连接肽 DNA 的含量，使三者处于等摩尔浓度。

1. 材料　V_L DNA 和 V_HDNA；连接肽 DNA；琼脂糖；Tris-乙酸（TAE）缓冲液；凝胶加样缓冲液；0.5ml 离心试管；10 × PCR 扩增液；25mmol/L $MgCl_2$；10mmol/L dNTP 混合物；Tag DNA 聚合酶；双蒸水。

2. 步骤

（1）单链 F_v 基因的组装。

1）调节 V_L、V_H 和连接肽 DNA 含量，使三者处于等摩尔浓度。取 V_L 和 V_H 各 2μl，取连接肽 DNA 1μl，分别移至三个试管中，并与 6 × 凝胶加样缓冲液混合；2.5% 琼脂糖凝胶电泳分析，然后照相。

根据 V_L、V_H 以及连接肽 DNA 条带的强度判断其量的多少。鉴于连接肽 DNA 的分子量比 V_L 和 V_H 小 3～4 倍，所以它与 V_L 或 V_H 在等摩尔浓度时，其 DNA 条带的亮度应是 V_L 或 V_H 的 1/3 或 1/4。

2）单链 F 基因组装反应。在 0.5ml 的试管中加入以下成分：

V_H	Xμl
V_L	Xμl
连接肽 DNA	Xμl
10 × PCR 扩增液	2.5μl
25mmol/L $MgCl_2$	2.5μl
10mmol/L dNTP 混合物	5μl
Tag DNA 聚合酶	1μl
双蒸水至	25μl
总反应体积	25μl

3）混匀后加入 25μl 矿物油。

4）将离心管放入扩增仪中进行 7 个循环反应。每个循环反应条件如下：94℃，1min；64℃，4min。

（2）单链 F_v 基因的扩增。

5）在一个 0.5ml 的试管中加入以下成分：

Taq DNA 聚合酶	1μl
10 × PCR 扩增液	2.5μl
10mmol/L dNTP	4μl
5′端引物（含 Sfil）	1μl
3′端引物（含 Notl）	1μl
蒸馏水	15.5μl

总反应体积　　　　　　　25μl

6）混匀后，加入单链 F$_v$ 基因组装反应液中（步骤4），再加入 25μl 矿物油覆盖。

7）将离心管放入扩增仪中进行 30 个循环反应。每个循环反应条件如下：94℃，1min；55℃，1min；72℃1min；30 个循环反应后在 72℃，10min。

8）反应完毕后，取 3μl 反应液进行凝胶电泳分析。

9）分离、纯化单链 F$_v$ 基因［见本节（五），分离和纯化抗体可变区基因］。

（七）限制性内切酶消化单链 F$_v$ 基因

在将单链 F$_v$ 基因插入表达载体之前，分别用限制性内切酶 Sfi 1；

1. 材料单链 FVDNA；限制性内切酶 Sfi 1；10×Sfi 1 缓冲液；限制性内切酶 Not 1；10×Not 1 缓冲液；0.5ml 离心试管；双蒸水。

2. 步骤

（1）用限制性内切酶 Sfi 1 消化单链 F$_v$ 基因。在一个 0.5ml 离心管中加入以下成分：

单链 F$_v$ DNA　　　　　　30μl
10×Sfi 1 缓冲液　　　　　5μl
Sfi 1　　　　　　　　　　50U（5μl）
双蒸水至　　　　　　　　50μl
总反应体积　　　　　　　50μl

（2）混匀，加入 50μl 矿物油，于 50℃ 温育 16h。

（3）将 Sfi 1 酶反应液放置温室，并离心。

（4）准备下列混合物，进行 Not 1 酶消化：

5mol/1L NaCl　　　　　　2.5μl
10×Not 1 缓冲液　　　　5μl
Not 1　　　　　　　　　　100U（7μl）
双蒸水至　　　　　　　　50μl
总体积　　　　　　　　　50μl

（5）混匀后加入 Sfi 1 酶反应液中（步骤3）前混合。

（6）于 37℃ 温育过夜。

（7）于 65℃ 加热 15min 终止反应，然后冷却至室温。

（8）分离、纯化酶切的单链 F$_v$ 基因（见本节五，分离和纯化抗体可变区基因）。

（八）单链 F$_v$ 基因与表达载体的连接

目前常用的表达载体是 pCANTAB 和 pHEM1。这些载体都含有 Sfi1 和 Not 1 双酶消化的单链 F$_v$ DNA 和表达载体连接起来形成重组质粒。

1. 材料表达载体；双酶切单链 F$_v$ DNA；40% PEG（8000）溶液；T4 DNA 连接酶；10×T4 DNA 连接酶缓冲液。

2. 步骤

（1）在一个 0.5ml 离心管中加入以下成分：

双酶切单链 F$_v$ DNA　　　25μl
40% PEG 溶液　　　　　　5μl
双酶切表达载体（50ng/μl）2μl
3. 75mmol/L ATP　　　　1μl
T$_4$ DNA 聚合酶缓冲液　　4μl
T$_4$ DNA 聚合酶（5~7U）　1μl
双蒸水至　　　　　　　　40μl
总体积　　　　　　　　　40μl

（2）混匀后进行连接反应，于16℃温育2h。

（3）放置冰上待用或于 -20℃保存。

3．试剂与溶液　10×T₄ DNA 连接酶缓冲液：

Tris-HCl（PH7.6）　　　　200mmol/L

MgCl₂　　　　　　　　　50mmol/L

二硫苏糖醇（DTT）　　　50mmol/L

40% PEG（8000）溶液：40gPEG（8000）溶解于100ml 重蒸水。

（九）大肠杆菌感受态细胞的制备和转化

将携带单链 Fᵥ 基因的表达载体转化大肠杆菌感受态细胞的方法有多种，这里介绍一种实验室常用的方法。这种方法简便、经济、不需要特殊的仪器和设备，而且转化率较高。

1．材料　大肠杆菌 TG1 单菌落；LB 培养液；LB 平板；CaCl₂ 溶液；携带单链 Fᵥ 基因的重组质粒；SOC 培养液；SOBAG 培养液；SOBAG 培养板；50ml 离心管；离心机；42℃水浴锅；摇床培养箱。

注意：所有接触细菌的材料和试剂都必须是无菌的。

2．步骤

（1）氯化钙制备感受态细胞

1）从平板上挑出大肠杆菌 TG1 单菌落，转移到了一个含有 50ml LB 烧瓶中。于37℃剧烈振摇培养过夜，旋转摇床，250r/min。

2）转移4ml 菌液至一个含有400ml LB 的 2L 的烧瓶中。于37℃剧烈振摇培养直到 OD₆₀₀ 值为0.4，旋转摇床，250r/min。

3）将菌液分装到8个预冷的 50ml 离心管中，冰浴5~10min。

4）于4℃离心，1600×g，8min。

5）弃上清，重悬每份细胞沉淀于 10ml 预冷 CaCl₂ 溶液中。

6）4℃离心，1100×g，5min。弃上清，重悬每份细胞沉淀于 10ml 预冷 CaCl₂ 溶液中。冰浴30min。

7）40℃离心，1100×g，5min。弃上清，重悬每份细胞沉淀于 2ml 预冷 CaCl₂ 溶液中。冰浴12~24h。

8）悬浮细胞，然后以每管 200μl 细胞悬液分装，-70℃保存。

（2）检测感受态细胞

9）用 10ng pBR322 质粒转化 100μl 感受态细胞（根据下面方法，步骤11~15）。分别取 1μl，10μl，25μl 转化菌涂在含有氨苄青霉素 LB 平板上。倒置平皿，于37℃培养过夜。

10）计数转化菌落每微升转化菌所产生的菌落乘以 10⁵ 等于每毫克 DNA 转化菌的数目。一般感受态细胞的转化率为 10⁶~10⁷。

（3）大肠杆菌感受态细胞的转化

11）取5μl 连接反应［本节（八），单链 F 基因与表达载体的连接］并转移至 17mm×100mm 的试管中，放置冰上待用。其余的连接反应保存于 -20℃。

12）迅速溶解感受态细胞，并将 100μl TG 1 感受态细胞加入含 5μl 连接反应试管中轻轻混匀，然后冰浴30min。

13）于42℃温育90s，立即转移至冰上静止10min。

14）加入 900μl 培养液，混匀，于37℃摇床温育 1h（250r/min）。

15）取 800μl 转化菌涂在 SOBAG 固体培养板上，于30℃温育过夜。其余 200μl 用于菌种保存，方法如下：把 200μl 菌液转移至 10ml SOBAG 培养液中，于30℃过夜，250r/min。

次日取 700μl 菌液可放置4℃保存2周备用。

16）次日，在 SOBAG 培养板上加入 2×Y1 培养液 5ml，用无菌弯头玻璃棒轻轻地把板上的克隆混匀。

17）将细胞悬浮液移至一个无菌试管中，加入含 100μg/ml 氨苄青霉素和 2% 葡萄糖的 2×YT 培养液直至 A₆₀₀ 达到 0.2~0.4。于37℃摇床培养，250r/min，直至 A600 达到 0.6~0.8。

18）噬菌体转染重组菌［见本节（十），噬菌体转染重组菌］。

3. 试剂与溶液

（1）LB 培养液

细菌培养用胰化蛋白胨（bact-tryptone）	10g
细菌培养用酵母提取物（bact-yeast extract）	5g
NaCl	10g

加入去离子水至总体积为 1L。

在 15lbf/im² 高压下蒸汽灭菌 20min。

（2）LB 平板在 1L LB 培养液中加入琼脂糖 15g

（3）SOC 培养液

细菌培养用胰化蛋白胨（bact-tryptone）	20g
细菌培养用酵母提取物（bact-yeast extract）	5g
NaCl	0.5g
加入去离子水	900ml

用 5mol/L NaOH 调节溶液的 pH 值为 7.0。

在 151bf/in² 高压下蒸汽灭菌 20 分钟

该溶液在使用前加入经灭菌的 2mol/L MgCl₂ 溶液 5ml，250mmol/L KCl 10ml 和 1mol/L 葡萄糖溶液 20ml，加无菌去离子水至总体积为 1L。

（4）SOBAC 培养液

细菌培养用胰化蛋白胨（bact-tryptone）	20g
细菌培养用酵母提取物（bact-yeast extract）	5g
NaCl	0.5g

用 5mol/L NaOH 调节溶液的 pH 值为 7.0。

加入去离子水 900ml。在 151bf/in² 高压下蒸汽灭菌 20min。

该溶液在使用前加入经灭菌的 2mol/L MgCl₂ 溶液 5ml，2mol/L 葡萄糖溶液 55.6ml 和 20mg/ml 氨苄青霉素 5ml。加无菌去离子水至总体积为 1L。

（5）CaCl₂ 溶液

CaCl₂	60mmol/L
甘油	15%
PIPES（pH7.0）	10mmol/L

过滤除菌

（十）噬菌体转染重组菌

表达载体（如 pCANTAE 或 Phen1）缺乏噬菌体外壳蛋白基因，它必须在噬菌体 M13K07 的辅助下，才能表达外壳蛋白从而形成完整的噬菌体颗粒。单链 Fv 基因插入外壳蛋白 g3p 基因中，因此当用噬菌体 M13K07 感染含有重组质粒的大肠杆菌时，单链 Fv 将与外壳蛋白 g3p 一起表达并以融合蛋白的形式包被于噬菌体的表面。因为 M13K07 含有抗卡那霉素的报告基因，所以经其感染后的重组菌可以在含有氨苄青霉素和苄那霉素两种抗生素的培养基中生长。

1. 材料 M13K07 噬菌体；2×Y7 培养液；17×100mm 试管；离心机；摇床培养箱。

2. 步骤

（1）在 800μl 转化菌液 [接本节（九），步骤 17] 中，加入 2×YT 培养液 200μl，20mg/ml 氨苄青霉素 5μl 和 2mol/L 葡萄糖 37μl，混匀。

（2）于 37℃ 摇床培养 3h，250r/min。

（3）将 2.5×10⁹pfu M13K07 噬菌体加入菌液中，于 37℃ 温育 30min，150r/min，随后振摇 30min，250r/min。

（4）将培养液转移到 1.5ml 无菌离心管中，离心 800×g，10min。

（5）去除上清，重悬细胞沉淀于 5ml 含有 100μg/ml 氨苄青霉素和 50μg/ml 苄那霉素 2×Y1 培养液中（注意：此时所用的培养液不含葡萄糖）。

（6）于 37℃ 摇床温育过夜，250r/min。

（7）离心 1000×g，10min。

（8）将上清（含有重组噬菌体）转移至一个无菌的 17mm×100mm 培养管中，放置 4℃ 以备下一步使用。

（十一）免疫筛选重组噬菌体抗体

由于重组噬菌体抗体与外壳蛋白 g3p 一起以融合蛋白形成包被于噬菌体的表面，因此可用固相化抗原，通过免疫亲和层析法，从噬菌体抗体库中筛选出特异性抗体。

1．材料 25cm² 无菌平皿；抗原；PBS；0.5mol/L 硼酸钠溶液；封闭溶液。

2．步骤

（1）用适当的缓冲液将抗原稀释至 10μg/ml，如果抗原是可溶性蛋白，常用 0.05mol/L 硼酸钠溶液（pH8.6~8.9）。

（2）在 25cm² 平皿中加入 5ml 抗原溶液，于 4℃ 过夜。

（3）用 PBS 清洗平皿 3 次。

（4）加入 5~10ml 封闭溶液，室温育 1h。

（5）用 PBS 洗平皿 3 次。

（6）用封闭溶液按 1：1 体积稀释重组噬菌体上清［本节（十），步骤 8］。

（7）加 10ml 稀释的重组噬菌体上清至平皿中，于 37℃ 温育 2h。

（8）用 PBS 清洗培养皿 20 次，然后用含 0.1% Tween 20 的 PBS 再清洗平皿 20 次，弃去清洗液。

（9）加入 1ml 100mmol/L 三乙胺，室温，10min，解吸平皿上的噬菌体抗体。

（10）将解吸的噬菌体抗体移至一个无菌试管中，加入 0.5ml 1mol/L Tris-HCl pH7.4 中和抗体。

（11）将洗脱的重组噬菌体抗体放置冰上或 4℃，以备用。

3．试剂与溶液封闭溶液 1g 血清白蛋白溶解于 100ml PBS 缓冲液中，pH7.2。

（十二）特异性重组噬菌体抗体的富集

通过免疫筛选，把与抗原结合的噬菌体抗体洗脱下来，再次感染重组菌。经过反复吸附－解吸－再感染－再吸附的过程，可使特异性噬菌体抗体获得富集。

1．材料 大肠杆菌 TG1；2×YT 培养液；M13K70 噬菌体；17×100mm 试管；离心机；培养箱。

2．步骤

（1）准备处于对数生长期的 TG1 细胞，方法如下。

（2）将固体培养基上的 TG1 单菌落转移至含有 5ml 2×YI 的培养管中。

（3）于 37℃ 温育 3h 摇床 250r/min，至 A600 0.5~0.7。

（4）用 2×YT 培养液将解吸的重组噬菌体抗体做梯度稀释，如 1：10，1：100，1：1000。

（5）从不同稀释度的噬菌体中各取 100μl，分别加入 200μl 处于对数生长期的 TG1 细胞中，于 37℃ 温育 30min。

（6）将每管培养物分别转移到 SOBAG 平板上，用无菌弯头玻璃棒轻轻地涂匀。

（7）倒置平板，于 30℃ 培养过夜。

（8）从平板上挑选克隆并分别转移到 1.5ml 的试管中或 96 孔培养板内，每个试管或 96 孔板的孔内含 100μg/ml 氨苄青霉素和 2% 葡萄糖的 2×YT 培养液 100μl。

（9）进行噬菌体 M13K70 感染［方法见本节（十），噬菌体转染重组菌］。

（10）于 37℃ 温育过夜，150r/min。

（11）离心 400×g，10min。

（12）弃上清，重悬细胞沉淀于含 100μg/ml 氨苄青霉素，50μg/ml 卡那霉素的 2×YT 培养液 200μl。

（13）于 37℃ 温育过夜，150r/min。

（14）离心 400×g，10min。

（15）收集上清，用于 ELISA 检测噬菌体抗体活性。

（十三）可溶性单链抗体的制备

目前已有许多噬菌体抗体表达载体系统，其中如 pCAVTAB5，pHEN1 载体，它们都在单链 Fv 基因与噬菌体外壳蛋白基因之间含有一个琥珀翻译终止密码子。当重组质粒转化大肠杆菌时，由于宿主细胞内含有琥珀抑制基因，琥珀翻译终止密码子不被识别，因此在翻译表达过程中，抗体与噬菌体外壳蛋白基因被通读形成融合蛋白并一起表达在重组噬菌体的表面。如果将重组质粒转化到不含有琥珀抑制基因的宿主细胞中（如 HB2151），蛋白的表达将在单链抗体末端琥珀密码子处终止，不与噬菌体外壳蛋白表为融合蛋白。在这种情况下，单链 Fv 抗体不再与噬菌体外壳蛋白一起表达在重组噬菌体的表面，而是转运至细胞质间隙。随着单链 Fv 抗体的不断生产和聚集，继而渗入培养液上清中，从而产生可溶性抗体。

1. 材料　大肠杆菌 HB2151；其他如同本节九，大肠杆菌感受态细胞的制备和转化。

2. 可溶性单链抗体制备方法简述　将筛选出来的特异性重组噬菌体抗体扩增培养，从中纯化重组质粒。用本节（九）介绍的方法制备大肠杆菌 HB2151 感受态并用纯化的重组质粒转化，从而使其生产可溶性抗体。收集上清，用 ELISA 检测抗体活性。

（十四）ELISA 检测抗体活性

由于表达载在单链 Fv 基因 3 端外含有一个标志肽基因（c-cyc 或 tag），当重组质粒在大肠杆菌 HB2151 中表达时，该标志肽表达于单链 Fv 抗体的羧基末端。通过抗 c-myc 或 tag 抗体可以方便地检测抗体活性。

1. 材料　抗原；待测可溶性单链 Fv 抗体；抗 c-myc 抗体；抗 E-tag 抗体；抗鼠 IgG 酶标抗体；酶反应底物；封闭溶液；96 孔板；酶联仪。

2. 步骤

（1）用适当的缓冲液将抗原稀释至 10μg/ml，如果抗原是可溶性蛋白，常用 0.05mol/L 硼酸钠溶液 pH8.6~8.9。

（2）移至抗原溶液于 96 孔板，每孔 50μl，于 4℃ 过夜或 37℃，2h。

（3）用 PBS 洗板 1 次。

（4）加封闭溶液，每孔 200μl，室温孵育 1~2h。

（5）用 PBS 洗板 3 次。

（6）用封闭溶液按 1:1 体积稀释待测可溶性单链 Fv 抗体。

（7）加稀释的可溶性单链 Fv 抗体至板中，每孔 50μl，于 37℃ 温育 2h。

（8）用 PBS 洗板 3 次，弃去清洗液。

（9）用封闭溶液稀释酶标抗体；每孔加 50μl，于 37℃ 温育 1h。

（10）用 PBS 洗板 3 次，弃去清洗液。

（11）加入酶反应底物，进行颜色反应，室温或 37℃。

（12）当颜色反应适当时，终止反应。

（13）用酶标仪在适当的波长下测下每孔的光吸收值。

（阎锡蕴）

参 考 文 献

1. Better M, et al. Escherichia coli secretion of an active chimeric antibody fragment. Science, 1988, 240:1041

2. Riechman L, et al. Reshaping human antibodies for therapy. Nature, 1988, 332:423

3. Bird RE, et al. Single-Chain antigen-binding proteins. Science, 1988, 242:423

4. Holliger P, et al. SMALL Bivalent and bispecific antibody fragments. Drofein Engineering, 1994, 8:1017

5. Schultz P G and Lerner T A. From molecular diversity to catalysis. Science, 1995, 269:1835

6. Hiatt A, et al. Antibodies produced in plants. Nature, 1990, 344:469

7. McCafferty J, et al. Phage antibodies：Filamentous phage displaying antibody variable domains. Nature, 1990, 348：552

8. Orland R, et al. Cloning immunoglobulin variable domains for expression by the Polymerase chain reaction. Proc Nata Sci USA, 1989, 86：3833

9. Cai X and Garen A. Anti-melanoma antibodies from melanoma patients immunized with genetically modified autologous tumor cells：Selection of specific antibodies from single-chain Fv fusion phage libraries. Proc Natl Sci USA, 1995, 92：6537

10. Ahuva Nissim, et al. Antibody fragment from a single pot phage display library as immuno-chemical reagents. The EMBO J, 1994, 13：692

第三节　转人抗体基因小鼠

单抗已用于器官移植、肿瘤、感染性疾病、心血管疾病和炎性等多种疾病的治疗，被认为是研发最活跃的生物技术药物之一。这其中人源化及人源抗体制备技术的突破和成熟起着关键作用。鼠单抗人源化、噬菌体抗体库及转基因小鼠称为人源抗体制备的三大主要技术。转基因采用了与抗体库完全不同的策略，通过小鼠体液免疫系统产生完全人源的抗体，保留完整的有效的自然机制来完成抗体种类的转换和亲和力成熟，不需要对抗体进行基因工程改造。其特点是：①产生的抗体完全人源，没有小鼠的氨基酸成分，用于治疗人类疾病不会产生 HAMA 反应；②抗体具有高亲和性，无需进一步改造；③抗体具有多样性，适合各种抗原的免疫；④可以通过杂交瘤、细胞系或生物反应器等不同方式制备出有效应功能的抗体，是抗体治疗人类疾病进程中的重大突破。本节以常规制备转基因小鼠的技术为基础，以产生含人免疫球蛋白的转基因小鼠（transgenic mice of human Ig）为主线，介绍与转基因小鼠相关的基本概念、简要原理及操作程序的技术要点。

一、转基因小鼠

转基因小鼠（transgenic mice）是除了固有的基因组外，小鼠体内还有一个或以上外来转入基因（transgene），他能表达和体现转入基因的功能，实现特定目的。1983 年，Brinster 等用显微注射法把重排后有功能的免疫球蛋白 κ 基因注入卵细胞，移入受体鼠输卵管后，制备除了能在脾脏中特异表达免疫球蛋白基因的转基因小鼠。从此转基因小鼠真正开始用于免疫学领域的研究。制备含人免疫球蛋白转基因小鼠的主要步骤可以简略的概括如下：

1. 获得人免疫球蛋白基因（重链 IgH 和轻链 IgK）。常通过构建人免疫球蛋白 YAC 文库和筛选获得。
2. 小鼠 ES 细胞的培养。
3. 小鼠内源性免疫球蛋白基因重链 IgH 和轻链 IgK 的敲除灭活。
4. 获得含完整人 Ig-YACs 克隆。
5. Ig-YACs 克隆向 ES 细胞的导入。
6. 含人 Ig-YACs 的 ES 细胞移入小鼠胚胎。
7. 含人 Ig-YACs-ES 细胞的小鼠胚胎向小鼠体内的送还和嵌合，纯合小鼠的产生及鉴定。
8. 通过纯合小鼠制备特异性完全人源化抗体。

二、免疫球蛋白-YAC（Ig-YAC）基因组文库的构建及筛选

目前已有不同种属不同器官的 YAC 文库由公司出售，可供不同领域的科学家应用。但有时因实验目的不同，仍需要自己构建 YAC 文库。现以 pYAC4 载体为例，讨论 Ig-YAC 文库构建的主要步骤。

1. 制备 YAC 载体　这一步很关键，困难在于载体分子大，产量较低（100～200μg/L）。需要载体 DNA 约 500μg。用 BamHⅠ和 EcoRⅠ先后消化 pYAC4 载体。

2. 分离人高分子量 DNA　从白细胞制备高分子量 DNA。一般需要 40ml 血样品，细胞应该达到 10^8～10^9。获得的 DNA 应无核酸酶污染，容易被大多数内切酶消化。

3. 部分消化高分子量 DNA　假如恰巧在克隆的基因序列中含有某一特定限制性内切酶酶切位点，则无法克隆该完整基因。采用部分消化可以解决这一问题，部分消化就是采用少量酶，短时间不充分酶切。

4. 连接反应　载体需用碱性磷酸酶消化以防止载体自身连接形成串联载体。一般 40～100μg 的 DNA

插入片段与等量处理过的 pYAC4 载体混合，用 T_4 DNA 连接酶进行连接，再经酚 – 氯仿抽提，透析等步骤进行下一步实验。

5. 转化 最常使用 YAC 克隆转化酵母球质体。酵母 AB1380 是 YAC 文库常用的宿主株。含 YAC 的酵母细胞系划在培养基上，在 4℃ 可保存几个月。

6. 文库的储存 理想的转化子呈红色，为了筛选和操作方便，最好挑选单个克隆移入 96 孔平板储存，储存液通常含 20%～25% 甘油。

7. 筛选克隆 常用两种方法筛选文库：滤膜杂交法和 PCR 法。

三、小鼠胚胎干细胞

小鼠胚胎干细胞（ES 细胞）是来自植入前早期小鼠胚胎的未分化细胞，尤其是胚泡阶段的内层细胞团。ES 细胞在体外提供了一种直接修饰小鼠基因组的方法，并可见这些改变直接导入动物体内。下面简述 ES 细胞分离培养的基本步骤。

1. 实验设备 只需要常规细胞培养间和动物房。如 CO_2 培养箱，超净台，倒置荧光显微镜，离心机，培养液及培养平皿等。附加设备是配有透射和发射光源的解剖显微镜，以及基本的外科手术器械。

2. 建立 ES 细胞 先从交配 3.5 天后的雌鼠获得胚胎阶段的胚泡。将胚胎放在含有滋养层细胞和 ES 细胞培养基的 4 孔或 24 孔板中，约 2 天，胚胎可黏附在滋养层细胞上。然后每天换半量培养基，共 3～4 天。

3. 培养条件 对 ES 细胞和植入前阶段的胚胎的培养常用含有高葡萄糖的 DMEM 培养基，其中还包含谷氨酰胺，巯基乙醇，丙酮酸，非必需氨基酸，核苷酸，抗生素及 10%～15% 的小牛血清。ES 细胞的培养通常需要分化抑制因子。白血病抑制因子 LIF 是最常用的分化抑制因子。所用的试剂均需要纯净水配制。

4. ES 细胞传代 对于 ES 细胞要定期传代，以一定的比例分散到新的组织培养皿。一般以 1：5～1：7 的比例传代细胞，隔天或每 3 天传代 1 次。

5. 制备供 ES 细胞使用的组织培养皿 ES 细胞通常生长在成纤维细胞滋养层上。为了维持 ES 的未分化表型，ES 需生长在受抑制状态的滋养层细胞上。所用的滋养层细胞是原代胚胎成纤维细胞，从第 13～14 天的小鼠胚胎制备而成。

6. ES 细胞的冻存和复苏 与普通细胞方法相同。

7. DNA 导入 ES 细胞和选择遗传修饰的 ES 细胞 可采用磷酸钙-DNA 共沉淀法、反转录病毒法、脂质体介导法及电穿孔法。电穿孔法是最常用于把外源 DNA 导入 ES 细胞的方法。选择是通过载体携带的药物抗性基因进行的。常用的选择基因是新霉素磷酸转移酶（neomycin phosphotransferase，neo），嘌呤霉素（puromycin），及潮霉素（hygromycin）等。

四、基因敲除技术

通过同源重组进行基因打靶是制备小鼠基因组特定位点突变的强有力的技术，即基因敲除（knock out，KO）方法。

1. 制备基因敲除小鼠的主要步骤

（1）获得外源目的基因 准备导入的外源目的 DNA 与宿主的基因组序列必须有同源性。

（2）靶向载体 必须是真核表达载体。载体含有较高效率的启动子，如 CMV、SV40、反转录病毒 LTR 等。载体要含有选择性标记基因，通常为新霉素抗性基因 neo。

（3）构建同源打靶重组子 目的是使体内的特定野生基因失活。灭活特定基因可以用标志基因插入或置换目的基因的一个外显子，也可用标志基因插入或者替换控制基因转录的调节序列，这些都可以灭活或敲除特定的内源性野生基因。影响同源重组的一个重要因素是靶向重组子中被分开基因序列的长度，究竟多长最合适尚无定论，但通常认为最短的同源序列在 2kb 左右。同源序列在 4～9kb 时会明显增加重组的效率。

（4）小鼠 ES 细胞的准备（见前一节）。

（5）打靶重组子导入 ES 细胞及药物筛选　常用 PCR、Southern 印迹或两者结合的方法进行鉴定基因敲除的 ES 细胞克隆。所用的两个 PCR 引物，一个取自标志基因序列，另一个取自重组子以外的旁侧序列。PCR 检测方法的优点是 DNA 样品需要量少、简便、快速、可筛选较多克隆。如采用 Southern 印迹方法进行检测，需要从 ES 细胞中提取 DNA，经消化、电泳、转膜和曝光等一系列步骤。

（6）靶向基因-ES 细胞转入胚泡　常用的小鼠胚泡是 3.5 天的胚胎，处在 32 细胞期。或者用桑椹胚，即 2.5 天的胚胎，处在 8～16 细胞期。制备敲除鼠的关键是制备能将修饰基因传递给后代的 ES 细胞 – 胚胎嵌合体。现在主要采用共培养（co-culture）和织针聚集（darning needle aggregation）方法制备嵌合体。

（7）ES-胚胎移入假性怀孕的雌性受体鼠及发育　当 ES 细胞与胚泡细胞聚集或显微注射入胚泡后，两种细胞共同生长发育，相互混杂。最后形成一个由两种胚系细胞发育而成的混合子代小鼠，称为建立鼠（founder），它是一种嵌合小鼠。

（8）嵌合小鼠的近亲交配　通过上述方法获得的是一条染色体中 Ig 基因被敲除的杂合小鼠，需通过同代互交或亲代回交制备纯合的基因敲除小鼠。

2. 小鼠免疫球蛋白基因敲除小鼠的制备　欲在小鼠体内产生人的抗体，仅将人的抗体基因导入小鼠体内是不够的。因为小鼠体内还存在着与人类相对应的内源性抗体基因，它的存在会干扰外源导入的基因的转配、表达和产生抗体。因此要灭活小鼠 Ig 基因，阻断小鼠内源抗体的产生。在小鼠 ES 细胞中通过基因打靶方式，造成小鼠免疫球蛋白基因座突变或删除，使其关闭不表达。

五、含人免疫球蛋白转基因小鼠的构建

小鼠基因的重组和表达系统可以辨认人 Ig 基因的序列，不受基因拷贝数和整合位点的影响，人 Ig 基因在小鼠体内的多种重排已证明了这一点。当用同源性重组的方法灭活了小鼠内源性重链和轻链基因后，带有人重链和轻链 Ig-YACs 的小鼠，均可在 B 细胞中表达、产生膜结合的或分泌的完整人抗体。用抗原处理这样的转基因小鼠，可以引起抗原特异性的人抗体反应。可分泌人免疫球蛋白转基因小鼠的构建基本包括以下几个步骤：

1. 人免疫球蛋白基因的克隆和人 Ig-YACs 的构建　YAC 有两个明显的优点：一是可进行基因组研究；二是可在酵母系统进行定点操作。

2. 准备小鼠 ES 细胞（参见第三部分）。

3. 含人 Ig-YACs 酵母与鼠 ES 细胞的融合及克隆　酵母细胞有一层相对厚的细胞壁。采用常规的转染方法把 YAC 导入哺乳动物细胞很困难，主要因为分子量大已建立了几种将 DNA 大片段转入小鼠 ES 的方法，如直接将 DNA 注入卵细胞或通过酵母球质体与 ES 细胞融合。通过球质体融合将 YAC 导入 ES 细胞适合完整大分子的整合，同时并不转移其他酵母 DNA。在酵母和 ES 细胞融合前，首先需要去除细胞壁，然后才能把酵母 DNA 转入 ES 细胞，这个过程称为原生质体化（protoplasting）。

（1）制备球质体　挑选含 YAC 的酵母单菌落扩大培养，用裂解酶在 30℃ 消化去除细胞壁，OD600 减少至原值 20% 时，即表示已形成足够的原生质体。

（2）含人 Ig-YACs 球质体与 ES 细胞的融合　用胰酶-EDTA 液消化分散 ES 细胞，低速离心。细胞重新悬浮在无血清 DMEM 培养液中。取 ES 细胞（2×10^6）加于 2×10^7 酵母原生质体中，离心沉淀，吸出上清。再通过 50% PEG 进行融合，融合后培养 24 小时，即可用药物进行筛选。

（3）克隆的选择和分析　初始克隆的分析多采用 Southern 印迹法，为确定 YAC 完整整合到了小鼠的一条染色体中，需要对染色体 DNA 进行消化。消化酶应选用酶切频率低的酶。

4. 人 Ig-YACs-ES 细胞导入鼠卵母细胞。

有两种方式产生嵌合体小鼠：

（1）通过显微操作把人 Ig-YACs-ES 细胞注入胚泡阶段的小鼠胚胎中。

（2）将人 YACs-ES 细胞与 8 细胞阶段小鼠胚胎共培养聚集导入。

1）含人 Ig-YAC-ES 细胞显微注射进入胚胎：这种方法需要特殊的显微注射室、培养平皿、吸管和注射针。注射后的胚胎转入受体鼠前不能超过 6h。

2）人 Ig-YACs-ES 细胞与胚胎共培养导入。

获取胚胎：①促进超数排卵。用于促进小鼠超数排卵的激素是孕马血清促性腺激素（pregnant mare's serum gonadotrophin，PMSG）。PMSG 能增加卵泡产生和 hCG 分泌，可促进排卵，所以可诱导排卵；②从输卵管收集桑椹胚。交配后 2.5 天处死雌鼠，切出小鼠输卵管，用培养液洗出桑椹胚期胚胎；③从子宫收集卵泡。交配后 3.5 天处死雌鼠，暴露小鼠子宫，用培养液冲洗子宫，吸出卵泡。

胚胎培养：卵裂期和胚泡期胚胎在 37℃、5% CO_2 的培养箱中培养。卵裂期胚胎无葡萄糖代谢，需要使用含丙酮酸的 M16 培养基，使用前补充 4mg/ml 的 BSA。胚泡具有葡萄糖代谢，可使用 ES 细胞培养液（ES10）。为了保持培养液 pH 的稳定，最好用 20mmol 的 HEPES。8 ～ 16 细胞桑椹胚生长比较紧密，最好用含 0.3% EDTA，无钙镁的 PBS 桑椹胚的松散液处理。

胚胎的处理：用于去除透明带的溶液为酸性 Tyrode 液，pH2.1 或链酶蛋白酶液。从交配 2.5 天的雌鼠获得 8 细胞期胚胎，经短暂酸性 Tyrode 液或链酶蛋白酶液去除透明带。把无透明带的胚胎放入聚集盘中，一个胚胎放在一个凹窝中，将盘子置于培养箱直到 ES 细胞准备好为止。

准备与 8 细胞期小鼠聚集的 ES 细胞：聚集实验 4 天前在滋养平皿上复苏 ES 细胞，两天后将 ES 细胞高比例（1∶25）传代于明胶化的平皿上。聚集实验时，胰酶分散 ES 细胞后，可用 ES 培养基终止胰酶的作用。在平盘中收集 10 ～ 15 个细胞松散连接的细胞团，转移至大量 PBS 中以去除 ES 细胞培养基，最后用 1 ～ 2 滴 M16 细胞液洗涤细胞团。

ES 细胞 - 胚胎聚集共培养：把几个松散连接的 ES 细胞团块放入长有胚胎的聚集板的底部凹窝内，选择 10 ～ 15 个细胞组成的单个团块放在凹窝中胚胎的旁边，确保胚胎与团块的直接接触。把平皿放入适度合适的 CO_2 培养箱中 37℃培养 24h。聚集体在含 10%～15% 胎牛血清的 M16 培养液中过夜培养，待生长到胚泡阶段，然后把胚胎移到假性受孕的受体鼠中。

5. 人 Ig-YACs-ES 细胞导入鼠卵母细胞。

6. 供（受）体小鼠的选择和准备。

7. 供体鼠 供体鼠种系的选择要根据干细胞的表型和便于区分宿主胚胎细胞和嵌合体干细胞的标志。大部分 ES 细胞来自于 129 近交交配灰色小鼠系。理想的胚胎供体是远交小白鼠，因为他们最便宜，超数排卵后胚胎产量高，杂交鼠通过皮肤和眼睛色素容易辨别。

8. 受体鼠 假性受孕雌鼠是接受目的胚胎的替代鼠。受体鼠可是任何遗传系的小鼠，但为了获得存活时间长的胚胎，最好使用 f12 杂交系，如 C57×CBA。

六、胚泡转移

ES 细胞与胚胎的聚集物培养 24h 后，才能移到假孕的受体鼠。胚泡期胚胎要转移到子宫，桑椹胚要转移到输卵管。最好将胚胎转移到比它发育稍晚的假孕小鼠。从时间上，胚泡移入受体鼠是在鼠交配 2.5 天，桑椹胚是在交配后 0.5 ～ 1.5 天。

七、子代嵌合鼠的鉴别

1. 通常用颜色标记鉴定嵌合鼠，如来源于黑色小鼠的 ES 细胞与来源于白色小鼠的胚泡会产生黑白相间的第一代杂色小鼠。

2. 生化指标 常用于妊娠期或体内嵌合体的分析。最常用的是葡萄糖磷酸异构酶（glucose phosphate isomerase，GPI）。

3. 组化标志 可用 β-Gal（β 半乳糖苷酶）来追踪 ES 的发育。

4. 筛选潜在的初建鼠 当移入 5 周后，对潜在的转基因鼠进行尾组织活检，从尾尖提取 DNA，用 PCR 检测转基因。

5. 饲养和分析转基因鼠

八、提高嵌合体胚系成功率的因素

1. 增加注入 ES 细胞的数量。

2. 选择提供胚胎的小鼠种系，如来自 129Sv 系的 ES 细胞，注入 C57BL/6 鼠胚胎时会明显增加嵌合种系的形成。

3. 应用发育期的宿主胚胎。

九、人 IgH 或 IgK 转基因纯合小鼠的建立

通过含人 IgH 或 IgK 的嵌合转基因小鼠的近亲子代交配可产生含人重链、人轻链或人重轻链基因的纯合小鼠。小鼠 Ig 重轻链双灭活的纯合基因小鼠与含人 Ig 重轻链基因的纯合小鼠交配可产生含人功能性 Ig 而小鼠 Ig 基因灭活的小鼠。这种小鼠具有产生完全人源化抗体的能力。

十、特异性抗体的制备和鉴定

在获得含人重轻链基因的纯合小鼠后，就可以用特定的抗原，按照常规制备小鼠单抗的方法，先免疫小鼠，经过细胞融合、筛选等步骤制备针对特定抗原的单抗。

（袁绍鹏 侯 琦）

参 考 文 献

1. Rüger BM, Erb KJ, He Y, et al. Interleukin-4 transgenic mice develop glomerulosclerosis independent of immunoglobulin deposition. Eur J Immunol, 2000, 30 (9): 2698

2. Hoshino T, Kawase Y, Okamoto M, et al. IL-18-transgenic mice: in vivo evidence of a broad role for IL-18 in modulating immune function. J Immunol, 2001, 166(12): 7014

3. Yang XD, Jia XC, Corvalan JR, et al. Development of ABX-EGF, a fully human anti-EGF receptor monoclonal antibody, for cancer therapy. Crit Rev Oncol Hematol, 2001, 38 (1): 17

4. Chai JY, Shin EH, Takatsu K, et al. Eosinophil and IgE responses of IL-5 transgenic mice experimentally infected with Nippostrongylus brasiliensis. Korean J Parasitol, 1999, 37 (2): 93

5. Payet M, Conrad DH. IgE regulation in CD23 knockout and transgenic mice. Allergy, 1999, 54 (11): 1125

6. van Egmond M, Hanneke van Vuuren AJ, van de Winkel JG. The human Fc receptor for IgA (Fc alpha RI, CD89) on transgenic peritoneal macrophages triggers phagocytosis and tumor cell lysis. Immunol Lett, 1999, 68 (1): 83

7. Sabbattini P, Georgiou A, Sinclair C, et al. Analysis of mice with single and multiple copies of transgenes reveals a novel arrangement for the lambda5-VpreB1 locus control region. Mol Cell Biol, 1999, 19 (1): 671

8. Herring CD, Chevillard C, Johnston SL, et al. Vector-hexamer PCR isolation of all insert ends from a YAC contig of the mouse Igh locus. Genome Res, 1998, 8 (6): 673

第十章 神经酰胺信号通路在免疫药理学中的研究

第一节 神经酰胺介导的细胞凋亡和炎症免疫信号通路

1989 年，人们确定了一个新的信号途径，即鞘磷脂（sphingomyelin, SM）神经酰胺（ceramide）途径，又称鞘磷脂循环，它是一个普遍存在、在进化中被保留的信号途径。神经酰胺是鞘磷脂信号途径的中心分子，作为第二信使效应分子，在细胞因子如 TNFα、IL-1β、VD3 和 CD95/Fas 等、维生素 D$_3$、Fas 及 CD28 配体（CD28 ligand, CD28L）等介导的生物效应中激活信号转导通路，影响细胞的增殖、分化、生长停滞、细胞衰老、炎症和死亡等功能和生物活性。

细胞内神经酰胺的产生有两种途径（图 7-10-1），①以丝氨酸和软脂酰辅酶 A 在软脂酰辅酶 A 转移酶作用下的从头合成途径；②在鞘磷脂水解酶作用下水解鞘磷脂生成神经酰胺。神经酰胺在细胞内的代谢有一系列合成酶或分解酶的参与，如神经酰胺激活的蛋白激酶激酶抑制因子、Jun 氨基末端激酶、蛋白激酶 C、蛋白磷酸酶等，介导细胞凋亡，在应激反应诱导的疾病或肿瘤治疗中起着重要作用。

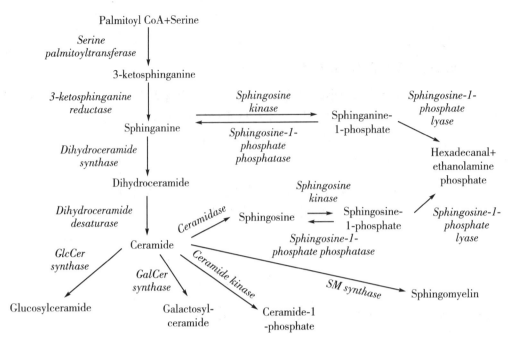

图 7-10-1   神经酰胺在细胞内的产生途径

Gal-NacT，N-乙酰半乳糖苷神经酰胺转移酶；GalT，半乳糖苷转移酶；SAT，唾液酸转移酶

图 7-10-2 显示了几种由神经酰胺和鞘脂-1-磷酸调节的不同信号途径。无论细胞是死亡或存活及其他情况存在神经酰胺和鞘氨醇-1-磷酸活化途径间的平衡。示意图仅简单描述但未显示所有神经酰胺和鞘氨

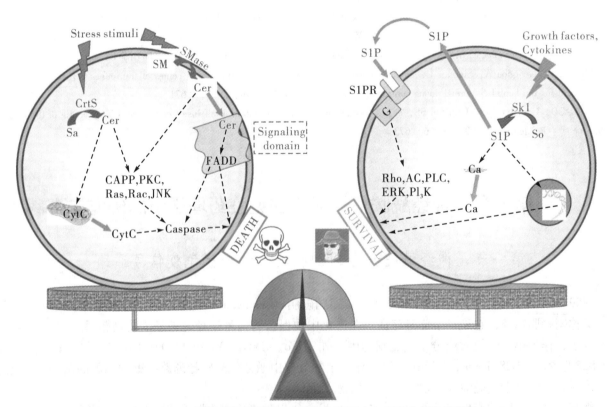

图 7-10-2   神经酰胺和鞘脂-1-磷酸在细胞死亡与存活中的作用简图

AC, adenylate cyclase; Ca, calcium; CAPP, ceramide-activated protein phosphatase; Cer, ceramide; CerS, ceramide synthase; CytC, cytochrome c; G, G-proteins; ERK, extracellular signal-regulated kinase; FADD, Fas-associated death domain-containing protein; JNK, Jun-N-terminal kinase; PI$_3$K, phosphatidylinositol 3-kinase; PLC, phospholipaseC; PKC, protein kinaseC; S1PR, S1P receptors; Sa, sphinganine; So, sphingosine; SMase, sphingomyelinase; TNF, tumor necrosis factor.

醇-1-磷酸的信号与代谢途径。

研究显示，神经酰胺参与 CD28L 激发的共刺激信号途径，CD28L 诱导 JurkatT 细胞和鼠静止及激活的原代 T 细胞中 aSMase 活化，结果导致 Cer 迅速产生，活化 MAPK 信号途径。在抗 CD3 抗体作用下，加入外源性 aSMase 和 Cer 均可促进 T 细胞增殖。神经酰胺诱导树突状细胞凋亡的途径主要是通过抑制 PI_3K、Akt 和/或细胞外信号调节激酶（ERK）通路，而不是经 caspases 途径。

神经酰胺在免疫系统的作用：神经酰胺作为 TNF-α、IL-1 和 IFN-γ 的第二信使参与几种淋巴细胞表面蛋白的信号传递；通过激活 JNK 信号途径促进细胞凋亡；神经酰胺信号参与多数炎症反应；外源性神经酰胺增强脂多糖 LPS 诱导的环加氧酶 2（COX-2）表达；抑制 MAPK 激活从而抑制呼吸爆发和抗体依赖的吞噬作用抑制 PMA 和 TNF-α、诱导的中性白细胞释放超氧化物；抑制磷酸酶 D 的活性从而减少中性粒细胞炎症反应；神经酰胺在 HIV 感染的 $CD4^+$ 和 $CD8^+T$ 细胞明显升高，在 HIV 感染中起重要作用。图 7-10-3 为 SPHK/S1P 和 CERK/C1P 调节花生四烯酸释放和前列腺素类生物合成的示意图。

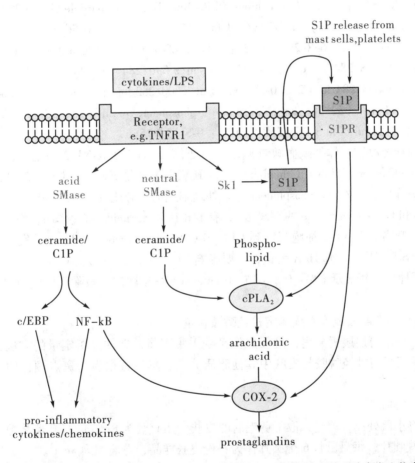

图 7-10-3 SPHK/S1P 和 CERK/C1P 调节花生四烯酸（AA）释放和前列腺素类生物合成

探讨神经酰胺信号通路调控，对于了解疾病发病与病理，寻找新的药物及研究作用机理提供了新的靶点和了研究思路。

第二节 神经酰胺检测方法和应用

一、ceramides 测定方法

主要以高效液相色谱法（HPLC）和薄层扫描法（TLCS）测定神经酰胺含量。HPLC 具有很高的分离效力，由于神经酰胺缺少紫外发色团，不能直接进行紫外检测。因此，HPLC 必须连接蒸发光散射检测器或荧光检测器，或者与质谱联用（liquid chromatography-tandem mass spectrometry，LC-MS/MS），分析测试成本较

高。采用薄层层析结合 BIO-RAD GelDoc 凝胶成像系统采集图像，经系统软件分析神经酰胺含量的测定方法，原理是将神经酰胺通过化学反应转化为带有紫外发色团的物质，再通过高效液相仪和紫外检测器检测。

（一）液-质联用法（LC-MS/MS）测定神经酰胺

1. 取待测组织 5～15mg（贮存于 -80℃），每 10μl 上清液（0.03mg/ml）加 90μl 新鲜预冷的 PBS，置于冰上剪碎。

2. 加入标准品，700μl chloroform：methanol（7：1）抽提脂类。

3. 上清液在 25℃混匀 1min，在 25℃ 和 14 000rpm 离心 5min。

4. 收集有机相和重复抽提步骤。

5. 结合相以 N_2 吹干，200μl 甲醇复溶。

6. 抽提后样品中参与 Cer 代谢的相关产物浓度和内源性标准品以液—质联用，色谱分离并分析鞘磷脂含量。

7. 色谱分析鞘磷脂条件 Luna C18 column（150-2mm ID，5 lm particle size and 10nm pore size；Phenomenex, Aschaffenburg, Germany）. m/z538/264 for C16：0-Cer, of m/z 566/264 for C18：0-Cer, of m/z 594/264 for C20：0-Cer, of m/z 648/264 for C24：1-Cer, of m/z651/264 for C24：0-Cer, of m/z 540/284 for C16：0-dhCer, of m/z 568/284 for C18：0-dhCer, of m/z 596/284 for C20：0-dhCer, of m/z 651/284 for C24：1-dhCer, of m/z 653/284 for C24：0-dhCer, of m/z 300/282 for Sph, of m/z 302/284 for dhSph, of m/z 380/264 for Sph1P, of m/z 382/266 for sphinganine-1-phosphate, of m/z 552/534 for C17：0-Cer, of m/z 286/268 for C17：0-Sph and of m/z 366/250 for C17：0-Sph1P 15ms.

笔者以往研究神经酰胺在体外缺血缺氧模型中的变化，将 GFPBax-NT-2 稳定表达细胞放置于缺氧小室中（101 hypoxic chamber, billups-Rothenberg）12h 缺氧和不同复氧时间（0h, 12h 和 24h）条件下，神经酰胺水平用质谱分析 pmol/nmol phosphateor 与未处理细胞的百分比（B）。测定 Ceramides 产物，显示主要作用于 C16：0-和 C18：0-ceramide 的LASS 6 ，有 I/R 诱发 ceramide 富集作用，而 ceramide 合成酶活性 LASS6 并不随 I/R 升高。在 NT-2 细胞观察到 C14：0-C16：0-ceramides 是 H/R 诱发的主要生成产物。此外，我们发现 LASS 5 mRNA 伴随 H/R 表达，主要影响 C14：0-、C16：0-、C18：0-、和 C18：1-ceramide，ceramide 合成酶活性，分析显示 C14：0-，C16：0-ceramide 明显增加，敲除 LASS 5 可显著降低 H/R 诱导 ceramide 酶活性。

（二）薄层色谱结合凝胶成像系统测定神经酰胺含量

王妍等报道，采用薄层层析分离，凝胶成像系统采集图像，软件分析定量的方法，利用薄层扫描法的前半部分，用薄层板将神经酰胺与皮肤中其他脂质分离，然后根据板上斑点颜色的深浅即密度积分值来分析神经酰胺含量。

1. 表皮脂质的抽提

（1）取材 将小鼠处死，剪毛，取下剪毛后的皮肤，用直径为 8mm 的打孔器将剪下的皮肤打成面积 $0.5cm^2$ 大小的皮肤圆片，每只鼠打 6 个圆片作为一份皮肤样品，总面积为 $3cm^2$。

（2）表皮脂质的抽提 将所取皮肤浸泡于肮酶液中，放置过夜，分离表皮，按 Blight&Dyer 法抽提表皮脂质，-40℃保存。

2. 表皮中神经酰胺含量测定

（1）对照品溶液的制备 精密称取神经酰胺对照品 5.2mg，置 5ml 容量瓶中，加氯仿适量，振摇使溶解，加氯仿稀释至刻度，摇匀，从中精密吸取 1ml 溶液，置 5ml 容量瓶中加氯仿适量，振摇使溶解，加氯仿稀释至刻度，摇匀，即得 0.208mg/ml 对照品溶液。

（2）供试品溶液的制备 用 0.10ml 氯仿溶解所抽提出的脂质，即得供试品溶液。

薄层色谱条件 薄层板：Silica gel 60；薄层板先于正己烷：乙酸乙酯 =3：1，氯仿：甲醇：氨水 =40：10：0.5 中上行展开，取出晾干。显色：10% 硫酸铜磷酸溶液显色，于 140℃下烘干至显色。

（3）含量测定方法 显色后的薄层板用 BIO-RAD GelDoc 凝胶成像系统采集图像，Quantity One 软件分析，进行含量测定。

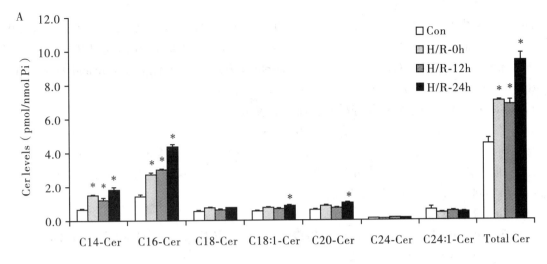

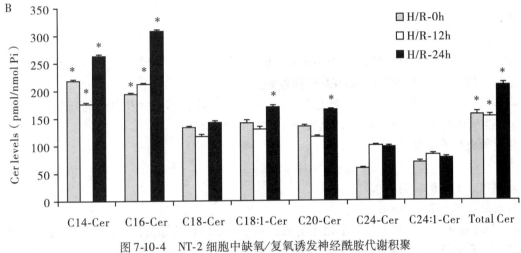

图 7-10-4　NT-2 细胞中缺氧/复氧诱发神经酰胺代谢积聚

　　GFP-Bax 稳定表达 NT-2 细胞长缺氧（12 小时）后给予不同复氧条件（0h，12h 和 24h）。脂类从细胞制备，二氧神经酰胺（DHCer）、神经酰胺（Cer），二氢鞘氨醇（DHSph），鞘氨醇（Sph）和鞘氨醇-1-磷酸（Sph-1p）含量由 HPLC 和串联质谱分析并以 pmol/mmol 磷酸（A）或与未处理细胞酚比表示（B）（＊$P < 0.05$，与对照比较）。

　　（4）标准曲线的绘制　精密吸取神经酰胺对照品溶液 2，4，6，8，10μl 分别点于同一薄层板上，按上述薄层色谱条件展开，显色，采集图像，分析定量，薄层板照片见图 7-10-5。以点样量为横坐标，积分密度值为纵坐标绘制标准曲线，得回归方程：$Y = 65.297X - 22.557$，相关系数 $r = 0.9953$。结果表明神经酰胺在 $0.416 \sim 2.08\mu g$ 范围内，含量与密度积分值线性关系良好。

　　二、神经酰胺合成酶测定

　　（一）液 – 质联用法（LC-MS/MS）测定神经酰胺酶

　　1. 细胞以 1M 17C-sphingosine 以 17Csphingosine 作为合成底物，预先处理 30min，然后收集细胞。

　　2. 加入标准品（C17：0-Cer，C17：0-Sph，C17：0-S1P），700μl 氯仿：甲醇（7：1）抽提脂类。

　　3. 上清液在 25℃混匀 1min，在 25℃和 14 000r/min 离心 5min。

　　4. 收集有机相和重复抽提步骤。

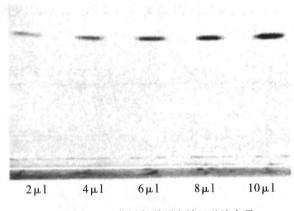

图 7-10-5　薄层色谱测定神经酰胺含量

5. 结合相以 N_2 吹干，200μl 甲醇复溶。

6. 抽提后样品中 C16：0-Cer，C18：0-Cer，C20：0-Cer，C24：1-Cer 和 C24：0-Cer 浓度和内源性标准品以 hermo Finnigan TSQ 7000 triple quadrupole mass spectrometer 质谱分析仪测定 17Cn-ceramide 分析 ceramide 合成酶活性，以 pmol 17Cn-ceramide/nmol phosphate 表示。磷脂标准品为 Avanti Polar Lipids（Alabaster，AL）或 Matreya LLC（Pleasant Gap，PA）产品。

（二）Western blotting 方法观察神经酰胺合成酶的表达

1. 将冻存组织制备匀浆，上清液贮存于 -80℃。

2. 取上清液置于裂解液 [150mmol/L NaCl，50mmol/L Tris，1% NP40，1% sodium deoxycholate，0.1% sodium dodecyl sulfate，1% Triton-X 100，Roche complete（Roche，Mannheim，Germany）pH7.4]，超声并离心（14 000×g，10min，4℃）。

3. 40μg 蛋白上样电泳，转膜。

4. 加 LASSs 抗体和二抗，扫描分析合成酶表达。LASS1 抗体（Santa Cruz Biotechnology，Heidelberg，Germany 和 Abnova GmbH，Heidelberg，Germany）。

三、鞘磷脂测定方法

（一）样品制备

1. 血浆　人血浆中 SM 常规浓度为 25~60mg/dl。

（1）采集血样用抗凝剂如肝素，EDTA 或枸橼酸。

（2）将血液在 700~1000×g 在 4℃ 离心 10min。取出上清液，不要触及白色的 buffy 层。将血浆放置于冰上。如果当天不测定，冻于 -80℃，血浆于 -80℃ 可保存 1 个月。

（3）测定前血浆不需要稀释。

2. 血清

（1）采集血样不用抗凝剂。

（2）将血液放置于 25℃ 30min。

（3）2000×g 在 4℃ 离心 150min。取出上清液，不要触及白色的棕黄色层。将血浆放置于冰上。如果当天不测定，冻于 -80℃，血浆于 -80℃ 可保存 1 个月。

（4）测定前血浆不需要稀释。

（二）准备标准对照

称取 5mg SM 置于可容纳 10ml 溶液的玻璃试管中。溶解于 10ml 去污剂中，获得 50mg/ml 贮存液。震荡混匀。SM 贮存液在 4℃ 可放置 24h。取 7 个玻璃试管标记 A~G，加入 SM 贮存液和稀释液如表 7-10-1 所示。注：溶液中气泡，数分钟会消失，不影响测定结果，标准品数小时内稳定。标准品与样品实验设计见表 7-10-1。

表 7-10-1　血浆和血清样品中鞘磷脂测定的标准

试管	SM 标准贮存液（μl）（50mg/dl）	SM 缓冲液（μl）	SM 浓度（mg/dl）
A	0	500	0
B	50	450	5
C	100	400	10
D	200	300	20
E	300	200	30
F	400	100	40
G	500	0	50

（三）测定操作步骤

1. 反应复合物加 1ml 酶复合物，0.5ml SM，10μl 碱性磷酸酶和 490μl 稀释液中体积为 5ml，可作 50 份样品测定用量。额外样品测定尚需准备另一管的复合物，4℃可放置 24h。

2. 标准孔 – 在设计好的板中加 10μl 标准品。

3. 加 10μl 样品（稀释好的血浆或血清），2~3 复孔。

4. 100μl 反应混合物起始反应。

5. 晃动反应板数秒钟混匀，加盖。

6. 板室温孵育 60min。在 585~600nm 用读板仪测吸收值。

7. 各标准和样品平均值 CAV，以 SM 中浓度（mg/dl）作图求标准曲线，根据标准曲线和个样品 CAV 计算求出样品的 SM 浓度。（在板孔的 SM 浓度应换算成原样品的浓度），见图 7-10-6。

8. Sphingomyline(mg/dl) = {[(CAV)-(y-intercept)]/Slope}

测量误差为 2.4%~3.9%，测量范围是 5~50mg/dl，根据某些测定值（16 个样品）。

注意事项：每次测定需做新的标准曲线。

导致问题的原因：加样体积是否精确、气泡、反应混合物准备和标准品稀释不正确，可重新操作测定。（Molecular Probe）

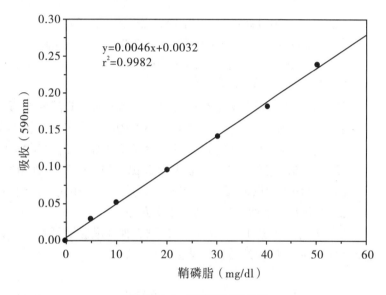

图 7-10-6 鞘磷脂标准曲线

四、鞘磷脂酶（SMase）活性测定

鞘磷脂酶（sphingomyelinase，SMase）是参与鞘磷脂活化水解生成神经酰胺（ceramide）的关键酶之一，多种激活因素 [如 TNF-α、IFN-γ、ILs、FasL、1,25-$(OH)_2$-D_3、地塞米松、化疗药物、电离辐射及热刺激等] 可诱导诸如 U937、HL-60、Jurkat 细胞、Molt4、PC12 等细胞内 SM 水解而产生 ceramide，最终导致细胞周期停滞或凋亡等现象的发生。

根据 SMase 的体外活化条件及最适 pH 值的不同，目前发现至少有 4 型：①膜型中性 SMas（neutral-sphingomyelinase，nSMase），其活性依赖于 Mg^{2+} 及中性 pH 环境，最适 pH 值 7.0~7.5；②胞质型 nSMase，不依赖于 Mg^{2+}，但具有中性 pH 依赖性，GSH 的降低可能为中性 SMase 活化的重要机制；③酸性 SMase（acidic sphingomyelinase，aSMase），主要分布于溶酶体及核内体，激活时需要二酰基甘油（diacylglycerol，DAG），最适 pH 值 4.5~5.0；④碱性 SMase，激活时需要胆盐，最适 pH 值 9.0。不同外源性刺激均能迅速活化 aSMase 和 nSMase，在数秒至数分钟后使细胞内 Cer 水平增加，也有报道 nSMase 需要较长时间才能活化。

哺乳动物 nSMase 在多种组织和器官的胞质膜均有表达，尤其在脑组织内有较高水平。SMase 通过影响 ceramide 生成，参与介导了与 ceramide 相关的多种急、慢性免疫炎症反应和参与骨发育成长、生长停滞、衰老、细胞凋亡，参与 AD 等神经系统退行性变等多种细胞活性和功能。给予 siRNA 处理可降低 nSMase 活性，抑制胶质细胞炎症反应和致炎因子生成、调节细胞凋亡和保护神经元从而控制中枢神经系统（CNS）炎症变性疾病如阿茨海默病（AD）、帕金森病（PD）和多发性硬化（MS），因此 SMase 调节剂有可能成为一类很有治疗 CNS 炎症性及退行性变性疾病前景的药物。

贺建功等通过 ^3H 放射性标记 SM 的方法，建立 SMase 抑制剂筛选模型，从土壤中分离的真菌、放线菌的发酵液中分离和筛选到抑制酸性 SMase 化合物 NF-0265，IC_{50} 为 68.7pmol/L；抑制中性 SMase 化合物 N-1530A，IC_{50} 为 7.2μmol/L，有抗血小板凝集活性。日本三共制药公司的中性 SMase 抑制剂 scyphostain，

IC_{50} 为 1.0μmol/L。

（一）SMase 放射性核素测定法

以 ^{14}C-鞘磷脂（见前述实验操作步骤）和 ^{3}H 放射性标记测定方法。

^{3}H 标记的 SMase 抑制剂活性测定：

原理：^{3}H 标记的 SMase 为反应底物，在酸性 SMase 或中性 SMase 的作用下水解生成 ^{3}H 磷酸胆碱（^{3}H-phosphocholine），测定水解产物的放射活性，间接推算出 SMase 的酶活性作为对照。同时在其他的离心管中加入待测样品，通过放射活性相对减少的量而定量地换算出抑制剂的抑制活性。未加样品的酶反应的放射活性为 A，添加样品后的放射活性为 B，未加入酶的情况下放射活性为 C，抑制率按照以下方法计算：

$$抑制率(\%) = [1 - (B - C)/(A - C)] \times 100\%$$

1. 酸性 SMase 抑制剂活性测定方法

（1）将溶解于 50% 甲醇 10μl 溶液的待测样品分别加入到 1.5ml 的离心管中，每个管中依次加入 10μl SMase 酶溶液，20μl 缓冲液，10μl SM 振荡混匀，37℃，孵育 40min。

（2）冰水中终止反应，离心管中加入 200μl 氯仿：甲醇（2∶1）混合溶液提取，然后在 5000r/min 下离心。

（3）分离水层和氯仿层，取水相 50μl，与闪烁剂 ACS 且 1ml 混合，在液闪仪上测定每个样品的放射活性。

2. 中性 SMase 活性测定方法

（1）在 1.5ml 塑料离心管中分别加入 50mmol/L 醋酸钠缓冲液（pH7.2）20μl，1μl SMase 酶液，待测样品 10μl（50% 甲醇溶解）及底物 SM 10μl，在 37℃，进行保温培养 40min。

（2）转移至冰水中停止反应，每个离心管中加入氯仿：甲醇（2∶1）200μl 提取，在 5000r/min 下离心。

（3）分离水层和氯仿层，取水相 50μl，与 1ml 闪烁剂 ACS Ⅱ 混合，在液闪仪上测定其放射活性。

（4）对照管中以 10μl 甲醇代替样品其余操作相同。抑制率的计算未加样品的酶反应的放射性。

（二）SMase 活性 LC-MS/MS 测定方法

处理细胞以前述 LC-MS/MS 方法测定神经酰胺酶活性，并以 mRNA 表达、和 knock-down 后诱导的细胞凋亡百分率反映酶的活性，见图 7-10-7。

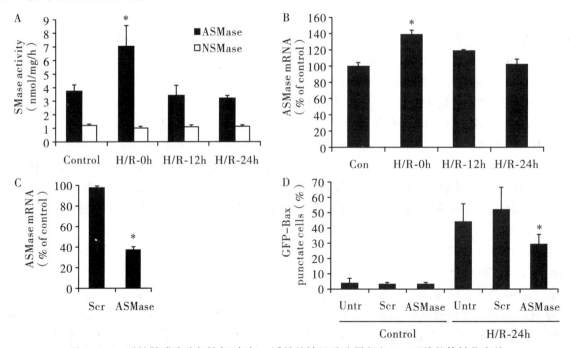

图 7-10-7　酸性鞘磷脂酶与缺氧/复氧 - 诱导的神经酰胺累积和 Bax 至线粒体转位有关

A. GFP-Bax 稳定表达 NT-2 细胞缺氧（12h）及不同复氧时间（0，12 和 24h）处理。测定对照以及处理细胞中的酸性和中性鞘磷脂活性。B. 缺氧/复氧处理 GFP-Bax 稳定表达 NT-2 细胞酸性鞘磷脂酶（aSMase）mRNA 水平由 qPCR 测定。C. 以对照或 aSMase SiRNA 寡肽转染 GFP-Bax-稳定表达 NT-2 细胞，aSMase mRNA 水平由 qPCR 测定。D. 转染对照或 aSMase SiRNA 的 GFP-Bax NT-2 细胞给予缺氧/复氧处理。GFP-Bax 点状细胞百分数为计数荧光显微镜下不同视野值的在次平均值。

（三）微孔荧光方法测定 Smase 活性

SMase 活性测试盒是一种简便快捷测定 SMase 的新方法。原理为体外以荧光微孔读数仪测定荧光值测定 SMase 活性。在酶联测定中，SMase 活性用 10-乙酰-3,7-二脱氧吩噁嗪，一种对 H_2O_2 敏感的荧光试剂非直接检测。荧光测量的发射波长和参比波长分别是 563nm 和 587nm。

实验操作步骤

试剂准备：预置于室温。准备 10mmol/L 试剂贮存液，避光贮存于 −20℃。测 100 份样品 1×反应液每份 200μl。

200U/ml 辣根过氧化物酶（HRP）贮存液、20mmol/L H_2O_2、2% Triton X-100 工作液。5mmol/L sphingomyelin 工作液。10U/ml sphingomyelinase 贮存液。每管测定的总体积是 200μl。

测定 SMase 活性——Amplex™Red 法

1. 以 1×反应液稀释样品，每孔 100μl。

2. 以 10U/ml SMase 作阳性对照，1×反应液稀释到 0.04U/ml。不含 SMase 1×反应液作阴性对照。每孔 100μl，另外将 20mmol/L H_2O_2 稀释成 10μmol/L 阳性对照。

3. 取 100μl 样品或对照加入微孔板。

4. 准备 100μmol/L Amplex Red reagent 含 2U/ml HRP，0.2U/ml 胆碱氧化酶，8U/ml 碱性磷酸酶和 0.5mmol/L SM 加 100μl of Amplex Red 试剂。

5. 加 100μl Amplex Red reagent/HRP/choline oxidase/alkaline phosphatase/sphingomyelin 工作液至微孔板各样品孔、阳性和阴性对照孔。

6. 在 37℃ 孵育 30min 或更长时间，避光，伴随反应动力学可在多时间点测定荧光值。

7. 以微孔板荧光测定仪测荧光值，刺激波长范围 530~560nm，发射波长约为 590nm。每点减去荧光本底值得到空白对照。

两步法测定 SMase

最适 SMase 反应在较低 pH（如 50mmol/L 醋酸钠，pH5.0），pH7.0~8.0（加入等量体积的 100mmol/L Tris-HCl，pH8.0）检测酶活性。

1. 根据准备的溶液稀释样品（如 50mmol/L sodium acetate，pH5.0），加入 100μl 无 SMase 溶液作阴性对照。

2. 加 10μl 5mmol/L SM 溶液至每个样品与阴性对照孔。

3. 孵育 37℃ 一定时间（如 1h）。

4. 如需要，以 10U/ml SMase 作阳性对照，1×反应液稀释到 0.04U/ml。不含 SMase 1×反应液作阴性对照。每孔 100μl；另外将 20mmol/L H_2O_2 稀释成 10μmol/L 阳性对照。

5. 取 100μl 样品或对照加入微孔板。

6. 加 10μl 5mmol/L SM 溶液至阳性对照孔。

7. 准备 100μmol/L Amplex Red reagent 含 2U/ml HRP，0.2U/ml 胆碱氧化酶，8U/ml 碱性磷酸酶和 0.5mmol/L SM 加 100μl of Amplex Red reagent。

8. 加 100μl Amplex Red reagent/HRP/choline oxidase/alkaline phosphatase 开始第二步反应。

9. 在 37℃ 孵育 30min 或更长时间，避光。

10. 以微孔板荧光测定仪测荧光值，刺激波长范围 530~560nm，发射波长约为 590nm。每点减去荧光本底值得到空白对照。

（杨 莉 侯 琦）

参 考 文 献

1. Bligh EG，Dyer WJ. A rapid method of total lipid extraction and purification. Can J Biochem Physiol，1959，37（8）：911 −917

2. Nixon GF. Sphingolipids in inflammation：Pathological implications and potential therapeutic targets. British J Pharmac，2009，epub

3. 王妍，林青，谢金梅，等. 薄层色谱结合凝胶成像系统测定小鼠表皮神经酰胺含量，中药新药与新药药理，2008，19 （4）：281－282

4. 谢建平，张敏莲，刘铮. 神经酰胺及其分析与分离技术研究进展. 精细化工，2002，19 （7）：381－384

5. 姚毓奇. 神经酰胺与胞内信号传递. 癌症，1999，18 （5）：122－124

6. Wilms H, Zecca L, Rosenstiel P, et al. Inflammation in Parkinson's diseases and other neurodegenerative diseases：Cause and therapeutic implications, Curr Pharm Des. 2007，13 （18）：1925－1928

7. Combs CK, Karlo JC, Lendreth GE, et al. Beta-amyloid stimulation of microglia and monocytes results in TNFα dependent expression of inducible nitric oxide synthase and neuronal apoptosis. Neuroscience，2001，21：1179－1188

8. Mosley RL, Benner EJ, Kadiu I, et al. Neuroinflammation, oxidative stress and the pathogenesis of Parkinson's disease. Clin Neurosci Res，2006，6 （5）：261

9. Zager RA, Conrad S, Lochhead K, et al. Altered sphingomyelinase and ceramide expression in the setting of ischemic and nephrotoxic acute renal failure. Kidney Int，1998，53 （3）：573－582

10. JooSS, Won TJ, Lee DL. Reciprocal activity of ginsenosides in the production of proinflammatory repertoire, and their potential roles in neuroprotection in vivo. Planta Med. 2005，71 （5）：476－481

11. Claus R, Russwurm S, Meisner M, et al. Modulation of the ceramide level, a novel therapeutic concept? Curr Drug Targets，2000，1 （2）：185－205

12. Lightle SA, Oakley JI, Nikolova-Karakashian MN. Mech Ageing Dev. Activation of sphingolipid turnover and chronic generation of ceramide and sphingosine in liver during aging. Mech Ageing Dev，2000，120 （1－3）：111－125

13. Levy M, Castillo SS, Goldkorn T. nSMase2 activation and trafficking are modulated by oxidative stress to induce apoptosis. Biochem Biophys Res Commun，2006，344 （3）：900－905

14. Clarke CJ, Truong TG, Hannun YA. Role for neutral sphingomyelinase-2 in tumor necrosis factor alpha-stimulated expression of vascular cell adhesion molecule-1 （VCAM） and intercellular adhesion molecule-1 （ICAM） in lung epithelial cells：p38 MAPK is an upstream regulator of nSMase2. J Biol Chem，2007，282 （2）：1384－1396

15. Clarke CJ, Hannun YA. Neutral sphingomyelinases and nSMase2：Bridging the gaps. Biochim Biophys Acta，2006，1758 （12）：1893－901

16. Clarke CJ, Snook CF, Tani M, et al. The extended family of neutral sphingomyelinases. Biochemistry，2006，45 （38）：11247－11256

17. Hannun YA and Obeid LM. The ceramide-centric universe of lipid-mediated cell regulation：Stress encounters of lipid kind. J Biol Chem，2000，277：25487－25850

18. Hannun YA. The sphingomyelin cycle and the second messenger function of ceramide. J Biol Chem，1994，269 （5）：3125－3128

19. Hannun YA, Obeid LM. Mechanisms of ceramide-mediated apoptosis. Adv Exp Med Biol，1997，407：145－149

20. Birbes H, El Bawab S, Obeid LM, et al. Mitochondria and ceramide：intertwined roles in regulation of apoptosis. Adv Enzyme Regul，2002，42：113－129

21. S Lahiri and AH Futerman. The metabolism and function of sphingolipids and Glycosphingolipids. Cell Mol Life Sci，2007，64：2270－2284

22. Fahy E, Subramaniam S, and Dennis EA, et al. A comprehensive classification system for lipids. J Lipid，2005，46：839－861

23. Junfei Jin, Qi Hou, Thomas D Mullen, et al. Ceramide generated by sphingomyelin hydrolysis and the salvage pathway Is involved in hypoxia/reoxygenationinduced bax redistribution to mitochondria in NT-2 Cells. J Bio Chem，2008，283 （39）：26509－265172

24. Iwamura C, Nakayama T. Role of alpha-galactosylceramide-activated Valpha14 natural killer T cells in the regulation of allergic diseases. Allergol Int，2007，56 （1）：1－6

第十一章　免疫抑制剂研究进展与策略

第一节　免疫抑制剂研究进展概述

一、免疫抑制剂研究进展

　　免疫抑制剂作为抗移植排斥反应和治疗自身免疫性疾病应用和发展已有 50 多年的历史。由于药物缺乏特异性和需要长期、大剂量的应用，如器官移植患者需要终生使用免疫抑制剂，往往引起许多严重的不良反应。近年来已转向能直接影响通路的特异性免疫抑制剂的研究。分子免疫学、分子生物学、基因和蛋白组学等新进展和新的检测技术与手段的发展为发现疗效高，毒性低的新型免疫抑制剂提供了理论依据和新方法。目前免疫抑制剂有很多种类，主要归纳如表 7-11-1 所示。

表 7-11-1　免疫抑制药理学分类和药物及主要不良反应

	药理学分类	类　别	药　物	主要不良反应
第 1 代	基因表达的抑制剂	糖皮质激素	泼尼松、泼尼松龙、地塞米松	代谢紊乱、感染、高血压糖尿病、骨质疏松、肥胖消化道溃疡、精神兴奋
第 2 代	细胞因子类药物	抗代谢药	硫唑嘌呤 氨甲蝶呤 麦考酚酸和麦考酚酸吗乙酯 来氟米特	消化道及肝肾等不良反应降低抵抗力而诱发感染肿瘤发生率增加
		烷化剂	环磷酰胺	
第 3 代	特异性的淋巴细胞信号抑制剂		环孢素和他克莫司 希罗莫司（雷帕霉素）	神经毒性、高血压高血脂感染和肝肾毒性
第 4 代	选择性地作用于淋巴细胞功能细胞因子抑制	S1P1R	FTY720 TNF-a 抑制剂 IL-1 抑制剂	肾脏副作用较小降低免疫力增加感染尤其是 TB 复发
第 5 代	特异免疫细胞的清除	多克隆抗体 单克隆抗体	抗胸腺细胞球蛋白 OKT3 抗 CD-20 单抗 抗 CD-20 单抗 抗 CD-52 单抗	发热头痛嗜睡、消化系统副作用降低抵抗力而诱发感染肿瘤发生率增加
		LFA-3	CD2 反受体	增加感染和肿瘤发生率
	共刺激的抑制	CTLA-4Ig	Abatacept	易感染
	细胞黏附的阻断	LFA-1 单抗 CAM-1 单抗	依法利珠 那他珠单抗	感染
	补体激活的抑制作用	抗 C5 单抗	eculizumab	免疫力降低

二、免疫抑制剂药理作用机制

　　在器官移植中需要的主要问题是抑制移植排斥反应。根据自身免疫性疾病与抗移植物排斥反应机体产生的免疫应答过程和免疫反应，以及免疫细胞活化的分子机制，免疫抑制剂（表 7-11-1）的干预有 8 个关键点，如图 7-11-1 所示。

1. 基因表达的抑制。
2. 选择性攻击克隆性增殖的淋巴细胞群。
3. 细胞内信号的抑制。
4. 中和 T 细胞兴奋所必需的细胞因子。
5. 选择耗尽 T 细胞（或其他免疫细胞）。
6. 抗原提呈细胞介导的共刺激抑制。
7. 淋巴细胞 - 靶细胞相互作用的抑制。
8. 先天免疫细胞核补体活化抑制阻断了免疫反应的启动。

三、免疫抑制剂研究思路

有专家曾提出，把新型免疫抑制剂的研究从单纯的免疫抑制逐步朝"免疫调节"、"免疫修饰"甚至"免疫耐受"的方向发展，并尽可能减少免疫抑制剂的长期不良反应。当前世界范围内的药物研究包括免疫抑制剂研究思路，已经由单一的模式或靶点的研究转变为体内和体外多个作用靶点相结合的复合研究模式和研究思路。

归纳目前的特异性免疫抑制剂的思路，总结研究模式，流程参见图 7-11-2。

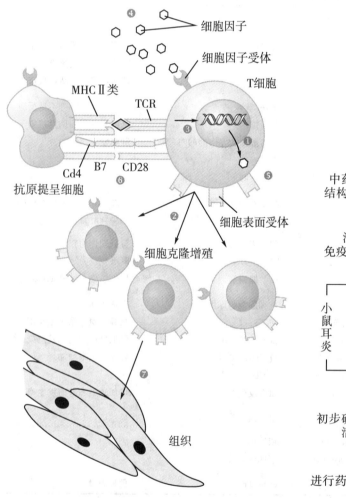

图 7-11-1　免疫抑制剂药理作用机制简图——免疫细胞活化的分子机制和免疫抑制剂干预的关键点

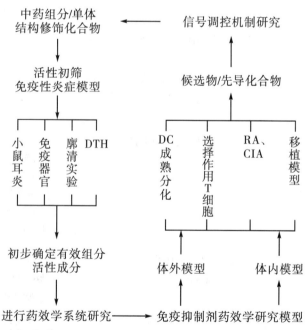

图 7-11-2　免疫抑制剂研究思路

即采用多个模型和靶点的复合研究模式，将体内模型筛选确定药效和体外靶点筛选确定作用机制相结合，初步选定目标化合物，进一步做结构修饰或优化，再进行一轮的筛选和研究，经数个循环的观察和研究，选定候选化合物，作系统药效学评价和药物代谢及安全性评价，得到高效低毒的免疫抑制作用的候选新药。

（侯　琦）

参 考 文 献

1. 杜冠华主译. 药理学原理－药物治疗学的病理生理基础（第 2 版）. 北京：人民卫生出版社. 2009, 638－700

2. 陈实. 移植学前沿. 武汉：湖北科学技术出版社, 2002, 235－293

3. 陈建锋，等. 中华实验外科杂志, 2003, 20（7）:608－610

4. Olsen NJ, Stein CM. New drugs for rheumatoid arthritis. N Engl J Med, 2004, 350: 2167-2179 (Review of cytokine therapy in rheumatoid arthritis.)

5. Sher LS. Immunosuppression. Current Opinion in Organ Transplantation, 2001, 6:331

6. David E. et al (eds), Principles of pharmacology: The Pathophysiologic Basis of Drug Therapy.

7. Kiuchi M, Adachi K, Kohara T, et al. J Med Chem, 2000, 43（15）:2946－2961

8. Paiernik M. Natural CD4CD25 regulatory T cells, their role in the control of superatigen responses. Immunol Rev, 2001, 182: 180－189

9. Mandala S, Hajdu R, et al. Alteration of lymphocyte trafficking by sphingosine-1-phosphate receptor agonists. Science, 2002, 296:346－349

10. Sachs DH. Mixed chimerism as an transplantation tolerance. Clin Immunol, 2002, 95（1 Pt 2）:S63－68

11. Sanchez-Fueyo A, Weber M, Domenig C, et al. Tracking the immuneregulatory mechanisms active during allograft tolerance. J Immunol, 2002, 168:2274－2281

12. Park H, Li Z, Yang XO, et ai. A distinct lineage of CD4 T cells regulates tissue inflammation by producing interleukin 17. Nat Immunol, 2005, 6（11）:1133－1141

13. Ivaylo I. I, Brent S. M, Liang Z, et al. The orphan receptor RORrt directs the differentiation program of proinflammatory IL-17$^+$T cells. Cell, 2006, 126（6）:1121－1133

第二节　抗类风湿性关节炎免疫抑制剂的研究方法

一、抗 RA 免疫抑制剂的研究概述

类风湿性关节炎（rheumatiod arthritis, RA）是一种自身免疫性疾病，以对称性、侵袭性的关节滑膜炎和可能多系统受累为特征，关节破坏或侵袭性进展，在自身免疫性疾病类风湿性关节炎的发生、发展中，由于 T、B 细胞的过度活化，前炎症细胞因子和自身抗体大量合成分泌而致全身多个部位慢性炎症反应，最终导致关节中滑膜的进行性侵袭，骨和软骨的破坏。

目前临床常用的治疗类风湿性关节炎和多种自身免疫性疾病的免疫抑制剂有较多的种类，尤其最初应用于抗移植排斥的药物肾上腺皮质激素类、环孢素 A（CsA）、吗替麦考酚酯（骁悉）、来氟米特、FK506 等现已广泛用于治疗风湿病。除此之外，临床常用的抗 RA 药物有：

1. 经典非甾体类抗炎药（NSAID）　如阿司匹林、吲哚美辛、双氯芬酸、布洛芬等，消化道、CNS、肾脏副作用较强；选择性 COX-2 抑制剂美洛昔康、塞来希布等对胃肠道、血液系统和肾脏影响小。

2. 抗 RA 中药或有效成分　如雷公藤多苷片、雷公藤内酯醇、修饰化合物 LLDT-8 等，有抗炎、抑制淋巴细胞增殖、诱导已经活化的淋巴细胞凋亡等作用。临床已用于抗类风湿性关节炎和免疫抑制治疗，但有消化道、心血管、肝肾损害尤其是生殖系统严重不良反应。

3. 透明质酸，提高滑液透明质酸含量，防止软骨基质进一步丢失和恢复已破坏的生理屏障。有轻微发热关节酸痛等不适。

二、与 RA 相关信号与细胞因子的研究

RA 发病机制迄今仍未完全明了，研究发现 RA 与机体免疫功能异常有关。目前主要有以下三方面：

1. 在 T 细胞活化的共刺激分子途径中，CD28 和 B7 分子途径、CD40/CD40L、ICOS/ICOSL 和 OX40/OX40L 等途径均与 RA 相关，是 RA 的研究热点。

2. Th1 和 Th2 的调节的研究是目前自身免疫性疾病和移植排斥免疫抑制剂研究的发展趋势。

3. 白介素 17（interleukin-17，IL-17）及 IL-17 家族作为近年来发现的由 CD4$^+$T 细胞亚群（Th17）分泌的一组促炎症性细胞因子，与 RA 密切相关。

三、抗 RA 免疫抑制剂研究方法

（一）体外研究方法

1. 免疫炎性介质测定

（1）TNF-α、IL-1、LTD$_4$、PGE$_2$、ICAM-1 和 VCAM-1 表达等测定方法　参见有关章节。

（2）COX 活性检测模型　用于筛选 COX-2 选择性抑制剂。

在环氧酶两个异构酶 COX-1 和 COX-2 中，COX-1 在人体有重要的生理作用，如胃肠道保护作用，维持正常的肾功能及凝血功能等，COX-2 与炎症的关系密切，其产物 PGE$_2$ 是重要的炎症介质。

Indomethacin 和 aspirin 等许多非甾体抗炎药既抑制 COX-1 也抑制 COX-2，缺少选择性，故它们在对 COX-2 发挥抑制作用产生抗炎作用的同时也抑制 COX-1，导致了许多毒副作用的发生。COX-1 和 COX-2 选择性抑制剂则因其抗炎作用强，而对胃肠道损伤轻，已成为新型抗炎药的研究方向。

（3）实验方法

1）利用内源性 AA，体外检测小鼠腹腔巨噬细胞 COX-1/COX-2 方法。

2）采用小鼠腹腔巨噬细胞及其内源性 AA，以 A$_{23187}$ 短时刺激细胞，用培养细胞上清液中 6-酮-PGF$_{1\alpha}$ 含量反映 COX-1 活性；以 LPS 长时间刺激细胞，测定细胞上清液中 PGE$_2$ 量反映 COX-2 活性，该模型可在同一种细胞上同时获得 COX-1 和 COX-2 活性，适合于对化合物的体外评价和构效关系的分析。

3）稳定转染人 COX-1/COX-2 基因的 CHO 细胞内 COX-1/COX-2 活性测定模型　采用 RT-PCR 方法从 U937 细胞中分离编码 hCOX-1 和 hCOX-2 的 cDNA，克隆到哺乳动物表达载体 pcDNA3.1，得到重组质粒 pcDNA3.1 hCOX-1、pcDNA3.1 hCOX-2，通过脂质转染胺 2000 介导的脂质转染法将质粒分别导入 CHO 细胞，得到稳定高表达 hCOX-1 和 hCOX-2 的 CHO-hCOX-1 和 CHO-hCOX-2 细胞，以其为酶源建立 COX-1/COX-2 抑制剂筛选模型，可评价化合物对人源 COX-1/COX-2 活性抑制作用。

4）测定方法　有酶联免疫吸附法、放射免疫分析法、荧光减弱法、质谱法、化学发光法、气相色谱法等。

5）该模型具有以下优点　①以人源 COX 为靶点，更有利于筛选出预期临床有效的化合物；②在同种细胞上获得 COX-1/COX-2 活性，直接可比性强；③使用完整的细胞，COX-1/COX-2 能以正确的构象定位于细胞膜上；④COX 表达稳定，不需用刺激剂进行诱导，直接外加 AA 底物就可检测 COX 活性；⑤细胞生长迅速、操作简便、适合化合物初步体外效价评定。

2. 炎性与免疫细胞功能检测法　炎性细胞如中性粒细胞，巨噬细胞，成纤维细胞等在直接参与或通过产生炎性介质介导炎症过程中起到至关重要作用。

（1）白细胞趋化功能检测法

1）采用 Boyden 趋化小室装置检测白细胞趋化功能　将诱导剂如 IL-8 或样品加入 48 孔细胞趋化板下室，放好滤膜，安装上趋化板后，每孔加入细胞悬液，37℃温育一定时间后，取出滤膜，染色，显微镜下计数单位面积中趋化至滤膜另一侧的细胞数，每孔计数 5 个视野，计算 3 个复孔细胞数平均值。样品中 IL-8 含量高，则趋化至滤膜另一侧的细胞数多，反之则少。

同类方法还有 Transwell 和 3-D 迁移等实验。

2）IL-8 诱导小鼠气囊白细胞趋化聚集模型　小鼠背部注射氮气 2.5ml 造成气囊，面积约 5cm^2，3 天后重复注射氮气 1 次，第 7 天给小鼠气囊内注射 IL-8 1μg，4 小时后处死小鼠，气囊内注射含肝素缓冲液，再取出洗液离心，计数白细胞数，评价样品对 IL-8 致白细胞趋化聚集功能的影响。如样品组白细胞数明

显少于对照组，则示该样品具有抑制 IL-8 致白细胞趋化作用。

（2）检测细胞黏附功能的模型

1）大鼠微血管白细胞滚动与黏附模型 大鼠在乌拉坦等麻醉下，制备大鼠脊斜肌微循环观察标本，记录血压和血流速率，在显微镜下计数 80μm 长的细静脉（口径 30~40μm）中滚动和贴壁的白细胞数。亦可选用回肠段肠系静脉标本，进行观察和检测。该模型可用于体内黏附分子抑制剂筛选，以及抗炎药物作用环节的研究。

2）大鼠关节滑膜细胞与中性白细胞黏附模型

A. 大鼠关节滑膜细胞的制备 大鼠颈动脉放血处死，无菌条件下分离滑膜组织，取出关节囊的滑膜层，用胶原酶消化成单个细胞，去除贴壁细胞，未贴壁细胞再以胰蛋白酶消化，离心去上清液，细胞用DMEM 培养液培养 24h，弃去未贴壁细胞，此时贴壁细胞为原代滑膜细胞，主要为巨噬细胞样细胞，继续培养 7 天后，用胰蛋白酶-EDTA 消化使细胞游离，传代培养，用第 3-5 代滑膜细胞进行实验。

B. 大鼠中性白细胞分离 大鼠颈动脉采血，制取血浆，用葡聚糖 T500 分离中性白细胞，用 MTT 标记，得 MTT 标记的中性白细胞。

C. 黏附模型的建立 大鼠滑膜细胞置 96 孔细胞培养板内，以刺激剂如 TNF-α、IL-1 及药物处理，加入 MTT 标记的中性粒细胞，在 37C、5% CO_2 培养箱中温育一定时间后，用 DMEM 洗板，各孔内加 DM-SO，540nm 测吸光度值。通过正交实验，分别观察了 TNF-α 和 IL-1 诱导大鼠滑膜细胞黏附的时效和量效关系，大鼠滑膜细胞经 TNF-α、IL-1500U/ml 刺激 12h，在 $(0.25~2) \times 10^9/L$ MTT-中性粒细胞范围内中性白细胞与滑膜细胞黏附作用有良好的线性关系。

3）人中性粒细胞与人滑膜细胞黏附模型 建立模型的过程同上，所不同的是用人源滑膜细胞和中性白细胞替换了相应的鼠源细胞。TNF-α 和 IL-1β 在 1~50U/ml 浓度下显著促进人滑膜细胞黏附功能，氢化可的松对 TNF-α 和 IL-1β 诱导滑膜细胞黏附具有较强的抑制作用，IC_{50} 分别为 9.12×10^{-7} 和 2.13×10^{-7} mol/L。

（二）体内研究模型

1. 小鼠急性耳炎 可以作为快速筛选和观察待测药物的抗急性炎症的作用的有效方法。

（1）实验材料 动物：昆明种小鼠，雄性，18~20g；试剂：生理盐水、无水乙醚、无水乙醇、巴豆油；仪器：称量纸、万分之一天平、8mm 直径打孔器、0.25ml 注射器。

（2）操作步骤

1）选用雄性小鼠，小鼠体重为 18~20g，随机分组，每组各 10 只。

2）禁食 12h，分别给药和生理盐水。

3）配好致炎剂，致炎剂为巴豆油混合致炎液，内含无水乙醚：无水乙醇：巴豆油 = 7.8ml：2ml：0.2ml，在冰浴中完全混匀。

4）灌胃 1h 后，在左耳的两面涂布致炎剂，致炎剂的体积为每只 50μl。

5）4h 后处死，剪下双耳用 8mm 直径打孔器分别在同一部位打下圆耳片，称重。

6）左耳减去右耳重量即为小耳肿胀度。

$$抑制率 = \frac{对照组肿胀度 - 给药组肿胀度}{对照组肿胀度} \times 100\%$$

2. 角叉菜胶诱导小鼠足肿胀模型 小鼠左后足跖皮内注射角叉菜胶每鼠 10μl，4 小时后测量小鼠足踝关节肿胀度，反应急性炎症程度。方法详见 16 篇抗炎部分。

3. 迟发型超敏反应

（1）原理 迟发型超敏反应（delayed-type hypersensitivity, DTH）是一种体内检测细胞免疫功能的方法。DTH 包括致敏和触发两个时相。致敏阶段约需 6d，致敏机体在抗原攻击部位，出现迟发性炎症反应，在触发后 24~48h，DTH 的炎症反应达到高峰。

评判 DTH 反应的方法是：比较触发后小鼠耳片重量变化检查水肿情况。

（2）实验材料　雌性 BALB/c 小鼠，8～12 周龄，每组 10 只。配制 1% DNFB 溶液：称取 DNFB 50mg，和预先配制好的 5ml 丙酮麻油溶液（丙酮：麻油 =1:1）混合均匀。

（3）实验步骤

1）除空白对照组外，每鼠腹部去毛，范围约为 3cm×3cm，小鼠腹部刮毛，备用。

2）小鼠按实验设计同时给药，模型组给予生理盐水。

3）在腹部去毛区域涂抹 1% DNFB，致敏。

4）第 5 天，每只小鼠左耳郭两面均匀涂抹 1% DNFB 10μl 进行攻击，空白对照组同样涂耳但未致敏。

5）24h 后颈椎脱臼处死小鼠，剪下双侧耳片，以打孔器冲下 8mm 的耳片，称重，同时取小鼠胸腺及脾称重。以左右耳片之差为肿胀度，并与对照组比较。

6）比较致敏动物和未致敏动物的水肿反应。

7）以每 10g 小鼠的脾重（mg）和胸腺重（mg）作为脾指数和胸腺指数。

（4）注意事项　操作时最好戴手套，切勿涂抹皮肤上，以免引发刺激或炎症反应。

4. 大鼠佐剂型关节炎模型

（1）用卡介苗或结核杆菌制成弗氏完全佐剂，注射至大鼠一侧后肢足跖皮内致炎，诱发自身免疫性多发性关节炎模型，致炎 18h 产生原发病变，通过测量踝关节肿胀度观察药物对原发性病变的影响。

（2）从致炎当日给药，连续 12 天，评价药物对继发性病变的预防作用，主要考察非致炎侧足踝关节肿胀度及周身病变发生的严重程度，并采用四级评分法评定：无肿胀为 0 分；耳部红肿，尾巴有结节，前肢关节红肿各为 1 分；后肢中度炎症反应为 2 分；后肢重度红肿为 3 分。

（3）致炎后 17～19 天，产生继发性炎症反应，此时继续给药至第 26 天，观察药物对继发性关节炎治疗作用，记录非致炎侧踝关节肿胀度，全身病变严重度，评分标准同上。

（4）检测胸腺指数，脾脏指数，滑膜细胞 IL-1、TNF-α 水平及观察踝关节病理组织学改变程度，综合评价药物对大鼠佐剂型关节炎的影响。

（5）四级评分法评定 RA　无肿胀为 0 分；耳部红肿，尾巴有结节，前肢关节红肿各为 1 分；后肢中度炎症反应为 2 分；后肢重度红肿为 3 分。

该模型亦可同时检验药物对炎症的镇痛作用，将大鼠踝关节向内向外弯曲 5 次，记录大鼠因疼痛发出的嘶叫次数，如药物有镇痛作用，则大鼠不发出嘶叫声、嘶叫声较低、较少，反之则嘶叫声高、次数多，示镇痛作用弱。

大鼠佐剂型关节炎模型造模成功率高（几为 100%），其病理改变和免疫功能异常与人类风湿性关节炎比较接近，是筛选抗关节炎药物公认的模型。

5. Ⅱ型胶原性关节炎模型（collagen-induced arthritis，CIA）　为自身免疫性多发性关节炎模型，可用于甾体、非甾体抗炎药、免疫抑制剂、免疫调节剂的筛选，对缓解病情药物，如 D-青霉胺亦有效，已广泛用于抗炎药物和免疫抑制剂的评价。

造模方法：

（1）大鼠常用 Wistar 或 Sprague-Dewley 种，年龄 4～5 周。

（2）Ⅱ型胶原溶于 0.1mol/L 醋酸中，4℃过夜，与等体积不完全佐剂混合，充分乳化。

（3）于大鼠左后足跖皮内注射 0.1ml 致敏。

（4）7 天后于尾根部皮内注射 0.1ml 加强免疫。

（5）致敏后第 19 天，用发病大鼠进行实验，第 40～45 天实验结束。

1）从致炎当日给药，连续 2 周，观察药物的预防作用。

2）致炎后 5 周，观察药物对继发性关节炎治疗作用。

3）采用四级评分法评定足踝关节肿胀度及周身病变发生的严重程度。

评价药物对Ⅱ型胶原关节炎影响的主要指标有：

1）测量非注射侧足肿胀度和关节病变程度，如红、肿、关节变形、强直。

2）体重、免疫器官（胸腺、脾脏）重量、耳部皮肤迟发性过敏反应、踝关节病理组织学变化。

3）血清抗Ⅱ型胶原抗体水平。

4）体外脾脏淋巴细胞增殖反应、滑膜细胞 IL-1、TNF-α 生成水平。

（程桂芳　侯　琦）

参 考 文 献

1. 陶义训，章谷生. 临床免疫学（上册），上海：上海科学技术出版社，1983，14-26
2. 徐叔云，卞如濂，陈修. 药理实验方法学. 第2版，北京：人民卫生出版社，1982，1208-1218
3. 苏厚恒，孙玉安主编. 免疫风湿病合理用药. 北京：人民卫生出版社，2004，63-123
4. 陈晓红，王伟，程桂芳. 限制性内切酶介导的重叠延伸在人环氧合酶-1（COX-1）基因克隆中的作用. 中国生物化学与分子生物学学报，2004，20（4）：557-560
5. 李良成，侯琦，程桂芳，等. 大鼠中性粒细胞与滑膜细胞黏附模型的建立. 药学学报，2000，35（2）：99-102
6. Ivanov Ⅱ, Mckenzie BS, Zhou L, et al. The orphan nuclear recepter ROR gamma directs the differentiation program of proinflammatory IL-17 + T cells. Cell, 2006, 126（6）：1121-1133

第三节　抗移植排斥反应免疫抑制剂的研究方法

一、抗移植排斥反应免疫抑制剂研究概述

随着显微外科、免疫学、基因治疗疫苗等新技术的迅速发展，器官移植有了重大突破。但目前器官移植术后，受者必须终身使用免疫抑制剂，引起免疫功能降低，导致肿瘤和感染高发，而且免疫抑制剂毒副作用影响患者生存质量甚至移植物失功。新型免疫抑制剂的研发和是目前抗抑制排斥反应研究的热点，有重要意义和良好应用前景。

目前抗移植排斥反应免疫抑制剂研究进展迅速，从皮质激素、抗代谢类药、环孢素、雷帕霉素已经发展为以 FTY720 为代表，选择性地作用于淋巴细胞，在发挥免疫调节剂作用的同时并不降低患者机体的免疫功能，对肾脏副作用小的免疫抑制剂。尤其是 21 世纪，基因产品多种单克隆抗体如 CTLA-4Ig，抗 CD40L 单抗、抗 LFA 单抗、抗 ICAM 单抗等，使选择性更强，但也会降低免疫功能。中药来源的雷公藤内酯结构修饰化合物 LLDT-8，毒副作用较低，目前正在进行临床研究阶段。

二、移植排斥反应与免疫耐受诱导的研究

最新研究显示，阻断协同刺激通路诱导免疫耐受在器官移植领域有巨大潜能。诱导受者对移植物特异性免疫耐受是解决排斥反应最理想的措施，阻止 DC 共刺激信号的表达和信号传导是目前诱导移植耐受的主要方向。主要通过：①诱导免疫细胞凋亡凋亡细胞能够诱导移植免疫耐受，分泌抑制性的淋巴因子，TGF-β（主要是 TGF-β1），抑制 T 细胞的生长和分化，调节免疫和炎症反应；②具有负向调控作用的调节性 T 细胞（Treg）（CD4⁺CD25T 和分泌 IL-10 的调节性 T 细胞 IL-10Tr）及其转录因子 FoxP3 的调控作用；③树突状细胞与免疫耐受，通过对 DC 细胞 Th1/Th2 的调控，抑制 DC 成熟与促 Th2 分化，抑制 NF-κB 信号激活。B7：CD28/CTLA4 在调节 T 细胞激活中起到重要作用。阻断 B7/CD28 通路，是诱导免疫耐受的方法之一。与共刺激相关的信号通路还有 CD40/CD40L、ICOS/ICOSL 和 OX40/OX40L 等。

鉴定和判断免疫耐受建立和存在的指标：①Trans-vivo DTH（转移体内迟发型超敏实验）；②T 细胞反应性测定；③基因表达检测等。未来免疫抑制剂的研究与应用趋势，最终是诱导产生和建立供着免疫耐受状态；具有防止急慢性排斥反应和保留宿主的免疫反应功能；并抑制由缺血-再关注损伤而激活的炎症免疫反应细胞对移植器官产生保护作用。免疫干预和治疗 Th1 和 Th2 细胞介导的免疫性疾病（比如自身免疫病，器官移植排斥反应和过敏性疾病，以及因免疫功能低下而引发的感染和肿瘤）提供新的思路和药物靶点。

三、研究方法和模型

（一）小鼠骨髓细胞 DC 的分化和检测

参见免疫细胞分离方法。

步骤一：小鼠骨髓细胞的获取

1. 断颈处死小鼠（7～12周，雌雄均可），置250ml左右的0.1%苯扎溴铵（新洁尔灭）或75%酒精中浸泡3～5分钟，仰面放于超净台消毒托盘中。

2. 用眼科镊小心捏起小鼠两髋关节之间的腹部皮肤，用眼科剪小心剪开皮肤，并分离两下肢的皮肤，往下在脚踝处剪断，往上在髋关节处剪断，游离出小鼠两下肢，放入另外一个消毒盘中，并换新的剪子和镊子。手术器械事先均必须消毒。

3. 剥离肌肉，剪去两端软骨，露出骨髓腔。

4. 准备两支5ml无菌注射器，每支吸取5ml IMDM（10%FBS，50/50U/ml Pen/Strep）。

5. 换4号针头或1ml注射器的针头。

6. 插入骨髓腔，对准无菌15ml离心管，将细胞冲出。每根骨用2.5ml IMDM培养液左右即可基本冲下骨髓腔内的细胞。

7. 1200r/min，离心10分钟，去掉上清，留1ml，以便在振荡器上悬浮细胞。

8. 加进氯化铵溶液（NH_4Cl：8.99g/L，$KHCO_3$：1g/L，EDTA-2Na 0.037g/L，过滤灭菌，40℃储存）裂解红细胞，按1:9比例，即1ml细胞悬液，加9ml氯化铵溶液，混匀，冰上10分钟。

9. 1200r/min，离心10分钟，去上清。

步骤二：淋巴细胞分离液分离小鼠骨髓细胞。

1. 按步骤一方法采集小鼠骨髓细胞，并破红细胞。

2. 细胞用4ml培养液悬浮，缓慢留置于8ml淋巴细胞分离液液面上，2000r/min离心20min。

3. 小心吸取云雾状底层的基质细胞约1.5ml的体积，置于1个盛有1ml无菌细胞培养用PBS的15ml离心管中，颠倒混匀，1200r/min离心10min，弃掉上清液。

4. 如果是注射用细胞，则用5ml PBS洗涤细胞2次。

5. 离心沉淀下来的细胞用50～200μl PBS，计数细胞，并计算所需细胞体积数铺板培养。

6. BMDC的培养 加入GM-CSF培养7天即可获得BMDC。

BMDC的成熟：于培养的第6或第7天加入20ng/ml的LPS培养两天即可获得成熟的BMDC。

步骤三：DC的分化与检测

通过抑制抗原特异性树突状细胞的分化成熟，诱导特异性抑制性T细胞的产生，阻断特异性抗组织性抗原的T细胞产生。

1. 抑制树突状细胞的分化成熟 小鼠骨髓细胞培养获得的骨髓原型树突状细胞（BMDC）加入LPS促进其成熟，可加入不同的试剂观测BMDC的成熟，检测指标包括：①采用ELISA检测上清液中IL-10的产生，TGF-β，IL-12的产生；②采用FACS进行细胞表型的分析：BMDC具有低水平的CD80，CD86，CD54和MHCⅡ的表达，MHCⅡ+CD11C+百分率降低。

2. 培养的小鼠BMDC与纯真型T细胞共同培养对其分化的影响以诱导抑制性T细胞的产生。

（1）采用上述获得的非成熟型BMDC纯真型T细胞共同培养，加入不同的筛选物，培养一定时间，ELISA检测上清液中IL-4，IL-6，IL-10，IFN-γ、TGF-β的产生。

（2）获得相应的分化T细胞，采用FACS检测其表面以及细胞内CTLA-4、foxp3表达。

（3）对活化T细胞增殖作用的抑制 加入上述获得的分化的T细胞，以及新鲜分离的小鼠脾脏T细胞，在加入抗CD3，CD28抗体后，观测T细胞增殖，可采用^{3}H-TdR参入的方法或者采用CFSE进行T细胞表面标记，从而测定细胞的增殖。

（二）造血干细胞鹅卵石造血区CAFC（cobblestone area-forming cells）形成实验

造血干细胞（hematopoietic stem cell，HSC）具有自我更新功能和生成多个系列免疫造血细胞的多分化功能，终生维持机体造血。CAFC实验为抗抑制排斥免疫抑制剂的药物筛选和作用研究提供观察方法。图7-11-3显示放射（IR）和白消安（BLI）对骨髓造血功能影响呈凋亡依赖与非依赖机制。

1. 材料和方法

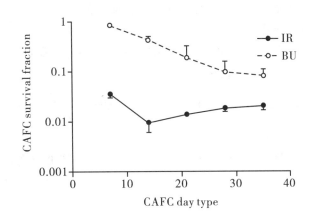

图 7-11-3　放射和白消安抑制骨髓干细胞造血功能通过凋亡和非凋亡机制

A. CAFC 测定：BM-MNCs（1×106/ml）以 4Gy 照射或 30μM BU 处理，6h 后去除 BU，照射与 BU 处理的细胞均加至预先辅好的 FBMD-1 细胞之上。每周（第 7，14，21，28 和 35 天）检测 CAFC 生成数，以 Poisson Statistics 方法计算并以 CAFC 数/10^5 BM-MNCs 表示。图中显示照射与 BU 处理细胞 CAFC 的存活分数。

（1）材料　培养瓶，50ml 离心管，14ml 离心管，96 孔板。

（2）培养基和溶液　IMEM，PBS，1×trypsin-EDTA，Horse serum，FCS，Penicillin/Streptomycin，2% Gelatin。

FBMD-1：由雌性 C57BL/6 小鼠间质细胞分化，细胞可传用 45 代。

2. CAFC 实验流程　见图 7-11-4。

（1）准备 CAFC 滋养细胞

1）预铺 96 孔板　加 60μl/孔 0.1% 明胶/PBS，33℃过夜。

2）取滋养细胞一瓶，加 10ml PBS 洗涤细胞，弃去 PBS，加 2ml 1×trypsin-EDTA 溶液，孵育 33℃，5min。

3）取出培养瓶，轻摇使细胞脱落，加培养基吸至 50ml 试管中，离心 1000r/min，4min，RT。

4）弃上清液，加 1ml 培养基重悬成单个细胞，然后加培养液，混匀。

5）将预处理的 96 孔板中明胶溶液完全取净。

6）铺滋养细胞至 96 孔板：加 1ml 细胞悬液至有 50ml 培养基的离心管，仔细混匀，导入细胞槽中种细胞至中间的 60 孔中，然后加消毒蒸馏水至外周孔中（100μl/well）。33℃孵育。

注意事项：①种植的细胞浓度大约 5000/ml，每孔 1000 细胞；②标记传代和日期，细胞至少 5 天（假如单层形成），但不多于 14 天。

（2）CAFC 实验

1）收集骨髓细胞，计数细胞，梯度稀释 3 个稀释度细胞。

2）加培养基，依次混匀。96 孔板每孔加 200l 稀释细胞，33℃，5% CO_2 培养 5 周，每周观察 1 次，观察计数阳性 CAFC 形成数。

3）注意事项　①最少设 3 个细胞浓度；②每次观察后换 100μl 培养液。

0.1% Gelatin 预包被 96 孔板（过夜）
↓
种滋养层细胞 6~14 天
↓
将骨髓细胞种于滋养层细胞之上
↓
于第 7，14，21 和 35 天检测 CAFC

图 7-11-4　CAFC 实验流程

（三）对非特异性免疫功能的影响

单核－巨噬细胞系统具有非特异性的吞噬和处理外来抗原和异物（如静脉注射刚果红或印度墨汁）的功能，使循环中刚果红的浓度降低。通过比色检测刚果红廓清和对小鼠免疫器官重量可以初步考察观察对单核巨噬细胞系统非特异性免疫功能的影响。

实验方法：

1. 取小鼠随机分组，给药。

2. 于末次给药后半小时，尾静脉注射经稀释的刚果红溶液 0.05ml/10g。

3. 于 1（t_1）和 5（t_5）分钟后，分别从眼眶静脉丛取血 $20\mu l$。

4. 加到 2ml 0.1% Na_2CO_3 溶液中摇匀。

5. 用分光光度计在 680nm 下比色，测定 t_1 和 t_5 的光密度（OD_1 和 OD_5）。

6. 按下式计算廓清指数 K 和吞噬指数 α：

$$K = (\log OD_1 - \log OD_5)/(t_5 - t_1) = \log(OD_1/OD_5)/4$$
$$\alpha = 体重/肝脾重 \, K^{1/3}$$

7. 将小鼠放血处死，取出肝脏、脾脏及胸腺称重，按下式计算脾脏及胸腺的脏器系数：脏器系数 = 器官重量/体重 ×10。

（四）淋巴细胞活性检测

1. 对大鼠外周成熟淋巴细胞归巢的影响

（1）180~200g SD 雄性大鼠，随机分组，给药。

（2）于给药前（0h）及给药后 0.25h、0.5h、1h、2h、4h、6h、8h、12h 及 24h 大鼠尾静脉取血，EDTA-2Na 抗凝（$20\mu l$ 抗凝剂/0.5ml 血）。

（3）用全自动血细胞分析仪进行淋巴细胞计数，用流式细胞仪检测淋巴细胞表面标志物 $CD4^+$。

（4）各时间点与 0 h 时间点之间的数据比较使用单因素方差分析或卡方检验。

2. 对淋巴细胞表面标志物 $CD4^+$ 的影响。

3. 对脾淋巴细胞增殖活性的影响　制备小鼠脾淋巴细胞，以 ConA 刺激，以 ^3H TdR 参入法观察 72h 化合物对 T，B 淋巴细胞增殖的影响。

4. 对脾淋巴细胞混合淋巴细胞反应的影响　将 C57BL/6 来源的第 5 天 DC、第 8 天 DC 与 BALB/c 小鼠来源的 T 细胞分别以 1:2、1:5、1:10 和 1:20 梯度混合后，置于 37℃、5% CO_2 中培养 3 天，进行混合淋巴细胞反应（MLR）。考察 DC 与 BALB/c 小鼠来源的 T 细胞共培养后，DC 对同种混合淋巴细胞的增殖反应的影响。

（五）小鼠移植物抗宿主病（GVHD）模型

小鼠同种异基因造血干细胞移植模型移植物抗宿主病（GVHD）观察，考察某因素或药物对体外 T 淋巴细胞增殖效应以及小鼠同种异基因造血干细胞移植模型 GVHD 的发生率的影响。可参见本篇第五章第 7 节方法。

1. 动物　小鼠选择 C57BL/6、BALB/c 分别作为完全异基因移植和半相合基因移植的供、受者。

2. 受者给予 9.0Gy 照射全身照射 4h 抑制其造血功能。

3. 制备供者骨髓造血干细胞悬液。

4. 尾静脉注射骨髓造血干细胞悬液 0.3ml（$5×10^6$ 骨髓细胞）。实验设计见表 7-11-2。

5. 观察 GVHD 模型动物于移植后造血恢复及 GVHD 的情况

（1）GVHD 征象　体重下降，有皱毛、弓背、脱毛、腹泻及肛门红肿、皮肤增厚等症象。

（2）移植后小鼠死亡开始时间及死亡百分率

无 GVHD 防治措施的对照组受鼠 GVHD 的发生率和死亡率分别为 100%。

（3）病理学检查　肝脏汇管区大量分叶核细胞和淋巴细胞浸润，肝血窦内也有淋巴细胞浸润，

表 7-11-2　GVHD 实验设计

分组	尾静脉注射	处理
单纯照射组	D – Hank's 液	无治疗
对照组	混合细胞悬液	无治疗
实验组	混合细胞悬液	待测药物

肝血窦和中央静脉扩张淤血；肠黏膜下层有大量淋巴细胞及分叶核细胞浸润，肠黏膜上皮坏死脱落。皮肤真皮层毛细血管扩张，有淋巴细胞和分叶核细胞浸润。

6. 用单向混合淋巴细胞培养方法检测对 T 淋巴细胞增殖的影响

（1）以 BALB/c、CB6F1 分别作为完全异基因移植和半相合基因移植的受鼠，给予 9.0Gy 照射全身照

射 4h。

（2）尾静脉注射骨髓造血干细胞悬液 0.3ml（4.5×10^6 骨髓细胞，3.0×10^7 脾细胞）。

（3）观察造血恢复、植入及 GVHD 的情况；小鼠生存率和生存时间；细胞分型、因子表达和功能、组化、病理等指标检测。

（六）同种异体小鼠心脏移植模型

1. 同种异体小鼠心脏移植

（1）小鼠麻醉，取供体心脏。

（2）在 4℃ 心肌保护液的环境下，在显微镜下分别将供体心脏的主动脉和肺动脉与受体鼠的腹主动脉和下腔静脉吻合，建立心脏异位移植。

（3）待移植心脏复跳后关腹。

（4）常规抗感染治疗、饲养。

（5）于心脏移植术后当天开始给药。例如，FK506 0.2mg/kg 肌内注射。

2. 观察指标

（1）外周血 T 细胞亚群分布，于移植术后第 7 天抽取外周静脉血，分别加入 RPE 标记的抗小鼠 CD4 mAb 及 FITC 标记的抗大鼠 CD8 mAb，混匀，于 4℃ 暗箱中孵育 1h。然后加入红细胞裂解液以裂解红细胞，常规分离淋巴细胞，并以 PBS 液离心洗涤，制备成淋巴细胞悬液，用流式细胞仪分别检测淋巴细胞 CD4，CD8 的表达水平。

（2）血清 IL-2 含量，ELISA 法检测血清 IL-2 含量，按试剂盒中的说明书进行操作。应于术前检测检测外周血 T 细胞亚群分布和血清 IL-2 含量，为心脏移植前正常值。

（3）病理组织学检查各组于移植术后第 7 天取心脏移植物，进行 HE 染色组织病理学检查，对移植心脏免疫排斥反应程度进行组织学分级。

3. 排异反应分级

按照 1990 年心脏移植学会制定的排异反应诊断标准，将排异反应分级：

0 级：无排斥反应。

Ⅰ级 Ⅰa：有个别淋巴细胞浸润；Ⅰb：有少量散在淋巴细胞浸润；Ⅰ级：有单灶性侵袭性淋巴细胞浸润或伴有灶性心肌细胞损害；m 级 DⅠa：有多灶性侵袭性淋巴细胞浸润或伴有心肌细胞损害；Ⅰfb：有弥漫性炎症并伴有心肌坏死。

Ⅱ级：有弥漫性多种类型细胞的浸润并伴有出血、水肿和坏死。

（七）同种异体兔角膜缘移植

1. 建立兔眼角膜缘缺陷症动物模型，1 个月后进行同种异体角膜缘移植术，术后分别采用一组给环孢素（1%CsA）及生理盐水滴眼 4 周。于术前及术后 1~8 周动态监测外周血 T 淋巴细 CD25 的表达；术后每日观察植片存活、角膜新生血管和上皮再生情况，共 10 周。非别取术后第 4、8 及 19 周的角膜缘植片观察淋巴细胞浸润及 T 淋巴细胞上 CD25 的表达。

2. 实验动物 以健康兔作为受体，健康灰兔作为供体，雌雄不限，体重为 2~2.5kg。使用前检查兔无眼部疾患。

缺陷症动物模型的制备

（1）以右眼为实验眼。常规麻醉。

（2）剪除角膜缘后约 3mm 球结膜及 Tenon 囊，板层切除约 3mm 宽周边角膜和角膜缘组织。

（3）刮除角膜上皮。

（4）术后每日局部应用庆大霉素眼液及四环素眼膏，裂隙灯检查眼表情况，术后 1 个月行同种异体角膜缘移植。

3. 异体角膜缘移植

（1）植片制备

1）供体兔处死后用 11~12mm 直径环钻在角膜缘内 1mm 透明角膜上作深约 0.1~0.2mm 浅层划界。

2）于角膜缘外 2mm 剪开球结膜及 Tenon 囊，暴露巩膜。

3）用剃须刀片在巩膜上行相同深度的浅层划界，板层剖取含有 1mm 透明角膜和 2mm 角膜缘的植片。植片大致平均分成 3 片，每片 3mm×12mm。

4）上皮面向上平铺于 BSS 浸润的纱布上待用。

5）每只受体眼移植 6 小片植片，分别置于上下方植床。

（2）手术方法 清除角膜表层新生血管膜样组织，暴露平整的角膜缘，刮除不正常的角膜上皮。每只受体眼移植 6 片植片，分别置于上下方植床，10-0 无损伤缝线间断缝合角膜侧与球结膜侧（与巩膜缝合）。球结膜侧与术眼切除结膜的残缘保留 2mm 隔离区。

（3）术后治疗 滴用 0.5% FK506 眼液，环孢素 A A 眼液 1%，或待观察药物。

（侯　琦）

参 考 文 献

1. 陈实，移植学前沿. 武汉：湖北科学技术出版社，2002，242 - 283

2. 陈建锋，高毅，孙尔维，等. 供者凋亡细胞预输注诱导同种器官移植免疫抑制的研究. 中华实验外科杂志，2003，20（7）：608 - 610

3. 郑奇军. 他克莫司联合白藜芦醇对同种异体心脏移植术后 T 细胞亚群及免疫功能的影响. 中国现代医学杂志，2005，15（20）：3099 - 3101

4. 王三斌，胡灯明，尹波. 小鼠同种异体骨髓移植 GVHD 模型的建立. 南方医科大学学报，2006，6：10 - 11

5. 陈剑，等. FK506 眼液防治同种异体角膜缘移植免疫排斥反应的实验研究. 中华眼科杂志，2003，39（9）：550 - 554

6. Allison A. Immunosuppressive drugs：The first 50 years and a glance forward. Immunopharmacology，2000，47：63 - 83.（General review if immunosuppressive drugs）

7. Olsen NJ，Stein CM. New drugs for rheumatoid arthritis. N Engl J Med，2004，350：2167 - 2179.（Review of cytokine therapy in rheumatoid arthritis）

8. Sher L S. Immunosuppression. Current Opinion in Organ Transplantation，2001，6：331

9. Principles of pharmacology：The Pathophysiologic Basis of Drug Therapy. 2e by David E. et al Kiuchi M，Adachi K，Kohara T，et al. J Med Chem，2000，43（15）：2946 - 2961

10. Sachs D H. Mixed chimerism as an transplantation tolerance. Clin Immunol，2002；95（1 Pt 2）：S63 - 68

11. Bohler T，Waiser J，Schutz M，et al. Int Clin Pharmacol Ther，2003，41（10）：482 - 487

12. Graler MH，Goetzl EJ. FASEB Journal，2004，18（3）：551 - 553

13. Meng A，Wang Y，Van Zant G，et al. Ionizing radiation and busulfan induce premature senescence in murine bone marrow hematopoietic cells. Cancer Res，2003，63（17）：5414 - 5419

第四节　免疫药理学的药物研究策略

本篇介绍了免疫药理常用的实验手段和方法，然而对于研究那些对免疫系统发生作用的药物来说，还存在一个研究策略的问题。根据药物对免疫功能的影响，人们把对免疫功能产生正向或负向影响的药物分类为免疫促进剂和免疫调节剂。显然，对于这些不同免疫药理作用的药物来说，是需要采取不同的研究策略。本章将简要介绍目前免疫药理学所常用的一般策略原则。

一、免疫促进剂和免疫调节剂的免疫药理学研究策略

免疫促进剂和免疫调节剂可分为两大类；生物类和化学合成化古物类。生物制品类包括菌苗、细菌的某些成分如脂多糖、真菌产物、免疫细胞的产物如细胞因子和免疫球蛋白、免疫细胞如 LAK 细胞、自然化合物及中草药及其单体成分等。化学合成化合物类包括含硫化合物、多聚核苷酸等。

这些药物的药理作用因用药方案不同，如给药途径、用药剂量和用药时间等，会导致不同的药效；另外，药物本身的纯度和药物受试对象的种系、年龄、疾病类型与程度及遗传背景亦会对药效产生一定的影响，因此，在进行实验设计时要全面考虑这些因素。

在临床上，免疫促进剂和免疫调节剂主要用于原发性和继发性免疫缺陷病、自身免疫病、肿瘤及慢性微生物感染的治疗，因此，在选择实验动物模型时，应考虑采用免疫缺陷模型动物、荷瘤动物、自身免疫病模型及相应病原体感染动物模型。

根据免疫缺陷的类型，可选用或制造相应的动物模型。亦利用联合免疫缺陷（scm）小鼠，重建某一构成成分缺如的免疫系统，以此来分析药物对某一环节的特定作用，或利用单抗把动物的某一免疫细胞全部删除掉，来分析药物的作用特点。当然，体外模型在研究某一免疫应答环节时，有其简便易于分析的长处。荷瘤动物的研究时，应考虑到肿瘤与动物品系的匹配及 MHC 分子的限制性等。另外，由于 XID 小鼠表现为细胞免疫和体液免疫联合缺陷，人们往往把它当作"活试管"，可将人类某种肿瘤细胞及免疫细胞或某种免疫细胞产物转输于其体内，观察人类肿瘤免疫的某些特点及药物对其的影响。自身免疫病模型固然与人类实际发生的自身免疫病还有一定区别，但在该模型中获得的免疫药理学研究结果仍然有一定理论价值和应用意义。在利用病原体感染动物模型研究药物的作用时，应考虑到微生物致病的种系差异性和不同的发病特点。

中草药及其单体成分的免疫药理是我国免疫调节剂和免疫促进剂研究领域中活跃的领域，在应用方面亦取得一定的成绩。然而，在上述病的治疗中尚无突破性成果。这也许部分地由于基础药理学尚欠深入或需要在方法学和思路上作相应调整，尤其是免疫药理学的基础研究仍有待于深入。笔者认为，至今，中药的单体免疫药理学研究仍然以纵向深入研究，面缺乏在同一实验条件下同一水平或层次上对不同的单体进行比较性研究，即横向比较性研究，更不用说不同的单体间进行复合配伍性研究了。疾病是复杂的，免疫功能亦足以复杂的网络调节方式显示其功能，这样，简单的化合物或中药单体无论对于变化多样的疾病过程，还是对于复杂的免疫调节机能来说都可能是奏效甚微的。中药的复方对复杂疾病治疗的有效性也许为人们指点了迷津。笔者认为，中药单体的复合配伍研究也许可为中药单体的药物开发闯出一条新路。我们根据免疫功能的某一环节的功能障碍可设计出有若干单体组成的复合单体组合，而这一组合的免疫学效应是任何一个单体单独的效应所不具备或不能达到的。这种最佳组合性不仅表现在对该环节的协同作用而使作用强度最佳，而且还可因单体间的拮抗作用使其副作用表现量小，或者因不同单体对多个免疫系统环节有作用而表现出最佳的综合性整体效应。中医的组方原则和经典中药方剂的现代免疫学研究可能为单体的配伍研究提供有价值的资料。

二、免疫抑制剂的免疫药理学研究策略

理想的免疫抑制剂应为在未达毒性剂量时对免疫应答某一功能环节有抑制作用的药物。事实上，很难寻找理想的免疫抑制剂，因为许多药物只是在接近毒性剂量时才显示其免疫抑制效应。同时，几乎未见有药物对免疫应答（特异性免疫和非特异性免疫）呈现全面的抑制作用，至今大多数免疫抑制剂存在着一些不足，如选择性差，可影响正常的免疫功能发挥，久用可降低宿主抗感染能力。易诱发感染和肿瘤的发生；治疗剂量与毒性剂量接近等。

免疫抑制剂的药物筛选路线为；首先进行体外实验，然后进行体内实验。动物的体内实验多采用实验性过敏性脑脊髓炎和淋巴细胞性脉络丛脑膜炎的病理模型和新西兰 NZB 小鼠。在动物实验时，应考虑动物的品系、对免疫应答所影响的环节、治疗指数、给药途径、最佳治疗方案等。在免疫药理学研究之后，应进行基础药理学研究、药物的急性和慢性毒性研究、药物的动力学和代谢等。

为了寻找理想的免疫抑制剂，免疫药理学家还要走漫长的路。尽管现今的免疫抑制剂有一定缺点，但正是由于免疫抑制剂的问世和在临床上的应用，才使得器官移植得到了长足的进步。随着基础免疫学的进一步深入发展，免疫应答机制将更加明了，人们会设计或筛选出更有效的免疫抑制剂。

（何　维）

参 考 文 献

张罗修. 免疫药理学. 上海：上海医科大学出版社，1992，109－199

第八篇 磷脂测定方法及其在药理学研究中的应用

磷脂（phospholipids）是各种生物膜的主要组成部分，包括磷脂酰胆碱（phosphatidylcholine），磷脂酰乙醇胺（phosphatidylethanolamine），磷脂酰丝氨酸（phosphatidylserine），磷脂酰肌醇（phosphatidylinosidol），心磷脂（cardiolipin），（神经）鞘磷脂（sphingomyelin），各类溶血磷脂（lysophospholipids），以及磷脂亚类。生物膜上正常的磷脂组成与各种细胞和亚细胞器的结构和功能有关，由磷脂组成的脂质双层膜是各种物质进入细胞的屏障。而在脂质双层结构中分布的膜蛋白和各种酶类则提供了细胞的必需功能，诸如代谢物质的转移，第二信使的产生等。磷脂含量和结构的改变将引起有关酶活性、受体功能和膜通透性的异常，从而影响机体的代谢和功能。因此，对细胞膜磷脂的含量，结构和代谢方面进行分析研究，对了解某些药物的作用步骤和阐明药理作用机制有着重要的意义。

目前，对磷脂的测定分析有两种不同的系列，即色谱学（chromatography）系列和光谱学（spectroscopy）系列。色谱学中分离磷脂的方法类别相当多，根据需要可选择的方法范围大，仪器设备容易配置，因而应用广泛，是磷脂分析中常用的系列，但磷脂定量过程较为烦琐和耗时。光谱学系列包括 ^{31}磷核磁共振（nuclearmagnetic resonance，NMR）和质谱（mass spectrometry，MS），前者可直接测定各类磷脂的含量，后者可用来直接确定磷脂的不同分子种属。不过，光谱仪器设备价格相当昂贵，对磷脂亚类的测定也有一定困难，当前还难以得到广泛的推广和应用。本篇侧重从色谱学的角度介绍磷脂的测定方法。

第一章 组织磷脂的提取

进行脂质分析之前必须将组织中的磷脂提取出来，并且确保没有非脂性物质的污染。不正确的提取过程会造成脂质的丧失或者非脂性污染物过多，因而影响正常的磷脂分析，甚至得出错误的结论。

第一节 提取脂质的一般原理

一、组织的保存

一般来说，应尽快提取离体的动物组织、植物、培养细胞或者细菌中的脂质，以便减少组织中脂质本身成分发生改变的可能性。如果不能及时处理新鲜标本，应将所取标本迅速存放于 -20℃ 以下的低温环境，最好同时灌注氮气在装标本的容器中，以减少脂质的氧化。不过，长期冷冻保存（甚至在 -20℃）也可以使组织中脂质水解酶释放，溶化冷冻组织或接触有机溶剂亦可加速脂质水解酶的释放，其结果是大量非酯化脂肪酸的产生。将少量的动物组织或植物短暂放入沸水中加热以灭活脂酶，这样可使标本保存较长时间。

二、脂质在有机溶剂中的可溶性

纯化的简单脂质可以溶于广泛的有机溶剂中，但并非所有的这类有机溶剂均可有效地将组织中的脂质提取出来，这涉及不同的有机溶剂是否有足够的极性去克服组织脂质和其他细胞性成分之间极强的连接力。因此，所选择提取组织中脂质的有机溶剂或混合溶剂既要有足够的极性去解除脂质与细胞膜或蛋白质之间的连接，同时又不与所提取的脂质发生化学反应。

三、去除非脂性物质的污染

大多数用于提取脂质的有机溶剂也明显地提取出大量非脂性污染物质，如糖、尿素、氨基酸和盐等。因此，从组织中提取脂质后要将非脂质污染物从脂质提取物中除掉，否则将影响进一步的脂质分析。

应采用聚四氟乙烯（teflon）玻璃管作为提取容器，避免用塑料管，后者可造成对脂质的污染和对色谱分析及紫外检测器的影响。

要避免使用丙酮提取磷脂，因其可引起多磷酸肌醇迅速脱磷酸化；丙酮提取冻干组织可造成活体外磷脂酰胆碱的丙酮衍生物亚胺的产生。

第二节 氯仿：甲醇混合溶剂提取法

Folch（1957）创建的氯仿：甲醇（chloroform：methanol）混合溶剂提取法至今仍然是较流行的脂质提取方法，经过不断改进，该方法已获得较满意的提取效果，一般可达到90%～99%的脂质回收率。

一、从组织匀浆中提取脂质

在低温状态下用0.25mol/L蔗糖溶液制作10%～20%的组织匀浆。使用电动组织匀浆器，每分钟24 000r/min，匀浆3min。取一定量的组织匀浆，按照氯仿：甲醇：水（3：2：1，V/V）的比例加入氯仿和甲醇，组织匀浆的容量代表水容量。将标本置于40℃水浴中加磁力搅拌抽提脂质60min。然后加入氯仿和水使氯仿：甲醇：水之比例为3：2：1（V/V）。混匀后离心（700×g）10min，使样本分为两层，吸弃上相，保留下相。上相含水比例高，其氯仿：甲醇：水的比例为3：48：47（V/V）；下相主要含氯仿，其氯仿：甲醇：水的比例为86：14：1（V/V），下相占总容积的60%，脂质存在于下相。再用0.2容积的理论性上相溶剂（氯仿：甲醇：水，3：48：47，V/V）洗保留的下相部分2～3次，每次均离心去除上相溶剂。将保留的下相溶剂在氮气下吹干，然后加入一定量的氯仿：甲醇（2：1，V/V）溶解，于低温下保存提取的脂质标本。

该种方法每次所能提取的组织总量不多，操作时间较长，但脂质回收率最高，尤其适合提取少量的组织标本。

二、直接用组织提取脂质

取1g组织，加10ml甲醇用电动匀浆器直接匀浆组织1min，然后加入20ml氯仿，再匀浆2min，过滤组织匀浆。组织残留物用30ml氯仿：甲醇（2：1，V/V）混合剂匀浆3min，再过滤，并用20ml氯仿和10ml甲醇依次冲洗未过滤下去的组织残留物。合并每次过滤后的溶液，加入1/4总量的0.88%氯化钾溶液，混匀。离心后样本分为两层，吸弃上相，用1/4总量的甲醇：水（1：1，V/V）混合剂洗下层有机相两次，将下相于氮气下吹干，加入氯仿：甲醇（2：1，V/V）混合溶剂置于低温下保存。此法能从较多量的组织中提取脂质，回收率也较高。

另一种方式是，取1g组织，加入19ml氯仿：甲醇（2：1，V/V）混合剂，匀浆组织2min，然后加入4ml甲醇，混匀后离心（2500×g）15min，将上清有机相取出保留于另一试管中，用5ml氯仿：甲醇（2：1，V/V）混合剂再提取沉淀物，并加入1ml甲醇混匀后离心沉淀。合并两次有机相溶液，用0.2容积的理论性上相溶剂洗保留的有机相部分，氮气下吹干后加入氯仿：甲醇溶剂放于低温下保存。此法较前一种简单，但是回收率略低。

三、从大量组织中提取脂质

取100g组织，加入100ml氯仿和200ml甲醇，用刀片式匀浆器匀浆4min。如果混合液分为两层，则需加入一定量的氯仿：甲醇（1：2，V/V）混合剂直至匀浆液为单相。过滤组织匀浆，用100ml氯仿再匀浆组织残留物，过滤后合并两次滤液。加入100ml 0.88%氯化钾溶液混匀，静置或者离心后标本分为两层，去除上相，将下相含有脂质的有机溶液再过滤一次，然后在氮气下吹干，加入一定量氯仿：甲醇溶剂于低温下保存。

此方法的优点是可以从大量的组织中提取脂质，所用的有机提取溶剂比例较上述各种方法均要少得多，但回收率低。当仅仅考虑需要提取大量脂质而不考虑其回收率时，可优选此法。

第三节　己烷∶异丙烷混合溶剂提取法

取 1g 组织，用 18ml 己烷∶异丙烷（hexane；propanol）（3∶2，V/V）混合剂将其匀浆 1min，过滤后用 2ml 相同混合剂洗残留组织 3 次。将提取液在氮气下吹干后用该混合剂或者氯仿∶甲醇溶解保存。

另一种己烷∶异丙烷的比例是 78∶20（V/V），先用 4 倍于组织容积的异丙烷匀浆组织，然后补充 15.6 倍容积的己烷接着匀浆，用 1000×g 离心 15min，收集上清液，用 1/2 总量的该种混合剂提取沉淀物两次，合并 3 次提取液，氮气下吹干后再溶解保存。

与氯仿∶甲醇溶剂相比，己烷∶异丙烷密度低，易于离心去除组织残留物，而且不易挥发，保存脂质时受到由于溶剂挥发而引起贮存脂质浓缩的影响较小。己烷∶异丙烷提取的脂质液中几乎不含色素，可减少对色谱柱的影响，有利于对肝脏和红细胞中脂质的提取和色谱分离。另外，氯仿∶甲醇是高度毒性的和高度刺激性的有机溶剂，而己烷∶异丙烷剂则是低度毒性的有机溶剂，可降低提取脂质过程中对操作者的损害。但是，用己烷∶异丙烷提取的脂质回收率不及氯仿∶甲醇高。

第四节　磷脂与中性脂的分离

脂质提取物中含有不同种类的脂质，通常用吸附性色谱柱来分离磷脂和其他脂类，该方法利用不同的脂质成分被吸附到固体支持物上的程度不同，以及在相关溶剂中的可溶性不同而达到分离不同脂质的目的。脂质靠多种连接方式而吸附到支持物上，如氢键，离子键，范德华引力等。脂质中功能基团的极性越强，其吸附性越大，如游离的羟基，酮基和复杂脂质的极性头部等都有很强的极性。脂肪酸链没有极性，因而相对于极性功能基团来说则没有吸附性。当极性强的溶剂通过色谱柱时，被吸附的脂质从支持物上脱落下来，因而按照脂质分子中极性功能基团的类型和脂肪酸数目的不同而能够先后分离出不同的脂质。

目前广泛使用的吸附物是硅酸（silicic acid），硅酸的颗粒越细，其吸附表面积越大，因而分离效果越好。但是，颗粒太细会造成溶液的过柱流速减弱。我们用 200~300 目（Mesh）的硅酸得到较好和合适的脂质分离效果。一般用分离脂质的第一种溶剂来溶化硅酸（常用氯仿），将融合的硅酸浆适当地转移到色谱柱中形成色谱（硅酸）床，色谱床的高度至少为色谱柱的 1/10，色谱床越长，分离效果越好。色谱床的溶剂不能流干，以免造成脂质分离不稳定。一般每克吸附物可负载 40μmol 脂质。

分离磷脂时，先用氯仿融合硅酸，制作好色谱床。将溶于小量氯仿中的脂质吸入色谱柱中，加入 30 倍色谱床容积的氯仿过柱，洗脱出来的脂质为中性脂；然后用 30 倍色谱床容积的甲醇过柱，色谱柱中的磷脂可被全部洗脱出来。过柱流速控制在 1~3ml/min，可达到满意的分离和洗脱效果。收集甲醇洗脱部分，氮气下吹干后用氯仿∶甲醇溶解，低温贮存待用。

一种商业上提供的小型硅酸色谱柱（Silica-SepPak Cartrige，Waters，美国产）具有方便、有效的脂质分离作用，尤其是分离小剂量的脂质标本效果好，回收率高，但价格昂贵。先用氯仿激活色谱柱，再加入溶于氯仿的脂质标本，其后的过程同前。

第五节　脂质提取物的贮存

提取脂质后，要选择合适的脂质贮存方式，否则会造成脂质结构的破坏而影响脂质的分析。要避免贮存无保存溶剂的干燥脂质，含有溶剂的试管内氧含量明显低于无溶剂的干燥试管，因此在保存溶剂中脂质的氧化降解减弱，同时也减少氧自由基对多不饱和脂肪酸的破坏作用。当然，如果能将脂质的 pH 值调节到 7.0 左右，待其干燥后放在一种无氧的试管内低温保存，这样也是安全的贮存方式。必须在 −20℃

以下保存脂质，-70℃是贮存脂质最理想的温度。避免使用非聚四氟乙烯试管或者容器保存脂质，使用这些容器可以造成管壁中的物质污染进入有机贮存溶液中，有时，管壁的损害在肉眼下辨别不出来。避免光线，特别是避免阳光直接照射，以减少脂质的氧化，尤其是脂质中多不饱和脂肪酸易于氧化。

正常时脂质提取液中含有脂溶性抗氧化物质，如维生素 E，辅酶 Q，和缩醛磷脂，而仅含少量的促氧化物，如铁和维生素 C，因而准备在几天内使用的标本，可放于较低的温度中保存，不需要加入额外的抗氧化剂。需要保存较长时间的脂质标本，常常需要加入抗氧化剂，如每毫升贮存溶剂中加入 50~100μg BHT（butylated hydroxy toluene）。另一种方式是将氮气灌注于脂质标本中，然后及时拧紧试管盖，也有一定的抗氧化作用。

选用惰性的非酒精性的溶剂作为脂质贮存溶剂，如氯仿，以减少脂质的氧化和结构的破坏。但是氯仿易于挥发；因而加入少量甲醇可防止脂质标本的挥发性浓缩。

当用氯仿：甲醇溶剂保存的脂质标本中含少量碳酸钠或者重碳酸盐时，存放较长时间后容易发生脂质的转移性酯化，此时可在脂质提取液中发现过多的甲酯。不过，在正常贮存脂质标本中也可能含有少量甲酯，有时需要去证实脂质标本中的甲酯是天然存在的还是在提取或贮存过程中形成的。简单的办法是用不含酒精的溶剂，如二乙醚，己烷或者丙酮：氯仿混合溶剂等去重新提取组织中的脂质，以得到确切的证实。

第二章 不同种类磷脂的分离，提纯和定量分析

磷脂是复杂型的脂质，含有很多种类，要想一次性将磷脂完全分离开来是非常困难的，可以根据样本的来源和对提取磷脂种类的要求选择适当的分离，提纯和定量方法。

第一节 柱色谱方法

一、硅酸柱色谱方法

柱色谱（column chromatography）法是用硅酸制作色谱柱，用氯仿配以不同浓度的甲醇作为洗脱溶剂。从色谱柱中洗脱出来的非酸性磷脂依次为磷脂酰乙醇胺，磷脂酰胆碱，溶血磷脂酰乙醇胺（lysophosphatidylethanolamine），神经鞘磷脂和溶血磷脂酰胆碱（lysophosphatidylcholine）；酸性磷脂依次为心磷脂，磷脂酸（phosphatidic acid），磷脂酰甘油（phosphatidylglycerol），磷脂酰丝氨酸和磷脂酰肌醇。

选择合适的色谱柱，按照每克吸附剂分离 40μmol 脂质的比例将融合于氯仿的硅酸加入柱中。一种典型的分离过程如下所述。

1. 加入 10 倍于色谱床容积的氯仿：甲醇（95:5，V/V）混合剂到色谱柱中，该种比例的混合溶剂首先将磷脂酸和心磷脂洗脱出来。

2. 加入 20 倍容积的氯仿：甲醇（80:20，V/V）混合剂，此混合剂洗脱出磷脂酰乙醇胺和磷脂酰丝氨酸。

3. 然后用 20 倍容积的氯仿：甲醇（50:50，V/V）混合溶剂过柱，此时洗脱出来的脂质是磷脂酰胆碱和磷脂酰肌醇。

4. 最后用 20 倍容积的甲醇过柱，将神经鞘磷脂和溶血磷脂酰胆碱洗脱出来。

5. 所提取出来的磷脂酰乙醇胺和磷脂酰丝氨酸混合物可在氮气下吹干后溶于少量氯仿中又第二次过柱。先用 8 倍容积的氯仿：甲醇（80:20，V/V）混合剂过柱，此时磷脂酰乙醇胺被提取出来，随后加入 3 倍容积的甲醇提取出磷脂酰丝氨酸。其他相重叠的磷脂部分可用薄层色谱或者高效液相色谱方法再分离开来。

用硅酸制作的色谱柱方法是一种将复合磷脂分离为简单磷脂的有效过程，制作简便，而且一次能分

离较大量的脂质。不足之处是不能将几种主要类型的磷脂完全分离开来，需要用其他方法再继续分离。

二、二乙胺乙基（diethyl aminoethyl，DEAE）纤维素色谱法

二乙胺乙基纤维素色谱法是另一种可选择的分离复合磷脂的方法，通过离子交换特性和磷脂的极性差别而将不同的磷脂分离出来。可用15g二乙胺乙基纤维素装柱，将200～600μmol脂质标本溶于氯仿中过柱，流速大约为每分钟3ml。磷脂酰乙醇胺和磷脂酰胆碱可用氯仿∶甲醇混合剂提取出来；弱酸性磷脂，如磷脂酰丝氨酸可用冰乙酸提出；而强酸性或离子性脂质，如磷脂酸和磷脂酰肌醇则可用无机盐溶液或者氨溶液洗脱出来。表8-2-1列出具体的提取过程。

表8-2-1　二乙胺乙基纤维素色谱柱分离和洗脱不同类型的磷脂

洗脱溶剂	洗脱容量*	洗脱的脂质类型
氯仿	10	中性脂
氯仿∶甲醇（9∶1）	9	溶血磷脂酰胆碱，磷脂酰胆碱，神经鞘磷脂
氯仿∶甲醇（7∶3）	9	磷脂酰乙醇胺
氯仿∶甲醇（1∶1）	9	溶血磷脂酰乙醇胺
甲醇	10	无
氯仿∶冰乙酸（3∶1）	10	游离的脂肪酸
冰乙酸	10	磷脂酰丝氨酸
甲醇	10	无
氯仿－甲醇－氨－铵盐混合剂**	4	心磷脂，磷脂酸，磷脂酰甘油，磷脂酰肌醇

*：色谱床的容积倍数；**．含0.05mol/L乙酸铵的氯仿∶甲醇（4∶1）试剂中加入28%液态氨（20ml/l）。

该方法分离的脂质界限清楚，无交叉污染，亦可分离较大量的脂质，但操作过程比上一种方法复杂，仍需进一步用其他方法分离单个类型的磷脂。

第二节　薄层色谱方法

薄层色谱（thin-layer chromatography，TLC）是分离脂类最广泛使用的方法，也是脂质研究中一种非常重要的工具。其优点是技术简单，所需设备少，并且具有较高的敏感性和快速性，特别是对小剂量（10～200nmol）的脂质分析尤为合适。

一、薄层色谱板的制备

多种吸附剂可用于分离极性脂质的薄层色谱分析，但最常用的是硅胶（silica gel）。以每克吸附剂加2ml水的比例制备硅胶泥浆，然后均匀平铺在20cm×20cm或者其他大小的玻璃板上，厚度常为0.25mm。待吸附剂固定干燥后，放入烤箱中以100～120℃加热激活吸附剂。在制作过程中，常常加入一定量的硫酸钙作为结合物质以确保硅胶黏附于玻璃板上，这种类型的薄层色谱板称为硅胶G（Silica gel G）板，不含硫酸钙者则称为硅胶H（silica gelH）板。

由于制作薄层色谱板比较麻烦，不容易制成标化和均一的吸附剂板层，因而一般均使用商业化的薄层色谱板。商业上销售的薄层色谱板种类很多，从吸附剂的种类，厚度到玻璃板的大小均有许多选择余地。

二、单向性（one-dimensional）薄层色谱系统

单向性薄层色谱系统用于小范围的磷脂种类分离及快速的分离。

（一）薄层色谱的操作

选择合适的薄层色谱板，用微量注射器或者特制的微量点样器将脂质样本缓慢地点于距离色谱板下端 1.5~2cm 处，呈点状或者窄条状，冷风吹干样本后将色谱板放入含展层溶剂的有盖玻璃缸中展层，展层溶剂可达色谱板底部以上 0.6cm，盖严缸盖。溶剂以毛细现象带着各种脂质成分以不同的速率向色谱板的上方移动，脂质在色谱板上的移动顺序与硅胶柱相似。当色谱展层溶剂移动靠近色谱板顶部之下 1.5~2cm 处时，将板取出，记下展层溶剂在色谱板上展开前缘的位置，并在空气或氮气中吹干待显色。

（二）薄层色谱板及展层溶剂的选择

使用硅胶 G 色谱板来分离非酸性磷脂，展层溶剂用氯仿：甲醇：水（25:10:1，V/V）混合剂，可得到较好的分离效果（图 8-2-1A）。如样本中含有酸性磷脂，则选择硅胶 H 色谱板。目前有一种改进的硅胶 H 板，即制作硅胶泥浆时用 1mol/L 碳酸钠溶液打底，可使分离效果得到改进。常用氯仿：甲醇：冰乙酸：水（25:15:4:2，V/V）混合剂作为展层溶剂系统（图 8-2-1B）。磷脂在色谱板上的移动次序为心

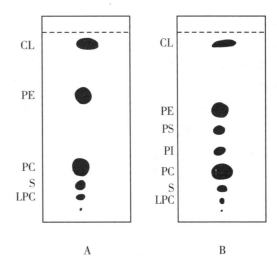

图 8-2-1 单向性薄层色谱对磷脂的分离
A. 展层溶剂为氯仿：甲醇：水（25:10:1，V/V），用 Silica gel G 板；B. 展层溶剂为氯仿：甲醇：冰乙酸：水（25:15:4:2），用 Silica gel H 板。缩写：CL（心磷脂），PE（磷脂酰乙醇胺），PC（磷脂酰胆碱），S（神经鞘磷脂），LPC（溶血磷脂酰胆碱），PS（磷脂酰丝氨酸），PI（磷脂酰肌醇）。

磷脂和磷脂酸、磷脂酰甘油和磷脂酰乙醇胺、磷脂酰丝氨酸、磷脂酰肌醇、磷脂酰胆碱、神经鞘磷脂以及溶血磷脂酰胆碱。如果样本中仅含少量磷脂，单向性薄层色谱系统可以有效地分离多种磷脂类型，否则磷脂酰丝氨酸可污染磷脂酰乙醇胺，磷脂酰肌醇可污染磷脂酰胆碱。

另外，有一种高效薄层色谱（high performance thin-layer chromatography，HPTLC）板具有较敏感的分离效果，可检测低达 1~10nmol 的少量脂质，常常用来检测磷脂的纯度。

三、二向性（two dimensional）薄层色谱系统

二向性薄层色谱系统能够有效地分离各种类型的磷脂，已经建立了许多种二向展层溶剂系统，最成功的系统是第一向用中性或者碱性溶剂，第二向用酸性溶剂。

常用的展层溶剂系统有：

氯仿：甲醇：水（65:25:4，V/V）；

正丁醇：冰乙酸：水（60:20:20，V/V）；

氯仿：甲醇：28% 液态氨（65:35:5，V/V）；

氯仿：丙酮：甲醇：冰乙酸：水（10:4:2:2:1，V/V）。

经过第一向分离后，将色谱板从反应玻璃缸中取出，需等待展层溶剂完全挥发干后才进行第二向的分离。图 8-2-2 显示典型的二向性薄层色谱分离图像。

应用到二向性薄层色谱板上的磷脂

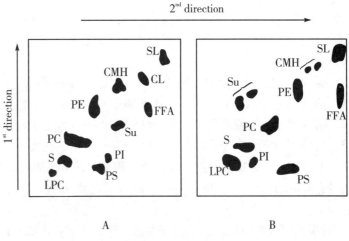

图 8-2-2 双向薄层色谱对磷脂的分离
采用 silica gel H 板。A. 第一向展层系统为氯仿：甲醇：水（65:25:4，V/V）；第二向展层系统为正丁醇：冰乙酸：水（60:20:20，V/V）。B. 第一向展层系统为氯仿：甲醇：28% 液态氨（65:35:5，V/V）；第二向展层系统为氯仿：丙酮：甲醇：冰乙酸：水（10:4:2:2:1，V/V）。缩写：CL（心磷脂），PE（磷脂酰乙醇胺），PC（磷脂酰胆碱），S（神经鞘磷脂），LPC（溶血磷脂酰胆碱），PS（磷脂酰丝氨酸），PI（磷脂酰肌醇），SL（simplelipid，简单脂质），CMH（ceramide monohexosides，单己糖神经酰胺），FFA（游离脂肪酸）。

量取决于色谱吸附剂的厚度，用0.5mm厚的色谱板可分离高达3μmol的脂质量。一般选用0.25mm的色谱板，分离效果较好，污染小。

二向性薄层色谱系统应用广泛，特别是分离复杂的磷脂以及酸性磷脂含量高的样本，取得很好的分离效果。但是，该技术的不利之处是脂质在薄层色谱板上的移动易受吸附剂特性和环境条件的影响，造成部分脂质的污染。两次系统分离不仅消耗大量的时间，而且容易造成某些磷脂结构的破坏。

四、薄层色谱板上磷脂类型的定位和鉴别

用单向或者二向性薄层色谱系统将磷脂分离开后，需选择适当的方法去定位和鉴别不同类型的磷脂。鉴别脂质的喷洒试剂可以是对某种类型的脂质或功能基团具有特异作用的化学物质，也可能是仅仅使脂质显现的非特异性试剂；可以是结构破坏性或者非破坏性化学物质。如果经过薄层色谱分离的磷脂还需要再作进一步的结构分析，除了选用非破坏性试剂外，尚需小心保护脂质成分。常用鉴别磷脂的试剂如下：

（一）Rhodamine 6 G 试剂

配置0.01%的Rhodamine 6 G试剂，均匀喷洒在薄层色谱板上，脂质显示红色，在紫外光下尤为显见。

（二）荧光试剂

含0.1%（W/V）2,7-二氯荧光素（2,7-dichlorofluorescin）的95%甲醇溶液是较常用的喷洒试剂，喷洒后使薄层色谱板在紫外线灯下显示黄色斑点。

（三）水

当大量的脂质在薄层色谱板上明显分离开来时，可用水喷洒在色谱板平面，使脂质在半透明的背景之下显示白色。

以上3种为非破坏性显色试剂，脂质从色谱板上回收后可以再作结构分析。

（四）固体碘

将薄层色谱板放入含固体碘的反应缸中，盖上缸盖，几分钟后碘的挥发使脂质变为褐色斑点。由于碘与多不饱和脂肪酸的双键起反应而破坏脂质结构，所以显色后不能作进一步的脂质结构分析，但可作脂质的磷含量测定。

（五）硫酸

配置50%的硫酸液，喷洒在色谱板上，然后在180℃加热，使脂质碳化呈现黑色。碳化过程完全破坏了脂质结构，但是显色非常明显，低达1nmol的脂质也可清楚地显示出来。

（六）特异性试剂

Zinzadze试剂常用于鉴别含磷的脂质。配制过程如下：

1. 溶液A　8g氧化钼溶于200ml 70%硫酸溶剂中，磁性搅拌煮沸后冷至室温。

2. 溶液B　0.4g粉状钼加入100ml溶液A中，混合1h，然后冷至室温。

3. 溶液C　将溶液A和溶液B混入200ml水中，过滤。

4. 溶液D　此为喷洒溶液，取1个容积的溶液C，加入2个容积的水和0.75个容积的冰乙酸，充分混合，使用前放置3~4d。用该溶液喷洒薄层色谱板后，10min内磷脂在白色的色谱板背景上显示蓝色斑点。

用薄层色谱分离磷脂后，不同种类的磷脂在色谱板上展开的速率可用Rf值表示：

$$Rf = \frac{原点到色谱点中心的距离（r）}{原点到板上展层液前缘的距离（R）}$$

经过显色确定薄层色谱板上磷脂的位置和种类后，如果要进行进一步的分析，需小心将含磷脂的硅胶刮除到试管中，加入一定量的甲醇溶剂溶解硅胶中的脂质，离心后取上清液，可用甲醇再提取，合并两次提取液，氮气下吹干后溶于氯仿：甲醇中低温保存待用。

第三节 高效液相色谱方法

高效液相色谱（high performance liquid chromatography，HPLC）方法是一种分离复杂磷脂的有效手段，特别是测定小剂量的脂质样本（1μmol 以下），具有很高的灵敏度，且易于分离提纯。一般选择紫外检测器，也有部分实验室使用蒸发性光散射（light-scattering，LS）检测器。

一、紫外检测器方法

目前采用的多种高效液相色谱方法的限制性在于不容易将所有的磷脂类型分离出来，部分磷脂也有交叉污染。我们改进的一种采用紫外检测器的高效液相色谱方法取得了满意的分离效果，主要的磷脂类型均被有效地分离开来，重复性好。不过，磷脂在紫外检测器中的吸收峰主要依据于磷脂分子上不饱和脂肪酸的双键数目，而相同类型的磷脂所含脂肪酸双键的数目不尽相同，因此不能通过紫外检测器检定的峰值大小来定量磷脂，只能收集高效液相色谱分离后的各个磷脂部分，再用其他方法进行定量。

（一）材料准备

1. 高压双泵型或者低压单泵混合器型高效液相色谱仪均可，用紫外光检测器，波长为205nm。

2. 采用 Zorbax Rx-SIL 色谱柱（25cm×4.6mm ID，5~6μm，Du Pont 公司产品），将色谱柱放在控温器中维持温度于34℃。

3. 流动相溶剂 全部用高效液相色谱级溶剂。A 液：己烷：异丙烷（3:2，V/V）混合溶剂；B 液：1000ml A 液中含 55.4ml 2.5mmol/L 硫酸铵溶液（pH，7.4）。

（二）分离梯度

分离起始时流动相溶剂的比例是48%A 液：52%B 液，开始分离后 B 液的比例逐渐上升到79%，时间为14min，然后维持79%的 B 液比例9min；将 B 液比例逐渐增加到100%，该过程为3min，然后维持100%的 B 液5min；4min 之内将 B 液比例逐渐降低到75%，维持该比例2min，然后3min 的时间降低到60%，并保持到分离结束。全过程分离时间为50min，流速为1.5ml/min（图8-2-3）。分离结束后，用起始分离时的溶剂比例平衡色谱柱15min，然后才进行下一次样本的过柱分离。

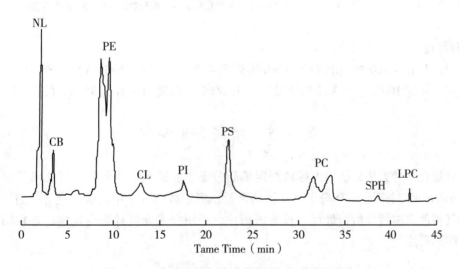

图 8-2-3 高效液相色谱对大鼠脑组织磷脂的分离

使用紫外检测器。缩写：NL（neutrol lipids，中性脂），CB（cerebroside，脑苷脂类），
PE（磷脂酰乙醇胺），CL（心磷脂），PI（磷脂酰肌醇），PS（磷脂酰丝氨酸），PC（磷脂
酰胆碱），SPH（神经鞘磷脂），LPC（溶血磷脂酰胆碱）。

（三）色谱柱的维护

一般测定30 次标本后需要清洗色谱柱，以保持有效的分离效果。具体过程是：先用甲醇：水（4:1，V/V）洗柱30min，每分钟流量为1.5ml，然后换成甲醇液洗柱30min，最后用 A 液洗柱60min。为了防止洗出来的污物对检测器的损害，洗柱之前需脱离开色谱柱和检测器的连接。标本分析前，先用 B 液饱和色谱柱，再用 A 液：B 液（52%:48%）平衡色谱柱，可得到稳定的分离效果。

二、蒸发性光散射检测器方法

光散射检测器是近年来发展起来的一种检测脂质的仪器，对非挥发性物质有较高的敏感性。其检测原理是：当色谱柱中的流动相溶液流经一个喷雾器时，液体小滴开始蒸发，不挥发的脂质形成质粒，所产生散射光的量由光散射检测器检测。这种方法的优点是直接测定出被分离开的各类磷脂的含量，但其稳定性和可复性尚待进一步改进。有几种流动相系统用于本方法中磷脂的分离，此处仅介绍其中的一种。

（一）材料

选用蒸发性光散射检测器与高效液相色谱仪相连结，色谱柱用 Li-Chrosorb 60（25cm × 4.6mm ID，10μm）。检测器蒸发温度为 60℃，喷雾器含有 2 个大气压的压缩空气。

流动相溶剂：

A 液为氯仿：甲醇：30% 氢氧化铵（80：19.5：0.5，V/V）混合溶剂。

B 液包括氯仿：甲醇：水：30% 氢氧化铵（60：34:5.5：0.5，V/V）等混合溶剂。

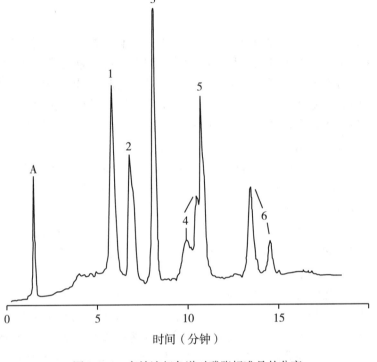

图 8-2-4　高效液相色谱对磷脂标准品的分离

使用光散射检测器。色谱峰表示 A，游离脂肪酸；1、磷脂酰甘油；2、磷脂酰乙醇胺；3、磷脂酰肌醇；4、磷脂酰丝氨酸；5、磷脂酰胆碱；6、神经鞘磷脂。

（二）分离梯度

分离开始时，A 液为 100%，分离后 8min A 液降到 45%；分离后 15min A 液降至 40%，并维持该比例 5min，然后逐渐上升到 100%。分离溶剂流量为 1.5ml/min，分离全过程为 35min（图 8-2-4）。

第四节　磷脂含量测定

确定磷脂含量有几种方法，如用内标法测定磷脂分子中脂肪酸的含量；经过乙酰化和皂化处理制备三乙酸甘油（triacetin）来测定磷脂分子中甘油的含量；测定磷脂分子中的磷含量等。前两种方法操作较复杂，需要用气相色谱进行分析，最后一种方法简单，采用分光光度计进行比色，是常用的磷脂测定方法。本文仅介绍测磷法。

一、原理

用强酸将磷脂分子中的磷消化下来成为无机磷，然后在酸性溶液中与钼酸铵起反应生成磷钼酸铵，磷钼酸铵为黄色物质，遇还原剂则变成蓝色，用比色法测定样品中磷含量。

二、试剂

1. 70% 过氯酸（perchloric acid）。

2. 1.25% 钼酸铵溶液（ammonium molybdate）。

3. 5% 抗坏血酸溶液（ascorbic acid），使用前新鲜配制。

4. 1μmol/L 磷酸二氢钾标准液。

三、操作过程

1. 所有测定试管需用硫酸浸泡 24h 以上，加入不同浓度的 1μmol/L 磷标准液，如 10μl，20μl，40μl……制作磷标准曲线。

2. 取一定量的磷脂标本（双管相同剂量，或者三管梯度剂量），氮气下吹干。

3. 于样品管和标准管中加入 0.3ml 70% 过氯酸，放入 180℃ 砂浴中消化 1h，反应管中可见其溶液颜色从黄色变为无色。消化过程在抽风柜中进行。

4. 待样本冷却后加入 1ml 去离子水，400μl 1.25% 钼酸铵和 400μl 5% 抗坏血酸，充分混匀后沸水中加热 5min。

5. 样本冷却后用分光光度计于 797nm 波长处比色，在标准曲线上计算出磷含量。

第三章　磷脂亚类的纯化和定量分析

磷脂含有三种亚类，即烃基酰基甘油磷脂（akyl-acyl-glycerophosphatide），烯烃基酰基甘油磷脂（alkenyl-acyl-glycerophosphatide）或称为缩醛磷脂（plasmalogens），和二酰基甘油磷脂（diacyl-glycerophosphatide）。前两类含醚的脂质常常不是组织中的主要磷脂类型，但在神经系统、心脏、和肌肉组织中存在着大量的缩醛磷脂，如脑组织总磷脂中约有 20% 是缩醛磷脂酰乙醇胺（plasmalogen-PE），人体心肌组织总磷脂中约有 16% 的缩醛磷脂酰胆碱（plasmalogen-PC）。已发现含醚的磷脂在机体中有着重要的功能，因而分离不同的磷脂亚类并进行定量分析也是磷脂研究方面的重要环节。

磷脂又是一种含有许多种不同分子种属的复杂的混合物。磷脂骨架上碳 1 和碳 2 位置连接的脂肪酸种类变化很大，因而同一类型的磷脂具有多种不同的分子种属。如果要对磷脂进行完全的结构分析，就必须将不同脂肪酸分子种属的磷脂分离出来。

第一节　缩醛磷脂的酸性水解

磷脂亚类分子所含的烃基链、烯烃基链和酰基链对酸性水解的敏感性不一致，其中烯烃基链容易被酸破坏而生成溶血磷脂，酸基和烃基链则不改变。利用这一原理，可以分离和定量缩醛磷脂。其方法是：

1. 先用薄层色谱或高效液相色谱分离出含有缩醛磷脂的磷脂类型，测定其总含量。

2. 利用缩醛磷脂最容易被酸破坏的特性，用盐酸熏蒸色谱板上含磷脂的部位；或加 5 滴盐酸在试管盖中，将含干燥磷脂的试管倒置于试管盖上 10min；亦可加入数滴盐酸在脂质溶液中，然后用理论性上相溶液或水去洗该种酸处理过的脂质溶液。其结果是缩醛磷脂被分解为溶血磷脂，而二酰基磷脂和烃基酰基磷脂不被破坏。

3. 将未破坏的磷脂和分解产生的溶血磷脂分离开来，测定未破坏的磷脂（即二酰基磷脂和烃基酰基磷脂）含量，再用该种磷脂的总量减去未破坏磷脂的含量，从而得到缩醛磷脂的含量。

该方法分离和定量缩醛磷脂具有快速、简便的特点，还可以测定缩醛磷脂分子中脂肪酸含量。但是，不能作缩醛的结构分析，并且不能分离烃基酰基磷脂和二酰基磷脂。

第二节　1,2,-diradylglycerol 衍生物的形成

直接分离 3 种磷脂亚类在目前来说是非常困难的，必须首先将其脱磷酸后再乙酰化为 1,2,-diradylglycerol 衍生物，然后才能把它们分离开来。

一、磷脂的酶性水解

1. 用 2μmol 含有亚类的磷脂，如脑组织中磷脂酰乙醇胺或心肌组织中的磷脂酰胆碱，氮气下吹干后加入 3ml 二乙醚（diethyl ether）溶解。二乙醚于使用前用去离子水洗 3 次。

2. 取 40μl 磷脂酶 C（48U），用 100mmol/L Tris-HCl（pH，7.4）液稀释至 1ml，然后加入到含磷脂的二乙醚中，盖紧试管盖，室温下磁力搅拌孵育 3~6h。

3. 停止孵育后加入 1ml 去离子水和 2ml 二乙醚，充分混匀，700×g 离心 10min，取上层有机相保留，再加入 5ml 二乙醚提取下相中残留的脂质，合并两次上相保存液。

4. 检验酶性水解效果　氮气下将提取物吹干浓缩，取少许样品作薄层色谱分析。选用硅胶 G 色谱板，展层溶剂为氯仿∶甲醇∶28% 液态氨（65∶25∶5，V/V），或者石油醚∶二乙醚∶冰乙酸（60∶40∶1，V/V）。如果酶性水解作用是成功的，第一种溶剂系统展层后色谱板上则见不到移动的磷脂；第二种溶剂系统展层后在点样处见不到在该系统中不能移动的磷脂。

二、1, 2, -diradylglycerol 的乙酰化

将样本在氮气下吹干，加入 0.1ml 吡啶（pyridine）和 0.5ml 乙酰酐（acetic anhydride），于 37℃ 水浴中孵育 3h 进行乙酰化反应。停止孵育后置于 40℃ 中氮气吹干，然后用己烷溶解待用。

第三节　分离磷脂亚类的薄层色谱和高效液相色谱方法

一、薄层色谱方法

选用硅胶 G 色谱板，用氯仿∶甲醇∶（1∶1，V/V）溶剂预先展层，然后置于 60℃ 烤箱中再激活 1h。点样于色谱板上后，用石油醚∶二乙醚∶冰乙酸（90∶10∶1，V/V）展层，终止后用冷空气吹干；用甲苯第二次展层。待色谱板吹干后显色，薄层色谱板上从上到下依次为 1-烯烃基-2-酰基-3-乙酰基甘油（1-alkenyl-2-acyl-3-acetylglycerol），1-烃基-2-酰基-3-乙酰基甘油（1-alkyl-2-acyl-3-acetylglycerol）和 1, 2-二酰基-3-乙酰基甘油（1, 2, -diacyl-3-acetylglycerol）。

二、高效液相色谱方法

选用紫外检测器，波长为 205nm，将色谱柱（30cm×3.9mm I D，μPorasil）维持于 36℃ 控温器中。流动相溶剂用环戊烷（cyclo-pentane）∶己烷∶甲基-t-丁醚（methyl-t-butyl ether）∶冰乙酸（73∶24∶3∶0.03，V/V），溶剂流量为 2ml/min，过柱时间 25min。

三、定量

从薄层色谱板上经非破坏性显色的部位刮下含乙酰化脂质的硅胶，用甲醇∶乙醇（1∶4，V/V）溶解，离心后取上清液保存；收集经高效液相色谱分离的各个磷脂亚类部分待用。按第四章所述方法测定其脂肪酸，缩醛和烃基链含量，然后再换算成磷脂 3 种亚类的含量。

第四节　放射性核素标记方法

前面所述定量磷脂亚类的方法比较复杂，而且是通过测定其分子中脂肪酸，缩醛和烃基链的含量间接换算成各种磷脂亚类的含量。如果含量太低，这种间接换算出来的定量值变异很大。我们创建了一种放射性核素标记方法来定量不同的磷脂亚类，得到满意的效果。其原理是在 diradylglycerol 乙酰化过程中，用 [³H] 乙酰酐进行标记，使各种磷脂亚类分子均含有核素标记物，从而达到直接定量磷脂亚类的目的。

一、磷脂的酶性水解

取 1μmol 磷脂进行反应，其余过程与本章第一节相同。

二、Diradylglycerol 乙酰化过程中 [³H] 乙酰酐的标记

进行乙酰化时，乙酰酐与 diradylglycerol 的比例约为 10∶1，下面的操作过程按照所用 1μmol 磷脂量来进行。

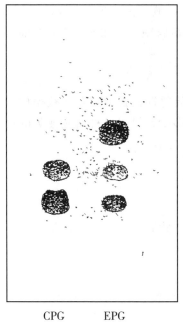

图 8-3-1 薄层色谱对豚鼠大脑磷脂亚类的分离

使用 silica gel G 板。第一次展层溶剂为石油醚：二乙醚：冰乙酸（90：10：1），第二次同方向展层剂为甲苯。缩写 CPG（磷脂酰胆碱），EPG（磷脂酰乙醇胺），alkenylacyl（1-烯烃基-2-酰基 3-乙酰基甘油），alkylacyl（1-烃基-2-酰基-3-乙酰基甘油），diacyl（1, 2-二酰基-3-乙酰基甘油）。

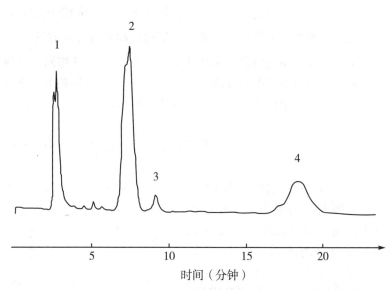

图 8-3-2 高效液相色谱对大鼠大脑磷脂酰乙醇胺亚类的分离

使用紫外检测器。色谱峰表示：1，注射峰；2, 1-烯烃基 2-酰基 3-乙酰基甘油；3, 1-烃基 2-酰基-3-乙酰基甘油；4, 1, 2-二酰基 3-乙酰基甘油。

（一）［³H］乙酰酐贮存液

［³H］乙酰酐［（CH₃CO）₂O，Amersham］，总放射量 25mCi，分子量 120g/mol，密度 1.08g/ml，总量 0.4296μl（4.547μmol），特异活性 5498μCi/μmol 或 53.9mCi/mg。用 42.53μl 无放射性（冷）乙酰酐苯溶液稀释［³H］-乙酰酐 100 倍，使乙酰酐总量达 454.7μmol，此时特异活性为 54.98μCi/μmol，总容量为 42.94μl，含混合乙酰酐 10.6μmol/μl。加入 1335μl 苯液使乙酰酐含量为 0.33μmol/μl，特异活性为 1.71μCi/μmol。以上操作在 0 ~ 4℃ 低温中进行。

（二）0.68mol/L4-(二甲基 – 氨基) 吡啶［4-(dimethyl-amino) pyridine］-吡啶液

取一定量的 4-(二甲基 – 氨基) 吡啶溶于吡啶溶剂中。

（三）放射性核素标记乙酰化过程

将 1μmol 酶性水解后的磷脂衍生物在氮气下吹干浓缩至试管底部，加入 30μl 苯溶解，再加入 30μd［³H］-乙酰酐贮存液（约 10μmol）和 60μl 0.68mol/L 4-(甲基 – 氨基) 吡啶 – 吡啶液，盖紧试管盖，混匀后放入 37℃ 水浴中孵育 3h。

（四）放射性核素标记物的提取

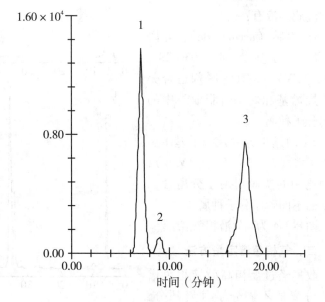

图 8-3-3 高效液相色谱对［³H］-乙酰酐标记的大鼠大脑磷脂酰乙醇胺亚类的分离

使用放射性核素检测器。色谱峰表示：1, 1-烯烃基 2-酰基 3-乙酰基甘油；2, 1-烃基 2-酰基 3-乙酰基甘油；3, 1, 2, -二酰基 3-乙酰基甘油。

停止孵育后，依次向反应试管中加入 3.6ml 甲醇，0.2ml 100mmol/L Tris 液（pH，8.5）以及 2.4ml 石油醚。充分混匀后离心（700×g）10min，取上相（石油醚）转移到另一试管中，再加入 2.4ml 石油醚抽提剩余部分，合并两次上相溶液，氮气下吹干后浓缩于己烷中保存。

三、放射性核素标记磷脂亚类的高效液相色谱分离方法

各种高效液相色谱分离条件基本上与本章第三节相同。特殊的是采用放射性核素检测器而获得放射性核素标记的磷脂亚类的分离图像（图 8-3-3）。根据放射性核素参入量的多少计算出三种磷脂亚类的百分比，然后分别乘以该种磷脂的总量便精确地直接得出各种磷脂亚类的绝对含量。

第五节　不同磷脂分子种属的分离

一般用反相色谱性高效液相色谱方法将不同分子种属的磷脂分离开来，然后用气相色谱定量。对于含有几种亚类的磷脂，需要先将所含亚类分离出来后才用反相色谱柱分别分离不同的磷脂种属。另一种方式是用质谱仪结合反相高效液相色谱来进行分离和定量，这种方法可以直接定量不同的磷脂种属，但由于仪器设备的限制，目前还难以普及。本文只介绍反相高效液相色谱方法。

一、高效液相色谱分离方法

选用 Zorbax ODS 反相色谱柱（5μm，C_{18}，25cm × 4.6mm ID）置于控温器中维持 35℃，紫外检测器波长为 205nm，溶剂流速 0.5ml/min，全过程 130min。

洗脱溶液有：

1. 丙腈（acetonitrile）：异丙烷：甲基-t-丁基醚：水（63：28：7：2，V/V），该种洗脱剂适合分离含烃烯基和烃基磷脂亚类中的不同分子种属。

2. 丙腈：异丙烷：甲基-t-丁基醚：水（72：18：8：2，V/V），该种比例的洗脱剂用于分离含二酰基的不同磷脂分子种属。

图 8-3-4 为高效液相色谱结果。

二、气相色谱定量方法

收集经过反相高效液相色谱方法分离的不同分子种属部分，用第四章所述方法分别测定其分子所含的脂肪酸，缩醛或者烃基链组成（表 8-3-1）。

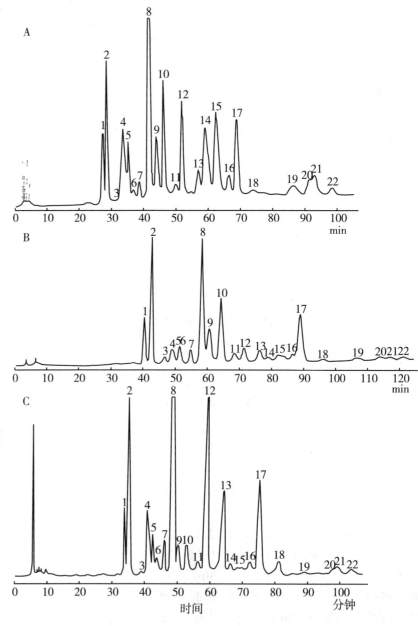

图 8-3-4　高效液相色谱对豚鼠大脑磷脂酰胆碱不同分子种属的分离

A，缩醛磷脂；B，烃基酰基磷脂；C，二酰基磷脂。色谱峰的数目与表 8-3-1 相同。

表8-3-1 豚鼠大脑磷脂酰胆碱不同分子种属的分布

色谱峰数目*	分子种属	缩醛	烃基酰基磷脂	二酰基磷脂
1	18:1-22:6 (n-3)	2.7±0.4	3.0±0.2	1.7±0.2
2	16:0-22:6 (n-3)	4.7±0.3	8.8±0.6	5.5±0.4
3	18:1-22:5 (n-3)	0.1±0.7	0.3±0.1	0.1±0.1
4	18:1-20:4 (n-6)	4.7±0.4	1.1±0.1	2.9±0.3
	16:0-22:5 (n-3)	0.3±0.1	0.7±0.1	0.1±0.1
5	16:0-20:4 (n-6)	2.8±0.1	1.6±0.2	1.1±0.2
6	18:1-22:5 (n-6)	0.5±0.1	0.6±0.1	0.4±0.1
7	16:0-22:5 (n-6)	0.9±0.1	1.4±0.1	0.8±0.1
8	18:0-22:6 (n-3)	8.7±1.1	10.2±0.6	25.5±0.5
	18:1-20:3 (n-6)	0.3±0.2	0.3±0.1	0.3±0.1
	18:1-18:2 (n-6)		0.3±0.1	
9	18:1-22:4 (n-6)	4.0±0.9	5.1±0.3	1.3±0.1
	16:0-20:3 (n-6)	0.3±0.1	0.3±0.1	0.2±0.1
	16:0-18:2 (n-6)		0.5±0.2	
10	16:0-22:4 (n-6)	7.3±0.6	10.1±0.7	1.2±0.2
	18:1-20:3 (n-9)	0.6±0.3	0.4±0.1	0.6±0.1
11	18:0-22:5 (n-3)	0.3±0.1	0.8±0.2	0.3±0.1
	16:0-20:3 (n-9)	0.4±0.1	0.6±0.1	0.2±0.1
12	18:0-20:4 (n-6)	4.8±0.2	2.2±0.3	15.8±0.5
13	18:0-22:5 (n-6)	0.8±0.1	1.3±0.1	3.0±0.3
14	18:1-18:1	21.8±0.2	5.5±0.2	10.1±0.8
15	16:0-18:1	12.9±1.1	6.8±0.2 ⎫	5.0±0.9
	16:0-16:0	1.9±0.3	3.6±0.2 ⎭	
	18:1-χ		1.6±0.1	0.3±0.1
	18:0-18:2 (n-6)		0.4±0.1	
16	18:0-20:3 (n-6)	0.3±0.1	0.3±0.1	0.9±0.2
	16:0-χ	1.5±0.3	1.7±0.1	0.3±0.1
17	18:0-22:4 (n-6)	4.7±0.2	10.3±0.6	8.6±0.9
18	18:0-20:3 (n-9)	0.6±0.2	0.3±0.1	1.6±0.2
19	18:1-20:1	3.4±0.2	5.7±0.2	2.2±0.1
20	16:0-20:1	3.0±0.6	8.6±0.3	0.6±0.1
21	18:0-18:1	3.7±0.6	4.5±0.2	8.5±0.5
22	18:0-χ	0.7±0.4	1.0±0.1	0.8±0.2
回收率		98.3±2.1	94.5±3.6	97.6±6.7

*色谱峰数目与图8-3-4相同。

第四章 气相色谱方法测定磷脂脂肪酸 组成、缩醛和烃基链含量

磷脂脂肪酸组成是磷脂研究中一个重要环节，饱和脂肪酸与非饱和脂肪酸的一定比例是维持细胞膜的稳定性和正常通透性的基本条件之一。缩醛磷脂除了含脂肪酸（碳2位置）外，在其碳1位置上含缩醛；而烃基酰基磷脂则在碳1位置上含有烃基链。

第一节 脂肪酸甲酯的测定

目前多采用气相色谱方法测定磷脂脂肪酸组成，分离效果好，可复性极强。过去曾用过高效液相色谱方法，但操作复杂，且分离效果不佳，故此处不再赘述。

进行脂肪酸的气相色谱分析时，首先要将磷脂分子上的脂肪酸转化为脂肪酸甲酯（fatty acid methyl）。用三氟化硼甲醇溶液（borontrifluoride methanol），重氮甲醇液（diazomethane），硫酸甲醇液，盐酸甲醇液，甲氧化钠甲醇液（metholic sodium methoxide）和氢氧化铵甲醇液等酸性或者碱性溶液可使磷脂发生甲基化水解，释放出游离脂肪酸，然后转化为脂肪酸甲酯。我们用三氟化硼甲醇溶液进行磷脂脂肪酸的酸性水解和酯化，得到较满意的效果。

一、甲基化过程

1. 取一定量磷脂（1μmol以下），加入25μl含0.05% BHT的氯仿∶甲醇（2∶1，V/V）液以防止不饱和脂肪酸的氧化，并加入25μl含0.04% methyl heptadecanoate（17∶0）作为内标。

2. 氮气下吹干标本后，继续在氮气灌注下缓慢加入1ml 14%三氟化硼甲醇液，盖紧试管盖以防止漏气。90℃加热30min。处理神经鞘磷脂标本时需加热6h。

3. 室温冷却后加入4ml戊烷和1ml水，混匀后离心10min（700×g），取上清液吹干后加入己烷浓缩待用。

二、气相色谱分析

气相色谱仪连接Cyanosiloxane 60作为静相的硅胶毛细管色谱柱（30mm×0.25mm ID，0.18μm）和火焰电离检测器。氢气为运载气体，检测仪温度为300℃，色谱柱温度由130℃逐渐上升到190℃。首先注入脂肪酸甲酯标准品以明确各个脂肪酸类型的峰值滞留时间，再将0.2~0.6μl溶于己烷中的脂肪酸甲酯标本注射入色谱柱中，整个过柱时间为45min。根据色谱峰值面积计算出各类脂肪酸的百分比，或者按内标（17∶0）换算出脂肪酸的实际含量。

第二节 二甲基缩醛的测定

缩醛磷脂经过三氟化硼甲醇液水解后，除了生成脂肪酸甲酯外，其碳1位置上的缩醛还形成二甲基缩醛。这样，用气相色谱可以将这些物质检测出来。在提取过程中，二甲基缩醛（dimethylacetals，DMA）容易转化为醛而影响正常色谱分析。

整个水解甲基化过程基本上相似于脂肪酸甲酯的处理步骤。只是提取过程控制在低温环境中（0~4℃）进行。另外，酸性水解和甲基化后，加入4ml戊烷和1ml 5mol/L氢氧化钠，充分混匀后低温离心分层。可按照色谱峰值面积大小来分别计算脂肪酸和缩醛的百分比组成，亦可用内标来确定其含量。不过，由于火焰电离检测器对缩醛的反应较低，需要用已知量的软脂醛（palmitaldehyde）来确定补偿校正系数，而换算出缩醛的正确含量（图8-4-1）。

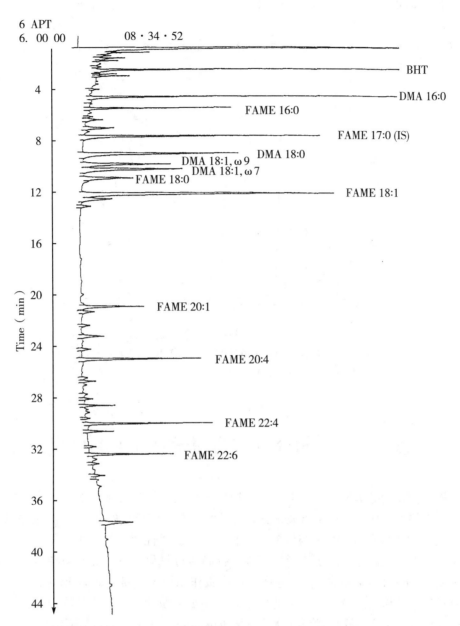

图 8-4-1 气相色谱对大鼠大脑缩醛磷脂酰乙醇胺所含脂肪酸和缩醛的分离

FAME，脂肪酸甲酯；DMA，二甲基缩醛；BHT，抗氧化剂；IS（internal stand），内标

注：冒号前的数字表示脂肪酸链的长度；冒号后的数字表示双键的数目。

第三节　烃基链的测定

1. 将经过高效液相色谱或薄层色谱分离出来的烃基酰基乙酰基甘油在氮气下吹干，再用 1ml 90% 甲醇液配制的 0.5mol/L 氢氧化钠溶液于 38℃ 水解 90min，然后用戊烷将生成的 1-烃基甘油（1-O-alkylglycerols）和脂肪酸甲酯提取出来。

2. 将提取物在氮气下吹干浓缩后用薄层色谱板 G 展层，展层溶液系统为石油醚：二乙醚：冰乙酸（30：70：1，V/V）。薄层色谱分离后可用水显色，刮除色谱板上含 1-烃基甘油的部分，用甲醇：乙醇（1：4，V/V）溶剂将其提取出来，氮气下吹干浓缩。

3. 加入 1ml 吡啶溶解 1-烃基甘油，然后加入 0.2ml hexamethyldisilazane 和 0.1ml trimethyl chlorosilane，混匀混合物 30s，静置 5min 后加入 5ml 己烷和 5ml 水，充分剧烈震荡混匀，离心（700×g）10min。取含

有反应后生成的 bistrimethylsilyl 衍生物的上相液体保存，用 2ml 己烷再洗水相两次，合并己烷提取液，氮气下吹干浓缩待用。

4. 用气相色谱（5% SE-30 色谱柱，230℃）分离甘油醚性 bistrimethylsilyl 衍生物（图 8-4-2）。

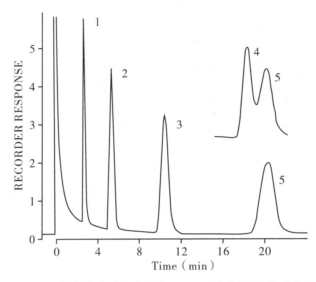

图 8-4-2　气相色谱对甘油醚性 bistrimethylsilyl 衍生物的分离
烃基链：1. 12∶0；2. 14∶0；3. 16∶0；4. 18∶1；5. 18∶0。

第五章　磷脂分析在药理学研究中的应用

　　磷脂作为膜性结构和功能单位，其正常含量和构成对稳定机体各种细胞的代谢和功能具有重要的意义。各类磷脂还有其特殊的作用。如磷脂酰丝氨酸刺激大脑皮质儿茶酚胺的产生、增强突触体对 Na-依赖性 γ-氨基丁酸的再摄取。多磷酸肌醇参与膜的信号传导过程。醚性磷脂具有肿瘤细胞毒作用。缩醛磷脂还是一种膜性抗氧化剂，能清除自由基和活性氧以及抗脂质过氧化。一种烃基磷脂类型 – 烃基乙酰基磷酸胆碱（alkylacetylglycerophosphocholine），也称为血小板作用因子（platelet-activating factor，PAF）是一种具有广泛生物活性介导作用的磷脂，突出的作用是血小板的激活、抗炎症和降压功能。磷脂分子中所含的多不饱和脂肪酸（20∶4）是前列腺素、血栓素、leukotrienes 和 lipoxins 的前体。

　　磷脂的改变将会引起一系列的病理过程，如已发现 Alzheimer 病患者脑组织中磷脂酰胆碱和磷脂酰乙醇胺含量明显减少，表明脑细胞膜磷脂代谢的异常是 Alzheimer 病时淀粉样蛋白沉积和神经元功能失调的原因之一。Niemann-Pick 病是一种遗传性溶酶体贮存紊乱性疾病，膜结合性神经鞘磷脂酶先天性缺乏而造成大量的神经鞘磷脂在体内堆积。利用溶栓、冠状动脉旁路移植术、或经皮冠脉扩张术等手段对缺血心肌的再灌注是治疗缺血性心脏病的重要方法，但易于引起膜脂质过氧化和磷脂降解而导致心肌的再灌注损伤。老年化人口中，体内缩醛磷脂酰乙醇胺、磷脂酰丝氨酸、神经鞘磷脂以及磷脂分子中多不饱和脂肪酸含量降低。

　　磷脂本身的代谢又受到药物、激素、递质、受体、电解质等多种因素的影响。一个突出的例子是磷脂在药物、激素、受体相互关系中的作用。已发现 L-isoproterenol（一种拟交感神经剂）可刺激磷脂酰乙醇胺的甲基化、甲基化磷脂的转移和激活腺苷酸环化酶，而 β-受体拮抗剂（propanolol）则抑制这些反应。已经提出用磷脂甲基化和 β-肾上腺能受体偶合机制来解释这一现象：当儿茶酚胺与 β-肾上腺能受体结合时，刺激磷脂甲基化酶的活性而使磷脂酰乙醇胺变成磷脂酰胆碱；在磷脂甲基化的过程中，它们的来回换位增加了细胞膜的流体性，这种情况使 β-受体的移动性增强，有利于 β-受体与细胞膜胞浆面的腺苷酸环化酶相结合。

磷脂有潜在性的治疗作用。磷脂酰胆碱和磷脂酰丝氨酸容易形成脂质体，是某些药物（如维生素，前列腺素）的运载工具。有人用二软酯酰磷脂酰胆碱加上磷脂酸制备干粉治疗婴儿呼吸困难综合征，取得较好效果。对 Alzhiemer 病患者补充磷脂酰胆碱收到一定的疗效，促进了患者的识别功能。给予磷脂酰胆碱也促进老年人的记忆功能。外源性的磷脂酰丝氨酸刺激多巴胺和乙酰胆碱的释放，增强老年人的记忆功能，对多种痴呆类型有明显的改善作用。用药物抑制脂酶的活性来防止膜磷脂的降解，同时用自由基清除剂和抗氧化剂来减轻膜的脂质过氧化，这样可防止缺血性心肌的再灌注损伤。

为此，调整生物膜上磷脂的正常构成以维持机体内环境的稳定性、促进磷脂的代谢以平衡相关因素是药理学研究中的重要方面。同时，选择合适的磷脂分析对阐明某些药物的作用机制具有不可低估的价值和意义。

（官志忠）

参 考 文 献

1. Caboni MF，Menotta S and Lercker G．High-performance liquid chromatography separation and light-scattering detection of phospholipids from cooked beef．J Chromatography A，1994，683：59－65

2. Eder K，Reichlamayr-Lais AM and Kirchgessner M．Studies on the methanolysis of small amounts of purified phospholipids for gas chromatographic analysis of fatty acid methyl ester．J Chromatography，1992，607：55－67

3. Guan ZZ，Soderberg M，Sindelar P，et al．Content and fatty acid composition of cardiolipin in the brain of patients with Alzheimer's disease．Neurochem Int，1994，25：295－300

4. Hutchins PM，Barkley RM，Murphy RC．Separation of cellular nonpolar neutral lipids by normal-phase chromatography and analysis by electrospray ionization massspectrometry．J Lipid Res，2008，49：804－813

5. Ivanova PT，Milne SB，Myers DS，et al．Lipidomics：a mass spectrometry based systems level analysis of cellular lipids．Curr Opin Chem Biol，2009，13：526－531

6. Kim Y，Shanta SR，Zhou LH，et al．Mass spectrometry based cellularpho sphoinositides profiling and phospholipid analysis：a brief review．Exp Mol Med，2010，42：1－11

7. Kock JD．The European analytical subgroup of ILPS：working together towards standardization of lecithin and phospholipid analysis．In：Cevc G and Paltauf F/ed．Phospholipids：characterization，metabolism，and novel biological applications．USA：AOCS Press，1995，22－28

8. Kuypers FA，Butikofer P and Shackleton CHL．Application of liquid chromatography-thermospray mass spectrometry in the analysis of glycerophospholipid molecular spices．J Chromatography，1991，562：191－206

9. Martin V，Fabelo N，Santpere G，et al．Lipid alterations in lipid rafts from Alzheimer's disease human brain cortex．J Alzheimers Dis，2010，19：489－502

10. Murphy EJ，Stephens R，Jurkowitz-Alexander M，et al．Acidic hydrolysis of plasmalogens followed by highperformance liquid chromatography．Lipids，1993，28：565－568

11. Ramesha CS．Sensitive method for the analysis of phospholipid subclasses and molecular species as 1-anthroyl derivatives of their diglycerides．J Chromatography，1989，491：37－48

12. Romanowicz L，Jaworski S，Galewska Z，et al．Separation and Determination of Fatty Acids from Lipid Fractions by High-Performance Liquid Chromatography：Cholesterol Esters of Umbilical Cord Arteries．Toxicol Mech Methods，2008，18：509－513

13. Ryan SD，Whitehead SN，Swayne LA，et al．Amyloid-beta42 signals tauhyperphosphorylation and compromises neuronal viability by disrupting alkylacylglycerophosphocholine metabolism．Proc Natl Acad Sci USA，2009，106：20936－20941

14. Sugiura T，Fukuda T and Miyamoto T，et al．Distribution of alkyl and alkenyl ether-linked phospholipids and platelet-activating factor-like lipid in various species of invertebrates．Biochimica et Biophysica Acta，1992，1126：298－308

15. Szachowicz-Petelska B，Dobrzyńska I，Skrzydlewska E，et al．Changes in Phospholipid Composition Studied by HPLC and Electric Properties of Liver Cell Membrane of Ethanol-Poisoned Rats．Toxicol Mech Methods，2008，18：525－530

第九篇 一氧化氮、一氧化碳及其合成酶的研究方法与技术

第一章 一氧化氮及其合成酶的研究方法与技术

第一节 概 述

20 世纪 80 年代初，人们在研究亚硝胺致癌作用中首先注意到一氧化氮（nitric oxide，NO）的生物作用，并发现 NO 是巨噬细胞发挥功能（吞噬病原微生物和肿瘤细胞）关键介质。1980 年证实乙酰胆碱等引起血管舒张依赖于内皮细胞的存在，1987 年证实内皮细胞依赖性舒张因子是 NO。1988 年 Garthwaite 发现小脑片或非肾上腺能、非胆碱能神经元受刺激后可释放一种使 3′,5′环 – 磷酸鸟苷（3′,5′ cyclic-guanosine monophosphate，cGMP）升高和血管平滑肌舒张的不稳定介质，左旋精氨酸（L-arginine，L-Arg）类似物可完全阻断该介质的形成。

近年来研究表明，NO 在神经、免疫、心血管等多个系统中具有广泛而复杂生理与病理作用。NO 是不稳定的自由弥散性自由基，与传统的生物信息分子不同，主要通过大量的化学反应而发挥其生物学作用，广泛影响信息转导过程、能量代谢和 DNA 合成。在中枢神经系统中，NO 作为一种新型的不典型递质和理想的时空信使，可偶联神经活动与脑血流量，导向轴突生长，促进递质释放，并参与突触可塑性，尤其是长时程增强和长时程抑制、学习与记忆、感觉错位和痛觉过敏及阿片成瘾。NO 还调节神经免疫，介导兴奋性氨基酸毒性，参与神经发育、再生、损伤与修复。在外周神经系统中，NO 主要作为硝基能神经的信息传递物质，参与各系统与组织的神经调节。

第二节 基 本 原 理

一、NO 合成与代谢

NO 由 L-Arg 的胍基氮与分子氧经 NO 合酶（NO synthase，NOS）催化而成。该催化过程涉及两个连续的单氧反应，首先利用 1mol 还原型尼克酰胺脱氢酶（nicotinamide adenine dinucleotide phosphate reduced form，NADPH）提供的 2 个电子使 L-Arg 羟基化而生成中间产物 Nω 羟基-L-Arg，然后利用 0.5mol NADPH 提供的 1 个电子使 Nω 羟基-L-Arg 进一步氧化产生 NO 和左旋 – 瓜氨酸（L-citrulline，L-Cit），全过程消耗 1.5mol NADPH 和 2mol O_2。这一过程与细胞色素 P450 催化的许多 N-羟化反应并无不同。

NO 的主要化学特性是与特定分子（尤其自由基）发生电子转运反应或加合反应。NO 极不溶于水，常温常压下的水溶液浓度为 ≤3mmol/L，易于以气相存在，因而在生物体系中具有高度弥散性能。NO 及其加合物可与许多含有金属（Fe、Cu、Co、Mn 等）和巯基等靶分子结合而发挥其生物功能。NO 的主要代谢产物是亚硝酸盐。

二、NOS 的分型、特征与分布

目前至少已发现 3 型 NOS，内皮细胞（endothelial constitutive NOS，ecNOS、Ⅲ型）和神经细胞（neuronal constitutive NOS，ncNOS，Ⅰ型）来源的 NOS 为原生酶，其活性依赖于 Ca^{2+} 和钙调素（calmodulin，CaM），作用迅速而短暂（数秒～数分）；巨噬细胞（inducible NOS，iNOS、Ⅱ型）来源的 NOS 为诱生酶，其活性取决于基因转录而不依赖 Ca^{2+}，作用缓慢而持久（数小时～数天）。近来研究发现，各型 NOS 并

不仅限上述细胞。ncNOS 还分布于星形胶质细胞、胰岛细胞、骨骼肌、表皮细胞、血管内皮细胞、肾上腺髓质中的节细胞；ecNOS 也见于海马、小脑、嗅球、尾壳核和视上核的部分神经元及肾结节表皮细胞。iNOS 还广泛分布于血管内皮细胞、小胶质细胞、星形胶质细胞、平滑肌细胞、肝细胞、中性粒细胞、T 淋巴细胞、视网膜上皮细胞、角化细胞、肿瘤细胞等等。

三、NOS 的纯化、分子克隆及功能意义

ncNOS 可直接从动物组织中纯化，也可从适量的转染细胞系中纯化；ecNOS 可从培养的血管内皮细胞或人体胎盘组织中纯化，ecNOS 的表达体系虽有报道，但表达量并不比培养内皮细胞中的多；iNOS 可从培养巨噬细胞和血管平滑肌细胞中纯化，尚未见到 iNOS 表达体系的文献报道。

多种动物和人类的 3 型 NOS 均已分子克隆。各型 NOS 在种属间均存在高度保守性（80%～94%），但 3 型 NOS 相互之间有 50%～60% 氨基酸序列相同，这种高度同源性的区域与其辅基结合位点有关，3 型 NOS 均含有 NADPH、黄素腺嘌呤二核苷酸和单核苷酸（FAD/FMN）、CaM、血红素（heme）等结合位点，均与细胞色素 P450 还原酶（cytochrome P450 Reductase，CPR450）的序列同源。NOS 的 C 端有 30%～40% 氨基酸与 CPR450 相同，有近 60% 与 CPR450 同源；CPR450 与 NOS 均具有 NADPH、FMN 和 FAD 结合位点（C 端），而且位点的位置近乎相同，因此 NOS 与 CPR450 的催化功能极为相似。但 CPR450 缺乏 NOS 所具有的 CaM、heme、L-Arg、四氢生物蝶呤（tetrahydrobiopterin，BH4）及磷酸化结合位点（N 端），说明二者功能的侧重点有所不同。CaM 位点接近 NOS 的中央，其作用是将 NOS 的氧化活性区域（N 端）和还原活性区域（C 端）联接在一起（纽带区）。已阐明 NOS 催化反应的电子转运模式：当 CaM 结合 4 个 Ca^{2+} 时，CaM 可结合在纽带区上，使还原活性区 FMN 的电子转运到氧化活性区的 heme 上并激活 O_2，活化的 O_2 与 L-Arg 反应生成 NO 和 L-Cit；在无 L-Arg 时，活化的 O_2 则和 heme 解离生存 O_2^-（超氧自由基）；当 CaM 未结合 Ca^{2+} 时，还原活性区的电子不能转至氧化活性区，NOS 则无活性，此时还原活性区的电子流缓慢转运至其他电子受体如细胞色素 C（表现为 CPR450 活性）或硝基蓝四唑啉（nitro blue tetrazolium，NBT）等染料（表现为 NADPH-黄递酶活性）。该模式既能解释 ncNOS 和 ecNOS 依赖于 Ca^{2+}，又能解释 iNOS 对 Ca^{2+} 变化不敏感，因为 iNOS 与 CaM 紧密结合而不分离，故两区总是偶联在一起而使 iNOS 总是处于活性状态，iNOS 一旦形成则会持久性产生大量的 NO。

NOS 中 heme 的存在可作为 CO 及 NO 的靶目标，而受 CO 和 NO 的调节。BH4 是否参与 NOS 的氧化过程尚未定论。

四、方法分类

NO/NOS 的研究方法大致可分为生化测定技术、形态学方法和药理学干预。生化测定可分为直接和间接两大类。NO 在生物体内的生理含量甚微（10～50nmol/L），且极不稳定（生物半衰期 <5s），故其测定较为困难。样品中加入酸性或还原性物质（可使各种 NO 产物释放出 NO）或过氧化物歧化酶（防止 NO 被代谢）均可提高 NO 测定的灵敏度，但特异性受到一定影响。目前直接探测 NO 的基本原理和方法主要有：①用硝基类化合物或还原型血红蛋白（hemoglobin，Hb）"陷住"（trapped）NO 形成稳定的加合物（adduct），用电子顺磁共振、质谱分析等技术检测，灵敏度可达 10^{-9}mol/L；②NO 使还原型 Hb 氧化成正铁 Hb，用分光光度仪检测，灵敏度达 10^{-9}mol/L；③NO 与臭氧反应产生光，用光电倍增管检测，灵敏度约为 $2\times(10～11)$ mol/L；④最近的微电极分析可探测到 10～20mol/L。利用 NO/NOS 的作用和代谢底物或产物，可间接观测 NO 变化，如 3H-L-Arg 转化、Griess 反应、生物分析、cGMP 测定等等；虽然特异性和敏感性受影响，但不需要特殊设备和条件、操作较为方便、易在一般实验室开展。

第三节 生化测定技术

一、NO 溶液制备和标准曲线校正

NO 测定的各种方法，均需要 NO 溶液的标准浓度曲线进行校正。NO 主要来源于厂家的商用气体，一些公司已生产出装有纯的或不同浓度 NO 的小气罐，使用十分方便。工厂生产 NO 通常是用铂金丝 500℃

条件下使氨氧化，也可用电子弓形管（electric arc）通过空气产生。此外，使亚硝酸钠酸化或用亚硝酸盐还原酶（1～2μg）使亚硝酸钠还原，也能制备出 NO 气体，但没有"真" NO 气体可靠。

制备 NO 饱和溶液的关键是防止 NO 被 O_2 快速氧化。充分排氧的液体总会含有痕量 O_2（约 0.0004ppm），但通常对标准溶液的影响不明显。取冰冷双蒸水，装入玻璃性气罐中，用氩气充分排氧 30～60min，然后用纯 NO（>99%）充灌 30min，可制成饱和 NO 溶液（≈3mmol/L）。在装样之前，将氮气注入玻璃气罐中以排除 O_2，则制备的 NO 饱和液可稳定数天。NO 溶液的梯度稀释可用充分排氧的蒸馏水进行。

二、特异与敏感的相对性

NO 易被快速氧化，故取样一定要快速和尽量避免 O_2 污染。

酸化和还原可使所有 NO 产物如硝基类化合物（nitroso compounds）、亚硝酸盐及亚硝胺等释放出 NO，因此酸化和还原可使 NO 测定的灵敏度增加，但又影响 NO 测定的特异性，而且不能反映取样时的 NO 变化。

三、NO 直接测定法

（一）电化学方法

目前至少已有两种电流方法（amperometric），可直接检测组织及单个细胞中 NO 变化，非常敏感，尤其适用于在体连续观测。已证明正常脑组织内 NO 浓度 $\leqslant 10^{-8}$mol/L。

Shibuki（1990）采用微电极方法直接测定小脑中的 NO 释放。采用改进的微型 O_2 电极，尖端直径为 150～250μm，用精细的 chloroprene 橡胶密封微电极尖端，以便只容许小分子量的气体通过。用 teflon 包被的铂金丝穿入一装满 NaCl 30mmol/L 和 HCL 0.3mmol/L（pH 3.5）的精细吸管里，尽可能靠近尖端的密封膜，用作正极，以 200μm 的银丝作为负极。正极维持 0.9V 电压，当负极接地时则无电流产生。NO 在正电极表面氧化可产生电流，离体 NO 浓度为 1～3μmol/L 时电流与 NO 间呈线性关系。Shibuki 报道该方法可探测到大鼠小脑中电刺激白质引起的 NO 变化，灵敏度可达 nmol 水平，且反应快速（以秒计）。但该方法未能得到更多实验的证实和发展。

Malinski 等（1992）创建了另一种更为敏感的电化学方法。其原理是利用金属卟啉（metalloporphyrins）可催化 NO 氧化反应（NO * -e-→NO +）从而产生电流。选用方便而强韧的碳纤维作为微电极，包被一层薄薄的聚合卟啉，并用带负电荷而不容许负离子通过的材料 nafion 包被微电极以减少 NO_2^- 的影响；在电位控制在 0.63V 时产生的电流变化即为 NO 含量变化。探测阈值（灵敏度）达 10^{-20}mol/L，NO 高达 300μmol/L 时电流变化仍呈线性反应，反应极为迅速（10ms 内）。该方法非常敏感和特异，已较广泛用于培养的内皮细胞和平滑肌细胞、脑组织缺血再灌流损伤及人体的直接检测。最近 Vallance 等将微电极插入健康志愿者的手静脉，观察到正常时无基础 NO 释放（与功能学研究一致），静脉注射缓激肽 80nmol/min 可使 NO 增加至 124±19nmol/L，联合静脉注射 NOS 抑制剂 L-NMMA（200nmol/min×5min）可抑制缓激肽的效应，并被 NOS 底物 L-Arg（400nmol/min×6min）逆转。静脉注射乙酰胆碱引起剂效性 NO 释放增加，最大剂量 125nmol/min 使 NO 释放量达 250nmol/L，并被 L-NMMA 抑制。

（二）细胞内 NO 浓度（[NO]i）测定

1. 原理 与细胞内游离 Ca^{2+} 浓度测定的原理基本相似，荧光指示剂为 2,7-二氯荧光素（2,7-dichlorofluorescin，DCF）。DCF 本身是一种非荧光性化合物，可被 NO 氧化形成具有荧光特性的化合物 2,7-dichlorofluorescein，其荧光强度与 NO 浓度呈正相关。用 DCF 给细胞负载后，用荧光光度仪、显微荧光分光光度仪及流式细胞仪检测 DCF 氧化程序，以 NO 真溶液的标准曲线进行校正，则可连续动态实时监测细胞内 NO 定量变化。

2. 基本方法

（1）无细胞体系的 NO 测定

1）DCF 游离碱配制 以乙醇配制 DCF 二醋酸盐（DCF diacetate，DCF-DA）10mmol/L，取 0.05ml 与 0.01mol/L NaOH 2ml 混合，室温下反应 30min，然后加入 25mmol/L PBS（pH 7.4）18ml。该溶液于 4℃ 避光保存待用。

2）测定流程 将不同浓度 NO 溶液加入 DCF 游离碱溶液（终浓度 50μmol/L）中，利用荧光分光光度仪（如日立牌 F-2000）在 NO 加入前后测定 DCF 游离碱的荧光强度，激发和发射波长分别为 475nm 和 525nm。测定时间为 10min，测定值以荧光强度单位/10min 表示。全过程应在避光条件下进行。

（2）细胞悬液的［NO］i 测定（以传代培养的 PC12 细胞为例） 用 Krebs-Ringer 碳酸氢盐溶液（Krebs-Ringer bicarbonate，KRB，pH 7.4）制备细胞悬液 4ml，加入 30mmol/L DCF-DA 10μl（终浓度 75μmol/L），混匀后室温避光负载 15min；用 KRB 溶液离心洗涤细胞 2 次（5000×g×3min），并调整细胞密度为（2～3）×10^6 个/ml，然后用荧光分光光度仪测定荧光强度，并用 NO 标准曲线进行校正。

（3）单细胞内［NO］i 测定（以原代培养小脑颗粒细胞为例） 按神经细胞原代培养方法将小脑颗粒细胞培养在盖玻片上，用预热（37℃）的 KRB 液 4ml 替换培养基，加入 30mmol/L DCF-DA 10μl（终浓度为 75μmol/L），室温避光负载 15min，用 KRB 液清洗 2 次，将长有细胞的盖片置于特制的细胞室里，在倒置显微镜下框定 3～4 个细胞/视野，用显微荧光分光光度仪（如 SLM8000 TMC，Spex 等）监测荧光强度，波长和计算方法同上。

3. 方法评价 在无细胞的测定体系中，NO 加入后荧光强度 10s 内升高，并缓慢继续升高，荧光强度与 NO 浓度呈线性相关（r = 0.99）；还原型 Hb 50μmol/L 可完全取消 NO 引起的荧光反应，说明方法的特异性好。

在 DCF 负载的 PC12 细胞，荧光强度与 NO 浓度间线性关系良好（r = 0.98）。NO 供体硝普钠可使荧光强度明显增加，还原型 Hb 20μmol/L 可完全对抗 NO 溶液（0.5mmol/L）和硝普钠（1mmol/L）引起的荧光反应增强；在 NO（1.6mmol/L）加入之前 2min 用过氧化物歧化酶 36U/ml 和过氧化氢酶 25U/ml 均不影响 NO 的作用，说明在 PC12 体系中外源性 NO 直接氧化 DCF，而没有反应性氧（reactive oxygen species，ROS）参与 DCF 氧化过程。

在 DCF 负载的小脑颗粒细胞，还原型 Hb 10μmol/L 可完全取消 NO 引起的荧光反应增强，超氧化物歧化酶 36U/ml 仅抑制 35% 而无统计意义，过氧化氢酶 25U/ml 不影响 NO 的作用，说明在小脑颗粒细胞中外源性 NO 直接氧化 DCF。给予谷氨酸 10μmol/L 刺激，见荧光强度立即增加；预先给予还原型 Hb 5μmol/L、过氧化物歧化酶 36U/ml 和 L-NAME 300μmol/L 均可使谷氨酸刺激反应减轻 50% 左右，超氧化物歧化酶与 Hb 或 L-NAME 合用则均可使谷氨酸刺激反应减轻 80%～90%，表明谷氨酸刺激可使 NO、ROS 均增加，并与 NOS 活性增强有关。

DCF 可被各种氧化剂氧化，曾被用于细胞内氧化产物（如 ROS 等）的监测（1990 年）。Rao 等（1992）首先采用 DCF-AM 对细胞内 NO 形成量进行了流式细胞分析。用 DCF 监测细胞内 NO 形成的应用研究尚不多见，其特异性和灵敏度尚待进一步研究和发展。大量研究表明 NO 和 ROS 等与细胞损伤关系密切，因此用 DCF 同时监测细胞内 NO 和 ROS，对细胞的病理生理学研究具有重要意义。

（三）正铁血红蛋白分光光度法

1. 原理 还原型 Hb［Hb（Fe^{2+}）］可被 NO 快速（<100ms）氧化成正铁 Hb［MetHb（Fe^{3+}）］，Hb（Fe^{2+}）吸光曲线峰值的波长在 433nm，MetHb（Fe^{3+}）吸光曲线峰值的波长在 406nm，但二者在 411nm 处的吸光度相同（isobestic point）。因此，以 411nm 的等位吸光度为基准，测定 406nm 或 433nm 处吸光度的增加或减少值，可动态实时监测 NO 形成的时间过程。氧合血红蛋白（HbO$_2$）的曲线峰值在 416nm，与上述等位吸光度的波长 411nm 接近，而且 NO 与 Hb 的亲和力远高于 O$_2$ 与 Hb 的亲和力，因此溶液中存在的 HbO$_2$ 对 NO 测定无明显影响。

2. 测定方法

（1）Hb（Fe^{2+}）制备（Martine W，1985） 购买的 Hb 通常含有 50%～95% 的 MetHb（Fe^{3+}），使用时需用过量的连二亚硫酸盐（dithionite）或抗坏血酸（ascorbate）等以使 MetHb（Fe^{3+}）还原。用蒸馏水配制 Hb 1mmol/L，加 10mmol/L 以上的连二亚硫酸钠溶液，然后用 100 倍体积的蒸馏水 4℃透析 2h。制好的 Hb 溶液用氮气净化后分装保存于 −20℃，2 周内使用。

（2）操作步骤

1）生物标本的 NO 实时监测 传代培养细胞悬液、血管条及器官灌流液等标本，与 Hb（Fe^{2+}）溶液

（终浓度 4~5μmol/L）混合后立即用双波长或单波长分光光度仪监测 411nm 和 406nm 的光度值（双波长仪可同时连续检测，单波长仪可交替进行检测），吸光差值的变化即为 NO 的变化。在监测过程中给予标本以各种生理或病理性刺激，则可观察到 NO 的变化。

2）NOS 活性测定　NOS 提取液（其制备方法见本章第四节），与 2×40mmol/L 磷酸钾（pH 7.2）和 2×1mmol/L MgC₂ 溶液等比例混合后，再与 Hb（Fe^{2+}）液（终浓度 4~5μmol/L）37℃孵育，同时用分光光度仪监测 411nm 和 406nm 的光度值，监测 10~15min（因光度差值与 NO 产量在 10~15min 内呈线性关系），结合蛋白质浓度计算 NOS 活性（每分钟每毫克蛋白质的光度值），并以 NO 溶液的标准曲线校正，可计算出 NOS 的绝对活性（nmol/L/min/mg 蛋白）。

3. 方法应用　Ignarro（1987）将该方法应用于主动脉内皮细胞，发现钙离子载体 A23187 刺激产生的内皮细胞依赖性舒张因子是 NO，与 Griess 反应法的结果一致。Kelm（1988）用于培养猪胸主动脉内皮细胞的 NO 实时监测，发现缓激肽刺激后 15s 开始产生 NO，1min 达高峰。Kostic（1992）发现豚鼠心肌缺血后的反应性充血是 NO 产生增多所致。Schror（1991）实时监测 Fangendorff 兔心标本中冠脉循环的 NO 释放量，发现硝基类血管扩张药的作用与 NO 释放有关。

4. 方法评价　该方法的敏感度为 1nmol/L，操作简便，仪器设备易得，不需样品酸化；Hb（Fe^{2+}）一开始即存在，且 Met-Hb 相对稳定，故可实时连续监测，也解决了 NO 测定中何时采样的难题。但样品中其他硝基化产物也可与 Hb（Fe^{2+}）氧化，从而影响 NO 直接测定的特异性；此外，pH、温度和 Hb 浓度及还原型 Hb 纯度等需严格控制。

（四）化学发光法（chemiluminescence）

1. 原理　NO 与臭氧发生化学反应时，可产生光。$NO + O_3 \rightarrow NO_2^* + O_2$　$NO_2^* \rightarrow NO_2 + hv^*$。当发光淬灭剂浓度恒定和臭氧过量时，发光强度与 NO 含量呈正比，用光电倍增管检测发光强度可获得发光曲线，以 NO 标准曲线校正可计算出 NO 含量。该方法利用 NO 在水溶液中的低溶解性（20℃为 4.6%），直接测定样品室里气相中的 NO 变化；若样品为溶液，则需在真空条件下充以惰性气体如氦气以提取（stripping）液相中的 NO 进入气相。

2. 基本操作步骤　化学发光法 NO 监测仪主要由真空净化样品室（PO₂<3mmHg）、化学发光反应室、臭氧产生器和光电倍增管及光电放大处理装置组成。样品为液体时，将样品注入真空样品室，通以氦气（12ml/min×60s）以提取 NO 进入反应室，同时输入 O₃，并实时监测发光强度。样品为气体时则直接注入反应室。NO 真溶液的不同浓度与发光强度（mV）间进行校正，一个光电倍增管的校正标准曲线 3 年内仍较稳定。

3. 方法评价　该方法曾被广泛用于环境污染的分析，近来推广到生物体系中的 NO 测定。环境分析的结果表明该方法的灵敏度为 NO 10^{-13}mol/L（0.1pmol/L），但多数报道其灵敏度为 20~50pmol，NO 含量在 300~3000pmol 时与发光强度呈线性关系；但 Archer 发现 NO 含量在 20~200pmol 的线性关系良好，高于 200pmol 的线性关系较差。

该方法非常特异，主要取决于样品是否酸化或还原（即亚硝酸盐的影响），在无酸化和还原条件下，发光强度完全代表 NO，其值比有酸化和还原条件下的强度弱 1 个数量级。当提取 NO 时，亚硝酸盐和 nitrosothiol 等仍停留在液相，因而不影响结果，其特异性好。据此特点，该方法也适用于亚硝酸盐含量的测定。二甲基亚砜在大剂量时也有化学发光性，实验中使用红色滤光片可消除二甲基亚砜的干扰，并限定二甲基亚砜用量在 0.1ml/ml 以下。在样品进入反应室之前给予 1mol/L Fe^{2+} 可使 NO 信号强度减弱数百倍，也说明该方法的特异性好。

4. 注意事项

（1）液体样品的 NO 提取率可影响测定结果，惰性气体的流量<8ml/min，则会使 NO 测定值偏低。

（2）样品进入反应室时，注意避免气（汽）泡，因其可包被光电倍增管而使敏感性下降，尤其在生物标本测定中，因蛋白质在提取时易形成包被层。

（3）光电倍增管应为红色感光性，因 NO 与臭氧反应的发光波长在 660~900nm。冷却光电倍增管可显著改善信噪比。

（4）在无 O_2 溶液中，NO 可稳定数天；但有 O_2 时，NO 在 8～12min 则会减少 50%。因此保持样品无氧状态至关重要，真空净化器中 $PO_2 < 3mmHg$ 可防止或减缓 NO 氧化。

（5）保持气相干燥也较重要，因为水蒸气可淬灭 NO_2^*，湿度为 100% 时，NO 测定值下降 10%～15%。

（五）电子顺磁共振（electron paramagnetic resonance，EPR）

NO 是一气体性顺磁分子，在 π 轨道上有 1 个未配对电子。在一定能量（微波频率）和磁场力作用下，未配对电子可被激发到更高能量状态。其复原（relaxation）可产生特征性光谱。激发电子从高能状态复原到基础状态的时间极快，EPR 本身检测不到 NO，需要用自旋捕捉物质（spin traps）与不稳定的自由基结合产生更稳定的加合物，才能用 EPR 检测。可用于陷住 NO 的物质有氮氧化合物、Hb 和 DETC（diethyldithrocarbamate）。

该方法非常敏感和特异，灵敏度为 10^{-19}mol/L，还可进行三维图像分析和动态实时观测，如鼠脑 EPR 三维图像分析发现 NO 产生区域与 NOS 的脑区分布一致。Kuppusamy（1995）发现在正常大鼠，EPR 未检测出 NO 信号，但缺血后在海马等易损伤区出现大量 NO 信号。

同样原理，质谱分析和核磁共振也能直接测定 NO。但这些技术需要昂贵的设备和特殊的专业人员，其灵敏度为 10^{-9}mol/L，与其他直接方法相差不大。

四、NO 间接测定法

（一）L-Arg 转化实验

1. 原理 用放射性核素（^3H、^{14}C）标记 NOS 底物 L-Arg，在反应液中加入 NADPH、CaM、BH_4 等 NOS 辅助因子，使放射性核素标记的 L-Arg 转化为放射性核素标记的 L-Cit，然后用 DowexAG50WX-8（Na^+ 型）分离放射性核素标记的 L-Cit，并用液体闪烁仪测定。也可用非放射性核素方法，在转化反应后用高压液相色谱（HPLC）仪直接测定 L-Cit 生成率。

2. 试剂配制

（1）缓冲液 A（提取缓冲液）Hepes 50mmol/L（pH 7.4），EDTA 1mmol/L，EGTA 0.1mmol/L，蔗糖 0.32mol/L，二硫基苏糖醇（1,4-dithiothreitol，DTT）1mmol/L，苯甲基黄酰氟（PMSF）1mmol/L，二巯基乙醇 1.5mmol/L。

（2）缓冲液 B（反应液）Hepes 50mmol/L（pH 7.4），β-NADPH 0.1mmol/L，CaC_{12} 1.25mmol/L，EGTA 1mmol/L，CaM 10μmol/L，BH_4 30μmol/L。

（3）缓冲液 C（终止液）Hepes 20mmol/L（pH 5.5），EDTA 2mmol/L，EGTA 0.2mmol/L，L-Cit 1mmol/L。

3. 测定步骤（以 ^3H 标记的 L-Arg 为例）

（1）样品制备（NOS 提取液）

1）培养细胞 用无血清培养液漂洗，冰冷缓冲液 A 收集细胞，超声波 35% 强度 15s×3 次或快速冻融 3 次以破碎细胞，4℃ 离心（21 000×g×15min）后留上清液。

2）新鲜组织 快速称重后按 1:4～1:5（W/V）加入冰冷缓冲液 A 制备匀浆，4℃ 离心（21 000×g ×15min）留上清液。

（2）^3H-L-Arg 转化与 ^3H-L-Cit 分离 取样品 50μl 加入缓冲液 B 50μl 和 ^3H-L-Arg 0.2μCi（100 000～150 000cpm），充分混匀后 37℃ 水浴中反应 15min，用冰冷缓冲液 C 2ml 终止反应。

用 0.7～1.0ml Dowex AG 50WX-8（Na^+ 型）的阳离子交换树脂层析柱分离上述反应液中的 ^3H-L-Arg 和 ^3H-L-Cit，上样前用缓冲液 C 1ml 平衡层析柱，上样后收集流出液 2ml 和蒸馏水洗脱液 2ml。

（3）液闪计数与转化率计算 将流出液 2ml 和洗脱液 2ml 充分混匀后，取 1ml 于闪烁杯中，加入甲苯-Triton X-100 闪烁液 7ml，在液体闪烁计数仪上测定放射活性，结合样品的蛋白质浓度计算出 NOS 的比活性即转化率 [pmol ^3H-Cit/（min·mg）]。

4. 注意事项

（1）在反应液中加入 NOS 抑制剂 L-NAME 2mmol/L 或 L-NNA 2mmol/L 以抑制转化反应作为本底；在

反应液中不加入 β-NADPH 可判定与 NOS 无关的非特异性^{3}H-L-Cit 形成程度。

（2）在无 Ca^{2+}条件下，即在反应液中不加 CaM 和 CaCl$_2$，而 EGTA 改为 3~5mmol/L，可测定出 iNOS 活性。

（3）制备细胞样品时，注意破碎细胞膜。

（4）β-NADPH 应现用现配；样品制备中可加入其他蛋白酶抑制剂如 pepstatin、leupeptin、antipain、chymostatin 等（各 10μg/ml），但也可不加。

5. 方法评价与应用 该方法简便和特异、重复性好、灵敏度高，可探测到 pmol 数量级的^{3}H-L-Cit，可一次性检测大量样品，因此近来应用最为广泛。主要用于各型 NOS 纯化，NOS 动力学研究与 NOS 抑制剂选择比较；在各系统和组织的生理尤其在病理条件下也见广泛应用。

（二）Griess 反应法（重氮化分析）

1. 原理 待测样品中 NO 氧化物（主要是亚硝酸盐）在酸性条件下与萘乙烯二胺反应产生荧光物质，用分光光度计测定 548~570nm 处的吸光值，并以标准亚硝酸钠校正，可计算出亚硝酸盐含量，从而间接反映 NO 变化。

2. Griess 反应试剂配制 以蒸馏水配制 0.1% 萘乙烯二胺，以 5% 磷酸配制 1% 对氨基苯磺酸酰胺或对氨基苯磺酸，二者以 1:1 等体积混合即可。

3. 测定流程 多种多样，最简便的方法是 Griess 反应试剂与待测样品等体积混合，可用酶联免疫仪或一般分光光度计测定。样品经镉粉或硝酸盐还原酶处理后再进行 Griess 反应测定，可计算出硝酸盐含量。

4. 注意事项与方法评价

（1）该方法非常简便，可同时检测大量样品，但不敏感；Griess 反应产物的显微分光分辨率只能达到 10^{-6}~10^{-7}mol/L 亚硝酸盐，而正常生物体内 NO 含量仅为 10^{-8}~10^{-9}mol/L，故病理条件下 NO 须增加 10~1000 倍，才能检测出变化。

（2）蛋白含量对测定值有明显影响，故应限定蛋白量。

（3）血清、培养上清液等含量太低，难以测出变化，经镉粉过柱等处理后可提高检测率，但下结论时应注意亚硝酸盐和硝酸盐的区别。

（4）NOS 活性测定 制备 NOS 提取液→加新鲜配制的 NADPH 和 L-Arg（终浓度为 2mmol/L）各 10μl 激发反应 3h（反应总体积为 150μl）→加乳酸脱氢酶 2U 和丙酮酸盐 5μmol 以终止反应→Griess 反应测定亚硝酸盐含量。对照组不加 NADPH 和 L-Arg，实验值减去对照值即为 NOS 活性。

（三）生物分析实验

利用 NO 的生物学作用如舒张血管、抑制血小板聚集等，来间接测定 NO 变化，操作简便，但因其他生物活性物质影响而特异性不高。

1. 血管舒张实验 取主动脉环，机械剥离内皮细胞或用 0.75% 脱氧胆酸作用 15s 以清除内皮细胞后悬浮于氧合的 Krebs Henseleit 液 2.5ml 37℃，经压力传感器，用多道记录仪记录主动脉环张力，预先用去甲肾上腺素（10μmol/L）使主动脉环收缩，然后观察组织或细胞悬液或器官灌流液对张力的影响。

2. 血小板聚集实验 样品与含缓激肽的 tyrode 溶液 37℃孵育 30min，经 0.22μm 滤膜快速过滤；观察过滤液对血小板（含有磷酸二酯酶抑制剂并经前列腺环素预处理）聚集的抑制率。

（四）cGMP 测定

鸟苷酸环化酶（GC）是 NO 作用的主要靶分子，检测 cGMP 含量（常规放免分析）或 GC 活性，可间接反映 NOS/NO 状况。该方法灵敏、方便，可测大量样品，但引起 cGMP 改变的因素很多，因而特异性不高。

第四节 形态学方法

采用组化、免疫组化、原位杂交、电镜及双标等形态学方法，可探明 NOS 及其基因在器官和组织中的分布、表达及 NOS 细胞的立体构筑、网络联系和递质共存等。

一、NADPH-黄递酶组化技术

（一）概述

1961 年 Thomas 和 Pearse 首次描述了 NADPH-黄递酶（NADPH-diaphorase，NADPH-d）活性很高的神经元分散在大脑皮层和基底神经节，并得到多家实验室证实。但直到 1983 年 Scherer-Singer 等在甲醛固定的脑组织中检测到 NADPH-d 活性之后，人们才获得 NADPH-d 神经元形态和分布的详细资料。近年的生化、形态和药理学研究证明 NADPH-d 就是 NOS 神经元，而且 NOScDNA 转染到人类肾细胞可表达出 NOS 和 NADPH-d 活性，其染色程度与神经元中的一致，L-Cit 免疫活性只存在于 NADPH-d 神经元。但也有研究表明 NADPH-d 并不依赖于 L-Arg 和 Ca^{2+}/CaM；其活性大多位于颗粒相，电镜表明 NADPH-d 位于细胞膜内侧；与内质网有关；而 NOS 主要位于细胞质，只有外源性给予 FAD 和 FMN 时，颗粒相中才能测出 NOS 活性，故 NADPH-d 组化并不完全反映 NOS 细胞定位。尽管如此，NADPH-d 组化染色已作为 NOS 神经元特异的组化标志。

（二）原理

NADPH-d 是一电子转运过程，通过 FAD 和 FMN 将 NADPH 的电子转运至四唑啉类呈色底物，形成甲替产物，用分光光度仪（595nm）或组织化学方法可观测到 NADPH-d 的活性和细胞（组织）分布。

（三）测定步骤

1. NADPH-d 染液配制　β-NADPH 1mg/ml 和 NBT 0.1～0.5mg/ml 溶于 0.1mol/L PBS（pH 7.4）缓冲液中。缓冲液中可加 0.2%～0.5% 的 Triton X-100 以促进染色。

2. 以脑组织为例的 NADPH-d 组化染色基本流程　4% 多聚甲醛（0.1mol/L PBS 缓冲液配制）常规灌注固定及后固定脑组织→15%～30% 蔗糖 4℃过夜→冰冻切片→加入新鲜配制的 NADPH-d 染液中 37℃孵育 30～60min，并在显微镜下监控染色程序→裱片、脱水、透明和封片→显微镜下观察，NADPH-d/NOS 阳性细胞和突起为蓝色。必要时用中性红或伊红复染。

3. 电镜水平的 NADPH-d 染色　NBT 呈色产物在胞质中弥散性均匀分布，故不适于电镜水平的超微结构观察。Benzothiazolyl styryl Pthalhydrazidyl tetrazolium（BSPT）反应产物的分布与各种细胞器有关，故适于电镜观察。

（1）4% 多聚甲醛和 1% 戊二醛（0.1mol/L PBS 配制）常规灌注固定→振动切片 100μm。

（2）以 BSPT 0.1～0.5mg/ml 代替 NBT，染液与切片 37℃染色 30～60min，光镜下监测染色程度。

（3）0.1mol/L PBS 漂洗后，用锇酸后固定，脱水和包埋，超薄切片和铅染。

（4）常规电镜观察。

（四）方法评价与注意事项

1. 该方法简便、特异，条件要求不高，能普遍开展，固定标本或新鲜标本均适用。除了广泛用于神经系统外，也广泛用于心血管、消化、泌尿、生殖及免疫等各系统。

2. 除 NOS 具有 NADPH-d 活性外，还有 CPR450、细胞色素氧化酶和各种血红素蛋白也具有 NADPH-d 活性。还有其他黄递酶如 NADH-黄递酶、lipoamide 脱氢酶等也会使呈色剂 NBT 等发生反应，因此，在分析结果时应注意其他酶的影响。

3. NADPH-d（分光光度法）和 NOS（cGMP 法）的生化测定结果发现 4% 多聚甲醛固定可完全取消颗粒相的 NADPH-d 活性，但胞浆相中有 40%～60% NADPH-d 不受影响，表明 NADPH-d 与 NOS 只有在固定后才明显相关。因此固定技术、固定时间及固定剂浓度对 NADPH-d 的染色程度和阳性数有明显影响。4% 多聚甲醛或 zambonis 固定剂（2% 多聚甲醛 +2% 苦味酸）固定的标本染色效果最好；其他固定剂如戊二醛等可降低染色，但细胞和纤维仍能明显可见。较短的后固定时间（3～5h）可加强染色，但较长的后固定时间（12～20h）则降低染色。

4. NADPH-d 染色特点

（1）取消 NADPH 或 NBT，均可完全阻断所有染色。

（2）用蛋白酶（0.1% 胰酶或 0.01% 蛋白酶 K）、加热及酸或碱变性预处理，均可取消 NADPH-d 染色，说明 NADPH-d 反应属于酶催化性反应。

（3）在无氧条件下，所有四氮唑类染料均可被 NADPH-d 还原，从而获得特异性染色。

（4）β-NADPH 的各种类似物如 α-NADPH、deamine-NADPH、3′-PO_4-NADPH 等均可用于 NADPH-d 染色，只是 β-NADPH 的效果最好，但 β-NADH 无效，NADH-黄递酶抑制剂也不影响 NADPH-d 染色。

（5）金属螯合剂（EDTA、EGTA）、过氧化物歧化酶及过氧化氢酶不影响 NADPH-d 染色，说明 NADPH-d 活性不需要 heme 或相关金属，也不通过 O_2 或 H_2O_2 而还原四唑啉；已发现 NADPH-d 是黄素蛋白（flavoproteins）。

二、免疫组织（细胞）化学技术

利用 NOS 抗体，可进行各种免疫组织（细胞）化学研究，如免疫荧光、ABC 组化、免疫电镜及 Western blotting 杂交等。

（一）NOS 纯化

1. ncNOS 纯化策略之一（Bredt，1990） DEAE 阴离子交换层析→2′,5′-ADP 亲和层析。

（1）离子交换层析 18 只大鼠小脑→用 100ml 冰冷缓冲液 D［Tris 盐酸（pH 7.4）50mmol/L，EDTA 1mmol/L，蛋白酶抑制剂 pepstatin、leupeptin、antipain、chymostatin 等各 10mg/L］制备匀浆→4℃离心（20 000×g×15min）→上清液以 2ml/min 流速转移至缓冲液 D 平衡的 DEAE 20ml 柱→50ml 缓冲液 D 冲洗→用含 NaCl 0~400mmol/L 的缓冲液 D 100ml 线性梯度洗脱→洗脱液分成 2.5ml 一份→测定每一份的 NOS 活性→收集第一高峰的洗脱液。

（2）亲和层析 上述收集的洗脱液加在经缓冲液 E［Tris 盐酸（pH 7.4）50mmol/L，EDTA 1mmol/L，DTT 5mmol/L］平衡的 2′,5′-ADP 琼脂糖凝胶珠 2ml 中孵育 10min→混悬液装入适当大小并硅化过的层析柱中→用含 0.5mol/L NaCl 的缓冲液 E 50ml 冲洗，再单用缓冲液 E 20ml 冲洗→含 NADPH 10mmol/L 的缓冲液 E 洗脱→纯度分析。

2. ncNOS（Schimdt，1991）双步亲和层析法。大鼠小脑匀浆→离心（10 500×g，60min）→上清液透析→2′,5′-ADP 琼脂糖浆珠亲和层析（NADPH 洗脱）→CaM-琼脂糖亲和层析（EGTA 洗脱）→纯度分析。

3. iNOS 纯化策略（Stuehr，1991）

（1）上清液制备 小鼠巨噬细胞系 RAW264.7 培养→γ-干扰素（100U/ml）和脂多糖（2μg/ml）诱导 10~12h→离心捕获细胞（$5×10^9$ 个）→快速冻融 3 次→溶解液 4℃离心（100 000×g，90min）→上清液贮于 -80℃。

（2）Mono Q 阴离子交换层析 3 次→以 2ml/min 流速梯度 NaCl（0.12~1.0mol/L）洗脱。

（3）2′,5′-ADP 亲和层析 洗脱液活性部分（每次 10ml）以 0.3ml/min 直接加到 2′,5′-ADP 亲和层析柱上→洗脱未结合蛋白后用含 0.6mol/L NaCl 的缓冲液 5ml 洗脱→用含 NADPH 8mmol/L 的缓冲液 5ml 洗脱→活性部分在浓缩器中浓缩（4℃）→用缓冲液 1ml 冲洗 2 次（以清除残余的 NADPH）→样品（约 300~400μl）贮于 -80℃。

（4）凝胶过滤层析 50μl 浓缩液以 0.25ml/min 用含 0.2mol/L NaCl 的缓冲液在 TSKG3000（或 4000）SW 柱上过滤→过滤液的蛋白含有两个峰，NOS 活性分析（Nitrite 法）表明第一峰为 iNOS。

4. iNOS 与 cNOS

（1）iNOS 亚单位不均匀，分子大小为 125~135kD，比 cNOS 的小（大鼠小脑 cNOS 为 150/155kD，猪小脑 cNOS 为 160kD，大鼠中性粒细胞 cNOS 为 150kD）。

（2）iNOS 以二聚体（250kD）为催化活性，大部分 cNOS 为单体活性。

（3）iNOS 活性不依赖于 Ca 或 CaM，在 40℃贮存或 37℃催化时均较 cNOS 稳定。

（4）iNOS 最大反应速度 ≈1.3μmol/（mg·min），而 cNOS 的反应速度为 0.1~1μmol/（mg·min）。

（二）NOS 抗体制备

常规免疫家兔制备 NOS 多克隆抗体，并进行免疫学鉴定包括免疫沉淀、Western 印迹分析、酶联免疫分析等。根据 NOS 氨基酸序列合成多肽链，免疫动物可制备出抗 NOS 多肽抗体（Alm，1993）。美国 Santa Cruz 公司和 Signal Transduction 公司已有 ncNOS，ecNOS 和 iNOS 抗多肽抗体及单克隆抗体出售。

（三）常规 ABC、PAP 染色或免疫荧光、免疫电镜观察。

三、原位杂交等分子生物学技术

利用 NOScDNA 或人工合成寡核苷酸探针，可进行原位杂交、RT-PCR、Southern blotting 和 Northern blotting 分析等。

（一）NOS 分子克隆的主要策略

1. 大鼠小脑 ncNOScDNA 克隆　双相 PCR 克隆策略（Bredt，1991）。

（1）用胰蛋白酶消化由大鼠小脑提取并纯化的 ncNOS，并测定纯化片段氨基酸序列。

（2）根据最大的两个纯化片段（17 肽和 18 肽）的氨基酸序列设计第一轮 PCR 引物，与每个肽的 C 端和 N 端 6 个氨基酸相匹配的寡核苷酸用作引物，以鼠脑 cDNA 第一链为模板扩增（42℃退火，36 个循环）两引物间的间插序列（编码 5 或 6 个中央氨基酸），以琼脂糖凝胶电泳分离并克隆和测序。

（3）上述 PCR 产物（17 肽和 18 肽的中央区序列）作第二轮 PCR 引物，以鼠脑 cDNA 第一链为模板进行第二轮 PCR 扩增（63℃退火，36 个循环）。因 bcNOS 序列中 17 肽和 18 肽的相互顺序不清楚，故可能合成两对寡核苷酸链，一对不产生 PCR 产物，另一对产生一个 599bp 的单链 PCR 产物。

（4）对第二轮 PCR 产物进行随机引物法标记放射性核素，以此为探针进行噬斑杂交，筛选鼠脑 cDNA（106 个克隆），可分离出 8 个独立的重组噬菌体克隆（每个含 5057bp），其中 3 个克隆有一含 4287bp 的可译框架，编码的蛋白质含有 1429 个氨基酸，相对分子量为 <160kD，翻译启动密码子在 349bp，终止密码子在 4636bp。

2. iNOScDNA 克隆　免疫筛选法（Xie，1992）。

（1）制备 iNOS 多克隆抗体（见上）。

（2）用 γ-干扰素和脂多糖刺激 RAW264.7 细胞后建立 cDNA 库。

（3）用 iNOS 多克隆抗体在 cDNA 库 5×10^4 噬菌体中筛选出 13 株克隆，记为 A1、A2 和 B1～B11。

（4）用液相色谱－质谱分析仪对各克隆进行测序，A 型克隆编码的蛋白在 C 端较 B 型的短 22 个氨基酸，且末端有 10 个氨基酸与 B 型的不同；在第 2367bp，A 型 AGT 编码丝氨酸，B 型 AGG 编码精氨酸；B 型蛋白含有 1144 个氨基酸，推测分子量为 130kD。

3. 人的 iNOScDNA 克隆　核酸杂交筛选法（Geller，1993）。

（1）脂多糖和细胞因子刺激培养的人肝细胞 3h，构建 cDNA 库。

（2）放射性核素标记 2.7kb 的鼠 iNOScDNA 作为探针，以噬斑杂交法筛选人 cDNA 库，分离噬菌体，以辅助噬菌体超感染法捕获含插入片段的质粒。

（3）双脱氧核苷酸链终止法测定质粒插入片段的序列。

（4）人肝 iNOScDNA 探针为 0.24kb 的 EcoRⅠ/BamHⅠ片段。

（二）常规原位杂交、RT-PCR、Southern blotting 和 Northern blotting 等。

第五节　药理学方法

采用药理学方法增加或减少 NO 或干预 NOS/NO 代谢，既可观测 NO/NOS 的生理、病理和药理等作用，也可推导出 NOS/NO 在生物体系中的变化，这也是寻找高效、低毒、特异性药物并用于临床的必由途径。

一、增加 NO 的方法

1. 吸入 NO 气体或全身给予 NO 真溶液。

2. NO 供体（donors）　硝基或亚硝基类化合物如硝酸甘油，硝普钠，亚硝基半胱氨酸（S-nitroso-cyctein），3-morpholino-sydnonimine（SIN-1），S-nitroso-N-acetyl penicillamine（SNAP）等。羟氨（hydroxylamine）等也能释放 NO。Spermine/NO 复合物可控制性缓慢定量释放 NO。

3. cNOS 激动剂如 Ca^{2+} 及其载体、兴奋性氨基酸、乙酰胆碱、缓激肽、白三烯、血小板激活因子等，和 iNOS 激动剂如脂多糖、干扰素、白介素 1 等。

二、减少 NO 的方法

1. 各种 NOS 抑制剂　在体内实验或复杂性生物体系（如器官灌流）中，NOS 活性的测定较为困难，因其产物不能蓄积：L-Cit 可被再循环生成 L-Arg，NO 可快速氧化成亚硝酸盐。因此，选择性 NOS 抑制剂若能减轻某种生物功能，则可推断该功能由 NO 介导或是 NOS 依赖的。

（1）L-Arg 类似物　Nω-nitro-L-arginine（L-NNA），N-iminoethyl-L-ornithine（L-NIO），Nω-amino-L-arginine（L-NAA），Nω-methyl-L-arginine（L-NMA），Nω-nitro-L-arginine methyl ester（L-NAME），Nω-mono-methyl-L-arginine（L-NMMA），Nω-ethyl-L-arginine（L-NEA），S-methyl-L-thiocitrulline（L-SMTC）。研究表明 L-NNA 对 NOS 的抑制效能最强，L-NMA 最弱，L-NIO 和 L-NAME 居中。

（2）黄素蛋白结合物　如 diphenylene iodonium（DPI），Di-2-thienyliodonium 等。CaM 结合物如 calcineurin，trifluoroperazine，naphthalenesulfonamide 等。血红素结合物如 L-thiocitrulline（Ki：ncNOS = 0.06μmol/L，iNOS = 3.6μmol/L），CO。BH4 耗尽剂如 2,4-diamino-6-hydroxypyrimidine。

（3）对 iNOS 有选择性抑制的物质　氨基胍（aminoguanidine），糖皮质激素，β-转录生长因子，白介素 4 和 10，巨噬细胞失活因子，phenylimidazole（Ki：ncNOS48μmol/L，ecNOS50μmol/L 和 iNOS 0.7μmol/L）。抗真菌药物如 mliconazole，clotrimazole，keloconazole 等。

（4）对 ncNOS 有选择性抑制的药物　7-nitro-indazole，6-nitro-indazole。

（5）使用 NOS 抑制剂时的注意事项

1）在生物体内 NOS 抑制程序较难判定。

2）NOS 抑制剂的选择性是相对的，任何 NOS 抑制剂不可能完全特异。

3）某些 NOS 抑制剂可能被代谢成其他活性物质。如 L-NMA 可被代谢成 L-Cit，再循环生成 L-Arg，进而减轻其对 NOS 的抑制作用；L-NAA 可引起癫痫；AG 可抑制单胺氧化酶和 Aldox 还原酶。

2. NO 螯合物血红蛋白和肌红蛋白。

3. Ca^{2+} 通道阻滞剂和兴奋性氨基酸受体阻断剂等。

（胡文辉　任民峰）

第六节　一氧化氮及其合成酶的荧光检测

自 16 世纪西班牙内科医生 Lignum Nephriticum 首次观察到荧光现象，经过几个世纪的发展，荧光分析法因其灵敏度比分光光度法高、选择系性好、所需仪器相对简单等优点，已被广泛应用于医学、生物、化学、冶金等领域。近年来，生命科学领域对一氧化氮的研究颇为重视，随之应用荧光分析法检测一氧化氮的方法有不少报道。本节归纳了近年来应用荧光分析法检测生物体一氧化氮的一些方法，重点介绍我们所应用过的方法，对其他方法仅做一般性介绍。

一、一氧化氮的荧光检测

（一）用硫酸奎宁测定

1. 原理　NO 与 N-乙酰半胱氨酸（N-acetylcysteine，NAC）反应生成硝基 N-乙酰半胱氨酸（N-acetyl-cysteine nitrosothiols，NACHO），该产物在 334nm 有一吸收峰，这一吸收峰的波长范围与荧光物质硫酸喹啉的激发波长相重叠。在硫酸奎宁与乙酰半胱氨酸的混合物体系中，硝基 N-乙酰半胱氨酸起到内滤过效应，它与硫酸奎宁"竞争性"吸收 334nm 波长的能量，使硫酸奎宁的荧光强度减弱，由 NO 生成的 NAC-NO 越多，内滤过效应越强，测定硫酸奎宁荧光强度的改变，可反映 NO 的量。脑内产生的 NO 经代谢后主要以较为稳定的亚硝酸盐或硝酸盐的形式存在，在酸性条件下，亚硝酸盐形成的亚硝酸不稳定，可释放出 NO。

2. 基本步骤　溶液的配制：用 0.2mol/L HCl（或 H_2SO_4）配制 NAC（1.6×10^{-3}mol/L），0.1mol/L HCl（或 H_2SO_4）配制硫酸奎宁（3×10^{-6}mol/L）。亚硝酸钠溶液临用前用双蒸水配制。

标准曲线的制作

（1）NACNO 的制备　有两种制备 NACNO 的方法。①将不同浓度的亚硝酸钠溶液与 NAC 等体积混合，亚硝酸钠在酸性条件下释放出 NO，与 NAC 反应生成 NACNO；②直接将 NO 气持续通入不同浓度的 NAC 溶液中，使 NAC 饱和。产物于紫外分光光度计进行最大吸收波长扫描。另取 2ml 3×10^{-6} mol/L 的硫酸奎宁溶液，也进行最大吸收波长扫描，以确定 NACNO 是否生成；NACNO 的紫外吸收峰是否与硫酸奎宁之相重叠；硫酸奎宁最大激发波长和发射波长。

（2）制作标准曲线　将 0.3ml 不同浓度的 NACNO 与 3ml 1×10^{-6} mol/L 的硫酸奎宁混合后加 0.1ml 1mol/L HCl、0.3ml 0.1mol/L 的磷酸盐缓冲液（pH 7.4），摇匀后于激发波长 334nm，发射波长 455nm，狭缝宽度均为 5nm、5nm 测荧光强度。以 NACNO 的浓度为横坐标，以所测荧光强度为纵坐标，画出测定 NO 的标准曲线并求出回归方程。

3.　应用　我们曾将此法应用于测定大鼠脑组织 NO 和原代培养的胎鼠皮层神经元上清液 NO。

（1）大鼠断头后取脑称重，用 0.1mol/L 磷酸盐缓冲液（pH 7.4）制成约 20% 的脑匀浆，20 000×g 离心 30min，取上清液 0.3ml 与 3ml 1×10^{-6} mol/L 的硫酸奎宁（pH 1.0）混匀，加入 0.1ml 1mol/L、HCl、0.3ml 1.6×10^{-2} mol/L 的 NAC，摇匀后于激发波长 334nm，发射波长 445nm 处测荧光强度，根据测 NO 的标准曲线计算 NO 的量。

（2）取培养细胞的上清液 0.3ml 按上述步骤测定。

4.　注意事项

（1）影响该方法稳定的主要因素是一些离子对硫酸奎宁的荧光的影响（如 Cl⁻），因此，一般多采用硫酸配制溶液。

（2）影响测定的另一因素是溶液的 pH，因在酸性条件下，亚硝酸盐形成的亚硝酸才可释放出 NO，酸碱性直接影响着 NO 释放的量，因而影响到测定之灵敏。

（3）该方法的关键在于 NACNO 对硫酸奎宁的内滤过作用，如硫酸奎宁的浓度太高太低都会影响测定的灵敏度，据试剂来源不同需进一步摸索。我们用 0.1mol/L HCl 配制的硫酸奎宁溶液浓度为 $(1 \sim 10) \times 10^{-6}$ mol/L。

（4）硫酸奎宁溶液在不同的溶液环境其最大激发波长和发射波长会有改变，一般最大激发波长与 334nm 偏差不大，而发射波长一般 445nm，与文献报道的 453nm 不符，在实际测定中需注意调整。

（5）该方法最低检测限为 3×10^{-8} mol/L。

（二）用联苯胺测定

1.　原理　联苯胺在乙醇介质中可产生荧光，最大激发波长和发射波长分别为 326nm、387nm，酸性条件下联苯胺与亚硝酸盐反应，使联苯胺的荧光强度减弱，测定它们反应后的荧光强度，可反应亚硝酸盐的量。

2.　基本步骤　溶液的配制亚硝酸钠，联苯胺，无水乙醇均需分析纯试剂。用 0.1mol/L 磷酸盐缓冲液（pH 7.4 含 10nmol/L EDTA）配制亚硝酸钠，0.1mol/L HCl 配制联苯胺（2×10^{-5} mol/L）。

标准曲线的制作：分别在 0.3ml 不同浓度的亚硝酸钠中（0.1mol/L 磷酸盐缓冲液 pH 7.4 含 10nmol/L EDTA）各加入 0.6ml 0.15mol/L 的 ZnSO₄、0.1ml 1mol/L 的 NaOH、0.5ml 双蒸水，置冰水浴 15min，空白管加入等体积的 0.1mol/L 磷酸盐缓冲液（pH 7.4 含 10nmol/L EDTA）14 000r/min 离心 10min，取上清液 0.5ml 加入等体积的 2×10^{-5} mol/L 的联苯氨溶液，置沸水浴 2min 后于冰水中冷却，加入 9ml 无水乙醇，与冰水浴静置于荧光分光光度计测荧光值（λ_{ex}326nm、λ_{ex}387nm）。以测定体系中亚硝酸钠含量为横坐标，以所测荧光强度为纵坐标画出标准曲线，并求出曲线回归方程。

3.　应用　用联苯胺测定亚硝酸盐含量，最早见于 GIOshima 的研究，我们成功地将此法用于脑组织亚硝酸盐的测定：将大鼠断头后称脑重，用 0.1mol/L 磷酸盐缓冲液（pH 7.4 含 10nmol/L EDTA）制成 15% 的脑匀浆，20 000×g 离心 20min 按上述制作标准曲线的步骤处理后测荧光强度，根据标准曲线求出所测体系中亚硝酸盐含量，待测脑匀浆中亚硝酸盐含量需乘 20。

4.　注意事项

（1）需用去离子水或双蒸水配置溶液，所用器皿酸洗后用蒸馏水、双蒸水冲洗。

（2）一些离子如 Cu^{2+}、Sn^{2+}、Fe^{3+}、Al^{3+} 及氧化剂还原剂会干扰测定。

（3）温度会影响荧光强度的测定值，采用一次测定所有样品同时作一标准曲线，或者测定前将所有标本置冰水浴中（至少 5min），测定时迅速倒入测定杯读出读数，可减小误差。

（4）本法被测体系中亚硝酸钠的浓度（C）与联苯胺荧光强度（F）间几乎呈直线相关，线性范围为 $0.03 \sim 3.5\mu mol/L$。

（三）用 4-羟基香豆素测定

1. 原理　酸性条件下亚硝酸盐与 4-羟基香豆素反应生成硝基化物，该物质被进一步还原生成 3-氨基 4-羟基香豆素。该物质具有荧光的，一定条件下，3-氨基 4-羟基香豆素的产生量与亚硝酸盐的量呈正相关。检测 3-氨基 4-羟基香豆素的荧光强度，可反映亚硝酸盐的量。

2. 基本步骤

（1）溶液的配制　试剂：亚硝酸钠，4-羟基香豆素，二甲基甲酰胺，硫代亚硫酸钠均为分析纯试剂。用 0.1mol/L 磷酸盐缓冲液（pH 7.5 含 10nmol/L EDTA）配制亚硝酸钠，将二甲基甲酰胺与等体积的 1mol/L 的盐酸混匀作为溶剂，配制 0.04% 的 4-羟基香豆素，用去离子水配制 8% 的硫代亚硫酸钠。

（2）标准曲线的制作　①将 0.5ml 的 0.04% 的 4-羟基香豆素分别加入 1ml 不同浓度的亚硝酸钠溶液中，空白管为 1ml 的 0.1mol/L 磷酸盐缓冲液（pH 7.5 含 10nmol/L EDTA），冰水浴 5min；②分别加入 8% 的硫代亚硫酸钠 0.05ml，室温静置 5min；③分别加入 1.5mol/L 的 NaOH 溶液 0.5ml，室温静置 10min；④于荧光分光光度计 λ_{ex}340nm、λ_{ex}470nm 分别测定各样品的荧光强度。以亚硝酸盐的浓度为横坐标，所测荧光强度为纵坐标，画出标准曲线并求出曲线回归方程。

3. 应用　本法曾用于测定动物胰腺、脑的亚硝酸盐含量：将新鲜组织块置 0.1mol/L 磷酸盐缓冲液（pH 7.5 含 10nmol/L EDTA）中，用匀浆器制成 10 ~ 20 的匀浆，20 000r/min 离心 20min，取上清液 0.5ml，按上述制作标准曲线的步骤处理后测荧光强度，根据标准曲线求出所测样品中亚硝酸盐含量。

4. 注意事项

（1）4-羟基香豆素加入样品后，随之的反应需在冰水浴中进行，高于该温度所测产物的荧光会下降。

（2）加入硫代亚硫酸钠后，在室温下静置之时间不能太长，勿超过 7min，否则所测荧光强度也会下降。

（3）反应结束后最好避光，并在 1 小时内完成测定。

（4）$10 \sim 100\mu g/ml$ 的 Cu^{2+}，Fe^{3+} 干扰测定，生物体内的含量一般低于该水平，如存在该干扰，加入终浓度 6mmol/L 的 EDTA 可大大消除干扰。

（5）该方法的测定范围为 $5 \times 10^{-8} \sim 1.6 \times 10^{-5}mol/L$。

（四）其他方法

2,5-二氯荧光素法。该法于 1995 年由 Gunasekar 等首先报道，其特点为可动态测定细胞内 NO 的变化。

二、一氧化氮合酶的测定

（一）用硫酸奎宁测定

1. 原理　在生物体内 NO 产生后，其消除的途径之一是与带有 -SH 基的物质反应。研究表明，N-乙酰半胱氨酸（N-acetylcysteine，NAC），谷胱甘肽（glutathione，Glu）属此类物质，NO 与 N-乙酰半胱氨酸（N-acetylcysteine，NAC）、谷胱甘肽的反应产物在 334nm 有一吸收峰，这一吸收峰的波长范围与荧光物质硫酸奎宁的激发波长相重叠，在硫酸奎宁与乙酰半胱氨酸的混合物体系中，硝基 N-乙酰半胱氨酸起到内滤过效应，它与硫酸奎宁"竞争性"吸收 334nm 波长的能量，使硫酸奎宁的荧光强度减弱，由 NO 生成的 NACNO 越多，内滤过效应越强，测定硫酸奎宁荧光强度的改变，可反映 NO 的量。

NO 由一氧化氮合酶（nitrioxide synthase，NOS）NOS 催化产生，其反应的底物为左旋精氨酸（L-arginine），产物为 NO 及胍氨酸。在 NOS 酶促反应的 pH 条件下，在反应体系中加入过量 NAC，反应生成的 NO 直接与 NAC 反应，测定单位时间内生成 NACNO 的量即可测定酶活性。

2. 基本步骤

（1）NACNO 的制备及波峰扫描　在 1ml 1.6×10^{-3}mol/L 的 NAC（0.2mol/L HCP 配制）中加入 2ml 4×10^{-3}mol/L 亚硝酸钠，1ml 0.2mol/L HCP，或将过量的 NO 通入 1ml 4×10^{-4}mol/L NAC 中，使 NAC 完全被 NO 饱和，产物于岛津 UV-260 紫外分光光度计进行最大吸收波长扫描，将 0.1mol/L 磷酸盐缓冲液（pH 7.4）配制硫酸奎宁溶液，于岛津 RF-5000 荧光光度计分别扫描其最大激发波长和发射波长。扫描的结果应为：NACNO 的最大吸收波长范围和硫酸奎宁溶液的激发波长范围基本重叠，两者相差应小于 5nm。硫酸奎宁溶液的最大发射波长为止 385nm。

（2）观察 NACNO 对硫酸奎宁的内滤过效应　置 4ml 3×10^{-6}mol/L 的硫酸奎宁溶液（0.1mol/L 磷酸盐缓冲液配制 pH 7.4）于荧光光度计的测定杯内，用小磁棒搅拌溶液，用时间扫描连续测定荧光强度，将上述方法制备的 NACNO，以 2.5μl 的量累加于其中，观察并记录硫酸奎宁荧光强度的改变（λx334nm，λm385nm 狭缝宽度分别为 5nm、10nm）。

（3）制作测定 NOS 的标准曲线　在上述条件下，加入 NACNO 后硫酸奎宁荧光强度的测定结果，以累加后体系中 NACNO 的浓度为横坐标，以所测荧光强度的变化（△F）为纵坐标，画出测定 NOS 的标准曲线，并计算回归方程。

3. 应用　建立此方法后，我们将其用于脑组织 NOS 的测定，基本方法如下：大鼠断头后取脑称重，用 0.1mol/L 磷酸盐缓冲液（pH 7.4）制成约 20% 的脑匀浆，$20\,000 \times g$ 离心 30min，取上清液 1ml 与 2ml 6×10^{-6}mol/L 的硫酸奎宁（pH 7.4）混匀，加入 0.5ml 1.6×10^{-3}mol/L 的 NAC，加酶的辅助因子、缓冲液等共 0.48ml。即体系中含：0.1mmol/L NADPH、0.5μmol/L EDTA，50μmol/L $CaCl_2$、1×10^{-8}mol/L 钙调素。置混合体系于 37℃孵育 15min，最后加入 20μl 4mmol/L 的酶反应底物左旋精氨酸（L-arginine，L-Arg），立即作时间扫描（λx334nm、λm385nm），记录一定反应时间的△F，根据 NOS 的标准曲线计算单位时间生成的 NACNO 量。

4. 注意事项

（1）该方法的建立基于 NACNO 对硫酸奎宁的内滤过效应。其灵敏性与硫酸奎宁的浓度密切相关。我们应用的硫酸奎宁浓度一般为 $(1 \sim 10) \times 10^{-6}$mol/L。

（2）测定体系的溶液务必要充分混匀，否则荧光强度的改变会产生波动。

（3）测定中会发现在未加入 L-Arg 之前荧光值也会发生减低的现象，这主要是内源性 L-arginine 的干扰，有条件者可参照 Bredt（1989）的方法除去内源性 L-arginine，也可取该段荧光强度的平均值作为初始值。

5. 方法评价　该法的主要优点为简单、灵敏，并能动态观察。缺点为易受内源性 L-arginine 的影响。

（二）其他方法

NADPH-NADP 转化：生物体内 NOS 催化产生 NO 的反应需 NADPH 作为辅助因子，在产生 NO 的同时伴随着 NADPH→NADP⁺ 的转化，NDAHP 受一定波长的激发可发出荧光，将酶促反应一定时间产生的 NADP⁺ 再转化为 NADPH，测定反应一定时间 NADPH 的量即可反映 NOS 的活性。该法适用于大量标本的微量测定。

（卫　国　张均田）

第七节　用高效液相色谱法测定一氧化氮及其合成酶的活性

一、用高效液相色谱法测定一氧化氮和一氧化氮合酶的活性

（一）意义

一氧化氮（nitric oxide，NO）1992 年被美国 Science 杂志评为明星分子，它具有独特的理化性质和生物活性：分子小，呈气态；易被氧化，极不稳定，生物半衰期仅 3～5s；具有脂溶性，能通过生物膜快速扩散，因而在细胞间较广泛地起作用，在神经系统内具有类似神经递质的信息传递功能；在免疫系统杀灭肿瘤细胞和细菌的过程中起细胞毒因子的作用；它还是自由基。准确测定 NO 和 NO 合成酶（NOS）活性，是研究 NO 生物学作用的基础和关键。

（二）原理

1. NO 的测定　NO 的半衰期极短，生理状态下很快转化成稳定的 NO_2^- 和 NO_3^-，通过镉还原法将 NO_3^- 转变为 NO_2^-，然后测定总的 NO_2^-，可间接反映生理状态下 NO 的产量；测定 NO_2^- 的原理是 Griess 反应，见图 9-1-1。

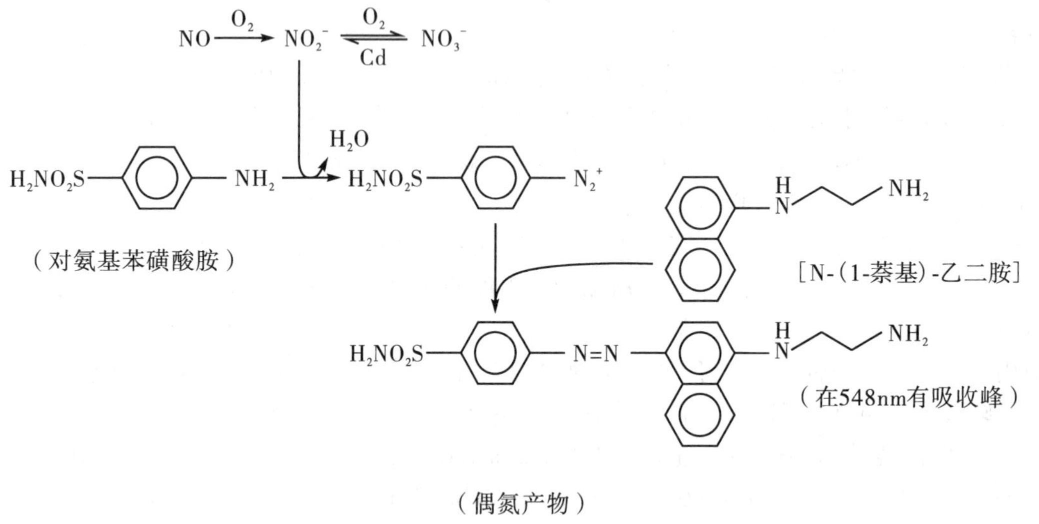

图 9-1-1　Griess 法测定 NO 的原理

2. NOS 活性测定　NOS 可以催化精氨酸（arginine，Arg）转变为胍氨酸（citrulline，Cit），在反应体系中加入定量的 Arg，同时加入 NADPH、CaM 等 NOS 辅助因子，反应一定时间后用高效液相色谱法测定剩余的 Arg，差值即为转变为 Cit 的 Arg 的量；反应体系中单位数量的酶在单位时间内催化 Arg 转变为 Cit 的量是 NOS 的活性，见图 9-1-2。

（三）仪器

Beckman 高效液相色谱（HPLC）仪，其组成包括：126 型泵 2 台、进样阀、Gold 色谱工作站、166 型紫外可见检测器、BECKMAN DABS-ODS 柱（$\Phi 4.6mm \times 250mm$）、溶剂混合器、P5/100 计算机；Sigma 202MK 台式高速冷冻离心机；镉柱（$\Phi 4.6mm \times 250mm$）：北京分析仪器厂定做；柱后衍生化反应器：中国科学院大连化学物理研究所产品；C_{18} 柱（$\Phi 4.6mm \times 250mm$）：Shimadzu 公司；预处理离子交换柱（$\Phi 4mm \times 15mm$）：北京新技术研究所定做，填料为 DowexAG（$50W \times 12, 200 \sim 400mesh$）离子交换树脂。

（四）测定 NO 的实验装置图

见图 9-1-3。

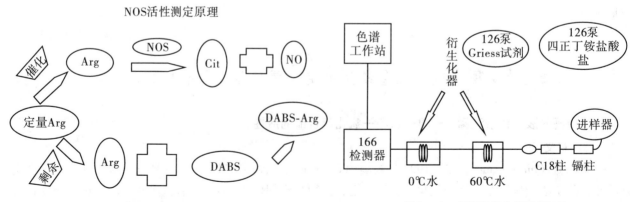

图 9-1-2　NOS 活性：反应体系中单位数量的酶在单位时间内催化 Arg 转变为 Cit 的量

图 9-1-3　高效液相色谱法测 NO

（五）测定方法

1. 试剂

（1）Griess 试剂由 0.1% N-（1-萘基)-乙二胺、1% 对氨基苯磺酰胺和 5% 的磷酸组成。

（2）4-二甲基氨基-4′-氯磺酰偶氮苯（dabsylchloride，DABS）以乙腈溶解，配成 1.3mg/ml 溶液，−20℃保存备用。

（3）提取液 20mmol/L HEPES、0.5mmol/L EDTA、1mmol/L DTT、1mmol/L PMSF、1μmol/L Leupeptin、2μmol/L Pepstatin A。

（4）反应缓冲液 对于巨噬细胞来源的 NOS 反应缓冲液为 0.5mmol/L BH_4、5μmol/L FAD、2mmol/L NADPH，对于脑组织来源的 NOS 反应缓冲液为 0.45mmol/L $CaCl_2$、2mmol/L、NADPH、25U/ml CaM。

（5）辅助因子 脑组织来源的 NOS 辅助因子，在 2ml 反应体系中含 0.45mmol/L $CaCl_2$、2mmol/L NADPH、25U/ml CaM，对于来自腹腔巨噬细胞的 NOS，辅助因子为，使 2ml 体系中含 0.5mmol/L BH_4、5μmol/L FAD、2mmol/L NADPH。

（6）反应稀释液 0.075mol/L pH 7.0 的 Na_2HPO_4 溶液、50% 的乙醇。

（7）流动相 A 0.1mol/L 柠檬酸钠溶液 110ml、DMF 40ml、水 850ml。

（8）流动相 B 组成 流动相 A 300ml、4% DMF 乙腈液 700ml。

2. 操作步骤

（1）NO 的测定 洗脱液为：5mmol/L 四正丁铵磷酸盐，洗脱速度：1.0ml/min，衍生化试剂：Griess 液，加入速度：0.3ml/min，进样量：30μl，检测波长：548nm。

（2）NOS 活性的测定

1）NOS 的提取 取巨噬细胞或脑组织适量，在预冷的提取液中置冰上匀浆或超声破碎，然后 20 000 ×g 冷冻离心 60min，上清即为 NOS 提取液，以 Lowry 法测定提取液中蛋白含量，以反应缓冲液调整蛋白浓度为 0.15～1.25mg/ml。

2）测定条件 NOS 提取液（约含酶蛋白 0.3～2.5mg）2ml 中加入 Arg，使得 Arg 终浓度为 0.2mmol/L，加入辅助因子；37℃下向反应体系通气 1ml/min 反应 6h，取反应液 50μl 冷冻甩干，干燥物以内含 Nleu 2nmol 的 15% 的 $NaHCO_3$ 溶液 20μl 溶解，加 13mg/ml DABS 乙腈液 40μl 水浴 70℃反应 12min，加反应稀释液 440μl 混匀后进样，进样量 20μl，梯度洗脱，检测波长 436nm，流动相 A 液和 B 液的梯度及流速见表 9-1-1，其中 Nleu 为内标物。

表 9-1-1 流动相 A、B 液梯度

时间（min）	溶液 A（%）	溶液 B（%）	持续时间（min）
Standby	75.0	25.0	
0.00	44.0	56.0	17.20
17.20	14.0	86.0	3.47
23.20	0.0	100.0	1.00
29.20	75.0	25.0	0.25
39.90	75.0	25.0	

3. 结果与计算

（1）NO 浓度（C）与峰高（h）的回归方程：

C（μmol/L，μmol/mg）= 196.9A-3.224（r = 0.98）

检测限：0.1pmol（NO）/mg protein，回收率：90%。

（2）色谱分离效果 见图 9-1-4。

以 Arg 浓度（C）与 Arg 和 Nleu 的峰高比值（h_A/h_N）进行回归，得回归方程：

$$C = 1.9715 \ (h_A/h_N) + 0.078278 \ (r = 0.9993)$$

该方法 NOS 最低检测活性 1.33×10^{-15} mol（Arg）/（min·mg protein），以 Arg 测定回收率为 98.87%。

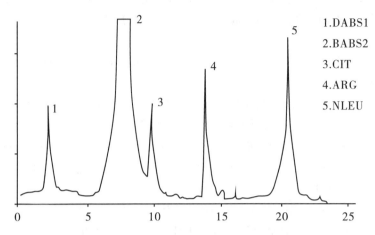

图 9-1-4　以 DABS 为衍生剂的精氨酸、正亮氨酸、
胍氨酸 HPLC 分离图谱

4. 注意事项

（1）样品上 HPLC 分析前必须过预处理离子交换柱，以去除 NADPH 对 NO_2^- 测定的干扰。

（2）NOS 的提取必须在 0～4℃ 下进行。

二、高压液相荧光检测法测定神经元突触体胞液 NOS 酶活性

（一）基本原理

L-精氨酸在 NO 合酶及 NADPH、氧、钙及钙调素等辅助因子作用下生成等摩尔的 L-胍氨酸和 NO，因此可通过测定反应物 L-胍氨酸以反映 NO 合酶的活性。反应式如下所示：

$$L\text{-arginine} \xrightleftharpoons[\text{NADPH, camodulin}]{\text{NOS, O}_2\text{, Ca}^{2+}} L\text{-citrulline} + NO$$

L-胍氨酸不能用紫外或荧光法直接检测，须将 L-胍氨酸荧光衍生化，才能用 HPLC-荧光检测仪检测其含量。

（二）实验方法

1. 试剂配制

（1）缓冲液 1　0.32mol/L 蔗糖，10mmol/L Hepes，0.1mmol/L EDTA，用盐酸或 NaOH 调 pH 至 7.4。

（2）缓冲液 2　0.32mol/L 蔗糖，10mmol/L Hepes，1mmol/L DL-dithiothreitol，用盐酸或 NaOH 调 pH 至 7.4。

（3）1mmol/L　DL-dithiothreitol。

（4）温孵液　2mmol/L-arginine，4.5mmol/L CaCl₂，20mmol/L NADPH，250U/ml camodulin

（5）邻苯二甲醛（OPA）衍生反应液　将 OPA（0.8mmol/L），巯基乙醇（0.1%，V/V）溶于 100mmol/L 硼酸缓冲液，用 NaOH 调 pH 至 10.5。

2. 突触体胞液制备　雄性大鼠，体重 200～300g，断头后迅速取出前脑（3～4 个前脑合并为一个标本），下述操作均在 0～4℃ 进行，将标本置于含冰冷缓冲液 1 的玻璃匀浆器内，分别用适量的缓冲液 1 和缓冲液 2 冲洗两次，加 2ml 缓冲液 2 于玻璃匀浆器内用手匀浆 20 次，用缓冲液 2 将匀浆稀释至 50ml，然后离心（1400×g，10min），取上清液再次离心（18 000×g，10min），弃去上清液，加 1mmol/L DL-DTT 8ml 至沉淀（突触体），用 polytron（8～9 档）匀浆，超速离心（150 000×g，30min）以破膜，取上清液（突触体胞液）通过一个 2ml 的螯合树脂柱以除去精氨酸，收集流出液 4℃ 储存备用。

3. 突触体胞液的温孵　取突触体胞液 1.8ml 与温孵液 0.2ml 室温下温孵 2～6h（通以恒量空气），观察药物作用时则于温孵体系中加入一定量的研究药物即可。取反应液 100μl 进行蛋白定量（<1.25mg/ml）。

4. 荧光衍生反应　取反应液 250μl 通过一个 1ml Amprep CBS 阳离子交换柱以除去精氨酸，HPLC 测定前取 150μl 流出液与等量的 OPA 反应试剂进行荧光衍生反应。

5. HPLC-FD 测定

（1）HPLC 系统为　Waters 510 恒流泵，Shimadzu RF-530 荧光检测器（激发波长/发射波长 = 338/425nm），HP3394 积分仪。

（2）流动相　11.5% 甲醇，11.5% 乙腈，1% 四氢呋喃，10mmol/L KH_2PO_4（pH = 5.9，流速为 1.5ml/min），用 G5 沙芯漏斗过滤并减压脱气 5 ~ 10min。

（3）固定相　nucleosil 5C18（Germany）填充于不锈钢分析柱（250mm×4.6mm，北京分析仪器厂）。

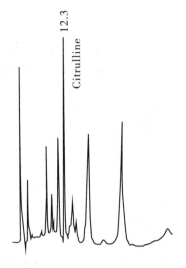

图 9-1-5　HPLC 检测 NOS 酶活性

（4）测试　取 20μl 已知不同浓度的 L-胍氨酸荧光衍生物（标准品）或经荧光衍生后的反应液（样品）进样、分离、测定。图 9-1-5 为 HPLC 检测 NOS 酶活性图谱。

（5）结果计算　以标准品浓度对相应的峰高或峰面积做标准曲线（通常在 0.1 ~ 100pmol 范围内为直线），用外标法计算样品中胍氨酸含量，单位以 pmol/（min·mg protein）表示。

（三）注意事项

①制备突触体胞液时，动作尽量快些，并保证在 0 ~ 4℃ 操作；②OPA 反应试剂不太稳定，需定期配制。

（四）方法评价

本方法的优点是检测灵敏度较高，计算结果较为准确，并能避免接触放射性核素；缺点是操作步骤繁多，工作量较大，出结果较慢。

（李宗锴　李电东　阎超华　冯亦璞　张均田）

参 考 文 献

1. Alm P, Larsson B, Ekblad EVA, et al. Immunohistochemical localization of peripheral nitric oxide sythase-containing nerves u-sing antibodies raised against synthesized C-and N-terminal fragments of a cloned enzyme from rat brain. Acta Physiol Scand, 1993, 148：421 – 429

2. Archer S. Measurement of nitric oxide in biological models. FASEB J, 1993, 7：349 – 360

3. Brian Jr JE, Heistad DD and Faraci FM. Effect of carbon monoxide on rabbit cerebral arteries. Stroke, 1994, 25：639 – 644

4. Fukuto JM and Chaudhun G. Inhibition of constitutive and inducible nitric oxide synthase：Potential selective inhibition. Ann Rev Pharmarol, 1995, 35：165 – 194

5. Faraci FM and Briain Jr JE. Nitric oxide and the cerebral circulation. Stroke, 1994, 25：692 – 703

6. Geller DA, Lowenstein CJ, Shapiro RA, et al. Molecular cloning and expression of inducible nitric oxide synthase from human hepatocytes. Proc Natl Acad Sci USA, 1993, 90：3491 – 3495

7. Gunasekar PG, Kanthasamy AG, Borowitz JL, et al. Monitoring intracellular nitric oxide formation by dichlorofluorescin in neu-ronal cells. J Neurosci Meth, 1995, 61：15 – 21

8. Groffith OW and Stuehr DJ. Nitric oxide synthases：Properties and catalytic mechanism. Ann Rev Physiol, 1995, 57：707 – 736

9. Garthwaite J and Boulton CL. Nitric oxide signalling in the central nervous system. Ann Rev Physiol, 1995, 57：683 – 706

10. Hooper DC, Ohnishi ST, Kean R, et al. Local nitric oxide production in viral and autoimmune diseases of the central nervous system. Proc Natl Acad Sci USA, 1995, 92：5312 – 5316

11. Kuppusamy P, Ohnishi ST, Numagemi Y, et al. Three-dimensional imaging of nitric oxide production in the rat brain subjected

to ischemia-hypoxia. J Cereb Blood Flow Metab, 1995, 15：899 - 903

12. Liu R H and Hotchkiss JH. Potential genotoxicities of chronically elevated nitric oxide. A review Muta Res, 1995, 339：73 - 89

13. Nathan C and Xie Q. Nitric oxide synthases：Roles, tolls, and controls. Cell, 1994, 78：915 - 918

14. Umano JG and Levic R. Nitric oxide in the regulation of blood flow and arterial pressure. Ann Rev Physiol, 1995, 57：771 - 790

15. Zhang ZG, Chopp M, Bailey T, et al. Nitric oxide changes in the rat brain after transient middle cerebral artery occlusion. J Neurol Sci, 1995, 128：22 - 27

16. Gabor G, Allon N. Spectrofluorometric method for NO determination. Anal Biochem, 1994, 220：16

17. Gen-lchiro O, Kinzo N. Fluorescence of benzidme and its application to determination of microgram quantities of nitrite. Chem Pharm Bull, 1972, 20：1492

18. Takafumi O, Youichi A, Shoji T. Fluorometric determination of nitrite with 4-hydroxycoumarin. Anal Chem, 1986, 58：3132

19. Bredt DS, Snyder SH. Isolational nitric oxide synthetase, a calmodulin-requiring enzyme. Proc Natl Acad Sci USA, 1990, 87：682

20. Carlberg M. Assay of neuronal nitric oxide synthase by HPLC determination of citrulline. J Neurosci Methods, 1994, 52：165

21. Wei Wang, Nobuo I, Takashi N, et al. An assay method for nitric oxide in crude sample by determining product NADP$^+$. Anal Biochem, 1995, 227 - 274

22. Mats Carberg. Assay of neuronal nitric oxide synthase by HPLC determination of citrulline. J Neurosci Methods, 1994, 52：165 - 167

23. Richard G, Knowles, Miriam Palacios, et al. Formation of nitric oxide from L-arginine in the central nervous system：A transduction mechanism for stimulation of the soluble guanylate cyclase. Proc Natl Acad Sci USA, 1989, 86：5159 - 5162.

第二章　一氧化碳及其合成酶的研究方法与技术

　　一氧化碳（以下简称为 CO）可在生物体内产生是一已经确定几十年的事实。但是它的生理作用和病理生理变异却一直鲜为人知。追溯到部分近年出版的教科书，CO 还被认为仅仅是一种威胁生命的有毒气体。其毒理学机制主要是 CO 竞争性地与循环血液中的血红蛋白结合从而减少了血红蛋白的携氧能力；与细胞内的氧化还原酶结合从而降低了细胞的用氧能力。

　　近年来，尤其是一氧化氮（以下简称为 NO）的生物作用被发现之后，CO 的生理作用被越来越多地证实了。CO 的合成酶——血红素氧合酶（以下简称为 HO）已经在众多组织中（包括肝、脑、心血管）定位。内源性产生的 CO 已被证明积极地参与学习和记忆，内分泌，血液凝集以及血管张力调节。内源性 CO 产生的变异和生物组织对 CO 反应性变异也被证明是很多病理过程的重要环节，例如高血压，糖尿病，尿毒症等等。从上述研究进展引申而出的一个推论是：CO 和 NO 可能属于同一类气态的内源性信息传递分子。组织类型及反应类型不同，CO 和 NO 的生物作用也不相同。它们可能互相补充（例如已证实 NO 和 CO 都松弛血管平滑肌），也可能其中之一在某些情况下起主导作用（例如已证实 NO 与热痛觉过敏有关而 CO 仅仅与机械性痛觉过敏有关）。体内其他的气态物质或气态物质衍生出的生物小分子也可能参加 CO 和 NO 的行列。这一理论尚为雏形。对 CO 的生物作用的深入研究才刚刚起步。本文拟对 CO 研究的现状做一概括介绍，其重点放在药理方法学上，以求对在此领域工作的研究者们有所帮助。

第一节　CO 产生的生物来源和调控方法

一、CO 的生物来源和代谢过程

　　在生物体内，CO 的产生主要是通过血红素（heme）代谢途径（70%）。在 HO 催化下，血红素分解而产生 CO 和胆红素（bilirubin）。每产生 1mol 的胆红素和 CO，需要 3mol 的 O_2 和 NADPH。这一过程可用下列反应式表示。

$$血红素 + NADPH + O_2 \xrightarrow[\text{NADPH 细胞色素 C(P450)还原酶(CPR)}]{\text{HO}} CO + Fe + NADP + 胆绿素$$

$$胆绿素 + NADPH \xrightarrow{\text{胆绿素还原酶}} 胆红素 + NADP$$

血红素在无酶的情况下极为稳定。大幅度的 pH 或温度改变都不会改变血红素的构造。这也是为什么血红素是许多矿物质和化石的组成成分的原因。生物体内血红素的来源可分为红细胞中的血红蛋白（80%~90%）和其他细胞两大类。红细胞释放的血红素对于整体 CO 水平和在某些造血系统，循环系统有关的病理过程中出现的 CO 代谢异常有重要影响。红细胞主要在肝，脾，和骨髓中释放血红素。在这些器官中的相应细胞（如脾脏的巨噬细胞，肝脏的 Kupffer 细胞等）作用下，红细胞膜解体，血红蛋白（以下简称 Hb）氧化沉淀，血红素随之从球蛋白的框架中释放出来。在溶血性或出血性疾病中，大量的血红素释放会引起局部血管收缩和痉挛（例如脑蛛网膜下腔出血后）。此时诱发的 CO 可以缓解血管张力。其他细胞内（包括神经细胞和血管平滑肌细胞）的血红素可能对于 CO 的局部功能调节作用有重要影响。这些细胞中的血红素主要存在于其他的血红素蛋白中。例如，肌红蛋白，NO 合成酶，鸟苷酸环化酶，环氧酶，过氧化氢酶，过氧化物酶，色氨酸吡咯酶，以及线粒体和微粒体中的细胞色素。这些细胞内的游离血红素可以通过色氨酸吡咯酶的活性而加以测定（Celier 和 Cresteil，1991）。

CO 是一相对稳定的惰性气体。细胞内产生的 CO 可以作用于细胞本身或邻近的细胞，最终被细胞色素 C 氧化酶氧化成 CO_2，从细胞内弥散出来的 CO 与血液循环中的血红蛋白结合形成碳氧血红蛋白而携带至肺。碳氧血红蛋白解体，CO 随呼出气体排出体外。在厌氧细菌的生长过程中，借助于 Wood 反应，CO 可被 CO 脱氢酶转化为 CO_2。

除了血红素代谢途径之外，有机分子的氧化亦可产生 CO。例如，酚类（包括 L-dopa），flavenoids 和 halomethanes 的自体氧化，有机化合物的光促氧化，细胞膜脂质的过氧化。然而，经这些非血红素代谢途径产生的 CO 的生理意义还不甚明了。

HO 作为血红素降解的起始酶和限速酶，在体内有 HO-1、HO-2 和 HO-3 3 种形式。HO-1 为诱生型，分子量约为 30 000~33 000Da，现已证明人类 32 000Da 热休克蛋白（HSP）即为 HO-1，故 HO-1 亦称热休克蛋白 32，其对热较稳定，加热到 65℃10min，酶活性仍有 70% 存在。在其基因的启动子区，包含有热休克因子、核转录因子（NF-κB）及金属调节子等调节因素的结合区域。因而，热休克、重金属、血红素、活性蛋白 1、应激、低氧、炎症介质等均可诱导 HO-1 的产生。HO-1 主要分布于心、肾、肺、骨髓、肝、脾单核 – 吞噬细胞等的微粒体内，以脾中活性最高。HO-2 为结构型，分子量为 36 000~42 000Da，对热敏感，加热到 65℃10min，80% 酶活性丧失。主要分布于中枢神经系统，血管内皮和睾丸的线粒体内，其表达和活性不受低氧、应激等诱导，生理条件下其活性仅受肾上腺糖皮质激素调节。生理条件下体内 95% 的 CO 产生是由 HO-2 催化生成，它在生理条件下调节血管床。HO-3 的氨基酸结构与 HO-2 有 90% 的相似。然而其几乎没有降解血红素的活性，现在认为 HO-3 不是一种催化蛋白，而是一种血红素黏合能力的调节因子。

二、调控 CO 产生的方法

（一）调节产生 CO 的底物血红素

细胞内游离的血红素可以用苯巴比妥加以提高；也可以用三甲基胆蒽（3-methylcholanthrene）加以减少。当然，在药理学实验中可以应用含氯化血红素的化合物来提供外源性的血红素。

（二）调节产生 CO 的催化酶-HO

1. 增加 HO-1 的活性　HO-1 的水平可以借它的底物血红素而加以提高。部分重金属离子（铁，铜，镉，锡，镍），某些激素（胰岛素，胰高血糖素，肾上腺素，甲状腺激素）和 xenobiotics 均被报道过可以诱导 HO-1。因为 HO-1 可被热应力诱导，所以它也被称为 HSP32。紫外线和过氧化氢等提高氧张力的手段对 HO-1 的诱导有促进作用。我们的实验结果已证实血红素可以提高血管组织中 CO 的产生，从而抑制血管的收缩。不同的实验室也报道过改变细胞内 cAMP 的含量可以诱导或抑制 HO-1 的活性。此外，白介素1（interlukin-1）和肿瘤坏死因子被证实可以在小鼠肝脏细胞诱导 HO-1，Mitani 等人（1992）证实在人的肝脏细胞中白介素-6 可诱导 HO-1 的表达。从这些文献中也可以推测在激素代谢紊乱或肿瘤发生时，CO 的产生会相应的发生变化从而调节整体或局部的生理功能。

2. 抑制 HO 的活性 近年来，世界上大多数实验室都使用 zinc protoporphyrin IX（以下简称为 Zn-PP）来抑制 HO-1 和 HO-2 的功能。Zn-PP 是一种内源性的物质。在体内铁缺乏或铅中毒时它的水平可以升高。从世界上主要的化学药品公司均可购买到 Zn-PP。应注意的是 Zn-PP 并非专一的作用于 HO。它也能抑制鸟苷酸环化酶和 NO 合成酶，并抑制受体介导的血管舒张。我们的实验结果已证实 Zn-PP 本身可以升高血管平滑肌细胞中的钙离子浓度，这一作用和 CO 无关，因此，在选用 Zn-PP 抑制 HO 时，应同时选择另外的一种以上的相对特异的 HO 抑制剂，例如 zinc deuteroporphyrin 2, 4-bis glycol，与 Zn-PP 的结果对照核查。另外，已有报道铁螯合剂可防止 HO-1 的诱导。Ishizaka 等在培养的鼠主动脉平滑肌细胞中观察到，用血管紧张素 II（Ang II）处理后，HO-1 mRNA 水平降低（39±9）%，其蛋白含量及活性也相应下降，证明 HO-1 可被血管活性物质下调，这可能是高血压发病和病理生理过程的重要环节。（Ishizaka N, et al. Hyqertension，1997，29：790）

应用 HO 抑制剂之后而出现的生物反应改变可归结为 3 种原因（HO 诱导剂的反应可以依次类推）：①由于血红素降解减少而出现的细胞内血红素积聚增加；②CO 产生的减少；③胆红素产生的减少。胆红素本身是一种神经毒素和抗氧化剂。它可以抑制脂质过氧化反应，并延长 NO 的半衰期，故可能影响心血管和神经系统的功能。新生儿黄疸的特征之一就是高胆红素血症。HO 抑制剂，例如 tin protoporphyrin，已经被临床应用治疗某些类型的新生儿黄疸以减少血红素降解。为了区分出应用 HO 抑制剂后 CO 对生物系统的影响，可以单独观察血红素或胆红素对某一系统的直接作用，以做对照。另外，血红素的代谢周期很慢。比较 HO 抑制剂的生物效应时程与血红素的代谢速率也会有助于鉴别反应的特异性。

第二节 CO 的测定技术

CO 与血红蛋白结合形成碳氧血红蛋白（以下简称为 CO-Hb）而呈现特征性的樱红色。这一反应是传统方法测定 CO 浓度的基础。临床医学上沿用的碳氧血红蛋白测定方法只局限于血液制品，而且灵敏度和精确度均难以满足现代药理学研究的需要。根据我们的经验并结合文献报道，我们在此介绍一种血红蛋白结合定量法可用于测定各种液体（包括细胞培养液，组织灌注液，用于生理药理实验的细胞内外液和生理盐水等）中的 CO 浓度；一种气相色谱仪定量法可用于测定气体中的微量 CO 浓度。应强调的是，测定 CO 浓度的前提是拥有 CO 标准源，即已知浓度的 CO 标准气体。从商业来源获得的 CO 体应有 99% 以上的纯度。

一、血红蛋白结合定量法

（一）仪器要求

用于同时测定碳氧血红蛋白和血红蛋白百分率的微机控制的有特定波长的多功能精密仪器可以直接从厂商购买。例如美国加利福尼亚 Instrumentation Laboratories 生产的 Co-Oximeter。但是此类仪器一般均比较昂贵。在药理学实验中测定碳氧血红蛋白，一台窄频带可通性分光光度仪即可满足需要。例如美国 Fisher 公司生产的 Spectronic 分光光度仪系列中的 3000 和 1201 型。

（二）液体配制（参照缓冲液）

1. 0.1mol/L 磷酸缓冲液（以下简称为 PBS）

52.7ml 的 K_2HPO_4（1mol/L）

47.3ml 的 KH_2PO_4（1mol/L）

加去离子水至 1L，pH 约为 6.87。

2. 加入 25mg $Na_2S_2O_4$ 至 20ml 0.1mol/L 的 PBS 中

（三）测定方法

1. 取 1.25ml 待测液体加入比色瓶；加入 $4\mu mol/L$ 血红蛋白，用 parafilm 封口，摇匀。

2. 取 1.25ml 新鲜配制的参照缓冲液加入另一比色瓶，加入 $4\mu mol/L$ 血红蛋白，用 parafilm 封口，摇匀。（空白对照）

3. 在待测液体和参照缓冲液中均加入 $200\mu mol/L$ 的 EDTA。这样可以有助于中止过氧化反应和获得比较纯的碳氧血红蛋白吸收峰值。

4. 1min 后，从分光光度仪上读出待测液体和参照缓冲液各自在 420 和 432nm 的光密度（A420 和 A432）。

5. 确定校正参数 $F_1 = \varepsilon 430$（Hb）$/\varepsilon 420$（Hb）；$F_2 = \varepsilon 432$（CO-Hb）$/\varepsilon 420$（CO-Hb）；$F_3 = \varepsilon 420$（CO-Hb）$/\varepsilon 420$（Hb）。ε 是 CO-Hb 或还原 Hb 在 420 或 432nm 的克分子吸光系数。

6. 液体中 CO-HB 的相对浓度从下列公式计算出：

$$\% CO\text{-}Hb = (1\text{-}Ar \times F_1) \times 100/Ar \times (F_2\text{-}F_1)\text{-}F_3 + 1$$

$$Ar = A420/A432$$

7. CO 绝对浓度的换算 将 Hb 分别加入已知浓度并递次稀释的 CO 液体中，分光光度仪上测出不同浓度 CO 产生的 CO-Hb 相对浓度标准曲线。将待测液体中 CO-Hb 的相对浓度与 CO-Hb 浓度标准曲线比较即可计算出待测液体中 CO 的绝对浓度。

（四）校正注意事项

一般而言，校正参数可采用通用的已发表证实的数据（$F_1 = 1.3330$；$F_2 = 0.4787$；$F_3 = 1.9939$）。但是根据不同类型的分光光度仪（敏感度和波长选择的精确度），必要的起步校正应予实施。

如果使用同样浓度的 HB 液体，则可用 CO-Hb 和 Hb 分别在 420 和 432nm 的光密度吸收值来替代相应的 ε 值，以计算 F_1，F_2，F_3。

将新鲜配制的参照缓冲液（含 $4\mu mol/L$ Hb）通过 100% 的 CO 气体 30min，并不断地搅动。取此饱和的 CO-Hb 液体测定光密度，作为 100% 的 CO-Hb 对照。

将新鲜配制的参照缓冲液（含 $4\mu mol/L$ Hb）通过不含 CO 的空气 45min，并不断地搅动。同时给予强光源照射以加快微量 CO 的排出。取此液体测定光密度，作为 100% 的 Hb 对照。

另外，在实验中如需用上述方法测定血液中的 CO 浓度，则必须首先将血细胞溶解，稀释 100 倍，不需要另外添加血红蛋白，然后按上述方法测定 CO-Hb 浓度。

二、气相色谱仪定量法

CO 与氧化汞在 275℃ 时反应而产生游离汞。气体中的 CO 量可以根据依此生成的特异汞吸收峰值（A254nm）而确定。这就是气相色谱仪定量 CO 的基本原理。

（一）气体样品准备

如欲测气体中的 CO，例如呼出气，则可直接将一定数量的气体样品注入气相色谱仪定量。如欲测组织，细胞样品或液体中的 CO，则必须预先处理样品，使样品中的 CO 释放出来，汇集到容器的液体上部空间（headspace），然后从中抽取一定数量的气体样品注入气相色谱仪定量。具体收集 headspace 气体的方法将在本文的第三节介绍。

（二）色层柱准备和仪器分析

不锈钢色层柱的内径是 0.22cm，长 130cm，内装 0.5nm 分子筛（60~80 孔）。色层柱准备完以后应保持在 125℃。将气体样品注入色层柱 60s 以后开始分析。探测器将结果以峰值面积的形式输出到色谱仪的数据处理器上。将此峰值面积数据按照 CO 浓度的线标准曲线内推即可求出气体样品中的 CO 含量。表示单位是 pmol/L CO/mg 蛋白/h。

（三）CO 浓度标准曲线

1. CO 标准浓度气体可以购买，例如每升含 $21.7\mu l$ CO 的氮气（Airco, Inc. Santa Clara, CA）。也可以自己制备，例如将纯 CO 气体（99.9%）$20\mu l$ 与 1000ml 不含 CO 的空气在一个容量为 1000ml 的聚丙烯注射器中混合，密封。在这个注射器中的 CO 浓度可保持至少 8h 稳定。不含 CO 的空气是将空气通过一个二氧化锰与氧化铜（3∶2）的混合物的催化转化器而获得（Trace Analytical Inc）。

2. 样品瓶中装入 20μl 正铁白蛋白（正铁血红蛋白，methemalbumin）和 20μl 磷酸缓冲液，用不含 CO 的空气吹气净化。

3. 使用气体密封型，低死腔的注射器抽取 0，100，200，300，400 和 500μl 的标准气体，注入样品瓶中。

4. 在与待测样本同样的实验条件下培育这些样品瓶。

5. 取 25～300μl 的已知浓度的 CO 气体注入气相色层柱上获取 CO 浓度的标准曲线。

第三节 血红素氧合酶的测定技术

血红素氧合酶（HO）的测定技术可分为两种类型。一种是测定 HO 的功能。另一种是 HO 的组织或细胞定位。

一、HO 的活性测定

组织或细胞中 HO 活性测定以往是在过量的胆绿素还原酶存在下根据微粒体中胆红素的产生量（光电比色）而间接定性（Tenhunen et al, 1969）。这是一种涉及多种酶的复杂实验。其实验设计，样品准备，和结果解释都比较难。Cavallin-Stahl 等于 1978 年发明了另一种不需要胆绿素还原酶的直接方法。该法是加入血红蛋白将 CO 固定住，然后靠 $K_3Fe(CN)_6$ 的作用将 CO 释放到样品瓶的 headspace 中。Headspace 中的 CO 还原成甲烷后用气相色谱法定量。这一方法的缺点是费时费力，而且在固定，释放，和转化 CO 的过程中容易出现误差。本文综合文献报道和我们的经验介绍一种根据 NADPH 依赖性血红素降解而产生的 CO 数量来确定 HO 活性的方法。可以删去固定 CO 的环节并可快速的测定组织提取物或细胞中的 CO 活性（以大鼠主动脉组织为例）。

（一）组织混悬液准备

取成年大鼠（200～350g）断头处死。用冷生理盐水原位灌注主动脉。取下主动脉并清洗干净结缔组织。一般每次实验用两只大鼠。将主动脉组织剪碎以后置于 4 倍体积（脾脏和心脏组织则需用 9 倍体积）的磷酸缓冲液中匀浆化。匀浆器可选用不同型号，但是研杆和研筒均需为玻璃制造。在摄氏 4 度下匀浆离心（13 000×g）15min。漂浮的脂质层抽出弃之。上悬液留做测定 HO 活性用，上悬液中的蛋白质含量用 Lowry 法测定（牛血清清蛋白为标准对照）。

（二）Headspace 气体收集

选用气体密闭型的容量为 1ml 的可重复移液器，将 100μl 的大鼠主动脉组织上悬液，20μl 的正铁血红蛋白（methemalbumin）和 20μl 的 3.5mmol/L 的 NADPH 按下列顺序加入 4 组容量各为 2ml 的有色样品瓶。每组中的样品至少重复两次。

在准备样品过程中，样品瓶和装反应液体的试管均应置于冰上。加液结束以后，将样品瓶用硅橡胶隔膜固定密封。安置于 37℃震动水浴中培育 5min。将样品瓶的 headspace 用不含 CO 的空气吹洗 2s（200～300ml/min），然后继续密封培育 15min，最后将样品瓶置于干冰粉末上（－78℃）停止反应并保持在超低温下 1h，然后收集 headspace 中的气体。

组　别	主动脉组织悬液	假正铁血红蛋白	NADPH	20μl 的缓冲液
1	+	+	+	－
2	+	+	+	－
3	+	+	－	+
4	+	+	－	+

（三）Headspace 中气体中 CO 浓度的气相色层分析

将每一样品瓶中 headspace 气体定量取出，直接注入气相色层柱上。然后按本文的第二节气相色谱仪定量法介绍的方法测定。样品瓶和硅橡胶隔膜可以重复使用。处理方法是用溶解在 1% 的 alconox 中的 NH_4OH（50ml/1）刷洗，然后用蒸馏水冲洗。

在没有 NADPH 存在的情况下（例如第三和第四组样品），CO 的产生也可能探测到。这可能是由于样本自体氧化和脂质过氧化反应而致，所以并不反映 HO 的活性。因此，评价 NADPH 依赖性的 HO 活性时，应将 NADPH 非依赖性的 CO 产生量去掉。

（四）有关液体的配制

1. 缓冲液 0.1mol/L 的 KH_2PO_4，用 KOH 调节 pH 值至 7.4。

2. 假正铁血红蛋白的贮存液 将 22.8mg 氯化血红素（hemin）溶解于 0.5ml 10% 的乙醇胺液体中，然后与 7ml 去离子水（含 241mg 牛血清白蛋白）混合。将此混合液用力搅拌，然后用 1mol/L 盐酸缓慢将 pH 值调至 7.4，加蒸馏水至最终容量 10ml。配液过程应始终在暗处进行。配制后应贮藏在 4℃，于一周内使用。

3. NADPH 贮存液（3.5mmol/L） 3.94mg 的 Na_4NADPH，溶解在 1ml 0.1mol/L 的缓冲液中。于实验当天配制。

二、HO 的细胞定位技术（Western blotting）

1. 将细胞置于含有不同的 HO-1 诱导剂的细胞培养液中，例如 DMEM（10% 小牛血清），CO_2 孵箱中培养 24h。

2. 取出培养的细胞置于凝胶电泳缓冲液（12mol/L Tris-HCl，pH 6.8；5% 甘油；0.4% SDS）中将胞膜溶解。

3. 加温至沸 5min，超声碎解 10s，离心（13 000 × g）10min。

4. 取出上悬液，其中的蛋白质含量随后加以确定。

5. 将细胞提取物（50μg）加入 SDS-PAGE（17.5% 凝胶）。

6. 将分离出的蛋白质移到硝化纤维素膜上。

7. PBS 冲洗以后，将 blot 与稀释 400 倍的特异性兔抗鼠 HO-1 抗体培育 1h。

8. PBS 冲洗，将 blot 再与稀释 2000 倍的羊碱性磷酸酶偶联的 F（ab′）$_2$ 片段抗兔 1gG 培育 1h。

9. PBS 冲洗后，用 nitro blue tetrazolium 和 BCIP（5-bromo-4-chloro-3-indoly phosphate）将免疫复合物的区带显影。

上述方法可以直观地比较每一区带的相对显影强度，从而提供 HO-1 存在的证据。

在血管平滑肌细胞中，亚砷酸钠（10μmol/L）是最有效地 HO-1 诱导剂，依次为氯化钴（10μmol/L）和氯化血红素（20μmol/L）。

在定位 HO-2 时，将步骤 7 中的第一抗体换为特异性的兔抗鼠 HO-2 抗体即可。

由于 HO 和 NO 的合酶在组成成分、诱导调节和功能上有许多相似之处，在用 Western blotting 定位 HO 时最好同时用特异性的抗 NO 合酶的抗体作为另一种对照（如小鼠的单克隆抗体，tranduduction laboratories，USA）。这样可以保证结果的特异性。

以上实验中所需要的试剂均可从医药公司购买。特异性的 HO-1 和 HO-2 抗体亦可直接购买。例如 Stress Gen Biotechnologies（Victoria，加拿大）生产的 OSA-100 和 OSA-200 抗体。这些抗体在 Western blotting 上只产生单一的对应显影带。

三、HO 的组织定位技术

1. 组织标本置于 4% 福尔马林中固定 4h，然后用含 15% 蔗糖的 PBS 冲洗至少 3 次。

2. 于异戊烷中降温至 -40℃，然后贮存于 -70℃。

3. 低温超薄切片（7μm），风干 15min，0.2% Triton X-100（PBS）培育，PBS 冲洗。

4. 加入兔 HO-1 抗体（1:1000）或者 HO-2 抗体（1:500）培育（Stress Gen，加拿大）。为了减少背景染色，可以提高抗体的稀释度到 1:4000 或 1:10 000。

5. PBS 冲洗 3 次，每次 5min，加入 FITC 偶联的猪抗兔 1gG（1:80，Sigma）培育 90min。

6. PBS 冲洗后，将切片用缓冲的甘油（含有 p-phenylenediamine）浸透，以防止褪色。

7. 在荧光显微镜下观察切片（如 Olympus 3×50），照像。

8. 如欲观察 HO 的三维分布和细胞内亚分布，可选用 confocal 激光扫描显微镜观察。这种显微镜目前相当昂贵。关于其构造原理和使用方法，读者可进一步阅读有关的文献，本文不再就此深入介绍。

第四节　CO 的药理作用观察方法

一、CO 饱和液体的制备

在检验外源性 CO 的作用时，必须首先准备好 CO 饱和液体，然后稀释应用。准备 CO 饱和液体的方法如下。

取一 50ml 耐压玻璃管，装入 20ml 实验所需要的液体或蒸馏水并保持其温度在 37℃。将纯化的 CO 气体在 100kPa 的压力下经由微孔鼓泡器输入液体中，持续鼓泡 20min。在上述条件下，玻璃管中的液体可被 CO 充分饱和。鼓泡结束以后，将玻璃管用橡胶管两端封闭。在做实验前，用气体密闭型注射器从玻璃管中吸出所需要量的 CO 饱和液体。据测量，$1\mu l$ 的 CO 饱和液体中含有 30ng 的 CO。

在稀释 CO 饱和液体时，应注意计算所得出的 CO 浓度是根据 CO 在 37℃时的溶解性，CO 饱和液体在组织浴液或细胞记录液中的稀释度，以及假设地在实验过程中 CO 的丢失不计。上述依据严格地讲并非都是准确的。因此，CO 的实际应用浓度可能略低于计算的浓度，在估价 CO 的作用时，最好应对每次实验的条件做自身比较。

二、CO 的心血管作用的观察方法

早在 1952 年，Duke 和 Killick 就注意到了 CO 引起的血管舒张。在冠状动脉和主动脉组织中，CO 引起的舒张作用被证明与儿茶酚胺受体兴奋无关，我们的实验结果证明 CO 的血管舒张作用与血管内皮细胞的存在无关，也和前列腺素衍生物无关。CO 可以激活 cGMP 从而部分地导致血管舒张。尽管 CO 已被报道参与细胞色素 P450 有关的生物作用，CO 的血管活性作用与细胞色素 P450 无关。我们的实验结果也证明 CO 可以有效地开放钙依赖性钾离子通道，引起平滑肌细胞的超极化，从而舒张单个平滑肌细胞。CO 对细胞内钙离子浓度的调节有不同的报道。CO 同 NO 一样，通过扩散以自分泌或旁分泌方式与自身或临近细胞胞质中可溶性鸟苷酸环化酶（sGC）分子血红素基团中的铁结合，使其构型改变、功能激活并催化 GTP 转化成 cGMP，cGMP 刺激依赖 cGMP 的蛋白激酶、磷酸二酯酶或通过调节离子通道，以发挥各种生理效应，如松弛血管平滑肌、抑制血小板聚集等。CO 还可通过高电导性钙离子依赖钾通道（KCA）的开放而发挥生物学效应；通过对 KCA 通道蛋白组氨酸残基的拓扑结构进行化学修饰而直接导致通道开放，使其参与膜电压调节，从而参与血管张力和反应性调节。也有研究表明，CO 可与细胞色素氧化酶的血红素基团上的铁结合，使该酶活性受到抑制，从而发挥相应的生物学效应。此外，CO 还通过与 NO 形成的代谢环路来发挥生物学作用，即 CO 通过与一氧化氮合酶（NOS）中血色素基团结合抑制 NO 产生或置换血红蛋白结合的 NO 而发挥作用。Jurr Ichi K 等在研究 CO 的心血管作用时，应根据生物样本的差别和实验的目的而采用不同的方法。

（一）离体血管组织

可按照计算所需量将已知浓度的 CO 饱和液体直接加入已知容量的组织浴槽。也可用已配制到 CO 最终浓度的组织浴液彻底置换原有的组织浴液。在此类研究外源性 CO 作用的实验，应特别注意调整浴液的温度，pH 值和钙离子浓度。相应的对照实验是必不可少地。在离体血管组织的功能实验中，组织浴液一般应始终鼓泡通氧。但是这种方法常常会加速 CO 从液体中物理释放。因此，在实验中宜使用预先氧饱和的组织浴液。而在检验 CO 作用时，应减少通氧量。这种处理带来的相应问题是怎样排除缺氧的干扰。解决的办法是：①严格的低氧或停氧状态下的对照实验；②检验阻断有氧代谢（应用氰化物）可否模拟 CO 的作用；③比较低氧和保持供氧时 CO 作用的差别；④应用 CO 处理血管组织的时间不宜过长，应掌握在 30 分钟内；⑤在保持低氧或停氧状态下，仅仅将 CO 从组织浴液中彻底置换清除，然后观察 CO 的血管作用可否逆转；⑥测定组织浴液中的氧分压（Instrumentational Laboratory Gas Analyzer，Model 310，美国）。

另一种应用 CO 的方法是直接将 CO 和氧气的混合气体通入组织浴液。例如，9.1% CO，33.2% O_2，

8.1% CO_2，其余的成分为氮气。这种混合气体的组合基本可以保证浴液中的氧分压和 pH 值与供给参照气体（30% O_2，5% CO_2，和氮气）时一致。直接给予 CO 混合气体的缺点是难以严格控制浴液中的 CO 浓度，难以测定 CO 的量效关系，和 CO 气体泄漏到实验室环境中的可能危险。另外，在配制 CO 混合气体时应保证 CO 与氧气的比值在 1 以下以免细胞内的细胞色素 C 氧化酶受抑。

在观察内源性产生 CO 的血管作用时，可预先将 HO-1 的诱导剂或抑制剂加入浴槽中数小时，然后比较培育前后血管张力变化，包括基础张力和兴奋后张力（例如氯化钾或去甲肾上腺素引起的血管收缩）。在培育血管组织时，应注意保持浴液温度和避光，因为某些 HO 的诱导剂或抑制剂是对光敏感的。以 Zn-PP 为例：应至少用 10μmol/L 避光培育血管组织 1h 以上。同样培育时间下的血管活性对照应严格实施。

另外，应注意 HO 诱导剂或抑制剂的特异性。例如 heme arginate 是一有效的 HO 诱导剂，给基因型高血压大鼠注入该药物 5～7h 后，血压水平降到了正常范围。其机制推测是 HO 的 mRNA 水平被最大量地提高了和 CO 产生被增加了。但是，该药物提供的精氨酸是 NO 产生的底物。所以它也可能促进 NO 的产生而舒张血管。Fruzsina 等应用 HO 抑制剂（铬中卟啉，CrMP）处理孤立大、小动脉环及孤立的一级股薄肌小动脉，对其管腔直径改变进行研究。该实验发现，应用 CrMP 能引起加压的股薄肌小动脉迅速持久的内径缩小，并能引起股动脉肌肉分支张力增加，而不能引起胸主动脉、股动脉及未加压的股薄肌小动脉收缩。而且，CrMP 对股薄肌小动脉的收缩效应是随压力变化而变化的。而 CrMP 对股薄肌小动脉的收缩效应可被外源性 CO 逆转。该实验还通过加用 NOS 抑制剂、sGC 抑制剂以及内皮素受体阻滞剂对 CrMP 引起的血管收缩机制进行探讨。发现在 sGC 抑制剂（ODQ）存在或缺乏的情况下，其收缩作用是相似的，且内皮素受体阻滞剂亦不影响 CrMP 诱导的血管收缩作用。由于在所有实验组都预先用 NOS 抑制剂进行了处理，故 CrMP 对血管的收缩作用亦不依赖于 NO。该研究证实了 CrMP 引起的血管平滑肌收缩可能以小动脉为主，且其收缩效应可能由 CO 所介导，而不依赖于 NO ［Fruzsina K，Robert A，Johnson，et al. Contribution of endogenous carbon monoxide to regulation of diameter in resistance vessels. Am J Physiol Regul Integr Comp Physiol，1999，276（4）：1087－1094］。另举一例：$SnCl_2$（30μmol/L），也可用于诱导 CO 的产生，但相关的考虑是 $SnCl_2$ 可能对电压依从性钙离子通道的功能有调节作用。

（二）培养的单细胞

在研究 CO 对离体培养的单细胞的作用时，应预先考虑到 CO 饱和液体中的相关离子浓度。例如，如欲研究 CO 对细胞内钙离子释放的作用，则应使用无钙的生理细胞外液（含有 2mmol/L 以上的 EGTA）配制 CO 饱和液体。如欲研究 CO 对单离子通道（例如钾离子通道）的作用，则应按照微电极内外液的特定组成配制 CO 饱和液体。

内源性 CO 的作用亦可在单细胞上检验。举例来说，可以将单细胞培养在含有氯化血红素的培养液中 24h。然后检验细胞内钙离子的基础水平或检验细胞膜的静息电位。含有 CO 的液体可以直接灌洗单细胞。为了防止灌洗过程中 CO 从液体中的丢失，应选用气体阻隔型输液管。但是，最好不要用 Tygon 型号。因为此类含碳的材料在生理温度或荧光激发下可释放 CO。由于单细胞实验中要求细胞表面的相对稳定，一般不宜直接将 CO 混合气体通入细胞培养皿中。

三、CO 的神经作用的观察方法

近年来的研究已证明，中枢神经系统内所产生的 CO 可以调节细胞内 cGMP 的水平，从而影响神经细胞的功能。例如，在培养的嗅觉神经细胞中，cGMP 的水平已经被证实在很大程度上取决于内源性 CO 的产生多少。免疫组化研究证实 HO 选择性地存在于脑组织的不同部位，这可能对应于 CO 的选择性神经传导作用。脑组织中 HO-2 分布最密集的部位是嗅觉上皮的神经细胞和嗅球的神经细胞层及颗粒细胞层。CO 引起的神经细胞功能的长效强化作用可能在记忆和学习过程中起重要作用。脑细胞产生的 CO 已被证明可极为显著地影响实验动物的食欲，体重和体温。具体到不同神经细胞上 CO 的效应部位，钠泵，NMDA 受体，AMPA 受体，钠离子通道等分别受 CO 的影响。

CO 的神经作用迄今大多是在脑组织切片上研究的。可将一定量的 CO 饱和液体用气体密闭型注射器直接注入脑组织切片记录槽中。然后观察 CO 引起的电生理改变。测定神经组织切片中产生的 CO 可以应用一种改良的血红蛋白捕获方法。具体做法是将组织切片在 37℃ 培育 20min。在此过程中组织释放的 CO

可被培养液中的血红蛋白（0.16g/100ml），或稀释的红细胞悬液捕获而形成碳氧血红蛋白。碳氧血红蛋白的浓度则按照前面介绍的方法去测定。在很多实验中 Zn-PP（0.1～10μmol/L）被应用到神经组织上以间接观察 CO 的作用。在整体动物上应用 HO 抑制剂研究 CO 对中枢神经系统的作用时，也应注意大部分 HO 抑制剂是难以通过血脑屏障的。

（王　睿）

参 考 文 献

1. Cavallin-Stahl E, Jonseon G-I, Lundh B. A new method for determination of microsomal haem oxygenase（EC 1.14.99.3）based on quantitation of carbon monoxide formation. Scand J Clin Lab Invest, 1978, 38：69

2. Celier C, Cresteil T. Control of cytochromes P450 expression in Gunn rat liver：implication of the intracellular Heme pool. Arch Biochem Biophys, 1991, 290（2）：407

3. Christodoulides N, Durante W, Kroll MH, et al. Vascular smooth muscle cell heme oxygenase generate guanylyl cyclase-stimulatory carbon monoxide. Circulation, 1995, 91（9）：2306

4. Cook MN, Nakatsu K, Marks GS, et al. Heme oxygenase activity in the adult rat aorta and liver as measured by carbon monoxide formation. Can J Physiol Pharmacol, 1995, 73：515

5. Dawson TM, Snyder SH. Gases as biological messengers：Nitric oxide and carbon monoxide in the brain. J Neurosci, 1994, 14（9）：5147

6. Duke H, Killick EM. Pulmonary vasomotor responses of isolated, perfused cat lungs to anoxia. J Physiol（Lond）, 1952, 11：303

7. Grundemar L Johansson M-B, Ekulund M, et al. Haem oxygenase activity in blood vessel homogenates as measured by carbon monoxide production. Acta Physiol Scand. 1995, 153：203

8. Marks GS. Heme oxygenase：The physiological role of one of its metabolites, carbon monoxide and interactions with zinc protoporphyrin, cobalt protoporphyrin and other matalloporphyrins. Cell Mol Biol, 1994, 40（7）：863

9. Ny L, Grundemar L, Larsson B, et al. Carbon monoxide as a putative messenger molecule in the feline lower oesophageal sphincter of the cat. NeuroReport, 1995, 6：1261

10. Tenhunen R, Narver HS, Schmid R. The enzymatic conversion of heme to bilirubin by microsomal heme oxygenase. Proc Natl Acad Sci USA, 1968, 61：748

11. Vreman HJ, Stevenson DK. Heme oxygenase activity as measured by carbon monoxide production. Anal Biochem, 1988, 168：31

12. Wang R. Vasorelaxation induced by carbon monoxide and underlying mechanisms. Physiol Canada, 1996, 27（1）：37

13. Wang R. Carbon monoxide-induced vasorelaxation and the underlying mechanisms in normal and diabetic rats. Can J Physiol Pharmacol, 1995, 11（Suppl. E）：69

14. Liu Y, Zhang L, Wang Z, et al. Is zinc protoporphyrin-IX a specific inhibitor of heme oxygenase? Symposium of GRSNA, Montreal, 1994

15. Wang R. Le monoxyde de carbone. Un facteur vasoactif endogène chez les rats normaux et diabétiques? Méd Sci, 1995, Suppl, 2：9

16. Wang R. Carbon monoxide may act as an endogenous gaseous vasorelaxing factor：Studies in normal and diabetic rats, Jpn Cir J, 1996, 60（Suppl 1）：543

17. Williams WJ, Beutler E, Erslev AJ, et al. Hematology. 4th ed, New York：McGraw-Hill, Inc, 1990

18. Wolff DG, BIdlack WR. The formation of carbon monoxide during peroxidation of microsomal lipid peroxidation. Biochem Biophys Res Commun, 1976, 73：850

第三章　H₂S 及其相关酶的研究方法

继一氧化氮（NO）和一氧化碳（CO）这两种气体信号分子被发现之后，在20世纪90年代中期，又发现半胱氨酸代谢生成气体分子硫化氢（H$_2$S），H$_2$S 可以作为神经递质，在中枢神经系统中参与海马的长时程增强效应。H₂S 还可以舒张消化道和血管平滑肌，而其作用特点有别于 NO 及 CO 这两种气体信号分子，H₂S 的信号转导途径一直未能阐明，直到最近研究证实，内源性 H₂S 直接作用于 K_{ATP} 通道实现对血管的调节作用，并抑制平滑肌细胞的增殖。越来越多的证据表明，内源性 H₂S 是一种新的气体信号分子，对其研究是当前生物学领域的崭新课题，具有重要的理论和临床意义。

第一节　H₂S 的生物学性质

H₂S 是一种无色、臭鸡蛋气味的气体，大量吸入后可引起多种组织器官的损害甚至致死，因此长期以来被人们认为是一种有毒废气。但研究显示，哺乳动物体内含硫氨基酸代谢过程中可以内源性生成微量的 H₂S。内源性 H₂S 是在半胱氨酸被磷酸吡多醛-5′-磷酸依赖性酶，包括胱硫醚 γ 裂解酶（cystathionine-γ-lyase，CSE）、胱硫醚 β 合成酶（cystathinonine-β-synthase，CBS）和半胱氨酸氨基转移酶等催化作用下产生。CBS 和 CSE 的分布具有组织特异性，人体内 CBS 在神经系统占主导作用，CSE 则多分布于肺动脉、主动脉、肠系膜动脉、尾动脉、门静脉等血管的管壁组织和心肌组织中，在回肠、肝脏以及肾脏则同时存在 CBS 和 CSE。DL-炔丙基甘氨酸（DL-propargylycine，PAG）是 CSE 不可逆抑制剂，低浓度 PAG 就可以明显地降低门静脉和胸主动脉生成 H₂S。氨基氧乙酸（aminooxoacetic acid，AOA）是 CBS 的抑制剂，但其抑制作用却是可逆的。H₂S 可以在体内大部分组织中生成，其中产出率高的组织包括脑、心血管、肝脏和肾脏。半胱氨酸是 H₂S 生成的唯一底物。H₂S 在体内可能有 2 种存在形式：一种是以气体形式存在，一种是以硫氢化钠（NaHS）形式存在。NaHS 在体内可分解为钠离子及硫氢根离子，后者与体内氢离子结合生成 H₂S。H₂S 和 NaHS 在体内形成动态平衡，这样既保证了 H₂S 在体内的稳定性，而且不改变内环境的 pH 值。即使在水溶液中，H₂S 仍有 1/3 以气体形式存在。H₂S 的脂溶性是其水溶性的 5 倍。因此 H₂S 可不依赖于膜受体自由穿过膜结构。

H₂S 在体内大部分经氧化代谢形成硫代硫酸盐和硫酸盐而解毒，在代谢过程中谷胱甘肽可能起激发作用；少部分可经甲基化代谢而形成毒性较低的甲硫醇和甲硫醚，但高浓度甲硫醇对中枢神经系统有麻醉作用。体内代谢产物可在 24h 内从肾脏排出，部分从肠道排出，少部分以原形经肺呼出。

第二节　H₂S 与疾病

一、H₂S 与心血管系统疾病

（一）H₂S 与血管舒张

Ali 等研究发现，使用 NaHS 和硝普钠（sodium nitroprusside，SNP）共同作用或单独作用于苯肾上腺素预处理麻醉状态大鼠的主动脉环，血压测量结果显示明显不同，高浓度 NaHS 可直接扩张主动脉环，而低浓度 NaHS 则明显地提高大鼠的平均动脉压，H₂S 和 NO 共同反应时可能形成亚硝基硫醇，其呈现出轻度或不产生血管扩张活性，这显示了内源性 H₂S 的新作用，即在体内和体外可以通过调节血管 NO 的生成来调节血管的张力。Webb 等用不同浓度 H₂S 作用于人胸廓内动脉，得出了同样的结论，即高浓度 H₂S 可以扩张苯肾上腺素预处理的人胸廓内动脉，但低浓度 H₂S 却可引起收缩作用，格列苯脲可以部分抑制其扩张血管的作用，也考虑和亚硝基硫醇有关。

（二）H₂S 与心肌缺血

Grimm 等给大鼠皮下注射异丙肾上腺素（ISO）诱导产生心肌缺血模型，结果显示 ISO 处理组左心室收缩期末压降低，舒张期末压升高，血浆 CPK（肌酸磷酸激酶）和 LDH（乳酸脱氢酶）活性明显增强，组织切片示心内膜下大面积坏死，白细胞浸润，成纤维细胞肿胀，ISO 介导的心肌损伤机制可能为低氧造成心肌的过度兴奋、Ca 超载及儿茶酚胺类物质过度氧化产生了氧自由基，使心肌细胞膜损伤，影响了心肌收缩性。同时心肌和血浆 H₂S 含量减少，心肌 CSE 活性降低。有实验证明，用 H₂S 的供体 NaHS 腹膜下注射能明显扩张冠脉，提高心肌灌注，改善心肌损伤，说明 H₂S 能清除氧自由基，衰减脂质过氧化反应，减少过氧化反应产物的聚积，从而保护心肌。同时外源性给予 H₂S 供体 NaHS 可引起短暂负性肌力并降低中心静脉压。此外，H_2S 还可以作用于血红蛋白氧化衍生物，吸附脂肪酸，并促进细胞膜磷脂向细胞质内转移，形成磷脂囊泡，从而起到了保护循环系统中的氧化损伤和清除衰老细胞的作用。研究发现，在心肌缺血再灌注损伤模型中，给予外源性 H_2S 可以限制梗死范围和保护左室功能，这种保护作用与抑制心肌炎症反应、保护线粒体结构和功能有关，他们还发现通过心肌特定过度表达 CSE 来调节内源性 H_2S 的产生，可以明显地抑制再灌注损伤的程度。

（三）H_2S 与高血压

在自发性高血压大鼠中，CSE mRNA 表达下调，CSE 活性抑制了 31.2%，血浆 H_2S 浓度降低了 50%，当给予 CSE 抑制剂后，收缩压明显增加，而给予外源性 H_2S 可显著降低高血压大鼠的血压，增加血管舒张反应，并抑制平滑肌细胞增殖。Yan 等研究发现，SHR 大鼠血浆 H_2S 含量明显下降，胸主动脉 H_2S 活性和 CSE mRNA 表达均下调。推测在高血压病程中，CSE 活性及其 mRNA 降低，主动脉局部 H_2S 产生减少，这就导致了血管舒张作用减弱，而血管收缩能力增强。

二、H_2S 与呼吸系统疾病

Chen 等在临床研究中发现，H_2S 与慢性阻塞性肺疾病（chronic obstructive pulmonary disease，COPD）患者气道阻塞的发病机制相关，其血浆水平的改变与疾病的严重程度有很大关联。有研究表明，肺组织 H_2S 含量与呼气峰流速明显相关，与肺组织的病理学评分呈负相关，给予外源性 H_2S 能够减轻哮喘的炎症反应，起到保护作用。

三、H_2S 与神经系统疾病

神经元受到电刺激或者给予兴奋性神经递质 L-谷氨酸，通过钙离子－钙调蛋白（Ca/CAM）通路可以明显增强 CBS 的活性。与神经元不同，星形细胞由 CSE 催化产生 H_2S，通过 cAMP 和蛋白激酶 A 介导 Ca^{2+} 内流。在用 H_2S 溶液培养的鼠脑细胞中给予重复脉冲 NaHS，可以大量而且持久地增加细胞内 Ca^{2+}，L-型 Ca^{2+} 阻断剂尼莫地平和硝苯地平可以阻止细胞内 Ca^{2+} 浓度的增加和细胞死亡。2002 年日本学者对阿尔茨海默（Alzheimer）病患者和正常人大脑皮层中 H_2S 含量进行研究，发现 Alzheimer 病患者大脑皮层中 H_2S 水平严重降低，CBS 活性不足，腺苷甲硫氨酸（S-adenosylmethionine，SAM）含量非常低。

四、H_2S 与休克的关系

在盲肠结扎穿孔法制备的感染性休克大鼠模型及静脉注射内毒素法制备的内毒素休克大鼠模型上发现，休克大鼠动脉组织中 H_2S 含量均明显升高，与血压、心功能及低血糖程度呈高度负相关，表明内源性 H_2S 可能参与感染性和内毒素性休克的调节过程。感染性休克由多因素共同参与致体液紊乱，而内毒素休克为单因素致体液紊乱；二者内源性的 H_2S 含量均升高，提示内源性 H_2S 可能参与休克过程中舒张血管平滑肌，降低血压作用。

综上所述，H_2S 作为一种新型的气体信号分子，在调节消化道和血管平滑肌张力，抑制平滑肌增殖和在炎性反应中均发挥了重要的作用。H_2S 在全身多系统中的病理生理功能，揭示了某些疾病未知的发病机理，并提出了新的治疗途径，具有广阔的研究前景和应用价值。

第三节 H_2S 的检测方法

硫化氢（H_2S）是硫的氢化物中最简单的一种极性分子。H_2S 的 H-S 键键能较弱，在 300℃ 左右就会导致其分解。常温时 H_2S 是一种无色有臭鸡蛋气味的剧毒气体，应在通风处进行使用，必须采取防护措施。

在发现 H_2S 的生物学作用之前，人们对 H_2S 的认识主要是环境危害和生物损伤作用，其检测方法在环境保护和工业生产防护中受到极大关注。目前，H_2S 的检测技术方法已经比较成熟，检测仪器设备种类繁多，可以根据实际需要选用。

生物学样品中的 H_2S 检测是随着生物学发展需要而建立的检测方法，其技术特点主要表现在生物样品的处理制备和检测方法的选用两个方面。由于生物样品中的 H_2S 含量极低，检测灵敏度要求较高。常用的生物样品中硫化氢检测方法有比色法、气相色谱法、电极法等，可以根据实际条件选用。

一、去蛋白法测定血浆 H$_2$S

血浆 H$_2$S 的测定采用去蛋白方法，首先在玻璃试管中加入 10g/L 醋酸锌 0.5ml，然后加入 0.1ml 血浆标本，振荡混匀，再依次加入 20mmol/L 对苯二胺盐酸盐 0.5ml 和 30mmol/L 三氯化铁 0.5ml，室温孵育 20min，再加入 10% 三氯醋酸 1ml 使蛋白沉淀，加蒸馏水 2.5ml 补足体积至 5ml，充分混匀，6 000×g 离心 5min，分光光度计在 670nm 波长处测吸光度，根据 H$_2$S 标准曲线计算上清液中 H$_2$S 的含量。

二、敏感硫电极法测定血浆 H$_2$S

血浆中 H$_2$S 含量一般较低（约为 40~60μmol/L）通常采用灵敏度较高的硫敏感电极法测定。该方法操作方便，生物样品处理过程简单，仪器性能成熟，是一种比较简便的方法。

取血浆 0.5ml，加入等体积抗氧化液后，将敏感银硫电极（Ag$_2$/S）与参比电极一起浸入到样品中，待读数稳定后记录测定值，然后根据 S^{2-} 溶液标准曲线计算样品中 H$_2$S 水平。

硫电极检测法是根据 H$_2$S 的理化特性，应用化学反应将溶液中存在的 H$_2$S 转变成硫离子（S^{2-}），应用敏感硫电极检测微量 S^{2-}，换算出溶液中 H$_2$S 含量。该方法可以用于检测组织中内源性 H$_2$S 的含量以及胱硫醚-γ-裂解酶（cystathionine-γ-lyase，CSE）的活性。

（宫丽丽 杜冠华）

参 考 文 献

1. A new gaseous signaling molecule emerges：Cardioprotective role of hydrogen sulfide. PNAS, 2007, 13：17907 - 17908

2. Effects of nitric oxide and hydrogen sulfide on the relaxation of pulmonary arteries in rats. Chin Med J, 2008, 121：420 - 423

3. Hydrogen sulphide reduces insulin secretion from HIT-T15 cells by a KATP channel-dependent pathway. Journal of Endocrinology, 2007, 195：105 - 112

4. Hydrogen sulfide attenuates myocardial ischemia-reperfusion injury by preservation of mitochondrial function. PNAS, 2007, 25：15560 - 15565

5. Carbon monoxide and hydrogen sulfide：Gaseous messagers in cerebrovascular circulation. J Appl Physiol, 2006, 100：1065 - 1076

第十篇 激素的研究方法与技术

第一章 激素的组织分布研究方法

激素的组织分布有两层含义。一是指合成和分泌激素的细胞在机体的定位，包括在生理和/或病理条件下激素在组织和细胞中的分布；二是给机体引入某种外源性激素（如某种激素类药物）后，在体内的定位与定量研究。这对于认识激素的合成、贮存、释放、运输、作用乃至代谢的全过程，是一项十分重要的基础研究工作。随着科学技术的进步，具体的研究方法越来越多，越来越精细、准确，但主要的研究方法仍然大致分为两类、即免疫细胞化学分析法及核素放射自显影法。究其实质，它们统属于标记细胞化学，其区别在于，各自所采用的标记物、标记方法和显示手段不同，因而其结果和意义也就有所不同。本章着力介绍的是基本方法，部分内容则是我们自己常用的技术方法。

第一节 激素分布的免疫细胞化学分析

应用免疫细胞化学（immunocytochemistry）方法分析激素的组织分布，是当今研究激素的一种常用的、具有实际价值的技术手段。它不仅能够从组织学角度，更准确地判断激素在组织和细胞内的定位、定量表达及其生物学意义，而且能够将形态学观察与生化指标测定以及功能代谢变化有机地结合起来，从而对激素，内分泌细胞等的经典概念赋予了许多新的内含，提出了一些新的见解和理论。特别是随着单克隆抗体、原位杂交、原位 PCR 技术相继出现，再与超微结构观察相结合，对激素研究的内容更加丰富，认识更加深入。

免疫细胞化学方法研究激素在体内的分布的原理：将激素作为抗原，用它免疫动物产生特异性抗体；将该抗体标记后与组织标本共同孵育；特异性抗体与曾经诱导它产生的抗原（激素）相结合；通过标记物的示踪，检测激素在组织/细胞上的分布。免疫细胞化学所涉及的内容很多，包括抗原的提取、抗体的制备、纯化和标记，组织标本的制备、免疫细胞化学染色及其结果的观察与分析等。其特点是融免疫学原理、生物化学技术、组织化学方法于一体，把免疫反应的特异性、细胞化学的可见性和显微镜分辨的精确性结合在一起，从而，使之成为当代生物医学领域内一种颇受关注的新的检测、诊断乃至药物作用机理的研究方法。

用免疫细胞化学方法定位激素在组织细胞中的分布，最基本的要求有两点，一是保持组织细胞内待检物质的原位性和完整性，二是保持组织细胞中激素的抗原性。这是准确定位激素，获得理想结果的前提。一般说来，新鲜组织的抗原性强，但因未经固定，其形态结构较差；经过固定的组织，形态结构保存良好，但固定液会损伤组织的抗原性，特别对一些抗原含量少的组织标本，若固定液处理不当，有可能造成抗原的丢失或破坏，导致人为的假阴性结果而作出错误的判断。因此，要根据待测激素的物理和化学特性，选择适当的固定剂和固定方法。对一些不耐受固定的激素，可采用温和的固定条件（如低温下短时间固定），或采用冰冻切片。

一、标本制备

用于光镜免疫细胞化学染色的组织块，大小宜为 1.0cm × 1.0cm × 0.5cm，固定和脱水过程应在室温或4℃条件下进行。固定剂种类繁多，性能各异，对于一些稳定性弱的抗原，尤其要重视固定剂和固定条件的选择。常用的固定剂有如下几种：

（一）甲醛固定液

包括：①10%福尔马林（甲醛液10ml加蒸馏水90ml配成）；②10%中性福尔马林（即上述10%福尔马林的饱和碳酸钙液）；③10%中性缓冲福尔马林（用0.01mol/L PBS pH 7.4代替蒸馏水配制）。此类固定液的特点是穿透性强，组织收缩少，且背影清晰，较为常用。

（二）4%多聚甲醛

称取4g多聚甲醛置三角烧瓶中，加入0.1mol/L PBS pH 7.2～7.4，80ml，加热至60℃，持续搅拌，逐滴加入1mol/L NaOH，至溶液清亮，最后以PBS补足至100ml。该固定剂较为温和，适于组织标本的长期保存。该固定液要现用现配。

（三）Bouin液

饱和苦味酸75ml，甲醛25ml，冰醋酸5ml组成。对组织的穿透力较强，固定效果较好，可获得良好的形态结构，但不适于标本的长期保存。

（四）戊二醛-甲醛固定液

25%戊二醛1ml，甲醛10ml，蒸馏水加至100ml。该固定液用于PAP染色（一种酶标免疫细胞化学研究方法，后述）效果较好。

（五）醋酸-甲醛盐溶液

10ml甲醛和3ml冰醋酸，加生理盐水至100ml。该固定液固定效果良好，免疫阳性反应强，背景着色淡。如用于PAP染色，第一抗体的浓度定为甲醛类固定液的1/10即可。

（六）丙酮及醇类

80%冷丙酮或乙醇，常用于冰冻切片或细胞涂片的固定。可较好地保存抗原。固定5～15min后，自然干燥，贮存于低温冰箱内备用。

二、染色方法

免疫细胞化学染色简称为免疫染色（immunostaining），是一种特殊的标记细胞化学染色。根据标记物种类，可将免疫染色分为免疫荧光法，免疫酶法、免疫金属法等。免疫染色的目的，是将组织/细胞上的抗原或抗体定位。

为了给组织/细胞上的抗原或抗体定位，不论采用何种标记物，也不论采用何种染色方法，根据显示对象（抗原/抗体）和显示方式（直接/间接）的异同，离不开4条实现的途径：

直接给抗原定位：将标记物标记到特异性抗体（一抗）上，直接与标本上的对应抗原相特异性结合；

直接给抗体定位：将标记物标记到特异性抗原上，直接与标本上的对应抗体相特异性结合；

间接给抗原定位：将标记物标记到抗特异性抗体的抗体（二抗）上，在特异性抗体（一抗）与抗原特异性结合后，再与标记的二抗相结合；

间接给抗体定位：将标记物标记到能与特异性抗原相结合的另一抗体上，在特异性抗原与标本上的抗体结合后，再与标记的另一抗体相结合。

不难理解，所谓间接，就是在待测物与标记物之间还有个中间物；为间接给抗原定位，其中间物是特异性一抗，标记的是二抗（抗抗体）；为间接给抗体定位，其中间物是能与待测抗体相结合的特异性抗原，而标记的是能与该抗原相结合的另一抗体。大家知道，一个抗原分子上有许许多多的抗原决定簇，不同的抗原决定簇有不同的抗体，所以一个抗原分子可以与多种不同的抗体相结合，而特异性抗体是指能与抗原分子上特异性抗原决定簇相结合的抗体。另一方面，一个抗原分子，不仅仅能与一个抗体分子相结合，假如它能和n个相同的抗体分子结合，那么，通过介入一抗以后，由于每一个一抗分子又能和n个二抗分子相结合，这就使待测抗原可以结合的标记物，比直接法增强了n倍。所以，每进行一步免疫反应，都会产生一次阳性结果的放大效应，即提高了方法的灵敏度；但每多一次免疫反应，同时也就多了一次交叉反应的可能性。

（一）免疫荧光间接法（immunofluorescence technique）

标记抗体的荧光素主要有两种，一种是异硫氰酸荧光素（fluorescein isothiocyanate，FITC），一种是四甲基异硫氰酸若丹明（tetramethyl rhodamine isothiocyanate，TRITC），前者呈绿色荧光，后者呈橘红色荧光。根据荧光的分布位置和强度确定物质的种类、性质、定位与定量。操作步骤如下：

1. 冰冻切片固定后，PBS 充分洗涤；石蜡切片常规脱蜡至水后，如是用醛类固定液固定的组织，一般经过 0.1% 胰酶消化 40 ~ 120 分钟，再 PBS 充分冲洗。

2. 适当稀释一抗，滴加在组织切片上，37℃ 或室温孵育 1 ~ 2 小时，也可 4℃ 过夜。

3. PBS 洗涤，3 × 3 分钟。

4. 荧光标记的抗一抗动物 IgG 抗血清，37℃ 或室温孵育 40min。如一抗是鼠制备的，则荧光标记物可以是羊抗鼠 IgG 抗血清-FITC。

5. PBS 洗涤，3 × 3 分钟。

6. 标本衬染。

7. PBS 洗涤。

8. 甘油明胶或缓冲液甘油封片。

完成染色的标本应立即置荧光显微镜下观察、照像。如不能马上记录实验结果，则应将标本放到 4℃ 冰箱存放，以防止荧光强度衰减。最好在一周内观察。由上可知，免疫荧光法操作简便，特别适用于快速诊断和荧光原位杂交（FISH）。但其缺点是：背景情节不易准确判断，染色保存时间短，需荧光显微镜，不能作电镜研究。现在已有改进。

（二）免疫酶法（Immunoenzymatic technique）

免疫酶技术是用酶作为标记物，通过酶与其底物作用，生成不溶性的有色沉淀，或具有一定电子密度的产物，置光镜或电镜下识别和定位分析。被广泛采用的酶是辣根过氧化物酶（HRP）和碱性磷酸酶（ALP）。酶的呈色反应取决于参与酶促反应的底物供氢体，如 HRP 的底物是 H_2O_2，当供氢体是 3, 3 二氨基联苯胺（DAB）时，反应产物呈棕褐色；当供氢体是 4-氯-1-萘酚（CN）时，反应产物呈蓝色，当是 3-氨基-9-乙基卡巴唑（AEC）时，反应产物呈红色。ALP 常用的底物有 β 磷酸苯酯、磷酸萘酯等，在有重氮盐存在下，ALP 水解底物产生 α 或 β 萘酚，与重氮盐偶联，在原位生成沉淀物质，其颜色依重氮盐而定，常用的有固蓝 BB，固红 TR，固紫 β，六偶氮对品红等。ALP 反应生成物不如 HRP 稳定，易发生弥散，对结果分析带来一定困难。仅能用水溶性封片剂封片。在原位杂交中，采用 ALP 显色系统时，常用 BCIP（5-溴-4-氯-3-吲哚磷酸酯）为底物，用 NBT（硝基四氮唑盐）作重氮盐显色剂。

与免疫荧光技术相比，免疫酶法的优越之处在于：①染色结果易于观察，同一标本可用作光镜和电镜两个水平的染色；②标本易保存，免疫反应生成的有色产物比荧光素稳定，标本可长期反复观察；③不需要荧光显微镜，设备简单的实验室也能开展此项工作；④比荧光法的灵敏度高。

有效地抑制组织标本内自身存在的内源性酶，是免疫酶技术应用的必要条件。例如，内源性过氧化物酶大量存在于脑组织、粒细胞、巨噬细胞和过氧化物小体中。动物的许多脏器中存在碱性磷酸酶，尤其是小肠组织的 ALP，对固定液有一定的耐受程度。这些内源性酶均能与免疫染色的底物反应而导致假阳性，以致影响对结果的正确判断。所以，在染色前都要经过抑制剂处理，消除内源性酶的干扰。过氧化物酶的抑制剂有：0.3% ~ 3% H_2O_2-甲醇溶液，氰化物、苯肼等，它们都能使过氧化物酶失活。染色时，可先将标本用抑制剂处理。ALP 的抑制剂是左旋咪唑、尿素、L-苯基丙氨酸等，可根据不同的组织选用不同的抑制剂。

应该指出，酶免疫组化技术分为 3 个系统，即：

识别系统：利用特异的抗原 – 抗体反应来识别样品标本中的抗体或抗原；

显示系统：包括酶、底物和显色剂。例如，辣根过氧化物酶（HRP）、底物（H_2O_2）和供氢体（DAB）系统，其反应式如下：

$$HRP + H_2O_2 + DAB \longrightarrow \frac{HRP \cdot H_2O_2 + DAB}{酶/底物复合物 + 电子供体} \longrightarrow \frac{有色分子}{终末产物} + HRP + H_2O$$

这里，DAB + [O]，被氧化，生成不稳定的联苯胺蓝，并自然转变为稳定的联苯胺棕；HRP 可被循环使用，故反应的敏感性较免疫荧光法高得多；

联络系统：介于识别系统与显示系统之间，主要是联结抗体。如非标记抗体酶法中的桥抗体等。

下面介绍 6 种常用的免疫酶法，需要强调的是，注意掌握免疫染色前对标本处理的四条原则，即：暴露抗原，抑制内源性酶活性，降低本底染色和增强抗体穿透力。

1. 直接法（图 10-1-1A） 直接将酶标记在特异性一抗上。因放大作用有限，制作成本大，很快被淘汰。

2. 免疫酶标间接法（图 10-1-1B） 将酶标记在二抗上，形成抗原/一抗/二抗 – 酶复合物，最后用酶底物显色来放大信号。由于一抗基本上来源于兔、小鼠等有限的几种种属的动物，所以仅需制备几种酶标二抗就可检测众多抗原，放大效果也有所提高。

3. PAP 法（图 10-1-1C） 为了追求更大的放大效果，人们又想到了多级放大。PAP（peroxidase-anti-peroxidase complex）是一种可溶性复合物，由 HRP（辣根过氧化物酶）与抗 HRP 抗体组成。PAP 法的基本原理是：用特异性第一抗体与标本中抗原结合之后，接着用抗第一抗体的抗体（即桥抗体）结合在其上，再将 PAP 复合物结合到桥抗体上，最后加入酶的底物。这种追求多级放大的方法除了放大效果有所提高外，也带来了非特异性背景、假阳性等问题，所以很快被随后出现的生物素 – 卵白素系统取代。

4. ABC（avidin biotin peroxidase complex）法（图 10-1-1D） 利用生物素和卵白素之间具有高度亲和力且生物素或卵白素与过氧化物酶或荧光素结合后不影响它们生物活性的特点，发明了 ABC 检测系统。原理是：将卵白素和生物素化的辣根过氧化物酶按一定比例混合，形成 ABC 复合物（卵白素 – 生物素 – 过氧化物酶）。在生物素化的二抗结合一抗后，即可与上述 ABC 复合物形成抗原 – 抗体 – 生物素化二抗-ABC，最后用相应的底物显色。该方法物美价廉，背景干净。缺点是操作比较麻烦，灵敏度没有目前一些新的检测系统高。

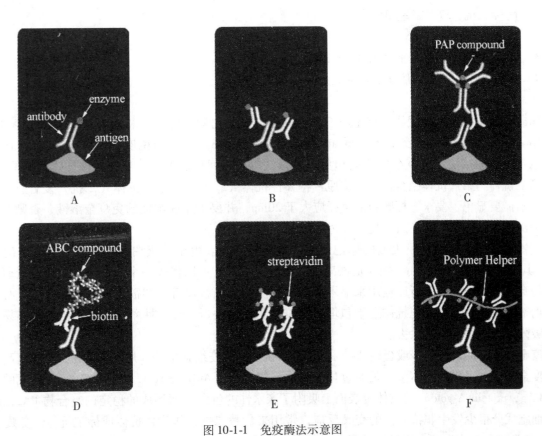

图 10-1-1 免疫酶法示意图

5. SP 法（图 10-1-1E） 在 ABC 法基础上的进一步改进，即将链霉卵白素和酶直接耦合在一起。减少了操作步骤，增加了灵敏度。是目前常用的检测系统。

6. EnVision（二步法检测系统）法（图 10-1-1F） 上述的 ABC 法和 SP 法都是生物素 – 卵白素检测

系统，尽管使信号进行了多级放大，提高了灵敏度，但复杂耗时。最大的问题是难以避免内源性生物素的干扰，造成非特异性背景染色，影响对染色结果的判断。1995 年，一种两步法（非生物素法）检测系统问世。原理是：用葡聚糖（或有机小分子，多肽，dendrimers，DNA branches）作为载体将多个二抗分子和酶结合在一起，代替传统方法中的二抗和三抗，使得检测变得异常简单，并能更好地放大信号，特别是免除了内源性生物素的干扰。（图 10-1-1F）显示将二抗分子的单价 Fab 片段和酶通过高分子葡聚糖聚合在一起，既保留了抗体特异性结合抗原的能力，又可有效地避免聚合分子过大而造成的空间位阻，是目前已知的最简便、背景低、灵敏度最高的检测方法。

免疫酶标间接法染色步骤如下：

（1）石蜡切片脱蜡（塑料切片蚀刻）至水，经 0.1% 胰酶消化或抗原热修复，以暴露抗原；冰冻切片或细胞涂片经 80% 冷丙酮固定，4℃，10min。

（2）PBS 洗涤 5min。

（3）0.3% H_2O_2-甲醇混合液 10~30min，抑制内源性过氧化物酶。

（4）PBS 充分洗涤。

（5）0.3% Tritonx-100（或 0.05% Tween-20/PBS）室温 5min。增强抗体的穿透力。

（6）PBS 洗涤。

（7）正常羊血清 1:10，或 1% BSA（牛血清白蛋白）30min。封闭（阻断）非特异性结合位点。

（8）弃去多余液体。不洗。

（9）滴加一抗。37℃或室温孵育 1~2h，或 4℃过夜。

（10）PBS 洗涤。3×3min。

（11）酶标二抗，37℃或室温孵育 1h。

（12）PBS 洗涤。3×3min。

（13）0.04% DAB，临用前加入 0.03% H_2O_2，显色 5min。

（14）充分水洗、复染、脱水、透明、封片，如常规操作。

（三）免疫金属技术

金属或金属蛋白作为标记物，首先用于电镜的免疫细胞化学染色，后来又从电镜水平过渡到光镜水平的应用。主要方法有免疫胶体金（immunogold staining，IGS）技术和免疫铁蛋白（immunoferritin）技术，染色步骤有间接法，免疫金搭桥法和免疫金银法等。以间接法为例，当特异性抗体与抗原结合后，用金标第二抗体与第一抗体结合而形成抗原-特异性抗体（一抗）-金标抗体（二抗）复合物。染色程序简便，不需要显色。要求金标颗粒的直径应大于 20nm，并要求用高浓度的免疫金溶液，否则在光镜下不易显示出抗原抗体反应部位所呈现的红色。

免疫铁蛋白技术在细胞膜表面的标记研究中应用较广泛。由于铁蛋白分子量较大，分子的直径为 100nm，其中心的直径约 50nm，主要是铁离子。在电镜下，它可以代表一个分子，以进行定量研究。铁蛋白不易穿透组织与细胞，所以被用来显示组织切片上的表面抗原等，如欲观察细胞内抗原，必须用较强的去垢剂处理。铁蛋白标记抗体适于包埋后免疫染色。但铁蛋白在中性条件下带负电荷，容易产生非特异性吸附，而且很难将其除去。

免疫金技术，即以胶体金或蛋白 A-金标记抗原/抗体的免疫细胞化学。其特异性强、灵敏度高，背景淡。免疫金技术，采用的胶体金，是通过化学方法将氯金酸（$AuCl_3 \cdot HCl$，$HAuCl_4$）还原而成的。蛋白 A-金（PAg，protein A-gold）是胶体金表面上吸附了亲水性的蛋白 A 而形成的稳定的复合物 PAg，它与包埋剂或细胞成分很少发生非特异性的交叉反应，常用来代替二抗，作为桥抗体或标记抗体。免疫金银法（IGSS）是目前免疫金属技术中敏感性最高的一种染色方法。这一方法是 80 年代在免疫金染色的基础上建立起来的。在 IGSS 法中，银显影液中的 1,4-对苯二酚具有很强的还原能力，能将 Ag^+ 还原成 Ag，而抗原抗体反应部位沉积的胶体金颗粒具有一定的催化 Ag 的生成作用。这些被还原的银原子沉淀在金颗粒周围，形成"银壳"。只有在抗原存在的情况下，才有金颗粒并促使银壳的形成。这样在光镜下就能看到抗原抗体反应部位呈黑褐色，提高了抗体反应部位金颗粒的可见度。

（四）亲和细胞化学（affinity cytochemistry）

亲和细胞化学是 1976 年由 Beyer 首先定义的：它是利用两种或两种以上具有多价结合能力的物质之间的高度亲和性而实现的一种细胞化学反应。这类物质叫亲和物质。它们一方面可以与组织/细胞中的某种成分相结合（如糖基），另一方面又能与荧光素、酶、金属等标记物质相结合，最终显色。在亲和细胞化学中常用的亲和物质有：生物素（biotin）与卵白素（avidin），植物凝集素与糖基，葡萄球菌 A 蛋白与 IgG 上的 Fc 段。广义地说，抗原抗体反应也是一种亲和反应，而亲和反应的显色又依赖着免疫细胞化学的常用标记物及相关的抗原抗体作用，所以又把亲和细胞化学放在免疫细胞化学中介绍，或称之为亲和免疫细胞化学。

亲和素具有与 4 个生物素分子特异性结合的部位，而且亲和力极强，超过抗原－抗体结合能力的百万倍以上。此种反应具有不可逆性，结合后的产物特别稳定。然而，生物素广泛存在于哺乳动物的许多组织/细胞中，尤其以脑、肝、肾等组织含量为多。所以，在采用生物素法染色以前，应该进行亲和素处理：将切片浸入 25μg/ml 的亲和素溶液中 15min。

葡萄球菌 A 蛋白（staphylococcal proteinA，SPA）是一种菌体蛋白，它具有与人和多种哺乳类动物（小鼠、豚鼠、狗、猪、猴、兔）血清 IgG 分子相结合的特性，还能与标记物如 HRP、胶体金等结合，具有双价结合能力。但 SPA 与 IgG 结合不属于特异性抗原抗体之间的反应，为非免疫反应。用标记的 SPA 代替二抗，可与各种动物的抗血清反应。在染色时应注意，不能用非免疫血清处理标本，以避免 SPA 与正常血清之间的非特异性交叉反应，SPA 对胶体金颗粒的吸附是 pH 依赖性的，SPA 在 pH 5.6～6.2 下与金颗粒作用，再经纯化，就可得到金标葡萄球菌 A 蛋白。

凝集素（lectins）是一类能与细胞膜上特定的糖基相结合的无免疫原性的蛋白质。这种被结合的糖基就是凝集素的受体。因此，可以用凝集素作为探针，来探测细胞增生、分化、癌变进程中糖基的变化规律，凝集素受体就被视作是一种肿瘤的标志物。凝集素是一种生物试剂，不同的凝集素有各自不同的糖基受体，而细胞膜化学分子上的碳水化合物成分对规定细胞类型是很重要的，为了查证细胞类型，研究细胞的改变，凝集素便是强有力的工具。凝集素有百余种，但在细胞化学上应用的仅 40 多种，它们的特异性很强，比如：双花扁豆凝集素能同人血型 A 物质的决定簇即 α-N-乙酰 β-D-半乳糖胺相结合；刀豆凝集素 A（ConA）能同广泛存在于糖蛋白中的 α-D-甘露糖相结合；分别反映出不同的意义。

在免疫染色中常用的 ABC 法（avidin biotin peroxidase complex）正是亲和细胞化学的实际应用。ABC 法是利用卵白素与生物素特有的高度亲和力这一生物学性质，先将生物素与酶结合形成生物素化 HRP，用生物素化 HRP 与卵白素按一定比例混合，形成 ABC 复合物，这一复合物再与生物素化抗体结合，然后通过抗原抗体反应为待检抗原定位。具体程序是，特异性抗体与组织中抗原结合形成抗原抗体复合物，生物素化二抗再与特异性一抗反应，最后 ABC 和生物素化二抗结合，形成抗原－抗体－生物素化二抗-ABC 结合物，通过底物显色。ABC 法属亲和免疫细胞化学的染色方法，染色步骤按 ABC Kit 的使用说明书执行。

ABC 法比 PAP 法敏感性强，能显示 PAP 所不能显示的抗原成分。适合于石蜡切片或微量抗原的检测。

近年来推出的 SP Kit 在免疫组化实验中迅速得到了广泛的推广应用。这是一种新的亲和免疫试剂盒，名为辣根过氧化物酶标记的链霉卵白素（streptavidin/peroxidase）药盒。操作更为简便。

（五）免疫双标记技术

免疫双标记技术是指，用不同的标记物质或同一标记物质的不同显示方法标记两种不同的抗体，用以确定同一细胞或同一组织内能够作为抗原的不同化学成分、不同细胞结构或生物个体的定位和分布。双标记免疫细胞化学产生双重染色，在同一张切片标本上可同时显示出两种抗原成分，从而有助于揭示二者间的相互关系；还可以阐述同一细胞内不同物质的产生和分泌状态，以及待检物质在细胞内合成、转运和代谢途径；尤其对一些同源性及结构相近的物质分布、细胞来源、基因表达与调控等的研究，更有实际意义。最终提供客观的资料，深化对生命物质乃至生命现象的认识。

双标记免疫染色的方法很多，可以是：免疫荧光双标记，如 FITC 和 TRITC；免疫酶双标记，如一种酶标记两种抗体，用两种不同的底物，通过不同的呈色反应产物识别两种抗原成分，也可用两种不同的酶分别标记不同的抗体；还有免疫荧光与免疫酶、免疫酶和免疫金属技术相结合的双标记。近来，已有人将双重标记技术应用到原位分子杂交领域中，在同一切片上显示两种靶 DNA 或 RNA，以探究两种不同的基因；也有作者用免疫细胞化学技术与原位分子杂交技术相结合，进行复合双重染色，在同一张组织切片上同时检测核酸序列及抗原物质，从转录和翻译两个水平上检测基因的表达。

为避免双重染色所用的抗体系统间可能发生的交叉反应，尤其是在免疫酶双标记时，从而造成叠加污染，影响结果的准确性，根据基本原理和方法，可将处置的办法分为两大类：

1. 洗脱法　其原理是在第一重染色完成后，用酸性溶液洗脱第一重染色在切片上形成的抗原抗体复合物，从而避免与下一重抗体系统发生交叉反应，然后再作下一重染色，并采用不同颜色的反应生成物来标示第二种抗原。

2. 非洗脱法　不用洗脱第一重染色的产物，而采取不同的实验方法来避免两重染色系统间的交叉反应。例如，用分步固定法，就可以在来源于同种动物的抗体的间接染色中，实现双重标记。这对一般实验室，采用的特异性一抗都源于同一种动物所产生，具有普遍的实用意义。其基本原理是，在进行第一重染色时，一抗（如兔抗×）与组织抗原（×）结合后，用过量的二抗饱和一抗上的抗原决定簇，以排除第二重染色时所用的二抗再与之结合。此时，由于二抗过量，二抗的两个抗原结合部位（Fab 段）只有一个与一抗上的抗原决定簇结合，另一个处于游离状态，有可能与下一重染色中的一抗（如兔抗 Y）交叉反应。因此，在完成第一重染色后，运用多聚甲醛蒸气处理切片，使该二抗的游离抗原结合部位失活，即可消除第二重染色中的一抗（兔抗 Y）与之交叉反应，使两重染色所用的抗体均不发生交叉反应。

以上介绍的几种免疫细胞化学染色技术，都是最常用而较灵敏的方法。不论采用哪种具体方法，为取得良好的染色结果，应针对抗原抗体结合的可逆性，注意掌握好一些相关的条件：①pH：中性及弱碱性条件（pH 7~8）有利于抗原抗体复合物的形成，而酸性条件则有利于分解。因此，通常采用 pH 7.2~7.4 的缓冲液，作为反应环境和洗涤剂；②离子强度：低离子强度有利于免疫复合物的形成，而高离子强度则有利于分解。因此常采用 0.01~0.1mol/L 的低离子强度的缓冲液；③去污剂：某些去污剂有利于免疫复合物的形成，常用的非离子型去污剂有吐温 20，乙二胺四乙酸，Triton X-100，可分别加入反应液和染色前洗涤液中；④抗体稀释液中的蛋白浓度：稀释液中含无关蛋白质可减少抗体的非特异吸附，常用 0.1%~6% 牛血清白蛋白（BSA）；⑤防腐剂：通常在稀释液中加入适量的 NaN_3（叠氮钠，0.02%）或 TMB（硫柳汞，0.01%），以防止微生物生长，干扰抗原抗体反应；⑥温度和时间：较高的反应温度可加速抗原抗体结合反应的进行，缩短反应完成的时间，但低温有利于抗原抗体结合率的提高。抗原抗体反应时间和温度可根据不同的抗原性质、抗体效价，通过实验来选择。反应过程还应注意保持湿度，染色必须在湿盒中进行；⑦洗涤：在免疫染色中，洗涤可除去前一步反应后未结合的抗体成分，从而免除因非特异性吸附造成的背景染色，故洗涤要充分，一般洗涤液选 PBS、TBS 或生理盐水等。如今，免疫细胞化学在生命科学研究中的应用越来越广泛，染色方法不断地有所改进或创新，其改进或创新主要体现在：灵敏度更高，操作更简便，背景更浅淡。

电镜免疫组织化学的染色，一般可分为包埋前染色、包埋后染色和冰冻超薄切片染色。后者对抗原活性保存较好，但需冰冻超薄切片机。包埋前、包埋后，是指免疫染色发生在树脂包埋以前或以后而言。包埋前染色的主要优点是抗原活性保存较好，易出现阳性反应，这是因为在免疫染色前没有经过脱水、包埋等可能减弱组织抗原性的过程；缺点是：对操作技术的要求比较高，首先要切出 20~100μm 的厚切片，往往在切片时易造成机械损伤，表层超微结构保存不好；由于试剂穿透问题，免疫染色的深度只有 2μm 左右。包埋后染色的主要优点是细胞超微结构保存较好；可以先作半薄切片，选定光镜免疫染色阳性的部位再作超薄切片，定位较好。缺点是：由于样品制作中的脱水、包埋等过程，组织抗原性减弱，对抗原含量少的组织以及那些易受脱水、包埋影响而变性的抗原，不易获得阳性结果。包埋后染色以前，要用 H_2O_2 蚀刻超薄切片，以去除包埋剂对试剂穿透性的影响。

三、非特异性反应及对照实验

免疫细胞化学的特异性染色指抗体只与相应的靶抗原决定簇反应，与其他抗原决定簇不起反应，因此组织切片内只有靶抗原的部位染色阳性。理想的免疫细胞化学染色应该只有特异性染色。凡不属于特异性反应的染色都称为非特异性染色或背景染色。引起非特异性染色的原因很多。有来自染色操作方面的，如由于洗涤不足造成的标记物或抗体的吸附、组织标本的内源性酶或自发荧光。也有来自标本制备方面的，如固定液选择不当、组织材料不新鲜等。而更多的源于抗体以及靶组织与抗体间的相互作用，如抗体与组织由于静电吸引而造成的非特异性染色；抗体特异性差或抗血清不纯，其中的杂抗体或天然抗体引起非特异性染色；还有由于种系发生上的同源性，不同种系动物的 IgG 之间有一定的相似而造成假阳性染色等。因此，要证明免疫染色所显示的反应产物确实是靶抗原与相应的特异性抗体所生成的，必须要设计对照染色，才能作出正确的判断。常用的对照实验有以下几种：

（一）阳性对照

用含有靶抗原的标本与待检标本同时进行免疫细胞化学染色，含靶抗原的应为阳性结果。通过阳性对照可证明染色过程的各个步骤及使用的试剂、抗体等均符合要求，技术方法可行。一般说来，每次正式实验都应同时设有阳性对照（尤其当预期结果为阴性时）。通过阳性对照，即可排除假阴性的可能性，或是提示实验组的抗原保存等有问题。

（二）阴性对照

目的是排除假阳性。

1. 空白对照　用缓冲液（PBS）替代一抗，染色结果应为阴性。证明染色方法可靠。若空白对照出现假阳性结果，提示染色方法不当，如内源性物质去除不彻底等所产生的非特异性着色。

2. 替代对照　用第一抗体来源的同一动物免疫前血清，或是同种动物的非免疫血清，替代第一抗体，染色结果应为阴性。这可证明实验组的阳性结果不是特异性抗体以外混杂的其他血清成分所致，而确是该抗体与组织内抗原特异性免疫反应的结果。

3. 吸附实验　用过量的对应的抗原与特异性第一抗体反应，使一抗没有剩余的量再与组织或细胞中的待检抗原相结合，因而染色呈阴性结果。具体做法是，先将过量的已知的对应抗原与一抗混合，孵育，离心，取上清作免疫染色。吸附实验可证明抗体的特异性。如果染色结果仍为阳性，则说明抗体不纯。所得阳性染色不是待检抗原与抗体反应的结果，而是非特异的染色。一般认为，吸附实验是验证抗体特异性的可靠依据。

4. 抑制实验　用未标记的特异性抗体先与待检标本反应后，再用标记的特异性抗体进行染色，阳性结果明显减弱或呈阴性。这也是检测抗体特异性的实验，或称竞争性抑制实验。

5. 稀释实验　抗体的稀释度也是染色成败的一个重要因素，因而在正式实验前首先要确定抗体的稀释度。合适的抗体稀释度是指在该抗体浓度下，阳性染色明显可辨，背景干净无杂染。在间接法或 PAP 法实验中，除一抗外，二抗和 PAP 复合物同样要确定它们的稀释度。通常采用方阵滴定的办法来确定各抗体的工作浓度。

除阳性对照实验外，最重要的是两项：空白对照和吸附实验。前者没有用第一抗体，染色就无从出现；后者第一抗体被过量的对应抗原预吸附，因而也只能获得阴性的反应结果。

四、应用实例

（一）PAP 法显示腺垂体促性腺激素细胞

黄体生成素（LH）和卵泡刺激素（FSH）是垂体前叶分泌的两种促性腺激素，它们直接参与性腺功能的调控，同时又受到中枢神经系统和内分泌系统的调节，因而在生殖内分泌研究中占有重要地位。围绕着这两种激素的细胞起源、合成、分泌、基因表达与调控，40 年来，国内外做了大量研究，但至今仍存在不同的意见，LH 和 FSH 的细胞起源还未能确定。我们以自己研制的 LH 和 FSH 两种特异性单克隆抗体，通过免疫细胞化学染色，较前人有所前进，获得了自己的资料。特别是双单克隆抗体、免疫双标记的应用，结果更加准确。现选录如下：

实例 1　PAP 单染法　具体操作基本按本节免疫酶法之 PAP 法进行。取正常雄性大鼠，制作石蜡连续切片，片厚 3μm。相邻的两张切片分别染 LH 和 FSH，详细步骤参见本节前文。实验结果见图 10-1-2。图的左侧为 LH 单染结果，右侧为 FSH 单染结果。FSH 的染色强度明显弱于 LH。图中 "F" 示 FSH 阳性反应而对 LH 不反应的细胞，"L"示 LH 阳性反应而对 FSH 不反应的细胞，"M"为对 FSH 和 LH 均呈免疫阳性反应的细胞，占促性腺激素细胞的绝大部分。

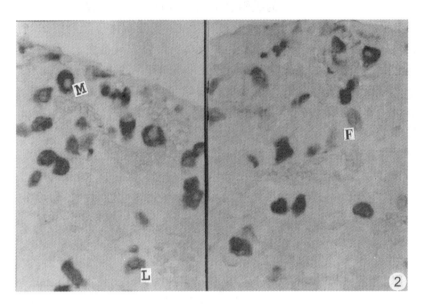

图 10-1-2　PAP 法显示腺垂体促性腺激素细胞

实例 2　PAP 免疫双标记法（图 10-1-3）　　参照本节免疫双标记技术方法操作。按非洗脱法程序进行。石蜡切片厚 6μm。先染 FSH，后染 LH。第一重染色与第二重染色之间，插入多聚甲醛熏蒸（80℃，5h），使第一重染色的桥抗体（二抗）的游离抗原结合位点失活，以避免该二抗与第二重染色的一抗或 PAP 交叉反应。甲醛熏蒸是本法的特点，其中两重染色中的一抗和二抗均来自同一种属动物（如分别为小鼠和羊）。在第一重染色结束后不衬染、不封片，待空气干燥后以多聚甲醛熏蒸，然后，经 0.1mol/L PBS（pH 7.2～7.4）浸洗 10min，再重新回到 PAP 单染的程序，开始第二重染色。第二重染色时，当然不必再脱蜡，但应强调用 10% 正常羊血清或 0.1% 牛血清白蛋白封闭第一重染色的一抗和 PAP，并以 LH 替代第一重染色中的 FSH 作一抗，其余步骤雷同。只是最后，改用 CN-H$_2$O$_2$ 代替 DAB-H$_2$O$_2$，显色 5min，然后用 TBS 洗 10min，苏木素衬染、封片、观察。

DAB-H$_2$O$_2$ 配制方法：称取 12.5mgDAB，倒入 100ml 的 Tris 缓冲液中（0.06mol/LTB-S pH 7.6），连续搅拌，再加入 7μl H$_2$O$_2$（即 30% H$_2$O$_2$ 7μl）。现配现用。

CN-H$_2$O$_2$ 的配法：称取 CN（4-氯-1-萘酚）16mg，倒入 0.5ml 的 95% 乙醇，使 CN 溶解。再倒进 100ml 的 Tris 缓冲液（0.05mol/L TBS pH 7.6）中，连续搅拌，最后加进 20μl H$_2$O$_2$（即 30% H$_2$O$_2$ 20μl）。现配现用。文献中提到 H$_2$O$_2$ 的终浓度为 0.02%，相当于 30% H$_2$O$_2$ 66.7μl，（双氧水原液的浓度为 30%），我们实践中使用文献量的 1/3，取得同样效果。显示实验结果（图 10-1-3）。绝大部分阳性的反应细胞呈棕蓝混合色，用"M"表示；少数为纯棕色的 FSH 细胞（F）和纯蓝色的 LH 细胞（L）。单靠光镜辨别颜色，难免有误差，应通过细胞光度计来鉴定，或改用其他高分辨率的技术方法。

（二）免疫金属技术

实例 3　电镜免疫金双标记显示 FSH/LH 的细胞共定位　　本方法从电镜水平进行免疫双标记，分别显示 FSH 和 LH，明确这两种促性腺素在腺垂体的细胞来源。方法过程如下：

1. 按常规制备腺垂体超薄切片。在免疫染色前需进行"蚀刻"处理，去除渗进细胞和组织的塑料包埋剂，使抗原暴露。电镜切片的蚀刻剂用 10% H$_2$O$_2$，蚀刻 10～20min；光镜塑料切片的蚀刻剂则用饱和的 NaOH 纯乙醇液，蚀刻时间视切片厚度而异，通常为 1min/μm，蚀刻后以纯乙醇和水洗净。

2. 0.05mol/L TBS（pH 7.6），5min。

3. 0.5% Triton X-100 连续涮洗 3 遍。

4. 0.05mol/L TBS（pH 7.4）浸洗 3×3min。

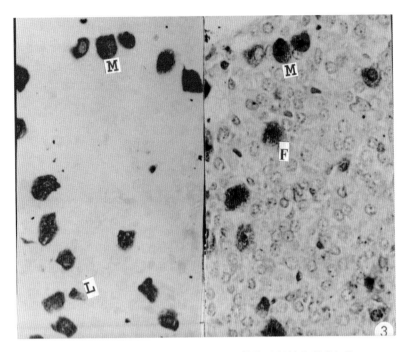

图 10-1-3　PAP 免疫双标记法显示垂体前叶促性腺激素细胞

5. 1% 正常羊血清，30min。

6. 一抗（鼠抗人 β-FSH 1∶1500），4℃，3d。

7. TBS 涮洗后，0.1% 牛血清清蛋白（pH 8.2），1min。

8. 1%~3% 正常羊血清，30min。

9. 20nm 胶体金标记二抗（1∶20），2h。

10. 0.02mol/L TBS0.1% 牛血清白蛋白（pH 8.2），1min。

11. TBS（pH 7.4）浸洗 3×10min。

12. 二抗（羊抗鼠 IgG1∶50）封闭，15min。至此，第一重染色完成。

13. TBS（pH 7.4）或双蒸水，涮洗 1min。

14. 空气晾干后，多聚甲醛熏蒸 80℃，1h。

15. 冷却后双蒸水涮洗 1min。

16. 1% 正常羊血清，30min。

17. 一抗（鼠抗人 β-LH 1∶5000），4℃，18h。

18. 同步骤 7。

19. 同步骤 8。

20. 10nm 胶体金标记二抗（1∶5），2h。

21. 重复步骤 10~11，第二重染色完成。

22. 双蒸水或 PBS（pH 7.2~7.4）涮洗 1min。

23. 2.5% 戊二醛/0.1mol/L PBS（pH 7.2）固定 5min。

24. 双蒸水，3×3min。

25. 5% 醋酸双氧铀，避光，电子染色 10min。

26. 双蒸水浸洗 10min，晾干后电镜观察。

上述步骤是按我们实验室的情况设定的，各实验室可作适当变更，但所列各步骤间的关系和原则必须清楚。以取得最佳效果为准。其中第 12 步用二抗封闭 15min，目的是避免第一重染色后仍可能游离的一抗抗原与第二重染色的金标二抗交叉反应。

染色结果显示（图10-1-4），腺垂体促性腺激素细胞的绝大多数为 FSH/LH 双阳性细胞，这些细胞的分泌颗粒内可见大、小两种胶体金颗粒，大颗粒代表 FSH 阳性，小颗粒代表 LH 阳性。少数细胞只含一种大的或一种小的胶体金颗粒。此结果与光镜免疫酶标染色的结果相一致。

（三）电镜酶标技术

实例4　用电镜酶标技术研究棉酚对垂体的影响

在研究棉酚抗生育机理时，我们曾观察了棉酚对垂体促性腺激素细胞分泌功能的影响。用抗 β-LH 单克隆抗体，PAP-DAB 法作免疫染色。方法步骤与本节的介绍相同。结果（图10-1-5）在黄体生成素细胞的分泌颗粒中有散在的深染小点，即 LH 免疫反应阳性的位点。没有发现棉酚组与对照组有明显区别。在细胞的分泌颗粒中可见大小两种胶体金颗粒。大颗粒代表 FSH 阳性，小颗粒代表 LH 阳性。结果显示，该细胞兼有分泌 FSH 和 LH 的功能。

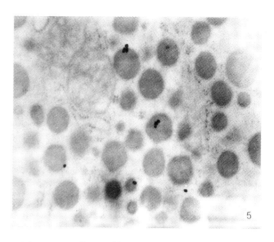

图 10-1-4　大鼠垂体促性腺激素细胞，胶体金电镜免疫双标记

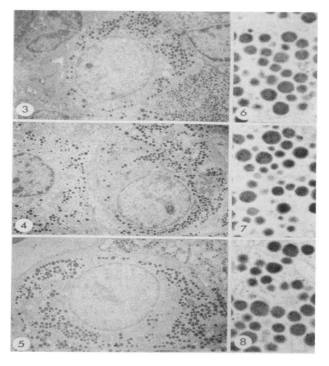

图 10-1-5　大鼠垂体促性腺激素细胞，
LH 电镜免疫酶染色

注：6、7、8 分别为3、4、5 细胞内分泌颗粒的放大图，可见分泌颗粒上有深染的散在小点，即 LH 阳性反应的位点。结果显示，对照组与各棉酚组之间没有明显差别。

（王艳辉　文　陈克铨　审）

第二节　激素分布的放射自显影术分析

放射自显影术是一种非常有价值的技术方法。在良好保存组织微细结构的同时，为组织里被放射性核素标记的物质提供准确的细胞水平或亚细胞水平上的定位。而且，它还可以获得被标记物质的相对的或绝对的量值。在医学和生物学的研究中，放射自显影术常用于检测放射性标记物质的沉积和结合的位点，并追踪放射活性物质在选择的时间点上的命运，包括组织的、细胞的或亚细胞组分上的变化。因此，放射自显影术是一种组织化学技术，并在形态结构的基础上增加了相关的功能和时序信息。应用放射自显影术，可以对研究中的某些问题作出最好的回答。对组织学家、细胞生物学家、药理学家和神经生物学家来说，放射自显影的优越性在于：①拓扑结构上的信息（topographical information）；②空间上的分辨能力（spatial resolution）；③灵敏（sensitivity）；④量化（quantification）；⑤时度性（time dimension）；⑥共定位（colocalization）。

放射自显影术发明至今已有 100 多年的历史。事实上，放射自显影术的发明在玛丽奥·居里发现放射性核素（1918 年）之前。世界上第一张放射自显影照片是 Niepce de st. Victer 于 1867 年获得的，他无意中发现铀盐能使氯化银和碘化银乳胶变黑，即使在其中隔以彩色玻璃层也是如此。放射自显影术首先用于生物学是在 1904 年，当时 London 将吸入了放射性气体的青蛙放到照像底板上曝光。第一个在光学显微镜水平上采用自显影术的是 Lacassagne 和 Lattes，1924 年，他们将组织切片与照像乳胶片贴在一起，描述了钋在兔和大鼠器官上的分布。1940 年，Hamilton 和他的同事们注意到放射性核素碘被甲状腺摄取。1946 年，Belanger 和 Leblond 创建了液体乳胶法，提高了自显影的分辨率。1954 年 Levi 和 1957 年 Levithal 对 β 射线自显影作了定量分析研究，1956 年 Liquier-Milward 创建了电子显微镜自显影术。随着乳胶与制片技术等的改进，细胞生物学与分子生物学的相互渗透，自显影不断发展，在生物学和医学方面，无论是理论研究、新药开发还是临床诊断，应用十分广泛，包括了定性与定量分析、器官、组织、细胞水平与亚细胞水平，甚至是分子水平的研究。在国内，薛社普最早（1957～1958 年）采用放射性核素技术，他以 ^{35}S 标记的蛋氨酸作示踪剂，证明了鸡胚卵黄球没有蛋白合成、自我更新和演变成细胞的能力，对当时的"活质学说"提出否定的观点。

放射自显影的缺点是：核素标记物的来源有限，价格昂贵，需要专门的仪器设备，存在放射性污染，曝光时间长以致实验周期长，而且为取得理想的结果需要一定的经验。然而，比较近代蓬勃发展的各种分子细胞生物学研究手段，放射自显影术在许多方面仍是不可取代的，这是它的特点和优点所决定的。

放射自显影术仍在不断改进和发展中。现在的一个进展是采用半衰期短（如 ^{131}I 8.06d）和活性强（如 2000Ci/mM）的核素标记物，以缩短曝光时间至数天或数周，而不是以前的数月或数年。另一个进展是提高摄像用乳胶的灵敏度，采用商品化的乳胶干板，可以省去实验室自制所花费的时间，避免质量上的缺陷。再一个可能的进展是采用干性操作取代摄像用乳胶及其相应的湿性操作，以保证获得有效的分辨率。无疑每一种生物技术都能提供某种特殊的信息，但同时每种技术都有它自身的局限性。放射自显影术可以得到用其他方法难以得到甚至不可能得到的信息，另一方面，某些其他的组织化学技术对于物质的定位较自显影术的分辨率要还高些。但至今，没有一种技术能够取代放射自显影术。将不同的组织化学技术结合起来，或者将组化技术与生化技术结合起来，可以提供最佳的效果。

一、放射自显影的基本概念

（一）定义

利用感光材料，通过类似于照像的处理程序，分析放射性核素标记的物质在实验样品中分布的位置与含量的一种技术方法，称为放射自显影术（autoradiography 或 radioautography），简称为自显影（ARG）。凡是放射性核素标记的物质，直接作用于与其紧密接触的感光材料后，通过类似于照像底片的显影、定影等处理程序，就可以在感光材料中观察到标记核素所在的部位和强度，从而为分析研究标记物质与实验样品的内在联系与动态变化提供了有力的手段。

（二）原理

实验样品中的研究对象 经放射性核素标记后（或与放射性核素标记物质结合后），射线作用于与其紧贴的感光材料，使其中的卤化银微晶体感光，形成潜影（latent image），再经过显影剂的作用，使形成潜影的卤化银还原成黑色银颗粒，在这个过程中，没有形成潜影的卤化银晶体，则被定影剂溶去。留下来的便是清晰的自显影图像。

（三）放射性核素

原子核内质子数目相同（即原子序数与化学性质相同），而原子量不同的物质，叫做核素，它们在元素周期表中占据同一位置。核素中有的很稳定，称为"稳定性核素"，它们不发出射线，没有放射性；另有一些核素很不稳定，其原子不断发生衰变而放出射线，因而具有放射性，被称为"放射性核素"。任何种类的放射性核素放出的核射线都离不开 α 射线、β 射线和 γ 射线 3 种。在医学生物学中，进行自显影示踪实验，主要采用 β 射线，β 射线中，最常用的是能量低、射程短、电离能力强、分辨率好的粒子。^{3}H的应用最广泛，因为它的能量很低，是具有高度电离和低穿透力的 β 粒子发射体，适合于高分辨率的研究工作。^{3}H在空气中的射程为 0.36mm，在乳胶内的射程 $<1\mu m$，既可以引起较大的生物效应，又不致对机体或组织细胞造成大的伤害。其他常用的 β 射线核素还有：^{14}C、^{32}P、^{35}S、^{45}Ca、^{59}Fe和^{131}I等。

β 粒子是 β 衰变中从原子核发射出来的电子。β 粒子在乳胶内的行进过程中与所遇物质的电子碰撞而丧失其能量，所以，β 粒子的径迹经常是不规则的、曲折的曲线。不同元素的核素发出的 β 粒子，其能量差异很大，因而在乳胶中径迹的长度也颇为悬殊。加上乳胶层的厚度不同，于是在自显影图中，记录 β 粒子行迹的银颗粒不但有间断，而且颗粒大小不一致；特别在电镜自显影的图像中，银粒位置不一定就是标记结构所在的位置，故而在阅读和分析时必须注意。一般说来，靠近径迹末端的银粒较大，排列致密，因为 β 粒子能量丧失的速度在径迹末端最快，卤化银晶体产生潜影的机遇也最大。

（四）感光材料

1. 放射自显影中所用的感光材料　乳胶。乳胶是由卤化银和明胶组成的。卤化银是其中最重要的基本成分，对核射线和光线的感受、潜影形成、显影、定影等变化都发生在卤化银晶体上。明胶是卤化银晶体的分散剂，使卤化银能以微晶体的形式悬浮在明胶中，而不发生聚集和沉淀；明胶也是卤化银晶体的敏化剂，使卤化银晶体对光线和核射线的作用起反应。虽然各种卤化银乳胶都具有感受光和放射线的性能，但它们的灵敏度不同，对红光的耐受性不同，晶体的大小不同。适于自显影研究的，目前主要是专用的核子乳胶（原子核乳胶，简称核乳胶）和 X 线片。前者主要用于光学显微镜和电子显微镜自显影，后者主要用于宏观自显影和原位杂交。

2. 核乳胶　是由溴化银与明胶组成的悬浮液，常温下呈胶冻状。接受核射线的灵敏度高，并因溴化银晶体很细使自显影具有较高的分辨率，而且核乳胶对红光不甚灵敏，在暗室中可用红光照明，为自显影提供了方便。核乳胶有多种制成品，也可以自行制备。本实验室开展光镜自显影实验时，通常预制干板乳胶，其步骤如下：

（1）擦净载玻片，逐一插进专用的塑料底托中，每个底托可插 5 张载片（图 10-1-6，10-1-7）。

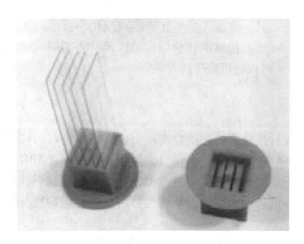

图 10-1-6　放射自显影常用的塑料底托

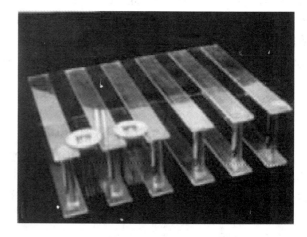

图 10-1-7　放射自显影专用的有机玻璃架

（2）将塑料底托连同载片置入温箱中，40℃预热 30min。

（3）在 40~42℃的水浴中熔化液体乳胶。从此步序开始，以后的操作都应在暗室中进行，可采用红灯照明。

（4）根据实验需要确定乳胶涂层的厚度，需要较薄涂层时可用双蒸水稀释。如 2∶1、3∶2 稀释至烧杯中，继续在水浴中静置。待稀释的乳胶看不到气泡时备用。

（5）将插有载片的塑料底托从温箱内取出，将载玻片浸入熔化并稀释了的乳胶中，载片浸入的深度以占玻片全长的 2/3 为宜。浸入的动作力求平稳，速度均匀，避免产生新的气泡。玻片浸到预期的深度后即取出，不要在乳胶液中停留，取出的动作亦应平稳。

（6）将浸蘸了乳胶的载片连同塑料底托，移至专用的有机玻璃架上，让乳胶自行晾干。一般在下班前蘸胶，第 2d 上班后即可收藏。

（7）将晾干了的乳胶干板收集到黑盒中，用黑色胶带封口后，置冰箱中保存待用。黑盒亦属专用，分上下两层，上层放乳胶干板，下层放吸潮剂。保存的温度可以 4℃或 −15 ~ −20℃。

（8）如需少量制备乳胶干板，为节省乳胶用量，可从胶冻状乳胶中挖出一部分，置于特制的玻璃杯内（图 10-1-8），水浴中熔化，稀释，浸蘸等操作步骤如前。但载玻片不必先装满塑料底托，而是一张一张地浸蘸乳胶，再插入塑料底托，插入时需保持乳胶端向下。每个底托装足 5 张载片后即移至有机玻璃架上晾干。

合格的乳胶干板，本底应低。将预制干板显影、定影，水洗后，在显微镜下计数，本底银颗粒的量应 $< 2/1000 \mu m^2$，最多也不应 $> 4/1000 \mu m^2$。简单的估算方法是，当目镜 10 ×，物镜 100 × 时，视野内银颗粒数少于 40 个即可。

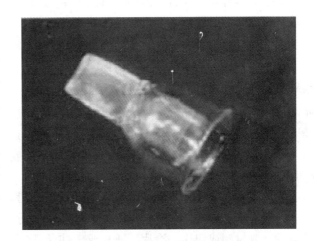

图 10-1-8　放射自显影特制的玻璃杯

3. X 线片　是以醋酸纤维膜脂作片基，在片基的一面或两面涂上乳胶而成。X 线片乳胶为溴、碘化银与明胶所组成，其银晶体较粗，直径约为 $2.5 ~ 3 \mu m$。X 线片对核射线比较灵敏，对暗室中的安全红光也有一定的耐受性。一般用于宏观放射自显影和核酸分子杂交。

（五）照像处理

这里所谓的"照像处理"，是一个借用的术语。在放射自显影中，卤化银的变化是放射线作用的结果，在实际步序上与照像雷同，所以沿用了曝光、显影、定影等名称。放射性同位素放出射线，使乳胶中卤化银感光，形成潜影；已形成潜影的卤化银晶体被还原成为金属银的过程称为显影。显影是由显影剂，即某种还原剂完成。显影后，被还原成的单个银颗粒，在光学显微镜下呈黑棕色、椭圆形，在电镜下则成扭曲的丝团状；许多银颗粒聚集在一起，则形成肉眼可见的黑度。

显影剂主要起还原作用。显影液可按通用的配方自行配制，也可购买显影粉调配。在自显影中常用的显影液有 D-19、D-19b、D-76 等。配制日久的显影液颜色变深，甚至呈深棕色，变色的显影液不能使用。定影在定影液中进行，定影液的主要成分为定影剂，即海波（硫代硫酸钠），其作用为溶去未形成潜影的卤化银晶体。定影液可自配，亦可购买市售的定影粉。自显影常用的定影液为 Kodak F-5。

有人在显影与定影之间，加一道停影的步骤。停影液常选 1% ~ 2% 醋酸，30 ~ 60s，其作用在于终止显影液的持续效应。

显影时间因显影剂而不同、也可因显影温度而不同。显影时间过长则本底增高，显影时间不足则一些卤化银未被还原以致影响真实结果，反差低，分辨率也低。在 19 ~ 20℃时，显影时间可首选 1 ~ 2min，视结果而增减。

定影时间可长一些，一般在 5min 以上，停影 30s 至 1min 即可。定影后一定要充分水洗，以清除残余的定影液成分，不使它们干扰自显影质量。水洗时间以采用流水下 30 ~ 60min 或更长为宜。水洗以后，对光学显微镜自显影来说，需进行染色，如苏木素——伊红染色，以利于观察分析和记录。对宏观自显影标本，往往不需染色，而通过空气干燥后观察。

（六）应用范围

放射自显影，是研究物质在体内代谢过程及其作用的一项重要手段。它的主要优点是：①灵敏度非常之高。可以达到1ng/亿以上的水平。当研究激素或痕量元素在体内的代谢过程时，不用放射性核素示踪法是很难获得正确结果的；②研究符合生理条件。使用的示踪物质可以少到生理剂量，因而所得的结果符合生命有机体的实际情况；③定位准确。自显影所使用的放射性标记物本身就是一种分子，它的高分辨力、高灵敏度决定了它定位准确；④同位素剂量低，对组织无损伤，较易地完成形态、功能和代谢分析的结合。

为了追踪物质在组织和细胞内的分布、摄取、生物合成、储存、释放、降解与排泄的全过程，可将放射性核素，如^{131}I、^{3}H等标记到该物质分子上输入机体内，或用核素标记的抗体或标记的配体输入机体或作用于离体标本，经过适当的处理后，通过自显影，即能显示出物质的定位、定量与时空变化，借以增进对研究对象的了解，增进对机体结构与功能以及药物代谢的认识，阐明生理/病理条件下的作用规律。

二、自显影方法简介

从实验形态学的角度来说，根据观察范围大小、分辨率高低和观察手段的不同，自显影可分别为三种类型，即宏观自显影、光学显微镜自显影和电子显微镜自显影。但不论属于哪一种类型，自显影实验通常都包括下列几个环节：①示踪：向实验动物或实验样品内引入放射性示踪剂。示踪剂的引入方式有经口喂服、局部注入和静脉注射等。引入的示踪剂量与示踪核素的特点（核射线的种类、能量、半衰期）、示踪剂的代谢特点（浓集于局部器官、系统或分散于全身，包括示踪剂在标本内的吸收、存留和排除时间等的特点）、感光材料灵敏度等有直接关系。一般用量为0.1~1μCi/g体重。用^{3}H作整体自显影，其剂量可高达20μCi/g体重；用^{131}I研究甲状腺，其剂量可<0.05μCi/g体重；体外细胞或组织培养体系中，剂量为0.5~5μCi/ml培养液；电镜自显影的示踪剂量约为光镜10倍；②取材和标本制备：示踪一定时间后，取材制成切片、涂片、铺片或整体装片等；③自显影的准备：即感光材料与标本相贴合。在暗室中，将制备好的标本上敷加感光材料，或将标本与感光材料紧密结合在一起。前面提到，自显影中常用的感光材料是乳胶，中国原子能科学院生产的核-4乳胶已足够适应光学显微镜自显影的需要，该院生产的HW-4乳胶则可用于电子显微镜自显影。英美生产的Ilford和Kodak乳胶及日本生产的Konica和Sakura乳胶亦可选用；④曝光：将准备好的自显影标本在避光条件下放置，使核射线作用于乳胶。为了防止潜影消退和本底增高，曝光期间要注意避光、防潮、甚至隔氧。一般将自显影标本放在专用的黑盒中（图10-1-9），黑盒分两层，层间以圆孔相通。上层置自显影标本，下层放干燥剂。两层之间以及盒盖与盒体之间皆裹以黑胶带。保存温度应选择4℃或-15~-20℃，曝光时间受示踪剂的剂量影响最大，而且，放射性示踪剂在生物体内的分布不均匀，有的组织结构强，有的组织结构弱，因而很难预料准确的曝光时间，常常依赖于个人经验，也可采用实验曝光法，以保证自显影的正确曝

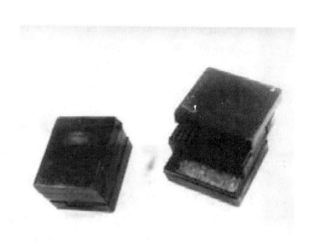

图10-1-9   放射自显影术专用的黑盒

光。其做法是，在同一实验中多制备一些平行的样片，每过一定的曝光时间，抽取一平行样片试行显影，当某一平行样片的自显影像上既能看到放射性强的结构影像，又能看到放射性弱的结构影像时，该平行样片的曝光时间即为适当的曝光时间，这时应取相邻的样片显影用作正式实验。自显影的曝光时间，一般可以是数小时、数日、数周乃至2~3个月。标本经过6个月曝光后仍无影像者，即使再继续延长曝光时间，也不一定能获得阳性结果；⑤照像处理：即显影、停影、定影和水洗，前面已经作了介绍；⑥染色、封固、观察：自显影结果的阅读和分析最好经过统计学处理。一般认为，标记结构上的银粒比本底银粒高出4~5倍，方可视为阳性。如本底很低，核上有4个以上银颗粒，即可定为标记细胞核。

（一）宏观自显影

宏观自显影只能用肉眼或放大镜进行观察。包括整体自显影、硬组织磨片自显影、中草药等植物标本自显影、层析条或免疫沉淀板或硅胶薄层的自显影、乃至各种核酸杂交。这里，仅就整体自显影作些介绍。

整体自显影，是将接受了放射示踪剂的小动物或者大动物局部制成整体组织切片，再用 X 线片通过接触法进行自显影制备，最后可以达到这样的目的，即在一张自显影像上，同时观察到放射性示踪剂在各脏器/组织中的分布状况：分布在哪里？什么时候开始分布又什么时候排空？分布的强度和时空变化等。因而，这是研究物质代谢、药物与毒物、药理和毒理的重要手段。在日本，整体自显影已经成为新药临床实验的法定内容。根据所选用包埋剂的不同，整体自显影又有冷冻法、石蜡包埋法、火棉胶包埋法、有机物包埋法等不同的制作方法。本实验室曾用整体冷冻大鼠的方法研究了 ^{14}C 标记棉酚在体内分布与代谢的动态过程，获得良好结果。现以小动物整体冰冻切片自显影为例，介绍整体自显影的一般实验方法。

1. 引入放射性示踪剂　剂量一般为 $100\mu Ci/100g$ 体重。引入途径可口服，可静脉或皮下或腹腔或器官内注射。动物存活时间根据示踪剂的半衰期及其在体内的代谢特点而定。

2. 麻醉处死动物　不采用断头或拉断颈髓的处死方法，以避免失去切片的完整性。

3. 冰冻固定　将麻醉了的动物缓慢地浸入丙酮－干冰混合液中（约 $-78℃$）至完全冻结。完全冻结一只大白鼠约需 $15\sim30min$。

4. 用电锯沿动物正中矢状线将动物切成左右两半。

5. 包埋于羧甲基纤维素内　包埋温度约为 $-20℃$。

6. 切片　在恒冷箱内 $-15℃$ 进行。切片厚度约为 $20\sim30\mu m$。因为整体标本大，为获得完整的切面，常用耐低温的透明胶带贴在切面上，这样切下来的切片，便紧紧地贴附在黏胶带上，避免了因切片带来的标本内部关系的位移。

7. 真空干燥　简单的步骤是将干燥器放在低温冰箱中，取待干的切片放进干燥器内，用真空泵将干燥器抽成真空，至标本完全干燥。

8. 自显影的准备　在暗室中将感光材料如 X 线片和标本贴合在一起，再用两块玻璃板从外面将它们夹住，缚以橡皮圈，使之紧密接触。避光、干燥，冰箱内保存，以防止本底增高或潜影消退。

9. 照像处理　经过适当时间的曝光，（本次实验为 4 周），将标本自冰箱中取出，在暗室中进行显影、定影及水洗。必要时进行染色。

10. 观察　观察时应将感光材料上的自显影像与切片对照，以确定放射性示踪物质的分布。除整体冷冻切片自显影外，对于不易扩散物质的示踪实验，可采用整体石蜡切片自显影技术。与冷冻切片不同，石蜡切片在制备过程中需经过固定、脱水等处理，不仅形态结构保存好，而且能将动物体内游离的示踪剂洗脱，因而自显影图像清晰。然而，石蜡切片困难，而且上、下行脱水，如果掌握不好，往往损失示踪核素过多。

对于不能制成切片的牙齿或骨片，可制成磨片或剖面的自显影。对于外形不规则的颅骨或整块骨骼，可进行宏观立体标本自显影。

宏观自显影的标本多为平面标本，通常采取接触法，将标本与感光材料直接贴合在一起，不与水或其他有机溶剂接触，因而一般不会造成假象，所得结果真实可靠。

（二）光学显微镜自显影

这是一般实验室最常用的自显影方法，可在组织切片或涂片上进行，借光学显微镜观察实验结果。根据标本制备方法的不同，可分为冷冻切片自显影、石蜡切片自显影、塑料切片自显影、涂片标本自显影、离体培养细胞和组织的自显影等。根据自显影制备方法的不同，特别是涂布乳胶的方法和乳胶与标本接触方法（裱贴）的不同，又可引入多种名词。然而，它们均大同小异，这里重点介绍冷冻切片自显影方法。

1. 制备核乳胶干板　制备的具体步骤已在本节详细作了描述。这是一种先在载玻片上铺好乳胶，再在干板乳胶上覆以实验样品的方法。也可以反过来做，先将组织切片贴在载玻片上，再铺乳胶。本实验室采用先铺乳胶、预制乳胶干板的办法，其优点是可以事先检查干板乳胶的本底，弃去本底高的干板，以保证自显影的成功率。缺点是，切片必须在暗室条件下进行。切片与乳胶干板接触时一定要避光，因而专用的恒冷箱切片机（图 10-1-10）更为合用。但只要规范操作，后铺乳胶同样是可行的，我们也经常采用这样的方法，取得很好的效果。

2. 制备标本 即放射性核素的引入，取材和冰冻固定 放射性核素的引入方式与宏观放射自显影相同取材应在冰浴上进行，以避免组织的自溶，动作要准确、迅速。取下的组织块放在铜质标本托上，组织块与标本托之间铺上一层剁碎了的肝泥。垫肝泥的作用在于使组织块与标本托保持距离，防止切片时铜托与切片刀之间可能发生的碰撞。（图 10-1-11）

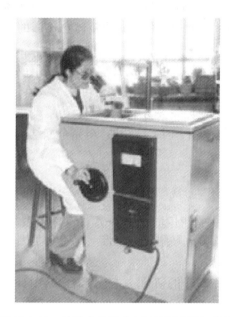

图 10-1-10 放射自显影术专用的恒冷箱切片机

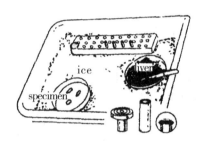

图 10-1-11 光镜放射自显影的取材

取材在冰浴上进行，在铜质标本托上铺上一层肝泥，肝泥上标本。

组织块的冷冻固定，实质上是冻结，最好采用液体丙烷（liquid propane）。液体丙烷的温度是 −180℃，由其外边的液氮（liquid nitrogen）维持其液态。液氮的冰点为 −196℃。任何物质与液氮接触即产生大量气泡，气泡妨碍温度的传导，使正好附有气泡的部位得不到很好的固定，也因此往往造成组织块（因气泡局部的温度差而产生）碎裂，所以选液体丙烷作冷冻固定剂。但液体丙烷太贵，一般还是采用液氮固定。经冷冻固定的组织块可以在液氮中长期保存。

3. 切片与裱贴切片在恒冷箱切片机内进行 切片厚度一般为 4～8μm，温度在 −20～−30℃之间，可按组织特点和实验要求调节。裱贴应在安全灯下操作，将切片沾吸到预制的乳胶干板上。这样的裱贴方法叫融裱法（thaw mount），利用切片与干板的温度差而沾吸，沾吸过程中切片有稍许融化。

为不使切片融化，可采用干裱法（dry mount）。就是，先将切下的切片收集到一个容器里，在恒冷箱切片机内用抽气泵使之冻干，再将冷冻干燥了的切片连同其容器一并从切片机内取出，逐一取出切片放到聚四氯乙烯或聚苯乙烯板上，最后在安全灯光下，将乳胶干板与之接触，用手指把它们加压贴紧（图 10-1-12）。

比较干裱法和融裱法，各有优缺点。融裱法操作简单，裱贴的切片完整，最大可以得到大鼠大脑的完整切片，但沾片时不同程度的组织融化，对形态结构不无影响；干裱法操作比较复杂，经过冷冻干燥，难以得到完整的切片，但可避免组织的融化，特别是，防止组织中已被示踪剂标记的物质，如脂溶性或水溶性物质的扩散而影响观察结果。

顺便提到，在裱贴的方法上，除去融裱、干裱，还有涂片裱贴（smear-mount）和接触裱贴（touch

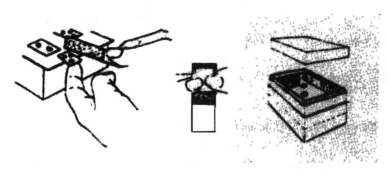

图 10-1-12　干裱法示意图

注：将冷冻干燥的切片放到聚四氯乙烯板上，再使切片与干板乳胶接触（左），通过手指加压（中），使切片与乳胶紧贴后，置黑盒中曝光（右）。

mount）法。这后两种方法，对于离体实验是有用的，也可用于组织匀浆的自显影观察。例如，我们在细胞融合的实验研究中，通过 ^{3}H-TdR（胸腺嘧啶脱氧核苷）的参入实验，可以分析细胞融合率，追踪融合细胞在传代过程中的代谢和更新情况。再如，为了观察激素对其靶细胞的效应，不妨标记某种特定物质，包括 DNA 或蛋白质的前体核苷或氨基酸，通过自显影术，从其并合或参入后的定位、定量及定时状态，分析激素对靶细胞的功能与代谢变化。

4. 曝光　把裱贴了的标本放入避光、干燥的黑盒中，冰箱内曝光，4℃、-15℃或-20℃均可，一般曝光时间在 2 周以上，每次实验的最佳曝光时间，除依赖个人经验外，可借实验曝光法来确定，前面已经介绍了。

5. 照像处理　即显影、定影、冲洗、染色，以至封片等过程，前面亦已叙述。需要指出的是，显影前应有一个复温过程，就是说要将从冰箱取出的实验材料恢复到室温，一般需半小时以上。否则，从冰箱移出后，如立即打开黑盒，由于盒内切片冷而环境室温高，必然使切片上聚集水分，造成物质的弥散。对于干裱法裱贴的切片，显影前还要用口对着切片吹一口气，使切片与乳胶贴牢，避免脱落。

染色常用的染液是甲基绿哌诺宁（methylgreen pyronin），胞核染绿色，胞质着红色。也可用苏木素 - 伊红等其他染液。观察时，组织中银颗粒数大于切片本底的 4 倍以上，方可定为阳性结果。

关于石蜡切片的放射自显影术，仅适用于示踪剂标记或结合的物质不易发生扩散的实验中，如氨基酸参入蛋白质。胸腺嘧啶核苷参入 DNA，碘参入到甲状腺等。这是因为石蜡切片的制备过程中，标本要经过固定、水洗、脱水、包埋等步骤，有可能使组织内的示踪剂标记或结合的物质扩散和流失，影响结果，这时在显微镜下可见，银粒的分布没有规律。只有那些不易发生扩散的物质，才能选用石蜡切片自显影，并且这种自显影图像的本底很低，因为残留在组织中的游离示踪剂在切片制备中被充分洗脱。

石蜡切片的自显影制备应在脱蜡后进行，即在脱蜡后铺乳胶，再曝光、照像处理。如果用预制的乳胶干板，则应将石蜡切片在温水中展开，再在暗室的安全灯光下，将切片裱贴到乳胶干板上，然后曝光，脱蜡，照像处理。染色宜浅，深重的染色常使银粒不易辨识。

（三）电子显微镜自显影

电镜自显影具有高度的分辨能力，能够显示示踪剂在各种超微结构上的分布状况，从亚细胞水平上研究结构与功能的关系，研究激素、药物等物质对细胞的影响。

电镜自显影须在电子显微镜下观察结果。实际上包括两部分内容，一是电镜标本的制备，二是自显影标本的制备。前者从取材、固定到超薄切片和捞片，各个实验室都很有经验；后者则主要是单层乳胶的制备问题及阅读分析问题。这里仅就后者作简要介绍，最重要的在于从实践中积累经验。

1. 单层乳胶的制备（在暗室中进行）　所谓单层乳胶（monolayer emulsion）是一极薄的核乳胶层，薄到只有一层银粒的厚度，在这单层乳胶中，卤化银晶体彼此接近，既不重叠，又不留下没有卤化银晶体的空隙。这样，超微结构中的极小放射源发出核射线，只作用于距离最近的银晶体上，而不作用于其他银晶体，以减少影像的交叉，重叠或缺失。

为制备单层乳胶，一要选择合用的核子乳胶，二要掌握铺乳胶的技术。由于电镜自显影要求的分辨率极高，因而应选择银粒较细的专用核乳胶，如 Ilford L_4、Sakura NR-H 和我国原子能科学院生产的 HW-4 等。制备单层乳胶的主要技术方法有三：

（1）环套法（loop method）　先将超薄切片收集到铜网上，电子染色。为避免铜锈对观察结果的影响，建议改镍网（图 10-1-13）。

把铜网放在金属或有机玻璃柱上。用白金丝或不锈钢丝围成金属环，环的直径 10~30mm，浸入乳胶内，再垂直提出；专用乳胶的浓度和浸入时的温度经实际实验后确定，如选用 Ilford L_4，建议按 1:4（V/V）用蒸馏水稀释，乳胶熔化均匀后可冷却至 25℃ 上下使用，这时流动的乳胶便形成一薄层。将自乳胶内提出的金属环套至铜网上，套的时候应注意，尽量控制位置，正好使金属环上形成的乳胶膜的中央敷加在铜网上。用镊子轻轻将铜网夹起，使其边缘黏着到载玻片上双面胶带的一侧，置黑盒内曝光。

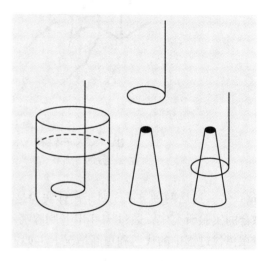

图 10-1-13　环套法制备单层乳胶示意图

（2）浸蘸法（dipping method）　将洗净擦干的载玻片浸入 0.7% 的火棉胶醋酸戊酯溶液中，取出晾干；把超薄切片移到火棉胶膜上，电子染色。在切片标本上喷涂一层 5~6nm 厚的碳膜。铺乳胶。专用核乳胶的浓度与温度最终由实践确定，可参考环套法所提的建议。在白光下，载玻片上贴敷切片的部位形成一条紫色的干涉色带时，提示铺乳胶的条件合宜。载玻片置黑盒内曝光。照像处理，即显影，定影和水洗。漂下火棉胶膜，连同切片标本和乳胶膜。其方法是：定影后，用蒸馏水清洗数次，并将载玻片置蒸馏水中约 15min；取出载玻片，不待干燥即用刀片沿载玻片边缘将膜划开，然后缓慢地将载片的一端插入蒸馏水中，插入角约 30°，使火棉胶膜连同其上的切片与载片分开。把铜网放在标本上，再覆以一层滤纸，即可将铜网与膜一起吸取上来。晾干，滤纸自行脱离，沿铜网将膜剪下。

（3）触汲法（touching on method）　这是某些实验室乐意采用的方法，较为简便。首先，稀释核乳胶。已知供电镜用核乳胶的一般稀释度为：Ilford L_4 1:4.0，Sakura 1:11，HW_4 1:3.5~5.0，所以，将核乳胶在 40~45℃ 的水浴中熔化后参照上述比例稀释，为了确定最佳稀释度，可作预实验。以 HW_4 为例说明如下：

取 4 个平行的试管，按顺序，用吸量管分别加入双蒸水 3.5ml、0.2ml、0.1ml、0.05ml，双蒸水温亦应在 40℃ 以上。向各试管中依次加入熔化了的 HW_4 乳胶。第 1 管 1.0ml；用吸量管将乳胶与其中的双蒸水混匀后，抽取 1.8ml 加至第 2 管；同样，在试管中与其中的双蒸水混匀后，抽取 1.0ml 加至第 3 管；如法炮制，从第 3 管中抽 0.55ml 加至第 4 管。这样各试管中核乳胶的稀释度就依次为 1:3.5，1:4.0，1:4.5，1:5.0。

接着，开始预实验。将各试管内的核乳胶吸出少许，放到表面皿上，表面皿置于盛满 45℃ 热水的烧杯之上；用镊子夹住铜网（镍网为宜）的边缘在表面皿上轻轻地沾一下；翻转铜网使乳胶面朝上；以湿纱布的表面与铜网边缘轻轻接触，在一定的时间内（2″~5″）自边缘汲去铜网上多余乳胶；铜网置于滤纸上，任其干燥；不经显影，将铜网放到电镜下观察，由强大的电子束将乳胶曝光；最终确定该乳胶的最佳稀释度。

然后，进行正式实验。按最佳稀释度准备好乳胶后，依照上述同样的手法，用镊子夹住复有超薄切片的铜网边缘，以其正面与表面皿里的乳胶轻轻接触，翻转，湿纱布自边缘汲去多余的乳胶；待铜网干燥后黏着到载玻片上双面胶带的边沿；将载玻片连同铜网装进黑盒内曝光，照像处理，观察。观察时，电镜的灯丝电流不宜过大，以免银颗粒蒸发而成一片黑影。

2. 电镜自显影的阅读分析　电镜的分辨率极高；生物学自显影实验中主要采用的是 β 射线，而 β 射线的行程是曲折的；所以电镜照片上的银颗粒不一定是放射源的所在位置。除去一部分照片可凭单纯观察作出结论外，多数自显影照片需经过阅读和分析，随机地而不是主观地拍摄许多张电镜自显影照片，观察并记录数百个银粒的位置，经过计算机运算，统计学处理，才能得出正确的结论。这项工作可参阅有关的专著来实现，如北京医科大学刘鼎新教授编著的《放射自显影技术》。

正是由于阅读分析的复杂性，加上单层乳胶技术困难，直至今天，电镜放射自显影术仍未被普遍采用。在国内，由于放射性核素标记物质的品种有限，放射自显影的实验，不论电镜还是光镜水平，更不及国外。自显影的定量分析还依赖于计算机软件的开发。但自显影的定位和定量分析，以及双标记自显影术的应用，对于细胞动力学的研究，待检物质在体内的分布、功能与代谢研究，细胞化学的研究等，都具有其他标记细胞化学方法所不可替代的作用。

（四）双标记自显影术

为了在同一标本中观察两种不同标记物的摄取或参入状态，以了解各种标记化合物，如药物、毒物、抗原、抗体、维生素、激素等在组织、细胞中的定位、定量、定时状态及其相互关系与联系，双标记自显影术应运而生。这里介绍放射性核素双示踪自显影术和复合的免疫细胞化学与放射自显影术两种，均从光学显微镜的水平加以叙述。

1. 放射性核素双示踪自显影术 采用两种放射性核素标记不同的化合物或同一化合物的不同功能团，或用同种放射性核素而剂量不同（如 ^{3}H 0.5μCi/ml 和 ^{3}H 40μCi/ml），对同一动物进行示踪实验。其原理是，利用射线粒子的能量大小不同，因而射程不同（例如同时用 ^{3}H-胸腺脱氧嘧啶核苷和 ^{14}C-尿嘧啶核苷，分析细胞内 DNA 和 RNA 的合成）；或者是利用不同核素的半衰期不同（^{42}K 为 12.35 小时，^{131}I 为 8.05 小时，^{32}P 为 14.26 小时，^{45}Ca 为 165 小时，^{3}H 为 12 年，^{14}C 为 5760 年）。最终产生影像的时间先后不同，颗粒大小不同，颗粒多少不同，显示出不同的定位。放射性核素双示踪自显影可以消除分别进行示踪实验时的动物个体差异和曝光、显影中的差异，从而提高了实验结果的准确性，节约实验动物和实验时间。

从实验操作来说，与放射性核素单标记自显影相比，其不同点在于，往往要两次铺乳胶。如：将含有 ^{3}H、^{14}C 的标本制备好后，铺第一层乳胶、曝光、显影、定影、水洗后，得到 ^{3}H 的自显影像。

在其上涂一层明胶，干后再铺第二层乳胶并进行第二次曝光、显影、定影、水洗，得到 ^{14}C 的自显影像。

观察时，借两层乳胶在高倍显微镜下焦点的不同，或银粒大小的不同，区分 ^{3}H、^{14}C 各自的标记情况。

也可以在铺第二次乳胶以前，对第一次得到的银颗粒作漂白处理。这就是，在定影以后切片入漂白剂（5% 铁氰化钾 + 2.5% 溴化钾）漂白，再用偶联染料染色。对 ^{3}H 标记物用萘酚偶联，成蓝色或青色；对 ^{14}C 标记物用吡唑啉酮或 β-二酮偶联，成红色或黄色，易于与第二层乳胶显影后所得的黑色银粒相区别。

两层乳胶间的明胶膜，没有感光作用，用以防止两种核素在此处交叉成像。^{3}H 能量低，核射线的射程短，只能射入第一层乳胶；^{14}C 能量高、射程长、穿透的深度大，由第二层乳胶记录其射线粒子的径迹。

放射性核素双示踪自显影术，也可以只铺一次乳胶。例如，用 ^{3}H 作两次示踪时，根据 ^{3}H 标记物剂量的不同，低浓度示踪剂产生的银颗粒细，高浓度示踪剂产生的银颗粒粗，不难在显微镜下区别开来。

2. 复合的免疫细胞化学与放射自显影术（combined antoradiography and immunocytochemistry） 这是将免疫细胞化学的技术与放射自显影技术相结合而实现的一种双标记技术，与放射性核素双示踪一样，达到同样的目的，即在同一样品标本中，同时观察到两种不同标记物在细胞的定位、定量、定时状态及其相互关系与联系，使人们对于被研究对象的性质与效应有更为准确的认识。

在实验方法上，先按单示踪的放射自显影术进行；待曝光结束后，照像处理以前，要对实验标本固定，固定剂通常选择 2.5%~3% 的多聚甲醛，或 80% 甲醇，2~5min，以保持组织的良好形态结构，又不丢失其抗原性；接着，显影、定影、水洗；再进行免疫细胞化学染色。

（五）自显影应用实例

1. 棉酚的抗生育机制研究　棉酚是棉花种子、根和茎中含有的一种多元酚类化合物，具有抗精子发生的作用。20世纪70年代，我们用整体放射显影术，开展了^{14}C棉酚在大鼠体内的药物动力学研究。这里用它作为整体自显影术的实例：

放射性核素示踪：^{14}C标记的棉酚，按0.5μCi/g体重的剂量喂服，一次性给药，1、2、4、9、14、19d后取材。

标本制备：乙醚麻醉，丙酮干冰冷冻固定，以圆锯沿躯体中线纵切为两半，用羧甲基纤维素封埋于切片机台上，恒冷切片箱内（-15℃）作整体切片，片厚20~30μm，切面上贴以透明胶带，冷冻干燥，喷以1%火棉胶薄膜。

自显影：在暗室内将切片与X线片对贴，使之紧密接触，置曝光盒内，4℃冰箱中曝光4周后，按常规照相处理，观察。

结果（图10-1-14）及讨论：大鼠一次口服^{14}C-棉酚后1~2d，标记物主要分布于胃、肠和肝脏，睾丸的活性开始显现；4~9d后，主要脏器包括睾丸的活性达高峰，但睾丸的活性强度明显地较消化道的弱；14~19d后，扩布至全身的标记物的活性大大降低；中枢神经系统在整体自显影片中始终未出现明显的活性反应。

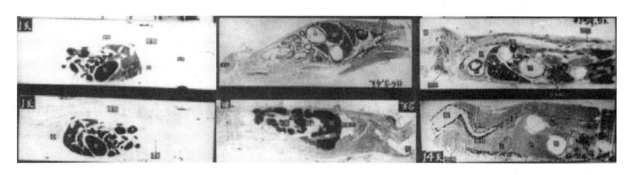

图10-1-14　整体自显影像

图10-1-14显示给大鼠灌服^{14}酚后，棉酚在体内的分布和代谢情况。图中黑色为标记物分布部位。结果显示，标记物在胃、肠和肝脏出现早，活性高。4d后扩展至全身，14d后活性普遍下降，标记物沉积于骨骼和吸收至肠系膜淋巴结。纵观睾丸处于中等强度水平。

从整体自显影像可见，在全身各脏器中，睾丸生精上皮的放射活性属中等强度水平；但结合细胞病理学的观察，除睾丸外，未见各脏器有明显的损伤。提示，生精上皮细胞对棉酚的敏感性较其他脏器组织为高，而且这种高敏感性与毒性反应之间似有密切关系。

棉酚的抗生育作用是肯定的，然而，在部分地区发现，棉酚能引起血钾降低并伴有肌肉麻痹，另一部分地区并无此发现。为了揭示棉酚对肾脏的毒性效应及其与肾性失钾的关系，我们用放射自显影术观察了棉酚对肾小管重吸收及转运^{42}K功能的影响，作为光学显微镜自显影术的一个实例。

放射性核素示踪：^{42}KCl由颈静脉注入，剂量为100μCi/100g体重，1h后取材。

标本制备：实验动物包括大鼠和豚鼠两种，各分为3组：阳性对照组、棉酚实验组，假给药（甲基纤维素）对照组；实验结束前引入放射性核素^{42}K，1h后拉颈处死动物，取出肾脏，液氮中冷冻固定，恒冷箱内切片，片厚4μm。

自显影：用融裱法将切片贴附到自制的核乳胶干板上，4℃曝光10d，切片经甲醇固定2min后，D-72显影3min，Kodak F-5定影5min，流水冲洗30min，甲基绿-哌诺宁染色，观察。

结果与讨论：喂服棉酚4~6周后，近曲小管上皮细胞内银粒显著减少，远曲小管上皮细胞及小管管腔内堆集了大量的银粒，表明棉酚影响了近曲小管的再吸收功能。但肾小管细胞结构则基本正常，肾小管各段亦未见明显损伤，这是与阳性对照组庆大霉素所引起的肾毒性作用不同的。自显影结果还提示，长期（如6周）服用棉酚，对肾脏的代谢影响反较短期（如4周）为轻，反映棉酚的适应过程（参考文献6）。

2. RU486 抗早孕机制的探讨 RU486（米非司酮）为新型的抗孕酮药物，20 世纪 80 年代中期即已发现其抗早孕作用，但作用机制并不十分明确。我们于 1986 年采用光镜水平的放射自显影术，进行在体研究，得到了有意义的结果。

示踪剂为 ^{3}H RU486 和 ^{3}H 孕酮，放射性核素剂量都是 100μCi/100g 体重，并以未标记的 RU486、孕酮和地塞米松作竞争性抑制实验。标本制备如常规方法，按融裱法裱贴切片。经实验曝光，大部分脏器的曝光时间为 6 个月。显影液为 D-19d 1∶4 稀释，显影 3min，Kodak F-5 定影 10min。自显影结果还作了统计学处理。

结果表明，注射 ^{3}H-RU486 后，大鼠子宫肌层细胞核内的银颗粒最为密集，用非标记的地塞米松竞争，核内银粒数无明显变化，而用非标记的孕酮竞争后，核内集中的银粒数显著减少；^{3}H 孕酮在子宫的分布规律与竞争性抑制实验结果均和 ^{3}H-RU486 一致，提示 RU486 在体情况下也是孕酮的拮抗剂，在子宫的靶细胞核内相互竞争孕酮的特异性结合部位（孕酮受体）。RU486 占据了孕酮在子宫的特异性结合部位，但又无孕激素样的生物学作用，这可能就是其抗早孕和诱导月经的最直接原因。本实验结果还说明，融裱法也可成功地用于易扩散的甾体类激素的放射自显影研究。

3. 维生素 D 的作用位点及其作用机制 严格地说，维生素 D 及其衍生物也应属于甾体激素。通过生化分析及一般的组织化学技术，对维生素 D 的定位和作用机制已经得到大量的研究结果。我的老师 Stumpf 从 1979 年开始，以高分辨率、高灵敏度、对组织无损伤的放射自显影术，进行了差不多 20 余年的研究，获得了其他方法无法获得的资料。他用放射自显影术本身及免疫细胞化学与放射自显影术相结合，证实大鼠、小鼠和金黄地鼠体内存在着 50 多种维生素 D 的靶组织或维生素 D 的受体。他采用的同位素是 ^{3}H 标记的 1,25(OH)$_2$VitaminD$_3$ 及其类似物 ^{3}H 标记的 22-oxa-1α25(OH)$_2$Vitamin D$_3$。冰冻切片，融裱法裱贴。同位素剂量一般是 0.1～0.4μCi/g 体重，活性为 67.6Ci/mmol/L，静脉注射后 1h 取材。还用计算机对实验结果作了统计分析。

结果表明，大多数维生素 D 的靶组织、靶细胞与钙的体内平衡关系不大，而某些高度钙依赖组织如横纹肌（还有平滑肌等）并不是维生素 D 的靶组织，不存在同位素标记的维生素 D 阳性的遗传学证据。因而，他提出，过去认为"维生素 D 是钙在体内平衡的甾体类激素"的概念太片面了。

4. 复合的免疫细胞化学与放射自显影术 上面维生素 D 的实例中，已经多次出现了这类的照片，这里不再举例说明。

（陈克铨 文 薛社普 审）

参 考 文 献

1. Walter E Stumpf. Drug localization in tissue and cells-receptor microscopic autoradiography. Korea：IDDC Press, 2003

2. Walter E Stumpf & H Solomon eds. Autoradiography and correlative imaging. San Diego：Academic Press, 1995, 597

3. Shi Wenliang and Zhu Pengdi. Autoradiographic localization of ^{3}H RU486 and ^{3}H Progesterone in the uterus, pituitary and hypothalamus of the rat. Human Reproduction, 1990, 5 (2)：123－127

4. 刘鼎新. 放射自显影技术. 北京：科学出版社, 1986

5. Chen K Q, Xue S P, Sar M, et al. Effects of gossypol on male rat reproductive organs. Adv Contra Delv Syst, 1986, 2：266－278

6. 陈克铨, 张乐英、薛社普, 等. 用放射自显影术观察棉酚对肾小管重吸收及转运 ^{42}K 功能的影响. 解剖学报, 1986, 20（专辑）：29

7. 薛社普、周增桦、刘毅, 等. ^{14}C 醋酸棉酚在体内的药物动力学的研究. 1. 在大鼠体内分布、定位的整体及组织放射自显影的动态观察. 实验生物学报, 1979, 12 (3)：179－188

8. 郝建明、刘平、陈克铨, 等. 黄体生成素和卵泡刺激素在大鼠垂体前叶的细胞共定位研究. 解剖学报, 1997, 28 (1)：53

第二章 激素的测定方法

第一节 引 言

生物液或其提取物中激素含量的测定通常由反应与测量两个基本部分组成。反应与测量可以是物理学的、化学的、生物学的或免疫学的。根据激素在测定实验中所参与反应的性质，大致上可将测定方法归纳为三大类：

1. 生物测定法 如体内生物测定法（bioassay in vivo）。
2. 免疫分析法 如放射免疫分析法（radioimmunoassay，RIA）。
3. 理化分析法 如高效液相色谱法（high performance liquid chromatography，HPLC）。

自 19 世纪内分泌学发轫以来，人们即试图对生物液或其提取物中的激素进行定性与定量的分析。根据每一种内分泌激素都有其特定的生物学效应的原理，首先建立了体内生物测定法，最著名的例子是用鸡冠法测定雄激素（androgen）的生物活性：给去势雄鸡注射雄激素提取物可以观察到鸡冠发育与生长，并可从鸡冠面积大小推断提取物中雄激素含量的多寡。另一实例是蟾蜍法妊娠实验：早孕妇女尿中的人绒毛膜促性腺激素（human chorionic gonadotrophin，hCG）可刺激成年雄性蟾蜍排精，以此判断停经育龄妇女是否怀孕。至 20 世纪中叶，主要内分泌激素尤其是多肽激素的体内生物测定法都已经相当成熟，特别是临床上可用于替代治疗的激素制剂如胰岛素（insulin）、胰高血糖素（glucagon）、人绝经期促性腺激素（human menopausal gonadotrophin，hMG）等的生物测定法均被各国药典收载。该法的关键是选择合适的实验动物模型、既特异又灵敏的反应指标与简单可靠的测量手段。其显著的特点是专属性强，且反映整体动物特定的生物学效应，这一点是其他任何方法不可取代的。因此，尽管该法存在许多不尽如人意之处，如无法避免的动物个体差异、相对粗放的实验操作与较大的激素用量等，然而在现代激素测定方法中仍占有重要的一席之地。尤其在激素的化学结构不甚明了或被测物组分复杂时更显该法的长处。1991～1994 年，世界卫生组织（WHO）在全球范围内相继开展了对重组 DNA 技术生产的人生长激素（human growth hormone，hGH）和人促卵泡激素（human follical stimulating hormone，hFSH）的国际标准品协作标定研究，其中最重要的一项实验目的即是用体内生物测定法确定这两种待标定标准品的生物学效价（biological potency）并考察其稳定性。

鉴于体内生物测定法不能用于生物液中微量、超微量激素的定量分析，而基础与临床医学又极其需要这种分析，在理化分析法尚不能提供有效的测试手段之时，1959 年，Yalow 和 Berson 建立胰岛素 RIA，他们将放射性同位素示踪技术的高灵敏度与抗原－抗体免疫学反应的高特异性有机地结合起来，第一次实现了激素的超微量定量分析。此后 30 多年中，RIA 技术不仅使包括内分泌学、药理学在内的医学科学获得了长足进展，而且迅速地渗透到与医学生物学相关的农业、环境保护等学科；RIA 所测定的物质也由激素扩大到几乎所有的生物活性物质。RIA 划时代意义还在于它从结合剂与标记物两方面拓宽了超微量分析的思路，前者如竞争性蛋白结合分析法（competitive protein binding assay，CPBA）、放射受体分析法（radioreceptor assay，RRA）等方法；后者如免疫放射量度分析法（immunoradiometric assay，IRMA）、酶免疫分析法（enzyme immunoassay，EIA）、酶联免疫吸附分析法（enzyme linked immunosorbent assay，ELISA）、荧光免疫分析法（fluorescence immuno assay，FIA）、化学发光免疫分析法（chemiluminescence immuno assay，CIA）、羰基金属免疫分析法（carbonylmetalloimmunoassay，CMIA）、胶体金交联单抗法（colloidal gold coupled monocolonal antibody）等方法。目前，非放射性同位素标记免疫分析正向灵敏度更高（比 RIA 高 2～3 个数量级）、检测范围更宽（比 RIA 宽 1～2 个数量级）、自动化程序更高、操作误差更小的方向发展，大有取代 RIA 之势；另一方面，用胶体金交联单抗法原理制成的各种诊断早早孕与排卵的快速测试纸条已经大规模地进入家庭。此外，RIA 还为放射性同位素标记的体外生物测定法（bioassay in vitro）和 RRA 等的建立奠定了坚实的基础，使人们有可能对离体器官、组织或细胞培养液中的激素进行定量分析，为传统的生物测定法注入了新的活力。例如 1994 年，WHO 在对重组 DNA 技术生产的 hFSH 的国际标准品协作标定研究中，除用体内生物测定法外，还采用数种体外生物测定法与 RRA 法确定待标定标准品的生物学效价。

早期的理化分析法由于受其检测灵敏度的限制（mg/L 或 μmol/L），不能直接对生物液中的激素进行超微量分析。例如，我国 20 世纪 70 年代前广泛使用的尿 17-酮与 17-生酮甾体、尿 17-羟皮质甾体的测定法，需收集患者 24h 尿液，取一定体积的尿液经多次有机溶媒萃取、反复干燥后复溶，再加适当的显色剂对 17-酮或 17-羟甾体激素进行比色测定，最后折算成 24h 尿液代谢产物的总量，据此间接判断性腺或肾上腺皮质的功能。该法由于操作繁琐、耗时费力、特异性差、重复性不好等缺点，目前已被免疫分析法与色谱分析法等取代。

理化分析法中最常用的方法是色谱法。它的基本原理是利用混合物中各组分在不同的两相中溶解、吸附或其他亲和作用的差异，当两相作相对运动时，各组分在两相中反复多次受到上述各种力的作用而得到分离。20 世纪 60 年代末发展起来的 HPLC 不仅提高了分析的灵敏度（可达到 μg/L 或 nmol/L），而且可对生物液中数种结构类似的激素进行同时测定；不仅可用于小分子激素的测定，而且可用于多肽与蛋白激素的分析。近年来，由于重组 DNA 技术的迅猛发展，人们已能大量生产高纯度的多肽与蛋白激素，如人胰岛素、hGH 与 hFSH 等。在掌握了分子构型与功能的相关知识的基础上，只要对这些激素作常规的 HPLC 定量与其他理化分析便可制定一系列质量标准，再经体内生物测定法证实其生物学活性与获得其生物学效价后，这些指标即成为控制该激素质量的标准。

激素的种类与测定方法繁多，不可能一一罗列。下面在介绍具体的测定方法时，每种方法将举一个或数个实例说明之。

（徐立根）

第二节　激素的体内生物测定法

一、人生长激素体内生物测定

（一）概述

人生长激素（hGH）系由腺垂体嗜酸细胞分泌的一种单链蛋白质，分子内含有两个二硫键，由 191 个氨基酸组成，分子量约 22 000D。基因重组的人生长激素（recombinant DNA derived human growth hormone, rhGH）的分子量即 22 000D。在脂肪组织，GH 可刺激脂肪分解，导致血浆游离脂肪酸水平升高；在肌肉与肝脏，GH 有胰岛素拮抗作用，引起血糖水平升高。GH 还通过主要在肝脏生成的生长素介质产生间接效应：刺激骺软骨增生、促进肌肉等组织的蛋白质合成与细胞增殖。

根据 GH 生理效应而设计的生物活性测定方法有体内法与体外法两种。前者如增重法（body weight gain, BWG）与胫骨法（tibial epiphyseal width, TEW）等；后者如放射受体分析法（RRA）等。三法在 1985 年进行的 hGH（80/505）与 1992 年进行的 rhGH（88/624）国际标准品协作标定研究中被大多数实验室采用。在前后两次协作标定的体内生物测定全部数据中，BWG 法的数据分别占 56% 与 74 %，TEW 法的数据分别占 32% 与 26%；在体外生物测定全部数据中，RRA 法的数据分别占 57% 与 59%。下面介绍笔者在 1991 年改进的 BWG 与 TEW 法。

（二）标本制备

1. 去垂体大鼠动物模型制备　取雄性 Wistar 大鼠，26～28 日龄，体重 75±5g。腹腔注射 25% 乌拉坦（0.75g/kg 体重）后，将其仰卧于手术板上，固定头部与四肢（头部离开手术者）。颈部用 75% 酒精消毒后，沿颈中部近下颚处作一长约 2cm 的纵向切口，向两侧分开颌下腺，暴露胸甲状肌，在此肌右侧近咽部处用 10cm 血管钳钝性分离肌肉血管神经直至骨板，再用 10cm 血管钳夹住一小棉球轻轻擦去骨板上的肌肉。在咽部正下方、左右两听囊之间可见到基枕骨中脊。沿此脊继续向头部剥离两侧肌肉组织，直至见到"T"，形突起及横突上方的一条横线，此处即蝶枕软骨联合。在此横线上方 2mm 与 "T"，形突起的纵轴延长线相交处，用一头部磨尖的小铁钉刺一凹孔，然后用裹有透明胶带作限制带（宽约6mm，厚约0.05mm，离钻头端约1.0~1.5mm）的牙科钻（直径1.4mm，8齿）旋转钻孔。钻孔时应不时以12号针头试探所钻处剩余骨层厚度。若已钻至胶带限制处，而12号针头仍刺不穿所钻处，则应更换钻头，该钻头的限制带离钻头端较第一钻稍远。继续按上法钻孔，直至所钻骨层只剩下薄薄一层，在60W白炽灯下可见透明骨层。此时用12号针头轻轻刺破并仔细挑出薄层骨，扩大钻孔。通过调节夹调试垂体吸取管的抽吸力量，以玻璃吸头能吸住并略带起掌肌表面为宜。然后将玻璃吸头对准钻孔，开动真空泵，吸取垂体至存有少许水的抽滤瓶内。检查吸出的垂体是否为三叶：有时三叶合在一起，有时因抽吸作用而三叶分开。垂体完全吸出后，用小棉球擦拭钻孔处组织液（不放小棉球堵孔）。最后缝合皮肤切口，碘酒擦拭。

本法在Smith（1930）与卫生部药品生物制品检定所（1978）报道的方法的基础上加以改进，称为"限钻法"，垂体全部去除的比率在80%以上。

2. 动物的术后护理与筛选 术毕立即给每只去垂体大鼠皮下注射0.5ml 0.1%氢化可的松，术后3d内每只大鼠每天腹腔注射一次庆大霉素，剂量10 000U；动物自由饮用5%葡萄糖水。每笼养4~6只去垂体大鼠，饲以高蛋白鼠料，室温22~24℃，相对湿度50%~60%，每日光照12h（8：00~20：00），继以黑暗12h。

动物在术前及术后第7d与第14d分别称体重，以第14d的体重增减百分数不大于原体重的10%为指标筛选去垂体大鼠。

（三）操作步骤

1. 溶液配制

（1）GH溶媒 0.1%人血清白蛋白生理盐水，称100mg人血清白蛋白、900mg NaCl，加双蒸水至100ml，充分溶解后置4℃备用。

（2）标准品（S）溶液 取1支生物测定用人生长激素国际标准品，80/505，标示效价4.4U/amp，锯开，加4.4ml GH溶媒，使成1 U/ml贮存液。

（3）供试品（T）溶液 取1支供试品，按标示效价（或估计效价）用适量GH溶媒配成1U/ml贮存液。

2. 实验设计 平行线测定（2×2）或（3×3）法。在欧洲药典中，BWG与TEW法的实验设计均为平行线测定（2×2）法，两法实验分开进行，实验周期都是4d。本设计将上述两类实验同时在同一组动物体内进行，给药周期为6d，1次实验可得2~3个结果，取精密度指数（λ）与95%可信限率（FL%）较小的结果予以报告。

3. 动物分组与给药 按平行线测定（2×2）法设计则有4组，按（3×3）法设计则有6组，S组与T组各占一半。将筛选合格的去垂体大鼠均匀随机分组，每组6~8只（最好10只），每只动物每次腹部或颈部皮下注射0.5ml标准品溶液或供试品溶液，每日2次（8：30与16：30），共6日。

4. 反应值测定

（1）BWG法 每日上午给药前称体重，求出第4d或第6d第2次给药后16h的体重与第1d给药前体重的差值，分别以这两个差值作为4d BWG法与6d BWG法的反应值。

（2）TEW法 末次给药后16h，称体重，乙醚麻醉处死动物，肉眼检查蝶鞍区垂体部位有无残留垂体组织。除去有垂体组织残留的动物，其体重反应值也删去。将没有垂体组织残留的大鼠的两侧胫骨取下，剔除其上肌肉与软组织后用线系上记号牌，置胫骨于10%甲醛溶液中保存。染色时取出胫骨，流水洗2min，沿矢状面在骺软骨板部位右侧切去一小块后将胫骨置丙酮中浸5min，水洗3min，置新鲜配制的2%硝酸银溶液中浸2min；水洗后置水中，强光（如60W白炽灯）照射，直至切开部位骨骺板两侧呈深褐色、界线分明时取出，置10%硫代硫酸钠溶液中浸30s；水洗后仍沿矢状面切下骨骺板暴露的部分，使成0.5mm厚的薄片；置切片于带有测微尺的显微镜下，用4×10的放大倍数测置骨骺板的宽度，从骨骺板的一端读到另一端，共10个读数，取其均数作为TEW法的反应值。

5. 数据处理 进行S组与T组的方差分析与可靠性测验，求得（S+T）的斜率（b）与标准差（S，即偏离直线项方差的平方根），进而求得精密度指数（λ=s/b）。对可靠性测验通过（即回归项变异显著、偏离平行项与偏离直线项变异不显著）的实验，计算效价（PT），估计实验误差，求出平均可信限率

（FL%，$P=0.95$）。

（四）方法应用

进口 rhGH 体内生物活性测定：取适量的供试品 T（rhGH，标示效价 4U/amp，Switzerland）贮存液（1U/ml），用 GH 溶媒稀释，配成剂距为 1:3 的系列溶液，浓度分别为 0.015、0.045 与 0.135U/ml。同法配制相同浓度的标准品 S（生物测定用人生长激素国际标准品，80/505，标示效价 4.4U/amp）系列溶液。按每日每组所需的剂量将 S 与 T 液分别分装于小瓶内，−20℃贮存。临用前从冰箱取出自然解冻。

取筛选合格的去垂体大鼠，按 4d BWG、6d BWG 与 6d TEW 平行线测定（3×3）法设计分成 S 与 T 各 3 个剂量组，每组 6 只；第 7 组为空白对照组，仅给予 GH 溶媒。每日 8:30 与 16:30 自颈部皮下给药一次，每只动物每次注射 0.5ml，共 6d。

按前述步骤进行 BWG 法与 TEW 法的反应值测定，实验结果见表 10-2-1。

由于 6d BWG 平行线测定（3×3）法设计具有较小的 λ 值与 FL%，故报告此法结果，数据表明进口 rhGH 的标示效价与实测效价相符。

表 10-2-1　进口 rhGH 体内生物测定结果（均数 ± 标准差）

	GH 剂量（U/鼠/日）	动物数	S 组反应值（克或测微尺单位）	T 组反应值（克或测微尺单位）	可靠性测验	PT（U）	FL（%）	λ
4d BWG 法	0.015	6	4.65 ± 2.23	3.29 ± 1.67				
	0.045	6	7.40 ± 3.38	8.72 ± 2.38	通过	4.62	50.88	0.2803
	0.135	6	12.53 ± 4.14	13.65 ± 1.92				
6d BWG 法	0.015	6	4.55 ± 3.17	7.00 ± 1.58				
	0.045	6	11.48 ± 4.29	11.07 ± 1.74	通过	3.98	37.90	0.0608
	0.135	6	18.25 ± 2.89	16.15 ± 1.95				
6d TEW 法	0.015	6	8.65 ± 1.14	9.03 ± 1.54				
	0.045	6	9.90 ± 1.09	11.03 ± 1.19	通过	4.80	44.36	0.3740
	0.135	6	13.75 ± 1.81	13.42 ± 0.83				

注：空白对照组反应值（均数 ± 标准差，n=6）：4d BWG 法，−0.25 ± 1.94；6dBWG 法，−0.90 ± 1.41；6dTEW 法，5.40 ± 0.56。

（五）注意事项

1. 去垂体手术　钻孔时钻头位置要正。由于从大鼠左侧咽旁途径入手，钻孔力量方向易偏右，洞壁随之斜向右侧，往往有一片垂体组织残留在左侧而不能吸出，最终导致动物模型失败。钻孔时还要反复测试骨板剩余厚度，不应钻穿。薄片要细心挑出，不可落入脑内，以免阻碍垂体吸出。垂体吸出后，钻孔可不放小棉球堵塞。解剖证明：术后钻孔外周的组织能将此孔堵住，如放小棉球则易招致化脓性细菌感染，造成动物模型失败。

2. 模型筛选　本法筛选去垂体大鼠模型的指标是术后第 14d 的体重增减百分数不大于原体重的 10%，但该指标应与术后第 1 周内和第 2 周内体重增长的实际情况结合起来综合考虑。有的大鼠虽有残留的垂体组织存在，但可能由于手术创伤较重而导致恢复时间较长。在这种情况下，第 1 周内其体重不增长甚至反而降低；至第 2 周时，体重增长较快，平均每日体重净增 1g 以上 ［垂体完全去除的大鼠平均每日体重净增在 0.5g 以内，增长率（%）为 4.19 ± 7.54，n=99］，而术后第 14d 时体重净增百分数可能在原体重的 10% 以内。还有的大鼠虽有残留的垂体组织存在，但第 1 周恢复很好，体重也增长较快，平均每日体重净增 1g 以上 ［垂体完全去除的大鼠平均每日体重净增在 0.2g 以内，增长率（%）为 1.03 ± 6.55，n=99］；第 2 周时可能由于感染等原因而导致体重不再增长，这样，术后第 14d 时体重净增百分数也可能在原体重的 10% 以内。因此，需要仔细观察去垂体大鼠术后每日体重的增长情况，以便将上述两类大鼠及时剔除。此外，动物模型的筛选尚须观察动物的一般情况。如果动物精神萎靡不振、体毛不光亮或体质羸弱等，那么，它们也不应被安排到给药实验中。

3. 骨骺板宽度测量 骨骺板宽度能否准确测量与染色和放大倍数的关系很大。染色时，需在骨骺板部位切去一块，这样银离子便于直接在骨骺板两侧置换、沉积而不被致密的骨外膜阻挡。显微镜观测时，若放大倍数太大，则骨骺板两侧的界线参差不齐，不易测量准确；若放大倍数太小，则骨骺板的宽度也小，测量误差随之增大。然而骨骺板界线整齐易测最重要，在此前提下，应尽可能提高放大倍数。

4. 剂量设置 本实验设计将 BWG 与 TEW 两法同时在同一组动物体内进行，因此设置剂量时要两法兼顾。从空白对照组的反应值来看，TEW 法的反应值比 BWG 法的大得多，即 TEW 法的剂量范围较 BWG 法小。因此，剂量，尤其是低剂量安排的重点在于 TEW 法。

（六）方法评价

BWG 法的优点是易于操作与测量，但实验精密度不够高，λ 值多在 0.2~0.5 之间。TEW 法的优点是实验精密度较高，λ 值多在 0.1~0.3 之间，然给药剂量不易掌握，且需繁杂的染色操作。两法均需要制备去垂体大鼠动物模型，而去垂体手术难度较大，术后动物不易饲养且死亡率高，是为其缺点。

二、促卵泡激素生物测定——大鼠卵巢增重法（随机区组法）

（一）概述

人促卵泡激素（hFSH）系腺垂体分泌的一种糖蛋白激素，由含 204 个氨基酸的蛋白质中心与糖链组成，分子量约 32 000D。在女性，其主要作用系与 hLH 一起促进卵泡的成熟、雌激素的合成与分泌、促进排卵。在男性，hFSH 可刺激睾丸支持细胞发育，促进生殖细胞发育分化为成熟的精子。本法根据 hFSH 可以促进受 hCG 致敏的幼年大鼠卵巢发育生长、在一定的剂量范围内卵巢重量的增加与剂量成正相关关系的原理，通过 hFSH 标准品与供试品对卵巢增重的比较来确定供试品的生物学效价。

（二）标本制备

1. 溶媒 在 0.1% 牛血清清蛋白（bovine serum albumin，BSA）生理盐水溶液（pH 7.2）内加入一定量的生物效价在 3000U/mg 以上的 hCG 粉末，使 hCG 浓度为 20U/ml，4℃贮存。

2. 标准品溶液 取 1 支 2nd internat ional standard，FSH and LH Urinary，71/223，按所给的 FSH 效价（54U/amp）用溶媒配成 2.14U/ml 溶液，再用溶媒将该溶液依次稀释成 1.07 与 0.54U/ml 溶液，4℃贮存。

3. 供试品溶液 取 1 支待测的 FSH 制剂，按标示的 FSH 效价（110U/amp）用溶媒配成 2.14U/ml 溶液，再用溶媒将该溶液依次稀释成 1.07 与 0.54U/ml 溶液，4℃贮存。

4. 动物 Sprague-Dawley 或 Wistar 大鼠，雌性，21~22 日龄，体重 45±5g。

（三）操作步骤

1. 动物分组 取上述大鼠若干只，随机分为 6 组，每组至少 8 只。

2. 给药方法 每天在大致相同的时刻、按相同的组序分别给每组每只大鼠背部皮下注射 0.5ml 一种浓度的标准品或供试品溶液，每天 1 次，连续 3d。

3. 解剖与卵巢称重 在第 3 次注射后 24h 处死动物，解剖出双侧卵巢，剥除附丽的组织，用滤纸吸干体液，立即在精度为 0.1mg 天平上称重。

4. 数据处理 按生物检定法量反应平行线测定法计算效价与实验误差，可靠性测验应通过，平均可信限率一般在 50% 以下。

（四）方法应用

用于待标定的垂体 hFSH 与尿 hMG 标准品、hMG 临床制剂与重组 DNA 技术生产的 FSH 制品的 FSH 生物学效价的测定；亦可用于其他种属 FSH 的生物学效价的测定。

（五）注意事项

1. 动物房应保持恒温恒湿，大鼠可自由饮水与进食。

2. 标准品或供试品的剂量应成等比数列，两者的公比应相等且一般不大于 2。

3. 给药与解剖应严格按既定的组序进行，避免时间差可能造成的影响。

4. 最适的 FSH 剂量因动物品系和/或批次的不同而略有差异。

（六）方法评价

本法测定的是激素的生物学效价，反映激素在整体动物内的生物学效应，给 hFSH 或 hMG 制剂的临床药理研究提供了最重要的信息：即该制剂有无效用及其生物学效价的大小。优点是无须昂贵的仪器设备，成本低，操作方法易于掌握；缺点是激素用量大，实验周期长，实验误差较大，数据处理相当复杂。

三、人绒毛膜促性腺激素生物活性测定——卵巢维生素 C 降低法（双交叉设计法）

（一）概述

hCG 是一种主要由胎盘合体滋养层细胞分泌的糖蛋白激素，由 237 个氨基酸的蛋白质中心与糖链组成，分子量 39 000D。此外，某些肿瘤细胞如肺癌细胞也能异位分泌 hCG。hCG 主要作用系维持妊娠，如维持黄体功能、刺激黄体细胞与滋养层细胞产生孕酮和其他甾体激素、降低淋巴细胞活力以防止母体对胎儿的排斥反应等。本法利用人工假孕动物在接受促性腺激素几小时之内，卵巢由于性激素合成与分泌需消耗维生素 C 的原理而设计的快速体内生物测定法。通过 hCG 标准品与供试品对维生素 C 降低的比较来确定供试品的生物学效价。双交叉设计则是用同一批假孕动物分别使用其双侧卵巢作两次分析，以提高实验的精密度。

（二）标本制备

1. 孕马血清促性腺激素（pregnant mare serum gonadotrophin，PMSG）溶液　用生物效价在 1000U/mg 以上的 PMSG 粉末配制浓度为 500U/ml 的生理盐水溶液，−20℃贮存。临用前再用生理盐水配成 100U/ml 溶液。

2. hCG 溶液　用生物效价在 2000U/mg 以上的 hCG 粗制品粉末配成浓度为 500U/ml 的生理盐水溶液，−20℃贮存。临用前再用生理盐水稀释成 50U/ml 溶液。

3. 标准品溶液　取 1 支 hCG 国家标准品（生物测定用，52U/amp），临用前用生理盐水配成 4U/ml（S_H）与 1U/ml（S_L）溶液。

4. 供试品溶液　取 1 支待测的 hCG 制剂，标示效价为 52U/amp，临用前用生理盐水配成 4U/ml（T_H）与 1U/ml（T_L）溶液。

5. 动物　Wistar 大鼠，雌性，21~23 日龄，体重 50±10g。

6. 维生素 C 测定用溶液　参见《药品的生物检定》。

（三）操作步骤

1. 动物分组　取上述大鼠若干只，随机分为 4 组（A、B、C、D），每组至少 8 只。

2. 假孕动物制备　每组每只大鼠皮下注射 0.5ml PMSG 溶液（含 PMSG 50U），56~65h 后皮下注射 0.5ml hCG 溶液（含 hCG 25U），使动物形成假孕。

3. 给药、解剖与卵巢称重

（1）第 1 次分析　注射 PMSG 后第 6d，按 A、B、C、D 组顺序经舌静脉分别注射 S_H、S_L、T_H、T_L，剂量为每 100g 体重 0.5ml。3h 后在乙醚麻醉下切除右侧卵巢，缝合切口后继续饲养。剥除卵巢周围的组织，用滤纸吸干体液，立即在精度为 0.1mg 天平上称重。

（2）第 2 次分析　注射 PMSG 后第 9d，按上述组序经舌静脉分别注射 T_L、T_H、S_L、S_H，剂量同上。3h 后处死动物，切除左侧卵巢。按上法处理卵巢与称重。

4. 卵巢维生素 C 含量测定　每个卵巢称重后作维生素 C 定量分析，以每 100mg 卵巢重的维生素 C 的微克数作为反应指标。

5. 数据处理　按生物检定法量反应平行线测定法中的交叉设计法计算效价与实验误差，可靠性测验应通过，平均可信限率一般在 50% 以下。

（四）方法应用　用于垂体 hLH 与尿 hMG 或 hCG 的生物学效价测定：被测物质可以是这三者的待标定标准品，也可以是 hMG 或 hCG 的临床制剂。亦用于其他种属 LH 或绒毛膜促性腺激素（choriogonadotro-phin，CG）的生物学效价测定。

（五）注意事项

1. 动物房应保持恒温恒湿，大鼠可自由饮水与进食。第 1 次分析时所作的卵巢切除术对动物有一定的损伤，手术中操作要轻柔，尽量减少出血，术后细心护理。

2. 标准品或供试品的剂量应成等比数列，两者的公比应相等且一般不大于 4。

3. 给药应严格按既定的组序进行，错误给药可造成第 2 次分析失败。

（六）方法评价

优缺点参见 hFSH 大鼠卵巢增重法。与传统的四点法（2×2 法）生物测定相比，本法使用一批动物可获得两个实验结果和更好的重复性与精密度。本法维生素 C 化学分析虽比 1995 版《中国药典》收载的"小白鼠子宫增重法"的物理称量复杂些，但实验设计略优。

（朱传江　徐立根）

第三节　激素的体外生物测定法

促黄体生成激素生物测定——小鼠 Leydig 细胞法

（一）概述

人黄体生成激素（human luteinizing hormone，hLH）是腺垂体分泌的糖蛋白激素，由含 204 个氨基酸的蛋白质中心与糖链组成，分子量 34 000Da。在女性，hLH 主要作用系促进卵泡发育与成熟（需有 hFSH 协同作用）、诱发排卵、促黄体生成、促进黄体合成与分泌孕酮和雌激素。hLH 可刺激小鼠睾丸 Leydig 细胞合成与分泌睾酮，在一定的剂量范围内，睾酮生成的量与剂量成正相关关系。通过对睾酮的 RIA 定量制作 hLH 的剂量—反应曲线，经过适当的数据处理后，即可求出未知样品中 hLH 的生物学效价。

（二）标本制备

1. 生物缓冲液　0.08mol/L Na_2HPO_4-KH_2PO_4 缓冲液，pH 7.3 ~ 7.4，每升含 8g NaCl、1g BSA、青霉素与链霉素各 50 000U。

2. Eagle 培养液　pH 7.4，临用前通 O_2-CO_2（95∶5）气 10min。

3. 明胶缓冲液　0.01mol/L 磷酸盐缓冲液，pH 7.4，每升含 9g NaCl、1g 明胶、1gNaN₃。

4. 活性炭悬浮液 I　加 0.5g 活性炭到 50ml 生物缓冲液中，临用前混悬。

5. 活性炭悬浮液 II　加 0.5g 活性炭到 50ml 明胶缓冲液中，临用前混悬。

6. 2% 硅油丙酮溶液　加 20ml 硅油至 980ml 丙酮中，混匀，硅化玻璃器皿用。

7. hLH 系列标准品溶液

（1）取 2nd International Reference Preparation of pituitary FSH and LH（ICSH），human，for bioassay，78/549 一支，按所示的 LH 效价（25U/amp.），用生物缓冲液配成 2.5U/ml 溶液（称 A 溶液）。

（2）取 1ml A 溶液，加 11.37ml 生物缓冲液配成 0.2021U/ml 溶液（称 B 溶液）。

（3）取 0.2ml B 溶液，加 20ml 生物缓冲液配成 2000μU/L 溶液（称 C 溶液）。

（4）用 C 溶液与生物缓冲液配制剂量比为 1.2 的系列标准品溶液，即 156、187、224、269、323、388、465、558、670、804、965、1157、1389 与 1667μU/L 溶液。

8. 质控血清样品

（1）来源　取绝经期妇女血清混合而成，分装为每瓶 300μl，-70℃ 贮存。

（2）预处理　除去血清中甾体物质。取 200μl 血清，加 200μl 活性炭悬浮液 1，混匀，4℃ 静置 30min；1500×g 离心 5min；取 100μl 上清液（1∶2 液）作稀释用。

（3）稀释　用生物缓冲液对 1∶2 液作 1∶100、1∶120、1∶144 与 1∶173 稀释。

9. 未知血清样品

（1）采集与贮存　取全血 5ml，离心分离血清，血清应贮存于 -20℃。测定前血清标本应完全融化并混匀。

（2）预处理与稀释　与质控血清样品同。

10. 动物 10周龄雄性615小鼠5只。

11. Leydig 细胞制备

（1）解剖 颈椎脱位处死小鼠，解剖出双侧睾丸。若双侧睾丸大小及色泽正常，移至平皿中；若双侧或一侧睾丸明显异常，则不应使用。去除睾丸被膜，将睾丸组织挤出，移至50ml烧杯中（已预先用生物缓冲液湿润）。

（2）细胞制备 用眼科剪将睾丸组织剪成米粒大小，按每只睾丸8.3ml Eagle培养液的用量轻轻涮洗已剪碎的睾丸组织至200ml烧杯中。向烧杯中投入预先硅化的磁力搅棒，在0℃冰浴中慢速搅拌10min。

（3）过滤与预孵 将细胞悬浮液经已浸润过Eagle培养液的尼龙布过滤。滤过液除留5ml计数外，其余的置34℃、通O_2-CO_2（95：5）气、1s/次恒温振荡水浴中孵育1h以消耗掉内源性LH。

（4）细胞计数 取5ml滤过液均分成2份加到2支硅化试管中，各用1% Trypan蓝染色，在红细胞计数池上对Leydig细胞计数12格，求出两份细胞计数的平均值。

（5）细胞液制备 将预孵液置锥形试管中，4℃下1200r/min离心5min，倾弃上清液，加入按下述公式计算的Eagle培养液的毫升数（X），使Leydig细胞重新悬浮、并使每200μl悬浮液中含有80 000个细胞。例如，加入83ml的Eagle培养液后又取出5ml滤过液做细胞计数，两份细胞计数的平均值是250，所需要的Eagle培养液的毫升数为：

$$X = \frac{250 \times (83 - 5) \times 2}{500} = 78(\text{ml})$$

12. ^{3}H-睾酮工作液 取150μl 370kBq/ml的[1, 2, 6, 7-^{3}H]睾酮贮存液置于小瓶内，挥干溶剂，加15ml明胶缓冲液配成浓度为3.7kBq/ml的工作液。

13. 睾酮抗血清工作液 临用前取1瓶冻干抗血清，加10ml明胶缓冲液复溶，混匀。

14. 闪烁液 取800ml二甲苯与200ml乙酸乙酯，加4.5g 2, 5-二苯基噁唑，混匀，室温过夜。

（三）操作步骤

注意：在本节LH体外生物测定法与第四节FSH的RRA测定法中，分析管加样均要求三复管操作。

1. 加样顺序 见表10-2-2。

表10-2-2 LH体外生物测定加样一览表

	总计数管（T）	非特异结合管（NSB）	最大特异结合管（Bo）	标准品管（S）	样品管（C和U）
标准品	-	-	-	100μl	-
质控或未知样品	-	-	-	-	100μl
Leydig细胞悬浮液	-	-	-	200μl	200μl
a. 34℃、通O_2-CO_2（95：5）气、1s/次恒温振荡水浴中孵育3h					
b. 100℃水浴30min杀死细胞后每管加1ml生物缓冲液，4℃过夜					
c. b项下含有睾酮的反应液改称孵育液，另备1套干净试管作睾酮RIA测定					
生物缓冲液	100μl	100μl	100μl	-	-
Eagle溶液	100μl	100μl	100μl	-	-
孵育液	-	-	-	200μl	200μl
明胶缓冲液	-	100μl	-	-	-
^{3}H-睾酮工作液	100μl	100μl	100μl	100μl	100μl
睾酮抗血清工作液	-	-	100μl	100μl	100μl
混匀，60℃孵育10min，30℃孵育20min，4℃孵育5min					
活性炭悬浮液II	-	500μl	500μl	500μl	500μl

2. 分离与计数   参见 ^{3}H-孕酮 RIA。

3. 结果计算

（1）LH 剂量 – 反应曲线的拟合与每个分析管内 LH 浓度的计算参见 ^{3}H-孕酮 RIA。

（2）质控血清样品与未知样品中 LH 的浓度（mU/L）按下列公式计算：

$$X = \frac{V_1}{V_2} \times d \quad X \text{ 分析管 LH 浓度}$$

式中 V_1 系 Leydig 细胞悬浮液、质控或未知样品与 1ml 生物缓冲液体积之和，本例中为 1300μl；V_2 是 RIA 测定时所取的孵育液体积，本例中为 200μl；d = 质控或未知样品稀释度。

（四）方法应用

用于人类、高等灵长类或其他珍贵哺乳类动物血液与尿液样品中 LH 或绒毛膜促性腺激素（Chorionic gonadotropin，CG）的生物学活性测定。本法规避了促性腺激素 RIA 测定中抗原与抗体种属特异性所造成的困难问题，从而为濒危动物如大熊猫、金丝猴的生殖生理学研究、排卵与早孕诊断提供了一个可行的测试手段。

（五）注意事项

1. 动物使用前至少在实验室内饲养 1d。雄性 615 小鼠性凶猛，捉拿时应注意防护。

2. 进行细胞操作的玻璃器皿应硅化，否则细胞将因贴壁而大量损失，而且影响计数的准确性。

3. 加 Leydig 细胞悬浮液时应不断地进行磁力搅拌，以保证加样的均一性。

4. 标准品的剂量与样品（包括质控样品和未知样品）的稀释度都应成等比数列，两者的公比应相等且一般不大于 1.5。

5. 由于标准品的剂量—反应曲线的剂量点较多，在实际计算中可选用与质控样品稀释曲线相平行的部分进行曲线拟合。

（六）方法评价

本法也是测定激素的生物学效价、反映激素在离体组织或细胞内的生物学效应的方法，并为 LH 或 CG 的内分泌学研究提供重要信息。优点是成本低、分析灵敏度高、重复性好、精密度高、激素用量极小。此外，本法避免了体内生物测定法中因动物个体差异所造成的较大的实验误差。缺点是操作繁琐，需联合使用 RIA 测定。

第四节   激素的放射受体分析法

促卵泡激素的 RRA 测定（大鼠卵巢受体法）

（一）概述

FSH 放射受体分析根据竞争抑制原理，对受试者血清或其他生物液样品中具有生物活性的 FSH 进行定量测定。标准品或样品中的 FSH 和 ^{125}I-FSH 与一定量的组织受体进行竞争结合。当标准品或样品中的 FSH 浓度高时，与受体结合的 ^{125}I-FSH 就减少。用适当的方法分离出激素 – 受体复合物并在 γ 计数器中测定其放射性计数。对标准品的剂量—反应曲线按 logdose-logit B/B_0 或其他合适的数学模型拟合时，即可从拟合曲线上求出未知样品中 FSH 的含量。

（二）标本制备

1. 缓冲液 I   0.04mol/L Tris-HCl 缓冲液，pH 7.4，每升含 0.15mol/L NaCl。

2. 缓冲液 II   0.04mol/L Tris-HCl 缓冲液，pH 7.4，每升含 0.15mol/L NaCl 、1g BSA。

3. Pergonal 或 oFSH 溶液   用缓冲液 II 配成 20U/ml 溶液。

4. 未知样品   血清或其他生物液，无需特殊处理。

5. 系列标准品溶液   称高纯 hFSH（4000U/mg）若干，用缓冲液 II 配成 1600U/L 溶液（称 A 溶液）。再用 A 溶液与缓冲液 II 配制 25、50、100、200、400 与 800U/L 系列溶液。

6. 标记物工作液 ^{125}I-hFSH，用缓冲液Ⅱ配成 15 000 ~ 20 000cpm/50μl 溶液。

7. 动物 雌性 Sprague-Dawley 大鼠 20 ~ 40 只，25 ~ 35 日龄。

8. 卵巢匀浆制备

（1）将大鼠处死，解剖出双侧卵巢，去除脂肪组织，称重，剪碎。每克组织加 10ml 缓冲液Ⅰ，在 4℃下用 Teflon 玻璃匀浆器匀浆。

（2）匀浆液用 4 层纱布过滤。滤液在 4℃下 2000×g 离心 15min，弃去上清液，沉淀用缓冲液Ⅰ，洗涤 2 次。

（3）每 0.1g 卵巢组织加 1ml 缓冲液Ⅰ，使成悬浮液。分析前悬浮液用尼龙网过滤 1 次。

（三）操作步骤

1. 加样顺序 见表 10-2-3。

表 10-2-3 FSH RRA 分析加样一览表

	总计数管 （T）	非特异结合管 （NSB）	最大特异结合管 （Bo）	标准品管 （S）	未知样品管 （U）
缓冲液Ⅱ	–	–	100μl	–	–
Pergonal 溶液	–	100μl	–	–	–
标准品	–	–	–	100μl	–
未知样品	–	–	–	–	100μl
标记物工作液	50μl	50μl	50μl	50μl	50μl
组织受体	–	100μl	100μl	100μl	100μl
室温震荡 4~6h					

2. 分离与计数

（1）除总计数管外，每管内加 2ml 冷的缓冲液Ⅰ，用 0.45μm 微孔滤膜抽滤（滤膜事先用含 4 % BSA 的缓冲液Ⅰ湿润）。用 2ml 缓冲液Ⅱ洗涤残留物与滤膜 3 次。

（2）将滤膜置于计数管内，放在 γ 计数器中测定其放射性计数 1 ~ 2min。

3. 结果计算 参见 ^{3}H 孕酮 RIA。

（四）方法应用

用于待标定的垂体 hFSH 与尿 hMG 标准品、hMG 临床制剂与重组 DNA 技术生产的 FSH 制品的 FSH 生物学效价的测定。亦可用于其他种属 FSH 的生物学效价的测定及垂体性不孕症的病理学研究。

（五）注意事项

1. 动物房应保持恒温恒湿，大鼠可自由饮水与进食。

2. 做生物学效价标定实验时，标准品或供试品的剂量应成等比数列，两者的公比应相等且一般不大于 2。

3. NSB 管内所加的 FSH 粗制品（Pergonal 或 oFSH）的量要足够大，以便完全封闭卵巢组织受体，否则造成 NSB 的放射性计数率太大而导致标准品的剂量 – 反应曲线变坏。

（六）方法评价

多肽激素只有和靶细胞上的受体结合之后才能发挥其生物学作用，换言之，RRA 法所测定的乃是具有生物学活性的激素分子。本法的优点是实验周期较短，成本较低，激素用量极小，且可用于其他哺乳类动物的生殖内分泌学研究；缺点是实验误差较大，耗用动物较多。

第五节 激素的竞争性蛋白结合分析法

甲状腺素的 CPBA 测定

（一）概述

甲状腺素（thyroxine，T_4）由甲状腺滤泡分泌，是一种碘化氨基酸衍生物，分子量777Da。它与3，5，3'-三碘甲腺原氨酸（3，5，3'-triiodothyronine，T_3）一起构成甲状腺激素的主要部分，T_4的生理活性大约只有T_3的20%。甲状腺激素可促进许多组织细胞的分解代谢，使耗氧量、产热量与三磷酸腺苷生成量增加；另一方面，促进许多组织细胞的蛋白质合成代谢，使核糖核酸、脱氧核糖核酸与蛋白质合成增加；此外，尚可增强肾上腺素的作用。本法用人血浆中天然存在的甲状腺素结合球蛋白（thyroxine binding globulin，TBG）作结合剂，标准品或样品中的T_4和^{125}I-T_4与限量TBG进行竞争结合。当标准品或样品中T_4浓度高时，与TBG结合的^{125}I-T_4就减少，用树脂吸附游离的^{125}I-T_4后，吸取一定量的T_4-TBG结合物并在γ计数器中测定其放射性计数。对标准品的剂量—反应曲线按log dose-B/Bo或其他合适的数学模型拟合时，即可从拟合曲线上求出未知样品中T_4的含量。

（二）标本制备

1. 分析缓冲液   0.1mol/L巴比妥缓冲液，pH 8.8。

2. 标准品   用去T_4人血清制备，剂量范围20～300μg/L。

3. 2%胃蛋白酶溶液   用0.14mol/L的HCl配制。4℃贮存，2周内稳定。

4. ^{125}I-T_4-TBG标记物   取2ml混合正常人血清，分别加2ml丙二醇1，3、2ml 1%苯酚与294kBq的^{125}I-T_4，分析缓冲液加至200ml。4℃贮存，1个月内稳定。

5. 树脂   将717型阴离子交换树脂溶于分析缓冲液中，每24h更换1次缓冲液，直至溶液pH不再变化时为止。吸干缓冲液，置室温晾干备用。

（三）操作步骤

注意：本节T_4CPBA测定法与下述各节免疫测定法的分析管加样要求双复管操作。

1. 加样顺序   见表10-2-4。

表10-2-4 T_4CPBA分析加样一览表

	总计数管 （T）	标准品管 （S）	未知样品管 （U）
去T_4血清	100μl	-	-
标准品	-	100μl	-
未知样品	-	-	100μl
2%胃蛋白酶溶液	300μl	300μl	300μl
	混匀，37℃水浴孵育15min		
^{125}I-T_4-TBG标记物	100μl	100μl	100μl
	混匀，37℃水浴孵育5min，4℃孵育30min		
树脂	300mg	300mg	300mg
	置康氏振荡器上振荡3min		
分析缓冲液（冷）	2000μl	2000μl	2000μl

2. 测量   从每个分析管吸取2ml上清液至计数管中，置计数管于γ计数器内测量放射性计数1min。

3. 结果计算

（1）B/T计算   分别计算出每对分析管放射性计数（cpm）的均数后，再计算每个标准品剂量点或未知样品各自的结合率B/T，T为每对分析管加入的总放射性计数（cpm）的均数。

（2）剂量－反应曲线拟合   剂量经对数转换后进行log dose-B/T直线拟合，然后从拟合曲线上求出每个未知样品分析管中T_4的读数。

（四）方法应用

　　血清 T_4 水平测定主要用于甲状腺功能亢进症和甲状腺功能低下症的诊断、甲状腺功能亢进症治疗的疗效评价与抗甲状腺药物的药理学研究以及非甲状腺疾病如肾功能衰竭、肝硬化时的甲状腺功能的判断。

（五）注意事项

1. 配制 $^{125}I\text{-}T_4\text{-}TBG$ 标记物的混合正常人血清必须新鲜，因其 TBG 生物活性强。

2. 血清标本不应有明显的溶血，溶血常可使 T_4 的测定值降低。

（六）方法评价

　　T_4 的 CPBA 测定法于 1960 年由 Ekins 建立，系早期著名的激素超微量分析方法之一，几经改进演变成目前的方法，直至 80 年代仍在我国临床使用。其优点是取材容易、成本低廉，适用于大量样品的检测；缺点是灵敏度低，检测限为 $12.5\mu g/L$。

第六节　激素的放射免疫分析法

一、^{3}H-标记孕酮的 RIA 测定

（一）概述

　　孕酮（progesterone，P）是一种 C_{21} 类甾体激素，分子量 314.47Da。在女性，月经周期的卵泡期主要由肾上腺皮质网状带分泌的孕烯醇酮经外周转化而成；黄体期与妊娠前 4 周由颗粒黄体细胞分泌；妊娠第 5 周至妊娠晚期由胎盘利用胎儿与母体肾上腺提供的 C_{19} 类甾体前体合成。在男性，孕酮系雄性激素生物合成过程中的一种中间产物。孕酮为孕卵着床和维持妊娠所必需，此外尚可促进同化代谢，有致热作用。标准品或样品中的孕酮和 ^{3}H-孕酮与限量抗体上的位点进行竞争结合。当标准品或样品中的孕酮浓度高时，与抗体结合的 ^{3}H-孕酮就减少。用活性炭悬浮液分离出抗原 – 抗体复合物并在液体闪烁计数器中测定其放射性计数。对标准品的剂量—反应曲线按 log dose-logit B/B_0 或其他合适的数学模型拟合时，即可从拟合曲线上求出未知样品中孕酮的含量。

（二）标本制备

1. 缓冲液 S　0.1mol/L 磷酸盐缓冲液，pH 7.2～7.4，每升含 9g NaCl、0.1g 硫柳汞、1g 明胶，4℃贮存。

2. 未知血清样品

（1）采集与贮存　取全血 5ml，离心分离血清，血清应贮存于 –20℃。测定前血清标本应完全融化并混匀。

（2）孕酮抽提　每个血清标本取 3 份，每份 20μl（女性黄体期）或 100μl（女性卵泡期或男性），2 份供分析用，第 3 份供回收率测定用。将每份血清置 5ml 试管中，加 1ml 乙醚抽提 1 分钟，分离出醚相，重复一次抽提与分离步骤；合并两次抽提的醚液，令溶剂挥干，再加 500μl 缓冲液 S，混匀。

3. 系列标准品

（1）取 100μl 浓度为 250nmol/L 的孕酮乙醇溶液置于小瓶中，挥干溶剂后加 10ml 缓冲液 S，40℃水浴中加热 30min，混匀后冷却至室温，称 B 溶液。

（2）用缓冲液 S 对 2ml B 溶液作 5 次倍比稀释。

（3）从上述系列标准品溶液中取 2 份 500μl 溶液至分析试管中，每管中的孕酮含量分别为 39、78、156、312、625 与 1250fmol。

4. 抗血清工作液　临用前取 1 瓶冻干抗血清，加 10ml 缓冲液 S 复溶，混匀。

5. 分离试剂　右旋糖酐包裹的活性炭悬浮液，加 625mg 右旋糖酐与 62.5mg 活性炭于 100ml 缓冲液 S 中，使用前摇匀。

6. 标记物工作液　取 150μl 浓度为 370kBq/ml 的［1，2，6，7-^{3}H］孕酮贮存液置于小瓶内，挥干溶剂，加 15ml 缓冲液 S 配成浓度为 3.7kBq/ml 的工作液。

7. 闪烁液　取 800ml 二甲苯与 200ml 乙酸乙酯，加 4.5g 2，5-二苯基噁唑溶解，混匀，室温过夜。

（三）操作步骤

1. 加样顺序　见表 10-2-5。

表 10-2-5　孕酮 RIA 分析加样一览表

	总计数管 （T）	非特异结合管 （NSB）	最大特异结合管 （Bo）	标准品管 （S）	未知样品管 （U）
缓冲液 S	800μl	600μl	500μl	–	–
标准品	–	–	–	500μl	–
未知样品	–	–	–	–	500μl
抗血清工作液	–	–	100μl	100μl	100μl
标记物工作液	100μl	100μl	100μl	100μl	100μl
		混匀，4℃孵育 18～72h			
活性炭悬浮液	–	200μl	200μl	200μl	200μl
		在漩涡混合器上混合后 4℃下静置 30～35min			

2. 分离与计数

（1）所有分析管在 500 ×g 下离心 5min。

（2）每管的上清液倾入闪烁计数瓶中，加 5～10ml 闪烁液；闪烁计数瓶漩涡混合 1min 后室温下静止至少 60min。

（3）将闪烁瓶放在液体闪烁计数器中测定其放射性计数 3～5min。

3. 回收率校正

（1）回收实验用标记物溶液　取 ^{3}H-孕酮贮存液 100μl 置小瓶内，挥干溶剂，加 1ml 缓冲液 S 配成 37kBq/ml 溶液。

（2）回收率测定用样品　取第 3 份血清标本（20 或 100μl/份）置试管中，加 20μl "回收实验用标记物" 溶液，混匀，室温下静置 30～60min；按 "孕酮抽提" 方法抽提样品两次，但直接把抽提物移到闪烁计数瓶中；挥干溶剂后加 500μl 缓冲液 S，混匀。

（3）"回收实验总管"　加 20μl "回收实验用标记物" 溶液与 500μl 缓冲液 S 于闪烁计数瓶中，混匀。

（4）加闪烁液到 "回收实验总管" 与各 "回收实验管" 中，测定其放射性计数。

（5）回收率计算　每个样品的回收率按下述公式计算：

$$回收率(\%) = "回收实验管"cpm \div "回收实验总管"cpm \times 100$$

4. 结果计算

（1）非特异结合率（NSB/T%）、最大特异结合率（Bo/T%）、标准品及未知样品的抗原－抗体结合率（B/Bo%）计算。

分别计算出每对分析管放射性计数（cpm）的均数后，再按下述公式计算：

$$NSB/T\% = \frac{NSB(cpm) - 本底(cpm)}{T(cpm) - 本底(cpm)} \times 100$$

$$Bo/T\% = \frac{Bo(cpm) - 本底(cpm)}{T(cpm) - 本底(cpm)} \times 100$$

$$B/Bo\% = \frac{B(cpm) - NSB(cpm)}{Bo(cpm) - NSB(cpm)} \times 100$$

式中，T（cpm）＝加入每对分析管的总放射性计数（cpm）的均数。

（2）剂量—反应曲线拟合　按 log dose-logit B/Bo 或四参数数学模型拟合。从拟合曲线上求出每个未知样品分析管中孕酮的读数。

（3）回收率　分别计算每个未知样品的回收率。

（4）未知样品中孕酮浓度计算　女性黄体期血清标本中孕酮的浓度 = 剂量 – 反应曲线上的读数 × 50 ÷ 回收率；女性卵泡期或男性血清标本中孕酮的浓度 = 剂量 – 反应曲线上的读数 × 10 ÷ 回收率。

（四）方法应用

血清孕酮测定主要用于黄体功能的评估。月经周期黄体期血清孕酮水平持续低下时则提示该周期为无排卵周期或黄体功能有缺陷。对作用于下丘脑 – 垂体 – 性腺轴的女性避孕药的药理研究具有重要的意义。

（五）注意事项

1. 抽提用乙醚临用前应过一次氧化铝柱或用其他方法除去其中的过氧化物。

2. 应始终注意并监测抽提效率，回收率一般在 90% 左右；如回收率持续偏低（低于 30%）或样品回收率间的差别极为显著，则应改进抽提方法。

3. 孕酮抗血清工作液与标记物工作液用毕即弃。

4. 活性炭的吸附效率应不低于 98%。加活性炭悬浮液时动作要快，最好用连续加样器在 2～3min 内加完 100 管，加样时应不断地搅拌活性炭悬浮液。

5. 闪烁计数瓶如重复使用，则应彻底清洗。在使用该批计数瓶之前，应进行残留的放射性计数；若计数大于 100cpm，则不应使用。闪烁液用毕即弃。

（六）方法评价

本法系经典的氚标记放射免疫分析法，适于大型研究单位使用。优点是标记抗原的化学结构与天然的孕酮完全一致，因而两者的抗原性完全相同；标记抗原的比放射性高，因此分析的灵敏度也高；氚的长半衰期（12 年）使得标记抗原的货架寿命可长达 1 年之久，且可通过简单的层析方法纯化标记抗原以长期使用。缺点是血清标本需经过乙醚抽提方能用于测定，耗时费力；液体闪烁计数器价格昂贵，且需消耗较多的有机溶剂。目前该法的使用范围日趋缩小，渐被 125I-孕酮 RIA 等所取代。

二、125I 标记人促卵泡激素 RIA 测定

（一）概述　本法原理是：标准品或样品中的 hFSH 和 125I-hFSH 与限量抗体上的位点进行竞争结合。当标准品或样品中 hFSH 浓度高时，与抗体结合的 125I-hFSH 就减少。用分离试剂分离出抗原 – 抗体复合物并在 γ 计数器中测定其放射性计数。对标准品剂量 – 反应曲线按 log dose-logit B/Bo 或其他合适的数学模型拟合时，可从拟合曲线上求出未知样品中 hFSH 的含量。

（二）标本制备

1. 缓冲液 P　0.1mol/L 磷酸盐缓冲液，pH 7.2～7.4，每升含 9g NaCl、0.1g 硫柳汞、5g BSA，4℃贮存。

2. 未知血清样品　取全血 5ml，离心分离血清，血清应贮存于 –20℃。测定前血清标本应完全融化并混匀。

3. 系列标准品

（1）取 1 瓶含量为 40mU 的 hFSH 标准品（WHO 2nd IRP，FSH/LH 78/549），加 1ml 缓冲液 P 复溶，溶液浓度为 40U/L，称 B 溶液。

（2）用缓冲液 P 对 B 溶液作 5 次倍比稀释。

（3）从上述系列标准品溶液中取 2 份 100μl 溶液至分析试管中，每管 hFSH 浓度分别为 1.25、2.5、5、10、20 与 40U/L。

4. 抗血清工作液　取 1 瓶冻干抗血清，加 10ml 缓冲液 P 复溶，混匀，静置 10min。

5. 第二抗体工作液　临用前用缓冲液 P 对驴抗兔血清作 1∶30 稀释。

6. 标记物工作液

（1）标记物贮存液　取 1 瓶 hFSH 标记物，加 1ml 缓冲液 P 复溶，4℃贮存。

（2）标记物稀释剂　加正常兔血清 0.5ml 到 100ml 缓冲液 P 中，摇匀，4℃贮存。

（3）标记物工作液　取 0.2ml hFSH 标记物贮存液，加 10.3ml 标记物稀释剂，混匀。

（三）操作步骤

1. 加样顺序　见表 10-2-6。

表 10-2-6　FSH RIA 分析加样一览表

	总计数管 （T）	非特异结合管 （NSB）	最大特异结合管 （Bo）	标准品管 （S）	未知样品管 （U）
缓冲液 P	–	600µl	500µl	400µl	400µl
标准品	–	–	–	100µl	–
未知样品	–	–	–	–	100µl
抗血清工作液	–	–	100µl	100µl	100µl
标记物工作液	100µl	100µl	100µl	100µl	100µl
		混匀，4℃孵育 48h			
第二抗体工作液	–	100µl	100µl	100µl	100µl
		混匀，4℃孵育 18～24h			

2. 分离与计数　除总计数管外，将所有分析管在 1500×g 以上离心 45min，用水泵吸出每管的上清液，置所有的分析管于 γ 计数器中并测定其放射性计数 1～5min。

3. 结果计算　参见 ³H-孕酮 RIA。

（四）方法应用

血清 hFSH 测定主要用于下丘脑 – 垂体功能的评估。对月经稀少、闭经、青春期延迟或青春期后性腺功能低下征有诊断价值：hFSH 水平升高提示卵巢或睾丸功能低下，低 hFSH 水平则提示下丘脑或垂体功能障碍。对作用于下丘脑 – 垂体 – 性腺轴的女性避孕药的药理研究具有重要的意义。

（五）注意事项

1. hFSH 抗血清工作液、标记物工作液与第二抗体工作液用毕即弃。

2. 驴抗兔血清不得反复融冻，应按合适的量分装并贮存于 –20℃。

（六）方法评价

本法系经典的 ¹²⁵I 标记放射免疫分析法，适于大型研究单位使用。优点是灵敏度高、特异性强、精确度高、精密度好。缺点是分析周期长，放射性废弃物的处理成本较高。目前 hFSH RIA 的一些改良方法如在 37℃ 孵育一至数小时的顺序饱和法使用日益普遍。

三、¹²⁵I 标记人胎盘泌乳素固相 RIA 测定

（一）概述

人胎盘泌乳素（human placental lactogen，HPL）是胎盘合体滋养层合成与分泌的一种单链多肽激素，由 191 个氨基酸组成，分子量 22 308Da。HPL 大部分进入绒毛间隙和母体血液。HPL 的氨基酸组成与排列顺序类似 hGH，因此它也具有促生长作用：促进蛋白质合成与肝脏释放葡萄糖。HPL 有明显的泌乳活性，可直接地或与泌乳素（prolactin，PRL）、胰岛素协同作用下促进乳腺泌乳。此外，胎儿的预后与羊水中的 HPL 含量有关。测定原理参见 ¹²⁵I-hFSH RIA。

（二）标本制备

1. 未知血清样品　取全血 5ml，离心分离血清，血清应贮存于 –20℃，测定前血清标本应完全融化并混匀。

2. 分析缓冲液　0.04mol/L 磷酸盐缓冲液，pH 7.4，每升含 0.01mol/L EDTA、5gBSA。

3. 包被缓冲液　0.1mol/L 碳酸氢钠缓冲液，pH 9.6。

4. 抗血清溶液 用包被缓冲液对 HPL 抗血清作 30 000 倍稀释。

5. 固相载体 向 12mm×75mm 的聚苯乙烯试管内加 1ml 抗血清溶液，25℃孵育 24h；弃去液体后用生理盐水洗涤 2 次，每管内加 1.1ml 分析缓冲液平衡 15min；再次用生理盐水洗涤，试管控干后冷冻干燥；包被了 HPL 抗体的试管封在聚乙烯塑料袋中，−20℃贮存，6 周内稳定，使用前恢复至室温。实验时，已包被抗体的试管作分析管使用。

6. 标记物 ^{125}I-HPL 的比放射性为 80~90Ci/g，Sephadex G-75 柱凝胶过滤纯化。

7. 标准品 人血清基质，HPL 剂量范围 2~200μg/L。

（三）操作步骤

1. 加样顺序 见表 10-2-7。

2. 分离与计数 除总计数管外，吸出或倾倒出每管的上清液；用生理盐水洗涤，控干试管；置所有的分析管于 γ 计数器中并测定其放射性计数 1min。

3. 结果计算 参见 ^{3}H-孕酮 RIA。

（四）方法应用

孕妇血清中 HPL 的量与胎儿和胎盘重量相关，而胎儿大小又与胎盘有关。因此，母血 HPL 水平的动态观察可了解胎盘功能的变化，对胎儿监护、病理妊娠如妊娠高血压症与先兆流产等的诊断具有重要的价值。此外，血清 HPL 水平测定可作为某些恶性肿瘤如睾丸绒毛膜上皮癌、乳腺癌、卵巢恶性畸胎瘤、肺大细胞癌等的辅助诊断。

表 10-2-7 HPL RIA 分析加样一览表

	总计数管 （T）	最大特异结合管 （Bo）	标准品管 （S）	未知样品管 （U）
"零"标准品	−	100μl	−	−
标准品	−	−	100μl	−
未知样品	−	−	−	100μl
标记物工作液	100μl	100μl	100μl	100μl
分析缓冲液	−	900μl	900μl	900μl
	混匀，25℃孵育 24h			

（五）注意事项

1. HPL 标记物应在 10min 内加样完毕。

2. 每次洗涤时应把液体全部吸尽，并将分析管倒置 2~3min。

（六）方法评价

本法系经典的固相法 ^{125}I 标记放射免疫分析法，适于临床与研究单位使用。优点是操作较其他 RIA 法简单，无须转移或离心步骤；非特异结合率小于 1%；准确度与精密度比其他 RIA 法更高。缺点是价格较贵。

四、^{125}I 标记甲状腺素 RIA 测定（滤纸干血法）

（一）概述

T_4 常量放射免疫分析法均需静脉采血，血液标本采集困难或运输不便，因此不适用于新生儿或边远地区人群甲状腺疾病的普查。T_4 微量全血干燥纸片法（简称"滤纸干血法"）放射免疫分析的特点是：在滤纸片上制备 T_4 标准品与血液样品，取相同面积的纸片用适当的缓冲液将其中的 T_4 溶出。测定原理与一般的 RIA 完全相同。

（二）标本制备

1. 分析缓冲液 0.075mol/L 巴比妥缓冲液，pH 8.6，每升含 1g NaN_3、1g BSA。

2. 抗血清工作液 用分析缓冲液稀释兔抗 T_4 抗血清原液至适当的效价。

3. 标记物稀释液 0.2% 8-苯胺-1-萘磺酸（8-anilino-1-naphthalene sulphonic acid，ANS）溶液，用分析缓冲液配制。

4. 标记物工作液 用标记物稀释液溶解 $^{125}I\text{-}T_4$ 冻干品，以 10 000cpm/100μl 为宜。

5. 标准品贮存液 20mg/L T_4 溶液。精确称取 2mg T_4 纯品，溶于 10ml 0.1mmol/L 的 NaOH 中，加 20ml 丙二醇-1,3，加蒸馏水至 100ml，置 -20℃ 可长期保存。

6. 标准品纸片

（1）纸片制作 用打孔机将 3 号定性滤纸打成 Φ7~8mm 的圆形纸片。

（2）去 T_4 全血制备 取正常人混合全血，5000r/min 离心 30min，吸出血浆后用生理盐水洗涤 1 次细胞。每 100ml 血浆加 5g 活性炭，磁力搅拌 2~4h，置 4℃ 24h 再搅拌 2~4h，中速离心后再加压过滤除去活性炭。每 1 份压缩细胞加 1.5 份去 T_4 血浆。

（3）标准品全血制备 在去 T_4 全血中加适量的标准品贮存液，使成 10、20、40、80 和 160μg/L。

（4）标准品纸片制备 用血红蛋白计吸管准确吸取 20μl 上述系列标准品全血或去 T_4 全血滴在纸片上，将纸片挂在通风处晾干。置干燥纸片于密闭容器中，-10℃ 贮存。

（5）未知血样纸片制备 用血红蛋白计吸管准确吸取 20μl 脐带血或足跟血按上法制备血样纸片，4℃ 贮存。

7. 分离试剂 25% PEG 溶液，取 100g 分子量为 6000 的聚乙二醇（polyethylene glycol，PEG），加 300ml 蒸馏水溶解。

（三）操作步骤

1. 加样顺序 见表 10-2-8。

表 10-2-8 T_4 纸片法 RIA 分析加样一览表

	总计数管（T）	非特异结合管（NSB）	最大特异结合管（Bo）	标准品管（S）	未知样品管（U）
"零"标准品纸片	-	1 张	1 张	-	-
标准品纸片	-	-	-	1 张	-
未知样品纸片	-	-	-	-	1 张
分析缓冲液	-	300μl	200μl	200μl	200μl
标记物工作液	100μl	100μl	100μl	100μl	100μl
		置康氏振荡器上振荡 5min			
抗血清工作液	-	100μl	100μl	100μl	100μl
		混匀，37℃ 孵育 30min，4℃ 孵育 30min			
分离试剂		500μl	500μl	500μl	500μl
		混匀，25℃ 孵育 10min			

2. 分离与计数 除总计数管外，将所有分析管在 3500r/min 下离心 15min，用水泵吸出每管的上清液，置所有的分析管于 γ 计数器中并测定其放射性计数 1~5min。

3. 结果计算 参见 ^3H-孕酮 RIA。

（四）方法应用

主要用于新生儿先天性甲状腺功能低下症的诊断与疗效观察，亦用于边远地区人群甲状腺疾病的普查。

（五）注意事项

1. 定性滤纸应选厚薄均匀的、吸水性能好的。

2. 标准品纸片贮存时与样品纸片运输时应注意防潮，以免 T_4 失活。

（六）方法评价

优点是用血微量，分析用时少，适用于大量样品的测定；缺点是分析精密度与准确性较常规的 T_4RIA 稍差。

第七节　激素的免疫放射量度分析法

^{125}I 标记人促甲状腺激素 IRMA 测定

（一）概述

人促甲状腺激素（thyroid stimulating hormone，TSH）系腺垂体分泌的糖蛋白激素，由 201 个氨基酸的蛋白质中心与糖链组成，分子量约 25 000 ~ 28 000Da。hTSH 的主要作用是全面促进甲状腺的生长与代谢，促进甲状腺分泌三碘甲腺原氨酸与甲状腺素。hTSH 免疫放射量度分析基于固相双位点夹心法原理，以一株抗 hTSH 单克隆抗体为捕捉抗体包被固相载体聚苯乙烯塑料小珠，以 ^{125}I 标记另一株抗 hTSH-β 亚单位单克隆抗体为标记抗体来识别与结合标准品或未知样品中的全分子 hTSH 抗原。当标准品或样品中的 hTSH 浓度高时，结合在固相载体上的抗体 – 抗原-^{125}I 标记抗体结合物就增多。用缓冲液洗去游离的标记抗体并把固相载体置于 γ 计数器中测定其放射性计数。对标准品的剂量—反应曲线按 log dose-log B/Bmax 或其他合适的数学模型拟合时，可从拟合曲线上求出未知样品中 hTSH 的含量。

（二）标本制备

1. 缓冲液　0.1mol/L 磷酸盐缓冲液，pH 7.4，4℃贮存。

2. 未知血清样品　取全血 5ml，离心分离血清，血清应贮存于 – 20℃。测定前血清标本应完全融化并混匀。

3. hTSH 系列标准品　共 7 瓶，人血清基质。每瓶各含 0、0.5、1、3、9、40 与 80mU/L 的 hTSH，4℃贮存。

4. 固相载体　已包被抗 hTSH 单克隆抗体的聚苯乙烯塑料小珠，4℃贮存。

5. 标记抗体　^{125}I 标记抗 hTSH-β 亚单位单克隆抗体，4℃贮存。

（三）操作步骤

1. 加样顺序　见表 10-2-9。

表 10-2-9　TSH IRMA 分析加样一览表

	总计数管（T）	最小结合管（Bmin）	标准品管（S）	未知样品管（U）
塑料小珠	–	1 粒	1 粒	1 粒
"零"标准品	–	100μl	–	–
标准品	–	–	100μl	–
未知样品	–	–	–	100μl
标记抗体工作液	100μl	100μl	100μl	100μl
	混匀，37℃孵育 4h			

2. 分离与计数　除总计数管外，用水泵吸出所有分析管内的反应液，用 0.5ml 缓冲液洗涤小珠 2 次。将每管内的小珠用皱纸吸干水分后转移至新的塑料试管中，置所有试管于 γ 计数器中并测定其放射性计数 1 ~ 5min。

3. 结果计算

（1）最小结合率即"零"标准品珠的结合率（Bmin/T%）、最大结合率即标准品中"最大剂量"珠的结合率（Bmax/T%）与标准品和未知样品珠的结合率（B/Bmax%）的计算公式：

$$\text{Bmin/T\%} = \frac{\text{Bmin（cpm）} - \text{本底（cpm）}}{\text{T（cpm）} - \text{本底（cpm）}} \times 100$$

$$\text{Bmax/T\%} = \frac{\text{Bmax（cpm）} - \text{本底（cpm）}}{\text{T（cpm）} - \text{本底（cpm）}} \times 100$$

$$\text{B/Bmax\%} = \frac{\text{B（cpm）} - \text{Bmin（cpm）}}{\text{Bmax（cpm）} - \text{Bmin（cpm）}} \times 100$$

式中，T（cpm）=加入每对分析管的总放射性计数（cpm）的均数。

（2）剂量－反应曲线拟合　按 log dose-log B/Bmax 或四参数数学模型拟合。从拟合曲线上求出每个未知样品分析管中 hTSH 的读数。

（四）方法应用

血清 hTSH 测定主要用于促甲状腺激素释放激素（thyrotropin releasing hormone，TRH）兴奋实验中对下丘脑－垂体－甲状腺轴疾病的定位诊断以及甲状腺功能的评估。本法由于灵敏度高，特别适用于导致血清 hTSH 水平极度低下的疾病如甲状腺功能亢进征的辅助诊断。

（五）注意事项

1. 反应完毕后要充分洗涤塑料小珠，尽可能将游离的标记抗体洗净。

2. 洗涤后的塑料小珠一定要用皱纸或滤纸尽可能吸干水分，并将小珠转移到另一套干净的试管中进行放射性计数。

3. 放射性计数的时间最好是 5min 左右，以降低计数珠的计数率误差。

（六）方法评价

优点是操作简单，无需离心；灵敏度高达 0.025mU/L，较普通的 RIA 法（0.8mU/L）好；特异性强，与 hCG、hFSH 或 hLH 等的交叉反应率均在 0.01% 以下；精密度高，分析内变异系数小于 5%，分析间变异系数小于 10%，均优于 RIA 法。缺点是价格较贵；剂量—反应曲线的高剂量区域存在"钩变效应"，导致该区域测定值的准确度与精密度下降。

第八节　激素的酶免疫分析法

一、雌二醇 EIA 测定

（一）概述

雌二醇（oestradiol，E_2）是一种 C_{18} 类甾体激素，分子量 272.4Da。在女性，月经周期的卵泡期由卵泡内膜细胞与颗粒细胞分泌；黄体期由内膜黄体细胞分泌；妊娠期由胎盘利用胎儿与母体肾上腺提供的前体合成。在男性，则由肾上腺皮质网状带分泌的雄烯二酮在外周转化而来；亦可由睾丸 Sertoli 细胞转化睾酮而成。其主要作用系维持与促进女性第二性征和正常性腺功能，同时对骨、脂、水盐代谢等有重要作用。本法原理是：标准品或样品中的雌二醇和辣根过氧化物酶标记的雌二醇（oestradiol-6-carboxymethyloxine horseradish peroxidase，E_2-HPR）与限量 E_2 单克隆抗体上的位点进行竞争结合形成抗原－抗体复合物，而该复合物则与预先包被在微孔滴定板小孔上的第二抗体形成抗原－第一抗体－第二抗体复合物，再用洗涤液洗去游离的酶标记物。当标准品或样品中的 E_2 浓度高时，与抗体结合的 E_2-HPR 就减少。对标准品的剂量－反应曲线的 log dose 对 B/Bo 按"光滑样条函数"或其他合适的数学模型拟合时，即可从拟合曲线上求出未知样品中 E_2 的含量。

（二）标本制备

1. 分析缓冲液 0.025mol/L 磷酸盐缓冲液，pH 8.0，每升含 4.15g EDTA、250mg BSA、12.5mg 硫柳

汞、9g NaCl。

2. 未知血清样品 取全血 5ml，离心分离血清，血清应贮存于 -20℃。测定前血清标本应完全融化并混匀，数次融冻对血清 E_2 浓度测定无显著影响。

3. 标准品 将 E_2 纯品配制在每升含 45g 人血清白蛋白的分析缓冲液中。剂量范围：0、125、250、500、1000、2000 和 4000ng/L。

4. 包被缓冲液 0.05mol/L 碳酸氢钠缓冲液，pH 9.6，每升含 0.1g 硫柳汞。

5. 单克隆抗体缓冲液 每升分析缓冲液内分别加 80μg danazol、mesterolone、皮质醇。

6. 单克隆抗体工作液 将抗雌二醇单克隆抗体用第 3 项所列缓冲液作 37 500 倍稀释。

7. 酶结合物工作液 用每升含 5mg hemine 的分析缓冲液对 E_2-HRP 作 60 000 倍稀释。

8. 包被洗涤液 每升溶液含 9g NaCl、500μl 吐温 20、0.1g 硫柳汞。

9. 包被中止液 0.05mol/L 磷酸钾缓冲液，pH 8.0，每升含 0.05mol 枸橼酸、1g BSA、0.1g 硫柳汞。

10. 固相载体 已包被第二抗体的微孔滴定板。方法如下：用包被缓冲液对第二抗体作 1200 倍稀释，每孔加该液 200μl；用透明胶带纸覆盖滴定板，4℃孵育过夜；用包被洗涤液洗涤微孔 3 次后，将滴定板倒扣在吸水纸上控干水分；加 200μl 包被中止液于微孔中，室温孵育 1h；倾出液体，控干后用透明胶带纸覆盖滴定板；4℃贮存备用，可存 1 周。

11. 底物液 0.1mol/L 磷酸钾缓冲液，pH 8.0，每升含 0.05mol 枸橼酸、500μl 的 30% 过氧化氢溶液。

12. 显色液 称 250mg 3, 3′, 5, 5′-四甲基联苯胺（3, 3′, 5, 5′-tetramethylbenzidine，TMB）溶于 40ml 二甲基亚砜，用 0.05mol、pH 7.4 的枸橼酸缓冲液稀释至 1L。

13. 酶反应中止液 2mol HCl。

（三）操作步骤

1. 加样顺序 见表 10-2-10。

表 10-2-10　E_2 EIA 分析加样一览表

	非特异空白孔 （NSB）	最大特异结合孔 （Bo）	标准品孔 （S）	未知样品孔 （U）
"零"标准品	150μl	25μl	–	–
标准品	–	–	25μl	–
未知样品	–	–	–	25μl
单克隆抗体工作液		125μl	125μl	125μl
	室温振荡（170 次/min）孵育 30min			
酶结合物工作液	–	50μl	50μl	50μl
	a. 避光室温振荡（170 次/min）孵育 45min			
	b. 用自来水洗涤 5 次，控干水分			
底物液	100μl	100μl	100μl	100μl
显色液	100μl	100μl	100μl	100μl
	避光室温振荡（170 次/min）孵育 10min			
酶反应中止液	50μl	50μl	50μl	50μl

2. 测量 把微孔滴定板置自动酶标仪上在 450nm 处读吸光度。

3. 结果计算

（1）B/Bo 计算 所有的读数在扣除非特异空白值后计算相对结合率 B/Bo。

Bo = "零"标准品孔吸光度

B = 标准品孔或未知样品孔吸光度

（2）剂量 – 反应曲线拟合 以 B/Bo 对 lg dose 按"光滑样条函数"数学模型进行曲线拟合；未知样品测定值从拟合曲线上求得。

（四）方法应用

血清 E_2 测定主要应用于卵巢功能的评估：对月经稀少、闭经、月经过多或功能障碍性子宫出血的诊断有所裨益；对作用于下丘脑 – 垂体 – 性腺轴的女性避孕药药理研究有重要的意义。本法孵育时间短、无须对血清样品进行抽提，特别适用于需在短时间内完成大量样品测定的场合如体外受精、胚胎移植等研究。

（五）注意事项

1. 加样要快，最好在 3min 内完成。

2. 免疫反应完毕后要充分洗涤滴定板，尽可能把游离的酶标记物洗净并将水分控干。

3. 酶反应中止后应立即读数。

（六）方法评价

优点是可直接测定血清中的 E_2 水平，优于其他 EIA 法；检测限达 1.6pg/孔；单克隆抗体特异性高，与主要类似物如雌三醇、雌酮等甾体激素的交叉反应率均小于 1%。缺点是操作步骤较多。

二、游离甲状腺素 ELISA 测定

（一）概述

在人的循环血液中，99.95% 以上的甲状腺素与蛋白结合：大部分与甲状腺素结合球蛋白（thyroxine binding globulin，TBG）结合，小部分与清蛋白（albumin）以及前清蛋白（prealbumin）结合。游离甲状腺素（free thyroxine，FT_4）的量虽仅占血浆总 T_4 量的 0.03%～0.05%，但 FT_4 被认为是有代谢活性的激素。在 T_4 结合蛋白主要是 TBG 发生实质性改变如妊娠或雌激素治疗时，T_4 与 TBG 的浓度增加，然 FT_4 浓度却保持相对恒定，血清 FT_4 水平的测定即具有决定的意义。FT_4 ELISA 分析基于竞争抑制原理，FT_4 和辣根过氧化物酶标记的甲状腺素（thyroxine conjugated to horseradish peroxidase，T_4-HRP）竞争抗体上的有限结合位点。T_4-HRP 不与 TBG 结合，因此，FT_4 的 ELISA 分析为平衡的 EIA 法，当标准品或样品中的 FT_4 浓度高时，结合在固相载体上的抗体 – 抗原结合物就减少。洗去游离的酶标记抗原并把微孔滴定板置于酶标仪上读出其吸光度。

（二）标本制备

1. 标准品 血清基质的系列标准品，T_4 浓度分别为 0、3、10、20、40 与 60ng/L。

2. 未知血清样品 取全血 5ml，离心分离血清，血清应贮存于 – 20℃。测定前血清标本应完全融化并混匀。

3. 包被缓冲液 0.05mol/L 碳酸氢钠缓冲液，pH 9.6。

4. 磷酸盐缓冲的盐水溶液（phosphate buffered saline，PBS）每升含 17.42g $K_2HPO_4 \cdot 3H_2O$、4g KH_2PO_4、87.7g NaCl。

5. 洗涤液 每升 PBS 内含 5ml 吐温 20。

6. 底物缓冲液 0.1mol/L 枸橼酸 – 0.2mol/L Na_2HPO_4 缓冲液，pH 5.0。

7. 底物工作液 每 100ml 底物缓冲液内加 70mg 二盐酸邻 – 苯二胺（O-phenylene diamine dihydrochloride）、20mg 脲过氧化物酶。

8. 固相载体 已包被兔抗人 T_4 免疫球蛋白的微孔滴定板。方法：用包被缓冲液对兔抗人 T_4 免疫球蛋白作 200 倍稀释，每孔加该液 100μl，4℃过夜。临用前用洗涤液洗 10 次。

9. 酶标记物 T_4-HRP 临用前用 PBS 作 400 倍稀释。

10. 酶反应中止液 4mol/L H_2SO_4。

（三）操作步骤

1. 加样顺序 见表 10-2-11。

表 10-2-11 FT₄ ELISA 分析管加样一览表

	最小结合孔（Bmin）	标准品孔（S）	未知样品孔（U）
酶结合物	90μl	90μl	90μl
"零"标准品	10μl	–	–
标准品	–	10μl	–
未知样品	–	–	10μl
	混匀，37℃水浴孵育 3h；弃去各孔液体后，用蒸馏水洗涤 10 次，倒扣使水分控干		
底物工作液	100μl	100μl	100μl
	混匀后，37℃水浴孵育 30min		
酶反应中止液	50μl	50μl	50μl

2. 测量 置微孔滴定板于自动酶标仪上在 450nm 处读吸光度。

3. 结果计算

（1）B/Bo 计算 参见 E_2-EIA。

（2）剂量–反应曲线拟合 数据经 log dose-B/Bo 转换后按"样条函数"拟合。从拟合曲线上求出每个未知样品分析管中 FT_4 读数。

（四）方法应用

FT_4 测定用于甲状腺功能亢进症、甲状腺功能低下症以及亚临床型甲状腺功能的诊断与鉴别诊断，亦可用于对妊娠妇女或危重的非甲状腺疾病如肝硬化、肾功能衰竭患者的甲状腺功能的判断。尤其在中枢性甲状腺功能低下时，TSH 有免疫学活性而无生物学活性，FT_4 水平测定更有价值。

（五）注意事项

与 E_2-EIA 相同。

（六）方法评价

优点是灵敏度高，检测限达 1ng/L，足以精确测定甲状腺功能低下症时的 FT_4 浓度；实验精密度高，分析内变异系数小于 5%，分析间变异系数小于 10%，均优于 RIA 法。缺点是价格较贵。

第九节 激素的荧光免疫分析法

促甲状腺激素 TRFIA 测定

（一）概述

血清 TSH 超灵敏酶放大时间分辨荧光免疫分析（time-resolved FIA，TRFIA）的原理是：使用铽螯合物作探针；TSH 同时与固相单克隆抗体反应；用可溶性的连接生物素的单克隆抗体作检测抗体；洗涤之后，加已结合的链亲和素（streptavidin，SA）-碱性磷酸酶（alkaline phosphatase，ALP）再洗涤；ALP 作用于底物 5-氟水杨酸磷酸酯（5-fluorosalicyl phosphate，FSAP）产生 5-氟水杨酸（5-fluorosalicylic acid，FSA）；FSA 与 Tb（Ⅲ）离子及 EDTA 形成具有长荧光寿命的高荧光性的三元复合物；用时间分辨荧光仪对复合物作定量测定。

（二）标本制备

1. FSAP 贮存液 取 1 瓶 FSAP（4.7mg/瓶），加 2ml 0.1mol/L NaOH 复溶，4℃贮存。

2. 碱性磷酸酶标记的链亲和素（SA-ALP）贮存液 0.75g/L。

3. SA-ALP 稀释液 0.05mol/L Tris 缓冲液，pH 7.4，每升含 60g BSA、0.5g NaN₃。

4. SA-ALP 工作液 用 SA-ALP 稀释液对 SA-ALP 贮存液作 5000 倍稀释。

5. 固相载体 已包被抗 TSH 单克隆抗体的 12 孔聚苯乙烯微量滴定条。

6. TSH 分析缓冲液 0.1mol/L 磷酸盐缓冲液，pH 7.4，每升含 1g BSA。

7. 检测抗体工作液 临用前用 TSH 分析缓冲液对连结了生物素的单克隆抗体（60mg/L）贮存液作 50 倍稀释。

8. 底物缓冲液 0.1mol/L Tris 缓冲液，pH 9.0，每升含 0.1mol NaCl 、1mmol MgCl$_2$。

9. 底物工作液 1mmol/L，临用前用底物缓冲液对 FSAP 贮存液作 10 倍稀释。

10. 洗涤液 每升溶液含 9g NaCl 、0.5ml 吐温 20。

11. 显影剂溶液 每升溶液含 1mmol Tb（Ⅲ）-EDTA 复合物和 0.5mol Tris。由 1 体积 5mmol/L 的 Tb（Ⅲ）-EDTA 的 HCl 溶液（0.01）mol/L、1 体积 2.5mol/L 的 Tris 缓冲液（pH 13.0）和 3 体积水混合而成。

12. 标准品 用去 TSH 血清制备，剂量范围为 0.05 ~ 100mU/L。

13. 未知血清样品 取全血 5ml，离心分离血清，血清应贮存于 -20℃。测定前血清标本应完全融化并混匀。

（三）操作步骤

1. 加样顺序 见表 10-2-12。

表 10-2-12 TSH TRFIA 分析加样一览表

	最小结合孔（Bmin）	标准品孔（S）	未知样品孔（U）
"零"标准品	100μl	–	–
标准品	–	100μl	–
未知样品	–	–	100μl
检测抗体工作液	50μl	50μl	50μl
	室温下机械振荡、孵育 60min 后用洗涤液洗 4 次		
酶标记物工作液	100μl	100μl	100μl
	室温下机械振荡、孵育 15min 后用洗涤液洗 4 次		
底物工作液	100μl	100μl	100μl
	室温下机械振荡、孵育 10min		
显影剂工作液	100μl	100μl	100μl
	室温下机械振荡、孵育 1min		

2. 在 Cyber Fluor 615 型免疫分析仪上于 615nm 处对各孔的 Tb（Ⅲ）离子定量。

3. 结果计算 仪器自动按 log dose-log fluorescence 或四参数等数学模型拟合剂量—反应曲线并打印计算结果。

（四）方法应用

本法适用于高通过量的自动免疫分析仪，因每个孔的测量时间仅需 1 秒钟。

（五）注意事项

第一步孵育时间应足够长。如孵育 10min，则检测限为 0.02mU/L。

（六）方法评价

优点是灵敏度特高，检测限达 0.003mU/L，较 IRMA 法或 ELISA 法等高 1 ~ 2 个数量级。缺点是需要昂贵的仪器设备，难以普及，实验操作也较繁琐。

第十节 激素的化学发光免疫分析法

醛固酮 CIA 测定

（一）概述

醛固酮（aldosterone，Ald）是一种主要由肾上腺皮质球状带分泌的盐皮质激素，属于 C_{21} 类甾体激素，分子量 360.4Da。它在机体保钠排钾、维持电解质平衡与体液容量恒定方面起重要的作用。本法原理是：标准品或样品中的醛固酮和氨丁基乙基异鲁米诺标记的醛固酮与限量抗体上的位点进行竞争结合。当标准品或样品中的醛固酮浓度高时，与抗体结合的醛固酮标记物就减少。用顺磁颗粒分离出抗原－抗体复合物，在碱性条件下用过氧化氢与微过氧化物酶氧化异鲁米诺并产生波长为 430nm 的发射光，在照度计中测定其相对光单位。标准品的剂量－反应曲线经 log dose-log RLU 转换后按"样条函数"拟合时，可从拟合曲线上求出未知样品中醛固酮含量。

（二）标本制备

1. 标准品　将醛固酮配制在去甾体激素的人血清内，剂量范围 0～2.78nmol/L。

2. 未知血清样品　取全血 5ml，离心分离血清，血清应贮存于 －20℃。测定前血清标本应完全融化并混匀。

3. 分析缓冲液　0.05mol/L 磷酸盐缓冲液，pH 8.0，每升含 9g NaCl、0.1g BSA、1g NaN_3。

4. 第一抗体工作液　用分析缓冲液稀释兔抗醛固酮抗体，最终稀释度 1:640。

5. 洗涤液　每升含 9g NaCl、1g NaN_3、0.5ml 吐温 20。

6. 微过氧化物酶（microperoxidase）贮存液　0.01mmol/L Tris-HCl 缓冲液，pH 7.4，每升含 1g 微过氧化物酶，4℃ 贮存时可保持稳定 1 个月。

7. 微过氧化物酶工作液　临用前用蒸馏水对贮存液作 100 倍稀释。

8. 过氧化氢工作液　加 0.1ml 30% 的过氧化氢溶液至 15ml 蒸馏水中。

9. 标记物贮存液　醛固酮－羧甲基肟－氨丁基乙基异鲁米诺（aldosterone-carboxymethyloxime-aminobutylethyl isoluminol，Ald-CMO-ABEI），80μg/ml 乙醇溶液，避光冷藏时至少保持稳定 2 年。

10. 标记物工作液　用分析缓冲液将 Ald-CMO-ABEI 贮存液稀释至抗原－抗体体系中"零管"为 180 000 相对光单位（relative light unit，RLU），每 0.1ml 约含 10pg。4℃ 贮存时可存 1 周。

11. NaOH 溶液　2mol/L。

（三）操作步骤

1. 加样顺序　见表 10-2-13。

表 10-2-13　醛固酮 CIA 分析加样一览表

	最小结合管（Bmin）	标准品管（S）	未知样品管（U）
分析缓冲液	400μl	400μl	400μl
"零"标准品	200μl	–	–
标准品	–	200μl	–
未知样品	–	–	200μl
标记物工作液	100μl	100μl	100μl
第一抗体工作液	50μl	50μl	50μl
第二抗体包被的顺磁颗粒	50μl	50μl	50μl
a. 室温下振荡、孵育 2h			
b. 磁性分离后用洗涤液洗涤顺磁颗粒 2 次			
NaOH 溶液	200μl	200μl	200μl
60℃ 孵育 30min			

2. 测量　置分析管于 Magiclite 型照度计内，连续注射微过氧化物酶工作液与过氧化氢工作液各 150μl，以启动化学发光。测量相对光单位 5s。

3. 结果计算 仪器自动对数据作 log dose-log RLU 转换，按"样条函数"拟合剂量 – 反应曲线并打印计算结果。

（四）方法应用

用于血液与尿液样品中醛固酮含量测定：有助于原发性醛固酮增多症的诊断与疗效观察、Addison 病的诊断和肾上腺皮质肿瘤、肾上腺皮质增生与继发性醛固酮增多症的鉴别诊断，以及某些抗高血压药物的药理学研究。

（五）注意事项

1. 标记物系光敏物质，应避光冷藏。

2. 正常人血液醛固酮水平与采取血样时的体位和饮食有关；立位高于卧位；普通饮食高于低钠饮食。

（六）方法评价

本法适用于高通过量的自动免疫分析仪，因每个分析管的测量时间仅需 5s。优点是灵敏度高，较 RIA 法或 ELISA 法等高 1～2 个数量级。缺点是需要昂贵的仪器设备。

第十一节 激素的羰基金属免疫分析法

皮质醇 CMIA 测定

（一）概述

皮质醇（cortisol）是一种主要由肾上腺皮质束状带分泌的糖皮质激素，属于 C_{21} 类甾体激素，分子量 362.5Da。它对糖、脂肪与蛋白质的代谢及机体各组织与器官的功能有重大影响；在机体的应激反应中提高机体的应激能力，在维持生命活动方面具有十分重要的意义。本法属于使用有机金属示踪剂的非同位素非均相的竞争性免疫分析。示踪剂是皮质醇钴羰基复合物的两种立体异构体（Z 和 E），在远红外区，在 fmol 水平上它们具有特征性的 υ 羰基吸收。免疫反应结束后，用异丙醚萃取的方法使游离的与结合的有机金属标记的组分分离，在傅里叶变换红外光谱仪（fourier transform infrared spectroscopy，FT-IR）上对羰基峰的吸收值定量。

（二）标本制备

1. 分析缓冲液 3mmol/L 磷酸盐缓冲液，pH 7.2，含 1% 甘油。

2. 标记物贮存液 $11\beta,17\alpha,21$-三羟基孕甾-4-烯-20-酮-[O-（N-炔丙基）-氨基甲酰甲基] -肟 – 六羰基二钴 {11β, 17α, 21-trihydroxypregn- 4-ene- 20-one- ［O- （N-proparagyl）-carbamoylmethyl］ -oxime-hexacarbonyldicobalt，（Cort-Co）-Z 与 （Cort-Co）-E} 的无水乙醇溶液，浓度 1mmol/L，–20℃ 避光贮存时可保持稳定数月。

3. 标记物工作液 临用前用分析缓冲液将贮存液稀释为 600nmol/L 溶液。

4. 标准品 将纯品皮质醇配制在分析缓冲液内，剂量范围 10～350pmol/L。

5. 未知血清样品

（1）采集与贮存 取全血 5ml，离心分离血清，血清应贮存于 –20℃。测定前血清标本应完全融化并混匀。

（2）抽提与复溶 取 1 体积血清加 5 体积二氯甲烷，漩涡混合 3min 后 4000r/min 离心 15min；把有机相吸到干净试管中，置试管于 Speed Vac 浓缩器上令溶剂蒸发至干；所得的干残渣用分析缓冲液溶解。

（3）抽提得率 用在血清标本中加 [$1,2,6,7$-^{3}H] 皮质醇的方法计算抽提得率。得率在 85% 以上的血清标本可用于 CMIA 测定。

6. 抗体工作液 用分析缓冲液对兔抗皮质醇抗体作 1000 倍稀释。

（三）操作步骤

1. 加样顺序 见表 10-2-14。

2. 分离与测量

（1）每支分析管内加 1ml 已用分析缓冲液饱和的异丙醚，漩涡混合 1min，立即吸取 800μl 有机相到

Eppendorf 试管中，置试管于 Speed Vac 浓缩器上令溶剂蒸发至干；加 30μl 四氯化碳使干残渣溶解。

表 10-2-14　皮质醇 CMIA 分析加样一览表

	最大特异结合管（Bo）	标准品管（S）	未知样品管（U）
分析缓冲液	400μl	350μl	350μl
标准品	–	50μl	–
未知样品抽提液	–	–	50μl
抗体工作液	50μl	50μl	50μl
标记物工作液	50μl	50μl	50μl
混匀，室温下孵育 1h			

（2）置 Eppendorf 试管于 Bomen Michelson 100FT 光谱仪上记录 FT-IR 光谱，在 2057cm^{-1} 处 υ 羰基峰的吸收值与存在于抗原 – 抗体复合物中的示踪剂的量成正比。

3．结果计算

（1）B/Bo 计算

Bo = "零"标准品管 υ 羰基峰吸收值

B = 标准品管或未知样品管 υ 羰基峰吸收值

（2）剂量—反应曲线拟合　仪器自动对数据作 log dose-B/Bo 转换，按"样条函数"拟合剂量 – 反应曲线并打印计算结果。

（四）方法应用

用于 Cushing 综合征、Addison 病等肾上腺皮质功能异常疾病的内分泌学诊断。

（五）注意事项

1．皮质醇分泌具有明显的昼夜节律，应注意血液标本的采集时间。一般在上午 8 时与下午 4 时抽血。

2．标记物系光敏物质，应避光冷藏。

（六）方法评价

本法系 20 世纪 90 年代初发展起来的一种新的非放射性核素标记的免疫分析法，至今仍不十分成熟。本法优点是灵敏度高，较 RIA 法或 ELISA 法等高 1～2 个数量级。缺点是羰基金属标记物的制备未能形成商业化规模，又需要昂贵的专门测试仪器。

第十二节　激素的胶体金交联单抗分析法

一、早早孕测试条

（一）概述

胶体金颗粒直径在 20～40nm 时，金溶胶主要吸收波长为 530nm 的绿色光而呈现红色。胶体金颗粒表面带负电荷，而蛋白质分子表面带正电荷，两者通过静电吸引相结合形成金标记物。当金标记的抗 hCG-β 亚单位单克隆抗体与孕妇尿中 hCG 抗原相遇发生凝集反应时，胶体金颗粒越聚越大，引起散射光改变，产生肉眼可见的颜色变化，且颜色随抗原量的增大而逐渐加深。

（二）标本制备

用干燥洁净的容器采集受试者尿液数十毫升，以第 1 次晨尿为最佳。

（三）操作步骤

1．测试方法　取 1 试条，手持柄端，将试条的浸尿端插入尿液中数秒钟。插入深度不应超过标志线。取出测试条，将其平放于桌上，显示端向上。

2．结果判断　5min 内，测试条上出现 2 条红线为阳性结果，表明该女已妊娠；仅在测试条上端出现

1 条红线为阴性结果。

（四）方法应用

用于早早孕诊断，检测灵敏度高，达 25U/L。可将此诊断提前至受精卵着床的第 1d，使孕妇能尽早地决定维持或中止妊娠。

（五）注意事项

1. 测试条应避热、避光，4℃或室温保存。4℃贮存的测试条，用前应充分复温。

2. 不能及时测试的尿液样品应贮存于 4℃，测试前应充分复温。

3. 5min 内，测试条上若无任何红线出现，则表明该测试条已失效。

4. 某些疾病如卵巢囊肿、异位妊娠等均可出现假阳性结果。

（六）方法评价

本法操作简单、灵敏度高、特异性好，结果准确可靠，检测迅速，是一种较为理想的可供大众直接使用的激素定性测定试剂。此外，测试条的实验结果可长期保存。

二、排卵预测试纸

（一）概述

在正常育龄妇女月经周期中期，有一快速增高以刺激卵巢排卵的促黄体生成激素（LH）高峰（LH峰）。多数排卵发生在 LH 峰后 12～30h 之内，在该段时间内妇女最易受孕。排卵试纸采用胶体金作指示剂，如尿液中有浓度大于 25U/L 的 LH 抗原存在，则它和试纸上的金标记抗 LH 抗体生成抗原－抗体复合物，形成粉红色线；如尿液中 LH 含量小于 25U/L，则没有色线形成；连续测试 5d 即可找到 LH 峰。金标记物工作原理参见早早孕测试条。

（二）标本制备

1. 采集尿液的起始时间 如果月经周期长度（L）为 26～33d，那么采集尿液的首日定在月经周期的第 10d（L＝26～27d）、第 11d（L＝28～29d）、第 12d（L＝30～31d）或第 13d（L＝32～33d）。

2. 尿液的采集与贮存 自首日起，每日采集 1 次，每次数十毫升，连续 5d。尿液标本应存放在干燥洁净的容器内，2～8℃可存 72h。

（三）操作步骤

1. 测试方法 将试纸垂直插入尿液中 1～5min，深度不超过箭头所示的最高限。

2. 结果判断 5min 内，试纸上若出现 2 条红色线，且 2 条色线的颜色深度相同或下端线的颜色比上端线深，表明有 LH 峰存在，12～30h 内自然排卵；若试纸上出现 1 条红色线，或虽有 2 条红色线，但下端线的颜色比上端线浅，表明无 LH 峰存在，多属无排卵。

（四）方法应用

用于预测排卵，帮助育龄妇女掌握受孕或避孕的最佳时刻。

（五）注意事项

1. 月经周期长度短于 26d 或长于 33d 时，测试的起始时间可相应提前或延后。

2. 为取得最好的检测效果，应在每天同一时间留尿。

3. 冷藏尿液标本应恢复至室温后测试。

（六）方法评价

参见早早孕测试条。

第十三节 激素的高效液相色谱分析法

尿雌三醇 HPLC 测定

（一）概述

雌三醇（oestriol，E_3）是一种 C_{18} 类甾体激素，分子量 288.4D。E_3 的生物活性比 E_2 弱得多，在未孕妇女中其生理作用与 E_2 相同。一般认为 E_3 是 E_2 的代谢产物，在肝脏与葡萄糖醛酸或硫酸结合后由肾脏通过尿液排出。妊娠中晚期，胎盘利用胎儿提供的 16α-羟硫酸脱氢异雄酮合成大量的 E_3；因此，在妊娠晚期，90% 的 E_3 来源于胎盘。当尿液的有机溶剂提取物流经色谱柱时，可对 E_3 组分进行液相色谱法定量以获得尿 E_3 分析数据。

（二）标本制备

1. 未知尿液样品　收集患者随意尿液，4℃贮存。

2. 标准品贮存液　E_3 甲醇溶液，1g/L。

3. 标准曲线范围　6.93~347μmol/L（2~100mg/L）。

4. 缓冲液　0.025mol 磷酸盐（钾盐）溶液，pH 6.5。

5. 色谱柱　Ø5mm×200mm Necolesi-C_{18}柱。

6. 流动相　甲醇/磷酸盐缓冲液（75/25，V/V），流速 0.8ml/min。

（三）操作步骤

1. 样品抽提　离心后取 2ml 澄清尿液，加 500μl 浓盐酸，置沸水浴 1h，冷却后加 5ml 乙醚，振摇 2min。

2. 洗涤与复溶　取 4ml 醚相液，加 2ml 8% $NaHCO_3$ 溶液（pH 10.0），洗涤 1 次；再取 4ml 醚相液，50℃空气气流下吹干；残渣溶于 1ml 供流动相使用的溶液。

3. 检测　每次进样 20μl，在 205nm 波长处观察 E_3 吸收峰，量取峰高。

4. 结果计算　在标准曲线范围内对剂量－峰高曲线进行线性回归，按回归方程计算样品中 E_3 浓度。

（四）方法应用

用于常规尿液 E_3 分析，监测胎盘—胎儿单位功能与评估胎儿预后。孕妇尿 E_3 水平显著降低常见于胎儿先天性肾上腺发育不全、无脑儿、胎儿宫内生长发育不良、过期妊娠、死胎等病理妊娠，此时胎儿预后不良；孕期大量使用糖皮质激素或胎盘硫酸酯酶缺乏时，因 16α-羟硫酸脱氢异雄酮分泌量下降而导致 E_3 合成锐减，然胎儿预后良好。在妊娠高血压综合征与糖尿病患者中可观察到尿 E_3 水平明显下降。

（五）注意事项

用有机溶剂抽提尿液样品时，溶剂不能遗洒，否则将影响测定结果的准确性。

（六）方法评价

优点是仅用 HPLC 技术即可对尿 E_3 进行定量测定，无须联合使用 RIA 等免疫分析法，适合于大型科研机构与临床医院使用。缺点是尿液样品不能直接测定，需用有机溶剂抽提；此外，仪器与色谱柱价格较贵，不易普及。

（徐立根）

致谢：本章承蒙雷海鹏教授审阅、指正，特致谢忱。

参 考 文 献

1. Smith PE. Hypophysectomy and a replacement therapy in the rat. Am J Anat, 1930, 45：205-232

2. 卫生部药品生物制品检定所编，药品的生物检定法. 第 2 版，北京：人民卫生出版社，1978，47-49

3. 朱传江. 大鼠去垂体模型的制备和筛选. 中国药理学通报，1997，13（4）：377-380

4. European Pharmacopoeia. Human growth hormone for injection. France：Council of Europe, 1987, 556

5. Zhu CJ, Li Zj and Leng W. Measurement of the Biological activity of growth hormone in hypophysectomized rats. Acta Pharmacologica Sinica, 1997, 18（6）：489-493

6. 申蕴如. 生物检定方法. 实验设计与误差估计. 见：周海钧，申蕴如主编. 生物检定统计方法. 第 2 版，北京：人民卫生出版社，1988，108-204

7. USP XXI. Menotropins. In：The United States Pharmacopeia 21st Revision. Rockvill：United States Pharmacopeia Convention, Inc. 1985, 634-635

8. 徐立根，黄颖，孙榴男. 双交叉设计在卵巢维生素 C 降低法中的应用. 药物分析杂志，1989，9（3）：157-159

9. 冷炜. 促皮质素生物检定法. 见：冷炜主编. 药品的生物检定. 北京：气象出版社，1995，59-60

10. 中国药典. 二部. 附录ⅩⅡ E. 绒促性素生物检定法. 见：中国药典. 二部.1995 版，北京：人民卫生出版社，1995，

附录 97 - 98

11. 施少清，肖碧莲，董琳，等. 正常月经周期血清中生物活性与免疫活性黄体生成激素的关系. 中华医学杂志，1985，65：151 - 153

12. Lee CY and Takahashi B. Endocrinology，1977，101：869 - 875

13. 李振甲. 血清甲状腺素的测定. 见：李振甲等主编. 实用放射免疫学. 北京：科学技术出版社，1989，300 - 307

14. Sufi SB Donelson A and Jeffcoat SL. Progesterone and FSH Assay. In：WHO Matched Reagent Programme Method Manual. Geneva，1993，63 - 73，16 - 24，90 - 91

15. Samuel G，Sivaprasad N，Shak KB et，al. Solid-phase radioimmunoassay for human placantal lactogen in Serum. Clin Chem，1983，29（1）：168 - 170

16. 应希堂，许正芳，段云富，等. 高灵敏度人促甲状腺激素（TSH）免疫放射分析法. 中华核医学杂志，1994，10（4）：230 - 232

17. Bouve J，De Boever J，Leyseele D，et al. Direct enzyme immunoassay of estradiol in serum of women enrolled in an In vitro fertilization and embryotransfer program. Clin Chem，1992，38（8）：1409 - 1413

18. Chui SH，Wan KC，Lam CWK，et al. Enzyme-linked immunosorbent assay for free thyroxine in human serum. Clin Chem，1989，35（8）：1770 - 1772

19. Papanastasion-Diamandi A，Christopoulos TK and Dimandis EP. Ultrasensitive thyrotropin immunoassay based on enzymatically amplified timeresolved fluorescence with a terbium chelate. Clin Chem，1992，38（4）：545 - 548

20. Stabler TV and Siegel AL. Chemiluminescence immunoassay of aldosterone in serum. Clin Chem，1991，37（11）：1987 - 1989

21. Philomin V，Vessieres A and Jaouen G. New Applications of carbonylmetalloimmunoassay（CMIA）：A non-radioisotopic approach to cortisol assay. J Immunol Methods，1994，171：201 - 210

22. 赵武述. 免疫组化检查. 见：赵武述等主编. 现代临床免疫学. 北京：人民军医出版社，1994，149 - 151

23. 李克，袁倚盛，高虹. 高效液相色谱法同时测定尿中雌三醇和肌酐. 中华医学检验杂志，1989，12（4）：70 - 72

第三章　激素与受体作用研究方法

　　激素与神经活性物质以及与免疫系统密切相关的某些信息分子一起被认为是细胞间信息传递的物质基础。激素作为第一信使，通过与靶细胞的特异受体作用，调节靶细胞内的代谢反应，促进或抑制代谢变化，从而发挥其特定的生理功能及对形态学改变的影响。激素特异受体可以分为细胞膜上受体和细胞内受体两类。据此，激素也可归为两类：①肽类和儿茶酚胺类：水溶性，通过接触细胞膜受体自细胞外部介导它们的作用；②类固醇类和甲状腺素：脂溶性，进入细胞内与胞质或胞核受体结合后起作用。

　　细胞膜上受体现有 4 类。

　　第一类受体为依赖于神经递质的离子通道，为数个亚基组成的寡聚体蛋白质。每个亚基都含有细胞外、细胞内和跨膜区 3 个区域，由亚基的某些区段共同构成离子通道。激素与受体结合后，通过诱导受体系统组成的构象改变，最终导致离子通道开放，促进细胞内，外离子的跨膜流动，产生去极化或超极化。根据受体所组成离子通道的性质，这类受体又可分为阳离子通道的受体和具有内在阴离子通道的受体。属于这一类的受体有：烟碱型乙酰胆碱受体（Na^+），谷氨酸受体（Ca^{2+}），γ-氨基丁酸受体（Cl^-）和甘氨酸受体等。

　　第二类受体是与信号转导蛋白（G 蛋白或 N 蛋白）相偶联的受体，在结构上都可划分为细胞外、跨膜和细胞内 3 个功能结构域。在与相应激素结合后，这类受体经过 G 蛋白的转导，启动级联放大反应，产生生物效应。属于这一类的受体有多肽激素受体，肾上腺素能受体，毒蕈碱型乙酰胆碱受体等。

　　第三类受体为具有内在的酪氨酸激酶活性的受体，由 3 个结构域组成，与激素结合的细胞外结构域，含有一个跨膜区段的跨细胞膜结构域，以及具有酪氨酸活性的细胞内结构域。相应激素或类激素（如生长因子）的结合，可使受体内的酪氨酸激酶（TPK）活化，使得一些特异蛋白及受体自身的某些酪氨酸残基发生磷酸化，从而引起一系列细胞内过程，启动细胞的分裂增殖等活动。属于这一类的受体有胰岛素受体，表皮生长因子（EGF）受体，血小板衍生的生长因子（PDGF）受体等。某些癌基因如 ereb B-2 等编码的蛋白也具有酪氨酸激酶的活性。

第四类受体为具有内在的鸟苷酸环化酶活性的受体。在结构上也可划分为结合激素的细胞外结构域，跨细胞膜结构域和具有鸟苷酸环化酶活性的细胞内结构域 3 个部分。相应激素结合后，激活受体的内在鸟苷酸环化酶，后者水解 GTP，产生 cGMP，最终导致相应的生物效应。这类受体有介导心房钠尿肽（ANP）的膜受体，受 Ca^{2+} 调节的膜受体和位于小肠刷状缘的膜受体。

胞内受体主要是类固醇受体和甲状腺素受体。它们由 3 个功能结构域组成，即激素结构域，DNA 结构域和氨基末端结构域。相关激素结合后，受体上的 DNA 结合部位暴露，促使受体与染色质上的特异部位结合，调节靶基因的转录和翻译，最终导致生物效应的产生。

本章将介绍激素与细胞膜受体——丝氨酸/苏氨酸磷酸化系统作用、激素与细胞膜受体——酪氨酸磷酸化系统作用、激素与细胞内受体作用研究方法和技术。

第一节 激素与细胞膜受体——丝氨酸/苏氨酸磷酸化系统作用

肽类和儿茶酚胺类等水溶性激素与细胞膜受体结合，通过转导蛋白（G 蛋白或 N 蛋白），启动级联放大反应，产生生物效应。G 蛋白有 Gs，Gi，Gp，Gt，Go（其他 G 蛋白总称）数种。与 Gs 和 Gi 相偶联的受体（前者如肾上腺素 β 受体，后者如肾上腺素 α 受体，毒蕈碱型乙酰胆碱受体）与相应激素结合后，可分别使得效应器腺苷酸环化酶（AC）激活或抑制，增加或降低细胞内 cAMP 的含量，进而通过蛋白激酶 A（PKA），影响靶蛋白丝氨酸或苏氨酸的磷酸化反应；与 Gp 相偶联的受体（如毒蕈碱乙酰胆碱受体、肾上腺素 α 受体、组胺受体、5-羟色胺受体、多肽激素受体以及生长因子受体等）与相应激素或递质结合后，可活化磷脂酶 C，后者催化磷脂酰肌醇-4,5-二磷酸（PIP_2）水解产生三磷酸肌醇（IP_3）和二酰基甘油（DG），引起细胞内游离 Ca^{2+} 浓度增加，Ca^{2+} 与钙调蛋白（CaM）结合，激活蛋白激酶 C（PKC），使靶蛋白丝氨酸/苏氨酸磷酸化，影响细胞代谢、生长和分化。此外，PIP_2 在磷脂酶 A_2 作用下产生花生四烯酸，后者经脂加氧酶形成 PGG_2、PGH_2，它们均能激活鸟苷酸环化酶（GC），使 cGMP 升高，继而激活依赖于 cGMP 的蛋白激酶，引起底物蛋白丝氨酸或苏氨酸羟基的磷酸化，导致相应的生物效应；与 Gt 相偶联的受体（主要为视紫红质受体），激活后能活化 cGMP 磷酸二酯酶（PDE），水解细胞内的 cGMP，导致 Na^+ 通道开放和光传导效应。由此可见，通过测定生物样品中的核苷酸环化酶、蛋白激酶、环核苷酸、磷酸化丝氨酸/苏氨酸等的活性或含量，可间接了解激素与相应细胞膜受体结合后的效应。

一、磷酸丝氨酸/磷酸苏氨酸测定

将待分析的磷酸化蛋白底物酸水解后，与荧光试剂反应形成衍生物，于阴离子交换柱上进行 HPLC 分析。

（一）试剂、溶液、仪器

9-fluorenylmethyl chloroformate（FMOC），取 77.5mg 溶于 20ml 丙酮中使成 15mmol/L 储备液。

磷酸丝氨酸和磷酸苏氨酸标准品，配成 1mmol/L 溶液，分装后 -20℃ 保存备用。

1mol/L 硼酸缓冲液，用 NaOH 调至 pH 6.2。

6mol/L 盐酸。

0.1mol/L 甲酸。

55% 甲醇。

1% 四氢呋喃。

10mmol/L 磷酸钾。

Dowex 50 w-X8 微柱。

阴离子交换色谱柱（Partisil-SAX，250mm×4.6mm，10μm 粒径）。

高效液相色谱仪及荧光检测器。

（二）操作步骤

1. 酸水解　取待分析的蛋白质样品 10～500μg，在玻璃试管中冻干后，溶于 6mol/L HCl，110℃（恒温），水解 1～3h，然后将样品抽干，−80℃保存待用。

2. 富集磷酸氨基酸　在 Dowex 50w-X8 柱上分离水解的氨基酸，用 0.1mol/L 甲酸洗脱，磷酸丝氨酸和磷酸苏氨酸的回收率为 100%，没有磷酸化的氨基酸保留在柱上。

3. 柱前衍生反应　取富集的磷酸氨基酸或作标准用的磷酸氨基酸适量，加 0.4ml 水溶解后，加入 0.1ml 硼酸缓冲液，然后加入 0.5ml FMOC 储备液，混匀，反应 40～60s，继而加入 2ml 戊烷，振荡混合，分相后弃去上相戊烷，同法再提取 2 次，最末一次提取后，用注射器抽出下层水相，过滤，待 HPLC 分析。

4. HPLC 分析　固定相为阴离子交换色谱柱（250mm×4.6mm，10μm 粒径填料）；流动相为 55% 甲醇，1% 四氢呋喃，10mmol/L 磷酸钾，中等梯度洗脱；荧光检测器激发波长 265nm，发射波长 310nm，进样量 25～50pmol。先用标准磷酸丝氨酸和磷酸苏氨酸系列溶液，确定峰的保留时间、峰高和工作曲线范围（在 5～1000pmol 的磷酸氨基酸范围内呈线性关系），然后测定样品中的磷酸丝氨酸和磷酸苏氨酸的峰高，从标准曲线中求出浓度值。

（三）注意事项

1. 酸水解的时间因磷酸化的蛋白质不同而异，通常使磷酸丝氨酸和磷酸苏氨酸释放的水解时间为 3h（在 6mmol/L HCl，110℃条件下），时间过长会导致磷酸氨基酸的分解。

2. 磷酸化蛋白质中磷酸氨基酸含量较低，一般小于 10pmol/mg 蛋白，故在分析前需富集酸水解物中的磷酸氨基酸。

3. 本法还可用于 ^{32}P 标记的磷酸氨基酸分析。

二、环核苷酸浓度测定

（一）环磷酸腺苷（cAMP）浓度测定

cAMP 测定方法主要有 4 种，即放射免疫法、蛋白结合法、酶学方法和高效液相色谱法，这里介绍蛋白结合法。

蛋白激酶 A 以强亲和力与 cAMP 结合，加入 ^3H-cAMP（示踪物），与样品中的 cAMP 进行竞争结合反应，通过活性炭分离出游离示踪物，测定结合物的放射活性，从标准曲线中求出样品中 cAMP 的含量。

1. 试剂、溶液和仪器

TE 缓冲液　50mmol/L Tris-HCl pH 7.5，内含 0.01mol/L EDTA。

cAMP 标准液　取层析纯 cAMP，用 TE 缓冲液配成 8，4，2，1，0.5，0.25pmol/50ml 的标准系列浓度。

^3H-cAMP 工作液　取 ^3H-cAMP 用 TE 缓冲液配成 3000cpm/50μl。

蛋白激酶 A　用 TE 缓冲液配成 10～30μg 蛋白/100μl。

吸附剂　6% 活性炭 TE 缓冲液，含 2% 牛血清白蛋白。

闪烁液　4g PPO，50mg POPOP，60g 萘，用 100ml 二氧六环溶解。

液体闪烁计数器。

2. 操作步骤

（1）样品制备

1）血浆样品　用 1% 容积的 0.5mol/L EDTA-2Na 生理盐水（pH 7.5）抗凝，混匀后 100×g 离心 20min，分离血浆，−20℃保存待用。

2）尿液样品　收集晨尿，加入 2% 容积的 0.5mol/L EDTA-2Na 生理盐水（pH 7.5）液，测定前用 TE 缓冲液稀释至 1∶50～1∶100，并按常规方法测尿中肌苷含量。

3）组织样品　取出组织后立即置液氮或干冰中冷冻。取冷冻组织 50mg，于匀浆器中加入 1mol/L 过氯酸（或 5%～6% 三氯醋酸）1ml 制成匀浆，3000r/min 离心 1min，上清液用 20% KOH 调至中性，离心去沉淀后，上清液于 70～75℃水浴上蒸干（如为三氯醋酸，上清液则加入 5 倍体积的水饱和乙醚洗 3 次，以除去三氯醋酸，水相在 70～75℃水浴上挥干）。测定时重溶于适量 TE 缓冲液中。

（2）取 0.5cm×5.5cm 试管，编号，按表 10-3-1 加入各种试剂，全部反应均在冰水浴中进行。

表 10-3-1 cAMP 测定加液程序（μl）

试剂	总计数管	非特异性结合管	零标准管	标准管	样品测定管
TE 缓冲液	150	150	50	–	–
标准 cAMP	–	–	–	50	–
样品液	–	–	–	–	50
^{3}H-cAMP	50	50	50	50	50
蛋白激酶 A	–	–	100	100	100

混匀后，置 2℃冰水浴中 2h。

（3）各管中加入活性炭吸附剂 100μl，立即混匀后，1000×g 离心 15min（0~4℃）；取上清液 200μl，加闪烁液 5ml，测放射性强度。

（4）以 Co/Cx 值为纵坐标，以标准 cAMP 系列浓度为横坐标，在普通坐标纸上绘制曲线，根据样品管的 Co/Cx 值从标准曲线上求出相应的 cAMP 浓度。

（二）环磷酸鸟苷酸（cGMP）浓度测定

以 ^{3}H-琥珀酰－环核苷酸为示踪物，以适当稀释的特异抗体和样品中非标记的环核苷酸为竞争结合物，通过微孔滤膜分离出游离示踪物，测定与抗体结合的示踪物的放射活性，从标准曲线得知样品中 cGMP 的含量。

1. 试剂、溶液和仪器

0.05mol/L 醋酸盐缓冲液（pH 6.2）　取无水醋酸钠 4.1g，EDTA-Na$_2$ 4mmol，溶于 500ml 蒸馏水中，用 1N 醋酸调 pH 至 6.2，加蒸馏水至 1000ml，4℃保存。

^{3}H-ScGMP 液　取 ^{3}H-ScGMP 92.5kBq/100μl（2.5μCi）至带盖管中，加入 5mg 琥珀酸酐、0.1ml 蒸馏水，快速加入 10μl 三乙胺，立刻用力摇 1~2min，再加入 0.05mol/L 醋酸缓冲液（pH 6.2）2.5ml，临用前取 1ml，加入相同缓冲液 3.25ml。

标准 cGMP 贮存液（8nmol/L）　取分析纯 cGMP 少许溶于双蒸馏水中，在紫外分光光度计 260nm 波长处读取 OD 值，按 260nm 克分子消光系数 11.7×10^3 计算 cGMP 浓度，加双蒸水稀释至 8nmol/ml，放 4℃冰箱保存。cGMP 标准系列液用以上缓冲液稀释为 4，2，1，0.5，0.25，0.125pmol/50μl。

抗血清　分别按预先标定的滴度，用 0.05mol/L 醋酸缓冲液（pH 6.2）稀释，临用前配制。

酰化试剂　取 200mg/ml 琥珀酸酐丙酮液 2.5ml，加三乙胺 0.9ml，临用前配制。

闪烁剂　PPO 5g，POPOP 50mg，萘 50g，溶于 1000ml 分析纯甲苯中。

25%PEG 液　取 MW6000 的 PEG 125g，溶于 375ml 蒸馏水中，4℃保存。

液体闪烁计数器。

2. 操作步骤

（1）样品制备

1）血浆样品　向试管中预先加入 0.5mol/L EDTA-2Na 液（pH 7.0）40ml，静脉取血 4ml 加至试管中。3500r/min 离心 15min，分离血浆，放 -20℃冰箱保存。

取血浆 1ml 置提取管中，加入无水乙醇 3ml，快速混匀，3500r/min 离心 5min，上清液倾至 15ml 蒸发皿中，向沉淀物中加入 75% 乙醇重复提取 1 次，与上清液合并。置 50℃水浴蒸干。残渣溶于 0.5ml 0.05mol/L 醋酸缓冲液（pH 6.2）中，离心除去不溶物，上清液放 -20℃冰箱保存。

2）组织样品　取活组织立即放入液氮或干冰中冷冻。称取 50~70mg，加入 10% 三氯醋酸作为匀浆。离心去沉淀，将上清液移至提取管中，用 4 倍量的水饱和乙醚提取 4 次，以除去三氯醋酸。将水相移至 5ml 蒸发皿中，置 50~60℃水浴上蒸干。残渣溶于适量的 0.05mol/L 醋酸缓冲液（pH 6.2）中，放 -20℃冰箱保存。

（2）取 8×100mm 试管编号，放冰水浴中，按表 10-3-2 加入各种试剂。

表 10-3-2　cGMP 测定加液程序（μl）

试剂	非特异结合管	零标准管	标准管	样品测定管
醋酸缓冲液	150	50	–	–
标准 cGMP 液	–	–	50	–
待测样品液	–	–	–	50
酰化试剂	10	10	10	10
加酰化试剂后，用力摇 5s，然后放 2~3min				
^{3}H-ScGMP	50	50	50	50
抗血清	–	100	100	100

（3）加入抗血清后混匀，继续在冰水浴中反应 2.5h，每管补加醋酸缓冲液 0.5ml，混匀。

（4）将反应液滴加至连接有负压装置的微孔滤膜抽滤，用 1.5ml 冷醋酸缓冲液洗涤反应管 2 次，也加到滤膜上。另取 ^{3}H-ScGMP 50μl 点在未浸湿的微孔滤膜上，作为加入实验中的总放射性计数。

（5）将滤膜置 80℃ 烤箱内 40min，然后移至预先加入 5ml 闪烁液的计数瓶中，在室温下放置 2h，测放射性强度。

（6）以 Bo/B 值为纵坐标，标准管 cGMP 的 pmol 数为横坐标，在普通坐标纸上作图，依样品管 Bo/B 值从标准曲线上查出相对应的 cGMP 浓度。

三、核苷酸环化酶的测定

（一）腺苷酸环化酶（AC）测定

用 ^{3}H-ATP 为底物，在适当的反应介质中由被测组织细胞的 AC 催化生成 ^{3}H-cAMP，后者用 $ZnSO_4 \cdot Ba(OH)_2$ 沉淀后，经离子交换法分离出来，用液闪计数器测出 ^{3}H-cAMP 的量，即可计算出该组织细胞 AC 的活力。

1. 试剂、溶液和仪器

50mmol/L Tris-HCl 缓冲液 pH 7.4，含 5mmol $MgCl_2$。

^{3}H-ATP　1.1TBq/mol 配成 4×10^5 cpm/100μl。

标准 ATP（99% 纯度）。

磷酸肌酸激酶（CPK），可按 Kuby 等的方法从雄兔腿部肌肉制备。

磷酸肌酸。

二甲苯闪烁液，含 4% PPO 和 0.04‰ POPOP。

液体闪烁计数器。

Zerolit 柱（0.6cm×0.2cm）。

Dowex 阴离子交换柱（1cm×8cm）。

2. 操作步骤

（1）质膜样品制备

1）动物组织匀浆　取新鲜的待测组织，置冰浴中，按 100mg 湿组织加入 1ml Tris-HCl 缓冲液于冰浴中匀浆，离心，倾出上清液，于 4℃ 16 500×g 再离心 15min，收集沉淀（膜碎片），用缓冲液悬浮沉淀，置冰浴中存放。

2）培养细胞匀浆　收集细胞，用盐水洗 3 次，按 10^7 细胞加入 0.5ml Tris-HCl 缓冲液（内含 8mmol/L 茶碱），冰浴内匀浆。

3）取适量样品，用 Lowry 法测定其蛋白含量（一般 1~3mg/ml）。

（2）取试管编号，按表 10-3-3 加入各种试剂。

表 10-3-3　AC 测定加液程序（μl）

试剂	标准管	待测样品管
Tris-HCl 缓冲液（含 4mmol/L 巯基乙二醇，8mmol/L 茶碱）	300	200
待测样品	–	100
³H-ATP	100	100
35℃水浴 10min，沸水加热 3min 终止反应，冷却		
10mmol/L cAMP	50	50
0.1mmol/L ZnSO₄ Ba（OH）₂	100	100

（3）分离测定

方法一：加入 ZnSO$_4$·Ba（OH）$_2$ 后充分混匀，离心，上清液转移到 Zerolit 柱上，分别用 1ml 蒸馏水和 0.5ml 1mol/L 甲酸洗柱，最后用 1.5ml 1mol/L 甲酸洗脱，收集 1ml 洗脱液（含 cAMP），均匀铺于 3cm×2.5cm 醋酸纤维素膜片上，烤干，将膜片置于 7ml 闪烁液进行放射性测量。

方法二：取上述 ZnSO$_4$·Ba（OH）$_2$ 沉淀离心的上清转移到 Dowex 阴离子交换柱，用 6ml 蒸馏水淋洗，再用 2.5mol/L 甲酸洗脱，按预测的 cAMP 洗脱峰收集洗脱液，充分混匀后，取 1~2ml 减压干燥，用 1ml 50mmol/L HAc-4mmol/L EDTA 液（pH 4.75）溶解 cAMP 干渣，然后取 100μl 测 cAMP 含量。

AC 活性以 cAMP 生成 pmol/mg 蛋白/min 或 cAMP 生成 pmol/10^6 细胞/min 表示。

（二）鸟苷酸环化酶（GC）的测定

α-^{32}P-GTP，在 GC 的作用下，转变为 ^{32}P-cGMP. 以 Dowex 50 和氧化铝柱连续层析分离生成的反应产物，并测定反应产物的放射活性，从而得知 GC 的活性。

1. 试剂、溶液和仪器

α-^{32}P-GTP。

^{3}H-cGMP。

Dowex 50-4×（AG50w-4×，200~400 筛孔，H$^+$ 型树脂）。

氧化铝（中性，Brockman 活化 I 级）。

反应终止液 5mmol/L ^{3}H-cGMP（约 10 000cpm），25mmol/L GTP 和 1% SDS。

50 mmol/L 盐酸。

0.1mol/L 咪唑-盐酸，pH7.5

高亲水性闪烁液。

玻璃管：0.6cm×15cm，底部带 18~16 沙孔，上部有 2.5cm×5cm 的杯。

Dowex 50 柱　制备方法：将 6ml 50%（V/V）Dowex 50 悬浮液装入底部放有玻璃纤维垫的玻璃柱中（树脂第一次使用时需再生 3 次。每次用 20ml 2mol/L NaOH，20ml 蒸馏水，20ml 2mol/L HCl 分别洗柱，如此反复进行 3 次。柱使用一次后只需经 1 次再生即可）。

氧化铝柱　制备方法：称 1.2g 氧化铝，装入底部有玻璃纤维垫和适量蒸馏水的玻璃柱。氧化铝经水湿润后下沉，操作要慢，以避免气泡。柱装好后，留一定水面。使用前待水流出后用 10ml 0.1mol/L 咪唑-盐酸，pH 7.5 洗柱。

液体闪烁计数器。

2. 操作步骤

（1）质膜样品制备　同上述 AC 测定。

（2）取样品测定管（10mm×75mm），加入适量的样品溶液和 α-^{32}P-GTP 底物，总体积均为 50μl。同时设空白对照管。各管温育后加入 100μl 反应终止液停止反应。立即煮沸 3~4min，进行如下柱层析。

（3）向各管加入 1ml 50mmol/L 盐酸，然后将管内溶液倒入 Dowex 50 柱，弃去流出液。再用 1ml 蒸馏水、2ml 50mmol/L 盐酸、1ml 蒸馏水依次洗脱，流出液均弃去。然后将 Dowex 50 柱接到氧化铝柱（预先用 0.1mol/L 咪唑缓冲液 pH 7.5 平衡）上，用 4ml 蒸馏水洗 Dowex 50 柱，流出液直接进入氧化铝柱，弃去从氧化铝柱流出的液体。氧化铝柱用 3ml 0.1mol/L 咪唑 – 盐酸（pH 7.5）洗脱，弃去流出液。氧化铝柱再用 3ml 0.1mol/L 咪唑 – 盐酸（pH7.5）洗脱，用闪烁瓶收集流出液。

（4）向闪烁瓶内加入能液化 3ml 咪唑 – 盐酸的闪烁液，测定闪烁瓶内 ^3H 和 ^{32}P-cGMP 的放射活性。减去空白对照值后，^3H-cGMP 计数值用作回收率检测，^{32}P-cGMP 计数值作 GC 活性计算。

（5）Dowex 50 及氧化铝柱均可以重复使用。Dowex 50 柱使用后经一次再生即可重新使用。氧化铝柱可重复使用 20~50 次。使用前先用 2.5ml 蒸馏水洗柱；然后保持水面以免干燥，不要搅动柱。对比实验中，氧化铝柱的已使用次数应相同，以免带来实验误差。

四、蛋白激酶活性测定

蛋白激酶由两个调节亚基和两个催化亚基组成。其中催化亚基能将 ATP 末端的磷酸根转移到蛋白底物的丝氨酸残基上。通过 γ – ATP 来检测这一反应，便可知蛋白激酶的活性，称为蛋白激酶活性法。利用 cAMP 与蛋白激酶调节亚基的特异结合，经滤膜过滤，cAMP 调节亚基复合物留在纤维素酯滤膜上，游离的标记 cAMP 则通过滤膜，测定前者的放射活性，便知蛋白激酶与 cAMP 结合活性，称为 cAMP 结合法。这里介绍蛋白激酶活性法。

（一）cGMP 依赖性蛋白激酶（PKA）活性测定

1. 试剂、溶液和仪器

组蛋白 f2b（底物）　配成 4mg/ml。

异丁甲基黄嘌呤　配成 500μmol/L。

cAMP（钠盐）　配成 200μmol/L。

γ-^{32}P-ATP　配成 500μmol/L（2000~10 000 dpm/pmol）。

ATP　配成 100mmol/L，含 100mmol/L EDTA。

组织匀浆缓冲液　10mmol/L Tris-HCl，pH 7.2，含 2mmol/L EDTA、1mmol/L DTT、50U/ml Trasylol、2μg/ml pepstatin A 和 0.1mmol/L PMSF。

反应缓冲液　100mmol/L Tris-HCl pH 7.4，含 2mmol/L EGTA、20mmol/L MgSO$_4$ 和 2mmol/L DTT。

磷酸纤维素膜。

γ 计数仪。

2. 操作步骤

（1）样品制备　制备过程在 0~4℃ 进行。向组织细胞中加入 10 倍容积的预冷匀浆缓冲液，制成匀浆。然后离心（150 000×g）30min，再用一定容积的匀浆缓冲液悬浮沉淀使成 1mg 蛋白/ml 的悬液。上清和悬液中分别有可溶性和颗粒性 PKA，用于 PKA 的活性测定。

（2）取一次性玻璃试管（12mm×75mm）或小离心管编号，按表 10-3-4 加入各种试剂，总反应体积为 100μl。

（3）加入 100mmol/L EDTA·ATP 液终止反应后，取 50μl 反应混合液移到磷酸纤维素膜上（2.2cm×1.2cm），置铝片上放置片刻，将纤维素膜置 50~100ml 水中浸洗 5min（以除去 95% 左右未反应的 γ-^{32}P-ATP，再用流水冲洗 5min，干燥后可直接或加闪烁剂测量纤维素膜的放射性强度）。

（4）PKA 活性为（+）cAMP 管读数减去（-）cAMP 管读数，以磷酸化组蛋白 pmol/mg 蛋白/min 表示。

（二）钙调素依赖性蛋白激酶活性测定

与 PKA 测定方法类似，所不同的是：①反应缓冲液为 100mmol/L Tris-HCl，pH 7.4，含 50mmol/L MgSO$_4$、100μmol/L leupeptin、40μg/ml 钙调素；②加入外源底物终浓度为 100~200μg/ml 的 synapsin I；③加入终浓度为 1mmol/L EGTA（阴性对照）或 0.2mmol/L 的游离 Ca^{2+}，2 个反应管的底物磷酸化差值即代表该酶的特异活性；④省略 PKA 测定步骤中"加入组蛋白 f2b、异丁甲基黄嘌呤和 cAMP"项；⑤用 Laemmli SDS-PAGE 样品缓冲液沸水浴处理终止反应。

表 10-3-4 PKA 测定加液程序 （μl）

试剂	空白管	死酶对照管	总计数管	待测样品管	可溶性酶
反应缓冲液	60	50	90	50	50
组蛋白 f2b	10	10	–	10	10
异丁甲基黄嘌呤	10	10	–	10	10
cAMP	10	10	–	±10	±10
组织提取液	–	10※ 或 –	–	10	–
组织上清液	–	– 或 10※	–	–	10
		混匀，30℃保温 1h			
$[\gamma-^{32}P]$ ATP	10	10	10	10	10
		混匀，30℃反应 30s～1h			
EDTA + ATP 液	10	10	10	10	10

※加入的死酶制剂为沸水浴 3min 处理的组织提取液或上清液。

（三）蛋白激酶 C（PKC）活性测定

PKC 活性测定与 PKA 活性测定类似。反应混合液组成为（总体积 100μl，终浓度）：50mmol/L Tris-HCl（pH 7.4）、10mmol/L $MgSO_4$、50μmol/L leupeptin，1mmol/L EGTA 或 0.5mmol/L 钙离子，25～100μmol/L 磷脂酰丝氨酸，300μg/ml 组蛋白 H1（TYPE HI）和适量的 diolein，50μmol/L γ-^{32}P-ATP（200～400dpm/pmol）。加入 γ-^{32}P-ATP 开始反应，其余步骤同 PKA 活性测定项。

五、磷酸二酯酶（PDE）测定

以一定量的 ^{3}H-cAMP 为底物，在 Mg^{2+} 存在的条件下，PDE 能特异的将 ^{3}H-cAMP 部分水解生成 ^{3}H-AMP，后者再经过量蛇毒制剂作用完全转化为 ^{3}H-腺苷，然后采用阴离子交换树脂将 ^{3}H-腺苷分离出来，便可以通过测定 ^{3}H-腺苷放射性确定 PDE 的活性。

（一）试剂、溶液和仪器

^{3}H-cAMP 配成 10 万～20 万 cpm/50μl，－10℃可存放 2 周。

2mmol/L 甲酸铵。

50mmol/L Tris-HCl 缓冲液（pH 7.4），用以配制 5mmol/L $MgCl_2$、2.5mmol/L 腺苷、2.5mmol/L 二巯基苏糖醇（DTT）和 0.1mg/10μl 蛇毒。

甲苯-Triton X-100 闪烁液 取 PPO 4g，POPOP 100mg，加甲苯 1000ml 溶解，再加入 500ml Triton X-100 混匀。

QAE-Sephadex A25 层析柱（0.5cm×4.0cm）。

液体闪烁计数器。

（二）操作步骤

1. 组织细胞样品制备 取组织细胞适量置液氮或干冰中冷冻，称取适量加入 50 倍（W/V）50mmol/L Tris-HCl 缓冲液中（pH 7.4）、10μl 2.5mmol/L DTT，4℃匀浆。然后在 0～4℃ 8000×g 离心 30min，取上清作为 PDE 样品制剂，相当于 1:50 稀释的 PDE 提取液。取适量预先沸水 3min 灭活后，作为酶制剂的死酶对照。

2. 取试管编号后按表 10-3-5 加入各种制剂。

3. 离心，取上清液 1ml，转移至 QAE-Sephadex A25 层析柱，用 20mmol/L 甲酸铵洗脱 ^{3}H-腺苷。收集洗脱液，取 2ml 加入 10ml 闪烁液作液闪烁计数。

4. 以 ^{3}H-cAMP 转化为 ^{3}H-腺苷的转化率表示 PDE 的活性：

$$转化率\% = [(样品管\,cpm-空白管\,cpm)/总计数管\,cpm] \times 100\%$$

表 10-3-5　PDE 测定加液程序（μl）

试剂	空白管	死酶对照管	总计数管	待测样品管
Tris-HCl	100	50	100	50
5mmol/L MgCl$_2$	100	100	100	100
PDE 样品液	–	–	–	50
死酶液	–	50	–	–
^{3}H-cAMP	50	50	50	50
混匀，30℃反应 15min 后，98℃75s 中止反应				
1% 蛇毒	20	20	20	20
混匀，30℃反应 10min				
2.5mmol/L 腺苷	730	730	730	730

六、肌醇磷脂释放测定

激素或递质与细胞表面受体结合，引起膜上磷酸肌醇酶（或称磷脂酶 C）催化磷脂酰肌醇水解，生成三磷酸肌醇（IP$_3$）等肌醇磷脂，IP$_3$ 扩散到胞质，诱发细胞内的贮存钙释放，使细胞内的游离钙离子浓度升高，从而介导许多受体激活的生物效应。常用^{3}H 示踪的方法进行肌醇磷脂的释放测定。

（一）试剂、溶液和仪器

激动剂　5-羟色胺，组胺，肽类激素或生长因子等。

50～100mmol/L LiCl。

1mol/L 三氯醋酸（TCA）。

水饱和的乙醚。

1mmol/L NaOH 和 1mmol/L 甲酸。

5mmol/L NaHCO$_3$。

^{3}H-肌醇，用无肌醇组织细胞培养液稀释成为 0.5～5.0μCi/250μl。

Dowex-1 氯离子型阴离子交换树脂（200～400）。

液体闪烁计数器。

（二）操作步骤

1. 样品制备

（1）50μl 组织细胞悬液加入 250μl 含有 0.5～5.0μCi ^{3}H-肌醇的无肌醇培养液，于 O$_2$/CO$_2$（95：5，V/V）培养箱中 37℃培养 60min，去上清液后用无^{3}H-肌醇培养液洗 3 次，用无^{3}H-肌醇培养液悬浮成 10^6 个细胞/ml 细胞悬液，37℃再培养 60min。

（2）加入 50～100mmol/L LiCl，使 LiCl 的终浓度为 5～10mmol/L。5min 后，加入激动剂刺激，时间由数秒至数十分钟，视实验目的而定。

（3）加入 300μl 1mol/L TCA 终止反应；冰浴中放置 20min 后，超声震荡或摇动。

（4）离心沉淀，上清液用 2 倍容积的水饱和乙醚洗 5 次，水相即为含水溶性肌醇磷脂的提取液。

2. ^{3}H 标记肌醇磷脂分离测定

（1）取 Dowex-1（氯离子型阴离子交换树脂，200～400 目）1ml 装柱，用 20ml 1mol/LNaOH 洗柱后，用水洗至中性。再用 5ml 1mol/L 甲酸洗柱使树脂转化为甲酸阴离子型，并用水洗至中性。

（2）将上述 TCA 提取液用 5mmol/L NaCO$_3$中和后，转移至 Dowex-1 柱上，然后按表 10-3-6 用水和不同浓度的甲酸铵缓冲液进行分段洗脱及收集洗脱液。

表 10-3-6 肌醇磷脂测定加液程序

洗脱液	洗脱体积（ml）	被洗脱成分
①蒸馏水	15～20	肌醇
②5mmol/L 四硼酸钠与 6mmol/L 甲酸铵	10～20	甘油磷脂酰肌醇
③0.1mmol/L 甲酸与 0.2mmol/L 甲酸铵	15～20	肌醇-1-磷酸
④0.1mmol/L 甲酸与 0.5mmol/L 甲酸铵	15～20	肌醇 1,4-二磷酸
⑤0.1mmol/L 甲酸与 0.8mmol/L 甲酸铵	15～20	肌醇-1,4,5-三磷酸
⑥0.1 mmol/L 甲酸与 1.0mmol/甲酸铵	15～20	肌醇-1,4,5-三磷酸

（3）将不同肌醇磷脂成分收集液作 ^{3}H-液闪烁计数（可以置玻璃计数瓶中，蒸干后加入闪烁剂混溶后计数，或用含 Triton X-100 闪烁液直接混匀后计数），即可确定肌醇磷脂释放的相对量。

（朱传江 文 张均田 审）

参 考 文 献

1. 陈孝文，江黎明，叶峰编著. 肾内分泌学. 第一版. 广州：广东科技出版社，1994，33 – 42
2. 曾民德. 内分泌系统概述. 见：曾民德，萧树东主编. 肝脏与内分泌. 第一版. 北京：人民卫生出版社，1995，1 – 12
3. 余梅敏. 激素. 见：沈同，王镜岩主编. 生物化学. 第二版. 北京：高等教育出版社，1991，420 – 471
4. Baulieu E-E, Kelly PA. Hormones. Paris：Hermann Publishers in Arts and Sciences, 1990
5. 朱圣庚. 神经和激素对细胞代谢的调控. 见：沈同，王镜岩主编. 生物化学. 第二版. 北京：高等教育出版社，1991，444 – 449
6. Ringer DR. Separation of phosphotyrosine, phosphoserine, and phosphothreonine by high-performance liquid chromatography. Methods in Enzymology, 1991, 201：3 – 10
7. W. T. 施拉德，B. W. 奥马利编著. 曹泳清等译. 激素作用与分子内分泌学的实验方法手册. 北京：科学出版社. 1988, 244 – 283
8. 陈孝文，江黎明，叶峰编著. 肾内分泌学. 第一版. 广州：广东科技出版，1994，325 ～ 331
9. E H Fisher. Science, 1991, 253 – 401

第二节 激素与细胞膜受体——酪氨酸磷酸化系统作用

蛋白质磷酸化与脱磷酸化作用作为一种重要的共价调节方式，在细胞的信号传递过程中起着重要的作用。20 世纪 70 年代末发现了酪氨酸蛋白磷酸化作用，近年又发现的多种激素或生长因子受体以及一些癌基因产物都具有酪氨酸蛋白激酶活性。许多生长因子通过高亲和力受体酪氨酸激酶而发挥作用，目前已基本阐明了细胞膜受体所介导的信号传递过程。

到目前为止，发现与信号传递有关的代谢途径有 cAMP 第二信使途径、CKⅡ途径和 MAP 激酶途径。不论哪一条途径，都涉及蛋白质的磷酸化作用。这种依赖蛋白质磷酸化作用的信号传递又都是按照"瀑布"式（kinase cascade）进行的。

膜受体都是膜蛋白，这种受体一般由一条肽链组成，细胞外部分具有受体的识别和结合部位，穿过膜的疏水氨基酸形成 α-螺旋，细胞内侧是效应酶。目前已知的有酪氨酸激酶受体，如胰岛素受体、胰岛素样生长因子受体；酪氨酸磷酸酶受体，如白细胞共有抗原 CD45 受体，白细胞共有抗原相关因子 LAR 受体；鸟苷酸环化酶受体，如心房利钠肽受体、E. coli 热稳定内毒素受体。阐明上述过程并建立有效的测定手段和方法具有重要的理论价值和广阔的应用前景。

影响酪氨酸磷酸化水平有两种酶，一种是酪氨酸蛋白激酶（tyrosine protein kinase），它可使底物蛋白的酪氨酸残基磷酸化，另一种是磷酸酪氨酸蛋白磷酸酶（phospho tyrosyl protein phosphatase），使磷酸化蛋白底物脱磷酸。

现已发现有 40 多种 TPK 存在于正常细胞或恶变细胞中，按其来源不同一般将其分为 3 类：

来源于病毒及正常细胞的 TPK：这类 TPK 现发现共有 10 多种，主要是原癌基因的表达产物，如：V-src，V-yes，V-fgr，V-fgs，V-fes。V-abl 以及 V-ros 反转录病毒致癌基因（V-oncogene）产物都有 TPK 活性。当细胞被病毒感染时，反转录病毒癌基因和其相应的细胞原癌基因能编码具有 TPK 活性的蛋白质。

细胞生长因子受体类 TPK：这类 TPK 包括表皮生长因子受体（EGF），PDGF 受体，IGF-1 受体，INS 受体，近年来又发现 IL-2 受体、FGF 受体、CSF-1 受体也具有 TPK 活力。

其他来源的 TPK：这类 TPK 主要是指从一些正常组织器官中分离得到的 TPK，例如从大鼠脾脏中得到的一种分子量为 75kD 的 p75 的 TPK。

近年来随着分子生物学技术的发展，人们借助于 low-stringency screening of cDNA libraries 技术和 PCR 技术分析了 40 多种 PTPP 的氨基酸序列，将其分为两类：①受体型 PTPP：以 CD 45 为代表的受体型 PTPP，含有串联的 200 个氨基酸序列区，胞质内重复区和被一跨膜扇区分离的大小各异的细胞外区：②非受体型 PTPP：以 PTPP-1B、PTPP-1 为代表的非受体型 PTPP，无跨膜区。

本节主要介绍酪氨酸蛋白激酶和磷酸酪氨酸蛋白磷酸酶的分离和分析方法。

一、酪氨酸蛋白激酶（TPK）和磷酸酪氨酸蛋白磷酸酶（PTPP）的分析

（一）TPK 的活力测定

1. 原理 TPK 是能催化磷酸基团从磷酸供体转移到受体蛋白的酶。本方法采用 ATP 的 γ 位磷酸为供体，人工合成的 poly（G_4：T）为受体，在酶的催化下，ATP 的 γ 位磷酸转移到 poly（G_4：T）的酪氨酸残基上，将磷酸化的 poly（G_4：T）分离出并进行定量分析。

2. 试剂

poly（G_4：T）为美国 sigma 公司产品。

γ-^{32}P-ATP 由北京福瑞公司标记（比活 >5000Ci/mmol）。

PPO，POPOP 为 Fluka 公司产品。

Hepes 为德国 Boe Mringer Mannhein 公司产品。

新华 3 号滤纸或微孔滤膜为国产产品。其余均为国产分析纯试剂。

poly（G_4：T）溶于缓冲液中（5mg/ml）。γ-^{32}P-ATP（~10^5cpm，用 0.5mmol/L ATP 溶液稀释）。

缓冲液：20mmol/L Hepes，pH 7.4，50mmol/L $MgCl_2$，10μmol/L-Na_3VO_4，0.5% NP-40，0.5mmol/L DTT。

Whatman 3 号滤纸。

终止液：25% 三氯乙酸。

洗涤液 1：8% 焦磷酸钠，10% 三氯乙酸。

洗涤液 2：5% 三氯乙酸。

甲苯闪烁液：PPO 2.0g，POPOP 25mg 溶于 500ml 甲苯中。

3. 仪器

721 型分光光度计。

恒温水浴。

LGJ-冷冻干燥机。

液体闪烁仪。

高速冷冻离心机。

4. 测定步骤 反应总体积为 120μl，以 Hepes 作为缓冲体系，含 50μl TPK 缓冲液（25mmol/L Hepes，pH 7.4，15mmol/L $MgCl_2$，10mmol/L $MnCl_2$，30μmol/L Na_3VO_4，0.5mmol/L DTT），反应前加入 10μl 5mg/ml poly（G_4：T），10μl ATP 及 γ-^{32}P-ATP（终浓度 20μmol/L，约 10 万 ~20 万 cpm 计数）。37℃预保温 5min，加入酶液 50μl（约 30~50μg 蛋白）起始反应 10min 后，取 50μl 滴在新华 3 号滤纸上，并滴一

滴 25% TCA 终止反应。干燥后，将滤纸放入含 8% 焦磷酸钠及 10% TCA 的溶液中摇洗 15min，再放入 5% TCA 溶液中摇洗 3 次，每次 15min，最后以丙酮洗 5min。滤纸干燥后，放于 5ml 甲苯闪烁液中进行液闪计数。

酶活力单位为 cpm/min/μg 蛋白或 1pmol 单位代表每分钟转移 1pmol ^{32}P 的酶量。

5. 注意事项

(1) 该方法在应用时最常见的问题是滤膜过载（指总蛋白或酶活力单位），此时应注意降低酶浓度，一般纯酶 μg 即可。

(2) 实验使用的底物是人工合成的 poly（G_4：T），所测得的 TPK 性质不能完全说明在生理底物条件下的性质。但目前此方法仍为 TPK 活力测定的有效方法。

(二) 内源底物的测定

TPK 生理底物的识别可以帮助我们了解 TPK 在细胞生长、信号传递等过程中的重要作用。目前在寻找 TPK 内源性底物的道路上困难重重，但人们一直没有放弃对于 TPK 内源性底物的寻找，目前常用的方法有 3 种：①^{32}P 标记的底物蛋白双向凝胶电泳分析；②^{32}P 标记的底物蛋白免疫沉淀法；③抗 P-Tyr 抗体免疫沉淀或免疫印迹法。

下面介绍一种内源底物的测定方法。

1. 试剂

Hepes 为德国 Boe Mringer Mannhein 公司产品。

SDS、考马斯亮蓝 R240 为 Fluka 公司产品。

γ-^{32}P-ATP 由北京福瑞公司标记。

2. 测定步骤

(1) 内源底物的体外标记　10μl 反应缓冲液（25mmol/L Hepes，pH 7.4，25mmol/L PNPP，50mmol/L $MnCl_2$）及 5~10μCi γ-^{32}P-ATP 中加入 40μl 细胞提取液（50~100μg 蛋白），30℃ 反应 5min 后加入 50μl 电泳 buffer（6% SDS，12% 巯基乙醇，30% 甘油，0.02M Tris-HCl，pH 8.2，0.008% 溴酚蓝），80℃ 水浴 4min 终止反应。

(2) 电泳条件　采用不连续的 SDS-PAGE，浓缩胶 4%，分离胶 12.6%，电极缓冲液：0.05mol/L Tris，pH 8.2，0.1% SDS，0.38mol/L Gly，浓缩胶：0.5mA/池，分离胶：2.0mA/池，电泳时间为 6h 左右。电泳完毕，用 0.25g 考马斯亮蓝 R250，454ml 50% 甲醇水溶液以及 46ml 乙酸染色 2h，用 75ml 乙酸，875ml 水以及 50ml 甲醇脱色过夜。

(3) 碱处理　脱色后的凝胶用 200ml 1mol/L KOH 振荡 15min（55℃），再用 300ml 1mol/L KOH 55℃ 水浴振荡 2h，然后用 10% 乙酸和 30% 甲醇溶液漂洗，直至凝胶至碱处理前大小，最后再用 10% 乙酸，40% 甲醇和 7% 甘油漂洗一次，真空干燥凝胶，放射自显影（-15℃，2 周）。

(三) PTPP 活力的测定

1. 原理　PTPP 催化磷酸化的底物脱磷酸。因此在 PTPP 活力测定过程中，首先要制备 γ-^{32}P-Tyr-poly（G_4：T）放射性底物，经过检验，证实 poly（G_4：T）只有 Tyr 残基可被磷酸化。测定时，取适量标记好的 γ-^{32}P-Tyr-poly（G_4：T），加入酶液，反应一定时间，分离出 ^{32}P 并进行定量分析。

2. 试剂

Poly（G_4：T）为美国 Sigma 公司产品。

γ-^{32}P-ATP 由北京福瑞公司标记（比活 >5000Ci/mmol）。

PPO、POPOP 为 Fluka 公司产品。

Hepes 为德国 Bve Mringer Mannhein 公司产品。

PMSF 为德国 Merck 公司产品。

其余均为国产分析纯试剂。

3. 仪器

721 型分光光度计、高速离心机、液闪计数仪。

恒温水浴、超声破碎仪。

4. 测定步骤

（1）poly（G_4:T）底物的标记

1）试剂

缓冲液1：25mmol/L Hepes（pH 7.2），10mmol/L $MnCl_2$，1mmol/L DTT，0.05mmol/L PMSF。

缓冲液2：50mmol/L Hepes（pH 8.0），10mmol/L $MnCl_2$，1mmol/L DTT，0.05mmol/L PMSF，10%甘油，3% Triton X-100。

缓冲液3：25mmol/L Hepes（pH 7.2），10mmol/L $MnCl_2$，1mmol/L DTT，0.05mmol/L PMSF，0.2% NP-40。

缓冲液4：25mmol/L Hepes（pH 7.2），10mmol/L $MnCl_2$，1mmol/L DTT，0.05mmol/L PMSF，10μmol/L Na_3VO_4。

缓冲液5：25mmol/L Tris（pH 7.2），0.05mmol/L PMSF。

Poly G_4:T。

γ-^{32}P-ATP。

100 % TCA。

0.5mol/L NaOH。

2）实验步骤

A 大鼠脾脏 TPK 粗酶液制备：整个过程均在0~4℃下操作：雄性大鼠（体重200~300g）两只，断颈处死，迅速取出脾脏（约0.8g），用 buffer 1 [25mmol/L Hepes（pH 7.2），10mmol/L $MnCl_2$，1mmol/L DTT，50μmol/L PMSF] 洗净血迹，剪碎，用3~5倍体积 Buffer 1 匀浆。匀浆液经500r/min 离心15min 后，取上清16 000r/min 离心30min，弃上清，沉淀用3~5倍体积的 buffer 2 [50mmol/L Hepes（pH 8.0），10mmol/L $MnCl_2$，1mmol/L DTT，50μmol/L PMSF，10%甘油，3 % Triton X-100] 悬浮，4℃下搅拌，溶脱2~3h，15 000r/min 离心25min，取上清，用 Buffer3（buffer1+0.2 % NP-40）透析过夜。

B γ-^{32}P-Tyr-poly（G:T）放射性底物制备：取上述制备的 TPK 粗酶液 2ml 加入 2mg poly（G:T），50μl 1mmol/L ATP（终浓度10μmol/L）和100~200μ Ci γ-^{32}P-ATP，最后用 buffer4（buffferl+10μmol/L Na_3VO_4）加至5ml，室温（或30℃水浴保温）振荡20~30h。加入0.5ml 100 % TCA（终浓度10%）终止反应。静置5min 后，15 000r/min 离心10min，沉淀用10% TCA 洗2~3次，最后将沉淀用4ml 0.5mol/L NaOH 溶解，装入透析袋用 buffer5（25mmol/L Tris-HCl，pH 7.2，50μmol/L PMSF）透析。5~6h 换液1次，直至平衡的透析液用液闪测试证明透析完全为止（每 ml 计数 <100cpm）。

C 标记底物的检验：由于 poly（G:T）只有 Tyr 残基可被磷酸化，因此只要标记上 ^{32}P 必定是标记在 Tyr 残基上。但因标记时所用 TPK 为粗酶液，杂蛋白很多，很难保证不被 ^{32}P 标记。因此为了检验是否只有 Tyr 残基上被标记，有必要进行如下实验：取适量标记好的底物用 6mol/L HCl 在100℃下水解2h，中和 HCl 后，和标准氨基酸：P-Tyr，P-Ser，P···Tyr 一起走纸电泳（100μm 纤维素滤纸，500V，2h；电极液：乙酸：吡啶：水 =50:5:945，pH 3.5）。电泳完毕，先用0.5%茚三酮-丙酮液染色，标出标准氨基酸的位置，再将纸片压在 X 线片上，低温（-20℃）曝光1~2周。然后用冲洗出的 X 线片与纸片叠合照相。

结果证明：只有 Tyr 残基被标记上 ^{32}P。因此，用这种底物测得的酶活可以肯定是 PTPP 的特异活性。

（2）活力测定

1）试剂

缓冲液：25mmol/L Tris（pH7.2），0.05mmol/L PMSF。

BSA 溶液（20mg/ml）。

100 % TCA。

1,4-二氧六环闪烁液：0.4 % PPO，0.02 % POPOP，18%萘，10%甲醇，1%乙醇。

2）测定步骤 测活体系中含有约 10^4cpm 的计数。标记底物用 buffer 5 稀释，取20μl 加适量酶液（含10~20μg 蛋白），加 buffer 5 补充到200μl，37℃反应10min 后，加入70μl 20mg/ml 的 BSA，30μl

100% TCA 终止反应，静置 5min，15 000r/min 离心 10min，取 150μl 上清加到 5ml 二氧六环闪烁液中进行液闪计数。

酶活力单位为 cpm/（min·μg 蛋白）。

二、膜上具 TPK 活力的受体纯化

膜受体 TPK 主要分布于细胞膜上，而且含量少。所以激酶的纯化通常应用在特殊条件下培养的细胞。另外，纯化前要把细胞膜分离出来。大多数膜受体 TPK 可以用亲和层析的方法纯化，这就大大地提高了纯化效率。

（一）C-src 激酶的纯化

1. 实验试剂和材料

血小板。

PBS/EDTA [10mmol/L Na$_3$PO$_4$（pH 7.2），137mmol/L NaCl，2.7mmol/L KCl，0.5mmol/L EDTA]。

缓冲液 1：5mmol/L Hepes（pH 7.5），1mmol/L EDTA，0.5mmol/L PMSF，10μg/ml aprotinin，25μg/ml soybean trypsin inhibitor。

缓冲液 2：40mmol/L Tris（pH 7.4），20mmol/L EDTA，0.2mol/L NaCl，120mmol/L 焦磷酸钠，0.2mol/L NaF，2mmol/L Na$_3$VO$_4$，8mmol/L PMSF，100μg/ml soybean trypsin inhibitor，4%（V/V）Triton X-100。

缓冲液 3：5mmol/L Hepes（pH 7.5），1mmol/L EDTA，1mol/L NaCl，125mmol/L 蔗糖，0.05%（V/V）Triton X-100，2mmol/L PMSF，25μg/ml soybean trypsin inhibitor。

缓冲液 4：20mmol/L 硼酸（pH 10），0.05% Triton X-100，2mmol/L PMSF，25μg/ml soybean trypsin inhibitor。

Ab327-Affi-Gel 10 使用前分别用 20ml 缓冲液 2，3，4 各洗 1 次，而后平衡。

2. 纯化步骤（以下各步均在 4℃下进行）

（1）取 50ml 的血小板，加入适量的生理盐水，1200×g，离心 10min，弃去上清。沉淀中加入适量的生理盐水，450×g，离心 20min，弃去上清，用 300ml PBS/EDTA 洗沉淀 3 次。

（2）用 10 倍体积的缓冲液 1 悬浮血小板，冰浴溶胀 20min。而后超声破碎细胞。

（3）离心 50 000×g，1h，沉淀溶于 60ml 缓冲液 1 中，得到悬浮的囊泡。

（4）在离心管中加入 4ml 27% 蔗糖（溶于缓冲液 1），上边小心加入提取的悬浮液，40 000×g，离心 80min，弃去上清和蔗糖下的沉淀，取出囊泡层，3 倍缓冲液 1 稀释（如需要此步产物可以 -20℃过夜）。

（5）用双蒸水调到 100ml，加入 33ml 缓冲液 2，冰浴 20min，48 000×g，离心 20min，弃去沉淀。

（6）上清过 Ab327-Affi-Gel 10（10mmol/L×65mmol/L）柱，流速 2ml/min。

（7）分别用 15ml 缓冲液 2，50ml 缓冲液 3 洗柱子。用 50ml 缓冲液 4 洗脱 src，每收集管中事先加入 800μl 0.5mol/L Hepes（pH 7.5），收集得到的活性部分加入等体积的乙二醛，-20℃冻存。

（二）EGF 受体的纯化

EGF 的提取一般选 A431 细胞株（人外阴表皮癌细胞株）。此细胞株不但具有高表达 EGF 受体（达 2×10^6 受体/细胞），而且容易培养。

1. 试剂

PBS/MSF：10mmol/L Na$_3$PO$_4$（pH 7.2），137mmol/L NaCl，2.7mmol/L KCl，0.1mmol/L PMSF。

裂解缓冲液：50mmol/L Hepes（pH 7.5），150mmol/L NaCl，1%（V/V）Triton X-100，1.5mmol/L MgCl$_2$，1mmol/L EGTA，10%（V/V）甘油，10μg/ml leupeptin，10μg/ml pepstatin，10μg/ml soybean trypsin inhibitor，10μg/ml aprotinin。

缓冲液 1：20mmol/L Hepes（pH 7.4），1mmol/L EDTA，100mmol/L NaCl，0.1%（V/V）Triton X-100，10% （V/V）甘油，0.1mmol/L EGTA，10μg/ml leupeptin，10μg/ml pepstatin，10μg/ml soybean trypsin inhibitor，10μg/ml aprotinin。

Ab528-agrose：使用前分别用 50 倍体积缓冲液 1，缓冲液 1 +1mol/L NaCl，缓冲液 1 平衡。

2．实验步骤

（1）培养60瓶A431细胞，用PBS/PMSF洗3次。

（2）（以下操作在0~4℃下进行）细胞中加入50ml裂解缓冲液，置于0℃，2~3min，离心17 000g，20min弃去沉淀。

（3）上清加到2ml Ab528-agrose中，搅拌90min。

（4）500×g，离心5min，回收胶，用20ml缓冲液1洗3次，再用20ml含1mol/L NaCl的缓冲液1洗1次。

（5）用4ml含0.1mmol/L EGF的缓冲液1洗胶2次，每次2h，收集洗脱液，加一体积甘油，保存在-20℃（如果需要，可以浓缩后再加甘油）。

三、膜上具PTPP活力的受体纯化

Phosphotyrosyl protein phosphatase（PTPP）在细胞中含量少，而且纯化困难，所以发现比TPK晚。以红细胞膜上PTPP的纯化为例介绍膜结合PTPP的纯化过程。

（一）红细胞膜（ghost）的制备

1．试剂

等渗Tris缓冲液：0.172mol/L Tris用12mol/L HCl调pH 7.6。

低渗Tris缓冲液：把等渗Tris缓冲液稀释15.5倍。

2．实验步骤

（1）购正常人血红细胞，1000×g离心30min。而后用等渗缓冲液洗3次，洗去白细胞，每次1000×g离心30min收集沉淀。

（2）清洗后的红细胞中加入1/2体积的等渗缓冲液，制成悬液。

（3）加入6倍体积的低渗缓冲液，4℃放置5分钟，20 000×g离心40min。

（4）沉淀用低渗缓冲液洗2~3次，把红细胞膜洗至无色，每次20 000×g离心30min收集沉淀。这样得到红细胞膜（ghost）。

（二）膜上PTPP的纯化

1．试剂和材料

缓冲液1：25mmol/L 咪唑-HCl（pH 7.0），10mmol/L 巯基乙醇，1mmol/L EDTA，0.05mmol/L PMSF，0.02 % NaN$_3$。

DE52 纤维素。

磷酸纤维素。

2．实验步骤

（1）取红细胞膜，加入含0.2 % Triton X-100的缓冲液10℃放置40min。

（2）350 000×g离心1h。上清过DE52纤维素柱，用缓冲液1淋洗未吸附的蛋白，再用含NaCl的缓冲液1进行梯度洗脱，收集4ml/管。

（3）活性部分用蔗糖浓缩到1ml，而后对缓冲液1透析。

（4）透析后的粗提液过磷酸纤维素柱，用缓冲液1淋洗，然后用含NaCl的缓冲液1进行梯度洗脱，每管收集5ml，活性部分浓缩，加入等体积的甘油，-20℃保存。

四、药物影响细胞质中酪氨酸磷酸化的分析

许多小分子药物不是通过膜受体，而是直接进入细胞内影响酪氨酸磷酸化水平。虽然药物影响细胞酪氨酸磷酸化的机制还不清楚，但大量文献报道癌细胞被药物诱导后，其细胞内酪氨酸磷酸化水平下降。目前酪氨酸磷酸化水平的变化已用于衡量药物诱导细胞分化的一个重要指标。简单快速分离细胞质中的各组分，并进行TPK和PTPP活力测定，对药物作用机制的研究提供理论依据。酶活测定方法前边已介绍，下边简单介绍细胞组分的初步分离。

（一）试剂

缓冲液1：5mmol/L Hepes（pH 7.4），1.0mmol/L MgCl$_2$，1mmol/L EDTA，1mmol/L PMSF。

缓冲液2：25mmol/L Hepes（pH 7.4），5mmol/L α-巯基乙醇，0.1% NP-40，1mmol/L PMSF。60% NaCl 生理盐水。

（二）主要仪器

低温离心机，超声破碎仪。

（三）步骤

1. 800×g，离心5min 收集各时间点的加药处理细胞和对照细胞（未加药），用生理盐水洗3次，再用缓冲液1洗1次，弃去上清。

2. 加入800μl 缓冲液1，混匀，超声破碎（保证细胞核完整），1000×g，离心10min。上清30 000g，离心30min，得到可溶部分（上清）。

3. 沉淀中加入300μl 缓冲液2，振荡，冰浴30min，而后15 000×g，离心30min弃去沉淀，得到细胞的颗粒部分。

4. 分别对细胞的可溶部分和颗粒部分进行 PTPP，TPK 活力测定。

（郭双立　颜卉君）

参 考 文 献

1. Natalie G Ahn. The MAP kinase cascade. Discovery of a new signal transduction pathway. Molecular and Cell Biochemistry, 1993, 127/128：201－209
2. M Raab. M Yamamoto, et al. The T-cell antigen CD5 acts as a receptor and substrate for the protein-tyrosine kinase p561ck. Molecular and Cellular Biology, 1994, 14：2862-2870
3. A J Rossomando, et al. Mitogen-activated protein kinase kinase 1 （MKK 1） is negatively regulated by threonine phosphorylation. Molecular and Cellular Biology, 1994, 14：1594-1602
4. G Clari, et al. Membrane-bound phosphotyrosyl-protein phosphatase activity in human erythrocytes. Dephosphorylation of membrane band 3 protein. Biochemical and Biophysical Research Communication, 1987, 142：587－594
5. D Feder, J M Bishop. Purification and enzymatic characterization of pp60c-src from human platelets. J Biol Chem, 1990, 265：8205－8211
6. P B Wedegaertner, G N Gill. Activation of the purified protein tyrosine kinase domain of the epidermal growth factor receptor. J Biol Chem, 1989, 264：11346－11353
7. T Hunter. Methods in Enzymology, 1991, 200：3－37
8. D G Hardie. Protein Phosphorylatio-A practical Approach. Oxford university Press, 1993, 145～169；231－249
9. 朱茂祥，吴国利. 人血红细胞蛋白质酪氨酸磷酸酶（PTPP）的研究. 生物化学杂志，1994, 10（2）：169－179
10. 白龙川，颜卉君，等. HL-60 细胞诱导分化过程中 TPK 和 PTPP 活力的时空改变. 生物化学杂志，1995, 11（3）：333－337
11. 白龙川，郭双立，等. HL-60 细胞诱导分化过程中酪氨酸磷酸化水平的改变. 生物化学杂志，1995, 11（4）：442－445
12. 庞玲，颜卉君等. 几种药物对 HL-60 细胞的诱导分化作用及其过程中蛋白激酶 C 活力分析. 生物化学杂志，1993, 9（5）：591－596
13. 郭双立，白龙川. 红细胞分化因子诱导 HL-60 细胞排核过程中酪氨酸蛋白质磷酸化. 生物化学杂志，1997, 13（2）：210－215

第三节　激素与细胞内受体作用

与细胞内受体作用的激素主要是类固醇激素包括糖皮质激素，盐皮质激素，雄激素，雌激素，孕激素和维生素 D 衍生物。甲状腺激素，维甲酸等非类固醇激素也在此列。研究表明，一些激素如糖皮质激素的受体分布在胞质液中，而另一些激素如雌激素，孕激素的受体仅存在于靶细胞核内。未与激素结合的类固醇激素受体与特异的热休克蛋白（heat-shock protein，HSP）结合，以受体杂合寡聚体的形式存在。HSP 的结合掩盖了受体上的 DNA 结合结构域，阻止了受体与 DNA 发生作用。受体与激素结合后，受体杂合寡聚体经过磷酸化，受体蛋白与 HSP 解离并发生构象变化，暴露出 DNA 结合结构域，使激素受体复合物激活，活化的激素受体复合体与靶基因启动子部位的核苷酸序列（或称激素应答元件，hormone-response element，HRE）结合，起到转录增强子的作用。但在某些条件下，这种结合却起到抑制基因转录的作用。有关激素受体复合物与基因组反应的确切过程仍有待于进一步阐明。此外，类固醇激素受体复合物还可直接作用于 mRNA，对 mRNA 起稳定作用，促进蛋白质的翻译，称作类固醇激素的非基因组作用。下面按胞内受体磷酸化，胞内受体与相关蛋白作用，胞内受体核定位信息分析，胞内受体与 DNA 作用，胞内受体转录活性分析，类固醇激素对基因表达的调节及其结合球蛋白 mRNA 的 PCR 扩增和测定等顺序介绍近年来所使用的研究方法。

一、胞内受体磷酸化分析

类固醇受体是高度磷酸化的蛋白质，如雄激素、糖皮质激素、孕激素、甲状腺激素受体均在体内磷酸化。胞内受体一般有基础水平的磷酸化，在相应配基的诱导下，磷酸化会增加好几倍。胞内受体磷酸化也可是非配基依赖性的，因为 8-Br-cAMP，胰岛素样生长因子，上皮生长因子等都能明显增加受体磷酸化水平。它们或增加蛋白激酶，或抑制磷酸酶，或激活信息传导通路，从而产生效应。磷酸化对受体功能的作用目前还不完全明了。研究表明，它与激素结合、DNA 结合、受体加工、穿梭和再循环、转录激活等有关。例如，人雌激素受体氨基末端 A/B 区 118 号丝氨酸的磷酸化就与受体转录激活作用有关。现以雌激素受体（ER）为例，介绍胞内受体的体内外磷酸标记，标记受体的定量及标记氨基酸的识别方法。

（一）试剂、溶液、仪器

17β-雌二醇（美国 Research Plus Steroid 实验室提供）。

雌激素受体单克隆抗体 H222（抗原特异性在受体类固醇结合区，购自美国 Abbott 实验室）。

^{125}I 标记羊 IgG［抗大鼠 IgG F（ab′）$_2$ 片段］（美国 Amersham 公司产品）。

^{32}P 正磷酸（无载体，8mCi/ml；美国 Amersham 公司产品）。

三氟醋酸（TFA，Sigma 公司产品）。

异硫氰酸苯酯（PITC，Pierce 公司产品）。

Dulbecco′s 改良 Eagle′s-F-12 培养基（DMEM，无酚红、磷酸和 $CaCl_2$；美国 Gibco 产品）。

1-乙基-3-（3-二甲氨丙基）碳化亚胺（EDAC，Sigma）液，取 1mg，加 0.1mol/L 4-吗琳乙烷磺酸液（pH 5.0）0.1ml，配成 10mg/ml。

TEGM-P 缓冲液：10mmol/L Tris-HCl，1.5mmol/L EDTA，10%（V/V）甘油，3mmol/L $MgCl_2$，3mmol/L EDTA，并含 leupeptin 50μg/ml，antipain 50μg/ml，soybean trypsin 抑制剂 50μg/ml，chymostatin 50μg/ml（pH 7.6，25℃）。

TEMo 缓冲液（pH 7.4）：10mmol/L Tris，1mmol/L EDTA，20mmol/L NaMo。

稀释缓冲液：TEMo 缓冲液中加入 0.3mol/L NaCl，0.5% 吐温-80，50μg/ml leupeptin，50μg/ml antipain，50μg/ml chymostatin。

5mmol/L HEPES-0.85% NaCl 液。

30% 丙烯酰胺贮备液：29.2%（W/V）丙烯酰胺，0.8%（W/V）亚甲双丙烯酰胺。

2×样品缓冲液：78mmol/L Tris-HCl，2.2% SDS，11%（W/V）蔗糖，0.002% 溴酚蓝，pH 6.8。

染色液 A：0.1% 考马斯 R250，10% 甲醇，10% 醋酸。

染色液 B：50% 甲醇，10% 醋酸。

蛋白带洗脱液：50mmol/L Tris-HCl（pH 9.0），2% SDS，1% TritonX-100。

Laemmli 缓冲液：25mmol/L Tris-HCl，192mmol/L 甘氨酸，0.1% SDS。

Edman 降解偶联试剂：甲醇：水：三甲基胺：PITC = 7:1:1:1，V/V。

硝酸纤维素膜（0.45μm 孔径，美国 Schleicher & Schuell 产品）。

薄层纤维素板（20cm×20cm，0.1mm 层厚，Merck 公司产品）。

芳氨 Sequelon 膜（Milligen/Biosearch 产品）。

电转装置。

放射自显影仪。

密度测定仪。

Elutrap 电洗脱装置。

液体闪烁仪。

其他实验室常规仪器。

（二）操作步骤

1. 组织制备　雌性 CD-1（ICR）Br 小鼠，去卵巢后饲养 14d，颈椎脱位处死，迅速取出子宫，在干冰上冷冻，贮存于 -70℃，直到使用。当分离胞核或可溶性胞质 ER 成分时，将子宫置于冰冷的 TEGM-P 缓冲液中，用 polytron 打 10s（用 5 号速度位置），制成匀浆，1000×g 离心匀浆 20min，倒出上清，105 000×g 离心上清 60min（4℃），制得胞液部分。将 1000×g 离心所得的沉淀再洗一次（1000×g），得胞核部分。当进行组织磷酸化时，则将子宫纵向切开，暴露出宫腔面。

2. 组织磷酸化　将剖开的子宫置于含 20mmol/L 钼酸钠（NaMo）的 DMEM（不含磷酸、酚红和钙）中，每 10 个子宫加 5ml 培养基。然后加入 1mCi 无载体的 ^{32}P 正磷酸（8mCi/ml）和 20nmol/L 己烯雌酚开始磷酸化，37℃ 孵育 2h。通过将子宫转入 5ml TEMo（含 2% SDS 和 1mmol/L DTT，25℃）缓冲液终止磷酸化反应，在 polytron 上打 10s（速度位置 6.5）制成匀浆，然后，离心（105 000×g）45min（30℃），倒出上清，100℃ 加热 4min，加 4 倍体积冰冷的丙酮（-20℃）沉淀标记的 ER。然后，贮存于 -70℃，直至进行免疫沉淀实验。

3. 体内磷酸化　将 100μCi ^{32}P 正磷酸稀释进 5mmol/L HEPES-0.85% NaCl 中，注入（ip）CD-1 小鼠，共注射 4 次，100μCi/次。每次间隔 30min，使总剂量达 400μCi/小鼠，15min 后注入生理盐水（空白对照）或雌二醇（20μg/kg），1h 后，杀死动物，迅速取出子宫组织，加入 5ml TEMo 缓冲液，制成匀浆，以下步骤同 "2. 组织磷酸化" 项。

4. 标记 ER 的免疫沉淀　用 2% SDS 溶解丙酮沉淀的 ^{32}P 标记 ER，然后加入 20 倍体积的稀释缓冲液，混合，加入单抗 H222，4℃ 孵育 12～16h，然后加入 500μl 兔抗大鼠 IgG-蛋白 A-琼脂糖树脂（先用上述稀释缓冲液平衡），旋转混合 3h（4℃），离心沉淀树脂，倒出上清（未结合组分），用 10ml 稀释缓冲液洗树脂沉淀 3 次，然后用 TEMo 缓冲液（pH 7.4）洗 1 次，加 250μl 2% SDS（25℃，15min）悬浮树脂 2 次，上清中含洗脱的 ^{32}P 标记 ER，向上清加入 4 倍体积的冰冷丙酮（-20℃），以沉淀 ^{32}P 标记 ER。

5. 标记受体的定量　离心（10 000×g）丙酮沉淀的 ^{32}P 标记 ER 10min（4℃），弃上清。加入 10μl 10%（W/V）SDS，15μl 2 倍浓度的样品缓冲液，悬浮沉淀物，-70℃ 保存待聚丙烯酰胺平板凝胶电泳。

（1）分子量测定　从贮备液制备 3% 丙烯酰胺成层胶和 10% 丙烯酰胺分离胶。用 ^{14}C 甲基化蛋白标准品（7.5～25 nCi 总放射性）作分子量标志，考马斯亮蓝预染的分子量标志物用作显示标志。

样品用 48mmol/L 二硫苏糖醇处理后，加热 100℃ 2min，然后加入 0.13mol/L 碘乙酰胺、0.07mol/L Tris 碱，以封闭巯基。样品负载最大可达 250μg 蛋白质，样品分离在 SE620 型电泳仪（32cm 凝胶）上进行。

电泳后，用 Pharmacia-LKB Novablot 电泳转移装置，将样品转移到 Immobilon 膜上，用染色液 A 染 15min，再用染色液 B 褪色。将染上色的蛋白带与在同样胶上用免疫探针检测出的 ER 蛋白带比较（见以下内容），切下单个 ER 蛋白带，置于 Eppendorf 管中，每 cm^2 加入 0.2～0.5ml 的洗脱液，离心 10min（室温），以便将结合的蛋白从膜上释放出来。取上清，再至少离心 5min，以移去任何保留的不溶物质。将上清置 Eppendorf 管中，加入 4 倍体积的丙酮，置干冰/乙醇浴中 30～60min，离心 20min，丙酮沉淀物以 50mmol/L Tris-HCl（pH 6.0）稀释，20% 三氯醋酸沉淀 ER 样品，加 10% SDS 悬浮样品，再 SDS-PAGE 一次，以确证 ER 是否为二倍体蛋白带。

（2）Western 印迹　用双侧分布印迹技术将凝胶上蛋白转移到硝酸纤维素膜上。按下列次序准备一个夹心层：

1）一个多孔的聚乙烯板，13.5cm×14cm，1.6mm 厚。

2）三张厚滤纸（S&S 级 470），13.5×10cm。

3）SDS 聚丙烯酰胺平板凝胶（13.5cm×9.5cm，移走成层胶）。

4）一张硝酸纤维素膜。

5）三张以上厚滤纸。

6）另一张多孔聚乙烯板。与凝胶接触的各种组分用电极液预湿。

电极液由 20mmol/L Tris 碱，150mmol/L 甘氨酸，20%甲醇，0.05 % SDS 组成，使用前真空脱气。夹心层用厚橡胶带固定在两电极之间，硝酸纤维素膜朝向阳极。用电极液注满反应室，低压（6~8V/cm）电转 20h（4℃）。换上不含 SDS 的电极液，继续低压电转 2h，以减少结合到蛋白带上的 SDS。然后进行高压（50W，35~45 V/cm）电转。温度维持在 10℃ 以下（通过冷却系统）。上法获得的所有印迹用 30ml 水洗 2 次，然后与 70ml Tris 缓冲生理盐水（TBS，含 3% BSA），孵育 30min。干燥后，4℃ 保存待用。

将硝酸纤维素膜与 300ml TBS（含 0.05% 吐温 -20）孵育 5min，300ml 水漂洗 2 次，再与含 3% BSA 的 TBS 孵育 1h，封闭非特异蛋白结合位点后，膜与含 0.5μg/ml H222 的 50ml 同样溶液孵育 4h（室温），然后用含 0.05% 吐温-20 的 200ml TBS 洗 1h，每 10min 换洗液一次，水浸洗间隔为 10s，然后膜与 50ml 0.017μg/ml 羊抗大鼠 IgG [125I] F（ab′）₂ 片段抗体（羊 IgG，0.33μCi/ml，用含 3 % BSA 的 TBS 稀释）孵育 4℃ 过夜。然后，用含 0.05% 吐温-20 的 200ml TBS 洗膜 2h，每 15min 换 1 次，直接放射自显影，使用 Cronex Quanta 增强屏，以不同的时间将膜对 Kodak XAR-5 胶片曝光（-70℃），并以密度仪定量。

6. 受体蛋白磷酸氨基酸分析

方法一：从 SDS-PAGE 凝胶上切下直接放射自显影显示的 ³²P 标记 ER 蛋白带，置于 Elutrap 装置中电洗脱，加入 8~10ml Laemmli 缓冲液，以 75V 常压电洗脱 12~18h（25℃），收集洗出液，取一等份液闪计数，其余用 4 倍体积的丙酮沉淀，125μg/ml 胰岛素作为介导蛋白。离心（10 000×g）10min（4℃），弃上清，用 0.05mol/L NH₄HCO₃ 悬浮沉淀，加入 6mol/L HCl，110℃ 水解 1h，在薄层纤维素板上高压（1100~1600V）电泳（在冷却系统下）分离和发现放射性磷酸氨基酸，根据电泳前 1μg 每个非放射性磷酸氨基酸的泳动度（水合布茚酮染色）来识别待测的放射性氨基酸。注意上述电洗脱后，收集一部分样品，进行 SDS-PAGE 分析，以证实 ER 蛋白的存在。

方法二：从 SDS-PAGE 凝胶上切下放射自显影显示的 ³²P 标记 ER 蛋白带，加入 0.3ml 70%（V/V）甲酸室温下洗脱 1h，真空干燥提取物，加入 50μl 水（对可溶性 ER 蛋白）溶解，再干燥 2 次，然后加 30μl 含 0.1% 三氟醋酸的 50% 乙腈溶解，点到芳氨-Sequelon 圆片上，圆片先在加热装置中受热封闭（水蒸 5min）。将圆片置于 1.5ml 离心管中，加入 EDAC 液，进行共价连接反应，室温下 30min 后，充分水洗，并用 TFA 轻摇提取 5 次，以移去未结合的肽。再用甲醇提取 3 次。然后，对圆片上的蛋白行 Edman 降解或 -20℃ 贮存于甲醇中。每轮 Edman 降解有 8 个步骤：

（1）加 0.5ml 的偶联试剂，50℃ 温育 10min。

（2）移去试剂，用 1ml 甲醇洗圆片 5 次。

（3）真空干燥 5min。

（4）加 0.5ml TFA，50℃ 温育 6min。

（5）保存 TFA 洗液，加 TFA 与 42.5% 磷酸（9∶1，V/V）的混合液 1ml 提取圆片。

（6）将步骤（4）和（5）的两份溶液合并起来，用计数器测定释放的放射活性量。

（7）用计数器测定保留在圆片上的放射活性量。

（8）用甲醇洗圆片 6 次。一轮结束后，接着下一轮，直至膜上放射性测不出为止。对每轮降解物，或通过氨基酸序列分析仪或通过 HPLC，使用不同氨基酸对应的 UTV 检测波长，确认受体蛋白磷酸化氨基酸及其位点。

（三）注意事项

1. 因为从小鼠子宫组织获得的 ER 数量很少，因此，检测方法要求灵敏度高。曾对 4 种免疫检测方法作了比较：①用 ¹²⁵I 标记的 H222 单抗直接染色；②用 H222 作为一抗，亲和素标记抗体作为二抗（连接抗生物素蛋白 - 辣根过氧化酶颜色显示系统间接染色；③用 H222 作一抗，¹²⁵I 标记蛋白 A 的间接标记方法；④用 H222 和 ¹²⁵I 标记的抗大鼠 Ig 的 F（ab′）₂ 片段作二抗的间接标记方法。方法②和③，由于非特异染色量高；方法③灵敏度低，未能获得满意结果，故都未采用。

2. Edman 降解法的原理是用 PITC 与蛋白或多肽的游离氨基偶联，偶联的产物在无水 TFA 中于第一个氨基酸残基的羧基端断裂，生成 ATZ-氨基酸。肽链的 N-末端切去一个氨基酸后，暴露出第二个氨基酸残基的游离氨基端，可再次与 Edman 试剂偶联，再次循环。每轮循环后，分别测定洗液和圆片上的放射活性，可及时发现磷酸标记的氨基酸是否洗脱。ATZ-氨基酸不稳定，在水中转变为 PTC-氨基酸后，又在酸性条件下转变为稳定的 PTH-氨基酸。所有 PTH-氨基酸在紫外区都有强的吸收，故可用 UV 检测器检测。

二、胞内受体相关蛋白分析

非配基结合的类固醇激素受体以一种复合物存在于胞质中，这种复合物含 7 种蛋白，包括热休克蛋白（HSP）90，70 和 56。HSP90 以二聚体结合在受体的激素结合区域（hormone binding domains，HBD），与受体转运有关；HSP70 也结合在受体（如雌激素受体、孕激素受体等）的 HBD，为受体复合体形成所需要；HSP56 在复合物上有两个结合位点：一是与 HSP 结合，另一可能是与受体的核定位信息（nuclear localization signal，NLS）序列（高负电性绞链区）结合，在受体核定位中可能起作用。它还是一个免疫亲和剂（immunophilin），能结合免疫抑制剂，如 cyclosporin A，FK506 及 rapamycin，在细胞内蛋白质折叠和转运方面起基本作用；同时，HSP56 又是一个肽基脯氨酰顺反异构酶（peptidylprolyl cis-trans isomerase，PPIase）属 FK506 结合蛋白类（FK506 binding protein，FK506BP）。FK506 结合到免疫亲和剂的 PPIase 位点上，抑制该酶的活性。其他的受体相关蛋白功能尚不清楚。下面介绍受体和受体主要相关蛋白的分离提取及其在网织红细胞体系中的重组和功能分析。

（一）用特异抗体分离受体复合物

以孕激素受体（PR）为例。孕激素受体有两型，用 A、B 两型或 B 型受体抗体，从粗提取物中分离未活化的受体复合物，继而进行凝胶电泳及印迹分析，检测受体及其主要相关蛋白。

1. 试剂、溶液、仪器

17β 雌二醇苯甲酸盐（Aldrich 公司产品），用芝麻油配成 5mg/ml。

PR13，识别 PR A、B 两型的单克隆抗体（鸡输卵管），配成 1μg/ml。

PR6，识别 PR B 型的单克隆抗体（鸡输卵管），配成 10μg/ml。

AC88，识别 HSP90 抗体（鸡输卵管），配成 10μg/ml。

N27，识别 HSP70 单抗隆抗体（人），配成 10μg/ml。

EC1，识别 59kD 蛋白单克隆抗体（兔子宫组织），配成 l10μg/ml。

氰硼氢化钠　配成 100mmol/L。

磷酸钾　配成 100mmol/L（pH 7.2）。

PTgMo 缓冲液　50mmol/L 磷酸钾（pH 7.2），10mmol/L 硫代甘油，10mmol/L NaMoO$_4$（必要时加蛋白抑制剂：77μg/ml aprotinin，0.1mg/ml 杆菌肽，0.1mmol/L leupeptin，1.5μmol/L pepstatin，0.5mmol/L 苯甲基磺酰氟）。

SDS 样品缓冲液　0.0625mol/L Tris-HCl（pH 6.8），2% SDS，10% 甘油，5% 2-巯基乙醇，0.001% 溴酚蓝。

电泳缓冲液（pH 8.3）　0.025mol/L Tris，0.192mol/L 甘氨酸，0.1% SDS。

转移缓冲液　0.5mol/L Tris（pH 8.3），3.84mol/L 甘氨酸，0.01% SDS，20% 甲醇。

Western 缓冲液　20mmol/L Tris（pH 7.4），150mmol/L NaCl，0.5% 吐温-20，1% 奶粉。

底物缓冲液　100mmol/L Tris（pH 9.5），100mmol/L NaCl，50mmol/L MgCl$_2$。

NBT-BCIP 染色液（用底物缓冲液配制）　0.033% Nitro Blue Tetrazolium，0.033% 5-bromo-4-chloro-3-indolyl phosphate，0.31% dimethylformamide。

活化琼脂糖树脂（Actigel，Sterogene Biochemical）。

羊抗小鼠碱性磷酸酶（Fisher Biotech）。

Polytron PT-10 匀浆机。

Hoefer GS-300 扫描密度仪。

TE 电转仪（Hoefer Scientific Instruments）。

其他实验室常规仪器。

2. 操作步骤

（1）胞质制备　取一周龄未成熟鸡，每日注射 0.2ml 17β 雌二醇苯甲酸盐，3～5 周后，收集输卵管，加入 4 倍体积的 PTgMo 液（有些情况下，加蛋白抑制剂），在 Polytron PT-10 上制成匀浆，20 000×g 离心 20min，收集上清，离心（100 000×g）60min，此上清为胞质部分。

（2）抗体-树脂的制备　小鼠单克隆抗体（PR13 或者 PR6）经 DEAE 纤维素纯化后，置水中充分透析，然后冻干，用 100mmol/L 磷酸钾（pH 7.2）悬浮抗体（6mg/ml），按每 10mg 抗体加 1g 树脂制备抗体树脂，并加入 100mmol/L 氰硼氢化钠，室温下振摇 3～4h，然后置烧结玻璃漏斗，用至少 20 倍体积的 1mol/L KCl 和 20 倍体积的磷酸缓冲液洗后，4℃贮存于 1∶1 磷酸缓冲液（含 0.02% 叠氮钠）中。

（3）PR 复合物的提取纯化　按每 ml 鸡输卵管胞质液加 50μl 抗体-树脂浆液（25μl 床体积）轻摇、孵育（4℃）1h（约有一半受体结合）。与胞质孵育后，用 20 倍体积的 PTgMo 快洗树脂 3 次，再用 PTg 缓冲液洗 2 次以上。然后，将结合的受体复合物提取到 SDS 样品缓冲液中，待 SDS-PAGE。

（4）电泳和染色

1）电泳　贮备液：30%（W/V）丙烯酰胺，0.8% N，N′-双甲叉丙烯酰胺；分离胶：取 7.5%～12% 丙烯酰胺（根据所需要的分辨率，从贮备液配制），0.375mol/L Tris-HCl（pH 8.8）和 0.1% SDS，加入 0.025%（V/V）的 TEMED 和过硫酸铵，立即将溶液装在长 15cm、直径 6mm 的玻璃管中聚合成 10cm 凝胶；成层胶：取 3% 丙烯酰胺（从贮备液配），0.125mol/L Tris-HCl（pH 6.8），0.1% SDS，加入 0.025%（V/V）的 TEMED 和过硫酸铵聚合成 1cm 成层胶。取含 PR 的样品缓冲液 0.2～0.3ml，浸入沸水 1.5min，加进样品槽孔，3mA 电泳至溴酚蓝标志达凝胶底部（约 7h）。

2）染色　考马斯亮蓝染色：以 50% 三氯醋酸（TCA）与凝胶过夜固定凝胶上蛋白，并用 50% TCA 新配制的 0.1% 考马斯亮蓝 R250 37℃染色 1h。然后用 7% 醋酸反复洗，以达到分布脱色的目的。对染上色的蛋白带，用密度仪测定其密度。

银染：考马斯亮蓝染色过的凝胶，用 30% 乙醇洗至背景完全无色。加入 0.1% AgNO₃ 液（用 20% 贮备液 1∶200 制备）反应 30min。用水洗凝胶和容器（10～20s）以去除残余的 AgNO₃。用 2.5%～3.0% Na₂CO₃（含 0.02% 甲醛）液开始显影 5～10min，换显影液 2 次（10s 和 30～60s），在背景被染为黄色前，用 1.0% 醋酸终止反应（5min）。在水里洗 3 次，每次 5min。然后用 0.5% 当日新配制的 Farmer 还原剂（1g/200ml 水）处理 10～30s，迅速倾出 Farmer 还原剂，立即在流动自来水下洗 1min，再用去离子水洗 3 次，每次 5min，然后从加 AgNO₃ 液开始，再循环 1 次。将染色过的凝胶存在水里或干燥后存放，用密度仪测定蛋白带密度。

（5）Western 印迹　将电泳后的凝胶置转移缓冲液中浸泡 20min。然后在 TE 电转装置上 28V 转 1h，84V 转 2h。将硝酸纤维素膜置 Western 缓冲液中封闭 1h（室温，轻摇，下同），然后加入抗体（PR：1μg/ml；其他抗体：10μg/ml），孵育 3h。用 Western 缓冲液洗 3 次，每次 5min。继而与羊抗小鼠 IgG 碱性磷酸酶（1∶500 稀释）孵育 3h，洗 2 次，再用底物缓冲液洗 2 次以上，用 NBT-BCIP 液染色至所需要的强度，密度仪定量。

3. 注意事项

（1）增加抗体-树脂的体积对受体回收率的增加有限，而用每毫升胞质 50μl 树脂以保护树脂。增加树脂与胞质孵育时间，也会增加非特异性蛋白聚集在树脂上，而不会增加受体回收率。

（2）SDS 凝胶用考马斯亮蓝染色，如果有必要，则加银染。银染每个步骤予以定时。双银染能提高某些蛋白如 HSP70 着色度，这些蛋白单银染着色浅，模糊不清。

（二）用免疫抑制剂分离受体复合物

受体复合物中含有 HSP56，利用 FK506 与 HSP56 的特异结合，从细胞提取物中分离受体复合物，再运用 SDS-PAGE 和 Western 印迹技术识别受体及其主要相关蛋白 HSP90，HSP70 和 HSP56。以糖皮质激素受体（GR）为例。

1．试剂、溶液和仪器

Affigel-10（Bio-rad 公司产品）。

FK-506。

Rapamycin。

PG 缓冲液　10mmol/L 磷酸钠（pH 7.4），10% 甘油，1μg/ml Leupeptin，1μg/ml pepstatin。

HG 缓冲液　10mmol/L Hepes pH 7.4，10% 甘油。

电泳装置。

电转装置。

Dounce 匀浆机及其他实验室常用仪器。

2．操作步骤

（1）胞质制备　将 IM-9 淋巴细胞用冷的磷酸缓冲液生理盐水洗 3 次，再用含蛋白酶抑制剂的 10mmol/L PG 缓冲液将细胞（10^8/ml）悬浮起来，在 Dounce 匀浆机中破碎细胞（4℃），100 000×g 离心悬浮液 1h（4℃）。

（2）GR 复合物的提取分离　取上清 0.8ml 与 40μl FK506-Affigel-10 孵育（加或不加 ±20mmol/L Na$_2$MoO$_4$）4℃，3h。用 10mmol/L PG ±20 mmol/L Na$_2$MoO$_4$ 洗基质 2 次。保留的蛋白质用 250μl 10mmol/L PG（含 1mmol/L FK506）洗脱。

（3）GR 复合物的电泳和染色　对洗脱物进行 SDS-PAGE 和银染。

（4）Western 印迹　将 SDS-PAGE 后的凝胶电转到硝酸纤维素膜上，以 ECI，N27，AC88 或 PBL135 抗体（抗人 GR）进行免疫染色（±Na$_2$MoO$_4$）。见前述有关内容。分子量标准为 31，45，68，97kD。

3．注意事项

（1）在胞质与 FK506-Affigel-10 孵育液中，加入 20mmol/L Na$_2$MoO$_4$，因 Na$_2$MoO$_4$ 能稳定受体复合物而不解离，便于提取。

（2）HSP56 为免疫亲和剂，除可与 FK506 结合外，还可与免疫抑制剂 rapamycin 结合，故可用 rapamycin-Affigel-10 亲和基质纯化 HSP56。

（三）受体复合物的装配及功能分析

在无细胞情况下，通过将免疫纯化的受体和兔网织红细胞溶质孵育可形成受体和其相关蛋白的复合体。形成的复合体，如果与天然的受体复合体一样，则予以相应配基后，受体会从非类固醇结合态转变成类固醇结合态。通过测定受体与放射配基的结合能力即可知道。复合体的装配是 ATP 依赖性的，需要单价阳离子（如 K$^+$，Na$^+$，Rb$^+$ 等）的存在。HSP70 具有蛋白非折叠酶活性，对蛋白质装配有催化作用，为受体与 HSP90 结合所需要。通过 ATP-琼脂糖柱对 HSP70 的特异吸附作用，建立一个无 HSP70 的兔网织红细胞体系，则可用来观察 HSP70 对受体与 HSP90 装配及其结合配基活性产生的作用，借此了解受体和其相关蛋白的关系。

1．试剂、溶液和仪器

补铁小牛血清。

未处理的兔网织红细胞胞质（Green Hectares，Oregon）。

^{125}I 标记的羊抗鼠、抗兔 IgG（DuPont，NEN）。

Dulbecco 改良 Eagle 培养基（DMEM，高葡萄糖，Sigma）。

蛋白 A-Sepharose（Sigma）。

ATP-agarose（偶联在嘌呤环 C$_8$ 上；Sigma）。

羟基磷灰石（Bio-Rad）。

辣根过氧化酶连接的羊抗鼠、抗兔抗体（Sigma）。

Centricon C10 微浓度单位滤膜（Amicon）。

AC$_{88}$ IgG 单克隆抗体（对 HSP90；StressGen，Victoria）。

N27F3-4 抗 72/73kD 热休克蛋白抗体（对 HSP70；StressGen）。

BuGR2 IgG 单克隆抗体（对 GR；Affinity Bioreagents）。

抗 HSP70、HSP90 兔血清（NCI，USA）。

UPJ$_{56}$兔抗血清（对 HSP56；Upjohn）。

^{3}H 标记的氟羟脱氢皮质醇丙酮液（42.5Ci/mmol）。

DE52 柱（2cm×20cm）。

羟基磷灰石柱（2cm×8cm）。

ATP-agarose 柱（25cm）。

Immobilon-P 膜。

HE 缓冲液：10mmol/L Hepes，1mmol/L EDTA，pH 7.4。

TEG 缓冲液：10mmol/L TES，50mmol/L NaCl，4mmol/L EDTA，10% 甘油，pH 7.6。

Hepes 缓冲液：10mmol/L Hepes，pH 7.4。

TEGM 缓冲液：TEG 缓冲液加 20mmol/L 钼酸钠。

ATP 再生系统：50mmol/L ATP，250mmol/L 肌酸磷酸，20mmol/L MgCl$_2$，100U/ml 肌酸磷酸激酶。

电泳装置。

液体闪烁计数仪。

Dounce 匀浆机及其他实验室常规仪器。

2. 操作步骤

（1）细胞培养和分级分离　将 L$_{929}$小鼠成纤维细胞（L 细胞）在补充 10% 牛血清的 DMEM 中单层培养。将细胞刮进 Earle 平衡液，离心（500×g），将洗后的细胞悬浮于 1.5 倍体积的 HE 缓冲液中，在 Dounce 匀浆机上破碎，离心匀浆（100 000×g）1h，上清为胞质部分，用于 GR 的免疫吸附。

（2）免疫吸附　300μl 细胞胞质液，加入终浓度为 10μg/ml 的 BuGR$_2$，0℃过夜；然后加入 30μl 20% 蛋白 A-Sepharose 和 0.5ml TEG 缓冲液，4℃离心 1h，向沉淀加入 0.5mol/L NaCl，4℃孵育 2h，然后用 1ml TEG 缓冲液洗 2 次，以去掉 HSP90。

（3）GR 不均一复合体的重组　取 6μl 蛋白 A-Sepharose 沉淀物（含 GR，不含 HSP90），加入 1ml Hepes 缓冲液洗 1 次，然后分别与下列成分孵育：

1）与 100μl 没有处理的网织红细胞溶解物。

2）与 50μl 2 倍浓度的过 ATP-agarose 层析柱的网织红细胞溶解物成分（含 HSP90，不含 HSP70）。

3）与 50μl 2 倍浓度的 ATP-agarose 层析柱上保留的网织红细胞溶解物成分的 ATP 洗脱液（含 HSP70，不含 HSP90）。

4）与 2）+3）

5）与 22μg 纯化的 HSP70（不含 HSP90 和 HSP56）。

6）与纯化的 HSP90。同时，设自身对照（仅蛋白 A-Sepharose 沉淀物）和空白对照（未加 BuGR2 吸附 GR，但加 0.5mmol/L NaCl 去掉 HSP90 的网织红细胞溶解物）。

然后，向所有孵育液中加入 10μl ATP 再生系统和终浓度为 100mmol/L 的 KCl。用滴管将混合物悬浮并吹打几次，然后 30℃温育 15~20min，接着用 1ml 冰冷的 TEGM 缓冲液洗 3 次，将沉淀物悬浮于 1ml TEGM 缓冲液中，取 833μl 用于受体和相关蛋白的 Western 印迹，其余的用于类固醇结合力测定。

（4）类固醇结合力测定　免疫沉淀物（来自 100μl 原胞质）与 100μl TEGM 缓冲液（内含 2mmol/L 二硫苏糖醇和 50nmol/L ^{3}H 氟羟脱氢皮质醇丙酮液）孵育过夜。然后用 1ml TEG 缓冲液洗 3 次，液体闪烁仪上计数。用结合免疫沉淀物的 ^{3}H 氟羟脱氢皮质醇丙酮液的 cpm/min 表示结合值。

（5）受体相关 HSP90，HSP70 和 HSP56 分析　将免疫沉淀物置于 SDS 样品缓冲液中煮沸 1.5min，然后在 SDS 聚丙烯酰胺凝胶（3% 成层胶，7% 分离胶）上电泳。电泳后，将凝胶转至 Immobilon-P 膜上，与 2μg/ml 的 BuGR2，或与 0.05% 兔抗血清（对 HSP70 和 HSP90），或与 1% UPJ56 等探针孵育，洗后再与合适的 ^{125}I 标记的或辣根过氧化酶连接的抗体孵育，洗后显影（放射自显影或显色定量）。

（6）网织红细胞溶解物的处理　为了从网织红细胞溶解物提取内源性的 HSP70，取 1ml 溶解物与

0.5mol/L KCl 和 10mmol/L EDTA 孵育（0℃）10min，然后，加 4ml HE 缓冲液（含 0.5mol/L KCl），缓慢过（流速 75μl/min）ATP-agarose 25cm 层析柱，柱流出液（50ml）经 Amicon 过滤后缩小到终体积为 2～4ml，对两种不同顺序的 Hepes 缓冲液（加入 100mmol/L KCl 和 5mmol/L 二硫苏糖醇）透析过夜，然后通过 Centricon-10 超滤到原体积的一半（0.5ml）。HSP70 结合在 ATP-agarose 柱上，而经透析和浓缩的柱流出液可称为 HSP70 缺失细胞溶解物，保留在 ATP-agarose 柱上的 HSP70 可用含 5mmol/L ATP 的洗液洗下来，然后如上浓缩和处理。

（7）HSP90 的纯化　25ml 细胞胞质过 2cm×20cm DE52 层析柱（先用 HE 缓冲液平衡过）。随着 300ml 0～0.5mol/L KCl 梯度，蛋白质被洗出。对收集的每一份洗出液，通过 SDS-PAGE 和 Western 印迹分析（用针对 HSP70 和 HSP90 的抗血清）检测 HSP90。合并含 HSP90 的份数并用等体积的 20mmol/L K_2HPO_4，1mmol/L EDTA（pH 7.5）稀释，然后过 2cm×8cm 羟基磷灰石柱（先用同样的 K_2HPO_4 缓冲液平衡）。随着 300ml 的 0～0.5mol/L K_2HPO_4 梯度，蛋白质被洗出。同上检测，含 HPS90 的成分混合后，再过 ATP-agarose 柱，以去除 HSP70 污染的痕迹，对 TEG 缓冲液（加入 5mmol/L 二硫苏糖醇）透析。

（8）HSP70 的纯化　将上述含 HSP70（用 Western 印迹确定）的 DE52 柱馏分混合，过 25ml ATP-agarose 柱。用含 500mmol/L KCl 的 HE 缓冲液洗去非特异蛋白质，再用含 5mmol/L ATP 的洗脱缓冲液洗出结合蛋白质，将洗脱的蛋白混合，浓集并用硫酸铵沉淀，收集 HSP70，移去结合 HSP70 的 ATP。用 Hepes 缓冲液溶解蛋白沉淀物，并对 Hepes 缓冲液（加 5mmol/L DTT）透析，最后加少量水冷冻备用。

3. 注意事项

（1）DE52 树脂柱在 0～0.5mol/L KCl 梯度下可将 HSP70 和 HSP90 初步分离（280nm 检测波长）。HSP70 的出峰组分比 HSP90 早。每隔一组分进行一次 Western 印迹分析，将主含 HSP70 的组分和 HSP90 的组分分别过 ATP-agarose 柱和羟基磷灰石柱，可将二者进一步分离。过 ATP-agarose 柱后，流出液中含 HSP90，留在柱上的为 HSP70，此亲和层析可将 HSP70 纯化近均一程度。过羟基磷灰石柱后，虽移去大多 HSP70，但为得到无 HSP70 的 HSP90 组分，还需过 ATP-agarose 柱。

（2）HSP70 为 GR 与 HSP90 形成复合物并进而形成高亲和力的类固醇结合构型所需要。当反应温度升为 30℃时，HSP70 会从复合体上解离。这种解离不会影响已形成 GR-HSP90 复合体的类固醇结合活性。

（3）不同设计的重组 GR 复合体中，经取样行 Western 印迹分析和类固醇结合力测定，有活性的组合应为含 GR、HSP70 和 HSP90 的网织红细胞溶解物，后者还含有为复合体装配所需要的其他因子。

（4）利用受体不均一复合体重组系统，除观察 HSP90，HSP70 与受体的关系外，还可用来观察 HSP56 和其他受体相关蛋白的作用。

三、细胞内受体定位信息分析

类固醇激素受体或其他亲核分子是怎样通过胞质运行到胞核的，经过核膜孔后又是如何在核空间运行的？目前尚不完全清楚。有两种理论解释：一是受体存在核定位信息，受体相关蛋白（如 HSP56）与核定位信息相应氨基酸序列作用，从而在受体从胞质运输到胞核发挥作用。另一是受体沿着细胞骨架通路（如微管 scaffolds）从胞质移到胞核。两个方向的研究所使用的方法有免疫细胞化学，间接免疫荧光分析法等。下面以糖皮质激素受体（GR）及相关蛋白为例，介绍间接免疫荧光分析法在受体（用糖皮质激素诱导）自胞质向胞核运行机制研究方面的应用。

研究认为，GR 含有两个独特的核定位信号（nuclear localization signal，NLS）：NL1，位于 DNA 结合域的羧基端一侧，具有组成性（当激素结合域不出现时）；NL_2，位于激素结合域，与激素调控区分不开。NL156（大鼠）由 8 个荷正电荷的氨基酸序列（RKTKKKIK，氨基酸 510～517，有 6 个荷正电残基）组成。HSP56（兔）含有 8 个荷负电的氨基酸序列（EDLTDDED，氨基酸 140～147，有 6 个荷负电残基），位于第一和第二球形域之间的短绞链段，在人和小鼠，这个序列只有两个氨基酸残基的替换。推测 HSP56 的这段荷负电序列与 NS1 的荷正电序列相互作用，引起了 GR 受体自胞质向胞核的移动。通过间接免疫荧光（indirect immunofluorescene）技术（使用抗 GR 的单克隆抗体），观察 L 细胞在显微注射抗体 419（对 HSP56 的氨基酸 135～149，即 Phe135～Pro149 序列），或 HSP56，或其他混合物，并在糖皮质激素诱导下，GR 在细胞核的相对积累变化。这种积累变化通过胞核内的 GR-抗 GR 一抗－荧光标记二抗复合物的荧光强弱来表示。

另外，使用抗 β-微管蛋白单克隆抗体和微管结构破坏剂（colcemid），来观察细胞骨架结构（如微管）在 GR 从胞质向胞核移动中的作用或对 GR 在胞核积累的影响。

（一）试剂、溶液和仪器

FITC-葡聚糖（平均 Mr 70.1kD，Sigma）。

小牛血清、活性炭过滤并脱脂的小牛血清（Sigma）。

无酚红 DMEM（Sigma）。

Colcemid（Sigma）。

兔 IgG（Sigma）。

TUB2.1 单克隆抗 β 微管蛋白 IgG（Sigma）。

丽丝胺若丹明连接的猴抗小鼠 IgG（Jackson Immunoresearch，West Grove，PA，USA）。

BuGR2 单克隆抗 GR IgG（腹水）（University of Pittsburgh，USA）。

抗 HSP70 抗体（克隆 N27F3-4；StressGen，Victoria，Canada）。

419 兔抗血清（对兔 HSP56 肽 Phe^{135} ~ Gly^{149}），使用前纯化。

790 抗血清（对 HSP56 肽 Lys^{182} ~ Pro^{201}），使用前纯化。

地塞米松 1mol/L 贮备液，用 100% 乙醇配。

Nikon Diaphot 反转显微镜（Nikon，Melville，NY，USA）。

Narishige 微操纵器（Narishige，Glenvale NY，USA）。

Leitz Aristoplan 外照荧光显微镜及配套的 Leitz Vario-Orthomat 照相机（Leitz，Rockleigh，NJ，USA）。

Microtec MSF 300G 扫描仪（Microtec 实验室，Redondo Beach，CA，USA）。

其他实验室常规仪器。

（二）操作步骤

（1）细胞培养　将小鼠 L$_{929}$ 成纤维细胞〔L 细胞；L-M（TK$^-$）亚系〕置于 T25 烧瓶中，加入含 10% 补铁小牛血清的 DMEM，放孵箱中 37℃，5% CO$_2$ 培养。实验前 2d，用含 0.05% 胰蛋白酶、0.53mmol/L EDTA 且无钙镁的 Hanks 缓冲液，将细胞从烧瓶移到 11mm×22mm 盖玻片（10/100mm 培养皿）上，盖玻片放在含 10% 补铁血清培养基中。实验前 1d，用无酚红的 DMEM（含有 10% 活性炭过滤且脱脂的小牛血清）充分洗后，再加入同样的培养基生长过夜。

（2）微注射　在微注射前 1d，将带有 L 细胞的盖玻片转到 60mm 佩特里培养皿，加入无酚红的 DMEM 和 10% 的活性炭过滤且脱脂的小牛血清，培养过夜。注射溶液含有抗体（56μgIgG/ml）和连接 FITC-葡聚糖（100mg/ml），后者作为被注射细胞的指示剂。组合方式：①FITC-葡聚糖 + 抗体 419；②FITC-葡聚糖 + 抗体 419 混合物（混合物含抗体 419 和下列成分之一：或纯化的 HSP56 融合蛋白；或纯化的 HSP90；或纯化的 HSP70；或 BSA，混合物预先孵育 30min）；③FITC-葡聚糖 + 抗体 790；④FITC-葡聚糖 + 免疫前 IgG。抗体 419 与纯化的 HSP56，或 HSP90，或 BSA 预孵育时，后三者的摩尔浓度比抗体 419 高 5 倍。微注射在 Nikon Diaphot 倒置显微镜（配有 Narishige 显微操作台）上进行。约 10 ~ 50fl 溶液注入细胞，将细胞放回孵箱，孵育 30 ~ 40min，然后类固醇处理及固定。

（3）类固醇处理　用终浓度为 1μmol/L 的地塞米松或皮质酮（从贮备液稀释而来，乙醇终浓度为 0.1%）与细胞孵育 10min。

（4）细胞固定和渗透　在每个 GR 免疫荧光染色实验中，将盖玻片保持在甲醇液中（-20℃），孵育 10min（包括最后一块盖玻片），以固定和渗透细胞。然后，用 PBS 室温下洗细胞 2 次。在微管蛋白免疫荧光染色实验中，用 3.75% 甲醛（从多聚甲醛制备）缓冲液固定细胞 1h（室温），接着将盖玻片浸入 -20℃ 丙酮中以渗透细胞。然后用 PBS 室温下洗细胞 2 次。

（5）免疫荧光染色　将盖玻片翻过来放在已有 30μl 的 BuGR（1∶60 腹水）或 TUB2.1（1∶60）的密闭的盒中，37℃ 温育 45min，然后用 PBS 洗 2 次，每次 10min，再将盖玻片上细胞对着 30μl 的若丹明连接的猴抗小鼠 IgG（1∶60）反应 30min，用 PBS 洗细胞 2 次，每次 10min，然后放在显微镜载玻片上，利用

P-次苯基二胺计数媒介进行细胞计数，使用 T-max 400 胶片给盖玻片上的细胞照相。

（6）核荧光定量 手工拍摄 BuGR 免疫染色细胞曝光时间在每个对比实验内是一样的。每个实验的照片洗印条件也是一致的。用 Microtec MSF 300G 扫描仪对照片扫描定量，核和胞质的平均 Pixel 亮度由 Image 软件确定。核和胞质间的差异由每个实验每种条件的 4～6 个细胞确定。最高值用作标准值（100%），每个时间点的相对荧光用 $\overline{X} \pm SEM$ 表示。

3. 注意事项

（1）HSP90、HSP70 和 HSP56 使用前要纯化。HSP90、HSP70 纯化参见前述内容。兔 HSP56 作为与谷胱甘肽 S-转移酶的融合蛋白，在 Escherichia coli 被表达。表达产物经与凝血酶 4℃ 孵育过夜而裂开，然后在谷胱甘肽-Sepharose 柱上纯化。

（2）抗血清 419 和 790 在使用前也要纯化。纯化步骤简述如下：先将 10mg 连在 BSA 上的 HSP56 相关肽偶联到 CNBr 活化的 Sepharose 上。然后将待纯化抗血清循环通过亲和柱（4℃ 过夜）。100ml PBS 充分洗柱后，用 0.2mol/L 甘氨酸液（pH 2.8）洗脱，收集 1ml 洗脱成分，用 60μl 的饱和 K_2HPO_4 立即中和，混合抗血清成分，对 PBS 4℃ 透析。如此纯化的抗血清终浓度为 1mg/ml。

（3）419 抗血清对 HSP56 的特异性为该实验研究的关键，可通过 Western 印迹来检验。简述如下：将 L 细胞用 1.5 倍体积的 10mmol/L Hepes（pH 7.4）和 1mmol/L EDTA 悬浮后，在 Dounce 匀浆机上制成匀浆，100 000×g 离心 1h。取 10μl 细胞胞质液或 2.4μg 纯化的兔 HSP56，加入 SDS 样品缓冲液中，煮沸 1.5min，然后在 10% SDS-聚丙烯酰胺凝胶上电泳。电泳后，将凝胶转到硝酸纤维素膜上，与 1μg/ml N27F3-4 抗体（对 HSP70）或 2μg/ml 419 抗体（对 HSP56；加或不加 1000 倍摩尔过量的人工合成的 GEDLTDDEDG 肽，对应于兔 HSP56，从 $Gly^{139} \sim Gly^{148}$ 区域）反应，漂洗后，再与合适的 ^{125}I 标记二抗反应，将蛋白带放射自显影。

（4）地塞米松对 GR 的诱导时间（0，2，5，10，20min）对应于 GR 在胞核的平均核荧光强度，可用来观察受体定位于核的时间过程。

（5）实验中氢化荧光素用于识别注射细胞，而若丹明荧光用于记分。核荧光分数分 3 级：0 分为没有核荧光；2 分为弱核荧光（与同视野未注射细胞比较）；4 分为强核荧光（与视野里的其他细胞比较）。每个实验每个注射条件下给 15～40 个细胞评分，然后平均重复实验的得分，以 $\overline{X} \pm SEM$ 表示。

（6）若抗体 419 的结果为阳性结果（GR 胞核积累下降即若丹明荧光强度减弱），则免疫前抗血清和抗体 790 可视为阴性对照。

（7）将微管破坏剂 Colcemid（0.6μg/ml）处理过的细胞，再用地塞米松处理不同时间（0，5，10，15，20min），然后测定胞核内 GR-抗 GR 一抗–若丹明标记二抗复合物在胞核内的平均荧光亮度，则可判断微管破坏剂在 GR 从胞质向胞核移动过程的作用及时间过程。

四、细胞内受体与 DNA 结合分析

类固醇激素和甲状腺激素，还有生长激素，进入细胞，与胞质或胞核受体结合，形成激素–受体复合物。活化的受体蛋白为一类对双股 DNA 呈高度亲和力的蛋白质，能与相应的靶基因位点（或称激素应答元件，HRE）结合，促进基因表达。

研究表明，HRE 序列由十余个碱基组成。如糖皮质激素应答元件（GREs）为 GCTACAnnnTGTTCT；雌激素应答元件（EREs）为 AGGTCAnnnTGACCT；甲状腺激素应答元件（TREs）为 AGGTCAnnnTGAC-CT。利用这一特性，人工合成含有 HRE 的标记寡核苷酸，来研究相应的 DNA 结合蛋白。这类方法现常用的有凝胶阻滞法和滤膜结合法。另一方面，也可利用类固醇激素和甲状腺激素受体蛋白的 DNA 结合特异性，来研究相应的靶基因位点及其序列组成。

（一）凝胶阻滞法

核素标记的寡核苷酸或 DNA 片段，与相应的胞内受体结合后形成 DNA—受体复合物，使 DNA 片段的电荷及分子量产生改变，致使在聚丙烯酰胺凝胶电泳体系中，其电泳迁移率也随之改变，从而在放射自显影 X 光胶片上形成一较游离 DNA 片段滞后的带型。以此鉴定细胞核提取样品中，是否存在某种特定基因的 DNA 结合蛋白或鉴定特定的 DNA 序列中，是否存在相应的 DNA 结合蛋白的结合位点。下面以雌

激素受体及其反应元件为例。

1. 试剂、溶液和仪器

^{32}P-VRE 56bp 人工合成的寡核苷酸，含 Xenopus Vitellogenin A2 ERE，其碱基组成为：AAGCTTAACT-GTCCAAAGTCAGGTCACAGTGACCTGATCAAAGTTAATGTGAATTC。

（Poly dldc）-（Poly dldc）（Pharmacia）。

H222 抗 ER 抗体（Abbott 实验室）。

TGM 缓冲液　10mmol/L Tris-HCl，10% 甘油，3mmol/L MgCl$_2$（pH7.6），3mmol/L EGTA，蛋白酶抑制剂（包括 leupeptin、soybean trypsin 抑制剂；antipain 和 chymostatin）均为 50μg/ml。

结合缓冲液　10mmol/L Tris-HCl（pH7.5），1mmol/L DTT，10% 甘油，0.1mol/L KCl，10μg（PolydIdc）-（PolydIdc）。

Polytron 匀浆机（Brinkmann 仪器公司）。

Kodak XAR$_2$ 胶片。

LKB 自动扫描激光密度仪及 LKB2400 Gelscan XL 分析软件（LKB，Rockville MD，USA）。

蛋白测定试剂盒（Bio-Rad，Richmond，CA，USA）。

电泳装置。

其他实验室常规仪器。

2. 操作步骤

（1）胞核提取物制备　取 12 周龄 CD-1 小鼠，去卵巢后，饲养 2 周，予以不同的激素（如雌二醇，己烯雌酚等）后，取出子宫和肺（作为非靶组织），冷冻，加入含蛋白酶抑制剂的 TGM 缓冲液，离心 2500×g，收集胞核，用 TGM 液洗 2 次，并用少量 TGM 将沉淀悬浮起来。加入含 2mol/L KCl 的 TGM，使 KCl 的终浓度为 0.4mol/L。置冰上提取 1h，200 000×g 离心 45min 以去除提取物中的 DNA，在 Bio-Rad 蛋白分析仪上测定蛋白质浓度后，用 TGM（含 0.4mol/L KCl）调为 2.5mg 蛋白/ml。

（2）DNA 结合　取胞核提取物 12.5μg（含 20～30fmol ER）与 20μl 结合缓冲液冰上孵育 15min，以结合非特异 DNA 结合蛋白。然后加入 ^{32}P 标记 VRE 5～10fmol 和未标记 VRE，室温孵育 15min。

（3）PAGE　将反应液载入 5.625% 聚丙烯酰胺凝胶（丙烯酰胺：甲叉丙烯酰胺 = 83：1）上，150V 电泳 3～4h，以 10% 乙酸固定凝胶，干燥后，对胶片放射自显影，用 LKB 自动扫描激光密度仪测定样品带密度。

（4）ER-VRE 复合物的解离　步骤（2）中，加入 ^{32}P 标记 VRE 孵育 15min 后，间隔 2h，加入 100 倍过量的未标记 VRE。通过控制电泳装置的电流（时间置于 0）来终止反应，将保留的复合物与自由 VRE 分开。

（5）Western 印迹　PAGE 后，将凝胶上的样品电转到硝酸纤维素膜上，并向凝胶迁移反应缓冲液加入 H222，4℃，过夜，然后加入 poly dldc 或 VRE。

3. 注意事项

（1）在胞核提取液制备中，加入 0.4mol/L KCl，可使 HSP90 从受体中解离，暴露 DNA 结合部位，便于 VRE 结合。

（2）未用激素处理的去卵巢动物子宫组织的核提取物，经如下处理后可作空白对照。加入抗 ER 免疫珠，吸去提取物中 ER，再用 [^{3}H] E$_2$ 结合检测提取物中有无 ER 存在。将无 ER 存在的核提取物（空白对照）与 VRE 一起孵育，见步骤（2）和（3）。

（3）从激素处理的去卵巢动物子宫和肺组织中制备的核提取物，因肺无 ER，故不会形成 ER-VRE 复合物，PAGE 后，不会形成特有的阻滞蛋白带。而子宫组织提取物中是否存在 ER，可用 Western 印迹检测（用 ER 单抗 H222），见本节有关内容。

（4）ER 与 VRE 的结合特异性可用竞争结合实验观察。加入过量（100 倍）的非标记 VRE，若为特异性结合，则 PAGE 后的 ER-VRE 复合物带消失。

（二）滤膜结合法

硝酸纤维素滤膜不能结合双链 DNA，但可结合蛋白质。利用这一特性，可将与激素 – 受体复合物结合的 DNA 片段与游离的 DNA 片段分开。若使用标记激素，则可对相应的激素 – 受体蛋白-DNA 复合物，在不同药物作用下的数量差异，进行比较分析。下面以糖皮质激素和含胺巯基化合物（能增加活化的 GRC 结合 DNA 的亲和力）对 GR-DNA 复合物的作用为例。

1. 试剂、溶液和仪器

WR1065・2HCl〔$H_2N(CH_2)_3NH(CH_2)_2SH$〕。

WR1729・2HCl〔$H_2N(CH_2)_5NH(CH_2)_2SH$〕。

WR255,591〔$H_3CNH(CH_2)_3NH(CH_2)_2SH$〕（Walter Reed Army Institute of Research, Washington DC, USA）。

^{3}H-Triamcinolone acetonide（32. 8 Ci/mmol；Dupont/NEW England Nuclear, Boston, MA, USA）。

葡聚糖（Sigma）。

DNA 纤维素（小牛胸腺双链 DNA，7mg/g；Sigma）。

10mmol/L HEPES 缓冲液，pH7. 35（0℃）。

10mmol/L HEPES 缓冲液，pH7. 30（0℃）。

TS 缓冲液　0. 25mol/L 蔗糖，10mmol/L TRIZMA BASE，pH7. 6（0℃）。

TS（KCl）缓冲液　1. 8mol/L 蔗糖溶于 10mmol/L TRIZMA BASE 中，后者含 25mmol/L KCl，3mmol/L $MgCl_2$，pH7. 6（0℃）。

0. 01mol/L TRIZMA BASE，pH8. 0（0℃）。

Ten Broeck 组织碾碎机（Thomas Scientific, Philadelphia, PA, USA）。

LKB Rackbeta 闪烁计数器（Gaithersburg, MD）。

2. 操作步骤

（1）活化糖皮质激素受体复合物（GRC）的制备　去肾上腺雄性 Sprague-Dawley 大鼠（245～255g），饲养 7d 后，苯巴比妥钠（65mg/ml）0. 25ml 腹腔注射麻醉后，取出肝脏，立即称重，剪碎，加入冰冷 10mmol/L HEPES 缓冲液，用 40ml Ten Broeck 组织辗磨器碾 10 次，制成匀浆，27 000×g 离心匀浆 20min（0～4℃），取上清 100 000×g 离心 1h（0～4℃），将上清贮于 –80℃待用。

取 100 000×g 上清与 50nmol/L〔^{3}H〕氟羟强的松龙（溶于 10% 乙醇）0～4℃孵育 3h。乙醇终浓度为 1%。用 DNA 包被纤维素处理冰冷孵育液 5min，以移去非 GR DNA 结合蛋白质。接着，1500×g 离心 5min，取上清，用葡聚糖包被的活性炭 0℃处理上清 15min，以移去未结合标记类固醇。1500×g 离心使活性炭沉淀，上清置于摇动水浴中，30℃温育 45min。

（2）DNA 包被纤维素分析　取 1. 5ml 塑料管（3 个复管），加入 320μl 的小牛胸腺 DNA 包被纤维素悬浮液（相当于 85μg DNA，悬浮于冰冷的 10mmol/L HEPES 缓冲液 pH7. 30）和 125～500μmol/L 的含胺巯基化合物。另取管加入 320μl 的含胺巯基化合物（溶于 HEPES 缓冲液中）而不加 DNA 包被纤维素作为对照。然后加入活化的 GRC 溶液（80μl）。全样部品 0℃孵育 45min，同时，轻摇 15min，以 0. 8ml 冰冷 HEPES 缓冲液稀释样品，轻摇，8800×g 离心 2min。弃上清。用 1ml HEPES 缓冲液洗 DNA 包被纤维素沉淀物 2 次。切下含沉淀物的管尖部分，放入闪烁管中，用 LKB Rackbeta 闪烁计数器测定放射活性，减去本底读数（无 DNA 包被纤维素管沉淀物计数）后为样品管反应值。

（三）已知受体蛋白与目的 DNA 片段结合

类固醇激素受体通过其 DNA 结合域（DNA-binding domain，DBD）与相应的核激素反应元件（HRE）结合。研究表明，受体的 DNA 结合活性和特异性存在于这个区域。利用类固醇激素受体 DBD 的结合特异性，则可分离染色质 DNA 中的相应 HRE。这里以雌激素受体（estrogen receptor，ER）为例。先在 E. coli 中生产 ER-DBD；再用 ER-DBD 与限制性内切酶消化的基因组 DNA 片段混合，然后通过硝酸纤维素滤膜选择目的 DNA 片段；克隆到质粒载体中扩增；对获得的片段进行组成（DNase Ⅰ足纹法）和活性（CAT 测定法）分析。

1. 试剂、溶液、质粒和仪器

17-β 雌二醇。

DNase Ⅰ。

E. coli JM109 细胞株（Stratagene）。

γ-^{32}P-ATP。

碱性磷酸酶 C75。

结合缓冲液Ⅰ：40mmol/L Tris-HCl（pH7.5）100mmol/L KCl，1mmol/L EDTA，1mmol/L DTT，10% 甘油，0.1 mg/ml BSA。

结合缓冲液Ⅱ：25mmol/L Tris-HCl（pH7.5），6.25mmol/L MgCl$_2$，0.5mmol/L EDTA，50mmol/L KCl，0.5mmol/L DTT，10% 甘油，2% 聚乙烯醇，25μmol/L ZnCl$_2$，1μg poly〔d（I-C）〕。

透析缓冲液Ⅰ：4mol/L 尿素，30mmol/L Tris-HCl（pH7.5），30mmol/L NaCl，0.05mmol/L ZnCl$_2$，1mmol/L DTT。

透析缓冲液Ⅱ：30mmol/L Tris-HCl（pH7.5），30mmol/L NaCl，0.05mmol/L ZnCl$_2$，1mmol/L DLL。

细胞溶解缓冲液：30mmol/L Tris-HCl（pH7.5），30mmol/L NaCl，0.05mmol/L ZnCl$_2$。

滤膜漂洗缓冲液：40mmol/L Tris-HCl（pH7.5），1mmol/L EDTA。

DNA 洗脱液：20mmol/L Tris-HCl（pH7.5），1mmol/L EDTA，20mmol/L NaCl，0.1% SDS。

钙镁混合液：5mmol/L CaCl$_2$，10mmol/L MgCl$_2$。

电泳装置。

电转装置。

其他实验室常规仪器。

pKK/ER-DBD ER-DBD 表达载体。其构建过程简述如下：将大鼠子宫 ER cDNA 缺失突变体（羧基末端 282 个氨基酸缺失，称为 rERCΔ281）附上一含 BglⅡ位点的连接头（linker），并用 DNA 聚合酶Ⅰ的大片段填满 rERCΔ281 的 BclⅠ-BglⅡ的黏性末端。这个片段编码氨基酸 181～278，与人 cER 的氨基酸 176～273 相对应，含完整的人 cER 的 DBD（氨基酸 185～250），将此克隆进 pKK223-3（Pharmacia），并将一个 20bp 长的含 ATG 起始密码及富含 AT 寡核苷酸的连接头插到 pKK223-3 的 Eco RI 位点，以有效地表达 ER-DBD 蛋白。多末端连接头也被插进 pKK223-3 的 Hind Ⅲ位点。pKK/ER-DBD 表达 98 个氨基酸的人 cER 和 22 个从大鼠 cER 衍生的氨基酸，以及载体序列。

pSV2RcER 大鼠 ER 表达质粒。用 Hind Ⅲ和 BglⅡ消化，将 pSV2-βG 的 β 球蛋白 cDNA 片段移去，连上 pRcERb 插入片段（利用 Hind Ⅲ和 BamHI 接头）则构成 pSV2RcER 质粒。

pBLCAT2 报道基因，含有 CAT 基因和单纯性疱疹病毒胸苷激酶（tk）启动子（-105/+51）。将用 ER-DBD 结合分离出的 EREs（E$_1$～E$_3$）片段插入 pBLCAT2 的 Hind Ⅲ和 BamH Ⅰ位点，则构成本实验的报道基因。

将合成的含野型爪蟾卵黄素（vitellogenin）基因 A2 增强子（-338/-310）的寡核苷酸（见下面序列）退火后，插在 pUC18 的 Sac Ⅰ位点，则构成该质粒。

5′-CAAAGTCA GGTCACAG TGACCTGATCAAAGAGCT-3′

5′-CTTTGATCA GGTCACTG TGACCTGACTTTGACCT-3′

2. 操作步骤

（1）ER-DBD 蛋白的制备 将已转染质粒 pKK/ER-DBD 的 E.coli JM109 细胞，在 200ml 的 LB-氨苄青霉素培养基中长到 OD = 0.6。用 1mmol/L IPTG 诱导 10h 后，富集并用溶解缓冲液洗诱导的细胞；然后悬浮在 20ml 的溶解缓冲液中，超声破碎，10 000×g 离心 30min，将沉淀物悬浮于 20ml 的 1mol/L 蔗糖液中，10 000×g 离心 30min；然后，将沉淀物悬浮于 40ml 的 2% Triton X-100-10mmol/L EDTA 中 12h，10 000×g 离心 30min，将沉淀物溶于 5ml 的 8mol/L 尿素，在透析缓冲液Ⅰ中透析 12h，然后在透析缓冲液Ⅱ中透析 12h，通过 SDS-PAGE 确定均一性。

（2）ER 结合片段的分离 从 HeLa 细胞中制备高分子量 DNA（见本书有关内容）。取 10μg DNA，用 PstⅠ和 BamHⅠ或其他限制性酶消化。将消化后的基因组片段与 10pmol ER-DBD 蛋白在 400μl 结合缓冲液

Ⅰ中孵育30min（置冰上）。然后将反应液缓慢通过预湿过的硝酸纤维素滤膜，用500µl清洗缓冲液洗膜5次，再用400µl洗脱缓冲液将滤膜上的 DNA 洗脱，进而，将 DNA（10µg）克隆进质粒载体 pUC18（Pst Ⅰ-BamHⅠ位点），并转染 JM109 细胞。在 LB-氨苄青霉素平板上培养细胞24h。接着，通过碱处理、氯化铯–溴化乙锭梯度离心，制备 JM109 细胞中的质粒 DNA。然后，将质粒 DNA（10µg）再与 ER-DBD（10pmol）孵育，开始重复如下循环：DNA 与 ER-DBD 结合→滤膜筛选→转染细胞并扩增→质粒 DNA 制备→制备出的 DNA 再与 ER-DBD 结合，共重复循环3次。由滤膜筛选出3个与 DBD 结合的质粒 DNA，分别称为 E_1，E_2，E_3。

（3）DNaseⅠ足纹和序列分析　取 DBD 结合的质粒 DNA 和 pUC/Vit ERE（作阳性对照），以 XbaⅠ消化并以细菌碱性磷酸酶 C75 脱去末端磷酸，用 $\gamma-{}^{32}P$-ATP 和 T_4 聚核苷酸激酶标记末端，EcoRⅠ消化后，1% 琼脂糖电泳，回收单链末端标记片段，取此 DNA 片段 5fmol 置于 50µl 的结合缓冲液Ⅱ中，加入 ER-DBD 蛋白 0～2pmol，冰上孵育 30min，然后加入 50µl 的 5mmol/L 钙镁混合溶液，3µl 的 DNaseⅠ（4ng），继续孵育 60s（室温），随后，加入 3µl 0.5mol/L EDTA 终止反应。在 5% 变性聚丙烯酰胺凝胶上分析所含片段，足纹分析的 DNA 探针序列梯度按 Maxam-Gilbert 法制备，用双脱氧法对 ER 结合的片段行序列分析。

（4）Southern 印迹分析　取 10µg 从 HeLa 细胞制备的高分子量 DNA，用 BamHⅠ，BalⅡ，EcoRⅠ，HindⅢ或 XbaⅠ消化。将消化的 DNA 在 0.7% 琼脂糖凝胶上电泳，电泳后凝胶转到硝酸纤维素膜上，与 ER-DBD 结合的 DNA 杂交。

（5）氯霉素乙酰转移酶（CAT）活性分析　转染细胞株为 COS-7。将 COS-7 细胞维持在 EMEM（Eagle's minimal essential medium）中，补充 10% 胎牛血清（FBS）。转染前一天，将细胞（1×10^6）置于 60mm 佩特里平皿里，维持在含 10% FBS 的 EMEM 中。转染前 1h，吸去旧培养基，换上含 10% 活性炭处理的 FBS 的 EMEM（省去酚红）。用磷酸钙沉淀法进行转染（见本节有关内容）。向培养基内加入 0.1µg pSV2RcER（ER 表达载体），2µg 报道质粒 pBLCAT2（含有 El-tk-CAT，或 E2-tk-CAT，或 E3-tK-CAT），2µg pCH110（内标），并加入 pGEM3Zf(-)（介导质粒）使总量达 20µg，孵育 12h 后，将细胞分到两个平皿里，加入含活性炭处理的 10% FBS 的 MEM，在 1×10^{-7}mol/L 17β-雌二醇存在或不存在（对照）下，进一步培养 24h，然后测定细胞提取物的蛋白浓度和进行 CAT 活性分析（见本节有关内容）。

3. 注意事项

（1）用 ER-DBD 去结合分离 ERE，ER-DBD 的纯度和特异性就显得十分重要。使用前 ER-DBD 要纯化，同时通过硝酸纤维素膜结合分析（包括竞争抑制）法或/和 Southern 印迹法分析其特异性。

（2）ERE 的回文序列为：GGTCAnnnTGACC。DNaseⅠ消化得到的碱基序列范围往往较大，200bp 至 2kb。较大的序列有时会干扰 ERE 作为增强子的活性。可用包括完整的回文 ERE 在内的较短的序列（<200bp）进行 ERE 转录活性观察。

五、细胞内受体转录活性分析

类固醇激素或甲状腺激素的原发效应在基因表达上。它们与细胞内受体结合后，形成的激素—受体复合物，为一种转录增强子，与靶基因启动子部位的核苷酸序列结合后，对基因表达产生作用。通过基因重组，将 HRE 与报告基因（reportor gene）相连，再导入细胞中进行表达。通过测定表达出的报道基因产物的量，可了解激素–受体复合物的转录增强子或启动子活性的强弱。常用的报道基因有氯霉素乙酰转移酶（chloramphenicol acetyltransferase，CAT）基因和荧光素酶（luciferase，Luc）基因。而 β-半乳糖苷酶基因常作为内对照基因与上述基因共转染入细胞。

（一）CAT 活性测定

以雌激素受体为例。

将含有雌激素应答元件（ERE）、启动子和 CAT 基因的质粒 pATC2 与内对照基因 pCH110 和介导基因 pTZ19 一起，通过磷酸钙共沉淀方法转染人大鼠子宫细胞（含雌激素受体），再予以雌激素或雌激素受体激动剂或拮抗剂，形成激素–受体复合物，作用于 ERE，后者再作用于启动子引起 CAT 基因表达，CAT 催化 ${}^{14}C$ 标记的氯霉素（或乙酰辅酶 A）和乙酰辅酶 A 反应，生成核素标记的乙酰化氯霉素，通过薄层层析法和放射自显影术，测定出 CAT 活性，比较雌激素、雌激素受体激动剂或拮抗剂对转录的影响差异。

1. 试剂、溶液、质粒和仪器

17β-雌二醇（Sigma），配成 10^{-9} mol/L 液。

ICI 164，384（抗雌激素；ICI Pharmaceuticals, Macclesfield, Great Britain）。

Penicillin（Sigma），100U/ml。

Streptomycin（Sigma），100μg/ml。

Gentamicin（Sigma），50μg/ml。

二氯乙酰-1, 2-^{14}C-氯霉素（New England Nuclear, Boston, MA, USA）。

CDCS（charcoal-dextran treated calf serum；Sigma），配成 5%。

IMEM（improved minimal essential medium；Sigma）。

乙酰辅酶 A 液，配成 10mmol/L。

THE 缓冲液　40mmol/L Tris-HCl（pH7.5），140mmol/L NaCl，1.5mmol/L EDTA。

pATC2（2ERE-TATA-CAT）质粒；来源于美国 Illinois 大学生化室：含两个同样的雌激素应答元件（ERE），中间以 100 个碱基对隔开，并与 TATA 盒-CAT 报道基因区域相连。

pCH110（Pharmacia LKB, Piscataway, NJ, USA）：含 Lac Z 基因（编码 β-半乳糖苷酶）和 SV40 早期启动子（early promoter），作为转染效率内参照标准。

pTZ19（美国 Illinois 大学生理和生物物理室）作为转染介导 DNA（Carrier DNA）。

聚苯乙烯佩特里培养板（Corning Glass Works, Corning, NY, USA）。

TLC 板（Polygram Sil G, Sybron-Brinkmann, Westbury, NY, USA）。

放射自显影仪。

液体闪烁计数器。

其他实验室常规仪器。

2. 操作步骤

（1）细胞培养　将大鼠子宫细胞置于 IMEM 中，补充 5% CDCS（含庆大霉素 50μg/ml，链霉素 100μg/ml，青霉素 100U/ml）。细胞密度为每个 100mm 培养板 $4.5×10^6$，在 37℃，5% CO_2 下培养。

（2）细胞转染　2d 细胞附着期后，用磷酸钙共沉淀方法转染细胞。向细胞培养板加入 5μg pATC2，2μg pCH110 内控制质粒，8μg 介导 DNApTZ19 质粒，总体积为 1ml 沉淀液。质粒 DNA 与细胞保持接触 5~6h，然后用 25% 甘油（溶于 5% CDCS 的 IMEM 中）休克细胞，换上新的含 5% 或 1% CDCS 的 IMEM，立即加入药物（1nmol/L 17β-雌二醇或 1000nmol/L ICI 164，384）。

（3）CAT 活性测定　药物处理后，富集细胞 24h。然后加入冷 PBS 和 1ml THE 洗细胞，将板在室温下静置 5min，在冰上用橡皮刮子把细胞刮松，收集到微离心管中，100×g 离心 5min，用 250mmol/L Tris-HCl（pH7.5）将沉淀物悬浮起来，迅速冻融（如 -80℃/37℃）循环 3 次以溶解细胞。13 000×g 离心 20min（4℃）以去除细胞碎片。取 50μl 提取物用于测定 β-半乳糖苷酶活性（见下面内容）。取含 β-半乳糖苷酶活性单位相同的等份细胞提取物，加入 0.1μCi〔^{14}C〕氯霉素，总体积为 145μl。再加入 5μl 10mmol/L 乙酰辅酶 A，37℃反应 2h，以 1ml 冷乙酸乙酯提取样品，取上层有机相（900μl），挥干。用 12μl 乙酸乙酯重溶样品，点到 TLC 板上，将板放入盛有氯仿/甲醇（95/5，V/V）溶剂的层析缸中，待乙酰化的和非乙酰化产物分开后，取出 TLC 板，空气干燥，室温下对胶片曝光 48h。放射自显影后，从 TLC 板上切下放射活性点，液体闪烁计数器上定量。CAT 活性以氯霉素转化为其乙酰化形式的百分率表示。转染效率以 CAT 活性与一定单位（例如 500U）的 β-半乳糖苷酶活性相比来表示。

β-半乳糖苷酶活性测定　取 1ml 如下组成溶液：60mmol/L Na_2HPO_4，40mmol/L NaH_2PO_4，10mmol/L KCl，1mmol/L $MgCl_2$，50mmol/L β 巯基乙醇，再取 0.2ml ONPG（2mg/ml，用 60mmol/L Na_2HPO_4，40mmol/L NaH_2PO_4 配制），加到 50μl 的全细胞提取物中，37℃反应至黄色明显时，加入 0.5ml 的 1mol/L Na_2CO_3 终止反应，以致 420nmOD 值在 0.2~0.7 范围（通常需要 20min~1h 温育）。β-半乳糖苷酶活性以 $OD_{420}×100$ 表示，外推到 1h 反应，总 150μl 细胞提取物。

3. 注意事项

（1）激素或抗激素处理细胞，可合并其他药物以观察拮抗或协同效应，但应设空白对照。

（2）X线片上的斑点，离起点较近的为非乙酰化氯霉素；较远的是单乙酰化氯霉素。有时可见到更远的斑点，为双乙酰化氯霉素。

（二）Luc 活性测定

以糖皮质激素受体（GR）为例。

首先通过磷酸钙共沉淀法将编码大鼠 GR 的 DNA 序列和 SV40 早期启动子序列转入 T47D 人乳癌细胞；其次，用 DEAE 葡聚糖转染法将 Luc。基因转入 T47D（Al-2）细胞，形成激素－受体复合物，引起 Luc 基因表达，通过测定 Luc 催化荧光素而产生的光输出量，观察糖皮质激素及其他药物与 GR 结合后，对转录活性的影响差异。

1. 试剂、溶液、质粒和仪器

FK506（Fujisawa Pharmaceutical Co. Ltd, Osaka, Japan）。

Rapamycin（BIOMOL Research Laboratories, Inc. Plymouth Meeting, PA, USA）。

G418（Geneticin；新霉素类似物）。

DEAE-葡聚糖（Pharmacia, Piscataway, NJ, USA）。

荧光素钠盐（美国 SanDiego 分析发光实验室）。

地塞米松（Sigma），用乙醇配。

HBS：137mmol/L NaCl，5mmol/L KCl，0.7mmol/L Na_2HPO_4，6mmol/L glucose，21mmol/L HEPES，pH7.1。

二甲基亚砜休克缓冲液：15%二甲基亚砜，用 HBS 配。

细胞洗液：40mmol/L Tris-HCl（pH7.4），150mmol/L NaCl，1mmol/L EDTA。

细胞溶解液：20mmol/L K_2HPO_4（pH7.8），5mmol/L $MgCl_2$，0.5% Triton X-100。

荧光素酶测定缓冲液：100mmol/L K_2HPO_4（pH7.8），15mmol/L $MgSO_4$，5mmol/L ATP，1mmol/L 二硫苏糖醇。

单光道 2001 型发光测定仪（美国 San Diego 分析发光实验室）。

蛋白质测定盒（美国 Bio-Rad 公司）。

其他实验室常规仪器。

pGRneo（GR 表达载体） 将编码大鼠 GR 的 DNA 序列，插入 pSV2neo 的 SV40 早期启动子与新霉素磷酸转移酶基因之间构成 pGRneo。通过磷酸钙共沉淀方法将 pGRneo 稳定转染人 T47D 人乳癌细胞，并经过 G418 选择和系列分析，产生 T47D（Al-2）细胞。

pHHLuc（报告基因质粒） 含从小鼠乳癌病毒（MMTV）序列到 HpaⅡ位点转录起点上游 224 碱基对，包括激素反应元件（HRE）和启动子等糖皮质激素反应所需的序列。

2. 操作步骤

（1）细胞培养 将 T47D（A1-2）细胞维持在 MEM 中，补充 5%胎牛血清，非必需氨基酸，2mmol/L 谷氨酰胺，10mmol/L HEPES，50U/ml 青霉素，50mg/ml 链霉素，200μg/ml G418。储备培养保持在 G418 选择下，但分到各个实验的细胞不在此限。

（2）细胞瞬时转染 将 T47D（Al-2）细胞置于 60mm 平皿内，密度为 1.4×10^6/平皿，第二天，吸去旧的生长培养基，换上 1ml 新的生长培养基，其中含 DEAE 葡聚糖 500μg，pHHLuc 2μg，37℃温育 4h。移去转染液，换上 1ml 二甲基亚砜休克缓冲液，6min 后，移去休克缓冲液，换上 2ml 含 100μmol/L 氯喹的生长培养基，2h 后，移去氯喹培养基，换上 3ml 新的生长培养基。自加入转染液后 48h，用地塞米松 10nmol/L 或地塞米松合并 FK506（1μg/ml）或合并 rapamycin（8μg/ml）处理细胞 24h，并用载体、0.01%乙醇处理细胞作空白对照。然后，富集细胞，测定荧光素酶活性。

（3）荧光素酶定量 先用洗液漂洗单层细胞 2 次，然后加入 0.5ml 细胞溶解缓冲液。将细胞溶解物转到微量离心管内，离心 2min。取提取物 50μl 加到 0.35ml 的荧光素测定缓冲液中。在单光道 2001 型发光测定仪上分析荧光酶活性。通过注射 100μl 1mmol/L 荧光素到反应室后 10s（线上有 2s 延误）来估算荧光素酶介导的光输出量，并以染料结合法（可用商业试剂盒）测定每个提取物的蛋白浓度，以光单位/μg蛋白质来表示荧光素酶活性。

六、类固醇激素对基因表达的调节

基因表达的调节可在转录水平（包括转录前、转录和转录后）或翻译水平（包括翻译和翻译后）上进行。类固醇激素等亲脂性激素对基因表达的调节主要在转录水平上。它们与胞内受体结合后进入核内，再与染色质 DNA 的特定序列结合，促进基因转录，合成出大量的专一性 mRNA。进而合成大量的特异蛋白质，产生生物效应。此外，类固醇激素还可通过诱导特异的效应蛋白的合成来调控细胞的生物学功能。如地塞米松在乳癌细胞系中，通过诱导产生 mRNA 稳定蛋白而维持 C-fms 原癌基因的转录本，此作用即是在转录后水平上进行的。下面即以糖皮质激素为例，说明类固醇激素在转录水平对基因表达的调节作用。

在乳癌细胞株 BT20 中，雌激素受体和孕激素受体为阴性，而糖皮质激素受体为阳性。地塞米松（dexamethasone，DEX）与 BT20 细胞作用后，C-fms 转录本及细胞蛋白含量明显增加。给予 DEX 和转录抑制剂或蛋白合成抑制剂，测定（Northern blotting，run-off transcription assay）不同时间内的胞核 mRNA 表达量及细胞总 RNA 表达量，以判断转录本的增加是来自 C-fms 自身转录增加还是转录后诱导蛋白介导的增加。

（一）试剂、溶液和仪器

BT20 细胞株（American Type Culture Collection）。

^{32}P 人 C-fms cDNA Pvu Ⅱ 片段。

γ-肌动蛋白（非肌肉型）cDNA Pst-Xba 片段。

α-^{32}P-UTP（500μCi/条件；Amersham）。

RQ1 RNAse（无 DNAse；Boehringer Mannheim）。

兔抗鼠 C-fms 抗血清。

羊抗兔 IgG 抗体。

Gene Screen Plus 膜。

网织红细胞标准缓冲液（RSB）：10mmol/L Tris（pH7.4），10mmol/L NaCl，3mmol/L MgCl$_2$，0.5% Nonidet P-40。

0.1×SSC；0.2×SSC；2×SSC。

核冷冻缓冲液（NFB）：40%（V/V）甘油，50mmol/L Tris（pH8.3），5mmol/L MgCl$_2$，0.1mmol/L EDTA。

Run-off 缓冲液：25mmol/L Tris（pH8.0），12.5mmol/L MgCl$_2$，750mmol/L KCl，1.25mmol/L ATP，1.25mmol/L GTP，1.25mmol/L CTP，50μl α-^{32}P-UTP（500μCi/条件）。

DNAse 缓冲液：10mmol/L Tris（pH8.0），10mmol/L NaCl，6mmol/L MgCl$_2$。

SET 液：1%（V/V）SDS，5mmol/L EDTA，10mmol/L Tris（pH7.4）。

蛋白酶 K：10mg/ml（用 SET 液配）。

Denhardt 液：0.02% 牛血清白蛋白，0.02% Ficoll，0.02% 聚乙烯吡咯烷酮。

杂交缓冲液：10mmol/L N-tris-（hydroxymethyl）-methyl-2-aminoethanesulfonic acid pH7.4〔TES〕，0.2% SDS，10mmol/L EDTA，1.0mol/L NaCl，1×Denhardt 液，250μg/ml tRNA。

5×样品缓冲液（无染料）：75mmol/L Tris（pH7.0），10%（V/V）甘油，2%（W/V）SDS，5%（V/V）2-巯基乙醇。

Tris 缓冲盐封闭液：30mmol/L Tris（pH7.5），150mmol/L NaCl，5%（W/V）脱脂奶粉，0.5% 吐温-20。

漂洗液：10mmol/L Tris（pH8.0），150mmol/L NaCl，0.05% 吐温-20。

放射自显影仪。

Bio Image Visage 2000 系统密度仪。

其他实验室常规仪器。

2. 操作步骤

（1）细胞培养　将 BT20 细胞维持在含 10 % FCS 和10%青、链霉素的 RPMI 1640 培养基中。在加入 DEX 等药物之前 48h，BT20 细胞在缺乏血清的限制性 DME/F12 培养基中培养，加入 10μg/ml 的胰岛素和转铁蛋白。

（2）药物处理

1）药物终浓度　DEX 0.1μmol/L；puromycin，200μg/ml；pactamycin，0.1μmol/L；nogalamycin，300μg/ml；actinomycin-D 5μg/ml。

2）加 DEX 和不加 DEX（空白对照），作用 12 或 24h，测定总细胞 RNA 量和细胞总蛋白量，并分别测定四个时间点（即 T = 0，6，10，12h）的 C-fins 转录本量。

3）DEX（空白对照）和 DEX + nogalamycin，DEX 诱导 24h 的最后 6h 中分 4 个时间点（即 T = 0，2，4，6h）加入 nogalamycin，分别测定第 24h 的 C-fms 转录本量。

4）DEX、DEX + pactamycin 或 puromycin、单用 pactamycin 或 puramycin；在加入 DEX 前 15min，加入 pactamycin 或 puromycin；3 种组合分别作用 BT20 细胞 6h 后，测定 C-fms 转录本量。

（3）总细胞 RNA 的分离和测定　BT20 细胞在药物处理后以不同的时间间隔富集，用胍/CsCl 梯度法提取总细胞 RNA，并以 1% 琼脂糖/甲醛凝胶电泳分离 RNAs（15~30μg/well）；然后，转入 Gene Screen Plus 膜上，与^{32}P 标记的 C-fms 探针（Pvu Ⅱ片段，1.3kb）杂交，放射自显影，取下 C-fms 转录本条带；再与 γ-肌动蛋白基因探针（Pst-Xba 片段，1.0kb）杂交。0.1×SSC（60℃）洗 2 次，每次 30min，干燥，放射自显影。相对信号强弱由密度仪分析。

（4）run-off 转录测定　药物处理后的细胞，以 3000r/min 离心 5min（5℃），收集 4×10^7 细胞/次，用冰冷 PBS 洗后，悬于 5ml 冰冷的 RSB 液中研磨，5000r/min 离心 5min（5℃），去除上清液，再如上过程进行 2~3 次，以确保细胞溶解。胞核悬浮于 200μl 的 NFB（nuclear freezing buffer）液中，核液立即在 -70℃ 保存。进行 run-off 转录测定时，胞核与 60μl 5×run-off 缓冲液，以及 50μl α-^{32}P-UTP（500μCi/次）温育，30℃，20min。然后离心 5min 终止转录，移去上清，将胞核再悬浮于含有 210 单位的 RQ1 RNAse（无 DNAse）的 100μl DNAse 缓冲液，37℃，30min，加入 200μl 含蛋白酶 K（1.0mg/ml）SET 液，振摇混旋，37℃温育 60min。酚/氯仿提取核 RNA，乙醇沉淀（在 tRNA 存在下）。

将纯化的 C-fms cDNA（1μg），及 γ-肌动蛋白 cDNA（1μ）置于 0.3mol/L NaOH 和 3mmol/L EDTA 液中，68℃，30min，使之变性。然后用 2mol/L 醋酸铵中和。将 DNA 样品直接在硝酸纤维素膜上印迹。烘烤薄膜，置杂交缓冲液中预杂交 2h（42℃）；然后每份膜与 1×10^{7}cpm 的标记核 RNA 进行杂交（以分析相关 BT20 细胞核），42℃，48~72h，用 2×SSC，0.1% SDS（25℃）洗膜 2 次，每次 15min，接着用 0.2×SSC，0.1% SDS（40℃）漂洗 30min，放射自显影。

（5）细胞蛋白的分离和测定（Western blotting）　药物处理后富集 BT20 细胞。如下步骤在冰上操作。将细胞悬浮于 RSB（无 Nonidet P-40）中，加入蛋白酶抑制剂（1μg/ml aprotinin；2μg/ml leupeptin；0.5mmol/L phenylmethyl-sulfonic fluoride；10μg/ml 大豆胰蛋白酶抑制剂），在 Dounce 匀浆机上破碎（20 次），3000r/min 离心 5min，以分离胞核。取上清，14 000r/min 离心 15min。最后的上清含细胞质成分。将样品置于 5×样品液中。每份样品的蛋白浓度用 Biorad 蛋白分析盒测定。可溶解的膜蛋白用 7.5 % SDS-PAGE 分析。然后电泳印迹到 Immobilon P 膜上。将此膜浸入 TBS 封闭液 4℃过夜，然后，膜与兔抗鼠 C-fms 抗血清 1∶1000 稀释液在封闭液中反应 2h（轻摇），取出，用漂洗液洗 3 次，每次 10min，以除去未结合的抗体。随后，将膜与辣根过氧化酶-羊抗兔 IgG 在封闭液中孵育 1h，没有结合的抗体如上法漂洗除去，最后，显色，定量。

3. 注意事项

（1）加入药物前 48h，细胞处于缺乏血清的培养基中，对 C-fms 互补转录物的体外最佳表达是需要的。

（2）步骤（2）中，第 2）项实验，观察 DEX 是否能增加 C-fms 转录本和蛋白量，时间与转录率的关系；第 3）项实验中，加入了转录抑制剂 nogalamycin，观察 DEX 诱导的 C-fms 基因的表达作用是否在转录环节；第 4）项实验，加入蛋白合成抑制剂 puramycin（使 mRNA 过早从 rRNA 上释放），或 pactamycin（抑制翻译启动），观察 DEX 是否通过中间调节蛋白产生作用；在静态的 BT20 细胞中单独观察 puramycin

或 pactamycin 的作用，其目的在于判断是否有中间调节蛋白的组成性表达。

（3）γ-肌动蛋白探针不受 DEX 的影响，在诱导转录实验中作为阴性对照，求得 C-fms/γ-actin 的比值，以此作为观察值，可减少实验误差。

七、皮质激素结合球蛋白 mRNA 的 PCR 扩增及测定

皮质激素结合球蛋白（corticosteroid-binding globudin，CBG）是一种特异的血浆蛋白，它以较高的亲和力与皮质激素如可的松、皮质酮、孕酮等结合。以前的研究证明，它在肝脏合成，近来免疫细胞化学检测发现 CBG 也可在靶细胞合成。CBG 皮质激素复合体还可通过细胞摄粒作用进入细胞。CBG 在胞内皮质激素相互作用及特异结合位点的阐明方面扮演重要角色。CBG 皮质激素复合体可诱导腺苷酸环化酶活性及 cAMP 在乳癌细胞系膜成分的积累。白蛋白结合成分在皮质激素转运入靶器官细胞起到作用。通常用 Northern blotting 法检测 CBG mRNA 的表达量，但由于 CBG mRNA 在靶器官如人子宫内膜的复制量很小，加上临床内膜活检量有限，故 Northern blotting 法难以测定 CBG mRNA 的量。最近用反转录聚合酶链反应（reverse transcription-polymerase chain reaction，RT-PCR）使 CBG mRNA 的量扩增，从而解决了 GBG mRNA 在靶器官如子宫内膜的测定问题，并且应用于月经周期中性激素与 CBG 的相互作用研究中。

RT-PCR 以从 mRNA 反转录来的 cDNA 为模板，人工合成的特异性的寡核苷酸为引物，dNTPs 为底物，在耐热的 TaqDNA 聚合酶作用下，经过热变性－退火－引物延伸三步骤循环过程，使 DNA 拷贝数增加 1 倍，若循环 n 次，则拷贝数增加 2^n 倍。由于扩增的 DNA 片段长度基本上都限定在两引物 5′端以内，故在凝胶电泳上显示一条特定长度的 DNA 区带。

（一）试剂、溶液和仪器

Dynabeads 寡（dT）磁化珠（Dynal A. S.，Oslo，Norway）。

M-MLV 反转录酶（GIBCO BRL，Geithersburg，MD，USA）。

RNAsin（Progma，Madison，WI，USA）。

寡（dT）12-18（Pharmacia，Uppsaia，Sweden）。

Amplitaq DNA 聚合酶（Perkin-Elmer Cetus，Norwalk，CT，USA）。

CBG DNA 片段的 PCR 引物（Rikaken Co. LTD，Nagoya，Japan）CBG-5′，929～949，外显子Ⅳ；CBG-3′，1205～1224，外显子Ⅴ。

G3PDH DNA 片段 PCR 引物（CLONTECH 实验室，Palo Alto，CA，USA）G3PDH-5′，71～96，外显子Ⅰ；G3PDH-3′，1030～1053，外显子Ⅷ。

Nusieve 3∶1 琼脂糖凝胶（FMC BioProducts，Rockland，ME，USA）。

BioMarker Low（Bioventures Inc，Murfreeboro，Tennessee，USA）。

QIAEX 琼脂糖凝胶提取试剂盒（Qiagen，Hilden，Germany）。

pT7 Blue T-vectors（Novergen，Madison，WI，USA）。

Nova Blue 感受态细胞株（Novergen）。

Circum Vent Thermal Cycle Deoxy DNA 测序试剂盒（New England BioLabs，Beverly，MA，USA）。

Nylon 膜（Immobilon-S；Millipore，Bedford，MA，USA）。

5% Hydrolink LONG RANGER 凝胶（AT Biochem，Malvern，PA，USA）。

溶解/结合缓冲液：100mmol/L Tris-HCl（pH8.0），500mmol/L LiCl，10mmol/L EDTA（pH8.0），1% SDS，5mmol/L DTT。

转录液：600U M-MLV 反转录酶，50mmol/L Tris-HCl 缓冲液 pH8.3，75mmol/L KCl，15mmol/L $MgCl_2$，40U RNAsin，10mmol/L DTT，0.5mmol/L dNTP 混合物，1.5μg 寡〔d（T）$_{12-18}$〕，3μg 乙酰化牛血清白蛋白。

PCR 缓冲液：0.5U Amplitaq DNA 聚合酶，50mmol/L KCl，10mmol/L Tris HCl（pH8.3），1.5mmol/L $MgCl_2$，0.2mmol/L dNTPs。

Bio Image 密度仪（Millipore Corporation，Bedford，MA，USA）。

DNA 扩增仪（Perkin-Elmer Cetus，Norwalk，CT，USA）。

Plex 5 Chemiluminescent Subkit（New England BioLabs）。

紫外照射仪。

凝胶电泳装置。

其他实验室常规仪器。

（二）操作步骤

1. 子宫内膜活检　活检月经周期规则的病人子宫内膜，部分用于组织学检测时相，其余立即用液氮冻存，直到进行 RNA 分离及 Northern blotting 和 RT-PCR 实验。

2. 聚腺苷酸 mRNA 分离　取冻存的宫内膜 100mg，置于 Teflonglass 匀浆器中，加 1ml 溶解/结合缓冲液，手工制作匀浆（4℃），20 000×g 离心 30s，将上清转入 Eppendorf 管，用 Dynabeads 寡脱氧胸苷〔Oligo（dT）〕磁化珠分离聚腺苷 mRNA。聚腺苷 mRNA 浓度由 260nm 和 280nm 的紫外吸收值确定。

3. 反转录　取 10ng 聚腺苷 mRNA，置 50μl 转录液中，42℃反转录 1h。然后将反应混合物 95℃温育 5min，以使 M-MLV 反转录酶失活。

4. 聚合酶链反应（PCR）　首先合成以下引物以扩增 CBG DNA 片段。5′-ATGACCTTGGAGATGT-GCTG-3′（CBG-5′；929～948，外显子Ⅳ），3′-TGAACCCAGTGTAAGAGAAG-5′（CBG-3′；1205～1224，外显子Ⅴ）。CBG mRNA 的 PCR 产物的大小为 296 碱基。甘油醛 3-磷酸脱氢酶（G3PDH）扩增的引物为：5′-TGAAGGTCGGAGTCAACGGATTTGGT-3′（G3PDH-5′，71～96，外显子Ⅰ）和 3′-CACCACCTG-GAGTACCGGGTGTAC-5′（G3PDH-3′，1030～1053，外显子Ⅷ）。G3PDH 的 PCR 产物的大小为 983 碱基。

PCR 以反转录的聚腺苷 mRNA（1μl）为模板，并用每个特异引物 5pmol，在 20μl PCR 缓冲液于 DNA Thermal Cycler 仪上进行。

扩增过程：①变性，94℃ 1min；②退火，60℃，2min；③延伸，72℃，3min。为了确定 mRNA 相对量，确定这个热循环为 CBG PCR 产物为 31 圈（cDNA 1∶1 系列稀释液），G3PDH PCR 产物为 23 圈（cDNA 1∶1 系列稀释液）。

5. 凝胶电泳　8μl 扩增 PCR 产物和 2μl 加样染料混合后，在 2% Nusieve 3∶1 琼脂糖凝胶上电泳 50min（100V 稳压场），用 Bio Marker Low（含 50，100，200，300，400，500，700，1000bp 片段）作分子标志；并用 IOD（integrated optical density）密度测定法分析溴化乙锭染色的 PCR 产物强度，计算着色区的总 IOD。

6. DNA 序列分析　将扩增的 PCR 产物在 2% 琼脂糖凝胶上电泳。用 QIAEX 琼脂糖凝胶提取试剂盒从切下的凝胶条上提取 CBG DNA 片段，并将此片段插进 pT7 Blue T 载体。再将带有 CBG DNA 片段的 pT7 Blue T 载体转入 Nova Blue 感受态细胞且扩增这些细胞，然后分离双股质粒 DNA。用亲和素分别标记的 M13/puc。逆序列引物和 T7 启动子引物处理双股 PCR 片段，并在变性的 5% 聚丙烯酰胺凝胶上电泳 3h（75W 恒定功率）分析双股 PCR 片段碱基序列。然后将排好碱基序列的 DNA 片段转入尼龙膜（Immobilon-S）上，将膜干燥并用紫外照射，使 DNA 片段交叉连在膜上，用 Plex 5 Chemiluminescent Subkit 检测排好碱基序列的双股 DNA。

（三）注意事项

1. 规定 CBG PCR 产物循环为 31 圈。子宫内膜微量的聚腺苷 mRNA 经此扩增后，其 PCR 产物的 IOD 值易于测定且可用于不同条件下的 CBG mRNA 水平比较。

2. 可用系列稀释的 CBG RT-PCR 产物（cDNA）的对数剂量对其对数 IOD 值作图，可观察到输入模板量与输出测定值的线性关系，便于准确测定 mRNA 的量。

3. G3PDH mRNA 用作 mRNA 表达的内标，因它是个无处不在被表达的看家基因（house keeping gene），它能保留对许多共同诱导物的不应性，随月经周期的变化其表达无显著差异。用 CBG mRNA 与 G3PDH mRNA（IOD）的比值作观测值，则可减小实验误差，提高实验精度。

4. 在测定宫内膜 CBG mRNA 水平的同时，测定血浆雌、孕激素水平（放射免疫分析法），则可观察两者在宫内膜不同时相的关系。

（朱传江　文　张均田　审）

参 考 文 献

1. Washburn T，Hocutt A，Brautigan DL，et al. Uterine estrogen receptor in vivo phosphorylation of nuclear specific forms on serine residues. Mol Endocrinol，1991，5：235－242

2. Horigome T，Golding T，Quarmby VE，et al. Purification and characterization of mouse uterine estrogen receptor under conditions of various hormonal status. Endocrinol，1987，121：2099－2111

3. Joel PB，Traish AM，Lannigan DA. Estadiol and phorbol ester cause phosphorylation of serine 118 in the human estrogen receptor. Mol Endocrinol，1995，9：1041－1052

4. Sullivan S，Wong TW. A manual sequencing method for identification of phosphorylated amino acids in phosphopeptides，Anak Biochem，1991，197：65－68

5. Ali S，Metzger D，Bornert J-M，et al. Modulation of transcription activation by ligand dependent phosphorylation of the human oestrogen receptor A/B region. EMBO J，1993，12：1153－1160

6. Lahooti H，White R，Danielian PS，et al. Characterization of ligand dependent phosphorylation of the estrogen receptor. Mol Endocrinol，1994，8：182－188

7. Duclos B，Marcandier S，Cozzone AJ. Chemical properties and separation of phosphoamino acids by thin-layerchromatography and/or electrophoresis. Methods in Enzymology，1991，201：10－21

8. Smith DF，Fabor LE，Toft DO. Purification of unactivated progesterone receptor and identification of novel receptor-associated proteins. J Biol Chem，1990，265：3996－4003

9. Tai K，Albers MW，Chang H，et al. Association of a 59-kilodalton immunophilm with glucocorticoid receptor complex. Science，1992，256：1315－1318

10. Hutchison KA，Dittmar KD，Czar MJ，et al. Proof that HSP70 is required for assembly of the glucocorticoid receptor into a heterocomplex with HSP90. J Biol Chem，1994，269：5043－5049

11. Czar MJ，Lyons RH，Welsh MJ，et al. Evidence that the FK506-binding immunophilin heat shock protein 56 is required for trafficking of the glucocorticoid receptor from the cytoplasm to the nucleus. Mol Endocrinol，1995，9：1549－1560

12. Miksicek RJ，Carlson KE，Hwang KJ，et al. Studies using fluorescent tetrahydrochrysene estrogens for in situ visualization of the estrogen receptor in living cells. Mol Endocrinol，1995，9：592－604

13. Curtis SW，Korach KS. Uterine estrogen receptor interaction with estrogen-responsive DNA sequences in vitro：effects of ligand binding on receptor-DNA complexes. Mol Endocrinol，1990，4：276－286

14. Metzger D，Berry M，Ali S，et al. Effect of antagonists on DNA binding properties of the human estrogen receptor in vitro and in vivo. Mol Endocrino，1995，9：579－591

15. Karle JM，Olmeda R，Park AS. Aminosulfhydryl and aminodisulfide compounds enhance binding of the glucocorticoid receptor complex to deoxyribonucleic acid-coated cellulose and to chromatin. J Steroid Biochem Molec Biol，1993，46：289－297

16. Inoue S，Kondo S，Hashimoto M，et al. Isolation of estrogen receptor-binding sites in human. Nucleic Acids Res，1991，19：4091－4096

17. Aronica SM，Kalzenellenbogen BS. Stimulation of estrogen receptor-mediated transcription and alteration in the phosphorylation state of the rat uterine estrogen receptor by estrogen，cyclic adenosine monophosphate，and insulin-like growth factor-l. Mol Endocrinol，1993，7：743－752

18. Ali S，Metzger D，Bornert J-M，et al. Modulation of transcriptional activation by ligand-dependent phosphorylation of the human oestrogen receptor A/B region. EMBO J，1993，12：1153－1160

19. Milad M，Sullivan W，Diehl E，et al. Interaction of the progesterone receptor with binding proteins for FK506 and cyclosporin A. Mol Endocrinol，1995，9：838－847

20. Chambers SK，Wang Y，Gilmore-Hebert M，et al. Post-transcriptaional regulation of c-fins protooncogene expression by dexamethasone and of CSF-l in human breast carcinomas in vitro. Steroids，1994，59：514－522

21. Coussens L，Van Beveren C，Smith D，et al，Ullrich A. Structural alteration of viral homologue of receptor proto-oncogene fms at carboxyl terminus. Nature，1986，320：277－280

22. Gunning P，Ponte P，Okayama H，et al. Isolation and characterization of full-length cDNA clones for the human，a，β，γactin mRNAs. Moll Cell Biol，1983，3：787－795

23. Misao R，Hori M，Ichigo S，et al. Corticosteroid-binding globulin mRNA levels in human utearine endometrium. Steroids，

1994，59：603－607

24. Jacobsen KS, Breivold E, Hornes E. Purification of mRNA directly from crude plant tissues in 15 minutes using magnetic oligo dT microspheres. Nucleic Acids Res, 1990, 18：3669

25. Hammond GL, Smith CL, Goping IS, et al. Primary structure of human corticosteroid binding globulin deduced from hepatic and pulmonary cDNAs, exhibits homology with serine protease inhibitors. Proc Natl Acad Sci USA, 1987, 84：5153－5157

26. Arcari P, Martinelli R, Salvatore F. The complete sequence of a full length cDNA for human liver glyceraldehyde-3-phosphate dehydrogenase：evidence for multiple mRNA species. Nucleic Acids Research, 1984, 12：9179－9189

第四章　激素的重组 DNA 技术

人体激素在体内含量稀少，来源十分困难，同时，从人体材料获得的制品常会被传染病的致病因子污染。基因工程的方法可以克服传统激素生产的困难。通过分子生物学手段，获得编码激素蛋白的 DNA 片段，插入到合适的表达载体并导入到相应的宿主细胞中，获得工程（重组）菌株或细胞株；然后通过发酵或培养技术手段获得大量细胞，并从这些细胞中提取表达的产物，这样我们就很容易获得临床上使用的激素蛋白，并且大大地降低了生产成本，提高了临床上的安全性。另外，基因工程不仅可以廉价地得到天然的激素蛋白，还可以通过定点突变的方法有目的地改造蛋白的结构，获得性能更为优越的或者是全新的多肽类药物。

用于基因工程表达的激素蛋白基因大多采用 cDNA 的形式，这是因为 cDNA 分子较小容易进行克隆和构建表达载体，不会干扰载体中表达调控元件的工作，容易实现在宿主细胞中的基因表达。原核宿主细胞不具备剪切真核基因中常有的内含子序列的能力，因而限制了基因组基因的应用。在用真核细胞作为宿主的情况下，也有人用带有增强子的内含子基因组序列和蛋白的 cDNA 构成所谓的微基因来提高蛋白在宿主细胞中的表达量。

克隆一个未知序列的激素蛋白 cDNA，通常有以下的一些方法：

1. 如果激素蛋白分子量较小，可以纯化这一蛋白，做蛋白的全序列分析，然后根据蛋白序列全合成它的编码基因。合成时，应兼顾将要采用的基因工程方案并尽量选择表达宿主偏爱的密码子。

2. 纯化这一蛋白，测出其部分氨基酸序列。根据这些序列设计和化学合成相应的寡核苷酸探针，从表达这一激素的组织中提取 mRNA 构建 cDNA 文库，用上述合成的探针筛选 cDNA 库，从阳性克隆中得到编码完整激素蛋白的 cDNA 分子。探针的核苷酸序列长度一般为 15～20 聚，在设计探针核苷酸序列时应注意多选择 cDNA 的不同位置合成多个探针，应该尽量选用简并性较小的氨基酸序列设计探针，在密码子简并位置上的核苷酸可用次黄嘌呤核苷酸代替，也可用相应的摆动核苷酸。挑选对几个探针都杂交的阳性克隆，在提取 DNA 分子之后，经序列分析获得激素蛋白的 cDNA。

3. 如果手头上有这一激素的抗体或受体蛋白，可以通过构建 cDNA 表达文库，用抗体或受体筛选的方法得到相应的激素蛋白 cDNA。

4. 如果可以推测这一激素蛋白和某已知蛋白存在着较高的同源（如属于同一家族），可以通过分析这一家族蛋白的同源性规律，选用同源性高的区域制备或设计并合成探针筛选 cDNA 库，或者设计并合成多聚核苷酸链反应（PCR）引物用 PCR 方法扩增部分的片段作为筛选 cDNA 库的探针。

5. 如果蛋白的功能可以比较容易地测定，也可以用表达克隆的方法获得目的基因，这一方法尤其适用那些序列未知，蛋白难于纯化的新的激素 cDNA 克隆。

如果激素蛋白的序列已知，则可以通过 DNA 全合成方法、筛选 cDNA 库的方法、PCR 和 RT-PCR 等方法获得编码激素蛋白的 DNA。

基因工程采用的细胞表达系统有原核细胞和真核细胞两大类。此外，也可以采用转基因动物或植物即所谓的生物反应器来表达外源基因编码的激素蛋白，在本章仅对细胞表达系统给予阐述。作为一个外源基因表达的宿主细胞应具有以下一些特征：应该是培养方法相对简单；成本低；生长速度快；可以通过有效的手段导入外源基因；有较简单的方法筛选和克隆已导入的基因；导入的基因在宿主中应该稳定而不丢失并有效地转录和翻译；最后可以得到大量有功能的表达蛋白并易于分离纯化。

无论采用什么表达系统，被表达的外源基因都需要置于在该宿主细胞中起作用的转录和翻译调控元件的控制之下。在原核细胞中这些元件主要有启动子、操纵基因、转录终止子、核糖体结合部位（SD 序列）等，在真核细胞中有启动子、增强子、转录终止子、poly A 加尾信号等。这些调控元件在原核系统和真核系统间是不相同的，即使在同一个系统内不同的宿主细胞类型也常是不通用的。

本章着重介绍激素蛋白在原核细胞（大肠杆菌）和真核细胞（昆虫细胞和中国仓鼠卵巢细胞）中的表达。

第一节　激素蛋白在原核细胞中的表达

原核细胞因其遗传背景清楚，繁殖速度快，培养成本低，基因导入和表达的方法成熟等优点，是首选的宿主细胞，常用的原核系统有大肠杆菌、枯草杆菌、链球菌、假单胞菌等。大肠杆菌是使用最早、也是目前使用频率最高的表达系统。枯草杆菌由于其安全性能好，且能将许多表达蛋白分泌到细胞培养液中而受到重视。目前已构建一些质粒可用于枯草杆菌细胞导入和表达外源基因。本节主要介绍大肠杆菌表达系统及人胰岛素和人生长激素在该系统中的表达。

一、大肠杆菌表达系统中的表达调控元件

大肠杆菌是以操纵子的形式来调控基因表达的，即用同一套表达元件控制一组在代谢上相关的结构基因的表达，这种模式在原核细胞中有普遍性。

启动子：启动子是大肠杆菌 RNA 聚合酶识别并起始转录的一段 DNA 序列，它位于结构基因的 5′端。尽管启动子的种类很多，但通过比较它们的序列发现，通常是由两段彼此分开的具有一定保守性的序列构成，这两段序列分别位于转录起始点上游 5~10bp 和 35bp 处，称为 −10 区和 −35 区，其统计序列分别为 TAtaaT 和 TTGacat，其中大写的碱基表示保守性最强，−10 区富含 A 和 T，又称为 TATA 盒。

这两个区域在决定启动子的强弱上十分重要，但其周围的序列和这两者的距离对启动子的强弱也有影响。大肠杆菌启动子的活性常受操纵子的控制，操纵子是一段特异的 DNA 序列，出现在启动子序列周围，可以结合一些调节蛋白而控制启动子的转录，调节蛋白由调节基因编码。调节蛋白和操纵基因的结合常常受一些特殊分子的调控，它们通过和调控蛋白的结合控制启动子的活性。当这些分子促进调节蛋白从 DNA 上解离，诱导基因表达时称它们为诱导物；当它促进调节蛋白与操纵子结合，抑制基因表达时称为阻遏物。

转录终止子：转录终止子位于结构基因 3′端，其作用是促进 RNA 聚合酶从 DNA 模板上解离，终止 mRNA 的合成。终止子序列通常是由一段含有回文结构的 G，C 丰富区和紧随的 A，T 丰富区构成，转录成 RNA 后，这一部分序列可以形成发夹结构，因此也推测它对 mRNA 的稳定性有帮助。在一些高表达的载体中它的存在能防止通读而提高载体的稳定性。

SD 序列：mRNA 在大肠杆菌中能否被有效地翻译，首先是要被核糖体有效地识别和结合。大肠杆菌中通常用 AUG 作为翻译的起始密码子，在这个 AUG 之前适当位置存在有和核糖体 16S rRNA3′端互补的序列，这段序列称为 SD 序列，该序列富含嘌呤，长度为 4-9bp，至少应含有 AGGAGGU 序列中的四个。SD 序列离起始密码子的距离对于翻译的起始和效率十分重要，通常相距 6-12bp，随启动子和表达基因的不同而有变化。SD 序列周围的碱基组成对翻译的效率也有很大影响，SD 序列和 AUG 之间富含 A 或 U 有利于翻译的启动，在 AUG 之后如果出现 GCAU 或 AAAA 则会促进翻译，通常在上述的区域中应避免存在高的 G，C 含量和二级结构。

二、激素基因在大肠杆菌中的表达策略

激素蛋白基因在大肠杆菌中表达可以有 3 种形式：

（一）融合蛋白表达方法

融合蛋白是将外源基因按正确的读框接在一段原核蛋白基因的 3′端后面，表达的激素蛋白在其 N 端融合了一段原核蛋白。采用这种方式的优点是基因的转录和翻译起始于编码宿主蛋白的核苷酸序列，因此比较容易获得高的表达。更为重要的是融合蛋白比天然的外源蛋白在大肠杆菌中更为稳定，不易受细胞中蛋白酶的水解。有时利用融合蛋白中的原核部分可以设计出一些快捷的表达产物分离方法。这一方

法最大的难点是需要用化学或酶学的方法正确地裂解融合蛋白释放天然的有活性的激素蛋白。

（二）直接表达的方法

直接在激素蛋白基因的 5′端加上合适的启动子序列和 SD 序列就能够在大肠杆菌细胞中表达这个激素蛋白。由于高效的起始翻译总是 AUG，因此如果表达的激素基因第一个密码子不是 AUG 就需要额外地加上去，这样表达的激素蛋白比天然产物在 N 端多一个 Met（甲硫氨酸残基），在大肠杆菌中这个 Met 通常不能完全除去。这个方法的优点是可以直接得到完整的激素蛋白（或 N 端多一个 Met）。缺点是表达的蛋白分子量过小时在大肠杆菌中可能不稳定，易受蛋白酶降解。

（三）表达可分泌的天然激素蛋白

激素蛋白表达时在其 N 端多一段具有分泌功能的信号肽，这可使表达产物从胞内分泌到胞外或周质（大肠杆菌有两层质膜，它们之间的空隙称之为周质）。这些信号肽通常来之于大肠杆菌的一些膜蛋白或其他分泌蛋白，利用大肠杆菌的分泌过程可以将信号肽去除，产生具有天然结构的激素蛋白。这一方法的优点是分泌到细胞的周质或胞外的产物稳定性较好，同时有利于二硫键的形成得到肽链折叠正确的蛋白。这一方法缺点是并非对每种蛋白都是有效的，有时不能得到正确的加工，或者蛋白表达量可能比较低。

选用什么方式来表达一个激素蛋白首先要根据激素蛋白及其基因本身的性质，同时也需要实验室研究工作经验和材料的积累，更需要很多实验摸索。一般来说，对于蛋白分子量较小的激素（如胰岛素等）采用直接表达的方式往往难于获得满意的结果，主要的原因是蛋白易受降解。此时应采用融合蛋白表达方式或将几个激素基因串联起来进行直接表达，或者用带信号肽的表达方式分泌到周质或胞外。当激素蛋白分子内二硫键较多，折叠较为复杂时可尝试用信号肽分泌的表达方式。一般来说用融合蛋白或直接表达方式得到的表达蛋白产量较高，但产物的分离纯化和肽链折叠会碰到一些问题，因为表达产物大多以包涵体形式沉淀在胞内。

三、提高激素基因表达水平的措施

除了上述不同的表达方式之外，提高激素基因表达量的方法一般从以下几个方面考虑：

（一）提高基因的转录水平

这主要是选用可控的强的启动子，由于大多数外源蛋白对宿主细胞有一定的毒害作用，因此在细菌生长初期应抑制外源基因的表达，等菌体数量长到一定程度时，再通过诱导启动基因的高效转录达到高效表达。适当提高外源基因在细胞中的拷贝数也能提高 mRNA 的数量。采用串联几个强启动子有时能提高转录的效率，但这一方法并非总是有效。

（二）提高 mRNA 的稳定性

通常在基因 3′端加一个转录终止子可以提高 mRNA 的稳定性，从而提高表达水平。转录终止子和终止密码子之间的距离也会影响蛋白的表达量。

（三）提高 mRNA 的翻译水平

许多因素影响 mRNA 在细菌中的翻译。调整 SD 序列及其周围碱基的组成，调整 SD 序列到基因起始密码子的距离都能够提高翻译的效率，不同的基因对这两方面的要求经常是不同的，因此对一个具体的基因表达问题需要经过实验来最终确定合适的配置。编码基因的结构也会影响翻译的效率，应尽量采用大肠杆菌偏爱的密码子来编码蛋白，尤其是在蛋白的 N 端。另外应避免在起始密码子附近出现 G，C 丰富区和二级结构。上述的这些要求都可以通过基因的合成，体外定点突变，PCR 等方法来实现。

（四）提高表达蛋白的稳定性

表达蛋白在细菌中不稳定是得不到高表达的重要原因之一。采用融合蛋白或分泌表达可以大幅度提高蛋白的稳定性，另外，将激素基因串联起来表达，也可以提高蛋白的稳定性。选择蛋白酶缺陷的菌株是一个有效的手段。有时提高菌体培养温度可以诱导表达蛋白在菌体中产生不易降解的包涵体，这也是一种提高蛋白稳定性的方法。

（五）选用合适的表达菌株

同一个激素的表达载体在不同的菌株中表达效果有差异，造成这种结果的原因很复杂，上面提到的各个环节都可能有影响。因此，在进行一个激素基因工程研究的时候应多试用不同的菌株，从中进行优选。

（六）优化发酵条件

改变工程菌的发酵条件从而影响菌体的代谢生理和细胞膜结构，这对激素蛋白的表达和加工会产生多层次多方位的影响，这些影响至少包括转录和翻译的效率、蛋白的分泌和信号肽的切除、表达蛋白稳定性和存在状态（可溶性的还是不溶性的）等方面，因此应该受到足够的重视。优化发酵条件一般考虑以下几个基本因素：培养基成分；菌体培养温度；菌体培养时间；溶氧；诱导物加入的时间和数量；诱导时间；菌体生长密度；发酵过程中间的补料；培养过程的 pH 变化；代谢产物（包括盐类）对菌体生长的抑制等。应该注意菌体生长密度和需要的表达产物在数量上不一定成正比，这对后面的产物分离纯化会带来很大影响。

四、基因工程激素蛋白的分离纯化

不同激素蛋白本身的性质差异以及不同的表达方式对表达产物分离纯化的方法会有很大影响。蛋白产物在菌体细胞中的存在形式和部位也决定了蛋白提取的方法差异。通常用 SDS 聚丙烯酰胺凝胶电泳和不同的菌体破碎方法来确定蛋白的含量和蛋白在菌体中所处的位置和状态。除了分泌到胞外培养液中的蛋白，表达蛋白的分离纯化首先都要破碎菌体。

（一）破碎菌体的方法

1. 超声破碎法　利用超声波和机械震动而破碎细胞，其原理可能是超声波引起的空化作用所致的瞬间高压冲击。市场上供应的用于此目的的超声波发生仪，主要分为间隙超声式和连续超声式。间隙式的工作方式是将超声探头浸入菌体悬液，间隙打开超声仪破碎细胞。连续式的工作方式是通过一个泵使得菌体在超声发生腔和菌体储罐之间循环，从而破碎菌体。后者有菌体处理量大，破碎率高的优点。超声破碎的效率受菌体的量和菌体的浓度、超声功率、超声时间的影响。一般的方法是：菌体悬浮于一定 pH 的缓冲液中［如 50mmol/L Tris-HCl，1mmol/L EDTA（pH8.0）或者 50mmol/L 的磷酸缓冲液，pH7.5］，菌体浓度在 0.5～1g/ml，由于超声过程会发热应使用冰浴或其他降温设备，在菌体中加入一些巯基保护剂（如 1mmol/L 二硫苏糖醇）以保护在超声中产生的一些活性氧对蛋白巯基的氧化，超声 30s 间隙 30s，反复 8 次，破碎程度可用显微镜检查，破碎完毕后离心获得可溶性蛋白或不溶性的蛋白沉淀。该法还经常和溶菌酶方法配合起来应用。

2. 溶菌酶法　溶菌酶能够水解大肠杆菌的细胞壁，导致细胞破裂。溶菌酶的作用要在偏碱的溶液中进行。一般的方法是：操作在冰浴中进行，菌体悬于 50mmol/L Tris-HCl，1mmol/L EDTA，1mmol/L PMSF，pH8.0 的溶液中，菌体浓度 0.3g/ml，按每克菌体 1mg 加入溶菌酶，温和搅拌约 20min，此时溶液应变得黏稠。加入 DNA 核糖核酸酶 I 至 5～10μg/ml 或用超声方法降解释放的 DNA，待溶液不黏稠后，再进行离心分离操作。该方法作用温和，但在大规模生产中有一定局限性。

3. 渗透压法　这一方法对于提取分泌到细胞周质中的蛋白特别有用。将菌体悬浮于高渗溶液中（如 20% 蔗糖），冰浴放置 20min，细胞脱水引起质壁分离，离心获菌体沉淀再悬于低渗溶液中（如水或 0.01mol/L 的 NaCl）冰浴放置数十分钟，使细胞膨胀破碎胞质外膜，用离心或过滤方法去除菌体残渣，获得上清液。此法释放的蛋白量一般仅为总菌体蛋白的 4%～7% 且主要是周质蛋白，该方法不适用胞内蛋白的提取。

除了上述的方法，菌体破碎还可采用反复冻融法；丙酮粉法；高压匀浆法；去垢剂法等。

（二）外源基因表达蛋白在菌体的形式

蛋白不同的存在形式和胞内部位应选用不同的菌体破碎方法以及后继的分离手段，外源基因表达的蛋白在菌体中一般有四种形式，即包涵体蛋白；胞内可溶蛋白；菌体周质蛋白；胞外分泌蛋白。

1. 包涵体蛋白　包涵体蛋白是由表达蛋白在菌体中形成的不溶性颗粒，它产生的原因可能是表达的蛋白因折叠错误而发生的聚集和沉淀。许多高效表达的外源蛋白经常是以包涵体的形式存在于菌体之中。包涵体的获得可以利用其不溶解的性质，菌体经溶菌酶或超声破碎后直接离心，收集的沉淀物用 50mmol/L Tris-HCl，1mmol/L EDTA，0.1% Triton-100，pH8.0 的溶液洗涤数次后即为包涵体蛋白。包涵体的这一性质使得它们能很方便地获得纯化，通常经这一步后纯度可达 60% 以上。包涵体蛋白要用不同浓度的变性剂或去垢剂来溶解，常用的有脲素、盐酸胍、SDS、去氧胆酸钠等。8mol/L 脲素和 6mol/L 盐酸胍是最常用的。表达蛋白呈包涵体形式存在虽然表达量很高，但由于需要复性等手段才能获得有活性的产物，因此最后的得率尚决定于不同的蛋白和选用的复性工艺,有时最后的得率可能并不高。

2. 胞内可溶蛋白 用超声波的方法或其他有效方法将菌体破碎后离心除去菌体残渣,上清液即为含有表达蛋白的粗提液。

3. 周质蛋白 一般采用渗透压破碎胞质外膜,除去菌体,上清液含有周质蛋白。也有使用冰融法或有机溶液裂解胞质外膜。

4. 胞外分泌蛋白 不需要破碎菌体,发酵结束后,离心或过滤方法去除菌体,上清液含有胞外分泌蛋白。

(三)表达蛋白的纯化

表达的蛋白进一步纯化将根据本身的性质和存在的杂蛋白情况,在经液体浓缩之后运用诸如离子交换层析,疏水层析,反向层析,亲和层析或其他的蛋白质分离的手段来进行分离纯化。

如果激素蛋白是用融合蛋白的形式表达,在获得表达的融合蛋白后还需将所需要的激素蛋白从中释放出来。裂解融合蛋白方法有两种,一般用蛋白酶裂解的方法条件比较温和,专一性好、副反应少,操作时可按厂家提供的条件进行,常用的酶有 Xa 因子(识别 lleGluGlyArg-X)、凝血酶(LeuValProArg-GlySer)、肠激酶(As-pAspAspLys-X)、胶原酶(ProX-GlyPro)和 N 端二肽酶等,但这一方法的成本较高,在大规模生产时产品价格相应增高。化学降解方法目前用得较为普遍,例如用溴化氰专一性断裂蛋白中以 Met 为 C 端的肽键,用羟氨专一性断裂 Asn-Gly 之间的肽键,加热的甲酸可以选择性断裂 Asp-Pro 之间的肽键等。这类方法缺点是肽键断裂机会大,不适用分子量大的蛋白;另外缺点是化学物容易造成环境污染。

(四)蛋白的复性

很多情况下,表达的激素蛋白是没有生物活性的,例如形成包涵体蛋白等,其原因大多是因为蛋白质错误的折叠所引起的,包括二硫键的错配。因此需要对蛋白进行复性,或称为肽键重折叠。蛋白的复性可以是在粗制品时进行,但效率往往不如用纯化了的蛋白。不同蛋白的复性条件差异很大,并没有一个普适的具体操作方法。通常是蛋白在强的变性剂(如脲素,盐酸胍)和还原剂(如巯基乙醇,二硫苏糖醇等)存在下打开错配的二硫键并使蛋白伸展。然后用稀释的方法或者透析的方法温和地降低变性剂的浓度,使蛋白折叠。折叠过程中二硫键可以通过空气的氧化作用而形成(此时可加入微量的铜离子催化这种反应,如 $2\mu mol/L\ Cu_2SO_4$)也可以加入一定配比的氧化型和还原型巯基化合物来帮助形成正确的二硫键(如胱氨酸和半胱氨酸,氧化型和还原型谷胱苷肽或维生素 C 等)。在复性的过程中为避免形成分子间的聚集而发生的沉淀常采用维持低的变性剂浓度和低的蛋白浓度。复性过程中 pH 的掌握也很重要,它能影响蛋白的聚集和二硫键交换的速率。

五、大肠杆菌表达载体

多年来,许多实验室已经构建和积累了种类繁多的表达载体,并且也已经可以从很多生物技术公司购买到合适的品种。这些载体都是在质粒上提供了强的启动子和启动子下游供外源基因插入的酶切位点,许多载体还配备有 SD 序列和转录终止子。除此之外,有些表达载体是专为表达融合蛋白或为表达分泌蛋白而设计的。在此列举几个常用的有代表性的表达载体:

(一)pTrc99A

Pharmacia Biotech 有售。它是一个用于"直接表达方案"的表达载体,启动子 Ptrc 是由 trp 启动子的-35 区和 lac 启动子的-10 区构成,在 1~5mmol/L IPTG 的诱导下转录活性启动很强,在无诱导剂存在时亦有低量的表达。载体同时提供了 SD 序列和起始密码子,起始密码子位于多克隆位点的 Nco I 切点中,来自 5SRNA 基因的转录终止子(rrnBT1,rrnBT2)位于多克隆位点之后。质粒本身带有 lac 操纵子的调节基因 lac 19,因此这个表达质粒可以用 lac 基因阻遏缺陷的菌株。通常激素蛋白基因可以利用 Nco I 切点将起始密码子置于 SD 序列之下的适当距离,但除了在巧合的情况下,通常难于达到这一要求,此时需要对基因 5′端进行一些改造,可以用定点突变,基因合成,加装接头,PCR 等手段来达到这一目的。激素蛋白基因也可以插入到合适的多克隆位点中(注意读框要正确)获得表达,但是这样表达的产物在激素蛋白 N 端带有载体编码的氨基酸残基,在这种情况下,要获得天然的激素蛋白需要在基因插入后对 SD 序列到基因起始密码子之间的序列进行调整,通常可以用定点缺失的方法来达到这个目的。该载体没有提供终止密码子,因此插入基因应带有终止密码子(图 10-4-1)。

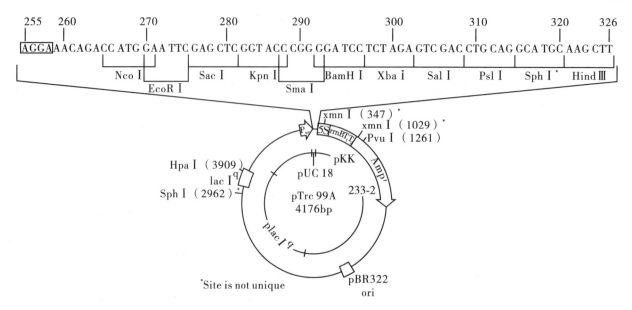

图 10-4-1　pTrc99A 质粒图谱

（二）pBV220/pBV221

是一个用于"直接表达方案"的表达载体。含有串联的 λ 噬菌体 P_R，P_L 启动子，人工合成的 SD 序列和多克隆位点位于启动子之下。其中单一酶切点 EcoR I、Sma I、BamH I、Sal I、Pst I 可供表达基因的插入。多克隆位点之后是一个转录终止子（rrnBT1，T2）。质粒还带有温度敏感型的 P_L 启动子抑制蛋白的基因（clts857），因此大多数的大肠杆菌可用作受体菌。pBV220 不带有起始密码子，插入的基因利用自身的起始密码子翻译。pBV221 是在 pBV220 的 EcoR I 切点后加入了一个 Nco I 的切点并引进了一个起始密码子。利用这种质粒构建激素基因表达载体的方法和 pTrc99A 相似。该方案的表达受温度调控，菌体在 30℃以下培养至 OD600 = 0.5，然后迅速升温至 42℃并继续培养数小时诱导基因的表达。这类表达载体表达的蛋白多呈包涵体（图 10-4-2）。

（三）pGEX 系列

这是一个十分有效的融合蛋白表达系统，Pharmacia Biotech 有售。外源基因通过一组多克隆位点连接在谷胱甘肽 S 转移酶（GST，26kD）的 C 端形成融合蛋白。融合蛋白由 tac 启动子（trp 和 lac 的杂合启动子）转录，受 Lac 启动子阻遏蛋白（Lac1q）的阻遏，可被 IPTG 诱导。质粒自身带有 Lac 1q 的基因，可在多种大肠杆菌体受体菌中运用。该系列提供了多种外源基因的插入方式和酶切点的位置以满足不同的读框要求，并在 GST 序列和多克隆位点之间设计了 Thrombin 或 Factor Xa 的切点（分别为 LeuValProArg 和 IleGluGlyArg）用它们可以将外源蛋白从融合蛋白中切除下来。其中 pGEX-2TK 还提供了蛋白激酶的识别位点以利于对蛋白进行放射性核素标记。另外，以 1-氯-2,4-二硝基苯（CD-NB）和谷胱甘肽为底物，利用融合蛋白中的 GST 的活性可以生成在 340nm 下比色测定的产物，作为检测蛋白表达的手段。Pharmacia 也提供针对 GST 的亲和分离蛋白的方法（图 10-4-3）。

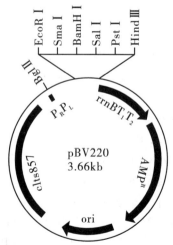

图 10-4-2　pBV220/pBV221 质粒图谱

pGEX-1 λ T

Thrombin

| Leu | Val | Pro | Arg ↓ | Gly | Ser | Pro | Glu | Phe | Ile | Val | Thr | Asp |
CTG GTT CCG CGT GGA TCC CCG GAA TTC ATC GTG ACT GAC TGA CGA

BamH I　　EcoR I　　Stop codons

pGEX-2T

Thrombin

| Leu | Val | Pro | Arg ↓ | Gly | Ser | Pro | Gly | Ile | His | Arg | Asp |
CTG GTT CCG CGT GGA TCC CCG GGA ATT CAT CGT GAC TGA CTG ACG

BamH I　Sma I　EcoR I　　Stop codons

pGEX-2TK

Thrombin　　　　　Kinase

| Leu | Val | Pro | Arg ↓ | Gly | Ser | | Arg | Arg | Ala | Ser | Val |
CTG GTT CCG CGT GGA TCT CGT CGT GCA TCT GTT GGA TCC CCG GGA ATT CAT CGT GAC TGA

BamH I　Sma I　EcoR I　　Stop codon

pGEX-4T-1

Thrombin

| Leu | Val | Pro | Arg ↓ | Gly | Ser | Pro | Glu | Phe | Pro | Gly | Arg | Leu | Glu | Arg | Pro | His | Arg | Asp |
CTG GTT CCG CGT GGA TCC CCG GAA TTC CCG GGT CGA CTC GAG CGG CCG CAT CGT GAC TGA

BamH I　EcoR I　Sma I　Sal I　Xho I　Not I　Stop codons

pGEX-4T-2

Thrombin

| Leu | Val | Pro | Arg ↓ | Gly | Ser | Pro | Gly | Ile | Pro | Gly | Ser | Thr | Arg | Ala | Ala | Ala | Ser |
CTG GTT CCG CGT GGA TCC CCA GGA ATT CCC GGG TCG ACT CGA GCG GCC GCA TCG TGA

BamH I　EcoR I　Sma I　Sal I　Xho I　Not I　Stop codon

pGEX-4T-3

Thrombin

| Leu | Val | Pro | Arg ↓ | Gly | Ser | Pro | Asn | Ser | Arg | Val | Asp | Ser | Ser | Gly | Arg | Ile | Val | Thr | Asp |
CTG GTT CCG CGT GGA TCC CCG AAT TCC CGG GTC GAC TCG AGC GGC CGC ATC GTG ACT GAC TGA

BamH I　EcoR I　Sma I　Sal I　Xho I　Not I　Stop codons

pGEX-3X

Factor Xa

| Ile | Glu | Gly | Arg ↓ | Gly | Ile | Pro | Gly | Asn | Ser | Ser |
ATC GAA GGT CGT GGG ATC CCC GGG AAT TCA TCG TGA CTG ACT GAC

BamH I　Sma I　EcoR I　Stop codons

pGEX-5X-1

Factor Xa

| Ile | Glu | Gly | Arg ↓ | Gly | Ile | Pro | Glu | Phe | Pro | Gly | Arg | Leu | Glu | Arg | Pro | His | Arg | Asp |
ATC GAA GGT CGT GGG ATC CCC GAA TTC CCG GGT CGA CTC GAG CGG CCG CAT CGT GAC TGA

BamH I　EcoR I　Sma I　Sal I　Xho I　Not I　Stop codons

pGEX-5X-2

Factor Xa

| Ile | Glu | Gly | Arg ↓ | Gly | Ile | Pro | Gly | Ile | Pro | Gly | Ser | Thr | Arg | Ala | Ala | Ala | Ser |
ATC GAA GGT CGT GGG ATC CCC GGA ATT CCC GGG TCG ACT CGA GCG GCC GCA TCG TGA

BamH I　EcoR I　Sma I　Sal I　Xho I　Not I　Stop codon

pGEX-5X-3

Factor Xa

| Ile | Glu | Gly | Arg ↓ | Gly | Ile | Pro | Arg | Asn | Ser | Arg | Val | Asp | Ser | Ser | Gly | Arg | Ile | Val | Thr | Asp |
ATC GAA GGT CGT GGG ATC CCC AGG AAT TCC CGG GTC GAC TCG AGC GGC CGC ATC GTG ACT GAC TGA

BamH I　EcoR I　Sma I　Sal I　Xho I　Not I　Stop codons

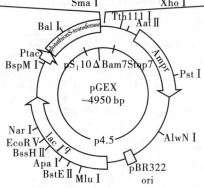

图 10-4-3　pGEX 质粒系列

（四）pEZZ18

是一个融合蛋白表达型的质粒，Pharmacia Biotech 有售。具有串联的 Lac UV5 启动子和蛋白 A 的启动子，为非诱导型启动子。启动子下接蛋白 A 的信号肽和两个按蛋白 A 的 IgG 结合域 B 改进的肽段（Z）。一组多克隆位点可以将外源基因融合在上述肽段的 C 端。这一质粒的特点是可以利用蛋白 A 的信号肽将融合蛋白分泌到培养液中，并可以利用 Z 片段和 IgG 的亲和关系，用 IgG 制成的亲和层析柱高效分离融合蛋白（图 10-4-4）。

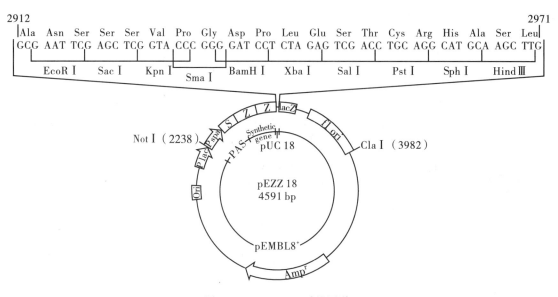

图 10-4-4 pEZZ18 质粒图谱

（五）pIN-Ⅲ-ompA

该质粒系统是由 Ghrayeb 等构建，用于表达分泌型周质蛋白。该质粒具有串联的 L_pp（脂蛋白启动子）和 Lac UV-5 的启动子，表达在一定程度上受 IPTG 诱导。人工合成的 SD 序列置于启动子下游，起始密码子 ATG 之后是一段由 21 个氨基酸残基组成的大肠杆菌外膜蛋白 A（ompA）的信号肽，外源基因通过多克隆位点连接到这一肽段的 C 端。表达的蛋白通过信号肽作用分泌到菌体的周质层并在信号肽酶的作用下切除信号肽，切点在 AlaGln-Ala 的 C 端。为使适合不同的读框，分别构建了 ompA-1、ompA-2、ompA-3 3 种质粒。在大多数情况下，为了得到天然的表达蛋白需要用体外突变的方法将信号肽酶切点和外源蛋白 N 端之间的载体序列去除。用这一载体表达的蛋白通常可以用渗透压的方法裂解胞质外膜，从上清液提取周质蛋白（图 10-4-5）。

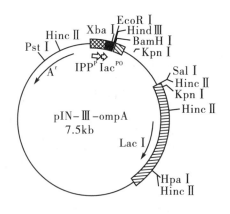

ompA-1

			EcoR I	Hind Ⅲ	BamH I		
GTA GCG CAG GCC GCG AAT TCC AAG CTT GGA TCC GGC TG
Val Ala Gln Ala Ala Asn Ser Lys Leu Gly Ser Gly

▲
ompA-2 信号肽切除位点

EcoR I   Hind Ⅲ   BamH I
GTA GCG CAG GCC GCT GAA TTC CAA GCT TGG ATC CGG CTG
Val Ala Gln Ala Ala Glu Phe Gln Ala Trp Ile Arg

▲
ompA-3 信号肽切除位点

EcoR I   Hind Ⅲ   BamH I
GTA GCG CAG GCC GGA ATT CCA AGC TTG GAT CCG GCT G
Val Ala Gln Ala Gly Ile Pro Ser Leu Asp Pro

▲
信号肽切除位点

图 10-4-5 pIN-Ⅲ-OmpA 质粒系列

六、大肠杆菌表达系统在激素基因工程中的应用

（一）人胰岛素（HI）在大肠杆菌中的表达

用基因工程方法生产人胰岛素主要有两条途径，一种是胰岛素原途径，即基因工程所生产的是胰岛素原，然后将胰岛素原在体外转化为胰岛素。另一种是 A、B 链重组途径，即用基因工程方法分别产生胰岛素的 A、B 链，纯化后再在体外重组产生胰岛素。以下介绍胰岛素原的方法。由于胰岛素蛋白分子量小，一般用融合蛋白的表达方式。

1. 胰岛素原基因的合成和表达载体的构建　按照胰岛素蛋白的序列用化学合成的方法合成胰岛素原基因。用 EcoR I 和 BamH I 将胰岛素原基因克隆到表达载体 pWR590 的相应切点之间，构成胰岛素原表达载体 pWR590-BCA4，它由 Lac 启动子表达一段由 β 半乳糖苷酶 N 端约 590 个氨基酸残基与胰岛素原组成的融合蛋白，胰岛素原位于融合蛋白的 C 末端（图 10-4-6）。

2. 工程菌培养及胰岛素原融合蛋白的提取　上述表达载体转化菌体 E coli DH5α，挑取单菌落，接种 YT 培养基（蛋白胨 8g/L，NaCl 5g/L，含 100mg/L 氨苄青霉素），37℃培养 16～18h。由于这样表达的蛋白主要是包涵体蛋白，发酵结束后，离心收集菌体，悬浮在 7mol/L 盐酸胍（pH7.5），1mmol/L PMSF，溶液变稠后，超声，30 000 ×g 离心 10min，收集上清液。加入 6 倍体积的 10mmol/L Tris-HCl，pH7.5，1mmol/L PMSF 的溶液，0℃保温 1h。离心收集沉淀，并用上述溶液悬浮洗涤、离心收集沉淀，即为融合蛋白的包涵体。

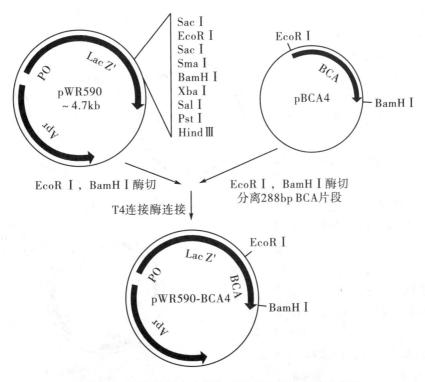

图 10-4-6　胰岛素原表达载体 pWR590-BCA4 构建示意图

3. 溴化氰降解融合蛋白释放胰岛素原和胰岛素原的磺化　11g 包涵体蛋白溶于 100ml 88% 的甲酸中，通 N_2 下加入 5g 溴化氰，封闭后避光室温放置 36h。减压蒸馏抽去甲酸，加 100ml 水后冻干，得到胰岛素原的粗制品。3.5g 上述干粉溶于 140ml 7mol/L 盐酸胍，10mmol/L Tris-HCl，2mmol/L EDTA（pH8.0），加入 7g 亚硫酸钠和 3.5g 新鲜制备的连四硫酸钠，用 Tris 调 pH 至 8.5，室温搅拌 40h。所得混合物用截流分子量为 1000 的透析袋对蒸馏水透析 48h，透析袋内样品混合物冷冻干燥，得到磺化的胰岛素原蛋白。

4. 磺化胰岛素原的分离　QAE-Sephadex A-25 柱，用 50mmol/L Tris-HCl（pH8.0），50mmol/L NaCl，7mol/L 尿素平衡，约 2g 磺化胰岛素原混合物溶于上述平衡液中，上柱，用 NaCl 梯度洗脱。收集蛋白峰，用放免确定胰岛素原组分。用 Sephadex G-50 柱脱盐，5mmol/L 碳酸氢氨洗脱蛋白，冻干，得到纯化的磺

化胰岛素原蛋白。

5. 磺化胰岛素原的折叠和胰岛素原的分离　一定量的磺化胰岛素原溶于 50mmol/L 的甘氨酸缓冲液中（pH10.5），使溶液为 0.1mg/ml，冷却至 0℃，在 N_2 保护下按巯基乙醇/SSO_3^- 基团的摩尔比为 2:1 加入巯基乙醇水溶液，密封，在 4~6℃ 下折叠反应 20h，醋酸调 pH 至 7.0 左右，用 Sephadex G-25 柱脱盐，方法同上。蛋白冻干后，上 Sephadex G-50 柱分离，收集蛋白峰，用 PAGE 电泳和放免测定确定胰岛素原的组分，蛋白冻干。

6. 胰岛素原转化为胰岛素　5.0mg 胰岛素原溶于 100mmol/L Tris-HCl（pH7.55），加入 3.92μl 羧肽酶 B（1μg/μl）和 3.92μl 胰蛋白酶（2μg/μl），37℃ 保温 15min，用醋酸调 pH 至酸性，中止酶反应。大部分胰岛素以沉淀析出。可用 HPLC 进一步分离胰岛素和 C 肽。

（二）人生长激素（hGH）在大肠杆菌中的表达

第一代上市的重组人生长激素是以非融合蛋白直接在大肠杆菌中表达的，因此在 N 端比天然的 hGH 多了一个甲硫氨酸，第二代重组生长激素是以分泌型的方案来表达的，信号肽切除后正好生成和天然的完全一致的序列，以下介绍后一种表达方案。

1. 重组人生长激素（rhGH）基因的构建　hGH 基因从筛选人垂体 cDNA 库中获得，但 N 端 24 个氨基酸编码区由人工合成，并通过 Pvu Ⅱ 切点和 cDNA 连接，这样构建的 hGH 基因编码 192 个氨基酸残基，除掉 N 端多了一个甲硫氨酸残基之外，其余和天然的成熟 hGH 氨基酸序列完全一致。基因的 5′端有一个 EcoR Ⅰ 切点，3′端为 Sma Ⅰ 切点。

2. rhGH 表达载体的构建　采用母体表达质粒 pIN-Ⅱ-ompA3，将 hGH 基因克隆在信号肽序列之后的 EcoR Ⅰ 和经过 Klenow 酶修平的 Hind Ⅲ 位点之间。这样得到的质粒 pSS 因信号肽和 hGH 的密码读框不能吻合，不能得到 hGH 产物，为此利用人工合成的脱氧寡聚 31 核苷酸进行定点突变缺失，使信号肽 C 端最后的密码子与 hGH N 端第一个氨基酸密码子直接相接，接点为 Ala-Phe（这里的 Phe 为 hGH N-端第一个氨基酸残基），得到的质粒称为 pSS-M（图 10-4-7），它在大肠杆菌细胞中表达一个由 ompA 信号肽和 hGH 构成的前生长激素，前生长激素由信号肽指导与质膜内膜结合，在信号肽被膜上的酶切除后分泌到细胞的周质，它和天然的人生长激素在结构上（包括一级结构和高级结构）完全一致。

3. 重组人生长激素工程菌的发酵　受体菌为大肠杆菌 K802（hsd R⁺，hsdM⁺，gal⁻，met⁻，sup E），用常规 $CaCl_2$ 方法制备感受态细胞，并用 pSSM 转化得到人生长激素基因工程菌。从转化平板上挑取单菌落，转接到含 YT（含 100mg/L 氨苄青霉素）培养基的三角瓶中，37℃ 摇床培养 10h。按 5% 转接发酵罐培养基（磷酸二氢钾 3g/L，磷酸氢二钠 6g/L，NaCl 0.5g/L，$MgSO_4 \cdot 7H_2O$ 0.45g/L，$CaCl_2$ 0.011g/L，蛋白胨 20g/L，酵母粉 5.8g/L，微量元素

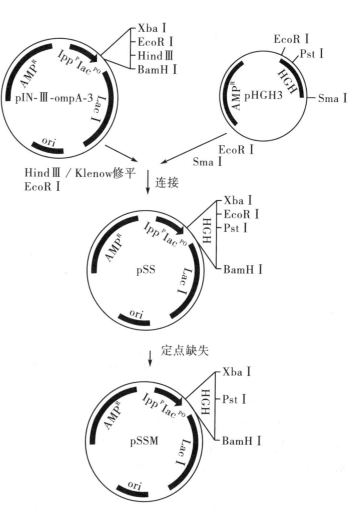

图 10-4-7　人生长激素表达质粒 pSSM 的构建
突变引物：5′-ACCGTAGCGCAGGCCTTTCCTACTATACCAC3′。

混合液 1ml/L），37℃发酵 18h，pH7.0，通气比 1∶1，发酵中连续补充 30% 葡萄糖。

4. 重组生长激素蛋白提取　菌体外膜破碎：工程菌发酵结束后，发酵液立即用冰浴冷却，并收集菌体，按菌体重量与 20% 蔗糖水溶液以 1∶10（W/V）分散悬浮菌体，加 EDTA 到终浓度为 0.05mol/L，冰浴 30min。离心收集菌体，按菌体重量与冰水以 1∶7.5（W/V）比例悬浮菌体，冰浴 30min，离心收集上清液即为含人生长激素的菌体周质破碎液，经浓缩和离子交换层析分离纯化，可得到 95% 以上纯度的 r-hGH。

（费　俭　郭礼和）

参 考 文 献

1. 张智清，等. 含 PRPL 启动子的原核高效表达载体的组建及其应用. 病毒学报，1990，6∶111－116
2. 李会成，等. 大肠杆菌表达的真核蛋白产物的复性. 生物工程进展，1994，14∶36－39
3. J Sambrook，EF Fritsch，T Maniatis 编. 金冬雁，黎孟枫等译. 分子克隆实验指南. 第二版，北京：科学出版社，1992
4. David V Goeddel（ed）. Methods in Enzymology，1990，185
5. Ray Wu（ed）. Methods in Enzymology，1993，217
6. 郭礼和，等. 人胰岛素 A、B 链基因的合成、克隆及其在大肠杆菌中的表达. 实验生物学报，1992，25∶283－285
7. 卢圣栋主编. 现代分子生物学实验技术. 北京：高等教育出版社，1993
8. John Ghrayeb，et al. Secretion cloning vectors in Escherichia coli. The EMBO Journal，1984，3∶2437－2442

第二节　激素蛋白在真核细胞中的表达

原核表达系统缺乏真核细胞所具有的翻译后加工功能，致使有些真核基因在用原核表达系统表达后，尽管蛋白的顺序完全正确，却因为缺乏必要的修饰（如糖基化）和发生错误的折叠（如二硫键的错配）而得不到有生物活性的产物，对这类问题最直接的解决方法是采用真核表达系统。目前常用的真核表达系统有酵母菌、昆虫细胞、哺乳动物细胞等。酵母菌的遗传背景清楚，能快速繁殖，可识别很多高等动物基因产物中的信号，实现蛋白的糖基化，许多在原核细胞中表达失败的高等动物基因可以在酵母菌中获得较满意的结果。选择哺乳动物细胞作为外源高等动物基因的表达宿主具有最为直接的优越性。但由于它们生长缓慢，表达量低，培养成本高而在实际应用中受到限制。昆虫细胞具有较酵母更完备的翻译后加工的功能，同时在蛋白表达数量、培养成本和生长速度上具有哺乳动物细胞无可比拟的优势，因此在实际应用中广受重视，虽然酵母菌和昆虫细胞都能使蛋白产物糖基化，但它们的寡糖结构与哺乳动物细胞糖蛋白的寡糖结构有差异。若表达产物的糖结构对产物功能有重要影响，这时需要认真选择真核细胞表达系统。本节以人绒毛膜促性腺激素（hCG）为例，介绍激素蛋白在昆虫细胞和中国仓鼠卵巢（CHO）细胞中的表达。

人绒毛膜促性腺激素（human chorionic gonadotropin，hCG）是胎盘滋养层合体细胞合成的一种糖蛋白激素，其作用是把植入的受精卵所产生的激素作用传递给黄体，进而促使产生甾体激素，合成和分泌更多的孕酮和雌二醇，并作用于子宫内膜细胞，使更多的子宫内膜细胞发育成熟，供给着床的胚泡更多的营养物质，以利于胚泡的进一步发育。由于 hCG 在胚泡发育和早期妊娠中的重要作用，它的结构与功能关系的研究一直受到人们的重视。

hCG 分子是由 α 和 β 两个亚基以非共价键结合而成的异源二聚体。β 亚基是由 145 个氨基酸残基组成的多肽，其中含有 12 个半胱氨酸，可形成六对二硫键。β 亚基有两个 N-连接的糖链和四个 O 连接的糖链。α 亚基由 92 个氨基酸残基组成，其中含 10 个半胱氨酸，可形成五对二硫键。α 亚基含有两个 N 连接的糖链。只有由 α 和 β 两个亚基组成的完整的 hCG 分子才具有生物活性。

Fiddes 和 Goodman 于 1979 年和 1980 年先后克隆了 hCGα 与 β 亚基的 cDNA。α 亚基和 β 亚基的 cDNA 全长分别为 621bp 和 579bp。目前它们的基因结构已经弄清。α 亚基是由单一基因编码，基因长 9.7kb，位于 6 号染色体上。而令人惊奇的是，竟有 7 个基因编码 hCGβ，其中一些可能为假基因。hCGβ 基因定位于 19 号染色体上。

由于它们的基因和 cDNA 结构已经弄清，人们可以通过基因定点突变的方法来改变基因的结构，从而研究 hCG 结构与功能的关系。基于这种情况，选择合适的表达体系，快速、高效表达基因突变体，分离纯化表达产物，研究突变体的功能，为进一步探讨 hCG 结构与功能的关系提供了有效的途径。特别是人们设想用 hCGβ 作抗原，制备抗生育疫苗，达到抗早孕和计划生育的目的，用基因工程的方法生产 hCGβ 显得十分重要。

由于 hCG 的 α 和 β 亚基均含有多对二硫键，使在大肠杆菌中表达的产物分离纯化十分困难，在该系统中表达的产物不能糖基化，而 hCG 的糖基化对其稳定性影响很大。如采用真核细胞表达体系，能进行翻译后的加工和修饰，其表达产物与天然的相似或一致，且能分泌到培养液中，形成正确的天然构象。

下面我们详细介绍 hCGα 和 β 亚基 cDNA 在昆虫细胞和中国仓鼠卵巢细胞中的表达。

一、hCGα 和 βcDNA 在昆虫细胞中的表达

以昆虫杆状病毒为载体，昆虫细胞或虫体为受体的基因工程由于具有独特的优点和巨大的发展潜力，已日益为各国学者所重视。至今已有几百种细菌、病毒、植物和哺乳动物的外源基因通过杆状病毒载体在昆虫离体细胞或虫体中得到表达，其主要优点是：①表达的外源基因可以是 cDNA，也可以是不含内含子的染色体 DNA；②外源基因的表达受控于强启动子多角体蛋白启动子，表达效率高；③表达产物能进行翻译后的修饰，如磷酸化、N-糖基化、O-糖基化等；④所用的杆状病毒对植物和人畜无害；⑤操作迅速方便，从构建表达载体到筛选至重组病毒仅需一个月左右的时间。

（一）hCGβ cDNA 在昆虫细胞中的表达

1. 菌株、细胞株、转运载体、培养基、cDNA 和主要试剂　大肠杆菌 DH5α（E. coli DH5α）为进行 DNA 重组和扩增的宿主菌，杆状病毒野生型茴蓿尺蠖核型多角体病毒（baculovirus wild type autographa californica nuclear polyhedrosis virus, Ac-NPV）、转运载体 pVL1393 和草地野蛾离体细胞 Sf9（Spodoptera frugiperda 9, Sf9）均由 Summers 教授（Texas A & M university）惠赠。昆虫细胞培养用 Grace's 培养基，补以水解蛋白酶（lactalbumin hydrolysate）（3.3g/L）、酵母水解物（yeastolate）（3.3g/L）（以上 3 种组分简称 TNM-FH）、10% 胎牛血清（fetal bovine serum, FBS）、抗生素（青霉素 100U/ml 和链霉素 100μg/ml）。细胞于 27℃ 培养箱中培养。pGEM3Z-hCGβ 为 hCGβ cDNA 来源。BaculoGold™ 线性杆状病毒 DNA（BaculoGold™ linearized baculovirus DNA）购自美国 PharMingen 公司，Affi-gel 10 购自 Bio-Rad 公司。

2. 表达质粒 pVL1393-hCGβ 的

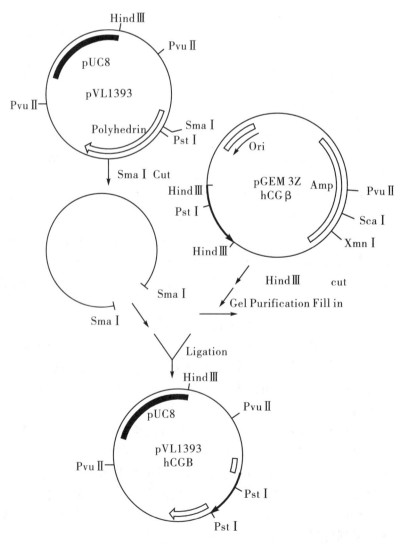

图 10-4-8　核型多角体病毒表达载体 pVL1393-hCGβ 的构建

构建 含 hCGβ cDNAr 的质粒 pGEM3Z-hCGβ 用 Hind Ⅲ 酶解，进行低熔点琼脂糖凝胶电泳，回收 hCGβ cDNA 片段，在 4 种 dNTP 存在下，用 Klenow 大片段 DNA 聚合酶将 cDNA 的两端的黏性末端填平。昆虫细胞表达载体 pVL1393 用 Sma Ⅰ 酶切使其线性化，用小牛肠磷酸单酯酶切除两端的磷酸基因以减少自身的环化连接（图 10-4-8）。连接反应混合物的组分如下：

经 Sma Ⅰ 酶切、脱磷线性化的 pVL1393	0.2μg
经 Hind Ⅲ 酶切填平的 hCGβ cDNA	0.2μg
10×连接反应缓冲液	1.5μl
T₄ DNA 连接酶	1.5U
连接反应混合物总体积	15μl

于 8~12℃反应 20h。连接反应液转化感受态宿主细胞 E. coli DH5α，涂布于含 80μg/ml 氨苄霉素（AP）的 LB 琼脂板上。挑取 12 个单克隆，接种于 5ml 含 AP（80μg/ml）LB 液体培养基，采用快速碱抽提法制备质粒，以母体质粒 pVL1393 作对照，作 1.2% 的琼脂糖凝胶电泳分析。挑选出分子量比母体质粒大的候选重组质粒，进一步用 Pst Ⅰ 酶解，经琼脂糖凝胶电泳分析，有 384bp 的片段出现，说明 hCGβ cDNA 插入方向正确。构建的质粒称为 pVL1393-hCGβ。这种情况下，hCGβ cDNA 的表达受控于 AcNPV 多角体病毒启动子，以非融合蛋白形式表达。

3. 用表达质粒和 BaculoGold™ 线性化杆状病毒 DNA 共转染 Sf9 细胞

（1）接种 2×10⁶ Sf9 细胞于 25cm² 培养瓶中，让细胞贴壁（至少需 1h）。

（2）加 2μg 表达质粒 pVL1393-hCGβ DNA 和 0.5μg BaculoGold™ 杆状病毒 DNA 于 1.5ml Eppendorf 管中。

（3）移去培养瓶中的培养基，加入 1.5ml Grace's 培养基 + 10% FBS + 100 U/ml 青霉素 + 100μg/ml 链霉素，置培养瓶于室温。

（4）加转染缓冲液（25mmol/L HEPES，pH7.1，140mmol/L NaCl，120mmol/L CaCl₂）至存有 DNA 的 Eppendorf 管中，用混匀器混匀。

（5）逐滴加入 DNA 溶液至含有细胞的培养瓶中。

（6）27℃温育 4h。

（7）用吸管移去培养液，用新鲜的含 TNM-FH + 10% FBS + 抗生素培养液淋洗细胞，加入 5ml 含 TNM-FH + 10% FBS + 抗生素培养液。

（8）细胞于 27℃培养 4~6d，用倒置显微镜观察细胞的被转染情况，有以下迹象出现表明共转染后有重组病毒产生：①共转染后细胞变大，一般直径增加 25%~50%，特别是细胞核变大；②感染后 6~7d，细胞开始裂解。

（9）共转染后 6d 左右，收集含重组病毒的条件培养液，4℃保存，用噬斑测定法（plaque assay）纯化重组病毒。

4. 用蚀斑测定法筛选重组病毒 AcNPV-hCGβ

（1）准备 4 个 60mm 培养皿，每个培养皿接种 2×10⁶ Sf9 细胞，置 27℃温箱 1h，至细胞完全贴壁。

（2）将本节一、（一）3（9）段制备的含重组病毒的条件培养液，用培养液稀释成 4 种不同的稀释度（10⁻⁶~10⁻³）。分别取 1ml 加到相应的含 Sf9 细胞的培养皿中。

（3）温育期间，称取 0.75g 低熔点琼脂糖，加入 25ml 重蒸水，高压消毒 15~20min。取 20ml 2× TNM-FH，加入 5ml FBS 和抗生素。上述两溶液在水中平衡至 37~40℃，直至使用前将其混合摇匀。

（4）病毒感染至 1h，移去培养液，从培养皿内侧边缘倒入含低熔点琼脂糖凝胶的培养液 4ml，轻弹培养皿，使琼脂糖胶分布均匀。室温放置 1h，等琼脂糖胶凝固后放回 80%~100% 湿度的 27℃培养箱内。

（5）经 6~7d，蚀斑形成。在显微镜下观察形成蚀斑处的细胞。可以看到蚀斑处四周的细胞变大，蚀斑中间的细胞有的已经裂解。这些细胞内均无野生型病毒感染后形成的滚珠轴承状多角体病毒颗粒，此种蚀斑即为重组病毒斑。由于使用的线性化病毒 DNA 含有致死缺失，它在转染 Sf9 细胞后不能形成具有转染性的病毒质粒。只有当它与杆状病毒载体共转染，使其缺失部分得到补偿时，才能形成重组病毒颗粒。因此，转染效率高，99%以上为重组病毒，一般采用一轮筛选即可得到纯的重组病毒。相反，如果采用野生型 AcNPV 基因组 DNA 代替线性化 DNA，则重组效率仅为 1%，要经多轮筛选才能获得纯的重组病毒。

（6）用滴管挑取单克隆重组病毒蚀斑，放入含 1ml 培养液的 Eppendorf 管中，保存于 4℃，病毒将扩散至培养液中。

（7）为了扩增病毒，加 200μl 上述含重组病毒的培养液至含 Sf9 细胞的 25cm² 培养瓶中，27℃培养 5 ~ 6d，收集含重组病毒的培养液。如此重复 2 次，最终病毒效价（titer）可以达到 3×10^8 pfu/ml。

（8）采用蚀斑法测定病毒滴度 ［参阅本节一、（一）4.（1）~（5）段］。

5. 重组病毒的鉴定

（1）点杂交法（dot hybridization） 将 Sf9 细胞接种于 96 孔培养板，每孔 100μl，含 1.5×10^4 个细胞，加入待筛选的重组病毒，其中病毒与细胞的比例（multiplicity of infection，MOI）为 10。27℃培养 3d 后，移出条件培养液，留作放射免疫测定。加入 200μl 0.5mol/L NaOH 使细胞裂解，加入 20μl 10mol/L 醋酸铵，混匀，将裂解液点滴于硝基纤维素膜上，按常规以 ^{32}P 标记的 hCGβ cDNA 为探针进行杂交分析。

（2）放射免疫测定（RIA） 在昆虫细胞中表达的重组 hCGβ（rhCGβ）能分泌到培养液中。因此可以用 hCGβ 放射免疫测定试剂盒（上海生物制品研究所产品）测定其中表达的 rhCGβ 的量。

6. 重组 hCGβ 的生产、提纯和制备

（1）重组 hCGβ 的生产 重组病毒 AcNPV-hCGβ 感染昆虫细胞（MOI 10）120h 后的条件培养液，超离心（100 000 × g）30min，留取含重组 hCGβ 的上清液，表达量约为 3μg/ml。

（2）hCGβ 的免疫亲和柱层析分离纯化 按厂商提供的条件，将抗 hCGβ 的单克隆抗体偶联至 Affi-gel-10。柱先用含 0.5mol/L NaCl、0.02% NaN₃ 的 20mmol/L Tris-HCl（pH7.4）的缓冲液淋洗平衡。含 rhCGβ 的条件培养液上柱后，以 5 倍柱体积的含 0.5mol/L NaCl、0.02% NaN₃ 的 20mmol/L Tris-HCl（pH7.4）缓冲液淋洗。最后用 50mmol/L 甘氨酸缓冲液（pH2.3）将结合于柱上的 rhCGβ 洗脱下来，立即用 1mol/L Tris-HCl（pH8.8）中和，对 0.1% NH₄HCO₃ 溶液透析 36h，每 4 ~ 6h 更换透析液一次。经免疫亲和柱层析后的样品纯度可达到 90% 以上。产物可采用凝胶过滤柱进一步纯化，最后纯度达 95% 以上。

（3）产物的鉴定 表达产物的 12.5% SDS-PAGE 银染结果表明，表达产物在还原和非还原条件的表观分子量分别为 22.5kD 和 33kD。N-端氨基序列测定表明为 Ser-Lys-Glu-Pro-Leu-Arg，与天然的一致。这说明在昆虫细胞中表达的 rhCGβ 前体分子能正确地切除信号肽。Western blot 分析结果说明，蛋白带能与抗体专一性结合。rhCGβ 与天然 hCGα 组成的异源二聚体 hCGαβ 具有与天然 hCG 类似的生物活性，包括免疫原性、与受体结合活性、促进 cAMP 形成活性和促进孕酮生成活性。

（二）rhCGαβ cDNA 在昆虫细胞中的表达

1. 表达质粒 PVL1393-hCGα 的构建 含 hCGα cDNA 的质粒 pGEM3Z-hCGα 用 EcoR I 酶解，进行低熔点琼脂糖凝胶电泳，回收 hCGα cDNA 片段，杆状病毒载体 pVL1393 用 EcoRI 酶解使其线性化，用小牛肠磷酸单酯酶切除两端的磷酸基团以减少自身的环化连接（图 10-4-9）。连接反应组分如下：

经 EcoRI 酶解、脱磷线性化 pVL1393	0.2μg
hCGα cDNA	0.2μg
10 × 连接反应缓冲液	1.5μl
T₄DNA 连接酶	1.5U
总体积	15μl

于 8 ~ 12℃反应 20h。连接反应液转化感受态宿主细胞 E. coli DH5α，涂布于含 80μg/ml 氨苄霉素（AP）LB 琼脂板上。挑取单克隆，用碱抽提法小量制备质粒，并进行酶切鉴定，筛选出含正向插入 hCGα cDNA 的表达质粒 pVL1393-hCGα。

2. 重组病毒 AcNPV-hCGα 的获得和筛选、鉴定和扩增 重组病毒 AcNPV-hCGα 的获得和筛选、鉴定和扩增的方法可参照本节一（一）3 ~ 5 所述方法进行。

3. 重组 hCGαβ 的生产、纯化和产物的鉴定

（1）重组 hCGαβ（rhCGαβ）在昆虫细胞内的表达 重组病毒 Ac-NPV-hCGα 和 AcNPV-hCGβ 共转染昆虫细胞，表达产物完整的 rhCGαβ 能分泌到培养基中。

（2）产物的纯化 采用前述 hCGβ 单克隆抗体免疫亲和柱分离纯化。

（3）产物性质的鉴定 经免疫亲和柱一步纯化的 rhCGαβ 纯度达 90% 以上。在非还原条件下的表观分子量为 38kD。在还原条件下出现表观分子量分别为 22.5kD 和 18kD 的两条带，分别对应于 rhCGβ 和 rhCGα。rhCGαβ 具有与天然 hCG 类似物的免疫原性、与受体结合活性和促进环化 cAMP 生成活性。

二、hCGβ cDNA 在中国仓鼠卵巢（chinese hamster ovary，CHO）细胞中的表达

由于哺乳动物细胞表达的外源基因产物结构和性质与天然的产物基本一致，CHO 细胞又具有自发突变率低的特点，被广泛用于一些蛋白因子的表达。我们采用含鼠二氢叶酸还原酶（dihydrofolate reductase，dhfr）基因的哺乳动物表达载体 pSV2-dhfr，

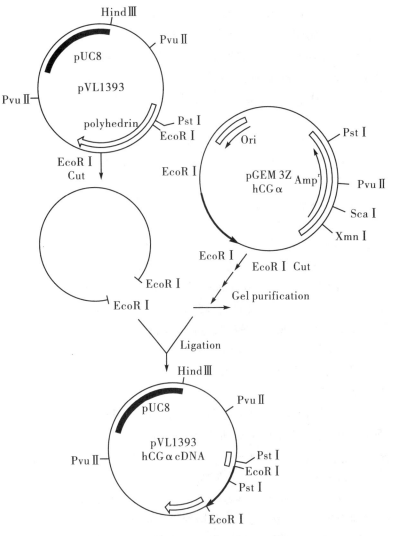

图 10-4-9 核多角体病毒表达载体 pVL1393-hCGα 的构建

构建含 hCGβ cDNA 的表达质粒 pSV2-dhfr-hCGβ 与母体质粒 pSV2-dhfr 一起共转染 dhfr 基因缺陷型 CHO 细胞（CHO-dhfr⁻），筛选出表达 hCGβ 的细胞株。经甲氨蝶呤（methotrexate，MTX）处理，提高表达量。表达的重组 hCGβ 能分泌到培养液中，采用免疫亲和柱层析一步纯化即可得到纯度大于 90% 的产物。该系统有以下特点：①采用 pSV2-dhfr 作为运载体，目的基因的表达受控于 SV40 早期启动子，由于 SV40 是较强的启动子，因此外源基因的表达效率较高；②将外源基因通过表达载体导入 CHO 细胞之后，外源基因被整合到染色体中，加之 CHO 细胞具有自发突变低的特点，因此导入细胞内的基因能得到相对稳定的表达；③宿主细胞 CHO-dhfr⁻ 被共转染后，dhfr 基因被整合到染色体中，使细胞得以存活，同时，在 MTX 的存在下，dhfr 基因拷贝数增加的同时，hCGβ cDNA 的拷贝数随之增加。因此，随着 MTX 浓度的提高，hCGβ 的表达量随之提高，这为高水平表达提供了可能。

（一）菌种、细胞株、培养基和其他主要的试剂

E. coli JM103 为进行 DNA 重组和扩增宿主菌。真核表达载体 pSV2-dhfr 由中国科学院上海生物化学研究所吴祥甫教授惠赠。pGEM3Z-hCGβ 为 hCGβ cDNA 来源。细胞培养基 F12 和 DMEM、胎牛血清（fetal bovine serum，FBS）和透析胎牛血清（dFBS）为 Gibco 产品。

（二）表达载体的构建

pGEM3Z-hCGβ 经 HindⅢ 酶解，低熔点琼脂糖胶电泳回收 hCGβ cDNA 片段。pSV2-dhfr 质粒经 HindⅢ 酶解，用小牛肠磷酸单酯酶脱去末端磷酸基团。用 T4 DNA 连接酶将 hCGβ cDNA 与线性化的 pSV2-dhfr 连接，转化感受态菌 E. coli JM103，筛选出含 hCGβ cDNA 的重组质粒 pSV2-hCGβ-dhfr。用 pVUⅡ 酶解切

出 4.895kb 和 0.684kb 片段，说明所选克隆含有正向插入的 hCGβ cDNA（图 10-4-10）。

（三）细胞转染及 MTX 加压扩增

1. CHO-dhfr⁻　细胞先培养于非选择性培养基（Ham's F12 + 150μg/ml 脯氨酸 + 10% FBS + 100U/ml 青霉素 + 100μg/ml 链霉素）中，37℃ 5% CO₂ 温箱培养。

2. 转染前一天，取对数期细胞，0.1% 胰蛋白酶（Sigma）消化，60mm 培养皿接种 1 × 10⁶ 细胞，培养 20 ~ 24h。

3. 转染前 3h 换液一次，用磷酸钙沉淀法将质粒 DNA 导入细胞，转染方法如下：取一消毒的 1.5ml Eppendorf 管，加入 pSV2-dhfr 质粒 DNA 5μg，pSV2-hCGβ-dhfr 表达质粒 DNA 20μg，加水至总体积 250μl 混匀。取另一 1.5ml Eppendor 管，加入 250μl 2 × HBS（280mmol/L NaCl，50mmol/L HEPES，2.8mmol/L Na₂HPO₄，pH7.2，过滤灭菌），将含质粒 DNA 溶液滴加入 2 × HBS 缓冲液中，混匀。然后将此混合溶液逐滴加入含 CHO-dhfr⁻ 细胞的培养皿中，细胞继续培养 24h。

4. 移去培养液，加入选择性培养基（DMEM + 150μg/ml 脯氨酸 + 10% 透析 FBS + 100U/ml 青霉素 + 100μg/ml 链霉素），3 ~ 4d 换液一次，12 ~ 14d 后计 dhfr 细胞集落，计算转染效率。

5. 用自制的细胞集落分离器挑出集落，先在 96 孔培养板中培养，然后在 24 孔培养板中培养。

6. 用 hCGβ 放射免疫试剂盒（上海生物制品所产品）作 RIA，挑选出表达量较高的克隆，作 MTX 加压培养。

7. 在培养 hCGβ 表达细胞株时，MTX 的浓度逐步提高，依次为 0.025μmol/L 、0.05μmol/L、0.1μmol/L 和 0.2μmol/L，一般每传 3 代，提高 MTX 浓度 1 次，直至建立高效率表达细胞株。建立的细胞株一般传 30 代表达量无明显下降，表达量达 15 ~ 40μg/10⁶ 细胞/d。

（四）表达产物的分离纯化

1. 建立的高效稳定表达的细胞株，作较大规模的培养。培养基为 DMEM + 150μg/ml 脯氨酸 + 10% FBS + 抗生素，细胞培养 3 ~ 4d，收集条件培养液，高速离心，去除细胞，留取上清液。

2. 采用一（一）6（1）~（2）项方法，作免疫亲和柱分离纯化。

3. 产物性质的鉴定　纯化的 rhCGβ 作 12.5% SDS-PAGE 分析，在还原条件下的表观分子量为 33kD，与天然的一致。Western blotting 分析表明，该条带能专一性与抗 hCGβ 抗体结合。N 端氨基酸序列分析结果为 Ser-Lys-Glu-Pro-Leu-Arg-Pro-Arg-Cys-Arg-Pro-Ile，和天然 hCGβ 的 N 端氨基酸序列相一致。其免疫原性为天然的 84.9%。

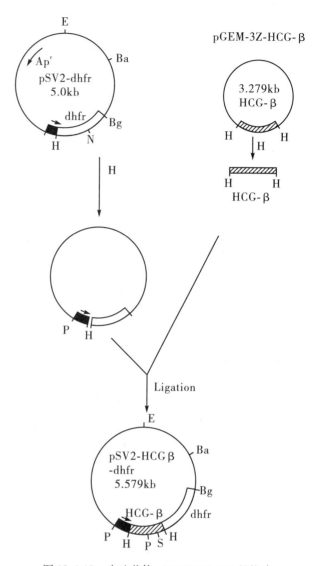

图 10-4-10　表达载体 pSV2-hCGβ-dhfr 的构建

（申庆祥　文　郭礼和　审）

第十一篇 抗氧化及自由基实验方法与技术

　　生物体内有多种活性氧自由基存在。在正常情况下，人体内的活性氧自由基总是处于不断产生和不断消除的动态平衡之中。氧自由基产生过多或清除能力下降与癌症、衰老及自身免疫功能丧失等多种疾病的发生、发展密切相关。需氧生物在进化过程中形成了复杂的抗氧化系统，这使得生物体可以利用 O_2 作为能量及物质代谢的载体，但是抗氧化系统又不能完全阻止氧利用过程中有害活性中间物的出现，在这种情况下，抗氧化剂的存在就非常必要。抗氧化剂就是通过阻止自由基链反应的启动与延伸，终止自由基反应，从而预防或减轻自由基对生物机体的损伤，达到疾病防治的目的。常用的抗氧化剂包括抗氧化酶及非酶类化合物。中药中有大量药物具有预防疾病的功能，从天然植物中寻找清除体内自由基的物质已成为国内外发展的趋势，也是预防药物研究的前沿课题。传统中医药学是我国研究预防药物、发展预防药学产业的优势基础和重要源泉。目前，从植物和中草药中分离得到的天然抗氧化药物在临床、保健、食品等方面已得到广泛的应用。

　　抗氧化剂和自由基的分析在医学与药物研究等领域有着重要意义。其研究方法包括生物物理学和生物化学方法，应用最普遍的还是生化方法，如测量丙二醛（malondialchehyche，MDA）形成、超氧化物歧化酶（superoxide dismutase，SOD）和过氧化氢酶（catalase，CAT）的酶活性等。此外，还有化学发光法、电子自旋共振，自旋捕集技术等。应用这些方法检测组织或细胞内自由基反应及其产物的动态变化、生物分子和细胞的损伤，评价药物抗氧化性能，开发新的有针对性的抗氧化作用的预防药物。

第一章 机体氧化及抗氧化系统测定法

　　自由基的基本特征是具有一个未成对电子。大多数自由基都很活泼，反应性极强，容易反应生成稳定分子。生物体内由于新陈代谢或受到外来因素作用，如电离辐射、紫外线照射等都会产生各种自由基。但在正常情况下，细胞却并不容易被氧化，这是因为生物体内存在着各种生物抗氧化剂，它们组成了一个自由基防御系统。机体内存在种类繁多的抗氧化剂，包括抗氧化酶、蛋白质及某些小分子物质，如SOD、CAT、谷胱甘肽过氧化氢酶（glutathione peroxidase，GSH-PX）、细胞色素氧化酶及谷胱甘肽（gluta-thione，GSH）等。大量研究数据显示，氧化过程可以损失关键的抗氧化酶，还会使氧化应激加剧，同时也表明大量内源性的抗氧化剂并不足以完全清除机体中产生的有害活性中间物。因此，测定组织或细胞中抗氧化酶的活性及氧化还原性物质含量可反映体内氧自由基生成量、某些药物疗效和自身免疫功能。

第一节 抗氧化酶活性的测定

一、超氧化物歧化酶（SOD）

　　SOD是一种存在于机体内的金属酶，它能催化超氧阴离子自由基（O_2^-）发生歧化反应，是机体清除氧自由基的重要酶。SOD因结合的金属不同，有 Cu/Zn-SOD、Mn-SOD 和 Fe-SOD 3 种。它们都能催化活性氧O_2^-和HOO·发生歧化反应生成 H_2O_2 与 O_2，从而成为在活体内部氧化保护的防线。当机体处于衰老或某些病理状态（如心肌缺血、炎症等）时自由基生成增加，同时组织中清除氧自由基的SOD活性降低，导致氧自由基堆积，后者使膜脂质过氧化而致机体组织损伤。所以，测定组织或红细胞中 SOD 的活性可作为氧自由基生成量的间接指标及某些药物疗效和抗氧化能力的评价。

SOD 测定的方法分为直接法和间接法。直接法有极谱法、极谱氧电极法及脉冲射解法等；间接法有黄嘌呤-黄嘌呤氧化酶-细胞色素 C 法、肾上腺素自氧化法、邻苯三酚自氧化法、四唑氮蓝法、联大茴香胺法、四甲基乙二胺法、化学发光法等；另外还有彩色免疫板法、放射免疫板法等。

由于O_2^-极不稳定，直接法需要专用的仪器设备，在应用上受到限制。间接法是通过某种能产生O_2^-的物质或另一种O_2^-的清除剂，测定特定波长下的光吸收变化，有快速和简便的特点，故间接法较为多用。

（一）极谱法

1. 原理　氧在电极上进行一系列的还原反应：

$$O_2 + e \longrightarrow O_2^- \tag{1}$$

$$O_2^- + H_3O^+ \longrightarrow HO_2\cdot + H_2O \tag{2}$$

$$HO_2\cdot + e \longrightarrow HO_2^- \tag{3}$$

$$HO_2^- + H_3O^+ \longrightarrow H_2O_2 + H_2O \tag{4}$$

在反应过程中，因O_2^-一生成就迅速地进行反应，生成H_2O_2，在极谱图上显示出O_2（得两个电子）还原为H_2O_2的波。当疏水性物质如三苯基氧化膦存在时，可在电极表面形成一层单分子膜，阻断了H_3O^+的接近和反应（2）的进行，使$O_2^-\cdot$能稳定存在，在极谱图上显示O_2得一个电子为O_2^-的波。由于 SOD 能催化O_2^-生成O_2和H_2O_2，从而增加了反应层中O_2^-的浓度，使极谱波增高。根据波高的增值计算 SOD 的活性。

2. 仪器　883 型笔录式极谱仪。

3. 试剂

（1）硼砂缓冲液　准确称取三苯基氧化膦（triphenylphosphine oxide，TPO）0.5004g，溶于 80ml 甲醇中；准确称取硼砂（$Na_2B_4O_7 \cdot 10H_2O$）9.5343g，重蒸水溶解后与 TPO 的甲醇溶液混合，调 pH 至 9.5，重蒸水定容至 1000ml。

（2）SOD 标准液　将 SOD 用重蒸水溶解稀释至每 1ml 中含 SOD 约 55U（用邻苯三酚法测定其活性）。

4. 操作步骤　精密移取硼砂缓冲液 10ml，以甘汞电极为参比电极，滴汞电极为指示电极，在 0 ~ -1.7V 范围内进行扫描，量取波高作为空白值。

精密移取 SOD 标准液 0.025、0.075、0.100、0.125、0.150，分别加入硼砂缓冲液中，在同样条件下扫描，以其极谱波高减去空白波高，所得值记为 Y，以 Y^2 为纵坐标，以 SOD 活性为横坐标，绘制标准曲线。

在同样条件下测定待测样品的"Y"值，最后在标准曲线上查出"Y^2"值相应的 SOD 活性。

5. 注意事项

（1）硼砂缓冲液的 pH 值应为 9 ~ 10，pH 降低会使波高增加。

（2）TPO 的浓度增加时，灵敏度增加，但 TPO 的浓度不能太大，以防析出。在甲醇浓度为 2.5mol/L 时，TPO 的浓度不大于 1.8×10^{-3}mol/L。

（3）甲醇的浓度为 2.5mol/L 最宜。增加甲醇用量会使极谱波相应增高。

6. 评价

（1）极谱法实验操作、结果处理都较简便，灵敏度较高，重现性好。受血清中杂质的干扰小，可以较准确地测定血清中的 SOD 活性。

（2）体系稳定性好，测定液放置 24h，结果无变化。

（3）本方法需要极谱仪，故使用受到限制。

（二）极谱氧电极法

1. 原理　利用邻苯三酚在碱性条件下自氧化作为产生O_2^-的源泉。反应体系中加入定量的 SOD 后即有氧气放出，用极谱氧电极仪检测O_2^-经 SOD 歧化前后氧量的变化，即可算出 SOD 的活力单位。以 25℃、pH8.4，每分钟产生 1μl 氧的 SOD 的量定为一个酶活力单位。

$$2\ O_2^- + 2\ H^+ = H_2O_2 + O_2$$

2. 仪器与试剂

（1）极谱氧电极仪

（2）Tris-HCl 缓冲液，pH8.4，0.1mol/L。

（3）邻苯三酚，浓度配成 0.06mol/L。

（4）超氧化物歧化酶。

3. 操作步骤　邻苯三酚自氧化耗氧量测定：在 25C 向氧电极反应室中加入约 3.5ml 的 0.1mol/L，pH8.4 的 Tris-HCl 缓冲液。在盖孔塞前，开动磁力搅拌器搅拌 5min，使缓冲液中溶氧饱和，盖上孔塞。旋转控制器的灵敏度旋钮使记录笔移至 100 度处（即记录纸 100 格处），开动记录仪，调节走纸速度（cm/min），用微量加样器吸取新鲜配制的 0.06mol/L 邻苯三酚溶液 30μl（最终浓度为 5mmol/L），通过反应室有孔塞上的进样孔注入缓冲液中，这时邻苯三酚自氧化消耗溶氧，使记录笔从 100 度处向 0 度方向移动。根据单位时间移动格数（格数/min）以及每格所代表的氧量（μl O_2/格或 μmol O_2/格）可计算出 0.06mol/L 邻苯三酚在单位时间内自氧化耗氧量（μl/min）。

记录笔每动一格的溶氧量变化为：

$0.253(μmol/ml) \times 3.5(ml)/100格 = 0.00886μmol/格 = 0.1984μl/格$

若测定时记录笔每分钟移动 N 格，则每分钟溶氧变化（ΔV）为

$ΔV = N \times 0.1984μl$

其中 0.253μmol/ml 为 25℃时氧在 1ml 水中的溶解度（假设氧在缓冲液与在水中的溶解度无明显差别）。一般最终浓度为 5mmol/L 的邻苯三酚每分钟耗氧约为 30～40 格。

（三）邻苯三酚法

1. 原理及操作步骤　利用邻苯三酚在碱性条件下自氧化作为产生 O_2^- 的泉源。测定体系与邻苯三酚自氧化测定相同，只是在加入邻苯三酚前先加 SOD 10μl（约含蛋白 2.4μg）。然后同前操作，开动记录仪后加入邻苯三酚测定耗氧量。这时的耗氧量要比未加 SOD 的邻苯三酚耗氧量少。以 1min 走纸幅度为准，把邻苯三酚自氧化耗氧格数减去加 SOD 后的耗氧格数，乘以每小格所表示的氧量，等于加入量的 SOD 作用后产生的氧量微升数即酶单位数（U）。

将不同浓度的 SOD 标准溶液分别加入邻苯三酚自氧化体系中测其耗氧量，以 ΔV 表示一定时间间隔内邻苯三酚自氧量与不同量的 SOD 作用后邻苯三酚自氧化耗氧量之差。以 ΔV 为纵坐标，不同量的 SOD 为横坐标作图，取通过原点且呈线性关系的一段曲线计算 SOD 的活性。

2. 注意事项

（1）SOD 在 pH 1 以下和 pH 11 以上不稳定，故 pH 调为 8.2～8.6，此时对 SOD 的活性影响很小。邻苯三酚的自氧化速度随 pH 值的升高而升高，耗氧量也随之升高，因此单位时间里产生 O_2^- 的量增多。

（2）本法原用 Tris-二甲胂酸钠缓冲液，配法复杂、毒性高、成本高。现改用 0.1mol/L、pH 8.4 的 Tris-HCl 缓冲液，实验证明对 SOD 测定无明显影响。

（3）本法邻苯三酚自氧化速率的测定也可用分光光度计测定在 325nm 的光吸收值，每隔 30s 测一次，要求自氧化速率控制在 0.070OD/min 左右。

3. 评价

（1）此法简单、可靠、重复性好、干扰因素少，且可在微量的情况下测定。是一种较常用的 SOD 测定方法。

（2）检测原理是利用氧张力的变化，因而与样品的物理状态如澄清度、溶液的状态和颜色等无关，适用于各种组织匀浆、脓液、脑脊液、红细胞溶血液、胸腹腔积液等 SOD 含量测定。

（四）NBT 还原法

1. 原理 该法最早为 Beauchamp 和 Fridovich 报道。在 O_2^- 产生体系如黄嘌呤-黄嘌呤氧化酶体系产生 O_2^-，O_2^- 可将四唑氮蓝（nitro blue tetrazolium chloride，NBT）还原为单甲䐶（monoformazan）或二甲䐶（diformazan），后者为蓝紫色物质，在 $530\sim580$nm 均呈现最大吸收。

2. 方法 反应体系为含 1.25×10^{-5}mol/L 黄嘌呤、2.5×10^{-5}mol/L NBT、2.2×10^{-9}mol/L 黄嘌呤氧化酶的 pH10.2，0.05mol/L 磷酸盐缓冲液（含 100μmol/L EDTA），在 25℃ 保温 5 或 10min，测定单位时间内 560nm 光吸收增加量即为还原反应速率，在 SOD 存在下，可抑制 NBT 还原反应，根据抑制率可标定 SOD 的量。

3. 评价 该法快速灵敏，灵敏度可比细胞色素 C 还原法高 25 倍。该法已应用于生物学、医学研究，但尚存在一些问题，需要在应用时考虑：

（1）NBT 还原法中的非酶体系 NADH-PBS 已受到怀疑。

（2）NBT 还原机制很复杂，SOD 对 NBT 还原反应的影响有两种可能性：一是与 NBT 竞争 O_2^-，使 NBT 还原反应受到抑制，另一是催化 O_2^- 歧化，使 NBT 自由基与 O_2 的可逆反应平衡点趋向于 NBT 的再产生。

（3）NBT 反应受组织中蛋白质等杂质的影响。此外，NBT 还易与有机自由基 RO 或 RO_2 反应。

（五）细胞色素 C 还原法

1. 原理 McCord 和 Fridovich 在发现 SOD 时曾经采用该法测定其活力，该法已被认为是间接法中的经典方法。黄嘌呤-黄嘌呤氧化酶体系产生 O_2^-，O_2^- 可还原氧化型细胞色素 C 成为还原型细胞色素 C，后者最大吸收峰在 550nm，还原反应速率以每分钟的 ΔA_{550}nm 表示，SOD 可与细胞色素 C 竞争 O_2^- 降低还原反应速率。

2. 方法

（1）用含 100μmol/L EDTA 的 pH7.8、0.05mol/L 磷酸钾缓冲液，配制 0.05mmol/L 黄嘌呤与 0.01mmol/L 氧化型细胞色素 C 溶液。

（2）加入相同缓冲液配成的黄嘌呤氧化酶溶液，使 25℃ 下，体系产生的 O_2^- 能使一定量的氧化型细胞色素 C 还原为还原型细胞色素 C，且还原反应速率是稳定的，以 ΔA_{550}nm/min 表示还原反应速率时，其值应为 0.025。

（3）SOD 使反应抑制，将抑制率与 SOD 浓度作图，可得抑制曲线，据此可测定样品中 SOD 含量。

3. 评价 该法灵敏度较低。另外，黄嘌呤氧化酶或生物样品不纯都会干扰 SOD 的准确测定，使用时需设法提纯除去干扰物质。

（六）联大茴香胺法

1. 原理 联大茴香胺（o-dianisidine）在维生素 B_2（核黄素）和光照条件下，发生光氧化反应，生成超氧阴离子 O_2^-，SOD 能特异性地清除 O_2^-，产物颜色的深浅在一定范围内与 SOD 活性成正比。测定其吸光度，即可计算 SOD 活性。

2. 方法

（1）试剂 0.01mol/L pH7.5 磷酸缓冲液。2×10^{-4}mol/L 联大茴香胺液（先用无水乙醇配制成 2×10^{-3}mol/L 的贮备液，用 0.01mol/L 的磷酸缓冲液稀释 10 倍）。1.1×10^{-5}mol/L 维生素 B_2 溶液（用磷酸缓冲液新鲜配制）。SOD 标准液，500U/mg。

（2）测定方法 依次加 1.0ml 2×10^{-4}mol/L 联大茴香胺液、1.1×10^{-5}mol/L 维生素 B_2 溶液和 0.9ml 0.01mol/L pH7.5 磷酸缓冲液，样品管加 0.1ml 组织抽提液或匀浆液，标准管加 0.1ml 500U/mg 的 SOD 标准液，空白管以磷酸缓冲液代替。混匀后，光照一定时间后，在波长 460nm 处，测定吸光度，样品 SOD 活性可从 SOD 标准曲线上求得。

2. 评价 联大茴香胺法操作简便，试剂低廉，一次可操作多管，但灵敏度及精确度不及邻苯三酚法。并易受组织匀浆颜色的影响，变异系数较大。

二、过氧化氢酶（CAT）

1. 原理 过氧化氢酶可催化 H_2O_2 分解反应，使 H_2O_2 在 240nm 处吸收峰下降。

$$H_2O_2 \xrightarrow{\text{CAT}} 2H_2O + O_2$$

因此，测量单位时间内的 $\Delta A240nm$ 就可算出 H_2O_2 的消耗量 $\varepsilon = 0.00394 \pm 0.0002mmol/L \cdot mm$，以消耗的 $H_2O_2 \mu mol/mg \cdot min$ 来表示 CAT 活性。

2. 方法

(1) 配制酶溶液　用 0.05mol/L、pH7.0 磷酸缓冲液稀释酶溶液使酶活力约为 $1:5000$，当用干燥的过氧化酶时，用同种缓冲液制成含有近似 50 Sigma U/ml 的溶液，制成后立即使用。

(2) 配制底物溶液　加 0.1ml 30% H_2O_2 至 50ml 0.05mol/L pH7.0 PBS 中，测定 A_{240}，为得到重复平行结果，A_{240} 值应在 0.550 ~ 0.520 之间，若高于该范围，加 PBS 降低 A_{240} 至该范围，若低则增加 H_2O_2 含量使 A_{240} 增至该范围。

(3) 加 0.1ml 酶溶液至装有 2.9ml 底物溶液的带盖石英杯中，25℃混匀测定，开始时 A_{240} 将高于 0.450，接着就开始下降。

(4) 测定 A_{240} 从 0.450 降至 0.400 所需的时间 t，相当于该时间内，3ml 溶液中分解 H_2O_2 量为 3.45μmol，3ml 中在反应的时间内的总活力单位为 3.45，即为总的 Sigma U，由此计算出原酶活力。（1 Sigma U 是当在 pH 7.0、25℃下，反应混合物中 H_2O_2 浓度从 10.3$\mu mol/ml$ 下降至 9.2$\mu mol/ml$，每分钟分解 1.0μmol H_2O_2 为一个单位）。

3. 注意

(1) H_2O_2 在室温中极不稳定，氧气易跑掉，故应在冰浴中操作。该催化反应属一级动力学，仅在开始几分钟内呈线性关系，操作应迅速，把握反应时间。

(2) 样品溶液中应无强烈吸收 240nm 光的杂质。

三、谷胱甘肽过氧化物酶（GSH-Px）

1. 原理　谷胱甘肽过氧化物酶既可使有机过氧化物，也可使 H_2O_2 还原成 H_2O：

$$ROOH + 2GSH \xrightarrow{\text{GSH-Px}} GSSH + ROH + H_2O$$

$$H_2O_2 + 2GSH \xrightarrow{\text{GSH-Px}} GSSH + 2H_2O + O_2$$

测定 GSH-Px 有两种常用方法：①直接法：直接测定 GSH 减少量，GSH 在 255nm 呈最大吸收，可从 255nm 光吸收减少量计算 GSH 消耗量，从而判断酶活性。该法灵敏度差，仅适用于纯酶活性测定；②间接法：利用 H_2O_2 或有机氢过氧化物氧化 GSH，同时加入 NADPH 及谷胱甘肽还原酶，使氧化的 GSH 重新转变为 GSSH，NADPH 转变为 $NADP^+$，测定 $NADP^+$ 在 340nm 的光吸收，即可确定酶活性。此法灵敏度高，专一性强，现已普遍采用。

2. 方法

(1) 将下列溶液加入石英杯中　500μl 0.1mol/L PBS（pH 7.0），100μl 酶样品（0.05 ~ 1U/ml 缓冲液），100μl 2.4U/ml 的谷胱甘肽还原酶（配于 PBS 中），精确的 100μl 10mmol/L GSH（配于水中）。混合液在 37℃温浴 10min 后，加入 100μl 1.5mmol/L NADPH 溶液（在 0.1% $NaHCO_3$），测量 3min 内的不依赖氢过氧化物的 NADPH 的消耗。

(2) 加入 100μl 温浴的 12mmol/L 叔丁基氢过氧化物，启动整体反应，测量 5min 内 340nm 光吸收的降低。

(3) 非酶反应速率通过用缓冲液代替酶样品来测定。

(4) 用适当的消光系数计算 $\Delta[NADPH]/min$，依赖谷胱甘肽过氧化物酶的反应速率通过整体反应速率减去非酶反应速率和不依赖氢过氧化物酶的反应速率。

(5) 酶活力计算　$A = 0.868(\Delta[NADPH]/[GSH]_0 t)(Vi/Vs)$。Vi = 1.0ml，为反应液体积；Vs = 0.1ml，为酶溶液体积。

注意：由于反应速率依赖于稳定的 GSH 水平，任何影响 GSH 再生的因素，如谷胱甘肽还原酶活力的明显下降，都会影响测量。

四、黄嘌呤氧化酶（XOD）

1. 原理　黄嘌呤氧化酶催化如下反应：

$$次黄嘌呤 + O_2 \xrightarrow{XOD} 黄嘌呤 + H_2O_2$$
$$O_2 \downarrow XOD$$
$$尿酸 + H_2O_2$$

利用产物尿酸在 293nm 处有特征吸收峰，以每分钟 293nm 处光吸收的增加来计算酶活力。

2. 方法

（1）25℃下，样品管中加入 1.9ml 0.05mol/L pH7.5 的 PBS 缓冲液，1ml 0.15mmol/L 黄嘌呤水溶液后，迅速加入 0.1ml 适当稀释的酶溶液，空白管用 PBS 代替，立即混匀，计时。

（2）用 1ml 比色杯在 293nm 处测量光吸收 A_{293}，以蒸馏水校正零点，每 30s 读取各管的 A_{293}，共测 3min，以 A_{293} 对时间作图，取反应最初线性部分，计算出每分钟 A_{293} 增加值。

$$比活力（单位/mg） = \frac{\Delta A_{293}/min}{12.3 \times m/V}$$

m = mg 酶，V = 反应液，尿酸在 293nm 处消光系数为 12.3×10^6。

其他一些抗氧化酶还有谷胱甘肽转硫酶、髓过氧化物酶、辣根过氧化物酶、DANH、过氧化物酶与氧化酶等。读者可参看有关文献。

（郭秀丽　张爱琴　曹恩华　张　健）

第二节　氧化还原性物质的含量测定

一、过氧化氢（H₂O₂）

（一）硫氰化铁法

过氧化氢可催化硫氰化钾硫铵铁素反应，生成红色的硫氰化铁，后者在 480nm 处有最大吸收，由此推知过氧化氢含量。

$$KSCN + FeNH_4SO_4 \xrightarrow{H_2O_2} Fe(SCN)_3$$

$$E_{480}^{mM} = 9.6L/(mmol \cdot cm)$$

（二）荧光-辣根过氧化物酶（horseradish peroxidase，HRP）法

莨菪亭在激发波长为 350nm 的紫外线激发下，可发射出波长为 460nm 的荧光，一分子 H₂O₂ 可氧化一分子的莨菪亭，于是荧光变弱，间接求得 H₂O₂ 含量。

$$莨菪亭 + H_2O_2 \xrightarrow{HRP} 被氧化的莨菪亭$$

注意：蛋白质可降低莨菪亭的荧光，因此在加入测试液前要洗净血清和细胞碎片。

（三）鲁米诺-发光法

在发光仪样品池中，加入 1μmol/L 三氧化二砷处理或未处理的 (4~5)×10⁶ 个 MGC-803 细胞（细胞用 PBS 溶液清洗 3 次后收集，并悬浮在 1ml PBS 中），100μmol/L 鲁米诺和 10U HPR。在 BPCL-4 型发光测量仪上，室温下立即测量化学发光反应动力学曲线或发光强度。发光强度及动力学变化曲线反映 H₂O₂ 的变化。在相同条件下，可比较不同细胞产生的 H₂O₂ 量或比较不同的抗氧化剂对细胞产生过氧化氢的影响。每组实验至少重复 3 次。

二、丙二醛（MDA）

MDA 是不饱和脂肪酸过氧化产物，它的产量的多少可表示过氧化程度大小，由于测定方法简便，成为常用指标之一。

（一）硫代巴比妥酸（thiobarbituric acid，TBA）比色法

1. 原理　丙二醛与 TBA 在酸性条件下反应生成红色产物，该反应需加热煮沸若干分钟，使过氧化物与环内过氧化物转变为丙二醛等产物，TBA-MDA 加合物在 532nm 处有最大吸收，根据摩尔消光系数 $1.56 \times 10^5 L/(mol \cdot cm)$，即可计算出 MDA 量。或采用 1,1,3,3-四乙氧丙烷作为标准，利用它加热水解产生的 MDA 的标准用量，也可得出样品产生的丙二醛量。

2. 方法　取 1ml 过氧化反应液，加入 1ml TBA（0.7% 在 0.05mol/L KOH）和 1.0ml 2.5% TCA，100℃沸水中水浴 8min，冷却后离心，测上清 A_{532}nm，空白以水代替过氧化反应液，样品 A_{532}nm 用空白校正后，根据摩尔消光系数，计算 MDA 量。

3. 评价　该方法简便经济，但反应专一性差，其他醛类物质和许多生物物质也可与 TBA 发生阳性反应，因此许多文献将该法中得到的粉红色物质称为"TBA 反应物"，而非"TBA-MDA 复合物"。

注意：测量时要注意酸性条件和防止加热时温度过高，还要防止能吸收 532nm 光的杂质和色素。

（二）高效液相色谱（HPLC）法

1. 方法　把样品调节至 pH6.5～8，用氨基柱分离，注入样品量为 10～20μl，洗脱液为乙腈：0.03mol/L Tris 缓冲液（1：9，V/V），流速为 1ml/min，用 270nm 波长紫外检测。色谱吸收峰可用新鲜制备的游离的 MDA 色谱峰进行鉴别，MDA 浓度可由 1～100μmol/L MDA 标准溶液的峰高或面积来标定。

2. 评价　该法灵敏度高，可检测的最小浓度为 0.25μmol/L，专一性强，但并不能完全代替 TBA 法。

三、谷胱甘肽（GSH）

GSH 在动物细胞中可以作为谷胱甘肽过氧化氢酶的电子给予体，也能直接和活性氧（Reactive oxygen species，ROS）发生反应。GSH 通过谷胱甘肽过氧化氢酶与自由基反应，可以稳定地被氧化生成 GSSG，导致 GSH 含量下降。

（一）柱前衍生液相色谱法

1. 原理　该法测量人血浆中的还原型（GSH）、氧化型（GSSR，GSSH）、蛋白结合型（ProSSG）谷胱甘肽。GSSR、GSSH 和 ProSSG 在 NaBH₄ 存在下转化成 GSH，GSH 经 monobromobimane（mBrB）的柱前衍生后，生成荧光衍生物，过反相色谱柱，进行荧光检测（ex：400nm，em：475nm）；选择性的测量 GSSH、GSSR，可利用 N-乙基马来酰亚胺（N-ethylmaleimide，NEM）阻断游离的巯基，多余的 NEM 可通过后来加入的 NaBH₄ 失活；测量包括 ProSSG 的整体谷胱甘肽水平时，蛋白可利用二甲基亚砜（dimethyl-sulfoxide，DMSO）助溶。

2. 试剂　溶液 A：DMSO 中含 50μmol/L 二硫赤鲜醇（dithioerythritol，DTE），5% 磺基水杨酸；溶液 B：生理盐水中含有 140nmol/L HBr，44% DMSO；溶液 C：同 B，且含 1% 磺基水杨酸；标准样品：GSH 和 GSSR 溶于含 50μmol/L DTE 的 5% 磺基水杨酸中，浓度为 500μmol/L。

3. 方法

（1）整体血浆谷胱甘肽水平（GSH + GSSH + GSSR + ProSSG）

1）30μl 血浆中加入 30μl 2.0mol/L 的 NaBH₄，30μl 溶液 A，130μl 溶液 B，50μl 1.0mol/L 的 N-乙基吗啉（终 pH9.0），10μl 0.1mol/L 的 mBrB（于 100% 乙腈）。在室温 20℃下，黑暗放置 20min。

2）加入 20μl 8.15mol/L 高氯酸，4℃放置 2h，使蛋白沉淀。

3）10 000×g 离心 2min，上清进行 HPLC 分析。

（2）游离的氧化型谷胱甘肽（GSSR + GSSH）

1）血浆样品中加入含 500μmol/L DTE 的 50% 磺基水杨酸原液，使之终浓度分别为 50μmol/L，5%，离心去除沉淀的蛋白。

2）200ml 上清中加入 37μl 0.6mol/L KHCO₃，1.44mol/L KOH，使 pH 值中和至 6.8，加入 20μl 154mmol/L NEM（终浓度 12mmol/L）以捕捉 GSH，室温放置 20min。

3）30μl NEM 处理的样品加入 30μl 4mol/L NaBH₄，160μl 溶液 C，50μl 1.0mol/L N-乙基吗啉（终 pH9.0），10μl 0.1mol/L，mBrB（于 100% 乙腈），室温 20℃ 黑暗放置 20min.

4）加入 20μl 5.82mol/L 高氯酸。

（3）全部游离的谷胱甘肽（GSH + GSSR + GSSH）

1）30μl 去除蛋白的血浆上清［方法（2）1］中，加入 160μl 溶液 B，50μl 1.0mol/L N-乙基吗啉，10μl 0.1mol/L mBrB（于 100% 乙腈），30μl 1.4mol/L NaBH₄（终 pH9.0），室温 20℃，黑暗放置 20min。

2）加入 20μl 5.82mol/L 高氯酸。

（4）蛋白结合型谷胱甘肽（ProSSG）

1）30l 血浆中加入 150μl 5% 磺基水杨酸/50mol/L DTE，离心沉淀蛋白。

2）沉淀中加入 30μl 2.0mol/L NaBH₄，30μl 溶液 A，160μl 溶液 B，50μl 1.0mol/L N-乙基吗啉（终 pH9.0），10μl 0.1mol/L mBrB（于 100% 乙腈），室温 20℃，黑暗放置 20min。

3）加入 20μl 8.15mol/L 高氯酸，4℃ 沉淀 2h 后，10 000 ×g 离心 2min。

（5）还原型谷胱甘肽（GSH）

1）30μl 去蛋白的血浆上清［方法（2）1］中，加入 30μl 5% 磺基水杨酸/50μmol/L DTE，160μl 蒸馏水，50μl 1.0mol/L N-乙基吗啉（终 pH8.5），10μl 0.1mol/L mBrB（100% 乙腈），室温 20℃，黑暗放置 20min。

2）加入 20μl 5.82mol/L 高氯酸。

（二）HPLC 分析

1. 仪器及试剂 色谱柱为 150mm ×4.6mm，填料为 3μm C₈。室温，流速为 1.5ml/min，进样量为 25μl。洗脱液 B：2.5ml 乙酸用蒸馏水稀释至 1L（pH 3.9），洗脱液 C：200ml 甲醇用蒸馏水稀释至 1L，B 和 C 用 0.2μmol/L 微孔滤膜过滤。洗脱条件：0 ~ 8min，40% C 洗脱；8 ~ 12min，40% ~ 80% C 梯度洗脱。荧光检测：ex 400nm/13nm bandpass，em 475nm/15nm bandpass。

2. 评价 该法灵敏度高（<2pmol），分析回收率将近 100%，当日内偏离系数 7%，能可靠的测量人血浆中不同形式的谷胱甘肽，还可应用于血浆中其他巯基和二硫化物的鉴定，及其他生物样品的测定；但该法不能区分特定二硫化物。

四、巯基（-SH）含量（蛋白巯基和非蛋白巯基）

1. 原理 用分光光度法同时检测各种组织中的巯基含量，其中包括 PB-SH（蛋白巯基）、NP-SH（非蛋白巯基）和 T-SH（总巯基）。该法（DTNB 法）建立于 Ellman 法的基础上，DTNB［5,5,-dithiobis-(2-nitrobenzoic acid)］是一种可被-SH 还原的二硫化合物，还原后的 DTNB 呈黄色，于 412nm 波长有吸收峰，据此可测量-SH 含量。

2. 试剂 Ellman's 试剂（DTNB）：0.01mol/L DTNB 的无水甲醇溶液；组织匀浆液：组织匀浆溶于 0.02mol/L EDTA 中，其比例使得当 0.5ml 用于 T-SH 测量，5ml 用于 NP-SH 测量时，吸收值在 0.1 ~ 0.8 之间。所有缓冲液、溶液提前通 N₂ 气 2 ~ 3min。

3. 方法

（1）T-SH 测量

1）颜色反应 0.5ml 匀浆液加入 1.5ml 0.2mol/L Tris 缓冲液（pH 8.2），0.1ml 0.01mol/L DTNB，7.9ml 无水乙醇，使总体积为 10ml；试剂空白（无样品）和样品空白（无 DTNB）同样制备，测量试管加橡皮盖，不断摇动 30min，滤纸过滤两次，得到澄清滤液。或者上述颜色反应 15min 后，在室温下 3000 ×g 离心 15min，取上清。

2）测量上述滤液或上清在 412nm 处的吸收。T-SH 和 NP-SH 法中，412nm 处摩尔消光系数均为 13 100。

（2）NP-SH 测量

1）5.0ml 匀浆液加入 4ml 蒸馏水，1ml 50% 三氯乙酸（trichloroacetic acid，TCA）不断摇动 10 ~ 15min，滤纸过滤至澄清或约 3000 ×g 离心 15min。

2）2ml 滤液或上清中加入 4.0ml 0.4mol/L Tris（pH 8.9），0.1ml 0.01mol/L DTNB，摇匀。

3）DTNB 加入后 5min 内读取 A_{412}，以试剂空白为对照。

（3）PB-SH 测量　T-SH 测量值减去 NP-SH 测量值即为 PB-SH 值。

4. 注意　①pH 值低于 8.0 时，颜色强弱随 pH 值而变，在 8.0~9.0 之间随 pH 值变化不大，因此混合液要控制在 pH 8.0 以上；②测量晶状蛋白和其他物质中的-SH 时，方法同前，但通常使用更廉价、挥发性更小的 0.5% 十二烷基硫酸盐代替甲醇，因为它通常不会产生混浊沉淀。

五、细胞色素 C

1. 原理　细胞色素 C 是一种稳定的可溶性蛋白，分氧化型和还原型两种。氧化型最大吸收峰为 408nm、530nm，还原型最大吸收峰为 415nm、520nm 和 550nm。可选用一标准样品，作出细胞色素 C 浓度和光密度关系的标准曲线，在以同样条件测未知样品的光密度，由标准曲线可得出样品浓度（mg/ml）。利用 520nm 测定含量时，要加连二亚硫酸钠还原剂，以使所有细胞色素 C 均变成还原型，由此所测数值代表总细胞色素 C 的含量。

2. 方法

（1）标准曲线测定　取 1ml 细胞色素 C 标准品（80mg/ml），用水或 0,1mol/L pH 7,3 的磷酸盐缓冲液稀释至 25ml，取 0.2、0.4、0.6、0.8、1.0ml 于试管中，用水调至 4ml，每管加少许连二亚硫酸钠（数毫克），振摇后，于 520nm 处测量光密度。以水作为空白对照，以标准晶的浓度为横坐标，光密度为纵坐标，绘制标准曲线作为定量依据。

（2）样品测定　取 0.4ml 待测样品，用水稀释至 10ml，取 1ml 稀释液，加 3ml 水，在加少许连二亚硫酸钠，振摇后，在 520nm 测光密度，由标准曲线计算其浓度。

六、血浆铜蓝蛋白

1. 原理　铜蓝蛋白是一种糖蛋白，又称铁氧化酶，铜蓝蛋白氧化酶（ceruloplasmin oxidase），可氧化还原型底物为氧化型产物。最常用的底物为邻联二茴香胺，反应原理是邻联二茴香胺在 pH 5.0 有氧存在下，被铜蓝蛋白氧化，形成产物为淡黄棕色溶于硫酸中，形成紫红色溶液，测 540nm 光吸收变化。

2. 方法

（1）配制 0.1mol/L pH 5.0 的醋酸缓冲液；9mol/L 的硫酸；8.0mmol/L 的联大茴香胺二盐酸盐液（贮存于棕色瓶中，在 4℃下保存）。

（2）0.05ml 血清、0.75ml 醋酸盐缓冲液及 0.2ml 邻联二茴香胺溶液的混合物，37℃保温 15min，加 2ml 硫酸溶液终止反应，立即混匀，以蒸馏水作空白，测 540nm 处光密度。

（3）血浆铜蓝蛋白的活性以国际单位 IU 表示，计算公式如下：

$$IU/L = (A_S - A_C) \times 6.34 \times 10^2$$

其中：A_S 为样品管光密度；A_C 为对照管光密度。

3. 评价　邻联二茴香胺方法是基于氧化酶活性测定的优选方法。此外免疫化学方法对铜蓝蛋白是特异的且容易操作，但应用于血清样品铜蓝蛋白的定量时，EDTA、柠檬酸会干扰酶学分析。

七、DNA 损伤产物

1. 原理　在 $CuSO_4$-phen-Vc-H_2O_2 化学发光体系中，邻啡罗啉（1,10-phenanthroline，phen）在金属离子的催化下能与 H_2O_2 作用，产生最大发射在 445~450nm 范围内的化学发光。在 DNA 存在下，体系产生的·OH 等自由基引起 DNA 损伤断裂，产生一延迟于 Phen 本身发光的慢的化学发光，最大发光在 380~420nm，此发光反应为鸟嘌呤的特征反应。最近研究表明，在某些抗氧化剂的存在下，DNA 损伤发光动力学行为有明显变化，或抑制发光，反映抗氧化剂的预防性作用，或延迟发光，反映抗氧化剂的断链性作用，或两种作用皆有。DNA 发光行为的变化反映药物的抗氧化性能和对 DNA 的保护作用。

2. 方法

（1）试剂组成　邻啡罗啉（1,10-phenanthroline，phen），$CuSO_4$，维生素 C（ascorbate acid），H_2O_2，醋酸盐（NaAc/Hac）缓冲液，DNA 溶液。

（2）配制 0.1mol/L 醋酸盐缓冲液（pH 5.5）；phen，0.1mol/l；$CuSO_4$，0.1mol/l；维生素 C，10^{-3} mol/l；DNA 溶液，1mg/ml；3% 的 H_2O_2 溶液。

（3）用 0.1mol/L 醋酸盐缓冲液（pH 5.5）配制 $CuSO_4$-phen-Vc-DNA 溶液，使 Cu^{2+}、Phen、Vc、DNA 终浓度分别为 5×10^{-5} mol/L、3.5×10^{-4} mol/L、3.5×10^{-4} mol/L、$1\mu g/ml$。

（4）化学发光的测量在 BPCL-4 型发光测量仪上进行。取该溶液 1ml，放入发光仪样品池中，加入一定量的抗氧化剂（对照用缓冲液补齐）。放置 2min 后，加入 $200\mu l$ 3% 的 H_2O_2 溶液，在室温（20~25℃）下测定，立即测量化学发光反应动力学曲线或发光强度。在相同条件下，比较不同化合物发光强度及动力学变化曲线。每组实验至少重复 3 次。

3. 评价　到目前为止，利用发光方法研究药物体外抗氧化作用多集中在脂质过氧化体系，对 DNA 体系的报道很少。该方法为体外研究药物抗氧化作用及其对 DNA 保护作用的机理提供了新的研究方法，并且可对抗氧化剂的断链性和预防性作用加以区分，并分别测定。

（曹恩华　张　健）

第三节　硫氧还蛋白还原酶活性测定

硫氧还蛋白（thioredoxin，Trx）是一种分子量为 12kD 的二硫键还原酶，最初发现于大肠杆菌，它几乎存在于所有的原核及真核生物中。Trx 的结构和序列都有高度的保守性。它的催化位点由保守的氨基酸序列 Cys32．Gly33_Pr034_Cys35 组成。氧化条件下，Cys32 和 Cys35 之间形成二硫键，氧化的 Trx 能被硫氧还蛋白还原酶（TrxR）以 NADPH 为供氢体还原。Trx 是细胞内主要的还原剂之一，参与许多巯基依赖的还原过程。Trx 的抗氧化作用主要表现为：Trx 能直接清除活性氧或作为过氧化物酶的供氢体清除活性氧，Trx 作为细胞内重要的蛋白二硫键还原酶，能依赖 TrxR 和 NADPH 使多种对氧化还原敏感的蛋白质（如激酶、磷酸酶、转录因子）的二硫键还原从而恢复其生理功能。Trx 也是一种应激蛋白，在应激状态下，细胞可以通过上调 Trx 维持细胞的生理功能。下面介绍一种测定细胞硫氧还蛋白还原酶的活性的方法。

1. 原理　以 5,5-二硫基-双(2-硝基苯甲酸)[5,5'-dithio-bis(2-nitrobenzoic acid)，DTNB] 作为 TrxR 的底物，在 NADPH 存在的条件下，通过测量 DTNB 被还原的速率来测定 TrxR 的活性。

2. 方法

（1）用药物处理后的细胞，经胰酶消化，收集 2×10^6 细胞，并用磷酸盐缓冲液（PBS，K_2HPO_4 1.329g/L，$NaH_2PO_4 \cdot H_2O$ 0.276g/L，NaCl 8.770g/L，）pH 7.4，洗 3 次。

（2）加入 $100\mu l$ 细胞裂解液（Tris-HCl，pH 8.4，50mmol/L，SDS 5g/L，蛋白酶 K0.5g/L，EDTA 10mmol/L）超声裂解。离心 15 000 ×g，4℃，30 分钟，取上清。

（3）水浴 55℃，5min，变性其他蛋白。离心 13 000 ×g，4℃，30min，取上清。

（4）把上清加入 30kD 的超滤离心管中，离心 3000 ×g，4℃，30min。

（5）加 $100\mu l$ 磷酸缓冲液（含 EDTA 10mmol/L）3000g，4℃，30min，重复 1 次，收集上清。

（6）测定上清液蛋白浓度（控制蛋白浓度 300mg/ml）。

（7）取细胞抽提液与金巯基葡萄糖（最终浓度为 $20\mu mol/L$）室温混合 30min。

（8）取 $50\mu l$（0.25mg 蛋白）抽提液加入 $750\mu l$ 反应缓冲液（0.1mol/L 磷酸缓冲液 pH 7.0，含 5mmol/L DTNB，EDTA 10mmol/L，0.2mmol/L NADPH），立即用紫外分光光度计测量 412nm 下吸收值的变化。Trx 活力以每毫克蛋白每分钟还原的 DTNB 的 nmol 数来表示。

$$酶活力 = \frac{\Delta A_{412}/min \times 50\mu l}{13.6mmol/L/cm \times [蛋白] \times 800\mu l}$$

3. 评价　方法简便且容易操作，加入金巯基葡萄糖可减低非硫氧还蛋白的干扰。应用于细胞中 Trx 定量分析和大量样品快速分析。

如若测定鼠肝中 TrxR 的活性，首先制备鼠肝抽提液．具体做法如下：

（1）取药物处理和未用药物处理的鼠肝，用磷酸盐缓冲液（PBS，含 EDTA 1mmol/L）制备匀浆。

（2）离心 13 000×g，4℃，30 分钟，取上清。

（3）透析在 PBS 缓冲液（含 EDTA 1mmol/L）16h。

（4）取 25μl（0.25mg 蛋白）抽提液加入到 975μl 反应缓冲液（0.1mol/L 磷酸缓冲液 pH 7.0，含 5mmol/L DTNB，EDTA 10mmol/L，0.2mmol/L NADPH，20mol/L 金巯基葡萄糖），立即用紫外分光光度计测量 412nm 下吸收值的变化。

Trx 活力以每毫克蛋白每分钟还原的 DTNB 的 nmol 数来表示（方法同上）。

（曹恩华）

参 考 文 献

1. 方允中，等．自由基与酶．北京：科学出版社，1989

2. 赵保路．氧自由基和天然抗氧化剂．北京：科学出版社，1999

3. 郑荣梁．自由基生物学．北京：高等教育出版社，1992

4. 赵学兰，张天民，等．极谱法测定超氧化物歧化酶的活性．药物分析杂志，1987，7（1）：10－12

5. 李文杰，程枫，吴文土．超氧化物歧化酶活性快速测定的新方法——极谱氧电极法．生物化学与生物物理学报，1986，18（2）：185－191

6. 袁勤生，陈浩，周刚宏，等．超氧化物歧化酶测活方法的比较．中国药学杂志，1994，29（11）：679

7. 徐叔云，卞如濂，陈修．药理学实验方法学．第二版，北京：人民卫生出版社，1981，502

8. 谢林香，曹林秋，陈恬生．超氧化物歧化酶活性测定的新方法．中国药学杂志，1992，27（3）：157－159

9. 李益新，方允中．超氧化物歧化酶活力测定的新方法——化学发光法．生物化学与生物物理进展，1983，2：59－62

10. 吴春福，于庆海，刘雯，等．依据自由基学说研究人参茎叶皂甙的抗衰老作用．沈阳药学院学报，1992，9（1）：37－40

11. 任立英，陈小刚，张慧，等．羟胺发色法测定超氧化物歧化酶．临床检验杂志，1993，11（4）：185－186

12. 邱清，汪建平，王心如．四氮唑蓝测定红细胞超氧化物歧化酶活力方法的改良．中华医学检验杂志，1993，16（6）：362－364

13. Flohe L and Gungler WA. Assays of glutathione peroxidase. Methods in Engymology, 1984, 105：114－21

14. Everse J et al. peroxidases in chemistry and Biochemistry, CRC. Press, Bace Rafon Florida, 1991

15. Bird RP and Draper HH. Comparative studies on different methods of malonaldehyde determination. Methods in Engymology, 1984, 105：299－305

16. Esterbauer H, et al. Detection of malonaldehyde by high-performance liquid chromatography. Methods in Engymology, 1984, 105：319－328

17. Pesce A J and Raplan L A. Methods in Clinical Chemistry, 1987. 中译本 1990，北京大学出版社，134

18. Hill K E, McCollum G W. and Burk R F. Determination of thioredoxin reductase activity in rat liver supernatant. Analytical Biochemistry, 1997, 253：123－125

19. Zhang Y, Zhong L, Shen X. Effect of selenium-supplement on the calcium signaling in human endothelial cells. Cell Physiol, 2005, 205（1）：97－106

20. 张健、秦静芬、曹恩华等．DNA 损伤的化学发光法测定和茶多酚对它的保护作用．生物物理学报，1996，12（4）：691－695

21. 张健、曹恩华、马文建，等．抗氧化剂对 DNA 损伤的保护作用机制的研究．生物物理学报．1997，13：123－127

22. Ma W, Cao E H, Zhang J, et al. Phenanthroline-Cu complex meditated chemiluminescence of DNA and its potential use in antioxidation evaluation. Photochem. Photobiol, 1998 44：63－68

23. NIE G, WEI T, SHEN S, et al. Polyphenol protection of DNA against damage. Methods in Engymology, 2001, 335：232－244

第二章 药物体内抗氧化研究

药物体内抗氧化研究主要基于目前人类对体内氧化应激及其自由基代谢的认识。自由基是机体正常代谢产物，具有一定生理功能，在体内生成过量或不足都会导致疾病发生发展，体内一整套抗氧化系统使自由基的生成和清除保持平衡。机体内存在种类繁多的抗氧化剂，包括酶、蛋白及某些小分子物质，如 SOD、过氧化物酶、金属硫蛋白及 GSH 等。在异常情况下，由于自身的自由基清除系统故障，或由于物理、化学或生物因素产生过多的有害自由基，机体自由基的产生与清除失衡，导致某些酶活性下降，DNA 损伤，产生病变。例如高能量的电子辐射可使体内的 H_2O 裂解而产生高活性的·OH、紫外光的能量虽不足以裂解 H_2O 但可以裂解 H_2O_2 中的 O-O 共价键产生 $2 \cdot OH$。当然活性氧自由基也并不总是偶然过程的产物，有时其产生是机体防御异物入侵的一种手段。例如，在巨噬细胞的吞噬过程中就会生成 O_2^-、H_2O_2 等物质，但很多情况下并不能保证此防御机制本身不会出错，一些严重的疾病，如风湿性关节炎就是巨噬作用过度活化导致组织损伤的结果。因此，干预这些过程以阻断始发突变必须在有害自由基产生前或氧自由基产生后实施。减少或阻断活性氧自由基到达靶组织，即可达到抗氧化的目的。另一种可能是提高机体内源性抗氧化能力，以便及时清除过多有害的活性氧自由基，使机体免受损伤。然而，大量数据表明内源性的抗氧化剂并不足以完全清除机体中产生的有害活性中间物。当前开发利用天然抗氧化剂已成为国内外发展的趋势，也是自由基生物学的前沿课题。这方面有许多亟待解决的问题，例如，在生命体系中抗氧化剂发挥作用的途径是什么？根据什么指标以及用什么手段来测量其效应等？但首先需要解决的是抗氧化剂清除活性氧及活性氮的机制。因为只有这一点搞清楚了，才可以有目的地去寻找高效低毒的抗氧化作用的预防药物。但由于体内抗氧化机制了解甚少，影响因素复杂，给药物体内抗氧化实验研究带来了很大困难。实际上，目前抗氧化的体内研究主要集中于抗脂质过氧化和抗氧化酶活性变化的研究。

第一节 药物抗氧化作用类型及影响因素

一、抗氧化剂

抗氧化剂是指在比可氧化物质浓度低很多的情况下，任何一种能防止或明显延迟、抑制该物质氧化的物质。清除自由基的抗氧化剂一般是小分子物质，如维生素 E、维生素 C、胡萝卜素和多酚类物质等。抗氧化剂通过阻断自由基链反应的启动与延伸，中止自由基反应来起作用。药物抗氧化作用包括：抑制自由基的形成，清除已生成的自由基，阻断已生成自由基的进一步链反应，与毒物或损伤分子作用起到解毒的作用，修复损伤的生物分子，使之恢复其结构与功能。由于自由基寿命短，反应快，而且生物靶分子在特定部位，所以作为抗氧化剂的药物应满足下列条件：

1. 能够到达靶部位，途中不分解、失活。
2. 能够及时到达准确部位，在机体内有足够长的寿命。
3. 与毒性自由基迅速反应，有效地切断自由基反应链。
4. 生成产物毒性比原自由基低。
5. 被自由基氧化后的产物，最好通过与体内还原性物质反应恢复。

二、抗氧化作用类型

按其与自由基的作用，药物可分为预防型抗氧化剂和断链型抗氧化剂。预防型的药物就是通过将攻击性有害物质转变成危害小的物质，以阻止自由基的形成和进一步损伤，这些药物包括金属螯合物、枸橼酸、β 胡萝卜素等；或修饰潜在的靶目标，如脱氢抗坏血酸或降解产物，对低密度脂蛋白的稳定修饰，可增强低密度脂蛋白的抗氧化能力。断链型抗氧化剂主要作用中断已形成的损伤性物质的进一步氧化损伤,其中包括形成非自由基络合物,或将自由基的作用从敏感位置移至对其危害性较小的部位,通常是将氧化性物质从疏水相移至亲水相,如从膜到胞液,从血浆中脂蛋白到浆液。最有效的断链型抗氧化剂通常兼有这两方面的功能,一方面与初始自由基如脂自由基以适当速度反应,一方面再与水溶性还原性物质反应,使其自身得到再生,生物膜中存在高效再生系统。断链型抗氧化药物大多是含酚羟基的物质,如维生素 E、茶多酚、类胡萝卜素和一些黄酮类药物。

目前从植物和中草药中分离各种抗氧化剂与延缓衰老的药物相结合的研究迅速发展,引起国内外学者广泛注意。研究范围很广,包括中药复方的抗氧化和清除自由基的作用,单味中药及植物中有效成分的抗氧化的自由基机制,大多以补益药为主。有效成分以黄酮类化合物,皂苷和生物碱居多,如灵芝可直接清除O_2^-、$\cdot OH$;五味子有效成分可抑制脂质过氧化、抑制O_2^-的生成;绿茶、儿茶素具有较强清除氧自由基的作用;黄酮类药物如芦丁、槲皮素、异槲皮苷、汉防己甲素等可清除O_2^-、$\cdot OH$,丹参酮有清除脂自由基的作用。

三、影响抗氧化能力的因素

抗氧化作用是一个很复杂的问题,不同抗氧化剂抗氧化能力的综合评价取决于其研究对象、产生的氧化因素和微环境。一般来说,抗氧化剂的性能与多种因素有关:如①抗氧化剂的浓度;②在生物微环境下的稳定性和流动性;③与自由基的反应活性;④产生的自由基的性质与存在方式;⑤与其他抗氧化剂的相互作用。

研究和使用抗氧化剂要特别注意:

1. 抗氧化剂的双重作用 很多东西都有抗氧化作用,我们需要的是针对某种疾病的抗氧化剂。抗氧化剂一方面有抗氧化作用,另一方面有促进氧化作用。也就是说,当抗氧化剂清除自由基时,可能转换或引发其他自由基的产生,以此决定了整个体系的抗氧化能力。如维生素 C、黄酮等,在清除氧自由基的过程中它自己要变成自由基,如果不能及时转化成为稳定的状态,一样能够危害人体。另一方面,抗氧化剂清除自由基的速率是由其浓度和速率常数决定的。当维生素 C 浓度为 $10 \sim 40\mu mol/L$ 时,在生理温度下,红细胞膜氧气吸收的速率减小,表现抗氧化性。若维生素 C 浓度$\geq 40\mu mol/L$,氧气吸收的速率反而加快,随着维生素 C 浓度的增大而增大。高浓度的维生素 C 可能引发新的链式反应,起促氧化作用。因此,我们在研究抗氧化剂或预防药物时必须要注意抗氧化剂引发自由基的产生。

2. 抗氧化剂的协同作用 抗氧化剂的活性在生物体内和体外常常有很大区别。例如,维生素 C 在均相溶液中可以有效地抑制亚油酸甲酯的过氧化,由于维生素 C 亲水性强使它不能穿透到生物膜内部去,它对大鼠体内引发的脂质过氧化却无效。但它可将维生素 E 自由基还原使维生素 E 再生。因此,维生素 E 和 C 同时存在时,维生素 C 可以加强维生素 E 的抗氧化作用,即产生抗氧化协同作用。因此,我们在研究抗氧化剂或预防药物时,必须要注意介质微环境对抗氧化活性的重要作用。

根据实验目的,不同类型的抗氧化剂可选用该篇中所涉及的测量方法和观察指标,包括体内抗氧酶活性的变化及氧化还原物质的含量测定。

第二节 动物模型和给药方法

发展新的有效抗氧化药物是一个重要课题,在国内外均得到高度重视。一个理想的抗氧化药物筛选模型应具备快速经济、指标明确、客观、重现性好、结果可信赖。考虑到少量药物的筛选及减少大量药物筛选的工作量,目前对药物抗氧化的研究多在离体模型系统中进行。离体模型包括:不饱和脂肪酸氧化系统、脂质体氧化系统、线粒体、微粒体、培养细胞体系,一般测定指标包括$\cdot OH$、O_2^-、脂自由基的生成、MDA、荧光产物、DNA 损伤产物及各种抗氧酶的活性。体外模型系统虽能符合抗氧化作用的基本条件,但远非尽善尽美,整体实验是寻找抗氧化剂必不可少的步骤。

(一)小鼠中毒实验

1. 原理 以溴代苯导致小鼠肝中毒,引起肝脂质过氧化,通过测定 MDA 等脂质过氧化各项指标的变化,评价药物的抗氧化作用。

2. 方法

（1）动物   选用 18～20g 昆明小鼠。将小鼠分为：①对照组；②中毒不给药组；③中毒给药组，每组 10 只。

（2）将小鼠饥饿过夜，用特制针头的注射器将 0.25ml 5mmol/L 药物水溶液灌入③组小鼠胃中，①、②组用水代替，约 0.5～1h 后，将 0.2ml 0.3mol/L 溴代苯油溶液灌入②、③组小鼠胃中，①组用油代替。

（3）大约 18～22h 后，取肝，用 10mmol/L pH 7.4 的 Tris-HCl 缓冲液洗净，冰浴匀浆，得到肝细胞匀浆液。

（4）测量 MDA 含量及荧光产物含量（方法见前）。

3. 评价   小鼠肝中毒模型是人们研究药物抗氧化作用常用的体内实验方法，中毒剂量相当于 3mmol/kg，可利用此模型研究药物的抗氧化作用。

（二）心肌缺血再灌

1. 原理   以缺血再灌注损伤心肌为模型产生氧自由基，这是常用的方法之一。可用生化方法，也可用低温电子自旋共振（electron spin resonance，ESR）技术或自旋捕集技术，直接检测自由基变化或研究天然抗氧化剂对心肌组织中产生的氧自由基的清除作用。

2. 方法

（1）损伤模型建立   选用雄性新西兰兔（2.0～2.5kg），静脉注射 20% 乌拉坦（5mg/kg）麻醉及肝素（100U/kg）以抗凝，用气管插管，人工呼吸，开胸，结扎左前降支，造成在体缺血 30min、再灌注 120min。

（2）分别于缺血前、缺血 30min、再灌注 30、60、120min 收集冠状窦血液。

（3）用硫代巴比妥酸（TBA）反应显色法测定血浆 LPO 含量，用黄嘌呤、黄嘌呤氧化酶法测定 T-SOD、CuZn-SOD 活性，用底物发色法测定 t-PA、PAI 活性，用 H500 型透射电镜观察心肌超微结构。

3. 评价   心肌是研究缺血再灌注损伤最早的组织，除心肌外还有脑、肾组织等。利用缺血再灌注损伤模型除检测氧自由基，亦可进行 NO 自由基的研究。

存在问题：用自旋捕集技术研究心肌缺血再灌注产生的自由基比较可靠，自旋捕集剂 DMPO 对光、热和氧气都比较敏感，实验时稍不注意就会产生人为信号，干扰实验结果。此外用 ESR 研究缺血再灌注心肌产生氧自由基，在样品制备、信号稳定性、测量方法及谱线的归属等都还存在一些不同看法。

（曹恩华　张　健）

参 考 文 献

1. Shen JG and Zhou D Y. Efficiency of Ginkgo biloba extract（EGb 761）in antioxidant protection against myocardial ischemia and reperfusion injury. Biochemistry and Molecular Biology International, 1995, 35：125 – 134

2. Ahren C, Haglund U. Mucosal lesions in the small intestine of the cat during low flow. Act Physiol Scand, 1973, 88：541 – 566

3. 赵保路，忻文娟，杨卫东，等. 用电子自旋共振直接检测兔心肌缺血再灌注产生的活性氧自由基. 科学通报，1989，34：780 – 787

4. Zweier J L, Kuppusamy P, Willams R, et al. Measurement and characterization of postischemic free radical generation in the isolated perfused heart. J Biol Chem, 1989, 261：18890 – 18895

5. 朱青燕，陈尚恭，赵保路，等. ESR 检测大鼠心脏缺血—再灌产生的氧自由基及药物的消除. 生物物理学报，1990，6：327 – 332

6. 刘玲玲，王士文，赵保路. 金属络合物对离体大鼠心肌缺血后再灌注损伤的保护作用的实验研究. 中华心血管病杂志，1993，21：304 – 306

7. 赵保路，于玲范，忻文娟. 多形核白细胞（PMN）引起鼠缺血心脏产生活性氧自由基的研究. 生物物理学报，1990，6：54 – 63

8. 于玲范，夏德义，赵保路，等. 电子自旋共振直接测定维生素 D 引起大鼠心肌损伤中氧自由基和 L-甲硫氨酸对心肌的保护作用. 中华物理医学杂志，1991，13：95-103

9. 赵保路，沈剑刚，忻文娟. 心肌缺血再灌注损伤过程中 NO 和超氧阴离子自由基的协同作用. 中国科学，1996，26：331 – 338

第三章　自由基产生系统

活性氧（reactive oxygen species，ROS）是氧的某些代谢产物及其衍生的含氧物质。主要包括羟自由基（hydroxyl radiacal，·OH）、超氧阴离子（superoxideanion，O_2^-）、过氧化氢（hydrogen peroxide，H_2O_2）、单线态氧（$^1O_2$）以及脂质过氧化物的中间产物烷氧自由基（LO·）、烷过氧自由基（LOO·）等。活性氧是在体内的有氧代谢过程中通过与O_2的不完全反应而生成的，通过暴露于诸如辐射等的外部因素或通过氧化还原体系均能生成活性氧。

氧自由基的形成是研究药物抗氧化作用的基础。各国科技工作者为开展自由基清除剂和抗氧化剂的研究，建立了一系列筛选和研究氧自由基清除剂的方法和模型。氧自由基可通过非酶反应和酶反应形成，有光照体系、酶体系、细胞体系和组织体系。本章介绍一些常见的氧自由基产生系统。

第一节　超氧阴离子自由基产生系统

一、黄嘌呤氧化酶-次黄嘌呤系统

1. 原理　该系统主要利用黄嘌呤（HX）/黄嘌呤氧化酶（XOD）反应产生超氧阴离子自由基。

$$HX + XOD \longrightarrow O_2^-$$

$$Luminol + O_2^- \longrightarrow 3\text{-}aminophthalate\ dianion + light$$

2. 方法　反应混合液为含 0.1mmol/L 鲁米诺、0.5mmol/L HX、1U/ml 的 XOD 的 30mmol/L 的（pH 7.8）Tris-HCl 缓冲液。样品池恒温30℃，控制酶量可得到稳定发光强度，用发光仪测定发光强度，发光强度代表O_2^-生成量的大小。

利用该系统采用 ESR 自旋捕集技术或测量化学发光强度，可定量测定天然抗氧化剂对超氧阴离子自由基的清除能力。

二、紫外光解法

1. 原理　Vacuum-UV（VUV，$\lambda < 180nm$）光解水产生初始自由基·H 和·OH：

$$H_2O + h\gamma \longrightarrow \cdot H + \cdot \cdot OH$$

在氧气和适当的清除剂如甲酸（盐）或乙醇存在下，初始自由基转变成超氧阴离子。

2. 方法　典型光解液包含 0.25～1.25mmol/L O_2，1～100mmol/L KOH（pH 11～13）及 5～50mmol/L 甲酸钠或5mmol/L～16.2mol/L（95%）乙醇。光解液经充 O_2 后，冷却（以提高O_2^-产率，水溶液用冰冷却，乙醇溶液要冷却至 −20～−40℃），再流经光源（155～195nm），经照射产生O_2^-，照射后流至反应器中，其中包含所需反应底物、缓冲液及给出终 pH 值的酸。通过改变光解液流速、光源强度、光解时间及光解液的组成来控制O_2^-的产率，可得到较宽的浓度范围（1～2μmol/L～0.3mmol/L）。由于溶液相对较稳定，O_2^-浓度可通过测量 260nm 光吸收来得到（$\varepsilon = 1925M^{-1}cm^{-1}$，24℃）。

3. 评价　由于该法产生的碱性溶液中的O_2^-具有相当较高的稳定性，使其可直接应用于停流仪的三相实验和动力学速率研究。该法有利于设计要求O_2^-浓度不超过 10～20μmol/L 的实验，因为此条件下溶液不仅稳定，且含较少 H_2O_2。

4. 注意　所有试剂和容器要高度清洁，溶液用重蒸水配制，所有预备工作在通风橱中进行。

三、光化学反应

利用氙灯光照 0.3mmol/L 维生素 B_2（核黄素）/5mol/L EDTA 可以产生超氧阴离子自由基O_2^-。此外，有些光敏染料如甲基蓝、黄素、邻联二茴香胺，遇光照射可以被还原，但在暗处又可再氧化，从而产生 O_2^-。（具体方法见第四章）。

四、NADPH 系统

受激的中性粒细胞膜上的 NADPH 氧化酶，能使细胞膜质中的 NADPH 氧化成 $NADP^+$，同时使 2 个电子转移到 2 个分子的 O_2 上产生 O_2^-：

$$NADPH + 2O_2 \longrightarrow NADP^+ + 2\,O_2^-$$

所生成的 O_2^- 可在生理 pH 条件下产生 H_2O_2 和 O_2。

五、电化学法

1. 原理　分子氧在非水溶性电解质中电还原可方便的产生稳定的 O_2^- 溶液，该法常用试剂有二甲基亚砜（dimethyl sulfoxide，DMSO），二甲基甲酰胺（dimethylformamide，DMF），乙腈 MeCN（acetonitrile），吡啶（pyridine，py），可得到 10mmol/L 浓度的 O_2^-。

2. 方法　将质子惰性溶剂用 O_2 饱和（1 atm O_2），用循环伏安法测定，从静止电位负向扫描，分子氧还原峰电位加上 $-0.14V$ 用作恒电位器的控制电压，电解过程中，分子氧不断从搅动的溶液中溢出，电解完毕，溶液中通入氩气以排出溶解的氧气，电解过程中，使氩气不断掠过溶液，从去气的超氧化物溶液静止电位正向扫描电势，测得的超氧化物阳极峰电流用来测量超氧化物浓度。

3. 评价　该法可在底物原位产生 O_2^-，只要底物与 O_2 的反应活性不高。但也有一些缺点，如相对较低的 O_2^- 浓度；电解液或电极反应的影响；相对较短的寿命，通常小于 7h；对特殊电化学装置的要求。

4. 注意　试剂尽可能纯净干燥，水和痕量过渡金属都有可能降低 O_2^- 溶液寿命。

第二节　羟基自由基产生系统

一、Fenton 反应

单纯的 Harber-Weiss 反应：$O_2^- + H_2O_2 \longrightarrow \cdot OH + OH^- + O_2$ 反应速率很小，而在 Fe^{3+}-螯合物存在下的 Fenton 型 Haber-Weiss 反应速率却很快，该反应中 Fe^{3+}、Fe^{2+} 起到催化剂作用。

$$Fe^{3+} + O_2^- \longrightarrow Fe^{2+} + O_2$$

$$\frac{Fe^{2+} + H_2O_2 \longrightarrow Fe^{3+} + \cdot OH + OH^-}{O_2^- + H_2O_2 \longrightarrow {}'OH + \cdot OH + OH^- + O_2}$$

反应体系组成：5μl 0.04% H_2O_2、0.1% H_2O_2、100μmol/L ferrous ammonium sulfate、0.05mol/L pH 3.5 的磷酸缓冲液，混合均匀。

利用 Fenton 反应体系产生羟基自由基，可以定量测定天然抗氧化剂在水溶液中对羟基自由基的清除作用。这一方法简单易行，特异性好。如在反应体系中，加入 0.08mol/L DMPO 混匀后 3min，可在 Variane-109ESR 波谱仪上测定产生羟基自由基 ESR 谱。如在反应体系中，加入发光增强剂也可以用化学发光法进行检测。

二、光化学反应

利用 UV 灯（$\lambda = 254nm$）光照含 H_2O_2 反应体系可产生羟基自由基；可以定量测定天然抗氧化剂在水溶液中对羟基自由基的清除作用。

反应体系组成：在 0.05mol/L PBS 缓冲液中，加入 H_2O_2（最终浓度：0.04%），用 UV 灯（$\lambda = 254nm$）光照 1min。

三、邻啡罗啉氧化产生·OH 等自由基

邻啡罗啉（1,10-phenanthroline）在金属离子的催化下能与 H_2O_2 作用产生的·OH 等自由基。

反应体系组成：用 0.1mol/L 醋酸盐缓冲液（pH 5.5）配制 CuSO₄-phen-Vc-DNA 溶液，Cu^{2+}、Phen、Vc、DNA 终浓度分别为 5×10^{-5} mol/L、3.5×10^{-4} mol/L、3.5×10^{-4} mol/L、$1\mu g/ml$。取该溶液 1ml，放入发光仪样品池中，加入 $200\mu l$ 3% 的 H_2O_2 溶液，在室温下，立即测量化学发光反应动力学曲线或发光强度。发光强度表示·OH 等自由基产生的多少。

第三节 其他氧自由基产生系统

一、增强化学发光（ECL）法

1. 原理 本方法采用的增强化学发光体系为：辣根过氧化物酶（HRP)-鲁米诺-过硼酸钠-对碘酚体系。HRP 可催化氢受体（如过硼酸钠）和氢供体（如化学发光物鲁米诺）反应，生成鲁米诺自由基，鲁米诺自由基进而氧化成激发态的 3-氨基邻苯二甲酸盐二价阴离子，当它从激发态跃迁至基态时放出光子。一般该反应发光强度很低且衰减很快，当加入反应增强剂（如对碘酚），反应越过非增强反应的限速步骤，通过增强剂自由基的介导，加快了非活性 HRP 复合物恢复成活性 HRP 的转变和鲁米诺自由基的生成，从而产生强得多，且更加持续、稳定的发光，增强化学发光由此得名。抗氧化剂的加入通过清除增强剂自由基，可使发光几乎全部被抑制，抗氧化剂全部消耗完后，发光又逐渐恢复，直至稳定在一个较初始发光为低的水平，以一种较为稳定的维生素 E 的水溶性衍生物 Trolox 为参照，就可以得到不同抗氧化剂抗氧化能力的信息。

2. 方法

（1）将含有鲁米诺、增强剂和氧化剂的片剂 A、B 溶于增强化学发光信号试剂缓冲液中，得到信号试剂。

（2）将 0.1mg/ml 的 HRP 原液按一定比例稀释，以得到强度大小合适且持续、稳定的发光，冰浴放置。

（3）配制适当浓度的 Trolox 校准液和抗氧化剂水溶液，冰浴放置。

（4）用圆柱形样品杯配制 1ml 增强发光反应混合液，含 0.1ml 信号试剂，适量 HRP，其余用三蒸水补齐，迅速放入超弱发光测量仪的样品池，测量化学发光的动力学曲线。样品池恒温于 30℃。

（5）发光稳定（P_1）后，从进样孔注入 0.2ml 抗氧化剂溶液，发光几乎完全被抑制。

（6）经过一段抑制时间后，发光逐渐恢复至稳定（P_2）。将发光开始抑制到发光回升至 P_1 的 10% 的时间作为抑制时间 t。

（7）抗氧化能力（antioxidant activity，AOA）的计算：

$$AOA = \frac{t_{sample}}{t_{trolox}} \times \frac{[\text{trolox}]}{[\text{Sample}]}$$

3. 评价 增强化学发光法多年来被应用于免疫测定，以替代放射标记免疫法。近年来，Whitehead 和 Thorpe 等人，将该法应用于抗氧化剂抗氧化能力的测定，该法简便、快捷、灵敏，能够很好地测定一系列生物体液的整体抗氧化能力及单独断链型抗氧化剂的抗氧化能力，已证明该法对各种病理状况非常灵敏，为疾病的诊断提供了一个很好的指标。

二、用脂氧酶诱导卵磷脂产生脂类自由基

脂氧酶体系组成：混合 $10\mu l$ 20mg/ml 卵磷脂、$10\mu l$ 0.2mol/L 4-POBN、$30\mu l$ 50mg/ml 脂氧酶，在 0.05mol/L，pH 3.5 的磷酸缓冲液室温反应半小时。

加入不同浓度的茶多酚或其他抗氧化剂，用自由基捕获技术或其他方法测试所产生的脂类自由基及其抗氧化剂对脂类自由基清除能力。

三、中性粒细胞呼吸爆发产生氧自由基

体系组成：在 0.05mol/L pH 7.4 的磷酸缓冲液中，含中性粒细胞 $10^7/ml$，0.1mmol/L DETAPAC，加

入 100ng/ml PMA，混合均匀，水浴，37℃，2min。

　　加入不同浓度的茶多酚或其他抗氧化剂，用自由基捕捉技术或其他方法测试所产生的氧自由基及其抗氧化剂对氧自由基的清除能力。

参 考 文 献

1. Bidski B H J. Generation of superoxide radicals in aqueous and ethanolic solutions by vacuum-UV photolysis. Methods in Enzymology，1984，105：81－88

2. Valentine J S, Miksztal A R and Sawye D T. Methods for the study of superoxide chemistry in nonaqueous solutions. Methods in Enzymology，1984，105：71－81

3. Whitehead T P Thorpe G H G and Maxwell S R J. Enhanced chemiluminescent assay for antioxidant capacity in biological fluids Analytical Chimica Acta，1992，266：265－277

4. Thorpe C H Gand Kricka L J. In：ScholrnefichJ R，et al. Bioluminescence and Chemiluminescence：New Perspectives. Chichester：John Woley，1987，199

5. Zhao B L, Guo Q, and Xin W J. Free radical scavenging by green tea polyphenols. Methods Enzymol，2001，335：217－231

■ 第四章　自由基测定方法 ■

第一节　电子自旋共振法

一、电子自旋共振法

　　电子自旋共振（electron spin resonance，ESR）是从不成对电子的磁矩发源的一种磁共振波谱学，又称为电子顺磁共振（electron paramagnetic resonance，EPR）或电子磁共振（electron magnetic resonance，EMR）。电子顺磁共振利用具有单电子的物质在静磁场作用下，吸收电磁波能量而完成电子在能级间跃迁的这种特性，对顺磁性物质进行检测与分析。电子是具有一定质量和带负电荷的一种基本粒子，它的自旋运动和轨道运动产生自旋磁矩和轨道磁矩，许多情况下电子轨道磁矩的贡献很小，分子中的磁矩主要是由自旋磁矩贡献。成对的两个电子自旋反向，所以自旋磁矩完全抵消，这种分子是抗磁性或逆磁性的，而不成对电子自旋必然产生磁场，其行为像一个微小的条形磁铁，自旋磁矩为 $\mu = -g\beta S$。在无外加磁场时，原子或分子中的未偶电子的自旋磁矩随机取向，并且处于同一个平均能态；外加恒磁场 H 后，未偶电子发生平行和反平行于 H 的两种不同方向的磁矩，产生两个能级，能级差为：$\Delta E = g\beta S$；当在外加磁场 H 的垂直方向上，再加一高频磁场，使其频率 γ 满足 $h\gamma = g\beta S$ 时，低能级未偶电子从高频场吸收能量 $h\gamma$ 跃迁至高能级，同时一些反平行的电子从高能级返回平行状态，向电磁场释放同样大小的能量，于是产生电子能和辐射场共振，由于量子化的能级之间作热分布的粒子大部分处于稳定状态，共振时，平行的电子比反平行的多，引起向电磁场作能量的净吸收，对这种净吸收进行检测，放大而成为 ESR 信号。

　　电子自旋共振是检测带有未成对电子的顺磁性物质的最特异的方法。电子自旋共振检测的温度范围比较广，从 37℃ 一直到液氮温度都可以检测；无损伤检测，可以检测细胞，也可以检测组织。L-波段 ESR 还可以检测整体动物的自由基水平。ESR 检测受到自由基的浓度和自由基的半衰期的限制。当自由基浓度高于 ESR 的检测灵敏度时才能检测到，如果自由基产生后迅速衰变，ESR 方法也没法检测。这时，需要用自旋捕集剂与活泼的自由基反应，生成一种更加稳定的自由基，通过检测生成的稳定自由基的浓度反映活泼自由基的浓度，这就是自旋捕集法。

　　自由基的寿命非常短，如羟基自由基自由基大约为 10^{-6}s。ESR 是一种有效地检测自由基及其它们的清除剂直接方法。并具有灵敏度高，检测后的样品不受破坏和对化学反应无干扰等优点，因此通过追踪反应过程中自由基的形成、消失、再生和转移，有助于阐明反应机制和了解物质性能与结构的关系。

二、自由基捕捉技术

本方法最突出的优点就是解决短寿命自由基检测的问题。短寿命自由基一般是快速自由基反应的瞬间产物，极易衰变，用普通的 ESR 方法不能检测。自旋捕捉法使短寿命自由基 R· 与一种抗磁化合物（自旋捕捉剂）起加成反应，而变成寿命较长的自由基产物（称为自旋加合物），而后者比 R· 稳定得多，可在常温用常规的 ESR 方法进行研究。在顺利的情况下，可从自旋加合物的 ESR 波谱特性鉴定 R· 的结构，如果在不能达到上述要求时，也仍能得出有关 R· 性质的某些信息。最常用的自旋捕捉剂有亚硝基类和硝酮类化合物，自旋捕捉反应生成的自旋加合物均属氮氧自由基。

由于自旋加合物中氮氧基团上的 ^{14}N 引起初级的超精细分裂，先应得出三峰波谱。在由于被捕捉的 R 基团中与 N 原子接近的磁性核（一般为 ^1H 或 ^{14}N）与单电子的相互作用而出现多层次的次级分裂，结果使峰群迭起的 ESR 谱呈现一幅绚丽多彩的画面，图谱虽然复杂，但有一定规律可循，超精细分裂谱型、N 及其余磁性核引起的超精细分裂常数、个别谱线的 g 值及线宽等这些参数，在鉴定 R 结构方面均能协同作出重要贡献。

要判断一种自旋捕捉剂的实用价值，既要依据捕捉剂本身性质，也要依据它与短寿命自由基构成的自旋加合物的性质，两者缺一不可。对捕捉剂的要求：①实验条件下比较稳定；②在特定溶剂中有良好的溶解性；③对短寿命自由基有较大亲和力，能迅速反应，即有高的捕捉效率。对自旋加合物的要求：①特定溶剂中易溶解；②对化学和光化学反应呈惰性而尽可能保持较长期的稳定性；③ESR 波谱特征应对被捕捉自由基敏感，以便提供有关它的结构的有用信息。

三、ESR 检测方法及自由基捕捉技术的应用

以天然抗氧化剂茶多酚为例，介绍 ESR 检测方法及自由基捕捉技术在抗氧化研究中的应用。

（一）茶多酚对脂类自由基的清除

1. 原理　用脂氧酶（lipoxidase）诱导卵磷脂（lecithin）产生脂类自由基。用自旋捕集剂 4-POBN [-(4-pyridyl-l-oxide)-N-tert-butylnitrone]，4-POBN 捕集的脂类自由基谱图为 2×3 line ESR 谱（$\alpha_N = 15.5G$，$a_H = 2.7G$）。

2. 方法

（1）试剂　卵磷脂、4-POBN、脂氧酶、磷酸缓冲液（PBS）和茶多酚（tea polyphenols）。

（2）脂氧酶体系组成：为 20mg/ml 卵磷脂 $10\mu l$、0.2mol/L 4-POBN $10\mu l$、50mg/ml 脂氧酶 $30\mu l$ 和不同浓度的茶多酚或其组分。（对照体系中加入等体积的 0.05mol/L，pH 3.5 的磷酸缓冲液）。

（3）室温反应半小时，然后在 Variane-109ESR 波谱仪上测试。

（4）测试条件：微波功率 20mW，调制 100kHz，调制幅度 2G，扫宽 200G，时间常数 0.128s，温度 24℃，相对 ESR 强度作为对照组和加茶多酚组的脂类自由基含量。

（5）茶多酚对脂氧酶诱导卵磷脂产生的脂类自由基的清除作用按方程计算：

$$清除率 = \left[(H_{con} - H_{sample})/H_{con} \right] \times 100\% \tag{1}$$

（二）茶多酚对超氧阴离子自由基的清除作用

1. 原理　利用光照核黄素/EDTA 体系产生超氧阴离子自由基。用自旋捕集剂 DMPO 5,5,dimethyl-1-pyrrolline-1-oxide，它的谱图为 12line ESR 谱（$\alpha_N = 14.3G$，$a_H^{\beta} = 11.3G$，$a_H^{\gamma} = 1.25 G$）。

2. 方法

（1）试剂　维生素 B_2、EDTA、DMPO（使用前用活性炭纯化）、磷酸缓冲液（PBS）和茶多酚。

（2）光照核黄素体系组成　0.3mmol/L 维生素 B_2、5mol/L EDTA、0.1mol/L DMPO 以及各种不同浓度的茶多酚或单体 [对照以等体积的磷酸缓冲液（0.05mol/L，pH 7.4）代替]，混匀。

（3）吸入石英毛细管放入谐振腔，光照 30s（光功率 1kW，腔距 70cm，氙灯）光照后 3min 在 Variane-109ESR 波谱仪上测 ESR 谱。

（4）测试条件　微波功率 20mW，调制 100kHz，调制幅度 2G，扫宽 200G，时间常数 0.128s，温度 24℃，相对 ESR 强度作为对照组（H_{con}）和加茶多酚组（H_{sample}）的超氧阴离子自由基含量。

（5）茶多酚对光照维生素 B_2 产生的超氧阴离子自由基的清除作用按上述方程（1）计算。

（三）茶多酚对羟基自由基的清除作用

1．Fenton 反应产生羟基自由基

（1）原理　利用 Fenton 反应产生羟基自由基，定量测定茶多酚对羟基自由基的清除作用。用自旋捕集剂 DMPO，它的谱图为 4 line ESR 谱，其强度比为 $1:2:2:1$（$\alpha_N = a_H = 14.9G$）。

2．方法

1）试剂 DMPO（使用前用活性 charcoal 纯化）、H_2O_2、硫酸亚铁胺（ferrous ammonium sulfate）、PBS 和茶多酚。

2）体系组成　5μl 0.04% H_2O_2、0.1% H_2O_2、100μmol/L 硫酸亚铁胺，10μl 50mmol/L DMPO 和不同浓度的茶多酚或单体（对照加入等体积的 0.05mol/L pH 3.5 的磷酸缓冲液），混合均匀。吸入石英毛细管，放入谐振腔。

3）混匀后 3min 在 Variane-109ESR 波谱仪上测 ESR 谱。

4）测试条件　微波功率 10mW，调制 100kHz，调制幅度 1G，扫宽 200G，时间常数 0.128s，室温，相对 ESR 强度作为对照组（H_{con}）和加茶多酚组（H_{sample}）的超氧阴离子自由基含量。

5）当把茶多酚和其他抗氧化剂加入这一体系后，羟基自由基被不同程度地清除。茶多酚对 Fenton 反应产生的羟基自由基的清除作用（%）按上述方程（1）计算。

2．H_2O_2 光解反应产生羟基自由基

（1）原理　利用 H_2O_2 光解产生羟基自由基，定量测定茶多酚对羟基自由基的清除作用。

（2）方法

1）在 0.05mol/L PBS 缓冲液中，加入 0.04% H_2O_2 和 0.08mol/L DMPO 和不同浓度的茶多酚或其他抗氧化剂（对照加入等体积的 0.05mol/L pH 3.5 的磷酸缓冲液），用 UV 灯（$\lambda = 254nm$）光照 1min。

2）吸入石英毛细管，放入谐振腔，光照后 3min 在 Variane-109ESR 波谱仪上测 ESR 谱。

3）测试条件：微波功率 10mW，调制 100kHz，调制幅度 1G，扫宽 200G，时间常数 0.128s，室温度，相对 ESR 强度作为对照组（H_{con}）和加茶多酚组（H_{sample}）的超氧阴离子自由基含量。

4）当把茶多酚和其他抗氧化剂加入这一体系后，羟基自由基被不同程度地清除。茶多酚对 Fenton 反应产生的羟基自由基的清除作用（%）按上述方程（1）计算。

（四）茶多酚单体对单线态氧（$^1O_2$）清除

1．原理　利用光照血卟啉（hemoporphyrin）反应产生单线态氧，定量测定茶多酚对羟基自由基的清除作用。用自旋捕集剂 TEMPONE（2,2,6,6-tetramethylpicrylhydrazyl），它的谱图为 3 line ESR 谱，（$\alpha_N = 15.6G$）。

2．方法

（1）试剂 血卟啉、TEMPONE、PBS 和茶多酚。

（2）体系组成：20mmol/L 血卟啉，0.3mol/L TEMPONE，各种不同浓度的茶多酚或其他抗氧化剂（对照加入等体积的 0.05mol/L pH 7.4 的磷酸缓冲液代替），混合均匀，吸入石英毛细管，放入谐振腔。

（3）光照（光源功率 1kW，腔距 m，氙灯），室温，20min，每隔 30 秒记录一次 ESR 谱。

（4）测试条件　微波功率 10mW，调制 100kHz，调制幅度 1G，扫宽 200G，时间常数 0.128s，室温度，相对 ESR 强度作为对照组（H_{con}）和加茶多酚组（H_{sample}）的超氧阴离子自由基含量。

（5）当把茶多酚和其他抗氧化剂加入这一体系后，单线态氧被不同程度地清除。茶多酚对光照血卟啉反应产生的单线态氧的清除作用（%），按下列方程计算：

$$清除率 = [(H_{con} - H_{sample})/H_{con}] \times 100\%$$

（五）茶多酚对多形核白细胞呼吸爆发产生氧自由基的清除作用

1．原理　中性粒细胞产生的氧自由基，是人体内活性氧自由基的主要来源，在免疫杀伤过程中发挥着重要作用，但对正常细胞也有损伤作用。利用促癌剂佛波酯（phorbol myristate acetate，PMA）刺激中性

粒细胞呼吸爆发产生氧自由基，采用自旋捕集剂 DMPO（5,5-dimethyl-1-pyrroline 1-oxide）测定。定量测定在细胞体系中天然抗氧化剂对氧自由基的清除作用。

2. 方法

（1）试剂和细胞 中性粒细胞、促癌剂（PMA）、自旋捕集剂 DMPO（使用前用活性炭纯化）、DE-TAPAC（diethylene-triaminepentaacetic acid）、PBS 和茶多酚。

（2）体系组成 体系中含中性粒细胞 10^7/ml PMN，0.1mmol/L DETAPAC，加入各种不同浓度的茶多酚或其他抗氧化剂（对照加入等体积的 0.05mol/L pH 7.4 的磷酸缓冲液代替），加入 100 ng/ml PMA，混合均匀，37℃水浴，2min。

（3）加入 0.1mol/L DMPO，混合均匀，吸入石英毛细管，放入谐振腔，混匀后 3min 记录 ESR 谱。

（4）测试条件：微波功率 10mW，调制 100kHz，调制幅度 1G，扫宽 200G，时间常数 0.128s，室温测定，相对 ESR 强度作为对照组（H_{con}）和加茶多酚组（H_{sample}）的超氧阴离子自由基含量。

（5）当把茶多酚和其他抗氧化剂加入这一体系后，呼吸暴发产生氧自由基被不同程度地清除。茶多酚对呼吸暴发产生氧自由基的清除作用（%），按上述方程（1）计算。

（六）茶多酚对缺血再灌注损伤产生氧自由基的清除作用

1. 原理 心肌缺血再灌注（ischemic-reperfusion myocardium）损伤是广泛用于心脏疾病机制研究的模型，用于研究天然抗氧化剂对心肌缺血再灌过程产生的氧自由基的清除作用。氧自由基的测定可用生化方法，也可用低温 ESR 技术或自旋捕集技术直接检测。

2. 方法

（1）试剂 戊巴比妥（pentobarbital）、肝素（heparin）、Krebs bicar-bonate（KB）缓冲液（NaCl，124mmol/L；KCl，4.7mmol/L；$MgCl_2$ 1.2mmol/L；$NaHCO_3$，19.5mmol/L；KH_2PO_4，1.2mmol/L；$CaCl_2$，2.5mmol/L；0.5mmol/L EDTA-Na，10mmol/L 葡萄糖）和茶多酚。

（2）大鼠心脏缺血再灌注损伤模型建立 选用大鼠（250～300g），静脉注射 3% 戊巴比妥（10ml/kg），麻醉及肝素（5000U/kg）以抗凝后，取出心脏，立即放进标准生理溶液（4℃）。经动脉灌注 Krebs bicar-bonate（KB）缓冲液，在 80mmHg 压力下 [95% O_2，5% CO_2（v/v），pH 7.4]，37℃，10min. 正常心脏为有节奏跳动。在体缺血 30min 作为缺血心脏；缺血心脏用 Krebs bicar-bonate（KB）缓冲液再灌注 15s 作为缺血再灌注心脏。

（3）缺血心脏可加入各种不同浓度的茶多酚或其他抗氧化剂，再用 Krebs bicar-bonate（KB）缓冲液再灌注，即为茶多酚组。

（4）将心肌切成直径 2.5mm 大小，并立即放入 3mm 直径石英毛细管 3cm 高，置于液氮中。

（5）测试条件 放入谐振腔，X-band，微波功率 1mW，调制 100kHz，调制幅度 8G，扫宽 500G，时间常数 0.128s，中心磁场 3250G，温度 123 K。相对 ESR 强度作为对照组（H_{con}）和加茶多酚组（H_{sample}）的氧自由基含量。

（6）把茶多酚和其他抗氧化剂加入这一体系后，呼吸暴发产生氧自由基被不同程度地清除。茶多酚对呼吸暴发产生氧自由基的清除作用（%），按上述方程（1）计算。

第二节 化学检测法

一、化学发光法

超氧阴离子自由基、羟基自由基、单线态氧、过氧化氢和脂质过氧化产生的自由基都可以产生化学发光。利用高灵敏度的发光仪如超微弱发光仪就可以直接观察。为了提高观察的灵敏度，常用鲁米诺、光泽精、甲壳动物荧光素等作为发光增效剂。化学发光试剂与活性氧自由基反应生成激发态的产物，在回到基态时释放出特定波长的光。

由于化学发光分析不使用任何光源，避免了背景光和杂散光的干扰，降低了噪声，大大提高了信噪比。因而，化学发光分析法一般都有很高的灵敏度，通常可测定纳克级或皮克级的化学成分。化学发光法检测活性氧，灵敏、快速、操作简单、价格低廉。使用化学发光检测活性氧时必须注意：①化学发光法具非特异性。进一步确定是哪一种活性氧，就需要用各种活性氧的特异清除剂。如 SOD 确定超氧阴离子自由基，甘露醇确定羟基自由基；过氧化氢酶确定 H_2O_2；胡萝卜素确定单线态氧等；②几乎所有的氧化剂如次氯酸，高锰酸钾等都可以氧化鲁米诺，产生化学发光，严重干扰活性氧的检测。两价铁离子也可以产生非常强的化学发光。避免造成实验结果的误差和错误。下面介绍几个应用实例。

（一）细胞产生过氧化氢的发光测定

1. 原理　一般认为鲁米诺在碱性条件下被氧化成一个化学激发态负离子，放出能量回到基态，产生化学发光的波长为 430nm。在鲁米诺的发光机制中，有人提出是通过自由基中间物再形成激发态的，也有人提出是通过电子转移的。

2. 方法

（1）1μmol/L 三氧化二砷处理和未处理的 MGC-803 细胞 $[(4~5)\times10^6]$，用 PBS 溶液清洗细胞 3 次，收集并悬浮在 1ml PBS 中。

（2）将上述样品置于发光仪样品池中，加入 100μmol/L 鲁米诺和 10 个单位的辣根过氧化物酶（HPR）。立即在 BPCL-4 型发光测量仪上，室温下测量化学发光反应动力学曲线或发光强度。发光强度及动力学变化曲线反映 H_2O_2 的变化。

（3）在相同条件下，可比较不同细胞产生的 H_2O_2 量或比较不同的抗氧化剂对细胞产生 H_2O_2 的影响。

（二）细胞产生 O_2^- 的发光测定

1. 原理　光泽精（N,N-二甲基-9,9-联吖啶二硝酸盐）在碱性介质中，与 O_2^- 作用氧化生成成过氧化物中间体，而后裂解生成激发态的吡啶酮而发光。三氧化二砷刺激 MGC-803 细胞后诱导 O_2^- 生成，以光泽精作为发光放大剂进行测定。

2. 方法

（1）1μmol/L 三氧化二砷处理和未处理的 MGC-803 细胞 $[(4~5)\times10^6]$，用 PBS 溶液清洗细胞 3 次，收集并悬浮在 1ml PBS 中。

（2）将上述样品置于发光仪样品池中，加入 50μmol/L 光泽精后。立即在 BPCL-4 型发光测量仪上，室温下测量化学发光反应动力学曲线或发光强度。发光强度及动力学变化曲线反映过氧化氢的变化。

（3）在相同条件下，比较不同细胞产生的 O_2^- 量或比较不同的抗氧化剂对细胞产生 O_2^- 的影响。

3. 评价　光泽精可特异测定 O_2^- 的生成，这一点也间接地被外源添加的 SOD 进一步证明。没有任何处理的细胞当加入光泽精后也会有明显的发光反应，说明细胞自身就会有 O_2^- 生成。加入三氧化二砷后会立即产生一个新的发光峰，一分钟后逐渐减小。当用 10μmol/L 维生素 E 预处理细胞 24h 后，可明显降低三氧化二砷刺激的以及细胞自身的 O_2^- 生成。光泽精是一种测定 O_2^- 的很敏感的方法，尤其对低浓度的 O_2^- 的测定特别有用。通过比较，此法与细胞色素 C 还原法、黄嘌呤氧化酶法等之间有很好的相关性（相关系数为 0.930~0.994）。

二、HPLC 电化学检测法

1. 原理　由于 ·OH 的反应活性极高，不可能用 ESR 直接监测，自旋捕捉技术提供了检测 ·OH 可能性，如 DMPO（5,5-dimethyl-pyrroline N-oxide）可与 ·OH 迅速反应，生成的自旋加合物在水溶液中衰变慢，且具有特征 ESR 谱。

$$\cdot OH + DMSO \xrightarrow{k=3.2\times10^4} DMPO\text{-}\cdot OH$$

但 DMPO-·OH 易于发生明显的内部反应，使 ESR 信号不能检测。

$$DMPO\text{-}\cdot OH \longrightarrow DMSO\text{-}OH_2$$

而 DMPO-·OH 和 DMSO-OH_2 两种形式的 DMPO-羟自由基加成物可用电化学方法氧化，并用 HPLC-电化学法检测。

2. 方法

（1）制备 DMPO 存储液 约 800mmol/L。

（2）·OH 生成可用多种不同的方法，这里用 H_2O_2 紫外光解法，$20\mu l$ DMPO 存储液，$35\mu l$ 0.2mol/L（pH 7.6）Tris-HCl，$10\mu l$ 30% H_2O_2，$35\mu l$ H_2O，紫外照射 6min。

（3）$35\mu l$ 注入连有电化学检测装置的 HPLC 仪中。色谱柱：Hiber RT Lichrosorb-RP-18，$10\mu m$，250mm×4mm id 或 Alex Ultrasphere $3\mu m$ODS 75mm×4.6mm id，流速：0.5ml/min，流动相含：0.03mol/L 柠檬酸，0.05mol/L 乙酸钠，0.05mol/L NaOH，0.02mol/L 冰醋酸，pH 5.1。DMPO-·OH 在 pH 7.6 Tris 中的半衰期为 16~18min，在 HPLC 洗脱液中为 18~20min。

（4）过柱后溶液经电化学检测，监测电势为 +0.6V（Ag/AgCl 参照电极）。

3. 评价 电化学检测灵敏度可达 pmol 量级，与 HPLC 分离方法结合起来，成为一种检测生物系统中·OH 的理想方法，不管 DMPO-羟基加成物处于那种形式。

高效液相色谱法测定自由基，与 ESR 法相比，仪器较为普遍，一般实验室都能实现。HPLC 法测定羟基自由基虽然较 ESR 法容易实现，但其灵敏度、准确度等尚有不足。在用 HPLC 分离检测前，需先用捕捉剂捕集自由基，并且反应产物应具有一定的稳定性。HPLC 法与其他方法联用检测生物系统中自由基，其方法有待于进一步发展。

三、其他化学测定方法

一般的化学测定方法多数为间接方法，一般是测量氧自由基同某种物质化学反应的产物具有特定的光吸收或荧光，以此检测氧自由基。这种方法特异性不强，一种化合物可能与几种氧自由基反应得到类似物质，因此需要用这些氧自由基的特异清除剂加以验证。

（一）超氧阴离子自由基

四硝基甲烷（tetranitrothane）、四唑氮蓝（nitrobloetetrezine）、细胞色素 C、肾上腺素和还原型辅酶 I（NADH）等都能与超氧阴离子自由基反应，产生具有特定光吸收的物质，可用于检测超氧阴离子自由基，但特异性不强，其他氧化剂或还原剂也可以发生类似反应，因此需要用 SOD 加以验证。具体方法见前。

（二）羟基自由基

利用芳香化合物的羟化反应，如羟基自由基与苯甲酸发生羟化反应，生成水杨酸，测定水杨酸生成量，可检测·OH。主要方法有：①纸层分析法：采用分光光度法检测水杨酸；②采用荧光法检测水杨酸，苯甲酸与羟基自由基反应生成具有很强荧光物质羟基苯甲酸，在 305nm 有激发光，在 407nm 有发射光；③将苯甲酸脱酸，测 CO_2，从苯甲酸的减少计算苯甲酸转为水杨酸的量。

此外，二甲基亚砜和羟基自由基反应生成甲烷，甲硫丙醛与羟基自由基反应生成乙烯，用气相色谱可以检测。对硝基二甲基苯胺（pNDA）可以和羟基自由基快速反应失去其原来的黄色，以此可以检测羟基自由基的产生。另外，色氨和脱氧核糖都可以与羟基自由基反应生成有特征吸收的物质，可以用于羟基自由基的检测。但以上方法都需要羟基自由基清除剂的验证。

（曹恩华 张 健）

第三节 荧光探针检测细胞内活性氧的方法

荧光法测定自由基是一种应用较广泛的方法。其原理是利用一种物质捕捉自由基生成自由基加合物，根据反应前后荧光强度的变化间接测定自由基的变化。荧光光度法较分光光度法具有较高的灵敏度，荧光光度法操作简便，易于实现。在特定的波长下不易受其他离子的影响。荧光光度法其自由基的加合产物必须具有特征荧光，或者捕捉剂本身具有特征荧光。

一、荧光探针 dihydroethidium 方法

1. 原理 二氢乙啶（dihydroethidium，DHE）在细胞内被超氧氧化，生成乙啶（ethidium），进入细胞核，插入 DNA，发红色荧光。乙啶的激发波长 518nm，发射波长 605nm。

2. 方法

（1）收集处理组及未处理对照组的细胞，离心沉淀（1500r/min，5min），PBS 漂洗 1 次。

（2）1ml PBS 重悬细胞，在避光的条件下做以下操作：加 DHE（终浓度 2μmol/L）；混匀，在 37℃ 培养箱孵育 30min；PBS 漂洗 1 次。

（3）1ml PBS 重悬细胞，立即进行荧光测定或流式细胞仪检测。每组样品至少重复 3 次实验。数据表达为平均数标准差。

3 评价　该法可检测胞内超氧阴离子自由基的变化，并用于大量样品的测定。

二、荧光探针羧基二氯二氢荧光素

1. 原理　该法最早为 Bass 等报道。利用荧光探针羧基二氯二氢荧光素［5-（and-6）-carboxy 2′, 7′-di-chlorofluorescein diacetate，carboxy-H_2DCFDA］，检测细胞中活性氧的水平。carboxy-H_2DCFDA 本身没有荧光，进入细胞内，受胞内酯酶（esterases）作用成无荧光的还原性 carboxy-H_2DCF。还原性 carboxy-H_2DCF 被胞内的活性氧氧化成 carboxy-DCF。在 488nm 激发时，carboxy-DCF 发射绿色荧光。可通过图像和荧光密度曲线的变化来反映细胞中荧光强度的变化。

2. 方法　用 carboxy-H_2DCFDA 检测胞内活性氧产生，实验步骤如下：

（1）细胞（如 SH-SY5Y 细胞）生长在带玻璃底的小皿中；加入含 10μmol/L carboxy-H_2DCFDA 荧光探针液，在 37℃，温育 30min。

（2）用 PBS 缓冲液（pH 7.4）漂洗细胞 3 次。

（3）加入新的 PBS 缓冲液，用荧光分光光度计检测 DCF 相对荧光强度，激发波长 488nm、发射波长 515nm。所测荧光强度以对照细胞的百分比表示。

（4）或在倒置荧光显微镜下，用 40 倍油镜观察成像，（显微镜的载物台上加了一个恒温装置，以维持观察过程细胞处于 37℃ 的恒温环境）；加入药物后，立即对细胞进行时间动力学（time-lapse）的连续拍摄，每隔 5min 拍摄 1 次；CCD 拍摄时采用 Z-轴扫描方式，即每次拍摄图像时，对细胞从下到上在每相隔 1μm 的 10 个切面上进行拍照，通过图像和荧光密度曲线的变化来反映细胞中荧光强度的变化。

3. 评价　该法可检测胞内活性氧的变化、不同时间的荧光成像。通过软件对每个平面图像处理，可以去除来自别的成像平面的荧光，提高图像的质量，以达到模拟共聚焦成像的效果。

参 考 文 献

1. Floyd R A, Lewis C A, Wong P K. Methods for the study of superoxide chemistry in nonaqueous solutions. Methods in Enzymolcgy, 1984, 105：231－237

2. Janzen E G. Spin trapping. Methods in Enzymology, 1984, 105：188－198

3. Bors W, Saran M, Michel C. In：Oberley L W ed. Superoxide Dismutase. C R C Press, Florida, USA, 1982, 31

4. Zhao BL, Guo Q, Xin WJ. Free radical scavenging by green tea polyphenols. Methods Enzymol, 2001, 335：217－231

5. 赵保路，忻文娟，杨卫东，等. 用电子自旋共振直接检测兔心肌缺血再灌注产生的活性氧自由基. 科学通报, 1989, 34：780－786

6. 杨法军，赵保路，忻文娟. 用化学发光法研究 NADPH 氧化酶产生 O_2^- 的活性. 生物物理学报, 1991, 7：530－539

7. Huang P, Feng, L, Oldham EA, et al. Superoxide dismutase as a target for the selective killing of cancer cells Nature, 2000, 407：390－395

8. Bass DA, Parce JW, Dechatelet LR, et al. M. Flow cytometry studies of oxidative product formation by neutrophils：a graded response to membrane stimulation. J. Immunol, 1983, 130：1910－1917

9. LI Y, Zhu H, Trush MA. Detection of mitochondria-derived reactive oxygen species production by the chemilumigenic probes lucigenin and luminol. Biochim Biophys Acta, 1999, 1428：1－12

10. Chen Ai, Cao En-Hua, Zhang Tong-Cun, et al. Arsenite-induced reactive oxygen species and the repression of αtocopherol in the MGC-803 cells. Eur J Pharmacology, 2002, 448：11－18

11. Tarpey MM, Fridovich I. Methods of detection of vascular reactive species：nitric oxide, superoxide, hydrogen peroxide, and peroxynitrite. Circ Res. 2001, 89：224－236

12. Kevin F. andIrwin F., Luminol and Lucigenin as detectors for O_2^-. Free Radic Biol & Med, 1993, 15：447－451

第五章　脂质过氧化和过氧化产物的测定

第一节　脂质过氧化

脂质是脂肪酸和醇所形成的酯，很多脂类含有不饱和脂肪酸，特别是生物膜的磷脂中不饱和脂肪酸含量极高。不饱和脂质与 O_2 反应引发脂质过氧化（lipid peroxidation，LPO），并产生自由基中间体和亲电的醛类，脂质过氧化产物能够诱发疾病，使组织突变及促使机体老化等。低密度脂蛋白的过氧化已被证实是动脉粥样硬化的引发阶段。目前，越来越多的人关注如何抑制脂质过氧化过程，并不断地研究各类抗氧化剂的作用和功能。

脂质过氧化是一个复杂过程。不饱和脂质与 O_2 反应生成脂质过氧化物，在大多生物样品中，脂质过氧化物进一步降解成一系列终产物，除单线态氧通过非自由基链反应过程产生脂质过氧化物，大多脂质过氧化过程是自由基链反应过程，促使脂质过氧化的氧化系统主要是氧自由基（oxygen free radicals），如超氧阴离子自由基（O_2^-）、过氧化氢（H_2O_2）、羟自由基（·OH）、脂质过氧自由基（ROO·）和单线态氧（$^1O_2$），它们都是带有不配对电子的分子或原子，是细胞有氧代谢的副产物。自由基引发的链式反应即使在黑暗与低温处也能进行的氧化反应。

自由基链反应过程包括三个阶段：链引发、链增长和链中止。反应过程如下：

$$L_1H + R\cdot \longrightarrow L_1\cdot + RH$$

$$L_1\cdot + O_2 \longrightarrow L_1OO\cdot$$

$$L_1OO\cdot + L_2OO\cdot \longrightarrow L_1OOH + L_1\cdot$$

$$L_1OOH \longrightarrow products$$

脂质过氧化可通过非酶自氧化和酶促反应。脂质过氧化系统包括体外生物体系和体内方法。

一、体外生物体系

通常使用整体细胞或匀浆液，或细胞内器官悬液，如核、线粒体、微粒体、溶酶体、质膜、脂质体。通过酶或非酶机制启动脂质过氧化。非酶机制包括辐射（离子、紫外光、适当光敏剂存在下的可见光辐射），大多利用过渡金属盐或螯合物启动过氧化，许多情况下，包含一个将 Fe^{3+} 转变成 Fe^{2+} 的还原系统如 Vc、半胱氨酸。酶机制即通过酶促氧化还原系统将 Fe^{3+} 还原成 Fe^{2+}，或将外加物（如 CCl_4）激活产生自由基中间物来启动脂质过氧化，一个常用系统是在铁螯合物（如 Fe^{2+}/ADP）存在下 NADPH 介导的脂质过氧化；另一常用系统是依靠通过 NADPH-细胞色素 P450 电子传递链将 CCl_4 激活产生 $CCl_3\cdot$（$CCl_3O_2\cdot$）。

二、体内方法

包括非侵害性技术和侵害性技术。前者主要通过测量呼出的烷气，后者通过测量器官脂质过氧化引起的增强化学发光，测量器官的氢过氧化物、双键吸收、丙二醛含量等。

抗氧化剂可抑制脂质过氧化过程，通过将攻击性有害物质转变成危害小的物质，以阻止自由基的形成，从而预防或减轻自由基对生物机体的损伤，达到疾病防治的目的。动物实验表明，一些化学合成的抗氧化剂，如二丁基羟基甲苯（butylated hydroxytoluene，BHT）、丁基羟基茴香醚（butylated hydroxyanisole，BHA）、没食子酸丙酯（Propyl gallate，PG）和特丁基对苯二酚（tertiary butylhydroquinone，TBHQ）等，它们有一定的毒性和致癌作用。从植物和中草药中分离得到的天然抗氧化剂，如茶多酚、类胡萝卜素、维生素 E 和一些黄酮类药物均有抑制脂质过氧化过程的作用。茶多酚是从茶叶中提取出来的天然抗氧化剂。茶多酚一般含有两个以上互为邻位的羟基多元酚，具有很强的供氢能力。所提供的氢质子能与脂肪酸自由基结合，中止自由基的连锁反应，达到防止脂质过氧化的作用。类胡萝卜素是一类重要的植物色素，属于类萜化合物，β胡萝卜素是其中的典型代表。它是单线态氧淬灭剂，通过提供电子抑制活性氧的生成，保护其脂质不受氧化。维生素 E 通过苯并二氢吡喃环上酚羟基的活泼氢与自由基结合来清除体内的自由基，从而抑制自由基对脂质的攻击。黄酮类化合物通过酚羟基与自由基反应生成较稳定的半醌式自由基，从而终止自由基链式反应。酚羟基是黄酮类化合物抑制脂质过氧化和抗氧化作用的主要活性基团。

第二节 脂质过氧化物的测定

不饱和脂肪酸位于双键之间的亚甲基遇到氧化基团时，其氢原子被夺走形成以碳原子为中心的脂类自由基，并可进一步氧化成过氧自由基。或通过一个电子转移还原成烷氧自由基。脂质过氧化过程中不饱和脂质与 O_2 反应生成脂质过氧化物，以及某些进一步降解的终产物，利用荧光分析、化学发光和生物化学方法等可进行定量测定（脂类自由基等 ESR 检测方法及自由基捕捉技术可见本篇第四章）。

一、脂质过氧化物的测定

1. 原理 脂质发生过氧化作用形成脂质过氧化物（LPO）。LPO 随蛋白沉淀后，沉淀物在酸性环境下膜脂质过氧化产物丙二醛（MDA）与 TBA 缩合成复合物。通过比色法、荧光法等方法测定。

2. 方法

（1）硫代巴比妥酸（TBA）法 此法利用膜脂质过氧化物的分解产物 MDA 与 TBA 反应，生成红色产物，通过比色法测定，测定其吸光度表示脂质过氧化物的含量。测定方法见前。此法灵敏度较好，但反应选择性差。

（2）硫代巴比妥酸（TBA）荧光法 此法利用膜脂质过氧化物的分解产物 MDA 与 TBA 缩合成复合物，具有高灵敏荧光特性。通过荧光法测定其荧光强度表示脂质过氧化物的含量。

1）试剂 四乙氧基丙烷（tetraethoxypropane，TEP）标准液、$8\mu mol/L$ 甲醇溶液和 TBA（硫代巴比妥：冰醋酸 = 1:1）。

2）测定管（F_S）加血清 $10\mu l$，标准管（F_B）加 TEP 标准应用液 $10\mu l$，空白管（F_C）加水 $10\mu l$，各管依次加水 1ml，TBA 溶液 0.5ml，混匀，100℃加热 60min，冷却后，各加甲醇 0.5ml，充分混匀，3000r/min，离心 10min。上清液在荧光分光光度计测定各管荧光强度（F），激发波长 515nm，发射波长：550nm。按下式计算出 LPO 含量，（以 MDA 表示）：

$$血清 LPO 含量(mol/L) = \left[(F_S - F_C)/(F_B - F_C)\right] \times 8mol/L$$

3. 评价 本法优点灵敏度高，特异性好、方法快速等。血浆或组织样品经前处理后可参照此法进行。

注意：样品取材新鲜，不能放置过久；标准液浓度与样品含量接近以减少误差；测定时荧光干扰。

二、氢过氧化物的分析

1. I^- 氧化法

（1）原理 脂质过氧化物可将 I^- 氧化：

$$ROOH + 2H^+ + 2I^- \longrightarrow ROH + H_2O + I_2$$
$$I^- + I_2 \longleftrightarrow I_3^-$$

I_3^- 在 $290 \sim 360nm$ 有最大吸收，该吸收的大小即可衡量脂质过氧化物的生成量。

（2）方法 在弱光条件下，脂质过氧化物在 $2 \sim 3ml$ HOAc/MeOH 或 HOAc/CHCl$_3$ 中与过量的碘反应，测量 I_3^- 在 290nm 或 360nm 的吸收值。I_3^- 在 290nm 或 360nm 的消光系数分别为 4.41×10^4 和 $2.80 \times 10^4 M^{-1}cm^{-1}$。建议用标准氢过氧化物如叔丁基氢过氧化物建立标准曲线。

（3）评价　此法适用于纯脂质过氧化，生物系统测定存在其他抗氧化剂的干扰及分子氧的干扰。本法适用于检测氢过氧化物，但不能检测环内过氧化物。

（4）注意　测量时不能有加快氢过氧化物降解的杂质存在；测量时碘应大大过量，以保证反应向右进行。

2. 谷胱甘肽过氧化物酶方法　谷胱甘肽过氧化物酶可使 H_2O_2 和 LOOH 还原，同时使 GSH 氧化成 GSSH，测定方法见前。

3. 化学发光法

过氧化反应伴随着光发射的增加，体内膜脂过氧化是化学发光的重要来源。在脂质过氧化体系，当两个过氧自由基相遇时产生单线态氧 $^1O_2$ 即可发射某种波长的光，或通过烷氧自由基自身反应生成激发酮，环过氧化物分解生成激发态羰基化合物而发光。测量时将样品置于发光测量仪中，记录发光强度变化，相对发光强度变化反应脂质过氧化程度。该法与其他方法有很好的相关性，但由于其他化学反应亦可导致化学发光，故专一性较差。

第三节　脂质过氧化产物的测定

一、共轭二烯测定

1. 原理　不饱和脂肪酸侧链的氧化伴随着共轭二烯的生成，表现为 230~235nm 有紫外最大吸收。

2. 方法　将所测定的样品置于紫外分光光度计上，检测 235nm 光吸收的变化。通过被测样品对 235nm 光吸收的变化，并与对照进行比较，可计算出所测样品的共轭二烯的生成。

3. 评价　此方法适用于纯脂类样品的测定，研究脂质过氧化的早期变化。该法不适用于生物体系，因为血红蛋白、嘌呤、嘧啶等化合物在此波长范围内有强烈吸收，影响实验观察。

二、丙二醛测定

硫代巴比妥酸（TBA）实验：此法利用脂质过氧化终产物 MDA 与 TBA 反应，生成红色产物，测定方法见前。MDA 易与 TBA 反应生成一个深色发色团，所以它可以作为脂质过氧化的标记物，但 TBA 反应无特殊性，这又对它用于 MDA 定量带来了一些争议。

三、Schiff 碱

荧光测定方法：过氧化终端产物羰基化合物与蛋白质侧链氨基、核酸碱基等反应生成 Schiff 碱，该产物在 320~390nm 处具有荧光最大激发值，在 420~470nm 有一发射最大值。测定时，将所测样品置于荧光分光光度计上，用 360nm 波长激发，记录 440nm 处荧光强度，荧光强度的高低反映脂质过氧化程度。

评价：该法是测定脂质过氧化非常灵敏的方法，但所测值只反映过氧化反应的后期过程，以相对荧光强度表示，用于细胞提取物时，蛋白质和 DNA 同样伴随过氧化而产生荧光。

（曹恩华　张　健）

参 考 文 献

1. Slater TF. Overview of methods used for detecting lipid peroxidation. Method in Enzymology, 1984, 105:283-293
2. 张建中，等. 自由基生物学导论. 北京：中国科学技术大学研究生院
3. Pryor W A and Casde L. Chemical methods for the detection of lipid hydroperoxides. Methods in Enzymology, 1984, 105:293-299
4. Janero DR. Malondialdehyde and thiobarbituric acid-reactivity as diagnostic indices of lipid peroxidation and peroxidative tissue injury. Free Radic Biol Med, 1990, 9:515-540
5. Bartsch H, Nair J. Ultrasensitive and specific detection methods for exocylic DNA adducts: markers for lipid peroxidation and oxidative stress. Toxicology, 2000, 153:105-114
6. Valls V, Peiro C, Muniz P, et al. Age-related changes in antioxidant status and oxidative damage to lipids and in mitochondria of

rat liver. Process Biochemistry, 2005, 40：903 - 908

7. Cao EH, Liu XQ, Wang JJ, et al. Effect of natural antioxidant tanshinone Ⅱ-A on DNA damage by lipid peroxidation in liver cells. Free Radical Biology & Medicine, 1996, 20 (6)：801 - 806

8. Leuratti C, Watson MA, Deag EJ, et al. Detection of malondialdehyde DNA adducts in human colorectal mucosa：Relationship with diet and the presence of adenomas. Cancer Epidemiol. Biomarkers Prev, 2002, 11：267 - 273

第六章　一氧化氮自由基及其检测方法

一氧化氮（nitricoxide, NO）是一种自由基性质的气体。最初的研究认为 NO 是一种内皮细胞舒血管因子，后来发现 NO 还参与控制平滑肌弹性、神经传导、激素分泌、离子通道活性、细胞凋亡以及寄主对病菌感染反应等。NO 在体内发挥着重要作用，健康生理浓度的 NO 是生物体正常功能所必需的。有关它在生物体各种反应中的信号分子作用的研究，已成为当今生命科学研究的热点问题之一。

NO 分子中，N 原子外层有 5 个电子，O 原子外层有 6 个电子，在分子轨道上含有一个未成对电子。NO 不稳定，半衰期短，与氧气极易反应，生成 NO_2 自由基。NO 和超氧阴离子自由基迅速反应生成过氧亚硝基（$ONOO^-$），质子化后生成 NO_2 和类羟基自由基。在生物体内这些化合物相互反应，生成一系列具有重要生物功能的自由基和硝基化合物，对于免疫杀伤外来入侵的微生物和肿瘤细胞具有重要生理意义。

NO 在生物体内的生理含量甚微（$10 \sim 50 \mu mol/L$），且极不稳定（生物半衰期 < 5s）。NO 的浓度是 NO 发挥功能的基础。研究 NO 在机体中的作用，必须有特异、灵敏、准确的检测方法。现在常用的检测方法有：Griess 法、高铁血红蛋白法、化学发光法、荧光法、ESR 法等，不同方法有不同的优缺点。

第一节　电子自旋共振和自旋捕集技术

一、自旋捕集剂

NO 是一气体性顺磁分子，有 1 个未配对电子。在自然条件下，由于一氧化氮的未成对电子的自旋磁矩与分子轨道磁矩偶合产生快速弛豫（relaxation），使 ESR 波谱的线宽大大加宽，用常规的 ESR 方法无法检测，必须用自旋捕集的方法检测。检测 NO 常用的自旋捕集剂有如下几种：①氮氧化合物即硝基或硝酮类捕集剂；②亚铁血红素类捕集剂；③二乙基二硫代氨基甲酸盐 DETC（diethyldithrocarbamate）等亚铁-二巯甲酸类络合物。

（一）硝基或硝酮类捕集剂

曾常用的 NO 的氮氧捕集剂 2-茚酮（2-indanone）曾用于检测肝巨噬细胞等产生的 NO。其原理是，2-indanone 经光解产生 O-quinodimethane，再和 NO 反应产生相对稳定的氮氧自由基。但是这类物质不溶于水，捕集 NO 后的络合物也不太稳定。另一类 Nitronyl 类物质，如 PTIO（2-Phenyl-4, 4, 5, 5, -tetramethylimi-dazoline-1-yloxyl-3-oxide）及其水溶性类似物 carboxy-PTIO，曾用于检测空气和生物体系中的 NO，它们与 NO 的反应速度常数分别为 $5.15 \times 10^3 M^{-1}s^{-1}$，和 $1.01 \times 10^4 M^{-1}s^{-1}$。这类物质容易被维生素 C、巯基类物质、超氧阴离子等非特异性还原产生 NO 信号，影响在生物体系中检测 NO 时的准确度。目前常用的硝基或硝酮类化合物有 DMPO、MNP 等，它们能够和活泼的活性氧自由基反应，并产生半衰期更长的氮氧自由基，用于电子顺磁共振检测。最近报道的一种新自旋捕集剂 MNO（nitronyhitroxide），能够捕捉化学体系中产生的 NO 自由基。但不能用于捕集细胞体系和生物体系产生的 NO 自由基。Zhao 等利用 NO 可以和超氧阴离子自由基迅速结合生成过氧亚硝基的特点，用 DMPO 捕捉 PMA 刺激 PMN 产生的超氧阴离子自由基。当细胞产生 NO 时，捕捉的超氧阴离子自由基就会减少，建立了一个标准曲线，并且测量了 PMA 刺激 PMN 产生 NO 的量。

（二）亚铁血红素类捕集剂

测定原理：血红蛋白与 O_2、CO 和 NO 的结合速度大小顺序是 NO > CO > O_2。NO 与血红蛋白的结合能力比 CO 高 1000 倍。NO 与血红蛋白结合后，在 77K 用 ESR 检测，表现出特异的 ESR 波谱。所得 ESR 波谱主要由两种波谱成分组成，g 等于 2.080 的宽峰和 g 等于 2.010 的三重峰（a_N = 1.57mT 来自一个 α-NO 复合物，是 NO 自由基占合到血红蛋白 α-亚基铁上的 ESR 信号。g 等于 2.040 和 2.015 的单峰来自另一个 β-NO 复合物，是 NO 自由基结合到血红蛋白 β 亚基铁上的 ESR 信号。

该技术是一种既灵敏又特异的检测 NO 自由基的技术。一个突出优点是，只给出其复合物的 ESR 信息而不受细胞和组织中大量逆磁性物质的干扰。并已经成功地用于测量和研究心肌缺血再灌注产生的 NO 自由基。由于氧合血红蛋白与 NO 反应，会产生高铁血红蛋白和硝酸盐，高铁血红蛋白再和两分子的 NO 反应产生 $NO-Fe^{2+}$ 和 NO^+，引起 NO 测量的不精确。血红蛋白是一种内源性的 NO 捕集剂，检测 NO 时可以不用加入外源性物质，避免了外源因素的干扰；血液中血红蛋白可以直接用于检测循环系统中 NO 的变化。

（三）亚铁-二硫甲酸类络合物（dithiocarbamate derivatives，DTCDs）

二分子二硫甲酸类化合物可以和一分子亚铁离子结合形成亚铁-巯基络合物。由于 NO 特异和金属离子结合的性质，该络合物能够结合一分子 NO，形成捕集复合物，用 ESR 检测有特异的三线峰 ESR 图谱。这类化合物有：DETC（diethyl dithiocarbamte）、四氢吡咯二硫代氨基甲酸酯（pyrrolidine dithiocarbamate，PDTC）、N-甲基-D-葡糖胺二硫代甲酸（N-methyl-D-glucamine dithiocarbamate，MGD）、DTCS（N-dithiocarboxy-sarcosine）、MSD（N-methyl-L-serine dithiocarbamate）、ProDTC（1-prolinedithiocarbamate）。其中 DETC 和 PDTC 为疏水性 NO 捕集剂，MGD、DTCS、MSD、ProdTC 为亲水性 NO 捕集剂。

用 DETC 作为捕捉剂已成功用于体内捕捉 NO 自由基，将这一络合物和铁盐一同注入动物体内，当体内产生 NO 自由基，便可以形成稳定的 $NOFe^{2+}$（DETC）$_2$ 络合物。在低温给出典型的 ESR 波：g 等于 2.035 和 g⊥等于 2.020 及典型的三重超精细分裂。

由于组织中血红蛋白的存在不同亚基和不同浓度，影响所结合 NO 信号、灵敏度和特异性。在计算 NO 自由基时引起一些实验误差。目前采用将 NO 引起的超精细分裂产生的三个峰谷相加，建立了一种合理和精确的测量方法。利用这一方法应当在注射铁盐和 DETC 的同时，须注射 $Na_2S_2O_4$，否则检测到的 ESR 信号很弱，因为它可以维持 $NOFe$（DETC）$_2$ 中二价铁的稳定性，并能把 NO_2 还原成 NO。利用这一方法的另一个问题是铁盐络合物的沉淀，特别是在细胞体系。最近人们发现，在注射铁盐络合物的同时注射一定浓度的白蛋白可以克服这一问题。

另一个铁盐络合物是 MGD（N-methyl-D-glucamine dithiocarbanlate）。这一络合物和铁盐结合 NO 自由基后，形成稳定的 $NOFe^{2+}$（MGD）$_2$，具有典型的三重峰 ESR 波谱（g 等于 2.04，a_N 等于 1.25G），而且不需要低温，在室温就可以测量到满意的波谱。这一方法还不受环境氧气的影响，很适合检测活细胞和生物体中产生的 NO 自由基。这一方法已经用于连续检测小鼠尾巴血液循环中产生的 NO 自由基。

在研究中要特别注意：DETC、MGD、和 DTCS 等常用的几种捕集剂，它们的捕集复合物在水溶液中的溶解度不同。$NO-Fe^{2+}$-（DTCS）$_2$ 大于 100mmol/L，$NO-Fe^{2+}$-（MGD）$_2$ 小于 1mmol/L，DETC 捕集复合物在水相中的溶解度更低。检测 NO 时可以根据不同的实验选择不同的捕集剂。DETC 由于其亲脂性质，在体外检测 NO 时通常需要用牛血清白蛋白或灭活的酵母细胞悬浮，解决铁盐络合物的沉淀问题，但限制了它在 ESR 实验中的应用。另一方面，由于 DETC 可以溶于脂相，很容易的穿透细胞膜，可以透过脑血屏障，检测神经系统在体产生的 NO。同时由于 DETC 的亲脂性质，DETC 的捕集复合物可以在细胞膜聚集，而 NO 也有脂溶性的性质，可能会有更高的灵敏度。MGD 和 DTCS 通常用于体外 NO 的检测，由于其水溶性可以用于检测循环系统中的 NO。二硫甲酸类捕集剂 ESR 检测 NO 也受到多种因素的影响，其捕集 NO 的效率受到种类和体系的影响。就 DTCS 复合物来说，其捕集效率在磷酸盐缓冲液中大约是 40%，在 pH 7.4 的 Tris/HCl 溶液中大约是 95%。因此 NO 的产量必须通过综合信号的强弱和捕集效率的高低来评价，否则可能会低估 NO 的产量。

一氧化氮与 Fe^{3+}-（DTCDs）$_2$ 反应，也能产生 $NO-Fe^{2+}$-（DTCDs）$_2$ 捕集复合物。在体系中由于亚铁离子的自氧化, 大量的 Fe^{3+} 存在, 一方面由于 NO 与 Fe^{3+}-$(DTCDs)_2$ 形成的捕集复合物 ESR 无法检测, 另一方面由于两分子的 NO 才能产生一分子捕集复合物, 可能低估 NO 的实际产量。最近有文献报道, MGD 捕集剂与 NO_2^- 长时间温育后可以观察到一氧化氮的信号, 但是 Fe^{2+}-$(MGD)_2$ 与 NO 的反应速度常数只有 $4.8M^{-2}S^{-1}$。因此只有当亚硝酸盐的浓度高于 $100\mu mol/L$ 时, 在 pH 7.4 的情况下, 才会有一定量的 NO 产生。但在正常的情况下, 亚硝酸盐在机体中的浓度比较低, 在健康人的血清中浓度为 $6.6 \pm 1.1\mu mol/L$, 在脑脊液中大约是 $3.4 \pm 3.1\mu mol/L$, 在内毒素处理的大鼠中大约是 $6\mu mol/L$, 亚硝酸盐的浓度都不足以干扰 ESR 检测 NO 的准确和特异性。但是在缺血再灌的组织中由于 pH 的降低, 可能有大量的亚硝酸盐转变为一氧化氮。

二、自旋捕集技术应用实例

(一) ESR 自旋捕集法测定 SIN-1 产生的 NO

1. 原理 SIN-1(3-morpholino-sydnonimine N-ethylcarbamide) 是一种血管药物 N-乙酰基-3-吗啉基-斯德酮亚胺的代谢产物, 能在肝脏内形成, 在 37℃下温育, 能自发连续地分解产生 O_2^- 和 NO, 这一化学反应可模拟小脑产生 O_2^- 和 NO。自旋捕集剂 $(MGD)_2$-Fe^{2+} 与 NO 结合形成稳定的 $NOFe^{2+}(MGD)_2$。

2. 方法

(1) N-甲基-D-葡糖胺二硫代氨基甲酸钠 (MGD) 的制备 MGD 制备: 20g 氢氧化钠溶解在 200ml 双蒸水中, 并加入 50g 冰, 再加入 97.5g N-甲基-D-葡糖胺, 搅拌溶液直到固体物质完全溶解, 然后把此溶液放在冰浴中, 加入 50ml 二硫化碳, 并保持反应液温度在 0 ~ 10℃之间, 再加入 500ml 甲醇析出晶体即是 MGD, 洗涤并干燥后备用。

(2) 自旋捕集剂 $(MGD)_2$-Fe^{2+} 的制备 终浓度为 10mmol/L MGD 和 2mmol/L $FeSO_4$ 反应生成水溶性的络合物 $(MGD)_2$-Fe^{2+}, 也即自旋捕集剂。

(3) ESR 测定 反应体系含有 1.2mmol/L 自旋捕集剂、2.5mmol/L SIN-1 和指定浓度的抗氧化剂, 于 37℃下温育 20min, 自旋捕集剂结合 NO 自由基后形成稳定的 $NOFe^{2+}(MGD)_2$, 然后在 Variane-109 ESR 波谱仪上测试。测试条件: 微波功率 20mW, 调制 100kHz, 调制幅度 2.5G, 扫宽 200G, 时间常数 0.128s, 温度 24℃, 得波谱。ESR 波谱具有典型的三重峰 (g 等于 2.04, a_N 等于 1.25G)。

(二) ESR 自旋捕集法测定巨噬细胞体系中一氧化氮

1. 原理 PMA 刺激巨噬细胞可产生 NO, 利用自旋捕集剂 $(MGD)_2$-Fe^{2+} 与体系中的 NO 结合形成稳定的 $NOFe^{2+}(MGD)_2$, 用 ESR 自旋捕集法测定。

2. 方法

(1) N-甲基-D-葡糖胺二硫代氨基甲酸钠 (MGD) 的制备 (见上述 ESR 自旋捕集法测定 SIN-1 产生的 NO), NO 溶液按文献中的方法用硝酸和金属铜粒的反应制备。

(2) 终浓度为 50mmol/L 的 MGD (或 DTCS) 与 10mmol/L $FeSO_4$ 反应, 生成水溶性的络合物 $(MGD)_2$-Fe^{2+}。

(3) 巨噬细胞分离 注射 15 ~ 20ml 含有 0.5% 干酪素 (casein)、4% 胎牛血清的 RPMI-1640 培养基于 Wistar 大鼠腹腔中。12 小时后, 注入 10 ~ 20ml HBSS 缓冲液, 并轻揉大鼠腹部, 用注射器抽取腹水, 4℃ 100×g 离心 12min。用双蒸水低渗透压破红细胞。巨噬细胞用 HBSS 缓冲液 (pH 7.4) 冲洗 3 次, 保存于 0 ~ 4℃。光镜检测保证巨噬细胞占 90% 以上, 实验之前台盼蓝 (0.4% 溶于生理盐水中) 染色, 证明细胞活性在 96% 以上。每次实验前, 巨噬细胞在 37℃ 温育 10min 恢复细胞活性。

(4) 在 3×10^7 个/ml 的巨噬细胞体系中, 捕集复合物的浓度为 0.4mmol/L。加入 100ng/ml PMA 和/或 0.3mmol/L L-精氨酸混合后, 混合物立刻转入石英毛细管中。在 ESR 仪上, 于 37℃检测, 每 30s 记录 NO 的 ESR 信号。ESR 波谱具有典型的三线峰, g 等于 2.04, a_N 等于 1.25G, 测量 NO 波谱第一条峰的高度, 作为 NO 的相对浓度。所有 ESR 波谱都在 Bruke 200X-band ESR 波谱仪上测量。NO 测定条件是: 中心磁场 3240G, 扫宽 400G, 调制频率 100kHz, 调制幅度 3.2G, 微波功率 20mW, 扫描速度 0.37G/min, 时间常数 0.128s, 温度 37℃。

(三) ESR 自旋捕集法测定心肌细胞中一氧化氮

1. 心肌细胞培养 2~3 天新生的 Wistar 乳鼠，断颈处死，取出心脏，剪碎后用 0.06% 胰酶处理分散细胞，并在 10cm 的培养瓶中于 37℃，100% 湿度二氧化碳培养箱中孵育 15min。收集未贴壁的活细胞，在含有 10% 胎牛血清、50U/ml 青霉素、50g/ml 链霉素的 DMEM 培养基中培养 6 小时，然后在含有 1μmol/L 阿糖胞苷（cytosinearabinoside）的同一培养基中培养 48 小时以减少非心肌细胞。最后换成含有 1% 胎牛血清 DMEM 培养基，培养 24 小时。

2. 一氧化氮抽提 上述在 1% 胎牛血清 DMEM 培养基培养的心肌细胞，换成 3ml 含有 5mmol/L DE-TC、1mmol/L 硫酸亚铁、1% 胎牛血清 DMEM 培养基，在 37℃ 培养 30min，冷却停止反应。加入 1:5（V/V）的乙酸乙酯，混匀，充分振荡抽提，10 000 ×g 离心，分离乙酸乙酯，避光保存，室温 ESR 检测。

3. ESR 测量 ESR 测量在 BrokerER-200X-band 电子顺磁共振波谱仪上进行。抽提的有机溶剂样品在直径 2.5mm 石英管中测量，每个有机溶剂样品的体积是 0.15ml。ESR 测量条件是：X 波段，调制 100kHz，调制幅度 3.2G，微波功率 20mW，中心磁场 3380G，扫宽 400G，时间常数 0.3s，扫描时间 4min，室温检测。（DETC）$_2$-Fe^{2+} NO 捕集复合物有一三线峰 ESR 信号，$g = 2.035$，超精细分裂超数为 12.5G，测量一氧化氮的第一条峰的峰高比较一氧化氮的浓度。实验中每个数据重复至少 3 次。

第二节 分光光度法

一、Griess 试剂

（一）原理

Griess 试剂由磺酸（sulpheilicacid）和萘乙二胺（N-1-napthylethylenediamine dihydrochloride，NED）组成。磺胺在酸性条件下，可以和 NO 的氧化产物 NO$_2^-$ 发生重氮化反应，然后萘乙二胺盐酸盐反应，生成红色物质，用分光光度计测定 545~570nm 处的吸光值，并以标准亚硝酸钠校正，可计算出亚硝酸盐含量，从而间接反映 NO 变化。Griess 方法的最低检测浓度可以达到 10^{-6}mol/L 左右。

（二）评论

Griess 法是一种比较常用检测 NO 的方法，广泛应用与各种体系中 NO 的检测。必须注意：① Griess 法检测的是体系中亚硝酸盐/硝酸盐的含量。由于亚硝酸盐会进一步氧化成硝酸盐（NO$_3^-$），并不是所有的 NO 都氧化成为亚硝酸盐，有的 NO 与超氧阴离子生成过氧亚硝基，过氧亚硝基氧化蛋白，使蛋白硝基化，NO 最后以硝基的形式存在。单纯检测亚硝酸盐的浓度，很难反映 NO 的产生情况。常用的方法利用 NaS$_2$O$_4$ 和细菌硝酸盐还原酶将硝酸转化成亚硝酸。硝酸盐还原酶需要利用 NADPH 作为辅助因子，把硝酸盐还原为亚硝酸盐。然后加入 Griess 试剂，检测总的亚硝酸盐含量；②体系的氧化还原状态影响 NO 的氧化，影响 Griess 法检测来自于 NO 的亚硝酸盐产量；③体系的颜色，如血浆的颜色影响 Griess 法的检测。总之 Griess 法只能间接的检测 NO 产量，方法的可信性受到各种条件的限制。

（三）应用实例

1. 巨噬细胞体系中 NO 的检测

（1）巨噬细胞分离 见第一节。

（2）Griess 反应试剂配制 以蒸馏水配制 0.1% 萘乙烯二胺，以 2.5% 磷酸配制 1% 对氨基苯磺酸酰胺或对氨基苯磺酸，二者以 1:1 等体积混合即可。

（3）以 NaNO$_2$ 标准物作标准曲线。

（4）巨噬细胞（1×10^7 个/ml）加 100ng/ml PMA，温育 37℃，加入 0.5mmol/L L-精氨酸（pH 7.4），并分别与或不与药物共培养 30 分钟，将培养体系迅速降温至 4℃ 终止，200 ×g（4℃）离心取上清，分别加入 Griess 试剂并检测 545nm 处吸收峰。

2. 小脑组织抽提液中 NO 及其氧化产物 NO$_2^-$ 的测定

（1）小脑组织抽提液制备 取出大鼠小脑用冷冻缓冲液（0.32mmol/L sucrose，10mmol/L HEPES，0.1mmol/L EDTA，pH 7.4）清洗干净，再加冷冻匀浆液（0.32mmol/L sucrose，10mmol/L HEPES，0.1mmol/L EDTA，1mmol/L dithiothreitol，pH 7.4），匀浆后，28 000 ×g 离心 30min。取上清。

（2）NO$_2^-$ 的测定　取 2.0ml 小脑组织抽提液，加入 5mol/L Ca^{2+}、0.5mmol/L NADPH、0.1mmol/L L-arginine，并加入指定浓度的抗氧化剂（对照中以等体积的磷酸缓冲液 0.05mol/L，pH 7.4 代替），于 37℃温育 90min，终止反应，离心。用 Griess 试剂测定反应液中 NO 氧化产物 NO$_2^-$ 的浓度，从上清中取出 1.0ml 反应液，加 Griess 试剂 1.0ml 1% 磺胺（溶于 5% H$_3$PO$_4$）和 1.0ml 0.1% 萘乙二胺盐酸盐（溶于双蒸水），于 546nm 测吸光值，以 NaNO$_2$ 为标准作标准曲线，测定 NO$_2^-$ 的摩尔浓度。

（四）NO 的生成量的测定（见高铁血红蛋白法）

通过用紫外分光光度法测定 NO 介导的氧合血红蛋白（OxyHb）的氧化速率，间接测定小脑组织抽提液中 NO 的生成量，因为 NO 介导的 OxyHb 的氧化速率的快慢与 NO 的生成量的多少直接成正比。OxyHb 的制备方法如下：过量的连二亚硫酸钠与牛血红蛋白反应后，溶液过 SephadexG-25 柱除盐后，即得到 OxyHb，此溶液应立即使用。OxyHb 浓度用紫外分光光度计测定（A$_{576}$ = 15.99mM^{-1}cm^{-1}）。反应体系含有 1.0ml 小脑组织抽提液，35mol/L OxyHb、5mol/L Ca^{2+}、0.5mmol/L NADPH、0.1mmol/L L-arginine 和不同浓度的抗氧化剂［对照中以等体积的磷酸缓冲液（0.05mol/L，pH 7.4）代替］，37℃温育 15min，于 575nm 处测定 OxyHb 吸收峰值的变化，每分钟峰值的变化与 OxyHb 氧化速率成正比。

二、高铁血红蛋白试剂

1998 年的诺贝尔医学和生理学奖得主之一 Ignarro 的主要贡献，就是用高铁血红蛋白法分光光度计检测证明 EDRF 就是 NO。

1. 原理　NO 能迅速和血红蛋白反应，反应方程如下所示：

$$NO + Hb(Fe^{2+}) + O_2 \longrightarrow Hb(Fe^{3+}) + NO_3^-$$

氧化亚铁血红蛋白生成高铁血红蛋白，高铁血红蛋白（433nm）和亚铁血红蛋白（406nm）有不同特征吸收峰，可以用分光光度计检测 NO 的产量。检测中，常用高铁血红蛋白和亚铁血红蛋白在 401nm 和 411nm 等消光点的消光系数（19.7mM^{-1}cm^{-1}）检测 NO 的浓度。高铁血红蛋白法的检测限度在 1nmol/L 左右。

2. 巨噬细胞体系中 NO 的检测方法

（1）商品血红蛋白中 50%～95% 是高铁血红蛋白，实验前首先要用连二亚硫酸钠等还原剂还原，使高铁血红蛋白变成亚铁血红蛋白，再充入氧气加氧，使其变为氧合血红蛋白（oxyhaemoglobin），血红蛋白的浓度可以根据氧合血红蛋白在 416nm 的消光系数检测。

用蒸馏水配制 Hb 1mmol/L，加 10mmol/L 以上的连二亚硫酸钠溶液，然后用 100 倍体积的蒸馏水透析 2h。制好的 Hb 溶液用氮气净化后分装，保存于 -20℃，2 周内使用。

（2）巨噬细胞分离　见第一节。

（3）反应体系中含有 3×10^6 个/ml 巨噬细胞，1.6μmol/L 氧合血红蛋白，0.3mmol/L L-精氨酸，加入 PMA（对照以蒸馏水代替），pH 7.4。混合后立即用。

（4）NO 的产量用分光光度法根据高铁血红蛋白的产量，按文献所述检测。在 Beckman DU-640 分光光度计上，37℃检测 401nm 和 411nm 光吸收的差值，吸光差值的变化即表示 NO 的量。根据摩尔消光系数（extinction coefficient 19.7mM^{-1}cm^{-1}）计算一氧化氮的量。

3. 评价　高铁血红蛋白法是一种比较简便的方法，不需要大型仪器，只要分光光度计即可。该方法的敏感度为 1nmol/L。由于在 NO 产生之前就可以氧合血红蛋白，与 NO 反应速度快，反应时间小于 100ms，可以动态检测产生的 NO。该法不用酸化，避免了由于酸化等操作对反应的影响，但 pH、温度和血红蛋白浓度及还原型血红蛋白纯度等需严格控制。缺点：别的亚硝酰基化合物有时也可被血红蛋白法检测到。另外超氧阴离子自由基，H$_2$O$_2$ 等也能氧化亚铁血红蛋白，影响方法的特异性。

第三节 发光测量法

一、化学发光法

NO 自由基本身没有化学发光，即使用鲁米诺也检测不到。但是，NO 和过氧化氢或超氧阴离子自由基反应，就可以给出非常强的化学发光，这一发光不使用鲁米诺也可以检测。在生物体内和活细胞中，NO 自由基常和超氧阴离子自由基同时产生，而 NO 和超氧阴离子自由基结合速率极快，立即形成过氧亚硝基，给出很强的化学发光。

化学发光测量 NO 简便、灵敏。用臭氧氧化 NO 的化学发光法灵敏度为 ~ 1×10^{-9} mol/L，而用鲁米诺结合双氧水的方法灵敏度达到 ~ 1×10^{-13} mol/L，是目前最灵敏的方法。但是，这一方法特异性不好，因为能引起化学发光的因素很多，它们也会干扰 NO 的检测。

（一）臭氧氧化法

1. 原理 化学发光法检测最早用于检测气体混合物中的 NO。反应方程如下：

$$NO + O_3 \longrightarrow {}^*NO_2 + O_2 \tag{1}$$

$$ {}^*NO_2 \longrightarrow NO_2 + h\nu \tag{2}$$

NO 与臭氧反应，产生不稳定的 ${}^*NO_2$ 和氧气，然后 ${}^*NO_2$ 衰变为 NO_2 同时放出光子，可以通过检测发光的强度确定 NO 的产量，发光强度与 NO 含量呈正比，以 NO 标准曲线校正计算出 NO 含量。最低检测限度一般是 20 ~ 50pmol。

2. 方法 主要操作：

（1）NO 监测仪主要由真空净化样品室（$PO_2 < 3$ mmHg）、化学发光反应室、臭氧产生器和光电倍增管及光电放大处理装置组成。

（2）在反应槽中加入样品，同时调节 pH 值至酸性，加入 KI 或别的还原剂，保证所有的 NO 氧化产生的亚硝酸盐能还原为 NO。

（3）充入惰性气体（氩气）（12ml/min），把 NO 由溶液中冲出，同时抽真空，一方面去掉系统中的氧气，一方面把 NO 抽入发光反应腔中。在反应腔中，NO 气体与臭氧反应，产生发光物质，用发光仪实时监测发光强度。以已知不同浓度 NO 溶液发光强度进行校正。线性范围一般为 300 ~ 3000pmol。

3. 评价

（1）在反应产生 NO 时通常需要酸化，由于在室温亚硝酸盐转变为 NO 的反应比较慢，通常需要加热。

（2）NO 很不稳定，产生后很快氧化为硝酸盐和亚硝酸盐，用还原剂还原 NO 氧化产生的亚硝酸盐，然后用化学发光法检测。检测的 NO 信号高一个数量级。常用还原剂，如 NaI、还原亚硝酸盐。

（3）该方法利用 NO 在水溶液中的低溶解性（4.6%），直接测定样品室里气相中的 NO 变化；若样品为溶液，则需在真空条件下充以惰性气体如氩气以提取液相中的 NO 进入气相。温度和气体的流量对检测仪的影响比较大。惰性气体的流量 < 8ml/min，则会使 NO 测定值偏低。NO 与臭氧反应的发光波长在 660 ~ 900nm。冷却光电倍增管可显著改善信噪比。

（4）化学发光法检测灵敏度比较高。但需要专门的设备、大体积的样品。

（二）巨噬细胞体系中 NO 的化学发光测量

1. 原理 氧自由基本身可产生化学发光，而 NO 不能。但 NO 可与超氧阴离子自由基反应形成过氧化硝基产生化学发光。分离的巨噬细胞只能产生很少量的 NO，加入 L-精氨酸可大大增加。

2. 发光测量 3×10^6 个/ml 巨噬细胞在 HBSS 中，pH 7.4，37℃，培养 4min，加入 100ng/ml PMA。3 分钟后，用发光仪立即测定发光强度。发光动力学曲线显示双峰。第二峰主要与 NO 有关。第一峰主要与 NADPH 氧化酶活化产生的氧自由基有关。加入 0.04mmol/L L-精氨酸，化学发光大大增强。

二、荧光探针方法

1993 年，Misco 建立了用 DAN 检测 NO 的荧光法。氨基芳香环类化合物，DAN（2, 3-diaminonaphthalene）类物质本身没有荧光，与 NO 的产物 NOx 反应后，产生有荧光的物质 2, 3-萘酚三唑（2, 3-naphthotriazole，NAT）。用 375nm 紫外光激发，荧光发射在 415nm。根据产生荧光的强弱，可以检测 NO 的浓度。DAFs（diaminofluoresceins）是一类新荧光探针，可以在可见光的范围内激发。反应可在中性溶液中进行，避免了酸性环境对生物体系的影响。因此，DAFs 比较广泛的应用于检测生物体系中产生的 NO。DAFs 反应的物质是 NO 自氧化产生的物质，如 NO^* 或相当的物质（如 N_2O_3），在中性的条件下就可以反应，避免了 NO 的氧化产物的干扰，相对来说比较特异。

本方法可以实时检测细胞或组织内 NO 的产生，对于研究 NO 在细胞内的作用有重要的意义，其检测灵敏度可以达到 $5 \times 10^{-9}M$。由于荧光探针方法检测，不可避免的容易受到荧光探针淬灭的影响，荧光探针在检测部位的浓度、检测部位环境如 pH 值、极性、温度等影响该方法的检测。下面以几种荧光探针检测细胞内 NO 为例。

（一）荧光探针 DAF-2DA

1. 原理　该法为 Nakatsubo 等报道。利用 NO 荧光探针 DAF-2DA（4, 5-diaminofluorescein diacetate）检测细胞中 NO 的水平。在细胞内 DAF-2DA 与 NO 反应，产生一种荧光化合物。在 488nm 激发时，DAF-2DA 发射绿色荧光。细胞中荧光强度的变化反映细胞内 NO 水平。

2. 方法

（1）细胞生长在 60mm 小皿中，当细胞长满 80% 时，更换新的培养基，并用药物处理 1h。

（2）药物处理后加入 1μmol/L DAF-2DA（在 DMSO 中），在 37℃ 温育 10min。

（3）收集处理组及未处理对照组的细胞，离心沉淀（1500r/min，5min），用 PBS 洗去过量的荧光探针，并悬浮在 PBS 缓冲液（pH 7.4）中。用荧光分光光度计检测其样品的相对荧光强度，激发波长 488nm、发射波长 520nm。所测荧光强度以对照细胞的百分比表示。或立即进行流式细胞仪检测。每组样品至少重复 3 次实验。数据表达为平均数 ± 标准差。细胞中荧光强度的变化表示细胞内 NO 水平。

（二）荧光探针 2, 7-二氯荧光素（DCF）

1. 原理　DCF（2, 7-dichlorofluorescin）本身是一种非荧光性化合物，与 NO 发生氧化反应形成具有荧光的物质，其荧光强度与 NO 浓度相关。可用荧光光度仪及流式细胞仪等检测，并可连续动态实时监测细胞内 NO 定量变化。

2. 方法

（1）DCF 溶液 10mmol/L，配制方法：取 0.05ml DCF 二醋酸盐（DCF diacetate，DCF-DA）（用乙醇溶解）溶液与 0.01mol/L NaOH 2ml 混合，室温下反应 30min，然后加入 25mmol/L PBS（pH 7.4）18ml。该溶液于 4℃ 避光保存，待用。细胞用 Krebs-Ringer 碳酸氢盐溶液（Krebs-Ringerbicarbonate，KRB，pH 7.4）制成悬液。

（2）取细胞悬液 4ml，加入 30mmol/L DCF-DA 10μl（终浓度 75mol/L），混匀后并在避光下保持 15min；细胞用 KRB 溶液离心洗涤 2 次，细胞数控制在（2~3）$\times 10^6$ 个/ml，然后用荧光分光光度仪测定荧光强度（激发波长为 475mn，发射波长为 525nm），测定时间为 10min，测定值以荧光强度单位/10min。并用 NO 标准曲线进行校正。

3. 评价　荧光强度与 NO 浓度间有良好的线性关系。由于 DCF 可被各种氧化剂氧化，曾被用于细胞内活性氧等的监测，有时不可避免地容易受到荧光淬灭或增强的影响。

（曹恩华　张　健）

参 考 文 献

1. 赵保路. 氧自由基和天然抗氧化剂. 北京：科学出版社，1999

2. 赵保路，沈剑刚，忻文娟. 心肌缺血再灌注损伤过程中 NO 和超氧阴离子自由基的协同作用. 中国科学，1996，26：331 –

338

3. Wie B, Chen Z, Zhang X, et al. Nitric Oxide Mediates Stretch-Induced Ca^{2+} Release via Activation of Phosphatidylinositol 3-Kinase-Akt Pathway in Smooth Muscle. PLoS ONE 2008, 3 (6): e2526. doi: 10. 1371

4. Zhao BL, Wang JC, Hou JW, et al. Studied the nitric oxide free radicals generated from polymor phonuclear leukocytes (PMN) stimulated by phobol myristate (PMA), Cell Biol. Interm, 1996, 20: 343 – 350

5. Noby S W, Weyhenmeyer JA, Clarkson RB. Stimulation and inhibition of NO production in macrophage and natural cells as observed by spintrapping. Free Rad Biol Med, 1997, 22: 1 – 9

6. Delicostantions G and Villioton V. NO synthase and xanthine oxidase activities of rabbit brain synaptosomes: Peroxynitrite formation as a causative factor of neorotoxicity. Neurocheem. Res, 1996, 21: 51 – 61

7. Shen JG, Wang J, Zhao Bl, et al. Effects of EGb-761 on nitric oxide, oxygen free radicals, myocardial damage and arrhythmia in ischemia-reperfusion injury in vivo. Biochim Biophys Acta, 1998, 1317: 412 – 424

8. Wang P, Liu GH, Wu K, et al. Repression of classical nuclear export by S-nitrosylation of CRM1, Journal of Cell Science, 2009, 122, 3772 – 3779

第十二篇　线粒体研究方法

线粒体是普遍存在于真核细胞中的细胞器，1890 年，首次在动物细胞内发现，1898 年命名。它由两层膜包被，外膜平滑，内膜向内折叠形成嵴，两层膜之间有腔，线粒体中央是基质。内膜上具有呼吸链酶系及 ATP 酶复合体，基质内含有与三羧酸循环所需的全部酶类。另外，线粒体有自身遗传体系，是一种半自主性细胞器。

线粒体通过氧化磷酸化形成 ATP，为细胞提供 90% 以上的能量，因此有"细胞动力工厂"之称。线粒体功能研究的早期阶段主要集中在能量代谢方面，随着科学技术的迅猛发展，线粒体的其他生物学功能逐渐被人们认识，研究大体经历了 5 个阶段：

1. 早期的细胞学研究　从 18 世纪末到 19 世纪初，主要通过光学显微镜观察真核细胞中的线粒体，确定线粒体是具有一定结构的细胞器。

2. 早期关于线粒体与细胞能量代谢的研究　从 20 世纪 40~50 年代，通过生物化学方法开展了线粒体脂肪酸氧化和三羧酸循环、电子传递链和氧化磷酸化方面的研究，确定了线粒体是细胞能量代谢的中心。

3. 线粒体超微结构与氧化磷酸化机制的研究　自 20 世纪 50 年代开始，电子显微镜技术的发展为探索线粒体的超微结构提供了有力武器。通过与生物化学、生物物理技术相结合，针对线粒体呼吸链氧化磷酸化基本结构和功能单元的研究不断取得进展。

4. 线粒体 DNA 与线粒体遗传学　自 1956 年首次从线粒体中鉴定出 DNA 以来，线粒体 DNA 与线粒体遗传学不断取得新的进展。

5. 线粒体调控细胞凋亡，参与细胞信号转导的相关研究　1998 年华裔科学家王晓东博士首次发现线粒体释放的细胞色素 c 是介导细胞凋亡的重要信号分子。

线粒体发现至今的一百年间，研究热点由线粒体氧化磷酸化到线粒体 DNA 到线粒体介导细胞凋亡。人们对线粒体功能的认识由提供能量物质到介导细胞凋亡、参与细胞信号转导、产生活性氧。大量的临床数据、实验结果表明：线粒体功能低下与衰老、肿瘤、糖尿病、心脑血管病、神经退行性疾病密切相关。可见线粒体在细胞乃至生命的生理和病理发展过程中具有重要作用。

线粒体在生命过程中发挥了重要的作用，但其作用机制目前还没有完全明确，尤其是通过药物作用调节线粒体功能，还有大量亟待解决的问题。本篇结合生物化学、细胞生物学、分子生物学等多学科知识，介绍线粒体研究的经典及现代方法，为线粒体结构功能的研究提供参考。

第一章　线粒体的提取制备

线粒体是细胞中重要的细胞器，它的主要功能是提供细胞生命活动所需的直接能量。近年来发现，线粒体还参与细胞凋亡，产生活性氧。此外，多种疾病的发生与线粒体密切相关。因此，对线粒体膜、呼吸链酶及线粒体 DNA 等成分的结构、功能研究已经成为生命科学中的重要课题。

由于人类的线粒体不易获得，人们建立了相应的动物模型，从动物体内不同器官提取线粒体成为研究线粒体功能变化的第一道工序。线粒体大量存在于代谢旺盛的细胞中，如心肌、脑、肝等器官和组织的细胞中，选择这些器官组织，可以获得大量线粒体；从组织培养的细胞中提取的线粒体的量则较少。本节将介绍提取线粒体的通用方法及从大鼠不同器官组织，包括大脑、肝脏、心脏和骨骼肌，以及从培养的细胞系和酵母中提取线粒体的方法。

第一节　线粒体提取制备的通用方法

线粒体提取制备的方法因不同的实验目的而有所区别，不同的实验室操作也有差异。提取方法主要是细胞破膜以后使用梯度离心，利用沉降系数的不同获得线粒体。线粒体的制备过程必须保证在冰上或寒冷的环境内操作，且须遵循标准的操作流程。

一、组织的选择

线粒体制备的最终产量与组织或细胞系的选择有关，比如用牛的心脏可以制备大量线粒体，500g 牛心组织可以获得 1g 线粒体。从细胞系中提取的线粒体的产量与细胞系的种类有关，对于生长环境能量要求较低的细胞，含有的线粒体较少。

组织的选择与研究目的也有密切关系，研究不同组织病理状态下的线粒体功能活形态变化，就需要选择相应的组织制备线粒体。如研究心脏疾病与线粒体的关系，就应选择心脏制备线粒体，而研究脑组织功能则应选择脑线粒体。

二、细胞裂解

制备线粒体需要破碎细胞，而破碎细胞的方法选择取决于细胞类型。一般对于纤维组织，如骨骼肌、平滑肌组织，可以通过剪切使组织成小颗粒状，然后用匀浆器进行匀浆。对于易于破碎的组织，如肝脏、脑，则可以经过简单剪切后直接用玻璃匀浆器匀浆，为了避免线粒体膜电位的损伤和变化，需要严格控制溶液的渗透压和离子强度，一般不宜采用金属匀浆器匀浆。为了获得完整的线粒体，需要严格控制匀浆器的旋转速度和匀浆时间。

在制备组织匀浆过程中由于摩擦可能使样品局部受热，导致蛋白质变性、降解和线粒体功能损伤，因此，整个匀浆过程和线粒体制备过程都应在 0~4℃ 条件下进行。可以将匀浆器和组织样品置于冰上，必要时可以在匀浆液中加入适量的蛋白酶抑制剂。

三、差速离心

线粒体首先经低速离心 $1000 \times g$，10 分钟，去除沉淀的组织和破碎的细胞碎片等，线粒体则悬浮在提取液中；同时需要去除贴于离心管壁的脂肪组织。离心后的上清液于 $10\,000 \times g$ 离心 10 分钟，所得沉淀即为制备的粗线粒体。经过重复悬浮并离心，可以获得较纯的线粒体。

为了获得纯度较高的线粒体，可以采用梯度离心的方法对获得的线粒体进行纯化。

四、线粒体的存储

离心得到的线粒体应用少量分离介质重悬。线粒体在使用或存储前应确定浓度，可使用 Biuret 或 Lowry 方法测定蛋白含量，以蛋白量表示线粒体的量。用于测定线粒体功能时，应在制备后立即测定，而用于测定线粒体活性时，最好制备后立即测定，确实需要，可以在低温保存，存储浓度应大于 40mg/ml，温度应低于 -70℃ 冻存。

五、线粒体纯度及完整性的鉴定

可以采用多种方法，如电镜法。琥珀酸脱氢酶的活性测定法或呼吸功能法。

第二节　大鼠脑线粒体提取制备

一、实验材料

1. 体重 200~250g 成年大鼠（可根据实验需要选择）。

2. 制备缓冲液　0.25mol/L sucrose，10mmol/L Tris-HCl，1mmol/L EDTA，250μg/ml BSA，pH7.4。

3. 离心机。

4. 玻璃匀浆器。

二、实验步骤

1. 大鼠断头处死，迅速取出大脑皮层。

2. 将大脑皮层置于预冷的小烧杯中，剔除血管，用预冷的制备缓冲液冲洗3次，去除淤血。

3. 取出脑组织，滤纸吸净缓冲液，用剪刀将脑组织剪碎。

4. 将脑组织转入玻璃匀浆器中，按10ml/g组织加入制备缓冲液，手动匀浆10次。

5. 将匀浆液于4℃离心，1000×g，3分钟。取上清液并转移至另一离心管中。

6. 将上清于4℃离心，12 000×g，10分钟，弃上清，所得沉淀即为粗线粒体。

7. 以5倍体积制备缓冲液将所得沉淀混悬，于4℃离心，12 000×g，10分钟。重复2遍。

8. 将线粒体沉淀悬浮于制备缓冲液或其他合适后续实验的溶液中，以Lowry法测定蛋白含量，调整蛋白浓度为5~10mg/ml。整个线粒体制备过程均在4℃进行。

三、方法评价

1. 脑线粒体极易老化，操作应迅速，匀浆时避免出现气泡，否则易造成提取的线粒体受损。

2. 此方法提取的线粒体纯度较低，对于纯度要求较高的实验，可采用不连续Percoll密度梯度离心。

附：梯度材料Percoll：是一种SiO_2胶体，外面包了一层聚乙烯吡咯酮（PVP），渗透压低，对生物材料功能影响小，黏度高，颗粒稳定，但在酸性pH和高离子强度下不稳定。

第三节　大鼠肝脏线粒体提取制备

一、实验材料

1. 体重200~250g大鼠

2. 制备缓冲液　0.25mol/L sucrose，10mmol/L Tris-HCl，1mmol/L EDTA，250μg/ml BSA，pH7.4。

3. 解剖工具。

4. 离心机。

5. 玻璃匀浆器。

二、实验步骤

1. 大鼠禁食过夜，断头处死，迅速取下肝脏，放于预冷的制备缓冲液中洗去血液，取出肝脏，吸净表面液体，称重。

2. 将肝脏置于预冷的烧杯中，用剪刀于冰浴中将肝组织剪碎成泥状；按照1∶10比例（10ml/g组织）加入制备缓冲液，转移到预冷的玻璃匀浆器中，匀浆。

3. 将匀浆液于4℃离心，1000×g，10分钟。

4. 小心取上清，除去上层的脂质层，于4℃离心，10 000×g，8分钟。

5. 弃去上清，用滤纸擦拭瓶壁，除去脂肪类物质，沉淀即为粗制线粒体；将沉淀悬浮于预冷制备缓冲液中，4℃离心，10 000×g，10分钟，洗涤沉淀；重复3次，得线粒体。

6. 将沉淀悬浮于匀浆缓冲液，4℃离心，10 000×g，10分钟。

7. 将线粒体沉淀悬浮于匀浆缓冲液或其他实验所需的溶液中，以Lowry法测定蛋白含量，调整到合适实验的蛋白浓度。

三、方法评价

肝脏线粒体含量丰富，并且易于分离提取，差速离心分离，可获得较纯的线粒体。

第四节 大鼠心肌线粒体提取制备

一、实验材料

1. 体重 200～250g 成年大鼠（可根据实验需要）。
2. 制备缓冲液 0.25mol/L sucrose，10mmol/L Tris-HCl，1mmol/L EDTA，250μg/ml BSA，pH7.4。
3. 离心机。
4. 电动玻璃匀浆器。
5. 解剖工具。

二、实验步骤

1. 大鼠禁食过夜，断头处死，迅速取出心脏。剥离瓣膜，剪去心房，剪开心室，用预冷的制备缓冲液反复冲洗，去除淤血，吸净表面液体，称重。
2. 将心脏置于预冷的烧杯中，用剪刀于冰浴中将心脏剪碎，将剪碎的组织转移到预冷的电动匀浆器中，按照1:8比例（8ml/g 组织）加入制备缓冲液，匀浆 30s，尽量避免出现气泡。
3. 将匀浆液于4℃离心，600×g，3分钟，取上清液并转移至另一离心管中。
4. 将上清于4℃离心，10 000×g，5分钟，弃上清。
5. 将沉淀重新悬于匀浆缓冲液，10 000×g 离心 5分钟，弃上清。
6. 离心得到的沉淀即为粗制线粒体。
7. 将线粒体沉淀悬浮于制备缓冲液或其他适合后续实验的溶液中，以 Lowry 法测定蛋白含量，调整到合适的蛋白浓度。整个线粒体制备过程均在4℃进行。

三、方法评价

心肌线粒体较难匀浆，可于在冰浴中借助电动匀浆器短时匀浆，手动匀浆相对困难。

第五节 大鼠骨骼肌线粒体提取制备

一、实验材料

1. 体重 200～250g 成年大鼠（可根据实验需要）。
2. 制备缓冲液：0.25mol/L sucrose，10mmol/L Tris-HCl，1mmol/L EDTA，250μg/ml BSA，pH7.4。
3. 离心机。
4. 电动玻璃匀浆器。
5. 解剖工具。
6. 细尼龙筛（200μm 孔径）。

二、实验步骤

1. 大鼠禁食过夜，断头处死，从腿部快速取出 4～5g 的横纹肌，用生理盐水冲洗两次，称重。
2. 将肌肉组织于冰浴环境中切成小块（小于30mm³），转移到预冷的玻璃匀浆器内，按1:4（ml/g）比例加入制备缓冲液。启动电动玻璃匀浆器，上下匀浆 10 次，设定转速为700r/min。
3. 再次加入等体积的制备缓冲液，匀浆 5 分钟。
4. 将匀浆液用细尼龙筛过滤，滤液于4℃，2000×g，离心 10 分钟。取上清。
5. 所得上清液于4℃，10 000×g，离心 10 分钟。
6. 弃去上清，加制备缓冲液，将沉淀完全混悬后，重复步骤5。
7. 弃去上清，获得沉淀，即为粗制线粒体。
8. 将线粒体沉淀悬浮于制备缓冲液或其他适合后续实验的溶液中，以 Lowry 法测定蛋白含量，调整到合适的蛋白浓度。

三、方法评价

骨骼肌线粒体较难匀浆，如得率较少的话，可在步骤 4 后，将沉淀再次匀浆，重新离心，所得上清与步骤 5 的上清混合。

第六节　从培养细胞中提取线粒体

一、实验材料

1. 单层培养的细胞，细胞数约为 2×10^8。
2. PBS 缓冲液。
3. 细胞制备缓冲液　0.25mol/L sucrose，10mmol/L KCl，1.5mmol/L MgCl$_2$，10mmol/L Tris-HCl，1mmol/L EDTA，1mmol/L DTT，0.1mmol/L PMSF，pH7.4。
4. 玻璃匀浆器。
5. 细胞刮。
6. 离心机。

二、实验步骤

1. 室温下，取单层培养细胞，弃培养液，用 PBS 缓冲液漂洗 2 次，用细胞刮把黏附的细胞刮起，收集到 PBS 缓冲液中移入离心管内。
2. 室温下离心，$600 \times g$，10 分钟，收集细胞沉淀。
3. 加入五倍沉淀体积的制备缓冲液，重悬细胞，冰上静置 4 分钟。
4. 启动电动玻璃匀浆器上下匀浆研磨细胞 20 次，收集细胞悬液。
5. 在相差显微镜下观察匀浆液，确保 90% 以上的细胞已经裂解。如未完全裂解，可再次进行匀浆。
6. 将匀浆液于 4℃，$750 \times g$，离心 10 分钟。去除沉淀的细胞核。
7. 所得上清液于 4℃，$10\,000 \times g$，离心 15 分钟。
8. 弃去上清，加制备缓冲液，将沉淀完全混悬后，重复步骤 7。
9. 弃去上清，所得沉淀即为粗制线粒体。必要时可以再次重复步骤 8。
10. 将线粒体沉淀悬浮于预冷的制备缓冲液或其他适合后续实验的溶液中，以 Lowry 法测定蛋白含量，调整到合适的蛋白浓度。

第七节　从酵母中提取线粒体

一、实验材料

1. 处于对数生长早期或中期的酵母细胞。
2. DTT 缓冲液　0.01mol/L 二硫苏糖醇（DTT），0.1mol/L Tris-HCl，用 HCl 调节 pH 值到 9.3。
3. 山梨醇缓冲液　1.2mol/L 山梨醇，20mmol/L KH$_2$PO$_4$，用 KOH 调节 pH 值到 7.4。
4. Zymolase-100T
5. 制备缓冲液　0.6mol/L 甘露醇，20mmol/L Hepes，用 KOH 调节 pH 值到 7.4，使用前加入 1mmol/L PMSF。
6. 离心机。
7. 玻璃匀浆器。

二、实验步骤

1. 取 1L 酵母，室温下 $1000 \times g$，离心 10 分钟。收集酵母细胞沉淀，称量酵母的湿重。处于对数生长早期到中期的酵母 OD60 大约为 0.6，细胞密度约为 10^7/ml。
2. 用 3～4 倍体积的蒸馏水冲洗细胞 1 次，重新离心。将酵母重悬于 2 倍体积的 DTT 缓冲液中。

3. 将酵母悬液置于30℃培养箱中，孵育30分钟，然后重新离心。

4. 用3~4倍体积的山梨醇缓冲液冲洗酵母1次。再次离心后，加入山梨醇缓冲液，使酵母浓度为0.15g/ml。

5. 加入Zymolase-100T（0.25mg/100g酵母湿重），30℃培养1h。原生质体在0.1% SDS溶液中会破碎，因此可在显微镜下计算0.1% SDS溶液中未裂解的酵母数来求得原生质体比例。

6. 在4℃，1000×g，离心10分钟，收集原生质体。弃上清后，加入3~4倍体积的山梨醇缓冲液漂洗沉淀1次。

7. 加入2倍体积的匀浆缓冲液，重新悬浮原生质体。用匀浆器上下匀浆。注意不要超过10次。

8. 4℃，1000×g，离心10分钟，以去除细胞核和未破碎的原生质体。

9. 取上清液，4℃，6500×g，离心10分钟。

10. 用制备缓冲液冲洗沉淀1次，重新离心后，即为粗制线粒体。

第二章　线粒体形态研究

第一节　线粒体光镜观察

一、实验原理

线粒体具有完整的结构，但由于体积较小，在光镜下观察不到线粒体形态，一般通过染色进行观察。常用线粒体染色的染料为詹纳斯绿B（Janus green B），是一种毒性较小的碱性染料，是线粒体的专一性活体染色剂。线粒体中细胞色素氧化酶使染料保持氧化状态呈蓝绿色，而在周围的细胞质中染料被还原成为无色状态。

二、实验材料

1. 提取的线粒体。

2. 1%詹纳斯绿B　称取50mg詹纳斯绿B溶于5ml蒸馏水中，稍加热（30~45℃）使之快速溶解，用滤纸过滤后，即为1%原液，装入棕色瓶备用。为了保持其充分的氧化能力，最好是临用前现配。

3. 显微镜。

三、实验步骤

1. 将1%詹纳斯绿B溶液按照1:1比例加入线粒体悬液中，染色15~30分钟。

2. 用吸管吸取一滴线粒体悬液，滴于载玻片上，加盖玻片后，放置显微镜下进行观察，线粒体被染成蓝绿色，成颗粒状。

第二节　线粒体电镜观察

一、实验材料

1. 大鼠组织。

2. 电镜常规试剂。

（二）实验步骤

1. 大鼠经4%多聚甲醛灌注固定后取脑，取出目标部位，迅速切块，约1mm³大小。

2. 将小组织块于2.5%戊二醛缓冲液中固定4小时，PBS冲洗。

3. 1%锇酸后固定约2小时，PBS冲洗。

4. 丙酮脱水，Epon812浸透及包埋。

5. 常规制成半薄切片和超薄切片，3%柠檬酸铅加0.1%醋酸铀双重电子染色。

6. 电镜下观察，拍照。用图像处理系统进行图像分析。

7. 考察指标有：线粒体平均体积、圆球度、比表面、体密度、数密度。

第三章　线粒体功能测定

线粒体是细胞内重要的细胞器之一，是细胞能量代谢、细胞内钙存储、活性氧自由基产生的重要场所，其功能变化对细胞的生存起至关重要的作用。对于能量需求大、代谢旺盛的器官，如脑组织、心脏、肝脏、肾脏等，线粒体合成ATP的能力是极其重要的。线粒体也是对各种损伤最为敏感的细胞器之一，线粒体功能障碍常出现在脑，心等器官中。细胞损伤时，常见的线粒体病理改变包括线粒体数量、大小和结构的改变。本章介绍了常用的线粒体功能测定的方法，包括测定线粒体完整性，氧化磷酸化效率，膜的功能，酶的功能等。

第一节　线粒体呼吸功能的测定

一、实验原理

线粒体在适当的缓冲液中混悬以后，具有良好的生理功能，当在缓冲液中含有线粒体进行能量代谢所需底物的条件下，加入ADP即可启动线粒体的氧化磷酸化反应，使ADP转化为ATP，同时启动呼吸链的氧化还原反应。随着反应的进行，溶液中的氧被迅速消耗，而且线粒体消耗氧的速率即为呼吸速率。通过测定溶液中的氧含量变化，即可反映出线粒体的呼吸功能。根据线粒体线粒体呼吸的条件，可以将线粒体呼吸分为以下类型：2态呼吸，3态呼吸和4态呼吸，各态呼吸以单位时间内消耗的氧来表示。

线粒体的3态呼吸是指线粒体在底物（琥珀酸或者苹果酸+谷氨酸钠）和ADP充足条件下的呼吸率，可以反映线粒体的结构完整和功能状态；4态呼吸是指在体系中没有ADP存在时的基础呼吸率，在提取线粒体进行体外实验的时候，4态呼吸则是指ADP耗竭后线粒体的最小呼吸速率（图12-3-1）。

呼吸控制率（respiratory control ratio，RCR）是表征线粒体结构、功能完整性及氧化磷酸化效率的指标。其定义为：加入ADP时的呼吸（3态）速率与ADP耗竭后（4态）的呼吸速率之比。线粒体的呼吸耗氧偶联着ADP与Pi合成ATP的磷酸化反应，ADP/O值是指线粒体每吸收一克原子氧的同时，生成ATP的克分子数的比值，它反映线粒体的能量转化效率。RCR与ADP/O比值一起，成为衡量线粒体结构完整与否及氧化磷酸化偶联程度的灵敏指标。可以通过水溶解氧的饱和曲线和测定的氧耗图来计算RCR和ADP/O。

二、实验材料

1. 提取纯化的线粒体。

2. 呼吸缓冲液　225mmol/L 蔗糖，5mmol/L KH_2PO_4，pH7.4，10mmol/L Tris-HCl，10mmol/L KCl，0.2mmol/L EDTA，100μg/ml BSA。

3. Complex I 底物　谷氨酸钠 2mol/L，L-苹果酸 1mol/L，各加入 5μl，使终浓度分别为 10mmol/L，5mmol/L。

4. Complex II 底物　琥珀酸钠 1mol/L，加入 10μl，使终浓度为 10mmol/L。

5. ADP　ADP 0.5mol/L，加入 2~10μl，使终浓度为 1~5mmol/L，保存于 -80℃。

6. FCCP　FCCP 1mmol/L 溶于乙醇，加入 1~5μl，使终浓度为 1~5μmol/L。

7. 生物氧检测仪及实时数据输出设备。

8. 微量注射器。

三、实验步骤

1. 预热生物氧检测仪，恒温30℃。

2. 调节氧电极，校正100%氧（蒸馏水放置过夜或连续搅拌30分钟）和0%氧（加入连二亚硫酸钠，将氧气全部消耗），可用于样品的测定。

3. 吸出液体，用95%乙醇和双蒸水冲洗数遍。

4. 在反应槽中加入呼吸缓冲液1ml，仪器稳定后，按下START，描记一段基线（反应体系为1ml）。

5. 加入肝脏线粒体悬液（1~2mg），记录一段基线，加入外源底物谷氨酸钠和L-苹果酸，出现2态呼吸。

6. 加入ADP（0.5mol/L）5μl，出现3态呼吸，反应足够长时间，待ADP完全消耗后线粒体又恢复到4态呼吸。

7. 加入2μl FCCP。

8. 吸出介质，同上冲洗。

四、结果计算

1. ADP/O = ADP（nmol）/O（nmol）。ADP：每次反应中所加入的ADP量（nmol）；O：加入ADP后线粒体氧化磷酸化所消耗的氧原子。

2. V=O（nmol）/t（分钟）/protein（mg）。O：线粒体所消耗的氧原子量；t：时间 Protein：所加入的线粒体蛋白量。

3. RCR = V3/V4

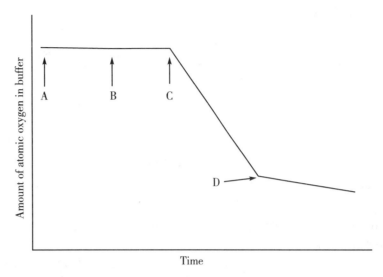

图12-3-1 线粒体呼吸密闭体系中氧含量变化图

A点：加入线粒体；B点：加入底物，呼吸速率略增加，称为2态呼吸，高底物浓度，少量ADP/ATP循环；C点：加入ADP，呼吸速率显著增加，称为3态呼吸，高底物浓度，高ADP浓度；D点：加入的ADP全部转换成ATP，此后呼吸称为4态呼吸。

五、方法评价

1. 线粒体呼吸功能测定最常用的即氧代谢测定法。由于线粒体的全部生化反应过程均与氧的代谢密切相关，氧代谢的量和氧代谢的速率可以显示线粒体的基本代谢功能。但是，由于游离线粒体的功能状态在提取和制备过程中会发生变化，实验中必须严格控制条件并设定对照。

2. 测定线粒体的呼吸功能有两个作用：第一，可以测定线粒体的完整程度。RCR可接受的数值应大于4，RCR值较高意味着氧化呼吸活性和氧化磷酸化偶联程度较高，可以进行下一步实验。第二，可以用来指征线粒体功能。低的RCR意味着线粒体的ATP合成功能受损伤，呼吸功能障碍，线粒体处于不良状态。RCR高则意味着线粒体功能完整，代谢旺盛。

3. 计算ADP/O比值，正常情况下，ADP/O理论值在底物为谷氨酸钠和L-苹果酸时（由呼吸链complex Ⅰ开始的氧化反应）为3，当底物为琥珀酸钠时（由呼吸链complex Ⅱ开始的氧化反应）为2。实际测定值分别大于2.5或1.5时，表明线粒体功能正常。低于此值说明线粒体功能受损。

4. 线粒体呼吸测定要求线粒体一定是新鲜提取的，从提取到实验结束不能超过6h。实验操作时，要求反应体系必须是密闭的。

第二节 线粒体膜电位的测定

线粒体通过电子传递将H⁺从基质泵至膜间隙，在线粒体内膜两侧形成跨膜的线粒体膜电位，推动

ATP 合成酶合成 ATP，供细胞生命活动所需。线粒体膜电位的维持对于线粒体正常功能的实现及其重要，膜电位的下降会导致 ATP 合成不足，影响细胞正常的生命活动。线粒体膜电位的降低也是线粒体诱导凋亡过程中最早发生的事件之一，它的降低标志着线粒体膜结构已经发生改变，内膜通透性增高，线粒体膜通透性转换孔非生理性开放，内膜 H^+ 梯度平衡失常甚至消失。检测线粒体膜电位时，可以根据具体情况选择荧光染料（表 12-3-1），利用荧光显微镜，共聚焦显微镜或流式细胞仪检测荧光值的变化，从而反映线粒体膜电位的高低。

表 12-3-1 检测线粒体膜电位的常用荧光染料及特性

染料名称	激发波长/发射波长（nm）	特性和应用
Rhodamine 123（罗丹明 123）	507/529	为细胞膜通透的阴离子绿色荧光染料，能够迅速被活线粒体摄取，而无细胞毒性；分析细胞凋亡时，可用罗丹明 123 来检测线粒体的膜电位，而用 NAO 来检测线粒体结构的完整性
TMRE（四甲基罗丹明乙酯，高氯酸盐）	549/573	为带正电荷的罗丹明类染料（包括罗丹明酯和 Rosamine——无 2′-羧基的罗丹明等）；选择性定位于线粒体，因此广泛用于标记活细胞的线粒体；与 JC-1 相似，TMRE 常用于检测线粒体的膜电位
DiOC6（3）碘化物（3,3′-Di-hexyloxacarbocyanine iodide）	484/501	DiI, DiO, DiD 和 DiR 均为亲脂性羰花青类荧光染料，可标记细胞膜和其他疏水组织。这些染料在水中为弱荧光，而当参入细胞膜或与蛋白质等亲水性生物分子结合后荧光会显著增强 DiIC6（3）为绿色荧光膜染料，主要用于检测活细胞的线粒体膜电位，也用于对细胞凋亡途径进行多参数流式分析
JC-1（5,5′,6,6′-tetrachloro-1,1′,3,3′ tetraethylbenzimidazolyl-carbocyanine iodide）	514/529（单体）585/590（聚合物）	广泛用于检测线粒体膜电位，适用于流式细胞术，荧光显微镜和微孔板高通量荧光分析；在正常细胞中，JC-1 聚集在线粒体的基质中，形成聚合物（J-aggregates），发射橙红色荧光（发射波长：590nm）。而细胞损伤或其他因素导致线粒体膜电位较低时，JC-1 不再能聚集在线粒体的基质中，而是以单体（monomer）形式存在，其发射绿色荧光（发射波长：529nm）。因此可以通过 JC-1 荧光颜色的转变来监测线粒体膜电位的变化；与其他常用的线粒体膜电位荧光染料相比，用 JC-1 既可定性（观察橙红色向绿色荧光的转变），又可定量检测线粒体膜电位（计算荧光强度的比率）
JC-10（增强型 JC-1）	510/525	JC-10 为 JC-1 的衍生物，用于检测线粒体膜电位，适用于流式细胞术，荧光显微镜和微孔板高通量荧光分析；JC-10 相比 JC-1 最大的优势在于 JC-10 的溶解性更好，而且能够检测线粒体膜电位更细微的变化；在正常细胞中，JC-10 聚集在线粒体的基质中，形成聚合物（J-aggregates），发射橙红色荧光（发射波长：590nm）。而细胞损伤或其他因素导致线粒体膜电位较低时，JC-1 不再能聚集在线粒体的基质中，而是以单体（monomer）形式存在，其发射绿色荧光（发射波长：525nm）。因此，可以通过 JC-10 荧光颜色的转变来监测线粒体膜电位的变化；与其他常用的线粒体膜电位荧光染料相比，用 JC-1 既可定性（观察橙红色向绿色荧光的转变），又可定量检测线粒体膜电位（计算荧光强度的比率）

一、实验原理

以 JC-1 为例，对细胞进行荧光标记，检测线粒体膜电位。JC-1 是一种碳氰化合物类荧光染料，在细胞内以聚合体和单体两种不同的物理形式存在，分别处于不同的荧光发射峰。JC-1 在低电位或低浓度时，主要以单体形式存在，激发波长为 514nm，呈绿色荧光；JC-1 在正常膜电位或高浓度时，形成聚合物，发出红色的荧光，激发波长为 585nm。所以，以红色荧光值与绿色荧光值的比值的大小来表示膜电位的高低，用来研究细胞损伤后线粒体膜电位的变化。

二、实验材料

1. 培养的细胞。
2. 荧光染料 JC-1。
3. PBS。
4. 荧光显微镜。

三、实验步骤

1. 细胞处理后，先用培养液或 Hanks 液漂洗细胞 1 次。
2. 将 JC-1 加入，终浓度为 2μg/ml，37℃ 负载 15 分钟。
3. PBS 洗 2 次，荧光显微镜下观察拍照，绿色荧光用检测波长 514nm，红色荧光用检测波长 585nm。可用图像分析确定红色荧光值与绿色荧光值的比率，定量比较荧光强度的变化。

四、方法评价

1. JC-1 测定细胞中线粒体膜电位的高低，使用较多。JC-1 特异性地与线粒体内膜结合，只在线粒体膜电位崩解时才释放出来，因此，检测结果可靠，敏感性更高。对于提取的线粒体膜电位的测定，Rhodamine 123 更为常见，我们不推荐用做细胞荧光分析。
2. 染料应分装，避光保存于 -20℃，工作液应在染色时新鲜配制。

第三节 线粒体肿胀度测定

一、实验材料

1. 反应缓冲液 蔗糖 250mmol/L、KH_2PO_4 5mmol/L、琥珀酸钠 3mmol/L，鱼藤酮 2μmol/L，pH7.4。
2. 新鲜制备的线粒体（未经冻融）。
3. 氯化钙溶液。
4. 分光光度计。

二、实验步骤

1. 在 96 孔中加入反应缓冲液 0.2ml，每孔 100μg 线粒体。
2. 加入 $CaCl_2$，使终浓度 200μmol/L。
混匀后记录 540nm 处吸光度值的变化，连续测定 30 分钟，测定过程保持 25℃ 恒温。

第四节 线粒体活性氧测定

在生物体内，90% 以上的氧分子在线粒体中被消耗，在正常的生理条件下其中大约有 2% 的氧不能被完全还原，而是和呼吸链底物端漏出的电子反应生成超氧阴离子。正常情况下，细胞内部和线粒体基质中有完善的抗氧化防御体系，包括广泛分布的超氧化物歧化酶，过氧化物酶，谷胱甘肽系统，硫氧还蛋白系统等，保持活性氧在一个比较低的生理浓度。在病理情况，活性氧产生过多，将会损伤细胞和线粒体内的几乎所有物质，引起脂质过氧化，膜流动性降低，蛋白质三级构象改变，损伤 DNA，会通过各种途径释放细胞色素 c，诱导细胞凋亡，影响组织和器官正常功能的发挥。因此，在实验中，我们经常需要测定线粒体基质内或整个细胞氧化应激水平的高低，以及各种氧化防御体系酶活性的高低。

一、实验原理

二氯荧光素双醋酸盐（2,7-dichlorodihydrofluorescin diacetate，DCFH-DA）是一种无荧光的物质，可扩散通过线粒体膜，在线粒体内被酯酶水解，形成无荧光的还原型二氯荧光素（2,7-dichlorodihydrofluorescin diacetate，DCFH），后者对 ROS 敏感，可迅速被氧化成为具高荧光的物质氧化型二氯荧光素（2,7 dichlorofiuorescin，DCF）。DCFH 被氧化生成 DCF 的速率与 ROS 的生成量成正比。许多研究证实，DCFH 可被多种 ROS 的成分所氧化形成 DCF，因此可以用 DCF 的荧光强度来反映线粒体内 ROS 产生的总体状况。

二、实验材料

1. 纯化的线粒体或培养的悬浮或贴壁细胞。
2. DCFH-DA　用 DMSO 溶解成 10mM，−20℃ 保存。推荐使用浓度为 10μmol/L。
3. 荧光显微镜、荧光光度计、流式细胞仪等荧光检测设备。

三、实验步骤

以培养的贴壁细胞为例，测定细胞内活性氧水平

1. 培养细胞到合适时间后，用适宜的培养基或缓冲液洗涤细胞。直接加入 DCFH-DA 或将 DCFH-DA 稀释于培养基或缓冲液后再加入细胞。

2. 继续在 CO_2 培养箱 37℃ 孵育细胞 30 分钟至几个小时。孵育时间长短与细胞类型、刺激条件、DCFH-DA 浓度有关，需进行预实验确定。

3. 孵育结束后，洗涤细胞 2～3 次去除可能的细胞外荧光物质，降低背景。

4. 用荧光显微镜或激光共聚焦显微镜直接观察细胞，绿色荧光强度代表活性氧存在及浓度水平，进行荧光照相。或者收集细胞后用荧光分光光度计、荧光酶标仪或流式细胞仪进行检测。激发波长 488（500±15）nm 附近，发射波长 525（530±20）nm，或者按照 FITC 荧光检测条件，实时或逐时间点检测荧光强弱。

四、方法评价

1. DCFH-DA 活性氧检测系统本底低，灵敏度高，线性范围宽，使用方便。
2. 需要荧光显微镜、荧光光度计、流式细胞仪等荧光检测设备。
3. 荧光强弱与细胞类型、刺激条件、DCFH-DA 浓度和孵育时间长短有关，需进行预实验确定。

第五节　细胞内 ATP 含量测定

线粒体最重要的一个功能就是提供细胞生命活动所需的直接能源 ATP，因此测定线粒体 ATP 产量可以最直观的检测线粒体的功能变化。

一、实验原理

荧光素在荧光素酶的作用下，可氧化成氧化型荧光素，并产生绿色荧光。此过程为 ATP 依赖性的。当荧光素酶和荧光素都过量时，在一定的浓度范围内荧光的产生和 ATP 的浓度成正比，这样就可以高灵敏地检测溶液中的 ATP 浓度。

二、实验材料

1. 磷酸缓冲盐溶液（PBS）。
2. ATP 检测裂解液　Tris-HCl 70mmol/L，EDTA 2mmol/L，二硫苏糖醇 60μmol/L，0.2% TritonX-100。
3. 荧光素/荧光素酶混合液　荧光素 140μmol/L，荧光素酶 0.1μg/ml。
4. ATP 标准溶液。
5. 检测化学发光的仪器（Lu min ometer 或液闪仪）。

三、实验步骤

1. 培养细胞，按实验要求，选择损伤模型进行实验。测定 ATP 时，吸出培养液。PBS 洗 1 次，用细胞刮收集细胞，置于离心管中。

2. 离心，去除上清，加适量细胞裂解液，一般按照 10% 加入。裂解细胞时为了裂解充分，可以使用移液器进行反复吹打或晃动培养板，使裂解液充分接触并裂解细胞。通常细胞在接触裂解液后会立即裂解。裂解后 4℃ 12 000×g 离心 5～10 分钟，取上清，用于后续的测定。样品裂解需在冰上操作。

3. 如果是组织标本，加入适当比例的裂解液后，用玻璃匀浆器或其他匀浆器进行匀浆。充分匀浆可以确保组织被完全裂解。裂解后4℃ 12 000×g 离心5~10分钟，取上清，用于后续的测定。

4. 制备测定的标准曲线 冰浴上溶解待用试剂，把ATP标准溶液用ATP检测裂解液稀释成适当的浓度梯度。具体的浓度需根据样品中ATP的浓度而定。初次检测可以检测0.1、1和10μmol/L几个浓度，在后续的实验中根据样品中ATP的浓度对标准品的浓度进行适当调节。

5. 加入100μl荧光素/荧光素酶混合液。室温放置3~5分钟，以使本底性的ATP全部被消耗掉，从而降低本底。

6. 加入50~100μl样本或标准品，迅速用枪（微量移液器）混匀，至少间隔2秒后，立即用Lum inometer或液闪仪测定RLU值或CPM。（如果样品中的ATP浓度比较低则可以加100微升样品，如果样品中ATP浓度比较高则可以加较小体积的样品，同时标准品的也需要使用相同的体积。如果样品中ATP的浓度特别高，可以用纯水或重蒸水稀释样品后再测定）。

7. 根据标准曲线计算出样品中ATP的浓度。

第六节 线粒体呼吸链复合体活性的生化分析

线粒体病可导致某些线粒体功能障碍，从而切断此基础功能单位的通路。几乎人体内所有细胞的直接能量来源都是线粒体，因此，线粒体病可以说是一种导致多系统紊乱的疾病，他能损伤不止一种体细胞、组织或器官。通常线粒体病症状首先出现在骨骼肌、心肌、神经系统。很多线粒体病由一种或多种呼吸链复合体功能缺陷造成。近年来，研究发现多种神经退行性疾病与线粒体功能缺陷相关：帕金森病患者黑质的线粒体功能缺陷，呼吸链复合物体I活性明显降低。阿尔茨海默病患者脑中的线粒体呼吸链复合体IV活性显著下降，且活性减少仅出现在脑损伤区而非正常区。可见，呼吸链复合体活性的生化分析对于了解疾病发展过程，防治疾病都具有十分重要的意义。

线粒体呼吸链的电子传递是线粒体氧化磷酸化产生能量的基础。线粒体呼吸链复合体包括酶复合物I（COX-I，NADH-辅酶Q氧化还原酶，NADH脱氢酶）、酶复合物II（COX-II，琥珀酸脱氢酶）、酶复合物III（COX-III，细胞色素c还原酶）和酶复合物IV（COX-IV，细胞色素c氧化酶）。COX-I和COX-II分别氧化NADH和琥珀酸，将电子传递给辅酶Q（CoQ），COX-III氧化还原辅酶Q并将电子传递给细胞色素c，后者经COX-IV氧化将电子传递给氧形成水。辅酶Q和细胞色素c不属于任何一种复合物，辅酶Q溶于内膜，细胞色素c位于线粒体内膜的C侧，属于膜的外周蛋白。电子传递过程中，在线粒体内膜形成一个质子梯度，促进ATP的合成。

线粒体于-20℃/20℃反复冻融3次或超声破碎以破坏线粒体膜，测定温度均为30℃。

一、COX-I活性测定

以测定由NADH转变为NAD^+后引起的吸光度变化速率反映COX-I的活性。将5~10μg线粒体蛋白加入到Complex I反应缓冲液中（35mmol/L磷酸钾缓冲液pH7.2 5mmol/L $MgCl_2$，2mmol/L NaN_3，2μg/ml抗霉素A，65μmol/L ubiquinone），混匀后加入0.13mmol/L NADH启动反应。记录反应体系3分钟内在340nm处吸光度的变化，以此来表示酶复合体I的活性。空白管则加入2μg/ml rotenone（COX-I的抑制剂）以抑制COX-I的活性。用吸光度变化的绝对值计算COX-I活性［nmol/L（min·mg protein）］。

二、COX-II活性测定

以测定被FADH2还原的二氯苯醌氨酚（2,6-dichlorophenolindophenol）所引起的吸光度变化速率反映COX-II的活性。将5~10μg线粒体蛋白加入到Complex II反应缓冲液内（35mmol/L磷酸钾缓冲液pH7.2，5mmol/L $MgCl_2$，2mmol/L NaN_3，2μg/ml抗霉素A，65μmol/L ubiquinone，2μg/ml rotenone，88mmol/L 二氯苯醌氨酚），混匀后加入25mmol/L琥珀酸启动反应。记录反应体系3分钟内在600nm处吸光度的变化，以此来表示酶复合体II的活性。用吸光度变化的绝对值计算COX-II活性［nmol/L（min·mg）protein］。

三、COX-Ⅲ活性测定

以测定由细胞色素 c 还原后引起的吸光度变化速率反映 COX-Ⅲ 的活性。将 5～10μg 线粒体蛋白加入到 Complex Ⅲ 反应缓冲液内（35mmol/L 磷酸钾缓冲液 pH7.2，5mmol/L $MgCl_2$，2mmol/L NaN_3，0.5mmol/L EDTA，35μmol/L oxidated cytochrome c），混匀后加入 100μmol/L 新还原的 ubiquinone 启动反应。根据 550nm 处 cytochrome c 吸收值的变化来表示 COX-Ⅲ 的活性。还原型 ubiquinol-10 的制备：将 10μmol CoQ10 完全溶解于 2ml 四氢呋喃中，加入 $NaBH_4$ 1mg，反复吹打至溶液由黄色变为无色，再加入无水乙醚 2ml 萃取 2 次，合并萃取液后挥干乙醚，所得淡黄色粉末溶于 1ml 四氢呋喃和乙醇的混合液（1：1），即得 10mmol/L ubiquinone（临用前现制备）。

四、COX-Ⅳ活性测定

以测定由细胞色素 c 氧化后引起的吸光度变化速率反映 COX-Ⅳ 的活性。将 5～10μg 线粒体蛋白加入到 Complex Ⅳ 反应缓冲液内（8.8mmol/L 磷酸钾缓冲液 pH7.2，0.1% reduced cytochrom c 以过量 Vc 还原至 OD550/OD565 >12），根据 550nm 处 cytochrome c 吸收值的变化来表示 COX-Ⅳ 的活性。

第七节　线粒体 H^+-ATP 酶活性测定

线粒体内膜 H^+-ATP 酶，也称为复合物Ⅴ，既可催化 ATP 水解为 ADP 和 Pi，也可催化 ADP 与 Pi 合成为 ATP。当复合物Ⅴ催化 ATP 水解释放能量，质子由线粒体内转移到线粒体外。当电子传递，线粒体膜外侧质子浓度高于内侧时，质子可顺电化学梯度通过复合物Ⅴ，由线粒体膜间隙进入线粒体基质，从而推动了酶的逆反应，即 ADP 与 Pi 合成 ATP。在很多病理状态下，线粒体 H^+-ATP 酶活性下降，能量利用发生障碍。

一、实验原理

线粒体悬液与 ATP 和 Mg^{2+} 温浴，ATP 被线粒体 H^+-ATP 酶分解成 ADP 和无机磷，测定单位时间内分解出的无机磷量，即可代表 H^+-ATP 酶活性。

二、实验材料

1. 提取的线粒体。
2. 反应缓冲液　50mmol/L Tris 缓冲液，5mmol/L $MgCl_2$，5mmol/L ATP，pH7.95。
3. 5% $HClO_4$。
4. $FeSO_4$。
5. 钼酸铵。

三、实验步骤

1. 反应缓冲液 25℃温育 2 分钟后加入线粒体蛋白，终浓度为 0.2mg/ml，25℃温育 10 分钟。
2. 加 5% $HClO_4$ 1ml，使蛋白变性。
3. 3000r/min 离心 10 分钟，取上清。
4. 加入 $FeSO_4$（2.5%）和钼酸铵（2%），振荡均匀后于 690nm 处测定吸光度。H^+-ATP 酶活性单位：μmol Pi/（min·mg protein）。

第八节　Caspase-3 活性测定

细胞凋亡指为了维持个体内环境稳定由基因控制的细胞自主的有序死亡。它在生物进化、内环境稳定以及多个系统的发育中起着重要作用。目前已知有 3 条主要信号通路：①线粒体通路；②死亡受体通路；③内质网通路。这些信号转导通路最终都能激活凋亡执行者——caspases-3，它会水解各种细胞成分而使细胞凋亡。在动物细胞中线粒体通路是最普遍的凋亡机制和细胞凋亡核心。因此，caspase-3 活性的测定可以帮助初步判断细胞凋亡的发生。

一、实验原理

活化的 caspase-3 能够特异切割 D1E2V3D4-X 底物，水解 D4-X 肽键。根据这一特点，设计出荧光物质偶联的短肽 Ac-DEVD-AMC。在共价偶联时，AMC 不能被激发荧光，短肽被水解后释放出 AMC，自由的 AMC 才能被激发发射荧光。根据释放的 AMC 荧光强度的大小，可以测定 caspase-3 的活性，从而反映 caspase-3 被活化的程度。

二、实验材料

1. 细胞裂解液　Tris 10mmol/L，NaH_2PO_4/Na_2HPO_4 10mmol/L，NaCl 130mmol/L，NaPPi 10mmol/L，1% Triton X-100，pH7.5。

2. Caspase-3 底物　Ac-DEVD-AMC。

3. 蛋白酶测定液　Hepes 20mmol/L，DTT 2mmol/L，10% glycerin，pH7.5。

4. 荧光分光光度计。

三、实验步骤

1. 细胞处理结束后，200 ×g 室温离心 5 分钟，收集细胞，并用 PBS 洗 1 次，离心取沉淀。

2. 沉淀中加入 1ml 细胞裂解液，冰浴 30 分钟。

3. 荧光测定专用 96 孔板中，每孔加入上述细胞裂解液 20μl，caspase-3 底物 20μmol/L，以蛋白酶测定液补足至终体积 200μl。设试剂空白和正常细胞空白对照。混匀后，于激发波长 380nm，发射波长 430nm 立即测定荧光值作为初始荧光值，37℃温育 1 小时后再次测定荧光一次。同时，Lowry 法定蛋白。

第九节　刃天青法检测线粒体代谢活性

一、实验原理

刃天青（resazurin）为非荧光物质，在活细胞线粒体酶的作用下，被还原成粉红色强荧光物质。因此，可以通过检测吸光度或荧光强度的变化来反映线粒体的活性。

二、实验材料

1. 提取的线粒体。

2. 刃天青（resazurin）。

3. 荧光分光光度计。

4. 线粒体功能抑制剂　NaN_3 650μmol/L，antimycin A 25μg/ml，rotenone 20μmol/L。

三、实验步骤

1. 提取的线粒体蛋白定量后，稀释均匀后加入 96 孔培养板，5μg 蛋白/孔。

2. 加入不同的线粒体功能抑制剂，造成线粒体损伤，于 37℃ 作用 30 分钟。

3. 加入待测药物及刃天青 5μmol/L，测定荧光强度 F_0（激发波长 530nm，发射波长 590nm）。

4. 37℃ 继续孵育 60 分钟后，再次检测荧光强度 F_{60}。

5. 计算荧光强度增长率 = $(F_{60} - F_0)/F_0 \times 100\%$。

四、方法评价

1. 刃天青还原法是使用微板荧光检测仪测定线粒体还原刃天青功能的体外检测技术，是一种易于操作，动态检测的方法。

2. 应用此种方法筛选化合物，方法简便、快速、经济。同时还可以使用不同的抑制剂研究体外线粒体功能。

第十节 线粒体完整性鉴定

一、实验原理

线粒体呼吸链复合物Ⅱ，又称为琥珀酸-辅酶 Q 还原酶或琥珀酸脱氢酶，位于线粒体的内膜，催化琥珀酸氧化为延胡索酸，为线粒体特异性标志酶，其比例约占总细胞的一半。分别测定匀浆和线粒体中琥珀酸脱氢酶活性，即可依据二者的比例来鉴定标本中线粒体的纯度。

二、实验材料

1. 提取的大鼠心肌匀浆。
2. 反应缓冲液　0.25mol/L 蔗糖，10mmol/L Tris-HCl，pH7.4。
3. 磷酸盐缓冲液。
4. 烟酰胺 0.27mol/L。
5. 氰化钠 0.2mmol/L。
6. 氧化型细胞色素 c　0.4mmol/L。
7. 琥珀酸钠 1mol/L。
8. 分光光度计。

三、实验步骤

1. 取大鼠心肌匀浆 10ml，5ml 作为心肌匀浆样本，另 5ml 依步骤分离得到线粒体沉淀。
2. 加入反应缓冲液 5ml，悬起线粒体，混匀。
3. 取心肌匀浆和线粒体混悬液各 1ml，分别以 10mmol/L Tris-HCl 稀释 20 倍。
4. 在 3ml 玻璃比色皿中，依次加入以下试剂：PBS 1.0ml，待测样本 1.0ml，0.27mol/L 烟酰胺 0.3ml，0.2mmol/L 氰化钠 0.3ml，0.4mmol/L 氧化型细胞色素 c 0.3ml，混匀，室温放置 3 分钟。
5. 加入 1M 琥珀酸钠 0.1ml，混匀，启动反应。
6. 在 550nm 连续测定吸光度的变化，每 15s 读数 1 次，共 3 分钟。
7. 以 A-t 做线性回归，求得斜率 dA/dt，即每分钟 A 的变化值。
8. 结果计算　酶活力（U）＝（dA/dt）$\times 10^6 \times 3/\varepsilon$（$\mu$mol/分钟）$\varepsilon = 1.96 \times 10^7 cm^2/mol$。

第十一节 线粒体钙离子含量的测定

细胞内钙稳态（calcium homeostasis）是一个复杂的生理过程，其依赖于质膜、内质网、线粒体等对 Ca^{2+} 转运的调节。在正常情况下，细胞内总钙量的 70%~80% 存在于线粒体。线粒体对 Ca^{2+} 的摄取和释放胞浆钙离子浓度的调节中起重要作用。缺氧、感染、内毒素等损伤因素可引起钙离子稳态失调。钙离子浓度的升高参与了凋亡的早期信号转导和凋亡的执行阶段，与线粒体介导的凋亡通路密切相关。

一、实验材料

1. 新鲜制备的线粒体。
2. 钙离子指示剂 Fura-2/AM。
3. 测定介质液　120mmol/L KCl，10mmol/L MOPS，5mmol/L Glutamate 和 Malic Acid，pH7.4。
4. Triton X-100。
5. EGTA。
6. 双波长荧光光度计。

二、实验步骤

1. 取 3μl 1mmol/L Fura-2/AM 加入到 100μl 线粒体悬液中，摇匀，在 37℃ 水浴中负载 30 分钟。
2. 12 000r/min，3 分钟，离心两次，获得已负载 Fura-2/AM 的线粒体。

3. 将线粒体重新悬浮于分离介质中。考马斯亮蓝法测定蛋白含量，调整至 1mg/ml。

4. 分别取 20μl 的线粒体悬液加入到测定介质液 50μl 中，测定正常荧光值。加入 Triton X-100 破膜，震荡混匀后测定荧光，此时为钙饱和的最大荧光值 Fmax，加入 EGTA 络合液，震荡混匀后测定荧光，测定最小荧光值 Fmin。用 FLUO-STAR 荧光计进行荧光检测（λex1 = 340nm，λex2 = 390nm，λem = 500nm）。根据文献的方法计算线粒体基质的游离钙浓度（nmol/mg）。以上步骤均在避光条件下完成。

5. 按下式计算 Ca^{2+} 浓度 $[Ca^{2+}]_i = Kd [(R - Rmin)/(Rmax - R)] (F_0/Fs)$

其中 Kd 为荧光探针 Fura-2 与 Ca^{2+} 复合物的解离常数，224nmol/L；F0 和 Fs 分别表示在无钙和饱和钙状态下 Fura-2 380nm 的荧光强度；R 是观察到的荧光信号比值；Rmax 为加入饱和钙和 Triton X-100 时的荧光信号比；R min 为加入 EGTA 和 Triton X-100 时的荧光信号比。

线粒体的自发荧光在其没有负载 Fura-2 时测定，应该在计算 Ca^{2+} 浓度前减去自发荧光。

第十二节　线粒体膜流动性测定

一、实验原理

DPH 是一种非极性荧光探针，当它与膜结合后会产生荧光，荧光的强弱可反映膜流动性的变化。DPH 标记质膜后，质膜荧光偏振度和微黏度可以从另一侧面反映膜流动性的强弱。荧光偏振度和微黏度值越大，膜流动性越小，反之膜流动性越大。

二、实验材料

1. 提取的线粒体。
2. 缓冲液　0.125mol/L 蔗糖，21mmol/L EDTA，pH7.16。
3. 荧光探针　2mmol/L DPH（1,6-二苯基-1,3,5-己三烯）的四氢呋喃贮备液。
4. 毛地黄皂苷。
5. 带有偏振装置的荧光分光光度计。

三、实验步骤

1. 制备线粒体内膜 IMM（inner mitochondria membrane）。毛地黄皂苷与线粒体悬液蛋白以 0.7:1.0 混匀，冰浴 15 分钟，12 000×g 离心 20 分钟，两次洗涤后，即得 IMM。

2. 标记荧光探针。IMM 与 2mmol/L DPH（每 mg 内膜蛋白加 2μl）25℃温育 30 分钟，8000×g 离心 15 分钟，用稀释 7.5 倍的 DPH 贮备液洗涤后，悬浮沉淀备用。

3. 先测定无标记的 IMM 悬浊液，激发波长 362nm，发射波长 432nm。

4. 得到 I90°，0°，I90°，90° 的荧光强度（I），计算标正值 G = I90°，0°/I90°，90°。

5. 检测样品，按公式 P = $(I_{VV}-GI_{VH})/(I_{VV} + GI_{VH})$ 计算标记 IMM 的偏振度。

式中：P 为荧光偏振度；I_{VV} 为起偏器和检偏器光轴均在垂直方向的荧光强度；I_{VH} 为起偏器处于垂直，检偏器处于水平方向的荧光强度；G 为荧光偏振校正因子。

6. 膜微黏度（η）= 2P/(0.46-P)。

四、方法评价

1. 采用荧光偏振法测定生物膜流动性，设备要求简单，测定方法亦可规范化，对于病理诊断、药理鉴定和生物膜结构和功能的研究，都是非常简而易行的适用技术。若与小角 X 光衍射、中子衍射相结合，可从分子水平研究生物膜流动的方式，探索药物分子作用的位点。

第四章　线粒体活性分子功能研究

20 世纪 80 年代起，线粒体的功能失调在细胞凋亡的发生发展过程中的作用成为研究的热点。在各种凋亡信号的诱导下，线粒体发生显著的结构与功能性的变化，释放多种对凋亡进程有重要作用的蛋白，如细胞色素 c（cytochrome c）、凋亡诱导蛋白（apoptosis inducing factor，AIF）、Smac/Diablo、核酸内切酶 G（endonuclease G）等。细胞色素 c 释放进入细胞液中，与凋亡蛋白酶激活因子（apoptotic protease activating factor-1，Apaf-1）结合，与 dATP 一起组成凋亡复合体，后者可募集和激活半胱氨酸蛋白酶（caspase-9），caspase-9 可进一步激活对凋亡的发生发展起直接作用的 caspase-3。AIF 释放后可转移至细胞核诱导核染色质浓缩、DNA 片断化，并可诱导线粒体细胞色素 c 的释放。Smac/Diablo 可抑制凋亡蛋白抑制剂（inhibitor of apoptotic proteins，IAPs）。而核酸内切酶 G 可能与 AIF 协同作用引起 DNA 片断化。总之，线粒体在细胞凋亡中具有核心地位和作用。

第一节　细胞色素 c 释放的测定

一、实验材料

1. 组织样本或培养的细胞样本。

2. PBS。

3. 裂解缓冲液　20mmol/L Hepes-KCl，pH 7.5，20mmol/L KCl，1mol/L EGTA，0.25mol/L 蔗糖，1mol/L DTT（ditiothreitol），1mol/L PMSF（phenylmethylsulonyl fluoride），1μg/ml Leuptin，10μg/ml Aprotinin。

4. 1.5mol/L Tris-HCl（pH8.8）溶液　Tris 18.4g 加去离子水 50ml，缓慢加浓盐酸调 pH 至 8.8，冷却至室温后再加去离子水至 100ml。

5. 0.5mol/L Tris-HCl（pH6.8）溶液　Tris 6.1g 加去离子水 50ml，缓慢加浓盐酸调整 pH 至 6.8，冷却至室温后再加去离子水至 100ml。

6. 1% 溴酚蓝　溴酚蓝 100mg 加去离子水 10ml，过滤。

7. 丙烯酸胺储存液　丙烯酰胺 30g，双丙烯酰胺 0.8g 加去离子水 100ml。

8. 5% 浓缩胶　双蒸水 1.40ml，1.0mol/L Tris-HCl（pH6.8）0.25ml，30% 丙烯酰胺储存液（Acry/Bis）0.33ml，10% SDS 20μl，10% 过硫酸铵（APS）20μl，混匀后加入 3μl TEMED。

9. 12% 分离胶　双蒸水 3.3ml，1.5mol/L Tris-HCl（pH8.8）2.5ml，30% 丙烯酰胺储存液（Acry/Bis）4.0ml，10% SDS 100μl，10% 过硫酸铵（APS）100μl，混匀后加入 4μl TEMED。

10. 电泳液　Tris 3.03g，Gly14.41g，SDS 5g，定容至 500ml。

11. 电转移缓冲液　Tris 3.03g，Gly 14.41g，甲醇 200ml，定容至 1000ml。

12. 封闭液　TBS + 5% 脱脂奶 + 0.1% Tween-20。

13. ECL（enhanced chemiluminescence）显色试剂盒。

14. 高速离心机。

15. 摇床。

16. 电泳装置。

17. 电转移装置。

18. 水浴锅。

二、实验步骤

1. 制备细胞裂解液　收集培养的细胞，弃去培养液，置于冰上，加冰冷的 PBS 洗 2 遍。然后加 1.5ml PBS（分 2 次），将细胞刮下，置于 EP 管中。2500r/min，离心 10 分钟，弃上清。加入 50μl 裂解液，吹打混匀，置于冰上 1 小时裂解细胞。4℃ 1500g/min 离心 4 分钟。取上清移入另管中，4℃ 13 000g/min 离心 10 分钟。上清为胞质，沉淀为线粒体，加入上样 buffer，100℃ 变性 10 分钟，贮存于 -40℃ 冰箱中。

2. 蛋白电泳　制备 5% 浓缩胶和 12% 分离胶，120 V 电泳至溴酚蓝达到底部。电泳在 4℃ 冰箱中进行。

3. 转膜 电泳结束后，用去离子水洗胶 5 分钟，再用电转移缓冲液浸泡胶 15 分钟。泡过胶的电转移缓冲液不回收。NC 膜用去离子水浸泡 5 分钟后，再用电转移缓冲液平衡 15 分钟。胶和膜分开浸泡。200mA，6h，4℃，冰箱中电转。电转结束后，去离子水洗膜 5 分钟，TTBS 洗膜 10 分钟/3 次。

4. 抗原抗体反应

（1）封闭 把硝酸纤维素滤膜放入可以加热封接的塑料袋中，根据滤膜面积以 0.1ml/cm² 的量加入封闭液，尽可能排除里面的气泡，然后密闭口袋，平放在平缓摇动的摇床平台上于室温温育 3 小时或 4℃过夜。

（2）第一抗体和靶蛋白的结合 剪开塑料袋，弃去封闭液，立即加入抗靶蛋白抗体溶液与滤膜一同温育。按每平方厘米 0.1ml 的量加入封闭液和适量的第一抗体。排除藏匿的气泡后密封袋口，将滤膜平放在平缓摇动的摇床平台上，于室温温育 3 小时。剪开塑料袋，废弃封闭液和抗体，用 250ml TBS 漂洗滤膜 3 次，每次 10 分钟。

（3）用二抗与硝酸纤维素滤膜温育 室温封闭 30 分钟。然后加入酶联二级试剂，于室温平缓摇动，将滤膜与酶联二级试剂一同温育 2 小时。TTBS 洗膜 10 分钟/3 次，最后将膜放在 TBS 中 5 分钟，ECL 显色。

5. ECL 信号的产生和检测 混合相同体积的 reagent 1，reagent 2，建议 0.125ml/cm²。混合液如果不立即应用，可在冰上短时间保存 30 分钟。吸去膜上多余的液体，放入新容器内，蛋白面向上。将反应液直接加在蛋白面上，不要使膜干燥。室温 1 分钟。吸去多余的检测液。曝光一定时间，显影后观察结果。

6. 细胞损伤后，线粒体膜通透性增加，细胞色素 c 释放，导致线粒体中细胞色素 c 表达降低，而胞浆中表达增加。

第二节 核酸内切酶 G 的分离和测定

一、实验材料

1. 1mol/L Hepes（pH7.5）；10mg/ml 牛血清白蛋白，保存在 −20℃；0.2mol/L DTT，保存在 −20℃；0.2mol/L KCl；0.5mol/L EDTA（pH 8.0）；0.5mol/L 乙酸镁；80% 甘油；10% SDS；1mol/L Tris-HCl 溶液（pH 7.4，8.0 和 8.3）；5mol/L NaCl；Triton X-100；10% N-辛苷（octylgucoside）；液氮；氯仿；100% 乙醇；溴化乙啶。

2. 匀浆缓冲液 30mmol/L Tris-HCl（pH 7.4），150mmol/L NaCl，20mmol/L EDTA，10% 蔗糖。临用前加入 2mmol/L DTT，1mmol/L PMSF。

3. 组织匀浆器。

4. 硫酸铵；谷氨酸钾；磷酸钾；羟磷灰石（hydroxylapatite）。

5. A 缓冲液 30mmol/L Tris-HCl（pH 8.0），20mmol/L 谷氨酸钾，100mmol/L NaCl，5mmol/L DTT，0.1mmol/L EDTA，10% 甘油。

6. 超螺旋质粒（supercoiled plasmid，1 ~ 2μg/ml）；琼脂糖（高质量琼脂糖）。

7. TAE 溶液 100mmol/L Tris-乙酸（pH7.5），1mmol/L EDTA。

8. 核酸内切酶稀释液 30mmol/L Tris-HCl（pH 8.0），300mmol/L NaCl，0.2mg/ml 牛血清清蛋白，2mmol/L DTT，30% 甘油。500μl 分装后，−20℃ 可保存 6 个月。

9. ³H 单链 M13DNA（1 ~ 2μg/ml）[40dpm/（min·ng）] 或热变性的 E. coli DNA；三氯乙酸；末端标记 5′-³²P 的 100 ~ 300bpDNA（含胞嘧啶或鸟嘌呤）。

10. 液体闪烁液或闪烁测定管。

11. 溴酚蓝溶液 90% 甲酰胺，10mmol/L EDTA，0.2% 溴酚蓝和二甲苯氰。分装后 −20℃ 保存 6 个月。

12. 12% 聚丙烯酰胺凝胶（1.5mm 厚）。

丙烯酰胺：双丙烯酰胺 =19：1，含：7mol/L 尿素，10mmol/L Tris-HCl（pH8.3），1mmol/L EDTA。

13. TBE 溶液　100mmol/L Tris-硼酸缓冲液（pH8.3），1mmol/L EDTA。

二、实验步骤

1. 线粒体的分离　取所需组织，将其剪成小块，按照1g/ml 比例加入匀浆缓冲液，组织匀将其研磨后，1000×g 离心5 分钟去除细胞碎片和细胞核。上清液在20 000×g 离心20 分钟，小心去除上清，用适量匀浆缓冲液悬浮线粒体，可保存在液氮或 -70℃冰箱中。

2. 线粒体部分Ⅱ的分离　线粒体样本置于冰上融化，加入同体积的匀浆缓冲液稀释。将缓冲液中氯化钠浓度增加至300mmol/L，并加入1% N-辛苷或0.5% Triton X-100，冰上孵育20 分钟。30 000g离心2h（4℃），取上清备用。用0.16～0.36g/ml（30%～60%饱和）的硫酸铵，冰上孵育1h，然后4℃，20000×g 离心30 分钟。蛋白沉淀用60%饱和的硫酸铵。然后重新悬浮于30μl 100mmol/L Hepes液（pH 7.5）中，含150mmol/L NaCl，5mmol/L EDTA，10%甘油和1%的辛苷。可保存在液氮或 -70℃冰箱中。该部分含有超过80%的线粒体内切酶活性。

3. 核酸内切酶G 的分离　在分离核酸内切酶G 时，一般色谱方法如羟磷灰石层析等，往往不易与DNA 多聚酶γ分离，但应用甘油-梯度离心方法可得到不含DNA 多聚酶γ的核酸内切酶。

（1）用A 缓冲液（4℃）稀释40ml（20～30mg/ml）线粒体蛋白，加入0.5% Triton X-100，4℃孵育30 分钟，破碎线粒体。

（2）3000×g，4℃离心两次，每次10 分钟，去除核及不溶性碎片。

（3）将上清150 000×g，4℃离心60 分钟，保留沉淀（含线粒体 DNA 和蛋白），然后将沉淀重新悬浮于3ml 300mmol/L Tris-HCl（pH8.3）中，含1mol/L NaCl，5mmol/L DTT。在冰上悬浮过夜。

（4）200 000×g，4℃离心60 分钟，保留上清。

（5）准备2ml 羟磷灰石柱，用A 缓冲液平衡后，将上清上柱，用20ml A 缓冲液含0.1mol/L 磷酸钾（pH8.0）洗柱，收集流出液部分。

（6）测定个部分流出液中 DNA 多聚酶γ的活性（见下）。

（7）将具 DNA 多聚酶γ活性的部分混合后，用 Centricon10 过滤器浓缩至200μl。

（8）浓缩液用4ml 梯度甘油（15%～42%）进行沉降，300 000×g 离心2h。梯度液含30mmol/L Tris-HCl（pH8.0），300mmol/L NaCl，10mmol/L 乙酸镁，5mmol/L DTT，0.1% N-辛苷。

（9）收集沉降液，测定核酸内切酶G 的活性和 DNA 多聚酶γ的活性。

4. 琼脂糖凝胶测定核酸内切酶G 的活性　此方法为测定核酸内切酶G 最早最敏感的方法。其原理在于利用酶分解质粒超螺旋 DNA 底物，形成带缺口的环状 DNA 产物，然后进行琼脂糖凝胶电泳，其迁移速率发生改变，移动速度更慢。一单位核酸内切酶G 定义为可将半数 DNA 底物切口的酶量。

（1）反应体系包括30mmol/L Tris-HCl（pH 8.0），20mmol/L KCl，1mmol/L 乙酸镁，0.2mg/ml 牛血清清蛋白，2mmol/L DTT，500ng 质粒超螺旋 DNA（3～6kb），反应体积为40μl。试剂加入在冰上进行。

（2）反应体系在37℃孵育30 分钟，加入1% SDS 终止反应。

（3）电泳用0.8%琼脂糖凝胶，电泳缓冲液为 TAE 液，电压降为1.5 ～3V/cm，电泳时间为6h（底物 DNA 大小决定电泳时间）。

（4）用1μg/ml 的溴化乙啶室温染胶30 分钟，在水中洗1 遍胶。紫外（300nm）照像。

5. 酸性溶解法测定核酸内切酶G 的活性　此方法利用核酸内切酶将单链^{3}H-DNA 分解为酸溶解性单链 DNA 片段。此方法不如琼脂糖电泳法敏感，但此方法快捷、并可定量。适于核酸内切酶G 经纯化、需精确测定酶活性的实验。一单位核酸内切酶G 定义为在37℃ 30 分钟内可产生1ng 酸溶性^{3}H- DNA 片段的酶量。

（1）反应体系包括30mmol/L Tris-HCl（pH 8.0），1mmol/L 乙酸镁，0.2mg/ml 牛血清清蛋白，2mmol/L DTT，1μg 热变性^{3}H 单链 M13DNA（26 000dpm/μg）或 E. coli^{3}H- DNA（40 dpm/ng）和0.01 ～0.10μg 线粒体部分Ⅱ，混匀。

（2）反应体系在37℃孵育30 分钟，加入4μl 100%三氯乙酸，0℃孵育15 分钟终止反应。

（3）30 000×g 离心15 分钟。

（4）取 20μl 上清液（含酸溶性放射性），置于 5ml 计数管中计数。

6. 序列凝胶法测定核酸内切酶 G 的活性　核酸内切酶 G 优先切口部位为鸟嘌呤或互补的胞嘧啶。本方法通过利用 5′末端标记含胞嘧啶或鸟嘌呤的底物在被核酸内切酶 G 分解，产物利用凝胶序列分离，放射自显影。

（1）反应体系包括 30mmol/L Tris-HCl（pH8.0），2.5mmol/L 乙酸镁，0.2mg/ml 牛血清清蛋白，2 mmol/L DTT，100ng 末端标记 5′-^{32}P 的 100～300bpDNA（含胞嘧啶或鸟嘌呤），线粒体部分 II（pg～ng），混匀，反应体积为 40μl，操作在 4℃进行。

（2）反应体系在 37℃孵育 30 分钟，加入 0.5% SDS 终止反应。

（3）5′-^{32}P-DNA 产物用酚和氯仿提取、乙醇沉淀，然后 30 000×g 离心 15 分钟。

（4）沉淀用 70% 乙醇洗两次，并重新悬浮于溴酚蓝溶液中。90℃孵育 2 分钟。

（5）先将 12% 聚丙烯酰胺凝胶预电泳（40W）60 分钟，然后将样本加至加样孔中。电泳缓冲液为 TAE 液，在 60～70℃电泳（40W）4～6h。

（6）电泳完毕后，然后用保鲜膜包好，将胶置于 X 线胶片上，-80℃自显影 12h。

第三节　线粒体 DNA 多聚酶 γ 的测定

一、实验材料

1. 甘油裂解缓冲液：25mmol/L Tris-HCl（pH 8.0），50mmol/L KCl，2% Triton X-100，50% 甘油。

2. GeNunc 反应皿。

3. 5×缓冲液　0.25mol/L Tris-HCl（pH 8.0），0.5% Triton X-100，50mmol/L DTT，25mmol/L MgCl$_2$，25mmol/L KCl。-20℃可保存 6 个月。

4. 5×模板缓冲液

50μg/ml poly（rA）（平均长度为 500 核苷酸，MW = 185 000，54nmol/L）；

25μg/ml oligo（dT$_{12-18}$，MW = 4905，1μmol/L）；

25μmol/L dTTP。

5. 50mmol/L MgCl$_2$；^{32}P-d-dTTP（3000 Ci/mmol/L，10μCi/μl）；2×SSC。

6. 10/9×反应缓冲液（临用前配制）

100μl 5×缓冲液；

100μl 5×模板缓冲液；

5μl 50mmol/L MgCl$_2$；

25μl α-^{32}P-dTTP（3000 Ci/mmol/L，10μCi/μl）；

220μl DEPC 水。

7. Whatman DE81 阴离子交换滤纸。

（二）实验步骤

1. 融化 5～10μg 线粒体蛋白，加入同体积的甘油裂解缓冲液进行裂解。

2. 用 10～20μg 加样器吸头混匀并追加适量甘油裂解缓冲液使线粒体蛋白浓度为 1mg/ml，置于冰上。

3. 准备系列浓度的线粒体，1.0、0.5、0.25 和 0.125mg/ml。用甘油裂解缓冲液稀释，并分别取 1μl 加至 GeNunc 反应皿的孔中。将同体积的甘油裂解缓冲液加入 4 个反应孔中作为空白对照。

4. 每孔中加入 9μl 10/9×反应缓冲液，用加样器快速吹打 6 次混匀。

以后操作置于放射保护屏后。

5. 将反应皿封好（用配套的密封胶带），浮于 37℃水浴中，孵育 30 分钟。准备 0.5cm^2 的 Whatman DE81 阴离子交换滤纸，标记好后待用。

6. 小心用吸水纸去除反应皿周围的水分。去除密封胶带后，取 5μl 反应液点于标记好的 Whatman 滤纸上。

7. 将 DE81 滤纸在 250ml 2×SSC 液中洗两遍，每次 5 分钟并置于摇床上轻轻摇动。

8. 将 DE81 滤纸置于 250ml 95%~100% 的乙醇中洗 1 遍，然后空气中干燥 30 分钟。

9. 将 DE81 滤纸用保鲜膜包好后置于暗盒中，压上 X 线片，室温曝光 1h。

10. 将 1μl 10/9× 反应缓冲液点于 0.5cm² 的 DE81 纸上，直接作为内标。

11. 胶片曝光和显影后，将 DE81 纸剪成 0.5cm² 的小块，置于液体闪烁管中，加入 5ml 闪烁液，测定 cpm 以检测多聚酶的高分子量产物。

12. 减去背景 cpm 值（空白对照）。背景为 4 个空白对照的孔 cpm 的平均值。计算 dTMP 参入高分子量产物的总量（放射性 + 非放射性）。

13. 利用 4 个不同蛋白浓度的线粒体与 cpm 值做回归直线方程，斜率为 cpm/μg。反应一般在 30 分钟内直线相关；剂量效应曲线显示在线粒体蛋白量高达 2μg、活性范围 30~30 000U/μg 的范围内呈直线关系。

14. 反应体系中 dTTP 总浓度（非放射性 + 放射性）= 5μmol/L + 0.167μmol/L = 5.167μmol/L，总 dTTP/放射性 dTTP = 5.167/0.167 = 30.9。

15. 反应产物特异性活性 = 3000pCi/fmol × 2.2cpm/pCi ÷ 30.9 = 214cpm/fmol。如果 ^{32}P 超过了参考日期，特异性活性需进行调整。^{32}P 的半衰期为 14d，衰减系数为 0.048472。如果超过参考日期 5d，反应产物特异性活性位 $e^{(-0.048472×5d)}$ = 0.78 × 214cpm/fmol = 168cpm/fmol。

16. 进行误差和计数效率的计算。理论上 1μl 10/9× 反应缓冲液中含有的 ^{32}P 放射性活性为 10/9 × 500μCi/ml = 556μCi/ml = 1223 200dpm。与实际测定比较，可发现误差并进行补偿。一天中的变异系数为 6.4%，隔天之间的变异系数为 12%。

17. 特异性活性表示为每 μg 线粒体蛋白单位（U/μg）。1 单位 DNA 聚合酶活性为在 37℃ 用 poly（rA）作为模板，30 分钟内可产生 1 fmol/L 核苷酸参入的酶量。

第四节 结 语

线粒体是重要的细胞器，其功能研究受到了广泛的重视，随着对生命科学的认识的深入，对线粒体的研究也在不断深入，研究内容不断扩展，新的研究技术方法不断出现，这些技术方法的应用，将极大促进对线粒体功能和结构的认识。同时，随着对线粒体研究的不断深入和研究内容的不断扩展，也需要更多新的技术方法用于线粒体的研究，尤其在药理学研究中，新技术方法的创建和引进，将进一步推动线粒体相关研究，对于作用于线粒体的药物的研究，也将产生积极的促进作用。

（贺晓丽 李晓秀 张海霞 杜冠华）

参 考 文 献

1. Reinhart PH, Taylor WM, Bygrave FL. A procedure for the rapid preparation of mitochondria from rat liver. Biochem J, 1982, 204 (3): 731 – 735

2. Sims NR. Rapid isolation of metabolically active mitochondria form rat forebrain and subregions using Percoll density gradient centrifugation. J Neurochem, 1990, 55 (2): 698 – 707

3. Bhattacharya SK, Thakar JH, Johnson PL, et al. Isolation of skeletal muscle mitochondria from hamsters using an ionic medium containing EDTA and Nagarse. Anal Biochem, 1991, 192 (2): 344 – 349

4. Ildan F, Gocer AI, Tuna M, et al. The effects of the pre-treatment of intravenous nimodipine on Na$^+$-K$^+$/Mg^{2+} ATPase, Ca^{2+} Mg^{2+} ATPase, lipid peroxidation and early ultrastructural findings following middle cerebral artery occlusion in the rat. Neurol Res, 2001, 23 (1): 96 – 104

5. De Assis DR, Maria RC, Ferreira GC, et al. Na$^+$, K$^+$ ATPase activity is markedly reduced by cis-4-decenoic acid in synaptic plasma membranes from cerebral cortex of rats. Exp Neurol, 2006, 197 (1): 143 – 9

6. Almeida A, Medina JM. A rapid method for the isolation of metabolically active mitochondria from rat neurons and astrocytes in primary culture. Brain Res Brain Res Protoc, 1998, 2 (3): 209 – 214

7. Hue L, Veitch K, Hambroeckx A. Global ischemia induces a biphasic response of the mitochondrial respiratory chain. Anoxic pre-perfusion protects against ischemic damage. J Biochem J, 1992, 281（3）:709 – 715

8. Ernster L. P/O ratios-the first fifty years. FASEB J, 1993, 7:1520 – 1524

9. Crompton M. The mitochondrial permeability transition pore and its role in cell death. Biochem J, 1999, 341（2）:233 – 249

10. Nohl H, Gille L, Staniek K. Intracellular generation of reactive oxygen species by mitochondria. Biochem. Pharmacol, 2005, 69（5）:719 – 723

11. Przedborski S, Vermice JL, Muthane V. Chronic levodopa administration alters cerebral mitochondrial respiration chain activity. Ann Neurol, 1993, 34:715 – 723

12. Wharton DC, Tzagoloff A. Cytochrome oxidase from beef heart mitochondria. Methods enzymol, 1967, 10:245 – 250

13. Emaus RK, Grunwald R, Lemasters J. Rhodamine 123 as a probe of transmembrane potential in isolated rat liver mitochondria: Spectral and metabolic properties. Biochimica Biophysica Acta, 1986, 850:436 – 448

14. Maciel EN, Kowaltowski AJ, Schwalm JM, et al. Mitochondrial permeability transition in neuronal damage promoted by Ca^{2+} and respiratory chain complex II inhibition. J Neurochem, 2004, 90（5）:1025 – 1029

15. Smith AL. Preparation and properties and conditions for assay of mitochondria: Slaughter house material small scale. Methods Enzymol/L, 1967, 10:81 – 90

16. Du C, Fang M, Li Y, et al. Smac, a mitochondrial protein that promotes cytochrome c-dependent caspase activation by elimination IAP inhibition. Cell, 2000, 102（1）:33 – 42

17. Haleatrap P, Davidson M. Inhibition of Ca^{2+}-induced large amplitude swelling of liver and heart mitochondria by cyclosporine A is protably caused by the inhibitor binding to mitochondria-matrix peptidylprolyl cis-trans isomerase and preventing it from interacting with adenine nucleotide translocase. Biochem J, 1990, 268（1）:153 – 160

18. Shinitzky M, Barenholz Y. Fluidity parameters of Lipid regions determined by Fluorescence polarization. Biochimic et Biophysica Acta, 1978, 515:367 – 394

19. Lowry OH, Rosebrough NJ, Farr AL. Protein measurement with the Folin phenol reagent. J Biol Chem, 1951, 193（1）:265 – 275

20. Du G, Willet K, Mouithys-Mickalad A, et al. EGb 761 protects liver mitochondria against injury induced by in vitro anoxia/reoxygenation. Free Radic Biol Med, 1999, 27:596 – 604

21. Halliwell B, Whiteman M. Measuring reactive species and oxidative damage in vivo and in cell culture: how should you do it and what do the results mean? Br J Pharmacol, 2004, 142（2）:231 – 235

22. Korge P, Honda HM, Weiss JN. Regulation of the mitochondrial permeability transition by matrix Ca^{2+} and voltage during anoxia-reoxygenation. Am J Physiol, 2001, 280:517 – 526

23. Zhang HX, Du GH, Zhang JT. Assay of mitochondrial functions by resazurin in vitro. Acta Pharmacol Sin, 2004, 25:385 – 389

24. Cossarizza A, Baccarani-Contri M, Kalashnikova G, et al. A new method for the cytofluorimetric analysis of mitochondrial membrane potential using the J-aggregate forming lipophilic cation 5, 5′, 6, 6′-tetrachloro-1, 1′, 3, 3′-tetraethyl-benzimidazol carbocyanine iodide（JC-1）. Biochem Biophys Res Commun, 1993, 197:40 – 45

25. Salvioli S, Ardizzoni A, Franceschi C, et al. JC-1, but not DiOC6（3）or rhodamine 123, is a reliable fluorescent probe to assess delta psi changes in intact cells: implications for studies on mitochondrial functionality during apoptosis. FEBS Lett, 1997, 411:77 – 82

26. Kuroiwa T, Mies G, Hermann D, et al. Regional differences in the rate of energy impairment after threshold level for induction of cerebral infarction in gerbils. Acta Neuropathol, 2000, 100（6）:586 – 594

27. Fiskum G. Mitochonrial participation in ischemic and traumatic neural cell death. J Neurotrauma, 2000, 17（10）:843 – 855

28. Kim SH, Vlkolinsky R, Cairns N, et al. Decreased levels of complex III core protein 1 and complex V beta chain in brains from patients with Alzheimer's disease and Down syndrome. Cell Mol Life Sci, 2000, 57（12）:1810 – 1816

29. McCormack JG, Browne HM, Dawes NI. Studies on mitochondrial Ca^{2+} transport and matrix Ca^{2+} using Fura-2 loaded rat heart mitochondria. Biochim Biophys Acta, 1989, 973:420 – 427

30. Jin Zhou, Xi CT. Huperzine A attenuates apoptosis and mitochondria-dependent caspase-3 in rat cortical neurons. FEBS Letters, 2002, 526:21 – 25

31. Hubscher U, Kuenzle CC, Spadari S. Identity of DNA polymerase gamma from synaptosomal mitochondria and rat-brain nuclei. Eur J Biochem, 1977, 81（2）:249 – 258

32. Low RL, Gerschenson M. Endonuclease G isolation assays. Methods in Molecular Biology. Vol 197：Mitochondrial DNA and Protocols. Humana Press Inc, 2002, 331 - 349

33. Liza AP, Eric AS. Methods in Cell Biology：Mitochondria. Academic Press, 2001

34. Liza AP, Eric AS. Methods in Cell Biology：Mitochondria. Academic Press, 2007

35. 杜冠华. 脑能量代谢与相关疾病. 见：张均田主编. 神经药理学研究进展. 北京：人民卫生出版社, 2002

36. 种兆忠. 脑缺血的研究方法和技术. 见：吴俊芳, 刘忞主编. 现代神经科学研究方法. 北京：中国协和医科大学出版社, 2004

37. 刘树森. 线粒体学与生物医学新前沿. 世界科技研究与发展, 2001, 23：35 - 43

38. 仇万山, 陈亦江. 线粒体结构、功能和常用研究方法. 国际麻醉学与复苏杂志, 2007, 28（3）：282 - 285

第十三篇 电生理实验方法

第一章 电生理学技术的基本原理

第一节 概 述

电生理学的基本方法是把细胞活动中所产生的电变化引导和记录下来并进行分析。在电生理实验中，需要将一对电极放置在被测定的标本上，当两个电极所在的部位分别处于不同的生理活动状态时，两者之间就有电位差产生。细胞处于静息状态时，由于细胞膜对各种离子具有不同的通透性造成细胞膜两侧存在着多种离子的浓度梯度，致使细胞膜内外存在一定的电位差，而细胞膜外的不同部位之间没有电位差。当细胞受到体内外的刺激或药物的作用而发生兴奋性改变时，由于细胞膜通透性的改变，细胞膜两侧的离子浓度发生变化，因而原来静息状态时的极化状态发生变化，细胞膜两侧及兴奋部位与静息部位的电位差都将发生变化，这些电位变化就可以通过引导电极导入电生理仪器进行显示或记录。

上述细胞活动所产生的生物电变化是极其微弱的。像心电、神经和肌肉（心肌和骨骼肌）活动所产生的电位差在毫伏级，脑电的电位差在微伏级。要想把它们显示和记录下来并能供人们分析，就必须进行放大，所以进行电生理实验所需的仪器中需要有放大倍数高，性能优良的放大器。经过放大了的生物电信号可以推动记录装置，常用的有阴极射线示波器和描笔记录器。这些生物电信号也可以同时输入微型电子计算机进行电信号的实时处理及其统计分析，并可以贮存起来供以后进一步分析研究。此外，电生理实验还需要电子刺激器去人为地控制或改变细胞的活动状态，来主动地研究细胞的电活动。

电生理学技术和概念始于 18 世纪末期，至今已有两个世纪多，不应当说是新技术了。但每当电子学技术向前迈进一步，电生理方法就随之有所前进。最初的弦线式电流计在生理学中的应用，使得生物电信号的测量成为可能。20 世纪初 Erlanger 和 Gasser 将当时先进的电子管放大器和阴极射线示波器引入到电生理实验后，可精确地记录微弱的但变化迅速的生物电信号，极大地推动了神经生理学的迅猛发展。20 世纪 40 年代，Hodgkin 等利用微电极技术，阐明了神经冲动传导的理论。Eccles 等用微电极细胞内记录技术，创始了兴奋性和抑制性突触后电位的概念，Walter 用微电极技术记录到了单个心肌细胞的动作电位，使生理学产生了革命性的变化。后来的电压钳技术可以更精确地测量细胞膜上的离子运动规律，在此基础上，由 Neher 等发展的膜片钳技术，为观察几个离子通道的活动及阐明药物对离子通道的作用提供了直接的手段。而电子计算机技术更为电生理研究的数据采集和处理提供了极其方便的工具。

第二节 电生理实验常用仪器

一、电刺激及电刺激器

（一）电刺激

电刺激是电生理实验中常用的技术之一。因其无创伤、易重复、易定量而被广泛用来刺激组织或细胞，它由单个或几个规则的或波形各异的脉冲组成。在电刺激时，应该考虑下列几个参数。

1. 刺激电流的波形 最常用的刺激波形是上升时间和下降时间均短暂的方波，其原因不仅仅是波形简单，易于电子电路产生和控制，而且刺激量的计算也比较容易，陡峭的方波上升沿和下降沿可有效地刺激组织。但是，采用单向方波刺激时，若波宽超过 1ms 时，会引起被刺激的组织发热和电解，所以，在能引起生物效应的情况下，应尽量缩短刺激时间。

2. 刺激脉冲的重复频率 当需要采用重复脉冲刺激时，一般不要超过100Hz。因为用太密的脉冲刺激时，有一部分刺激会落在组织的不应期内而成为无效刺激。刺激脉冲频率的选择取决于实验的目的。例如，在观察电刺激引起的动物行为反应时，往往需要重复脉冲刺激，单个刺激通常不能引起行为反应。而在观察电刺激诱发的电活动时，单个刺激引起的反应容易分析和处理。

3. 刺激脉冲的强度 刺激脉冲的强弱可以用电压或电流来表示，习惯上常用电压表示。一般的电刺激器可以输出μA~mA，200V以下的刺激脉冲，但在某些情况下可超出此范围。例如在通过记录微电极刺激细胞以诱发动作电位或测定细胞膜的被动电特性时，只要几个nA就够了，再大的刺激则可能引起细胞死亡。一般来说，刺激强度取阈强度的两倍为宜，再大的刺激也不会引起反应进一步增大。

（二）电刺激器

电子刺激器根据所产生的脉冲波形而分成许多种类，如方波刺激器、阶梯波发生器等。电生理实验中常用的刺激器为方波电子刺激器。它一般由频率单元、延时单元、宽度单元、功率单元以及电源部分等组成。频率单元中的多谐振荡器先输出一频率很高的脉冲，经多级分频电路得到不同的标准频率和时间间隔。延时和波宽单元由单稳态电路完成。脉冲最后由功率单元中的放大电路放大，通过射极跟随器输出。

1. 对刺激器的一般要求 一台适用于电生理实验用的电子刺激器，需要达到下述基本要求：

（1）可产生精确的方波脉冲，方波前沿上升时间（由脉冲振幅的10%升到90%所需的时间）应小于1μs，在脉冲持续期间，波幅变化应小于1%。

（2）输出的脉冲系列应包括单脉冲、双脉冲、重复脉冲（连续脉冲）以及串脉冲，以便适应不同的电生理实验的需要。

（3）各种脉冲的参数可以独立、精确地调节，其可调范围如下：

脉冲宽度（持续时间）　　　　0.01~500ms。

脉冲幅度　　　　　　　　　　0~200V。

双脉冲间隔　　　　　　　　　0.1~1000ms。双脉冲幅度可分别进行调节。

脉冲重复频率　　　　　　　　0.1~1000Hz。

串脉冲长度（串长）　　　　　1~1000ms。

（4）在输出刺激脉冲前，能先给出一个同步脉冲作为触发信号，其幅度一般应在20V左右，波宽一般在0.1~1ms间，延时在0.1ms~1s，这些参数的精确度应在1‰左右。同步信号电压不可超过示波器等电生理仪器要求的触发电压太多，否则易引起示波器等工作不正常。

（5）输出阻抗较低，输出脉冲的幅度不易受负载阻值变动的影响。通常输出阻抗值宜小于100Ω，即具有恒压输出特性。

2. 使用刺激器的注意事项 了解刺激器的工作原理后，再参考仪器的说明书，就不难掌握其使用方法。但有下列几点需要在使用中注意：

（1）参照刺激器的说明书，正确选择和预置刺激脉冲的各个参数，使它们符合刺激器的工作条件，否则，会致使刺激器输出错误脉冲。使用重复脉冲输出时，要注意频率、波宽以及延迟之间的时间关系。因为一定的脉冲频率有相应的周期，即 $f=1/T$，如果脉冲的波宽接近甚至超过周期，电子电路就不能正常工作，脉冲的频率和波宽都不可能稳定，有关参数调节旋钮的刻度也会失去准确性。在实际使用过程中，一般宜把波宽调节到脉冲的1/2周期以内，例如，刺激脉冲频率为100Hz，其周期为10ms，此时波宽宜小于5ms。此外，在满足方便观察的前提下，延时应尽可能短一些，最好延迟与波宽之和不超过1/2周期，否则输出波形也不会正常。

（2）在对生物组织进行电刺激时，幅度和频率及波宽都应从小到大逐渐增加，直到引起刺激效应为止，这样可以防止过强刺激对组织造成损伤。特别是在细胞内刺激时，过大的刺激电流会致使细胞死亡。如果刺激量已调节到一定程度，组织或标本仍无反应，则应用示波器检查刺激器的输出及刺激电极的情况，以便排除仪器的故障。

（3）当用示波器观察刺激所引起的效应时，首先要调节好示波器的扫描速度和刺激器的延迟，以便使将要出现的刺激伪迹和刺激引起的效应出现在示波屏的中央部分。

（4）根据实验对象正确选择恒压输出或恒流输出的方式。

（5）当将周期（interval）、波宽或串数（train）置于 0 时，有些刺激器会无脉冲输出，这并非仪器本身的故障。

（6）有些刺激器上设有键式选择开关，使用时不要同时按下两个按键，以免损坏仪器。

（7）有些刺激器上设有接受混合调制脉冲或启动、停止输入端（input），尽管仪器有输入保护电路，为了安全起见，输入电压不要超过仪器的规定值。

（三）刺激隔离器

刺激隔离器是刺激器的一个附件，它可以消除电生理记录中的干扰和减小刺激伪迹，是电生理研究不可缺少的仪器之一。在记录生物电信号时，通到组织中的电刺激必须和大地进行隔离，否则，由于刺激器输出的一端为地，就会将交流干扰和刺激伪迹通过记录系统的地线引入记录系统，而干扰微弱的生物电的正常记录，有时会完全掩盖生物电信号。隔离器是刺激器的一个专门配件，隔离器上设有刺激电流/电压选择及输出极性选择等，使用时不要随便互用。

二、生物电放大器

生物电信号的幅度一般在几十微伏到几十毫伏的范围内，但是，常用的记录与显示电信号的仪器，如阴极射线示波器或动圈式描计器等，往往需要几十伏的电压才能被驱动，显示或描记下电信号。尽管这些仪器本身配置有一定放大能力的主放大器，但必须加接一个高增益、低噪声、高输入阻抗的前置放大器，将这些生物电信号先行放大，以达到记录装置所要求的输入信号强度，才能推动显示记录仪器正常工作。

（一）生物电放大器的特点

1. 很高且准确的放大倍数 生物电放大器通常有 $10^4 \sim 10^5$ 的放大倍数。而且，在信号的所有频带内，放大倍数是均匀的，在信号的幅度范围内，有良好的线性。这样才能保证波形不失真地放大。

2. 低噪声 生物电信号的幅度较低，需要进行高倍的放大。在如此高的放大倍数下，仪器中电子元件本身产生的数微伏的无规则的电压波动（噪声）也会被放大很多，在有些情况下会淹没微弱的生物电信号。因此生物电放大器的前级一般都选用高质量的电子元件以减小噪声。

3. 高差分比 差分比 = 异相信号放大倍数/同相信号放大倍数。一个良好的生物电放大器和差分比可超过 10 000。差分比的高低反映了放大电路抗干扰能力的大小。这是因为对于放大器的两个输入端来说，生物电信号多为异相信号，外来的干扰（如 50Hz 的电源在动物体或标本上形成的干扰信号）则多为同相信号，所以差分比高就表示对生物电信号有很大的放大率，而对同相干扰信号的放大率相对就低得多。

4. 一定的频率响应范围 放大器对一定频率范围的信号可以均匀的放大，当信号频率增高或减少到某个水平时，放大器的输出电压降低到最大值的 0.707 倍，该水平便是放大器的高端截止频率和低端截止频率。在高低端截止频率之间的范围称为放大器的频率响应范围（又称频带或频响），生物电放大器的频率响应范围通常为 0 ~ 50kHz。

5. 高稳定性 生物电放大器工作时的稳定性对于获取正确的电生理资料是极其重要的。放大器的稳定性包括两个方面：一是放大率不随工作时间而变动；二是漂移非常小；所谓漂移是指直流放大电路工作时，其零点的波动变化，即与直流放大器输出端连接的示波器或记录仪的基线，在没有信号输入时，自动波动或位移的现象。通常以一定范围内，与基线位移的幅度所相当的输入信号电压值来表示漂移的大小。稳定的直流放大器，30min 的零点漂移幅度应小于 $500\mu V$。

对于整个电生理实验系统来说，决定性能优劣及实验结果的关键在于前级放大部分。为此，实验者应了解一些生物电放大器的基本原理，以便在实验中根据具体实验灵活应用放大器，得到信噪比高、失真小的生物电信号。随着当前数字电子技术和计算机技术的飞速发展，现在已出现了数字电路放大器。在这种放大器中，生物电信号首先通过数/模转换，变为数字信号，然后用计算机软件控制信号的放大倍数、频率范围和滤波等。下面着重介绍目前常用的前置放大器和微电极放大器的原理及使用方法。

（二）前置放大器

1. 基本电路工作原理

（1）放大电路 前置放大器中生物电信号的放大主要是由差分放大器完成的。差分放大器有下列特点：①输出电压不受电源电压波动的影响；②对异相信号有很大的放大作用而对同相信号的放大作用很小。差分放大电路的上述特点有助于提高放大器的差分比和工作的稳定性，使之几乎成为生物电放大器的通用电路。

（2）耦合电路 上述一级放大电路的放大率通常只有几十倍，显然不能满足生物电放大的要求。把两级或三级放大电路耦合起来组成前置放大器，其放大率可达几百或千余倍，就足以达到电生理实验所要求的放大率。放大电路间的耦合有阻容耦合法和直接耦合法。阻容耦合法是通过电容和电阻将前一级的集电极与后一级的基极连接起来，由于其中的电容器有隔离直流电的作用，只有交流成分才能送到下一级进行放大。而直接耦合法是仅通过电阻将前一级的集电极与后一级的基极相连，交流和直流成分均可通过这种耦合传至下级，通常将这种直接耦合的放大器称为直流放大器。由于集成电路中很难制作电容，各种集成电路中都使用直接耦合代替阻容耦合。

（3）生物电放大器的辅助电路 为了保证放大器处于良好的工作状态，适应电生理实验的需要，在前置放大器中常设有下列辅助电路。

1）放大倍数调节电路 常在前级放大器电路的两个基极输入回路并联可以分档选择的分压器，使输入信号被分级衰减，实现放大倍数的粗调。此外，在两个集电极之间跨接一个数值较大的可变电阻，以改变两个集电极电压的相差值。例如，该电阻值减小时，两集电极电压之差相应减小，放大率也随着减小。在两个发射极之间跨接一个可变电阻也可调节放大率。例如，该电阻增大时，发射极电阻对异相信号的负反馈作用增大，放大率则减小；反之，该电阻减小时，放大率则增大。后两种方法的优点是在一定范围内可对放大率进行连续调节，缺点是同相信号的放大率不降低，故一般只用于放大器的微调。在有些放大器，放大率调节旋钮采用灵敏度的形式，将粗调和微调做在同一转轴上，外圈为粗调，内圈为微调。

2）平衡调节 推挽放大器正常工作的主要条件是对称电路的特性与工作点保持平衡。对于直流放大器来说，对称电路的平衡尤为重要。例如第一级放大电路的集电极静态电压相差 0.1V，经过第二、三级放大后的集电极电压差便可达数十伏，不仅可以使零点发生很大的漂移，甚至可使各级晶体管远离工作点而无法工作。为了保证对称电路各工作点的相对平衡，除了选择特性相近的元件外，还可采用平衡调节装置来进行补偿。例如，改变两个对称晶体管的集电极电阻，改变其发射极电阻，以及改变输入两管基极的信号电压等调节平衡方法，通常平衡调节旋钮由半微调电位器实现。

3）零点调节 在无信号输入时，直流放大器的输入端应处于直流零电位。不然的话，当前置放大器与主放大器连接起来时，就会互相影响工作的状态，即改变放大器的工作点，也会出现假的电位。在测量细胞的静息膜电位时零点调节尤为重要。常用的调零装置是改变前置放大器末级的基极直流电位或者改变末级的发射极负反馈电阻，以便改变集电极电流，使集电极电压为零。

4）高频滤波和低频滤波 低频滤波装置在某些放大器上是用时间常数来表示的，它是可以改变低端截止频率范围的装置。交流放大器的级间耦合电容便有低频滤波作用。用来降低高端截止频率范围的装置叫做高频滤波器。通常采用的办法是在放大器的末级的输出电路上并联一组数值不同的电容器。当选择开关与电容量较大的电容器接通时，该电容器对高频电信号的阻抗较小，因而起到较大的分流作用，使得高频截止频率降低，即通过放大器输出的高频范围缩小。反之，当选择开关连接容量较小的电容器或者断路时，其对高频信号的容抗则增大，分流作用便减小，因而高频截止频率便升高，可通过放大器的高频信号范围就增大。

2. 使用方法

（1）平衡与零点调节 在调节放大器的平衡之前，首先要调节与之相连的显示仪器示波器或笔描仪的平衡。接通示波器的电源，把输入端的两端短路或将输入选择开关置于关（OFF）的位置，输入方式选择直流（DC）档，此时可仔细调节示波器面板上的平衡旋钮和 Y 轴位置调节旋钮，使扫描基线落于荧光屏的中线，直到改变 Y 轴放大器的灵敏度时基线基本不变时，才表明示波器的放大器处于平衡状态。然后，将放大器的输出端与示波器的输入端接通，或将输入选择打开或转到平衡档，仔细转动放大器的平衡调节范围，直至示波器的扫描基线落于中线位置，这就表明放大器的两个输出端电位相等，差分放大器处于平衡工作状态。平衡一旦调好，实验过程中就不应再轻易改动。

调零点的目的是为了使直流放大器在无信号输入时，其输出端的电压维持在零电平。仪器出厂时，零点均已调好，只要对称电路处于平衡状态，输出端必定在零电平，一般无需实验时再作调节。调节零点的旋钮多装在仪器背面或内部电路板上，调节时可在放大器的输出端与地线之间并联一灵敏电压表，缓慢转动调零点旋钮，直到两个输出端分别与地线之间为零电压为止。用已经调过平衡的示波器，也可作为监视前置放大器输出电平的指示器。当前置放大器输出电平为零电压时，与其连接的示波器（直流放大挡）的基线应该位于零线附近。

（2）放大率的选择（增益控制）　实验者对待测的生物电位的数值应有大概的估计，以便选择适当的放大率，使整个放大器达到足够的灵敏程度。离开待测信号与显示图像的大小，计算放大率是没有实际意义的，例如自主神经冲动幅度多在 $50 \sim 100\mu V$，放大后只要在荧光屏上能显示 $1 \sim 2cm$ 幅度的冲动的波形便可以观测分析，无需计算究竟放大了多少倍数。通常把信号电压在荧光屏上显示的幅度称为放大器的灵敏度，以 $\mu V/cm$ 或 mV/cm 表示。虽然放大器的灵敏度是由前置放大器与主放大器共同决定的，在灵敏度足够的前提下，前置放大器应尽量选用较低的放大档级。

（3）选择低频与高频滤波　为了清楚显示放大器待测信号的波形，可选择适当的低频与高频滤波，衰减掉无关的波形。但是，如果滤波选择不当，也可导致待测波形严重失真，影响观察与分析。

低频滤波主要取决于耦合电路的时间常数。放大变化速率较快，单位时间内出现次数较多的生物电变化，如放大神经与骨骼肌的动作电位时应选用较小的时间常数，以便把其他无关的波形如心电波等加以衰减，也有利于基线的平稳。若放大变化较缓慢的生物电信号，如脑电、胃肠电等，选用的时间常数就应该大一些，否则时间常数过小，不仅可使电位的幅度显著减小，甚至波形被微分而严重畸变。要准确计算生物电的变化速率与相应时间常数的关系是较为困难的，实际应用上可以参考已有的经验数据（表 13-1-1），也可以自行测试。当把时间常数减小到一定数值，无关的慢波显著减小，基线趋于平稳，而待测的电位基本保持原形，看不出明显变化，此时的时间常数可作为实验选用的低频滤波。

表 13-1-1　放大器各种参数选择参考表

生物电种类	振幅	放大器灵敏度（/cm）	时间常数（s）	高频滤波（kHz）
坐骨神经动作电位	$5 \sim 30mV$	$0.5 \sim 5mV$	$0.01 \sim 0.1$	$3 \sim 5$
隔神经传出冲动	$50 \sim 300\mu V$	$50 \sim 100\mu V$	$0.01 \sim 0.1$	5
植物性神经冲动	$50 \sim 150\mu V$	$25 \sim 100\mu V$	$0.01 \sim 0.1$	$3 \sim 5$
骨骼肌动作电位	$5 \sim 20mV$	$0.5 \sim 2mV$	$0.01 \sim 0.1$	$3 \sim 5$
胃肠电慢波	$2 \sim 10mV$	$0.5 \sim 1mV$	$1.5 \sim \infty$	1
肌电图（EMG）	$50 \sim 300\mu V$	$100\mu V$	$0.01 \sim 0.1$	5
心电图（ECG）	$0.1 \sim 2mV$	$0.5 \sim 1mV$	$0.1 \sim 1.0$	1
脑电图（EEG）	$30 \sim 200\mu V$	$25 \sim 100\mu V$	$0.3 \sim 1.0$	1
视网膜电图（ERG）	$0.5 \sim 1mV$	$100 \sim 200\mu V$	$0.3 \sim 1.0$	1
神经细胞膜电位	$50 \sim 100mV$	$5 \sim 10mV$	∞（直流）	$10 \sim 20$
心室肌细胞动作电位	$60 \sim 120mV$	$5 \sim 10mV$	∞（直流）	$5 \sim 10$
骨骼肌细胞膜电位	$50 \sim 120mV$	$5m \sim 10mV$	∞（直流）	$10 \sim 20$
中枢神经元单位放电	$100 \sim 300\mu V$	$50 \sim 100\mu V$	$0.01 \sim 0.1$	$5 \sim 10$

高频滤波可改变高端截止频率，主要的用途是减小噪声，使基线变细，从而提高信噪比。例如在放大缓慢变化而微弱的生物电位（脑电等）时，若不进行高频滤波，微弱的脑电信号就可能被大量的高频噪声所淹没；选用适当的高频滤波以后，大部分噪声可除去，基线变细，信号波形也就变得清楚了。

大多数生物电信号是不规律变化的，在一个周期中没有固定一致的频率，因而不能简单地依据每秒钟出现多少次电变化来推算出高频截止频率的范围。实际使用时，可参考表 13-1-1 所列的经验数据，也可以采用下述简便的计算方法：先找出生物电信号中变化最快的部分，计算出脉冲信号幅度从最大幅度的 10% 上升到 90% 所需的时间（t_r），则放大器的高频截止频率 $f_s = 5/t_r$，选择这样的高频截止频率，生物电信号的高频失真约为 1%。例如某动作电位的最快上升时间（t_r）为 1ms，放大器的高频截止频率 $f_s = 5/0.001s = 5kHz$。

（三）微电极放大器

当用细胞的静息电位或动作电位等作为观察指标，研究药物作用的细胞机制时，必须用微电极技术将微电极插入到细胞中或靠近细胞处以便拾取细胞活动的电信号。微电极技术除了用来测量膜电位外，还可对细胞内注入电流，用来刺激神经或肌肉细胞，以研究细胞膜的特性，如测量药物引起的逆转电位，以及用电压钳放大器来控制膜电位等。微电极记录中，由于微电极尖端极细，具有很高的电阻，在细胞内记录时，可达百兆欧以上，用普通的前置放大器放大时，信号会发生严重的衰减和失真，微电极放大器就是专门为此目的而设计的放大器。

1. 微电极放大器的工作原理及特性

（1）输入回路　微电极放大器采用高输入阻抗的场效应管作为输入器件。场效应管的主要优点是输入阻抗高，漏电流小，但其温漂较大。因此，性能优良的微电极放大器常采用对管构成的运算放大器。尽管如此，由于微电极本身和放大器输入回路的高阻抗特性，根据欧姆定律，输入回路中很小的电流干扰也会产生很大的电压降。因此，要求在进行微电极实验中应尽量缩短微电极和微电极放大器探头间连线的距离，有些先进的微电极放大器的探头可以直接将微电极插入，可大大避免引入干扰。

（2）负电容补偿　微电极电生理实验中的一个关键问题是很大的微电极电阻和输入回路中的总分布电容构成了一个低通滤波器。微电极放大器无法完全制止从微电极引导的生物电流流过这个低通滤波器，这股电流称为误差电流。但可以从它处引入校正电流取代之，使之不必从微电极中拉出。这一原理叫做负电容补偿。它是在微电极放大器的输入端接一个高值电阻和 10pf 的电容，以取代微电极电阻和杂散电容。调节微电极放大器面板上的电容补偿旋钮，就可不同程度的加大校正电流，当补偿不足时，校正电流小于误差电流，实验方波的上升沿不陡，或方波切角；当补偿过度时，校正电流大于误差电流，实验方波上出现小的毛刺，严重时还会引起振荡（图 13-1-1）。

（3）失调电压补偿　失调电压是由于微电极尖端电位和其他电化学不对称性产生。此电位常与静息电位叠加在一起。因此，在测量静息电位前应予以抵消。其方法是在插入细胞前，把微电极尖端侵入标本的浴液内，然后调节微电极放大器的失调电压控制钮，使输出电压为零。

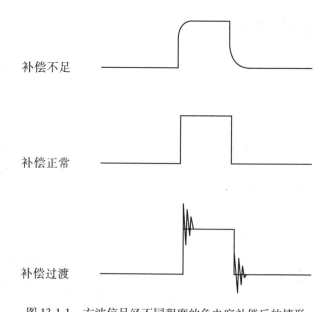

图 13-1-1　方波信号经不同程度的负电容补偿后的情形

（4）电极电阻测量　测量的方法主要是恒流法，由恒流源向微电极注入一定的大小恒定的电流，根据欧姆定律，在微电极上产生的电压降就与微电极电阻成正比，测定其输出电压后，通过微电极放大器给定的对比关系，就可折算出电极电阻。

（5）低通滤波器　其作用在于滤去高频干扰和噪声。滤波器的截止频率太低，会导致有用信号的丢失，一般应保证滤波器的截止频率为信号频率的 3 ~ 5 倍。有的微电极放大器还用陷波滤波器，以专门滤去 50Hz 电源的干扰。

（6）电流注入和电流测量　在测量微电极电阻，进行离子电泳和细胞内刺激实验时，都要通过微电极注入电流。在使用单根微电极的情况下，进行电流注入和电位测量，是利用电子开关快速地把微电极交替地与电流源和微电极放大器接通实现的，此法的优点是可以施加高电压进行较大电流的注入而不会损坏微电极放大器。

2. 使用方法

（1）负电容补偿　增加补偿程度可以得到较好的频率补偿，可以防止因生物电信号中高频信号的丢失而引起的失真。在细胞内记录时，短时过度补偿引起自激振荡则有助于微电极刺入细胞，不过现代的微电极放大器没有蜂鸣器振荡器（buzzer）。借助于蜂鸣器振荡可将微电极顺利地刺入细胞内。

（2）极化电压的消除　用微电极放大器的零点调节旋钮可以在无信号通入（输入端接地）的情况下，将输出电位调为零。

（3）直流输出的利用　有的微电极放大器设有 Bucking 输出，它可用于监视细胞内记录直流电位（静息膜电位），但注意它有独自的零点调节旋钮。

（4）Break 功能　在用尖端很细的微电极进行细胞内记录时，有时会发生电极尖端阻塞，表现为扫描线突然出现干扰增大，这时可用 Break 功能施于较大电流打通阻塞。另外，用 Break 功能还可通过记录微电极导入染料等。

（5）向细胞内注入电流　通入直流电可以改变膜电位，研究在不同膜电位水平的事件，如翻转电位等，从注入的电流量和与膜电位的关系，测定膜电阻或电导。也可通入脉冲电流，诱发动作电位。

三、显示记录仪器

生物体的各种电信号从电极拾取后，经放大器放大后可输给显示记录仪器。这里需要注意两个问题，一是显示记录仪器与放大器的阻抗匹配问题，这在仪器设计中已充分考虑，一般会满足匹配条件；二是显示记录仪器的频率响应要满足被测生物电信号的频谱要求，否则被测电信号将产生很大的失真。表 13-1-2 列出了一些显示记录仪器的频响范围。

表 13-1-2　各种显示记录仪器的频率响应范围

显示记录仪器的种类	频率响应范围（Hz）	适合测量的实例
数码显示器	0 ~ 1	细胞膜静息电位、钳制电位等
自动平衡式记录仪	0 ~ 10	动作电位
描笔偏转式记录仪	0 ~ 100	心电、脑电
示波器	0 ~ 1M	肌电、动作电位、单位放电等
磁带记录仪	0 ~ 几十 k	心电、脑电、肌电、单位放电等

从表中可见，按频响要求来看，示波器是最适用的，所以我们在许多场合都会遇到它。然而示波器不能将图形保存下来供以后研究，也不适于记录变化缓慢的信号，所以有些情况下需要配合其他的显示记录仪器。下面分别叙述几种常用的显示记录仪器。

（一）阴极射线示波器

阴极射线示波器（简称示波器）是用来观察和测量电压、电流波形与数值大小的一种电子仪器。由于它的惰性小，灵敏度高，测量的信号频率范围宽，电生理实验中常用它来显示和测量微弱而变化迅速的生物电信号。

1. 主要结构与工作原理

（1）阴极射线示波管　示波管是示波器的主要部件，它可将电信号转变为能被我们肉眼所感知的图像信号。示波管的"描笔"是称为电子束的电子射线，电子束的惯性很小，因此偏转速度可以非常快，频率响应可达到数百兆赫。示波管的"绘图纸"是荧光屏，当电子射线到达荧光屏时，轰击上面的荧光粉使之发光，于是屏面上就出现了可见的射线运动轨迹。此轨迹的运动即可反映被测电信号的一系列参数。

示波管主要由电子枪、电子束偏转板和荧光屏组成。电子枪可产生电子束，并使电子束聚焦及加速；电子束偏转板为互相垂直的两对，它们分别与示波器中的垂直电压放大器和水平电压放大器相连。于是，被测信号经放大器放大后到达偏转板，偏转板间形成了随被测信号而变化的静电场。当电子束穿越偏转板时，就受到变化的电场力的作用而偏转，然后去轰击荧光屏上的荧光粉。荧光屏位于示波管的正前面，内侧涂有一层荧光物质，受到电子束轰击后可发光。电子束轰击屏幕后消失，在原来被轰击的地方，辉光仍然保持一段时间，这称为余辉时间。根据余辉时间的长短，示波器可分为短余辉、中余辉和长余辉3种。在显示胃肠电、心电等波形时，常用长余辉示波器，而对于细胞单位放电、动作电位等则多用中余辉示波器。

（2）扫描电压发生器 示波器通常被用来观察与时间有关的函数。因此，常在水平偏转板间加一随时间作线性变化的锯齿波电压，所以有的示波器将X轴也叫时基。

（3）垂直放大器 一般的静电式示波管，在偏转板上需加几十伏的电压才能使电子射线在荧光屏上偏转1cm左右，而待测信号电压即使经生物电放大器放大以后也只有几伏的电压，这就要求示波器中要有一个放大器，此放大器除了要有较高的放大倍数，较宽的通频带外，还必须使非线性与相位畸变减小到最低程度。有些电生理实验用示波器配有多种不同特性的垂直放大器，使用时可根据不同的实验目的和生物电特性选择不同的垂直放大器。

2. 使用方法

（1）电压的测量 示波器常用于测量信号电压幅度。其原理是根据电子束在荧光屏上形成光点的偏转距离与施加于偏转板上的电压大小与成正比。测量时，先在荧光屏上直接读出光点在Y轴上偏转的距离，再乘以当时所选用的放大灵敏度，便可求出被测电信号的电压值。在电生理实验中，常在生物电信号源与示波器之间加上前置放大器或微电极放大器，此时，应将一标准电压信号（可以从放大器或示波器取得）加至前置放大器的输入端或微电极放大器探头的输入端，以测得全部放大系统的总灵敏度，再以这个总灵敏度去换算实验所测的生物电信号的电压。另外，由于生物电信号的波形往往不规则，测量电压时应注意选取适当的测量点，以便准确地反映信号的电压值。此外，扫描基线上常混有一定的噪声而增粗，其宽度可引起误差，这时应以基线的上缘或下缘为准。

（2）电流的测量 当测量某一电路中的电流值时，需在被测电路中串联一个比该电路中电阻小得多的电阻，以便能在这一电阻上既能测到一定的电压降，又不至于影响整个回路的电流。然后，用示波器测量此电阻上的电压降，再按欧姆定律求出流过该电阻的电流。在电生理实验中测量刺激电流时便可采用这种方法。一般选取的电阻应为电路全电阻的1/100～1/150。因为刺激电流多为脉冲形式，用本法测量可清楚地显示脉冲的幅度，进而可以准确地计算出刺激脉冲的峰值电流，这是一般万用表或电流表难以测得的。

（3）频率的测量 当信号为周期性重复变化的曲线时，先测出待测脉冲的周期，再根据频率 $f = 1/T$ 的关系求出。生物电信号多为非周期重复的信号，即在单位时间内的脉冲次数、各脉冲的持续时间以及间隔等都不规律，因此，通常不用"频率"一词来表示脉冲数。在脉冲出现次数较少或每次脉冲持续时间较长时，可用长余辉示波器在荧光屏上直接读取，也可以拍照后在相片上计算。对于脉冲信号出现较密的电信号，可以用磁带记录仪录制后，再借助于电子计算机进行脉冲总数或密度分布的处理。

另外，在电生理实验中，常常需要测定某个脉冲的宽度与周期，或者某波形的持续时间以及两个脉冲之间的间隔时间。这可以用同步扫描方法使每次扫描中的图像都出现在荧光屏的同一位置，或者用记忆示波器的记忆功能记忆后重现将波形"冻结"在荧光屏的某一位置后，读取其水平刻度，再结合当时所选用的扫描速度求出波形的时间参数。

（二）直接描记式记录仪器

在电生理实验中，生物电信号除了用示波器进行显示观察外，还经常需要将生物电信号记录下来，以便进一步分析和保存。直接描记式记录仪器就有这样的作用。根据控制记录笔的方式不同，可分为两大类。其一，记录笔是被一个在磁场中通以被测信号电压的偏转线圈所带动，称为描笔偏转式记录器；其二，记录笔是被电机控制，而电机又被自动平衡式电路驱动。下面分别介绍这两类记录器。

1. 描笔偏转式记录器 在记录器的永久磁铁的磁场中放一个可以转动的线圈，描笔固定在线圈的支轴上。当已被放大的信号通过可动线圈时，线圈受到转动力矩作用而产生偏转，并带动描笔在走动的记录纸上描出被测信号的波形。由于笔尖和记录纸直接摩擦，以及笔本身的惯性大，限制了这类记录器的上限频率，一般仅为数十~数百 Hz。

根据描笔的不同，描笔偏转式记录器分为墨水笔式记录器和热笔式记录器。墨水笔式记录器广泛应用于一般的生理、药理实验仪器及脑电图机上。它的主要不足是记录有圆弧失真，所以，较先进的墨水笔式记录器在描笔上加装有一套矫正失真的装置，可以不失真地记录信号。热笔式记录器可以描出很细的波形，而且没有圆弧失真，在受到大信号冲击时，也不会发生墨水飞溅现象，故用于心电图机和高级的生理记录仪中。

2. 自动平衡式记录仪 这种记录器的描笔不是偏转式而是移动式，所以避免了圆弧失真造成的误差。但由于它的记录速度慢，频率响应比偏转式记录器的低得多。再加上偏转式记录器中偏转补偿技术的不断更新，自动平衡式记录器只用在变化较为缓慢的电信号的长时间记录。近年来，由于数字电子技术的发展，在储存波形的重现中可以用数—模转换方式将储存的数字信号大大减速后以模拟信号输出到自动平衡记录仪记录。这就为偏转式记录仪无法取代的二维自动平衡记录仪——X-Y 记录仪创造了良好的条件。下面重点介绍 X-Y 函数记录仪。

X-Y 函数记录仪是由两个独立的随动系统带动，在直角坐标轴图上描绘出两个信号的函数关系，即 Y =f（X）的曲线。仪器的工作原理方框图如图 13-1-2 所示。Y 轴被测信号经不同程度地衰减后送到测量电路，测量电路实际上是一个与伺服电机连动的电位器，它两端与一个稳定的基准电压相连接，成为补偿电压。被测信号电压与电位器滑动臂上的补偿电压相比较的差值电压送到斩波器进行调制，将差值直流电压变换为交流信号支推动伺服电机转动。伺服电机转动时，同时带动测量线路中电位器滑动触点移动，使偏转电压趋向于零，交流输出也为零，伺服电机也停止转动。当被测信号变化时，又发生上述的情况。因此，整个装置实际上是个负反馈放大器。由于记录笔是通过齿轮、拉线与伺服电机相连，因此电机转动时，记录笔就在滑杆上上下移动，并在记录纸上描出相应的曲线在 Y 轴上的位移。同时，X 轴的输入信号也以类似的方式引起描笔在 X 轴方向上描出 X 信号的图形。由此可见，描笔描出的曲线是由两个输入信号共同控制的结果。从这一点上来讲，它同示波器工作在 X-Y 方式下的原理相同（图 13-1-2）。

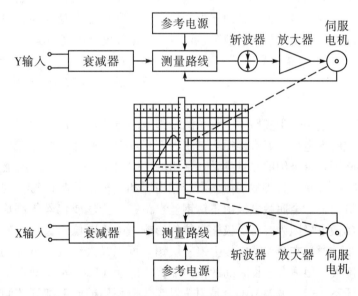

图 13-1-2 X-Y 记录仪原理示意图

X-Y 函数记录仪可用于记录平滑肌电位、皮肤电位等，如果同记忆示波器的储存慢放功能配合使用，能很好地取代示波器照相机的作用，可记录神经和肌肉的动作电位、诱发电位以及经处理后的序列和非序列直方图等。

（三）磁带记录仪

磁带记录仪与其他记录器相比有很多特点，它有很宽的频率响应范围（~10^8Hz），记录的信号失真度低，适用于准确测量。记录信号也可以反复重放，便于分析处理。虽然它所存储的信息需要重现设备（如示波器）的配合才能被实验者所感知，但在电子计算机高速发展的今天，这一高容量的记录手段充分显示了它的生命力。

磁带记录仪可分为模拟式磁带记录仪和数字式磁带记录仪两种。

1. 模拟式磁带记录仪　这是一种把输入的被测电信号按照原样进行磁化记录在磁带上的装置。这对于频谱从直流（0Hz）到低频段的慢电信号来说，会有数十赫兹带宽被丢失而导致波形失真。为了克服这一缺点，通常采用频率调制技术。这样工作频率可从直流到几十千赫兹，可满足几乎所有生物电信号的不失真记录。频率调制是电子技术中的一项常用技术，它有一个载波发生器发出中心频率的振荡信号，当记录的输入信号幅度发生变化时，振荡频率就偏离中心频率，磁带所记录的波形的频率是在中心频率附近的波形，因此克服了直接记录时频带受限的缺点。

2. 数字式磁带记录仪　近年来，由于数字电子技术的发展，出现了数字式磁带记录仪。它先是用于计算机系统中作为存储数据的备份系统。这种记录仪首先用电子高速采样技术取出变化的输入信号幅度，然后由数—模转换器（A/D 转换）将取样的模拟信号转换成二进制编码的数字量，再记录在磁带上。重放时，数字量经过数—模转换（D/A 转换）转变为模拟量，经放大后就得到原来的模拟信号。这种记录仪的优点在于可直接与计算机连接进行数据处理与分析，快速得出实验结果，有广阔的前景。

应用磁带记录仪录制生物电信号时，除了正确选择记录方式和带速外，还应特别注意调整输入信号电平和提高信噪比。磁带记录仪对输入信号的电平有一定的要求，过小将大大降低输出信号的信噪比，过大将引起饱和失真。故在正式记录前，最好进行预录。预录时，将与记录信号大小相近的校正信号输入记录系统，然后在磁带记录仪的输入电平指示器上观察输入信号电平的大小。如果输入信号过大，指示器指向失真区域，应减小该通道的灵敏度，使指针回到正常区域。当输入信号的电平小于额定电压的1/10 时，应提高磁带记录仪或前置放大器的增益，使电平调到合适的区域。预录后，结合重放信号的情况，再对输入电平作适当地调整，直至达到满意后，才开始正式记录，提高输入信号的电平是增加信噪比的主要途径。另外，由于电磁场的干扰和机器本身的问题可增加记录信号中的噪声，设法减小干扰和排除走带不稳等机器的故障也可以在一定程度上提高信噪比。

第三节　玻璃微电极的拉制

在电生理学实验中，为了测量细胞的电活动，常把尖端极细的微电极插到细胞附近测量细胞活动所形成的场电位，或直接插入细胞内部测量细胞膜内外的电位差，所以这种电极除需要一定的机械强度外，还必须具有极细的测量尖端。常用的尖端约 $0.5 \sim 5\,\mu m$，向细胞内插入时，需小于 $0.5\,\mu m$（细胞直径的1/100 ~ 1/10），且尖端的倾斜度应相当缓和。根据其制作材料的不同，微电极可分为金属微电极和玻璃微电极两类。金属微电极由不锈钢丝、铂铱合金丝或钨丝等制成，是经典的细胞外记录用微电极。早期的金属微电极因为容易受极化电位的影响，电极电位不稳定，噪声较大而较少采用。但近年来由于技术的进步，通过在金属微电极上镀一层铂，可以极大地改善电极的电学特性，噪声也可降低很多。加之机械强度大，很适合于长时间的在体细胞外记录（Paré 等，1996）。这种微电极的制造较为复杂，目前国内应用还不普遍。玻璃微电极是用一根或数根硬质玻璃毛细管拉制成颈缩形后，再向管腔内充灌电解液的电极。在使用时，电极与组织液之间会形成液体接界而产生电位差，选用 KCl，NaCl 等可减少扩散电位差对测量的影响。玻璃微电极拉制比较简单，尖端易于控制，绝缘性能良好，价格低廉，所以被广泛应用于电生理研究。但正如前述，玻璃微电极比目前先进的镀铂钨丝电极（platinum-plated tungsten electrode）和镀银碳纤维电极（silver plated carbon-fibre electrode）噪声大得多，记录容易受机械位移的影响，加之尖端的电解质会漏出或堵塞，不适合于半小时以上的长时间记录。玻璃微电极可分为单管微电极和多管微电极。这里主要介绍单管玻璃微电极的制备方法。

一、玻璃微电极毛坯管的处理

毛坯管可自行拉制，也可根据实验要求从市场上购置或定制。毛坯管的材料国外常采用 Pyrex 玻管，国内多采用 GG-17 和 95 料玻管，尺寸视实验需要而定，细胞外记录时多采外径 1.5～2mm 的玻管，细胞内记录用则多用外径为 1mm 的细玻管，内径与外径之比约为 2:3 至 5:6，长 6～8cm。为了拉成后的微电极充灌方便，现在市售的毛坯管一般都在其腔中预装了二、三根芯子。但不管是自制的或购置的毛坯管，在拉制前均应做充分的清洁处理。

（一）清洁液的配制

取容量为 800ml 左右的玻璃标本缸一只，洗净后擦干。向标本缸内倒入 250ml 浓硫酸，然后向硫酸内缓缓倒入等量的浓硝酸。边倒边用玻璃棒搅拌均匀，混合操作最好在通风橱内进行。配好后盖严存放在安全地点，可多次反复使用。

（二）毛坯管的清洁处理

将数十根短玻管用包装塑料绳扎捆成把，浸没于清洁液中。1～2h 后，取出并用自来水冲洗 30min 再放入无水乙醇中洗涤。从乙醇中取出后，放入盛满蒸馏水的烧杯中加热煮沸 10min，倒去蒸馏水，再换上新蒸馏水。这样反复煮 3 次，然后将玻璃管放入烤箱内烘干，置于清洁密闭容器中保存备用。切勿用市售的洗涤剂清洗，因为残留的洗涤剂会减低电极充灌液的表面张力而影响其充灌。

二、微电极的拉制

微电极一般用自动拉制仪拉制，只要按照仪器的说明书仔细地调节各个参数，即可拉制出规格比较一致的微电极。手工拉制的微电极尖端很难达到 0.5μm，故只能用于细胞外记录。

（一）玻璃微电极自动拉制仪

国内外有多种玻璃微电极自动拉制仪。在拉制微电极过程中自动拉制仪可以进行玻管加热、重力或电磁力拉细和电磁牵引拉尖，这些步骤均可通过电路的联动方式自动控制，不同的是垂直拉制仪玻璃管是依靠重力作用拉细的，而水平拉制仪是依靠电磁力进行的。拉制者需事先调节好加热温度，拉力的大小和两次拉力的间隔等条件，通过几次摸索便可拉出符合要求的微电极，有些先进的控制仪可借助于微电脑将多套拉制参数记忆起来，供同时拉制不同规格的微电极使用。

一般的微电极拉制仪均由控制部分、支柱或支架、滑杆、电极夹、加热装置，牵引电磁铁和自动控制电路等部分组成。

1. 滑杆和电极夹　滑杆是一端连接电极夹，穿行于电磁线圈中的金属杆。在微电极拉制过程中起着固定和拉动毛坯管的作用，在垂直拉制仪上滑杆应该和地面保持垂直。电极夹是固定毛坯管的结构，一般有两个，分别夹在毛坯管的两端。电极夹的夹力应适中，如果夹得太紧有时会将玻管夹碎，太松又容易在拉制过程中滑脱。

2. 加热装置　是由电炉丝或铂丝绕制成的线圈，安装在一个陶瓷支架上，对毛坯管起加热作用。在微电极拉制过程中，一定要使毛坯管位于加热线圈的中轴，否则，拉出的微电极尖端就会偏离中轴线，影响尖端的直径和微电极的定位。

3. 自动控制拉长及拉尖装置　有些微电极拉制仪采用光电管装置，毛坯管加热变软后，由于重力或电磁力使之拉长，到一定长度时，阻断光电管的照射光线而触发继电器，切断加热电源，同时启动拉尖电磁铁电路，迅速将毛坯管拉成两段。有些拉制仪则采用微动开关，通过继电器控制加热电源和拉尖电路的启闭。

4. 电路部分　拉制仪的全部电路由光电控制、加热、拉长电磁铁电路、拉尖电磁铁电路、电源电路及开关、工作状态指示电路等组成。除部分自动控制部件外，一般均装于机壳内。

（二）拉制步骤

用自动微电极拉制仪拉制微电极应在空气流动小的房间内进行。在拉制以前，首先应参照本实验室或仪器说明书所提供的参数大致选择好加热温度、拉尖电磁力量和自动控制的光电管或微动开关的位置。然后，在这些参数下拉制微电极。

拉制过程大致都有以下一些步骤或程序：固定毛坯管于上下（或左右）电极夹中→开启电源→电热丝圈通电加热→电热丝圈段的玻管软化并在重力或电磁力的牵引下延长变细→滑杆触发光电管或微动开关动作→切断电热丝圈电源，同时接通拉尖电磁铁的电源→滑杆拉力骤增→牵引软化的玻璃管细段而拉制出一对微电极→滑杆回位，同时切断全部电源。

（三）注意事项

1. 手持毛坯管时，不要接触其中段，因为这一段是将来电极尖的部位。要捏玻管的两端，但要注意勿将异物和尘埃落入管中。

2. 各种参数应在拉制前预先调好，一旦拉制仪电源打开就不能再调节，否则会造成玻管加热不均匀，拉制失败。

3. 加热温度不宜过高，否则尖端会弯曲或倾斜。但加热温度过低时，会出现尖端钝性拉断，在室温较低时更容易出现这种情况。要拉出合适的电极，需要仔细调节加热温度的拉尖力量以及光电管或微动开关的位置。一般规则是：加热温度越高，管体越长，管尖越细。

4. 用重力拉细的微电极拉制仪，要经常检查滑杆的位置，确保其与地面垂直。

5. 毛坯管内芯的直径以 $50\mu m$ 为好，如果太粗或太细，不但会影响微电极的充灌，还会影响微电极的尖端。

（四）检查与修整

拉完后的微电极可在肉眼或具有测微尺的显微镜下检查，注意电极壁上有无裂纹，电极杆粗细是否适合插入组织，尖端的直径是否符合实验要求，尖端和杆部是否在一中轴上，因为尖端向任一方向倾斜的微电极，在穿插组织时因受力不正极易断尖，在细胞内记录时，对细胞损伤也较大。还要检查尖端的斜度是否合适，管腔内有无异物阻塞，在拉制用于全细胞膜片钳的微电极时这一点尤为重要，因为异物会使电极电阻增大许多而影响膜电位钳制效果。如其他条件均符合要求，只是尖端太细，则可在显微镜下，用厚玻璃片的光滑侧面轻轻地触碰尖端，使其变粗。拉制后的电极最好马上充灌，如果暂时不用，可将微电极浸在密闭的盛有乙醇的容器中，让乙醇充满电极，待临用前抽出电极中的乙醇再充以电解质溶液，尖端部分的乙醇会自动置换出来。未充灌的微电极不要存放在空气中，以免空气中的尘埃在静电作用下附着微电极尖端。

三、玻璃微电极的充灌

20 世纪 80 年代以前，微电极的充灌是一项十分繁琐的工作。现在大都采用 Tasaki 等发明的操作简单的玻璃细管虹吸充灌法（Tasaki，K. 等 1968）。用 1ml 的注射器通过 $100\mu m$ 粗的尼龙细管将充灌液小心地注入微电极杆中，使充灌液顺电极内的毛细管芯虹吸入电极尖端，也可将尖端浸入充灌液中，让其自己虹吸，而充满整个尖端，再从开口处充灌剩余部位，这种充灌方法不易形成气泡，即使形成气泡，也可通过将电极倾斜成与地面 45°角，并不断捻转，晃摇，气泡会自行驱出，如果气泡还不能驱出，可用很细的玻璃纤维或干净的猫胡须插入微电极杆部，进行提插捻转也可驱出气泡。微电极用于细胞内记录时，腔内常充灌 3mol/L 的 KCl 溶液，这样的微电极的阻值较低，电极的界面电位也小。为避免 Cl^- 向细胞外扩散，亦可用 2mol/L 醋酸钾或柠檬酸钾充灌微电极。用于细胞外记录时，灌注 3~4mol/L 的 NaCl +2% 的滂胺天蓝溶液可用于实验完毕后微电极尖端的组织学定位。用浓度较低的电解质溶液充灌微电极会减小微电极的噪声，因此有人建议用 1mol/L 或 0.5mol/L 的 NaCl 作充灌液。用于充灌膜片钳实验用微电极的充灌液中，还需供能物质及钙离子螯合物等。充灌好的微电极可短时储藏在冰箱内备用。贮存时应将电极尖端浸于与电极充灌液相同的电解质溶液中。微电极最好在实验前拉制和充灌，贮存时间过久，微电极尖端中的电解质容易结晶而阻塞电极。

四、微电极的电阻测定

因为小于 $1\mu m$ 的微电极尖端已接近可见光的波长，在显微镜下准确测定尖端的直径比较困难。充灌好的微电极的电阻值，在一定程度上可以反映电极尖端的口径大小。因此，常用微电极阻抗推测电极的尖端大小。一般来讲，用于细胞外记录的微电极的阻抗要求为 $5~50M\Omega$；用于细胞内记录的微电极的阻抗则需 $40~120M\Omega$。表 13-1-3 列出了常用微电极的阻值要求及充灌液。为了保护微电极尖端在测试过程中不致受损，通常将微电极浸于电解质溶液中通过电解质溶液测定其电阻。将充灌好的微电极用一支架固定并使其尖端浸入液面，高阻表的一极通过银-氯化银乏极化电极丝或铂金丝与微电极内的充灌液相连，另一极则通过银-氯化银乏极化电极片或铂金片与整个溶液相连。接通后，可从高阻表上读出微电极的电阻值。

表 13-1-3 常用玻璃微电极的阻值要求及充灌液

记录方式	组织	电极阻抗（MΩ）	充灌液
细胞内记录	冠状动脉平滑肌细胞	40～80	3mol/L KCl
	培养大鼠心肌细胞	10～30	3mol/L KCl
	绵羊浦肯野纤维	15～30	3mol/L KCl
	小鼠乳头肌和心房肌细胞	15～30	3mol/L KCl
	豚鼠乳头肌细胞	10～30	3mol/L KCl
	大鼠背根节神经元	40～80	4mol/L KAC
	蟾蜍椎旁神经节神经元	20～50	3mol/L KCl
	大鼠星状神经节神经元	30～60	2mol/L KAC
	豚鼠心室肌细胞	10～40	3mol/L KCl
细胞外记录	黑质神经元	3～9	2mol/L NaCl +1% 旁胺天蓝
	脊髓背角神经元	5～10	0.5mol/L NaCA +2% 旁胺天蓝
	小脑浦肯野神经元	2～5	4mol/L NaCl
	内侧前庭核神经元	3～5	Krebs-Ringer 液

　　微电极的电阻也可用微电极放大器上的电阻测定功能进行测定。将电阻测定按钮按下，微电极放大器可以自动地从其探头输入端向微电极中注入一定的方波脉冲，同时将此电流在微电极上的电压降显示在示波器上。根据微电极放大器给出的方波脉冲的电压幅度和微电极阻抗的换算系数即可计算出微电极的阻抗值。用此方法测定电阻值应在微电极插入组织液或灌流液后但未插入到组织或细胞之前进行，测定时方波信号应充分地进行负电容补偿。

第四节　电生理实验中噪声和干扰的形成及排除

　　电生理实验是借助于电子仪器记录生物组织或细胞在其生命活动过程中所发生的电现象及其变化的规律，从而了解这些组织细胞的机能特点，也可以通过这些电学活动的改变推测药物对机体的作用机制。在电生理记录中，噪声和干扰会影响实验的结果，有时会使实验无法进行。

　　噪声乃指干扰生物电信号记录的随机扰动，它常来自于电子仪器内部，由仪器中的半导体元器件所产生。对于噪声，虽然不能精确预测，也不能完全排除，但随着电子技术的发展和元器件制造技术的不断发展，现代电生理仪器的噪声正在不断地得到改善。

　　生物组织自发产生的电活动或受到体内或体外刺激诱发的电活动与普通的物理性电脉冲的区别在于低电压、小电流、频率低，频谱中各种成分并存。而进行电生理实验用的标本是处在一个动态的生理组织和复杂的电场和磁场中，因此，生物电往往是被各种各样的干扰所包围，如在中枢神经元放电的细胞外记录中，细胞放电的频带与干扰信号的频带很接近，容易引入干扰，有时需要耗掉实验者大量的时间来排除干扰。

一、电生理实验中干扰的来源及其排除

（一）干扰信号与生物电信号的鉴别

　　准确地区分生物电信号与干扰、伪迹是电生理实验的先决条件。由于技术状态不佳，经验不足或急于求成，有人往往把各种干扰信号及伪迹误认为是生物电信号，甚至闹出笑话。电生理实验中一定要防止这种情况。

　　自发的电位活动常出现在专一的部位，而在另一部位则不出现，自发活动有一定的图像和参数，并和组织的兴奋性有关；而干扰信号与上述因素无关，这在实际中有时是难于分辨的。例如，用玻璃微电

极记录中枢神经元单位放电时，标本周围由于一些物体的摩擦甚至鞋底同地板的摩擦所产生的静电可由人体与标本间的杂散电容耦合入输入回路而出现与单位放电相似的"火柴棒"状放电。这种情况即使在微电极尖端并未到达神经元附近时即可出现；又如，在细胞内记录时，膜静息电位由于细胞功能改变而引起的波动容易和药物引起的去极化或超级化现象相混淆。这就需要实验者从给药的时间及电位变化的重复性方面加以考虑。

有时需要观测通过外界给予电刺激所诱发的诱发电活动。一般地讲，诱发电位应与刺激同步，电位的幅度与刺激强度相关，它有固定的潜伏期，刺激脉冲的极性不影响诱发电位的出现，它也受组织兴奋性的影响。如从大脑皮层记录的由刺激躯体神经产生的诱发电位的大小同动物的麻醉深度有关。

（二）干扰的来源

1. 物理性干扰

（1）静电和电磁干扰 一个带电荷的物体靠近另一个不带电荷的物体，便可使后者产生相反的电荷，两种电荷间通过电介质产生一定的电流。如果进入实验系统便可产生干扰信号。带有电流的电源线很长时，也会感应出电流，进入记录系统产生干扰。实验室附近的高压线及室内的日光灯等均可产生 50Hz 的静电干扰。

电流通过导线时会在其周围产生磁场。这种现象尤见于交流电流，而记录系统中或记录系统间引线或地线打圈均可形成线圈，干扰的磁场作用于这种线圈又可产生感应电，一些仪器的马达，继电器、变压器、电炉、高频电刀、计算机显示器、打印机等均可产生这种干扰，尤以 50Hz 频率的干扰与静电干扰混杂在一起影响生物电的记录。这是因为电子设备的电源多用频率为 50Hz 的交流电降压和整流获得。有些设备由于屏蔽不好，会在周围形成干扰电场，变压器的漏磁和电路的磁场耦合，也会产生干扰磁场。当仪器的输入端（特别是微电极放大器的输入端）处于电磁场之内时就形成 50Hz 交流干扰噪声。这种噪声有两个特点：一是幅度大，二是波形规则。

（2）噪声的干扰 电子仪器本身元器件产生杂乱无序的电压或电流，这称为"噪声"，它一般与放大器内部元件的质量与性能有关，多由仪器内部的晶体管、电阻等本身的噪声或电源变压器等引起。

2. 接地不良 在电生理实验中常将电子仪器的机壳、地线、动物或标本与大地相连，称为接地。其目的是使一些干扰电信号流入电阻比较小或接近零的大地。但接地不良时，不但不能排除干扰，有时还可引入干扰。下列情况可造成干扰：

（1）地线本身电阻大，以至于微弱的电流也可在地线上形成可观的电位差。

（2）由于某一仪器故障，在地线中有较大的漏电电流流入大地，在地线上产生电位差，使地线与大地间并非等电位，形成交流干扰。

（3）地线在行走过程中打圈形成线圈，容易接受电场和磁场的干扰。

（4）实验系统中各仪器未采用一点接地方式，而用多点接地方式，形成大地回路而引入干扰。

（5）地线过长与电源线形成交流环路。

（6）误用市电三孔插座的中性线作为大地线，因为三孔插座的中性线与大地间有电位差存在，据实验三孔插座中中性线与真正大地之间有流过 4~5A 的电流，这就使仪器和真正大地间引入一电位差而带来 50Hz 交流干扰。

3. 生理性干扰 在电生理实验中非记录部位的电活动和机械活动会直接或间接地影响生物电的记录，造成干扰。常见的原因有：

（1）记录大脑电活动时，眨眼、眼球运动等可造成脑电干扰。

（2）实验中由于环境温度偏低，动物寒战、抖动引起肌电发放而干扰记录，或因呼吸运动引起记录部位机械位移引起干扰信号。

（3）心电的干扰 在体电生理记录时，常有心电的干扰，其特征是干扰信号的频率与心率一致。

（三）干扰的排除

1. 物理干扰的排除

（1）静电和电磁干扰的排除

1）屏蔽法 这是抑制电磁场干扰的主要手段，它适用于低频电和静电的干扰。采用屏蔽室、屏蔽罩将全部实验仪器或动物标本屏蔽起来，各个仪器间的连接线采用屏蔽线，最好采用同轴电缆线。需要注意的是由于屏蔽线的分布电容较大，所以线与线之间最好不要平行放置，更不要为了整洁而将很多线扎在一起，这样会加大分布电容，易耦合高频干扰噪声。现在，由于电子元器件制造工艺的进步和集成电路的广泛应用，电生理仪器的抗干扰能力大大增强，一般仅使用屏蔽罩即可取得较好的屏蔽效果。

2）远离法 尽量使仪器的信号输入部分远离干扰源，以减少电场和磁场引入的干扰。

3）改变位置法 根据电流方向相反产生反方向磁场的原理，改变各个仪器方位或放大器输入盒的方位，使干扰磁场相互抵消。微电极放大器的探头由于阻抗很高，极易引入干扰，所以实验前应反复调整其方向和位置。

4）用微电极记录时，应在保证其尖端的前提下，尽量减小微电极本身的阻抗，以减少输入阻抗及干扰信号在这个阻抗上形成的干扰电压降。微电极到探头连线的长度不要超过5cm。

5）借助于监听器随时发现干扰信号，及时排除。人耳对信号与噪声音响的分辨能力大大超过人眼睛的分辨力，所以有条件的情况下，可用高保真（Hi-F$_1$）放大器及音响监听。

（2）仪器质量或引导技术不当形成干扰的排除 在对微弱的生物电信号进行放大时，衡量放大器的指标之一是辨差率。它指某一仪器对异相信号和同相信号放大的比率（辨差率＝异相信号的放大倍数/同相信号的放大倍数）。电生理实验中的放大器大多采用差分放大器进行平衡输入放大。一个性能良好的记录仪器，要求在具有高的放大倍数的同时，有高的辨差率。当记录仪器的辨差率高达30 000以上时，抗干扰能力足以免除各种外来干扰信号的干扰。仪器的辨差率主要取决于放大器中晶体管的静态和动态工作特性配对的好坏。所以，有的放大器（如膜片钳放大器）常采用制在同一芯片上的制作工艺相同，电学特性基本相同的对管，有的微电极放大器，采用双电极通道平衡原理，都可以提高仪器的辨差率。有些放大器设有差分放大器的平衡调节旋钮，实验前，应仔细调节，使其工作在平衡状态，达到最大的辨差率。

此外，为了发挥差分放大器的抗干扰特性，引导生物电信号的输入线应采用双芯屏蔽线，因其中二线均处在同一空间，引入的干扰信号为同相，不会被放大器所放大。另外，要定时检查，防止连接线的接触不良、脱焊、断股等。

2．接地不良造成干扰的排除

（1）大地线不能接在电源插座的中性线上。

（2）地线应尽量短粗，勿与电源线并行，行走途中不能打圈。

（3）地线应单独埋设，不要与其他设备的地线混接，更不要夹在水龙头上，而要用10mm左右直径的铜管埋入至少2m深的地下。埋置处应选在较潮湿，附近没有大型变压器、电动机和其他大型电器设备的地方，并在坑内加些食盐，以增加地线周围土壤的导电性能。

（4）检查每一仪器有无漏电，以杜绝地线中有电流流过。发现漏电应及时找出原因并排除之。

（5）消除大地环路，要求所有地线（电源、刺激器、放大器、动物或标本、屏蔽材料等）接成一点与大地相连，以避免多点接地带来的干扰。一点接地方式适用于低频工作状态，多点接地适用于高频工作状态，生物电信号的上限频率多在10kHz以下，所以建议采用一点接地方式。

3．生理性干扰的排除

（1）在电生理记录中，要尽量使实验对象肌肉放松，减少主动运动，包括眨眼、吞咽、说话等。

（2）实验对象远离干扰源。

（3）记录慢生物电变化时，用乏极化电极。

（4）保持实验对象安静勿受震动。

（5）利用生物电频率间的差异，改变放大器的高频滤波和时间常数，有选择性地放大欲记录的信号，不放大其他频谱的干扰信号，或采用某些仪器上的50Hz干扰信号抑制功能，将50Hz的干扰信号滤掉。

二、电生理实验中常见故障的检查及排除

（一）出现交流干扰

电生理实验过程中最常见的故障是突然出现交流干扰，其特征是：

1. 在示波器上出现幅度一致、频率为50Hz的规成输入回路断路。

2. 动物体上或标本的参考电极脱空。

3. 某一仪器的接地不良，可逐个检查仪器找到问题所在进行处理。

4. 标本有数点通大地，例如，由于实验操作漏水，或动物排尿或离体实验中灌流液溢出，以致标本多地通地，造成大地环路而引入干扰。

5. 实验操作过程中屏蔽物位置变更槽鞋电极尖端折断，输入电阻锐减。

6. 动物或标本死亡。

（二）出现不认识的脉冲

首先应该区分不认识的脉冲是外来干扰还是来自标本的生物电。可将电极脱离开标本，如果仍不消失，说明不是来自动物标本而是外来干扰。另外，有些脉冲与某些仪器（如恒温器）中继电器等的动作有关。

（三）刺激伪迹过大及其防止

刺激伪迹过大时，可使随后的生物电信号无法辨认。减少和消除刺激伪迹的方法有：

1. 尽量减少刺激脉冲的波宽或强度。

2. 在动物体上或标本上，尽量延长刺激部位到记录部位的距离。

3. 在刺激电极与引导电极之间加一接地电极，此电极离引导电极愈近，刺激伪迹愈小。

4. 采用变换刺激极性，结合叠加处理。经偶数次叠加后，刺激伪迹抵消而生物电信号增大。

（刘长宁）

参 考 文 献

1. 胡国虎. 医用电子学. 第1版. 重庆：重庆大学出版社，1989，101 – 110

2. 林强. 医用电子仪器原理及临床应用. 第1版. 北京：电子工业出版社. 1990，47 – 56

3. 刘克球，吕以乔，周以民. 生物医学电子学. 北京：北京大学出版社，1988，405 – 491

4. 刘骥. 医用电子学. 北京：人民卫生出版社，1989，213 – 238

5. Millar J. Extracellular single and multiple unit recording with microelectrodes. In；Stamford JA ed. Monitoring neuron activity：a practical approach，oxford：IRL Press，1992，1 – 15

6. Paré D，Gaudreau H. Projection cells and interneurons of the lateral and basolateral amygdala：Distinct firing patterns and differential relation to thera and delta rhythms in conscious cats. J Neurosci，1996，16（10）：3334 – 3350

7. 王世迪等. 医用计算机原理. 北京：光明日报出版社，1989，129 – 138

8. 徐叔云，卞如廉，陈修. 药理实验方法学. 第2版，北京：人民卫生出版社，1991，1 – 101

9. 周衍椒，赵秩千，王雨若主编. 生理学方法与技术（第一集）. 北京：科学出版社，1984，1 – 306

第二章 细胞外记录技术

第一节 心肌细胞外单相动作电位记录技术

一、概述

近年来，在心血管电生理研究的领域，无论是基础还是临床，心肌单相动作电位（monophasic action potentials，MAP）记录技术的应用形成了一股热潮。心肌单相动作电位又称细胞外单相动作电位，是心肌细胞群局部电活动的结果。它的产生和发展直至广泛应用也经历了漫长岁月。1882 年，Burdon-Sanderson 等首次用记录鼓从青蛙心脏上记录到 MAP。1935 年，Schutz 采用吸引电极记录 MAP，比以往的方法简单而且图形质量好。Jochim 等也成功地从心外膜记录到稳定的 MAP。1941 年，Seegers 记录到蛙心正常区与高钾引起的非激动区之间的 MAP，并证明早后除极（early afterdepolarization，EAD）和迟后除极（delayedafterdepolarization，DAD）及后超极化（afterhyperpolarization）的存在，首次提出后除极与心律失常有关。Hoffman 等（1959）及 Chureny 等（1964）在同一动物心脏上用吸引电极记录 MAP，用玻璃微电极同时记录心肌细胞跨膜动作电位（transmembrane action potential，TAP），证明 MAP 和 TAP 具有相同的形态和时程，能比较准确地反映心肌去极化过程的发生和复极化的时程。

　　1969 年，Korsgren 等采用吸引电极在狗上初步研究后，首次从一个病人右心室心内膜记录到 MAP。之后又有一些学者对吸引电极加以改进，并证明了 MAP 记录技术探讨人体心脏电生理学的可能性。但由于吸引电极可造成心肌组织不可逆性的损伤，没能被临床广泛接受。1980 年，Franz 和 Miller 等首次应用改进的特制导管接触电极，记录了人和犬右心室心内膜的 MAP，具有方便、安全、能长时间记录的优点，对心肌局部无损伤。这样，过去只能在离体或在体动物上进行的心脏电生理学、心血管药理学等项研究已能够在人体上进行直接观察和验证。这项新技术的问世有可能预示着临床心血管电生理学的研究将进入一个新阶段。

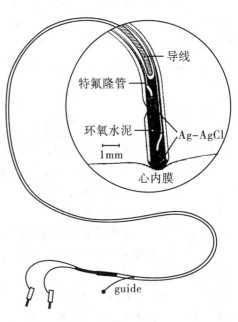

图 13-2-1　心内膜接触电极导管

二、MAP 的记录方法

（一）记录电极

　　1. 心内膜接触电极导管　常用的双极导管为一常规单根尼龙芯导管（图 13-2-1），内含两条直径为 0.3～0.5mm 的银质或乏极化银 - 氯化银电极，导管尖端镶进裸露的引导电极，导管尖端为直径 1mm 的光滑球面，直接与心内膜接触。参考电极居于距尖端 5mm 的凹陷部位，直径为 0.5mm，只与血液接触而不和心内膜接触。亦可用单极，其参考电极位于导管插入口处的皮下组织。

　　2. 心外膜电极　用于记录心外膜的电极为一 L 形悬臂（图 13-2-2），其尖端为一对银 - 氯化银电极，位于顶端的探查电极表面凸出呈光滑球形，直径 1mm，嵌入一层环氧水泥之中，直接与心脏外膜接触。参考电极距尖端 5mm。探头内有弹簧装置。在参考电极和探查电极之间及参考电极与心外膜之间都配有一柔软柱形浸有 0.9% 生理盐水的泡沫海绵。记录 MAP 时可固定于一个支架或手持进行。

　　我们实验室曾采用一种自制的家兔 MAP 的心外膜接触电极（图 13-2-3），外壳为长 3cm 的聚乙烯锥

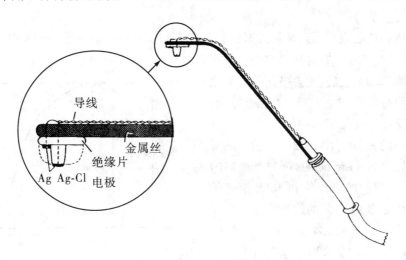

图 13-2-2　心外膜电极

形管，内有一用同样材料制成的活动套管，其尖端伸出外壳1cm，底部与弹簧相连，以保持电极与心外膜接触良好，且能随心脏搏动而上下活动。套管尖端外径3mm，镶一直径约2mm的普通银球（乏极化处理后用）表面光滑，突出于套管外1mm。电极外壳固定于一万能杠杆上，以便灵活地调节电极纵轴方向。参考电极为一普通银片（0.8×1cm）（乏极化后用），置于胸部（图13-2-3）切口皮下。

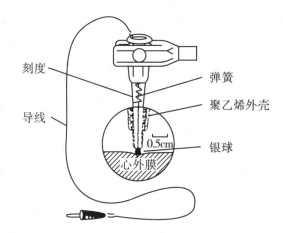

图13-2-3　自制心外膜接触电极

（二）记录MAP的前置放大器

我们实验室曾用RM-6000生理记录仪，将MAP信号经AVB-10生物物理放大器放大（输入阻抗为10欧，频率为0.01~100kHz），笔描纸速为50mm/s。或用性能类似的高输入阻抗放大器或其他类型的笔描系统。其信号经放大器输出给计算机，连续自动测量并打印MAP的各种参数。

（三）MAP的记录

1. 心内膜MAP的记录　插电极导管之前，将消毒好的电极置入0.9%生理盐水之中，浸泡1h，使之短路以平衡半电池电位（half-cell potentials），减少记录过程中图形直流电漂移，使心内MAP的舒张期基线保持稳定在±1mV以内。记录入体MAP，需在无菌条件下由股静脉或股动脉将电极导管插入右心室或左心室（在X线下监视）。导管尖端紧贴心内膜约3~5个心动周期后就可记录到10~50mV的MAP信号。通常从插入导管并与心内膜接触稳定需数分钟。MAP的图形、幅度及基线稳定5min之后，在同一部位可记录长达3h，而无需重新调整导管或改变电极部位。

2. 心外膜MAP记录

（1）动物制备（以家兔为例）　选择体重2.2~3kg家兔（雌雄不拘），戊巴比妥钠（30mg/kg）耳静脉麻醉，正压人工呼吸，沿胸骨左侧第四肋间隙行开胸术，剪断第四肋骨，暴露心脏左室侧壁，缝制心包床。

（2）电极安放　记录电极在生理盐水中浸泡1h后，取出固定在万能支架杠杆上。安放电极时，先将其纵轴调至与心外膜记录部位相垂直的方向，然后再与心外膜接触并缓缓下压，以不造成心脏明显位移为度。电极安放好后，将万能支架杠杆上各旋钮拧紧，使电极相对固定，一般3~5min之后，MAP的图形、幅度即可稳定，记录即可开始。

在心外膜安放电极时，要尽量避开血管、疤痕组织和脂肪组织。

三、MAP的图形特点、分期及测量

（一）MAP的特点及分期

无论是从心室内膜或心室表面记录到的MAP，其形态与从单个心肌细胞内记录到的TAP相似，在同一动物同时记录MAP与TAP，有时几乎完全重叠不可区分。与TAP一样，MAP也包括去极化和复极化两个基本过程，并可分为0、1、2、3、4五个时相，平台期（2期）明显可见（图13-2-4）。

从心内膜记录到的MAP（图13-2-4）的0期常出现一个内在的偏转（intrinsic deflection）和较高的超射（overshoot）。其超射的电压值和MAP幅度的比率明显大于细胞内记录到TAP的这种比率。MAP 0期最大上升速度（Vmax）大大小于TAP。犬MAP的值平均为6.4V/s，而TAP为200~300V/s。

不同动物心肌MAP的幅度（MAPA）及同一心

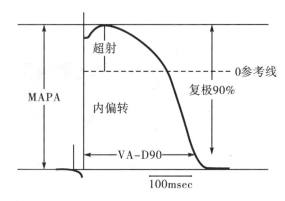

图13-2-4　MAP时程及幅度的测量方法

脏不同部位的 MAPA 各不相同，而且均大大低于 TAP 的幅度，一般说来，在同一心脏上的 MAP，心室高于心房，心外膜高于心内膜。如人左右心室内膜的 MAPA 为 15～40mV，心外膜为 15～60mV，仅为 TAP 平均值的 1/7 左右。右心房的 MAPA 常在 10mV 以下，狗左心室心内膜的为 10～25mV，心外膜的 MAPA 为 35～55mV（M±SD，42±4），亦远低于 TAP 120mV 的幅度值。我们在家兔左心室表面记录到的 MAPA 为 20～32（24.6±6.06）mV。MAP 的舒张期明显小于 TAP，其复极终点不明确。

（二）MAP 的测量

测量 MAP 的参数常测定其 0 期最大上升速率 dp/dt max，MAPA，复极 50% $MAPD_{50}$ 及复极 90% $MAPP_{90}$ 的时程。由于其复极终点不明确，所以将复极 90% 作为 MAP 的总时程。有时实验还测其复极 30%，60%，75% 的时程等。

MAPA 是舒张期基线和平台期（2 期）峰之间的电位差；MAP 的总时程为心肌局部激活（去极化，0 期）至动作电位 $MAPD_{90}$ 的时间。

图中参考零电位是指心腔内电图的等电位线，指接触电极插入心腔内，但尚未接触到心内膜，非真正的 0 电位。有时根据需要也测 2、3 相的斜率。

四、MAP 形成的原理

用接触电极记录 MAP 产生的确切机制虽然尚未能证明，但从理论上可以认为：MAP 是心肌细胞群综合活动的反映。接触电极和心肌接触后，该接触部位的细胞群在压力的作用下便发生去极化和复极化的过程。在舒张期，去极化了的区域和附近正常区静息电位之间的电位梯度所产生的局部电流流动，在记录部位产生了一个负电位。在收缩期，正常细胞群的超射除极化使该电位梯度反转，因此电流流动的方向也相反，这时就记录到一个正电位。在容积导体的情况下（人和动物都是容积导体），电极接触部位所产生的局部电流的大小决定了 MAP 的幅度，而局部电流的大小还取决于参与除极的心肌细胞的数量，以及电极接触部位周围细胞内与细胞外基质的电导等。总而言之，接触电极可造成心肌上一个膜电位持续降低的区，该区的电位是附近正常电位变化的参考电位，但不一定是零。因为电极接触所影响的这些细胞可维持于某一静息电位。正因为如此，MAP 的超射值与幅度值的比率大于单个细胞内所记录的 TAP 的比率。

MAP 产生的上述理论可以解释在瘢痕区记录不到 MAP，而只记录到整个心脏上远端电场的变化。因为坏死的心肌不能产生膜电位和电偶联，所以也不能产生发生 MAP 的电流。另一个支持上述理论的论据是：心肌缺血和高钾时所记录到的 MAP 的幅度明显降低是由于舒张期电位和收缩期电位降低的结果。

然而，Levine 等认为 MAP 的产生是损伤电流所致，即接触电极下心肌损伤产生的去极化与其邻近正常心肌组织形成的电位差。MAP 的 0 期出现的内在偏转可能是记录部位附近及远端心肌电活动如 QRS 波、T 波等附加于 MAP 上的结果。

五、MAP 记录技术的应用

（一）MAP 在评估心肌缺血状态中的应用

MAP 记录技术是测定心肌缺血的一项高度敏感的指标。如有一例女性病人左前降支冠脉狭窄，当用 140 次/分的频率起搏心房时，出现典型的心绞痛，而体表 ECG 无任何缺血性改变。但从右室间隔记录的 MAPA 却出现了明显的缺血性变化。还有一例心绞痛病人，MAP 显示出明显的缺血改变，口服硝酸甘油后心绞痛消失，MAP 立即恢复正常。缺血发生后，MAPA 降低，0 期的最大上升速率减小；MAP 的平台期缩短或消失；3 期斜度变小；$MAPD_{50}$，$MAPD_{90}$ 明显缩短；心肌有效不应期缩短。当缺血时间延长时，尽管 MAP 时程缩短；有效不应期转而延长，还可能产生不同程度的传导阻滞等。

同时记录犬 MAP 的心外膜电图的研究证明，在缺血中心区记录的 ST 段虽比缺血边缘区外 5～10mm 处记到的 ST 值低，但无显著性差异。而结扎冠脉 1h 后，在整个缺血区内，心外膜的 MAPA 和 dp/dt 几乎为零，而非缺血区 MAP 无明显异常。当冠脉血流减少近 30% 时，MAP 即可产生明显的变化。因此，用 MAP 记录技术能够对缺血的部位和缺血的范围进行定位。MAP 记录还可用作心脏外科手术的一项重要监测手段。在常规冠脉旁路移植手术过程中，记录心外膜 MAP。当冠脉血流中断 90s 时，MAPA 降低，MAPD 缩短，舒张期电位消失。接通血管重新灌流，这些变化消失。所以用 MAPA 技术可评估搭桥术后心肌血管再通的状况。

我们采用 MAP 记录技术观察针刺心包经穴对家兔缺血的影响，借以阐明中医经络脏腑相关的规律及其机理，观察到：针刺"内关"等穴可明显改善缺血后心肌 MAPA、$MAPD_{50}$、$MAPD_{90}$，有效不应期、复极离散度的病理改变，获得了比过去分析 ECG，ST-T 评估针刺改善心肌缺血机制更多的信息。

因此，MAP 技术为基础和临床研究心肌缺血的机制提供了一个可靠，敏感和特异的指标。

（二）MAP 在研究抗心律失常药物作用中的应用

抗心律失常药物抑制心律失常的作用主要是通过：①降低自发性舒张期除极速率而降低心肌的自律性；②影响心肌细胞膜的反应性从而改变兴奋的传导；③改变不应期与动作电位时程的比率（ERP/ADP），使心肌细胞的 ERP 更趋均一性，而消除折返形成。因为 MAP 能高效、准确、可靠地反映心肌局部兴奋和复极过程，所以特别适于评估抗心律失常药物对心肌电生理活动的作用机制。

采用 Franz 新型电极，可在导管接触电极的 MAP 同一点上记录 ERP，这样就能更好地比较药物对心肌复极和不应期的作用及其相互间的关系。正常心肌复极完成 70%~80% 时，兴奋即可恢复。当心脏发生疾病时，复极与不应期的关系便随之改变。有些抗心律失常药物延长 ERP 的作用比延长 APD 的作用强，有些药物缩短 APD 但仍可延长 ERP，如奎尼丁（Ⅰ类抗心律失常药），能延长 $MAPD_{90}$，又可使较短心动周期的 ERP 增大。慢心利（mexiletinc）能引起剂量依赖性心肌传导时间的延长，心室 MRP 呈相应的变化，而 MAPD 不变。两药合用，可起协同效应，即慢心利可减弱奎尼丁对 $MAPD_{90}$ 延长的效应，而加强其延长 ERP 的作用。

研究药物的作用，过去常采用测定心电图 QT 间隔的方法，不能提供心肌局部复极或各复极时相的信息，而且 QRS 波的起始点及 T 波终止点模糊不清又有 P 波的干扰，因而测出的值常常不准确而且很难定量。许多抗心律失常药物都可延长 MAP 的时程。它主要是作用于复极 2 期（平台期），所以用 MAP 就可证实其作用的机制，并可对 APD 的延长进行定量。

过去在离体心脏组织上所得到的抗心律失常药物的作用机制固然很重要，但由于离体和在体的病理生理情况并不完全相同，动物和人体存在种属的差异，所以在人体心脏直接进行观察和研究是尤为重要的。MAP 记录技术则提供了这样一种有效的手段。由于这种技术安全可靠，简便易行，能在活体上评估和分析抗心律失常药物的作用类型，所以，它有可能用于筛选针对某一病人的有效地药物治疗方案。

（三）用 MAP 研究后除极在触发性心律失常中的机制

一般认为，心律失常是心肌自主性增加，被触发的活动（triggered activity）和兴奋折返形成三者结合的结果。触发活动产生于细胞膜电位振荡，又称为后除极。后除极达到阈值后，将产生新的动作电位，进而产生早搏。后除极根据其相对于前一个动作电位复极的时间又可分为 EAD 及 DAD 两种类型。

EAD 产生于完全复极化之前，可见于酸中毒、缺 O_2、低血钾、铯（Cs）存在的环境中，或应用抗心律失常药物时。心律失常诱发的因素包括心率减慢、细胞外低钾、低钙、细胞内钙超载及儿茶酚胺增加等。较早的 EAD 可发生在动作电位的 2 相即平台期（低膜电位，−30mV），称为较早 EAD，是内向除极电流大于外向除极电流的结果。较晚的 EAD 发生在 MAP 的 3 相（约 −60mV），如在 Cs 模型上就可证明，它不影响 2 相，可产生持续性触发活动。已有人认为 EAD 可能为多形室性心动过速合并后天或先天性长 QT 综合征的机制。但有人用 MAP 技术研究的结果却表明，即使在没有心律失常的病人上，EAD 仍能出现，提示 EAD 可能对心律失常的产生没任何意义，而只是一个相关的结果。

DAD 是复极后产生的膜电位振荡的结果。已证实，DAD 是胞内 Ca 超负荷和钠电导继发性增加的结果。地高辛和儿茶酚胺都可间接导致细胞内 Ca 超负荷，并已用于建立触发心律失常的模型。与折返形成导致心律失常一样，DAD 产生的触发节律亦可诱发心律失常，并可被程序电刺激终止。实验研究记录 MAP，刺激猫星神经（或给予去甲肾上腺素）可引起 DAD，并伴有心内膜心电图上出现一个很明显的 U 波，从而提示，DAD 可能是先天性长 QT 综合征心律失常的原因。

在活体动物心脏上同时记录心外膜 MAP 和用浮置电极记录 TAP，发现两者均能记录到 EAD 和 DAD，并能记录到触发性心律失常，说明用 MAP 记录技术研究后电位的机制是完全可行的。

（四）MAP 记录技术在研究机械电反馈中的应用

多数诊断和治疗室性心率失常的方法都是基于异常的电活动，例如心室活动电位失常或心室折返传导通路形成等，即电活动的异常触发了机械活动的异常。然而，还有越来越多的证据表明心脏机械活动的变化又可引起电活动的改变，这称之为兴奋收缩-再偶联，收缩兴奋反馈或机械电（mechanoelectric，ME）反馈。

在离体和在体心脏上增加或减小心脏的负荷（如增加心室容量，夹闭主动脉等）或用药物造成心脏负荷的变化，用吸引电极或接触电极都能记录到 MAP 复极时程的改变。但也有报告在离体完整犬心室上改变负荷，对动作电位的影响很小，提示 ME 反馈在正常情况下的作用很小。在活体心脏制备上，用外周扩血管剂减低心脏负荷可显著影响正常动作电位时程。急性局部心肌缺血时，心室壁的运动障碍可产生机械性心律失常。心衰时，心室扩大，肌内张力和收缩类型都发生改变，从而产生肌源性 ME 反馈，说明 ME 反馈在病理状态下起作用。

（五）MAP 在研究心肌复极离散度中的应用

心肌复极离散度是心肌复极过程中，各部位复极不均一性的程度。研究结果表明，复极离散度增加，由于心室兴奋的不同步，产生包括功能性折返回路在内的各种异常激活，从而触发心律失常。在药物引起的 QT 间隔延长或长 QT 间隔综合征病人上常见的多形室性心动过速被认为主要与复极异常有关。

Bonatti 等在右心室心尖部、流出道、室间隔及隔面 4 个部位测到正常人 MAP 时程，最长的和最短时程相差 0~40ms，患有心室复极延长但不伴心律失常的病人上，其时程相差 40~60ms，而患有 QT 间期延长并伴有严重心律失常者，MAP 时程相差 100~270ms。显然，心律失常患者心肌复极的离散度远大于正常人。

Kuo 等在狗的左心室心内膜下、心外膜下不同部位放置 3 对电极记录 MAP，分析室性心律失常的机制，观察到复极离散度大，致使兴奋传导延迟，可引起持续性心律失常。事实说明，MAP 记录技术为研究心律失常的机制提供了一个良好的手段。

此外，用 MAP 记录方法还可帮助揭示体表 ECG T 波产生的机制。由心外膜和心内膜记录 MAP，从心室复极瞬间和空间的梯度角度上有可能解释正常和倒置 T 波产生的原因。

六、注意事项

（一）电极放置中的处理

在人体记录或慢性动物实验中，要按无菌操作的常规将记录电极气体消毒。记录电极安放前要在生理盐水中浸泡 1h，以平衡半电池电位，减少实验过程中基线的漂移。在心脏表面记录时要避开血管和瘢痕。电极和放置部位的心肌面尽可能垂直。

（二）记录电极的安放

在一定限度内，MAP 的幅度与电极导管与心肌接触压力成正比。

如果导管的弹性和心室壁的运动配合不好，心肌有节律的舒缩将交替地降低和增加接触压力，因而 MAP 的幅度时高时低，采用高弹性的导管并细心安置电极可使之随心脏的舒缩不断活动，并保持稳定的接触压力。我们采用心外膜接触电极记录 MAP 也体会到，电极与心脏的接触压力过小，两者接触不紧，使电极下接触到的细胞不能参与再生除极的程度不够，MAP 衰减与变快，而压力过大，MAP 虽暂能稳定，但心脏位移明显，泵血功能受影响，易造成 MAP 基线漂移。所以电极安放时要使其与心内（外）膜的垂直压力适度。

（三）心外膜湿润程度

因为 MAP 是心肌细胞膜电位的一部分，其大小与膜外电阻关系密切。在心脏外表面记录时，如果心包液过多或滴于心脏表面的生理盐水过多，均可使心外膜表面的电阻下降而导致波幅衰减，因此要使心脏表面湿润程度适当。

（四）心率

在自然窦性心率下观察 MAP 时，遇到的一个主要问题就是心率对 MAP 时程的影响。据报道，心率对 MAP 时程的存在线性相关关系。在动物实验中可在人工起搏条件下观察，消除心率的影响，在窦性心律下可利用心率推算的 MAP 时程的校正值对其实测值进行校正（我们采用直线回归法求得正常动物心率与

$MAPD_{50}$ 及 $MAPD_{90}$ 的拟合方程，对各类数据进行校正，以校正值与实测值之差数进行与有关的统计学处理），可基本消除心率的干扰。

（五）电极部位的放置

电极位置不同对 MAP 记录的稳定性有直接影响，一般说来，心外膜记录时，心尖部位的 MAP 波幅较小，衰减较快，波形变化大，易发生畸变。而在左室中、上部记录到的波形相对稳定。但心底的 MAP 时程较心尖部位短。故在实验过程中要保持记录部位的固定。

七、MAP 记录技术的方法评价

将 MAP 记录和浮置微电极细胞记录，单极心电图和整体心电图作比较，可以看出：胞内记录可对单个细胞电活动能做出直接评价。然而，活体上用微电极记录相当困难，仅可在心脏表面进行，而且只能在动物上做实验，观察时间短。单极电图只能对局部的电活动进行评价，而且这两种电极一旦放置心脏表面，不能轻易移动。ECG 不能反映细胞内电生理的变化，而只能说明整个心脏电活动的情况。MAP 记录可具有上述 3 种方法的所有优点，可对完整心脏细胞电生理变化做出评价，即 MAP 可以在心外膜和心内膜上记录，移动方便而对心肌又不造成永久伤害；可在活体上和离体灌流的心脏上进行记录，又可用于人体心脏的研究，所以临床上十分有用。MAP 不仅能反映局部心房肌或心室肌的激活时间，也能反映心肌复极的全部时程，并且具有高度的准确性和灵敏性。然而，MAP 记录与 TAP 相比存在下述缺点：①MAP 的上升支（0 相）TAP 的 0 相幅度，图形及斜度不成严格的相关关系；②MAP 的静息电位和动作电位的幅度的值相差较大；③MAP 记录反映了细胞群的活动，从而掩盖了单个细胞明显的特点；④MAP 记录可受到心脏机械活动的干扰和心电信号的影响。

第二节 中枢神经系统细胞外记录技术

一、概述

记录中枢神经系统细胞电活动是神经科学研究领域中的重要研究手段和最常用的方法之一。1922 年 Erlanger 和 Gasser 首次采用阴极射线示波器用于生理学的研究，标志着现代生理学的开始。1939 年 Hodgkin 和 Huxley，1942 年 Cole 与 Curtis 先后用微电极记录粗纤维的膜电位。1946 年，Graham 和 Genard 测量了青蛙横纹肌的静息电位，细胞内微电极由此开始应用。后来，随着微电极的改进和科学技术的进步，细胞记录技术得到广泛应用和迅速发展，包括慢性埋藏电极、多管微电极结合微电泳技术，两个以上单细胞活动同步记录技术（multi-channel single unit recording），和电子技术在生物医学领域内的应用等。目前，细胞内、外放电记录技术还大大地提高了神经外科的手术疗效，使手术的靶点更为精确，可用于手术患者的选择和术后疗效的预测和评估、运动障碍病、癫痫、疼痛等疾病的手术靶点的选择和确认。如帕金森病等运动障碍病手术，基本集中于丘脑、苍白球和丘脑底核，虽然术前可以通过影像学来确定手术靶点，但在开颅中随着脑脊液流失、尤其是有脑萎缩的病例，有可能发生脑移位。由于不同的神经核团的放电信号的差异，尤其是在疾病状态下，手术靶点存在特异性的电信号，所以细胞外放电技术的引入，可以在功能上进一步确认手术靶点，即用于所谓的"功能定位"。

细胞膜上产生的动作电位可引起其周围组织中有电流流过，这些电流又在组织中形成电压降，这个电压变化即细胞的放电。哺乳动物中枢神经系统的神经元放电的波宽介于 $0.2 \sim 20ms$，幅度从几伏到几毫伏，其频率与神经元的类型及生物物理放大器的频带有关。将记录电极安放在神经组织细胞的附近而不插入细胞内即可引导神经元的电活动。

细胞外记录时，因为电极不需要刺入细胞，所以对细胞不会造成伤害。对于非常小的细胞以及在血压或呼吸活动引起的震动较大的情况下，难以用细胞内记录时是非常适用的。因此，在清醒或麻醉的动物上在体记录神经元的活动时常用细胞外记录技术。即使用一个电极记录细胞外的电活动时，常常碰到多个细胞的电活动，如果能用电屏蔽技术将他们分开，当然不会影响我们对结果的分析，但这样的处理有时是比较困难的。我们还必须根据放电的幅度、形状以及类型来确认所记录到的信号是否来自于同一个神经元。另外，细胞外放电的幅度仅比噪声略大，所以在胞外记录中微电极本身的噪声是非常重要的问题。目前，特殊处理的金属微电极由于其低噪声、良好的高频响应和高机械稳定性，在国外常用来引导清醒动物的中枢神经元的放电活动。

需要指出的是，神经元的细胞外记录既可在整体动物上进行，也可在离体动物标本上进行，此处只讨论在体动物的实验，有关离体标本的制备等参见本篇第三章有关内容。

二、微电极

（一）常用微电极的种类和基本特点

记录细胞外电活动常用的有玻璃微电极（glass micropipette）和金属微电极；玻璃微电极可分单管和多管微电极。金属微电极包括钨丝微电极（tungsten microelectrode）或镀铂钨丝电极（platinum-plated tungsten electrode），镀银碳纤维电极（silver-plated carbon fiber electrode），铂金丝微电极（platinum wire microelectrode，表面用玻璃绝缘，并涂以铂黑）。

1. 玻璃微电极　玻璃微电极的优点是制作简单方便，信/噪比大，绝缘良好；缺点是：与金属微电极比噪声较大；要获得较好的信/噪比需靠近细胞，电极尖端的电解质会漏出或堵塞，记录易受机械位移的影响，所以记录的稳定性较差，不适合较长时间的观察和记录。另外，玻璃微电极较脆，不能通过坚硬的组织，如硬脑膜等。

单管玻璃微电极尖端直径为 0.5~2μm，电阻为 8~20MΩ。多管微电极，一般分为平行型和同轴型；前者有双管，3、5 和 7 管类；后者有单管同轴（single-barrel coaxial）和双管同轴（double-barrel coaxial）两种。尖端直径 2~10μm，记录管电阻 10~20MΩ，含药管电极阻抗为 <200MΩ。

2. 金属微电极　乌丝微电极等金属电极的优点是：机械强度大，电学性能优良，噪声大大降低，有利于引导出高频信号；记录稳定，适合长时间体外记录。但缺点是：在记录低频信号时，噪声较大，尖端过细时很脆。

此外，还有一种被称为"漂浮微电极"（movable microelectrode）的技术，或叫软微电极技术。其尖端是直径为 1~2μm 细软金属丝制成，作为引导部分，游丝使尖端与固定于微电极推进器或颅骨的微电极的干脱离固定连接关系，起到缓冲作用。由于脑组织紧紧包围，加之电极极为轻软，可随着组织波动而移动（漂浮），使得记录神经元的持续时间大大延长，可达数小时至数天之久。

（二）多管微电极的制作和充灌技术和微电泳方法

1. 多管微电极的制作　自己制作多管微电极比较麻烦，一般程序是：将洗净的外－内径为 4:3 或 3:2 的硬质玻璃管用细金属丝按一定的几何位置排列捆扎一起，或用快干树胶黏在一起；用垂直拉制仪分两步分别拉制粗坯与尖端，拉粗坯时温度要高一些，所加重量要轻一些，保证各管之间熔合好。粗坯拉好冷却后，各侧管再加热后稍向外弯一下，再拉尖端（温度稍低），防止使用过程中各管间短路。在中心记录管内一般是：充灌 4mol/L NaCl 溶液或 90% 饱和 NaCl 液；其他各管根据实验需要充灌不同的药液，以观察药物对神经元电活动的影响。进行细胞内纪录的多管微电极的拉制则更复杂得多。先将多管电极尖端部分在火焰中弯一定角度，然后在显微镜下使其多管微电极的尖端和另一个单管微电极平行排列，使其尖端相距 40~50μm，再于尖端滴上快干树脂，将两电极黏住即可。细胞内纪录的多管微电极的要求是，将一个管子的尖端插入细胞内记录电位，其余的管子尖端留在细胞外。

2. 多管微电极的充灌技术　多管微电极的充灌一般采用煮沸法，即将电极放在蒸馏水中煮沸，使水灌满玻璃管，不留气泡，然后再将各种药液置换蒸馏水。另一种充灌电极的方法是将药液注入玻璃管后，将电极放入离心器内，离心（3500rpm）20~30min 即可使用。此外，在拉制粗坯时可将玻璃纤维插入玻璃管底部，再拉制微电极尖端，然后再用细塑料管将药液缓慢地注入微电极内，通过玻璃纤维的毛细管作用将药液充灌于微电极尖端内。保存多管微电极时，请注意：因各管充灌了不同溶液，不能浸入其中任何一种溶液保存，而是浸入蒸馏水获 165mmol/L NaCl 溶液中。这样各管的溶液发生混合的程度是最小的。低温（4~6℃）条件下可存数天。

3. 多管微电极的微电泳方法　为了某些实验目的，可利用多管微电极的优点，通过微电泳技术对某一神经元电泳注射某种药物离子或各种工具药（激动剂或拮抗剂等），以进一步观察药物或递质对神经元电活动的影响，或不同药物之间相互关系。微电泳实验程序一般是：给滞留电流——推进微电极找到所需细胞，记录并观察细胞电活动——给注射电流，观察效应——停止注射电流，同时再给滞留电流，观察恢复过程。一个实验周期中，滞留电流和注射电流的参数（包括电流强度和通电时间）要尽可能维持恒定，以便进行定量比较。

（1）滞留电流　当微电极插入组织后，微电极管内离子因浓度差而向外弥散。为了在不进行电泳注射时阻止离子的外向弥散，需要在该管内给予和该离子所带电荷相反的电流，使该离子滞留在管内，这种所加的电流称为滞留电流。滞留电流的大小需根据具体实验条件，即根据所用电极尖端的大小、电泳溶液的浓度和药物离子的活性等条件通过实验来加以确定，一般通用强度为 $8 \sim 12nA$。有的实验室报告：先要知道所记录的神经元一般自发放电的频率，然后插入多管微电极，在含药管内通以一定的滞留电流，调节该电流大小，当调节至某一电流强度时，神经元的放电频率和一般的自发频率相同时，就可以将此电流作为滞留电流。滞留电流过大过小均会给实验带来一些影响。滞留电流过小将不能及时有效控制药物离子的自然扩散，电流过大，则在电极尖端部分所要观察的含药管尖端药物离子浓度明显降低，进而影响随后的电泳注射效应，使电泳注射时发生效应的时间延长。因此，Krnjevic 建议使用微电极的尖端直径不要超过 $5\mu m$，以降低所使用的滞留电流的强度。

Curtis 认为这将大大限制了微电泳技术的应用，他主张电极尖端直径在 $4\mu m$ 以内是比较切实可行的。主张用稍微大的滞留电流，这样既可及时防止电泳注射前药物离子的自然扩散，又可防止电泳注射后因含药管尖端药物离子浓度增高而产生的后扩散，这将有利于观察电泳注射停止后的恢复过程。Bradshaw 观察到即使不能立即控制自然扩散的小的滞留电流，一定时间后也将影响随后的电泳注射效应，使定量的电泳脉冲所引起的离子释放率减少。因而他认为实际上很难找到既要防止自然扩散，又不影响随后的电泳注射的滞留电流强度，他主张用尽可能低浓度的电泳溶液来进行微电泳实验。

应该指出：滞留电流能将极性与药物离子相反的离子泳出，如果泳出的离子对神经细胞有效应的话，当撤除滞留电流时，可造成假阳性结果。因此在分析结果时，均应加以考虑，必要时应作对照实验。给上滞留电流后，当记录管记录到所需的细胞电活动时，经过一段时间的对照观察，即可开始电泳注射。注射电流的强度亦需根据具体实验条件确定，一般常用的是 $50 \sim 100nA$。从电泳注射到产生效应的时间过程是比较快的，一般为几百毫秒至几秒；停止注射后的恢复过程也比较快，一般为几百毫秒至几秒。当然这些时间过程的长短，可因注射电流、滞留电流的参数（强度与时间）、电极尖端的大小及离体表位置的距离和药物离子的活性不同而有所不同。

（2）微电泳电路的要求　微电泳实验对电泳电路的要求是：电泳电流是尽可能的恒流，强度可调和极性可随时交换。由于多管微电极各管间存在较大的电容，因而作微电泳实验的记录系统，除需要高输入阻抗、高灵敏度、宽频率响应范围和低栅流等一般要求外，还需进行电容补偿。

4. 多管微电极纪录结果应注意的问题　微电泳实验涉及的因素较多，这给实验结果的分析带来一些困难。对待微电泳实验结果必需十分慎重，需要排除可能出现的各种伪迹。

（1）一般伪迹　神经成分的机械变形和血液供给障碍，自然会引起电活动的改变。某些麻醉药（特别是巴比土类）既能降低神经元对某些化学药物的敏感性，也能改变电活动的特点，因而在不同麻醉条件下作对照实验是重要的。如果可能的话用麻痹动物进行实验，麻痹动物可能出现的问题是通气不足或通气过度，或者麻痹药物本身就有直接的药理学效应，从而改变细胞的电活动。

（2）电流伪迹　尽管微电泳实验所使用的电流极小（$10^{-9} \sim 10^{-7}A$），但这也能对微电极尖端附近的神经元产生电紧张性影响，使神经元的兴奋性发生改变。当微电极相对较负时，常可使神经元的兴奋性降低而出现抑制性效应。

电流伪迹一般是容易发现的，因为电流伪迹的出现与消失，在时间上与给予电流和撤除电流的时间是一致的。同时当通以极性相反的电流时，兴奋性将出现相反的变化；而药物效应在时间上至少有一个 $100ms$ 以上。此外，为了排除电流伪迹，可能极性相同、大小相等的电流通至 NaCl 对照管作一对照实验，如果有类似效应，则说明是一电流伪迹，因为一些实验已经确定，Na^+ 或 Cl^- 一般不影响神经元的电活动。有些实验室为了排除电流的电紧张性影响，在整个实验过程中，向 NaCl 管中通一与含药管中的电流大小相等，但极性相反的电流，以平衡通至含药管中电流的电紧张性影响。

（3）来自电极性质的伪迹 多数电极具有某种程度的选择通透性，以使电流在一个方向容易通过，这种性质可能与尖端电位有关。假如尖端被尘埃颗粒、组织或溶液晶体所阻塞，那么电极的这种性质将变得特别明显，明显到电流仅能从一个方向通过，或两个方向均不能通过。当电极电阻非常高时，能通过电极的小电流不能引起药物离子的释放。高电阻所产生的过热使局部温度增高也可能是产生伪迹的原因之一。因此应当连续监视电泳电流的强度，必要时要反复测量含药管的电阻。

（4）组织 pH 值变化所引起的伪迹 为了使弱碱或两性电解质产生足够的解离，常要用 0.1mol/L HCl 使药物溶液酸化。如果溶液的 pH 值过低，当用阳极电流电泳注射区的药物离子时，由于药物溶液中存在 H^+，因而也可使 H^+ 由电极尖端释放出来，由于 H^+ 有特别高的迁移率，使之能产生高的运载数而使组织局部 H^+ 浓度增加，pH 值降低。当然细胞外液有一定的缓冲能力，但当药物溶液的 pH 值过低时（pH < 3 时），就可使某些神经元发生兴奋而出现伪迹。例如：Curtis 发现当 NaCl 溶液的 pH < 2 时，可使脊髓神经元出现兴奋效应。Jondan 发现不同 pH 值的 5-HT 溶液，可使皮层神经元产生不同的效应。pH < 3.5 时，易出现兴奋效应；pH > 3.5 时，易出现抑制效应。他认为前者不是 5-HT 的效应，而是 H^+ 的效应；而后者才是 5-HT 的真实效应。为了减少 pH 所引起的伪迹，通常将电泳溶液的 pH 调至不低于 3。为了排除这种伪迹，必要时可用相同的 NaCl 溶液作对照实验。

另外，多管微电极如果拉制时细玻璃管有缺损，各管之间也会产生相互影响。多管微电极合离子微电泳技术已经有约 50 年左右的历史，主要应用于神经药理学、神经生理学、记录部位和细胞等形态学标记等。

三、动物的麻醉和制动

因为电生理实验的时间长，手术操作复杂，用于电生理实验的动物常需全身麻醉。至于各种非吸入麻醉药的选择，可根据实验的目的、动物品种和手术过程来确定。大鼠常选用乌拉坦以 100 ～ 150mg/100g 体重腹腔注射麻醉，也可用水合氯醛以 400mg/100g 体重腹腔注射麻醉。猫可用戊巴比妥钠以 4mg/100g 体重腹腔注射麻醉。为了减少麻醉药对实验的影响以及增加实验系统的机械稳定性，还需要给动物注射箭毒或三碘季铵酚防止肌肉收缩，以免干扰电生理记录的稳定性。用三碘季铵酚制动时，首量用 10 ～ 20mg/100g 体重；维持量为首量的 1/3 ～ 1/2，每 30 ～ 60min 腹腔注射一次。为了立体定向的需要，一般要求选用的实验动物健康情况良好，猫最好选用体重为 2.5 ～ 3kg 之间的。将猫麻醉后，用棉花擦去外耳道中的耳蜡和寄生虫。家兔一般以 2 ～ 3kg 的为好。常用的大白鼠虽种系不太纯，但在 150 ～ 350g 之间者均可选用。在同一组实验中最好选用体重相近者，脑的大小差异也不太大。动物按常规麻醉后，置于立体定位仪上，用牙科钻或咬骨钳打开记录部位的颅骨或椎骨，然后再去掉记录部位表面的一小块硬脑（脊）膜，否则，微电极插入时难于刺入神经组织，微电极也容易折断。将暴露部位制成油槽，槽内充以温热的液体石蜡。液体石蜡除保护神经组织和起绝缘作用外，其本身的重量有助于减少脑和脊髓血管搏动。记录前，打开小脑延脑池也可以减低颅内压，有助于减少神经组织的血管搏动。

四、动物脑立体定向术

立体定向术是神经药理中常采用的手段之一，也是中枢神经系统神经元细胞外记录中不可缺少的环节之一，利用定向技术，不仅能在很少损伤中枢神经系统的情况下，将微细的电极插入脑的深部结构，引导其电活动，还可对它进行刺激、损毁以及注射药物等。立体定位所需的立体定向器分为直线式（或平行三平面式）和赤道式两类。目前较常用的是直线式立体定向器，它是以 3 个假想的彼此相互垂直的平面，组成空间立体直角坐标系。脑深部的某一微小结构，可以按这一坐标系加以定位。从电极移动架上的刻度，可读出电极尖端的三维坐标数值。假想的平面是以动物颅骨表面的某些解剖标志，如矢状缝、外耳道的中心轴、眶下缘中央部、前囟中心，人字缝尖和上门齿根部同脑表面及深部某结构（如中脑导水管周围灰质）的相对恒定关系，借以从外部确定脑深部各结构的位置。立体定位器一般由坚固的金属主框加上固定头部的头夹，及几组三维立体滑动尺组成。通过更换不同的部件，可用于猫、兔、猕猴、豚鼠及大白鼠等多种实验动物的脑立体定位。

（一）立体定向器的使用

仪器在使用前或长期不用后，需先加以校正，确保 3 个平面相互垂直，两个耳杆在同一条线上，头夹对称地位于定向仪的正中线上。检查无误后，可进行下述校验性操作：将两侧耳杆柱旋松，在主框上前后移动，然后再按原规定刻度装好。看两侧耳杆尖是否完全对正。取下一侧耳杆将一侧电极移动架装好，前后左右及上下移动各滑尺，将装在上面的假定电极（空针头或针灸针）尖直对耳杆尖中心，记下各滑动尺的刻度读数。然后卸下电极移动架，再装上，再按上法，测定耳杆尖的部位，记下 3 个滑尺的读数。如此反复操作 5～10 次。取各读数的平均数。计算出标准差及全距。若在实验中同时用两侧电极移动架，则两侧均要分别测试。立体定位仪最好放在具有抗震功能的实验台上，有利于减少外来震动对在体记录的干扰。

（二）几种动物头部的固定

1. 猫头的固定方法　有人规定以通过两外耳道中心连线及两眼眶下缘最低点连线的平面为标准水平面，从这个平面向上 10mm，为坐标的 O（HO）水平。由此向上为正（+H），向下为负（-H）。与上述水平面垂直，并通过两外耳道中心点连线的平面，定为前后方向的 0 面，称 FO 面（或叫 0 冠状切面），由这个面向前为正（+F），向后为负（-F），有人采用相反符号表示，即由 APO 向前为负（AP-），向后为正（AP+）。通过猫头正中线（矢状缝）与上述两平面垂直的平面，为矢状垂直面（为 LO），向右为（RL）；向左为（LL）。猫的外耳道直，颅骨变异较小，也较坚固，脑的各结构与颅骨的表面标志之间的关系比较恒定，所以常用在脑立体定向实验中。

2. 兔头的固定与坐标的确定　最常用的兔头固定法是用眼眶钩及在兔耳后用一对夹固定法，但由于有皮下组织的滑动很难固定，深部的头骨结构的标志不易识别。

对于兔脑 3 个坐标平面的规定也较猫脑复杂得多。有的图谱规定：以前囟（bregma）中心及人字缝尖（lamda）为标志点；在人字缝尖以上 1.5nm 的一点（假想点）与前囟中心连一线，作假想水平线，通过此线作一与两耳杆的连线，（也即与定向器主框）平行的平面即为标定水平面。从此平面向下 12mm，与此平行的平面为水平坐标面（HO）。也就是说前囟中心点为 H12。从 HO 平面向下为负（-H）。通过前囟中心与人字缝尖，并与 H 面垂直的平面为矢状坐标平面（LO），在这个平面之左为 LL，之右为 R。通过前囟中心与上述 HO 平面及 LO 平面垂直的平面，为冠状坐标平面（APO）。在此平面之前 1mm 的冠状平面为 A1，之后 1mm 为 P1。

兔头颅骨不如猫头颅骨正规和一致，有些兔头两外耳道不完全对称，有相当多的前囟不够规则，四条骨缝和不成十字，甚至有的非常不规则，这些都会影响到兔头固定的精确程度和复杂程度，国内早有关脑内结构坐标图校正参数的报道，实验后更应注意记录点的解剖学定位检验。

3. 鼠头的固定与坐标的确定　固定鼠头的装置，为尖端较细的直形耳杆，近似兔的上颌固定器。由于大白鼠的头型变异较小，用于定向实验较准确；固定鼠头的固定点也是以两外耳道中心点连线及上门齿根部为准。但规定水平坐标的办法在不同的图谱有所不同，按较早的规定是用定兔脑的办法，即取前囟中心及人字缝尖为连线，现在较为多用的规定比上述办法简便，其方法如下：

（1）先将定向器上的两直形而尖端较细的鼠用耳杆换上，再将鼠用的上颌固定器的门齿板及眼眶固定钩换上。

（2）将电极移动架装上，并装上假电极，测定耳杆尖端中心的高度。然后将电极移动到门齿槽的上缘，上下调整上额固定器，使上门齿槽的上缘比耳杆尖高 5mm，这时通过门齿槽上缘所作的与定向器主框平行的平面即为 0 水平面（HO）。与此垂直通过头骨矢状缝的平面为矢状 0 平面（LO）。通过两外耳道连线与上述两平面垂直的平面为冠状标准平面（AO）。用这种定位方法，HO 是通过前连合与后连合（底部）的，这与兔脑上定 HO 平面的原则近似。有的规定，水平准定平面，应与外耳连线及上门齿根所作平面成 5°角。即与 de Groot 规定相反，上门齿根应比两外耳道连线要低。使用150～200g 体重的大鼠时，若外耳道中心点到上门齿根的距离约为 28.6mm，则应低 2.4mm。若二者的距离比 28.6mm 长，则应该相应地增加些，以保持两平面间的夹角为 5°。在装鼠头时应将门齿槽板翻转，使齿槽板前缘比外耳道中心连线低 2.4mm。这时通过外耳道连线与上门齿根的平面，作为参考平面，由此向上 4.9mm 以此平等的平面为 0 平面（HO）。通过矢状缝与垂直的平面为矢状 0 平面（LO）。与上述两平面垂直并通过外耳道连线的平面为冠状 0 平面（FO）。

（三）脊髓的固定

在 $T_{12} \sim L_2$ 脊椎骨区域剪开大鼠背正中线皮肤约 10cm，剪断 $T_{12} \sim L_2$ 椎骨脊突两侧肌肉，并在棘突根部剪断，暴露出椎弓背面，用骨钳和虹膜咬合器或止血钳将 $T_{12} \sim L_2$ 脊椎骨骨板去除。为了用暴露的脊髓前后的椎骨与立体定位仪固定，还应分离或剪去 $T_8 \sim T_{10}$ 脊椎骨的横突附近及 $L_{4\sim6}$ 脊椎棘突两侧肌肉，然后以立体定位仪上的两对固定夹分别夹住 $T_{8\sim10}$ 椎骨两侧横突背侧和 $L_{4\sim6}$ 脊椎棘突，使大鼠的躯干悬吊在立体定位仪上，$T_{12} \sim L_2$ 段脊柱相对稳定，可进行脊髓背角或腹角神经元的细胞外记录实验。

五、细胞外记录过程

（一）细胞外记录用玻璃微电极

以单管玻璃微电极为例，一般电阻在 $8 \sim 20M\Omega$ 的微电极均可用于中枢神经元的细胞外记录。电极杆部的长度视所要记录的脑部结构而定，原则是在可能的范围内，愈短愈好，愈细愈好。

（二）波形鉴别

由于中枢神经系统内的容积有限，电场中的电流线会被压缩而变形，血管、结缔组织等结构的导电系数不一致，再加上记录微电极和产生电活动的细胞距离不一，所以胞外电极记录到的电位大小和波形会有多种变化。因此，对胞外记录的电位的分析着重放在放电的数目方面，一般不去比较放电的波形和幅度。由于细胞外微电极记录到的放电是电极尖端周围多个神经元的放电活动，要记录到某一个神经元的放电必须依靠锋电位鉴别技术。该电路好像是个逻辑电路，根据实验者设定的上下电平，可以将幅度高于上电平水平的、低于低电平的或使幅度落于上下电平之间的锋电位转变成相

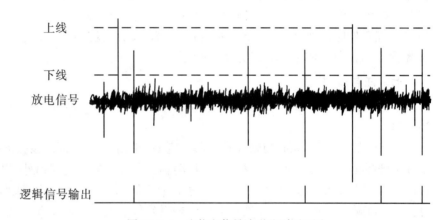

图 13-2-5 生物电信号波形鉴别原理图

应的逻辑脉冲输出，从而将不同幅度的锋电位鉴别开来（图 13-2-5）。

（三）放电资料的采集与处理

记录的放电信号可以用一般的示波器监视，同时一方面输入到计算机储存记录，另一方面输入直方图仪或微型电子计算机的软件进行处理分析。或者在双线示波器的上线监测放电活动，在下线显示出经直方图仪处理后的直方图，直方图可经计算机和打印机处理打印出来，也可由绘图仪给出。储存于计算机的放电资料可以在实验完毕后做进一步详细的处理。

（四）微电极的尖端定位

玻璃微电极可用 2% 的旁胺天蓝（pontamine skyblue）+0.5mol/L 醋酸钠溶液（pH7.7）充灌。实验结束后，通以阴极电流 $2 \sim 10\mu A$ 约 5min（电泳时间视微电极尖端的大小，通过预实验确定）将旁胺天蓝泳出，接着经事先手术插入的颈总动脉插管将组织固定液灌入脑组织，固定 72 小时后，进行组织学切片以确定标记的蓝点，由此判断出电极尖端的位置或进行显微照像。需要注意的是：这样所标记的是最后一次记录的微电极的位置，若要标定在这之前的另外部位，则需参照这些部位同最后部位的立体定位坐标的空间关系，加以测算。

六、记录过程中干扰信号的产生和排除

（一）来源

噪声和干扰是电生理实验中最常遇到的问题，也是最令人头痛的问题。噪音干扰主要来源于：物理性干扰、接地不良和生理性干扰。物理性干扰包括：日光灯产生的 50Hz 静电、市供电交流电源和仪器设备的 50Hz 等和电磁的干扰；接地不良包括地线电阻应小，仪器产生的漏电电流与地线里形成的电位差，

地线配布过程中打圈，形成线圈，易接受电场和磁场的干扰；各仪器多点接地，形成大地回路引起的干扰，或误用市电三孔中性线作为大地线（中性线上有 4～5A 电流）等。生理性干扰包括：大脑电活动时眨眼、眼球运动对脑电的干扰，实验中环境温度过低，动物寒战、抖动，引起肌电的发放产生的干扰；动物呼吸运动引起记录部位机械位移干扰纪录，以及心电干扰等。

（二）排除

针对物理性干扰可采用：①屏蔽法（用于低频电和静电干扰）：电源导线、立体定位仪、实验动物和所有有关的仪器及电源插座加以屏蔽，可消除周围电磁场干扰，（但有时只要仔细地将前置放大器的输入端和电极屏蔽即可）；屏蔽线分布电容较大，线与线之间不可平行排列，更不可为了美观而将多线扎在一起，这会加大分布电容，易耦合高频干扰噪声；②远离高压线、X 线装置、大功率马达等；③改变位置法。依电流方向相反，产生反向磁场的原理，改变各个仪器的位置或放大器输入的方位，会使干扰磁场抵消；微电极放大器探头阻抗高，易引入干扰，实验前可反复调整其方向和位置；④微电极记录时尽量减少微电极本身的阻抗（电极尖端越细噪声呈直线增加），减少输入阻抗及干扰信号在这个阻抗上形成干扰电压降，微电极到输入到放大器连接的探头（阴极跟随器）的连线应尽可能短（<5cm，两根及路线尽可能地扭绞在一起，使两根导线上的干扰电压均等起来）。针对接地不良可采用：尽量短而粗的地线，不与电源线平行或打圈，不要接在电源线的中性线上；地线单独埋设地下 1～2m，连接一块大铜板（1～3m²），埋置处应较潮湿，附近无大型变压电动机，并在坑内加些食盐。采用性能高的实验设备，检查各仪器是否有漏电。实验环境宜安静，勿受振动。

七、注意事项

1. 在实验过程中由于动物麻醉和制动，体温会下降。所以要注意保温，调节恒温加温器维持肛温在 36～38℃。

2. 记录部位组织表面的脑（脊）膜一定要去除干净，否则，在微电极插入过程中会断尖。此外，为了减少呼吸运动造成的机械位移，应该将动物头部固定牢，尽量减小呼吸幅度，将胸廓架空以离开实验台面，以减少呼吸引起的骨骼肌运动；消除血管搏动，可在记录部位表面使用 2%～4% 的琼脂盐水封住颅骨孔，或在脑表面放置一片坚硬的平板，再用牙科水泥封住颅骨孔。在记录脊髓背角和腹角的神经元活动时，将脊柱前后拉直也有助于减小呼吸运动造成的位移。

3. 在欲记录的神经结构允许的范围内，微电极插入时，应避开组织表面的血管，以免引起动物出血。在观察不同处理对神经元电活动的影响时，应注意电极尖端刚刚靠近细胞的初期，会对神经元的活动产生影响，所以应等待几分钟待神经元活动平稳时即可作各种处理观察。

4. 因为实验中动物体所在的环境中温度较高，微电极中的高浓度的充灌液中的水分易蒸发，造成电极输入回路的开路。因此常在微电极中插入 Ag-AgCl 丝或铂金丝后，在微电极的尾部开口处涂上凡士林防止水分蒸发。

5. 在制动的动物上使用人工呼吸时，要调节好人工呼吸机的排气量和频率等，如条件许可，可测定呼出气中的 CO_2，动物的终末呼出气中 CO_2 维持在 3%～5%。

6. 微电极胞外记录中，要注意动物功能状态的监护，包括血压、心电；长时间记录时要给予动物适量的生理盐水或 5% 葡萄糖盐水，或生理盐水配置的右旋糖酐等。为防止动物唾液等分泌过多可给予适量的阿托品，若干小时后重复给。

八、方法评价

细胞外微电极记录的最大优点就是它不损伤被记录的神经元，所以，神经元的活动较细胞内记录更接近于生理状态。另外，在整体动物进行实验时，可以确定被记录的神经元的属性或类别，例如，在记录脊髓背角的感觉神经元时，可以根据它对触、压、运动及各种伤害性刺激的放电反应，来确定它是参与何种感觉的神经元。用细胞外记录方法所记录的神经元的电活动是有关这个神经元的总的活动，若进一步阐明这种电活动的具体细节，可用多管微电极解决某些问题，包括突触前抑制机制、一些神经递质的效应等。如用多管微电极电泳氨基丁酸（GABA），多巴胺（DA）等，观察对神经元活动的影响，分析突触前抑制的机制。此外，细胞外记录仅仅显示神经元活动时的放电，不能记录到静息电位和突触后电位；在整体动物实验中，药物的作用容易受麻醉剂及肌松剂的影响。不过，在离体标本上进行细胞外记录就可以克服这个不足。使用多管微电极时，由于其尖端较短，所以只能记录较浅部位组织的神经元的活动。

（刘俊岭　李国彰）

第三章　细胞内微电极记录技术

第一节　神经细胞内记录技术

细胞内微电极记录技术主要用于在细胞水平上分析药物的作用及细胞活动的生物物理机制。它除能准确测定膜电位，还能测定兴奋性突触后电位（excitatory postsynaptic potential，EPSP）及抑制性突触后电位（inhibitory postsynaptic potential，IPSP）。成功而且持久地进行细胞内记录，除具备一定的仪器设备外，还要有尖端合适的微电极和机械稳定性良好的实验操作台。因为离体标本的机械稳定性好，电极容易接近，所以细胞内微电极记录常在离体标本上进行。早期的研究多采用无脊椎动物的离体标本，近20多年来，大量的哺乳动物的离体中枢神经系统标本也被用于生理学、药理学和生物物理学的研究。在离体标本上进行细胞内记录还有下列优点：

排除了麻醉药的干扰作用。尽管有时标本是在麻醉动物上取得的，但是在浴槽灌流中可以充分地冲洗掉。

可精确控制所施加药物的浓度，获得较精确的量-效关系曲线。

向离体标本所加的药物容易冲洗掉，有可能在同一标本上同时观察激动药（agonist）和拮抗药（antagonist）的作用。

机械稳定性高，可免除呼吸运动和血压等生理波动对电生理记录形成的机械干扰。

可去掉不必要的其他部位的转入活动，精确地观察药物对特定的神经环路或神经元的作用。

可在显微镜下准确判断电极插入的位置。例如，常用的离体海马标本，在解剖显微镜下可容易地分辨出突触前纤维束、突触区和神经元的胞体所在部位，可以明确地放置刺激电极和记录电极。

为了保证灌流液中的氧气充分扩散至标本中的每一个细胞，大多数离体标本必须制成菲薄的薄片（200~400μm），实验表明，在37~38℃时，灌流液中的氧可从组织的表面弥散至表面内150~200μm。但这样的处理同时也不可避免地破坏了正常时来自其他部位的长距离投射纤维的联系。离体脊髓标本由于多采用半切或完整脊髓，可以很好地保留其内部纤维的正常联系。若采用多节段脊髓标本，各节段间的联系也可保留。近年来，甚至出现了脊髓-尾标本（Dray，A等，1988）、脊髓-骨骼肌标本（GahrCE等1986）以及脊髓-皮肤标本等，可以在一定程度上弥补上述的不足。尽管在胞内记录技术基础上发展起来的膜片钳技术较经典的细胞内记录方法有很大的应用价值，但在某些情况下，胞内记录技术更适合于在保存神经回路的情况下研究药物对细胞及突触部位的影响。

一、动物的种属和年龄

多数离体标本取自幼年大鼠和猫。这是由于幼年动物的骨骼骨化不完全，结缔组织少，神经组织易于分离。幼年动物标本对缺氧的耐受力也强，有的标本可存活数小时至数天。但是，幼年动物标本的发育还很不成熟，如由背根和脑干到脊髓的投射纤维只有当动物长到第三周才可完全，神经纤维髓鞘化不全，有时药理作用也与成年动物的不尽相同。从实验角度来说，脊髓的背根和腹根短，不利于进行电生理记录和刺激。小鼠尽管个体较小，成年时体重也只有40~50g，但是经验表明从大于15g的小鼠上制备的标本很难成功地进行电生理实验，小鼠脊髓标本的背根和腹根很短也不利于电生理实验的记录和刺激。最适合于离体标本制备的动物算是仓鼠（hamster），它介于大鼠与小鼠之间，制备的标本的活性很好，这可能是和它有冬眠的习性更能适应低温的低氧分压有关。而且，它的长达20~25mm的脊髓背、腹根很适合于电生理实验中记录或刺激。动物年龄的选择应该综合考虑标本对缺氧的耐受力和标本的代表性。在能满足前者的情况下，选取的动物应尽量大。即使在同一标本中，不同的中枢结构对缺氧的耐受力也是不同的。例如，同样是选用仓鼠，若观察脊髓背角神经元的活动，可用到 150~160g 的体重，但要研究腹角的运动神经元，动物的体重不宜大于 30g。

二、离体标本的灌流液

标本离体后，就要生活在模拟血液的灌流液（中枢神经系统标本所需的灌流液也叫人工脑脊液，artificial cerebral spinal fluid，ACSF）所形成的内环境中，因此，灌流液中要含有细胞赖以生存的无机盐、葡萄糖、选择性代谢物（如 CO_2）、氧气以及维持酸碱度的缓冲物质。脑片和脊髓片的 ACSF 中常用重碳酸盐（bicarbonate）缓冲液，也有人用磷酸盐缓冲液和 HEPES 缓冲液。用于标本制备和实验观察的灌流液有时是不同的，前者的温度应低（4℃），配方应有利于降低组织的兴奋性。而后者应尽量接近组织在体时的内环境。灌流液中的各种成分，最好先配成浓度较高的母液，在临近实验时再配成所需的浓度。有人建议在实验前一天配好，在冰箱中搁置一夜，效果较好。

三、灌流系统

（一）灌流液循环系统

各个实验室使用的灌流液循环系统不太一致。但大致上都由贮液瓶、加热器、记录浴槽、蠕动泵和供氧器等组成。图 13-3-1 是一个供做成年大鼠或金黄地鼠离体脊髓标本的灌流液循环系统。其中贮液瓶由两个带刻度的容量为 500ml 的塑料或玻璃瓶制成。它们的出水管通过一个三通管连到加热器的人水管，三通管便于变换不同的灌流液而不会对灌流系统的流速产生冲击，每个贮液瓶中都连续不断地通以 95% O_2 和 5% CO_2。加热器离浴槽的入口很近，以防止 ACSF 在到达浴槽前温度下降过多。加热器中 ACSF 流过一条长约 40cm 长的不锈钢直管。这条钢管又套在直径为 2cm 的通有循环热水的塑料管中。塑料管中的循环水被自动控温仪控制在设定水平。ACSF 流过记录浴槽后流入旁边的小井中。再被一与蠕动泵相连的可以上下调节的"J"形针头吸走。为了保证浴槽中液面不上下波动，蠕动泵的吸水量应调节至吸入水中有 50% 的 ACSF 和 50% 的空气为宜，浴槽中液面的高度通过调节吸水针头的水下位置而实现。灌流液的注入一般采用"牛顿泵"，即重力作用，这是保证灌流液匀速流入浴槽的最可靠、最简单的方法，灌流液的流出则可以依赖于用蠕动泵的抽吸作用。

（二）记录浴槽

记录浴槽可由一块有机玻璃加工而成，也可用人工硅胶（Shin-Etsusilicon，Shin-Etsu Chemical Co. Ltd Japan）按实验要求灌注。浴槽的底部是一硅橡胶板。离体脊髓或神经节标本用细小的钢针或钨针固定在这块橡胶板上。用于脑片或脊髓片的浴槽中则安装两层尼龙丝网，其中上层可以活动并可卸掉，标本就可在不影响与 ACSF 充分接触的情况下被牢牢地固定起来。在浴槽的一侧壁，还装有一片状的铂金参考电极。参考电极也可以采用盐桥电极。浴槽上还可按照具体实验的要求，制作其他的部件，例如用于离体脊髓的浴槽，在其两旁可安装几对双极电极用来刺激背根或记录腹根的电活动。

（三）灌流液的流动速度（流速）

灌流液在浴槽内的流速对于离体实验是非常重要的。这是因为灌流液环绕标本流动是离体组织获得氧供应的唯一途径。对于从成年动物分离的标本，在 27℃ 的情况下，流速至少要 20ml/min，若温度高于 27℃ 时，流速还得快。幼龄动物的离体标本，可以用较慢的流速灌流。流速的确定还取决于所用浴槽的容积，一般来说，以浴槽中每分钟换液 10 次为宜。灌流液的流速可以用三通管或循环管外面的流量调节器来调节，也可以通过调整贮液瓶的高度

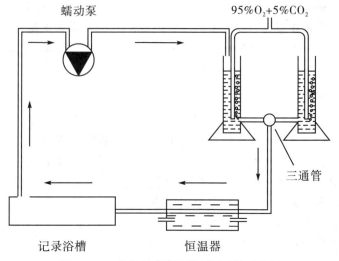

图 13-3-1　离体标本灌流液循环系统示意图

来调节。需要注意的是循环管壁上或三通管中微生物的生长及组织碎片的附着会使流速减慢，严重时可以完全阻断灌流液的流动。

（四）灌流系统的清洁

每次实验完毕，应用蒸馏水彻底清洗管道。每周要将循环系统拆开，每个部件逐个清洗，管壁上的钙沉淀可用稀盐酸或无水酒精洗去。如果管道过脏，就要彻底更换。用一次性输液器管作灌流管可免于清洗。

四、常用离体中枢神经系统标本的制备

细胞内记录可在离体的神经器官（如背根神经节）、脑片、脊髓片或培养的脑脊髓细胞上进行。细胞培养有专文叙述，这里主要介绍常用的中枢神经系统标本的急性制备方法。

（一）内侧前庭核薄片的制备

雄性 Wistar 大鼠（150~180g），击昏后脑部后，从寰枕关节水平断头，沿枕骨大孔剪掉颅骨，切勿损伤脑组织，快速将全脑取下并投入冷的（4℃）氧饱和的 Krebs-Ringer 液中，其成分为（mmol/L）：NaCl，126；KCl，5；MgSO$_4$，1.3；CaCl$_2$，2.4；NaHCO$_3$，26；KH$_2$PO$_4$，1.2 和 Glucose，10。在用氧饱和的 Krebs-Ringer 液浸湿的滤纸片上用锋利的刀片修整组织块，然后，迅速将修整好的组织块及其周围的1.5%~3%的琼脂块一同用 502 胶或 cyancrylatcgluc 黏在振动切片机的载物台上（图 13-3-2）。胶液不宜过多，否则，它会顺着组织块的周围扩散，形成一个包围组织的胶套，影响切片。在 4℃的 ACSF 中将整个包围内侧前庭核的组织块切成 350μm 厚的冠状切片。

最后，每张切片均以正中线切成左右两半并将其所连的小脑组织切掉。在此切片上，可见到在脑干的背侧，第Ⅳ脑室的外下方有一颜色明显深的卵圆形区域，即内侧前庭核神经元胞体所在处。取一片切片固定于记录浴槽中的两层尼龙网之间，剩余的脑片放在 4℃冰箱中备用。浴槽温度定在 32℃，灌流液流速为 3ml/min，平衡 2h 后进行电生理实验和记录。

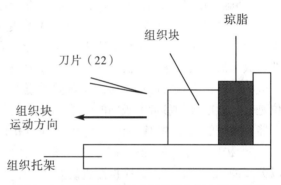

图 13-3-2 组织块在振动切片机上固定的示意图

（二）离体脊髓薄片的制备

取 9~24 日龄的 SD 大鼠，乙醚或 3%氟烷吸入麻醉后将其胸部和腹部浸于含有冰块的冰水中冷却，同时密切注意动物的呼吸。在此条件下大多数大鼠可以维持 10mm 左右的呼吸，这时，它的皮肤温度可降至 20~22℃。然后开始切除椎板暴露下胸部及腰节部脊髓。从腰节段中迅速切取 1~1.5cm 长的一段脊髓连同所连的背根和腹根投入充 95% O$_2$ 和 5% CO$_2$ 温度为 30℃的 Ringer 液中。其成分为（mmol/L）：NaCl，124；KCl，5；MgSO$_4$，1.3；CaCl$_2$，2.4；NaHCO$_3$，26；KH$_2$PO$_4$，1.2；和 Glucose，10，pH 为 7.4。用虹膜剪小心剥掉脊髓侧面的软脊膜（piamater），手工切成 5~10mm 长的小段。将其中一段用 cyanoacrylic 胶（Borden 公司）或 502 胶连同琼脂块黏于振动切片机的载物台上。振动切片机浴槽中盛有 30℃的 Ringer 液。这段脊髓切成 300~400μm 厚的横断切片。从取出脊髓到制成切片一般不应超过 5min。切片在 35℃的 Ringer 液中孵育 1h 后，转移到记录浴槽中。记录浴槽的容积为 0.5ml，并以 3ml/min 的速度连续灌流 33℃的改良的 Ringer 液，其成分为（mmol/L）：NaCl，127；KCl，1.9；MgSO$_4$，1.3；CaCl$_2$，2.4；NaHCO$_3$，26；KH$_2$PO$_4$，1.2；和 Glucose，10。即可做脊髓背角细胞的胞内记录实验。

（三）离体脊神经节 - 脊髓标本的制备

取 6~12 日龄 Wistar 大鼠，用乙醚麻醉后立即剪取胸 10 节段以下的脊柱，放入装满室温 ACSF 的解剖小盘内。盘内连续充以 95% O$_2$ 和 5% CO$_2$ 的混合气体，使 aCSF 达到饱和状态。ACSF 成分为（mmol/L）：NaCl，126；KCl，3；MgSO$_4$，1.3；CaCl$_2$，2.4；NaHCO$_3$，25；KH$_2$PO$_4$，1.25；和 Glucose，11，pH，7.4。用单面刀片沿脊柱腹侧中线作矢状对切，使脊柱连同脊髓均分成两份。在解剖显微镜下将其中一半脊髓连同腰部以下的背根从椎管中游离出来，移于另一解剖小盘内。用游丝镊小心剥去背根节周围的硬脊膜、结缔组织及血管。因为脊神经节表面为结缔组织鞘膜样结构，还需用 1%的胰蛋白酶在室温下消化 3min，再用 2%的胰蛋白酶抑制剂终止此消化过程。浴槽内用 95% O$_2$ 和 5% CO$_2$ 混合气体饱和的 ACSF 以

2~3ml/min 的速度灌流，浴槽内温度保持在 32℃。从手术开始到标本移于记录浴槽的时间不要超过 4min。标本灌流 1h 后进行电生理实验。

五、离体标本的电生理记录

（一）标本入槽和恢复

标本离体后，最后一步就是置于记录浴槽中。标本的移动不能用钳夹，而应以浸有 ACSF 的滤纸片或称药的小勺托着移入浴槽，然后，用细小的钨针或不锈钢针，从标本的外周刺入将其固定于浴槽底面的硅胶片上，或用两层尼龙网紧紧地夹起来，一般标本制备时，都是一次制备数个标本，暂时不用的标本可浸入充氧的 ACSF 中备用，温度应在 4℃ 左右，有报道，这样保存的标本可以使用 8h，但有人认为如此长时间保存的标本活性要差。标本在浴槽中的放置还要考虑记录和刺激时的方便。标本放置好后，在正式实验之前，还需要 2~3h 的室温下（18~20℃）的孵育过程，这一段时间不宜太短，因为在这一段时间中，组织细胞的电活动处于恢复变化过程之中，实验结果的可靠性可能会受到影响。

（二）刺激记录部位的识别

离体标本置于浴槽后，有些不好判断结构，应从标本中各部位的形状、颜色或血管分布等识别，如脑片中可以从颜色判断白质和灰质，脊髓片可以从背腹面的曲度来识别。

（三）电生理记录

1. 细胞内记录实验装置　除了微电极外，细胞内记录尚需微电极放大器、示波器、刺激器、记录仪、微电极推进器等。微电极通过 Holder 或电线连于微电极放大器的探头输入端。探头的输出信号输入微电极放大器主机。主机上设有膜电位数码显示屏、DC 零点调节器、电容补偿及输出接口等。微电极放大器将放大后的信号输入示波器和其他的显示记录装置如微型电子计算机、磁带记录仪和笔描仪等。作为一般的程序，在正式记录以前，先在显微镜下，将电极的尖端推入灌流液的液面下，这时所记录到的电位是介于微电极和参考电极间的尖端电位，最大可达 30mV，这种电位的来源目前还不清楚，有人怀疑它可能和玻璃管内壁的电荷有关。它可通过调节 DC 零点来抵消为零。然后继续下插电极至细胞中。

2. 电极向细胞内的推进　微推进通常借助于微电极推进器进行。在微电极尖端进入组织表面后，通常以分步冲刺方式，而不是缓慢渐进的方式向下推进。每步的推进幅度可从数 μm 到几十 μm。分步冲刺的方法有利于刺入细胞，同时在推进间歇允许细胞膜自行封合。在离体脑（脊髓）片上进行细胞内记录时，大多采用垂直方向，盲目地推进和穿刺。在培养细胞制备上，为便于观察，通常微电极沿与光源成 45°角的方向进行。当微电极的尖端已十分接近细胞膜时，在示波器上可以看到表面膜噪音或突触噪音波动，这时可以准备将微电极刺入细胞。过去常用的方法是先将微电极压于细胞上，再轻轻地拍打实验台或实验的其他仪器，如微操纵器的微调部分。凭这个微小的振动微电极可穿透细胞膜进入细胞。现代的微电极放大器都有 Buzz 功能或负电容补偿功能，微电极的尖端触及细胞膜后，用 Buzz 功能或负电容过度补偿提供的短时强振荡电流可将电极刺入细胞。其原理可能是此高密度的振荡电流引起电极尖端下方局部的细胞膜的电性（dielectric）消失，电极乘机进入细胞。电极一旦进入细胞，电极穿插部位在高钙环境中可很快恢复，稳定性提高。因此，即使在用无钙的 ACSF 液进行实验时，也最好能先用含钙的 ACSF 中将电极插入，待电极穿透部位稳定后，再换成无钙液。电极是否进入细胞可根据实验者的爱好用不同的方法来监测，从微电极放大器的数码显示屏、示波器、笔描仪或计算机的显示器上观察到直流电位的突然变负说明电极已进入细胞。

3. 细胞兴奋性的监测　可以用下列指标推测细胞的功能状态：①细胞的静息电位：电极插入后，静息电位的值接近于理论值的细胞容易成活，也可维持较长的时间。一般要求细胞的静息电位应负于 -55mV；②静息电位的稳定性：电极插入细胞后，如果静息电位上下波动的范围较小，说明细胞功能活动状态良好，电极插入部位的稳定性也好。细胞损伤较大时会表现静息电位的绝对值快速减小，或减小后有短时的增大然后再减小；③自发或诱发的动作电位的阈值、幅值及形状：功能良好的细胞阈值低，动作电位幅值大，去极化和复极化都较快；损伤较大的细胞的动作电位幅度快速减低，或波宽延长或动作电位转变为正后电位，或出现高频的自发放电；④突触前刺激引起突触后反应：可说明突触部位功能的好坏。

4. 通过细胞内记录微电极向细胞内注入电流　在细胞内记录的同时可经细胞内记录用的微电极通以

去极化或超极化脉冲，同时观察膜电位的变化或膜的被动电特性。去极化（正）脉冲的波宽可为 $100\mu s$ ～ 100ms，电流强度可为 0.1nA、几纳安培或数十纳安培，脉冲频率可为数赫至数十赫，均视实验要求而定。

5．细胞内记录的电位

（1）静息膜电位　这是唯一真正记录到的膜的跨膜静息电位，相当于将记录电极直接放在细胞膜"电池"的两极上测到的电位。正常细胞的静息膜电位应为稳定的直流电位，幅值一般在 $-10 \sim -100mV$ 范围之内。神经细胞的静息电位一般变动在 $-45 \sim -80mV$ 范围内。

（2）细胞膜被动特性　①膜输入电阻和时间常数：通过记录微电极向细胞内通以恒定的超极化微小电流刺激，从而在只有非门控性通道活动、门控性通道不至于开放的条件下，用笔描仪或其他记录仪器测定出膜电位的微小变化，即超极化电紧张电位，根据欧姆定律即可计算出膜的输入阻抗。一般在 20 ～ $150M\Omega$ 范围内。时间常数（τ）是指被动电位（这里指超极化电紧张电位）的幅度降低到它初始幅度的 $1/e$（约37%）时所需要的时间，一般变动范围为几到几十 ms。此外，尚可根据 $\tau = RC$ 计算出膜电容；②膜电流 – 电压关系：通过记录微电极给细胞内不同强度的 ΔI，并测定相应的 ΔV 的基础上，可以绘制出电流（I）-电压（V）关系曲线或膜的稳态电流曲线，借以了解膜的整流特性。绘制 I-V 曲线时多以 I 为自变量，作为 X 轴，V 为因变量，作为 Y 轴，从而得到的斜率（$\Delta V/\Delta I$）为电阻。去极化时 R 多迅速降低，超极化时 R 多保持不变，因而 I-V 曲线多在去极方向上有所弯曲，表现出膜的整流特性。

（3）胞体内动作电位　从神经元胞体上记录到的动作电位由于引起的方式不同而有所不同。顺向刺激引起的动作电位，可以有以 EPSP 为代表的前电位，接着是由始段以及由胞体 – 树突上发生的电位成分组成的锋电位的上升相，达到顶点后，再分别经后去极化和超极化过程，缓慢地回到基线。逆向刺激引起的胞体内动作电位也具有上述的特征，但其前电位系由轴突本身产生，而不是 EPSP。用细胞内记录微电极直接刺激胞体引起的动作电位，亦与上述顺、逆向刺激引起的电位相似，但不出现前电位，而是去极化方波先引起电紧张电位，当电流强度增大而使电紧张电位达到阈电位水平时，即可引起动作电位。中枢神经元胞体内动作电位振幅一般为 60 ～ 100mV，运动神经元的细胞内电位平均可达 93mV，一般持续 1.0 ～ 3ms 左右，上升相与下降相平均速率分别为 300 ～ 500V/s 和 200 ～ 250V/s；负后电位的平均振幅和持续期分别为 7.6mV 和 2.4ms；正后电位的振幅和持续期分别为 4.6mV 和 100ms。

（4）突触后电位　在具有突触结构的标本上，刺激突触前的神经元的纤维，在突触后的神经元胞体内可记录到兴奋性突触后电位（EPSP）或抑制性突触后电位（IPSP）。通过单突触传递引起的突触后电位的潜伏期一般小于 5ms。突触后电位的幅度约 10 ～ 30mV，持续时间约 10 ～ 30ms。由于神经细胞的种类繁多，细胞大小与膜电生理特性差异较大，因此上面提到的各种电位的数值仅供参考。图 13-3-3 是从一些

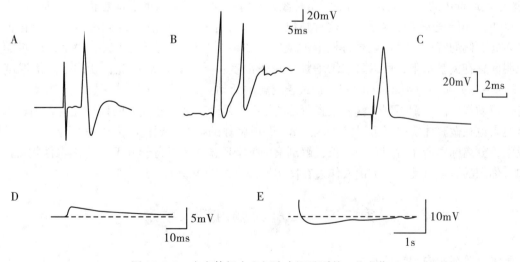

图 13-3-3　在离体标本上细胞内记录到的一些电位

A．刺激大鼠腰部背根在背根神经节记录到的动作电位；B．通过记录微电极刺激背根神经节神经元在同一神经元内记录到的动作电位；C．逆向刺激腹根在金黄地鼠脊髓腹角神经元记录到的动作电位；D、E、分别为从大鼠蓝斑神经元记录到的兴奋性突触后电位和抑制性突触后电位。

离体中神经系统标本上细胞内记录到的电位。

六、离体实验故障排除

实验者面临的问题，尤其是初学者常遇到的问题是记录不到生物电信号，这时可按下列步骤进行检查：

（一）记录系统工作是否正常

最简单的办法是将电源干扰信号引入记录系统，然后从示波器判断故障，当用粗电极记录时，可用镊子触碰电极丝，如果记录系统正常，示波器上可见到50Hz的正弦波出现；如用微电极记录时，将手靠近探头的输入端，也会发生上述现象。

（二）供氧是否充足

实验者应留心灌流液中的充氧情况，尤其在标本的恢复期，因多数实验者利用这一段时间去安排别的工作，如果供氧中断不到20min，浴槽内温度在20℃以下时，立即恢复供氧，标本有可能恢复其活性。

（三）灌流液中是否有足够的钙离子

通常 ACSF 中 $[Ca^{2+}]$ <2mmol/L 时，就会使突触传递受阻或中断，不过这种情况下，轴突上的神经传导仍是正常的。造成钙离子不足的原因有二：一是配制 ACSF 时忘记加入，二是 ACSF 中的钙离子发生了沉淀。这可在解剖镜下，见到溶液中有大量的白色小颗粒，通常是由于供氧中5% CO_2 不足，导致 pH 值升高，不管那种情况解决的办法只能是重换新鲜配制的 ACSF。

（四）灌流液流速是否太慢

在离体实验中，标本的供氧状况完成依赖于流过浴槽的 ACSF，对于成年动物标本来讲，流速不能小于20ml/min，幼年标本可以适当减小，有的用3ml/min 即可。灌流的流速应在实验过程中随时检查，以确保标本供氧，在循环灌流系统中，一些关键部位如三通管，接头等处经常由于组织碎片附着而变窄，影响流速。

（五）浴槽温度是否正常

高温可导致标本死亡，特别是脊髓腹角的运动神经元。而低温常提示灌流液流速太慢以及由此引起的组织缺氧。

（六）标本是否完全死亡

标本的不同部位的组织的死亡速度是不同的。掌握这一点将有助于判断问题的所在部位。在脊髓中刺激背根引起的腹角细胞放电反应及腹根反射是最容易受缺氧影响的，即死亡最快的环节。如果这两个指标消失，但背角神经元及背根对背根刺激仍有反应，说明腹角的供氧不足，原因可能是温度过高、ACSF 流速过慢或选用的动物太大。如果背角神经元及背根对背根刺激的反应也消失，则说明大多数的突触部位信息传递功能丧失或标本死亡。这种情况下，可以用一个可以移动的刺激电极刺激背根进入处脊髓或者进入处头侧的背束，直接记录背根上的反应，如果刺激后出现幅度较大、潜伏期较短的逆行动作电位，说明问题在突触水平，可以采取①增加钙离子浓度；②改善供氧情况；③改变浴槽温度或④加入5μmol/L 的 4-氨基吡啶（4-aminopyridine）改善突触的活动。

若连逆行动作电位也记不到，就要检查所用的 ACSF 是否正确，各成分的计算是否正确，如果同一实验室尚有他人也在做离体实验，可以借用他的 ACSF 或将你的标本移到他的浴槽中实验一下。回顾在标本制作过程中，分离标本所用时间是否太长，解剖槽中 ACSF 温度是否高于10℃，有无毒性物质进入灌流系统，例如，你用的器械有无可能被他人作过在固定液固定过的组织上作过实验。

第二节　心肌细胞内记录技术

一、离体心肌细胞内记录技术

（一）概述

心肌细胞跨膜电位记录是心脏电生理学和电药理学常用的检测技术，是研究心律失常形成机制和抗心律失常药物作用机制的重要方法。Woodbury 和 Weidman（1951）首先应用细胞内微电极技术，在离体心肌标本记录了单个心肌细胞跨膜电位。迄今已在人、哺乳动物（猪、犬、猫、家兔、豚鼠、大鼠）和两栖动物（青蛙和蟾蜍）成功地记录了离体心肌细胞跨膜电位。心肌细胞跨膜电位包括静息电位和动作电位。根据心肌细胞动作电位 0 期去极特征，可分为快反应动作电位（fast response action potential）和慢反应动作电位（slow response action potential）。生理条件下，工作心肌（心房肌和心室肌）和希 - 浦系统，因其动作电位属于快反应动作电位，称之为快反应细胞；而窦房结和房室交界细胞动作电位属于慢反应动作电位，称之为慢反应细胞。通过抗心律失常药物对快、慢反应动作电位影响的实验观察，可分析其作用的心肌电生理学基础。近年来离本心肌细胞跨膜电位记录技术又有了新的发展，采用双微电极引导离体心肌不同部位的跨膜电位，以进行快反应细胞和慢反应细胞的对比研究。

（二）实验方法

1. 实验器材和仪器设备　恒温水浴标本槽，硅橡胶块，30 号不锈钢针，超极恒温器，温度表，蠕动泵，含 5% CO_2、95% O_2 的混合气体，生理溶液（两栖类动物采用 Ringer 液、哺乳动物采用 Trode 液或 Lock 液），手术器材，刺激电极（双极银质或钠丝电极，外包被以 teflon 绝缘、尖端裸露），电刺激器，刺激隔离器，玻璃微电极（尖端直径小于 0.5μm、电阻 10 ~ 30MΩ），微电极放大器，微电极操纵仪，动作电位微分器，多导生理记录仪（含示波和记录单元），示波照像机，磁带记录仪，动作电位微机处理系统，解剖显微镜，冷光源，稳压电源，防震实验台，屏蔽室。

2. 实验装置

（1）灌流液循环装置　见图 13-3-4。

（2）跨膜电位记录仪器　见图 13-3-5。

3. 实验步骤

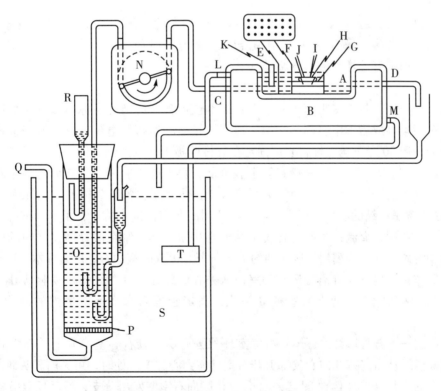

图 13-3-4　离体心肌细胞跨膜电位实验灌流装置示意图

　　A. 有机玻璃小槽；B. 恒温水外套；C，D. 灌流液入口和出口；E，F. 上钻直径约 1 mm 小孔的薄有机玻璃隔板，用来减少灌流时液面的波动；G. 硅橡胶片；H. 心肌标本；I. 玻璃毛细管微电极；J. 作为刺激用的一对银丝；K. 通到 Ag-AgCl 无关电极盐桥；L. M. 恒温水槽出入口；N. 推动灌流液用的旋转泵；O. 放在恒温水槽中装灌流液用的玻璃管；P. 砂芯玻璃片；Q.95% O_2 和 5% CO_2 混合气体入口；R. 多余的混合气体出口，内注少许蒸馏水增加玻璃管内压力以提高混合气体的溶解度；S. 恒温水槽；T 将恒温水压到恒温水外套 B 的泵。

（1）调试仪器参数

1）示波器　DC 输入、外触发、调节荧屏光标辉度，扫描速度 20～50ms/cm，Y 轴灵敏度 20mV/cm，示波第 1 导程确定为零电位基线，将基线调至示波荧屏的上 2/3 位置。

2）微电极放大器　其输出端接示波第 2 导程。调节微电极放大器 DC-balance，使扫描线移至零电位基线上。调节增益为 ×10 档。

3）微分器　其输出端接示波屏第 3 导程。配线盒使第 2 导程（动作电位）与第 3 导程（微分）内部偶联，调好微分器输入标准信号（三角波为 200～100V/s）。

4）刺激器　输出刺激强度调至 10V（由微调调至适宜刺激强度），

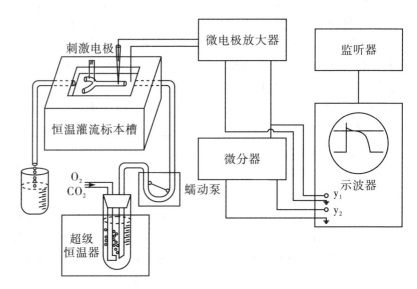

图 13-3-5　离体心肌细胞跨膜电位记录仪器连接示意图

刺激频率因动物种类不同而定，波宽 0.5～1.0ms。输出经刺激隔离器接刺激电极，另端触发示波扫描，输入示波第 4 导程。

（2）制备标本

1）手术摘出心脏　采用药物麻醉（两栖动物破坏脑和脊髓，豚鼠或家兔可用木槌击头法）。将动物仰位固定在手术台上。开胸，暴露心脏，剪开心包，剪断与心脏相连的血管和其他组织，摘出心脏，放入装满生理溶液、底面铺有硅橡胶板的玻璃平皿中。

2）制作标本

快反应细胞——心房肌与心室肌标本：心房肌标本包括含窦房结心房标本和不含窦房结心房标本两种。含窦房结心房标本制成后不用电刺激起搏，即可记录出心房跨膜电位。首先沿房室环分离心房和心室，剪去心室部分，用 30 号不锈钢针将心房固定在硅橡胶板上。在解剖显微镜下，沿房室间隔与右心房游离缘的交界处，向前上方剪开右心房壁直至上腔静脉，再剪开下腔静脉。然后把整个右心房摘下，放入平皿中，更换生理溶液。用不锈钢针固定上下腔入口，然后左右各用 2 根不锈钢针固定心房肌（心内膜向上）。若制备不含窦房结的心房肌标本，可选用适用的肌肉柱细心剪下，用不锈钢针固定于恒温水浴标本槽的硅橡胶板上备用、灌流；若制备含窦房结的心房肌标本，则在两静脉口之间的中段，从界嵴边缘起沿窦房结周围游离，剪下含窦房结区域的约 1.5cm 长、0.5cm 宽的右心房肌标本，固定备用。

心室肌标本制作：沿房室环分离心房和心室，剪去心房部分，沿主（肺）动脉剪开，并顺序剖开左（右）心房。在解剖显微镜下，剪下心室壁乳头肌，固定于恒温水浴标本槽内的硅橡胶板上，灌流，备用。

快反应自律细胞——普肯耶纤维标本：沿房室环剪去心房。以右心室面向上，心尖向外的位置固定心尖部。沿室间隔前缘从右房室孔向心尖部剪开右室壁，到心尖 1/4 处时，可见前乳头肌和调节带。其表面有半透明的右束支及其分支（伪腱 false tendon）。伪腱向右室壁发出分支，然后反复分支组成浦肯野纤维网。在紧贴乳头肌表面结扎伪腱，并剪断。在右束支与室间隔相连处，结扎右束支，剪断，游离出标本备用。

将左心室翻向上，心尖向外，固定心尖部。沿室间隔前缘从左房室孔向心尖部剪开左心室壁。由室间隔分别发出左前分支和左后分支及其分支（伪腱）。与右心室游离标本相同，紧贴乳头肌结扎伪腱，并剪断，在室间隔的左前（后）分支相连处结扎、并剪断，游离标本备用。

根据需要还可在左、右心室壁上分离浦肯野纤维的网络，剪下备用。

慢反应自律细胞——窦房结标本：在前述制备的含窦房结心房肌标本的基础上，将其铺平（心内膜向上），用不锈钢针将边缘部分固定在硅橡胶板上。在标本中央部分，垂直于界嵴剪下一条约 3mm 长、0.3mm 宽的窦房结肌条标本。放入恒温水浴槽灌流，待其恢复自律性，用刀片切下一层厚 0.3mm 的窦房结标本，用不锈钢针固定，备用。

（3）固定标本 将制备好的心肌标本，以不锈钢针固定于恒温水浴标本槽的硅橡胶板上，使标本长轴与标本槽长轴方向一致，液面高出标本 2mm 左右。固定时应保持心肌标本自然长度，勿过度牵拉。心肌标本固定后要灌流 1h 左右，使标本恢复兴奋性。在此期间可进行实验装置调试和玻璃微电极尖端电阻检测。

（4）刺激标本 在解剖显微镜下，调节刺激电极操纵器下移。将双极银质刺激电极（电极间距 0.5mm、直径 0.1mm，外包被以 teflon 绝缘、尖端裸露）轻轻触及心肌标本表面（与引导电极距离 5mm 以内），调节刺激强度（1.5~2.0 倍阈强度），以各种动物正常心搏频率范围作为刺激频率，刺激心肌标本（窦房结和含窦房结的心房肌标本有自律搏动，不需刺激），起搏心肌。起搏后逐渐降低刺激强度，以较小的阈上刺激连续刺激起搏心肌。

（5）安置玻璃微电极 取充灌 3mol/L KCl 的玻璃微电极，用蒸馏水冲洗玻管外壁后，用滤纸擦拭干净。将玻璃微电极固定在微电极操纵仪的垂直支架上，使微电极与水平垂直，锁紧转角螺旋。从玻璃微电极尾端吸出 3ml KCl 溶液，以免插入 Ag-AgCl 引导电极使 KCl 溢出。Ag-AgCl 银丝引导电极插入玻管尖端方向插入，另一端通过导线接微电极放大器探头输入的"＋"端。无关电极通过台氏液（或任氏液）－琼脂盐桥将标本槽与盛有 3mol/L KCl 的小池连接，后者用 Ag-AgCl 电极引出，连接到微电极放大器探头输入的"－"端。在解剖显微镜下，调节微电极操纵仪 X 轴和 Z 轴，使微电极尖端对准心肌标本，再调节 Y 轴粗调，使微电极下降至标本槽生理溶液液面。

（6）调节微电极放大器 当微电极尖端与生理溶液接触时，观察示波器荧屏，若出现基线分离，说明微电极放大器零点未调好，需再调微电极放大器的调零电位器，使微电极放大器零电位基线与示波器原位基线重新合并为一条线时，调零完毕。

将微电极放大器校正/工作键拨至校正，在示波器荧屏可见校正方波信号。若校正信号上升沿呈弧形上升，表明高频响应欠佳，若方波信号上升沿出现过冲时，表明高频响应补偿过度，切需调节微电极放大器的高频补偿电位器，使方波信号上升沿与顶线呈直角为止。继之观察方波信号幅度，检测玻璃微电极电阻。若微电极尖端已断（或阻塞），则方波幅值极小（或过大）。均需更换微电极。以方波幅值间接估测玻璃微电极尖端电阻值，需提前以 10MΩ 标准电阻标定一方波幅值，以此为标准衡量微电极电阻值。通常玻璃微电极尖端电阻以 10~50MΩ 范围内方可使用，但不同动物，不同部位的心肌，对电阻值的要求有所不同。玻璃微电极尖端电阻合格后，将微电极放大器校正/工作键拨至工作，准备插微电极。

（7）插微电极，记录跨膜电位 接通步进式微操纵器控制电源，以 20 步/s 速度向心肌标本方向推进。当微电极尖端触及心肌标本表面时，示波器荧光屏上基线会有微小波动；调节推进速度为 10 步/s。一方面谨慎推进微电极，与此同时密切注视荧光屏，一旦微电极插入心肌细胞，示波器荧屏突然出现明显下降的电位变化，立即停止微操纵器的推进。观察静息电位（或最大舒张电位）和动作电位，待波形稳定 10min 后记录跨膜电位。记录方式可采用示波照像，或记录纸记录；也可用磁带记录仪存贮，待回放记录。记录结果可采用微机处理分析。

（8）心肌细胞有效不应期测定 心肌细胞有效不应期（effective refractory period，ERP）是研究心肌细胞兴奋性和抗心律失常药物作用机制的常用方法。ERP 测定方法是每隔 5~10 次刺激（S$_1$）后，插入一个为 S$_1$ 刺激强度 1.5~2.0 倍的期前刺激 S$_2$，调节电刺激器第二延迟，逐步缩短期前刺激与前一刺激所引起动作电位的时间间隔（R$_1$-R$_2$），以最小的 R$_1$-R$_2$ 间隔时间确定为 ERP。

（9）心肌细胞跨膜电位的测量指标 如图 13-3-6 所示，测量心肌细胞跨膜电位的主要指标有：静息电位（RP）或最大舒张电位（maximum diastolic potential，MDP），动作电位振幅（APA），动作电位 0 期最大上升速率（Vmax），动作电位时程（APD$_{10}$、APD$_{50}$、APD$_{90}$、APD$_{100}$）、动作电位传导时限（CT），有效不应期（ERP）。

在无微分器的实验条件下，可通过测量DT10%～90%去极时限（动作电位0期去极振幅10%～90%处所需的去极时间），来反映动作电位0期去极速率。

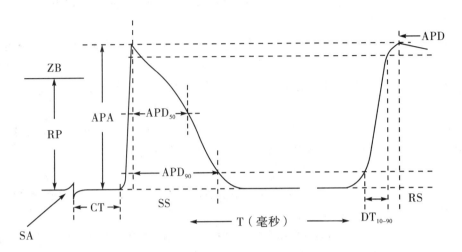

图13-3-6　膜电位各参数测量法

APD50. 复极50%动作电位时限；SS. 慢扫描；APD90. 复极90%动作电位时限；RS. 快扫描；RP. 静息膜电位，DT10～90，10%～90%除极时限；APH. 动作电位振幅；ZB. 零线；CT. 传导时限；T. 时间（毫秒）；SA. 刺激伪迹。

（三）注意事项

1. 防震与稳定措施　以细胞内微电极技术记录离体心肌细胞跨膜电位是一种高精度的实验技术。通常要在一个心肌细胞内连续记录跨膜电位很长时间，以完成对照和药物作用的观察。因此玻璃微电极位置的稳定是关键问题。采用减震器或防震实验台，使玻璃微电极、微电极控制装置、标本槽及实验台等整个实验装置可靠防震，保证地面的震动不会传到玻璃微电极上。

2. 屏蔽与接地良好　有效地排除外界信号，特别是交流电信号干扰是成功记录心肌细胞跨膜电位的另一个关键问题。应采取以下措施：①实验在屏蔽室进行；②输入和输出导线均为屏蔽导线；③实验室应备有一总的可靠接地导线；④动物标本及实验仪器均接地良好。

3. 制备合格的微电极　合格的微电极应符合下列要求；①微电极尖端笔直，不倾斜；②尖端直径0.5μm以下；③玻璃微电极充灌3mol/L KCl，内无气泡；④微电极尖端电阻测试合格。小于5MΩ表明电极已折断，大于50MΩ则为电极阻塞。通常选择电阻为10～30MΩ的玻璃微电极为宜。

4. 微电极操纵仪　要求有较高的精度和稳定性。步进式微操纵器微调进级每一步为0.5μm，而且在停止推进时要有自锁、无惯性，才能保证微电极稳定在一个心肌细胞内长时间记录。

（四）方法应用

离体心肌细胞跨膜电位记录技术广泛应用于电药理学研究，包括：

1. 抗心律失常药物筛选。

2. 抗心律失常药物抗心律失常作用机制的研究。

3. 抗心律失常药物致心律失常作用机制的研究。

4. 药物对心肌自律性、兴奋性和传导性的影响。

（五）方法评价

离体心肌细胞跨膜电位记录技术操作精细，实验条件要求严格，是一种高精度的实验技术。它具有稳定性高，可根据实验目的设定心肌细胞环境条件的优点。但该方法脱离了整体环境，去除了神经体液因素对心脏的调控作用，其实验结果往往是单一因素条件下心肌细胞电生理学指标的改变，因而有一定的局限性。

二、在体心肌细胞跨膜电位记录

（一）概述

1956 年 Woodbury 和 Brady 首创浮置玻璃微电极法（floating microelectrodetechnique）记录在体心肌细胞跨膜电位。浮置电极法是将玻璃微电极尖端部分切下，使其悬挂在螺旋状弹性细金属丝上。悬浮的玻璃微电极插入心肌细胞后，可与跳动的心脏同步上下自由浮动，克服了固定的玻璃微电极在跳动的心脏不易稳定的缺陷。使整体条件下记录单个心肌细胞跨膜电位成为可能。应用浮置玻璃微电极技术，可记录出近于生理状态下心肌细胞跨膜电位变化；也在可制备整体条件下病理模型（缺血、心律失常），或静脉注射药物后，记录心肌细胞跨膜电位改变，这是离体心肌记录跨膜电位技术所不可比拟的。

迄今已在两栖类动物和哺乳动物（大鼠、豚鼠、家兔、猫、犬、猪等），采用浮置微电极技术成功地记录了整体条件下心肌细胞跨膜电位。并广泛用于心脏电生理学和电药理学研究。

（二）实验方法

1. 实验器材和仪器设备 手术器械，扩胸器，人工呼吸机，玻璃微电极，微电极操纵仪，微电极放大器，刺激电极，电刺激器，刺激隔离器，多导生理记录仪（含示波和记录单元），示波照像机，磁带记录仪动作电位微分器或动作电位微机处理系统，解剖显微镜，冷光源，稳压电源，屏蔽室，减震器及防震实验台。

2. 实验装置 见图 13-3-7。

3. 实验步骤

（1）调试仪器参数 示波器、微电极放大器、微分器、刺激器调试方法与前述"离体心肌细胞跨膜电位记录技术"的仪器调试方法相同。

（2）手术、暴露心脏 实验动物麻醉后仰位固定在手术台上，切开颈部皮肤，行气管插管术，开动人工呼吸机，调节好呼吸的节律和深度。剪开胸部皮肤，开胸，以扩胸器撑开胸腔，暴露心脏。剪开心包膜，制备心包吊床，以温生理溶液浸润的纱布或薄层脱脂棉覆盖创面，仅暴露待插入微电极的很少一部分心脏，稳定 0.5 ~ 1.0h。

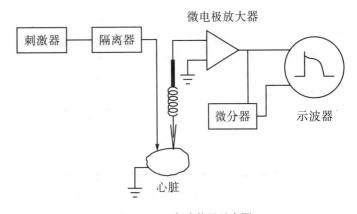

图 13-3-7 实验装置示意图

（3）浮置微电极制备与测试 取直径 30 ~ 50μm、长 10 ~ 15cm 的一段细银丝，制成螺旋状（直径4 ~ 5mm）弹簧，其上端接于直径 100μm、长 2 ~ 3cm 的粗银丝上，其下端制成 Ag-AgCl 电极。将粗银丝固定在微电极操纵仪垂直支架上，锁紧转角螺旋。取初试合格并已充灌 3mol/L KCl 的玻璃微电极，用蒸馏水清洗玻管外壁，用滤纸擦拭干净。在距玻管尖端 1 ~ 2cm 处用细砂轮切一痕迹，而后细心折断。将Ag-AgCl 银丝电极向玻管尖端方向插入，直至嵌住不动为止。使玻璃微电极悬挂在银丝上。将微电极放大器校正/工作键拨向校正。取一盛有生理盐水溶液的小烧杯，调节微电极操纵仪 Y 轴粗调，使微电极尖端下降接触液面。以前述的方法进行调零、调节高频补偿，测定微电极电阻。待调节完毕，微电极尖端电阻合格，即可准备插微电极。

（4）插微电极，记录心肌细胞跨膜电位 将微电极放大器校正/工作键拨至工作档。在解剖显微镜下，调节微电极操纵仪 X 轴和 Z 轴位置，使微电极尖端对准欲插微电极的心脏部位。调节 Y 轴使微电极缓慢下降至接近心脏表面。开启调节步进式操纵仪控制器的推进速度为 20 步/s，使微电极继续下降。当微电极触及心脏外膜时，示波器荧屏出现微小的波动。随后调节推进速度为 10 步/s，以极缓慢的速度向下推进微电极。当微电极插入心肌细胞后，示波器荧屏突然下降的电位变化，立即停止微电极的推进，观察静息电位和动作电位。待心肌细胞跨膜电位稳定后，示波照像，或记录纸记录，或磁带记录。记录结果可用微机处理分析。

（5）心肌细胞有效不应期测定 刺激电极用一对不锈钢丝（直径0.2mm）制成弯钩状，在与玻璃微电极相距 5 ~ 8mm 处，刺入心室前壁（近心尖部）心外膜下心室肌内。

以动作电位 0 期去极触发法测定有效不应期，如图 13-3-8 所示从示波器阴极输出器，取出 8~10V 动作电位 0 期同步触发信号。该信号触发三道刺激器，产生双脉冲方波刺，经恒流恒压隔离器输出恒压脉冲至刺激电极，作用于心室肌。第一脉冲（S_1）与动作电位 0 期去极同步，第二脉冲作为额外刺激。通过调节刺激器"延迟"，可以 1mm 精度连续调节双脉冲间距。先确定舒张期刺激阈值，即第二脉冲引发期前去极产生动作电位的阈强度。然后以 2 倍阈强度刺激，并逐渐缩短双脉冲间距值，以引发期前去极产生动作电位的最小双脉冲间距值（S_1~S_2）确定为 ERP。

窦性心律下，在体心肌细胞动作电位的 APD 和 ERP 均会受心率的影响，因此对 APD 应进行心率校正。把不同 R-R 间期（心动周期）下所测得的 APD_{90} 和 ERP 校正到 R-R 间期平均

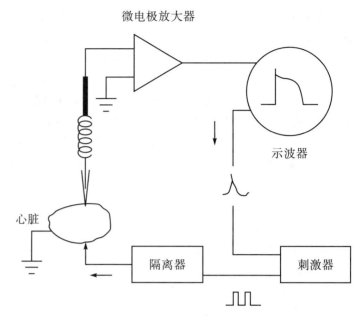

图 13-3-8　有效不应期测定框图

值，即可得到排除心率影响后的校正值，即 APD_{90c} 和 ERP_c。其校正公式如下：（APD_{90} 为 Y_1，ERP 为 Y_2）。

$$APD_{90c} = APD_{90}测量值 \times \bar{y}_1 / \hat{y}_1$$

$$ERP = ERP 测量值 \times \bar{y}_1 / \hat{y}_1$$

（6）在体心肌细胞跨膜电位的测量指标　测量的指标和方法与离体心肌细胞跨膜电位的方法相同，即有 RP、APA、O 期 Vmax、APD（APD_{50}、APD_{90}）、CT 等。

（三）注意事项

1. 浮置微电极技术记录在体心肌细胞跨膜电位，在防震、屏蔽和接地等方面的要求，与"离体心肌细胞跨膜电位记录方法"相同。

2. 浮置微电极悬挂的螺旋状银丝弹性、张力应适当。张力过大则浮置微电极容易拔出；张力过小，则微电极尖端容易随跳动心脏摆动，均难以记录出波形稳定的跨膜电位。

3. 调节好人工呼吸的频率和深度，排除呼吸动作对微电极稳定的影响。

4. 实验过程中，应不时向覆盖在心脏表面的温湿纱布滴加温生理溶液，以避免心脏表面干燥。

（四）方法应用

在体心肌细胞跨膜电位记录技术可广泛应用于心脏电药理学研究，主要包括以下几个方面：

1. 抗心律失常药物作用的研究

（1）抗心律失常药物筛选。

（2）抗心律失常作用机制的研究。

（3）抗心律失常药物致心律失常作用机制的研究。

2. 抗心肌缺血药物作用的研究　整体条件下，采用冠脉结扎法和垂体后叶素法阻断冠脉血流后，在体心肌细胞跨膜电位有明确改变，即 RP 和 APA 减小，$APD_{0~50}$ 缩短，而 $APD_{50~90}$ 延长，是缺血性心律失常的心肌电生理学基础。研究抗心肌缺血药物对这些指标的影响，可揭示抗心肌缺血药物的心肌电生理作用，以及抗缺血性心律失常的作用机制。

（五）方法评价

应用浮置微电极法记录在体心肌细胞跨膜电位，反映的是整体条件下，在神经和体液调节控制之下的心肌细胞电位活动，因此接近于机体的客观实际。而且，该技术还能记录到改变机体的神经、体液因素，以及制备病理心肌模型后的心肌细胞跨膜电位改变，进而研究药物的作用机制，弥补了离体心肌细

胞跨膜电位反映问题单纯的缺陷。还应指出，以在体心肌细胞跨膜电位记录技术，研究抗心律失常药物抗心律失常作用机制，采用静脉注射方法给药，这为研究中药及其有效成分，以及提取物抗心律失常作用机制提供了有利条件。抗心律失常中药的提取物及有效成分，制成静脉制剂，通过血液循环，作用于心肌，记录在体心肌细胞跨膜电位改变，可以揭示抗心律失常中药的作用机制，弥补了离体心肌细胞跨膜电位记录技术只能用于单体而不能用于中药研究的缺陷。

在体心肌细胞跨膜电位记录技术也存在一定的缺陷：①记录部位受限。只能记录心室肌和心房肌细胞跨膜电位，不能记录窦房结和希—浦系统心肌细胞的跨膜电位。心脏暴露面有限，微电极需垂直向下插入心肌细胞，更使可供插微电极的部位受到限制；②记录时间有限。该法毕竟是将浮置微电极插入跳动的心脏，因而在一个心肌细胞稳定记录跨膜电位的时间，远比离体心肌细胞记录跨膜电位的时间要短，故仅适于短时间研究。

（刘长宁 李国彰）

参 考 文 献

1. Bagust J. The spinal cord as an in vitro preparation. In：Wallis DI, ed. Electrophysiology-A practical approach. New York：Oxford University Press Inc, 1993, 189 – 214

2. 边毓士，刘远谋. 狗心浦肯野纤维动作电位记录. 见梅懋华，孙云寿主编. 生理学方法与技术（第四集）. 北京：科学出版社，1986, 7 – 15

3. Elliott P, Wallis DI. Serotonin and L-norepinephrine as mediators of altered excitability in neonatal rat motoneurons studies in vitro. Neurosci, 1992, 47 (3)：533 – 544

4. 范世藩，徐森根，周念辉，等. 抗心律失常新药常咯啉对心肌电活动的作用. 生理学报，1979, 31 (2)：175 – 184

5. 高天礼，Rizos I，Senges J. 甲磺心定对家兔窦房结心房肌房室结与希氏束细胞动作电位的影响. 生理学报，1985, 37 (5)：425 – 436

6. 顾培堃，张勇，陈延连等. 在位大鼠心肌细胞的动作电位. 上海第二医学院学报，1981, (2)：6 – 9

7. Henderson G. Pharmacological anylysis of synaptic transmission in brain slices. In：Electrophysiology-A practical approach. New York：Oxford University Press Inc, 1993, 89 – 108

8. 李国彰，刘国隆，施雪钧，等. 粉防己碱对窦性心律下在体豚鼠左室心肌细胞有效不应期的影响. 中国医药学报，1990, 5 (5)：28 – 29

9. 李国彰，刘国隆，施雪钧，等. 粉防己碱对在体大鼠体表心电图和左室心肌细胞动作电位的影响 北京中医学院学报，1989, 12 (4)：35 – 37

10. 刘长宁，赵飞跃，朱丽霞. 腺苷对大鼠背根节神经元膜电位及动作电位的影响. 神经科学，1995, 2 (3)：121 – 126

11. 刘烈炬，任恕，王玉，等. 离体心肌起搏细胞动作电位双微电极引导. 中国应用生理学杂志，1990, 6 (2)：160 – 162

12. 吕国蔚、细胞内记录. 生理科学进展，1993, 24 (4)：369 – 377

13. Mercuri NB, Bonci B, Siniscalchi A, et al. Electrophysiological effects of monoamine oxidase inhibition on rat midbrain dopaminergic neurons：an in vitro study. Br J Pharmacol, 1996, 117：528 – 532

14. Silinsky EM. Intracellular recording methods for neurons. In：Stamford TA cd. Monitoring neuron activity——A. practical approach. Oxford：IRL Press, 1992, 29 – 54

15. Urban L, Dray A. Synaptic activation of dorsal horn neurons by selective C-fibre excitation with capsaisin in the mouse spinal cord in vitro. Neurosci, 1992, 47 (3)：693 – 702

16. 王强，李少如. 窦性节律下家兔心律与在位心肌纤维有效不应期的关系. 生理学报，1986, 38 (6)：610 – 617

17. 王玉良，徐森根，范世藩. 缬草抗心律失常的心肌细胞电生理学观察. 中华心血管病杂志，1979, 7 (4)：275 – 282

18. Wu SH, Kelly IB. In vitro brain slice studies of the rat's dorsal nucleus of the lateral lemniscus. Ⅲ. synapticpharmacology. J Neurophysiol, 1996, 75 (3)：1271 – 1282

19. Xie Z, Yip S, Morishita W, et al. Tetanus-induced potentiation of inhibitory postsynaptic potentials in hippocampal CA1 neurons. Can J Physiol Pharmacol, 1995, 73：1706 – 1713

20. 杨秦飞. 家兔窦房结标本的制备方法. 见梅懋华，孙云寿主编. 生理学方法与技术（第四集）. 北京：科学出版社，1986, 29 – 33

第三节 多微电极阵列技术

一、概述

在金属微电极种类中，国外科研工作者近年来又制成了多微电极阵列（multiple microelectrode arrays，MMEAs），用于活体上同步纪录多细胞的胞外电活动，或多微电极阵列芯片（chips）用于离体的脑片或培养细胞外电活动、心肌细胞蛋白质的电化学检测等。这类多微电极阵的出现是电生理学、生物化学、生物物理学技术发展过程中一项具有创新性的发明，受到生物学界的高度重视。

Verzeano（1956）首先使用两根严格组合的微电极在猫细胞上进行记录。近些年来，随着综合线路制作技术，包括微量蚀刻和金属镀涂新技术的应用，多平面（二、三维）多电极（16～64 个电极）阵制作出来。

1968 年，Hanna 和 Johnson 采用光刻技术在一塑胶层上首先制作了 20 或 30 个电极的多电极阵，试图纪录动物组织表面电位。1972 年，Thomas 等制作了多电极试用于记录心肌细胞。30 根微电极排成两行，行间相距 $50\mu m$，每两个电极间相距 $100\mu m$。他们用该电极纪录鸡心肌细胞三相电位。1977 年，Gross 等证明，用光刻的 36 个微电极（尖端直径 $12\mu m$）阵可纪录多个神经元的电活动（离体实验）。1979，1982 年他们在蜗牛脑神经节和小鼠脊髓上进行纪录。Pine 与 Gilbert（1982）制作了 61 个电极组成的六角形微电极矩阵（$40.4mm \times 24mm \times 0.44mm$），每个电极尖端直径 $10\mu m$，电极间相距 $70\mu m$，阻抗为 $100k\Omega$（测定频率为 1 kHz）。然而，有些电极阵不太适合于急性脑片的记录，原因在于在制作脑切片时，脑组织制备的边缘细胞已经死亡。因此，2002 年，Heuschkel 等研制出三维多微电极阵（3-dimensional multi-electrode array）用于刺激和记录急性脑片海马 CA3 和 CA1 区神经元及其电活动。和平面电极比较，该突起形电极阵可获得较大幅度的信号（mV 级），各电极纪录出的峰电位与单细胞电活动一致。在活体实验中，微电极阵可固定在微操纵器上，缓慢植入脑内。颅骨表面另外安置不锈钢螺钉用于固定微电极和地线，最后用牙科水泥堆积成精巧的头台。经术后一周的恢复，大鼠连接到上述装置上，通过一系列记录软件将不同单位放电依照其锋电位波形的不同加以解析，并分别记录成时间标志（time stamp）信息。这样可以在大鼠清醒地执行感觉或行为操作任务时，同步记录来自多个皮层及皮层下部位的大量神经元的电活动，研究动物行为反应和神经元群对信息编码、处理的关系等。

二、多微电极阵的基本要求和结构

（一）基本要求

多微电极阵的制作过程是比较复杂的。有报道，制作电极的简要程序为：电极表面在真空条件下在电极绝缘玻璃表面镀上一薄层镍，然后再由聚合物绝缘，根据所要电极类型通过光学负成像暴光。接着用酸去除聚合物和暴露的金属面，镍层再反复镀金，电极再曝光，最后电极尖端镀铂黑（阻抗可大大改善）。

在用微电极监视活细胞电特性时，必须考虑所用材料在至少较短时间内生物可容性，使培养基里的细胞在人工物理化学环境中的生活维持能力，以完成细胞外动作电位、细胞阻抗等电学的测量。在细胞培养基中放置微电极，和细胞接触电极阻抗要低，为了提高信号强度和动作电位测量，需要将细胞被动地黏合一起。所以，对电极的主要要求有：①电极是含有铟－锡氧化物，钛氧化物的活动电极导体；②电极电镀层为聚硅氧烷、聚酰亚胺、或硅氧化物等；③电极必须适合于生物体的使用、抗生理盐水环境、经过消毒，并且容易保持在细胞培养条件下多日或数周应用。

（二）基本结构

电极的基本结构（图 13-3-9：A）包括基底层、双电镀绝缘层（必要时）、微电极金属丝、连接金属、钝化的电化学绝缘金属、通过钝化确定电极点的蚀刻过的连接线。图 13-3-9 为一个微电极概念图。

图 13-3-10 是一个标准的 40 根电极的二元陶瓷线路包设计平面图（带有 $1cm^2$ 孔）。

制作电极时，根据跨过多点电极记录到的细胞外峰电位时间一致和波形变化，采用新峰电位聚类法（"unit clustering"）、空间紧靠的多点电极（立体电极，"stereotrodes"，四电极 "tetrodes"），监视同一组神经元，这样可大大改善单位电场/组织损伤比率。立体电极的优点：制作简易、记录尖端阻抗低、机械

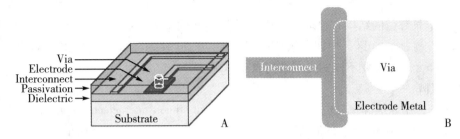

图 13-3-9　电极阵的基本结构图

　　A. 基座结构材料：二氧化硅（绝缘电极和半导体基座连接线）和玻璃。电极阵的电极：
电极金属层（electrode metal），电极通道（Via，确定的主动电极区），交互连接金属线（in-
ternconect），与金属电化学隔离的钝化层（passivation），绝缘层（Dielectric insulation）。

　　B. 一个微电极概念图：互联线（interconnect），孔（Via，插入主动电极的部位），电极
金属层（Electrode metal）。

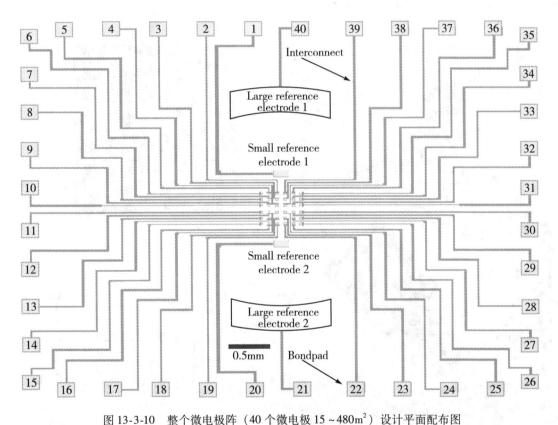

图 13-3-10　整个微电极阵（40 个微电极 $15 \sim 480 \mathrm{m}^2$）设计平面配布图

　　包括参考电极（larger/small reference electrode）、连接线（interconnect）、焊接点等，然后连接多通道放大器/
滤波器，用于监视培养的鸡胚心肌细胞胞外动作电位。

稳定性好。但是，多电极的立体空间受限于机械驱动和组织损伤。每组电极需要各自的驱动和外部放大
器相关的隔离线路，需要众多的连接导线。因此，后面这些因素在自由活动的小动物上使电极的点数受
到很大限制。硅化的电极能消除或减轻多头金属丝电极一些技术上的局限。任何两维结构容易设计并可
适用于脑结构和不同神经元类型。硅化电极可结合依附在芯片上的整合电路，减少交叉干扰和噪声，达
到抗混淆和阻抗转换的目的。

　　在对结果进行分析时，单位聚类三角测量法是基于默认神经元是细胞外记录到的电流主要来源地考
虑，所以，最好是采用三维的监视电极阵将它们分开，为此，所有的记录点应在三维的角度上将其分开。
然而，用硅纤维电极（silicon probes）组成的一维或二维排列，或金属丝四电极（tetrodes）尖端在二维面

上组成典型的菱形分布（错位性记录点）均不能完成该项工作。错位点有垂直和水平方向，类似于四电极。重要的是：中枢海马锥体细胞纵向走形大大扭曲（bias）了细胞外电位的幅度分布，因而，分离单位的效果不仅取决于记录部位的结构，也取决于所记录神经元的细胞结构，及电极尖端是否从底部或顶端树突接近细胞体。在海马 CA3 区，用四电极或一维（4 点）硅纤维电极可获得类似的聚类质量（cluster qualities）。每类神经元可能需要不同的尖端结构以获得理想的单位分离。

（三）多微电极阵

Csicsvari 等报告，用两维硅化微电极阵（micro-machined silicon microelectrode arrays）平行纪录活动大鼠海马和新皮层单位活动和场电位（96 个和 64 个记录点），其组织位移或损伤很小，芯片上的活动线路可消除移动和其他因素造成的伪迹，也大大减轻了头架（headgear）电极系统的重量。记录电极尖端的合理的几何学做工，能完成细胞外电流源密度高解析评估和对所记录神经元的空间定位；这些电极可同时纪录相同神经元的胞体和树突的动作电位。

图 13-3-11 为多微电极阵记录电极，图 13-3-12 为 64 导表浅微电极阵，图 13-3-13 为 64 导多微电极板，微电极阵。

下面就几个具体实验介绍多微电极阵的实际应用。

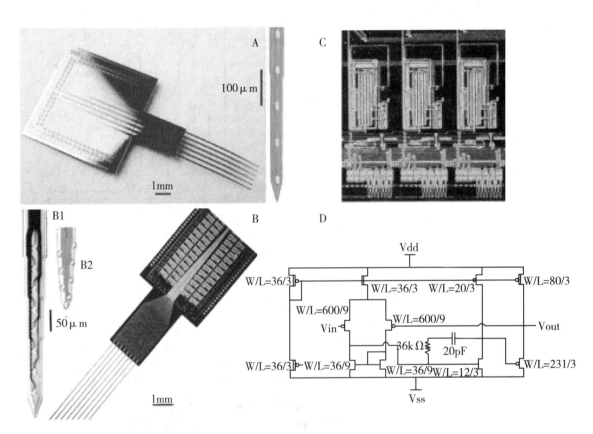

图 13-3-11　多微电极阵纪录电极（multiple-site recording probes）

A：用于记录二维（2D）电场活动的 6 组 96 点被动电极（passive probes，通过放大器，用于减小电极电线移动伪迹）。记录点（每组 16 个，垂直空间 100μm）被放大。B：8 组 64 点主动电极（active probes，记录细胞电活动）。插入的两套电极结构（B1：线状，B2：叉排状）C：闭路依附于芯片的缓冲电路（close-up of on-chip buffering circuitry）和 3 个（3/64）放大器。D：缓冲神经信号功能放大器线路图（circuit schematic of operational amplifier for buffering neural signals）。

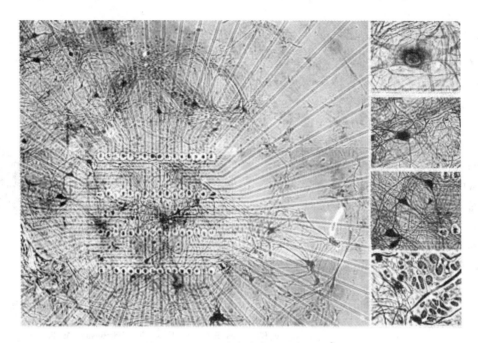

图 13-3-12　64 导表浅微电极阵（1m^2）

用于监视神经网电脉冲信息，并提供直径 2～4m 范围内神经元群活动的情况。该实验平台适用于快速检测复合物，并根据自发活动的类型评价这些药物的生理效应（根据 School of Biomedical Sciences University of Nottingham Medical School）。

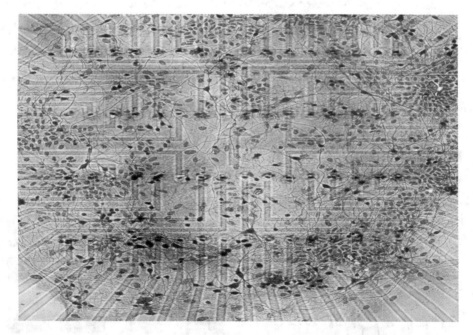

图 13-3-13　64 导多微电极板（multi-microelectrode plates，50mm × 50mm × 1.1mm），微电极阵（×70）

64 个电极纪录矩阵上生长着的鼠科脊髓组织的神经网，电极之间相距 40μm（16electrodes/row），每两排（4rows）电极之间相距 200μm。铟锡氧化物导线宽 10μm。中央（1.2mm^2），设置纪录区（0.6mm×0.6mm）。（Fujipoly，New Jersey，USA）。

三、多微电极阵在体实验

Csicsvari 等报告，急性实验用 300 ~ 500g SD 大鼠，慢性实验用 400 ~ 900g 大鼠，在定位仪上固定，去除一小块（1 × 3mm²）颅骨、硬脑膜，避开血管，在微操纵器控制下，缓慢推进 2-D 微电极阵于记录位置（躯体感觉皮层或下丘脑；AP = − 3.5mm，ML = 2.5mm）和深度。再将蜡和石蜡的混合物封住颅骨腔以减小脑波动，固定微电极腿。将一对不锈钢刺激电极植入穹隆 – 海马联合（AP = − 0.8，L = 0.5，V = − 4.2mm），电刺激投向海马的联合传入纤维，以帮助鉴别记录部位对神经通路刺激的诱发反应。细胞外信号经高通滤波（1Hz）给放大器放大（1000倍），再储存于计算机并分析，结果见图13-3-15。

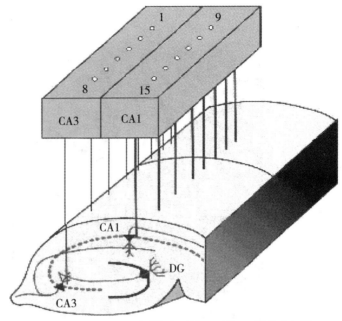

图 13-3-14 用于记录活体海马神经元的 16 导微电极阵
based on configuration devised by Hampson & Deadwyler（1996）（School of Biomedical Sciences，University of Nottingham Medical School）。

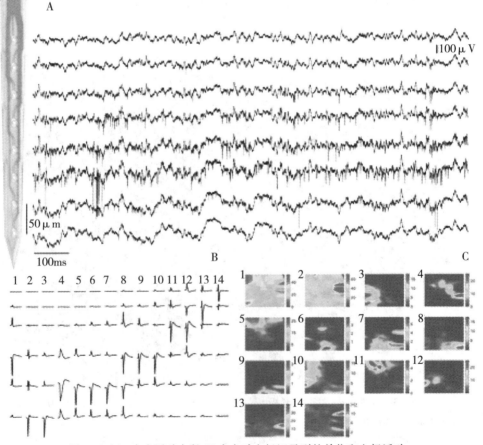

图 13-3-15 自由活动大鼠 64 点主动电极记录到的单位和电场活动

A：海马 CA1 区锥体细胞上单只电极 8 点的记录。B：单位电流源密度（current source density，CSD，在一个方向即深度上计算 1-维 CSD 图作为局部场电位二级空间派生信号。该分析法认为细胞外基质的电流系数是均一的和等方性的，即便不同层的海马细胞有电流系数差，也不足以改变信号的空间分布），方向向下。根据峰电位形状、放电频率、和峰电位放电动力学变化，units 1 and 2 被认定为中间神经元，units 3 ~ 14 为锥体细胞（Csicsvari et al. 1999）。注意其分布的深度。C：B 图上显示的每个峰电位活动空间图（40cm×50cm）。注意其大小类似但锥体细胞部位不同。

实验完成后，将电极浸入去离子的溶液中，已备再次使用。组织学检查表明，电极对脑组织损伤很小，局部出血也很少见，也见不到电极经过的痕迹；因此，该微电极阵在急、慢性实验中都是可行的。

Bartho 等用 64 点两维硅电极阵记录大鼠躯体感觉和前额皮层第五层神经元的电活动。所记录到的约 60,000 细胞对中，0.2% 显示有敏感的短时相互作用。在交叉相关图上，动作电位之后潜伏期（<3ms）短的细胞被假定为兴奋性的锥体细胞（characterized as putative excitatory pyramidal cells）；那些峰电位有明显抑制者，被认为是 GABA 能中间神经元。其中一部分和锥体细胞相互连接。这些被鉴别为兴奋性和抑制性细胞作为模板对所有细胞进行分类。几个测试的参数中，未经过滤的峰电位波宽是鉴别这些神经元类别最稳定的参数。上述高密度平行纪录（parallel recording）神经元活动，确定其自然位置和锥体细胞与中间神经元的方法，为局部神经通路分析提供了必要的工具。

四、多微电极阵离体实验

（一）多微电极阵在急性脑片制备上的应用

根据 Tominaga 等人报告，将成年大鼠（大于 4 周）迅速断头取脑，置于用氧混合气（95% O_2 和 5% CO_2）饱和的 4℃ 人工脑脊液（ACSF，含：NaCl：124 mmol/L，KCl：2.5mmol/L，CaCl$_2$：2mmol/L，MgSO$_4$：1.25mmol/L，NaH$_2$PO$_4$：1.25mmol/L，NaKCO$_3$：26mmol/L，葡萄糖 10mmol/L，pH7.4）中。分离出海马，然后分步切修、黏合、切片机加工等，再将准备好的脑片制备（400μm 厚）用 0.2mmol/L VSD Di-4-ANE-PPS（D-1199，分子探针，Eugene，Ore.，USA），2.7% 乙醇，0.13% Cremophor EL（Sigma），50% 胎牛血清（Sigma）和 50% 人工脑脊液染色 25min。最后将脑片放入通有氧混合气饱和的 ACSF 液记录用实验盒里，开始记录和观察。记录采用不锈钢丝做成的便宜电极阵。有 8 根电极集成，尖端用于记录，另一端与头架放大器单元连接，每个电极脚 70μm，每两个电极间相距 140μm。电极阻抗为 100~250kΩ。将电极阵固定于成年大鼠海马脑片上，记录神经元活动；用一个荧光光学系统同时直接测量细胞膜电位变化产生的神经信号。另外，再用一根玻璃管电极电刺激 CA1 和 CA2 边缘 Schaffer 侧枝传入纤维。多电极阵置于辐射层与 Schaffer 侧枝平行，第 8 根电极用作参考电极。计算 1 维 CSD（根据 Taube' 公式）。结果见图 13-3-16，13-3-17。

本实验证明，与 CSD 分析光学检测膜电位变化比较，表明两种纪录是一致的。电极阵得到的 CSD 更能明确定位膜电位变化相关的膜电流。该电极阵也可纪录和收集组织神经活动综合信息，用较少的实验，特别是那些贵重的动物、基因靶器官处理的动物、基因敲除或训练过的动物，在较短的时间内，获得足够的资料，达到实验的目的。该多电极阵可像单极细胞外电极一样可用于记录急性制备，方便、可靠，电极数量可增加，制作 2-D 电极阵。结果提示，电极的插入不损伤标本的生理功能。

（二）多微电极阵在培养的心肌细胞上的应用

培养的心肌细胞制备：将消过毒的鸡蛋在 100F 条件下孵化 11 天，然后移出鸡胚，分离出心脏放入等张盐水液中以去除动脉和心室中的血液，再将心肌分成小片，装进胰蛋白酶化的烧瓶中，通过胰蛋

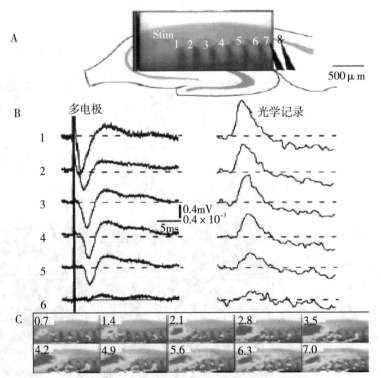

图 13-3-16 单个电刺激海马脑片 Schaffer 侧支通路时，电极阵和光学方法记录到的神经活动图

A：海马脑片制备，高速 CCD 照相机采集的荧光图像显示电极阵定位于 CA1 近-远轴（stim：刺激电极，1~8 头的电极）；B：1~6 号电极记录的场电位（左排）和靠近电极尖端同时记录到的光学信号（右排）；C：光学记录到的连续的神经活动的图像（假彩色，红色代表去极化）。

白酶的分解，变成单个的心肌细胞包括成纤维细胞，离心、分离细胞、黏合、在培养基上培养45min，成纤维细胞很快黏附到基质上。去除培养基，收集心肌细胞，离心、再分离，将心肌细胞悬液置于电极阵芯片表面，密度为1000细胞/mm²，使细胞突出液面贴到底物上，然后1~2天后，就可观察细胞的自发活动。

根据 Borkholder 的报告，在微电极阵上鸡胚心肌细胞（2层）培养好以后，就可在电镀完成3~4天后测量自发搏动的心肌细胞动作电位（AP）。图13-3-18即为在微电极阵上培养的细胞图像（a）和典型的动作电位纪录（b）。

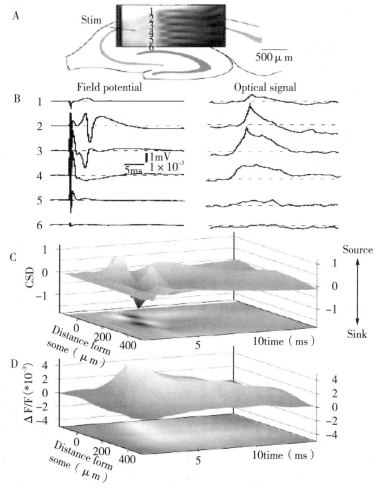

图 13-3-17 大鼠海马脑片诱发的神经活动

A：海马脑片示意图和 CCD 照相机采集的图，展示电极阵记录 CA1 锥体细胞长轴的活动。B：Schaffer 侧枝刺激后同时记录到的场电位和相应的光学信号；C：1D 的 CSD 的 3D 图像；D：电极阵旁记录到的与记录场垂直轴的膜电位变化光学 3D 图像。

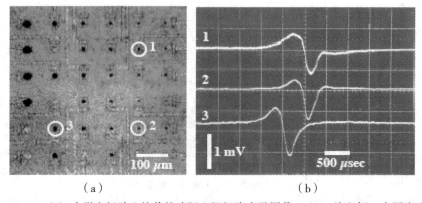

（a）　　　　　　　　　　（b）

图 13-3-18 （a）在微电极阵上培养的鸡胚心肌细胞光学图像，（b）从左侧3个圆点上记录到的细胞外自发动作电位（AP）；右图可见到 AP 峰值有延迟（受限于通过2维的细胞层传导速度：0.95m/s，接近于人心房和心室的传导速度1m/s）。

　　下图（图 13-3-19）显示细胞跨膜电位变化相关与离子流的关系：在第二个派生信号（常见）的整个部分，钠离子流的幅度大于钾或钙。因此，任何影响 Na^+ 电导或膜通道门开放的药物或毒素对所记录的 AP 均有明显影响。Ca^{2+} 或 K^+ 电导的变化是继发性变化。影响其他膜通道的复合物，也可明显影响培养细胞的自然搏动频率。

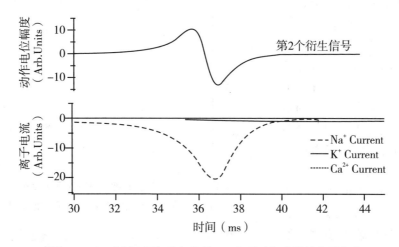

图 13-3-19　鸡胚心肌细胞细胞外 AP 和通过细胞膜的离子电流

AP 期间主要是 Na^+ 内流，所以对 Na^+ 通道调节的反应可能大于对 Ca^{2+} 和 K^+ 通道调节的反应。

　　肾上腺释放肾上腺素作用于 α 和 β 受体，增强 Ca^{2+} 通道功能，使通道开放的数量增加和时间延长，从而，使 AP 的幅度快速上升和持续时间增加，搏动频率降低。与之相反，抗心律失常药维拉帕米（verapamil）可阻断 Ca^{2+} 通道，减低 AP 的幅度，缩短平台期，使心肌细胞搏动加快。而给予电刺激脉冲时，继发信号 Ca^{2+} 电导变化较小，AP 变化也不一样（图 13-3-20）。给予钠通道阻断剂河豚毒素（tetrodotoxin，TTX，100nmol/L，大于所需 AP 变化的 100 倍），影响 AP 的上升支，使心肌细胞搏动频率大大减慢，AP 幅度降低，最后电活动停止（图 13-3-21）。

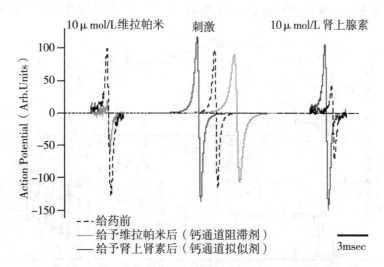

图 13-3-20　鸡胚心肌细胞动作电位（AP）对施加 10μmol/L 肾上腺素（epinephrine）和 10μmol/L 维拉帕米（verapamil）的反应，后者可对 Ca^{2+} 和 K^+ 通道阻滞 50％，而肾上腺素可使通道电导增加 10 倍；两者膜通道的改变均可阻止 AP 发放，注意：AP 波形的改变均可容易观察到，同时的反应变化较小。

根据 Hodgkin and Huxley（1952）公式：总的跨膜离子电流量（I_{ionic}）= $\bar{i}_K n^4 + \bar{i}_{Na} m^3 h + \bar{i}_{Ca} df + \bar{i}_1$；式中 $\bar{i}_K n^4$、$\bar{i}_{Na} m^3 h$、$\bar{i}_{Ca} df$、$\bar{i}_1$ 分别与 K^+，Na^+，Ca^{2+} 和漏电流有关的最大离子电流；n，m，h，d 和 f 为门控变量。每个离子都有通道激活和灭活时间常数，该常数依赖于温度和跨膜电压。这些时间常数在特殊的稳态情况下赋予通道开、关时特殊的谱特性；通过检查存在于离子电流中的谱噪声，有可能推算出在电压钳制下的与噪声有关的离子通道类型。跨膜电压产生的动作电位呈动态性变化，每个离子通道门变量由于其电压依赖性也在变化。根据 Hodgkin 和 Huxley 理论，因此，使得明确的谱特性难于预测；然

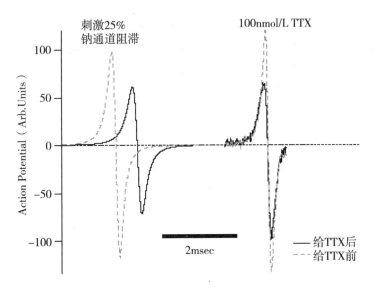

图 13-3-21　鸡胚心肌细胞 AP 对河豚毒素（tetrodotoxin，TTX，100nmol/L）的反应。Na^+ 通道电导可同时被抑制 25%。

而，这并不能排除由于特异类型的离子通道而存在独特的功率谱的作用。给药物阻滞相应离子通道前后，通过计算所测得的动作电位的功率谱密度（power spectral density，PSD），一个功率谱信号变得明显。如果不同的信号见于不同的离子通道，那么，有可能用分析 PSD 对药物作用的离子通道进行分类，继而对未知药物或毒物进行大致的分类。由此，分析在加入药物后、前的心肌细胞 AP 频率与 PSD 的比率，观察药物对不同类型的离子通道的作用。计算 PSD：将 Hanning 窗用于单个 AP，然后进行快速的傅立叶转换（FFT）；配合复合波形乘于复合波变化再除以 FFT 的频率范围，可估计某个 AP 波形的 PSD。每次给离子通道药前后计算 20 个 AP 的平均值，再计算出 PSD 比率；根据取样率（本实验用 40Hz）和总的采样数（本实验为 400）计算每个 PSD 相应的频率。

下图（图 13-3-22）是从同一芯片上单个细胞群上给予三种药物后的 PSD。请注意：由于整个心脏分开进行培养，有心房肌细胞，也有心室肌细胞，对药物的反应也会不同，所以细胞群的特点也是非常不同的。相同和不同的细胞群都可用于实验，根据 PSD，鉴别分析未知药物或毒物的大致类型。心肌细胞

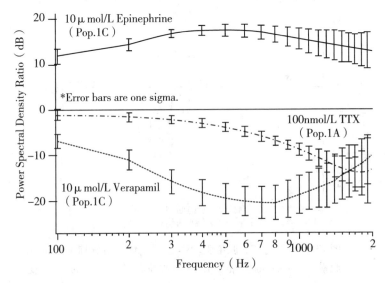

图 13-3-22　3 个实验（3 条曲线）中 3 个细胞群 AP 功率谱密度比（power spectral Density Ration，PSD）的比较。

从同一个芯片上获取的对肾上腺素（Epinephrine）和维拉帕米（Verapamil）的反应，拮抗剂和拟似剂两者 PSD 反应曲线呈镜像改变，给 100nmol/L 的河豚毒素（TTX）后 AP 的 PSD 显著减小。Pop. 1C，细胞群 1C。

AP 的幅度和自发搏动频率也可提供药物鉴别的线索。该 AP 测量和 PSD 分析结合起来可显著扩大细胞传感器在检测毒素和发现新药物中的使用价值。

七、方法评价

多微电极阵的出现是目前医学工程技术的一项具有创新性的新发明，是一种新型的生物传感器（biosensor）。这些电极的制作和相应的多通道放大器的应用，突破了传统电生理学方法只能记录单个或少数神经元活动的局限，在活体和脑片上可同时观察多个脑区多个细胞群的功能活动和综合反应，提供快速的功能分类和复合物检测，评价一些药物的生理效应。该技术为研究神经元群活动的相互关系，分析局部神经通路、研究随机自组织网络（random self-organising networks）提供了必要的工具；还可以探讨神经元群对事件进行编码、处理、学习、信息获取等过程。但是，多微电极阵在制作工艺上比较复杂，成本较高，推广应用较为困难，因而，限制了它的使用价值。此外，在活体实验时，由于微电极的尖端较短，还只能记录皮层、海马等边缘系统、小脑等较浅部位组织的神经元的活动。

（刘俊岭　李国彰）

参 考 文 献

1. 刘俊岭，曹庆淑，罗明富. 电针心包经经穴改善急性心肌缺血机理的研究. 针刺研究，1999，24（4）：282

2. Franz MR. Long-term recording of monophasic action potentials from human endocardium. Am J Cardiol, 1983, 51：1629 – 1634

3. Franz MR. Method and theory of monophasic action potential recording. Prog Cardiovasc Dis, 1991, 33 (6)：347 – 368

4. Franz MR, Flaherty JT, Platia EV, et al. Localization of regional myocardial ischemia by recording of monophasic action potentials. Circulation, 1984, 69 (3)：593 – 604

5. Franz MT, Schottler M, Schaefer J, et al. Simultaneous recording of monophasic action potentials and contractile force from the human heart. Klin Wochenschr, 1980, 58：1357 – 1359

6. 魏毅，曹庆淑，庄鼎，等. 介绍一种记录家兔在体心脏单相动作电位的新方法——心外膜接触电极记录法. 基础医学与临床，1986，6（5）：65 – 66

7. Sahakian AV, Peterson MS, Shkurovich S, et al. A simultaneous multichannel monophasic action potential electrode array for in vivo epicardial repolarization mapping. IEEE Trans Biomed Eng, 2001, 48 (3)：345 – 353

8. Weyermann A, Vollert H, Busch AE, et al. Inhibitors of ATP-sensitive potassium channels in guinea pig isolated ischemic hearts. Naunyn Schmiedebergs Arch Pharmacol, 2004, 369 (4)：374 – 381

9. 杨云，霍志成，彭健，等. 氯沙坦对犬缺血再灌注心肌损伤的保护作用. 第一军医大学学报，2005，25（5）：580 – 581

10. Lab MJ. Monophasic action potentials and the detection and significance of mechanoelectric feedback in vivo. Prog Cardiovasc Dis, 1991, 34 (1)：29 – 35

11. Levine JH, Spear JF, Guarnieri T, et al. Cesium chloride-induced long QT syndrome: demonstration of after depolarizations and triggered activity in vivo. Circulation, 1985, 72：1092 – 1103

12. Merkely B, Vago H, Kiss O, et al. Expressed monophasic action potential alternans before the onset of ventricular arrhythmias induced by intracoronary bolus administration of endothelin-1 in dogs. Clin Sci, 2002, (Sppl, 48)：22225

13. 石毓澎，陈新，周金台主编. 心脏电生理学进展. 北京：科学出版社，1994，123 – 133

14. Zipes DP and Jalife J. Cardiac Electrophysiolgy: from cell to bedside. Philadelphia: VB Saunders Comp, USA, 1990, 571 – 579

15. 李岚，马红梅，方文莉. 年龄对大鼠左室心肌单相动作电位的影响. 中国老年学杂志，2005，25（6）：682 – 684

16. Garnier-Raveaud S, Faury G, Mazenot C, et al. Highly protective effects of chronic oral administration of nicorandil on the heart of ageing rats. Clin Exp Pharmacol Physiol. 2002, 29 (5-6)：441 – 448

17. Mohabir R, Franz MR, Clusin WT. In vivo electrophysiological detection of myocardial ischemia through monophasic action potential recording. Prog Cardiovasc Dis, 1991, 34 (1)：15 – 28

18. O'Donoghue S and Platia EV. Monophasic action potential recordings: Evaluation of antiarrhythmic drugs. Prog Cardiovasc Dis, 1991, 34 (1)：1 – 14

19. Overton PG, Tong ZY, Clark D. A pharmacological analysis of the burst events induced in midbrain dopaminergic neurons by electrical stimulation of the prefrontal cortex in the rat. J Neural Transmis, 1996, 103：523 – 540

20. Paré D and Gaudreau H. Projection cells and interneurons of the lateral and basolateral amygdala：distinct firing patterns and differential relation to the theta and delta rhythms in conscious cats. J Neursci, 1996, 16（10）：3334 - 3350

21. Albevt G. Iontophretic injection techniques. In：Method in Physiological Psychology. Vol I. Bioelectric recording techniques. 1973, 24 - 38

22. Krujevic K. Microiontophoresis. In Method of Neurochemistry. Vol I, 1971, 129 - 172

23. Curtis DR. Microiontophoresis. In Physical Techniques in Biological Research. Vol V. Electrophysiological Methods. 1964, 144 - 190

24. Millar J. Extracellular single and multiple unit recording with microelectrodes. In Stamford JA, ed. Monitoring neutron activity. A practical approach. Oxford：IRL Press, 1992, 1 - 27

25. Kudera M, Hill HAO, Dobson PJ, et al. Electrochemical characterization and application of multimicroelectrode array devices to biological electrochemistry. Sensors, 2001, 1：18 - 28

26. Prasade S, Zhang X, Yang M, et al. Separation of individual neurons using dielectrophoretic alternative current fields. J Neurosci Methods, 2004：79 - 88

27. Bartho P, Hirase H, Monconduit L, et al. Characterization of neocortical principal cells and interneurons by network interactions and extracellular features. J Neurophysiol, 2004, 92：600 - 608

28. Tominaga T, Tominaga Y, Ichikawa M. Simultaneous multi-site recordings of neural activity with an inline multi-electrode array and optical measurement in rat hippocampal slices. Pflügers Arch Eur J Physiol, 2001, 443：317 - 322

29. Taube JS, Schwartzkroin PA. Mechanisms of long-term potentiation：a current-source density analysis. J Neurosci, 1988, 8：1645 - 1655

30. Csacavari J, Henze DA, Jamieson, et al. Massively parallel recording of unit and local field potentials with silicon-based electrodes. J Neurophysiol, 2003, 90：1314 - 1323

31. Borkholder DA, Kovacs GTA, Stenger DA, et al. Cell based biosensors using microelectrodes. 1998,（dissertation for the degree of doctor of philosophy）

32. Pancrazio JJ, Whelan JP, Borkholder DA, et al. Development and Application of Cell-Based Biosensors. Annals of Biomedical Engineering, 1999, 27（6）：697 - 711

33. Heuschkel MO, Fejtl M, Raggenbass M, et al. A three-dimensional multi-electrode array for multi-site stimulation and recording in acute brain slices. J Neurosci Methods, 2002, 114（2）：135 - 148

第四章 电压钳制技术

电压钳制技术（简称电压钳，voltage clamp）是 Cole 和 Marmont 于 1949 年发明，之后由 Hodgkin 等予以完善而形成的一种电生理技术，成功应用于枪乌贼巨大神经轴突研究，获得了神经纤维兴奋时离子电流的活动情况，从而对动作电位形成的离子机制提供了理论依据。

第一节 电压钳的基本原理

生物细胞膜是疏水性的双层脂质膜（图 13-4-1），不具有导电性，细胞膜上存在多种通道蛋白组成的离子通道，使得带电荷的离子能进行跨膜转运，使膜两侧离子不平衡分布，细胞膜内外存在电位差，在静息状态即为静息电位。在离子通道动态研究中，离子流会影响膜电位，而膜电位的变化又会反过来影响该离子的通透性的变化，这种情况会不断地进行下去。因而，如能人为地使膜电位在一定时间内维持在一个固定水平，即可打破这个循环。电压钳记录系统就是为此目的而设的能使细胞膜电位固定于某个特定的数值下，测定流过细胞膜的电流的电子学装置。其实质是通过负反馈微电流放大器在兴奋性细胞膜上外加电流，保持细胞跨膜膜电位不变，以观察在不同膜电位条件下膜电流的活动。膜电流的改变反映了膜电阻与膜电容的变化，因此电压钳可用来研究整个细胞膜或一大片细胞膜上所有的离子通道的活动。它可以用于研究药物对某种离子通透性的电压依赖性和时程的影响。该方法是通过插入细胞内的一根微电极向胞内补充电流，补充的电流量正好等于跨膜流出（或流入）的反向离子流，这样即使通透性发生改变时，膜电位也可固定在某一数值不变，流过离子通道的离子流与经微电极施加的电流大小相等，方向相反。只要测定出施加电流的量就可求得细胞兴奋时通过离子通道的离子电流。我们知道，膜的通透性在细胞的兴奋过程中改变是非常迅速的，用频率响应较高的电子线路就可以随着膜电位的变化，连续、快速和自动地调整注入电流，达到保持膜电位恒定的目的。

电压钳制技术的原理是当两个输入端有电位差存在时就有电流输出，没有电位差时输出电流就停止，通过不断地把由记录微电极引导的瞬时跨膜电位（Em）和实验者预先选定的指令保持电压（Ec）进行比较，将其差值反馈入高分辨率的辨差放大器，此放大器的输出与刺激用微电极相连，就可以非常灵敏和准确的注入或释放电流（图13-4-2）。因此 Em 和 Ec 的任何差别输送给辨差放大器都会引起一个电压输出，将极性相反的电流注入细胞，以减少 Em 和 Ec 的差别，使膜电位钳制在 Ec 水平，因此只有当 Em = Ec 时，放大器才没有电压输出。

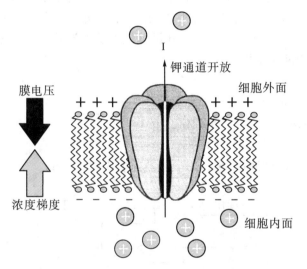

图 13-4-1　生物细胞膜离子通道示意图

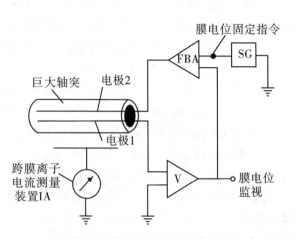

图 13-4-2　经典电压钳制实验示意图

向细胞内注入电流可通过记录电极进行，也可通过另一个微电极进行，即所谓单电极电压钳和双电极电压钳方法。单电极电压钳对细胞的损害较小，但仪器结构较为复杂。它需要一个特殊的电路使电极在电压测定和电流注入之间迅速转换。

在有选择性地观察药物对某一种跨膜离子流的影响时，应选择一定的保持电压（holding potential，又称保持电位），以使其他的跨膜离子流过的离子通道失活，即把欲研究的离子流从其他众多的离子流中分离出来。这经常需要同时配合应用一定的离子通道阻断剂。

电压钳制技术分为蔗糖间隙法与双微电极法及后来发展的单微电极法，目前较为经典的方法为双微电极电压钳，下面将进行详述。

第二节　蔗糖间隙法电压钳技术

蔗糖间隙法电压钳技术可分为单蔗糖间隙电压钳技术和双蔗糖间隙电压钳技术。

一、单蔗糖间隙电压钳技术

（一）基本原理

是利用高纯度蔗糖液使一段心肌细胞外相形成高阻抗环境，并用宽大细胞外电极对该心肌一端施加反馈电流。该电流于心肌的电流，经细胞内相流至另一端，并且用玻璃微电极记录该端细胞内电位，从而形成钳制环路系统。

（二）实验步骤

1. 蔗糖间隙浴槽的制备 通常使用的蔗糖间隙浴槽是用乳胶膜以凡士林或硅油粘在 1.5 ~ 2mm 厚的带有圆孔的有机玻璃片两侧，并绷紧，而形成蔗糖池。用烧热钢针，将两片乳胶膜各烧灼一小孔，直径为 0.3 ~ 0.5mm，如用乳头状肌作标本，左侧膜孔应大于右侧。膜孔中穿一根极细尼龙线，以便牵引标本用。带有 U 形凹陷灌流池的两块有机玻璃，置于蔗糖池两侧，两个灌流池的开口皆朝向蔗糖池。以上三者用一大螺丝旋紧在一起形成灌流池。分别称为高钾台氏液进，蔗糖池和正常台氏液池。三个池的总容量为 1 ~ 2ml。

2. 电极制备 跨膜电位记录玻璃微电极为常规的玻璃微电极，尖端直径 < 0.5μm，充以 3mol/L 的 KCl，电极阻值 10 ~ 30MΩ，用以引导跨膜电位。电位电极为 Ag-AgCl 电极或琼脂盐桥电极，用以提供反馈电流，钳制标本。浮置接地电极为 Ag-AgCl 电极或琼脂盐桥电极，用以引导跨膜电流，同时用于浮置接地。间隙电位记录电极为 Ag-AgCl 电极或琼脂盐桥电极，用以监测跨蔗糖间隙电位。

3. 标本的制备 可用来进行单蔗糖间隙电压钳实验的材料有哺乳动物心室浦肯野纤维，心室肌小梁，心室乳头状肌和心房小梁，现以豚鼠心室乳头状肌为例说明其制备方法。

将豚鼠击昏开胸迅速剪取心脏，于右心室上方近中膈处剪开右心室，暴露乳头状肌。选取根部直径在 1mm 以下，尖端直径在 0.5mm 以下，长度 4 ~ 6mm，无分枝的细小乳头状肌作为钳制标本。乳头状肌尖端键索处和根部分别用细尼龙线结扎，分别于结扎线远端将标本剪下，并尽可能保留尖端部分瓣膜组织，以备固定标本用。取下的标本置于新鲜充氧的台氏液中备用。

4. 灌流液的组成 3 种灌流液组成如下（mol/L）：

（1）正常台氏液：NaCl 142；KCl 2.7；$CaCl_2$ 1.8；$MgCl_2$ 1.0；Tris 0.1；Glucose 5。

（2）等张蔗糖液：$CaCl_2$ 5×10^{-5}；Tris 0.1；Glucose 5；蔗糖 275；$MnCl_2$ 0.1。

（3）高钾台氏液：KCl 144.7；$CaCl_2$ 1.8；$MgCl_2$ 1.0；Tris 10；Glucose 5。

以上三种溶液均用盐酸将 pH 值调至 7.4。灌流液的温度调在 35 ± 1℃。灌流速度 3 ~ 5ml/min。

5. 电压钳制系统 如图 13-4-3 所示，高钾台氏液池中置入两个 Ag-AgCl 电极（或琼脂盐桥电极），其中一个为电流电极，提供反馈电流，钳制标本；另一个为间隙电位记录电极，用来监测跨蔗糖间隙电位（Vg），并通过探头与微电极放大器相连。正常台氏液池中也有两个电极，一个为插入细胞中的记录跨膜电位的玻璃微电极，通过探头与另一微电极放大器相连，记录跨膜电位（Vm），另一个为 Ag-AgCl 电极，用于引导跨膜电流（Im），称为浮

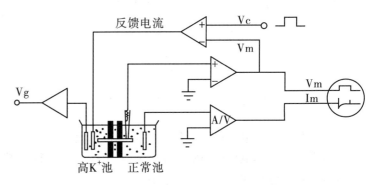

图 13-4-3 单蔗糖间隙法电压钳系统原理图

置接地电极。Vm 经微电极放大器放大后，一路送至电压钳制放大器 Vm 输入端，另一路送至双线记忆示波器 A 道。电子刺激器提供的方波脉冲，经步脉冲发生器，送至电压钳制放大器指令电压输入端，与 Vm 比较后，由钳制输出端输出钳制方波，经浮置接地电极到达心肌细胞，构成负反馈电路，实现对心肌细胞的电压钳制。正常台氏液池中的浮置接地电极将接受的 Im 经电压钳制放大器中的电流/电压转换器，送至双线记忆示波器 B 道。这样，在示波器荧光屏上显示两条轨迹，上面一条为 Vm，下面一条为 Im。用电子刺激器的另一路输出经刺激隔离器输至电压钳制放大器的刺激输入端，由电流电极送至标本。当钳制电路不工作时，接通该刺激电路，可观察细胞的动作电位。

6. 实验步骤 在进行电压钳制前，三池均用正常台氏液灌流。将标本置于高钾台氏液池中，标本尖端尼龙线与露于高钾台氏液池中的尼龙线端相接，然后轻轻牵拉突入正常台氏液池中的尼龙线，使标本穿过高钾台氏液池、蔗糖池，进入正常台氏液池中。突入正常台氏液池的标本部分直径约 0.3mm，长度 0.5mm。用一两个微小不锈钢针穿透标本附带的瓣膜组织，将标本固定在正常台氏液池底部的软硅胶片上。接通刺激电路，用波宽 1ms，1Hz 和 150% 阈强度的连续方波脉冲刺激标本。在双目解剖显微镜下，可见到标本随刺激频率而有规律地收缩，经 1 ~ 1.5h，待标本愈合稳定后，用高钾台氏液、等张蔗糖液和

正常台氏液分别灌流三个池，同时监测跨蔗糖间隙电位，当此电位达最大值（一般为 -80mV），并趋于稳定时，启动微电极推进器，将跨膜电位记录用玻璃微电极插入突入正常台氏液池中的乳头状肌细胞内，记录稳定状态下的静息电位和动作电位。随之按照钳制方案，开始电压钳制实验。

7. 电压钳制效果的检查　电压钳制之前，首先引导跨膜动作电位，如其稳定且正常之后，即可检查钳制效果。开启钳制放大器，选定控制电位，把跨膜电位钳制在控制电位水平，待电流稳定后，即从控制电位，钳制到不同水平的指令电位，检查钳制效果。如选定控制电位为 -80mV，方波步阶电压为 20mV，钳制时间为 500ms，指令电位为 -60mV。每隔一定时间，如 1min 做一次电压钳制实验。每当从控制电位采用去极化步骤时，在膜电容外向电流峰之后，接着出现一个较大快速内向电流（Na^+）电流，然后转向外向电流，经 500ms 左右可以稳定在一定水平，如此多次重复实验，电流峰值及波形皆一致且正常，说明钳制效果符合要求。

（三）注意事项

1. 标本制备和固定过程中，动作要轻柔，切勿过度牵拉和损伤标本。

2. 三池交界处的有机玻璃面必须平滑，以免相接在一起，液体沿交界缝隙渗漏，造成短路（反馈电流很小或完全不经过标本）。

3. 突入正常台氏液的标本切勿太长，以免加剧标本中电缆特性对钳制效果的影响。

4. 尽可能靠近正常台氏液池插入膜电位记录用玻璃微电极，并插入表面几层细胞内，以促进空间钳制均一性和减小缝隙电阻的影响。尽可能选用小的标本也可达到上述目的。

5. 一旦跨蔗糖隙电位明显下降，或与跨膜电位差值大于 10% 以上；应终止实验。此时，有可能三池中的溶液相互渗透，使原有的跨蔗糖间隙电位降低，此状态下电压钳制很难成功。因此，电压钳制实验通常控制在 1~1.5h 内，以防止上述情况的发生。

6. 切勿频繁钳制标本，以免造成标本电损伤，出现波形畸变，波形一旦变形要终止钳制实验。

7. 实验开始和结束时，均应监测串联电阻的值，以便正确估计它对实验结果的影响程度。其检测方法可用 Vm 的变化值与膜电容电流的比值求得。

二、双蔗糖间隙法电压钳技术

双蔗糖间隙法电压钳技术的基本原理与单蔗糖间隙法电压钳技术相似。不同点在于本方法增加了一个蔗糖间隙池，并以该池间隙电位作为 Vm，故可省去引导跨膜电位的玻璃微电极。心室浦肯野纤维和心室肌条均可使用。由于摆脱了玻璃微电极，增加了实验系统的稳定性，引导过程也不至受标本活动的影响，尤其适用于刺激频率增高或药物有正性肌力作用的情况。本法的局限性是 Vm 有超极化现象，台氏液池太宽空间钳制不均一，太窄易出现交界面液体互渗，本法不适予 Na^+ 的测定。

第三节　双微电极电压钳技术

双微电极电压钳技术（two-microelectrode voltage clamp，TEV）（13-4-4）是用一个尖端小于 0.5μm 的玻璃微电极（电位电极）插入细胞内，以监测跨膜电位（V_1），用另一个细胞内玻璃微电极（电流电极）向细胞内注入电流（I_2）使膜电位得以钳制（V_2）。

这种技术的难点是在一个细胞上同时插入两根微电极，即记录电极和钳制电极均用于同一细胞，这对于体积较小的神经元来说是个非常大的损害，这也因此多用于巨大神经轴突的研究，使其应用受到一定的限制。在普通心肌细胞上做到这一点也非常难。而心肌浦肯野纤维是一完整的组织条，细胞之间具有低阻区，可用于电压钳的研究；非洲爪蟾（xenopus laevis）卵母细胞（oocyte）体积大，能有效和精确地翻译外

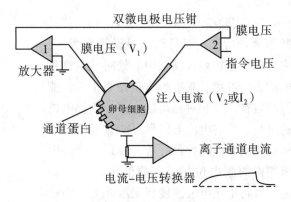

图 13-4-4　双微电极电压钳系统原理图

源 mRNA，可将离子通道或受体单独表达在非洲爪蟾卵母细胞上，从而使双微电极电压钳技术得到了广泛的应用，成为目前电生理研究的常用方法之一。

一、心肌浦肯野纤维双微电极电压钳的实验方法

用电压钳制技术研究心肌细胞离子通道的最适合标本为浦肯野纤维，因浦肯野纤维是束条状细胞柱，细胞电学关系良好，可以粗略地看作是一个长柱形细胞，如用人工方法（结扎、刀切、压断等）将浦肯野纤维制备成 1 ~ 2mm 长的短小节段，纤维束处理后，经一段时间逐渐愈合，断端成电学封闭状态，阻抗极高，成为功能上互不相连的短小节段，如同一个细胞，可以用双微电极同时插入这个节段，进行电压钳制实验。

（一）实验步骤

1. 实验设备　电压钳放大器（OC-725C，美国 Warner 公司）；记录系统（pClamp 美国 Axon 公司）；微电极拉制仪（P-97 美国 SUTTER 公司）；微操纵器（World Precision Instruments 美国）；微注射装置（美国 WPI 公司）；冷光源；电屏蔽箱；体视显微镜；真空泵；浴槽；灌流装置。

2. 标本制备　常用绵羊、小牛、犬等的心室浦肯野纤维制备实验标本，也可用猫、兔的浦肯野纤维。短段浦肯野纤维可用多种方法获得，一般常用合金丝压断法。方法是选取右心室近末端最细的浦肯野纤维（外径一般不超过 0.5mm），剪成 3 ~ 5mm 长的短段。在显微镜下选择仅含一条细胞柱的纤维，放在标本灌流槽内的栅架下。用力压下栅架后固定牢固，使浦肯野纤维被栅架的细不锈钢丝压断，压断处的电阻很高可以起到与相邻短段电绝缘。这样就作成了长度为 1mm 的短段浦肯野纤维。上述操作均在新鲜配制的并已充以 95% O_2 和 5% CO_2 的台氏液中进行。标本做好后，也要用台氏液灌流平衡 1h 以上，其目的在于使浦肯野纤维从机械创伤下得到恢复。灌流液的温度一般为 35 ± 1℃。

3. 电极制备

（1）参考电极　要求电阻低并且阻值稳定，可用一端拉细的细玻管（直径约 2 ~ 3mm）内充以 2% 的琼脂并充分浸过无糖台氏液，内插一 Ag-AgCl 电极的盐桥，也可直接用铂金合金丝作为参考电极。

（2）电位电极　采用常规的玻璃微电极即可，充灌 3mol/L 的氯化钾溶液，电极阻值不小于 15MΩ，用于引导跨膜电位。

（3）电流电极　采用斜面玻璃微电极。这样的微电极电阻值较低，利于导入电流，但其尖端不能过于粗大，以免过多地损伤心肌细胞。可以将拉制好的微电极以 60° ~ 70° 的角度将其尖端在平面细砂轮上磨出（砂轮颗粒为 0.3μm）斜面。然后，电极内充灌 2mol/L 的柠檬酸钾和 1mol/L 的氯化钾溶液。电极的阻值在 1 ~ 2MΩ 为好。

4. 电压钳制系统　浦肯野纤维内插入电位微电极和电流微电极，电位电极引导的膜电位经微电极放大器放大后，一路送入双线记忆示波器，另一路送至电压钳制放大器，经与指令电压比较后，由电压钳制放大器输出的反馈电流经电流电极对标本进行钳制。另外，浸于灌流槽中还有两个电极，一为记录跨膜电位有关的参考电极，另一为浮置接地电极，用于引导跨膜电流及浮置接地，将跨膜电流送至电压钳制放大器的电流/电压转换器，将膜电流转换为电压形式显示在记忆示波器的另一路上（图 13-4-5）。

5. 实验步骤　标本灌流 1 ~ 5h，待其断端愈合后，在双目解剖显微镜直视下，先将电位电极刺入栅架中心处略呈微红色的浦肯野纤维，观察膜电位是否正常，能否稳定在一个相对稳定的水平，待膜电位稳定后，再将电流电极尽可能靠近电位电极刺入同一段浦肯野纤维。如果两个微电极测得的膜电位相等，数值正常而且稳定，可将电流电极连接到刺激器上，用略高于阈强度的连续脉冲（频率 30 ~ 在体

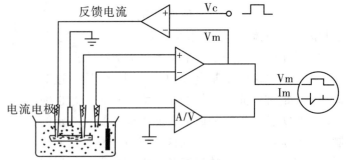

图 13-4-5　心肌细胞双微电极电压钳系统原理图

视显微镜下用游丝镊撕破包裹在卵母细胞外的膜性结构从卵叶分离出单个带有滤泡膜的卵母细胞，60 次/分）刺激标本，观察经电位电极引导的动作电位。动作电位也可以同时由记录系统连续记录，以便观察动作电位是否稳定。这样观察半小时，如果刺激伪迹的幅度、最大舒张电位和动作电位的幅度都稳定，则可将电流电极连接到电压钳放火器的电流输出端备用。

6. 电压钳制效果的检查　双微电极电压钳法电压钳制效果的检查步骤与单蔗糖间隙法的检查方法相同。

（二）注意事项

1. 心肌浦肯野纤维虽然可看作是一个细胞，但由于微电极提供的是点状电源，电极尖端和远处的跨膜电流密度不同。为了减少注入电流的不均匀性，保证钳制的效果，浦肯野纤维的长度要越短越好，最好不超过 1mm。

2. 本法的制备过程对标本有一定的损害，因而有可能使细胞内 Na^+ 浓度升高，经 Na^+-Ca^{2+} 交换，会影响到细胞内的 Ca^{2+} 水平。

3. 尽可能选用细小的浦肯野纤维标本，以有利于空间钳制。

4. 因为电流电极与电位电极非常靠近，两电极间可能产生电容效应，影响记录的波形，这可通过在两电极间插入一接地的金属片加以消除。

5. 此实验中电流电极的阻值对于电流注入至关重要，最好用薄壁毛坯管（1.2mm 外径，0.2mm 壁厚）拉制微电极。

二、非洲爪蟾卵母细胞双电极电压钳技术

非洲爪蟾是一种源于南部非洲的两栖动物，主要用于发育生物学的研究，非洲爪蟾卵母细胞是分子生物学的重要表达系统，将外源性 DNA、mRNA 或 cRNA 注入卵母细胞或发育中的胚胎，就可以让操控的 DNA 或 mRNA 进行表达，采用双电极电压钳可以直观的检测所表达的通道蛋白和受体的结构和功能的关系（图 13-4-6）。

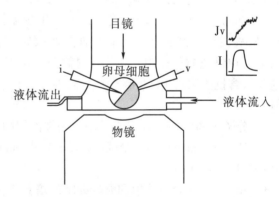

图 13-4-6　非洲爪蟾卵母细胞双微电极电压钳实验系统示意图

随着分子生物学的发展，不同种类、不同功能的蛋白质均可以在其中表达，在来源上分为动物蛋白质和植物蛋白质；从功能上分为离子通道，泵，受体，酶等；从亚细胞定位上分为膜蛋白，胞浆蛋白质，核蛋白质。用于表达的载体可以是从细胞或组织中提取的，体外转录合成的，基因组和载有目的基因的质粒。表达成功后就可以应用双电极电压钳直观的检测所表达的通道蛋白和受体的结构和功能的关系。

（一）实验步骤

1. 卵母细胞标本的制备

（1）细胞分离和培养用液

Barth 液（mmol/L）：NaCl 88，KCl 1，$CaCl_2$ 0.4，$MgSO_4$ 1，$Ca(NO_3)_2$ 0.33，$NaHCO_3$ 2.4，HEPES 10，pH 7.4。

ND-96（mmol/L）：NaCl 96，KCl 2.0；$MgCl_2$ 1.0，$CaCl_2$ 1.8，HEPES 5.0，pH 7.4。

无钙 ND96：去除 ND96 中的 $CaCl_2$。

孵育液：在 Barth's 液或 ND96 中加入 10^5U/L 青霉素和 500mg/L 链霉素。

（2）获取卵母细胞的方法　实验动物选用体重为 100~200g 的成熟雌性非洲爪蟾，选取 6 周内未取过卵母细胞的爪蟾，在生命周期中每个可循环取卵 5~8 次。碎冰中低温麻醉 30 分钟后，待其四肢活动丧失后，仰卧于冰盘上，腹部分层切开 1~2cm 的小口，用镊子轻轻拉出子宫瓣，剪下 1~3 个卵叶，将取下

的卵叶置入盛有 Barth 液的培养皿中。将子宫轻轻的放回腹部，分层缝合体壁肌肉及皮肤，将爪蟾放入干容器中，待其苏醒后放回池中。卵母细胞的发育成熟状况分期见表 13-4-1。

表 13-4-1　卵母细胞的发育成熟状况分期

卵母细胞分期	卵母细胞直径（μm）	卵母细胞形态特征
第 I 期	50 ~ 100	呈透明状
第 II 期	350 ~ 450	呈半透明和白色细胞
第 III 期	450 ~ 600	表面部分着色
第 IV 期	600 ~ 1000	细胞分为着色深浅不一的两个半球
第 V 期	1000 ~ 1200	两部分分界明显，深色部分中央颜色稍浅
第 VI 期	1200 ~ 1300	两半球中有明显的非着色带

实验中一般选用第 V 和 VI 期的非洲爪蟾卵母细胞，此两期的卵母细胞体积较大，具有明显的黑白两级，良好的成熟卵细胞颜色分布均匀，形态饱满，膜有张力，可选择其进行显微注射和电压钳实验的电极插入。

（3）去除卵母细胞滤泡膜方法　在体视显微镜下用游丝剪将剪下的卵叶分为 10 ~ 20 个卵母细胞一簇的细胞群，并用无钙 Barth 液冲洗数次，除去液体中残留的钙。然后将卵母细胞转入含胶原酶（Type I_A，2mg/ml）的无钙的 Barth 液中，于 20℃ 恒温摇床中（60 次/分）消化 60 ~ 90min。取出后当观察到 70% ~ 80% 的卵母细胞分离为单个细胞即可终止酶消化。消化后用 Barth 液反复清洗所消化的细胞（10次以上）以终止酶的作用。在体视显微镜下用游丝剪除去未消化的滤泡膜残片。最后将分离好的卵母细胞置入含抗生素的 Barth 孵育液（高温灭菌）中放入 19℃ 生化培养箱中培养数小时后，再进行微量注射。

2. 分子生物学的处理方法　用限制性内切酶 XhoI 将质粒 DNA 线性化，以 1μg 线性化的 DNA 为模板，用 T7kit（Ambition）转录试剂盒转录获得 human HERG 的 cRNA，其浓度为 0.5 ~ 1μl，保存于 -80℃ 的 10mol/L Tris-HCl 中。

3. eRNA 和 mRNA 注射和卵母细胞的培养　实验中选取细胞完整，外形饱满的细胞进行显微注射。选取第 V 期和第 VI 期细胞，拉制好微电极尖端直径 10μm 的微电极，在体视显微镜下，调节好三维操纵仪，用 60° 角度轻轻接触细胞，再用微调继续下降电极直至电极尖端刺破细胞膜，此过程要特别谨慎，穿刺动作要轻柔，以刚刚刺破细胞为佳，过深将损坏细胞，影响表达效果。吸取 mRNA 或 cRNA 以 40 ~ 70nl 细胞的剂量注入细胞内，退出针尖，将注射后的爪蟾卵母细胞置于带有抗菌药物的 Barth 液中于 20℃ 培养箱中孵育（每天换液并去除坏死细胞和碎片组织），注意避免污染，2 ~ 7 天后即可检测表达的通道或受体的功能。

4. 双微电极电压钳技术记录表达的通道电流（爪蟾卵母细胞表达人 HERG 钾通道的记录）　用微电极拉制仪拉制玻璃微电极，电压电极和电流电极尖端直径分别为 3 ~ 5μm 和 5 ~ 7μm，电极内液为 3mol/L 的 KCl 溶液，充灌电极液后阻抗分别为 2 ~ 4MΩ 和 0.6 ~ 1MΩ。参考电极用 Ag/AgCl 电极与浴槽池相连。卵母细胞置于容积为 1ml 浴槽正中，着色部分向上，浴槽正中底部粘一网状薄片，使卵母细胞不易移动。在倒置显微镜下调节两电极的位置，使两电极与液面呈 45° ~ 60° 角。两电极尖端从左右两方同时下降入水，当电极接触到细胞时，可看到膜电位的变化，再将电极稍向下降，电极刺入细胞内，此时可观察到 -20 ~ -80mV 的静息膜电位，一般选取 > -35mV 电位进行实验。待稳定 1 ~ 3min 就可进行电位钳制。记录时，采样频率为 10KHz，放大器输出滤波频率为 2KHz，正常 Ringer's 液（96mmol/L NaCl，2mmol/L KCl，1.8mmol/L $CaCl_2$，1mmol/L $MgCl_2$ 和 10mmol/L HEPES，pH 7.4）为细胞外液，持续 Ringer 液灌流，速度 10~15 滴/分。记录 HERG 钾通道电流以 10mV 为电压间隔，保持电位在 −70mV，从 −70mV 去极化到 +40mV，持续时间 4 秒，然后电压恢复到 −70mV，观察通道表达情况和药物对其的干扰作用。数据采集和分析用 pCLJAMP 10.0 软件和 Clampfit10.0 软件完成。

5. 电生理实验数据的统计处理 实验数据分析使用 C1ampft10.0 软件。测定 HERG 通道在不同电压激活后在膜电压水平时的尾电流，通过 Boltzmann 方程 $G/G_{max} = 1/\{1 + \exp[(V_{1/2} - V)/k]\}$ 拟合，G 为电导，G_{max} 为最大电导，$V_{1/2}$ 为通道一半被激活时的电压，k 为斜率因子。通道失活曲线用 exponential 方程 $y = A1\ x\exp(-t/T) + A_0$ 拟合得到失活时间常数（τ），而通道灭活曲线采用双指数方程 $y = A_1 x\exp(-t/\tau_1) + A_2 \times \exp(-t/\tau_2) + A_0$ 拟合得到灭活快速时间常数（τ_1）及慢速时间常数（τ_2），所有数据以 SPSS 10.0 软件进行统计分析，实验数据用均数 ± 标准差表示，两组间比较用两样本 t 检验，以 $P < 0.05$ 代表差异具有显著性。实验中的电流值的统计采用标准化值（standard current）。

6. 实验结果 图 13-4-7 中显示：A，B，C 和 D 分别为卵母细胞表达的 HERG 钾通道电流的特性和药物对电流的作用。图 13-4-8 显示的是卵母细胞上表达的 HERG 钾通道的总电流和尾电流特征。

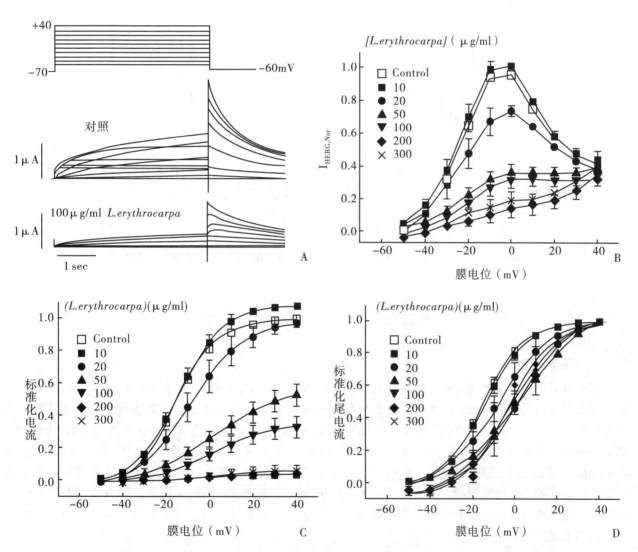

图 13-4-7 非洲爪蟾卵母细胞上表达的 HERG 钾通道的电流特性以及药物 L-erythrocarpa 对电流的作用

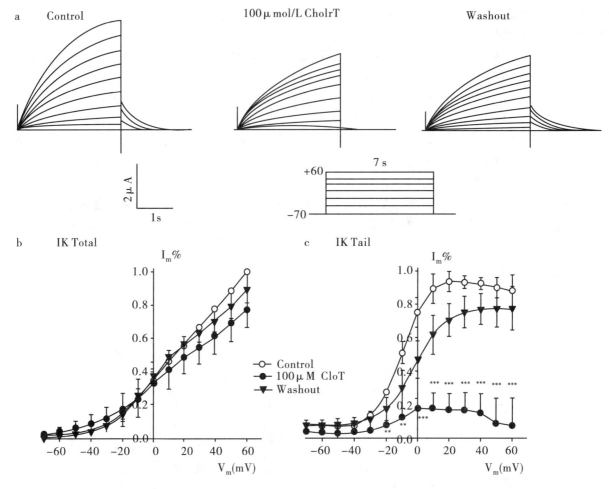

图 13-4-8　非洲爪蟾卵母细胞上表达的 HERG 钾通道的总电流特性及尾电流特征

第四节　单微电极电压钳技术

一、基本原理

　　尽管双微电极电压钳技术可以应用于各种神经细胞和肌细胞的研究。但它的应用尤其是在神经系统是很有限的。将两根微电极或一根双管微电极盲插到同一个细胞中不仅会对细胞造成很大的损害在技术上也是相当困难的。如果用单微电极电压钳技术这些问题就会得到很好的解决。这项技术是由 Brennccke 和 Lindemann 与 20 世纪 70 年代初提出，Wilson 和 Goldner 于 1975 年用于实验。其基本原理与双微电极电压钳相似。但它是以一根电极完成双微电极电压钳中两根电极的任务，即同一电极既要采样膜电位，又要注入电流使膜电位得到钳制，因此需要电极在电位采样和电流注入两种工作模式间快速切换，在切换过程中，电极电容会以充放电的方式干扰单微电极电压钳的速度的准确性。下面以离体海马的锥体细胞的内向钙电流为例说明。

二、实验步骤

　　1. 脑片制备　取雄性 Hartley 豚鼠，用 halothane 轻度麻醉下断头，全脑取出后，从左半球分离出海马，然后将其投入冰冷的已充 95% O_2 和 5% CO_2 的 Krebs 液中。在振动切片机上将海马切成 350～400μm 的横切片（transverse slices）。海马在室温（约 25℃）的充氧的 Krebs 液中孵育至少 1h。取其中一片置于容积为 0.5ml 的记录浴槽中的两层尼龙网间，浴槽中灌流液的流速为 1ml/min，温度为 30±1℃。

　　2. ACSF 的配制　正常的 Krebs 液的成分为（mmoL/L）：NaCl 24；KCl 3；$CaCl_2$ 2.4；$MgSO_4$ 1.3；

KH_2PO_4 1.24；Glucose 10；$NaHCO_3$ 26。当用钡（2.4mmol/L）置换钙离子时，$CaCl_2$ 去掉，用 1.3mmol/L 的 $MgCl_2$ 代替 $MgSO_4$。当需要有 3～4mmol/L 的锰离子时，溶液中不应有硫酸盐和磷酸盐，所以，$CaCl_2$ 和 KH_2PO_4 应舍去，并用 1.3mmol/L 的 $MgCl_2$ 取代 $MgSO_4$。在所有的电压钳实验中，均加入 0.3μmmol/L 的 TTX，ACSF 的 pH 值调至 7.4，溶液中加入 0.00012% 的酚红以便在实验过程中指示溶液 pH 值的变化。

3. 电极及电压钳记录 胞内记录微电极用外径 1.2mm，内径 0.9mm 的细玻璃管拉制，内充以 3mol/L 的 KCl，电极阻抗为 20～35MΩ。在未插入细胞之前，先测试一下它通过电流的能力，只有那些至少在 ±3nA 电流时，几秒钟内不会产生 offset 电位的电极才可用来实验。在微电极插入 CA 区锥体细胞体层的过程中，如果电极的阻抗增加，常提示电极尖端已接近细胞，这时可借助于负电容补偿，将电极插入细胞中。将一不锈钢同心圆电极置于海马白质逆向刺激锥体细胞，能记录到逆向动作电位说明细胞为锥体细胞，静息电位大于 −55mV，动作电位的幅度大于 70mV 的细胞可以进行实验。由于单电极进行电压监测和电流注入，快的电流成分不能很好地被钳制，所以电流值取 500ms 波宽的指令电压的后半部分。为了克服锥体细胞空间钳制不好，微电极的阻抗应尽量低，同时尽量增大负电容补偿，使电极能赶上电极转换的频率。电极刺入细胞后，不时地注入 10mV 的校正电压信号，若膜电位的波动范围超过 1mV，则这样的钳制效果不好，不能进行电压钳实验。保持电压为 −40mV，指令电压的波宽为 500ms。信号用笔描仪记录，记忆示波器显示，并用计算机存盘保存。

4. 内向钙电流的观察 为了观察内向钙电流，钾电流要用药理学方法阻断，对于海马锥体细胞，10～15mmol/L 的 TEA 可以阻断钾电流，0.3μmol/L 的 TXT 可以阻断钠电流，在这种情况下记录到的内向电流可以被钴、锰和铬所阻断，在含有锰离子的灌流液中，记录不到这种内向电流，这都证明这种情况下记录到的内向电流是由钙离子内流形成的。

保持电压设为 −40mV，指令电压向更正的方向去极化，可以引起内向电流，在有些细胞，比保持电压稍负的指令电压可引起外向电流，提示 −40mV 是该内向电流的翻转电位。在有 TEA 存在的情况下，内向电流经常在去极化开始后的 50～200ms 内达到最大值，然后在指令电压 500ms 的持续期内，逐渐减小，在 I-V 曲线中，内向电流出现在负坡（negative slope）区域。

（刘长宁 李妙龄）

参 考 文 献

1. Berger F, Borchard U, Gelhaar R, et al. Inhibition of pacemaker current by the bradycardic agent ZD 7288 is not use-dependently in sheep cardiac Purkinje fibres. Naunyn-Schmiedeberg's Arch Pharmacol, 1995, 353：64 – 72

2. 刘泰槰. 心肌细胞电生理学. 北京：人民卫生出版社，2005，35 – 45

3. Zhang XD, Zang YM, Xie A. An improved method of the preparation of Xenopus oocyte for gene expression of ion channels. Chin Heart J, 2001, 13（2）：120 – 122

4. Soreq H, Seidman S. Xenopus oocyte microinjection from gene to protein. Membr. Enzymol, 1992, 207：225 – 265

5. Du X, Zhang H, Lopes C. Characteristic interactions with phosphatidylinositol 4, 5-bisphosphatedetermine regulation of kir channels by diverse modulators. J Biol Chem, 2004, 279（36）：37271 – 37281

6. Hong HK, Yoon WJ, Kim YH. Inhibition of the human ether-a-go-go-related gene（HERG）K^+ channels by Lindera erythrocarpa. J Korean Med Sci, 2009, 24（6）：1089 – 1098

7. Mancilla-Simbro C, López A, Martinez-Morales E. Chlorthalidone inhibits the KvLQT1 potassium current in guinea-pig ventricular myocytes and oocytes from Xenopus laevis. Br J Pharmacol, 2008, 153（3）：448 – 458

第五章 膜片钳技术原理及方法

Neher 和 Sakmann 于 1976 年首次报告用膜片钳（patch clamp）技术记录到细胞膜离子单通道电流。经过 20 年的时间，这一技术得到了很大的发展，并普及到各个研究领域，目前膜片钳方法已广泛用于生物学、生理学、药理学等多种学科的基础研究和应用研究中。除可用于记录各种离子单通道电流以外，还可记录完整细胞上，同一类离子通道的电流总和。膜片钳技术在原理上和操作上都与经典的细胞内微电极技术有很大的区别。

第一节 膜片钳技术基本原理

这一技术的关键是使用一尖端经加热抛光的琉璃吸管，压在细胞膜表面，形成吸管内外近似电密封，其电阻值约为 50MΩ，在这个阻值下，可观察到玻璃吸管内的细胞膜片上通过的离子电流。后来，这一技术得到进一步发展，使吸管和细胞膜之间的连接更为紧密，主要是吸管尖端和细胞表面经过清洁处理，再在吸管内部施以负压，这样吸管与细胞膜更紧密封接，阻值可达 10~100GΩ，近似电绝缘，即我们所常说的"giga-seal"。有了这种高阻抗封接，可大大减少记录时的本底噪音，可通过这根微吸管电极直接对膜片进行电压钳制，而不需使用其他的微电极。

Giga-seal 的机械稳定性也很高。一旦形成就不容易脱落，达到这种紧密封接后，除可进行细胞贴附式（cell attached）单通道电流记录外，还可经过一定的操作，进行其他形式的单通道记录和全细胞膜电位记录以及电压钳制下的全细胞记录，以上这些方法可用于不同的研究目的。具体操作和使用将在下文中详细介绍。

一、膜片钳的多种记录形式

利用膜片钳技术可以进行四种形式的离子通道电流记录，即细胞贴附式（cell attached）外面向外（outside-out），内面向外（inside-out），全细胞记录（whole cell recording）。它们的操作方法如图 13-5-1 所示。吸管与细胞简单接触，造成低电阻密封，封接电阻仅约 50MΩ。当吸管内进行负压吸引时，吸管与细胞膜的封接电阻将提高几个数量级，形成 Giga-seal，这时达到了细胞贴附式的记录要求。这时在与整个细胞连结的情况下记录流过吸管内膜片的离子电流。这一步也是进行其他 3 种操作的基础。

在形成 Giga-seal 后，如进一步在吸管内施加脉冲式的负压或加一定的电脉冲，使吸管中的膜片破裂，吸管内的溶液与细胞内液导通。由于吸管本身的电阻很低，这时就可进行全细胞电压钳制实验。在全细胞记录的形式，如提起电极，使与电极相连的膜片与整个细胞相分离，则可得到"内面向外"（outside-out）的细胞游离式膜片单通道记录。

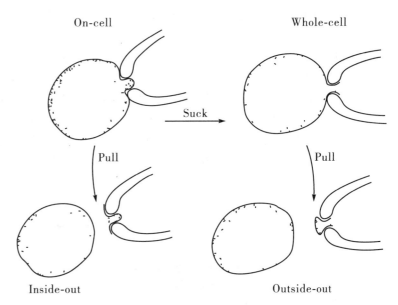

图 13-5-1　4 种 Giga-seal 封接的电流记录方法

在形成 giga-seal 后，如提起微电极，在微电极尖端可逐渐形成一封闭的囊泡，并与细胞脱离，将其短时间地暴露于空气，可使囊泡的外面破裂，导致一种"内面向外"（inside-out）的形式，即细胞膜的内侧向外，接触溶液。如果在无钙液中提起电极，不用暴露于空气，也可获得"内面向外"的形式。以下重点介绍这 4 种形式在不同研究目的中的使用。

二、膜片单通道记录

细胞贴附式、外面向外和内面向外这 3 种形式都属于单通道记录，但由于它们形成的结构不同，在实际应用中也有一定的差异。

（一）细胞贴附式对细胞的结构和环境的干扰最小

它可以通过吸管改变膜电位，在正常的离子环境中研究递质和电压激活的通道，由于电极液仅与细胞膜外表面的很小一部分接触，可在膜的两侧建立离子浓度梯度，研究某种特定的离子通道，而不必担心这种离子或异常的离子浓度对细胞的影响。这一方法还可研究细胞膜不同部位的电流以及细胞内信使对它们的影响。

在细胞贴附式记录中，假定细胞静息膜电位"钳制"膜片内部的电位。但是小的细胞的输入电阻在 $10G\Omega$ 左右，细胞膜本身的高电阻与膜的密封电阻相串联，使电极上的电压仅能有部分加到细胞膜片上，它严重限制了这一记录方式的应用。此外，大的单通道电流可使膜电容放电，使电流波形时间过程变慢。

（二）内面向外的膜片主要用于研究胞质成分对离子通道的影响

膜的内面外翻，与外液直接接触，因此通过改变外液就可了解到细胞内环境对离子通道的影响。如这一方法常用于研究依赖细胞内钙的离子通道，其中之一是钙敏感的钾通道，在低钙时（$<10^{-7}mol/L$），电压依赖性激活需要很大程度的去极化，增加 Ca^{2+} 浓度后可使激活所需的去极化电压减弱。相比之下，细胞外 Ca^{2+} 则对这种 K^+ 通道的开放影响较少。

内面向外的膜片还常用于研究细胞内的激素和第二信使对通道的调节作用，这种调节方式可使通道与细胞外的调节机制脱偶联，而只加入第二信使系统，它与细胞贴附式的记录可以相互印证，相互补充。

（三）外面向外的记录方式多用于研究细胞膜外侧受体控制的离子通道

这些受体直接作用于通道，而不需经过第二信使系统。由于细胞外液容易更换，加药方便，因而成为一重要的手段。

以上 3 种操作记录的均为单通道电流，电流强度一般在一至数个 pA 范围，因此要求将噪音尽量压低，高阻抗封接是降低噪音的必要条件。单通道电流记录是以关闭和通道开放两种状况随时间的变化来表示的，如图 13-5-2 所示。

单通道电流的大小与膜两侧的电压有关，并符合欧姆定律。因而当膜两侧电压增加时，单通道电流也增加，在一定范围内具有良好的线性关系，即电流—电压曲线，因而电流—电压曲线可用来计算某种离子通道的电导值。为了更直观地表示电流的导通能力，现在更多地使用电导的概念，电导是电阻的倒数，因此根据欧姆定律，电导 g 为：

$$g = I/V \text{ 或 } I = gV$$

上式说明，在膜电位恒定的情况下，膜电导越大，则膜电流也越大。电导还是膜电流 – 电压线性关系中的斜率，因而从单通道电流—电压曲线中很容易求出电导。电导的单位是 Simens（S）。由于单通道的电导都很小，因而常用 pS 表示。离子通道的电导值是研究、比较、分析通道类型的重要参数。

三、全细胞记录

膜片钳全细胞记录与普通电压钳制有些相似，但也有明显的不同，以

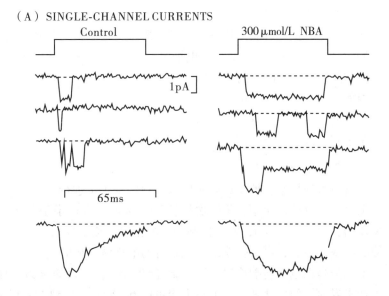

（A）SINGLE-CHANNEL CURRENTS

Control   300 μmol/L NBA

1pA

65ms

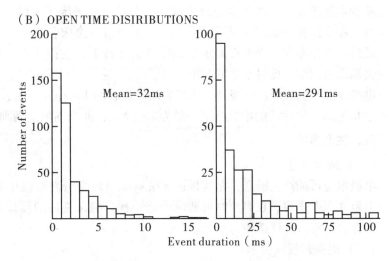

（B）OPEN TIME DISIRIBUTIONS

Mean=32ms   Mean=291ms

Number of events

Event duration（ms）

图 13-5-2 单通道电流记录及通道开放时间

（A）对照与应用 NBA 时去极化脉冲引起的 Na^+ 通道开放；（B）从直方图中可见 NBA 使通道的平均开放时间延长 10 倍。

下对玻璃微电极记录和全细胞记录进行了比较。高阻抗封接的全细胞记录吸管与膜之间的阻抗达10GΩ以上，远远高于微电极技术；电极本身的阻抗可达2~4MΩ，而微电极技术则为100MΩ。这样高的阻抗进行电压钳制是非常不利的。另外，膜片钳全细胞记录用的电极尖端的直径大于普通微电极，有利于电极内液与细胞内液成分的交换，且全细胞钳制记录法可记录直径在10μm左右的小细胞，而微电极法则要求细胞至少大于20μm。

全细胞记录需在高阻抗封接的基础上进一步完成，通常阻抗可达10GΩ，当电极内使用CsCl和外液中用TTX时，可高达20~10GΩ，当用负压或小的电压脉冲破膜时，将伴随出现一输入电容电流，这一增加的电容为数十pF以内，其时间常数为100μs左右，一般吸管尖端的串联阻抗（包括细膜的碎片）应小于10MΩ，如果阻抗大于20MΩ，可能存在破膜不完全的情况。

在进行电容和串联阻抗补偿后即可进行电流和电压钳制实验，在电流钳制状态时，可测定细胞膜电位和动作电位，在电压钳制的时候，则可根据钳制电位的不同，分别测定不同的离子通道电流，因而在一个细胞上可观察多种离子通道的活性。全细胞记录观察到的离子通道电流，对阳离子而言，出现在静态膜电流以上者为外向电流，在静态膜电流以下的为内向电流。

全细胞钳制需将电极尖端的膜片打穿，电极液与细胞质成分可以很快地交换。因此，为了减少对细胞的影响，电极液应与胞浆成分相似，即高K^+、低Na^+和Ca^{2+}或无Na^+、无Ca^{2+}，也可将药物加到电极液中，进行细胞内给药。

在以上提到的4种膜片钳记录中都是通过一根电极对膜片或细胞进行电压钳制，但相同的电极电压所造成的钳制水平不同，以Vp代表电极电位，Vm代表膜电位，则：

细胞贴附式：Vm = 细胞静息电位 − Vp

内面向外：Vm = − Vp

外面向外：− Vm = Vp

全细胞记录：Vm = Vp

四、电极制备

其材料可使用软质玻璃或硬质玻璃，制作分3步进行。

第一步是分两次拉制，第一次拉长7~10mm，直径小于200μm，在此基础上进行第二次拉制，最终使尖端的直径为1~2μm，两步拉制的目的主要是使电极前端的锥度变大，狭窄部长度缩短，因此可降低电极的串联电阻，也可减少全细胞记录时的电极液透析时间。

第二步是在电极前端涂以硅酮树脂（sylgard），其目的是为了降低电极与灌流液之间的电容，并形成一个亲水界面。经此处理后，上述电容可由6~8pF减少到1pF以下。硅酮树脂对形成Giga-seals无影响，但可减少本底噪音，对单通道记录很重要。在进行全细胞记录时，不用sylgard也可以得到满意的效果。通常微电极在涂抹sylgard后再进行抛光，但最好是在涂抹后1h内抛光，否则很难改变电极尖端的形状。

最后一步是抛光，将电极固定于显微镜工作台上，在镜下将尖端靠近加热丝，当通电加热时，可见电极尖端微微回缩，此时电极就变得光滑了。

电极在实验前要灌注电极液，电极尖端较细，约1~2μm左右，因此电极液用前要过滤，滤膜的孔径要小于0.5μm，灌注后的电极电阻一般为2~5MΩ，而全细胞记录则最好在2~3MΩ。

五、注意事项

（一）减少噪音

电极本身可能产生噪音，尤其是在未涂sylgard的部分在溶液中表面形成一薄膜，此膜具有约100MΩ分布电阻和3pF电容，在高频时可造成严重干扰。确保良好的接地也可减少噪音，如电极固定器、显微镜、工作台等都应保证接地。

（二）提高封接成功率

要使用经过滤的电极液注入电极，并应使用新拉制的电极，另外还需避免电极前端的污染，尤其是通过空气和液体界面时，每一根电极仅使用一次。当电极内液含Ca^{2+}时，应用Hepes缓冲的溶液。已知轻度低渗（10%）的电极液有助于Giga-seals的形成。如封接电阻大于10GΩ时，则玻璃电极和膜之间的距离仅有约1A，即相当于化学键的距离。无论何种形式的记录，制造合格的电极和良好的封接都是最基本的条件。

第二节 电流记录方法

单通道记录多是在细胞的一部分，甚至游离的膜片上进行，单通道结果很难与细胞的整体功能相结合，也不能了解细胞上同一类型通道的总的变化，以及同时发生的其他通道的变化，因此单通道技术在实际应用中有一定的局限性。近年来研究离子通道的变化对细胞功能的影响，以及在药物作用机制的研究中越来越多地采用全细胞记录的方式。

一、全细胞记录法（whole-cell recording）

这一方法的建立是在玻璃微电极与细胞膜形成高阻抗封接（$R \geqslant 10G\Omega$）后，用负压或加以电脉冲的方法造成电极尖端内的膜片破裂，使电极内液和细胞内液相通，成为类似细胞内电极记录时的状态。在这种条件下即可记录一个完整细胞产生的电活动，如在电流钳制的条件下，可记录到单细胞的动作电位，在电压钳制的条件下，可记录通过细胞膜的所有离子电流的总和。若有目的地将膜电位钳制在某一程度，则可做到选择性抑制某些通道的活性，而只记录某种通道电流的总和，并可在同一细胞上观察几种不同通道的情况。用全细胞记录法分离、研究各类通道亚型的方法将在下文中进一步介绍。

全细胞记录的另一主要优点是，由于细胞受的损伤较小，基本上保持原有的生理功能，因而某种离子通道的变化或药物对某类通道的影响可直接通过细胞的功能表现出来。在可兴奋细胞中，如心肌细胞，其膜电位、收缩力的变化和收缩速率的变化都可与离子通道的变化联系起来。

通过这一方法还可研究细胞内环境变化对离子通道的影响。改变电极液成分，或在电极液中加入所需的药物，通过渗透可以很快改变胞质的成分，并达到平衡。这一研究手段在全细胞记录中已得到广泛的应用。电极液与胞质是直接接触的，因此全细胞记录所需的电极液应与胞质的主要成分相同，如高K、低Na或不含Na^+和Ca^{2+}，一定的缓冲成分及能量代谢所需的物质等。

另外，全细胞记录与单通道记录的一个重要区别是，在全细胞记录中由细胞膜碎片及微电极电阻所共同构成了串联电阻，而细胞本身相当于一个电容，因此当钳制电压发生变化，将通过这一串联电阻向膜电容充电。串联电阻可以减慢充电的速度，电容电流的变化将直接影响通道电流的记录。在其上面的压降则可造成钳制电位的误差。这两点可造成明显的错误，尤其当测定的通道电流较大，且激活和灭活很快时。因此，在全细胞测定中，正确适当地调节补偿电路，避免上述原因所造成的误差，也是全细胞记录过程中的关键。

以下重点讨论用全细胞记录的方法测定细胞膜的Na、Ca和K等离子通道及其亚型。

二、Na^+离子通道电流的测定

Na通道广泛存在于多种细胞中，尤其在神经、肌肉等可兴奋细胞中，Na^+通道的激活可导致Na^+快速内流，细胞去极化，即动作电位的上升相。Na^+通道的活性对细胞的功能有重要的影响。

Na^+通道的激活是电压依赖的，当细胞膜轻度去极化至$-60mV$左右时即可引起Na通道激活。在全细胞记录中可见一迅速激活并迅速灭活的很大的内向电流，在去极化至$-30mV$左右时达到最大，反转电位为$+30mV$左右。这一电流随静息膜电位的变正而逐渐减小，当膜电位升至$-50mV$左右，可使Na^+电流完全失活，即使发生很大的去极化，也很难引起Na通道的激活。

在研究Na^+通道的活性时，常将膜电位钳制在$-80mV$以下（即Holding potential $-80mV$），此时不同程度地去极化时，可得到Na^+的内向电流。Na^+通道的激活和灭活均很快，其内向电流的最大值出现在去极化后$2 \sim 3ms$，因此为便于观察和分析，去极化的保持时间（即刺激脉冲宽度）常为$20 \sim 50ms$。

为了证实所测之内向电流是Na^+电流，而不是由其他的离子引起，常借助于工具药，如河豚毒素（TTX）用于细胞外液中，可以选择性地阻断Na^+通道。已知神经系统和心脏中的Na^+通道亚型不同，心肌Na^+通道对TTX的敏感度比神经细胞中Na^+通道低数百倍。

另外，Na^+电流往往很大，如单细胞的Na^+电流可达几十皮安培或更高，且瞬间内变化极大，仅数毫

秒即可完成激活和灭活过程，因此串联阻抗的压降引起的钳制水平漂移以及对膜电容充电速度的影响对所测离子通道电流的干扰非常严重，这对放大器的钳制水平和补偿功能要求极高，但目前为止各型膜片钳放大器均难以在正常生理条件下测量 Na^+ 电流。为了防止测量误差，在测定 Na^+ 通道活性时，常将细胞外液的 Na^+ 浓度减少至正常值的 10% ~ 30%，此外，在室温下进行测定（20 ~ 22℃），而不是通常的36℃。另外，微电极的阻抗也很重要。电极本身阻抗过大，会增加串联阻抗值，也会产生误差，一般不应大于 2 ~ 3MΩ。

当膜电位钳制在 -80mV，在去极化过程中，还可能引起某些 K^+ 通道电流成分的激活，这种情况可造成对 Na^+ 电流测定的影响。因此在某些情况下，可使用 K^+ 通道阻断剂或将电极中充以 CsCl 取代 KCl，起到抑制 K^+ 通道激活的作用。

三、Ca^{2+} 通道电流的测定

尽管已知 Ca 通道可分为电压依赖，受体依赖和第二信使激活的若干大类，但这种分类并不是绝对的。如很多药物都可通过作用于受体、第二信使系统影响电压依赖的钙通道的活性。电压依赖的钙通道广泛存在于各种组织中，是细胞兴奋时钙内流的主要途径，因此研究电压依赖的 Ca^{2+} 通道的调节，及其药物对它的影响是极其重要的。

已知电压依赖的 Ca^{2+} 通道又分为 L、N、T 及 P 型，其中 L 型通道的电导最大，在心脑血管疾病的治疗中有重要意义，因二氢吡啶类钙离子通道阻滞剂就选择性地作用于 L 型通道。

这一类通道激活所需膜电位较高，一般为 -60 ~ -10mV，另外，为了避免由 Na^+ 电流产生的干扰，在全细胞记录这类通道时，常将膜电位钳制在 -40mV 左右，在这种条件下可以较大程度地激活 L 型 Ca^{2+} 通道，又能有效地抑制 Na^+ 通道的活性。由于这一类通道的激活和灭活时间较长（过去曾称慢 Ca^{2+} 电流），往往达几十甚至数百毫秒，因此实验中常将去极化时间保持在 200 ~ 500ms 之间。

L 型 Ca^{2+} 通道除了对二氢吡啶，verapamil 以及硫氮䓬酮等钙离子通道阻滞剂敏感外，对某些无机离子，如 Cd^{2+} 等也很敏感。20μmol/L Cd^{2+} 就可使活性抑制 90% 以上。因此它们常在全细胞电压钳制实验中作为工具药使用。

在 L 型 Ca^{2+} 通道的研究中，也常会受到某种 K^+ 电流成分的影响，如 I_A（瞬间外向 K 电流）、稳态外向电流（去极化末期的电流）等。如在大鼠心肌细胞中就存在明显的 I_A，这一电流的激活过程与 I_{Ca} 相近，但方向相反，表现为一外向电流。因此在某些研究中，为了避免这种干扰，也可借助有机或无机 K^+ 通道阻滞剂抑制 K^+ 通道的活性。

另外，L 型 Ca^{2+} 通道活性在测定中随时间产生的衰减，即所谓的 Rundown 现象是很明显的。尽管许多学者进行了大量的研究，但仍不能有效地防止这一现象，严重时在 10min 之内就可使 Ca^{2+} 电流减少30% ~ 50%，如不加以矫正，则直接影响结果的可靠性，尤其是给药前后的对比。因此在实验设计中必须考虑到这一因素，并设立严格的对照组（图 13-5-3）。

比较起来 T 型 Ca^{2+} 通道的电导较小，但激活时所需的膜电位较低，通常为 -100 ~ -60mV，这种膜电位上的区别，通常用来与 L 型 Ca^{2+} 通道进行鉴别，并可在同一细胞上测定这两种不同类型的 Ca^{2+} 通道。如将膜电位钳制在 -40mV 时，去极化只能得到 L 型通道的电流，因 T 型通道已被完全抑制。而当有 Na^+ 通道和 K^+ 通道拮抗剂存在时，膜电位被钳制在 -100mV，进行不同程度去极化时，所得到的内向电流由于它们的动力

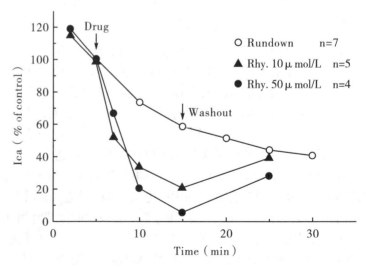

图 13-5-3 钙电流的 Rundown 与药物作用的比较

O 为对照组 Rundown；▲ 和 ● 为勾藤碱对钙电流的影响。

学特性和灭活特性不同，可以分为两种成分，即低阈值（－50～－40mV），快速灭活的 T 型电流和高阈值（－10～0mV），缓慢灭活的 L 型电流。这在基础研究和新药研究中有十分重要的意义。

另外，T 型通道对双氢吡啶类钙离子通道阻滞剂均不敏感，Cd^{2+} 对其活性的抑制也不明显。

N 型 Ca 通道则仅存在于神经细胞和突触部位。这种通道激活时所需的膜电位与 T 型通道相近，范围在 －100～－40mV。这一类型的通道电流不能被二氢吡啶类 Ca^{2+} 拮抗剂所抑制，但可被较低浓度的 Cd^{2+} 所阻断。ω-conotoxin 是它的相对特异性的拮抗剂。P 型通道也仅存在于中枢神经系统中，可被 FXT（一种蜘蛛毒素）所阻断，对其他的 Ca^{2+} 通道阻断剂都不敏感。

四、K⁺ 通道的测定

K⁺ 通道是亚型最多，分布最广的一大类离子通道，现在已知的具有明确功能及动力学特性的 K 通道有十多种。而有人推测 K 通道的亚型有几十种之多。这些 K 通道也可以大致将它们分为电压依赖的、受体、第二信使激活的以及由某些配体直接激活和 Ca^{2+}、Na^+ 激活的 K⁺ 通道等。

膜片钳全细胞记录法在细胞膜 K⁺ 通道的研究中有十分重要的作用。尤其是在研究药物作用机制和开发新药过程中成为最重要的手段之一。因为全细胞记录法可在同一细胞上记录多种离子通道电流。

但 K⁺ 通道种类繁多，各种亚型的特征电流不如 Na^+ 通道或 Ca^{2+} 通道电流明显，因此在研究中，尤其是区分亚型的过程中应仔细、慎重。

在全细胞钳制的情况下，完全去极化，保持时间 300～500ms，在去极化的末期可见一稳态的外向电流，现已证明这一电流多由 K⁺ 外流引起，很多文献将它称为 I_K（即延迟整流钾电流），因为它的强度是电压和时间依赖的。但很多情况下，它并不仅仅代表 I_K，而是多种 K⁺ 外流成分的综合表现。因此要区分某种 K 通道亚型，还要根据它们的电压及时间依赖性，选择恰当的刺激步骤及时间，配合特定的工具药，并结合动作电位的形态变化等。

内向整流 K⁺ 通道电流，即背景 K 电流，是广泛分布的一种 K⁺ 通道亚型的电流，这一电流主要参与心房肌、心室肌静息电位的形成，并直接影响动作电位的形态，在平台期电位时，通道开放很小，而在复极化时活性增加，产生动作电位的快速终末复极化。由于这种通道亚型的内向整流特性，当膜电位弱去极化时，稳态电流呈一定的外向电流，而完全去极化时，这一外向电流反而变小，但当钳制电位负于膜电位时，则呈明显的内向电流，其强度是电压依赖的。通常作法是连续改变细胞的膜电位，从超极化（如 －120mV）至去极化（如 ＋30mV），将各钳制电压末期的电流值对膜电位作图，得出电流-电压（I－V）曲线，为 "N" 型，反转电位即零电流电位主要受细胞外 K 的影响，即当 $[K^+]_0$ 增加时，反转电位向正的方向移动（图 13-5-4）。

内向整流 K⁺ 通道的活性对静息膜电位及动作电位时程影响较大，当通道抑制时，可使膜电位降低，动作电位明显延长，尤其是终末相斜率增大，而延迟整流 K⁺ 通道也延长动作电位时程，但对终末期形态影响不大。

延迟整流 K⁺ 通道是在去极化过程中被缓慢激活的一外向电流，在短时间内不能达到稳态，因此在测定这种类型的

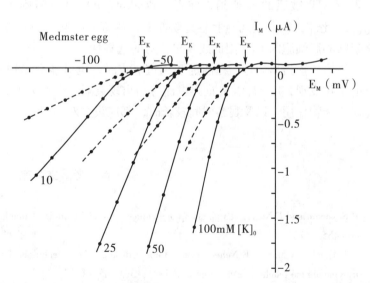

图 13-5-4 内向整流钾电流的 I-V 关系
虚线代表非稳态的电流 I-V 关系。实线代表不同外钾浓度下的稳态电流-电压关系。

K⁺ 通道时，去极化时间应保持足够长，有时需数秒。近来发现，在某些组织如心肌全细胞记录中，当去极化完成，恢复至钳制电位（－50mV 以上）时，立即出现一外向尾电流，它也代表延迟整流 K 电流。现

已用于选择性延迟整流 K 通道阻断剂的研制。它的变化也是电压依赖性的,单个心室肌细胞可达 100 ~ 200pA。已知 I_K 含有两个电流成分,即快激活电流成分 I_{kr} 和慢激活成分 I_{ks},现有的 III 类抗心律失常药均选择性作用于 I_{kr}。由于延迟整流 K^+ 通道阻滞剂已成为 III 类抗心律失常药的发展方向之一。因此有关延迟整流 K^+ 通道的研究,具有重要的理论意义和实际意义。

瞬时外向 K^+ 通道,I_A(也称 Ito)也是一电压依赖的 K^+ 通道,它存在于多种组织中,也存在于人的心肌细胞中。其电流特征为,去极化早期、激活和失活均为较快的一外向电流,由于这一通道电流的存在,导致动作电位早期快速复极化,因而使平台期不明显,动作电位的时程也很短。大鼠心肌细胞是研究 I_A 的理想标本。

前面已经提到,I_A 常与 I_{ca} 相互影响,因此只有在阻断 ICa 时才能准确地测定 I_A,常用 $CdCl_2$ 或钙离子通道阻滞剂如硝苯地平或维拉帕米等阻断 Ca^{2+} 通道,但近来发现硝苯地平在剂量稍大时也有 I_A 阻断作用。测定时将钳制电位保持在 $-40 \sim -60mV$,去极化程度与电流的强弱成正相关。K^+ 通道阻断剂,四氨基吡啶(4-AP)可以选择性地抑制这一外向电流。

ATP 敏感的 K^+ 通道,广泛存在于血管平滑肌、心肌和其他组织中,但一般情况下心肌细胞的 K_{ATP} 活性很低,只有在心肌缺氧、能量耗竭的时候才大量激活。因此在实验过程中可用药物抑制细胞的能量代谢(如 2,4-二硝苯酚,DNP),使细胞内 ATP 耗竭,此时可见到明显的外向电流,并可被 ATP 敏感的 K^+ 通道阻滞剂格列本脲(优降糖)所抑制。也可用充 N_2 使细胞缺氧的方法,使 K_{ATP} 开放。K_{ATP} 的全细胞记录方法有多种,可用一 $-80mV$ 至 $+60mV$ 的斜坡刺激记录到的电流表示,也可用类似记录内向整流的方法,使用连续去极化脉冲。每一脉冲末期记录的电流连成的电流－电压曲线,得到 K_{ATP} 的电流曲线。

乙酰胆碱和腺苷敏感的 K^+ 通道,较多地存在于心房中,很少存在于心室中,因此正确地选择标本,可以观察到乙酰胆碱和腺苷引起的 K^+ 外流。

Na^+ 和 Ca^{2+} 激活的 K^+ 通道电流,则可借助细胞内微透析或微注射的方法,改变细胞内 Na 或 Ca^{2+} 的浓度来实现。

已知的 K 通道拮抗剂很多,但它们对不同亚型的通道选择性都不很强,如常用的 TEA、Cs^+ 等几乎可以阻断各型的 K^+ 通道。目前已发现具有一定选择性的 K 通道阻断剂,如格列本脲(glibenclamide)选择性阻断 ATP 敏感的 K 通道,蛇毒(dendrotoxin)可以阻断 I_A 和 I_K 蝎毒(charybdotoxin)则可以阻断 $I_{K(Ca)}$。此外,4-AP 也可选择性地阻断 I_A,尽管 Ba^{2+} 可以抑制多种 K 通道,但我们发现在较低浓度就可完全阻断心肌细胞的 I_{KI},因此表现出相对的选择性。

最后应该指出的是,在测定 K 通道电流时,也可能会出现 Rundown 现象。根据文献报道以及我们自己的工作发现,I_K、I_A 及外向尾电流等均出现衰减,一般为 10min 之内电流的衰减可达 10% ~ 30%,因此在研究药物作用,以及观察时间较长时,都应设立对照组。

(王晓良)

参 考 文 献

1. B Sakmann and E Neher. Patch clamp techniques for studying ionic channels in excitable membranes. Ann. Rev Physiol, 1984, 46:455 – 472

2. O P Hamll, A Marty, E Neher, et al. Improved patch-clamp technique for highresolution current recording from cells and cell-free membrane patches. Eur J Physiol, 1981, 391:85 – 100

3. Ionic channels of excitable membranes. 2nd Edition. Berttl Hille. Smauer Associates Inc. Sunderland, Massachusettes, 1992

4. Powell T, et al. Electrical properties of individual cells isolated from adult rat ventricular myocardium. J Physiol (London), 1980, 302:131

5. Isenberg G and Klockner U. Calcium tolerant ventricular myocytes prepared by preincubation in a "KB medium". Pflugers Arch, 1982, 395:6

6. Beller GW and Reuter H. Voltage clamp experiments on ventri-cular myocardial fibres. J Physiol (London), 1970, 207:165

7. Carmeliet E, et al. Potassium currents in cardiac cells. Experimentia, 1987, 43:1175

8. Armstrong CM. Voltage-dependent ion channels and their gating. Physiol Rev, 1992, 72 (Suppl 4): S5

9. Belles B, Malecot CO, Heschheler J, et al. "Rundown" of the Ca current during long whole-cell recordings in guinea pig heart cells: role of phosphorylation and intracellular calcium. Pflugers Arch, 1988, 411: 353

10. Ursula Ravens, X-L Wang and E Wettwer. Alphaadrenoceptor stimulation reducesoutwardcurrent in rat ventricular myocytes. J Pharmacol Exp Ther, 1989, 250: 364 – 370

11. Xtao-Liang Wang, E Wettwer, Gerhard Gross et al. Reduction of cardiac outward current by alpha-l adrenoceptor stimulation: A subtype-specific effect? J Pharmacol Exp Ther, 1991, 259: 783 – 788

第六章 电生理的其他实验方法

第一节 慢钙依赖性钾介导的后超极化

后超极化（afterhyperpolarization，AHP）是指出现在阵发性放电后的一种能持续较长时间（1s 以上）的神经细胞膜超极化状态。这种现象首先是在哺乳类动物的脊髓神经元上被观察到的，此后又有人在哺乳类动物海马 CA$_1$ 和 CA$_3$ 区的锥体细胞也记录到这种超极化电位并证明这种电位是由一种依赖钙离子的钾电流所介导。已有研究证明，兔的眨眼反射的建立不仅能提高在体海马 CA$_1$ 区神经元的自发放电频率，而且还能特异性地引起离体海马脑片 CA$_1$ 区神经元 AHP 的减小；老年大鼠海马 CA$_1$ 区神经元自发放电频率比青年大鼠低，同时，从老年大鼠离体海马脑片 CA$_1$ 区神经元记录到的 AHP 与相同条件下从青年大鼠记录到的 AHP 相比，其幅值更大，持续时间更长。

以上资料说明，AHP 不仅可以作为细胞钙依赖过程的一个指标，同时，AHP 的变化还可反映神经细胞的兴奋性，并与动物的学习记忆活动和衰老过程有关。

一、主要实验仪器与试剂

解剖显微镜、超级恒温器、玻璃微电极拉制器、微电极放大器、微操纵仪、电子刺激器、刺激隔离器、记忆型示波器、示波器照相机、振动切片机、浸没式脑片灌流槽。

人工脑脊液（ACSF，mmol/L）：NaCl 124，KCl 3，MgCl$_2$ 1.3，NaH$_2$PO$_4$ 1.24，CaCl$_2$2.4，NaHCO$_3$ 26，D-葡萄糖 10，pH7.4。

二、操作步骤

（一）海马脑片的制备

家兔断头后暴露大脑并迅速将左右大脑半球割开，然后每次取出半个大脑（45s 内）并置于通以 95% O$_2$、5% CO$_2$ 的冰冷 ACSF 中，浸泡 1min 后在冰上将侧大脑半球中的海马分离出来，垂直于海马长轴将其切成约 4mm 厚的海马组织块，然后用氰基丙烯酸酯将海马组织块黏在一金属板上，再将金属板固定在用以切片的金属槽底，槽内充以冰冷 ACSF（通以 95% O$_2$、5% CO$_2$），操纵振动切片机垂直于海马长轴将海马组织块切成 400μm 厚的脑片。整个切片过程在盛冰冷 ACSF 的金属槽内进行。以大口径滴管将切好的海马脑片移入盛有冷 ACSF（通以 95% O$_2$、5% CO$_2$）的小烧杯（100ml）中，室温下静置 45min 以上。小烧杯内垫以一尼龙网，脑片就放在尼龙网上，杯上覆以一带有一个小孔的盖，通过盖上的小孔用一经过热处理的小玻璃管向杯中 ACSF 不断输入 95% O$_2$、5% CO$_2$ 的混合气体。在这样的条件下，海马脑片能保持活性达 10 ~ 14h（既不表现癫痫样放电，也无显著的静息电位改变）。

（二）脑薄片的灌流

用大口径滴管将待记录脑片移到浸没式脑片灌流槽正中的尼龙网上，浸没在 37℃ 的 ACSF（通以 95% O$_2$、5% CO$_2$）灌流液中，灌流速度不超过 1.75ml/min。

（三）电生理记录

1. 锥体细胞的判定和选择 薄壁玻璃微电极（阻抗 20 ~ 80MΩ）内充灌以 3mol/L KCl、用作记录电极；刺激电极为一双极钨丝电极。在显微镜下将其移至海马槽（或海马伞/穹窿部）或 Schaffer 侧支。CA_1 神经元根据下列标准被判定为锥体细胞：①对注入长时间（800ms）的去极化电流表现适应现象，即阵发放电次数逐渐减少；②动作电位持续 1.2ms 以上（从电位开始上升到回到静息水平）；③刺激电极放在海马白质时能引起逆行冲动，而刺激 Schaffer 侧支则能记录到顺行冲动。如果记录电极所刺入的锥体细胞在静息状态下不表现自发放电且其动作电位在 70mv 以上的话，那么该锥体细胞将被用以记录 AHP。

2. AHP 的记录和测量　在锥体细胞被确定用来记录 AHP 后，通过记录电极向细胞内注入去极化电流（100ms），去极化电流的强度从小逐渐增大到能可靠地引起神经细胞连续暴发 4 个动作电位的最小值。AHP 的幅值以阵发放电后锥体细胞膜的最大负值电位（即超极化程度最大的那个时刻的电位）与基线水平电位差值的绝对值表示，AHP 持续时间是从停止注入电流开始到细胞膜电位回到基线水平为止（如图 13-6-1）。

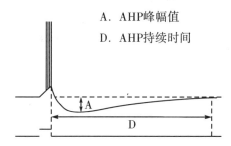

A. AHP峰幅值
D. AHP持续时间

图 13-6-1　AHP 峰幅值和持续时间测定
上线：微电极记录；下线：电流监测。

三、注意事项

1. 因为是离体实验，脑片的活性对实验的成败至关重要，应尽量减少对脑组织的损伤，尤其是对缺氧损伤，所以，尽量不要将脑组织暴露于无氧环境中。

2. 刚切制的脑薄片一般无任何电活动，随后电活动逐渐恢复，约 1~2h 后稳定，因此，电位记录应选在脑片切制后 2h 左右开始。

3. 注意灌流液内恒定的气流、液流和温度。

4. 刺激强度宜由小逐渐调大，以免过大损伤细胞。

5. 应选择电活动完全正常的脑片进行实验，并且在分析和解释实验结果时，还要考虑脑薄片制备技术中可能存在的问题。

（刘少林　张均田）

参 考 文 献

1. Schwartzkroin PA. Characteristic of CA_1 neurons recorded intracellularly in the hippocampal in vitro slice preparation. Brain Res, 1975, 85：423－436

2. Hoston JR and Prince DA. A calcium-activated hyperpolarization follows repetitive firing in hippocampal neurons. J Neurophysiol, 1980, 43（2）：409－419

3. Disterhoft JF, Coulter DA and Alkon DL. Conditioning-specific membrane changes of rabbit hippocampal neurons measured in vitro. Proc Natl Acad Sci USA. 1986, 83：2733－2737

第二节　频率强化

频率强化（frequency potentiation, FP）是指高频重复刺激时突触传递的增强，主要在哺乳类的脊髓、海马等部位发生。例如：高频刺激海马穿通路（perforant path, PP）纤维，刺激过程中，在海马齿状回颗粒细胞外可记录到逐渐增大的群峰电位（population spike, PS），同时伴有 PS 潜伏期的逐渐缩短和兴奋性突触后电位（excitatory postsynaptic potential, EPSP）上升斜率的逐渐增大。这属于一种同突触易化现象，这种现象的产生可能是由于胞外 Ca^{2+} 内流增加或重复刺激时神经末梢内残留的 Ca^{2+} 增加而导致突触前递质释放增加的结果。这有可能是放大生物电信号的一种重要机制。在海马发生的 FP 和动物的学习记忆活动有关；在老年动物，FP 的发生明显受损。因此，FP 不仅代表一种钙依赖性的突触易化现象，同时，它也可以作为学习记忆形成和脑老化的一项电生理指标。

一、原理

来自内嗅区的传出神经纤维经海马穿通路在海马齿状回直接与颗粒细胞构成突触联系（图13-6-2），因此，在海马PP埋植电极刺激穿通路纤维，便可通过埋植于齿状回颗粒细胞层的记录电极记录到单突触的电活动。如果将电刺激改为高频重复刺激，则可以进行FP现象的观察。

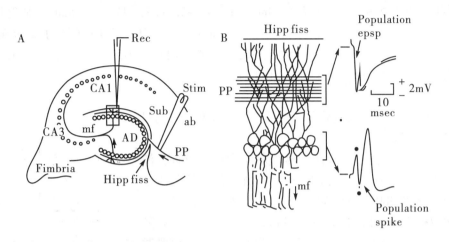

图13-6-2　A：海马突触联系和记录（Rec）、刺激（Stim）电极在海马结构中的位置。AD：齿状回，PP：穿通路；B：记录电极在齿状回颗粒细胞层树突域、胞体域所记录到的不同电位变化波形。mf：苔状纤维

二、操作步骤

（一）主要实验仪器

脑立体定位仪、电子刺激器、刺激隔离器、示波器及示波器照相机。

（二）电极制作

取直径为0.1mm的镍铬合金丝，剪成合适的长度（2~2.5cm），一端被焊接在针灸针柄上。将有机玻璃粉溶于适量的氯仿中，手持针柄将合金丝插入其中，抽出后让其自然干燥，然后检测合金丝表面的绝缘性，反复几次后，合金丝表面附着的一层有机玻璃即能起到理想的绝缘作用。用剪刀将已绝缘好的合金丝的绝缘端（非接针柄的那端）剪成楔形，使尖端裸露约0.5mm，此即将被用来引导电位的记录电极。

刺激电极的制作是将两已绝缘好的合金丝紧并在一起，针柄隔开并用自凝牙托粉将其固定，两合金丝以有机玻璃溶液黏合，既要使两合金丝间的距离尽可能小，又要保证相互间的绝缘性。尖端同样剪成楔形，使两合金丝尖端各裸露约0.5mm，再检测绝缘性，如果两针柄间和两合金丝间都绝缘良好，则可用作刺激电极。

（三）手术操作（以大鼠为例）

1. 麻醉和固定　取体重250~300g的Wistar大鼠，按0.3g/kg体重的剂量腹腔注射10%的水合氯醛。动物被麻醉后，将立体定位仪的双侧耳杆旋松并向两侧拉开，将鼠头放在两耳杆之间，先将一侧耳杆插入大鼠外耳道并固定此耳杆，上下推动鼠头，将另一侧耳杆插入对侧外耳道。然后，将两耳杆从两侧内推，使头紧紧固定不动（注意用力不可过猛，以免损伤头颅骨）。调整两侧耳杆，使读数相同。第二步为固定鼠上颌，旋松固定柱上固定纵梁的螺旋，将上颌固定器向后推，接近鼠的上颌，将眼眶括向两侧推开，使其上齿钩在牙齿固定杆上，活动两眼眶括，使其正好压在左右眼眶下缘最低的部位。然后将上颌固定器向前推并固定。最后全面检查鼠头固定的情况。用力向各方向推鼠头，看是否装妥，是否还有不对称之处。若有，则须予以纠正。

2. 定位和开颅　鼠头固定好后，切开头皮，分离皮下组织，剥开骨膜暴露颅骨。利用电极移动架测出颅骨的前后倾斜度，调节上颌固定器，使前囟中心（bregma）比人字缝尖（lamda）高出1mm左右。参

照 Pellegrino 大鼠脑图谱，在颅骨上确定将要插入电极的位置，用直径约 2~2.5mm 的牙钻将这些位置的颅骨钻穿（注意不要伤及大脑皮层），用尖头镊小心地将硬脑膜挑破，再用琼脂液封闭这些颅骨小孔以防脑组织膨出（注意琼脂液的温度，以免伤及大脑皮层）。

（四）埋植电极

将记录电极和刺激电极分别装在电极移动架的电极夹上，并将其移动到相应的颅骨已被钻孔的位置上，按照定位参数（记录电极为 AP 3.7~4.0mm，L2.4~-2.7mm，H3.0~3.5mm；刺激电极为 AP7.5~7.8mm，L4.4~4.6mm，H4.0~5.0mm）将电极分别插入脑组织中，以插在颅骨上的金属针为参考电极和地线。通过刺激电极由弱至强施加电刺激，同时适当调节记录或刺激电极的深度，当固定强度的电刺激诱导出最大幅度的 PS 时，用自凝牙托粉将电极固定在颅骨上。

（五）PS 的记录和测量

由于 PS 的变化常与 EPSP 的变化是一致的，为了方便，我们只选用 PS 的变化来反映 FP。

PS 的记录采用的是细胞外记录法。测试刺激为单个脉冲，波宽为 150μs，频率为 1/30Hz，强度为能诱发最大幅值 PS 的刺激强度的 1/3~1/2（一般约 300~400μA）。PS 的变化由示波器进行监测。当测试刺激能稳定地引发出 PS 后，将刺激改为自动连续高频刺激，波宽和强度与测试刺激一样，频率一般为 12~15Hz，刺激时间为 15s。在一次高频重复刺激期间，选择刺激开始后第 5、10、12、15s 这 4 个时刻将示波器荧光屏上的波形用照相机拍下。

按 Bliss 和 Abraham 报道的方法测量 PS 的幅值、起始潜伏期和峰潜伏期，以这三项参数的变化来表示 FP（图 13-6-3）。

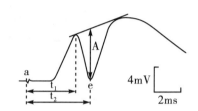

图 13-6-3　群峰电位（PS）的测量

a：刺激伪迹；e：PS；t_1：起始潜伏期；t_2：峰潜伏期；A：PS 幅度。

三、注意事项

1. 由于是细胞外记录，所记录到的电位变化波形会因记录电极所在位置不同而不同。例如，当记录电极尖端在齿状回颗粒细胞树突层和胞体层所记录到的电位变化波形极性刚好相反。因为从胞体层的记录更稳定，所以一般采用记录胞体层的电位。

2. 诱导 FP 对刺激频率有一定要求。例如在兔齿状回突触，最有效的刺激频率为 12~15Hz，低于 6Hz 或高于 50Hz 都不行。

3. 高频刺激须持续到一定时刻（一般刺激开始后 10s 以上）后，才见有 PS 幅度的增大和潜伏期的缩短。

（刘少林　张均田）

参　考　文　献

1. LØmo T. Frequency potentiation of excitatory synaptic activity in the dentate area of the hippocampal formation. Acta Physiol, Scand, 1996, 68（suppl 277）：128

2. Bliss TVP and Gardner-Medwin AR. Long-lasting potentiation of synaptic transmission in the dentate area of the unanaesthetized rabbit following stimulation of the perforant path J Physiol（Lond），1973，232：357-374

3. Andersen P，Holmquist B and Voorhoeve PE. Entorhinal activation of dentate granule cells. Acta Physiol Scand, 1996, 66：448-460

4. Abraham WC，Bliss TVP and Goddard GV. Heterosynaptic changes accompany long-term but not short-term potentiation of the perforant path in the anaesthetized rat. J Physiol, 1985, 363：335-349

第三节　神经纤维传导速度测定

神经纤维兴奋的标志是产生一个可以传播的动作电位（或叫冲动），此脉冲电的变化以局部电流或跳跃传导的方式沿着神经纤维双向传导，其速度主要取决于神经纤维的直径、内阻和有无髓鞘等因素。神经纤维的传导速度与其直径大小有关，直径越大，传导越快。因此，传导速度也常被当作对神经纤维进行分类的主要参数。同时，神经纤维的传导速度与其有无髓鞘，以及其髓鞘的生理状态也有关，比如，有髓神经纤维比无髓神经纤维传导得快；某些引起神经纤维脱髓鞘的疾病就会严重地影响其传导速度；引起体内脂质代谢紊乱的糖尿病一旦累及神经系统，也会不同程度地降低病人的神经纤维传导速度。此外，衰老也可导致神经纤维传导速度的下降，这可能与衰老导致的神经组织能量代谢降低有关。总之，神经纤维传导速度的测定对正常生理或病理状态的神经组织功能研究都具有重要意义。神经纤维的传导常采用电生理方法进行记录和测量。

一、原理

坐骨神经干为混合性神经，其中包括很多有无髓鞘、不同直径的传入和传出神经，因此，刺激坐骨神经干所引导的动作电位为一复合动作电位，即由一大群不同兴奋阈、传导速度和幅值的群峰电位所总和而成。

脊髓腹根主要由运动神经纤维（传出神经纤维）组成，而感觉神经纤维（传入神经纤维）则主要通过脊髓后根进入脊髓。因此，为了将坐骨神经干中运动神经所传播的动作电位和感觉神经所传播的动作电位分开，可将与坐骨神经干相连的脊髓前根和后根一同从动物体取下制成待测神经标本。这样，在测运动神经纤维传导速度时、刺激腹根，于胫神经上记录动作电位；当测感觉神经纤维的传导速度时，则刺激胫神经而在背根记录动作电位（图13-6-4）。

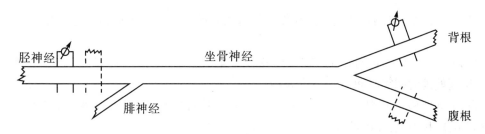

图 13-6-4 测定运动或感觉神经纤维传导速度时的电极放置

二、操作步骤

1. 主要实验仪器和试剂 前置放大器、双线示波器（整机灵敏度为0.1～1.0mV/cm）、示波器照相机、电子刺激器、刺激隔离器、电极盒。

Ringer-Locke 溶液（mmol/L）：NaCl 154，KCl 5.6，$CaCl_2$ 2.1，$NaHCO_3$ 6.0，葡萄糖5.5。

2. 制备神经标本 大鼠断头后迅速分离出其坐骨神经及与之相连的脊髓前、后根，然后，再继续分离一段腓神经，使得神经干的长度达到8cm以上。分离时注意避免牵拉神经，并仔细剪去神经分支，剥去附着在神经干上的结缔组织，并经常滴加Ringer-Locke溶液以保持神经标本的湿润，离断后立即将其浸泡在Ringer-Locke溶液中达10min以上，以消除神经标本的自发放电。

3. 把神经标本移入有机玻璃电极盒内（盒外用金属壳屏蔽），盒内电极均以直径为0.5mm的铂丝制成。神经与各电极妥善接触，电极间不能有液体，神经标本的游离端不要与电极盒的内壁接触。在引导电极r1和r2（图13-6-5）之间用镊子钳夹神经干，使其丧失传导性，以便引导单相动作电位。然后，将石蜡油加入电极盒，覆盖神经标本以防干燥。盖上盒盖后将其浸在恒温水浴中以保持盒内温度恒定。

4. 实验装置按图13-6-5所示连接（测运动神经纤维传导速度时所用）。

5. 调节示波器荧光屏上两条扫描线的位置，Y轴灵敏度达0.2mV/cm，扫描速度为2ms/cm，用触发扫描。刺激器的脉冲频率可选用每秒20次左右，波宽0.1～0.2ms，强度暂置于零位。

6. 观察项目

（1）测定运动神经纤维的传导速度

1）如图13-6-5所示，将刺激电极加在脊髓腹根上，记录电极放于胫神经。逐渐增大刺激强度，在荧光屏上可出现一单相动作电位（即由 r3 电极引导的动作电位）。随着刺激强度的增大，动作电位的幅度也增大，但当刺激强度达到某一数值以后，动作电位的幅度不再增大，这一引起最大动作电位波幅的最小刺激强度就称为最大反应刺激强度。测定神经干传导速度时，一般所用的刺激强度为最大反应刺激强度的 3~5 倍。

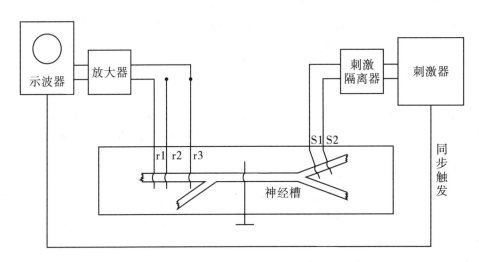

图 13-6-5　测定神经干传导速度的实验装置和连接图

2）在荧光屏上测量从刺激伪迹前沿到动作电位起始处的距离，并根据扫描速度算出该距离所相当的时间 t1（单位为秒）。

3）取下与 r3 引导电极连接的导线，在接到 r2 引导电极上。按上述 1）和 2）之方法测量出刺激伪迹前沿到动作电位起始处的间隔时间 t2（单位为秒）。

4）计算在 r3 电极和 r2 电极处出现动作电位所相差的时间 t = t2 - t1（以秒为单位）。

5）测量 r3 电极和 r2 电极之间的神经长度 S（以米为单位）。

6）按平均传导速度公式 v = s/t 便可计算出该段神经的传导速度。

除以上方法外，也可将 r3 和 r2 电极所引导的动作电位同时输入示波器，显示在荧光屏的上、下两条扫描线上，直接从荧光屏上读出两动作电位间的间隔时间 t。采用这种方法时，要求示波器上两条扫描线的扫描速度完全相同。

（2）感觉神经纤维传导速度的测定　如图 13-6-4 所示，将刺激加在胫神经上，而在脊髓背根引导动作电位。其他步骤与测运动神经纤维传导速度时相同。

（刘少林　张均田）

参 考 文 献

1. Eliasson SG. Nerve conduction changes in experimental diabetes. J Clinic Invest，1964，43（12）：2353 – 2358

2. Low PA, Schmelzer JD and Ward KK. The effect of age on energy metabolism and resistance of ischaemic conduction failure in rat peripheral nerve. J Physiol，1986，374：263 – 271

第四节　有髓神经纤维的数目和密度测定

尽管外周神经具有再生能力，但在被横切断以后，受损神经所支配区域的运动和感觉功能往往不得到理想的恢复。一些实验性治疗措施，比如，应用神经诱导管、神经生长因子和其他外科手段已被试用于提高外周神经受横断伤后的功能恢复。为了有效地评价这些治疗措施的作用，所选用的指标须是可定量的，像有髓神经纤维的数目和密度测定就是一个较常用的形态学评价指标。同样，这项指标也可以用在药理学研究中以评价药物对外周神经再生能力的影响。由于经典的测定有髓神经纤维数目和密度的方法都是耗时的，或者是不够准确的，于是，Harman 等应用一种所谓"直线采样（line-sampling）"技术对外周神经横断面内有髓神经纤维进行计数，并发现这种方法既省时又准确。下面我们介绍这种方法。

一、原理

直线采样技术是基于平面内任意一直线与均匀分布于该平面内的形状相同且大小相等的图案相交的概率。比如，在一长方形平面（X × Y）内，平行于 Y 边的任意一直线和均匀分布于该平面内的直径为 d 的圆形图案相交的概率为：

$$P = d / (X - d) \qquad (1)$$

X 为长方形的 X 边长度。

根据上述原理，将一带有 4 条采样直线的长方形小方框（X × Y）加到由摄像机明箱投射到电子计数板上的神经纤维横断面图像上，4 条采样直线都与 Y 边平行且相互间距相等（图 13-6-6）。对于任意一条采样直线，如果把明显被该直线穿过的神经纤维横断面编号为 n（n = 1, 2, 3, ⋯, c），并测出其相应的直径（dn），则该长方形小方框（X × Y）内的神经纤维横断面数目可用下式求出：

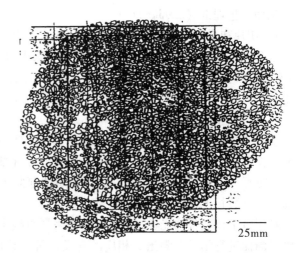

$$N_1 = \sum_{c}^{n=1} \frac{X - d_n}{d_n} \qquad (2)$$

被测神经横断面内所含的神经纤维数目为：

$$N_i = \frac{\pi r 2 N_i}{X \times Y} \quad (i = 1, 2, 3, 4) \qquad (3)$$

图 13-6-6 由摄像机明箱投射到电子计数板的神经纤维横断面图像，上有一带取样线的长方形取样小框（X × Y）

r 为被测神经横断面的半径，若横断面不为圆形，则需用其他方法计算出其面积。N_i 为以第 i 条采样直线所获得的关于被测神经横断面内的神经纤维数。最后取各采样直线所获数据的平均值作为该横断面内神经纤维数。

二、操作步骤

（一）主要实验仪器和试剂

IMB（兼容型）PC 微机、Sigma-Scan 软件、电子计数板、光学显微镜和摄像机明箱。

组织固定液 含戊二醛 3%、甲醛 3%、苦味酸 0.1%，以 0.1mol/L pH7.4 的二甲胂酸盐缓冲液配制。

（二）神经标本的制备

1. 动物麻醉 取体重 200 ± 20g 的 Wistar 大鼠，以 1g/kg 体重的剂量腹腔注射 25% 的乌拉坦。

2. 灌流和组织固定 将被麻醉动物开胸，通过心脏灌入大约 250ml 含 250IU 肝素和 0.25ml 1% $NaNO_2$ 的 0.9% 氯化钠溶液。然后剪开右心耳，当流出的液体不含血液，立即将灌流液换成组织固定液，继续灌流约 450ml 后，迅速分离出大鼠双侧坐骨神经，离断后将其浸在组织固定液内过夜。第 2d，用二甲胂酸盐缓冲液冲洗坐骨神经三次并将其放入含 1% 四氧化锇和 1.5% 铁氰化钾（ferricyanide）的 0.1 mol/L pH7.4 二甲胂酸盐缓冲液中。2h 后，神经再用二甲胂酸盐缓冲液冲洗 3 次。

3. 脱水 用浓度递增的乙醇作脱水剂，按以下步骤将神经先后浸入不同浓度的乙醇中进行脱水。

50% 乙醇，5 ~ 10min

↓

70% 乙醇，5 ~ 10min

↓

80%乙醇，5～10min
↓
90%乙醇，5～10min
↓
95%乙醇，5～10min
↓
100%乙醇，5～10min，3次

4．浸胶和包埋　以环氧树脂 Araldite 作为包埋剂。

浸胶　100%乙醇：araldite（1∶1），30～60min
↓

包埋　包埋剂（araldite）

5．切片和染色　包埋块硬化后，在超薄切片机上将神经横切成0.5μm 厚的半薄切片，切片被黏在玻片上后，用含0.5%甲苯胺蓝的0.1%硼酸钠溶液进行染色。制成光镜观察标本。

（三）有髓神经纤维计数

实验装置连接如图13-6-7。摄像机明箱将光镜下的神经横断面图像投射到电子计数板上（图13-6-6），带有黑色采样细线的长方形（X×Y）线图绘在一高度透明的薄膜上，将薄膜覆在电子计数板上即可进行采样计数。

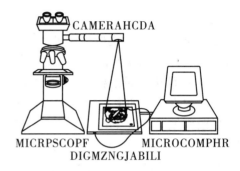

图 13-6-7　有髓神经纤维计数实验装置连接图

利用电子计数板的光学细探子对每条采样直线穿过的神经纤维横断面进行编号并测出其相应的直径，所得数据被自动输入计算机，再借助计算机通过 Sigma-Scan 软件便可计算出所测神经横断面内的神经纤维数和其密度。

三、注意事项

1．本方法只能用于对有髓神经纤维进行计数，因为无髓神经纤维只有在电镜下才能被看见。

2．多数有髓神经纤维的横断面呈圆形，对于非圆形神经纤维横断面，其直径 d_n 则取平行于 X（长方形的 X 边）的横断面内线段的平均长度代替。

3．虽然理论上要求神经纤维在神经横断面内的分布必须是均匀的，但实践证明，尽管有髓神经纤维的分布有成簇现象，应用这方法还是能可靠地反映有髓神经纤维的数目的。

四、方法评价

1．快捷　对采样框内的有髓神经纤维计数、将数据输入计算机以及通过计算机求出有髓神经纤维的数目和密度，只要15min 便可完成。

2．准确　经过大量实践证明，误差范围在1%～5%之间，且这种误差主要与实验设计的严密程度有关。另外，由于数据是自动输入计算机的，因而也减少了人工操作可能带来的误差。

（刘少林　张均田）

参 考 文 献

1. Harman K, Katnick J and de la Torre JC. A quick and accurate line-sampling technique to quantify myelinated axons in peripheral nerve across-sections. J Neurosci Methods, 1991, 38：107－110

2. Blight AR. Cellular morphology of chronic spinal cord injury in the cat：Analysis of myelinated axons by line-sampling. Neuroscience, 1983, 10：521－543

3. Jeng CB and Coggeshall RE. Numbers of regenerating axons in parent and tributary peripheral nerves in the rat. Brain Res, 1985, 326：27－40

第十四篇　核磁共振实验技术在药理学研究中的应用

概　述

　　物理学家首先发现核磁共振现象并为自身的研究需要研制出第一台仪器。不久化学家看到"化学位移"现象作为化学结构探针的能力，很快开辟出新的应用领域。作为有机结构分析的重要工具，20 世纪 70 年代前化学家几乎一统核磁共振（NMR）的应用天下。但是，随着新技术的发展，在计算技术和超导技术的支持下，NMR 的灵敏度和分辨度有了明显的提高，生物医学的应用也得到相应的发展并逐渐成为 NMR 的主要应用领域。从有机化学分析推广到生物医学上的应用又为仪器的发展赋予新的推动力。除了医疗诊断用的磁共振成像仪（MRI）外，新研制与生产的 600MHz 以上的高分辨谱仪正是为了满足这一更大市场的需要，可以说，现代的 NMR 技术已经进入了为生物医学开发的时代。

　　NMR 的观察对象有一个从"小"到"大"的发展过程，即从小分子到大分子的结构分析，进而开展了对活细胞和离体组织器官（如心、脑、肝、皮肤等）代谢过程的连续观察，后来随着磁腔口径不断增大，又逐步实现了从小动物、大动物到人的活体观察，如把线圈放在颅外即可分析脑内的多种生化成分。

　　早期的 NMR 谱仪只能分析质子，现代的高分辨谱仪带有多种核素探头，具有生理意义的主要核素，如 ^1H、^{13}C、^{15}N、^{19}F、^{23}Na、^{31}P 和 ^{39}K 等均可以探测。^1H-NMR 可以直接分析多种生物成分，^{13}C 及 ^{15}N 是稳定性核素，用 NMR 可以跟踪标记的糖、氨基酸、脂肪或药物等在体内的代谢过程，^{19}F-NMR 可以测定各种氟代化合物，借助含氟螯合剂还可以测定细胞内游离钙等。^{31}P NMR 适于研究高能磷和磷脂代谢，测定细胞内 pH 和游离镁浓度。^{23}Na 与 ^{39}K-NMR 也能测得细胞内的钠、钾离子浓度。这些体内成分的变化都可以作为药理学研究的观察指标。NMR 技术的主要优点是，它不破坏样品，也不伤害生物组织，其分析结果更接近生理状态；有丰富多样的脉冲实验技术，信息量大；作为分子结构、分子动度和反应动态的研究工具，它可以从原子、基团、分子到生物结构系统的不同层次上获取多种信息。正因为有这些特点，它已成为研究生命系统的重要工具。目前国内已有多台 400MHz 到 600MHz 的仪器，可以满足一些药理学研究的要求。随着仪器性能的进一步提高，今后的应用范围还会进一步扩大。目前有两个发展趋势，一是不断提高磁场强度（目标是 1000MHz 以上），灵敏度和分辨度的大幅度提高将为药理学家提供更有力的研究手段。二是发展强磁场大磁腔的成像与波谱相结合的核磁共振仪。国内现有的成像仪磁场强度多为 0.5 以下特斯拉，灵敏度太低，少数医疗单位已装备了 1.5～2.0 特斯拉成像仪，它可以兼作波谱仪使用。国外最新的成像仪已高达 4.7 特斯拉，相当于 200MHz 共振频率。这种成像与波谱结合的共振仪可在整体动物或人身上同时观察组织形态和组织成分的变化，在实验药理与临床药理研究中，它将成为药效作用评价的独特工具。NMR 技术的应用已为药理学增添许多新的内容。为了推进 NMR 技术在药理学研究中的应用，我们收集并归纳整理了十多年来的有关研究报导，希望有助于药理学工作者对 NMR 技术的特点、应用范围和可能解决的问题有一个概括了解。

（阮金秀）

第一章 核磁共振技术简介

第一节 部分原子核的磁性质

自然界有一百多个元素，但在生物医学核磁共振研究中比较常用的仅是表 14-1-1 中所列的几种原子核。核自旋量子数 I 是表示某种核所固有的特征，不同的原子核可以有不同的 I 值。从理论上说，I 不为零的核，由于自旋而具有磁矩，在核磁共振实验中可产生信号。但在核磁共振实际工作中最常用的是 ^{1}H、^{13}C、^{19}F、^{31}P 等。这些核的共同特点是 I 值为 1/2。与 I 值大于 1/2 的核不同，它们没有电四极矩，核磁共振谱线不因电四极矩影响而发生分裂或加宽等现象。氢核的天然丰度接近 100%，灵敏度最高，又是组成有机物的主要元素之一，故在核磁共振研究中最为常用。普通的碳和氧（^{12}C，^{16}O）的 I 值为零，不具有核磁性，所以只能观测其稳定同位素 ^{13}C 和 ^{17}O 的核磁共振信号。^{13}C 的天然丰度为 1.11%，相对灵敏度大约仅为氢核的六千分之一，试样测定需要长时间累加核磁共振信号，但 ^{13}C 的化学位移范围大，谱峰相互重叠的机会少，并且在有机分子骨架的测定中起到重要的作用，所以它也是一种常用的观测核。为了提高灵敏度和选择观测有关的信号，在氨基酸和糖代谢流的研究中常使用 ^{13}C 标记的化合物。^{17}O 核磁共振目前只在个别场合使用。^{14}N 具有电四极矩，不是理想的观测核，只在特定场合使用。其稳定同位素 ^{15}N 的 I 值为 1/2，适合用于生物示踪的核磁共振研究。因为 ^{15}N 不是放射性同位素，所以 ^{15}N-NMR 成为唯一可用的示踪手段。^{19}F 的天然丰度为 100%，灵敏度接近于 ^{1}H-NMR，并且化学位移的范围大，是十分理想的观测核。生物体内不含有氟的有机物，所以没有本底干扰，适合于含氟药物或生物成分的氟衍生物的分析。钠在体内具有重要的生理作用，它的成分单一，不因核自旋性质（I =3/2）造成分辨度差而影响对它的使用。^{31}P 类似于 ^{1}H-NMR，有比较好的核性质，天然丰度高，很适合体内含磷化合物的分析。^{35}Cl-NMR 只有个别的应用例子。^{39}K-NMR 的直接测定也很少采用，通常是用 ^{19}F-NMR 间接测定组织内的钾离子。

表 14-1-1 在生物医学中常用的观测核性质

元素	自旋（I）	天然丰度（%）	相对灵敏度	在 2.3 千高斯磁场里核的共振频率（MHz）
^{1}N	1/2	99.98	1.000	100.00
^{2}H	1	0.016	0.0097	15.35
^{13}C	1/2	1.11	0.016	25.14
^{14}N	1	99.64	0.001	7.22
^{15}N	1/2	0.36	0.001	10.13
^{17}O	5/2	0.037	0.029	7.22
^{19}F	1/2	100.0	0.830	94.08
^{23}Na	3/2	100.0	0.093	24.78
^{23}Mg	−5/2	10.13	0.0027	6.119
^{31}P	1/2	100.0	0.066	40.48
^{35}Cl	3/2	75.53	0.046	9.60
^{39}K	3/2	93.10	0.0005	4.5

第二节　原　　理

核磁共振实验是在强磁场中进行的。在外加磁场 B_0 的作用下，原子核磁矩 μ 将沿着磁场作定向排列。这种排列是有规律的，符合（$2I+1$）个取向，其中 I 为自旋量子数。据此，I 值为 1/2 的核共有 2 种取向（1/2 和 −1/2）；I 值为 1 的核共有 3 种取向（1，0，−1）；I 值为 3/2 的核共有 4 种取向（3/2，1/2，−1/2，−3/2）。每个自旋取向分别代表原子核的某个特定的能量状态。两种能级间的能量差为 ΔE，如图 14-1-1 所示。ΔE 是外加磁场强度 B_0 的函数，可表为：

$$\Delta E = 2\mu B_0 = \gamma \hbar B_0$$

这里 γ 为核的磁旋比，$\hbar = h/2\pi$。计算表明，核磁共振的信号强度直接与外加磁场强度 $B_0^{3/2}$ 成正比。因此，提高核磁共振检测灵敏度的最有效办法是提高磁场强度。这是核磁共振仪器目前越来越向高磁场发展的主要原因。

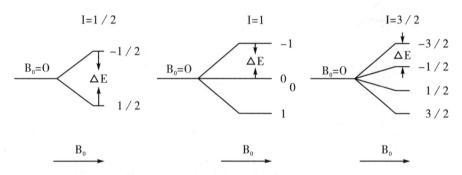

图 14-1-1　不同自旋值的核在磁场中的能级图

在磁场中，自旋核因受力矩作用而发生偏转，结果核磁矩 μ 将围绕外加磁场方向进动，如图 14-1-2a 所示。它与陀螺在重力场中的进动有相似之处。陀螺本身在自旋，有角动量 P，在重力场 G 的作用下，P 亦绕 G 进动，如图 14-1-2b 所示。原子核在外加磁场中的进动频率称为拉摩（Larmor）频率 V_0，它与磁场强度 B_0 的关系可表示为：

$$V_0 = \gamma B_0/2\pi$$

不同的核有不同的磁旋比，如在 3.5 特斯拉（T）的磁场强度下，氢核的拉摩频率为 150MHz，碳核为 37.7MHz、磷核为 60.7MHz。通常称 100MHz 或 500MHz 的核磁共振仪，指的是氢核的拉摩频率，同时

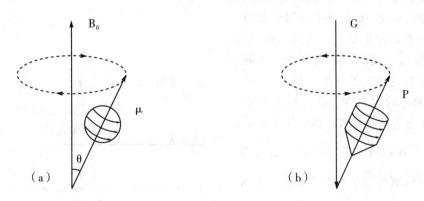

图 14-1-2　a 为核磁矩 μ 在磁场 B_0 中的拉摩进动；b 为陀螺在重力场
G 中的进动

也指明了磁场强度和仪器的档次。

按照核磁共振谱仪的设计，射频场 B_1 是置于与外加磁场 B_0 相垂直的方向上。当射频场的频率与核磁矩的拉摩频率相等时，即可发生核磁共振，此时能量由射频场向核转移，使低能态的核跃迁到高能态。如果用检测器记录下共振信号，就可得到以 Y 轴为共振峰强度，X 轴为核磁共振频率的波谱图。由于原子核在分子中所处的化学环境不同，共振频率也有一定的差别，因而所得到的谱图能够反映分子的结构特征。传统的核磁共振谱仪是一种连续波扫描仪，灵敏度较低，不适于在生物医学中应用。现代用的脉冲傅里叶变换核磁共振谱仪是采用强而短的宽频率脉冲照射样品，使所有不同频率的核同时发生共振。在接收线圈中感应出的是时间函数的"自由感应衰减"（FID）信号，再经傅里叶变换就得到了类似于用连续波核磁共振扫描仪测得的图谱，如图 14-1-3 所示。完成全谱测定通常只需要 1～2s 时间。一个样品的共振信号在计算控制下可以累加几百次到几万次，因而灵敏度大为提高。脉冲傅里叶变换核磁共振的另一个突出优点是，可建立多种类型的脉冲序列实验技术，并能测定多种原子核的核磁共振谱图。这为生物医学研究提供了广泛应用的前景。

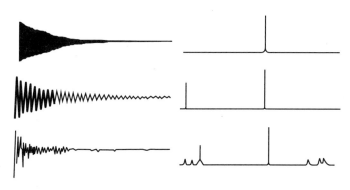

图 14-1-3　自由感应衰减信号（图左）及其傅里叶变换
后的图谱（图右）

第三节　核磁共振测量参数

不同原子核的核磁共振谱是采用特定频率的探头测得的。核磁共振谱图的类型很多，但所提供的基本参数主要有化学位移，峰面积，偶合常数，峰的多重性和弛豫时间。这些参数的定义可用图 14-1-4 加以说明。测定化学位移需要使用参考化合物。在图 14-1-4 中右边标有"R"的谱峰是参考物质的共振信号。谱中其他谱峰的化学位移值 Sa、Sb 和 Sc 都是相对"R"谱峰测量的。峰面积就是谱峰所包圈的面积，如化学位移为 Sb 单峰中的黑影部分。核磁共振信号可以有多种形状，有的为单峰，如信号 B；有的为双峰，如信号 C；有的为三重峰，如信号 A。此外还有更复杂的峰形。核磁共振信号的这种性质称为峰的多重性。在简单谱图中，多重峰内谱线间距称为偶合常数，通常用 J 表示，如图 14-1-4 中 A 三重峰和 C 双峰所示。$\Delta v \frac{1}{2}$ 为半峰高宽度，测量峰宽可以估算弛豫时间，但精确的弛豫时间测定要用专门的脉冲实验技术。

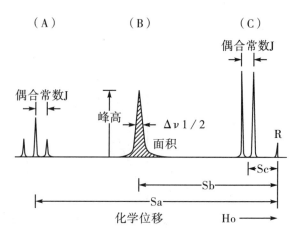

图 14-1-4　核磁共振波谱参数

一、化学位移

在化合物中，原子核的外围被电子所包围。

当外加磁场的磁力线通过原子核时，核外电子产生环流，并感应形成与外加磁场方向相反的局部磁场。这种对抗外磁场的作用称之为磁屏蔽。另外，分子中的化学键也是一种核外电子流，同样会产生磁屏蔽作用。化合物中不同基团所处的化学环境不同，产生的磁屏蔽也不同，因而出现共振频率的偏移。这种共振频率的偏移称为化学位移。

化学位移是一个很重要的参数，是核磁共振在化学中应用的基础。目前，化学位移一律采用 δ（ppm）表示。同绝大多数有机化合物相比较，四甲基硅（TMS）的甲基共振信号出现在最高磁场处，目前普遍用它作为 ^1H 和 ^{13}C 化学位移测定的标准，并规定它的化学位移 δ 值为零，其峰左边的 δ 值为正，右边的为负。例如，在图 14-1-5 的乙基苯的部分 ^1H-NMR 谱中，δ 值为零的单峰是四甲硅的甲基质子共振信号。以该信号为标准测得乙基苯的甲基质子的化学位移值为 δ1.24，亚甲基质子的化学位移值为 δ2.66。

根据需要，也可用溶剂或其他物质的共振信号作为参考标准，所测得的化学位移，需要经过适当的换算，改成以四甲硅为标准的 δ 值。由于四甲基硅不溶于水中，对水样测定常常采用 TsP〔（CH$_3$）$_3$ Si CD$_2$CD$_2$COONa〕为化学位移测定标准、它的甲基 δ 值也规定为零。化学位移标准物质与样品同时放在溶剂中测定化学位移的方法称之为内标法；若标准物质单独置于另一个容器中测定，则称之为外标法。^{31}P 化学位移测定常采用封闭在毛细管中的 85% 磷酸或者 P$_2$O$_6$ 为外标。^{19}F 化学位移测定常采用氟代氯仿（CFCl$_3$）为外标。同大多数化合物比较，氟代氯仿的 ^{19}F-NMR 信号出现在最低磁场处，规定它的化学位移值为零，其他化合物的 ^{19}F-NMR 信号出现在其右边，故 δ 值为负。

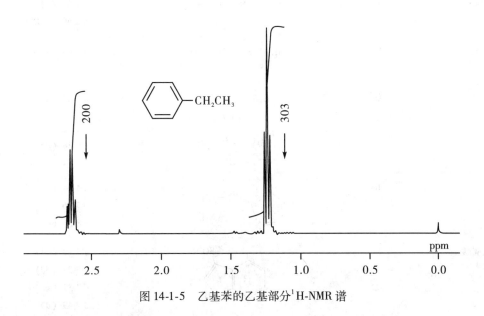

图 14-1-5 乙基苯的乙基部分 ^1H-NMR 谱

不同原子核的核磁共振化学位移范围相差很大。^1H-NMR 的化学位移范围为 0~20ppm。^{13}C-NMR 的化学位移范围比较大，一般为 0~200ppm。^{31}P 和 ^{19}F-NMR 的化学位移谱范围更大，一般为 0~300ppm。化学位移是鉴定物质化学结构的重要依据。表 14-1-2 中罗列了在生物医学核磁共振研究中可能涉及的体内代谢物的 ^1H-NMR 化学位移。

表 14-1-2 尿中一些主要成分的 ^{1}H-NMR 化学位移

化合物	英文缩写	结构式	^{1}H 化学位移（ppm）
肌酸酐	Cn		a 3 06（s） b 3 94（s）
柠檬酸	Cl	aH$_2$C—CO$_2^-$ HO—C—CO$_2^-$ aH$_2$C—CO$_2^-$	a 2 65（AB）
马尿酸盐	Hp		a 3 97（d） b 7 55（t） c 7 64（t） d 7 83（d）
甘氨酸	Gly	H$_3$N—CH$_2^a$—CO$_2^-$	a 3 57（s）
肌酸	Cr		a 3 06（s） b 3 94（s）
3-羟基丁酸	Bu	aH$_3$C—CH—CH$_2^b$—CO$_2^-$ 　　　OH	a 1 24（d） b 2 40（ABX）
乙酰乙酸盐	Acac	aH$_3$C—C—CH$_2$—CO$_2^-$ 　　　O	a 2 34（s）
丙氨酸	Ala	H$_3$N$^+$—CH—CO$_2^-$ 　　　CH$_3^a$	a 1 48（d）
乳酸盐	Lac	aH$_3$C—CH—CO$_2^-$ 　　　OH	a 1 34（d）
组氨酸	Hls		a 4 04（t） b 7 36（s） c 8 56（s）
羟基吲哚硫酸			a 7 19（dd） b 7 29（dd） c 7 35（s） d 7 49（d） e 7 69（d）
甲酸	Fm	aHCO$_2^-$	a 8 46（s）
二羟基丙酮	Ha	HO—CH$_2^a$—C—CH$_2^a$—OH 　　　　　O	a 4 43（s）
α-酮戊二酸	kg	$^-$O$_2$C—CH$_2^a$—CH$_2^b$—C—CO$_2^-$ 　　　　　　　　O	a 2 46（t） b 3 02（t）

* * s＝单峰，d＝二重峰，t＝三重峰，dd＝双二重峰，AB＝二极体系，ABX＝ABX 中的 AB 体系

二、核磁共振谱峰的面积

在规范的实验条件下，核磁共振谱峰的面积与谱峰对应的原子核数目成正比关系。例如，图 14-1-5 中乙基苯[1]H-NMR 谱的 $\delta1.24$ 三重峰和 $\delta2.66$ 四重峰的面积比为 $3:2$，相应于分子中二种基团 $CH_3:CH_2$ 的质子数之比。如果谱峰均为单峰，并且它们的半高宽度也基本相同，谱峰的面积可直接采用谱峰的高度比值进行测定。对多重峰的面积一般要采用仪器测定。现代的核磁共振仪都具有积分仪，可自动画出如图 14-1-5 所示的积分曲线和打出积分值。

在核磁共振中，峰面积测定提供了定量分析基础。如测定某一酶—基质反应系统，可观察到基质的某些峰面积逐渐变小，而新生成物的峰面积逐渐增大，据此可以测定反应速率和酶的活性。在单一成分的核磁共振谱中，根据各个谱峰的面积比例关系可以求得分子中观测核数目的比值，从而可以确定分子结构中有关基团的氢原子数目。

三、谱峰的多重性和偶合常数

有关核磁共振谱峰的多重性和偶合常数在图 14-1-4 已做了介绍。另外，在图 14-1-5 中也看到乙基苯的甲基和亚甲基质子共振信号分别为三重峰和四重峰。这种现象是分子中磁性之间发生自旋－自旋偶合作用的结果。原子核间的自旋－自旋偶合，是通过成键电子传递的。它同外加磁场强度无关，也很少受外界条件如溶剂、温度、浓度等变化的影响。在高分辨核磁共振谱图中，大多数共振信号不是单峰而是多重峰。我们从谱峰的多重性中可以获得有关分子中相互偶合作用磁性核的数目、种类，以及它们在空间所处的相对位置等重要的结构信息。

多重峰中谱线裂距的测定是采用频率（Hz）单位。例如，根据测定，图 14-1-5 中 $\delta1.24$ 甲基质子三重峰的裂距为 $7.4Hz$。在一级类型的核磁共振谱中，这种裂距称之为偶合常数，以 J 表示。J 值大小是偶合强弱的度量之一。偶合强弱还与两个偶合核之间化学位移的差值（$\Delta\delta$）有关，按规定，J 和 $\Delta\delta$ 均以 Hz 为单位，当 $\Delta\delta/J > 10$ 时为弱偶合，而 $\Delta\delta/J < 10$ 时为强偶合。弱偶合的谱属于一级类型，而强偶合谱则属于二级或高级类型。这两类谱的解析很不相同。由于 J 值与外加磁场强度无关，而 $\Delta\delta$ 值则随磁场强度增强而增大，例如在 600MHz 仪器上测定的 $\Delta\delta$ 值相当于在 60MHz 仪器上测定值的 10 倍（均以 Hz 为单位），因此在高场核磁共振谱仪上测定的谱图大多属于一级类型，易于解析。

在一级类型的核磁共振谱中，谱峰的多重性符合 $n+1$ 规律，其中 n 为相邻基团的磁性核数目。例如，在图 14-1-5 中，$\delta1.24$ 信号为三重峰表明相邻有两个相同的质子，即 CH_2。同理，$\delta2.66$ 四重峰提示、相邻是一个含有三个相同质子的基团、即 CH_3。

偶合常数的大小与化学结构有着密切的关系，是测定和鉴定化合物分子结构的一个重要数据。影响偶合常数大小的主要因素是取代基的电负性和立体化学。在自由旋转的饱和体系中，邻位型偶合常数约为 7Hz，远程型（多于三个化学键）偶合一般观测不到。在含双键的化合物中，质子间反式偶合常数（$J_{反}$）总是大于顺式偶合常数（$J_{顺}$）。在芳香环体系中，质子间的偶合常数有下列规律：$J_{邻} > J_{间} > J_{对}$。

四、谱峰宽度与弛豫时间

核磁共振的谱峰宽度具有下列规律：对同一个化合物，在稀溶液中测定时，谱峰较窄，在黏稠溶液中测定时，谱峰较宽，而在固体样品中测定时，谱峰更宽。另外，小分子化合物的谱峰一般都比较窄，而大分子化合物的谱峰一般都比较宽。研究表明，核磁共振的谱峰宽度与观测核的弛豫时间有关。所谓弛豫时间是指被激发到高能态的核通过适当的途径释放共振时所吸收的能量，返回到原来低能态的时间过程。根据能量释放方式不同，弛豫可分为自旋－晶格弛豫（又称纵向弛豫，能量向溶剂介质转移）和自旋－自旋弛豫（又称横向弛豫，能量在核间转移）。两种弛豫方式的时间分别用 T_1 和 T_2 表示。其弛豫速度分别为 $1/T_1$ 和 $1/T_2$。T_1 和 T_2 对谱峰宽度有影响，但仅取决于其中最短者。实际情形总是 $T_1 > T_2$，所以谱峰宽度都用 T_2 表示。按定义，核磁共振的谱峰宽度是指最大高度一半处的宽度、即半高宽 $\Delta\upsilon\frac{1}{2}$。

对洛仑兹线形，峰宽为：

$$\Delta\upsilon\frac{1}{2} = \frac{1}{\pi T_2^1}$$

其中 $1/T_2^1 = 1/T_2 + 1/T_2^*$。这里 T_2^* 为磁场不均匀引起的弛豫时间。有关峰宽的定义可见图 14-1-4 中说明。

测定 T_1 的核磁共振方法很多，其中反转恢复法最为常用。这种方法的优点是灵敏度高，测定结果精确，并且它对 T_1 值的范围没有限制。它的主要缺点是实验很费时间。测定 T_2 一般采用 CPMG 自旋回波方法。由于它克服了分子扩散的影响和脉冲宽度不精确所引起的误差，测定结果比较准确。但是，对于具有多个谱峰的复杂系统，用这种方法只能得到平均的 T_2 值。

峰宽或弛豫时间与分子的运动状态有关，因此在化学上和生物医学上有重要应用。例如，体内水有游离的和结合的两种状态，肿瘤组织中游离水的比例增加，弛豫时间 T_1 和 T_2 要比正常组织延长一至二倍，见表 14-1-3。按一般规律，运动快的分子，弛豫时间长，而运动慢的分子则弛豫时间短。利用这一规律可以研究药物与酶、蛋白质、受体、核酸、生物膜等作用。根据药物的一些基团的弛豫时间或峰宽的变化，可以了解相互作用的性质，强度和作用部位。图 14-1-6 就是磺胺与碳酸酶作用的例子。上部图仅是药物的 ^{1}H-NMR 谱，由于小分子的运动很快，显示的谱峰比较窄。药物与酶发生结合时，运动受限制，弛豫时间变短，因而谱峰明显变宽，如下部谱图所示。

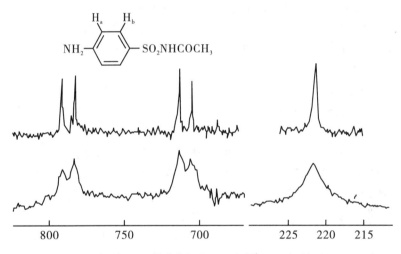

图 14-1-6 磺胺药物的 100 兆赫 ^{1}H-NMR 谱

样品浓度为 $0.01 mol/L$，以 D_2O 为溶剂，pH 为 6.9，在 27℃ 下测定。上面谱图仅用药物测定的，下面谱图在 $1.47 \times 10^{-2} mol/L$ 碳酸酶存在时测定。

表 14-1-3 正常组织和病理组织的 ^{1}H 弛豫时间 T_1 和 T_2

水的种类	T_1（秒）	T_2（秒）
正常乳腺	0.380	0.039
癌前期结节	0.451	0.053
癌肿	0.920	0.091
自由水	3.1	1.430

（缪振春）

参 考 文 献

1. 宁永成. 有机化合物结构鉴定与有机波谱学. 北京：清华大学出版社，1989
2. 胡皆汉. 核磁共振波谱学. 北京：烃加工出版社，1988
3. 裘祖文、裴奉奎. 核磁共振波谱学. 北京：科学出版社，1989

4. ONeill I K and Richards C P. Biological 31 P-NMR Spectroscopy. Ann Repe NMR Spect, 1980, 10A：133－236

5. Foster M. Magnetic resonace in biological systems. Pergamon Press, Oxford, 1984

6. Hoult D I. Magnetic resonace in biology（Ed. Cohen J S），New York：Jon Wiley, 1980

第二章　生物样品核磁共振测定中的几种常用技术

生物样品的特点是：成分复杂，浓度低，水峰很强、对测定有干扰。另外，某些对生物医学有特别意义的信息采用一般的核磁共振技术也很难得到。下面简要介绍几种在生物样品测定比较常用的核磁共振技术。

第一节　脉冲同核去偶技术

脉冲同核去偶技术的主要用途是，简化复杂的谱图和确定谱峰归属。其脉冲序列如图 14-2-1 所示。其中 B_{1a} 是用于照射样品，产生核磁共振信号的射频场，B_{1b} 为信号接收机，B_2 为干扰场，用于选择照射样品某一信号。由于同核去偶中观察频率和选择照射频率很接近，接收机的通带也较宽，因此干扰场 B_2 不能进行连续照射，否则会引起接收机饱和，影响观测信号的接收。为此，在信号检测期内，交替地打开接收机 B_{1b} 和去偶道发射机 B_2，使 B_{1b} 接收和 B_2 发射分时进行。这样既可以避免接收机饱和，又可以达到去偶的目的。

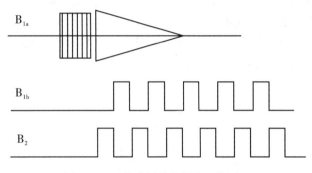

图 14-2-1　脉冲同核去偶的工作原理

如上所述，磁性核之间偶合会引起共振信号裂分，使谱线数目增多。而同核去偶则与此相反，它使信号由复杂变为简单，甚至只得到单峰。在目前多数实验室使用的谱仪中，照射道 B_2 只能对氢核去偶。因此，同核去偶一般指氢核之间的去偶。对于其他类型的核间去偶要采用特别的技术。

第二节　异核去偶技术

异核去偶实验中，观测核主要是 ^{13}C，^{31}P 和 ^{15}N，而照射核目前一般是氢核。在同一个外加磁场中这些观测核的共振频率与氢核相差甚大，不致引起接收机饱和，因此照射场 B_2 可以连续工作，也可以脉冲方式工作。异核去偶的实验方法有多种，其中比较常用的是宽带质子去偶、其脉冲实验的原理如图 14-2-2 所示。B_1 为观测道，B_2 为照射道。为了消除样品中全部质子的自旋偶合作用，宽带去偶的频带宽度应大于质子的谱宽（约 10ppm），所用的功率通常为 5～10W。这种技术可以使全部观测核信号由多重峰变为单峰，有利于信号密集

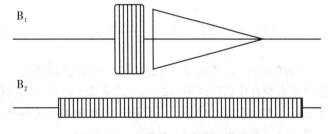

图 14-2-2　宽带质子去偶的工作原理

的核磁共振谱解释，同时因 NOE（nuclear overhauser effect）效应，检测灵敏度有了显著提高。

第三节 门控同核去偶技术

门控同核去偶技术主要用于抑制水峰，测定 NOE 效应和研究同核饱和转移。与上述讨论的同核去偶技术相比，其不同之处在于：去偶场 B_2 是在观测脉冲之前，如图 14-2-3 所示。在观测道 B_1 中，射频脉冲作用后，产生一个 FID 信号。接收机是在射频脉冲停止后才开始接收信号。由于在检测期内，去偶场 B_2 已停止工作，因此得到的不是去偶谱，而是偶合谱。但是，谱图中的部分信号强度发生了变化。被照射信号因饱和而强度减弱，与被照射核有空间关系的部分信号因 NOE 效应而强度增加。据此可得到有关立体化学的重要信息。

在生物样品中，水质子的浓度比待测样品高上万倍。因此消除水峰干扰是测定生物样品 ^{1}H-NMR 谱的必不可少的步骤。门控去偶是抑制水峰的简便方法。因为水质子信号是在观测脉冲之前被饱和，故也称为预饱和法。该法的主要缺点是，水峰附近的样品信号因偏共振效应，强度失真，甚至无法观测。另外，对于未用重水（D_2O）交换过的普通水样，采用该法测定时，巨大的水质子共振信号难于完全消除。

在相互可发生化学交换或化学转化的分子间，对其中一个分子的信号用同核门控去偶技术进行选择照射，并使之饱和时，在其他分子可观测到饱和效应，这个现象称为饱和转移。饱和的信号显示强度降低，并且强度降低的程度取决于观测核的弛豫时间和照射的强度。信号强度变化的时间过程与化学交换速率有关。据此可测定毫秒级的酶反应速度。如测定肌酸激酶或 ATP 酶促反应速率时可以 ^{31}P-NMR 测定组织中的磷酸肌酸（PCr）、ATP 和无机磷（Pi）。当用适当频率脉冲饱和照射其中一成分（如图 14-2-4 对 ATP 进行饱和照射）时，由于酶催化 $PCr \rightleftharpoons ATP$ 或 $ATP \rightleftharpoons Pi$ 的反应，受饱和的核也跟着转移，其转移速率就是酶促反应速率。

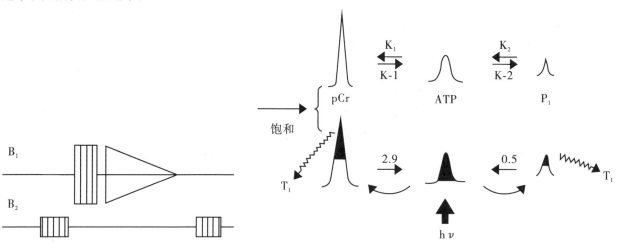

图 14-2-3 门控同核去偶的工作原理　　　　图 14-2-4 用饱和转移测定反应速率

第四节 自旋回波技术

生物样品中蛋白质的 [1]H 共振信号是个很宽的包络。来自小分子的共振信号不是被掩埋在蛋白质的宽峰里就是重叠在蛋白质的信号之上，致使难于得到有用的信息。自旋回波（spin echo）技术对解决蛋白质信号的干扰十分有效。可以进行自旋回波核磁共振实验的技术有几种，其中对消除蛋白质和水质子信号干扰效果较好的脉冲序列是：

$$90^{\circ}_x - (\tau - 180^{\circ}_y - \tau)_n$$

它由一个 90°脉冲和 n 个 180°脉冲组成。每个 180°脉冲可产生一个自旋回波，因此一次扫描实验可产生 n 个自旋回波。用它消除蛋白质信号干扰的原理如下：大分子化合物的特点之一是横向弛豫时间（T_2）比较短，在每形成一个自旋回波的 2τ 延迟时间内，其磁化信号都有一定分量损失，经过 $2n\tau$ 个延迟，最后留下来的只有弛豫时间比较长的小分子化合物的信号。自旋回波技术也可用来测定某些成分在细胞内的扩散系数，膜透过速度等。

　　水质子的横向弛豫时间比蛋白质等大分子化合物长得多，采用自旋回波技术难于消除水信号的干扰。但水溶液样品中加入一定量能与水质子发生化学交换、使其横向弛豫时间显著缩短的物质，那么，水峰的消除问题就变得像蛋白质等大分子一样容易解决了。结果表明，氨基磺酸铵（$H_2N\text{-}SO_2\text{-}ONH_4$）是一种理想的物质。它在 pH 为 6.5~7.5 范围都能与水质子发生有效的化学交换，并且具有良好的缩短水质子弛豫时间的效果。由于氨基磺酸铵用作水质子的化学交换剂一般不涉及测定和调节生物样品的 pH，因此操作十分方便，应用范围也比较广泛。典型的实验结果如图 14-2-5 所示。可见，对于人血清样品，如果采用上述讨论的自旋回波技术测定，所得到的 ^{1}H-NMR 谱只显示一个巨大的水质子信号，见图 14-2-5a。但人血清样品中加入一定量的氨基磺酸铵后，巨大的水质子信号就从自旋回波的 ^{1}H-NMR 谱上完全消失，留下来的则为血清中的内源性代谢产物的质子共振信号，见图 14-2-5b。值得指出的是，在图 14-2-5b 中化学位移与水质子相同或接近的小分子信号不发生畸变，不丢失，这个结果采用预饱和消水峰技术是无法得到的。

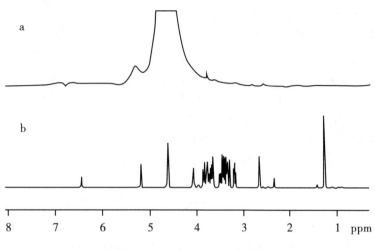

图 14-2-5　人血清的自旋回波 ^{1}H-NMR 谱

A. 未加氨基磺酸铵；B. 加入约 20% 的氨基磺酸铵。

第五节　表面线圈技术

　　一般的高分辨核磁共振探头的检测线圈主要有两种类型：一种为螺线形，如图 14-2-6a；另一种为马鞍形，如图 14-2-6b。这两种线圈都是为环绕圆柱形样品管周围而设计的。而活体动物核磁共振实验使用的检测线圈是一匝或几匝的平面圆形，如图 14-2-6c 所示。它为平放活体动物的大脑、心脏、肝脏等体表部位而设计的。

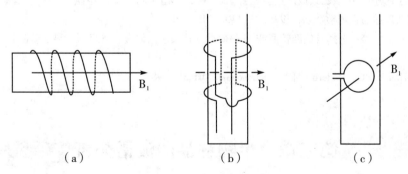

（a）　　　　　　　　　（b）　　　　　　　　　（c）

图 14-2-6　3 种不同类型的射频线圈

a. 螺线形；b. 马鞍形；c. 平面圆形（表面线圈）。

表面线圈探头的构造如图 14-2-7 所示。为了使动物保持安静状态，在测定前将动物进行麻醉，然后将其组织器官的体表部位紧贴在表面线圈上，加以固定后连同探头一起放入磁体的孔腔内。表面线圈有几种型号，应根据测定部位的大小选择合适的一种。

表面线圈技术的特点是，能够透过皮肤和骨头直接测定生物体内的核磁共振谱，以观察组织成分的变化过程。临床用的最新磁共振成像仪多配有表面线圈，除了用于观察组织形态之外、还可测定人体内的代谢成分。最近有人采用多组线圈的探测技术，如 Hardy 等在一印刷线路板上安排四组相互重叠的线圈，通过相控制可以同时交替测定不同组织区代谢成分变化。

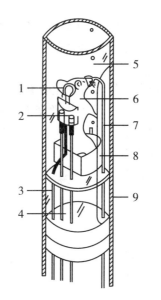

1 表面线圈
2 RF电路
3 半刚同轴电缆
4 可变电容调杆
5 动物支架
6 小鼠
7 通气管
8 样品盒
9 屏蔽罩

图 14-2-7　表面线圈探头结构

第六节　顺磁探针与位移试剂

含有未配对电子的金属离子，如二价过渡金属（Co、Mn 等）和镧系稀土离子及其络合物的电子自旋磁矩比核自旋磁矩大一千多倍，由此形成的顺磁中心对核共振有很大的扰乱作用，即与这些金属离子相靠近或相接触的核明显加快弛豫速率（使谱峰变宽）或明显改变化学位移。变化的程度取决于核与顺磁中心的距离，因此可用于含金属酶、蛋白质及其活性中心构形的分析和膜结构与膜运转的研究。镧系金属离子的螯合剂（如 β-双烯酮离子螯合物）用作位移试剂，可使一些重叠的谱峰发生位移，从而简化复杂的谱图，为大分子的核磁共振分析提供了有用手段。位移试剂也可以使细胞内外的核磁共振信号分离，已分别用于测定细胞内的钠、钾离子。

（缪振春　阮金秀）

参 考 文 献

1. Ingwall J S. Phosphorous nuclear resonace spectroscopy of cardiac and skeletal muscles. Amer J Physiol, 1982, 242：H729 – H744
2. 李桦，缪振春，王宁，等. ¹H-核磁共振谱直接观测量 N, N-二甲基酸-间-（2-二甲氨基）乙氧基苯酯在原位灌流大鼠肝脏中的代谢. 中国药理学与毒理学杂志，1995，9：140 – 145
3. 缪振春，李桦，关福玉，等. 选择自旋翻转回波¹H 核磁共新技其应用研究. 军事医学科学院院刊，1994，18（1）：14 – 27
4. Sanders，JKM and Hunter BK. Modern NMR Spectroscopy. Oxford，1987

第三章　生物样品的波谱分析

第一节　氢 谱 分 析

¹H-NMR 为测定活体中的生物化学变化提供比较灵敏的手段，而且在短时间内就能采集到信号、跟踪

生化过程。但是，其缺点是化学位移范围窄，多数化合物的信号出现在 10ppm 内。另外，生物样品的成分比较复杂，不同成分的谱线容易发生相互重叠，致使解析很困难，如众多的脂肪甲酰基和亚甲基信号、蛋白质的宽峰和巨大的水峰将遮盖许多小分子的信号。因此，生物样品的氢谱分析需要采用特别的技术。除前面介绍的自旋回波和双共振技术外，对 ^{13}C 标记药物的代谢研究还可采用反极化转移（reverse polarization transfer）核磁共振技术选择观察与 ^{13}C 原子直接相连的氢信号。

　　生物样品 ^{1}H-NMR 谱的分辨率与样品类型和测定技术有关。用组织提取液测定一般都可以得到高分辨的 ^{1}H-NMR 谱，如图 14-3-1A 所示。它提供的信息比较多，因此与纯化合物的谱图相比较，并采用自旋回波 J 偶合调制谱图帮助分析，其中许多信号的归属可以得到确定，如图上标示。而用组织样品或表面线圈测定的谱分辨率较差，如图 B 和 C 所示。由于偶合常数不能准确测定和峰型无法观测，其信号归属通常要与高分辨谱进行比较或借助适宜的脉冲技术实验来作分析判定。例如，用自旋回波 J 偶合调制脉冲序列：

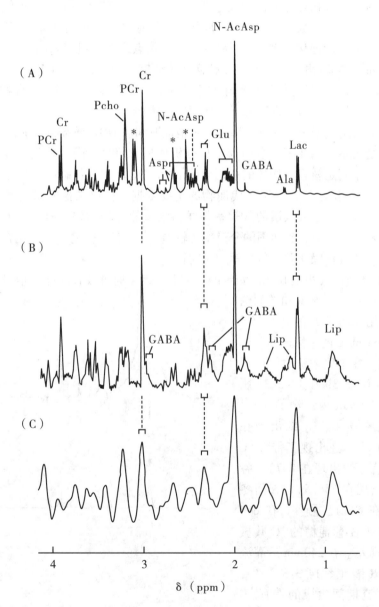

图 14-3-1　A. 大鼠脑提取液的高分辨 ^{1}H-NMR 谱；B. 大鼠脑组织的 ^{1}H-
NMR 谱；C. 用表面线圈技术测定大鼠脑的 ^{1}H-NMR 谱
　　PCho 为磷胆碱，PCr 为磷酸肌酸，Cr 为肌酸，GABA 为 γ-氨基丁酸，Asp 为天门冬氨
酸，Glu 为谷氨酸，N-AcAsp 为 N-乙酰天门冬氨酸，Ala 为丙氨酸，Lac 为乳酸，Lip 为脂
类（引自文献 4）。

$$90° - \tau_2 - 180° - \tau_2 - ACQ$$

测定生物样品的^{1}H-NMR 谱有可能识别出二重峰或三重峰。图 14-3-2 是人红细胞测定的自旋回波^{1}H-NMR 谱。当 $\tau_2 = 1/2J$ 时，二重峰变为负峰，表明邻位碳有一个氢原子。因此根据负峰的化学位移和邻位有一个质子可以判定 $\delta1.34$ 负峰为乳酸的甲基质子信号，$\delta1.48$ 负峰为丙氨酸的甲基信号。通过改变 τ_2 与 J 的比值关系也可使三重峰、四重峰出现正负峰以助判别。图中还看到，适当延长 τ_2 值可以有效消除水峰。

第二节　碳谱分析

　　前面已提到，^{13}C-NMR 的化学位移范围比较大，通常为 250ppm，所以谱峰不易发生相互重叠，解析比较容易。由于^{13}C-NMR 的检测灵敏度低，测定时间长，因此，在生物研究中大多采用^{13}C 标记并采用类似核素示踪方法观察标记化合物在体内的代谢过程。它可以在生理状态下进行连续观察，可以同时对多成分进行定性定量分析，而不像放射性^{14}C 示踪那样，需要通过分离才能对每个产物进行分析。^{13}C-NMR 的灵敏度低是个缺点，但对标记化合物的代谢研究又是个优点，因为组织内的^{13}C 自然本底很低，对测定不干扰，与^{1}H-NMR 和^{31}P-NMR 相比，它更适于代谢转化研究。目前，^{13}C-NMR 已成为研究生化代谢流的重要技术手段。我们可以用^{13}C 标记任何有兴趣的生化成分，如氨基酸、碳水化合物、脂肪酸等，而且可以标记在碳链中的任何位置，观察个别碳原子在代谢中的流向。

　　^{13}C-NMR 谱通常是采用质子全去偶方法测定。由弛豫时间和 NOE 增益的差别，^{13}C 共振信号强度与碳原子数目不一定成正比关系，因此不适合作为定量分析依据。但是，同一种类型碳的信号强度一般不受这些因素的影响，可用于测定核素异构体的相对含量。标记化合物中各碳原子信号的化学位移与未标记化合物的相同，因此，^{13}C 化学位移是鉴定代谢物的主要依据。核磁共振实验观测的样品可以用整体器官，也可以用组织提取液。核磁共振谱的分辨率与样品区域的磁场均匀度有关。因整体器官样品的磁场均匀度调节不到最佳状态，所以得到谱图的分辨率比较差，^{13}C 信号较宽，标记化合物中^{13}C 与^{13}C 间的偶合裂分结构观测不到，并且信噪比差，信号累加时间长。

　　图 14-3-2 是用整体器官（小鼠肝脏）测定的^{13}C-NMR 谱。通过较长时间的信号累加测得的肝脏本底的天然丰度^{13}C-NMR 谱主要含有饱和碳的信号，见图 14-3-3c。用 8mmol/L 的 [3-^{13}C] 丙氨酸（Ala）和 20mmol/L 的未标记的乙醇一起进行小鼠肝灌流，在不同灌流时间内得到的^{13}C-NMR 谱如图 14-3-3b 和 14-3-3a 所示。在灌流后 150 ~ 180min 内，除了 [3-^{13}C] 丙氨酸的^{13}C 共振信号（C_3 约出现在 $\delta17.4$，C_2 约在 $\delta54$）外，还出现了带有^{13}C 标记的谷氨酸（C_2 信号约出现在 $\delta57$）、谷氨酰胺（C_2 信号约出现在 $\delta56.5$）、天门冬氨酸（C_3 信号出现在 $\delta38$）。另外，在 $\delta60$ ~100 谱区还显示 α 和 β-葡萄糖的^{13}C 共振信号，如图 14-3-3b 所示。在 240min 后灌流结束时记录的^{13}C NMR 谱（图 14-3-3a）中，[3-^{13}C] 丙氨酸和灌流期间生成的带有^{13}C 标记的氨基酸基^{13}C 信号强度变得非常弱，而 $\delta60$ ~100

谱区中 α 和 β-葡萄糖的^{13}C 信号强度则显著增加，这表明带^{13}C 标记化合物基本都转化为带^{13}C 标记的葡萄糖。在灌流结束时，

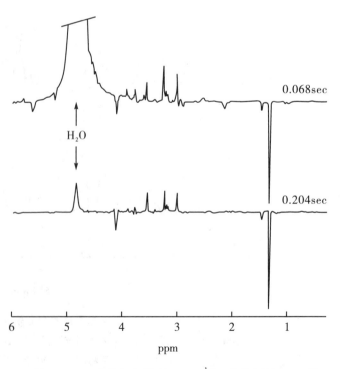

图 14-3-2　完整红细胞的 360MHz ^{1}H 自旋回波 NMR 谱，每个谱图的信号累加 400 次（引自文献 5）

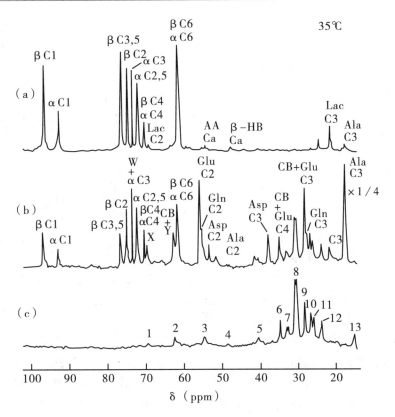

图 14-3-3　在 35℃ 测定的灌流小鼠肝脏 ^{13}C NMR 谱

(a) 为 240min 后灌流结束时记录的谱图；(b) 为灌流后 150~180min 的
^{13}C 谱；(c) 为肝脏本底天然丰度的 ^{13}C 谱。(引自文献 6)

带 ^{13}C 标记代谢物的浓度高，而肝脏本底天然丰度物质浓度很低，在实验条件下检测不到信号，不影响结果分析。按图 14-3-3b 所标的碳信号，谷氨酸只见到 C_2（$GluC_2$，约出现在 $\delta57$）和 C_3（$GluC_3$，约出现在 $\delta28$）。这说明在实验条件下，[3-^{13}C] 丙氨酸主要并入谷氨酸的 C_2、C_3 位。若不加乙醇，只用 [3-^{13}C] 丙氨酸灌流，谷氨酸的 C_2、C_3、C_4 都带有标记碳，若改用 [2-^{13}C] 乙醇灌流，则只有 C_4 被标记。这说明，乙醇与丙氨酸竞争进入三羧循环，而且在乙醇存在下，丙氨酸流向是通过丙氨酸脱羧酶而不是通过丙氨酸脱氢酶起作用的。醋酸是最简单的碳源。用 [2-^{13}C] 醋酸灌流大鼠心脏，来自醋酸上的 ^{13}C 经三羧循环流向谷氨酸的 C_2、C_3、C_4，但 ^{13}C 进入谷氨酸的 C_3 位比进入 C_4 位慢。这可以比较三羧循环与谷氨合成相对循环速度。

对于信号归属有困难的 ^{13}C-NMR 谱可采用极化转移技术编辑信号，产生 3 个独立的谱图，一个为 CH_3 的信号，一个为 CH_2 的信号，还有一个为 CH 的信号。在 ^{13}C 质子去偶谱中减去这三种基团的信号，剩下的就是季碳信号。有关灌流大鼠肝实验中用极化转移技术测定的 ^{13}C-NMR 编辑谱如图 14-3-4

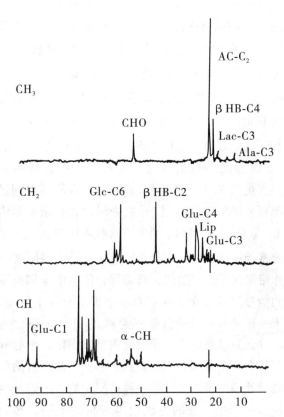

图 14-3-4　灌流大鼠肝脏的 ^{13}C DEPT 编辑谱，工作频率为 90.55MHz（CHO 为胆碱）（引自文献 7）

所示。测定[13]C 编辑 NMR 谱主要有两种脉冲技术：一种称为 DEPT；另一种称为 IN-EPT。用 DEPT 技术测定的信号不产生峰形畸变，故比较常用。这两种技术的原理和实验方法可参阅文献 7。

^{13}C-NMR 的自旋偶合谱最适合用于生化代谢流研究中核素异构体的分析。一个标记化合物经过体内代谢生成的代谢物可能含有几个[13]C 标记原子，相邻碳原子间的自旋偶合作用将产生峰的裂分，因此根据信号的多重性、谱峰的强度和偶合常数可确定邻位有无[13]C 标记原子及其相对含量。相邻碳原子间的[13]C-[13]C 偶合常数的大小与化学结构有关，例如谷氨酸的 C_2 与 C_3 偶合常数（$J_{2,3}$）和 C_3 与 C_4 的偶合常数（$J_{3,4}$）为 34.6Hz，而 C_1 与 C_2 的偶合常数为 53.5Hz。在用灌流器官测定的[13]C-NMR 谱中，由于谱峰较宽，这些自旋偶合引起的核磁共振信号精细裂分结构观测不到。而用组织提取液样品可得到高分辨

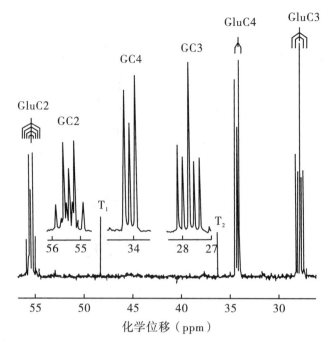

图 14-3-5 用 5mmol/L 葡萄糖和 5mmol/L［2 –[13]C］醋酸灌流 21min 的大鼠心脏提取液的[31]C-NMR 谱，在 90.55MHz 用质子去偶技术测定，信号累加 2000 次（引自文献 8）

的[13]C-NMR 谱，如图 14-3-5 所示。按该图上标示，在 $\delta 27.5$ 处的 5 个峰为谷氨酸的 C_3 共振信号。因为它们是同一种碳原子的信号，只有一种化学位移，并且 C_3 与 C_2 和 C_3 与 C_4 的偶合常数（J_{cc}）相同，因此根据峰形和峰面积可以求得核素异构体的数目和各异构体的百分含量，如图 14-3-6 所示。第一种情况，在碳链上只有第三位含标记的[13]C 原子，其共振信号应为单峰（C_3S），按峰面积，含量为 12%；第二种情况，或者 C_2、C_3 或者 C_3、C_4 标有[13]C 原子，因相邻标记[13]C 核间的自旋偶合作用，其共振信号应为双重峰（C_3D），按峰面积，含量为 46%；第三种情况是含有 3 个相邻的标记[13]C 原子（C_2、C_3、C_4），因而其共振信号为三重峰（C_3T），按峰面积，含量为 42%。对 $\delta 34.2$ 的信号可按同样原理进行解析。$\delta 55.5$（C_2）信号的峰形比较复杂，是由于 C_2 与 C_1 和 C_2 与 C_3 的偶合常数不同所致。不同同位素异构体的[13]C 共振信号相互重叠给谱图解析工作带来困难。一般说，自旋偶合体系中末端碳原子的信号比较简单，从它着手解析不易发生错误。由于一级 NMR 谱中自旋三重峰的相对面积比为 1:2:1，并且外围 2 个峰的面积可以测定，中心峰的面积又等于外围 2 个峰面积之和，因此通过简单的数学处理就可以求得第一种情况中的 C_3S 信号的面积。对于用一般的方法很难解析的谱图，必要时，可通过合成不同位置标记的同位素异构体作为 NMR 的标准参照物，以帮助偶合谱的解析。

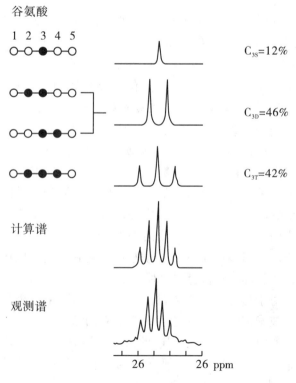

图 14-3-6 典型谷氨酸 C_3 共振多重峰中单峰、双重峰和三重峰信号的示意图（引自文献 9）

第三节　磷谱分析

生物体内有许多含磷成分，其中以磷酸肌酸（PCr）、ATP、ADP、AMP、糖磷类、磷脂类、无机磷的浓度较高。除磷脂等大分子成分需用专门的溶剂（氯仿-甲醇-水混合溶剂）处理后才能进行测定之外，其他的成分都可直接测得。图 14-3-7 为大鼠脑组织提取液的 ^{31}P-NMR 谱。它可分为 3 个区，中心区为 PCr，其右侧区为多磷酸酯，主要成分为 ATP 和 ADP。ATP 有 α、β、γ 3 个磷原子，由于磷核间的自旋偶合作用，它们的 ^{31}P 共振信号显示裂分。ADP 中 α、β 磷的化学位移也不相同，它们的 ^{31}P 共振信号各表现为双峰。左侧区为单磷酸酯成分和无机磷（Pi），单磷酸酯又分为磷酸二酯，如甘油-3-磷酸胆碱（GPC）、甘油-3-磷酸乙醇胺（GPE）及磷酸单酯、如磷乙醇胺（PE）、磷胆碱（PC）等。最有意义的是 PCr、ATP、Pi 3 个成分，它们的消长关系正好反映高能化合物的合成和分解过程。

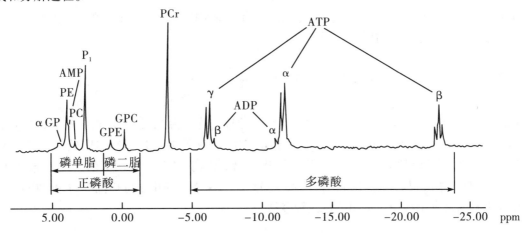

图 14-3-7　大鼠脑组织过氯酸提取液 ^{3}P-NMR 谱（引自文献 10）

1. $H^+ + PCr + ADP <=====> ATP + Cr$

2. $H_2O + ATP \xrightarrow{\text{ATP ase}} ADP + Pi + H^+$

在糖代谢过程由 ADP 生成 ATP，在 ATP 酶作用下，部分 ATP 转化为 PCr，作为能库贮存起来，而部分 ATP 水解以提供细胞活动的能量，同时生成 Pi。Pi 的化学位移随 pH 而变，所以又是细胞内 pH 的理想探针。

磷单酯和磷二酯反映磷脂的代谢状态和磷脂酶的活性，因此用 ^{31}P-NMR 可以分析脑磷脂更新，为神经化学、神经药理研究提供有用的技术手段。

组织提取液样品可得到高分辨的 ^{31}P-NMR 谱，但在连续观察生理状况下的磷代谢得不到这种高分辨谱。^{31}P-NMR 在灌流器官上已开展大量研究，而且近来大都采用表面线圈作整体观测。活组织的磷谱峰比较宽，但主要成分仍能清楚分辨，可以用于定量分析组织内能量代谢的动态变化。由图 14-3-8 ^{31}P 谱上可看到，当心脏缺血时，PCr 迅速下降，Pi 相应地升高，而且逐渐右移，指示细胞内的 pH 下降。当 PCr 全部耗竭后，ATP 也将开始下降。如缺血不严重，供

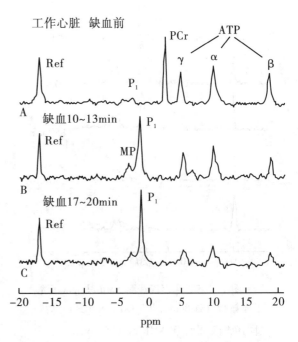

图 14-3-8　大鼠离体工作心脏缺血前后的 ^{31}P-NMR 谱
a. 缺血前；b. 缺血后 10～13min；c. 缺血 17～20min。

血后各项指标将恢复正常。这一技术主要用于心脑缺血及再灌的代谢变化研究和药物的疗效观察。现代宽口径 NMR 仪可以用于直接观察动物及人的各脏器和肌肉能量代谢。如评价运动员肌肉的能量代谢及组织内的 pH 变化状况。^{31}P-NMR 还用于肝、肾功能及细胞内 pH 梯度的研究，镁离子浓度测定。

第四节 氟谱分析

对含氟药物的代谢研究，^{19}F-NMR 是一个简便易行的技术。首先，生物体液中没有氟的本底信号，样品不需要分离提取就可以进行测定。其次，^{19}F 是天然的唯一核素，检测灵敏度接近于质子共振。此外，由于常见含氟化合物的^{19}F-NMR 化学位移范围可达 200 多 ppm，并且分子中氟原子的数目比较少，因此共振信号相互重叠的机会少，峰形也简单，解析比较容易。图 14-3-9 是采用表面线圈 NMR 技术对预先用异氟烷麻醉的活兔子大脑直接测定的^{19}F-NMR 谱。^{19}F-NMR 是用二溴四氟乙烷为外标，其 δ 值未进行规范化换算。外标信号右侧的^{19}F-NMR 谱峰为麻醉药中 CF$_3$-和-CF$_2$H 的信号。根据信号强度随时间的变化率，可测定药物在脑内的消长过程。^{19}F-NMR 的其他方面应用有：细胞内钾、钠钙离子测定，血流与血液容积测定，组织中氧张力测定，糖代谢与膜转运研究等。

第五节 氮谱分析

氮的两种核素^{14}N 和^{15}N 都有核磁共振性质，但前者的核自旋 Ⅰ 为 1，因四极矩影响、其共振谱线的宽度为 20 多 Hz，所以在生物医学 NMR 研究方面不十分实用。^{15}N 的缺点是天然丰度低，只有 0.37%，但它的核自旋 Ⅰ 为 1/2，典型线宽为 1Hz。对^{15}N 标记化合物的代谢研究，^{15}N 的天然丰度很低则是个优点，因为组织内的^{15}N 自然本底很弱，不出现干扰信号。另外，^{15}N-NMR 的化学位移范围约为 600ppm，因此其共振信号相互重叠的机会也很少，谱图解析比较容易。

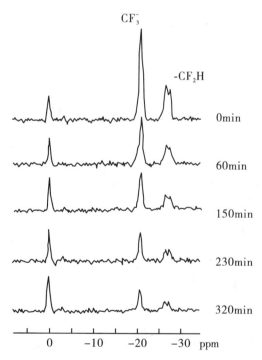

图 14-3-9 用表面线圈 NMR 技术从预先用异氟烷（isofluran，CF$_3$CHClOCF$_2$H）麻醉过的兔脑测得的^{19}F-NMR 谱（75.5MHz）（引自文献 11）

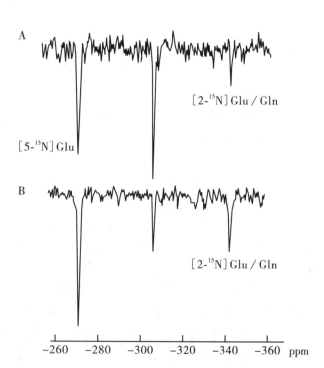

图 14-3-10 用^{15}NH$_4^+$ 静脉滴注的大鼠脑的 20.25MHz 质子去偶^{15}N NMR 谱

A. 由麻醉的大鼠脑直接测得；B. 由大鼠脑提取液测得，硝基甲烷为化学位移参考物（引自文献 12）。

^{15}N 标记化合物类似于 ^{13}C 标记化合物可用于生物示踪研究，特别是对含氮化合物的代谢研究，有它的优越之处。例如，用 ^{15}N 标记的氯化铵作氮源进行大鼠静脉恒定滴注不同时间后，用 ^{15}N-NMR 记录大脑中或提取液中的 ^{15}N 信号，可以看到氯化铵将转化为谷氨酸（Glu）和谷氨酰胺（Gln），见图 14-3-10，并根据不同时间所测得的谷氨酸与谷氨酰胺浓度作图，可测定在稳态下的谷氨酸脱氢酶的活性。

（缪振春　阮金秀）

参 考 文 献

1. Kingseley-Hickman PB and Ugurbil K. Selective observation of ^{1}H-resonance from hydrogens directly bonded to atoms. J Magn Reson, 1985, 64：339
2. Sorensen OW and Ernst RR. Elimination of spectral distortion in polarization transfer experiments. J Magn Reson, 1983, 51：477
3. Doddrell DM, Nicholls KM and Sanders JKM. In vivo proton spectroscopy. FEBS Leter, 1984, 179：73
4. Behar KL, Hollander JAD, Stomski ME, et al. High-resolution ^{1}H-nuclear magnetic resonance study of cerebral hypoxia in vivo. Proc Natl Aca Sci USA, 1983, 80：4945
5. Rabenstein DL. ^{1}H NMR methods for the noninvasive study of metabolism and other processes involving small molecules in intact erythrocytes. Biochem Biophy Methods, 1984, 9：277
6. Hihen SM, Shulman RG and Mclaughim AC. Effects of ethanol on alanine metabolism in perfused mouse liver studied by ^{13}C NMR. Proc Natl Aca Sci USA, 1979, 76：4808
7. Hausser KH and Kalbitzer HR. NMR in Medicine and Biology. Spinger-Verlog, 1989
8. Chance EM, Steeholzer SH, Kobayshi K. et al. Mathematical analysis of isotope labeling in the citric acid cycle with application to ^{13}C NMR studies in perfused rat hearts. J Bio Chem, 1983, 258：13785
9. Malloy CR, Sherry AD and Jeffrey FMH. Evaluation of carbon flux and substrate selection through alternate pathways involving the citric acid cycle of heart by ^{13}C NMR spectroscopy. J Biol Chem, 1988, 263：6964
10. Pettegrew JW. NMR：Principles and applications to biomedical research. New York：Springer, 1990, 207
11. Nichols BG and Eisele P. In vivo ^{19}F-NMR study of isoflurane elimination from brain. Biochem Biophys Acta, 1987, 927：86
12. Kanamon K and Ross BD. Steady-state in vivo glutamate dehydrogenase activity in rat brain measured by ^{15}N NMR. J Biol Chem, 1985, 270：24805

第四章　NMR 药理学研究的有关实验技术

由于分析的对象和目的不同，NMR 用于药理学研究的技术要求与用于有机结构分析的技术要求有明显的差别。

第一节　样品或标本制备

生物材料是多种多样的，根据不同的实验要求，需要做不同的处理。测定血尿中的某些内源性成分或药物及其代谢产物，可不做任何处理直接进行测定，也可用常规方法去蛋白或做初步的分离提取。组织匀浆通常用过氯酸提取。但是，对活的生物标本则必须进行特殊处理。

一、细胞样品

除了红细胞悬液之外，一般的组织细胞（如肝细胞）或培养细胞都需要养料和氧气。NMR 的灵敏度比较低，为了测定细胞质内成分，要制备非常稠密的细胞悬液。这将不利于氧与底物的输导以及废物排除与 pH 的保持。为了解决这个问题，曾采用了多种的办法，如搅拌，加 H_2O_2，降低温度以减少细胞氧耗量及细胞灌流等。搅拌和加 H_2O_2 可能损伤细胞，降低温度将改变细胞代谢功能，灌流方法可以克服这些缺点。细胞灌流必须固定住细胞。已分散的组织细胞经浓集后用琼脂固化并挤成细线后放入 NMR 测定管中,边灌流边观测。培养的细胞可预先生长在微球上,适于边生长边观测。再一种办法是用空心透析纤维来固定细胞,如 Gupta 等用一束 $180\mu m$ 内径的醋酸纤维透析管(束粗 6mm,长 4cm),将心肌细胞吸入纤维管内,封住两头,放入 NMR 管内,循环含氧介质(15ml/min)。

二、组织标本

在含氧缓冲溶液中的活组织为了保证氧能扩散到组织内部,CO_2 和废物能很快扩散出去,因此组织切片要尽可能薄,骨骼肌也要选用两栖类或小鼠小腿的薄肌条。要根据 NMR 磁腔的尺寸设计肌肉标本室,室内可以多固定几条肌条以增强 NMR 信号。如要观测高能磷代谢,灌流介质最好不含磷酸盐。在记录 NMR 信号的同时用铂电极刺激肌肉收缩,可以观察肌肉功能状态、疲劳程度与代谢过程的关系。

三、器官灌流

可用于灌流的器官有心、肝、肾等。由于受磁腔尺寸的限制,目前多用小动物器官。按药理学常规方法,插入导管,连接灌流装置,将器官放进大的 NMR 样品管或特制的灌流室中,然后将灌流室放入磁腔内,记录磁共振信号。图 14-4-1 是用于 NMR 测定的心脏灌流装置,除了灌流室外,其余装置均放在磁腔外。灌流介质没有特殊要求,但测定磷代谢物时,介质中的磷酸盐可能掩盖细胞内无机磷(Pi)的信号。因灌流介质中的 Pi 的 T_1 弛豫时间比细胞内的 Pi 长得多,可用快脉冲饱和细胞外的 Pi 以去除外源性磷信号的干扰。高耗氧器官需在介质中加入氧载体,通常是用红细胞,但红细胞内含有大量的 2,3-二磷酸甘油酯,它将产生两个尖峰,其中一个会干扰细胞内的 Pi 峰,血库贮存 6 周的红细胞不含 2,3-二磷酸甘油酯,重复混悬和离心可以去除细胞外干扰物。

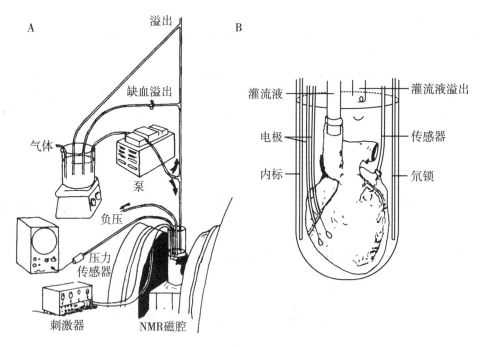

图 14-4-1 离体灌流心脏 NMR 测定与功能实验装置

四、整体动物

前面已经介绍,表面线圈可用于整体动物实验。整体动物最接近生理状态,是理想的系统。但是,动物要固定在探头上,必须麻醉,而麻醉有可能扰乱某些代谢过程,失去知觉的动物会引起体温下降,要给予适当保温。在磁腔内的动物,长时间处于垂直体态可能引起呼吸和循环状态的改变。要根据组织的观测容积选择大小合适的线圈,以减少周围组织的干扰。改变脉冲角度可以改变收集信号的组织深度,减少表层组织的干扰。脉冲角度与组织深度的关系可以在体外进行模拟,即将含有待测核素的样品放在样品池的适当深度，用不同脉冲角度照射，根据共振信号强度可以确定脉冲角度与深度的关系。脉冲速率是另一个可调参数，通过不同饱和照射，可以部分消除邻近器官的一些信号干扰。

第二节 NMR 测定细胞内 pH

一些化合物和体内成分的化学位移随 pH 变化而改变，可以作为 pH 的探针。适合作 pH 探针化合物的要求是：①在体内不被代谢或代谢产物不会影响细胞正常代谢；②适合于 NMR 测定的核必须靠近可电离的基团，它的信号随 pH 变化有大的化学位移和好的 pH 分辨度；③其 pK 值要接近于生理范围；④能自由通过细胞膜。

磷酸根是内源性 pH 灵敏探针。无机磷酸盐（Pi）的 pK 值为 6.88，在生理 pH 下以 HPO_4^- 和 $H_2PO_4^-$ 形式存在，HPO_4^- 信号相对于 $H_2PO_4^-$ 向低场位移 2.25ppm。两种离子快速交换，因此只形成单一的峰，其化学位移决定于两种离子的相对比例。由实测的 Pi 峰相对于 PCr 峰的化学位移（δ）和公式：

$$pH = pK + \log \frac{\delta - \delta_1}{\delta_2 - \delta}$$

可以求得细胞内 pH。式中 pK = 6.88，$\delta_1 = 3.290$，$\delta_2 = 5.805$。在组织内 Pi 浓度较高，在缺氧状态下，Pi 含量成倍提高，适合测定心、脑、肌肉等组织缺血或缺氧引起的 pH 变化，精确度可达 0.1pH 单位。从图 14-4-2 看到，随心脏缺血氧时间的延长和组织内的酸性产物的蓄积，Pi 峰逐渐向磷酸肌酸（PCr）峰方向右移。所测得的心肌内 pH 下降过程如图 14-4-3 所示。

红细胞中 2,3-二磷酸甘油酯（DPG）有可能干扰血灌注器官的 pH 测定。因为红细胞中 DPG 随血流很快从心室流出表面线圈的灵敏区，因此用适当长短的脉冲可以消除红细胞内的 DPG 峰。相反，在红细胞中的无机磷浓度很低，而 DPG 的浓度较高，可利用 DPG 作为红细胞的 pH 探针。

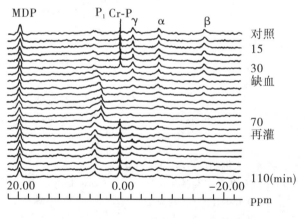

图 14-4-2 大鼠离体灌流心脏缺血前后及再灌流后 ^{31}P-NMR 谱

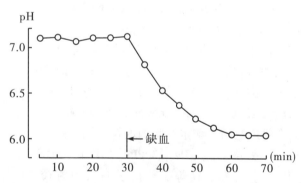

图 14-4-3 根据图 14-4-3 的 Pi 化学位移计算心肌 pH 变化过程

在肝脏中果糖将被代谢为果糖-1-磷酸，其磷核的化学位移可指示肝细胞内的 pH。2-脱氧葡萄糖以类似于葡萄糖的机制摄入细胞内，但在胞质内的代谢只停留在 2-脱氧葡萄糖-6-磷酸阶段，在灌流心脏上用它代替 Pi 作为 pH 探针，两者测定结果是一致的。除磷谱外，也可用碳谱或氟谱测定 pH。例如，3-磷酸甘油酯中的 C-3 化学位移在 pH5-7 范围内对 pH 变化敏感。但 ^{13}C-NMR 灵敏度低，需用 ^{13}C 标记碳水化合物。在用 ^{13}C-NMR 观察细胞内糖代谢时可用此法测定细胞内的 pH，其结果与 ^{13}P-NMR 一致。含氟维生素 B_6 衍生物（6-fluoropyridoxol）的 ^{19}F 化学位移从 pH6 到 pH9 约有 9ppm 的变化范围，可以作为测定细胞 pH 的灵敏探针。同 pH 微电极等法比较，NMR 测定组织内 pH 具有简单、快速、不伤细胞、能连续观测 pH 的变化过程等优点。

第三节　细胞内离子浓度测定

钾、钠、钙、镁等离子在细胞生理功能中起着重要作用，NMR 技术可以在接近生理条件下观察细胞内无机离子浓度及与细胞功能的关系。NMR 能分别测定细胞内室和细胞外室的离子浓度是基于选择性改变细胞外室的磁环境。最常用的办法是加顺磁物质，使与其接触的离子信号出现大的位移或增宽。增宽的试剂可有效去除细胞外液的离子信号，位移试剂改变细胞外成分的化学位移，使细胞内外的离子信号得到分离。

一、钠、钾离子测定

钠和钾原子是四极核（I = 3/2），NMR 的多核探头可以直接记录到钾或钠离子的宽峰，但不能区别来自细胞内外的信号，如加入镧系顺磁位移试剂，细胞外的钠、钾离子与位移试剂接触，使钠、钾原子的共振频率向高场位移，而细胞内的 Na^+、K^+ 位移不受影响，因此可以分别测定膜两侧的离子浓度。理想的位移试剂应是水可溶的，有比较大的位移能力，在生理环境下稳定，而且对细胞没有毒性作用。为了找到这样的位移试剂，曾筛选过多种金属螯合物。Gupta 等于 1982 年首先试用三磷酸镝络合物，Dysprosium（Ⅲ）tripolyphosphate（Dy［PPPi］）作为位移试剂测定红细胞内和蛙缝匠肌内的 Na^+ 浓度。图 14-4-4 是人红细胞的 ^{23}Na-NMR 谱。谱 b 和 c 为分别加入 2mmol/L 和 5mmol/L Dy［PPPi］后红细胞内外钠峰的分离度，a 谱为内管 NaCl 溶液与外管 NaCl 溶液加位移试剂的 Na 信号。在同一时期，Pike 等推荐了另一类化学位移试剂，其中 Dy［TTHA］（Dysprosium triethylenetetramine hexaacetate）至今仍广泛用于测定细胞内的钾、钠、锂等离子浓度。与 Dy［PPPi］比较，Dy［TTHA］与钙、镁等二价离子的亲和力较低，因而降低了与细胞外钙结合而严重干扰

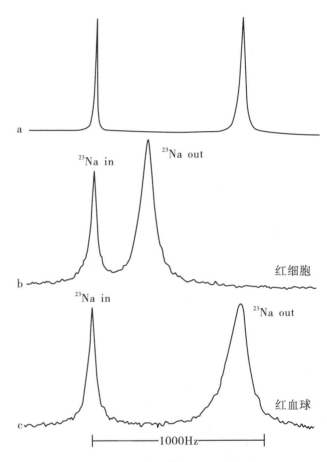

图 14-4-4　人细胞球悬液 ^{23}Na-NMR 谱

a. 没有红细胞的 NaCl 溶液作对照；b. 加 2mmol/L Dy［PPPi］；c. 加 5mmol/L Dy［P］。左峰为细胞内 Na^+。

器官的功能。为了进一步降低位移试剂对细胞功能的影响，最近一些实验室利用脉冲技术以增进细胞内的离子信号的分辨度。细胞内外金属离子的弛豫时间是不同的，在位移试剂作用下，细胞外离子的弛豫时间明显缩短，根据弛豫时间差别设计适当的脉冲序列可以部分或全部消除细胞外金属离子的峰强度，以增进细胞内金属离子的分辨度。例如，Hutchison 等采用双量子滤波技术（double quantum filtered，DQ），Navon 等采用三量子滤波技术（triple quantum filtered，TQ），只需加小量的位移试剂即可使细胞内外钠离子信号得到分离。二量子与三量子滤波脉冲序列相同，即：

$$\pi/2 - \tau/2 - \pi - \iota/2 - \pi/2 - t_1 - \pi/2 - Acq$$

但滤波的相位不同。由图 14-4-5 可见，用双量子滤波技术测定大鼠灌流心脏的钠离子浓度可以大部分消除心肌细胞外的 ^{23}Na 信号。Brooks 等在用这一脉冲技术测定脑片细胞内钠时甚至完全不加位移试剂也可以

得到满意的结果。根据同样的原理，用^{39}K-NMR 可以测定细胞内外的钾离子浓度，但^{39}K-NMR 的灵敏度比^{23}Na-NMR 低。

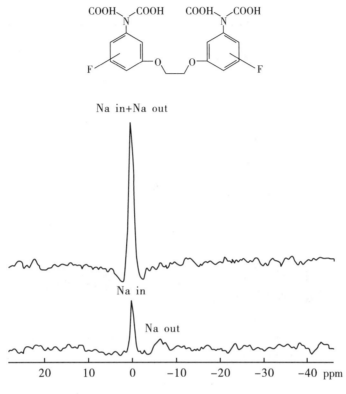

图 14-4-5　大鼠灌流心脏二量子滤波^{23}Na-NMR 谱

二、钙离子测定

NMR 不能直接测得钙核的信号，通常采用间接测定方法。Smith 等发现，1,2-bis（aminophenoxy）ethane N, N, N′, N-tetraacetic acid 的对称氟取代衍生物（nFBAPTA）与二价阳离子螯合时会引起^{19}F 共振频率的不同变化。

nFBAPTA 与 Ca^{2+}有高的亲和力，在 pH6 与 8 之间，游离的 nFBAPTA 与结合的 Ca-nFBAPTA 共振峰保持完全分离，nFBTPA 与 Mg^{2+}亲和力低，对 Ca^{2+}的测定没有干扰，所以是一个很好的 Ca^{2+}指示剂，至今一直用于细胞内游离钙浓度测定。在测定细胞内钙时，先用含 nFBAPTA 灌流液灌流 30min，使 nFBAPTA 充分进入细胞质内，然后改换不含 nFBAPTA 的缓冲液继续灌流，并开始用^{19}F-NMR 记录细胞质内 nFBAP-TA 信号。在一定时间内，胞质内的 nFBAPTA 较为恒定，允许在不同心功能状态下（如心肌缺血、再灌或心跳不同周期）观测心肌细胞内游离钙浓度变化情况。图 14-4-6 有 B 和 F 两个峰，B 为 nFBAPTA 与细

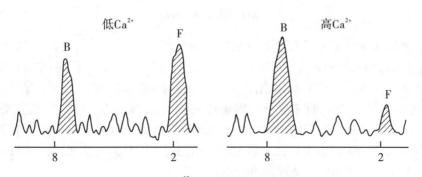

图 14-4-6　^{19}F-NMR 测定细胞内钙

B 与 F 分别为 Ca-nFBAFTA 与游离 nFBAPTA 的^{19}F 信号，图左表示低钙浓度，图右表示高钙浓度。

胞内钙结合的峰，F 为游离的 nFBAPTA 峰，由 B/F 峰面积比值可以求得细胞内游离钙浓度 $[Ca^{2+}]$ 即：

$$[Ca^{2+}] = Kd [Ca\text{-}nFBAPTA] / [nFBAPTA]$$

Kd 由不同浓度 Ca^{2+} 对 B/F 作图的标准曲线斜率求得，在 37℃ 下 Ca-nFBAPTA 的 Kd 值约为 600nmol/L。由 B/F 峰面积比显示，右谱的 $[Ca^{2+}]$ 高于左谱。

图 14-4-7 是用 ^{19}F-NMR 和 nFAPTA 测定心肌胞质内游离钙浓度的实验例子。谱 b，a，c 分别为室纤颤期间及前后的 B 与 F 峰，图的下部分是根据不同时间点测定的 B/F 值求得的心肌内钙的浓度变化过程。

三、镁离子测定

用 ^{25}Mg-NMR 探头可以直接测得组织内镁离子浓度，但 ^{25}Mg 的天然丰度低，通常采用间接测定方法。细胞内的 ATP 与纯溶液中 ATP 峰的

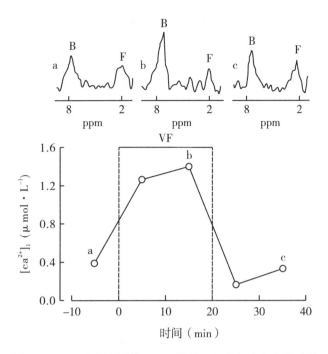

图 14-4-7 心室纤颤的 ^{19}F-NMR 谱及心肌内钙浓度变化过程

化学位移是有差别的。这是因为细胞内的 ATP 与 Mg^{2+} 结合使 ATP β-磷的峰明显向低场位移，因此用 ^{31}P-NMR 记录 ATP 的位移变化大小可以计算出细胞内 Mg^{2+} 的浓度。这一技术广泛用于观测心肌、大脑及红细胞等组织细胞内 Mg^{2+} 浓度。

第四节 组织血流和血管容积测定

用 ^{2}D-NMR 或 ^{19}F-NMR 测定组织血流已有很多报道，最常用的示踪剂有重水、氟烷或氟碳乳剂。如要测定大鼠腓肠肌的血流速度，可在主动脉分支内注入 500μl D_2O 盐水或腓肠肌内直接注射 90μl D_2O 盐水后立即用 ^{2}D-NMR 记录腓肠肌组织中的 ^{2}D 信号的峰面积。图 14-4-8 有两组重叠的信号衰减过程，信号强的一组用电刺激坐骨神经使血流速度加快，因而信号衰减的速率也加快。根据开始 30s 的衰减曲线进行拟合以求得一级速率函数式

$$q(t) = q(o) e^{-kt}$$

和拟合曲线（图 14-4-8B）。q（t）为任一时间点的峰面积，q（o）为零时的峰面积，k 为指数衰减常数。血流速度 ml/（100g·min）与 k 的关系为

$$血流速度 = 100\lambda k$$

λ 为每 g 组织水重量与每 ml 血的水重量比值（肌肉约为 0.89）。

Detre 等在观察兴奋剂苯丙胺对大鼠脑能量代谢和血流的影响时用三氟甲烷作示踪剂。大鼠吸入 70% CH_3F：30% O_2 15min 后，用 ^{19}F-NMR 测定脑部的 ^{19}F 信号的衰减速率。结果看到，苯丙胺可使脑血流速度加快 4 倍，而高能磷的浓度没有明显变化。用氟碳乳剂可以测定心、脑组织的血管容积。如大鼠用 oxypherol（perfluorotributylamine）溶液替换血液（10ml）后由动脉取血样品，并用液氮原位快速冻结心脏，取一定量心组织（刮去表面血块）加水磨匀浆，用 ^{19}F-NMR 测定匀浆和血样品的 oxypherol 含量，并根据标准曲线计算出心组织的血管容量（ml/100g）。

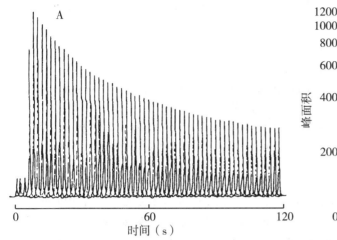 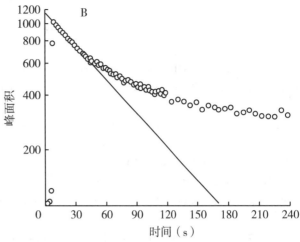

图 14-4-8　^{2}H-NMR 测定大鼠腓肠肌中 D_2O 的洗出速度图 A 为组织中 ^{2}H 信号的衰减过程；图 B 为信号面积值及开始 30s 的信号衰减斜率

第五节　组织中氧张力和组织温度测定

在不同氧分压和温度下，氟碳乳剂如 oxypherol-ET（perfluorotributylamine）的自旋 - 晶格弛豫时间（T_1）是不一样的。当温度恒定时，$1/T_1$ 与 pO_2 成正比，见图 14-4-9，因此可以用 ^{19}F-NMR 测定组织中的氧张力。如大鼠连续 8d 给乳剂，再过 7d 取心脏进行灌流。图 14-4-10 显示正常灌流、停止灌流及再恢复灌流后 T_1 与 pO_2 的变化关系。Oxypherol-ET 弛豫时间（T_1）在氧分压恒定的条件下将随温度的变化而变化，因而可用于组织内温度的测定。

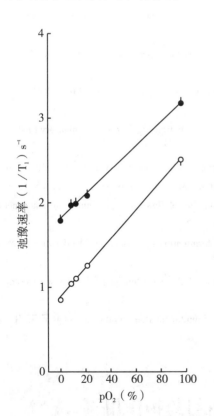 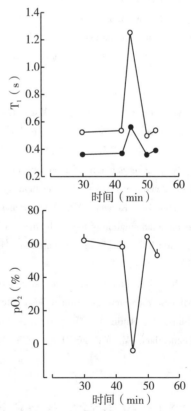

图 14-4-9　^{19}F-NMR 测定氟碳乳剂的 $1/T_1$ 值与氧分压的关系

图 14-4-10　大鼠离体心脏正常灌流，停止灌流与恢复灌流时组织中氟碳乳剂的 ^{19}FT_1 值（图左）与组织中的氧分压（图右）变化

（阮金秀）

参 考 文 献

1. Foxall DL, Cohen JS. NMR studies of perfused cells. J Magn Reson, 1983, 52：346

2. Neeman M, Rushkin E, Kadouri A, et al. Adaptation of culture methods for NMR studies of anchorage-dependent cells. Magn Reson Med, 1988, 7：236

3. Gupta RK, Witternberg BA. ^{19}F nuclear magnetic resonance studies of free calcium in heart cell. Biophys J, 1993, 65：2547

4. Chacko VP, Weiss RG. Intracellular pH determination by ^{13}C-NMR spectroscopy. Am J Physiol, 1993, 264：C755

5. Mehta VD, Kulkarni PV, Mason RP, et al. 6-Fluoropyndoxol：A novel probe of cellular pH using ^{19}F NMR spectroscopy. FEBS Letters, 1994, 349：234

6. Gupta RK, Gupta P. Direct observation of resolved resonances from intra-and extracellular sodium-23 ions in NMR studies of intact cells and tissues using Dysprosium（Ⅲ）-tripolyphosphate as paramagnetic shift reagent. J Magn Reson, 1982, 47：344

7. Hutchison RB, Malhotra DK, Hendrick E, et al. Evaluation of the double-quantum filter for the measurement of intracellular sodium concentration. J Biol Chem, 1990, 265：15510

8. Navon G. Complete elimination of the extracellular ^{23}Na-NMR signal in triple quantum filtered spectra of rat hearts in the presence of shift reagents. Magn Reson Med, 1993, 30：503

9. Jelicks LA, Gupta RK. On the extracellular contribution to multiple quantum filtered ^{23}Na-NMR of perfused rat heart. Magn Reson Med, 1993, 29：130

10. Brooks KJ, Rirttil T-RM, Kauppinen RA. Delayed increase in intracellular Na$^+$ in cerebral cortical slices during severe hypoxia as measured by double quantum filtered ^{23}Na-NMR. Neuroreport, 1993, 4：139

11. Lyon RC, Pekar J, Moonen CTW, et al. Double-quantum surface-coil NMR studies of sodium and potassium in the rat brain. Bagn Reson Med, 1991, 18：80

12. Smith GA, Hesketh RT, Metcalfe JC, et al. Intracellular calcium measurements by ^{19}F-NMR of fluorine-labelled chelators. Proc Natl Acad Sci USA, 1983, 80：7178

13. Koretsune Y, Marban E. Cell calcium in the pathophysiology of ventricular fibrillation and in the pathogenesis of postarrhythmic contractile dysfunction. Circulation, 1989, 80：369

14. Headrick JP, Willis RJ. Cytosolic free magnesium in stimulated, hypoxic, and underperfused rat heart. J Mol Cell Cardiol 1991, 23：991

15. Williams GD, Smith MB. Application of the accurate assessment of intracellular magnesium and pH from the ^{31}P-shifts of ATP to cerebral hypoxia-ischemia in neonatal rat. Magn Reson Med, 1995, 33：853

16. Matsuura T, Kanayama Y, Inoue T, et al. cAMP-induced changes of intracellular free Mg levels in human erythrocytes. Biochim Biophys Acta（Mol Cell Res）, 1993, 1220：31

17. Neil JJ, Song SK, Ackerman JJH. Concurrent quantification of tissue metabolism and blood flow via ^{2}H/^{31}P-NMR in vivo. Ⅱ. Validation of the deuterium NMR washout method for measuring organ perfusion. Magn Reson Med, 1992, 25：56

18. Detre JA, Williams DS, Koretsky AP. Nuclear magnetic resonance determination of flow, lactate, and phosphate metabolites during amphetamine stimulation of the rat brain. NMR in Biomed, 1990, 3：272

19. Rottman GA, Judd RM, Yin FCP. Validation of ^{19}F-magnetic resonance determination of myocardial blood volume. Megn Reson Med, 1995, 34：628

20. Mason RP, Jeffrey MH, Malloy CR, et al. A noninvasive assessment of myocardial oxygen tension：^{19}F-NMR spectroscopy of sequestered perfluorocarbon emulsion. Magn Reson Med, 1992, 27：310

21. Mason RP, Shukla H, Antich PP. In vivo oxygen tension and temperature：Simultaneous determination using^{19}F-NMR spectroscopy of perfluorocarbon. Magn Reson Med, 1993, 29：296

第五章 NMR 研究心肌代谢与药物作用

　　1976 年 Gadian 等首先用^{31}P-NMR 研究离体冷冻心脏。随后很快见到在离体灌流工作心脏上开展研究的报道。1981 年开始用^{31}P-NMR 表面线圈技术评价氯丙嗪和维拉帕米（verapamil）对心肌梗死的治疗作用。至今，NMR 用于心脏的生理、病理和药理研究已有大量的报道。以下仅就几个主要应用方面列举一些实验研究例子。

第一节 心肌能量代谢研究

^{31}P-NMR 最适用于心肌的能量代谢研究。它可以在心肌细胞、离体工作心脏或在整体动物上连续测定多种重要磷代谢物的浓度变化动态，因而能够提供许多重要的生理和病理信息。心脏收缩功能与能量代谢是密切相关的。Fossel 等用压力传感器测量主动脉压力，并用峰压的信号控制 NMR 的脉冲序列（门控技术）记录心跳周期不同时间点的磷代谢物。从图 14-5-1 看到，磷酸肌酸（PCr）与 ATP 的浓度随着心跳周期波动，收缩期浓度下降，舒张期浓度升高。无机磷的浓度则呈相反的相位波动。

Headrick 等在大鼠离体灌流心脏上观察异丙肾上腺素和低氧灌流对心功能与能量代谢的影响。用 60nmol/L 异丙肾上腺素灌流，心率×压力升高 3 倍，PCr、ATP 分别下降到正常水平的 70% 和 85% 以下，无机磷（Pi）增高到 250%，见图 14-5-2A。在用低氧介质灌流时，心率×压力下降 5 倍，PCr、ATP 和 Pi 也出现相似的但更为明显的变化，见图 14-5-2B。恢复正常灌流后各项参数又逐渐恢复到接近正常水平。Bittl 等用不同剂量的氟烷麻醉剂和去甲肾上腺素调节心率与收缩压，同时用 ^{31}P-NMR 测定心肌的高能磷含量，也获得相似的结果。在进一步用 ^{31}P-NMR 饱和转移法测定肌酸激酶反应流时看到，在正性肌力剂作用下，ATP 的合成速率明显加快，说明心缩力与高能磷的更新率有关，而与 ATP 的组织含量无关。

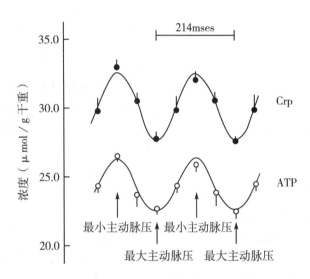

图 14-5-1 磷酸肌酸与 ATP 浓度的心跳周期变化

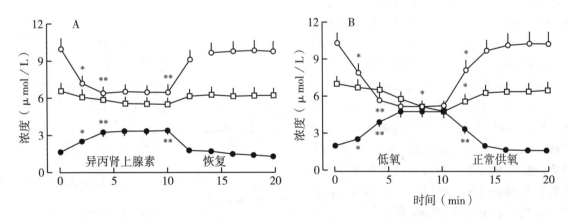

图 14-5-2 异丙肾上腺素（A）与缺氧（B）对大鼠离体心脏的 ATP（○）、磷酸肌酸（□）及无机磷（●）浓度的影响

严重心肌缺血产生许多变化，其中最重要的是能量供应不足和细胞内过度酸化。缺血初期主要表现在 PCr 的快速下降，Pi 的明显上升和 pH 的渐进性下降，随着缺血时间延长，ATP 也将开始下降，ATP 的明显降低预示心脏不可逆损伤。心肌缺血的损伤程度与这些变化具有相关性。有实验证明，大鼠左侧冠状动脉结扎不同时间，造成不同程度急性心肌梗死，其梗死面积百分比与冠脉流下降、Pi 上升、ATP 下降及 PCr/Pi 比值的下降的百分率有一定的相关。缺血引起的心脏挛缩是由于 ATP 耗尽还是心肌 [Ca^{2+}]i

升高造成的，用 NMR 测定心脏的 ATP 和心肌内游离钙（$[Ca^{2+}]i$）可以得到解答。例如，用雪貂离体灌流心脏测定磷代谢物和心肌 $[Ca^{2+}]i$。缺血后，心肌 $[Ca^{2+}]i$ 升高，在 30min 时已达到最高峰，而心肌挛缩是在 40min 之后。缺血后，ATP 下降比较缓慢，在开始挛缩时 ATP 下降到缺血前 10% 的水平。在心脏缺血前 15~20min 给碘醋酸以抑制糖酵解，此时磷代谢物没有明显变化，但缺血后 3min 内 ATP 就已降到 10% 以下，而且心脏开始挛缩，而在这期间 $[Ca^{2+}]i$ 仍处于正常水平。对比的结果说明，ATP 耗尽是挛缩的基本原因，而与 $[Ca^{2+}]i$ 无关。

心力衰竭可能与能量饥饿有关。^{31}P-NMR 技术与生化分析证明，肌酸激酶反应速率与 PCr 含量是反映心衰的指针。抑制肌酸激酶活性将降低心缩力，总的肌酸激酶活性（Vmax）与 PCr 下降可以导致肌酸激酶反应速率、能储和心缩力的下降。因此，在研究强心剂的药理作用时，应该考虑到与能量代谢的关系。PCr 是高能磷储库。为评价 PCr 的生物能力学作用，给大鼠喂食含 PCr 类似物，β-胍基丙酸（β-GPA）或 β-胍基丁酸（β-GBA）8 周后用 ^{31}P-NMR 测定磷代谢物和用 NMR 饱和转移技术测定肌酸激酶的反应流。β-GPA 与 β-GBA 是肌酸（Cr）转运抑制剂和弱的肌酸激酶基质。长期喂食结果将使心脏内的 PCr 下降 80%，心肌机械功能和 PCr→ATP 流下降。在灌流液中加肌酸可以部分恢复心肌功能和 PCr。这些结果说明，PCr 在心肌高能磷利用中起着重要作用。除长期喂食外，还用离体大鼠心脏灌流 β-胍基丙酸，^{31}P-NMR 观察对能量代谢的急性影响。随着磷酰化 β-GPA 的蓄积，PCr 与 ATP 下降，Pi 上升，表明 ATP 合成跟不上需要。这是由于 PCr 被低效磷源逐渐取代而造成能量转换失调。改用无 β-GPA 介质灌流，ATP 和 PCr 达到新的稳态水平，但磷酰化的 β-GPA 浓度在灌流期间没有明显变化，表明它的代谢流极低。

第二节　心肌离子转运研究

细胞内游离钙浓度的变化介导心脏的兴奋－收缩偶联。用 ^{19}F-NMR 和化学位移试剂 5F-BAPTA 可以直接测定整体或离体工作心脏的细胞内钙离子浓度（$[Ca^{2+}]i$），因此可以分析 $[Ca^{2+}]i$ 与心肌功能的关系。例如，用刺激器控制雪貂离体心脏的心跳频率，用门控 ^{19}F-NMR 和 ^{31}P-NMR 分别测定心缩周期的心肌内钙和磷代谢物。图 14-5-3 是每次刺激之后 0~150ms 期间所记录的代表心肌内游离钙信号（8ppm），其峰值在 75ms。图 14-5-4 为不同冠脉流量下的钙流与能量代谢变化的比较。图的上、中、下分别为刺激引起心脏收缩后左室压力、心肌内游离钙浓度与磷代谢物的变化过程。从图中可以看到游离钙升高与压力发展速率（dp/dt）的对应关系。A 与 B 分别为 18ml/min 与 10ml/min 灌流速度下的实验结果。降低灌流速度后心内压下降 60%，$[Ca^{2+}]i$ 的瞬时峰浓度明显降低，但高能磷的变化不大，说明低冠脉流性缺血将反馈性降低钙内流和心肌力的生成，从而降低每一次心跳中心肌内钙循环和收缩蛋白激发所需要的能量（这两个过程约占心肌耗氧量 80% 以上）。图 14-5-5 为雪貂离体灌流心脏在缺血与再灌流各 20min 期间的 $[Ca^{2+}]i$

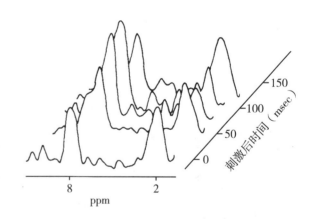

图 14-5-3　^{19}F-NMR 测定心跳周期内心肌内钙的信号变化

变化。缺血前的 $[Ca^{2+}]i$ 约为 300nmol/L，缺血后前 8min，没有明显升高，10min 后迅速升高 3 倍，再灌流后继续升高几分钟，接着很快下降。内钙过载将导致心肌损伤。缺血引起 $[Ca^{2+}]i$ 升高可能与 Na^+-Ca^{2+} 交换、ATP 耗竭及由于自由基引起的膜漏过等有关。

心肌组织中细胞内钠离子（$[Na^{2+}]i$）与细胞外钠离子（$[Na^+]o$）保持 10~20 倍的浓度梯度。通过 Na^+-H^+ 交换、Na^+-Ca^{2+} 交换、Na^+-K^+-ATP 酶作用等钠转运机制，钠离子浓度和钠流对细胞内 pH、$[Ca^{2+}]i$ 和心肌功能的调节起着重要作用。^{23}Na-NMR 能适时、无破坏性监测工作心脏的钠离子浓度，对于了解细胞过程与功能调节具有重要意义。

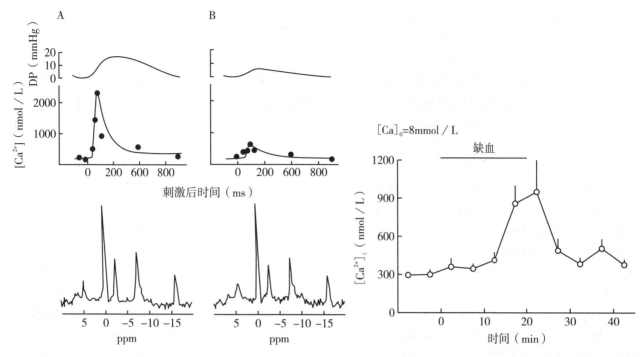

图14-5-4 在18ml/min（A）和10ml/min（B）灌流速度下的
心内压（上）、心肌内钙瞬时浓度（中）和^{31}P-NMR谱（下）

图14-5-5 缺血与再灌流期间心肌内钙浓度的变化

为了了解各种因素与心肌[Na^+]i的相互调节
关系，Obakken 等用多核 NMR 同时测定心肌细胞
代谢产物和离子流。心肌细胞与 6% 琼脂混合，
然后加到石蜡油里，连续搅拌，形成 400～800μm
微球（内含 50～150 心肌细胞）。微球冲洗后装入
NMR 管内，用含氧介质灌流，NMR 观察各种灌
流条件下的代谢变化。用碘醋酸抑制糖酵解，
PCr、ATP 下降，磷单酯增高，Pi 变化不大。在糖
酵解抑制期间，细胞内钠离子逐渐增加（表14-5-
1）。这是由于膜上 ATP 下降，部分抑制钠泵功
能。停止灌流造成心肌类似处于缺血状态，Pi 升
高，PCr 与 ATP 下降，再灌后，Pi 下降，PCr 恢
复或高于缺血前水平，ATP 恢复程度与心肌内 pH
有关。缺血后细胞内钠离子升高可能与钠－氢交
换及 Na^+-K^+-ATP 酶抑制有关。ATP 轻度下降，
[Na^+]i 就开始上升，说明糖酵解所维持的 ATP
不能充分保持正常的 Na^+ 转运。同时用 ^{19}F-NMR
（5F-BAPTA）测定心肌内游离钙，缺血期间，只
有当 ATP 下降 50% 时，[Ca^{2+}]i 才开始增加，很
可能糖酵解所提供的 ATP 能够维持 Ca^{2+} 的转运。
灌流液中含乙酰胆碱（ACh）不影响 Pi 和 ATP，
但 PCr 与 pH 稍降低。用^{23}Na-NMR 观察 ACh 对钠
流的影响，可以看到随着 ACh 浓度增高，[Na^+]i
下降。

表 14-5-1 不同实验条件下心肌内钠浓度变化

实验条件	[Na^{2+}]i（nmol/L）
碘醋酸（n=3）	
对照	21.96 ± 2.54
碘醋酸	
50μmol/L	24.49 ± 3.95
100μmol/L	36.398
150μmol/L	46.79 ± 7.57
恢复	23.40 ± 3.1
缺血（n=3）	
对照	24 ± 2.9
缺血	
4min	37 ± 3.1
12min	45 ± 4.2
32min	90 ± 8.8
恢复	30 ± 3.0
乙酰胆碱（n=3）	
对照	23.8 ± 1.6
乙酰胆碱	
10^{-9}mol/L	21.2 ± 0.8
10^{-7}mol/L	20.6 ± 0.9
10^{-5}mol/L	17.7 ± 2.4

心肌缺血引起 [Na^+]i 迅速升高。升高的机制一种认为是由于钠－氢交换，另一种认为由于 Na^+-

K^+-ATP 酶活性的下降。为了了解细胞内氢离子浓度对 Na^+、Ca^{2+} 的调节作用，Anderson 等用[19]F-NMR 和[31]P-NMR 测定离体灌流兔心因缺氧引起细胞内酸化或给氯化铵引起细胞内酸化后的 [Na^+]i、[Ca^{2+}]i 和 pH 的变化关系，同时用不同的抑制剂观察对这种变化的影响。结果看到，缺氧 15min 使心肌 [Na^+]i 升高 10 倍，用 1mmol/L 哇巴因介质灌流抑制钠外流（通过抑制 Na^+-K^+-ATP 酶）并没有加速 [Na^+]i 的升高，说明阻断 Na^+ 外流不是起主要作用。如果在灌流液中加入 100μmol/L Na^+-H^+ 交换阻断剂 EIPA [5-(N-ethyl-N-isopropyl) amiloride]（作用比阿米洛利更专一）以抑制 Na^+-H^+ 交换，就可以明显抑制缺氧引起的心肌 [Na^+]i 和 [Ca^{2+}]i 的升高。他们认为，缺氧造成无氧代谢，引起细胞内 pH 下降。酸化将刺激 Na^+-H^+ 交换，[Na^+]i 增高又启动 Ca^{2+}-Na^+ 交换。为了进一步证明这一假设，用 NH_4Cl 使心肌细胞酸化（pH 从 7.27 降到 6.63），同时用 NMR 测定心肌内 Na^+ 和 Ca^{2+}。随着 NH_4Cl 洗出引起细胞内 pH 下降的同时，[Na^+]i 和 [Ca^{2+}]i 急剧升高，而且 EIPA 同样可以阻断这些变化，表明 Na^+-H^+ 与 Na^+-Ca^{2+} 交换的存在。值得注意的是，用含正常氧和钾的灌流液再灌流时，[Ca^{2+}]i 迅速下降，说明 Ca^{2+} 的交换是可逆的，不存在由于膜损伤而引起 Ca^{2+} 转运失调。阿米洛利对缺氧引起的 PCr 下降也有一定的保护作用，说明抑制钠内流能减少高能磷的消耗。上述实验证明 Na^+-H^+ 交换是造成心肌 [Na^+]i 升高的重要原因，但也不能排除 Na^+-K^+-ATP 酶抑制所起的作用。例如，Cross 等用低速灌流造成心肌缺血，但灌流液中含高浓度葡萄糖（11mmol/L）以维持糖酵解和 ATP 的合成。同低糖灌流心脏比较，在缺血期间，高糖灌流心脏的 ATP 浓度高 1 倍，心肌内 pH 下降更明显，但 pH 下降并没有引起心肌 [Na^+]i 明显升高。显然，缺血引起 ATP 下降，进而降低 Na^+-K^+-ATP 酶活性是导致心肌 [Na^+]i 升高的另一个原因。

哇巴因是 Na^+-K^+-ATP 酶抑制剂，它的强心作用与心肌内钠增高有关。为了评价哇巴因在 Na^+-H^+ 交换中作用机制，用[23]Na-NMR 和[31]P-NMR 观察离体灌流心脏的细胞内钠和 pH，同时记录左室内压。结果显示，含 50μmol/L 哇巴因灌流液使心肌内钠升高 1 倍，心内压增高 1 倍多，如在灌流液中同时加入 1mmol/L 阿米洛利，将抑制 Na^+ 的内流和细胞内 pH 的恢复，同时也降低了哇巴因的正性肌力作用。缺血引起心肌细胞内 [Ca^{2+}]i 升高可能出于两个原因，一是外钙的流入，二是细胞内结合钙的释放。降低灌流液的钙浓度可以大大减弱缺血期间内钙的升高，说明钙内流是主要的。而钙内流又依赖于 3 个转运载体或过程，即钙离子通道、Ca^{2+}-ATP 酶和 Na^+-Ca^{2+} 交换。在 Na^+-Ca^{2+} 交换中又涉及 Na^+-H^+ 交换，即在缺血期间，酸性产物蓄积，pH 下降，H^+ 与 Na^+ 交换，引起 Na^+ 内流，随细胞内钠的升高又可能出现 Na^+-Ca^{2+} 交换，使 Ca^{2+} 内流。为了证明它们之间的关系，Murphy 等在大鼠灌流心脏上用[19]F-NMR 和位移试剂 5F-BAPTA 测定细胞内游离钙，用[19]F-NMR 和位移试剂 Tm [DOTP] -5 测定细胞内钠，用[31]P-NMR 测细胞内 ATP 和 pH。在缺血前用阿米洛利（1mmol/L）灌流 5~10min，比较给药与不给药的各项指标的变化。从图 14-5-6 看到，阿米洛利能抑制 Na^+-H^+ 交换，在 25min 内防止细胞内钠的升高，同时也抑制钙内流，但不能防止 pH 和 ATP 的下降。如果缺血期 [Na^+]i 升高，而随后通过 Na^+-Ca^{2+} 交换而使 [Ca^{2+}]i 上升，那么 [Na^+]i 的升高应早于 [Ca^{2+}]i 的升高。但实验结果与此相反，无药组，Ca^{2+} 在缺血 10min 开始升高，Na^+ 在缺血 15min 开始升高，给药组，Ca^{2+} 在缺血 20min 开始上升，而这时 Na^+ 并没有明显变化。因此，除了 Na^+-Ca^{2+} 交换外可能还存在其他的作用机制，如通过钙通道流入或细胞内结合钙的释放。再灌期间给药组的心脏收缩功能恢复（72±10）%，而对照组只恢复（24±13）%，说明缺血引起内钙升高将导致心肌损伤。

心室纤颤与离子代谢失常互有因果关系。大鼠心脏低氧灌流 30min 部分出现心室纤颤，心室纤颤加速 PCr、ATP 下降和 [Na^+]i 的蓄积。从舒张期末压、心率×压力、PCr 含量和 [Na^+]i 可以作出预测，其中最重要的指标是细胞内钠的蓄积。心室纤颤期间也引起心肌 [Ca^{2+}]i 异常升高，钙的过载将引起心肌损伤。例如，用高频率电刺激引起心室纤颤期间，除了 PCr、ATP、pH 下降和 Pi 升高等类似的变化之外也可以看到 [Ca^{2+}]i 的异常升高，去颤后 [Ca^{2+}]i 很快下降，但心肌收缩力已受到影响。另一组离体心脏在室颤期间降低左室容积以减少能耗，Pcr、ATP 和 pH 没有明显变化，但 [Ca^{2+}]i 以同样的幅度升高。去颤后 [Ca^{2+}]i 已下降到正常水平，但心内压仍然比颤前下降一半。这说明颤后的心功能损害是由钙过载引起的。

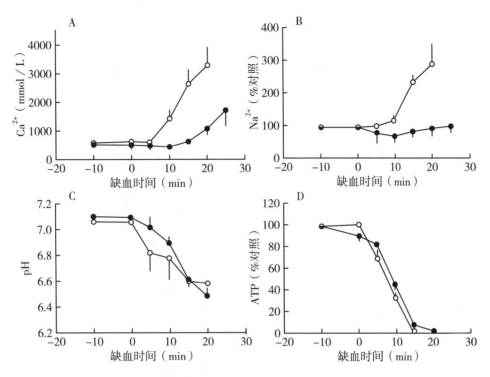

图 14-5-6　^{19}F-NMR、^{31}P-NMR 分别测定大鼠灌流心脏缺血期间的心肌内钙（A）、钠（B）、pH（C）和 ATP（D）的变化过程

注：灌流液中含（●）与不含（○）阿米洛利。

第三节　心肌糖代谢研究

Osbakken 等在观察心肌离子流的同时还观察了 ACh 对心肌糖代谢的影响。他们用 2-^{13}C 醋酸灌流的同时加不同浓度乙酰胆碱，在碳谱上看到，随乙酰胆碱浓度增加，由醋酸的 2-^{13}C 进入谷氨酸的 C-2、C-3 和 C-4 也增加（图 14-5-7），说明 ACh 加速三羧循环流。用 ^{31}P-NMR 饱和转移测定肌酸激酶的速率常数和 PCr→ATP 流，ACh 使它们下降，去除 ACh 后将出现异常增高。用 3-^{13}C 丙酮酸灌流，^{13}C-NMR 测定 ^{13}C 标记的葡萄糖浓度，ACh 能增强心肌细胞的生糖作用。在缺血状态下，ACh 增加乳酸的形成，说明有增强无氧糖解的作用。

在氧化磷酸化代谢中不同氧化基质对能量的生成有不同的作用，因而对心脏功能也可能有不同的影响。例如，Burkhoff 等在大鼠灌流心上用葡萄糖和己酸作为氧化基质，比较了糖与脂肪酸对心肌功能与能量代谢不同作用。图 14-5-8 综合了他们的实验结果。结果说明，在 20ml/min 冠脉流下，两种基质的心脏功能和能量代谢基本相似，但在 3ml/min 的低灌流条件下则可以看到它们的作用差别，即葡萄糖灌流心的左室压较高，舒张期末压较低，说明输出功效比己酸灌流心脏高。相反，根据测定的氧耗量和冠脉流量反映，己酸灌流心脏所耗用的能量要比葡萄糖灌流心脏多。从 Pi、PCr 和 ATP 的含量上也可以看出葡萄糖灌流心脏有较高的能量储备。这说明，脂肪酸的非做功耗氧量较高。在高分辨大口径核磁共振仪上观察整体狗静注丙酮酸或乳酸对心脏能量代谢的影响时也看到，当血浆的丙酮酸浓度达到 5.3mmol/L 时，心肌内 PCr/ATP 增加 23%，ADP 和游离［Mg^{2+}］下降，而在相应的血浆乳酸浓度下，除［Mg^{2+}］下降外，PCr/ATP 和 ADP 没有明显变化。这两个基质都进入三羧循环，^{13}C-NMR 分析证明，心肌从血浆中提取丙酮酸速度比乳酸快 5 倍，丙酮酸抑制乳酸脱氧酶，而乳酸有减轻这一抑制作用。作者认为，PCr/ATP 增高可能与 NADH/NAD$^+$ 下降有关，因为丙酮酸转化为乳酸时 NADH 转化为 NAD$^+$。

丙酮酸脱氢酶（PDH）是糖代谢流中的一个转换站。曾经证明，心脏缺血期和再灌流早期接近一半的 PDH 处于失活状态。Lewandowski 等用二氯醋酸激活 PDH，观察心肌缺血再灌流后的心缩力恢复与丙酮酸氧化的关系。从图 14-5-9 看到，再灌流介质中含 2.5mmol/L 的 3-^{13}C 丙酮酸加二氯醋酸（5mmol/L）所测的^{13}C-NMR谱上（图B），谷氨酸C-4峰明显高于只含3-^{13}C丙酮酸介质再灌流的碳谱峰，说明二氯醋酸促进丙酮酸氧化形成谷氨酸。图14-5-10为上述两种再灌流条件下谷氨酸C-4与丙氨酸比值（图A）及心脏dp/dt（图B）的差别和变化过程。结果说明丙酮酸氧化速率与心肌功能恢复有明显的相关性。

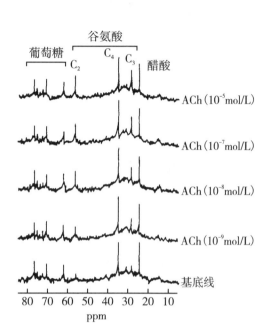

图14-5-7　^{13}C-NMR测定乙酰胆碱对2-^{13}C-醋酸灌流心肌中^{13}C进入谷氨酸代谢流的影响

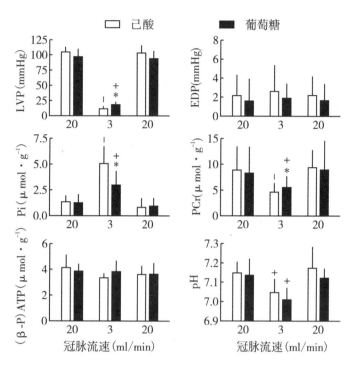

图14-5-8　大鼠离体心脏灌流己酸或葡萄糖时的输出功能与能量代谢

冠脉流按20—3—20ml/min顺序交替。LVP为内室内压，EDP为舒张期末压。

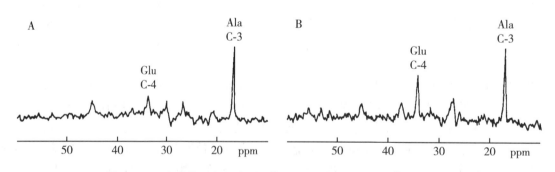

图14-5-9　离体缺血兔心脏用3-^{13}C丙酮酸介质灌流后的^{13}C-NMR谱

A. 只含3-^{13}C丙酮酸；B. 3-^{13}C丙酮酸加二氯醋酸；Glu C-4，谷氨酸第4位碳；Ala C-3，丙氨酸第3位碳。

　　根据不同的^{13}C标记基质经氧化代谢进入谷氨酸的不同碳位，用^{13}C-NMR可以测定不同基质的利用度。例如，大鼠离体心脏灌流3-^{13}C乳酸与1,2-^{13}C醋酸混合基质，快速冻结心脏，过氯酸提取，中和，冰冻干燥，0.5ml重水溶解后进行碳谱分析。因为乳酸主要进入谷氨酸的C4和C3-4，醋酸进入谷氨酸的C4-5和C3-4-5（图14-5-11），因而根据^{13}C-NMR谱上的偶合峰，即单峰、双峰和四峰的比值可以测定基质进入三羧循环的相对量。在正常灌流条件下，测得乳酸与醋酸相对利用度为54%和46%，缺血10min后再灌流，醋酸则成为主要氧化基质，至再灌流20min后才逐渐恢复缺血前的基质利用比例（图14-5-12）。

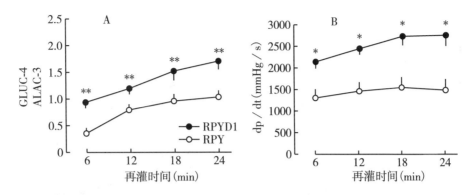

图 14-5-10　谷氨酸 C-4 与丙氨酸 C-3 共振信号强度比值和兔心压力发展速率

○只含 3-^{13}C 丙酮酸灌流介质；●3-^{13}C 丙酮酸加二氯醋酸灌流介质。

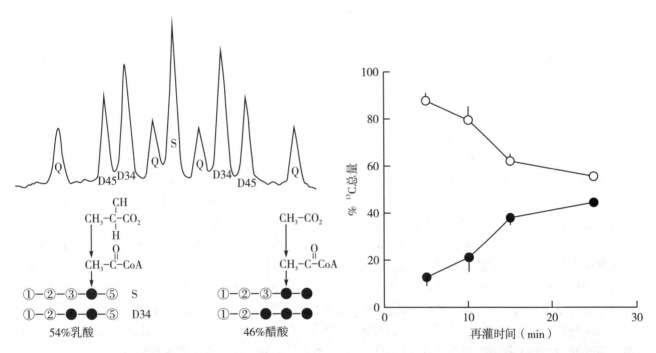

图 14-5-11　大鼠离体心脏灌流 ［3-^{13}C］ 乳酸与 ［1, 2-^{13}C］醋酸混合基质后组织提取液的 ^{13}C-NMR 偶合谱

S 为单峰；D34 与 D45 为双重峰；Q 为四重峰。

图 14-5-12　大鼠离体心脏缺血 10min 再灌后不同时间醋酸与乳酸的标记碳进入三羧循环的百分比

○醋酸，●乳酸。

　　KalilFilho 等研究了缺血后再灌流期间心肌糖原代谢调节。大鼠离体心脏用含 5mmol/L 1-^{13}C 葡萄糖灌流液正常灌流 30min，而后按 1ml/min 和 0ml/min 两种条件下造成 30min 缺血，并同时用 ^{31}P-和 ^{13}C-NMR 观察能量代谢和糖原代谢。图 14-5-13 为两种条件下的缺血前、缺血后和再灌后的糖原信号，图 14-5-14 为缺血与再灌后糖原的相对浓度变化过程。从图中看到，正常灌流组的糖原合成继续保持 60min，浓度不断增高，缺血组在再灌后一段时间内糖原分解加快，糖原分解速度与缺血程度有关。再灌期间的糖原分解从时间与量上可能与无机磷浓度升高相关。Hoekenga 等用类似的技术证明，葡萄糖－胰岛素－钾盐 （11.7mmol/L∶2.5u/L∶0.55mmol/L） 能增加心脏缺血期间葡萄糖酵解，减少糖原分解，延缓缺血引起的损伤。

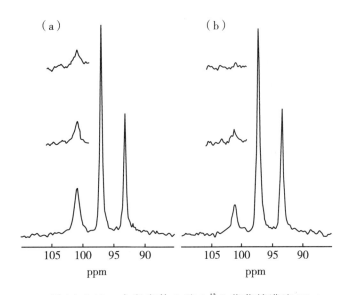

图 14-5-13 大鼠离体心脏 1-^{13}C 葡萄糖灌流 30min
（下），缺血 30min（中）及再灌（上）后的^{13}C-NMR 谱
101ppm 为 1-^{13}C 糖原信号。缺血条件：（a）1ml/min，（b）
0ml/min。

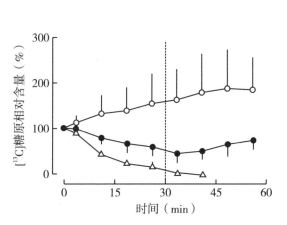

图 14-5-14 ^{13}C 糖原相对含量变化
○正常灌流组（15ml/min）●缺血 30min（1ml/min）△缺血 30min（0ml/min）缺血后恢复正常灌流。

第四节 心脏病治疗药物作用研究

NMR 技术可以连续、直接观察工作心脏在不同功能状态下的代谢变化过程，比较适用于药物对心脏缺血、心力衰竭及室纤颤的疗效评价和作用机制的研究。心肌缺血大多采用离体灌流心脏，以便根据不同的需要来控制缺血时间和程度及再灌流时间。实验药物可预先给动物，也可加入到灌流液中。灌流心脏放入磁腔之后，在记录 NMR 信号的同时可以记录心率、心内压等生理指标。在大口径磁腔的 NMR 仪上也可用在体心脏进行实验。如 Kavanaught 等在人工呼吸开胸兔上用可远距离拉动的冠脉松紧夹控制缺血与再灌注时间，并在缺血区上放置表面线圈，将动物放入 26cm 口径的磁腔内，在记录^{31}P-NMR 信号的同时记录心电图和动脉压，观察地尔硫䓬对缺血损伤的保护作用。抗心力衰竭药物研究主要用有心肌病的 Syrian 仓鼠。已用 NMR 技术进行研究的有钙离子拮抗剂、β 阻断剂、血管紧素转换酶抑制剂、抗氧化剂、正性肌力药物及其他等类型药物。以下仅选择一些有代表性的应用例子作一简要说明。

一、钙离子通道阻滞剂

已经知道，钙离子通道阻滞剂能抑制细胞外 Ca^{2+} 内流，使心肌收缩力减弱，心排出量减少，血管平滑肌松弛，血压下降，减轻心脏后负荷，降低心脏做功量，所以能减少缺血心肌的耗氧量而起到保护作用。NMR 研究可从心肌代谢水平上增进对这一类药物作用的了解。

维拉帕米（verapamil）：1981 年 Nunnally 等最先用 NMR 观察维拉帕米对兔灌流心局部缺血能量代谢的改善作用。随后又有几篇类似的研究报道。例如，Neubauer 等在大鼠离体灌流心脏上用不同浓度的维拉帕米进行灌流，用^{31}P-NMR 测定缺氧与再给氧后的 PCr 与 ATP 的变化。从图 14-5-15 可以看到，10μmol/L 的药物能明显减轻缺氧引起的 PCr 与 ATP 的耗竭。它的量效关系如图 14-5-16 所示。Yanagida 等研究维拉帕米与腺苷合并用药对心肌缺血的保护作用。他们用大鼠灌流心脏，分 4 组，组 1 为对照，组 2 灌流液含 100nmol/L 维拉帕米，组 3 灌流液含 100μmol/L 腺苷，组 4 含两个药。这两个药都具有负性肌力作用，且腺苷的作用更强，但在能耗上则相反，维拉帕米有明显降低能耗作用，而腺苷不明显。当两个药一起灌流时，对缺血的保护作用明显增强。从图 14-5-17 看到，心肌 pH 和 PCr 下降较慢，再灌流后冠脉流明显高于其他实验组，ATP 恢复也较快（数据略）。

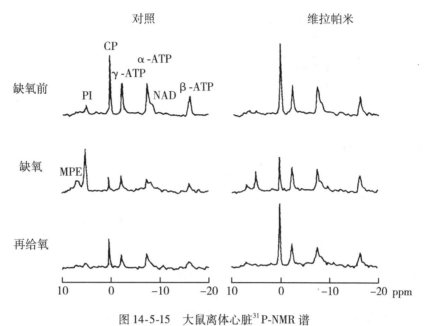

图 14-5-15 大鼠离体心脏^{31}P-NMR 谱

上、中、下分别为正常灌流、缺氧与再给氧期间的谱线，左图是不含药的对照结果，右图灌流液中含 10^{-5}mol/L 维拉帕米。

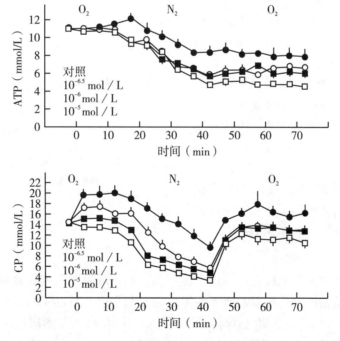

图 14-5-16 不同浓度维拉帕米对心脏缺氧引起的 ATP
（上图）和磷酸肌酸（下图）下降的保护作用

地尔硫䓬（diltiazem）：在离体灌流心脏上地尔硫䓬降低心脏做功及改善缺血后能量代谢效果与维拉帕米近似，对在体兔心的冠脉结扎引起的局部缺血也能减少能量消耗。在测定磷代谢物的同时用^{19}F-NMR 测定心肌内钙看到，大鼠离体心脏缺血后［Ca^{2+}］i 升高 4 倍，而用 0.9μmol/L 地尔硫䓬处理的心脏缺血后没有看到内钙增高（图 14-5-18）。在另一个实验中，大鼠离体灌流心脏在缺血前和缺血后给 3.0 ~

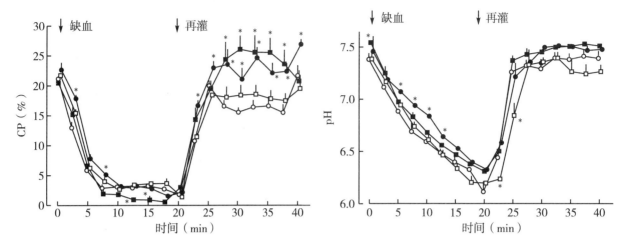

图 14-5-17 药物对缺血与再灌离体大鼠心脏的磷酸肌酸（上图）和心肌 pH（下图）的改善作用
■维拉帕米；□腺苷；●维拉帕米＋腺苷；○对照。

6.0μmol/L 地尔硫䓬，在记录心率和心内压的同时用 ^{31}P-NMR 饱和技术转移测定 PCr$\rightarrow$>ATP 流和 Pi$\rightarrow$ATP 流。结果看到，再灌流期间的 Pi$\rightarrow$ATP/压力×心率的比值明显低于缺血前，而用地尔硫䓬灌流的心脏则明显高于对照，说明地尔硫䓬有增加缺血期糖酵解作用，因为 Pi 合成 ATP 是来源于糖的磷酰化。

阿尼帕米（anipamil）和 fantofarone：阿尼帕米采用预防性给药，大鼠每天腹腔注射阿尼帕米 5mg/kg 两次，连续给药 5d 后进行离体心脏灌流。记录缺血前、缺血期间和再灌流后左室压和冠脉流，用 ^{31}P-NMR 测定磷代谢物和心肌 pH。结果显示，5d 给药没有看到药物的负性肌力作用，但能明显加快缺血再灌流后的心功能恢复和提高 PCr 与 ATP 水平。作者认为，阿尼帕米的这种保护作用不是由于负性肌力节省能量的效应，而可能是通过降低细胞膜对 Ca^{2+} 的敏感性而保护了缺血与再灌流引起的细胞膜损伤，因为阿尼帕米有高的亲脂性，容易进入膜的慢钙通道。

fantofarone 是一个新的钙离子拮抗剂，对电压依赖钙离子通道有高的亲和力。1μmol/L 灌流大鼠心脏能扩张冠脉，有正性肌力作用，缺血再灌流后也能明显提高 PCr、ATP 和心内压。

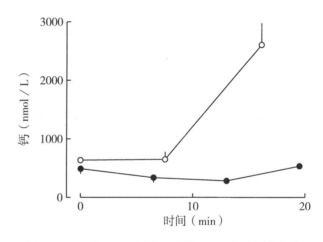

图 14-5-18 ^{19}F-NMR 测定心脏缺血后心肌内钙的变化
●地尔硫䓬预处理；○无药对照。

二、抗过氧化药物

一般认为，再灌损伤和毒性氧代谢产物的生成有关，如用顺磁共振实验证明，缺血再灌心脏中的氧自由基浓度明显增高，给清除剂后可以改善再灌流后的心肌功能。最近 Yanagida 等在大鼠离体灌流心脏上用 H_2O_2（2mmol/L）和 Fe^{3+} 络合物（10μmol/L）灌流，H_2O_2 与 Fe^{3+} 形成羟自由基可使心脏造成损伤。在这一模型上灌流不同基质，并在记录心内压的同时用 NMR 测定心肌内磷代谢物、Na^+、Ca^{2+}、K^+ 浓度。仅用葡萄糖介质灌流的心脏，由于过氧化损伤，左室内压、PCr、ATP 急剧下降，左室舒张期末压和糖磷迅速上升，在 $[Na^+]i$ 升高的同时，$[Ca^{2+}]i$ 上升和 $[K^+]i$ 下降。在葡萄糖介质中加 2.5mmol/L 丙酮酸进行灌流的心脏，上述各项指标均保持正常水平。结果说明，羟自由基明显扰乱心肌能量代谢和离子转运，而丙酮酸有显著的保护作用。在进一步测定灌流中的 H_2O_2 与内酮酸浓度时发现，丙酮酸可以使 H_2O_2 浓度明显下降，反过来，H_2O_2 也可以使丙酮酸的浓度下降。作者认为，这是一种通过丙酮酸的脱羧反应而起到清除 H_2O_2 的作用。

运用 NMR 技术研究评价抗氧化剂的作用效果和作用机制可以为我们提供一些有意义的信息。例如，在抗过氧化与肌酸激酶活性的关系上，Kaplan 等在用 ^{31}P-NMR 测定磷代谢和肌酸激酶活性同时测定心肌中 H_2O_2 浓度的实验中看到，大鼠灌流心脏在缺血期间没有 H_2O_2 形成，肌酸激酶保持正常活性，再灌流后可以测到过氧化产物，肌酸激酶明显抑制。如动物在实验前 6~12h 预先给肉豆蔻酸以提高心肌促酶储备，再灌流后肌酸激酶的抑制明显减弱，心功能也得到明显恢复。二氢硫辛酸（dihydrolipoic acid）是一个含双巯基的抗氧化剂，在大鼠离体灌流心的实验中可以看到，缺氧后加入 0.3μmol/L 二氢硫辛酸能加速主动脉流的恢复，PCr 与 pH 比对照高，用 ^{31}P-NMR 饱和转移技术测定结果显示，对照组的 PCr→ATP 流在再给氧一开始就下降，而在缺氧期间加入二氢硫辛酸后可使肌酸激酶流保持恒定，甚至更高。直接测定心肌线粒体制备的肌酸激酶活性，二氢硫辛酸也有增高酶活性的作用。在心肌缺血和再灌期间铁在氧自由基产生中可能起重要作用，因为缺血期间可能释放铁。由此推测，给铁络合剂去铁胺有可能保护缺血与再灌对心肌造成的损伤。^{31}P-NMR 研究离体灌流心脏证明，去铁胺对心肌缺血再灌损伤有保护作用，如心内压和 PCr 的恢复明显高于对照。用顺磁共振测定心肌组织氧自由基也看到去铁胺能消除再灌期间生成的氧自由基。

辅酶 Q_{10} 参与呼吸链的电子传递，具有氧化磷酸化的偶联作用和抗过氧化作用。最近用 NMR 研究结果证明，大鼠肌注 20mg/kg 辅酶 Q_{10} 能明显改善离体缺血心脏再灌后机械功能，提高 PCr、ATP 的含量和肌酸激酶的活性。用 NMR 进行过类似研究的抗氧化剂还有丙酰卡尼汀（L-propionyl-carnitine）、维生素 E 等。

三、正性肌力药物

多巴酚丁胺（dobutamine）是 β_1 受体激动剂，具有正性肌力作用，许多心衰病人经短期治疗，症状很快得到控制，但也有不少病人疗效不佳。这可能与不同心衰阶段的病理变化不同有关。用 ^{31}P-NMR 在适当动物模型上进行研究有可能从代谢上部分加以说明。UM-X7.1 品系的 Syrian 仓鼠，180~200d 龄时处于中度心衰，220d 龄的处于重度心衰，250d 龄鼠几乎所有动物死于心肌衰竭或心律失常。动物分中重两组进行离体心脏灌流实验，测定正常灌流与含药灌流对血流动力学和磷代谢的影响。结果显示，正常仓鼠、中度与重度心衰的仓鼠对药物的反应是不一样的，如左室内压，正常心脏增加 28%，中度心衰增加 114%，而重度心衰不增加。在能量代谢上，代表线粒体功能的 PCr/Pi 比值，正常与重度心衰均明显下降，而中度心衰没有变化或稍有增加。显然，多巴丁酚胺对中度心衰有少费能而多出力的作用，但对正常和重度心衰心脏耗能多而少增力或不增力。

氨力农（amrinone）是一个选择性磷二酯酶Ⅲ抑制剂，具有扩张血管和正性肌力的作用。在临床上证明多巴丁酚胺加氨力农对改善左室功能比单药效果好。在仓鼠实验中，两个单药和联合用药分别对中度和重度心衰仓鼠心脏机械功能、心肌耗氧量和高能磷代谢产生不同的影响。对中度心衰，多巴酚丁胺能增强氨力农的作用，但只有氨力农和氨力农加多巴酚丁胺两个组能明显提高磷酰化潜能（ATP）/（ADP）（Pi）。对重度心衰，氨力农组和氨力农加多巴丁酚胺能明显提高心内压，而单一的多巴丁酚胺没有此作用，而且只有氨力农能改善磷酰化潜能。

在用 ^{31}P-NMR 观察不同强心药对晚期心力衰竭仓鼠离体心脏能量代谢时也看到，dibutyryl cAMP、异丙肾上腺素、氨力农等明显降低磷单脂和明显升高左室发展压，而多巴酚丁胺与地高辛则导致磷单脂蓄积，左室压不升高。磷单脂蓄积表明糖酵解被抑制。

四、其他抗缺血药物

用 NMR 研究 β-阻断剂的抗缺血作用早在 1980 年就有报道，已研究过的药物有普萘洛尔、卡替洛尔、醋丁洛尔、塞利洛尔和吲哚洛尔等。它们都有改善缺血后的心功能和能量代谢的作用，这种作用是由于药物对心脏的抑制而降低了能量消耗的结果。血管紧张素转换酶抑制剂（ACEI）没有负性肌力的作用，但有的 ACEI 能改善缺血后的心功能和能量代谢。例如，卡托普利（captopril）对离体灌流心脏缺血期间的 ATP 和 pH 下降有一定的抑制作用。在同样条件下，另一个不含巯基的 ACEI（CG-S1 48-31）则没有此效果，说明卡托普利存在有另外的作用。与钙离子拮抗剂和 β-阻断不同，卡托普利并不抑制心肌收缩功能，因此推测，它可能有抑制糖原分解和减少乳酸生成的作用。赖诺普利（lisinopril）体内给药，可明显保护离体缺血心脏功能，但对能量代谢没有见到改善作用。如在体外药物灌流则失去对缺血心脏的保护作用。

　　曾经证明肌苷对心肌缺血有改善功能和降低心肌坏死面积的作用，但作用机制并不完全清楚。Lewandowski 等分别用 3-^{13}C 丙酮酸、1-^{13}C 葡萄糖及 3-^{13}C 丙酮酸加未标记葡萄糖灌流离体兔心脏，用^{13}C-NMR 和^{13}P-NMR 观察兔心缺血期间肌苷对能量代谢和糖代谢的影响。结果显示，肌苷能明显延迟缺血引起的心脏挛缩，与不含肌苷的灌流心比较，在缺血期间肌苷能明显提高心肌 ATP 含量，其中以丙酮酸加葡萄糖组含量最高。从^{13}C-NMR 的测定结果看到，在心脏有氧代谢条件下只测得含^{13}C 的代谢产物丙氨酸，在心脏缺血期间则可以测得无氧代谢的终产物，含^{13}C 标记的乳酸（图 14-5-19）。根据所测得丙氨酸与乳酸的比值（Ala/Lac）可以反映糖代谢状况。从图 14-5-20 看到，肌苷能明显提高 Ala/Lac 比值，特别是在丙酮酸加葡萄糖的灌流条件下，肌苷的作用更明显。作者认为肌苷能提高缺血心脏的 ATP 含量同这一代谢流的变化有关，因为无氧代谢引起的乳酸蓄积将反馈性抑制糖酵解，也就是说，肌苷能减少糖代谢转化为乳酸，提高无氧下的糖酵解，ATP 的合成相对增加，因而减轻了缺血引起的心肌损伤。

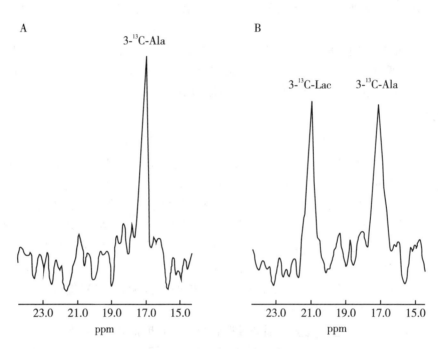

图 14-5-19　3-^{13}C 丙酮酸灌流心脏的^{13}C-NMR 谱

A，有氧代谢条件；B，缺血条件；Ala 为丙氨酸；Lac 为乳酸。

　　前文已经介绍，阿米洛利及其衍生物 EIPA 曾作为工具药研究心肌 Na^+-H^+ 和 Na^+-Ca^{2+} 交换，同样它们对心肌缺氧与再给氧引起的心肌功能和能量代谢也有保护作用，包括改善再给氧后的心肌功能，提高 PCr、ATP、pH 和降低心肌内钙。

　　内源性腺苷释放能增加冠脉流，改善心肌供血状况。为了进一步证明外源性腺苷的抗缺血作用，Yanagi 等用微球栓塞造成豚鼠心肌缺血，给腺苷加茶碱能明显提高缺血心脏的心内压和冠脉流量，Pi/（Pi + PCr）保持恒定，而单给茶碱的与盐水对照没有明显差别。这说明，腺苷能改善缺血心肌的功能和高能磷的存贮。

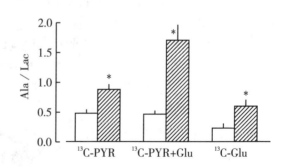

图 14-5-20　心脏缺血 0 ~ 6min 的丙氨酸（Ala）与乳酸（Lac）富集^{13}C 的比值

▨ 灌流液中含 1mmol/L 肌苷，□ 不含肌苷对照，^{13}C-PYR 为^{13}C 标记丙酮酸灌流组。^{13}C-PYR + Glu 为^{13}C 标记丙酮酸 + 无标记葡萄糖灌流组，^{13}C-Glu 为^{13}C 标记葡萄糖灌流组。

（阮金秀）

参 考 文 献

1. Gadian DG, Hoult DI, Radda GK, et al. Phosphorus nuclear magnetic resonance studies on normoxic and ischemic cardiac tissue. Proc Natl Acad Sic USA, 1976, 73:4446-4448

2. Nunnally RL, Bottomley PA. Assessment of pharmacological treatment of myocardial infarction by phosphorus-31 NMR with surface coils. Science, 1981, 211:177

3. Fossel ET, Morgan HE, Ingwall JS. Measurement of changes in high-energy phosphates in the cardiac cycle by using gated ^{31}P muclear magnetic resonance. Pros Natl Acad Sci USA, 1980, 77:3654-3658

4. Headrick JP, Willis RJ. Adenosine formation and energy metabolism: A ^{31}P-NMR study in isolated rat heart. Am J Physiol, 1990, 258:H617-624

5. Bittl JA, Balschi JA, Ingwall JS. Effects of norepinephrine infusion on myocardial high-energy phosphate content and turnover in the living rat. J Clin Invest, 1987, 79:1852-1859

6. Scholz TD, Grover-Mckay M, Fleagle SR, et al. Quantitation of the extent of acute myocardial infarction by phosphorus-31 nuclear magnetic resonance spectroscopy. J Am Coll Cardiol, 1991, 18:1380-1387

7. Koretsune Y, Marban E. Mechanism of ischemic contracture in ferret hearts: Relative roles of [Ca^{2+}]i elevation and ATP depletion. Am J Physiol, 1990, 258:H9

8. Ingwall JS. Is Cardiac failure a consequence of decreased energy reserve? Circulation, 1993, 87 [Suppl]:VII58-VII62

9. Zweier JL, Jacobus WE, Korecky B, et al. Bioenergetic consequences of cardiac phosphocreatine depletion induced by creatine analogue feeding. J Biol Chem, 1991, 266:20296-20304

10. Unitt JF, Radda GK, Seymour AM. The acute effects of the creatine analogue, beta-guanidinopropionic acid, on cardiac energy metabolism and function. Biochim Biophys Acta, 1993, 1143:91-96

11. Marban E, Kitakaze M, Chacko VP, et al. Ca^{2+} Transients in perfused hearts revealed by gated ^{19}F NMR spectroscopy. Circ Res, 1988, 63:673-678

12. Marban E, Kitakaze M, Koretsune Y, et al. Quantification of [Ca^{2+}]i in perfused hearts; critical evaluation of the 5F-BAPTA and nuclear magnetic resonance method as applied to the study of ischemia and reperfusion. Circ Res, 1990, 66:1255-1267

13. Osbakken M, Ivanics T, Zhang D, et al. Isolated cardiomyocytes in conjunction with NMR spectroscopy techniques to study metabolism and ion flux. J Biol chem, 1992, 267:15340-15347

14. Pike MM, Kitakaze M, Marban E. ^{23}Na-NMR measurements of intracelular sodium in intact perfused ferret hearts during ischemic and reperfusion. Am J Physiol, 1990, 259:H1767-1773

15. Anderson SE, Murphy E, Steenbergen C, et al. Na-H exchange in myocardium: effects of hypoxia and acidification on Na and Ca. Am J Physiol, 1990, 259:C940-948

16. Cross HR, Radda GK, Clarke K. The role of Na$^+$/K$^+$ ATPase activity during low flow ischemia in preventing myocardial injury: A ^{31}P, ^{23}Na and ^{87}Rb NMR spectroscopy study. Magn, Reson, Med, 1995, 34:673-685

17. Lotan CS, Miller SK, Pohost GM, et al. Amiloride in ouabain induced acidification, inotropy and arrhythmia: ^{23}Na &^{31}P-NMR in perfused hearts. J Mol Cell Cardiol, 1992, 24:243-257

18. Murphy E, Periman M, London, RE, et al. Amiloride delays the ischemia-induced rise in cytosolic free calcium. Circ Res, 1991, 68:1250-1258

19. Neubauer S, Newell JB, Ingwall JS. Metabolic consequences and predictability of ventricular fibrillation in hypoxia. A^{31}P-and ^{23}Na-nuclear agnetic resonance study of the isolated rat heart. Circulation, 1992, 86:302-310

20. Koretsune Y, Marban E. Cell calcium in the pathophysiology of ventricular fibrillation and in the pathogenesis of postarrhythmic contractile dysfunction. Circulation, 1989, 80:369-379

21. Burkhoff G, Weiss RG, Schulman SP, et al. Influence of metabolic substrate on rat heart function and metabolism at different coronary flows. Am J Physiol, 1991, 261:H741-750

22. Laughlin MR, Taylor J, Chesnick AS. Pyruvate and lactate metabolism in the in vivo dog heart. Am J Physiol, 1993, 264:H2068

23. Lewandowski ED, Johnston KL. Reduced substrate oxidation in postischemic myocardium: ^{13}C and ^{31}P NMR analyses. Am J Physiol, 1990, 58:H1357-1365

24. Lewandowski ED, White LT. Pyruvate dehydrogenase influences postischemic heart function. Circulation, 1995, 91:2071 – 2079

25. Sherry AD, Malloy CR, Zhao P, et al. Alterations in substrate utilization in the reperfused myocardium: a direct analysis by ^{13}C NMR. Biochemistry, 1992, 31:4833 – 4837

26. Kalil-Filho R, Gerstenblith G, Hansford, et al. Regulation of myocardial glycogenolysis during post-ischemic reperfusion. J Mol Cell Cardiol, 1991, 23:1467

27. Hcekenge DE, Brainard JR, Hutson JY. Rates of glycolysis and glycogenolysis during ischemia in glucose-insulin-potassium-treated perfused hearts: a 3C, ^{31}P nuclear magnetic, resonance study. Circ Res, 1988, 62:1065 – 1074

28. Kavanaugh KM, Aisen AM, Fechner KP, et al. Effects of diltiazem on phosphate metabolism in ischemic and reperfused myocardium using phosphorus-31 nuclear magnetic resonance spectroscopy in vivo. Am Heart J, 1989, 118:1210 – 1218

29. Neubauer S, Ingwall JS. Verapamil attenuates ATP depletion during hypoxia: ^{31}P NMR studies of the isolated rat heart. J Mol Cell Cardiol, 1989, 21:1163 – 1178

30. Yanagida S, Ohsuzu F, Sakata N, et al. Protective effects of verapamil and adenosine treatment on high energy phosphate metabolism in ischemic and reperfused myocardium. Jpn Heart J, 1994, 35:455 – 465

31. Nakazawa M, Tamatsu H, Tsuchihashi H, et al. Beneficial effects of diltiazem on the ischemic derangements of the myocardial metabolism assessed by ^{31}P-NMR in the isolated perfused rat heart. Japan J Pharmacol, 1985, 39:51 – 58

32. Matsubara T, Ishibasih T, Makazawa M, et al. Effects of lidocaine on ischemic myocardial metabolism assessed by ^{31}P-NMR in the isolated perfused rat heart. Jpn Heart J, 1991, 32:493 – 504

33. Watts JA, Norris TA, London RE, et al, Effects of diltiazem on lactate, ATP, and cytosolic free calcium levels in ischemic hearts. J Cardiovas Pharmacol, 1990, 15:44 – 49

34. Okayama Y, Kobayashi A, Fujise Y, et al. Effects of propranolol and diltiazem on the rate of high-energy phosphate metabolism in reperfused rat hearts: ^{31}P-NMR saturation transfer study. Jpn Circ J, 1993, 57:521 – 532

35. Kirkels JH, Ruigrok TJC, Van Echteld CJA, et al. Protective effect of pretreatment with the calcium antagonist anipamil on the ischemic-reperfused rat myocardium: a phosphorus-31 nuclear magnetic resonance study. J Am Coll Cardiol, 1988, 11:1087 – 1093

36. Vander Elst L, Chatelain P, Manning AS, et al. ^{31}P nuclear magnetic resonance study of the effects of the calcium ion channel antagonist fantofarone on the rat heart. Eur J Pharmacol, 1994, 251:163 – 172

37. Yanagida S, Doyle M, Pohost GM, et al. Nuclear magnetic resonance studies of cationic and energetic alterations with oxidant stress in the perfused heart: modulation with pyruvate and lactate. Circ Res, 1995, 77:773 – 783

38. Kaplan LJ, Blum H, Banerjee A, et al. Protecting myocardial creatine kinase activity during reperfusion improves bioenergetics and contactile function. J Surg Res, 1993, 54:311 – 315

39. Assadnazari H, Zimmer G, Freisleben H-J, et al. Cardioprotective efficiency of dihydrolipoic acid in working rat hearts during hypoxia and reoxygenation: P nuclear manetic resonance investigations. Arzneim-Forsch/Drug Res, 1993, 43:425 – 432

40. Williams RE, Zweier JL, FLaherty JT. Treatment with deferoxamine during ischemia improves functional and metabolic recovery and reduces reperfusion-induced oxygen radical generation in rabbit hearts. Circulation, 1991, 83:1006 – 1014

41. Crestanello JA, Kamelgard J, Lingle DM, et al. Elucidation of a tripartite mechanism underlying the improvement in cardiac tolerance to ischemia by coenzyme Q_{10} pretreatment. J Thorac Cardiovasc Surg, 1996, 111:443 – 450

42. Leipala JA, Bhatnagar R, Pineda E, et al. Protection of the reperfused heart by L-propionylcarnitine. J Appl Physiol, 1991, 71:1518 – 1522

43. Packer L, Valenza M, Serbinova E, et al. Free radical scavenging is involved in the protective effect of L-propionyl-carnitine against ischemia-reperfusion injury of the heart. Arch Biochem Biophys, 1991, 288:533 – 537

44. Kotegawa M, Sugiyama M, Shoji T, et al. Effect of a-tocopherol on highenergy phosphate metabolite levels in rat heart by ^{31}P-NMR using a langendorff perfusion technique. J Mol Cell Cardiol, 1993, 25:1067 – 1074

45. Buser PT, Camacho AC, Wu ST, et al. The effect of dobutamine on myocardial performance and high-energy phosphate metabolism at different stages of heart failure in cardiomyopathic hamsters: A ^{31}P MRS study. Am Heart J, 1989, 117:86 – 91

46. Buser PT, Auffermann W, Wu ST, et al. Dobutamine potentiates amrinone's beneficial effects in moderate but not in advanced heart failure: ^{31}P-MRS in isolated hamster hearts. Circ Res, 1990, 66:747 – 753

47. Wikman Coffelt J, Auffermann W. Influence of drugs on diseased states of the heart. a ^{31}P NMR and [Ca^{2+}]1 study. Invest Radiol, 1989, 24:976 – 979

48. Kavanaugh KM, Aisen AM, Fechner KP, et al. The effects of propranolol on regional cardiac metabolism during ischemia and reperfusion assessed by magnetic resonance spectroscopy. Am Heart J, 1990, 119：1274

49. Ishida M, Fujiwara H, Kida M, et al. Protective effect of carteolol, aβ-blocker, on myocardial cellular damage in ischemic and reperfused pig hearts：Assessment with gated in vivo ^{31}P magnetic resonance spectroscopy and electron microscopy. J Mol Cell Cardiol, 1992, 24：21－34

50. Tanaka M, Ishibashi T, Imai S, et al. Effects of two angiotensin converting enzyme inhibitors on the mechanical function and energy metabolism of isolated rat hearts. Arzneim-Fonsch/Drug Res, 1990, 40：1082－1086

51. Werrmann JG, Cohen SM. Compaarison of effects of angiotensin-convertiong enzyme inhibition with those of angiotensin Ⅱ receptor antagonism on functional and metabolic recovery in postischemic working rat heart as studied by ^{31}P nuclear magnetic resonance. J Cardioves Phaarmacol, 1994, 24：573－586

52. Lewandowski ED, Johnston DL, Roberts R. Effects of inosine on glycolysis and contracture during myocardial ischemia. Circ Res, 1991, 68：578－587

53. Weiss RG, Lakatta EG, Gerstenblith G. Effects of amiloride on metabolism and contractility during reoxygenation in perfused rat hearts. Circ Res, 1990, 66：1012－1022

54. Navon G, Werrmann JG, Maron R, et al. ^{31}P-NMR and Triple Quantum filtered ^{23}Na-NMR studies of the effects of inhibition of Na[+]/H[+] exchange on intracellular sodium and pH in working and ischemic hearts. Magn Reson Med, 1994, 32：556－564

55. Yanagi S, Takeuchi K, Takeda T, et al. Effects of adenosine on cardiac performance and phosphate compounds in microembolised guinea pig hearts. Cardiovasc Res, 1992, 26：851－856

第六章　NMR 研究脑代谢和药物作用

　　前一章所介绍的用 NMR 技术研究心肌能量代谢、离子转运、糖代谢等也同样适用于研究脑及其他的组织细胞代谢，而且根据脑组织的特点和药理学研究的需要还可以选择其他一些测定指标，如用 NMR 测定某些有神经活性的氨基酸、磷脂代谢产物、组织水及脑血流等。心肌代谢研究主要用离体灌流心脏模型，而脑代谢研究大多用整体动物或脑片灌流。兔以上的动物要用宽口径（20cm 以上）水平磁腔的共振仪，磁场强度不低于 2.0 特斯拉。这种波谱与图像分析相结合的仪器可同时比较代谢成分变化与形态学变化的关系。下面将列举三个方面的研究应用例子。

第一节　脑代谢与脑功能关系研究

一、兴奋与抑制过程的脑代谢变化

　　脑神经功能与脑代谢密切相关。苯丙胺是兴奋剂，可刺激中枢单胺能神经释放儿茶酚胺，增加脑血流和氧耗量。为了了解这些变化与能量代谢关系，Detre 等用 ^{19}F-NMR 和氟烷作指示剂测定脑血流，用 ^{31}P-NMR 和 ^{1}H-NMR 分别测定 PCr、ATP、Pi、pH、Mg^{2+} 和乳酸，观察大鼠给 10mg/kg 或 20mg/kg 苯丙胺后的代谢变化。结果看到，苯丙胺可以使脑血流增加 4 倍，且持续 1h 以上，但能量代谢与乳酸含量没有明显变化，说明苯丙胺增加皮层活动与高能磷的浓度变化无关。这是因为能耗增加并不容易改变高能磷的稳态水平，但有可能影响它们的更新率。Sauter 等用 NMR 饱和转移技术测定用硫喷妥钠和 bicuculline 处理的大鼠脑中高能磷的更新率，观察抑制与兴奋状态下肌酸激酶（CK）的正向反应速率常数（k_5）和正向 CK 流与脑电的变化关系。与正常动物比较，硫喷妥钠使脑电幅度下降 50%，大剂量 bicuculline 幅度增大 250%。表 14-6-1 的高能磷及其更新率的测定结果说明，k_5 和 CK 流比 ATP 和 PCr 更灵敏、更可靠指示脑功能状态的变化。脱氧葡萄糖磷酰化可以反映高能磷的合成速率。大鼠腹腔注射脱氧葡萄糖后用 ^{31}P-NMR 测定脱氧葡萄糖-6-磷酸（DG-6P）与高能磷及其更新率，结果看到，DG-6P 的生成与 k_5 和脑电幅度也呈正相关。

　　2-脱氧-2-氟-D-葡萄糖磷酰化（FDG-6P）后在糖磷异构酶作用下将转化为相应的甘露糖（FDM-6P）。

这两个异构体在^{19}F-NMR 谱上呈现两个峰，也可供作脑功能的测定指标。如小鼠用苯巴比妥钠麻醉，在脑和心脏中的这种异构化作用将明显受到抑制。Shank 等给大鼠腹腔注射 D-1-^{13}C 葡萄糖，取前脑的提取液用^{13}C-NMR 测定被^{13}C 标记的氨基酸，根据谷氨酸、GABA 等不同碳位的标记速度和比例关系可以分析葡萄糖的代谢途径和代谢室。谷氨酸和 GABA 是重要的神经递质，了解它们在中枢生成过程具有重要意义。他们用苯巴比妥麻醉大鼠，与未麻醉大鼠比较，1-^{13}C 葡萄糖流向氨基酸减少一半，说明麻醉对脑的糖代谢有明显影响。

为了比较不同因素对脑血流的影响，可以用氟烷作指示剂，^{19}F-NMR 测定不同处理动物脑中^{19}F 信号的衰减过程并通过曲线拟合计算血流速度。结果显示，能提高胆碱能神经活性的依色林显著提高大鼠的脑血流，而给镇静药 pentothal 则降低脑血流。

表 14-6-1　大鼠给硫喷妥钠（ip）或 bicuculline（iv）后脑中 ATP、PCr 浓度及 CK 正向速率常数（k_5）与 CK 流

Treatment	n	ATP	PCr	k_5	CK flux$_f$
		μmol/g	s^{-1}	μmol/g/s	
DG					
Control	23	3.00	5.00	0.24 ± 0.02	1.20 ± 0.10
Thiopental sodium	9	3.06 ± 0.03	5.10 ± 0.15	0.21 ± 0.03	1.07 ± 0.16
Bicuculline					
0.8mg/kg	7	3.03 ± 0.15	4.50 ± 0.20	0.41 ± 0.02	1.72 ± 0.16
1.2mg/kg	3	2.64 ± 0.21	2.80 ± 0.10	0.55 ± 0.06	1.56 ± 0.16
No DG					
Control	16	3.00	5.00	0.25 ± 0.02	1.25 ± 0.10
Thiopental sodium	5	3.00 ± 0.10	5.09 ± 0.14	0.21 ± 0.03	1.09 ± 0.13
Bicuculline					
0.4mg/kg	4	3.01 ± 0.15	4.80 ± 0.10	0.30 ± 0.04	1.44 ± 0.21
0.8mg/kg	6	2.88 ± 0.21	3.80 ± 0.40	0.49 ± 0.04	1.83 ± 0.14

DG 为脱氧葡萄糖。

二、阿尔茨海默病研究

随年龄增长，脑代谢也有所变化，如用^{31}P-NMR 和生化方法并行测定大鼠脑中磷单酯和磷脂证明，磷单酯峰的主要成分是磷酸乙醇胺（phosphorylethanolamine），磷脂酰乙醇胺的前体，在发育期间它的下降与磷脂酰乙醇胺的增加是平行的，说明磷脂合成增强。相反，在阿尔茨海默病（老年痴呆）病人脑中，磷脂合成酶或磷单酯降解酶活性下降，用^{31}P-NMR 测定脑组织提取液中的磷单酯明显增高。据推测，磷单酯可能与 N-甲基-D-天冬氨酸受体作用而起到假神经递质的作用。用 1.5T 临床核磁共振仪测定早期阿尔茨海默病（AD）病人额叶的磷单酯，有 80% 以上病人明显高于健康人。用^{31}P-NMR 观察老年大鼠，发现磷二酯也明显增高，说明脑中磷脂的分解代谢加快。给 3-氟-3-脱氧-D-葡萄糖的大鼠，用^{19}F-NMR 测定其还原性产物，证明醛糖还原酶活性明显提高。用^{1}H-NMR 短回波时间直接观察 AD 病人，皮层中肌醇的含量明显高于健康人，说明肌醇转化为磷脂酰肌醇的催化酶受抑制。AD 病人死亡后取脑组织，经高氯酸提取，用^{1}H-NMR 测定脑中氨基酸，结果看到，牛磺酸、天门冬氨酸和谷氨酰胺没有明显变化，但 N-乙酰-L-天冬氨酸和 GABA 比正常人低，谷氨酸高于正常人，且与 N-乙酰-L-天冬氨酸呈负相关。N-乙酰-天冬氨酸降低反映神经元丧失，而留下的神经元暴露于相对过量的谷氨酸和相对缺少的 GABA 环境中。这一不平衡可导致神经损伤。

三、癫痫研究

卡英酸（kainate）是谷氨酸类似物，具有神经兴奋的毒性作用，是研究癫痫的工具药。为了研究癫痫发作引起的脑代谢变化，Meric 等给大鼠注射卡英酸作为癫痫模型，用^{31}P-和^{1}H-NMR 观察脑内的代谢变化。结果看到，10min 后出现高幅度高频率脑电波，与此同时脑内的乳酸浓度明显增高和脑细胞内 pH 一过性下降，但 PCr 与 ATP 一直保持正常水平。乳酸的升高说明氧化代谢不能完全跟上糖酵解的增加，而惊厥期间能量能保持平衡说明脑细胞内有不同的能量生成途径以弥补氧化代谢的不足。因此，癫痫模型的脑损伤同能量供应无关。

γ-氨基丁酸（GABA）是主要抑制性神经递质，它与三羧循环、谷氨酸和谷氨酰胺的代谢有密切关系。GABA 是在谷氨酸脱羧酶作用下由谷氨酸转化而成，而它又在 GABA 转氨酶和琥珀酸半醛脱氢酶共同作用下代谢为琥珀酸。GABA 转氨酶抑制剂如氨己烯酸（vigabatrin）、γ-乙炔 GABA 和天然产物 gabaculine 等能有效提高突触体和全脑的 GABA 浓度，是有效的抗癫痫药。应用^{1}H-NMR 自旋回波记录 GABA 的 4CHz 共振信号可以测定给 GABA 转氨酶抑制剂后的动物或人脑内的 GABA 含量变化过程。例如，Behar 等给大鼠静脉注射 100mg/kg gabaculine 前后不同时间观察脑内的 GABA、能量代谢和其他生理参数的变化。图 14-6-1 是 GABA 的^{1}H-NMR 编辑谱，在 1～4h 内其信号逐渐增强，4h 的 GABA 浓度相当于 6.3～8.3μmol/g，比给药前高 3～4 倍。同时还看到，给 gabaculine 后 2h 血压与 pCO$_2$ 明显下降，pO$_2$ 明显升高，但 ATP、PCr 及 pH 没有明显变化。Preece 等用氨己烯酸喂服大鼠 3 周后用^{1}H-NMR 测定脑内的 GABA 也得到类似的结果。过去的临床研究只限于测定血液和脑脊液中的 GABA，现在用高分辨宽口径

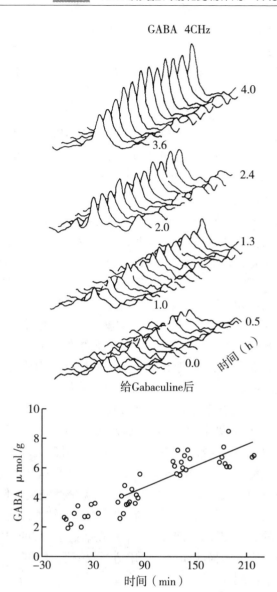

图 14-6-1 大鼠给 gabaculine 后^{1}H-NNR 编辑谱
下图是根据信号强度计算脑中 GABA 浓度与时间关系。

NMR 仪可以直接监测病人的特定脑区中的 GABA 浓度。如癫痫病人每天服用不同剂量（2～6g/d）的氨己烯酸 8 周后测定脑内 GABA 浓度，看到药物剂量与脑内的 GABA 浓度具有相关性，当浓度比正常水平高 3 倍时癫痫发作可以得到有效控制。

第二节 脑缺血研究

如同心肌缺血研究一样，NMR 也很方便地用于观察脑缺血引起的能量代谢、糖代谢、和离子转运的变化过程。实验模型大多采用单侧或双侧中脑动脉或颈总动脉结扎，也可用颅内动脉栓塞或脑片灌流等造成脑组织缺血。组织缺血引起的基本变化在心肌缺血一节中已经作了较详细介绍，下面补充一些不同的技术应用例子。

一、缺血损伤与代谢变化的关系

脑缺血研究多在整体动物上进行。能量代谢的基本变化与心肌缺血相似，除此之外，有的人还注意观察其他代谢变化，希望从中寻找更敏感的缺血指标。^{1}H-NMR 可以测定脑中多种代谢物（图 14-6-2），其中能分辨的单一成分的峰主要是乳酸、N-乙酰天冬氨酸（NAA）和谷氨酸等。从图中看到缺氧可引起

乳酸明显增高。一般认为，PCr 对缺氧或缺血是敏感的，而 ATP 的变化总是要迟后一段时间。但是，由于机体的代偿作用，如增加血流或增加糖的无氧酵解等可使 PCr 的供需在短时间内有可能得到新的平衡，而这时的乳酸生成已开始加快了。如在沙鼠的缺氧模型上比较[1]H-NMR 和[31]P-NMR 的测定结果看到，脑能代谢对缺氧是比较耐受的，而乳酸在磷代谢物和组织内 pH 变化之前就开始增高，说明[1]H-NMR 可能比[31]P-NMR 观测缺氧或缺血变化更为敏感。缺血病灶的乳酸浓度测定有可能成为病情发展的观测指标。例如，有人用[1]H-NMR 观测中风病人脑梗死区的代谢变化看到，大部分病人长期乳酸增高，有些长达 250d 以上，这可能与病灶继续缺血或白细胞浸润有关。脑缺血与再灌注期间细胞内 pH 和乳酸浓度变化有很好相关性。但是有的实验也看到，在一些情况下乳酸与 pH 变化不相平行，如大鼠颅外长期埋设 NMR 表面线圈，用[31]P-和[1]H-NMR 观察给氰化钾后的脑中 pH 和乳酸的变化。清醒大鼠乳酸浓度明显升高，pH 明显下降，变化明显相关，但给苯巴比妥麻醉大鼠则出现不平行的变化，而水合氯醛麻醉下，乳酸明显升高，而 pH 稍有上升的趋势。

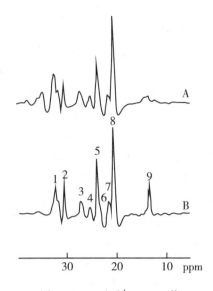

图 14-6-2 脑片[1]H-NMR 谱
A 为正常对照；B 为缺氧无葡萄糖灌流。峰的归属：1. 含胆碱成分；2. 肌酸 + 磷酸肌酸；3. 天冬氨酸 + NAA；4. 谷氨酰胺 + NAA；5. 谷氨酸；6. GABA；7. 谷氨酸 + 谷氨酰胺；8. NAA；9. 乳酸。

除乳酸之外还可以看到其他代谢成分的变化。例如，Sutherland 等用[1]H-NMR 测定大鼠缺血脑区的高氯酸提取液时看到丙氨酸和 GABA 升高，谷氨酸在缺血后很快下降，再灌后 24h 恢复正常，而乳酸的增高维持 7d 以上，说明线粒体功能仍处于异常状态。用[13]C 标记葡萄糖作为 NMR 的探针显示，缺血后糖酵解立刻受抑制，组织内的葡萄糖蓄积，氨基酸和三羧循环中间体的形成量下降。再灌后 1h 后糖酵解恢复，但 24h 后又再次下降，而且 NMR 图像分析和组织学检查显示出局部神经元的损伤。在研究大鼠脑缺血后水的弛豫时间变化时看到，水质子的 T_1 对缺血变化是不敏感的，但交叉弛豫时间（T_{1s}）在缺血早期就明显缩短，而且这种变化出现在组织水与钠含量升高之前。所谓交叉弛豫时间就是先用适当频率照射蛋白质质子，然后测定水质子的弛豫时间。它的变化预示蛋白分子出现某种物理结构上的改变。

二、影响脑缺血损伤的因素

切断血流后，脑损伤取决于缺血时间、残余血流量、血糖含量和温度等。在缺血后的因素中，血流再通、水肿和各种代谢变化程度是特别重要的。体外脑片灌流是最简单的方法。如用[31]P-NMR 观察海马脑片，高能磷可稳定 4h。灌流停止（类似脑缺血）时，细胞内 pH 和 PCr 迅速下降，ATP 缓慢下降。再给予灌流，pH 返回到正常值。高能磷的恢复程度取决于停止灌流时间长短，缺血 10min，高能磷恢复 90% 以上，缺血 16min，仅 60% 恢复。缺血 16min 后改用低钙高镁介质灌流，高能磷可以恢复 80% 以上，说明缺血后钙内流可能阻碍能量代谢，而镁可能对细胞的能态有保护作用，或许有阻断钙内流的作用。灌流液中葡萄糖浓度对缺血（或缺氧）损伤是有影响的。例如，用[31]P-和[19]F-NMR 观测脑片的能态和细胞内游离钙，在单独缺氧时，PCr 下降 40%，ATP 和 [Ca^{2+}]i 没有明显变化，恢复给氧后，能态很快恢复正常；如先缺氧，随后缺氧加低糖灌流，PCr 降到缺氧前的 25%，内钙增高 1 倍，当回到正常灌流条件下，PCr 升高，[Ca^{2+}]i 下降，但恢复不到正常水平；如同时缺氧加低糖灌流，[Ca^{2+}]i 增加 4 倍，PCr 降到缺氧前的 20%~25%，而且失去再给氧后的恢复能力，说明低糖将加重缺氧引起的脑片损伤。在另一个实验中，用[31]P-和[1]H-NMR 观察豚鼠皮层脑片在 0、10、50mmol/L 葡萄糖介质灌流下的高能磷、pH、乳酸和氨基酸的变化也得到类似的结果。灌流液中有没有葡萄糖将明显影响缺氧后的代谢恢复程度，说明无氧糖解所生成的 ATP 对脑细胞有保护作用。在实验中还用[13]C-NMR 跟踪 [$1-^{13}C$] 葡萄糖转化为乳酸的速度，证明乳酸只是在缺氧期间生成速度加快。

低血糖将加速缺血组织的能量耗竭，适当提高血糖浓度对缺血损伤有一定的保护作用。例如，用[31]P-

NMR 观察正常血糖（115±10mg/100ml）与中度高血糖（277±9mg/100ml）大鼠脑缺血的反应显示，高血糖组的 ATP 和 PCr 明显高于正常组，而两组脑细胞内的 pH 没有明显差别。但是，过高的血糖可能会加重缺血性酸中毒。例如，用 ^{31}P-NMR 测定大鼠经 10min 全脑缺血后的细胞内 pH，正常血糖组为 6.55，高血糖组为 6.35。恢复供血的第 1min，部分正常血糖组由静脉注射葡萄糖，结果给糖动物的脑 pH 比不给糖的恢复慢。这一现象同乳酸的生成量有关，如大鼠实验前给高葡萄糖，缺氧后乳酸明显增高，而低血糖动物脑中乳酸则没有明显变化。在羊的心肺旁路循环模型上也证明了这一关系。比较脑缺血后的磷谱看到，高血糖组与正常组的酸度差别最大可达 0.3pH 单位以上，供血后恢复也较慢，虽然缺血期间高血糖组的 ATP 明显高于正常组。结果说明，高血糖动物在缺血期间无氧糖解生成更多的乳酸，因而提高了脑内的酸度。在血糖对缺血脑细胞内 Na^+ 的影响研究中也看到，低血糖（2mmol/L）使缺血脑细胞内 Na 迅速增加，高血糖（20mmol/L）可使缺血期间的 $[Na^+]i$ 保持较长时间的平衡，但再灌后恢复平衡比较慢（图 14-6-3）。这一现象预示，过高血糖有可能加重脑缺血损伤。另一个实验也证实了这一结论。猫单侧中脑动脉结扎，用核磁图像测定梗死区面积，^{31}P-NMR 测定高能磷和 pH，^{1}H-NMR 测定乳酸。结扎后 7h，高血糖组与正常血糖猫比较，梗死区较大，脑的高能磷更低，乳酸更高。给尼卡地平能明显缩小正常血糖猫缺血后的梗死面积，而对高血糖猫则看不到改善缺血损伤作用。这说明，高血糖将增加组织乳酸形成，损害正常的磷代谢，因而加重脑缺血损伤。

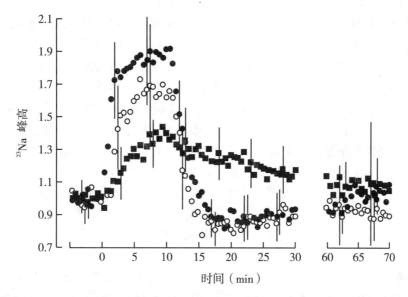

图 14-6-3　高中低血糖大鼠脑缺血期间（0～10min）与再灌后的
^{23}Na-NMR 峰高的变化

（■）高血糖；（○）正常血糖；（●）低血糖。

　　影响脑缺血或缺氧损伤的程度还有其他因素。如年龄因素中，不同月龄组大鼠对缺氧的敏感性是不同的，5～6 月龄组比 11～12 或 23～24 月龄组的 PCr 和 pH 的下降与 Pi 的升高更明显，恢复给氧后，这些指标的恢复也较慢。

三、抗脑缺血药物作用评价

　　类似于抗心肌缺血药物的研究，NMR 也可以用于评价药物的抗脑缺血作用。前者主要在离体灌流心脏上观察药物的作用，后者主要用整体动物，并辅于核磁图像分析。下面列举三类药物的实验例子。

　　钙离子通道阻滞剂：猫做一侧中脑动脉结扎，结扎前或结扎后 15min 给尼卡地平（nicardipine）。核磁图像分析上看到药物能明显减轻水肿程度，结扎后 2h 和 4h 用 ^{31}P-NMR 观察，对照组的 Pi 明显升高，pH 明显下降，而给药组基本保持在正常水平。在同样的实验模型上还观察了一种新的钠-钙通道调节剂 RS-87476 的作用。在中脑动脉结扎后 5～12h，用核磁共振成像仪、NMR 和组化方法观察梗死面积、能量代谢、乳酸浓度和水肿程度。与不给药对照动物比较，RS-87476 能明显缩小梗死面积（不同剂量下平均面积缩小70%~85%），稳定能量代谢，降低乳酸形成，减轻脑内水肿。用沙鼠双侧颈总动脉结扎，^{31}P-NMR连续观察前脑的PCr和ATP的变化也看到，尼莫地平（nimodipine）能明显延长ATP的消失时间。

抗脂质过氧化药物：21-氨基甾体化合物，U74006F（21-aminosteroid tirilazad mesylate）是有效的脂质过氧化抑制剂。大鼠前脑缺血前后静脉给药，观测恢复供血后早期的PCr与ATP分别恢复到85%与80%所需要的时间，结果显示，预防与治疗给药均能加速高能磷的恢复。在同样的大鼠前脑缺血模型上用NMR测定再循环后24h和48h的脑内pH，对照组明显高于给药组，说明U74006F能消除强碱性羟阴离子蓄积而引起的脑组织碱化作用。在高血糖条件下，U74006F也有明显的抗脑缺血效果，如狗全脑不完全缺血之前30min造成高血糖，缺血一定时间后恢复灌注，用^{31}P-NMR测定再灌不同时间的脑组织内的高能磷和pH。给U74006F的动物在再灌30min时ATP恢复到77%，而对照组只有36%，在45min时，给药组的pH明显高于对照组，而且脑内压明显低于对照组。高血糖条件下，缺血脑组织产生更多的酸性产物，而高酸度将促进酯质氧化，加重组织损伤。U74006F可以减轻再灌后继发的代谢紊乱。

改善脑血流药物：前文已介绍NMR测定血流速度的技术和应用例子，此外，组织代谢变化也能反映药物改善缺血组织的血流状况。例如，用激光多普勒流量计、^{31}P-NMR和电生理记录仪平行观察自发性高血压大鼠的脑血流、能量代谢和脑电。当动物行双侧颈动脉结扎，脑血流降至缺血前的5%，脑电活动消失，ATP和PCr分别降到缺血前的（48.7±4.3）%和（23.7±2.2）%，pH从7.3±0.1降到6.0±0.1。再循环时，高能磷部分恢复，但脑电和pH没有改善。如动物预先口服clentiazem 3d后再行缺血实验，脑血流由对照的（4.8±1.4）%增加到（14.1±4.1）%，部分大鼠在缺血期间避免脑电消失。恢复循环后clentiazem能加速高能磷、pH和脑电活动的恢复。这种作用似乎是由于在颈动脉结扎期间能够较多保留脑组织的残余血流。类似技术也用于观察溶栓效果。兔颅内动脉血栓栓塞引起局部脑缺血，缺血后不同时间静脉注射纤维蛋白溶酶激活剂（Tpa）并用^{31}P-NMR表面线圈观察高能磷变化。结果显示，在栓塞时间不超过30min内给药，耗竭的高能磷有可能恢复，这可以说明Tpa溶栓与血流再通效果。用^{31}P-NMR对氟碳乳剂的抗缺血作用观察也可以得到肯定的评价。大鼠进行四动脉结扎造成脑缺血不同时间后恢复循环，观察240min内能量代谢恢复情况。结果看到，缺血30min的大鼠，能量代谢可以全部恢复，缺血60min的有一半恢复，缺血120min的全部没有恢复。如果缺血前给20% fluosol DA 20ml/kg，缺血120min的大鼠能量代谢仍可以全部恢复。如果用氟碳乳剂加甘油处理的大鼠，耐缺血时间还可以进一步延长。

第三节 脑外伤与脑水肿研究

脑外伤后将出现一系列代谢变化。Vink等用不同压力的液压冲击造成动物的脑或脊髓冲击伤模型，用NMR观察脑代谢变化和药物对损伤的保护作用。在比较大鼠脑损伤程度与能量代谢关系中他们看到，轻伤（约1大气压）时，PCr/Pi暂时下降，中重度伤（2~4大气压）时，PCr/Pi下降是呈双相的。极重度损伤（6大气压）的PCr/Pi下降是永久的，脑组织明显酸中毒，ATP下降，动物100%死亡。损伤后4h，PCr/Pi的比值与损伤程度呈线性相关。PCr/Pi下降表明线粒体能量代谢发生障碍，也预示受伤细胞恢复能力下降。在同样的大鼠模型上还看到细胞内游离Mg^{2+}下降和pH变化，胞质内磷酰化潜能的变化与Mg^{2+}浓度相关。兔脊髓冲击伤后用^{31}P-NMR和原子吸收分光光度计测定细胞内游离Mg^{2+}浓度时也看到，损伤前为0.80±0.12，损伤后2h降到0.31±0.05。很可能，总Mg^{2+}与游离Mg^{2+}浓度下降可能是引起不可逆组织损伤的重要因素。最近作者认为，离子的不平衡将需要更多能量以恢复细胞的离子梯度。为此，他们用^{31}P-NMR进一步观察大鼠中度脑外伤的能量代谢变化。结果显示，外伤后4h内ATP更新率加快，AMP、ADP和Pi的升高反馈性增强线粒体的氧化磷酸化。

根据脑代谢的变化可以评价一些药物对脑外伤的治疗效果。例如，大鼠在脑外伤后30min，静脉注射阿片受体阻滞剂纳美芬100μg/kg，在早期，脑细胞内游离镁浓度和磷酰化潜能明显高于外伤的对照动物，反映出药物有改善生物能态的作用。经4周观察，纳美芬能明显促进神经功能的恢复。另一个选择性κ阿片受体阻滞剂norbinaltorphimine对大鼠脑外伤也有较好的保护作用。外伤后30min静脉给药，与对照比较，在最初4h内细胞内游离镁浓度和磷酰化潜能明显回升，损伤后两周神经功能明显改善。脑外伤后，

κ 阿片受体可能介导病理生理变化，阻滞剂的保护作用可能来自对细胞生物能的改善。CG3703 是促甲状腺激素释放因子的衍生物，具有长效中枢活性作用。对液压冲击脑外伤大鼠的实验治疗中看到，不给治疗的对照动物，动脉压明显下降，一半多动物死亡，存活的动物有明显神经症状，如外伤后 30min 给 CG3703，动脉压平均提高 21mmHg，全部动物存活。^{31}P-NMR 检查结果显示，下降的 PCr/Pi 明显回升，磷单脂峰比对照动物高。用^{31}P-NMR 观察兔脊髓冲击伤的结果也看到，CG3703 能明显降低 pH 和 ATP 的下降幅度，并能逆转磷二酯/磷单酯比值的升高。

脑水肿是脑缺血、脑外伤等多种脑病变过程一种病理性反应。^{1}H-NMR 可以直接测定活体组织内水的绝对含量。与重量法比较，两者测定值非常接近。曾证明，脑水肿引起乳酸增高，但对 pH 的影响不清楚。麻醉大鼠注射细菌胶原酶造成脑出血，进而引起血管性水肿，用^{1}H-和^{31}P-NMR 测定水肿区的乳酸、pH 和水的含量。出血后 4h，乳酸明显增加，在 48h 内保持上升趋势，但脑内 pH 不受影响。乳酸的增加与水含量的增加相关。用^{31}P-NMR 观测水肿区的能量代谢和 pH 也可以作为药物评价的指标。例如，狗冷冻伤造成血管性脑水肿，损伤后 24h，PCr/Pi 比值从 7.75 降到 3.97，ATP/Pi 从 2.26 降到 1.25，pH 从 7.16 降到 7.01，给高渗剂（10% 甘油）后，可使 Pcr/Pi、ATP/Pi 及 pH 明显回升。有氧灌流新生大鼠脑片，当暴露于 2mmol/L 谷氨酸中将导致脑组织明显肿胀（即组织水含量增加），PCr 与 ATP 明显下降。如在含谷氨酸的灌流介质中加入不同类型谷氨酸拮抗剂如 dizocipline（150mmol/L）、kynurenate（1mmol/L）、NBQX（6μmol/L）等，则可以看到 dizocipline 对谷氨酸引起的组织水肿和 PCr 与 ATP 的下降有很强的拮抗作用，kynurenate 作用较弱，而 NBOX 几乎没有作用。

许多研究业已证明，脑水肿引起组织的水质子共振弛豫时间明显延长，T_2 是观测脑水肿的敏感指标。根据不同回波时间，T_2 可以分解快慢两个成分，快成分（T_{2S}）是来自细胞内水的信号。T_{2S}增大表明细胞外水流向细胞内增多。用这一指标可以观察药物的作用，并已证明谷氨酸拮抗剂 MK-801 和较大剂量的钙通道激活剂 BA-YK-8644（小剂量激活，大剂量阻断钙通道）可以明显减轻和延缓大鼠缺血性水肿的程度与出现时间。

（阮金秀）

参 考 文 献

1. Detre JA, Williams DS, Koretsky AP. Nuclear magnetic resonance determination of flow, lactate, and phosphate metabolites during ampnetamine stimulation of the rat brain, NMR Biomed, 1990, 3：272 – 278

2. Sauter A, Rudin M. Determination of creatine kinase kinetic parameters in rat brain by NMR magnetization transfer：correlation with brain function. J Biol Chem, 1993, 268：13166 – 13171

3. Shinohara S, Kanazawa Y, Kojima M. Evaluation of energy metabolism on brain using epimerization of 2-deoxy-2-fluoro-D-glucose by ^{19}F NMR：the effect of anesthesia. Magn Reson Med, 1991, 21：191 – 196

4. Shank RP, Leo GC, Zielke HR. Cerebral metabolic compartmentation as revealed by nuclear magnetic resonance analysis of D-[1-^{13}C] glucose metabolism. J Neurochem, 1993, 61：315 – 323

5. Rudin M and Sauter A. Non-invasive determination of cerebral blood flow changes by 19F NMR spectroscopy. NMR Biomed, 1989, 2：98 – 103

6. Burri R, Lazeyras F, Aue WP, et al. Correlation between ^{31}P NMR phosphomonoester and biochemically determined phosphorylethanolamine and phosphatidylethanolamine during development of the rat brain. Dev Neurosci, 1988, 10：213 – 221

7. Pettegrew JW, Moossy J, Withers G, et al. ^{31}P-nuclear magnetic resonance study of the brain in Alzheimer's disease. J Neuropathol Exp Neurol, 1988, 47：235 – 248

8. Cuenod CA, Kaplan DB, Michot JL, et al. Phospholipid abnormalities in early Alzheimer's disease. In vivo phosphorus-31 nuclear magnetic resonance spectroscopy. Arch Neurol, 1995, 52：89 – 94

9. Kwee IL, Nakada T and Suzuki N. ^{31}P-and 3-fluoro-3-deoxy-D-glucose ^{19}F in vivo NMR spectroscopy of aged rat brain. NMR Biomed, 1991, 4：38 – 40

10. Miller BL, Moats RA, Shonk, et al. Alzheimer disease：depiction of increased cerebral myo-inositol with proton MR spectroscopy. Radiology, 1993, 187：433 – 437

11. Klunk WE, Panchalingam K, Moossy J, et al. N-acetyl-L-aspartate and other amino acid metabolites in Alzheimer's disease brain: a preliminary proton nuclear magnetic resonance study. Neutology, 1992, 42: 1578 – 1585

12. Meric P, Barrere B, Peres M, et al. Effects of kainate-induced seizures on cerebral metabolism: A combined ^{1}H and ^{31}P NMR study in rat. Brain Res, 1994, 638: 53 – 60

13. Behar KL, Boehm B. Measurement of GABA following GABA-transaminase inhibition by gabaculine: a ^{1}H and ^{31}P-NMR spectroscopic study of rat brain in vivo. Magn Reson Med, 1994, 31: 660 – 667

14. Preece NE, Jackson GD, Houseman JA, et al. Nuclear magnetic resonance detection of increased cortical GABA in vigabatrin-treated rats in vivo. Epilepsia, 1994, 35: 431 – 436

15. Rothman DL, Petroff OAC, Behar KL, et al. Localized ^{1}H NMR measurement of γ-aminobutyric acid in human brain in vivo. Proc Natl Acad Sci USA, 1993, 90: 5662 – 5666

16. Allen K, Busza AL, Crockard HA, et al. Brain metabolism and blood flow in acute cerebral hypoxia studied by NMR spectroscopy and hydrogen clearance. NMR Biomed, 1992, 5: 48 – 52

17. Graham GD, Blamire AM, Howseman AM, et al. Proton magnetic resonance spectroscopy of cerebral lactate and other metabolites in stroke patients. Stroke, 1992, 23: 333 – 340

18. Chang LH, Shirane R, Weinstein PR, et al. Cerebral metabolite dynamics during temporary complete ischemia in rats monitored by time-shared ^{1}H and ^{31}P NMR spectroscopy. Magn Reson Med, 1990, 13: 6 – 13

19. Lotito S, Blondet P, Francois A, et al. Correlation between intracellular pH and lactate levels in the rat brain during potassium cyanide induced metabolism blockade: A combined ^{31}P-^{1}H in vivo nuclear magnetic spectroscopy study. Neurosci Lett, 1989, 97: 91 – 96

20. Sutherland G, Peeling J, Lesiuk H, et al. Experimental cerebral ischemia studied using nuclear magnetic resonance imaging and spectroscopy. Can Assoc Radiol J, 1990, 41: 24 – 31

21. Iwama T, Yamada H, Andoh T, et al. Proton NMR studies on ischemic rat brain tissue. Magn Reson Med, 1992, 25: 78 – 84

22. Schanne FAX, Gupta RK and Stanton PK. ^{31}P-NMR study of transient ischemia in rat hippocampal slices in vitro. Biochim Biophys Acta, 1993, 1158: 257 – 263

23. Badar-Goffer RS, Thatcher NM, Morris PG, et al. Neither moderate hypoxia nor mild hypoglycaemia alone causes and significant increase in cerebral [Ca^{2+}]i: Only a combination of the two insults has this effect. A31P and ^{19}F-NMR study. J Neurochem, 1993, 61: 2207 – 2214

24. Kauppinen RA and Williams SR. Cerebral energy metabolism and intracellular pH during severe hypoxia and recovery: a study using ^{1}H and ^{31}P-nuclear magnetic resonance spectroscopy in the guinea pig cerebral cortex in vitro. J Neurosci Res, 1990, 26: 356 – 369

25. Hsu SS, Meno JR, Gronka R, et al. Moderate hyperglycemia affects ischemic brain ATP levels but not intracellular pH. Am J Physiol, 1994, 266: H258 – H262

26. Haraldseth O, Nygard O, Gronas T, et al. Hyperglycemia in global cerebral ischemia and reperfusion: a 31-phosphorous NMR spectroscopy study in rats. Acta Anaesthesiol Scand, 1992, 36: 25 – 30

27. Rosenberg GA, White J, Gasparovic C, et al. Effect of hypoxia on cerebral metabolites measured by proton nuclear magnetic resonance spectroscopy in rats. Stroke, 1991, 22: 73 – 79

28. Karck M, Vivi A, Tassini M, et al. Optimal level of hypothermia for prolonged myocardial protection assessed by ^{31}P-nuclear magnetic resonance. Ann Thorac Surg, 1992, 54: 348 – 351

29. Tyson RL, Sutherland GR, Peeling J. ^{23}Na-nuclear magnetic resonance spectral changes during and after forebrain ischemia in hypoglycemic, normoglycemic, and hyperglycemic rats. Stroke, 1996, 27: 957 – 964

30. Chew W, Kucharczyk J, Moseley M, et al. Hyperglycemia augments ischemic brain injury: in vivo MR imaging/spectroscopic study with nicardipine in cats with occluded middle cerebral arteries. AJNR Am J Neuroradiol, 1991, 12: 603 – 609

31. Stolk JA, Olsen JI, Reeves PM, et al. In vivo NMR studies on the influence of age on rat brain hypoxia. Brain Res, 1989, 482: 1 – 11

32. Kucharczyk J, Chew W, Derugin N, et al. Nicardipine reduces ischemic brain injury. Magnetic resonance imaging/spectroscopy study in cats. Stroke, 1989, 20: 268 – 274

33. Kucharczyk, J, Mintorovitch J, Moseley ME, et al. Ischemic brain damage: Reduction by sodium-calcium ion channel modulator RS-87476. Radiology, 1991, 179: 221 – 227

34. Lemons V, Chehrazi BB, kauten R, et al. The effect of nimodipine on high-energy phosphates and intracellular pH during cere-

brai ischemia. J Neurotrauma, 1993, 10:73 – 81

35. Haraldseth O, Gronas T and Unsgard G. Quicker metabolic recovery after forebrain ischemia in rats treated with the antioxidant U74006F. Stroke, 1991, 22:1188 – 1192

36. Vande Linde AM, Chopp M, Lee SA, et al. Post-ischemic brain tissue alkalosis suppressed by U74006F. J Neurol Sci, 1993, 114:36 – 39

37. Maruki Y, Kcehler RC, Kirsch JR, et al. Tirilazad pretreatment improves early cerebral metabolic, and blood flow recovery from hyperglycemic ischemia. J Cereb Blood Flow Metab, 1995, 15:88 – 96

38. Kikkawak, Yamauchi R, Suzuki T, et al. Effects of clentiazem on cerebral ischemia induced by carotid artery occlusion in stroke-prone spontaneously hypertensive rats. Stroke, 1994, 25:474 – 480

39. Lee BC, Brock JM, Fan T, et al. ^{31}P-spectroscopy in thrombolytic treatment of experimental cerebral infarct. AJR Am J Roentgenol, 1989, 152:623 – 628

40. Naruse S, Horikawa Y, Tanaka C, et al. Measurements of in vivo energy metabolism in experimental cerebral ischaemia using ^{31}P-NMR for the evaluation of protective effects of perfluorochemicals and glycerol. Neural Res, 1984, 6:169 – 175

41. Vink R, McIntosh TK, Yamakami Ⅰ, et al. ^{31}P-NMR characterization of graded traumatic brain injury in rats. Magn Reson Med, 1988, 6:37 – 48

42. Vink R, Faden AI and McIntosh TK. Changes in cellular bioenergetic state following graded traumatic brain injury in rats: determination by phosphorus-31 magnetic resonance spectroscopy. J Neurotrauma, 1988, 5:315 – 330

43. Vink R, Yum SW, Lemke M, et al. Traumatic spinal cord injury in rabbits decreases intracellular free magnesium concentration as measured by ^{31}P-MRS. Brain Res, 1989, 490:144 – 147

44. Vink R, Golding EM and Headrick J P. Bioenergetic analysis of oxidative metabolism following traumatic brain injury in rats. J Neurotrauma, 1994, 11:265 – 274

45. Vink R, McIntosh TK, Rhomhanyi R, et al. Opiate antagonist nalmefene improves intracellular free Mg^{2+}, bioenergetic state, and neurologic outcome following traumatic brain injury in rats. J Neurosci, 1990, 10:3524 – 3530

46. Vink R, Portoghese PS and Faden AI. kappa-Opioid antagonist improves cellular bioenergetics and recovery after traumatic brain injury. Am J Physiol, 1991, 261:R1527 – R1532

47. McIntosh TK, Vink R and Faden AI. An analogue of thyrotropin-releasing hormone improves outcome after brain injury: ^{31}P-NMR studies. Am J Physiol, 1988, 254:R785 – R792

48. Faden AI, Yom SW, Lemke M, et al. Effects of TRH-analog treatment on tissue cations, phospholipids and energy metabolism after spinal cord injury. J Pharmacol Exp Ther, 1990, 255:608 – 614

49. Fukuzaki M, Haida M and Shioya S. Quantification of water content in biological tissues by proton nuclear magnetic resonance. Tokai J Exp Clin Med, 1991, 16:175 – 181

50. Mun-Bryce S, Kroh FO, White J, et al. Brain lactate and pH dissociation in edema: ^{1}H-and ^{31}P-NMR in collagenase-induced hemorrhage in rats. Am J Physiol, 1993, 265; R697 – R702

51. Kamezawa T, Asakura T, Yatsushiro K, et al. ^{31}P-magnetic resonance spectroscopic study on the effect of glycerol on cold-induced brain edema. Acta Neurochir Suppl Wien, 1994, 60:499 – 501

52. Espanol MT, Xu Y, Litt L, et al. Modulation of edema by dizocilpine, kynurenate, and NBQX in respiring brain slices after exposure to glutamate. Acta Neurochir Suppl Wien, 1994, 60:58 – 61

53. Shinohara Y, Yamamoto M, Haida M, et al. Effect of glutamate and its antagonist on shift of water from extra to intracellular space after cerebral ischaemia. Acta Neurochir suppl Wein, 1990, 51:198 – 200

54. Haida M, Shinohara Y, Yamamoto M, et al. The effect of BAY K-8644 on cytotoxic edema induced by total ischemia of rat brain. Acta Neurochir Suppl Wein, 1994, 60:293 – 295

第七章 NMR 研究药物与生物大分子的相互作用

药物与蛋白质、受体、核酸和膜脂等生物大分子结合是常见的药物作用过程。药物与生物大分子相互作用将引起双方的构型或动度的变化，这种变化可以在 NMR 谱上显示出来。配体与大分子复合物的构型分析需要采用多种 NMR 脉冲序列和探针标记技术，特别是新近发展起来的转移核 – 奥效应（NOE）技术可以为大分子复合物的结构分析提供丰富的信息。因为大分子结构复杂，分析难度很高，大多数研究是根据小分子的弛豫时间和化学位移变化来分析药物与大分子的作用。

药物与生物大分子相互作用分可逆结合与不可逆结合。在不可逆结合中，药物分子被大分子固定住，动度很小，NMR 信号峰很宽，难于测得，因此由药物的峰幅度降低程度和速度可以反映出小分子与大分子结合的量与速率。有的情况下不可逆结合可引起化学位移的变化，如有机磷化合物梭曼与乙酰胆碱酯酶共价结合时，^{31}P 核的信号将向高场位移。在可逆结合情况下，游离药物与结合药物处于动态交换过程，依亲和力的不同可分为慢、中、快 3 种交换速度。慢交换主要表现在化学位移的变化。在中等速度交换下，药物的 NMR 信号可能有不同的变化。快交换过程主要引起峰宽或弛豫时间变化。游离的药物峰窄，弛豫时间长，与大分子结合的药物峰增宽，弛豫时间可能缩短上千倍。当不同浓度比例药物与大分子相互作用达到平衡时，NMR 测得不同峰宽或不同弛豫时间与游离型和结合型的浓度关系为：

$$T_2（实测）=P（游）T_2（游）+P（结）T_2（结）$$

T_2 为横向弛豫时间，P（游）与 P（结）为药物总浓度的分数。根据 T_2（或峰宽）与浓度的关系可以求得平衡常数、解离常数、结合位点等；改变反应系统的 pH、温度等可进一步求得 pK 值和其他热力学参数。

第一节　药物与蛋白质结合研究

许多药物与白蛋白结合将影响药物在体内的转运过程，有些药物与酶、受体等靶蛋白结合将产生药理效应。研究药物与蛋白结合有多种方法，用 NMR 研究药物与蛋白结合可以提供分子间相互作用等新的信息。

一、药物与白蛋白结合

Jardetzky 等（1965）首先用 NMR 方法观察磺胺药物与牛血清白蛋白结合作用，看到苯环上的质子共振弛豫速率增快比其他基团明显，说明芳环是基本结合部位。这一实验室还详细研究了青霉素类与白蛋白的结合作用。图 14-7-1 比较有无白蛋白存在下的青霉素峰宽变化。图 14-7-2 显示，随白蛋白的浓度增大，青霉素 G 不同基团的质子共振弛豫速率（$1/T_2$）成比例加快。峰宽与弛豫速率的关系为：

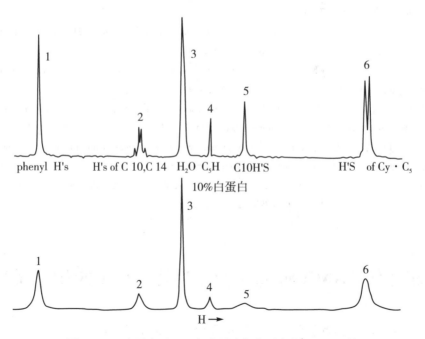

图 14-7-1　青霉素（上）与青霉素加白蛋白的 ^1H-NMR 谱

$$1/T_2 = \pi \left(\Delta V \frac{1}{2} \right)$$

$\Delta V \frac{1}{2}$ 为半高峰宽。比较不同白蛋白浓度下的 $1/T_2$
（结）：$1/T_2$（游）的比值显示，峰 1 的 $1/T_2$ 变化率最
大，说明青霉素与白蛋白结合是通过芳基的作用。加 γ-
球蛋白对峰宽影响很小，说明这种峰增宽是药物与白蛋
白专一作用的效应。pH 的变化对青霉素–白蛋白结合的
弛豫时间影响不大，而提高溶液的离子强度将增强峰的
增宽效应，说明青霉素与白蛋白结合是一种疏水作用，
而与极性基团无关，苯基正是疏水性基团。青霉素 V 也
与白蛋白结合。根据青霉素 G 与 V 的 NMR 峰增宽的相
互影响证明，它们在结合部位上存在着竞争作用。

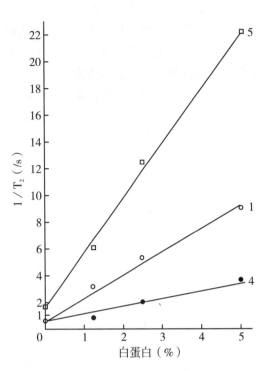

图 14-7-2　青霉素质子弛豫速率 $1/T_2$（/s）
与白蛋白浓度关系

这些研究为 NMR 分析药物与蛋白质结合作用奠定了
方法学基础。最近 Schepkin 等用 ^{1}H-NMR 测定了硫辛酸
及其衍生物与白蛋白的结合比值，发现它们的结合率随
亲水性的增大而下降。他们认为硫辛酸通过强的疏水作
用与白蛋白结合是其药理作用机制的重要一环。除了 [1]H-
NMR 之外，对含氟药物或经氟取代的药物可以用 [19]F-
NMR 研究药物与蛋白质结合。Dubois 等应用 ^{19}F-NMR 自
旋–自旋（T_2）方法研究麻醉剂异氟烷与血浆白蛋白的
结合作用，及不同氟烷麻醉剂与白蛋白的亲和力。结果
表明，异氟烷结合在白蛋白的脂肪酸可取代的结合部位
上，其他氟烷也可竞争与这一结合区结合，但亲和力不同。他们认为，气体麻醉剂与别的蛋白上的脂肪
酸结合部位结合可能与麻醉作用有关，因为曾证明脂肪酸直接参与对一些神经和平滑肌离子通道功能的
调节。

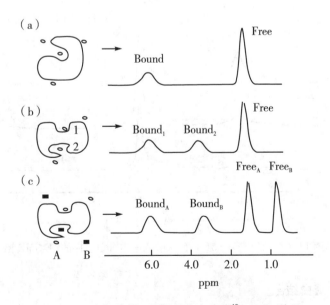

图 14-7-3　含氟药物–蛋白结合方式与 ^{19}F-NMR 谱型

弛豫时间只能反映多种状态的平均变化，而 ^{19}F-NMR 因为有很大的化学位移范围，而且其化学位移对
环境的微小变化是很敏感的，因而能够从谱上逐个分辨出不同药物的不同结合状态。Jenkins 归纳了几种

不同结合作用的谱型。图 14-7-3a 表示一个配体与一个结合部位的作用，可以分辨出游离与结合药物的峰。如果与蛋白质上的两个部位结合，则可看到两个结合峰（图 14-7-3b）。如果两种含氟药物结合在两个部位上，谱上则显示出两种药物各自的游离与结合峰（图 14-7-3c）。同样，根据含氟药物的谱型变化也可以探测不含氟药物在蛋白质分子上的结合部位和亲和力。他们利用这一技术研究了 5F-L-色氨酸和一些含氟抗炎药与白蛋白的结合作用。图 14-7-4 为氟比洛芬与白蛋白结合后的氟谱，是属于第一种最简单的谱型，根据游离峰与结合峰的面积可以直接测定游离药物与结合药物浓度比值。图 14-7-5 为抗炎药舒林酸的活性代谢物硫舒林酸与白蛋白结合的波谱，显示出有多个结合部位。图 14-7-6 是用不含氟的比洛芬与 5F-L-色氨酸竞争结合白蛋白的实验结果。从图中看到，随着比洛芬浓度的增高，色氨酸的结合峰（接近 4ppm）逐渐消失，说明比洛芬与色氨酸竞争同一结合部位。

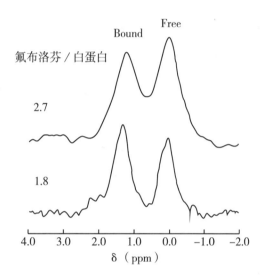

图 14-7-4 氟比洛芬与白蛋白结合的 ^{19}F-NMR 谱

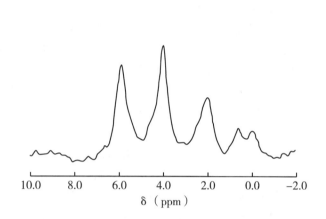

图 14-7-5 硫舒林酸与白蛋白结合的 ^{19}F-NMR 谱

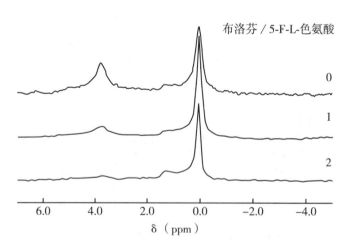

图 14-7-6 比洛芬与 5F-L-色氨酸竞争结合白蛋白的 ^{19}F-NMR 谱

二、研究药物与钙调蛋白结合

钙调蛋白（CaM）存在于真核细胞中，它通过与钙离子结合而发挥对一些酶活性和肌肉收缩的调节作用。CaM 分子上有两个高亲和与两个低亲和结合部位。镉离子（Cd^{2+}）同这四个结合部位作用与 Ca^{2+}相似，因此用 ^{113}Cd-NMR 探测 Cd^{2+} 与 CaM 的结合作用以及药物对其结合作用的影响将有助于了解 CaM 的调节作用机制和药物作用的分子基础。图 14-7-7 为提纯的不含钙离子的 CaM 溶液中加 Cd^{2+}的 ^{113}Cd-NMR

谱。游离的 Cd^{2+} 化学位移定为 0ppm，Cd^{2+} 与 CaM 结合后，信号向低场位移，出现 A、B 两个峰，说明有两个亲和强的而且属于慢交换的结合部位。当 Cd^{2+}/CaM 的分子比继续增大，但不超过 4∶1 时，既检测不到游离的 Cd^{2+} 峰，也没有看到新峰的出现，说明 CaM 分子上可以容纳 4 个 Cd^{2+}，其中两个与低亲和部位结合，因游离的与结合的 Cd^{2+} 快速交换，弛豫时间短，峰变得很宽而埋没在噪音中。如果在 Cd^{2+}-CaM 系统中加入 Ca^{2+}，Ca^{2+} 的取代结合将使部分 Ca^{2+} 游离，这时在 ^{113}Cd-NMR 谱中就可以看到 Cd^{2+} 的游离峰。如果在 (Cd) 4-CaM（表示 4 个 Cd^{2+} 与 1 分子 CaM）系统中加入药物，如在 ^{113}Cd-NMR 谱中看到了 A、B 峰的变化，即说明药物可能对 Ca^{2+} 结合作用有影响，因而也可能影响 CaM 对有关酶活性的调节作用。下面举几个用这一技术研究药物与 CaM 相互作用的例子。

三氟拉嗪：在 (Cd) 4-CaM（牛睾钙调蛋白）溶液中加入不同克分子比例（0.1～2.0）的抗精神病药物三氟拉嗪（TFP）时看到，在 (0.1～0.5)∶1 的低浓度比例下，TFP 引起 A、B 峰增宽，表明游离的 CaM 与 CaM-TFP 复合物之间存在快交换过程；当 TFP/CaM 的比值增大到 2∶1 时则出现 4 个尖峰，这很可能是 TFP 引起 CaM 构型的变化而降低了游离 Cd^{2+} 与结合 Cd^{2+} 的交换速率，即 TFP 使 CaM 与 Ca^{2+} 的亲和力增高。研究者认为，TFP 对钙调蛋白激活的生化过程与药物的抑制作用可能同 CaM 构型变化有关。为了进一步了解 TFP 在 CaM 上的结合部位，Thulin 等用 ^{113}Cd-NMR 研究 TFP 对不同 CaM 酶解片段的作用。用胰蛋白酶水解 CaM 将产生 N-端的肽片 1～77（TR1C）和 C-端的肽片 78～148（TR2C）。用 Cd^{2+} 饱和这两个肽片，^{113}Cd-NMR 测定只看到 TR2C 有两个类似于 CaM 的 A、B 峰，说明两个钙强结合部位位于 TR2C 段。向这两个 Cd^{2+} 饱和肽片加入 3 当量的 TFP 时，TR2C 的谱峰与 (Cd) 4-CaM 相似，而原来没有峰的 TR1C 则出现两个化学位移不同的 Cd 峰。这表明，前述的高浓度的 TFP 使 (Cd) 4-CaM 由两个峰变这 4 个峰，其中 2 个新出现的峰是来自 TR1C 的弱结合部位。由此推测，第一分子 TFP 先作用于 TR2C 的强结合部位，第二分子再与 TR1C 的弱结合部位结合。

D600：这是冠脉扩张剂维拉帕米带 5 个甲氧基的衍生物。Andersson 等用 ^{113}Cd-NMR 比较了 D600 与 TFP 对 (Cd) 4-CaM 的作用，同时用 ^1H-NMR 观

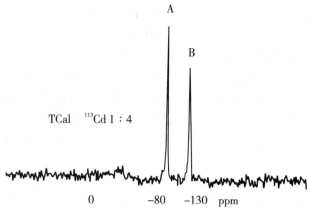

图 14-7-7　Cd^{2+}/牛睾钙调蛋白的克分子比小于 4 时的 ^{113}Cd-NMR 谱

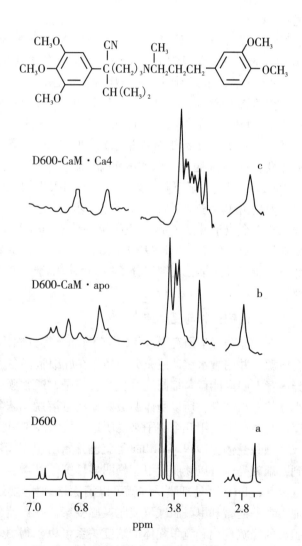

图 14-7-8　维拉帕米衍生物 D600 的 ^1H-NMR 谱

a. 8mmol/L D600 的 50%（$^2H_6$）乙醇溶液；b. 8mmol/L D600 加 2mmol/L 去钙钙调蛋白；c. 在 b 样品中加 8mmol/L Ca^{2+}。

察在含钙与无钙 CaM 存在下的 D600 共振峰的变化。与 TFP 近似，随 D600 浓度的增加，A、B 峰逐渐向高场位移及 A 峰增宽，当 D600 增加到 4 个当量时也出现 4 个窄峰。D600 有 4 个甲氧基的质子信号，不与 CaM 或 TFP 的信号重叠，可以用以观察与 CaM 作用后的变化。图 14-7-8a 为 D600 的氢谱，3.8ppm 左右有 3 个甲氧基的质子峰；图 14-7-8b 是 D600 与不含钙 CaM 作用后的谱，只看到甲氧基质子峰稍增宽；图 14-7-8c 是用 Ca^{2+} 饱和的 CaM，它明显使 D600 的两个甲氧基信号分裂和位移。如在此系统中加 TFP，则可使这一变化逆转。已经知道，钙可以增强 CaM 与疏水性药物的作用。峰的分裂是由于 D600 的两个对映体同 CaM 的亲和力不同引起的。总之，从 NMR 谱的变化看，D600 的作用性质与 TFP 相近，但作用较弱，可被 TFP 取代。

酸枣仁甲苷（jujuboside，JuA）：环核苷酸磷二酯酶（PDE）是 cAMP 代谢中一个重要的酶，它受 CaM 的激活。酸枣仁甲苷（JuA）是中药酸枣仁的有效成分，它能非竞争抑制受 CaM 激活的 PDE。为了进一步了解 JuA 与 CaM 的直接作用关系，清华大学的研究人员用 ¹H-NMR 和顺磁共振谱仪观察了 JuA 与 CaM 的 N-端区和 C-端区的结合作用。JuA 没有芳烃信号，因而不影响对 CaM 中的芳香氨基酸的信号观察。CaM 有 1 个组氨酸（His），2 个酪氨酸（Tyr）和 8 个苯丙氨酸（Phe）残基，图 14-7-9A 是这些残基在芳区（6~8ppm）的质子共振峰。当加入不同克分子比例（谱 B-E）的 JuA 后，可以看到一些残基的信号变化。

在 JuA/CaM 为 1∶1 时，谱 B 中 7.41ppm 峰消失，6.65ppm 峰向低场位移，7.21ppm 峰减弱，这些都是 Phe 的信号。当浓度比为 2∶1 时（谱 C），Phe 的质子信号除稍增宽外没有进一步变化，但 Tyr-99 的 6.78ppm 峰出现分裂，7.29ppm 峰强度明显下降。第三分子的加入将加大上述的变化，但超出 3∶1 药物浓度则没有进一步变化。因为 8 个 Phe 残基有 5 个位于肽的 N-端，说明第一分子 JuA 与 CaM 分子 N-端的某部位结合。Tyr-99 位于 C-端，且靠近 C-端的结合部位，所以推测第二与第三分子的 JuA 作用于第三个钙结合部位。

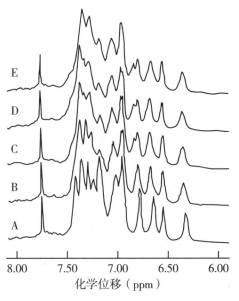

图 14-7-9 不同浓度酸枣仁甲苷（JuA）对钙调蛋白的 ¹H-NMR 谱的影响

JuA CaM 克分子比：A = 0.1；B = 1.1；C = 2.1；D = 3.1；E = 5∶1。

三、研究药物与受体结合

在受体药理学研究中，1969 年 Fischer 等首次用 NMR 测定肾上腺素与受体的作用。他们用肝细胞作受体源，并用重水缓冲液充分交换。在肝细胞存在下，肾上腺素苯基与亚甲基的 NMR 峰明显增宽，二氧异丙肾上腺素能竞争抑制这种变化。但是，通常膜受体浓度很低，而且其他大分子成分可能干扰药物与受体的专一结合，所以受体源最好要经过溶脱、浓集和提纯。目前的研究只限于少数可提纯受体和人工模拟受体。下面用几个例子来说明这一技术的应用特点。

烟碱受体：1979 年 Miller 等就已开始用 ¹H-NMR 研究不同配体与电鳐膜受体的作用。从图 14-7-10 看到，烟碱受体可以使胆碱甲基峰明显增宽。其增宽大小与浓度具有反比例线性关系。如预先用 α-银环蛇毒素（α-BuTx）处理膜受体就可以消除这一增宽效应，说明峰增宽是由于胆碱与受体专一结合的结果。加入竞争剂氨基甲酰胆碱可使胆碱峰变窄。在固定胆碱与受体浓度下加入不同浓度的氨基甲酰胆碱，由胆碱的峰宽变化和竞争配体的浓度关系可以求得氨基甲酰胆碱的解离常数或抑制常数。用同样的方法也可以评定其他竞争性配体与受体的亲和力。Behling 用激动剂烟碱作配体，测定受体对烟碱的吡啶环上的 3 个质子的自旋－晶格弛豫时间（T_1）的影响。他们用不同的脉冲序列分别测定非选择性 T_1 和选择性 T_1。因为配体与受体作用可以引起选择性 T_1 更大的变化，在小量受体和大量配体（相差 100 倍以上）相互作用下即可反映出小量的结合态配体。用这一方法测定不同配体与烟碱竞争结合电鳐烟碱受体，求得结合常数的顺序是乙酰胆碱＞胆碱＞氨基甲酰胆碱＞毒蕈碱。α-BuTx 可以用来鉴别专一的和非专一的结合。为了研究烟碱受体的结合部位，Basus 等根据电鳐烟碱受体 α 亚单位的重要功能区 185～196 残基合成十二肽，观察与烟碱受体拮抗剂 α-BuTx 的结合作用。从图 14-7-11 看到，随着十二肽浓度比例的增加，α-BuTx 的 His-4 的 CδH（6.4ppm）信号逐渐变小，至 1.0 时完全消失，说明化学计量是 1∶1 的关系。加肽后出现 3 个新峰表明 α-BuTx 的构型变化。他们还用二维 NMR 研究了复合物的构型。

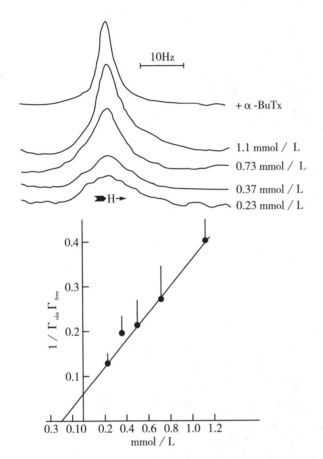

图 14-7-10　在 5μmol/L 烟碱受体存在下不同浓度胆碱甲基的 ¹H-NMR 谱和峰宽变化

Γ_{obs}，Γ_{free} 分别为实测的和游离的胆碱甲基半高峰宽。

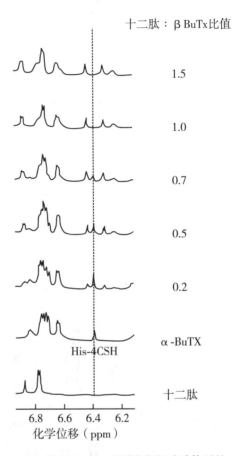

图 14-7-11　不同浓度烟碱受体活性中心十二肽对 α-银环蛇毒素（α-BuTx）¹H-NMR 谱的影响

表皮生长因子受体（EGFR）：人的转化生长因子 α（transforming growth factor α，TGF-α）同一些肿瘤的生长与转化有关，它与 EGFR 结合亲和力同表皮生长因子相似。TGF-α 有 14 个含甲基的残基，甲基的总数为 22 个，其中大部分能在 ¹H-NMR 谱上得到辨认（图 14-7-12），因此可作为分子的探针。这些甲基分布在分子的不同区域，根据其弛豫时间可以了解 TGF-α 不同区域的内动度以及受体结合后对这些甲基内动度的影响。从谱中可以看到，位于分子中 C-端残基（如 Ala-50、Leu-48、Leu-49）和 N-端残基（如 Val-1 和 Val-2）的甲基峰比较窄，而其他峰较宽，说明两端残基的横向弛豫速度（$R_2 = 1/T_2$）比分子内核残基慢，动度大。图 14-7-13 是 TGF-α 与不同浓度的重组表皮生长因子受体的细胞外区（EGFR-ED）作用后的 NMR 谱。随着 EGFR-ED 克分子比例的增大，TFG-α 甲基峰明显变宽，有关残基的横向弛豫速率（R_2）见表 14-7-1。结果显示，在一定的浓度比例范围内 C-端变化最大，N-端变化最小。R_2 加快是由整个蛋白分子动度，侧链动度和甲基的旋转度受限及游离的与结合的 TGF-α 交换等几个作用因素构成的。C-端动度受限最大，说明这些残基参与与受体结合，而 N-端残基仍保持大的活动度。据推测，去除 C-端或 N-端的 TGF-α 类似物有可能成为阻滞剂。

阿片受体：磷脂酰丝氨酸是阿片受体结合部位的基本构成部分，能与吗啡结合，因此可以代替完整

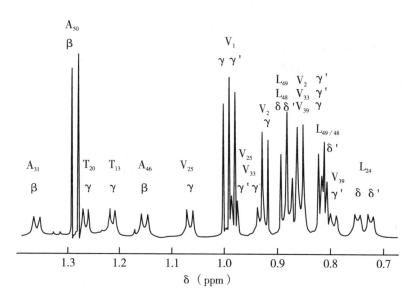

图 14-7-12 TGF-α 的 ^{1}H-NMR 谱甲基区信号

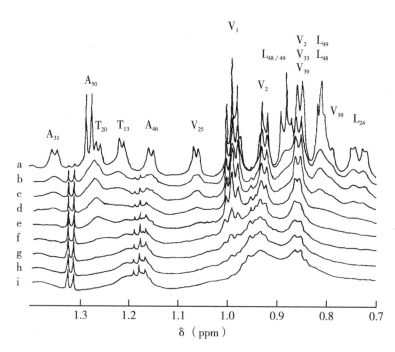

图 14-7-13 TGF-α（a）、EGFR-ED（j）及不同克分子比例混合

样品的 ^{1}H-NMR 谱

TGF-α/EGFR-ED 比值：(b) =10:1；(c) =7.5:1；(d) =5:1；(e) =3.5:1；(f) =2:1；(f) =2:1；(g) =1:1；(h) =0.5:1。

受体用于吗啡类和脑啡肽同受体作用性质的研究。^{13}C 标记脑啡肽的衍生物，如（2-［2-^{13}C］glycine）methionine-enkephalin，（3-［2-^{13}C］glycine）methionine-enkephalin 和（3-［2-^{13}C］glycine）methionine-enkephalinamide 与模拟受体作用后用 ^{13}C-NMR 测定 T_1 明显缩短，吗啡可以竞争性逆转这一作用。根据 ^{13}C 的化学位移与 pH 的关系测定末端氨基与羧基的 pKa 值证明，-NH_3^+ 是与结合作用有关的必需基团，而与羧基和羟基无关。

表 14-7-1　不同克分子比例 TGF-α/TGFR-ED 下的 TGF-α
甲基质子信号的弛豫速率（R_2/s）

[TGFα]/[EGFRx]	P_B^a	V1	V2	T13	T20	L24	V25	A31	V33	V39	A46	L48/49	A50
	0.00	4	6	19	13	10	11	30	14	16	33	5	5
10.0	0.10	6	10	34	25	23	30	34		60	62	25	23
7.5	0.13	6	10	36		27	30	42			72	29	
5.0	0.20	6	11	49		40	37	43				50	
3.5	0.29	7	11			66						90	
2.0	0.50	8	11										

第二节　研究药物与核酸作用

药物与核酸作用是分子药理学、药物化学和诱变学等共同感兴趣的研究课题。许多抗癌药、抗病毒药、抗原虫药和抗菌药通过与 DNA 结合而起到药效作用，药理作用强度又决定于药物与 DNA 的结合性质、结合方式、对碱基的选择性和结合作用的动力学过程。药物通过疏水、静电、氢键或偶极等作用力与 DNA 结合。其结合方式主要有 3 种，即嵌入（intercalation）、小槽（minor groove）结合和非专一的外侧结合，有的可能同时存在几种作用方式。不同药物与 A-T 或 G-C 碱基对或特定序列有不同的选择性，这与药效作用密切相关。结合动力学主要研究药与 DNA 结合是否可逆，解离速率及 B-，Z-DNA 转换等，这些过程和药物的生物活性有关。要阐明这些问题需多种研究手段，其中 NMR 是一个有力的工具。用 NMR 研究药物与 DNA 结合有多种技术途径。下面根据观测的波谱信号分别介绍三类的研究方法。

一、根据药物的共振信号观测药物与 DNA 结合

早期的研究主要根据药物的波谱变化来了解药物与 DNA 的相互作用。1979 年 Krugh 等以《药物–核酸复合物的核磁共振研究》为题全面综述了早期的研究。主要的研究对象是 9-氨吖啶、ethidium bromide 和放线菌素 D 等。图 14-7-14 为 1.7mmol/L 的 9-氨吖啶在不同浓度的寡核苷酸作用下的化学位移变化情况。从图看到，随着［d-GpC］浓度增高，氨吖啶的四对质子峰逐渐向高场位移，当药物/核苷酸克分子

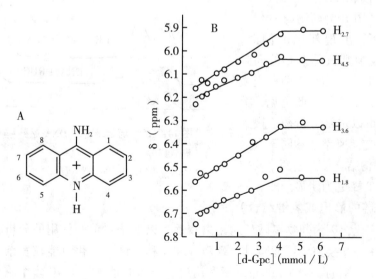

图 14-7-14　^{1}H-NMR 测定 9-氨吖啶化学位移与［d-GpC］浓度关系

比达到 1：2 时，化学位移就不再变化，说明一分子氨吖啶嵌入在两分子二核苷酸的碱基对之间。如果改用〔d-ApT〕滴定则看不到这种强的嵌入作用。根据类似的技术原理，观察不同克分子比例的核酸引起的放线菌素 D 和 ethidium 的某些质子化学位移变化也可以探测它们之间的相互作用性质。药物与核酸结合将引起弛豫时间变化，据此可以测定药物与核酸相互作用的动力学过程。如 ^{13}C 标记的亚精胺（5, 8-$^{13}C_2$-spermidine）与 tRNA 作用后用 ^{13}C-NMR 测定 C-5 与 C-8 的自旋 – 自旋弛豫时间（T_2）。根据 T_2 的变化可以求得解离常数，结合部位数（n）和观察其他化合物的取代作用。结果看到，一个 tRNA 分子可结合 14 个左右的药物分子，Mg^{2+} 可以取代其中 11 个分子，留下的 3 个分子的药物仍与 tRNA 骨架紧密结合。根据 C-5 与 C-8 的 T_2 变化差别还表明，C-8 的动度比 C-5 大，由此推测，NH 基团与 RNA 结合比 NH_3^+ 紧。

根据药物的共振信号变化可以了解药物与 DNA 相互作用一些情况，但对它们的作用方式以及碱基的选择性的了解还有赖于观测 DNA 的信号变化。

二、根据天然 DNA 大分子的共振信号观测药物与 DNA 结合

天然的 DNA 是大分子结构，要识别药物作用于哪些碱基是很困难的，只能选择对药物作用敏感的而且可辨别的某些特定信号进行观测。在 ^1H-NMR 的低场区所有 DNA 都有两个共同共振峰。经聚（dA）-聚（dT）和聚（dG）-聚（dC）分析证明，位于 13.72ppm 属于 A-T 碱基对的峰，位于 12.75ppm 属于 G-C 碱基对的峰。再进一分析表明，这两个共振信号分别产生自 T 和 G 的亚氨基质子。在双螺旋 DNA 中 A-T 与 G-C 分别构成碱基对，因此这两个峰可视为两对碱基的信号。不同结合方式的药物对这两个峰的影响是不一样的。对嵌入方式可用图 14-7-15 的模式谱进行分析。在可逆结合下，药物与 DNA 不断交换，慢交换将引起结合态碱基信号位移，因而出现一个新峰，快交换则取两个状态的平均信号，只见化学位移的变化，而不出现新的峰。图 A 为非专一结合，即药物可同时作用于两个碱基对，对于慢交换，在出现新峰的同时，原有的两个峰高平行下降；对于快交换，两个峰同时向高场位移。图 B 为药物与 G-C 专一结合，在慢交换下，出现新峰的同时，G-C 峰下降，对于快交换则只见 G-C 峰向高场位移。图 C 属于 A-T 专一结合，两种交换状态下受影响的只是 A-T 峰。由此可见，根据这两个峰形的变化可以定性分析药物嵌入 DNA 的碱基选择性和交换速率。不同于嵌入方式，药物与 DNA 小槽结合使上述两个峰向低场位移，其中以 A-T 峰更为明显。非专一外侧结合（如与磷酸链的静电或氢键结合）

（1）慢交换　　　　（2）快交换

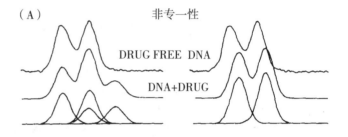
（A）　　　　　　　非专一性
DRUG FREE DNA
DNA+DRUG

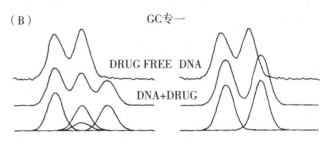
（B）　　　　　　　GC专一
DRUG FREE DNA
DNA+DRUG

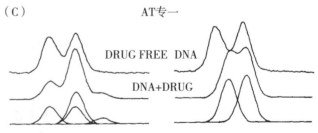
（C）　　　　　　　AT专一
DRUG FREE DNA
DNA+DRUG

图 14-7-15　药物结合对 DNA 亚氨基质子峰化学位移的影响（模式谱）
上谱线不含药；中谱线 DNA + 药；下谱线为重叠峰的拟合分解。

则不引起这两个峰的变化，因为药物离碱基对距离较远。以上是对单一作用的分析，但实际情况往往不是单一的作用，而且中等交换速率可能同时出现新峰和位移，谱形变化可能较复杂。不过对许多药物的作用方式还是能够作出判别的。例如，Feigon 等利用这一技术原理观测了 70 多个临床和实验用的抗癌药与鸡红细胞 DNA 的作用。图 14-7-16 为不同克分子比的嵌入药物引起 DNA 低场共振峰形变化。A 谱为氯

喹，属于快交换和 G-C 专一；B 谱为放线菌素 D（actinomycin D），属于慢交换，G-C 专一；C 谱为比生群（bisantrene），属于慢交换，A-T 专一。图 14-7-17 为槽结合（A，司他霉素）和非专一外侧结合（B，AMSA 的衍生物）的例子。在比较各类药物与 DNA 作用和抗癌活性中，他们看到临床有效药物多属于慢交换，即药物与 DNA 结合较紧，而快交换药物，如氯喹等，多无抗癌活性。碱基对专一性与抗癌活性关系比较复杂，许多槽结合的药物与 A-T 碱基对的作用强度同抗癌活性有一定相关性。随机序列 DNA 药物结合研究可以提供药物结合的重要定性信息，但要进一步了解药物与 DNA 专一部位结合的结构细节，则需要用短的特定序列的双股 DNA 片段进行研究。

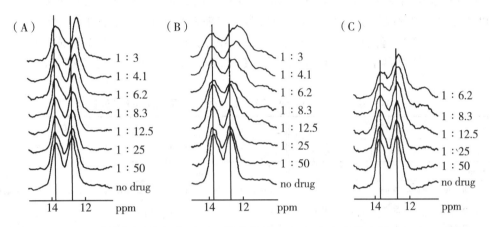

图 14-7-16 不同浓度的氯喹（A）、放线菌素 D（B）和比生群（C）对 DNA 亚氨基质子峰的影响（嵌入结合）

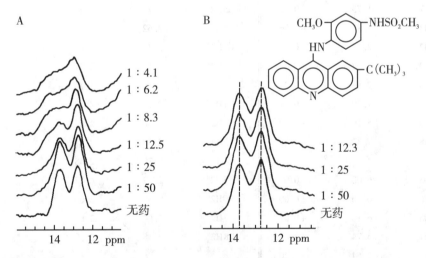

图 14-7-17 不同浓度的司他霉素（A，槽结合）与 AMSA 衍生物（B，非专一外侧结合）对 DNA 亚氨基质子峰的影响

三、观测药物－寡核苷酸复合物的共振信号，直接分析复合物的分子结构

要用 ¹H-NMR 分析药物-DNA 复合物的结构，首先必须分别对药物和 DNA 的质子共振信号进行归属，而后分析形成复合物后的共振峰化学位移与峰宽的变化。天然 DNA 的分子量太大，大量信号相互重叠，不可能逐个对各个碱基对进行归属，所以大多数研究是在双股寡核苷酸（通常在十个碱基对以下）上进行的。即使是寡核酸分析难度也比较大，特别是复合物的分析，需要多种谱的分析技术相配合，如双量子滤波相关谱（DQF-COSY）、同核 Hartmann-Hahn 传递谱（HOHAHA）及 2D NOESY 谱等。所谓 NOE（nuclear over hauser effect，核奥效应）是一种共振现象，当用某一质子的共振频率进行照射时，与它相靠

近的质子也产生共振峰，据此可以归属相邻的碱基对及药物的某一基团与该碱基相互作用关系。NOE 交叉峰越强，说明相关的质子靠得越近。有关 NMR 实验和谱的解释需要专门的知识，不在此详细介绍，下面仅举几个例子说明，NMR 在分析药物－寡核苷酸复合物中有可能得到的信息和结果。

Berenil-d（GCTTAAGC）复合物：berenil 具有抗锥虫和抗病毒作用，已经证明能与双螺旋 DNA 结合。表 14-7-2 为游离的 d（GCTTAAGC）及 berenil-d（GCTTAAGC）(1∶1) 复合物的各个质子共振峰的化学位移值及其差值。从表中看到，受药物作用引起的化学位移变化最大的是 A6、A5、T3 和 T4 有关质子峰（0.2~0.65ppm）。从 d（GTTAAGC）-berenil 复合物的 NOESY 谱中也看到 berenil 的苯环上的 BeH3 和 BeH2 与 A5 和 T4 的质子出现交叉峰（图 14-7-18），表明它们之间相靠很近。这些交叉峰较弱，有的甚至没有出现，可能是由于快交换而引起信号增宽和减弱。结果表明 A 和 T 是药物专一作用的碱基，而且根据有关质子化学位移的变化情况判断，药物与 5′-AATT-3′ 的亲和力比 5′-TTAA-3′ 强。在一维 NMR 谱的 13ppm 左右有类似于天然 DNA 的两个峰，berenil 使其向低场位移，表明是属于小槽结合。

表 14-7-2　d（GCTTAAGC）$_2$ 与 berenil 作用前后的化学位移

质子	化学位移			质子	化学位移		
	-berenil	+ berenil	差值		-berenil	+ berenil	差值
	ppm				ppm		
G1H8	8.01	7.98	-0.03	C8H1′	6.13	6.14	+0.01
C2H5	5.40	5.40	±0.00				
C2H6	7.58	7.58	±0.00	G1H2′	2.70	2.68	-0.02
T3H6	7.50	7.52	±0.02	C2H2′	2.24	2.24	±0.00
T3CH$_3$	1.67	1.68	+0.01	T3H2′	2.18	2.23	+0.05
T4H6	7.42	7.46	+0.04	T4H2′	2.06	2.20	+0.14
T4CH$_3$	1.77	1.75	-0.02	A5H2′	2.77	2.49	-0.28
A5H2	6.93	6.87	-0.06	A6H2′	2.62	2.37	-0.25
A5H8	8.32	8.15	-0.17	G7H2′	2.43	2.35	-0.08
A6H2	7.49	7.57	+0.08	C8H2′	2.15	2.17	+0.02
A6H8	8.08	7.87	-0.21				
G7H8	7.61	7.50	-0.11	G1H2″	2.81	2.79	-0.02
C8H5	5.29	5.19	-0.10	C2H2″	2.60	2.60	±0.00
C8H6	7.38	7.32	-0.06	T3H2″	2.59	2.61	+0.02
				T4H2″	2.39	2.48	+0.09
G1H1′	6.03	6.00	-0.03	A5H2″	2.89	2.72	-0.17
C2H1′	6.16	6.16	±0.00	A6H2″	2.80	2.60	-0.20
T3H1′	6.08	6.10	+0.02	G7H2″	2.64	2.60	-0.04
T4H1′	5.67	5.74	+0.07	C8H2″	2.18	2.19	+0.01
A5H1′	5.84	5.64	-0.20				
A6H1′	5.97	5.32	-0.65	G1H3′	4.88	4.88	±0.00
G7H1′	5.81	5.76	-0.05	G2H2′	4.88	4.89	+0.01
T3H3′	4.91	4.91	±0.00	T3H5′/5″	4.22		
T4H3′	4.91	4.91	±0.00	T4H5′/5″	4.13	4.40	+0.27
A5H3′	5.07	4.90	-0.17	A5H5′/5″	4.12		
A6H3′	5.04	4.89	-0.15	A5H5′/5″	4.15		
G7H3′	4.93	4.92	-0.01	A6H5′/5″	4.24		
C8H3′	4.48	4.48	±0.00	G7H5′/5″	4.21		
				C8H5′/5″	4.23	4.22	-0.01
G1H4′	4.28	4.28	±0.00	C8H5′/5″		4.25	
C2H4′	4.31	4.31	±0.00				

续 表

质子	化学位移			质子	化学位移		
	-berenil	+ berenil	差值		-berenil	+ berenil	差值
	ppm				ppm		
T3H4′	4.22	4.24	+0.02	G1NH	13.06	13.03	−0.03
T4H4′	4.13	4.15	+0.02	T3NH	14.06	14.48	+0.42
A5H4′	4.42			T4NH	13.64	13.89	+0.25
A6H4′	4.43			G7NH	12.90	12.92	+0.02
G7H4′	4.33	4.26	−0.07				
C8H4′	4.04	4.04	±0.00	C2NH₂	8.24	8.29	+0.05
					6.60	6.69	+0.09
G1H5′/5″	3.77	3.75	−0.02	C8NH₂	8.10	8.12	+0.02
C2H5′/5″	4.22	4.21	−0.01		6.34	6.44	+0.10
T3H5′/5″	4.14	4.15	+0.01				

诺拉霉素与凸脐 DNA 结合：所谓凸脐（bulged）DNA 是指在双链 DNA 中含有不配对的碱基，在不配对碱基部位将引起螺旋的扭曲。一些抗癌药物同这种缺陷型 DNA 结合有可能使未配对碱基部位断裂或可能干扰修复酶的识别或在复制过程引起突变。为了解抗癌药如何同这类缺陷的 DNA 结合，Caceres-Cortes 等用 NMR 分析了诺拉霉素（Ng）与 CTbGTACG 和 CGTACTbG（Tb 为不能配对的碱基）的作用。根据各碱基质子的化学位移和 2D-NOE-SY 谱上的药物与碱基相关质子的交叉峰及峰强度可以了解药物与有关碱基的相邻近程度和嵌入方式（图 14-7-19）。例如，在 Ng-CTbG-TACG 复合中药物与 Tb、G2 及 C5 的质子之间有交叉峰，而在 Ng-CG-TAC TbG 复合物中，药物与 C1、G2 及 Tb 之间有交叉峰。这一结果表明，药物的嵌入有可能促使错配碱基对的形成（如 G：Tb 与 C：Tb），进而引起 DNA 的突变。

Hcechst33258 与富含 A-T 双链 DNA 结合：hcechst33258 具有抗瘤活性，曾证明能与富含 A-T 碱基对的双链 DNA 结合。d（5′-1G-2G-3T-4A-5A-6T-7T-8A-9C-10C）· d（5′-11G-12G-13T-14A-15A-16T-17T-18A-19G-20C）可为这一药物提供不同的结合部位。药物芳环的环流效应将扰乱与之相结合的碱基对上相关质子的化学位移。从图 14-7-20 看到，hoechst 引起 DNA 中 4A-17T 与 7T-14A 两对碱基上有关质子

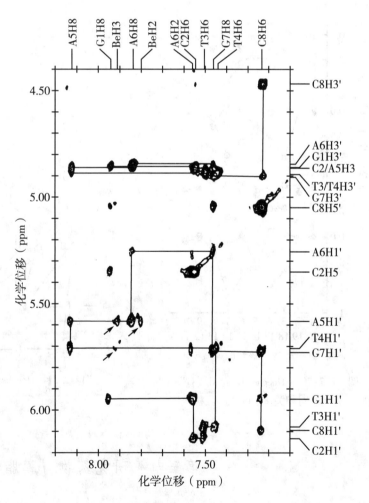

图 14-7-18 d（CTTAAGC）₂-berenil（1：1 克分子比例）部分 NOFSY 谱

箭头指示 berenil 与 DNA 质子之间的交叉峰。

的化学位移变化差值最大。根据 1∶1 的 hoechst-d（GGTAATTACC）2 复合物中质子间的 NOE 峰的强度可以测出药物 6 个环上的质子与有关碱基上相关质子间的距离（0.25～0.5nm），与能量最小化分子模拟计算的结果基本一致。图 14-7-21 是这一分析结果的示意图。结果表明，AATT 是 hoechst 的关键识别部位，它以 AATT 为核心紧紧结合在小槽中。

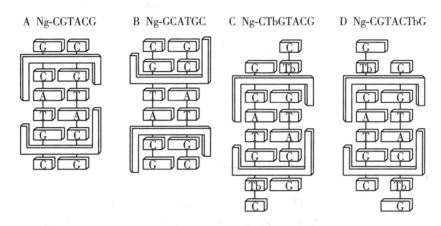

图 14-7-19　诺拉霉素与四个不同 DNA 双链结合的示意图

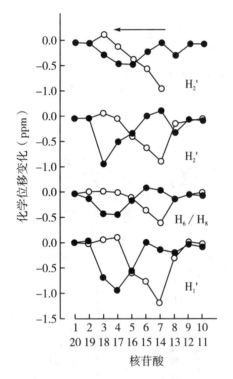

图 14-7-20　Hoechst 引起 d（GTAAT-TACC）2 各碱基对相关质子的化学位移变化

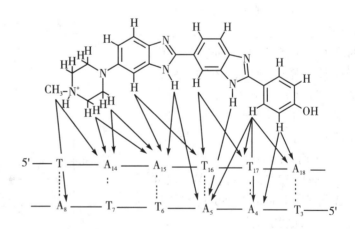

图 14-7-21　Hoechst-d（GTAATTACC）2 分子间 NOE 示意图

第三节　研究药物与膜脂作用

　　许多药物特别是神经系统药物的作用与生物膜有关，而药物与磷脂作用是影响生物膜的结构与功能的重要因素之一。有些药物通过疏水作用、静电作用或氢键作用与磷脂结合后可引起药物的某些基团的共振频率（化学位移）或弛豫时间（T_1、T_2）的变化，与此同时，膜脂的结构也将发生变化，如小胞液化融合或晶相过度态温度变化等。这些变化都可在 NMR 信号中得到反映。有些药物引起膜构型的变化有可能影响神经递质与受体的作用，因为配体先要通过膜分布和扩散才能靠近膜受体。有些药物可与膜上的阳离子载体结合而影响阳离子的膜转运和神经传导。一些抗菌药物的抗菌作用与细菌膜作用有关。这些作用都可以用 NMR 进行研究。

在研究药物与生物膜作用中可以用天然浆膜，如红细胞膜或细菌膜，但大多的研究是采用人工膜（质子体），因为人工膜的信号相对简单，而且便于分析药物与膜的不同构成成分作用。早在 20 世纪 60 年代就已开始用 NMR 研究药物与膜脂作用，但从药理学角度的研究资料仍比较零散。下面引用一些不同时期的文献，一些早期研究所用的方法现在仍然适用。

一、根据药物的信号观察药物与膜脂作用

药物的信号比较容易识别。根据药物的化学位移或弛豫时间的变化可以了解药物与生物膜或磷脂之间的相互作用过程。麻醉剂作用与其膜渗透性有关，是最早用 NMR 研究的一类药物。1968 年 Metcalfe 已开始用 NMR 研究苯甲醇（局部麻药）与生物膜作用，结果看到，在红细胞膜存在下，不同浓度苯甲醇的苯环质子的弛豫速率增快 110 ~ 330 倍，改用膜蛋白，苯甲醇的弛豫速率增快比完整膜明显。1972 年 Cerbon 等用 ^{1}H-NMR 观察普鲁卡因、丁卡因和布他卡因与卵磷脂的作用。普鲁卡因与卵磷脂超声分散后，芳环的信号因增宽而几乎看不见，而甲基峰增宽效应较小，说明药物分子是靠芳环一头与磷脂结合，而甲基则朝向水介质。比较丁卡因与布他卡因分子中基团的疏水性与亲和力关系时看到，丁卡因的丁烯基位于非极性部位，同磷脂结合时丁烯基的质子峰明显增宽，而布他卡因中的丁烯基位于极性部位，峰增宽效应小。

能与双层脂质体作用的其他药物也出现类似的峰宽或弛豫时间的变化。例如，在研究抗炎药舒林酸及其代谢物与磷脂膜作用时看到，带有甲硫基的活性代

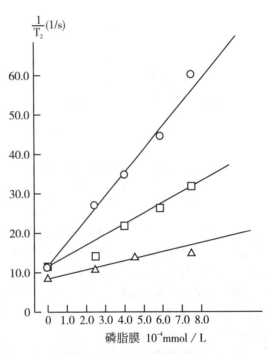

图 14-7-22　不同浓度卵磷脂小胞与硫舒林酸质子弛豫速率变化的关系

谢物的 CH_2、CH_3 和 SCH_3 的弛豫速率明显加快（图 14-7-22），而原药与无活性的代谢物则看不到这种变化。活性代谢物有疏水的硫甲基，有可能渗进膜的脂肪链中并与膜蛋白作用。测定抗真菌药联苯苄唑在脂质体中的 ^{13}C-NMR 也看到，T_1 从 3 ~ 4 秒缩短到几毫秒，说明药物被紧紧固定在脂膜中。

药物的化学位移或弛豫时间的变化可以判定药物是否与膜作用及哪些基团与膜作用，而要了解药物在膜脂中的作用部位及引起膜脂构形变化则需要采用 ^{31}P-NMR 和 ^{2}H-NMR 分析技术。

二、用 ^{31}P-NMR 观察磷脂极性头的运动取向及脂双层的晶相变化

磷脂中的磷酰基位于极性头部，^{31}P 可以作为极性头部的探测核。脂双层不是均匀溶液，也不是单晶，^{31}P-NMR 谱为粉末形谱（powder-type spectrum）。由于磷脂在静磁场中取向不同，磷核外的电子云相对于磁场方向的角度也不一样，因而产生不同的屏蔽效应。运动的各向异性（inisotropic）引起化学位移的各向异性。图 14-7-23 是在液晶态下的典型谱形，它由不同取向位移峰混合构成，右侧强峰为垂直磁场的取向（σ），左侧肩峰为平行取向（σ），其频率差（σ = σ-σ）的变化反映了磷脂运动取向和分子动度的变化。另一个是由相变引起的谱形变化。图 14-7-24 为双层膜结构向六棱形Ⅱ相变前后的谱形。在药物作用下，其相变温度可能出现变化。关于磷脂膜磷谱的理论说明可参阅有关的专著和综述。下面列举几个应用例子。

多肽抗生素的抗菌活性可能同细菌膜作用有关。用 ^{31}P-NMR 测定 σ 值以比较几种抗生素与双十四烯酰磷脂酰胆碱双层膜（DML）作用时证明，缬氨霉素和丙甲菌素明显降低 DML 的 σ 值和相变温度，而多黏

菌素 B 在较高浓度下仍看不到 σ 和相变温度的变化。短杆菌素 S 情况则较复杂。在 1:16（多黏菌素：DML）浓度下，接近相变温度（21℃）附近 σ 突然变小。在 1:5.5 克分子比例下对双层膜的扰乱作用更为明显。如再提高 1 倍浓度，DML 则由宽峰变为窄峰，表明双层膜已断裂和液化。与 ^{2}H-NMR 分析结果进行比较说明，缬氨霉素和丙甲霉素只作用于 DML 双层膜的表面，而短杆菌素既作用于极性头部，也渗入膜的双层而作用于脂酰基。

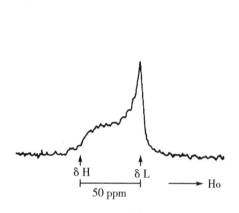

图 14-7-23　磷脂双层膜 ^{31}P-NMR 粉末谱型

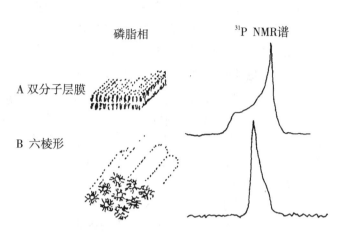

图 14-7-24　磷脂多形性与 ^{31}P-NMR 谱

有人认为，一些多肽的抗病毒作用可能同它们能稳定磷脂双层膜而防止膜融合有关。Epand 等用 ^{31}P-NMR 研究一个最有效的抗病毒肽 benzyloxycarbonyl-D-Phe-Phe-Gly（Z-fFG）与磷脂双层作用，并与抑制病毒复制药物金刚烷胺和环胞霉素的作用进行比较。甘油磷二油酰乙醇胺双层膜在 58℃ 时已完全转化为六棱相，而加入 Z-fFG 的双层膜在同样温度下仍保持双层膜的谱形。药物占据双层膜表面有可能抑制六棱相的形成，进而抑制膜的融合。曾报道，Z-fFG 及有关的肽使双层膜向六棱形相转变的温度越高，通常抑制病毒复制的作用越强。

脑代谢药物吡拉西坦能改善镰刀形红细胞的病理性变形。它与磷脂双层膜作用主要特征是在 ^{31}P-NMR 粉末谱上出现一个尖峰，而且峰高与药物浓度有依赖性关系（图 14-7-25）。这种由化学位移的各向异性向各向同性的转变反映了磷脂双层膜的结构变化，即药物可能溶化一些极性头，并形成动度较大的胶束或微胞。这种膜的物理性质变化是否有利于改善细胞膜的黏度性和功能，并防止细胞集聚等问题还有待进一步研究。

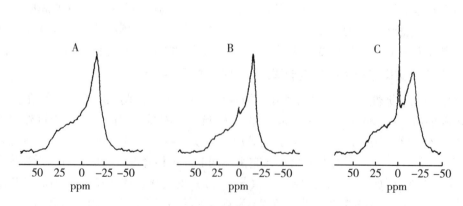

图 14-7-25　吡拉西坦对磷脂双层膜 ^{31}P-NMR 谱的影响

药物/磷脂比值：A＝0，B＝0.3，C＝3。

三、用 ^{2}H-NMR 观察磷脂膜中脂肪链的动态结构

首先要用氘（D）标记药物或磷脂。在磷脂分子中可以标记在极性头部（如胆碱）或脂链上的任一碳位上。^{2}H 的自旋量子数为 1，属四极核，在溶液中，NMR 谱为单一宽峰，在脂双层膜中的 ^{2}H-NMR 粉末谱则呈四极分裂峰型，如图 14-7-26 所示，$\Delta\nu_a$ 为四极裂分（ppm），它与分子轴和 C-D 键轴之间的角度 θ 关系为：

$$\Delta\nu_a = \frac{3}{4}\left(\frac{e^2qQ}{h}\right)\left(\frac{3\cos^2\theta - 1}{2}\right)$$

式中 $\left(\frac{e^2qQ}{h}\right)$ 是静态四极偶合常数，脂肪族亚甲基 C-D 的四极偶合常数约 167kHz。式中的第二项为序参数 S_{CD}，即 $S_{CD} = \left(\frac{3\cos^2\theta - 1}{2}\right)$，它和四极裂分的关系为：

$$\Delta\nu_a = \frac{3}{4}\left(\frac{e^2qQ}{h}\right)S_{CD}$$

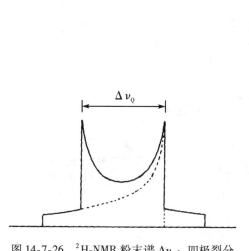

图 14-7-26　^{2}H-NMR 粉末谱 $\Delta\nu_a$：四极裂分

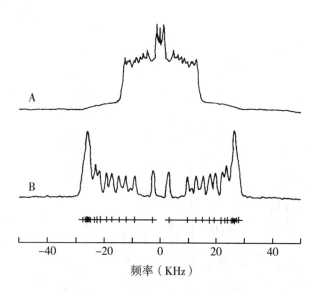

图 14-7-27　POPC-d$_{31}$ ^{2}H-NMR 谱
A. 正常粉末谱，B. depaked 谱。

根据每个碳链上的标记氘原子的四极裂分可以计算该碳位的序参数。它包含着分子的摆动度和结构信息，在完全不摆动的高序状态下 S_{CD} 为 1，在完全无序状态下，接近于 $-1/2$。图 14-7-27A 是用四极自旋脉冲序列 ^{2}H-NMR 测定的含全碳链氘标棕榈酸（16 碳）卵磷脂（POPC-d$_{31}$）双层膜的粉末谱，谱显示出许多对称的且重叠的高台峰。为了提高分辨度可将粉末谱转换成 depaked 谱（图 14-7-27B），图中的刻度线表示与峰相对应的碳位，即中间的峰为末端甲基，最外侧的大峰是靠近甘油的 7 个碳位上 ^{2}H 的重叠峰，其余的峰序均与碳位的顺序对应。根据各对应峰的四极裂分可计算各个碳位的序参数，如图 14-7-28 所示。四极裂分和序参数可以作为药物对模型膜作用的观察指针。例如，在同样的 POPC-d$_{31}$ 双层膜中加氟烷类全身麻醉剂后，我们可以看到每一个碳位的四极裂分和序参数的变化（图 14-7-29）。与对照的图 A 比较，加入异氟烷的谱 B 多出两个可分辨的峰，最外侧的峰（相当于 2~6 碳位）的四极裂分加大，而靠脂链后尾的裂分变小。不同浓度的三种氟烷对脂链各碳位的序参数的影响见图 14-7-30。结果表明，3 种麻醉剂的作用主要定位在脂链区，比较平均分布在脂双层内部。

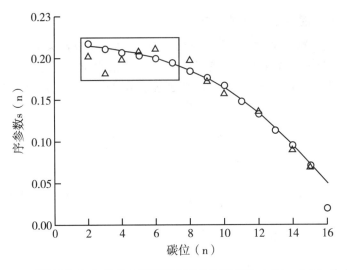

图 14-7-28　根据 POPC-d$_{31}$ 的粉末谱测定各碳位的序参数（○），（△）为文献值

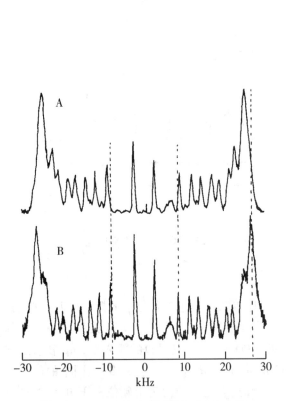

图 14-7-29　POPC-d$_{31}$ ^{2}H-NMR depaked 谱

A. 无药对照，B. 加异氟烷，垂直虚线指示化学位移的变化。

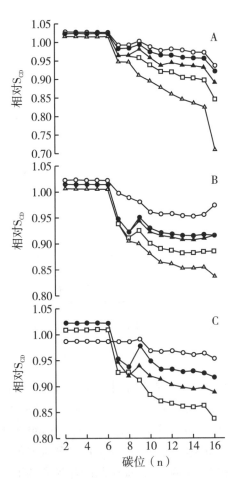

图 14-7-30　在麻醉剂存在下各碳位序参数的变化

A. 为氟烷；B. 为恩氟烷；C. 为异氟烷。麻醉剂的浓度比例从小到大的顺序为○，●，▲，□，△。

为了研究抗疟药氯喹对红细胞膜稳定作用的机制，Zidovetzki 等以全脂链氘标棕榈酸的磷脂为探针，加到由正常红细胞膜、疟疾感染的红细胞膜或疟原虫膜提取的脂质混合物中制成双层膜，所测得的谱都是典型的双层膜的粉末谱，但受过感染膜脂及疟原虫膜脂的四极裂分明显变小，这说明受感染的膜序参数下降和膜的液化度增大。不带极性头的甘油二酯，1-硬酯酰，2-sn-花生四烯酰甘油（SAG）是在跨膜转导过程中产生的内源性产物，在感染疟疾的红细胞膜中其浓度增高 9 倍以上。如在模拟的正常膜中加入 25mol SAG，其典型的高台四极分裂峰变矮，中心峰变大，表明大部分脂已失去双层膜结构。如同时加入 33mol 的氯喹，即可废除 SAG 对膜的扰乱作用。SAG 有激活磷脂酶 A_2 的作用。氯喹的这种膜稳定效应还可能包含对磷脂酶 A_2 的抑制作用。

氘也可以标记在磷脂的极性头部上用来观察药物与极性头的作用。如用 ^{2}H-NMR 测定氘标甘油头部的磷脂双层膜的粉末谱，比较天然与合成的黑色素细胞刺激素肽对脂双层膜的作用。结果看到，合成肽对甘油 α 碳位氘的四极裂分和弛豫时间的影响比天然肽明显。在研究丁卡因与磷脂双层膜作用时 Auger 等用氘标记丁卡因或标记在磷脂 14 酰基链的 4 位与 14 位碳上，根据 NMR 的粉末谱比较带电荷的丁卡因（pH5.5）和不带电荷丁卡因（pH9.5）与含或不含胆固醇的脂双层膜的作用。研究结果证明，不带电荷丁卡因在不含胆固醇的脂双层膜中能渗入膜内部，而有胆固醇（神经细胞膜的总脂中含 27% 胆固醇）存在下，丁卡因被挤向膜朝向水的一侧。带电荷的丁卡因通过静电与磷脂极性头部作用，不管有没有胆固醇的存在，对脂链动度的扰乱都很大。这一结果同带电荷局部麻药有药理活性的看法是一致的。

药物对膜转运的影响，特别是神经传导依赖于细胞膜的离子转运，是一个重要的研究课题。最近有一些报道，用 ^{23}Na-NMR 研究药物对钠离子膜转运的影响。例如，氯丙嗪和丙咪嗪可以促进由 nigercin（离子载体）介导的钠离子跨膜转运，单独蜂毒素不影响 Na^+ 的膜转运，如同时加入氯丙嗪或丙咪嗪则可加速 Na^+ 通过大的卵磷脂单层膜囊。

（阮金秀）

参 考 文 献

1. Wemmer DE and Williams PG. Use of nuclear magnetic resonance in probing ligand-macromolecule interactions. Methods Enzymol, 1994, 239:739 – 767

2. Segall Y, Waysbort D, Barak D, et al. Direct observation and elucidation of the structures of aged and non aged phosphorylated cholinesterases by ^{31}P-NMR spectroscopy. Biochemistry, 1993, 32:13441 – 13450

3. Fischer JJ, Jardetzky O. Nuclear magnetic relaxation study of intermolecular complexes. The mechanism of penicillin binding to serum albumin. J Am Chem Soc, 1965, 87:3237 – 3244

4. Schepkin V, Kamabata T, and Packer L. NMR study of lipoic acid binding to bovine serum albumin. Biochem Mol Biol Int, 1994, 33:879 – 886

5. Dubois BW, and Evers AS. ^{19}F-NMR spin-spin relaxation（T_2）method for characterizing volatile anesthetic binding to proteins. Analysis of isoflurane binding to serum albumin. Biochemistry, 1992, 31:7069 – 7070

6. Dubois BW, Cherian SF, and Evers AS. Volatile anesthetics compete for common binding sites on bovine serum albumin: a ^{19}F-NMR study. Proc Natl Acad Sci USA, 1993, 90:6478 – 6482

7. Jenkins BG. Detection of site-specific binding and co-bindings of ligands to macromolecules using ^{19}F NMR. Life Sic, 1991, 48:1227 – 1240

8. Jenkins BG, and Lauffer RB. Detection of site-specific binding and Co-binding of ligands to human serum albumin using ^{19}F NMR. Mol Pharmacol, 1990, 37:111 – 118

9. Forsen S, Thulin E, Drakenberg T, et al. A ^{113}Cd-NMR study of calmodulin and its interaction with calcium, magnesium and trifluoperazine. FEBS Lett, 1980, 117:189 – 194

10. Thulin E, Andersson A, rakenberg T, et al. Metal ion and binding to proteolytic fragments of calmodulin: proteolytic, cadmium-133, and proton nuclear magnetic resonance. Biochemistry, 1984, 23:1862 – 1870

11. Andersson A, Drakenberg T, Thulin E, et al. A ^{113}Cd and ^{1}H NMR study of the interaction of calmodullin with D600, trifluoperazine and some other hydrophobic drugs. Eur J Biochem, 1983, 134:459 – 465

12. Zhou Y, Li Y, Wang Z, et al ^{1}H-NMR and spin-labeled EPR studies on the interaction of calmodulin with jujuboside A. Biochem Biophys Res Commun, 1994, 202:148 – 154

13. Behling RW, Yamane T, Navon G, et al. Measuring relative acetylcholine receptor agonist binding by selective proton nuclear magnetic resonance relaxation experiments. Biophys J, 1988, 53:947 – 954

14. Basus VJ, Song G, and Hawrot E. NMR solution structure of an α-bungarotoxin/nicotinic receptor peptide complex. Biochemis-

try，1993，32：12290 – 12298

15. Hoyt DW, Harkins RN, Debanne, et al. Interaction of transforming growth factor alpha with the epidermal growth factor receptor: binding kinetics and differential mobility within the bound TGF-alpha. Biochemistry, 1994, 33：15283 – 15292

16. Jarrell HC, Deslauriers R, McGregor WH, et al. Interaction of opioid peptides with model membranes. A carbon-13 nuclear magnetic study of enkephalin binding to phosphatidylserine. Biochemistry, 1980, 19：385 – 390

17. Krugh TR, Nuss ME. Nuclear magnetic resonance studies of drug-nucleic acid complexes. In: Shulman RG ed. Biological applications of magnetic resonance. New York: Academic press, 1979, 113 – 175

18. Frydman B, de los Santos C, and Frydman RB. A ^{13}C-NMR study of [5, 8-^{13}C$_2$] spermidine binding to tRNA and to Escherichia coli macromolecules. J Biol Chem, 1990, 265：20874 – 20878

19. Feigon J, Denny WA, Leupin W, et al. Interactions of antitumor drugs with natural DNA: ^{1}H-NMR study of binding mode and kinetics. J Med Chem, 1984, 27：450 – 465

20. Hu S, Weisz K, James TL, et al. ^{1}H-NMR studies on d (GCTTAAGC)$_2$ and its complex with berenil. Eur J Biochem, 1992, 204：31 – 38

21. Caceres-Cortes J, Wang AHJ. Binding of the antitumor drug nogalamycin to bulged DNA structures. Biochemistry, 1996, 35：616 – 625

22. Embrey KJ, Searle MS, Graik DJ. Interaction of Hoechst 33258 with the minor groove of the A + T-rich DNA duplex d (GGTAATTACC)$_2$ studies in solution by NMR spectroscopy. Eur J Biochem, 1993, 211：437 – 447

23. Fan SS, Shen TY. Membrane effects of antiinflammatory agents. 1. Interaction of sulindac and its metabolites with phospholipid membrane, a magnetic resonance study. J Med Chem, 1981, 24：1197 – 1202

24. Albertini G, Bossi G, Dubini B, et al. Membrane fluidization by animycotic bifonazole. Physiol Chew Phys & Med MNR, 1995, 27：91 – 109

25. 阿久津，秀雄. NMR 在生物化学中的应用——研究生物膜的动态结构. 见：宫泽辰雄，荒田洋治编（彭朴等译）. 核磁共振实验新技术及其应用. 北京：化学工业出版社，1991，342 – 362

26. Seelig J. ^{31}P nuclear magnetic resonance and the head group structure of phospholipids in membranes. Biochim Biophys Acta, 1978, 515：105 – 140

27. Zidovetzki R, Banerjee U, Birge RR, et al. Interaction of polypeptide antibiotics with phospholipid bilayers: A ^{31}P-and ^{2}H-NMR study. In: Chien S, Ho C, eds. NMR in Biology and Medicine. New York: Raven Press, 1986, 65 – 81

28. Epand RM, Epand RF, and McKenzie RC. Effects of viral chemotherapeutic agents on membrane properties. J Biol Chem, 1987, 262：1526 – 1529

29. Peuvot J, Schanck A, Deleers M, et al. Piracetam-induced changes to membrane physical properties: A combined approach by ^{31}P-nuclear magnetic resonance and conformational analysis. Biochem Pharmacol, 1995, 50：1129 – 1134

30. Lafleur M, Fine B, Sternin E, et al. Smoothed orientational order profile of lipid bilayers by ^{2}H-nuclear magnetic resonance. Biophys J, 1989, 56：1037 – 1041

31. Baber J, Ellena JF, and Cafiso DS. Distribution of general anesthetics in phospholipid bilayers determined using^{2}H-NMR and ^{1}H-^{1}H-NOE spectroscopy. Biochemistry, 1995, 34：6533 – 6539

32. Zidovetzki R, Sherman IW, Cardenas M, et al. Chloroquine stabilization of phospholipid membranes against diacylglycerolinduced perturbation. Biochem Pharmacol, 1993, 45：183 – 189

33. Biaggi MH, Pinheiro TJT, Watts A, et al. Spin label and ^{2}H-NMR studies on the interaction of melanotropic peptides with lipid bilayers. Eur Biophys J, 1996, 24：251 – 259

34. Auger M, Jarrell HC, and Smith ICP. Interactions of the local anesthetic tetracaine with membranes containing phosphatidylcoline and cholesterol: A^{2}H-NMR study. Biochemistry, 1988, 27：4660 – 4667

35. Tanaka H, Matsunaga K, and Kawazura H. ^{23}Na-and ^{1}H-NMR studies of the action of chlorpromazine and imipramine on nigericin-mediated Na$^+$ transport across phophatidylcholine vesicular membranes. Chem Pharm Bull, 1994, 42：425 – 429

36. Tanaka H, Matsunaga K, and Kawazura H. ^{23}Na-and ^{1}H-NMR studies on melittin channels activated by tricyclic tranquilizers. Biophys J, 1992, 63：569 – 572

第八章 药物毒物代谢处置的 NMR 研究

NMR 是唯一的在分子水平上对从生物体液到动物整体、乃至人体进行无损伤分析测定的物理方法。近十几年来，随着 NMR 仪器的发展，该技术的灵敏度和分辨率有明显的提高。许多实验室开始试用 NMR 直接定性定量分析生物体液、细胞和组织器官中的药物及代谢产物，观察药物吸收、分布、排泄及生物转化的动力学过程，或直接鉴定一些未知的代谢产物。与色谱等其他分析技术比较，NMR 的优点是：① 不破坏样品，回收的样品可以再用做别的分析；② 不需要提取分离或只需简单预处理，简化实验操作；③ 不需预选测试条件，只要能测得有关信号，标定信号强度与浓度的关系即可进行定性和定量分析；④ 现代 NMR 有多种核探头和多种脉冲技术可供选择，灵活多样，信息量大，既可鉴定药物和代谢产物的结构，定量观测其消长过程，也可研究药物与大分子的结合作用；⑤ NMR 可以实时跟踪药物细胞、器官乃至整体动物组织中的代谢过程，一些不稳定代谢产物和中间产物的分析成为可能，这是其他分析技术所无法替代的。

随着 NMR 技术的发展以及应用的增多，药物代谢的 NMR 研究得以长足发展，构成了 NMR 技术在药理学中应用的重要部分。目前主要用于药物代谢研究的核素有 ^1H、^{13}C、^2H、^{19}F、^{31}P 等，它们在药物代谢研究中的应用及技术特点将分述如下。

第一节 ^1H-NMR

^1H 存在于所有的药物中，它的自然丰度接近 100%，在所有稳定核素中具有最高的灵敏度（表 14-1-1）。^1H-NMR 早已是一个强有力的鉴定药物代谢产物结构的分析手段，但其用于体内药物代谢研究或直接测定生物体液内的药物及代谢产物较为困难。这是因为生物样品中含有大量的水（H_2O），H_2O 的浓度（110mol/L）比小于 mmol/L 的药物浓度大 5 个数量级以上，强大的水质子共振信号能遮盖图谱中较宽的一个区域，而且受仪器的动态范围的限制，待测物分子的微弱共振信号难以检出。体液中还存在着大量含质子的蛋白、脂类以及内源性代谢物，在小的化学位移范围内，过分拥挤的重叠峰将使药物信号难于分辨。如第三章所述，生物样品的 ^1H-NMR 分析需要采用特别的处理或技术。例如血、尿样品可经冷冻干燥去除水分，再用重水溶解；应用自旋回波技术并加入水质子交换剂可以同时抑制水峰和消除蛋白等大分子的馒头峰。

^1H-NMR 直接用于检测和定量分析生物体液中的药物及代谢产物的研究起始于伦敦大学 Sadler 和 Nicholson 研究小组的工作，他们将 ^1H-NMR 用于镇痛剂（醋氨酚和阿司匹林）、抗炎药（萘普生和布洛芬）、抗菌药（头孢噻啶、甲硝唑、氨苄青霉素和青霉素）、抗高血压药（己酮可可碱）以及实验性抗肿瘤剂 N-甲基甲酰胺等的代谢研究。醋氨酚的结构中有乙酰基等特征的质子信号，与内源性物质的共振峰不重叠，Sadler 和 Nicholson 小组应用 ^1H-NMR 成功地研究了它的代谢过程。他们采用水峰抑制技术直接分析人口服醋氨酚后尿中原药及其代谢产物的浓度，测得了 24h 内各代谢产物的排泄比例和总量（为给药量的 77.3%）。图 14-8-1 标出了醋氨酚（A）及其与硫酸（S）、葡萄糖醛酸（G）、半胱氨酸（C），N-乙酰半胱氨酸（NAC）结合物的共振峰以及尿中内源性代谢物的共振峰，^1H-NMR 谱图中内源性与外源性代谢物互不干扰，但醋氨酚与其半胱氨酸结合物的峰重叠无法分别测定。他们进一步用化学位移相关二维技术使重叠的峰得以分离，并且更微细地分析交叉峰的构成。Nicholson 等应用自旋回波 ^1H-NMR 首先测定了完整肝细胞中葡萄糖、游离脂肪酸、氨基酸等内源性物质的共振信号峰，随后将醋氨酚与肝细胞孵温，3h 后取上清液冷冻干燥，重水重溶，用自旋回波 ^1H-NMR 测定了原形药物及其与葡萄糖醛酸和硫酸的结合物。如将肝细胞悬于重水配制的缓冲液中，醋氨酚的代谢速度将减慢 3 倍左右。他们曾试图直接测定肝细胞悬液中的药物代谢产物，但没有成功。其原因可能是由于小分子代谢物与大分子结合或 P450 等顺磁

成分的存在使峰明显增宽而难于测得。Spurway 和 Nicholson 用 ^{1}H-NMR 和放射性同位素示踪法同时比较了醋氨酚在胆汁和尿中的排泄模式。代谢产物的组成在尿和胆汁中基本一致，胆汁中的主要产物是醋氨酚的葡萄糖醛酸苷（80%），其余尚有小量的原形药物、硫酸酯和谷胱甘肽加成物。

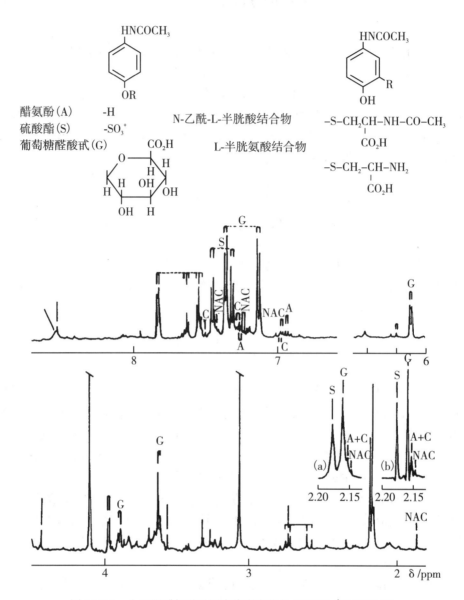

图 14-8-1 人口服醋氨酚后尿中代谢产物的 500MHz ^{1}H-NMR 谱

对氨基酚是醋氨酚的小量代谢物，具有肾毒性。Gartland 和 Nicholson 等用 ^{1}H-NMR 检测了大鼠服用对氨基酚后胆汁中的代谢产物，除了检测到对氨基酚的葡萄糖醛酸苷和硫酸酯等结合物外，尚检出了醋氨酚的硫酸酯及大量的醋氨酚葡萄糖醛酸苷，说明对氨基酚在体内能经乙酰化而逆转为醋氨酚。

甲硝唑在临床上用于灭滴虫，它同时具有放射增敏作用。甲硝唑从尿中可以排出 4 个含硝基的代谢产物。Coleman 等根据甲硝唑 4 位氢和 2 位甲基的单共振峰鉴别出尿中的原形药物以及 3 个代谢产物，并定量研究了健康自愿者静脉注射 616mg 甲硝唑后，原药与代谢产物从尿中排出的动力学过程。用 HPLC 平行测定得到了相吻合的结果。Allars 等用甲硝唑灌流大鼠肝脏，灌流液经冷冻干燥，重水重溶后消除水峰，定时采集 ^{1}H-NMR 图谱，观察了甲硝唑及其葡萄糖醛酸结合产物在灌流肝脏中的消长过程。大鼠预先用苯巴比妥处理能诱导代谢产物的生成。

应用 ^{1}H-NMR 鉴定生物体液中的代谢产物结构多有报道。抗癌剂 N-甲基甲酰胺具有肝毒性，其在大鼠尿中的代谢产物经 ^{1}H-NMR 的化学位移、自旋偶合的分析和结合二维谱分析推测为 N-乙酰半胱氨酸的结合物，并通过合成标准样品予以确认。研究者认为这一结合物的形成将消耗谷胱甘肽，从而引起肝损伤。N, N-二甲基酰胺（DMF）也有肝毒作用。以前认为它的主要代谢产物是 N-甲基甲酰胺，而 Kestell 根据 ^{1}H-NMR 谱的结果证明它的主要代谢产物是 N-（羟甲基）-N-甲基酰胺（DMF-OH）。Tulip 等也从大鼠尿的 ^{1}H-NMR 谱看到这一主要代谢产物，并发现有 N-乙酰半胱氨酸结合产物的存在，推测肝毒作用可能与此反应有关。氨苄青霉素在大鼠尿中的新代谢产物由 ^{1}H-NMR 谱的化学位移分析以及与标准样品对照鉴别为 β-内酰胺环开环的产物。

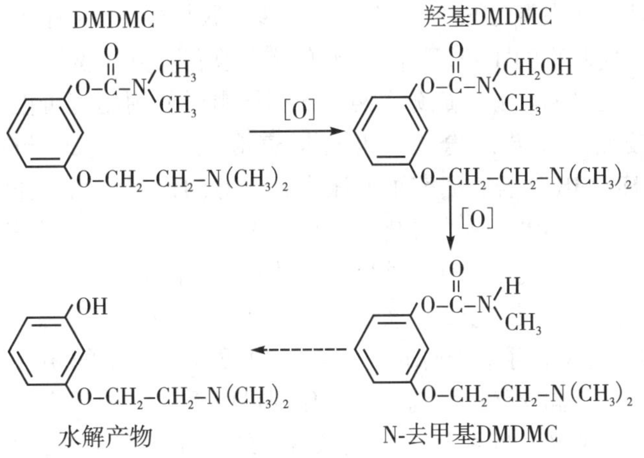

图 14-8-2 DMDMC 在原位灌流大鼠肝脏中的代谢途径

　　为了能将 ^{1}H-NMR 直接用于生物样品中药物和代谢产物的定性定量测定，缪振春等建立了适用于生物体液的 ^{1}H-NMR 方法——选择自旋翻转回波法。在 pH4.6～7.8 的范围内，将弛豫剂氨基磺酸铵加入血、尿等生物样品中，通过去偶道对水质子施加 180°—△选择性脉冲序列，得到的自旋回波图谱可以有效地抑制水峰，准确地测得药物及其代谢产物的信号。应用该法直接观测了氨基甲酸酯类可逆性胆碱酯酶抑制剂 N, N-二甲氨基甲酸 - 间-（2-二甲氨基）乙氧基苯酯（DMDMC）在原位灌流大鼠肝脏中的代谢。灌流不同时间采集灌流液样本，在 400MHz NMR 谱仪上直接用 ^{1}H-NMR 进行定性和定量分析。DMDMC 在灌流大鼠肝脏中的主要代谢产物鉴别为羟基 DMDMC 和 N-去甲基 DMDMC（图 14-8-2）。以 DMDMC 结构中苯环上未发生变化的 5-位质子的积分面积为标尺，原药及其代谢产物结构中两个发生变化的 N-CH$_3$ 质子峰面积与苯环 5-位质子峰面积的比值（γ）作为定量指标，得到 DMDMC 在灌流大鼠肝脏的消除半衰期为 112min，羟基 DMDMC 和 N-去甲基 DMDMC 的最高生成值 γ$_{max}$ 分别为 0.49 和 0.26。大鼠用苯巴比妥 [80mg/(kg·d)] 预处理 4d 后，DMDMC 在灌流大鼠肝脏中的代谢消除加快，半衰期缩短为 54min，同时代谢产物的生成和转化速度加快（图 14-8-3 至 14-8-5）。回收 ^{1}H-NMR 测定样品，提取后用 HPLC 验证，得到了一致的结果。

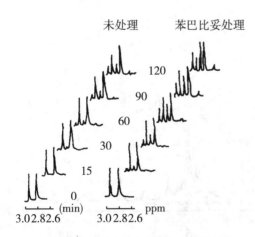

图 14-8-3 以灌流液 ^{1}H-NMR 谱图 N-CH$_3$ 区表示的 DMDMC（150mg/L）在原位灌流大鼠肝脏中的代谢过程

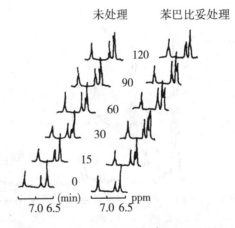

图 14-8-4 以灌流液 ^{1}H-NMR 谱图芳环质子区表示的 DMDMC（150mg/L）在原位灌流大鼠肝脏中的代谢时程

　　由于血尿样品中内源性成分复杂，常常在 ^{1}H-NMR 测定中会干扰药物及代谢产物的信号。因此在实际应用中可采用液 - 液提取或固相提取等简单的预处理步骤加以适当净化。Wilson 等在 ^{1}H-NMR 分析前用 C-18 固相柱预处理尿样品，研究了布洛芬、己酮可可碱、萘普生和阿司匹林 4 个药在尿中的代谢物，测定效果得以明显改进。例如，口服萘普生后尿中代谢物的共振信号比内源性成分的信号弱得多，尿样经 C-18 柱浓集后，代谢物的 ¹H-NMR 信噪比有较大改善。分步洗脱可以去除更多的内源性成分，两个固相柱串联使用则有可能得到较纯的糖苷结合物。也有报道应用反相 HPLC 与高场 ¹H-NMR 结合，研究了人尿中布洛芬的代谢产物。作者认为，经 HPLC 适当纯化后，再用 ¹H-NMR 进行鉴定分析，是分析鉴别药物代谢产物的一种快速简便的方法。

药物与蛋白质结合是药物代谢研究的内容之一。¹H-NMR 技术也可用于研究药物与蛋白质等大分子的相互作用。将不同比例药物与白蛋白作用可以看到不同程度的峰增宽或弛豫时间缩短，由此求得与结合作用有关的参数。有关例子见第七章。

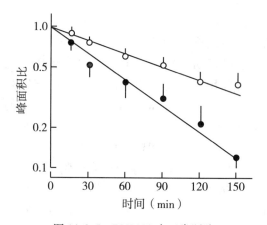

图 14-8-5 DMDMC 在正常肝脏
（○）和苯巴比妥处理肝脏（●）中的处置动力学。

第二节 ²H-NMR

²H-NMR 在药物代谢研究中是一种有潜在应用价值的技术。²H 核是四极核，自旋量子数 I =1。它具有较低的回旋磁率和自然丰度（0.015%），使得相对于 ¹H-NMR 的灵敏度仅有 1.45×10^{-6}（表 14-1-1）。在应用中这些不利因素可从以下几个方面得以补偿：①短的自旋 - 晶格弛豫时间；②低的自然丰度导致低的内源性本底；③在水（H_2O）中，17.3mmol/L 自然存在的 ²H（HOD）可以作为内在化学位移标准和浓度标准。在实际应用中，通常对药物进行 ²H 的定位标记合成后用 ²H-NMR 进行检测。例如，应用体内 ²H-NMR 测定了 ²H 标记的米索硝唑（一种肿瘤缺氧标记物）在小鼠肿瘤中的浓度。Ebner 等直接应用 ²H-NMR 分析服用（2R-²H）司巴丁（金雀花碱）病人的浓缩尿样，结果表明两个代谢产物均具有甲醇胺和亚胺基的结构。选择性 ²H 标记的苯甲酸并用 ²H-NMR 进行了直接测定人体的排泄动力学。苯甲酸在体内可转化为马尿酸，然后由尿排出。这一转化可用作肝功能检测，称为"马尿酸测试"。Akira 等研究了

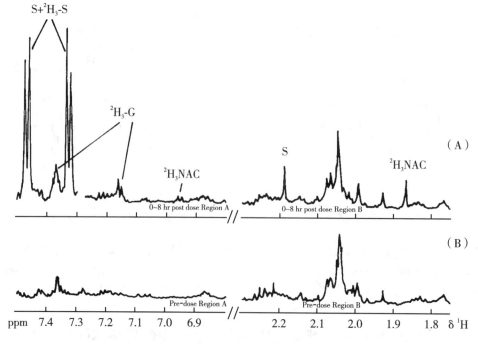

图 14-8-6 大鼠服用 C^2H_3-醋氨酚（A）后 8h
和未服用醋氨酚（B）尿样的 600MHz ¹H-NMR 图谱。

人口服苯甲酸后不同时间段尿中马尿酸的回收率，他认为，应用^{2}H-NMR 检测技术可为"马尿酸测试"提供了一种简便而快速的手段。

^{2}H-NMR 直接检测生物体液中的^{2}H 标记药物及其代谢产物还可用于药物代谢转化机制以及代谢中间产物的研究。醋氨酚的脱乙基产物对氨基酚具有肾毒性，应用常规分析技术测得大鼠尿中仅有很少量的对氨基酚，而主要的是醋氨酚的硫酸酯和葡萄糖醛酸苷。Nicholls 等人应用^{2}H-NMR 和^{13}C-NMR 研究大鼠服用^{2}H 和^{13}C 标记的醋氨酚后大鼠尿中代谢产物，结果表明服用含-C^{2}H$_3$ 的醋氨酚后，尿中可检出-C^{1}H$_3$取代的醋氨酚硫酸酯（图 14-8-6），而^{13}CH$_3$ 标记的醋氨酚可以被-^{12}CH$_3$ 取代（图 14-8-7），他们详细地分析了各产物之间的比例关系后指出，醋氨酚在生成结合物排出前经历了脱乙酰基形成对氨基酚，然后重新乙酰化的过程。体内脱乙酸基的程度明显高于最后尿中的检测结果。这一现象为对氨基酚在醋氨酚肾毒性中的作用提供了新的认识。

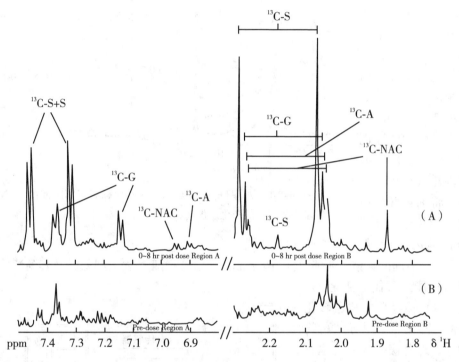

图 14-8-7　大鼠服用^{13}CH$_3$-醋氨酚（A）后 8hr 和未服用醋氨酚（B）尿样的600MHz^{1}H-NMR 谱图

第三节　^{7}Li-NMR

^{7}Li 是锂最主要的核素，具有较高的 NMR 灵敏度。^{7}Li 的自旋量子数 I = 3/2（表 14-1-1），它具有四极磁矩，能给出宽谱线，^{7}Li-NMR 不会被内源性物质的信号所干扰。^{7}Li-NMR 的应用仅限于测定抑郁症病人或健康自愿者服用锂盐后在脑中以及腓肌中的药代动力学过程，或锂盐在动物脑中的分布，锂治疗后肌肉和脑中锂浓度的上升明显慢于血清。锂的血清治疗浓度（0.4 ~ 1.0mmol/L）通常在锂治疗后 1 ~ 2d到达，但给药几天内都观察不到治疗效应。^{7}Li-NMR 研究的结果提示：这一延迟是由于锂在脑中的蓄积相对较慢（均为治疗后 3 ~ 7d）所致。锂治疗停止后，锂在脑中的消除半衰期（32 ~ 48h）同样要慢于肌肉和血清（约24h）。

第四节 ^{13}C-NMR

所有的药物结构中都含有碳，但由于其磁活性同位素^{13}C的自然丰度很低，灵敏度也相应较低（表14-1-1），加之生物体液中药物及其代谢产物的浓度限制，使得^{13}C在其以自然丰度存在时的检测非常困难。应用^{13}C标记的药物能提高灵敏度。

^{13}C标记的氨基比林和非那西汀等解热镇痛剂的代谢应用^{13}C-N MR进行了研究。图14-8-8是氨基比林在灌流小鼠肝脏中的消除动力学过程，由此得到氨基比林在正常及苯巴比妥诱导肝脏中的消除半衰期分别为174±26和64±6min，灌流肝脏中脱甲基酶的活性也同时进行了观察。^{13}C标记的非那西汀加入灌流液循环通过离体大鼠肝脏，将离体肝放在NMR的磁腔外，灌流液循环流入磁腔内的流动池内（图14-

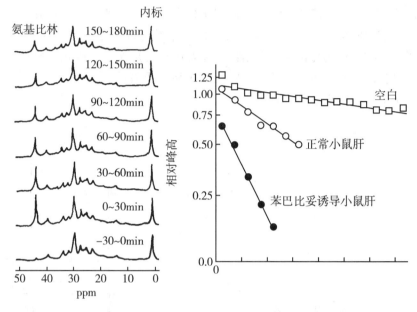

图14-8-8 小鼠肝灌流^{13}C标记氨基比林后不同时间的^{13}C-NMR谱（A）和氨基比林峰高的变化过程（B）

8-9），记录不同灌流时间的碳谱。非那西汀在大鼠肝中的主要代谢产物为醋氨酚及其葡萄糖醛酸苷。

在体内布洛芬能经历代谢活化，2-位手性中心从（R）型经单向构象转化为（S）型。这一转化的结果导致药物较高的治疗效应，对肾病病人同时也有引起急性肾衰竭的危险。Shiech等提出这一立体转化是通过依赖于辅酶A的质子转移机制而实现的，（R）和（S）-布洛芬都能形成辅酶A酯然后水解，但只有（R）-布洛芬能逆转生成辅酶A酯，再经历表异构化和水解反应，以构成单向转化（图14-8-10）。他们应用^{13}C-NMR直接检测了布洛芬在大鼠肝脏线粒体中的转化作用。^{13}C-NMR可以分辨2-^{13}C、2-^{2}H布洛芬及其代谢产物。图14-8-11所示是（S）-2-^{13}C，2-^{2}H布洛

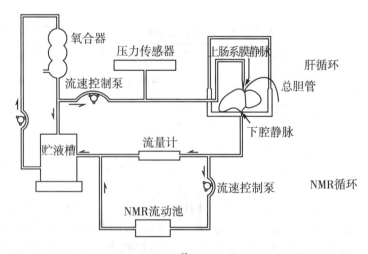

图14-8-9 用于非那西汀^{13}C-NMR代谢研究的肝灌流装置

芬辅酶A酯和（R）-2-^{13}C，2-^{2}H布洛芬辅酶A酯在大鼠肝线粒体悬液中表异构化的时程。实验结果表明，在线粒体中布洛芬可以进行表异构转化，但（R）或（S）-布洛芬辅酶A酯均不能被水解为游离酸。

^{13}C-NMR在药物毒物代谢中的应用实例还包括检测^{13}C标记的N, N-二乙基苯酰胺（DEB，杀虫剂DE-ET中的污染物）在大鼠肝微粒体中的代谢和^{13}C标记的苯甲酸在大鼠体内代谢为马尿酸的转化速率等。在实际应用中，为了得到药物完整的代谢模式，必须在药物的关键结构部位或推测的易转化部位进行^{13}C

标记，这往往给化学合成带来困难，而且标记合成比较昂贵，从而限制了^{13}C-NMR 在药物代谢研究中的应用。

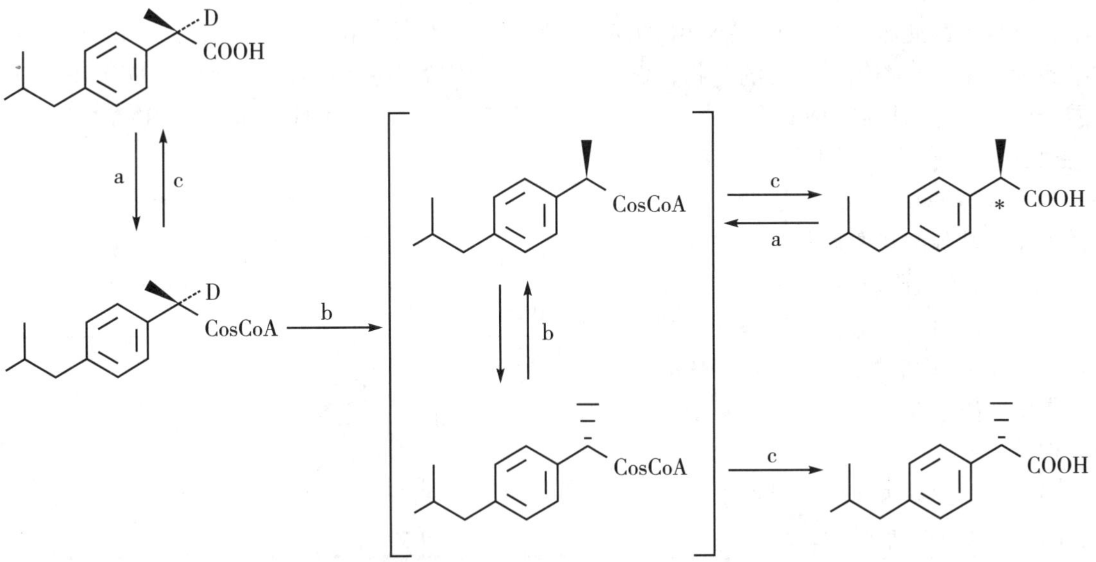

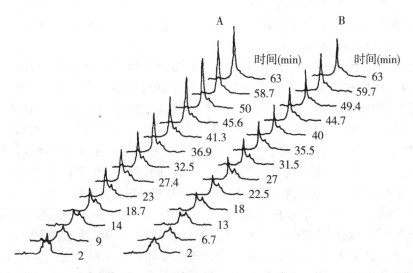

图 14-8-10 2-^{13}C，2-^{2}H 布洛芬的代谢转化途径

a. 乙酰辅酶 A 合成酶；b. 2-丙酰芳基-辅酶 A 异构化酶；c. 硫酯酶。

图 14-8-11 （S）〔2-^{13}C，2-^{2}H〕布洛芬辅酶 A 酯（A）和（R）-2-^{13}C，2-^{2}H 布洛芬辅酶 A 酯（B）在大鼠线粒体悬液中的表异构化时程

第五节 ^{19}F-NMR

应用 NMR 技术研究药物代谢的大多数文献涉及^{19}F-NMR，其主要原因是^{19}F 核素具有良好的适用于 NMR 技术的性质：①100% 的自然丰度；②较高的灵敏度，其相对灵敏度接近^{1}H-NMR；③较宽的化学位移范围，结构相近的代谢产物不存在峰重叠的问题；④在生物体内的本底干扰很小。目前已有较多的含氟药物用于临床，^{19}F-NMR 为研究它们在动物或人体内的药代动力学及代谢转化提供了一种强有力的手段。

一、含氟抗肿瘤药物

含氟抗肿瘤药物 5-氟尿嘧啶（FU）及其前体药物 5'-脱氧和 2'-脱氧-5-氟尿核苷酸（5'dFUrd 和 FdUrd）在临床上应用剂量高，氟原子在生物转化中保持不变，而且药物与代谢产物结构差异较大，信号在图谱不易重叠，因此非常有利于 ^{19}F-NMR 的研究。FU 类药物在体内经两条途径代谢转化（图 14-8-12），它们的细胞毒性来源于类代谢途径的产物，例如：①5-氟-2'-脱氧尿嘧啶-5'-单磷酸（FdUMP）能抑制胸腺核苷酸合成酶，进而抑制 DNA 的合成；②5-氟尿嘧啶-5'-三磷酸（FUTP）能参入 RNA 中；③5-氟-2'-脱氧尿嘧啶-5'-三磷酸（FdUTP）能参入 DNA 中；④5-氟尿嘧啶-5'-二磷酸糖等。另一条途径为竞争性降解代谢途径，主要在肝中进行。FU 可被依次降解为 5,6-二氢-5-氟尿嘧啶（FUH$_2$）、2-氟-β-脲基丙酸（FUPA）和 α-氟-β-丙氨酸（FBAL）。FU 的疗效和副作用取决于在不同组织中这两条途径的相对贡献。

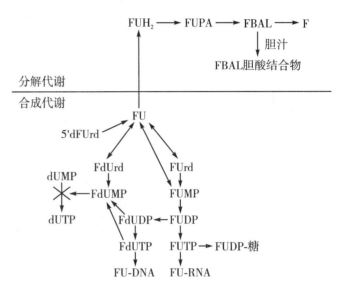

图 27-8-12　5-氟尿嘧啶的代谢途径

应用 ^{19}F-NMR 检测病人血、尿等生物体液样品中的 FU 及其代谢产物，结果表明在生物体液中以降解代谢产物为主，研究结果提供了代谢降解途径的信息。Hill 等分析了肿瘤病人静注 FU 后血浆和尿中药物及其代谢产物的浓度，FUH$_2$ 和 FBLA 达到稳态时间与 FU 剂量有关，曲线下面积增大超过剂量的增大。尿中可以检测到所有的代谢产物。对 FU 化疗有反应和无反应病人，血尿中代谢产物构成比例没有明显差别。应用这一技术在服用 FU 或 5'dFUrd 的病人血和尿中检出了氟离子和 N-羧基 FBAL 等新代谢产物。在病人的引流胆汁中发现了 FBAL 与一级胆汁酸（胆酸和去氧胆酸）的结合物，这是首次发现外源性氨基酸代谢物与胆酸结合。对于未引流胆汁的病人，除了发现上述两种结合物外，还有 FBAL 与二级胆汁酸衍生物的结合产物。在体内仅生成 FBAL 结合产物二个非镜像光学异构体中的一个，说明 FBAL 的代谢具有立体选择性。

Malet-Martino 对 FU 在灌流小鼠肝脏中的代谢进行了详细的 ^{19}F-NMR 定性定量分析。肝脏经 FU 单独处理或加上胸腺嘧啶（d Thd）共同处理，均能快速地将 FU 代谢降解为 FUPA 和 EBAL，其中 FBAL 为主要产物。FU 的第一个降解产物 FUH$_2$ 未能检测到，但图谱中可见相对应于 5-氟尿核苷酸（FNUCt）的信号。在经 FU 和 dThd 共同处理的肝脏中可以观测到 FdUrd 的信号。dThd 通过竞争抑制二氢尿嘧啶脱氢酶（此酶可将 FU 转化为 FUH$_2$）而显著降低 FU 的降解代谢，增加 FdUrd 的生成。实验结束后，在肝脏的过氯酸提取物中未测到 FdUMP，说明胸腺嘧啶也能抑制 FdUrd 转化为 FdUMP。为了定量检测 FU 及其代谢产物，作者设计了双管转换的肝灌流装置。两管中分别装入肝脏和循环的灌流液，依次用 ^{19}F-NMR 采集"肝脏管"和"灌流液管"的图谱，采样时间为 10min，以了解肝内外含氟化合物的分布。FU 及其代谢产物在灌流大鼠肝脏中的消长过程见图 14-8-13。灌流的前 10min，FU 和代谢物的浓度变化较快，随后缓慢变化至实验终点。约 65% 的 FU 转化为 FU-PA 和 FBAL，而 FNUCt 仅有 0.25%。"肝脏管"的检测结果表明，实验终点时，15% 的注射剂量在肝内，而大量的代谢产物分布在灌流

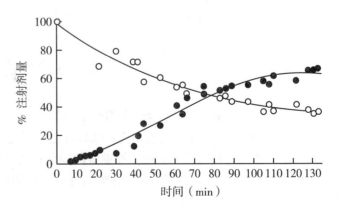

图 14-8-13　5-氟尿嘧啶在灌流大鼠肝脏中的代谢动力学过程

液中（图 14-3-14）。

在动物和人体内的 FU 代谢研究中，^{19}F 表面线圈技术得以成功应用。将 ^{19}F 表面线圈放置于肿瘤或肝脏等组织的表面，可以直接测得 FU 及其代谢产物的信号，为 FU 及其代谢物在靶器官和代谢降解器官中的摄取，转化及消除提供了大量信息。Stevens 等首先用 ^{19}F-NMR 表面线圈定量观测小鼠静注 FU 后肝脏与肿瘤中药物及其产物的消长过程。由图 14-8-15 可见，肝脏能较快地将 FU 还原为 FUH$_2$，然后水解为 FBAL。FU 在肿瘤中的代谢较慢，仅测得有抑瘤作用的 FNUCt。在

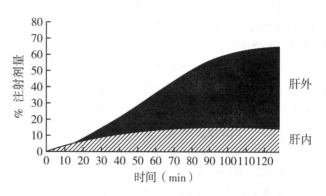

图 14-8-14　5-氟尿嘧啶在灌流大鼠肝脏内外分布的时程

大鼠植入肿瘤的 ^{19}F-NMR 图谱上，同样可以看到具有细胞毒作用的 FdUrd。Sijens 等应用 ^{19}F-NMR 表面线圈直接测定了不同剂量 FU 在荷 RIF-1 肿瘤小鼠肝脏和肿瘤中的代谢，并同步观察了肿瘤缩小的程度。给 130mg/kg 的小剂量后测得的 FU 和 FNUCt 水平不足大剂量（260mg/kg）的 1/3，肿瘤缩小的程度也明显偏低。对于大剂量组，用 NMR 测得的 FNUCt 水平和肿瘤缩减率之间有显著的相关性。在肝脏中 FU 的降解速度大剂量组明显慢于小剂量组，二者的半衰期有显著差异。这证明了 FU 在肝脏中的降解和在肿瘤中的活化是一竞争过程。

进一步的研究表明，FU 在肝脏中转化为 FBAL 的速率很快，但其依赖于治疗的途径。一些调节因子可以影响 FU 在肝脏中的代谢。在动物体内别嘌醇能减少 FNUCt 的生成，而胸腺嘧啶能竞争抑制 FU 在肝脏中的降解代谢。在人体实验中，左旋咪唑不改变 FU 的代谢，而甲氨蝶呤（MTX）可以增加 FU 在肝中的降解。大鼠肝脏实验表明，当肝损伤时，FNUCt 的合成增加，同时 FBAL 的生成受阻。用尿嘧啶预处理时，这一现象更为显著。

EL-Tahtawy 等用体内 ^{19}F-NMR 研究 FU 及其细胞毒类代谢物 FNUCt 在荷 Walker256 腺瘤大鼠体内的代谢。NMR 分析与肿瘤过氯酸提取物可溶和不可溶部分的测定结果表明，在肿瘤中，FNUCt 生成的增加伴随着 FU 参入 RNA 的增加。因而体内 NMR 法测得的 FNUCt 信号相对强度的提高或降低能代表 NMR 谱不

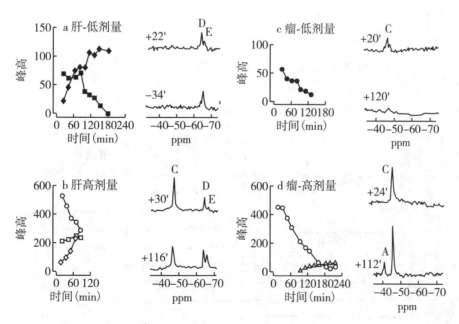

图 14-8-15　^{19}F-NMR 观察 5-氟尿嘧啶在小鼠肝和肿瘤中摄取和转化过程

峰 C（● · ○）为 5FU，峰 D（■ · □）为 5FUH$_2$ 分解产物，峰 E（◆ · ◇）为 FBAL，峰 A（△）为 5-FdUM。

可测的 F-RNA 的相同变化。作者同时用二房室模型来计算 FU 及其代谢产物在瘤内的转运参数。FNUCt 在肿瘤内的表观生成速率 K 在经 MTX 预处理后，由 6.4 ± 2.4 增加为 15.5 ± 5.0（$P < 0.01$）。这一结果与体外酸溶法分析的结果有很好的相关性。

在国内，李桦、颜贤忠等首次应用自制的 ^{19}F 表面线圈在窄孔磁体 NMR 谱仪上直接观测了 FU 及其代谢产物在活体小鼠肝脏及植入肿瘤中的代谢过程。无论静注或皮下途径，FU 在小鼠肝脏中的主要代谢产物均为 FUPA 和 FBAL。静注 FU 后 35 ± 5min，肝脏中 FU 信号消失，FUAP 和 FBAL 信号在 30min 时可以测得，但 FUPA 的信号很快消失，而 FBAL 的信号在 100min 时达最大。皮下给 FU 后原药的信号在肝中可维持较长时间，FBAL 和 FUPA 的信号在皮下给药后约 30min 测得，并逐渐增强。荷瘤小鼠肝脏的 ^{19}F-NMR 图谱中可见降解产物 FUPA 和 FBAL 的信号，同时检出活性代谢物 FNUCt，而肿瘤中也可测得这三种产物，说明降解产物和活性代谢物可在肝脏和肿瘤中互相转运。应用二氟苯（DFB）作为外标进行相对定量，得到 FU 及其代谢产物在小鼠肝脏和肿瘤中的相对强度比 – 时间曲线（图 14-8-16，14-8-17）。FU 在肝脏和植入肿瘤中的消除 $t_{1/2}$ 分别为 36min 和 83min。FU 在不同肿瘤中活化为 FNUCt 的速度和程度有差异，在 B16 瘤中相对较快，S180 肉瘤次之，而在 Lewis 瘤中则较慢。给荷瘤小鼠腹腔注射 MTX（40mg/kg）后 5h 静注 FU，由 ^{19}F-NMR 谱可见 FU 在肿瘤中的代谢转化速度明显加快（图 14-8-18，14-8-19），FU 的消除 $t_{1/2}$ 由 83min 缩短为 35min，活性代谢产物的生成速度和生成量均明显增加。FU 在肿瘤中转化为细胞毒活性代谢物 FNUCt 是其产生药理活性的基础，无论是加快活化代谢反应还是降低代谢降解速度，都将引起 FU 活性的改变。甲氨蝶呤能提高细胞内 5-磷酸核糖焦磷酸的水平，因此当它与 FU 合用时能提高 FU 转化为 FNUCt 的能力，从而增强 FU 的活性。

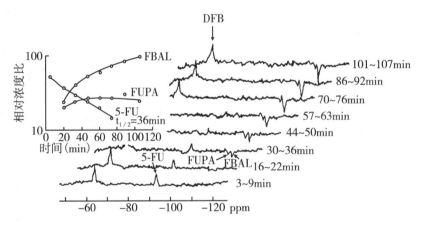

图 14-8-16　用 ^{19}F-NMR 谱表示的 FU 及其代谢产物在正常小鼠肝脏中的时程图

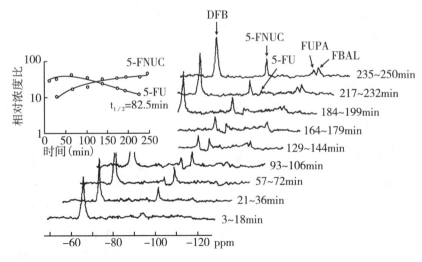

图 14-8-17　用 ^{19}F-NMR 谱表示的 FU 及其代谢产物在荷 S180 瘤小鼠肿瘤中的时程图

 ^{19}F-NMR 技术还用于评价大鼠静注 FU（400mg/kg）后，FU 在正常脑及荷瘤脑中的代谢，二者均可测得 FU、FBAL 和 FNUCt。在荷瘤脑中 FU 的消除动力学缓慢，而 FBAL 和 FNUCt 则以较高浓度出现，这反映在荷瘤脑中药物能较快地通过血脑屏障，或者药物及其代谢物在脑中的蓄积程度有所增加。这一技术同样用于观察 FU 在肿瘤病人肝脏和肿瘤中的代谢。

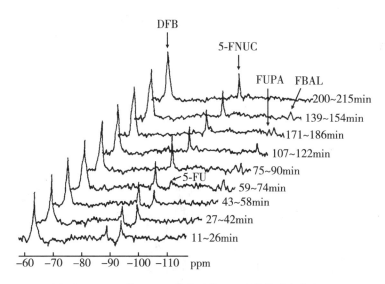

图 14-8-18 用 ^{19}F-NMR 谱表示的 FU 及其代谢产物在经 MTX 预处理小鼠肿瘤中的时程图

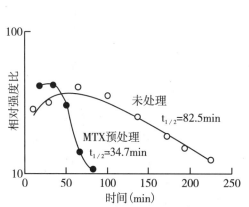

图 14-8-19 FU 在荷 S180 瘤小鼠肿瘤中的消除动力学

二、含氟麻醉剂

含氟全身麻醉剂是 ^{19}F-NMR 研究的另一主要对象。Wyrwicz 等将 ^{19}F-NMR 表面线圈放置在兔的前额，兔吸入氟烷、甲氧氟烷或异氟烷后记录 ^{19}F 信号（图 14-8-20）。氟烷呈双相衰减，$t_{1/2}$ 分别为 25min 和 320min，98h 仍可测得最大值的 20%。将脑剥离下来测定，结果近似。他们认为可能存在共价结合或生成难挥发的代谢物。异氟烷有 CF_3 和 CF_2 两个共振信号，峰衰减呈两室型，反映脑内存在不同的血灌区。他们还注意到氟烷麻醉剂与细胞膜作用后出现多重峰。这反映膜结构上存在着不同的微环境。氟烷与神经细胞平衡后也出现多重峰，当膜变性后又变成一个单峰（图 14-8-21）。Evers 等用自旋回波脉冲序列观察大鼠脑中 ^{19}F 信号，发现氟烷处于两个不同的化学环境，一种是分子比较固定，$T_2=3.6$ms 的信号，当麻醉剂在 2.5% 左右时脑内浓度即达到饱和，麻醉程度与这一环境有关。另一环境的 $T_2=43$ms，吸入浓度高达 4% 时其信号仍呈线性升高。作者认为可饱和位点是多种膜蛋白或特定的膜脂。他们进一步比较甲氧氟烷、异氟烷、恩氟烷和非麻醉剂氟乙烯醚 ^{19}F 自旋—弛豫时间（T_2）和麻醉效力（ED_{50}）的关系。甲氧氟烷在脑中的 T_2 最短（0.5ms），ED_{50} 最小。低麻醉力的氟乙烯醚脑内的浓度较低，$T_2=18.5$ms。而所测定的这些药物在脂肪中的浓度都很高，T_2 时间远远长于脑中（200~400ms），且与麻醉效力无关，说明麻醉作用不能简单地用对脂的分配比例来解释。对七氟烷在脑中分布的研究也发现，当连续进行横向弛豫时间测定时，七氟烷的信号分离为两相，这是因为七氟烷可以分布到可变和固定的两个微环境中。当吸入时，麻醉剂在可变区的蓄积有一延迟。当用氧气冲洗麻醉剂时，可见其从固定区的快速消除。作者提示七氟烷的麻醉效果与其固定成分有关。

含氟麻醉剂在脑中的处置以及作用分子位点，不同的实验者有各自的看法。Wyrwicz 和 Evers 等认为含氟麻醉剂在脑中分布的 ^{19}F-NMR 研究可以为药效作用和作用部位等提供信息。含氟麻醉剂在脑中的摄入存在着区域差异，从而可以导致脑分布上的差异。但这种分布不均衡现象以及代谢产物在药物效应中的作用都有待于进一步研究。Litt 等则得到了不同的实验结果。他们在大鼠上用"深脉冲"技术以排除来自头皮、肌肉、脂肪及骨髓等信号干扰，重复观察氟烷的摄取与消除过程，结果 90min 就测不到信号，未发现麻醉剂在脑中长时间存留。他们经过谨慎的分析测定后指出，氟烷或异氟烷在脑中的消除并不慢，没有足够的证据证明在脑中存在着丰富的可饱和结合位点。他们认为体内^{19}F-NMR 技术有一定的局限性，不能检测高度固定或以低浓度存在的化合物，空间定位也比较困难，尚需要其他的技术来配合研究麻醉剂作用的分子机制。

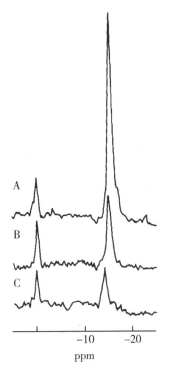

图 14-8-20　^{19}F-NMR 观测兔吸入氟烷后 0 时（A）、7 小时（B）、92 小时（C）脑中氟烷浓度的变化

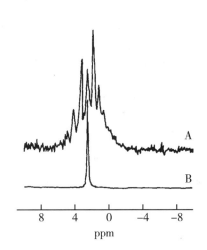

图 14-8-21　在新鲜（A）和变性（B）的兔坐骨神经中氟烷^{19}F-NMR 谱

　　氟烷、甲氧氟烷和恩氟烷的肝脏代谢同时用大鼠在体^{19}F-NMR 表面线圈技术和体外大鼠肝匀浆及尿分析进行了研究。大鼠吸入氟烷后在肝脏呈一级衰减，$t_{1/2}=3.4h$。经苯巴比妥诱导，肝清除明显加快。甲氧氟烷在肝脏也是一级清除过程，同时可以检测到一个代谢产物的信号，经标准品比较确定为甲氧二氟醋酸。尿中可同时测得甲氧二氟醋酸和 F-离子。甲氧氟烷有两个可能的代谢途径，即脱氯或脱甲基。经^{19}F-NMR 结合^{1}H-NMR 检测肝及尿中甲氧二氟醋酸，无机氟和二氯醋酸的结果表明，脱氯是其基本代谢途径。

三、其他含氟药物

　　作为一种无损伤的分析技术，^{19}F-NMR 用于研究三氟喹诺酮类抗生素氟罗沙星在健康自愿者肝脏和肌肉中的代谢处置，药物结构中的^{19}F 信号在^{19}F-NMR 图谱中可清楚分辨（图 14-8-22），结合 HPLC 观察了氟罗沙星在人血浆、肝脏和肌肉中的代谢动力学过程并得到相应的动力学参数。病人口服氟罗沙星（27.4mg/kg）后，在肝脏、血浆和肌肉中药物分别于 1.4、4.6 和 5.6h 达到高峰，高峰药物浓度分别为 250，53 和 60μmol/L。在肝脏中氟罗沙星呈双相消除，$t_{1/2}$为 4.4h 和 10.8h，而在血浆中呈单相消除，$t_{1/2}$为 14.2h（图 14-8-23）。其他抗生素三氟甲基青霉素 V 在大鼠体内及尿中的代谢处置，以及氟氯西林在大鼠尿中的代谢产物也用该技术进行了研究。大鼠给氟氯西林后尿样的^{19}F-NMR 谱图中有 4 个共振峰，经与标准品对照，可以标明所对应的药物和 3 个代谢产物，其中有两个手性化合物也能清楚地分辨。在氟比洛芬的代谢研究中，Wade 等采用二维^{1}H、^{19}F 相关谱技术，10 个产物的^{19}F 共振信号及相应的偶合质子得以良好的分辨，交叉峰的强度与浓度成正比。在苯环上直接连接的氟与周围质子有较强的偶合作用，用^{19}F-^{1}H 自旋回波差谱技术可以使偶合的质子峰分别显示出来，为产物鉴定提供了更多的结构信息。

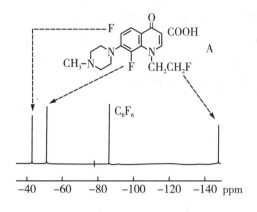

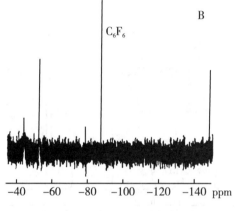

图 14-8-22　氟罗沙星的结构以及在水
（A）和血清（B）的 ^{19}F-NMR 谱

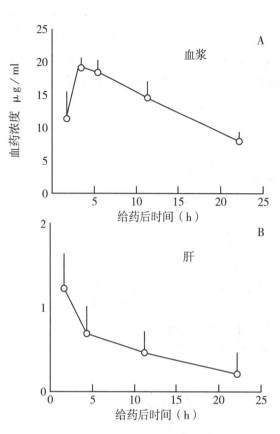

图 14-8-23　氟罗沙星在人血浆（A）和肝脏
（B）中的动力学过程
（A）由 HPLC 法测得（B）由 F-^{19}NMR 测得。

　　肝脏混合功能氧化酶诱导剂氟美西诺在大鼠尿中的代谢产物和其肝脏代谢分别用 ^{19}F-NMR 谱和 ^{19}F 表面线圈进行了研究。给予大鼠小剂量（42mg/kg）的药物，氟美西诺在苯环上的羟基化是其主要代谢途径。给予大剂量（310 或 610mg/kg）后，有其他的苯环和侧链羟基化或氧化的产物生成，并可观察到明显的肝酶诱导效应，代谢产物的种类和数量都有所增加。三氟类安定剂氟奋乃静和三氟拉嗪在大鼠和人脑中的处置也曾用体内 ^{19}F-NMR 技术进行了观察。

第六节　^{31}P-NMR

　　^{31}P 核有 100% 的自然丰度，^{31}P-NMR 的灵敏度较高（表 14-1-1）。生物体内有许多含磷成分，其中以磷酸肌酸、ATP，ADP、糖磷及无机磷浓度较高，易于检测。由于目前临床应用的含磷药物较少，故仅有少数药物应用 ^{31}P-NMR 进行了研究，其中包括抗肿瘤药物异环磷酰胺在病人体液中的代谢研究、4-羟基环磷酰胺和马磷酰胺在肿瘤细胞中的代谢，以及辐射防治药物 WR2721 [S-2-3-（aminopropylamino）ethylphosphorothioic acid] 在小鼠体内的脱磷酸作用的研究等。图 14-8-24 是将含 4-羟基环磷酰胺的介质灌流入淋巴瘤细胞琼脂包埋胶线，^{31}P-NMR 记录的相应峰强度变化。在灌流过程中，4-羟基环磷酰胺峰逐渐下降并生成醛磷酸酰胺和磷酰胺芥。用灌流液清洗胶线，证明前两个化合物可以透过瘤细胞膜，而磷酰胺芥不能洗去而留在细胞内。继续记录该信号衰减过程，可求得降解动力学参数，半衰期约 125min。

　　异环磷酰胺（IF）是一种抗肿瘤前体药物，在肝脏微粒体的作用下可代谢活化为 4-羟基异环磷酰胺（OHIF）。在生理条件下，OHIF 自然地与开环醛代谢物醛基异环磷酰胺（ALDOIF）形成平衡，后者可产生异磷酰胺芥（IPM）。IPM 是最终的烷化剂和 DNA 交联产物。OHIF 和 ALODIF 也能产生去毒产物 4-酮基异环磷酰胺（KETOIF）、羧基异环磷酰胺（CARBOXYZF）以及醇基异环磷酰胺（ALCOIF）。另外，IF 的 β-氯乙基侧链氧化可产生两个失活的单脱氯乙基 IF 代谢产物，2-DECLIF 和 3-DECLIF。除了 ALCOIF 外，所有的产物在人体液中均可检出。服用 IF 的病人尿^{31}P-NMR 分析表明，在^{31}P-NMR 图谱中，至少有 16 ~ 19 个与 IF 代谢相关的含磷化合物（图 14-8-25）。除了 OHIF 和 ALOOIF 的浓度低于检测限而难于测得外，其他的代谢产物均由^{31}P-NMR 进行了鉴定，各个代谢物的比例也进行了定量测定。

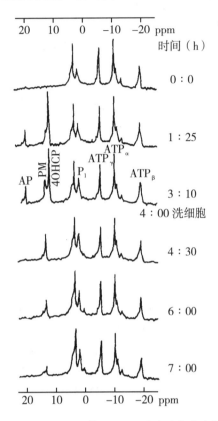

图 14-8-24　^{31}P-NMR 观测环磷酰胺代谢产物在肿瘤细胞中的 转化过程

AP = 醛磷酰胺；PM = 磷酰胺芥；4-OH-CP = 4-羟基环磷酰胺；P$_i$ = 无机磷。

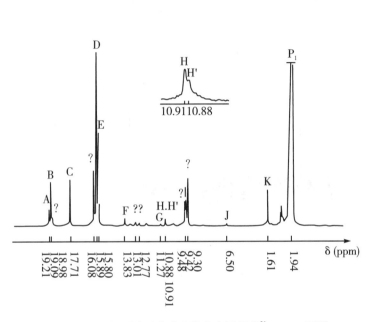

图 14-8-25　服用异环磷酰胺的病人尿样的^{31}P-NMR 图谱

A = ALCOIF，B = CARBOXYIF，C = 2-DECLIF，D = IF，E = 3-DE-CLIF，F = IPM，G = KETOIF，H 为 2-DECLIF 降解产物，H′为 2, 3-DECLIF 降解产物，I 为 CARBOYXIF 降解产物，J 为 2, 3-DECLIF 降解产物，K 为 IPM 降解产物，P$_i$ 为无机磷。

在毒物代谢研究中，^{31}P-NMR 也已用于含磷杀虫剂等毒物的研究。甲胺磷是应用广泛的有机磷农药。它在灌流大鼠肝脏中的代谢用^{31}P-NMR 和^{1}H-NMR 进行了研究。甲胺磷灌流通过大鼠肝脏 60min 后，^{1}H-NMR 谱可以看见 S-CH 的峰明显减弱乃至消失，^{31}P-NMR 谱上可见有 3 个新的信号峰出现，其中一个产物鉴定为 S-脱甲基甲胺磷（图 14-8-26，14-8-27）。

上述的应用例子充分说明了 NMR 的技术特点以及用于药物代谢研究的长处和局限性。在药物代谢研究中 NMR 可弥补其他技术的不足，但不能作为药物代谢研究的常规分析工具。相对于色谱等分析技术，NMR 的灵敏度较低，许多药物在体液和组织的浓度尚不能直接测得，有些药物或代谢物与大分子结合使峰增宽，灵敏度进一步降低；同时，由于化学位移范围的限制，药物和代谢物的共振信号有重叠，或被内源性物质的信号所掩盖而不易辨认，尤其应用表面线圈技术进行体内研究时，待测信号的定位比较困难，为了得到分辨较好的图谱，对所测化合物有一定的结构要求，因此 NMR 技术的应用受到相应的限制。

以上 4 章介绍了四个方面的应用情况。实际上，NMR 的应用面比较宽。有些应用例子可以举一反三，拓宽应用范围。例如，除了心、脑外，NMR 还可以用于研究药物对其他器官组织和细胞的作用；表面线圈可以放置在身体的任一部位，如研究眼球内的代谢，观察运动员训练对肌肉能量代谢的改善作用，评价药物对在体瘤的治疗效果等。根据不同研究目的还可以灵活组合多种 NMR 技术，进一步开辟新的应用

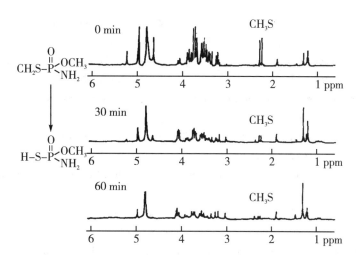

图 14-8-26　甲胺磷及其代谢产物在大鼠肝脏灌流液中的
400MHz ¹H-NMR 图谱

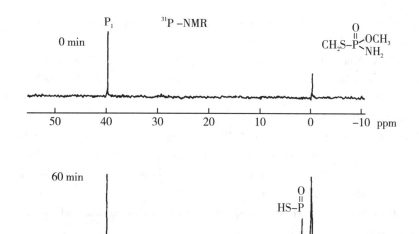

图 14-8-27　甲胺磷及其代谢产物在大鼠肝脏灌流液中的³¹P-NMR 图谱

领域。

　　NMR 技术在药理学研究中已经得到比较广泛的应用，文献资料不少，但至今缺少整理和归纳。我们首次进行了比较系统地收集和整理，希望能为药理学增添点新的内容。由于学科跨度很大，在学习和整理中我们深感知识不足，有些比较深奥的内容不敢涉足，有些专业用语可能不够准确，我们殷切欢迎药理学同行给予进一步充实和指正。

（李　桦　阮金秀）

参 考 文 献

1. Nichoison JK and Wilson ID. High resolution nuclear magnetic resonance spectroscopy of biological samples as an aid to drug development. Prog Drug Res，1987，31：427－479

2. Nichoison JK and Wilson JD. The detection of drug metabolites in biological samples by high resolution proton NMR spectroscopy.
In：Drug metabolism-from molecules to man（Benford DJ，Bridges JW，Gibson GG，eds）．Taylon & Francis，London，1987，

189－207

3. Nicholson JK and Wilson ID. High resolution proton magnetic resonance spectroscopy of biological fluids. Prog NMR Spectroscopy, 1989, 21:449－501

4. Wilson ID, Wade KE and Nicholson JK. Analysis of biological fluids by high-field nuclear magnetic resonance spectroscopy. Trends Anal Chem, 1989, 8:368－374

5. Preece NE and Timbrell JA. Use of NMR spectroscopy in drug metabolism studies: recent advances. Prog Drug Metab, 1990, 12:147－203

6. Wilson ID, Nicholson JK, Ghauri FYK, et al. Use of high-field nuclear magnetic resonance spectroscopy for the analysis of biological fluids. Anal Proc, 1991, 28:217－223

7. Everett JR. High-resolution nuclear magnetic resonance spectroscopy of biofluids and application in drug metabolism. Anal Proc, 1991, 28:181－183

8. Kuesel AC, Kroft T and Smith ICP. Nuclear magnetic resonance spectroscopy. Anal Chem, 1991, 63:237R－246R

9. Cvilson ID, Fromson J, Ismail IM, et al. Proton magnetic resonance spectroscopy of human urine: excretion of 1-(3'-carboxypropyl)-3,7-dimethylxanthine by man after dosing with oxpentifylline. J Pharm Biomed Anal, 1987, 5:157－163

10. Bales JR, Sadler PJ, Nicholson JK, et al. Urinary excretion of acetaminophen and its metabolites as studied by proton NMR spectroscopy. Clin Chem, 1984, 30:1631－1636

11. Bales JR, Higham DP, Howe I, et al. High-resolution proton NMR spectroscopy for rapid multi-component analysis of urine. Clin Chem, 1984, 30:426－432

12. Bales JR, Nicholson JK and Sadler PJ. Two-dimensional protein nuclear magnetic resonance "maps" of acetaminophen metabolites in human urine. Clin Chem 1985, 31:757－763

13. Nicholson JK, Timbrell JA, Bales TR, et al. A high resolution proton nuclear magnetic resonance approach to the study of hepatocyte and drug metabolism: application to acetaminophen. Mol Pharmacol, 1985, 27:634－643

14. Spurway TD, Gartland KPR, Warrander A, et al. Proton nuclear magnetic resonance of urine and bile from paracetamol dosed rats. J Pharm Biomed Anal, 1990, 8:969－973

15. Gartland KPR, Eason CT, Wade KE, et al. Proton NMR spectroscopy of bile for monitoring the exeretion of endogenous and xenobiotic metabolites: application to para-aminophenol. J Pharm Biomed Anal, 1989, 7:699－706

16. Coleman MD and Norton RS. Observation of drug metabolites and endogenous compounds in human urine by ^{1}H nuclear magnetic resonance spectroscopy. Xenobiotica, 1986, 16:69－77

17. Allars H, Coleman MD and Norton RS. [1]H nuclear magnetic resonance study of metronidazole metabolism by perfused rat liver. Eur J Drug metab Pharmacokinet, 1985, 10:253－260

18. Tulip K, Timbrell JA, Nicholson JK, et al. A proton magnetic resonance study of the metabolism of N-methyl formamide in the rat. Durg Metab Dispos, 1986, 14:746－748

19. Kestell P, Gill MH, Threadgill MD, et al. Identification by proton NMR of N-(hydroxymethyl)-N-methyl formamide as the major urinary metabolite of N,N-dimethylfomamide in mice. Life Sci, 1986, 38:719－724

20. Tulip K, Nicholson JK, Timbrell JA, et al. A study of the metabolism of dimethylformamide in the rat by high resolution proton NMR spectroscopy. J Pharm Biomed Anal, 1989, 7:499－505

21. Everett JR, Jemings KR, Woodnutt G, et al. Spin-echo ^{1}HNMR spectroscopy: a new method for studying penicillin metabolism. J Chem Soc Chem Commun, 1984, 84:894－895

22. 缪振春，李桦，关福玉，等. 选择自旋翻转回波[1]H核磁共振新技术及其应用研究. 军事医学科学院院刊，1994，18：14－27

23. 李桦，缪振春，阮金秀，应用[1]HNMR谱直接检测生物样品中的微量药物毒物和代谢产物. 分析测试学报，1994，13：14－18

24. 李桦，缪振春，王宁，等. [1]H核磁共振谱直接观测N,N-二甲氨基甲酸－间-（2-二甲氨基）乙氧基苯酯在原位灌流大鼠肝脏中的代谢. 中国药理学与毒理学杂志，1995，9：140－145

25. Wilson ID and Nicholson JK. Solid phase extraction chromatography and NMR spectroscopy (SPEC-NMR) for the rapid identification of drug metabolites in urine. J Pharm Biomed Anal, 1988, 6:151－165

26. Manfred S, Martin H, Peter D, et al. High-performance liquid chromatography coupled to high-field proton nuclear magnetic resonance spectroscopy: application to the urinary metabolites of ibuprofen. Anal Chem, 1993, 65 327－330

27. Fischer JJ and Jardetzky O. Nuclear magnetic relaxation study of intermolecular complexes. The mechanism of penicillin binding

to serum albumin. J Am Chem Soc, 1965, 87：3237

28. Sanvordeker DR, Chien YW, Lin TK, et al. Binding of metronidazole and its derivatives to plasma proteins. An assessment of drug binding phenomenou. J Pharm Sci, 1975, 64：1797

29. Keure DA, Mariappan SV, Peng J, et al. Nuclear magnetic resonance studies of the binding of captopril and penicillamine by serum albumin. Biochem Pharmacol, 1993, 46：1059 – 1069

30. Evelhoch JL, MoCoy CL and Gin BP. A method for direct in vivo measurement of drug concentration from a single ^{2}HNMR spectrum. Magn Res Med, 1989, 9：402 – 410

31. Ebner T, Meese CO, Fischer P, et al. A nuclear magnetic resonance study of sparteine delta metabolite structure. Drug Metab Dispos, 1991, 19：955 – 959

32. Akira K, Farrant RD, Lindon JC, et al. High-field deuterium nuclear magnetic resonance spectroscopic monitoring of the pharmacokinetics of selectively deuterated benzoic acid in man. Anal Biochem, 1994, 221：297 – 302

33. Nicholls AW, Caddick S, Wilson ID, et al. High resolution NMR spectroscopic studies on the metabolism and futile deacetylation of 4-hydroxyacetanilide (paracetamol) in the rat. Biochem Pharmacol, 1995, 49：1155 – 1164

34. Renshaw PF and Wicklund S. In vivo measurement of lithium in humans by nuclear magnetic resonance spectroscopy. Biol Psychiatry, 1988, 23：465 – 475

35. Komoroski RA, Newton JEO, Walker E, et al. In vivo NMR spectroscopy of lithium-7 in humans. Magn Res Med, 1990, 15：347 – 356

36. Gyulai L, Wicklund SW, Greenstein R, et al. Measurement of tissue lithium concentration by lithium magnetic resonance spectroscopy in patients with bipolar disorder. Biol Psychiatry, 1991, 29：1161 – 1170

37. Ramaprasad S. In vivo ^{7} Li-NMR diffusion studies in rat brain. Magn Reson Imaging, 1994, 12：523 – 529

38. Pass MA, Geoffrion Y, Deslauriers R, et al. Use of ^{13}C-nuclear magnetic resonance spectroscopy for the evaluation of hepatic durg-metabolizing enzyme activity in perfused mouse liver. 1 Biochem Biophys Methods, 1984, 10：135 – 142

39. Albert K, Kruppa G, Zeller KP, et al. In vivo metabolism of [4-^{13}C] phenacetin in an isolated perfused rat liver measured by continuous flow ^{13}C NMR spectroscopy. Z Naturforsch, 1984, 39C：859 – 862

40. Shich WR, Gou DM, Liu YC, et al. A ^{13}C-NMR study on ibuprofen metabolism in isolated rat liver mitochondria. Anal Biochem, 1993, 212：143 – 149

41. Taylor WG, Hall TW and Vedres DD. Metabolism of N, N-diethylbenzamide and N-diethyl-α, α-13C benzamide by rat liver microsomes. Drug Metab Dispos, 1993, 21：133 – 140

42. Taylor WG, Hall TW and Vedres DD. Metabolites of N-ethylbenzamide, N, N-diethylbenzamide and related compounds detected in rat urine by NMR spectroscopy. Drug Metab Dispos, 1995, 23：1188 – 1194

43. Akira K, Takagi N, Takeo S, et al. Application of ^{13}C-labeling and nuclear magnetic resonance spectroscopy to pharmacokinetic research：measurement of metabolic rate of benzoic acid to hippuric acid in the rat. Anal Biochem, 1993, 210：86 – 90

44. Malet-Martino MC, Armand JP, Lopez A, et al. Evidence for the importance of 5'-deoxy-5-fluorouridine catabolism in human from ^{19}F-nuclear magnetic resonance spectrometry. Cancer Res, 1986, 46：2105 – 2112

45. Hull WE, Port RE, Herrmann R, et al. Metabolites of 5-fluorouracil in plasma and urine, as monitored by ^{19}F-nuclear magnetic resonance spectroscopy, for patients receiving chemotherapy with or without methotrexate pretreatment. Cancer Res, 1988, 48：1680 – 1688

46. Bernadou J, Armand JP, Lopez A, et al. Complete urinary excretion profile of 5-fluorouracil during a six-day chemotherapeutic schedule, as resolved by ^{19}F nuclear magnetic resonance. Clin Chem, 1985, 31：846 – 848

47. Martino R, Lopez A, Malet-Martino MC, et al. Release of floride ion from 5'-deoxy-5-fluorouride, an antineoplastic fluoropyrimidine, in humans. Durg Metab Dispos, 1985, 13：116 – 118

48. Martino R, Malet-Martino MC, Vialaneix C, et al. ^{19}F-nuclear magnetic resonance analysis of the carbamate reaction of α-fluoro-β alanine (FBAL), the major catabolite of fluoropyrimidines. Application to FBAL carbamate determination in body fluids of patients treated with 5'-deoxy-5-fluorouridine. Drug Metab Dispos, 1987, 15：897 – 904

49. Malet-Martino MC, Bernadou J, Martino R, et al. ^{19}F-NMR spectrometry evidence for bile acid conjugates of α-fluoro-β-alanine as the main biliary metabolites of antineoplastic fluoropyrimidines in humans. Drug Metab Dispos, 1988, 16：78 – 84

50. Cabanac S, Malet-Martino MC, Bon M, et al. Direct ^{19}F-NMR spectroscopic observation of 5-fluorouracil metabolism in the isolated perfused mouse liver model. NMR Biomed, 1988, 1：113 – 120

51. Cabanac S, Goundafi S, Malet-Martino MC, et al. 5-Fluorouracil metabolism in isolated perfused mouse liver assessed by ^{19}FN-

MR：quantitative direct monitoring in liver and perfusate. Proc Soc Magn Res Med, 1989, 1：1072

52. Cabanac-Longo S. Metabolisme hepatique du 5-fluorouracile par resonance magnetique nucleaire du fluor-19. These Universite Paul Sabatier no 918 Toulouse.

53. Stevens AN, Morris PG, Iles RA, et al. 5-Fluorouracil metabolism monitored in vivo by ^{19}F-NMR. Br J Cancer, 1984, 50：113 – 117

54. Maxwell RJ, Prior MJW, Prysor-Jones RA, et al. ^{19}F-MRS：a probe of drug uptake and metabolism in vivo. Clin Sci, 1986, 70 (Suppl, 13)：52P – 53P

55. Sijens PE, Huang Y, Baldwin NJ, et al. ^{19}F-Magnetic Resonance spectroscopy studies of the metabolism of 5-fluorouracil in murine RIF-1 tumors and liver. Cancer Res, 1991, 51：1384 – 1390

56. Prior MJW, Maxwell RJ and Griffiths JR. In vivo ^{19}F-NMR spectroscopy of the antimetabolite 5-fluorouracil and its analogues. An assessment of drug metabolism. Biochem Pharmacol, 1990, 39：857 – 863

57. Glaholm J, Leach MO, Collins D, et al. Comparison of 5-fluorouracil pharmacokinetics following intraperitoneal and intravenous administration using in vivo ^{19}F magnetic resonance spectroscopy. Br J Radiol 1990, 63：547 – 553

58. Prion MJW, Mc Sheehy PMJ, Maxwell RJ. et al. ^{19}F-NMR studies of the effect of allopurinol on 5-fluorouracil metabolism in vivo and m vitro. Proc Soc Magn Res Med, 1987, 1：502

59. Hutchins L, Nauke S, Sprigg J, et al. Effect of modulators on 5FU metabolism in human liver：an in vivo ^{19}F-NMR study. Proc Soc Magn Res Med, 1990, 2：949

60. Harada M, Kogak, Miura Ⅰ, et al. A new method for the evaluation of the live liver injury by ^{19}F-MRS of 5-fluorouracil. Magn Res Med, 1991, 22：499 – 504

61. El-Tahtawy A and Wolf W. In vivo measurements of intratumoral metabolism, modulation, and pharmacokinetics of 5-fluoroura-cil, using ^{19}F nuclear magnetic resonance spectroscopy. Cancer Res, 1991, 51：5806 – 5812

62. 李桦，颜贤忠，王宁，等. [19]F 体内核磁共振技术观测 5-氟尿嘧啶在小鼠肝脏中的代谢. 中国药理学与毒理学杂志，1994, 8：82

63. 李桦，颜贤忠，魏昌华，等. [19]F 体内核磁共振技术观测 5-氟尿嘧啶在小鼠植入肿瘤中的摄取与代谢. 中国药理学与毒理学杂志，1998, 12：52 – 56

64. Lotito S, Nissou MF, Reutenauer H, et al. In vivo monitoring of 5-fluorouracil metabolism in the rat brain and in rat malignant brain gliomas by ^{19}F-NMR. Proc Soc Magn Res Med, 1989, 1：410

65. Koutcher JA, Ballon P, Graham M, et al. Clinical phosphorus-31 and fluorine-^{19}F-NMR tumor studies. Proc Soc Magn Res Med, 1988, 1：329

66. Wolf W, Presant CA, Servis KL, et al. Tumor trapping of 5-fluorouracil：in vivo ^{19}F-NMR spectroscopic pharmacokinetics in tumor-bearing humans and rabbits. Proc Natl Acad Sci USA, 1990, 87：492 – 496

67. Port RE, Bachertp and Semmler W. Kinetic modeling of in vivo nuclear magnetic resonance spectroscopy data：5-fluoronracil in liver and liver tumors. Clin Pharmacol Ther, 1991, 49：497 – 505

68. Wyrwicz AM, Pszenny M, Schofield JC, et al. Noninviasive observation of fluorinated anesthetics in rabbit brain by fluorined-19 nuclear magnetic resonance. Science, 1983, 222 428 – 430

69. Wyrwicz AM, Conboy CB, Ryback KR, et al. In vivo ^{19}F-NMR study of isoflurane elimination from brain. Biochim Biophys Acta, 1987, 927：86 – 91

70. Wyrwicz AM, Conboy CB, Nichols BG, et al. In vivo ^{19}F-NMR study of halothane distribution in brain. Biochim Biophys Acta, 1987, 929：271 – 277

71. Wyrwica AM, Ll YE, Schofield JC, et al. Multiple enviroments of fluorinated anesthetics in intact tissue observed with ^{19}F-NMR spectroscopy. FEBS Letters, 1983, 162：334 – 338

72. Evers AS, Berkowitz BA and d'Avignon DA. Correlation between the anesthetic effect of halothane and saturable binding in brain. Nature, 1987, 328：157 – 160

73. Evers AS, Haycock JC and d'Avignon DA. The potency of fluorinated ether anesthetics correlates with their ^{19}F-Spin-spin relaxation times in brain tissue. Biochim Biophys Res Commun, 1988, 151：1039 – 1045

74. Xu, Y, Tang P, Zhang W, et al. Fluorine-19 nuclear magnetic resonance imaging and spectroscopy of sevoflurane uptake, distribution, and elimination in rat brain. Anesthesiology, 1995, 83：766 – 774

75. Litt L, Lockhart S, Cohen Y, et al. In vivo ^{19}F-nuclear magnetic resonance brain studies of halothane, isoflurane and desflu-rane, Rapid elimination and no abundant saturable binding. Ann NY Acad Sci, 1991, 625：707 – 724

76. Evers AS and Dubois BW. ^{19}F-nuclear magnetic resonance spectroscopy. Its use in defining molecular site of anesthetic action. Ann NY Acad Sci, 1991, 625 : 725 – 732

77. Wyrwicz AM. ^{19}F in vivo NMR spectroscopy : a new technique to probe fluorinated anesthetic-tissue interaction. Ann NY Acad Sci, 1991, 625 : 733 – 742

78. Litt L, Gonzalez-Mendz R, James TL, et al. An in vivo study of halothane uptake and elimination in the rat brain with fluorine nuclear magnetic resonance spectroscopy. Anesthesiology, 1987, 67 : 169 – 173

79. Selinski BS, Thompson M and London RE. Measurements of in vivo hepatic halothane metabolism in rats using ^{19}F-NMR spectroscopy. Biochem Pharmacol, 1987, 36 : 413 – 416

80. Selinski BS, Perlman ME and London RE. In vivo nuclear magnetic resonance studies of hepatic methoxy-flurane metabolism. Ⅰ. Verification and quantitation of metoxydifluoroacetate. Mol Pharmacol, 1988, 33 : 559 – 556

81. Selinski BS, Perlman ME and Londn RE. In vivo nuclear magnetic resonance studies of hepatic methoxy-flurane metabolism. Ⅱ. A reevaluation of hepatic metabolic pathways. Mol Pharmacol, 1988, 33 : 567 – 573

82. Preece NE, Challands J and Williams SCR. ^{19}F-NMR studies of enflurane elimination and metabolism. NMR Biomed, 1992, 5 : 101 – 106

83. Jynge P. Skietne T, Gribbestad Ⅰ, et al. In vivo tissue pharmacokinetics by fluorine magnetic resonance spectroscopy : a study of liver and muscle dis position of fleroxacin in humans. Cm Pharmacol Ther, 1990, 48 : 481 – 489

84. Ramaprasad S, Campbell D. Blaszczak L, et al. In vivo ^{19}F-NMR spectroscopy and imaging of trifluoro-methyl penicillin V in rats. Proc Soc Magn Res Med, 1990, 2 : 955

85. Everett JR, Jenmings K and Woodnutt G. ^{19}F-NMR spectroscopy study of the metabolites of flucloxacillin in rat urine. J Pharm Pharmacol, 1985, 37 : 869 – 873

86. Everett JR, Tyler JW and Woodnutt G. A study of flucloxacillin metabolites in rat urine by two-dimensional ^{1}H ^{19}F COSY NMR. J Pharm Biomed Anal, 1989, 7 : 397 – 403

87. Wade KE, Wilson ID, Troke JA, et al. ^{19}F and ^{1}H magnetic resonance strategies for metabolic studies on fluorinated xenobiotics′ application to flurbiprofen 2- (2-flroro-4-biphenylyl) propionic acid. J Pharm Biomed Anal, 1990, 8 : 401 – 410

88. Sylvia LA and Gerig JT. Flrorine NMR studies of the metabolism of flumecinol (3-trifluormethyl-α-ethylbenzhydrol). Drug Metab Dispos, 1993, 21 : 105 – 113

89. Albert K, Rembold H, Kruppa G, et al. In vivo ^{19}F nuclear magnetic resonance spectroscopy of triflrorinated neuroleptics in the rat. NMR Biomed, 1990, 3 : 120 – 123

90. Komoroski RA, Newton JEO, Karson C, et al. Detection of psychoactive drugs in vivo in humans using ^{19}F-NMR spectroscopy. Biol Psychiatry, 1990, 29 : 711 – 714

91. Bartels M, Gunther U, Albert K, et al. ^{19}F-nuclear magnetic resonance spectroscopy of neuroleptics : the first in vivo pharmacokinetics of trifluoperazine in the rat brain and the first in vivo spectrum of fluphenazine in the human brain. Biol Psychiatry, 1991, 30 : 656 – 662

92. Martino R, Crasruer F, Chouini-Lalanne N, et al. A new approach to the. study of ifosfamide metabolism by the analysis of human body fluids. with ^{31}P nuclear magnetic resonance spectroscopy. J Pharmcol Exp Ther, 1992, 260 : 1133 – 1144

93. Boyd VL, Robbins JD, Egan W, et al. ^{31}P-nuclear magnetic resonance spectroscopic observation of the intracellular transformation of oncostatic cyclophosphamide metabolites, J Med Chem, 1986, 29 : 1206 – 1210

94. Sonawat HW, Leibfritz D, Engel J, et al. Biotransformation of mafosfamide in P388 mice leukemia cells : intracellular ^{31}P-NNR studies. Biochem Biophys Acta, 1990, 1052 : 36 – 41

95. Knizner SA, Jacobs AJ, Lyon RC, et al. In vivo dephosphorylation of WR- 2721 monitored by ^{31}P-NMR spectroscopy. J Pharmcol Exp Ther, 1986, 236 : 37 – 40

96. Carrington CD, Burt CT and Abou-Donta MB. In vivo ^{31}P-nuclear magnetic resonance studies of the absorption of triphenyl phosphite and tri-o-cresyl phosphate following subcutanious administration in hens. Drug Metab Dispos, 1988, 16 : 104 – 109

97. 李桦, 缪振春, 颜贤忠, 等. 核磁共振技术在药物毒物代谢研究中的应用. 第四届全国药物及化学异物代谢学术会议论文集, 1994, 5

第九章 磁共振成像学及其在脑组织成像中的应用

第一节 磁共振成像原理

一、傅里叶成像原理

本节将介绍傅里叶成像原理，重点从二维信号处理的角度来论述。读者需要具有信号与系统和数字信号处理的课程的知识，否则会有阅读困难。

一维傅里叶变换和逆变换如下所示：

$$X(k) = F\{\rho(x)\} = \int_{-\infty}^{\infty} \rho(x) e^{-i2\pi kx} dx \tag{1.1}$$

$$\rho(x) = F^{-1}\{X(k)\} = \int_{-\infty}^{\infty} X(k) e^{i2\pi kx} dk \tag{1.2}$$

式中，$\rho(x)$ 为空域函数，其傅里叶变换所得函数 $X(k)$ 称为频域函数，自变量 k 为频率值。推广到多维情形，引入向量表示和运算，多维傅里叶变换和逆变换为：

$$X(\vec{k}) = \int_{-\infty}^{\infty} \cdots \int_{-\infty}^{\infty} \rho(\vec{r}) e^{-i2\pi \vec{k} \cdot \vec{r}} d\vec{r} \tag{1.3}$$

$$\rho(\vec{r}) = \int_{-\infty}^{\infty} \cdots \int_{-\infty}^{\infty} X(\vec{k}) e^{i2\pi \vec{k} \cdot \vec{r}} d\vec{r} \tag{1.4}$$

以二维情形为特例，将 $\vec{k} = (k_x, k_y)$，$\vec{r} = (x, y)$ 代入上式得到二维傅里叶变换公式：

$$X(k_x, k_y) = \int_{-\infty}^{\infty} \int_{-\infty}^{\infty} \rho(x, y) e^{-i2\pi(k_x x + k_y y)} dx dy \tag{1.5}$$

$$\rho(x, y) = \int_{-\infty}^{\infty} \int_{-\infty}^{\infty} X(k_x, k_y) e^{i2\pi(k_x x + k_y y)} dk_x dk_y \tag{1.6}$$

在磁共振成像方法学中，频域函数 $X(k_x, k_y)$ 是采集的数据，空域函数 $\rho(x, y)$ 就是需要获取的图像，对采集的数据作二维傅里叶变换便得到一幅切片图像。图 14-9-1 为典型频域可视化谱图和其对应的图像，频域频谱图又称 k 空间。我们也可以采用三维甚至更高维成像，方法将围绕公式（1.3）和（1.4）展开，具体细节将不会在此讨论。

在实际应用中，数据采集存在两点固有局限。第一，只能采集有限长的数据，即公式（1.5）和（1.6）表示的傅里叶变换中，从 $-\infty$ 到 ∞ 积分无法实现。第二，实际运算、传输、存储都是由机器完成，而机器一般只支持离散运算。上述所示的连续积分运算也无法实现。为了解决这个问题，工程上首先引入采样离散化运算如

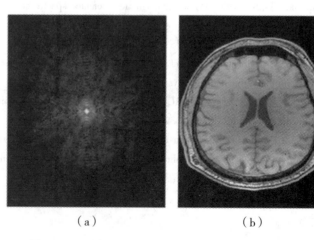

（a）　　　　　　　　　　（b）

图 14-9-1 visualization of data of (a) frequency domain and (b) spatial domain of one slice image

下所示：

$$S\ (k_x,\ k_y) = S\ [m,\ n] = X\ (m\Delta k_x,\ n\Delta k_y) \tag{1.7}$$

$$I\ (x,\ y) = I\ [m,\ n] = \rho\ (m\Delta x,\ n\Delta y) \tag{1.8}$$

式中，$S\ (k_x,\ k_y)$ 是频域函数 $X\ (k_x,\ k_y)$ 的离散形式；$I\ (x,\ y)$ 为空域函数 $\rho\ (x,\ y)$ 的离散形式；Δk_x、Δk_y、Δx、Δy 是各变量的采样间隔，m，n 为整数。上式左边的变量均被离散化成整数。二维离散傅里叶变换（DFT）如下所示：

$$S\ (k_x,\ k_y) = \sum_{x=0}^{M-1} \sum_{y=0}^{N-1} I\ (x,\ y)\ e^{-j2\pi(\frac{k_x x}{M} + \frac{k_y y}{N})} \tag{1.9}$$

$$I\ (x,\ y) = \frac{1}{MN} \sum_{k_x=0}^{M-1} \sum_{k_y=0}^{N-1} S\ (k_x,\ k_y)\ e^{j2\pi(\frac{k_x x}{M} + \frac{k_y y}{N})} \tag{1.10}$$

式中 M、N 是采集的二维数据长度，$I\ (x,\ y)$ 又称为图像表达函数，其是一个矩阵，并且其元素值是对应于空间各坐标的图像灰度值。$S\ (k_x,\ k_y)$ 是图像的频域表达函数，其也是一个矩阵，并且其元素值是对应于空间频率各坐标幅度值。$I\ (x,\ y)$ 和 $S\ (k_x,\ k_y)$ 的数据长度永远相等即 M、N。此外，存在几种计算离散傅里叶变换的快速算法，能显著降低计算量，提高计算效率。快速傅里叶变换（FFT）是最典型的离散傅里叶变换的快速算法。

二、充分采样和数据截短问题

上节指出傅里叶成像理论中的傅里叶变换无法在工程中实现，取而代之的是离散傅里叶变换，并因此引出 2 个问题。第一，采样是否充分决定能否无混叠重建原图像。第二，数据截短会产生伪影而影响图像质量。本节将详细讨论这 2 个问题。

（一）k 空间采样方法

k 空间采样即离散采集图 14-9-1a 所示的频谱图平面的各点幅度值。如图 14-9-2 所示，根据 Nyquist 采样定理，须满足以下条件：

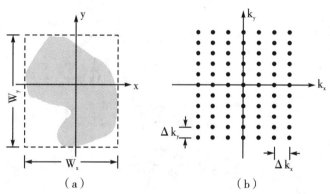

图 14-9-2　Illustration of（a）an object bounded by a rectangle of widths W_x and W_y，and（b）rectilinear sampling of k-space

$$\Delta k_x \leqslant \frac{1}{W_x} \tag{1.11}$$

$$\Delta k_y \leqslant \frac{1}{W_y} \tag{1.12}$$

即频域采样间隔须小于图像长度（宽度）分之一，才能无混叠重建原图像。为了解释这个条件，需要证明一个重要的公式：

$$\sum_{m=-\infty}^{\infty} \sum_{n=-\infty}^{\infty} S\ [m,\ n]\ e^{i2\pi(m\Delta k_x x + n\Delta k_y y)}$$

$$= \frac{1}{\Delta k_x} \frac{1}{\Delta k_y} \sum_{m=-\infty}^{\infty} \sum_{n=-\infty}^{\infty} I\ (x - \frac{m}{\Delta k_x},\ y - \frac{n}{\Delta k_y}) \tag{1.13}$$

这个公式的数学上说明：图像频谱的二维无限长离散傅里叶变换为无限个相同图像在图像域平面上以坐标（$\frac{m}{\Delta k_x}$，$\frac{n}{\Delta k_y}$）为中心平铺排列。容易看出，公式（1.11）、（1.12）满足后，这些复制的图像将不会发生混叠。

证明：

首先求出下列函数的傅里叶级数得：

$$\sum_{m=-\infty}^{\infty}\sum_{n=-\infty}^{\infty}\delta(x-\frac{m}{\Delta k_x},y-\frac{n}{\Delta k_y})=\sum_{m=-\infty}^{\infty}\sum_{n=-\infty}^{\infty}c_{m,n}e^{i2\pi(m\Delta k_x x+n\Delta k_y y)} \tag{1.14}$$

式中 $\delta(x)$ 为 Delta 函数，左边函数周期为 $1/\Delta k_x$ 和 $1/\Delta k_y$，因此，其傅里叶级数的系数 $c_{m,n}$

$$c_{m,n}=\Delta k_x\Delta k_y\int_{-\frac{1}{2\Delta k_x}}^{\frac{1}{2\Delta k_x}}\int_{-\frac{1}{2\Delta k_y}}^{\Delta\frac{1}{2\Delta k_y}}\delta(x,y)e^{-i2\pi(mx\Delta k_x+ny\Delta k_y)}dxdy=\Delta k_x\Delta k_y$$

由式（1.13）左边得：

$$\sum_{m=-\infty}^{\infty}\sum_{n=-\infty}^{\infty}S[m,n]e^{i2\pi(m\Delta k_x x+n\Delta k_y y)}$$

$$=\sum_{m=-\infty}^{\infty}\sum_{n=-\infty}^{\infty}\left[\int_{-\infty}^{\infty}\int_{-\infty}^{\infty}I(\hat{x},\hat{y})e^{-i2\pi(m\Delta k_x\hat{x}+n\Delta k_y\hat{y})}d\hat{x}d\hat{y}\right]e^{i2\pi(m\Delta k_x x+n\Delta k_y y)}$$

$$=\sum_{m=-\infty}^{\infty}\sum_{n=-\infty}^{\infty}\int_{-\infty}^{\infty}\int_{-\infty}^{\infty}I(\hat{x},\hat{y})e^{i2\pi[m\Delta k_x(x-\hat{x})+n\Delta k_y(y-\hat{y})]}d\hat{x}d\hat{y}$$

$$=\int_{-\infty}^{\infty}\int_{-\infty}^{\infty}I(\hat{x},\hat{y})\sum_{m=-\infty}^{\infty}\sum_{n=-\infty}^{\infty}e^{i2\pi[m\Delta k_x(x-\hat{x})+n\Delta k_y(y-\hat{y})]}d\hat{x}d\hat{y}$$

$$=\int_{-\infty}^{\infty}\int_{-\infty}^{\infty}I(\hat{x},\hat{y})\frac{1}{\Delta k_x}\frac{1}{\Delta k_y}\sum_{m=-\infty}^{\infty}\sum_{n=-\infty}^{\infty}\delta(x-\hat{x}-\frac{m}{\Delta k_x},y-\hat{y}-\frac{n}{\Delta k_y})d\hat{x}d\hat{y}$$

$$=\frac{1}{\Delta k_x}\frac{1}{\Delta k_y}\sum_{m=-\infty}^{\infty}\sum_{n=-\infty}^{\infty}\int_{-\infty}^{\infty}\int_{-\infty}^{\infty}I(\hat{x},\hat{y})\delta(x-\hat{x}-\frac{m}{\Delta k_x},y-\hat{y}-\frac{n}{\Delta k_y})d\hat{x}d\hat{y}$$

$$=\frac{1}{\Delta k_x}\frac{1}{\Delta k_y}\sum_{m=-\infty}^{\infty}\sum_{n=-\infty}^{\infty}I(x-\frac{m}{\Delta k_x},y-\frac{n}{\Delta k_y})$$

证毕。

如果发生欠采样，即不满足公式（1.11）、（1.12）的条件，图像域平面上的各个复制图像将会混叠。图 14-9-3 是 k_y 方向一倍欠采样带来图像混叠的例子。

（二）数据截短问题

上小节讨论了傅里叶成像方法中的数据离散化运算和采样，得出的结论是图像频谱的二维无限长离散傅里叶变换为无限个相同图像在图像域平面上的平铺排列，我们截取其中任何一幅图像即可。然而，实际工程中对图像频谱的采样的数据长度总是有限的，并且有限采样通常会带来两个问题；一是吉布斯环伪影，另一个问题是图像模糊。图像模糊很好理解，因为高于采集数据长度的高频频谱损失，而高频频谱反映的是图像的细节部分。吉布斯环伪影是一种环状震荡伪影，其原理是原图像和二维 sinc 函数卷积而产生的图像变形。

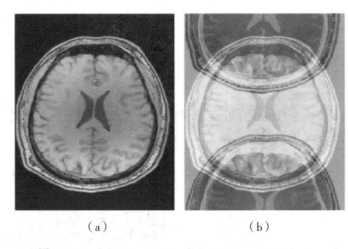

（a）　　　　　　（b）

图 14-9-3　（a）original image　（b）aliasing artifacts due to under sampling along the vertical direction by a factor of two

定义二维矩形窗函数为：

$$S_A \ (X', \ Y') = \begin{cases} 1, & | \ X' | \leqslant \dfrac{\Delta X'}{2}, \ | \ Y' | \leqslant \dfrac{\Delta Y'}{2} \\ 0, & otherwise \end{cases} \tag{1.15}$$

如图 14-9-4 所示，其傅里叶变换为：

$$r_A \ (x', \ y') = \Delta X' \Delta Y' sinc \ (\pi \Delta X' x') \ sinc \ (\pi \Delta Y' y') \tag{1.16}$$

它是二维 sinc 函数，该函数归一化描绘如图 14-9-5 所示。

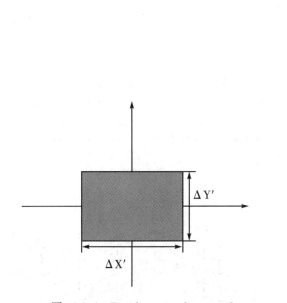

图 14-9-4　Two dimensional rectangular window function

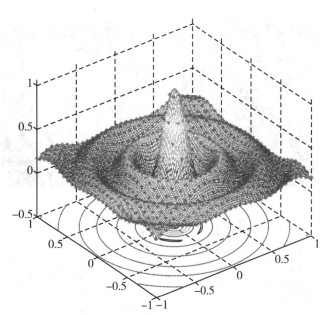

图 14-9-5　two dimensional sinc function

　　观察函数形状，该函数有持续的环状震荡边瓣，吉布斯伪影就是该边瓣引起的。频域数据的截短可以数学上表示为频谱函数 S_k 和二维矩形窗函数 S_A 相乘，

$$\hat{S} \ (X', \ Y') = S_A \ (X', \ Y') \ S_K \ (X', \ Y') \tag{1.17}$$

根据卷积定理，图像域函数 I 和函数 r_A 卷积即是数据截短后的图像表示，即：

$$\hat{I} \ (x', \ y') = r_A \ (x', \ y') \ * *I \ (x', \ y') \tag{1.18}$$

　　图 14-9-6 是数据过分截短成像的例子，如图所示，由于频谱数据的丢失，图像细节部分变得非常模糊，并伴随有吉布斯伪影。

　　工程中抑制吉布斯环伪影的常用方法有加汉明窗来降低边瓣幅度。二维汉明窗定义如下：

$$w \ (m, \ n) = \left[0.54 + 0.46cos \ \left(2\pi \frac{m}{M}\right) \right] \left[0.54 + 0.46cos \ \left(2\pi \frac{n}{N}\right) \right],$$

$$0 \leqslant m \leqslant M, \ 0 \leqslant n \leqslant N \tag{1.19}$$

　　如图 14-9-7 所示，该滤波器边瓣并不明显，因此可很好抑制由数据截短带来的吉布斯环伪影。需要指出的是，汉明窗也存在边瓣震荡，然而比矩形窗的边瓣幅值小得多。图 14-9-8 是一维汉明窗滤波器的谱图。

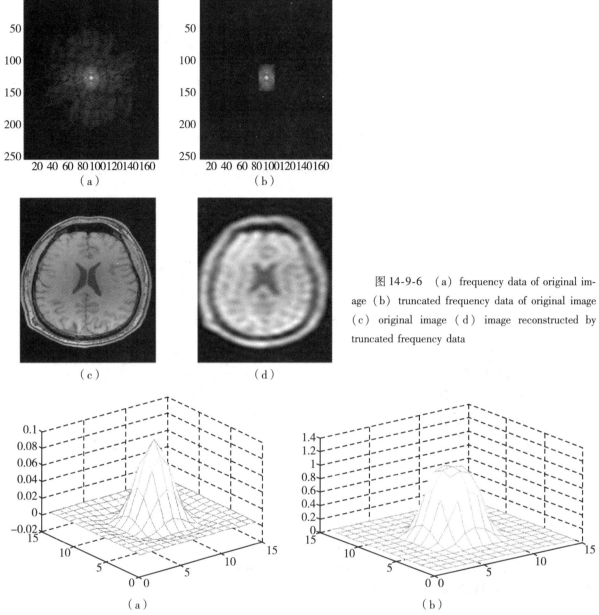

图 14-9-6 （a）frequency data of original image （b）truncated frequency data of original image （c）original image （d）image reconstructed by truncated frequency data

图 14-9-7 2D Hamming window filter
（a）time domain （b）frequency domain。

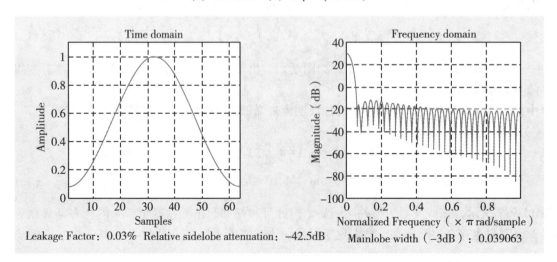

图 14-9-8 sidelobe attenuation of hamming window

频域经汉明窗滤波后重建的图像为：

$$I(x,y) = \Delta k_x \Delta k_y \sum_{m=-M/2}^{M/2} \sum_{n=-N/2}^{N/2} S[m,n] w_{m,n} e^{i2\pi(m\Delta k_x x + n\Delta k_y y)},$$

$$|x| < \frac{1}{\Delta k_x}, \quad |y| < \frac{1}{\Delta k_y} \tag{1.20}$$

可见原图像频域数据 S 被改变，会使重建图像模糊。因此，汉明窗滤波抑制吉布斯环是以降低空间分辨率为代价的方法。

第二节 磁共振物理原理与磁共振成像学

第一节介绍了磁共振成像技术中的傅里叶成像技术，成功采集频域数据即可重建图像。这一节将论述如何应用核磁共振现象和傅里叶成像技术联系起来，将介绍核磁共振物理原理、信号探测方法，梯度磁场的引入和空间位置信息的编码技术。

一、核磁共振现象与 B_0 磁场

原子核如 ^1H，^{13}C，^{19}F，^{31}P 等带有电荷并绕着自己的轴旋转，根据旋转电场产生磁场的原理，这些原子核将会产生磁矩 $\vec{\mu}$。如果原子核处于外加均匀静态磁场 B_0 的作用下，将会出现两个现象，第一是众原子核除了保持绕自己的轴旋转，还会绕着 B_0 方向为轴旋转，并且旋转频率称拉莫频率 ω_0，如图 14-9-9 所示。第二是由于能级分裂（zeeman splitting），宏观上将观测到一个微小的磁向量（bulk magnetization vector）$\vec{M} = \sum_n \vec{\mu}_n$，其方向和 B_0 一致。B_0 磁场强度一般为 0.2 到 2T，引入三维坐标系统 x–y–z 其方向 $\vec{i}$-$\vec{j}$-$\vec{k}$，B_0 方向一般为 z 轴正向，即：

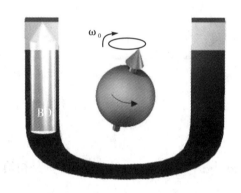

图 14-9-9　nuclei spin with the presence of B_0

$$\vec{B}_0 = B_0 \vec{k} \tag{2.1}$$

B_0 和拉莫频率 ω_0 有如下关系，

$$\omega_0 = \gamma B_0 \tag{2.2}$$

式中 γ 为旋磁比。不同原子核有着不同的旋磁比，如 ^1H 为 2.675×10^8 rad/（s·T），而 ^{31}P 为 7.075×10^7 rad/（s·T）。因此在同样的外磁场作用下，人体内不同的原子核有着不同的旋转频率 ω。

磁向量 $\vec{M}$ 由原子核磁矩 $\vec{\mu}$ 叠加组成，如图 14-9-10 所示，单个核磁矩可以分解成 z 方向和水平（x–y 平面）方向；因为各原子核水平方向的分量的方向是随机的，所以宏观上水平磁矩互相抵消，只有 z 方向上形成磁向量 $\vec{M}$。

下面解释上述两个现象的物理原因。根据经典物理学模型，磁矩 μ 在磁场 B_0 中受到力矩为 $\vec{\mu} \times B_0 \vec{k}$，并且等于角动量对时间的变化率：

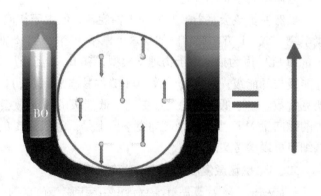

图 14-9-10　Net magnetization（macroscopic magnetization）has a longitudinal component（along the Z axis）aligned with B_0，and transverse macroscopic magnetization cancelled each other

$$\frac{d\vec{J}}{dt} = \vec{\mu} \times B_0\vec{k} \qquad (2.3)$$

根据粒子物理学，$\vec{\mu} = \gamma\vec{J}$，代入得到：

$$\frac{d\vec{\mu}}{dt} = \gamma\vec{\mu} \times B_0\vec{k} \qquad (2.4)$$

为了得到这个微分方程的解，首先将向量积展开为分量形式得：

$$\frac{d\mu_x}{dt} = \gamma B_0\mu_y = \omega_0\mu_y$$

$$\frac{d\mu_y}{dt} = -\gamma B_0\mu_x = -\omega_0\mu_x \qquad (2.5)$$

$$\frac{d\mu_z}{dt} = 0$$

解得：

$$\mu_x(t) = \mu_x(0)\cos(\omega_0 t) + \mu_y(0)\sin(\omega_0 t)$$

$$\mu_y(t) = -\mu_x(0)\sin(\omega_0 t) + \mu_y\cos(\omega_0 t) \qquad (2.6)$$

$$\mu_z(t) = \mu_z(0)$$

式中 $\mu_x(0)$，$\mu_y(0)$，$\mu_z(0)$ 是初始条件，其中前 2 式可以写成矩阵形式如下：

$$\begin{bmatrix} \mu_x(t) \\ \mu_y(t) \end{bmatrix} = \begin{bmatrix} \cos(\omega_0 t) & \sin(\omega_0 t) \\ -\sin(\omega_0 t) & \cos(\omega_0 t) \end{bmatrix} \begin{bmatrix} \mu_x(0) \\ \mu_y(0) \end{bmatrix} \qquad (2.7)$$

可以看到分量 μ_x、μ_y 等于其初值和旋转矩阵相乘且旋转角频率为 ω_0，而分量 μ_z 一直保持不变。因此解释了第一个现象：原子核会绕着 $B_0\vec{k}$ 方向为轴旋转，且旋转频率为 ω_0。

注：向量 $(A_x\vec{i}$，$A_y\vec{j}$，$A_z\vec{k})$ 和 $(B_x\vec{i}$，$B_y\vec{j}$，$B_z\vec{k})$ 的向量积分量展开公式为：

$$\vec{A} \times \vec{B} = (A_yB_z - A_zB_y)\vec{i} + (A_zB_x - A_xB_z)\vec{j} + (A_xB_y - A_yB_x)\vec{k} \qquad (2.8)$$

方向由右手定则决定。

虽然原子核会绕着 $B_0\vec{k}$ 方向为轴旋转，但由于初值 $\mu_z(0)$ 有可能有正有负，即原子核有几乎同等的概率绕 $\vec{k}$ 或 $-\vec{k}$ 方向旋转。如果这个概率相等的话，z 轴方向的磁矩也将全部互相抵消，为什么会出现磁向量 $\vec{M}$ 呢？因为根据量子物理学模型，在 B_0 磁场作用下，核自旋系统会发生 zeelman 能级分裂，即存在高能级与低能级；对于量子数 $I = 1/2$ 的核自旋系统，如 ^1H，^{13}C，^{19}F，^{31}P，该能级差 $\Delta E = \gamma hB_0$，h 为普朗克常数。由于低能级稳定性更高，低能级的核子数会多于高能级的核子数。因此，在宏观上将会有微小的磁向量 $\vec{M}$ 产生。这个磁向量本质上是低能级多出的那部分旋转核子磁矩叠加而成的。读者想了解更多细节可以参考文献 2。

二、B_1 磁场激发和 T1、T2 弛豫信号

我们知道，变化磁向量信号可以由线圈探测；因为穿过线圈磁通量变化将使线圈产生电信号。然而，磁向量 $\vec{M}$ 静止地指向 Z 轴正向，所以需要引入射频（RF）脉冲 $\vec{B_1}(t)$ 扰动它。典型的 $\vec{B_1}(t)$ 表示如下：

$$\vec{B_1}(t) = B_1^e(t)\left[\cos(\omega_{rf}t + \varphi)\vec{i} - \sin(\omega_{rf}t + \varphi)\vec{j}\right] \qquad (2.9)$$

式中，B_1^e（t）为磁脉冲包络函数，ω_{rf}为激发频率，φ为初始相角。共振条件要求，ω_{rf}和拉莫频率 ω_0 相等。因为根据量子物理学模型，为了使旋转核子从一个能量状态改变到另一个能量状态，需要外来能量 $\Delta E = \gamma h B_0 = h\omega_0$。而又根据普朗克定律，频率为 ω_{rf} 的射频脉冲的能量为 $E_{rf} = h\omega_{rf}$。因此得出共振条件 $\omega_{rf} = \omega_0$。

磁脉冲包络函数 B_1^e（t）通常决定射频脉冲的名称，如矩形射频脉冲的包络函数 B_1^e（t）为：

$$B_1^e\,(t) = \begin{cases} B_1, & 0 \le t \le \tau_p \\ 0, & 其他 \end{cases} \qquad (2.10)$$

式中，τ_p 为脉冲宽度。另一个常用的射频脉冲叫 sinc 脉冲，其包络函数 B_1^e（t）为：

$$B_1^e\,(t) = \begin{cases} B_1 \text{sinc}\,[\pi\Delta f(t - \tau_p/2)], & 0 \le t \le \tau_p \\ 0, & 其他 \end{cases} \qquad (2.11)$$

式中，Δf 为激发核子的空间频率带宽。

$\vec{B}_1$ 的磁场强度远比 $\vec{B}_0$ 的磁场强度弱，一般为几十 mT。式 (2.9) 表明，射频脉冲 $\vec{B}_1$（t）是一在 x–y 平面上过原点的射线段，也称线性极化磁场，是方向和强度都随时间变化的磁场；强度随 B_1^e（t）变化，而方向在 x–y 平面上顺时针绕 z 轴旋转，且旋转频率为 ω_{rf}。如图 14-9-11 所示。

在磁场脉冲 $\vec{B}_1$（t）的作用下，磁向量 $\vec{M}$ 出会随时间变化。描述变磁场和磁向量关系有 Bloch 方程：

$$\frac{d\vec{M}}{dt} = \gamma\vec{M}\times\vec{B} - \frac{M_x\vec{i} + M_y\vec{j}}{T_2} - \frac{(M_z - M_z^0)\,\vec{k}}{T_1} \quad (2.12)$$

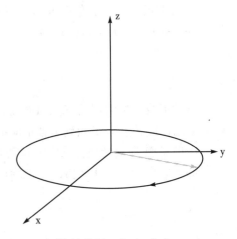

图 14-9-11　A circularly rotating linearly polarized field

式中 M_z^0 是只有 $\vec{B}_0$ 场作用下系统到达平衡态后磁向量 $\vec{M}$ 的初始值，T_1，T_2 是弛豫时间。Bloch 方程描述了在 $\vec{B}_1$（t）作用下，磁向量 $\vec{M}$ 被扰动离开平衡位置，而后又弛豫回到平衡位置的过程。这公式有三部分，第一部分 $\gamma\vec{M}\times\vec{B}$ 为激发过程，后两个部分为弛豫过程。根据热动力学原理，一旦磁向量 $\vec{M}$ 离开平衡位置，始终伴随弛豫过程，即回复到只有 $\vec{B}_0$ 场作用下的平衡态的初值。T_1 和 T_2 的值由组织成分结构决定，并且受周围的周围的组织成分结构影响，如癌细胞与正常组织细胞弛豫时间参数就不相同。对于生物组织 T_1 一般为 300 ~ 2000ms，T_2 一般为 30 到 150ms。

（一）激发过程

对于激发过程，磁场脉冲 $\vec{B}_1$（t）的持续时间远小于 T_1，T_2 弛豫时间。因此研究激发过程的磁向量 $\vec{M}$ 的变化可以将 Bloch 方程中的弛豫项省略，即：

$$\frac{d\vec{M}}{dt} = \gamma\vec{M}\times\vec{B} \qquad (2.13)$$

可以看到，上式与 (2.4) 式是相同的，只是 $\vec{\mu}$ 换成了 $\vec{M}$。然而，作用的 $\vec{\mu}$ 上的磁场 B_0 是静止地指向 z 轴，而作用在 $\vec{M}$ 上的磁场 $\vec{B}_1$（t）却在 x-y 平面上绕 z 轴旋转。因此，引入旋转坐标系 x'-y'-z'，其 z' 与 z 轴重合，而 x'、y'轴的方向 i'、j'绕 z 轴旋转，旋转频率与磁场 $\vec{B}_1$（t）相同，即 ω_{rf}。在旋转坐标系下，$\vec{B}_1$（t）在 x'-y'平面是相对静止的，并且指向 $\vec{i}$，写成分量形式即为 [B_1^e（t），0，0]。方程 (2.13) 展开为分量形式为：

$$\begin{cases} \dfrac{dM_{x'}}{dt} = 0 \\[2mm] \dfrac{dM_{y'}}{dt} = \gamma B_1^e(t) M_{z'} \\[2mm] \dfrac{dM_{z'}}{dt} = -\gamma B_1^e(t) M_{y'} \end{cases} \qquad (2.14)$$

设初值 $M_{x'}(0) = M_{y'}(0) = 0$，$M_{z'}(0) = M_z^0$，方程解为：

$$\begin{cases} M_{x'}(t) = 0 \\[2mm] M_{y'}(t) = M_z^0 \sin\left[\int_0^t \gamma B_1^e(\hat{t})d\hat{t}\right] \quad 0 \leqslant t \leqslant \tau_p \\[2mm] M_{z'}(t) = M_z^0 \cos\left[\int_0^t \gamma B_1^e(\hat{t})d\hat{t}\right] \end{cases} \qquad (2.15)$$

τ_p 为磁场 $\vec{B}_1(t)$ 持续时间。可以看出，磁向量 $\vec{M}$ 在旋转坐标系中的运动是在 z'-y' 平面中绕 x' 轴旋转，并且转角 α（flip angle）为：

$$\alpha = \int_0^{\tau_p} \gamma B_1^e(t)dt \qquad (2.16)$$

磁共振成像中常用的 90°、180°脉冲就是指这个转角 α，即磁向量 $\vec{M}$ 在旋转坐标系中转过 90°角到达 x'-y'平面，或转过 180°角到 z'轴指向-$\vec{k}$。

磁向量 $\vec{M}$ 在旋转坐标系中的运动是在 z'-y'平面中绕 x'轴旋转，转速为 $W_1 = -\gamma B_1$ 而相对于原坐标系，即实验坐标系，$\vec{M}$ 经历的是螺旋形运动，如图 14-9-12 所示。

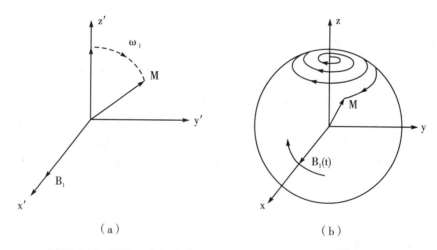

（a） （b）

图 14-9-12 Motion of the bulk magnetization vector in the presence of rotating
RF field as observed in（a）the RF-rotating frame, and（b）the laboratory frame

（二）弛豫过程

磁向量 $\vec{M}$ 受激发离开平衡位置后，将如何弛豫回平衡状态，求解 Bloch 方程得：

$$M_{xy}(t) = M_{xy}(0_+) e^{-t/T_2} e^{-i\omega_0 t} \qquad (2.17)$$

$$M_z(t) = M_z^0(1 - e^{-\frac{t}{T_1}}) + M_z(0_+) e^{-t/T_1} \qquad (2.18)$$

式中，$M_{xy}(0_+)$ 为射频磁脉冲作用后的磁向量 $\vec{M}$ 水平面（x-y）磁分量的瞬时值，$M_z(0_+)$ 为射频磁脉冲作用后的磁向量 $\vec{M}$ 在 z 轴分量的瞬时值。上面第一个式子表示水平面（x-y）磁分量 $M_{xy}(t)$ 衰减

受参数 T_2 弛豫时间影响，而 z 轴分量 $M_z(t)$ 衰减受参数 T_1 弛豫时间影响。如图 14-9-13 所示，磁向量 $\vec{M}$ 受激偏离平衡位置后，其水平分量将在数倍 T_2 时间后衰减至零；而 z 轴分量将在数倍 T_2 时间后回复至初始值 M_z^0。磁向量 $\vec{M}$ 在弛豫过程走过的轨迹在实验坐标系描绘如图 14-9-14 所示。

式（2.17）和（2.18）在旋转坐标系下为如下形式：

$$M_{x'y'}(t) = M_{x'y'}(0_+)\ e^{-t/T_2} \tag{2.19}$$

$$M_{z'}(t) = M_{z'}^0\ (1 - e^{-\frac{t}{T_1}})\ + M_{z'}(0_+)\ e^{-t/T_1} \tag{2.20}$$

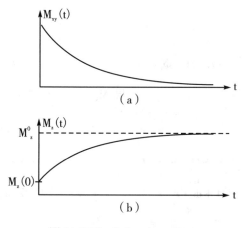

图 14-9-13　Relaxation curves

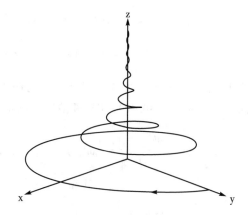

图 14-9-14　The trajectory of the tip of $\vec{M}$ during the relaxation period as observed in the laboratory frame

三、信号调制与探测

磁共振成像中，被测物体的各质点磁向量旋转运动可由探测线圈探测而转化为电信号。设实验坐标系中，点（x，y，z）用位置向量 **r** 表示。根据互感原理，位置 r 的磁通为该点磁场 $\vec{B}_r(\mathbf{r})$ 和被测物体的磁向量 $\vec{M}(\mathbf{r},t)$ 数量积，通过探测线圈的总磁通为：

$$\Phi(t) = \int_{object} \vec{B}_r(\mathbf{r}) \cdot \vec{M}(\mathbf{r},t)\,d\mathbf{r} \tag{2.21}$$

根据法拉利磁感定律，探测线圈的感应电压 V（t）为：

$$V(t) = -\frac{\partial\Phi(t)}{\partial t} = -\frac{\partial}{\partial t}\int_{object}\vec{B}_r(\mathbf{r}) \cdot \vec{M}(\mathbf{r},t)\,d\mathbf{r} \tag{2.22}$$

上式展开分量形式为：

$$V(t) = -\frac{\partial}{\partial t}\int_{object}\left[\,B_{r,x}(\mathbf{r})M_x(\mathbf{r},t) + B_{r,y}(\mathbf{r})M_y(\mathbf{r},t) + B_{r,z}(\mathbf{r})M_z(\mathbf{r},t)\,\right]d\mathbf{r} \tag{2.23}$$

其中，$\vec{B}_r = B_{r,x}\vec{i} + B_{r,y}\vec{j} + B_{r,z}\vec{k}$。由于 $M_z(r,t)$ 随时间变化相对于 M_x 和 M_y 很小，上式中和第 3 项可以忽略，即：

$$V(t) = -\int_{object}\left[\,B_{r,x}(\mathbf{r})\frac{\partial M_x(\mathbf{r},t)}{\partial t} + B_{r,y}(\mathbf{r})\frac{\partial M_y(\mathbf{r},t)}{\partial t}\,\right]d\mathbf{r} \tag{2.24}$$

由上式可以看到，感应电压信号主要由向量 $\vec{M}$ 水平分量决定。磁场分量 $B_{r,x}(r)$ 和 $B_{r,y}(r)$ 可表示为：

$$B_{r,x} = | B_{r,xy}(\mathbf{r}) | \cos\phi_r(\mathbf{r}) \tag{2.25a}$$

$$B_{r,y} = | B_{r,xy}(\mathbf{r}) | \sin\phi_r(\mathbf{r}) \tag{2.25b}$$

式中，$\phi_r(\mathbf{r})$ 是相位角，取值为 $[0, 2\pi]$。如果点 r 处的磁场指向 x 轴正向，则 $\phi_r(\mathbf{r}) = 0$；如指向 y 轴正向则 $\phi_r(\mathbf{r}) = \pi/2$。

根据式（2.17），$\vec{M}$ 水平分量弛豫过程中的旋转运动可表示为：

$$M_x(\mathbf{r},t) = | M_{xy}(\mathbf{r},0) | e^{-\frac{t}{T_2(r)}} \cos[-\omega(\mathbf{r})t + \phi_e(\mathbf{r})] \tag{2.26a}$$

$$M_y(\mathbf{r},t) = | M_{xy}(\mathbf{r},0) | e^{-\frac{t}{T_2(r)}} \sin[-\omega(\mathbf{r})t + \phi_e(\mathbf{r})] \tag{2.26b}$$

式中 $\phi_e(\mathbf{r})$ 是 $M_{xy}(\mathbf{r}, 0)$ 被激发后的初始相位角，取值为 $[0, 2\pi]$。如果 $M_{xy}(\mathbf{r}, 0)$ 被激发后瞬时指向 x 轴正向，则 $\Phi_r(\mathbf{r}) = 0$；如值向 y 轴正向则 $\phi_r(\mathbf{r}) = \pi/2$。对上式对时间求导得：

$$\frac{\partial M_x(\mathbf{r},t)}{\partial t} = \omega(\mathbf{r}) | M_{xy}(\mathbf{r},0) | e^{-\frac{t}{T_2(r)}} \sin[-\omega(\mathbf{r})t + \phi_e(\mathbf{r})] - \frac{1}{T_2(\mathbf{r})}$$
$$| M_{xy}(\mathbf{r},0) | e^{-\frac{t}{T_2(r)}} \cos[-\omega(\mathbf{r})t + \phi_e(\mathbf{r})] \tag{2.27a}$$

$$\frac{\partial M_y(\mathbf{r},t)}{\partial t} = -\omega(\mathbf{r}) | M_{xy}(\mathbf{r},0) | e^{-\frac{t}{T_2(r)}} \cos[-\omega(\mathbf{r})t + \phi_e(\mathbf{r})] - \frac{1}{T_2(\mathbf{r})}$$
$$| M_{xy}(\mathbf{r},0) | e^{-\frac{t}{T_2(r)}} \sin[-\omega(\mathbf{r})t + \phi_e(\mathbf{r})] \tag{2.27b}$$

在实际应用中，核子自旋频率远大于弛豫频率，即：

$$\omega(\mathbf{r}) \gg \frac{1}{T_2(\mathbf{r})} \tag{2.28}$$

因此，式（2.27）的第二项可以省略，得：

$$\frac{\partial M_x(\mathbf{r},t)}{\partial t} = \omega(\mathbf{r}) | M_{xy}(\mathbf{r},0) | e^{-\frac{t}{T_2(r)}} \sin[-\omega(\mathbf{r})t + \phi_e(\mathbf{r})] \tag{2.29a}$$

$$\frac{\partial M_y(\mathbf{r},t)}{\partial t} = \omega(\mathbf{r}) | M_{xy}(\mathbf{r},0) | e^{-\frac{t}{T_2(r)}} \cos[-\omega(\mathbf{r})t + \phi_e(\mathbf{r})] \tag{2.29b}$$

将式（2.25）和式（2.29）代入式（2.24）得，

$$V(t) = -\int_{object} \omega(\mathbf{r}) | B_{r,xy}(\mathbf{r}) | | M_{xy}(\mathbf{r},0) | e^{-\frac{t}{T_2(r)}}$$
$$\sin[-\omega(\mathbf{r})t + \phi_e(\mathbf{r}) - \phi_r(\mathbf{r})] d\mathbf{r} \tag{2.30}$$

或

$$V(t) = \int_{object} \omega(\mathbf{r}) | B_{r,xy}(\mathbf{r}) | | M_{xy}(\mathbf{r},0) | e^{-\frac{t}{T_2(r)}}$$
$$\cos[-\omega(\mathbf{r})t + \Phi_e(\mathbf{r}) - \phi_r(\mathbf{r}) + \frac{\pi}{2}] d\mathbf{r} \tag{2.31}$$

由于水平磁向量旋转频率为核子旋转频率，电压信号 V（t）为高频信号。电子学中通常应用调制解调技术使高频信号转化为低频，或使低频信号转化为高频。这里采用相敏检测技术（phase-sensitive detection），如图 14-9-15 所示，信号乘一个参考余弦信号而后通过一低通滤波器，使原信号解调为低频信号。具体运算如下，V（t）乘 $2\cos\omega_0 t$ 得，

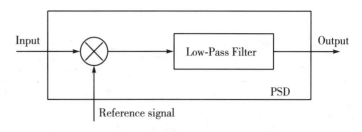

图 14-9-15　Phase-sensitive detection

$$2V(t)\cos\omega_0 t = 2\int_{object}\omega(\mathbf{r})\mid B_{r,xy}(\mathbf{r})\mid\mid M_{xy}(\mathbf{r},0)\mid e^{-\frac{t}{T_2(\mathbf{r})}}$$

$$\cos\Big[-\omega(\mathbf{r})t + \phi_e(\mathbf{r}) - \phi_r(\mathbf{r}) + \frac{\pi}{2}\Big]\cos\omega_0 t d\mathbf{r}$$

$$= \int_{object}\omega(\mathbf{r})\mid B_{r,xy}(\mathbf{r})\mid\mid M_{xy}(\mathbf{r},0)\mid e^{-\frac{t}{T_2(\mathbf{r})}}$$

$$\cos\Big[-\omega(\mathbf{r})t - \omega_0 t + \phi_e(\mathbf{r}) - \phi_r(\mathbf{r}) + \frac{\pi}{2}\Big]d\mathbf{r} +$$

$$\int_{object}\omega(\mathbf{r})\mid B_{r,xy}(\mathbf{r})\mid\mid M_{xy}(\mathbf{r},0)\mid e^{-\frac{t}{T_2(\mathbf{r})}}$$

$$\cos\Big[-\omega(\mathbf{r})t + \omega_0 t + \phi_e(\mathbf{r}) - \phi_r(\mathbf{r}) + \frac{\pi}{2}\Big]d\mathbf{r} \tag{2.32}$$

上式中第 1 项将被低通滤波器滤除，得解调滤波后的信号 V_{psd}（t）为：

$$V_{psd}(t) = \int_{object}\omega(\mathbf{r})\mid B_{r,xy}(\mathbf{r})\mid\mid M_{xy}(\mathbf{r},0)\mid e^{-\frac{t}{T_2(\mathbf{r})}}$$

$$\cos\Big[-\omega(\mathbf{r})t + \omega_0 t + \phi_e(\mathbf{r}) - \phi_r(\mathbf{r}) + \frac{\pi}{2}\Big]d\mathbf{r} \tag{2.33}$$

再次引入旋转坐标系，因为旋转坐标旋转频率为 ω_0，可以将 ω（**r**）表示为 $\omega(\mathbf{r}) = \omega_0 + \Delta\omega(\mathbf{r})$，$\Delta\omega$（**r**）为旋转坐标中的磁向量旋转频率。代入上式得：

$$V_{psd}(t) = \int_{object}\Big[\omega_0 + \Delta\omega(\mathbf{r})\Big]\mid B_{r,xy}(\mathbf{r})\mid\mid M_{xy}(\mathbf{r},0)\mid e^{-\frac{t}{T_2(\mathbf{r})}}$$

$$\cos\Big[-\Delta\omega(\mathbf{r})t + \phi_e(\mathbf{r}) - \phi_r(\mathbf{r}) + \frac{\pi}{2}\Big]d\mathbf{r} \tag{2.34}$$

实际应用中，$\Delta\omega$（**r**）$\ll\omega_0$，上式可以简化为：

$$V_{psd}(t) = \omega_0\int_{object}\mid B_{r,xy}(\mathbf{r})\mid\mid M_{xy}(\mathbf{r},0)\mid e^{-\frac{t}{T_2(\mathbf{r})}}$$

$$\cos\Big[-\Delta\omega(\mathbf{r})t + \phi_e(\mathbf{r}) - \phi_r(\mathbf{r}) + \frac{\pi}{2}\Big]d\mathbf{r} \tag{2.35}$$

为了引入复数表示法，电子学另一常用方法称为正交二次检测法（quadrature detection），如图 14-9-16 所示，信号乘另一参考信号 $2\sin\omega_0 t$，经相敏检测（PSD）系统，得到信号为：

$$V'_{psd}(t) = \omega_0\int_{object}\mid B_{r,xy}(\mathbf{r})\mid\mid M_{xy}(\mathbf{r},0)\mid e^{-\frac{t}{T_2(\mathbf{r})}}$$

$$\sin\Big[-\Delta\omega(\mathbf{r})t + \phi_e(\mathbf{r}) - \phi_r(\mathbf{r}) + \frac{\pi}{2}\Big]d\mathbf{r} \tag{2.36}$$

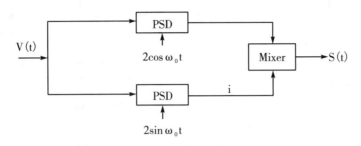

图 14-9-16　Quadrature detection

可以看到 V_{psd}（t）和 V'_{psd}（t）是正交的。将 V'_{psd}（t）作为虚部和 V_{psd}（t）相加，得到复信号 S（t）为：

$$S(t) = V_{psd}(t) + iV'_{psd}(t) = \omega_0 \int_{object} | B_{r,xy}(\mathbf{r}) | | M_{xy}(\mathbf{r},0) |$$
$$e^{-i[\Delta\omega(\mathbf{r})t - \phi_e(\mathbf{r}) + \phi_r(\mathbf{r}) - \pi/2]} d\mathbf{r} \qquad (2.37)$$

因为，$B_{r,xy}$ 和 M_{xy} 的复数形式为：

$$B_{r,xy} = B_{r,x} + iB_{r,y} \qquad (2.38a)$$

$$M_{xy} = M_x + iM_y \qquad (2.38b)$$

并且：

$$| B_{r,xy}(\mathbf{r}) | e^{-i\phi_r(\mathbf{r})} = B^*_{r,xy}(\mathbf{r}) \qquad (2.39)$$

$$| M_{xy}(\mathbf{r},0) | e^{i\phi_e(\mathbf{r})} = M_{xy}(\mathbf{r},0) \qquad (2.40)$$

式中 $B^*_{r,xy}$ 是 $B_{r,xy}$ 的共轭复数，由式（2.39）和式（2.40），式（2.37）表示为：

$$S(t) = \omega_0 e^{i\pi/2} \int_{object} B^*_{r,xy}(\mathbf{r}) M_{xy}(\mathbf{r},0) e^{-i\Delta\omega(\mathbf{r})t} d\mathbf{r} \qquad (2.41)$$

上式中 $\omega_0 e^{i\pi/2}$ 为比例常数可以省略，即：

$$S(t) = \int_{object} B^*_{r,xy}(\mathbf{r}) M_{xy}(\mathbf{r},0) e^{-i\Delta\omega(\mathbf{r})t} d\mathbf{r} \qquad (2.42)$$

在多数实际应用中，探测线圈接收磁场是均匀的，即 $B^*_{r,xy}$（r）不随位置而改变是一个常数，则上式可以进一步简化为：

$$S(t) = \int_{object} M_{xy}(\mathbf{r},0) e^{-i\Delta\omega(\mathbf{r})t} d\mathbf{r} \qquad (2.43)$$

如果在旋转坐标系中观测信号，则 $\Delta\omega$（r）可以独立表示为 ω（r）$= (2\pi k_x, 2\pi k_y, 2\pi k_z)$，并且磁向量 M_{xy}（r）和核子密度 ρ（r）及成像灰度 I（r）成正比关系：

$$M_{xy}(\mathbf{r}) \propto \rho(\mathbf{r}) \propto I(\mathbf{r}) \qquad (2.44)$$

式（2.43）可表示为：

$$S(t) = \int_{-\infty}^{\infty} \rho(r) e^{-i\omega(r)t} dr \qquad (2.45)$$

可以看出，上式是第一节介绍的傅里叶成像公式的变化形式。

四、梯度磁场

核子自旋频率 ω 和磁场 B 成比例关系，如 $\omega_0 = \gamma B_0$。如果引入一个随空间位置变化的梯度磁场，那么空间各点位置的核子自旋频率 $\omega(r)$ 将随位置 r 变化而变化，这样即实现空间位置信息的编码。这个随空间位置变化的梯度磁场是除磁场 B_0、B_1 之外第三个外加磁场，记为 $B_{G,z}$。磁场 $B_{G,z}$ 方向始终指向 z 轴正向，即和 B_0 方向相同。但是磁场 $B_{G,z}$ 沿特定的方向磁场强度按线形变化。如磁场 $B_{G,z} = G_x x + G_y y + G_z z$ 沿 x 轴、y 轴和 z 轴磁场强度都按线形变化，并且梯度场 $\vec{G}$ 为：

$$\vec{G} = \nabla B_{G,z} = \frac{\partial B_{G,z}}{\partial x}\vec{i} + \frac{\partial B_{G,z}}{\partial y}\vec{j} + \frac{\partial B_{G,z}}{\partial z}\vec{k} = G_x\vec{i} + G_x\vec{j} + G_x\vec{k} \qquad (2.46)$$

式中 G_x 为 x - 梯度，G_y 为 y - 梯度，G_z 为 z - 梯度。需要特别注意的是，梯度方向和磁场本身的方向完全具有不同的物理意义。梯度方向是磁场强度变化的方向。另外，根据麦克斯韦方程，磁场 $B_{G,z}$ 不可能单独存在，其一定和分量 $B_{G,x}$、$B_{G,y}$ 同时存在。然而由于磁场 B_0 太强，分量 $B_{G,x}$、$B_{G,y}$ 对核子自旋影响通常忽略不计。

五、磁脉冲序列

单个磁脉冲激发扰动磁相量偏离平衡位置，磁向量弛豫过程将产生一个衰减信号，称为自由感应衰减（free induction decays，FID）。两个磁脉冲组合能产生一个回波信号（echo）。为了得到完整 k 空间数据，通常需要多个 FID 和多个回波信号，因此应用磁脉冲序列从而实现多个 FID 和多个回波信号。

最简单的磁脉冲（$\vec{B}_1$）组合是 $90°_{x'} - \tau - 180°_{y'}$，如图 14-9-17 所示，第一个磁脉冲在旋转坐标系中方向指向 x'轴，使磁向量绕 x'轴旋转且转角为 90°，则称该磁脉冲为 $90°_{x'}$ 脉冲。如图 14-9-17a 所示。$90°_{x'}$ 脉冲后，磁向量指向 y'轴，此刻 t=0。磁向量弛豫过程中，由于磁场 B_0 不均匀性（被成像物体的顺磁性和抗磁性对磁场 B_0 的影响，目前的技术现状磁场不均匀性是无法避免的），即作用在不同核子上的 B_0 值略有不同，而对核子的旋转频率却影响很大，如图（14-9-17b）所示，有的核子旋转频率快而有的核子旋转频率慢，使得水平面各核磁矩会由于失相（dephase）互相抵消，从而水平磁向量迅速衰减到零。这种由磁场 B_0 不均匀性引起的弛豫称为 T_2^* 时间衰减。T_2^* 时间衰减和 T_2 时间衰减物理意义不同，T_2^* 时间衰减是由于磁场 B_0 不均匀性引起核子失相引起的；T_2 时间衰减是因为热运动核子回到只有磁场 B_0 作用的初始平衡状态。

图 14-9-17b 所示状态 t = τ 时，施加 $180°_{y'}$ 磁脉冲，则所有核子将绕 y' 旋转 180°。如图 14-9-17c 所示，核子仍然处于 x' - y' 平面以各自原来的转速旋转，则不同转速的核子将重新获得一致的相位（rephase）。从而当 t = 2τ 时刻水平磁向量将重新出现在 y'轴，如图 14-9-17d 所示。

同理，$90°_{-y'} - \tau - 180°_{x'}$ 等其他 90° -

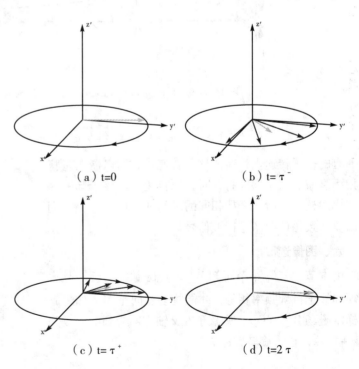

(a) t=0　　　　　　　(b) t= τ^-

(c) t= τ^+　　　　　　(d) t=2τ

图 14-9-17　Vector diagram illustrating the refocusing of isochromats in spin-echo experiment

τ－180°脉冲也可以产生 echo 信号。图 14-9-18 为
90°－τ－180°磁脉冲产生的信号示图，90°脉冲作用
后，产生水平磁向量，并且水平磁相量由于失相迅
速衰减，产生自由感应衰减（FID）信号。180°脉
冲作用后，水平磁向量由于回复一致相位而达到峰
值。达到峰值后，水平磁向量将继续由于失相而衰
减，于是将产生一个先增后减的对称信号称为回波
信号（echo）。在实际应用中，在形成一个回波信
号后，可以继续施加 180°脉冲使失相的核子回复一
致相位，从而获得第 2 个回波信号。如图 14-9-19
所示，180°脉冲可以重复施加，直到水平磁相量由
于热运动衰减为零（T_2 时间衰减）。

90°－τ－180°磁脉冲产生的回波信号称为自旋
回波（spin echo）。另一种利用施加梯度磁场产生
的回波称为梯度回波（gradient echo），如图 14-9-
20 所示，当 RF 脉冲作用后，打开负梯度磁场 G_x，
则沿梯度方向核子转速将受线形变化的磁场影响，
因此核子转速为：

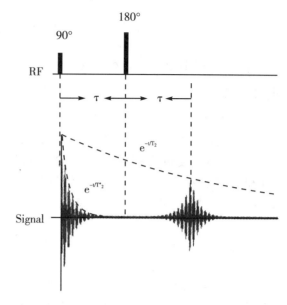

图 14-9-18　Formation of a spin echo signal by a
90°－τ－180° pulse sequence

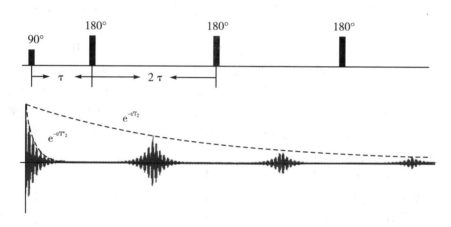

图 14-9-19　Formation of a train of spin echoes by multiple 180°pulses

$$\omega\,(x)=\gamma\,(B_0+\gamma G_x x) \qquad (2.47)$$

有的核子转速慢，有的核子转速快，所以磁向量将
失相而衰减。当正梯度打开时，原转速慢的核子却变为
转速快的核子，所以经历相同的时间和梯度后，核子们
将回复一致相位而产生回波信号。

六、图像选层

由本节"二"小节可知 $\vec{B}_1\,(t)$ 磁脉冲的旋转频率
必须和核子自旋频率相等，才能扰动磁向量 $\vec{M}$。如果施
加梯度磁场 $B_{G,z}=G_z z$，则核子在 z 轴方向受到的磁场为
$B_0\vec{k}+G_z z\vec{k}$，核子旋转频率为

$$\omega\,(z)=\omega_0+\gamma G_z z \qquad (2.48)$$

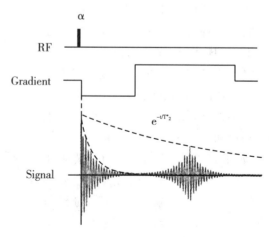

图 14-9-20　Gradient-echo pulse sequence

所以施加梯度磁场后，核子自旋频率也随 z 坐标线形变化。如图 14-9-21 所示，如果需要选层位置为 $z = z_0$，由式（2.9）和（2.48）可知，$\vec{B}_1(t)$ 磁脉冲的旋转频率 ω_{rf} 须设置为

$$\omega_{rf} = \omega(z_0) = \omega_0 + \gamma G_z z_0 \qquad (2.49)$$

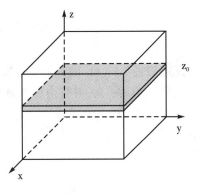

图 14-9-21　Slices selected along the z-direction

（一）选层图像的厚度控制

选层图像的厚度 $p_s(z)$ 可由下式描述：

$$p_s(z) = \Pi\left(\frac{z - z_0}{\Delta z}\right) \qquad (2.50)$$

其中 Π 为矩形窗函数：

$$\Pi(x) = \begin{cases} 1, & |x| < 1/2 \\ 0, & \text{其他} \end{cases} \qquad (2.51)$$

式（2.50）展开即 $-\dfrac{\Delta z}{z} < z - z_0 < \dfrac{\Delta z}{z}$，$z_0$ 为选层中心。

由梯度编码可得该空间厚度函数对应的编码梯度 $p(f)$ 为：

$$p(f) = \Pi\left(\frac{f - f_c}{\Delta f}\right) \qquad (2.52)$$

式中 f_c 为中心频率。该式可理解为空间频率厚度函数。引入一个重要的关系式：

$$B_1(t) \propto \int_{-\infty}^{\infty} p(f) e^{-i2\pi ft} dt \qquad (2.53)$$

即空间频率厚度函数 $p(f)$ 和磁场 $B_1(t)$ 成傅里叶变换关系。

如式（2.11）所示的包络函数激发的图像层为：

$$p_s(z) = \Pi \frac{(z - z_0)}{\Delta z} e^{i\gamma G_z(z - z_0)\tau_p/2} \qquad (2.54)$$

证明：

$$\vec{B}_1(t) = B_1^e(t)\left[\cos(\omega_{rf}t)\,\vec{i} - \sin(\omega_{rf}t)\,\vec{j}\right] \qquad (2.55)$$

其中 $\omega_{rf} = 2\pi f_c$，上式写成复数形式为

$$B_1(t) = B_1^e(t)\, e^{i2\pi f_c t} \qquad (2.56)$$

由傅里叶变换对：

$$\text{sinc}(\pi \Delta ft) \leftrightarrow \frac{1}{\Delta f}\Pi\left(\frac{f}{\Delta f}\right) \qquad (2.57)$$

应用傅里叶变换时移性质：

$$\text{sinc}\left(\pi \Delta f\left(t - \frac{\tau_p}{2}\right)\right) \leftrightarrow \frac{1}{\Delta f}\Pi\left(\frac{f}{\Delta f}\right) e^{-\frac{i2\pi f\tau_p}{2}} \qquad (2.58)$$

再应用频移性质：

$$\text{sinc}\left(\pi\Delta f\left(t-\frac{\tau_p}{2}\right)\right)e^{i2\pi f_c t}\leftrightarrow\frac{1}{\Delta f}\Pi\left(\frac{f-f_c}{\Delta f}\right)e^{-\frac{i2\pi(f-f_c)\tau_p}{2}} \tag{2.59}$$

忽略磁场 $B_1(t)$ 的有限长带来的数据截短问题（理论分析变量长度 $-\infty<t<\infty$ 截短至实际应用变量的长度 $0\leq t\leq\tau_p$），并且由梯度磁场编码关系得：

$$p_s(z)=\Pi\left(\frac{z-z_0}{\Delta z}\right)e^{i\gamma G_z(z-z_0)\tau_p/2} \tag{2.60}$$

证毕。

下面将解释式（2.53）所述的傅里叶关系为什么成立。在旋转坐标系中，Bloch 方程可表示为：

$$\frac{\partial\vec{M}_{rot}(z,t)}{\partial t}=\gamma\vec{M}_{rot}(z,t)\times\vec{B}_{eff}(z,t) \tag{2.61}$$

式中，$\vec{B}_{eff}(z,t)$ 为

$$\vec{B}_{eff}(z,t)=B_1^e(t)\vec{i}'+\left(B_0+G_z z-\frac{\omega_{rf}}{\gamma}\right)\vec{k}' \tag{2.62}$$

式中，$G_z z$ 为梯度磁场在坐标 z 处的磁场值；$\frac{\omega_{rf}}{\gamma}$ 为旋转坐标系相对原坐标系的相对磁场值，因为旋转坐标的旋转频率为 ω_{rf} 推出 $B_{相对}=\frac{\omega_{rf}}{\gamma}$。

由式（2.49），$\omega_{rf}=\omega_0+\gamma G_z z_0$，代入上式得：

$$\vec{B}_{eff}(z,t)=B_1^e(t)\vec{i}'+G_z(z-z_0)\vec{k}' \tag{2.63}$$

因此，式（3.56）展开成分量形式：

$$\begin{cases}\dfrac{dM_{x'}(z,t)}{dt}=\gamma G_z(z-z_0)M_{y'}(z,t)\\[2mm]\dfrac{dM_{y'}(z,t)}{dt}=-\gamma G_z(z-z_0)M_{x'}(z,t)+\gamma B_1^e(t)M_{z'}(z,t)\\[2mm]\dfrac{dM_{z'}(z,t)}{dt}=-\gamma B_1^e(t)M_{y'}(z,t)\end{cases} \tag{2.64}$$

如果脉冲作用的转角（tip angle）很小，在激发过程中可以近似认为 $M_{z'}(z,t)=M_{z'}^0(z)$，于是上式变为：

$$\begin{cases}\dfrac{dM_{x'}(z,t)}{dt}=\gamma G_z(z-z_0)M_{y'}(z,t)\\[2mm]\dfrac{dM_{y'}(z,t)}{dt}=-\gamma G_z(z-z_0)M_{x'}(z,t)+\gamma B_1^e(t)M_{z'}^0(z)\\[2mm]\dfrac{dM_{z'}(z,t)}{dt}=0\end{cases} \tag{2.65}$$

将上式前两个方程写为复数形式有：

$$\frac{dM_{x'y'}(z,t)}{dt} = \frac{dM_{x'}(z,t)}{dt} + i\frac{dM_{y'}(z,t)}{dt}$$

$$= -i\gamma G_z(z-z_0)M_{x'y'}(z,t) + i\gamma B_1^e(t)M_{z'}^0(z) \tag{2.66}$$

设初始条件 $M_{x'y'}(z,0)=0$，

对上式两边作拉普拉斯变换得：

$$sM_{x'y'}(z,s) = -i\gamma G_z(z-z_0)M_{x'y'}(z,s) + i\gamma B_1^e(s)M_{z'}^0(z) \tag{2.67}$$

整理得：

$$M_{x'y'}(z,s) = \frac{i\gamma B_1^e(s)M_{z'}^0(z)}{s+i\gamma G_z(z-z_0)} \tag{2.68}$$

上式的拉普拉斯反变换通解为：

$$M_{x'y'}(z,t) = i\gamma M_z^0(z)e^{-i\gamma G_z(z-z_0)t}\int_0^t B_1^e(\tau)e^{i\gamma G_z(z-z_0)\tau}d\tau \tag{2.69}$$

上式即为微分方程（2.66）的解。前面提到，$B_1^e(t)$ 变量范围为 $0<t<\tau_p$，所以 B_1 磁场脉冲作用后水平磁向量为：

$$M_{x'y'}(z,\tau_p) = i\gamma M_z^0(z)e^{-i\gamma G_z(z-z_0)\tau_p}\int_{\frac{-\tau_p}{2}}^{\frac{\tau_p}{2}} B_1^e\left(t+\frac{\tau_p}{2}\right)e^{i\gamma G_z(z-z_0)t}dt =$$

$$i\gamma M_z^0(z)e^{-i\gamma G_z(z-z_0)\tau_p}F^{-1}\left(B_1^e\left(t+\frac{\tau_p}{2}\right)\right)_{f=\frac{\gamma}{2\pi}G_z(z-z_0)} \tag{2.70}$$

其中 $e^{-i\gamma G_z(z-z_0)\tau_p}$ 项的作用是使相位角平移 $\angle\gamma G_z(z-z_0)\tau_p$，可以不考虑。上式说明空间位置 z 处的磁向量正比于 $B_1^e(t)$ 的傅里叶反变换。例如 sinc 脉冲 $B_1^e(t)=B_1 sinc\left[\pi\Delta f(t-\tau_p/2)\right]$，$0\leq t\leq\tau_p$：

$$F^{-1}\left(B_1^e\left(t+\frac{\tau_p}{2}\right)\right)_{f=\frac{\gamma}{2\pi}G_z(z-z_0)} = \frac{1}{\Delta f}\Pi\left(\frac{f}{\Delta f}\right)_{f=\frac{\gamma}{2\pi}G_z(z-z_0)} \tag{2.71}$$

上式忽略了变量长度截短问题，注意到 $\frac{\gamma}{2\pi}G_z(z-z_0)$ 就是 f_z-f_c，f_c 为 z_0 处的频率，即被选层的中心频率。式（2.70）为：

$$M_{x'y'}(z,\tau_p) = i\gamma M_z^0(z)\frac{1}{\Delta f}\Pi\left(\frac{f_z-f_c}{\Delta f}\right) \tag{2.72}$$

上式虚数 i 可写为 $e^{i\frac{\pi}{2}}$，其作用是使相位角平移 $\frac{\pi}{2}$，也可以省略，上式进一步简化为：

$$M_{x'y'}(z,\tau_p) = \gamma M_z^0(z)\frac{1}{\Delta f}\Pi\left(\frac{f_z-f_c}{\Delta f}\right) \tag{2.73}$$

上式可以看出 sinc 脉冲激发的水平磁向量，正比于空间频率层 $|f_z-f_c|<\frac{\Delta f}{2}$，结合梯度磁场建立的空间频率与空间位置的对应关系，sinc 脉冲激发的水平磁向量正比于空间层 $|z-z_0|<\frac{\Delta z}{2}$。这也是傅里叶关系证明的结论。

由于式（2.65）运用了近似运算，因此当激发转角很大时，上述的傅里叶关系将不成立。此时将直

接求解微分方程组（2.64）而获得需要的脉冲函数 B_1。通常运用数值方法求解该方程。然而，实验研究表明，在很多应用中激发转角在 90° 以内傅里叶方法可认为是精确的。

七、空间频率与位置编码

完成图像选层，可以同样利用梯度磁场对选层平面的核子进行空间位置信息编码。由第一节论述可知，采集频域空间的数据即可由傅里叶方法重建图像。图 14-9-22 是磁脉冲序列和梯度磁场同步流程图。图中，数据采集窗（data）打开时开始采集数据，即探测线圈探测回波信号。梯度磁场 $B_{G,z} = G_x x$ 在 90°$_{-y'}$ 脉冲作用后打开，则核子受到的磁场为 $B_0\vec{k} + G_x x\vec{k}$，即核子受到的磁场随 x 坐标值而变化，所以核子的旋转频率随 x 坐标而变化。180°$_{x'}$ 脉冲作用后梯度磁场 $B_{G,z} = G_x x$ 再次打开，因此梯度磁场参与作用了核子失相和相位回复一致的过程，形成的回波信号携带频率为 $\omega(x) = \omega_0 + \gamma G_x x$。这个编码方式称为频率编码。梯度磁场 $B_{G,z} =$

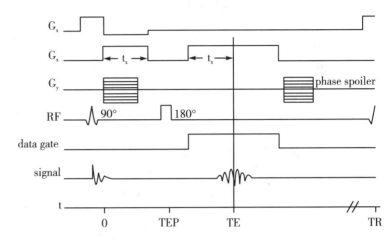

图 14-9-22 Phase encoding spin echo imaging sequence

$G_y y$，仅在 90°$_{-y'}$ 脉冲作用后打开，图中 G_y 有多个值是多个周期 TR 画在一个周期 TR 示意图中。一个回波周期 G_y 只取一个值。梯度磁场 $B_{G,z} = G_y y$ 打开 t_y 时间后，y 轴方向的核子旋转走过的相位角将随 y 坐标值变化。又因为数据采集过程中梯度 G_y 没开，所以一个回波周期内采集的 $\omega(y)$ 仍为 ω_0，但是多了一个初始相角 $\gamma G_y t_y y$。这个编码方式称为相位编码。

在回波信号记录后，G_y 梯度场出现相位扰乱梯度（phase spoiler）。这个梯度作用为强行将水平面各核子的相位完全打乱，使系统回到只有 $\vec{M}_z$ 的新初始状态。如果没有这个打乱梯度的话，残余的水平磁向量将会影响下一个回波周期。

由本节第"三"小节可知探测线圈探测的信号可表示为 $S(t) = \int_{-\infty}^{\infty} \rho(\mathbf{r}) e^{-i\omega(\mathbf{r})t} d\mathbf{r}$。改写成分坐标形式得：

$$S(t) = \int_{-\infty}^{\infty} \int_{-\infty}^{\infty} \int_{-\infty}^{\infty} \rho(x,y,z) e^{-i[\omega(x)+\omega(y)+\omega(z)]t} dxdydz \qquad (2.74)$$

消去选层项 z 得：

$$S(t) = \int_{-\infty}^{\infty} \int_{-\infty}^{\infty} \rho(x,y) e^{-i[\omega(x)+\omega(y)]t} dxdy = \int_{-\infty}^{\infty} [\int_{-\infty}^{\infty} \rho(x,y) e^{-i\omega(x)t} dx] e^{-i\omega(y)t} dy$$

由频率编码得：

$$S(t) = \int_{-\infty}^{\infty} [\int_{-\infty}^{\infty} \rho(x,y) e^{-i\omega_0 - \gamma G_x xt} dx] e^{-i\omega(y)t} dy$$

$$= \{\int_{-\infty}^{\infty} [\int_{-\infty}^{\infty} \rho(x,y) e^{-\gamma G_x xt} dx] e^{-i\omega(y)t} dy\} e^{-i\omega_0 t}$$

根据傅里叶变换性质，$e^{-i\omega_0 t}$ 项的作用是使 $S(t)$ 的频谱 $S(\omega)$ 频移 ω_0，即，$S(t) e^{\pm i\omega_0 t} \leftrightarrow S(\omega \mp \omega_0)$，对信号没有其他影响，所以可以忽略，也可以用信号解调的方法移除 $e^{-i\omega_0 t}$ 项。于是有：

$$S(t) = \int_{-\infty}^{\infty} [\int_{-\infty}^{\infty} \rho(x,y) e^{-\gamma G_x xt} dx] e^{-i\omega(y)t} dy$$

又由相位编码得：

$$S(t,G_y) = \int_{-\infty}^{\infty} \left[\int_{-\infty}^{\infty} \rho(x,y) e^{-\gamma G_x xt} dx \right] e^{-i\omega_0 t} e^{-i\gamma G_y t_y y} dy =$$

$$\left\{ \int_{-\infty}^{\infty} \left[\int_{-\infty}^{\infty} \rho(x,y) e^{-\gamma G_x xt} dx \right] e^{-i\gamma G_y t_y y} dy \right\} e^{-i\omega_0 t}$$

因为相位编码引入了变量 G_y，所以信号表达式更新为 $S(t, G_y)$。再次称除频移相 $e^{-i\omega_0 t}$ 并整理得：

$$S(t,G_y) = \int_{-\infty}^{\infty} \int_{-\infty}^{\infty} \rho(x,y) e^{-\gamma G_x xt} e^{-i\gamma G_y t_y y} dxdy \qquad (2.75)$$

作变量代换：

$$k_x = \frac{1}{2\pi} \gamma G_x t \qquad (2.76)$$

$$k_y = \frac{1}{2\pi} \gamma G_y t_y \qquad (2.77)$$

上式得：

$$S(k_x,k_y) = \int_{-\infty}^{\infty} \int_{-\infty}^{\infty} \rho(x,y) e^{-i2\pi(k_x x + k_y y)} dxdy \qquad (2.78)$$

即得到了傅里叶成像关系式。

将图 14-9-22 所示脉冲序列和信号探测流程描绘出在 k 空间的轨迹如图 14-9-23 所示，一个回波周期将形成 k 空间一条线。如图 14-9-23a 所示，当 $90°_{-y'}$ 脉冲作用后，G_x 和 G_y 梯度磁场同时打开，所以 k_x 和 k_y 同时增加到达 A 点，然而这时信号接收没有打开，所以这条数据线没有被记录；当 $180°_{x'}$ 脉冲作用后，磁向量由于绕 x' 轴翻转而使得相位改变，k 空间 A 点跳转到 B 点；当 k_y

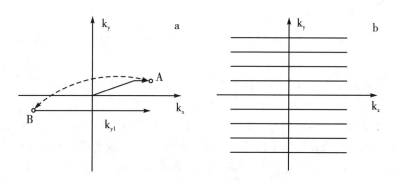

图 14-9-23 K-space coverage of the image sequence in fig. 14-9-22 (a) k-space trajectory during a single excitation cycle. (b) k-space coverage by a set of phase-encoded spin-echo signals

$= k_{y1} = -\frac{1}{2\pi} \gamma G_{y1} t_y$ 时，$k_x = \frac{1}{2\pi} \gamma G_x (t - TE)$ 走过 k 空间对称的一条线。如图 14-9-23b 所示。当 n 个回波周期取过一系列相位编码值 $(G_{y1} G_{y2} \cdots G_{yn})$ 后，将得到整个 k 空间数据。

对于为什么 180° 脉冲使得 $k_A = -k_B$ 再做详细讨论。$180°_{x'}$ 脉冲作用后水平磁向量的 x' 分量 $M_{x'}$ 不变号而 y' 分量 $M_{y'}$ 将改变符号：

$$M_{x'y'}^+ = M_x - iM_y = M_{x'y'}^* \qquad (2.79)$$

即水平磁向量将共轭转置，又因为：

$$M_{x'y'}(\mathbf{r}) = \rho(\mathbf{r}) d\mathbf{r} e^{-i2\pi \mathbf{k} \mathbf{r}} \qquad (2.80)$$

上式两边取共轭得到结论 $k_A = -k_B$。

最后写出一个磁共振成像研究中常用的综合数学表达式：

$$S(t, G_y, z_1) = A \iiint \rho(x, y, z) \delta(z - z_1) \cdot e^{-i\gamma[xG_x(t-TE) + yG_yt_y]} dxdydz \qquad (2.81)$$

其中 A 为比例常数。$S(t, G_y, z_1)$ 是利用核磁共振现象、梯度场空间信息编码和电子学信号处理方法得到的数据，利用这个数据 $S(t, G_y, z_1)$ 应用傅里叶成像方法，得到最终想要的图像。

核磁共振与磁共振成像科学走过了 70 多年的光辉历程。19 世纪 30 年代，伊西多·拉比（Isidor Rabi）发现在磁场中的原子核会沿磁场方向呈正向或反向有序平行排列，而施加无线电波之后，原子核的自旋方向发生翻转。这是人类关于原子核与磁场以及外加射频场相互作用的最早认识。由于这项研究，拉比于 1944 年获得了诺贝尔物理学奖。1946 年，费利克斯·布洛赫（Felix Bloch）和爱德华·米尔斯·珀塞耳（Edward Mills Purcell）发现，将具有奇数个核子（包括质子和中子）的原子核置于磁场中，再施加以特定频率的射频场，就会发生原子核吸收射频场能量的现象，这就是人们最初对核磁共振现象的认识。为此他们两人获得了 1952 年度诺贝尔物理学奖。

美国化学家保罗·劳特伯尔（Paul C. Lauterbur）于 1973 年首次提出在主磁场内附加一个不均匀的磁场，把梯度引入磁场中，开创了磁共振成像的方法。英国物理学家曼斯菲尔德（Peter Mansfield）进一步发展了有关在稳定磁场中使用附加的梯度磁场理论，发现磁共振信号的数学分析方法，为该方法从理论走向应用奠定了基础。这使得 10 年后磁共振成像成为临床诊断的一种现实可行的方法。保罗·劳特伯尔和彼得·曼斯菲尔德因为他们在核磁共振成像技术方面的贡献获得了 2003 年度的诺贝尔生理学或医学奖。

读者想更深入更广泛了解磁共振成像原理与应用可以参考国外经典教材（参考文献 1，2，3）和相关论文。

第三节　磁共振成像在脑组织成像技术中的应用

磁共振成像（MRI）技术能够实现对活体微小但很重要的脑组织如海马组织和扁桃组织等定量形态学测定。如图 14-9-24 所示，海马组织是一种微小的具有复杂形状的中央颞叶结构。海马组织的体积减小被证明和精神神经疾病有关，这些疾病包括精神分裂，癫痫和老年痴呆症。相关文献表明，精神分裂男性患者海马组织和正常范围相差 10%~20%，颞叶癫痫患者相差 30%~35%，老年痴呆患者相差 40%。

目前国际上主流海马组织体积测量技术是利用磁共振成像技术采集海马组织相邻切片，对每一幅切片图像进行海马组织手动分割后，重建三维海马组织并计算其体积。典型的磁共振成像切片图像如图 14-9-25 所示。

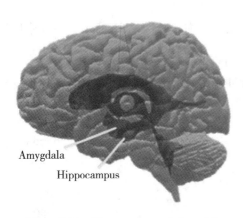

图 14-9-24　Hippocampus and Amygdala

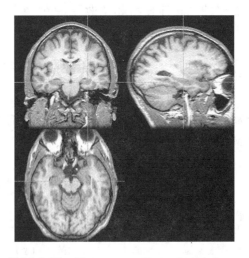

图 14-9-25　hippocampus slices selected along sagittal, coronal and transverse respectively

一、为什么选择磁共振成像技术

磁共振成像在定量评估脑组织的应用中有重要优势。首先，磁共振成像对人体无害，所以可以短时期内反复对人体使用。第二，磁共振成像可以获得至少三种对比度的图像，即 T_1 时间弛豫图像，T_2 时间弛豫图像和质子密度图像。图 14-9-26 是典型的 3 种磁共振图像，T_1 图像特征为白质比灰质亮，灰质比脑脊液（CSF）亮；而 T_2 图像特征为脑脊液比灰质亮，灰质比白质亮。因此，磁共振图像序列有多种选择性使得最适合目标组织分析。第三，磁共振成像方向可以由操作员控制，并且操作员可以实时根据典型的特征点（如脑室边界）来确定成像方向。

计算断层摄影（CT）也能获取很好的平面图像分辨率，并且成本低、能更好对钙类组织成像；也没有如磁共振成像由于磁场不均匀而产生的变形。然而，计算断层摄影没有上段所述三点优点之外，X 射线束会加强中央头盖凹伪影而使颞叶图像模糊不清。综上所述，磁共振成像对于颞叶前侧和内侧成像仍占统治地位。

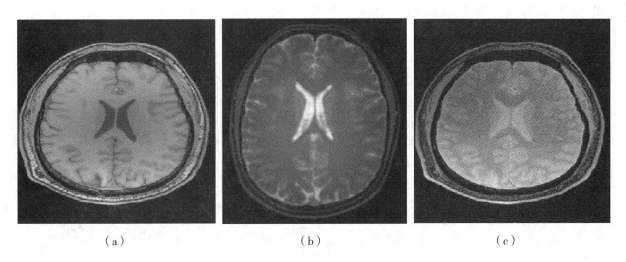

| (a) | (b) | (c) |

图 14-9-26　（a）T_1 weighted image　（b）T_2 weighted image　（c）proton density image

二、海马组织成像常用脉冲序列

（一）倒位回复脉冲序列（inversion recovery sequence）

所谓倒位回复脉冲即先施加 180°，使磁向量 $\vec{M}$ 转到 z 轴负向，当分量 $\vec{M}_z$ 弛豫回复至 z 轴正向，再施加 90°脉冲等待弛豫结束并记录 FID 信号。如图 14-9-27 所示，该序列简洁表示为

$$(180° - T_I - 90° - T_D)_N \tag{3.1}$$

式中 T_I 称为倒位回复时间，T_D 为回复时间。

由倒位回复脉冲序列得到的图像灰度满足以下关系式：

$$I(\mathbf{r}) \propto M(\mathbf{r}) \left[1 - 2e^{-\frac{T_I}{T_1(r)}} + e^{-\frac{T_R}{T_1(r)}} \right] \tag{3.2}$$

证明

在 $t = 0$ 时，$M_{z'} = M_z^0$。第一个 180°脉冲作用后：

$$M_{z'}(0_+) = -M_z^0 \tag{3.3}$$

由弛豫公式（2.20），分量 M_z 在 $t = T_I$ 时有：

$$M_{z'} = M_z^0 (1 - 2e^{-T_I/T_1}) \tag{3.4}$$

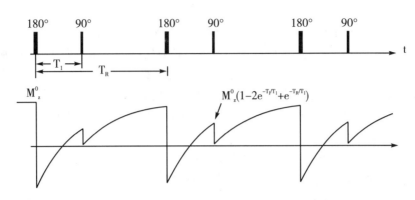

图 14-9-27　The inversion recovery pulse sequence and the time evolution of $M_{z'}$

90°脉冲作用后，此时 $M_Z(0_+) = 0$，在第一个周期结束时 M_Z 为：

$$M_{z'} = M_z^0 \left[1 - e^{-(T_R - T_I)/T_1} \right] \tag{3.5}$$

第 2 个 180°脉冲作用后：

$$M_{z'}(0_+) = -M_z^0 \left[1 - e^{-(T_R - T_I)/T_1} \right] \tag{3.6}$$

再由弛豫公式（2.20），得到在第 2 个 90°脉冲作用之前 M_z 为：

$$M_{z'} = M_z^0 \left(1 - e^{-\frac{T_I}{T_1}} \right) - M_{z'}^0 \left(1 - e^{-\frac{T_R - T_I}{T_1}} \right) e^{-\frac{T_I}{T_1}} = M_{z'}^0 \left[1 - 2e^{-\frac{T_I}{T_1}} + e^{-\frac{T_R}{T_1}} \right] \tag{3.7}$$

90°脉冲作用后，磁向量 M_z 被转到水平面，即：

$$M_{x'y'}(0_+) = M_{z'} \tag{3.8}$$

由第二节第"三"小节论述可知，探测线圈检测的信号 A_f 即是水平磁向量旋转感应电信号。又因为 $I(\mathbf{r}) \propto A_f(\mathbf{r}) \propto M(\mathbf{r})$，所以得到图像灰度与磁向量强度的关系式。

证毕。

倒位回复脉冲序列能获得很好的 T_1 弛豫图像，由式（3.2）可以看出，可以调节 2 个参数（T_I，T_R）来获得最优的图像对比度。特别地，可以选择合适的 T_I 使某些组织（如脂肪）的图像灰度变为零。比如，将 T_I 设置为：

$$T_I = \left[\ln 2 - \ln \left(1 + e^{-T_R/T_1^0} \right) \right] T_1^0 \tag{3.9}$$

即有：

$$M_{x'y'}(0_+) = M_{z'}^0 \left[1 - 2e^{-\frac{T_I}{T_1}} + e^{-\frac{T_R}{T_1}} \right] = 0 \tag{3.10}$$

因此，弛豫时间为 $T_1 = T_1^0$ 的组织成分的信号将被"清零"。这种方法在图像成分分割有广泛应用。如大脑成像应用中，颅外皮肤的脂肪细胞通常会由于化学移位现象，给脑图像带来伪影；而利用倒位回复脉冲序列成像方法可以抑制脂肪的信号。

脑神经科常用的液体抑制倒位回复脉冲序列（fluid-attenuated inversion Recovery，FLAIR），也是利用倒位回复脉冲序列，通过设置 T_1^0 等于脑脊液（CSF）的 T_1 值，使脑脊液的信号得到抑制。损伤的脑组织如脑瘤周围的血管瘤及脑室周围多发性硬化病变的 T_2 弛豫图像如图 14-9-28 所示，因为 CSF 信号太强使得图像可视化效果很差。利用 FLAIR 脉冲序列获得的 T_1 图像可视化效果得到很好的改善。

（二）双回波自旋回波脉冲序列（dual echo spin echo）

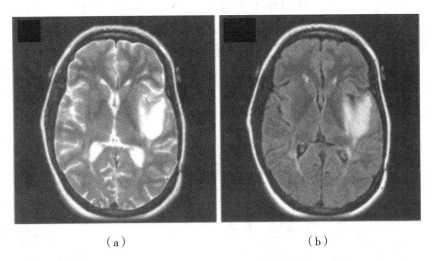

（a）　　　　　　　　　　（b）

图 14- 9- 28 　（a）Fast spin echo T_2 weighted image 　（b）Flair image
T_1 weighted image （引用 "HANDBOOK OF MRI Pulse Sequences" 一书）

自旋回波脉冲序列示意图如图 14-9-29 所示。N 周期自旋回波脉冲序列激发的 echo 信号可表示为：

$$A_E \propto M_z^0 \left(1 - e^{-T_R/T_1} \right) e^{-T_E/T_2} \tag{3.11}$$

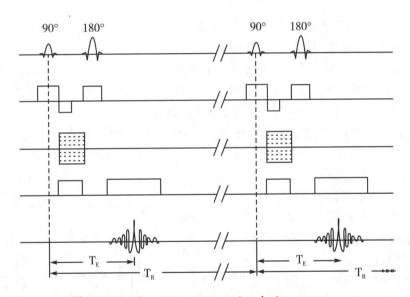

图 14-9-29 Saturation recovery spin-echo image sequence

证明

$t = 0$ 时，$M_z = M_z^0$。第一个 $90°_{x'}$ 脉冲作用后：

$$M_Z \left(0_+ \right) = 0 \tag{3.12}$$

上式说明 $90°_{x'}$ 脉冲作用的瞬时，分量 $M_z = 0$；该式也称为饱和激发（saturation condition），由弛豫公式（2.20），分量 M_z 可表示为，

$$M_z \left(t \right) = M_z^0 \left(1 - e^{-t/T_1} \right) \tag{3.13}$$

$t = \tau = \dfrac{T_E}{2}$ 时，施加 $180°$ 脉冲：

$$M_z \left(0_+ \right) = -M_z^0 \left(1 - e^{-\frac{T_E}{2}/T_1} \right) \tag{3.14}$$

再根据弛豫公式（2.20）：

$$M_z \left(t \right) = M_z^0 \left(1 - e^{-\frac{t-\frac{T_E}{2}}{T_1}} \right) - M_z^0 \left(1 - e^{-\frac{\frac{T_E}{2}}{T_1}} \right) e^{-\frac{t-\frac{T_E}{2}}{T_1}} = M_z^0 \left(1 - 2e^{-\frac{t-\frac{T_E}{2}}{T_1}} + e^{-t/T_1} \right) \tag{3.15}$$

$t = T_R$ 时，第二周期开始，第2个 $90°_{x'}$ 脉冲将使分量 M_z 旋转到水平面上，即：

$$M_{x'y'} \left(0_+ \right) = M_{z'} \left(T_R \right) \tag{3.16}$$

再根据水平磁向量弛豫公式（2.19）：

$$M_{x'y'} \left(t \right) = M_z^0 \left(1 - 2e^{-\frac{T_R-\frac{T_E}{2}}{T_1}} + e^{-T_R/T_1} \right) e^{-t/T_2} \tag{3.17}$$

在实际应用中，$T_E \ll T_R$，上式可简化为：

$$M_{x'y'} \left(t \right) = M_z^0 \left(1 - e^{-T_R/T_1} \right) e^{-t/T_2} \tag{3.18}$$

探测线圈探测的信号 $A_e \propto M_{x'y'} \left(t \right)$，且信号 $A_e \left(r \right)$ 和图像灰度 $I \left(r \right)$ 成正比。其峰值为：

$$A_E \propto M_z^0 \left(1 - e^{-T_R/T_1} \right) e^{-T_E/T_2} \tag{3.19}$$

证毕。

由式（3.11）可知，自旋回波序列产生的信号含参数 T_1、T_2。所以通过调节其他参数，就可得到 T_1 图像，或 T_2 图像，以及质子密度图像。如果设置 T_E 时间很短，则 e^{-T_E/T_2} 项近似为1，T_2 值将不对图像产生影响；再设置 T_R 时间很长，则 e^{-T_R/T_1} 项趋于零，T_1 值将也不对图像产生影响；而又因为 $\rho \left(r \right) \propto M \left(r \right)$，图像将仅受质子密度影响而产生质子密度图像。同理，设置 T_E 时间很短，而 T_R 时间适中，则得到 T_1 图像；设置 T_E 时间适中，而 T_R 时间很长，则得到 T_2 图像。

由第二节第"五"小节我们知道，自旋回波可以由 $90° - \tau - 180°$ 脉冲来激发获得，并且可以继续反复施加180°脉冲来获得多个回波信号。这种仅用一次90°脉冲而获得多个回波信号的方法称为多回波自旋回波脉冲序列（图14-9-19）。该序列主要优点是加快了成像时间。因为一个回波信号记录频域空间的一条数据线，多回波自旋回波脉冲序列可以仅用一次90°脉冲而获得多个回波信号。

在脑组织成像应用中，双回波自旋回波脉冲序列获得广泛的应用。其思想为一次90°脉冲激发周期内获取分别为 T_2 加权和质子加权（$\rho weighting$）两个回波信号。如图14-9-30所示，通过设置长 T_R 时间，T_{E1} 时间很短，T_{E2} 时间适中，则 $t = T_{E1}$ 处产生的 echo 为质子加权信号；$t = T_{E2}$ 处产生的 echo 为 T_2 加权信号。图14-9-31为双回波自旋回波脉冲序列获得的图像。

（三）平面波成像序列（echo-planar imaging，EPI）

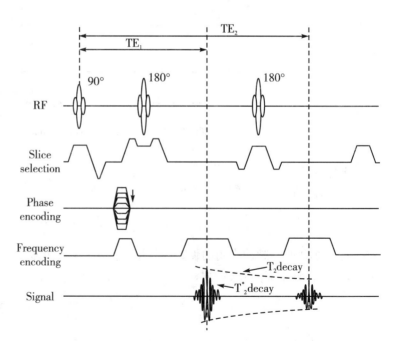

图14-9-30 A dual echo spin-echo pulse sequence

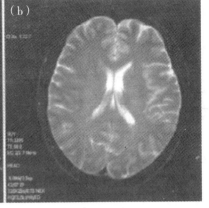

图 14-9-31　An example of dual echo spin-echo image （a） proton density weighted image （TE/TR = 17/2200ms） （b） T₂ weighted image （TE/TR = 80/2200ms）（引自 HANDBOOK OF MRI Pulse Sequences）

平面波成像方法是一种非常快速的成像方法，其思想为在单次磁脉冲激发的自由感应衰减周期内完成二维 k 空间数据采集。EPI 能够仅用几十毫秒获取一副二维图像，因此广泛应用于功能核磁共振成像（FMRI），用于捕捉脑组织的动态血氧信号（blood-oxygen-level dependent，BOLD）。同时，EPI 在扩散成像（diffusion imaging）、灌注成像（perfusion imaging）等实时成像中有重要的应用。

1. Z 形 k 空间轨迹 EPI 脉冲序列（Zigzag Trajectory）　Z 形 k 空间轨迹 EPI 脉冲序列如图 14-9-32 所示，90°脉冲作用后，x 梯度将正负交替打开，y 梯度在数据采集过程中一直打开并保持不变，因此：

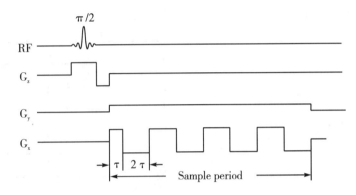

图 14-9-32　An EPI sequence Scheme

$$k_x(t) = \begin{cases} \dfrac{\gamma}{2\pi} G_x t, & 0 < t < \tau \\[2mm] \dfrac{\gamma}{2\pi} G_x (2\tau - t), & \tau < t < 3\tau \\[2mm] \dfrac{\gamma}{2\pi} G_x (t - 4\tau), & \tau < t < 5\tau \end{cases} \qquad (3.20)$$

$$k_y(t) = \frac{\gamma}{2\pi} G_y t \qquad (3.21)$$

描绘其 k 空间轨迹如图 14-9-33 所示。

值得注意的是，Z 形 k 空间轨迹离散后的数据点是非均匀采样；确切地说是 k_y 方向数据为非均匀分布。因此这里的傅里叶成像方法是对原图像应用了一个特殊的插值函数，读者对相关细节感兴趣请参考数字信号处理文献中的非均匀采样的相关内容。

2. 正交直线形 k 空间轨迹（rectilinear trajectory）　如图 14-9-34 所示，在一个回波周期内，梯度 G_x 和 G_y 更替出现，使 k 空间轨迹为一组正交的直线，图 14-9-35。这种正交直线形 k 空间轨迹采样点均匀，但是对梯度磁场硬件要求很高。因为要在单次 T_2^* 衰减时间内完成相位的移位，所以梯度 G_y 要求施加很快并需要足够强的幅度。

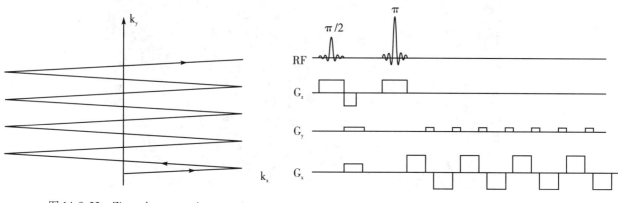

图 14-9-33 Zigzag k-space trajectory

图 14-9-34 An EPI sequence scheme

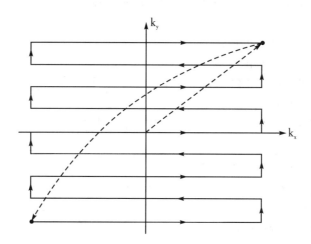

图 14-9-35 Rectilinear k-space trajectory

3. 螺旋线形 k 空间轨迹 螺旋线形 k 空间轨迹由如下公式描述:

$$k\ (t) = A\omega\ (t)\ e^{i\omega(t)} \tag{3.22}$$

式中, $k = k_x + ik_y$。$\omega\ (t)$ 是一个时间函数, 例如可以选择 $\omega\ (t) = \omega_0 t$。式变为:

$$k\ (t) = A\omega_0 t e^{i\omega_0 t} \tag{3.23}$$

注意到这里的 $k\ (t)$ 是随时间变化的函数, 所以 k 空间梯度编码公式改写为:

$$k(t) = \frac{\gamma}{2\pi}\int_0^t G(\tau)\,d\tau \tag{3.24}$$

因此, 由式 (3.23) 和式 (3.24) 推出螺旋线形 k 空间轨迹所需的梯度为:

$$G\ (t) = \frac{2\pi}{\gamma}\frac{d}{dt}k\ (t) = \frac{2\pi}{\gamma}A\omega_0\ (e^{i\omega_0 t} + i\omega_0 t e^{i\omega_0 t}) \tag{3.25}$$

又由于 $G\ (t) = G_x + iG_y$, 得到 x 梯度和 y 梯度分别为:

$$G_x\ (t) = \frac{2\pi}{\gamma}A\omega_0\ (\cos\omega_0 t - t\omega_0\sin\omega_0 t) \tag{3.26}$$

$$G_y \ (t) = \frac{2\pi}{\gamma} A\omega_0 \ (\sin\omega_0 t + t\omega_0 \cos\omega_0 t) \qquad (3.27)$$

可以看出，当时间变量 t 增加时，$G_x \ (t)$ 和 $G_y \ (t)$ 都会被线性放大，然而实际应用中梯度场无法实现太大的幅值。另外式（3.23）表明，k（t）角速度保持不变，则 k 空间外圈 k（t）的线速度则不断递增，给数据采集带来困难。因此实际应用中，k（t）常用下式

$$k \ (t) = At \ \sqrt{1 + t/T} e^{i\omega_0 t \sqrt{1+t/T}} \qquad (3.28)$$

上式 T 为选择参数，当 t≪T，则 k（t）$\approx Ate^{i\omega_0 t}$，k（t）以恒定的角速度旋转递增；当 t≫T，由于添加了阻尼项，k（t）以恒定的线速度递增。特别地，当 k（t）$= A\sqrt{t}e^{i\omega_0\sqrt{t}}$，对应梯度为：

$$G \ (t) = \frac{2\pi}{\gamma} \ (\frac{A}{2\sqrt{t}}e^{i\omega_0\sqrt{t}} + i\frac{A}{2}\omega_0 e^{i\omega_0\sqrt{t}}) \qquad (3.29)$$

当 t 很大时：

$$G \ (t) \approx \frac{\pi}{\gamma} iA\omega_0 e^{i\omega_0\sqrt{t}} \qquad (3.30)$$

此时梯度场的幅值是一个常数，满足实际硬件条件的限制。

螺旋线形 k 空间轨迹的脉冲序列示意图如图 14-9-36 所示，图 14-9-37 为 k 空间轨迹图。螺旋线形 k 空间数据分布在无法直接用傅里叶成像方法，需要利用一些插值算法将数据点映射到笛卡儿坐标系（正交坐标系）中。

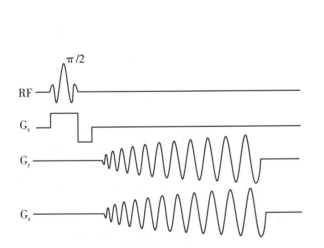

图 14-9-36　A spiral EPI sequence

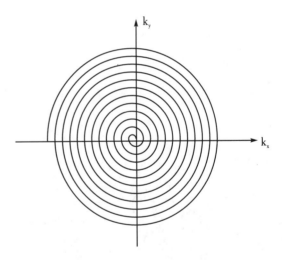

图 14-9-37　Spiral k-space Trajectory

选择合适的脉冲序列获取大脑图像后，还需要大量的图像后处理工作。如图像配准、图像分割、图像融合、纹理分析、体积计算等，这些问题已经超出了磁共振成像学的范畴，这里将不作讨论，感兴趣的读者可以参看相关论文。

致谢：笔者获得美国伊利诺伊大学电子与计算机系梁志培教授的指导和建议，特此感谢！

（邓　梁）

参 考 文 献

1. Zhi-Pei Liang, Paul C Lauterbur. Principles of magnetic resonance imaging : A signal processing perspective. IEEE Press, 2000

2. A Abragam. Principles of nuclear magnetism. Oxford University Press, New York, 1989

3. Matt A Bernstein, Kevin F King, Xiaohong Joe Zhou. Handbook of MRI pulse sequences. Elsevier Academic Press, 2004

4. Hsuan Chang, J Michael Fitzpatrick. A technique for accurate magnetic resonance imaging in the presence of field inhomogeneities. IEEE Transaction on Medical Imaging, Vol. 11. No. 3, 1992

5. George Bartzokis, Jim Mintz, Peter Marx, et al. Reliability of in vivo volume measures of hippocampus and other brain structures using MRI. Magnetic Resonance Imaging, Vol. 11, 1993